CHINESE
OBSTETRICS & GYNECOLOGY

中华妇产科学

"十二五"国家重点图书出版规划项目

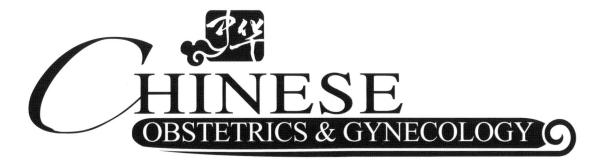

中华妇产科学

第3版

中 册

主 编 曹泽毅

副主编 郎景和 丰有吉 王临虹 段 涛

陈子江 范光升 乔 杰 童晓文

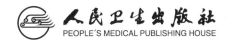

人民卫生出版社

PEOPLE'S MEDICAL PUBLISHING HOUSE

图书在版编目（CIP）数据

中华妇产科学. 中册/曹泽毅主编. —3 版. —北京：
人民卫生出版社，2014

ISBN 978-7-117-18155-6

Ⅰ. ①中… Ⅱ. ①曹… Ⅲ. ①妇产科学 Ⅳ. ①R71

中国版本图书馆 CIP 数据核字（2013）第 240619 号

| 人卫社官网 | www. pmph. com | 出版物查询，在线购书 |
| 人卫医学网 | www. ipmph. com | 医学考试辅导，医学数据库服务，医学教育资源，大众健康资讯 |

ISBN 978-7-117-18155-6

中华妇产科学
第 3 版
（中　册）

主　　编：曹泽毅
出版发行：人民卫生出版社（中继线 010-59780011）
地　　址：北京市朝阳区潘家园南里 19 号
邮　　编：100021
E － mail：pmph @ pmph. com
购书热线：010-59787592　010-59787584　010-65264830
印　　刷：三河市宏达印刷有限公司（胜利）
经　　销：新华书店
开　　本：889×1194　1/16　　印张：68　　插页：12
字　　数：2774 千字
版　　次：1999 年 8 月第 1 版　　2014 年 2 月第 3 版
　　　　　2019 年 11 月第 3 版第 7 次印刷（总第 16 次印刷）
标准书号：ISBN 978-7-117-18155-6/R·18156
定　　价：199.00 元

打击盗版举报电话：010-59787491　　E-mail：WQ @ pmph. com
（凡属印装质量问题请与本社市场营销中心联系退换）

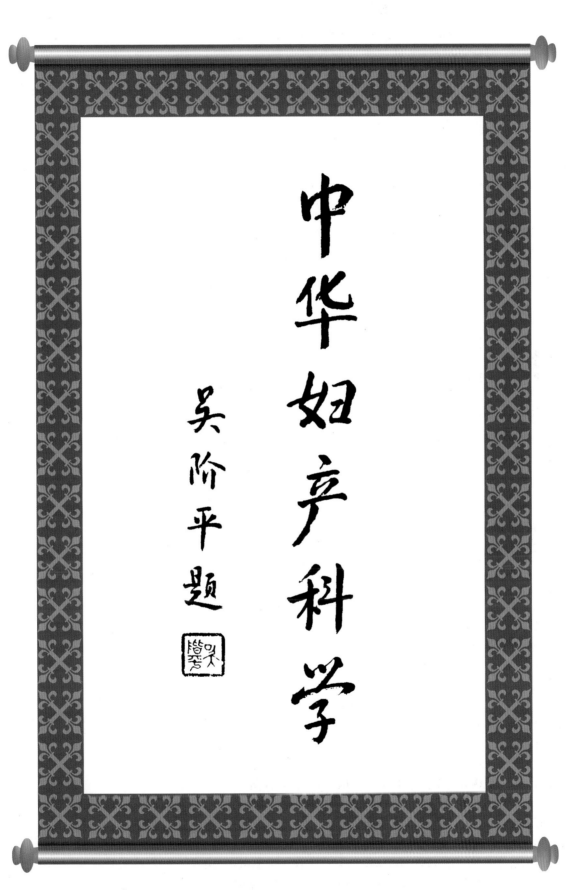

中华妇产科学

吴阶平题

3

主编简介

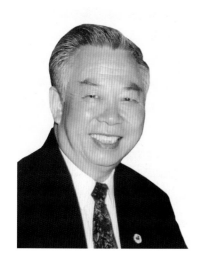

曹泽毅，教授、博士生导师，曾任华西医科大学校长、卫生部副部长、中华医学会常务副会长、中华医学会妇产科学分会主任委员、妇科肿瘤学分会主任委员、《中华妇产科杂志》总编辑。现任清华大学医学院副院长、北京大学第一附属医院妇产科名誉主任、北京王府医院院长、《中华妇产科杂志》名誉总编辑、《国际妇产科杂志》（中国版）总编辑、《国际妇科肿瘤杂志》（中国版）总编辑、《国际妇科肿瘤杂志》资深编辑。香港大学、香港中文大学名誉教授，国际妇科肿瘤学会会员，瑞士妇产科学会名誉会员，美国哈佛大学医学院客座教授，美国 M. D. Anderson 肿瘤医院客座教授。

1956 年毕业于华西医科大学，获医学学士学位；1968 年毕业于北京医科大学，获妇科肿瘤学硕士学位；1982 年毕业于瑞士巴塞尔大学医学院，获医学博士学位；1982～1983 年在美国休斯敦 M. D. Anderson 肿瘤医院、Memorial Sloan-Kettering 肿瘤医院、迈阿密 Jakson Memorial 医院进修，任访问学者。

自 1961 年开始子宫颈癌的研究和临床诊断治疗，特别是广泛手术和淋巴转移的治疗方法。1982 年首次报道女性生殖系统生理和肿瘤病理雌、孕激素受体结果。1996 年首次报道通过以腹膜后间隙作为给药途径进行的淋巴结癌转移化疗。1998 年组织全国妇科肿瘤学组的医学专家编写了我国妇科肿瘤的诊断治疗规范。1999 年主编的《妇科肿瘤学》获北京市科技进步二等奖。1999 年主编的《中华妇产科学》获全国优秀科技图书二等奖。2004 年《子宫颈癌基础与临床研究》获四川省科技进步奖二等奖。2008 年主编出版研究生教材《妇产科学》。2010 年主编出版《中华妇产科学》（临床版）。2011 年主编出版《中国妇科肿瘤学》。

丁宗一	中国人民解放军北京军区总医院	石一复	浙江大学医学院附属妇产科医院
丁晓萍	中国人民解放军第二炮兵总医院	叶鸿瑁	北京大学第三医院
于修成	中国医药生物技术协会	田扬顺	第四军医大学第一附属医院西京医院
万小平	上海交通大学附属第一人民医院	田秦杰	北京协和医院
万希润	北京协和医院	白 萍	中国医学科学院肿瘤医院
马 丁	华中科技大学同济医学院附属同济医院	白文佩	北京大学第一医院
马玉燕	山东大学齐鲁医院	冯 云	上海交通大学医学院附属瑞金医院
马利国	深圳市人民医院	冯力民	首都医科大学附属北京天坛医院
马晓年	清华大学第二附属医院	边旭明	北京协和医院
马润玫	昆明医科大学第一附属医院	邢爱耘	四川大学华西第二医院
丰有吉	上海交通大学附属第一人民医院	朴梅花	北京大学第三医院
王 平	四川大学华西第二医院	曲 元	北京大学第一医院
王 殊	北京大学人民医院	曲芃芃	天津市中心妇产科医院
王 翔	中国医学科学院肿瘤医院	吕卫国	浙江大学医学院附属妇产科医院
王 颖	北京大学第一医院	朱 兰	北京协和医院
王 燕	北京大学公共卫生学院	朱伟杰	暨南大学生殖免疫研究所
王子莲	中山大学附属第一医院	朱丽荣	北京大学第一医院
王功亮	马偕纪念医院	朱依敏	浙江大学医学院附属妇产科医院
王世宣	华中科技大学同济医学院附属同济医院	朱笕青	浙江省肿瘤医院
王红静	四川大学华西第二医院	朱蓬弟	国家人口计生委科学技术研究所
王沂峰	南方医科大学珠江医院	乔 杰	北京大学第三医院
王泽华	华中科技大学同济医学院附属协和医院	乔 宠	中国医科大学附属盛京医院
王建六	北京大学人民医院	乔玉环	郑州大学第一附属医院
王临虹	中国疾病预防控制中心	华克勤	复旦大学附属妇产科医院
王益夫	哈佛医学院附属布里根妇女医院	向 阳	北京协和医院
王惠兰	河北医科大学第二医院	全 松	南方医科大学南方医院
王谢桐	山东大学附属省立医院	庄广伦	复旦大学附属妇产科医院
卞美璐	中日友好医院	庄依亮	上海申江医院
文任乾	广东省计划生育专科医院	庄留琪	中国福利会国际和平妇幼保健院
方 群	中山大学附属第一医院	刘 彦	复旦大学附属华山医院
尹 玲	北京大学第一医院	刘兴会	四川大学华西第二医院
尹如铁	四川大学华西第二医院	刘伯宁	上海交通大学附属第六人民医院
孔为民	首都医科大学附属北京妇产医院	刘劲松	美国德州安德森肿瘤医院
孔北华	山东大学齐鲁医院	刘学高	暨南大学生殖免疫研究所
左文莉	北京大学第一医院	刘建华	上海交通大学医学院附属第九人民医院

第2版 编者名单 （以姓氏笔画为序）

丁西来 北京协和医院	邓 姗 北京协和医院
丁宗一 北京儿童医院	丛克家 北京妇产医院
万小平 上海市第一人民医院	乐 杰 吉林大学第一附属医院
于学文 北京大学公共卫生学院	冯力民 首都医科大学附属北京天坛医院
马 丁 华中科技大学同济医院	冯 捷 北京大学人民医院
马玉珠 海南医学院	冯瓒冲 复旦大学妇产科医院
马彦彦 北京大学第一医院	古 航 上海第二军医大学长海医院
马晓年 清华大学第二附属医院	叶大风 浙江大学妇产科医院
丰有吉 复旦大学妇产科医院	叶丽珍 中国医学科学院基础医学研究所
乌毓明 北京协和医院	田扬顺 第四军医大学西京医院
卞度宏 重庆医科大学第一附属医院	田秦杰 北京协和医院
卞美璐 中日友好医院	田翠华 中华医学会杂志社
孔北华 山东医科大学附属医院	白文佩 北京大学第一医院
毛中南 上海第二军医大学长海医院	白 萍 中国医学科学院肿瘤医院
王大琬 北京妇产医院	石一复 浙江大学妇产科医院
王山米 北京大学人民医院	艾继辉 华中科技大学同济医院
王友芳 北京协和医院	乔玉环 郑州医科大学第一附属医院
王 文 北京大学肿瘤医院	乔 宠 上海第二医科大学仁济医院
王世阆 四川大学华西第二医院	乔 杰 北京大学第三医院
王仪生 北京大学第一医院	任自强 首都医科大学附属北京复兴医院
王 平 西安交通大学第一医院	刘 义 华中科技大学同济医院
王光超 北京大学第一医院	刘以训 中国科学院动物研究所
王沂峰 广州市第二人民医院	刘玉洁 北京大学第一医院
王 和 四川大学华西第二医院	刘 伟 上海第二医科大学仁济医院
王建六 北京大学人民医院	刘伯宁 上海市第六人民医院
王 波 山东大学齐鲁医院	刘运明 北京大学第一医院
王 炜 香港中文大学威尔斯亲王医院	刘学高 广州暨南大学生殖免疫研究中心
王临虹 中国疾病预防控制中心妇幼保健中心	刘建立 解放军总医院
王海燕 北京大学第一医院	刘 鸣 山东大学齐鲁医院
王益夫 香港中文大学威尔斯亲王医院	刘 彦 上海第二军医大学长征医院
王淑兰 北京妇产医院	刘珠凤 北京协和医院
王淑雯 天津市中心妇产医院	刘继红 中山医科大学肿瘤医院
王德芬 上海市第一妇婴保健院	刘继晓 华中科技大学同济医院
王 燕 北京大学公共卫生学院	刘 陶 首都医科大学附属北京安贞医院
邓小虹 北京市卫生局	刘 庸 天津医科大学

杨艳玲	北京大学第一医院	范娜娣	天津市第二中心医院
杨慧霞	北京大学第一医院	范慧民	北京妇产医院
汪希鹏	上海第二医科大学仁济医院	茅枫	北京协和医院
沈铿	北京协和医院	郁琦	北京协和医院
狄文	上海第二医科大学仁济医院	郎景和	北京协和医院
肖碧莲	国家计划生育委员会科学技术研究所	郑文	北京肿瘤医院
苏延华	南京军区总医院	郑伟	北京妇产医院
苏应宽	山东大学齐鲁医院	郑伟	浙江大学第二医院
苏聪贤	台湾马偕医院	郑全庆	西安交通大学第一医院
谷炤	国家计划生育委员会科学技术研究所	郑怀美	复旦大学妇产科医院
谷祖善	新疆石河子大学第一附属医院	金力	北京协和医院
连利娟	北京协和医院	金辉	西安交通大学第一医院
邱仁宗	中国社会科学院哲学研究所	保毓书	北京大学公共卫生学院
邵长庚	全国性病防治研究中心	姚中本	上海市计划生育技术指导所
邵浩达	香港中文大学妇产科学系	姚天一	天津市中心妇产医院
陆清	海南医学院	姚先莹	四川大学华西第二医院
陆惠娟	上海市第一妇婴保健院	姚桂梅	北京大学第三医院
陆湘云	复旦大学妇产科医院	姜洁	山东大学齐鲁医院
陈子江	山东省立医院	施永鹏	首都医科大学附属北京复兴医院
陈文桢	福建省妇幼保健院	施波	中国医学科学院药物研究所
陈乐真	解放军总医院	段华	首都医科大学附属北京复兴医院
陈叙	天津市中心妇产医院	段恩奎	中国科学院动物研究所
陈春玲	北京大学第一医院	段涛	上海市妇幼保健院
陈贵安	北京大学第三医院	祝彼得	成都中医药大学
陈倩	北京大学第一医院	胡永芳	北京大学人民医院
陈晓燕	西安交通大学第一医院	胡自正	天津市计划生育研究所
陈爱萍	青岛医学院第二附属医院	胡丽娜	重庆医科大学第二附属医院
陈珠萍	上海第二医科大学仁济医院	荣荣	深圳市红十字会医院
陈焰	北京妇产医院	赵亚南	上海第二军医大学长海医院
周世梅	北京大学第一医院	赵彦	北京大学人民医院
周应芳	北京大学第一医院	赵耘	北京大学人民医院
周苏文	首都医科大学附属北京宣武医院	赵瑞琳	北京大学第一医院
周易冬	北京协和医院	赵霞	四川大学华西第二医院
周剑萍	上海市计划生育委员会	钟刚	华中科技大学同济医院
周虹	北京大学公共卫生学院	钟国衡	香港大学妇产科学系
周羡梅	北京大学第三医院	骆一凡	澳门山顶医院
林本耀	北京大学肿瘤医院	凌萝达	重庆医科大学第二附属医院
林守清	北京协和医院	唐仪	北京大学公共卫生学院
林其德	上海第二医科大学仁济医院	唐素恩	北京大学医学部
林建华	上海第二医科大学仁济医院	夏恩兰	首都医科大学附属北京复兴医院
林金芳	复旦大学妇产科医院	夏铁安	北京大学第一医院
欧萍	福建省妇幼保健院	徐苓	北京协和医院
罗丽兰	华中科技大学同济医院	徐苗厚	山东大学齐鲁医院
罗树生	北京大学公共卫生学院	徐晋勋	上海市计划生育委员会
范光升	北京协和医院	徐蕴华	北京协和医院
范迪钧	北京阜外心血管病医院	桑国卫	中国药品生物制品检定所

翁梨驹	首都医科大学附属北京朝阳医院	傅兴生	江西省妇幼保健院
翁霞云	解放军总医院	彭书凌	中山大学第一医院
郭亦寿	山东大学医学院	彭芝兰	四川大学华西第二医院
郭成秀	天津市中心妇产医院	曾宝元	北京协和医院
郭丽娜	北京协和医院	温宏武	北京大学第一医院
郭燕燕	北京大学第一医院	焦书竹	天津医科大学总医院
钱和年	北京大学人民医院	焦泽旭	中山大学第一医院
顾美皎	华中科技大学同济医院	程利南	上海市国际和平妇幼保健院
顾素娟	北京市计划生育技术研究指导所	程蔚蔚	复旦大学妇产科医院
高永良	浙江省肿瘤医院	童传良	上海市计划生育技术指导所
高国兰	江西省肿瘤医院	童新元	解放军总医院
高雨农	北京大学肿瘤医院	葛秦生	北京协和医院
高雪莲	北京大学第一医院	董 悦	北京大学第一医院
高 颖	华中科技大学同济医院	蒋庆春	上海市中西医结合医院
崔丽侠	西安交通大学第一医院	谢 幸	浙江大学妇产科医院
崔 恒	北京大学人民医院	谢梅青	中山大学第一医院
崔满华	吉林大学第二医院	韩字研	四川大学华西第二医院
康楚云	北京大学公共卫生学院	韩 锐	中国医学科学院药物研究所
戚庆炜	北京协和医院	韩 蓁	西安交通大学第一医院
曹泽毅	中华妇产科学会　四川大学华西第二医院	鲁永鲜	解放军304医院
曹斌融	复旦大学妇产科医院	雷贞武	四川省生殖卫生学院
曹缵孙	西安交通大学第一医院	靳家玉	首都医科大学附属北京友谊医院
梁晓燕	中山大学第一附属医院	鲍秀兰	北京协和医院
梅卓贤	中山大学第一医院	廖秦平	北京大学第一医院
渠川琰	北京大学第一医院	漆洪波	重庆医科大学第一附属医院
盖铭英	北京协和医院	熊 庆	四川省妇幼保健院
盛丹菁	上海医科大学妇产科医院	蔡挥东	首都医科大学附属北京复兴医院
章小维	北京大学第一医院	蔡桂如	华中科技大学同济医院
章文华	中国医学科学院肿瘤医院	蔺 莉	首都医科大学附属北京友谊医院
章汉旺	华中科技大学同济医院	樊尚荣	北京大学深圳医院
符绍莲	北京大学公共卫生学院	潘明明	复旦大学妇产科医院
黄令翠	香港大学玛丽医院	颜上惠	台北荣民总医院
黄汉源	北京协和医院	颜明贤	台北荣民总医院
黄思诚	台湾大学医学院	颜婉嫦	香港大学玛丽医院
黄胡信(Felix W)	澳大利亚悉尼新南威尔士州立大学利物浦医院	黎培毅	四川大学华西第二医院
黄荣丽	北京协和医院	霍 苓	北京肿瘤医院
黄荷凤	浙江大学妇产科医院	戴钟英	上海市第六人民医院
黄惠芳	北京协和医院	濮德敏	华中科技大学同济医院
黄醒华	北京妇产医院	魏丽惠	北京大学人民医院
		籍孝诚	北京协和医院

第1版**编委名单**

马玉珠	海南医学院	庄依亮	上海医科大学妇产科医院
乌毓明	北京协和医院	庄留琪	上海市计划生育技术指导所
卞度宏	重庆医科大学第一附属医院	成俊芝	天津市中心妇产科医院
王大琬	北京市妇产医院	朱伟杰	暨南大学生殖免疫研究中心
王山米	北京医科大学人民医院	朱关珍	上海医科大学妇产科医院
王友芳	北京协和医院	朱楣光	天津市中心妇产科医院
王世阆	华西医科大学第二附属医院	朱蓬第	国家计划生育委员会科学技术研究所
王仪生	北京医科大学第一医院	朱燕宁	海军总医院
王益夫	香港中文大学妇产科学系	朴德敏	同济医科大学附属同济医院
王淑雯	天津市中心妇产科医院	江　森	山东医科大学附属医院
王德芬	上海市妇幼保健院	邢淑敏	北京中日友好医院
丛克家	北京市妇产医院	严仁英	北京医科大学第一医院
乐　杰	白求恩医科大学第一临床学院	吴　燕	北京医科大学第三医院
冯　捷	北京医科大学人民医院	吴连芳	北京市妇产医院
叶丽珍	中国医学科学院基础医学研究所	吴味辛	重庆医科大学第一附属医院
司徒亮	重庆医科大学第一附属医院	吴爱如	中国医学科学院中国协和医科大学肿瘤医院
田翠华	中华医学会杂志社		
石一复	浙江医科大学妇产科医院	吴宜勇	北京医院
邝健全	中山医科大学孙逸仙医院	宋鸿钊	北京协和医院
刘　庸	天津医科大学中心实验室	张以文	北京协和医院
刘　斌	北京医科大学组织教研室	张丽珠	北京医科大学第三医院
刘书文	北京医科大学第一医院	张明仁	香港中文大学妇产科学系
刘伯宁	上海市第六人民医院	张振钧	上海医科大学妇产科医院
刘运明	北京医科大学第一医院	张致祥	北京医科大学第一医院
刘学高	暨南大学生殖免疫研究中心	张惜阴	上海医科大学妇产科医院
刘珠风	北京协和医院	张颖杰	北京市妇产医院
刘建立	北京解放军总医院	张蕴璟	西安医科大学第一临床医学院妇幼系
刘淑云	华西医科大学第二附属医院	李　坚	北京市妇产医院
刘越璋	北京市儿童保健所	李　芬	西安医科大学第一临床医学院妇幼系
吕玉人	北京民航局总医院	李　昭	天津医科大学总医院
回允中	北京医科大学人民医院	李　晖	北京解放军总医院统计教研室
孙建衡	中国医学科学院中国协和医科大学肿瘤医院	李守柔	白求恩医科大学第二临床学院
		李自新	北京医科大学人民医院
孙念怙	北京协和医院	李孟达	中山医科大学肿瘤医院
庄广伦	中山医科大学第一附属医院	李诚信	江西省妇幼保健院

李维敏	华西医科大学第二附属医院	夏恩兰	首都医科大学附属复兴医院
杜湘柯	北京医科大学人民医院	夏铁安	北京医科大学第一医院
杨秀玉	北京协和医院	徐 苓	北京协和医院
杨秉炎	中国福利基金会国际和平妇幼保健院	徐晋勋	上海市计划生育委员会
杨慧霞	北京医科大学第一医院	徐蕴华	北京协和医院
沈 铿	北京协和医院	桑国卫	浙江省医学科学院
肖碧莲	国家计划生育委员会科学技术研究所	翁梨驹	北京朝阳医院
苏延华	解放军南京军区总医院	翁霞云	北京解放军总医院
苏应宽	山东医科大学附属医院	郭亦寿	山东医科大学
谷祖善	新疆石河子医学院附属医院	郭燕燕	北京医科大学第一医院
连利娟	北京协和医院	钱和年	北京医科大学人民医院
邱仁宗	中国社会科学院哲学研究所	顾美皎	同济医科大学附属同济医院
陆 清	海南医学院	顾素娟	北京市计划生育技术研究指导所
陆惠娟	上海市第一妇婴保健院	高永良	浙江省肿瘤医院
陆湘云	上海医科大学妇产科医院	崔 恒	北京医科大学人民医院
陈文祯	福建省妇幼保健院	崔丽侠	西安医科大学第一临床医学院妇幼系
陈乐真	北京解放军总医院	盛丹菁	上海医科大学妇产科医院
陈晓燕	西安医科大学第一临床医学院	曹泽毅	华西医科大学
周世梅	北京医科大学第一医院	曹斌融	上海医科大学妇产科医院
周苏文	首都医科大学宣武医院	曹瓒孙	西安医科大学第一临床医学院
周剑萍	上海市计划生育委员会	梁晓燕	中山医科大学第一附属医院
周羡梅	北京医科大学第三医院	渠川琰	北京医科大学第一医院
林守清	北京协和医院	盖铭英	北京协和医院
林其德	上海第二医科大学仁济医院	章文华	中国医学科学院中国协和医科大学肿瘤
林金芳	上海医科大学妇产科医院		医院
罗丽兰	同济医科大学附属同济医院	黄汉源	北京协和医院
范光升	北京协和医院	黄尚志	中国医学科学院基础研究所
范迪钧	上海医科大学妇产科医院	黄荣丽	北京协和医院
范娜娣	天津第二中心医院	黄醒华	北京妇产医院
范慧民	北京市妇产医院	符绍莲	北京医科大学公共卫生学院
郎景和	北京协和医院	傅兴生	江西省妇幼保健院
郑 伟	北京市妇产医院	彭芝兰	华西医科大学第二附属医院
郑全庆	西安医科大学第一临床医学院妇幼系	焦书竹	天津医科大学总医院
郑怀美	上海医科大学妇产科医院	程利南	中国福利基金会国际和平妇幼保健院
金 辉	西安医科大学第一临床医学院妇幼系	葛秦生	北京协和医院
保毓书	北京医科大学公共卫生学院	董 悦	北京医科大学第一医院
姚中本	上海市计划生育技术指导所	韩 锐	中国医学科学院药物研究所
姚天一	天津市中心妇产科医院	韩字研	华西医科大学第二附属医院
祝彼得	成都中医药大学组织胚胎教研室	雷贞武	四川生殖卫生学院
胡永芳	北京医科大学人民医院	靳家玉	首都医科大学附属友谊医院
胡自正	天津计划生育研究所	鲍秀兰	北京协和医院
赵亚南	上海第二军医大学长海医院	蔡桂如	同济医科大学附属同济医院
赵瑞琳	北京医科大学第一医院	黎培毅	华西医科大学第二附属医院
凌萝达	重庆医科大学第二附属医院	戴钟英	上海市第六人民医院
唐 仪	北京医科大学公共卫生学院	籍孝诚	北京协和医院
唐素恩	北京医科大学病理科		

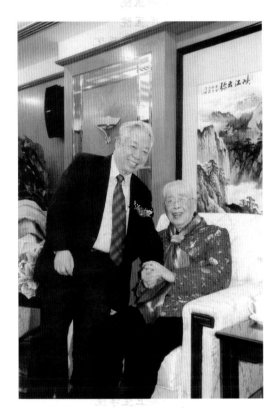

《中华妇产科学》是人民卫生出版社20世纪末出版的妇产科大型专著，它先后凝聚了360多位我国当代老、中、青妇产科学专家，不断总结、发展我国和国际妇产科学的最新经验和成果，也是众多妇产科领域的专家团结合作的结晶，是当代我国最权威的妇产科学巨著。

曹泽毅教授1956年毕业于华西医科大学，1964年就读于北京医科大学，是康映蕖教授的硕士研究生，我有幸作为他的导师之一，目睹了他这一代年轻医生的成长。近50年来，我国妇产科学界发生了巨大变化，一批又一批的中青年医生成为我国妇产科学的学术带头人，并走上国际舞台，为我国的妇产科学事业作出了很大的贡献，我为此感到非常欣慰。

曹泽毅教授主持编写的《中华妇产科学》，得到了广大读者的赞许。两年前在人民卫生出版社的大力支持下，开始了第3版的修订工作，由于妇产科学的迅速发展，增加了很多新内容，由原来的上、下册增加为上、中、下三册，历经艰辛努力，终使此书得以圆满完成。曹泽毅教授及其同道们所做的工作，不仅对我国中、青年妇产科医师的成长有很大的帮助，而且对我国妇产科事业的发展都有深远的影响，我希望《中华妇产科学》将会一代一代更新、再版下去，成为我国广大妇产科医生的良师益友，为我国妇产科学事业的发展作出重要贡献。

严仁英

北京大学第一医院

2012年11月29日

第3版**前言**

　　《中华妇产科学》(第2版)出版已8年了,在这段时间内,我国妇产科学界和国际妇产科学界取得了一些令人鼓舞的新进展。中华医学会妇产科学分会经过多年的酝酿和发展,一大批中青年骨干已经成长而且成为学科带头人。中华医学会又于2005年成立了中华医学会生殖医学分会。至此,我国现有中华医学会妇产科学分会、中华医学会计划生育学分会、中华医学会围产医学分会、中华医学会妇科肿瘤学分会和中华医学会生殖医学分会五个专科分会,使妇产各学科可以更加协调地深入发展。2011年,郎景和教授被评选为中国工程院院士,终于结束了长期以来我国妇产科无院士的历史。

　　在对外交流方面,中华医学会妇产科学分会在2009年被选为FIGO常务理事单位;中华医学会妇科肿瘤学分会2010年参加亚洲妇科肿瘤学会,并被选为常务理事单位;中华医学会妇产科学分会于2011年参加亚太妇产科联盟成为常务理事单位。在学术交流方面,先后于2005年在北京召开首届FIGO-中国妇产科学会学术会议,2009年在上海召开FIGO-中华妇科肿瘤学术会议。第72届FIGO常务理事会于2012年5月在北京召开,届时还举办了FIGO-中华妇产科现代科学进展学术会议。同年6月,中华医学会妇科肿瘤学分会青年委员会和IGCS合办首届国际妇科肿瘤学术会议。至此,我国妇产科学界已全面进入国际妇产科学界各领域的各项活动中去,中青年一代不但成长壮大而且已登上国际学术大舞台,紧密结合中国医学发展,加强了国际联系合作,并让国际妇产科学界更全面、正确地了解中国的妇产科现状和发展,促进了国际学术交流。

　　《中华妇产科学》受到了广大妇产科医师的欢迎,已经成为广大妇产科医师的必备参考书。它之所以受到广大妇产科医师的热爱,不仅因为它是一部最全面、详尽、深入反映国内外最新妇产科成就现状的参考书,也因为它是最能结合中国实际情况来指导广大妇产科医师临床、教学和研究工作的参考书。第3版在保留原有篇章基础上由第2版7篇116章增加为9篇111章,新增2篇,其中"盆底功能障碍性疾病"和"不孕症与人类辅助生殖技术"篇是新增。为更方便妇产科医师应用,第3版分为上、中、下三册,上册内容为绪论、总论、产科、妇女保健;中册为妇科、盆底功能障碍性疾病、妇科肿瘤(部分);下册为妇科肿瘤(部分)、妇科内分泌、不孕症与人类辅助生殖技术、计划生育。全书既为整体又有分册,更方便读者阅读和使用。

　　第3版编者共400余人,涵盖来自全国100余所高等医学院、省市中心医院和研究所的经验丰富的资深专家教授和工作在医、教、研第一线的优秀中青年学者,特别高兴的是,我们还继续邀请到中国台湾省、香港特别行政区、澳门特别行政区和美国、澳大利亚的中国学者参加,使本书充分体现了我国老、中、青妇产科专家学者们的团结和谐、精诚协作的精神,成为我国最高水平的妇产科学经典巨著。

第 3 版虽然保持原书风格,各篇章按统一规格编写,但由于各编者对最新观点的介绍重点不同及风格各异,使得本书内容和形式更加丰富多彩,使读者在深入学习的基础上有更多思考、启发的空间。

在这 8 年中,我国又失去了江森教授、乐杰教授、李自新教授、丛克家教授、李守柔教授等妇产科学界的老一辈专家,他们对我国妇产科和本书的贡献令我们对他们保持永远的尊敬和怀念。我们将通过《中华妇产科学》每一新版的问世,传承和发扬我国妇产科学界老一辈先驱者们的精神,培养出一代又一代的优秀中青年妇产科医师,不断发展我国的妇产科学事业,使其从中国走向世界。

全体编者 2 年多夜以继日的辛勤劳动才使本书能按时完稿,特别是人民卫生出版社领导的大力支持,在编写、审稿和出版各阶段,集中大量人力保证了第 3 版的及时问世。对各编者单位的领导、出版社编辑为本书所作出的重要贡献,表示衷心的感谢。

本书编委会秘书胡改丽医生在怀孕期间为各篇章的收集、整理工作付出了巨大的劳动;审稿工作得到了各篇长的大力协助,一并致以衷心感谢。

由于编写如此巨大专著的经验和能力有限,本书中错误和欠妥之处难免,望广大读者指正,特此致谢!

2013 年 11 月 30 日

第2版**序言**

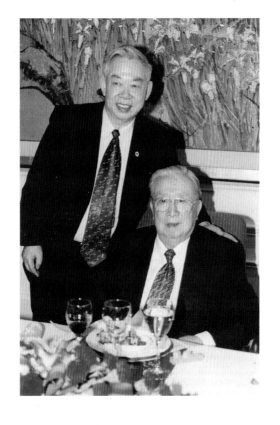

《中华妇产科学》是人民卫生出版社近年来推出的在全国有代表性和权威性的中华系列大型专著之一。它聚集了250多位我国当代老、中、青妇产科学专家，总结了我国妇产科学建国以来的经验和成果，包含了国内外妇产科的最新成就。它不仅代表了我国妇产科学术界的最高学术水平，也是众多妇产科领域的精英团结合作的结晶，是国内最具分量的权威性妇产科学巨著。

曹泽毅教授从1995年开始主持《中华妇产科学》第一版的编写工作，历时4年，终于出版，在妇产科学界产生了巨大的反响。应广大读者的强烈要求，同时为了与时俱进地反映妇产科领域内的新进展，在人民卫生出版社的大力支持下，两年前，他组织了一批优秀的妇产科工作者，开始了第二版的修订工作。查漏补缺，历时两载的呕心沥血，终使此书得以圆满完成。

曹泽毅教授及其同道们所做的工作，不仅对当前青年一代妇产医师的成长有很大帮助，而且对我国妇产科学的发展、乃至中国妇产科学事业都会有深远影响，是一项功在当代、利在千秋的事业。这正如老一辈妇产科专家林巧稚、王淑贞教授所做的一样，这就是科学文化的传承精神。我相信在这种精神的感召下，会有更多的专家教授投身于这种事业，让新一代妇产科医师站得更高、走得更远。

吴阶平

2004年9月

　　《中华妇产科学》出版已经 5 年了，受到了广大妇产科医师的欢迎。也就在这几年，我国妇产科学界出现一些令人振奋、鼓舞的新进展：经过几代人多年的努力中华妇产科学会终于被国际妇产科联盟（FIGO）接受为会员，并于 2003 年组团参加在智利召开的第 17 届国际妇产科大会，中国妇产科学界正式走上了国际妇产科讲坛；继 2001 年中美医学大会之后，先后在北京召开中美、中日、中韩妇产科学术会议，一批优秀中、青年妇产科人才脱颖而出，正在从国内舞台走向世界。

　　《中华妇产科学》之所以受到广大妇产科医师的关爱，是因为她是一部最全面、详尽、深入反映国内外最新妇产科成就及现状的参考书。但在出版后的 5 年间，妇产科学在基础和临床方面又有很多新的发展，这就要求《中华妇产科学》需要对新的内容进行补充和修改，以反映当前最新的成就、现状和观点，才能适合大家的需要。

　　2002 年在北京参加《中华妇产科学》再版的 200 多位专家研究决定：第 2 版的《中华妇产科学》仍然包括总论、产科、妇女保健、妇科、妇科肿瘤、内分泌、计划生育七篇，但各篇增加了新内容，由原版 100 章增加到 116 章，并对妇产科遗传学、免疫学、医学伦理学、性医学、计算机应用和循证医学等有更深入的介绍，全书仍为上下二册，共 700 余万字。

　　在此期间，几位妇产科老一代专家谢世：宋鸿钊、钱和年、郑怀美、康映蕖教授。对他们毕生献身于妇产科学事业及对编写本书第一版中卓越的贡献表示深切的怀念和敬意。第二版编写人员更因内容增加而扩大，由第一版 120 多人增加到 200 多人。他们来自全国 40 所高等医学院校及省、市、医院和研究所，特别高兴的是邀请到台湾吴香达、黄思诚、颜明贤、苏聪贤、颜上惠教授，香港大学颜婉嫦、黄令翠、王益夫、何柏松教授，香港中文大学张明仁教授、澳门山顶医院骆一凡教授和澳大利亚黄胡信教授参与编写部分篇章。所有作者都是我国在临床、教学和科研工作经验丰富的资深专家、知名教授和优秀的中青年学者。因此，本书是 21 世纪集我国当代老、中、青妇产科专家学者们团结合作并代表我国最高水平的妇产科学经典巨著。

　　本书第二版仍然保持原有风格，虽然按统一规格编写，但也不强求绝对一致，各篇章结合作者多年的丰富临床经验、研究成果以及教学心得和在国外学习、工作的体会并参阅了大量文献后编写而成。各章内容有所侧重，风格各异，更加体现丰富多彩和百家争鸣的作风，各篇之间虽具独立性但也相互联系，部分内容虽有重复但分述在不同篇章或上、下两册，对读者阅读更为方便也属必要,使读者不仅在阅读本书后得到大量信息资料,还可帮助进行分析和思考。

本书是一部妇产科学高级参考书,读者对象主要是医学院校学生、医院和研究机构的各级妇产科医师和研究生,也可以作为各级医院妇产科的大型工具书。

参加第二版编写的专家教授们都是身兼要职或工作在临床第一线的中、青年骨干,在日常医疗、教学研究工作十分繁忙的情况下,不辞艰辛、夜以继日地为本书第二版编写倾注了全部心血付出了巨大的努力。他们所在单位的领导也给予了大力支持,才使得本书再版能在 2 年内顺利完稿,人民卫生出版社的领导对本书第二版高度重视,对再版组稿、撰写、审稿和出版集中调配人力、经常给予指导和帮助保证了再版及时问世。对以上各单位、编者和出版社的编辑们为本书再版作出的宝贵贡献,谨在此致以衷心感谢。

本书编委会秘书王耘同志在病中仍为本书各篇章书稿的收集、整理付出巨大的劳动,本书在统稿阶段得到了北京大学高雨农、陈春玲副教授的大力协助,在此致以由衷的感谢。

由于编写如此巨大的专著的经验不足和能力有限,本书中不足和欠妥之处在所难免,敬希广大读者不吝指正,在此致谢。

2004 年 9 月 21 日

第1版 *序言*

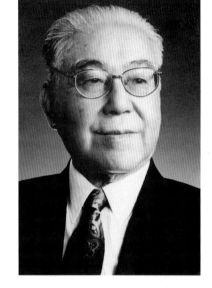

近50年以来,医学科学有很大发展,各学科愈益精细,交叉学科也更深入,研究课题更趋广泛。妇产科学也有很多新进展,并出现一些新的分支学科如围生医学、生殖内分泌学、计划生育学和妇科肿瘤学等。而且一些医学现代科技新技术也日益广泛地在妇产科领域得到应用和发展,如分子遗传学、免疫学及内镜、微创外科、计算机的应用等。这些成果的发展,需要从原有妇产科学的观念上更加扩大视野,注意各基础学科、相近学科的发展对妇产科学的影响,以便及时充分利用一切医学新科技的发展和成果,并应用到妇产科领域中来,进一步促进妇产科学的更大发展。

多年来,妇产科学界的老一辈专家为我们留下了丰富的遗产,即多部妇产科著作:如《生理产科》、《病理产科和妇科学》、《实用妇产科学》、《妇产科理论与实践》、《妇产科病理学》、《林巧稚妇科肿瘤学》等。这些著作,曾经教育、培养了一代又一代妇产科医师的成长。我们永远不忘他们为我国妇产科学事业的发展建立的不朽功绩。

21世纪即将到来之际,为了更好的总结几十年我国妇产科学的经验和成果,以及当前新技术和学科发展在妇产科内的应用,需要有一部更全面、详尽、系统反映我国妇产科学的成就和国外最新进展相结合的妇产科学著作。这就是编写本书《中华妇产科学》的目的。我国现有妇产科医师近10万人,在当前科技飞速发展的今天,他们需要更好的学习和提高,本书的问世将会成为他们的良师益友,将会对医学生、研究生,以及从事基础或临床研究的妇产科医师提供一部有价值的高级参考书。

本书由曹泽毅教授主编,组织了我国80多位资深妇产科专家和70多位工作在第一线的优秀中青年医师共同编写组成,这些专家几十年来从事临床、教学及科研工作,多数曾到国外交流讲学、考察或进修学习,积累了丰富经验。在编写这部《中华妇产科学》中参考了国内、外最新资料和大量文献。从本书参加编写的专家队伍,内容的全面、系统、广泛和深入精辟,以及反映90年代(当今)国内外最新研究成果和水平等诸方面,均足以表明《中华妇产科学》是我国本世纪妇产科学界的一部巨著。

《中华妇产科学》共分七篇 100 章，共约 520 万字，第一篇为总论，包括妇产科学的发展历史，妇产科有关解剖学、免疫学、遗传学、统计学，有关诊断新技术、医学伦理和计算机在妇产科学的应用等等；第二篇为产科学；第三篇为妇女保健学；第四篇为妇科学；第五篇为妇科肿瘤学；第六篇为内分泌学；第七篇为计划生育。各篇均有副主编负责。各章、节分别按统一标准、规格要求，但也力求突出编者的特长和风格。最后全书经主编曹泽毅教授统一审核、修改，保证了全书的高质量和高水平。

本书从我国实际情况出发，反映我国 50 年来妇产科学的发展和国外最新进展，具有鲜明特色，对临床医疗、教学和研究工作都会有指导作用，对我国妇产科学的发展一定会作出很大的贡献。我谨对本书的著者和编辑者致以深切的谢意，希望它能对我国妇产科学的进一步发展发挥更大的作用。

虽然我也是本书的编者之一，主编曹泽毅教授要我为本书写几句话，作为一名从医、从教和研究 50 多年的妇产科医师，我认为这是一部值得推荐的妇产科高级参考书。特为序以介绍。

中华妇产科学会名誉主任委员
中国工程院院士　宋鸿钊
1998 年 12 月 20 日

第1版 前言

　　半个世纪以来,我国的妇产科学界发生了巨大变化:老一辈专家如林巧稚、王淑贞、柯应夔等教授已经谢世多年,但他们留下了大量珍贵、丰富的财富——学术著作。正是在他们的学术思想培养、指导下,一批批优秀的中青年妇产科专家成长起来。我本人曾有幸亲自接受过他(她)们的教诲。然而,如今我们这些当年的青年医生也已年过花甲,又承担着培养青年一代的艰巨任务。一代又一代优秀的中青年妇产科医生的成长,反映了我国妇产科事业不断发展的历史。

　　随着时代的发展,科学的进步,妇产科学和其他学科都有很多重要发展。广大的妇产科医师需要一部最全面、详尽、深入反映国内外最新妇产科成就及现状的参考书。人民卫生出版社精心规划、组织的"中华临床系列专著"中的《中华妇产科学》正是这样一部妇产科学巨著。全书分为上、下二册,520万字,内容包括总论、产科、妇女保健、妇科、妇科肿瘤、内分泌、计划生育七篇。力求全面反映当前我国妇产科学最高水平,并在系统总结我国妇产科学临床经验和研究成果的同时,尽量介绍国外妇产科学的最新理论和诊疗技术的发展。由于近年来交叉学科的飞速发展,还特别编写了妇产科遗传学、免疫学、计算机的应用以及妇产科伦理学和精神心理方面的内容。

　　本书除邀请德高望重的宋鸿钊、严仁英等10余名老专家编写外,另有80多位编者分布在全国近40所高等医学院校附属医院及各省、市医院或研究所,他(她)们都是经验丰富的资深专家和知名教授。同时,还邀请了70多名在妇产科各领域中学有专长且了解国内外现状的优秀中青年作者参加编写。因此,本书是集我国当代老、中、青妇产科专家们团结合作的本世纪我国妇产科经典巨著。

　　本书虽要求按统一规格编写,但也不强求绝对一致,各篇章作者结合自己多年临床经验、研究成果以及教学心得和在国外参观、考察或工作的体会而编写。各章内容有所侧重,风格各异,反映本书内容的丰富多彩和百家争鸣的学风。各篇之间具有独立性和特殊性,但也有互相联系和必要的重复,每篇中各章具有系统性、连贯性,不仅为读者提供参考,也可以让读者有思考和分析的余地。

　　本书是一部妇产科学高级参考书,读者对象主要是医学院校学生、医院和研究机构的各级妇产科医生和研究生,也可以作为各级医院妇产科的大型工具书。

　　参加本书编写的专家教授们都是身兼要职,在日常医疗、教学、研究工作十分繁忙的情况下,不辞艰辛,夜以继日,为本书编写倾注了全部心血,付出了巨大的努力。他们所在单位的领导也给予了大力支持,才使得本书能在三年内顺利完稿。人民卫生出版社的领导对此书的出版高度重视,自始至终大力支持,在本书组稿、撰写、审稿和出版过程中,经常给予指导和帮助,保证了本书的及时问世。对以上各单位、编者和出版社的编辑们为本书作出的宝贵贡献,谨在此致以衷心感谢。

此外,编委会秘书王耘同志自始至终为本书各篇书稿的收集、整理和打印付出了巨大的劳动。山东医科大学朱丽萍、北京医科大学第一医院郎素慧等同志为本书绘制插图。在此谨对他们致以由衷的感谢。

由于编写如此巨大专著的经验不足和能力有限,本书中不足和欠妥之处在所难免,敬希广大读者不吝指正,在此致谢。

1998 年 12 月 17 日

目 录

上 册

中　册

第四篇　妇科(郎景和　丰有吉)

第五篇　盆底功能障碍性疾病(童晓文　朱兰　王建六)

第六篇　妇科肿瘤(曹泽毅)

下　册

第四篇

妇　科

第一章

妇科炎症

第一节 外阴炎症

一、外阴炎

外阴炎(vulvitis)是指外阴(阴阜、大阴唇、小阴唇、阴蒂和阴道前庭)的皮肤和黏膜发生的炎症。由于外阴是月经血的流向之处,阴道口又是性交、分娩及各种宫腔操作的必经通道,加之阴道分泌物、尿液、粪便的刺激,因此易发生炎症,其中小阴唇最易受罹。

【病因】 非特异性外阴炎多为混合感染,常见的病原体为葡萄球菌、乙型溶血性链球菌、大肠埃希菌以及变形杆菌等。局部刺激是外阴炎的易患因素,如月经血或产后恶露的刺激,宫颈炎、阴道炎及宫颈癌时的分泌物,尿液、粪便,特别是尿瘘的尿液和粪瘘的粪便长期刺激,糖尿病含糖的尿液以及卫生巾或护垫引起的物理及化学性刺激,穿紧身化纤内裤造成的局部通透性差和经常湿润刺激等,易引起外阴部的炎症,尤以是外阴瘙痒时的搔抓伤,细菌很容易自伤口侵入引发炎症。

【临床表现】 炎症多发生于小阴唇内、外侧或大阴唇,严重时可波及整个外阴部。急性期多主诉外阴部痒、痛、肿胀、灼热感,活动、性交及排尿排便时加重。由于病变累及范围及轻重程度不同,表现也有所不同。可有局部充血、红肿、糜烂,甚至有抓痕,毛囊感染形成的毛囊炎、疖肿,外阴皮肤脓疱病,汗腺炎等。病情严重时,可形成外阴部蜂窝织炎、外阴脓肿、腹股沟淋巴结肿大等,也可形成外阴溃疡而致行走不便。慢性外阴炎多主诉外阴部瘙痒,检查可见局部皮肤或黏膜增厚、粗糙、皲裂甚至苔藓样改变。

【诊断】 根据病史及检查所见诊断并不困难,阴道分泌物检查有助于明确病因。可以了解是否有滴虫、假丝酵母菌、淋菌、衣原体、支原体、细菌等感染,还应查尿糖,除外糖尿病伴发的外阴炎,对年轻患者,特别是幼儿,应检查肛周有无蛲虫及虫卵,以排除蛲虫引起的炎症。

【治疗】

1. 一般治疗 急性期尽量减少活动,避免性生活,保持外阴局部清洁、干燥,停用外阴局部的刺激性外用品。

2. 局部药物治疗 用 1:5000 高锰酸钾液洗外阴部每日 2~3 次,擦干后用抗生素软膏涂抹,如用 1% 新霉素软膏或金霉素软膏,或敏感试验软膏及可的松软膏等。此外,还可选用局部中药治疗,如苦参、蛇床子、白鲜皮、土茯苓、黄柏各 15g,川椒 6g,水煎熏洗外阴部,每日 1~2 次。

3. 局部物理治疗

（1）急性期

1）紫外线疗法：用紫外线照射局部。第 1 次用超红斑量（约 10~20 个生物剂量），如炎症控制不满意，每日再增加 4~8 个生物剂量。急性期控制后可隔日照射 1 次，直至痊愈。

2）超短波治疗：超短波可用单极法，距离 4~6cm，无热量，每次 5~6 分钟，每日 1 次，炎症逐渐控制后可改用微热量，每日 1 次，每次 5~8 分钟。

3）微波治疗：用圆形电极，距离 10cm，输出功率 30~60W，每次 5~10 分钟，每日或隔日 1 次。

（2）慢性期

1）超短波治疗：用单极，微热量，每次 10~15 分钟，隔日 1 次，10~15 次为一疗程。

2）微波治疗：圆形电极，距离 10cm，输出功率 90~100W，每次 15 分钟，隔日 1 次。

3）红外线疗法：距离 40cm，每次 20~30 分钟，每日 1 次，8~12 次为一疗程。

4）坐浴：用 1:1500 高锰酸钾液，水温 40℃ 左右，每次 15~30 分钟，5~10 次为一疗程。

4. 病因治疗 积极寻找病因，并进行病因治疗，针对不同感染选用相应敏感药物。由糖尿病的尿液刺激引起的外阴炎，应治疗糖尿病；由尿瘘、粪瘘引起的外阴炎，应及时实施修补手术；由阴道炎或宫颈炎引起者，则应对其治疗。

【预防】 保持外阴清洁、干燥；减少局部刺激，如紧身化纤内裤、分泌物、尿液、粪便等；积极治疗各种易导致外阴炎的疾病。

二、前庭大腺炎

前庭大腺炎（bartholinitis）是病原体侵入前庭大腺引起的炎症。

【病因】 本病常为混合感染。常见的病原体为葡萄球菌、链球菌、大肠埃希菌，随着性传播疾病发病率的增加，淋病奈瑟菌及沙眼衣原体已成为常见的病原体。此外尚有厌氧菌，其中以类杆菌最多见。因类杆菌属是正常阴道内寄居者，感染机会较多。急性炎症发生时，细菌首先侵犯腺管，腺管开口因炎症肿胀阻塞，渗出物不能排出可形成脓肿。

【临床表现】 本病多发生于单侧前庭大腺，急性炎症发作时，患侧外阴部肿胀，烧灼感，疼痛剧烈，甚至影响排尿、排便，以至于行走困难。检查可见患处红、肿、触痛，可触及肿块。如已形成脓肿，肿块有波动感，触痛更明显，如未及时处理，脓肿可继续增大，较薄的囊壁可自行破溃，脓液流出后，患者自觉症状减轻。当破口较小，引流不畅，脓液不能全部流出时，其症状可反复发作。常伴有腹股沟淋巴结肿大、体温及白细胞升高等感染征象。

【诊断】 根据病史及临床所见诊断不难，典型的临床表现是外阴单侧肿大、疼痛、触痛、触及包块。如有破溃，可见脓液流出，或挤压局部见分泌物或脓液。可伴有发热、腹股沟淋巴结肿大和白细胞升高等全身症状。脓液或分泌物检查及培养有助于确定感染的病原体，选择敏感的抗生素。

【治疗】 急性期应卧床休息，给予抗生素治疗。抗生素的选择应依据药敏试验。但因药敏试验需要一定时间，为避免治疗延误，在药敏试验结果尚未获得之前，应采用经验用药。由于前庭大腺炎的病原体多为需氧菌、厌氧菌及衣原体的混合感染，因此，应选择广谱抗生素或联合用药。可参照常用抗生素的抗菌谱：青霉素对革兰阳性球菌，如链球菌、肺炎球菌及敏感的葡萄球菌作用较强；第一代头孢菌素对革兰阳性球菌作用较强，第二代头孢菌素抗菌谱广，对革兰阴性菌的作用较强，第三代头孢菌素的抗菌谱及抗酶性能优于第二代头孢菌素，有些对厌氧菌有效。可以口服，当患者出现发热、白细胞升高等全身症状时，最好选用静脉给药。如尚未化脓，使用抗生素促使其逐渐好转、吸收，如已形成脓肿，则应切开引流。治疗期间，应保持外阴清洁，可同时进行局部坐浴、理疗等。

三、前庭大腺囊肿

前庭大腺囊肿是因前庭大腺管开口部阻塞，分泌物不能排出，积聚于腺腔所致。可发生在前庭大腺脓肿消退后，脓液逐渐吸收转为清液形成囊肿；也可发生在分娩时阴道及会阴部损伤后形成的瘢痕组织阻塞腺管口；或会阴侧切、缝合时，损伤前庭大腺管，使之阻塞。先天性腺管狭窄或腺腔内分泌物黏稠排出不畅也可导致囊肿形成。

【临床表现】 如囊肿小且无感染，患者多无自觉症状。当囊肿增大时，外阴患侧肿大，有时可出现外阴坠胀感或性交不适。检查可见外阴患侧肿大，可触及界限清楚、质地较软的囊性肿物，大小不等，多为椭圆形，患侧小阴唇被展平，囊肿较大时，阴道口被挤向健侧。可继发感染形成脓肿反复发作。

【诊断】 根据外阴患侧肿大，触及囊性包块等临床表现可以作出诊断。有继发感染时可有触痛。须注意应与大阴唇腹股沟疝鉴别，后者与腹股沟环相连，挤压后能复位。包块消失，向下屏气，肿物又出现。

【治疗】 较小的囊肿可不做处理，定期随诊。如囊肿较大，且有明显症状，或反复发作疼痛，可行手术治疗。前庭大腺囊肿造口术方法简单，损伤小，不影响腺体功能，是常选择的手术方式。需注意的是，切口应足够大，并放置引流，以防术后切口粘连闭合，再次形成囊肿。近年来采用的 CO_2 激光造口治疗具有操作简单、治疗时间短、无须缝合、术中出血少、无须住院、治愈率高、复发率低、不良反应少、感染发生率低、能保持腺体功能、不影响性生活质量等优点。

四、外 阴 丹 毒

【病因】 外阴丹毒（erysipelas of vulva）是一种由乙型溶血性链球菌感染所致的炎性疾病，病变主要位于真皮及表皮。病原体通过外阴部轻微的创伤即可侵入皮肤，因其释放毒素，炎症迅速蔓延，引起局部红肿及全身中毒症状，如病者身体虚弱，免疫功能低，症状则严重。

【临床表现】 外阴丹毒发病急剧，常有发热等前驱症状，继而出现皮疹。皮疹初起为一结节状红斑，迅速向周围蔓延形成一片红斑。局部红肿、发热、疼痛，严重者红斑表面可呈界限明显的发亮,偶有大水疱及坏疽发生,常有腹股沟淋巴结肿大。应与外阴毛囊炎和外阴疖肿鉴别。

【治疗】 应卧床休息,给予抗生素治疗,常用青霉素或头孢菌素类,局部可用0.1%雷佛奴尔溶液冷敷。

五、外阴糜烂与湿疹

【病因】 外阴糜烂和湿疹多发生于肥胖妇女,发生原因与外阴炎相同。阴道分泌物多、出汗、尿液及粪便的长期浸渍,特别是尿瘘和粪瘘患者,糖尿病患者含糖尿液的刺激以及穿不透气的化纤内裤,外阴部经常湿润和摩擦及卫生巾护垫等都可引起外阴糜烂或湿疹。可发生在大小阴唇处、会阴部、大腿内侧、肛门周围以及腹股沟等处。

【临床表现】 外阴瘙痒、灼热,急性期皮肤发红、肿胀,搔抓后可呈糜烂,或可有渗出液,严重时,可形成溃疡或成片湿疹,腹股沟淋巴结肿大。慢性期表现为外阴皮肤增厚、粗糙、呈苔藓样改变。

【治疗】 应针对病因治疗。如治疗阴道炎、宫颈炎、糖尿病,修补尿瘘或粪瘘等。保持外阴清洁、干燥,减少摩擦和刺激。可用1:5000高锰酸钾液坐浴,早晚各1次,每次15~20分钟,也可用理疗。如合并感染,可局部使用抗生素软膏涂抹或全身用药。

六、外阴接触性皮炎

【病因】 外阴部皮肤接触某种刺激性物质或过敏物质而发生的炎症。如较强的酸碱类物质、消毒剂、清洗液、阴道内放置药物溶解后的液体流出、染色的衣物、卫生巾或护垫等。

【临床表现】 外阴部接触刺激性物质部位灼热感、疼痛、瘙痒,出现皮疹、水疱、水肿,甚至发生坏死及溃疡。

【治疗】 应尽快除去病因,避免用刺激性物质,避免搔抓。对过敏性皮炎症状严重者可应用肾上腺皮质激素类药物,局部用生理盐水洗涤或用3%硼酸溶液冷敷,之后擦炉甘石洗剂或氧化锌软膏。如有继发感染可给涂擦抗生素软膏。

(崔满华)

第二节　阴道炎症

一、细菌性阴道病

细菌性阴道病(bacterial vaginosis,BV)是最常见的阴道炎症,最初被称为"非特异性阴道炎"。Gardner和Duke在1955年首先描述了本病的临床特点和有特征性的线索细胞(clue cell)。1984年,本病被命名为BV。BV与许多严重的妇产科合并症有直接关系,通过对BV的诊断和治疗,可以使许多妇产科合并症包括某些早产得到预防。

【流行病学】 BV发病率在不同的人群和地区变化较大。计划生育诊所就诊女性BV的发病率为14%~25%;在妇科门诊,无症状患者BV的发病率为23%,阴道排液患者BV的发病率为37%;STD诊所患者BV的发病率为24%~37%;妊娠女性BV发病率在6%~32%之间。

【发病机制】

1. 阴道微生态失衡　从健康女性阴道可培养分离出5~15种主要细菌,卷曲乳酸杆菌、詹氏乳酸杆菌、发酵乳酸杆菌、加塞乳酸杆菌和惰性乳酸杆菌是阴道主要菌群,产H_2O_2乳酸杆菌多种代谢产物有抑菌或杀菌功能,产H_2O_2乳酸杆菌减少与BV发病相关。阴道内其他细菌约占10%,包括表皮葡萄球菌、链球菌和阴道加德纳菌等。BV患者阴道内出现高浓度阴道加德纳菌、普雷沃菌属、消化链球菌、动弯杆菌或人型支原体等,这些BV相关微生物浓度比健康女性阴道中增高100~1000倍,乳酸杆菌减少或消失。

BV患者阴道微生态失衡导致阴道分泌物pH升高,二胺、多胺、有机酸、黏多糖酶、唾液酶、IgA蛋白酶、胶原酶、非特异性蛋白酶、磷脂酶A_2和C、内毒素、白细胞介素1_α、前列腺素E_2和$F_{2\alpha}$浓度升高。这些酶和有机化合物破坏宿主的防御机制,促使宫颈、阴道微生物进入上生殖道。pH高达5.5时,会严重地减弱中性粒细胞的吞噬作用和对趋化性刺激的反应。阴道内pH升高同时增加异性间HIV的传播和易感性,并与胎膜早破和早产有关。

2. 微生物感染　Gardner和Duke在1955年提出BV由阴道加德纳菌感染引起,即单一微生物致病说。之后的研究发现,与BV相关的微生物还包括厌氧菌、动弯杆菌和支原体等,即多微生物致病说。Ferris和Verhelst等分别发现阴道阿托波菌与BV发病相关。之后,Bradshaw等发现甲硝唑治疗后复发的BV患者阴道阿托波菌检出率较高。Ferris等发现治疗失败的BV患者阴道阿托波菌检出率较高。Fredricks等年应用聚合酶链反应(PCR)检测阴道内细菌,发现BV患者阴道细菌检出率与无BV者显著不同,在BV患者阴道内检出BV相关细菌1(BABV1)、BV相关细菌2(BABV2)和BV相关细菌3(BABV3)等二十余种细菌。Fredricks等之后报道了根据PCR检出不同细菌诊断BV的敏感性和特异性,其中BABV1、BABV1、BABV1诊断BV的敏感性分别为43.2%,86.4%和42.0%,特异性分别为96.7%,92.9%和96.7%;阴道阿托波菌和阴道加德纳菌诊断BV的敏感性均为96.3%,特异性分别为77.1%和29.5%。

3. 细菌生物膜形成　细菌生物膜(biofilms)是细菌在特定条件下形成一种特殊细菌群体结构,细菌生物膜结构使细菌体被包裹在其自身分泌的多聚物中。Swidsinski等报道,BV患者和健康女性阴道内存在包括阴道加德纳菌的多种微生物,但只有BV患者阴道内的阴道加德纳菌存在于细菌生物膜中,阴道加德纳菌存在于细菌生物膜可能与BV发病相关。Patterson等发现阴道加德纳菌生物膜形成使其对H_2O_2和乳酸菌耐受性增加5倍和4.8倍。Swidsinski等发现经甲硝唑治疗后,阴道加德纳菌仍大量存在与其形成的生物膜内。所以,阴道加德纳菌生物膜形成可能与BV发病和复发有关。

4. 免疫缺陷　Giraldo等报道甘露糖结合凝集素2外显子54密码子基因突变在复发性BV患者多见,而甘露糖结合凝集素2外显子57密码子基因多态性在甘露糖结合凝集素外显子54密码子基因患者不常见。但De Seta等和

Milanese 等的研究均未证实 BV 患者存在甘露糖结合凝集素 2 基因多态性。Fan 等发现 BV 患者阴道冲洗液白细胞介素 4 浓度低于健康对照者，提出阴道局部白细胞介素 4 浓度降低可能与 BV 发病相关。

5. 发病因素　Fethers 等综述了 BV 的发病因素，包括：新性伴、多性伴、口交、月经期性交、经常阴道冲洗、紧张、吸烟和应用宫内节育器（IUD）等。

【并发症】　French 综合了 BV 的妇科和产科并发症，如下：

1. 盆腔炎　手术证实，患有盆腔炎女性的上生殖道分泌物中最常分离出的菌群与 BV 的菌群一致，包括普雷沃菌属、消化链球菌属、阴道加德纳菌和人型支原体。盆腔炎患者合并 BV 者占 61.8%。

2. 异常子宫出血和子宫内膜炎　异常子宫出血常由子宫内膜炎所致。子宫内膜炎引起异常子宫出血与受感染的子宫内膜对卵巢激素的异常反应或子宫内膜受到感染或炎症的直接破坏有关。对 BV 患者口服甲硝唑治疗，可以迅速地缓解子宫出血。

3. 妇科手术后感染　在手术终止妊娠的女性中，妊娠合并 BV 女性的盆腔炎发病率是未合并 BV 女性者的 3.7 倍。对手术流产女性口服甲硝唑治疗 BV 可减少 70% 的术后盆腔炎发生率。合并 BV 患者子宫全切术后阴道断蒂蜂窝织炎、盆腔脓肿或两者并存的危险性增加。

4. 宫颈癌　BV、宫颈上皮内瘤变以及生殖道人乳头瘤病毒感染有相同的流行病学特征，BV 的厌氧菌代谢可产生胺及有致癌作用的亚硝基胺。BV 患者阴道分泌物中存在高浓度磷脂酶 C 和 A2，后者可增加了人乳头瘤病毒感染的易感性，这些可能在宫颈上皮细胞转变方面起一定的作用。

5. HIV 感染　BV 可增加异性间 HIV 传播的危险性。当 pH 增加时，HIV 的生存能力和黏附能力增加，并且可能使传播更为容易。同时，BV 可改变阴道分泌物的其他理化性质，这些变化可改变宿主的防御机制，使 HIV 易感性增加。

6. 不育和流产　BV 患者输卵管因素不育症发生率增高。在助孕治疗中，BV 患者和非 BV 患者的胚胎种植率相似，但 BV 患者早孕期流产率高于非 BV 者。

7. 羊膜绒毛膜炎、胎膜早破、早产和低出生体重儿　BV 患者阴道内细菌可通过胎膜进入羊膜腔，导致羊膜炎及羊膜绒毛膜炎，并可进一步发展为胎膜早破、早产和分娩低出生体重儿。

8. 产后子宫内膜炎及剖宫产后伤口感染　剖宫产分娩的 BV 患者手术后腹部伤口感染和子宫内膜炎发生率较非 BV 患者高。从这些患者产后子宫内膜炎部位常可培养出与 BV 相关的阴道加德纳菌及厌氧菌如普雷沃菌属、消化链球菌等。

【临床表现和诊断】

1. 临床诊断　患者出现下列 4 项临床特征中至少 3 项可诊断为 BV。

（1）线索细胞：与正常的边界清晰的阴道上皮细胞相比，线索细胞边界模糊。在有 BV 存在的情况下，除了线索细胞以外，显微镜检查还可以发现细菌的种类和数量发生明显改变。镜下的细菌在数量上明显增加，短杆状和球杆菌占优势。湿片检查线索细胞是 BV 唯一特异和敏感的诊断指标，根据线索细胞能准确地预测 85%～90% 的 BV 患者。

（2）氨试验（whiff test）阳性：阴道分泌物加 10% 氢氧化钾释放出特殊难闻的"鱼腥味"或氨味为氨试验阳性。有氨味存在对诊断 BV 有很高价值。但此法敏感性低，缺乏氨味并不能排除 BV。

（3）阴道 pH 大于 4.5：正常阴道内的 pH 为 3.8～4.2，pH 大于 4.5 对诊断 BV 最敏感，但特异性低。阴道中的精液、宫颈黏液、经血及滴虫性阴道炎等可使阴道分泌物 pH 升高。

（4）阴道均质稀薄的分泌物　超过 27% 的 BV 患者有明显的"泡沫"样阴道分泌物。尽管患有 BV 的女性常常有分泌物增多的陈述，但分泌物的量经常不同，可以很少、中等或很多。

2. 阴道涂片诊断　BV 的涂片特征为阴道加德纳菌、普雷沃菌形态及革兰变异动弯杆菌形态的小细菌占优势，并且乳酸杆菌形态细菌缺乏。根据阴道涂片诊断 BV 的敏感性和特异性分别是 94.7% 和 98.0%。图 4-1-1 和图 4-1-2（见插页）显示健康妇女阴道分泌物革兰染色涂片下的乳

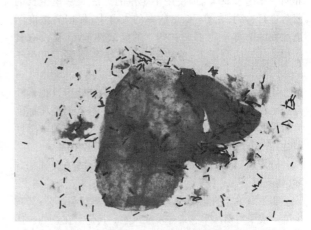

图 4-1-1　正常阴道分泌物涂片革兰染色特点
革兰染色阳性杆菌，为乳酸杆菌形态细菌

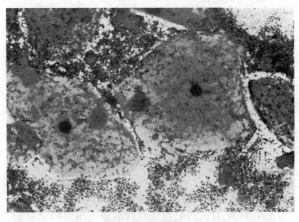

**图 4-1-2　细菌性阴道病患者阴道分泌物
涂片革兰染色特点**
大量球杆菌形态细菌，乳酸杆菌形态细菌消失

酸杆菌形态细菌和 BV 患者阴道分泌物革兰染色涂片下的大量球杆菌形态细菌。

Nugent 等根据阴道涂片革兰染色后镜下分为 3 类细菌,建立诊断 BV 的评分系统。在 1000 倍显微镜下 3~5 个视野,计算每视野细菌平均数,将 3 类细菌数所代表的评分数相加,作出诊断(表 4-1-1)。

表 4-1-1　革兰染色涂片诊断 BV 的 Nugent 评分法

细菌形态	根据细菌形态记分*				
	无	1+**	2+**	3+**	4+**
大革兰阳性杆菌	4	3	2	1	0
小革兰阴性或革兰变异杆菌	0	1	2	3	4
弧形革兰阴性或革兰变异杆菌	0	1	1	2	2

*0~3 分为正常,4~6 分为中间型,7~10 分为 BV

**每视野细菌数<1=1+,1~5=2+,6~30=3+,>30=4+

3. 微生物的培养　在健康女性中,阴道加德纳菌培养阳性率超过 60%,即使用半定量的方法对密集生长的菌落进行检测,在 BV 低患病率的人群中,根据高浓度阴道加德纳菌可预测 41%~49% 的症状性 BV。在没有其他相关信息的情况下,单纯阴道加德纳菌培养不可用于 BV 诊断。

4. 新的诊断技术　VPⅢ微生物确认试验与其他诊断方法比较,可提供较为客观的检测结果。对依据临床标准诊断为 BV 的患者进行检测,使用 VPⅢ诊断 BV 的敏感性和特异性分别为 95%~97% 和 71%~98%。

【治疗】　美国 CDC(2010)推荐了治疗的适应证和方案,如下:

非孕期治疗的意义:①减轻阴道感染症状和体征;②减少流产或子宫切除术感染并发症风险。其他潜在益处包括减少其他感染如 HIV 感染和其他 STD 风险。需要治疗有症状的全部 BV 患者。

1.2　1 推荐方案

甲硝唑 500mg,口服,2 次/日,连用 7 日

或

0.75% 甲硝唑膏(5g),阴道涂药,1 次/日,连用 5 日

或

2% 林可霉素膏(5g),阴道涂药,每晚 1 次,连用 7 日

1.2　2 替代方案

替硝唑 2g,口服,1 次/日,共 2 日

替硝唑 1g,口服,1 次/日,共 5 日

林可霉素 300mg,口服,2 次/日,共 7 日

或

林可霉素栓 0.4g,阴道内放置,3~4 次/日,共 3 日

治疗期间,建议患者避免性接触或正确使用避孕套。阴道冲洗可能会增加 BV 复发风险,尚无证据表明冲洗可治疗或缓解症状。

对无症状 BV 患者无须常规治疗,但应对拟进行子宫全切术、附件切除术、刮宫术及宫腔镜检查等手术的所有 BV 患者进行治疗,以避免术后感染。无须常规治疗患者的性伴,但对反复发作或难治性 BV 患者的性伴应予以治疗。

美国 FDA 已批准应用甲硝唑阴道缓释片(750mg,1 次/日,阴道放置)治疗 BV。

尽管 BV 与包括胎膜早破、早产、羊膜腔感染和产后子宫内膜炎等的不良妊娠结局有关,妊娠期治疗 BV 唯一确定的益处是缓解阴道感染症状和体征。潜在的益处包括降低妊娠期 BV 相关感染合并症和减少其他 STD 或 HIV 的风险。全身治疗对可能的亚临床上生殖器官感染有益。多项研究和荟萃分析没有发现妊娠期应用甲硝唑增加胎儿畸形或机体细胞突变风险。替硝唑为妊娠 C 类药物,不用于孕妇。评估对有早产高风险孕妇筛查 BV 是否可行仍无一致意见。

孕期治疗推荐方案:

甲硝唑 500mg,口服,2 次/日,共 7 日

或

甲硝唑 250mg,口服,3 次/日,共 7 日

或

林可霉素 300mg,口服,2 次/日,共 7 日。

妊娠期应用甲硝唑的安全性在近年来被更多证实。Burtin 等总结了 30 年来符合要求的 7 篇文献,其中 6 篇为前瞻性研究共 253 例与 1 篇回顾性研究对 1083 例早孕期应用甲硝唑的病例,未发现早孕期应用甲硝唑增加胎儿畸形危险。多数认为,妊娠早期禁用甲硝唑,妊娠中晚期可应用甲硝唑。

【复发性 BV】　复发性 BV 是指 BV 在一年内反复发作 4 次或以上。复发性 BV 系患者阴道内相关微生物再激活,而不是再感染。与 BV 复发有关的因素包括:①男性性交传染;②治疗不彻底,未根除病原体;③未能恢复以乳酸杆菌为主要菌群的阴道环境;④危险因素持续存在。

针对 BV 复发正尝试的治疗策略包括:强化治疗、巩固治疗、联合治疗和微生态治疗。Schwebke 等发现口服甲硝唑 14 日疗法的近期(停药 7~14 日)治愈率优于口服甲硝唑 7 日疗法者,但两种疗法的远期(停药 30 日后)疗效相似。Sobel 等报道每周 2 次应用 0.75% 甲硝唑膏巩固治疗,随访 28 周,治疗组患者复发率减少,但患者感染念珠菌率增高。联合治疗方案主要选择甲硝唑联合制霉菌素、甲硝唑联合醋酸膏、甲硝唑联合阿奇霉素、替硝唑联合克霉唑等,大多数联合治疗方案研究显示,联合治疗可改善 BV 治愈率。Falagas 等综述了微生态制剂治疗 BV 的效果,尽管局部和全身应用乳酸杆菌制剂治疗 BV 均有一定作用,但现有资料尚不能最终肯定微生态制剂的治疗效果和作出治疗推荐。

(樊尚荣)

二、外阴阴道假丝酵母菌病

【流行病学】　70%~75% 的妇女一生至少感染一次外阴阴道假丝酵母菌病(vulvovaginal candidiasis, VVC),40%~45% 的女性经历过外阴阴道假丝酵母菌病复发,不超过 10% 的成年女性感染复发性外阴阴道假丝酵母菌病

(recurrent vulvovaginal candidiasis, RVVC)。外阴阴道假丝酵母菌病已成为仅次于细菌性阴道病的最常见的阴道感染。在美国，根据治疗外阴阴道假丝酵母菌病的处方统计，在1980～1990年间，外阴阴道假丝酵母菌病的发病率上升1倍。无症状妇女下生殖道假丝酵母菌阳性率为20%，有症状妇女下生殖道假丝酵母菌阳性率为29.8%。在妇科门诊有症状妇女外阴阴道假丝酵母菌病的发病率为15%～30%。孕妇VVC检出率为9.4%～18.5%，其中有症状的VVC检出率为6.6%。

【微生物学】 从阴道分离的假丝酵母菌中，85%～90%为白假丝酵母菌。其他非白假丝酵母菌包括光滑假丝酵母菌、热带假丝酵母菌、近平滑假丝酵母菌等。从临床上不能区分白假丝酵母菌和非白假丝酵母菌，而非白假丝酵母菌对抗真菌药物的反应不同于白假丝酵母菌。近年来外阴阴道假丝酵母菌中非白假丝酵母菌比例有上升趋势。剂量不足、疗程不够的抗真菌治疗和非处方药的广泛应用可能与非白假丝酵母菌比例上升有关。

【假丝酵母菌的毒力因素】

1. 黏附 假丝酵母菌在阴道内繁殖前，首先要黏附于阴道黏膜上皮细胞。白假丝酵母菌较非白假丝酵母菌更易黏附于阴道黏膜上皮细胞，但不同个体的阴道黏膜上皮细胞对假丝酵母菌的黏附性存在差异。假丝酵母菌细胞壁存在黏附上皮细胞、内皮细胞、血浆蛋白和细胞外基质的相关受体。

2. 出芽 假丝酵母菌出芽加速其繁殖和组织侵犯性。假丝酵母菌非出芽突变株不能引起外阴阴道假丝酵母菌病。增加出芽因素可引起症状性外阴阴道假丝酵母菌病，抑制出芽因素可阻止无症状外阴阴道假丝酵母菌病向有症状外阴阴道假丝酵母菌病发展。

3. 释放侵袭性酶 主要包括磷脂酶、蛋白水解酶和脂肪酶等，是假丝酵母菌的重要毒力因子。这些酶类不仅能发挥营养作用，还能造成组织损伤，利于致病菌在人体内的播散、逃逸宿主免疫系统的攻击，从而大大增强菌株的致病性。从有症状的外阴阴道假丝酵母菌病患者的分泌物中可检出致病性假丝酵母菌分泌的天冬氨酸蛋白酶，而无症状外阴阴道假丝酵母菌病者无此酶检出。这些蛋白溶解酶及其多种酶解产物破坏能够消弱假丝酵母菌繁殖和入侵的游离与结合蛋白。有症状外阴阴道假丝酵母菌病患者阴道内的白假丝酵母菌菌株分泌的蛋白水解酶水平高于无症状者。控制蛋白酶产生的基因已被确定。

4. 产生真菌毒素 真菌毒素（如支酶黏素）在抑制趋化和吞噬细胞活动或抑制局部免疫中起重要作用。在外阴阴道假丝酵母菌病者的阴道分泌物中可检出支酶黏素。

5. 假丝酵母菌的表型转化 一些外源性因素如温度和其他未知因子可促进假丝酵母菌的表型转化。表型转换是真菌入侵人体时适应环境变化的重要能力之一，具有可逆行和遗传性。某些白假丝酵母菌细胞可通过改变其形态，如细胞表面特性、菌落形态、生化特性和新陈代谢等，增强其毒力，从而更为有效的感染宿主。尽管假丝酵母菌在遗传上存在不稳定，应用具有高度敏感的DNA探针可证明同一菌株可长期存在于外阴阴道假丝酵母菌病者的阴道内，这种情况特别多的见于多疗程抗假丝酵母菌治疗的患者。

6. 结合铁离子 假丝酵母菌与铁离子结合可增加假丝酵母菌的毒力，阴道内的红细胞、血红蛋白为有红细胞结合表面受体的假丝酵母菌提供了理想的繁殖环境。

【发病因素】

1. 年龄 在初潮前本病罕见。从10岁开始本病发病率开始升高，20～40岁发病率最高。接受激素补充治疗的妇女外阴阴道假丝酵母菌病发病率增高。

2. 妊娠 怀孕妇女对假丝酵母菌易感，导致假丝酵母菌携带率和外阴阴道假丝酵母菌病发病率增高。在晚孕期外阴阴道假丝酵母菌病发病率最高。孕期外阴阴道假丝酵母菌病复发率也高于非孕期。雌激素增高为阴道局部假丝酵母菌生长提供了高浓度糖原，雌激素还可增加假丝酵母菌黏附到阴道黏膜上皮细胞的能力。假丝酵母菌表面存在雌激素受体，假丝酵母菌与雌激素结合和雌激素增加假丝酵母菌菌丝形成，从而增加假丝酵母菌的毒力。因此，孕期外阴阴道假丝酵母菌病的治愈率降低。

3. 避孕方式 含高剂量雌激素口服避孕药增加外阴阴道假丝酵母菌病发病率。其发病机制与孕期外阴阴道假丝酵母菌病发病率增加相同。未发现口服低剂量雌激素避孕药增加外阴阴道假丝酵母菌病发病率。口服避孕药与复发性外阴阴道假丝酵母菌病发病率增加有关。应用IUD和应用阴道隔膜或避孕套者假丝酵母菌携带率增高。

4. 抗生素 有症状的外阴阴道假丝酵母菌病常见于全身或局部应用抗生素期间。应用抗生素后阴道假丝酵母菌携带率增加10%～30%。应用抗生素后假丝酵母菌携带率和外阴阴道假丝酵母菌病发病率增加，与抗生素清除了具有保护作用的阴道菌群有关。阴道菌群有能够阻止假丝酵母菌出芽和侵入阴道黏膜上皮细胞的作用。乳酸杆菌是具有上述功能的最主要的阴道菌群。有症状的外阴阴道假丝酵母菌病患者阴道内乳酸杆菌含量降低。乳酸杆菌抑制假丝酵母菌生长和乳酸杆菌与假丝酵母菌竞争营养素及竞争阴道上皮细胞假丝酵母菌受体有关。乳酸杆菌产生的细菌毒素能抑制假丝酵母菌出芽和增殖。

5. 行为因素 外阴阴道假丝酵母菌病在性活跃年龄发病率最高，提示本病可能与性行为有关。理论上讲，性行为可将假丝酵母菌带入阴道，但流行病学研究至今未证实性行为在外阴阴道假丝酵母菌病发病中的作用。没有证据说明卫生习惯与外阴阴道假丝酵母菌病发病有关。

6. 糖尿病 糖尿病患者假丝酵母菌定植率增高。未控制的糖尿病患者有症状的外阴阴道假丝酵母菌病发病率增高。

7. 其他因素 穿紧身、不透气的内衣增加外阴阴道假丝酵母菌病的发病率。局部过敏可改变外阴阴道局部环境，使无症状假丝酵母菌携带发展为有症状的外阴阴道假丝酵母菌病。

【感染来源】

1. 肠道来源 从几乎100%的复发性外阴阴道假丝酵母菌病患者的肠道内可分离到假丝酵母菌，这是外阴阴道假丝酵母菌病由肠道来源这一概念的基础。在局部应用抗假丝酵母菌药物清除阴道内假丝酵母菌后,持续存在于肠道内的假丝酵母菌可能是外阴阴道假丝酵母菌病复发的根源。但最近的几项研究结果对上述观点提出质疑。其一,妇女外阴阴道假丝酵母菌病复发时直肠内假丝酵母菌培养并非经常阳性;其二,直肠内假丝酵母菌培养阳性可能与阴道分泌物污染直肠和会阴有关;第三,口服制霉菌素消除肠道内假丝酵母菌并未减少复发性外阴阴道假丝酵母菌病发病率。相反,有的妇女肠道内一直存在假丝酵母菌,但阴道内却无假丝酵母菌存在。

2. 性接触传播　有限的研究支持性接触传播外阴阴道假丝酵母菌病。例如:外阴阴道假丝酵母菌病患者的配偶假丝酵母菌携带率为非外阴阴道假丝酵母菌病者的4倍;假丝酵母菌更多见于未做包皮环切的男性;在20%的复发性外阴阴道假丝酵母菌病患者配偶的阴茎部位可检出假丝酵母菌。

3. 阴道复发　对外阴阴道假丝酵母菌病患者常规抗假丝酵母菌治疗阴道内假丝酵母菌转阴后,在30天内又有20%~25%的患者阴道内假丝酵母菌培养阳性。这一发现支持复发性外阴阴道假丝酵母菌病由阴道复发及阴道内持续存在假丝酵母菌这一假设。局部治疗后阴道内假丝酵母菌浓度下降与症状消失相一致。当阴道内假丝酵母菌浓度极低时,常规培养并不能培养出假丝酵母菌。

【阴道防御机制】

1. 体液免疫　免疫球蛋白缺乏的患者对假丝酵母菌的易感性增加。在急性外阴阴道假丝酵母菌病时,患者的全身(如IgM和IgG)和局部(如SIgA)免疫功能加强。患者的机体可产生抗假丝酵母菌抗体。未发现复发性外阴阴道假丝酵母菌病患者体内抗假丝酵母菌抗体缺乏。复发性外阴阴道假丝酵母菌病患者血清和阴道分泌物中抗假丝酵母菌抗体(如IgE)浓度增高。

2. 细胞免疫　尽管多核白细胞和单核粒细胞在阻止全身和深部假丝酵母菌感染中起重要作用,在外阴阴道假丝酵母菌病时阴道内吞噬细胞增多并不明显。一般认为吞噬细胞在阻止假丝酵母菌繁殖和侵犯阴道黏膜上皮细胞中的作用不大。应用鼠类进行动物实验研究显示,在阴道假丝酵母菌感染时,未发现阴道液内粒细胞增多和鳞状上皮细胞内粒细胞浸润增加。

3. 细胞介导的免疫　鹅口疮常见于衰弱和免疫抑制患者,这些患者常存在细胞免疫抑制。在这种情况下,假丝酵母菌是典型的机会感染病原体。淋巴细胞在正常阴道黏膜防御和阻止病原体侵入阴道黏膜过程中起重要作用,细胞因子和干扰素可抑制假丝酵母菌出芽。通过测定细胞因子,发现复发性外阴阴道假丝酵母菌病患者细胞免疫功能正常。细胞免疫抑制与复发性外阴阴道假丝酵母菌病发病无关。应用假丝酵母菌致敏可使阴道产生保护性局部免疫和细胞免疫作用。

4. 阴道菌群　阴道菌群是防御阴道内假丝酵母菌繁殖和症状性外阴阴道假丝酵母菌病的最重要的因素。任何新感染的假丝酵母菌在阴道内必须首先黏附到阴道黏膜上皮细胞才能生存和进一步繁殖、出芽。假丝酵母菌与细菌

是否在阴道竞争营养素尚无定论。

【发病机制】　外阴阴道假丝酵母菌病主要见于育龄期妇女,大多数病例从无症状向有症状转化的内在因素不清。假丝酵母菌可产生多种细胞外蛋白酶和磷脂酶。通过直接侵犯,芽苞和假菌丝可直接破坏表层细胞,在症状发作期间,可见到明显的出芽和菌丝形成。出芽不仅增加繁殖,而且代表感染性。尽管症状不完全与假丝酵母菌数量相关,假丝酵母菌数最多和出芽期假丝酵母菌数多者常常症状更明显。在有症状和无症状的部位可见到 $10^3 \sim 10^4/ml$ 假丝酵母菌存在于阴道分泌物内。有时假丝酵母菌很少但患者的症状严重。因此,外阴阴道假丝酵母菌病更像一种过敏反应。

【临床表现】　瘙痒和白带增多是外阴阴道假丝酵母菌病的常见症状,但两者均不是外阴阴道假丝酵母菌病的特异症状。其中外阴瘙痒最为常见,白带增多并未在所有的患者出现。常在月经前一周内发病。典型的白带为白色豆渣样,也可为水样稀薄白带。其他症状包括:灼痛、性交痛和尿痛等。少数患者出现白带异味。检查见外阴、阴唇局部水肿、充血,可出现皲裂。阴道局部也可出现充血和水肿,白带黏附于阴道壁。患者的宫颈常为正常。部分患者表现为外阴局部严重充血、水肿,可蔓延至腹股沟区和会阴区。这些患者也可无明显白带增多。在通常情况下,患者的症状、体征和局部假丝酵母菌数量相一致。一些患者的配偶在性交后出现一过性龟头炎症状和体征,包括局部瘙痒、充血、灼痛和红斑。这些症状和体征通常在性交后数分钟出现,可持续数小时,可在淋浴后自行消失。20%的复发性外阴阴道假丝酵母菌病患者的配偶有以上病史。Sobel等提出将外阴阴道假丝酵母菌病分类为单纯型和复杂型(表4-1-2),单纯型外阴阴道假丝酵母菌病为正常非孕宿主发生的散发和由白假丝酵母菌所致的轻、中度外阴阴道假丝酵母菌病。复杂型外阴阴道假丝酵母菌病包括:复发性外阴阴道假丝酵母菌病、重度外阴阴道假丝酵母菌病、妊娠期外阴阴道假丝酵母菌病、非白假丝酵母菌所致的外阴阴道假丝酵母菌病或异常宿主如未控制的糖尿病、免疫抑制和衰竭患者。

表4-1-2　外阴阴道假丝酵母菌病的分类

单纯型	复杂型
散发	复发
轻、中程度	严重
可能为白假丝酵母菌	非白假丝酵母菌
正常非孕宿主	妊娠,异常宿主如未控制的糖尿病、免疫抑制或衰竭患者

【诊断】　较特异的症状是外阴瘙痒伴豆渣样阴道分泌物。根据症状仅能诊断38%的外阴阴道假丝酵母菌病。大多数外阴阴道假丝酵母菌病根据显微镜检查诊断。湿片检查不仅可见到假丝酵母菌菌丝,还可排除阴道滴虫和线

索细胞。应用 10% 的氢氧化钾湿片镜检可检出 65% ~ 85% 的出芽菌丝。外阴阴道假丝酵母菌病患者的阴道 pH 常在正常范围(4.0 ~ 4.5),pH>5 常提示为细菌性阴道病、滴虫感染或混合感染。约有 50% 的假丝酵母菌培养阳性患者显微镜检查假丝酵母菌阴性。所以,对症状和体征明显而显微镜检查阴性的患者有必要进行假丝酵母菌培养。巴氏涂片诊断外阴阴道假丝酵母菌病的敏感性较低,约为 25%。

假丝酵母菌培养阳性并不代表患者的症状与假丝酵母菌感染有关。定量假丝酵母菌培养显示假丝酵母菌镜检阳性者假丝酵母菌浓度较高,假丝酵母菌的浓度与患者症状的严重程度相关。假丝酵母菌携带者的阴道假丝酵母菌浓度常较低。也可用乳胶凝集法诊断外阴阴道假丝酵母菌病,其敏感性和特异性分别达到 81% 和 98%。在鉴别诊断方面,首先要考虑细菌性阴道病和滴虫阴道炎。其他需要鉴别的疾病包括:过敏性外阴炎、外阴白色病变和外阴前庭炎综合征等。

【治疗】

1. 外阴阴道假丝酵母菌病 目前有多种咪唑类抗假丝酵母菌制剂和剂型。尚无证据说明任何一种咪唑类制剂和剂型优于其他另一种咪唑类制剂和剂型。咪唑类抗假丝酵母菌制剂对急性外阴阴道假丝酵母菌病的治愈率为 80% ~ 90%。口服型咪唑类制剂因应用方便和局部副反应小而更受患者欢迎。另一方面,要关注口服剂型有潜在的副作用以及合并用药问题。没有任何一种制剂或剂型适合所有的外阴阴道假丝酵母菌病患者,也没有任何一种剂型或制剂可在 24 小时内杀灭全部假丝酵母菌。非白假丝酵母菌可能对多种咪唑类抗假丝酵母菌制剂耐药。常用的两种口服咪唑类抗假丝酵母菌制剂中,氟康唑和伊曲康唑对外阴阴道假丝酵母菌病有较高的治愈率,但后者的治疗疗程应长。尚无口服氟康唑和伊曲康唑产生严重副反应的报道。目前倾向应用短疗程口服或局部制剂治疗外阴阴道假丝酵母菌病。单剂量制剂对复发性外阴阴道假丝酵母菌病的效果较差。非复杂外阴阴道假丝酵母菌病对多数短疗程口服和局部制剂疗效较好。复杂型外阴阴道假丝酵母菌病对短疗程口服和局部制剂疗效较差,此类患者的抗假丝酵母菌治疗至少需要持续 7 天(表 4-1-3)。

2. 复发性外阴阴道假丝酵母菌病 复发性外阴阴道假丝酵母菌病是复杂型外阴阴道假丝酵母菌病的一种形式,是指一年内有症状性 VVC 发作 4 次或 4 次以上。大多数复发性外阴阴道假丝酵母菌病患者为正常宿主,由对咪唑类敏感的白假丝酵母菌引起。大多数复发性外阴阴道假丝酵母菌病发病诱因,应注意在治疗的同时发现并积极去除诱因。目前认为,引起复发性外阴阴道假丝酵母菌病的主要原因不是新感染的假丝酵母菌或毒力较大或耐药的假丝酵母菌,宿主因素在复发性外阴阴道假丝酵母菌病发病中起重要作用。大多数研究未能证明对患者的配偶进行治疗可改善复发性外阴阴道假丝酵母菌病的治愈率。没有证据显示复发性外阴阴道假丝酵母菌病患者的阴道菌群异常或乳酸杆菌缺乏。在按复发性外阴阴道假丝酵母菌病治疗前必须通过培养明确诊断。

表 4-1-3 外阴阴道假丝酵母菌病的治疗(单疗程)

药物	剂型	剂量	美国妊娠药物分级
局部治疗			
制霉菌素	阴道泡腾片	10 万单位/日,14 日	B
	阴道片	50 万单位/日,14 日	
咪康唑	阴道栓剂,200mg/枚	200mg/d,7 日	C
	阴道栓剂,400mg/枚	400mg/d,3 日	
	阴道栓剂,1200mg/枚	1200mg/d, 1 日	
克霉唑	阴道栓,100mg/枚	100mg,每晚一次,7 日	B
克霉唑	阴道片,500mg/片	500mg,1 日	B
全身治疗			
氟康唑	胶囊,150mg/粒	150mg,口服,1 日	C
伊曲康唑	胶囊,100mg/粒	200mg,每日 2 次,建议 3 ~ 5 日	C

抗假丝酵母菌治疗方案包括初步治疗和巩固治疗。初步治疗可选择口服制剂或局部制剂,常需每日用药至患者症状消失和假丝酵母菌培养阴性。如果未经过巩固治疗,30% 的复发性外阴阴道假丝酵母菌病患者在 3 个月复发。根据培养和药物敏感试验选择药物。在强化治疗达到真菌学治愈后,给予巩固治疗至半年。下述方案仅供参考:

强化治疗:治疗至真菌学转阴。具体方案如下:口服用药:氟康唑 150mg,顿服,第 1、4、7 日应用。阴道用药:咪康唑栓/软胶囊 400mg,每晚一次,共 6 日;咪康唑栓 1200mg,第 1、4、7 日应用;克霉唑栓/片 500mg,第 1、4、7 日应用;克霉唑栓 100mg,每晚一次,7 ~ 14 日。

巩固治疗:目前国内、外没有较为成熟的方案,建议对每月规律性发作一次者,可在每次发作前预防用药一次,连续 6 个月。对无规律发作者,可采用每周用药一次,预防发作,连续 6 个月。对于长期应用抗真菌药物者,应检测肝肾功能。

3. 耐药性外阴阴道假丝酵母菌病 在多数情况下,由耐咪唑类白假丝酵母菌所致的外阴阴道假丝酵母菌病罕见。相反,复发性外阴阴道假丝酵母菌病常由非白假丝酵母菌所致,大多数非白假丝酵母菌对咪唑类的敏感性下降。约有半数的光滑假丝酵母菌对咪唑类敏感性下降。每日阴道内放置硼酸(boric acid)制剂,600mg,对耐药假丝酵母菌感染有效,治疗至培养阴性的时间通常为 10~14 日,每隔日或每周 2 次阴道内放置硼酸制剂也可用于复发性外阴阴道假丝酵母菌病的巩固治疗,还可选制霉菌素代替硼酸制剂用于对复发性外阴阴道假丝酵母菌病进行巩固治疗。氟胞嘧啶(flucytosine)治疗耐药假丝酵母菌感染有效。

4. HIV 感染合并外阴阴道假丝酵母菌病 HIV 感染合并外阴阴道假丝酵母菌病随 HIV 感染人数增多而增加。HIV 感染合并外阴阴道假丝酵母菌病时,所有的患者存在口腔假丝酵母菌感染和细胞免疫缺陷,80% 的患者发生其他严重机会感染。HIV 感染合并外阴阴道假丝酵母菌病对抗假丝酵母菌制剂治疗有效,但容易复发。HIV 感染合并外阴阴道假丝酵母菌病的症状更严重和持续时间更长。超过半数的患者在诊断 HIV 感染前 6 个月~3 年内即容易感染严重的外阴阴道假丝酵母菌病,外阴阴道假丝酵母菌病的病变范围和程度与患者的免疫缺陷程度相关。HIV 感染患者的黏膜假丝酵母菌感染次序依次为阴道、口腔和食管。绝大多数复发性外阴阴道假丝酵母菌病患者的 CD4 计数正常。由于绝大多数外阴阴道假丝酵母菌病包括复发性外阴阴道假丝酵母菌病患者的 HIV 检测阴性,故不主张对这些患者进行 HIV 筛查,但应对外阴阴道假丝酵母菌病伴 HIV 感染高危因素者进行 HIV 筛查。

5. 妊娠合并外阴阴道假丝酵母菌病 妊娠合并外阴阴道假丝酵母菌病对抗假丝酵母菌治疗起效较慢,而且容易复发。大多数局部用药方案对孕妇外阴阴道假丝酵母菌病有效,延长治疗时间(如 2 周)可提高疗效及根除外阴阴道假丝酵母菌病。克霉唑(500mg)单次阴道用药对妊娠合并外阴阴道假丝酵母菌病有较好的疗效。口服抗假丝酵母菌制剂不适合妊娠合并外阴阴道假丝酵母菌病的治疗。

【预防】 由于对外阴阴道假丝酵母菌病和复发性外阴阴道假丝酵母菌病的发病机制了解甚少,目前尚无有效预防外阴阴道假丝酵母菌病和复发性外阴阴道假丝酵母菌病的方法。一些预防措施仅限于某些外阴阴道假丝酵母菌病高危因素者。包括:对复发性外阴阴道假丝酵母菌病患者应用抗假丝酵母菌制剂进行巩固治疗;对糖尿病患者积极控制血糖;对应用抗生素后易发生外阴阴道假丝酵母菌病的患者尽量避免局部和全身应用广谱抗生素,对必须应用者可同时口服氟康唑 150mg;对复发性外阴阴道假丝酵母菌病患者避免口服避孕药和使用 IUD。

(刘朝晖)

三、需氧菌性阴道炎

需氧菌性阴道炎(aerobic vaginitis, AV)是近年来认识到的一种阴道感染性疾病,主要由需氧菌感染引起。其病因及发病机制目前仍不清楚。正常阴道内以产过氧化氢的乳酸杆菌占优势。AV 时,阴道内能产过氧化氢的乳酸杆菌减少或缺失,其他细菌,诸如 B 族链球菌、葡萄球菌、大肠埃希菌及肠球菌等需氧菌增多,并产生阴道黏膜炎性改变。

【研究背景】 2002 年,Donders 等首次报道了需氧菌性阴道炎,并认为以前文献报道的脱屑性阴道炎(desquamative inflammatory vaginitis, DIV)是需氧菌性阴道炎的严重类型。根据 Donders 所描述的需氧菌性阴道炎的临床表现,进行文献追踪,1956 年 Scheffey 等报道了一名 50 岁妇女,阴道有广泛的渗出,提出了"渗出性阴道炎"的名称,这可能是首次对 DIV 的描述。1965 年,Gray 与 Barnes 报道了 6 名生育年龄妇女,检查显示阴道壁变薄、充血红肿,阴道分泌物含有多量脓细胞和卵圆形或圆形基底旁细胞,治疗反应差,首次提出"脱屑性阴道炎"的名称。随后,于 1968 年,Gardner 报道了 8 名妇女,这些妇女都具有高雌激素状态及正常的卵巢功能,主诉阴道分泌物增多。检查显示,阴道壁充血,多为阴道上 1/3 部分,尤以后穹隆多见,重者可见散在出血点,甚至浅表溃疡;分泌物镜检显示许多脓细胞及基底层或基底旁细胞,含有少量表层和中间层细胞,乳酸杆菌缺乏;阴道分泌物 pH 为 5~6.8;分泌物培养显示多为链球菌。根据以上检查,Gardner 定义了 DIV 的临床及细胞学特征,并首次正式命名为脱屑性阴道炎。但在过去 60 年中,对 DIV 流行病学及病因学的研究几乎无进展,治疗是经验性用药,成功率很低。

【病因及发病机制】 需氧菌性阴道炎的病因及发病机制仍不清楚。正常阴道分泌物是以产过氧化氢乳酸杆菌占优势菌。而 AV 时,阴道内能产过氧化氢的乳酸杆菌减少或缺失,需氧菌增加,主要为 B 族链球菌、葡萄球菌、大肠埃希菌及肠球菌等。有关发生机制不清,可能与以下因素有关。

1. 阴道中存在的大量肠道来源的细菌可能提示肠道细菌的阴道定植 在 Sobel 对 DIV 的研究中,革兰染色发现乳酸杆菌相对或完全缺乏,被革兰阳性球菌(92%)、革兰阳性杆菌(22%)或阴性杆菌(12%)代替,细菌培养证实这些细菌主要是 B 族链球菌及肠杆菌科类细菌,基本都为肠道起源的需氧菌。这一研究提示虽然特异性病原体未确定,但肠道起源的需氧菌可能参与 DIV 的发病,具体机制有待于进一步研究。Donders 等对 AV 的研究显示,与 AV 有关的阴道微生物主要是 B 族链球菌、金黄色葡萄球菌及大肠埃希菌,与正常人阴道菌群相比,这些细菌增多 3 至 5 倍。Tempera 等对 AV 的研究同样显示,患者阴道分泌物中主要为 B 族链球菌、金黄色葡萄球菌及大肠埃希菌。国内,刘朝晖、董悦等的研究显示,AV 主要是以大肠埃希菌感染为主的阴道炎症。范爱萍、薛凤霞等的研究显示,细菌培养的结果主要为粪肠球菌、链球菌、葡萄球菌等,进一步提示肠道细菌的阴道定植。

2. 局部免疫调节机制也可能参与 AV 的发病 细菌性阴道病缺乏白细胞反应,而需氧菌性阴道炎炎症反应明显,阴道分泌物中促炎细胞因子升高。Donders 等的研究显示,细胞因子 IL-6, IL-1-β 及白血病抑制因子(leukaemi inhibitory factor, LIF)显著升高,这提示 AV 是一种明显不同于 BV 的阴道炎症,免疫调节机制可能参与其发病。

3. 雌激素缺乏 阴道分泌物中含有许多基底旁细胞,类似萎缩性阴道炎,提示阴道可能缺乏雌激素作用。DIV 似乎与继发细菌感染的严重萎缩性阴道炎很难区分,但 Gardner 强调不管以任何途径应用雌激素治疗 DIV,只能暂时缓解症状,长期治疗效果不佳,此病可发生于卵巢功能正常的绝经前妇女,因此雌激素缺乏的机制似乎不成立。在

Sobel 研究的 51 例 DIV 患者中,其中 19 例为绝经患者,予以克林霉素治疗后,依据临床和细胞学标准,有 6 例被认为同时伴有雌激素缺乏,补充雌激素后,症状体征消失,获得治愈。故 Sobel 认为雌激素缺乏可能在 DIV 的感染过程中起一定的作用,但其所研究的一部分绝经患者可能为萎缩性阴道炎,并非 DIV,所以仅纠正雌激素缺乏并不一定能逆转病程。

4. 扁平苔藓 Pellise,Hewitt,Edwards 与 Freidreich 及 Ridley 等的临床观察发现,一些 DIV 似乎与扁平苔藓 (lichen planus,LP)有一定的关系。一些作者认为 DIV 是 LP 在生殖器的一种表现,所有这些 DIV 病例都是未诊断的糜烂性 LP。与 LP 有关的 DIV 患者大多主诉外阴痛,性交痛,而那些与 LP 无关的 DIV 患者多主诉性交痛,脓性分泌物增多。外阴阴道检查时发现,在 LP 患者中前庭损害与阴道粘连较常见,而在 Gardner,Murphy 等报告的病例中,外阴的损害较轻,而损害大多发生于阴道上 1/3 部分或整个阴道壁。阴道 pH 大于 4.5,通常波动于 5.0~7.0。经观察发现,一部分患者 LP 出现于生殖器损害与 DIV 症状之前,另一部分患者生殖器损害与 DIV 症状出现于 LP 之前,因此目前我们不能确定 LP 在 DIV 中起什么作用,有待进一步深入研究。

5. 维生素 D 缺乏 对于阴道上皮结构蛋白的合成,诸如细胞角蛋白,维生素 D 是一种必不可少的转录活化子。维生素 D 的缺乏导致这些蛋白合成下降,破坏了阴道上皮结构完整性而脱落。阴道上皮的脱落导致阴道 pH 改变,黏膜脆性增加,继发炎细胞浸润及感染。Peacocke 等对 1 例 DIV 患者的临床观察治疗发现,维生素 D 的补充可导致阴道上皮再生及停止脱屑,由此提示维生素 D 的缺乏可能

参与 DIV 的发病机制,DIV 可能是维生素 D 缺乏的一种黏膜表现,但需进一步确定维生素 D 调节阴道上皮何种结构蛋白。

【临床特征】 由于 AV 同细菌性阴道病(bacterial vaginosis,BV)一样,也存在乳酸杆菌减少,所以与 BV 有相似的特征,如阴道 pH 升高。但 BV 主要由厌氧菌引起,没有明显的阴道黏膜炎症性改变,而 AV 主要由需氧菌增加引起,常常导致明显的阴道黏膜炎症性改变,从而表现为外阴阴道的刺激症状。AV 的主要症状是阴道分泌物增多,性交痛,间或有外阴阴道瘙痒、灼热感等。分泌物典型特点为稀薄脓性、黄色或黄绿色、有时有泡沫,有异味但非鱼腥臭味,氢氧化钾试验阴性。因分泌物中含有大量白细胞,分泌物呈脓性。检查见阴道黏膜充血,严重者有散在出血点或溃疡;宫颈充血,表面有散在出血点,严重时也可有溃疡。

阴道分泌物检查特点:①阴道 pH>4.5,通常>6.0。②0.9%氯化钠溶液湿片检查:乳酸杆菌减少或缺乏;中性粒细胞增多,甚至是含有中毒性颗粒的白细胞;基底层和基底旁上皮细胞增加,缺乏成熟鳞状上皮细胞。③革兰染色:乳酸杆菌减少或缺失,革兰阳性球菌及肠杆菌科的革兰阴性小杆菌增多。④细菌培养:多为 B 族链球菌、大肠埃希菌、金黄色葡萄球菌及肠球菌等。

【诊断及鉴别诊断】 目前的诊断有 Donders 提出的阴道分泌物显微镜湿片诊断标准以及 Tempera 提出的结合临床特征以及湿片镜检特点的诊断标准。目前尚没有规范化、被公认的诊断标准。

1. 阴道分泌物显微镜湿片诊断标准 Donders 等于 2002 年提出了 AV 的诊断标准,认为 DIV 是 AV 最严重的类型,见表 4-1-4。

表 4-1-4 需氧菌性阴道炎显微镜湿片诊断标准(×400,相差显微镜)

AV 评分	LBG	白细胞数	含中毒性颗粒白细胞所占比例	背景菌落	PBC 所占比例
0	Ⅰ 和 Ⅱa	≤10/hpf	无或散在	不明显或溶胞性	无或<1%
1	Ⅱb	>10/hpf 和≤10/上皮细胞	≤50% 的白细胞	大肠埃希菌类的小杆菌	≤10%
2	Ⅲ	>10/上皮细胞	>50% 的白细胞	球菌样或呈链状	>10%

注:LBG(Lactobacillary grades):乳酸杆菌分级(Ⅰ)许多多形性乳酸杆菌,无其他细菌;(Ⅱa)混合菌群,但主要为乳酸杆菌;(Ⅱb)混合菌群,但乳酸杆菌比例明显减少,少于其他菌群;(Ⅲ)乳酸杆菌严重减少或缺失,其他细菌过度增长。hpf(high power field):高倍视野。AV 评分<3 分:无 AV 体征;AV 评分 3~4 分:轻度 AV;AV 评分 5~6 分:中度 AV;AV 评分>6 分:严重 AV。后者相当于 DIV。PBC(parabasal epithelial cysts):基底旁上皮细胞

2. 结合临床特征以及湿片镜检特点的诊断标准 Tempera 等于 2004 年从临床和微生物学两方面诊断 AV。诊断标准如下:①异常阴道黄色分泌物;②阴道 pH 升高,多数 pH>5.0;③分泌物有异味(但 KOH 试验阴性);④阴道分泌物高倍镜检大量白细胞(×400);⑤使用 Donders 分类确定乳酸杆菌分级,Ⅱa、Ⅱb 和Ⅲ级。

AV 需要与 BV 进行鉴别诊断(表 4-1-5),并应排除滴虫性阴道炎、黏液脓性宫颈炎及子宫内膜炎。此外注意是否有 AV 与 BV 的混合感染。

【治疗】 目前尚无有效标准的治疗方案。卡那霉素及克林霉素治疗有一定疗效,有文献报道喹诺酮类药物也可能有一定疗效。

Gardner 于 1968 年对 8 例 DIV 患者进行治疗,依据阴道不成熟的细胞学证据,对 4 例患者反复予以雌激素治疗(阴道或口服),但临床和显微镜检证实均无效,予以抗生素磺胺类药物全身或局部治疗,效果也不佳。对 5 例患者,阴道应用皮质类固醇激素栓,单独或联合应用抗生素,4 例好转。治愈通常很慢,往往需几个月,有时疗效不佳,甚至

表 4-1-5　需氧菌性阴道炎与细菌性阴道病的鉴别诊断

	细菌性阴道病	需氧菌性阴道炎
症状	分泌物增多,无或轻度瘙痒	分泌物增多,黄色或黄绿色,部分有性交痛
分泌物特点	白色、匀质、鱼腥臭味	黄色或黄绿色,有异味,但非鱼腥臭味
阴道黏膜	正常	充血,严重者有散在出血点或溃疡
阴道 pH	>4.5	>4.5,但通常>6.0
氨试验	阳性	阴性
湿片镜检	乳酸杆菌减少或缺乏,线索细胞,极少白细胞	乳酸杆菌减少或缺乏,球菌,部分呈链状排列,多量白细胞,或部分含有中毒性颗粒,基底旁细胞
革兰染色	乳酸杆菌减少或缺乏,加德纳菌、普雷沃菌、类杆菌、动弯杆菌等增加	乳酸杆菌减少或缺乏,革兰阳性球菌及肠杆菌科的革兰阴性小杆菌增多
细菌培养	主要为厌氧菌,诸如加德纳菌、普雷沃菌、类杆菌及动弯杆菌等	主要为需氧菌,诸如 B 族链球菌、大肠埃希菌、金黄色葡萄球菌及肠球菌等
阴道琥珀酸	升高	无变化
阴道细胞因子	IL-1-β 轻度升高,LIF 降低,IL-6 无变化	IL-6,IL-1-β 及 LIF 显著升高

在缓解或治愈后,常有复发倾向。

Sobel 于 1994 年对 51 例 DIV 患者阴道局部应用 2% 克林霉素栓进行了回顾性评价,45 例患者接受了至少一疗程(14 天)的治疗,其中有 19 例为绝经后患者,但 16 例患者就诊时已接受激素补充治疗。治疗后进行第一次评估,几乎所有的患者临床症状和体征改善,但因湿片镜检和革兰染色发现有持续存在的细胞学和细菌性异常,且阴道 pH 不下降,17 例患者接受了第二疗程的治疗。第二疗程结束后进行第二次评估,仍有 1/3 的患者阴道菌群异常。其中 6 例绝经后患者被认为同时伴发雌激素缺乏,补充雌激素后痊愈。在这个报道中,革兰阳性球菌普遍存在,对克林霉素治疗敏感,证实了克林霉素治疗 DIV 有一定疗效。Sobel 等于 2011 年再次报道了 DIV 的治疗,50 例 DIV 患者阴道局部应用 2% 克林霉素栓 4～6 周,第一次随访(1～19 周之间,平均 3 周)发现,16 例(32.0%)完全治愈,31 例(62.0%)症状体征改善,3 例(6.0%)症状体征得到部分改善,进一步证实了局部使用克林霉素治疗 DIV 确实有一定疗效。因 DIV 是 AV 最严重的一种类型,病程容易复发,此报道的缺点是没有克林霉素治疗 DIV 的后续详细数据,不能明确远期疗效。

Tempera 等于 2004 年对从临床和微生物学两方面诊断为 AV 的 30 例患者进行治疗,在这 30 例中细菌培养最常见的是肠道起源的大肠埃希菌和粪肠球菌,因卡那霉素对革兰阴性肠道细菌敏感,并且不抑制阴道乳酸杆菌的活性,因此应用卡那霉素治疗 AV,比较卡那霉素阴道栓剂与氯己定阴道栓剂用于治疗 AV 的有效性和耐受性。30 例患者被随机分为两组,每组 15 人,1 粒,每晚 1 次,连用 6 天。于治疗开始的第 7～8 天进行第一次评估时,症状较轻的患者临床症状和体征明显改善,氯己定组缓解率 80% 左右,而卡那霉素组缓解率几乎达到 100%,并且对治疗症状较重的 AV 效果更明显。于治疗开始的第 13～16 天进行第二次评

估时,氯己甲啶组阴道菌群并未恢复正常,而卡那霉素组致病菌几乎完全根除,阴道微生态恢复正常,即阴道 pH 与乳酸杆菌恢复正常状态,这证实了卡那霉素治疗 AV 确实有效。

Tempera 等于 2006 年再次报道了对需氧菌性阴道炎的治疗,81 例患者被随机分为两组,45 例予以卡那霉素阴道栓剂(100mg,每晚 1 次,连用 6 天),36 例予以氯己甲啶阴道栓剂(35mg,每晚 1 次,连用 6 天)。与氯己甲啶组相比,治疗结束后 1～2 天,卡那霉素组患者阴道分泌物检查白细胞减少,阴道黏膜烧灼感及瘙痒症状明显减轻,肠杆菌类细菌分离率(97%)也明显下降(氯己甲啶组 76%),22.2% 的患者乳酸杆菌恢复为优势菌(氯己甲啶组 8.3%);治疗结束后 1 个月,卡那霉素组几乎 50% 的患者乳酸杆菌恢复为优势菌,而氯己甲啶组仅有 14% 的患者乳酸杆菌恢复正常。从以上数据分析,进一步证实了局部使用卡那霉素治疗 AV 有一定疗效。

Murphy 等于 2008 年对 11 例绝经前 DIV 患者进行回顾性研究,口服克林霉素 150mg,2 次/日,阴道应用丙酸氯倍他索,隔日 1 次,并口服氟康唑 150mg,每周 1 次,预防真菌感染,治疗持续 4～6 周,治疗结束后进行评估。有 9 例患者(82%)症状改善,3 例(27%)阴道涂片显示正常,这提示克林霉素与丙酸氯倍他索联合治疗有效。这个研究的缺点是样本量小,而且 4～6 周的随访并不能说明这种难治性疾病的复发及长期的预后。

Peacocke 等于 2008 年报道了 1 例 DIV 患者:2002 年 7 月就诊时,阴道培养无致病菌生长,予头孢氨苄 500mg,4 次/日,连用 2 周,4 周后患者主诉阴道分泌物较前稍减少,阴道培养仍未有致病菌生长,头孢氨苄减少为 500mg,2 次/日,阴道硼酸,隔日 1 次,2 周以后,分泌物量减少,但仍存在,黄色,阴道培养仍阴性。这时治疗方案转变为磷酸克林霉素阴道栓剂,2 次/周,间隔使用 25ug 阴道雌激素片,2

次/周。分泌物继续存在,但较以前减少;于 2004 年 3 月,症状复发,阴道培养 B 族链球菌,继续以往治疗,但效果不佳;2005 年 3 月症状加重,阴道分泌物培养仍为 B 族链球菌,血化验显示 25-羟维生素 D 较低(22ng/ml),予维生素 D 及钙剂维持治疗,12 周后症状完全好转,阴道培养 B 族链球菌转阴,血维生素 D 水平升高达正常范围,继续维持治疗,1 年后阴道培养证实微生物恢复正常,无 B 族链球菌。这个病例提示维生素 D 缺乏可能与 DIV 有关,需进一步证实哪种阴道上皮结构蛋白被维生素 D 调节。

综上所述,由于 AV 是近年来认识到的一种阴道感染性疾病,所以目前对 AV 的病因学研究相对较少,可能为多种机制参与 AV 的致病过程,其发病机制的深入研究对于 AV 的治疗和预防具有重要意义。目前,AV 尚没有规范化、被大家公认的诊断标准,诊断标准尚需要统一。临床上对以下生殖道感染症状就诊的患者,除考虑到常见的阴道炎如细菌性阴道病、外阴阴道假丝酵母菌病、滴虫性阴道炎外,还应考虑到有无须氧菌感染或合并需氧菌感染的可能。虽然卡那霉素以及克林霉素治疗 AV 有一定疗效,但目前尚无有效标准治疗方案,治疗上需寻找更有效的方法,需要广大医师在临床工作中探索。

(薛凤霞　范爱萍)

四、老年性阴道炎

老年性阴道炎(senile vaginitis)常见于自然绝经及卵巢去势后的妇女,主要症状为阴道分泌物增多、外阴瘙痒及灼热感。老年性阴道炎是临床常见且复发率较高的老年妇科疾病,其发病率国内报道为 30% ~ 58.6%,国外报道高达 80%。治疗不及时或用药不合理,会使阴道炎迁延不愈,严重影响患者的生活质量,应及时采取有效的治疗措施。

【病因】 老年性阴道炎患者发病的主要原因是由于卵巢功能减退,雌激素水平降低,从而使得阴道黏膜萎缩变薄,阴道上皮内糖原含量减少,阴道 pH 上升,抵抗力薄弱,杀灭病原体的能力降低,致病菌容易侵入,从而导致了老年性阴道炎症的发生。而不注意外阴清洁卫生、性生活频繁、营养不良(尤其是维生素 B 缺乏)等则常为本病发病的诱因。有研究对 180 例老年性阴道炎患者进行阴道细菌培养,分离出 126 株致病菌,阳性率为 70.0%,其中革兰阳性菌 78 株(占 61.9%),主要以表皮葡萄球菌为主(占 36.5%);革兰阴性杆菌 48 株(占 38.1%),主要以大肠埃希菌为主(占 24.6%)。未进行厌氧菌的培养。

【临床表现和诊断】 绝经后妇女阴道分泌物增多为本病的主要特征,常伴有外阴瘙痒、灼热感等症状。分泌物较稀薄,呈淡黄色,严重者呈脓血性白带。由于感染的病原体不同,分泌物的形状不同,可呈泡沫状,或呈脓状,或带有血性;由于分泌物的刺激,患者常表现外阴瘙痒、灼;由于阴道黏膜的萎缩,可伴有性交痛;若感染侵犯尿道则出现尿频及尿痛等泌尿系统症状。妇科检查可见阴道黏膜萎缩,皱襞消失,有充血、红肿,也可见黏膜有出血点或出血斑。严重者阴道黏膜面可形成溃疡,分泌物可以呈水样,或呈脓性,有臭味。如不及早治疗,溃疡部可发生粘连,甚至瘢痕挛缩导致阴道狭窄或阴道闭锁使得阴道分泌物引流不畅,

形成阴道积脓。

临床上根据患者的年龄及症状和体征明确诊断不困难,但应排除其他疾病。应常规进行阴道分泌物光学显微镜检,大部分患者涂片中可见大量基底层上皮细胞和白细胞及大量球菌。部分为混合性感染,如在涂片中见到滴虫、念珠菌等均可作为进一步明确诊断的依据。对于部分有少量阴道血性分泌物的患者,应与绝经后阴道出血的相关疾病如宫颈癌、子宫内膜癌等进行鉴别诊断,需常规作宫颈细胞学检查,必要时行分段诊断刮宫术。如妇科检查时发现阴道壁有溃疡及肉芽组织者,应与阴道癌进行鉴别诊断,需做局部刮片或局部活检进行病理组织学检查。

【治疗】 治疗原则为抑制细菌生长和提高机体及阴道抵抗力。

1. 抑制细菌生长 老年性阴道炎的主要致病菌多为厌氧菌,故首选抗厌氧菌药物,常用药物有甲硝唑、克林霉素等。甲硝唑抑制厌氧菌生长,而对乳酸杆菌生长影响较小,是理想的治疗药物,具体使用治疗方法如下:

(1) 冲洗阴道:1% 乳酸或 0.5% 醋酸冲洗阴道,1 次/日。增加阴道酸度,抑制细菌生长繁殖。

(2) 局部用药:甲硝唑(0.2g)栓剂或诺氟沙星(0.1g)栓剂,1 次/日,阴道上药,疗程 7 ~ 10 日。

(3) 全身用药:对于合并有子宫内膜炎、宫体炎及附件炎者应选用口服抗生素,如甲硝唑 0.2g,3 次/日,口服,共 5 ~ 7 天,或克林霉素,300mg,3 次/日,口服,共 5 ~ 7 日。由于老年性阴道炎其阴道内的益生菌-乳酸杆菌已经因上皮代谢改变而受到干扰,因此抗生素的应用可能会进一步使其受到损害,从而进一步破坏阴道内的生态平衡。临床上常见到因抗生素的长期应用而导致二重感染的发生,往往在致病菌得到抑制之后又并发了阴道念珠菌病。因此,抑菌治疗后及时加用阴道局部的益生菌,如定君生等,有利于阴道微生态恢复平衡。

2. 增强阴道黏膜抵抗力 老年性阴道炎的发病主要是妇女体内雌激素水平下降,针对病因给予补充适量雌激素,既可以增强阴道黏膜抵抗力,又可改善因雌激素降低导致的围绝经期的其他相关症状。可局部给药,也可全身给药。但长期较大剂量无对抗的应用雌激素,可刺激乳腺和子宫内膜的异常增生,增加患乳腺癌和子宫内膜癌的风险。因此,单纯治疗老年性阴道炎最好首选局部用药,当合并有围绝经期综合征的全身症状有补充雌激素的需求时,应选用最低有效剂量的雌激素,并辅以适量孕激素和弱雄激素,以保证其安全性。用药期间,应禁食辛辣食物和腥膻食物,避免搔抓皮肤或热水洗烫,并暂时停用肥皂。常用治疗方法如下:

(1) 局部用药:雌三醇乳膏,商品名欧维婷软膏,每晚一次,阴道涂药,10 日为一个疗程;结合雌激素,商品名倍美力阴道软膏,每晚一次,阴道涂药,7 ~ 10 日为一个疗程;普罗雌烯软膏,商品名更宝芬软膏,每晚一次,阴道涂药,10 日为一个疗程。由于更宝芬仅作用于阴道黏膜局部,而不易被阴道黏膜吸收入血,因此对子宫内膜无明显影响,对于反复发作的患者可以先给予连续应用 10 日后,再给予以后每周 2 次的后续治疗。

（2）全身用药:对于合并有雌激素缺乏的围绝经期综合征全身症状的患者可给予全身治疗,常用药有:己烯雌酚0.125~0.25mg,每晚一次,口服,10日为一个疗程;或倍美力0.3mg,1次/日,口服,10日为一个疗程;或尼尔雌醇,首次口服4mg,以后每1~2周口服一次,每次2mg,维持1~2个月。尼尔雌醇为雌素三醇的衍生物,剂量小,作用时间短,对于子宫内膜的影响小。对于应用此类药物的患者在用药前应检查乳腺及子宫内膜,患有子宫内膜增生、内膜癌、乳腺癌患者禁用。长时间应用者应周期性加用孕激素以对抗子宫内膜增生。

3. 全身营养　高蛋白食物,补充维生素B及维生素A有助于阴道炎的消退。

（王惠兰）

五、婴幼儿外阴阴道炎

婴幼儿阴道炎（infantile vaginitis）常见于5岁以下儿童,多合并外阴炎,主要是与婴幼儿局部解剖特点有关,其外阴发育差,不能遮盖尿道口及阴道前庭,细菌容易侵入,易发生阴道炎;婴幼儿阴道环境与成人不同,雌激素水平低,阴道上皮薄,糖原少,乳酸菌为非优势菌,局部抵抗力低下,易受细菌感染;另外,婴幼儿外阴不清洁,大小便易污染。因此婴幼儿容易患阴道炎、外阴炎。临床表现主要为阴道分泌物增多伴外阴瘙痒,局部红肿等。近年来,随着性病传播的增多,婴幼儿阴道炎不断增多,已成为临床医师不可忽视的问题。

【幼女外阴阴道特点】

1. 外阴特点　婴幼儿大阴唇尚未发育完全,皮下脂肪薄,不能完全覆盖阴道、尿道,因此容易受外来细菌的侵犯。

2. 阴道特点　女婴的子宫腺体和阴道上皮在出生后2周内由于胎儿时期受母体胎盘所分泌的大量雌激素的影响,体内仍然存在雌激素的影响,出生后随着雌激素水平的不断下降会有少量的白色黏稠的分泌物自阴道流出,有时可见到少量的血性分泌物流出,这些均为正常现象,此时阴道分泌物呈酸性（pH约为5.5）,阴道尚有自净作用。随着体内雌激素逐渐被代谢,阴道上皮失去了雌激素的影响,阴道黏膜变薄,上皮内糖原减少,阴道的pH上升为6~8,分泌物逐渐减少,自净作用明显减弱。此时阴道内的益生菌-乳酸杆菌极少,而其他致病菌较多,致病菌作用于抵抗力较弱或受损的外阴、阴道时,极易产生婴幼儿阴道炎及外阴炎。

【病因】

1. 婴幼儿卫生习惯不良　外阴部不清洁、穿开裆裤随地乱坐、大便擦拭方向不对等都可能引起病原微生物侵入抵抗力低的外阴及阴道,导致外阴或阴道炎。

2. 婴儿的尿布更换不及时,大小便刺激外阴,容易引起外阴感染。

3. 婴幼儿肛门处有蛲虫感染时,患儿因瘙痒而手挠将蛲虫污染外阴、阴道引起感染。

4. 婴幼儿出于好奇,可将花生米、扣子、糖块、橡皮等异物置入阴道内,引起继发感染。

5. 患有足癣或念珠菌性阴道炎的家长将自己的衣物与婴幼儿的衣裤一起清洗,而引起因污染而传播导致感染。也可能在公共场所,因为浴池、浴具、游泳池等间接传播引起感染,但发生率相对较低。

【病原体】　对75例有临床症状（尿频、尿急、分泌物多）的婴幼儿的外阴分泌物进行涂片革兰染色镜检结果显示:革兰阴性双球菌6例,念珠菌7例,5例未检出细菌,14例检出革兰阳性杆菌,43例检出了革兰阳性球菌、革兰阴性球菌、革兰阳性杆菌和革兰阴性杆菌混合感染。此临床研究证实婴幼儿阴道炎多由多种细菌感染引起。非特异性感染则绝大多数为大肠埃希菌属感染。此外,葡萄球菌、链球菌、变形杆菌等也都为较常见的病原体,而假丝酵母菌、淋病奈瑟菌、滴虫引起的婴幼儿阴道炎虽有上升趋势,但仅占一小部分。

婴幼儿卵巢尚未分泌雌激素,也未接受过雌激素治疗,所以阴道pH较高,不适合假丝酵母菌生长繁殖。婴幼儿念珠菌性阴道炎的发生率较低。滴虫主要是通过浴池、浴具、游泳池等间接传播。虽然滴虫在体外环境中的生活能力很强,既耐寒又耐热,在洗衣服的肥皂水中也能生存,传染力很强,但由于女童的阴道呈碱性,所以不容易感染。

随着性病发病率的升高,婴幼儿淋球菌性阴道炎的发病率有所增加,婴幼儿没有性接触史,因此其发病多与父母患病有关。

【临床表现】　婴幼儿外阴、阴道炎的主要症状是外阴阴道瘙痒、阴道分泌物增多,外阴阴道口黏膜充血、水肿并伴有脓性分泌物流出。婴幼儿往往不能明确诉说症状,常表现为哭闹、烦躁不安、用手指搔抓外阴,通过手指抓伤可使感染进一步扩散。当伴有泌尿道感染时,会出现尿急、尿频、尿痛等症状。婴幼儿的外阴、阴道炎在急性期若被父母疏忽或因症状轻微未予治疗,病变加重则外阴表面可出现由感染所致的溃疡,可造成小阴唇相互粘连。粘连处往往留有小孔,排尿时尿液经小孔流出,会出现尿流变细、分道或尿不成线等。如果阴道炎长期存在,患儿阴道粘连、严重者甚至造成阴道闭锁影响日后的经血流出。给女童健康造成严重危害。

若为阴道异物引起的阴道炎,可引起阴道分泌物持续增多,且为脓血性、有臭味;若为蛲虫所致的阴道炎,婴幼儿会感到外阴及肛门处奇痒,阴道流出多量稀薄的、黄色脓性分泌物。

【诊断】　由于婴幼儿的语言表达能力差,不能主动配合医生,因此在诊断上有一定的困难。因此采集病史时需细心询问患儿母亲及保育人员,检查时手法要轻柔,设法分散患儿的注意力,以获得满意的检查结果。个别情况下需要在全身麻醉下对患儿进行检查。

1. 外阴检查　用示指、中指轻轻分开大阴唇,仔细观察外阴、阴道及前庭处。用棉拭子或吸管取阴道分泌物查找阴道毛滴虫、假丝酵母菌或涂片染色作病原学检查,以明确病原体,必要时作细菌培养。

2. 必要时行阴道窥镜检查　可用宫腔镜、支气管镜或鼻镜作为阴道窥器,清楚地了解阴道及宫颈的情况,检查阴道黏膜上皮及分泌物的性状。应同时用棉棒取阴道分泌物作涂片染色进行病原学检查及药物敏感试验。如果阴道内有异物，可在直视下取出异物。

3. 直肠腹部双合诊　用右手示指或小指伸入患儿的肛门，与腹部双手配合触摸阴道内有无异物、子宫大小及了解盆腔情况。另外进行肛诊时可协助取阴道分泌物，将伸入直肠的手指向前外方挤压阴道后壁，使阴道分泌物流出，涂片送检。

【治疗】　患儿就诊时多以外阴炎合并阴道炎居多，应同时治疗。

1. 局部处理

（1）发病初期一般仅为外阴炎，外涂抗生素软膏即可。如不及时治疗，则易上行感染至阴道，此时只单纯外阴治疗效果较差，必要时加用口服抗生素。反复感染治疗效果不佳者应排除阴道异物。有报道应用橡皮导尿管插入阴道注入敏感抗生素作阴道冲洗，一方面可探知阴道内有无异物；另一方面如果阴道内有细小异物可将其冲出。

（2）小阴唇粘连可发生在上、中、下各段或呈不规则，粘连中间有一透明线，如果粘连面积小则多无症状。粘连严重则可导致尿液和分泌物积聚，常伴尿线方向改变、排尿疼痛和反复发作的外阴阴道炎。轻度粘连者可应用雌激素软膏外用，每日一次，2～4周后粘连可自然分离。中、重度粘连应进行小阴唇分离术，消毒外阴后轻轻分开，暴露粘连的小阴唇，以棉签向两侧分离，由浅入深，逐渐暴露阴道口及尿道口（可能会有少量出血），然后以碘伏棉球消毒分离后的创面，并涂以红霉素软膏及雌激素软膏，每日一次。术后尽量保持患儿外阴清洁，每日坐浴1～2次，连续1～2周，多可治愈。

（3）如有异物应尽早取出，可用肛门推移法或鼻内镜取出，若治疗效果不满意，可行宫腔镜下异物取出术，宫腔镜下取出异物较其他方法更加诊断明确、操作准确、成功率高。儿童期处女膜孔直径4～7mm，而宫腔检查镜直径3.5～5mm，加以麻醉的应用，可使宫腔镜进出不损伤处女膜，但家属的知情同意是必不可少的。

（4）外阴炎及小阴唇粘连的复发率高，应指导婴幼儿母亲正确清洗外阴方法，清洗方向应由前向后，不可用力擦洗，以免损伤皮肤及黏膜。清洗外阴时尚应观察有无外阴充血、水肿等炎症表现，并及时给予治疗，以免延误治疗导致阴道炎和小阴唇再次粘连。

2. 药物治疗　根据检查及化验结果针对病原体选择相应的抗生素口服及外用。

（1）细菌性阴道炎：在儿童的阴道炎中最常见的是细菌性阴道炎，正常儿童阴道内的菌群有葡萄球菌、草绿色链球菌、肠球菌、大肠埃希菌、不动杆菌等，当抵抗力下降或外来致病菌入侵而感染时，致正常菌群失调，致病菌、条件致病菌繁殖，阴道炎症发生。治疗原则以抗厌氧菌药物为主，可给予甲硝唑15mg/kg，2～3次/日，口服，共7日，或克林霉素5～10mg/kg，2次/日，口服，连用7日。局部涂抹克林霉素软膏或甲硝唑凝胶，每晚1次，连用7日。治愈率可达95%左右。

（2）滴虫性阴道炎：主要表现外阴奇痒，阴道分泌物灰黄、稀薄、有泡沫、有臭味。阴道及外阴充血、水肿。以甲硝唑治疗为首选，可口服甲硝唑或替硝唑片剂，连服5～7

日，每天清洗外阴，局部可涂抹甲硝唑凝胶。

（3）支原体、衣原体感染：支原体感染往往为幼托或家长间接传播，表现为慢性迁延不愈的浆液性黄白色阴道分泌物增多和不同程度的自觉症状。可给予口服红霉素，每日50mg/kg，3～4次/日，或阿奇霉素5～10mg/kg，2次/日，连用10～14日，严重者可于服药同时给予药液冲洗外阴及阴道。

（4）念珠菌性阴道炎：主要表现为外阴奇痒，阴道分泌物增多和烧灼感，阴道黏膜充血、糜烂。白带呈豆渣样浑浊，外阴皮肤有抓痕及损伤。诊断明确后即刻停止应用任何抗生素，并给予口服维生素B，制霉菌素片剂或两性霉素B，5～7日，或氟康唑3～6mg/kg，1次/日，连用3天。每日以清水洗外阴，可将达克宁霜、制霉菌素悬浮液或0.1%两性霉素B水溶液抹涂在阴道外口及阴唇内侧，2～3次/日，连用7～10天，每月巩固治疗7日，共2～3个月。

（5）蛲虫感染：见本章"六、寄生虫性阴道炎-蛲虫性外阴阴道炎"。

【预防】　对于婴幼儿外阴阴道炎，预防是非常重要的。

1. 注意保持婴儿外阴清洁和干燥。小婴儿使用尿布，最好选择柔软、透气好的纯棉制品，少用或不用"尿不湿"；大小便后要及时更换尿布，每天坚持清洗外阴，擦洗时要注意自上而下拭净尿道口、阴道口及肛门周围，并轻轻拭干阴唇及皮肤皱褶处；皮肤如有皲裂，应涂擦无刺激性的油膏，最后在外阴及腹股沟处搽少量爽身粉，以保持局部干燥。应避免过多粉剂进入阴道引起对阴道黏膜的刺激。

2. 尽早穿封裆裤，尽量不让孩子在地板上坐卧；衣服要柔软、宽松、舒适，少穿或不穿紧身裤、高筒袜等。

3. 要重视大小便后的清洁，特别是小便后，应用质量有保证的柔软的卫生纸拭擦尿道口及周围。注意小便的姿势，避免由前向后流入阴道。大便后应用清洁的卫生纸，由前方向后方擦拭，以免将粪渣沾进阴道内。

4. 婴幼儿的浴盆、毛巾等生活物品要固定，专人专用，避免与其他人或成人交叉感染。

（王惠兰）

六、寄生虫性阴道炎

寄生虫是引起妇产科疾病的众多原因之一。能引起妇产科病的寄生虫虫种众多，而侵入阴道引起阴道炎的寄生虫主要有以下几种，分别为阴道毛滴虫，阿米巴原虫、蛲虫、血吸虫、短膜壳绦虫病、颚口线虫、水蛭以及蝇蛆等。现分别予以叙述。

（一）滴虫阴道炎（trichomonal vaginitis）

滴虫阴道炎由阴道毛滴虫引起，以性接触传播为主。2010年3月以美国旧金山监狱犯人为研究对象的报道显示，在713例男性中其发病率为2.1%，在297例女性中其发病率为32%。且多篇文献报道，随着年龄的增长，滴虫阴道炎的发病率升高。

【病因】　滴虫阴道炎是由阴道毛滴虫感染而引起的阴道炎症性疾病。寄生于人体的毛滴虫共有3种：阴道毛滴虫；人毛滴虫，即人大肠内可有人类五鞭毛毛滴虫；口腔毛滴虫,即寄生于口腔,是一种与人共生的毛滴虫;后二者一般不致病。阴道毛滴虫呈梨形或球形,长约 8~30mm,体部有波动膜,后端有轴突,顶端有 4 根鞭毛,鞭毛随波动膜的波动而摆动,无色透明,酷似水滴。阴道毛滴虫生活最适宜的 pH 为 5.5~6.6,pH 在 5 以下或 7.5 以上时则不能生长。滴虫的生活史简单,只有滋养体而无包囊期,对环境适应性强,故滴虫离开人体后也容易通过其污染物传播。滋养体能在室温下在湿毛巾上能存活 23 小时,3~5℃生存 21 日,在 46℃生存 20~60 分钟,在半干燥环境中生存约 10 小时;在普通肥皂水中也能生存 45~120 分钟,黏附在厕所坐便器上能生存 30 分钟,因而接触性传染很常见。

【传播途径】 主要有两种:①经性交直接传播:据报道,与女性患者一次非保护性性交后,约有 13%~86% 的男子发生感染,与受感染的男性一次非保护性性交后,约有 80%~100% 的女性发生感染;②间接传播:经公共浴池、浴盆、浴巾、游泳池、坐式便器、衣物、污染的器械及敷料等传播。

【发病机制】 因阴道毛滴虫具有嗜血及嗜碱性,故当月经前后阴道 pH 发生变化时,隐藏在腺体及阴道皱襞中的滴虫常得以繁殖,引起炎症发作。阴道毛滴虫附着在泌尿生殖道上皮表面,能够穿透表层上皮细胞,受侵的组织细胞表现为受侵组织的非特异性炎症,毛细血管增多、充血,白细胞红细胞外溢,上皮下白细胞浸润,但无特殊性,阴道分泌物涂片可见滴虫。

【临床表现】 潜伏期一般为 4~28 日,由于局部免疫因素、滴虫数量多少及毒力强弱的不同,受感染的表现不同,大致可分为 3 种:

1. 无症状型 约有 50% 的滴虫阴道炎患者感染初期无症状,称为带虫者,而其中 1/3 将在 6 个月内出现症状;无症状的带虫者可以传染给他人,因此应重视这类患者的治疗。

2. 急性型 主要表现为阴道分泌物增多及外阴瘙痒,分泌物特点为稀薄脓性、黄绿色、泡沫状,有臭味,此为滴虫阴道炎的典型症状,通常只有 10% 的患者出现这种典型症状。分泌物呈脓性是因分泌物中含有白细胞;呈泡沫状、有臭味是因滴虫无氧酵解碳水化合物,产生腐臭气体。瘙痒部位主要为阴道口及外阴,间或有灼热、疼痛、性交痛等。

妇科检查可见阴道黏膜充血,严重者有散在出血斑点,甚至宫颈有出血点,形成"草莓样"宫颈,见于不到 2% 的患者;后穹隆有多量白带,呈黄绿色、灰黄色或黄白色稀薄脓性分泌物,常呈泡沫状。

3. 慢性型 临床较多见,多由急性期治疗不彻底所致。临床症状一般较轻,白带多为少量或中等,稀薄、稍有臭味,无明显瘙痒或偶伴瘙痒。有时伴有性交痛。

妇科检查:阴道黏膜可无改变或轻度充血。慢性滴虫阴道炎常合并泌尿道的滴虫感染,出现尿频、尿急、尿痛及血尿,故反复发生的泌尿道感染久治不愈应做滴虫培养排除滴虫感染的可能。

【并发症】

1. 合并其他炎症 滴虫阴道炎往往与其他阴道炎并存,Richard 等人报道约 60% 同时合并细菌性阴道病。据

Steven 等人报道,41% 的滴虫阴道炎患者伴发其他性传播疾病,并发膀胱炎、尿道旁腺或前庭大腺感染、盆腔炎性疾病及盆腔疼痛等不适。

2. 不孕 阴道毛滴虫能吞噬精子,并能阻碍乳酸生成,影响精子在阴道内存活,因此可并发不孕症。

3. 妊娠期滴虫阴道炎 可造成不良的妊娠结局,如胎膜早破、早产、新生儿低出生体重。

【实验室检查】

1. 生理盐水悬滴法 悬滴法直接镜检较快,操作简便。因滴虫阴道炎常伴大量多核白细胞浸润,因此镜检时应在白细胞数量较少的部位寻找。该方法的敏感度为 42%~92%,与检验者经验有关。

悬滴法必须在生理盐水冷却之前进行检查,因滴虫离体时间越久,动力越差,有时呆滞不动,或仅有鞭毛摆动,这时只能依靠邻近白细胞的扇动状态而推测其存在,有的严重患者在悬滴片整个镜下视野布满白细胞,看不到滴虫,即使看到也不活跃。如遇此情况,可用 0.1% 沙黄溶液代替生理盐水,因为沙黄能使白细胞染成淡红色,而滴虫不染色,其运动也不受影响,故滴虫在淡红色的背景中显得特别清楚。

2. 培养法 培养法是诊断滴虫阴道炎的金标准,但是由于阴道毛滴虫培养需要特殊培养基,如 Diamond 或者 Kupferberg 培养基,且需要 5~7 日时间才能得到检查结果,因此其应用受到限制。主要适用于多次生理盐水悬滴法检查阴性,临床又怀疑患有滴虫者,其准确度可高达 98%。

3. 巴氏涂片法 涂片法是将标本涂在玻片上,用巴氏染色镜检,该方法敏感性不高,即使用吖啶黄染色,其特异性也较低。

4. OSOM 滴虫快速试验(OSOM trichomonas rapid test) 是一种免疫层析毛细试纸条法,该检测约需 10 分钟,于培养法相比,敏感性为 88.3%,特异性为 98.8%,目前国内尚未开展。

5. 抗体检查 单克隆抗体,酶联免疫吸附试验及乳胶凝集实验等用于检查特异性抗体,虽然最初的试验结果不错,但目前尚缺乏临床试验证实其临床应用价值。

6. 多聚酶链反应(PCR)检测 PCR 检测与上述检查相比,具有较高的敏感性(95%)及特异性(98%);阴道毛滴虫与其他种类的滴虫间无相互作用,与其他的人类寄生虫、沙眼衣原体及淋菌等 STD 间也无交叉反应。PCR 可用于有或无症状的妇女,而且很容易的可从阴道口收集到满意的标本,省去阴道窥器检查。PCR 检测有较高的敏感性和特异性,能够提高滴虫的检出率,应推荐为检测滴虫的常规方法。

【诊断与鉴别诊断】 因滴虫阴道炎临床症状多变,因此不能依据单项症状或体征诊断。悬滴法找到滴虫或滴虫培养阳性即可确诊。

鉴别诊断见表 4-1-6。

【治疗】

1. CDC 推荐治疗方案 CDC 推荐的治疗方案如下,该方案的治愈率大约为 85%~95%。

推荐疗法:

表 4-1-6 滴虫阴道炎的鉴别诊断

	细菌性阴道病	滴虫阴道炎	外阴阴道假丝酵母菌病
症状	分泌物增多,无或轻度瘙痒	分泌物增多,轻度瘙痒	重度瘙痒,烧灼感
阴道黏膜	正常	散在出血点	水肿、红斑
阴道 pH	>4.5	>5	<4.5
氨试验	阳性	阴性	阴性
显微镜检查	线索细胞,极少白细胞	阴道毛滴虫,多量白细胞	芽胞及假菌丝,少量白细胞

甲硝唑 2g 单次口服

或

替硝唑 2g 单次口服

替代疗法

甲硝唑 400mg,口服,一日 2 次,连服 7 日

甲硝唑的副作用包括:服药后偶见胃肠道反应,如口中金属味或口苦、恶心、呕吐。此外,偶见头痛、皮疹、白细胞减少等,一旦发现应停药。治疗期间及停药 24 小时内禁饮酒,因其与乙醇结合可出现皮肤潮红、呕吐、腹痛腹泻等反应。甲硝唑能通过乳汁排泄,若在哺乳期用药,用药期间及用药后 24 小时内不宜哺乳。

甲硝唑治疗失败原因可能有以下几方面:

(1) 感染部位的吸收和分布的药代动力学问题;

(2) 阴道细菌对药物的灭活作用;

(3) 其他药物作用的干扰作用;

(4) 对药物(甲硝唑或替硝唑)的耐药性;

(5) 患者依从性不佳或胃肠道不耐受或者再次感染。

2. 局部用药 先用 1% 乳酸或 0.5% 醋酸冲洗阴道,清除阴道内分泌物,改善阴道内环境,然后阴道内放置甲硝唑凝胶或泡腾片 200mg,每晚 1 次,连用 7 日。因其在尿道及阴道周围的腺体中不能达到有效的治疗浓度,其治愈率大约为 50% 左右,因此不推荐单独局部用药治疗。与口服药物联合使用,可以提高滴虫阴道炎的治愈率。

3. 复发性或顽固性滴虫阴道炎 对于复发性滴虫阴道炎,可口服甲硝唑 400mg,一日 2 次,连服 7 日或 2g 顿服重复治疗。若上述疗法仍失败,应考虑替硝唑或甲硝唑一次口服 2g,连服 3 ~ 5 日。

如果上述治疗仍无效,应由更专业的专家进行会诊后再行进一步治疗,会诊内容应包括阴道毛滴虫对甲硝唑和替硝唑的敏感度的测定。会诊及阴道毛滴虫敏感度的测定方法可从 CDC 获得。

4. 妊娠并发滴虫阴道炎

(1) 有症状者:CDC 推荐单次口服 2g 甲硝唑治疗,甲硝唑属于孕期 B 类用药,经过 20 多年的临床应用,证实甲硝唑是安全的。替硝唑为孕期 C 类药物(动物实验已明确发现不良事件,但仍未有充分的孕妇对照试验),其孕期使用安全性还没有得到完全的评估。

哺乳期妇女服用甲硝唑期间及用甲硝唑后 12 ~ 24 小时内应停止哺乳,因为服药后 12 ~ 24 小时后通过乳汁排泄的甲硝唑浓度会减少。服用替硝唑期间及停药 3 日内应停止哺乳。

(2) 无症状者:Carey 等报道对无症状的滴虫性阴道炎患者给予甲硝唑或克林霉素治疗后,早产率增加。因此建议对无症状的带虫者不必筛查及治疗,因为治疗不仅不能降低妊娠不良结局,而且增加了早产的危险。

5. 合并 HIV 感染者 同时感染 HIV 的毛滴虫患者应当接受与 HIV 阴性的毛滴虫患者相同的治疗。HIV 感染的女性毛滴虫病的发病率、存活率、复发率与患者的免疫状态没有明确的相互关系。

6. 性伴侣的治疗 性伴侣应同时接受治疗,并且避免性生活至治愈为止。研究表明性伴侣同时接受治疗可以提高治愈率,减少传播。

7. 特殊情况 过敏者:甲硝唑和替硝唑同属硝基咪唑类药物,对硝基咪唑有速发型过敏反应的患者可在专家指导下接受甲硝唑脱敏治疗。曾有两例报道,采用静脉内逐渐增加甲硝唑用药的方法脱敏,开始给药 5mg,每隔 15 ~ 20 分钟增量一次,逐渐增至 125mg,随后给予口服甲硝唑 2g。注意:这种脱敏方法必须在获得了有过敏史记载或做了阴道内使用甲硝唑凝胶可产生阳性风团后才能实施。脱敏实验应在格外小心的情况下在监护室内进行,实验前应建立两条大的静脉通路和配备心肺复苏人员。两例患者均未发生并发症而痊愈。

局部可以尝试应用除硝基咪唑类以外的药物,但治愈率很低(<50%)。

【随访与预防】 对治疗后无症状者或一开始无症状者不需要随访。预防措施包括以下几个方面:①固定性伴侣,性交中使用避孕套;②加强对公共设施的管理及监护,禁止患者进入游泳池;提倡淋浴,公厕改为蹲式;医疗器械及物品要严格消毒,防止交叉感染;③患者内裤及洗涤用的毛巾,应煮沸 5 ~ 10 分钟以消灭病原体。

(二) 阿米巴性阴道炎(ameba vaginitis)

【病因】 阿米巴原虫常常使人类肠道发生感染,引起阿米巴痢疾。感染了阿米巴的患者在大便时,阿米巴滋养体可随粪便排出,如不注意卫生,可污染外阴,并上行侵入阴道内。当患者阴道黏膜有破损或机体抵抗力下降时,滋养体就会侵入阴道壁组织内,繁殖生长,从而发生阿米巴阴道炎,严重者还可引起宫颈以及子宫内膜的炎症。

【病理改变】 溃疡的形成是阿米巴性阴道炎的基本改变。当阿米巴原虫侵入阴道黏膜后,以其伪足的活动及其分泌的溶组织酶,使黏膜细胞发生坏死,形成溃疡,边缘

隆起,病灶周围由淋巴细胞及少数浆细胞浸润,溃疡表面被覆黄棕色坏死物质,内含溶解的细胞碎片、黏液和阿米巴滋养体。

【临床表现】

1. 患者可有腹泻或痢疾病史。

2. 阴道有多量分泌物是本病的特点。分泌物常呈血性、浆液性或黄色黏液脓性,具有腥味,从中可以找到大量滋养体;当阴道黏膜形成溃疡出血时,则分泌物为脓性或血性,溃疡可散在或融合成片,并伴有瘙痒疼痛。病变如波及宫颈或子宫,尚可有下腹痛和月经不调,个别病例由于结缔组织反应严重,可呈现不规则肿瘤样增生,质硬,溃疡表面覆有血性黏液分泌物,容易误诊为恶性肿瘤。在孕期感染可直接或间接感染胎儿,以致引起胎儿死亡。另外在妊娠期由于此时母体细胞免疫反应比非妊娠者低,免疫球蛋白的浓度在不同的妊娠阶段含量也各异,妊娠期阿米巴病往往较严重,甚至致命。

【诊断与鉴别诊断】　由于本病较为罕见,有时会被临床医生忽略,但根据患者腹泻或痢疾病史以及相关检查,可以作出诊断。最可靠的就是在阴道分泌物(同时检查患者的粪便)涂片找到阿米巴滋养体、分泌物培养找到溶组织阿米巴原虫,以及病灶处的病理学检查找到阿米巴原虫。而对于分泌物检查阴性的慢性溃疡病例,更应做活组织检查。

当阿米巴性阴道炎呈肿瘤样增生时,往往肉眼不易与恶性肿瘤区别,因此需要通过组织活检明确诊断,恶性肿瘤患者无阿米巴原虫及滋养体。阿米巴性阴道炎出现溃疡时需要与结核性溃疡相鉴别,结核性溃疡的特点为溃疡边缘不齐,呈鼠咬状,溃疡底部有颗粒状突起的结核结节;病理切片无阿米巴滋养体而为干酪样坏死及类上皮细胞和朗格汉斯细胞形成的肉芽肿。其他需要与急性单纯性溃疡相鉴别,阴道黏膜病理检查可见鳞状上皮增生,底部为肉芽组织,无阿米巴滋养体,而阿米巴性阴道炎分泌物涂片及组织病理检查可找到阿米巴滋养体。

【治疗】　治疗原则:以全身治疗为主,结合局部处理。

1. 甲硝唑　对阿米巴原虫有杀灭作用,毒性小,疗效高,口服后血药浓度可持续 12 小时;用法:400mg 口服,每日 3 次,10 ～ 14 日为一个疗程;也可以配合使用甲硝唑栓剂。

2. 替硝唑　该药为抗阿米巴药,但服药后部分患者会出现一过性的白细胞减少。用法:500mg 口服,每日 4 次,3日为一个疗程。

3. 依米丁(盐酸吐根碱)　该药对阿米巴滋养体的杀灭作用最强,但对包囊的作用不肯定,本药毒性大,排泄缓慢,容易蓄积中度,因此对心肾功能不全、年老体弱患者以及孕妇禁用。用法:60mg(1mg/kg · d),分两次深部肌内注射,连续 6 ～ 9 日为 1 个疗程。

局部用药:用 1% 乳酸或 1:5000 高锰酸钾溶液冲洗阴道,每日 2 次,冲洗后擦干,阴道放置甲硝唑栓剂,7 ～ 10 日为 1 个疗程。

(三) 蛲虫性外阴阴道炎

蛲虫病亦称肠线虫病,蛲虫本身极少引起外阴炎,但蛲虫病常有外阴症状,因此外阴蛲虫病较常见。

【病因】　蛲虫是蠕形住肠线虫的简称。蛲虫长约 5 ～15mm,白色、线状,寄生在人的肠道,人是唯一的传染源。人因摄入虫卵而感染,虫卵在肠内(通常为盲肠部位)发育成成虫,大约 1 个月雌虫成熟并开始产卵,雌虫受精后,雄虫通常死亡,并随粪便排出体外。妊娠的雌虫,身体几乎充满虫卵,雌虫移行到结肠并排至肛门处,在肛周及会阴皮肤处产卵,偶尔雌虫移行到阴道。雌虫通常在睡眠时自宿主(儿童多见)肛门爬出,在肛门口产卵,引起肛门瘙痒、外阴瘙痒。

【临床表现与诊断】　蛲虫的感染多见于儿童,其中女童较男童常见,年轻人较老年人常见。

肛周及会阴部瘙痒,患儿因痒而搔抓可引起肛周及会阴皮肤剥脱、血痂,有时潮红,渗出糜烂或继发感染,长期反复发作可致皮肤肥厚,色素沉着形成湿疹样变。患儿可伴有失眠、烦躁不安、易激动、夜惊或遗尿,夜间磨牙等睡眠障碍症状。

根据临床表现,夜间奇痒时检查可在肛门周围发现乳白色小虫,一般较容易诊断。大便或肛门周围及外阴分泌物中查到蛲虫卵可确诊。

【治疗】

1. 口服驱虫剂

(1) 恩波吡维铵(扑蛲灵):5 ～ 7.5mg/kg,睡前 1 次顿服,间隔 2 ～ 3 周后再治疗 2 ～ 3 次,以防复发。

(2) 哌嗪:每日 50 ～ 60mg/kg,分两次口服,成人 1 ～1.2g/次,每天 2 次,7 ～ 10 天为一个疗程。

2. 局部用药

(1) 睡前用蛲虫膏(含 30% 百部浸膏及 0.2% 甲紫)挤入肛门内,连用 4 ～ 5 次,可阻止肛门瘙痒。也可用2% ～5%氧化氨基汞软膏、10% 鹤虱膏或雄黄百部膏。

(2) 有继发病变者对症处理。

另有短膜壳绦虫病、棘颚口线虫、血吸虫、水蛭以及蝇蛆引起阴道炎的个案报道,极为罕见。

综上所述,引起阴道炎的寄生虫共有 8 种,其中除阴道毛滴虫外,其他种类的寄生虫均为异位寄生,造成严重后果。在今后妇科阴道炎性疾病诊治中,应注意寄生虫病的诊断。

(安瑞芳　刘腾)

七、混合性阴道炎

【概念及流行病学】　混合性阴道炎(mixed vaginitis)是由两种或两种以上的致病微生物导致的阴道炎症,在临床中较为常见。

女性生殖道中可存在多种微生物,有细菌(需氧、厌氧等)、真菌(假丝酵母菌)、支原体、滴虫、衣原体、病毒、螺旋体等。健康女性下生殖道中常驻微生物有:细菌,以乳酸杆菌为主;真菌孢子;支原体等。

最常见的阴道炎为细菌性阴道病(bacterial vaginosis,BV)、外阴阴道假丝酵母菌病(vulvovaginal candidiasis,VVC)和滴虫性阴道炎(trichomonal vaginitis,TV),占90%以上。北美和欧洲的调查显示,大多数阴道炎为 BV

（30%～35%，VVC（20%～25%），TV（10%），或2～3个以上病原的混合感染（15%～20%）。

混合性阴道感染在阴道感染性疾病中占较大比重，并且近年来有上升的趋势。由于研究方法不同，观察的病原体不同，得到的混合感染差异较大。2008年在拉丁美洲地区对1198名妇产科医生发放调查问卷，结果提示，混合性阴道炎感染率为30%～70%以上。2008～2009年欧洲妇产科感染大会报道，混合性阴道炎感染率为3.8%～34%。国内报道，临床上50%以上的阴道炎为混合感染。混合性阴道炎可以为BV、VVC、TV等不同阴道感染混合而成，也可以由性传播性病原体与需氧菌等混合感染引起。但较为常见的是BV+VVC、BV+TV、BV+TV+VVC。

中华医学会妇产科感染学组提供的资料显示，BV与其他病原体一同造成阴道感染发生率为53.12%；VVC合并其他病原体的阴道感染发生率为53.85%；TV的混合感染发生率为33.33%。另外，天津医科大学总医院对516例阴道炎患者进行调查，资料同样显示，不同生殖道感染的混合感染情况不同。在BV混合感染患者中，BV+VVC所占比例最大（78.57%）。VVC混合感染中，VVC+BV所占比例最大（58.51%）。TV混合感染中，TV+BV所占比例最大（19.15%）。

【病因】 混合性阴道炎的病因，少部分系同时感染，大部分是一种病原体感染后引起阴道内环境改变，正常乳酸杆菌减少。阴道pH改变，使多种病原体大量繁殖造成局部防御功能下降，从而导致其他病原体的继发感染，形成多种病原体同时感染。

【临床表现和诊断】 混合性阴道炎的临床特征为症状不典型。阴道混合感染的患者，临床主要表现为白带异常和（或）外阴瘙痒。根据病原体的不同，白带的颜色、性状、气味也不同。患者的症状不典型（如白带腥臭味较重、量多、较为黏稠，或稀薄的白带中有白色膜状物）。

实验室检查：阴道分泌物镜检或病原体培养，同时发现两种或两种以上的致病微生物。

诊断要点：①同时存在至少2种病原体；②两种都可造成异常的局部环境，而引起相应的症状和体征。在临床中，主要根据患者的症状、体征，依靠阴道pH、湿片及胺试验等实验室检测方法，进行诊断，传统上倾向于检测BV、VVC、TV这三个最常见阴道炎的病原体。

北京大学第一医院的调查资料显示，阴道炎患者中，单一感染与混合感染，两者在瘙痒、白带增多、黏膜充血、分泌物异常方面比较，差异无统计学意义，而混合感染患者比单一感染患者更多地表现出阴道灼痛症状者增加、清洁度更差、pH偏高、乳酸杆菌减少。

【治疗】 由于病原体的复杂性，混合感染在治疗上存在难点。①比单纯感染的治疗时间长。首都医科大学附属北京妇产医院研究报道：单纯感染1个月的转阴率76%（108/142）远大于混合感染的10%（10/98）。混合感染的转阴时间主要集中在2个月48%（48/98）和3个月26%（26/98）。②治疗的个体化。经验用药，病原体覆盖不足，导致症状缓解后又反复发作。③尚未制订统一的规范。

目前，治疗目标为：采用综合性手段，杀灭致病菌，维护、促进生理性菌群，增强其功能，实现对人体内有害细菌的控制。在治疗方面，应针对混合感染的病原体，选择合适的抗生素，联合应用，尽可能覆盖抗菌谱以增强疗效、减少复发。常用的抗菌药包括：硝基咪唑类（甲硝唑、替硝唑、奥硝唑）；消毒类（氯喹那多、聚维酮碘等）；抗真菌类（咪康唑、制霉菌素等）；其他（克林霉素等）。

混合性阴道炎治疗思路（BV+VVC或TV+VVC）：
口服硝基咪唑类+局部抗真菌药物
局部联合给药（硝基咪唑类+抗真菌药）
口服联合用药（硝基咪唑类+抗真菌类）。

BV+TV：可选择硝基咪唑类口服，疗程1周，或者单次口服+阴道给药。

国外局部联合治疗方案如下：
BV：甲硝唑（250～750mg）、替硝唑、克林霉素
TV：甲硝唑（500～750mg）、替硝唑
VVC：咪康唑（100～200mg）、克霉唑、制霉菌素或氟康唑

近年来，需氧菌及其与其他病原体混合感染受到关注。需氧菌阴道炎（aerobic vaginitis，AV）为一种弥漫渗出性的阴道炎症，是以阴道上皮细胞脱落及大量的脓性阴道分泌物为特征的临床症候群。AV与BV的区别是阴道分泌物呈黄绿色稀薄脓性，非鱼腥臭味，氢氧化钾试验阴性。细菌培养：多为B族链球菌、大肠埃希菌、金黄色葡萄球菌及肠球菌等。

国内北京大学第一医院妇产科报道，在103例阴道混合感染患者中，AV+BV 57例（55.3%），AV+VVC 25例（24.3%），AV+TV 15例（14.6%），AV+VVC+BV 5例（4.9%）。天津医科大学总医院的资料显示，516例阴道炎患者中，AV 76例，占14.7%（76/516），其中混合感染44例，占58%（44/76）。在44例AV混合感染中，以合并BV多见，占45%（20/44）；其次为合并VVC，占30%（13/44）；合并TV占25%（11/44）。因此，在阴道炎诊断中，需氧菌及其混合感染的情况需加以考虑。

AV混合感染诊疗思路：
AV+BV或AV+TV：口服甲硝唑+局部杀菌剂
AV+VVC：局部杀菌剂+口服抗真菌药

另外，由于解脲脲原体、沙眼衣原体的感染率较高，而且多为混合感染，故选用抗生素时要兼顾解脲脲原体、沙眼衣原体。抗生素包括：阿奇霉素、多西环素等，建议根据药敏试验进行选择。

对混合性阴道炎采用抗生素治疗，易引起耐药菌株产生，同时二重感染机会增加，加大治疗难度。Charles报道，美国东南部STD门诊中被诊断为细菌性阴道病的妇女经甲硝唑或克林霉素治疗，有33.1%的患者继发了假丝酵母菌病。

疗效不理想、易复发的另一原因是治疗中忽视了阴道微生态的平衡。近年来，有专家建议，杀灭致病微生物+重建阴道微生态的治疗方案。应用乳酸杆菌等微生态制剂，与抗生素联合应用，及时补充阴道中乳酸杆菌。其原则是保护和扶植正常菌群，消除和减少病原体，使阴道微生态失衡转向平衡，将被抗生素扰乱的菌群予以调整，即"先抗后

调"原则。即从根本上逆转菌群失调,恢复阴道微生态平衡。这种联合治疗对巩固疗效及预防复发有着重要作用。

既往治愈的评判:症状、阳性体征和病原体均消失,这一标准尚不全面,还需阴道清洁度和阴道pH达到正常。因此,疗效的评价,除了有效治疗临床症状之外,阴道微生态的评估也是关键指标。

混合感染是阴道感染中常见的现象,由于病原体的感染常常具有隐匿性,在诊疗中,有许多混合感染的情况被忽视。根据报道,无症状的阴道炎患者中,混合感染占36%。因此,无症状时就不予检查,或是仅满足于检查出一种阴道感染并治疗,都有失偏颇。诊断中要尤其重视微生态的检查,通过对女性阴道菌群的描述、微生态参数(pH等)和乳酸杆菌功能等的检测,不仅可以准确诊断临床常见的阴道炎症,而且,对非特异性感染,如AV等,也能很好地进行识别。

总之,在临床工作中,应重视发现阴道混合感染状态,只有充分地诊断,才能确保更迅速,更全面,更妥善的治疗。

(隋龙　董晶)

第三节　宫颈炎症

宫颈炎症为妇科常见的妇科疾病,多发生于生育年龄的妇女。老年人也有随阴道炎而发病的。

一、宫　颈　炎

【病原体】　宫颈炎(cervicitis)的病原体在国内外最常见者为淋菌及沙眼衣原体,其次为一般细菌,如葡萄状球菌、链球菌、大肠埃希菌以及滴虫、真菌等。沙眼衣原体感染在某一个调查中对妇科门诊16~60岁患者阳性率占26.3%,在269例孕妇中64例发现沙眼衣原体,占23.74%;另据报道沙眼衣原体的感染在女性生殖道中宫颈内膜的阳性率占9.2%(11/120例),仅次于输卵管的阳性率12%。石一复报道在1000例非选择性妇女中沙眼衣原体的阳性率占1.0%。丁瑛报道孕妇及新生儿1389例中检出率达12.7%。淋球菌及沙眼衣原体可累及子宫颈黏膜的腺体,沿黏膜表面扩散的浅层感染。其他病原体与淋菌不同,侵入宫颈较深,可通过淋巴管引起急性盆腔结缔组织炎,致病情严重。

【病理】　宫颈炎的病理变化可见宫颈红肿,颈管黏膜水肿,组织学的表现可见血管充血,子宫颈黏膜及黏膜下组织、腺体周围可见大量中性粒细胞浸润,腺腔内见脓性分泌物,这种分泌物可由子宫口流出。根据病原体不同颜色和稀稠亦不同。

【临床表现】　主要为白带增多,呈脓性,或有异常出血如经间期出血、性交后出血等。常伴有腰酸及下腹部不适。妇科检查见宫颈红肿,宫颈黏膜外翻,宫颈有触痛,如感染沿宫颈淋巴管向周围扩散,则可引起宫颈上皮脱落,甚至形成溃疡。

【诊断】　出现两个具有诊断性体征,显微镜检查阴道分泌物白细胞增多,可作出宫颈炎症的初步诊断。宫颈炎症诊断后,需进一步做衣原体及淋病奈瑟菌的检测。

1. 两个特征性体征,具备一个或两个同时具备:

(1)于宫颈管或宫颈管棉拭子标本上,肉眼见到脓性或黏液脓性分泌物。

(2)用棉拭子擦拭宫颈管时,容易诱发宫颈管内出血。

2. 白细胞检测　可检测宫颈管分泌物或阴道分泌物中的白细胞,后者需排除引起白细胞增高的阴道炎症。

(1)宫颈管脓性分泌物涂片作革兰染色,中性粒细胞>30/高倍视野。

(2)阴道分泌物湿片检查白细胞>10/高倍视野。

3. 病原体检测　应作衣原体及淋病奈瑟菌的检测,以及有无细菌性阴道病及滴虫阴道炎。

【治疗】

1. 治疗策略　主要为抗生素药物治疗。对于获得病原体者,针对病原体选择敏感抗生素。经验性治疗应包括针对各种可能的病原微生物的治疗,需包括需氧菌、厌氧菌、衣原体(或淋菌)、支原体等。

有性传播疾病高危因素的患者,尤其是年龄<25岁、有新性伴侣或多性伴侣、未使用保险套的妇女,应使用针对沙眼衣原体的抗生素。对低龄和易患淋病者,要使用针对淋菌的抗生素。

2. 用药方案　在我国2009年一项多中心宫颈炎的研究中,总结了莫西沙星治疗宫颈炎(莫西沙星400mg,每日1次,连服7日)的总有效率达96.6%。另一种治疗方案:头孢菌素+阿奇霉素(二代以上头孢抗生素用7日,加阿奇霉素1.0g,顿服)的总有效率达到98.5%,有望成为治疗宫颈炎的推荐治疗方案。

妊娠期用药建议使用头孢菌素及阿奇霉素治疗。

非孕期主张以下治疗:

1. 单纯淋病奈瑟菌性宫颈炎　主张大剂量、单次给药,常用药物有第三代头孢菌素,如头孢曲松钠250mg,单次肌注,或头孢克肟400mg,单次口服;或大观霉素4g,单次肌内注射。

2. 沙眼衣原体性宫颈炎　治疗药物主要有四环素类,如多西环素100mg,每日2次,连服7日;红霉素类,主要有阿奇霉素1g单次顿服,或红霉素500mg,每日4次,连服7日;喹诺酮类,主要有氧氟沙星300mg,每日2次,连服7日;左氧氟沙星500mg,每日1次,连服7日;莫西沙星400mg,每日1次,连服7日。由于淋病奈瑟菌感染常伴有衣原体感染,因此,若为淋菌性宫颈炎,治疗时除选用抗淋病奈瑟菌药物外,同时应用抗衣原体感染药物。

3. 对于合并细菌性阴道病者,同时治疗细菌性阴道病,否则将导致宫颈炎持续存在。

【随访】　治疗后症状持续存在者,应告知患者随诊。对持续性宫颈炎症,需了解有无再次感染性传播疾病,性伴侣是否已进行治疗,阴道菌群失调是否持续存在。

二、与宫颈炎相关的一些概念

宫颈上皮是由宫颈阴道部鳞状上皮与宫颈管柱状上皮共同组成,两者交接部位在宫颈外口,称原始鳞-柱交接部或鳞柱交界。但此交接部并非恒定,当新生女婴在母体内受到高雌激素影响时,柱状上皮向外扩展,占据一部分宫颈阴道部;当幼女期由母体来的雌激素作用消失后,柱状上皮退至宫颈管内;青春期和生育期,尤其是妊娠期,雌激素增多使柱状上皮又外移至宫颈阴道部;绝经后雌激素水平低落,柱状上皮再度内移至宫颈管。这种随体内雌激素水平变化而移位的鳞柱交接部称生理性鳞柱交界。在原始鳞柱交界和生理性鳞柱交界间所形成的区域称移行带区或转化区。

在转化区形成过程中,其表面会出现鳞状上皮与柱状上皮的变换。当宫颈鳞状上皮脱落,脱落面会被柱状上皮所覆盖,柱状上皮非常菲薄,其下方间质内的毛细血管会隐隐透出,因此呈现为红色。因此,宫颈糜烂并非真正的糜烂面,医学上"宫颈糜烂"看做鳞柱交界外移形成的宽大转化区及内侧的柱状上皮,这是一种正常的图像。因此,国外已于20世纪80年代陆续取消了"宫颈糜烂"这一术语,而将柱状上皮外移所致,肉眼呈现糜烂样改变者称为宫颈柱状上皮异位。目前,在医学上,"宫颈糜烂"这一术语仅指由于各种原因如单纯疱疹病毒、梅毒等感染性疾病导致的上皮脱落的真性糜烂。

那么,"宫颈糜烂"对妇女有何意义呢?

首先,我们应该确定,"宫颈糜烂"不是疾病,是一种生理现象。我们每个人的原始鳞-柱交接部母体雌激素水平不同的影响位置有所不同,因此转化区的形态是不一样的,有的人鳞-柱交接部长得靠外,那她就会出现"宫颈糜烂";另一些人长得靠近宫颈管内部,那她就会表现为宫颈光滑。而且,随着我们体内激素的变化,鳞-柱交接部和转化区也会移动。

其次,我们应该明确,宫颈早期癌变时,宫颈的外观与"宫颈糜烂"没有显著差异。当发现患者有"宫颈糜烂"时,需要做宫颈癌的早期筛查,包括宫颈细胞学检查和人乳头瘤病毒(HPV)检测,出现问题时应进一步作阴道镜检查及病理活检,进一步诊断。

以往"慢性宫颈炎"通常包括宫颈糜烂、宫颈息肉、宫颈肥大、宫颈纳囊等几种情况。人们早就发现,此时宫颈局部组织中已不再有大量病原的繁殖。因此目前已放弃"慢性宫颈炎"的概念。

但是,宫颈柱状上皮异位可以与宫颈炎同时存在,此时须按照宫颈炎的诊断标准进行诊断,同时筛查淋菌、衣原体等致病微生物,发现微生物感染时,可使用抗生素进行治疗。

如前所述,"宫颈糜烂"是一种生理表现,使用药物通常不能使得糜烂消失,而且存在"宫颈糜烂"的妇女多数没有什么不适的表现,所以不需要单纯为宫颈糜烂而进行治疗。

目前,某些医院处理宫颈柱状上皮外移患者存在着些不正确的观念,如忽视宫颈柱状上皮外移的生理性及宫颈炎病原体的检测,过度使用微波激光等物理治疗,甚至给患者切除一部分宫颈;另一种则是认为"宫颈糜烂"属于慢性炎症,忽视其与宫颈癌前病变的相似性,长期不进行宫颈细胞学筛查,延误了患者的治疗。这两种观念都是需要纠正的。

对于宫颈柱状上皮外移患者,宫颈细胞学正常,病原体检查阴性,可定期随访,不需治疗。

宫颈腺囊肿、宫颈肥大认为是转化区移动过程中宫颈腺管堵塞形成的,没有特殊临床意义。宫颈息肉属增生性疾病,以手术切除为主,不需抗炎治疗。单纯宫颈 HPV 感染,无症状者无须治疗,但应定时追踪。

(廖秦平 张岱)

第四节 盆腔炎症性疾病

盆腔炎症性疾病(pelvic inflammatory disease,PID)是由女性内生殖道炎症引起的一组疾病,包括子宫内膜炎、输卵管炎和输卵管卵巢脓肿,以及扩散后产生的盆腔腹膜炎和肝周围炎,以急性输卵管炎最常见。PID 的远期后遗症主要包括盆腔炎再次急性发作、输卵管性不孕、异位妊娠和慢性盆腔疼痛。既往 PID 多因产后、剖宫产后、流产后以及妇科手术后细菌进入创面感染而得病,近年来则多由下生殖道的性传播疾病(sexually transmitted diseases,STD)上行感染至上生殖道而造成。PID 多数是以疼痛为主要表现,由于盆腔器官多由内脏神经支配,疼痛感觉常定位不准确。严重的 PID 可因败血症、脓毒血症和感染性休克而危及生命,其后遗症可导致不育,增加异位妊娠的危险,影响患者的身心健康及工作。

盆腔结缔组织炎是指盆腔结缔组织初发的炎症,不是继发于卵管、卵巢的炎症,是初发于子宫旁的结缔组织,然后再扩展至其他部位。本病多由于分娩或刮宫产时宫颈或阴道上端的撕裂,困难的宫颈扩张术时宫颈撕伤,经阴道的子宫全切除术时阴道断端周围的血肿以及人工流产术中误伤子宫及宫颈侧壁等情况时细菌进入发生感染,也属于 PID 的范畴。

【发病率】 PID 在年轻性活跃人群中发病率高。国外有资料显示:15~19 岁妇女的 PID 发病率是 25~29 岁妇女的 3 倍;20~24 岁妇女的 PID 发病率是 25~29 岁妇女的 2 倍。我国则以 30 岁左右为发病高峰。年轻者发病率高,不仅由于这是性活动旺盛的时期,还因性伴侣不稳定。

PID 在世界各地的发病率因地区差异很大,在一些性生活紊乱及性病泛滥的国家中是最常见的疾病。在工业化国家中,生育年龄组妇女每年 PID 的发生率可达 10~20/1000,估计美国每年有高达 100 万人患此病,其中需住院治疗者约 20 万人。在英国 2000~2008 年间,每 10 万人中疑似病例有 1117 人,其中可能的病例 326 人,确诊 281 人。国内 PID 患病者亦有增加的趋势,但尚无此方面确切的统计数字。

【病原体的种类及其对抗生素的敏感性】 PID 的发生为多重微生物感染所致,包括厌氧菌、需氧菌、衣原体以及支原体等,其中许多细菌为存在于下生殖道的正常菌群。淋病奈瑟菌、沙眼衣原体、支原体等是导致 PID 的主要病原体,约占 60%~70%。我国一项全国多中心调研显示 PID 患者中沙眼衣原体阳性率 19.9%;宫颈支原体阳性率 32.4%;淋病奈瑟菌阳性率 11.2%;厌氧菌阳性率 25.0%;细菌培养结果显示大肠埃希菌为 6.7%,其次为金黄色葡萄球菌4.8%,链球菌2.1%,表皮葡萄球菌1.6%等。

常见的致病菌有以下几种:

1. 需氧菌 主要有淋病奈瑟菌、葡萄球菌、链球菌及大肠埃希菌等。

(1) 淋病奈瑟菌:革兰染色阴性菌,呈卵圆或豆状,常成双排列,邻近面扁平或稍凹,像两瓣黄豆对在一起,急性炎症期细菌多在患者分泌物的少部分中性粒细胞的细胞质中,慢性期则多在细胞外,且有些可呈单个球形或四联状。普通培养基不易成功。喜侵袭人体的柱状上皮和移行上皮,故在女性多为泌尿系统、宫颈、子宫和输卵管黏膜的感染,基本上不侵犯鳞状上皮。随着抗生素的广泛应用,尤其是不合理用药,逐渐产生耐药菌株。1976年菲律宾分离出β-内酰胺酶的耐青霉素淋病奈瑟菌株(PPNG),1985年又发现高度耐四环素淋病奈瑟菌株(TRNG),对四环素、米诺环素、多西环素均耐药。

(2) 大肠埃希菌:为肠道的寄生菌,一般不发病,但在机体抵抗力下降,或因外伤等侵入肠道外组织或器官时可引起严重的感染,甚至产生内毒素休克,常与其他致病菌发生混合感染。本菌对卡那霉素、庆大霉素、先锋V号、羧苄西林敏感,但易产生耐药菌株,可在药敏试验引导下用药。

(3) 葡萄球菌:属革兰阳性球菌,其中以金黄色葡萄球菌致病力最强,多于产后、剖宫产后、流产后或妇科手术后细菌通过宫颈上行感染至宫颈、子宫、输卵管黏膜。本菌对一般常用的抗生素可产生耐药,根据药物敏感试验用药较为理想,耐青霉素的金黄色葡萄球菌对先锋V、万古霉素、克林霉素及第三代头孢菌素敏感。

(4) B族链球菌:革兰阳性球菌,是人类体内正常的寄生菌之一,可以引起产前、产后的生殖道感染。感染后症状出现早,一开始就出现高热、心动过速等,是急性绒毛膜羊膜炎最常见的致病原,对产妇和新生儿均有很大的威胁。本菌对青霉素敏感,患病后只要及时、积极治疗基本无死亡。

此外,在需氧性致病菌中尚有肠球菌、克雷伯杆菌属、阴道嗜血杆菌等。

2. 厌氧菌 盆腔感染的主要菌种,主要来源于结肠、直肠、阴道及口腔黏膜。由于盆腔组织邻近直肠、肛门,容易感染到厌氧菌;且盆腔解剖位置比较深,环境相对封闭、无氧,厌氧菌容易繁殖,最近的研究表明盆腔感染中2/3来自厌氧菌。其感染的特点是易形成盆腔脓肿、感染性血栓静脉炎,脓液有粪臭并有气泡。可以单独感染,但多数与需氧菌混合感染。条件好的医院已将厌氧菌的检测列为细菌学的常规工作。女性生殖道内常见的厌氧菌有以下几种:

(1) 消化链球菌:属革兰阳性菌,易滋生于产后子宫内坏死的蜕膜碎片或残留的胎盘中,其内毒素毒力低于大肠埃希菌,但能破坏青霉素的β-内酰胺酶,对青霉素有抗药性,还可产生肝素酶,溶解肝素,促进凝血,导致血栓性静脉炎。

(2) 脆弱类杆菌:系革兰阴性菌,为严重盆腔感染中的主要厌氧菌,这种感染易造成盆腔脓肿,恢复期长,伴有恶臭。本菌对甲硝唑、克林霉素、头孢菌素、多西环素敏感,对青霉素易产生耐药。

(3) 产气荚膜梭状芽胞杆菌:系革兰阴性菌,多见于创伤组织感染及非法堕胎等的感染,分泌物恶臭,组织内有气体,易产生中毒性休克、弥散性血管内凝血及肾衰。对克林霉素、甲硝唑及三代头孢菌素敏感。

除上述三种常见的厌氧菌外,最近的研究表明二路拟杆菌和二向拟杆菌两种厌氧杆菌也是常见的致病菌,对青霉素耐药,对抗厌氧菌抗生素敏感。

3. 其他病原体

(1) 沙眼衣原体:一种专有的人类致病原,现已被认为是性传播疾病和围生期感染的一个主要原因。成年人中性传播的沙眼衣原体感染的临床范围与淋病奈瑟菌感染相似,优先感染眼、呼吸道和生殖道的柱状上皮。沙眼衣原体的无症状感染人群要比淋病奈瑟菌高,而有症状的沙眼衣原体感染在临床上要比淋病奈瑟菌感染症状轻一些。感染造成免疫反应,在没有抗生素治疗时常常存在数月或数年。反复的或持续的感染常常造成严重的后果,在输卵管炎中占一很重要的角色。沙眼衣原体被证明存在于50%以上的盆腔炎症性疾病妇女的输卵管或子宫内膜上。

(2) 支原体:1937年Dienes首次报道,从外阴前庭大腺脓肿分离到支原体。20世纪60年代末,发现支原体为人类泌尿生殖系统常见的微生物,尤其在孕妇生殖道中定植率很高。支原体可正常寄居于人体腔道的黏膜上,在机体免疫力低下或黏膜受损的情况下,寄居的支原体可发展成致病原。目前认为,支原体是女性生殖道的正常菌群的组成部分之一,具有条件致病菌的特性。其中解脲支原体、人型支原体、生殖支原体与上生殖道感染关系密切,但很少单独致病,多协同其他微生物共感染。

【感染途径】 PID主要由病原体经阴道、宫颈的上行感染引起。其他途径尚有下列几种:

1. 经淋巴系统蔓延 细菌经外阴、阴道、宫颈裂伤、宫体创伤处的淋巴管侵入内生殖器及盆腔腹膜、盆腔结缔组织等部分,可形成产后感染,流产后感染或手术后的感染。

2. 直接蔓延 盆腔中其他脏器感染后,直接蔓延至内生殖器。如阑尾炎可直接蔓延达右侧输卵管,发生右侧输卵管炎。

3. 经血液循环传播 病原体先侵入人体的其他系统,再经过血液循环达内生殖器,如结核菌的感染,由肺或其他器官的结核灶可经血液循环而传至内生殖器,全身性的菌血症也可导致发生PID。

【发病诱因】 PID常为多种微生物混合感染所致,其中部分正常寄居于女性生殖道,多于机体疾病、免疫力降低等情况下致病。常见发病诱因有以下几种:

1. 阴道分娩、剖宫产、流产 病原体可上行通过剥离面或残留的胎盘、胎膜、子宫切口等,致子宫、输卵管、卵巢及盆腔腹膜发生炎症,也可经破损的黏膜、胎盘剥离面通过淋巴、血行播散到盆腔。因此须做好宣传教育,注意孕期的体质,分娩时减少局部的损伤,对损伤部位的操作要轻,注意局部的消毒。

2. 月经期性交 月经期宫颈口开放,子宫内膜剥脱面有扩张的血窦及凝血块,均为细菌的上行及滋生提供了良好环境。如在月经期性交或使用不洁的月经垫,可使细菌侵入发生炎症。应加强宣教,更正不良性交行为。

3. 妇科手术操作 各类需伸入器械进入宫腔的操作,如人工流产,放、取环术,子宫输卵管造影术等,导致盆腔感染,称医源性 PID。美国每年行早孕人工流产术 100 万例,发生上生殖道感染的比例接近 1:200,故最近提出应对高危病例流产术前给予预防性应用抗生素,以减少医源性 PID 的发生。我国在涉及宫腔的计划生育手术前,需常规检查阴道清洁度、滴虫、真菌等,发现有阴道炎症者先给予治疗,可能有助于预防术后 PID 的发生。其他妇科手术如腹腔镜绝育术、经腹或经阴道子宫切除术、人工流产穿通子宫壁,盆腔手术误伤肠管等均可导致急性炎症,波及输卵管、卵巢及盆腔腹膜。操作时必须注意手术者的手、所用器械以及患者的严密消毒,严格掌握手术的适应证,术前给予预防性抗生素。妇科围术期的抗生素应选用广谱类,常用的有氨苄西林、头孢氨苄、头孢唑林、头孢西丁、头孢噻肟、头孢替坦、头孢曲松等。多数学者主张抗生素应在麻醉诱导期,即术前 30 分钟一次足量静脉输注,20 分钟后组织内抗生素浓度可达高峰。必要时加用抗厌氧菌类抗生素如甲硝唑、替硝唑、克林霉素等。如手术操作超过 60~90 分钟,在 4 小时内给第 2 次药。剖宫产术可在钳夹脐带后给药,可选用抗厌氧菌类药物,如甲硝唑、替硝唑、克林霉素等。给药剂量及次数还须根据病变种类、手术操作的复杂性及患者年龄等情况而定。

4. 性乱史 性活动,尤其是不良的性行为,与 PID 关系密切。该人群 STD 发病率较高,导致 PID。多性伴妇女 PID 的患病率是单一性伴者的 5 倍。应加强对年轻妇女及其性伴侣对 STD 的认识和教育工作,包括延迟初次性交的时间,限制性伴侣的数目,避免与 STD 患者进行性接触,坚持使用屏障式的避孕工具,积极诊治无并发症的下生殖道感染等。

5. 邻近器官炎症的蔓延 最常见者为急性阑尾炎、憩室炎、腹膜炎等,应针对其他脏器的感染灶及时予以治疗。

6. PID 后遗症 PID 所造成的盆腔内粘连、输卵管积水、扭曲等后遗症,易造成 PID 的再次急性发作,尤其是在患者免疫力低下、有不洁性交史等情况下。

7. IUD IUD 放置后头三周内可发生 PID,但多数症状轻微,目前无证据表明取环后可缓解急性 PID 的发作,上环后发生 PID 的治愈效果及复发率尚无准确数据。在临床中,应注意对上环者的随访。

8. 全身性疾病 如败血症、菌血症等,细菌也可达输卵管及卵巢发生急性 PID。

【病理】

1. 输卵管炎 病变可通过子宫颈的淋巴播散至子宫颈旁的结缔组织,首先侵及输卵管浆膜层再达肌层,输卵管内膜受侵较轻,或可不受累。病变是以输卵管间质炎为主,由于输卵管壁增粗,可压迫管腔变窄,轻者管壁充血、肿胀,重者卵管肿胀明显,且有弯曲,并有含纤维素性渗出物,引起周围的组织粘连。炎症如经子宫内膜向上蔓延时,首先为输卵管内膜炎,输卵管内膜肿胀、间质充血、水肿及大量中性多核细胞浸润,重者输卵管内膜上皮可有退行性

变或成片脱落,引起输卵管管腔粘连闭塞或伞端闭锁,如有渗出物或脓液积聚,可形成输卵管积脓,与卵巢粘连形成炎性包块。

2. 子宫内膜炎 子宫内膜充血、水肿,有炎性渗出物,可混有血,也可为脓性渗出物(多见于淋菌感染);重症子宫内膜炎内膜呈灰绿色,坏死,见于放射治疗如宫腔内放置铯-137 等。镜下见子宫内膜有大量多核白细胞浸润,细胞间隙内充满液体,毛细血管扩张,严重者细胞间隙内可见大量细菌。内膜坏死脱落,可形成溃疡。分泌物可有恶臭,如果宫颈开放,引流通畅,宫腔分泌物清除而治愈,但也有炎症向深部侵入形成子宫肌炎及输卵管炎或因宫颈口肿胀,引流不畅形成子宫腔积脓者。

3. 卵巢周围炎 卵巢表面有一层白膜包被,很少单独发炎,卵巢多与卵管伞端粘连,发生卵巢周围炎,进一步形成卵巢脓肿,如脓肿壁与卵管粘连穿通则形成卵管卵巢脓肿。脓肿可发生于初次感染之后,但往往是在反复发作之后形成。脓肿多位于子宫后方,及阔韧带后叶及肠间隙,可向阴道、直肠间穿通,也可破入腹腔,发生急性弥漫性腹膜炎。

4. 盆腔腹膜炎 急性期,腹膜充血、水肿,伴有含纤维素的渗出液,可形成盆腔脏器的粘连,渗出物聚集在粘连的间隙内,可形成多数的小脓肿,或聚集在直肠子宫陷凹内形成盆腔脓肿,脓肿可破入直肠,则症状可减轻,如破入至腹腔则可引起弥漫性腹膜炎,使病情加重。

5. 盆腔结缔组织炎 急性期,局部组织出现水肿、充血,并有多量白细胞及浆细胞浸润。炎症初起时多发生于生殖器官受到损伤的部位,逐渐向蔓延至周围的结缔组织,也可通过淋巴系统向输卵管、卵巢或髂窝处扩散。由于盆腔结缔组织与盆腔内血管接近,可引起盆腔血栓性静脉炎。发炎的部分易化脓,形成大小不等的脓肿,未及时切开排脓引流,脓肿可向阴道、膀胱、直肠自行破溃,高位脓肿也可向腹腔破溃引起弥漫性腹膜炎,发生脓毒症使病情急剧恶化,但引流通畅后,炎症可逐渐消失。如排脓不畅,也可引起发生长期不愈的窦道。急性盆腔结缔组织炎治疗不彻底,或患者体质较差,炎症迁延而成慢性,盆腔结缔组织由充血、水肿,转为纤维组织,增厚、变硬的瘢痕组织,与盆壁相连,子宫被固定不能活动,或活动度受限制,子宫常偏于患侧的盆腔结缔组织。

6. 肝周围炎 PID 中有 10%~20% 伴有肝周围炎或局部腹膜炎,又称菲科综合征(Fitz-HughCurtis syndrome,FHCS),多在腹腔镜检查时发现,镜下见肝周充血,炎性渗出以及肝膈面与上腹、横膈形成束状、膜状及弦丝状粘连带。肝周围炎被认为是感染性腹膜液体直接或经淋巴引流到膈下区域造成,以沙眼衣原体引起者最多见,偶见有淋菌及厌氧菌引起者。此种肝周围炎很少侵犯肝实质,肝功能多正常。患者可有右上腹不同程度的疼痛及轻压痛,通常发生在急性 PID 发作之前,其严重性与 PID 相关。

【临床表现】 因病情及病变范围大小,而表现的症状不同。轻者可以症状轻微或无症状。重症者可有发热及下腹痛,发热前可先有寒战、头痛,体温可高达 39~40℃,下腹痛可与发热同时发生,为双侧下腹部剧痛、或病变部剧

痛。如疼痛发生在月经期则可有月经的变化,如月经量增多,月经期延长;在非月经期疼痛发作则可有不规则阴道出血,白带增多,性交痛等现象。由于炎症的刺激,少数患者也可有膀胱及直肠刺激症状如尿频、尿急、腹胀、腹泻等。发生腹膜炎时,可出现恶心、呕吐、腹胀等消化系统症状;如有脓肿形成,可有下腹肿物及局部压迫刺激症状。

检查患者呈急性病容,脉速,唇干。下腹部剧痛常拒按,或一侧压痛,动宫颈时更明显,炎症波及腹膜时呈现腹膜刺激症状。如已发展为盆腔腹膜炎,则整个下腹部有压痛及反跳痛致使患者拒按。妇科检查见阴道充血,宫颈充血有分泌物,呈黄白色或黏液脓性,有时带恶臭,宫颈有举痛,阴道后穹隆有明显触痛,触及饱满、有波动感,则提示可能有盆腔脓肿存在。子宫增大,压痛,活动性受限,附件区可触及输卵管增粗,有明显压痛,若触及压痛明显的肿物,有波动感,可考虑输卵管卵巢脓肿;宫旁结缔组织炎时,可触及宫旁一侧或两侧有片状增厚,或两侧宫底韧带高度水肿、增厚,压痛明显。

【诊断】 PID 的临床表现各异,重症及典型的 PID 病例根据病史、临床及实验室检查所见,诊断不难(表4-1-7),但可能此部分患者仅占 PID 的 4% 左右。临床上绝大多数 PID 为轻到中度及亚临床感染者。这部分患者可无明确病史,临床症状轻微,或仅表现有下腹部轻微疼痛,白带稍多,给临床诊断带来困难。有鉴于此,2010 年美国疾病控制与预防中心(CDC)在既往的基础上,提出了最新的 PID 诊断标准,旨在提高对 PID 的认识,对可疑患者做进一步评价,及时治疗,减少后遗症的发生。

表 4-1-7 PID 的诊断标准(2010 年美国 CDC 诊断标准)

最低标准:
  宫颈举痛或子宫压痛或附件区压痛
附加标准:
  体温超过 38.3℃(口表)
  异常的宫颈或阴道分泌物
  阴道分泌物 0.9% 氯化钠溶液涂片镜下见到大量白细胞
  沙眼衣原体或淋病双球菌的实验室证据
  红细胞沉降率升高
  血 C-反应蛋白升高
  实验室证实宫颈淋病奈瑟菌或衣原体阳性
特异标准:
  子宫内膜活检证实子宫内膜炎
  阴道超声或磁共振检查显示输卵管增粗,输卵管积液,伴或不伴有盆腔积液、输卵管卵巢肿块,或多普勒检查发现盆腔感染(如输卵管充血)或腹腔镜下有与 PID 相符的异常表现

最低标准提示性活跃的年轻女性或者具有 STD 的高危人群若出现下腹痛,并可排除其他引起下腹痛的原因,妇科检查符合最低诊断标准,即可给予经验性抗生素治疗。附加标准可增加诊断的特异性。特异标准基本可诊断

PID,但由于除 B 型超声外,均为有创检查或费用较高,特异标准仅适用于一些有选择的病例。

近年来报道较多,较有辅助诊断价值的方法有下列几种:

1. 阴道分泌物的湿片检查 此方法简便、经济、实用。患 PID 时多有白带增多的症状,阴道分泌物湿片检查中每个阴道上皮细胞中多于 1 个以上的多形核白细胞,每高倍视野会有 3 个以上白细胞诊断 PID 的敏感性达 87%,其敏感性高于血沉、C 反应蛋白以及经过内膜活检或腹腔镜证实的有症状的 PID 所呈现出来的外周血的白细胞计数值。若湿片中如无炎症细胞则诊断 PID 应慎重。

2. 子宫内膜活检 可得到子宫内膜炎的组织病理学诊断,被认为是一种比腹腔镜创伤小而又能证实 PID 的方法,因子宫内膜炎常合并有急性输卵管炎。有研究证实子宫内膜活检与腹腔镜两者在诊断 PID 上有 90% 的相关任。子宫内膜活检的诊断敏感性达 92%,特异性为 87%,并可同时取材做细菌培养,但有被阴道细菌污染的机会。此方法多需 2~3 天获得结果,故在一定程度上限制了其在临床上的广泛应用。

3. 超声等影像学检查 在各类影像学检查方法中,B超是最简便、实用和经济的方法,且与腹腔镜检查有很好的相关性。在急性、严重的 PID 时,经阴道超声可见输卵管增粗、管腔积液或盆腔有游离液体。B 超还可用于监测临床病情的发展,出现盆腔脓肿时,B 超可显示附件区肿块,伴不均匀回声。CT、MRI 有时也可显示出较清晰的盆腔器官影像,但由于其价值昂贵而不能普遍用于临床。对于早期、轻度的 PID,B 超敏感性差。采用能量多普勒超声技术,通过测定血流来反映输卵管的充血程度,从而提高对早期 PID 诊断的敏感性,其阳性预测值可达 91%,阴性预测值达 100%。

4. 腹腔镜检查 目前被认为是诊断 PID 的金标准,因可在直视下观察盆腔器官的病变情况,并可同时取材进行细菌鉴定及培养而无阴道污染之虑。腹腔镜诊断 PID 标准:①输卵管表面明显充血;②输卵管壁水肿;③输卵管伞端或浆膜面有脓性渗出物。Soper 认为行腹腔镜检查时应同时对病变的程度予以分级,他提出的分级标准为:轻度:输卵管有充血、水肿,能自由活动,伞端是开放的;中度:输卵管有明显炎症,活动受限,周围有疏松及渗出性的粘连及嵌顿,伞端可能有粘连;重度:盆腔器官之间互相粘连,输卵管积脓或输卵管卵巢粘连成块,大网膜粘连。腹腔镜下见肝周充血,炎性渗出以及肝膈面与上腹、横膈形成束状、膜状及弦丝状粘连带,可考虑肝周围炎。

尽管腹腔镜在诊断 PID 上有上述优越性,但考虑到腹腔镜检查是一个有创并相对昂贵的手术,需要手术室和麻醉,故多数学者主张 PID 的诊断首先应基于临床诊断,除非诊断有疑问,尤其是不能除外异位妊娠时,才有指征行腹腔镜检查术,而且腹腔镜所见与病变的严重程度并不一定相关,因其只能看到器官的表面,有高达 20% 的病例腹腔镜不能作出明确诊断。

5. 其他实验室检查 包括白细胞增多(>10 000),血沉增快(>20mm/h),C-反应蛋白升高(2mg/dl),血清

CA125 升高(>43.7U/ml),腹水与血清同种淀粉酶值(商<1.5)等,上述检查虽对临床诊断有所帮助,但均缺乏敏感性与特异性。淋病奈瑟菌、沙眼衣原体的检查详见有关章节。

【鉴别诊断】 需注意与自然流产、感染性流产、急性阑尾炎、异位妊娠、卵巢囊肿扭转或破裂、盆腔子宫内膜异位症、胆囊炎、胃肠炎、憩室炎、肾盂肾炎或肾绞痛等鉴别。下面列出几种主要需要鉴别的疾病。

1. 急性阑尾炎 右侧急性输卵管炎卵巢炎易与急性阑尾炎混淆。急性阑尾炎起病前常有胃肠道症状,如恶心,呕吐,腹泻等,腹痛多发生于脐周围,然后逐渐向右侧下腹部固定。检查时仅麦氏点有压痛,体温及白细胞增高的程度不如急性输卵管卵巢炎。急性输卵管卵巢炎右侧者,常在麦氏点以下压痛明显。妇科检查子宫颈常有触痛,双侧附件均有触痛。但临床上二者同时发生者也常遇到。仅为急性阑尾炎时,妇科检查不易触知阑尾。

2. 异位妊娠或卵巢黄体囊肿破裂 异位妊娠及卵巢黄体囊肿破裂均可因卵管妊娠流产或破裂发生急性下腹痛,但异位妊娠常有闭经史,有腹腔内出血,患者面色苍白,急性病容,甚至呈现休克,尿 hCG 常呈阳性,而急性输卵管卵巢炎多无这些症状,做阴道后穹隆穿刺,如抽出为陈旧性血液则诊断明确。

3. 卵巢肿瘤蒂扭转 多出现在活动性包块之后,在体位突然变动或排大便等情况时发生剧烈下腹痛,卵巢肿物扭转后囊腔内常有出血,肿物增大,伴有发热,需与急性输卵管卵巢炎性包块鉴别,询问病史、B超诊断可有帮助。

4. 盆腔子宫内膜异位症 本病具有痛经、月经量增多,多并有不孕历史,需与输卵管卵巢炎鉴别,盆腔子宫内膜异位症时,子宫可增大,盆腔有结节状包块,常无发热,如有怀疑可通过 B 超及腹腔镜检查作出诊断(表 4-1-8)。

【治疗】 PID 的治疗目的是缓解症状、消除当前感染及降低远期后遗症的危险。

1. 全身治疗 重症者应卧床休息,给予高蛋白流食或半流食,体位以头高脚低位为宜,以利于宫腔内及宫颈分泌物排出于体外,盆腔内的渗出物聚集在直肠子宫陷凹内而使炎症局限。补充液体,纠正电解质紊乱及酸碱平衡,高热时给以物理降温,并应适当给予止痛药,避免无保护的性交。

2. 抗生素治疗 对细菌培养的技术的提高以及药物敏感试验的配合,临床上得以合理的使用药物,对急性炎症可达到微生物学的治愈(治愈率84% ~98%)。一般在药物敏感试验做出以前,先使用需氧菌、厌氧菌以及淋菌、沙眼衣原体兼顾的广谱抗生素以及联合用药,待药敏试验做出后再改换,一般是根据病因以及发病后已用过何种抗生素作为参考来选择用药。在 PID 诊断 48 小时内及时用药将明显降低后遗症的发生。抗生素的治疗原则:经验性、广谱、及时和个体化。

(1)门诊治疗:若患者一般状况好、症状轻,能耐受口服抗生素,并有随访条件,可在门诊给予口服或肌内注射抗生素治疗。口服治疗后72小时内无效,应重新评估诊断,并改为肠道外头孢菌素治疗。常用口服治疗方案(表4-1-9):

表 4-1-8 盆腔痛的鉴别

	急性盆腔痛	慢性盆腔痛
妇科疾病	妊娠相关	经期痛
	正常妊娠	痛经
	异位妊娠	子宫内膜异位症
	流产	子宫肌瘤
	流产后子宫内膜炎	米勒管异常
	非妊娠相关	性交痛、性交困难
	PID	
	附件脓肿	
	卵巢扭转	
	卵巢囊肿破裂	
	黄体囊肿破裂出血	
胃肠道疾病	胃肠炎	功能性疾病
	阑尾炎	便秘
	穿孔	肠易激综合征
	肠梗阻	炎性肠病
	肠扭转	乳糖不耐受
	疝	
	憩室炎	
	直肠周围、腰大肌脓肿	
	直肠脱垂,膀胱疝	
	缺血性肠病	
泌尿系统疾病	肾盂肾炎	慢性膀胱炎
	膀胱炎	间质性膀胱炎
	泌尿系结石、肾绞痛	膀胱结石
	肾脓肿	
	尿道炎	
肌肉骨骼病变	筋膜炎	腹盆腔疼痛综合征
	关节炎(髋关节)	肛提肌、梨状肌痉挛
其他		盆腔淤血综合征
		心身疾病
		腹型偏头痛
		抑郁症
		卟啉病

**表 4-1-9 急性 PID 患者口服抗生素的治疗方案
(2010 年美国 CDC)**

推荐方案:
头孢曲松钠250mg 单次肌注 1 次,或头孢西丁2g 单次肌注加丙磺舒1g 单次口服,或其他肠道外第3 代头孢菌素(如头孢唑肟、头孢噻肟),加多西环素 100mg 口服,每日2 次,共14 日,加用或不加用甲硝唑 500mg 口服,每日 2 次,共14 日
替代方案:
头孢曲松钠250mg 单次肌注 1 次,加阿奇霉素 1g 口服,每周一次,共 2 周,加用甲硝唑 500mg 口服,每日 2 次,共14 日

由于耐喹诺酮的淋病奈瑟菌的出现，含有喹诺酮的治疗方案已不再作为PID推荐治疗方案。仅在使用肠道外头孢菌素治疗困难，且该区域淋病奈瑟菌传染及发病风险较低时，可考虑使用含有喹诺酮的治疗方案。具体方案为：氧氟沙星400mg，口服，每日2次，或左氟沙星500mg，口服，每日1次，共14日，加用或不加用甲硝唑500mg，口服，每日2次，共14日。治疗前需检测淋病奈瑟菌，若检测阳性且淋病奈瑟菌培养结果阳性，需根据抗菌敏感性选择抗生素；若检测出耐喹诺酮的淋病奈瑟菌，或无法行淋病奈瑟菌培养，尽量应用肠道外头孢菌素治疗，使用肠道外头孢菌素治疗困难时，需在含有喹诺酮的治疗方案中加用阿奇霉素2g顿服。

（2）住院治疗：若患者一般情况差，病情严重等，均应住院给予抗生素为主的综合治疗，抗生素治疗给药途径以静脉滴注收效快，常用的配伍方案（表4-1-10、表4-1-11）：

表4-1-10 PID的住院标准（2010年美国CDC）

不能除外外科急症情况，如阑尾炎
妊娠
口服治疗无效
不能遵循或耐受门诊口服药治疗方案
病情严重伴恶心、呕吐或高热
伴有输卵管卵巢脓肿

表4-1-11 PID患者肠道外抗生素（门诊或住院）的治疗方案（2010年美国CDC）

推荐方案：

A. 头孢替坦2g，静脉注射，每12小时1次，或头孢西丁2g，静脉注射，每6小时1次，加多西环素100mg静脉注射或口服，每12小时1次

B. 克林霉素900mg，静脉注射，每8小时1次，加庆大霉素负荷量静脉或肌内注射（2mg/kg），接着用维持量（1.5mg/kg），每8小时1次

替代方案：

C. 氨苄西林/舒巴坦3g，静脉滴注，每6小时1次，加用多西环素100mg，静脉注射或口服，每12小时1次

A. 患者临床症状改善后，需再维持上述治疗方案至少24小时后，继续口服多西环素，每日2次，共14日。当PID合并输卵管卵巢脓肿时，维持口服治疗时加用甲硝唑或克林霉素治疗效果更佳。

B. 患者临床症状改善后，需再维持上述治疗方案至少24小时后，继续口服多西环素，每日2次，共14日，或克林霉素450mg，口服，每日4次，共14日。当PID合并输卵管卵巢脓肿时，维持口服治疗时选用克林霉素较多西环素治疗效果更佳。

3. 手术治疗 主要用于治疗抗生素控制不满意的输卵管卵巢脓肿或盆腔脓肿。

（1）手术指征

1）药物治疗无效：药物治疗48~72小时，体温持续不降，患者中毒症状加重或包块增大者，应及时手术。

2）脓肿持续存在：经药物治疗病情有好转，继续控制炎症数日（2~3周），包块仍未消失但已局限化，应手术切除，以免日后再次急性发作。

3）脓肿破裂：突然腹痛加剧，寒战、高热、恶心、呕吐、腹胀，检查腹部拒按或有中毒性休克表现，应怀疑脓肿破裂。若脓肿破裂未及时诊治，死亡率高。因此，一旦怀疑脓肿破裂，需立即在抗生素治疗的同时行剖腹探查。

（2）手术方式：包括脓肿切开引流，途径有经腹、经阴道、腹腔镜下等几种。原则以切除病灶为主。为了保存生育能力及卵巢功能，现多主张对年轻患者的单侧输卵管卵巢脓肿仅行单侧附件切除术。Lander报道的病例中，71%为单侧输卵管卵巢脓肿。此数字说明一半以上的患者有行单侧附件切除术的机会。随着抗生素及试管婴儿技术的发展，各类保存生育功能的手术越来越为人们关注。但在处理具体患者时，应在保存生育功能及冒再次手术危险之间进行权衡。有报道单侧附件切除术后，17%的患者需再次手术，14%的患者可能获得宫内妊娠。

1）经阴道后穹隆切开引流：常用于脓肿聚集在直肠子宫陷凹或阴道直肠陷凹，可先自阴道后穹隆穿刺证实有脓液，或在B超、CT引导下选择部位。一般在宫颈与后穹隆交界处作一横切口，可用手指及血管钳伸入脓腔分离脓肿中的房隔及粘连，以利于脓液的引流，排脓后插入负压吸引管，放置48~72小时，脓液明显减少后取出。此方法可应用于对抗生素耐药又希望保留生育者。选用此方法时，应严格挑选适应证，脓肿为单房，位于中线部位，且由于脓液的积聚使直肠阴道上1/3部分分开者，效果好，并发症少，成功率可达80%~90%。但对于多房的复杂脓肿效果差，成功率只有43%，而并发症是单房脓肿的4倍，约50%的患者仍需开腹手术清除感染。在单侧脓肿发生率上升的情况下，对于保留生育能力及卵巢功能而言，单侧附件切除术的效果要好于经阴道脓肿切开引流术。最近报道在B超引导下切开引流术，使成功率得以上升。

2）经皮穿刺切开引流：近来多有报道，穿刺的部位根据脓肿的部位而定。单房脓肿者成功率高，也有人报道对多房脓肿，采取放置多根引流管的方法获得成功。Abolulghar报道在阴道超声引导下穿刺引流成功率达85%。Nelson报道经直肠超声引导下穿刺引流成功率达93%。一般引流后48小时应再次行影像学检查。放置脓腔的引流管可用来进行脓腔的灌洗或灌注显影剂以利于下次影像学的检查。

3）腹腔镜下引流：可同时取得诊断与治疗的效果，尤其适用于诊断仍有疑问者，可在直视下打开脓腔进行引流及灌洗，并可根据情况在腹腔镜下行单侧附件切除术。由于炎症时组织的充血、粘连，手术时需十分小心，避免副损伤。Raiga等曾报道39例腹腔镜下附件脓肿的处理，均得到治愈，3~6个月后再次行腹腔镜检查时，35例需行粘连松解术，17例需行输卵管成形术，19例希望妊娠者中，12例宫内妊娠。

4）单侧附件切除：适用于单侧输卵管、卵巢脓肿，全身一般情况尚好，并有生育要求的年轻妇女。

5）全子宫加双侧附件切除术：是治疗输卵管、卵巢及

盆腔脓肿较为彻底的方法,适用于病情重,年龄大已无生育要求者。手术困难时,需细心分离,避免副损伤,术后应放置引流。

4. 性伴侣治疗 对 PID 患者出现症状前 60 天内接触过的性伴侣进行检查和治疗(若最后一次性行为在 PID 出现症状 60 天前,则选择患者最新性伴)。此治疗期间,患者需避免性生活。若不进行治疗,患者存在再次感染的危险,而且其性伴侣很可能发生尿道淋病奈瑟菌或沙眼衣原体感染,其常无症状而被忽视。无论 PID 患者分离的病原体如何,均建议患者的性伴侣应针对上述病原体进行检测和治疗。

5. 随访 在 PID 患者治疗头 3 天内,应明确有无临床情况的改善,如退热、腹部压痛或反跳痛减轻、子宫及附件压痛减轻、宫颈举痛减轻。在此期间病情无好转的患者需住院,行进一步检查,必要时行手术治疗。对有沙眼衣原体或淋病奈瑟菌感染史的 PID 患者,在治疗后半年内仍有较高的复发风险,因此无论其性伴侣是否接受治疗,建议患者在治疗结束后 4～6 周重新检测上述病原体。

【PID 的后遗症】 PID 的后遗症过去多称之为盆腔慢性炎症,近十几年来文献及教科书已摒弃了这个术语。PID 可引起一些严重的临床后遗症,一般可分为近期与远期后遗症两种。近期后遗症包括肝周围炎,即 Fitz-Hugh-Curtis 综合征、输卵管卵巢脓肿等。后者一旦破裂可造成弥漫性腹膜炎及败血症,甚至危及患者生命。据报道住院的 PID 妇女中高达 1/3 发生输卵管卵巢脓肿,由于广谱抗生素的使用,因脓肿破裂造成的死亡率已大为减少,但如治疗处理不及时,仍有造成死亡者。远期后遗症的发生率在25% 左右,主要包括不育、异位妊娠、慢性盆腔疼痛及 PID 的反复发作。这里就 PID 的远期后遗症分别叙述之。

1. 分类

(1) 不育:PID 后的不育发生率在 10% 左右,多为输卵管性不育(tubal factor infertility,TFI),由于感染和炎症导致的输卵管积水、瘢痕、粘连和伞端闭锁引起;少部分病例因卵巢周围炎症、排卵障碍引起。不育与 PID 的发作的次数及发作的严重性直接相关。据统计 PID 发作 1 次后的不育率为 19.5%,2 次后不育率增加 2 倍,达 40%;轻度的PID 导致的不育率为 0.6%,中度为 6.2%,重度则明显升高到 21.4%。既往诊断 PID 患者,TFI 的发生率增加12%～50%。PID 治疗后用腹腔镜检查,35%～48% 有输卵管周围的粘连及管腔闭塞。

(2) 异位妊娠:近 20 年来异位妊娠的发病率增加了3～5 倍,其增加的数目直接与性传播疾病及 PID 发生率的上升相关并成正比。组织学的研究证实近 50% 的异位妊娠发生在既往因输卵管炎而损害的输卵管。英、美等国的研究表明,曾患 PID 者,其异位妊娠发生的危险性将增加8～10 倍,发生率可达 12%～50%。PID 造成的输卵管显微镜下的损害可延迟或阻挡受精卵的正常运行,使其不能正常到达宫腔着床,而着床于输卵管发生异位妊娠。

(3) 慢性盆腔痛:慢性盆腔疼痛与 PID 发作的次数及严重性显著相关,1 次发作后 12% 发生慢性盆腔痛,发作超过 3 次者慢性盆腔疼痛发生率可达 67%。在慢性盆腔痛

的患者中,2/3 伴不育及性交痛。慢性盆腔痛常发生于 PID 急性发作后的 4～8 周,虽然盆腔检查可以无异常发现。PID 后造成的输卵管积水或输卵管卵巢周围的粘连常被认为是造成慢性盆腔痛的原因。有一种假设认为疼痛可能来自与月经周期相关的卵巢体积的变化。当卵巢在排卵期增大时造成了周围粘连带的伸展、牵拉从而导致盆腔痛。PID 后造成慢性盆腔痛的机制还有待进一步深入研究。

(4) 盆腔炎性疾病的反复发作:有 PID 史者,约 25%将再次急性发作。年轻妇女再次发作的机会是年纪稍大妇女的 2 倍。采用屏障式的避孕工具及积极治疗下生殖道感染将有助于减少复发。由于 PID 的后遗症与 PID 发作的次数明显相关,故减少复发对降低 PID 的后遗症至关重要。也有学者认为 PID 发作后造成的输卵管组织结构的破坏,输卵管的扭曲、积水,以及患者免疫力降低等使患者易再次发作。有作者提出 PID 后的慢性盆腔痛均应行腹腔镜检查以确定诊断及排除其他疾病。

2. 治疗 对于 PID 造成的后遗症,目前尚无特殊有效的治疗方法,重点在于预防。对无明显盆腔炎病史而有不育、慢性盆腔痛者,可先在腹腔镜下明确诊断。曾患过 PID者,35%～48% 的患者遗留有输卵管周围的粘连及输卵管堵塞,可在腹腔镜下行粘连分离术、输卵管积水切开术及输卵管伞端成形术等,但上述手术的确切效果有待进一步的深入研究。对于缓解慢性盆腔痛的症状及增加受孕率,尚有一些保守的药物、物理疗法及根治性的手术疗法可以应用。

(1) 药物治疗

1) 透明质酸酶:给 1500U,或糜蛋白酶 5mg 肌内注射,隔日 1 次,5～10 次为 1 疗程,以利炎症及粘连的吸收。个别患者如出现全身或局部过敏反应,应停用药。

2) 封闭疗法:能阻断恶性刺激,改善组织营养,如骶前封闭,每次用 0.25% 普鲁卡因 40ml,每周 1～2 次,每疗程 4～5 次;或用阴道侧穹隆封闭,即在距子宫颈 1cm 处刺入侧穹隆约 2～3cm 深,每侧缓慢注射 0.25% 普鲁卡因10ml,每日 1 次,每疗程 5～7 次。

(2) 物理疗法:通过温热的刺激,进入盆腔组织可促进局部血液循环,改善局部组织的新陈代谢,以利炎症的吸收和消退。

1) 激光治疗:利用激光治疗的特点消炎、止痛,以及促进组织的修复作用。黄宝英用 25mW 氦氖激光局部照射127 例盆腔炎性包块。氦氖激光治疗机,激光管长 100cm,输出功率 25mW,光斑可通过透镜调节成聚焦或散焦,照射前使患者排空尿液,暴露下腹部,激光束垂直照射患部,距离 60cm 左右,光斑直径 5cm,光斑中心对准病灶区于月经第 6 天开始照射,每日 1 次,每次 20 分钟,每疗程 15 次,根据病情需要,于下次月经后再作第二个疗程,可连续照射3～6 个疗程。结果显示痊愈、显效率达 74%,有效率达93.7%,病程长于 5 年者,痊愈显效率明显降低。原 127 例中有 94 例合并不孕症,不孕时间 3～13 年,经激光治疗后31 例妊娠。

2) 超短波疗法:用下腹腰骶对置法,或将阴道电极置于阴道内,微热量或温热量,每次 15～20 分钟,每日 1 次,

或隔日 1 次,12~15 次为一疗程。

3）微波治疗:微波是一种高频率电磁波,因机体组织对微波吸收率高,其穿透力较弱产热均匀,可准确限定治疗部位,操作方便,对慢性炎症用圆形或矩形电极横置于下腹部,距离 10cm,功率 80~100W,每次 15~20 分钟,每日 1 次,10~20 次为一疗程。

4）中波直流电离子透入法:用骶-阴道法或腹骶-阴道法,中波电流用 0.6~1A,直流电用 10~15mA,每次20~30 分钟,每日或隔日 1 次,15~20 次为一疗程,用于盆腔粘连,效果较好。

5）紫外线疗法:用短裤照射法,红斑量为 2~4 个生物剂量,以后每次增加 1/2~1 个生物剂量,隔日 1 次,每疗程 5~6 次。

6）石蜡疗法:用腰-腹法,使用蜡饼或蜡袋置于下腹部及腰骶部,每次 30 分钟或用蜡栓放置阴道内,隔日 1 次,10~15 次为一疗程。

7）热水坐浴:一般用 1:5000 高锰酸钾溶液或中药洁尔阴坐浴,水温约为 40℃,每日 1 次,5~10 次为一疗程,每次 10~20 分钟。

应用理疗治疗慢性盆腔炎性疾病时应注意其禁忌证。①月经期及孕期;②生殖器官有恶性肿瘤;③伴有出血;④内科并发症如心、肝、肾功能不全;⑤活动性结核;⑥高热;⑦过敏性体质等情况时均不给做理疗。

(3)手术治疗:患者患病后,治疗长时间不愈,经常下腹坠痛,腰酸,精神忧郁,影响身体健康及工作,尤以盆腔已形成包块,年龄在 40 岁以上,不考虑生育者,也可手术治疗。

1）全子宫切除:对输卵管卵巢囊肿,输卵管积水,如已有子女,年龄超过 40 岁者,可行全子宫切除及病灶切除术,如有可能可保留一侧卵巢或部分卵巢。

2）年轻患者迫切希望生育,如单侧或双侧输卵管均不通,根据情况可做卵管复通术。

【中药治疗】 中医认为盆腔炎病因以热毒为主,兼有湿、瘀,临证以清热解毒为主,祛湿化瘀为辅。针对热毒炽盛型以清热解毒、利湿排脓;湿热瘀结型以清热利湿,化瘀止痛。并且在急性期清热解毒后,加以行气活血、软坚散结、破瘀之品。

中医治疗上采用独特的中药保留灌肠、外敷等方法可以提高局部药物浓度,使药液直接渗透于炎性包块,有利于局部药物的吸收,同时促进局部组织血液循环,另外穴位注射等治疗方法也使中医中药在盆腔炎的治疗中能发挥重要的作用,各种方法及中药还可以使患者脏腑气血疏通,大大提高了患者的免疫力,使其整体症状得以改善,降低了病程迁延的概率。

中西医联合治疗 PID:PID 单用抗生素治疗用药时间长,日后易迁延,配合清热解毒、理气活血的中药口服治疗后,可提高 PID 的治愈率。

对盆腔炎症性疾病后遗症有组织破坏、粘连、增生及瘢痕。采用中医活血化瘀的方法治疗。有助于恢复破坏组织、松解粘连、减缓增生及瘢痕形成。

(张帝开)

第五节 盆腔结核

由人型结核分枝杆菌侵入机体后在女性生殖器引起的炎症性疾病称为盆腔结核(pelvic tuberculosis),又称结核性盆腔炎(tuberculosis pelvic inflammation)或女性生殖器结核(female genital tuberculosis)。常继发于肺、肠、肠系膜淋巴结、腹膜等器官的结核,也有少数患者继发于骨、关节结核,多数患者在发现盆腔结核时原发病灶已愈。结核分枝杆菌首先侵犯输卵管,然后向下行传播至子宫内膜和卵巢,很少发生于子宫颈,而阴道及外阴结核更属罕见。由于本病病程缓慢,表现症状不典型,易被忽视。近年来,由于诊断技术不断提高,结核病的发病率逐年增多。结核分枝杆菌可随月经血排出,对周围环境来说是一传染源。

【发病情况】

1. 发病率 结核病(tuberculosis,TB)呈世界性流行。据世界卫生组织(WHO)报道,目前全球有近 1/3 的人感染了结核菌。TB 流行最严重的地区是非洲北部的撒哈拉、东南亚和西太平洋地区。近年来,由于移民增多,欧美发达国家的 TB 发生率亦呈上升趋势。TB 发病增加的另一原因与人免疫缺陷病毒感染和获得性免疫缺陷综合征有关。我国在全球属 TB 高发病地区之一,疫情呈三高一低,即患病率高、死亡率高、耐药率高和年递减率低。

由于盆腔结核在临床上常无自觉症状而不易被发现,因而难以获得确切的发病率数值。Hassoun 等研究报道,约 1.8% 的结核患者可能合并生殖泌尿道结核。以下情况有助于估测盆腔结核的发生率。

(1)不孕症妇女虽无自觉症状,但通过子宫内膜活检发现 5% 患有子宫内膜结核。

(2)慢性输卵管炎患者中约 5%~10% 为结核性输卵管炎(tuberculous salpingitis)。

(3)肺结核的女性患者中约 2%~8% 同时有盆腔结核。

(4)死于肺结核的女性患者尸检证明有 10% 患有盆腔结核。盆腔结核患者同时有肺结核者占 1/3。

2. 多发生于 20~40 岁生育年龄的妇女,约占 80%~90%,也可见于青春期前少女或绝经后的老年妇女。据国外文献报道,后者的发病近年有增长趋势。

【发病机制】 抗酸性结核分枝杆菌为病原体。根据其代谢和生长特性,将结核病灶中的结核菌群分为四类:①A 群:早期活跃的结核菌,在早期活跃病灶中大量存在于细胞外;②B 群:随病情进展生长于酸性环境中的巨噬细胞内,量较少;③C 群:在中性干酪病灶中缓慢繁殖或间歇繁殖;④D 群:完全不繁殖,呈休眠状。以上 4 群结核分枝杆菌对抗结核药物呈现不同的反应,任何药物对 D 群结核分枝杆菌都不起作用,只能靠机体自身的免疫功能加以清除或细菌自身消亡。

【传播途径】 盆腔结核是全身结核的一种表现,一般认为是继发性感染,主要来源于肺或腹膜结核。不少患者可能同时发生不同器官的结核。Abkari 等报道的 123 例腹腔结核患者中,11.4% 有与结核患者接触史,3.3% 有结核

病史。盆腔结核传播途径可有:

1. 血行传播 最为多见。结核分枝杆菌一般首先感染肺部,短时间内即进入血液循环,传播至体内其他器官,包括生殖器官。有人发现,肺部原发感染发生在月经初潮时结核菌通过血行播散可被单核-巨噬细胞系统清除,但在输卵管内可形成隐性传播灶,处于静止状态可达1~10年,直至机体免疫功能低下时细菌重新激活发生感染。青春期时正值生殖器官发育,其血供较为丰富,结核菌易借血行传播。

2. 淋巴传播 较少见。多为逆行传播,如肠结核通过淋巴管逆行传播至生殖器官。

3. 直接蔓延 结核性腹膜炎和肠系膜淋巴结结核可直接蔓延到输卵管。腹膜结核与输卵管结核常并存,两处结核病灶可通过直接接触而相互传染。

4. 原发性感染 极为少见。一般多为男性附睾结核的结核菌通过性交传染至女性。Sutherland等发现128例女性盆腔结核中有5例(3.9%)其配偶有活动性泌尿生殖器结核。

【病理】 女性盆腔结核绝大多数首先感染输卵管,可伴有子宫内膜、卵巢、宫颈、阴道及外阴结核。

1. 输卵管结核:占90%~100%。多为双侧性。典型病变输卵管黏膜皱襞可有广泛的肉芽肿反应及干酪样坏死,镜下可见结核结节。

由于感染途径不同,结核性输卵管炎初期大致有三种类型:

(1) 结核性输卵管周围炎:输卵管浆膜面充血、肿胀,见散在黄白色粟米状小结节,可与周围器官广泛粘连,常为盆腔腹膜炎或弥漫性腹膜炎的一部分。可能出现少量腹水。

(2) 结核性输卵管间质炎:由血行播散而来。输卵管黏膜下层或肌层最先出现散在的小结节,以后波及黏膜和浆膜。

(3) 结核性输卵管内膜炎:多由血行播散所致,继发于结核性腹膜炎者较少见,结核分枝杆菌可由输卵管伞端侵入。输卵管黏膜首先受累,发生溃疡和干酪样坏死。病变以输卵管远端为主,伞端黏膜肿胀,黏膜皱襞相互粘连,伞端可外翻呈烟斗状但并不一定闭锁。结核性腹膜炎中有生殖器结核者占13.5%,而生殖器结核合并腹膜结核者占32.8%,由此推测,输卵管伞端在开放的情况下,结核分枝杆菌可由输卵管扩散至腹膜。

输卵管结核随病情发展可有两种类型:

1) 增生粘连型:较多见。此型病程进展缓慢,临床表现多不明显。输卵管增粗僵直,伞端肿大开放呈烟斗状,但管腔可发生狭窄或阻塞。切面可在黏膜及肌壁找到干酪样结核结节,慢性病例也可见钙化灶。当病变扩展到浆膜层或整个输卵管被破坏后,可有干酪样物质渗出,随后肉芽组织侵入,使输卵管与邻近器官如卵巢、肠管、肠系膜、膀胱和直肠等广泛紧密粘连,形成难以分离的炎性肿块,如有积液则形成包裹性积液。

2) 渗出型:此型病程急性或亚急性。渗出液呈草黄色,澄清,为浆液性液体,偶可见血性液体,量多少不等。输

卵管管壁有干酪样坏死,黏膜有粘连,管腔内有干酪样物质潴留而形成输卵管积脓。与周围可无粘连而活动,易误诊为卵巢囊肿。较大的输卵管积脓可波及卵巢而形成结核型输卵管卵巢脓肿。

2. 子宫内膜结核 为50%~60%。多由输卵管结核扩散而来。由于子宫内膜有周期性脱落而使内膜结核病灶随之排出,病变多局限于子宫内膜,早期呈散在粟粒样结节,极少数严重者病变侵入肌层。宫体大小正常或略小,外观无异常。

刮取的子宫内膜镜下可见结核结节,严重者出现干酪样坏死。典型的结核结节中央为1~2个巨细胞,细胞呈马蹄状排列,周围有类上皮细胞环绕,外侧则有大量淋巴细胞和浆细胞浸润。子宫内膜结核结节的特点是结核结节周围的腺体对卵巢激素反应不敏感,表现为持续性增生或分泌不足。严重的内膜结核可出现干酪样坏死而呈表浅的溃疡,致使内膜大部分或全部被破坏,以后还可形成瘢痕,内膜的功能全部丧失而发生闭经。子宫内膜为干酪样组织或形成溃疡时可形成宫腔积脓;全部为干酪样肉芽肿样组织时可出现恶臭的浆液性白带,需排除子宫内膜癌。

3. 卵巢结核 为20%~30%。病变多由输卵管结核蔓延而来,多为双侧性,卵巢表面可见结核结节或干酪样坏死或肉芽肿。卵巢虽与输卵管相邻较近,但因有白膜包裹而较少受累,常仅有卵巢周围炎。若由血行传播引起的感染可在卵巢深层间质中形成结节,或发生干酪样坏死性脓肿。

4. 子宫颈结核 为5%~15%。常由子宫内膜结核下行蔓延形成,或经血行淋巴播散而来。肉眼观病变呈乳头状增生或溃疡型而不易与宫颈癌鉴别,确诊需经病理组织学检查:宫颈结核一般有四种类型,即溃疡型、乳头型、间质型和子宫颈黏膜型。

5. 外阴阴道结核 为1%。多自子宫和子宫颈向下蔓延而来或血行传播。病灶表现为外阴和阴道局部单个或数个浅表溃疡,久治不愈可形成窦道。

【临床表现】

病史:对本病的诊断极为重要。需详细询问家族结核史、本人结核接触史及本人生殖器以外脏器结核史,盆腔结核患者中约有1/5的患者有结核家族史。

症状:患者的临床症状多为非特异性的。不少患者无不适主诉,而有的则症状严重。

1. 月经失调 为女性盆腔结核较常见的症状,与病情有关。早期患者因子宫内膜充血或形成溃疡而表现为月经量过多、经期延长或不规则阴道流血,易被误诊为功能失调性子宫出血。多数患者就诊时发病已久,此时子宫内膜已遭受不同程度的破坏,表现为月经量过少,甚至闭经。

2. 下腹坠痛 由于盆腔内炎症和粘连,或结核性输卵管卵巢脓肿的形成等均可引起不同程度的下腹坠痛,经期尤甚。

3. 不孕 输卵管结核患者输卵管管腔可狭窄或阻塞,黏膜纤毛丧失或粘连,输卵管间质发生炎症者输卵管蠕动异常,输卵管失去正常功能而导致不孕。子宫内膜结核是引起不孕的另一主要原因。在原发性不孕患者中,盆腔结

核常为主要原因之一。Mondal 等报道的 68 例女性生殖器结核中,65% ~70% 表现为不孕。而 Nezar 等报道的 420 例女性不孕症患者中,24 例(5.7%)为生殖器结核。

4. 白带增多 多见于合并子宫颈结核者,尤其当合并子宫颈炎时,分泌物可呈脓性或脓血性,组织脆,有接触性出血,易误诊为癌性溃疡。

5. 全身症状 可有疲劳、消瘦、低热、盗汗、食欲不振或体重减轻等结核的一般症状。无自觉症状的患者临床亦不少见。有的患者可仅有低热,尤其在月经期表现得比较明显,每次经期低热是盆腔结核的典型临床表现之一。盆腔结核常继发于肺、胸膜、肠和泌尿系统等脏器的结核,因而可有原发脏器结核的症状,如咯血、胸痛、血尿等。

体征:因病变部位、程度和范围不同而有较大的差异:部分病例妇科检查子宫因粘连而活动受限,双侧输卵管增粗、变硬,如索条状。严重病例妇科检查可扪及盆腔癥块,质硬、不规则,与周围组织广泛粘连而活动度较差,无明显触痛。包裹性积液患者可扪及囊性肿物,颇似卵巢囊肿。盆腔结核与腹膜结核并存患者腹部可有压痛,腹部触诊腹壁揉面感,腹水征阳性。个别患者于子宫旁或直肠子宫陷凹处扪及小结节时易误诊为盆腔子宫内膜异位症或卵巢恶性肿瘤。盆腔结核患者常有子宫发育不良,临床上需与子宫发育不良鉴别。子宫颈结核患者扩阴器检查时可见宫颈局部乳头状增生或小溃疡形成。

【诊断】 症状体征典型的患者诊断多无困难,多数因无明显症状和体征极易造成漏诊或误诊。有些患者仅因不孕行诊断性刮宫经病理组织学检查才证实为子宫内膜结核。如有以下情况应首先考虑盆腔结核可能:①有家族性结核史,既往有结核接触史,或本人曾患肺结核、胸膜炎和肠结核者;②不孕伴月经过少或闭经,有下腹痛等症状,或盆腔有癥块者;③未婚妇女,无性接触史,诉有低热、盗汗、下腹痛和月经失调,肛查盆腔附件区增厚有癥块者也应想到本病;④慢性盆腔炎久治不愈。

由于本病患者常无典型临床表现,需依靠辅助诊断方法确诊。常用的辅助诊断方法有:

1. 病理组织学检查 盆腔内见粟粒样结节或干酪样物质者一般必须做诊断性刮宫。对不孕及可疑患者也应取子宫内膜作病理组织学检查。诊刮应在月经来潮后 12 小时之内进行,因此时病变表现较为明显。刮宫时应注意刮取两侧子宫角内膜,因子宫内膜结核多来自输卵管,使病灶多首先出现在宫腔两侧角。刮出的组织应全部送病理检查,最好将标本做系统连续切片,以免漏诊。如在切片中找到典型的结核结节即可确诊。子宫内膜有炎性肉芽肿者应高度怀疑内膜结核。无结核性病变但有巨细胞体系(巨噬细胞对结核分枝杆菌有较强的吞噬、杀伤作用)存在也不能否认结核的存在。可疑患者需每隔 2 ~3 个月复查,如 3 次内膜检查均阴性者可认为无子宫内膜结核存在。因诊刮术有引起结核扩散的危险性,术前、术后应使用抗结核药物预防性治疗。其他如宫颈、阴道、外阴等病灶也须经病理组织学检查才能明确诊断。

2. 结核分枝杆菌培养和动物接种 取经血、刮取的子宫内膜、宫颈分泌物、宫腔分泌物、盆腔包块穿刺液或盆腔包裹性积液等作培养,到达 2 个月时检查有无阳性结果。或将这些物质接种于豚鼠腹壁皮下,6 ~8 周后解剖检查,如在接种部位周围的淋巴结中找到结核菌即可确诊。如果结果为阳性,可进一步做药敏试验以指导临床治疗。

经血培养(取月经第 1 天的经血 6 ~8ml)可避免刮宫术引起的结核扩散,但阳性率较子宫内膜细菌学检查为低。一般主张同时进行组织学检查、细菌培养和动物接种,可提高阳性确诊率。本法有一定技术条件要求,而且需时较长,尚难推广使用。

3. X 线检查

(1)胸部 X 线摄片:必要时还可做胃肠系统和泌尿系统 X 线检查,以便发现其原发病灶。但许多患者在发现盆腔结核时其原发病灶往往已经愈合,而且不留痕迹,故 X 线片阴性并不能排除盆腔结核。

(2)腹部 X 线摄片:如显示孤立的钙化灶,提示曾有盆腔淋巴结结核。

(3)子宫输卵管碘油造影:子宫输卵管碘油造影对生殖器结核的诊断有一定的价值。其显影特征为:①子宫腔形态各不相同,可有不同程度的狭窄或变形,无刮宫或流产病史者边缘亦可呈锯齿状;②输卵管管腔有多发性狭窄,呈典型的串珠状或细小僵直状;③造影剂进入子宫壁间质、宫旁淋巴管或血管时应考虑有子宫内膜结核;④输卵管壶腹部与峡部间有梗阻,并伴有碘油进入输卵管间质中的灌注缺损;⑤相当于输卵管、卵巢和盆腔淋巴结部位有多数散在粟粒状透亮斑点阴影,似钙化灶。

子宫输卵管碘油造影有可能将结核菌或干酪样物质带入盆腹腔,甚至造成疾病扩散而危及生命,因此应严格掌握适应证。输卵管有积脓或其他疾患时不宜行造影术。造影前后应给予抗结核药物,以防病情加重。造影适宜时间在经净后 2 ~3 天内。

4. 腹腔镜检查 腹腔镜检查在诊断妇女早期盆腔结核上较其他方法更有价值。对子宫内膜组织病理学和细菌学检查阴性的患者可行腹腔镜检查。镜下观察子宫和输卵管的浆膜面有无粟粒状结节,输卵管周围有无膜状粘连,以及输卵管卵巢有无肿块等,同时可取可疑病变组织做活检,并取后穹隆液体做结核菌培养等。由于输卵管外观欠清,且如有肠粘连时易发生肠穿孔,操作应由有经验的医生进行。腹腔内有广泛粘连者禁忌。

5. 聚合酶链反应检测 经血或组织中结核分枝杆菌特异的荧光聚合酶链反应(polymerase chain reaction,PCR)定量测定可对疾病作出迅速诊断。Thangappah 等研究发现 PCR 技术能有效应用于在早期生殖器结核及临床疑似病例诊断。然而,由于 PCR 检测假阴性率高,使其应用受限。

6. 血清 CA125 值测定 晚期盆腔结核患者血清 CA125 水平明显升高。张欣等报道的 27 例盆腔结核患者中,血清 CA125 数值均高于正常值,中位数值为 465.0kU/L。伴或不伴腹水的腹部肿块患者血清 CA125 值异常升高也应考虑结核可能,腹腔镜检查结合组织活检可明确诊断,以避免不必要的剖腹手术,且血清 CA125 值检测还可用于监测抗结核治疗疗效。

7. 宫腔镜检查 宫腔镜检查可直接发现子宫内膜结

核病灶,并可在直视下取活组织作病理检查。但有可能使结核扩散,且因结核破坏所致的宫腔严重粘连变形可妨碍观察效果,难以与外伤性宫腔粘连鉴别,故不宜作为首选。如必须借助宫腔镜诊断,镜检前应排除有无活动性结核,并应进行抗结核治疗。宫腔镜下可见子宫内膜因炎症反应而充血发红,病灶呈黄白色或灰黄色。轻度病变子宫内膜高低不平,表面可附着粟粒样白色小结节;重度病变则内膜为结核破坏,致宫腔粘连,形态不规则,腔内可充满杂乱、质脆的息肉状突起,瘢痕组织质硬,甚至形成石样钙化灶,难以扩张和分离。

8. 其他检查 如结核菌素试验、血常规、血沉和血中结核抗体检测等,但这些检查对病变部位无特异性,仅可作为诊断的参考。

【鉴别诊断】

1. 非特异性慢性盆腔炎 多有分娩史、流产史、放置宫内避孕器史和淋病、衣原体等急性盆腔炎史。临床表现以经量过多较常见,而闭经者少见。盆腔结核患者多有不孕,盆腔检查有时可扪及结节。

2. 盆腔子宫内膜异位症 临床表现与盆腔结核有许多相似之处,如不孕、低热、盆腔增厚粘连和结节等。但子宫内膜异位症患者痛经症状较明显,月经量一般较多。诊断性刮宫、子宫输卵管碘油造影、超声检查和腹腔镜检查等有助于鉴别诊断。

3. 卵巢肿瘤 结核性腹膜炎有包裹性积液时易误诊为卵巢囊肿,常在开腹手术或腹腔镜检查时才证实。卵巢囊肿表面光滑,边界清,活动度好,而盆腔结核性肿块表面不规则,界限不清,质地软硬不等,结合年龄、有无结核接触史或其他部位结核史、不孕及月经异常等可作出初步诊断。盆腔结核性疡块较大,且质硬不规则伴腹水时易与卵巢恶性肿瘤混淆,后者发现时常已呈恶病质,可行腹腔液穿刺检查鉴别。

4. 宫颈癌 宫颈结核与早期宫颈癌不易区别。宫颈刮片细胞学检查和宫颈活检有助于诊断。

5. 功能失调性子宫出血 子宫内膜结核多有月经改变。

6. 子宫内膜癌。

7. 子宫发育不全。

【治疗】

1. 一般治疗 增强机体抵抗力及免疫力对治疗有一定的帮助。活动性结核患者应卧床休息,至少休息3个月。当病变得到控制后,可从事部分较轻工作,但需注意劳逸结合,加强营养,适当参加体育活动,增强体质。

2. 药物治疗 (抗结核化学药物治疗,简称化疗)抗结核药物应用是治疗结核的重要措施。

(1) 常用的抗结核药物:理想的抗结核药物具有杀菌、灭菌或较强的抑菌作用,毒性低,不良反应小,不易产生耐药菌株,价格低廉,使用方便,药源充足;经口服或注射后药物能在血液中达到有效浓度,并能渗入吞噬细胞、腹膜腔或脑脊液内,疗效迅速而持久。

目前常用的抗结核药物分为4类:①对细胞内外菌体效力相仿者,如利福平、异烟肼、乙硫异烟胺和环丝氨酸等;②细胞外作用占优势者,如链霉素、卡那霉素、卷曲霉素和紫霉素等;③细胞内作用占优势者,如吡嗪酰胺;④抑菌药物,如对氨基水杨酸钠、乙胺丁醇和氨硫脲等。

链霉素、异烟肼和对氨基水杨酸钠称为第一线药物;其他各药称为第二线药物。临床上一般首先选用第一线药物,在第一线药物产生耐药菌株或因毒性反应患者不能耐受时则可换用1~2种第二线药物。

常用的抗结核药物如下:

1) 异烟肼(isoniazid,INH,H):又名雷米封(rimifon)。具有杀菌力强、可以口服、副反应小、价格低廉等优点。结核分枝杆菌对本药的敏感性很易消失,故多与其他抗结核药物联合使用。其作用机制主要是抑制结核菌脱氧核糖核酸(DNA)的合成,并阻碍细菌细胞壁的合成。口服后吸收快。渗入组织杀灭细胞内外的代谢活跃或静止的结核菌。局部病灶中药物浓度亦相当高。剂量:成人口服一次:0.1~0.3g,1日0.2~0.6g;静脉用药一次0.3~0.6g,加5%葡萄糖注射液或等渗氯化钠注射液20~40ml缓慢静注,或加入200~500ml液体中静滴;局部(子宫腔内、直肠子宫陷凹或炎性包块内)用药一次50~200mg;也可一日一次0.3g顿服或1周2次,1次0.6~0.8g服用,以提高疗效并减少副反应。本药常规剂量很少发生不良反应,大剂量或长期使用时可见周围神经炎、中枢神经系统中毒(兴奋或抑制)、肝脏损害(血清丙氨酸氨基转移酶升高)等。异烟肼急性中毒时可用大剂量维生素B$_6$对抗。用药期间注意定期检查肝功能。肝功能不良、有精神病和癫痫史者慎用。本品可加强香豆素类抗血凝药、某些抗癫痫药、降压药、抗胆碱药、三环抗抑郁药等的作用,合用时需注意。抗酸药尤其是氢氧化铝可抑制本品的吸收,不宜同时服用。

2) 利福平(rifampin,RFP,R):为利福霉素的半合成衍生物,是广谱抗生素。其杀灭结核菌的机制在于抑制菌体的RNA聚合酶,阻碍mRNA合成。对细胞内、外代谢旺盛及偶尔繁殖的结核菌均有作用,常与异烟肼联合应用。剂量:成人每日一次,空腹口服0.45~0.6g。本药不良反应轻微,除消化道不适、流感综合征外,偶有短暂性肝功能损害。与INH、PAS联合使用可加强肝毒性。用药期间检查肝功能。肝功能不良者慎用。长期服用本品可降低口服避孕药的作用而导致避孕失败。服药后尿、唾液、汗液等排泄物可呈橘红色。

3) 链霉素(streptomycin,SM,S):为广谱氨基糖苷类抗生素,对结核菌有杀菌作用。其作用机制在于干扰结核菌的酶活性,阻碍蛋白合成。对细胞内的结核菌作用较小。剂量:成人每日0.75~1.0g,1次或分2次肌内注射,50岁以上或肾功能减退者用0.5~0.75g。间歇疗法每周2次,每次肌内注射1g。本药毒副作用较大,主要为第八对脑神经损害,表现为眩晕、耳鸣、耳聋等,严重者应及时停药;对肾脏有轻度损害,可引起蛋白尿和管型尿,一般停药后可恢复,肾功能严重减损者不宜使用;其他过敏反应有皮疹、剥脱性皮炎和药物热等,过敏性休克较少见。单独用药易产生耐药性。

4) 吡嗪酰胺(pyrazinamide,PZA,Z):能杀灭吞噬细胞内酸性环境中的结核菌。剂量:35mg/(k·d),分3~4次口服。不良反应偶见高尿酸血症、关节痛、胃肠不适和肝损害等。

5）乙胺丁醇（ethambutol，EMB，E）：对结核菌有抑菌作用，与其他抗结核药物联用时可延缓细菌对其他药物产生耐药性。剂量：0.25g/次，1 日 0.5 ~ 0.75g；也可开始 25mg/(kg·d)，分 2 ~ 3 次口服，8 周后减量为 15mg/(kg·d)，分 2 次给予；长期联合用药方案中，可 1 周 2 次，每次 50mg/kg。不良反应甚少为其优点，偶有胃肠不适。剂量过大或长期服用时可引起球后神经炎、视力减退、视野缩小和中心盲点等，一旦停药多能缓慢恢复。与 RFP 合用有加强视力损害可能。糖尿病患者须在血糖控制基础上方可使用，已发生糖尿病性眼底病变者慎用本品。

6）对氨基水杨酸钠（sodium para-aminosalicylate，PAS，P）：为抑菌药物。其作用机制可能在结核菌叶酸的合成过程中与对氨苯甲酸（PABA）竞争，影响结核菌的代谢。与链霉素、异烟肼或其他抗结核药联用可延缓对其他药物发生的耐药性。剂量：成人每日 8 ~ 12g，每次 2 ~ 3g 口服；静脉用药每日 4 ~ 12g（从小剂量开始），以等渗氯化钠或 5% 葡萄糖液溶解后避光静滴，5 小时内滴完，1 个月后仍改为口服。不良反应有食欲减退、恶心、呕吐和腹泻等，饭后服用或与碳酸氢钠同服可减轻症状。忌与水杨酸类同服，以免胃肠道反应加重和导致胃溃疡。肝肾功能减退者慎用。能干扰 RFP 的吸收，两者同用时给药时间最好间隔 6 ~ 8 小时。

（2）化疗方案：了解抗结核药物的作用机制并结合药物的副作用是选择联合化疗方案的重要依据。

1）长程标准化疗：采用 SM、INH 和 PAS 三联治疗，疗程 1.5 ~ 2 年。治愈标准为病变吸收，处于稳定而不再复发。但因疗程长，部分患者由于症状消失而不再坚持正规用药导致治疗不彻底，常是诱发耐药变异菌株的原因。

治疗方案为开始 2 个月每日用 SM、INH 和 PAS，以后 10 个月用 INH 和 PAS（2SHP/10HP），或 2 个月 SM、INH 和 PAS，3 个月每周用 SM 2 次，每日用 INH 和 PAS，7 个月用 INH 和 PAS（2SHP/3S$_2$HP/7HP）。

1977 年 Sutherland 总结了 25 年（1951 ~ 1975）药物治疗 566 例生殖器结核的经验。所用药物包括 SM、PAS、INH、EMB 和 RFP，将这些药物组合成不同的 7 种治疗方案，结论是 SM、INH 和 PAS 在 206 例治疗中效果最好。具体用药为 SM1g/d，肌注，共 120 天，INH 100g/d，PAS 300mg/d，共 18 ~ 24 个月，随访 6.5 年，治愈率达 87.1%。

2）短程方案：20 世纪 70 年代以来，国内外学者研究了抗结核药物短程方案，与长程标准方案对照，证明减少用药时间和药量同样可达到治愈效果。近年来倾向于短程化疗方案，以达到疗效高、毒性低和价格低廉的目的。

短程治疗要求：①必须含两种或两种以上杀菌剂；②INH 和 RFP 为基础，并贯穿疗程始末；③不加抑菌剂，但 EMB 例外，含有 EMB 时疗程应 9 个月。

治疗方案有：①前 2 个月每日口服 SM、INH、RFP 和 PZA，然后每日用 INH、RFP 和 EMB 4 个月（2SHRZ/4HRE）；②每日用 SM、INH、RFP 和 PZA 2 个月，然后 6 个月每周 3 次口服 INH、RFP 和 EMB（2SHRZ/6H$_3$R$_3$E$_3$）；③每日给予 SM、INH 和 RFP 2 个月，然后每周 2 次给予 SM、INH 和 RFP 2 个月，再每周 2 次给予 SM、INH 5 个月（2SHR/2 S$_2$H$_2$R$_2$/5S$_2$H$_2$）；④每日给予 SM、INH、RF、P 和 PZA 治疗 2 个月，以后 4 ~ 6 个月用氨硫脲（T）和 INH（2SHRZ/4 ~ 6TH）。

（3）抗结核药物的作用机制

1）抑制蛋白合成：此类药物有 SM、卡那霉素和紫霉素等。SM 的作用贯穿于蛋白质合成的整个过程，破坏蛋白质合成启动阶段的循环，使结核菌细胞不能生长。

2）阻碍细胞壁合成：如 INH、SM、环丝氨酸和 EMB。

3）阻碍核糖核酸合成：RFP 作用最强。INH 也有此作用。

4）干扰细菌的代谢：如 INH 和 EMB 干扰脂类代谢；对氨柳酸抑制叶酸合成；PZA 和 SM 干扰细菌摄氧过程。

（4）抗结核药物用药原则

1）早期用药。早期结核病灶中结核分枝杆菌代谢旺盛，局部血供丰富，药物易杀灭细菌。

2）联合用药。除预防性用药外，最好联合用药，其目的是取得各种药物的协同作用，并降低耐药性。

3）不宜同时给予作用机制相同的药物，如 SM 和卡那霉素。

4）选择对细胞内和细胞外均起作用的药物，如 INH、RFP、EMB。

5）使用不受结核菌所处环境影响的药物。如 SM 在碱性环境中起作用，在酸性环境中不起作用；PZA 则在酸性环境中起作用。

6）须考虑抗结核药物对同一脏器的不良影响。如 RFP、INH、乙硫异烟胺等对肝功能均有影响，联合使用时应注意检测血清丙氨酸氨基转移酶。

7）规则用药。中断用药是治疗失败的主要原因，可使细菌不能被彻底消灭乃至反复发作和出现耐药。

8）适量用药。剂量过大会增加副作用；剂量过小则达不到治疗效果。

9）全程用药。疗程的长短与复发率密切相关，坚持合理全程用药，可降低复发率。

10）宜选用杀菌力强而安全性高的药物。如 INH、RFP 的杀菌作用不受各种条件影响，疗效高；SM、PZA 的杀菌作用受结核菌所在环境影响，疗效较差。

（5）免疫治疗：结核病病程中可引起 T 细胞介导的免疫应答，也有 I 型超敏反应。结核患者处于免疫紊乱状态，细胞免疫功能低下，而体液免疫功能增强，出现免疫功能严重失调，对抗结核药物的治疗反应迟钝，往往单纯抗结核药物治疗疗效不佳，因此，辅助免疫调节剂可以及时调整机体的细胞免疫功能，提高治愈率，减少复发率。常用的结核免疫调节剂有：

1）卡提素（PNS）：PNS 是卡介苗的菌体热酚乙醇提取物，含 BOG 多糖核酸等 10 种免疫活性成分，具有提高细胞免疫功能及巨噬核酸功能，使 T 细胞功能恢复，提高 H$_2$O$_2$ 的释放及自杀伤细胞的杀菌功能。常用 PNS 1mg 肌注，每周 2 次。与 INH、SM、RFP 并用作为短程化疗治疗初活动性肺结核。

2）母牛分枝杆菌菌苗（M. vaccae）：M. vaccae 的作用机制一是提高巨噬细胞产生 NO 和 H_2O_2 的水平杀灭结核菌,二是抑制变态反应。用 M. vaccae 每 3～4 周深部肌内注射 1 次,0.1～0.5mg,共用 6 次,并联合抗结核药物治疗初始和难治性肺结核,可缩短初治肺结核化疗疗程,提高难治性结核病的治疗效果。

3）左旋咪唑（LMS）：LMS 主要通过激活免疫活性细胞,促进淋巴细胞转化产生更多的活性物质,增强单核-巨噬细胞系统的吞噬能力,故对结核患者治疗有利,但对正常机体影响并不显著。LMS 作为免疫调节剂治疗某些难治性疾病已被临床日益重视。LMS 一般联合化疗药物辅助治疗初始肺结核。用法 150mg/d,每周连服 3 天,同时每日用化疗,疗程 3 个月。

4）γ-干扰素（γ-IFN）：可使巨噬细胞活化产生 NO,从而抑制或杀灭分枝杆菌。常规抗结核药物化疗无效的结核患者在加 γ-IFN 后可以缓解临床症状。$25～50\mu g/m^2$。皮下注射,每周 2 次或 3 次。作为辅助药物治疗难治性播散性分枝杆菌感染的用量为 $50～100\mu g/m^2$,每周至少 3 次。不良反应有发热、寒战、疲劳、头痛,但反应温和而少见。

（6）耐药性结核病的治疗:耐药发生的结果必然是近期治疗失败或远期复发。一般结核分枝杆菌对 SM、卡那霉素、紫霉素有单相交叉耐药性,即对 SM 耐药的结核分枝杆菌对卡那霉素和紫霉素敏感,对卡那霉素耐药者对 SM 也耐药,但对紫霉素敏感,对紫霉素耐药者则对 SM、卡那霉素均耐药。临床上应按 SM、卡那霉素、紫霉素的顺序给药。

初治患者原始耐药不常见,一般低于 2%,主要是对 INH 和（或）SM 耐药,而对 RFP、PZA 或 EMB 耐药者很少见。用药前最好做培养和药敏,以便根据结果调整治疗方案,要保证至少 2～3 种药敏感。如果患者为原发耐药,必须延长治疗时间,才能达到治疗目的。怀疑对 INH 和（或）SM 有原发耐药时,强化阶段应选择 INH、RFP、PZA 和 EMB,巩固阶段则用 RFP 和 EMB 治疗。

一种特别危险的耐药形式是耐多药结核（multiple-drug resistant tuberculosis,MDR-TB）,是指至少对异烟肼和利福平这两种最有效的抗结核药具有耐药性的结核分枝杆菌引起的疾病。对于耐多药结核的治疗十分困难,需要使用二线抗结核药物长期进行化疗,疗程应达到 18～24 个月,其费用比一线药物更加昂贵,而且患者易发生更加严重的药物不良反应。Shin 等报道的 244 例耐多药结核患者的治疗结果显示,其中 76.0% 治愈,6.6% 治疗失败,4.9% 死亡,11.5% 退出治疗。Prasad 等认为,耐多药结核是人为问题,可以通过正确诊断和有效治疗所有结核患者来预防。为了适当控制耐多药结核,应首选直接督导下的短程化疗（directly observed treatment short-course,DOTs）防止耐多药菌株的出现,并仔细选择二线药物治疗耐多药结核的患者。

3. 手术治疗

（1）手术适应证

1）输卵管卵巢脓肿经药物治疗后症状减退,但肿块未消失,患者自觉症状反复发作。

2）药物治疗无效,形成结核性脓肿者。

3）已形成较大的包裹性积液。

4）子宫内膜广泛破坏,抗结核药物治疗无效。

5）结核性腹膜炎合并腹水者,手术治疗联合药物治疗有利于腹膜结核的痊愈。

（2）手术方法和手术范围:手术范围应根据年龄和病灶范围决定。由于患者多系生育年龄妇女,必须手术治疗时也应考虑保留患者的卵巢功能。如患者要求保留月经时可根据子宫内膜结核病灶已愈的情况予以保留子宫。对于输卵管和卵巢已形成较大的包块并无法分离者可行子宫附件切除术。盆腔结核导致的粘连多,极为广泛和致密,以致手术分离困难,若勉强进行可造成不必要的损伤,手术者遇上述情况应及时停止手术,术后结核 3～6 个月,必要时进行二次手术。

（3）手术前后和手术时用药:一般患者在术前已用过一个疗程的化疗:手术如行子宫双侧附件切除者,除有其他脏器结核尚需继续正规药物治疗外,一般术后只需再予以药物治疗一个月左右即可。如果术前诊断不明,术中发现结核病变,清除病灶引流通畅,术中可予以 4～5g SM 腹腔灌注,术后正规抗结核治疗。

【预防】 盆腔结核多为继发感染,原发病灶以肺最常见。预防措施与肺结核相同。加强防痨的宣传教育,增加营养,增强体质。加强儿童保健,防痨组织规定:体重在 2200g 以上的新生儿出生 24 小时后即可接种卡介苗;体重不足 2200g 或生后未接种卡介苗者,3 个月内可补种,出生 3 个月后的婴儿需先作结核菌素试验,阴性者可给予接种。青春期少女结核菌素试验阴性者应行结核菌苗接种。

盆腔结核患者的阴道分泌物和月经血内可有结核菌存在,应加强隔离,避免传染给接触者。

【结核与获得性免疫缺陷综合征】 2007 年,世界卫生组织（WHO）发表的关于结核病的报告中指出,HIV 和结核并存是致命的,分别会加速对方的发展。HIV 会削弱免疫系统。结核是 HIV 阳性者死亡的一个首要原因。在抗结核治疗期间,感染 HIV 的结核病患者可能比未感染 HIV 者的死亡率高 5 倍。HIV 感染是使结核病从休眠状态进展为活动期的最重要的危险因素。美国疾病控制中心（CDC）从 1989 年起,建议对所有结核患者进行 HIV 检测。但在我国,全面推行尚有困难,对 HIV 高危的结核病患者应进行相应检查。

【盆腔结核与妊娠】 盆腔结核是导致不孕的主要原因之一。由于结核菌对输卵管的破坏较严重,应用足够的抗结核药物后获得正常妊娠的机会也甚微。盆腔结核患者人工助孕成功率低,郭丽娜等研究表明,女性生殖器结核患者体外受精-胚胎移植的种植率、妊娠率和分娩率较非结核患者明显降低,流产率显著增高。结核的活动期应避免妊娠,病情稳定后 5 年或 5 年以上才可妊娠。

（狄 文）

第六节 性传播性疾病

一、概 述

【定义、历史】 性传播疾病（sexually transmitted

disease,STD)主要是指通过性行为为传染途径的一组疾病,或简称性病(veneral disease,VD)。

经典性病主要有梅毒(syphilis)、淋病(gonorrhea)、软下疳(chancroid)、性病性淋巴肉芽肿(lymphogranuloma venereum),称为第一代性病,过去民间称"花柳病"。现代性传播疾病概念与既往性病有明显区别。性病传播方式由以性交为主要传播方式的疾病扩展为可由其他方式传染的疾病,由原来四种扩展为20多种疾病,如尖锐湿疣、生殖器疱疹、白色念珠菌病、滴虫病、衣原体感染、艾滋病、肝炎、阴虱、疥疮等疾患,统称为性传播性疾患(STD)等,称为第二代性病。近年来,各种性传播疾患猛增,特别是病毒性感染等症,鉴于VD不能代替目前的性传播性疾病,1995年世界卫生组织(WHO)宣布对这类疾病均采用性传播疾患(STD)一词。目前STD可分为可治愈性STD和不可治愈性STD,前者指病原体为细菌、真菌、螺旋体、衣原体、支原体及寄生虫者,是目前能治愈的STD;后者指病毒感染类STD,主要指乙型肝炎、生殖器疱疹、尖锐湿疣和艾滋病,至今仍是不能治愈的,是一类需要特别做出预防努力的疾病。

性传播疾病在全球范围内蔓延与以下因素有密切的关系:①性观念、尤其是性行为改变:性行为年龄年轻化;婚姻关系不稳定;性自由与性滥交引起性关系紊乱;性伴数目增加;性行为多样化;同性恋趋向不断增加。②性成熟的平均年龄下降,性活跃年龄人口数量基数大。③避孕方法的普及减少了对性行为后果的顾虑,以及因避孕药及宫内节育器的应用减少了安全套使用,失去对感染因子的物理保护。④国际、国内以及城乡间的人口流动增加。⑤伴随旅游业的发展而兴起色情业,在性传播疾病的流行中起有重要作用。⑥无症状性传播疾病的存在以及耐药菌株的出现等。

【类别】　性传播疾病是通过性行为传播,病原体有细菌、真菌、螺旋体、衣原体、支原体、病毒、寄生虫等,在病原微生物的八大类中除了立克次体以外均可以引起性传播疾病,结合国内常见的STD,重点与妇科有关的病种归纳如表4-1-12,共20多种。

【传播途径】

1. 性行为或类似性行为的直接传播　占STD患者的95%~98%,其中性交是最主要的传播途径。此外,接吻、口交与肛交也是性传播的途径。

2. 间接接触传播　通过接触患者病原体的分泌物的衣服、被褥和器具如水杯、浴盆、便器、浴池也可传播STD。

3. 血液与血液制品的传播　梅毒、乙肝、淋病、艾滋病均可通过血液传播。血液途径传播快,感染重,全身症状重。

4. 围生期母婴间传播

1)宫内传播:梅毒、生殖器疱疹、巨细胞病毒、乙型肝炎病毒、艾滋病病毒都可通过胎盘血液循环或胎儿吸入感染病原体的羊水发生宫内垂直传播。

2)分娩过程的感染:分娩时胎儿通过产道接触或吸入产道中的血液、黏液、羊水而造成新生儿感染。

3)产后的感染:母乳喂养或母婴直接接触而传播。

5. 医源性传播　医疗器械污染或防护不严引起交叉感染或医务工作者接触患者标本及医疗器械引起的间接感染。

表4-1-12　STD的病原体及病种

	病原体	病种
细菌	梅毒螺旋体	梅毒
	淋球菌	淋病
	杜克雷嗜血杆菌	软下疳
病毒	单纯疱疹病毒(Ⅰ型、Ⅱ型)	生殖器疱疹
	人乳头瘤病毒	尖锐湿疣
	传染性软疣病毒	传染性软疣
	巨细胞病毒	巨细胞病毒感染症
	EB病毒	传染性单核细胞增多症
	A型、B型肝炎病毒	A型、B型病毒性肝炎
	艾滋病病毒(HIV)	AIDS(艾滋病)
支原体	尿素分解支原体	非淋菌性尿道炎、宫颈炎
衣原体	沙眼衣原体(L1-L3型)	性病性淋巴肉芽肿
	沙眼衣原体(D,K型)	非淋菌性尿道炎、宫颈炎
真菌	白色念珠菌	外阴、阴道念珠菌病
原虫	溶组织阿米巴	阿米巴痢疾
	滴虫	
		阴道滴虫病
寄生虫	虫疥	螨疥疮
	阴虱	阴虱病

6. 人工授精及器官移植　人工授精和器官移植可造成STD的传播,尤其是艾滋病的传播。

【危害性】

1. 围生儿发病率及死亡率增加　早期STD感染易引起流产及胎儿畸形;中、晚期妊娠感染者易造成宫内胎儿发育迟缓、早产和死产。孕妇患梅毒可发生先天梅毒儿,造成多个脏器的先天性异常;感染了艾滋病病毒的儿童,在5岁以内绝大部分将死亡。

2. 并发症和后遗症　梅毒可引起全身脏器的损害,淋病可致关节炎、心内膜炎等多个系统疾病,艾滋病毒因严重损害机体免疫功能引起条件致病性感染和恶性肿瘤。

3. 不孕、异位妊娠　淋病、衣原体、支原体因容易造成盆腔炎性疾病,而引起不孕症和异位妊娠的发生率增高。尤其是衣原体和支原体的感染在近几年有明显的增高的趋势。

4. 潜在的致癌因素　生殖器疱疹、人乳头瘤病毒、巨细胞病毒、乙肝病毒、人免疫缺陷病毒等与癌的发病机制的关系日益受到人们的关注。HSV-Ⅱ,HPV 在宫颈癌的发生中起有重要作用,超过 90% 的宫颈癌患者中可查出 HPV 感染。HIV 因细胞免疫功能低下也可引起恶性肿瘤的发生。

5. 危害社会 STD 属于社会性疾病,给个人、家庭、社会带来严重的经济冲击和压力,阻碍社会经济的发展,威胁着社会的安定。特别是艾滋病的流行和母婴传播对国家经济发展和民族兴旺产生了严重的消极影响。

【诊断】 首先是医生应严肃认真,态度和蔼,守密求实,询问病史,进行全面体格检查及必要的实验室检查,分析所得资料。由于 STD 为由多种病原体形成的疾患,临床表现也多种多样。如何抓住焦点,得到早期诊断至关重要。临床上作出鉴别诊断乃是诊断的关键,即从广泛的疾病中,缩小范围逐一鉴别,从症状上,患病部位上以及患者的主诉等方面,进行系统分析,以期达到早期确诊的目的。

1. 询问病史 特别是有关发生性病可能的接触史,以尊重、同情和不加评判的态度对待患者,致力于消除 STD 患者心理的顾虑,取得患者的信任,询问与性病有关的接触史、接触时间、方式等。

1)现病史:主要是来就诊的症状,最早出现症状的器官、时间及症状的演变过程,接受诊断治疗经过。

2)既往史:主要与性传播疾病有关的既往史,注意采集有五个方面的关键信息即五个"P":性伴侣(partners)、避孕(prevention of pregnancy)、性病防护(protection from STDs)、性行为(practices)、性病史(past history of STDs)。

3)生育史:有关流产、早产、死产史,子女发育生长情况,注意与性病有关的情况。

4)家族史:父母性病史,配偶性病史,以及子女有无性病史。

2. 体格检查 性病不只是生殖器官病变,常引起全身性病变,必须进行全面体检(同一般患者)。

1)皮肤检查:对性传播疾病很重要,注意皮肤病变部位,是生殖器部位病变或生殖器外病变,疹型、大小和面积、颜色、边缘、表面状态、是否对称、数目、厚度和硬度、形状、分布和排列病变的演变等均是诊断的参考依据。

2)心血管系统检查:发现心脏病变。

3)神经系统检查:晚期神经梅毒和脑型艾滋病应通过神经系统检查进一步诊断。

4)骨关节检查:梅毒、淋病、艾滋病均可侵犯骨关节,X 线检查可准确地发现骨关节破坏影像。

5)生殖器官检查:先检查外阴部有无红斑丘疹、结节等,然后依检查常规顺序检查,放入窥器检查阴道壁、子宫颈口,阴道内分泌物性状、颜色、气味,有无泡沫及血液,取材实验室检查。

6)非生殖器官检查:非生殖器官于性活动器官、口腔、唇、咽喉、肛门、股间、乳头等应行检查。

7)淋巴结检查:注意淋巴结大小、硬度、压痛、表面状态,有无粘连和融合,是否发生了脓肿、溃疡窦道瘘管,各部位病变应检查与之相应部位地淋巴结。

3. 实验室诊断 实验室诊断占着极其重要地位,检测目的如下:直接涂片检病原体,通过培养、动物接种、鸡胚胎卵黄囊接种分离出病原体。以上三种方法寻找致病的病原体。用特异抗体证实病原体抗原感染。通过血清反应检出患者血液中的特异抗体。通过生化试验检出某些病原体的生化特性,皮肤超敏试验可确定某些病原体感染,如用 Frei 试验诊断性病性淋巴肉芽肿衣原体感染,对诊断治疗有重要的指导意义。

4. 病理组织检查在性传播疾病的诊断中有时必须依靠病理组织诊断,可以对某些疾病进行确诊。

【治疗】 近年来随着医学的进展,病原学、免疫学等检测手段的提高,药物学的进步,最突出的变化位对多种性病有特效药物,如能早期诊断,很多性传播性疾患能得到彻底治愈。

1. 治疗原则 治疗性传播性疾病应遵循以下原则。

(1)未确定诊断之前不应随意治疗:初期生殖器官发生病变,往往不立即就医,企图悄悄治愈不被他人发现,自己随意治疗,常常由于药物选择不当,或剂量不足、不能彻底杀灭病原体、不能达到彻底治愈,反而由于干扰血清反应而妨碍诊断,影响疾病的诊疗。

(2)确诊后立即治疗,选择药物足量规则:确诊性病后应立即进行治疗,根据疾病种类选择病原体最敏感的药物,足量按规则治疗,以免病变转为隐性期。

(3)夫妻同时治疗:夫妻或性伴侣之间同时接受治疗,治疗期间应避免性接触,防止通过性接触再感染。

(4)认真观察疗效,坚持彻底治愈:有的性病在治疗后症状很快消失,但未完全消减病原体,未达到彻底治愈因此在治疗中只观察自觉症状的消失作为治愈的标准是不够的,应进行实验和检查,只有病原体消减和转阴方能判愈。

(5)做好随诊工作,为了防止病情复发及再感染,应作好随诊工作。出院前应作好宣传教育工作,使患者认识到性病对个人家庭的危害,社会的影响,认识随诊的重要意义,主动前来复查,未能前来复查者,必须认真随访。

2. 治疗方法

(1)一般疗法:性病患者除了使用药物治疗外,也应注意全身情况,如高热,全身症状重要器官发生病变,或有其他合并症时应休息。有持续高热时应注意补充水分及电解质,发热疼痛时可对症治疗,可投与小剂量解热剂、镇痛剂。特别注意的是应禁止性交,实行性隔离,性交不但可使病情加重,同时能传染性伴侣。

(2)药物治疗:针对引起性病的病原体,选择抗病原体的药物治疗。

有些性病呈现急性、慢性炎症,可选用青霉素、红霉素、先锋霉素、链霉素和磺胺类药物治疗。梅毒螺旋体对青霉素最敏感。淋病推荐使用头孢曲松治疗,耐药菌株感染可用阿奇霉素治疗,常用大环内酯类和四环素类药物治疗衣原体或支原体。抗真菌治疗可用抗生素类药物,如两性霉素 B、制霉菌素等,或唑类抗真菌药物,如克霉唑、氟康唑、酮康唑。病毒致病范围较广,而抗病毒药物又有较强的针对性,应根据疾病选择药物。又因为病毒感染与免疫技能有密切关系,应配合免疫疗法治疗。寄生虫治疗也有较严格的针对性,抗阴道毛滴虫主要用甲硝唑,杀灭阴虱主要用六六六、敌杀死、中药百部等,抗寄生虫治疗因病变部位不同分别采用外用或内服疗法。

（3）物理疗法：物理疗法是利用各种物理因子如光、电、冷、热、射线治疗疾病的方法，种类颇多，在性传播疾病中广泛应用。如利用平稳电压的直流电作用于皮肤组织，利用高频电流作用产生高热及电火花，破坏病变组织达到治疗的目的，主要用于治疗生殖器疣。还有激光冷冻等治疗。病变表面有糜烂、渗出等情况下，常用清洁剂冲洗。性病的生殖器病变也常使用外用药物治疗，选择敏感药物，有针对性的治疗，有外用消炎剂、栓剂、软膏等。

【预防】 性传播疾病的预防应从以下几方面着手，做好性传播疾病的综合治理，为防止及控制性传播疾病在我国的蔓延，除临床预防以外，还应采取社会性预防及综合治理一系列措施。

1. 临床预防对于 STD 的预防至关重要，主要通过以下五个方面进行：

（1）对高危个体进行教育和咨询，避免在性行为过程中发生性病传播，可采取减少性伴侣数量、使用避孕套等措施；

（2）确定无症状感染者，以及有症状而不寻求诊疗服务的人员；

（3）有效诊断和治疗感染者；

（4）对性病患者的性伴侣进行评估、治疗和咨询，可在当地卫生部门的帮助下开展此项工作；

（5）对存在可预防接种的性病感染危险的个体进行暴露前免疫接种，如接种 HPV 疫苗等；

（6）暴露后预防，如医务人员职业暴露后口服抗 HIV 病毒药物预防 HIV 感染。

2. 加强社会性预防，开展性病知识的宣传教育工作，使广大群众了解有关性病的知识和性病的危害，自觉抵制不洁性行为是预防性病发生和蔓延的重要环节。

3. 大力开展性病专科门诊并建立健全各层次的性病防治机构，加强对专业人员的培训，积极开展科学研究和国际技术合作，提高性病防治的质量和水平。

4. 消除传染源。治疗性传播疾病应该遵守男女双方同时治疗的原则，并尽可能彻底治愈。

5. 对性传播疾病患者应加强管理，性隔离是阻止性扩散最重要的措施，并要注意防止间接感染。有的病种应采取隔离治疗，如艾滋病、活动期乙型肝炎、二期梅毒等，防止通过各种方式传染给他人。

6. 制订与完善防治性病的相关法规，并坚决执行。

（胡丽娜）

二、艾 滋 病

艾滋病是获得性免疫缺陷综合征（acquired immunodeficiency syndrome, AIDS）的简称。是由人免疫缺陷病毒（human immunodeficiency virus, HIV）感染引起，主要侵犯和破坏辅助性 T 淋巴细胞，使机体细胞免疫功能部分或完全丧失，继而发生条件致病性感染和肿瘤的发生。该病自发现以来，蔓延迅速，病死率高，目前尚缺乏安全有效的治疗方法和安全性疫苗，因此目前该病已成为严重威胁人类健康的疾病之一。自 1981 年发现该病以来，至今已有近 30

年的历史，但仍未找到理想的预防和治愈艾滋病的方法。高效抗反转录病毒治疗（highly active antiretroviral therapy, HAART）是目前针对 AIDS 公认有效的治疗方法。1996 年应用于临床以来，AIDS 的发病率和病死率已明显下降，患者的免疫功能得到重建，生存质量显著改善，至少在发达国家 HIV 感染已成为一种可控的慢性疾病。

【流行病学】 自 1981 年 6 月美国 CDC 报道首例 HIV/AIDS，至今 HIV 感染人数已经接近全世界总人口的 1%。根据 UNAIDS 和 WHO 的最新估计，截至 2010 年底艾滋病疫情的报道，全球累计人数 HIV/AIDS 超过 6000 万人，死亡约 3000 万人。95% 的感染者在发展中国家，艾滋病已成为全球关注的公共卫生和社会热点问题。可喜的是，随着全球各国对 HIV 发病的严密监测、预防及治疗等措施的实施，HIV 新发感染率近年来有所下降，据 WHO 报告，截至 2009 年，HIV 新发感染率在近 8 年内减少 17%，东亚地区 HIV 发病率降低近 25%，南亚和东南亚同期降低 10%，东欧流行趋势亦有下降。撒哈拉以南的非洲地区 HIV 发病率降低约 15%。

该病全球流行中心在非洲，尤其是南非洲。截至 2010 年 12 月，该地区 HIV/AIDS 人数达 2250 万人，占全球的 67.6%，15 岁以下儿童新发感染者占全球的 91%。东欧和中亚地区是目前感染率增长最快的地区，到 2009 年底这一地区约有 13 万新感染者，感染总数达 140 万人。2010 年《全球艾滋病疫情报告》显示，亚洲艾滋病流行大体保持稳定。截至 2009 年底亚洲有 490 万人为艾滋病病毒感染者。

HIV 病毒 1983 年通过血液制品方法传入中国，1985 年我国报道了首例艾滋病，为美籍阿根廷人。全国除台湾、香港、澳门以外，已有 31 个省（自治区、直辖市）发现 HIV 感染。截至 2009 年 10 月底，累计报告艾滋病病毒感染者和患者 319 877 例，其中艾滋病患者 102 323 例，报告死亡 49 845 例。估计 2009 年当年新发艾滋病病毒感染者 4.8 万人，我国艾滋病疫情形势依然严峻，性传播正在成为主要传播途径。

【病原学】 艾滋病的病原体为 HIV。1981 年，美国首先从一组男同性恋者身上发现了后天的免疫缺陷，以后相继因各种感染死亡。1983 年 5 月法国学者 L-蒙塔尼在以淋巴结肿胀为主要病症的患者中，分离出一种病毒称淋巴结相关病毒（lymphadenopathy associated virus, LAV）。1984 年 5 月，美国学者 R-盖勒从艾滋病患者的组织中分离出病毒，称之为人类 T 淋巴细胞病毒Ⅲ型（human T cell lymphotropic virus type Ⅲ, HLTV-Ⅲ）。不久便证明 HLTV-Ⅲ 与 LAV 为同一种病毒。1986 年 5 月国际病毒学分类委员会将艾滋病病毒称人类免疫缺陷病毒。1986 年 7 月 25 日世界卫生组织在 39 届会议上宣布：今后将沿用人类免疫缺陷病毒（human immunodeficiency virus, HIV）作为艾滋病病毒的命名。目前 HIV 主要分为 HIV1 和 HIV2。HIV-1 的感染遍及全球，HIV-2 过去主要局限在南非，近年来有向世界其他地方蔓延的趋势。

【发病机制】 HIV 属反转录病毒科的慢病毒属。其核心为含有两条 RNA 链，其外周由多种蛋白质形成的核膜，包膜由病毒特有的蛋白质附着于一薄层类脂构成。

HIV 有三个病毒复制所必需的结构基因,即编码核心蛋白 gag、编码反转录酶与整合酶的 pol 和编码包膜蛋白的 env 基因。gag 基因前体蛋白 p55 可水解成主要核心蛋白 p24、p18 和 p15。Pol 基因编码反转录酶和内切酶。Env 基因前体糖蛋白 gp160 可裂解成 gp120 与 gp41,gp120 是主要的包膜蛋白。

HIV 进入人体后,通过 gp120 与辅助性 T 淋巴细胞(T$_4$)表面的 CD4 受体相结合而进入靶细胞,在反转录酶的作用下,以 RNA 为模板,合成 DNA,并使 DNA 与宿主细胞 DNA 整合,依靠细胞的生物器进行自我复制,一般呈潜伏状态,一旦激活,就可形成新的病毒颗粒。HIV 在繁殖过程中可通过以下方式杀伤 T$_4$ 淋巴细胞,造成机体免疫功能受损:①HIV 在靶细胞内高水平的复制,并以芽生方式释出,引起细胞膜的损害,导致 T$_4$ 淋巴细胞的溶解和破裂。②因 gp120 和 T$_4$ 的 CD4 受体亲和力强,已感染的 T$_4$ 淋巴细胞可以融合多个未感染 HIV 的 T$_4$ 淋巴细胞形成融合细胞,使细胞膜通透性发生改变,引起细胞的溶解和破坏;HIV 还可感染骨髓干细胞,使 T$_4$ 淋巴细胞数量明显下降。③游离的 gp120 可以与未感染的 T$_4$ 淋巴细胞结合,作为介导抗体依赖性细胞毒作用的抗原,使已感染 HIV 的 T$_4$ 淋巴细胞作为靶细胞,受到 K 细胞攻击而损伤。④HIV 蛋白可干扰 CD4 分子产生免疫抑制作用,干扰 T 淋巴细胞活性并抑制有丝分裂原和抗原刺激淋巴细胞的增殖反应,使 T$_4$ 淋巴细胞增殖减少。HIV 除感染 T$_4$ 淋巴细胞以外,还可感染巨噬细胞,胶质细胞等。当大量感染 HIV 的 T$_4$ 淋巴细胞或巨噬细胞被杀伤和耗竭,就可导致一系列的细胞免疫严重缺陷,引起条件致病性感染和肿瘤发生。

HIV-1 与 HIV-2 基因组的核苷酸序列具有一定的同源性,使得两者的核心蛋白呈明显的血清交叉反应,而包膜蛋白具有明显的差别,造成包膜蛋白的血清反应呈较高的型特异性。

【传播途径】 传染源主要是 AIDS 患者及 HIV 携带者。传染性最强的是临床无症状而血清 HIV 抗体阳性的感染者。而病毒阳性但抗体阴性的 HIV 感染者是最危险的传播者。人群普遍易感,HIV 的感染与人类的行为密切相关,男性同性恋者,静脉药物依赖者,与 HIV 携带者经常有性接触者,以及经常输血者如血友病患者,都属于高危险群体。其传播途径主要有以下几种。

1. 性接触 包括同性恋、异性恋或双性恋,凡与 HIV 感染者有性行为均可发生 HIV 感染。性伴侣越多,无保护性插入性性交(尤其是肛交)和有性传播性疾病的存在可带来 HIV 传播的高危险性。

2. 经血传播 ①输入了污染的 HIV 血液、血液成分或血液制品;②移植和(或)接受了 HIV 感染的器官、组织和精液;③与静脉药瘾者共用受 HIV 污染的、未经消毒的针头或注射器;④医源性感染,感染有三种可能性,一种是 HIV 从感染的患者传播给医务人员,另一种是感染 HIV 的医务人员在行医过程中把病毒传给患者,还有一种就是患者之间的传播。器械消毒不严,如内镜、牙科器械等,手术器械或医务人员及实验室人员接触 HIV 患者的标本及医疗器械间接感染。据报道,HIV 污染的针头刺伤皮肤后,被

感染的概率为 0.5%,但可因针刺的深浅及感染源血中的 HIV 荷载高低而有所不同。

3. 母婴垂直传播 也称围生期传播。母婴传播是婴幼儿和儿童感染的主要方式,感染 HIV 的母亲可经宫内、分娩和产后感染胎儿和婴儿,其危险性随母亲感染 HIV 的状态、疾病的时期和严重程度加重而增加。母婴传播的概率为 15% ~ 30%。

4. 其他方式 目前尚无证据说明 HIV 可通过打喷嚏、握手、餐具、拥抱、眼泪、电话、游泳池共用浴缸或蚊子叮咬而传播。

【临床表现】 感染 HIV 到发展为艾滋病之间的潜伏期长短不一,平均潜伏期 2 ~ 10 年,可由数月至数年,潜伏期的长短和感染 HIV 的量成负相关。一旦出现临床艾滋病,多于 18 个月内死亡,约 80% 经母婴传播的儿童活不过 5 岁。根据世界卫生组织、美国疾病控制中心和我国具体情况,现一般将 HIV 感染分三期。

1. HIV 急性感染 常常发现于 HIV 高危人群,如静脉药瘾者或同性恋者。可以是亚临床的或以各种临床表现为特征。亚临床由于症状不明显常被漏诊,可仅表现为乏力、咽痛及全身不适,类似上呼吸道感染。急性疾病典型的表现发生在感染 HIV2 ~ 4 周后,表现为一过性的类似单核细胞增多症样的症状,为发热、盗汗、肌肉关节疼痛、皮疹、淋巴结肿大、胃肠黏膜溃疡,重者出现脑膜脑炎或急性多发性神经炎。实验室检查 CD4 细胞水平下降和 CD4/CD8 比例下降或倒置,p24 抗原血症和(或)HIV 抗体及 HIV 阳性。

2. 无症状 HIV 感染 有 HIV 感染病史,临床上无症状及体征,血清中可检出 HIV 或 HIV 抗体阳性。常常在体检或性伴侣出现抗 HIV(+)/AIDS 时检查而发现。

3. 艾滋病 由于 HIV 造成 T 淋巴细胞的大量减少或衰竭引起细胞免疫功能的严重损伤,导致机体免疫功能、尤其是细胞免疫功能严重缺陷,引起严重的条件致病性感染和肿瘤的发生。表现为不规则低热超过一个月;原因不明性持续性全身淋巴结肿大(非腹股沟部位),数目大于 3 个,直径大于 1cm;慢性腹泻 4 ~ 5 次/日;体重减轻 10% 以上。此组又可分为 5 个亚型:

A 亚型:有非特异性全身症状,如不明原因的持续性 1 月以上的发热、腹泻、体重减轻 10% 以上。

B 亚型:不明原因的神经系统症状,如痴呆、脊髓病、末梢神经病。

C 亚型:因 HIV 感染后细胞免疫功能低下而引起各种条件致病性感染。常见的感染有①原虫感染:卡氏肺囊虫肺炎、弓形虫、隐孢子虫肠炎。②细菌感染:G$^+$球菌或 G$^-$杆菌感染,最常见的是结核分枝杆菌和鸟型分枝杆菌。临床上肺结核进展快,治疗困难,还可见全身播散性结核。③真菌感染:常见口腔念珠菌感染,亦有食管或结肠念珠菌感染,隐球菌脑膜炎及组织胞质菌或青霉菌的感染屡见报道。④病毒感染:可见乙型肝炎病毒(HBV)、丙型肝炎(HCV)、单纯疱疹病毒(HSV)、带状疱疹病毒(HZV)、巨细胞病毒(CMV)和 EB 病毒等感染。

D 亚型:继发性恶性肿瘤。主要是 Kaposi 肉瘤、非霍奇金淋巴瘤淋巴肉芽肿和原发性颅内淋巴瘤等。

E亚型:除以上分型以外的其他并发症,为慢性淋巴细胞性间质性肺炎、D亚型以外的恶性肿瘤等。

【诊断】

1. 主要诊断依据

(1) 流行病学及临床表现:对以下患者要特别注意:

①同性恋、多个性伴侣、静脉药瘾、接受输血及血液制品史;

②不明原因长期低热、腹泻、体重在近3个月内下降10%或全身淋巴结肿大者;

③有原因不明的免疫功能低下者;

④有条件致病性感染及Kaposi肉瘤表现者。

(2) 实验室检查

1) HIV检测所依据的指标:可以作出HIV感染诊断的实验室指标可分为三类:直接指标、相关指标和间接指标。

①直接指标:指用病毒分离培养、电镜形态观察和基因测定等方法从宿主标本中直接检测到病毒或病毒基因。

②间接指标:检测血清中HIV抗原或其相应的抗体是判断HIV感染的间接指标。

③相关指标:是指HIV感染后造成机体免疫系统受损的指标。

2) 常规的检测方法

抗体的检测:目前大多都以检测HIV感染者血清的特异性抗体作为判断HIV感染的证据。抗HIV抗体检测分为初筛试验及确证试验两类,当初筛试验阳性时,需进行确证试验,确证试验阳性时才能确定为HIV感染。常用的方法有以下几种:

明胶颗粒凝集法(PA):方法简单,适于大批量初检,敏感性及特异性较酶联免疫法差,并且需用新鲜样品,结果不能重复。

酶联免疫法(ELISA):是广泛应用于临床诊断的有效筛选方法,方法敏感、快速、经济,缺点是有较高的假阳性,不能判断早期感染的患者。

免疫荧光试验(IF):此方法敏感性高,但存在非特异性,且需熟练的技术人员判断结果。

蛋白印迹法(Western blot):在美国已成为法律认可的确证试验,它可识别个别病毒的蛋白成分,如p21、gp120、gp40,但操作方法复杂,需要一定的设备和熟练的技术,仍然有一些非特异性交叉反应。

区带免疫分析法(LIA):其电泳带清晰,使其结果易于判断和解释,有较高的特异性和敏感性。

斑点印迹分析:是一种简便、快速的检测技术,容易直接判断结果,操作者易掌握。

抗原的检测:

病毒分离和培养:对诊断具有特异性,但昂贵、费时、方法复杂,不能普遍应用。

p24抗原的检测:用ELISA检测p24抗原有助于HIV的早期诊断、预后判断和抗病毒治疗的效果评价,具有很高的实用价值,但阳性检测率较低。

PCR法:对HIV病毒核酸测定进行判断的方法,具有快速、高效、灵敏和特异等优点,可用于早期诊断HIV感染,并可用于婴儿AIDS的早期诊断。目前该试剂盒仍主要都从国外进口,价格昂贵。国产HIV-1PCR荧光定量检测试剂盒已投入临床实验。

相关实验检测:

免疫缺陷的实验室检测:①外周血淋巴细胞计数:外周血淋巴细胞减少已作为HIV感染病情进展的标志之一;②CD4细胞计数:血液中CD4细胞测定是衡量机体免疫功能的一个重要指标,可用流式细胞仪检测CD4和CD8细胞总数或用酶标记抗CD4和CD8来检测血中的CD4和CD8计数;③CD4/CD8比值的测定;④β-微球蛋白测定:AIDS患者明显增高。

条件致病性感染的病原体检查:卡氏肺囊虫、隐孢子、真菌、弓形体的检测。

恶性肿瘤的检测:淋巴肉瘤或Kaposi肉瘤的病理检查。

2. 我国艾滋病病例诊断标准

(1) HIV感染者:有流行病史,受检血清的初筛试验检测HIV抗体阳性,并经确证试验阳性者。

(2) AIDS患者:有流行病学史、实验室检查HIV抗体阳性,加上下述各项中的任何一项,即可诊为AIDS患者。或者HIV抗体阳性,而CD4$^+$T淋巴细胞数<200/μl,也可诊断为AIDS患者。

①原因不明的38℃以上持续不规则发热,>1个月;②慢性腹泻次数多于3次/d,>1个月;③6个月之内体重下降10%以上;④反复发作的口腔白念珠菌感染;⑤反复发作的单纯疱疹病毒感染或带状疱疹病毒感染;⑥肺孢子菌肺炎;⑦反复发生的细菌性肺炎;⑧活动性结核或非结核分枝杆菌病;⑨深部真菌感染;⑩中枢神经系统占位性病变;⑪中青年人出现痴呆;⑫活动性巨细胞病毒感染;⑬弓形虫病;⑭青霉菌感染;⑮反复发生的败血症;⑯卡波西肉瘤;⑰淋巴瘤。

【鉴别诊断】 应与原发或继发性免疫缺陷病、血液病(如传染性单核细胞增多症)、中枢神经系统疾病相鉴别。

【治疗】 目前尚无特效药物。当HIV进展到AIDS时,因严重的免疫功能缺陷导致条件致病性感染和肿瘤发生时,更无特异和满意的治疗方法。目前仍主张采取综合的治疗措施,联合用药,最大限度地抑制病毒复制,保存和恢复免疫功能,降低病死率和HIV相关性疾病的发病率,提高患者的生活质量,减少艾滋病的传播。

1. 高效抗反转录病毒治疗(highly active anti-retroviral therapy, HAART)HAART是目前治疗HIV/AIDS最主要和最有效手段。1996年应用于临床以来,AIDS的发病率和病死率已明显下降,患者的免疫功能得到重建,生存质量显著改善。

目前国际上抗反转录病毒药物根据不同的作用机制分为六类:核苷类反转录酶抑制剂(nucleoside analog reverse transcriptase inhibitors, NRTIs)、非核苷类反转录酶抑制剂(non-nucleoside analog reverse transcriptase inhibitors, NNR-TIs)、蛋白酶抑制剂(protease inhibitors, PIs)、融合抑制剂(fusion inhibitors, FIs)、CCR5拮抗剂和整合酶抑制剂。

(1) 核苷酸类反转录酶抑制剂(nucleoside analog

reverse transcriptase inh ib itors,NRTIs）：

1）AZT：azidothymidine，叠氮脱氧胸苷（商品名，齐多夫定），其作用机制为抑制反转录酶，阻止 HIV 复制，为目前治疗 HIV/AIDS 的首选药物。许多临床报道提示 AZT 能改善 AIDS 的症状，减轻 HIV 母亲孕产婴儿的 HIV 阳性率。其毒副作用有骨髓抑制、消化道症状、神经系统反应。具有耐药性。推荐剂量为 400～600mg，分次服。目前主张与其他药物联合应用。

2）ddI：dideoxyinosine，双脱氧肌苷（商品名，地丹诺辛），由 AZT 派生的衍生物之一，作用机制同上。经Ⅱ期临床验证显示，ddI 可使 HIV/AIDS 患者改善病情，缓解病程进展，对 AIDS 的条件性感染、痴呆、肿瘤有缓解作用。不良反应可发生致命性胰腺炎、周围神经炎和药物性肝炎，停药后有反弹作用。FDA 批准适应证为 AZT 不能耐受者或用 AZT 后免疫功能恶化者。ddI 也有耐药性，但较 AZT 小。推荐剂量为 250mg，每天两次或每天 3 次。

3）其他衍生药物：d4T（stavudine，司坦夫定）、3TC（lamivudine，拉米夫定）等。

一篇纳入了 6 个随机对照试验的系统评价比较了单用 AZT、AZT 与 ddI 联用以及 AZT 与 ddC 联用对 HIV 感染者疾病进展的控制情况，结果发现，与单一使用 AZT 相比，AZT 与 ddI 联用可以明显延缓 HIV 感染者疾病进展及死亡的发生，AZT 与 ddC 联用也得出一致的结果。因此主张 AZT 应与其他药物联合应用。另一篇纳入 9 个随机对照试验的系统评价，对无症状或仅有轻度症状的 HIV 感染患者接受早期即刻或延期 AZT 治疗进行比较，结果发现，在第一年的随访中，早期使用 AZT 组的患者疾病进展速度减半，但这种早期获得的疗效未能持续，早期使用 AZT 组及延期使用 AZT 组的六年生产率无显著性差异。

（2）非核苷酸反转录酶抑制剂（non-nucleoside analog reverse transcriptase inhibitors，NNRTIs）：为一组强有力的化合物，可高效地阻止对核苷酸类反转录酶抑制剂敏感的或耐药的 HIV-1 的复制。该类药物因单独应用可迅速产生耐药性，因此对病毒量及 CD4 细胞计数的作用是有限的，但与核苷酸类抑制剂联合应用时，其抑制作用较长久，且两类药物的副作用不相重叠。一项包括 14 个国家 1216 例患者的多中心、大规模随机对照临床研究表明，NVP 或 EFZ 分别与 3TC、d4T 联合应用疗效相同，但是使用 NVP 较 EFZ 具有更高的毒性事件发生率。

1）Nevirapine（NVP）：200mg，每日 2 次。

2）Efavirenz（EFZ）：600mg，每日 1 次。

3）Delavirdine mesylate：400mg，每日 3 次。

（3）蛋白酶抑制剂（protease inh ib ito rs，PIs）。抗 HIV 药物：目前已有 5 种蛋白酶抑制剂，抑制病毒约为 99%，尤其对血浆中病毒降低作用较强，与核苷酸和（或）非核苷酸反转录酶抑制剂联合应用有协同作用。主要药物有：

1）Saquinavir：600mg，每日 3 次。

2）Ritonavir：600mg，每日 3 次。

3）Indinavir：800mg，每日 3 次。

4）Nefinavir：750mg，每日 3 次。

5）Amprenavir：1200mg，每日 2 次。

（4）融合抑制剂：其作用机制为通过抑制 HIV-1 的融合蛋白 gp41 而发挥抗 HIV 活性。2003 年 FDA 批准上市的恩夫韦肽正是含有 36 个氨基酸序列的 gp41 HR2 模拟化合物。由于在给药、药效及耐药性方面的不足，恩夫韦肽只能作为二线抗 HIV 药物。目前国内无该类药物投入临床使用。

（5）CCR5 拮抗剂：其作用机制为通过抑制趋化因子受体（chemokine receptor）CCR5 而发挥抗 HIV 活性。美国辉瑞公司研发的化学小分子 CCR5 抑制剂 maraviroc（UK-427 857）于 2007 年得到 FDA 批准上市。但 Maraviroc 只适用于 R5 型 HIV-1 感染者，对 X4（以 CXCR4 为辅助受体的 HIV-1）和 D/M（R5 与 X4 混合型 HIV-1）型 HIV-1 感染者均无抗病毒效果，患者在使用该药前需先做辅助受体检测。目前国内无该类药物投入临床使用。

（6）整合酶抑制剂：其作用机制为通过抑制整合酶（integrase，IN）功能而发挥抗 HIV 活性。2007 年 10 月 FDA 批准上市了第一个该类抗 HIV-1 药物拉替拉韦（Isentress，Merck）。有数据表明 AIDS 患者能够很好地耐受拉替拉韦，有利于 AIDS 患者对治疗方案形成持久依从性。拉替拉韦的最大弱点是其对不同基因型 HIV-1 的低水平交叉耐药性，这将在很大程度上限制其在临床上的应用。目前国内无该类药物投入临床使用。

目前多根据药物的不同机制采用联合药物治疗，即鸡尾酒疗法。目前国际上推荐的常用联合用药方案主要倾向于 3 种比较优化的药物组合，即 1 种 NNRTI+2 种 NRTI、1 种 PI+2 种 NRTI 或 3 种 NRTI。一项包括 4 个随机对照试验、972 例患者的系统评价结果显示，两项维持用药较三联或四联用药会明显使病毒滴度升高的风险增加，在亚组的分析中也得出类似的结果，AZT 与 3TC 两联维持方案与 AZT、3TC 与 indinavir 三联维持方案相比，前者病毒抑制失败率显著升高。同样，在诱导治疗之后的维持治疗中，停用一种或几种蛋白酶抑制剂也会使病毒抑制失败率显著增加。因此建议在成功的早期治疗使病毒量被控制后，除非临床上必要，否则不应在持续治疗阶段减少联合治疗中的药物的数量。

以我国已有药物为基础推荐方案如下：

（1）一线推荐方案：AZT（或 d4T）+3TC+EFV（或 NVP）

（2）替代方案

1）AZT（或 d4T）+3TC+IDV

2）ddI+d4T+EFV（或 NVP）

3）AZT+ddI+EFV（或 NVP）

需注意的是，对于治疗方案的选择，除了要考察其有效性、效果的持久性、药物的不良反应、患者的依从性、耐药位点突变及交叉耐药、药物相互作用等影响治疗效果的重要因素外，同类药物间的疗效和安全性也要进行严格地比较和选择。每种方案的用药剂量应个体化，用药和停药时间根据患者血清中 HIV 量及淋巴细胞数量而定，多采用间隙疗法。

2. 疫苗 要消灭一种传染病，有效的疫苗是必需的条件之一。尽快研究出针对所有 HIV 毒株的疫苗对预防和治疗 HIV 是全世界的希望,也是目前的研究热点。由于 HIV 基因的高度变异性和人免疫系统的复杂交叉反应,使得 HIV 疫苗的研究具有极大的挑战。现主要有重组亚单位疫苗、DNA 疫苗、活病毒载体疫苗、全病毒灭活疫苗、类病毒颗粒疫苗、合成肽疫苗、联合疫苗免疫等等,除少数进入Ⅱ-Ⅲ临床试验外,多数仍停留在Ⅰ期临床和动物试验阶段。

3. 增强免疫功能　应用免疫增强剂,尽量降低条件性感染和肿瘤发生。

(1) α-干扰素(IFN-α):主张感染早期应用。

(2) 白细胞介素 2(IL-2):多用重组 IL-2。

(3) 丙种球蛋白。

(4) 胸腺素。

(5) 香菇多糖。

4. 中医中药治疗　近年来国内外学者对中医中药的抗 HIV 和 AIDS 的治疗进行了研究,Misha Lohen 认为脾胃是 HIV 病毒首先侵犯的器官,导致脾胃消化运行功能障碍。AIDS 症状为疲劳、淋巴结肿大、腹泻、鹅口疮、自汗、盗汗、疱疹等均为虚的表现,特别是脾、肺、肾三脏的虚。其中医治疗原则是扶正固本、清热解毒。现已发现有多种中草药能抑制 HIV 的复制,如黄连、穿心莲、牛蒡子、金银花、紫花地丁、苦参、天花粉等。

5. 对症及支持疗法　营养状态对延长 AIDS 患者的存活时间是重要的决定因素之一。

6. HIV 条件性感染和恶性肿瘤的治疗　应根据造成感染的病原体不同给予相应的抗菌或抗病毒治疗,不同的肿瘤应用相应的抗肿瘤药物化疗,以提高患者的生活质量和延长生存时间。

【预防】

1. 广泛宣传艾滋病的相关知识,使公众认识艾滋病的严重危害性并了解其传播途径,主要临床表现和防护措施。

2. 控制经性传播途径传播的 HIV 感染:全球约 3/4 的 HIV 感染是通过性途径传播的,其中,异性性行为传播约占 3/4,同性性行为传播约 1/4。因此预防和控制 HIV 的性传播途径是控制 AIDS 流行的关键。应大力推行避孕套的使用,尤其是在高危人群中的使用,加强对艾滋病等性传播疾病 STDS 的治疗和管理。

3. 对 HIV/AIDS 患者的配偶、性接触者,与 HIV/AIDS 患者共用注射器的静脉药物依赖者以及 HIV/AIDS 患者所生的子女,进行医学检查和 HIV 的检测,对他们进行评估、治疗和咨询。

4. 减少静脉吸毒者中的 HIV 传播

(1) 加强禁毒宣传,严厉打击毒品生产和贩卖。

(2) 改变吸毒方式,或提供由有专业人员指导的美沙酮替代疗法。

(3) 教育吸毒者采取安全的吸毒行为,使用清洁避免共用注射器。

5. 阻断 HIV 的母婴传播　保护育龄期妇女免受 HIV 感染,已感染 HIV 和 AIDS 的妇女应避免妊娠或终止妊娠。有生育要求已妊娠者可以通过给母亲和新生儿婴儿进行抗病毒治疗,并提倡人工喂养。

6. 预防血液及血制品的 HIV 传播

(1) 严格掌握输血指征,尽量不输血及血液制品。

(2) 禁止高危人群不能献血。

(3) 对供血者实行 HIV 抗体检测和其他感染性疾病进行筛查。

7. 器官、组织、精液捐献者前必须行 HIV 检测。

8. 预防医疗环境中的 HIV 感染　预防医源性交叉感染

(1) 对医务人员进行培训,增强对医疗环境中感染 HIV 的认识,发生职业暴露后应及时采取暴露后预防措施。

(2) 尽量优先考虑使用口服药物制剂。

(3) 严格执行消毒制度,并使用一次性注射器医疗器械。

(4) 当要可能接触患者的血液、体液、黏膜或破损皮肤破损时一定要戴手套。

(5) 预防手术过程中可能受到的损伤,最小化对血液的暴露。

(6) 外科环境中应提供无菌绷带,换药时应注意手部清洁。

9. 建立艾滋病检测中心,开展 HIV 自愿咨询检测,并对 HIV 感染者和艾滋病患者病例进行集中管理和统一治疗。

10. 重视潜在的传播途径,避免共用剃须刀、修眉刀、牙刷等,避免接触他人血液。

(胡丽娜)

三、生殖道 HPV 感染

女性生殖道 HPV 感染分为低危型(与发生尖锐湿疣有关)与高危型(与子宫颈癌发生有关,详见子宫颈癌论述)。尖锐湿疣(condyloma acuminatum,CA)又称生殖器疣或性病疣,是由人乳头瘤病毒(human papilloma virus,HPV)6、11、16、18 型感染引起的最常见的性传播疾病之一。

【流行病学】　近 30 多年来尖锐湿疣发病率在世界范围内呈持续升高态势,每年约有 10% ~ 15% 的新病例,WHO 估计每年新发患者约 3000 万,在西方国家已成为最常见的病毒性性传播疾病。据美国私人医生门诊调查,CA 从 1966 年的 16.9 万例到 1984 年的 115 万例,增多大约 6 倍。瑞典 1990 年报道生殖器疣发病率为 0.24%,其中女性发病数较男性高约 30% ~ 40%。美国统计资料又显示约 10 000 名妇女中有 10 人患宫颈湿疣;每年约有 7% 的宫颈湿疣患者发展为子宫颈癌,因子宫颈癌及癌前病变而全切子宫的标本中发现 HPV 感染者占 91%(对照组仅占 12.5%)。据我国不完全统计资料表明,CA 报告病例数,在 2000 年占性传播疾病第三位(仅次于淋病和非淋菌性尿道、宫颈炎,并且每年病例在稳定性增加)。全国性病中心报告显示,自 1977 年开始发现 CA,到 1981 年发病率为 0.02/10 万,1986 年 2.24/10 万,1990 年为 13.85/10 万,1995 年为 30.73/10 万,1999 年为 67.64/10 万,2000 年为 68.91/10 万。广州地区 1986 年 ~ 1989 年统计 48 所医院监测发现性传播疾病患者 14 513 例,其中女性 CA 占

36.3%,统计表明 1989 年比 1988 年发病率增加 5 倍;北京协和医院不完全资料显示,1994 年 CA 占性传播疾病的 36.6%(占第 1 位),1995 年则为 35.5%(仍占第 1 位),1996 年稍降为 22.3%(占第 2 位,患者可能转移他院就诊);北京大学第一医院曾对 1000 例孕妇进行了性传播疾病调查,发现外阴 CA 为 15.7%;西安地区 1995~2000 年行计算机辅助细胞检测系统(CCT)检查中发现女性尖锐湿疣患者约 25%。据我国哨点监测报告 1999 年新发病例 207 112 例(占性病发病率的 24.73%),2000 年新发病 218 760例(占性病发病率 25.4%)。鉴于亚临床感染及隐性感染多(有资料报告此两种状态与有症状者之比为 10:1),且漏诊者数量大,所以 CA 将会是我国性病发病率第一位的疾病。此病好发年龄为 15~35 岁(高发年龄是 18~24 岁),女童较少见,但近年有增加的趋势。传播途径主要是性接触传染,性活跃年轻女性为高发人群。尖锐湿疣的发病率是生殖器疱疹的 3 倍。有人统计 CA 中 60%~66%性伴侣将在 3 个月内发生 CA。至于婴幼儿 CA 可能会在分娩过程中胎儿通过受 HPV 感染的产道所致,或与乳母密切接触而感染。也有非性接触间接感染者,比如污染的环境、用具、内裤、毛巾、不洁卫生巾、钱币或公用坐式便器、浴盆等。

【病因】 国内外研究证实,本病病原体系由 HPV 感染引起。研究发现 CA 是一种具有致癌潜能的慢性增生性疾病,与外阴癌及子宫颈癌的发生密切相关。2000 年第 16 届 FIGO 会议上提出 95% 子宫颈癌与 HPV 感染有关,用现代分子生物学技术能将 HPV 鉴别出 100 多种亚型,与子宫颈癌有关的高危型为 16,18,45 及 46;与尖锐湿疣有关的达 34 个,其中 15 个型(6、11、16、18、30、31、32、42、43、44、51、52、53、54、55)主要为低危型与尖锐湿疣有关,最常见的为 6、11、16 和 18 型。HPV 属最小 DNA 病毒,繁殖于宿主皮肤和黏膜的上皮细胞核内,体积较小,直径为 50~55nm,系含环状双股超螺旋结构的 DNA 病毒,其中心为 DNA,其外围由 72 个壳颗粒(多肽链)所组成的衣壳,呈对称的 20 面体,约有 8000 对碱基,病毒颗粒分子量为 $5×10^6$,核心和衣壳统称为核衣壳,其外无包膜。核衣壳的主要功能:①吸附于易感细胞的表面受体,以便使病毒穿越细胞进入细胞内引起感染;②含有特异性决定簇,在宿主体内产生抗体引起免疫反应;③保护核心在细胞外环境中得到稳定。HPV 复制时借助宿主细胞的细胞器(如线粒体、核糖体酶)在细胞内合成 DNA 和蛋白成分,然后进一步聚合成核酸和衣壳蛋白,最后装配为核衣壳,成为成熟的有感染性的 HPV 体。HPV 复制和繁殖使宿主细胞迅速分裂并消耗受损,最后细胞被破坏而死亡,病毒颗粒随之繁殖从中释放出(播散),释放出的 HPV 病毒颗粒成为自体接种与传播的来源,再进入其他细胞再复制(目前研究认为有两种复制方式,其在基底细胞内基因片段稳定复制;其二是生长性复制,即分化的细胞内复制产生成熟的病毒粒子)。如此反复进行,这样被病毒损害的细胞渐渐增多,导致鳞状上皮呈现不同程度的增生,最终可导致癌变。最新观点:HPV 感染,特别是高危型 HPV 感染,与子宫颈癌的发生密切相关。HPV 感染强烈地预示着鳞状上皮内病变(SIL)的存在,HPV 可

以在 99.8% 的子宫颈癌患者中发现(在正常妇女中,HPV 感染者<4%),而在 CIN Ⅰ级、Ⅱ级及Ⅲ级患者中的检出率分别是 30%、55% 及 65%。HPV 感染促使宫颈病变进一步发展为:①高危型 HPV 持续感染可使 CIN Ⅲ级持续发展;②HPV 感染使子宫颈癌的相对危险性增加 250 倍;③HPV 阳性在小于 25 岁者相对较高,而在大于 30 岁者相对较低,若是后者(同时细胞涂片阳性)同时又是高危型 HPV 阳性者,则发展为高度鳞状上皮内病变(HSIL)则是 HPV 阴性者的 116 倍。也有研究提示,HPV 感染者同时发生巨细胞病毒(HCMV)感染及单纯疱疹病毒(HSV)感染,应引起注意。

【病理】 组织学镜下特点示鳞状上皮(乳头状)增生或假上皮瘤样增生,上皮角质层角化过度伴有角化不良,棘层肥厚,钉突增粗延长,基底细胞增生,出现多层基底样细胞。最具特征性改变是见到凹空(koilocytes)细胞,其细胞增大,圆形或类圆形,核深染,固缩,形状不规则,可见双核,核周围见胞质空泡化如"晕云",其皮内见毛细血管扩张,并见慢性炎症细胞浸润。超微结构显示表皮各层细胞核增大,其中可见 1~3 个核内小体,直径约 0.1~0.8μm,还可见直径 25~30nm 的染色质间颗粒,另见直径 50~80nm 的染色质周围颗粒,其周围有 15~20nm 宽的空晕。胞质中线粒体肿胀,内质网扩张,糖原溶解,以上在核周形成透明区域空泡区,即光镜下见到的凹空(空泡)细胞,其可出现在表皮各层,以棘细胞层和颗粒层多见。有学者认为,核内小体、染色质间颗粒及染色质周围颗粒与 HPV 感染有关,可能是未被装配的病毒样结构,有人在凹空(空泡)细胞中发现 HPV 颗粒,但阳性率低,而 HPV DNA 呈阳性反应。

【临床表现】 潜伏期为 1~8 个月,平均为 3 个月。HPV 感染是否发病,很大程度上取决于接种病毒数量和机体自身免疫力的高低。初发时仅见小而柔软的淡红色疣状丘疹,以后逐渐增大增多,表面凸凹不平,病灶继续增大呈乳头样、菜花样、鸡冠样、蕈样型增生物(通常为 1~4mm 大小,最大 15mm 或数 cm 大小),有的融合成大的团块状,属少见的巨大型尖锐湿疣,又称 Buschke-Lowenstein 巨大型尖锐湿疣,临床颇似鳞状细胞癌,也称为癌样尖锐湿疣。检查疣体表面粗糙,多呈白色或灰白色,也有呈红色、淡红色者,质脆,易脱落,不痛。

1. 多发人群 年轻女性,性活跃的育龄妇女,妊娠期及免疫功能低下者。女性比男性多,因女性生殖道温暖、潮湿的环境有利于病变的发生与发展。

2. 临床症状 多有白带增多,常伴有滴虫性或真菌性阴道炎。外阴不适或瘙痒,伴烧灼感,也可出现性交后出血。也有合并淋菌,支原体及衣原体感染者。需注意约1/3患者无症状,仅在体检或其他疾患行妇检时才得以发现。

3. 病变常见部位及体征 女性病变可累及从子宫颈到肛周所有鳞状上皮覆盖区域的多个部位,分为丘疹型、颗粒型、扁平型、乳头型、菜花型及混合型(也有将菜花状、息肉状及鸡冠状等统称为团块型者)。

(1)宫颈湿疣:多为扁平型,病变多呈平绒状,可单发或多发,可融合呈菜花状;也可发生在宫颈移行区内称内翻型湿疣,类似乳头状上皮增生(多伴发接触性出血)。有报

道约 6% 的外阴湿疣可发生宫颈湿疣。

（2）阴道湿疣：在临床上最常见，多发生在阴道下部 1/3 部位（以右侧壁更为多见），也有同时发生在双侧阴道壁者。多呈毛刺状、尖峰状或细小结节（触之如沙粒样，质硬），或散在分布、或呈丛状，多为灰白色。也有发生在阴道上 1/3 部位或后穹隆者，多为乳头状突起或呈孤立簇状。

（3）外阴湿疣：初发于潮湿及性交摩擦部位，如阴道口、处女膜、小阴唇及尿道口，也见于阴蒂处。多呈毛刺状、小乳头状或绒毛片状。质柔软，呈粉红色或灰白色。发生于大阴唇者多为数个乳头状，大小不等，灰白色，质脆。

（4）肛周：呈多个乳头状，灰白色，质脆。

（5）其他部位：临床上也偶见腋下，腹股沟，乳房下间隙部位及口角或口腔内。

（6）围生期感染：孕期因免疫力下降，CA 生长很快，病变多呈大乳头状、珊瑚状、布满外阴、阴道及宫颈，可见大块病变组织脱落，但无疼痛感。如不及时治疗，会影响胎儿经阴道分娩（HPV 感染不是剖宫产的绝对指征）。

此外，还要注意亚临床感染，一般不易被发现，此型患者可无症状，但为带病毒者，能通过性接触而感染他人，应引起注意（对可疑者，行醋白试验鉴别，可证实其存在并确定范围）。目前认为尖锐湿疣的复发与亚临床感染的活动与扩展有关，潜伏感染也是临床尖锐湿疣复发的原因之一。

【实验室检查】　可利用多种方法行辅助诊断：

1. 醋酸白试验　在可疑受损皮肤上用 5% 醋酸液涂抹，3～5 分钟后在 CA 患处皮肤出现均匀一致的白色改变，且边界清楚为阳性，对初步诊断 CA 有实用价值（注意也有假阳性者）。

2. 细胞学检查　刷取宫颈及/或阴道组织，使用液基细胞学方法制片—染色，按 TBS 分类法阅片，可查出"凹空（空泡）细胞"（koilocyte），又称"气球状细胞"（balloon cell）、"晕轮细胞"（halocell）及角化不良细胞，双核或多核细胞，对诊断 CA 有重要价值，但不是所有涂片均能查见以上细胞，此法比传统细胞学检查更全面、更实用。

3. 组织学病理检查　镜下在棘层上方及颗粒层查见"凹空细胞"，是诊断 HPV 感染的主要依据，但未查见空泡化细胞也不能排除尖锐湿疣。组织学特点见前述内容。

4. 免疫学检查　采用抗 HPV 蛋白的抗体检测病变组织中的 HPV 抗原，目前已使用能够检测不同型别的抗体，主要方法有：免疫荧光法、过氧化物酶-抗过氧化物酶（PAP）法及亲和素法等，多数医院能够开展，但敏感性不太满意，检出率仅为 50% 左右。

5. 核酸杂交试验　这是检测 HPV 感染的重要进展，核酸杂交法包括斑点印迹法、核酸印迹法、组织原位杂交法等，后者应用已知 HPV 的 DNA 或 RNA 探针进行核酸杂交来鉴别 HPV DNA 型别。此技术较免疫组化技术敏感，可行感染组织定位观察，是诊断 HPV 感染的敏感而可靠的方法。目前，杂交捕获二代检测（hybrid capture 2，HC-2）已临床应用多年，可检测 13 种高危型 HPV（包括 HPV16、18、31、33、35、39、45、51、52、56、58、59、68）和 5 种低危型（包括 HPV6、11、42、43、44）。其是一种 HPV 定性检测方法。HC-2 则避免了 HPV DNA 原位杂交带来的假阴性问题，可以灵

敏地检出 HPV 感染状况，且方便简便、重复性好、客观性强，结果快捷而准确。其只能被归类为高或低危型，却不能检测出具体的 HPV 型别。

6. 导流导交法　此法利用负压抽吸使单链 DNA 与探针充分接触，大大提高了杂交效率，目前已将此法与 PCR 技术相结合使得 HPV 检测，达到了既灵敏又快速，其最大优势在于能够区别具体型别，包括 13 种高危亚型、5 种低危亚型及中国人常见的 3 种亚型。

7. 聚合酶链反应（PCR）　对 HPV 目的 DNA 进行体外扩增是检出 HPV 感染最敏感的方法，又可以做型特异性分析，具有敏感性高、方法简便快速的特点，唯一需要注意的问题是假阳性过高。

8. 超微结构　电镜下在细胞核内直接查见 HPV 病毒颗粒及核内小体、染色质间颗粒及染色质周围颗粒。可见细胞器消失，线粒体肿胀，胞质及核空化，异染色质团居核膜周围。

9. 阴道镜检　可见 CA 表面上皮呈多发性指状突起；扁平型湿疣在转变区呈白色斑，有光泽；可见点状血管襻或镶嵌状毛细血管；内生型疣肉眼看不见，涂 5% 醋酸后表面上皮变白。镜下可分为 8 型类型：①小粒状隆起；②泡状隆起；③尖峰状突起（以上为早期）；④融合结构；⑤结节状隆起；⑥指样隆起（以上为中期）；⑦典型 CA（晚期）：菜花样、乳头状、鸡冠状、蕈状结构；⑧CA 合并恶变。此检查可提高诊断率。

【诊断】

1. 病史　有不洁性行为史（包括口交史），配偶感染史或其他间接感染史。

2. 症状　多有白带增多史且久治不愈，常有外阴瘙痒、不适感，分泌物异味，接触性出血。

3. 体征　生殖器部位逐渐出现增多、增大的乳头样、结节状、菜花样或鸡冠样增生物，不痛。

4. 辅助检查　见前述实验室检查。

【鉴别诊断】　本症应与以下疾病进行鉴别：

1. 扁平湿疣　是二期梅毒的一种表现，为扁平而湿润的褐色或淡褐色丘疹，表面光滑，成簇分布或融合成斑块，可见溃疡。用暗视野显微镜可在损害组织内找到梅毒螺旋体，梅毒血清反应呈强阳性。

2. 假性湿疣　在双侧小阴唇黏膜面见对称性绒毛样指状突起或鱼卵状呈淡红色或黏膜色小丘疹，无自觉症状；或因其他疾病检查时才得以发现。无性乱史，HPV DNA 原位杂交检查呈阴性，无传染性。

3. 生殖器癌　无论是外阴、阴道或宫颈部位的 CA 都要与对应部位之癌相鉴别，光靠肉眼观察有时不易区别，应取活检做病理组织学检查，以得出正常诊断。

【治疗】　治疗原则：尽可能去除可见到的疣体。当前应使用综合疗法，才能达到良好的治疗效果。治疗的效果取决于疣体的分布部位、大小、数量、形态，医师的经验和掌握的治疗方法，还有患者的选择。分述如下治疗方法：

1. 局部药物治疗　目前使用药物很多，但治疗效果不一。重点介绍近年临床实践中治疗效果良好药物，再介绍其他传统用药。

（1）聚甲酚磺醛（policresulen）：又称爱宝疗（国产药物又称为益宝疗或素平），是治疗宫颈糜烂、尖锐湿疣及各类阴道炎症的新型药物。聚甲酚磺醛是一种高酸物质，其最大特点是运用正负电荷原理而选择性作用于病变组织及坏死组织，并保护正常阴道上皮组织；具有广谱杀菌及杀病毒作用（对清除亚临床损害及潜伏感染有特殊作用），而对生长在阴道内的乳酸杆菌却有保护作用；还有微血管收缩作用，减少微创手术后的出血现象。该药无毒，动物实验无致畸作用，不引起过敏与耐药性。文献报道治疗 CA 效果良好，治愈彻底不易复发；在妊娠期可按规定使用聚甲酚磺醛浓缩液，不影响胎儿正常发育，且治愈后不影响正常阴道分娩。

1）剂型：聚甲酚磺醛浓缩液（有 10ml 及 25ml 两种包装），栓剂（有 4 粒/盒及 6 粒/盒两种包装），前者不仅可以治疗宫颈糜烂，还可治疗尖锐湿疣；后者仅治疗宫颈糜烂。

2）用法：①外阴、肛周及阴道 CA 隔日上浓缩液 1 次，棉签蘸取药液于患处局部上药 ≥5 分钟，然后在患处局部加压涂擦 1~2 分钟，一般用药 2~4 周治愈。②宫颈 CA（包括真性宫颈糜烂）每周上药 1 次，用带尾线的小纱布蘸取药液，敷于宫颈患处，嘱 2 小时后患者自取，一般上药 4 次可治愈。③栓剂主要用于宫颈病变的巩固治疗（也可单独使用治疗宫颈糜烂），隔日 1 枚，（患者）放入阴道深部，一般使用 4~6 枚。

（2）0.5% 鬼臼毒素酊（podophyllotoxin）：系 1990 年 WHO 推荐的一线药物，也是 1994 年卫生部推荐用药。主要机制是抑制受 HPV 感染细胞的有丝分裂，引起疣体坏死脱落。局部外涂药液，每日 2 次，连用 3 天停用 4 天为一疗程，未愈者可重复治疗，总计不应超过三个疗程。该药治愈率为 90%，总有效率为 98%。此药有致畸作用，妊娠期忌用。

（3）25% 足叶草酯酊（podophylline）：适用于小型瘤体（妊娠期忌用），每周用药 1~2 次，要注意保护周围皮肤黏膜，因毒性大，在涂药 2~4 小时后洗去药液。若用药 6 次未愈，应改用其他疗法。本药患者自己勿用。

（4）50% 三氯醋酸：为传统用药，不通过全身吸收，无致畸作用。外涂每周 1 次。注意此药刺激周围皮肤引起疼痛（也有涂药前局部涂用 1% 丁卡因者），还要注意保护正常皮肤或阴道黏膜。若用药 6 次未愈，应改为其他疗法。

（5）5% 咪喹莫特霜：通过诱导局部细胞因子的产生，调节局部炎症反应，达到抗病毒作用。每周外用 3 次，连续使用 16 周，每次用药 6~10 小时后洗去。该药局部反应轻、疗效好、复发率低。患者可以自用。

（6）5% 酞丁安搽剂：每日用药 1~2 次涂于患处。副作用小，但疗效较差。

2. 物理疗法

（1）冷冻方法：采用液氮或二氧化碳干冰，适用于较小且平坦的微型 CA，利用低温，作用于表皮病变组织，使其坏死达到消疣作用，对体积较大者效果不好。一般需治疗 1~3 次，治愈率为 63%~88%，复发率高。本法具有操作简便、高效和患者易耐受之优点。不良反应为疼痛、水肿、发生水疱（或血疱）及慢性溃疡（多因冷冻过深，面积过大

引起），有瘢痕形成和色素沉着发生的可能。

（2）激光疗法：CO₂ 激光适用于外阴或肛周表浅湿疣，局麻下 1 次治疗多可治愈。本法治疗的深度十分重要，过浅易复发，过深易使创面不易愈合及瘢痕形成。对阴道部位湿疣，可破坏肉眼观察到的结节，而对"潜伏型"及未观察到的和激光没有作用到的病变则显然无效，而显"复发"，术后还要注意出血和处理创面以防感染，多需反复治疗多次，也不宜对较大疣体治疗。

（3）微波疗法：对疣体较大病变，局麻后先用针状电极插入病变基底部可顺利去除疣体，然后改用接触式电极继续对病变周围及基底凝固；对小型病变，用接触式电极凝固。该法简便易行，患者无痛苦。

3. 5-氨基酮戊酸光动力疗法（ALA-PDT 疗法） 该疗法可选择性杀伤增生旺盛细胞，不仅对肉眼可见的 CA 有破坏作用，还可清除亚临床损害和潜伏感染组织。具有治愈率高、复发率低、不良反应少，患者依从性好的优点。不足之处是治疗过程比较麻烦，需先涂敷 10% ALA 温敏凝胶 4 小时后，才能行弥散激光（PDT）治疗，需行多次治疗，且每次治疗前需做疗效判断。

若在使用以上各种治疗后，病变局部加用聚甲酚磺醛浓缩液治疗，效果会更好。

4. 手术疗法 对外阴及肛周疣体，在局麻后使用 LEEP 低温高频电波刀或高频电针（刀）或手术刀切除，术毕在病灶切除部位加用聚甲酚磺醛浓缩液治疗会取得满意疗效。对阴道内疣体可用 LEEP 低温高频电波刀的小型电圈行疣体刮除术去疣迅速而彻底，术毕加用聚甲酚磺醛浓缩液可达治愈。对宫颈湿疣使用 LEEP 低温高频电波刀行病灶切除或小型锥切术（也称为诊断性锥切术），术毕加用聚甲酚磺醛浓缩液可以治愈。对于妊娠期外阴、阴道、甚至宫颈大型湿疣，使用 LEEP 电波刀之球形电极电灼疣体效果很好，不会发生大量出血，患者无痛苦，继续加用聚甲酚磺醛浓缩液（方法同前），每日或隔日上药 1 次，2~3 周可治愈（多在预产期前治愈不影响阴道自然分娩）。

5. 免疫疗法 传统常用干扰素治疗，其是生物细胞在感染病毒后或在某些诱导剂的作用下产生的一类糖蛋白，分为 α、β、γ 干扰素，有抗病毒作用及免疫调节作用，可作为本症的辅助治疗，但单用此药并不能治愈 CA。方法：每次 100 万 U，皮损内注射或皮下注射，1 周 3 次，使用 3 周；或皮下注射 1 天 1 次，连用 10~14 天，再改为每周注射 3 次，连续 4 周。在治疗中要注意查血象及肝功能。鉴于此药价格较贵，推荐使用河山胸腺肽，共是一种细胞免疫增强剂，能提高胸腺细胞毒活性，诱导前 T 细胞（淋巴下细胞）转化为活性 T 细胞，也能产生白介 II 协同抗肿瘤作用，提高机体抗感染能力，并维持对整个机体免疫系统平衡，提高免疫力，价格便宜，疗效很好。方法：每次 10mg，每日或隔日 1 次，用注射用水溶解后肌注或阴道病变部位黏膜下注射，至少使用 10~20 天（病变重者应使用 3 个月），配合 LEEP 低温高频电波刀及聚甲酚磺醛浓缩液，是目前治疗 CA 的最佳综合方法。不方便肌注者可改用其口服剂迪赛：每次 5~15mg（有 5mg 及 15mg 两种包装），每日 1~3 次，饭前口服，连服半个月至 1 个月，重症者每次 30mg，每日 3 次。

【预防】　广泛宣传卫生知识,提高自我卫生保护意识,洁身自爱,避免性乱,杜绝感染;不早婚(包括同居)、早育、多产;高危人群应坚持半年至1年行妇科检查并行宫颈细胞学检查(有条件者最好行液基细胞学检查);坚持饭前便后、使用钱币后洗手,养成良好卫生习惯;减少在公共场所洗浴(不用公用毛巾、浴巾);选择使用合格的灭菌良好的卫生巾;医疗单位应使用合格的一次性检查器械,需要使用金属器械时一定要按标准严格消毒;有症状时要及时到正规医院或专科医院找有经验的医师诊治;也要对性伴做检查与必要的治疗。

(田扬顺)

四、生殖器衣原体感染

女性生殖道衣原体感染主要为沙眼衣原体(chlamydia trachomatis,CT)感染,是常见的性传播性疾病。在发达国家,沙眼衣原体发病已超过淋病占性传播疾病的首位。如果这种感染没有发展到上生殖道(仅局限于宫颈),即称为单纯性衣原体感染。而复杂性衣原体感染是指感染扩散到上生殖器(引起女性盆腔炎性疾病)和生殖器以外的感染,例如眼部感染。生殖道衣原体感染在女性可引起一些严重的并发症和后遗症,包括盆腔感染性疾病、异位妊娠、不孕等。

【流行病学】　沙眼衣原体有18个血清型,分别为A、B、Ba、C;D、Da、E、F、G、H、I、Ia、J、K;L1、L2、L2a、L3。前4个血清型主要与沙眼有关,后4个可引起性病性淋巴肉芽肿。与泌尿生殖道相关的是中间10个血清型(D-K),尤其是D、E、F型最常见。D~K型沙眼衣原体除引起生殖道感染外,还可引起尿道炎、直肠炎、肝周围炎及新生儿肺炎。衣原体感染的高危因素包括多个性伴侣、新的性伙伴、社会地位低下、口服避孕药等。

衣原体生殖器感染是美国最常报道的感染性疾病,在≤25岁的人群中流行最高。美国新感染病例为1000/10 000,瑞典为1200/100 000。发病率随年龄增加明显下降。在英国16~24岁人群中单纯性衣原体感染的人口患病率男性和女性分别为2%和6%。

【病原学】　沙眼衣原体属衣原体目衣原体科衣原体属,含DNA和RNA两种核酸,不能自身合成ATP及氨基酸,为寄生于细胞内的原核生物。具有感染及繁殖两个完全不同的生物相。感染相称为原体(elementary body,EB)具有较强的感染性。体积小,球形,直径0.2~0.4μm,有坚硬的细胞壁,适应于细胞外生存。繁殖相称网状体(reticular body,RB)或始体(initial body),有较强的繁殖力而无感染性;体积较大,直径0.6~1.5μm,细胞壁薄。当EB吸附于易感细胞表面后,宿主细胞通过吞噬作用将其摄入胞质,形成空泡,转化为RB。RB以二分裂的方式形成子代的RB,随着宿主细胞的破裂而被释放,再次感染新的宿主细胞。沙眼衣原体的表面有主要外膜蛋白(MOMP),热休克蛋白(HSP)和结合蛋白三种抗原成分,均与宿主产生的免疫反应有关。CT包涵体含糖原,与碘结合呈棕褐色,可用于临床对CT感染的检测。

【病因病理】　沙眼衣原体主要侵犯人体的黏膜上皮细胞。感染沙眼衣原体后,宿主主要产生体液免疫及细胞免疫,但由于沙眼衣原体主要寄生于细胞内,故以细胞免疫为主。免疫反应一方面具有防御和保护的作用,另一方面也造成免疫病理损害。C-hsp60是一种强抗原,与人hsp60在抗原上存在交叉反应性,可致敏淋巴细胞,引起自身免疫性疾病,导致组织损伤。目前多数研究认为C-hsp60引起的免疫病理反应是导致慢性输卵管炎症损害的主要原因。主要表现为输卵管的瘢痕形成,造成输卵管扭曲、梗阻。

【临床表现】　沙眼衣原体感染后潜伏期为1~3周,主要侵犯人体黏膜的柱状上皮及立方上皮。包括眼结膜、角膜及泌尿生殖道上皮。在男性表现为尿道炎、附睾炎等。在女性则表现为宫颈炎、子宫内膜炎、盆腔炎。沙眼衣原体常常表现为慢性、隐匿性、持续性感染及反复感染。女性感染后常表现为无症状或症状轻微。

1. 宫颈黏膜炎　宫颈管是衣原体最常见的感染部位。70%~90%衣原体宫颈黏膜炎无临床症状。若有症状可表现为阴道分泌物增加,呈黏液脓性,性交后出血或经间期出血。若伴有尿道炎,可出现排尿困难、尿急、尿频。妇科检查可见宫颈管黏液脓性分泌物。宫颈管黏膜外翻,红肿,脆性增加。

2. 子宫内膜炎　30%~40%宫颈管炎上行引起子宫内膜炎,表现为下腹痛、阴道分泌物增加、阴道不规则出血。

3. 输卵管炎及盆腔炎　8%~10%宫颈管炎可发展为输卵管炎。2/3的输卵管炎为亚临床型,长期轻微下腹痛、低热。腹腔镜下可见输卵管炎症较重,表现为盆腔广泛粘连及瘢痕形成。

4. 沙眼衣原体感染与不孕及异位妊娠　衣原体感染损伤输卵管,使受精卵不能正常到达子宫腔内着床。同时沙眼衣原体感染后,持续释放HSP60,激活体内的细胞免疫,诱导迟发性免疫反应和自身免疫反应,加重输卵管的损伤。

5. 围生期沙眼衣原体感染　妊娠期子宫颈沙眼衣原体感染率为2%~10%,约30%~40%上升为宫内感染。孕妇沙眼衣原体感染分为潜伏性感染和活动性感染。潜伏性感染为沙眼衣原体长期存在体内,血清中可测到沙眼衣原体特异性IgG抗体,但无IgM抗体。一般人群的血清阳性率为10%~20%,抗体滴度>1∶32有临床意义。活动性感染表现为前庭大腺炎、宫颈炎、宫腔内感染。可出现流产、胎膜早破、早产、死胎、新生儿感染。孕妇感染沙眼衣原体经阴道分娩,约70%传染给新生儿,15%~18%出现包涵体性结膜炎,15%~20%出现鼻咽部感染,11%~18%出现肺炎。

【诊断】　沙眼衣原体感染的诊断主要依赖实验室诊断。

泌尿生殖器沙眼衣原体感染的妇女可以通过检测尿液或宫颈、阴道分泌物拭子进行诊断。进行肛交的患者,如可疑直肠衣原体感染,则需取直肠拭子样本进行检测。实验室诊断方法分为三类:

1. 细胞生物学检查

(1) 细胞学检查:临床标本涂片后,行Giemsa染色,显微镜下在上皮细胞内找到包涵体。方法简便,但敏感性及特异性低,WHO不推荐作为宫颈沙眼衣原体感染的诊断手段。

（2）沙眼衣原体培养:诊断沙眼衣原体感染的金标准,敏感性及特异性高,但耗时、费用高、需要一定的实验设备。限制临床应用。取材时应注意取到宫颈管的内膜细胞,而不单纯是脓液及黏液。

2. 免疫学检查

沙眼衣原体抗原检测:针对沙眼衣原体外膜蛋白或脂多糖的抗体检测抗原,是目前临床最常用的方法。

1）直接免疫荧光法:敏感性80%~85%,特异性95%左右。

2）酶联免疫吸附试验:敏感性60%~80%,特异性97%~98%。

3. 分子生物学检查　沙眼衣原体核酸检测:PCR及LCR(连接酶链反应)敏感性高,但应防止污染导致的假阳性。

其中核酸扩增试验最敏感,FDA已批准用于尿液检查,可用于沙眼衣原体感染的筛查。部分试验方法已被批准用于阴道拭子样本的检测。多数的检测方法,包括核酸杂交检验和核酸扩增试验,均未得到FDA的批准用于直肠拭子样本的检测。

【治疗】　治疗衣原体感染患者可以预防其将疾病传染给性伴侣及婴儿。性伴侣的治疗可以有效预防再感染并避免将疾病传染至其他伴侣。由于衣原体主要在侵犯的宿主细胞内生长繁殖,因此,应选用具有良好细胞穿透性的抗生素。

1. 成人非妊娠期沙眼衣原体推荐治疗方案

阿奇霉素(azithromycin),1g,单次口服;或

多西环素,100mg,口服,每日2次,7日

替代治疗方案:

红霉素,500mg,口服,每日4次,7日;或

琥乙红霉素,800mg,口服,每日4次,7日;或

氧氟沙星,300mg,口服,每日2次,7日;或

左氧氟沙星,500mg,口服,每日1次,7日

最新的一项综合了12项随机临床试验的meta分析,比较了阿奇霉素和多西环素治疗生殖器衣原体感染的有效性。结果提示,两药的有效率相当,病原微生物的清除率分别为97%、98%。这些研究显示,能进行随访、依从7日治疗方案的患者常治疗有效;对某些没有固定保健场所、治疗依从性差、不能保证随访的患者而言,阿奇霉素疗法更经济有效,因为这种疗法仅需单次用药;与阿奇霉素和多西环素治疗效果相比,红霉素的有效性略低,主要是红霉素常导致胃肠道副反应,使患者接受治疗的依从性变差;其他喹诺酮类药物治疗衣原体感染的有效性不确定或没有进行过有效的评估。

为了保证最大化的用药方案依从性,治疗衣原体感染应现场给药,并且确保观察到初次用药。为了将疾病传播可能性降到最低,建议治疗衣原体的患者禁欲7天(单次用药方案)或直到完成7日治疗方案。为了降低再感染风险,建议患者在所有的性伴侣接受治疗之前避免与之进行性接触。

2. 妊娠期推荐治疗方案

阿奇霉素,1g,单次口服,或

苄胺青霉素,500mg,口服,每日3次,7日

替代治疗方案:

红霉素,500mg,口服,每日4次,7日;或

红霉素,250mg,口服,每日4次,14日;或

琥乙红霉素,800mg,口服,每日4次,7日;或

琥乙红霉素,400mg,口服,每日4次,14日

HIV感染合并HIV感染的衣原体感染患者应采用与HIV阴性的衣原体感染相同的治疗方案。

【随访】　除非依从性差没有按照治疗方案完成全部治疗或症状持续及可能再次感染,否则不建议妊娠妇女以外的,接受了推荐治疗方案或替代治疗方案的人进行试验治疗观察(治疗完成后3~4周再次检查)。此外,由于死亡的病原微生物持续存在,在完成治疗3周内,即使是已治疗成功的患者,核酸扩增试验结果可为假阳性。

多数的治疗后感染都是再感染造成的,主要原因包括患者性伴侣未接受治疗或患者有新的感染沙眼衣原体的性伴侣。与初次感染相比,反复的衣原体感染导致盆腔炎性疾病及其他并发症的概率升高。因此,近期衣原体感染的妇女是进行衣原体复查检测的重点人群。建议所有衣原体感染的妇女在治疗后3个月进行再次衣原体检查。

【性伴侣治疗】　如果性伴侣与患者在症状首次出现或诊断为衣原体感染之前的60天内有性接触,则性伴侣应接受评估、检验和治疗。如性伴侣实在不能进行评估、治疗,则利用抗生素进行治疗也是一种选择。

特别考虑:多西环素、氧氟沙星、左氧氟沙星均为孕妇禁用。但是,临床经验和实验室研究证明阿奇霉素治疗妊娠期衣原体感染安全有效。所有的妊娠期妇女,必须在完成治疗后3周进行复查(推荐使用核酸扩增试验)以确保治愈。如果感染持续,可能造成母儿的后遗症。替代治疗方案中的红霉素,因有明显的胃肠道副反应常导致依从性不能保证。

1. 婴幼儿的衣原体感染　妊娠妇女进行产前检查时进行衣原体筛查可有效预防新生儿衣原体感染。

孕妇感染衣原体,新生儿在围生期与宫颈接触可导致沙眼衣原体感染。对新生儿预防性使用硝酸银滴眼或抗生素软膏并不能阻止沙眼衣原体在新生儿间的传播。但是,由于以上眼部预防措施可以预防淋球菌眼炎,应继续坚持使用。

新生儿的围生期衣原体感染,可以涉及眼、口咽、泌尿生殖道、直肠等部位,且常在生后5~12天迅速出现症状,甚至比结膜炎出现的更快。沙眼衣原体是最常见的引起新生儿眼炎的病原微生物。

2. 沙眼衣原体引起的新生儿眼炎　所有的小于1月龄的婴儿,如出现结膜炎,尤其是其母有未治疗的衣原体感染,均应考虑由衣原体感染造成的眼炎。

【诊断】　新生儿衣原体眼炎的特异性和敏感性诊断方法包括组织培养和非培养检测手段(包括DFA检测、酶

免疫测定和核酸扩增试验）。操作必须符合相关要求。标本必须含有结膜细胞，而不能仅有分泌物。特异的新生儿沙眼衣原体感染诊断后，不仅需要治疗新生儿还要治疗其母亲及其性伴侣。新生儿的眼部分泌物除了要进行沙眼衣原体结膜炎的诊断，还应进行淋球菌检测。

推荐治疗方案：

红霉素碱或琥乙红霉素 50mg/（kg·d），分 4 次口服，连用 14 日。

如果进行了全身治疗，则不需为治疗沙眼衣原体感染而进行局部抗生素治疗。

【随访】 红霉素治疗的有效率约为 80%，部分患者需进行第二个疗程的治疗。因此，婴儿必须进行随访以明确初次治疗是否有效。需考虑有伴随出现衣原体肺炎的可能。

母亲和性伴侣的治疗：衣原体感染婴儿的母亲及其性伴侣都应进行评估及治疗。

衣原体引起的婴幼儿肺炎：

婴幼儿的衣原体肺炎的典型症状包括：反复发作的持续性咳嗽伴呼吸急促；胸片显示过度通气和双侧的弥散性浸润病变。喘鸣音少见，代表性的表现是不伴发热。常可观察到外周血嗜酸性粒细胞增多（>400/μl）。因为临床表现可能有较大区别，因此所有的 1~3 月龄，可疑肺炎的婴幼儿的诊断治疗方案中必须包括沙眼衣原体的检测和治疗（尤其是母亲有未治疗的衣原体感染的婴幼儿）。

【诊断】 必须从鼻咽部收集样本进行衣原体检测。组织培养是确诊衣原体肺炎的标准方法，非培养法（如 DFA 检测、酶免疫测定和核酸扩增试验）也可以用于诊断。但非培养法检测鼻咽部样本衣原体的敏感性和特异性低于对眼部标本的检测。DFA 是 FDA 唯一批准的可用于检测鼻咽部样本中沙眼衣原体的检测方法。如果有气管分泌物和肺活检组织也应进行沙眼衣原体检测。

由于获得衣原体检测结果需要一段时间，因此治疗沙眼衣原体肺炎的方案经常是根据临床经验和放射线结果制订的。衣原体检测结果有助于治疗处理婴幼儿的疾病，且能明确母亲及其性伴侣是否需要接受治疗。

推荐治疗方案：红霉素碱或琥乙红霉素 50mg/（kg·d），分 4 次口服，连用 14 天。

【随访】 红霉素治疗沙眼衣原体肺炎的有效率约为 80%，部分患者需进行第二个疗程的治疗。因此，婴儿必须进行随访以明确肺炎是否治愈。部分沙眼衣原体肺炎的婴幼儿在童年期仍可能表现为肺功能异常。

母亲和性伴侣的治疗：衣原体肺炎婴儿的母亲及其性伴侣都应进行评估及治疗。

衣原体感染母亲分娩的婴幼儿：未经治疗的衣原体感染母亲分娩的婴幼儿感染衣原体的风险高，但并不提倡进行预防性抗生素治疗，这种治疗的效果不明。需对婴儿进行监测及观察，确保在一旦出现症状可以获得恰当的治疗。

儿童的衣原体感染：

尽管围生期的沙眼衣原体感染在鼻咽、泌尿生殖道、直肠等处可持续超过 1 年，但青春期前的儿童出现衣原体感染应该考虑到性虐待的可能。

【诊断】 因为可能出现假阳性结果，因此不能使用非培养，非扩增的衣原体监测手段（如 DFA 检测、酶免疫测定）。检测试剂与肺炎衣原体发生交叉反应，导致呼吸道样本的假阳性结果，检测试剂与粪便菌丛发生交叉反应，导致生殖器和直肠样本的假阳性结果。

● 推荐的儿童治疗方案（体重<45kg）：

红霉素碱或琥乙红霉素 50mg/（kg·d），分 4 次口服，连用 14 日

● 推荐的儿童治疗方案（体重>45kg，年龄<8 岁）：

阿奇霉素 1g，单次口服

● 推荐的儿童治疗方案（年龄>8 岁）：

阿奇霉素 1g，单次口服，或

多西环素 100mg 口服，每天 2 次，连用 7 日

【随访】 必须进行随访，确保治疗的有效性。

（梁旭东）

五、支原体感染

支原体（mycoplasma）是一类缺乏细胞壁、呈高度多形性、能通过滤菌器、可在无生命培养基中生长繁殖的最小原核细胞型微生物。1937 年，Mh 分离于人巴氏腺脓肿；1954 年，UU 被从男性非淋菌性尿道炎（nongonococal urethritis，NGU）患者尿道分泌物中分离出来，1980 年，Mg 被从男性 NGU 患者尿道分泌物中培养出来。自此以来，有关支原体与女性生殖道感染和不良妊娠结局的报道层出不穷，但关于支原体与不同疾病之间相关性的报道各方说法不一。

【病原学】 1898 年，法国的 Nocard 及 Roux 自患牛胸膜肺炎的牛体内病灶中分离出第一个支原体，当时命名为类胸膜肺炎微生物（pleuropneumonia like organism，PPLO），后来，各国学者纷纷就动物及植物体内类似的微生物展开了研究，直到 1962 年发现该种微生物是人非典型肺炎的病原，才促使人们将其正式命名为支原体属。然而很快的，由于各国学者陆续发现了很多不同种类的支原体，仅以属分类很难将所有支原体纳入其中，于是一个改良的分类系统建立了，即柔膜体纲（Mollicutes）。

支原体归属于柔膜体纲，支原体目（Mycoplasmatales），支原体科；其下分为支原体、血虫体、血巴尔通体和脲原体 4 个属。支原体属（Mycoplasma）有 199 种，脲原体属（Ureaplasma）有 7 个种。能够从人体分离出的支原体共有 16 种，其中 7 种对人体有致病性。即肺炎支原体（*M. pneumonia*，Mp）、解脲支原体（*U. urealyticum*，UU）、人型支原体（*M. hominis*，Mh）、生殖支原体（*M. genitalium*，Mg）、发酵支原体（*M. fermentans*，Mf）、穿透支原体（*M. penetrans*，Mpe）和梨支原体（*M. pirum*，Mpi）。除 Mp 外，其他 6 种支原体均可见于女性泌尿生殖道。其中最重要的当属解脲支原体（*U. urealyticum*，UU）、人型支原体（*M. hominis*，Mh）、生殖支原体（*M. genitalium*，Mg）。

在暗视野显微镜或相差显微镜下观察液体培养的支原体，可见其具有高度多形性，但基本形态有球形、双球形及丝状三种。在固体培养基中能出现典型的"油煎蛋"样菌落。Mg、Mh 和 UU 均可在细胞质中存在，也可存在于细胞外。电镜下支原体呈烧瓶状或梨形，菌体长 0.6~0.7μm，

靠近底部宽 0.3~0.4μm,顶部末端宽 0.06~0.08μm,末端向下延伸有约 7nm 的茸毛;电子显微镜观察,支原体无细胞壁,其最外层是荚膜、黏附结构与黏附相关蛋白,其内为三层结构的单位膜,内部结构位于胞质内,为核质、核糖体、胞质颗粒、质粒或转座子。不同的支原体具有不完全相同的生物学特征。

解脲支原体共分为 14 个血清型,这 14 个血清型可分为 2 种生物型。Parvo 生物型由解脲支原体血清型 1、3、6、14 组成;T960 生物型则包括解脲支原体 2、4、5、7、8、9、10、11、12、13 血清型。这两种生物型基因组之间有较大差异,最近,具有 Parvo 生物群特征的支原体(血清型 1、3、6、14)被划分为新的菌种微小脲原体(*Ureaplasma parvum* ,Up),Up 常见于临床无症状携带,有些人认为属于正常菌群。有 T960 生物群特征的支原体(包括 2、4、5、7、8-13 型 10 个血清型)被称为解脲脲原体(*Ureaplasma urealyticum* ,Uu)。以下对未能区分两种生物型的研究统称为 UU,分生物型的研究则分别标注为 Up 和 Uu。

【流行病学】　生殖道支原体有较高的携带率。新生儿体内支原体的定植通常是因为阴道分娩时经过母亲感染的宫颈或阴道时获得的,也因此可以认为剖宫产分娩的新生儿较阴道分娩者支原体定植率低。新生儿支原体的定植很少能持续到儿童期,然而希腊有研究显示青春期无性生活女性中有阴道分泌物增多者 UU、Mh 检出率分别为 52%、2%,而无症状者检出 UU 为 7%。另有日本和美国对有性生活的年轻女性进行调查,发现生殖支原体检出率分别为 2.8% 和 13.6%。当女性性成熟并有性生活后,支原体检出率大大增加,尤其是 Uu,有研究证明女性性伴数越多支原体检出率越高。

除性接触外,影响生殖道支原体在人群中分布的因素包括年龄、种族、经济状况、避孕方式、月经周期、绝经及妊娠。因此,确定生殖道支原体在女性下生殖道中的流行情况需要考虑上述因素,但目前能够将这些因素纳入研究范围的大规模临床研究并不多,这也是国内外缺乏支原体流行情况精确数据的原因。

Mg 感染的流行病学特征主要表现为不同地区和不同人群之间检出率的不同。对美国约 3000 名成人的尿样进行 PCR 检测,生殖支原体检出率为 1%(女性 0.8%,男性 1.1%)。总的来说,生殖支原体比淋球菌更常见(0.4%),但低于沙眼衣原体(4.2%)和滴虫性阴道炎(2.3%)。Oakeshott 等 2004~2006 年对伦敦大学 2378 例性成熟非妊娠期平均年龄 21 岁的女性采用阴道自取棉拭子进行研究发现 Mg 检出率为 3.3%。美国对 324 例就诊性传播疾病门诊女性以 PCR 方法检测 Mg,检出率为 19.2%。国内其木格等 2005 年对 118 例健康体检女性采用 PCR 方法检测 Mg 检出率 0.85%,而 226 例宫颈炎女性中 Mg 检出率 11.06%。可见在有生殖道感染症状女性中 Mg 检出率高于普通人群。而且因区域、检测方法等因素的差异,各国对 Mg 检出率有差异。

Tibaldi 回顾性研究了 1996~2005 年意大利 27 172 例非孕期女性阴道和宫颈拭子培养结果,发现 UU 检出率为 16.9%,Mh 检出率为 1.7%。Christopher J. M. 等对 175 例

就诊性传播疾病门诊的女性取宫颈分泌物采用多重 PCR 检测,Uu 和 Up 的检出率为 6.1% 和 57%。K. Povlsen 等对 453 例随机抽取的女性泌尿生殖道标本采用 PCR 和导流杂交方法检测,发现 UU 检出率为 63%,其中 80% 为 Up,13.5% 为 Uu,6.5% 为既有 Up 又有 Uu。国内近年来对育龄女性支原体感染的研究多采用培养法。陈潋等对 8494 例疑为支原体的女性培养法检测 UU 阳性 26.4%,Mh 0.3%,双重感染 5.5%。任翊对体检女性和性罪错人群以 PCR 方法对 UU 进行检测,发现前者 UU 60% 左右,以 Up 的单纯血清型感染为主;后者 UU 90% 左右,以 Up 的各种血清型混合感染常见。各国对非孕期女性 UU 检出率从 20% 到 60% 不等,PCR 较培养法敏感性高,无症状人群中 UU 检出率为 60% 左右,性传播疾病门诊人群 UU 检出率为 70%~90%。

【病因病理】　关于 Mg 的致病机制的研究,目前仅在其对黏膜上皮细胞的吸附和侵入方面取得了直接的证据。Mernaugh 等用培养的人胚肺成纤维细胞为模型研究了 Mg 的感染过程。

Mh 对人的致病机制目前还不十分清楚,可能与下列因素有关:现已发现 Mh 的可变黏附相关抗原(variable adherence-associated antigen,Vaa),可与人宿主细胞,特别是与人泌尿生殖道细胞表面的受体结合。Mh 吸附于宿主细胞表面后,通过磷脂酶水解宿主细胞膜上的卵磷脂,影响宿主细胞的生物合成、膜的功能及免疫功能,同时释放有毒代谢产物,如 H_2O_2、NH_3 等,导致宿主细胞受损。

目前已知,UU 能产生脲酶,脲酶可分解尿素产生 NH_3,获得质子后变成 NH_4^+,后者能引起细胞间质坏死和纤毛损伤,同时能使磷酸镁盐和磷酸钙盐形成结晶,促进尿路结石形成。各血清型 UU 都能产生 IgA 蛋白酶,降解 IgA1 形成两个片段(Fab 和 Fc 段)。IgA1 是人体黏膜受到支原体等病原体攻击后,最早产生的最主要的抗感染免疫球蛋白。当 IgA 蛋白酶与泌尿生殖道黏膜表面的 SIgA1 相遇后,后者被降解,泌尿生殖道正常抵御病原体攻击的屏障即被破坏,导致病毒等病原体的定居和入侵。UU 能产生磷脂酶,主要包括磷脂酶 A1、A2、C。磷脂酶 A 可促使宿主细胞产生花生四烯酸,激发细胞产生前列腺素,起动分娩,这可能与 UU 宫内感染所致的早产或胎膜早破有关。同时,磷脂酶还可以宿主的磷脂作为底物,产生代谢产物干扰宿主细胞的生物合成、正常代谢以及膜的生物学及免疫学功能。UU 自身具有荚膜样物质,主要由半乳糖组成,进入机体后约 1 小时便能刺激单核-巨噬细胞分泌 TNF-α,诱导局部产生炎症-抗炎症反应。

【临床表现】　自 20 世纪 90 年代开始,国内各医疗机构开始开展广泛的支原体检测,在国内主要使用培养法进行支原体的检测。目前,国内对支原体的认识主要有两方面问题:其一是支原体检测的问题,见后文详述;其二是对支原体致病性的认识问题。

很多国内的医务人员对支原体的致病性认识混乱,支原体是一种条件致病微生物,有较高的生殖道携带率。目前有的医疗机构只要发现支原体检出阳性,就一律给予抗生素治疗,不孕患者不转阴不给予助孕,造成患者反复治

疗,给患者造成很大的身心负担。另外一些医疗机构又出现另一种极端情况,由于不能判断支原体是否致病,就不进行支原体检测和治疗,这样又会耽误支原体感染患者的治疗,给患者造成痛苦。因此,对于支原体的致病性的研究是十分必要的。

作为一种与女性生殖道感染和不良妊娠结局有重要关系的微生物,支原体及其致病性的研究在各国方兴未艾。目前已知生殖支原体是女性宫颈炎的病因,解脲脲原体和人型支原体与早产、低出生体重以及新生儿肺疾病相关。但是支原体在女性生殖系统感染方面的具体作用还不明确。由于支原体的临床检出率很高,但是无症状者也较高,如何评价支原体的致病性成为临床医生关心的重要问题。

1. 携带者 支原体的阴道高定植率意味着人群中存在着相当数量的支原体携带者,这些患者没有症状和体征,因此不能认为出现了支原体感染。这种现象以 UU 最为突出。刘朝晖等发现在健康体检人群中 UU 的检出率 60.9%,其中 Up95%,并以单一血清型检出为主(90.1%)。张帝开等发现在健康体检人群中 UU 的检出率 36%,其中 Up82.5%,并以单一血清型检出为主(88.5%)。在男性的尿道下 1/3 也能发现类似的现象。

自从分子生物学方法能够分型检出 Uu 和 Up 后,各国学者都致力于研究两者致病性之间的差异,但是目前没有明确证据证明一种 UU 的致病能力强于另一种。考虑到我国大部分临床机构都仅能进行培养的方法检测 UU,不能区分 Up 和 Uu,判断支原体导致的感染性疾病时需要更加谨慎,存在疾病的症状体征是判断感染存在的前提,否则以作为携带者对待,不宜使用抗生素过度干预。

2. 阴道感染 2/3 有细菌性阴道病(bacterial vaginosis,BV)的妇女可检出 Mh。1980 年,Taylor-Robinson 和 McCormack 首先提出 Mh 可能在非特异性阴道炎中的作用:要么是与阴道加德纳菌及其他细菌共生,要么是单独的病原体。Pheifer 等支持这种设想,他们从患有 BV 的妇女中检出 Mh 的携带率为 63%,而正常对照者仅为 10%。Deodhar L P 等发现 BV 患者 Mh 检出率为 43.9%。BV 患者阴道分泌物多能培养出 Mh 和 UU。虽然支原体对甲硝唑不敏感,但是在甲硝唑治疗 BV 后很少在阴道分泌物中培养出 Mh。这可能是因为适于支原体生存的阴道环境改变了。因此推想 Mh 在 BV 中可能是与其他细菌处于共生状态,可见阴道分泌物中检出 Mh 并不意味着具有致病性,仅能够提示可能存在 BV。

3. 宫颈炎 目前 Mg 已被证明是男性非淋菌性尿道炎和女性宫颈炎的病原体。Keane 等对 39 例患有非淋菌性尿道炎的男性和他们的性伴侣进行研究,发现 14 个沙眼衣原体阳性男性的性伴中 43% 为衣原体阳性,相似的,12 个 Mg 阳性男性的性伴中 58% Mg 阳性,Mg 感染的频率与衣原体相当。另外动物实验也证明了从感染动物体内分离的 Mg 接种到未感染动物体内后可导致相同疾病形成,符合 Koch 法则。据此可以肯定 Mg 是一种通过性接触传播的病原体。

在女性中,Mg 通常能从阴道和宫颈的分泌物中检出。Chris. L. McGowin 等采用体外实验发现 Mg 感染培养基中

的阴道和宫颈上皮细胞后,2 小时即可与细胞发生黏附,3 小时可进入细胞,到感染后 1~2 天大部分 Mg 进入细胞使胞内浓度高于胞外浓度。Mg 进入细胞后可促使细胞分泌前炎症因子和趋化因子等,趋化巨噬细胞吞噬 Mg,与此同时 Mg 还可释放如 IL-6 等细胞因子,可能与促进 HIV-1 的复制有关。

国外很多学者已经证明 Mg 是宫颈炎的病因。Charlotte Gaydos 等对 324 例就诊于巴尔的摩性传播疾病(sexually transmitted diseases,STD)门诊的女性进行横断面研究,PCR 方法检测阴道分泌物拭子和尿液中衣原体、Mg、淋菌和滴虫,发现衣原体和 Mg 在总体的检出率为 11.1%、19.2%,而在宫颈炎人群中检出率为 15.8%、28.6%,多元回归分析仅 Mg 与宫颈炎相关。

4. 盆腔炎 由于 Mg 可以感染宫颈上皮细胞,它也有可能上行感染导致非淋菌非衣原体性盆腔炎。实际上,Mg 可以导致猴输卵管炎,能改变输卵管纤毛细胞的形态。有学者发现 Mg 可以黏附男性精细胞,进而随精液进入女性上生殖道。在患有盆腔炎的女性中 Mg 的检出率为 14%~16%,与无症状女性中 3% 左右的检出率有很大差异。在盆腔炎评价与临床健康(PID evaluation and clinical health,PEACH)研究中,Mg 与衣原体和淋菌的流行情况一致,提示其可能是女性生殖道潜在的常见致病原。Haggerty C L 对 50 例患有非淋菌非衣原体性盆腔炎的女性用 PCR 方法检测宫颈和内膜的 Mg,检出率分别为 12% 和 8%,说明在子宫内膜能够检测出 Mg。

盆腔炎可以导致不孕、异位妊娠、反复盆腔炎和慢性盆腔痛等后遗症。Mg 感染是否能导致上述疾病还有待研究。目前仅有证据提示不孕女性宫颈或腹腔拭子 PCR 检测 Mg 阳性率高于健康女性;另外,不孕女性血清 Mg 抗体阳性而宫颈拭子阴性提示既往的 Mg 感染可能会导致输卵管持久的损伤或堵塞。

目前所知约有 10% 的盆腔炎(pelvic inflammatory disease,PID)患者能培养出 Mh。Prabhakar K 研究发现 PID 患者中 Mh 检出率为 54.9%,而对照组中仅 16.39%。已有一些研究者发现约 2%~16% 的急性 PID 患者可直接从发炎的输卵管、卵巢脓肿或盆腔脓肿部位培养出 Mh,患者的阴道和宫颈 Mh 分离率也显著高于对照组,血中 Mh 的特异性抗体都升高,这些都提示 Mh 与 PID 的相关性。但是有文献指出 Mh 感染输卵管镜下无明显结构改变,说明 Mh 感染急性期内对输卵管的损伤较 Mg、淋菌轻。

UU 与疾病的关系是目前各国学者研究的热点,但是由于检测方法的多样化,没有一种统一的检验标准,以及各国学者对 UU 及其血清型认识的差异,导致国内外关于 UU 的流行情况及致病性的报道存在一定的不同。目前已知 UU 可能与男性尿道炎相关,但是,由于近半数性活跃男性尿道中有 UU 定植,所以仅检出 UU 不一定能证明其与尿道炎相关。Abele-Horn 等采用 PCR 方法研究 254 例有泌尿生殖道感染患者的 Uu 临床标本,Up 检出率 81%,Uu 检出率 30%,特别是在盆腔炎和流产患者中 Uu 的检出率显著升高,分别为 57% 和 42%,提示 Uu 可能与宫颈炎及其产生的后遗症相关。

综上所述,支原体与盆腔炎的发病具有相关性,在临床工作中,我们在盆腔炎的诊治中要考虑到这一因素。因此,在 2008 年发表的《中国盆腔炎性疾病诊治规范草案》大部分治疗方案中都含有可用于治疗支原体感染的抗生素。

5. 早产与绒毛膜羊膜炎 文献报道妊娠期阴道和宫颈检出 UU、Mg 的患者较正常女性更易发生早产,Abele-Horn 等认为阴道大量 UU 定植是早产的危险因素。为明确这一关系,20 世纪在美国进行了一项多中心临床研究,该研究共纳入 4900 余名妊娠妇女,研究结果表明,母体孕中期下生殖道解脲支原体的定植与低出生体重、胎膜早破、早产无关。Eschenbach 等对 1181 例中孕期间无症状但阴道发现解脲支原体定植的孕妇采用红霉素 333mg,每日 3 次口服及安慰剂双盲治疗 7 天,在治疗结束后 4 周对部分患者进行了再次培养,发现两组的解脲支原体再检出率无显著差异且早产等妊娠不良结局发生率无显著差异,故认为,在下生殖道发现解脲支原体存在,不是用红霉素预防早产的指征。虽然有其他学者的研究认为红霉素干预措施能有效地降低孕期下生殖道支原体感染患者的妊娠不良结局发生率,但是这些研究样本较小并且大多数没有分析其他早产致病微生物如衣原体等的影响因素。目前大多数临床研究认为不需要对孕期下生殖道检出解脲支原体的患者进行干预和治疗。

支原体在羊膜腔内感染中起到的作用日益受到关注。Yoon 等对 181 例早产孕妇研究发现,羊水中仅培养出解脲支原体者发生早产、低出生体重儿等妊娠不良结局显著高于培养阴性者,炎性因子 IL-6、TNF-α、IL-1β 升高。Nquyen 等对 456 例孕 15 ~ 17 周取羊水采用 PCR 方法检测 Mh,Mh 阳性率为 6.4%,其中 14.3% 早产,Mh 阴性组中 3.3% 早产,故认为,中孕期检出 Mh 提示发生早产的风险显著增高。因此,对于产科医生来说,如何判断哪种情况下生殖道支原体会上行感染至宫腔无疑是十分重要并具有挑战性的。

6. 新生儿感染 新生儿可在阴道分娩过程中获得生殖道支原体。解脲支原体被认为与极低出生体重儿的先天性肺炎、慢性肺部疾病有关。总的来说,解脲支原体的定植与早产儿的慢性肺部疾病有显著关联,有定植者发生慢性肺部疾病的风险是无定植者的 2 倍。

7. 产后感染 Lamey. J. R 等对 125 和 60 例产后发热和未发热者进行血培养,Mh 阳性率分别为 7.2% 和 0($P <$ 0.005)。因此,人型支原体可致产后发热,而且很可能是因为造成了子宫内膜炎。这些患者通常会出现 1 ~ 2 天的低热,伴有子宫轻压痛,除此之外很少有其他临床症状。

8. 自发性流产 文献显示自发性流产与支原体检出之间有明显相关性,但未能区分是否为胎儿排出时的生殖道污染,从死胎的肺、脑、心脏、内脏等处均曾分离出支原体。然而,这些研究结果不能证明:是感染支原体导致胎儿死亡,还是别的因素致胎儿死亡后坏死组织发生了继发的支原体感染。由于缺乏严谨的对照研究,实验性抗生素治疗支原体感染不能明确是否对自发性流产有益。因此,自发性流产与支原体感染是否有因果关系需要进一步研究。

9. 支原体与艾滋病 1986 年,Lo 首次从男性同性恋艾滋病(HIV)患者身上分离出穿透支原体(mycoplasma penetrans,MP);以后的研究表明 MP 与 HIV 感染和艾滋病密切相关:HIV 阳性患者感染 MP 的概率是阴性个体的 122 倍;而有症状的 HIV 阳性艾滋病患者的 MP 阳性率是无症状的 HIV 阳性艾滋病患者的 2 倍。迄今认为与艾滋病相关的支原体主要有发酵母原体(M. fermentans)、穿透支原体(M. penetrans)以及 M. pirum;而生殖道的解脲支原体和生殖器支原体也可促进 HIV 的感染。其具体的协同致病机制尚不清楚,但目前的研究认为支原体作为辅助因子,可能通过诱导免疫系统而促进 HIV 的感染;许多支原体是免疫系统的激活剂;M. penetrans 可诱导单核细胞产生 TNF-α、IL-1 等并同时增强 HIV 的复制。

【实验室检查】

1. 培养法 标本为阴道分泌物;常用 Uu 培养基有 U9C、10C、AT、A8 和 GM、SP-4 肉汤培养基。进行支原体培养的基础培养基应该选择市场上可大批供应的,含营养肉汤,并加入抗生素抑制细菌生长的培养基。通过观察支原体在肉汤培养基中的代谢活性可以了解其生长状况。人型支原体代谢精氨酸后形成氨或解脲支原体分解尿素释放氨均可使 pH 升高,导致培养基变色。为进行阳性鉴定,需在 1 ~ 4 天内将含尿素的肉汤培养基分割后再次接种在琼脂糖培养基上。

2. 免疫学方法 各种各样的血清学检测方法,包括凝集反应、补体结合、间接红细胞凝集、代谢抑制试验、酶联免疫吸附试验,均被用于进行生殖道支原体的血清学变化检测。这些方法虽然有助于生殖道支原体致病的作用的研究,但在临床工作中这些血清学试验没有实用性。

(1)抗原检侧:主要检侧 Uu 表面抗原。

1)免疫荧光实验:用荧光标记支原体的抗体,让其与标本中的支原体抗原反应,在荧光显微镜下观察是否存在支原体。此法简便、易操作;但需要特殊的荧光显微镜、结果保存时间短等,临床使用少。

2)免疫酶实验:方法同上,只有用酶标记支原体抗体。敏感性和特异性较免疫荧光法高。

(2)抗体检测:检测患者血清中支原体抗体滴度。

1)酶联免疫吸附试验(ELISA):该法以溶解的 Uu 支原体膜蛋白为抗原,与患者血清中的特异性抗体结合后,再与酶标记的抗人的 IgG 抗体反应,通过酶与底物反应后呈现出的不同颜色,判断结果。

2)代谢抑制试验:Uu 在液体培养基中生长繁殖,会分解尿素产生 NH_3,从而改变培养基中的 pH;如果将特殊的抗体加入培养基,支原体的生长受到抑制,培养基中的 pH 会发生相应的改变。此法操作难、时长,临床使用少。

3. 分子生物学方法 诊断支原体感染最常用的方法是分离培养和血清学检查,但培养法费时且敏感性低,而血清学检查的敏感性很大程度上取决于发病后血清标本收集的早晚以及双份血清标本的获取,因此临床操作较为复杂。自从 PCR 技术问世以来,基因诊断已经成为支原体感染较为理想的诊断方法。PCR 的优点包括:仅需少量标本,且无须提纯标本 DNA,不受病原体存活与否的影响,具有高敏感性;能快速、准确诊断支原体感染(24 小时内);还可以对支原体进行快速分型。这对正确使用抗生素,降低患者的发病率和死亡率以及流行病学调查具有十分重要的意义。

1) PCR:多聚酶链反应(polymerase chain reaction, PCR)是利用 DNA 分子的变性和复性原理,用特殊的引物对标本中的支原体 DNA 片段进行扩增。特点:敏感性好、自动化和程序化、速度快;缺点是对实验设备、人员要求较高,限制了其临床使用。

生殖支原体体外分离培养极为困难。PCR 是研究 Mg 的最常用手段。引物设计主要参照 MgPa 的 DNA 编码区和 Mg16srRNA 保守区。解脲支原体和人型支原体亦可应用 PCR 法进行检测,包括直接 PCR 法和采用肉汤培养基菌后提取 DNA 进行 PCR 两种方法。区分解脲支原体的两种生物群 Up 和 Uu 一般采用 PCR 法,使用 16sRNA 的基因序列对两种生物型进行区分。

2) DNA 探针法:用标记物标记支原体的 DNA,让其与标本中的 DNA 杂交,检测标记物。特点:特异性高,但敏感性低。临床应用率低。

3) 核酸放大技术(nucleic acid amplification techniques, NAATs)是近年来应用于基因诊断的最敏感的方法,包括多重 PCR(multiplex PCR,mPCR)、套式 PCR(nested PCR, nPCR)、实时 PCR(Real-time PCR,RT-PCR)、反转录 PCR(reverse transcriptase PCR,RT-PCR)等方法。

4. 国内的问题　支原体的培养是目前国内医疗机构进行支原体检测的主要手段,而且主要是使用液体培养基直接检测并同时进行支原体药敏试验。这种方法敏感性和特异性较高,出结果需 48～72 小时,目前有商品培养基出售,操作便捷,对实验条件要求不高,因此在全国得到广泛使用。

这种方法的问题在于:第一,由于生殖支原体培养周期长,几乎没有医疗机构进行生殖支原体的检测,导致其流行病学情况不明。第二,此方法必须采用双向培养,单向液态培养基培养,靠变色判定结果不十分可靠。由于支原体在液体培养基中的生长量较少且其体积很小,生长后培养基清亮,也有的呈不显著的混浊或呈极浅淡的均匀浑浊。通常需在培养基中加入尿素、精氨酸等一些底物和苯酚红等 pH 指示剂,根据 UU 和 Mh 使底物分解产氨,使培养基的 pH 升高导致颜色从黄变红来判断有无支原体的生长。但是某些细菌或真菌也有可能在培养基中生长导致类似的生化反应,并且这些细菌或真菌因体积很大常常使培养基明显浑浊变红,从而出现假阳性。国内外的临床检验规范上都标明需要进行固体培养基培养,观察菌落形态才可以进行确诊。因此,国内对支原体的诊断存在假阳性问题。另一方面的问题在于国内对支原体 PCR 检测重视不够。自从 PCR 技术问世以来,基因诊断已经成为支原体感染较为理想的诊断方法。因 PCR 仅需少量标本,且无须提纯标本 DNA,检测的灵敏度和特异性均大于 DNA 探针杂交法,因此得到了迅速的推广和应用。目前 PCR 检测已经成为国外支原体研究的首选方法,国内开展支原体 PCR 检测的单位很少,而且大多数不做生殖支原体检测,因此,国内开展

的支原体研究常有缺陷。

【诊断】　支原体属于条件致病微生物,支原体感染的判断需要明确以下两点:

1. 患者有明确的感染征象　具备临床症状、体征,按照临床标准可以诊断为感染性疾病。

2. 患者的支原体实验室的检查结果阳性。

同时具备上述两条时再考虑患者是否为支原体性感染。若患者没有临床表现,仅支原体阳性,应注意是否存在支原体携带。

【治疗】　支原体没有细胞壁,对 β-内酰胺类抗生素如青霉素和头孢菌素都不敏感。而对影响细菌蛋白质合成和 DNA 合成的抗生素如大环内酯类、四环素类、喹诺酮类等敏感。由于抗生素大量使用,很多支原体都产生了耐药性,有必要进行药敏试验,指导临床用药。目前药敏试验一般选择的支原体为 Mh 和 UU,因为 Mg 培养时间长、难度大,一般不用做药敏试验。抗生素疗程一般不超过 14 天。

妊娠期若支原体上行进入宫腔则需要治疗,红霉素、罗红霉素以及阿奇霉素通过胎盘的能力都很弱,但克拉霉素通过胎盘的能力很强,而且 Mg 和 UU 都对它很敏感,这使得克拉霉素较其他大环内酯类抗生素更适合应用于妊娠期宫内支原体感染的患者。妊娠期阴道支原体的感染目前一般不进行治疗。

(张岱　米兰)

六、淋　病

淋病(gonorrhea)是由淋病奈瑟菌感染泌尿生殖系统所致的化脓性感染,也可表现为眼、咽、直肠的感染以及全身的感染,是一种常见的性传播疾病,发病率高。淋病传染性强,潜伏期短,可导致多种并发症和后遗症。

【病原学】　淋病奈瑟菌为革兰阴性双球菌,呈卵圆形或肾形,无鞭毛、芽胞,常成对排列,直径约 $0.6～0.8\mu m$。急性发病时,脓液标本一般可见淋病奈瑟菌位于多核白细胞内,而在慢性淋病时,多位于细胞外。淋病奈瑟菌喜潮湿,怕干燥,不耐热,其适宜生长条件为温度 $35～36℃$,pH 为 $7.2～7.5$,相对湿度为 50%,含 5%～7% CO_2 的环境。离开人体不易生存,一般消毒剂易将其杀死。淋病奈瑟菌对多种抗生素敏感,但由于治疗不规范,淋病奈瑟菌耐药菌株的比例近年来上升迅速,耐青霉素及氟喹诺酮的淋病奈瑟菌菌株越来越多,因此目前治疗淋病已不再推荐应用青霉素及氟喹诺酮类药物。

【流行病学】　淋病在全世界广泛流行,在发达国家和发展中国家的发病率都非常高。在美国,据保守估计,每年至少发生 100 万例,实际上 60%～70% 的患者在私人医院就诊,很难确切统计。淋病发病率居美国报告传染性疾病的第 2 位,例如自从 20 世纪 70 年代中期美国颁布控制淋病计划后,1975～1997 年期间淋病发病率大幅度下降,在 1996～2006 年期间,淋病发病率波动于 115/100 000 水平,而 2009 年美国淋病报告总数为 301 174 例(99.1/10 万),比 2008 年下降 10.5%,比 2006 年(119.7/10 万)下降 17%,达到历史最低水平。在欧洲,淋病也得到了很好的控制,发病率下降明显,在瑞典、德国等一些发达国家几乎完

全控制,发病率约为 10.0/10 万。许多发展中国家的淋病发病率虽然有所下降,但国家之间有较大的差异。目前,发展中国家淋病发病率仍是发达国家的 10~20 倍。

我国从 1981 年开始报告淋病以来,1991~1999 年全国淋病发病率上升趋势明显,1999 年形成发病高峰,达 27.54/10 万,1999~2006 年出现下降趋势。我国卫生部公布的全国法定报告传染病疫情中 2010 年淋病报告总数为 105 544(死亡 1 例),比 2009 年(119 824 例)下降 12.36%。尽管近年来有缓慢下降的趋势,但在卫生部监测的 8 种性病中始终占据主要地位,2010 年报告发病数居第 5 位。从全国各省市地区看,绝对发病例数前 3 位依次是上海市、浙江省、江苏省。

在国外,已报告的淋病发病率及其发展趋势在不同种族以及年龄之间有显著差别。诸如黑色人种较白色人种发病率高,并且多为 15~29 岁的年轻人,其中又以 15~19 岁年龄组最多。淋病的其他高危因素包括:社会经济状况差,性生活开始过早,未婚同居,淋病史,同性恋,吸毒及卖淫等。在国内,淋病发病情况有地区之间的差异,一般东南沿海经济发达地区高于中西部经济欠发达地区,旅游热点地区高于一般地区,大城市高于小城市。传播途径以非婚性接触为主;职业复杂,以工人、农民工、宾馆服务人员、个体经营者为多;年龄分布多集中于 20~39 岁性活跃人群,但有年轻化趋势。

【传染途径】 人是淋病奈瑟菌的唯一天然宿主,因此,淋病患者以及淋病奈瑟菌携带者是淋病的最主要传染源。成人主要通过性交直接接触传染,极少经间接传染;儿童多为间接传染;新生儿多在分娩通过软产道时接触污染的阴道分泌物传染。口交及肛交可导致淋菌性咽喉炎及淋菌性直肠炎。当接触了淋病(传染源)后,是否因受其感染而发病,则要依个体的免疫状态、病原体的抗原成分以及病原体的数量而定。感染的危险度还与淋病密切接触的频繁程度有关。通过性接触女性较男性更易感染,与男性淋病患者发生性关系的女性,50%~80% 发生淋菌性宫颈炎;与女性淋病患者发生一次性关系的男性,20%~25% 可获得感染淋病的机会,4 次性交后可增至 60%~80% 的感染机会。

【发病机制】 淋病奈瑟菌对柱状上皮及移行上皮有特殊的亲和力。淋病奈瑟菌的外膜主要成分有膜蛋白Ⅰ、Ⅱ、Ⅲ、脂多糖及菌毛。菌毛是外膜表面丝状蛋白结构,能与局部上皮细胞受体结合,对淋病奈瑟菌黏附致病起重要作用。外膜蛋白Ⅰ、Ⅱ、Ⅲ参与细菌的黏附和对宿主细胞的侵入。蛋白Ⅰ是主要的外膜蛋白,每株淋病奈瑟菌抗原性不同,蛋白Ⅰ与蛋白Ⅲ结合在外膜上,形成孔道,使水性营养物质(如糖等)和其他细菌代谢产物所需物质通过孔道进入细菌内。蛋白Ⅱ能使淋病奈瑟菌与宿主上皮细胞、白细胞、红细胞相互黏合;在淋病奈瑟菌感染过程中,不同的环境可产生不同的蛋白Ⅱ变异株,而不是所有的蛋白Ⅱ均具有同样的黏附性。蛋白Ⅲ主要与蛋白Ⅰ形成复合体,并能阻止杀菌抗体。脂多糖为淋病奈瑟菌内毒素,与体内补体协同作用,介导免疫反应,共同引起局部炎症反应,导致局部中性粒细胞浸润、黏膜细胞脱落溶解,形成脓液。镜下见黏膜及黏膜下组织充血、水肿、渗出、坏死、上皮脱落、白细胞聚集。在女性,淋病奈瑟菌首先侵犯宫颈管、尿道、尿道旁腺及前庭大腺,然后沿生殖道黏膜上行,引起子宫内膜炎,输卵管炎、盆腔腹膜炎及播散性淋病。若急性淋病治疗不当,迁延不愈或反复发作,可致输卵管粘连、阻塞、积水,导致不孕或输卵管妊娠。

【临床表现】 潜伏期 1~10 日,平均 3~5 日,50%~70% 妇女感染淋病奈瑟菌后无明显临床症状或者症状轻微,易被忽略,但仍具有传染性。

1. 下生殖道感染 淋病奈瑟菌感染最初引起宫颈管黏膜炎、尿道炎、前庭大腺炎,也称为无并发症淋病(uncomplicated gonococcal infections)。宫颈黏膜炎表现为阴道脓性分泌物增多,外阴瘙痒或灼热感,偶有下腹痛。检查见宫颈明显充血、水肿、糜烂,有脓性分泌物从宫颈口流出,宫颈触痛,触之易出血。尿道炎表现为尿频、尿痛、尿急,排尿时尿道口灼热感。检查见尿道口红肿、触痛,经阴道前壁向耻骨联合方向挤压尿道或尿道旁腺,可见脓性分泌物流出。若有前庭大腺炎,腺体开口处红肿、触痛、溢脓,若腺管阻塞可形成脓肿。由于淋病奈瑟菌可同时感染以上部位,因而临床表现往往为多处症状同时存在。

2. 上生殖道感染 若无并发症淋病未经治疗,淋病奈瑟菌可上行感染盆腔脏器,导致淋菌性盆腔炎,引起子宫内膜炎、输卵管炎、输卵管积脓、盆腔腹膜炎,甚至形成输卵管卵巢脓肿、盆腔脓肿,称为女性并发症淋病(complicated gonococcal infections)。10%~20% 无并发症淋病可发展为并发症淋病,若在月经期性交,产后、宫腔手术后感染淋病奈瑟菌,则易发生并发症淋病。其多在经期或经后 1 周内发病,起病急,突然寒战、高热、头痛、恶心、白带增多、双侧下腹疼痛。若经期发病可有经期延长,经量增多。若输卵管伞端开放,脓液由管腔流入直肠子宫陷凹,刺激该处腹膜而产生肛门坠痛。体格检查下腹两侧深压痛,若有盆腔腹膜炎则下腹部出现肌紧张及反跳痛。妇科检查宫颈外口可见脓性分泌物流出,宫颈充血、水肿、举痛,双侧附件增厚、压痛。若有输卵管卵巢脓肿,可触及附件囊性包块,压痛明显。

3. 播散性淋病 播散性淋病(disseminated gonococcal infection,DGI 或 disseminated gonococcal disease,DGD)是指淋病奈瑟菌通过血液循环传播,引起全身淋病奈瑟菌性疾病,病情严重,若不及时治疗可危及生命。1%~3% 淋病可发生播散性淋病,早期菌血症期可出现高热、寒战、皮损、不对称的关节受累以及全身不适、食欲不振等全身症状,晚期表现为永久损害的关节炎、心内膜炎、心包炎、胸膜炎、肺炎、脑膜炎等全身病变。确诊主要根据临床表现和血液、关节液、皮损等处淋病奈瑟菌培养阳性。

【诊断】 根据不良的性接触史、临床表现及下列实验室检查可作出诊断。

1. 分泌物涂片检查 取宫颈管分泌物涂片,行革兰染色,急性期可见中性粒细胞内有革兰阴性双球菌。此法对女性患者的检出率较低,仅为 40%~60%,且宫颈管分泌物中的有些细菌与淋病奈瑟菌相似,可有假阳性,不足以明确淋病奈瑟菌感染,只能作为筛查手段,不作为确诊诊断。

2. 淋病奈瑟菌培养 诊断淋病的金标准方法。取宫颈管分泌物送培养,先拭去宫颈口分泌物,然后用棉拭子插入宫颈管 1.5～2cm,转动并停留 20～30 秒,取出的宫颈管分泌物应注意保湿、保温,立即接种,培养阳性率为 80%～90.5%。若需要确证试验可对培养的淋病奈瑟菌行糖发酵试验、氧化酶试验及直接免疫荧光染色检查。

3. 核酸检测 PCR 及连接酶链反应(LCR)检测淋病奈瑟菌 DNA 片段,核酸检测方法的敏感性及特异性虽高,但只能在具备一定条件的单位开展,操作过程中应注意防止污染造成的假阳性。由于核酸检测不能提供药敏结果,在可疑病例或确定治疗失败时,临床医生应当行淋病奈瑟菌培养及药物敏感测试。

【治疗】 治疗原则是及时、足量、规范应用抗生素。由于耐青霉素及喹诺酮的菌株增多,不推荐使用青霉素类和喹诺酮类药物治疗淋病,目前选用的抗生素以第三代头孢菌素为主。无并发症淋病推荐大剂量单次给药方案,以使有足够血液浓度杀死淋病奈瑟菌,推荐治疗药物的治愈率在 98% 左右。并发症淋病应连续每日给药,保持足够治疗时间。由于 20%～40% 淋病同时合并沙眼衣原体的双重感染,衣原体检查的费用高于治疗费用,因此,对淋病患者,若不进行衣原体的筛查,可同时应用抗衣原体药物。对患者的性伴侣应进行检查及治疗,在患者及性伴侣检查治疗期间禁止性生活。

1. 无并发症淋病

推荐方案:

头孢曲松 250mg,im,单次,或
头孢克肟 400mg,po,单次,或
单剂量可注射的头孢类抗生素(如头孢唑肟 500mg 肌注或头孢西丁 2g 肌注加丙磺舒 1g 口服,或头孢噻肟 500mg 肌注)。
对不能接受头孢菌素者,可选用:
大观霉素 2g(宫颈炎 4g),im,单次
若不除外衣原体感染,则
阿奇霉素 1g,po,单次,或
多西环素 100mg,po,bid,×7 日

替代方案:

一些其他抗生素亦对淋病奈瑟菌有效,但与推荐方案相比,治疗淋病奈瑟菌感染并无优势。一些证据表明,头孢泊肟 400mg,口服,可治疗单纯性泌尿生殖道淋病,该方案符合泌尿生殖道感染替代治疗方案的最低疗效标准。头孢呋辛酯 1g 口服治疗泌尿生殖道及直肠感染疗效符合替代方案的最低标准,但是在药效学方面不如头孢泊肟 400mg、头孢克肟 400mg 或头孢曲松 125mg。阿奇霉素 2g,口服,治疗单纯性淋病奈瑟菌感染有效,但是考虑到减少剂量后淋病奈瑟菌可能对大环内酯类耐药,因此应限制在特殊情况下应用。

2. 并发症淋病

推荐方案:

头孢曲松 250mg,im,qd,×14 日,或
头孢噻肟 1g,im,qd,×14 日,或
大观霉素 2g,im,qd,×14 日
同时加用甲硝唑 400mg,po,bid,×14 日;或多西环素 100mg,po,bid,×14 日。
如果沙眼衣原体感染不能排除,加上抗沙眼衣原体感染药物。

替代方案:

头孢克肟 400mg,po,qd,×14 日
同时加用甲硝唑 400mg,po,bid,×14 日;或多西环素 100mg,po,bid,×14 日。
如果沙眼衣原体感染不能排除,加上抗沙眼衣原体感染药物。
---

3. 播散性淋病 推荐住院治疗。需检查有无心内膜炎或脑膜炎。如果沙眼衣原体感染不能排除,应加上抗沙眼衣原体感染药物。

推荐方案:

头孢曲松 1g,im 或静滴,qd

替代方案:

头孢噻肟 1g,静滴,q8h,或
头孢唑肟 1g,静滴,q8h
对不能接受头孢菌素者,可用大观霉素 2g,im,q12h

以上所有治疗方案均需在症状好转后,继续治疗 24～48 小时,随后可改为头孢克肟 400mg,每日 3 次,口服,持续至少 1 周的治疗。推荐方案尚无治疗失败的报道。

【治愈标准】 治疗结束后 2 周内,在无性接触史情况下符合下列标准为治愈:①临床症状和体征全部消失;②在治疗结束后 4～7 日取宫颈管分泌物涂片及培养复查淋病奈瑟菌阴性。

【预后】 急性期淋病若能早期、及时、正确治疗可以完全治愈,无并发症淋病经单次大剂量药物治疗,治愈率达 95% 以上;慢性淋病和已有并发症的淋病,要根据并发症情况及药物敏感试验的情况,延长疗程,治愈率下降。若延误治疗或治疗不当,可产生并发症或播散性淋病,最后可能导致输卵管阻塞、不孕或异位妊娠等的严重后果。因此,应在急性期积极治疗。

【性伴的处理】 对于可治疗的 STD 患者,有效的临床处理要求对患者最近的性伴进行治疗,以避免再感染及进一步传播。应当教育患者让其性伴进行评价和治疗。在症状发作期间或确诊前 60 天内与患者有过性接触的所有性伴,均应作淋病奈瑟菌和沙眼衣原体的检查和治疗。即使最后一次性接触发生在症状出现或确诊前的 60 天,也应对最近的性伴进行治疗。应当教育患者在治疗期间、患者及

其性伴症状好转前避免性交。

如果认为性伴有可能不会进行治疗，或者治疗与否不确定，那么可考虑由患者告知其性伴如何应用抗生素进行治疗以及有关淋病奈瑟菌感染的症状并鼓励性伴就诊。

【特殊情况】

1. 过敏、不耐受以及不良反应 有青霉素过敏史的人对第一代头孢菌素类抗生素的不良反应发生率约为 5% ~ 10%，不如第三代头孢菌素类发生频繁。仅对有严重青霉素不良反应史(例如过敏反应、史蒂芬斯-强森综合征、中毒性表皮坏死松解症)的患者禁用头孢菌素类抗生素。

由于有关应用替代方案治疗头孢菌素类抗生素严重过敏的淋病患者方面的数据有限，在治疗这类患者时应咨询感染性疾病方面的专家。阿奇霉素 2g，口服治疗单纯性淋病奈瑟菌感染有效，但是考虑到淋病奈瑟菌可能出现对大环内酯类耐药，应限制其应用。在大多数医疗单位，采用头孢菌素类抗生素脱敏治疗是不切实际的。

2. 妊娠 妊娠对淋病的表现无明显影响，但淋病对母儿均有影响。妊娠早期感染淋病奈瑟菌可引起流产；晚期可引起绒毛膜羊膜炎而致胎膜早破、早产，胎儿宫内发育迟缓。分娩时由于产道损伤、产妇抵抗力差，产褥期淋病奈瑟菌易扩散，引起产妇子宫内膜炎、输卵管炎，严重者导致播散性淋病。约 1/3 新生儿通过未治疗孕妇的软产道时可感染淋病奈瑟菌，出现新生儿淋菌性眼炎，若治疗不及时，可发展成角膜溃疡、角膜穿孔而失明。淋病合并妊娠的处理：由于多数有淋病的孕妇无症状，而妊娠期淋病严重影响母儿健康，因此，对高危孕妇在产前检查时应取宫颈管分泌物行淋病奈瑟菌培养，以便及时诊断，及时治疗。妊娠期忌用喹诺酮类或四环素类药物。可选用头孢曲松 250mg，单次肌注；或头孢噻肟 1g，单次肌注；或头孢克肟 400mg，单次口服；或大观霉素 4g，单次肌注；阿奇霉素 2g，口服，亦可用于治疗不能耐受头孢类的患者。

孕妇淋病奈瑟菌感染的诊断与治疗是阻止新生儿淋菌性疾病的最佳方法。然而，并非所有女性均进行产前检查，因此可能未经治疗。为防止新生儿淋菌性眼炎的发生，许多国家法律要求向所有刚出生的婴幼儿眼内滴入预防性制剂。

推荐方案：单剂量红霉素眼膏(0.5%)每只眼睛均涂抹。

出生后尽快向新生儿的每只眼睛涂抹，应用一次性导管或安瓿瓶给药是最理想的给药方式。如果预防措施延迟(即没在产房实施)，应当建立一种监测体系以确保所有婴幼儿得到预防。无论阴道分娩或剖宫产的婴幼儿均应得到眼部预防。

红霉素是唯一推荐用于治疗新生儿淋病奈瑟菌感染的抗生素软膏。硝酸银及四环素眼膏在美国已不再生产，枯草杆菌素没有疗效，聚维酮碘尚未经明确研究。如果没有红霉素眼膏，有淋病奈瑟菌感染风险的婴幼儿(尤其是淋病奈瑟菌感染未治疗或未行产前检查的母亲所生者)可给予头孢曲松 25 ~ 50mg/kg，静滴或肌注，单次剂量不能超过 125mg。

3. HIV 感染 同时感染 HIV 的淋病患者应当接受与 HIV 阴性患者同样的治疗方案。

4. 可疑头孢菌素类抗生素治疗失败或耐药 据报道，在接受口服或注射类头孢菌素类抗生素治疗的人群中已出现可疑治疗失败的病例。因此，临床处理可疑头孢菌素类治疗失败或感染耐药菌株的患者时，应当咨询感染性疾病方面的专家，并进行淋病奈瑟菌培养及相关药物敏感性检测，头孢曲松至少 250mg 肌注或静脉注射重复治疗，同时确保性伴的治疗，并通过当地公共健康部门上报疾病控制中心。

(范爱萍 薛凤霞)

七、梅 毒

梅毒(syphilis)是由梅毒螺旋体引起的一种慢性传染病，主要通过性交传染。本病表现极为复杂，几乎可侵犯全身各器官，造成多器官的损害。包括硬下疳、皮肤黏膜损害、淋巴结肿大及心脏、神经、骨、眼、耳受累及树胶肿损害等。

【流行病学】 不同国家和地区不同人群女性梅毒的检出率有较大差别，发展中国家梅毒的发病率高于发达国家，这部分反映了疾病预防措施在发展中国家的缺乏程度。美国年龄在 20 ~ 24 岁非西班牙黑人后裔男性发病率最高为 41.0/10 万人，非西班牙黑人后裔女性 14.8/10 万人，非西班牙白人后裔男性为 3.7/10 万人。在中国，1993 年梅毒的总发病率为 0.2/10 万人，而到 2005 年仅一、二期梅毒就达 5.7/10 万人。Yang 等报道，在 1995 ~ 2008 年期间广东共报告 52 036 例一期梅毒，一期梅毒病例由 1995 年的 0.88/10 万人上升至 2008 年的 7.61/10 万人。Cheng 报道，在 2002 年 7 月至 2005 年 12 月期间，对深圳 477 656 名妊娠妇女进行梅毒筛检，其中有 2208 名(0.5%)检查结果为阳性。

【病原学】 梅毒的病原体是梅毒螺旋体，梅毒螺旋体因其透明不易染色故又称为苍白螺旋体(treponema pallidum)。梅毒螺旋体是一种密螺旋体，呈柔软纤细的螺旋状，形如金属刨花，长约 6 ~ 12μm，宽 0.09 ~ 0.18μm，有 8 ~ 12 个整齐均匀的螺旋。梅毒螺旋体系厌氧微生物，在人体内可长期生存，离开人体不易生存。肥皂水及一般消毒剂如稀乙醇等均可在短时间将其杀死。梅毒螺旋体对干燥极为敏感，在干燥环境中 1 ~ 2 小时就会死亡。温度对梅毒螺旋体影响亦大，在 41 ~ 42℃ 时可生活 1 ~ 2 小时，在 48℃ 时仅半小时即失去感染力，100℃ 立即死亡。对寒冷抵抗力大，在 0℃ 时，可生活 48 小时，如将梅毒病损标本置于冰箱内，经 1 周仍可致病。在低温(-78℃)保存数年，仍可保持其形态和活动性。在潮湿的器具或湿毛巾中，亦可生存数小时。在血液中 4℃ 经 3 日可死亡，故在血库冰箱冷藏 3 日以上的血液就无传染性。在封存的生理盐水稀释的组织液中可生活 10 小时左右。

【感染方式】 梅毒螺旋体只感染人类，梅毒患者是梅毒的唯一传染源。性接触传染占 95%，主要通过性交由破损处传染。梅毒螺旋体大量存在于皮肤黏膜损害表面，也见于唾液、乳汁、精液、尿液中。未经治疗的患者在感染一年内最具传染性，随病期延长，传染性越来越小。梅毒螺旋体亦可通过干燥的皮肤和完整的黏膜而侵入；少数可通过接吻、哺乳等密切接触而传染，但必须在接触部位附有梅毒螺旋体。输血时如供血者为梅毒患者可传染给受血者。先天梅毒是患有梅毒的孕妇通过胎盘血行而传染给胎儿。

【发病机制】　梅毒螺旋体从完整的黏膜和擦伤的皮肤进入人体后，数小时即侵入附近淋巴结，2～3日经血液循环播散全身，因此，早在硬下疳出现之前就已发生全身感染及转移性病灶，故潜伏期的患者或早期梅毒患者血液都具有传染性。在人体，大约经3周的潜伏期，在入侵部位发生初疮，即硬下疳，这是一期梅毒。发生初疮后，机体产生抗体。由于免疫的作用，使TP迅速地从病灶中清除，在感染的第24天后，螺旋体大部分被杀死，硬下疳自然消失，进入无症状的潜伏期，此即一期潜伏梅毒。潜伏梅毒仅能用血清试验检查出来。未被杀灭的螺旋体仍在机体内繁殖，约经6～8周，大量螺旋体进入血液循环引起二期早发梅毒，皮肤黏膜、骨骼、眼等器官及神经系统受损。二期梅毒的螺旋体最多，可见于许多组织内，如皮疹内，眼球的房水、淋巴结和脑脊液中，随着机体免疫应答反应的建立，抗体大量产生，螺旋体又大部分被杀死，二期早发梅毒亦自然消失，再进入潜伏状态，称为二期潜伏梅毒。此时临床虽无症状，但残存的螺旋体仍可待机活动，一旦机体抵抗力下降，螺旋体再次进入血液循环，发生二期复发梅毒。以后随着机体免疫的消长，病情活动与潜伏交替，2年后进入晚期梅毒。有关梅毒的分期如下。

早期梅毒:病期在2年以内
一期梅毒(硬下疳)
二期梅毒(全身皮疹)
早期潜伏梅毒
晚期梅毒:病期在2年以上
皮肤、黏膜、骨、眼等梅毒
心血管梅毒
神经梅毒
内脏梅毒
晚期潜伏梅毒

【临床表现】

1. 一期梅毒

(1) 硬下疳:初起为一小红斑，2～3天内扩大及隆起成丘疹，后为硬结(硬结期)。因毛细血管内皮肿胀及梗死，致皮损缺乏营养，很快糜烂或溃疡(溃疡期)，损害大小自小米粒大至10cm直径不等。典型的硬下疳呈圆形或椭圆形，直径通常为1～2cm，边界清楚，周围堤状隆起，疮面平整；基底呈肉红色，上有少量浆液渗出物，内含大量梅毒螺旋体，传染性很强。硬下疳边缘毛细血管扩张而成红晕，与其周围之表皮划分甚明显。硬下疳之边缘整齐而不下陷，这与软下疳溃疡参差不齐，边缘下陷截然不同。硬下疳的数目自1～10个不等，但大多数患者只有一个损害。硬下疳还有下列特点:①损害常为单个；②软骨样硬度；③不痛；④损害表面清洁。生殖器外硬下疳可见于口唇、扁桃体、舌、口腔、头颅、乳房、躯干、手指、手、前臂、臀和腿部。图4-1-3为外阴部位的硬下疳。

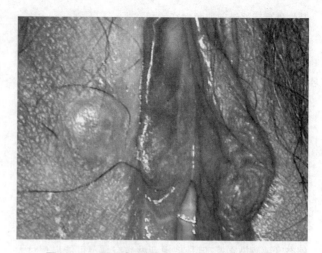

图4-1-3　硬下疳,RPR 1:32 阳性,TPPA 阳性

(2) 硬化性淋巴结炎:即邻近淋巴结肿大，硬下疳出现1～2周后，发生腹股沟淋巴结肿大，常为单侧，不痛，较硬，无继发感染者，表面无红、肿、热、痛等炎症，不化脓。一般来说，硬下疳可在3～5周愈合，但淋巴结炎可以持续数月。一期梅毒，除硬下疳及淋巴结肿大外，无全身症状。

2. 二期梅毒　自硬下疳消失至二期梅毒疹出现前的无症状期，称为第二潜伏期。二期梅毒一般发生在感染后7～10周或硬下疳出现后6～8周，梅毒螺旋体先经淋巴系统播散，引起全身无痛性淋巴结肿大，继而进入血液循环，形成梅毒螺旋体菌血症，播散全身。由于螺旋体附着于皮肤、黏膜的微小血管上，或因其毒素作用，可引起皮肤黏膜损害，即二期梅毒疹。二期梅毒以皮肤黏膜损害为主，亦见骨骼，感觉器官及神经损害。

3. 三期梅毒　二期梅毒结束后，在正常情况下要有半年至一年的无症状的潜伏期，称第三潜伏期。晚期梅毒的发生原因为早期未经治疗或治疗不彻底，机体对体内残余螺旋体的变态反应有关。最早的病例可在感染的2年以后，绝大多数在感染后3～4年，如不充分治疗，可以延长到5～10年或更长。晚期梅毒发生在感染后2年，包括:①晚期良性梅毒，占15%，通常指皮肤黏膜、骨骼、眼、鼻、喉等病损；②心血管梅毒，占10%；③神经梅毒占10%。

4. 潜伏梅毒　凡有梅毒感染史，无临床症状或临床症状已消失，物理检查、胸部X线均缺乏梅毒的临床表现，脑脊液检查正常，而仅梅毒血清反应阳性者，称潜伏梅毒。以前的梅毒血清试验阴性结果和疾病史或接触史有助于确定潜伏梅毒的持续时间。感染时间2年以内为早期潜伏梅毒，2年以上为晚期潜伏梅毒，第三类则为病期不明确的潜伏梅毒。在抗生素问世以前，未经治疗的潜伏梅毒约有1/3发展成显性晚期梅毒。

5. 梅毒合并HIV感染　梅毒患者合并HIV感染常改变梅毒的临床病程。因为梅毒患者生殖器溃疡是获得及传播HIV感染的重要危险因素；而HIV可致脑膜病变，使梅毒螺旋体易穿过血脑屏障而引起神经梅毒。因HIV感染，免疫受损，早期梅毒不出现皮肤损害，关节炎、肝炎和骨炎，患者因缺乏免疫应答，表面上看来无损害，实质上他们可能正处于活动性梅毒阶段。由于免疫缺陷梅毒发展很快，可迅速发展到三期梅毒。HIV 感染还可加快梅毒发展成为早期神经梅毒,在神经受累的梅毒病例中,青霉素疗效不佳。在 60 年代和 70 年代,用过青霉素正规治疗后再发生神经梅毒的病例很少见。但近几年来,大批合并 HIV 感染的梅毒患者,发生了急性脑膜炎,脑神经异常及脑血管意外。

【实验室检查】

1. 暗视野显微镜检查 早期梅毒皮肤黏膜损害可查到梅毒螺旋体。

2. 梅毒血清学试验 包括非螺旋体抗原血清试验及螺旋体抗原血清试验。

(1) 非螺旋体试验:包括性病研究实验室玻片试验(VDRL)、快速血浆反应素试验(RPR)及血清不加热反应素玻片试验(USR)。非螺旋体抗原血清试验用心磷脂做抗原,检查血清中抗心磷脂抗体。如上述试验阳性,还可作定量试验。用作疗效判断。但在患者有自身免疫病、近期有发热性疾病、妊娠或药瘾时可出现假阳性反应,确诊需进一步作螺旋体抗原血清试验。

(2) 螺旋体试验:包括荧光螺旋体抗体吸附试验(FTA-ABS)及螺旋体血凝试验(TPHA)。螺旋体试验的抗原为螺旋体本身,以检查血清中抗螺旋体特异性抗体。几种试验检测抗螺旋体 Ig G 抗体,感染梅毒后该抗体将终身阳性,故不能用于观察疗效、鉴别复发或再感染。

3. 脑脊液检查 包括脑脊液非螺旋体试验、细胞计数及蛋白测定等。需要脑脊液检查除外神经梅毒的情况包括:神经系统或眼部症状和体征;治疗失败;人免疫缺陷病毒(HIV)感染;非螺旋体抗原血清试验抗体效价≥1:32(明确病期 1 年内者除外);非青霉素治疗(明确病期少于 1 年者除外)。

【诊断】 一期梅毒可直接从病灶皮肤黏膜损害处用暗视野法找梅毒螺旋体,如为阳性即可确诊。二期梅毒孕妇常有皮肤黏膜斑块,皮疹或会阴扁平湿疣。妊娠合并梅毒以潜伏梅毒多见,通常需要梅毒血清学检查诊断。选择非螺旋体试验或螺旋体试验其中一种检查进行梅毒筛查。如其中一种试验阳性,立即作另一种试验确诊。非螺旋体试验阳性结果可能为生物学假阳性反应,妊娠是非螺旋体试验假阳性反应的原因之一。

【治疗】

1. 治疗原则 梅毒的治疗原则包括及时、及早治疗和规则足量治疗。并应在治疗后进行足够长时间的追踪观察。对在前 3 个月内接触过传染性梅毒患者的性伴侣进行检查、确诊及治疗,早期梅毒在治疗期间禁止性生活。

2. 治疗方案

(1) 一期梅毒、二期梅毒:苄星青霉素,240 万 U,1 次/周,肌注,共 1 次。

儿童:苄星青霉素,5 万 U/kg,最大剂量 240 万 U,1 次/周,肌注,共 1 次。

青霉素过敏者:

多西环素 100mg,2 次/日,口服,连续 14 日。

四环素 500mg,4 次/日,口服,连续 14 日。

头孢曲松 1g,1 次/日,肌注,连续 10 ~ 14 日。

(2) 潜伏梅毒

1) 早期潜伏梅毒

苄星青霉素 240 万 U,1 次/周,肌注,共 1 次。

儿童:苄星青霉素,5 万 U/kg,最大剂量 240 万 U,1 次/周,肌注,共 1 次。

青霉素过敏者:

多西环素 100mg,2 次/日,口服,连续 14 日。

四环素 500mg,4 次/日,口服,连续 14 日。

头孢曲松 1g,1 次/日,肌注,连续 10 ~ 14 日。

2) 病期在一年以上或病期不清的潜伏梅毒

苄星青霉素 240 万 U,1 次/周,肌注,共 3 次。

儿童:苄星青霉素,5 万 U/kg,最大剂量 240 万 U,1 次/周,肌注,共 3 次。

青霉素过敏者:

多西环素 100mg,2 次/日,口服,连续 28 日。

四环素 500mg,4 次/日,口服,连续 28 日。

(3) 三期梅毒:苄星青霉素 240 万 U,1 次/周,肌注,共 3 次。

青霉素过敏者:

多西环素 100mg,2 次/日,口服,连续 28 日。

四环素 500mg,4 次/日,口服,连续 28 日。

(4) 神经梅毒

青霉素,1800 万 ~ 2400 万 U/d,每 4 小时 300 万 ~ 400 万 U 静脉滴注,或持续静脉滴注,连续 10 ~ 14 日。继以苄星青霉素 240 万 U,1 次/周,肌注,共 3 次。

普鲁卡因青霉素,240 万 U,1 次/日,肌注,丙磺舒 500mg,4 次/日,口服,连续 10 ~ 14 日。继以苄星青霉素 240 万 U,1 次/周,肌注,共 3 次。

青霉素过敏者:

头孢曲松 2g,1 次/日,肌注/静脉滴注,连续 10 ~ 14 日。

神经梅毒要随访脑脊液,每半年一次,直至脑脊液完全转为正常。

(5) 性伴的处理:一期、二期梅毒或早的潜伏梅毒在患者,在其诊断前 90 天内接触过的性伴可能被感染,即使血清阴性的,也应给予推测性诊断和进行治疗。

一期、二期梅毒或早的潜伏梅毒在患者,在其诊断前 90 天前接触过的性伴,如果无法立即做血清学检查或不能保证接受随访,给予推测性治疗(流行病学治疗)。

为了通知性伴和对接触过性伴进行治疗,对病期不明但非螺旋体抗体滴度很高(也就是血清试验抗体效价≥1:32)的患者可按早期梅毒处理,但血清滴度不用于区分早期和晚期潜伏梅毒。

潜伏梅毒的长期性伴应接受梅毒血清学检查,并根据检查结果决定治疗。

3. 梅毒合并 HIV 感染 对 HIV 感染合并梅毒患者,苄星青霉素、阿莫西林或其他抗生素增加剂量对于早期梅毒不会增加疗效。

4. 治疗后血清学变化 早期梅毒(一期、二期)经足量规则抗梅治疗后 3 个月,RPR 试验抗体滴度下降 2 个稀释度,6 个月后下降 4 个稀释度。一期梅毒 1 年后转为阴性,二期梅毒 2 年后转为阴性。晚期梅毒治疗后血清滴度下降缓慢,2年后约50%患者血清反应仍阳性。

5. 随访与复治　早期梅毒经充分治疗,应随访2~3年。治疗后第一年内每3个月复查一次,包括临床与血清学(如RPR),以后每半年复查一次。随访期间严密观察其血清反应滴度下降与临床情况。早期梅毒治疗后,如有血清复发(血清反应由阴转阳,或滴度升高2个稀释度,如RPR试验阴转后滴度又超过1∶8者)或临床症状复发,除应即加倍剂量进行复治外,还应作腰穿脑脊液检查以观察中枢神经系统有无梅毒感染。如血清耐性而无临床复发征象者,也应根据具体情况考虑检查脑脊液,以除外无症状性神经梅毒可能性。

晚期梅毒与晚期潜伏梅毒患者如疗后血清耐性,需随访3年以判断是否终止观察。神经梅毒治疗后3个月作一次临床、血清学及脑脊液检查,以后每6个月检查一次,直到脑脊液变化转为正常,此后每年复查一次,至少3年。

6. 特殊问题

(1) 流行病学治疗:梅毒潜伏期较长,一般为10~90日,反复接触者感染率达90%。许多治疗失败与再感染有关,故有必要对梅毒患者的性伴同时检查和治疗,对梅毒患者性伴常规同时治疗称流行病学治疗。

(2) 药物剂量和疗程:梅毒螺旋体复制周期为30~33小时,对青霉素非常敏感,一般认为青霉素浓度超过0.03U/ml可杀灭梅毒螺旋体,但这一浓度需要至少保持7~10日,青霉素有效血清浓度为0.016~1.0U/ml,增加浓度可提高疗效,但超过上述有效浓度范围将不再提高疗效。在晚期梅毒,螺旋体处于相对不活动状态,分裂繁殖一带需要更长时间,故只有延长疗程,才可能提高疗效。

(3) 血清固定:经过抗梅毒治疗后,非螺旋体抗原血清试验(如RPR或USR试验)在一定时期内不转为阴性称为血清固定(sero-resistance)。早期的血清固定常与治疗量不足或不规则治疗、复发、再感染或有神经系统梅毒等因素有关。晚期的血清固定与梅毒的类型及开始治疗的时间早晚有关。晚期血清固定患者已经足够量的治疗后,即使再予更多地或无限制地治疗也不能使血清滴度降低。对于这种患者,在经过详细的检查,特别是在除外神经、心脏与其他内脏梅毒后,应停止治疗,作定期随访。对血清固定者可选择以下治疗方案:

1) 水剂青霉素100万U,6次/日,连续20日。

2) 普鲁卡因青霉素120万U,1次/日,肌注,连续20日。

3) 普鲁卡因青霉素60万U,2次/日,肌注,连续20日。

4) 苄星青霉素240万U,1次/周,肌注,共3次。

5) 头孢曲松1g,1次/日,肌注/静脉滴注,连续10日。

(4) 隐性神经梅毒:Rolfs等对131例早期梅毒患者取脑脊液检测,从24%的患者脑脊液中检测出梅毒螺旋体,其中一期梅毒脑脊液梅毒螺旋体检测出率为40%,二期梅毒脑脊液梅毒螺旋体检测出率为23%,早期潜伏梅毒脑脊液梅毒螺旋体检测出率为20%。治疗前脑脊液梅毒螺旋体阳性者中治疗后仍阳性者占46%。但治疗前脑脊液梅毒螺旋体检测阳性者的临床和血清学治愈率与阴性者并无区别。

(5) 梅毒螺旋体耐药:CDC报道阿奇霉素治疗梅毒螺旋体失败病例。Mitchell等报道,2000~2004年间旧金山地区对阿奇霉素耐药的梅毒螺旋体感染的流行率增加了50%以上。Zhou等对132例一、二期梅毒患者应用阿奇霉素治疗,一期和二期阿奇霉素治疗失败率分别为31.8%和68.2%。

【预防】

1. 一般方法

(1) 一级预防:加强对梅毒防治知识的宣传;整肃社会,严禁卖淫嫖娼;提倡行为学改变以降低获得或传播感染的危险性,如首次性交年龄的推迟,减少性伴数,慎重选择性伴,使用屏障避孕等。严格挑选血源,供血者一律做梅毒血清试验。

(2) 二级预防:婚前、产前检查,坚持做梅毒血清试验;及时发现一期梅毒;早期彻底治疗,防止播散;检出和治疗感染的孕妇,不让其传播给新生儿。为保证所有传染性梅毒病例都得到确证并报告卫生机构。应注意以下事项:

1) 对报告的早期梅毒病例进行面谈和再面谈,以确定其性接触史;

2) 在最短的期限内提供医学检查以防止此病进一步扩散;

3) 对于和感染链有牵连的每个人进行血液检查;

4) 对于所有与梅毒感染者有性接触的人进行治疗。

(3) 三级预防:预防感染者发生并发症。最重要的并发症为晚期梅毒和先天梅毒。

2. 特殊对策

(1) 社区对策:①在社区开展有效的宣传,使公众知晓梅毒及其并发症和诊疗的重要性。②在制订和实施HIV和STD预防方案时需特别强调梅毒的高度危险性,达到有效的行为学改变。③学校的教育工作者应在梅毒预防活动中起重要作用。学校应注意培养学生的社会和行为学技能,以避免梅毒、HIV和其他STD。

(2) 卫生保健对策:对性活跃的患者进行有关HIV和其他STD的教育;分析患者的感染危险因素;对高危患者进行有关行为学改变的劝告,以降低被传染的危险性;鼓励使用安全套。

(樊尚荣)

八、生殖器疱疹

生殖器疱疹(genital herpes)是由单纯疱疹病毒(herpes simlex virus,HSV)引起的一种世界上最常见的性传播疾病之一。约85%~90%为HSV-2型所致,10%~15%由HSC-1型引起,目前英国和日本的发病报告已超过HSV-2,特别是女性。

【流行病学】　HSV在世界上广泛分布,可产生原发、潜伏及复发性感染。在病毒流行期世界上超过1/3的人群具有传播病毒的能力。全球研究报告显示大约90%的20~40岁人群体内存在HSV-1型抗体,近年研究提示本病由于HSV-1型引发率有升高趋势(10%~30%),但其大多数仍由HSV-2型引起(70%~90%),后者与性活动有关,因此 HSV-2 型抗体在青春期前人群中鲜有发现。据 WHO 先前统计,全世界每年有 200 万例发生;美国疾病控制中心原来估计,美国每年约 70 万例病例发生。近 20 年美国的 HSV-2 血清阳性率已超过 30%,每年约有 50 万~100 万人发生原发性生殖器 HSV 感染;新的血清学检测生殖器疱疹感染,显示美国实际患病率估计为 4000 万~6000 万。我国从 20 世纪 80 年代开始发病率逐年增多,据全国性病中心不完全资料统计,1991 年为 0.34 人/10 万,2000 年为 3.60 人/10 万,增长 10.6 倍,但缺乏目前确切统计数字。本病传播的相关危险因素:15~30 岁性活动最旺盛者、性伴侣增加、低收入及低教育人群、同性恋及 HIV 阳性人群。国内有资料证实,在高危妇女伴宫颈糜烂者中可以检出约 1/3 的 HSV;在宫颈外观正常者中有 12.8% 可以检出 HSV;在黏液性脓性子宫颈炎患者中约 20% 可查到 HSV,是性病中发病率最高的。

【病因病理】 本病病原体主要是 HSV-2 型,人类为其天然宿主。HSV-2 型为直径 100~110nm 大小的 DNA 病毒,其分子量为 $(85~106)×10^6$,至少编码 70 种多肽,含有一双链 DNA 核及周围由 62 个壳粒组成的蛋白质衣壳,呈 20 面体排列,其外包以含有脂质的被膜。本病的传染源是患者和无症状的病毒携带者。HSV-1 型常由口腔唾液传染,而 HSV-2 型则存在于女性的宫颈、阴道、尿道和外阴,本病几乎都是通过性接触而传染,性交时生殖器皮肤黏膜表面受到摩擦,病毒颗粒通过微小裂隙进入皮肤黏膜,在细胞核内复制,并播散到周围的细胞,使感染的表皮细胞遭到破坏,引起表皮损伤。从感染到发病的潜伏期为 2~20 天(平均为 6 天)。患者感染后体内产生抗体,有些病毒被宿主的免疫反应过程所清除,但有某些残存的病毒则经周围神经轴索转入神经节而长期潜伏,由于神经细胞缺乏病毒繁殖所需要的特异性转录酶,因而病毒的基因在神经细胞内保持静止不动,当遇到外伤、感染、月经及冷刺激时,神经细胞才出现此酶,病毒才得以活动,并沿受累神经根下行返回到经常受累部位的皮肤黏膜,临床则出现复发灶,如此反复发作。

【临床表现】 可出现如下各种情况感染,分述如下:

1. 原发性生殖器疱疹(fist episode of genital herpes) 潜伏期一般为 2~14 天,病程较长,可持续 5~20 天。原发病灶在外阴部出现 1 个或多个伴有瘙痒的小型红色丘疹,迅速变成小水疱或脓疱,3~5 天后小水疱破溃而发生糜烂或溃疡、结痂,并产生剧烈疼痛。发病前后可伴有发热、头痛、肌痛、全身不适,常出现骶 2~4 节段神经感觉异常。也有发生排尿困难或阴道分泌物增多者。外阴损害可扩散至肛门周围,大腿内侧及臀部,约有 90% 的病灶侵犯宫颈,表现为宫颈充血或多个散在小溃疡,严重者淋巴结可肿大。经过一段时间损害、结痂、愈合,一般 3~4 周皮损消退,但可有新的损害发生。

2. 复发性生殖器疱疹(recurrent genital herpes) 一般在原发疱疹消退后 1~4 个月复发,也有因发热、疲劳、月经、精神紧张、胃肠功能紊乱、外伤或其他感染等促发因素而复发。本病的全身症状较轻,病程持续也短,一般 10 天左右消退。多数患者每年复发 5~8 次。

3. 无症状感染 即亚临床感染,或称为亚临床 HSV 激活(subclinical reactivation of HSV)。因为大部分所谓无症状感染并非真无症状,可以间歇排毒,只是由于症状不典型,或未引起足够重视,或未被识别,或误诊为其他疾病所致。有资料表明,对此类患者咨询指导后,竟有 75% 发现了症状及病变损害,故此类亚临床带病毒者(包括症状未被识别者)思想上未予重视,而性生活依旧,最大危害是传染性伴,故在本病的传播上更具危险性。

4. 妊娠妇女感染 受 HSV 感染的孕妇,因阴部疱疹而引起病毒血症,故常导致流产、早产、胎儿畸形或死产。对胎儿的传播率其母患原发性疱疹约占 50%,而复发性疱疹则少于 8%。原发性疱疹孕妇带有大量病毒,且宫颈炎发生率也高,约 40%~60% 的新生儿在通过产道时被感染;而复发性疱疹孕妇的 HSV 抗体转移给胎儿,可减少或防止对胎儿的感染,但受到感染的胎儿则多发生流产或死胎。最新资料显示,大约每 2000~5000 次分娩会发生 1 例新生儿疱疹。

5. 新生儿感染 70% 是由 HSV-2 型引起,受感染的新生儿多发生早产,多经产道被感染,也可由原发性感染的母亲在孕期传播给胎儿,生后接触被感染也多见。常发生于出生后 3~30 天的婴儿,分为局限型、中枢神经系统型和播散型,病情一般危重,表现为高热、呼吸困难及出现中枢神经系统症状,病变可侵犯皮肤黏膜和(或)内脏(播散型者其肝、肾、心、肺及中枢神经系统等常受累)。约有 60%~85% 的新生儿因症状严重而死亡,幸存者也常留有后遗症,如畸形、眼部及中枢神经系统疾患。

6. 其他 阴部疱疹病毒者还可以影响生育功能,HSV-2 型引起的不育并不是直接影响卵巢或输卵管,而是病毒引起的无效妊娠。

7. HSV 与癌变 许多学者研究证明,HSV-2 型感染与子宫颈癌的发生密切相关(在 HPV 感染的基础上,HPV 可激活 HSV-2 型的启动因子 ICP10),流行病学研究结果支持 HPV、HSV-2 及 HCMV(人巨细胞病毒)协同致癌。从宫颈癌细胞中可以培养分离出 HSV-2 型;血清流行病学研究表明,在宫颈癌血清中 HSV-2 型抗体比对照组显著增高。国外有人随访 871 例生殖器疱疹患者及 562 例无 HSV-2 型感染的对照妇女,结果发现生殖器疱疹患者发生宫颈 CIN 者为对照组的 2 倍,而发生宫颈原位癌者为对照组的 8 倍。对可疑女阴癌者活检发现诊为重度非典型增生及原位癌、浸润癌者,用间接免疫荧光染色,可发现 HSV-1 型糖蛋白,说明 HSV 感染与女阴癌的发生有密切关系。

【实验室检查】

1. 病毒分离培养法 此法是生殖器疱疹实验室诊断的"金标准",从皮损处取病变组织培养并分离病毒,能进一步鉴定并分型,特异性高。结果的敏感性取决于准确取材及尽快接种。此法所需技术条件高,所需时间长(5~10 天),价格昂贵。

2. 改良的病毒分离培养法 将细胞培养法与直接免疫法(DIF)、间接免疫过氧化物酶法(IIP)或酶联免疫吸附法(ELISA)结合起来,争取在接种 24 小时出结果。其敏感性为培养法的 94%~99%。

3. 细胞学诊断法 将疱疹顶部除去,用刮板在新暴露出的溃疡边缘(不刮疱底)取材,事先备用蜡笔划一圆圈的玻片,圈内滴少许95%酒精,将所取材料迅速放在玻片上与酒精混合,酒精蒸发后5分钟再放在固定液中,染色封片后镜下观察,如找到大的多核巨细胞并见到核内包涵体,则对HSV感染有诊断意义。此法简单、快速、经济、可广泛应用。缺点是敏感性只有培养法的40% ~ 50%,不具特异性,所以阴性结果也不能排除HSV感染。

4. 免疫荧光检查 常用皮损细胞涂片,丙酮固定后,用FITC标记的抗HSV抗体染色,在荧光显微镜下观察,HSV感染细胞可见亮绿色荧光,阳性率约为75%。

5. 电镜检查病毒颗粒 酶联免疫吸附法(ELISA)或放射免疫测定(RIA)检测病毒抗原及病毒颗粒。敏感性为10%,且不能与其他病毒区别。

6. 核酸杂交技术,使用生物素标记探针,通过原位杂交技术可检测标本中的HSV-DNA,其敏感性和特异性相当于抗原检测,但操作复杂,实验要求很高。因受到设备、价格和假阳性等问题的限制,较少常规开展。

7. 聚合酶链反应(PCR) 病毒DNA通过PCR体外扩增,增加了检出的敏感性。但由于污染的问题,需特别注意假阳性。PCR、PCR-ELISA及PCR-微孔板杂交法均较病毒培养法敏感。

8. 血清学检查 酶联免疫吸附实验(ELISA)或免疫印迹法检查血清中HSV特异性抗体,于区别HSV-1和HSV-2感染。Western blot法已成为血清学分析的"金标准",对HSV抗体检测的敏感性和特异性都能达到99%。目前多用于流行病学调查和回顾性临床分析。

【诊断和鉴别诊断】 临床诊断标准:主要根据病史(婚外性行为)或配偶感染史,具有典型临床表现,不典型皮损需结合病原学检查确诊。病原学诊断标准:临床诊断标准加上病原学检查结果阳性。但要与其他性病鉴别。也要注意多种性病可以同时发生于同一患者。主要鉴别如下:

1. 梅毒下疳 主要表现为生殖器糜烂或溃疡,常为单个损害,不痛,暗视野检查可见梅毒螺旋体,梅毒血清学试验多呈阳性。

2. 软下疳 其溃疡与生殖器疱疹溃疡相似,底部较深,边缘不整齐,需辅助检查鉴别(细菌培养可检出杜克雷嗜血杆菌)。

3. 其他皮肤病 如带状疱疹、脓疱病、接触性皮炎等,与本症相似,需仔细分析病史及实验室检查鉴别。

【治疗】

1. 一般治疗 保持疱疹壁完整、清洁与干燥;外阴部用生理盐水或消毒液冲洗(每日2~3次),或3%硼酸溶液湿敷,有感染者可用0.1%依沙吖啶溶液湿敷;卫生巾吸干水分,防止继发感染;无明显渗出可使用3%阿昔洛韦软膏、1%喷昔洛韦软膏;合并细菌感染时,应用敏感抗生素或外敷0.5%新霉素软膏;局部疼痛明显者,可外用盐酸利多卡因软膏或口服止痛剂(如布洛芬等),减少活动;对宫颈病变反复发作者,应早期作宫颈细胞学涂片检查(提倡行液基细胞学检查,可查出HSV感染),以除外子宫颈癌或癌前病变(应做到早期治疗,前者应手术治疗,后者可用LEEP低温高频电波刀环切或冷刀锥切),以减轻思想负担,避免精神恐惧,同时积极治疗本病。

2. 抗病毒治疗 目前首选新型低毒广谱抗病毒药——阿昔洛韦(acyclovir,ACV),又名9-(2-羟乙氧甲基)鸟嘌呤,对HSC-Ⅰ型及Ⅱ型均有很高疗效。主要作用机制:ACV进入受HSV感染的细胞,依靠HSV产生的特异性胸腺嘧啶激酶的磷酸化作用,生成ACV三磷酸盐,其为鸟嘌呤三磷酸盐的竞争抑制物,可终止DNA链的延长,对病毒DNA多聚酶活性有较强的抑制作用,从而选择性阻止HSV DNA的复制。对治疗原发性HSV感染有高效,对复发性HSV感染仅有暂时缓解作用,而对潜伏于神经节的病毒则无效。也可使用泛昔洛韦(famciclovir,VCV,此系ACV的前体药)、伐昔洛韦(famciclovir,FCV)等。方法:口服ACV,每次200mg,每日5次,共服5天;对病情严重者应按5mg/kg 1小时内静脉滴入,每8小时1次,共静滴5~7天;或口服ACV加大剂量,每次400mg,每日3次,共服5天;或服VCV,每次300mg,每日2次,共服7天;或口服FCV,每次250mg,每日3次,共5天。对复发病情较重者应每次口服ACV 400mg,每日3次,服药5天;或口服FCV,每次300mg,每日2次,共服5天;或服FCV,每次约125~250mg,每日3次,共服5天。对经常复发者可采用长期抑制疗法:应长期口服ACV,每次400mg,每日2次,需坚持1年;或服FCV,每次500mg,每日1次;或服VCV,每次125~250mg,每日2次,后两者疗程为6个月至1年。对孕妇处理原则:尽管研究结果提示用ACV的孕妇畸胎发生率不比正常人群增高,但考虑到ACV动物试验有致突变作用,所以一般对孕妇患者不主张用ACV治疗。对早期妊娠并患原发性生殖器疱疹者(胎儿有被感染可能),不一定是终生妊娠的绝对指征,应根据孕妇的意愿作出决定是否终止妊娠;妊娠晚期症状性复发是短暂的,只要分娩时无活动性损害即可经阴道分娩,而临产时有活动性生殖器疱疹,羊膜已破(4小时以内),应行剖宫产术。目前主张孕妇初发生殖器疱疹可口服ACV(400mg,每天3次),有严重并发症可能危及生命者,应静脉滴注ACV治疗;对近足月频繁复发或新感染孕妇,可在妊娠最后4周给予使用ACV口服以减少活动性损害的发生,降低局部病毒载量,从而可以降低剖宫产率;对有复发性生殖器疱疹史而临近预期期无复发迹象者,可不进行治疗。对用ACV治疗效果不佳者或复发频繁者(每年6次以上),可改用盐酸泛昔洛韦,此药抗病毒谱广,其限制病毒DNA的合成,从而抑制其复制,对治疗生殖器疱疹及带状疱疹、尖锐湿疣痊愈率为82.63%,总有效率为92.22%,高于ACV,特别适用于以上病变联合感染者。用法:1次0.15~0.3g,1日2次,空腹口服,连用7~10天。同时可用喷昔洛韦软膏外用,并辅助使用胸腺素或干扰素治疗(参阅"生殖道HPV感染")。

【预防】 应保持规律的生活习惯,适当的体育锻炼及良好的心理状态。过度饮酒、疲劳、感冒、焦虑、紧张是生殖器疱疹复发的常见诱发因素。避免与生殖器疱疹者性交,避孕套不能完全防止病毒传播;对就诊患者应强调多次复发的可能及无症状时也可能排毒传播,应该鼓励性伴做必要的检查,以避免波及更多人群;对复发性患者应尽早行宫颈细胞学涂片检查(尤其应该行液基细胞学检查,除准确发现宫颈异常细胞外,尚能查出 HSV 及 HPV 感染,比其他检查法更优越),以排除宫颈癌变及癌前病变。

(田扬顺)

九、软　下　疳

软下疳(chancroid)是由杜克雷嗜血杆菌(Haemophilus ducreyi,HD)引起的一种性传播疾病,为第一代性病(过去民间称为"花柳病")之一。临床特点为急性、多发性、疼痛性阴部溃疡,并伴有腹股沟淋巴结肿大、化脓及破溃。1889 年,Ducrey 在意大利将志愿者生殖器溃疡中的化脓性分泌物反复接种到其前臂皮肤获得成功,发现溃疡分泌物中有一种短链杆菌,首次分离出此病原体,故命名为杜克雷嗜血杆菌。

【流行病学】　软下疳多见于热带及亚热带的发展中国家,在非洲,软下疳是生殖器溃疡的最常见的病因,在东南亚一些国家(如泰国)亦常见,中华人民共和国建国初期软下疳较为常见,本病 20 世纪 60 年代在我国绝迹,香港的专家认为,自从 1985 年开始使用氧氟沙星以来,控制软下疳已较为容易。20 世纪 80 年代以后我国部分地区有散在病例报道,但近年来在我国有的地区又有极少数发病的报道。

我国软下疳的发生率虽然较少见,但由于周边国家和地区均有本病的发生和流行,应警惕软下疳在我国的传播。尤其本病易与梅毒硬下疳及其他阴部溃疡性疾病相混淆,且目前有资料表明,软下疳与 HIV 能促进彼此间的感染和传播,软下疳患者感染 HIV 的危险性约是正常人的 3 ~ 4 倍,故本病仍不容忽视。

【病原学】　软下疳的病原学菌为革兰染色阴性的杜克雷嗜血杆菌,兼性厌氧,长约 2.0μm、宽约 0.5μm,短棒状,末端钝圆。该细菌无运动能力,无鞭毛、无荚膜、无芽胞、非抗酸,多成双排列或呈链状排列为特有的"指纹状"、"鱼群状"或"路轨状",少数以团块状分布于细胞内。电子显微镜下此菌细胞壁可见一层皱褶外膜包绕的细胞质膜,二层间为高电子密度的肽糖。该菌不耐热,超过 38℃时就很快死亡,干燥及 65℃时均可迅速死亡,但耐寒性能较强。所以其培养条件要求较高,生长需要氯高铁血红素,生化特征为亚硝酸盐还原酶和氧化酶阳性,过氧化酶阴性。

【发病机制】　杜克雷嗜血杆菌导致软下疳的致病机制目前尚不清楚,现有研究表明,软下疳的形成是杜克雷嗜血杆菌毒力因子和宿主两方面相互作用的结果,病菌与上皮的黏附性、病菌产生的外毒素及病菌对宿主的抵抗性在发病中起一定作用。杜克雷嗜血杆菌在感染过程中,可产生与软下疳发病有关的多种毒性因子。目前已证实的毒性因子包括:依靠接触起作用的细胞毒素即溶血素、细胞外膜的脂寡糖、血红蛋白结合的外膜蛋白、热休克蛋白、一种类似血凝素的丝状蛋白质、一种新发现的菌毛、铜锌超氧化物歧化酶、直接或间接调节杜克雷嗜血杆菌毒性因子表达的基因产物等。

【传播途径】　软下疳的传播主要通过性交接触这一途径,也可自身接种(手指及身体其他部位接种偶有报道)。一般不发生血行播散,不向身体其他部位播散,亦不系统感染。但局部可继发厌氧和(或)需氧菌感染。软下疳如同时感染梅毒可出现混合下疳,亦可合并性病性淋巴肉芽肿,腹股沟肉芽肿,阴道疱疹,Vincent 螺旋体感染。

软下疳多发生在贫困、不卫生的人群中。女性患者中多见于性乱者。女性中无症状的带菌者,尤其是卖淫者,为本病主要的传染源,因其通过直接接触患者的开放性破损处的分泌物和溃疡的脓汁而传染,因此有些女性患者伤口虽已愈合,但仍为带菌者,和这些无症状的隐性患者接触同样可以传染此病。一般性接触患者不会传染软下疳,但也可因不注意消毒隔离,有因接触患者伤口而感染可能。目前,尚未见患软下疳妇女因分娩而引起婴儿发病的报道。

【临床表现】

1. 本病潜伏期为 3 ~ 14 天,以 4 ~ 7 天为常见,发病前一般无前驱症状。

2. 本病男性好发于包皮、包皮系带、冠状沟、龟头,女性发病部位多在大小阴唇、舟状窝、前庭、尿道口周围,可累及外阴、阴阜、下腹、脐部、股部或手指、口唇、口腔、乳房、眼结膜等处,阴道壁多见,亦常见于宫颈。女性较男性少见,男女之比为 9:1,原因可能为女性软下疳多发于阴道或宫颈,不易发现,易于漏诊且多为亚临床表现,症状不明显,仅为带菌者,本身虽不发病但可传染于他人。

3. 典型软下疳原发性皮损为微生物入侵部位的炎性小丘疹,表现为不洁性生活后在外生殖器发生单个或多个痛性小丘疹,1 ~ 2 天后迅速发展为脓疱,2 ~ 5 天脓疱破溃形成糜烂创面或溃疡,溃疡大小不一,圆形或椭圆形,直径 2 ~ 20mm,境界清楚,较表浅,边缘不整,常有潜蚀性坏死和穿凿性窦道,周围绕以红晕。溃疡基底凹凸不平,触之质地柔软,易出血,为肉芽组织,上覆盖灰黄色脓性分泌物及坏死组织,可有恶臭,可由于自身接种,周围可出现 2 ~ 5 个成簇卫星溃疡,彼此孤立散在存在或发展相互融合形成匐行性的巨大溃疡,愈合后留有瘢痕。溃疡局部疼痛及触痛明显,女性大阴唇溃疡因尿液刺激疼痛加剧,发生于阴道或宫颈疼痛较轻,如发生于阴道,可有轻微阴道炎,常可无自觉症状而易被忽视。该病全身症状不明显。

4. 软下疳的发病及进展快,从感染到溃疡形成仅 4 ~ 6 天。经 2 ~ 3 周或 1 ~ 3 个月愈合,病变部形成不规则浅瘢痕,可以不经过任何治疗而自愈,因无免疫保护,可复发或再发。女性在治愈后,如仍有性乱,有 26% 可在 2 个月内再发,再发多在原发部位。偶有未治疗可迁延数年者。

5. 软下疳可出现下列变型　①一过性软下疳:开始为典型软下疳小损害,4 ~ 6 天内消失,2 ~ 3 周后也可在腹股沟处发展成典型的炎症性横痃。②崩蚀性软下疳:开始是小溃疡,迅速发展引起广泛性组织坏死,致使外阴部破坏。此种下疳多由并发其他细菌混合感染所致,其中有些病例常由梭状杆菌及寄生螺旋体感染所致。③毛囊性软下疳:多见于生殖器及阴毛处,很像毛囊炎,不久形成溃疡。1 ~ 2 周内可自愈。④隆起性软下疳:开始是溃疡,但以后隆起,特别是其边缘,很像二期梅毒的扁平湿疣。⑤巨大软下疳:开始为小溃疡,但迅速扩展可侵犯相当大的范围,可蔓延到耻骨上区域或自接种到大腿。⑥微小软下疳(粟粒形软下疳):损害微小,像生殖器疱疹所致的糜烂,但有刀切样出血性边缘。⑦丘疹性软下疳:隆起,似扁平湿疣。⑧混合性软下疳:软下疳同时感染了梅毒螺旋体,初起为软下疳的症状,经半个月至1个月左右渐出现硬下疳的症状,部分患者可能出现隐性梅毒,因此对软下疳患者应常规进行梅毒血清学检测。

6. 软下疳主要并发症为腹股沟化脓性淋巴结炎(bubo,横痃),约50%～60%可发生软下疳性淋巴结炎,多在软下疳溃疡出现后数天到3周内(平均为1周)发生。以腹股沟多见,常为单侧性,初为局部淋巴结肿大,约指腹大,表面红肿热痛,可逐步累及邻近多个淋巴结,并产生淋巴结周围炎,彼此可融合成较大的团块。局部皮肤可红肿,触之有波动感,最后可破溃而形成溃疡,溃疡边缘外呈唇状,俗称"鱼口",流出脓稠的米色脓液,可形成瘘道。此时患者可有明显的疼痛,还可伴有发热,需2～4周才逐步形成大块状瘢痕。一般女性发生淋巴结炎和横痃者较少。

【诊断】

1. 接触史 有非婚性行为史及性伴感染史,对来自流行区的感染者更应询问性接触史。

2. 上述症状、体征有助临床诊断。

3. 实验室检查

(1)涂片检查:取溃疡分泌物或未破溃的横痃处抽取脓液涂片,显微镜下可见到革兰阴性短杆菌,呈长链状排列,多条链平行,似"鱼群状",可考虑为H. ducreyi。但涂片的敏感性大约为50%。另外溃疡中其他革兰阴性菌可造成假阳性。

(2)细菌培养:此方法目前仍为该病主要诊断方法,也为多年来评估新的诊断方法的金标准。新近由于出现了更为敏感的PCR法而使细菌培养的敏感性最多达到75%。

杜克雷嗜血杆菌是一种需要复杂营养的微生物。国际上软下疳的标准培养基,一种是Hammond gonococcal media(GCHg S),由淋球菌琼脂培养基加牛血红蛋白、胎牛血清、万古霉素及维生素、氨基酸等组成;另一种是由Müller Hinton琼脂、马血、万古霉素及其他增菌成分组成的培养基(MHHb)。我国临床一般采用培养基为淋球菌巧克力马血琼脂,因其较经济、简便和具实用性,其方法为用灭菌试纸取分泌物和溃疡或取自未破溃的淋巴结,将标本接种于平皿上,放入5%～10%二氧化碳饱和温度的环境中,于33～35℃至少培养48小时。杜克雷菌落较小,如针尖,光滑,半球形或呈现不同形状,可呈半透明状、浅灰色和肤黄色等。菌落紧密,如用接种环触动,可使菌落在培养基上滑动。

(3)病理学检查:有符合软下疳溃疡的组织病理表现,组织切片中有时可找到杜克雷嗜血杆菌。

(4)核酸检测:聚合酶链反应法等检测杜克雷嗜血杆菌核酸阳性。核酸检测应通过相关机构进行。

(5)其他:免疫荧光方法检测组织中病原体抗原:Karim等使用抗杜克雷嗜血杆菌的29kDa外膜蛋白(OMP)的单克隆抗体进行免疫荧光试验。Ahmed等使用抗杜克雷嗜血杆菌脂寡糖(LOS)的单克隆抗体(MAHD7)进行间接免疫荧光试验检测生殖器溃疡标本。酶联免疫吸附测定方法检测血清中的抗杜克雷嗜血杆菌IgG抗体。

2006年美国CDC性传播疾病(STD)治疗指南指出软下疳的诊断需要在特殊培养基上发现杜克雷嗜血杆菌才能确诊软下疳,但其敏感性亦<80%。疼痛性生殖器溃疡合并有触痛的化脓性腹股沟淋巴结肿提示软下疳。符合下列标准者可诊断为"软下疳可能性大":①患者有一处或更多处疼痛性生殖器溃疡;②在溃疡出现7天之后,对溃疡渗出物进行暗视野显微镜检查或梅毒血清学检测,未发现梅毒螺旋体感染的证据;③生殖器溃疡和局部淋巴结肿大是软下疳的典型临床表现;④溃疡渗出物HSV检测阴性。

2006年中国疾病预防控制中心性病控制中心指出:软下疳疑似病例:符合2(临床表现)项,有或无1(流行病学史)项。

确诊病例:同时符合疑似病例的要求和实验室检查中除(2)～(4)中的任1项。

现绝大多数医生对软下疳的诊断基本上还是根据临床表现,一般认为组织病理学检查对诊断软下疳无特异性,但在鉴别诊断方面具有一定意义,而且可用于软下疳的流行病学调查。

【鉴别诊断】 由于大多数软下疳的诊断是依据临床表现和病史作出的,因而鉴别诊断显得十分必要。本病主要与发生于生殖器部位的其他溃疡性疾病(硬下疳、生殖器疱疹)及性病性淋巴肉芽肿与腹股沟肉芽肿鉴别,根据临床表现及实验室检查易于鉴别。

1. 硬下疳 由梅毒螺旋体感染所引起。临床表现为无痛性溃疡,较浅,边缘整齐,质较硬。溃疡面组织液涂片暗视野显微镜检查梅毒螺旋体阳性,梅毒血清反应多为阳性。与软下疳鉴别不难,但需注意两病混合感染存于一个患者的情况。

2. 性病性淋巴肉芽肿 由沙眼衣原体感染所引起,又称第四性病。临床表现为外生殖器溃疡、腹股沟淋巴结化脓、穿孔和晚期外生殖器象皮肿及直肠狭窄症状,损害局部采用细胞培养方法可鉴定出沙眼衣原体,补体固定试验或微量免疫荧光试验检查沙眼衣原体抗体阳性。

3. 腹股沟肉芽肿 由肉芽肿杜诺凡菌感染引起。临床表现为生殖器溃疡,单发或多发,溃疡基底肉红色污秽,边缘高起及乳头瘤样增生,一般无疼痛,病程慢性,数月至数年。组织碎片Giemsa染色或病理切片HE染色可找到Donovan小体。

4. 生殖器疱疹 由单纯疱疹病毒(Ⅰ型、Ⅱ型)感染引起。临床表现为生殖器部位的水疱或脓疱、浅表糜烂或溃疡,伴有疼痛或摩擦痛,临床有时与软下疳相似,但生殖器疱疹常在同一部位反复发作,Tzanck涂片阳性,病毒培养或直接免疫荧光检查阳性可以与软下疳鉴别。

【治疗】 软下疳治疗原则是根据药敏实验结果选用敏感抗生素治疗。应遵循及时、足量、规则用药的原则,根据不同的病情采用相应的治疗方案。治疗期间应避免性生活,如性伴有感染的可能,应同时接受治疗。治疗后应进行随访判断有无治疗。

1. 内用药物治疗

2006年美国疾病控制中心推荐的软下疳治疗方案为:

①阿奇霉素 1g,单次口服;②头孢曲松 250mg,单次肌注;③环丙沙星 500mg/次,2 次/日,连服 3 日(妊娠及哺乳期妇女及小于 18 岁者禁用);④红霉素 500mg/次,3 次/日,连服 7 日。

目前尚不确定阿奇霉素对孕妇和哺乳期妇女是否安全有效,孕妇和哺乳期妇女禁用环丙沙星,尚无有关软下疳对妊娠结局有不利影响的报道。

杜克雷嗜血杆菌耐药已常见,其耐药质粒可有耐氨苄西林、耐磺胺、耐氯霉素、耐四环素、耐链霉素和耐卡那霉素的基因等。新的大环内酯类抗生素、喹啉、第二、三代先锋类在体外可增强抗杜克雷嗜血杆菌活性。据文献报告,头孢噻肟(cefotaxime)、头孢噻甲羧肟(ceftazidime)、阿莫西林加克拉维酸、喹诺酮类如依诺沙星(enoxacin)、大观霉素及氯霉素类也有效。

2. 外用药物治疗　局部治疗未破溃的丘疹、结节,可外用鱼石脂、红霉素软膏;溃疡用 1:5000 高锰酸钾或 3%过氧化氢冲洗后外涂红霉素软膏;淋巴结应从邻近正常皮肤处潜行进针抽取脓液,可注入抗生素治疗,目前认为切开引流治疗更为可取,因为以后无须多次引流。

注意在未排除梅毒硬下疳之前不要应用能掩盖梅毒诊断的药物。

【预防与随访】　对性病患者的处理是最为实际和有成效的防治措施,包括提供诊治、消除病痛和传染性、减少和预防再感染的危险。对患者也可进行健康教育和治疗,包括对其性伴的选择性治疗;或在流行地区采用病征处理,以减少可能的传染源,其中使用避孕套是控制和预防的有效措施。早期有效的控制感染的皮损、追踪传染源,性伴不论有无症状均应治疗。在 2006 年美国 CDC 的性传播疾病治疗指南强调,软下疳患者的性伴如果在患者出现症状之前 10 天内,与患者有过性接触,不论有无此病的症状,都必须进行检查和治疗。软下疳患者治疗期间,应嘱患者避免性生活,如治疗时间较长,开始治疗 1~2 周后,当性伴同时得到治疗,或已知性伴未受感染,或无感染的危险因素时,可以允许性生活,但在随诊期间应有防护(使用阴茎套)。在疾病未彻底治愈之前,除避免性生活外,注意个人卫生,分开使用毛巾、面盆、浴盆、床单等可致传染的媒介物品,污染物可煮沸消毒。

2006 年美国 CDC 的性传播疾病治疗指南指出:软下疳患者在治疗 3~7 天后患者要复查。如治疗有效,一般会在 3 天内溃疡症状改善,7 天内客观体征改善。如无临床好转,临床医生应该考虑:①诊断是否正确;②患者合并感染其他 STD;③患者感染了 HIV;④未按规定用药;⑤感染的杜克雷嗜血杆菌菌株对所用抗菌药物耐药,完全治愈所需时间依赖于溃疡的大小;大溃疡需要 2 周以上,对于未行包皮环切的男性,包皮下的溃疡愈合慢,有波动感的淋巴结炎比溃疡好转的慢,可能需要穿刺或者切口引流。虽然软下疳淋巴结炎穿刺比较简单,但切口引流为首选,这样可以减少反复引流。

【HIV 感染者】　需要特别指出的是应注意与其他性接触疾病混合感染,尤其应注意软下疳为一种生殖器溃疡疾病,而生殖器溃疡是传播 HIV 感染的危险因素之一。对感染了 HIV 的软下疳患者应密切监测,因为这一类患者治疗失败的可能性较大并且溃疡愈合较慢。HIV 感染者所需治疗软下疳用药疗程可能较推荐给 HIV 阴性者的疗程要长,并且任何一种治疗方案都有治疗失败的可能。有关推荐的阿奇霉素和头孢曲松对 HIV 感染患者治疗效果的证据有限,所以只有在能确保随访的情况下才能采用推荐的治疗方案。也有倾向于使用 7 天红霉素的方案治疗 HIV 阳性患者。

(王敏　张淑兰)

十、阴　虱

阴虱(phthirus)的病原虫是耻阴虱。因常见于阴部,故称阴虱。同其他性传播疾病一样,阴虱的发病率也在不断增加。据统计,每年全美共处理 300 万例的阴虱感染。对任何主诉为腹股沟区敏感及瘙痒的病例均可考虑阴虱感染。阴虱主要见于阴部和肛门周围,偶见于大腿和腹部的毛中,罕见于身体其他长毛的部位。除了阴毛外,阴虱也可在头发、睫毛、胡须和腋毛处寄生。阴虱以人类的血液为食物,会使皮肤发痒和发炎,可导致湿疹。因此阴虱栖息的患处会不时感到很痒。另外,阴虱亦可能带有其他病菌,使患者产生感染。阴虱的传播途径主要是性交,因此阴虱感染被认为是性传播疾病的一种。衣物和床铺也是阴虱的重要传播途径。

阴虱是一种寄生于人体毛发的寄生虫,长约 1~3mm。体小而宽,前足小于中、后足。用放大镜看像蟹。卵产在阴毛上,2~3 周孵化。阴虱有 6 对足,其中后 2 对有助于它抓住附着部位的毛发。它的移动速度较慢,每天大约移动 10cm。在交配后 24 小时,母虱开始以每天产 4 个卵的速度产卵。卵黏附于毛根部。经过 7 天地孵育期,虫卵发育成若虫,经过 8~9 日内三次蜕皮,最终发育成成虫。一旦发育至性成熟,成长的预期寿命只有 3~4 周。

【流行病学】　本病近年来在美国、西欧流行,主要由性行为传播,特别是未婚青年。阴虱比其他的性传播疾病更易传播,与患者发生一次性接触,就有 95% 的可能感染。阴虱病最常见于青春期或青年人。本病女性多于男性,年龄以 15~19 岁多见。在 20 岁以后,男性则更常见。各种族及各阶层均可受累。25 岁以后,它的发病率会随着年龄的增长而逐渐降低。35 岁以上,阴虱病患者比较少见。

近年来,随着性传播疾病的增多,我国阴虱病已有不少报道。我国农村,尤其是北方寒冷地区的农村更多见,常见的是体虱与头虱,个别也有阴虱。其流行原因主要因为卫生条件差所造成,但近年来性传播疾病的复燃,阴虱的传播也不能除外性的接触传染。

【病原学】　虱为不全变态昆虫,生活史中有卵,若虫及成虫三期,整个生活周期均在宿主身上完成。雌虫产卵时分泌胶液,使卵牢固地黏附在毛发或织物纤维上。根据其形态和寄生的部位不同,可分为头虱(headlouse)、体虱(bodylouseorclotheslouse)、阴虱(pubiclouse)三种。分别寄生在人的头发、内衣和阴毛上。均以吸人血为生,同时放出有毒的唾液,叮刺及毒液均能引起瘙痒性皮炎。阴虱一般不散布传染病,但个别报告在某种情况下,有传染斑疹伤寒的可能。阴虱有足三对,前足细长,其余两对有钩形巨爪,胸腹相连无明显分界,腹部短宽,略似螃蟹,通常以巨爪紧握住阴毛和肛毛。而播散到腋毛,眉毛或睫毛上不多见。一般是抓住附近毛发而用口器吸血,也可爬伏在皮肤上而像灰黄色小粒,一般限于阴毛或下腹部。阴虱畏光喜阴,昼夜均能活动,当温度过高或过低时,都静伏不动。雌、雄成虫,交配后24小时内受精,雌虫开始产卵。阴虱产卵少而小,至其死亡前24～48小时,一生产卵约50个,成虫生活时间约为30天,一般情况下不会离开动物体,脱离宿主24小时内死亡。

【病因学】 阴虱长有一对细长的前足,两对钩状巨爪,可紧握住在人体阴毛的根部或附着于阴阜表面。在性接触时直接传播,少数也可以通过内裤、床垫或便盆间接传播。阴虱感染者的附有虱卵的阴毛脱落下来,如果粘在公用物品上,而该物品又被他人在短时间内使用,则有可能将阴虱传播。阴虱长期寄生在阴毛根处不易被发现,用放大镜找寻,可发现一些小粒状黄点及铁锈色或淡红色的虱卵。

【临床表现】 阴虱病的潜伏期是30天,被咬后出现局部的易激和瘙痒的症状。患者还可看见阴虱在体表爬行。阴虱主要分布在耻区,会阴区,肛门区。

1. 阴部瘙痒 阵发性瘙痒是最主要的症状,特别是夜间瘙痒最严重;但是瘙痒的程度则因人而异。瘙痒是由于阴虱用爪钩刺向皮肤打洞或穿洞,虱嘴叮咬和注入唾液时才发生瘙痒。阴虱每天吸血数次,故瘙痒为阵发性的。剧烈的瘙痒被认为是与过敏反应有关。

2. 皮疹 在阴虱叮咬处常有微孔(肉眼看不见),局部发红,有小红斑点,其上有血痂。微孔处约经5天,局部产生过敏反应,常隆起出现丘疹。因搔抓常出现感染,见脓疱、渗液、结痂。内裤上有铁锈色粉末状或颗粒状虱粪。

3. 青灰色斑 在患处附近可见到0.2～2cm大的青灰色斑,不痛痒,压之不褪色,可持续数月,这种青灰色斑也可见于胸腹部、股内侧等处。发生的原因目前还不清楚,可能与阴虱叮咬时的唾液进入血液所引起有关。

4. 阴毛根部可发现铁锈色或红褐色椭圆形虫卵,阴毛处发现阴虱成虫或虫卵。

【诊断】 结合临床表现并在放大镜下无论发现虱虫、幼虫、或卵均可诊断阴虱。显微镜检可见到典型的蟹状形态。

【治疗】

1. 传统治疗是剃除阴毛并用火将阴毛烧毁,内衣、衬裤要煮沸或熨烫。

2. 除虫精(1%)漂洗感染局部。并在10分钟后冲洗掉。或是以伴有增效醚的除虫菊素涂抹感染区,并在10分钟后洗掉。或是以1%的林丹香波涂抹感染区4分钟,然后彻底冲掉。林丹不用于妊娠期及哺乳期的妇女。在经以上治疗以后,用密齿梳子篦过感染区毛发,将有助于清除残存的虫体和虫卵。林丹是最便宜的治疗。当治疗限制在4分钟以内,还未有其毒性(如癫痫发作或再生障碍性贫血)的报道。

3. 10%的硫磺软膏可以早期使用,对于表面的阴虱成

虫能杀灭,但对于毛囊根部的虫卵没效果。停药后可反复,可预防阴虱传染。

4. 10%的硫磺炉甘石洗剂或5%的白降汞软膏可搽皮损处。可快速止痒缓解症状,也可以用妇科洗液清洗患处。但不杀虫,在没有买到治疗药物前使用。

如果虫体或虫卵在毛发、皮肤连接部位被发现,应在7天后行重复治疗。在过去两天内可能被污染的衣物与床单应以热循环法洗涤及熨干或干洗处理。性伴侣、家庭成员以及与患者有密切接触的人,即使无症状,也要同时接受治疗。如有继发感染,可局部外用抗生素软膏。

【预防】 避免不洁性交。因为本病的主要传播途径是由于不洁性交引起的。搞好个人卫生,勤洗澡,勤换衣。患病后夫妻二人同时治疗检查;要同时检查有否其他性传播性疾病的存在,以便同时治疗阴虱。如发现阴虱患者除及时治疗外,还应追踪传染来源,特别是对其性伴侣,应予以检查治疗。对患者使用的衣物、床上用品和污染物应煮沸灭虱或用熨斗熨烫。

(郑建华 赵宏敏)

参 考 文 献

1. Allsworth JE, Peipert JF. Prevalence of bacterial vaginosis, 2001-2004 national health and nutrition examination survey data. Obstet Gynecol,2007,109:114-120
2. Baczynska A, Funch P, Fedder J, et al. Morphology of human Fallopian tubes after infection with Mycoplasma genitalium and Mycoplasma hominis—in vitro organ culture study. Hum Reprod,2007,22(4):968-979
3. Bradshaw CS, Tabrizi SN, Fairley CK, et al. The association of Atopobium vaginae and Gardnerella vaginalis with bacterial vaginosis and recurrence after oral metronidazole therapy. J Infect Dis,2006,194(6):828-836
4. CDC. Sexually Transmitted Diseases Treatment Guidelines 2010. MMWR,2010,59[RR12]:26-38
5. Centers for Disease Control and Prevention(CDC). Reported HIV status of tuberculosis patients—United States,1993-2005. MMWR Morb Mortal Wkly Rep,2007,26,56(42):1103-1106
6. Centers for Disease Control and Prevention. 2010 sexually transmitted disease treatment guidelines. MMWR Moib Mor tal Wkly Rep,2010,59:1-70
7. Chen ZQ,Zhang GC,Gong XD, et al. Syphilis in China:results of a national surveillance programme. Lancet,2007,369:132-138
8. Christopoulos P, Deligeoroglou E, Papadias K. Genital mycoplasmas in non-sexually active young females with vaginal discharge. Int J Gynaecol Obstet,2007,97(1):49-50
9. De Seta F, Maso G, Piccoli M, et al. The role of mannose-binding lectin gene polymorphisms in women with recurrent bacterial vaginosis. Am J Obstet Gynecol,2007,197(6):613. e1-3
10. El Abkari M,Benajah DA,Aqodad N, et al. Peritoneal tuberculosis in the Fes University Hospital(Morocco). Report of 123 cases. Gastroenterol Clin Biol,2006,30(3):377-381
11. Falagas ME,Betsi GI,Athanasiou S. Probiotics for the treatment of women with bacterial vaginosis. Clin Microbiol Infect,2007,13(7):657-64

12. Fan SR,Liu XP,Liao QP. Human defensins and cytokines in vaginal lavage fluid of women with bacterial vaginosis. Int J Gynaecol Obstet,2008,103(1):50-54

13. Ferris MJ,Norori J,Zozaya-Hinchliffe M,et al. Cultivation-independent analysis of changes in bacterial vaginosis flora following metronidazole treatment. J Clin Microbiol,2007,45(3):1016-1018

14. Fethers KA,Fairley CK,Hocking JS,et al. sexual risk factors and bacterial vaginosis:a systematic review and meta-analysis. Clin Infect Dis,2008,47(11):1426-1435

15. Fredricks DN,Fiedler TL,Thomas KK,et al. Targeted PCR for detection of vaginal bacteria associated with bacterial vaginosis. J Clin Microbiol,2007,45(10):3270-3276

16. French P,Gomberg M,Janier M,et al. IUSTI:2008 European Guidelines on the Management of Syphilis. Int J STD AIDS,2009,20(5):300-309

17. Gavin L,MacKay AP,Brown K,et al. Sexual and reproductive health of persons aged 10-24 years-United States,2002-2007. MMWR Surveill Summ,2009,58(6):1-58

18. Gaydos C,Maldeis N E,Hardick A,et al. Mycoplasma genitalium as a contributor to the multiple etiologies of cervicitis in women attending sexually transmitted disease clinics. Sex Transm Dis,2009,36(10):598-606

19. Giraldo PC,Babula O,Gonçalves AK,et al. Mannose-binding lectin gene polymorphism,vulvovaginal candidiasis,and bacterial vaginosis. Obstet Gynecol,2007,109(5):1123-1128

20. Grzesko J,Elias M,Maczynska B,et al. Occurrence of Mycoplasma genitalium in fertile and infertile women. Fertil Steril,2009,91(6):2376-2380

21. Haggerty C L,Totten P A,Astete S G,et al. Mycoplasma genitalium among women with nongonococcal,nonchlamydial pelvic inflammatory disease. Infect Dis Obstet Gynecol,2006,2006:30184

22. Haggerty C L. Evidence for a role of Mycoplasma genitalium in pelvic inflammatory disease. Curr Opin Infect Dis,2008,21(1):65-69

23. Hamasuna R,Imai H,Tsukino H,et al. Prevalence of Mycoplasma genitalium among female students in vocational schools in Japan. Sex Transm Infect,2008,84(4):303-305

24. Harada K,Tanaka H,Komori S,et al. Vaginal infection with Ureaplasma urealyticum accounts for preterm delivery via induction of inflammatory responses. Microbiol Immunol,2008,52(6):297-304

25. Hartmann M. Genital mycoplasmas. Dtsch Dermatol Ges,2009,7(4):371-377

26. Hay JR. Scabies and pyodermas-diagnosis and treatment. Dermatol Ther,2009 Nov-Dec,22(6):466-474

27. Hitti J,Garcia P,Totten P,et al. Correlates of cervical Mycoplasma genitalium and risk of preterm birth among Peruvian women. Sex Transm Dis,2010,37(2):81-85

28. Josey WE,Schwebke JR. The polymicrobial hypothesis of bacterial vaginosis causation:a reassessment. Int J STD AIDS,2008,19:152-154

29. Katz VL,Lentz GM,Lobo RA,et al. Katz:Comprehensive Gynecology. 5th ed. Philadelphia:Mosby Elsevier,2007

30. Kingston M,French P,Goh B,et al. UK National Guidelines on the Management of Syphilis 2008. Int J STD AIDS,2008,19(11):729-740

31. Li X,Glass JI,Crabb DM,et al. Ureaplasma parvum and Ureaplasma urealyticum serovar diversity and role in human infections[C]. Mycoplasmology-a review of developments over the last decade,2009

32. McGowin CL,Popov VL,Pyles R B. Intracellular Mycoplasma genitalium infection of human vaginal and cervical epithelial cells elicits distinct patterns of inflammatory cytokine secretion and provides a possible survival niche against macrophage-mediated killing. BMC Microbiol,2009,9:139

33. McIver CJ,Rismanto N,Smith C,et al. Multiplex PCR testing detection of higher-than-expected rates of cervical mycoplasma,ureaplasma,and trichomonas and viral agent infections in sexually active Australian women. Clin Microbiol,2009,47(5):1358-1363

34. Milanese M,Segat L,De Seta F,et al. MBL2 genetic screening in patients with recurrent vaginal infections. Am J Reprod Immunol,2008,59(2):146-151

35. Mitchell SJ,Engelman J,Kent CK,Lukehart SA,Godornes C,Klausner JD. Azithromycin-resistant syphilis infection:San Francisco,California,2000-2004. Clin Infect Dis,2006,42(3):337-45

36. Mondal SK,Dutta TK. A ten year clinicopathological study of female genital tuberculosis and impact on fertility. JNMA J Nepal Med Assoc,2009,48(173):52-57

37. Murphy R,Edwards L. Desquamative inflammatory vaginitis:what is it? The Jounal of Reproduction Medicine,2008,53(2):124-128

38. Nezar M,Goda H,El-Negery M,et al. Genital tract tuberculosis among infertile women:an old problem revisited. Arch Gynecol Obstet,2009,280(5):787-791

39. Oakeshott P,Aghaizu A,Hay P,et al. Is Mycoplasma genitalium in women the "New Chlamydia?" A community-based prospective cohort study. Clin Infect Dis,2010,51(10):1160-1166

40. Patterson JL,Girerd PH,Karjane NW,et al. Biofilm phenotype on resistance of Gardnerella vaginalis to hydrogen peroxide and lactic acid,Am J Obstet Gynecol,2007,197(2):170. e1-7

41. Peacocke M,Djurkinak E,Thys-Jacobs S. Treatment of desquamative inflammatory vaginitis with Vitamin D:a case report. Cutis,2008,81:75-78

42. Prasad R. Management of multi-drug resistant tuberculosis:practitioner's view point. Indian J Tuberc,2007,54(1):3-11

43. Rahangdale L,Guerry S,Bauer HM,et al. An observational cohort study of Chlamydia trachomatis treatment in pregnancy. Sex Transmit Dis,2006,33:106-110

44. Richard L. Sweet,Ronald S. Gibbs 著,廖秦平,杨慧霞译. 女性生殖道感染性疾病. 第5版. 北京:人民卫生出版社,2011

45. Ross J D,Jensen J S. Mycoplasma genitalium as a sexually transmitted infection:implications for screening,testing,and treatment. Sex Transm Infect,2006,82(4):269-271

46. Schwebke JR,Desmond RA. A randomized trial of the duration of therapy with metronidazole plus or minus azithromycin for treatment of symptomatic bacterial vaginosis. Clin Infect Dis,2007,44(2):213-219

47. Scott GR,Chosidow O,et al. European guideline for the management of pediculosis pubis,2010. Int J STD AIDS,2011,22(6):304-305

48. Shin SS,Pasechnikov AD,Gelmanova IY,et al. Adverse reactions among patients being treated for MDR-TB in Tomsk,Russia. Int J Tuberc Lung Dis,2007,11(12):1314-1320

49. Sobel JD, Ferris D, Schwebke J, et al. Suppressive antibacterial therapy with 0.75% metronidazole vaginal gel to prevent recurrent bacterial vaginosis. Am J Obstet Gynecol, 2006, 194 (5): 1283-1289

50. Sobel JD, Reichman O, Misra D, Yoo W. Prognosis and treatment of desquamative inflammatory vaginitis. Obstet Gynecol. 2011, 117 (4): 850-855

51. Swidsinski A, Mendling W, Loening-Baucke V, et al. An adherent Gardnerella vaginalis biofilm persists on the vaginal epithelium after standard therapy with oral metronidazole. Am J Obstet Gynecol, 2008, 198 (1): 97, e1-6

52. Taylor-Robinson D, Lamont R F. Mycoplasmas in pregnancy. BJOG, 2011, 118 (2): 164-174

53. Taylor-Robinson D. The role of mycoplasmas in pregnancy outcome. Best Pract Res Clin Obstet Gynaecol, 2007, 21 (3): 425-438

54. Tempera G, Abbadessa G, Bonfiglio G, et al. Topical kanamycin: an effective therapeutic option in Aerobic Vaginitis. Jounal of Chemotherapy, 2006, 18 (4): 409-414

55. Tempera G, Furneri PM. Management of aerobic vaginitis. Gynecol Obstet Invest. 2010, 70 (4): 244-249

56. Thangappah RB, Paramasivan CN, Narayanan S. Evaluating PCR, culture & histopathology in the diagnosis of female genital tuberculosis. Indian J Med Res, 2011, 134 (1): 40-46

57. Tibaldi C, Cappello N, Latino M A, et al. Vaginal and endocervical microorganisms in symptomatic and asymptomatic non-pregnant females: risk factors and rates of occurrence. Clin Microbiol Infect, 2009, 15 (7): 670-679

58. Tosh A K, Van Der Pol B, Fortenberry J D, et al. Mycoplasma genitalium among adolescent women and their partners. J Adolesc Health, 2006, 40 (5): 412-417

59. US Centers for Disease Control and Prevention, Workowski KA, Berman SM. Sexually transmitted diseases treatment guidelines, 2010. MMWR Recomm Rep, 2010, 59 RR-12: 1-109

60. Wong SP, Yin YP, Gao X, et al. Risk of syphilis in STI clinic patients: a cross-sectional study of 11,500 cases in Guangxi, China. Sex Transm Infect, 2007, 83 (5): 351-356

61. Yang LG, Tucker JD, Yang B, et al. Primary syphilis cases in Guangdong Province 1995-2008: opportunities for linking syphilis control and regional development. BMC Public Health, 2010, 10: 793

62. Zhou P, Li K, Lu H, et al. Azithromycin treatment failure among primary and secondary syphilis patients in Shanghai. Sex Transm Dis, 2010, 37 (11): 726-729

63. 陈澈, 程大林, 王淑琴. 8494 例泌尿生殖道支原体感染及药敏分析. 重庆医科大学学报, 2010, 35 (1): 127-130

64. 范爱萍, 薛凤霞. 需氧菌性阴道炎及其混合感染临床特征分析. 中华妇产科杂志, 2010, 45 (12): 905-908

65. 丰有吉, 沈铿. 妇产科学. 第 2 版. 北京. 人民卫生出版社, 2010:

66. 郭丽娜, 王旭平, 吕翠婷. 女性生殖器结核对体外受精-胚胎移植妊娠结局的影响. 实用妇产科杂志, 2011, 27 (3): 197-200

67. 韩国柱. 尖锐湿疣//赵辨. 中国临床皮肤病学. 南京: 江苏科学技术出版社, 2010: 1816-1821

68. 姜文华. 生殖器疱疹//赵辨. 中国临床皮肤病学. 南京: 江苏科学技术出版社, 2010: 1811-1816

69. 乐杰. 妇产科学. 第 7 版. 北京: 人民卫生出版社, 2008: 346

70. 李思琦, 毕蕙, 陈锐. HPV 检测在 LEEP 术后随访中的作用. 中国妇产科临床杂志, 2011, 12: 71-72

71. 李燕子. 180 例老年细菌性阴道炎的细菌培养及结果分析. 实用医技杂志, 2008, 12: 1546-1547

72. 刘朝晖, 陈磊, 廖秦平. 阴道上皮细胞先天性抗假丝酵母菌的作用研究. 北京大学学报 (医学版), 2008, 2: 174-177

73. 刘朝晖, 董悦. 需氧菌阴道炎菌群及治疗效果的临床研究. 现代妇产科进展, 2009, 18 (11): 832-835

74. 刘朝晖, 王晓莉, 廖秦平. 复发性外阴阴道假丝酵母菌病的菌群分析与治疗. 实用妇产科杂志, 2009, , 25 (12): 730-732

75. 刘朝晖, 王晓莉, 廖秦平. 外阴阴道假丝酵母菌病患者阴道局部免疫环境状态研究. 中华妇产科杂志, 2006, 41 (12): 843-844

76. 刘朝晖, 吴文湘, 廖秦平. 体外培养人阴道上皮细胞感染假性酵母菌后肿瘤坏死因子-α 的表达改变. 北京大学学报 (医学版), 2007, 39 (5): 539-541

77. 其木格, 蒋法兴, 王千秋, 等. 生殖支原体与黏液脓性宫颈炎相关性的研究. 中华皮肤科杂志, 2008, 41 (5): 292-295

78. 王秀丽, 缪飞, 张玲琳, 等. 5-氨基酮戊酸光动力疗法治疗宫颈尖锐湿疣临床研究. 中华皮肤科杂志, 2010, 43: 694-697

79. 薛凤霞. 性传播疾病//丰有吉, 沈铿. 妇产科学. 北京: 人民卫生出版社, 2010, 291-305

80. 严冬霞, 樊尚荣. 复发性细菌性阴道病的诊断和治疗. 实用妇产科杂志, 2010, 26 (2): 85-87

81. 杨慧霞, 段涛, 译. 妊娠期和哺乳期用药. 第 7 版. 北京: 人民卫生出版社, 2008: 820-826

82. 张帝平, 李秀云. 健康妇女下生殖道解脲脲原体及其分群分型研究. 中国微生态学杂志, 2007 (3): 288-289

83. 张旭, 王晓莉, 刘朝晖, 等. 外阴阴道假丝酵母菌病临床分离株的基因型和药物敏感性分析. 现代妇产科进展, 2010, 19 (12): 889-892

84. 赵季文, 吴移谋, 叶元康. 支原体学. 北京: 人民卫生出版社, 2008

85. 中国疾病控制预防中心性传播疾病临床诊疗指南. 国际流行病学传染病学杂志, 2008, 35 (4): 221-228

86. 中华医学会皮肤性病学分会临床诊疗指南工作委员会, 中国医师协会皮肤科医师分会临床诊疗指南委员会. 生殖器疱疹临床诊疗指南 (2009). 中华皮肤科杂志, 2009, 42: 877-878

87. 周春丽, 译. 人类疱疹病毒//Bolognia JL, Jorizzo JL, Rapini RP. Dermatology. 北京: 北京大学医学出版社, 2011: 1483-1490

第二章

外阴皮肤病

第一节　概　　述

女性外阴是生殖道、泌尿道和肠道三个出口的汇集处，经常有宫颈、阴道、前庭大腺分泌物，以及月经和尿液的浸渍，甚至是粪便的污染，加以大小阴唇间皱襞以及股生殖沟和腹股沟均有利于排泄物或汗液的积累，致使外阴长期处于潮湿的状态；此外，内裤的不断摩擦甚至损伤以及肥皂或药液等化学清洁剂的经常刺激，均导致外阴部皮肤和黏膜好发皮肤病变。外阴皮肤病变的共同临床特征有：

1. 与身体其他部位皮肤病的病损相似，外阴皮肤病分为原发和继发病损。原发病损是皮肤病特有的病理过程所产生的表现，包括斑点、斑块、丘疹、风团、结节、水疱、脓疱、囊肿或毛细血管扩张等；继发病损是在原发病损的基础上，由于搔抓、感染或者治疗、修复过程中所产生的病损及变化，包括浸渍、表皮破损、糜烂、溃疡、鳞屑、结痂、瘢痕、苔藓样变和萎缩等。临床诊疗过程中，应仔细询问最初发病时的病损形态、治疗经过、病损演变过程等方而作出初步诊断。

2. 外阴有阴道、尿道以及多种腺体开口处，这些部位的炎性病变均可累及外阴，特别是女性念珠菌性阴道炎和滴虫性阴道炎常并发相应的外阴炎，故当外阴皮肤和黏膜有病变时，应首先除外阴道内有无原发病变，针对原发病进行有效治疗。

3. 外阴皮肤病既可单独发生，也可以是全身皮肤病的一部分，如外阴白癜风、牛皮癣可同时在身体其他部位出现；外阴皮肤病也可能是全身系统性疾病的局部表现，如糖尿病、白塞病等可在外阴出现病变。因此在诊断外阴皮肤病时，要注意身体其他部位有无类似病损，并警惕患者有无系统性疾病的存在。

4. 有时单凭肉眼观察外阴病损的形态特征可能难以作出判断，因为不同类型的病损可能是同一皮肤病所致，而相同形态的病损亦可能有不同的皮肤病引起，特别是慢性的外阴皮肤病较多，此时病理活检是唯一的确诊手段。一般应在局麻下，选择有糜烂、溃疡、隆起、硬结等部位进行多点活检。为了提高诊断准确率，可先用 1% 甲苯胺蓝涂抹病变皮肤，然后用 1% 醋酸脱色，凡不脱色区说明有裸核存在，在该处活检，发现鳞状上皮不典型增生或癌变的可能性较大；若局部破损较大、炎性反应较重，应先治疗数日，待局部皮损大部分愈合、炎性反应消退后再行活检。

5. 皮肤病的治疗一般是将药物直接涂抹在患处皮肤上，但由于慢性皮肤病，特别是瘙痒症往往局部表皮增厚，特别是皮肤角质层的存在，阻碍和延缓了药物透过表皮层进入瘙痒神经末梢所在的真皮层，故在治疗初期疗效不明显，此时应继续用药，一般在一周左右瘙痒症状方能缓解，坚持数周甚至数月才能使症状完全缓解；但外阴皮肤有时仍难以完全恢复正常。为了加速疗效，对表皮有增厚的外阴皮肤病患者，在局部涂抹药膏前，最好先用温水坐浴 10 分钟，使皮肤角质层变软，利于药物的渗透和吸收。

6. 很多慢性外阴皮肤病病程很长，且各种治疗方法难以达到完全治愈，但若再采取对症治疗后，主要症状如瘙痒能得到缓解，即应认为该治疗方法是有效的；若停止治疗后，症状加重，更证明该治疗方法是正确的，宜继续采用。

第二节　分　　类

严格地说，外阴皮肤病（vulvar dermatoses）包括发生在外阴部皮肤和黏膜的所有疾病,但目前一般倾向于把性传播疾病如梅毒、尖锐湿疣等和外阴部肿瘤排除在外。究竟外阴皮肤病应如何分类,特别是对其中某些原因不明的慢性外阴皮肤病该如何命名和分类,长期以来各家意见不一,给疾病的诊断和治疗带来困难。为了统一认识,1975 年国际外阴疾病研究协会(International Society for the Study of Valvar Disease, ISSVD)决定使用"慢性外阴营养不良"(chronic vulvar dystrophy)来替代以往各家使用的不同名称,包括外阴白斑、白斑性外阴炎、神经性皮炎、外阴干枯症、硬化萎缩性苔藓等,并根据组织病理学特征将慢性外阴营养不良分为硬化性苔藓营养不良、增生性营养不良以及混合性营养不良,后两型中又进一步分出无不典型增生及不典型增生两个亚型(表 4-2-1)。

表 4-2-1 慢性外阴营养不良的分类

硬化性苔藓营养不良	
增生性营养不良	无不典型增生
	不典型增生(轻度、中度、重度)
混合性营养不良	无不典型增生
	不典型增生(轻度、中度、重度)

上述分类法虽已被人们广泛采用,但系根据组织病理学特征而分类的,临床医生单凭肉眼检查很难加以判断,且事实上也没有发现外阴病损组织中存在明确的血管神经营养失调。为此,1987 年国际外阴疾病研究协会又与国际妇科病理学家协会(International Society of Gynecological Pathologists, ISGYP)共同讨论,建议废止既往所采用的"慢性外阴营养不良"分类法,代之以新的外阴皮肤病分类法(表 4-2-2)

表 4-2-2 外阴皮肤病分类(ISSVD 1987)

皮肤和黏膜上皮内非瘤样病变
鳞状上皮细胞增生
硬化性苔藓
其他皮肤病
外阴上皮内瘤变(VIN)
鳞状上皮内瘤变
轻度不典型增生(VIN Ⅰ)
中度不典型增生(VIN Ⅱ)
重度不典型增生(VIN Ⅲ)
非鳞状上皮内瘤变
佩吉特病(Paget' t disease)
非浸润性黑色素细胞瘤
浸润癌

此分类的特点是将上皮内瘤变和非瘤变分开,有利于临床诊断和治疗方法的选择。本章将根据此分类,重点介绍鳞状上皮细胞增生和硬化性苔藓以及其他几种常见的外阴皮肤病,若出现不典型增生,则归为外阴上皮内瘤变,其诊断和治疗请参见外阴肿瘤专章。

第三节 外阴鳞状上皮细胞增生

外阴鳞状上皮细胞增生(squamous cell hyperplasia of vulva)是以瘙痒为主要症状的外阴疾病,表现为鳞状上皮细胞良性增生,以往称之为增生性营养不良。其原因不明,尚无确切证据表明慢性损伤、过敏、局部营养失调或代谢紊乱是导致此病的直接原因,但外阴潮湿、阴道排出物的刺激等因素可能与其发病有关。

【临床表现】 此病多见于 50 岁以前的中年妇女,但亦可发生于老年妇女,病损主要累及大阴唇、阴唇间沟、阴蒂包皮和阴唇后联合等处,常呈对称性。主要症状是外阴瘙痒,常感难以忍受,搔抓后虽瘙痒得到暂时缓解,但又可导致局部皮肤进一步损伤导致瘙痒更剧,形成恶性循环。早期病变较轻时,皮肤颜色为粉红或暗红色,角化过度部位则呈白色。由于长期搔抓和摩擦,皮肤增厚似皮革,色素增加,皮肤纹理突出,皮嵴隆起,出现苔藓样改变,故临床上常称为慢性单纯性苔藓。严重瘙痒者可因搔抓引起表皮抓破、裂隙、溃疡;如出现溃疡长期不愈,特别是有结节隆起时,应警惕局部癌变的可能,需及早活检确诊。

【病理】 主要组织病理变化为表皮层角化过度或角化不全,棘细胞层不规则增厚,上皮角向下延伸,末端钝圆或较尖,上皮角之间和真皮层乳头明显,并有轻度水肿以及淋巴细胞和少量浆细胞浸润。但上皮细胞层次整齐,细胞的大小形态以及细胞核的形态染色均正常。

【鉴别诊断】 各种慢性外阴病变,如糖尿病外阴炎、念珠菌外阴炎、外阴擦伤、接触性皮炎等长期刺激后,均可导致外阴过度角化,局部角化表皮常脱屑而呈白色,此类患者常有局部瘙痒、灼热甚至疼痛等自觉症状,但在原发疾病治愈后,瘙痒和局部白色区均可消退。外阴部股癣、牛皮癣亦可引起外阴皮肤瘙痒和皮损,但在身体其他部位亦有类似病变。此外还警惕外阴鳞状上皮增生继发癌变的可能,此时活检是唯一的鉴别诊断方法。

【治疗】

1. 一般治疗 保持外阴清洁干燥和透气,不用肥皂或其他刺激性药物擦洗,避免搔抓,凡精神紧张、瘙痒严重以致影响睡眠者,可加用镇静和抗过敏药物以增强疗效。

2. 局部药物治疗 主要目的在于控制局部瘙痒,一般均主张采用皮质激素局部治疗,常用药物有 0.025% 氟轻松、0.1% 曲安奈德、或 1% ~ 2% 氢化可的松软膏,每日局部涂擦 3 ~ 4 次以缓解瘙痒症状,当瘙痒基本控制后,即停用高效类固醇激素制剂以免局部皮肤萎缩,改以作用较弱的 1% ~ 2% 的氢化可的松软膏每日 1 ~ 2 次继续治疗。一般在局部涂抹药膏之前可先用温水坐浴。在瘙痒症状消失后,仍需经过较长时间,增生变厚的皮肤肉眼及病理方可见明显改善,甚至可能完全恢复正常。

3. 超声聚焦治疗 有效率约为 95%。利用超声波在组织内有良好的能量穿透性,将超声波的能量聚集到发生病变的真皮层内,通过超声的机械效应、热效应及空化效应,使病变组织内的小血管、毛细血管及神经末梢受到损伤;同时促进局部微血管的形成,改善其微血管和神经末梢的营养状况,改变局部组织生长的微环境,使组织修复和再生,从而达到使病变的外阴皮肤得以康复的目的。

4. 激光治疗 激光治疗可破坏皮肤深度 2mm 的异常上皮组织以及真皮内神经末梢,从而阻断瘙痒或搔抓引起的恶性循环,该法有治疗简易、破坏性小、瘢痕少的特点,但远期仍有 50% 的复发率。

5. 手术治疗 创伤较大,仅用于反复药物治疗无效且超声聚焦治疗或激光治疗亦无效或复发的患者,或有恶变可能者。手术采用单纯性外阴切除,术后应定期随访,远期复发率约为 50%,复发部位多在切口周围。

第四节 外阴硬化性苔藓

外阴硬化性苔藓(lichen sclerosus of vulva)是以外阴及肛周皮肤萎缩为主要特征的皮肤病,皮肤科医师又称之为"硬化萎缩性苔藓",但许多学者认为此病虽然病损处皮肤变薄,但通过氚(³H)标记胸腺嘧啶检测,发现其表皮代谢仍甚活跃,故建议删去"萎缩"二字,仍以"硬化性苔藓"命名为宜。

此病发病原因尚不明确。有文献报道母女、姐妹等直系亲属家族性发病的报道,但尚未发现特异基因;另有学者发现该病患者可合并白癜风、斑秃、甲状腺功能亢进或减退等自身免疫性疾病,体内抗甲状腺抗体、抗基底膜抗体、抗细胞膜外糖蛋白-1 抗体等升高,提示此病与自身免疫有关;此外,由于该病好发于成年女性,男女之比为 1∶10,且患者血清中二氢睾酮水平明显低于正常同龄妇女,尤其是临床应用睾酮对患处皮肤局部治疗时往往有效,因此提示患者血中睾酮水平降低可能与发病有关。但以上可能病因尚未能获得证实和普遍认可。

【病理】 病变早期真皮乳头层水肿,血管扩张充血,进一步发展的典型病理特征为表皮萎缩,表层过度角化,可见毛囊角质栓塞、基底细胞变性、黑素细胞减少,真皮浅层早期水肿,晚期胶原纤维玻璃样变,形成均质带,其下方有淋巴细胞和浆细胞浸润带。由于表皮过度角化和黑素细胞减少使皮肤外观呈白色。

【临床表现】 该病可发生在包括幼女在内的任何年龄妇女,但以 40 岁左右发病率最高。主要症状是局部皮肤瘙痒,但其程度远较鳞状上皮增生的患者为轻,甚至有少数患者无明显的瘙痒不适。此外可有外阴烧灼感、性交不适等症状。病变部位常见于大阴唇、小阴唇、阴蒂、阴唇后联合及肛周,常呈对称性。病变早期局部皮肤发红肿胀,出现粉红、象牙白色的小丘疹,中心有角质栓;进一步发展后皮肤黏膜变白变薄,失去弹性,干燥易皲裂,阴蒂萎缩,大小阴唇融合以致完全消失;晚期病损皮肤非薄皱缩似烟卷纸,阴道口挛缩狭窄以致性交困难。

幼女患者瘙痒症状多不明显,可能仅在大小便后感外阴不适,检查时外阴及肛周区可见白色病损;但到青春期时,多数患者病变可能自行消失。

【诊断及鉴别诊断】 根据临床表现可初步诊断,病理检查确诊。该病需与老年妇女外阴生理性萎缩相鉴别,后

者仅见于老年妇女,其外阴皮肤的萎缩状况与身体其他部位相同,表现为外阴皮肤及皮下脂肪层均萎缩,因此大小阴唇变平退化,但患者无任何自觉症状。此外,尚需与白癜风和白化病鉴别,这两种疾病均无自觉症状,且身体其他部位可出现相同病变。

【治疗】 目前普遍认为局部丙酸睾酮是治疗硬化性苔藓的标准方法,有效率约 80%,且需长期用药。但疗效因人而异,有些患者萎缩皮肤可基本恢复正常,有的病变有所改善,亦有无明显疗效者。临床上一般以 200mg 丙酸睾酮加入 10g 凡士林油膏配制成 2% 制剂涂擦患处,每日 3∼4 次,至少用药 1 个月左右方见疗效,一般应连续治疗 3∼6 个月,瘙痒症状消失后 1∼2 年内,用药次数可逐渐减少,直至每周 1∼2 次维持量;若瘙痒症状严重,亦可将丙酸睾酮与 2.5% 氢化可的松软膏混合涂擦,瘙痒缓解后逐步减量直至停用氢化可的松。如果在丙酸睾酮治疗期间出现毛发增多、阴蒂长大或治疗效果不佳时,可改用 0.3% 黄体酮油膏(100mg 黄体酮油剂加入 30g 凡士林油膏中)局部涂擦。近年来有报道采用 0.05% 丙酸氯倍他索软膏局部治疗取得良好效果,甚至在症状缓解和降低复发方面优于丙酸睾酮。对于瘙痒顽固、用药无效者可采用超声聚焦、激光或手术治疗。

对于幼女患者,其治疗有别于成年妇女,局部不宜采用丙酸睾酮涂擦以免出现男性化。目前认为 0.05% 丙酸氯倍他索软膏是治疗儿童硬化性苔藓的一线药物,治疗 2∼4 周后可改用低效的类固醇激素维持治疗;亦可用 1% 氢化可的松软膏或 100mg 黄体酮油剂加入 30g 凡士林油膏中涂擦局部。多数幼女患者症状可缓解,但仍应定期随访。

第五节 硬化性苔藓合并鳞状上皮细胞增生

硬化性苔藓患者由于长期瘙痒和搔抓的缘故,可在原有硬化性苔藓的基础上出现鳞状上皮细胞增生,即以往所称的外阴混合性营养不良。当这两种病变同时存在时,治疗应选用肤轻松软膏涂查局部,每日 3∼4 次,用 6 周;然后继用 2% 丙酸睾酮软膏每日 3∼4 次,用 6∼8 周;之后每周 2∼3 次长期使用。

(唐良莟 肖琳)

第六节 其他外阴皮肤病

一、接触性皮炎

接触性皮炎(contact dermatitis)是由于外阴皮肤或黏膜直接接触外源性刺激性物质或过敏性物质引起的炎症性反应,表现为红斑、肿胀、丘疹、水疱甚至大疱。根据病因及发病机制可分为原发性刺激性皮炎和变态反应性接触性皮炎。前者是接触物本身对皮肤有较强的刺激性,如强酸强碱、高浓度的消毒防腐剂、洗涤剂等,任何人接触后均可能发生非免疫性皮炎,其发生与刺激物的刺激性、浓度和接触时间长短等因素有关;而后者属于 T 细胞介导的迟发型变

态反应,接触物本身无刺激性,如卫生巾、卫生纸、生活用品及化妆品、阴茎套、化纤内裤、动物皮毛等,作为一种过敏原导致少数敏感个体在接触后经一定的诱导期完成致敏反应,当机体再次接触同类抗原后即导致发病。

【临床表现及诊断】 急性接触性皮炎起病较急,在接触刺激物或致敏物后,最先感外阴瘙痒或灼痛,局部发红,出现边界较清楚的丘疹或丘疱疹,严重者红肿明显,有水疱或大水疱。镜下可见表皮细胞间及细胞内水肿,表皮内水疱、大疱,真皮层水肿、血管扩张,表皮及真皮层均有淋巴细胞和中性粒细胞浸润;如接触物刺激性不强则可表现为慢性接触性皮炎,局部皮肤增厚,可能出现鳞屑形成和表皮脱落。镜检时其病变类似鳞状上皮增生。

诊断主要依据病史中曾接触外来刺激物或过敏物,但须和念珠菌性外阴炎、脂溢性皮炎和鳞状上皮增生等其他原因引起的皮炎相鉴别。如去除接触物并经适当处理,皮损很快好转则支持接触性皮炎的诊断。

【治疗】 无论原发性刺激性皮炎和变态反应性接触性皮炎,两者的治疗方法是一样的。首先最重要的是去除致病物,多数患者在脱离致病物后病情迅速好转,如不能确定致病物,则停用所有局部用药或可疑致病物,每日用清水清洗外阴。要避免搔抓,保持外阴清洁干燥,内裤应宽松透气。当局部仅有红斑和丘疹但无渗出液时,采用炉甘石洗剂涂擦局部效果甚佳;若急性炎症期渗出较多时,可用3%硼酸液湿敷;当局部病损干燥后可用氢化可的松软膏等皮质激素局部外涂,有继发感染者可用1∶5000高锰酸钾湿敷。内服药可使用氯苯那敏或氯雷他定口服,严重者可予地塞米松全身用药。

二、外阴擦烂

外阴擦烂(vulva intertrigo)是由于局部潮湿、汗腺分泌过多或局部不清洁所导致的外阴局部炎症反应,多发生于肥胖、糖尿病、老年体弱妇女和婴儿。

【临床表现】 此病易发于湿热季节。最先在大小阴唇间皱襞处出现潮湿红色斑块,边界清楚,面积与相互摩擦的皮肤黏膜皱襞面一致,继而肿胀,表皮剥脱,有浆液渗出。患者感局部瘙痒、疼痛、灼热等不适。尿瘘患者尿液长期浸渍外阴可导致整个外阴出现红肿、表皮溃破和散在丘疱疹,称为擦烂湿疹。

【治疗】 保持局部干燥清洁和透气非常重要。可用1∶5000高锰酸钾溶液坐浴,每日两次,坐浴后用软毛巾拭干,散布痱子粉以保持病损区干燥。对于尿瘘所引起的擦烂湿疹,可在用1∶5000高锰酸钾溶液坐浴后局部涂敷氧化锌软膏以保护局部皮肤不受尿液浸渍,一般在用药3~4天后即可基本治愈。

三、尿布皮炎

尿布皮炎(diaper dermatitis)又称尿布疹,是新生儿和婴儿常见的皮肤病。一般认为尿布皮炎是由于尿布未及时更换,粪便中产氨的细菌分解尿液,产生较多的氨刺激局部皮肤所致。人工喂养的婴儿粪便呈碱性,尿布皮炎的发生率高于母乳喂养婴儿。

【临床表现】 病损主要见于外阴、大腿内侧及臀部隆起处,亦可延至下腹部,但多限于尿布包裹的范围,常呈大片潮红,亦可出现丘疹或斑丘疹,如不及时治疗,可继发脓疱、糜烂或溃疡。

【治疗】 勤换尿布,尽可能暴露外阴及腿部以使局部干燥透气;用清水清洗外阴,避免使用刺激性物质如肥皂等。局部可涂擦氧化锌油膏,如仅有红斑时可涂擦1%氢化可的松软膏。

四、外阴湿疹

湿疹(eczema)是多种复杂的内外因素引起的多形性、具有渗出倾向的炎症性皮肤病。近年来发现许多原来原因不明的湿疹,实际上是接触性皮炎。目前临床上仍将具有湿疹特点而又找不到明确病因的皮肤症称为湿疹,其发病原因包括感染、创伤、变应原过敏、食物、药物、精神因素、代谢障碍以及局部搔抓等,有时候可能是诸多因素的共同作用。

外阴湿疹以中老年多见,主要的自觉症状为瘙痒,病变累及大小阴唇及周围皮肤,边缘较清晰,急性期可以出现红斑、水肿、丘疹、水疱,继续发展则出现破溃、糜烂、渗出,病程长者有不同程度的浸润和肥厚,由于长期搔抓,局部可发生色素减退或色素沉着。组织病理学镜下可见表皮轻度肥厚,角化不全,棘层细胞内及细胞间水肿,海绵形成,真皮血管周围淋巴细胞、组织细胞浸润。

治疗上首先应去除各种可疑的致病因素,忌辛辣、酒类以及海鲜等易诱发本病的食物,保持皮肤清洁干燥,避免肥皂等化学清洁剂过度刺激。可口服抗组胺药、镇静安定剂达到抗炎、止痒的目的。局部使用霜剂或洗剂等治疗。急性期无渗出时可用炉甘石洗剂,渗出多时用3%硼酸溶液冷湿敷;有感染时局部可加用红霉素、新霉素等抗生素;慢性期可用皮质类固醇霜剂。

五、外阴毛囊炎

毛囊炎(folliculitis)是非特异性化脓性细菌如葡萄球菌、链球菌等侵犯外阴毛囊所引起的炎症。搔抓、摩擦、局部潮湿或不洁常为本病诱因,手术前备皮损伤亦可引发毛囊炎。

【临床表现】 初期表现为粟粒大丘疹,单个或多个,自觉痒痛;脓疱破后可排除少量脓血,数日后脓疱吸收,但易复发。

【治疗】 保持局部清洁干燥和透气,避免搔抓和摩擦。可用2.5%碘酊消毒或金霉素等抗生素软膏涂擦患处。

六、外阴黏膜白斑

黏膜白斑(leukoplakia)是指发生在口腔、唇部、生殖器以及肛门黏膜的白色增厚斑片。过去认为黏膜白斑是一种癌前病变,近年来大量研究发现本病癌变率不高,约有4%~6%可能癌变。其病因可能与内分泌紊乱、病毒感染、局部刺激以及基因突变等因素有关。目前一般根据有无间变分成两类:无间变的单纯性白斑以及有间变的女阴白斑病或癌前期白斑。在此讲述无间变的单纯性白斑。

外阴黏膜白斑多发生于中年或绝经后妇女。临床上患者常有外阴瘙痒,部分患者瘙痒剧烈。检查可见大阴唇、小阴唇、阴蒂甚至阴道黏膜处有灰白色斑片,表面粗糙,伴有浸润肥厚,稍高隆起于皮肤黏膜表面,形态不规则且边界不清。由于长期搔抓摩擦,局部潮红、水肿、皲裂、糜烂。病理上表现为黏膜上皮或表皮的增生性病变。在正常情况下,女性外阴黏膜无颗粒层及角质层,发生白斑病时则出现颗粒层角化,棘细胞层不规则肥厚,甚至部分细胞出现异型性,真皮有不同程度的炎症浸润。

外阴黏膜白斑患者要注意保持外阴清洁干燥,忌用肥皂等过度擦洗,局部可用具有清热解毒作用的中药外洗;瘙痒明显时可外用皮质类固醇激素。长期不愈者应作活检,细胞有异形性或向原位癌发展趋势时应手术切除病变。

七、外阴白癜风

外阴白癜风(vitiligo)是局部黑素细胞被破坏导致的疾病,发病者以年轻妇女居多。除外阴外,身体其他部位亦可伴发。在外阴发白区周围皮肤往往有色素沉着,故病变区界线分明醒目。但病损区皮肤光滑润泽,弹性正常,患者也无任何不适,故一般不需特殊治疗。

八、外阴银屑病

银屑病(psoriasis)俗称牛皮癣,是一种较常见的慢性皮肤病,主要表现为红斑、丘疹、银白色较厚鳞屑。病程长,大多在冬季加重,夏季减轻。其病因及发病机制尚不明了,多数学者认为该病与基因调控及环境因素有关。

临床上分为四种类型:寻常型、脓疱型、关节病型以及红皮病型,其中寻常型最常见,占银屑病中的95%左右。初起为红色丘疹,之后逐渐扩大,相互融合成红色斑块,表面有干燥的银白色鳞屑。本病可分为进行期、稳定期和退行期。进行期新的皮损不断出现,旧的皮损不断扩展;稳定期病情处于平衡状态;退行期炎症浸润和鳞屑减轻,甚至皮损消退,遗留下色素减退或色素沉着。皮损可发生在全身各个部位,以头皮和四肢伸侧为多见,一般很少发生于女性外阴,如有发生,往往与身体其他部位的银屑病同时发生。

组织病理学上寻常型银屑病的特点是表皮角质层增厚、角化不全,表皮棘层肥厚,表皮突下延,少量中性粒细胞聚集于角化不全区形成 Munro 微脓肿,真皮毛细血管扩张,真皮浅层血管周围单核细胞浸润。

本病难以根治,治疗仅能达到近期临床缓解效果。治疗方法包括全身使用免疫抑制剂、维 A 酸类、皮质类固醇激素、甲砜霉素、以及免疫疗法等,局部可用皮质类固醇激素或维 A 酸类霜剂。

九、股　　癣

股癣(tinea cruris)是由皮肤癣菌引起的浅部真菌病,病原体以表皮癣菌(superficial mycoses)为常见。

【临床表现及诊断】 病损常首先出现在大腿根部内侧,双侧对称,逐渐向上下延伸,可扩展至外阴、会阴、肛周或臀部。初期时为小片状红色斑丘疹,逐步向周围扩展,向

下向外扩展较快、向上向内扩展较慢,因而形成半球形损害;皮损边缘清楚,稍高于正常皮肤,皮损中心有鳞屑,自觉奇痒,热天症状加剧,局部病变扩散更迅速。由于搔抓和摩擦,可有渗液或结痂;慢性期则局部皮肤出现苔藓样变,表现为鳞屑上皮增生。

根据上述症状和体征,一般不难诊断。可疑者可刮取皮屑,加入 20% 氢氧化钾溶液将角质溶解后,镜检可发现真菌菌丝,从而明确诊断并与其他慢性皮炎相鉴别。

【治疗】 局部应用抗真菌药物。常用的有克霉唑或咪康唑霜剂局部涂擦,每日 2～3 次,痊愈后继续用药一周以巩固疗效避免复发。顽固者可口服酮康唑 100mg,每日 2 次,用 3～4 周。

十、外阴瘙痒病

外阴瘙痒(pruritus vulvae)是外阴各种不同病变所引起的一种症状,但也可发生于外阴无病变者。当瘙痒严重时,患者感奇痒难忍,坐卧不安,影响工作和生活。

【病因】

1. 局部原因

(1)感染:外阴阴道白色念珠菌性阴道炎和滴虫性阴道炎是引起外阴瘙痒最常见的原因;阴虱、疥疮也可导致外阴瘙痒;蛲虫病引起的幼女外阴及肛周瘙痒一般在夜间发作。

(2)鳞状上皮细胞增生:以严重外阴瘙痒为主要症状,可伴有外阴皮肤发白。

(3)药物过敏或化学物刺激:肥皂、避孕套、卫生巾、化纤内裤、化学清洁剂、药物等可直接刺激或过敏引起接触性或过敏性皮炎,导致外阴瘙痒。

(4)不良卫生习惯:平常不注意外阴清洁,皮脂、汗腺、阴道分泌物、经血等,甚至尿液、粪便浸渍,长期刺激外阴而引起瘙痒。

(5)其他皮肤病变:疱疹、湿疹、寻常疣、肿瘤等均可引起外阴瘙痒。

2. 全身性原因

(1)糖尿病:由于糖尿对外阴的刺激,特别是此类患者亦患外阴阴道念珠菌病,故外阴瘙痒常较严重,不少患者是因为外阴瘙痒而首次就诊,经过进一步的检查才明确患有糖尿病。

(2)胆红素升高:患肝胆疾病或妊娠期肝内胆汁淤积症由于血液内胆红素升高,皮肤受胆盐的刺激可出现包括外阴瘙痒在内的全身皮肤瘙痒。

(3)其他疾病:黄疸、维生素 A 或 B 缺乏、贫血、白血病等患者可有外阴瘙痒及身体其他部位瘙痒的症状。

(4)生理性因素:妊娠期和经前期外阴充血,少数妇女可有瘙痒不适;绝经前后的妇女发生瘙痒,可能与内分泌失调及围绝经期自主神经功能紊乱有关。

(5)不明原因的外阴瘙痒:部分患者长期外阴严重瘙痒,甚至导致抑郁、自杀,但找不到明确病因,目前有学者认为可能与精神或心理方面的因素有关。

【临床表现及诊断】 外阴瘙痒多发生于阴蒂、大小阴唇、会阴甚至肛周,程度可轻可重,常为阵发性发作,亦可呈

持续性,夜间加剧。长期搔抓可引起抓痕、血痂或继发感染如毛囊炎。瘙痒常十分严重,因不断搔抓,阴唇部常有皮肤肥厚及浸渍。

诊断时需详细询问发病经过,仔细进行局部和全身检查,辅以必要的化验检查,尽可能找出病因。

【治疗】

1. 一般治疗　注意卫生,保持外阴清洁干燥,穿宽松透气的内裤,避免搔抓和接触或使用刺激性物质,不要因瘙痒用热水烫洗,有感染时可用 1∶5000 高锰酸钾溶液坐浴,忌酒和辛辣或过敏食物。

2. 病因治疗　针对引起瘙痒的局部或全身疾病进行治疗,如念珠菌、滴虫、糖尿病等;若找到阴虱,应剃光阴毛,煮洗内裤和被褥,局部可用 1% 马拉硫磷粉剂或 25% ~ 50% 百部酊。

3. 对症治疗

(1) 局部用药:急性炎症时可用 3% 硼酸液湿敷,洗后局部涂擦氧化锌油膏;慢性瘙痒可用皮质激素软膏或 2% 苯海拉明软膏涂擦局部。

(2) 全身用药:症状严重时,可口服氯苯那敏 4mg、苯海拉明 25mg 或异丙嗪 25mg,以起到镇静和抗过敏的作用。

4. 超声聚焦治疗或激光治疗　可用于其他方法治疗无效的严重外阴瘙痒患者。

(肖琳　唐良萏)

十一、白　塞　病

白塞病(Behcet's disease)又名眼-口-生殖器综合征,是一种全身性系统性血管性疾病,表现为反复发作的口腔及泌尿生殖器溃疡,眼睛虹膜睫状体炎及皮肤结节性红斑、毛囊炎、疖肿等病变。还可能伴有心血管、关节、甚至中枢神经系统损害。

【病因】　本病的发生可能与免疫功能、病毒和细菌感染、凝血功能障碍导致过敏引起的变态反应有关,但迄今未能证实。对人类白细胞抗原(HLA)的研究结果表明,患白塞病者 HLA-B51 和 HLA-DRW-52 抗原阳性率远较正常妇女为高,故认为有上述基因者易感此病。

【临床表现】　此病好发于 20 ~ 40 岁年轻人。最初出现口腔溃疡,继而外阴发病,眼部病变出现较晚,多呈周期性发病及缓解,但各部位病变先后发作的间隔时间不一。

1. 主要症状

(1) 口腔病变:口腔溃疡可发生在唇、舌、口腔黏膜、软腭、扁桃体,甚至咽和鼻腔内。溃疡为单个或多个,底部呈污秽灰色。患者因溃疡剧痛以致进食困难,口臭很明显。

(2) 生殖道病变:溃疡可发生在外阴、宫颈、阴道,亦可见于会阴、肛门、股生殖皱襞和腹股沟淋巴结肿大。溃疡发生在外阴时有明显疼痛不适,但阴道和宫颈溃疡分泌物增加时,无疼痛感。

(3) 眼部病变:起病时患者有眼周疼痛和怕光。最初出现结膜炎、虹膜睫状体炎、视网膜脉管炎。晚期出现前房积脓,波及双眼,如不治疗,可因视神经炎、青光眼或白内障而导致失明。

(4) 其他皮肤病变:可表现为脓疱、疖肿、痤疮、结节性红斑或多行红斑,皮下血栓性静脉炎。多见于头面、颈、躯干。皮肤有非特异性过敏,在皮下、肌肉或静脉注射处的皮肤可出现丘疹或小脓疱。

2. 次要症状

(1) 关节痛及关节炎膝、踝、趾、腕关节均可累及,但短期发作后可恢复正常。

(2) 低热、反复发作或间断发热。

(3) 消化道溃疡。

(4) 血管及心脏症状血栓性静脉炎是本病特征。视网膜静脉,上下腔静脉均可受累,肺部血栓性脉管炎可引起肺梗死和咯血,并可因肺动脉血栓形成而导致肺源性心脏病。

(5) 神经系统症状多表现为中枢神经系统症状,类似多发性硬化病,时好时发为其特征。

【诊断】　存在 3 个以上(含 3 个)主要表现,即可诊断为完全性白塞病。两个主要症状加两个次要症状可诊断为不完全型白塞病,其中口腔溃疡为必备条件。单纯出现两个主要症状为可疑型。实验室炎性相关检查、免疫系统检查可作为辅助诊断。皮肤穿刺实验有助于确诊。其法为:将 0.1ml 生理盐水注入皮内或仅用消毒针头针刺皮肤,24 小时后在穿刺部位出现丘疹或小脓疱即应诊断为此病。如穿刺结果为阴性,应重复穿刺数针以除外此病。在急性期,白细胞中度增加,血沉加快,但溃疡局部病理检查无特异性。

白塞病累及宫颈临床表现和宫颈癌,宫颈重度糜烂极为相似,鉴别诊断应通过病史、查体、组织病理等进行。

【治疗】　溃疡一般可自愈,但在急性期,应给予治疗。

1. 皮质激素如口服泼尼松 20 ~ 40mg/d,可加速愈合。长期每日给予 15mg 泼尼松,可防止复发。

2. 沙利度胺片 50mg,每日 2 次。

3. 雷公藤总苷片 20mg,每日 3 次。

4. 中药　中医根据肝肾阴虚为本,湿热毒瘀蕴结为标的特点采用相应治疗。例如:桂枝 10g,白芍 10g,炙甘草 10g,生黄芪 15g,醋三棱 10g,醋术 10g,知母 15g,柴胡 12g,黄芩 15g,党参 10g,法半夏 10g,生姜 8g,红枣 15g。

(卞美璐)

参 考 文 献

1. Ayhan A,Guven S,Guvendag Gu,et al. Topical testosterone versus-clobetasol for vulvar lichen sclerosus. Int J Gynaecol Obstet,2007,96:117-121

2. 董玉杰. 综合疗法治疗白塞病的疗效观察. 中国社区医师,2007,22:52

3. Ahn JK. Oh JM,KOH EM et al. Behcet's disease associate with malignancy in Korea a single center experience. Rheumatol int,2010,30:831-835

第三章

女性生殖器官损伤

第一节　骨盆底损伤

骨盆底位骨盆出口,其前方为耻骨联合,后方为骶骨、尾骨,两侧方为耻骨降支、坐骨升支及坐骨结节。盆底由盆腔内筋膜(子宫骶骨韧带、宫颈主韧带、直肠阴道筋膜和耻骨宫颈韧带)、肛提肌(其肌束及内、外两层筋膜组成盆膈)和会阴肌

肉筋膜等组成。在正常情况下,骨盆底能承受腹盆腔内压力(无论有多大)以支持、固定而保持其女性泌尿生殖器官的正常位置与功能。也就是说,子宫、阴道或膀胱、直肠之所以能处于盆腔正常位置,是骨盆底正常解剖及其功能的结果。

【盆腔支持组织】　按解剖层次,女性生殖器官的支持组织可分为上、中、下三部分(详第一章女性生殖系统解剖)(图4-3-1)。

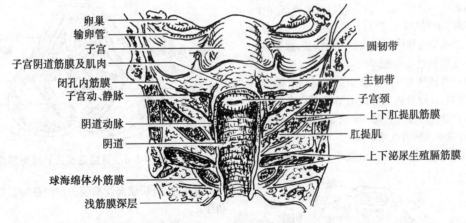

图4-3-1　盆腔支持组织

（图中标注：卵巢、输卵管、子宫、子宫阴道筋膜及肌肉、闭孔内筋膜、子宫动、静脉、阴道动脉、阴道、球海绵体外筋膜、浅筋膜深层、圆韧带、主韧带、子宫颈、上下肛提肌筋膜、肛提肌、上下泌尿生殖膈筋膜）

上部的支持组织有子宫圆韧带与阔韧带。圆韧带牵拉子宫向前方,阔韧带使子宫维持在盆腔中央(但作用有限)。

中部支持组织主要是宫颈主韧带(又称宫颈横韧带、主要支持韧带、横穿韧带),左右两条位于阔韧带基底部宫颈的两侧,呈扇形达骨盆侧壁,是维持和固定子宫颈不使下降及保持阴道正常位置起重要作用(图4-3-2)。中部支持

组织的子宫骶骨韧带位于宫颈后两侧,绕直肠而终止于第2、3骶椎前的筋膜上,其作用是将子宫颈向后向上牵引,于是子宫颈与子宫体间呈一定角度屈曲(170°左右),从而保持子宫呈前倾位。中部支持组织中还有阴道筋膜与膀胱筋膜,是为阴道前壁的支持组织。尿道与阴道周围均有一层筋膜,尿道向上与周围膀胱的筋膜相连。阴道筋膜与膀胱筋膜紧密融合在一起形成明显的尿道后韧带。此韧带向两

侧伸展,绕过尿道与膀胱颈,止于耻骨联合后与耻骨弓,称耻骨子宫颈韧带。阴道前壁与宫颈之间也有筋膜相连,形成所谓膀胱宫颈韧带。膀胱与耻骨联合后壁间相连的筋膜,系子宫颈膀胱韧带(或称膀胱柱,维持膀胱位置),向耻骨延展并止于耻骨弓后壁,称膀胱耻骨韧带,起支持膀胱底的作用(图4-3-2)。

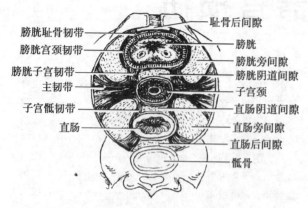

图4-3-2　盆腔解剖横断面——宫颈支持组织

下部支持组织是由盆底内层、中层和外层三部分组成,其盆底内层即盆膈,是由两侧排列如板样的肛提肌、尾骨肌和覆盖的筋膜所组成,是盆底的重要支持组织。肛提肌有坐骨尾骨肌、髂骨尾骨肌和耻骨尾骨肌构成,其中耻骨尾骨肌构成最为复杂,支持组织最为重要(图4-3-3)。耻骨尾骨肌还是构成会阴体的主要组成部分。耻骨尾骨肌内缘构成泌尿生殖裂孔和直肠裂孔(两裂孔间肌纤维左右交叉)(图4-3-4)。尿道、阴道和肛管由此两个裂孔穿出盆腔。耻骨尾骨肌内侧尚有部分肌纤维进入尿道及阴道壁,分别围绕着两个脏器,前者支持膀胱底肌纤维收缩能提高膀胱,使尿道形成角度,后者收缩,使阴道下段向前与宫颈形成角度,以支持盆腔脏器的正常位置。然而,泌尿生殖裂孔是骨盆潜在薄弱位点,无论是分娩使肛提肌松弛或断裂,或会阴体裂伤,或随衰老过程的退行性变等均可导致肛提肌裂孔的扩大,而将其潜在薄弱转为一种缺损。如同时伴有盆腔内筋膜损伤或变薄弱,在腹腔内压升高的情况下会逐渐导致生殖器官脱垂,如阴道壁膨出、膀胱(尿道)膨出、直肠膨出、肠膨出、子宫脱垂或压力性尿失禁。

盆底中层是由泌尿生殖膈组成(图4-3-5),其膈上、下

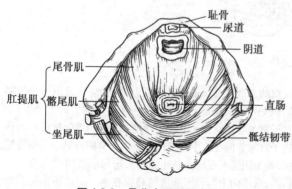

图4-3-3　骨盆底深层肌肉层

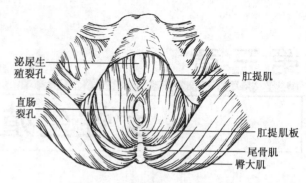

图4-3-4　肛提肌板及肛提肌裂隙

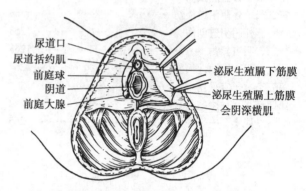

图4-3-5　泌尿生殖膈上、下两层肌肉及筋膜

有两层坚强有力的筋膜。膈中间有一层薄的会阴深横肌、尿道与阴道括约肌,肌收缩可紧缩尿道与阴道。

盆底外层有肛门括约肌、会阴浅横肌、球海绵体肌及坐骨海绵体肌所组成(图4-3-6)。

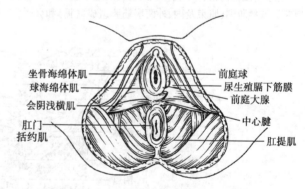

图4-3-6　骨盆底浅层肌层与筋膜

盆底中、外层肌肉及筋膜的作用是加强肛提肌的支持功能。

骨盆损伤,除急性创伤外,临床常见与分娩损伤或绝经后支持组织的退行性变。在我国,随妇女保健、围生期保健工作的加强,由分娩所致的缓慢进展性损伤已渐渐较少。

【骨盆底组织损伤的病因】

1. 分娩损伤　分娩虽是一种生理过程,但分娩所致生殖器官即盆底支持组织扩张,尤难产、滞产、巨大儿、多次经阴道分娩或手术产等,胎头迫使宫颈、阴道展平,而主韧带、耻骨膀胱宫颈韧带(筋膜),甚至子宫骶韧带等过度延伸、变薄、张力降低,重则出现断裂损伤,当胎头通过产道使其

尿生殖裂孔(肛提肌前间隙)过度扩张,肛提肌分离,甚至肌纤维拉长断裂。即使会阴保护完好,皮肤黏膜完整,但尿生殖裂孔已因损伤松弛而扩大,并将潜在的薄弱转变成一种缺损。如会阴保护不佳,则发生明显的会阴裂伤。分娩潜在的损伤,如产褥期不能很好休息,或过早地劳动(尤重体力用腹压劳动)则使松弛的生殖器官支持组织不能恢复正常。未予修补的会阴裂伤,也削弱盆底正常功能。

2. 卵巢功能减退　女性生殖道脱垂在绝经后妇女发生,是因卵巢功能减退致雌激素减少或缺乏,是随衰老过程盆腔肌肉、筋膜支持组织缓慢进展性退行性变化的结果。

3. 先天性发育异常　见于未婚处女或未产妇,是由于盆腔内结缔组织或筋膜和肌肉的先天不足或薄弱结果。

4. 营养因素　营养缺乏可导致体力衰弱、肌肉松弛及盆腔内筋膜萎缩。

5. 腹腔压力增加　使已有分娩损伤或退变的盆底支持结构张力下降。

【盆底支持组织缺损分类】　盆底支持组织缺损主要发生在分娩损伤,且因头盆关系的复杂情况而使支持组织缺损发生不一,按解剖位置,将缺损分类如下。

1. 筋膜缺损
　中线缺损
　宫颈前膀胱阴道上筋膜撕脱
　宫颈后阴道直肠上筋膜撕脱
　尿道中线横筋膜缺损

2. 阴道周围缺损
　尿道周围缺损
　膀胱周围缺损
　直肠周围缺损

3. 阴道侧旁缺损
　膀胱阴道侧旁缺损
　直肠阴道侧旁缺损(此两种情况修补均同阴道周围缺损)

4. 会阴缺损
　中线缺损
　侧沟缺损(此两种情况的修补主要受肌肉筋膜对合的影响)

较好地理解上述组织缺损,有利于个体化手术治疗而取得好的远期疗效。譬如,膀胱膨出,是因耻骨膀胱宫颈筋膜(韧带)延展、变薄弱或实际裂伤所致(图4-3-7)。尿道膨出是胎头对尿道和紧贴耻骨联合下方的剪切力效应(shearing effect)造成。膀胱膨出可不伴尿失禁。而压力性尿失禁是尿道肌肉筋膜支持组织松弛的结果。膀胱膨出行阴道前壁修补术相当有效,是因为阴道中线缺损为多见。膀胱膨出因阴道旁(侧方)缺损并非少见,一般同时有中线缺损,且常并发膀胱阴道上筋膜缺损。阴道旁缺损所致膀胱膨出可能需经腹手术修补(阴道旁修补)。膀胱膨出修补术后复发可能是因仅修补了中线缺损而致阴道侧方(旁)缺损或阴道上缺损于不顾,而未能恢复正常解剖的结果。

列出盆腔支持组织缺损分类,在于能全面了解所有相

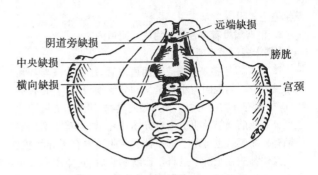

图 4-3-7　耻骨宫颈筋膜的四种缺损

关缺损,尤几种缺损同时存在时,如子宫脱垂,阴道前、后壁膨出,膀胱膨出,压力性尿失禁,直肠膨出或肠膨出等。那么如何明确诊断,如何选择合适的矫治手术,即同时兼顾各缺损的解剖恢复,就显得十分必要与重要。

(刘新民)

第二节　外阴阴道损伤

一、外阴阴道创伤

生殖器官创伤并不多见,合并其他器官创伤者或单独生殖道损伤者皆可发生。手术损伤者在有关章节内叙述。

【原因】　目前车祸较多,但主要是头、胸、腹、肢体多部位损伤。如骨盆损伤可波及膀胱、尿道、阴道或外阴。由于从高处摔下或骑车跌倒,伤及生殖器官多为直接损伤,当然也可伤及其他器官。阴道发育差,粗暴性交,尤其是新婚,可使阴道口及阴道裂伤。

【检查和诊断】　了解受伤经过,全面检查,包括神志、全身查体,特别注意颅脑、胸心、腹部、四肢、骨盆及外阴、阴道、五官有无出血、受损,脉搏、血压等等。就地用B超做必要的辅助检查,必要的CT或磁共振检查。但创伤局限者,也可减少项目而争取早些对症治疗。

【治疗】　对大的创伤应先治疗关键性的损伤,暂时做简单的生殖器官损伤的止血处理,用纱布压迫止血,待重要器官损伤治疗后处理。同时有多量出血,又可同时处理者,应进行缝合,以免失血过多。手术多需在全麻下进行。

需补液、输血和抗生素者应同时进行。

外阴血肿小的加压止血,大的应切开血肿,取出血块,进行缝合。

对贯通伤者皆应注射破伤风抗毒素。

【预防】　不要乘喝酒司机、过度疲劳司机、开超载车司机的车。骑自行车,特别是骑摩托车者要严格按行车规定行车,并注意不遵守交通规则行驶的各种行车,特别是机动车和摩托车,以免祸从天降。

提倡婚前教育和婚前检查,但不应涉及处女膜情况的鉴定检查。

二、阴道异物

【原因】

1. 幼儿出于玩耍将纽扣、瓶盖等放入阴道内,或小虫、

麦粒等进入阴道。

2. 精神病患者将各种异物放入阴道内。

【临床表现及诊断】

1. 幼儿将纽扣等异物放入阴道内后,往往造成异物性阴道黏膜炎而出现阴道小量出血和分泌物增加,有时有臭味,应想到有异物的可能。如为硬的异物,用细指做肛诊往往可经直肠前壁触及阴道内有异物存在,如为软物不一定能触有异物感。也可用子宫探针试探阴道内有无异物感。这些操作都应在全麻下进行。诊断明确后,立即用小弯钳夹出。如难以夹出异物,可将导尿管插入阴道,用 40% 紫草油 100ml 经导尿管反复加压冲洗阴道,可以冲出异物,并有消炎作用。

应重视预防,看护好幼儿,不使得到细小物体,包括食物,以免将异物放入阴道内。幼儿不穿开裆裤,能避免自行放置异物及符合良好习惯。

2. 精神病患者放异物入阴道者,因为是成人,经阴道视诊及触诊和取出。

三、阴道腐蚀性损伤

个别情况有阴道、外阴不适者应用民间"坐药"。其实这些"坐药"多为腐蚀性物质,放入阴道后,自觉阴道、外阴部有烧灼感,甚至疼痛。阴道分泌物增多,呈脓血性,夹杂有腐烂组织。如就诊不及时,急性期过后,可形成炎性瘢痕粘连,粘连程度、部位视烧灼程度和部位而定。

(苏应宽　王世阆)

第三节　子宫损伤

子宫损伤包括子宫破裂、子宫颈裂伤等可因妊娠胎位异常,如忽略性横位而致子宫破裂;或因剖宫产术后切口感染裂伤致晚期产后出血;急产可致子宫颈裂伤或延及子宫下段;早孕、中孕流产或引产,因刮匙或吸管带负压进出子宫腔而损伤子宫颈内口致粘连闭锁;中孕引产尚可致子宫下段破裂,尤后壁损伤延误诊断;孕期、绝经后子宫腔手术,探针、扩张器、刮匙、吸管或卵圆钳等,均可因宫壁较脆而致子宫穿孔;残角子宫妊娠破裂等等。这些损伤在有关疾病、分娩、手术中叙述,本节不再重复。

本节重点叙述子宫峡部断裂损伤,是属罕见,以前参考书未予提及。1983 年刘新民首先在国内报道 2 例,以后陆续零散报道。

【病因】　子宫峡部断裂损伤主要为车祸骨盆骨折,致较硬韧的子宫切断损伤,而膀胱、尿道、阴道或直肠等软组织也可致挫伤、断(撕)裂、渗出血。伴骨盆骨折可有肝、脾、肾等损伤,或常见有内出血或休克等。紧急情况下,子宫峡部损伤有的可被发现处理,有的则延期发现。

先天性宫体、宫颈分离更为罕见。

【临床表现】　骨盆骨折发生后常可掩盖子宫峡部断裂的表现,尤子宫动静脉断裂后血流自动闭塞者。有的可有急性腹腔内出血表现,或见阴道出血、尿血(排尿困难者导尿见血)。阴道检查橡皮导尿管或子宫探针从子宫峡部进入盆腔而达不到宫腔。剖腹可见子宫峡部部分或全部断

裂分离,或挫伤膀胱、阔韧带内血肿等。

骨盆骨折未剖腹或剖腹未发现及处理子宫损伤者,日后遗留陈旧性子宫峡部分离。其临床表现依年龄有无月经而表现不同。凡有月经者,因经血引流受阻可致无月经而周期性腹痛、子宫经血潴留而增大,或经血逆流盆腔发生粘连或形成子宫内膜异位症。未来月经者,若子宫积液也可致慢性腹痛。

骨盆骨折致膀胱(尿道)破裂经修复不愈合者,日后可形成膀胱(尿道)阴道瘘,表现无法控制的漏尿。

【诊断】　应从骨盆骨折病史中想到本症的可能性则易于诊断。

1. 临床表现　骨盆骨折后有排尿困难或尿血、阴道出血或无肝、脾破裂的腹腔内出血。日后骨盆骨折病愈后留有闭经而周期性腹痛、子宫增大及盆腔粘连压痛等。

2. 探宫腔　探宫腔峡部受阻。结合 B 超子宫增大积液,宫颈宫体分离错位,或盆腔其他异常情况。

3. 盆腔血管造影　必要时行盆腔血管造影了解子宫、宫颈情况。

【鉴别诊断】　停经子宫增大易与妊娠相混,通过病史、B 超或 HCG 检查可以排除;子宫断裂经血逆流盆腔所形成的盆腔子宫内膜异位症,从车祸前无周期性腹痛,而后发生可以诊断。

如伴膀胱破裂、尿道断裂,可出现少尿、血尿或尿闭。行膀胱造影检查可明确诊断。

【治疗】　骨盆骨折急症期子宫断裂的处理,年轻 40 岁以前,尤未生育者,凡发现子宫体、子宫颈断裂分离,无论是部分性,抑或全断裂,只要子宫未发现缺血变紫坏死征象,均可考虑行断裂吻合术,因子宫的血供还可来自卵巢等侧支循环。宫体、宫颈吻合处务必放置硅胶管作支架,避免吻合口粘连闭锁,且可引流经血。待术后 1~2 个月月经恢复后去除。年龄超过 40 岁者可考虑行子宫体切除术。

晚期发现者,除年龄超过 40 岁经血潴留可开腹子宫体切除,以免日后经血潴留、逆流形成盆腔子宫内膜异位症外,年轻、未生育者可行子宫断裂瘢痕切除两断端吻合子宫成形术(同前)。对于术后是否允许妊娠,何时为宜,应个体化对待,如允许妊娠必须严密观察随访。据王智敏等报道 1 例骨盆骨折致子宫峡部断裂 3 年后行断端吻合子宫成形术,术后 6 年妊娠,提前 1 月剖宫产一女婴2550g,发现吻合处光滑无粘连。而李濒等报道 1 例早孕时骨盆骨折,处理宫内妊娠后吻合宫体宫颈,而术后 9 个月再孕,妊娠 4 个月时吻合口破裂出血而孕妇死亡。分析可能系吻合口愈合未稳定或存在缺陷所为,如果能避孕 3 年以上,可能结果不大相同。

杨梅丽等报道 1 例先天性宫体宫颈分离,实行宫颈、宫体吻合术,术后月经正常(此例右附件先天缺如)。

遗留膀胱(尿道)阴道瘘者处理详见本章第四节。

(刘新民)

第四节　女性生殖器官瘘

女性生殖道某处与泌尿系统或肠道之间形成的异常通

道称泌尿生殖器官瘘(urogenital fistula)。生殖道与泌尿道之间构成的异常通道称尿瘘(urinary fistula);生殖道与肠道之间发生的异常通道称粪瘘(fecal fistula)。膀胱阴道瘘、膀胱尿道阴道瘘、输尿管阴道瘘及直肠阴道瘘等临床常见。尿瘘或粪瘘可单独发生,也可合并存在。或几种瘘同时存在(图4-3-8)。生殖器官瘘管由于尿或粪自己不能控制及长期浸泡外阴部、大腿内侧皮肤,给患者带来精神及肉体上的极大痛苦,重者不能参加集体活动或生产劳动,丧失正常性生活或生育,给家庭带来不幸。泌尿生殖道瘘,仍以产伤和妇科手术为主要病因。只要加强围生期保健,提高妇科手术水平,有助于降低女性泌尿生殖道瘘的发生。

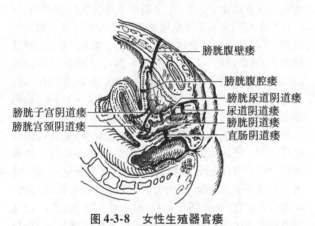

图 4-3-8　女性生殖器官瘘

（图中标注：膀胱腹壁瘘、膀胱腹腔瘘、膀胱尿道阴道瘘、尿道阴道瘘、膀胱阴道瘘、直肠阴道瘘、膀胱子宫阴道瘘、膀胱宫颈阴道瘘）

一、尿　瘘

【尿瘘分类】　目前国内采用的是根据1979年衡阳会议尿瘘防治科研协作组规定的标准,按解剖部位分类。

1. 尿道阴道瘘　系尿道瘘孔通向阴道,包括:①尿道阴道瘘;②尿道横断;③尿道纵裂伤;④尿道完全缺损。

2. 膀胱阴道瘘　系膀胱与阴道之间有通道。

3. 膀胱尿道阴道瘘　累及膀胱和尿道连接处。

4. 膀胱宫颈阴道瘘　膀胱、宫颈及阴道三者之间共同形成的通道。

5. 膀胱子宫瘘　膀胱与子宫相通。

6. 输尿管阴道瘘　输尿管与阴道有瘘管沟通。

7. 尿瘘合并直肠阴道瘘　尿、粪瘘同时存在。

8. 多发性尿瘘　系指独立存在的尿道、膀胱或输尿管多处瘘管。

9. 尿瘘未分类　瘘孔解剖部位因合并闭锁或严重狭窄难以确定者。

瘘孔大小:<1cm,为小瘘孔;1～3cm,为中瘘孔;>3cm,为大瘘孔。

尿瘘分类是人为的,损伤是自然的、无规律的,尤其产伤造成的压迫坏死性或以往药物腐蚀阴道致严重阴道前壁坏死脱落者,不仅形成复杂、巨大瘘孔,还可致尿道完全缺损、阴道瘢痕粘连、狭窄或膀胱挛缩,甚至输尿管直接与阴道相通。

【流行病学】　女性泌尿生殖道瘘管的发生,在不同发展中国家或地区其主要原因有显著区别。在第三世界经济

欠发达国家或地区,产伤仍是尿瘘的常见病因,而经济发达国家则产伤尿瘘少见,相对以妇科手术损伤为多见。如在中非尼日利亚 St. Luke's 医院1970～1994年泌尿生殖瘘流行病学、手术结局的研究,对2484例病例进行了临床资料分析,其中1990～1994年的715例流调表明,92.2%是由产科因素造成的,其中80.3%是由于忽略性滞产造成,6.9%发生于剖宫产后,5.0%发生于子宫破裂,4.4%发生于盆腔手术,其余3.4%是由恶性肿瘤、性交损伤、感染和外伤造成。8%的患者同时伴有直肠阴道瘘或Ⅲ度会阴裂伤。此组病例平均年龄28岁,31.4%的瘘发生于初产妇,虽然73.1%是在医院分娩,但97.1%是先在家中由传统的助产士处理的,34.1%是剖宫产,但其活产率仅为10.3%。

Margolis 等报道在第三世界国家,膀胱阴道瘘多由于产伤,而在发达国家多由于妇科手术。在美国,产科尿瘘发生率下降,但手术后尿瘘的发生率多年不变。多数术后尿瘘是发生于很普通的手术。并指出预防措施是术中恰当、充分地将膀胱自宫颈、阴道上剥离,术中及时地发现损伤,并适当修补。Fischer 报道柏林 Charite 妇科医院相隔15年的45年间810例泌尿生殖道瘘的病因、部位和治疗情况分析:产科与妇科因素所致尿瘘的比例为10:90,但其中因素有变化。在产科因素中,近30年来由剖宫产所致的膀胱阴道瘘和膀胱宫颈瘘占主导地位。在妇科因素中,在近15年中,经阴道、经腹子宫切除术中发生的膀胱阴道瘘明显增多,占总数的60%,尿道阴道瘘由6%增至13%,而输尿管瘘由20%降至16%,三部位瘘由11%降至7%。泌尿生殖道瘘的发生率,目前在产科中为0.01%,妇科良性病为0.2%～0.5%,恶性妇科病为0.7%～1.4%。产科因素尿瘘治愈率由90%升至96%,妇科因素治愈率未变,良性病为94%,恶性病为80%。Lee 等报道在美国 Mayo 医院1970～1985年303例泌尿生殖道瘘中74%为良性病变后造成,14%为恶性病变所致,12%原因不明。妇科手术因素占85%,产科因素占8%,其他为放射性占6%,外伤和电灼术后占4%。

Fischer 早在1987年即报道柏林 Charite 妇科医院808例泌尿生殖道瘘中产科因素占10%,其余90%为妇科因素,且剖宫产原因所致膀胱阴道瘘明显增加,指出产科手术仍是现今尿瘘不可忽视的原因。再如 Garcia Beniteg 等对西班牙1985年1月至1995年12月的产科子宫切除675例进行回顾性分析中,有剖宫产史者占34.8%(其中2～3次剖宫产者分别为24.5%和22.2%),产科子宫切除致膀胱损伤占5.4%,输尿管损伤占0.7%,膀胱阴道瘘发生率为1.6%。

我国作为发展中国家,在1981年对14省、市、自治区2110例尿瘘病因流行病学调查中,产科因素尿瘘1922例,占91.09%,妇科手术损伤、子宫托嵌顿、膀胱结石、外伤、感染、宫颈恶性肿瘤及先天畸形所致尿瘘188例,占9.01%。刘新民分析山东省立医院1980年以前30年间所收治尿瘘208例,产伤155例,占74.1%,妇科手术损伤25例,占12%,其他为药物腐蚀损伤、膀胱结核、放疗、针刺损伤、子宫托嵌顿、阴道外伤、结石等28例,占13.9%。为撰写本节内容,笔者再次回顾性分析了1981年1月至2002年6

月21.5年本院所收治泌尿生殖道瘘73例,较1980年以前30年平均年收治6.9例下降至年收治3.4例,即下降了一半以上。其中产科因素者36例,占49.32%;妇(外)科手术因素23例,占31.51%;先天性因素7例,占9.59%;其他因素包括车祸4例,子宫托嵌顿2例(1980年以前发生),外伤1例,占9.59%。此与1980年以前30年相比,产科因素下降了25.18%;妇科因素上升了19.49%。值得重视的是以往产科手术损伤以产钳为主,现改为以剖宫产抑或产科子宫切除为主,此次统计无产钳助娩术。另一产科因素特点是会阴侧切(3例)、会阴Ⅲ度裂伤及阴道裂伤(各1例)等成为直肠阴道瘘的突出特点。妇科手术仍以普通子宫切除为主,共11例,除膀胱阴道瘘6例外,其余5例为输尿管瘘。广泛子宫切除术2例,阴道先天闭锁(部分性或全部)5例(其中2例为行腹膜代人工阴道术后发生直肠瘘),另5例是外科手术所致(直肠癌术后3例,巨结肠术后1例,尿道旁囊肿切除术后1例)。这次回顾资料分析中无药物腐蚀损伤、膀胱结核、针刺损伤等因素。在我国尽管围生期保健工作的加强,使泌尿生殖道瘘的发生率显著下降,但与先进发达国家相比仍有一定距离,尤其基层围产保健仍是加强的关键,因为这些生殖道瘘几乎全发生在基层。

【病因】

1. 产伤 发生于滞产或手术产损伤。

(1)滞产:可因头盆不称、胎位异常、胎儿异常、先天性阴道畸形或阴道瘢痕等导致胎儿先露部在小骨盆腔下降受阻,造成滞产(产程多48~72h),第二产程延长(>4h)。滞产发生致阴道前壁、膀胱或尿道等软组织受压于胎儿先露和耻骨之间,从而使这些软组织逐渐出现水肿、缺血、坏死、溃烂,终致组织坏死脱落,于产后7~14天形成瘘孔。鉴于胎头梗阻发生于骨盆的部位不同而有不同类型的瘘管,如梗阻于入口处,可致宫颈、阴道、穹隆部及膀胱受损成瘘。梗阻在骨盆中段或出口,可致膀胱、尿道受损成瘘。梗阻在骨盆出口可使阴道前壁及全部尿道坏死、脱落,形成尿道阴道瘘或尿道缺损。

(2)手术产损伤:手术产中,所用产钳、穿颅器等直接损伤阴道壁、膀胱及尿道已成为过去。忽略性横位致子宫破裂并发膀胱或输尿管损伤当今已为罕见。从20世纪五、六十年代国内报道的手术产损伤中往往是因滞产而使用,所以发生的尿瘘中存在滞产与手术产混合因素。通过前述流行病学调查,当今以剖宫产或剖宫取胎子宫切除损伤致瘘取代了产钳助娩术。另外需重视忽略性滞产后剖宫产因素性尿瘘。

2. 妇(外)科手术损伤 妇科盆腔炎、子宫内膜异位症或妇科肿瘤等致盆腔严重粘连,或解剖关系发生变异,包括子宫脱垂膀胱膨出者,在施行经腹或经阴道筋膜外全子宫切除或附件切除时,直接损伤膀胱或输尿管,未被发现或发现后修补失败。操作不精细,责任心差等已成为过去。为减少医疗差错事故,避免医患纠纷,妇外科手术者责任心加强了,这种妇科泌尿生殖道损伤也大大减少了。然而,尿瘘时有发生的原因,则多属技术性因素。回顾性分析山东省立医院20多年来全子宫切除术,盆腔并非全部粘连、解剖变异,多数是分离膀胱不够低及其两角宽度不够,以至在切断或缝合阴道断端时,缝线穿透膀胱壁甚至达膀胱黏膜,或两侧角部分或全部缝扎输尿管,术后致瘘。当然,分离膀胱子宫间隙不正确,也可直接损伤膀胱。还有术毕前缝合后腹膜也可缝卷入输尿管。所以近20多年来收治的15例妇科手术损伤中,其中输尿管阴道瘘占了5例。无疑,这主要是处理宫颈阴道旁组织推离不够,钳、断、缝扎宫颈阴道旁时损伤了输尿管,或处理子宫动静脉出血时误伤了输尿管。这种损伤可能是缝扎线吊挂部分输尿管壁(包括子宫下段剖宫产横切口时)。吊挂后输尿管迂曲或扭转,使尿液引流不畅,终致该处坏死致瘘。近20年来妇科手术损伤性尿瘘中,行广泛性子宫切除术未发生输尿管瘘,只发生了2例膀胱阴道瘘,其损伤可能因剥离面广而损伤了某处,加上术后膀胱麻痹、感染致瘘。印象很深的一例是,S状拉钩将膀胱过度拉向耻骨术后发生了膀胱阴道瘘。输尿管瘘在以往的广泛性子宫切除术中,发生率高达0.2%~1.9%,原因是游离输尿管时损伤了其鞘膜上的营养血管及神经,加上术后输尿管末端剥离段浸泡在淋巴囊肿、血肿或感染的环境中。当注意此问题,采取预防其剥离损伤及妥善处理术后。对广泛性子宫切除术的输尿管阴道瘘基本消灭。经阴全子宫切除,或先天性无阴道或部分阴道闭锁,手术造穴或切开时,因操作机会少,或难度大,尤已做过阴道造穴或闭锁切开手术失败致严重阴道瘢痕者,再行切开有时难免损伤膀胱、尿道(或直肠),即使发现后修补,因瘢痕血供不佳难以愈合而致瘘。妇科手术因素致瘘者,未能发现者,术后即可发生漏尿,通常情况下多在术后1~2周或稍长时间内发生漏尿,最迟也可发生于术后48天(广泛性子宫切除者)。

3. 癌肿侵蚀或放疗损伤 是生殖道癌肿晚期直接侵蚀穿通膀胱或尿道,或系放疗后肿瘤坏死脱落形成。

4. 泌尿生殖道外伤 过去卫生知识缺乏,阴道内放置腐蚀性药物所致阴道损伤坏死、溃烂成瘘已基本消灭;膀胱结石或结核所致尿瘘也极少见;子宫托嵌顿致瘘也已绝迹。突出的外伤所致者,除少数直接贯通损伤致瘘或修补后失败者外,山东省立医院回顾分析近20多年的损伤性尿瘘7例,占9.59%,其中骨盆骨折所致3例。

从泌尿生殖道瘘病因发生率的变化,产伤尿瘘显著下降,妇外科手术尿瘘比例明显上升,可充分反映我国卫生事业的发展已向发达国家的先进水平迈进。

【预防】 针对泌尿生殖道瘘发生病因的流行病学调查及病因分析,制定预防措施。在我国,仍然要把预防产伤放在首位,其次是提高妇(外)科手术技术水平,绝大多数尿瘘是可以避免的。

1. 加强围生期保健,不断提高产科质量 目前我国是属于发展中国家较发达者,而产伤尿瘘仍是发展中国家尿瘘的主要病因。在我国经济技术发达地区,产伤尿瘘已大大减少,就山东省立医院近20年收治的尿瘘,主要来自农村或边远山区。所以,围产保健的重点是在农村,继续加强三级妇幼保健网的建设及孕产妇系统管理,在推广科学接生及提高住院分娩率的基础上,应不断提高妇保人员的业务水平,尤其接产技术水平或难产处理水平。及时发现难产;避免滞产的第二产程延长;阴道手术产严格指征,处理得当,避免直接损伤;重视子宫下段横切口剖宫产术中拨正子宫,推好膀胱,避免切口过低及损伤子宫血管及缝扎输尿管。欲需剖宫取胎后子宫切除者,可行次全子宫切除者不做全子宫切除术,以减少或避免膀胱或输尿管损伤后致瘘。修补后的尿瘘,再孕分娩应行剖宫产术。

2. 预防妇科手术损伤　笔者在1988年报道的"预防妇科泌尿道损伤的体会"一文中总结的经验是:坚持术前讨论制度,充分估计手术中难点;把握术中易造成损伤的环节;熟知盆腔脏器解剖及变异情况;提高手术操作的基本技术技能,耐心、细致地操作。近年,笔者强调术前进行评估,根据病变及盆腔情况,选择最佳手术途径及术式。如手术途径是经阴还是经腹,筋膜外全子宫切除还是筋膜内子宫切除,等等。在经腹子宫切除中,有粘连者应分离粘连,不能恢复器官的正常解剖,良性病变可做筋膜内子宫切除。筋膜外全子宫切除充分推离膀胱及两侧角,以及宫旁阴道组织,有助于预防膀胱或输尿管损伤致瘘。如遇阔韧带肌瘤、宫颈肌瘤或处理主韧带时出血等异常情况,若处理不当常可致输尿管损伤。故应触摸输尿管走行位置,必要时从髂内、外动脉分叉处切开后腹膜,显露出输尿管,并向下追踪走行;对处理子宫主韧带子宫血管出血多者可行髂内动脉结扎,有助于正确止血避免输尿管损伤。经阴道子宫切除术、阴道前壁膨出修补术,及对子宫脱垂膀胱膨出伴输尿管位置改变时,必须正确解剖膀胱与宫颈间隙、尿道膀胱与阴道黏膜间隙,充分分离宫颈旁组织。先天性无阴道造穴或部分闭锁阴道切开,找准尿道膀胱与直肠间隙均是避免膀胱、直肠损伤的关键。广泛性子宫切除术,分离膀胱应足够无损伤,正确的输尿管隧道开通处理及避免输尿管鞘膜损伤是预防膀胱阴道瘘及输尿管阴道瘘的关键。

3. 重视泌尿生殖道外伤的及时妥善处理及术后管理。肿瘤放疗应按常规,避免计量过大。用子宫托按时放取。

【临床表现】　漏尿及漏尿后的并发症是尿瘘的主要症状。

1. 漏尿　通常表现为尿液由阴道内不时地流出。

由于尿瘘类型不同,漏尿表现也有区别:凡尿道内口存在的尿道阴道瘘或尿道部分缺损,因未损伤尿道内括约肌,可有正常排尿功能,即使有漏尿现象也较轻。

膀胱阴道瘘、膀胱尿道阴道瘘,较大瘘孔,阴道漏尿不分时间、体位,患者完全不能自控。较小瘘孔,伴瘘孔周围有瘢痕肉芽形成瓣状,膀胱不过度充盈时,患者可控制排尿。否则,膀胱过度充盈时则有溢尿。

高位膀胱阴道瘘或膀胱宫颈(或子宫)瘘,漏尿只发生于平卧时,活动站立时可暂控制漏尿。

一侧输尿管阴道瘘,除持续从阴道内漏尿外,对侧正常输尿管因有尿液输入膀胱而有自主排尿。双侧性输尿管损伤的输尿管阴道瘘,只能是不自主的不停的阴道漏尿。一侧输尿管损伤致瘘于阴道相通前所形成输尿管腹腔瘘,患者虽可自行排尿,但尿液进入腹腔表现为腹胀、腹水、发热等。当瘘与阴道相通,则阴道漏尿,上述症状随之消失。

膀胱结核或阴道结核所形成的尿瘘,可有结核症状及尿频、尿痛、脓血尿,最终漏尿。

膀胱结石所形成尿瘘常有排尿困难、尿痛及血尿表现。经瘘孔或用金属导尿管经尿道插入膀胱触及膀胱内结石。

肿瘤或放疗所致者多属晚期肿瘤,漏尿持续难以自控。

2. 感染

(1) 外阴部、臀部、大腿内侧皮炎、皮疹和湿疹,是由于尿液长期浸渍结果,其轻重程度不一,表现为局部刺痒与灼痛。搔破时,可引起继发感染,形成疖肿。

(2) 尿路感染:尿污染外阴、阴道可致感染症状。输尿管瘘先形成腹膜后尿外渗,并发感染,然后发生上行感染,输尿管狭窄以致肾盂扩张积水者,更易引起感染。

3. 闭经　尿瘘患者约10%~15%可有继发性闭经或月经稀少,是为漏尿痛苦及精神创伤所致。

4. 精神痛苦　昼夜不断地漏尿,白天沾湿衣裤,夜晚睡眠湿被褥,不能安睡;湿裤、尿氨怪味,影响外出参加社会活动和生产劳动;漏尿者阴道狭窄短缩或部分闭锁,丧失或影响性生活及生育力,损伤夫妇感情和家庭和睦关系必然给患者带来极大的精神痛苦,严重者精神抑郁。

5. 妇科检查　外阴、臀部或大腿内侧可见不同程度的皮炎、皮疹或湿疹样改变。显露阴道瘘孔,为便于观察发现,检查前让病人不排尿,并取膝胸卧位,用阴道窥器的下叶做单叶阴道拉钩,向上提拉后阴道壁,明显的尿道阴道瘘、膀胱阴道瘘、膀胱尿道阴道瘘等瘘孔及溢尿均可在窥器暴露下看清楚。巨大膀胱阴道瘘可见鲜红色膀胱黏膜,甚至有时可见到输尿管口喷尿。对瘘孔较大或近膀胱三角部者,还需注意输尿管口与瘘孔边缘的距离以及阴道有无炎症、瘢痕和狭窄等。对瘘孔较小或部位较高而不易发见时,可嘱患者咳嗽或作深呼吸,往往可见尿液及气泡自瘘孔溢出;或将子宫探针插入尿道,探针经瘘孔而进入阴道,或由尿道注入有色液体,观察漏液之处,再进一步用探针证实。

膀胱宫颈阴道瘘多有宫颈裂伤或宫颈前唇缺损,而阴道前壁确无瘘孔,尿液由颈管处流出。必要时,从尿道注入有色液体来证实并发现多发瘘孔。

膀胱尿道阴道瘘,还应用探针检查尿道是否通畅,剩余尿道的长度及有无狭窄、闭锁。

须详细检查瘘的大小、部位、性质、瘘孔周围有无瘢痕组织与其程度以及尿道长度和尿道括约肌情况。

子宫已全切除,仅可见阴道断端瘢痕中渗液,疑为尿瘘,但要确诊需膀胱内稀释美蓝注入,染色者诊断膀胱阴道瘘,否则,可能为输尿管阴道瘘。

【诊断】　通过漏尿等临床症状表现及产伤或妇外科手术等病史,以及阴道瘘孔,诊断多无困难。但重要的是确定尿瘘的产生原因、瘘的部位、大小性质及周围组织瘢痕、狭窄情况,或与邻近器官的关系,有助于正确处理。

为辨认小瘘孔,多发瘘孔,或瘢痕中瘘孔,或鉴别膀胱阴道瘘与输尿管阴道瘘,这些患者均应作如下辅助检查:

1. 颜液试验　多选用美蓝或龙胆紫稀释液,或灭菌牛奶进行。其操作方法:病人取膝胸卧位,自尿道插入橡皮或硅胶导尿管,将美蓝稀释液(2ml美蓝加入100~200ml生理盐水)注入膀胱内,夹住导尿管。按前述瘘孔的妇科检查方法,提拉阴道后壁,显露宫颈、前穹隆及阴道前壁。观察阴道何处有蓝色液体流出。阴道前壁有蓝色液流出者为膀胱阴道瘘，同时可确定瘘孔部位及数目。自宫颈口或其裂伤处流出者，则为膀胱宫颈瘘或膀胱子宫瘘。如未见蓝色液体流出，则应想到可能为输尿管瘘。此时取出导尿管，如蓝色液体迅速从尿道口溢出，要想到存在压力性尿失禁的可能性。

2. 靛胭脂试验 凡经美蓝试验阴道无蓝色液体流出者，怀疑输尿管瘘者施行。方法是将靛胭脂5ml经静脉注入，待5分钟后观察阴道有蓝色液体流出，则诊断输尿管阴道瘘。否则，无蓝色液体流出，则排除输尿管阴道瘘。此法也可用于先天性输尿管异位开口于阴道者的诊断。

3. 膀胱镜检查 借助膀胱镜检查:①验证瘘孔部位及与输尿管口的关系，以作为手术修补时参考;如瘘孔位置过高，不考虑采用经阴道途径处理;②查明瘘的性质，即确定是单个瘘孔，还是多个瘘;③能发现膀胱内有无炎症或结石(有则影响手术修补成功);④通过输尿管导管插管与膀胱镜结合，可以明确是否有膀胱阴道瘘与输尿管阴道瘘并存。

一侧输尿管阴道瘘者，在膀胱镜检查下患侧输尿管无喷尿，给予逆行输尿管插管则受阻，其受阻部位即瘘孔位置及与膀胱之距离。健侧输尿管口可见喷尿，则可顺利行插入输尿管导管。膀胱镜检查找不到输尿管开口者或逆行插入受阻者，可做静脉肾盂造影。

4. 静脉肾盂造影 以明确输尿管损伤侧别、部位、有无狭窄、扩张或梗阻等状况，以及肾功能情况。在静脉肾盂造影前，患者宜先行B超检查。了解其双肾至膀胱等泌尿器官的大体情况。方法是静脉内注入泛影酸钠，行肾、输尿管、膀胱X摄片，据显影情况做出诊断。个别病例，有时也用膀胱逆行造影。

5. 肾图 输尿管瘘所发生处狭窄或梗阻，可致患侧肾功减退或肾脏萎缩、肾功丧失。通过肾图检查有助于明确诊断。

【治疗】 尿瘘以手术修补为主。

1. 保守观察 分娩或手术后不久出现的膀胱阴道瘘，瘘孔小，放置持续开放导尿管，使膀胱内尿液引流彻底，有助于瘘孔挛缩自然愈合。发生不久的输尿管阴道瘘，在膀胱镜下插入输尿管导管，引流患侧尿液，有利于瘘孔挛缩自愈。如输尿管腹腔瘘，应开放经阴道引流尿液，减少其感染加重输尿管损伤。以上情况，还应同时给予有效抗生素控制感染。癌肿、结核所致尿瘘，不能自然愈合者，可在3~6个月后行修补术。

2. 手术治疗 尿瘘均应争取手术治疗。为保证手术修补成功，术前应进行评估，给予个体化处理。

(1) 确定尿瘘性质、部位、类型:

1) 尿瘘性质:目前国内以产伤与妇外科或外伤为常见，肿瘤或放疗、结核、药物腐蚀性尿瘘已为罕见。结核性尿瘘先抗结核治疗，否则施行手术多致失败。肿瘤或放疗所致瘘管在治愈前，不应修补瘘孔。膀胱结石诱发尿瘘或尿瘘伴膀胱结石，术前必须确知，因有结石的膀胱常伴膀胱炎症，如不能控制炎症，取石同时进行修补易导致失败。

2) 确定尿瘘类型:尿瘘类型(已前述)确定后，查明瘘孔大小、瘘孔周围有无瘢痕及阴道狭窄情况。大瘘孔需确

定输尿管口的关系，免于手术修补将输尿管口缝闭，故术前宜行膀胱镜检查，同时还应了解瘘孔部位高低、数目、有无炎症、排除结核、肿瘤。膀胱尿道阴道瘘、尿道阴道瘘，了解剩余尿道长度、尿道有无闭锁及尿道内口括约肌情况，以便手术时作相应处理。

(2) 手术时机应适时:手术时机的选择以形成瘘的原因而定。新鲜清洁的外伤、手术损伤、创伤性瘘，均应争取立即修补。因滞产或化学性损伤致瘘，应自瘘发生后2~3个月，炎症消退后修补，这时瘘孔组织稳定，愈合力好。术后发生膀胱阴道瘘或输尿管瘘形成不久，按前述保守观察处理，小瘘孔可待自愈。不能自愈者再修补。

为缩短瘘孔修补的等待时间，减少患者漏尿之苦，可在瘘发生后即给予抗生素及5mg强的松，每日3次，连续10~20天，然后行手术修补瘘孔，施行效果满意。

有月经的患者，手术应在月经干净后3~7天进行。首次手术修补失败，再次手术时机同第一次。

合并膀胱结石尿瘘修补，应视膀胱黏膜有无感染、水肿而定。无炎症者可同时进行修补。否则，应等待炎症、水肿消退后再进行。

尿瘘合并妊娠者，宜产后月经恢复后修补。

(3) 手术途径、方法选择宜得当:根据瘘孔类型、性质、部位、大小、是否需要辅助手术及技术熟练程度等决定手术途径选择。通常绝大多数膀胱瘘可经阴道途径，而高位输尿管瘘、膀胱宫颈阴道瘘宜经腹途径，或经阴经腹联合途径。原则是首选简单术式，不要任意扩大手术范围，及延长手术时间，以防增加感染而失败。

1) 经阴道手术:宜取俯卧蛙泳式体位，或称膝-胸卧位(knee-chest)，牵拉后阴道壁显露手术野容易、清楚，且便于手术操作。阴道手术是在膀胱外操作，相对时间短、出血少、对全身干扰少、反应轻、术后病率低等。尿道阴道瘘、膀胱尿道阴道瘘等低位瘘，只能经阴道修补;对局部瘢痕严重或巨大瘘孔等困难瘘孔需利用健康处阴道壁、带蒂小或大阴唇皮瓣、球海绵体肌脂肪垫等移植填充者，也应选择经阴道途径。经阴道途径，是可反复多次进行的途径。

经阴道手术常用的修补方法根据分离阴道黏膜的方向，有离心法和向心法两种。离心分离法是从瘘孔边缘2~3mm(现在多>5mm)做圆形切口向外分离阴道黏膜1~2cm或更多，称离心(以瘘孔为中心)分离法。从瘘孔外2cm或>2cm处做圆形切口，向瘘孔中心方向分离至瘘孔边缘2~3mm处，称向心分离法。

向心分离法，在切开阴道黏膜，找准阴道与膀胱之间隙后，用小头脑膜剪刀撑开其间隙，并于中间剪开，完成环形切开后，用无齿大镊子夹住环形内缘阴道壁，向瘘孔中心处分离。将游离好的瘘孔侧阴道黏膜进行翻转缝合(褥式包埋)，俗称"包水饺"法(图4-3-9、图4-3-10)。向心性分离翻转缝合法，因缝合缘组织健康、血运好、避免缝合无张力而利于切口愈合，提高修补成功率。此法适合经阴道的不同大小瘘孔，尤适合巨大瘘孔或复杂困难尿瘘。因翻转的阴道黏膜替代部分膀胱壁，不牵涉瘘孔边缘(以往离心分离法要切除瘘边缘瘢痕组织)，即使巨大瘘孔边缘或近边缘有输尿管开口者，修补缝合也不会再损伤或缝扎。这种翻

转缝合法之外侧,即翻转后背面的缺损创面,不能进行环切外侧阴道黏膜直接缝合者,还必须用周围带蒂健康的阴道黏膜(侧壁、后壁)或带蒂的大、小阴唇皮瓣等转移覆盖,这一步骤起到既填补又加固第一层修补的作用。

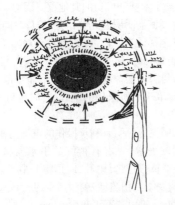

图 4-3-9 向心分离法:于膀胱阴道间隙分离

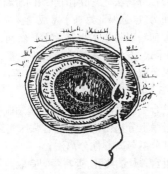

图 4-3-10 阴道黏膜翻转褥式
包埋缝合(包饺子法)

离心分离法,与向心分离法相反,以往是将留下的瘘孔边缘瘢痕剪除做创面缝合(膀胱第一层),常因边缘处血运不佳,使修补手术失败。为保证修补手术成功,离心分离法作了重大的改进,即分离的起始切缘通常在瘘孔外 5mm 处,且只作环切形切开阴道黏膜,废除过去再做游离阴道黏膜的纵行切开;不切除瘘孔边缘瘢痕;膀胱阴道间隙分离一定要充分,一般应大于瘘孔的一倍以上,使最终缝合无张力;在膀胱创面与瘘孔缘侧小翻转的阴道创面内作间断褥式包埋缝合第一层(用合成可吸收缝线,如用细丝线则避免穿通膀胱)(图 4-3-11、图 4-3-12),再做第二层加固缝合,如此缝合则增加膀胱肌层的粘着面;阴道黏膜用可吸收缝线与第 1、2 层呈间断纵行缝合,这样第 1、2 层与第 3 层缝合呈交叉有利于修补愈合,加上阴道黏膜切缘也远离瘘孔瘢痕,组织健康血运好,缝合无张力而使手术容易成功。离心分离法不适用于较大或巨人瘘孔,或瘢痕严重血运差者,因为大瘘孔外较少有充分分离的健康阴道壁。

2)经腹手术:有经腹腔内或腹膜外,及膀胱内或膀胱外等多种组合,至于选择何种途径视瘘孔具体情况而定。如高位膀胱宫颈(子宫)瘘,宜选经腹腔内膀胱外途径;瘘孔周围瘢痕多,膀胱有广泛粘连不易分离,输尿管可能开口在瘘孔周缘,以及较困难复杂尿瘘,子宫已切除或子宫需要

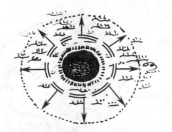

图 4-3-11 离心分离法

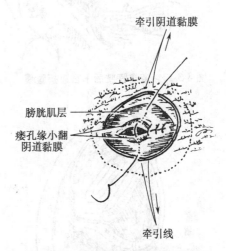

图 4-3-12 膀胱肌层外面与瘘孔缘阴
道创面作间断褥式包埋缝合

切除者,宜经腹腔内膀胱内途径;有膀胱结石者必须经膀胱内,不可经阴道瘘孔中取出;输尿管阴道瘘通常经腹腔内膀胱外途径;需要利用腹膜、大网膜、子宫浆肌瓣等填充修补者,应经腹腔内膀胱外途径。

这里重点介绍经腹腔膀胱外途径修补高位膀胱阴道瘘、膀胱宫颈(子宫)阴道瘘之后,辅助行腹膜填补加固法。按子宫切除推离膀胱与宫颈阴道间隙,显露膀胱瘘孔与阴道瘘孔(或宫颈瘘孔)后,膀胱瘘孔按二层间断或连续缝合后(同经阴道之缝合法),阴道瘘孔周围瘢痕修剪后作一层间断缝合,线结打在阴道内。此后将子宫膀胱返折腹膜向膀胱底部作适当游离,使拉向膀胱瘘孔缝合面以下,并于缝合瘘孔周边缝固。阴道侧瘘孔缝合面可用侧盆壁带蒂腹膜瓣缝盖(图 4-3-13、图 4-3-14)。

3)经阴道经腹联合途径:适合巨大膀胱阴道瘘,输尿管开口位置不清,或多次修补失败,伴严重瘢痕需切除者;或阴道部分闭锁瘢痕严重无法分类者,先天性无阴道手术失败所致尿瘘等,宜经阴道经腹联合途径手术。

经阴道经腹联合途径是取上述两种途径之优点而减少其缺点或不足之处,尤其是单纯经阴道或单纯经腹寻找膀胱阴道间隙或膀胱直肠间隙困难者,如青春期少女先天性阴道闭锁(部分或全部),经血潴留,已施行开通阴道失败者,或致瘘者选择经阴道经腹联合途径有利于正确分离其膀胱直肠间隙,瘘孔修补后用腹膜或加阴唇皮瓣遮盖穴道创面,以利经血引流。如成熟女性先天无阴道造穴留有尿瘘或前庭直肠瘘者,重新造穴后施行乙状结肠代人工阴道,既修补了瘘孔,又重建了阴道。

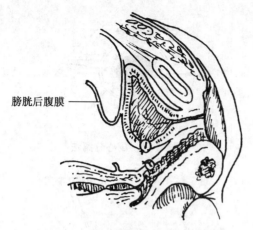

膀胱后腹膜 ——

图 4-3-13 游离膀胱后子宫返折腹膜

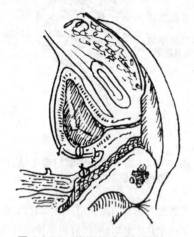

图 4-3-14 将返折腹膜缝盖加固
修补后的膀胱瘘孔

（4）选用辅助手术要得力：辅助手术分为两类：一是如会阴侧斜切开、耻骨支开窗术、耻骨联合切除术等为了扩大手术野，充分暴露瘘孔以利于手术；另一类是自体组织主要有带蒂阴道壁、大或小阴唇皮肤、球海绵体肌脂肪垫、股薄肌、腹膜及子宫浆膜肌瓣等等，以替代、填充加固缺损的瘘孔组织，有利于提高复杂困难尿瘘的手术修补成功率。

术前如何设计选用填补组织取决于瘘孔部位与性质。经阴道手术的瘘孔修补，多选就近的阴道壁、大或小阴唇皮瓣或宫颈组织；经腹手术修瘘者，多选用腹膜、大网膜或子宫浆肌瓣等。球海绵体肌脂肪垫、股薄肌或腹直肌瓣等可加固膀胱颈，利于对膀胱尿道阴道瘘修补，以预防尿道内口松弛留下压力性尿失禁。子宫浆膜肌瓣或乙状结肠填补，主要用于阴道全缺损或瘢痕严重（瘢痕切除后）重建阴道。

（5）做好充分的术前准备：除常规术前准备及思想准备外，还应做好：

1）消除患者外阴部大腿内侧皮炎，施行 1∶5000 高锰酸钾溶液坐浴。之后患部涂擦紫草油或氧化锌油膏。无炎症者术前常规坐浴 3 天。

2）合并膀胱结石或膀胱炎者，术前给予有效抗生素控制感染，待炎症消退后适时手术。

3）闭经或老年患者宜补充雌激素，如补佳乐 2mg，或倍美力 0.625mg，每日 1 次，共 1 周，使阴道上皮增厚以利

分离缝合及愈合。

4）应用可的松：强的松 5mg，每日 3 次。肾上腺皮质激素可以减轻局部炎症反应、软化瘢痕。注意同时应用抗生素控制感染。

（6）保证手术修补成功的其他重要因素：

1）麻醉要使会阴阴道充分松弛，维持时间应足够。

2）重视选择适当体位，以达到充分暴露手术野，便于操作。经阴道修补时，多采用俯卧蛙泳式位。经腹者取平卧位，经腹与经阴道联合进行者，则应取膀胱截石卧位。手术体位的选择取决于所采用的术式，有时也可根据术者的操作习惯选用。

3）柔和明亮的照明有利于操作的正确与顺利进行。

4）精细的手术，要求有精细的手术器械，阴道内操作，器械柄要细长，刀剪要锐利，应用得心应手。缝合选可吸收细号缝线及无损伤缝针，刺激性少，张力好。随时除净手术野的尿和血，吸引器不可缺少。

5）修补瘘孔所选用的方法务必适宜得当，无论采用向心性或离心性分离法，瘘孔周围组织的游离必须充分，缝合时必须无张力，这是保证修补手术成功极为重要的一环。再一点就是如何辅以得当的填补手术。然而，必须强调的是，首次修补术式、方法的选择决策极为关键。也就是说，首次手术尽量争取成功。否则修补失败，再次修补更加困难，以至修补 3～4 次仍不能痊愈。

在游离缝合中值得注意的是，瘘孔紧贴耻骨与骨盆者，应将膀胱从骨膜上分离游离。据笔者临床实践证明，应灵活运用向心性分离与离心性分离法，甚至应取两种方法相结合。如贴近宫颈处的瘘孔，近宫颈侧宜取离心法，背宫颈侧取向心分离法。无论是向心法或离心法，切开阴道黏膜除开始处外，分离阴道膀胱间均宜用小头脑膜剪刀进行，切开于分离黏膜中间进行，使分离两侧均游离。对于离心法，近瘘孔缘如有 3～4mm 的游离缘，按向心性分离法翻转褥式包埋缝合作为第一层缝合，同法再加固第二层缝合是可行的。向心性分离外侧适当游离后，最后也可能不用转移阴道黏膜或大、小阴唇皮瓣填补，而直接进行缝合阴道也无张力。当然，这种情况只能用于中、小瘘孔。笔者体会最深的是膀胱尿道阴道瘘，或尿道全缺损者，施行偏"V"字向心性分离与离心性分离法的典型病例。偏"V"侧取向心性分离，对侧取离心性分离（图 4-3-15），翻转缝合第一层，其创面再用对侧离心分离黏膜拉向对侧覆盖（如 4-3-16），两侧缝合的缝合口错位于两侧易保证成功。如此分离缝合使难以愈合的尿道与膀胱连接处避免了"⊥"字缝合失败。更重要的是膀胱阴道瘘缝合，避免内外层缝合口平行重叠而应取垂直或斜交叉状。

6）加强术后管理与护理：如果修补手术成功，前述分离修补缝合是成功一半的话，那么，术后管理与护理就是尿瘘修补成功另一半的保证。试想，术后尿液引流不畅，膀胱过度充盈可撑破缝合而导致修补失败。因此，术后应特别强调、重视、观察膀胱引流必须保持通畅。所以，①对复杂、困难尿瘘、尿道重建手术者，修补手术开始前施行耻骨上膀胱造瘘，蘑菇头尿管较粗，引流不经尿道，尿管头位于膀胱前壁顶部，既保证尿液畅通无阻，尿管又不刺激手术修补部

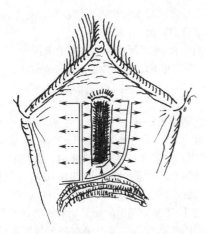

图 4-3-15　残留尿道外作偏"V"形切口

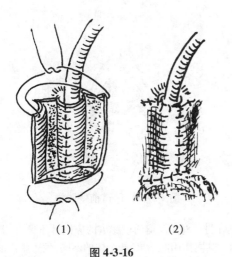

(1)　　　　　(2)

图 4-3-16

(1)翻转缝合:第一层黏膜成形尿道及准备
缝合第二层;(2)缝合重建尿道完成

位。②术后强调侧卧位或俯卧位,对耻骨上造瘘者是将尿液集聚在尿管头的低位(仰卧位侧位高位),有利于引流,且减少尿液对瘘孔修补处的浸泡感染。一直保持俯卧位是不现实的,劳累后取平卧也不妨,但重要的是尿管必须通畅,不使膀胱充盈。③放置导尿管的时间是一个值得讲究的问题,按理讲,适当延长时间,使膀胱空虚有利于修补处愈合。然而,置尿管时间越长,则感染机会越多。感染有碍修补处成功。因此,不同的学者有不同的处理方法,如瘘孔不大,膀胱麻痹时间过后即去尿管,或保持 3~5 天早早拔除。大瘘孔,笔者认为适当延长持续导尿两周左右为宜,即在瘘孔基本愈合后拔除。但必须强调,同时应用有效抗生素预防泌尿系感染。无论术后何时拔除导尿管,一旦拔除后阴道有渗尿,则可能修补处有小裂隙,应立即消毒尿道再植入持续导尿管及给予抗生素,有望裂隙孪缩自愈。④观察导尿管不通时,可能为血块或尿沉渣堵塞,可用无菌生理盐水 10~20ml 低压冲洗至通畅。通常情况下不需要常规冲洗导尿管。术后输液应充足,并鼓励患者多饮水,增加尿量达到自然冲洗膀胱的作用。⑤除全身抗生素应用外,重视持续导尿体内、外接触部无菌也很重要,故应每日用消毒棉球擦洗两次,以预防上行感染。

闭经与绝经后老年患者,继续应用雌激素以增强膀胱上皮的抗病能力及愈合能力。

术后饮食管理,术后头 5 天宜给流质及无渣半流质饮食,使无大便可排。术后第四天给液体石蜡,助患者排便,并保持每日通畅,以防大便秘结用力影响修补缝合切口。

尿瘘手术后 3 个月内禁止阴道检查及性生活,即使手术修补失败也不做阴道检查,预防修补瘘孔再次扩大。手术成功者,不做阴道检查是防止刚愈合不牢的伤口被检查导致尿瘘破裂。尿瘘修补后再孕的分娩方式,均应施行剖宫产术。已有子女的患者,应采取绝育术(男女双方均可)。

二、粪　瘘

粪瘘在妇产科临床中最常见的是直肠阴道瘘。滞产发生的粪瘘有时与尿瘘并发。小肠、结肠阴道瘘很少见。

【病因】　粪瘘发生的病因大致同尿瘘。据山东省立医院回顾分析 1981 年 1 月至 2002 年 6 月收治的 24 例粪瘘中,产科因素 6 例,占 25%,其中会阴切开缝合术 3 例、会阴Ⅲ度裂伤及阴道撕裂修补术、臀位碎颅各 1 例。以上均为缝线穿透肠黏膜所致。妇外科手术所致 8 例,占33.33%,先天性无阴道腹膜代人工阴道术后致瘘 2 例(术中损伤直肠或部分直肠肌层,术中未发现,术后阴道置模具扩张造成),阴道部分闭锁切开损伤致瘘 2 例,另 4 例是外科直肠癌根治术后 3 例,巨结肠术后 1 例。7 例为先天性前庭直肠瘘,占 29.17%,其中 1 例罕见的双结肠阴道瘘,且双直肠又在肛门前相互通连,此瘘通在修补阴道瘘时发现,并给予扩大,修补好阴道直肠瘘。外伤所致 3 例,占12.5%,子宫托久置不取所致 2 例,直肠外伤 1 例。笔者在以往文献报道中,分析妇科手术所致直肠损伤多于膀胱或尿道损伤,主要见于先天性无阴道或部分阴道闭锁(包括手术失败后的瘢痕切开),为避免发生瘘,使穴道或瘢痕切开偏离至直肠所致。外地曾介绍笔者 1 例行乙状结肠代人工阴道后发生乙状结肠阴道直肠瘘,阴道造穴时,损伤直肠当即予以修补,术后近期该处感染累及刺激乙状结肠阴道,为了解受累及情况,给予抗感染处理,几经乙状结肠阴道检查而发生瘘。

小肠、结肠阴道瘘,多由于手术损伤或异物遗留致肠粘连、感染坏死发生。剖宫产子宫腔纱布遗留感染有致子宫直肠瘘者。

【预防】　粪瘘的预防基本同尿瘘。尤助产时避免发生重度会阴裂伤;会阴切开缝合时应注意缝线勿穿透直肠黏膜。会阴缝合后常规肛诊,发现直肠黏膜有缝线及时拆除。对于经腹手术,注意肠粘连正确分离,在缝合盆底腹膜时,注意勿缝挂肠壁,以免肠粘连、感染、坏死、形成阴道肠瘘。

【临床表现】　视瘘孔部位、大小而有不同的表现。小瘘,大便较干时,可无任何症状表现,即不会从阴道内排便。如果大便稀,则阴道可有排气及排便。若为大瘘孔,又接近阴道口,则瘘孔成为大便的必经之路,肛门废用,不能控制的阴道排气。

尿、粪瘘并存时,则阴道可同时排气及漏尿中混杂粪便。粪、尿同时污染外阴,使外阴、大腿内侧慢性皮炎会更严重、精神倍加痛苦。

【诊断】 直肠阴道瘘结合漏粪表现易于诊断。尤大的瘘在阴道窥器暴露下看得清楚,手指也可触及;小瘘孔及子宫切除后阴道断端瘢痕中瘘孔则不易被发现,如果阴道后壁见到一处鲜红的小肉芽组织,从此处用子宫探子探查,同时另一手手指伸入肛门,手指与探针相遇则可明确诊断。也可用细的塑料管或硅胶管插入,经管注入美蓝稀释液观察直肠内棉球有否变蓝来确诊(子宫直肠瘘亦可用此法)。如疑为小肠或结肠阴道瘘,应结合手术分析外,可应用纤维结肠镜来确诊。

【治疗】 粪瘘的治疗以手术修补常获满意效果。如同尿瘘一样,新鲜手术损伤或外伤者应立即进行修补。陈旧性较高位粪瘘,亦按尿瘘修补的原则、方法及手术要求进行操作,但必须注意先缝直肠壁,不能穿透黏膜,后缝阴道壁。邻近肛门的直肠阴道瘘,应先从正中剪开肛门与瘘孔之间的阴道直肠隔,变成三度会阴裂伤,按三度会阴裂伤修补。修补中注意肛提肌的整复。先天性前庭直肠瘘,组织薄弱,可用球海绵体脂肪垫、股薄肌或大阴唇皮瓣填补。

因先天性无阴道穴损伤遗留下前庭直肠瘘,或腹膜代人工阴道所致直肠阴道瘘,山东省立医院选用乙状结肠代人工阴道,既修补了粪瘘,又获得人工阴道。

如粪瘘、尿瘘并存,据情况可同时修补。若粪瘘较大,或瘢痕组织较多,估计手术不易成功者可先作腹壁结肠造瘘及尿瘘修补,待尿瘘愈合后3个月,再进行粪瘘修补,成功后再使造瘘之结肠复位。

巨大直肠阴道瘘,瘘孔经多次修补失败,应考虑用阴唇皮瓣补移植,不轻易做永久性人工肛门手术。

确诊小肠或结肠阴道瘘宜经腹修补或行肠切除吻合术。

粪瘘的术前准备及术后处理,关系粪瘘修补愈合较大。故术前3~5天开始饮食管理及肠道准备、尽量使肠道无粪便,减少或避免术后感染。术后饮食管理、外阴清洁护理同尿瘘。术后除全身应用抗生素外,还应继续灭滴灵口服以预防感染,促进伤口愈合。

(刘新民　刘鸣)

第五节　阴道膨出

阴道膨出包括阴道前壁膨出、阴道后壁膨出和阴道后疝。

盆腔器官的膨出可以是先天的或后天的,发生的原因是由于起正常支持作用肌肉、神经或结缔组织等因素失去正常的功能。阴道分娩、腹腔内压慢性增加、年龄增加以及雌激素水平降低均是盆腔器官膨出的重要因素。

正常直立的妇女阴道轴线在阴道的上半部几乎是水平的,子宫和阴道上3~4cm平行于骶骨圆枕的上方。Funt等发现大多数未产妇女,阴道在脊柱的S3和S4正前方,向两侧延伸3cm,达坐骨棘。增加腹腔内压,使阴道受到向前的压力沿中线传向收缩的肛提肌。肌肉张力消失可能导致肛提肌的稳定性丧失、肛提肌间隙加宽以及正常轴线上的

阴道上部和子宫的起支撑作用的结构基础丧失,这些均可导致盆腔器官的脱出。

阴道前壁、后壁以及顶部支撑力消失则会分别导致膀胱膨出、直肠膨出、阴道后疝以及阴道环型膨出。

一、阴道前壁膨出

阴道前壁膨出(cystocele)非常常见,实际上是膀胱和尿道膨出常合并排尿功能的紊乱。轻度膨出常见于经产妇,一般没有任何症状。当脱出严重时,则出现临床症状,这时则需要治疗。阴道前壁膨出(图4-3-17)为阴道前壁及其内侧的膀胱底部一同病理性的下移。根据ICS的脱垂分级标准术语,阴道前壁脱垂的定义比膀胱膨出更确切。因为查体获得的临床资料并没有确切的发现阴道壁后面的结构。

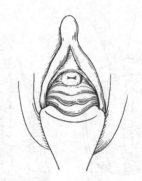

图4-3-17　阴道前壁脱垂

【病因】 对于阴道前壁膨出的原因并不完全清楚,但是多因素共同作用的结果,按个体的不同,发生膨出的因素也不同。阴道及其周围盆腔器官的正常结构的维持是有盆腔肌肉和结缔组织共同相互作用的结果。阴道上部位于肛提肌上,并通过上方和后方与之相连的结缔组织保持稳定;阴道的中部两侧与盆腔两侧的弓形韧带相连。由于盆腔肌肉、结缔组织或二者同时损伤,均可以导致阴道支持结构的丧失。巨大儿分娩、多产或手术产、产程延长引起耻骨膀胱宫颈筋膜伸展、变薄、撕裂,使部分膀胱后壁和膀胱三角区降入阴道前壁,导致膀胱膨出。尿道膨出常与膀胱膨出相伴,是分娩过程中胎头对尿道及其下方的耻骨联合施压的剪切力作用(shearing effect)所致。如分娩过程中,当胎头通过阴道时,如耻骨宫颈筋膜、膀胱宫颈韧带及肛提肌的耻尾肌过度伸张或撕裂,产褥期又未如期恢复,使膀胱底部失去支持力量,逐渐向阴道前壁膨出,导致阴道膨出。阴道膨出偶可发生于盆底结构先天发育较差的未产妇及绝经后组织萎缩的妇女。

【分型】 Nichols和Randall将阴道前壁膨出分为扩张型和移位型两种。扩张型是由于阴道前壁被过度牵拉和变薄,发生的原因多与阴道分娩和随着年龄和绝经阴道萎缩有关。这一类型的特点为阴道前壁由于变薄或中线阴道筋膜缺失造成阴道皱襞消失。移位型是由于在前面偏向一侧的阴道支持组织到盆壁弓状韧带被病理性的分离和拉长。它可以是单侧的,也可以是双侧的,常与不同程度的膀胱膨出和尿道过度移动有关。阴道皱襞可有也可无。

有关阴道前壁膨出的分类方法很多,但没有一种方法能全面或系统的从循证医学的角度对其的分类理论提出较客观的依据。最近,随着医学科学技术的发展,磁共振(MRI)出现对正常盆腔解剖以及有脱垂的异常盆腔有了更为深刻的理解。

【病史】 在处理患有盆腔器官脱垂或大小便失禁的患者,最重要的是要考虑盆腔的起支持作用的组织、结构。手术医生要分析不同患者损伤部位的不同和特异性,这样才能达到使解剖和功能恢复,达到最终目的。

阴道前壁膨出的妇女最主要的症状就是阴道有脱出或有关的症状,如压力性尿失禁或排尿不尽感。体征包括阴道有肿物脱出,盆腔下坠感,腰骶部痛以及性交困难等。压力性尿失禁常见于阴道前壁膨出,占39%。妇女为了将尿排净,常需要压迫阴道或用手还纳脱垂的组织。尿排不净感系膨出严重的表现。这可并发尿道梗阻,尿排出不畅,膀胱不能很好排空,易导致反复泌尿道感染。

【临床表现】 轻者可无症状;重者感下坠、腰酸,久立后加重。自觉有物自阴道脱出,劳动时腹压增加或膀胱积尿时,该物增大;卧床休息或排尿后缩小,甚至消失。阴道充实,压迫或"下坠"感;尿排不尽感,需自己上推膨出的阴道才能排空小便。严重者可发生排尿困难,并有残余尿,易并发膀胱炎,而出现尿频、尿痛,如膀胱重度下垂,膀胱尿道角度消失,尿道括约肌松弛而关闭不全,可在咳嗽、用力等增加腹压时,尿液溢出,称为压力性尿失禁(stress urinary incontinence)。

【查体】 患者先取膀胱截石位检查。如果没有发现相应的体征或不能肯定最大脱垂的程度,则行站立位检查。

检查外生殖器,膀胱充盈情况下检查,阴道前壁或阴道外口膨出物柔软且能还纳;增加腹压或咳嗽,膨出物增大,伴有阴道前壁和尿道下降;如并发尿道膨出,腹压增加时,尿道向下、向前呈旋转样滑动。如没有发现明显的脱出组织,轻轻分开小阴唇暴露前庭和处女膜。评估会阴体的完整性,并估计脱出组织的大小。用窥器后叶压迫阴道后壁有助于暴露阴道前壁。然后让患者用力屏气或用力咳嗽,观察盆腔器官的脱出,并有助于鉴别侧壁缺损与中央缺损,前者表现为阴道侧沟的消失或分离。而中线膨出则表现为阴道侧沟的存在。阴道前壁下降就有膀胱下降,同时伴有或不伴有尿道过度移动。

【诊断试验】 除了详细询问病史和体格检查外,用于评价阴道前壁膨出的诊断试验很少。尿常规检查除外患者有无泌尿系感染。阴道细胞学刮片,估计成熟指数,对患者的雌激素水平进行评价。有一少部分脱垂的妇女合并肾积水,但这并不影响手术进行。

如有压力性尿失禁,需进一步检查以明确尿失禁的原因。当有尿失禁或排空障碍时需进行尿流动力学(单纯或复杂),内镜检查等来评价膀胱充盈和排空功能,以便对膀胱完全排空的功能进行评估。通常在排尿后,及时测量残余尿,方法有导尿或超声测量残余尿均可。

有重度脱垂的妇女,将脱垂物还纳后,检查尿道功能是非常重要的。有研究表明,重度脱垂的妇女的排尿不畅感归因于尿道梗阻,当脱垂减轻后,尿道功能紊乱就暴露出来

了,同时伴有压力性尿失禁。在进行尿动力学试验之前要用子宫托放入阴道内,减轻脱垂。将膨出物还纳后,如患者排尿正常,但用力咳嗽或 Valsalva 运动仍有漏尿,则提示尿道括约肌功能障碍。在这种情况下,手术应选择一种方法既能解决阴道前壁膨出又能治疗压力性尿失禁。如果经上述方法,没有发现尿道括约肌功能障碍,尽管尿道和膀胱颈做为阴道前壁支撑组织的一部分,但也不必要行对抗压力性尿失禁的手术。

【临床分度】

1. Ⅰ度(轻度) 阴道前壁膨出已达处女膜缘,尚未出阴道口外。

2. Ⅱ度(中度) 部分阴道前壁膨出已膨出阴道口外。

3. Ⅲ度(重度) 阴道前壁已全部膨出于阴道口外。

【鉴别诊断】

1. 尿道和膀胱肿瘤 膀胱膨出柔软,可还纳;肿瘤侧坚硬,固定。

2. 尿道憩室 虽然巨大的尿道憩室酷似膀胱膨出,但往往偏向一侧,有触痛,压迫块物可自尿道口溢出脓性分泌物。

3. 小肠膨出 极少数子宫切除术后病人,小肠可自阴道前壁膨出。可将探针经尿道插入膀胱膨出区,再以手经阴道触摸探针顶部,可以感觉膀胱壁与阴道壁之间有增厚的组织,甚至可以感到捻发音的存在。

【治疗】

1. 非手术治疗 轻度膨出不需治疗。中度膨出甚至重度膨出,如病人需生育或年老有严重内科疾病,可以采取保守性治疗。保守性治疗包括应用子宫托,Kegel 锻炼和雌激素的使用。

2. 手术修补方法 不伴有子宫脱垂,阴道后壁膨出的单纯阴道前壁膨出不需手术治疗。阴道前壁膨出的手术治疗指征是:①重度膨出;②脱垂导致尿潴留或反复性膀胱炎;③伴有压力性尿失禁。

(1) 阴道前壁缝合术尿道下折叠术(anterior colporrhaphy with suburethral plication):阴道前壁缝合术的目的就是折叠缝合阴道肌肉和膀胱表面筋膜(耻骨宫颈筋膜)或阴道侧壁组织,使膨出的膀胱和阴道恢复正常位置。在很多情况下,没有考虑到患者有无尿失禁,在膀胱尿道连接处折叠缝合用于增强尿道后部支撑组织,以保证在手术时没有压力性尿失禁表现的患者,手术后也不会发生。如有压力性尿失禁症状,需辅助抗压力性尿失禁手术。

(2) 阴道旁侧修补术:阴道前壁膨出,行阴道旁缺损修补的目的是使分离的两侧阴道恢复到正常与之连接的盆壁弓状韧带水平(arcus tendineus fascia pelvis, ATFP),方法主要有阴道方法或耻骨后方法两种。

(3) 手术并发症:阴道前壁膨出修补术并发症相对来说很少,常见的有阴道前壁血肿,在分离时损伤尿道或膀胱。膀胱损伤的修补常需要留置尿管 7~14 天,这样有利于膀胱的愈合。其他少见的并发症如输尿管损伤,缝合到膀胱或尿道内(出现有关的膀胱症状),以及瘘的形成,如尿道阴道瘘、膀胱阴道瘘等。如果在修补时缝合线是永久不可吸收的或为网眼状缝合物质,将会出现侵蚀,窦道以及

阴道慢性肉芽组织形成。这些并发症的实际发生率并不清楚。泌尿道感染很长见,但其他感染如盆腔或阴道脓肿等并不常见。

在阴道前壁修补术后经常发生尿潴留,排空困难。这种情况更常见于在术前即有排空功能紊乱者。治疗即为尿管引流或导尿,到自然排空功能恢复大概要6周左右。

还有一些妇女在术后出现性生活问题,一部分手术后性生活得到改善,一部分受到影响。前者常见于压力性尿失禁的患者,后者见于阴道会阴体修补术后。

【结果】　对于阴道前壁膨出修补术的远期效果研究很少,同时也缺乏对照性研究对手术后复发的情况各家报道不一,Walter 等报道阴道前壁膨出修补术的失败率在0%~20%,阴道旁侧修补术的失败率在3%~14%,同样对这两种手术方法缺乏对照研究。

对于阴道前壁膨出发生的危险因素目前尚无人进行专门研究。其发生随着年龄的增加而增加,但真正的发生率尚不清楚。复发代表手术中没能很好的发现和修补有关的起支撑作用的组织缺陷,或与随着年龄增长和绝经,组织变得薄弱松弛或缺损有关。其他因素如遗传因素,便秘、多次妊娠、负重、慢性肺部疾患、吸烟以及绝经后缺乏雌激素补充治疗等。

（金力　冷金花　郎景和　万小平）

二、阴道后壁膨出

阴道后壁膨出又称直肠膨出,直肠膨出(rectocele)定义为阴道壁后部的疝,疝内伴有直肠前壁。直肠疝发生的基础是直肠阴道隔缺损。它在人群中的发生率在20%~80%,直肠膨出支撑组织的缺损是很常见的,可以无症状或伴有大便的改变。当上述缺损进行性增大,症状表现明显时则需要治疗。

【解剖和病理生理】　直肠阴道隔很薄,结缔组织表面的一层膜叫 Denonvillier 筋膜,其与阴道壁后部融为一体。阴道直肠筋膜从宫颈后部和子宫主韧带-骶韧带向下到它附着的会阴体上部区域,最后到达肛提肌表面的筋膜。如在分娩过程中,尾部附着组织分离,使会阴体变成可移动的,导致直肠膨出和会阴下降。分娩过程中的产伤导致直肠阴道筋膜的断裂是直肠膨出的主要原因。直肠膨出常见于经产妇(图4-3-18)。

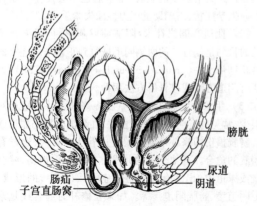

膀胱
尿道
肠疝
子宫直肠窝
阴道

图 4-3-18　阴道后壁膨出伴肠疝

【临床分度】

1. 轻度　阴道后壁膨出已达处女膜缘,尚未出阴道口。

2. 中度　部分阴道后壁已膨出于阴道口外。

3. 重度　阴道后壁已全部膨出于阴道口外。

【临床表现和诊断】　症状直接与生殖道脱出程度有关,包括阴道包块的感觉,盆腔压力和疼痛,腰骶部疼痛以及性交困难有关。膨出严重的患者最直接的主诉为阴道有组织膨出和排便功能紊乱,如果不增加腹压,不能将大便完全排出,更严重者,甚至需要用手指向内压迫膨出的阴道后壁才能排出。虽然可能有便秘,但便秘不是直肠膨出的症状。大便不连续常与盆腔器官脱垂有关。

怀疑直肠膨出,进行体格检查时,要观察阴道后部脱出物情况,特别 Valsalva 检查时,阴道后壁呈球形膨出。

肛门检查时,指尖向前,可进入直肠膨出的腔内。需要与有无小肠疝相鉴别,直肠膨出来自阴道后壁,阴道后小肠疝来自后穹隆,疝囊内往往有小肠肠曲,直肠膨出常合并不同程度的会阴裂伤。

诊断根据以上临床表现症状和体征不难诊断。

【治疗方法】

1. 轻者不需治疗,纠正不良饮食和排便习惯,改善便秘症状。增加液体摄入量,使用缓泻剂、直肠栓剂。如系单纯后壁膨出无会阴缺损,可使用球型子宫扎缓解症状。重者可行阴道后壁修补术。如出现反复性便秘,需手还纳膨出块才能解大便者或后壁膨出伴有会阴缺损或大便失禁。

2. 手术修补方法　阴道后壁修补术和会阴整形术(Colporrhaphy,Perineoplasty)修补松弛的会阴和直肠虽然常在一起进行,但却是两种不同的手术方法。在修补手术前,医生首先要估计直肠膨出的严重程度和会阴的缺损,以及要求术后阴道口和阴道的大小。最合适的阴道大小为放两把 Allis 钳在小两侧阴唇的内侧,使两把钳子在中线会合。最后阴道的开口应可以容纳三个手指,但要考虑到肛提肌以及会阴肌肉在全麻下是完全松弛状态,并且在术后,阴道可能会进一步紧缩。

很少有人报道阴道后壁膨出手术后长期效果。早期复发可能是由于没有发现支撑组织的缺陷和仅单纯修补所有的支撑组织缺陷。晚期复发可能是由于患者随后的随着年龄增大支撑组织变得薄弱,如慢性压力增加,雌激素水平降低或其他因素。

3. 并发症　阴道后壁修补术的并发症包括由于失血需要输血以及直肠损伤。直肠修补应在损伤后逐层修补。

生殖道膨出行阴道手术者,性功能受到一定的影响。Franis 和 Jeffcoate 发现一半以上性生活活跃的妇女在行阴道前后壁修补术后,行或未行子宫切除者出现性生活问题。据报道有55%的妇女在阴道手术前就失去性要求或欲望。还有一部分妇女在术后由于阴道缩短或狭窄,出现性交困难或害怕性交。

Haase 和 Skibsted 研究了55例行压力性尿失禁或生殖道脱垂的性生活活跃的妇女,24%在术后对性生活感到满意,67%认为没改变,9%性生活不满意。性生活不满意多由于阴道后壁修补术后性交困难引起。作者结论是因压力性尿失禁行手术者,性生活均得到改善,但在一些患者因后联合及阴道后壁修补术后,出现性交困难。

三、阴道后疝

阴道后疝在盆腔器官脱垂中是最为复杂的一种,其实际发病率目前尚无确切的数字,同时由于该类疝的发生常并发多种盆腔支持器官结构的缺损,所以在诊断上有一定的困难。因此,掌握阴道后疝发生的解剖关系、病理生理以及手术治疗原则是治疗和预防该种疾病的关键。

【定义】 阴道后疝为小肠脱入阴道内形成的疝。由腹膜和阴道黏膜一同形成的疝囊,在盆腔筋膜缺损或薄弱处脱入阴道后穹隆,小肠填充于疝囊内,表现在阴道后壁近端有肿物膨出,也有少数病例在阴道下端或近会阴部,也称为子宫直肠陷凹疝。与滑疝、膀胱疝和直肠膨出相比,阴道后疝是有疝囊、疝颈以及疝内容物的真正疝。前壁的阴道后疝很少见,可见于阴道后疝囊在膀胱和子宫之间发生分离。

【病因和分型】 通常情况下,阴道后疝根据病因学和解剖被分为4型:

1. 先天性发育异常 先天性的阴道后疝少见,发生的因素包括神经系统的疾患,如脊柱裂和结缔组织疾患等。

2. 盆底功能退行变 推进性的后疝是由于长期慢性腹腔内压增加的结果。导致慢性腹腔内压增加的主要因素有:肥胖、慢性咳嗽、便秘以及长期负重等。其同膀胱膨出以及直肠膨出一样常见于子宫阴道脱垂。相反,牵引性的阴道后疝继发于子宫阴道下降,与盆底支持力量的丧失有关,如绝经妇女,雌激素水平下降,肌张力减退、韧带组织薄弱松弛、逐渐失去了支持作用。

3. 医源性因素 医源性阴道后疝是继发于手术后正常的水平阴道轴线趋向于垂直,如治疗压力性尿失禁行库柏韧带悬吊术时,或全子宫切除术后关闭阴道穹隆时,没能使阴道前后壁筋膜层恢复到穹隆顶部所致,或阴道环状膨出手术前后以及子宫直肠窝处理不当。

阴道后疝尚可以根据部位进行分类。

最常见的在阴道顶部和接近阴道后壁部分膨出。前部的阴道后疝表现在阴道前部的大的膨出,有点像高位的膀胱膨出,较少见。文献报道阴道后疝顶部和后部型的发生率是前部型的16倍。

【临床表现和诊断】

1. 症状和体征 轻者无症状,典型的临床症状包括直肠的胀满感或压力感,阴道内有包块膨出,盆腔压痛、腹部下坠感、性生活困难等。腹部下坠感可能与大网膜、卵巢等脱入疝囊内牵拉有关。如果疝囊牵拉尿道,会出现排尿不尽感,也有患者表现为排便功能紊乱,如便秘等。还有少部分患者有腰骶部疼痛或迷走神经紧张等。

2. 体格检查 仔细体格检查是术前正确诊断阴道后疝的基础。患者呈膀胱截石位,用单叶窥器逐渐依次的暴露阴道前壁、后壁以及顶部,仔细检查发现盆腔支持组织的缺陷。注意阴道穹隆部有无膨出,最常见的阴道后疝多于阴道后壁的上三分之一处膨出或穹隆完全外翻。在一些绝经妇女由于阴道壁很薄,可以见到膨出的疝中有小肠蠕动,

这是诊断阴道后疝的特定体征。较小的阴道后疝诊断较困难,常被误诊为高位直肠膨出或完全被漏诊。

如果呈仰卧位不能发现阳性体征,患者可改为站立位。Meigs提出的检查方法为患者取站立位,检查者食指放入肛门内,拇指放入阴道内,然后让患者向下用力咳嗽等增加腹腔内压,阴道后疝为在阴道和直肠之间有被肠子充满的感觉。

尽管检查方法很多,但术前误诊的阴道后疝仍然很多,因此,在手术中,应常规对子宫直肠窝进行检查,以便发现阴道后疝。

3. 放射学检查 临床检查在术前诊断阴道后疝的准确性上具有一定的局限性。有研究提示,放射学检查有利于提高诊断率。Kelvin等利用排泄性肠镜 evacuation proctography(defeco graphy)对74例阴道后壁有缺陷的盆腔器官脱垂的患者进行检查,发现13例患者为阴道后疝,其中6例查体时没有发现。Tepetes等利用腹膜造影术(peritoneography)诊断腹膜阴道后疝。

磁共振等检查方法对提高诊断率具有一定的价值,但其在临床中的应用还有一定的争论,有待于以后进一步的研究。

4. 诊断 阴道后疝诊断较困难,常被漏诊或误诊为高位直肠膨出或单纯阴道穹隆下移。原因是没能很好的区分它们的症状和体征。一个有经验的医生应该知道常见的临床表现以及检查方法和试验,这样才能有助于提高术前诊断的准确率。

【治疗方法】 治疗盆腔器官脱出常常有一定的困难,原因是通常有几种起支持作用的组织缺陷共存,单纯纠正某一缺陷,并不能使阴道和周围器官功能恢复正常。为了恢复正常的解剖位置,维持或恢复正常的直肠和膀胱的功能,保证阴道能进行正常性生活,手术医生在进行使盆腔结构重建的手术前,必须对阴道、膀胱、直肠的正常解剖结构中起支持作用的组织和功能有深刻的了解。

阴道后疝修补术有腹式,也有阴式。目前尚没有两种手术方法的比较。手术方法以及手术类型依赖于手术者的经验以及是否同时伴有阴道或腹部病理改变。阴道手术技术是传统的阴道后疝修补手术,包括 McCall 子宫直肠窝整形术(culdeplasty)、特殊筋膜重建术以及阴道顶部悬吊术。Tropin 和 Waters 分别描述了经阴道的深部 cul-de-sac 修补术。腹部方法包括 Moschcowitz 方法、Halban 方法以及宫骶韧带折叠缩短术。

1. 阴道后疝修补术 患者很少有单纯阴道后疝。因此,行阴道穹隆悬吊和直肠疝修补常同时进行。以下为手术方法和步骤:

(1)患者采取阴道后壁缝合术体位(posterior colporrhaphy)。沿阴道后壁中线切开阴道后壁,经阴道后疝囊部到阴道顶部,如果合并直肠膨出,要向周围分离,暴露腹膜。切除阴道后疝之囊壁阴道后壁,直肠前壁以及直肠阴道隔经钝、锐性分离暴露出来,向两侧分离直到肛提肌的中间部。

(2)阴道后疝囊应该从阴道壁和直肠游离出来。如果该囊很难与直肠分离,应同时行肛门指诊有利于分离;如

果该囊与膀胱界限不清,难于分离时,膀胱内置探针或金属导尿管指引,有条件也可放置膀胱镜照明,均将有利于分离。

(3) 在阴道后疝囊从阴道壁和直肠分离后,用两把Allis钳夹疝囊两侧做牵引,用剪刀剪开囊,疝囊要小心谨慎探查,以免损伤囊内小肠或粘连之网膜。如果囊内确有小肠或网膜,应分离至囊的颈部。

(4) 在直视下,用不吸收线荷包缝合2~3圈,关闭后疝囊腔。主韧带-宫骶韧带也是一体的。一旦将二者缝合,结扎应依次进行,以免损伤输尿管。

(5) 阴道后壁缝合和阴道穹隆悬吊。

2. MaCall 子宫直肠窝整形术　MaCall 描述了在行阴式子宫切除时,手术治疗阴道后疝和深部子宫直肠窝。MaCall 子宫直肠窝整形术的优点是它不仅关闭了过多的松弛的子宫直肠窝和相关的阴道后疝,同时加强了穹隆顶部的支撑组织并延长了阴道。许多作者认为可将这种方法做为阴式子宫切除术的一部分,即使没有阴道后疝的病例,这样做有利于预防以后疝的形成以及阴道穹隆的脱出。

3. 筋膜重建　阴道后疝修补方法很多,还可以经腹部,腹腔镜或经阴道进行手术。DeLancy 描述阴道穹隆膨出的解剖,并将阴道支撑结构分成三个水平。1 水平:宫颈(未切除子宫者)或阴道顶部(曾行子宫切除术者)由主韧带和骶韧带构成。2 水平:膀胱底部向前到直肠向后这一区域连接到弓形韧带到盆腔筋膜或肛提肌上方的筋膜上。3 水平:沿尿道的基底部或在处女膜内的直肠阴道隔远端区域,来源于泌尿生殖窦,是个融合区域。Richard 等认为,阴道管的结缔组织通常称为盆腔内筋膜,弹性差,非常薄,某些部位很薄弱。阴道后疝或阴道穹隆膨出是由于主韧带和骶韧带支撑阴道顶部筋膜的功能减弱造成的。结缔组织表面的阴道上皮对于正常的支撑作用不大。

行子宫切除术后妇女盆腔的矢状面,阴道顶部被主韧带和骶韧带牵拉。注意顶部阴道的后轴以及内盆腔筋膜的连续性。耻骨宫颈筋膜与直肠阴道筋膜分离导致阴道后疝发生这样腹膜囊和其中的内容物从筋膜的薄弱处脱出,阴道壁也就随之而脱出。在有子宫的妇女,疝囊可能发生于宫颈后方至直肠前方之间。这些患者常行 McCall 子宫直肠窝整形术。在行子宫全切术后,阴道后疝可发生于阴道顶部的脱出。

顶部的后疝最常见于以前行全子宫切除后。在这样的病例,其前到膀胱宫颈筋膜,后到直肠阴道筋膜被分离,阴道后疝当疝囊增大后,可能含有 2 层结缔组织。

前部阴道后疝是继发于阴道顶部耻骨宫颈筋膜起支撑作用横膈部分薄弱,不要与膀胱疝混淆。这些疝囊有腹膜囊及腹腔内容物,阴道顶部的前部和膀胱底部的后方。

后部阴道后疝是直肠阴道筋膜上部分或横隔薄弱,使得腹膜囊及其腔内容物脱出,形成前部为直肠前壁,后壁为阴道顶部。

通过对上述解剖结构的了解,处理应遵循脐疝、腹壁疝以及腹股沟疝的手术原则:发现筋膜的薄弱处,减少腹腔内容物,关闭薄弱处。但通常处理阴道后疝的不同之处在于,不仅要关闭薄弱处,还要悬吊阴道。在正常的妇女,其支持结构是正常的,那么阴道顶部是有主韧带和宫骶韧带悬吊着,所以在大多数修补阴道后疝的手术中使用该结构。

经腹部阴道后疝修补术

阴道筋膜顶部的缺损也可以开腹手术。

对于一些老年妇女,因病已切除子宫,或者已经施行过阴道前后壁修补术,但又有阴道顶部或穹隆膨出伴有小肠疝形成者,可考虑选择兼治肠疝的阴道封闭术。

(金力　冷金花　郎景和　万小平)

第六节　子宫脱垂

子宫从正常位置沿阴道下降或脱出,当宫颈外口达坐骨棘水平以下,甚至子宫全部脱出阴道口以外,称子宫脱垂(utrine prolapse)。

子宫脱垂是妇科常见病,尤其在我国农村,是与产妇保健、产科质量关系密切的"两病"之一("两病"指子宫脱垂和尿瘘)。为此,卫生部妇幼司曾于 1978 年 3 月开始进行摸底调查子宫脱垂和女性尿瘘的发病情况,召开了十省"两病"防治科研协作组会议,提出免费治疗"两病",力争三年内使大部分患者得到治疗,并防止新病例发生。"两病"防治协作组开始在各地对"两病"患者实施治疗和预防的科研工作。在此期间,卫生部妇幼司多次组织有关会议,制定科研课题,建立全城乡妇幼卫生保健网,培训专业人员,提高助产质量,普及科学接生,交流复杂尿瘘手术治疗经验及子宫托研制情况等。目前我国子宫脱垂疾病程度的分度就是在 1981 年 5 月在山东青岛市召开第二次全国部分省市"两病"科研协作组扩大会议上提出的。由于卫生部妇幼司的重视,经广大妇产科医务人员的努力,防治"两病"取得重大成果,加之各地妇幼保健网建立,产科质量提高,农业机械化程度提高,妇女劳动强度减轻,与产科保健及产科质量有关的"两病"发病率明显下降。

但是目前,虽然在我国施行计划生育,每对夫妇只生育一个孩子,但随着人类寿命的延长,子宫脱垂疾病仍然在大城市中屡见不鲜。

【病因】

1. 分娩损伤　是发生子宫脱垂的解剖学基础。分娩过程中软产道及其周围的盆底组织极度扩张,肌纤维拉长或撕裂,尿生殖裂孔受损松弛而扩大,特别是助产手术分娩所导致的损伤,导致维持子宫正常位置的盆腔深浅筋膜及肛提肌损伤,这种损伤若未缝合或缝合不佳,或产妇产后过早参加体力劳动,特别是重体力劳动,将影响盆底组织张力的恢复,消弱子宫支持力,使未复旧的大子宫不同程度的下移。

2. 支持子宫组织疏松薄弱　见于①绝经后雌激素减低,盆底组织萎缩退化而薄弱,老年女性易发生子宫脱垂。②营养不良引起支持子宫的组织薄弱可以导致子宫脱垂,这部分患者不仅子宫脱垂,也会伴有其他脏器脱垂。③盆底组织先天发育不良者偶可见无分娩史者子宫脱垂。④多产妇多次分娩也影响支持组织恢复使盆腔支持组织薄弱。

3. 腹腔内压力增加　在上述病因基础上,患有长期慢性咳嗽、便秘、腹水或盆腹腔巨大肿瘤均可引起腹腔内压力增加,作用于子宫,使子宫下移。特别是产后两个月内,任何增加腹压的因素,如过重劳动,都容易导致子宫脱垂。

【临床表现】

1. 症状　轻度患者一般无自觉症状。Ⅱ、Ⅲ度子宫脱垂患者有外阴"肿物"脱出的主诉,行动不便,轻者卧床后"肿物消失",重者外阴"肿物"一直存在,不能还纳。中度以上子宫脱垂对子宫韧带有牵拉,盆腔充血,患者可有不同程度的腰骶部酸痛或下坠感,站立过久或劳累后症状明显,卧床休息后症状减轻。重度子宫脱垂常伴有直肠和膀胱脱垂,到泌尿道、直肠在解剖关系上改变,患者可有排便排尿困难,或便秘、遗尿、尿潴留,有的患者存在残余尿和压力性尿失禁,易并发尿路感染。暴露在外的宫颈长期与衣裤摩擦,可有宫颈、阴道壁溃疡,溃疡感染会有脓性分泌物。

子宫脱垂很少影响月经,一般也不影响受孕、妊娠和分娩,但子宫脱垂不能还纳者,临产后可出现子宫颈水肿而宫颈扩张困难致难产。

2. 体征　子宫下移从子宫颈位于阴道内距处女膜<4cm到子宫体完全脱出于阴道口外。不能还纳的子宫脱垂常伴有直肠膀胱膨出,阴道黏膜增厚角化,宫颈肥大并延长,膀胱子宫窝距阴道前穹隆的距离>2cm,可长达4～5cm。重度子宫脱垂伴膀胱脱垂时,阴道膀胱横沟皱襞消失,膀胱下界可长于子宫颈外口,重度子宫脱垂有膀胱、输尿管下移,与尿道开口形成正"△"区(图4-3-19)。

子宫脱垂分为Ⅲ度(图4-3-20):

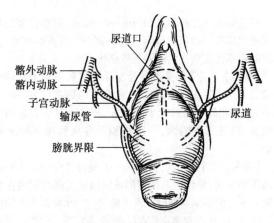

图 4-3-19　输尿管异位

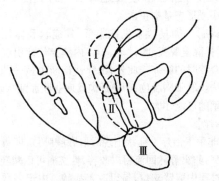

图 4-3-20　子宫脱垂分度

根据 1981 年在青岛召开的部分省、市、自治区"两病"科研协作组的意见,检查时以患者平卧用力下屏时子宫下降的程度,将子宫脱垂分为Ⅲ度:

Ⅰ度:子宫颈下垂距处女膜<4cm,但未脱出阴道口外。

轻型:宫颈外口距处女膜缘<4cm,未达处女膜缘。

重型:宫颈已达处女膜缘,阴道口可见子宫颈。

Ⅱ度:子宫颈及部分子宫体已脱出阴道口外。

轻型:宫颈脱出阴道口,宫体仍在阴道内。

重型:部分宫体脱出阴道口。

Ⅲ度:子宫颈及子宫体全部脱出阴道口外。

【诊断】　根据病史及检查容易确诊。检查时,患者取膀胱截石位,嘱患者向下屏气或加腹压(咳嗽),判断子宫脱垂的最重程度,并予以分度。同时,应该注意咳嗽时尿道口有无溢尿,宫颈或阴道壁有无溃疡、溃疡部位、面积、深度及感染情况等。

妇科检查子宫大小、子宫颈长度,附件有无肿块,Ⅱ度重及Ⅲ度子宫脱垂者,可直接触摸到子宫大小。妇科检查同时要了解阴道前后壁脱垂程度、盆腔缺陷及会阴旧裂程度。阴道后壁膨出明显者,应该进行肛门指诊,检查直肠有无脱垂及其程度。此外,还应判断有无合并压力性尿失禁。

【鉴别诊断】　子宫脱垂应与下列疾病相鉴别。

1. 阴道壁肿物或膀胱膨出　患者有阴道肿物脱者,双合诊检查阴道壁肿物(囊性或实性)在阴道壁内,边界清楚,活动或固定。膀胱膨出视诊未见子宫颈,单叶拉沟将阴道前臂向上抬起,可见到子宫颈,指诊可触及宫颈和子宫体。

2. 子宫颈延长　指无子宫膨出的单纯子宫颈延长,有时可伴有轻度阴道前后壁膨出。单纯子宫颈延长可以通过触诊与子宫脱垂鉴别。双合诊检查子宫颈的阴道部分延长,子宫体在盆腔内,屏气并不下移。子宫脱垂者不少患者同时伴有宫颈延长。

3. 子宫黏膜下肌瘤　患者有月经过多病史,较小的肌瘤用窥阴器暴露可见到宫颈口外口有红色、质地硬韧脱出的肿块。较大的脱出至宫颈外口的黏膜下肌瘤,视诊肿块上无宫颈,双合诊检查肿块上方四周有宫颈存在。

4. 子宫内翻　为慢性子宫内翻,极少见。阴道内见翻出的子宫体,被覆暗红色绒样子宫内膜,易出血,其上无宫颈,两侧可见输卵管开口,双合诊或三合诊检查盆腔内无子宫体。必要时辅以腹部B超检查。

5. 阴道穹隆膨出　患者多有多产史或子宫切除等盆腔手术史,后穹隆疝多伴有子宫脱垂。患者主诉外阴软性肿物脱出多伴有便秘。视诊可见明显膨出的阴道壁,无子宫颈可见。疝囊大者,可视及其内的肠管蠕动。双合诊检查穹隆疝可送回盆腔(阴道前后壁膨出无此感觉),双合诊检查盆腔内无子宫存在。患者立位行拇指(位于阴道内)-示指(位于直肠内)检查可触及疝囊内的小肠管(图4-3-21)。子宫脱垂与阴道穹隆膨出一般容易鉴别。

【治疗】　子宫脱垂的病因基础是盆腔支持组织缺陷,因此治疗原则是加强盆底肌肉和筋膜张力,促进盆底功能恢复,积极治疗使腹压增高的咳嗽便秘等慢性疾病。

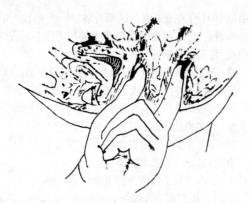

图 4-3-21 阴道穹隆膨出合并疝指诊

1. 非手术治疗

（1）子宫托（pessary）：一种古老的治疗方法，适用于不同程度的子宫脱垂。子宫托直径大于尿生殖裂孔横径，可以支持子宫和阴道壁并使其维持在阴道内而不脱出。制作材料为硅橡胶、塑料等，其形状很多，常用的有环形和喇叭形（图 4-3-22），或球形子宫托（图 4-3-23）。

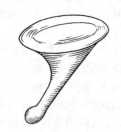

图 4-3-22 喇叭花形子宫托

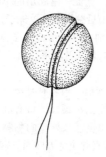

图 4-3-23 球形子宫托

选择大小适中的子宫托，第一次使用子宫托应该在医师指导下进行安置。白天配戴，晚间取出，洗净备用。久置不取可发生子宫托嵌顿，甚至导致尿瘘或粪瘘。宫颈及阴道壁炎症、生殖道溃疡者和重度脱垂无法还纳者不宜使用，月经期和妊娠期停用，使用后每 3 个月复查。

（2）盆底肌肉（肛提肌）锻炼：适用于轻度子宫脱垂者。嘱患者行收缩肛门运动，用力使盆底肌肉收缩放松，每次 10～15 分钟，每日 2～3 次，此疗法可以配合服用中药补中益气汤同时进行。

（3）改善全身情况：治疗祛除咳嗽、便秘等慢性使腹压增高的疾病。已绝经者应该适量补充雌激素，避免过度疲劳休息后能改善减轻子宫脱垂程度。

2. 手术治疗 适用于Ⅱ度以上脱垂者、合并直肠膀胱膨出有症状者及保守治疗无效者。手术原则为恢复正常子宫解剖位置或切除子宫，修补阴道壁多余黏膜，缝合修补盆底肌肉。根据患者的不同年龄、生育要求及全身健康状况选择以下常用的手术方法。

（1）加强盆筋膜支持的手术：适用于Ⅰ度脱垂或Ⅱ度脱垂伴有阴道前后壁膨出的患者和宫颈延长者。常用的手术有：①阴道前后壁修补术。②阴道前后壁修补+宫颈部分切除及主韧带缩短术。③韧带悬吊手术。经腹腔镜行圆韧带、骶韧带缩短术，适用先天性单纯轻度子宫脱垂患者。

（2）经阴道全子宫切除及阴道前后壁修补术：适用于Ⅱ、Ⅲ度脱垂无生育要求的患者。

（3）阴道封闭术：又称 Le-Fort 手术。适用于子宫颈无恶变、年老不能耐受较大手术者。因术后部分阴道封闭失去性交功能。

【预防】 除先天性盆底组织发育不良外，本病的预防更重于治疗。针对病因，要做好妇女"五期"保健。推行计划生育，提高助产技术，提倡产后体操锻炼，产后避免重体力劳动。积极预防和治疗使腹压增高的疾病。如无服用雌激素的禁忌，更年期及绝经期的女性应该尽早行女性激素补充疗法，将由于雌激素过低导致子宫脱垂的生理学基础减至最低程度。

（刘 彦）

第七节 卵巢脱垂

卵巢脱垂又称卵巢疝（hernia of ovary），是在盆底支持组织松弛前提下卵巢下降至直肠侧窝或子宫直肠窝处，会引发的包括性交痛在内的一系列症状。

【病因】 正常卵巢借骨盆漏斗韧带和卵巢子宫韧带牵拉悬于后盆腔内，贴近阔韧带后叶的卵巢陷窝（ovarii fossa）处。此处在输尿管水平上方，子宫动脉后方。当盆底松弛，卵巢离开陷窝，跟随松弛的盆底腹膜下降而致本病。

【临床表现】 症状，多数病人表现为性交时或大便时阴道深部疼痛，少数病人在腹泻或肠蠕动增强时阴道深部胀痛。下垂的卵巢其静脉回流障碍、淤血、水肿是疼痛的原因。体征，双合诊检查：子宫往往后倾后屈，子宫直肠窝（后穹隆）可触及卵巢，其位置可以比后倾后屈的子宫底低。卵巢活动受限或不受限，触痛剧。经阴道超声检查，双卵巢大小或形态基本正常。

【诊断】 卵巢脱垂发病率低，其症状和体征又非特异，故需排除盆腔炎、附件炎、子宫内膜异位症引起的性交痛和双合诊时的触痛。此外，治疗性诊断也是一种重要的排除方法。取膝胸卧位，卵巢远离盆底腹膜而症状改善者，卵巢脱垂的可能性大。

【治疗】

1. 非手术治疗 症状出现时取膝胸卧位，卵巢退出子宫直肠窝，卵巢静脉回流得以改善，性交痛可以减轻。也可于性交过程中取臀支位，借以改善症状。由于多数卵巢脱垂者伴有子宫后倾后屈，有人建议使用环式子宫托矫正后位子宫达到消除症状的目的。某些病人临床上应用3~5个周期的避孕药可以显著改善症状,推测脱垂的卵巢持续排卵的创面可能会加重卵巢脱垂引起的疼痛。

2. 手术治疗 非手术治疗失败,且症状已对病人造成明显的生活障碍,可以考虑手术治疗。对年轻病人,可行子宫悬吊术+子宫直肠窝封闭术;也可以行卵巢悬吊或移位术。已近围绝经期患者需行附件切除术。

(万小平)

参 考 文 献

1. 万小平,译. 妇产科手术学. 北京:人民卫生出版社,2003.345
2. 刘新民. 妇产科手术学. 第三版. 北京:人民卫生出版社,2003.574
3. 郎景和. 妇科手术笔记. 北京:中国科学技术出版社,2001.32-33

第四章

女性生殖器官发育异常

女性生殖器官发育异常的认识已有 300 多年,其轻度发育异常多无症状、易被忽略,因妊娠期并发症,给母婴造成不同程度的影响而引起关注。发病原因不明,一些动物实验未能在人体证实,尚待进一步研究。

第一节 概　　述

女性生殖器官分化、发育是一个复杂过程。性分化之前,胚胎原始性腺以及生殖器官始基已初步形成。其后的分化、发育取决于性染色体。女性生殖器官不仅与泌尿系统在解剖上相邻,而且两者均起源于体腔上皮、内胚层和外胚层。泌尿器官的发育可以影响生殖器官的发育,生殖官的先天性异常可伴有泌尿器官的异常或部分缺如。

一、女性生殖器官分化、发育

女性生殖器官的发育分两阶段:性未分化阶段与分化阶段。

1. 性未分化阶段(胚胎 6～7 周前)　此期男女胚胎具有相同原始的性腺、内生殖器与外生殖器。

(1) 原始性腺形成:胚胎卵黄囊处的原始生殖细胞沿后肠肠系膜迁移到相当于第 10 胸椎水平处的体腔背部的间质中。到达此区域的原始生殖细胞开始诱导中肾和体腔上皮邻近的间胚叶细胞增殖,形成一对生殖嵴。生殖嵴表面覆盖一层柱状体腔上皮,称为生发上皮。胚胎第 6 周时,生发上皮内陷并增生成条索状垂直伸入生殖嵴的间胚叶组

织中,形成性索。部分性索细胞包围着每个原始生殖细胞。

(2) 内生殖器始基形成:略晚于原始性腺。约在胚胎第 6 周时,起源于原肾的中肾。中肾管逐渐下行,并开口于原始泄殖腔。此时,在中肾管外侧,体腔上皮向外壁中胚叶凹陷成沟,形成副中肾管。副中肾管头部开口于体腔,尾端下行并向内跨过中肾管,双侧副中肾管在中线融合。此时胚胎同时含有中肾管和副中肾管两种内生殖器官始基。

(3) 雏形外生殖器形成:约在胚胎第 5 周,原始泄殖腔两侧组织成褶,并在中线上部融合,形成生殖结节。尿直肠隔将原始泄殖腔褶分隔成前后两部分:前方为尿生殖褶,后方为肛门褶。尿生殖褶两侧再生一对隆起,称阴唇-阴囊隆突。

2. 性分化阶段　直到胚胎第 12 周,临床上才可以明显区分性别。性分化取决于睾丸决定因子和雄激素。

(1) 性腺分化:胚胎 6 周后,原始性腺开始分化。Y 染色体短臂 IAIA 区有一个 Y 基因性决定区(sex determining region Y gene,SRY)。SRY 编码的一种蛋白质(可能是睾丸决定因子,testis-determining factor,TDF)通过其相应的受体,一方面导致性腺皮质退化,另一方面促使性索细胞转化为生精小管的支持细胞(sertoli cell);同时使间胚叶细胞衍变为间质细胞(Leydig's cell)。此时,睾丸形成。

若胚胎细胞不含 Y 染色体,约在胚胎第 12 周,原始性腺发育。原始生殖细胞分化成初级卵母细胞,源自体腔上皮的性索皮质的扁平细胞发展为颗粒细胞,与源自间质的卵泡膜细胞围绕卵母细胞,构成原始卵泡,卵巢形成。此

后,卵巢沿生殖嵴逐渐下降,到达盆腔内的特定位置。

(2)内生殖器衍变　约在胚胎第8周,衍化为睾丸的支持细胞分泌一种糖蛋白,称为副中肾管抑制因子(müllerian inhibiting factor,MIF),可使副中肾管退化。同时作为一种信号,MIF启动睾丸间质细胞分泌睾酮。睾酮作用于中肾管,使其分化成输精管、附睾、射精管以及精囊。

若无MIF,副中肾管不退化。约在胚胎第9周(图4-4-1),双侧副中肾管上段形成输卵管;下段融合,其间的纵行间隔消失,形成子宫阴道管,并衬以柱状上皮。与泌尿生殖窦相连部位的子宫阴道管腔内充满上皮细胞,其部分来自泌尿生殖窦。混合的上皮细胞团凸入泌尿生殖窦,称为副中肾管结节。泌尿生殖窦上端细胞增生,形成实质性的窦-阴道球,并进一步增殖形成阴道板。阴道板逐渐扩展,增大了子宫和泌尿生殖窦之间的距离。同时,阴道板将泌尿生殖窦分为两部分:上部形成膀胱与尿道;下部分化成真正的尿生殖窦和阴道前庭。自胚胎11周起,阴道板中心部分细胞退化,发生腔化,形成阴道。

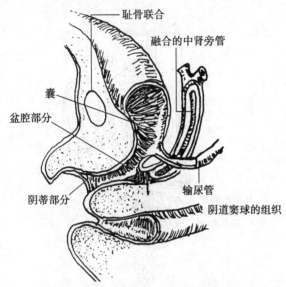

图4-4-1　女性尿生殖窦与子宫阴道始基的矢状切面(9周女性胎儿)

缺少MIF,中肾管退化。约1/4的妇女可留有中肾管的残痕,如发生在卵巢系膜(mesovarium)的卵巢冠(epoophoron)、卵巢旁冠(paraphoron)以及子宫旁和阴道侧壁的中肾管囊肿(gartner's duct cyst)。

(3)外生殖器发育:在内生殖器官分化同时,睾丸间质细胞分泌的雄激素在雏形外阴细胞内5α-还原酶作用下,转变为二氢睾酮,并与其相应受体结合,使生殖结节分化为阴茎,泌尿生殖褶融合、闭合;同时使阴唇-阴囊隆突发育成阴囊。

若无睾酮的作用,生殖结节逐步缓慢地增大,形成阴蒂,同时泌尿生殖褶形成小阴唇;阴唇-阴囊隆突发育成大阴唇。

二、影响生殖器官发育的因素

女性生殖器官来源于不同的始基,经过复杂的演化过程,形成内外生殖器官。在生殖器官发育过程中,受到内外因素的影响,发育停滞在不同的阶段而导致发育异常。

1. 内在因素　性腺和内外生殖器官的发育决定于受孕卵性染色体。Y染色体决定性腺向男性发展,无Y染色体向女性发展,生殖细胞成熟分裂过程中染色体出现不分离或嵌合体,组形可能发生异常。近年有人提出性腺分化的基因GDL的剂量,双份剂量分化为睾丸,单份剂量分化为卵巢。细胞内GDL的量因染色体异常或基因缺失,影响性腺分化,呈条索状性腺或功能不全。现已检出抗副中肾管激素受体基因(anti-mülerian hormone recepter gene)尚未见到相关作用的报道。副中肾管的融合与腔道化,有常染色体隐性基因和多基因的参与。有人认为生殖器官发育异常是多因素,多基因引起的缺陷。

2. 外在因素　影响生殖器官的药物主要为激素类药物。雄激素与有雄激素作用的合成孕激素,对泌尿生殖窦最敏感,使女性外生殖器男性化。妊娠早期服雄激素类药物,女性胎儿阴道下端发育不良,阴蒂肥大及阴唇融合等,妊娠晚期服用雄激素有阴蒂肥大。1970年发现早孕期服用己烯雌酚,女性胎儿生殖器官发育异常。1977年Kaufman描述在宫内受己烯雌酚暴露者,子宫造影时生殖道的异常,如宫颈结构异常或发育不良,双侧输卵管缺如或发育不良,宫腔形态异常造成。己烯雌酚在生殖道发育过程中起有害的作用。尚未见到孕期抗癌药物对女性胎儿生殖器官发育异常的报道。此外未见有风疹病毒、巨细胞病毒、弓形体感染对生殖器官发育异常的报道。

(丰有吉)

第二节　外生殖器官发育异常

一、尿道直肠隔发育异常

尿道直肠隔发育受阻,尿道、阴道、直肠开口于一个腔,也可能尿道阴道隔正常,肛门开口异常为肛门异常,正常肛门处有一凹陷。直肠开口于阴道、舟状窝、会阴,形成阴道肛门,前庭肛门、会阴肛门。前庭肛门、会阴肛门,异位的肛门有括约肌,功能正常,不必处理。阴道肛门如上生殖道无异常,为避免上行感染,可先行直肠造瘘,将残留肠管穿过肛提肌,在肛门位置做人工肛门,肛门伤口愈合后行肠吻合术。手术复杂困难,成功率极低,能否采取手术矫正应按阴道肛门位置的高低与感染情况综合考虑。

二、尿道阴道隔发育不全

前庭形成过程中,尿道向下伸展,开口于阴道口上缘或阴道前壁下方近阴道口处,在生长发育过程中可能向上,恢复正常位置,必要时可手术矫正。尿道开口于阴蒂下方,尿道与阴道距离较远,不影响排尿无须手术。

先天性尿道阴道瘘,直肠阴道瘘较罕见,儿童期手术视野小,难度大可由儿科医生处理,成人后发现时按生殖道瘘处理。

三、外生殖器发育异常

（一）阴蒂肥大

阴蒂肥大（hypertrophy clitoris）可单独或合并其他生殖器发育异常同时存在。可因先天性肾上腺皮质过度增生，称肾上腺生殖综合征，或母体接受雄激素所致。

（二）大阴唇粘合

大阴唇粘合（labial fusion）在生殖器官性分化前受雄激素影响所致，粘合的程度与雄激素影响的时期有关，胚胎早期接受雄激素粘合程度大，应与婴儿期外阴炎引起的粘连鉴别。

（三）小阴唇肥大

小阴唇肥大（hypertrophy labial minora）是较常见的外阴形态异常，双侧对称与否无临床意义。

外阴形态异常应询问母体用药、家族史。检查尿道口位置，有无阴道并确定性腺位置与两性畸形与混合性性腺发育不良鉴别。

（四）处女膜异常

1. 处女膜闭锁　阴道板腔化成一孔道，下端有一层薄膜称处女膜，胎儿28周后贯穿成孔阴道与前庭相通。如未贯穿形成处女膜闭锁（imperforate hymen）或无孔处女膜。处女膜闭锁比较少见，为生殖道发育异常者中为常见的一种发育异常。Stelling报道三个家族连续两代发病，染色体与家谱分析认为与性连锁常染色体显性遗传有关。

【临床表现】　处女膜闭锁在月经来潮之前无症状，偶有10岁左右阴道积液，使闭锁的处女膜膨隆，有下腹坠感，无周期性腹痛。青春期表现为原发性闭经，有周期性下腹坠痛，阴道积血时肛门与阴道胀痛，进行性疼痛加重。阴道积血较多时，导致宫腔积血，耻骨联合上方触及肿块。宫腔积血逆流至输卵管，使伞端粘连，造成输卵管血肿。一般阴道积血疼痛较重，多能引起注意，检查处女膜呈紫蓝色向外膨出。肛查阴道呈长形肿物有囊性感，积血较多时张力大，向直肠凸出有明显触痛。从症状、体征及妇科检查可作出诊断。

【处理】　10岁左右儿童阴道积液，青春期阴道积血，在处女膜膨隆处做斜十字切开，积液、积血排出后，剪去多余处女膜，用3个0可吸收缝线间断缝合，避免切口粘连、阴道口狭小。亦可先将膨隆处女膜刺破，阴道内积血、积液排出后，于2、6、10点处扩剪至近阴道壁，沿处女膜环剪去多余的处女膜瓣，用可吸收缝线间断缝合。术后检查阴道口应能容一指松为好。处女膜增厚时，先切三角形的小块组织，积血排出后再切处女膜缘，需注意勿损伤尿道与直肠。术后给抗生素预防感染，保持外阴清洁，每日擦洗两次，直至积血排净。

2. 微孔处女膜　闭锁的处女膜有一小孔，临床表现为月经过少，经血流出受阻，痛经，常有反复的外阴炎与泌尿系感染。可在经血流出部位确定小孔位置，做斜十字切开。术后给抗生素预防感染。青春期有反复外阴炎、尿道炎、月经量少、痛经，应检查处女膜，尽早处理，避免阴道脓肿。

3. 处女膜坚韧　处女膜坚韧是处女膜纤维组织增生、坚硬无弹力，造成性交困难或失败。检查处女膜为狭窄的

硬环，应与性交恐惧过度紧张、阴道括约肌收缩区别。当患者紧张情绪消除，用小指轻轻压迫处女膜环，坚硬无改善为处女膜坚韧。处理可试用局部压迫，然后逐渐扩张，无效时可切开或切除处女膜。

（郭成秀）

第三节　阴道发育异常

一、阴道闭锁与先天性无阴道

【病因】　米勒管的形成和融合过程异常以及其他致畸因素均可引起阴道的发育异常。阴道是在副中肾管分化来的宫颈与尿生殖窦分化来的前庭间延伸而形成的，上1/3～4/5起源于副中肾管，下2/3～1/5起源于泌尿生殖窦，因此在发育过程中，副中肾管和泌尿生殖窦的发育及融合异常容易引起各种不同形式的阴道异常（图4-4-2）。

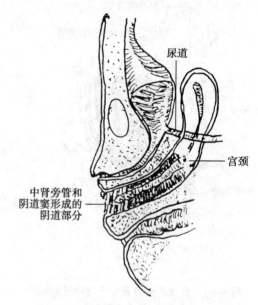

尿道

宫颈

中肾旁管和阴道窦形成的阴道部分

图4-4-2　分化的尿生殖窦及阴道发育中管腔化前阶段的矢状切面（15周女性胎儿）

阴道发育异常的原因常难以确定，因为阴道始基与尿生殖窦在正常阴道分化中的完整性仍是有争议的。另外，同许多外生殖器异常一样，判断某种阴道异常的确切病因必须包括内分泌及遗传发生等调节因素。米勒管与中肾管发育中的密切关系，也是导致女性生殖系统发育异常的同时可能合并泌尿系统发育异常的原因，如副中肾管的发育障碍和午非管头端的输尿管芽发育障碍有关，因此副中肾管缺如的同时可能合并肾脏缺如。

【分类】　米勒管发育异常可以表现为多种形式，每种异常都有其特点。1998年美国生殖学会（AFS）采用一种改良的AFS子宫、阴道异常分类法。

1. 米勒管发育不良　包括子宫、阴道未发育（mayer rokitansky küster hauser syndrome，MRKH），是一种没有生殖潜力为特征的生殖系统功能缺陷。

2. 泌尿生殖窦发育不良 泌尿生殖窦未参与形成阴道下端,典型的患者表现为部分阴道闭锁,闭锁处可以很厚,占阴道长度的一半以上,多位于阴道下段,其上段阴道发育可以正常。本病发生率低,约 1/4000 ~ 1/5000。

3. 米勒管融合异常

(1)米勒管垂直融合异常:米勒管垂直融合异常形成阴道横隔,分类详见本节第二部分阴道横隔。

(2)米勒管侧面融合异常:米勒管侧面融合异常形成阴道纵隔,阴道分类详见本节第四部分阴道纵隔。

(3)米勒管垂直-侧面融合异常:垂直-侧面融合异常表现为垂直、侧面异常同时存在,也可以合并泌尿道发育异常,此类畸形不属于前述任何一种分类,如阴道纵隔合并不完全性阴道横隔。

(4)米勒管无效抑制引起的异常:基因型男性的患者性腺发育异常合并米勒管无效抑制时,表现为外生殖器模糊,如雄激素不敏感综合征即睾丸女性化综合征患者虽然存在男性性腺,因其雄激素敏感细胞质受体蛋白基因缺失,雄激素未能发挥正常的功能,米勒管抑制因子水平低下,生殖器向米勒管方向分化,形成女性外阴及部分阴道发育,使基因型为男性的患者出现女性表型。

【诊断】

1. 米勒管先天缺如 米勒管先天缺如,表现为 MRKH 综合征。由于米勒管不发育或发育不良,表现为原发闭经,染色体 46,XX,女性第二性征发育正常,先天性无阴道或短浅阴道盲端,伴先天性无子宫或子宫发育不良即始基子宫,通常输卵管和卵巢外观正常,常合并其他系统先天性异常,包括骨骼、泌尿系统,特别是肾脏发育异常或肾脏移位。

2. 泌尿生殖窦发育不良 临床上常表现为阴道闭锁。阴道闭锁在新生儿和婴、幼儿时期,一般无任何症状,往往难以察觉。直至患者进入青春期建立月经周期后,才会发现无月经来潮,阴道积血、周期性腹痛并呈进行性加剧,盆腔可扪及包块。盆腔 B 超等影像学检查可以协助诊断。症状出现的早晚,严重程度与子宫内膜的功能有关。根据阴道闭锁的解剖学特点将其分为:①Ⅰ型阴道闭锁,即阴道下段闭锁,阴道上段及子宫颈、子宫体均正常。子宫内膜功能正常,因此症状出现较早,主要表现为阴道上段扩张,严重时可以合并宫颈、宫腔积血,盆腔检查发现包块位置较低,位于直肠前方,就诊往往较及时,较少由于盆腔经血逆流引发子宫内膜异位症。②Ⅱ型阴道闭锁,即阴道完全闭锁,多合并宫颈发育不良,子宫体发育不良或子宫畸形,子宫内膜功能异常,症状出现较晚,经血易逆流至盆腔,常常发生子宫内膜异位症。

3. 米勒管无效抑制引起的异常 临床上常表现为雄激素不敏感综合征。该类患者其基因性别是染色体 46,XY,患者女性第二性征幼稚型,无月经来潮,阴道发育不全,无子宫或残角子宫,雄激素达男性水平,但无男性外生殖器,性腺未下降至阴囊,多位于盆腔或腹股沟部位。

【鉴别诊断】 主要是这几种发育异常间的鉴别及和处女膜闭锁相鉴别。处女膜不属于米勒管的衍生物,而是由泌尿生殖窦上皮的内胚层构成,其为阴道与阴道前庭连接处的一层薄膜,通常于胚胎期形成洞孔,若孔洞形成异常,则为处女膜闭锁。一般归于外生殖器异常的分类,但其也属于垂直融合方面的问题。处女膜闭锁是由于先天性中央部不退化或有孔后发生的感染粘连阻塞的结果。初潮后月经受阻积血,体检发现处女膜膨胀,诊断并不困难。

【治疗】 青春期建立月经周期后,一旦明确诊断,手术治疗是唯一有效的方法。手术以解除阴道阻塞,使经血引流通畅为原则。尽早发现及时手术是防治并发症的关键。对于多数患者手术后需要放置模型,可以预防再次的粘连。合并症的治疗包括例如炎症、子宫内膜异位症等的治疗。

1. Ⅰ型阴道闭锁处理 对于Ⅰ型阴道闭锁患者应及时行闭锁段阴道切开。在周期性腹痛期,以 16 号 10cm 长针自阴道闭锁段中央,负压穿刺,见稠厚的咖啡色经血后,沿穿刺针边缘锐性和钝性向上、向周边分离,在探针的指引下行闭锁阴道造穴,至上下贯通,常规探查宫颈发育情况并探查宫腔,若宫腔与宫颈管均发育正常,则保留子宫,尽量扩大阴道腔隙,若创面较大,可以考虑用生物网片或大腿外侧皮瓣移植来连接腔隙,形成生物网片或自体皮瓣人工阴道。造穴成功后,需要用阴道模具扩张阴道以防阴道狭窄。Lucite 阴道模具一端为球形,中间有通道,经血可经此流出。模具的球形端对应于阴道上端,模具要留置 3 ~ 6 个月,之后坚持每日白天取出,夜间扩张阴道,防止阴道狭窄,此为手术成功的关键。也可以选择两侧大阴唇翻转皮瓣外阴阴道成形术或羊膜阴道成形术。

2. Ⅱ型阴道闭锁处理 对于Ⅱ型阴道闭锁患者,处理的关键在于是否保留子宫。术前 B 超检查提示宫颈发育不良并且未探及宫颈管,腹腔镜检查了解子宫发育情况,当明确为先天性宫颈管闭锁或宫颈缺如,子宫发育不良或子宫畸形者,一般不建议其保留子宫。青春期患者术后长期阴道扩张的依从性仍然是一个问题,可以考虑先行子宫切除术,以缓解症状,待结婚前 6 个月行人工阴道成形手术。近年来也有学者采取 Biodesign 生物网片进行宫颈及阴道成形术,即将网片缝合包裹于阴道模上,将模具和网片植入造穴后的人工阴道,定期更换模具半年,早期观察临床效果良好,但是,仅见于个案报道,其远期疗效有待进一步评价。而对于宫颈管、子宫发育良好,无子宫畸形者,可以考虑保留子宫,术前放置金属导尿管,并以助手手指置于直肠为导引,以免损伤膀胱或直肠,造穴成功后,行阴道成形术,手术方法有:生物网片阴道成形术、游离皮瓣阴道成形术、羊膜法阴道成形术、外阴阴道成形术。最后将成形后的人工阴道上端与宫颈吻合。

因腹痛在外院行阴道造穴手术后未继续坚持佩戴阴道模具,由此阴道成形术后阴道瘢痕挛缩者,Hurst 和 Rock 推荐,在 B 超引导下抽吸积血缓解腹痛,随后持续口服避孕药以缓解阴道积血的发生。

3. 先天性无阴道(阴道缺如) 结婚半年前行人工阴道成形手术,人工阴道成形手术是妇产科手术中历史较久远的手术,有多种手术方式,妇科医生一直在不断探讨比较各种手术方式间的利弊成败。

手术方式包括:①顶压法阴道成形术;②游离皮瓣阴道成形手术;③羊膜法阴道成形手术;④乙状结肠代阴道成形手术;⑤外阴阴道成形手术(Williams 手术);⑥腹膜法阴道

成形手术(经腹和经腹腔镜手术途径);⑦生物网片阴道成形手术。各种手术方式各有优缺点,目前没有一种定论,近年来经腹腔镜下行腹膜法阴道成形手术开展较多,该方法减少了开腹手术的创伤,使患者心理更易接受,手术步骤:以去甲肾上腺素1ml+生理盐水500ml配成的1:500稀释液,于尿道与肛门之间作一水垫直至盆底腹膜,在膀胱与直肠之间首先进行人工阴道造穴,腹腔镜下以腹膜推进器下推盆底腹膜至会阴部,间断缝合腹膜与外阴造穴口,最后镜下沿始基子宫、侧腹膜、直肠及膀胱浆膜面荷包缝合,形成人工阴道顶端(图4-4-3、图4-4-4)。

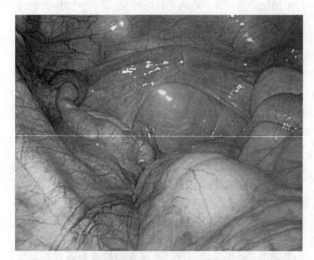

图4-4-3　尿道与肛门之间作一水垫直至盆底腹膜

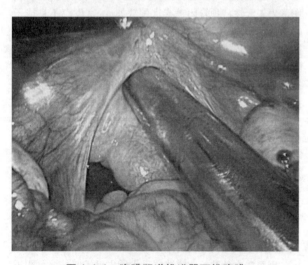

图4-4-4　腹膜阴道推进器下推腹膜

二、阴道横隔

阴道横隔的发生是胚胎发育时期阴道板未完全腔化或泌尿生殖窦与子宫阴道始基衍生物未完全融合的结果,因此横隔在出生时就已存在。在胚胎第5个月时,阴道板中间的细胞凋亡形成阴道腔,剩余的细胞形成阴道上皮,限定了阴道的周围边界。在阴道管腔化完成不久,实性的阴道迅速变空。文献报道阴道上1/3～4/5部分的上皮由子宫阴道始基形成,而下2/3～1/5部分的上皮是由窦阴道球分

化而来。阴道腔化过程中,受到内在或外在因素的干扰,包括内分泌及遗传等调节因素,使其阴道的某一部位或多个部位组织未能吸收,形成所谓的阴道横隔。已证明有一种罕见的连锁遗传,可使阴道存在一个或多个横隔,位于腔体的上部或下部,而且还可有阴道纵隔的发生。阴道横隔可能不是阴道闭锁的结果,而是阴道板未完全管腔化或窦与始基(导管的)衍生物未完全融合的结果。

【分类】　米勒管垂直融合异常,由向下生长融合的米勒管尾端与向上生长的泌尿生殖窦相接处未贯通或部分贯通所致,分为阻塞性和非阻塞性两种,也称为完全性阴道横隔和不完全性阴道横隔。据报道阴道横隔的发病率为1/2100～1/72 000。起源于泌尿生殖窦的阴道占1/4,如果这部分增多,来源于米勒管的阴道部分就会减少,因此,横隔可位于阴道的任何部位,但更常见于阴道中、上段交界部位,其厚度为1cm,阴道横隔很少伴有泌尿系统和其他器官的异常(图4-4-5)。

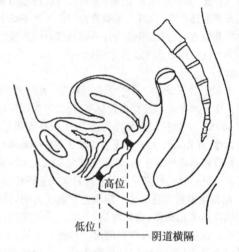

图4-4-5　阴道横隔

【诊断】

1. 完全性阴道横隔　症状与阴道闭锁相似,青春期建立月经周期后,妇科检查发现阴道盲端,可在经血潴留于阴道横隔的上方触及阴道上段积血的块物。

2. 不完全性阴道横隔　位于阴道上段者多无症状,位于阴道中段者可影响性生活,一般不影响生育。可表现为经期长,经血淋漓不尽,妇科检查时在横隔中部可见一小孔,阴道较短,可扪及宫颈、宫体。阴道分娩时影响胎先露部下降。

【治疗】

1. 完全性阴道横隔　青春期建立月经周期后一旦明确诊断,尽早手术治疗。手术方法必须根据阴道横隔位置、横隔厚度而定。手术应尽可能切除横隔,锐性和钝性向上、向周边分离,至上下阴道贯通,两侧钝性分离以免术后狭窄,常规探查宫颈发育情况。用可吸收线将上下段阴道黏膜吻合。术后将消毒纱布卷制成的3cm直径模具外敷乳胶避孕套置于阴道吻合处,定期更换阴道模具,直至阴道上皮完全愈合。创面完全愈合后可以性交。

2. 不完全性阴道横隔　若生育前出现临床症状,则需要行阴道横隔切开手术;分娩时,若横隔较薄,可于胎先露

部下降压迫横隔时,切开横隔,胎儿娩出后再切除横隔。若横隔较厚,则行选择性剖宫产手术。

三、阴道斜隔

阴道斜隔是一种并非十分罕见的生殖道畸形,1992 年文献首次报道这种病例,但并没有一个合适的命名,有的命名为双子宫合并一侧阴道不通,由于这种畸形突出表现在于阴道有一个斜行附着的隔,也称之为阴道斜隔综合征,其定义主要包括如下几个方面:①双子宫双宫颈。个别的可有单宫颈合并子宫中隔;②阴道斜隔,既不同于把阴道分为两侧的阴道纵隔,也不同于把阴道分为上、下两节的阴道横隔。阴道斜隔表现为一片两面均覆盖阴道上皮的膜状组织,起源于两个宫颈之间,斜向附着于一侧的阴道壁,形成一个盲管把该侧的宫颈遮蔽在内,隔的后方与宫颈之间有一个腔为"隔后腔";③泌尿系畸形,几乎无一例外的合并与斜隔处于同一侧的肾脏及输尿管的缺如。

阴道斜隔的非对称性畸形的发生目前具体的机制尚不明了。文献认为,米勒管与中肾管的发生密切联系,米勒管的发育有赖于中肾管的发育,中肾管发育受阻,米勒管的发育也会异常,从而形成肾脏、输尿管和阴道发育的一系列非对称畸形。

【分型】　常合并双子宫、阴道阻塞(单侧、部分或完全)及同侧肾脏发育不良。其临床症状因个体中阴道、子宫的关系不同而不同,阴道斜隔总体分为 3 类:

1. Ⅰ型　无孔型斜隔,斜隔上没有孔,即单侧阴道完全阻塞、两侧宫腔无交通。

2. Ⅱ型　有孔型斜隔,斜隔上有一个小孔,往往会有隔后腔的引流不畅,即单侧阴道不全阻塞、两侧宫腔无交通。以Ⅱ型发病率最高,占 50% 左右。

3. Ⅲ型　无孔斜隔合并宫颈瘘管,即单侧阴道完全阻塞、两侧宫颈之间或隔后腔与对侧宫颈之间有瘘管相通,但是仍有可能引流不畅(图 4-4-6)。

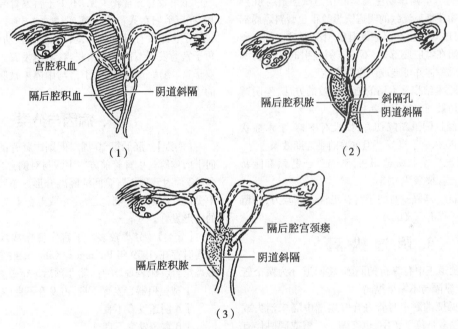

图 4-4-6　阴 道 斜 隔 的 三 种 类 型
(1)阴道斜隔Ⅰ型;(2)阴道斜隔Ⅱ型;(3)阴道斜隔Ⅲ型

【临床特点】　临床表现与分型有密切的关系。

1. 症状　发病年龄属于青少年。从初潮至主要临床症状出现平均时间为 1.7 年。以Ⅰ型就诊时间较早。大多数未婚育。痛经是主要的临床症状,是严重的胀、坠、憋的痛经。此外还会有阴道流脓等感染的症状。

2. 体征　一般患者多为处女,罕行阴道检查。一般如行阴道检查可见一侧阴道有小孔,可有脓液流出,可扪及阴道壁肿物,这类肿物一般位置较低,不同与常见的盆腔肿物,固定在一侧阴道壁和穹隆上。

【并发症】

1. 盆腔感染　常见Ⅱ型有孔型斜隔、Ⅲ型无孔斜隔合并宫颈瘘管患者,因隔后腔内长期积脓,当抵抗力下降时会引起急性炎症,盆腔脓肿。

2. 子宫内膜异位症　多见于Ⅰ型无孔型斜隔患者,经血倒流引起子宫内膜异位症。

【辅助检查】

1. B超检查　可提示双子宫及一侧的子宫积,血宫颈扩张,对诊断有很大的帮助。并可同时提示一侧肾脏的缺如。

2. 碘油造影　Ⅰ型造影见单角子宫及单输卵管畸形,Ⅱ型造影可见相同的单角子宫及单侧输卵管,但如从斜隔孔打入造影剂可见隔后腔,一般隔后宫很难显影。Ⅲ型从宫颈打入造影剂可显影同侧子宫及与之相连的对侧隔后腔。

3. 腹腔镜检查　可发现双子宫畸形。

4. 磁共振检查　对于明确各部位的关系有重要的作用。

5. 泌尿系影像检查　可发现肾脏或输尿管的异常。

【诊断】　诊断要点在于对本病的认识,如果对阴道斜隔综合征没有一个概念,则术前诊断几乎不可能。诊断的难点在于症状上的矛盾,这类畸形存在不同程度的梗阻,但因为有一侧正常的子宫及阴道,会有正常的月经周期,从而掩蔽了梗阻的存在。1985 年以前文献报道的病例误诊率很高,大约80% 误诊而行开腹探查手术。如果对此病有充分的认识,诊断并不困难。加之近年来 B 超检查的精细准确,可提示双子宫双宫颈及一侧子宫颈的扩张积血,并提示同侧肾脏的缺如。这些对于确诊非常重要。

1. Ⅰ型　无孔型斜隔,对于该类型畸形临床应该给予足够的重视,青春期月经周期建立后,主张早诊早治,应减少经血逆流。

2. Ⅱ型　有孔型斜隔,往往会表现为隔后腔引流不畅,出现阴道流脓等感染症状。

3. Ⅲ型　无孔斜隔合并宫颈瘘管。此类患者很少有月经不规则,因而容易漏诊。

【鉴别诊断】　鉴别诊断主要是和阴道壁囊肿穿孔感染及盆腔肿物相鉴别。流脓的阴道壁囊肿和Ⅱ型斜隔局部症状相同,但通过 B 超检查泌尿系肾脏情况不难鉴别。卵巢肿物也会嵌顿在盆腔底部,但不同于斜隔引起的肿物那样和阴道壁连成一体并可造成阴道移位变形。

【治疗】　手术治疗是本病的唯一有效的方法,经阴道斜隔切开引流是最理想的手术治疗。

【预后】　经过阴道斜隔切开,如没有感染,手术症状迅速消失,近期效果一般良好。但重要的是远期效果。

1. 局部情况　症状缓解很快,斜隔后子宫颈都能暴露,少有再次粘连、狭窄及闭锁。

2. 生育情况　斜隔一侧的子宫有正常生育能力,保留这一侧的子宫是很有意义的。

四、阴道纵隔

阴道纵隔阴道正中有纵行的隔膜,将阴道分为两个管道,可分为完全纵隔与不完全纵隔。

【病因】　两侧的副中肾管融合时尾端中隔未消失或部分消失。纵隔多是位于正中,也有偏于一侧或同时伴有一侧的阴道下端闭锁。

【分类】

1. 两侧米勒管完全融合异常则导致双阴道畸形或称完全性阴道纵隔,以对称性阻塞为特点。

2. 两侧米勒管部分融合异常可导致单侧阴道阻塞、阴道斜隔,以非对称性阻塞为特点,详见本节第三部分阴道斜隔。

3. 下端米勒管融合失败可导致部分性阴道纵隔。阴道纵隔常伴有双子宫、双宫颈、同侧肾脏发育不良。

【临床表现】

1. 阴道完全纵隔　患者多无症状,不影响性生活,可以阴道分娩。往往在妇科检查时发现阴道被纵形黏膜分割成两条纵形通道,上达宫颈,下至阴道外口。

2. 阴道不全纵隔　患者婚后可有性生活困难或不适,妇科检查时发现阴道纵形黏膜未达阴道外口,分娩时胎头可能受阻而影响阴道分娩。

【诊断】　一般妇科检查可以发现,并确诊阴道纵隔,必要时应进行麻醉下的妇科检查。同时应注意有无子宫的发育异常。

【治疗】

1. 阴道完全纵隔　该类畸形常常不需要立即治疗,双子宫伴阴道纵隔的患者,一侧宫体发育常优于另一侧,如果性交总是在发育不良的宫体侧阴道内发生,则可能引起不孕或反复流产,此类患者非孕期应予阴道纵隔切除。

2. 阴道不全纵隔　若阴道不全纵隔影响性生活,应行纵隔切除。若于分娩过程中发现,可于先露部下降压迫阴道纵隔时切断纵隔。所以阴道融合术取决于这种畸形对于不孕和对分娩的影响程度。

(华克勤　陈义松)

第四节　子宫发育异常

子宫发育异常较少见,不少子宫发育异常终身未被发现,在育龄妇女人群中发病率约为 4.3%。子宫发育不良包括子宫未发育或发育不良、始基子宫、幼稚子宫、一侧单角子宫与发育不良的残角子宫、双侧发育正常完全分离的双子宫、两角分离的双角子宫与中隔未被吸收或吸收不良的中隔子宫。

一、病因与分类

【病因】　胚胎第 10 周双侧副中肾管的中下段和尾端向下向内跨过中肾管前方在中线与对侧会合形成宫体与宫颈,12 周时双副中肾管间的隔融合形成单腔。在融合过程中受内外因素的影响,发育停止或融合不全,形成各种类型的畸形发育。

【分类】　分类较多。子宫发育异常常与阴道发育异常同时存在,1979 年 Buttram 与 Gibbons 按子宫发育异常的形态结合临床表现、治疗、胎儿预后进行分类。

Ⅰ型生殖器官发育不良,占发育不良的部位分为:

Ⅰ A 阴道发育不良

Ⅰ B 宫颈发育不良

Ⅰ C 仅有部分宫底,无宫体

Ⅰ D 双侧输卵管未发育

Ⅰ E 复合式发育不良

Ⅱ型单角子宫:因未发育侧子宫发育情况与发育侧的关系分为四种类型

Ⅱ A 单角子宫一侧为残角子宫

Ⅱ A-1a 残角子宫发育不良,有宫腔无宫颈,与发育侧单角子宫腔相通

Ⅱ A-1b 残角子宫发育不良,有宫腔无宫颈,与发育侧单角子宫腔不通

Ⅱ A-1c 残角子宫为始基子宫发育不良的实体子宫无宫腔,无宫颈,以纤维束与发育侧单角子宫相连

Ⅱ B 发育侧为单角子宫,有一侧输卵管、卵巢与韧带,一侧子宫完全未发育

Ⅲ型双子宫完全分离的两个宫体与宫颈

Ⅳ型双角子宫

ⅣA 完全双角子宫:双侧宫角分离在宫颈内口处

ⅣB 不全双角子宫:双侧宫角在宫颈内口上的任何部位分离

ⅣC 弓型子宫:宫底中央凹陷,宫壁向宫腔突出如马鞍状

Ⅴ型中隔子宫

ⅤA 完全中隔子宫:中隔达宫颈内口或外口

ⅤB 不全中隔子宫:中隔为部分中隔,达宫颈内口之上任何部位

Ⅵ型己烯雌酚有关的子宫发育不良。女性胎儿在子宫内受己烯雌酚暴露,引起宫腔的改变,如宫腔为 T 型,宫腔内有收缩条索,X 线影像宫腔有充盈缺损,宫腔的下 2/3 增宽。

Buttram 认为阴道异常单独存在,或合并子宫发育异常。对胎儿预后影响不大,因此分类不涉及阴道问题。

1988 年 AFS 分类是在 Buttram 分类的基础上,同样结合临床表现,处理与胎儿预后、制订新的分类。两种分类不同之处如 AFS 分类将双角子宫、双宫颈列为双子宫。双角子宫分离至颈管内为完全双角子宫,在颈管内口之上为不全双角子宫。并将弓形子宫列为第五型。子宫中隔终止于宫颈外口处为完全中隔,中隔终止于颈管内为不完全中隔。中隔子宫在非孕期常被忽略,多在早孕吸宫,妊娠分娩或剖宫产时发现。临产后宫颈逐渐展平,以中隔达宫颈外口或颈管内区别完全中隔与不全中隔较困难,易混淆,因此至今多采用 Buttram 分类(图4-4-7)。

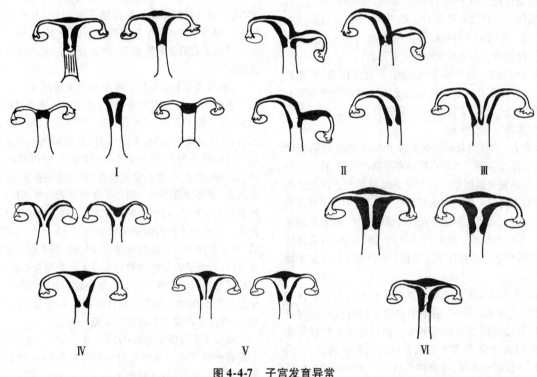

图 4-4-7 子宫发育异常
Ⅰ. 副中肾管发育不全;Ⅱ. 单角子宫;Ⅲ. 双子宫;Ⅳ. 双角子宫;Ⅴ. 中隔子宫;Ⅵ. 己烯雌酚有关的子宫发育异常

二、子宫未发育或发育不全

1. 先天性无子宫 因双侧副中肾管形成子宫段未融合、退化所致。常伴有阴道发育不全,输卵管卵巢正常。临床表现为原发闭经,第二性征正常。肛查无子宫或为一结节或条索状物。先天性无子宫无阴道称 Mayer-Rokitansky-Küster-Hause 综合征,染色体核型为 46,XX。

2. 始基子宫 因副中肾管会合后不久即停止发育所致。子宫极小,仅长 1~3cm。多数无宫腔或有宫腔无内膜,一般无症状,常因青春期后无月经就诊时检查才发现。偶有始基子宫有宫腔和内膜,宫颈闭锁,青春期后可因月经潴留或经血倒流出现周期性腹痛。卵巢发育可正常。始基子宫有周期性腹痛或宫腔积血者需手术切除。

3. 实质子宫 因双侧副中肾管融合后未形成腔所致。子宫近似正常大小,无宫腔,无月经。因原发闭经就诊,B超检查无宫腔波,刮宫时可确诊。

4. 幼稚子宫 因双侧副中肾管融合形成子宫后发育停止所致。卵巢发育正常。婴幼儿期宫体长与宫颈长之比为 1:2,青春期后为 2:1。如青春期后宫颈长,宫体与宫颈比例仍为婴幼儿时期为幼稚子宫。临床表现为痛经,月经量过少,初潮延期或正常,婚后不孕。宫体常因子宫前壁或后壁发育不良而成过度前屈或后屈,宫颈与宫体之比超过 1:3。B超检查可协助诊断。幼稚子宫主张小剂量雌激素加孕激素序贯周期治疗。一般可自月经第 5 日开始每晚口服己烯雌酚 0.25mg 或妊马雌酮 0.3mg,连服 20 日,第 16 日始服甲羟孕酮 4mg,每日 2 次,连用 5 日,共服 4~6 个

周期。

三、宫 颈 闭 锁

宫颈闭锁(cervical atresia)先天性宫颈闭锁是非常罕见的副中肾管发育不全。以往文献均为个案报道,大部分病例是手术中发现。近年因诊断技术的进展,报道例数逐渐增多。宫颈发育异常可伴有宫体各种类型的发育异常,也有伴发泌尿系发育异常的报道。Buttram分类为ⅠB型。

【病因】 宫颈形成是复杂的过程,包括内胚层和外胚层来源的组织,副中肾管延伸与融合,尾端组织增厚与泌尿生殖窦及侧方中肾管接触。宫颈闭锁包括早期副中肾管延伸与颈管形成时发生的发育失常。延伸的副中肾管尾端与泌尿生殖窦接触形成宫颈与阴道。如延伸部分缺陷发生宫颈与阴道闭锁。宫颈闭锁患者中约半数有阴道闭锁,但半数阴道正常,说明副中肾管延伸正常,因此宫颈发育异常亦可发生于晚期颈管形成过程中的发育障碍。

【临床表现】 青春期后原发闭经、性交困难、周期性下腹痛、盆腔疼痛。宫腔积血,经血逆流到盆腔导致内膜异位与盆腔粘连。输卵管粘连时,双侧输卵管积血,出现进行性加重的腹痛与盆腔疼痛。

【诊断】 以往宫颈闭锁在开腹手术时发现,已造成严重问题,应尽早诊断。当青春期出现周期性腹痛,首先检查处女膜,排除处女膜闭锁。指肛检查触及增大子宫或双附件,如伴有阴道高位横隔无法判断梗阻部位,MRI可获得明确的形态,但较昂贵。B超是有效的诊断方法,三维B超能清晰显示子宫的全貌。腹腔镜可看到子宫形态,内膜异位病灶与盆腔粘连。如伴有子宫发育异常应考虑作泌尿系统检查。

【处理】 宫颈闭锁处理方法的选择尚有争议。保守手术、宫颈成形术,当伴有阴道闭锁时与阴道成形同时进行。术后月经引流成功率约40%。如阴道正常宫颈管成形后月经引流正常占70%。颈管成形仅为一通道,无内膜、黏液,不仅妊娠率低,并有感染病例。文献报道2例死于腹膜炎、败血症。宫颈重建首先做人工阴道,然后开腹将膀胱与膀胱腹膜向下推,在子宫下方宫颈部位纵切排出积存物将Mulilora Cu²⁵⁰节育器放入颈管,其他部分放入宫腔防止脱落,将宫颈与阴道缝合放入制备的羊膜与模型。保留6~12个月,一年后取出节育器。手术治疗12例,术后2例妊娠分娩。子宫阴道吻合术首先开腹,在膀胱子宫之间分离前间腔、子宫与直肠之间作后间腔,并在膀胱直肠之间分离出可容2指的通道。会阴做倒U形切口造穴,子宫下端做锥切,将子宫通过分离管道与人工阴道缝合放入16号Foley管,15日后取出,术后给抗生素预防感染,手术18例,4例有6次成功妊娠。

宫颈闭锁常伴发内膜异位、输卵管病灶,导致不孕影响妊娠率。应尽早发现及时治疗,避免切除子宫与附件,恢复正常月经与性生活,保留子宫提供自然妊娠或助孕技术妊娠的机会。综合文献86例,其中15例,16次妊娠,剖宫产8例。

四、残角子宫与单角子宫

(一)残角子宫

1920年Humpstone首先报道残角子宫(rudimentary uterine horn),有纤维组织的蒂与发育侧子宫相连。残角子宫是一侧副中肾管中下段发育的缺陷,发育侧子宫旁有一个小子宫及其附件,可伴有该侧泌尿道发育畸形。

【分类】 按残角子宫形态,是否与发育侧子宫相通,属ButtramⅡA型并分为三种亚型。

ⅡA-1a 残角子宫发育不良,无宫颈有宫腔,与发育侧单角子宫相通。

ⅡA-1b 残角子宫发育不良,无宫颈有宫腔,与发育侧单角子宫不相通。

ⅡA-1c 残角子宫为发育不良的实体始基子宫,无宫腔、无宫颈,以纤维束与发育侧子宫相连,占残角子宫的34%。残角子宫多位于发育侧子宫的中下侧,少数位于宫底。残角子宫有正常输卵管,卵巢与韧带,也有附件缺如的报道。

【临床表现】 残角子宫症状因类型而异。残角子宫与发育侧子宫相通:月经来潮后,经血可引流到发育侧宫腔内排出,一般无症状,亦可有痛经。残角子宫与发育侧宫腔不通:月经来潮后,经血不能排出,有周期性一侧腹痛。残角子宫因积血增大,宫腔内压力增高,使宫内膜向宫壁延伸,引起腺肌症,经血逆流到腹腔,发生宫内膜异位,痛经逐渐加重,并可导致不孕。残角子宫输卵管伞端因经血逆流,残留血引起粘连,导致输卵管积血。下腹痛加剧,并可触及肿块。如残角子宫为始基子宫无宫腔,无月经与周期性腹痛,与发育侧子宫相连的纤维带较长时,因腹股沟管内环发育欠佳,始基子宫与输卵管卵巢滑入腹股沟管形成疝,国内文献已有报道。残角子宫无功能内膜与有功能腔与发育侧相通者高于有功能内膜与发育侧宫腔不通者。因此,痛经较少,残角子宫输卵管妊娠较少见。

残角子宫妊娠率为0.001%~0.0082%。妊娠的机制:①发育侧精子卵子外游至残角子宫内着床;②受精卵外游至残角子宫腔着床;③精子至残角子宫输卵管或通过发育侧宫腔到残角子宫输卵管与同侧卵巢排出的卵受孕在残角子宫腔内着床。残角子宫妊娠后,早期多无症状,部分患者有下腹隐痛与不规则阴道出血。妊娠中期因残角子宫壁较薄,发育不良,不能因胎儿生长相应增长肥厚,自然破裂(图4-4-8)。近年国内文献有残角子宫足月妊娠死胎引产发生子宫破裂的报道子宫破裂的征兆表现为突发性剧烈腹痛,因大量内出血休克昏厥。也可有胎囊排入腹腔,胎盘仍在残角宫腔内,胎儿继续生长,为腹腔妊娠,临床表现剧烈腹痛逐渐缓解,继而持续下腹轻度疼痛,胎动时疼痛加剧。因宫壁薄蜕膜形成缺陷胎盘植入发生率11.9%,远高于正常妊娠的1/2000~1/7000,胎盘绒毛可穿透较薄的宫壁成为弱点,当胎儿继续长大时引起子宫破裂。约有10%残角子宫妊娠维持到足月或妊娠过期胎儿死亡。滞留在残角宫腔内的死胎,软组织吸收,骨骼残留形成尸蜡、石胎,胎儿组织也可化脓形成脓肿。残角子宫妊娠晚期常有假宫缩。

非孕期残角子宫ⅡA-1a型妇科检查。子宫一侧可触

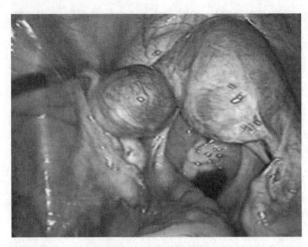

图 4-4-8 残角子宫妊娠

及较子宫小的硬结。残角子宫ⅡA-1b 型宫腔积血时，可触及子宫一侧有较大肿块，有触痛，合并内膜异位症有不规则肿块与痛性结节。中期妊娠子宫一侧肿物较停经月份稍小。子宫破裂腹部有明显压痛与反跳痛，叩诊有移动性浊音，患者烦躁血压下降，脉搏增快，贫血貌等休克体征。妊娠晚期，子宫偏离中线，常为臀位。临产后宫颈不展平，宫口不开大，触不到先露。胎死宫内成尸蜡或石胎，检查下腹触及较大不规则硬性肿块，死胎感染后宫体有明显触痛，有脓性物流出。

【诊断】 非孕期ⅡA-1a 型残角子宫有月经，无症状易被忽略，常在手术中发现。残角子宫ⅡA-1b 型，月经来潮后痛经进行性加重，妇科检查子宫一侧触及较大肿块或不规则肿块有触痛。妊娠早期人工流产未能吸出胎物，中期妊娠引产失败、足月妊娠先露高浮、肛查宫口不开，触不到先露。子宫破裂内出血，血压下降有休克体征。

由于残角子宫发生率低，宫腔积血很易误诊为卵巢肿物，术前难以确诊。结合患者有痛经史、不孕史，妇科检查时子宫偏小一侧，在另一侧可触及肿物呈实性肉样感，边界清，与子宫不能分离，同时合并有阴道或泌尿系统畸形，应考虑是否为残角子宫。

辅助诊断：B 超检查在非孕及早孕期能清晰显示子宫外形、内膜及胎囊，提高诊断的准确性；中晚期妊娠在妊娠子宫一侧中下方可见有内膜腔的子宫。三维 B 超检查可靠性较高。如常规二维 B 超宫底部横切面显示子宫内膜短小、不对称时就应怀疑单角子宫或残角子宫，进一步复查三位 B 超能有效减少漏诊误诊。MRI 诊断符合率高，孕期检查对胎儿无影响，但价格昂贵不能作为常规检查方法。如晚期妊娠 B 超不能作出明确诊断时可用 MRI，在子宫破裂前作出明确诊断。非孕及早孕期腹腔镜检查也是有效的检查方法。残角子宫常合并同侧泌尿系统发育不全，应做泌尿系造影检查。

子宫破裂应与输卵管妊娠破裂鉴别，大多数残角子宫肌层较输卵管厚，发生破裂时间较迟，多发生于中期妊娠，平均 20～21 周。输卵管妊娠破裂的时间除宫角妊娠破裂时间较晚，其他发生于孕早期。腹腔镜术中探查可对残角子宫妊娠与输卵管妊娠进行鉴别，残角子宫妊娠囊位于同侧圆韧带附着点内侧，而输卵管妊娠时妊娠囊位于同侧圆韧带附着点外侧。

【处理】 非孕期确诊后应切除残角子宫。早中期妊娠切除妊娠的残角子宫，晚期妊娠行剖宫产后切除妊娠的残角。胎儿骨骼残留，尸蜡或石胎均应切除残角子宫。切除残角子宫时并将同侧输卵管切除，避免输卵管妊娠的发生，圆韧带固定于发育侧子宫同侧宫角部位。中期妊娠引产如子宫偏离中线，应考虑子宫发育异常的可能性，诊断明确后方能引产，切勿诊断不清强行操作，促使子宫破裂，造成严重后果。

（二）单角子宫

单角子宫（unicornuate uterus）因一侧副中肾管未发育所致，未发育侧的卵巢、输卵管、肾亦往往同时缺如。发病率不明，估计发病率为 0.001%，占子宫发育异常的 1%～2%。单角子宫多位于右侧，原因不明，65% 合并残角子宫，常伴有同侧肾脏发育异常，也有卵巢位置异常的报道。

【临床表现】 单角子宫月经周期规律、痛经、原发不孕。有不良妊娠结局。单角子宫一侧血管，血液供应不足，内膜受体缺乏，流产率 21%～48%，较双角子宫与中隔子宫流产率低。妊娠足月时子宫轴偏离中线，宫腔相对狭小，臀位发生率高，胎膜早破发生率也高，宫颈功能不全也有发生，早产率高，较双角子宫、中隔子宫有较高足月分娩率与活婴率。由于子宫肌纤维发育不良，妊娠晚期子宫过度膨大，肌纤维处于高张状态，宫颈过早成熟，诱发宫缩或胎膜早破，而发生早产，故对有早产征象的孕中晚期监测尤为重要。因常有一侧肾脏发育异常，妊娠时可有高血压与蛋白尿。单角子宫为一侧韧带，妊娠子宫升入腹腔后易失衡而扭转，当改变体位或其他原因可引起剧烈腹痛，胎心消失，胎位不清，如未及时处理，胎盘早期剥离，子宫卒中或破裂，胎儿死亡，危及产母安全。

【处理】 孕期加强监护，及时发现并发症予以处理，减少对母婴的不良影响。一般认为单角子宫妊娠不做预防性宫颈环扎术。分娩的处理，应按孕母的年龄、不良妊娠史、胎位异常、宫缩情况，产程进展及胎儿大小，酌情放宽剖宫产的指征。胎儿娩出后注意胎盘粘连，胎盘植入，及时发现，处理产后大出血，阴道分娩，须予以警惕。

五、双子宫

双子宫（didelphic uterus）是双侧副中肾管未完全融合的结果，形成两个分离的宫体与宫颈，附有各自的输卵管、卵巢、圆韧带、阔韧带，常合并阴道纵隔（图 4-4-9）。

【分类】 早年双角子宫亦称双子宫。Buttram 分类，双子宫为两个分离的子宫与宫颈，双子宫的宫颈可分开或相连。双子宫伴有阴道纵隔，一侧阴道闭锁时，常有同侧泌尿系统发育异常，多为肾脏发育异常。毗邻宫颈之间可有交通，双子宫一侧宫颈发育不良、缺如，常伴有一小通道与对侧阴道相通。

【临床表现】 双子宫约有 25% 无症状，月经正常，妊娠期分娩过程无并发症。双子宫有月经过多、痛经、下腹痛、盆腔痛，伴有一侧阴道闭锁，可有阴道积脓，慢性盆腔炎与内膜异位。双子宫一侧子宫慢性内翻被误诊为子宫肌

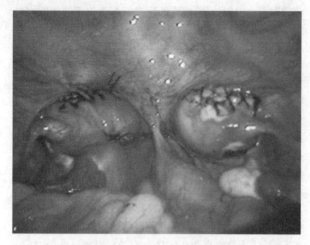

图 4-4-9　双子宫肌瘤剔除术后

瘤。双子宫妊娠多为右侧子宫,受孕后因子宫供血不足,蜕膜形成不良易流产。因宫腔狭小臀位发生率较正常妊娠高3.6倍,胎盘缺氧缺血,妊娠期高血压疾病发生率一倍于正常妊娠。胎盘早期剥离,IUGR 的发生率均较高,在子宫发育异常者中双子宫妊娠结局较好。国内外文献均有双子宫妊娠晚期,自然破裂的报道。妊娠 20～28 周妊娠侧子宫升入腹腔,一侧圆韧带及阔韧带,可因体位改变等诱因使子宫失衡而扭转,出现剧烈腹痛,阴道出血胎盘早期剥离,子宫破裂,大量内出血休克甚至 DIC。双子宫双侧妊娠发生率,约为 1/1 000 000,常发生异常分娩。双子宫左侧早孕流产6 日后右侧子宫输卵管妊娠破裂。双子宫非孕侧子宫阻碍先露下降造成机械性产道梗阻。双子宫妊娠期并发症较正常妊娠高数倍,新生儿体重较正常孕妇同孕龄胎儿体重低,围生儿死亡率也较高。虽然在子宫发育异常中双子宫的活婴率最高,仍应加强围生期监护。

【诊断】　双子宫 B 超检查即可作出明确诊断。双子宫常伴发阴道纵隔,妇科检查即可诊断,如有一侧斜隔,检查时可触穹隆处有囊肿,B 超应同时检查同侧肾脏情况,必要时做肾盂造影。双子宫合并黏膜下肌瘤,应仔细检查蒂部,有纵形皱襞应考虑为子宫内翻。

【处理】　双子宫行矫形术尚有争议。子宫矫形后,扩大宫腔容积,满足胎儿生长发育的需要。有人认为矫形术前后对比,妊娠结局无明显改善。也有人认为矫形术后,流产率下降,活婴率明显升高。比较一致的观点,双子宫不作常规矫形术。当有反复流产,应排除染色体、黄体功能以及免疫等因素后行矫形术。双子宫一侧慢性内翻,按翻出子宫局部感染情况,给抗生素治疗,炎症控制后,还纳内翻子宫并切除。双子宫伴发阴道纵隔,一侧阴道闭锁或斜隔,并有同侧泌尿系统发育异常,同侧宫颈发育不全、闭锁或对侧宫颈有交通,将积血的子宫下段纵形切开,沿闭锁宫颈延长切口至阴道顶端,形成宫腔与阴道相通的人工通道。通道应有足够的宽度才能保持通畅。宫颈距阴道较远手术难度大,经阴道引流易感染粘连。宫颈积血从膨隆下方切开分离,与阴道顶端皮瓣创面缝合,将健康组织覆盖在宫颈切口创面,形成永久性的通道,避免粘连狭窄,术后应定期随访。

双子宫孕期并发症的发生率高应加强监护,及时诊断处理。双子宫肌壁发育不良,妊娠晚期因胎儿长大,部分肌壁变薄而破裂,易发生胎位异常、胎膜早破、先兆早产及产时宫缩乏力,故孕期应多休息,产时加强产程观察,及时处理并发症的发生。孕期监护不能忽视中晚期妊娠的子宫壁B 超检查,宫壁日益变薄,局部有压痛应行剖宫产。妊娠20～28 周易发现扭转,发病急、发展快,应及时剖腹探查,取出胎儿,子宫恢复正常,可行圆韧带缩短术。胎儿取出后,子宫不能恢复正常,胎盘早期剥离、子宫卒中、胎盘植入、子宫破裂则行子宫次全切除。产程进展慢,继发宫缩无力、滞产、非孕侧子宫梗阻产道行剖宫产。双子宫不是剖宫产指征。当胎位不正继发宫缩无力,胎儿宫内窘迫可放宽剖宫产指征。双子宫妊娠,阴道分娩产后出血较多,需警惕胎盘植入或粘连。第三产程处理切勿操之过急,需检查胎盘娩出困难的原因。强行牵拉,压迫宫底逼出胎盘,可造成子宫内翻。

六、双角子宫与弓形子宫

双角子宫(bicornuate uterus)是两侧副中肾管未完全融合的缺陷。双侧部分或完全分离的内膜腔连于一个宫颈。双角子宫约占子宫发育异常的 25%。Buttram 分类双角子宫从宫颈内口处分开为完全双角子宫,在宫颈内口之上任何部位分开为不全双角子宫;子宫双角距宫颈内口远近不一,双角分离的程度也不相同。双侧宫角之间有位置不同的交通。弓形子宫(arcuate uterus)宫底中央有凹陷宫壁向宫腔突出,约占子宫发育异常的 20%。

【临床表现】　双角子宫月经血量较多,有程度不同的痛经。双角子宫妊娠结局较差,流产率 28%～61%,早产率 14%～30%,活婴率 31%～61%,足月分娩率 40%。孕期臀位、横位、胎膜早破、IUGR 和围生儿死亡率均较高。有人认为双角子宫是宫颈功能不全的高危人群。妊娠中晚期双角子宫连接处可发生破裂。一侧宫角妊娠也能发生扭转。文献报道乙状结肠系膜环绕一侧妊娠宫角,因妊娠后宫角增大致使肠系膜血管破裂,内出血休克是罕见的并发症。妇科检查宫底宽,中央有凹陷。妊娠中晚期偏离一侧多为臀位。弓形子宫无症状,妊娠后多为横位。弓形子宫底凹陷,宫缩时尤为明显。

【诊断】　非孕期妇科检查为双角,早孕期一侧妊娠,另一侧也可增生肥大,中晚期子宫偏离中线。B 超检查可诊断,见宫底部凹陷呈“蝶形”增宽,左右各有一角状突起,但需与中隔子宫鉴别,如发现有两个清楚分开的子宫角,底上有凹陷,则是双角子宫的征象,三维 B 超可清晰的显示子宫全貌。双角子宫与中隔子宫 X 线检查均为分离的两个宫腔图像,不能作为鉴别双角子宫与中隔子宫的方法。腹腔镜可明确诊断。

【处理】　1884 年 Ruge 首次报道从阴道途径行双角子宫矫形术。多年来以 Strassmam 经腹或阴道行双角子宫矫形术为主要方法。Jones & Joues 切除双子宫角的隔壁与中隔再缝合。Pelosi 在腹腔镜监护下,由宫腔镜标出了子宫腔内的位置,从前穹隆或后穹隆切开,将宫体翻出,尽可能少切宫壁,使宫腔增大,用传统缝合技术,保证切口愈合。

本术式避免开腹,减少粘连,术后恢复快,腹腔镜监护宫腔镜手术,保证安全,并可能切除盆腔异位症病灶、粘连、治疗输卵管阻塞等,现临床上常采用此方法。术后宫腔放置节育器 2 个月,同时口服雌孕激素 2 个疗程,以防宫腔粘连。建议避孕 1 年。

七、中隔子宫

中隔子宫(septate uterus)是双侧副中肾管融合后、中隔吸收的某一过程受阻,形成不同程度的中隔,发病率 0.009% ~ 12%,子宫发育异常者中最常见,约为 75% 左右。

中隔子宫 Buttram 分类在第 V 型,并将中隔子宫分为两种类型。中隔由宫底到宫颈内口或外口为完全中隔子宫;中隔终止于宫颈内口以上的任何部位为不全中隔子宫。中隔在宫颈外口以上的任何部位可有交通。完全中隔子宫伴有阴道纵隔,少数一侧阴道闭锁,伴泌尿系统发育不全(图 4-4-10、图 4-4-11)。

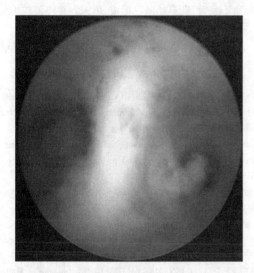

图 4-4-10　纵隔子宫

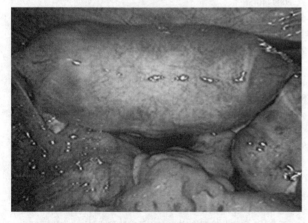

图 4-4-11　纵隔子宫外观

【临床表现】　中隔子宫不孕者较多,妊娠流产率 26% ~ 94%,中隔黏膜、血管呈放射状,血液供给不足,孕卵着床于中隔,因结缔组织可造成蜕膜与胎盘形成不好。中隔肌纤维增多不协调的收缩引起流产。中隔子宫同样存在宫颈肌肉与结缔组织比例失衡,宫颈功能不全的发生率高,增加早产机会,早产率 10% ~ 33%。中隔宫腔狭小,胎儿活动受限。臀位发生率高,胎膜早破、前置胎盘、胎盘早期剥离、产后出血、IUGR 均较正常妊娠高数倍,妊娠结局最差,对母儿造成不良影响。

【诊断】　妇科检查宫颈外口可见一隔膜,中隔终止于宫颈口处,宫颈外观正常,子宫大小正常,宫底较宽有凹陷,妇科检查不能做诊断依据。阴道 B 超宫轮廓清晰,并可见两个宫腔。HSGHSG 可见两个宫腔常误诊为双角子宫。宫腔镜检有猫眼图像,每侧宫腔可见一输卵管入口。腹腔镜检,一个宫体有纵形凹陷或较深的纵沟。中隔的诊断采用综合方法,对临床可疑患者做 B 超检查,必要时做宫腔镜结合腹腔镜可明确诊断。

【处理】　1882 年 Schroder 与 Ruge 用长的胃钳将子宫中隔前后钳夹切除,24 小时后取出,阴道出血不多,1 个月后妊娠。Rocky 等亦相继采用同样方法切除中隔,因为非直视手术有一定的危险性。1907 年,Strassman 介绍经阴道或腹部切除中隔,以后本术式仅用于双角子宫矫形术。1953 年,Jones & Joues 经宫底楔形切除中隔成为中隔子宫矫形术的传统方法之一。此后不少学者采用各种术式,避免切除过多宫壁,获得较大宫腔,但均为经腹途径,有围术期病率,术后盆腔粘连,引起继发不孕,妊娠后需行剖宫产,术后 3 ~ 6 个月方能受孕。1974 年 Edstron 首次报道 2 例宫腔镜切除中隔。80 年代在腹腔镜监护下,宫腔镜切除中隔。一般认为该手术安全、简单、不开腹,已成为子宫中隔切除的主要手段。子宫中隔切除后,改善内膜功能扩大宫腔。子宫中隔切除后,予雌孕激素治疗 2 个周期改善内膜功能。综合文献 354 例宫腔镜切除中隔后,流产率由 89.1% 下降为 8.2%,足月妊娠率由 1.5% 上升为 77.3%。宫腔镜切除中隔有穿孔的报道,在腹腔镜监护下及时修补,也有术后妊娠子宫破裂的报道。因此在切除宫底部位须保持应有的厚度,避免术后宫底部过薄,已有病理研究残留的隔膜收缩靠近内膜并被内膜覆盖。原发不孕患者是否行中隔切除尚有不同的意见,不孕患者切除中隔后妊娠率与不孕人群相似。Grimbizis 对 46 例不孕患者行中隔切除术后,21 例妊娠,其 13 例应用助孕技术妊娠。增加妊娠的机会,同时也避免未切除中隔、妊娠期并发症对母儿的危害。

八、与己烯雌酚有关的发育异常

孕早期副中肾管发育过程中,服用己烯雌酚(DES),女性胎儿可产生各种泌尿生殖器官的发育不全或不发育。胚胎 9 周时,己烯雌酚与雌激素受体结合,促使副中肾管发育异常,胚胎学的机制尚不清楚。

【分类】　Buttram 与 AFS 分类将 DES 有关生殖器官发育异常的阴道、子宫、输卵管的发育异常,概括为一类。与 DES 有关的子宫发育异常,仅包括宫腔形态的异常,子宫碘油造影,42% ~ 62% 宫腔为 T 型,宫腔下端较宽,宫腔内有条索状突起,影像可见宫腔有充盈缺损,我国在先兆流产的治疗中不用 DES,无此类子宫发育异常的报道。近来有学者注意到 T 型子宫无 DES 暴露史,称为 DES 样子宫,发生的原因尚不明。

【临床表现】　Goldstein 报道 32 例 DES 有关子宫发育异常的 62 次妊娠,早期流产 32%,中期流产 18%,35 周前早产率 32%,活婴率 42%。也有报道 52 例妊娠,52% 有妊娠无活婴。一般认为 DES 有关子宫发育异常,同样存在肌肉组织与结缔组织失衡,宫颈功能不全发生率高增加早产率。

【处理】　80 年代尚无宫腔矫形术改善妊娠结局的经验。Naegel 报道 8 例 DES 暴露者,宫腔镜切除子宫侧壁,使子宫下段到输卵管入口处为一光滑的直线。反复流产 5 例与不孕 3 例及 1 例继发不孕,均于术后妊娠足月分娩。可能与增大宫腔体积,手术切除部位有神经血管形成有关。虽然他们取得良好的效果,但缺乏对照,矫形术的作用尚待今后进一步研究。宫颈功能不全仍是目前争论的问题,Ladmir 将 DES 暴露者妊娠分为两组,行预防性宫颈环扎术,88% 足月妊娠,无一例胎儿死亡。未行宫颈环扎术,70% 足月妊娠,5 例中期妊娠胎膜早破,胎儿夭折。因此他倡导 DES 暴露者妊娠后均行宫颈环扎术。

（李　斌）

第五节　输卵管发育异常

输卵管发育异常的病因为副中肾管发育受阻,常与子宫发育异常同时存在。

1. 输卵管未发育　输卵管未发育尚未见单独出现的报道,多伴有其他严重畸形,不能存活。

2. 输卵管发育不良　输卵管发育不良是较常见的生殖器官发育异常。输卵管细长弯曲,肌肉不同程度的发育不良,无管腔或部分管腔通畅造成不孕。

3. 副输卵管　副输卵管是从输卵管各部分发生的带柄的囊性物,多发生于壶腹部。副输卵管的柄长 10 ~ 25mm,柄端有发育程度不同的伞部与小囊肿。副输卵管与主管相通,不通向腹腔者罕见,与主管不通及不与腹腔相通形成有柄的囊肿称副输卵管积水。

4. 输卵管副口　输卵管副口可一个或多个发生于输卵管各部位,多见于壶腹部单侧或双侧,口大小不一,副口边缘多被发育不等的伞部包围,形成花冠状漏斗可通到主管,是异位妊娠的原因之一。

第六节　卵巢发育异常

卵巢发育异常有额外卵巢、副卵巢、分叶卵巢、单侧或双侧卵巢缺如均罕见。

1. 额外卵巢与副卵巢　胚胎早期生殖细胞沿后肠系膜生殖嵴迁移时发生停滞、迷路、残留,在发育过程中形成多余的卵巢,为卵巢数量和位置异常。额外卵巢具有正常卵巢的结构和功能,与卵巢、子宫、输卵管无直接或通过韧带的联系,可伴发其他部位的生殖器官发育异常。额外卵巢体积在 2mm 以上,形态与卵巢相似,位于直肠子宫陷凹、后腹膜或大网膜等处。副卵巢具备正常卵巢组织结构与功能,位置接近卵巢或有蒂与卵巢相连,一般体积小于 1cm,可单发或多发,较额外卵巢多见。文献有伴发子宫输卵管发育异常的报道。

额外卵巢与副卵巢均具有卵巢组织的正常功能,也能发生良、恶性肿瘤。文献有报道 34 例肿瘤,其中恶性肿瘤 3 例。额外卵巢与副卵巢均为术中发现,应检查正常卵巢存在时,将额外卵巢与副卵巢切除。

2. 分叶卵巢　有一个到数个深沟将卵巢分为 2 ~ 4 叶,结构和功能与正常卵巢一样,能发生与正常卵巢同样的疾病,很少伴发其他器官的发育异常。

3. 其他异常　副脾下降与卵巢联结或融合使卵巢增大,直径可达 10cm。

卵巢位置异常,卵巢发育正常但未降到正常位置。Von-Veorhts 报道 1 例,35 岁卵巢未降,经腹腔镜取卵做 IVF-ET,妊娠分娩。卵巢未降的不孕,借助孕技术,有望获得妊娠。

卵巢缺如极少见,多为单侧,无症状,双侧缺如极罕见,无卵巢功能。

卵巢不发育,卵巢始基已形成,但未发育停留在始基阶段,无卵泡及内分泌功能。

（郭成秀）

参 考 文 献

1. CHANDLER TM, MACHAN LS, COOPERBERG PL, et al. Müllerian duct anomalies: from diagnosis to intervention. The British Journal of Radiology, 2009(82): 1034-1042

2. Church DG, Jennifer M. Magnetic resonance imaging for uterine and vaginal anomalies. Adolescent and pediatric gynecology, 2009, 21: 379-389

3. Elisabeth H Quint, Jenifer D. Vaginal Surgery For Congenital Anomalies. Clinical Obstetrics And Gynecology, 2010: 115-124

4. Chavhan GB, Parra DA, Kamaldine Oudjhane. Imaging of Ambiguous Genitalia: Classification and Diagnostic Approach. RadioGraphics, 2008, 28: 1891-1904

5. JEFFREY DEE OLPIN, MARTA HEILBRUN. Imaging of Müllerian Duct Anomalies. CLINICAL OBSTETRICS AND GYNECOLOGY, 2009: 40-56

6. Robbinsl JB, Parry JP, Guite KM, et al. MRI of Pregnancy-Related Issues: Müllerian Duct Anomalies. AJR, 2012: 302-310

7. Pedro Acién, Maribel I Acién, et al. The history of female genital tract malformation classifications and proposal of an updated system. Human Reproduction Update, 2011, 5: 693-705

8. RACHEL J. MILLER, MD and LESLEY L. Surgical Correction of Vaginal Anomalies. CLINICAL OBSTETRICS AND GYNECOLOGY, 2008: 223-236

9. Robertsa CP, Rockb JA. Surgical methods in the treatment of congenital anomalies of the uterine cervix. Reproductive endocrinology, 2011, 23: 251-257

10. 华克勤,陈义松. 阴道发育异常的分类及诊治. 实用妇产科杂志, 2009, 9: 513-515

11. 夏恩兰. 宫腹腔镜联合完全双角子宫矫形术. 中华临床医师杂志, 2009, 3(1): 80-81

第五章

妇科急腹症

第一节　异位妊娠

正常妊娠时,孕卵着床于子宫体部内膜。异位妊娠(ectopic pregnancy)是指受精卵种植并发育在子宫体腔以外部位的妊娠,俗称宫外孕(extrauterine pregnancy)。

由于性紊乱、性开放、性传播性疾病、剖宫产、辅助生殖技术的应用等多种因素影响,全世界范围内异位妊娠的发生率均有提高,约占妊娠总数的2%,死亡率约占孕产妇死亡总数的9%~10%,是早期妊娠死亡率最高的疾病之一,是妇产科常见的急腹症。统计资料显示,近几年异位妊娠发病率与20世纪最后二十年相比呈三至五倍增长,在过去20年中美国异位妊娠的发生率增加了6倍,英国增加了4倍。我国内地一些大、中城市的发病率也有成倍的升高,尤其是青、少年发生异位妊娠的案例所占比例也在增加。随着超声诊断技术的普及,以及人绒毛膜促性腺激素(hCG)测定方法灵敏度的增强等,绝大多数异位妊娠已能在早期作出诊断,得到及时的治疗。但对于非典型病例,症状变化多,临床易造成诊断延迟或误诊,甚至死亡,故越来越受到重视。

异位妊娠发生部位以输卵管最为常见,占90%以上,其他部位有卵巢、腹腔、阔韧带、子宫颈、宫角以及残角子宫等。少见的异位妊娠有子宫憩室妊娠、子宫小囊妊娠、子宫壁妊娠、子宫峡部妊娠、子宫切除后异位妊娠、腹膜后妊娠、阴道妊娠、宫内宫外复合妊娠、多胎异位妊娠、持续性异位妊娠、绝育后异位妊娠等,由于近年来国内剖宫产率的上升,剖宫产子宫瘢痕妊娠的报道也日渐增多。

【病因】

1. 延迟或阻止受精卵进入子宫腔

(1) 慢性输卵管炎:输卵管黏膜炎症轻者可引起输卵管黏膜粘连和纤毛缺损,影响受精卵的运行受阻而在该处着床。重者可引起管腔完全阻塞而致不孕。

(2) 输卵管周围粘连:输卵管病变主要在输卵管的浆膜层或浆肌层,常造成输卵管周围粘连,输卵管扭曲、僵直、管腔狭窄、管壁肌蠕动减弱,使受精卵的运行缓慢。常继发于阑尾炎、腹膜炎和盆腔子宫内膜异位症。

(3) 盆腔结核:盆腔结核会导致输卵管病变部位炎症、部分阻塞或狭窄,使其蠕动异常或黏膜纤毛破坏,影响精子或受精卵的输送而致异位妊娠。

(4) 输卵管发育不良或先天性缺陷:发育不良的输卵管较正常输卵管细长,肌层薄弱,收缩力差,内膜纤毛薄弱,对精子、卵子或受精卵运送迟缓,容易发生异位妊娠。先天畸形如输卵管憩室、副伞均易发生异位妊娠。

(5) 盆腔肿瘤:肿瘤的压迫和牵拉使输卵管变细变长或迂曲,可阻碍受精卵的运行而发生异位妊娠。

(6) 既往输卵管手术:输卵管粘连分离术、伞端造口术、再通吻合术和输卵管妊娠保守性手术,均可造成手术部位瘢痕狭窄、输卵管管腔狭窄、部分阻塞或输卵管周围粘连。输卵管结扎术后再通或近端形成瘘管,均可能引起异位妊娠。

2. 胚胎发育异常 胚胎畸形或男方精液中精子计数过低及异常精子数过高,亦可增加异位妊娠的风险。

3. 受精卵的游走 一侧卵巢排卵,受精后经过宫腔移行到对侧输卵管,并在该处植入,称作受精卵内游走。若经过腹腔,被对侧输卵管摄取并植入,称作受精卵外游走。由于在移行过程中孕卵逐渐长大,当不能通过输卵管,即在该处着床时,就发生了输卵管妊娠。

4. 排卵异常 未排出卵巢的卵子受精于卵巢,在卵巢组织内种植和生长、发育,形成卵巢妊娠。以受精卵种植部位为基础,卵巢妊娠分为原发性及混合性两大类:原发性卵巢妊娠指孕卵种植于卵巢上,不论其卵泡内或卵泡外,包括卵巢表面、皮质内、髓质内;混合性卵巢妊娠是指孕囊壁由部分卵巢及其他器官或组织所构成。临床上所见的卵巢妊娠,绝大多数为原发性卵巢妊娠。

5. 输卵管妊娠流产或破裂 输卵管妊娠流产或破裂后胚囊进入腹腔,胎盘附着或种植于其他组织如盆腔腹膜、肠系膜、大网膜和子宫阔韧带等继续发育,形成腹腔妊娠。

6. 内分泌和精神因素 雌、孕激素调节平衡失调或精神因素导致自主神经功能紊乱,影响输卵管的蠕动功能,较易发生异位妊娠。黄体功能不足时孕酮水平低,子宫内膜发育不良,孕酮水平与输卵管蠕动功能有关,浓度低时输卵管纤毛末端向子宫方向活动力低,推动力弱,使卵细胞容易停滞而致异位妊娠。

7. 发生异位妊娠的危险因素 尽管一部分异位妊娠患者未发现明确的诱发因素,但仍有一些危险因素是异位妊娠发生率增加的原因。

(1) 盆腔炎性疾病:盆腔炎性疾病是导致异位妊娠发生率增加的最为重要的因素之一。

1) 国内 20 世纪 80 年代后期女性盆腔炎症发病率明显升高,导致了输卵管妊娠发病率的升高。阴道菌群的微生物动态平衡被破坏,优势致病菌种异常繁殖,沿黏膜面上行,并可通过血管、淋巴管或周围组织直接扩散达输卵管和盆腔内组织,致输卵管急、慢性炎症,形成输卵管粘连、封闭、扭曲、狭窄、蠕动减弱或僵硬,管内纤毛细胞与黏膜分离和纤毛定向摆动紊乱,均可不同程度地影响精卵的结合、输送。

2) 20 世纪 90 年代后性传播疾病在国内成为高发病,其中淋菌性盆腔炎和沙眼衣原体性输卵管炎引起的盆腔广泛粘连,被认为是近年输卵管妊娠发病率大幅度增加的重要原因。研究发现,发生急性输卵管炎以后,异位妊娠发生的危险性增加了 7 倍,以沙眼衣原体感染所致的输卵管炎症最多见。国内外报道均发现不孕患者输卵管中衣原体检出率高,沙眼衣原体感染可形成瘢痕性输卵管,而导致异位妊娠发生率升高。

3) 结核性输卵管炎近年发病率已明显下降,但一旦感染,常可致原发不孕及输卵管妊娠。

4) 多种病原体引起宫内膜炎症、粘连、内膜缺失,干扰孕卵着床而致孕卵异位着床。

(2) 盆腔和腹腔手术:多种盆、腹腔手术均可引起粘连,改变输卵管的解剖和生理而导致孕卵游走异常,形成输卵管妊娠。

1) 输卵管手术:输卵管妊娠时不论是开腹手术或腹腔镜下的保守性手术治疗后,再次发生输卵管妊娠者占 8%~15%,最高达 40.5%,输卵管结扎术后的复通手术、输卵管-盆腔脏器分离粘连术、输卵管整形术、输卵管通液及子宫输卵管造影术、保守性输卵管妊娠手术和期待治疗增多,也都是输卵管妊娠的综合病因。有过异位妊娠史,再次发生异位妊娠的概率明显增高。一方面,输卵管妊娠保守性手术可造成部分管腔的堵塞或输卵管周围炎症粘连;另一方面,异位妊娠多由炎症所致,而盆腔炎、附件炎等多为不可逆炎症,也可造成部分管腔的堵塞或输卵管周围炎症粘连,从而导致异位妊娠的发生。

2) 其他妇产科手术:近年来剖宫产率明显上升,人工流产和药物流产后清宫术在年轻未生育女性中比例增加,其他如子宫肌瘤挖除术、宫腔镜手术、卵巢囊肿剥除术等,均可引起子宫内膜损伤和炎症,不利于孕卵着床,成为输卵管妊娠的综合病因。

3) 外科手术:凡可引起盆腔粘连的外科手术、阑尾炎、肠梗阻或脏器穿孔出血手术,均因增加盆腔炎及粘连而增加输卵管妊娠的概率。

(3) 与计划生育有关的因素

1) 宫内节育器:宫内节育器能防止绝大部分宫内妊娠,但不能有效地防止宫外妊娠。宫内节育器是否引起输卵管妊娠发生率升高一直有争议。多数学者认为未使用过 IUD 的妇女与使用过 IUD 的妇女异位妊娠发生概率相等。有研究认为,IUD 改变宫腔内环境,干扰孕卵着床部位的子宫内膜,阻碍受精卵着床,并改变子宫及输卵管液,缩短配子的存活时间,以降低精卵结合和受孕的机会。此外,IUD 可以激活输卵管的免疫系统,干扰输卵管的免疫功能,并影响其在受精过程中的作用,从而干扰了着床前的生殖过程。此种理论支持了 IUD 并未增加异位妊娠危险性。但也有学者认为放置宫内节育器避孕失败后异位妊娠的危险显著增高,可能与以下因素有关:①IUD 对子宫的机械性刺激产生的局部组织反应可改变宫腔内环境,引起宫腔内膜的炎性反应,或类似前列腺素物质的大量分泌,使输卵管蠕动紊乱,甚至产生逆蠕动,从而影响孕卵的运行,增加异位妊娠的机会。②IUD 的使用可能引起支原体、衣原体及淋病的感染。经宫颈管伸出的 IUD 尾丝,游离在阴道内,可能成为阴道细菌进入宫腔的通道,引起上行感染,使输卵管黏膜充血、水肿、粘连、致管腔不同程度狭窄,失去正常蠕动及拾卵功能,阻碍受精卵在子宫内着床和发育,从而着床在输卵管而发生输卵管妊娠。文献报道,使用 IUD 避孕者患盆腔炎的概率较未使用者高出 3~4 倍,在西方国家,使用 IUD 者发生盆腔炎较未使用者高 5~8 倍。

流行病学研究和临床试验表明,不同国家的使用者中异位妊娠率也不同,可能与 IUD 的类型、使用者社会经济地位等有关。不同类型的 IUD 异位妊娠发生率也有一定差异。带铜节育器和释放左旋炔诺孕酮的节育器能够最有效地防止异位妊娠。带铜节育器表面的金属铜经氧化成亚铜与亚铜化合物,进而游离出铜离子。当子宫内膜内铜离子增高时,锌离子含量降低,使许多重要的含锌酶如碳酸酐酶、碱性磷酸酶等酶的活性受到抑制,因而使精子的代谢受到较严重的影响；另一方面，溶酶体活性显著增强，使细胞结构发生破坏，从而破坏精子结构，加强了抗生育作用，因此，放置带铜节育器异位妊娠发生率较普通节育环低。

2）口服避孕药：所有的避孕方法都可通过防止妊娠而减少异位妊娠的发生。但复方口服避孕药服用者异位妊娠的发生率最低，可减少90%的危险。口服避孕药通过有效防止排卵和受精，以及对盆腔炎的保护作用间接减少异位妊娠发生。但使用低剂量纯孕激素避孕药时，可使输卵管蠕动异常，如排卵未被抑制，易发生输卵管妊娠；使用含有大剂量雌激素的事后避孕药避孕失败而受孕者，约10%为输卵管妊娠。紧急避孕的应用在减少非意愿妊娠、降低人工流产率方面起到了积极作用，但随着广泛应用，由此引起的异位妊娠已引起大家的注意，有关于紧急避孕后发生异位妊娠的个案报道。

3）输卵管节育：节育导致异位妊娠的原因可能为：①输卵管的自发再通；②形成输卵管腹腔瘘；③结扎过松、结扎不牢、机械性闭塞和黏堵不全使输卵管管腔闭塞不全。④绝育术后复通术、输卵管成形术或输卵管妊娠保守性手术，亦可因瘢痕使管腔狭窄，通畅不良而致病。

4）人工流产、中期妊娠引产和药物流产后清宫、部分药物流产后阴道流血时间过长伴感染等因素，均可引起子宫内膜损伤和炎症，不利于孕卵着床；也可造成子宫内膜炎症，炎症扩散到输卵管和盆腔而致输卵管及盆腔炎等并发症，均可阻止孕卵着床而发生异位妊娠。人流、药流、自然流产的次数越多，异位妊娠的发生率越高。

（4）辅助生殖技术的应用：文献报道，辅助生殖技术的应用可导致异位妊娠发生率升高2~3倍，可以达到5%，较自然周期高2倍以上。由于辅助生殖技术中促排卵及IVF-ET等技术的应用，一些在自然妊娠中较少见或不可能发生的异位妊娠，如宫内外同时妊娠、宫外多胎妊娠、双侧输卵管切除术后的输卵管间质部妊娠、宫角部妊娠等也时有发生。输卵管结构和（或）功能改变是导致辅助生殖技术中异位妊娠发生的主要危险因素。此外，由于胚胎移植技术的应用，如操作时宫腔内置管位置不当，将胚胎直接置入输卵管管腔内，受术者头低位可因重力作用使胚胎移入输卵管。用于胚胎移植的黏稠介质含量过高，也可使胚胎移入输卵管，胚胎移植过多也可能发生异位妊娠。

（5）寄生虫：有血吸虫卵感染至输卵管引起异位妊娠的报道。虽罕见，但在血吸虫疫区的妇女应注意。

（6）吸烟：女性吸烟对妊娠的不良影响包括孕卵发育、排卵、拾卵、卵子运输、受精及早期胚胎发育等多方面。吸烟者的异位妊娠发生率高出不吸烟者40%，并且随每日吸烟量和吸烟史的延长呈上升趋势。吸烟从两方面可能影响异位妊娠的发生率。其一为尼古丁成分能引起输卵管纤毛的逆蠕动而降低输卵管的活动性，推迟卵细胞进入子宫以及胚泡的形成和种植。其二为吸烟可明显增加盆腔炎性疾病的发生率，导致输卵管的解剖结构异常，进而增加了异位妊娠的发生。

（7）吸毒：与吸毒女性的性紊乱生活方式及妇科炎症发病率较未吸毒女性升高有关。

（8）子宫内膜异位症使宫腔内解剖结构改变和微环境改变，干扰排卵、受精、改变黄体功能、输卵管运动障碍、子宫内膜与受精卵发育不同步等多种原因造成不孕，并增加输卵管妊娠发生率。

（9）阴道冲洗：阴道冲洗后易破坏阴道 pH，引起菌群失调；也易引起上行感染，增加盆腔炎症的机会，易患异位妊娠。

（10）性生活：初次性生活年龄早、性生活频繁、性伴侣数量多以及性行为方式如口交、肛交等易致盆腔炎症，是异位妊娠发生的危险因素。

一、输卵管妊娠

卵子在输卵管壶腹部受精后，受精卵因某些因素在输卵管内运行受阻，而停留在输卵管的某一部位着床、发育，发生输卵管妊娠。其发生部位以输卵管壶腹部最为常见，约占50%~70%，其次为峡部，占20%~25%，输卵管及伞部占17%，间质部较少，约占2%~4%。

【病理】

1. 输卵管变化　受精卵在输卵管壶腹部种植最多，其次为峡部、伞部及间质部。受精卵着床后，输卵管壁出现蜕膜反应，但由于输卵管管腔狭窄，管壁较薄且缺乏黏膜下组织，蜕膜形成较差，不利于胚胎发育，往往较早发生输卵管流产；输卵管的血管分布不利于受精卵着床，胚胎滋养细胞往往穿破输卵管动脉或小动脉。由于小动脉压力较绒毛血管高，故血液自破口流入绒毛间；同时，输卵管肌层不如子宫肌层厚和坚韧，胚胎滋养细胞容易侵入，甚至穿透输卵管壁而引起输卵管破裂。

2. 子宫变化　和正常妊娠一样，输卵管妊娠时合体滋养细胞产生的 hCG 使黄体类固醇激素分泌增加，子宫肌层和子宫内膜发生相应的变化，子宫增大、变软，子宫内膜发生蜕膜化，蜕膜化的程度与 hCG 水平有关。但输卵管妊娠蜕膜下的海绵层及血管系统发育较差。当输卵管滋养细胞活力下降时，蜕膜自宫壁剥离，发生阴道流血，有时可以排出完整的蜕膜管型，排出组织做病理检查无绒毛结构，这一点有助于异位妊娠的诊断。子宫内膜可见有 Arias-Stella（A-S）反应，即子宫内膜呈过度增生和分泌状态，内膜腺体增生，腺体细胞肥大，边界消失，排列成团，突入腺腔，细胞极性消失，核深染，胞质有空泡。内膜 A-S 反应与妊娠有关，并非异位妊娠所特有。

3. 卵巢变化　与正常妊娠相似，卵巢黄体转变成为妊娠黄体，有时还可见到黄素囊肿。

4. 转归和结局　输卵管管腔狭小，管壁薄弱，妊娠时不能形成良好的蜕膜，不利于胚胎的生长发育，常发生以下结局：

（1）输卵管妊娠流产：是输卵管妊娠最为常见的结局，多见于妊娠8~12周的壶腹部妊娠。受精卵种植在输卵管黏膜皱襞内，由输卵管黏膜及纤维蛋白形成的包蜕膜很脆弱。随着孕囊的发育增大，发育中的胚泡突破薄弱的包膜，落入管腔，而发生流产。若整个孕囊剥离落入管腔并经伞部进入腹腔，则为输卵管完全流产，这种情况下出血一般不多。若孕囊部分剥离排出，则为输卵管部分流产，和宫腔内不全流产相似，此时可发生反复出血，形成输卵管血肿或输卵管周围血肿,血液积聚在直肠子宫陷凹,形成盆腔血肿。如果出血量不多,病情稳定,久之,胚胎死亡,血肿机化并与周围组织粘连,临床上称之为"陈旧性宫外孕"。也有部分晚期胎儿发生多种改变,如浸软、木乃伊化或石化,有时合并感染化脓,或形成干性坏疽;偶有感染破溃进入肠管、阴道穹隆,甚至从肠道或阴道排出。

(2)输卵管妊娠破裂:多见于输卵管峡部妊娠,发病多在孕6周左右。随着受精卵发育长大,滋养细胞向管壁侵蚀肌层及浆膜,穿透输卵管管壁引起。输卵管破裂后,由于输卵管肌层及浆膜内血管丰富,破裂后可造成急性大出血,患者迅速进入休克状态。但也有表现为少量反复出血,并形成盆腔血肿。输卵管间质部妊娠虽然少见,但结局几乎都是妊娠破裂。由于间质部肌层较厚,破裂时间晚,常发生在妊娠12~16周,因该处为子宫血管和输卵管血管汇集区,一旦发生破裂,出血量大而迅速,后果十分严重,常常在短时间内发生致命性的腹腔内出血。

(3)继发腹腔妊娠:输卵管妊娠流产或破裂,孕囊排出进入腹腔,多数情况下胚胎枯萎,停止发育;偶尔也可发生胚胎腹腔内继续发育生长,形成继发性腹腔妊娠。当输卵管破于阔韧带前后叶腹膜之间,则可发生阔韧带内妊娠。胚胎脾脏种植也见有报道。

(4)异位复合妊娠:同时存在宫内和输卵管妊娠称之为异位复合妊娠,这种情况十分少见,并常常误诊为单纯输卵管妊娠。随着辅助生殖技术的应用,复合妊娠时有报道。

【临床表现】 输卵管妊娠的临床表现与受精卵着床部位、有无流产或破裂,以及出血量多少、时间长短等因素有关。

1. 停经 多数输卵管妊娠患者在发病前有短期停经史。除输卵管间质部妊娠停经时间较长外,大都在6~8周左右。但约有20%~30%患者无明显停经史,仅表现为月经周期改变及经血量异常而无明显的停经史。原因是:①部分异位妊娠因滋养层活力低,蜕膜自行变性剥脱而致阴道流血;②将异位妊娠流产、破裂、胚胎死亡、绒毛停止发育、蜕膜组织丧失激素的支持而坏死脱落误认为"月经延迟";③少数异位妊娠破裂,破裂处血液逆流入宫腔而致阴道流血。常因医师或患者将不规则阴道出血误认为末次月经,或由于月经仅过期几日,不认为是停经,所以仔细询问病史十分重要。

2. 腹痛 腹痛是输卵管妊娠最常见的症状,其发生率在90%以上。输卵管妊娠发生流产或破裂之前,由于胚胎在输卵管内逐渐增大,输卵管膨胀而常表现为一侧下腹部隐痛或酸胀感。当发生输卵管妊娠流产或破裂时,患者感一侧下腹部撕裂样疼痛,常伴有恶心、呕吐。当血液积聚于直肠子宫陷凹时,可出现肛门坠胀感。出血量较多时呈贫血貌,血液刺激膈肌可引起肩胛部放射性疼痛。

3. 阴道流血 多见于停经后阴道少量流血,色暗红,淋漓不尽,持续性或间隙性,可伴有蜕膜碎片排出,偶有大量阴道流血。出血可能与胚胎死亡、流产、雌激素撤退有关。

4. 晕厥与休克 当输卵管妊娠流产或破裂时,由于腹腔内出血和剧烈腹痛,部分患者很快处于休克状态。休克

程度取决于内出血的速度及出血量,与阴道流血量不成比例。

5. 盆腔包块 约1/3~1/2患者可扪及盆腔包块,位于子宫一侧或后方,其大小、形状和质地常有变化,边界多不清楚,伴有压痛和触痛。病变持续较久时,肿块机化变硬,边界逐渐清楚。

6. 腹部压痛或反跳痛 因腹腔内出血激惹腹膜可引起压痛和反跳痛,反跳痛常重于压痛。少数患者出现肩痛,为腹腔内出血量多刺激膈肌引起,称为Danforth征。

7. 宫颈举痛 将子宫颈轻轻上抬或左右摇摆时可引起剧烈疼痛,称为宫颈举痛或摇摆痛,为输卵管妊娠的主要体征之一,是因加重对腹膜刺激所致。若腹腔内出血较多,查体子宫有漂浮感。

8. 体温 一般体温正常,少数患者因腹腔内出血吸收可出现体温略升高,但不超过38℃。

【诊断】

1. hCG测定 hCG是由两个非共价键相连的肽链组成的糖蛋白激素。其单个亚基不具有生物活性,当连接成完整化合物时始具活性,分子量约为4.7万。其主要功能就是刺激黄体,有利于雌激素和黄体酮持续分泌,以促进子宫蜕膜的形成,使胎盘生长成熟。hCGα亚单位的氨基酸排列与黄体生长激素(LH)α亚单位相似,故用完整的抗hCG分子的抗体测定hCG时与LH间有免疫交叉反应。但它们的β亚单位各不相同。因此为避免交叉反应,目前临床上多采用灵敏度高、特异性强的β-hCG-RIA法进行特异的hCG检测,定量动态观察β-hCG的变化。

正常妊娠受精卵着床时,即排卵后的第6日受精卵滋养层的合体细胞开始分泌微量人绒毛膜促性腺激素(human chorionic gonadotropin,hCG)。着床后用特异的β-hCG抗血清能在母血中检测中hCG。妊娠早期hCG分泌量增长迅速,约2日增长一倍,在受精后10日可用放免法(RIA)自母体血清中测出,故成为早期诊断妊娠的最敏感方法。hCG在妊娠约8~10周达最高水平,持续约10日后迅速下降,至妊娠中晚期血清浓度仅为峰值的10%左右,持续至分娩。产后2周恢复至正常月经周期水平。临床上常以hCG水平增长的速度协助诊断宫内妊娠与异位妊娠,在妊娠早期检测血hCG倍增水平具有宫内妊娠的诊断意义。

正常参考值:

妊娠周数	hCG(IU/L)
0.2~1周	5~50
1~2周	50~500
2~3周	100~5000
3~4周	500~10 000
4~5周	1000~50 000
5~6周	10 000~100 000
6~8周	15 000~200 000
8~12周	10 000~100 000

异位妊娠时,受精卵着床在子宫外,蜕膜形成不良,滋

养细胞发育欠佳,合体滋养细胞合成、分泌的 hCG 量往往低于宫内妊娠。通常异位妊娠患者更加倾向于出现过早的 hCG 平台期,或者 hCG 水平较低(往往<2000mIU/ml),且 48 小时倍增小于 66%。如果在怀孕 4 天内,血浆 hCG 水平在 48 小时内倍增小于 50%,往往提示异常妊娠,但并不能鉴别是异位妊娠还是流产。异位妊娠与流产血 hCG 下降各具特点,血 hCG 下降快,半衰期<1.4 天者约 92% 是宫内妊娠流产;血 hCG 下降慢,半衰期>7 天者约 86% 为异位妊娠;半衰期 1.4~6.9 天,则两者均有可能,其中 1/3 为异位妊娠。对于异位妊娠被误诊为宫内妊娠行人工流产者,如果宫内吸出物未见绒毛或病理报告内膜呈 A-S 反应,应动态监测 hCG 水平的变化,辅助超声检查,必要时腹腔镜检查明确诊断;若吸宫术后 24 小时 hCG 下降≥50%,诊断为异常宫内妊娠的敏感性和特异性分别达 92% 和 100%,由此可排除宫外妊娠。

异位妊娠者腹腔内血 hCG 水平均高于血清 hCG 水平,是因为异位妊娠破裂或流产时含 hCG 的血液直接流入腹腔,保持较长时间。而静脉循环中的 hCG 经肝脏代谢后由肾脏排出,下降迅速。

2. 超声检查 超声检查对异位妊娠的诊断具有重要的临床价值,尤其是早期异位妊娠,通过超声检查往往能提供较多的信息。超声诊断异位妊娠的敏感性为 73.9%,特异性为 99.9%。随着仪器分辨率的提高,尤其是阴道超声及彩色多普勒血流成像的应用,超声诊断异位妊娠的正确率明显提高。异位妊娠的超声表现可见子宫大小正常或稍大,内膜蜕膜样变化,子宫的一侧附件处可探及肿块,肿块边界欠清,边缘不规则,回声类型主要与超声探查时异位妊娠所处的不同阶段而不同,未破型、破裂型、流产型、陈旧型异位妊娠患者的超声声像图表现均有其自身的特点。

(1)破裂型输卵管妊娠:超声声像图表现为大片液性暗区,宫体一侧或子宫后方探查到回声紊乱包块,边界清晰或不清,形态不规则,宫内未见到孕囊。包块内可见圆形或椭圆形无回声区,少数病例可见包块见妊娠囊,内见胚芽组织和原始心管搏动。

(2)未破裂型或流产型输卵管妊娠:超声声像图表现为子宫内膜增厚,宫内无孕囊,子宫周围或一侧附件混合回声包块;在子宫与卵巢间可见输卵管环,该环为增宽的输卵管管壁水肿,与管腔内的妊娠组织及血块共同形成低回声区所致。在输卵管环内可见妊娠光环,约 10% 的病例在妊娠囊内见到胚芽或心管搏动。此外,腹盆腔存在程度不一的液性暗区。

(3)陈旧型输卵管妊娠:超声声像图显示盆腔内形态不规则、无包膜、边缘模糊、内部回声增强的混合性光团,其间可见散在液性暗区。

经腹超声检查和经阴道超声检查是临床上常用的诊断异位妊娠重要的辅助手段。异位妊娠经腹超声诊断符合率 71.4%,经阴道超声诊断符合率 85.7%,准确率为 97.59%。经腹超声具有较大的检查范围,但影响检查结果的因素较多,如膀胱充盈程度、肠胀气、患者过胖等均可影响对正常结构的观察;阴道超声检查异位妊娠图像分辨力高,能更好地显示子宫、卵巢及盆腔肿块的细微结构,对宫

内、外妊娠囊、卵黄囊、胚芽、原始心管搏动等细微结构的显示效果好,尤其在异位妊娠早期内出血不多,无回声区只局限于直肠子宫陷凹或子宫周围时,阴道超声检查有较高的敏感性,但检查范围较小,往往不能了解疾病声像图表现的全貌;故破裂型异位妊娠出血量较多的病例,最好能联合经腹部扫查,以补充经阴道检查的不足,进一步提高诊断准确率。阴道超声一般较经腹部超声提前 1~2 周确认宫内妊娠囊,而经腹部超声检查显像要到停经 7 周才能查到胚芽与原始心管搏动。

3. 腹腔镜检查 多数情况下,异位妊娠通过病史、体征、血 β-hCG 测定及超声检查即可对早期异位妊娠作出诊断,但有部分诊断比较困难的病例,可以在腹腔镜直视下明确诊断,并进行手术治疗。对特殊部位的异位妊娠,如卵巢妊娠、宫角妊娠、残角子宫妊娠等可对病变部位作出正确的诊断,同时也可与其他不易鉴别的附件包块等相鉴别。但在极早期受精卵着床部位形态学未发生明显变化前,或盆腹腔粘连的情况下,腹腔镜的假阴性率为 2%~5%。由于腹腔镜检查为有创性检查,故不宜作为常规检查方法。此外,在腹腔大量出血或伴有休克的患者禁做腹腔镜检查。

腹腔镜技术用于妇产科疾病的诊断和治疗已日趋成熟。对于异位妊娠,腹腔镜可详细观察异位妊娠的部位,与周围组织的关系及有无粘连。未破裂型输卵管妊娠着床部位增粗肿胀,多呈暗褐色,局部膨隆,表面血管增生怒张。若腹腔内有出血,凝血块附着病灶,则观察妊娠着床部位较为困难,可用生理盐水冲洗、洗净腹腔内血液,待视野清晰后,再观察诊断。若输卵管妊娠流产,则在患侧输卵管伞端可见活动性出血,伞端周围有积血块;输卵管着床部位先兆破裂时,病灶表面局部有浆液性渗出,输卵管浆膜菲薄;破裂时可见到输卵管局部有不规则破口,有活动性出血或血液渗出,有时可见到绒毛或胚胎阻塞于破口处。盆腹腔积血较多。若进行盆腔冲洗,有时可从吸引液中找到胚泡。

4. 阴道后穹隆穿刺 阴道后穹隆穿刺是一种简单可靠的诊断方法,适用于疑有腹腔内出血的患者。腹腔内出血最易积聚于直肠子宫陷凹,穿刺常可抽出暗红色血液,放置后不凝固,是因为异位妊娠破裂或流产血液流入腹腔,刺激腹膜产生一种纤维酶原激活物,使血液中的纤维酶原转为纤溶酶,促使血液中纤维蛋白溶解。此外,纤溶酶同时能水解多种血浆蛋白和凝血因子,使血液不再凝固。若抽出液体为脓液或浆液性液体,则可排除异位妊娠。若穿刺针头误入静脉,则血液较红,将抽出的血液放置 10 分钟左右即可凝结。若腹腔内无内出血,或出血很少,或血肿位置较高,或直肠子宫陷凹有粘连时,可能抽不出血液,但也不能完全否定异位妊娠的存在。

临床上常将抽出后的血液滴在白纱布上,若为新鲜静脉血,在纱布上出现一晕圈,而陈旧性出血中含有小血凝块。在显微镜下观察,若为新鲜血,镜下红细胞呈串钱状,散在的红细胞很少,而后穹隆穿刺血则存在皱缩的陈旧性红细胞,散在分布,排列呈鱼鳞状。

5. 诊断性刮宫 单靠诊断性刮宫诊断异位妊娠具有很大的局限性,目前很少依靠诊断性刮宫协助诊断。在不能排除异位妊娠或阴道流血较多时,诊断性刮宫目的在于

排除合并宫内妊娠流产。将刮宫获取的内膜进行病理检查,异位妊娠的子宫内膜变化无特征性,可表现为子宫内膜蜕膜反应、高度分泌相伴有或不伴有 A-S 反应、分泌相及增生相等多种不同的表现。若无阴道流血,则子宫内膜往往为致密层,呈蜕膜组织;若已有流血且流血时间在 2 周以内,刮宫组织往往取自海绵层,呈高度分泌相,或可见 A-S 反应,若流血时间持续 2 周以上内膜致密层和海绵层已相继脱落,而基底层内膜对激素反应不敏感,故多表现为分泌反应欠佳或者增生相。若刮出组织查见绒毛,则可诊断为宫内妊娠。

6. 孕酮检查 血清孕酮在妊娠 8 周前由滋养细胞及其黄体分泌,比较稳定,12 周后因胎盘形成,孕酮合成能力上升,孕酮水平迅速提高,但在 12 周前维持在一定水平。在这个时期,孕酮水平反映了滋养层细胞的功能。异位妊娠患者滋养细胞发育欠佳,细胞活力下降,使黄体功能不足,从而引起血清孕酮水平明显低于宫内妊娠者。因此,血清孕酮量的变化情况是衡量黄体功能和胎盘发育是否正常、妊娠正常与否的一个最可靠指标。异位妊娠患者孕酮值只达到正常月经周期黄体期的低限水平,显著低于正常妊娠和先兆流产患者。孕酮检测与动态血 β-hCG 的检测相比,只需单次测定,随机取样,数小时内可获得结果,检测简便、快捷,将血清孕酮测定作为对妊娠者的常规测定,可明显提高异位妊娠的早期诊断率,尤其对 β-hCG 阳性而 B 超宫内、宫外均未见妊娠囊者,联合测定血清孕酮有相当大的诊断价值。目前认为,血清中孕酮<15.9nmol/L 时,胚泡活性差,可作为筛选异位妊娠和自然流产的标志。

7. 其他 生化标记:除血 β-hCG、孕酮检测外,还有其他一些血生化检测或标记方法可用于协助诊断异位妊娠,包括:雌二醇(E_2)、血管内皮生长因子(VEGF)、激活素(ACT)-抑制素(INH)、妊娠特异糖蛋白 β_1(SP1)、妊娠相关蛋白(PAPP-A)、甲胎蛋白(AFP)、肌酸激酶(CK)、肾素、胎儿纤维连接蛋白(FFN)、人胎盘生乳素(HPL)、淀粉酶、子宫内膜蛋白、CA125 等。

【鉴别诊断】 具有典型症状和体征的异位妊娠诊断不难,结合患者病史、体征,实验室辅助检查及超声检查,必要时行腹腔镜检查,多能明确诊断。但由于异位妊娠可发生在生育期的任何年龄,发生部位广泛,孕卵在不同部位发育的时间长短不一,病理过程不尽相同,加上个体差异,使其临床表现与体征上变化多样,易与多种疾病相混淆,因而临床上异位妊娠误诊率仍较高。误诊的原因涉及多方面、多学科。疾病本身的复杂性与多变性、疾病发生过程的不典型性、临床医生本身知识、经验与技术水平不足、诊断技术设备与手段的不完善等均是造成误诊的原因。

异位妊娠误诊的原因:

1. 病史采集不详,查体不全面。详细的询问病史,特别是月经史和规范的体格检查是降低误诊率的重要环节。对育龄妇女遇有与异位妊娠有关的病史均应详细询问和全面考虑,如盆、腹腔手术操作史、盆腔炎史、人工流产和放置宫内节育器、子宫内膜异位症、分娩与产褥等。对于少数患者因腹痛、头晕于内、外科就医,由于内、外科医生缺乏对女性病史的详细询问,只重视右下腹痛及消化道症状如恶心、呕吐、胃痛等,未作相关妇科检查,没有进一步结合辅助检查加以鉴别即作出内、外科诊断,将异位妊娠误诊为急性阑尾炎、急性胃肠炎、感染性休克等,从而延误治疗。

2. 过于相信输卵管结扎术后或放置宫内节育器者避孕者,未考虑异位妊娠的可能。由于安放宫内节育器可能并发输卵管炎而发生异位妊娠,输卵管结扎术后可出现再通、瘘管仍存在发生异位妊娠的可能。

3. 辅助检查误导。临床医生过度依赖辅助检查。尿妊娠试验简便、快速,试验阳性有助于排除其他疾患,但假阴性率较高,可达 10% 左右,故试验阴性不能完全排除异位妊娠,应复查尿妊娠试验或查血 β-hCG。超声检查可以区别孕囊在宫内还是宫外,并了解腹腔内有无积液或包块。但是,由于部分异位妊娠的超声图像不典型及 B 超的质量和超声检查者经验不足,可能造成误诊。

4. 人工流产手术时未对吸出物仔细检查,或对未见绒毛或仅见可疑绒毛未予重视,也未对患者进行严密随访。对术后患者出现腹痛、出血认为是术后常见症状,未详细询问手术过程均是造成误诊的原因。

5. 医务人员专业知识、技能缺乏,临床思维不当,因症状不典型、病史未掌握或对疾病缺乏全面的考虑,容易将该病与其他疾病混淆。

异位妊娠易误诊需与妇科其他疾病相鉴别的有早期妊娠流产、急性输卵管炎、出血性输卵管炎、黄体破裂、卵巢囊肿蒂扭转或卵巢囊肿破裂;易误诊或与其他科疾病相鉴别的主要有急性阑尾炎、输尿管结石、急性胃肠炎、胃穿孔、菌痢、泌尿系感染等。

异位妊娠根据症状出现的缓急分为急腹症型和稳定型两种临床表现。急腹症型主要表现为突发的下腹剧痛或全腹、胃部的疼痛,可伴有不同程度的休克,全腹压痛、反跳痛和移动性浊音。该型多系输卵管种植部位突然破裂,引起多量的腹腔内出血。常见于输卵管峡部妊娠、输卵管间质部妊娠和卵巢妊娠破裂。稳定型表现为病情进展缓慢,阴道出血不规则,似月经不调,腹痛不明显或不剧烈,多见于输卵管妊娠流产型或破裂后出血暂时停止,胚胎死亡或活力不高,形成包块。对有这两种临床表现的生育年龄女性均应高度警惕异位妊娠可能,重视病史的全面采集,尤其是未婚女性隐瞒性生活史者,要耐心个别询问,并给予相应检查,以免误诊。

(1) 急腹症型异位妊娠的鉴别:见表 4-5-1。

(2) 与卵巢子宫内膜异位囊肿破裂的鉴别:近年来对卵巢子宫内膜异位囊肿破裂导致的急腹症报道逐渐增多。卵巢子宫内膜异位囊肿常伴有继发性渐进性痛经、不规则子宫出血和不孕。其与异位妊娠破裂的鉴别诊断如表 4-5-2。

(3) 输卵管或附件扭转与梗阻:与输卵管系膜相连的输卵管可单独或与同侧卵巢一起发生扭转,称为输卵管扭转或附件扭转。临床上很少见。其原因有输卵管或输卵管系膜过长、输卵管积水、单角子宫双侧不对称,或卵巢肿瘤,或因妊娠、子宫肌瘤引起的子宫增大,在体位改变、创伤等诱因作用下引起输卵管扭转。亦有 20% 发生在输卵管及卵巢无明显病变时。其临床表现与卵巢囊肿蒂扭转相似,

表 4-5-1　异位妊娠的鉴别诊断

	输卵管妊娠	流　产	急性输卵管炎	急性阑尾炎	黄体破裂	卵巢囊肿蒂扭转
停经	多有	有	无	无	多无	无
腹痛	突然撕裂样剧痛,自下腹一侧开始向全腹扩散	下腹中央阵发性坠痛	两下腹持续性疼痛	持续性疼痛,从上腹开始,经脐周转至右下腹	下腹一侧突发性疼痛	下腹一侧突发性疼痛
阴道流血	量少,暗红色,可有蜕膜组织或管型排除	先量少,后增多,鲜红色,有小血块或绒毛排出	无	无	无或有如月经量流血	无
休克	程度与外出血不成比例	程度与外出血成比例	无	无	无或有轻度休克	无
体温	正常,有时稍高	升高	升高	升高	正常	稍高
盆腔检查	举宫颈时一侧下腹疼痛,宫旁直肠子宫陷凹有肿块	宫口稍开,子宫增大变软	举宫颈时两侧下腹疼痛,仅在输卵管积水处触及肿块	无肿块触及,直肠指检右侧高位压痛	无肿块触及,一侧附件压痛	宫颈举痛,卵巢肿块边缘清晰,蒂部触痛明显
白细胞计数	正常或稍高	正常	升高	升高	正常或稍高	稍高
血红蛋白	下降	正常	正常	正常	下降	正常
后穹隆穿刺	可抽出不凝血液	阴性	可抽出渗出液或脓液	阴性	可抽出血液	阴性
β-hCG 检测	多为阳性	多为阳性	阴性	阴性	阴性	阴性
B 型超声	一侧附件低回声区,其内或有妊娠囊	宫内可见妊娠囊	两侧附件低回声区	子宫附件区无异常图像	一侧附件低回声区	一侧附件低回声区,边缘清晰,有条索状蒂

表 4-5-2　卵巢子宫内膜异位囊肿与异位妊娠破裂的鉴别诊断

	卵巢子宫内膜异位囊肿破裂	异位妊娠破裂(输卵管)
妊娠反应	-	+
下腹痛	轻→重	重
不孕症	+/-	+/-
出血量	不太多	可以很多
CEA	+/-	-
hCG	-	+/-
后穹隆穿刺	血黏稠如巧克力状	+/-,血不暗、不凝
超声检查	圆形,张力大的囊肿可因周围粘连而不规则,子宫直肠穿刺积液、积血	宫腔线清,妊娠囊多在输卵管,直肠子宫陷凹有积血
腹腔镜	可见多处灶性出血、充血、瘢痕、卵巢破口及巧克力液	可见输卵管外侧发蓝、肿胀

突发性下腹剧痛,呈间歇性,常伴有恶心、呕吐。患侧附件有压痛或肌紧张,如有输卵管积水等病变,可触及肿块。阴道检查有明显触痛,也可触及肿块。严重者直肠子宫陷凹处积聚渗出液,后穹隆穿刺时可抽得浆液血性液体。但患者很少出现脉搏增快及其他休克症状。合并妊娠者,β-hCG 呈阳性,不易与异位妊娠鉴别,主要诊断靠腹腔镜检或剖腹探查术后确诊。

（4）子宫肌瘤红色变性:子宫肌瘤红色变性是因子宫肌瘤血供障碍,导致肌瘤缺血、坏死、溶血、血栓、栓塞及溶血血液渗入瘤体所致。其发生率在 1.9% ~25%,其中与妊娠有关占 20.3% ~34.8%,且多见于妊娠中期。患者可出现严重的腹痛伴呕吐、发热,一般在 38℃ 左右。白细胞增高,检查肌瘤局部有明显的压痛,绝大多数一周左右即可恢复。根据病史、B 超、β-hCG 等检查可与异位妊娠鉴别。

（5）子宫破裂、穿孔:产科因素引起的了子宫破裂,多发生于难产、高龄多产和子宫曾经手术或有过损伤的产妇。可发生在妊娠早期、中期和晚期,可为自发性、创伤性或病理性等多种情况下的破裂。通过 B 超、β-hCG 及腹腔镜等检查多可鉴别。非产科因素的子宫破裂可为手术操作中医疗器械所导致的子宫穿孔,也可为疾病导致的自发性子宫破裂。后者可见于侵蚀性葡萄胎或绒毛膜癌侵蚀子宫肌层,穿破子宫肌壁,进入阔韧带致阔韧带血肿,进入腹腔引起腹腔内出血,出现腹痛及腹膜刺激征等表现。结合病史、超声检查及 β-hCG 检测可与异位妊娠鉴别。

(6)胎盘早剥、前置胎盘伴植入:胎盘早剥、前置胎盘均属于妊娠晚期出血性疾病,胎盘早剥可表现为妊娠期剧烈腹痛,异位妊娠也有极少数患者妊娠至中晚期,如间质部妊娠、残角子宫妊娠、腹腔妊娠等。其破裂后导致腹腔内出血并伴有剧烈腹痛,通过超声检查显示子宫肌层不连续。有时需通过剖腹探查才能明确异位妊娠破裂部位,才能确诊和鉴别胎盘早剥或胎盘前置伴植入的情况。

(7)膜样痛经:膜样痛经又称蜕膜样痛经,是痛经中比较严重的疾患,多见于青年女性。发生膜样痛经,是因为子宫内膜完整地从宫颈口排出,如果宫颈口狭小,完整的子宫内膜不容易排出,子宫就增强收缩,宫颈口逐渐扩张,子宫内膜才能排出。表现为患者腹部疼痛剧烈,出冷汗,面色苍白,肢冷,恶心呕吐,甚至晕厥。当子宫内膜整块排出后,腹痛即可缓解。膜样痛经为周期性腹痛,β-hCG 为阴性即可鉴别。

(8)胃肠道疾病:急性阑尾炎、急性胃肠炎、胃穿孔、菌痢等胃肠道疾病可出现腹痛、恶心、呕吐等症状,若患者因消化系统症状就诊时,尤其是首诊于内外科时,须高度警惕异位妊娠,结合 β-hCG 及 B 超检查,诊断多无困难。

(9)泌尿道疾病:尿路结石和泌尿系统感染患者可出现一些与异位妊娠相似的症状,如尿频、尿急等,通过详细的病史采集及相应的辅助检查多可鉴别。

【治疗】　输卵管妊娠处理方式的选择取决于年龄大小、有无生育要求、异位妊娠的部位、大小、结局状况,包括出血程度及输卵管损害情况,术者技术水平及手术措施等综合因素决定。手术治疗仍是目前主要的治疗手段。由于阴道超声、血清 β-hCG 测定的应用以及腹腔镜诊治手段的广泛开展使得异位妊娠的早期诊断率得到明显提高,为患者的保守性手术和非手术治疗提供了更多的机会,为早期治疗提供了时间保证,减少了异位妊娠破裂导致腹腔内大出血的危险,降低了死亡率。而越来越多的患者迫切要求保留生育功能,因此,早期诊断、合理处理异位妊娠十分重要。

1. 手术治疗　手术治疗有经腹途径和腹腔镜途径两种,手术方式有根治性方式和保守性方式两种。根治性术式即为输卵管切除术;保守性手术包括伞端妊娠物排出术、壶腹部妊娠线性切开术及峡部妊娠节段性切除术等。采取何种途径和何种方式取决于患者有无生育要求、输卵管妊娠部位、大小、结局状况,包括内出血程度及输卵管壁损害程度,以及对侧输卵管的状况、术者技术水平及手术措施等综合因素决定。

(1)根治性手术:即输卵管切除术,为最基本最常用的术式。该术式可以达到迅速止血、挽救生命的目的,尤其适用于抢救内出血并发休克的患者。对于这种急症患者应在积极纠正休克的同时,迅速开腹,提出患侧输卵管,用卵圆钳钳夹住出血部位,或者用长弯钳夹住患侧输卵管下方的阔韧带和输卵管近子宫端,暂时控制出血,并加快输液、输血,待血压上升后继续手术切除输卵管。切除患侧输卵

管前应先探查子宫及对侧输卵管情况。手术方法:用两把血管钳自患侧输卵管伞端系膜向子宫角部钳夹,在两把血管钳间切断,残端以 7 号丝线贯穿缝扎近卵巢端的系膜断端。用系膜周围腹膜或圆韧带包埋系膜残端。对适用于年龄偏大、已有子女无生育要求者,并根据患者要求决定是否同时结扎对侧输卵管;对虽有生育愿望要求保留输卵管者,若因输卵管病灶范围广泛,损害输卵管系膜和血管者,或在保守性手术中输卵管难以止血者,非手术治疗、腹腔镜手术失败者,也应行输卵管切除术。

输卵管间质部妊娠,应争取在破裂前手术,以避免破裂大出血,危及生命。手术需行子宫角部楔形切除及患侧输卵管切除,必要时需切除子宫。

在异位妊娠手术中行自体血液回收,是抢救严重内出血伴休克的有效措施之一,不禁可以节约宝贵的血液资源,自体血中还能提供新鲜的凝血因子和血小板等成分,也可以减少异体输血所致的输血反应和疾病传播的可能性,在一定程度上解决了基层医院血源短缺的问题。自体回收腹腔内血液应符合以下条件:妊娠<12 周,无胎膜破裂,出血时间<24 小时,血液未被污染,镜下红细胞破坏率<30%。每 100ml 血液中需加入 3.8% 枸橼酸钠 10ml 抗凝,经 6~8 层纱布或经 20μm 过滤器过滤后,再输入体内,为防止枸橼酸钠中毒,每自体输血 500ml 以上者,应补充 10% 葡萄糖酸钙 10~20ml。

(2)保守性手术:指手术清除妊娠产物但保留输卵管的方法。由于高分辨 B 超尤其是阴道探头超声的发展、血清 β-hCG 测定的应用、诊断与治疗性腹腔镜的临床应用,使异位妊娠的早期诊断和治疗成为可能,加上显微技术、手术器械及缝合材料的发展及普及,为输卵管保守性手术创造了有利条件。

保守性手术适应证多用于以下情况:无子女、希望生育者;或者子女小、要求保留输卵管功能的年轻妇女;输卵管妊娠是首次妊娠;既往已切除一侧输卵管,患者病情稳定;输卵管无明显炎症、粘连和大范围的输卵管损伤。但能否行保守性手术还取决于孕卵着床部位、输卵管破损程度和既往输卵管存在的病变。如输卵管已有明显病变或解剖学改变,切除病灶后残留段输卵管长度不足 5cm,陈旧性输卵管妊娠部位有血肿形成或积血、盆腔感染,或严重失血性休克者为保守性手术的禁忌。保守性手术主要有以下几种术式:

1)输卵管造口术:是在输卵管系膜的对侧即输卵管游离缘、输卵管妊娠部位表面最薄弱处作一切口,长度相当于妊娠部位最大管径或超过妊娠膨胀部位两端,从切口处轻轻挤压出妊娠组织挤出的方法。搔刮或清创孕卵的着床部位易引起出血,并增加输卵管内膜损伤的机会,因此,不主张搔刮和清创。输卵管切缘有出血者可用 4-0 肠线或 7-0 尼龙线扣锁缝合止血。该方法简单,效果良好,一般术后 4 个月恢复良好,随访做子宫输卵管碘油造影或腹腔镜检查少有瘘管形成。本法适用于输卵管妊娠未破裂型者。

2)输卵管切开缝合术:主要适用于输卵管壶腹部妊娠或妊娠部位接近伞端者。方法:将患侧输卵管伞端至输卵管妊娠部位切开,用钝刮匙或刀柄刮净妊娠组织,或吸管

吸除妊娠组织,剥离面出血用电凝或缝扎止血。切口用6-0或8-0尼龙线间断缝合,称输卵管成形术。该法操作简单,但易形成输卵管与周围组织粘连,可在创面部位涂抹透明质酸钠等,减少粘连的形成。

3）输卵管伞端妊娠挤出术:当妊娠部位位于伞端、部分壶腹部妊娠接近伞端的患者,可用手指轻轻将胚胎组织从壶腹部向伞端挤压,使胚胎组织自伞端排除。但本法可能有妊娠产物的残留,可能造成持续性异位妊娠,有再次手术的可能,且再次输卵管妊娠的发生率高于输卵管造口术和输卵管切开术。

4）输卵管节段切除及端端吻合术:适用于输卵管妊娠破裂型或损伤较严重者以及峡部妊娠及壶腹部近侧段妊娠者。切除孕段输卵管,检查两端输卵管通畅后,两端残端用6-0或8-0的尼龙线间断肌层缝合3~4针,再间断缝合浆膜层3针以腹膜化。术中需不断用肝素盐水冲洗术野,防治血块阻塞吻合的输卵管腔。吻合后经宫腔注入稀释的亚甲蓝,观察是否通畅。

5）输卵管伞端成形术:适用于输卵管伞端妊娠。纵形切开输卵管远端,去除妊娠组织后,将输卵管远端黏膜像袖口样外翻,用8-0无创伤尼龙线将黏膜外翻缝合于近端浆膜。此术因破坏伞部拾取功能,日后妊娠效果不佳。

施行保守手术时,应注意术中充分止血。在输卵管整形手术过程中的出血多采用盐水冲清创面,以细针电凝头很准确地凝固出血点,少数亦可用3-0无创伤肠线缝扎止血,对于上述方法用后胚胎着床部位仍有出血者,可行管壁浆肌层肠线"8"字缝合多能止血。术毕腹腔放置右旋糖酐500ml或透明质酸酶或甲硝唑等防止粘连。术后常规应用有效抗生素,或服中草药使输卵管组织尽快恢复功能及治疗对侧潜在的炎症。术后2周检测血清β-hCG,了解妊娠组织是否被彻底清除。术后患者恢复第一次月经后3~7天行输卵管通液术。

（3）腹腔镜手术:近年来由于腹腔镜诊断与治疗手段的迅速普及和大力开展,腹腔镜手术逐渐成为诊断和治疗异位妊娠的首选。腹腔镜手术具有微创、术后盆腹腔粘连少,术后恢复快等优点,对于未育、要求保留输卵管功能的年轻女性,腹腔镜治疗异位妊娠已变的尤为重要。

随着异位妊娠的发生率增加及诊疗技术的进步,尤其是腹腔镜下的保守手术的广泛运用,持续性异位妊娠(persistent ectopic pregnancy,PEP)的发生率也随之上升。PEP是指输卵管妊娠保守手术过程中未能完全清除胚囊,使残留在输卵管内的滋养层组织仍继续增殖,血清β-hCG血清滴度不下降或反而上升,阴道有不规则流血。PEP是输卵管妊娠保守治疗后最常见的并发症。发生的高危因素包括:停经时间短,孕龄小,异位妊娠病灶的体积较小,盆腔粘连,术前hCG和孕酮水平过高,滋养细胞活性强。研究报道腹腔镜手术有更高的残存滋养细胞的发生率,开腹的输卵管切开术后持续性异位妊娠发生率为3%~5%,腹腔镜手术为5.1%~29%,挤压术或流产型者可高达12.5%~18%。

治疗持续性异位妊娠有再次手术切除输卵管、或输卵管切开清除病灶,以及MTX等治疗方式。为预防持续性异位妊娠的发生,线性切开手术时,切口应足够长,注意着床部位的彻底清除,避免绒毛残留;未破裂的孕囊应尽量完整切除病灶;已破裂者,应反复多次冲洗盆腹腔以防止绒毛残留。此外,术后可在病灶局部注射50mg MTX,杀死残余的滋养细胞,防止持续性输卵管妊娠的发生。

2. 非手术治疗 随着医务人员诊断水平的提高和患者的警觉,高敏感度的放射免疫测定β-hCG、高分辨B超的发展,诊断性和治疗性腹腔镜的应用,80%的异位妊娠患者可在未破裂前得以诊断,早期诊断为非手术治疗提供了条件和时机。异位妊娠的非手术治疗包括期待疗法和药物治疗。

（1）期待疗法:是指对部分低危的输卵管妊娠患者不采取任何手段的干预,只严密监测血β-hCG水平的变化,观察患者症状和体征,直至β-hCG降至正常。部分早期的输卵管妊娠患者可以通过完全流产后胚囊死亡或溶解吸收自然消退,临床出血少,无明显的临床症状和体征,可选用期待疗法。

选择期待疗法的适应证一般是:①无临床症状或临床症状轻微;②异位妊娠包块直径<3cm;③血 hCG<1000m IU/ml 并持续下降;④无胎心搏动;⑤有随诊条件。治疗期间,密切观察临床表现、生命体征,动态测定血 hCG、血细胞比容,并进行超声波检查。如果连续两次血β-hCG不降或升高,或附件包块长大,应立即处理。需警惕个别的病例血β-hCG水平很低,但仍有破裂的可能。

（2）药物治疗:一些药物可以作用于滋养细胞,抑制其生长发育,促使妊娠组织的吸收、消散。药物治疗主要用于早期异位妊娠,Mol 等的 Meta 分析提示,对于低水平血清 hCG 的患者应用全身性的甲氨蝶呤治疗是一个很好的替代腹腔镜手术的选择。有证据表明,药物治疗避免了手术造成的创伤、痛苦及瘢痕、周围组织粘连和术后并发症等,同时最大限度地保全了患者的生育功能,在长期疗效和短期疗效方面与保守性腹腔镜手术具有可比性,而药物保守治疗比手术方式有更高的日后宫内怀孕概率,可满足患者的生育要求,同时药物保守治疗更为方便经济。药物治疗方法分为全身治疗和局部治疗,药物种类有甲氨蝶呤(MTX)、前列腺素(PG)、米非司酮(RU480)、氯化钾、高渗葡萄糖及中药等等。其中,研究较为深入、应用最广泛、疗效最肯定的药物是甲氨蝶呤。

1）甲氨蝶呤:MTX 为抗代谢类抗肿瘤药物,是一种叶酸拮抗剂,通过与细胞内二氢叶酸还原酶结合,阻断二氢叶酸转化为具有生物活性的四氢叶酸,抑制嘌呤和嘧啶的合成,从而干扰 DNA、RNA 及蛋白质的合成。妊娠期滋养细胞增生活跃,多处于细胞增殖周期,MTX 能抑制胚胎滋养细胞分裂和增殖,导致胚胎死亡。MTX 对细胞的毒性决定于药物浓度和作用时间。高浓度的 MTX 持续作用较长时间后可造成骨髓和黏膜损害,连续给药的毒性是单次给药的数倍。研究表明,同量 MTX 无论全身用药还是局部给药在血清中能达到同量的 MTX 水平,一般终止妊娠的血药浓度远低于出现毒性反应的阈值,无须解救措施。MTX 现已被美国妇产科医师协会认可为临床治疗异位妊娠的一线药物。

适应证:适用于早期未破裂、无活跃性腹腔内出血的患者。①患者一般情况良好,无活动性出血和输卵管妊娠破裂的征象;②血 hCG ≤5000mIU/ml;③无明显的胚胎心脏搏动;④输卵管妊娠包块直径<3cm;⑤肝、肾功能及红细胞、白细胞、血小板计数在正常范围内,无凝血功能异常;⑥具有良好的随访条件;⑦保守性手术失败后发生持续性异位妊娠的补救措施之一。

禁忌证:①患者出现腹痛症状,表明妊娠部位张力较高,或者输卵管妊娠破裂或流产出血对腹膜产生刺激,或流产时输卵管痉挛收缩所致。②B 超发现妊娠部位胎心搏动,表明胎儿器官和胎盘已发育,一旦破裂,出血往往迅速导致失血性休克。③血 hCG>5000mIU/ml,表明胚胎活性强,滋养细胞增殖活跃,药物治疗失败率增加。④严重的肝、肾疾患或凝血功能障碍不能进行药物治疗。外周血白细胞>4.0×10^9/L,血小板>100×10^9/L,肝、肾功能需在正常范围方能用药。

用药方法及疗效:MTX 给药途径有全身用药和局部用药,目前口服和静脉用药不常用,肌内注射和局部应用已成为临床普遍认同的方法。近年常有报道在超声、腹腔镜、宫腔镜下将 MTX 直接注射至病灶,以及髂内动脉插管栓塞介入化疗。

MTX 口服:0.4mg/(kg·d),连服 5 天为一疗程。目前仅用于保守手术治疗输卵管妊娠失败后的持续性输卵管妊娠的辅助治疗。

MTX 肌注:0.4mg/(kg·d),连用 5 天为一疗程。如一个疗程后 β-hCG 无明显下降,间隔一周可开始第二个疗程。异位妊娠单纯肌注 MTX 保守治疗,成功率有不同报道,国内报道 90% 以上,国外文献报道为 71.4% ~84.5%。

MTX 单次肌内注射:按体表面积计算,MTX 50mg/m^2,单次肌内注射。如给药后 4 ~7 天,β-hCG 下降<15% 或继续升高,第 7 天给予第二次药物肌注(50mg/m^2),而不需用 CF(甲酰四氢叶酸)解救。

MTX-CF 方案:该方案 8 天为一疗程。MTX 1mg/kg 肌注,隔日一次,第 1、3、5、7 天使用,同时使用 CF 以减少副作用,其用量为 MTX 的 1/10,即 0.1mg/kg 肌注,隔日一次,第 2、4、6、8 天使用。给药后 48 小时如果 β-hCG 下降>15%,可以停药观察,否则继续用药。

MTX-CF 个体减量方案:该方案根据患者的血 β-hCG 水平决定用药。MTX 1mg/kg 肌注,一日一次,次日 CF 0.1mg/kg 肌注。一次 MTX 和一次 CF 注射为一次化疗剂量,总量共 4 次剂量。每日测定血 β-hCG 和孕酮水平。当 β-hCG 下降>15% 及孕酮<1mg/ml 时停用。

MTX 腹腔镜下局部注射:腹腔镜诊断与治疗同时一次完成。在确诊后,将一根 22 号长针从患侧耻骨联合上 3 ~4cm 腹壁进入,外接注射器,提起患侧输卵管,将 MTX 10 ~25mg 溶于 2 ~4ml 注射用水或生理盐水中,注射入输卵管妊娠部位的最扩张段,缓慢推注,注射后停留 1 ~2 分钟后快速推出针头。文献多有报道在注射 MTX 前先用细穿刺针在输卵管系膜内注入 1:8000 肾上腺素 10 ~20ml,或将垂体后叶素 6 ~12U 用 20ml 生理盐水稀释,分 1 ~3 点注入输卵管系膜内以及输卵管包块的基底部,使系膜血管收缩,以减少出血量,疗效更佳。目前腹腔镜下 MTX 局部注射多用于输卵管妊娠腹腔镜保守治疗后预防持续性异位妊娠的辅助手段。方法为:腹腔镜下行输卵管切开取胚术或输卵管挤压术后,检查无活动性出血,50mg MTX 溶于 3 ~5ml 注射用水或生理盐水中,注射到患侧输卵管系膜内。研究证实,联合治疗可最大限度的降低持续性异位妊娠的发生,但对再次同侧的异位妊娠并无预防作用。

MTX 宫腔镜下局部注射:B 超监视下,宫腔镜下行输卵管插管,对准输卵管口插入导管深 1.5 ~2.0cm,拔出管芯,再将导管轻柔插入输卵管内,感觉有阻力时停止,经导管缓慢注入溶于注射用水 2ml 的 MTX 40mg,时间约 5 分钟,推注后停留 2 ~3 分钟,将导管和镜体一同拔出,让患者臀部抬高。

MTX 经阴道或腹部超声引导下局部注射:在阴道或腹部超声引导下经阴道后穹隆穿刺进入异位孕囊内,先抽出孕囊内的液体或部分内容物,局部注射 MTX 10 ~50mg(溶于 2 ~4ml 注射用水或生理盐水)。第 4、7 天测 β-hCG,如下降<15%,需肌内注射 MTX 50mg/m^2。如 β-hCG 下降≥15%,则每周复查 1 次。

MTX 单次给药与多次给药成功率无明显差异,但单次用药操作简单,注射次数少,患者所受痛苦较小,减少患者医疗费用,副作用发生率低,不需解毒,疗效确切,更易被患者接受,尤其对有生育要求的患者,在异位妊娠早期诊断的前提下,有着更广泛的使用前景。

监测指标:因妊娠滋养细胞具有较强的侵蚀性,且患者对药物的反应不一,因此,在保守治疗过程中密切注意观察病情变化和治疗反应,包括患者的临床症状和体征、血 β-hCG 水平的波动、毒性反应等。

临床征象:药物治疗过程中需密切监测患者生命体征,观察自觉症状,了解有无活跃性出血的征象。约有 1/2 ~1/3 患者用药后会发生腹痛加重,但并无活跃性出血的征象,可能与滋养细胞坏死、溶解有关。滋养细胞坏死后自输卵管管壁剥离,妊娠产物排至腹腔内,刺激腹膜引起腹痛。若患者发生腹痛,需严密观察病情发展,门诊患者改为留院观察。若有内出血征象者,根据患者的一般情况及出血量的多少,决定是否需要手术治疗。

血清 β-hCG 水平:异位妊娠给予药物保守治疗后,能够确切反映疗效的最主要指标是血清 β-hCG 的下降。血 β-hCG 监测在评价治疗效果、及时调整治疗方案、提高保守治疗成功率方面具有非常重要的意义。常为用药后隔日测定 β-hCG,如下降≥15%,可改为每周测一次,直至正常。治疗过程中,由于 MTX 在注射后 1 ~4 天内抑制快速增长的滋养细胞,摧毁胚胎及胎盘绒毛,使异位妊娠流产,在此过程中加快了 hCG 的释放,致使 hCG 在一段时间内有所增高,以后才逐渐下降。故用药前应与患者充分沟通交流,否则会带给患者焦虑,容易产生对医疗的不信任,干扰治疗。需注意即使 β-hCG 下降很低时,仍有输卵管破裂的可能性。β-hCG 降至正常所需的时间与用药前的 β-hCG 水平有关,给药前 β-hCG 值越高,则下降至正常所需的时间越长。

B 超监测:药物治疗不需常规进行 B 超监测。若患者出现腹痛加重,需进行 B 超检查,了解附件区的包块有无增大,直肠子宫陷凹的液体深度有无增加,以此估计内出血量,评估是否需手术治疗。附件区包块消失的时间与用药前的初始包块大小有关,包块越大,所需时间越长。部分患者 β-hCG 降至正常后,附件包块可能仍持续存在,可继续观察。

毒性反应:MTX 在人体内的吸收、分布、生物转化和排泄等存在着很大的个体差异,患者体内的 MTX 血药浓度过高和持续时间过长是导致其不良反应的直接原因。MTX 高浓度维持时间越长,其毒性发生率越高。常见为胃肠道反应,包括食欲不振、恶心、呕吐、口角炎、消化道黏膜溃疡、腹胀、腹痛、腹泻、消化道出血等,其余还有骨髓抑制、肝肾功能损害、神经系统损害、脱发、药物性皮疹等,严重时危及患者生命。多数反应为轻度,少数反应为中度,停药后可自行恢复。若反应较重可减量或停药,也可用 CF 解救。

对妊娠和子代的影响:MTX 于 1965 年开始用于治疗妊娠滋养细胞疾病,多年来,在治疗妊娠滋养细胞肿瘤方面 MTX 的使用及毒性反应的观察积累了大量的经验。而治疗异位妊娠的剂量远远低于治疗妊娠滋养细胞肿瘤的剂量,故 MTX 治疗异位妊娠是安全、有效的。MTX 对以后妊娠无毒副作用,并不增加流产率和畸形率,无远期并发症,是安全可靠的。但 MTX 用量超量可引起输卵管超微结构紊乱,导致输卵管表面上皮节律性蠕动能力的下降,通畅度受损,从而出现不孕和再次异位妊娠的后果,因此 MTX 剂量因限定在避免以上情况的最低剂量范围内。Hajenius 等对 35 篇关于异位妊娠治疗方案的随机对照研究进行循证医学分析发现,MTX 治疗与保留输卵管的腹腔镜手术治疗比较,在输卵管保留、输卵管通畅程度、再次发生 EP 和保留生育功能方面比较,无显著性差异($P>0.05$)。

2)其他药物:米非司酮(RU486):可通过竞争孕酮受体,拮抗孕酮活性,从而使绒毛组织发生退变,蜕膜组织发生萎缩性坏死,致胚胎死亡。可作为对局部化疗或介入治疗后的辅助治疗酌情使用。国内多与 MTX 联合应用治疗异位妊娠。

中药天花粉结晶蛋白注射液:天花粉最初用于中期妊娠引产。结晶天花粉能迅速选择性作用于绒毛滋养细胞,催化细胞内核糖体失活,抑制细胞内蛋白质合成,导致细胞死亡,绒毛滋养层广泛变性、坏死,细胞解体,纤维素沉着,绒毛间隙闭塞及阻断血液循环,而后加速绒毛变性坏死、促进前列腺素释放而流产。根据研究剂量不同,天花粉治疗异位妊娠的成功率为 86% ~ 93%。天花粉是一种大分子植物蛋白制剂,具有较强的抗原性,可引起过敏反应,过敏性体质者和青霉素过敏者禁用。用药前需做皮肤试验和先使用试探剂量。方法:在常规皮试后试探量 0.05mg 注射于肌内,如无反应,2 小时后给予治疗量 1.2 ~ 1.8mg 作臀部肌内注射。为减少副反应,可同时加用地塞米松 5mg 肌注,每日 2 次,共 3 天。用药后 48 小时卧床休息,观察生命体征及副反应情况。常见的副反应为发热,头晕,皮疹,全身酸痛等,少数可能产生过敏性休克。

氟尿嘧啶(5-Fu):5-Fu 是对滋养细胞高度敏感的化疗药物,它可使绒毛变性、坏死,达到杀胚胎的作用。有

报道采用宫腔镜下输卵管内注射 5-Fu 250mg/次,治疗输卵管妊娠的有效率为 88.24%,血 β-hCG 下降至正常所需时间为 7 ~ 14 天。5-Fu 的不良反应是骨髓抑制、过敏反应及严重的消化道症状,并有可能致突变,使用也不及 MTX 方便。

高渗葡萄糖:可引起局部组织脱水和滋养细胞坏死,促使妊娠物吸收,安全有效,无不良反应。可在阴道超声监测下或腹腔镜下将 50% 葡萄糖 5 ~ 20ml 注入妊娠部位。但治疗前血 β-hCG>2500mIU/ml 者不能使用该法。

氯化钾:作用于胎儿心脏引起收缩不全和胎儿死亡,故常与 MTX 合用于有胎心搏动者。用药方式为通过阴道超声引导行孕囊穿刺、局部注射氯化钾。

前列腺素(PG):有文献报道 PGF2a 局部注射成功率可达84% ~ 92%,在腹腔镜引导下局部注射 PGF2a 治疗输卵管妊娠的成功率为 92%(22/24)。PGF2a 能增加输卵管的蠕动及输卵管动脉痉挛,使黄体产生的孕酮减少。但由于可能导致严重的心血管方面的不良反应,如心律失常、肺水肿等,目前临床上较少使用。

中药治疗:中药用于异位妊娠的保守治疗有数千年的历史,现代临床及药理研究表明有些中药确实有杀胚的作用,如天花粉、蜈蚣等。目前认为异位妊娠属"少腹血瘀症"范畴,其病机多由于气血劳损、脏腑虚弱、风、冷、湿、热之邪犯于冲任或气血瘀滞、情志不畅、房事过度、精浊损于冲任而导致孕后凝聚,孕卵未能移行至胞宫,而居于胞脉,以致胀破脉络,阴血内溢于少腹,有气虚瘀阻、气血虚脱、瘀阻包块,发生血瘀、血虚、厥脱等一系列证候。中药治疗以活血化瘀为其基本治疗法。临床遣方用药时应注意,既要遵循活血、化瘀、消癥的原则,还要结合病情的不同阶段和患者的特殊表现辨证用药。从症状体征,异位妊娠分为休克型、稳定型和包块型。应根据临床分型及证候,辨证施治。未破损期治法以活血化瘀、消癥杀胚为主。根据主方可适当给予清热解毒药如加黄芩、双花、连翘等以预防感染,此期以卧床休息为主,逐渐适当活动。已破损期临床慎用中药治法,腹腔大量积液,或盆腔包块较大者,宜手术治疗;休克阶段,内出血多,要注意虚、实两方面,同时兼顾患者体质的寒热,以回阳固脱、补气摄血为主;因输卵管妊娠本身为实症,而内出血、血压下降、面色苍白、出冷汗、脉虚弱又为虚症,要根据患者当时情况,进行分析,如虚症较重,用人参补气,以防血虚,同时佐以活血祛瘀,以促使内出血吸收。病情稳定,盆腔内有明显包块,中药治疗治法以化瘀消癥,破坚散结为主。除用主方活血祛瘀外,应加用化坚破积之药物,以消除包块,加用善破癥瘕之三棱、莪术等;如包块较硬,加穿山甲、川牛膝,以加强消癥散结效果;体质虚弱,加黄芪、党参,以扶正祛邪。异位妊娠中药保守治疗成功的关键在于早期诊断和严格选择患者,在治疗过程中,存在起效慢、疗程长,辨证施治存在主观性、经验性等特点。目前国内多采用中药治疗联合 MTX 或米非司酮、天花粉等治疗异位妊娠,均获得较为满意的疗效。

3. 一般治疗　输卵管妊娠流产或破裂常伴有腹腔内出血,出血过多过快可导致贫血,甚至失血性休克,如误诊或抢救不及时将危及患者生命。故需输液输血纠正一般情

况,补足血容量;术后补充铁剂,增加营养,使患者早日康复。合并感染者应用抗生素。对出现失血性休克者,因立即输血、输液、抗休克治疗,同时尽快手术止血。

【输卵管妊娠治疗后的生殖状态】 输卵管妊娠患者多数未生育,故治疗后的生殖状态逐渐得到越来越多的关注。目前,评价输卵管妊娠的治疗效果主要是观察其生殖状态和并发症。反应生殖状态的指标有宫内妊娠率和足月活产率,并发症包括持续异位妊娠和再次异位妊娠等。

影响生殖状态的因素:

1. 生育史 既往无生育能力低下或不育史者,治疗后宫内妊娠率为 75% ~90%,再次异位妊娠率为 5% ~10%。既往有此病史者,输卵管妊娠治疗后宫内妊娠率为 37% ~42%,再次异位妊娠率比前增加 8% ~18%。

2. 对侧输卵管情况 对侧输卵管正常者,术后宫内妊娠率和再次异位妊娠率分别为 75% ~83% 和 8% ~9.7% 左右,而对此输卵管有粘连或损伤者为 41% ~56% 和 13% ~20%。

3. 再次或多次异位妊娠对生殖状态的影响 有文献报道,二次异位妊娠后再次异位妊娠率可达 40%,三次异位妊娠后,宫内妊娠率和再次异位妊娠率都只有 26%,而不育者可高达 58%。异位妊娠术后的自然宫内妊娠中 64.4% 发生于治疗后 12 个月内,93.1% 发生于 24 个月内。多次异位妊娠后宫内妊娠率显著下降,再次异位妊娠率升高。而采用体外受精(IVF)后的妊娠与自然妊娠比较,再次异位妊娠率降低,宫内妊娠率可达 30%。因而对于对侧输卵管损伤或缺如及多次异位妊娠者,尤其是术后 12 ~18 个月仍未自然妊娠的情况下,应采用 IVF 助孕。

4. 开腹手术与腹腔镜手术后生殖状态比较 近年的大量研究表明,开腹与腹腔镜手术对异位妊娠的生殖状态没有影响。Yao 等回顾了 1514 例行保守手术的输卵管异位妊娠病例,开腹手术($n=811$)后的宫内妊娠率和再次异位妊娠率分别为 61.4% 和 15.4%,腹腔镜($n=703$)术后为 61% 和 15.5%。同样,切除输卵管术后宫内妊娠率和再次异位妊娠率也相似,与开腹或腹腔镜手术途径无关。

5. 输卵管切除与输卵管保留手术后的影响 输卵管保守性手术(线形切开、造口、开窗术、妊娠物挤出术)存在持续性异位妊娠发生率为 5% ~10%。

(李清丽 王红静)

二、输卵管间质部妊娠

【定义】 输卵管间质部妊娠(interstitial pregnancy)是指受精卵种植在潜行于子宫壁内部分的输卵管间质部内发育形成的妊娠。约占异位妊娠的 2% 左右。由于间质部同时接受子宫及卵巢来源的双重血供,此处血运丰富,妊娠一旦发生破裂,可在短时间内发生大量腹腔内出血,若处理不及时,可危及患者生命,因此,间质部妊娠是输卵管妊娠中后果最严重的一种,其早期正确诊断、及时处理显得尤为重要。

【病因】

1. 炎症影响 输卵管间质部约 1cm,短而腔窄,盆腔炎及输卵管病变时使输卵管管腔狭窄,孕卵运送受阻或延迟,孕卵不能到达宫腔而着床于此。

2. 肌瘤压迫 宫角附近的肌瘤压迫,使输卵管管腔变窄。

【分型】 输卵管间质部妊娠根据孕卵着床后的生长方向分为三型:①峡部型:孕卵向输卵管峡部方向生长、发育。②子宫型:孕卵向子宫腔方向生长发育,该型由于孕卵周围包绕着较厚的肌层组织,早期很少出现症状,妊娠维持时间较其他二型更长,可晚至妊娠 12 ~14 周,有报道最长可维持至 21 余周。此型一旦破裂,与子宫角破裂无异,可在短时间内发生致命性腹腔内出血。由于此型向宫角发展,位置深,绒毛不易清干净,术后易发生持续性异位妊娠。③纯间质部型:孕卵着床于间质部,在间质部生长发育,不向子宫角或输卵管峡部发展。

【临床表现】 常有停经及早孕反应。未破裂时,仅有下腹隐痛。破裂时间较迟,多在停经 12 周以后发生。一旦发生破裂,可在短时间内发生失血性休克。阴道出血少见。

【诊断】 在妊娠 8 周以前,难以和宫角妊娠相鉴别。停经、血 β-hCG 阳性、超声示宫内无孕囊,可诊断为异位妊娠。超声尤其是阴道彩超在鉴别宫角妊娠与间质部妊娠中有明显优势:间质部妊娠超声特点是:宫角部位突起包块,内有孕囊,孕囊偏向外侧,极度靠近浆膜层,其周围无完整的肌层,仅有间断的薄肌层围绕,孕囊与子宫内膜线不相连。直视下,包块位于圆韧带的外侧。宫角妊娠的超声特点是:子宫角部查见包块,其内有孕囊回声,孕囊偏向内侧,其周围有完整的肌层包绕,孕囊与子宫内膜线相连。直视下,包块位于圆韧带的内侧。

【治疗】 传统的治疗方法是:开腹行子宫角部楔形切除,甚至切除子宫。随着腹腔镜技术的不断提高,作为微创的腹腔镜,已基本取代开腹手术。常见的腹腔镜手术方式有三种:①线型切开取胚术:先于宫底部注射缩宫术 20U 或垂体后叶素 6U,于包块最薄处线型切开,迅速、彻底清除妊娠物后,适度电凝创面,尽快以 0/2 可吸收线缝合创面,创面周围可注入甲氨蝶呤 20mg,以减少持续性异位妊娠的发生。该方法适用于包块直径在 3cm 以内或包块外突不明显、不易套扎的患者。②输卵管套扎法:适用于可套扎的各种大小的包块,尤其是 3cm 以上易大出血的包块:切除包块远端输卵管,然后用套圈套扎妊娠包块,收紧后切开包块,彻底清除妊娠组织。对包块内部特别是靠近宫角方向,应充分电凝,既可止血又可破坏残余绒毛,防止持续性异位妊娠的发生。取出妊娠组织后,可切除部分包块组织,但应在套扎线上方 1cm 以上切除组织以防滑脱。该方法出血极少,但可能在套扎线以下残留异位妊娠组织,特别是子宫型患者,更易发生持续性异位妊娠。防止的方法:在完成套扎、切开、清除、电凝止血后,于宫底注射宫缩剂,剪断套扎线,此时创面一般无活动性出血。充分暴露包块基层部,彻底清除可能残留的妊娠物后,再行套扎或缝合止血可大大减少持续性异位妊娠的发生。③楔形切除宫角部:直接用电刀或超声刀楔形切除包块和部分宫角,由于该方法可能出血较多,且影响子宫正常形态,现已不推荐使用。④对于已破裂大出血的间质部妊娠,应在抗休克、加强宫缩的同时进行手术,如能套扎,则可明显减少出血,酌情缝合或宫角楔形切除。如不能套扎,应尽快清除妊娠组织,立即缝合止血,必要时行宫角部楔形切除甚至切除子宫。紧急情况下,腹腔镜技术不熟练者,建议直接开腹手术。

处理输卵管间质部妊娠的三个减少:①减少术中出血;②减少对子宫的损伤;③减少术后持续性异位妊娠的发生。妊娠部位套扎法,即可减少出血,又可最大限度地减少对子宫的损伤,现已广泛使用。但该方法可能残留部分绒毛,术中对包块底部(向宫角方向)适度电凝,必要时可解除套扎线,彻底清除、电凝可能残存的异位妊娠组织后,酌情再套扎或缝合妊娠部位,可以大大减少持续性异位妊娠的发生。

(张　丹)

三、宫颈妊娠

【定义】　宫颈妊娠是指受精卵着床于组织学内口水平以下的宫颈管内,并在此处生长、发育的异位妊娠。是异位妊娠中较罕见但危险的一种类型。占异位妊娠的比例近1%,其发病率约 1/1000～1/8628 次妊娠。宫颈妊娠若未早期诊断,或因误诊而行刮宫术,有可能发生危及生命的大出血。近年来,由于研究的深入以及超声技术的不断提高,宫颈妊娠的早期诊断率得到了提高,药物治疗(如 MTX)、Foley 尿管压迫、子宫动脉栓塞等保守治疗变得切实可行,有效提高了宫颈妊娠的疗效及预后,死亡率由 40%～50% 降至 6% 以下。

【病因】　病因不明,可能与子宫腔内膜损伤、宫腔环境异常、受精卵运行过快或发育迟缓等有关。患者往往有刮宫史、剖宫产史、宫内节育器的使用等病史。

【临床表现】　典型表现为停经后的无痛性阴道流血,在妇检或刮宫时可能发生大出血;查体时宫颈膨大、紫蓝色着色,宫颈外口可扩张、边缘较薄,子宫正常大小或稍大,质地往往不软。

【诊断】　确诊往往依靠彩色多普勒超声。根据上述临床表现,血 β-hCG 阳性结合既往患者的宫腔操作史或助孕史,再结合超声特点,多可确诊。宫颈妊娠超声诊断标准:①宫腔空虚;②宫颈管膨大;③宫颈内口下方颈管内可见孕囊,孕囊周围有丰富的血流信号,有时可见原始心管搏动;④宫颈内口关闭。

【鉴别诊断】　宫颈妊娠容易误诊,需与以下疾病相鉴别:①难免流产和不全流产,子宫大小与孕周相符或稍小于孕周,而宫颈妊娠子宫多正常大小或稍大于正常。彩色多普勒超声显示:宫颈妊娠的孕囊多呈典型的圆形或椭圆形,且孕囊周围有丰富的血流信号,而流产至宫颈的妊娠,其孕囊周围无血流信号,孕囊多呈变形皱缩的锯齿状。80 年代以前,宫颈妊娠的诊断率很低,多误诊为难免流产或不全流产。②滋养细胞肿瘤,多伴有肺部或盆腔其他部位的转移灶,且患者多有葡萄胎妊娠史。③子宫血管畸形,亦有可能发生无痛性阴道大出血,但患者血的 β-hCG 呈阴性,血管造影可确诊。

【治疗】　要减少出血,保留患者的生育功能,关键在于早期诊断,早期适当处理。凡确诊宫颈妊娠,严禁直接行刮宫术,必须先杀胚,如药物直接杀胚或栓塞子宫血管阻断血供,待胚胎死亡、局部血液循环不明显后,可以刮宫或期待治疗。

1. 药物治疗　常用药物为甲氨蝶呤(MTX),它能抑制滋养细胞增生,使绒毛变性坏死。全身给药:①单次给药:MTX50mg/m² 肌内注射。②8 日法疗,疗效较肯定,1、3、5、7 天用 MTX1mg/kg 各肌内注射一次,2、4、6、8 天用四氢叶酸 0.1mg/kg 各肌内注射一次。局部用药:对孕囊大、血 β-hCG 水平高者尤为适用,可作为首选。在超声指引下,将 MTX 30～50mg 注入孕囊,复查超声如仍有胎心搏动,可于孕囊内注入 5mmol/L 的氯化钾液。注意监测血 β-hCG 及孕囊局部血流变化,可酌情行刮宫术,药物治疗失败的高危因素有:①孕周>9 周;②血 β-hCG>10 000U/L;③超声可见胎心搏动。

2. 选择性子宫动脉栓塞术(UAE)　以往宫颈妊娠发生危及生命的大出血时,往往选择子宫全切术,近年来,子宫动脉栓塞术能有效阻断子宫的血供,达到有效止血的目的,因此,UAE 作为急诊止血的方案十分有效。栓塞后的子宫动脉约在两周后再通,不影响生育功能。该方法已在大多数有条件的医院广泛使用,对确诊或高度怀疑的宫颈妊娠先行栓塞术再酌情刮宫。目前,在血管栓塞的同时,常向左右子宫动脉各注入 MTX 各 25mg,达到阻断胚胎血供和药物杀胚的双重功效,更易使异位绒毛坏死,治疗效果更明显。

3. 宫腔镜下异位妊娠清除术　应严格掌握适应证,以免导致大出血。适应证:①孕龄为 4～6 周;②阴道流血量不多;③血 β-hCG 水平不高(一般<5000U/L);④超声未见胎心搏动。宫腔镜的优势在于可直视下明确胚胎着床部位,在直视下将妊娠物清干净,同时可对出血部位电凝止血。

4. 双侧髂内动脉结扎术　由于其操作较复杂且创伤大,现已很少使用。仅适用于大出血紧急情况下、其他方法无效、患者坚决要求保留生育能力的情况下使用。

5. Foley 导管球部压迫止血术　该方法简便、费用低,部分患者止血效果明显,可作为其他方法的辅助治疗,在清宫过程中持续少量出血时,该方法止血效果明显。如在清宫过程中发生大出血时,可用 Foley 导管压迫后,酌情行子宫血管介入术(栓塞术)。

6. 子宫全切术　该方法使患者丧失生育功能,现已很少使用。仅适用于无法控制的大出血时,为挽救患者生命不得已才行子宫全切术。

直接刮宫可引起难以控制的大出血,因此确诊的宫颈妊娠严禁先刮宫,而应在杀胚后再酌情行刮宫术。对疑似病例,可在备血、做好动脉栓塞术或子宫全切术准备的前提下行吸宫或钳刮术。操作过程中如遇大出血,宜停止操作,给予宫缩剂,于宫颈管内填塞纱布止血,如仍出血不止,可急诊行子宫动脉栓塞术,必要时行子宫全切术。如填塞有效,则可行药物杀胚或子宫动脉栓塞术以防再大量出血。因宫颈内膜薄、蜕膜化程度差,妊娠组织易植入宫颈间质导致清宫不全,因此,清宫时常规应在超声监测下进行,以求清宫完全。

综上所述,宫颈妊娠一旦确诊或高度怀疑,严禁直接刮宫,以免造成不可控制的大出血。宜先行药物杀胚或子宫动脉栓塞后,待血 β-hCG 下降、超声示胚胎局部血供减少后再酌情行刮宫术,刮宫术应在超声监测下进行,可避免清宫不全和清宫过度。

（张　丹）

四、卵巢妊娠

【定义】　卵巢妊娠是指受精卵在卵巢内着床、发育,是一种罕见的异位妊娠,占自然妊娠的比率约为 1∶7000 ~ 1∶50 000,异位妊娠中有 0.3% ~ 3.0% 的发生概率。近年来,由于辅助生殖技术的广泛开展,其发生率有上升趋势。因临床症状和体征不典型,孕早期易发生破裂大出血,因此应早期诊断、早期治疗。

【病因】　尚不明确。可能:①与宫腔操作、盆腔手术、盆腔炎症等有关;②与宫内节育器(IUD)有关,IUD 能使前列腺素分泌增加,使输卵管发生逆蠕动,受精卵通过输卵管种植于卵巢皮质、髓质或尚未愈合的排卵孔内;③卵子排出前在卵巢内受精而形成卵巢妊娠。

【临床表现】　以腹痛为主要表现,腹痛更明显于一般的输卵管异位妊娠,而停经和阴道流血并不突出。体征和辅助检查与输卵管异位妊娠相似。

【诊断】　由于卵巢妊娠易发生内出血,一般无明显停经史,往往以下腹痛为主要临床表现,容易误诊为其他急腹症如卵巢囊肿扭转、黄体破裂、急性阑尾炎等。由于卵巢妊娠与输卵管妊娠相比,其临床表现无特征性,因此,二者的术前鉴别诊断较困难,最后确诊要靠腹腔镜及病理检查(病检示绒毛着床于卵巢组织内)。因卵巢妊娠发生早期破裂概率高,且破裂后易发生失血性休克,因此,早期诊断尤为重要。有以下表现,应高度怀疑卵巢妊娠:以下腹痛就诊、血 β-hCG 阳性,但无明确的停经史、无明显的阴道流血,超声显示宫内无孕囊,附件区有占位,盆腔有液性暗区。Spiegelberg 的诊断标准为:①输卵管完整并与卵巢分离(无粘连);②孕囊位于卵巢内;③孕囊由卵巢子宫韧带与子宫相连;④孕囊囊壁可找到卵巢组织。由于取出的标本在运送处理过程中可能存在差异,因此,卵巢妊娠的最后诊断不只是依靠病理诊断,还应结合临床进行综合考虑。

【治疗】　卵巢组织质脆、缺乏肌性组织,因此易发生破裂,且不易自行止血。卵巢局部血供丰富,一旦破裂出血,往往引起腹腔内大量内出血甚至休克。因此,一旦高度怀疑卵巢妊娠,应尽早手术,可在腹腔镜下行卵巢楔形切除、异位妊娠清除后行卵巢修补术,一般不行卵巢大部切除术,以尽量保留其内分泌及生育功能。

（张　丹）

五、腹腔妊娠

【定义】　是指位于输卵管、卵巢、阔韧带以外,种植于腹腔内的妊娠,其发生率约为 1/15 000 ~ 1/30 000。是一种罕见的异位妊娠,围生儿死亡率高达 75% ~ 95%,先天畸形率高达 50%,胎盘处置不当,可引起大出血。因此对母儿的威胁较大,因无特征性临床表现,不易早期诊断,如处理不及时,可能造成严重后果。

【分类及病因】　分为原发和继发两种。原发性腹腔妊娠是指卵子在腹腔内受精、种植并生长发育,临床上极少见,大多数腹腔妊娠为继发性:①多继发于输卵管妊娠流产或破裂,孕卵落入腹腔继续生长、发育;②子宫肌壁缺陷(如剖宫产后子宫切口愈合不良、子宫憩室等),妊娠后子宫破裂,胎儿进入腹腔继续生长;③卵巢妊娠破裂,胚胎落入腹腔继续生长、发育。

【临床表现】　孕早期一般无典型病症,可有下腹痛、阴道少量流血等,孕中期可有突然下腹剧痛或持续下腹痛等,妊娠晚期,胎动剧烈,孕妇常感不适,扪诊时腹壁下可清晰扪及胎儿,并常可触及一实性团块物,即长大的子宫。胎位多为横位,胎先露常高浮,迟迟不入盆。如胎儿存活,在下腹部可清晰听到母体的血管杂音。

【诊断】　①病史:多数患者年龄偏大,有不孕史,常有可疑的输卵管妊娠流产或破裂史。②上述临床表现、结合以下检查,有助于诊断。B 超,是目前诊断腹腔妊娠的有效手段:a. 子宫均匀长大,宫腔内无妊娠囊或胎体反射;b. 羊水液性暗区接近母体体表。妊娠晚期,可行缩宫术激惹试验(OCT),如果不能监测到子宫收缩,则有助于诊断。

【治疗】　腹腔妊娠一经确诊,应尽早取出胎儿,胎盘是否一并取出,应视情况而定:①胎盘附着于大网膜表面,可切除部分大网膜,同时取出胎盘;②胎盘小部分位于脏器表面,在不影响该脏器功能的同时,行部分脏器切除,如部分小肠切除术,同时一并取出胎儿;③胎盘位于重要的器官(如肝、肠系膜根部)或大血管的表面时,如果强行剥离胎盘可导致严重出血,因此取出胎儿后可将胎盘留置腹腔,胎盘大多能逐渐吸收(但应注意凝血功能),如果发现感染、粘连或肠梗阻,可在胎儿取出后 2 ~ 3 个月开腹取胎盘;④胎儿死亡,胎盘血液循环停止,可考虑取出胎儿的同时,取出胚盘。

由于 MTX 可能使胎盘组织迅速坏死,可引起严重的并发症,如毒血症,严重者可危及患者生命,因此,严禁使用 MTX。

（张　丹）

六、阔韧带妊娠

【定义】　阔韧带妊娠是指受精卵着床于阔韧带两侧之间并在此生长、发育。可以认为是孕囊在腹膜后生长的腹腔妊娠。

【原因】　具体原因不明。多数学者认为,阔韧带妊娠是继发于输卵管妊娠流产或破裂,妊娠物脱落种植在阔韧带继续生长、发育。

【临床表现】　与腹腔妊娠相似,妊娠早期常有腹部疼痛,随着孕周的增加,腹痛可能进一步加重,如果发生破裂出血即有急腹症的相关表现。查体:宫颈常回缩,暴露较困难,患侧穹隆常膨出,双合诊时觉患侧阔韧带增厚或触及包块,如果停经月份超过 5 个月,腹部检查可发现:子宫轮廓不清,胎心音异常清晰。

【诊断】　术前很难确诊,如果停经后腹痛明显,应尽早行腹腔镜探查,以尽快得到诊断与治疗。

【处理】　一旦确诊或高度怀疑阔韧带妊娠,应尽早手术,否则随着妊娠月份的增加,手术剥离胎盘时极易发生不可控制的大出血。因此,在术中应酌情剥离胎盘,如果强行剥离胎盘引起大血时,可将胎盘留于腹腔内让其自然吸收。

（张　丹）

七、残角子宫妊娠

【定义】　受精卵种植于残角子宫内并生长发育,形成残角子宫妊娠。其发生率很低,约 1/10 000 ~ 1/40 000。由于残角子宫肌层发育不良,若诊治不及时,常在妊娠中、晚期发生子宫破裂,导致严重的内出血,甚至危及患者的生命。因此,早期诊断、及时处理尤为重要。

【病因】　子宫是由一对副中肾管发育并融合而成。如果副中肾管中段未合并,仅一侧副中肾管发育为功能较正常的单子宫,另一侧停止发育,下段缺如而形成残角子宫,它无峡部也无宫颈。分为Ⅲ型:Ⅰ型为残角子宫有宫腔,宫腔与发育较好的单角子宫相通。Ⅱ型为残角子宫有宫腔,宫腔与发育较好的单角子宫不相通,此型最常见,约占72% ~ 85%。Ⅲ型为残角子宫无宫腔,仅为一实体的始基子宫,借纤维束与发育侧单角子宫相连。对Ⅰ型残角子宫而言,精子或受精卵从发育侧单角子宫游走至残角子宫内生长而成残角子宫妊娠。对Ⅱ型而言,受精卵经腹腔外游走至残角子宫侧的输卵管,由此运行至残角子宫内生长发育而形成残角子宫妊娠。

【临床表现】　症状与输卵管异位妊娠相似,可有停经、下腹痛、不规则阴道流血。妇检:在子宫旁可扪及包块,质地较软,边界清楚,多与子宫相连。超声检查示:子宫轮廓呈不对称的双角状,妊娠囊周围有正常肌层结构,妊娠侧宫腔与正常宫颈管不相连。

【诊断】　残角子宫妊娠在破裂前常无明显症状,因此,其早期诊断较困难,过去的诊断率不到5%。近年来随着超声设备的不断改进和超声医生的诊断水平不断提高,其诊断率有所上升。目前,残角子宫妊娠的诊断主要依靠超声特别是阴道超声的协助。

【鉴别诊断】　残角子宫妊娠易与下述异常妊娠相混:①宫角部或输卵管间质部妊娠(子宫型):超声提示,孕囊位于宫角部,可向宫外突起,但孕囊外上部肌层较薄或不完整,孕囊内侧与宫腔相通,宫腔形态基本正常,而残角妊娠其孕囊周围的肌层较厚且较完整,孕囊与一侧单角子宫腔不相关。②双角子宫单侧宫腔妊娠,超声示:孕囊周围有内膜向宫颈方向延伸,并与之相连,而残角妊娠,其孕囊下缘位置高,其下方没有正常的宫颈(内膜)相连。

【处理】　残角子宫妊娠,一旦确诊,应尽早治疗。手术特别是腹腔镜手术是最好的选择,宜行残角子宫切除术,并行同侧输卵管切除术,以免该侧输卵管再次发生异位妊娠。如果患者生命体征平稳,某些学者认为可予 MTX 杀胚治疗,但目前已少用,因为即使药物治疗成功,畸形子宫仍然存在,仍有可能再次发生残角子宫妊娠,最终仍需切除残角子宫。

（张　丹）

八、重复异位妊娠

【定义】　重复异位妊娠是指首次异位妊娠经手术切除或保守性治疗(手术或药物治疗)后,再次发生的异位妊娠,随着异位妊娠的增多,重复异位妊娠的发生率也随之增加。对患者的身心均有一定的影响。

【病因】　多种原因可引起重复异位妊娠:①盆腔炎、输卵管炎未得到及时控制,引起不同程度的输卵管粘连、变形、瘢痕形成、蠕动障碍、管腔狭窄和内膜损害等。输卵管病变是重复异位妊娠的首要病因,有研究发现,合并输卵管病变(主要为粘连)者其异位妊娠的发生率多达33.3%,无病变者仅为16.3%。追问病史,患者往往有人工流产史、剖宫产史、宫内节育器等宫腔、盆腔操作史。②精神因素:过度紧张、恐惧可能引起输卵管功能的异常而致异位妊娠。③初次性交年龄小于18岁、多个性伴侣、不孕、吸烟、反复阴道冲洗等。

【临床表现及诊断】　临床表现无特征性,与首次异位妊娠相似。有异位妊娠史,患者本人及医生均有较高的警惕性,因此往往早期得以诊断。

【治疗】　治疗原则与异位妊娠相似,包括药物治疗、保守性手术治疗、输卵管切除术。①药物治疗,同首次异位妊娠。②手术治疗,开腹手术,因其创伤大,已很少采用。腹腔镜手术因其创伤小、恢复快而被广泛使用,术中如发现重复异位妊娠发生在同侧,建议行该侧输卵管切除,如果患者无生育要求,建议同时行对侧结扎术。3 次及以上异位妊娠者,无论有无生育要求,建议切除患侧、结扎对侧输卵管,结扎时尽量靠近宫角,以免发生间质部妊娠,有生育要求者,术后可行 IVF-ET。

【预防】　重复异位妊娠,有以下预防措施。

1. 重视首次异位妊娠的及时合理治疗　①一旦高度怀疑异位妊娠,应尽早行腹腔镜探查,避免在破裂、出血量明显增加后再手术,此时因出血多、手术时间延长等均可引起盆腔炎发生率增加。即使符合药物治疗的条件,对有生育要求的患者,亦建议尽早行腹腔镜手术。因药物治疗所需时间长,输卵管内包块可能长期压迫输卵管,可能造成输卵管阻塞、粘连、功能障碍等,有报道,药物保守治疗,输卵管内病灶时间最长可达 2 年未吸收。②手术时应尽量吸尽盆腹腔内积血,特别应清除血凝块,以减少粘连的发生。③保留患侧输卵管时,采用"输卵管外翻点状止血法",即在线型切开输卵管、清除异位妊娠病灶后,将输卵管(底部)外翻,在暴露管腔内出血点的确切位置后,以双击电凝准确止血,由于仅对出血部位行点状准确止血,避免了盲目电凝对输卵管的严重损伤,易保留输卵管的正常功能。④腹腔镜:相对于开腹手术,腹腔镜有直观、微创的特点,术后患者再粘连发生率减少,可减少再次异位妊娠的概率。术中还可在盆腹腔内注入抗生素、防粘剂,以减少术后粘连的发生。⑤术后常规应用有效抗生素,并适时辅以适当的中药、理疗以提高治疗效果。

2. 选择合适的再次妊娠的时机　首次异位妊娠处理后应尽量彻底治疗盆腔炎症,并避孕一段时间后再考虑怀孕,避孕时间为 3 ~ 6 个月,准备再次妊娠前,应先对输卵管进行再评估。

3. 输卵管的再评估　首次异位妊娠后 3 个月,可对输卵管进行再评估,方法有腹腔镜探查及子宫输卵管碘油造

1307

影,后者因准确率仅60%~70%,多建议直接行腹腔镜探查术进行再评估,术中如发现输卵管病变(如粘连、阻塞等)即可予以解除。有研究报道,再次妊娠前行腹腔镜孕前评估(干预)的重复异位妊娠率仅为3.3%,未干预者发生率高达20%。腹腔镜孕前评估(干预)时发现,盆腔粘连的发生率高达93.3%,粘连程度不同,其中大部分为轻度粘连,这正是造成输卵管通而不畅、异位妊娠的主要原因。

(张　丹)

九、宫内宫外复合妊娠

【定义】　宫内宫外复合妊娠是指宫内妊娠与宫外妊娠并存,其发生率低,约占自然妊娠的1/1500~1/3000。近年来,随着促排卵治疗和辅助生殖技术的广泛开展,其发生率明显升高,有报道其发生率为自然妊娠发生率的100倍。由于宫内、宫外同时存在妊娠,血β-hCG值常高于单纯异位妊娠,一旦出现异位妊娠的症状体征,其严重程度往往重于单纯异位妊娠,因此,提高认识、早期诊断、早期治疗是复合妊娠治疗的关键。

【病因】　①输卵管的机械性损伤;②促排卵药物的应用;③辅助生殖技术的开展,胚胎移植时,如果胚胎数量过多、液体量过多、推注压力过大、移植管末端太靠近宫底等都可以使胚胎进入输卵管,如果同时合并输卵管的病变,其蠕动功能受损,胚胎不能及时回到宫腔而形成异位妊娠。

【临床表现】　可能同时兼有宫内妊娠及异位妊娠的双重特征,因此临床表现较复杂,血β-hCG阳性确诊妊娠后,以下"四联症"可供参考:腹痛、腹膜刺激征、附件包块及子宫增大。

【诊断】　早期诊断、及时治疗才能改善复合妊娠的妊娠结局,宫内妊娠同时出现上述"四联症"时,应高度怀疑复合妊娠的存在。

超声医生在看到宫内妊娠后容易产生"满足感",而可能忽略了宫内宫外妊娠的同时存在,因复合妊娠的发生率很低,临床医生在明确了宫内早孕后,不容易或不愿意再考虑可能同时存在的异位妊娠,因此,复合妊娠的临床漏诊率较高。对于早孕、人工流产后出现腹痛、腹膜刺激征、附件包块者,应高度警惕宫内宫外复合妊娠的可能,特别是该患者在促排卵或辅助生殖技术后妊娠者,更应重视,必要时可行腹腔镜探查术。

【鉴别诊断】　难以同早孕同时合并黄体囊肿(特别是促排卵后)相鉴别,但黄体囊肿时腹痛及腹膜刺激征常较复合妊娠为轻。且复合妊娠的血β-hCG往往异常增高,有报道IVF移植后14天,血β-hCG>300U/L时,在排除多胎妊娠后需警惕复合妊娠。

【治疗】　早期诊断、早期治疗,是改善复合妊娠预后的关键。复合妊娠一旦确诊,患者如果有生育要求,应立即行手术治疗宫外妊娠,如果在腹腔内大出血时才处理异位妊娠,此时可能因失血性休克,在影响患者的同时,胚胎亦因缺血、缺氧而胎死宫内。有报道腹腔镜与开腹手术流产率相近,但因腹腔镜有创伤小、手术时间短等优点,且早孕期CO_2对宫内胚胎无影响,因此目前多采用腹腔镜处理异位妊娠。手术操作应由有经验的医生进行。注意:①不能

使用单极电刀;②尽量减少带电操作,双极电凝功率不宜太大,电凝时间力求缩短;③可采用异位妊娠局部套扎的方法,清除妊娠组织时最好用超声刀切开输卵管。特别是对于间质部妊娠时,套扎法对宫内妊娠影响更小,且出血较少;④尽量减少对子宫的接触,以免引发子宫收缩,尽量减少接触增大的卵巢组织;⑤冲洗盆腔时必须用温热的生理盐水,以免冷刺激诱发子宫收缩;⑥尽量缩短手术时间(50分钟内为好),用超声刀行病灶局部切除或患侧输卵管切除,可缩短手术时间,在切输卵管时,尽量多留输卵管的峡部,以减少对子宫的刺激,同时亦可避免对卵巢固有韧带的热损伤而影响卵巢血供;⑦气腹压力<13mmHg(不易呼吸性酸中毒),术毕充分吸出腹腔内CO_2,以减少术后恶心、呕吐的发生。

人工流产或药物流产后,明确的宫内早孕,行人工流产术后才发现的宫外妊娠,此类复合妊娠者,可根据患者的病情,按一般的单纯异位妊娠处理。

(张　丹)

十、辅助生殖技术后的异位妊娠

【定义】　指发生于辅助生殖技术(ART)后的异位妊娠。随着辅助生殖技术的广泛开展,由其导致的异位妊娠的发生率也逐渐升高。其发生率为2%~11%,高于所有妊娠中异位妊娠约1%~2%的发生率。

【特点】　ART在导致多胎妊娠的同时,也使在自然妊娠中少见的异位妊娠的发生率增加,这些异位妊娠包括宫内宫外复合妊娠(HP)、单侧输卵管多胎妊娠、双侧输卵管同时妊娠、双侧输卵管切除或结扎术后的输卵管间质部妊娠、子宫壁妊娠、腹腔妊娠、卵巢妊娠等。

【病因】　在IVF-ET过程中,常移植2个及以上胚胎,有的胚胎可随移植液进入输卵管,而行IVF-ET的患者往往有输卵管的病变,病变的输卵管正常的蠕动功能消失,进入其内的胚胎不能返回宫腔而导致异位妊娠。双输卵管结扎后出现的卵巢妊娠、腹腔妊娠,它们发生的原因可能是结扎后输卵管再通或移植管穿过子宫达卵巢或腹腔所致。

【特殊类型】

1. 宫内宫外复合妊娠(HP)　已在相关章节讨论,有报道,ART后,HP的发生率为自然妊娠发生率的100倍,应引起高度重视。特别应强调的是:一般不作后穹隆穿刺,原因是:①穿刺针可能刺激子宫收缩,穿刺时患者紧张也可能引发宫内孕流产;②即使存在大量内出血,后穹隆穿刺也可能抽不到不凝血,原因是:ART的患者,往往盆腔粘连严重,大部分子宫被粘成后倾固定,盆底多已封闭,道格拉斯陷凹已不复存在,此处亦自然无沉积的血液,因此后穹隆穿刺多为阴性结果,不能以此判断无内出血的存在,以免延误诊断。

2. 双输卵管同时妊娠　由于ART移植胚胎的数量一般较多,胚胎可同时着床于双侧输卵管,因此,对于ART后的异位妊娠,应仔细检查"正常"侧输卵管,以免漏诊。

3. 单侧输卵管多胎妊娠　很罕见,但在ART后的异位妊娠中,也有见报道,提示我们在处理ART后异位妊娠时,

应仔细检查输卵管的各个节段,以求一次彻底解决异位妊娠。

4. 双侧输卵管切除或结扎术后的输卵管间质部妊娠　由于间质部为输卵管通入子宫壁内的部分,狭窄而短,长约1cm,在行输卵管切除时,为减少对子宫及卵巢固有韧带的(热)损伤,间质部常被保留;在行输卵管结扎时,结扎部位常规选在峡部,因此,无论是结扎还是切除输卵管,间质部仍然存在,受精卵仍可在此种植发育。在 ART 中,间质部妊娠的发生率较自然妊娠周期为高,前者为7.3%,后者为2%～3%。其可能原因为:移植胚胎时,移植胚位置过深,可将胚胎直接置于输卵管开口处或直接移入输卵管;移植液过多或液体本身的静力作用,可将胚胎带入输卵管。因此,对保留下的间质部应进行处理,最简单直接的办法是,在腹腔镜下对余留的峡部及间质部进行电凝,使其管腔闭合,可使间质部妊娠的发生率大大下降。

5. 子宫肌壁妊娠　在行 IVE-ET 时,移植管刺入子宫肌壁,胚胎着床于子宫肌壁并生长、发育,妊娠不在宫腔内,与宫腔、输卵管均不相通。临床表现:症状为持续下腹痛,妇检时子宫上有压痛的包块,如果发生破裂,则有急腹症的表现。术前确诊有困难,有赖于超声检查:确诊妊娠后,超声示宫内、输卵管内均无孕囊,于子宫肌壁间探得孕囊样信号,即应高度怀疑或拟诊子宫肌壁间妊娠。治疗:手术清除妊娠,修补子宫,子宫破损严重者可行子宫次全切除术。

6. 输卵管残端妊娠或腹腔妊娠　多为 IVF-ET 时,移植管穿出子宫,孕卵种植于卵巢或腹腔内,已在相关章节讨论。

总之,随着 ART 技术的广泛开展,一些罕见的异位妊娠发生率明显增高,因此,对于 ART 后的异常妊娠,应高度警惕自然妊娠中罕见的异位妊娠,以降低漏诊、误诊率,达到早期诊断、早期治疗、改善预后的目的。

（张　丹）

十一、剖宫产后子宫瘢痕处妊娠

剖宫产后子宫瘢痕处妊娠(cesarean scar pregnancy,CSP)是指孕囊、绒毛或胎盘着床于既往剖宫产子宫切口瘢痕处,妊娠物完全或部分位于子宫腔外,周围被子宫肌层或纤维结缔组织所包绕,是一种特殊类型的异位妊娠。由于瘢痕处肌层菲薄,结缔组织及血管增生,随着妊娠的进展,绒毛与子宫肌层粘连、植入,严重者可穿透子宫造成子宫破裂。CSP 与宫内早孕、先兆流产、不全流产、宫颈妊娠、子宫峡部妊娠等症状相似,常因误诊为宫内孕行人流术或刮宫术时引发难以控制的大出血,为挽救患者生命而行子宫切除术,使年轻患者失去生育能力,严重危及女性身体健康,是一种危险的妊娠类型。近年来,CSP 与正常妊娠的比例约为1:1800～1:2216,在剖宫产史妇女中的发生率为0.15%,占所有异位妊娠的6.1%。由于剖宫产率的升高,以及现代诊断技术和对该病认识的提高,CSP 的病例逐渐增多,其诊断和处理受到临床医生的日益关注。

【病因】　导致受精卵在剖宫产子宫切口瘢痕处着床的机制目前尚不清楚,多数学者认为 CSP 的发生原因可能与以下因素有关:

1. 由于剖宫产引起瘢痕部位子宫内膜间质蜕膜缺乏或有缺陷,受精卵在此着床后,常发生底蜕膜缺损,滋养细胞可直接侵入子宫肌层,并不断生长,绒毛与子宫肌层粘连、植入甚至穿透子宫浆膜层。

2. 剖宫手术中切口缝合错位及感染、愈合不良、疤痕组织形成缝隙或空洞,或人流后损伤,切口瘢痕裂开,孕卵或滋养细胞通过微观可见的裂隙,种植在有缺陷的瘢痕处。

3. 子宫内膜炎、子宫蜕膜发育不良,受精卵着床后可能因血供不足,绒毛部分伸展到子宫下段切口疤痕处甚至达宫颈部位。因峡部管腔狭窄不利于孕囊的发育,常发生早期流产或不规则阴道流血。

【分型与结局】　根据妊娠组织与瘢痕部位的关系,Vial 等将 CSP 分为内生型和外生型。确定剖宫产瘢痕妊娠的分型对临床处理具有重要意义。经阴道彩色超声多普勒检查或 MRI 检查可以明确 CSP 的临床分型。

1. 内生型　随着妊娠进展,子宫峡部或宫腔妊娠的羊膜囊种植于子宫下段切口瘢痕处,个别形成低置或前置胎盘,其结局可进展为活产;由于瘢痕处缺乏肌纤维,不能有效止血,植入部位大出血风险增高。

2. 外生型　妊娠囊种植在剖宫产切口瘢痕部位,深入瘢痕处肌层生长,在妊娠早期即可导致子宫破裂或大出血。即使诊断明确,但治疗相对棘手。

【病理】　内生型与外生型剖宫产后瘢痕处妊娠的临床及病理特点不同。剖宫产后瘢痕处肌层内有缝隙存在可能是 CSP 发生的主要原因。确诊依赖于病理组织学检查。病理学检查见瘢痕处子宫平滑肌组织不完整,失去连续性,平滑肌细胞间连接不紧密,肌层组织中有缝隙存在,绒毛存在于缝隙中,出现这种缝隙的外生型剖宫产瘢痕妊娠患者比例明显高于内生型。

【临床表现】　临床表现无特异性。患者既往有剖宫产史,此次起病有停经史,无或有阴道少量流血,可伴有轻微下腹痛;子宫破裂者伴有剧烈腹痛,或出现血压下降、心率增快等失血性休克症状。早期妊娠若被诊断为宫内孕或宫内孕流产行人流术或清宫术,则可表现为术中大出血或术后持续出血。妇科检查宫颈形态正常,子宫下段或峡部膨大增粗。

【诊断与鉴别诊断】　超声是诊断本病的可靠方法。经阴道彩超可清楚地显示宫腔、宫颈内口以及局部肌层的形态、回声等改变,尤其是子宫纵切面声像图可直接显示孕囊与子宫剖宫产切口的关系,并可观察孕囊周边血流情况,为切口瘢痕妊娠提供客观可靠的诊断依据,故对有剖宫产史的早孕患者应常规行超声检查,尽早地了解子宫切口瘢痕处的血流情况,可提高 CSP 的诊断率,减少误诊。超声检查特征为子宫增大,内膜增厚,回声均匀,孕囊位于子宫峡部前壁,与膀胱之间肌层组织非薄甚至消失,仅存浆膜层,宫腔内可能有或无孕囊。Godin 等提出 CSP 的超声诊断标准:①宫腔内无妊娠囊;②宫颈管内无妊娠囊;③子宫峡部前壁见妊娠囊生长发育;④妊娠囊与膀胱壁间的肌层组织有缺陷。这一标准适用于大多数 CSP 的诊断,但对于少数 CSP,妊娠早期首次检查时妊娠囊位于瘢痕处,妊娠囊快速发育,向宫腔方向生长,随访检查时发现妊娠囊部分位于宫腔内或宫颈管内，可继续生长至孕中、晚期，而一部分妊娠组织仍位于瘢痕处，此种情况下极易忽略 CSP 的存在而导致漏诊或误诊，故应重视 CSP 并非宫腔内一定无妊娠囊，但必须有一部分妊娠物位于瘢痕处，此时尤需注意与宫内妊娠鉴别。

CSP 易与下列疾病混淆，应注意鉴别：

1. 宫颈妊娠　患者可有或无剖宫产史。妇科检查见子宫颈膨大呈桶状，宫颈外口松弛，扩张膨出，外翻，着色明显。阴道超声提示子宫内膜线清晰，宫腔内无妊娠囊，妊娠囊着床于宫颈管内，即在子宫颈内口水平以下，宫颈内口关闭，宫颈外口部分扩张。

2. 子宫峡部妊娠　患者可无剖宫产史，可能有多次人流史，宫颈形态和长度正常，子宫下段膨大，阴道超声提示妊娠囊着床于子宫峡部前壁、后壁或侧壁，妊娠囊向宫腔方向生长，一部分位于子宫峡部；宫颈管存在且闭合，宫腔上 1/2 空虚；子宫峡部妊娠可持续至妊娠中、晚期，但常因前置胎盘出现一系列并发症。

3. 先兆流产　患者可无子宫下段剖宫产史；孕期有少量阴道流血，超声提示妊娠囊位于宫腔内，可见胎心搏动。

4. 难免流产　患者可无子宫下段剖宫产史；在先兆流产的基础上，阴道流血量增多，阵发性下腹痛加剧；妇科检查见子宫颈口扩张，有时可见胚胎组织或胚囊堵塞于子宫颈口内。超声检查提示孕囊位于子宫峡部，胎囊变形，胎儿多已死亡，无心管搏动，宫颈管及内口已开放，超声血流显示胚囊周围血流信号不丰富。

5. 妊娠滋养细胞疾病　患者可无剖宫产史，有葡萄胎史或流产、分娩史，血清 hCG 异常升高，可持续升高或不降；经阴道彩色多普勒血流成像显示病灶内部异常丰富的低阻血流信号，而瘢痕妊娠包块内部常常无血流信号，包块周边有低阻血流。

【治疗】　治疗目的：杀死胚胎，排除妊娠囊，保留生育功能。选择治疗方案需根据瘢痕妊娠的部位、与子宫的关系、妊娠囊侵入子宫肌壁的深度、血 hCG 的水平、彩色超声显示病变部位的血流状况、阴道出血量的多少以及患者对生育的要求和经济状况等综合判断，强调个体化的治疗。治疗方式有全身或局部药物治疗、选择性子宫动脉栓塞术、负压吸宫术、子宫局部病灶切除术及子宫全切术。

1. 药物保守治疗　用于治疗异位妊娠的药物如 MTX、米非司酮、结晶天花粉、高渗葡萄糖及氯化钾等均可用于治疗 CSP。用药方式可采用全身、局部给药或联合全身及局部给药。全身用药时妊娠组织吸收缓慢，可能与妊娠囊被纤维瘢痕组织包绕血运较差有关。局部给药不仅可提高局部血药浓度，同时减少了全身用药的副反应。全身用药方法可参照异位妊娠药物治疗。局部用药可通过腹腔镜下监测或阴道超声引导行孕囊穿刺、局部注射 MTX，同时给或不给氯化钾、高渗葡萄糖。药物治疗的优点为避免手术创伤，不足之处是孕卵吸收及 hCG 下降缓慢，需长时间随访，并且治疗过程中仍有子宫大出血、切除子宫的可能。故药物治疗前需常规履行保守治疗风险及预后的告知义务，治疗中密切观察生命体征，动态监测血 hCG，要及时调整治疗方案。Haimov-Kochman 等提出非侵入性治疗应选择合适

的病例，孕周最好不超过 6～8 周，超声显示无心管搏动。此外，药物治疗即使成功，也可能会遗留子宫瘢痕的缺损，将来可能再次发生剖宫产瘢痕种植，未修补的瘢痕裂口对未来妊娠的影响有待于进一步探讨。

2. 介入治疗　有条件的医院，可采用选择性子宫动脉栓塞和（或）化学药物治疗 CSP 及大出血，可迅速有效止血，保留子宫，并为后续治疗创造条件。栓塞术中采用子宫动脉内灌注 MTX，提高病灶局部的药物浓度，增强杀胚效果，使胚胎组织坏死变性，甚至自然脱落。联合双侧子宫动脉栓塞可延长局部药物作用时间，使胚胎发生缺血缺氧，促其死亡，对因流产阴道大出血或盲目行清宫术中大出血患者可快速止血，达到抢救生命的目的。术后可酌情行清宫术，有效降低清宫术的难度和风险，也可联合药物、手术或期待治疗；子宫动脉栓塞治疗缺点是费用较高，且在无相应设备的基层医院，难以普及。故对可疑 CSP 但本院缺乏相应治疗经验和医疗设备者应及时转诊。

3. 手术治疗　主要有清宫术、子宫局部病灶切除术和子宫切除术等。

（1）清宫术：仅在有适宜病例并有急救准备的情况下使用。若妊娠囊侵入瘢痕处较表浅、或大部分凸向宫腔时，可在超声或腹腔镜监测下进行清宫术。对于药物治疗和子宫动脉栓塞后，决定是否行清宫术，应依据子宫前壁瘢痕处肌层厚度、血 hCG 的水平具体而定。如果妊娠组织与膀胱之间的肌层很薄，或妊娠组织已凸向膀胱，血 hCG 水平下降不明显者不宜行清宫术。清宫术多用于局部化疗后或子宫栓塞治疗后阴道出血减少、血 hCG 下降明显、超声检查妊娠物直径<3cm、其边缘距浆膜层>2mm、彩超示病灶部位血流不丰富的患者。

（2）子宫局部病灶切除术：如病灶较大，子宫肌层薄，超声提示血供丰富时，可选择开腹或腹腔镜下子宫峡部切开，清除妊娠病灶，切除子宫瘢痕，修补子宫。该方法的优点为在保留子宫的同时，提供了去除妊娠病灶、修补子宫缺损的机会，避免再次瘢痕部位妊娠。

（3）全子宫或次全子宫切除术：对于没有生育要求、局部病灶切除困难、药物治疗无效、难以控制的阴道出血，可考虑行全子宫或次全子宫切除术。多数情况下是误诊为正常位置妊娠行人工流产术或清宫术时发生致命性大出血，甚至子宫破裂时采用，是为挽救患者生命而采取的紧急措施。

随访监测：血清 hCG 的随访对治疗方案的选择、调整和估计预后具有重要的指导意义。药物治疗后 hCG 恢复正常的时间可长达数周甚至数月，而包块消失的时间可需一年以上。应警惕的是药物治疗期间或治疗后，即使 hCG 值明显降低或降至正常，若妊娠部位包块未消失，仍有大出血的可能，故治疗后随访时间应持续至 hCG 下降至正常和包块消失。

【预防】　由于剖宫产后子宫瘢痕处妊娠可造成子宫破裂、致命性大出血，甚至死亡等严重后果，故预防和早期诊断尤为重要。

1. 控制剖宫产率，严格掌握剖宫产指征。

2. 重视产后避孕指导，告知产妇术后需采取切实有效

的避孕措施,降低意外妊娠率。

3. 提高子宫切口缝合技术,防止切口感染。

4. 有剖宫产史的妇女再次妊娠时,应引起高度重视,及早进行超声检查,力争早期诊断,正确治疗,把风险降到最低。

（李清丽 王红静）

十二、其 他

（一）腹膜后妊娠

腹膜后妊娠极为罕见,目前国内外仅见极少的个案报道。腹膜后异位妊娠根据其发病机制可以分为两类:①继发妊娠:受精卵经输卵管脱落到腹腔并着床在后腹膜表面生长,因腹腔肠袢挤压,使孕卵向腹膜后生长并侵蚀其周围血管,易破裂出血形成腹膜后血肿;②原发妊娠:孕卵经血管淋巴管停留在腹膜内种植生长。腹膜后妊娠的诊断依据包括:①停经史,以突发腹痛或（和）腰背痛为主诉,无外伤史;②下腹轻压痛和反跳痛,若妊娠组织侵蚀后腹膜致破裂可表现出内出血体征;③血 β-hCG 升高;④影像学（包括超声、CT 或 MRI 等）证实腹膜后占位,甚至探及妊娠组织;宫内外未发现孕囊,双附件无明显肿物,腹腔无或有少量积液;⑤术中证实单纯腹膜后血肿或妊娠组织。腹膜后妊娠可采用手术治疗,既可明确诊断,又可清除血肿,达到彻底止血的目的;若腹膜后血肿较大,且与周围组织（腹主动脉、腔静脉等）粘连严重,估计手术困难,且无活动性出血、病情稳定者,可应用 MTX、米非司酮等抑制滋养细胞药物行保守治疗,所报道病例均取得满意效果。

（二）子宫壁妊娠

子宫壁妊娠又称子宫浆膜面妊娠,是一种少见的异位妊娠,指受精卵在子宫肌层内着床、生长发育。子宫壁妊娠可能与以下因素有关:①子宫内膜缺陷:多次宫腔操作史、剖宫产史或宫内节育器放置史;②子宫内膜炎症:炎症使部分浆膜破坏形成缺损,受精卵游离出输卵管,在盆腔内游走,从子宫浆膜缺损处植入肌层内;③IVF-ET 操作过程中遇到困难,误将胚胎植入子宫肌层;④妊娠合并子宫腺肌症:胚胎可能随子宫内膜植入肌层内。

临床表现为停经、不规则阴道流血、血 β-hCG 升高。患者多因 B 超监测下多次清宫不成功就诊。术前诊断极为困难,本病如不及时诊治可导致子宫破裂。子宫破裂多发生于停经 11~30 周,临床表现与输卵管妊娠破裂相似。一般无活婴,仅 1 例国外报道子宫壁妊娠获活婴。诊断应依据病理所见:①大体:妊娠组织位于子宫肌壁间,与宫腔及输卵管开口均不相通,子宫上没有小囊,也没有憩室,也无先天畸形;②镜下:肌壁内病灶可见新鲜或陈旧绒毛组织,滋养细胞浸润肌层。MRI 诊断准确性较超声高,可为术前临床诊断提供很好依据。

处理原则是手术清除妊娠,修补子宫,如宫壁破损严重需作子宫切除,可行开腹或腹腔镜手术,也可经阴道局部注射 MTX 行保守治疗。

（三）子宫小囊妊娠

子宫小囊妊娠是子宫肌层局部扩张的结果。它是一种妊娠特有疾病,3000 例妊娠患者中可能发生 1 例。关于子宫小囊妊娠的发病原因亦存在多种假说:15% 女性为后位子宫,通常在妊娠 14 周之前会自发转为前位。当由于极度粘连或其他原因致宫底无法转为前位并且不能随妊娠月份增大上升至腹腔时,其局限在狭小的骨盆腔内导致子宫向前或向后折叠并扩张即形成小囊,小囊肌层虽然薄弱,但仍由三层完整结构组成。此时子宫颈被极度拉长并上升至耻骨联合后上方压迫膀胱、输尿管造成患者尿潴留、双侧肾盂积水等。子宫小囊妊娠可能导致自然流产、死胎、胎儿生长受限和早产等。早期诊断困难,处理应根据患者的孕周综合考虑。早孕期间发现子宫小囊可以尝试使用手指或肠镜加压改变宫底位置,中孕期间密切随访,由于宫颈的特殊位置其临产后难以扩张,为防子宫破裂通常采用剖宫产终止妊娠。因膀胱、宫颈和胎儿的异常位置,手术时应避免损伤膀胱甚至误行子宫切除。

（四）子宫憩室妊娠

子宫憩室可分为真性及假性两种,前者为先天发育畸形所致,后者常因医源性子宫壁损伤,如剖宫产、人流术等操作所致。憩室可位于子宫壁,亦可位于宫颈,卵圆形,大小不一,小至 1~2mm,大至近 20cm,开口于宫腔,其内膜与宫腔内膜相连。子宫憩室罕见,妊娠合并子宫憩室更为罕见,而子宫憩室内妊娠至今仅见数例报道。国内通常因 B 超监测下反复人流失败而发现,术前诊断困难,其结局有破裂、流产及继续妊娠等数种,主要根据憩室口大小、憩室壁的厚薄及孕卵发育本身的大小而决定。因子宫憩室妊娠行人流术中出血较多,故可先采用抑制滋养细胞药物,并在 B 超或宫腔镜监测下清宫。

（五）阴道妊娠

阴道妊娠极为罕见,目前国内外仅见数例报道。根据其发生机制可分为两类:一类发生在子宫切除后的阴道残端上,原因可能为阴道残端与腹腔存在瘘道,受精卵游走至此着床;另一类发生于尿道阴道隔的间隙内,国内两例阴道妊娠均属于该类,包括一例因破裂而致失血性休克。

（六）脾脏妊娠

脾脏妊娠属腹腔妊娠中的一种少见类型。与腹腔妊娠相同,脾脏妊娠亦可分为原发与继发两类,并遵循 Studdiford 原发腹腔妊娠的诊断标准:①输卵管及卵巢外观无异常并且无近期损伤证据;②无子宫胎盘部位瘘管形成;③当妊娠<12 周时仅于腹膜表面发现妊娠组织;继发通常是由于输卵管或卵巢妊娠流产或破裂所致。患者常因上腹剧烈疼痛就诊,且常首诊于外科,多表现为突发左上腹疼痛并放射至左侧肩部,绝大部分患者伴腹腔内出血并失血性休克。术前多能诊断为异位妊娠破裂但较难明确部位,或考虑脾破裂但无明确诱因。术前诊断困难,目前确诊均通过剖腹或经腹腔镜探查并最终经病理证实。脾脏妊娠破裂发生时间通常为孕 6~8 周,并且孕囊大小集中于 2.0~3.5cm,但亦有妊娠 24 周,胎儿长到 30cm 者。妊娠囊可着床于脾脏上极至下极的任何部位,甚至脾门。处理应根据患者 β-hCG 水平,绝大部分患者接受了脾切除术,仅极少患者行药物保守治疗成功。对于 β-hCG 水平较高,宫内及附件区未发现占位者,可考虑行腹部 B 超、CT 或 MRI 协助早期诊断,为保守治疗提供可能。

（七）肝脏妊娠

肝脏妊娠亦属腹腔妊娠，由于肝脏血供丰富，利于胚胎的发育和生长。国内11例报道均为早孕及中孕早期患者，多因肝脏妊娠破裂致腹痛及失血性休克就诊于外科，术中探查孕囊及胎盘多位于肝右叶外缘。肝脏妊娠破裂通常出血凶猛，由于该处血供丰富，胎盘种植范围广，往往给胎盘处理带来困难。处理包括：①将胎盘留在原处，术后予MTX或米非司酮保守治疗，或采用介入栓塞，并严格随访；②切除包括胎盘在内的部分肝叶，并修补肝脏。试图强行剥离胎盘时，易引起难以控制的大出血致休克甚至死亡。

国外有肝脏妊娠保守期待治疗的系列个案报道，患者在医疗机构内密切观察至34周左右胎儿可存活时，剖腹娩出胎儿，胎盘酌情处理，术后母儿平安。

（八）子宫峡部妊娠

子宫峡部妊娠是指孕卵种植于组织学内口以上，解剖学内口以下的峡部，其不同于宫颈妊娠，后者孕卵种植于组织学内口以下的宫颈黏膜，但由于两者着床部位毗邻，其临床症状及体征相似。子宫峡部妊娠多见于瘢痕子宫、多次宫腔操作致子宫内膜缺如及瘢痕形成。亦有部分患者会由于受精卵游走过快或发育迟缓降至子宫峡部着床。因此，子宫峡部妊娠包括部分剖宫产术后子宫瘢痕处妊娠。子宫峡部妊娠常有少量阴道不规则流血、腹痛等不适，易与先兆流产、稽留流产等相混淆。若B超提示：①子宫腔内无胚囊；②子宫下段膨隆，其内可见胚囊或不均质强回声；③彩超提示该处血流丰富，应考虑到子宫峡部妊娠的可能性。子宫峡部妊娠盲目清宫可能致难以控制的大出血，常见保守治疗方法包括：MTX局部或全身使用，米非司酮治疗后再行清宫。现通过子宫动脉栓塞术及术后清宫或结合宫腔镜治疗达到满意效果，减少了出血及子宫切除风险。

（九）子宫角妊娠

子宫角妊娠（简称宫角妊娠）是指孕卵附着在输卵管口近宫腔侧或在输卵管间质部，但向宫腔侧发育而不在间质部发育。严格来说，子宫角妊娠属宫内妊娠，不属于异位妊娠。宫角妊娠与输卵管间质部妊娠较难鉴别，但前者胚胎向宫腔内生长，同侧圆韧带被推向外侧，后者胚胎向宫腔外生长，同侧圆韧带在块物内侧。

宫角妊娠占异位妊娠中的2%~4%，每2500~5000例活胎中见1例宫角妊娠。其临床症状出现时间较普通输卵管妊娠晚。患者通常在妊娠12周左右，诉严重腹痛，可伴阴道流血，子宫不对称性增大，如孕早期不发生流血，上述症状到孕中期可消失。Jansen等提出诊断标准为：①腹痛伴有子宫不对称性增大，继以流产或阴道分娩；②直视下发现子宫角一侧扩大，伴圆韧带外侧移位；③胎盘滞留在子宫角部。符合上述任何一项即可考虑为子宫角妊娠。

一般诊断为宫角妊娠，胚胎存活，圆韧带向外侧移位，覆盖在胚囊的子宫肌层组织健康，可继续妊娠，但须严密随诊，孕期易出现胎位异常、胎膜早破等。分娩时可因不协调宫缩导致难产，胎盘滞留在一侧宫角内是其特点，多需人工剥离，产后出血较正常分娩多。一部分宫角妊娠可在妊娠早、中期发生破裂，因宫角处血运丰富，一旦破裂，出血较多，甚至危及生命。

随着早孕期B超检查的普及，未破裂型宫角妊娠增多，腹腔镜逐渐成为诊断的金标准。患者症状轻，血β-hCG<3000mIU/ml者可考虑药物保守治疗。手术治疗趋于保守，腹腔镜下切开宫角取胚、宫腔镜直视下钳取妊娠组织或腹腔镜直视辅助下清宫等方式都成为满意的保留生育功能的选择，术前术后配合抑制滋养细胞药物等治疗，效果更佳。但宫角妊娠破裂或人工剥离胎盘后出血不止者，仍应首先考虑切除该侧宫角和输卵管。宫角切除前使用套扎或吻合方式可明显减少出血。

（十）子宫切除术后异位妊娠

子宫切除术后异位妊娠罕见，目前共数十例报道。大部分发生在阴式子宫切除术后，亦可发生在部分子宫切除或子宫次全切除术后。

根据妊娠时间，可将子宫切除术后异位妊娠分为早期和晚期两类。早期异位妊娠是指妊娠发生于子宫切除术前，即精子已进入输卵管或此时已受精，子宫切除术使输卵管近端被结扎，受精卵正常去路被阻断，孕卵在输卵管内着床致异位妊娠。早期异位妊娠患者通常因术后腹痛就诊，由于已行子宫切除术，因此就医时首诊通常排除妊娠，而被作为手术后并发症，如断端血肿、感染或肠梗阻等进行治疗，至异位妊娠流产或破裂行手术探查时明确诊断。子宫切除术后数月至数年后妊娠者为晚期异位妊娠，精子可能经宫颈管或阴道顶端小的瘘管状管道进入腹腔，特别是阴道顶端有持久性肉芽组织。罕见入口是脱出的输卵管。晚期异位妊娠可在输卵管内、阔韧带、膀胱阴道间隙或腹腔生长。子宫切除术前应确定经后无性生活史，手术时间最好选在月经干净3~7天，以尽量排除妊娠的可能性；在治疗持久存在的肉芽组织时，要注意阴道断端的腹腔愈合情况，必要时做活检排除输卵管脱出，对预防晚期异位妊娠可能有一定好处。

（十一）持续性输卵管妊娠

持续性输卵管妊娠是由于近20年来输卵管妊娠保守性手术增多，特别是应用腹腔镜治疗输卵管妊娠的广泛开展，出现的一种新的手术并发症。其定义为：①输卵管妊娠保守性手术后血β-hCG水平下降缓慢或上升；②手术侧输卵管内残留存活的滋养细胞；③部分患者因腹痛或内出血需药物或手术治疗。输卵管妊娠时滋养细胞往往向肌层内浸润性生长，正常情况下，保守性手术时大部分滋养细胞组织被清除，残留少量滋养细胞常自行坏死被吸收，如残留较多或持续生长则导致持续性输卵管妊娠。

持续性输卵管妊娠的高危因素包括：孕龄、盆腔粘连、术前hCG和孕酮水平、滋养细胞活性及手术方式。术前若hCG、孕酮及抑制素A水平高，说明滋养细胞活性好，术后易发生持续性异位妊娠。保守手术时应注意着床部位的彻底清理。输卵管膨大处主要内容为血块和妊娠物，而真正的滋养细胞侵入部位在该处的近子宫端。因此作线形切开术时，切口应足够长，并注意冲洗和探查病变部位的近子宫侧。现多数学者已不主张采用伞部挤压术。术后血β-hCG水平变化成为良好的监测指标。hCG下降至正常所需时间不一，研究也得出不同的预测结论。术后3天β-hCG下降值≤55%时，可预测持续性输卵管妊娠的发生。

治疗应根据患者的临床症状、hCG 变化具体选择，包括化疗、手术和期待疗法。化疗多采用全身 MTX 给药，一般可获得较好疗效，极少数患者保守治疗效果不佳再次行患者输卵管切除术。

(十二) 多胎异位妊娠

多胎异位妊娠包括两种形式：宫内宫外复合妊娠和宫外多胎妊娠。宫外妊娠可发生在输卵管、卵巢、阔韧带、腹腔等处，但输卵管内多胎妊娠较多见。而单侧输卵管内双胎妊娠多于双侧输卵管内妊娠。多胎异位妊娠的危险因素包括：既往异位妊娠病史、吸烟、辅助生殖技术、促排卵和输卵管损伤（盆腔炎性疾病、子宫内膜异位症或输卵管手术史）。而在宫内宫外复合妊娠中，IVF 是最重要的危险因素。

多胎异位妊娠与单侧异位妊娠临床表现相似，但诊断多在异位妊娠破裂致腹痛或内出血时明确。对于宫内宫外复合妊娠及双侧输卵管妊娠，往往因为已发现一个妊娠部位而忽略对其他部位的仔细检查，因此对于疑异位妊娠者，B 超应仔细探查双侧附件及宫腔。

治疗包括 3 种方式：期待观察、药物治疗及手术治疗。但多胎异位妊娠期待观察的指征目前尚不明确；而包括 MTX 在内的药物治疗方法亦少见成功报道。当宫内宫外复合妊娠时可利用氯化钾或高渗糖水局部注射异位妊娠病灶，可取得满意效果。手术治疗亦是大多数学者的共识，包括经腹或经腹腔镜异位病灶清除术或患侧输卵管切除术等术式，术后宫内胎儿妊娠至足月分娩的病例仍有报道。

(十三) 双侧输卵管同时妊娠

双侧输卵管同时妊娠罕见，估计发生率为 1 : 30 000 次妊娠，术前诊断困难，多数超声仅诊断单侧病变，易误诊误治。双侧输卵管妊娠可以是同时两个胚胎分别位于各侧输卵管内，也可以是同期复孕，即同一时间排出两个卵子被两次不同机会的性交排出的精子受精，但也可能是在两个月经周期内先后两次受孕，分别于两侧输卵管内着床。随着辅助生殖技术的增多，该病的发生率亦逐渐增高。双侧输卵管同时妊娠处理棘手，期待观察及药物保守治疗较难取得满意效果。由于双侧输卵管均有病变，因此应根据患者有无生育要求慎重选择手术方式。该病提示影像学医师应仔细探查子宫及双附件，临床医师在异位妊娠手术时必须检查对侧附件以免漏诊。

(十四) 输卵管葡萄胎妊娠

输卵管葡萄胎妊娠偶有报道，几乎没有术前诊断者，多由于输卵管妊娠破裂行手术术后病检提示为葡萄胎。绝大多数为良性，也有输卵管间质部侵蚀性葡萄胎的报道。该病症状明显，且血 hCG 显著高于一般异位妊娠，B 超对该病可有所提示。治疗方面，患侧输卵管切除是首选方法，但该病如何随访，术后恶变率，是否需预防性化疗还需进一步探讨。

(郑莹　张竹)

第二节　卵　巢　破　裂

卵巢破裂(ovariorrhexis)是指卵巢的成熟卵泡、黄体、黄体囊肿、子宫内膜异位囊肿或肿瘤在某些因素作用下发生破裂，导致卵巢血管破裂出血或卵巢囊内液溢出等，严重者可造成腹腔内大量出血。其发生率为 3% 左右。最常见的是卵巢黄体破裂，约占卵巢破裂的 80%，其他还可见滤泡囊肿、卵巢巧克力囊肿及卵巢肿瘤破裂等。

卵巢破裂多为外界诱因所致，也可为自发性，还有一部分为医源性损伤。常见的诱因主要是外力因素，如腹部遭重击(拳打、脚踢、撞击等)、妇科检查、性交、B 超检查、穿刺抽吸、腹部针刺治疗等均可引起卵巢破裂。卵巢黄体囊肿、巧克力囊肿、肿瘤及卵巢过度刺激综合征患者增大的卵巢等可因囊内压增大、肿瘤侵蚀囊壁等发生自发性破裂。医源性卵巢破裂多见于子宫附件手术时引起卵巢损伤和不同程度的卵巢破裂；辅助生殖治疗中的卵泡穿刺、取卵均可致卵巢破裂。

一、卵巢黄体囊肿破裂

卵巢黄体囊肿破裂(rupture of ovarian corpus luteum cyst)是临床上最为常见的卵巢破裂疾病。卵巢在排卵后形成黄体，正常成熟黄体直径 2~3cm，若黄体腔内有大量的积液，使腔的直径超过 3cm 形成黄体囊肿，在外力作用或其他因素影响下可引起囊肿破裂、出血，甚至引起急腹症。

【病因】　在卵巢黄体血管化时期，容易破裂，一般先在内部出血，使囊内压增加，继而引起破裂出血。原有基础性疾病如血液病者，凝血机制异常，易出血且不易止血。此外，外伤、性交、妇检、卵巢受直接或间接外力作用、盆腔炎症等其他因素均可导致黄体囊肿破裂。

【临床表现】

1. 症状　可发生于已婚或未婚妇女，以育龄期妇女最常见。一般在黄体期，常有性交、外伤等诱因，突然出现下腹疼痛，一侧开始，逐渐蔓延至整个腹腔，伴恶心、呕吐、大小便频繁感。重者可出现口干、心悸、头晕、眼花、晕厥等休克症状。亦有少数患者无明显诱因，腹痛发生于月经中期。

2. 体征　痛苦面容，腹肌轻度紧张，压痛反跳痛，宫颈举痛，后穹隆饱满、触痛，子宫一侧可扪及界限不清的包块，早期如嫩豆腐感，晚期质硬、不活动、触痛明显。出血多者可出现贫血貌，脉率快、四肢湿冷、血压下降等休克表现，腹部叩诊移动性浊音阳性。

【诊断与鉴别诊断】

1. 一般根据病史、症状、体征能明确诊断。下列化验和辅助检查有助于诊断和鉴别诊断。

(1) 血常规：血红蛋白下降。

(2) 血或尿 hCG 测定：阴性，但妊娠黄体破裂为阳性。

(3) B 超：患侧卵巢增大或包块形成，盆腹腔积液。

(4) 阴道后穹隆穿刺：抽出不凝的暗红色血液。

(5) 腹腔镜检查：是确诊的金标准，可见腹腔内积血，卵巢破裂有血块附着或活动性出血。

2. 鉴别诊断　主要与以下疾病相鉴别。

(1) 异位妊娠破裂或流产：腹痛、少许阴道流血、腹腔内出血体征与卵巢黄体囊肿破裂相似，但该病有停经史、早孕反应，做妊娠试验即可鉴别。

（2）急性阑尾炎：有转移性右下腹痛，体温升高，腹膜刺激征明显，白细胞升高；但无腹腔内出血症状体征，妇科检查宫颈无举痛或轻微举痛可以鉴别。

（3）卵巢巧克力囊肿破裂：一侧腹痛开始，常发生于月经后半期与本病相似，但其有痛经、盆腔包块史或明确的子宫内膜异位症病史，腹腔内出血的症状体征不明显，阴道后穹隆穿刺出淡咖啡色液体有助鉴别。腹腔镜检查可见卵巢巧克力囊肿及其他子宫内膜异位病灶。

【治疗】

1. 保守治疗适用于出血少者，主要措施是卧床休息和应用止血药物。

2. 手术治疗适用于出血多者，若合并休克，应在积极纠正休克的同时手术治疗。现首选腹腔镜手术，吸尽积血，电凝或缝合止血，术式选择的原则是尽量保留卵巢功能，尤其是有生育要求的患者。若出血迅猛或无腹腔镜手术条件者，也可行开腹手术。术后纠正贫血。

二、卵巢巧克力囊肿破裂

卵巢巧克力囊肿破裂（rupture chocolate cyst of ovary）是常见的妇科急腹症之一，据文献报道发生率在 4.2% ~ 7.3%。是由于卵巢巧克力囊肿即子宫内膜异位囊肿在外力作用下或自发破裂，囊液溢入盆腔刺激腹膜所致。常引起剧烈腹痛、恶心呕吐，甚至血压下降和休克表现，需急诊手术处理。

【病因和发病机制】　子宫内膜异位症患者，卵巢最易被异位内膜侵犯，约 80% 病变累及一侧，累及双侧占 50%。随病变发展，异位内膜侵犯卵巢皮质并在其内生长，反复周期性出血，长期形成子宫内膜异位囊肿，在月经期内出血增多，腔内压力增大，整个囊肿迅速增大，囊液为褐色黏稠血液。囊肿可自发破裂，多在月经期前后囊内反复出血囊内压急剧增高所致；也可在外力作用下发生破裂，常见于妇科检查、性交及腹部撞击等；少数情况下，卵巢巧克力囊肿恶变，囊壁血供不足，侵蚀、穿破囊壁发生自发性破裂。

卵巢巧克力囊肿破裂时，若破口小，仅少许囊液溢出，刺激局部腹膜发生局部炎性反应和组织纤维化，使裂口自行封闭，但也造成卵巢与邻近脏器紧密粘连，致使卵巢固定在盆腔内，活动度差，可借此与其他出血性卵巢囊肿鉴别。若破口较大，囊液流出多，则引起严重腹膜刺激征，出现剧烈腹痛、恶心呕吐及肛门坠胀等症状。若破裂时累及囊壁血管，还可合并内出血，也是形成急腹症的因素之一。

【临床症状】

1. 症状

（1）多发生在月经前和月经周期后半期（黄体期），常有性交、妇科检查或外力撞击等诱因，也可无明显诱因而自发发生。

（2）突发下腹剧痛，开始于一侧，继之整个腹部疼痛，伴恶心、呕吐和肛门坠胀。

（3）偶有血压下降和休克症状。

2. 体征

（1）腹部有明显的腹膜刺激症状，有明显压痛、反跳痛及肌紧张。

（2）偶有移动性浊音。

（3）妇科检查于盆腔一侧或双侧可触及边界不清的包块，常与子宫后壁紧贴，不活动，有触痛。

【诊断与鉴别诊断】

1. 诊断　根据有痛经和盆腔包块史或明确的子宫内膜异位症病史，结合症状与体征，一般不难诊断。若在直肠子宫陷凹扪及触痛结节；B 超提示卵巢囊肿，囊壁厚，囊液内见反光增强的细点或分隔状；阴道后穹隆穿刺出咖啡色样液体可以确诊。腹腔镜检查是目前诊断的最佳方法，可同时手术治疗。

2. 鉴别诊断　主要与以下疾病鉴别。

（1）异位妊娠破裂：一侧下腹剧烈腹痛后累及全腹，腹部明显压痛反跳痛，妇科检查附件扪及边界不清的包块等表现与卵巢巧克力囊肿破裂相似，但有停经史、早孕反应，阴道后穹隆穿刺出不凝血，妊娠试验阳性可鉴别。

（2）卵巢黄体破裂：均由一侧腹痛开始，常发生于月经后半期，但腹腔内出血的症状体征较明显，阴道后穹隆穿刺出不凝血有助鉴别。

（3）卵巢囊肿扭转：常发生于体位、腹压剧变后或孕中期、产后，腹膜刺激征不明显，B 超提示盆腔无积液或少许积液可以鉴别。

（4）急性阑尾炎：有转移性右下腹痛，腹膜刺激征明显，麦氏点压痛反跳痛，常伴体温升高、白细胞升高，B 超提示无盆腔积液，不难鉴别。

【治疗】

1. 确诊后宜立即手术，因流出的囊液可引起盆腔粘连、不孕或异位的内膜再次播散和种植。首选腹腔镜手术，术中彻底冲洗吸引溢入盆腔内的囊液，做囊肿剥除术，尽量减少正常卵巢组织损伤，维持卵巢功能，减少不孕机会。

2. 若囊肿与周围组织致密粘连，原则上应尽量剥除囊肿。有文献报道，当卵巢周围粘连严重，强行剥除易损伤脏器时，则可切开放液，并反复冲洗囊腔，行囊壁电凝术，并使用防粘剂，术后辅以药物治疗。

3. 对年龄较大且已有子女者，若疑有卵巢巧克力囊肿恶变者，可考虑做患侧附件切除。

4. 术后一般宜服用治疗子宫内膜异位症的药物，以防止肉眼未能检出的病灶或囊液污染盆腔引起新的播散和种植。常用药物包括促性腺激素释放激素激动剂（GnRH-a）、达那唑和内美通、口服避孕药、米非司酮、含孕激素的宫内节育器等。

三、卵巢肿瘤破裂

卵巢肿瘤破裂（rupture of ovarian tumor）是卵巢肿瘤常见并发症之一，约 3% 卵巢肿瘤会发生破裂。

【病因】

1. 自发性卵巢肿瘤破裂　肿瘤迅速侵蚀性生长，囊壁血供不足，侵蚀、穿破囊壁薄弱部分导致。

2. 外伤性卵巢囊肿破裂　常由外力，如腹部重击（拳打、脚踢、撞击等）、分娩、性交、妇科检查、B 超检查、及穿刺等引起肿瘤壁破裂。

【临床表现】

1. 症状　症状轻重取决于破裂口大小、流入腹腔的囊液性质和量。小囊肿或单纯性浆液性囊腺瘤破裂时，仅感轻微或中等度腹痛；大囊肿或成熟型畸胎瘤破裂后，常致剧烈腹痛、恶心呕吐，有时导致内出血、腹膜炎或休克。

2. 体征　腹膨隆，压痛反跳痛，腹肌紧张，有时有移动性浊音；妇科检查和腹部检查发现原有肿瘤消失或缩小，子宫和肿块有漂浮感。不同卵巢肿瘤破裂后，溢入盆腔的囊液性质不同可产生不同的后果和症状体征。如卵巢黏液性囊腺瘤或癌的黏液性物质，可形成腹膜黏液瘤及肠粘连；囊性畸胎瘤的皮脂、角蛋白溢入盆腔，可造成腹膜油脂肉芽肿等，更主要是恶性卵巢肿瘤破裂易致盆腹腔转移。

【诊断】　原有卵巢肿瘤者，在腹部重压、妇科检查、性交、B超检查或穿刺等诱因后，突然出现腹痛、腹膜刺激征，妇科和腹部检查肿块消失或缩小，甚至腹部膨隆、休克等症状，应考虑是否有卵巢肿瘤破裂。B超提示有液性暗区，阴道后穹隆穿刺出囊内容物或血性液体有助于诊断。腹腔镜检查是确诊手段。

【治疗】　凡疑有或确诊卵巢治疗破裂者，应立即手术治疗。可选择腹腔镜或直接开腹手术。术中应尽量吸净囊液，清洗盆腹腔，并涂片行细胞学检查，切除标本送病理学检查，尤其注意破口边缘有无恶性病变。若疑为卵巢恶性肿瘤破裂需做冷冻切片检查，确定为卵巢恶性肿瘤后按恶性肿瘤处理原则处理。

（王莉莉　徐克惠）

第三节　卵巢囊肿或肿瘤扭转

卵巢囊肿或肿瘤扭转是常见的妇科急腹症之一，居妇科急腹症第五位，也是卵巢囊肿最常见的一种并发症，约10%卵巢囊肿或肿瘤发生蒂扭转。卵巢囊肿或肿瘤的蒂由骨盆漏斗韧带、卵巢固有韧带和输卵管组成。当蒂沿一个方向旋转时，供应卵巢囊肿或肿瘤的血管发生扭曲，使卵巢囊肿缺血，甚至坏死破裂，引起剧烈腹痛。蒂扭转好发于瘤蒂长、中等大小、活动度良好、重心偏于一侧的肿瘤（如囊性畸胎瘤、黏液性及浆液性囊腺瘤等），多发生在体位突然变动时、妊娠期或产褥期子宫位置发生改变时。青年女性比较常见，但也可以发生于绝经后妇女及少年儿童，甚至新生儿。

卵巢扭转是指卵巢因各种原因导致扭转的一种疾病，多见于10岁左右的女孩。卵巢扭转轻者于短时间内可自行缓解，但易反复发作，重症卵巢扭转不易恢复，卵巢扭转后血管梗死，组织缺血，进一步发展也可发生破裂。

【病因】　卵巢囊肿或肿瘤扭转的原因多与腹压的突然改变有关。卵巢囊肿或卵巢肿瘤若蒂部较长，囊实部位不一，重心和极性改变，在体位突然改变时，如跳跃、转身、翻滚、倒立等动作或从事某一劳动突然停止时，身体的运动停止而引起瘤蒂的扭转。此外膀胱充盈、排空、咳嗽或肠蠕动，也可引起扭转。妊娠期，卵巢囊肿或肿瘤随增大的空间升入腹腔，有较大的活动空间，或产后子宫骤然缩小，腹壁松弛，子宫的推移和牵引也可发生蒂扭转。卵巢扭转多由于先天性异常，如输卵管或卵巢系膜过长，常呈螺旋形而发生；其次是先天性生殖器官异常，如单角子宫，两侧不对称可能是卵巢扭转的诱因。因右侧盲肠蠕动较多，盆腔有较大的活动空间，卵巢扭转以右侧多见。近年来随着辅助生殖技术的开展，卵巢过度刺激造成卵巢扭转的发生率有所上升。

【病理变化】　卵巢肿瘤扭转沿着蒂的方向发生，为顺时针或为逆时针。发生蒂扭转可有不同程度，可有扭转轻微、90°、180°、360°或扭转数圈不等。扭转不足360°时称不全扭转，有自然松解回复的可能；如扭转360°以上则称完全扭转，此时不能恢复。卵巢肿瘤蒂或卵巢发生急性扭转后，瘤体的血液循环发生障碍，可压迫瘤蒂中的静脉，静脉回流受阻，而动脉继续供血，瘤内高度充血或血管破裂，致使瘤体急剧增大，瘤内出血，肿瘤呈紫褐色，蒂部进一步扭转可使动脉血流闭塞受阻，肿瘤发生缺血、坏死变为紫黑色，易破裂和继发感染。

【临床表现】　典型症状是突然发生一侧下腹剧痛，常伴恶心、呕吐甚至休克，系腹膜牵引绞窄引起。一般无放射性疼痛。若是不全扭转，则出现轻微疼痛或间歇性疼痛，有时扭转自行复位，则疼痛随之缓解。部分患者既往自己曾扪及下腹可活动的包块，或既往妇科检查发现有附件包块，并可有类似疼痛发作的历史。若在体位改变后发生下腹部剧痛，或原有附件包块在体位改变后出现剧烈腹痛，应考虑扭转的可能。

腹部检查时，下腹一侧可有不同程度的压痛、反跳痛或肌紧张，但不一定在腹部触及肿块。盆腔检查时可触及包块，位于子宫旁，子宫与肿块连接处即蒂扭转处触痛明显。扭转发生数小时后有体温升高、白细胞计数增高和血沉略增快等。B型超声检查可发现盆腔包块，结合临床也有助于诊断。

【诊断及鉴别诊断】　本病的典型症状与体征：既往有附件肿块病史的患者突发性一侧下腹剧痛，呈持续性、阵发性加剧，常伴恶心、呕吐甚至休克。妇科检查扪及附件区肿块张力大，压痛，以瘤蒂部最明显。超声检查可以探及附件区肿物回声。典型病例诊断多无困难。但并非所有的病例都有明显的触痛点，因为扭转的蒂部可能位置较深，有时不全扭转可以自然复位，腹痛可随之缓解。此外，一些患者延迟就诊，或者误以为外科疾患，是临床漏诊或误诊的原因。为了提高诊断符合率，及早诊断和治疗，应仔细询问病史，详细查体，结合辅助检查，作出正确诊断。

超声对卵巢扭转的诊断除了二维超声所提供的卵巢形态学改变外，主要依靠对扭转血管蒂的识别。超声图像显示，不完全性蒂扭转时，囊性肿块的壁因水肿而增厚；完全蒂扭转时，囊性肿块的无回声区内可出血坏死有光团出现，扭转的蒂部回声杂乱，蒂长者扭转时同侧附件区出现双肿块图像，即近子宫的"实性肿块"系肿块的蒂将输卵管、阔韧带、血管或肠管扭转而成，形态不规则，轮廓欠清晰。彩色多普勒超声可显示扭转血管蒂所形成的低回声包块，不全性扭转的血管蒂直径较完全性扭转的血管蒂直径小，临床症状轻，有时可自行缓解，CDFI于扭转的蒂内、囊肿的周边或肿瘤内实性区仍可检出少量动、静脉血流信号,超声确诊相对较难。完全性扭转因动脉血流受阻而易发生卵巢坏死或肿瘤坏死破裂或继发感染,盆腔有炎性渗出液,且CDFI在扭转的蒂部、卵巢周边及内部均未见动、静脉血流,因此诊断较为容易。

该疾病在临床表现上需与卵巢囊肿破裂、黄体破裂、异位妊娠破裂、急性阑尾炎、急性盆腔炎及输尿管结石相鉴别(表4-5-3)。

表 4-5-3　鉴别表

	输卵管妊娠破裂	卵巢黄体破裂	卵巢囊肿扭转	卵巢巧克力囊肿破裂	急性阑尾炎
既往史	不育、慢性盆腔炎、绝育或宫内避孕器	无特殊	下腹肿块	子宫内膜异位症或盆腔肿块	慢性阑尾炎
发病诱因	无特殊	无特殊	常发生于体位、腹压剧变后或孕中期、产后	无特殊	无特殊
发病时间和月经变化	常有闭经,继之少量出血	多发生于月经周期后半期	(－)	多发生于经期或月经后半期	(－)
腹痛	下腹一侧→全下腹→全腹	下腹一侧→全下腹→全腹	下腹一侧	下腹一侧→全下腹	上腹或脐周→右下腹
休克	多见	部分病人有	(－)	(－)	(－)
腹部体征	饱满、压痛、反跳痛	饱满、压痛、反跳痛	一侧压痛、有时触及包块	下腹明显压痛及反跳痛	麦氏点压痛及反跳痛
肌紧张	轻度,全腹	轻度,全腹	(－)	下腹	右下腹
移动浊音	常有	常有	(－)	常无	(－)
盆腔检查	宫颈举痛,后穹隆饱满,附件包块边缘不清	宫颈举痛,后穹隆饱满,一般无肿块	附件肿块,蒂部压痛	宫旁压痛、包块,子宫、直肠窝结节	常无变化
穿刺	不凝血	不凝血	(－)	淡咖啡样液	(－)
体温	多正常	多正常	多正常,24-48h后可略升	稍高	稍高,一般不超过38℃
白细胞	正常或稍高	正常或稍高	正常或稍高	略升高	升高
贫血	常有	偶有	(－)	(－)	(－)
妊娠试验	常阳性	(－)	(－)	(－)	(－)

【治疗】　扭转一经确诊,应尽快处理。选择何种手术方式与囊肿性质、扭转时间、扭转的程度以及患者的年龄有关。传统的手术方法是行患侧附件切除术,不采取患侧附件松解,目的是为了避免卵巢静脉内已形成的血栓脱落发生肺动脉栓塞的危险。术时在蒂根下方钳夹后再将肿瘤和扭转的瘤蒂一并切除,钳夹前不可将扭转组织复位。

由于卵巢囊肿或肿瘤扭转多发生于年轻女性,此年龄段的女性多有生育要求,且随着生活水平的提高,年轻妇女保护卵巢内分泌功能的意识增强,因此,保留卵巢的保守性手术已受到日益关注。近20年国内外均有对卵巢肿瘤蒂扭转患者实行保守手术成功的报道。有研究认为卵巢囊肿蒂扭转发生卵巢静脉栓塞的概率为0.2%,与是否复位无关。国外有学者报道27例妊娠合并卵巢肿瘤蒂扭转患者22例接受保守手术(附件松解、囊肿剔除)后,无

一例发生术后血栓栓塞。国内有报道采用高位结扎卵巢动、静脉后将扭转的附件复位,剔除卵巢囊肿,既切除了卵巢病变,保留了卵巢功能,又防止了肺动脉栓塞,术后随访患者卵巢均有卵泡发育,血供正常,且均无卵巢功能减退的症状。该术式的理论依据是卵巢具有双重血液循环(卵巢动静脉和子宫动静脉的分支)的解剖特点。采用近端结扎卵巢动静脉的方法阻断了血栓脱落的通道,避免了肺动脉栓塞的发生,而子宫动脉上行的卵巢支及其后形成的侧支循环可提供卵巢血供。但该术式对卵巢正常功能的影响尚存在争议。

目前多主张对于年轻的患者,良性肿瘤轻度扭转无坏死者,血运良好,可行单纯囊肿剥除术;对良性肿瘤坏死或年龄>45岁且无生育要求者行患侧附件切除术,酌情行对侧卵巢探查术;对于术前查体及超声提示恶性可能的患者,

应做好充分的术前准备,术中行冷冻切片,避免二次手术。若病理证实为交界性或恶性肿瘤者则需根据患者年龄、生育要求、病理类型制订相应的手术方案。

【特殊类型的卵巢囊肿蒂扭转】　妊娠合并卵巢囊肿的发生率为 0.05%。由于妊娠时盆腔充血,骨盆漏斗韧带变软、变长,随着子宫增大,卵巢囊肿位置随之改变,进入腹腔,活动空间变大,卵巢囊肿扭转在孕期发生率较非孕期高 3 倍,最常发生于孕 6～16 周。妊娠合并卵巢囊肿扭转比非孕期危害大,因孕期临床表现缺乏特异性,易导致误诊。如果诊治不及时,可导致母亲卵巢坏死、功能丧失,胎儿流产、早产,甚至危及母儿生命。如果是恶性卵巢囊肿,妊娠期盆腔充血,可使肿瘤迅速增大,促使肿瘤扩散。目前国内多采用 B 超作为主要的辅助检查手段,而国外学者认为磁共振更适用于妊娠期妇女,是诊断卵巢囊肿扭转的有效的辅助检查方法,可以与阑尾炎、盆腔脓肿鉴别。在排除恶性或者交界性肿瘤后,妊娠期可严密观察。如果密切观察过程中腹痛进行性加重或者不除外恶性肿瘤时需要及时行探查术。

老年女性妇科急腹症以卵巢囊肿扭转和破裂为多见,占 86.1%,卵巢囊肿蒂扭转的发生率为 6.0%,病理类型以卵巢黏液性及浆液性囊腺瘤多见。由于老年人生理功能减退,反应迟钝,大多腹痛及腹部体征不明显;此外,内科合并症多,易掩盖急症症状和体征,加之对疾病认识不够,不愿就诊而延误就诊时间,致使病情复杂,容易误诊,如不及时处理,会造成严重后果。及时手术对老年妇女非常重要,应根据患者的全身情况及肿块的性质制订适当的手术方案。因老年患者合并症多,机体防御功能薄弱,如为良性肿瘤可行患侧附件切除术;如果术中冷冻病理检查为恶性肿瘤,应酌情制订相应的手术方案,必要时术后化疗;要加强围术期的管理,减少并发症的发生。

【预后及防治】　绝大多数患者手术后即可顺利恢复。因肿瘤多为良性,预后一般良好。如扭转严重或时间过长,肿瘤已有继发感染,或已破裂,内容物溢入腹腔,则有可能引起继发性腹膜炎。

卵巢囊肿或肿瘤扭转主要的预防措施是定期行妇科检查,做到卵巢囊肿或肿瘤的早发现、早诊断、早治疗。生育年龄女性应常规进行妇科检查,必要时配合超声和肿瘤标志物检查;孕前加强优生优育教育,进行妇科检查,减少妊娠合并卵巢囊肿扭转的发生,避免发生流产、早产,降低围生儿的发病率和死亡率;对腹痛的幼女或女童,不能忽略盆腔的检查,并结合超声,力争早期诊断和治疗,以免延误病情,造成永久性的一侧卵巢功能的丧失。对老年妇女要加强宣教,及时就诊和治疗,减少手术并发症的发生。有卵巢囊肿病史的妇女,一旦出现腹痛症状,应及时就诊。在内外科就诊的急腹症患者,要重视科室间的协作,对于女性患者进行必要的妇科检查,以免误诊。

(李清丽　王红静)

第四节　出血性输卵管炎

出血性输卵管炎是急性输卵管炎的一种特殊类型,在输卵管间质层发生出血,突破黏膜上皮进入管腔,甚至由伞端流入腹腔,引起剧烈腹痛和腹腔内出血为主要症状的妇科急腹症,其发病率占妇科急腹症 3.0%～5.0%,近年来有上升趋势。

【病因】　暂未明确。可能与妇科手术后,特别是人工流产、宫腔镜检查及分段诊刮等宫腔操作术后引起的亚临床感染有关。

【临床表现】

1. 症状　多数患者有宫腔操作、近期分娩或盆腔检查病史。发病前有性生活史,发病年龄多为青壮年已婚者,仅少数为未婚。主要表现为下腹痛伴肛门坠胀感,阴道不规则出血,无明确停经史,多数腹腔内出血不超过 200ml。严重者可表现为头晕、心悸等休克症状。

2. 体征　发热、脉率快,下腹痛,反跳痛,严重者表现为腹部移动性浊音阳性,低血压。妇科检查:宫颈举痛,后穹隆触痛,附件区压痛。

【诊断与鉴别诊断】　下列化验及辅助检查方法可协助诊断。

1. 血常规　血红蛋白基本正常,白细胞及中性粒细胞升高。

2. 妊娠试验　阴性。

3. B 型超声波检查　附件包块及腹腔积液。

4. 后穹隆穿刺　多可抽出不凝固的血性液体。

5. 腹腔镜检查　腹腔积血,一侧或双侧输卵管增粗、充血、水肿或周围粘连等。

出血性输卵管炎与输卵管妊娠症状十分相似,主要鉴别总结于表 4-5-4。

表 4-5-4　出血性输卵管炎与输卵管妊娠鉴别表

鉴别项	出血性输卵管炎	输卵管妊娠
病史	有宫腔操作史	有性生活史
附件炎史	无	有
休克	炎性病变为主,很少发生休克	常发生休克
发热	发病一开始即发热	发病 2～3 天后发热
妊娠试验	阴性	阳性
病程	发病缓慢	急性发作
B 超检查	输卵管增粗,内径扩张	宫旁边界不清,回声不均混合性包块,部分可见妊娠囊

【治疗】　出血性输卵管的治疗以抗炎止血治疗为主,抗生素宜选用广谱抗生素,同时予抗厌氧菌治疗。对有大量出血休克者,经非手术治疗无显著效果者以及炎症重伴高热、可疑脓肿形成者,可行剖腹探查或腹腔镜探查,手术方式以保守治疗为宜。

(刘达　尹玲)

第五节　子宫或子宫肌瘤扭转

子宫扭转罕见,可分为非孕期子宫扭转、孕期子宫扭转、子宫肌瘤子宫扭转和畸形子宫扭转等。子宫结构异常是重要原因之一,曾有报道称占87.77%,国外报道为66%,值得注意其中部分为医源性子宫结构异常,如剖宫产后峡部愈合不良会导致宫颈长度异常而引起子宫扭转。子宫扭转症状急剧,不及时处理后果严重,应及时诊断和处理。

非孕期子宫扭转,多发生在盆腔病理情况,如子宫发育异常的双子宫,双角子宫的一侧子宫有肌瘤存在时,因两侧重量不一,重心偏移;或子宫一侧附件缺如、圆韧带缺如,致子宫两侧拉力不等;或卵巢肿瘤较大,均可因肠蠕动的推动或突然改变体位而导致子宫扭转。也有因脊柱、骨盆畸形发生子宫扭转者,盆腔无病理改变而在体位变更时也可能发生子宫扭转。

妊娠子宫,尤其在妊娠晚期,多伴有不同程度的右旋,但旋转角度不超过30°,如果妊娠子宫向左或右旋转超过90°,同时伴有腹痛等症状者称妊娠子宫扭转。妊娠合并子宫肿瘤、双角子宫、胎儿横位、卵巢肿瘤合并妊娠、盆腔粘连、脊柱畸形及其他类型的胎位不正等病理改变均可使妊娠子宫的左右两侧的重量不均衡发生扭转。突然的体位改变、不良姿势以及胎动等,是引起妊娠子宫扭转的常见诱因。

子宫扭转甚罕见,缺乏典型临床表现,易误诊,常突然发病,表现为突发性、持续性腹痛,伴恶心、呕吐、腹胀或排尿困难等,有时可伴内出血症状。查体腹部压痛反跳痛,肌紧张,妇科检查子宫有剧痛,阴道检查时因阴道扭转而使顶部成一盲端,宫颈上缩至耻骨联合上,尿道也可随扭转呈螺旋弯曲,或闭塞不通,致导尿困难,若妊娠子宫扭转,子宫缺血导致胎儿宫内窘迫而死亡,子宫淤血浸润卒中,查其阴道上段及宫颈可呈螺旋状扭转,故妊娠子宫扭转是产科最严重的并发症之一。B超、腹腔镜可协助诊断,但以腹腔镜检查更为明确,扭转时间长者,子宫呈紫褐色。

妊娠子宫扭转,不论胎儿存亡,均应手术,尽可能先将子宫复位再行剖宫产,以求抢救母儿生命,尽量保留子宫。若扭转时间长,子宫已经坏死,血管内血栓形成者,或胎盘早剥子宫完全卒中者,处理常须作子宫切除或次全切除,如仅轻度扭转可考虑复位。

(刘达　尹玲)

第六节　子宫肌瘤红色变性

子宫肌瘤的血液供应障碍可引起营养不良,则会发生变性,红色变性是其中之一。自1899年Gebhard最早报道这种变性后,逐渐被妇产科临床医师和病理医生所重视。

子宫肌瘤红色变性系子宫肌瘤的一种特殊类型的坏死,多发生在妊娠期及产褥期,也可见绝经妇女或其他时期。变性绝大多数发生在最大肌瘤,部位在非妊娠期以肌壁间最多,在妊娠期则多以浆膜下肌瘤为主,病理改变大体表现为囊腔形成,典型半熟的牛肉样改变,质地变软,旋涡状结构消失。若发生在妊娠期及产褥期者,症状较非孕期严重。

【病因】　发生原因尚不十分清楚,可能是子宫肌瘤的血管退行性变,引起血栓或溶血,坏死区域的血红蛋白自血管壁渗出,进入组织内所致,但无细菌侵袭现象。亦有认为子宫肌瘤红色变性发生在透明变性的基础上,原发透明变性的肌瘤发生出血坏死所致,常继发于静脉阻塞,间质血管内可见血栓形成。其他尚有盆腔手术、多次分娩、应用激素、肌瘤生长迅速、宫内节育环、合并高血压、糖尿病等引起肌瘤供血不足或血流障碍,也可能诱发变性。

一般最初变化可能是因血供受损,引起脂肪变性,切面先呈灰黄色,以后发生出血性梗死,特别在妊娠期血量增加,肌瘤生长迅速,压迫假包膜内的静脉,或其他原因使静脉回流障碍,肌瘤发生淤血,进而水肿与渗血,最后导致壁薄的小动脉血管破裂出血及红细胞溶解,此时肌纤维隐约可见,有较多脂肪小球沉积,但细胞核均消失,周围血管内可见血栓形成。

【临床表现】

1. 症状　患者可有腹痛和月经改变,常伴有发热、白细胞总数增高、贫血。剧烈腹痛呈持续性并伴有呕吐及腹膜刺激症状等全身不适的急腹症表现。症状严重时可类似卵巢囊肿蒂扭转。临床上也有出现可耐受的不同程度的腹痛或中度、低度发热。

2. 体征　子宫张力增加、有压痛。

【诊断与鉴别诊断】

1. 子宫肌瘤病史者出现腹痛、发热、白细胞总数增加者应考虑本病。

2. 妊娠期和产褥期出现腹痛者伴有相应症状和体征,应考虑或除外本病。

3. B超检查可协助诊断本病或作鉴别诊断。

4. 报道提出子宫肌瘤红色变性在磁共振成像上有典型表现,有一定的诊断价值。

5. 确诊须有病理学依据。

【治疗】　妊娠期和产褥期子宫肌瘤红色变性大多采用保守治疗,以抗感染,对症、预防流产及早产为主,通常经上述处理均能好转和缓解,有报道证实肝素治疗妊娠期子宫肌瘤红色变性可取得良好临床效果。仅极少数红色变性肌瘤甚大或以上述处理仍无效者可予手术治疗。

子宫肌瘤红色变性率在国内外分别为2.5%～3.5%、7%～8%不等,其中与妊娠有关的占20.3%～38.4%,而孕期肌瘤切除者40%有红色变性。一般而言,妊娠期需作肌瘤处理者不多,原则上不做肌瘤剔除术,原因如下:

1. 孕期血运丰富,充血、切除后易引起术后出血、感染等。

2. 孕期肌瘤水肿、充血、变软,常致肌瘤界限不清,有时难以清楚剜除。

3. 孕期肌瘤因激素变化增大迅速,并不代表肌瘤真实大小,产后肌瘤会缩小。

4. 孕期作红色变性的肌瘤剔除术易干扰妊娠,导致流产或早产。

5. 产褥期处理也易出血、感染。

6. 子宫后壁切口增加孕晚期子宫破裂风险。

非孕期子宫肌瘤红色变性者，若肌瘤较大，结合症状，有手术指征者，则按子宫肌瘤手术指征原则处理。对年轻或未生育者，则在保守治疗病情稳定后，可作肌瘤剔除术，保留子宫和生育功能。

【预防】　子宫肌瘤在妊娠期迅速增大，对母儿均可造成不良影响，从预防角度出发，对于年轻有生育要求女性，如孕前发现子宫肌瘤应根据肌瘤大小及部位决定是否需要治疗。

（刘达　尹玲）

第七节　非产科因素的子宫破裂

可分为在诊断操作过程中因医疗器械所致子宫穿孔及损伤性子宫破裂和各种疾病以及不明原因引起的自发性子宫破裂，本节主要概述后者。

【病因】　常见于侵蚀性葡萄胎或绒毛膜癌侵蚀子宫肌层，穿破宫壁进入阔韧带可引起广泛阔韧带内出血、血肿，进入腹腔引起腹腔内出血。其他疾病如宫腔积脓伴宫颈管狭窄及肌瘤感染，此外尚有原因不明者。

【临床表现】　根据原发病，子宫破裂的部位、大小而不同。子宫破裂口小，引起少量腹腔内出血时，仅表现为突发性腹痛伴肛门坠胀，严重者可有头昏、眼花、恶心、呕吐等休克症状。若子宫破裂形成阔韧带血肿可能仅表现为下腹痛。有侵蚀性葡萄胎、绒毛膜癌或其他原发病的症状体征；腹部有移动性浊音、压痛及反跳痛、休克体征。宫体触痛，可在盆腔触及包块，有侵蚀性葡萄胎、绒毛膜癌体征。

【诊断及鉴别诊断】　侵蚀性葡萄胎或绒毛膜癌或其他子宫病变者有急腹症伴腹腔内出血、腹膜炎体征需考虑自发性子宫破裂可能。

【治疗】　侵蚀性葡萄胎或绒毛膜癌引起子宫破裂，破裂口小，腹腔内出血少，可抗炎、止血治疗，同时全身化疗，以便在化疗后选择性行子宫切除或病灶挖出术。若子宫破裂引起腹腔内大出血、休克时，可在积极抗休克治疗同时行剖腹探查，根据破裂口大小、部位、病灶部位、大小选择子宫切除或病灶挖出、子宫修补术，术后即行化疗。若为宫腔积脓或肌瘤感染等引起子宫破裂积极抗感染治疗，腹腔引流，合适时行子宫切除。

（刘达）

第八节　盆腔脓肿

输卵管积脓、卵巢积脓，输卵管卵巢积脓以及由急性盆腔腹膜炎与急性盆腔结缔组织炎所致的脓肿均属盆腔脓肿的范畴。

【病因】　输卵管积脓是由急性输卵管炎发展而成，当输卵管的伞部及峡部因炎症粘连而封闭后，管腔的脓液即愈积愈多，可以形成较大的腊肠状块物。卵巢排卵时如输卵管有急性炎症，并有分泌物则可经卵巢的排卵裂口处进入卵巢而逐渐形成脓肿。输卵管炎症时若伞端未封闭，管腔内的炎症、脓性分泌物可流入盆腔及其器官周围，并在其间积聚，如脓液下沉在直肠子宫陷凹处，或严重的盆腔腹膜所渗出的脓液大量流入盆底，则可形成盆底脓肿。其上方可为输卵管、卵巢、肠曲覆盖。急性盆腔结缔组织炎，如未得到及时治疗，也可化脓形成脓肿，可局限于子宫一侧，且脓液可流入阴道直肠隔中，形成肿块。

盆腔脓肿常是急性输卵管炎治疗延迟或反复发作及长期应用宫内节育器等后发生。体质指数偏低、贫血、低胆固醇、血清前白蛋白减低的患者更易导致盆腔脓肿的发生。

盆腔脓肿的病原体以需氧菌、厌氧菌及衣原体、支原体以及大肠埃希菌、脆弱杆菌等为主。通常是混合感染，但以厌氧菌为主，某些条件，如失血、长期应用广谱抗生素、机体功能紊乱或组织器官发生病理改变等均有利于厌氧菌的入侵和繁殖。

【临床表现】　脓肿形成后大多有高热和下腹痛，急性腹痛占89%，慢性疼痛占19%，其他为阴道分泌物增多、子宫异常出血、发热、寒战、恶心、呕吐、白细胞可增高或正常、血沉多增高。

盆腔检查可示明显下腹压痛和宫颈举痛，也常见子宫附件硬结，有时子宫一侧可扪及明显包块或子宫直肠隔上端扪及包块，可有波动感。并有明显触痛。急性盆腔结缔组织炎所致盆腔脓肿偶有自发穿破阴道后穹隆而排出积液，也可能破入直肠，脓液由肛门排出。

【诊断】　根据病史及症状，对大而低位，有波动触痛的盆腔脓肿一般无困难，必要时穿刺抽吸得脓肿即可确诊。超声诊断是常见方法之一，见有包块、壁不规则厚，内回声杂乱，见有反光增强不规则光点等有助诊断。必要时可行CT协助诊断。病原体培养可明确诊断。

【治疗】　未破裂的盆腔脓肿先予保守治疗，采用广谱抗生素，若有效，常规治疗3～5天即有临床改善，疼痛、发热好转，白细胞下降，腹膜刺激症状缓解否则应迅速手术治疗，不必消极等待。对于急性盆腔炎导致的脓肿，目前主张控制感染后积极手术，有学者认为3天炎症卡他期内进行手术为宜，因手术可恢复解剖结构、切除感染灶、减少术后复发、提高生育概率。在盆腔内未形成致密粘连之前手术分离相对简单安全，损伤小，恢复快；且能减少炎症的慢性作用影响，尤其对年轻有生育要求者，可最大限度地减少盆腔粘连，增加日后受孕机会。腹腔镜手术曾被认为是盆腔脓肿的禁忌，认为手术操作尤其是头低脚高位以及水冲洗会引起炎症扩散。但新观点认为无论开腹手术或腹腔镜探查手术，都可以解决患者的症状，且腹腔镜手术操作时间、术中出血量、术后发热天数、术后平均住院天数比剖腹探查术少，伤口愈合不良发生率低，术后抗生素使用天数少。对比开腹手术，腹腔镜有其独特的优点：①腹腔镜有放大的作用，有利于清除盆腔粘连尤其是细小的粘连带，减少术后复发。Ahrenhole等报道，盆腔炎患者的粘连带中含有一定数量的细菌，这可能是日后症状反复的原因。②腹腔镜腹部伤口较少，愈合不良的发生率较低。③腹腔镜手术患者恢复快。对比剖腹探查，腹腔镜手术操作时间及术中出血，术后发热、术后抗感染天数明显比剖腹探查术少。因此，腹腔镜治疗盆腔脓肿是一种安全、有效的、可行的方法。但盆腔脓肿患者腹腔粘连及充血情况比较严重，要求术者对腹腔镜技术掌握的比较好，操作比较熟练。对于考虑肠管与子宫附件粘连较严重，手术难度较大的手术，最好还是选择开腹手术。因为开腹手术对分离肠管的粘连更为安全，必要时可请外科协助分离粘连。

急性炎症期进行腹腔镜手术应注意：

1. 炎症急性期组织水肿、质脆，容易出血及损伤，分离粘连时动作要轻柔，特别是行输卵管及伞端的分离时，注意勿医源性损坏管腔。

2. 选择双极电凝止血，避免损伤邻近脏器，按照间隙分离粘连，靠近肠管时选择低热量器械，预防肠穿孔。

3. 盆腹腔彻底冲洗，充分引流，甲硝唑溶液浸泡，预防术后复发。

4. 根据药敏结果调整敏感抗生素，加强术后抗感染治疗。

附件脓肿理想的手术是全子宫和双侧附件切除术，可避免再次手术，消除隐匿的显微镜下感染病灶。若年轻患者，尚无子女，可仅切除患侧附件，如对侧外观尚可，应予保留，争取日后生育机会。随新型抗生素问世，显微手术以及体外受精、胚胎移植的应用，目前倾向予保留生育功能手术而行单侧附件切除，保留子宫和一侧卵巢即可提供IVF-ET的条件。

单纯经腹引流脓液不是理想的处理方式，只有当患者全身状况差，不能耐受手术或技术因素等才考虑，因单纯经腹引流而不切除病灶，术后仍有感染灶存在，可形成残余或复发脓肿。

后穹隆切开引流适用于盆腔低位脓肿。腹腔镜下抽吸脓液，并辅助抗生素治疗也由欧洲妇科医师所推荐，也有先抽脓液，控制感染，日后再次手术切除。

对盆腔脓肿者，若其放置宫内节育器，也宜及时取出，因为宫内节育器可引起子宫内膜压迫性坏死，造成局限性子宫内膜炎、子宫肌炎和淋巴管炎，并可因此而导致输卵管卵巢脓肿或影响治疗效果。

盆腔脓肿不论手术是否，抗生素应用必须足量，常在体温控制正常后，再需应用两周，以防复发。

（刘达　尹玲）

参 考 文 献

1. Andrea Ries Thurman, MD; Melani Cornelius, MD; Jeffrey E. Korte. An alternative monitoring protocol for single-dose methotrexate therapy in ectopic pregnancy. American Journal of Obstetrics & Gynecology, 2010, 202：139

2. Deep cervical endometriosis causing profuse vaginal bleeding. Case report and literature review. Ginecol Obstet Mex, 2009, 77：518-522

3. Deliberate posterior low transverse incision at cesarean section of a gravid uterus in 180 degrees of torsion：a case report. J Reprod Med, 2011, 56：181-183

4. Fertiloscopy：Clermont-Ferrand's experiment. Gynecol Obstet Fertil, 2006, 34：894-899

5. Horizontal uterine torsion in the setting of complete cervical and par-tial vaginal agenesis：a case report. Fertil Steril, 2009, 91：e13-15

6. Katsikis I, Rousso D, Farmakiotis D. Creatine phosphokinase in ectopc pregnancy revisited：significant diagnostic value of its MB and MM isoenzyme fractions. Am J Obstet Gynecol, 2006, 194：86-91

7. Mol F, Mol BW, Ankum WM, et al. Current evidence on surgery, systemic methotrexate and expectant management in the treatment of tubal ectopic pregnancy：a systematic review and meta-analysis. Human Reproduction update, 2008, 14：309-319

8. Pelvic hydatid cyst：differential diagnosis with a bacterial abscess with cutaneous fistula. Bull Soc Exot, 2012, 105(4)：256-258

9. Rivera V, Nguyen PH, Sit A. Change in quantitative human chorionic gonadotropin after manual vacuum aspiration in women with pregnancy o f unknown location. Am J Obstet Gynecol, 2009, 200：56-59

10. Takako Tobiume, Mitsuru Shiota, Masahiko Umemoto, et al. Predictive Factors for Ovarian Necrosis in Torsion of Ovarian Tumor. Tohoku J. Exp. Med, 2011, 225：211-214

11. Torsion of a huge pedunculated uterine leiomyoma. Am J Surg, 2011, 201：e43-45

12. Torsion of a nongravid myomatous uterus：radiological features and literature review. Hong Kong Med J, 2010, 16：304-306

13. Torsion of a non-gravid uterus with leiomyoma mimicking broad ligament leiomyoma. Saudi Med J, 2009, 30：851-852

14. Torsion of a pedunculated subserous myoma-a rare differential diagnosis of the acute abdomen. Praxis, 2010, 99：45-50

15. Torsion of a uterine leiomyoma：MRI features. Clin Imaqing, 2007, 31：360-362

16. Torsion of pedunculated subserous myoma—a rare cause of acute abdomen. Ethiop Med J, 2007, 203-207

17. Torsion of the ovary：a known but frequently missed diagnosis. Becker JH, de Graaff J, Vos CM. Eur J Emerg Med, 2009, 16：124-126

18. Uterine position in adnexal torsion：specificity and sensitivity of ipsilateral deviation of the uterus. Pediatr Radiol, 2009, 39：354-358

19. Uterine torsion in term pregnancy. Srp Arh Celok Lek, 2007, 135：572-575

20. Uterine torsion in twin pregnancy. J Gynecol Obstet Biol Reprod, 2011, 40：371-374

21. Wen-Kuang Ho, Ya-Fen Wang. Ruptured corpus luteum with hemoperitoneum：case characteristics and demographic changes over time. Taiwan J Obstet Gynecol, 2009, 48(2)：108-112

22. Gottschalk EM, Siedentopf JP, et al. Prenatal sonographic and MRI findings in a pregnancy complicated by uterine sacculation：case report and review of the literature. Ultrasound Obstet Gynecol, 2008, 32：582-586

23. Rajiah P, Eastwood KL, et al. Uterine diverticulum. Obstet Gynecol, 2009, 113：525-527

24. Sun X, Xue M, et al. Uterine diverticulum complicating pregnancy diagnosed by ultrasound and uteroscopy. Int J Gynecol Obstet, 2010, 109：247-248

25. Ramphal SR, Moodley J, et al. Hepatic pregnancy managed conservatively. Trop Doct, 2010, 40：121-122

26. Macrae R, Olowu O, et al. Diagnosis and laparoscopic management of 11 consecutive cases of cornual ectopic pregnancy. Arch Gynecol Obstet, 2009, 280：59-64

27. Suzuki T, Izumi S, et al. Persistent ectopic pregnancy after laparoscopic salpingotomy：a manageable complication to preserve repro-

ductive tubal function. Tokai J Exp Clin Med,2009,34:112-116

28. Attia L,Ben Temime R,et al. Bilateral tubal ectopic pregnancy and failed methotrexate therapy:a case report. Tunis Med,2008,86:411-412

29. 白文佩,孙玉凤,秦小琪,等. 腹腔镜手术和开腹手术治疗盆腔炎性包块的比较. 实用妇产科杂志,2006,22:100-102

30. 陈欣,凌霞. 妇科急腹症98例回顾性分析. 中国妇幼保健,2010,26:3845-3846

31. 刁素. 出血性输卵管炎21例分析. 实用妇产科杂志,2009,25:635

32. 黄薇. 刘尧芳. 异位妊娠的手术治疗. 现代妇产科进展,2008,17:407-409

33. 乐杰. 妇产科学. 第7版. 北京:人民卫生出版社,2008,351

34. 麦泉云,赵开亮,杨新疆,等. 急腹症误诊107例分析. 中国误诊学杂志,2010,10:6927-6928

35. 王伽略,杨孜. 妊娠合并子宫肌瘤的诊断与处理. 中国实用妇科与产科杂志,2007(10):740-742

36. 萧利霞. 经阴道超声对异位妊娠的诊断分析. 中国当代医药,2011,18:77-78

37. 薛丹,李巨. 保留卵巢的卵巢囊肿蒂扭转患者疗效的观察. 中国妇产科临床杂志,2007,8:216-217

38. 于建. 卵巢子宫内膜异位囊肿破裂39例临床分析. 现代医药卫生,2009(9):1380

39. 于杰,李云华,李娜. 卵巢黄体破裂110例临床诊治分析. 福建医药杂志,2010,32(3):24-25

40. 张华. 卵巢巧克力囊肿破裂致急腹症14例分析. 中外健康文摘,2010,7(35):194-195

41. 张晓燕,王红静,贾西彪等,剖宫产术后子宫瘢痕处妊娠103例临床分析,四川大学学报(医学版),2010,41(4):745-747

42. 张宇. 异位妊娠与妇科急症. 北京:人民军医出版社,2011:203

43. 朱兰. 持续性异位妊娠. 实用妇产科杂志,2009,25:202-204

44. 张少玉,任春霞. 阴道妊娠破裂致失血性休克1例分析. 中国误诊学杂志,2008,8:7044-7045

第六章

慢性盆腔痛

慢性盆腔痛(chronic pelvic pain,CPP)指非周期性,持续达 6 个月以上(也有认为达 3 个月以上),对非阿片类药物治疗无效的盆腔疼痛,是妇女最常见的症状之一。盆腔是腹腔最低的部分,盆腔内脏器引起的疼痛主要表现在下腹部,故临床上又将盆腔痛称为下腹痛。盆腔痛有急性和慢性之分,急性盆腔痛均因盆腔内脏器病变或损伤所致,起病急,临床表现典型,诊断多无困难,一般能在短期内治愈。而 CPP 是由各种功能性或(和)器质性原因引起的一组疾病或综合征,诊断有时很困难,治疗见效慢。

第一节　慢性盆腔痛的临床与流行病学特点

【临床特点】　慢性盆腔痛(CPP)是一个非特指的名词,它包括了腹腔镜检查容易发现的妇科疾病如子宫内膜异位症、盆腔炎性疾病、盆腔粘连和盆腔静脉淤血综合征等,也包括了一些隐匿性的躯体疾病(通常是妇科以外疾病)如肠道激惹综合征和骨骼肌肉系统异常发现。还包括了非躯体性(精神源性)疾病。与急性盆腔疼痛不同,CPP 的特点是病因复杂,有时即使做了腹腔镜检查或剖腹探查也找不到明显原因;疼痛程度与病变程度不一定成正比;心理因素可能在疾病发病过程中起重要作用;患者可伴有抑郁、多疑或焦虑等神经精神症状;病程长者治疗效果不佳。

CPP 患者做腹腔镜手术时,如果发现了能引起盆腔疼痛的病变,诊断和治疗并不困难。找不到明显躯体性病变的 CPP 称为特发性盆腔痛,诊断和处理就相当棘手。我们可能都有这样的体会,就是尽管处理起许多疾病时得心应手,但当诊治一些 CPP 患者时却明显感到经验不足,束手无策。然而,CPP 患者常常很痛苦,容易生气,迫切需要治疗。而医生与患者一样,对诊治往往也失去了信心,一方面因为找不到疼痛的原因,另一方面治疗总不见效。即便如

此,医生仍不愿意从患者精神方面找些原因,因为医生大多缺乏这方面的培训,又担心如果考虑精神因素会给患者带来心理伤害。此外,特发性盆腔痛患者特点是即不乐意承认疼痛与精神因素有关,也不愿意接受精神方面的治疗。到最后往往是医患双方均丧失了信心,于是就想通过手术来根治疼痛,结果就是切除子宫及附件,但无论大体病理还是组织学检查子宫及附件都不会有明显异常。

腹腔镜检查容易发现的妇科疾病如子宫内膜异位症、盆腔炎性疾病、盆腔粘连和盆腔静脉淤血综合征的流行病学特点见各有关章节,本节着重阐述腹腔镜检查阴性的特发性盆腔痛的流行病学特点。

【流行病学】　在我国,多数医院既无 CPP 专业门诊,也缺乏经过一定培训、诊治 CPP 有经验的专科医生。有关 CPP 的研究仅为零星报道,故 CPP 在我国妇女人群中的发病率尚不清楚。通过对我国 2007～2010 年有关 CPP 文献总结,发现 CPP 好发年龄 20～40 岁,腹腔镜检查证实有病理改变者占 88.1%,其中最常见为子宫内膜异位症,其次为盆腔炎性疾病、盆腔静脉淤血综合征和大网膜粘连综合征等。

国外报道 CPP 在妇科门诊患者中约占 2%～10%,美国圣地亚哥海军医院妇科新门诊一年收治 1479 名患者,其中主诉 CPP 者 143 例占 9.5%。

在美国,腹腔镜手术中大约 10%～35% 是为了 CPP 诊断,患者通过腹腔镜检查发现盆腔有明显病变者占 9%～80%。Iowa 医院及诊所在连续两年共计 756 例的腹腔镜手术中,适应证为 CPP 者 259 例占 34%,其中 91 例(35%)未见明显盆腔病变。另外,子宫切除术中 10%～12% 的适应证是 CPP,每年大约有 70 000 例。按手术死亡率 0.1% 计算,每年因 CPP 行子宫切除术至少会导致 70 名妇女死亡。因为非妇科和精神因素导致的手术治疗与经手术病理证实盆腔脏器疾病引起的 CPP 之间的比例还不清楚。

虽然 CPP 非常常见,但子宫切除术治疗 CPP 尤其是大

体病理未见明显异常者的远期效果(半年到 1 年以上)的报道却罕见。的确,很多经验表明以子宫切除术治疗症状严重的躯体性(不一定在盆腔)CPP 疗效很难长期维持。例如,美国圣地亚哥海军医院特发性盆腔痛诊所的患者14%已行子宫及双附件切除,有些患者已行子宫切除多年,症状改善不明显或又复发,但这些患者很少再找原手术医生就诊。这也说明子宫切除后患者容易失访,而并非疼痛已经缓解。

【既往病史】 CPP 患者服用止痛药物、抗焦虑药物及安眠药物者是对照组的 3 倍以上。表4-6-1 列出了 26 种症状,调查发现 CPP 患者平均因为其中的 8 项就医或接受治疗,而对照组平均仅 2 项。CPP 患者有非妇科手术史者是对照组的 5 倍。此外,CPP 患者已行全子宫切除术及双侧附件切除术占 14%,而对照组仅占 3%。CPP 患者既往手术史明显多于对照组,对照组只有约半数患者有过外科手术史,而 CPP 患者平均每人已做过将近 3 次外科手术。习惯性便秘可以使 CPP 发生率显著增加,不过,它并不会导致疼痛加剧。值得注意的是,随着近年来盆底重建手术应用增多,手术和各种植入性材料引起的 CPP 患者已非少见。

表 4-6-1 CPP 患者既往疾患调查表

如果您曾因以下症状就诊或接受过治疗,请在响应位置上做标记:

1. _____头痛		14. _____呕吐	
2. _____腰骶痛		15. _____腹泻	
3. _____尿痛		16. _____便秘	
4. _____失眠		17. _____疲劳	
5. _____体重减轻/增加		18. _____没有食欲	
6. _____眩晕		19. _____情绪波动	
7. _____昏倒		20. _____有压力/紧张	
8. _____抑郁		21. _____心悸	
9. _____经前期紧张综合征		22. _____烧心	
10. _____气急		23. _____白带多	
11. _____关节痛		24. _____腿痛	
12. _____恶心		25. _____潮热	
13. _____肿胀		26. _____无性欲	

据美国调查资料,CPP 患者的初次性交年龄与对照组相似,但其性伴侣数几乎是对照组的两倍,此外,对照组受到过性伤害如性骚扰、乱伦及强奸的仅占 7%,而 CPP 患者有类似遭遇者逾半数,实际数字可能还要高。典型者表现为从青少年开始,数年来反复受到亲属的侮辱,部分患者有反复多次被陌生人强奸但未报案的经历,她们还能明确肯定盆腔疼痛是哪一次性伤害引起的。

总之,CPP 患者具有一些流行病学特点,询问病史时仔细了解既往疾病及治疗经过、生育史、精神-性生活史和目前用药情况,无论对 CPP 的诊断还是治疗都会有一定帮助。

(宋静慧 周应芳)

第二节 慢性盆腔痛的诊断

慢性盆腔痛是一个多因素问题,包括胃肠道、泌尿生殖道、心理和骨骼肌肉单一或多重来源,没有一个简单的病因学可以解释,明确诊断亦非易事。现代医学技术的发展为临床医生提供了多种多样的诊疗工具,仍难以透析 CPP 这样的复杂病变。越是这样,越是需要医生理智的分析和判断,避免重复或不必要的检查或诊断性试验。

针对 CPP 的诊断试验应着眼于以下目的:①寻找和识别导致疼痛的可纠正性病因;②排除致命性疾病,如癌症;③提示治疗和指导预后。而诊断手段应从经济、微创的方法开始,根据逻辑的分析加以判断。

(一)病史采集

接诊 CPP 患者,首先应以轻松的语言、随和的态度使其消除最初的恐惧。接受她疼痛的事实,不要急于猜测她所主诉的疼痛多少来自肉体,多少来自心理,力求使患者以坦诚的心态讲述自己的病痛,讨论自己情绪上的忧虑。

对于疼痛的描述,包括位置、持续时间、时间特性、伴随症状、活动时疼痛类型与体位变化的关系以及疼痛与机体功能变化的关系等都是重要的问题。如局灶性、与位置相关的疼痛可能与粘连有关;晨轻暮重的盆腔痛可能与盆腔充血有关。而随着 CPP 病程的延长,即使器质性病变保持稳定,疼痛的范围也可逐渐增大。

完善的 CPP 病史资料还应包括各方面疾病史及其治疗史,性生活史以及情绪、婚姻冲突等情况;采集情况时,从患者家属,特别是配偶提供的材料常可获得有价值的线索。

(二)体格检查

对 CPP 的体格检查,要求临床医生对 CPP 的相关病理生理和器官解剖以及功能间的关联十分熟悉,从而做到全面、细致且有技巧性。

在指导患者放松腹部、大腿和阴道口肌肉以减轻检查时不适的同时,可了解她控制肌肉紧张的程度。肛诊触及肛提肌和梨状肌引起疼痛,提示有盆底肌紧张痛,不适的感觉通常表现为盆腔受压感和向骶部的放射痛,接近肛提肌的附着点。这种情况常作为某些盆腔痛的结果,但本身也可是疾病。

双合诊和三合诊应注意附件区有无增厚或异常包块以及活动度如何;有无宫骶韧带增粗、触痛和(或)结节;有无宫颈狭窄或侧方移位;有无盆底松弛、尾骨压痛以及可能造成性交痛的病灶等。轻柔的触诊可能检查到与阴道口前庭炎或阴道较高部位触发点相符合的敏感区域。以指尖轻柔地触诊腹壁可以发现肌肉组织中的触痛点。

盆腔检查有时需要与局部神经阻滞相结合,以去除干扰,利于鉴别诊断。比如在腹壁或盆壁的痛点注射局麻药,使局部肌肉痛缓解后在重复盆腔检查,医生可区分是真性的脏器疼痛还是周围的肌肉痛。再如经阴道阻滞宫骶神经后,若盆腔触痛缓解或消失,则估计疼痛来源于子宫;而如若疼痛不缓解,除疼痛系非子宫来源外,难以区分阻滞失败的可能性。

国际盆腔疼痛协会(the International Pelvic Pain Society)

推行一种详尽的"病史和体格检查表格"用于 CPP 的评估（www. pelvicpain. org），有助于鉴别诊断和指导治疗。

（三）影像学检查

1. 超声波检查　作为妇科最常用的无创性影像学检测手段，可发现盆腔的异常解剖，区分包块的性质（囊性或实性），还可通过彩色多普勒辨别血管特征，但并不总能提供 CPP 的病因信息。无论经腹部或阴道超声，可初步排除盆腔器质性病变，有利于解除患者的思想疑虑。结合详细的病史资料和全面的体格检查，超声波不一定是必查的项目，而对于腹壁紧张，不能配合或不接受盆腔检查的患者，则具有重要的诊断意义。近年来，多维超声技术的进展，必将为其开拓更广阔的应用前景。

2. X 线检查　包括静脉肾盂造影、钡灌肠、上消化道造影、腹平片和骨盆像等，主要针对常见的造成 CPP 的非妇科情况，如泌尿系结石、肠道病变和骨骼病变等有目的地选择性应用。

3. CT 和 MRI 检查　是更敏感但也更昂贵的检查项目，选用之前医生应明确有无明显的疑诊倾向，需要这样的检查予以证实，如①怀疑恶性肿瘤；②怀疑腹膜后病变；③直肠阴道隔或阴道穹隆部的可疑子宫内膜异位灶等。不宜使用上述两种检查印证体格检查已经发现的阳性体征。

（四）内镜检查

1. 膀胱镜　当考虑症状来源于下泌尿道，在排除感染的情况下，行膀胱镜检查是必要的。一般的膀胱镜在门诊即可施行，但如果疼痛伴有尿频、尿痛，且在膀胱充盈时症状加重时，怀疑间质性膀胱炎，则需要入院在麻醉下充分评估。间质性膀胱炎在膀胱充盈的情况下，可见到膀胱壁上典型的淤血点，而这一过程如不给麻醉，患者是难以耐受的。

2. 结肠镜　来源于肠道的症状在 CPP 中并不少见。腹泻和便秘交替极有可能是肠激惹综合征，但如果患者主要为腹泻且便中带血和黏液，则必须检查有无结肠黏膜的病变。结肠镜是下消化道最准确的检查方式，可清楚显示肠道黏膜和黏膜下病变，但仍需强调把握特定指征。

3. 腹腔镜　腹腔镜作为微创的直视诊断工具，被妇科学家视为用于评估 CPP 不可缺少的重要手段。据统计，40% 以上的腹腔镜检查是用于对 CPP 的评估。腹腔镜可以得到盆腹腔各脏器表面清晰的图像，还可同时采集病变组织标本进行病理学检查，因而能够发现体格检查和影像学检查未能发现的病理情况。

值得注意的是，腹腔镜也只能确认 60% CPP 的病因。即使是腹腔镜发现了某种病变，也多是导致 CPP 的部分原因。因此在决定实施腹腔镜检查之前，应根据从病史、体格检查到其他辅助诊断结果得出的初步评估列举出所有可能的致痛因素，只有当确认腹腔镜检查的结果将切实改变对患者的治疗时，再实施手术。

近年来，新型小口径纤维内镜的研发，使诊断性腹腔镜在门诊得以广泛开展。纤细的"针式"镜具有更完善的光学特性而且进入腹腔的创伤更小。这种在局麻下施行的腹腔镜检查还具有独特的优势，由于患者在术中是意识清醒的，因此可以配合术者寻找致痛的病灶。比如牵拉粘连便引起患者惯有的疼痛，则进一步行粘连分解是合理的。

常见的 CPP 镜下所见如下：

（1）子宫内膜异位症（EM）：典型的 EM 病灶也许不难识别，但 CPP 患者往往存在不典型的 EM。各种细微的非色素性病灶需要近距离（距镜头 1 ~ 2cm）和多角度的观察才可能察觉。有时还需要做腹膜活检才能发现。EM 灶常常隐藏在瘢痕组织下方，要警惕粘连、瘢痕和解剖变形等迹象，借助器械和术中的阴道直肠三合诊配合，耐心的触诊，才可能最大限度地不漏诊。如果怀疑 CPP 与 EM 相关，可以在无病理证据的前提下开具复方口服避孕药，进而予以 GnRHa 的经验性药物治疗，其中半数以上患者可以症状缓解而避免腹腔镜检查。

（2）粘连：不是所有术中发现的粘连都是造成 CPP 的元凶，一般而言，膜性粘连与 CPP 无关，而致密的粘连，造成解剖的扭曲和脏器功能的破坏则极有可能是致痛的原因。根据术前查体所绘的疼痛定位图与术中所见相互印证有助于鉴别诊断，也可以施行前面所述的"清醒"腹腔镜。

（3）腹股沟疝：腹股沟疝在腹腔镜下的表现为圆韧带侧的腹膜疝口。直疝有时可在海氏三角发现腹膜的薄弱区或缺损，如果显示不清，可将海氏三角区腹膜牵向头侧，即可发现皱褶或疝囊。股疝在腹腔镜下的显露相对复杂。

（4）盆腔淤血综合征：腹腔镜并不是诊断盆腔静脉曲张的最可靠方法。由于 Trendelenburg 体位下，静脉回流增加，静脉曲张可能消失。经阴道超声和经宫颈静脉造影都是微创且更准确的方法，最好在腹腔镜前予以完善。

（5）其他：有些情况常在 CPP 的腹腔镜检中见到，但极少是 CPP 的原因，比如功能性卵巢囊肿、Morgagni 囊肿、腹膜窗（Allen-Masters 综合征）等，这些情况可转移术者的注意力影响寻找真正的致痛病因。"清醒"腹腔镜的广泛应用将提供更多有关盆腔痛的信息。

（五）心理评估

CPP 患者存在的心理问题到底是其"因"还是其"果"，目前还很难予以辨别。值得注意的是，不合时机或缺乏技巧的心理评估，可能对患者造成更大的心理压力。心理学调查的结果不是去决定患者的疼痛是否为心理性的或是谁需要手术，而是对病情有一个全面准确的评价，并作为日后评价病情进展或治疗措施疗效的基础。应向患者说明这层深意，得以充分配合。

（六）实验室检查

实验室检查对于评估女性 CPP 的价值有限，可于就诊初期完善血常规和红细胞沉降率（ESR）、尿常规或尿培养、衣原体和（或）淋菌感染的检测以及妊娠试验等，以排除妊娠和慢性感染的情况。

总之，CPP 的病因复杂且不尽明确，涉及的相关学科众多，正确的诊断极具挑战性。建立融洽的医患关系和密切的学科间合作是明确诊断的根基，在此基础上，仍需寻找新型的诊断方法。

（邓姗　郎景和）

第三节 腹腔镜技术在慢性盆腔痛的应用

CPP 大多无阳性体征,普通检查如 B 超、CT 等很难发现其真正的病因,随着腹腔镜技术的发展与普及,及其微创、直观、可同时采集病变组织标本和相关治疗的优点,已使得腹腔镜技术逐步成为临床诊治 CPP 的常用手段。

(一)腹腔镜检查术

腹腔镜检查是诊断 CPP 的金标准,此外,腹腔镜检查还有以下作用:

1. 发现有组织学改变的病变 如子宫内膜异位症、盆腔粘连、盆腔炎症、盆腔淤血综合征、盆腔异物遗留及盆腹腔脏器的其他异常等。Howard 发现 61% 的 CPP 患者在腹腔镜检时有病理学的改变。但仍有近 40% 的患者无明显的病理学改变,有意思的是在无症状的妇女中也有 28% 的患者有病理学改变。因此,腹腔镜检查结果与 CPP 之间不一定存在必然的关系,即便如此,腹腔镜检查阴性也为 CPP 的药物治疗提供了依据。

2. 腹腔镜下活组织检查 在腹腔镜下对可疑病变处取活检是令人乐意接受的诊断方法,如内异症病灶、粘连带处等。

3. 腔镜下病原体检查 这也是腹腔镜检查的优势之一。据李兆艾等报道,521 例慢性盆腔痛患者中,慢性盆腔炎 298 例,占 57.19%,腹腔镜下取少许腹腔液或冲洗液送检查找 CT、UU、TB、NG 等病原体,对指导临床治疗具有十分重要的意义。

(二)腹腔镜手术

慢性盆腔痛的腹腔镜手术治疗应根据其具体情况来定,常见以下手术方式:

1. 粘连松解术 腹腔镜下粘连松解是治疗慢性盆腔痛的一种有效方法,它可以在直观下用电凝、电切、激光、氩气等方法将粘连分离,绝大多数粘连均能成功分离。但该手术的治疗效果仍有争议。据 Steege 报道,轻、中度的粘连分离后对盆腔痛的缓解不明显,只是某些重度的粘连尤其是肠管粘连分离后疼痛缓解明显。Schietroma 报道 41 例盆腔粘连松解术后,有 59.4%(22 例)腹痛消失,24.3%(9 例)明显缓解,16.2%(6 例)症状无改善,说明腹腔镜粘连松解术能使 80% 以上的慢性盆腔痛症状消失或缓解。

腹腔镜分离粘连时应注意:①腹壁穿刺点应尽量避开可疑粘连部位,对有多次手术史或疑有广泛粘连的患者可行开放式腹腔镜检查及手术。②在分离肠管周围的粘连时,尽可能用锐性剥离方法而不用电能或激光等。③特殊类型的粘连如薄膜状或胶冻状粘连可用水剥离法。④致密的粘连分离时一定要注意周围的解剖关系、血管及重要脏器的走行、变异等,最好分层分离,避免损伤、出血。⑤广泛性盆腹腔粘连分离术后宜采取预防再粘连的措施,如放置低分子右旋糖酐或生物蛋白胶、透明质酸酶等。

2. 子宫内膜异位症手术 盆腔子宫内膜异位症是 CPP 的常见原因,病变多位于卵巢、直肠子宫陷凹、子宫骶骨韧带、阔韧带后叶等部位,在腹腔镜可看到病变呈典型的蓝黑色、棕黑色、棕色、红色斑点或斑块或卵巢形成巧克力囊肿,有时病变为不典型的膜状或絮状粘连带。一般肉眼可确诊,可疑者需取活检行组织学诊断。

腹腔镜对盆腔子宫内膜异位症的治疗方式取决于病灶的部位和大小。卵巢子宫内膜异位症如病灶<5mm,可予以活检、凝固和汽化;病灶介于 5~2cm 之间,可选择汽化或切除;如体积在 2~5cm 者,则应切开卵巢、引流并检查内壁,确定假包膜,然后将囊壁从卵巢内剥出;卵巢巧克力囊肿直径超过 5cm 时,可根据患者的年龄、对侧附件等不同情况采取囊壁摘除或单侧附件切除。

腹膜的子宫内膜异位症如体积较小(最大径线 ≤2mm)可用各种方法进行治疗,但诊断不明者一定先取活检。对于较大的病变,汽化或切除均有帮助,但直径 5mm 以上者最好还是切除更为彻底。

侵及膀胱或肠管的子宫内膜异位症,如病变体积较大或浸润较深时,应请外科医生协助解决。这些部位的病灶有时表面看起来很小,但大部分的病灶突入腔内。对于直肠子宫陷凹处的深部浸润病灶,处理时要格外小心,镜下病灶边界往往不清楚,特别是直肠肌层的浸润深度不易辨别,没有经验的医生容易造成肠穿孔或迟发性肠穿孔,这种情况最好与外科医生一道处理。

Emmert C 等报道,腹腔镜子宫内膜异位症检出率为 35.2%(37/105),病灶局限于直肠子宫陷凹者占 64.8%,侵犯宫骶韧带者 37.8%,卵巢受累者 24.3%,病灶活检阳性率仅 42.8%,91.9% 的病例行腹腔镜手术后症状得以缓解或部分缓解。

3. 子宫骶骨神经切除术、骶前神经切除术 近年来,借助激光或电刀完成的腹腔镜下子宫骶骨神经切除术(laparoscopic uterosacral nerve ablation, LUNA)越来越多地用于慢性盆腔疼痛的治疗。LUNA 是指借助激光或电刀将双侧韧带全切或部分切断,操作时尽可能靠近宫颈后方,取任意一侧经后侧方入路至少切除 1cm,以破坏穿出子宫位于宫骶韧带中的感觉神经纤维和二级神经节。《美国医学会杂志》(JAMA)9 月 2 日刊载的一篇报道称,近期一项大规模临床试验表明,LUNA 并不能改善慢性盆腔疼痛、痛经、性交疼痛和生活质量。研究者指出,"从解剖学来看,盆腔内至少有 5 条通路可传导伤害性刺激发出的信号。这些神经干处于不同的部位,有的相互交叉,因此可能存在神经元交联(cross-talk)。LUNA 可切断部分神经纤维,但其余纤维却与盆腔动脉和输尿管交织在一起。这说明慢性盆腔疼痛的解剖学和生理学基础比我们想象的更复杂。

腹腔镜下骶前神经切除术(laparoscopic presacral neurectomy, LPSN)常用于严重的痛经或子宫内膜异位症相关的慢性疼痛。骶前神经是上腹下神经丛,为 23 个交感神经侧丛之一,传出刺激至脏器,其上部在腹膜后,自主动脉分叉处走行至 L_5 及 S_1 锥体连接处,在此处形成中腹下神经丛,子宫及宫颈的大部分感觉神经纤维通过这一神经丛。实施骶前神经切除术需要熟悉后腹膜解剖,需要出色的、细致的剥离,切除的边界与剖腹手术相同:上边,自主动脉分叉处;右侧,右髂内动脉及右侧输尿管;左侧,肠系膜下动脉及痔上动脉;下边,在左右下腹下神经丛分开处下方;深度至锥体骨膜。这个区域即是骶前神经所在的部位。

Chen 等对 655 例 CPP 患者实施 LPN，结果 62% 的患者术后症状明显减轻。Carrcia 比较了 LUNA 和 LPSN 的效果，发现后者的疗效明显优于前者，认为 LPSN 是治疗慢性盆腔痛安全有效的方法。Jedrzejczak，等对 23 例药物治疗无效的 CPP 患者施行 PSN，发现 PSN 能更长时间的效缓解非子宫内膜异位症患者的慢性盆腔痛症状。国内刘开江，等对 64 例需要保留生育功能的子宫内膜异位症所致痛经患者进行前瞻性随机对照临床试验，发现实施 LPSN 的术后疼痛缓解率明显高于单纯异位病灶切除术者，且 LPSN 不增加手术时间、术中出血量。

4. 腹腔镜子宫切除术 尽管有很多种方法治疗 CPP，但仍有 10% ~ 12% 的患者不得不最终行子宫切除术。对那些顽固性、难治性患者，行子宫加双附件切除仍能使 77.8% 的患者获得症状的改善。这些患者大多患有子宫腺肌病或盆腔淤血综合征。

腹腔镜下子宫切除已成常规手术，技术要求不复杂，可根据患者具体的情况实施腹腔镜下全子宫切除术（LTH）、腹腔镜辅助的阴式子宫切除术（LAVH）、腹腔镜下筋膜内子宫切除术（LIH）、腹腔镜下次全子宫切除术（LSH）等。

（刘娜 王沂峰）

第四节 慢性盆腔痛的心理
因素与心理治疗

心理因素在慢性盆腔痛（CPP）的发生及临床诊治中具有重要的作用。部分 CPP 患者经过一系列相关检查后，并未发现明显的器质性病变，但是主诉却非常强烈，这种情况下需要考虑是否为神经精神因素引起的躯体症状，临床常诊断为功能性 CPP，依照现代生物-心理-社会医学模式理论，称为心理（或精神）性 CPP；即便是存在器质性病变的 CPP 患者，也常合并焦虑、抑郁睡眠障碍，因此有学者建议将神经精神方面的评估和诊治作为 CPP 的诊疗常规。

国外大规模的临床对照研究中发现遭受亲密伴侣暴力（intimate partner violence，IPV）或儿童期受虐的妇女发生CPP 的概率增高。IPV 是指现在或曾经处于亲密关系的伴侣或配偶之间发生的暴力，暴力形式包括任何形式的躯体、性、精神暴力和威胁，IPV 对个人、家庭、社区、社会均可能造成不良后果，已成为全球日渐关注的社会问题。我国湖南省 2003 年的一项大型流调数据显示，家庭暴力的发生率为 16.2%，其中夫妻暴力的发生率 10.2%。有荟萃分析显示，受虐妇女中受抑郁情绪影响者所占比例高达 47.6%。抑郁、创伤后应激障碍（posttraumatic stress disorder，PTSD）和慢性疼痛常同时存在。这些调查研究发现有助于我们认识到受虐经历与精神健康、慢性疼痛的相关性，以期进行相应的诊断及治疗。

CPP 患者诊治过程常辗转多科，主要有以下几种心理特征：①疑心重：常表现为对治疗的过程和治疗方法存在怀疑，不信任医护人员，对于自身的康复和治疗情况信心不足，且对预后情况较为悲观，担心自己病情加重，甚至患有其他病症；②恐惧焦虑：主要表现为害怕、焦虑和紧张等，且

常常伴有一定程度上的呼吸障碍、出汗、心悸和头晕等症状；③孤独抑郁：主要表现为不愿谈及自己的病情、极度克制自身情绪、对生活缺乏信心、情绪极度低落等，从而严重影响患者的治疗效果。

因此对 CPP 患者实施心理干预时应该注意以下几点：①医生、护士不能只关心疾病而忽略了患者，应同患者建立相互信任的医患、护患关系。②对患者进行的心理-社会方面的评估，用科学的态度向患者说明病情，解答患者的疑问，帮助患者正确认识疾病，指出治疗的方向，排除患者的焦虑恐惧心理，使她们的思想从治愈疼痛，转变为如何提高心理素质，如何改善生存质量上来。③对存在心理障碍的患者进行适当的心理治疗，如从消除疑虑入手，进行放松疗法、认知疗法、支持疗法、催眠术等。

CPP 心理治疗中的认知疗法主要着眼点是放在患者主观认识问题上，通过患者对己、对人或对事物的看法与态度的改变，使所出现的心理问题得到改善。认知治疗的实施首先是治疗者要向患者说明为何一个人的看法与态度会影响其心情及行为，接着帮助患者检查她所持有的对己、对人或对四周环境的看法，协助患者发现这些看法与态度和一般现实的差距，指出其病态性，接着便督促患者去练习更换这些看法与态度，建立较客观的、健康的看法与态度，借此新的看法与态度来产生健康的心情与适应性的行为，同时可以配合自信训练、角色扮演、认知预演等技巧协助认知疗法。放松疗法包括肌肉放松训练、想象性放松及深呼吸放松法，对于应付紧张、焦虑、不安、气愤的情绪与心境较为合适，可以帮助患者振作精神、恢复体力、消除疲劳、稳定情绪。

对 CPP 患者实施心理治疗的疗效观察：Rita，等在 Medline、Embase、PsycInfo 以及 DARE 数据库中检索对 CPP 患者实施心理治疗的随机对照临床试验，发现心理干预（这种心理治疗包括：教患者如何改变体态、呼吸方式以及为缓解疼痛所采取的运动方式，用认知方法引导妇女更加熟悉自己的身体）对 CPP 妇女的自我疼痛评分并无改善；当联合规范的妇科治疗后 CPP 患者疼痛症状得以好转。另一研究指出：对患者展示她们腹腔的手术图片可缓解术后盆腔疼痛的程度，具有积极的作用，但需确保对患者进一步解释看得见以及看不见的病理变化，但这种方式是否能够被定义为心理治疗仍有争议。

CPP 是一组病因复杂的疾病，目前的研究认为妇科、消化系统、泌尿系统、骨骼肌肉系统、神经系统疾病或心理疾病均有可能导致 CPP，多学科综合治疗是目前公认的较好的治疗模式。

（刘娜 王沂峰）

第五节 慢性盆腔痛的治疗

尽管慢性盆腔痛的病因尚未阐明，但目前的基本观点是：CPP 是一种涉及躯体和精神因素的复杂疾病，即使存在明显的可导致盆腔疼痛的躯体病变，也不能忽视心理、社会因素对疾病的影响。治疗的目标是缓解疼痛、改善功能和消除心理障碍。治疗的成功与否很大程度上取决于医患间

的信任,需要运用手术、药物、理疗、心理治疗和饮食疗法等多学科的综合方法,而且常是渐进的长期过程。

(一)总的原则

首先要尽可能多地找出致病因素。最有效的临床方法需要同时治疗所有可能的因素:解剖的、肌肉骨骼的、肠和膀胱功能性的、心理的问题等。同时治疗通常是多种药物一起开始,虽然通常能很好地缓解疼痛,但不免让人担心。通过规律的有计划的严密随访可酌情逐渐减少药物的用量,也可及时了解患者的情况和需求。

对 CPP 的治疗过程不仅难以实现患者以简单方法速战速决的初衷,也难免使诊治医生产生挫败感。事实上,患者和医生必须长期合作,都要做好打持久战的思想准备,还应彻底改变对于治疗成功的传统理解。对于 CPP 的治疗是否成功或有效,并不是非要疼痛完全缓解才算,只要疼痛无加重或逐渐减轻;或病理改变无加重或逐渐减轻;或虽然疼痛依旧,但精神状况或工作和生活能力或夫妻关系和性生活调节能力改善;或能够长期免于手术;或即使是能坚持服药和积极配合治疗都是成功的标准。医生要调整心态,并给予患者一如既往的支持和帮助。

(二)患者教育

为了使患者理解并接受医生的治疗计划,有必要向她们讲解一些有关疼痛的知识以及各项检查的意义等,要让患者知道医生是经过周密的检查和科学的论证才作出诊断的。只有取得患者的完全信任,才能使她们充分表达内心感受和隐藏在内心的矛盾冲突,并从心理上接纳医生及其治疗方案。

借助列表的形式,举出常见的致病因素,医生应与患者共同分析病情,共同制订理想、经济的治疗方案。

在与患者及其家属的接触中,要充分说明情绪压抑与 CPP 的密切关系,使患者了解个体对疾病认知水平的不同,可造成对自身疼痛程度感受的较大差异。另外,不要忽略 CPP 对家庭可能造成的有害影响以及家庭角色对战胜病痛的巨大帮助。可建议家庭成员帮助患者合理安排日常生活,逐步恢复正常家庭地位。许多情况下,这种改变会极大提高患者自身的信心和勇气。

有些 CPP 患者因性功能障碍而就医,常把希望寄托于药物。而帮助她们通过减少冲突、增加性刺激和改变性交体位来获得改善才是最切实的方法。

(三)治疗策略

根据详尽的病史调查和体格检查,通常可提示某种或某几种可能与 CPP 相关的病因。至于采用哪种治疗方法,需要医生和患者进行透彻的交流,大体分为三类:

1. 基于诊断可能性的经验性治疗　EM 是这一类的重要代表,序贯使用的一线药物包括非甾体抗炎药(NSAIDs)、周期性服用短效口服避孕药(OCs)和连续性服用 OCs。如一线药物于治疗 2~3 个月后无明显疗效,可试用二线药物,包括:孕激素,如口服醋酸甲羟孕酮 10~50mg/d、醋酸炔诺酮(2.5~30mg/d)、孕激素皮埋制剂和左炔诺孕酮宫内缓释系统(曼月乐);GnRHa 和达那唑。

如果经验性药物治疗不满意,则进行手术诊断和治疗。

2. 经过全面诊断评估后的特异指向性治疗药物治疗　尽管这种方式是最理想的,但获得明确诊断常需要以高额的实验室、影像学检查费用和探查性手术为代价。

(1)非妇科病因:肠激惹综合征、间质性膀胱炎/疼痛性膀胱综合征、肌筋膜疼痛综合征("扳机点"疼痛)和尿道憩室等,请专科处理。

(2)常见妇科病因:慢性盆腔炎性疾病(PID)、盆腔淤血综合征、子宫腺肌病、残存卵巢综合征、子宫肌瘤、外阴痛和性交痛、痛经等,按各自的治疗规范处理。

3. 非特异性止痛　包括热疗、药物、子宫切除术、神经切断术、骶神经根调节和综合疗法等。

(四)药物治疗

尽量少或不用药的原则不适用于 CPP。单一用药往往难以取得理想效果,一旦患者为此失去了信心,则为以后的联合用药增加了困难。CPP 的联合用药应特别注意药物的相互作用,经常检查药物的反应,尽量减少药物的种类和剂量,以减少副反应和费用。

常用的药物介绍如下:

1. 止痛药[包括非甾体抗炎药(NSAIDs)]　NSAIDs 和作用较温和的麻醉剂的复合剂以及纯麻醉剂。NSAIDs 具有胃黏膜损伤和肾损害的副作用,而麻醉剂的成瘾性更令人担忧。但当耐受性比较好时,三种药物对合适的患者(可自觉控制用药,无药物滥用史者)均可获得良好的疗效。

2. 抗抑郁药约　半数的慢性疼痛患者合并抑郁。抗抑郁药不仅可对抗抑郁情绪,还有机制未明的镇痛作用。抗抑郁药用于慢性疼痛的疗效并不十分可靠,但由于可作为麻醉药的替代品且不易被滥用、依赖性低的优点而被广泛应用。

三环类抗抑郁药用于治疗慢性疼痛已有数十年的历史,阿米替林(amitriptyline)作为其代表性药物,已有大量临床实践证实了其疗效。其用量为每天 50~75mg,只占抑郁症常规治疗量的 1/2~1/3。最大的副反应是便秘和晨起困倦。对于有肠激惹综合征或有明显膀胱敏感症的患者,其抗胆碱的副作用可起有益的影响。

选择性 5-羟色胺再摄取抑制剂(SSRIs)是一种新型的抗抑郁药,比三环类疗效高而便秘的副反应小,由于过度兴奋平滑肌的作用,可造成轻微的腹泻和肠痉挛。目前临床应用的 SSRIs 有氟西汀(fluoxetine),帕罗西汀(paroxetine)和舍曲林(sertraline)等。

3. 器官特异性药物　治疗 CPP 的过程中,针对胃肠症状、膀胱刺激症状和骨骼肌肉痛等,还需熟悉解痉药,肌松药等的使用方法。但也可请专科医生会诊,指导用药。对于性功能障碍的患者,还需要指导外用阴道润滑剂等方法。

4. 其他药物　GnRH-a 已被建议用于鉴别妇科原因和非妇科原因的疼痛。值得注意的是,它对肠激惹综合征也有缓解作用,可能是降低血清松弛素的缘故。

(五)手术方法

大致有三种基本的手术方法用于治疗 CPP:①切除可见的病灶,恢复解剖,尤其是腹腔镜手术;②切除盆腔脏器;③神经切断术。总的现状是针对各种术式均缺乏广泛的、规范化的研究,临床医生需要谨慎接纳相关结论。

保守性腹腔镜手术以针对 EM 的治疗为代表,保留生育功能的情况下,可行卵巢囊肿剥除术、粘连分解术和病灶切除或烧灼术等。前瞻性的研究表明,2/3 的患者由此可获得较长时间的缓解,但中、远期复发的问题尚不容忽视。

1. 神经切断术　有研究表明,保守性手术的基础上,同时行骶前神经切除术(PSN),75%～95% 患者的痛经和性交痛得以明显缓解,显著优于单纯行保守性手术者(25%,OR = 3.14),但也有研究的结果并不乐观。PSN 对术者的技术要求较高,且存在加重便秘(37%)和尿急(8%)等并发症。其主要适应证是经系统的内科治疗无效的顽固性盆腔中部疼痛,来自盆腔侧方或其他组织的慢性疼痛难以由此获得缓解,因此应做好充分的术前评估、技能准备和跟患者的交流,再考虑行此术式。

LUNA 是腹腔镜下宫骶神经切除术,也主要适用于来源于盆腔中部的疼痛。一般认为,此术式对于盆腔痛的缓解率不高(33%),术后复发率大于 50%,与 PSN 随机对照,疗效明显不及后者(OR = 0.10)。LUNA 的手术操作相对简单,但也存在损伤子宫、血管和输尿管等的风险。另外,子宫脱垂和术后尿潴留等并发症亦不少见,所以不做为手术治疗 CPP 的首选术式。

总体而言,PSN 和 LUNA 的手术效果很大程度上取决于术者的经验,而且其止痛效果随着术后时间的延长而明显下降,可能与神经修复以及新的信号通路形成有关。目前的证据表明,LUNA 对于治疗 CPP 几乎无效,而 LPSN 是否推荐用于 CPP 的治疗尚需更多证据。

2. 粘连分解术　尽管观察性研究提示粘连分解对缓解 CPP 有效,但目前可获得的最佳证据(来自两项随机对照研究)并不支持这一结论,提示粘连分解术并不能使 CPP 患者更多受益,除非其粘连是血管化的致密粘连,尤其涉及肠管。否则其他类型的粘连往往不是 CPP 的病因,分解后还会再次形成粘连,而且手术本身具有肠损伤的风险,并不推荐常规采用。

3. 子宫切除术　在美国,CPP 也是子宫切除术的常见指征(占 18%)。首先,子宫切除术对于缓解 CPP 的疗效(缓解率 78%～95%)明显优于药物治疗。但仍有约 22% 的患者在术后 1 年持续疼痛。这种情况在年龄小于 30 岁,或无明确盆腔病变,或缺乏社会、人际支持或有 PID 病史的患者中出现的可能性更大。子宫切除术后持续疼痛的常见原因包括保留卵巢(无论有无静脉曲张)、残存卵巢、疝、粘连和存在腹壁或阴道穹隆触痛点等。这些因素有些是术前即存在的,有些则是手术造成的。

总之,子宫切除术仍不失为治疗 CPP 的重要备选方案之一,但应在彻底的保守治疗失败后,针对无生育要求的患者,经过全面细致地评估再考虑实施,同时应除外泌尿系统、胃肠道系统、骨骼肌肉系统和心理因素等问题。

另外,值得注意的是,针对 CPP 行此全子宫切除术是有较大风险的,尤其对于有 EM 的患者,45% 需要再次手术切除宫颈。

(六) 心理治疗

详见本章第四节。

(七) 其他疗法

理疗是一种较为有效的止痛方法,其中经皮电神经刺激单元(TENS)和生物反馈法的疗效较为显著。TENS 适用于弥漫性、不确定性的躯体性疼痛。经阴道 TENS 可能对盆腔肌肉组织和内脏产生有益的刺激而获得令人鼓舞的止痛效果。生物反馈法对于头痛的疗效较好,对 CPP 的直接效果尚缺乏资料。但在生物反馈治疗期间,最易于建立相互信赖的医患关系,这往往比治疗本身更有意义。

按摩对合并骨骼、肌肉疾病的患者常能产生较好的疗效。有人采用阴道内按摩法,对缓解 CPP 有一定疗效。

中医针灸疗法亦有肯定的止痛效果,但对于 CPP 的疗效个体差异性较大。此外,中草药、正骨疗法、指压疗法和瑜伽等也都有成功的治疗经验。

另外,合理的体育锻炼可刺激内啡肽的释放而使身心放松,应将体育锻炼与服药置于同等重要的地位。同时还要与患者讨论饮食、生活方式和个人习惯对于健康的影响,指导她们合理的饮食,科学的锻炼和休息。

CPP 是如此一个令人困惑、治疗起来深感棘手的复杂病症,面临它的挑战,需要信心、耐心和恒心。在克服病痛的过程中,需要妇科、外科、内科、康复科和精神心理科等多科医生与患者坚持不懈地通力合作。

附:美国妇产科学会(ACOG)针对 CPP 的诊疗建议总结

干预	指征	证据级别
复方口服避孕药(OCs)	原发痛经	A
GnRHa	内异症(可经验性用药)、肠激惹综合征	
NSAIDs	痛经、中等疼痛	
孕激素(每日、高剂量)	内异症、盆腔淤血综合征	
内异症腹腔镜手术	Ⅰ-Ⅲ期内异症	
骶前神经切除术	中线型痛经	
辅助心理治疗	CPP	
GnRHa	内异症以外的 CPP	B
粘连分解术	致密肠粘连导致的 CPP	
子宫切除术	生殖道症状	
骶神经刺激	CPP	
含 VitB 或镁的营养补充	痛经	
"扳机点"注射	CPP	
"扳机点"磁疗		

续表

干预	指征	证据级别
针灸、穴位按压、经皮神经刺激	原发痛经	
抗抑郁药	CPP	C
阿片类药物	CPP	

（邓姗　郎景和）

参 考 文 献

1. As-Sanie S, Harris RE, Napadow V, et al. Changes in regional gray matter volume in women with chronic pelvic pain: A voxel-based morphometry study. Pain, 2012, 153: 1006-1014

2. Chaban V. Estrogen and Visceral Nociception at the Level of Primary Sensory Neurons. Pain Res Treat,. 2012, 1: 2012

3. Champaneria R, Daniels JP, Raza A, et al. Psychological therapies for chronic pelvic pain: systematic review of randomized controlled trials. Acta Obstet Gynecol Scand, 2012, 91(3): 281-286

4. Daniels J, Gray R, Hills RK, et al. LUNA Trial Collaboration. Laparoscopic uterosacral nerve ablation for alleviating chronic pelvic pain: a randomized controlled trial. JAMA, 2009, 302(9): 955-961

5. eim C, Newport DJ, Mletzko T, et al. The link between childhood trauma and depression: Insights from HPA axis studies in humans. Psychoneuroendocrinology, 2008, 33: 693-710

6. García SL, Ramírez DL, Rey JR, et al. Complications of polypropylene mesh for the treatment of female pelvic floor disorders. Arch Esp Urol, 2011, 64(7): 620-628

7. Jedrzejczak P, Sokalska A, Spaczyński RZ, et al. Effects of presacral neurectomy on pelvic pain in women with and without endometriosis. Ginekol Pol, 2009, 80(3): 172-178

8. Jonathan S. Berek. Berek & Novak 妇产科学. 第 14 版. 郎景和, 向阳, 译. 北京: 人民卫生出版社, 2008

9. Kelly U. Symptoms of PTSD and major depression in Latinas who have experienced intimate partner violence. J Ment Health Nurs, 2010, 31: 119-127

10. Linton SJ, McCracken LM, Vlaeyen JW. Reassurance: help or hinder in the treatment of pain. Pain, 2008, 134(1-2): 5-8

11. Neville CE, Fitzgerald CM, Mallinson T, et al. A preliminary report of musculoskeletal dysfunction in female chronic pelvic pain: a blinded study of examination findings. J Bodyw Mov Ther, 2012, 16(1): 50-56

12. O' Campo P, Kub J, Woods A, et al. Depression, PTSD and co-morbidity related to intimate partner violence in civilian and military women. Brief Treat Crisis Intervent, 2006, 6: 99-110

13. 曹玉萍, 张亚林, 孙圣琦, 等. 湖南省家庭暴力的流行病学调查总体报告. 中华流行病学杂志, 2006, 27(3): 200-203

14. 崔尚云. 慢性盆腔痛病因及发病率的分析. 中国妇幼保健, 2010, 25: 463-464

15. 刘开江, 崔莉青, 黄倩, 刘青, 韩娜娜, 李培全, 王娟. 腹腔镜骶前神经切断术治疗子宫内膜异位症疼痛有效性和安全性分析. 中国医学科学院学报, 2011, 33(5) 485-488

16. 汤萍萍, 冷金花. 慢性盆腔痛的诊治进展. 中国计划生育和妇产科杂志, 2009, 1(2): 6-9

17. 吴玉娥. 慢性盆腔痛患者的心理特征与心理护理. 吉林医学, 2012, 33(9): 1960

18. 朱兰. 慢性盆腔痛的分类、发病机制及非妇科病因. 实用妇产科杂志, 2007, 23: 193-202

第七章

子宫内膜异位症

第一节 概　述

自 Rokitansky 于 1860 年首先报道子宫内膜异位症（endo-metriosis，EMT）以来，直至 1921 年 Sampson 发表经血逆流种植学说以前，并未引起人们的重视。Sampson 的学说引起了医学界的极大关注，成为对 EMT 开展研究的里程碑。

EMT 是一种始于细胞水平而终止于以盆腔疼痛和不孕为特点的持续性病变，近数十年来，对其进行了大量的研究。综合文献对 EMT 的研究过程大致可分为三个阶段：

第一阶段：约在 70 年代以前，普遍认为 EMT 的经典症状为进行性痛经、不孕、盆腔紫色结节和卵巢巧克力囊肿。并认识到异位的子宫内膜和在位的内膜一样对周期性卵巢激素发生反应。据此，临床上采用大剂量孕激素造成假孕，以及 Danazol 造成的类似绝经期闭经，使异位内膜发生蜕膜样变化，最终发生萎缩。在此阶段，外科手术治疗也是主要的治疗手段之一，剖腹病灶清除的保守手术和对晚期病变的子宫加附件切除的根治手术，均为普遍应用的治疗方法。为了防止病灶的残留和复发，还采用了手术前后的药物联合治疗,治疗后的症状缓解率达85%左右,妊娠率约30%~40%之间。治疗的效果与患者的年龄,病变的分期以及手术的技巧有密切的关系。

第二阶段:此阶段的两大特点一是腹腔镜技术的不断改进和完善,以及应用的普遍性,使对EMT的早期病变有了进一步的认识,并开拓了不同于经典治疗的新观点,特别是对有生育要求的年轻患者的治疗更趋保守,期待疗法也获得不少学者们的支持。腹腔镜治疗EMT的适应证进一步扩大,已逐步取代常规外科手术,并取得相当满意的疗效。另一特点是GnRHa在治疗EMT中的广泛应用,它作为一种对整个垂体-卵巢轴的全面抑制剂,在抑制病灶和恢复正常解剖生理功能方面受到普遍的重视。

第三阶段:近年来,对子宫内膜异位症的病理生理学的基础研究,取得了新的进展。研究发现EMT患者腹腔液内巨噬细胞活性增强,种植的内膜组织可以产生一系列的细胞因子和生长因子,对异位内膜在腹膜上的种植生长有重要作用。目前,已经证实异位病灶的种植和生长均有赖于新生血管的形成,抗血管生成已成为预防和治疗子宫内膜异位症的一个全新的领域。通过组织抗原特异性疫苗能诱发机体的主动免疫,起到更好的预防和治疗作用。此外,近来发现异位病灶的间质细胞表达高芳香化酶活性,局部合成雌激素,通过自/旁分泌作用发挥雌激素作用,促成病灶的生长。应用芳香化酶抑制剂阻断芳香化酶的活性,抑制病灶的发展,为进一步预防和治疗子宫内膜异位症提供一个全新的途径。

但迄今为止,促使异位内膜种植和生长能力的因素至今仍属不明。今后进一步深入的研究,必将改变目前临床限于处理EMT的最终阶段状态,直接指导临床对早期病变的根治,从而防止疾病向晚期发展。

(罗丽兰)

第二节　子宫内膜异位症的流行病学

在子宫内膜异位症的研究中,仍存在许多分歧之处。首先,在定义方面,传统认为,子宫内膜异位症的定义是有功能的子宫内膜腺体和间质出现在子宫腔被覆黏膜外。这个定义使得一些因其他疾病进行手术(如输卵管结扎术)无子宫内膜异位症症状的妇女也被包括在内。因而有些妇科专家建议子宫内膜异位症的定义不只是出现异位内膜,而是指病变具有细胞水平上的活性或影响了正常生理功能而言,诸如病变较深(>5mm),卵巢的子宫内膜异位,或引起的盆腔粘连等。Holy和Weiss建议流行病专家在选择病例组时采取妇科专家所建议的这些定义。至今,均以有症状的子宫内膜异位症患者作为研究对象,而在进行输卵管结扎时发现的无症状的子宫内膜异位未包括在内。随访调查发现部分卵巢子宫内膜异位症囊肿有发展成为卵巢癌的危险,这部分妇女应是流行病学研究的重点之一。在对照组选择方面存在不足之处,因为按照传统定义,对照组应排除无症状子宫内膜异位症,这样就要求所有的对照组都应接受开腹或腹腔镜手术来确定。这在研究过程中一般难得

做到,因而在正常对照组方面有可能包括部分尚未出现症状的轻度子宫内膜异位症的妇女,从而给研究带来困难。不过,如果应用妇科专家所建议的这种定义,这种困难可以避免。

流行病学专家在进行研究所用的疾病定义和对照组的选择外,还强调研究组和对照组的合理配对,防止偏倚问题。但是,如果要做到每个因素都相配,即要求对照和病例在症状和诊断过程方面完全相配,是不切实际的,这样将会导致许多有用的因素排除在研究之外。但是,仍应将影响及时接受医疗的因素,如医疗保险和妇科检查等方面列为配对内容之中。

一、流行病特征

(一)发病率

在1860年Rokitansky首次发现子宫内膜异位症后的60年,异位症并未引起人们的重视,有关报道还不足20篇,亦无发病率的统计。20世纪20年代起,一些西方学者注意到此病,并相继报道了发病率。但是,文献报道子宫内膜异位症的发病率范围差异甚大,约2%~48%(表4-7-1)。究其原因,可能与下列因素有关。

表4-7-1　综合文献子宫内膜异位症的发病率

诊断方法	作者及年代	例数	%
绝育手术时	Strathy 1982	200	2
	Kirshon 1989	566	7
	Drake 1980	43	5
	Kresh 1984	50	15
	Moen 1987	108	18
	Moen 1991	208	19
	Mahmood 1991	598	6
腹腔镜检(不孕症)	Mahmood 1991	654	21
	Drake 1980	38	48
	Hasson 1976	66	23
	金力 2001	342	41
腹腔镜检(盆腔痛)	Kresh 1980	100	32
	Mahmood 1991	156	15

1. 发病率与抽样的关系　由上表可知,不同抽样其发病率差异很大,其中,不孕与盆腔疼痛的发病率最高,有生育能力又无症状的妇女,如绝育术者的发病率最低。

2. 发病率与诊断方法的关系　从表4-7-2可以看出采用组织学诊断、手术中诊断、临床症状及体征诊断等不同方法诊断了子宫内膜异位症的发病率中,组织学和外科学诊断的发病率明显低于临床诊断。

3. 发病率与疾病分期的关系　轻症者多无症状,如未因不孕而做腹腔镜时则无法诊断,至于中到重度的子宫内膜异位症,腹腔镜检的机会多,子宫内膜异位症的发病率必然要高得多。为此,Templetor提出,将轻度与中度的子宫内膜异位症作为两种不同的情况对待。Bai SW按AFS分

表 4-7-2　不同诊断方法子宫内膜异位症的发病率(157135 妇女・年)

组织学诊断		外科诊断		临床诊断		临床可疑	
N	100 妇女・年	N	100 妇女・年	N	100 妇女・年	N	100 妇女・年
171	0.11	252	0.16	373	0.24	388	0.25

期发现青少年中Ⅰ期占 10%，Ⅱ期占 44%，Ⅲ期占 28%，Ⅳ期只有 18%。Haleh 等对 126 例子宫内膜异位症的患者的调查结果显示，91.3% 为轻微病变，4.8% 为轻度，4% 为中度，重度极少见。

4. 发病率与调查方法的关系　1991 年，Candiani 报道的病例对照研究，因不孕做腹腔镜的生育年龄妇女中子宫内膜异位症的发病率为 31.7%，而有生育的同龄妇女的发病率仅 3.3%，但不孕症未做腹腔镜的妇女却未统计在内。不同国家中腹腔镜差别很大，美国约 50% 患者能接受腹腔镜检，而在发展中国家镜检率却很低。一组非病例对照研究表明，在 104 129 例年龄在 13 ~ 59 岁之间的妇女中，子宫内膜异位症的发病率为 6.2%。

病变位于直肠子宫陷凹者为 67%，阔韧带后叶为 37%，子宫直肠韧带为 36%，卵巢占 13%，子宫占 6%，输卵管占 2%。其中位于组织器官表面的占 78%，位于组织深部的 22%。

（二）职业

关于职业对子宫内膜异位症的影响意见不一。有人认为职业对子宫内膜异位症的影响不大。但刘义等调查发现干部和技术人员较多发病，而农民和无职业者较少，这可能与干部和技术人员的保健条件好，发现机会多有关。

（三）年龄

本病多发于生育年龄。表 4-7-3 所示如下：组织学和外科确诊的 423 例子宫内膜异位症，其中，大多数子宫内膜异位症发生于 25 ~ 44 岁之间，占 76.1%。

表 4-7-3　不同年龄组子宫内膜异位症发病率

年龄	例数	%
15 ~ 19	13	3.1
20 ~ 24	34	8.0
25 ~ 29	72	17.0
30 ~ 34	69	16.3
35 ~ 39	90	21.3
40 ~ 44	91	21.5
45 ~ 49	54	12.8
>50	0	
总计	342	100.0

（四）体质因素

子宫内膜异位症的发病危险性与身高成正比，身材高的妇女卵泡期雌激素水平较高，易患子宫内膜异位症。有规律的体育锻炼可以降低雌激素水平，从而降低子宫内膜异位症的发病危险。当每周体育锻炼超过 4 小时时，其发

病率与体育锻炼的程度成反比。

二、发病的危险因素

（一）月经状况

痛经与子宫内膜异位症有明显关系，通过对痛经机制的研究发现，有痛经者多有子宫痉挛，可促进经血逆流，促进内膜细胞的种植。痛经可能发生于异位症之前，月经期宫缩加强，增加了经血逆流的机会，使痛经成为异位症的危险因素。

与子宫内膜异位症有关的其他月经因素还有初潮年龄和月经量的改变。初潮年龄早（≤11 岁），周期短（≤27 天），可增加子宫内膜异位症的发病危险（表 4-7-4）。Cramer 等应用对照病例研究分析了 268 例异位症患者的月经周期，发现与月经周期在 28 ~ 34 天者相比，周期≤27 天者发生异位症的危险度（RR）为 2.1（$P<0.0001$）；而≥35 天者 RR 为 0.5。这与周期短，月经频率增多，经血逆流种植机会增加有关。

表 4-7-4　初潮年龄与发病相对危险度(RR)的关系

初潮年龄（岁）	例数	对照例数	RR	95% 可信区间
≤12	53	46	3.21	1.79 ~ 5.74
13 ~ 16	144	320	1.00	
≥17	9	40	0.50	0.20 ~ 1.23

（二）避孕措施

一项大规模队列研究发现近期应用口服避孕药者与从未应用者相比，发生子宫内膜异位症的危险较低（RR 为 0.4，95% CI 为 0.2 ~ 0.7），但停用时间较长者（如 2 ~ 4 年以上）危险较高（RR 为 1.8，95% CI 为 1 ~ 1.3）。这主要是由于口服避孕药使月经规则，而长期使用能使子宫内膜变薄，月经减少，减少了经血逆流的机会。

1988 年 Kirshon 报道，使用 IUD 是子宫内膜异位症的一个危险因素。北京协和医院潘凌亚等认为应用 IUD 增加月经量，使其诊断率升高。但周应芳等报道子宫内膜异位症组与对照组在放置 IUD 方面无明显差异，因而放置 IUD 和子宫内膜异位症的关系尚难确定。

（三）妊娠

妊娠期间，月经停止来潮，无经血逆流，从而无子宫内膜的种植。同时，在大量孕激素的作用下，异位内膜发生蜕膜样改变，以至坏死萎缩，同时，分娩导致的宫颈松弛可减少经血潴留宫腔和逆流的机会。Makhlouf 等曾通过病例对照研究报道，异位症患者的平均孕产次均明显低于对照组。

由于妊娠对子宫内膜异位症的保护作用，可以认为不

孕是发生异位症的危险因素。从表 4-7-5 可以看出不孕妇女与有生育力子宫内膜异位症的发病率分别为 21% ~ 47% 及 1% ~ 5%。

表 4-7-5 子宫内膜异位症在不孕和不育妇女的发病率

| 作者 | 不孕妇女 | | | 能生育妇女 | | |
| | 内膜异位症 | | | 内膜异位症 | | |
	总例数	例数	%	总例数	例数	%
Hasson	66	16	24	296	4	1
Drake	38	18	47	43	2	5
Strathy	100	21	21	200	4	2
Verkaut	143	55	38	251	13	5

(四) 环境因素

随着世界范围的污染加重,子宫内膜异位症的发病率升高。二噁英是一种化学工业制剂,在垃圾燃烧后的灰迹中含量很高。动物实验发现,将猴的食物中分别加入不同剂量的 2,3,7,8-四氯二苯丙对二噁英(TCDD),约 4 年后,其子宫内膜异位症的发病率和严重程度均与剂量成正相关。另外,把自体子宫内膜移植到雌性猴的腹膜,并给予 TCDD,一年后,子宫内膜生存时间明显延长,其直径也明显增大。对于人类这方面没有直接的证据,但 Pauwel 发现子宫内膜异位的发病率与血清中 TEQ 的浓度有密切关系。可能与这些物质破坏了机体免疫功能有关。

(五) 遗传因素

子宫内膜异位症曾被认为是一种常见于白种妇女上层社会的"文明病"。亦有人报道该病在黑人发病率最低,而黄种人最高。近年发现此症的发病率似乎是无种族差异。1980 年 Simpson 等观察到,123 例异位症患者的一级亲属中,异位症的发生率为 6.9%。英国的一项调查发现,100 个家庭中有 230 名手术确诊为子宫内膜异位症的妇女,说明子宫内膜异位症有家族倾向,而且患者的母亲和姐妹同时患病的危险性明显增加。Ruth 发现 16 例单卵双胎共患率为 87%,其中 56% 的发病严重程度相同。分子生物学和细胞生物学的研究发现了几个可能与子宫内膜异位症发病有关的基因,异位症可能通过多基因或多因素遗传,其中包括与糖代谢和解毒有关的基因,如谷胱甘肽-S-转移酶(glutathioe S-transferase),酯酶(esterase)D,雌激素受体基因,和与降低半乳糖代谢有关的半乳糖转移酶(Galactose transferase)N314D 多态性。

(六) 免疫因素

子宫内膜异位症可能是一种全身性免疫疾病。子宫内膜异位症患者有红斑狼疮或其他自身免疫病史者为无该病患者的 2 倍。有研究提出子宫内膜异位症的发生发展与机体免疫反应、局部免疫、酶、细胞因子及生长因子的改变有关。已提出,子宫内膜异位症者腹腔中巨噬细胞增多,白细胞介素含量高于正常人。

(濮德敏 刘继晓 罗丽兰)

第三节 子宫内膜异位症的发病机制和病理生理学

子宫内膜异位症的病理生理学至今仍是一个未最终解决的疑问,近来在认识此疾病的研究方面取得很大的成绩,使人们对其演变过程有了进一步的了解。特别是通过对轻度子宫内膜异位症的研究,证实了腹腔内环境中巨噬细胞以及各种细胞因子、免疫球蛋白等的变化,在发病过程中起着重要的作用,目前比较一致的意见是用多因子的发病理论来解释其发病机制。

一、种植学说

1921 年 Sampson 提出子宫内膜随经血通过输卵管逆流种植的学说。至今,经血逆流的理论仍被大多数人所接受,支持此学说的根据如下:

1. 子宫内膜组织具有异位生长的能力,月经血中可以找到存活的内膜细胞;Scott 等于 1953 年成功地将经血中的子宫内膜移植在猕猴腹腔内的实验,以及以后报道的将去势的猕猴的子宫颈异位在后穹隆内使经血直接流入盆腔,通过外源性性激素的支持,使种植的内膜得以存活,这些事实均有力地支持了此学说。手术后瘢痕的子宫内膜异位症,反映了手术所致内膜异位生长。

2. 开腹或腹腔镜均发现腹腔内有经血逆流,同时在异位病灶内发现有逆流的经血成分。

3. 内膜异位病灶多分布在盆腔内游离的部位,如子宫直肠陷窝、卵巢窝等地,卵巢因接近输卵管伞,也是容易种植的部位。

4. 月经过多和生殖道阻塞的妇女子宫内膜异位症的发病率增高。

用 Sampson 学说不能解释盆腔外的子宫内膜异位症,也无法解释为什么有的行经的妇女又不发生子宫内膜异位症。

二、血源-淋巴性散播学说

1952 年,由 Javert 提出认为子宫内膜组织可以像恶性肿瘤一样,通过血行和淋巴向远处转移。此外,动物实验证明将内膜组织注射到动物的静脉内,可以导致远处的种植。如果确实如此,则全身各部位的子宫内膜异位症的发生率应该更高,而不应如此少见。其原因是否与机体的免疫功能有关,还是这种良性转移本身就很少见,尚难定论。

三、医源性散播

医源性的散播即直接移植。多见于手术时将子宫内膜带至切口处,在该处种植形成了子宫内膜异位症。典型的例子是剖宫产术后的腹壁瘢痕子宫内膜异位症,特别是剖宫取胎后的腹壁瘢痕子宫内膜异位症,更为多见,文献报道其发生率占腹壁瘢痕子宫内膜异位症的 90% 左右。足月产术后,脱落的子宫内膜流经软产道的伤口,但在这些部位的种植确很少见,分析可能与阴道内的细菌所形成的环境不利于内膜的种植有关,产后雌激素水平的下降也不利于异位内膜的生长。典型的代表为手术瘢痕子宫内膜异位症。

四、遗传学研究

子宫内膜异位症是一种与糖尿病、哮喘类似的多因素疾病，由多重基因位点与环境相互作用引起。流行病学调查发现子宫内膜异位症发病有以下特点：①家族聚集性。②患者一级亲属发病率显著高于人群发病率。③家族史阳性患者痛经严重程度显著高于家族阴性患者。④家族中有多个患者时患者疼痛症状的发作年龄趋于一致。这些发病特点符合多基因遗传性疾病，推测子宫内膜异位症可能是一种多个基因位点致病作用积累，在环境因素继发作用下产生疾病表现型的多因子遗传性疾病。子宫内膜异位症患者的体细胞常见有染色体的异常，最常见表现包括 1p、22q、17q 序列丢失，其他异常表现包括 5p、6q、7p、9q 序列丢失，6q、7q、17q 序列插入。异位内膜组织中染色体异常表现有：16 号染色体单倍体发生频率增高，单倍体核呈明显的克隆扩增；其他可见 11 号染色体 3 倍体、17 号染色体非整倍体等改变。孕激素受体基因位于 6 号染色体，肿瘤抑制基因和致癌基因位于 11、16、17 号染色体，推测染色体的异常导致了这些基因的表达异常，可能与子宫内膜异位症发生、发展有关。

五、免疫发病学说

免疫机制在子宫内膜异位症的发生、发展各环节起重要作用。近年来研究表明，免疫异常对异位内膜的种植、黏附、增生具有直接或间接作用。表现为免疫监视、免疫杀伤功能的细胞如 NK 细胞、巨噬细胞等细胞毒作用减弱，黏附分子协同促进异位内膜的移植、定位，免疫活性细胞释放的细胞因子促进异位内膜存活、增殖。该病的临床特点及自身抗体可能为寡克隆激活模式表明它具有自身免疫性疾病的特征。

（一）子宫内膜异位种植的免疫排斥异常机制

尽管 90% 的妇女可发生经血逆流，但仅少部分发生子宫内膜异位症。人们开始探讨作为免疫监视的排斥机制是否异常。许多研究报道了子宫内膜异位症与细胞免疫缺陷间的关系，认为子宫内膜异位症的异常免疫机制不能阻止内膜种植，并导致其进一步定位和增殖。子宫内膜异位症患者免疫功能异常表现如下：

1. T 淋巴细胞异常 对子宫内膜异位症 T 淋巴细胞及亚群的研究表明，患者的外周血及腹腔液中抑制性 T 细胞(Ts)显著升高，而细胞毒性 T 细胞(Tc)显著降低，CD4/CD8 比值降低，甚至出现倒置。腹腔液对 PHA 诱导 T 淋巴细胞增殖有明显的抑制作用，抑制程度与腹腔液中雌、孕激素，前列腺素的水平无关，推测在患者的腹腔液中存在某种可以抑制细胞介导的免疫反应的因子，有利于异位子宫内膜的种植。

2. NK 细胞异常 NK 细胞作为一类无需致敏而具有细胞毒性的淋巴细胞在机体的抗肿瘤发生中发挥着重要的免疫监视作用。子宫内膜组织之所以能异位种植并像肿瘤细胞一样广泛地散播，可能与机体 NK 细胞活性异常有关。大量的研究证实，子宫内膜异位症体内确实存在 NK 细胞

功能异常，表现为：

（1）子宫内膜异位症患者外周血及腹腔液中 NK 细胞活性均有明显降低，且腹腔液中 NK 细胞活性较外周血下降更为明显。

（2）NK 细胞活性下降是一种功能性改变，而非体内 NK 细胞数量减少所致。

（3）外周血及腹腔液对 NK 细胞的活性具有明显的抑制作用，并呈剂量依赖关系。推测可能在患者的外周血及腹腔液中存在着某些 NK 细胞的抑制因子。切除异位内膜病灶可逆转 NK 细胞的功能。提示 NK 细胞介导的自然免疫对异位内膜种植可能具有调节作用。

（4）随着疾病的进展 NK 细胞活性呈下降趋势，即在子宫内膜异位症早期，NK 细胞活性易于恢复，而在晚期有可能发生了较严重或不可逆损害。

3. 巨噬细胞 许多研究表明子宫内膜异位症患者腹腔液中巨噬细胞数量增多，活性增强，并分泌多种活性介质导致腹腔液微环境改变，参与了子宫内膜异位症的发病过程。由于腹腔中的巨噬细胞为终末细胞，本身不具有增殖能力，因此在子宫内膜异位症的发病过程中，外周血单核细胞迁入腹腔是极为重要的环节。近年来的研究表明，单核细胞趋化蛋白-1（monocyte chemotactic protein-1，MCP-1）在此环节中发挥了关键性的作用。MCP-1 是一条由 76 个氨基酸残基构成的碱性蛋白质，为一种对单核细胞具有特异性趋化及激活性的细胞因子，是吸引单核细胞浸润到肿瘤及组织中的有效介质。MCP-1 可由许多细胞产生，如内皮细胞，单核/巨噬细胞，成纤维细胞及某些肿瘤细胞等，而这些细胞合成分泌 MCP-1 可受 TNF 等多种细胞因子的调控。大量研究证实，子宫内膜异位症患者腹腔液的趋化活性增强，募集外周血单核细胞迁入腹腔，是腹腔液中巨噬细胞的数目及活性增加的主要原因。局部 MCP-1 水平增高的原因可能为①异位病灶内的子宫内膜细胞可产生并释放 MCP-1；②子宫内膜异位症患者在位子宫内膜细胞产生 MCP-1 水平上调，通过输卵管而进入盆腔；③趋化的腹腔巨噬细胞可表达高水平的 MCP-1。

（二）异位子宫内膜黏附的免疫机制

细胞与细胞、细胞与细胞外基质间的黏附作用是多细胞生物的基本生物学现象。黏附作用是通过一系列位于细胞膜表面的细胞黏附分子（cell adhesion molecules，CAMs），或称为细胞黏附受体所介导的。CAMs 除参与多种生理及病理过程外，在胚胎的发育分化，正常组织结构的维持，损伤的修复，炎症和免疫反应以及肿瘤的转移等方面都起着重要的作用。近年来研究发现，人类子宫内膜的腺上皮及基底膜均有多种 CAMs 的表达，有些呈周期性变化，并与子宫内膜"着床窗"（window of implantation）的开放同步。某些 CAMs 的异常表达可能参与了异位子宫内膜的定位、黏附及种植过程，并可通过干扰子宫内膜对受精卵的接受性导致不孕。

1. 细胞黏附分子的生物学特性 CAMs 为细胞膜上的糖蛋白，由细胞外区、跨膜区和细胞内区三部分组成，少数通过肌醇聚糖磷脂"抛锚"于细胞膜。到目前为止已发现的 CAMs 有 50 种以上，分属于免疫球蛋白超家族（immuno-

glubin superfamily)、整合素家族(intergrin family)、选择素家族(selectin family)和钙黏附素家族(cadherin family)等。

（1）免疫球蛋白超家族：包括 ICAM-1、ICAM-2 和 VCAM-1。其共同特点是胞膜外部分的结构类似于免疫球蛋白的功能区。此家族的 CAMs 与整合素家族成员可互为配体-受体。

（2）整合素家族：整合素家族是一组细胞表面糖蛋白受体，其配体为细胞外基质成分，如纤维粘连蛋白、纤维蛋白原、胶原蛋白、体外粘连蛋白等。所有整合素家族均为由 α、β 亚单位通过非共价键连接起来的异二聚体。根据 β 亚单位的不同，可分为三个亚家族：①β1 亚家族，该亚家族至少包括 6 个不同的成员(α1β1、α2β1、α3β1、α4β1、α5β1、α6β1)，它们可在各种类型的细胞表面表达；②β2 亚家族，它包括三个成员(LFA1、MAC1 和 P150，P90)，三者均在白细胞上表达，故又称为白细胞整合素亚家族；③β3 亚家族，有两个成员(体外粘连蛋白受体 VNR 和血小板蛋白Ⅱb/Ⅲa)，两者主要表达于内皮细胞和血小板上。

（3）选择素家族：包括选择素-E、选择素-P 和选择素-L。选择素家族的 CAMs 在结构上均有外源凝血素样区，EGF 样区和 C3、C4 结合蛋白样区三部分组成。其外源凝血素样区是受体-配体结合的部位。选择素表达于白细胞、活化的内皮细胞以及血小板表面，它可在血流状态下介导白细胞与血管壁的初步附着。

（4）钙黏附素家族：包括钙黏附素-E、钙黏附素-P、和钙黏附素-N 等。钙黏附素家族是一组钙依赖性糖蛋白，广泛分布于各种类型的细胞表面。为细胞间连接的主要成分并以此构成组织的细胞骨架。钙黏附素主要介导细胞与细胞的相互作用，其黏附作用具有亲同源性，即表达同源性钙黏附素的细胞将发生黏附。

2. 细胞黏附分子在女性生殖系统中的表达 Inoue 等证实，在阴道、子宫颈、子宫内膜及输卵管的腺上皮中均显示有较强的钙黏附素-E 的表达。在阴道和子宫颈中，随着正常鳞状上皮的成熟，其表达逐渐减弱，即将脱落的表面上皮细胞则呈阴性。动物实验结果显示，E2 体外能明显促进大鼠卵巢中颗粒细胞钙黏附素的表达。说明 CAMs 生殖系统中的表达呈周期性变化，可能受到体内甾体激素的影响。Lessey 等利用一组共 53 种不同的针对各种整合素 CAMs 抗原的单克隆抗体，观察了整合素各亚族在子宫内膜的表达，并着重研究了三种整合素亚族(α1、α4 和 β3)的周期性变化特点以及与子宫内膜"着床窗"的关系。在整个月经周期中，三者同时表达于子宫内膜腺上皮的时间仅有 4 天，即月经周期的第 20 至 24 天，而这段时间正好与子宫内膜"着床窗"开放的时间同步。所谓"着床窗"为发育的子宫内膜诱导胚胎着床的一段特定时期，估计在月经周期的第 20～24 天。在此期间，子宫内膜呈现最大的胚胎种植接受性。由于某些 CAMs(尤其是 β3)在子宫内膜中的表达与"着床窗"的开放同步，推测这些 CAMs 的表达与子宫内膜的接受性有关，并可能参与了子宫内膜与滋养细胞的相互作用。具体作用如何尚不清楚。因此，两种特殊的 CAMs，α4β1 和 αvβ3 的表达可作为反应子宫内膜接受性的特异性标志。在不明原因不孕症患者中，子宫内膜黄体中期整合

素 β3 表达丧失是导致患者不孕的部分原因之一。

3. 细胞黏附分子在子宫内膜异位症发病中的作用 尽管目前还缺乏详细、深入的研究探讨子宫内膜异位症中 CAMs 的作用，但子宫内膜异位症发生、发展过程中细胞间相互作用及多种细胞因子的存在，提示黏附分子对异位内膜的免疫黏附可能起不可忽视的作用。一些研究表明，某些 CAMs 的异常表达可能参与了子宫内膜组织异位黏附的过程。具体表现为以下几个方面：①腹腔液中免疫细胞选择性渗出可能与 CAMs 在不同类型细胞表达的差异，以及细胞因子对 CAMs 表达的不同调节作用有关。②CAMs 介导细胞的移动，这对异位内膜到达宫腔外部位的选择性定位具有促进作用。③CAMs 参与异位内膜细胞与基质的附着，这是细胞存活、繁殖所必需的。这主要由整合素家族的黏附分子介导。④CAMs 参与细胞间的附着，主要由钙黏附素家族的 CAMs 以自身识别方式作用，保证异位内膜细胞的聚集。

（三）异位子宫内膜增殖的免疫机制

由于 NK 细胞活性下降，免疫监视机制未能成功地清除异位子宫内膜，在黏附分子的诱导下内膜碎片定居于腹腔。此时免疫系统调节作用进一步失控，由免疫监视、免疫清除转化为免疫促进，表现为众多激活的免疫细胞分泌一系列炎性介质、细胞因子及生长因子，促进异位内膜进一步增殖、生长而加重病情。

1. 细胞因子与子宫内膜异位症 细胞因子是由巨噬细胞等合成和分泌的一类介导炎症和免疫反应的多肽类蛋白，大量研究表明，子宫内膜异位症患者腹腔液中巨噬细胞数量增多、活性增强，活化的巨噬细胞释放 IL-1、IL-6 及 TNF 等一系列细胞因子，导致腹腔液中上述细胞因子水平升高，通过刺激 T、B 淋巴细胞增殖、活化，介导免疫反应，促进前列腺素合成及局部成纤维细胞增生，胶原沉积和纤维蛋白形成，导致盆腔纤维化和粘连。促进子宫内膜异位症的发展。

2. 血管生长因子与子宫内膜异位症 血管发生(angiogenesis)是形成新生毛细血管的过程，常见于损伤修复、风湿性疾病、糖尿病性网膜病及肿瘤生长等。同时与人类的生殖活动密切相关，包括卵泡生成、孕卵种植、胎盘形成及胚胎发育等。近年来有证据表明，血管发生参与了子宫内膜异位症的发生机制，认为逆流经血中的子宫内膜之所以能成功地异位种植生长，与局部血管生长因子增多，导致毛细血管增生有关。对盆腔内异位病灶的形态学研究证实，异位的子宫内膜基底部毛细血管的数量和面积均显著增多，新鲜的红色病灶较陈旧的褐色病灶具有更丰富的毛细血管。血管生长因子是一类小分子的肽类，它们除了有强烈的生血管活性外，对卵泡的发育成熟，精子的获能，孕卵的种植及胚胎的发育都起着重要的作用，参与人类生殖活动。同时还具有介导炎症反应及免疫调节的作用。其中 VEGF 与子宫内膜异位症的发病有着密切的关系。

（1）VEGF 的生物学特性：1989 年 Forrara 从牛垂体滤泡细胞的体外培养液中纯化得到一种能作用于血管内皮细胞，促进其有丝分裂的物质，命名为血管内皮生长因子。VEGF 可由平滑肌细胞，黄体细胞、胚胎细胞、巨噬细胞等

产生，是一种肝素结合性双价糖蛋白，分子量为34~46KD。VEGF能特异性地与其受体结合，并通过释放一系列蛋白溶解酶参与血管发生。此外，VEGF的受体还广泛分布于单核-巨噬细胞，恶性肿瘤细胞等表面，在介导炎症及肿瘤发生和转移过程中起着重要的病理生理作用。

（2）VEGF在正常子宫内膜组织中的表达及调节：关于VEGF及其mRNA在子宫内膜组织中的表达及其周期性变化存在不同意见。1993年，Charnock-Jones等首次在人类子宫内膜组织中证实存在VEGFmRNA的表达，并呈周期性变化。在增生期，VEGFmRNA在子宫内膜的腺体和基底膜中均有表达；在分泌期，VEGFmRNA主要局限于腺上皮细胞中，而在基底膜上仅有少许表达。认为VEGFmRNA在基底膜表达的抑制可能是由于孕激素介导的。但shifen等通过免疫组化学方法和分子原位杂交方法观察了VEGF及其mRNA在整个月经周期中子宫内膜的表达。结果发现，VEGF及其mRNA主要分布于子宫内膜腺上皮，并广泛向基底膜弥散，其表达强度分泌期明显高于增生期。并通过定量分析研究证实，与早期增生期子宫内膜相比，中期增生期，晚期增生期和分泌期VEGFmRNA水平分别增加1.6，2.0和3.6倍。作者通过体外研究进一步证实，子宫内膜基底膜细胞在雌、孕激素作用下，VEGFmRNA的表达明显增强，最高反应强度在雌激素作用1小时后，24小时达到稳定状态。反应如此迅速，说明VEGF可能是子宫内膜中最早受到激素影响的细胞因子之一，其作用机制可能是影响了VEGF基因的转录。比较一致的看法是，在整个月经周期的子宫内膜间质的血管中均有较强的VEGF的表达，说明VEGF在月经周期子宫内膜的血管构建中起着重要的生理作用。

（3）VEGF在子宫内膜异位症发病中的作用：子宫内膜异位症中，逆流经血中的子宫内膜为何能成功地异位种植生长，并像肿瘤细胞一样在盆腔内广泛播散的机制至今还不十分清楚。通过对子宫内膜异位症患者盆腔异位子宫内膜组织血管结构的形态学研究表明，在新鲜的异位病灶中有着丰富的新生毛细血管。Oosterlynck等发现子宫内膜异位症患者腹腔液能促进毛细血管增生，提示患者腹腔液中血管生长因子增多，使盆腔微血管生长增加，导致局部对子宫内膜种植的接受性增强。进一步研究发现，子宫内膜异位症患者腹腔液中VEGF水平较正常对照组明显升高，并与月经周期有关，增生期明显高于黄体期，这有利于逆流经血中子宫内膜的异位种植。在异位的子宫内膜病灶中也存在VEGF的表达，但与正常子宫内膜组织不同的是，VEGF主要局限于基底膜周围的一些散在细胞中，经HLA-DR抗原染色证实这些细胞主要为巨噬细胞，而在腺上皮中仅有轻度着色，提示异位的子宫内膜不是子宫内膜异位症患者腹腔液中VEGF的主要来源。体外研究进一步证实，子宫内膜异位症患者腹腔巨噬细胞分泌VEGF的能力较正常对照组明显增强。Mclaren认为由于巨噬细胞功能差异导致在子宫内膜异位症患者和正常对照组腹腔液中VEGF浓度的差异。

（4）子宫内膜异位症腹腔巨噬细胞分泌VEGF的调节：子宫内膜异位症腹腔巨噬细胞可以通过自分泌和旁分泌的机制促进VEGF的分泌。腹腔液中的一些细胞因子如IL-6等可以促进腹腔液巨噬细胞分泌VEGF。不仅如此，在子宫内膜异位症患者腹腔液巨噬细胞中有雌、孕激素受体的表达，在雌、孕激素的作用下，腹腔巨噬细胞分泌VEGF的能力明显增强。同时，雌、孕激素还能促进腹腔巨噬细胞VEGF受体的表达，在子宫内膜异位症患者腹腔液中，VEGF受体KDR阳性的腹腔巨噬细胞数量明显增多，这样有助于提高巨噬细胞自分泌调节功能。这说明在子宫内膜异位症患者中，雌、孕激素可以间接通过调节腹腔液巨噬细胞分泌VEGF的活性来促进异位子宫内膜的种植和生长。

总之，由于子宫内膜异位症患者腹腔巨噬细胞分泌VEGF能力增强，导致局部腹腔液中VEGF水平升高，促进了盆腔局部血管生长增加，使异位的子宫内膜组织得以成功地种植和生长，表明VEGF在子宫内膜异位症的发病环节中起着重要的病理生理作用，这也为通过抑制生血管活性而治疗子宫内膜异位症提供了理论基础。

（四）自身抗体在子宫内膜异位症发病过程中的意义

越来越多的证据表明，子宫内膜异位症是一种自身免疫性疾病。在患者的外周血和腹腔液中出现多种非器官特异性抗体（如抗多核苷酸类、抗组蛋白及抗磷脂、心脂类抗体等）及器官特异性抗体（如抗子宫内膜和卵巢抗体），尤其是抗子宫内膜抗体对子宫内膜异位症的发病及不孕均具有重要的作用。抗原抗体结合沉积于子宫和异位病灶中，通过激活补体，使患者血清及腹腔液中C3、C4水平增高，并通过激活一系列的免疫反应，导致患者产生较广泛的细胞免疫、体液免疫异常，尤其在腹腔局部表现更为明显。

目前的研究结果表明，子宫内膜异位症的免疫发病机制可能为免疫抑制与免疫促进失衡导致免疫失控所致。在疾病发展早期，机体表现为积极的免疫反应，此时NK细胞、巨噬细胞、Th细胞数目增加，IL-2浓度升高，使淋巴细胞活性增加，细胞毒作用增强，启动多种途径清除异位内膜残片。但内膜组织释放的有害因子（如免疫抑制因子）与免疫系统相互作用的消长过程中，诱发免疫系统释放一系列反馈因子，协同作用进一步抑制免疫活性细胞对异位内膜的清除，并使免疫系统逆转为免疫促进现象，即由免疫细胞释放一系列活性因子，促进异位内膜转移、定位、生长。

六、芳香化酶

芳香化酶P450是雌激素生物合成的关键酶，在人体多种组织和细胞均有表达。对育龄妇女，卵巢是最重要的雌激素合成部位。芳香化酶催化雄烯二酮（A）或睾酮（T）转化为雌酮（E_1），后者在颗粒细胞经Ⅰ型17β-羟甾脱氢酶（17β-HSD1）催化转变为雌二醇（E_2）。长期以来，子宫内膜异位症被认为是雌激素依赖性疾病，近年来的研究发现，除传统内分泌机制外，子宫内膜异位症的发生似乎更与异位子宫内膜自分泌机制有关。许多研究证实，正常子宫内膜和肌层不表达芳香化酶，而在盆腔异位子宫内膜中却高度表达，表明除内分泌机制外，雌激素在异位子宫内膜生长中起自分泌作用。进一步的研究发现，子宫内膜异位症患者宫腔内膜也表达芳香化酶mRNA，其水平较盆腔异位子宫内膜为低,但正常妇女宫腔内膜未检测出芳香化酶的表达。当芳香化酶阳性的内膜组织逆流入盆腔后,局部促发炎症反应,芳香化酶活性进一步加强,雌激素分泌增加,刺激异位内膜生长。至于为什么正常子宫内膜不表达芳香化酶,而异位子宫内膜却高度表达的原因与二者芳香化酶表达调控的分子机制不同有关。研究发现,正常和异位子宫内膜间质细胞芳香化酶的表达均依赖于cAMP激活启动区Ⅱ,但两种转录调节因子竞争性结合启动区位点决定着芳香化酶基因转录信号的开启。转录抑制因子(chicken ovalbumin upstream promoter transcription factor, COUP-TF)在正常和异位子宫内膜均有表达,而转录刺激因子ST-1只特异性表达于异位内膜而不表达于正常子宫内膜。因此,ST-1与启动区Ⅱ位点结合后异位内膜芳香化酶基因表达信号被激活。而正常内膜COUP-TF占领了启动区Ⅱ DNA上的同一位点,抑制芳香化酶基因表达。芳香化酶直接产物 E_1 的雌激素效应很低,必须转化为活性更强的 E_2 才能充分发挥雌激素作用。17β-HSD1催化 E_1 向 E_2 转换,17β-HSD_2 的作用相反,其催化 E_2 向 E_1 转化,也即灭活 E_2。在月经黄体期,正常子宫内膜上皮细胞表达 17β-HSD_2,孕酮促进此酶的活性。因此被认为是孕激素对子宫内膜保护作用(抗雌激素)的重要机制。异位子宫内膜正常表达 17β-HSD_1,因此能将芳香化酶产物 E_1 转化为活性更强的 E_2。由于异位内膜异常表达芳香化酶,正常表达 17β-HSD_1,而 17β-HSD_2 缺乏,其结果是相对于宫腔内膜,异位内膜处于高水平的 E_2 环境中,促进了异位子宫内膜的生长。

七、凋亡与子宫内膜异位症

细胞凋亡是真核生物有核细胞死亡的一种方式,受高度调节的生理性过程,细胞以凋亡方式自杀,对机体的自身稳定起了积极作用。若此环节发生异常,则会出现细胞生理的异常而引起疾病。与凋亡有关蛋白有:bcl-2,bcl-x,bax,fas,TNFR,PD-1,c-fos,myc和p53,其中最主要的是bcl-2和fas。越来越多的证据证实凋亡是子宫内膜细胞保持稳定的关键因素。异位内膜细胞在盆腔内得以继续存活及种植,与其对凋亡的抵抗力增强有关,研究发现异位内膜的自身凋亡总是低于在位内膜,且与月经周期无关。有趣的是,Ⅲ/Ⅳ期子宫内膜异位症者比Ⅰ/Ⅱ期凋亡减少,提示子宫内膜对凋亡敏感性与疾病进程有关。有报道子宫内膜异位症病人的在位和异位内膜均表达一定水平的Fas和bcl-2,这可能提示内膜组织的凋亡受蛋白调节,而不是Fas调节。研究不同的在位内膜对凋亡的敏感性将很有意义,理论上那些对凋亡低敏感的内膜可能成为异位内膜。细胞凋亡在子宫内膜异位症中的研究尚处于起步阶段,子宫内膜异位症凋亡基础的研究,尤其是利用现代分子生物学技术研究凋亡基因、凋亡抑制基因将开辟子宫内膜异位症诊治的很有希望的领域。

八、子宫在位内膜对子宫内膜异位症发病的作用

作为内异症发病主导理论的Sampson经血逆流种植学说的重要缺憾是无法解释80%~90%的妇女有经血逆流

现象,但仅有10%~15%的妇女罹患内膜异位症。因此,模型建立、临床循证、科学解释,甚至修正完善这一学说对真正认识内异症发生以及有效防治是非常重要的。

从病理生理学而言,经血逆流、内膜细胞种植要具备四个条件方可确立,亦即:①子宫内膜细胞必须通过输卵管进入腹腔;②经血碎片中的细胞必须是存活的;③细胞必须有能力种植到盆腔器官组织上;④内异症在盆腔的解剖必须与脱落细胞的种植原理一致。所以,脱落的内膜细胞要突破盆腹腔的3道防线,即:①腹水或腹腔液;②腹腔细胞,主要是巨噬细胞和自然杀伤细胞(NKC);③腹膜细胞外基质(ECM)。在这过程中,诚如前述,黏附、侵袭和血管形成是病理过程的3个主要步骤,所谓"3A模式"(attachment, aggression, angiogenesis),以此完成逆流内膜细胞在盆腹腔腹膜、器官和组织的种植、生长,并随激素影响发生出血以及炎性反应、免疫反应等变化,而形成内异症病变。

先前较多的研究基本集中在内异症病变的各种生物学特征、免疫学反应等方面,而发生这些变化的内在因素或始动原因则较少被注意和认识。新近的研究证明子宫在位内膜的生物学特质在内异症发病中起重要,甚至决定作用。研究证实,内异症患者和非内异症妇女的在位内膜之黏附、侵袭和血管形成能力均有明显差异,其强侵袭能力等生物学特质使其易于发生子宫内膜异位症。作为重要的前列腺素合成限速酶的环氧合酶-2(cyclooxygenase-2, Cox-2)能增加侵袭性、诱导血管形成,在内膜异位症患者的在位内膜,其表达亦明显增高,使之有助于内膜细胞的黏附与侵袭。RANTES(regulated on activation normal T cell expressed and secreted,正常T淋巴细胞表达和分泌的受激活调节因子)可使单核巨噬细胞游出,激活,发生免疫异常,发生黏附和血管形成,促使内膜异位症;内膜异位症在受到RANTES之影响,又正反馈地提升RANTES。这一"链式反应"在内膜异位症患者的在位内膜表现十分明显。参与雌激素转化的芳香酶P450在内膜异位症患者在位内膜亦呈高表达状态。

另一些支持"在位内膜决定作用"的是基因差异、蛋白质组学及狒猴动物研究。差异基因研究证明内膜异位症患者和正常妇女在位内膜有基因差异;蛋白指纹图谱分析,即用表面增强激光解析离子化飞行时间质谱技术(SELDI-TOF-MS),发现有差异蛋白质峰。成功的狒猴动物模型建立不仅说明经血逆流可以导致内膜异位症,更说明在位内膜是决定因素,而免疫反应是继发的,或者免疫应答,或者免疫耐受。局部环境及激素状态是影响因素。在位内膜在发病中的研究有助于建立预防和治疗的新策略,如对在位内膜的干预,或者对子宫内膜异位症的早期和微创诊断。

(刘义　郎景和)

第四节　子宫内膜异位症的病理学

子宫内膜异位症是指具有生长功能的子宫内膜组织异位到子宫腔以外而言,其主要病理变化为异位种植的子宫内膜随卵巢甾体激素的变化而发生周期性的出血,血液、分泌液及组织碎片聚集在组织间隙内,血浆及血红蛋白缓慢

吸收,病灶周围产生类似感染炎性的反应,纤维组织增生、粘连、皱褶并形成瘢痕。在病变处形成紫褐色斑点或小泡,最后形成大小不等的紫蓝色结节或包块。病变因发生的部位和程度的不同而有所差异。

子宫内膜异位症病灶的分布较广,其发生最多的部位为宫骶韧带 76%,子宫直肠陷凹 70%,卵巢 55.2% 以及盆腔腹膜的各个部位及盆腔器官的表面,故有盆腔子宫内膜异位症之称。根据其发生的部位不同,可分为腹膜子宫内膜异位症、卵巢子宫内膜异位症和子宫腺肌病。

一、腹膜子宫内膜异位症

(一) 腹膜子宫内膜异位症的外观分型

腹膜子宫内膜异位症的外观形态各异,可分为色素沉着型及无色素沉着型两种。

1. 色素沉着型 即典型的黑色、紫蓝色腹膜异位结节,由于病灶内出血、炎症、纤维化色素沉着而使外形突出,为最容易辨认的病灶。月经周期中激素的作用、纤维化的增加而使病灶具有多变性。

2. 无色素沉着型 为异位内膜种植的早期病变具有多种表现形式,种植面积从数毫米到 2cm 不等,可为表面性或侵蚀性,后者常累积腹膜下结构。微小的腹膜子宫内膜异位症病灶仅在腹腔镜下可见,更小的病灶只能在显微镜下看到,称为显微镜下病灶,无色素沉着型比色素沉着型更多见,且较黑色病灶更具活性。可分为:

1) 红色病变:由红色火焰样病灶、腺体型病灶、息肉样病灶、紫点腹膜、血管赘生区等类型。红色火焰样病灶及血管赘生区最常累积到圆韧带及子宫骶骨韧带,在颜色、透明度、硬度及腺体形成等方面类似在位的子宫内膜;紫点腹膜、血管赘生区常累积膀胱及阔韧带。红色病变通常为疾病的开始阶段,病变多由内膜细胞及腺体组成,血管网丰富,有丝分裂活跃,病变较为活跃。

2) 白色病变:随着病情的进展,出血逐渐吸收,瘢痕形成,血管网减少,有丝分裂减少,形成白色病变,可分为白色透明、卵巢周围粘连、黄棕色斑及环形腹膜缺损等类型。腹膜的白色透明病变表现为腹膜瘢痕形成或局部性斑点。常增厚突起;卵巢周围粘连的特征有别于输卵管炎及腹膜炎引起的组织粘连;黄棕腹膜斑类似于"牛奶咖啡斑",其组织学特征与白色透明样病变相似,血色素在间质细胞之间形成"牛奶咖啡色"。环形腹膜缺损又称腹膜袋(peritoneal pockets),在子宫内膜异位症患者中有 15% 的人可发现腹膜袋,其形成可能是由于腹膜子宫内膜异位病灶对腹膜的刺激或侵入而引起的腹膜反应及瘢痕形成所致的组织学变化。

(二) 腹膜子宫内膜异位症的组织学改变

在微观上,异位内膜组织含有四种成分:子宫内膜腺体、子宫内膜间质、纤维素及出血。通常需要两种以上的成分诊断子宫内膜异位症,因为出血发生于间质血管,有时异位组织的间质较腺体更具诊断价值。当子宫内膜异位病灶中发现典型的腺体及间质时,即使对内膜完全无反应,也可认为是活性病灶。腹膜子宫内膜异位种植病灶约占子宫内膜异位症的 75%。Nisolle M 等用微测器测量内膜异位病灶中上皮细胞的高度同时测量每 2000 个上皮细胞中的分裂指数,代表病变的活性程度。

腹膜子宫内膜异位病灶常肉眼可见,而近来研究证实在肉眼观正常的腹膜经病理切片可证实有微小病灶的存在,其病灶的显微程度可达 313μm±185μm,这种病灶是无法从临床上诊断出来的。有人从 20 例中-重度子宫内膜异位症患者的腹腔镜取正常的腹膜进行连续切片,经扫描电镜证实有 25% 用光学显微镜所未能发现的显微病灶。在腹腔镜下随机取正常腹膜作连续切片,可发现有 15% 的子宫内膜异位病灶。无论腹腔镜检是否证实为子宫内膜异位症的患者,将肉眼观正常的腹膜行组织学检查,均有发现微小异位病灶的可能。

因为病灶反复出血,上述典型的组织学结构可能被破坏而难以发现,以至出现临床与病理不一致的现象。Moen Mb 等统计典型病灶的组织检查有 24% 为阴性结果。Jansen 报道在微小型子宫内膜异位症的组织学特征的阳性率:红色火焰样病变为 81%、白色透明病变为 80%、腺样结构为 67.5%、卵巢周围粘连为 50%、黄棕斑为 47%、环形腹膜缺损 36.5%。Stripling 等在 91% 的白色透明病变、75% 的红色病变、33% 的血红蛋白沉着病变及 85% 的其他病变中得到组织学证实。目前发现至少有 50% 的无色素沉着型病灶组织学检查为阳性(表 4-7-6)。

表 4-7-6 不同类型内膜异位病灶组织学阳性率(%)

病 变	Jansen	Stripling
红色火焰样病变	81	80
白色透明病变	80	91
腺样结构	67.5	75
卵巢周围粘连	50	33
黄棕斑	47	
环形腹膜缺损	36.5	

腹膜子宫内膜异位症的病症可分为四期:显微病变型、早期活动型、晚期活动型(典型)及愈合型。

1. 显微病变型 近来扫描电镜及组织学研究发现,肉眼观正常的腹膜具有两种类型的显微病变:①腹膜病变:即正常的腹膜间皮细胞由上皮细胞及纤毛细胞所取代,上皮细胞呈假复层,增生活跃,伴有内膜间质,腺体直接开口于腹腔。②腹膜下病变:正常的腹膜间皮细胞下覆盖腺体及间质。

2. 早期活动型病变 当腺体细胞在间皮细胞下形成囊腺型(丘疹型赘生物)或息肉型即为早期活动型病变。活检约 95% 可找到内膜组织,腺体囊肿为突起的、外表致密的病变,覆盖结缔组织及腹膜间皮,具有丰富的血管形成。可表现为一个或多个增生的腺体因分泌活动较强而扩张。内膜异位囊肿可表现为一个或一簇囊泡,其中充满浆液性、粉状或血性液体,为增生的网状血管所包绕。在这些病灶中可见自基底腺体断裂而来,独立的息肉样内膜组织。在早期,丘疹样囊性病变具有丰富的血管形成而无纤维化。

其腺体可处于增生期或分泌期,细胞活跃,约1/3的病灶与子宫内膜同步。

3. 晚期活性病变　即典型黑色病变。病变表现为不同程度的纤维化或色素沉着,活检中50%～60%可见到内膜组织。此类病变血供较差,腺细胞活性低,常呈增生反应或退化,多数与子宫内膜不同步。

4. 愈合型病变　愈合型病变为白色,有时为纤维组织包裹的腺体钙化的瘢痕。在未行组织学检查前,不能确定这些病变是否具有活性。

(三)子宫内膜异位症的超微结构及其对激素的反应

子宫内膜异位腺体的功能性变化有别于正常的子宫内膜,其形态的变化并不完全受卵巢激素周期变化的影响。不同的异位灶甚至同一病灶的不同部位,异位内膜对激素轴的调节反应方式及程度不一,其间质细胞及腺上皮细胞均具有很大的差异。Schweppe 将异位灶分为三种类型:

1. 囊型　囊壁由未分化的立方或柱状上皮构成,其特点为:腺上皮细胞浆分化极差,为扁平型,胞浆内多脊线粒体极少且分布异常,内质网有少数管道及小泡,核大,无核膜内折,核通常位于细胞中间,细胞核区有大量的溶酶体。有的腺上皮胞浆明显减少,高尔基体呈空泡样变性。

2. 典型的子宫内膜腺体及间质　呈正常的周期性改变。可呈早期、中期、晚期增生期;早期及晚期分泌期。其各期的病理学变化类似正常在位的子宫内膜。

3. 混合型　同一病灶的不同区域具有不同的结构,有的类似第一种,有的分化好但无周期性,有的呈现增生期的结构特点,但与激素的周期性变化不相符。超微结构的特点说明异位内膜的形态特点并不完全取决于激素变化,而取决于异位内膜组织的成熟程度。

通常认为异位子宫内膜组织具有对垂体激素起反应而发生与正常子宫内膜组织相似的周期性变化,但研究发现其组织变化与在位的子宫内膜不同。应用组化定性分析观察异位种植内膜的显微变化,提示此种内膜不具备正常在位内膜所具有的超微结构特征。其原因较复杂,可能是:病变组织缺乏甾体激素受体,对激素敏感性降低、局部瘢痕组织包绕,阻断了其与外界的血供通道、腺上皮与间质关系的改变,血供缺乏,炎症反应或腺体本身对激素缺乏依赖性。

由于异位组织的异质性,病灶中所含腺细胞及间质细胞较少,增加了对异位种植内膜的甾体激素受体检测的难度。大多数异位灶有孕激素受体的表达,而仅30%的病灶含有雌激素受体。卵巢异位病灶所含雌、孕激素受体的量远较在位的子宫内膜为少。去势、绝经、妊娠及药物抑制腺功能均可明显改变该疾病的进程。但激素治疗却不能根治子宫内膜异位症,药物治疗6个月后通过对卵巢及腹膜子宫内膜异位病灶的活检证实相当多的异位灶仍然具有活性,其分裂指数表明病灶内存在非激素依赖性的腺体。长期激素治疗只能起暂时抑制作用,而不能根治,虽经激素治疗后再次腹腔镜检未看到病灶,但并不能肯定病灶的完全根除,因而潜伏有复发或新生的危险性。

(四)子宫内膜异位病灶的二维或三维空间结构

立体图像及立体分析显示了子宫内膜异位病灶的新特征,即在病灶发展的不同阶段,病灶可表现为不同的类型。

血管在间质中的构象可能为异位子宫内膜生长及侵蚀的重要因素之一。应用二维计算机影像分析,用毛细血管表面积与间质表面积之比表达的红色病变的血管的血管形成明显高于黑色及白色病变。白色透明及黄棕斑病变血管形成较低无分裂象,表明子宫内膜异位症处于潜伏期,属无活性病灶,此潜伏期可维持相当长的时期。经 GnRH 治疗后子宫内膜异位病灶的血管形成显著减少,并非毛细血管的数量减少,而是其表面积减少,致使毛细血管表面积/间质表面积之比减少。此治疗效果在黑色皱褶及红色病变中具有显著性,而白色病变却无此改变。经过治疗的病灶以小血管占优势与治疗后再次腹腔镜观察的结果一致。

为了说明子宫内膜异位病灶的生物学特征,了解其在体内的立体生长特征及腺上皮与间质与周围组织如何联系等,Gamran R 等最近应用超微立体图像计算机技术探讨了异位内膜种植的三维空间构象。子宫内膜异位病灶的立体构象可分为两种:

1. 腺体无分支型　腺上皮在间质中呈规律性分布,间质及腺上皮管腔呈规律性变化,与正常子宫内膜结构相似。

2. 腺体有分支型　腺腔彼此交叉,腺上皮呈指状插入间质,腺体的分布在间质中无规律性。分支较多时,管腔狭窄,腺腔的直径为 $22 \sim 185 \mu m$ 在红色病变中具有分支的腺体结构含量明显高于黑色及白色病变,其丰富的间质血管形成有利于腺上皮及间质在异位组织中的种植。这两种病变的类型是否与病灶的侵蚀程度及病灶的活性有关尚需进一步研究证实。在早期病变的发展过程中,一个或多个包埋与间皮下的腺体分支的顶端由于分泌、出血或活性内膜细胞的剥脱而形成囊泡,可能突破菲薄的间皮层。这些囊状病变在腹膜表层呈菌状出现或消失,说明子宫内膜异位病灶的高度不规则性。药物治疗后,圆柱形管腔及分支型管腔的数量不变,其外形却具有明显的改变。

二、卵巢子宫内膜异位症

(一)卵巢子宫内膜异位病症的外观形态

子宫内膜异位病灶较多见,主要位于卵巢,接近卵巢们皱褶处的卵巢前沿最常累积。卵巢内膜异位病灶可分为微小病变型和典型病变型。

1. 微小病变型　卵巢的表面及表层可见灰红色、棕色或蓝红色斑点及小囊,子宫内膜异位病灶,囊肿仅数毫米大小,有时可融合成桑葚样结构并有反复的穿破及出血,与周围组织粘连甚紧。手术剥离时有咖啡色黏稠物流出。

2. 典型病变型　由于异位组织侵及卵巢皮质,在卵巢皮质内生长,随月经周期激素的变化反复出血,形成单个或多个囊肿,形似宫腔积血。囊内压增加时,囊壁可出现小裂隙,内容物溢出,引起局部性炎性反应及组织纤维化,导致卵巢与邻近器官紧密粘连而固定于盆腔不能活动。卵巢内可具有多个小腔,小腔之间有正常的卵巢皮质;囊肿进行性扩大、纤维化而掩盖正常的卵巢结构,卵果可因色素沉着,纤维增生而成为少血管的囊肿壁。引用卵巢内镜技术,可见萎缩及倒位的卵巢皮质,早期,卵巢皮质呈珍珠色上可辨认,种植的内膜组织呈红色,血管丰富,有时可见出血斑弥散在卵巢皮质表面。在囊肿较大时,壁内仅少部分尚光滑,而大部分粗糙,上覆灰黄色、咖啡色或棕红色的小斑块,囊壁厚薄不均,有的地方菲薄容易穿破。

卵巢中内膜异位病灶的周期性出血及吸收缓慢的内膜碎片沉积在囊腔内,每周期的再次出血又填充囊腔,而使囊内液呈黑色、柏油样、巧克力色,有时也可为鲜红色。因为囊内积血也可发生于卵巢黄体囊肿出血、赘生物出血等,因此诊断要靠组织学的证实。

(二) 卵巢子宫内膜异位囊肿的组织学特征

卵巢子宫内膜异位瘤的镜下特点变化很大,有时缺乏典型的组织学改变。在卵巢表面的异位病灶,大多能见到较完整的腺体组织;病灶较小的部位,也能看到类似的内膜组织。囊肿壁由于受内容物的压迫,扩大变薄,上皮脱落和破坏,因而临床上最不易得到卵巢子宫内膜异位瘤的组织学证据。在镜下,内膜异位瘤壁可有以下几种类型:

1. 囊壁内层为柱状上皮,似内膜的腺上皮,上皮下为内膜的间质细胞,伴有出血,为典型的内膜瘤。

2. 囊壁内层的内皮细胞大部分被破坏,只能见到少许的立方上皮,其间质部分或全部为肥大的含铁血黄素细胞所替代,为最多见的一种。

3. 内膜上皮及间质均找不到只能见到含铁血黄素细胞层在囊肿周围,其外由玻璃样变性的结缔组织包围。

(三) 卵巢子宫内膜异位囊肿对激素的反应性

卵巢的异位内膜组织大多来源于经血倒流种植,这些内膜不像腺肌病的异位内膜来自于子宫内膜的基底层,因而对激素不敏感;相反,它们较成熟,类似于在位的子宫内膜,对卵巢激素具有周期性的反应。但有是同一组织的不同病灶也具有差异,在黄体期,有的病灶可呈很好的分泌反应,可见弯曲的腺体及蜕膜样变的内膜间质,但有的病灶却呈增生反应,其差异可能为异位的内膜不够成熟或生长部位紧密的纤维组织包围导致血供不足而内膜反应差。

(高 颖)

第五节 子宫内膜异位症的临床分期

自从临床上认识到该病以来,已建立了多种分期方案。其中绝大多数都是根据该病的形态学特征分期。到目前为止。子宫内膜异位症的发病机制尚未完全弄清楚,因此,也限制了子宫内膜异位症的合理分期。

一、早期分期法

(一) Sampson 分期法

1921 年,Sampson 按巧克力囊肿和与之相关的粘连分期。将巧克力囊肿分四期:卵泡、黄体、基质和内膜;并将最后一期分三型:①没有基质、有腺体;②有基质和腺体,类似正常内膜;③前两型的混合型。Sampson 认为内膜异位囊肿可与邻近脏器形成粘连,粘连范围从极轻度的膜状粘连到广泛的封闭子宫直肠、子宫膀胱陷凹的粘连。他还主张对希望保留生育功能的轻度内膜异位症患者进行保守性手术,但最终治愈该病和最大限度解除疼痛需要切除子宫、输卵管、卵巢和所有的内膜异位组织。

(二) Wicks&Larsen 分期法

Wicks 和 Larsen 在 1949 年提出根据切除病变的组织类型对内膜异位症分期。他们的分期方法同用于恶性肿瘤的分期方法类似。一期是巨噬细胞、血红蛋白和没有活性的内膜碎片,四期是有腺体和基质的典型有活性内膜组织;并推测该种内膜能对周围卵巢激素的刺激产生反应。Wicks 和 Larsen 没有将症状或临床预后同组织学分期相联系,该分期法没有临床应用价值。

(三) Huffman 分期法

1951 年,Huffman 根据内膜异位症的解剖部位和它同恶性肿瘤的类似性进行分期(表 4-7-7)。他是第一位主张按分期进行治疗的学者。用该分期法对 300 例患者分期,研究保守性手术后的受孕率与疾病分期的关系。结果是:Ⅰ期和Ⅱ期病人术后的妊娠率是 47%,故 Huffman 主张对Ⅰ期、Ⅱ期和部分Ⅲ期患者保留生育功能。

表 4-7-7 Huffman 的子宫内膜异位症分期

Ⅰ期

 a 病变局限于子宫骶骨韧带和(或)

 b 病变局限于一侧卵巢和(或)

 c 腹膜表浅种植

Ⅱ期

 a 广泛浸润一侧卵巢,对侧卵巢几乎没有浸润和(或)

 b 双侧卵巢表浅种植和(或)

 c 直肠表面表浅种植和(或)

 d 子宫或子宫骶骨韧带浸润

Ⅲ期

 a 广泛浸润双侧卵巢和(或)

 b 双侧卵巢内膜异位囊肿和(或)

 c 直肠阴道深部浸润和(或)

 d 直肠浸润引起肠梗阻

Ⅳ期

 a 病变侵犯膀胱和(或)

 b 病变侵犯小肠,引起肠梗阻和(或)

 c 病变侵犯输尿管

(四) Sturgis 和 Call 分期法

1954 年,Sturgis 和 Call 把盆腔疼痛同内膜异位症的病理组织学相联系,将之分为三期:①早期发展阶段,②有活性阶段,③内膜无活性(绝经)阶段。他们指出:长期持续的盆腔内膜异位形成纤维包裹,导致痛经和盆腔痛。他们利用显微镜检查发现盆腔腹膜瘢痕中纤维化的腺体和基质。故他们认为内膜的异位种植与之相关的粘连都是导致疼痛的原因。

(五) Riva 分期法

1962 年,Riva 和他的助手们报道了用异炔诺酮治疗内膜异位症的经验。内膜异位症的诊断是通过后穹隆镜检、阴道切开术和开腹探查术确立的。Riva 小组率先提出用累计计分来进行内膜异位症的分期和根据分期决定是药物治疗，保守手术或根治手术。将病人根据盆腔脏器受累计分，但是他们的分期同治疗结果之间相关性很差。

（六）Beecham 分期法

1966 年，Beecham 提出一个简单的分期法即根据触诊和手术所见分期（表 4-7-8）。该分期方法记录起来很容易，但临床资料不支持它。

表 4-7-8　Beecham 子宫内膜异位症分期

Ⅰ期	开腹所见散在的、小的盆腔内膜异位斑点（直径 1～2mm）
Ⅱ期	子宫骶骨韧带、阔韧带、宫颈和卵巢、个别或多个固定触痛结节和轻度增生
Ⅲ期	在Ⅱ期的基础上合并有卵巢增大两倍；子宫骶骨韧带、直肠和附件粘连在一起，陶氏腔封闭
Ⅳ期	内膜异位形成大的盆腔包块，双合诊扪不清盆腔脏器

（七）Mitchell 和 Farber 分期法

1974 年，Mitchell 和 Farber 根据内膜异位症与恶性肿瘤的相似性提出外科分期法（表4-7-9）。实际上，按这种分期方法的第Ⅴ期即为可能发展成腺癌的内膜病变。按分期决定是药物还是手术治疗。他们主张对Ⅰ、Ⅱ期患者应用孕激素治疗解除疼痛。对于其中不孕患者，可手术分解粘连、切除异位病灶，保守性手术后的妊娠率是 32%。Mitchell 和 Farber 认为对Ⅳ、Ⅴ期患者应行手术探查，排除卵巢恶性肿瘤。广泛内膜异位的患者应切除子宫和双侧附件。

表 4-7-9　Mitchell 和 Farber 子宫内膜异位症分期

Ⅰ期	盆腔腹膜一个或多个小的异位病灶（直径<5mm）
Ⅱ期	子宫骶骨韧带、直肠阴道隔和（或）卵巢较大的表浅种植
Ⅲ期	卵巢内膜异位囊肿、直径>5mm，伴或不伴阔韧带、邻近脏器表浅种植
Ⅳ期	阴道、直肠、尿道的浸润
Ⅴ期	有发展成腺癌趋势的内膜异位灶

二、现代分期法

在 1973 年之前，大量文献讨论保守性手术对促进生育力的价值。由于缺乏有效的方法对内膜异位症患者进行分期和客观比较治疗结果。临床医生尚不能有把握地答复关于生育力的问题，有关手术后妊娠率的报道相差很远，难以合理解释。

1973 年，诊断性腹腔镜提供了简单证实盆腔内膜异位的方法。由于该方法提高了诊断，使得分期与预后之间的关系更密切。

（一）Acosta 分期法

Acosta 分期法（表 4-7-10）。该分期方法的前提是：内膜异位症导致的不孕，手术后的妊娠率主要取决于发现疾病时的严重程度。他们对 107 例保守手术治疗的病人进行回顾性分析。根据内膜异位症的部位、分布、瘢痕、粘连情况分轻、中、重三期。三期病人手术后的妊娠率分别是 75%、50% 和 33%。该分期方法虽稍嫌粗略，但仍不失简洁和完全。重要的是：它在疾病的分期和预后之间建立了一种直接的相关性。

表 4-7-10　Acosta 子宫内膜异位症分期法

轻度	子宫直肠陷凹、膀胱腹膜反折或盆腔腹膜有散在、新鲜异位灶，卵巢、输卵管周围无粘连
中度	卵巢一侧或双侧表面有异位灶伴瘢痕形成或牵缩，有粘连
重度	卵巢一侧或双侧巧克力囊肿，大于 2cm×2cm，伴卵巢、输卵管粘连，直肠窝病灶粘连封闭，明显的肠道或泌尿道侵犯

有几个影响 1973 年 Acosta 分期的因素，当时，许多医生根据腹腔镜检的结果来决定是采用保守性手术或是激素治疗；按是否有输卵管周围或卵巢周围粘连将疾病分为轻度和中度。Petersohn 在 1970 年就提出盆腔粘连是预测生育力的关键。他观察了 111 例患者，仅有内膜异位病灶的妇女妊娠率是 80%，而合并有粘连的妇女妊娠率是 40%。随后有报道指出：对多囊卵巢行卵巢楔形切除后，卵巢有粘连的倾向。因此，在设计分期方案时，考虑到卵巢异位灶切除后有发生粘连的危险，Acosta 把卵巢被累及的程度作为一个重要因素。Acosta 分期系统的主要缺点就是：较粗略、随意，没有区分病变的单、双侧。

Ingersoll 在 Acosta 分期的基础上增加了 0 期和Ⅳ期（包括生殖系统外的病变）。遗憾的是：他没有提供支持他分期方法的资料。

（二）Kistner 分期法

1977 年，Kistner 和同事们也提出一种分期方案（表 4-7-11），此方案是基于该病的自然病程：从腹膜种植到卵巢受累，然后是输卵管受累，最后是播散到整个盆腔。粘连程度是根据腹腔镜手术下是否易于分离来定性的，盆腔外的内膜异位症对生育力没有影响，没有考虑在内。

表 4-7-11　Kistner 子宫内膜异位症分期法

Ⅰ期	内膜异位仅限于盆腔后腹膜（陶氏腔、子宫骶骨韧带）或阔韧带表面，直径<5mm，输卵管无血管粘连、伞端游离、卵巢上少量无血管粘连，卵巢不固定，肠道和阑尾表面正常
ⅡA期	在Ⅰ期基础上合并有卵巢内膜异位囊肿，按囊肿大小分如下三个亚型：

续表

ⅡA-1	囊肿直径或表面<5cm
ⅡA-2	囊肿直径或表面>5cm
ⅡA-3	囊肿破裂;肠道和阑尾表面正常
ⅡB期	阔韧带后叶被卵巢组织粘连覆盖,输卵管粘连可在内镜下分开,伞端游离,卵巢固定于阔韧带,卵巢内膜异位囊肿直径>5mm,陶氏腔多处内膜异位,但没有同肠道粘连,子宫也不后倾固定,肠道和阑尾表面正常
Ⅲ期	阔韧带后叶被粘连的输卵管、卵巢覆盖,输卵管伞端被粘连覆盖,卵巢固定于阔韧带,输卵管表面伴或不伴内膜异位灶或异位囊肿,但肠道或子宫并不粘连固定,肠道、阑尾表面正常
Ⅳ期	膀胱浆膜内膜异位,子宫三度后倾固定,陶氏腔同肠道粘连或被固定的子宫填塞,肠道同陶氏腔、子宫骶骨韧带或子宫体粘连,阑尾也受累

(三) Buttram 分期法

1978年,Buttram 通过修改 Acosta 的分期法又提出了一个扩大的分期法(表4-7-12)。该方案较以往的任何分期方法都要详细和精确。不仅考虑到单双侧,还设计了一个表使之回复到 Acosta 分期法。

(四) Cohn 分期法

Cohn 在1979年根据腹腔镜检结果提出一个新的分期法(表4-7-13)。包括了远处病灶的类型,它的创新是补充了子宫腺肌病,把它作为内膜异位症的严重类型。

(五) 美国生育协会分期法

由于以上分期法没有一种能得到广泛的认可,为此,美国生育协会(American Fertility Society,AFS)于1979年提出以评分法作为依据的分期方法。具体是:在开腹探查或腹腔镜检的直视下,详细观察内膜异位灶的大小、部位、粘连程度以及有无卵巢内膜异位囊肿等加以评分;然后根据得分总和进行临床分期(表4-7-14)。并提供一个解剖图去描绘手术中所见病变情况(图4-7-1)。

该分期法虽较以前的分期法合理,亦被国际上所接受,仍存在不足之处。Hasson 强调此法没有考虑到不孕和疼痛症状,应给子宫骶骨韧带病灶和病变浸润的深浅评分。Brosen 和同事们指出 AFS 评分法多关注了评估手术的有效性。1981年,Rock、Guzick 等回顾性研究214例进行保守性手术后的子宫内膜异位症患者,比较 Buttram、Kistner 和 AFS 这三种分期方法,分期与术后妊娠率的相关性,发现总的术后妊娠率为54%。三种分期法的趋势是一致的即分期越高,术后妊娠率越低,呈负相关。AFS 分期法中,将轻度和中度合为一期,重度和生殖器官外合为一期,两者比较术后妊娠率差异有显著性意义。否则,各期之间比较差异无显著性(表4-7-15)。

表 4-7-12　Buttram 扩大子宫内膜异位症分期

Ⅰ期(腹膜)

A 腹膜未受累

B 盆腔腹膜(子宫陷凹、子宫骶骨韧带或阔韧带)上散在的、表浅的表面种植,病灶直径≤5mm,输卵管、卵巢未受累

C 范围同 B,但异位病灶的直径>5mm,有易被分离的细膜状粘连

Ⅱ期(卵巢)　1 右侧;　2 左侧;　3 双侧;

A 卵巢未受累

B 卵巢表面表浅的异位灶、直径<5mm、易被剔除而无导致粘连的危险;可伴有细膜状粘连,易于分离无导致严重粘连的危险

C 卵巢内膜异位囊肿直径>5mm,但<2cm,可伴有细膜状易被分离的粘连

D 卵巢内膜异位囊肿直径>2cm 或破裂,可伴有细膜状易被分离的粘连

E B、C、D 的基础上伴有将卵巢固定的致密粘连(通常是同阔韧带后叶粘连)

Ⅲ期(输卵管)　1 右侧;　2 左侧;　3 双侧

A 输卵管没有受累

B 输卵管表浅的内膜异位灶直径≤5mm、易被擦除而无导致粘连的危险,可伴有细膜状易被分离的粘连

C 输卵管上的内膜异位囊肿需行手术摘除,可伴有细膜状易被分离的粘连

D 输卵管粘连扭曲伴或不伴活动受限,伞端游离且输卵管是通畅的,可伴有 B 或 C 的情况

E 输卵管伞端被粘连包裹或输卵管远端被包裹。可有 B、C、D 的情况出现

Ⅳ期(陶氏腔)

A 没有 B 或 C 出现

B 膀胱或直肠的内膜异位囊肿

C 陶氏腔封闭和(或)子宫后倾固定,肠道或附件可粘连到陶氏腔,通常伴有 B 出现

表 4-7-13　Cohn 的子宫内膜异位症分期

轻度子宫内膜异位症

Ⅰ一个部位的表浅种植

Ⅱ两个或更多部位的表浅种植中度子宫内膜异位症

Ⅲ内膜异位种植伴皱缩、纤维化;轻度粘连

Ⅳ卵巢同异位的内膜组织中度粘连

Ⅴ卵巢、膀胱浆膜多处内膜异位,同阔韧带粘连重度子宫内膜异位症

Ⅵ单侧或双侧内膜异位囊肿,输卵管未受累

续表

Ⅶ单侧或双侧内膜异位囊肿,伴输卵管受累

Ⅷ子宫腺肌病

Ⅸ重度子宫内膜异位症伴盆腔感染疾病

Ⅹ重度子宫内膜异位症伴或不伴生殖器官外,肠道,尿道,远处器官受累

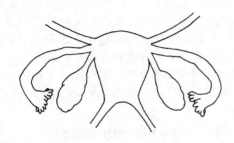

图 4-7-1　AFS 分期记录图

表 4-7-14　美国生育协会子宫内膜异位症分期

Ⅰ期(轻度)	1 ~ 5
Ⅱ期(中度)	6 ~ 15
Ⅲ期(重度)	16 ~ 30
Ⅳ期(广泛)	31 ~ 54
总计	

		病灶大小	<1cm	1 ~ 3cm	>3cm
腹膜(包括子宫表面)		评分	1分	2分	3分
		粘连	膜状	紧密粘连伴子宫直肠陷凹部分消失	紧密粘连伴子宫直肠陷凹完全消失
		评分	1分	2分	3分
卵巢		病灶大小	<1cm	1 ~ 3cm	>3cm 或内膜异位囊肿破裂
	右		2分	4分	6分
	左		2分	4分	6分
		粘连	膜状	紧密粘连伴部分包裹卵巢	紧密粘连伴完全包裹卵巢
	右		2分	4分	6分
	左		2分	4分	6分
输卵管		病灶大小	<1cm	>1cm	输卵管阻塞
	右		2分	4分	6分
	左		2分	4分	6分
		粘连	膜状	紧密粘连伴输卵管扭曲	紧密粘连伴输卵管包裹
	右		2分	4分	6分
	左		2分	4分	6分

表 4-7-15　比较不同分期方法子宫内膜异位症保守性手术后妊娠率

分期	追踪病例数	妊娠病例数	妊娠率(%)	总的周期数	每周期妊娠率(%)
Buttar*					
轻度	43	29	67	1063	2.7
中度	71	35	49	2024	1.7
重度	100	51	51	3246	1.6
Kinster*					
Ⅰ期	45	31	69	1110	2.8
ⅡA 期	81	44	54	2157	2.0
ⅡB 期	38	20	53	1179	1.7
Ⅲ期	29	11	38	1198	0.9
Ⅳ期	21	9	43	689	1.3
美国生育协会					
轻度	45	28	62	1261	2.2
中度	88	48	55	2424	2.0
重度	66	33	50	2236	1.5
极重度	15	6	40	412	1.5
总计	214	115	54	6333	1.8

* 每个周期妊娠率之间差异有显著性,$P<0.01$

** 美国生育协会分期法,将轻度和中度合为一期,重度和极重度合为一期,二者之间妊娠率差异有显著性,$P<0.05$

(六)美国生育协会修正分期法

由于 AFS 评分法存在以上的问题,1985 年美国生育协会提出修正分期法(revised American Fetility Society,AFS-r)(表 4-7-16,图 4-7-2)。该评分法除去了严重疾病这一期,也不再把输卵管内膜异位症作为一个分期点,增加了轻微(mini)病变期,并对病变的深浅和附件粘连给予了更加详细的评分,将膜状粘连同致密粘连区分开来。但仍没有对生殖器官外的病灶进行评分,仅进行了记录。修正后的分期法将陶氏腔是否封闭作为一个重要评分依据,反应了此分期法重视对生育预后的评价。Buttram 的临床报告支持该分期法,陶氏腔部分封闭的病人,外科手术后的妊娠率是 68%,而完全封闭的妊娠率是 36%。

1. AFS-r 分期法的缺点　越来越多的证据表明,目前 AFS-r 评分法对内膜异位症分期亦有不恰当之处。这种计分系统,虽然是来自临床观察,但主观随意性较大,还存在观察者之间的差异和本身的失误。此分期对某些结果,特别是对盆腔疼痛和不孕症的应用性仍有争议。

(1)1982 年 Guzick 曾指出以下与 AFS-r 记分系统相关的问题:第一,每一个分期的分数不能反应疾病的真实功能状态。例如:对于没有破裂的单侧、直径达 4cm 异位囊肿计 20 分,而广泛、散在的腹膜异位症,总面达 3cm 只计 4

分,事实上对盆腔痛和不孕的影响前者并不比后者重要大五倍之多。关于卵巢异位囊肿对生育力的影响,日本学者曾分析117例异位症患者经过达那唑治疗后妊娠情况:

表4-7-16　美国生育协会修订子宫内膜异位症分期

腹膜	内膜异位灶		<1cm	1~3cm	>3cm
	浅		1	2	4
	深		2	4	6
卵巢	右侧	浅	1	2	4
		深	4	16	20
	左侧	浅	1	2	4
		深	4	16	20
后陷凹封闭情况	封闭	不封闭	部分	完全	
		0	4	40	
	粘连		<1/3包围	1/3~2/3包围	>2/3包围
卵巢	右侧	薄	1	2	4
		厚	4	8	16
	左侧	薄	1	2	4
		厚	4	8	16
输卵管	右侧	薄	1	2	4
		厚	4*	8*	16
	左侧	薄	1	2	4
		厚	4*	8*	16

注　1)此分期法将内膜异位症分为四期:Ⅰ期(微小)1~5分;Ⅱ期(中度)16~40分;Ⅳ(重度)>40分

2)如伞端全包围改为16分

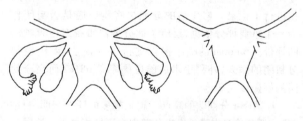

图4-7-2　AFS-r分期记录图

42例按AFS-r分期为Ⅲ期或以上(卵巢异位囊肿直径>3cm,但输卵管完全正常),同剩余75例输卵管正常,有异位灶但没有异位囊肿者相比,妊娠率无差异。他们认为异位症对生育力的影响主要是由输卵管受累情况决定的,故他们于1993年提出TOP分期法(表4-7-17),并于2002年发表临床报告,回顾性研究237例异位症患者,比较TOP、

AFS-r两种分期方法,分期与治疗后妊娠率的相关性。发现妊娠率与AFS-r分期不相关,与TOP分期中T分期呈负相关,与TOP中O和P分期不相关(表4-7-18)。关于AFS-r分期与术后生育力关系Guzick和Adamson GD也都有类似观点。第二:内膜异位症分期的界线过于主观随意。AFS-r分期中规定>40分(41~144)均为重度(Ⅳ期),Canis等将89例AFS-r Ⅳ期病人分2个亚组:一组是小于70分,另一组为大于70分,这两组术后总妊娠率为37.5%,分别统计则观察到:小于70分组的妊娠率为52.9%;而大于70分组妊娠率为0,两组差异有极显著性。为此,AFS成立了一个委会对AFS-r分期进行评估,他们于1997年得出结论认为由于对内膜异位症认识的限制,目前的AFS-r分期的评分法及分期标准不变,加上对病变形态、颜色的描述以及彩色图片记载和异位囊肿要组织学证实等描述。

表4-7-17　TOP分期法

T0期	没有粘连
T1期	单侧粘连
T1a	单侧粘连能通畅
T1b	单侧粘连,阻塞不通
T2期	双侧粘连
T2a	双侧粘连,通畅
T2b	单侧粘连通畅,对侧粘连,不通
T3期	双侧不通
O0期	没有粘连
O1期	表面异位灶或是粘连
O2期	单侧卵巢巧克力囊肿(直径>4cm)
O3期	双侧卵巢巧克力囊肿(直径>4cm)
P0期	没有粘连
P1期	盆腔腹膜的散在异位病灶,包括子宫卵巢膜上的异位病灶,是陶氏腔/盆腔其他部位,轻度粘连
P2期	陶氏腔部分封闭
P3期	陶氏腔完全封闭

T=Tube　输卵管　O=ovary卵巢　P=peritoneum腹膜

(2)Redwine提出年龄和内膜异位症外观表现相关,随着年龄的变化,外观表现也发生变化。在年轻妇女中多为新鲜的不出血的病灶,在年纪大的妇女中多为陈旧的咖啡色病灶。Vernon等认为内膜异位症的肉眼观、组织学类型同它产生PGF能力相关。以产生PGF能力而论:早期红色的瘀斑状病变比棕色病变更有活性,依次比陈旧的黑色病变有活性。因此,应将病灶的外观及组织学列入评分内容。内膜异位症的典型咖啡色的病灶是该病的最后阶段,但其产生PGF的能力却趋于消失。

(3)Vasquez和同事们描述了应用电子显微镜扫描技术发现的极微小腹膜异位灶称之为显微镜下病灶。Murphy等通过随机活检方法,发现内膜异位症患者腹腔内肉眼认为是正常的腹膜有25%是镜下内膜异位症。Brosens等均有类似的发现。由此可见,通过肉眼观察腹腔来确定该病的真正分期的局限性,且在实用上目前尚无法解决此问题。

表 4-7-18　TOP 分期的妊娠率

TOP 分期	妊娠率
T0	69/129(53%)
T1	18/39(46%)
T2	10/27/(37%)
T3	0/8(0%)
O0	50/94(53%)
O1	16/42(38%)[a]
O2	26/48(54%)
O3	5/19(26%)
P0	2/6(33%)
P1	79/156(54%)[b]
P2	11/25(44%)
P3	5/16(31%)

a. $P<0.05$

b. 无差异

(4) AFS-r 分期法没有考虑到盆腔以外的内膜异位灶。对预测盆腔疼痛及治疗方案参考价值不大,Fedele 等研究了 160 例妇女,发现盆腔疼痛的严重程度与 AFS-r 分期无关。但随后的临床报告又认为 AFS-r 分期与盆腔疼痛相关。最近的资料表明:盆腔疼痛程度与内膜异位灶种植的深浅明显相关。Cornillie 等研究了组织学类型与临床上严重深部浸润的内膜异位症的关系。他们应用腹腔镜下 CO_2 激光技术治疗 53 例患者。观察到:深部浸润的异位病灶多种植在子宫前后陷凹和子宫骶骨韧带,而不在卵巢窝。浸润深度超过 5mm 的异位灶组织学检查有活性,且与盆腔疼痛相关。相反,表浅的种植多发生在不孕症患者。Koninckx 等最近报道盆腔疼痛程度同内膜异位灶的总表面积和类型不相关,但与异位灶种植深度相关。因此,不少人提出评价内膜异位症与盆腔疼痛、与不孕症关系时应用二分法。

2. 分期方法的展望　许多学者认为:对内膜异位症的分期和评估,应以不孕和盆腔疼痛为主要出发点,与两者相关的解剖学和病理生理学原理不相同。目前 AFS-r 评分法具有主观随机性,一些学者推荐根据临床资料来决定每个病变的分数和分期的分数界限,这需要大量的多中心的合作,他们希望临床资料评估的分数将提高该分期法的预测值。另有作者建议用计算机化盆腔地图去贮存和积累描绘性的细节资料,编辑这些地图和其他主要参数,去分析判断对预后影响,通过恰当的、多参数的分析累计资料就能提供有关患者的生育能力,去除疼痛,或疾病复发的危险等信息。随着对子宫内膜异位症的自然病程和病理生理变化认识的深入,对它导致不孕的病因的认识也更明确和详细,这样就可能在分期中加上这些指标来提高分期对术后生育力的预测性。例如 Pittaway 报道保守性手术治疗后,血 CA125 水平与术后妊娠率相关。Lessey 报道在 AFS-rⅡ(即

轻度病变组)其中有一亚群患者着床期子宫内膜在表达 $2\gamma\beta_3$ 整合素缺乏,这一类患者的妊娠率较低下。关于子宫内膜异位症的腹腔内环境的研究仍在继续,也许将来某个生理因素被确定在分期学上具有重要地位,形成一元化分期方法,以提高分期的敏感性和特异性。

(艾继辉)

第六节　子宫内膜异位症的临床表现及临床诊断

一、临　床　表　现

子宫内膜异位症的症状主要有慢性盆腔痛、性交痛、痛经及不孕。其表现形式多种多样,因人而异,并随病变部位的不同而不同,症状的特征与月经周期密切相关。

(一) 症状

1. 疼痛　是子宫内膜异位症的主要症状之一,其产生的原因为异位的病灶受周期性卵巢激素的影响,而出现类似月经期的变化,如增生、出血等,故本病疼痛的特点是痛经。尤以开始于异位子宫内膜形成后的继发性痛经及随局部病变的加重而逐渐加剧的渐进性痛经被认为是子宫内膜异位症的典型症状,但实际上并非完全如此。Lukayat 统计 618 例诊断为子宫内膜异位症的患者中,27%~40% 无疼痛症状。由此可知,痛经并非子宫内膜异位症必须具备的症状。

子宫内膜异位症引起的疼痛多位于下腹部及腰骶部,可放射至阴道、会阴、肛门或大腿。常于月经来潮前 1~2 日开始,经期第一日最剧烈,以后逐渐减轻,至月经干净时消失。这是由于在月经周期中,随卵巢分泌的雌激素不断增加,异位的子宫内膜增生、肿胀;到月经后半期,受卵巢孕激素的影响而出血,刺激局部组织,导致疼痛。如子宫内膜异位于子宫肌层时,可使子宫肌肉痉挛收缩,痛经症状更为明显。月经过后,异位子宫内膜逐渐萎缩而痛经消失。此外,痛经与前列腺素(PGs)的异常产生有关。子宫内膜异位症患者月经期除正常的子宫内膜产生 $PGF_{2\alpha}$ 与 PGE_2 外,子宫肌及异位的子宫内膜病灶中亦能产生。外加前者的代谢产物 6-酮前列腺素 Ⅰ$_\alpha$(6-keto-prostaglandin)与血栓素 B_2(TXB$_2$)的作用,故除了子宫内膜异位症病灶出血引起的刺激外,子宫受 PGs 的激惹,过度收缩,子宫内压较正常妇女升高 2~3 倍。子宫血流量减少,局部缺血,遂致疼痛,常伴有恶心、呕吐、腹泻等。卵巢子宫内膜异位囊肿在下列情况下可以发生破裂:①经前或经期反复出血,使囊内压增加。②妊娠期孕激素水平增高或使用外源性孕激素治疗时,孕激素使囊壁血管增生、充血水肿、组织软化而致破裂。③排卵口的存在也可致囊肿破裂。囊内容物刺激腹膜引起剧烈腹痛,伴恶心、呕吐和肛门坠胀等急腹症状,易与卵巢囊肿蒂扭转、宫外孕、阑尾炎和腹膜炎等疾病相混淆。本院 19 例卵巢子宫内膜异位囊肿破裂的病例,大多数均未能术前明确诊断,其中诊断为卵巢囊肿蒂扭转者 3 例,宫外孕 1 例,急性阑尾炎及弥漫性腹膜炎 6 例。本症疼痛的另一特点是疼痛的程度与病灶的大小不成正比。有时盆腔内小的

病灶,如子宫骶骨韧带部位的较小异位结节可以引起难以忍受的疼痛;而有的较明显的病灶,由于异位的子宫内膜活性已丧失,病灶被结缔组织包裹或与周围脏器粘连,可以无痛经症状;较大的卵巢子宫内膜异位囊肿,由于卵巢皮质层无感觉神经,也可无痛经症状。大量文献均支持这一观点。有无痛经不是诊断子宫内膜异位症的主要依据而且痛经的程度亦不能反映疾病的严重程度。

大量的研究都在探索痛经的强度和异位的子宫内膜的部位和种植程度的关系,发现痛经的强度和种植部位的数目和定位直接相关;但是与病变的形态学特征如:不典型的病变、微小病灶和典型病变等无相关性。

2. 月经失调 15%～30%的患者表现为经量增多或经期延长,少数出现经前点滴出血。月经失调可能与卵巢实质被异位囊肿所破坏或被粘连包裹,致使卵巢功能紊乱有关,还与患者常合并有子宫腺肌病或子宫肌瘤有关。本院统计的子宫内膜异位囊肿手术病例中:9.9%合并子宫腺肌瘤,8.4%合并子宫肌瘤。

3. 不孕 子宫内膜异位症患者不孕率可高达40%左右。实验动物模型发现,子宫内膜异位症的确可以降低生育率和导致不孕,而且还发现某些体细胞基因突变能引起卵巢子宫内膜异位囊肿,因而可能筛选出在卵巢子宫内膜异位囊肿中起关键作用的基因进行靶向治疗。重度子宫内膜异位患者不孕的原因可能与解剖结构的改变有关:一般子宫内膜异位症很少侵犯输卵管的肌层和黏膜层,故子宫输卵管造影多显示双侧输卵管通畅。但病灶的反应使盆腔内器官和组织广泛粘连,输卵管变硬僵直,影响输卵管的蠕动,从而影响卵子的捡拾和精子、受精卵的输送,如周围病变严重还可导致输卵管伞端闭锁。此外,输卵管内子宫内膜异位病变也可直接影响生殖功能。三桥直树报道,24例诊断为输卵管梗阻而行显微手术者,切除输卵管段的病理学检查,其中4例(16.7%)发现子宫内膜异位症,主要由于粘连造成输卵管的器质性梗阻所致。近年来注意到轻度子宫内膜异位症患者,输卵管和卵巢均未受累,且无其他不孕原因,也可导致不孕,说明不孕的原因绝非单纯局部解剖结构异常所致。现多认为子宫内膜异位症患者的不孕还可能与下列因素有关:

(1)腹腔内微环境因素:腹腔液浸绕着盆腔内生殖器官,又与异位子宫内膜病灶直接接触。其容量和所含的细胞成分及生物活性因子与子宫、输卵管的运动有密切关系,形成了生殖活动的微环境因素。多数文献指出,腹水可引起输卵管的拾卵障碍;腹腔液还使精子活动力减低;动物实验证明,腹水能妨碍受精及受精卵的分裂。子宫内膜异位症患者的腹水中所含异常物质可致不孕,其中以腹水中巨噬细胞数量增加最为重要,其吞噬精子的作用亢进;腹水中与不孕有关而为研究者们所关注的物质为由巨噬细胞所产生的各种细胞因子及 PGs,如 $PGF_{2\alpha}$、PGE_2、TXB_2 等花生四烯酸代谢产物增加。PGs 与排卵、黄体功能及输卵管运动有着密切的关系,PGs 病理性增加,成为不孕的原因。此外,腹水中含大量低密度脂蛋白(LDL)在子宫内膜异位症患者的炎性环境中,在增强的巨噬细胞的作用下产生一种氧化脂蛋白,增强某些化学诱导剂,如巨噬细胞趋化因子

(MCP-1)的表达,并可刺激异位的子宫内膜细胞的生长活力,现今已经明确巨噬细胞、氧化应激反应和子宫内膜细胞生长之间具有一定相关性,患者腹腔内的这种氧化环境可能是调控异位子宫内膜细胞生长和导致不孕的重要因素。此外,腹水中的细胞因子,特别是白细胞介素,目前甚受学者们注意,认为可能对受精、卵细胞分裂等生殖过程有阻碍作用。体外研究发现重组的 IL-1a 可明显抑制精子穿透卵细胞的能力和早期胚胎的发育。

(2)卵巢功能异常:子宫内膜异位症患者常伴有卵巢排卵功能障碍,发生率为 17%～27%,与腹腔液中前列腺素含量升高影响卵泡的生长和排卵以及抗卵巢抗体对卵巢的损害作用相关。另有研究发现患者的卵母细胞周围的卵泡颗粒细胞的凋亡率升高,细胞周期功能异常,还表现出较强的氧化应激反应,这些因素均可能导致卵母细胞质量下降,导致生育能力下降。

黄体功能不足也是子宫内膜异位症患者不孕的常见原因,发生率为 25%～45%。这可能由于有些子宫内膜异位症患者合并催乳素升高。催乳素有抗促性腺激素的作用,主要抑制促卵泡生成激素的分泌,而促卵泡生成激素分泌的减少可导致卵巢内促黄体生成激素受体形成的减少,致使卵巢对促黄体生成激素不敏感,使黄体生成不良而影响受孕。

黄素化未破裂卵泡综合征(LUFS)是另一种类型的排卵功能障碍,子宫内膜异位症患者合并 LUFS 占 18%～79%,亦是其发生不孕的原因。此病征为卵泡发育成熟且卵泡细胞出现黄素化,患者基础体温双相,子宫内膜呈分泌期改变,但成熟的卵子不能排出,无受孕可能。其诊断依据为在 LH 高峰后 2 日,B 超监测卵泡仍继续生长;在腹腔镜下,在应有的排卵期后 4～10 日,未在卵巢表面发现排卵孔或黄体血肿;月经周期中,腹腔液量特别是腹腔液中雌、孕激素水平无突发性升高。其发生机制,可能是神经内分泌功能失调,催乳素增加,抑制促性腺激素的分泌,LH 峰值降低,继而影响卵巢功能;或由于催乳素增加,影响卵巢促黄体生成激素受体的合成,使卵泡对促黄体生成激素反应迟钝,未经排卵而直接黄素化。

(3)免疫功能异常:关于子宫内膜异位症免疫功能异常对不孕的影响,引起学者们广泛的关注。子宫内膜腺上皮内含有一种糖蛋白,主要存在于内膜脱落碎屑的细胞溶质中。它的合成与体内的孕激素含量呈正相关,是一种孕激素依赖性蛋白,分泌期子宫内膜中含量较高。在月经期,异位内膜病灶的出血和内膜碎片由于不能像正常的经血在 24 小时内经阴道排出体外而存留在盆腔内。经血中富含有基质金属蛋白酶(MMPs)能够促进异位内膜的黏附、血管生成和血管内皮生长因子(VEGF)以及受体(KDR)的表达;IL-8,MCP-1 还能增强种植在子宫内膜以外的异位内膜的血管生成素的表达,进而促进种植的成功。内膜碎屑被体内免疫系统作为"外来异物"而识别,刺激机体内大量巨噬细胞进入盆腔,吞噬并清除这些物质。巨噬细胞具有摄取抗原和强化免疫原的能力,内膜碎屑被吞噬后,其抗原决定簇被识别和强化,继而递呈给 T、B 淋巴细胞,激活体内的免疫系统、产生抗子宫内膜自身抗体。当这种自身抗体

由于反复刺激而大量产生达到一定的含量时,可与自身靶细胞-子宫内膜组织发生抗原抗体结合反应,并激活补体引起损伤性效应,造成子宫内膜组织细胞生化代谢及生理功能的损害,干扰和妨碍精卵结合、受精卵的着床和胚囊的发育而导致不孕或流产。子宫内膜异位症患者盆腔非特异性炎症反应,实际是由于子宫内膜异位症特异的免疫反应所致。这种局部反应激活巨噬细胞,并产生各种细胞因子,如TNF、IL-1、IL-6、酸性磷酸酶等。巨噬细胞的活跃能破坏细胞并吞噬精子,降低精子的活力及直线速率,从而导致不孕。酸性磷酸酶可促进细胞合成前列腺素,后者参与调节卵泡的发育、卵巢激素的分泌、排卵及黄体溶解的过程。前列腺素的增加还可使输卵管蠕动增加及节律异常,影响孕卵的运行,导致孕卵的发育与宫腔子宫内膜的蜕膜变化不同步,影响了孕卵的着床,也是不孕的原因。

4. 性交痛　30%的患者有性交痛,是由于异位的子宫内膜使周围的组织充血肿胀、纤维化粘连等,当性交时由于受阴茎的撞动,使子宫收缩向上提升而发生疼痛。以月经来潮前与经期最为明显,且与异位灶的部位有关,多见于直肠子宫陷凹的异位病灶或因病变导致子宫后倾固定时。

5. 其他部位的子宫内膜异位　当身体任何部位有内膜异位种植和生长时,均可在病变部位出现相应的周期性疼痛、出血或块物增大。据报道,除了脾脏,全身各个部位、器官和组织均有可能发生子宫内膜异位症。

(1) 手术瘢痕子宫内膜异位:剖宫产术后的腹壁瘢痕及阴道分娩后的会阴瘢痕子宫内膜异位,患者有周期性瘢痕部位疼痛,并可在瘢痕深部扪及剧痛的包块,典型的外观可呈紫色,随时间的延长,包块逐渐增大,疼痛加剧,也有表现为瘢痕局部周期性出血。

(2) 肠道子宫内膜异位症:肠道子宫内膜异位症很少见,可累及阑尾、盲肠、乙状结肠及直肠等,其中阑尾子宫内膜异位占肠道子宫内膜异位症的17%,盲肠部位占7%,结肠、直肠部位占71%。患者可出现与月经周期相关的腹痛、腹泻或便秘,甚至有周期性少量便血。便血一般为肠黏膜充血、水肿而非黏膜溃破出血所致。如病变范围较广,病灶较大突向肠腔,可使肠腔狭窄或出现肠梗阻症状。

(3) 泌尿道子宫内膜异位症:泌尿道子宫内膜异位症包括膀胱、输尿管、尿道及肾脏子宫内膜异位症,泌尿道子宫内膜异位症约占所有子宫内膜异位症的1.2%,其中累及膀胱者占84%,输尿管占15%,肾脏及尿道部位的报道少。异位内膜侵犯膀胱,可在经期引起尿痛和尿频,但常被痛经症状所掩盖而被忽略。缓慢进行的输尿管阻塞,多由于粘连瘢痕性扭曲或大的子宫内膜异位囊肿挤压所致,而子宫内膜异位于输尿管管腔罕见,该病甚至可形成肾盂积水和继发性压迫性肾萎缩,但累及双侧肾脏罕见。

(4) 肺部子宫内膜异位症:由于子宫内膜异位症累及肺胸膜或膈胸膜,可在月经期间反复发生月经性气胸。累及肺实质时,可出现经前咯血,呼吸困难和(或)胸痛。在较少的情况下,表现为无症状的肺部结节,约有33%的妇女没有盆腔病变。

(5) 脑部子宫内膜异位症:非常罕见,可导致典型的复发性头痛和神经性功能缺失现象。

(二) 体征

随着病变部位、范围及病变程度而有所不同。典型的子宫内膜异位症在盆腔检查时,子宫多后倾固定,直肠子宫陷凹、宫骶韧带或子宫后壁下段等部位可扪及触痛性结节,卵巢子宫内膜异位囊肿时,在一侧或双侧附件处扪到囊性包块,往往有轻压痛,其特点是囊壁较厚,常与子宫粘连固定并在月经期增大,月经后缩小。若病变累及直肠阴道隔,可在阴道后穹隆处扪及甚至可看到隆起的紫蓝色结节。其他部位的异位病灶如腹壁瘢痕、会阴伤口瘢痕等处在经期可见肿大的结节,月经后肿块缩小。

二、临 床 诊 断

(一) 病史

重点询问家族史、月经史、妊娠、流产及分娩史。人工流产术可促进内膜逆流,剖宫产尤以开腹取胎易致腹部瘢痕内膜异位症。临床症状个体表现差异很大。但对生育年龄阶段有痛经、不孕、性交痛、月经紊乱等症状者,需重点询问痛经出现的时间、程度、发展及持续时间等,应与其他疾病所致的痛经加以区别。典型的子宫内膜异位症病史为继发性、进行性的痛经和性交痛,常伴有不孕及月经过多等症状。

(二) 妇科检查

1. 双合诊检查时在宫骶韧带或子宫直肠陷凹处可触及黄豆大或拇指头大的硬节,触痛明显。

2. 子宫后倾固定,后穹隆有触痛。

3. 子宫一侧或双侧可触及囊性或囊实性肿块,可与周围组织粘连成团块。内膜异位囊肿直径大小多不超过10cm。

4. 阴道直肠隔间可触及痛性孤立结节,当病灶向阴道后穹隆穿透时,在后穹隆可见到紫蓝色结节,月经期可有出血。如病灶向直肠穿透可出现便血、腹泻等症状,遇此情况应作直肠指检。

5. 其他部位的异位病灶如脐、腹壁瘢痕、会阴侧切伤口等部位可触及不规则的硬结,触痛明显,月经期可增大,病灶表浅者可见呈紫蓝色结节及出血。

上述妇科检查所见,可作为诊断典型子宫内膜异位症的指标,但下列情况常会增加诊断的困难:约25%的病例不表现任何临床症状;病灶的大小与痛经的程度常不呈正相关;其他部位的内膜异位病灶并不与盆腔子宫内膜异位症并存;少数绝经后的妇女内膜异位病灶仍有活性;妊娠并不绝对抑制病灶的进展等,因此,当临床诊断不能确诊时,应进一步作其他辅助诊断。

子宫内膜异位症虽是一种较常见的妇科疾病,但在腹腔镜应用以前,子宫内膜异位症的术前诊断率,在有经验的妇科医生中约为75%,而经验不足者只有20%。1983年国内综合8个单位389例患者的治疗分析发现:总误诊率为43%(范围26.2%~71.1%),分析其原因,首先在于过分依赖所谓的典型症状和体征,实际上子宫内膜异位症的临床表现差异很大,就以痛经而言,报道的389例中仅有50.6%的患者表现有痛经,且这种痛经和卵巢子宫内膜异位囊肿所导致的盆腔包块,不完全一致,有肿块者不一定有痛经,而且囊肿越大,一般痛经反而越轻。其次,子宫内膜异位症的盆腔检查所见,不同病例之间差别很大。卵巢子宫内膜异位囊肿和卵巢囊肿容易混淆;子宫直肠陷凹的结节往往和卵巢癌难于鉴别,而子宫内膜异位症所致盆腔粘连,则常常被误诊为慢性盆腔炎症或结核性盆腔炎等。再者,医生对子宫内膜异位症所造成的子宫骶骨韧带和子宫直肠陷凹内的病变认识不足,而遗漏了这一重要的体征。

为了提高诊断水平,最重要的是时刻想到目前子宫内膜异位症的发病率逐渐增高。对生育年龄妇女,如主诉不孕、痛经、盆腔检查时发现子宫固定后倾、盆腔粘连、附件部位可触及不活动的包块等,只需有一至两项阳性症状和(或)体征,首先就应考虑到本病的可能。在盆腔检查时,应对子宫后壁、子宫骶骨韧带和子宫直肠陷凹仔细检查,只要摸到一两个豆粒或米粒大小的触痛结节,首先诊断本病。这些结节本身,无论从硬度、大小来说都很难与卵巢癌的种植相鉴别。因此,触痛的有无,为一重要的鉴别指征。不伴有子宫直肠陷凹病变的卵巢巧克力囊肿,内诊时和附件炎性包块十分相似。为了鉴别,可行子宫输卵管碘油造影。如显示双侧输卵管通畅,则基本上可以否定炎症的诊断。但由于个别子宫内膜异位症可以累及输卵管或并发输卵管炎症,因此当看到积水、不通等改变甚至完全不显影时,并不能完全排除本病。子宫内膜异位症的最后确诊有赖于开腹探查或腹腔镜检,后者已成为当前诊断和治疗子宫内膜异位症的主要手段。

(何福仙　荣荣)

第七节　子宫内膜异位症的特殊检查

典型子宫内膜异位症可通过病史、体征及妇科检查诊断。但由于子宫内膜异位症的临床表现差异甚大,特别是轻度子宫内膜异位症的诊断更难。在所有的子宫内膜异位症患者中,痛经仅占1/3,月经改变占1/3,另有1/3的患者无任何症状。因此,仅靠临床常规检查往往不能明确诊断,需借助一些辅助诊断措施,才能提高诊断率。

一、CA125

(一) CA125的来源、分布及特点

卵巢癌相关抗原CA125是来源于体腔上皮细胞的表面抗原,是一种高分子糖蛋白,分子量为500 000,主要存在于子宫内膜、宫颈上皮、输卵管、腹膜、胸膜和心包膜上。这些组织细胞表面的CA125抗原脱落后进入人体的生物体腔。在血液、宫颈黏液、乳汁、唾液、羊水和腹腔液等体液内均有较高浓度的表达,唾液中的CA125浓度较血清中高一倍,腹腔液中的浓度较血液中高100倍,两者均与血液中的浓度呈直线相关。体内CA125的浓度均随月经周期而波动,以增生期最低,黄体期开始上升,月经期最高,绝经后和青春期前的妇女体内的CA125浓度较生育年龄妇女为低。表明CA125浓度与子宫内膜的发育密切相关。

(二) CA125与子宫内膜异位症的关系

研究发现,子宫内膜异位症患者体液中的CA125浓度较正常人高,CA125浓度升高的机制可能为:①子宫内膜细胞反流至腹腔,刺激腹膜体腔间皮细胞生化间变(biochemical coelomic metaplasia),产生较多的CA125抗原;②子宫内膜异位症伴随的炎症反应促进CA125抗原从病变部位脱落,从而导致体液中的CA125浓度升高。其浓度与子宫内膜异位症的临床分期呈正相关。子宫内膜异位症患者的CA125浓度也与月经周期密切相关,原因是子宫内膜受下丘脑-垂体-卵巢轴的调节、在月经含CA125的组织增生,使体液中的CA125浓度升高。这种随月经周期性变化而波动的特点有助于将子宫内膜异位症与其他的妇科疾病相鉴别。因此,监测CA125的浓度应在月经周期的同一时期进行。

1. 血清CA125　在正常情况下,血清中的CA125浓度是由贮存在腹腔中的CA125扩散到血液中的,重度子宫内膜异位症患者的异位病灶引起的腹膜损伤更重,因而腹腔液和血液的CA125浓度高于Ⅰ-Ⅱ期的患者,Ⅰ-Ⅱ期患者血清中的CA125浓度与正常对照组相似。血清CA125浓度的测定多应用在怀疑有深部子宫内膜异位病灶或Ⅲ-Ⅳ期的子宫内膜异位症。Barbati以血清CA125浓度≥35U/ml为诊断子宫内膜异位症的标准,其敏感性44%,特异性88%左右,阳性预测率72%,阴性预测率70%。Koninckx报道以相同的标准诊断深部子宫内膜异位症、巧克力囊肿、重度盆腔粘连的敏感性分布范围为46.6%~72%,特异性在80.9%~87%之间,O'Shaughnessy则利用血清CA125在不同的月经周期中的变化,将经期CA125的浓度值与卵泡期的CA125值比较,以比值等于1.5设定为临界值,诊断中,重度子宫内膜异位症的敏感性为62.5%,特异性为75%。在1周中多次测定较一次测定更敏感。放射免疫法较酶联免疫法准。学者们还发现患者血清CA125水平与痛经程度成正比。Toki等发现,血清CA125水平与异位内膜上皮中ki-67表达强度明显相关;Gaefje等的研究还表明,CA125和异位子宫内膜细胞系EEC145的浸润能力明显相关,并认为CA125水平高低可能反应异位内膜的活性及浸润能力。

2. 腹腔液CA125　血清CA125仅代表局部CA125扩散到血液循环系统的程度,而腹腔液中的浓度则直接反应了子宫内膜异位症病情,其浓度较血清高出100多倍。因此,腹腔液中CA125的浓度测定的意义比血清大。经高倍稀释(1:100)检测腹腔液CA125的实际水平能更准确地反映子宫内膜异位症的病情严重程度,避免了采用"一步法"放免试验存在的"HOOK"效应,即抗原过量时试验反应性降低,所以建议检测腹腔液CA125时将腹水稀释100倍。测定腹腔液浓度的诊断标准为≥2500U/ml,其诊断敏感性达83%,特异性为64%。阳性预测率为57%,阴性预测率为88%。此标准的特点是提高了Ⅰ、Ⅱ期子宫内膜异位症的诊断率,其敏感性达83%,明显高于血清的44%。特异性为77%,也明显高于血清的25%。测定腹腔液中CA125的浓度虽然有较高的敏感性,但特异性并不高,尚不能与其他疾病相鉴别,二者间的浓度存在较大范围的重叠,对患有不孕症和持续有月经失调、痛经、性交痛、慢性盆腔痛等的妇女,发现血液和腹腔液CA125浓度增高,应怀疑患有子

宫内膜异位。

（三）CA125 浓度测定与其他检测方法的联合应用

由上可知，CA125 测定在诊断子宫内膜异位症中特异性较高而敏感性较低，因而一致认为单独用于诊断子宫内膜异位症的价值有限；对部分有较大包块如子宫腺肌瘤、卵巢内膜异位囊肿的病灶，与 B 超结合应用，则可大大提高其诊断率。在某些情况下，如病灶较小时配合 CT 和 MRI，也可互补长短，对疾病的诊断和治疗效果的监测方面有积极作用。

术前测定 CA125 有助于选择腹腔镜检时间。文献报道，深部的异位灶在常规腹腔镜检周期中，漏诊率高达66%。漏诊率最高的时间是在月经前期进行腹腔镜检，这是因为深部异位病灶的腹膜表面无明显变化不易发现。如术前检测 CA125 升高，初步肯定有异位病灶，选择在经期病灶增大、出血、腹膜表面有阳性表现时进行腹腔镜检可避免漏诊。

由于各种检查方法的特异性和敏感性均存在一定的局限性，故很少单独使用一种方法进行诊断，通常将 CA125 和抗子宫内膜抗体测定、超声检查、CT、MRI 联合应用，以增加诊断的可靠性。CA125 的测定也是开腹探查或腹腔镜手术前的一个重要判断指标。

（四）CA125 对疗效的评估

子宫内膜异位症患者经治疗后病灶缩小，以致 CT、B 超和 MRI 不易发现。因而对治疗效果的评价常有偏差。腹腔镜检不能多次进行，临床上常用测定 CA125 来监测残留子宫内膜异位病灶的活性，早期诊断有无复发。目前一致认为，CA125 测定在监测子宫内膜异位症病情的转归方面较诊断更有价值。

二、子宫内膜抗体

1980 年 Weed 等通过对子宫内膜异位症患者免疫系统的研究提出假说：子宫内膜异位症患者由于细胞免疫缺陷，产生抗子宫内膜抗体。以后的许多学者亦证实了抗子宫内膜抗体确实存在，其为分子量 26 000 ~ 40 000 的糖蛋白，主要是 IgM 和 IgA。正常妇女血清中的抗子宫内膜抗体阴性或在一基线水平，子宫内膜异位症的患者其血清抗子宫内膜抗体阳性率在 60% 以上，它的存在可能与不孕有关，但不与病情严重程度呈正相关。以其阳性为诊断标准，敏感性为 60% ~ 90%，特异性为 90% ~ 100%。患者经达那唑及 GnRHa 治疗后，血清中抗子宫内膜抗体明显降低，故测定抗子宫内膜抗体有助于子宫内膜异位症诊断及疗效观察。

三、芳香化酶 P450

双细胞双促性腺激素学说认为卵泡内膜细胞在 LH 的刺激下产生 C19 产物，经基底膜到颗粒细胞，颗粒细胞上有 FSH 受体，FSH 活化芳香化酶 P450 系统，使雄激素转化为 E_2。芳香化酶 P450 是 CYP19 基因的产物，在不同的组织中受不同刺激物的调控，有其特异性表达，如卵巢的颗粒层细胞，胎盘的滋养细胞，睾丸 Leydig 细胞，正常的子宫内膜组织中没有其表达。而在子宫内膜癌，子宫腺肌瘤患者中

其在位子宫内膜芳香化酶 P450 的表达异常增高。学者们认为其可导致局部雌激素水平增高促肿瘤生长。近年来芳香化酶 P450 与子宫内膜异位症的关系成为国内外研究的热门。1996 年 Noble 等人发现子宫内膜异位症患者的在位子宫内膜在生物化学特点上与对照组不同，认为芳香化酶 P450 的出现与异位子宫内膜的种植能力有关。1999 年 Kusuki 等人提出将检测子宫内膜芳香化酶 P450 表达作为一种在门诊不孕患者中筛查子宫内膜异位症的方法，他研究了 105 例患者的敏感性及特异性分别为 91%，100%，提出在子宫内膜异位症的早期诊断方面比 CA125 更有意义，其表达水平的高低与血清中 CA125 浓度以及子宫内膜异位症的分期无关。

由于芳香化酶 P450 在子宫内膜中的异常表达与雌激素依赖性疾病如子宫内膜癌，子宫肌瘤等有关，且取内膜组织的检查手段不宜多次使用，故多数作者认为其单独用于诊断子宫内膜异位症价值不大，与 CA125、B 超、腹腔镜结合应用，可提高诊断率，对门诊需行诊断性刮宫的不孕症患者可配合此项检查筛查子宫内膜异位症。

四、影像学诊断

（一）超声检查

超声检查通常应用在子宫内膜异位症 Ⅲ ~ Ⅳ 期的患者，盆腔内形成了子宫内膜异位囊肿，如卵巢巧克力囊肿。声像图不易与卵巢肿瘤相区别，需结合临床和其他检查予以鉴别。一般在盆腔内可探及单个或多个囊肿，囊肿直径一般为 5 ~ 6cm，很少大于 10cm。由于血液机化和纤维沉积，内膜异位囊壁较厚且粗糙不平，囊肿多与周围组织紧密粘连，特别与子宫粘连较紧。月经期由于囊肿内出血，B 超下可稍增大。一般将卵巢子宫内膜异位症的声像图分为四种类型：囊肿型、多囊型、混合型和实体型。

子宫内膜异位症的声像图特征：①在子宫角旁或在子宫直肠窝处探及边界模糊、壁较厚的无回声囊性包块，肿块一般与子宫有比较明显的分界；②囊肿呈圆形或椭圆形，囊内有点状细小回声，中央有衰减；③囊肿的大小随月经周期而变化；④囊肿较常固定。虽然 B 超在临床应用广泛，但由于囊肿的回声图像并无特征性，故很少单独根据 B 超图像确诊。

周应芳等根据临床症状、体征及 B 超检查结果设计一简易评分方法诊断子宫内膜异位囊肿（表 4-7-19），以≥3 分为诊断子宫内膜异位囊肿标准，其诊断率达 90% 以上。但该评分方法易将卵巢恶性肿瘤和盆腔炎性包块误诊为子宫内膜异位囊肿。Kurjak 等一项 5 年的回顾性研究中，将临床症状、体征、血清 CA125、B 超和彩色多普勒超声结合形成一评分系统（表 4-7-20），由于微小和轻度子宫内膜异位症病变在盆腔超声下无法发现，因此，腹膜种植异位灶未列入该表中。彩色超声多普勒发现子宫内膜异位症的患者血流阻力指数（resistant index，RI）随月经周期改变而变化，经期 RI 降低，非经期增高，有异位瘤的患者可显示彩色血流突然终止于瘤体边缘，其内部常无或少有血流信号。诊断子宫内膜异位症的判断标准范围在 20 ~ 25 分之间。对656 例附件肿块的患者进行评分，发现这一评分系统能有

效地区别内膜异位囊肿与其他良、恶性卵巢肿瘤,敏感性为99%,特异性为99.6%,形态学诊断因取材或异位病灶退化等容易得出假阳性或假阴性结果,评分法的敏感性、特异性均比单纯形态学诊断高。以上两种评分法在使用上还存在缺陷,其检测例数有限,且仅对中、重度的子宫内膜异位症进行诊断,仍需在临床上进一步验证和完善。

表4-7-19　诊断子宫内膜异位囊肿的简易评分法

	0分	1分	2分
痛经	无或原发	继发	有加重
慢性盆腔痛	无	轻	有盆腔、肛门坠痛
盆腔结节	无	<0.5cm	>0.5cm
包块活动度	好	受限	固定于宫旁或宫后
B超检查	界限清楚呈囊性	包块粗糙、非均质	囊内为细小点状回声

表4-7-20　Kurjak子宫内膜异位症评分系统

	评分
生育年龄	2
月经前或月经期慢性盆腔痛	1
不孕	1
B超	
囊肿位置(内侧,子宫后)	2
双侧囊肿	1
数次B超结果阳性	2
厚壁	2
均一的低回声区	2
与卵巢分界清楚	1
阴道彩色多普勒	
有多数血管形成	2
血管在卵巢门水平,位于囊周	2
有规则血管分布	2
切迹存在	1
RI<0.40(月经期)	2
RI 0.40～0.60(卵泡晚期/黄体期)	2
CA125>35U/ml	2

(二)子宫输卵管造影

子宫内膜异位症的HSG影像图特征:①子宫不规则增大,宫体边缘有小囊性阴影;②子宫内树枝状或火炬状阴影,宫体和宫底的两侧缘有毛刷状改变;③双侧输卵管可受压变窄或异位,也可因粘连而增宽;④造影剂在盆腔内弥散不均匀。

子宫以外的异位可根据病变的部位行胸片、直肠镜检

查。在可疑有泌尿道异位病变时,可做肾盂造影,分泌性和逆行性造影可诊断梗阻部位;病灶波及膀胱时,可行膀胱镜检。B超可发现卵巢异位囊肿,但无特征性。病变的病理组织检查及用激素试验性治疗对确诊有很大帮助。

(三)CT和MRI检查

多数病人的诊断及随访以超声诊断为主,CT扫描多表现为轮廓不清、密度不均匀的病灶,有出血者显示为高密度,局部积液者为低密度。MRI的表现多变,根据所用脉冲序列不同及病灶内成分的不同而异。完全出血性病灶在T_1、T_2加权图像上为均-密度的高信号,T_2加权图像上信号升高。子宫腺肌瘤往往含有较多的二价铁离子,其顺式磁效应可引起病灶信号的降低,影响诊断的准确性。MRI对卵巢、直肠阴道间隔、阴道周围、直肠乙状结肠之间的内膜异位显示较好,但对腹膜及韧带之异位显示欠佳。

利用阴道B超和MRI的T_2加权图像测定子宫连接层厚度有助于诊断子宫腺肌病。其诊断基础是子宫腺肌病的病理变化为子宫内膜腺体和(或)间质深入子宫内膜与肌层的连接处。MRI测定子宫腺肌病的平均子宫连接层厚度分别为15.0mm±4.9mm,正常为7.7mm±3.3mm。MRI诊断腺肌症子宫连接层厚度最佳阈值为≥12mm,敏感性为93%,特异性为91%,阳性预测值阴道B超为71%,MRI是65%,两者差异无显著性。阴道B超和MRI在诊断子宫腺肌病上具有同样的正确性,但在诊断其他种植性病灶上CT和MRI的意义不大。

五、腹腔镜检

腹腔镜是目前诊断子宫内膜异位症的最佳方法,特别是对盆腔检查和B超检查均无阳性发现的不孕或腹痛患者更是唯一手段,腹腔镜下对可疑病变进行活检可以确诊。特别在轻度子宫内膜异位患者腹腔镜检更为必要。此外,子宫内膜异位症的临床分期也只有在腹腔镜或开腹探查的直视下方可确定。对那些有不孕、慢性盆腔痛和妇科检查扪及骶韧带增粗或结节,而B超又无阳性发现的患者,应首选腹腔镜手术。绝大多数轻度子宫内膜异位症患者,都是通过腹腔镜检诊断的。文献报道,在510例不孕症患者进行腹腔镜检时,发现228例患有子宫内膜异位症,占44.7%。值得注意的是其中术前因症状或体征而疑诊的子宫内膜异位症仅占18.4%,81.6%的子宫内膜异位症均在腹腔镜下意外发现。充分说明腹腔镜诊断对及时发现子宫内膜异位症的重要性。腹腔镜不仅可诊断还可治疗子宫内膜异位症,如术中清除异位灶、囊肿的穿刺冲洗、剥除和切除以及术中冲洗盆腔改善盆腔内环境,有利于妊娠等。

不少作者发现,肉眼诊断的子宫内膜异位病灶只有半数得到病理证实,应注意外观正常的腹膜可以有微小子宫内膜异位病灶,使用近接触腹腔镜(near-contact laparoscopy)将腹膜区域放大或用血液涂抹腹膜及阔韧带,异位灶的腹膜表面有缺损易留存血液,使不典型病灶变得容易辨认,可提高其诊断率,检查腹膜需调整不同角度和照明光度以便于观察水泡样和白色病灶,腹膜皱褶部位需伸展开以寻找小的不典型病灶。

子宫内膜异位症在腹腔镜下的表现为多种多样,无色

素子宫内膜异位病灶腹腔镜下不易辨认，Malik 等推荐了一种新的诊断方法——荧光诊断法，其原理是子宫内膜异位病灶可选择性吸收光敏感物 5-氨基果糖酸（ALA），后者在 D-Light 系统照射下会发生荧光。对 37 例患者给予 ALA（30mg/kg）10～14 小时后行腹腔镜观察，先用普通腹腔镜，然后用 D-Light 荧光诊断系统（Storz，Germany）并行多点活检，其诊断子宫内膜异位症的敏感性及特异性在普通腹腔镜分别为 69%、70%，荧光诊断分别为 100%、75%，后者明显提高子宫内膜异位症的检出率。

近年来，经阴道通水腹腔镜技术（transvaginal hydrolaparoscopy，THL）已悄然兴起，THL 是基于后陷凹镜的原理，所不同的是使用的扩充介质是温盐水而不是气体，类似于宫腔镜检查。国外有报道将此项技术用于子宫内膜异位症的诊断。Brosens 等对 43 例不孕患者行 THL，观察到不少患者卵巢周围有细小的粘连，然而接着的腹腔检查则难以发现；Dechand 等对 23 例原因不明的不孕患者行 THL，手术时间短，仅 8 分钟，和腹腔镜诊断的符合率达 80% 以上，有学者估计 THL 会逐步取代诊断性腹腔镜，并可能被用来治疗早期子宫内膜异位症。目前国内尚无类似报道。

子宫内膜异位症在腹腔镜下的表现为多种多样，主要有盆腔腹膜充血、腹膜窗样结构、白色斑块、水泡样病变、出血病灶、腹膜皱缩、瘢痕形成、紫色或褐色病灶、囊肿形成和盆腔广泛粘连等；虽然腹腔镜有放大作用，且较开腹探察更清楚但仍然有可能漏诊。这是因为内膜异位病灶在经期表现较明显，黄体高峰期则处于相对静止状态容易漏诊。腹腔镜的不足之处是无法发现微小病灶，不能反复施行等，但截止目前为止，仍然是一致公认的最理想的诊断方法；对体液 CA125 浓度升高，临床高度怀疑轻度或深部子宫内膜异位症的患者，腹腔镜检的最佳时间是经后即进行，可明显提高子宫内膜异位症的检出率。

对在腹腔镜下没有典型异位灶的患者，如正常盆腔和腹膜，或者盆腔出血和白色病变等，可通过热色试验（heat color test，HCT）帮助诊断。HCT 诊断子宫内膜异位症的原理是含铁血黄素效应，即含铁血黄素加热后变成棕褐色。内凝器内凝的热渗透深度（2～4mm）足以达到病灶。HCT 的临床价值是：①早期诊断；②对慢性盆腔炎形成的粘连进行鉴别；③提高子宫内膜异位症的 FIGO 分期；④有助于子宫内膜异位症的治疗。

当不孕症和有症状的妇女体液中 CA125 浓度升高怀疑患有子宫内膜异位症时，最佳的诊断方法首推腹腔镜检，不仅可明确诊断，还能达到一定的治疗目的，是目前使用最广泛的诊断和治疗手段之一。

第八节　子宫内膜异位症与不孕

关于子宫内膜异位症与不孕的关系，特别是 rAFS Ⅰ～Ⅱ期的早期子宫内膜异位症，盆腔解剖关系并未受到破坏时，是否会影响生殖功能，多年来一直是众多学者关注的问题。由于对子宫内膜异位症的病因学至今未能最终阐明，加上对早期子宫内膜异位症的确诊仍存在困难，使得子宫

内膜异位症与不孕之间的关系至今不能取得一致意见。多数学者认为子宫内膜异位症与不孕之间存在一种病因-效果关系，但也有学者持反对意见，并提出经腹腔镜确诊的早期子宫内膜异位症采取不加治疗的期待疗法，可获 27% 的妊娠率；并认为过早的干预可延迟受孕时间，也不能提高妊娠率。因此，关于子宫内膜异位症与合并不孕的正确处理，仍为当前争论的焦点之一。

约 30%～58% 的不孕症患者合并子宫内膜异位症，患子宫内膜异位症的妇女中不孕的发病率为 30%～50%。美国人口协会的调查结果表明，每年在不孕症人群中，约增加 50 000 例新的子宫内膜异位症患者。Strathy 等报道患子宫内膜异位症的人群中，不孕症的发病率为非子宫内膜异位症人群的 20 倍。腹腔镜检查发现不孕症合并子宫内膜异位症的发病率与正常人群患子宫内膜异位症的比例分别为 21%～47%，5%。Pepperell & McBain 报道首次腹腔镜诊断为原因不明不孕症的患者，两年后行二次腹腔镜检查可见 20% 患者有肉眼可见的子宫内膜异位病灶。说明在第一次腹腔镜时部分患者可能已存在肉眼看不见的微小病灶。Akande 等 2000 年报道不孕症合并子宫内膜异位症，治疗后三年累计妊娠率与不合并子宫内膜异位症比较，分别为 36% 与 54%（P<0.05）。

子宫内膜异位症和生育能力减退之间的关系已被广泛接受，但提示此联系的大多数研究是回顾性或横断面研究。中、重度子宫内膜异位症往往造成严重粘连，从而影响输卵管及卵巢的活动，从而影响输卵管拾卵功能，导致生育力减退。但是，轻度子宫内膜异位症与生育之间的关系仍然存在争议。与输卵管梗阻的不孕症患者相比，轻度子宫内膜异位症的不孕患者血清抗米勒管激素水平低。子宫内膜异位症患者不孕的生物学机制仍不清楚。

（一）子宫内膜异位症对生育力影响的基础研究

近年来发现的子宫内膜异位症患者抗子宫内膜抗体（antiendometrium antibody）水平升高，提示子宫内膜异位症是一种自身免疫性的疾病。刘义等利用免疫组化技术研究了子宫内膜异位症患者子宫内膜组织 HLA-DR 抗原的表达，发现无论是在位或异位子宫内膜组织 HLA-DR 抗原的表达均明显高于正常内膜的水平。其机制可能是升高的子宫内膜 HLA-DR 抗原的表达刺激巨噬细胞活性，进而激活免疫功能产生子宫内膜抗体。McBean 等报道子宫内膜异位症患者子宫内膜表达米勒管抗体，称之为米勒管区域缺陷（Mullerian tract field defect）。腹腔液微环境的变化是研究轻度子宫内膜异位症对生育力影响的重要方面。腹腔液微环境的核心变化是巨噬细胞活性的增强，巨噬细胞是机体重要免疫细胞，可产生各种免疫球蛋白、多种蛋白酶和多各细胞因子，如白细胞介素 1、6，肿瘤坏死因子，血小板活化因子和炎症趋化蛋白（chemotactic protein）等等，腹腔液中 PGs 浓度高。这些变化对生殖的多个环节均有影响，刘义报道患者的腹腔液几乎对受精以前的各个生殖环节均有干扰作用，体外培养发现巨噬细胞可吞噬精子，抑制精子活力，干扰精卵的相互作用使受精率明显下降。对小鼠 2 细胞期胚胎的发育有细胞毒作用，在培养 48 小时后，胚胎的发育明显低于对照组。升高的 PG 可以干扰输卵管的运卵

功能,并刺激子宫收缩,干扰着床和使自然流产率升高达50%。Schenken & Asch 对兔、鼠、猴动物模型的研究发现,轻、晚期子宫内膜异位症的生育力下降,与对照组比较分别为 35%:25%:75%。

近年来,不少有关轻度子宫内膜异位症患者卵子受精及着床能力的研究报告,也就是子宫内膜对受精卵的容受性的研究。正常情况下,在大数月经周期中子宫内膜对受精卵的着床起着屏障作用,以保证受精卵、内膜及黄体的同步发育。助孕技术的实践证实了子宫内膜中存在有"着床窗"(implantation window)。现已确定着床窗出现在 D21~24,即在此期间子宫内膜可以接纳受精卵着床。雌、孕激素及其受体可调节内膜的功能,当着床窗开放时,内膜的间质中 PR 及 ER 持续存在,这一现象受 P 的调控。近年来,大量研究证实在整个子宫内膜周期中有周期依赖性整合素的表达,普遍认为整合素是子宫内膜容受性最佳的生物性标记,在受精以及胎盘形成中,整合素与细胞外基质(extracellular matrix,ECM)配体的受体调节细胞功能,控制着床过程。在整合素家族中以 α1β1、α4β1、αvβ3 与着床窗关系密切。αvβ3 可识别一些细胞外基质的配体,影响滋养层的外生与侵蚀。与整合素一起被认为是影响内膜容受性的另一种重要成分是骨桥蛋白(osteopontin)。它是 αvβ3 的配体,存在于人体的多种组织中、子宫、胎盘内均可表达,妊娠期和蜕膜中表达亦增加,说明与早期胚胎的着床有关。αvβ3 与骨桥蛋白虽均参与着床窗的过程,但二者有不同的调控系统,前者受间质因子(heparin binding EGF,HB-EGF)调节,后者直接受孕激素调节。EGF 亦参与着床窗的调节,老鼠着床窗开放时,内膜表达 HB-EGF 和 EGF 样因子。EGF 家族可刺激胚胎生长,人类 TGF-α 和 EGF 可刺激滋养层向外生长,HB-EGF 有助于胚胎的黏附与着床,并可改善人类胚胎的发育和质量。

分离容受期与非容受期的内膜中标记蛋白,发现两种由孕激素诱导的蛋白质如 IGF-BP1 及 glycodelin(PP14),此两种蛋白质占内膜中-晚期蛋白质的绝大部分。IGF-BP1 可限制滋养上皮的侵蚀,而 glycodelin 则抑制精子与内膜的黏附,并对免疫起调节作用,妊娠后其作用更大。由于分子生物学技术的发达,发现某些特异性基因表达可作为子宫容受性的生物标记,典型的代表为 LIF,老鼠着床窗期间其表达加强,当其水平降低时妊娠率下降。人类亦有相似现象,Cullinan 报道不孕妇女 LIF 下降,Danielsson 发现抑制孕激素可降低 LIF 表达,以上事实表明 LIF 系着床时子宫内膜的重要基因产物。

以输卵管性不孕作为对照研究发现子宫内膜异位症组的受精及卵裂率均低于对照组。在自然周期中,其胚胎形成率分别为 49%:69%(P<0.05),GnRHa 刺激周期为52%:69%(P<0.0001)。

(二)关于轻度子宫内膜异位症与垂体-卵巢功能的关系

轻度子宫内膜异位症时,卵巢的分泌功能和排卵功能异常。患者腹腔液内的巨噬细胞可降低颗粒细胞分泌孕酮的功能,干扰卵巢局部的激素调节作用,使 LH 分泌异常,PRL 水平升高,PG 含量增加,若 79% 的患者发生未破裂卵

泡黄素化和黄体功能不足,10% 无排卵。Cahill 1997 报道,利用内分泌与音像学研究发现轻度子宫内膜异位症患者排卵功能异常,表现为卵泡发育缓慢,排卵前 E_2 峰值下降,LH 峰幅度及类型失常,卵细胞受精能力降低,早期黄体功能不足。利用卵泡液及采卵时所得颗粒细胞观察甾体生成能力研究排卵前卵泡功能发现,与正常对照比较,二者甾体生成及 FSH 水平无差异,但 LH 峰值低于对照组。Verpoest 2000 年报道 LH 峰值的异常可直接影响卵细胞体外受精能力,可能与卵泡期 FSH 和卵巢的旁分泌系统失调,对卵细胞发育的驱动不足有关。流式细胞仪检测颗粒细胞核分裂,发现子宫内膜异位症颗粒细胞凋亡加速,直接影响卵细胞功能,使受精力下降。诱发排卵可以改进受孕率,说明轻度子宫内膜异位症可通过对垂体-卵巢的影响而降低受孕能力。但有的学者并不同意此结论,认为激素的改变不是影响生育的主要原因。

以上报道虽提示轻度子宫内膜异位症可以从卵泡的生长发育、内分泌功能等方面影响卵细胞的质量、受精及着床过程。但并不能肯定子宫内膜异位症为不孕的病因。

(三)盆腔机械性因素

了解粘连发生的病理生理学,有助于了解为何子宫内膜异位症容易发生盆腔粘连而引起不孕。腹膜分两层,即表层与间皮下间质表层为多边形间皮细胞组成,间质由结缔组织、胶原、网状组织及弹性纤维组成,含有丰富的毛细血管和淋巴(图4-7-3)。盆腔内子宫内膜异位症所产生的炎性反应以及其所诱发的多种细胞因子和免疫反应,均可损伤腹膜表面,使间质内肥大细胞释放出组胺及激酶,使血管通透性增加导致水肿、纤维素和血性浆液渗出。正常情况下,当纤维蛋白沉着后,通过纤维蛋白溶酶使纤维蛋白溶解,损伤愈合,不形成粘连。当血管供血不足时,纤维蛋白沉着后,由于 PA 减少降低了纤维蛋白的溶解力,纤维蛋白介质增加,其中成纤维细胞和微血管增生,管腔阻塞,加重了局部缺血,形成永久性瘢痕。这种变化与炎症或损伤的程度成正比。在缺乏纤维蛋白溶酶的作用下,毛细管堵塞,成纤维细胞及毛细管增生而形成永久性粘连(图4-7-4)和包块形成等改变。其粘连的特点是范围大而致密,容易使

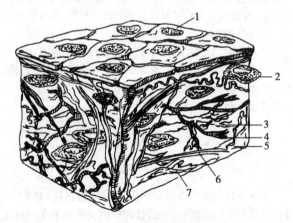

图4-7-3 腹膜的组成
1. 多边性间皮细胞 2. 肥大细胞 3. 淋巴组织 4. 微血管 5. 胶原纤维 6. 网状纤维 7. 弹性纤维

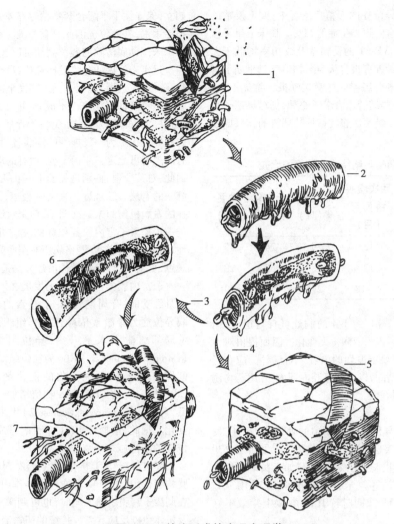

图 4-7-4　粘连形成的病理生理学
1. 腹膜表面受损后间质内肥大细胞释放出组胺及激酶　2. 毛细管渗透性增加,导致水肿及纤维素血性浆液渗出　3. 血管缺血　4. 正常情况　5. 纤维蛋白沉着,纤维溶酶及纤维蛋白溶解使损伤愈合　6. 纤维蛋白沉着,在缺乏纤维蛋白溶酶时,毛细管堵塞　7. 纤维母细胞及毛细胞增生形成永久性粘连

盆腔内器官的解剖功能异常,干扰了输卵管的拾卵和受精卵的运输功能,如卵巢周围的粘连利害,可妨碍卵子的排出。

（四）临床资料

至今尚无一个单一的合理的解释子宫内膜异位症与不孕的直接关系。有关子宫内膜异位症是否可以导致不孕各家看法不一,有报道认为两者之间并不存在绝对的相关性,根据是轻症子宫内膜异位症仅采取期待治疗,即可获得27%自然妊娠率,直至目前为止,由于不能证实在发病前有正常生育能力的妇女,随着疾病的发展而丧失了生育力,当子宫内膜异位症治愈后又恢复生育力的资料,临床上也不能对生育妇女进行前瞻性多次腹腔镜检查,以明确子宫内膜异位症对生育的真正影响,故而子宫内膜异位症与不孕的病因-效果关系一直无法阐明。比较有说服力的证明是在患子宫内膜异位症的无精症患者中,人工授精的成功率明显低于无子宫内膜异位症的妇女。

Marcoux 报道早期子宫内膜异位症经腹腔镜清除病灶后,通过改善腹腔内环境可以提高受孕率,对341例观察结果,在术后36周的周期妊娠率单纯镜检组为2.4%,清除病灶组为4.7%。累积妊娠率分别为18%和31%。但意大利 Parazinni 的资料并不支持此结论。他比较了术后一年的妊娠率与未手术者无明显差异。Olive & Pritts2001 年的资料表明手术后的妊娠率稍有提高,认为轻度子宫内膜异位症合并不孕的妇女手术治疗比药物更为重要。不少临床资料表明激素抑制治疗并不能提高妊娠率。对早期子宫内膜异位症患者,应用 GnRHa 治疗 6 个月,与未治疗的患者进行随机对比结果,随访 18 个月两组的妊娠率治疗组30%,对照组 37%,2 年妊娠率分别为 61% 与 60%（$P >$ 0.05）,认为 GnGHa 并不能提高轻度子宫内膜异位症的妊娠率。多数研究提出经典的诱发排卵可刺激妊娠,Fedele 等应用 3 周期 HMG+IUI,将周期妊娠率由未用药组的4.5%提高到 15%。美国国立人类发展儿童健康研究所的大样本研究亦有相同结论,但其双胎及三胎率较高。他们建议 IVF-ET 可能从理论上控制多胎率。比较有说服力的证明是在患子宫内膜异位症的无精症患者中，人工授精的成功率明显低于无子宫内膜异位症的妇女。临床上患子宫内膜异位症的妇女其 IVF-ET 的受精率及成功率均低于无子宫内膜异位症者。最近有报告认为药物治疗对早期子宫内膜异位症合并不孕利弊各半。尽管文献报告意见不一，但临床实际中，多数医师结合患者求子心理，仍对早期子宫内膜异位症进行治疗。经两次腹腔镜评估期待的结果如表4-7-21。

表 4-7-21 药物与期待治疗结果的比较

作者	方法	两次腹腔镜间距（月）	病灶退化（%）	无变化（%）	发展（%）
Thoma	空白	12	29	24	47
Telimas	空白	12	18	59	23
Mahmood	未用药	9～18	27	9	64

由表 4-7-21 可以看出，约 1/4 的病灶可自行退化，而 23%～64% 的病变发展，9%～59% 无变化。因而提出对不孕患者，特别是对生育要求迫切的患者，不宜等待，应在行腹腔镜的同时将病灶清除，以改变腹腔内环境，并用药物诱发排卵，使能早期获得妊娠。

（五）处理

1. 早期子宫内膜异位症合并不孕的处理步骤 ①发现及处理其他不孕的疾病，如男方的病因。②如年龄<30岁，可期待妊娠，如监测排卵期及指导等；如年龄>30岁也可直接进入下一步骤。③氯米芬诱发排卵，或并用 IUI。④促性腺激素诱发排卵，或同时行 IUI。⑤以上疗效不好者，可行 IVF-ET。

2. 晚期子宫内膜异位症合并不孕的处理步骤 ①发现及排除其他不孕病因。②如确诊子宫内膜异位症，则应及时手术清除病灶。③盆腔粘连广泛，以往有无孕手术史，可行保守性手术，恢复盆腔解剖关系。如无法恢复生殖功能或以往曾经手术，则应选择根治性手术。④药物诱发排卵及 IUI。⑤IVF-ET。

（罗丽兰）

第九节 子宫内膜异位症的药物治疗

子宫内膜异位症是在绝经前仅次于子宫肌瘤需要手术治疗的疾病，常在剖腹探查或腹腔镜检时得以诊断。因此，在 1960 年以前腹腔镜尚未在临床普遍使用时，外科手术切除病灶是传统的主要治疗方法。自 1960 年后，由于腹腔镜的普遍应用，可以更早期地诊断子宫内膜异位症，保守性手术也就成为治疗的重要手段。同时药物治疗就成为有效治疗方法之一。

诊断性腹腔镜下同时进行早期病灶清除，以及对各种期别的 EMT 的切除，如盆腔粘连松解，大的卵巢内膜异位囊肿切除，骶前神经切除，复杂的直肠阴道间隔异位病灶等均可在腹腔镜下完成。对非晚期病例特别是有生育要求的

妇女，保守性手术配合药物治疗基本可以取代部分外科性根治手术，其地位也因此日益重要。手术后的药物治疗对手术未能彻底清除的残留病灶可以起到辅助治疗作用。

近年来发展的免疫发病理论，虽受到越来越多的重视，也获得很大进展，但至今仍未能完全阐明其真正发病机制。临床上免疫抑制疗法尚不成熟，远非理论上那么有效。有报道称猕猴试验发现，在免疫治疗后，病情反而发展，子宫内膜异位症虽为一发展性的疾病，但其发展过程因人而异。有的患者可稳定多年而不变，而有的却在短期内发展很快。因此，对其处理，特别是关于Ⅰ～Ⅱ期病变的处理至今没有统一的看法。综观近年来文献报道，由于对子宫内膜异位症的发病机制尚未最终明了，各家对治疗的意见仍有分歧。进一步探索子宫内膜异位症的发病机制，开展临床多中心性、前瞻性、大样本、严格病历对照研究，如何脱离传统治疗观点，更新概念，探索最佳治疗方法是当前的重要任务。

子宫内膜异位症病灶的发展必须具备以下三个条件：有月经功能；有周期性雌/孕激素的刺激。已知，子宫内膜异位症为雌激素依赖性疾病组织局部的芳香化酶，可使局部雌激素水平升高，异位组织中雌激素 β 受体（estrogen receptor β，ERβ）为在位组织中的 100 倍以上，其间质中缺乏 ERβ 甲基化的催化剂。已知 ERβ 可机制 EBα 的表达，使 ERβ/EBα 比值增加，同时也使 PR 表达降低，环氧化酶-2（cycloxygenase-2）水平增加从而导致炎性变化。据此，选择性 ERβ 抑制剂可成为治疗子宫内膜异位症的新措施之一。

卵巢雌/孕激素的周期性分泌，对异位的内膜和在位内膜均起作用，血中 E_2 可能起主导作用，特别是中期的 E_2 峰在刺激子宫膜增殖的同时，也可刺激异位的内膜生长）；以及机体免疫反应异常。传统的药物治疗主要是针对前两个条件。如免疫病因在疾病的发展中起主要作用，那么手术治疗仅能起到缩小病灶的目的，而不能抑制病情的继续发展。多数病灶侵犯腹膜表面，肉眼容易看见，但腹膜下和深层的病灶就无法看到。此外，显微镜下的病灶肉眼和腹腔镜均无法看到，此种显微病灶内含有子宫内膜组织在各种有关细胞因子的作用下可分化增殖，而发展成为各种类型的异位病灶，有的病灶血管内含有内膜碎片使周围组织形成不同程度的瘢痕粘连。因此，保守性手术治疗就不能彻底，这些残留的病灶即成为复发的来源。以疼痛作为指标，保守性手术的 5 年复发率为 20% 左右，保留卵巢手术的复发率可高达 62%，约 31% 的患者需再次手术，即便卵巢摘除后还有 10% 疼痛复发的可能性。手术治疗后的复发可始于月经周期开始之时，有的病变多次复发，需要多次手术治疗，而何种手术可以在同一患者身上重复而又安全地施行？其可行性如何？是一值得深思的问题。手术治疗并不能完全改变子宫内膜异位症复发的病理生理基础，基于此点，使医学家们对药物治疗，特别是对药物和手术的合并应用以预防或减少复发问题引起了高度重视。

一般而言，治疗子宫内膜异位症的主要目的有二：止痛与解决生育，也是衡量治疗效果的标准。以下几点可供在选择治疗方案时的参考：①是否有症状和症状的严重程度；②症状和病灶之间的明确关系；③r-AFS 分期；④是否伴有

不孕。

一、药物治疗的目的

主要为控制症状和解决生育要求（表4-7-22），对在不能确诊子宫内膜异位症所致的疼痛时，可以试用药物抑制卵巢功能的方案。前已述及，30%～50%的子宫内膜异位患者伴有不孕症，对这一部分患者的治疗目的主要是促进生育能力。一般宜从破坏性最小有利于生育的方法开始，若持续治疗3～6个周期无效，进一步可考虑较为复杂的治疗方案，诱发排卵、宫腔内受精、IVF-ET等助孕技术有助于最后解决生育问题。

表4-7-22　药物治疗的目的与方法

1. 控制慢性盆腔痛
   (1) 排除其他疼痛原因
   (2) 如可疑，可试用药物抑制卵巢功能
   (3) 如无效，应进一步排除其他病因
   (4) 改用手术方法
2. 合并不孕的处理
   (1) 纠正其他不孕的原因
   (2) 选择破坏性最小的治疗方案
   (3) 3～6周期无效时，改用进一步的治疗方案
3. 大于3cm的卵巢内膜异位瘤
   (1) 排除卵巢新生物
   (2) 挖除异位瘤，用或不用卵巢抑制药物
   (3) 年轻不孕患者，应尽量保留全部健康卵巢组织
4. 盆腔或生殖道外的子宫内膜异位病灶
   (1) 手术切除
   (2) 激素抑制疗法
5. 预防复发和无症状子宫内膜异位症的治疗
   (1) 治疗后获得妊娠的妇女，鼓励母乳喂养，短期内重复妊娠
   (2) 无生育要求者，选用高效孕激素类的避孕药
   (3) 轻症或偶然发现的无症状病变，可暂不处理

二、药物治疗方法

药物治疗包括对症治疗和激素抑制疗法，前者适用于病变局限在I-II期的有慢性盆腔疼痛，无生育要求者，对症治疗期间病情可能发展或导致不孕。使子宫内膜萎缩的激素抑制疗法比使病灶蜕膜化的效果好。在假孕期间，垂体与卵巢功能的抑制强于假绝经疗法。用药期间月经中期的LH、FSH、P、E_2水平均降低，失去正常的周期性，外源性的雌/孕激素和子宫内膜以及异位内膜上相应的受体结合，导致内膜萎缩，血管充血，水肿和蜕膜化等，继而使病灶发生坏死吸收。

（一）雌激素/孕激素诱发假孕疗法

1. 口服避孕药　异位内膜组织中ER及PR的表达低于同一患者的在位内膜，受体染色发现异位内膜组织中ER及PR缺乏周期性的改变。有报道异位病灶中含有异常高水平的芳香化酶mRNA（aromatase mRNA），可促进循环中

的雄激素转化为雌酮（E_1），异位病灶中的17β-羟甾脱氢酶-1（17β-hydroxysteroid dehydrogenase-1，HSD-1）可催化E_1→生物活性最强的E_2，而17β-HSD-2的作用则与之相反，它可催化E_2→E_1，对子宫内膜异位症而言起着保护作用。但在异位病灶中17β-HSD-2含量是降低的，因而失去此保护作用，使生物活性最强的E_2含量增加，有利于病灶的生长。以上事实表明异位病灶中激素调节功能失常，在治疗中外源性激素治疗就不能像对在位内膜那么有效。Kistner于1958年首先应用口服避孕药治疗EMT，此法系持续服用高效的雌/孕激素制剂，可使内膜细胞内甾体受体减少，降低Gn水平，抑制排卵，减少月经量，使内膜蜕膜化。形成一种高孕激素性的闭经（hyper-progestin amenorrhea），其所产生的变化与正常妊娠期相似，故名假孕，其中所含少量雌激素可以支持内膜血管增生维持闭经。意大利子宫内膜异位症研究组采用队列及病例对照研究比较了曾经服用口服避孕药和正在服用的妇女子宫内膜异位症的发病率，发现正在服药组子宫内膜异位症发病率高于有服药史者，两组Odds比分别为1.8（95% CI 1.0～3.3）和1.6（95% CI 1.1～2.4），其原因与下列因素有关：①服用避孕药期间正规月经周期次数多，增加发病机会；②服药期间痛经被控制，不易发现；③服避孕药者无生育要求，不进行不孕检查，以致不能及时诊断。

各种口服避孕药均可用来诱发假孕，以含去氧孕烯（desogestrel）150μg+炔雌醇20μg的妈富隆（marvelone），和含孕二烯醇75μg+炔雌醇30μg的敏定偶（minulet），副反应较小，突破性出血发生少，且不增加体重，二者均具有高度孕激素受体结合力和生物活性。用法：每日1片，连续用药6～9个月，每次突破性出血后增加1片，以能维持闭经为止，有效剂量因人而异。也可周期性用药，即用药21天停药7天，连续6周期。

疗效：症状的缓解与否取决于能否维持闭经。部分患者在治疗的开始，病灶可扩大，症状加重，以后逐步减轻，其副反应和禁忌证与口服避孕药相同。缺点是停药后容易复发。

2. 单一孕激素　单用人工合成的高效孕激素，通过抑制垂体促性腺激素的分泌，造成无周期性的低雌状态，还可与细胞内的孕酮和雄激素受体结合，直接对异位病灶起抗雌作用。人工合成的孕激素与内源性雌激素共同起作用，造成高孕激素性的闭经和蜕膜化形成假孕。但由于内源性雌激素水平波动，突破性出血可高达50%左右，可加用少量雌激素以形成典型的假孕，此外，还有抑郁，乳胀，水潴留，食欲增加及体重增加等副反应。此法可用于对达那唑、GnRHa禁忌者。常用的人工合成孕激素制剂可分为两大类：一为C-21类孕激素，如MPA等；一为C-19类孕激素，如内美通等，后者的雄性素作用较强。

（1）醋酸甲孕酮（medroxyprogesterone acetate，MPA）40mg/d或炔诺酮（norethindrone）30mg/d或醋酸炔诺酮（norethindrone acetate）15mg/d。晚期无生育要求又有手术禁忌证的患者，可用长效醋酸甲孕酮（depot MPA）100～200mg，肌内注射，每月一次，疗程至少6个月。因不含雌激素，故无雌激素副反应，depo-MPA具有吸收和排泄缓慢的

特点,故适用于防止残留病灶的复发,但因药物吸收不稳定可引起不规则出血.亦不适用于在治疗后短期内有生育要求者。

(2) 内美通:又名三烯高诺酮(nemestran,gestrinone,R2323),为19去甲睾酮的衍生物,化学成分为13-ethyl-17hydroxy-8-9-dinor-17-pregna-4,9,11trien,20yn-3-one。80年代开始用于治疗子宫内膜异位症。它具有复杂的激素与抗激素的特性,与孕激素受体有较强的结合能力,与雄激素受体有较弱的结合力,其雄激素作用与炔诺酮相似,与雌激素受体结合的作用微弱。在体内起弱雌激素和雄激素作用,以及强孕激素和弱抗孕激素作用,为一适合治疗子宫内膜异位症的药物。研究表明内美通通过与调节基因表达的特异受体结合而对靶组起作用,可抑制垂体FSH与LH的分泌。与达那唑比较内美通用量小(每次2.5mg,达那唑400~600mg/d),和长效(每周两次),其副反应也小于达那唑,但达那唑价格较便宜。早在1988年,El-Roiey等根据临床及实验结果推测,具有雄激素样的甾体可调节免疫功能。1994年Paola Vigano等通过细胞培养发现内美通可明显抑制巨噬细胞功能,并可抑制淋巴母细胞增殖,以上作用呈剂量依赖性。这种免疫抑制功能的机制尚不十分明了,但可肯定与其雄激素性能有关。人类白细胞含有特异性糖皮质激素受体,内美通可与糖皮质激素受体发生较强的竞争性地结合,通过这一途径抑制淋巴细胞与巨噬细胞的免疫功能。实验研究内美通与达那唑结合受体的能力比较如下(表4-7-23)。

表4-7-23　内美通与达那唑受体结合能力的比较

受体	相对亲和力	
	内美通	达那唑
大鼠雌激素	0.2	<0.1
大鼠孕激素	218	2

1) 用法:月经第1天开始,2.5mg每周口服两次,持续6个月。如中途发生突破性出血时,可适当增加剂量,如每2~3天服1片,至出血停止恢复每周1片。

2) 效果

①疼痛消失:在治疗的第一个月,60%妇女疼痛减轻或消失,治疗4个月90%的症状明显好转(表4-7-24)。

表4-7-24　内美通治疗盆腔疼痛的效果

作者	例数	治疗后疼痛好转率
Cohen	21	89
Coutinho	32	75
Henrion	18	100
Mettler	17	94

②AFS评分:Mettler报道内美通治疗6个月后AFS评分从治疗前的平均15.5分降至2.0分,表明病灶明显缩小。

③妊娠率:治疗后24个月的妊娠率为60%左右,略高于达那唑(表4-7-25)。

表4-7-25　内美通与达那唑治疗24个月后的妊娠率

药物	例数	妊娠数(%)
内美通	101	65(64)
达那唑	491	241(49)

④复发率:约12%~17%。

3) 副反应:内美通的副反应为体重增加(平均增加2.1kg),头痛,多汗,多毛和不规则出血,停药后可自然恢复。此外,内美通可影响肝功能,用药前及用药过程中应定期检查肝功能。必要时应酌情减量或停药,内美通所致的肝功能损害是可逆的,停药后可自动恢复,为预防肝功能损害,可同时服用护肝药物。

(二) 达那唑(danazol)

20世纪70年代中期开始用于治疗子宫内膜异位症,至今仍为许多国家首选的药物。它是一种甾体衍化物,结构上类似雄激素,为17α-乙炔睾酮(17-α-ethinyl testosterone),经肠胃道迅速吸收并迅速代谢,由尿及粪便排泄。口服400mg后2小时达到血液最高浓度(200μg/ml),平均半衰期为28小时,单次口服400mg后60小时血浆浓度降至27.5ng/ml。

1. 作用机制　①可与多种受体结合,因而具有多方面的功能,在周围循环内,可与性激素结合球蛋白(sex hormone-binding globulin,SHBG)结合,降低SHBG水平,使游离睾酮升高。在靶细胞内,可与雄激素受体结合,达那唑-激素受体复合物进入细胞核,合成新的蛋白质。②取代孕激素和考的索(cortisol)与皮质类固醇结合球蛋白(corticosteroid-binding globulin)结合。③与细胞内雌激素不发生结合。④通过与甾体竞争活性酶,抑制肾上腺与卵巢甾体生成酶的作用。⑤在下丘脑-垂体水平,抑制中期FSH、LH峰,降低两者的基础水平,并直接作用于卵巢,抑制卵巢甾体生成能力,降低周围循环中的甾体水平,导致在位和异位内膜萎缩。⑥可直接与子宫内膜的雄激素和孕激素结合,抑制内膜细胞的增生。⑦达那唑的免疫调节作用,体外研究显示达那唑可通过睾丸素、孕激素和糖皮质激素受体,影响细胞内钙及cAMP/cGMP而发挥作用。经达那唑治疗后,体内自身抗体水平明显下降,同时体内免疫球蛋白IgG、IgM、IgA的含量也下降。Taketani报道达那唑可直接作用于腹腔液中还可抑制白细胞的增殖和巨噬细胞功能,抑制其合成IL-1、6及TNF-α的功能,经达那唑治疗后患者腹腔液中上述细胞因子水平降低。近年来体外细胞培养研究表明,子宫内膜异位症患者外周血中巨噬细胞能促进自身子宫内膜细胞的增生,在加入达那唑后,细胞增生作用明显受到抑制。

2. 用法　月经第一天,达那唑200mg,每天2次,如无反应可增加剂量,最佳剂量为600mg/d,持续6~9个月。在闭经开始后,用药期间血清E₂水平维持在20~50pg/ml。

疗程长短取决于个体的反应和疾病的分期,对仅有腹膜种植而无卵巢内膜异位瘤者,一般 3~4 个月的闭经已足够使病灶完全退化。<3cm 的内膜瘤,疗程可延长至 6 个月,>3cm 时,常需 6~9 个月的疗程,但通常病变不能彻底消失,可用外科手术清除之。

3. 效果 治疗效果决定于用药的剂量和以血清 E_2 水平反应的卵巢抑制程度。随着用药后闭经的开始症状即出现好转,疗程结束后约 90% 症状完全消失,腹腔镜下治愈率为 70%~90%。妊娠率在 800mg/d 时为 50%~83%。停药一年的复发率为 23%,以后每年的复发率约为 5%~9%。

4. 副反应 见表 4-7-26。

表 4-7-26 达那唑的不良反应

1. 一般反应	潮热
脂肪代谢异常	失眠,易激动
肝功能损害	多汗
突破性出血	阴道干燥
眩晕,头痛	3. 雄激素同化作用
水肿	痤疮
肌肉痉挛,疼痛	胎儿男性化
恶心,消化不良	多毛
皮疹	食欲增加
2. 低雌激素症状	皮肤毛发多油
乳房缩小	声音嘶哑
抑郁	体重增加

(1)卵巢抑制的反应:同绝经期症状,如潮热,多汗,阴道干燥,骨丢失等。

(2)雄激素的同化反应:与下列因素有关,SHBG 与游离睾酮的比值;药物的雄激素活性和其代谢,药物与雄激素在受体结合部位的竞争。低剂量时,由于卵巢抑制不彻底继续合成甾体,并在周围循环中转化为睾酮,血中的 SHBG 又被达那唑所结合,导致游离睾酮增加,雄激素副反应也随之增加。当降低剂量以减少副反应的同时也降低了疗效。

鉴于上述不良反应,孕妇,痤疮,肥胖,肝功能不正常,动脉硬化或其他脂肪代谢异常者不宜应用。

(三)GnRHa

为下丘脑神经元分泌的五种释放激素,即 GHRH、CRF、SRIF、GnRH、TRH 中的一种,为一 10 肽化合物,GnRH 的脉冲分泌,其分泌的节律和频率决定 Gn 的脉冲分泌,对性腺的正常功能起决定性的作用。灵长类实验,当 60~90 分钟脉冲分泌 1 次时,对垂体起升调作用,可维持正常 FSH、LH 分泌水平,刺激卵泡和黄体正常发育及正常月经周期。提高脉冲频率至每 60~90 分钟,脉冲式分泌 5 次,或持续给药时,则起降调作用,使垂体 GnRHa 受体的敏感性降低,导致 FSH、LH 的分泌急剧下降,卵泡停止发育和闭经。

GnRH 在下丘脑和垂体处被血液循环中的肽链内切酶(endopeptidase)降解,在第 6 位甘氨酸和第 10 位亮氨酸(Gly6,Leu7)之间分裂,并使 9 位上的氨基酸裂解。其半衰期甚短,因而影响了临床的实用价值。通过改变 6 位及 10 位氨基酸的结构,人工合成的 GnRHa 类似物具有两种特性,即对垂体的 GnRH 受体有高度的亲和力,并可抵抗内肽酶的降解,而延长半衰期,包括人类在内灵长类试验发现 GnRHa 对卵巢无直接的作用,外源性 Gn 可完全解除其对卵巢的抑制。长效制剂可维持 4 周的有效浓度,在应用的早期,认为此化合物有促进妊娠的作用,故命名为 GnRH 促效剂(GnRH agonist)。后来明确在用药两周后,可出现短暂的 FSH、LH 升高,继之急剧下降,主要起垂体的降调节作用。常用的制剂和用法见表 4-7-27。

表 4-7-27 GnRHa 治疗子宫内膜异位症常用的制剂和用法

亮丙瑞林	3.75mg/4w	肌注
那法瑞林	0.4~0.8mg/d	喷鼻
戈舍瑞林	3.6mg/4w	皮下
布舍瑞林	900~1200μg/d	喷鼻
醋酸布舍瑞林	200~400μg/d	皮下
曲普瑞林	3.75mg/4w	皮下

药物的疗效因个体而不同,剂量可有增减,一般而言,美国多用布舍瑞林 900~1200μg/d 喷鼻,但也有报告认为喷鼻可因鼻腔充血,吸收常不稳定。疗程不超过 6 个月为宜。当出现严重低雌激素状况时,疗程应相缩短。治疗效果与达那唑相近。症状完全缓解率>50%,部分缓解率>90%,病灶缩小及腹腔镜评分减少约 50%。

1. 副反应 主要为垂体-卵巢轴功能低下,雌激素水平降低所引起的类似经绝期综合征的表现。如潮热,多汗,血管舒缩不稳定,乳房缩小,阴道干燥等为常见的反应,约占 90% 左右,一般不影响继续用药。严重雌激素减少(E_2 < 20pg/ml),可增加骨中钙的吸收,而发生骨质疏松症(osteoporosis),其严重程度因人而异,多于停药后恢复。原有偏头痛和抑郁者,不宜应用,以免加重原有症状。近来大量报道提出反加(add back)方法来解决低雌反应,推荐反加方案(表 4-4-28)。不少报道提出开始用药的同时每日服用倍美力 0.3~0.625mg+甲羟孕酮 2.5mg,或替勃龙片 1.25mg/d,可免除低雌反应,延长疗程,增加患者用药的顺应性,而且不使病灶发展也不降低疗效。Howell 等随机病例对照研究 GnRHa 合并激素补充疗法减少低雌激素症状,结果发现单用 GnRHa 和加用激素补充治疗,两组潮热多汗发生率分别为 100% 和 40%(P<0.05),性欲减退分别为 47.8% 和 17.4%(P<0.01),阴道干燥及头痛反加组显著减少,骨质丢失分别为-3.9% 和-1.5%(P<0.05),由于疗程一般不超过 6 个月,低雌反应为可逆的(表 4-7-28)。

2. 用法 长效制剂于月经来潮的第 1~5 天之间开始用药,每个用药期宜定期检测 E_2 水平来指导用药剂量,至于 E_2 需到何种水平才能表明用药的最佳剂量,以及临床疗效是否与雌激素低下的严重程度一致等问题,目前尚不甚清楚。Barbieri 报道不同组织的雌激素阈值不一,根据子宫内膜对达那唑的反应,一般在治疗期间 E_2 浓度以>20pg/ml 至<60pg/mg 之间为宜。

表 4-7-28 推荐反加方案

GnRHa	反加	骨密度测定
<3 个月	不需	不需*
3~6 个月	需要	高危患者进行
>6 个月	必需	每 6~12 个月进行
重复用药	不详	用药前

* 多数作者认为初始治疗时即可开始反加

(四) 他莫昔芬

1971 年 Klopper 等首先将他莫昔芬(tamoxifen)用于诱发排卵,随后 Harbe 等用于治疗子宫内膜异位症。系一种非甾体类的雌激素受体调节剂,具有正常卵巢功能的妇女服用 TAM 时,与雌激素竞争雌激素受体,降低雌激素的净效应,可刺激孕激素的合成,起到抗雌作用。当卵巢功能低下时,TAM 表现为弱雌作用。

1. 用法 10mg,每天 2~3 次,连续服用 3~6 个月。

2. 副作用 为潮热,恶心,呕吐,水肿,阴道炎和抑郁等雄激素反应,但反应比达那唑轻。长期应用可能对子宫内膜起雌激素的刺激作用,而引起子宫内膜增生,甚至子宫内膜恶变等。用药过程中应定期随访,并应严格选择病例,高危对象应选用其他方法。

(五) 米非司酮(mifepristone)

20 世纪 80 年代初,由法国 Roussel-Uclaf 厂在合成甾体激素过程中的一个中间产物,为人工合成 19 去甲基睾酮的衍生物。具有强抗孕激素作用,它与子宫孕酮受体的亲和力比孕酮高 5 倍。此外,还有抗糖皮质激素和抗雄激素作用,与雌激素受体无亲和力,也不与血浆 SHBG 结合。RU486 治疗子宫内膜异位症的作用机制主要是其抗孕激素作用,用药后造成闭经,使病灶萎缩,疼痛缓解。副反应轻,疗效好,是一种颇有希望的治疗方法。

1. 用法 Kettel 报道用 50mg/d 连续 6 个月,在用药的第一个月即闭经,用药期间症状消失,约 50% 患者雌激素保持在生理水平。由于其抗皮质激素作用,国内试用低剂量,每日 10~12.5mg,连续 9~120 天,用药期间因闭经疼痛症状停止,但停药后短期内复发且复发率高。对卵巢子宫内膜异位囊肿效果不佳。

2. 副反应 主要为抗皮质激素的反应,Kettel 报道,当剂量在 50mg/d 时,无抗皮质激素作用。当剂量增大时,可出现抗皮质激素作用。其他副反应有恶心、呕吐、头晕和疲倦等。

(六) 疗效比较

见表 4-7-29。

1. 症状改善 至今,尚缺乏大样本,严格病例对照,前瞻性报告,所作比较多以患者疼痛及妊娠作为疗效评定标准。以下收集经二次腹腔镜进行 AFS 评分的结果。

2002 年 Rice VM 报告,经腹腔镜确诊后,用口服避孕药与 GnRHa 对比治疗子宫内膜异位症 57 例,治疗 6 个月后,比较痛经,性交痛及慢性盆腔痛等方面的效果,发现两者的效果相近,口服避孕药对痛经效果较好,而 GnRHa 对性交痛较明显。

表 4-7-29 不同药物的疗效

内分泌状态	方法剂量	AFS 评分降低(%)	疼痛减轻(%)
低雌激素	Nafarelin 200μg IN bid×6 个月	45	80
	Beuserelin 900μg/d IN×6 个月	51	—
	Leuprolide acetate 3.75mg/4 周 SC×20 周	89	
	Goserelin 3.6mg 皮下埋植×6 月	50	69.6
高雄激素	Danazol 400~800mg/d×6~9 月	58	75
高孕激素	甲孕酮 0~50mg/d ×6~9 月	68	85
炔诺酮	30mg/d×6~9 月	53	70~80
内美通	2.5mg/3~4d×6~9 月	63	85

2. 复发 前已述及,子宫内膜异位症是一种不易根治的疾病,除根治性子宫及双侧卵巢摘除外,其他的治疗均有相当高的复发率。Babieri 分析 5 年随访的总复发率为 33%,轻症为 22%,重症为 50%。

(七) 达那唑与 GnRHa 的安全性比较

Wheeler 等从多方面观察了达那唑和 GnRHa 的安全性,发现在生命体征,身高等方面,二者均无明显的改变,但达那唑的体重增加较 GnRHa 明显,用药后体重分别增加(22.5±2.7)kg 和(9.0±2.7)kg($P<0.001$)。其他如失眠,潮热,性欲减退等低雌激素症状则以 GnRHa 显著。经双光子吸收法检测骨密度的结果,在用药 6 个月,二者骨密度分别降低 2.57% 和 0.4%($P<0.001$)。脂肪代谢方面,总胆固醇和低密度脂蛋白改变两组无显著差异,高密度脂蛋白含量两组间有明显差异($P<0.001$)(表 4-7-30)。

表 4-7-30 达那唑与 GnRHa 的副反应的比较

副反应	GnRHa	达那唑
失眠(%)	17	6*
体重增加(磅)	2.0±0.6	5.0±0.6**
血管扩张(%)	84	54*
性欲减退(%)	13	48*
水肿(%)	5	18*
骨密度降低(%)	-2.57	-0.4**
总胆固醇(%)	91	87
高密度脂蛋白	90	41**
低密度脂蛋白	87	69

* 两组比较 $P<0.05$
** 两组比较 $P<0.001$

脂肪代谢方面,两组总胆固醇在用药后的浓度无显著性差异,作者提出激素补充治疗可以减少副反应,而不影响疗效是值得推广的方法。

(八)来曲唑

近年来,大量文献报道芳香化酶抑制剂-来曲唑(letrozole)通过其可降低血液和局部组织中雌激素的水平的作用,对缩小异位病灶的体积和减轻盆腔疼痛症状有良好的效果。

Ferrero S 等综合近年文献共 251 例来曲唑与口服避孕药,和来曲唑与 GnRHα 合用对痛经和术后复发率的观察,结果认为单一来曲唑虽可获得疗效,但由于长期服用可导致低雌激素并发症。合并口服避孕药则副反应低。不理想之处为停药后短期复发。来曲唑合并 GnRHα 也可获得良好止痛效果。两组满意度比较,前者患者满意度为 64.7%,后者为 22.2%。来曲唑合并 GnRHα 比单一 GnRHα 效果好,Badawy AM 等报道来曲唑 2.5mg/d 连续用药 12 周与 goserelin 3.6mg 治疗子宫腺肌瘤的效果,结果两组对子宫腺肌瘤体积缩小的效果无明显的差异。在治疗后 4、8、12 周两组子宫体积大小分别为 20.1cm vs.21.7cm,15.4cm vs.15.1cm,13.0cm vs.11.7cm。

来曲唑用法为 2.5mg/d 连续用药 6 个月。口服避孕药,也可用醋酸炔诺酮(norethindrone acetate)2.5mg/d 连续用药 6 个月。

如前所述,从理论上讲,芳香化酶抑制剂不失为当前治疗子宫内膜异位症的一个新的尝试和方向。Colette S 等认为目前治疗方法均不能完全治愈子宫内膜异位症,仍存在较高的复发率。芳香化酶可使雌激素水平增加,导致 PGs 增加。芳香化酶抑制剂是一种有效的治疗新方法。但经过近年来的临床应用,由于标准不易统一,设计不够完善,证据不足,并非如当初预期的那么理想。

(九)选择性孕激素受体调节剂(selective progesterone receptor modulators,SPRMs)

子宫内膜异位症为一雌、孕激素依赖性疾病,在其影响下通过复杂的细胞因子的作用,发生局部血管新生,炎性反应,细胞增殖分化,组织出血等而导致一系列症状。药物治疗的目的是创造一个无周期性的低雌激素环境,现有的各种治疗药物均可减轻症状,但往往因为药物的副反应而终止治疗。德国 Jenapharm GmbH and Co K.G.(Jena Germany)于 2000 年合成一类孕激素受体的配体(progesterone receptor

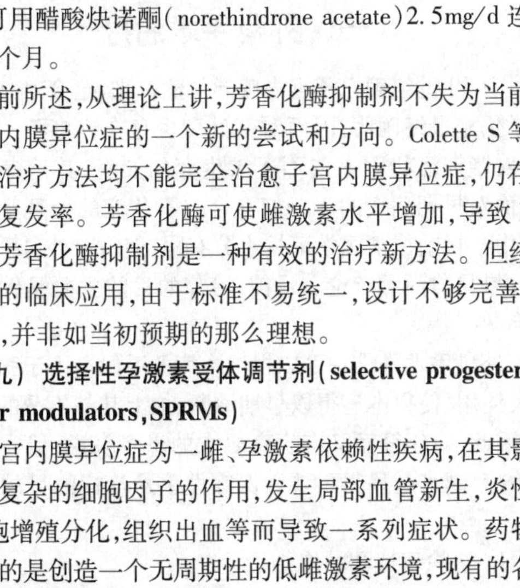

图 4-7-5　选择性孕激素受体
调节剂的化学结构式

ligands),在体内具有孕激素促效剂及拮抗剂作用,称为选择性孕激素受体调节剂。这一类制剂有 J867,J956,J912 及 J1042。其化学结构如图 4-7-5。

SPRMs 对 PR 具有高亲和力(表 4-7-31)。

表 4-7-31　SPRMs 对孕荷兰猪相对亲和
力及引产活性的 ED50

药名	相对亲和力(%)		引产活性(ED50)mg/动物/天
	PR	GR	
RU486	506	685	3.8
Onapristone	22	39	-3.0
J867	302	78	>100
J956	345	154	20
J912	162	76	>100
J1042	164	42	>100

荷兰猪孕 43~44 天 sc,孕 50 天尸体解剖
RU486:代表孕激素,onapristone:代表孕激素拮抗剂
PR:(兔子宫)孕激素 = 100%,GR:(鼠胸腺)地塞米松 =100%

由表 4-7-31 可知,SPRMs 与孕酮拮抗有高度亲和力,与孕酮及孕酮拮抗剂比较,SPRMs 对不同的动物模型具有明显的不同的作用,在无孕酮作用下可起弱孕酮作用,在有孕酮时,则起弱抗孕酮作用,此特性在子宫内膜上表现尤为突出。与孕激素拮抗剂显然不同的是 SPRMs 对妊娠动物的引产作用非常微弱。图 4-7-6 示在动物模型体内孕激素受体配体孕激素拮抗与促效谱。

图右侧奥那司酮与 ZK230 211 为纯孕酮拮抗剂,左侧 R5020 及 P 具最大 PR 促效活性。SPRMs 的活性居中,其中 J 1042 孕酮促效活性最强。

SPRMs 对卵巢甾体分泌的影响则因动物的种类而异,实验表明它不能抑制灵长类早期卵泡的生长和 E_2 的分泌,与纯孕激素拮抗剂相比 J1042 对子宫内膜的作用大于对 H-P-O 轴的作用,其抗排卵的作用则不及纯孕激素拮抗剂强。

SPRMs 具有抑制子宫内膜的作用,其作用机制主要为抑制子宫螺旋动脉生长。正常情况下,人类子宫螺旋动脉的生长高峰体功能旺盛的分泌期。此时,内膜血管生成作用增强,在 SPRMs 作用下,螺旋动脉发生退行性变,内膜缺血变薄,腺体变性,上皮细胞有丝分裂降低,间质致密,其作用机制虽不十分清楚。推测还可能与下列因素有关:①阻滞孕激素促使螺旋动脉的生成作用;②抑制雌激素促进内膜血供的作用,使子宫内膜腺体的有丝分裂活性降低;③间质内生长因子的降调作用;④人类及猕猴试验发现 SPRMs 可显著地诱导内膜腺体及间质中雄激素受体(AR)表达增加。正常情况下,灵长类内膜间质中有弱 AR 表达,外源性雄激素可抑制人类女性生殖系统的功能,特别是诱发子宫内膜的退变。SPRMs 可使内膜中 AR 表达增高,从而抑制了内膜的增殖。

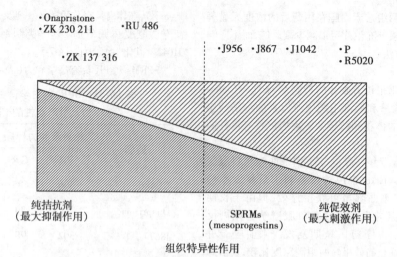

图 4-7-6　动物模型(荷兰猪、大白兔、大鼠)
体内 PR 配体的拮抗与促效活性

与孕激素不同,SPRMs 具有选择性地抑制雌激素依赖性子宫内膜的生长,从而导致可逆性闭经。此特性提供了用来治疗子宫内膜异位症的根据。首先受到影响的是子宫螺旋动脉,起到子宫内膜特异性抗增殖效应。由于对子宫血管的抑制作用,在应用 SPRMs 过程中还具有无不规则出血的优点,而这一副反应正是孕激素治疗容易发生突破性出血的缺点。此外,SPRMs 可直接作用于异位病灶而抑制病灶的发展。前已提到在应用 SPRMs 过程中卵巢分泌雌激素的功能仍可维持,因而在用 SPRMs 过程中也不会出现雌激素缺乏症状,如血管运动功能和骨丢失等。与当前研究的芳香化酶抑制剂(aromatase inhibitor)和雌激素受体选择剂(selective estrogen receptor modulator,SERM)治疗子宫内膜异位症比较,可不需反加雌激素,SPRMs 可高度选择性地抑制子宫内膜对雌激素的反应。SPRMs 代表了在治疗子宫内膜异位症和其他有关妇科疾病的一个新的概念,尽管其终止妊娠的作用不强,但却具有抑制子宫内膜发育,造成可逆性闭经。关于 SPRMs 对子宫内膜异位症的治疗是否确实优于其他药物,还有待进一步的研究。

(十)绝经后子宫内膜异位症的治疗

一直以来认为子宫内膜异位症是一种雌激素依赖性的疾病,因此认为绝经期后由于卵巢功能的减退,血中雌激素水平降低,异位病灶可以自然萎缩。但近来有报道绝经期后的子宫内膜异位症不易诊断,治疗比较复杂。有恶性病变可能,主张应以手术治疗为首选,对手术有禁忌者可用药物治疗,芳香化酶抑制剂可作为首选药物。

(十一)释放左旋炔诺酮节育器(levonorgestrel-releasing IUD)

治疗盆腔痛,特别药物或手术失败的患者,放置此种 IUD 后 3 个月,疼痛的缓解率为 50%,6 个月后疼痛缓解率为 60%,22 个月后为 70%。缺点是部分患者可能出现不规则出血。

(罗丽兰)

第十节　子宫内膜异位症的手术治疗

一、外科手术治疗

自 19 世纪确立子宫内膜异位症以来,至今对其病理生理学仍未最终阐明,因而对其处理也存在许多不一致的观点,对晚期症状明显或不要求生育的妇女,其治疗方法一致,而对早期病变的年轻妇女合并不孕症的处理则看法不一,由于目前循证医学证据十分有限,使得对外科手术的治疗效果目前尚无定论。目前,治疗的目的主要是针对疼痛和不孕。

外科手术是唯一可以根治本病的手段。由于腹腔镜的普及使用,使得本病得以早期诊断,加上其与不孕的密切关系,因此,对年轻而又有生育要求的患者来说,保守性的外科治疗,越来越显得重要。保守性手术治疗的目的大致有以下几点:

1. 清除病灶和粘连;
2. 恢复正常解剖关系;
3. 止血;
4. 非创伤性和整形手术。

保守性外科手术始于 1960 年,当时的手术范围系以保留卵巢为标准,根治性手术指子宫和双侧附件切除术。目前,则以保留患者的生育功能为标准。手术的途径也由过去唯一的开腹途径转变为以腹腔镜为主手术的手术方式。近来,更发展了腹腔镜下的显微手术,其中显微激光,显微超声以及显微电外科等的应用使得手术更加精细准确和彻底。

(一)手术指征

1. 疼痛　疼痛指慢性盆腔痛,性交痛和痛经。腹腔镜诊断子宫内膜异位症的疼痛发病率为 4%~52%,其中仅 9.1% 表现为渐进性疼痛加重,约 51.4% 无典型的渐进性疼痛。疼痛的程度与病变的 rAFS 分级无关,而与病灶的深度和范围相关。深层的病灶浸润到肌纤维组织可致疼痛，直肠子宫陷凹内的病灶可有触痛，疼痛的程度与病变组织的代谢活性如分泌 PGs 和病灶的免疫活性有关，早期病变的症状可比晚期的症状重。此外，疼痛还受卵巢内分泌的影响，故摘除卵巢或抑制卵巢的功能可以治疗疼痛，摘除病灶也可有效地治疗疼痛。2009 年的一篇 Cochrane 系统评价纳入了 5 项随机对照研究，认为与仅行诊断性腹腔镜相比，轻度子宫内膜异位症患者行腹腔镜手术可改善疼痛的结局；但研究中纳入的重度子宫内膜异位症患者极少，因此该结论尚不能应用于这部分患者。

2. 包块　因卵巢异位瘤、肠或阔韧带内的异位包块，直肠子宫陷凹内的异位结节和粘连的子宫而行腹腔镜检，发现其中约 0.04% 为恶性肿瘤，故应根据患者的年龄、包块大小和性质、患病时间以及 B 超诊断等仔细选择患者。包块大小与性质有关，据报告<5cm 者，约 1% 为恶性，5～10cm 者，有 11% 为恶性，>10cm 者恶性占 72%。在一组 433 例囊性包块的腹腔镜检中，20.8%（90/433）为子宫内膜异位瘤，1.2%（5/433）为卵巢癌，0.9%（4/433）为边界瘤，其余为功能性或其他良性病变。

3. 不孕　子宫内膜异位症合并不孕的患者，手术是否为首选治疗意见不一致，如对仅有色素沉着的极早期病变或小的异位灶，手术能否改善受孕率和减轻疼痛，意见不一。反对的意见认为表浅部位的手术非但无效，相反还会造成粘连等不良后果，且显微病灶又无法彻底清除。主张施行手术治疗的意见则认为子宫内膜异位症患者不孕症的发病率确实高于正常妇女，且由于子宫内膜异位症的免疫发病机制对腹腔内环境的改变可干扰生殖。因此，在及时施行腹腔镜检在确诊本病的同时，还可发现其他不孕的原因，并进行必要的病灶清除，以改变腹腔内环境，有利于生殖。如伴有疼痛者，则更应及早进行手术。2010 年的一篇 Cochrane 系统评价纳入了 2 篇随机对照试验，结论认为与仅行诊断性腹腔镜相比，轻度子宫内膜异位症患者行腹腔镜手术可能改善将来的生育功能。

（二）手术治疗的要求

1. 术者必须掌握盆腔正常和异常的解剖知识，并具备足够的临床经验。

2. 掌握显微外科技术的应用　非显微手术所引起的炎症和损伤以及电凝等造成的局部缺血，可干扰腹腔内纤溶平衡而发生粘连。显微手术可将这些反应减小到最低程度，从而提高手术的成功率。

开腹手术操作同常规外科手术，本节省略。

二、腹腔镜手术治疗

20 世纪 80 年代内镜开始用于治疗子宫内膜异位症，最初由于下述问题使其应用受到限制：

1. 立体感不够，不能了解病变的深度；

2. 不能通过触诊了解病变的深度和广度；

3. 远距离操作，不易达到精细的要求；

4. 所用器械不及显微外科精密，不能进行精细的分离和切割。

以后，由于设备的不断改进，诸如高分辨率的录像设备，显微激光超声等手术器械的创新，使上述问题得到解决。目前，腹腔镜已几乎取代了常规外科手术。对保留性的手术腹腔镜的优点更为突出。损伤小恢复快，手术野清晰有利于生殖功能的恢复，住院时间短且经济。但在某些复杂的条件下修复重建的效果尚不一定比显微外科手术方便。

（一）手术的种类

1. 电外科手术常用的有单极和双极电凝，单极电凝切割和分离的效果较好，尖头电凝器视野清楚，操作准确，但对周围组织的损伤可达 3～5cm 的范围。双极电凝的电流仅限于两个电极之间，且电流量仅单极电凝的 1/3，周围组织受损的范围为 1～2cm。

2. 热凝手术由德国 Semm 于 1962 年发明，其所产生的温度为 90～120℃之间，其原理是用热的破坏性结果加速凝固的作用，主要是通过蛋白的热感应起作用。通常的高频电凝在封闭的腹腔内如维持 20～30 秒，其最低输出温度约为 100W 灯泡的热度，对邻近组织可起破坏作用。热凝系统主要是通过电流来增加温度，人体与电流无直接接触，避免了电流的危害。此装置可预选 90～120℃温度，热凝后，组织蛋白首先变成一种胶状物，随着温度升高，胶质干燥炭化，而无电凝后的纤维蛋白渗出及结痂等变化，热凝的作用类似煮鸡蛋白的反应，因此不易发生粘连。主要不足之处是无显微手术器械，器械头散热慢。

3. 激光手术为生殖道最新的外科手术模式，但由于价格昂贵，其效果也不一定全面优于常规外科手术。但手术的精细准确，良好的止血及切割效果和最低的损伤程度为其主要优点，已成为目前发达国家比较普遍使用的手术方式。常用的激光有 CO₂，氩（argon），磷酸钛钾（potassium-ti-tanyl-phosphate，PTP）和 Nd-YAG 等三种。CO₂ 激光波长较长，可气化，光线聚集时可作切割，低密度时可作凝固。由于是光束，故需一弯曲的支臂传递光束。缺点是烟雾多，凝固力弱。几种激光的穿透深度为：CO₂ 0.1mm，Argon 0.3～1mm，PTP 0.3～1mm，Nd-YAG 3～4mm。

（二）腹腔镜手术方法

1. 表浅异位病灶的处理　小而表浅的病灶可用单或双极电凝，热凝或汽化，尽量将病灶提起，以免损伤周围组织。如能将病灶切除后加凝固效果最好。大的病灶可先行水分离，继用剪刀或激光在周围的正常腹膜上进行操作，同样应将周围腹膜提起，使视野清晰，以免损伤邻近器官。遇有粘连时，先用器械将粘连带挑起，再断离之（图 4-7-7、图 4-7-8）。

2. 直肠子宫陷凹封闭的处理　直肠子宫陷凹封闭提示有直肠阴道深部的病灶。可分为部分封闭和完全封闭。腹腔镜下正常直肠子宫陷凹可见阴道后穹隆和直肠两个膨起。部分封闭时，后穹隆膨起部分消失，直肠膨起升高与宫骶韧带粘连。完全封闭时后穹隆膨起全部消失，直肠膨起与子宫相连（图 4-7-9）。部分封闭表示腹膜下有深层种植病灶，使直肠位置改变。深层的病灶多位于阴道上段、直肠前壁、直肠阴道空隙、直肠阴道间隔和骶骨韧带上。当直肠子宫陷凹完全封闭时，常与周围器官粘连。施行手术前应首先明确患者的治疗目的，如为解除疼痛，则应将病灶整块

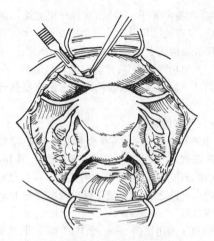

图4-7-7 腹膜表浅病灶激光刀切割，也可用电凝清除

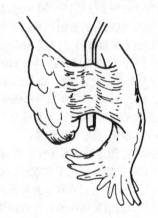

图4-7-8 粘连分离术
致密粘连带内有血管时，先用器械将粘连带挑起，确证无邻近组织在内，电切（或激光）切断之

切除。深层直肠阴道间隔的种植病灶，可与后穹隆切开联合进行。如因不孕，则需以恢复子宫，输卵管和卵巢的解剖和生理功能为主。手术中应仔细辨认邻近器官的解剖，无论用什么种类的手术处理异位病灶，均应从表浅到深层，并尽量将病灶提起，以免损伤邻近器官。最后尽可能地将创面进行腹膜化，预防术后粘连。

深层直肠阴道间隔种植病灶的手术步骤：

（1）用直肠子宫陷凹举器将阴道后穹隆举起（图4-7-10、图4-7-11）。

（2）单极电凝或激光分离结节。

（3）切开阴道后穹隆，将结节完整地取出。

（4）缝合穹隆（图4-7-12）。

3. 卵巢子宫内膜异位瘤（巧克力囊肿）手术 卵巢子宫内膜异位瘤约占子宫内膜异位症的50%~70%，其病变表现与其他部位不同，Sampson指出："卵巢子宫内膜异位瘤的组织学变化在同一个囊肿内可以不同"，除月经血回流外，囊肿破裂后的直接种植也是其散播的方式之一。Chernobilsky等报道在卵巢异位瘤中有各种上皮成分，NissolePochet等在113例卵巢子宫内膜异位瘤中发现18%为囊肿上皮，47%为输卵管纤毛上皮，其余为子宫内膜和间质组织。Martin等报道，约47%的巧克力囊肿确诊为子宫内膜异位症，27%为黄体，12%组织学无法明确诊断。Vercellini提出以下四个组织学成分中具有两个者即可诊断卵巢子宫内膜异位瘤：子宫内膜上皮，内膜腺体或腺体样组织，内膜间质，载含铁血黄素的巨噬细胞。根据其诊断标准，约98%的卵巢内膜异位瘤可以确诊。但Fayez等在60个囊肿内未发现一例子宫内膜上皮，可能与取样有关。Nezhat等根据囊肿的外观，囊肿的内容物和是否容易剥离等将卵巢子宫内膜异位瘤分为两类：第一类为真正的内膜异位瘤，其来源与盆腔内种植的异位病灶相同。囊肿一般较小（<2cm），内含黏稠棕色物质，不易摘除，往往需要部分切除。显微镜下多可见到子宫内膜上皮，壁内纤维组织增生，粘连甚紧。第二类为由卵巢皮质异位侵犯至卵泡囊肿或黄体囊肿，一般囊肿较大。囊内容物为棕色或血性或黄色，呈胶状凝块。囊壁与卵巢容易分离，异位的病灶多在表面，很少侵犯到囊壁内。组织学上可见有黄素化和出血，而无子宫内膜上皮，从组织学角度不能诊断为卵巢内膜异位瘤。

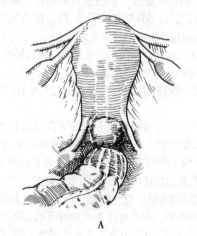
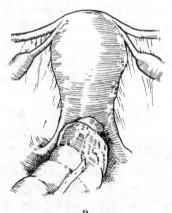
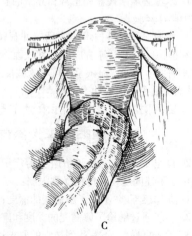

图4-7-9 子宫直肠陷凹封闭
A. 正常子宫直肠陷凹，可见后穹隆与直肠两处膨起；B. 部分封闭，后穹隆膨起消失，直肠膨起升高，与宫骶韧带粘连；C. 完全性封闭，后穹隆膨出消失，直肠膨起与子宫粘连

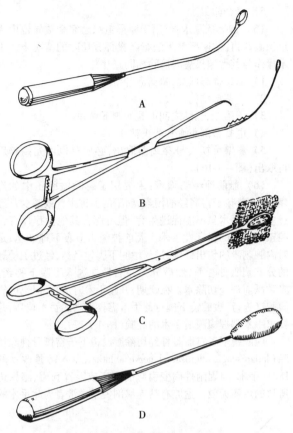

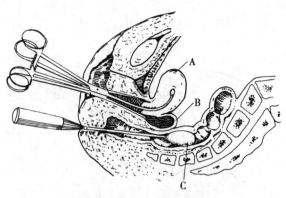

图 4-7-11 暴露子宫直肠陷凹
A. 子宫举向前方；B. 暴露后穹隆膨起；
C. 将直肠拉离子宫及阴道

2）将囊内和盆腔内冲洗干净。

3）电凝或激光破坏囊壁（图 4-7-13）。

（2）卵巢异位内膜瘤开窗术

1）于囊肿最突出点行一电凝带，沿电凝带作一切口。

2）吸出囊内容物，冲洗干净。

3）电凝切口边缘止血，保留切口开放。

4）冲洗。

（3）囊壁剥离

1）同第（2）条的 1）、2）。

2）清除囊内容物，边操作边冲洗和吸引。

3）分离囊壁与卵巢皮质。

4）用抓钳抓住囊壁，顺一个方向扭转。

5）囊壁全部扭除后，电凝止血。

6）切口保留开放或缝合（图 4-7-14）。

7）如囊壁与卵巢不易分离时，找到分界线，用抓钳夹

图 4-7-10 子宫直肠陷凹举器
A. 钝刮匙；B. 子宫举器；C. 阴道用
海绵钳夹、纱布块；D. 直肠内举器

（1）腹腔镜下卵巢内膜异位瘤穿刺术：为最简单的手术，适用于小的或粘连紧密不能剥离的囊肿。

1）于囊肿最突出点进行穿刺，吸出囊内液体。

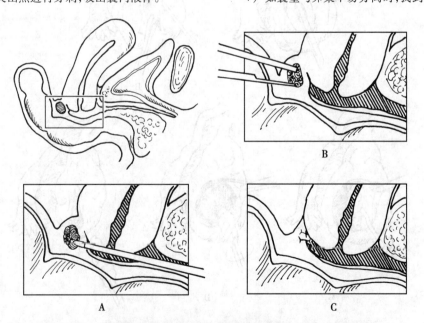

图 4-7-12 直肠阴道间隔中深层种植病灶腹腔镜与后穹隆切开联合
摘除术（小方格内示病灶所在部位）
A. 分离结节；B. 经阴道切开将病灶完整取出；C. 缝合阴道切口

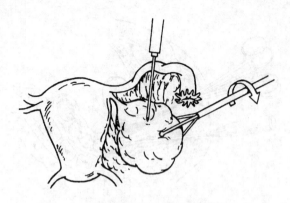

图 4-7-13 卵巢子宫内膜异位囊肿穿刺术
固定囊肿,于最突出点穿刺

住囊壁提起,看清分界面,用尖头电凝或激光仔细进行分离(图 4-7-15)。

(4)卵巢部分切除术:囊肿较大,粘连较紧,不能剥离干净时,可考虑卵巢部分切除术。

1)于囊肿底部与卵巢交界处,电凝或激光切割囊肿。

2)尽量保留正常卵巢组织。

3)如估计保留的卵巢组织过少,可留下部分囊壁。

4)电凝残留囊壁,以防复发。

5)缝合卵巢。

(5)卵巢摘除术:仅用于卵巢组织已完全被异位内膜组织破坏,且粘连严重无法行卵巢部分切除的情况下。手术操作与其他卵巢囊肿摘除相同。

1)抓钳提起卵巢,暴露囊肿蒂部。

2)于蒂部结扎三次。

3)于第二、三结之间电凝切割下囊肿。

4)电凝蒂部止血和防止粘连。

5)囊壁可换大号穿刺器取出,必要时也可先捣碎后再取出(图 4-7-16)。

(6)骶前神经切除术:主要用于解除盆腔正中的疼痛,可以消除子宫痛经的因素,而不能促进生育或减少月经过多。此手术虽不能促进生育,但可配合其他治疗伴有盆腔正中疼痛的保守性手术。骶前神经为上腹下神经丛,是对内脏刺激的传出纤维,进入中间下腹下神经丛,经过主动脉的分支到骶骨岬前,然后分为左右量支进入下腹下神经。多数骶前神经切除术。在晚期,开腹手术时进行,但也可经腹腔镜施行,腹腔镜下施行此手术需要很高的手术技巧,并要求手术掌握腹膜后手术的经验(图 4-7-17)。

腹腔镜下子宫骶骨神经切除腹腔镜下子宫骶骨神经切除(laparoscopic uterosacral nerve ablation,LUNA)是改良的 Doyle 手术,对因附件病变引起的疼痛或因胃肠道、泌尿道所致的疼痛无效。盆腔有粘连解剖关系异常者为此手术的

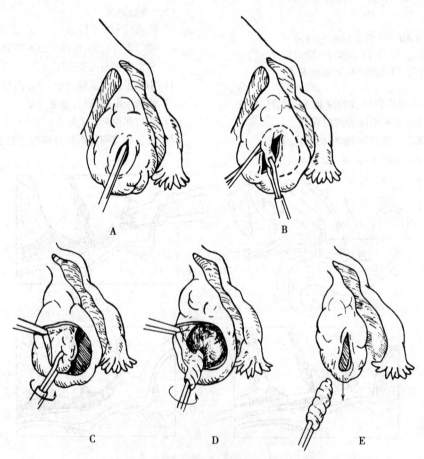

图 4-7-14 卵巢子宫内膜异位囊肿剥离术
A.电凝或激光切开囊壁;B.沿切口切除部分囊壁;C.夹住囊壁按箭头
方向扭转;D.囊壁底部已扭出;E.囊壁完整取出

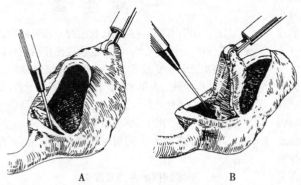

图 4-7-15　囊壁与卵巢组织粘连分离术
A. 用尖头单极电凝(或激光)找到囊壁与卵巢分界线,于此处开始电凝(或激光)进行分离,为减少出血,可从卵巢固有韧带处开始;B. 边分离边电凝止血,注意将囊壁向反方向牵拉

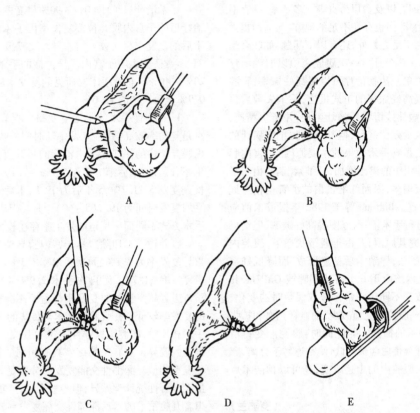

图 4-7-16　腹腔镜下卵巢子宫内膜异位囊肿与卵巢摘除术
A. 夹住卵巢于蒂部行套扎法结扎第一个结;B. 第二个结扎已完成;C. 进行第三个结扎;D. 卵巢已摘除电凝残端;E. 经捣碎器将卵巢取出

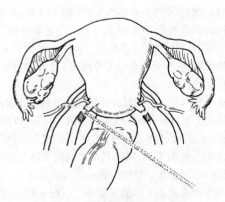

图 4-7-17　腹腔镜骶前神经切除术
注意手术由宫骶韧带内侧进行

禁忌证。手术后一年疼痛缓解率为 50%～70%。Lichten 等报道唯一一篇随机、前瞻性、双盲观察,对药物无效的严重盆腔疼痛患者,行双极电凝或横断手术,一年治愈率为 46%。并发症为出血,个别有子宫脱垂发生。

1)将子宫举向前方;

2)暴露宫骶韧带进入子宫处;

3)于此处用电凝、激光或电剪切除约 2～4cm 一段,深度约 1cm;

4)手术要在宫骶韧带内侧进行,以防损伤输尿管和子宫动脉。

三、药物与手术联合治疗

子宫内膜异位症的保守治疗有三种方法:手术、药物抑制和二者合并应用。治疗方式的选择一般取决于疼痛,不孕和病变的严重程度。当前,腹腔镜已成为所有 rAFS 微小病变,绝大多数轻症病变和多数中到重度病变的首选治疗方法,但大多数学者均认为相当一部分患者仍需要合并药物治疗。

外科治疗可恢复正常解剖关系,去除病灶并同时分离粘连,但外科治疗也有以下不足之处:如术后的粘连可能导致不孕;因严重的粘连使病灶不能彻底清除;显微镜下的病灶无法看到;手术的并发症和经费等。药物治疗虽有较好的疗效,但也存在不足之处,如停药后短期内可复发;改善生殖的作用不肯定;对致密的粘连无效;药物的疗效存在个体差异;药物副反应问题以及费用昂贵等。多年来,一直沿用手术前后的药物治疗,但也存在不足的地方,除前面提到的外科和药物治疗的不足之处外,还有以下问题:如联合治疗常需在用药后的 3 ~ 6 个月再一次腹腔镜检以明确治疗效果;迄今为止,有关单一药物治疗可以提高妊娠率;腹腔镜和外科手术可能提高妊娠率的正式报道;手术失败后再次腹腔镜发现,有老病灶残留和新病灶生长,并产生粘连,精细的手术虽可以减少残留病灶,但却不能防止新病灶的生长。术后的粘连是影响手术效果的主要原因,子宫内膜异位症的炎性病变使组织的渗出增加,纤维素沉着,由于子宫内膜异位症腹腔液增多,因而纤维蛋白的沉着也相应地增加,而容易造成粘连。Buttram 等于 1982 年报道术前应用假孕疗法 6 月后进行手术治疗,以图提高妊娠率,但结果妊娠率却未能提高,究其原因,乃由于假孕状态下,腹腔内毛细血管增生,血管扩张,导致术后粘连形成,而降低妊娠率。Buttram 等报道,术前应用 6 个月达那唑或 GnRHa,其所引起腹腔内环境改变不同于正常排卵或假孕时的变化,在低雌激素的作用下,腹腔内充血减少,细血管充血和扩张均不明显,有利于手术的摘除。与此同时,腹腔液变得清亮,容量减少,其中纤维蛋白含量降低,使粘连易于分离,卵巢异位瘤易于剥离。腹腔内的上述改变,还可以预防术后粘连形成。

(罗丽兰)

第十一节　复发性子宫内膜异位症

子宫内膜异位症是一种以出血为特征的良性病变。可引起痛经,性交困难,非周期性盆腔疼痛和不孕。主要病变部位在盆腔(卵巢、腹膜、子宫骶骨韧带、直肠子宫陷凹和直肠阴道隔),盆腔外部位少见。其异位种植部位的非生理性反复出血引起疾病的发展和临床症状。这是卵巢甾体激素依赖性过程。长期以来,这种疾病具有病理学良性而生物学行为却类似恶性肿瘤的特性,即存在侵袭、转移和复发的能力,一直使临床医生捉摸不透。至今对其病因及病理生理学仍未最终阐明,因而对其处理也存在许多不一致的观点,尽管有多种方法可以治疗子宫内膜异位症,但结果却并不满意。无论经过何种治疗,均存在复发的可能。因而如何阻止或延缓子宫内膜异位症复发是目前临床治疗的关键性问题。

一、发　生　率

盆腔子宫内膜异位症在初次治疗一段时间后的复发是临床工作中一个共同点。当其症状在治疗后数月再次出现时,常很难区分是复发还是原有疾病的继续存在。治疗方法虽可取得疗效,但药物或手术治疗均不能治愈,无论是药物、手术或二者联合治疗,均仍然存在复发的可能性。

内异症复发率因诊断标准和人口的不同、复发的诊断标准、手术方式、人种及随访时间的长短等不同而存在较大的差异。

(一)手术治疗的术后复发率

手术治疗虽可使 80% ~ 90% 患者的症状得以缓解,但治疗后的子宫内膜异位症复发率因手术的方式不同,其手术后的复发率存在较大的差异。文献报道在 2% ~ 47% 之间,多数研究表明子宫内膜异位症的手术后 5 年复发率为 20% ~ 40%。再次手术时所见的复发率从手术后第 1 年的 0.9% 至第 8 年的 13.6%。

1. 保守性手术的术后复发率　保守性手术的最大缺点是复发率较高,并且复发率随时间的推移而增加。子宫内膜异位症的保守性手术治疗的累计复发/持续存在的发生率分别是:术后第 1 年为 5.7% ~ 7.1%,4 年后累计超声检查复发率 11.7%,5 年后为 19%,术后第 7 年为 31.6%;平均复发时间为 19.7(5 ~ 60)个月。但因所采用的保守性手术方式不同而所报道的发生率存在较大的差异。

腹腔镜手术切除卵巢子宫内膜异位瘤,手术后一年内累计复发率为 7.1%;再次手术率 3.3%。48 个月的累计超声复发率 11.7%,而再次手术 2.9% ~ 8.2%。并且发现 73% 患者超声囊肿的复发率与盆腔疼痛相关,而无症状者的复发率较低。在腹腔镜手术与传统的开腹手术性保守性手术相比较,腹腔镜保守性手术和开腹性保守手术对于与子宫内膜异位症有关的疼痛具有相同的治疗效果,术后的复发率相似。深部性交痛复发率分别是 33.3% 和 15.4%,虽无显著性统计学差异,但一般来说,严重子宫内膜异位症患者开腹手术的术后深部性交痛复发率要低。

Saleh 等对 231 例卵巢子宫内膜囊肿妇女采用腹腔镜手术治疗,60 例采用囊肿开窗及囊壁切除术,和 161 例行囊肿切除术进行比较时发现,囊肿开窗及囊壁切除术再次手术的累计可能性明显高于囊肿切除术。18 个月和 42 个月后囊肿切除后再次手术率为 6.1% 和 23.6%,而囊肿开窗及囊壁切除术为 21.9% 和 57.8%。在囊肿开窗及囊壁切除术患者的年龄和囊肿的直径与再次手术率无关;而在囊肿切除术患者,囊肿的直径大者再次手术率高,但年龄不影响再次手术率。

卵巢子宫内膜异位症囊肿采用经阴道抽吸并用乙醇硬化治疗是安全而有效的治疗方式。然而,卵巢子宫内膜异位症囊肿采用抽吸并用乙醇硬化治疗后的复发率高于囊肿切除术,6 个月复发率 14.9%,且两个或两个以上囊肿的复发率(33.3%)明显高于单房性囊肿(7.5%)。

2. 保留卵巢功能手术的复发率　一般来说,子宫内膜异位症在子宫切除术后的复发率明显低于保守性手术,其发生率一般在 5% 左右。这可能是子宫切除后消除了在位子宫内膜经输卵管种植到腹腔的缘故。但有个别报道因子宫内膜异位症而行子宫切除术,但保留部分卵巢功能患者的疼痛复发率高达62%,其中31%要求再次手术治疗。保留卵巢功能性手术的复发率明显高于与卵巢切除者,保留卵巢与疼痛复发的相对危险性为6.1倍(95% CI 2.5 ~ 14.6),保留卵巢者再次手术的相对危险性为8.1倍(95% CI 2.1 ~ 31.3)。

3. 根治性手术的复发率　手术切除子宫的同时切除或不切除卵巢常用于治疗伴有疼痛或伴有盆腔包块的子宫内膜异位症。但子宫内膜异位症在全宫加双侧卵巢切除术后非不再复发,并在数年后仍有复发的可能性。一般认为手术切除子宫及双侧卵巢者的复发率极低或无复发。但也有报道仍有10%再次出现症状,且3.7%患者需要再次手术,但复发的主要原因是由于手术后采用雌激素补充治疗所致。采用雌激素补充治疗的妇女,即使卵巢已切除,其症状的复发率也会明显增加。在前瞻性研究中证实多数妇女在子宫和卵巢切除后仍有持续性疾病存在,术后出现慢性盆腔疼痛时,腹腔镜检查时盆腔发现内膜异位症病灶的阳性率高,这些患者大多数累及肠管。

在重度子宫内膜异位症和广泛粘连时,即使行全子宫及双侧附件切除,但仍可有残留而无法切除的病灶,可能发生罕见的卵巢残余综合征,从而引起本病的复发。其复发的原因可能是①小的卵巢碎片在增高的促性腺激素刺激下增生使其变成有功能,并刺激子宫内膜异位症的复发。②术后仍可能受卵巢外的内源性雌激素的影响或在接受外源性雌激素治疗下引起病灶的复发。③切除的异位子宫内膜碎片在盆腔其他部位被再激活。

(二) 药物治疗的复发率

由于子宫内膜异位症的形成与卵巢的功能有关,故采用药物抑制卵巢功能导致暂时性闭经,使异位子宫内膜病灶萎缩,从而达到治疗的目的。但子宫内膜异位症是一种慢性复发性疾病。开始选择手术治疗的最主要原因显然是与药物治疗相比较而言,其复发率低,所有保守性药物治疗的年复发率为5% ~ 10%,5年复发率接近一半。不同的药物的复发率有所不同。停治疗后第一年复发率:避孕药/孕激素17% ~ 18%;达那唑5 ~ 15%;GnRH类似物:11%。5年累计复发率为53.4%,并且在第二次腹腔镜检时疾病的分期评分无明显改变。复发率也因疾病的严重程度而有较大差异:轻度子宫内膜异位症36.9%,而重度子宫内膜异位症高达74.4%。

二、影响子宫内膜异位症复发的可能因素

子宫内膜异位症复发与疾病的临床分期、既往的子宫内膜异位症治疗方式及手术后是否接受雌激素补充治疗等因素相关。

1. 卵巢功能对子宫内膜异位症复发的影响　盆腔子宫内膜异位症的形成与卵巢的功能有关,其异位种植部位的非生理性反复出血是卵巢甾体激素依赖性过程,本过程引起疾病的发展和临床症状与卵巢功能有关。将卵巢彻底破坏或将其切除,则其复发率明显下降。故采用其他保留

卵巢功能的治疗方法虽可取得疗效,但其复发率较卵巢切除者为高。子宫内膜异位症的手术后5年复发率为20% ~ 40%。而切除双侧卵巢者复发的可能性极低,甚至无复发。因子宫内膜异位症而行全子宫切除时是否同时切除双侧卵巢,可影响手术后的复发率。与同时切除卵巢者相比较,保留卵巢者疼痛复发的相对危险性是6.1;保留卵巢者再次手术的相对危险性为8.1。

2. 疾病的临床分期　疾病的临床分期与各种保守性手术及药物治疗后的复发有关。重度子宫内膜异位症复发的危险性明显高于轻症患者,Ⅲ/Ⅳ期患者的复发率为33% ~ 44%。GnRH类似物治疗后5年累计复发率在轻度患者为36.9%,而重度病变患者高达74.4%。

3. 雌激素补充治疗　由于子宫内膜异位症的好发年龄是30 ~ 45岁,在子宫及双侧附件切除术后,有些患者出现更年期综合症状而需要应用雌激素补充治疗。然而,雌激素补充治疗可能增加子宫内膜异位症的复发率。Matorras等对115例因子宫内膜异位症而行子宫加双侧附件切除术的患者采用雌激素补充治疗,而另57例未接受雌激素补充治疗作为对照。并进行随访,平均45个月,并定期进行临床妇科检查、阴道超声和CA125水平的检测。结果发现:未接受治疗者无复发,而接受雌激素补充治疗者的复发率为3.5%(115例中4例),平均每年为0.9%。子宫内膜异位症后接受雌激素补充治疗者复发危险因素有:腹膜累及面积>3cm^2(复发率为2.4%而对照组为0.3%)和外科手术不彻底(22.2%比1.9%)。子宫内膜异位症而行全子宫加双侧附件切除者在雌激素补充治疗时存在低复发的危险性,这种患者仍可采用雌激素补充治疗。然而,当腹膜累及面积>3cm^{2}时,雌激素补充治疗则是一种有争议的选择。如果有雌激素补充治疗适应证,应该在监测下进行应用。但雌激素补充治疗开始早晚并不增加症状的复发率。其开始应用时间可选择在子宫内膜异位症行全子宫加双侧附件切除后即可开始。Hickman等对95例子宫内膜异位症经腹全子宫加双侧附件切除者并进行雌激素补充治疗的回顾性分析时发现,60例术后立即开始周期性补充治疗,4例(7%)疼痛症状复发,35例手术6周以后开始补充治疗者7例(20%)疼痛症状复发,平均随访57个月。在子宫加双侧附件切除术后早期或推迟雌激素补充治疗的症状复发率无统计学差异。

4. 手术方式　如在手术治疗的术后复发率中所述,各类手术方式的术后复发率存在显著的差异。保守性手术的术后复发率明显高于保留卵巢功能性手术和根治性手术。卵巢子宫内膜异位瘤开窗及囊壁切除术后的累计再次手术可能性明显高于囊肿切除术。18个月和42个月后囊肿切除后再次手术率为6.1%和23.6%,而囊肿开窗及囊壁切除术为21.9%和57.8%。卵巢子宫内膜异位症囊肿采用抽吸并用乙醇硬化治疗后的复发率高于囊肿切除术,且术后复发的时间也较早。

5. 病变的侧别　盆腔子宫内膜异位症发生在左侧盆腔者多于右侧盆腔。左侧卵巢被累及时的复发率比累及右侧卵巢时高(29%比7.3%;P<0.05),表明当子宫内膜异位症病灶只在盆腔的右侧时其复发的可能性比累及左侧时

低。双侧卵巢囊肿的复发率为58.3%，明显高于单侧（26.2%）。

三、诊　断

子宫内膜异位症复发的诊断与初发诊断相同。内异症的复发症状可在各种治疗方式多年后发生。子宫内膜异位症有各种症状，包括：盆腔疼痛、性交痛和排便疼痛等。内异症的复发即意味着这些症状的再现。

子宫内膜异位症常在药物或手术治疗后复发。有时甚至难以区别疾病的复发或残存，20%～40%患者的症状或体征与初始诊断相一致，不同因素影响疾病的复发率。诊断时应考虑到初始的分期、疾病的初期情况、前次治疗方式和危险因素等。当怀疑为复发性子宫内膜异位症时，诊断的第一步是进行病史和体格检查。检查是否是疾病的延伸，在排除其他原因引起的疼痛或不孕后，采用腹腔镜进行复发性子宫内膜异位症的诊断和分期。发现异位病灶是诊断的前提条件。子宫内膜异位症存在多种变异情况，简单肉眼发现的病灶需要活检或病理组织学检查证实。在以下特殊组织学参数中至少有两个才能确定诊断：子宫内膜上皮组织、子宫内膜间质、内膜腺体和含铁血红素细胞。其他诊断方法可帮助诊断，但单一无充分的特异性和敏感性。

有关复发性子宫内膜异位症辅助检查如下：

1. 血清CA125测定　血清CA125水平在35～40U/ml时预测子宫内膜异位症的特异性88%～100%，但敏感性差，仅为17%～54%。除缺乏敏感性外，血清CA125水平的增高与子宫内膜异位症的严重程度和对治疗的反应相关。这表明增高的CA125可能预测残存病症的量认为对治疗反应差。Chen等发现在保守性手术后接受达那唑治疗期间，虽有进展子宫内膜异位症，并且腹腔镜检查时发现有持续性子宫内膜异位病灶，但此时CA125水平（<35U/ml）正常。对于进展期子宫内膜异位症和治疗前CA125者，CA125水平是监测复发的有价值参数。但不是痛经患者或为追踪治疗的有效筛选工具。

2. 阴道B超　对于病变的不同部位或多房性内膜异位囊肿与功能性出血性囊肿，包括黄体囊肿的鉴别非常有帮助。在子宫存在的情况下，月经期超声的敏感性最高，为87%。

3. 磁共振成像（MRI）　虽然特异性差（50%～60%），但对于发现小的病变或非典型部位的病变有帮助。CT可作为胸腔或其他罕见部位子宫内膜异位症的常规诊断的补充。如果怀疑子宫内膜异位症病灶累及肠道或膀胱时，可进行钡剂灌肠、静脉肾盂造影（IVP）或膀胱镜检查，以确定病变复发及累及的范围。

四、治疗模式

子宫内膜异位症的治疗努力达到3个目标：①通过清除或缩减种植病灶而减轻症状；②限制疾病的进展或延缓复发；③如果希望妊娠时恢复生育能力。但这种疾病的问题在于无法预测复发，妊娠不能阻止、但能延缓复发。47%的不孕症患者在第二次保守性手术治疗后仍有复发，20%患者还需要第3次手术治疗。

（一）复发性子宫内膜异位症的药物治疗

子宫内膜异位症无针对病因治疗，故常常发生疾病的复发和进展，而需要采取不同的或重复治疗。疼痛是复发性子宫内膜异位症的常见而主要症状，但有关复发性子宫内膜异位症疼痛的药物治疗数据非常有限。运用内分泌治疗还不能基于充分的依据，取而代之的是基于仔细考虑药物的作用，以达到最大的益处和最小的危险性。在正常或微小的发现提示轻微的子宫内膜异位症时，可尝试运用低剂量口服避孕药以抑制卵巢，它能减轻与子宫内膜异位症有关的疼痛。药物应用无限制期限，可用至无效或希望妊娠为止。有症状的子宫内膜异位症患者在保守性手术治疗后的中度或重度盆腔疼痛患者，去乙酰环丙孕酮连续治疗6个月12.5mg/d，或口服避孕药都是一种有效、安全而价格便宜的治疗方式。

如果低剂量避孕药无效，可依据预测对药物副作用的耐受情况和药物价格而采用MPA、达那唑或GnRH类似物，持续治疗3～6个月，再对症状和检查进行评估。

对于已知进展期的或检查提示严重的子宫内膜异位症（附件包块、子宫固定、陶氏腔封闭），药物治疗虽可减轻疼痛，但对已累及的组织无治疗作用。可在手术前用GnRH类似物抑制卵巢3个月。GnRH类似物比达那唑或孕激素能更有效的缩小内膜异位囊肿。这些治疗能减少炎症反应和盆腔血管分布并软化粘连。同样，在有些经验表明手术后抑制卵巢以预防异位子宫内膜细胞的播种、粘连的形成和复发，但仅极少数文章报道这些治疗可延长手术后的无疼痛期。在曾经用GnRH类似物治疗的患者，在初次治疗后骨质丢失痊愈后可重复使用，一般应用3个月。这意味着在初次治疗前后必须测量骨密度（腰椎和股骨颈）。然而，如果患者存在与GnRH类似物治疗有关的骨质丢失而未痊愈，或未对骨密度进行检查或存在其他骨质疏松症的危险因素时，则应选用其他治疗方法，如达那唑或孕激素治疗。与卵巢甾体激素联合反加治疗可作为GnRH类似物治疗的选择方式之一。口服避孕药也可作为初次GnRH类似物治疗后复发的选择方式之一。

（二）复发性子宫内膜异位症的手术治疗

子宫内膜异位症在保守性手术后的复发取决于原有的疾病分期和手术治疗的彻底性。目前大多数研究表明子宫内膜异位症的手术治疗的5年复发率为20%～40%。如果只考虑到疼痛则趋向根治性手术；采用保守性手术时应考虑到本病的复发。子宫切除术（同时切除或不切除双侧附件）常用于年龄较大，而不需生育的子宫内膜异位症患者，手术治疗与子宫内膜异位症有关的盆腔疼痛和附件包块。因子宫内膜异位症而行子宫切除术的患者再次手术的平均间隔时间为7.8年，腹部/盆腔疼痛是主要症状，客观体征是盆腔包块。因子宫内膜异位症而切除子宫者，复发而需再次手术时，应考虑到该病的复发率，手术切除卵巢可减少复发的可能。

骶前神经切除在治疗子宫内膜异位症有关明显性交疼痛效果的研究结果不一致，因而此种手术不作为疼痛治疗的常规手术方式而推荐。

在重度子宫内膜异位症和广泛粘连时，即使行全子宫及双侧附件切除,但仍可有残留而无法切除的病灶,可能发生罕见的卵巢残余综合征,而引起本病的复发。对于这类患者的复发,再次手术的并发症较多,危险性较大。有报道采用盆腔放射治疗能消除这些组织,从而减轻疼痛症状。治疗后 FSH 迅速增高,E_2 水平下降至卵巢切除水平。

五、预　　防

(一) 手术后药物治疗

保守性手术和卵巢功能保留性手术的患者,手术后的复发率较高。手术后给予 3 ~ 6 个月的药物治疗可使肉眼看不见的或深部无法切除的病灶得以萎缩、退化,从而预防或延缓本病的复发。但对于采用何种药物治疗以及预防效果在个别报道中存在较大的差别。

对于年轻的保守性手术的患者术后采用低剂量口服避孕药治疗 6 个月,在短期内(手术后 1 年)能减少复发率,但对于远期复发率无预防作用。Vercellini P 等对 269 例中-重度子宫内膜异位症患者随机分为 2 组,分别采用 goserelin 治疗 6 个月或采用期待治疗,定期随访 2 年。goserelin 治疗组手术后 1 年和 2 年的症状复发率分别为 13.1% 和 23.5%,而未治疗组分别为 21.4% 和 36.5%,并且用 goserelin 治疗能明显延迟复发的出现。对于Ⅲ/Ⅳ期子宫内膜异位症术后采用达那唑治疗 3 个月,与期待治疗相比较则无明显预防复发的优势。

(二) 妊娠对延缓子宫内膜异位症复发的作用

约 30% ~ 58% 的不孕症患者合并子宫内膜异位症,患子宫内膜异位症的妇女中不孕症的发病率约 30% ~ 50%。表明子宫内膜异位症与不孕症有明显的关系。对于进展期子宫内膜异位症患者,无论是手术治疗还是药物治疗均能提高妊娠率。保守性手术后的妊娠率为 40% ~ 60%,并且手术后的第一年的妊娠率明显高于第二年(76% 比 24%)。这可能由于手术切除内膜异位病灶,分离粘连,恢复了盆腔器官的正常解剖的缘故。对于希望生育的患者手术后短期内是妊娠的良机。妊娠虽不能阻止,但能延缓子宫内膜异位症复发。所以对于年轻而希望生育的患者,治疗的妊娠不仅满足了希望生育的愿望,还能延缓子宫内膜异位症复发。故对于进展期子宫内膜异位症患者可采用助孕技术,提高妊娠率,而达到延缓子宫内膜异位症复发的目的。

(三) 子宫内膜切除术

实验和临床研究表明,有活性的子宫内膜细胞具有种植能力。1921 年 Sampson 提出子宫内膜随经血通过输卵管逆流种植的理论,至今仍被大多数人所接受。因而切除子宫内膜,从而阻止子宫内膜碎片的脱落以及子宫内膜细胞种植于腹腔,而预防子宫内膜异位症的复发。新近有报道对已经行腹腔镜手术的子宫内膜异位症患者,采用子宫内膜切除后随访 2 年未见复发,并在这类手术后的患者的道格拉斯腔中未发现血液或血细胞,而在未接受子宫内膜切除的患者 9 例中,8 例存在子宫内膜细胞,进一步证明在位子宫内膜在子宫内膜异位症复发中的意义。

(钟　刚)

第十二节　子宫内膜异位症的恶变

子宫内膜异位症(内异症)是生育年龄妇女的常见病,其发病率约为 10% 左右,且有明显的上升趋势。内异症具有临床病变的广泛性和病理表现的多形性的特点,但基本上可以认为是良性疾病,因为尽管它所造成的疼痛和不育对妇女的健康和生活质量有很大的影响。另一个值得重视的问题是内异症表现与恶性肿瘤类似的生物学行为,如浸润、破坏周围组织、远处转移及极易复发,而且确有一定比例的内异症发生组织学改变,成为癌瘤。所以,内异症的恶变以及它和癌瘤的关系,日趋受到关注,并对研究内异症有重要意义。

(一) 内异症的恶性行为和癌变

1. 内异症的生物学行为　内异症确有与恶性疾病相似的表现,诸如,局部浸润或远处转移,与周围组织的严重粘连,对其他组织或器官的侵袭和破坏。但内异症病灶没有癌细胞,这种恶性表现只限于生物学行为上。

2. 内异症恶变组织学上的连续性　早在 1925 年,临床学家和研究者已经推测内异症病灶有可能发生肿瘤。Sampson 首先描述了内异症的恶变,并确定其诊断标准。即:①在同一卵巢中,内异症和癌并存;②内异症和癌的组织学关系相类似;③除外转移性恶性肿瘤。1953 年,Scott 认为应在上述标准基础上,补充有良性内异症向恶性组织过渡的组织形态。此后,关于内异症恶变,特别是起源于内异症的卵巢癌的报告日渐增多。1988 年,La Grenade 和 Silverberg 又首先提出卵巢不典型内异症的概念,其形态上以子宫内膜样腺体的异型性为主要特征。而不典型增生上皮向恶性上皮移行的现象在合并内异症的卵巢恶性肿瘤的发生中可能起主要作用。

3. 内异症恶性的临床特点　关于内异症恶变的最大一组报告是著名妇科病理学家 Mostoufizadeh 和 Scully,他们复习 1925 年至 80 年代的文献资料,主要是六七十年代的报告,结果是:①恶变的发生以卵巢内异为主;②合并内异症的卵巢癌以子宫内膜样癌和透明细胞癌为多;③患病年龄较为年轻;④很少有浆液性和黏液性癌;⑤仅有 35 例卵巢外癌,包括直肠阴道隔(13 例)、阴道(4 例)、膀胱(3 例)及其他部位(15 例),卵巢外癌以腺癌为主;⑥内异症恶变和外源性雌激素的应用无明显关系。瑞典进行的大组流行病学调查,是对 20 686 名内异症患者患恶性肿瘤相对危险性的研究,平均随诊 11.4 年,结果表明内异症患者总的恶性肿瘤相对危险性为 1:18,其中卵巢癌、乳腺癌和非霍奇金淋巴瘤的相对危险性分别是 1.92、1.27 和 1.79。

4. 目前对内异症恶变认识　①随着内异症发病率的明显增加,其恶变问题应予以高度重视;②所谓一般文献报告的 0.7% ~ 1.0% 的恶变率可能是个保守的数字;③恶变主要集中在卵巢,但也可以在卵巢外;④内异症患者的乳腺癌、非霍奇金淋巴瘤的患病危险亦增加;⑤恶变发生的机制尚待研究,可能和代谢、遗传等有关。近年的研究深入到乳糖代谢异常、酶受体调节失控以及基因改变,以揭示内异恶变的根源。

（二）内异症和卵巢癌的关系

根据上述内异症恶变的诊断标准，我们可以确知卵巢癌和内异症可以在同一卵巢上发生、并存及良性向恶性化。而且内异症增加患癌危险，典型的报告是在日本，日本妇女的卵巢癌总发生率是0.03%。而合并卵巢内异症患者卵巢癌的发生率是0.7%，是普通人群的23倍。另一方面，在卵巢透明细胞癌和子宫内膜样癌患者中合并内异症者亦高达20%～40%。再者，卵巢癌和卵巢内异症有共同的遗传背景。这些都支持两者间有关系的观点。

相继有些大组报道分析了内异症和卵巢癌的关系。

1. 内异症手术发现与卵巢癌合并存在，并符合内异症恶变的诊断标准主要是卵巢子宫内膜样癌和透明细胞癌。①Nishida M等报道了日本 Tsukuba 大学医院1976～1999年147例内异症，有18例（12.2%）为不典型内异症，其中4例（5.6%）发生卵巢癌变，总的癌变率为0.7%。②张蕴玉等报道内异症恶变率是1%，20例恶变中，依次是子宫内膜样癌11例，透明细胞癌7例，其他癌2例。

2. 卵巢上皮癌合并内异症，亦主要在卵巢子宫内膜样癌和透明细胞癌。Vercellini 对556例卵巢癌手术患者内异症的发生率进行调查，发现浆液性、黏液性癌及其他类型卵巢癌合并内异症发生率为3.6%～5.6%，而子宫内膜样、透明细胞及混合性卵巢癌合并内异症发生率明显升高，分别为26.3%、21.1%和22%。Yoshikawa 等的报道亦有相似的结果，浆液性、黏液性、透明细胞及子宫内膜样癌中内异症的发生率分别为3.3%、3.0%、39.02%和21.2%。另一位日本学者也复习了172例卵巢癌合并内异症的情况，总的发生率14.5%。每种类型卵巢癌的内异症的发生率是：透明细胞癌占40.6%、子宫内膜样癌23.1%、浆液性癌8.7%、黏液性癌2.9%。

文献报道显示，东西方国家卵巢癌合并内异症的差异：①总的发生率，日本的报道略高于西方；②西方国家以子宫内膜样癌更多些，而日本以透明细胞癌居多；③浆液性癌西方人略高于日本。但根据15个作者报道的综合，共有卵巢癌2807例，合并内异症397例，总的发生率14.1%。其内异症在每种类型卵巢癌的发生率，依次是透明细胞癌（198/505,39.2%）、子宫内膜样癌（147/694,21.2%）、浆液性癌（39/172,3.3%）、黏液性癌（13/436,3.0%），可见内异症在卵巢透明细胞癌及子宫内膜样癌中的发生率远高于其他类型的癌瘤。

3. 内异症恶变的临床因素 卵巢癌患者的年龄、临床期别、月经及生育状况与内异症的发生有一定的关系。Komiyama 报道，年轻卵巢癌患者更容易合并内异症，如小于50岁及大于50岁的卵巢子宫内膜样癌及透明细胞癌患者中，内异症的发生率分别为45%和28%；Ⅰ、Ⅱ期卵巢癌的内异症发生率高于Ⅲ、Ⅳ期，分别为20.5%和9.0%；绝经状态与发生率无明显关系（分别为13.3%和15.9%）；40岁以上的未生育的卵巢癌患者的内异症发生率为已生育妇女的两倍，分别为22.9%和12.6%。表明早期卵巢癌与内异症发生最为密切，其他因素可能较少涉及内异症的恶变。合并内异症可能是卵巢癌预后较好的因素，但追究其原因

则是因为这些病例期别较早，癌瘤的扩散程度才是主要影响因素。

至于何种内异症更容易或提示恶变，尚难估价。恶变主要在卵巢内异症，卵巢外内异症恶变较少。临床上出现以下情况，应注意恶变之可能：①卵巢内异囊肿过大，直径大于10cm或有明显增大的趋势；②绝经后又有复发，疼痛节律改变，痛经进展或呈持续性腹痛；③影像学检查发现卵巢囊肿内有实质性或乳头状结构，或病灶血流丰富；④血清CA125过高（大于200KIU/L）。要养成常规检查标本的习惯，必要时送冰冻切片检查。内异症的期别，外用雌激素和恶变的关系并不明显。

（三）不典型子宫内膜异位症的概念和意义

1. 病理特点 这是已经被病理学家确定了的组织学概念，不典型内异症系指异位内膜腺上皮的不典型或核异型性改变，始由 LaGrenade 和 Silverber 提出，其病理形态特点是"细胞核深染或淡染、苍白，伴有中至重度异型性；核/浆比例增大；细胞密集、复层或簇状突。具备上述3项以上者，则可诊断。

病理学家指出，在诊断时尚要注意：①在卵巢肿瘤出血、滤泡囊肿出血及不典型皮质包涵囊肿等，亦可能出现类似结构，但这些病变虽然可有腺体的异型性，而无子宫内膜样间质；②不典型内异症有腺上皮异型性，但有正常子宫内膜的间质成分，异型的腺上皮不堆积成实性细胞团块，也未形成多分支的乳头；③可能有不典型内异症与癌的移行，正常内膜间质逐渐消失，代之以长梭形细胞的纤维间隔，或伴有腺体结构紊乱；④病变不突破基底膜。

虽然不典型内异症在恶变中的地位尚有争议，但多数学者认为，不典型内异症可能是癌前病变，或者类似于"交界性"或"过渡状态"。因为：①可以在卵巢内异症恶变中，看到这种核异型性与癌的直接连续或不连续；②有 DNA 非整倍体细胞群；③与周围的内异症及卵巢癌有共同的基因异常。从而无论从形态上抑或分子生物学方面都支持不典型内异症具有恶变潜能，从典型→不典型→癌，可能是个过程；从化生→增生→癌，是个移行程序。

2. 临床意义 根据上述诊断标准，日本的 Nishida 等对147例卵巢内异症进行检查，发现不典型内异症18例，占12.2%。而一般文献报道，在卵巢内异症中不典型内异症发生率为1.7%～3.0%，不论怎样，不典型内异症并不是一个少见的现象。

Fukunaga 等的研究非常有意义，从1987～1995年间的224例卵巢癌中有54例内异症（24.1%），其中21例为典型内异症，33例不典型内异症。后者包括18例透明细胞癌、7例子宫内膜样癌、4例浆液性癌、3例黏液性癌和1例浆液性交界性瘤。可见也以透明细胞癌（54%）和子宫内膜样癌（41.9%）为主。Obata 也报道，22.6%的宫内膜样癌和36.0%的透明细胞癌与卵巢不典型内异症有关。这些资料都从临床上证实：①不典型内异症是癌前潜在危险的病变；②最常见的转化是卵巢透明细胞癌和子宫内膜样癌；③不典型内异症恶变机会明显高于典型内异症。

（四）卵巢外内异症的恶变

1. 卵巢外内异症的恶变率与恶变类型 卵巢外内异

症的恶变较少见,可发生在阴道直肠隔、阴道及肠道等部位,病理类型以腺癌为主。查询1966年至今,30余年Medline文献,Slavin报道6例来源于内异症的肠道恶性肿瘤,并结合文献报道的17例共23例,病变部位主要在直肠结肠,少数位于回盲部或回肠,其病理类型主要为子宫内膜异位症样癌,其次为混合性米勒管癌以及肉瘤。Bosincu2001年报道1例来源于内异症的阴道直肠隔子宫内膜间质肉瘤。内异症癌肉瘤变罕见,仅有2例相关报道,1例为子宫切除术后11年盆壁癌肉瘤,可能与手术时子宫内膜细胞的种植有关。另1例为双卵巢巧克力囊肿,右侧癌肉瘤变,左侧子宫内膜样癌变。我院收治1例腹壁子宫内膜异位症癌肉瘤变以及1例阴道直肠隔内异症癌肉瘤变。典型病史如下:

病例1:41岁,孕2产1,因剖宫产术后腹部包块16年,手术后反复发作,2001年9月第二次入我院。

患者平时月经规律,无痛经。15年前外院孕足月行纵切口剖宫产,术后50天出现腹壁切口包块,经期增大伴疼痛。1999年10月外院手术切除腹壁包块,病理为腹壁子宫内膜异位症。术后5个月包块复发症状同前。2001年2月再次手术,病理同前;术后服用孕三烯酮3个月无效,术后1月腹壁包块复发。2001年7月我院就诊,见腹壁手术瘢痕3条,右下腹皮肤多个囊性包块,最大者直径达10cm,局部水疱,皮肤菲薄、发亮。盆腔检查未见异常。血CA125:4.7mIU/ml。予GnRH-a治疗两月,包块继续增大。两次腹壁包块穿刺术,均抽出黄色清亮液体,病理检查未见瘤细胞。外院手术病理切片我院会诊:子宫内膜异位症,部分上皮增生有异型性,可能为非典型子宫内膜异位症。2001年9月第一次入我院,全麻下行腹腔镜下全子宫双附件切除术加腹壁子宫内膜异位病灶切除术。盆腔内无内异症表现,子宫肌瘤如孕6周大小,双侧附件未见异常。腹壁内异症病灶为大小不等的囊腔,内有浅咖啡色液,部分囊内有实性乳头样组织。腹壁病灶手术切净。病理结果:腹壁病灶为非典型子宫内膜异位症,免疫组化:ER(-),PR(-)。多发性子宫平滑肌瘤,双附件未见特殊。术后3月腹壁又出现包块,渐增大,多次于外院抽取囊内液。血E_2水平为0.2pg/ml,血CA125正常。2002年6月14日第二次入院,检查整个右侧腹壁满布大小不等的囊性包块,最大10cm,局部破溃渗出。2002年7月行第四次手术。术中发现腹壁病灶内均为淡褐色液体,囊内有烂肉样实性组织。病灶侵及皮肤、皮下、筋膜、肌肉,部分前腹膜亦受累。手术切除全部腹壁病灶,腹壁成15cm×15cm方形缺损。取右侧大腿外侧皮肤及阔筋膜修补腹壁缺损。术后14天拆线,皮肤成活好。切除的病灶镜下有非典型的内异症、子宫内膜样癌及癌肉瘤3种图像混合存在,癌肉瘤区经免疫组化证实,并有明确的平滑肌分化。病理诊断:非典型子宫内膜异位症恶变(癌肉瘤),免疫组化:EMA(++),ER(-),PR(-),P53(+),Vimentin(++),SMA(+)。术后DDP+异环磷酰胺1疗程,术后1月腹壁非植皮区又出现散在多发性包块,再次手术切除,病理同前。术后15月死于肿瘤肺部转移。

病例2:45岁,孕1产1。因双侧卵巢巧克力囊肿剥除术后10年,发现盆腔包块3个月于2000年12月入院。

患者于1990年9月因发现盆腔包块1年余入我院行腹腔镜下双卵巢巧囊剥除,术中见双卵巢巧囊直径均为4cm,子宫直肠窝轻度粘连。术后避孕针1号治疗3月。无痛经。1994年8月孕35周,双胎,早产,剖宫产,术中发现右卵巢巧囊6cm行巧囊剥除。子宫直肠窝轻度粘连。以后未随诊。2000年9月因下腹不适,妇科检查发现阴道直肠窝偏右囊实性包块7cm,固定不活动,直肠黏膜光。超声波提示子宫正常,子宫右后方7.1cm×5.5cm之无回声区,内有不规则的强回声,壁上多个乳头状突起,彩超血流丰富。血CA125 68.7U/ml。2000年12月开腹探查:无腹水,子宫正常大小,左侧卵巢巧克力囊肿直径4cm,与子宫后壁及降结肠粘连。右附件粘连。子宫直肠窝实性包块7cm×6cm,侵及阴道直肠隔,表面血管充盈。探查盆腹腔其他部位未见异常。术中子宫直肠窝肿物活检冰冻为恶性肿瘤,故行肿瘤细胞减灭术。手术切除全子宫双附件、大网膜、阑尾、阴道直肠隔肿瘤,高危结扎卵巢血管并行盆腔淋巴结清扫术。术中发现阴道直肠隔肿瘤已侵及直肠肌层外1/3。手术基本切净肿瘤。切除标本镜下为大量平滑肌中少许异型的子宫内膜样腺体,并有成片成巢分布的癌肉瘤成分,其中有少量软骨样岛。免疫组化:上皮成分CK7(+),AE1/AE3(+);间叶成分Vimentin(+),软骨样区S100(+)。术后病理诊断:(阴道直肠隔肿物)子宫内膜异位症恶变,米勒管癌肉瘤;子宫平滑肌瘤;左卵巢巧克力囊肿,右附件未见特殊。腹腔冲洗液、大网膜、阑尾以及腹膜后淋巴结均未见肿瘤。术后顺铂联合化疗3疗程(顺铂+长春新碱+平阳霉素1疗程,顺铂+阿霉素+环磷酰胺2疗程)。化疗期间血CA125正常,未定期随诊。术后10月盆腔包块直径4cm,外院插管化疗盆腔包块继续增大,血CA125上升至46.2U/ml,考虑肿瘤复发于2001年12月31日再次肿瘤减灭术。术中见阴道残端实性包块,直径6cm,与乙状结肠粘连。小肠系膜多个肿瘤结节。手术基本切净肿瘤。术后病理:(阴道残端)低分化子宫内膜样癌,广泛坏死。术后给予泰素及卡铂周疗3疗程,术后随诊2年带瘤生存。

2. 卵巢外内异症的诊断 卵巢外内异症的恶变主要来源于内异症的腺体及间质。内异症恶变组织学上有从良性到恶性过渡的中间阶段即不典型的子宫内膜异位症,其形态上以腺上皮的异型性为主要特点;间质的异型性较少。上述2例癌肉瘤为内异症腺体及间质同时恶变所引起。其病理特点是病灶中同时含有恶性的上皮成分及恶性的间质成分。由于卵巢外内异症的恶变较少见,症状及体征无特异性,诊断主要靠病理。但对丧失了激素依赖的特点的内异症病灶如卵巢切除术后或绝经后内异症仍继续生长者,应考虑恶变的可能。

3. 卵巢外内异症恶变的治疗及预后 仍在探索中。以手术切除为主,化疗及其他的治疗方法仍在探索中。如阴道直肠隔内异症的恶变可按卵巢癌处理,以手术切除为主,术后按卵巢癌化疗。腹壁内异症恶变治疗的手段主要是手术,化疗及放疗的意义有待评估。预后主要取决恶变的类型,如癌肉瘤变预后可能不良。

(五)内异症恶变的生物学基础

近年对内异症恶变的代谢、酶、受体及分子机制等进行了深入的研究,发现内异症与癌的诸多关系,主要有以下几个方面。

1. **乳糖代谢的异常** 乳糖-1-磷酸尿苷酰转移酶(GALT)是乳糖代谢的重要酶。先天性 GALT 缺乏,可导致乳制品中的乳糖不能代谢而形成高乳糖血症,在动物试验中,高乳糖血症可引起卵巢早衰并导致卵巢癌的发生。有研究表明卵巢癌患者的 GALT 活性与对照组相比明显降低。对有卵巢癌家族史的绝经前妇女 GALT 活性研究结果表明,其 GALT 活性与对照组相比明显降低,有统计学差异。卵巢癌患者 GALT 基因 N314D 突变率(15.5%)明显高于对照组(7.5%),差异有显著性。内异症患者至少携带一个 N314D 等位基因者占30%,而对照组仅为14%。与无 N314D 等位基因者比较,携带等位基因的内异症患者更易为期别高及有家族史者。结果提示内异症患者 GALT 基因突变率高。GALT 水平的升高对卵子有毒性作用,在动物试验中发现 GALT 基因突变与卵巢癌的发生有关。

2. **纤维酶原激活系统异常** 越来越多的证据表明,内异症及肌腺症的种植与浸润的发生机制与恶性肿瘤类似,可能受细胞黏附分子及降解细胞外基质的酶所调节。尿激酶型纤溶蛋白激活因子(uPA)可能为局部调节肿瘤浸润的分子。Kobayshi 通过 Western 法测定及酶谱分析,发现异位内膜的间质细胞 uPA 及 uPA 依赖的酪蛋白活性是在位内膜的 12 倍,而异位内膜上皮细胞的 uPA 受体(uPAR)的表达亦为在位内膜的 4 倍。体外试验中发现,异位内膜的上皮细胞与间质细胞共同培养时,其浸润能力比在位内膜明显增强。提示异位内膜上皮细胞过度表达 uPAR 与间质细胞过度分泌 uPA 与异位内膜的浸润特性有关。

3. **雌孕激素及其受体调节异位及在位内膜细胞的增生** 正常子宫内膜在分泌期雌孕激素受体出现生理性的降调节。而在异位内膜病灶中,这种降调节作用消失。Toki 应用免疫组化测定子宫内膜异位病灶增生细胞核抗原(PCNA)的表达以及比较异位内膜及在位内膜 PCNA 表达的差异,发现整个月经周期中异位内膜 PCNA 的表达明显高于在位内膜,分泌期这种差异尤为明显。分泌期在位内膜细胞增生作用受到抑制,而在异位内膜细胞增生依然持续。异位内膜失去了在位内膜的周期性改变。即使绝经后异位的内膜亦不表现萎缩改变,而是显示增生变化。细胞的增生受一系列细胞周期相关分子调节如 Cyclin 及其 Cyclin 相关激酶调节。

4. 内异症的分子生物学改变

(1) 单克隆起源:有研究表明子宫内膜异位腺体为单克隆起源。而单克隆起源是疾病不断展的基础。Yano 等应用聚合酶链反应(PCR)对卵巢子宫内膜囊肿进行分子生物学研究,人类 X 染色体上雄激素受体基因的第一外显子内切酶的甲基化与该染色体的失活有关。通过对 11 例囊肿 21 个标本的甲基化类型进行观察,发现所有标本的甲基化类型相同,提示这些内膜异位囊肿为单克隆起源。Thomas 亦报道 17 个内膜异位的腺体中 14 个为单克隆来源。

(2) 杂合性的丢失(LOH):正常的子宫内膜无 LOH。而内异症染色体 9p、11q、22q LOH 分别为18%~21%、18%~22%及15%。不典型的内异症染色体 6q 及染色体 10q 的 LOH 高达 60.0% 及 40.0%。在同一病人中所有的邻近病变包括子宫内膜异位症、不典型子宫内膜异位症、子宫内膜样癌 LOH 的类型相同。但彼此较远的病灶如对侧卵巢,其 LOH 的类型存在差异。LOH 意味着 DNA 的缺失,可为等位基因的缺失或染色体的缺失。LOH 与环境中的致癌物如吸烟有关。致癌物可引起基因的缺失或突变。如果隐性肿瘤抑制基因发生缺失或突变,即引起 LOH,造成该基因失活。肿瘤抑制基因的失活与卵巢癌的发生关系密切,在子宫内膜异位症的发生中肿瘤抑制基因的失活可能起一定的作用。

(3) 基因的改变:PTEN/MMAC1 及 TP53 基因为抑癌基因。PTEN/MMAC1 位于染色体 10q23。该基因在子宫内膜癌、子宫内膜增生及卵巢子宫内膜样癌的突变率分别为 34%~55%、20% 及 20.6%,并且 PTEN/MMAC1 突变主要出现在子宫内膜样癌及黏液性癌中,其他组织学类型的卵巢癌较少。而不典型的子宫内膜异位症未发现 PTEN/MMAC1 基因的突变,推测子宫内膜样癌可能是子宫内膜异位症逐渐过渡而形成。对 TP53 抑癌基因的研究发现子宫内膜异位症该基因无突变。

诚然,内异症的恶变有很多悬而未决的问题,如单克隆起源之说,是否种植的就是单克隆的内膜细胞,所谓卵巢癌的候选基因也是内异症的候选基因是否成立,或者异位的内膜由于分子遗传的损害,失去了对增生的控制等等,都尚有待进一步研究。

通过上述可以总结概况以下几点:

(1) 子宫内膜异位症是日趋增多的常见病,内异症恶变不是一个罕见的问题。

(2) 内异症和卵巢透明细胞癌及宫内膜样癌有明确关系。

(3) 不典型内异症具有恶变的潜能,可以认为是癌前病变。

(4) 内异症恶变及不典型内异症的术前诊断是困难的,所以应强调对内异症为明确诊断时,要慎用"试验性治疗"。要对手术标本进行认真检查。

(5) 对内异症要早诊断、早治疗是防治恶变的最好策略。

(冷金花 郎景和)

第十三节 青少年子宫内膜异位症

【发病率及发病机制】 内异症通常发生在育龄妇女,文献也有报道最小发病年龄为 10.5 岁。应该说青少年子宫内膜异位症的发病率和人群、地理、社会经济都有很大的相关性。Joseph S. 报道在所有实施腹腔镜手术的青少年中患病率为6%,而在有慢性腹痛的青少年患者腹腔镜手术会发现有多达47%的青少年患者有子宫内膜异位症。确切的统计数字没有。在美国,青少年子宫内膜异位症占有慢性腹痛青少年患者的45%。协和医院报道的6例青少年内异症患者占同期青少年妇科手术病人的1.8%(6/339)。随着年龄的增加,这一比例增加。青少年女性合并生殖道畸形是引起子宫内膜异位症的主要病因。发病率随着社会经济的发展也呈上升趋势,文献60年代共报道18例子宫内膜异位症的青少年患者,其中>80%的患者术前没有确诊,是误诊为阑尾炎开腹探查时发现确诊。至70年代,共有180例的青少年子宫内膜异位症患病例报道,是60年代的10倍,至80年代及90年代报道的病例更多,但发病率的增加的原因并没有确切的解释。

发病机制:青少年的发病似乎也验证了"经血逆流学说",尤其是合并先天性生殖道畸形,引起经血阻塞,进而发生卵巢的典型的巧克力囊肿。

【临床特点及诊断】　子宫内膜异位症是引起育龄妇女常见的腹痛的病因,同时也是不孕的原因,对于青少年患者,不孕并不是主诉,但进行性痛经常是患者的主诉。

引用1985 Joseph《青少年妇产科学》一书中常见的引起青少年急性腹痛及慢性腹痛的病因如下表4-7-32。

可见对于青少年的内膜异位症尚缺乏足够的重视。青少年内膜异位症患者常常同时会有消化道症状,下腹部包块是长期经血倒流阻塞引起的。应提高对青少年子宫内膜异位症的认识,对于有痛经的青少年患者,仔细地盆腔检查会发现先天的发育畸形,及盆腔包块。几种常见的引起青少年子宫内膜异位症的生殖道先天畸形有:①宫颈狭窄;②宫颈先天缺如;③先天无阴道;④阴道横隔;⑤处女膜闭锁;⑥残角子宫;⑦阴道斜隔综合征。

表4-7-32　青少年急、慢性腹痛常见的病因

急性腹痛常见的病因	慢性腹痛常见的病因
宫腔积血	Meckel憩室脓肿
肠套叠	溃疡性结肠炎
腹膜炎	便秘
内脏穿孔	泌尿系感染
泌尿系统结石	卟啉病
输卵管积血	镰状红细胞贫血
盆腔炎	肠系膜淋巴结炎
处女膜闭锁	肾积水
阴道横隔或斜隔	肝囊肿(通常和口服避孕药有关)
宫外孕	肠梗阻

对于青少年患者双合诊的检查常常不能进行,肛诊还是很必要的。B超检查是无创的很有帮助的检查。常常可以帮助发现生殖道先天畸形及内膜异位症的病灶。

而对于无法确诊的患者还可用腹腔镜进一步检查,文献对于有慢性腹痛的青少年患者进行腹腔镜确诊,发现有40%以上的患者有子宫内膜异位症,多数是初期病变,病理也进一步证实。腹腔镜的检查可以明确内膜异位症的分级,及指导以后的治疗。

【治疗】　Anthony M在1999年发表关于青少年子宫内膜异位症患者治疗的意见如下:

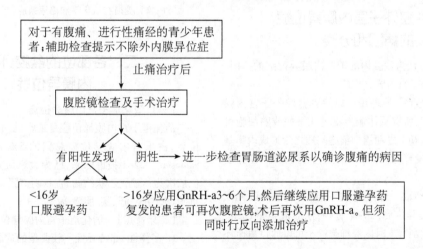

1. 手术治疗　对于有生殖道畸形的患者,进行生殖道的成型术,一方面解除经血阻塞,同时也会使子宫内膜异位症得到治疗。对于有盆腔包块青少年患者手术中发现囊肿为巧克力囊肿,手术中的治疗应与治疗成年子宫内膜异位症无分别,尽可能切除囊肿,电烧灼小的内膜异位症病灶,分离粘连等等。

腹腔镜手术创伤小,病人住院时间短,加之腹腔镜是目前公认的诊断内异症的金标准,因此,对于青少年患者腹腔镜是治疗子宫内膜异位症的最佳术式,麻醉技术的提高、手术器械及手术技术的提高使腹腔镜手术成为最佳的选择。

2. 药物治疗　因为青少年患者近期没有生育要求,因此解除疼痛是主要的治疗目标。

文献报道药物治疗方案主要有①以孕激素为主的治疗,口服避孕药6~9个月。或安宫黄体酮20~30mg,每日一次,共6~9个月。普维拉100mg肌注,每月一次。②以达那唑为主的药物治疗,达那唑400~800mg,每日一次,共

3~6个月。③以促性腺激素释放激素激动剂（GnRH-a）为主的药物治疗。报道用的最多的是以孕激素为主的治疗方案，目前 GnRH-a 已经用于对成年的内异症患者的治疗，有很好的疗效，但由于其主要的副作用是引起骨密度的改变，对于尚没有达到骨密度峰值的青少年患者用药后是不是会对骨质的钙沉积有一定的影响，尚没有研究结论。文献中用于青少年子宫内膜异位症的治疗是鉴于成人的用药经验。

对于有明确的因为生殖道畸形的患者的预后很好，早期发现尽早治疗是预后的关键。对于没有明确病因的青少年患者预后各不相同，及时的诊断及治疗并不改变疾病的发展过程。

（杨佳欣　冷金花　沈铿　郎景和）

第十四节　盆腔外子宫内膜异位症

盆腔外子宫内膜异位症是少见疾病，迄今为止其真正发病率是未知的。盆腔内子宫内膜异位症是指位于输卵管、卵巢和盆腔腹膜的病变；盆腔外的子宫内膜异位症是指盆腔以外身体其他部位的病变，包括：外科手术瘢痕、外阴、宫颈、腹膜、腹股沟、消化道系统、泌尿系统、肺和胸膜、肌肉骨骼系统、中枢和周围神经、皮肤、肢体末端等。一些回顾性的研究和个案报道表明，盆腔外子宫内膜异位症可生长于女性的绝大多数器官，只有心脏和脾未见报道。还有报道在患前列腺癌使用大剂量雌激素的男性泌尿系和腹壁发现子宫内膜异位症，但例数很少。

一、盆腔外子宫内膜异位症的病因和分类

【病因】　一般认为盆腔内的子宫内膜异位症的病因，同样适用于盆腔外子宫内膜异位症。

1. 体腔上皮化生　该理论可以解释盆腔外子宫内膜异位症的所有病例，所有从体腔上皮进化来的成熟细胞可以退化或转化为米勒上皮和周围细胞基质之后形成内膜基质。这样，从胚胎发育时就存在盆腔外子宫内膜异位症发生可能。

2. 血行-淋巴播散　通过血循环、淋巴系统播散可以引起远处子宫内膜异位症，如：坐骨神经、腹股沟淋巴结、胸、膈、脑等。在做刮宫术时内膜细胞栓子可以通过血循环播散到肺。

3. 机械性扩散　进行外科手术时机械性扩散可以引起会阴、阴道腹壁瘢痕的子宫内膜异位症。经血倒流解释不了多数盆腔外子宫内膜异位症，但也有报道认为在肠道残端（阑尾）有该病发生，因邻近输卵管，符合经血倒流的理论。

【分类】　1989 年 Markham 等提出盆腔外子宫内膜异位症分类（表 4-7-33），但这套分类法尚待进一步应用和改进。

表 4-7-33　盆腔外子宫内膜异位症的分类与分期

分类：
I 类：消化道的子宫内膜异位症
U 类：泌尿系的子宫内膜异位症
L 类：肺和胸腔的子宫内膜异位症
O 类：腹腔以外其他部位的子宫内膜异位症
分期：
I 期：无器官受损
　1. 外在：器官表面（浆膜、胸膜）
　　a：病灶<1cm
　　b：病灶=1~4cm
　　c：病灶>4cm
　2. 内在：黏膜、肌肉、脏器实质
　　a：病灶<1cm
　　b：病灶=1~4cm
　　c：病灶>4cm
II 期：有器官受损*
　1. 外在：器官表面（浆膜、胸膜）
　　a：病灶<1cm
　　b：病灶=1~4cm
　　c：病灶>4cm
　2. 内在：黏膜、肌肉、实质
　　a：病灶<1cm
　　b：病灶=1~4cm
　　c：病灶>4cm

* 注：器官受损在消化系和泌尿系应包括部分性和完全性梗阻，在肺包括血胸、咯血和气胸

二、各部位的盆腔外子宫内膜异位症

（一）消化道子宫内膜异位症

消化道子宫内膜异位症是最常见的盆腔外子宫内膜异位症，占子宫内膜异位症总数的 5%~15%。自从 John Sampson 1922 年报道以来，已为大家所熟知。最常见的部位依次为：直肠、乙状结肠、直肠阴道膈、阑尾、回肠、空肠和盲肠、大网膜、肝、胰、胆囊等。

【临床特点】　消化道子宫内膜异位症的特点如下：

1. 多样性、非特异性　较典型的症状经常继发于病变引起的肠梗阻，但需要手术的完全梗阻还是少见的，小肠梗阻需手术的占 10%，大肠梗阻需手术的占 1%。

2. 大多数病人并非表现为周期性症状，仅在发病早期为周期性的。

3. 可以只有肠道症状或只有盆腔子宫内膜异位症症状，或两者同时出现。肠道症状多为腹部可触及包块；直肠和乙状结肠内膜异位症病人可出现腹泻、便秘、排便痛和血便；小肠内膜异位灶常位于回肠末端，约 75% 的病人常发生中腹部痉挛性疼痛；阑尾的内膜异位病人常无症状，也可

因疼痛而行阑尾切除术。因内膜异位引起肠套叠、肠穿孔和阑尾穿孔者极罕见。

4. 直肠指诊时，触到的肿块为肠壁外肿块或黏膜外肿块，触痛明显，黏膜光滑完整，借此可以与直肠癌相鉴别。

【诊断】 除临床症状外其他手段如下。

1. 影像学辅助诊断 B超声波、钡灌肠、CT等影像学检查，可以提供病变形态，不能确定病变性质。钡灌肠可以证明肠道外病变对肠道的压迫，但在病变早期，放射检查无辅助诊断作用。B超显示直、结肠的病变敏感性很低。但如影像学能提示病变为黏膜外或肿块可随月经期而增大和在月经后缩小则有助于诊断。

2. 内镜 结肠镜、直肠镜对排除恶性病变有效。镜检可见肠腔受压变形，腔内隆起性病变或环形狭窄。黏膜可正常，也可有充血、水肿及浅表溃疡，有时可见黏膜下层暗紫色出血斑。但早期的异位子宫内膜位于肠黏膜之外，多累及肠壁深层，而内镜活检取材很浅，故易漏诊。

【治疗】 因消化道子宫内膜异位症可引起肠壁纤维化，导致肠扭曲狭窄、梗阻，有时与肿瘤不易鉴别，因而，消化道子宫内膜异位症应以手术治疗为主。

随着医学的发展，腹腔镜几乎能完成开腹手术的所有操作。当妇女出现以下指征：①不能解释的肠道症状；②盆腔子宫内膜异位症病人出现肠道症状；③病人出现周期性便血或不完全性肠梗阻；④肠道肿块位于黏膜外或月经期前后肿块大小有所改变，均应行探查术。

但在直肠阴道隔病损时，是否行肠切除手术应慎重考虑。有研究指出，阴道直肠隔子宫内膜异位症仅用腹腔镜不能解决问题，应在术前行乙状结肠镜检查，明确肠道受累情况，并由妇科医师和肠道外科医师合作手术。经腹腔烧灼和切除病灶结节的同时，应行阴道后穹隆切除，以缓解症状并减少复发率。

对于同时存在的盆腔子宫内膜异位症的治疗，要根据病人年龄、病变程度、对生育的要求等决定治疗，而不主张切除肠管的病人必须同时切除双侧附件。

药物治疗包括：达那唑、孕激素、促性腺激素释放激素激动剂（GnRH-a）、孕三烯酮，有一定效果。

（二）泌尿系统子宫内膜异位症

泌尿系统子宫内膜异位症占子宫内膜异位症总数的2%~4%，是盆腔外子宫内膜异位症第二常见部位。其中发生于膀胱、输尿管、肾脏的比例为40:5:1，Judd于1921年报道了第一例膀胱子宫内膜异位症，Rousselot于1966年报道了第一例肾实质的子宫内膜异位症。

【临床特点】

1. 泌尿系统子宫内膜异位症，发生在膀胱部位的病人，症状多种多样，如尿频、尿急、排尿困难、膀胱区疼痛、盆腔后背痛；20%的病人特异性表现为周期性肉眼血尿。

2. 输尿管部位的子宫内膜异位症，症状更为轻微，早期常无明显症状或似泌尿系感染，45%的病人表现为腹痛、腰痛，后期表现为反复肾盂积水，肾功能损害，重者可有肾衰、高血压。Kyriakidis曾报道一例单肾病人表现为周期性无尿。

3. 肾实质子宫内膜异位症，可出现患侧腰部胀痛，全

程肉眼血尿伴腹痛。

4. 泌尿系统子宫内膜异位症常与生殖道子宫内膜异位症同时发生，患者除泌尿道症状外常伴有阴道不规则出血、痛经、不育等。

5. 58%的输尿管子宫内膜异位症病人和100%的双侧输尿管梗阻病人在妇检时均发现有盆腔包块。膀胱病变常位于黏膜下，浸润膀胱壁时可以在双合诊时扪及包块。

【诊断】 因泌尿系统子宫内膜异位症无特异性临床表现，常被误诊而延误病情，造成不良后果，故早诊断意义重大。

1. 最简单的是查尿常规，如有周期性血尿，反复地出现泌尿系统症状，而尿检阴性者，均要考虑到该病。

2. 影像学检查，腹部超声可显示膀胱内病灶，要区别膀胱壁结节与子宫前壁肌瘤，并注意输尿管扩张、肾盂积水、肾实质病灶。阴道超声对显示病灶大小、浸润程度及蔓延至膀胱外的病灶更为清晰。肾盂造影、磁共振水成像对输尿管积水、肾盂积水，输尿管狭窄诊断有很大帮助。

输尿管病变多发生在盆腔的下1/3，左侧多于右侧。位于内膜和肌层内的为内在性病变，在外膜和周围结缔组织中的为外在性病变。尽管两种病变均可以引起输尿管梗阻，但外在性病变更多见。

3. 膀胱镜、尿道镜检查，可以直视内壁病灶，对于内在性病灶有一定诊断价值。膀胱镜下可显示异位病灶形态，为蓝紫色水肿样黏膜下结节，于月经前或月经期更为突出。

【治疗】 泌尿系统子宫内膜异位症可引起可逆性肾功能受损，最终导致不可逆性肾功能丧失，没有前瞻性随机研究来指导治疗方案的选择，治疗主张个体化，但原则是保护肾功能。

1. 手术 解除现有梗阻是首选措施，输尿管松解术或及时应用支架可以迅速恢复肾脏功能。若输尿管完全阻塞，可行输尿管部分切除、端-端吻合术，并放置支架；若为输尿管下段近膀胱处阻塞，可行输尿管膀胱再植术。若肾积水严重，输尿管松解困难，可先行造瘘引流术，挽救残留肾单位，再根据病灶情况行手术治疗，如肾无保留价值，可行肾脏摘除术。对膀胱、肾实质部位的明显病灶也可行切除术。近年报道，腹腔镜下施行包括肾切除的泌尿系统手术也安全可靠。

2. 其他治疗 包括单独激素治疗或药物手术相结合来解除梗阻。因为输尿管子宫内膜异位症常合并盆腔较大范围的病灶，单纯药物保守疗法只适用于少数病例。近来，不少报道推荐二阶段或三阶段的治疗较之单独药物或手术治疗效果好。手术→药物或药物→手术→药物的联合。

（三）胸膜和肺实质的子宫内膜异位症

肺的子宫内膜异位症极为罕见，有两种类型：一类为胸膜型，另一类为肺实质型，总共约有100多例报道，其中肺实质为20例。肺的子宫内膜异位症约90%的病灶发生在右侧，因为膈裂孔大多在右侧。推测由于膈肌的运动和肠管蠕动使盆腔外的异位内膜间质、腺体种植到肝包膜上及膈腹腔面上，再通过膈裂孔种植到右胸膜上。并推测某些刺激因子也通过裂孔，促使体腔上皮在胸膜上的化生。因膈的淋巴系统较集中在右侧，也支持了胸膜子宫内膜异位

症淋巴扩散的假说。而肺实质的子宫内膜种植是肺血管网滤过作用使得转移至血流的内膜细胞保留下来的结果。

【临床特点】

1. 胸膜型子宫内膜异位症　胸膜型的病人比肺实质型的病人年轻 6 岁(32 岁 VS 39 岁),与月经同步或反复发生的单侧胸痛、呼吸困难、气胸等是最明显的特征。少数病人有月经期血胸,发生在右侧占 93%。合并有盆腔病变的占 80%,其中盆腔子宫内膜异位症占 47%,比肺实质型(10%)高。

2. 肺实质型的子宫内膜异位症　82% 的病人除了经期咯血以外,没有任何症状;仅 18% 的病人有痛经、呼吸困难、胸痛。咯血发生在右侧占 64%。有盆腔手术史的占 45%,高于胸膜型的 19%。

【诊断】

1. 临床诊断　肺子宫内膜异位症单凭病史可以做出初步诊断,但确诊需要组织病理学。有资料报道 54 例胸膜子宫内膜异位症,80% 通过活检确诊。但肺实质的子宫内膜异位症,多数位于远端肺实质,而不是大气管的黏膜下,因此冲洗及活检经常不能得到明确的病理结果;另外,也不要过于强调在咯血的同时取活检的重要性,因为子宫内膜囊肿可以破裂和愈合。

2. 影像学诊断　X 光片可以发现气胸、血胸;CT 或 X 光片胸廓可以显示单发或多发的高密度影或小囊状病变;但有时胸片也可正常。病变的大小可以随月经期改变,甚至可以消失,所以在月经期做 CT 检查可以提高敏感性。

3. 支气管镜　配有针吸活检的支气管镜对咯血病例可帮助明确诊断。有报道,在月经第二天支气管镜检查很容易见到气管右侧壁和双支气管树的黏膜下紫红色病灶,病灶周围区域血供增加;月经中期支气管镜检查,病灶消失;4 周后病人再次发生与月经同期的咯血,支气管镜检查再次显示紫色的病灶和多点丰富的血供。虽然冲洗及活检常不能明确诊断,但支气管镜下的周期性变化也足以确诊。

【治疗】　根据典型的病史即可开始药物治疗,以观察病人的反应。为避免手术需进行激素治疗,但也同样需要胸膜固定术、胸膜部分切除,甚至部分肺叶切除术。如有明确的气胸或血胸,需要立即行胸腔引流。药物治疗用达那唑或口服避孕药、GnRH-a 的报道较多。遗憾的是停药后的复发率约 50%。症状缓解后又复发的时间长短不同,有立即复发的也有在停药后 6~12 个月的。有一例报道,肺实质子宫内膜异位症病人在怀孕期间得到有效抑制,在哺乳期间亦无症状,正在进行远期随诊。

(四) 医源性子宫内膜异位症

医源性子宫内膜异位症主要发生在腹壁(皮肤、脐、脂肪、筋膜、腹膜)、会阴、肛周、阴道、宫颈、阴唇等。只要与子宫内膜组织接触的任何手术切口,包括:会阴切开术、子宫切除术、宫外孕手术、腹腔镜手术穿刺套管部位、羊膜镜检查穿刺部位、宫颈电挫术、输卵管结扎术和剖宫产术等。由于内膜种植均可引起切口瘢痕内的子宫内膜异位症,发生率约 3.5%。不同时期的子宫内膜种植能力的顺序为:经后期>经间期>分泌期>经前期>经期>早期妊娠>晚期妊娠。其中经后期子宫内膜主要由基底层细胞组成,最具生

长活力。然而少部分脐部和外阴内膜异位并无手术史,可能与淋巴转移有关。

【临床特点】

1. 腹壁、会阴瘢痕子宫内膜异位症多于术后半年至两年发病,个别可延迟到 15 年。腹壁、会阴切口处出现硬性不规则结节,疼痛程度及大小变化与月经周期有关。表皮可呈蓝色,甚至破溃出血。硬结节大小约 2~4cm,可单发或多发。

2. 阴道穹隆处子宫内膜异位症,多发生于全子宫切除术后,可广泛浸润后盆壁和直肠阴道隔。出现性交痛、性交后出血、周期性出血、周期性腹痛等症状。

3. 宫颈子宫内膜异位症病灶多呈表浅的蓝紫点,可单独存在或继发于直肠阴道隔病变。

4. 外阴子宫内膜异位症常发生在原手术瘢痕上,病变隆起,蓝紫色,伴疼痛。

【诊断】　因症状和体征典型,诊断较易。但腹壁、会阴异位灶应与切口疝、缝线肉芽肿、脓肿、脂肪瘤、纤维瘤鉴别;全子宫切除术后引起的阴道穹隆异位灶易误诊为肉芽组织;宫颈内膜异位外观可与腺癌混淆。

【治疗】　多主张手术切除病灶。一般认为,手术时间在经前为宜,此时异位包块界限较清楚,易彻底切除。切除范围应超过结节至少 0.5cm,同时切除原手术瘢痕。

如果瘢痕病灶≥6cm 时,浸润较广泛,边界欠清,可先用药物治疗 3 个月,待病灶局限后手术。原则是尽量彻底切除病灶,术中应注意避免因腹膜受累与内脏粘连造成的脏器损伤。

(五) 其他部位的盆腔外子宫内膜异位症

1. 周围和中枢神经系统　从 1995 年起,共有 12 例坐骨神经子宫内膜异位症报道。典型症状为随月经期发作沿坐骨神经部位的疼痛、运动无力、感觉异常、足下垂、盆腔疼痛等。治疗方法为腹膜外探查术;游离神经、广泛切除神经周围的异位组织。有 2 例报道异位内膜侵犯闭孔神经。

中枢神经的子宫内膜异位症甚少见。典型症状为周期性蛛网膜下腔出血,周期性的头痛和癫痫发作。诊断较困难,需要排除其他神经系统疾病可能。少数病例可通过 CT 发现病变。治疗方法为开颅病灶切除术,为避免症状复发,根据具体情况可考虑切除全子宫和双附件,术后宜辅助激素治疗,对缓解症状有效。

2. 肌肉骨骼系统　耻骨、臀部、大腿、膝盖、肩、肘、前臂、手,均有少数病例报道。肢体的子宫内膜异位症多发生于腹股沟和大腿的前中部,可能由盆腔子宫内膜异位症沿圆韧带扩散到腹股沟管。症状为肌肉骨骼的周期性疼痛。诊断均根据组织病理。有 1 例报道在病灶切除后因为未行双卵巢切除术而复发。

三、盆腔外子宫内膜异位症的预防

1. 在做子宫输卵管造影术、宫腔镜检查和输卵管通液时避免造成宫腔内压力过高,禁止在月经期或经前期操作。

2. 避免在月经期和经前期性交。

3. 阴道分娩和子宫切除术时,在无探查宫腔指征时不

要常规探查宫腔,手术操作宜轻柔,避免用力挤压宫腔。

4. 在进宫腔的子宫肌瘤切除术中,内膜细胞容易通过开放的血窦播散;尽量避免损伤子宫内膜,可以有效地减少内膜细胞通过这一途径播散的可能。

5. 剖宫产术中,胎儿取出后,可将子宫移至腹腔外,以减少细胞脱落,避免蜕膜和内膜细胞的播散。

6. 在宫外孕手术中,尽量避免胎囊破裂,防止含蜕膜的液体流入腹腔,或进入血管、淋巴管。

7. 在子宫手术时,用生理盐水或林格液冲洗腹腔;阴道分娩时,冲洗侧切伤口,可以减少内膜和蜕膜的播散。

8. 开腹手术时应用纱垫保护腹壁切口及盆腔,预防内膜细胞的种植。

(卞美璐)

第十五节 子宫腺肌病

子宫腺肌病是指子宫内膜向肌层良性浸润并在其中弥漫性生长,其特征是在子宫肌层中出现了异位的内膜和腺体,伴有其周围的肌层细胞肥大和增生。有子宫内子宫内膜异位症之称,而盆腔内子宫内膜异位症则称为子宫外子宫内膜异位症。许多学者都认为两者并非同一疾病,其相同之处是二者均受卵巢激素的调节。

【病理学变化】

1. 子宫腺肌病的大体观 子宫增大一般不超过妊娠12周大小,特点为子宫均匀性增大,由于病变多位于子宫的前后壁,后壁最常见,故以子宫前后径增大多见。约15%~40%的子宫肌腺病与子宫内膜异位症同时存在,而易与周围组织发生粘连。切面见子宫肌层弥漫性增厚,无结节和包膜,由肌细胞形成的漩涡状结构,其中可以看到针尖状陈旧性出血点。

2. 显微镜下观 子宫肌层内出现异位内膜小岛为其镜下的特征。小岛在肌层中的深度至少要在内膜基底层下一个高倍镜视野的宽度,也有以肌层的上1/3为标准。内膜组织在肌层内的厚薄不一,浸润深时可穿破子宫的浆膜层,甚至侵犯到直肠,形成直肠子宫内膜异位症。内膜小岛由典型的子宫内膜腺体与间质组成,这种内膜多为不成熟型的内膜类似于内膜基底层,虽也具有周期性的变化,但只对雌激素起反应,而对孕激素无反应。小岛内还可见到瑞士干酪样增生过长,也有呈蜕膜样改变或向肌层翻卷的子宫内膜息肉样的结构。子宫角部的子宫腺肌症少见,当病灶内不含内膜间质时,与结节性输卵管峡部炎不易区别,前者为高柱状腺上皮,腺体聚集成团。

【发病学】 子宫腺肌病的发病学至今不明,普遍认为它属于一种源于子宫内膜,由子宫内膜的基底层直接向肌层生长可能系受某种尚未明了的刺激因子的刺激,使其向深层生长而侵入平滑肌束间。子宫内膜与肌层的交界面(the endometial-myometrial interface,EMI)在腺肌病的发生中起重要作用,与身体其他部位的黏膜肌层交界面不同,它没有黏膜下层,内膜直接位于肌层上面,缺乏一个黏膜下层的保护作用,使得在解剖结构上内膜易于侵入肌层。而且子宫内膜和内膜下的肌层(即交界处的肌层)在一起形成

一个独立的功能单位,与子宫外层肌层相区别。它们的主要功能即受卵巢性激素调节随着月经周期发生周期性的变化,为着床做准备,帮助精子运行,以及月经期的子宫收缩止血。这个接触处的肌层可防止内膜进入肌层生长,小鼠动物模型揭示:在发生腺肌病时,先是EMI处的肌细胞体积变小,细胞内间隙消失,然后才有内膜细胞的侵入,最终导致腺肌病。从胚胎发育起源上,子宫内膜和子宫肌层交界的内层肌层均起源于米勒管,而子宫外层肌则不起源于米勒管,故也有学者认为:是由于肌层的间质组织长期接受性激素的刺激,以及局部的微环境改变导致间质细胞化生成子宫内膜细胞而形成腺肌病。这种学说可被临床上的某些个案证实:Rokitansky-kuster-Hauser综合征患者只有始基子宫,没有功能性子宫内膜,却也发生了腺肌病。Novak认为子宫腺肌病属于一种正常组织的生长活性增加,而不是真正的新生物。E_2 可直接刺激异位内膜腺体和间质的增生,表明子宫腺肌病属于一种与雌激素异常分泌有关的疾病。

1. PRL 的作用 动物试验证实子宫腺肌病常伴有PRL升高,提示PRL很可能与子宫腺肌病的发病过程有关。将小鼠的垂体移植到子宫腔内,可以诱发子宫腺肌病,同时PRL明显升高。在移植瓣存活的子宫角部子宫腺肌病增多。Huseby等认为PRL并不对子宫局部起作用,而是起全身作用,他们发现在小鼠的两个子宫中,仅一侧有垂体移植瓣,结果两侧的子宫腺肌病发生率相等。另有报道,在用dopamine受体抑制剂诱发的高催乳素血症的动物模型中,子宫腺肌病的发病率升高。应用溴隐亭后子宫腺肌病的发病率即降低。以上动物试验结果说明PRL在子宫腺肌病的发病过程中起重要作用。但究竟PRL要高到什么水平才能发生子宫腺肌病,目前尚无一个标准。PRL与子宫腺肌病的关系可能与其直接干扰性甾体激素的平衡,或影响甾体激素的受体浓度,使子宫对甾体激素的反应异常,从而促使子宫腺肌病生长。PRL可影响孕激素的分泌和其对靶细胞的作用,因而也对子宫肌细胞起松弛膨胀的作用。有报道认为在PRL升高而孕激素降低的情况下,子宫腺肌病的发病率减少,单一的PRL升高不能诱发子宫腺肌病。

2. 性甾体激素的作用 大量研究证实,雌激素可以诱发子宫腺肌病,且年龄大者其诱发成功率增加。但也有报道在产前应用雌激素使激素平衡失调,降低其促子宫生长的作用。Huseby等认为子宫腺肌病的发病与孕激素有关,他们发现子宫腺肌病对孕激素有反应,当垂体移植诱发子宫腺肌病使PRL升高的同时,孕激素水平也升高。而在孕激素水平高的条件下,子宫腺肌病的发病也相应的增多。

3. 甾体激素受体与免疫因素 子宫腺肌病组织内含有雌激素受体而孕激素受体并不一定总能测出,受体的水平较正常子宫肌层低。子宫腺肌病患者的自身抗体阳性率升高,内膜中的IgG、C_3、C_4 补体均增加。提示免疫功能可能参与了子宫腺肌病的发病过程。推测异位的子宫腺肌病组织作为抗原刺激体内巨噬细胞活性增加,激活了免疫抗体活性,并与T细胞间的相互作用有关。进一步发现子宫腺肌病肌层中的巨噬细胞两倍于子宫肌瘤。Ota等报道,异位的内膜作为抗原,被巨噬细胞识别递呈给淋巴细胞产生免疫球蛋白。

【临床表现】 约 35% 的子宫腺肌病无临床症状,可能与子宫标本切片不够而发生漏诊有关。临床症状与病变的范围有关。

1. 发病率 在临床工作中给许多医生的印象是:子宫腺肌病的发病率在绝经前随年龄的增加而增加,而且以为 40~50 岁是发病率最高的年龄段。这主要是由于病理学诊断的标本均来源于手术切除的子宫标本。而只有 40~50 岁年龄段的患者做子宫切除的机会相对较多。曾有研究者对非患外科疾患死亡者进行尸检,发现 20~70 岁之间子宫腺肌病的发病率为 54%,未发现年龄与腺肌病发病率正相关。而且即使对同一个子宫标本,由于取材部位和数目不同以及诊断标准差异就可能诊断不同,这会影响了发病率的统计。曾有学者做过统计,对同一批标本,由于取材数目不同,则统计的发病率自 31% 升到 62%,连续切片可以提高子宫腺肌病的发病率。发病率差异与诊断标准不同也有关。有的学者以在内膜基底层下 1 个高倍镜视野的宽度,有的以 2 个低倍镜视野的宽度见到内膜腺体和基质为标准。总之,发病率报道的为 5%~70%,平均为 20%~30%。

2. 月经过多 约占 40%~50%,发生的原因可能与下列因素有关:病变使子宫内膜面积增加;子宫肌层内弥漫性纤维性增生使肌层收缩不良;合并子宫内膜增生症;PG 的作用使子宫肌肉松弛、血管扩张、抑制血小板的聚集等。一般出血与病灶的深度呈正相关,偶也有小病变月经过多者。

3. 痛经 15%~30% 的患者有痛经,疼痛的程度与小岛的多少有关,约 80% 痛经者为子宫肌层深部病变。异位内膜出血使 PGF2α 合成增加刺激子宫的兴奋性也可引起痛经。

4. 其他症状 未明原因的排卵期出血,性欲减退占 7%,子宫腺肌病不伴有其他不孕疾病时,一般对生育无影响,伴有子宫肌瘤时可出现肌瘤的各种症状。

总的来讲,子宫腺肌病的临床表现不典型,有学者将 136 例病理学确诊为腺肌病患者的临床表现进行分析,发现临床表现多种多样,没有特异性。另有学者将 212 例子宫切除患者分析:28 例为腺肌病,157 例没有腺肌病,两组之间在经期,经量痛经和其他疼痛症状无差异。Lee 曾将 185 例子宫切除病例进行归类:19% 是子宫脱垂,22% 是经量过多,15% 是由于痛经,只有 48% 患者术前诊断为腺肌病术后也确诊。Gambone 曾报道 584 例术前拟诊为腺肌病而行子宫术,术后病理学诊断只有 38%。这些都说明子宫腺肌病临床表现不典型,在术前确诊很困难。

【诊断】 临床症状及体征可作为初步诊断,最后确诊有赖于组织学检查。

1. B 超检查 Buli 等认为组织学变化与 B 超的声像图无关,B 超诊断的敏感性为 63%,特异性为 97%。有报道用阴道 B 超诊断子宫腺肌病,结果 73% 与组织学诊断相符,其敏感性为 95%,特异性为 74%,腹部 B 超与阴道 B 超的准确性相近。B 超的图像特点为:

(1) 子宫呈均匀性增大,轮廓尚清晰。

(2) 子宫内膜线可无改变,或稍弯曲。

(3) 子宫切面回声不均匀,有时可见有大小不等的无回声区。

2. MRI 常用 T$_2$ 重影像诊断子宫腺肌病,图像表现为在正常的子宫内膜强回声外,环绕一低强带信号,>5mm 厚度的不均匀的回声带为子宫腺肌病的典型影像,月经前后对比检查,图像发生变化,对诊断有重要意义。病灶内有出血时可见大小不等的强回声信号。MRI 可以区别子宫肌瘤和子宫腺肌病,并可诊断两者同时并存,对决定处理方法有较大帮助,这也是 MRI 的主要价值。

3. 子宫输卵管造影 由于子宫腺肌病很少引起宫腔变形,故子宫输卵管造影的诊断意义不大。如病变涉及到子宫内膜的表面,可见充盈缺损。

4. CA125 CA125 来源于子宫内膜,体外实验发现内膜细胞可以释放 CA125,且在子宫内膜的浸出液内有高浓度的 CA125,Kijima 在子宫腺肌病的内膜腺体中测出 CA125,且浓度高于正常的内膜腺上皮细胞。其诊断标准为 35U/ml。Halila 等以同样的标准却不能诊断子宫腺肌病。CA125 在监测疗效上有一定的价值。

5. 肌层针刺活检 在宫腔镜下用穿刺针取肌层活检对诊断腺肌病特异性较高,但敏感性低。大多数学者认为肌层针刺活检在诊断中无重要价值,除非为重度腺肌病,可以在阴道超声或 MRI 的指导下进行,而对盆腔痛病人无一个常规活检的地方。

【治疗】

1. GnRHa GnRHa 对垂体-卵巢的抑制作用,可使子宫缩小和症状缓解,在停药后症状恢复,子宫重新增大,表明这种治疗需较长时间,但继此而来的骨丢失值得注意,理想的用药方法是合并应用甾体激素的替代疗法,用量应既可预防骨丢失又不致刺激疾病的生长。GnRHa 可用于年轻有生育要求的患者和有子宫切除禁忌证者。

2. 达那唑 达那唑治疗有明显疗效,用达那唑制成的栓剂含 175mg 放于子宫内,可使子宫缩小而不干扰排卵。其作用机制可能与达那唑抑制雌激素分泌、直接作用于内膜细胞以及其免疫抑制功能。

3. 宫腔镜子宫内膜切除术 此法可用于 <3mm 的轻症患者,但有复发的可能,少见情况下残留的内膜腺体可发生恶变。深部的电切比滚球切除好。

(艾继辉)

参 考 文 献

1. Matorras R,Ballesteros A,Prieto B et al. Efficacy of the levonofestrel-releasing IUD in the treatment of recurrentpelvic pain in multitreated endometriosis. J Reprod Med,2011,56(11-12):497-503

2. Pullen N,ouglas GJ et al. The translational challenge in the development of new and effective therapies for endometriosis. A review of confidence from published preclinical efficacy studies. Hum Reprod update,2011,17(6):791-802

3. Polyzos NP,Fatemi HM,Zavos A. Aromatse inhibitors in post-menopausal endometriosis. Reprod Biol Endocrinol,2011,21:9:90

4. Colette S,Donnez J. Are aromatase inhibitors effective in endometriosis treatment? Expert Opin Investig Drugs,2011,20(7):917-31

5. Guzik DS,Huang LS,Broadman SA et al. Randomized trial of leuprolide versus continues OC in the treatment of endometriosis-associated

pelvic pain. Fertil steril,2011,95(5):1568-1573

6. Bulun SE,Monasavais D,Pavone Meet al. Role of estrogen receptors in endometriosis,Semin Reprodu Med,2012,30(1):39-45

7. Badaway AM, Einashar AM, Mosbar AA. Aromatase inhibitors or GnRHα for the management of adenomyoma,a randomized controlled trial. Acta Obstet Gynecol Scand,2012,01(4)489-95

8. Ferrero S,Gillot DJ,Venturini PL et al. Use of aromatase inhibitors to treat endometriosis related pain symtoms a systemic review. Reprod Biol Endocrinol,2011,21(9):89

9. Falcone T,Lebovic DI. Clinical management of endometriosis. Obstet Gynecol,2011,118(3):691-705

10. Jacobson TZ, Duffy JM, Barlow D, et al. Laparoscopic surgery for subfertility associated with endometriosis. Cochrane Database Syst Rev,2010(1):CD001398

第八章

盆腔淤血综合征

盆腔淤血综合征(pelvic congestion syndrome,PCS)的特点是慢性盆腔疼痛,排尿困难,痛经和性交痛。这些症状与女性骨盆内的静脉曲张和外阴及臀部非典型区域静脉曲张有关。这些扩张的静脉源于卵巢静脉的异常血流(缓慢或逆行),经产妇更常见。

【病因】

1. 解剖学因素　女性盆腔循环有以下特点:

(1) 盆腔静脉数量多于动脉:盆腔静脉的主干一般是两条静脉伴随一条同名动脉(也有只有一条的)。而中等静脉则常常是 2 条或 3 条静脉伴随 1 条同名动脉,而且在大的静脉干之间有较大的吻合支。起源于脏器黏膜、肌层及其浆膜的静脉丛,汇集成两只以上的静脉,流向粗大的髂内静脉。盆腔静脉数量上的增多是为了适应盆腔静脉流动迟缓的需要。

(2) 盆腔静脉壁的特点:盆腔静脉较身体其他部位的静脉壁薄,缺乏四肢静脉所具有的由筋膜组成的外鞘,缺乏固有的弹性,而以容易扩张和形成众多弯曲的静脉丛,穿行于疏松的盆腔结缔组织中。而盆腔的中小静脉都没有瓣膜,只是在它进入大静脉前才有瓣膜。这些特点使得盆腔脏器的静脉系统就像是一个水网相连的沼泽一样,能够容纳大量迅速流入的动脉血。

(3) 盆腔各脏器之间静脉相通:膀胱、生殖器官和直肠 3 个系统的静脉丛彼此相通,由于缺少瓣膜,故三者间任何 1 个系统的循环障碍皆可以影响到其他 2 个系统(图 4-8-1)。

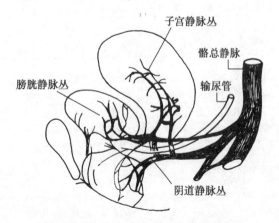

子宫静脉丛

髂总静脉

膀胱静脉丛

输尿管

阴道静脉丛

图 4-8-1　膀胱、子宫及阴道静脉丛与髂静脉的关系

在盆腔静脉的这些解剖学特点的基础上,如受相关因素的影响,则促成盆腔淤血症而表现种种临床征象。

2. 体质因素　有些患者由于体质的因素,血管壁组织显著薄弱、弹力纤维少、弹性差,易于形成静脉血流淤滞。即使第一次妊娠,虽然平时不从事长时间站立或静坐的工作,也可能出现盆腔淤血症的症状。

3. 力学因素　不同力学因素证明能够影响盆腔血管的流速,从而改变局部血管的压力,静脉更易受其影响。

(1) 站立体位:长期从事站立工作者,盆腔静脉压力持续增高,易于形成盆腔淤血症,久立后下腹痛、腰痛加重,白带量及月经量增多。此类患者常诉经过休息,症状往往减轻。

(2) 子宫后位:虽然子宫后位不一定都产生盆腔淤血症,但常常是引起盆腔淤血的重要因素。临床上盆腔淤血症患者子宫多数是后位肥大的,当用子宫托使后位的子宫维持在前位时,腰痛就明显减轻。有人用宫腔碘油造影证明:后位肥大淤血的子宫经悬吊后明显缩小。子宫后位时子宫卵巢血管丛随子宫体下降屈曲在骶凹两侧,使静脉压力增高,回流受影响,以致静脉处于淤血状态。

(3) 早婚、早育及孕产频繁:生殖器官未成熟前就负担过重(性交、分娩)者易于产生盆腔静脉淤血。据有人研究,妊娠期卵巢静脉的血容量比非孕期增加 60 多倍,卵巢静脉的张力比非孕期增加 2.86 倍。

(4) 便秘:便秘影响直肠的静脉回流,而直肠和子宫引导静脉互相吻合,痔丛充血必然引起子宫阴道丛充血,故习惯性便秘易于产生盆腔淤血症。

(5) 阔韧带裂伤:有些人观察到阔韧带底部筋膜裂伤,是某些盆腔淤血症的唯一重要原因。他们认为阔韧带筋膜裂伤使得构造上薄弱,缺乏弹性,缺乏固有血管外鞘的静脉更失去支持,而形成静脉曲张,还使子宫后倒。手术中发现:阔韧带基底部裂伤可累及阔韧带前面或后面,并向两侧延伸。有时浆膜的裂口清晰可见,但有时裂口甚小,似小的糜烂、擦伤一样,并有液体渗出。而在修补阔韧带及其基底部筋膜裂伤后,不仅使子宫后位得到有效的矫正,阔韧带静脉曲张及盆腔淤血症状也随之消失。阔韧带裂伤与分娩有关。

4. 自主神经紊乱　尽管有上述种种原因及解剖学病变,但至今不少妇产科医生认为盆腔淤血征的主要症状是易疲劳、腰痛、性感不快等,在很大程度上系因自主神经紊乱的结果。

5. 输卵管结扎术后　王振海等作了这方面的研究,认为由于输卵管系膜内含有丰富的子宫、卵巢静脉末梢吻合支,由于子宫角经卵巢静脉回流,结扎手术本身机械性干扰盆腔血流动力学,而更主要的是与手术时损伤输卵管系膜血管有关,从而影响子宫、卵巢静脉回流,造成盆腔静脉淤血征。

6. 其他　临床上发现子宫肌瘤、慢性盆腔炎(尤其是形成输卵管卵巢囊肿者)、哺乳期闭经、子宫颈糜烂(中度以上者)等患者,在行盆腔静脉造影时,有的显示盆腔静脉淤血影像。而精神影响(长期忧郁、久病、失眠等)及雌激素水平波动(经前期、围绝经期)者又具有类同盆腔淤血征的症状。前一类情况的盆腔静脉淤血影像可视为一种并发变化;后一类情况则可考虑为盆腔淤血的加重因素。

【病理】　盆腔静脉淤血被认为是本病的主要病理变化。由于前述种种因素,首先使解剖构造薄弱的一部分盆腔静脉在功能上发生变化,影响血流运行,形成淤滞,又通过神经血管间的相互影响,波及整个生殖器官以及与生殖器官密切相关的乳房,在临床上表现为前述的综合征。由于淤血而引起的局部组织及相关器官的水肿,但开始时是暂时性的、可逆的,持续多年或反复加重后,则可以产生持久性变化。由于慢性缺氧而致结缔组织增生及纤维化形成,表现为子宫体一致性肥大、变软、充血,呈紫色或有淤血斑点及浆膜下水肿,多数呈后位。子宫颈亦肥大,呈紫蓝色,有的表现为糜烂。子宫内膜间质水肿,血管充盈。卵巢表现为水肿样,白膜粗糙,一般较大,有时呈囊状;长期淤血者,则又因结缔组织增生而变硬变小。往往导致经前期盆腔胀痛不适及月经量增多。乳房表现周期性水肿导致胀痛。

【诊断】

1. 临床特点　本症临床特点为"三痛两多一少"。即盆腔坠痛、低位腰痛、性交痛、月经多、白带多,妇科检查阳性体征少。常需盆腔静脉造影、腹腔镜检或手术证实有盆腔静脉增粗、迂回、曲张或成团,并除外生殖器官其他器质性病变。盆腔静脉淤血引起疼痛的原因,可能是扩张弯曲的静脉压迫了伴随的淋巴管和神经纤维,因而产生了上述"三痛"。临床发现,本症严重程度与疼痛性质呈正相关,这与盆腔子宫内膜异位症不尽相同。

2. 盆腔静脉造影术　盆腔静脉造影术是将造影剂注射在子宫腔底肌层内,使子宫静脉、卵巢静脉及部分阴道静脉、髂内静脉显影,并以一定的时间间隔连续拍片,了解盆腔血液(主要是子宫静脉及卵巢静脉)流出盆腔时的时间,作为辅助诊断盆腔淤血征的一个方法。在盆腔静脉血运正常时,造影剂通常20秒内完全流出盆腔;而在盆腔淤血征时,静脉回流速度明显变慢,造影剂流出盆腔,要20秒以上的时间。

3. 放射性核素^{113}MIN盆腔血池扫描　腾志宏等1992年利用此方法诊断输卵管结扎术后盆腔静脉淤血。其原理为盆腔静脉淤血时局部静脉曲张,血液淤积形成"血池",从而获得放射性可读性核素浓聚的扫描图像。

4. 阴道超声彩色多普勒检查。

5. 开腹手术　可见盆腔静脉增粗、迂回、曲张或成团。

6. 腹腔镜检查　同开腹手术,但因盆部抬高,有些病例不一定能看出曲张的静脉,但能与其他病变如炎症等鉴别。

7. 螺旋CT　最近有文献报道,螺旋CT是一种无创的诊断盆腔静脉淤血综合征的有效方法,原理:在患者深呼吸时拍摄动脉时相的螺旋CT,因为深呼吸时引起腹腔静脉压增高,导致肾静脉血逆行,充盈子宫和卵巢周围的曲张静脉,曲张静脉的直径>5mm就可显影。而常规CT仅显示一些扩张的静脉与盆腔静脉淤血综合征无关。

8. 近期有磁共振相衬扫描技术(phase-contrast velocity mapping,PCVM)用于PCS诊断的报道,PCVM下显示性腺静脉血流逆行或流速缓慢(小于5cm/s)。

血管外科协会(SVS)和美国静脉论坛(AVF)制订了下肢和盆腔静脉曲张临床实践指南,推荐对有症状的PCS患者行经腹或经阴道超声学检查、CT、核磁静脉造影术(推荐级别Ⅰ级,证据级别C级)。

【治疗】

1. 一般治疗

(1) 改变体位:改变习惯性的仰卧位为侧卧位,长期从事站立或静坐工作的患者,可采用周期性休息,调节体位,以减轻盆腔静脉淤滞。

(2) 体育锻炼:作适当的体育锻炼以增强盆腔肌张力及改善盆腔血液循环。一般效果较好。

(3) 胸膝卧位:有子宫后位的患者,每日坚持2~3次持续10分钟的胸膝卧位,可使盆腔疼痛的症状得到减轻或缓和。

(4) 调节自主神经:一方面做心理治疗,认识此为功能性而非器质性疼痛,一般不需手术,以减轻患者的恐惧心理。另一方面可试用自主神经调节药、镇静药或肌肉营养药,如谷维素、维生素E、氢溴酸、加兰他敏、新斯的明、地西泮(安定)等。

(5) 理疗:加速盆腔血流速度,减轻盆腔血液淤积。

(6) 活血化瘀:根据"通则不痛"的道理,采用活血祛瘀的治疗原则(如丹参、红花、川芎、当归、桃仁、蒲黄、灵芝等),有一定效果。

2. 经导管栓塞疗法　Michsel等1994年报道了此方法。先行卵巢静脉造影术,然后从股部插入8号导管,进行卵巢静脉栓塞,最后行卵巢静脉造影证实卵巢静脉闭塞。

3. 手术治疗

(1) 圆韧带悬吊术及骶韧带缩短术:适用于肥大、后位子宫,欲留子宫及附件的年轻患者。将后位的子宫变为前位,常能使肥大的子宫体及子宫颈缩小,盆腔疼痛等症状减轻或基本消失。效果较好。

(2) 经腹全子宫及附件切除术:适用于40岁以上近绝经期的妇女。应将曲张的子宫静脉及卵巢静脉尽量切除。

(3) 阔韧带筋膜横行修补术:适用于年轻、尚需生育而因阔韧带裂伤所致的严重盆腔淤血征。此方法使绝大多数患者获得了良好的效果。所有患者子宫都恢复了正常位置及正常大小,且症状及征象也几乎全部消失。但手术修补后的患者再次怀孕时需行剖宫产术,否则可使修补术失败(图4-8-2)。

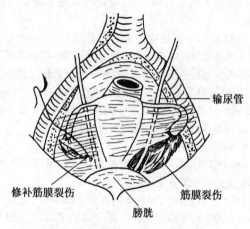

图 4-8-2 阔韧带筋膜裂伤及其修补

血管外科协会(SVS)和美国静脉论坛(AVF)建议对PCS患者单独或联合使用弹簧圈栓塞、插头式栓塞物栓塞或经导管的硬化疗法进行治疗。如果无可供选择的非创伤性治疗方法或这些治疗失败,建议手术结扎和切除反流的卵巢静脉。

(靳家玉 蔺莉)

参 考 文 献

1. Meneses LQ, Uribe S, Tejos C, et al. Using magnetic resonance phase-contrast velocity mapping for diagnosing pelvic congestion syndrome. Phlebology,2011,26:157-161
2. Peter Gloviczki, Comerota AJ, et al. The care of patients with varicose veins and associated chronic venous diseases: Clinical practice guidelines of the Society for Vascular Surgery and the American Venous Forum. Journal of Vascular Surgery,2011,53(16S):1s-48s

第九章

静脉血栓病

静脉血栓病(venous thromboembolism, VTE)又称深静脉血栓形成(deep venous thrombosis, DVT)可以发生于全身任何部位,以下肢深静脉血栓形成最常见。按解剖部位又可分为三种类型:躯体型:发生于下腔静脉和(或)上腔静脉;中心型:发生于髂-股静脉或锁骨下-腋静脉;周围型:发生于下肢或上肢;由于分型不同,临床表现、治疗方法和预后亦有差别。

第一节 病 因

19世纪中期,著名病理学家Virchow就提出深静脉血栓形成的三大原因:血流缓慢、血液高凝状态和静脉壁损伤,至今仍然适用。手术所致的创伤、应激及制动也是静脉血栓形成不可忽视的原因。

(一) 血流缓慢

正常血液在血管内流动,其有形成分红细胞、白细胞及血小板的中轴流动,血浆流动于有形成分与血管壁之间,若血流速度缓慢,血液中的有形成分可停滞于血管壁。这就给血栓形成造成机会。首先是白细胞,然后是血小板在血流周边聚集,以致血小板在血管内膜上黏附,聚集成为血栓形成的核心,最后形成血栓。单纯血流缓慢一个因素还不致使血栓形成,若有其他因素同时存在,如:手术、心肺疾病、久病卧床、恶性肿瘤、妊娠、分娩等亦被认为是促使血栓发生的因素。

(二) 血液高凝状态

血液高凝状态(hypercoagulable state, HCS)是指体内凝血平衡失调的病理过程,表现为血浆凝血因子和血小板的量过多或被激活。而纤维蛋白溶解系统和凝血抑制物(抗凝血酶III、抗凝蛋白C、纤溶酶原激活抑制剂)活性降低,导致血液凝固性增高,有利于血栓在局部凝固,形成血栓。另外吸烟、口服避孕药、高龄、妊娠、糖尿病、动脉硬化、肾病综合征及恶性肿瘤等也可使血液呈现高凝状态。

正常情况下,凝血与抗凝,两者维持动态平衡,以保持血液处于流动状态。若同时存在各种因素可导致血流缓慢,血管内膜损伤,血液高凝状态,可导致静脉血栓形成。

(三) 静脉壁损伤

完整的血管内膜是血小板聚集的生理屏障,血管内皮细胞能合成具有强烈扩张血管和血小板解聚作用的前列环素(PGI_2),并可减少强力促进血小板聚集作用的TXA_2的生成。一旦静脉受到严重损伤,血管内膜下的基底膜和结缔组织中的胶原纤维裸露,促使血小板黏附和聚集,并可释放包括TXA_2在内的一些促凝物质,从而又加强了血小板聚集,血管内膜损伤后,可以释放组织凝血酶和其他组织因子,启动外源性凝血系统,这些变化均有助于血小板和纤维蛋白等凝聚为静脉血栓。引起血管内膜损伤的原因很多,左侧髂静脉受到腹主动脉下端分叉和右侧髂总动脉以及纤维性索条的压迫,这种机械性压迫不仅会影响左侧下肢静脉的回流,而且会损伤左侧髂静脉,这就是左侧下肢静脉血栓发生率高的主要原因。

高凝状态的血液在静脉内滞留,对静脉本身就会产生一定的损伤,使大量白细胞聚集释放一种化学趋向物质,弥散出静脉壁,造成浓度差使白细胞聚集在内皮细胞和基底膜之间,这种损伤也可使内膜脱落,胶原裸露激活凝血过程,有利于血小板聚集和血栓形成。

妊娠期宫体逐渐增大,对髂静脉产生压迫作用,分娩前后盆腔充血、感染和盆腔静脉炎等都是损伤髂股静脉的因素。静脉输入大量高渗葡萄糖、四环素、血管造影剂及抗癌药物和细菌血行感染、休克、创伤、自身免疫性疾病的血管免疫反应等都有损伤静脉的可能,甚至是血栓性静脉炎或静脉血栓形成的直接原因。任何单一的因素不一定发生静脉血栓,而静脉血栓形成是这三种原因共同存在和互为因果关系。

(韩丽英)

第二节 发 病 机 制

正常情况下,下肢静脉血向心回流,依靠心脏搏动所产生的舒缩力量;静脉周围肌肉所产生的泵的作用;呼吸运动时胸腔内负压吸力;此外,静脉管壁上有很多的静脉瓣,可防止血液逆流,这样使得血液也不断地流向心脏,下肢浅、深静脉系统都有静脉瓣,瓣膜基底附着于静脉壁,有瓣膜袋存在,此处血流缓慢形成漩涡,是常见血栓形成的部位,尤其是小腿深静脉。最初是血小板在此处沉积,随后有成层的血小板、纤维蛋白及白细胞形成一个机化的白血栓。白血栓与静脉壁附着较牢,顺静脉血流方向繁衍扩张,由于扩展与对侧壁粘着,堵塞静脉管腔后,就会导致向与之相反的方向逆行繁衍。深静脉血栓形成大都起源于小腿腓肠肌静脉,发病率占46%~98%;起源于髂股静脉和盆腔静脉者占60%,也有认为可有多发性起源,可起源于不同部位。

(韩丽英)

第三节 妇产科静脉血栓病

(一) 妇科术后静脉血栓病

静脉血栓形成是妇产科常见的并发症之一。在妇科手术、妊娠、产褥期及妇科恶性肿瘤中此病发病率有上升趋势。由于血栓脱落引起肺栓塞致使术后并发症的发生率和死亡率亦升高,已引起了高度重视。

手术患者术中,术后由于血流及血液成分等变化易导致血栓形成,对有血凝高危因素的患者更易发生。患者麻醉后下肢肌肉松弛,血流速度变缓慢。阴道手术时,患者取膀胱截石位,两腿摆放的位置不当,手术时间较长,腘窝处未放软垫,下肢静脉受压,血流不畅,静脉壁易受损伤。大型手术时间长,失血过多,血容量不足,脱水等,均可造成血液黏度增高。手术过程或术后期间患者血小板数量增高,凝血时间缩短,50%患者术后1~10天内血小板数量逐渐升高,平均体积增大,黏附性和聚集性增高,释放反应增强,这种改变在术后发生静脉血栓形成的患者尤为明显:手术引起的大量组织破坏,释放凝血激活酶,可激活外源性凝血途径。大型手术后患者抗凝血酶,蛋白C和纤溶酶原的水平降低。腹膜后淋巴结清扫,使髂血管壁以及周围组织损伤易促成髂静脉血栓形成。加之术后长时间卧床、腹胀、肠麻痹使髂静脉及下腔静脉回流受阻,患者处于血流缓慢,高凝状态。恶性肿瘤患者可呈高凝状态,可以发生慢性弥散血管内凝血及静脉血栓形成。体外实验显示,肿瘤组织及培养的癌细胞可释放凝血激活酶样物质,促进血栓形成;肿瘤坏死本身也可释放细胞内凝血激活酶,抗凝血酶Ⅲ。肿瘤患者血小板数量增高,黏附性、聚集性增强。卵巢癌、子宫内膜癌及宫颈癌患者血管纤溶酶原激活物释放明显降低,再加以其他因素,如血流缓慢、感染、营养不良、手术创伤、放疗、化疗的影响,肿瘤患者的凝血与抗凝的脆弱平衡易被破坏,而导致静脉血栓形成。晚期卵巢癌和外阴癌术后深静脉血栓形成可达45%。肺栓塞也是术后的主要死亡原因之一。Mitsura Shiota 2011年报道,研究显示:肺栓塞(via seeding of lungs', PE)在妇科手术后的发生率为0.3%~0.8%,术后下肢深静脉血栓(low extremity deep venous thrombosis, LEDVT)发生率为17%~20%。国内刘玉珍2006年报道LEDVT发病率为15.6%。李力2008年报道LEDVT发病率为7%~45%,PE占其中1%。

(二) 妊娠期及产褥期静脉血栓病

妊娠静脉血栓病可以发生于妊娠期或产褥期,其发病率为0.076%~0.172%,是非孕期的4倍。而以产褥期更为常见,为妊娠期2~3倍。妊娠期由于母体为了适应分娩时胎盘剥离,防止产后出血,血液处于高凝状态,血液中凝血系统与抗凝系统均发生相应的生理性改变凝血功能亢进,凝血因子超过正常10倍,除凝血因子Ⅺ和Ⅻ降低外,凝血因子Ⅱ、Ⅴ、Ⅶ、Ⅷ、Ⅸ、Ⅹ均有增加,特别是妊娠后3个月更为明显,血浆纤维蛋白原较非孕妇女增加50%,妊娠末期可达4~5g/L。作为主要抗凝系统之纤溶系统受到抑制,纤溶酶原抑制物增加,纤溶活性降低,优蛋白溶解时间延长,抗凝抑制物AT-Ⅲ及抗凝蛋白C活性明显降低而抗凝蛋白S(PS)水平及活性妊娠期均有下降,可降至正常水平的40%~60%,在整个妊娠及产褥期均保持在一个低水平。这些生理性改变使妊娠期妇女血液处于高凝状态。此外,妊娠期血容量增加,静脉扩张,增大的妊娠子宫压迫下腔静脉使血液回流不畅,下肢静脉压增高,出现下肢水肿,静脉曲张加重,多普勒超声检查显示妊娠期及产褥期双侧下肢深静脉血流速度减慢,说明存在深静脉血流淤滞。若合并妊娠期高血压疾病、糖尿病、胎盘早剥、静脉曲张等引起血管痉挛、管腔狭窄、管壁损伤及缺血、缺氧使内皮细胞释放组织因子促进凝血。手术产,特别是剖宫产并发血栓性静脉炎,为阴道分娩的3~19倍。产褥期由于长期卧床或感染,可进一步增加血栓形成的潜在危险,产褥期子宫内膜炎增加卵巢静脉、盆腔静脉发生感染性血栓静脉炎的风险。

产科患者静脉血栓病的发生率较非孕期高。Pomp ER等2008年报道产褥期6周内比同龄非孕妇女VTE的风险增高20~80倍。Jams AH 2006年报道,妊娠期VTE的发病率0.076%~0.172%,为非孕妇女的4倍。与妊娠有关的肺栓塞发病率为0.09‰~0.7‰,大约30%继发于深静脉血栓形成。与妊娠有关的肺栓塞43%~60%发生于产褥期。在发达国家,肺栓塞是引起产妇死亡的主要原因。

近年研究发现,抗凝血酶(AT-Ⅲ)缺陷,蛋白C(PC)缺陷,蛋白S(PS)缺陷及因子V Leiden突变等是遗传性血栓形成倾向的主要原因,是增加妊娠静脉血栓病的重要因素。抗凝血酶(AT-Ⅲ)是机体最重要的生理性抗凝物质,对多种凝血活性因子具有抑制作用,AT-Ⅲ可灭活凝血酶和凝血因子Ⅸa、Ⅹa、Ⅺa和Ⅻa。抗凝血酶缺陷在欧美国家中患者约为1/2000。为静脉血栓的一个极强的风险因子,发病早,血栓广泛,易复发。妊娠可使AT-Ⅲ缺陷妇女静脉血栓的发病增加20%。9.3%~19.3%的妊娠静脉血栓病患者发现有AT缺陷,有AT缺陷的孕妇发生静脉血栓的风险高(30.8%)。蛋白C(PC)是一种生理性抗凝物质,为维生素K,依赖性抗凝因子,由肝脏合成。具有抗凝和促纤溶作用,蛋白C缺乏的患者具有血栓形成的倾向。主要对因子Ⅴa、Ⅷa具有灭活作用,遗传性蛋白C缺乏的发病率为1/16 000。PC缺乏在妊娠静脉血栓病中约占2%~5%,多见于复发性妊娠静脉血栓病,有过一次静脉血栓病病史者再次妊娠发生静脉血栓的风险增加3倍。有PC缺陷的孕妇发生静脉血栓的风险为12.5%。因子 V Leiden 突变,其发生因地区及种族而有不同,白种人的发病率为3% ~ 7%,亚洲人小于1%。因子 V Leiden 突变后失去 Arg506Glu 的灭活位点,使其对 APC 的裂解发生抵抗称为活性蛋白 C 抵抗(APC-R)。仍保持促凝血活性,血液呈高凝状态。非孕妇女中,95%(APC-R)有因子 V Leiden 突变。妊娠静脉血栓病的妇女有因子 V Leiden 突变者为25.2%,有因子 V Leiden 突变的孕妇发生妊娠静脉血栓病的机会为0.25%。孕妇抗心磷脂抗体(AP)或狼疮抗凝因子(LA)阳性属获得性血栓形成倾向,均可增加妊娠期或产褥期发生静脉血栓的风险。

(三)口服避孕药

口服避孕药中含有雌激素是诱发静脉血栓病的因素。国内外均有报道,用药妇女血栓栓塞病增加,引起广泛关注。发现深静脉血栓形成、肺栓塞、脑栓塞、冠状动脉栓塞与雌激素剂量有关。将其所含炔雌醇(EE)降至35μg以下,国内报道很少发生静脉血栓病,但为安全起见,有静脉血栓病者禁用口服避孕药。研究认为口服避孕药中的雌激素对凝血抗凝血有影响。口服避孕药6周后 PT、APTT 均明显缩短。口服避孕药可抑制血管内皮细胞生成 PGI$_2$,增加血小板 TXA$_2$ 的合成,促进血小板聚集,抑制 AT-Ⅲ活性,增加血液黏滞度,降低血流速度,促进血栓形成。Van Hylckama vliegA 等2009年报道复方口服避孕药对静脉血栓发生的风险比未使用者高5倍。不同孕激素类型与雌激素剂量所致 VTE 的风险有明显差异。使用含左炔诺孕酮的口服避孕药 VTE 的风险比未使用者增加4倍。使用含孕二烯酮的避孕药比未使用者增加5.6倍。去氧孕烯为7.3倍,屈螺酮为6.3倍。VTE 形成的风险与雌激素剂量呈正相关。研究表明,无论使用哪种复方口服避孕药,用药第1日具有很高的 VTE 风险。

结论为血栓形成仍是当前复方口服避孕药的主要不良反应,更安全的避孕药物有待进一步研发。

(韩丽英)

第四节 临床表现

(一)下肢深静脉血栓形成

下肢深静脉血栓形成分为三型:①周围型为小腿深静脉血栓形成,占6.5%;②中央型为髂股静脉血栓形成;③混合型:周围型向中央扩展,中央型向远端扩展。

1. 周围型 小腿深静脉血栓形成,也称为小腿肌间静脉血栓形成。最常见于小腿腓肠肌内静脉丛,顺行滋长繁衍,扩张到髂股静脉系统。常位于左下肢,多发生于手术后,症状从小腿开始,起病比较隐匿,自觉小腿后方不同程度疼痛,沉重感,站立时加重,足背屈小腿部疼痛(Homans 征阳性)。手掌平按可能触到梭状包块并有压痛。此时不发生静脉血液回流障碍。因此,腿不肿。血栓发展到或超过腘静脉时小腿肿,发展到髂股静脉,静脉血回流受阻,引起全腿肿胀。

2. 中央型 原发于髂总静脉、髂外静脉至髂总静脉范围内的血栓形成,也称之为髂股静脉血栓形成。临床上左

侧较右侧多见,左侧比右侧多2~3倍,与右髂总动脉跨越左髂总静脉之上,使其受到不同程度的压迫,影响静脉回流有关。髂股静脉一旦发生静脉血栓,即可引起明显症状。多突然发病,受累侧肢体疼痛、高度肿胀。根据病变广泛程度不同,可分为疼痛性股白肿和疼痛性股蓝肿。二者是可逆的,前者动脉搏动多不受影响。疼痛性股白肿最为常见,占下肢深静脉血栓形成的绝大多数。它的特点是髂股静脉主干阻塞,静脉回流明显障碍,静脉压升高,毛细血管渗透压增大,大量液体渗入组织间隙,使肢体明显肿胀和轻度胀痛。皮温基本正常,皮色正常。动脉系统正常。此种病变经过及时和有效治疗,治愈的可能性很大。疼痛性股蓝肿一般是在疼痛性股白肿的病变基础上发展起来的,其病理生理变化更为严重。特别是下肢深静脉及其主要分支广泛性阻塞,导致下肢静脉回流严重障碍,且血液处于淤滞状态,从而构成肢体严重肿胀,皮色淡蓝和明显胀痛的所谓三大症状。大量液体渗入组织间隙而使肢体高度水肿,并因血容量大量减少而低血容量休克,甚至死亡。

3. 混合型 是中央型和周围型发展而致。中央型向远端扩展,周围型向中央扩展。病变达到整个肢体。表现全腿高度弥漫性肿胀,胀痛,肌张力增高。如果没有感染性病变和疾病,全身症状多不严重,体温多为正常。

(二)血栓性浅静脉炎

发生率较低,多在高渗性、化学性或物理性刺激下发生。例如大剂量造影剂和抗癌药物、细菌血栓感染、手术创伤或静脉插管等原因。血栓性静脉炎除血液高凝状态外,静脉内膜可能会有免疫性损伤。这些因素都会使静脉内膜产生炎症反应,血栓就是在此基础上形成的。静脉炎为主,血栓为次,所以称为血栓性静脉炎。受累的静脉局部红肿、热的炎症表现。检查静脉可触及条索状物,开始比较轻,待炎症消退后,索条物变硬,全身反应轻,局部症状较明显。有明显的疼痛和压痛。一般2~4周症状减轻或消失。局部热敷,用强力绷带及消炎治疗即可。

(三)感染性盆腔血栓性静脉炎

感染性盆腔血栓性静脉炎与产科、妇科手术后关系密切。最常见于产褥感染或感染性流产后,也可见于手术后感染,少数发生于输卵管卵巢脓肿患者。主要由厌氧类杆菌或厌氧球菌感染引起。感染起于子宫或附件。炎症蔓延累及盆腔静脉,常见于卵巢静脉和髂内静脉。受累的静脉内膜损伤引起血栓形成。血栓扩展可累及髂总静脉,甚至下腔静脉,逆行扩展可累及髂股静脉。

先有产后或术后感染,然后出现盆腔血栓静脉炎。表现为寒战与高热交替出现的弛张热,脉搏持续增快,患者一般状况较好,无中毒现象。无下腹痛或仅有轻度的疼痛及压痛。盆腔检查无阳性发现或可触及包块。对一般抗生素治疗无效的病例,静脉肝素治疗迅速见效。卵巢静脉受累者发热出现早,多于一周内,治疗效果好,恢复较快,6天左右可以退热。髂静脉或髂股静脉受累者,发热时间晚,多在2周后,临床伴有大腿痛、肿胀、压痛等栓塞症状。采用抗生素与肝素抗凝治疗,恢复也较慢,发热时间较长,平均13天退热。卵巢静脉血栓性静脉炎,可以在产后2~5天突然出现下腹痛,伴急腹症体征,体温升高,多发生于右侧,常因

拟诊阑尾炎行开腹探查时,发现为卵巢静脉血栓而确诊。一般无创性检查方法显示不出卵巢静脉或髂内静脉。CT或MRI证实的盆腔血栓性静脉炎,受累的卵巢静脉、髂内静脉、髂总静脉以及下腔静脉均能显示清楚。

(四)深静脉血栓形成综合征

深静脉血栓形成综合征(deep venous thrombosis syndrome)的临床表现分为:①髂股静脉血栓形成后遗症的特点:整个下肢出现弥漫性肿胀,下午或长距离行走时明显加重。筋膜下张力增大,且有不适,沉重和发胀感觉。晨起时张力低,肌肉松软,上述症状消失,肿胀明显减轻。在6个月内,只要没有复发性血栓形成,下肢静脉回流障碍随侧支静脉的形成而有所减轻。浅静脉曲张特别是腹股沟附近的皮下静脉曲张最为明显。由于静脉回流障碍和深、浅静脉穿通支瓣膜功能不全,小腿下1/3因淤血而色素沉着。10年以上患者,70%出现靴区淤滞性皮炎,浅静脉炎和脂膜炎。久之,皮肤呈皮革样,弹性减低,韧性增大并伴发炎症性淋巴水肿。形成淤滞性皮下硬化症(hypos-taticuhypoer-mosclerosis)或称皮下脂肪硬化症。外伤常会引起溃疡,经久不愈。10年后多能不同程度复通,肿胀症状减轻。②小腿深静脉血栓形成后遗症的特点:小腿轻度肿胀,晨轻晚重,走路多,站立时间长,沉重,有轻度浅静脉曲张。由于大、小隐静脉可以代偿血栓静脉炎的大部分功能,所以小腿淤血性改变很少出现。

(五)肺栓塞

肺栓塞是静脉血栓的严重并发症。发病急骤,可于短时间内致命。肺栓塞的栓子75%~90%来自下肢静脉血栓。下肢静脉或盆腔静脉血栓形成的早期,血栓易于脱落,栓子脱落后通过静脉循环到达心脏及肺,阻滞于肺血管形成心肺栓塞。肺栓塞的临床症状轻重不一,从一过性气短到急性肺源性心脏病,甚至猝死。主要取决于肺血管堵塞的多少,发生速度和患者心肺的基础情况。

肺血管床堵塞大于25%~30%者肺动脉平均压可略有升高;大于50%者可出现持续性肺动脉高压;堵塞达85%者可猝死。较大肺栓塞可引起支气管痉挛,肺泡表面活性物质减少,肺泡萎陷及肺通气/血流比失衡。患者发生不同程度低氧血症、低碳酸血症、碱血症。

临床表现起病急,往往在卧床突然起床活动或上厕所用力时发生。临床症状明显而阳性体征少。常见症状:①突然呼吸困难,占80%~90%,濒死感、发绀、右心衰竭、低血压及肢端湿冷;②胸痛及胸闷,占80%;③惊恐占55%;④咳嗽,伴泡沫或粉红色痰,占50%;⑤咯血占50%,可达40~50次/min;⑥晕厥,占13%;⑦腹痛。检查:低热占43%,呼吸增快、发绀及心动过速,占44%,并伴颈静脉怒张等。心脏听诊有奔马律,肺病变部位有干、湿啰音及哮鸣音,胸膜摩擦音及肺血管杂音。

(韩丽英)

第五节 辅 助 检 查

(一)深静脉血栓形成

1. 多普勒超声检查 分以下几种:①彩色多普勒超声:是最常用的无创伤性检查方法。可准确地观察血栓的部位,实时动态地显示出各种血栓的形态、类型;管腔内阻塞情况,血流状态;管腔内径及血管壁的病损改变。可以提供大量的信息为临床诊断,观察治疗效果及估计预后提供客观指标。此项检查安全、无创、无禁忌证,图像直观、清晰,易于识别,是诊断下肢深静脉血栓病较为理想的方法。②压迫超声(compression ultrasound):探测下肢静脉血栓的敏感性为95%,特异性为98%,异常结果的阳性预计值为94%。③双重多普勒超声(duplex Doppler ultrasound):可探测静脉血流速度,随呼吸发生的变化。无血流通过意味着近端闭塞。妊娠子宫对呼吸血流波动振幅几乎无影响,因此,此法可以作为妊娠期评价近端髂静脉系统的间接方法。侧卧位检测可使对侧股静脉直径明显减少,从而可区别妊娠引起的静脉生理扩张和静脉血栓引起的继发性扩张。这种体位还可以增加呼吸血流波动振幅,当可能有髂静脉血栓时,可能是一种辅助诊断方法。

彩色多普勒、双重多普勒及压迫多普勒超声的敏感性和特异性相似,其优点主要为节省时间,并能识别和检测小静脉和腓肠肌静脉血栓形成。多普勒超声检查已有逐渐取代静脉造影的趋势。

2. 静脉电阻抗体积的描计图像法(impedance plethysmography,IPG) 是无创性检查,应用最广泛的首选诊断方法。对检查小腿部的深静脉血栓效果很好,敏感性91%。

3. 静脉造影(venography) 有顺行造影和逆行造影,静脉造影是侵入性检查方法,可以产生疼痛、化学性静脉炎以及过敏反应等并发症,不能做追踪观察,孕妇不宜采用。

4. ^{125}I标记纤维蛋白原扫描(^{125}I-fibrinogen scanning)对术后不久的小腿腓肠肌静脉丛的血栓形成特别敏感。对股、髂、髂总静脉血栓形成检查效果不好。

5. D-二聚体(D-dimer)是交联蛋白的特异性降解产物,D-dimer的存在与升高可反映凝血和纤溶系统的激活状态。手术、创伤、妊娠、感染、DIC、肿瘤及血栓形成时,D-dimer水平均可升高。D-dimer升高不具有特异性,其阴性预告值可达100%,阴性时血栓形成的危险性很低。因此,D-dimer应与多普勒超声检查结合筛查深静脉血栓。具体方法为在妇产科手术后48小时内常规检查D-dimer,如果D-dimer阳性行双下肢静脉超声检查。

6. 常规检查血常规、凝血功能(PT、APTT、Fbg、TT、AT-Ⅲ、tPA、PAI)、血脂、凝血及纤溶活性的检查。

(二)肺栓塞

1. 实验室检查 肺栓塞尚无敏感的特异性实验室诊断指标,常见有:

(1)血小板计数增多,白细胞增多,但很少超过1.5×10^9/L。

(2)血流速度减慢,凝血功能检查(PT、APTT、Fbg、TT)。

(3)凝血及纤溶活性的检查(D-dimer、AT-Ⅲ、tPA、PAI)。

(4)血清胆红素升高。

(5)门冬氨酸氨基转移酶正常或轻度升高。

(6)乳酸脱氢酶和磷酸激酶升高。

（7）肠腔液多呈血性,也可呈浆液血性及浆液状,含红细胞、白细胞及蛋白质。

（8）血气分析:急性肺栓塞患者76%有低氧血症,93%有低碳酸血症。

2. 心电图　一般正常或有窦性心动过速,T波倒置和ST段下降。QRS电轴多数右偏,完全性或不完全性右束支传导阻滞,右心室肥厚,低电压。比较有意义的改变是Ⅰ导联呈S_I波变深,Ⅲ导联出现深Q波和T波倒置,即$S_I Q_Ⅲ T_Ⅲ$型。

3. 超声心动图检查　经胸及经食管二维超声心动图能直接或间接提示肺栓塞征象,是有价值的检查方法。

（1）间接征象:右心室扩张,可占71%~100%。右肺动脉内径增加,占72%。左心室内径缩小,占38%。还可出现肺动脉高压,室间隔矛盾运动,占42%。

（2）直接征象:经胸超声心动图右心栓的检查率为5.6%,经食管超声心动图右心栓的检出率为14%,查到的肺栓塞占11%~14%,肺栓塞中80%以上有右心栓。经食管超声心动图肺栓塞诊断敏感性为97%,特异性为88%,阳性诊断率为91%。

4. 肺通气/灌注(ventilation/perfusion,V/Q)显像　是诊断肺栓塞的首选方法,V/Q显像正常或高度可疑,可作为排除或诊断肺栓塞的依据。多方位肺灌注扫描检查肺栓塞简单而安全的无创性方法,已经广泛应用于临床,基本不给患者带来危害。单纯灌注扫描诊断肺栓塞相当敏感,如果扫描结果正常,一般可排除明显的肺栓塞。肺通气扫描本身并不能诊断肺栓塞,但是能提高肺灌注扫描诊断的准确性。肺通气扫描与灌注扫描的对比分析,可以提高肺栓塞的诊断准确率达91%~95%。

5. 肺动脉造影　肺栓塞发生72小时内,肺动脉造影对诊断有极高的敏感性、特异性和准确性。多数肺栓塞可以用无创性方法诊断。肺动脉造影虽然比较可靠,但有一定危险,应慎重。

6. CT和MRI检查　也应用于肺动脉栓塞的诊断。

（李荷莲）

第六节　预　防

（一）妇科术后静脉血栓病的预防

1. 术前详细询问病史,了解有无个人或家族静脉血栓病的病史以及其他诱发血栓形成的危险因素。

2. 纠正贫血、脱水、控制心脏病、糖尿病,口服避孕药服用者术前3~4周停用。

3. 手术时注意避免患者下肢受压,特别是采取膀胱截石位手术的患者。手术操作需轻柔,减少组织损伤及对盆腔血管的刺激。术中及术后保持水电解质平衡,及时纠正脱水。术后鼓励患者勤翻身,做足底伸屈运动,早期起床活动。术后患者如有腿部不适须仔细检查,警惕小腿深静脉血栓的早期症状。静脉输液注意避免输入对静脉有刺激的药物。

4. 电刺激法及穿着压力差弹力袜,或使用可充气泵,使下肢间歇受压,加强腓肠肌舒缩运动,从而加速静脉血回流。

5. 发生LEDVT的高危因素是术后应用止血药,合并心血管疾病、恶性肿瘤淋巴清扫术、全身麻醉等。综合考虑,对有高危因素者术后应给予防止血栓形成的药物,酌情应用。术后,应选用静脉用药,待进食后可改用口服药。

（1）低分子右旋糖酐,500ml,每日1次,静脉滴注,共1~2周。

（2）维脑路通(曲克芦丁),400mg加入5%葡萄糖500ml中静脉滴注,1次/日,共1~2周。

（3）前列腺素E_1,100μg加入生理盐水250ml,静脉滴注,1次/日,1~2周。

（4）脉络宁注射液20ml加入5%葡萄糖注射液250ml静脉滴注,1次/日,15天一疗程。

（5）普通肝素,肝素钙术前2小时皮下注射2500IU,术后12小时1次,以后每日1次,共用5~10天。用药时间,根据APTT调整剂量,本制剂不易导致出血。

（6）低分子量肝素,①达肝素钠,2500IU,术前2小时皮下注射,术后12小时注射1次,以后每日1次,皮下注射,共5~10天。②那曲肝素钙(速碧林),术前2小时皮下注射2500IU,术后12小时注射2500IU,皮下注射,每日1次,7~10天。

低分子量肝素因术后血栓形成活性强于抗凝血活性,因而在出现抗血栓作用同时,出血的危险性较小,优于普通肝素。

（二）产科静脉血栓病的预防

预防须从产前检查开始,加强孕期保健及管理,常用压力差弹力袜,加强腓肠肌舒缩运动,从而加速静脉血回流。注意询问有无个人及家族静脉血栓史。孕期积极防治妊娠期并发症,如妊娠期高血压疾病、心脏病、糖尿病等。正确处理产程,严格掌握剖宫产指征,预防产褥感染。产后或术后鼓励早期活动,做足伸屈活动。对有静脉血栓史、遗传性或获得性血栓形成倾向的孕妇,因其复发风险大,应给予预防性用药,以下药物酌情选择:

若从前妊娠时多次发生血栓栓塞,预防性用药应开始于以前发生栓塞的妊娠时间前至少4~6周或更早。预防用药应以不影响胎儿发育为主,如华法林可通过胎盘,有致胎儿畸形的作用,禁用。以抗血小板聚集,安全、口服药物为主。①曲克芦丁,口服200~300mg,一日2~3次。②月见草油(evening primrose oil)口服,一次1.5~2.0g,一日3次,常用胶囊制剂。有较高发生静脉血栓栓塞危险性的妇女产后应给予4~5周的预防性用药,因此期发生静脉血栓病的危险性几乎是妊娠期的2倍。常用药:①右旋糖酐40(dextran 40)500ml,一日一次静点,7~14天为一疗程。②曲克芦丁,200mg,3次/日,口服。③川芎嗪(ligustrazine)口服磷酸盐片剂,2片/次,3次/日,1个月一疗程或静脉滴注盐酸川芎嗪注射液,2~4ml,每日一次,稀释于5%~10%葡萄糖注射液和氯化钠注射液、低分子右旋糖酐注射液250~500ml中缓慢静脉滴注。宜在3~4小时滴完,10~15天为一疗程。④低分子量肝素抗凝预防静脉血栓,2500IU,皮下注射,12小时1次,监测APTT,调整剂量。如已临产或拟行剖宫产,则术前24小时停用肝素,若肝素水平过高,给予硫酸鱼精蛋白中和。产后 12～24 小时,可重复给药。

(李荷莲)

第七节 治 疗

(一) 深静脉血栓形成的治疗

急性下肢深静脉血栓形成的治疗以非手术治疗为主。手术是把以往形成的静脉血栓取净,能否取净是相对的。再应用溶栓药物溶解残余血栓及防止新的血栓发生。因此,应采取综合治疗。

1. 一般处理 严格卧床,大小便都不要坐起,有文献报道,平卧上身突然坐起 90°引起血栓脱落肺栓塞发生率高。应抬高患肢避免足部伸屈活动,尤其禁止挤压小腿腓肠肌,避免血栓脱落,发生肺栓塞。

2. 药物治疗 治疗急性深静脉血栓形成的药物治疗原则包括:纤溶、抗凝、去纤、抗血小板、扩张血管药和活血化瘀中药都有较好的治疗作用。目前,国外主要用纤溶剂治疗此病,国内多采用以纤溶剂为主的多种药物治疗如下:

(1) 溶栓治疗:纤溶药物是纤维蛋白溶解系统的激活剂,促进纤维蛋白溶解而溶栓的药物。血栓越新鲜溶解效果越好,用药时间越早越好。常用尿激酶(urokinase)和重组链激酶(streptkinase),是第一代溶栓药物,已广泛应用,第二代溶栓药物又相继问世。重组组织型纤维蛋白溶酶原激活物(rt-PA)。链激酶常见过敏反应。尿激酶无热原性,是纤溶酶原酶,可直接激活纤溶酶原为纤溶酶,与链激酶比较具有显著优点,更适合临床应用。尿激酶静脉滴注半衰期为 16.1 分钟,它对血栓内处于凝胶状态的纤溶酶原的亲和力要比血浆中处于溶解状态的纤溶酶原强,因而血栓内的纤溶酶形成较血浆中多,纤溶酶作用于纤维蛋白使之成为可溶性多肽溶酶。病期 10 天内溶栓效果最好,但血栓一经形成则不停向远、近端扩展和繁衍,因此除原始血栓外总有新鲜的血栓出现,尽管原始血栓时间一长,血栓机化成为难溶性血栓,而后来形成的新鲜血栓是可溶的,故而发病到溶栓治疗时间可延长至 8 周以上,有的病例发病后 4 个月还收到较好的溶栓效果。尿激酶剂量:我国建议静脉给药 50 万～100 万 IU,溶于 5%葡萄糖 250ml,1 次/日,静脉滴注,7 天为一疗程,复查多普勒超声,待血栓部分溶解,药量视情况减量。从足背浅静脉给药,踝部阻断,令药物进入深静脉,20 万 IU/次,1 次/日,加入 5%葡萄糖 20ml 中,静脉推注。用药期间每日监测凝血全套、APTT,尤其是纤维蛋白原(FIB)不小于 0.5～1g/L 为宜。溶栓治疗中监测 D-二聚体,持续增高提示药物用量不足。

(2) 抗凝治疗:抗凝药物可通过影响凝血过程的不同环节而阻止血液凝固。常用肝素溶液及双香豆素及类衍生物。

1) 肝素:通过激活抗凝血酶Ⅲ(antithrombinⅢ,ATⅢ)而发挥抗凝作用。ATⅢ是一种血浆 α_2 球蛋白,它作为肝素钠的辅助因子,可于许多凝血因子结合,并抑制这些因子的活性。因此影响凝血过程的许多环节:①灭活凝血因子 Ⅻa、Ⅺa、Ⅸa、Ⅹa、Ⅱa、Ⅷa;②结合凝血酶原Ⅱa;③中和组织凝血活素Ⅲ。肝素钠与 ATⅢ 结合后,可加速 ATⅢ 的抗凝作用。

普通肝素:①肝素钠(heparin sodium):静脉滴注,术后均匀分布于血浆,并迅速发挥抗凝效应,作用维持 3～4 小时。肝素钠 5000U 加入 0.9%氯化钠 100ml 中,30～60 分钟内滴完。需要时可隔 4～6 小时重复静脉滴注。也可皮下注射 5000U。注意用药期间应测定活化部分凝血活素时间(APTT),如 APTT 大于 90 秒,表明用药过量,停药,1 小时后根据 APTT 调整剂量。严重出血,静脉注射硫酸鱼精蛋白注射液中和肝素钠。②肝素钙:2500U 皮下注射,12 小时 1 次,根据 APTT 调整剂量,不易导致出血。

低分子量肝素(low molecular weight heparin):平均分子量 4000～6000,具有明显而持久的抗血栓作用,其抗血栓形成活性强于抗凝血活性,能保护血管。因而在出现抗血栓作用的同时出血的危险性较小。常用制剂:①达肝素钠(dalteparin sodium,FRAGMIN):100IU/kg,每日 1 次,皮下注射,10～12 天为一疗程。②依诺肝素钠(enoxaparin sodium,CLEXANE):100IU/kg,每日 1 次,10 天为一疗程。③那曲肝素钙(low-molecular-weight heparins-calcium,fraxiparin caleium,速碧林)5000IU,每日 1 次,10 天为一疗程。

2) 豆素类衍生物:是凝血酶原抑制剂,作用慢,可以口服。常用制剂:①华法林:首次剂量为 10～15mg/d,维持剂量 2.5～7.5mg/d,监测凝血酶原的时间及凝血活性来调整剂量。②新抗凝:首次剂量为 15～25mg/d,维持剂量为 2～10mg/d。③双香豆素:首次剂量为 300mg/d,维持剂量 25～150mg/d。

(3) 去纤溶治疗:临床常用纤溶酶,是从蛇毒中提取的蛋白水解酶,作用于纤维蛋白原及纤维蛋白,使其降解为小分子可溶片段,容易分解和从血液循环中清除从而产生去纤维蛋白效应,解除血液高凝状态,纤溶酶用量 100IU 溶入 100ml 盐水中静脉滴注,1 次/日,14 天为一疗程。

(4) 抗血小板聚集治疗:常用抗血小板聚集药物为右旋糖酐 40 能使已经聚集的红细胞和血小板解聚,降低血液黏滞性,与纤溶药物有协同作用而治疗血栓。尚可预防术后血栓形成。静脉滴注,右旋糖酐 40,500ml,每日一次,7～14 天为一疗程,如果用药超过 20 瓶,周身顽固性瘙痒发生率高。偶有过敏性休克发生,多在首次输入数滴至数毫升时立即出现胸闷、面色苍白,以致血压下降,发生休克,及时抢救一般可恢复。初次滴注时,严密观察 5～10 分钟,发现症状立即停药。其他常用抗血小板药物,有阿司匹林(aspirin)、双嘧达莫(dipyridamole)(潘生丁),曲克芦丁,月见草油,吲哚美辛,西洛他唑(cilostazol),安步乐克(沙格雷酯,sarpogrelate)。川芎嗪等具有抗血小板聚集作用,并对血浆已聚集的血小板有解聚作用。

(5) 扩张血管药物治疗 常用扩张血管药物:

1) 罂粟碱(papaverine):通过松弛血管平滑肌起扩张血管作用,肌注 30mg,2 次/日。口服 60mg,3 次/日。

2) 烟酸(nicotinic acid):具有较强的周围血管扩张作用,口服后数分钟即见效,可维持数分钟至 1 小时,口服 50mg,3 次/日。

3) 环扁桃酯(cyclandelate,抗栓丸):能直接松弛血管平滑肌,使血管扩张,对血管有选择性的持续扩张作用。作用比罂粟碱弱但持久,100mg,3 次/日,口服。

4）灯盏花素(brevisapine):扩张心脑血管及外周血管,抑制血小板聚集,增强纤维活性,降低血液黏滞度。

5）前列腺素 E_1 (PGE$_1$-CD):具有扩张血管,抑制血小板聚集多种作用,100 ~ 200μg 加入生理盐水或 5% 葡萄糖500ml,缓慢静脉滴注。对血管有刺激,穿刺静脉处有不同程度红、痛,用完药很快缓解。刺激重者可改用 Lipo-PGE$_1$。Lipo-PGE 是脂质微粒为载体的靶向治疗药物,应用安全性为95%,很少有输注静脉的灼痛,不在肺内灭活,其他副作用很少。可用于不能耐受 PGE1-CD 刺激作用的患者。10μg 加入生理盐水 100ml,1 次/日,静脉滴注,2 ~ 4 周为一疗程。

（6）活血化瘀中药制剂　血液高凝状态和血栓形成与中医血瘀证的关系密切,活血化瘀中药制剂能降低血液黏滞度,促纤溶,扩张血管,改善微循环机制。而且具有抗血栓形成作用,广泛应用于临床。活血化瘀中药制剂众多。目前临床常用药:

1）丹参注射液:具有降低血液黏度,抑制血栓形成,抑制凝血促进纤溶作用。复方丹参注射液 250ml,1 次/日,静脉滴注,10 ~ 15 日为一疗程。

2）川芎嗪注射液:具有抗血小板聚集,降低血黏滞度,促纤溶作用。200 ~ 400mg 稀释于 5% 葡萄糖注射液或生理盐水 250 ~ 500ml,静脉滴注。速度不宜过快。每日 1 次,15 日一疗程。可用 1 ~ 2 个疗程。

3）葛根素注射液:具有扩张血管,降低血液黏度作用。400 ~ 600mg,5% 葡萄糖或生理盐水 500ml 稀释,静脉滴注。每日 1 次,10 ~ 15 天一疗程。

4）脉络宁注射液:具有扩张血管,抑制血小板及红细胞聚集作用。降低血液黏度,提高纤溶活性。20ml 加入 5% 葡萄糖或生理盐水 250ml ~ 500ml 静脉滴注,每日 1 次,15 天一疗程。

总之,以纤溶为主的综合溶栓疗法,在纤溶、抗凝、去纤、抗血小板聚集、扩张血管、活血化瘀联合应用中。根据患者情况具体分别选用不同药物。单用肝素抗凝疗法,只能作为溶栓或取栓的辅助疗法。抗凝仅有 4% 血栓明显或完全溶解。而单一的溶栓药物治疗,可达 45% 以上血栓完全溶解。目前,国内外溶栓方案主要是纤溶为主的综合疗法,急性期80% ~ 90%可获得较好的治疗效果。

妊娠期为溶栓治疗的相对禁忌证,但并无确切依据表明溶栓药物对胎儿有致畸作用,其主要风险在于产前及产后出血;孕期溶栓治愈率与非孕时相似。

3. 手术治疗　下肢深静脉血栓形成的手术疗法:通过手术疗法将下肢深静脉血栓取净或尽量取尽,再应用溶栓药溶解残余血栓,配合辅助疗法预防血栓再形成。因此,手术取栓应理解为取栓术加非手术疗法的综合治疗。手术越早越好,掌握适应证。一般发病48 ~ 72 小时内的新鲜血栓效果较好。手术方法如下:

（1）取栓术:根据血栓位置,可分为:①经腹膜后途径;②经股静脉途径;③经股-腘静脉途径。

（2）机械性血栓消除术

1）方法

Acolysis 超声血栓消融术:是一种应用低频高能量超声波的空穴,机械破碎和间接助溶作用,在血管内进行血栓消融,使已狭窄或闭塞血管再通的一种方法。

Amplatz 血栓消融术:血栓切割器(amplatz thrombectomy device,ATD)是一根 120cm 长的聚亚胺酯导管,头端装有 1cm 长中空金属管,内有与推动轴相连的叶轮。头端有 3 个侧开口,高速旋转的叶轮在血管内产生强大的旋涡可吸出粉碎的血栓。

Oasis 吸栓消融术:吸栓导管有三腔,分别供冲洗、回吸和引入导线用。导管末端包绕于不锈钢喷嘴内,经"U"形冲洗腔朝回吸腔注射高压肝素盐水时,产生负压;将血栓崩解,吸入高压盐水柱,最后进入收集袋。

Rotarex catheter(straub):是一种经皮新鲜和机化血栓切除装置,由导管、电动驱动器和电源三部分组成,导管直径 8F,内含不锈钢圈,中心可通过导线,导管头端由两个金属圆筒状结构组成,外旋转圆桶与螺旋状不锈钢丝相连,内桶与导管相连,两者的侧面有椭圆形的窗口。电动驱动器通过螺旋状不锈钢丝使其外面圆筒以 40 000rpm 的速度旋转,从而使导管头部产生负压,将附近血栓吸进两个椭圆形窗口内,切割成碎片被螺旋状钢丝传送到体外的引流袋中。

2）机械性血栓消除术的并发症与处理:并发症包括:①内膜损伤;②肺栓塞:由打碎的血栓造成;③溶血:一过性血红蛋白升高为主要表现,一般于术后24 ~ 36 小时恢复正常;④血管穿通:多见于无导丝引导的机械性血栓清除术;⑤血栓复发。处理为术后 7 ~ 14 天用抗凝疗法。

（二）肺栓塞的治疗

肺动脉栓塞起病急,病情发展迅速,一旦确诊,立即抢救治疗。

1. 一般治疗　保温、吸氧、镇静及止痛。必要时可以用吗啡、哌替啶、抗生素预防感染。

2. 解除肺血管痉挛及呼吸困难,静脉注射阿托品 0.5 ~ 1.0mg,或罂粟碱30mg,皮下注射等。

3. 抗休克、强心、升压。

4. 抗凝治疗　肝素防止血栓扩展,用药期间监测出凝血全套,以调节药物剂量。

5. 溶栓治疗　尿激酶溶栓作用强,可迅速溶解血栓,改善呼吸困难。对肺栓塞治疗优于单纯使用肝素。其次,链激酶或重组组织型纤维蛋白溶酶原激活剂(recombinant tissue-type plasminogen activation,rt-PA)亦可使用。溶栓治疗临床以尿激酶为主综合溶栓治疗:尿激酶,100 万 IU 溶于 5% 葡萄糖或生理盐水 250ml,静脉滴注。rt-PA,50mg,每 2 小时静脉注射。低分子肝素钠5000U,1 次/日,皮下注射。低分子右旋糖酐 500ml 加维脑路通 1.0g,静脉滴注,1 次/日。前列腺素 E_1,200μg 加入生理盐水 500ml(或 5% 葡萄糖 500ml),1 次/日,缓慢静点。脉络宁注射液 20ml 加入 5% 葡萄糖或生理盐水 250ml,静脉滴注,每日一次,15 天为一疗程。纤溶酶 100IU 加入生理盐水 100ml,1 次/日,静脉滴注,14 天为一疗程。此方案对急性肺动脉栓塞效果比较好。

6. 手术治疗　急性期肺动脉血栓摘除术　适用于伴

有休克的大块的肺动脉栓塞,中心静脉压升高,肾功能衰竭,保守治疗失败者,在体外循环下手术,手术死亡率较高。

7. 肺动脉栓塞的预防措施　确诊下肢深静脉血栓形成,防止血栓脱落致肺栓塞很重要。除一般预防措施外目前可应用放置下腔静脉滤器,使肺栓塞死亡率降低,下腔静脉滤器的并发症的发病率为 1.5%。但下腔静脉滤器并不能阻挡较小而且数目较多的栓子。亦有放置下腔静脉滤器后还发生肺栓塞病例报道。

(李荷莲)

参 考 文 献

1. 汪忠镐. 血管外科学. 杭州:浙江科学技术出版社,2010
2. 吴孟超,黄宗骊. 外科学. 第 7 版. 北京:人民卫生出版社,2008
3. 刘玉珍,张震宇,等. 妇科盆腔手术后下肢深静脉血栓的临床研究. 中华妇产科杂志,2006(2):107-110
4. 林建华,沈莹. 妊娠合并静脉血栓和血栓性静脉炎. 中国实用妇科与产科杂志,2011,27(10):738-741
5. 吴在德. 外科学. 第 7 版. 北京:人民卫生出版社,2010
6. 陈孝平. 外科学(供 8 年制及 7 年制临床医学专业使用). 第 2 版. 北京:人民卫生出版社,2010
7. Chan ws,spencer FA. Anatomic distribution of deep vein thrombosis in pregnancy. CMAJ,2010,182(7):657-660
8. Damodaram M,Kaladindi M. D-dimers as screening test for renous thromboembolism in pregnancy:is it of any use? Obstet Gymecol,2009,29(2):101-103
9. Soo-Mee Bangs Moon Ju Tang. Korean Guidelines for the prevention of venous thromboembolism. Korean Med Sci,2010
10. 王晓东,刘兴会. 抗凝治疗在妇产科的应用,中国实用妇科与产科杂志,2006,22(3):165-167
11. Royal College of Obstetricians & Gynecologists. Thromboembolic diseases in pregnancy and the puerperium:acute management. Guideline no 28. London:RCOG,2007
12. Royal Collagen of Obstetricians & Gynecologists. Reducing the risk of thromboembolism during pregnancy. Birth and the puerperium. Guideline no. 37 London:RCOG,2009
13. Bates SM, Greer IA. Pabinger I. et al. Venous thromboembolism, thrombophilia, antithrombotic therapy, and pregnancy:American Collagen of Chest Physicians Evidence-based clinical practice guidelines. 8th ed. Chest,2008,133:844S-846S
14. To MK, Hunt BJ, Nelson-Piercy C. A negative D-dimer does not exclude venous thromboembolism(VTE)in pregnancy. J Obstet Gynaecol,2008,28:222-245
15. Marik PE,Plante LA. Venous thromboembolic disease and pregnancy. N Engl J Med,2008,359:2025-2033
16. Lim W, Eikelboom JW, Ginsberg JS. Inheeited thrombophilia and pregnancy associated venous thromboembolism. BMJ, 2007, 334:1318-21
17. Pomp ER, Lenselink AM, Rosendaal FR, et al. Pregnancy. The postpartum period and prothrombotic defects:risk of venous thrombosis in MEGA study. J Throb Haemost,2008,6632-6637
18. Jacobsen AF. Skjeldestad FE, Sandset PM. Incidence and risk patterns of venous thromboembolism in pregnancy and pueperium-a register-based case control study. Am J Obstet Gynaecol, 2008, 198:233-234

第十章

乳 腺 疾 病

第一节　概　　述

乳腺是哺乳器官,同时又是女性第二性征的重要标志,其发生、发育受到女性内分泌系统的调控,而乳腺的各种疾病如畸形、炎症、肿瘤等对于女性的生理和心理健康有着很大影响。

(一) 乳腺解剖

正常成年女性的乳房位于胸前第 2~6 肋之间,呈半球形,包裹在浅筋膜的浅深两层之间,其外上方向腋窝方向延伸,称为腋尾部,其后方为胸大肌。在浅筋膜深层与胸大肌筋膜之间有一层潜在的腔隙,称为乳腺后间隙。

乳房由皮肤、皮下组织、乳腺腺体构成。乳头乳晕复合体位于乳腺的中央,乳头表面无毛发及汗腺,但神经末梢丰富,感觉灵敏。乳晕区的皮肤含有汗腺、皮脂腺和乳晕腺。乳晕腺又称 Montgomery 腺,是一种介于汗腺和皮脂腺之间的腺体,可以分泌脂类物质。

乳汁由腺体组织中的腺泡分泌,10~100 个腺泡组成一个腺小叶,若干个腺小叶组成一个腺叶。每侧乳房含有 15~20 个腺叶,各级的乳腺导管收集腺泡分泌的乳汁,逐级向乳头方向会合,最后经乳头的输乳管开口输出。腺体间有垂直的纤维束分隔,称为 Cooper 韧带,又叫乳房悬韧带,这些韧带联系在浅筋膜的浅深两层之间,将乳腺固定在胸前。其浅层一直连接到真皮,当受到肿瘤或炎症侵犯短缩时,可以使皮肤凹陷而形成“酒窝征”。

乳腺的淋巴引流非常丰富,淋巴结转移是乳腺癌最常见的转移途径。腋窝淋巴结接受了大部分淋巴液。腋窝淋巴结按其解剖部位又可分为胸肌群、肩胛下群、外侧群、中央群、尖群和胸肌间淋巴结(又称 Rotter 淋巴结)。其余部分淋巴液主要沿肋间隙回流到乳内动静脉周围的内乳淋巴结。极少部分可以交通到对侧乳房、腋窝以及肝脏。

(二) 乳腺生理

乳腺自胚胎期发生至老年期退缩,历经胚胎期、幼儿期、青春期、月经期、妊娠期、哺乳期和老年期的变化,各时期的乳腺改变均受到内分泌的影响,即随着卵巢的周期性变化而发生相应的变化。

乳腺类似于汗腺,来源于外胚胎层,人在胚胎期有 6~8 对乳腺始基形成,这些始基当中只有位于锁骨中线第五肋间的那对乳腺始基能保留并得到发展,其他的乳腺始基很少能得到发展。

胚胎期和出生后皆可出现乳腺异常发育,出生后的乳腺发育异常多是在性激素的影响下发生的,如体外性激素的摄入过多或体内产生过多及体内对性激素的灭活能力下降皆可引起。胚胎期的乳腺发育异常原因不明,在临床常见的是副乳腺,男女均可发病,发病率约为 1%~5%,发生部位多在腋前线和腋中线之间。

幼儿期不论男女,约 60% 的初生儿可见其乳腺有某种程度的生理活动,乳头下肿胀,并可触及 1 厘米至数厘米之硬结,有时能由乳头内挤出乳汁样的分泌物,是母体的激素进入婴儿体内所致。

一般认为,月经来潮前 3~5 年乳腺即开始发育,女性乳腺开始发育时,整个乳腺、乳晕、乳头都相继增大,乳头和乳晕的色泽加深,1 年以后在乳头下可触及盘状物,少数可由单侧开始,易被误认为肿瘤。

月经周期与乳腺发育的关系甚为密切,可分为经前增生期和经后复原期两个阶段。

在经前增生期,此时乳管系统膨胀,系因新腺泡形成,乳导管腔扩大、乳管上皮的继续分化和增大及增生所致,增生期的末期,乳管和腺小叶内可见分泌物的积存,管周围的基质水肿、苍白、结缔组织增生,并可见淋巴细胞浸润。此时的变化与青春期表现相似,腺小叶的出现是此期之特征。

在经后复原期,一般为月经开始日至月经后7～8天为止,末端乳管及腺小叶的退化复原最为显著,腺泡上皮可以消失,分泌物消失,此期乳腺组织中的水分被吸收,乳腺趋于小而软。

乳腺在妊娠期变化明显。随时间推移逐渐增大,但其受内分泌影响,各部分的改变并不一致,有的部分发展较慢、有的较快、有的甚至未见发展,也有的末端乳管在月经期未能发展成小叶者,在妊娠期得到了发展。这种发展不平衡的乳腺将来可能演变成为乳腺囊性病变,凡乳腺大部分未获充分发展者,在授乳期经常有乳汁分泌不足现象。从分娩到正式泌乳期间,乳腺明显胀硬,并伴有不同程度的胀痛。一旦哺乳开始,胀痛即消失,乳汁的分泌与妊娠期间乳腺腺小叶发育的程度有关,即使同一个人,两乳腺的分泌量也不尽相等,哺乳期中乳腺小叶及其分泌管有分泌及储备乳汁的功能。

性激素的异常分泌可导致乳腺的异常发育,乳腺的发育主要是增生和退化复原两种改变,二者在各期中反复交替。一切增生期和退化复原期的改变大致相仿,但改变的程度可因人而异,甚至同一患者的两侧乳腺的不同部分的改变也不相同。一般来说,多数乳腺组织的发育异常是发生在退化复原期中,在35～40岁时主要为小叶的异常,40～50岁为上皮细胞的萎缩,46～50岁多数为囊状扩张,50岁以后为小乳管及血管的闭塞。

正常乳腺的发育受到腺垂体、卵巢、肾上腺皮质所分泌激素的影响。垂体可产生促性腺激素直接影响乳房,青春期后卵巢开始周期性分泌雌激素和孕激素刺激乳房,形成周期性的增生与复旧的变化。绝经期以后,卵巢功能趋于衰竭,肾上腺分泌的雄激素经芳香化酶转换为雌激素这种卵巢外途径成为体内雌激素的主要来源。

第二节 乳腺畸形

（一）多乳头、多乳房

胚胎发育过程中,自腋窝至腹股沟连线(即乳线)上形成6～8对乳头状局部增厚,即为乳房的始基。正常情况下,仅胸前一对发育成为乳房,其余均于出生前退化,如不退化即形成多余的乳头或乳房,多见于正常乳房的内下方或外上近腋窝处,亦称副乳(accessory mamma),以女性多见,常有一定遗传性。可在经期、妊娠或哺乳期出现胀痛,甚至泌乳。亦可发生肿瘤,如纤维腺瘤或乳腺癌。一般若体积小且无症状者可以不必治疗。症状重如疼痛明显、体积大影响外观或出现肿块则应手术切除。

（二）巨乳症(macromastia)

成人妇女一侧或双侧乳腺过的发育增大,超过正常乳房界限或重量者称为巨乳症,亦称成人型乳房肥大症。病因并不明确,可能与雌激素分泌旺盛和乳腺组织对雌激素敏感性增高有关。肥大的乳腺多呈下垂状,乳头多有下垂和移位,部分患者站立时有下坠感,影响日常活动,行动受到限制,甚至继发驼背等畸形。肥大的乳房经常潮湿瘙痒,容易出现皮肤湿疹、糜烂等。经常给患者带来严重的精神

心理压力。

轻度肥大者可以用合适的乳罩固定支托,无须治疗。重症者可考虑行乳房缩小手术。

（三）乳头内陷

乳头内陷是一种常见的乳腺畸形。可分为原发性和继发性。继发性多因乳腺炎症或肿瘤引起。乳头内陷局部易于积存污垢,容易继发感染,且有可能妨碍哺乳。对于轻症者需注意局部卫生清洁,可试行手法牵引矫正。可于孕前进行,将乳头翻出提起,以有轻微痛感为度,每日数次,坚持数月多有效果。对于内翻较重、有手术意愿者可考虑手术矫正。

其他乳房发育异常如儿童早熟性乳房肥大、乳房缺如等较为少见,常常继发于其他发育异常,应首先针对原发疾病进行治疗,必要时可行整形手术。

第三节 乳腺炎性疾病

（一）急性乳腺炎

急性乳腺炎是乳腺的细菌性、化脓性炎症,多表现为蜂窝织炎或脓肿。绝大多数出现于哺乳期,尤以初产妇多见。常出现于开始哺乳后3～6周,哺乳中断或断乳期间也容易发生。细菌侵入和乳汁淤积是产生乳腺炎的基础。和其他皮肤软组织感染一样,其最常见的致病菌是金黄色葡萄球菌,其次为链球菌,晚期可能合并多种细菌感染。除驻留于母亲体表的细菌外,乳儿的口鼻、咽喉、皮肤感染、脐炎等亦是常见的细菌来源。而开放的乳管开口、乳头皲裂、破损、皮肤擦伤等又为细菌的入侵开放了门户。细菌从导管或伤口进入乳房后,乳汁淤积就为细菌快速繁殖提供了条件。哺乳早期,特别是在缺乏哺乳经验的初产妇,容易出现乳汁排空困难和乳头皲裂等问题,因而这一时期是乳腺炎高发阶段。

该病起病急骤,患侧乳房体积增大,局部肿胀变硬,伴有皮肤水肿、疼痛、皮温升高等炎症表现,可伴有腋窝淋巴结肿大、疼痛。若炎症未能及时控制,局部可形成炎症包块,继而形成脓肿。由于乳腺小叶间有不少纤维分隔,因而脓肿可能表现为多房性,波动感不明显,脓肿表浅或范围较大时也可以出现典型波动感。脓肿继续发展可以自皮肤溃破或经乳头排出,亦可侵入乳腺后间隙,形成如乳房后脓肿。超声检查及穿刺抽出脓液多可确诊。

多数患者可出现寒战、高热等全身中毒症状,白细胞计数常升高。

急性乳腺炎应与单纯性乳汁淤积相鉴别,乳汁淤积是由于哺乳方法不当或乳管阻塞所致,可以出现乳腺局部疼痛和肿胀,亦可伴有发热,是乳腺炎的前兆,但多数症状较轻,如果进行乳汁检查可以发现其白细胞数$<10^6$/ml,细菌数$<10^3$/ml设法排空乳汁后症状迅速缓解,发热时间多数不超过24～48小时。另外应与炎性乳腺癌鉴别,后者对抗菌治疗无效,罕有发热者,但亦有少数炎症合并乳腺癌报道,应予以重视,对于可疑者应行活组织检查排除。

急性乳腺炎对于母亲的生理和心理有很大的影响,容易引起哺乳中断,妨碍母乳喂养。

1. 全身治疗 包括积极营养支持、休息,必要时应用解热镇痛药如布洛芬等缓解症状。当外周血白细胞计数升高、合并乳头皲裂、乳汁排空后24小时症状仍无改善者应给予抗菌药物治疗。如能获得病原体培养的结果,则可根据药敏结果选用敏感抗菌药。多数时候只能根据经验选用对金黄色葡萄球菌和溶血链球菌敏感的抗菌药。青霉素曾被认为是治疗乳腺炎最恰当的药物,其疗效肯定,副作用少,但目前青霉素耐药细菌越来越多,因而可以选用氟氯西林、阿莫西林-克拉维酸等耐酶青霉素,头孢类药物如头孢氨苄、头孢克洛等在乳腺炎治疗中也有不错的效果,对于青霉素过敏者可选用大环内酯类药物如红霉素、阿奇霉素等,脓肿形成时可加用甲硝唑等抗厌氧菌药物。应尽量避免选用庆大霉素、左氧氟沙星等可能对乳儿有影响的抗菌药物。

2. 局部治疗 设法排空乳汁是哺乳期乳腺炎早期最为关键的治疗,应鼓励母亲继续哺乳,教授其正确哺乳方法,必要时可应用吸乳器吸乳。对于乳管开口有乳痂堵塞者应予除去,早期乳汁淤积者可予以局部热敷,手法按摩等。但炎症明显者应慎重,避免炎症扩散。脓肿形成者应积极引流。对于脓肿较小者可考虑超声引导下穿刺抽脓,可反复进行,也可置管冲洗引流。对于抽吸无效、脓腔较大或张力较高即将破溃者可切开引流。多建议采用沿乳管放射状切口,后间隙脓肿可采用沿下皱襞弧形切口。麻醉应充分,手术当中打开脓腔之间的分隔,使引流通畅,必要时可通过多个切口进行对口引流。对于病程长、局部炎症重而全身症状轻、脓肿壁厚或局部有肿块形成的应留取活组织检查,除外乳腺癌可能。

3. 终止哺乳问题 对于无脓肿破溃、母亲可耐受者,鼓励继续哺乳。目前多数研究资料认为乳腺炎母亲的乳汁一般不会对乳儿造成不利影响,而继续哺乳有利于乳汁引流。对于有较大脓肿或脓肿破溃形成乳瘘、局部症状严重难以继续哺乳者可以考虑终止泌乳。终止泌乳目前多推荐大剂量维生素 B_6 口服、炒麦芽煎服,无效可应用小剂量雌激素。

4. 预防 产后早期开始哺乳;训练乳儿正确吸吮;不必限制喂乳频率和时间;乳儿不能吸净乳汁时应以吸乳器吸出或手法按摩挤出;注意乳头卫生,哺乳后应清洗,乳头内陷者尤其应小心;乳头皲裂或疼痛者可暂停哺乳,以其他方法排乳汁,外用红霉素软膏等。

非哺乳期急性乳腺炎较为少见,与其他部位皮肤软组织炎症并无明显区别,不再赘述。

(二) 慢性乳腺炎

1. 浆细胞性乳腺炎 浆细胞性乳腺炎是一种非细菌性的慢性炎症,约占乳腺良性疾病的4%~5%,常反复发作,可迁延数年。该病发病机制尚不完全清楚,多数学者认为其发病与自身免疫因素有关,引起导管梗阻、扩张,导管上皮萎缩,上皮细胞碎屑及脂质聚集在导管内,腐蚀管壁,引起导管周围炎症,晚期导管内刺激性物质溢出管壁外引起以浆细胞浸润为主的炎症反应,大部分患者可继发厌氧菌感染。故而也被称为乳腺导管扩张症、导管周围炎、闭塞性乳腺炎等,可能代表了该病的不同阶段。

本病常见于30~40岁的非哺乳期妇女,常以乳房肿块、乳头溢液就诊。急性期可出现疼痛、红肿等局部炎症表现,少数患者可以形成脓肿。浆细胞性乳腺炎比较特殊的是在部分患者可以表现为质硬、界限不清、活动度差,甚至可能伴有乳头内陷、皮肤酒窝征、肿块破溃、窦道形成,酷似乳腺癌。另外诊断时还应想到乳腺结核等慢性炎症可能。因而常常需要活检方能确诊。该病急性期时应使用涵盖厌氧菌的广谱抗菌药物,如阿莫西林-克拉维酸、红霉素加甲硝唑,左氧氟沙星亦有不错的效果。脓肿形成时应参照急性乳腺炎进行引流。炎症控制后应进行局部广泛切除,切除范围不应过小,否则容易复发。切除组织应常规送病理检查,以除外乳腺癌。

2. 乳腺结核 乳腺结核病在临床上比较少见,但近年来结核病有增加的趋势,本病也相对增多。多数由肺结核等经血源或淋巴途径播散而来,少部分可由胸壁结核直接蔓延而来。临床上主要表现为乳房无痛性肿块,后期随肿块增大可伴有疼痛,常有皮肤粘连,肿块软化后形成冷脓肿,可向皮肤溃破形成窦道,排除稀薄脓液。多无发热,少数伴有急性炎症的也可有红肿热痛等表现。本病有时表现为乳房坚硬肿块,乳房外形改变,伴有乳头内陷,可腋窝、颈部淋巴结肿大,和乳腺癌不易鉴别,常需活检明确。治疗主要以局部切除结合全身抗痨治疗。

3. 肉芽肿性乳腺炎 肉芽肿性乳腺炎多见于已婚经产妇,大部分有哺乳经历。一般认为肉芽肿性乳腺炎属于自身免疫性疾病,与口服避孕药有关,部分学者认为可能与体内激素失衡导致异常乳汁分泌而积存在腺泡内,脂质分解后诱发自身免疫反应引起小叶肉芽肿性炎症。与浆细胞性乳腺炎不同,其病变以乳腺小叶为中心,呈多灶分布。临床多见为形状不规则乳房肿块,伴或不伴有疼痛,可能与皮肤粘连,亦可出现乳房脓肿、破溃形成窦道,与浆细胞性乳腺炎很难鉴别,也容易误诊为乳腺癌。该病目前尚无统一的治疗规范。多数认为早期可以给予糖皮质激素治疗,合并急性炎症时可联合应用抗菌药物,对于肿块局限者可考虑手术切除。有少数报道应用甲氨蝶呤等免疫抑制剂治疗,似有不错的效果,但多为个案报道,有待进一步证实。

第四节 乳腺增生症

目前临床上诊断的乳腺增生症实际上是以乳房疼痛伴或不伴有结节的为主要表现的一类症状集合。其名称很多,包括纤维囊性增生、乳腺病、乳痛症、小叶增生症等,而病理学上为多种表现的乳腺结构不良。实际上,在绝大多数成年女性中均曾经出现过这些临床或病理表现,即使在那些没有症状的人群,也有可能出现相应的病理表现,因而目前认为这些所谓的乳腺增生症患者都未必是病态,其中相当一部分可能是生理性的。乳腺增生症发病年龄多在30~50岁之间。其病因多认为与内分泌失调或精神因素有关。雌激素促进乳腺导管及其周围结缔组织生长,黄体酮促进小叶及腺泡的发育。雌激素过高和黄体酮分泌过少或两种激素之间不协调,则引起乳腺导管上皮和纤维组织不同程度的增生。临床上突出的症状是乳房疼痛,典型的症状表现为月经来潮之前乳腺肿胀疼痛,可能伴有乳腺结节,乳腺来潮后疼痛迅速缓解,结节消失或变软。但在部分患者特别是病程较长的患者,疼痛可以变得没有规律。在绝大多数的患者,疼痛的程度和规律与结节的大小、多少并无明确关系,而多数结节并不随月经来潮而消失。在一部分患者还可以出现乳头溢液,单孔、多孔都有,以浆液性或草黄色透明者居多,血性溢液少见。乳房触诊可以发现多发的结节,常为颗粒状、条索状或片状,质地较正常腺体略韧,有或无触痛,但一般没有皮肤粘连。少数单发、质硬的结节在临床上难以与乳腺癌鉴别,需行乳腺超生、钼靶等辅助检查区别,必要时需行穿刺活手术活检。

该病的发生发展可能都与精神心理因素有关,目前认为精神压力大、劳累、熬夜等可能都是其危险因素。因而该病的治疗主要以自我调节为主,用药为辅。一般鼓励患者劳逸结合、缓解精神压力、保持情绪平稳,其症状多数能够自行缓解。对于少数症状较为严重的、病程长的、自我调节效果不佳的可以考虑药物治疗。目前临床上多采用中药治疗,有活血化瘀、舒肝理气、调节充任等功效之方剂均可应用,乳癖消、小金丸、逍遥丸等中成药在临床上有不错的效果。对于中药治疗效果不佳者,推荐应用小剂量他莫昔芬治疗。其他如雄激素、溴隐亭等都有一定效果,但副作用较大,临床上很少应用。对于单纯的乳腺囊肿可以结合影像引导进行穿刺抽液,多数可以治愈。而对于不典型的结节进行穿刺或手术活检主要目的是排除乳腺癌。

第五节 乳腺良性肿瘤

(一) 乳腺纤维腺瘤

乳腺纤维腺瘤(fibroadenoma of breast)是年轻女性最常见的乳腺肿瘤,也是 25 岁以下女性乳腺肿瘤的首要原因。它起源于乳腺小叶,以小叶内纤维细胞增生为主,研究认为纤维腺瘤患者血液中雌激素与孕激素水平往往失调,导致雌激素相对过度刺激。在妊娠、哺乳或围绝经期等激素水平急骤变化的时候,瘤体有可能迅速生长。多数表现为单侧乳房单发肿瘤,质地坚韧,有弹性,活动度好,部分患者为多发或双侧纤维腺瘤。少部分纤维瘤体积可以长得很大,甚至出现表面皮肤隆起、紧张、发亮,浅静脉扩张,有时难以与肉瘤鉴别,需要活检方能明确。过去曾经将大于 7cm 的称为巨纤维腺瘤,月经来潮前后发生的纤维腺瘤称为青春期纤维腺瘤,但实际这些肿瘤在临床、病理和预后上并无特殊之处。手术切除是治疗乳腺纤维腺瘤唯一有效的治疗方法。当然,对于小于 2cm 的肿瘤,微创的肿瘤旋切技术可以达到诊断和治疗的目的,又可以减少手术瘢痕,是个不错的选择,但其价格昂贵,推广有一定难度。对于多发性纤维腺瘤——切除可能意味着乳房外形的破坏,而且切除也难以保证不再出现新的纤维腺瘤,因此对于多发性纤维腺瘤临床表现典型的可以观察,而对于边界不清、超声表现不典型的、生长迅速的应该手术切除活检,以免延误恶性肿瘤治疗。由于妊娠、哺乳可能诱发肿瘤迅速增大,影响哺乳,因此有部分学者主张在准备妊娠之前将纤维腺瘤切除,有一

定意义。

(二) 分叶状肿瘤

分叶状肿瘤是少见的乳腺肿瘤,含有上皮和结缔组织两种成分。病理学上将起分为良性、交界性和恶行等亚型,其中恶性者过去也称为叶状囊肉瘤。分叶状肿瘤好发于 40 岁左右女性,但各种年龄均可发病。多数表现为无痛性单发肿块,生长迅速。无论是触诊还是超声、钼靶等影像学检查,其表现均与纤维腺瘤类似。即使穿刺活检也难以完全准确地将其与纤维腺瘤区分。因此,临床上对于年龄偏大、肿瘤较大或生长迅速的纤维腺瘤,应考虑手术切除活检,以排除分叶状肿瘤。分叶状肿瘤局部复发率较高,但一般不转移到腋窝淋巴结,恶性者有血行转移可能。分叶状肿瘤的治疗以局部手术切除为主,切缘应超过 1cm。一般不进行腋窝淋巴结清扫。对于首次局部复发的肿瘤仍然可以考虑局部扩大切除,但要保证有足够的隐性切缘,再次复发者应行全乳切除。有部分学者推荐对于切除复发灶后的残留乳腺进行放疗,但目前尚有争议。

(三) 导管内乳头状瘤

导管内乳头状瘤(intraductal papilloma)是一类起源于乳腺导管上皮细胞的肿瘤,其典型特点是多数有乳头溢液症状。根据临床、病理表现不同,又分为孤立性导管内乳头状瘤、多发性乳头状瘤和导管内乳头状瘤病,其临床特征和恶行倾向均有差别。孤立性导管内乳头状瘤起源于大导管,75% 伴有乳头溢液,多为血性溢液或陈旧血性,少数为浆液性。少数可在乳晕附近可以触及肿块,多为球形,柔软,挤压包块有时可以看到血性乳头溢液。超声检查在很多患者无阳性发现,部分患者仅可见扩张导管,在一小部分患者中可以看到囊实性的包块,也有部分患者表现为实性包块。纤维乳管镜检查可以看到位于大导管内的粉红色的瘤体。乳管造影可以看到乳管扩张、充盈缺损或截断征。治疗以手术为主,应切除包括瘤体在内的导管系统,手术之前应综合查体、乳管镜、乳管造影等明确病变位置,选择合适的切口,显露大导管后寻找病变所在的导管,病变导管多因出血而蓝染,很容易找到,必要时也可从溢液的乳管开口注入少量染料帮助定位。

导管内有多个大体可见的、周围分布的乳头状瘤者为多发性乳头状瘤,部分无乳头溢液,部分合并有导管非典型增生,手术很难完全切除干净,复发率较高,有一定的恶变率。

而镜下多发乳头状瘤则被称为导管内乳头状瘤病,是乳腺癌较为明确的癌前病变,多数需手术活检方能明确诊断。手术后建议给予内分泌药物预防乳腺癌,目前推荐他莫昔芬口服 5 年。

部分导管内乳头状瘤病理证实已经有癌变,则应按照乳腺癌原则治疗,对于有乳头溢液者,多数主张行乳房全切。

除上述疾病外,可以出现于皮肤软组织的炎症、肿瘤均可发生于乳房,如湿疹、毛囊炎、皮脂腺囊肿、脂肪瘤、错构瘤、神经纤维瘤、淋巴瘤等,与发生在其他部位时的诊断、治疗、预后均无特殊之处,不再赘述。

第六节　乳　腺　癌

乳腺癌(carcinoma of breast)是女性最常见的恶性肿瘤之一,发病率位居女性恶性肿瘤发病率之首位。

【发病率】　由于地理位置不同、种族不同、生活方式及饮食习惯不同,如欧洲、美洲、澳大利亚的发病率与亚洲地区的发病率差异较大。世界卫生组织2008年公布的统计资料显示,2008年全球女性乳腺癌新发病例138.4万人,占全部恶性肿瘤的23%,其中发达国家69.2万人,欠发达国家69.1万人,标化发病率从欠发达地区如东非19.3/10万人,到发达地区如西欧89.7/10万人不等。亚洲发病率近年也是上升趋势,新加坡的统计数据从每年21.2/10万(1968～1972)上升到38.8/10万(1988～1992)。中国同样也呈逐年上升趋势,根据国家癌症中心及卫生部疾病预防控制局的统计资料(中国癌症发病与死亡2003～2007),中国全国女性乳腺癌发病率,2003年37.10/10万人,2004年40.00/10万人,2005年42.18/10万人,2006年43.10/10万人,2007年45.18/10万人,而2010年达到47.64/10万人(2011中国肿瘤登记年报),在女性恶性肿瘤中位居首位。

【病因】　根本病因尚未能完全了解,但有些因素可能是诱发乳腺癌的重要因素。严重的肥胖及中心性脂肪堆积的成年妇女绝经后乳腺癌的发病率明显增加。肥胖可能通过雌激素生物利用度和脂类代谢影响乳腺细胞。卵巢内分泌在乳腺癌的发病机制中占有重要地位,雌激素和孕激素是与乳腺癌发病密切相关的重要内分泌激素,初潮年龄早于12岁、绝经50岁的,行经40年以上的妇女的乳腺癌危险性较一般妇女要高1倍多。总之,暴露于高水平雌激素的周期越长,患乳腺癌的风险越大;乳腺癌的发病率随着初产年龄的推迟而逐渐增高,而且与产次相关高产次的妇女患乳腺癌的概率减小。哺乳可降低乳腺癌的发病危险,且哺乳总时间与乳腺癌的危险性呈负相关。口服避孕药并不增加乳腺癌的危险性,但在围绝经期后长期服用雌激素可以增加乳腺癌的发病机会。高脂饮食、饮酒可以增加乳腺癌的发病率,与非饮酒者相比乳腺癌风险增加11%。患有乳腺纤维囊性病者乳腺癌的风险可增加2～4倍。遗传因素在乳腺癌发病中起着重要作用,美国一项研究表明一级亲属患乳腺癌的妇女发生乳腺癌的概率较无家族史的高2～3倍。随着分子生物学技术的发展和人类基因组计划的开展,已证实至少存在两种乳腺癌易感基因、BRCA1和BRCA2,分别定位在17和13号染色体上,均为常染色体显性遗传的抑癌基因。BRCA1或BRCA2的遗传性突变携带者一生中有高达90%的乳腺癌患病风险,约有5%～10%的乳腺癌与遗传易感性有关。

植物雌激素(phytoestrogen),异黄酮(isoflavone)有潜在抗癌作用。饮食中异黄酮的主要来源是黄豆,新加坡的一个研究称,绝经前妇女每天摄入≥55g豆类食品者,乳腺癌危险减少60%,日本也有同样报道。

其他因素,如环境的污染,有机氯杀虫剂,放射线等皆有致癌作用。更多的致癌因素仍在探索中。

【临床表现】　乳腺癌早期阶段很少有症状,以致使得许多患者延误就诊时间。局部症状包括:乳腺肿块,早期表现为单个小肿块,质地硬,不规则,界限不清。随着近年技术的进步很多临床触诊阴性的乳腺肿块可以通过检查发现;异常乳头溢液(浆液性、血性)是发现早期乳腺癌的重要线索;乳头内陷,由于病灶邻近乳晕区所致,可见于乳腺癌及乳腺炎;乳头溃烂,可见于乳头湿疹,也是发现Paget病的重要线索;皮肤凹陷(酒窝征),是由于Cooper韧带受侵犯致使局部皮肤下陷、粘连,可见于乳腺癌,脂肪坏死及乳腺炎;乳腺癌晚期还可出现皮肤水肿(橘皮征)、红肿,皮肤浸润、溃疡,肿块固定(固定于胸肌、胸壁)。

【诊断】

1. 体格检查　是诊断工作第一个步骤。检查时首先观察双侧乳房形态是否对称? 乳头的位置是否对称? 有无凹陷、固定? 是否居中? 有无偏斜? 乳房皮肤有无红肿? 有无"酒窝征"及"橘皮外观"。对于乳房偏小的患者可以采用坐位,乳房下垂或偏大的患者应采用仰卧位检查。按顺序用手指检查4个象限,手指放平触诊。确定有无肿块及大小,检查肿块是否与皮肤粘连或是否与胸壁粘连。检查腋下淋巴结时,检查者左手握住患者患侧上肢前臂,使腋下放松,右手触摸腋下进行检查,对侧相反。对于怀疑患有乳腺癌的患者还应检查患者锁骨上窝,明确是否有肿大淋巴结。

2. 特殊检查

(1) 乳腺摄片检查(mammography):现代乳腺摄片,诊断准确率可达80%～90%。常见的有意义阳性所见:①高密度占位影,摄片上的肿块大小比体检时肿块不一致,这时恶性肿瘤周围组织呈水肿状态,以致触诊时肿块比真正瘤体大;如果患者腺体的致密,占位性病变与周围腺体分界不清时,可表现为病变大于查体所见;此项检查对于脂肪型乳腺检查效果较好,对于致密型乳腺还需要借助于超声和磁共振成像(MRI)检查作为补充。②肿块有毛刺样改变,不光滑,密度大。③局部皮肤下陷或增厚。④砂粒样钙化灶。近年研究表明,乳腺摄片的广泛应用提高了T_1及原位癌的发现率,使小癌的发现率由原来的56.6%上升到83%,使乳腺癌治疗中保留乳房的概率大为提高。

(2) B超:诊断准确率可达90%,对致密型的乳房,分辨力比X线高,直径小于0.5cm的肿块也能检出。对囊性肿物的判断明显优于X线检查。

(3) MRI:MRI用于乳腺癌的诊断对小病灶的检出率有很大帮助。一般从肿瘤大小、肿瘤边缘(光滑、分叶状、不规则状、毛刺状)、强化的均匀性(均匀、不均匀或者介于两者之间)、环形强化和内部间隔强化等方面进行分析。由于乳腺腺体组织随月经周期变化而有所改变,MRI的最佳检查时间为月经期的第8～15天。对于不能耐受长时间俯卧位进行MRI检查或MRI强化剂不能耐受的患者还可以考虑进行CT检查。

(4) 计算机近红外扫描(lintro-scan):即近红外线扫描(infrared light scan,ILS),1981年Morton首先应用此技术诊断乳腺癌。其原理是近红外光对软组织有较强的穿透性,还具有一定的选择性。血红蛋白对近红外光有吸收作用,当近红外光穿透肿瘤时,因血红蛋白的吸收会产生阴影,其灰度将直接反映局部血红蛋白量,形成近红外光的乳腺成像原理。由于恶性肿瘤血液供应多,其灰度就大。或血管本身发生中断或异常粗大的改变,使得红外光扫描在乳腺肿块的良恶性鉴别上就有一定价值。

(5) 细针穿刺吸引细胞学检查(fine needle aspiration cytology,FNA):细针指 6~8 号针。①安全性:大量实践证实其可靠性,Bergetal 观察了针吸与未针吸的 370 对乳腺癌患者,预后无显著差异。Frazeh 等总结了 5000 例,也未发现增加局部种植的情况。②成功关键:针头进入皮下后,抽吸针筒芯,使筒内呈负压状态,然后刺入肿块,以不同方向穿刺 3 次,关键一步是在去除负压后才拔针,否则少量细胞进入针筒内后无法吹出,使操作失败。③意义:准确性可达 80% 以上,但需要有经验的专门细胞学专家读片才能达到。另外对那些临床上不可触及包块的病例在 X 线摄片三维定位下,采用细针穿刺,也可用 B 超定位,置入细的带钩的金属丝,而后行活检,可准确切除不可触及病变,使早期病例得以确诊。

(6) 核心针穿刺活检(core needle biopsy,CNB):CNB 与 FNA 是乳腺病变常用的获得术前病理诊断的手段,使用超声引导可以提高活检准确率,常用探头频率为 10MHz。患者仰卧位,对乳腺进行 4 个象限及乳头为中心多切面扫描,观察肿瘤内部回声、边界,测量大小,测量肿瘤距体表的深度,并对肿瘤做好标记。核心针活检枪分为全自动和半自动两种。根据病变特征可选用 18、16 或 14G 活检针,常规消毒皮肤,铺无菌洞巾,用 2% 利多卡因局部麻醉,在超声引导下将穿刺针经穿刺导向器穿刺入肿瘤包膜内放枪,取肿瘤组织 2~6 块,甲醛溶液固定,送病理检查。

与手术活检相比,穿刺针活检对正常组织的破坏少,无瘢痕,患者只需要局部麻醉,且费用也相对低廉。最重要的是穿刺活检可以使一部分乳腺良性病变的患者免去了不必要的手术。

对于体检发现乳房肿块的患者,也可采用手术活检、术中快速冷冻病理检查与手术治疗同时进行的方法。但这种方法不利于手术前制订详细的治疗方案,且延长了手术的时间。术前穿刺针活检若为恶性病变,不仅为进一步的治疗提供依据(包括手术和术前的辅助化疗),而且有利于医师和患者共同讨论手术治疗的方式,例如是否采取保留乳房的手术等。

(7) 对于上述方法仍未确诊的病例,即应行活检手术。活检分切取活检及切除活检,切取活检是切开后在肿瘤上取一小片组织送切片检查,此法易引起肿瘤播散,应避免或放弃。切除活检是在正常组织范围切入,包括病灶在内大块切除,切缘皆在正常组织内。两组对预后有明显统计学上的差异。

【治疗】 乳腺癌的治疗手段包括对局部病灶进行手术治疗、放射治疗,以及对全身性疾病进行化疗、内分泌治疗、生物治疗或联合应用这些手段。对各种全身和局部治疗手段的需求和选择是依据多种预后和预测因素而判断的。这些因素包括肿瘤组织学特征、原发肿瘤的临床和病理学特征、腋窝淋巴结状况、肿瘤激素受体水平和 HER-2 状态、有无可检测到的转移病灶、合并症情况、患者的年龄以及绝经状态。从治疗角度看,乳腺癌可分为:①单纯的非浸润性癌,包括小叶原位癌(LCIS)和导管原位癌(DCIS)(0 期);②可手术的局部浸润性癌;③无法手术的局部浸润性癌;④转移或复发性乳腺癌。

1. 单纯非浸润性癌(0 期) LCIS 和 DCIS 两种类型可能都很难与非典型增生或早期浸润性癌相鉴别。中国女性乳腺中-重度不典型发生率仅占增生性病变的 5.3%,且发病年龄分布与乳腺癌相似。活检前应进行双侧乳腺钼靶 X 线摄片以鉴别是否存在多发肿瘤并评估非浸润性病灶的范围。有条件者可行 MRI 检查。乳腺原位癌疗效良好,5 年生存率 99.0%,20 年生存率 80.0%。单纯原位癌的治疗目的在于预防浸润性病灶的出现,或在病灶仍局限在乳腺内时发现其浸润成分。对于通过病理检查或再次切除、全乳切除以及腋窝淋巴结分期时发现存在浸润性癌(包括微浸润癌)的患者,应当按照相应浸润性癌分期的指南接受治疗。

2. 小叶原位癌 LCIS 的患者出现浸润性癌的风险很低,并且双侧乳腺发生浸润性乳腺癌的风险相等,由其发展为浸润性癌组织学特点良好,推荐随访观察。在适当监测下很少出现死于继发浸润性癌的情况。如果考虑全乳切除术以降低浸润性乳腺癌发生风险,则需要切除双侧乳腺以便使风险降到最低。在特殊情况下,如 BRCA1/2 突变、或有明确乳腺癌家族史的妇女,可考虑双侧全乳切除联合或不联合乳房重建术。患有 LCIS 的妇女无论接受随访观察还是双侧全乳切除治疗,其预后都非常好。数据显示,他莫昔芬治疗 5 年可使 LCIS 患者浸润性乳腺癌的发病风险降低大约 46%(风险比 0.54;95% CI 0.27~1.02)。对于选择随访观察的 LCIS 患者,绝经前妇女可考虑选用他莫昔芬、绝经后妇女可考虑选用他莫昔芬/雷洛昔芬以降低发生浸润性乳腺癌的风险。对 LCIS 患者的随访包括每 6~12 个月 1 次的体格检查,持续 5 年,然后每年 1 次。对接受临床观察的患者建议每年接受 1 次乳腺钼靶 X 线摄片。

3. 导管原位癌 对于 DCIS 以及经乳腺钼靶 X 线摄片或其他影像学检查、体检或活检发现有广泛病变证据(即病灶涉及 ≥2 个象限)的患者,应接受全乳切除,但不需要淋巴结清扫。对于绝大多数病灶局限、初次切除或再次切除时获得切缘阴性的患者,保乳手术或全乳切除都是恰当的治疗选择,但是要注意保乳适应证。尽管全乳切除可以达到最大的局部控制效果,但是接受全乳切除患者的乳腺癌的长期生存率与接受保乳手术联合全乳放疗患者相同。接受全乳切除的妇女适合接受乳房重建手术。

对手术切缘阴性的单纯 DCIS 患者加用全乳放疗可以降低局部复发率,但对患者的总体生存率、无远处转移生存率没有影响。在保乳手术后接受放射治疗可以使局部复发的相对风险降低大约一半。推荐对肿瘤床进行推量照射(采用光子、近距离放疗或电子束),特别是年龄 ≤50 岁的患者,以达到最大的局部控制效果。对部分患者,只接受肿块切除而不进行乳房放疗也有很低的乳房内复发风险,低危 DCIS 患者的 10 年无病生存率为 94%,中/高危患者为 83%。患者年龄、肿瘤大小和分级、以及切缘宽度等因素都会影响肿瘤的复发风险。对于 DCIS，现有的共识是：切缘距肿瘤大于 10mm 是足够的，而小于 1mm 则不充分，但对这两个值之间的切缘状态没有统一的共识。

由于 DCIS 累及腋窝淋巴结的情况非常罕见，目前不推荐单纯 DCIS 患者接受腋窝淋巴结清扫。然而，有小部分初次活检显示明显为单纯 DCIS 的女性在外科手术时会被确诊为浸润性乳腺癌，因此需要对她们进行腋窝淋巴结分期。对于需要接受全乳切除或对特定解剖位置（如乳腺尾）切除的单纯 DCIS 患者，由于手术有可能影响以后的前哨淋巴结活检，因此可以考虑在手术同时进行前哨淋巴结活检。

术后应当对切除标本的切缘和切除标本的放射学检测结果进行分析，以确保所有乳腺 X 线摄片发现的病灶都被切除。另外，在一些情况［如切除样本中的肿块和（或）微钙化灶显示不清］下应考虑在肿瘤切除术后复查乳房 X 线摄片。由于 DCIS 在临床上可能为隐匿性，并需要进一步的手术治疗，送标本行切缘状态病理检查时可使用标记夹标示活检范围。

在乳腺异常增生的范畴内，DCIS 介于导管非典型性增生和浸润性导管癌之间。NSABP 乳腺癌预防试验显示，接受他莫昔芬治疗的非典型导管增生患者的浸润性乳腺癌发病率可降低 75%。此外，保乳手术（BCS）联合放疗后的 DCIS 患者可从他莫昔芬治疗中受益。与接受安慰剂患者相比，接受他莫昔芬治疗的妇女复发的绝对风险降低 5%，相对复发风险降低 37%。在中位随访 74 个月时，接受他莫昔芬治疗患者的乳腺癌总发病率为 8.2%（浸润性乳腺癌 4.1%，非浸润性乳腺癌 4.2%），相比之下，接受安慰剂治疗患者的乳腺癌发病率为 13.4%（浸润性乳腺癌 7.2%，非浸润性乳腺癌 6.2%）。ER 表达水平增高可预测他莫昔芬在降低保乳手术后患者的同侧和对侧乳腺癌发病风险方面的获益。因此，对于接受了接受肿块切除（不论是否接受放疗）或全乳切除术的 DCIS 患者以及保乳手术的 DCIS 患者，尤其是 ER 阳性 DCIS 患者，可考虑使用他莫昔芬来降低同侧乳腺癌复发风险。DCIS 患者的随访包括每 6～12 个月 1 次的体检，连续 5 年，随后为每年 1 次，每年接受 1 次乳腺 X 线检查。

绝大部分的 DCIS 复发为保乳术后的乳房内复发，且其中大部分的复发灶位于原发灶附近。对于初始治疗仅为肿块切除的 DCIS 患者，复发的治疗方法基本同前。对于初次治疗为保乳手术加放疗的 DCIS 患者，如出现复发常需要行全乳切除术。全乳切除术后的局部复发 DCIS 患者则需行广泛的局部切除并考虑胸壁放疗。

总体上看，单纯性 DCIS 初次治疗后的局部复发病例中有一半仍为 DCIS，其余的为浸润性癌。那些局部复发为浸润性癌的患者须按照初诊、初治浸润性乳腺癌而接受相应的全身治疗。

4. Ⅰ期、ⅡA期、ⅡB期浸润性乳腺癌 浸润性乳腺癌的检查和分期手段包括：病史采集和体检、全血细胞计数、血小板计数、肝功能检查、双侧乳腺 X 线、乳腺 B 超检查、肿瘤 ER 和 PR 检查、HER-2 状态检查和病理检查。鉴于乳腺 MRI 的假阳性率较高，通常仅用于乳腺钼靶 X 线摄片和超声检查无法充分评估疾病之时（如乳腺组织特别致密、

腋窝淋巴结阳性但原发灶不明且怀疑源于乳腺，或需要评估胸壁的情况），对于计划进行保乳手术的女性也推荐进行乳腺 MRI 检查。由于 PET 扫描在检测较小（<1cm）和（或）低度恶性病灶时的假阴性率较高，发现腋窝淋巴结转移的敏感性较低，不宜将 PET 或 PET/CT 扫描用于上述患者的分期。

【局部治疗】 乳腺癌改良根治术（全乳切除+Ⅰ/Ⅱ级腋窝淋巴结清扫）是局部治疗的基本方式。作为大多数Ⅰ期和Ⅱ期乳腺癌患者的初始治疗，全乳切除术加腋窝淋巴结清扫与肿块切除、腋窝淋巴结清扫加全乳放疗的保乳治疗疗效相当。保乳治疗的绝对禁忌证包括：乳腺或胸壁先前接受过中等剂量或高剂量放疗；正在妊娠且需在妊娠期放疗；乳腺 X 线片显示弥漫性可疑或恶性征象的微小钙化；无法通过单一切口进行局部切除而保证满意外观效果的多中心病灶；切缘病理阳性患者。病理切缘阳性患者一般需要进行再切除以获得阴性病理切缘。若切缘仍为阳性，则需要行全乳切除术以达到理想的局部控制。为了充分评估肿块切除术的切缘情况，手术医师应当标明手术标本的方向，病理医生需提供切缘的大体和镜下描述，以及包括距标本边缘最近处肿瘤和切缘的距离、方位和类型（浸润性或 DCIS）等信息。保乳治疗的相对禁忌证包括：累及皮肤的活动性结缔组织疾病（特别是硬皮病和狼疮）、大于 5cm 的肿瘤和切缘病理灶阳性。年龄较小是保乳手术或全乳切除术后同侧乳腺癌复发风险增加的因素。乳腺癌家族史或乳腺癌遗传易感性（如 *BRCA1/2* 或其他基因突变）等危险因素最常见于年轻乳腺癌患者。总之，保乳治疗后需要综合考虑多方面因素，根据适应证合理选择。

前哨淋巴结定位和切除是评估Ⅰ期和Ⅱ期乳腺癌患者腋窝淋巴结病理状态的重要方法。接受前哨淋巴结活检的乳腺癌患者发生手臂、肩部并发症（如疼痛、淋巴水肿和感觉丧失）的情况减少。然而，并非所有患者都适于前哨淋巴结活检。可接受前哨淋巴结定位和切除的候选患者应该满足腋窝淋巴结临床阴性，或对所有临床可疑的腋窝淋巴结行空芯针或细针穿刺（FNA）活检且结果为阴性。如无法确定前哨淋巴结或确认前哨淋巴结发生转移，应进行标准腋窝淋巴结清扫。对于临床淋巴结阴性的Ⅰ期或Ⅱ期乳腺癌患者，推荐使用前哨淋巴结定位和切除作为初次腋窝淋巴结分期方法。传统的Ⅰ、Ⅱ级腋窝淋巴结清扫至少需要 10 个淋巴结供病理学分析，以达到准确的腋窝分期。

1. 乳房重建

（1）乳房全切术后的重建：乳房重建方式包括使用假体、自体组织或联合使用二者重建。使用假体的重建一般包括植入胸大肌下扩张器、经过数次扩张、最后用胸大肌下永久性假体替换扩张器。采用自体组织的重建也有多种方式，包括联合运用不同部位来源的肌肉、脂肪和皮肤。选择重建方式的决定因素包括患者的倾向、身体状况、吸烟史、合并症、放疗计划以及重建手术团队的技术与经验。对许多患者来说，重建手术可在和全乳切除的同次麻醉中同期进行。乳房重建是一个可选性的治疗项目，不影响复发或死亡率，但可以改善很多患者的生活质量。当计划在全乳切除术后进行乳房重建时，仔细的前瞻性评估以及乳腺癌

治疗团队成员如肿瘤外科、整形外科医师以及团队中其他成员的合作十分重要。

（2）保乳术后的重建：当手术造成患侧乳房的缺损较大并且美观效果不理想时可考虑乳房重建。肿瘤整形外科中不断发展的领域包括使用"体积易位（displacement）"技术来修补大型乳房部分切除术所造成的缺损。具有肿瘤整形性质的体积易位技术指在切除大部分乳腺组织（通常根据肿瘤所在乳腺区段设计）的同时使用"乳房固定技术（mastopexy）"，后者指在乳房包膜内重新分配剩余乳腺组织以此填补手术所致的缺损，因此避免了乳腺外形的严重变形。体积易位技术通常由切除肿瘤的手术者在行保乳手术的同时进行肿瘤整形性体积易位技术的优势在于允许切除较大体积的乳腺组织，因此可以保证足够的肿瘤切缘。同时该技术相对标准乳房切除术更好地保持了乳房的自然外观和形状。其局限性在于不同治疗中心间的治疗缺乏标准化，若术后病理切缘阳性而需改行全乳切除术则所有的这些保乳尝试会变得没有意义。对于术后很可能导致外观效果差的患者，在术前应该考虑该重建方式，而那些对保乳术后乳房外观不满意的患者应接受整形外科的咨询，探讨如何修补术后的乳房缺损。

2. Ⅲ期浸润性乳腺癌　Ⅲ期浸润性乳腺癌的分期评估与Ⅰ期或Ⅱ期相似，检查应包括病史、体检、全血细胞计数、血小板计数、肝功能、胸部影像学检查、肿瘤的病理检查、双侧乳腺X线检查和乳腺超声检查。建议根据治疗方式需要和上述检查的异常发现选择乳腺MRI、骨扫描、腹部CT、超声或MRI检查。化疗前要评价肿瘤的ER/PR及HER-2状况。对于根据被判定为遗传性乳腺癌的高危患者，推荐进行遗传学咨询。

3. 可手术的局部进展期乳腺癌　局部进展期乳腺癌是指临床和影像学初步评估显示疾病进展仅限于乳腺和区域淋巴结内。Ⅲ期患者可以进一步被分为初始手术无法切除全部病灶、无法达到长期局部控制的患者（不可手术）以及适当初次手术有望达到病理阴性切缘和长期局部控制的患者（可手术）。可手术局部进展期乳腺癌患者（临床分期通常为$T_3N_1M_0$）的治疗方法以根治性手术切除为主。对于术前未接受新辅助治疗的ⅢA期乳腺癌患者，术后的全身辅助治疗方案与Ⅱ期乳腺癌术后辅助治疗方案相似。

4. 不可手术的局部进展期乳腺癌　对于不宜手术切除的乳腺癌患者，标准治疗为术前初始治疗，又称为新辅助治疗，包括化疗或内分泌治疗。术前治疗获得临床缓解后的局部治疗包括：①全乳切除＋Ⅰ/Ⅱ级腋窝淋巴结清扫，联合或不联合二期乳房重建；②肿块切除＋Ⅰ/Ⅱ级腋窝淋巴结清扫。两种局部治疗都存在较高的局部复发风险，有必要进行胸壁（或乳腺）和锁骨上淋巴结放疗。如果内乳淋巴结受累，也应对其进行放疗。不可手术的Ⅲ期乳腺癌患者在术前化疗期间如果病情进展，可采用姑息性乳腺放疗以加强局部控制。Ⅲ期乳腺癌患者治疗后的随访与早期浸润性乳腺癌患者相同。

【治疗后监测与随访】　治疗后随访应包括常规体检和乳腺X线摄片。对接受保乳手术的患者，首次乳腺X线检查应安排在保乳放疗后的6～12个月。乳腺MRI检查可用于双侧乳腺癌高风险患者的治疗后监测和随访。绝经后患者应用他莫昔芬有引发子宫内膜癌的风险，建议患者在接受他莫昔芬治疗时应每年接受妇科检查，不推荐在无症状女性中常规进行子宫内膜活检。在疾病监测期间应对这些高危患者监测骨密度，并补充钙和维生素D。对于骨质减少或骨质疏松的乳腺癌患者，可推荐使用双膦酸盐以增加或保持骨矿物质密度。

【外科治疗】

1. 概述　现代乳腺癌外科治疗起源于19世纪中叶。德国病理学家Rudolf Virchow进行了仔细的尸检解剖，推测乳腺癌起源于上皮细胞，然后沿胸大肌筋膜和淋巴管道播散，认为乳腺癌开始时可能属于局部病变、通过外科就能够治愈。根据Virchow的理论框架，1894年美国W. Halsted创立了乳腺癌外科根治手术。手术范围包含乳腺、腋窝及连同腋窝的淋巴管道。乳腺癌根治术达到了良好的肿瘤局部控制效果。1948年，Patey和Dyson发表了关于对Halsted手术改良术式的报道，胸大肌得以保留。1951年，Auchincloss提出保留胸大、小肌的手术方法。这两种术式破坏性小、局部控制效果不亚于标准的乳腺癌根治术。保留胸大肌和胸小肌的乳腺癌改良根治术至今仍然广泛应用于治疗早期乳腺癌。为了便于术后乳房重建，目前已出现了保留乳腺皮肤、甚至保留乳头乳晕的改良根治术。相关的随机临床试验正在验证这类肿瘤美容手术的近期和远期效果。

20世纪70年代开展的早期乳腺癌随机临床试验的结果表明，在多学科综合治疗的条件下，Ⅰ/Ⅱ期乳腺癌患者全乳切除＋腋窝清扫和保乳手术（乳腺肿物切除）＋腋窝清扫＋术后放疗的效果没有显著差异，局部手术切除范围不再是术后生存的影响因素。和全乳切除相比，保留乳房可以获得较好的美容效果，缓解手术对患者的心理和社交产生的不良影响。既往接受过乳腺或者胸壁的局部放疗、计划妊娠期放疗、乳腺照相发现可疑或者明确的弥漫性恶性钙化灶、病变范围广泛不可能通过美容效果较好的单个手术切口达到局部切除、切缘阳性为保乳手术的绝对禁忌证。相对禁忌证包括：合并累及皮肤的结缔组织病（尤其是红斑狼疮和硬皮病）、肿瘤直径>5cm（2B）、局灶切缘阳性。一些学者认为，年轻（≤35岁）和特定基因突变（brca-1/2等）的携带者保乳术后局部复发风险较高。

对临床腋窝检查阴性的早期乳腺癌患者，腋窝清扫的意义和Halsted时代显著不同。前哨淋巴结概念的引入，使得临床可以对1～2个淋巴结进行病理学检查，如果没有发现癌细胞就不再进行腋窝清扫。2005年起欧美将前哨淋巴结活检作为临床腋窝检查阴性的早期乳腺癌腋窝分期的标准手段，我国也已于2009年将之作为部分乳腺癌患者腋窝分期的标准方法。其优点是显著降低了术后上肢水肿的风险。前哨淋巴结活检阴性的患者术后可以不再进行腋窝放疗。NCCN 2011年制订的前哨淋巴结活检的指征包括诊断时临床检查淋巴结阴性和诊断时临床检查淋巴结阳性但组织学检查为阴性等两种情况。

乳腺癌治疗已越来越关注改善患者的生存质量。乳腺重建能够减轻乳腺切除带来的精神创伤，特别能够减轻患者乳腺被切除的感觉、丧失女人味的感觉和抑郁。乳腺重建方法种类繁多，如使用扩张器、假体、自身组织皮瓣等。乳腺切除后的重建手术越来越被认为是乳腺癌治疗的重要内容，北美和欧洲已将之作为整形外科的培训项目。

NCCN 2011 年制订的不同临床分期的乳腺癌外科治疗方法如下：

1）Ⅰ、Ⅱ期、部分ⅢA期（T_3N_1）患者，可以选择乳腺肿物切除+腋窝淋巴结分期手术、全乳切除+腋窝淋巴结分期手术±乳腺重建，两种方法均为Ⅰ类推荐。对T_2、T_3期乳腺癌，如果只有肿瘤大小达不到保乳的要求，如果选择保乳可以考虑术前化疗（ⅡA类推荐）。

2）Ⅱ期、部分ⅢA期（T_3N_1）患者，只有肿瘤大小达不到保乳要求、而选择保乳术的，可以选择术前化疗后再切除肿瘤。

3）Ⅲ期（除T_3N_1外）、Ⅳ期患者。术前化疗有效，可以选择肿物局部切除或者全乳切除±乳腺重建，需要清扫腋窝淋巴结。

4）术后局部复发的患者，尽可能切除局部复发病灶（包括腋窝复发病灶）。保乳术后复发可以选择全乳切除+腋窝淋巴结清扫。

需要特别说明的是，只有1）中的部分内容为Ⅰ类推荐，其他均为ⅡA类推荐。

2. 保乳手术和乳腺癌改良根治术 目前我国早期乳腺癌患者接受的乳腺癌手术大多数为乳腺癌改良根治术和保留乳腺的肿瘤切除术（保乳手术）。Ⅰ类证据表明，两者均为早期乳腺癌的首选治疗方法。建议按照 NCCN 2011 年的规范选择手术适应证。

乳腺癌改良根治术切除整个乳腺和邻近的腋窝淋巴结，乳腺单纯切除术只切除整个乳房、不清扫腋窝淋巴结。两者均保留胸大小肌。一般采用双弧形皮肤切口、皮肤切口必须包含乳头乳晕复合物及肿瘤。在乳腺和皮下组织之间的一个相对无血管的区域进行锐性解剖。游离范围向上达到锁骨下水平、向下达到腹直肌水平、内侧为胸骨、外侧为背阔肌。在前面完成游离乳腺皮下组织后，从后面再用电刀将乳腺组织从胸大肌表面游离。胸大肌筋膜保持完整。整个游离过程中注意彻底止血。

清扫腋窝开始时就应该充分显露胸小肌。腋窝组织位于胸小肌的后方。腋窝水平Ⅰ清扫是指清扫胸小肌外侧和外侧缘的腋窝组织，水平Ⅱ清扫是指清扫胸小肌内外侧缘之间的腋窝组织，水平Ⅲ清扫是指清扫胸小肌内侧缘的腋窝组织。一般情况下只需切除水平Ⅰ、Ⅱ的淋巴结即可。如果胸小肌内侧存在可触及的淋巴结，需要进行腋窝水平Ⅲ清扫，此时需要显露胸小肌并根据需要向上或者向下牵引，才能切除全部锁骨下淋巴结。

保乳手术一般需要两个切口：一个切除乳腺肿瘤、一个腋窝清扫或者前哨淋巴结活检。乳腺切口一般直接开口于肿瘤之上。不推荐从乳腺的其他部位开口、通过一个部位的正常乳腺组织切除另一个部位的乳腺组织。一般采用肿瘤上方的弧形切口，切除肿瘤及其周围约1~2cm之外的乳腺组织，肿瘤位置表浅时可将其表面皮肤一并切除。切除原发病灶后，标记标本的方向和各个切缘（前、后、外、

内、上、下），采用可以辨认的方法（线结或者各色墨汁）分别进行标记。标本病理科送检，病理科医生检查切缘是否有癌残存。如果病理科医生确定切缘仍有癌组织残存，外科医生还需要再次切除乳腺组织至切缘阴性，如果数次切缘为阳性，则改行全乳切除。原发灶切除后，对残腔彻底地电凝止血，一般不放置引流，术后创腔可出现积液，液体日后可被吸收及机化变为实性，有利于外形。腋窝清扫可在胸大肌外侧缘和背阔肌前缘之间作一约5~7cm斜形或弧形切口进行，清扫范围同改良根治术，如果有适应证，可行前哨淋巴结活检，阴性则不清扫腋窝。如果阳性前哨淋巴结仅为1~2个，有试验提示清与不清扫腋窝，5年生存率无区别。但目前尚未达成共识。

3. 前哨淋巴结活检 前哨淋巴结活检是腋窝淋巴结分期的一种外科方法。前哨淋巴结是指接受肿瘤区域引流的第一组淋巴结。如果前哨淋巴结没有出现转移，那么引流区域的非前哨淋巴结也不会出现癌转移；前哨淋巴结阴性而非前哨淋巴结出现阳性的概率大约在5%以下，如果前哨淋巴结行冷冻或石蜡切片 HE 染色提示有转移，则应行腋窝清扫。

前哨淋巴结的示踪剂包括放射性核素如^{99m}Tc 标记的硫胶体，国内则用^{99m}Tc 标记的右旋糖酐或美罗华等，蓝染料则用专利蓝、亚甲蓝、异硫蓝等，国内常用亚甲蓝，纳米碳也在试用，临床通过肿瘤周围注射、乳晕下注射、肿瘤表面皮内注射三种方法注射示踪剂来定位前哨淋巴结，两者联合使用可提高准确性。

选择蓝色染料时一般从腋窝处胸大肌外缘与乳腺腺体外上缘相交处下方的腋窝组织寻找，从上往下解剖，确认含蓝色染料的输出淋巴管，追踪输出淋巴管可以发现染蓝色的前哨淋巴结。选择放射性胶体时，前哨淋巴结可通过手持 γ 探测器来确定。前哨淋巴结数目一般在3~5个之内，如果前哨淋巴结没有癌转移的证据，一般不再进行腋窝淋巴结清扫。

【放射治疗】

1. 早期乳腺癌保乳手术后的放射治疗 对于年龄≥70岁、肿瘤小于2cm、腋窝淋巴结无转移、手术切缘阴性、且激素受体阳性的患者，放疗获益不大。如果患者有随诊条件，可考虑术后单纯内分泌治疗而不做术后放疗及化疗。

2. 疗效与并发症的观察 应重视美容效果的观察与记录：双乳及双上肢彩色照片：放疗前和结束时各一次，随访时每半年一次，病程记录及随访记录中应详细描写乳腺的外形、皮肤改变、手感柔软程度等，双上肢臂围测量：测量参考点在尺骨鹰嘴上下各15cm处之臂围周径。放疗前、放疗毕时各测量一次，随诊时每半年一次；双乳 X 线平片及乳腺及区域淋巴结区 B 超：放疗前及放疗毕时各一次，随诊时，每半年一次。

3. 乳腺癌根治术或改良根治术后放疗 适应证：对术后全身治疗包括化疗或（和）内分泌治疗者，具有下列高危因素之一，需考虑术后放疗：①原发肿瘤≥5cm，或肿瘤侵及乳腺皮肤、胸壁；②腋淋巴结转移≥4个；③腋淋巴结检出总数≤10个，且腋淋巴结转移1~3个；④切缘阳性/切缘近（<1mm）。

4. 乳腺癌新辅助化疗加根治术或改良根治术后放疗　放疗指征暂同未做新辅助化疗者。

5. 乳腺癌根治术或改良根治术后局部区域复发的放疗　乳腺癌根治术或改良根治术后出现胸壁单个复发,手术切除肿瘤,然后放疗;如果手术无法切除,应先给予放疗。

【化疗】

1. 乳腺癌术后辅助化疗

(1) 禁忌证:妊娠早期妇女,年老体衰且伴有严重内脏器质性病变患者。

(2) 治疗前准备:首次化疗前应检测血常规、肝肾功能、心电图;以后每次化疗前后常规检测血常规;心、肝、肾功能异常者需监测血常规、心电图、LVEF 或肝肾功能;育龄妇女应妊娠试验阴性并嘱避孕;签署化疗知情同意书。

(3) 化疗方案与注意事项:首选含蒽环类的联合化疗方案,常用的有:CA(E)F、AC 方案(C:环磷酰胺、A:阿霉素、E:表阿霉素、F:氟尿嘧啶);蒽环类与紫杉类联合方案 TAC(T 多西紫杉醇);蒽环类与紫杉类序贯方案 AC→T/wP(wP 为每周紫杉醇)或 FEC→T。老年、低风险、蒽环类禁忌或不能耐受的患者可选用非蒽环类联合化疗方案,常用的有 CMF 方案(C:环磷酰胺、M:甲氨蝶呤、F:氟尿嘧啶)。根据不同化疗方案执行化疗,若无特殊情况,不建议减少周期数和剂量。辅助化疗一般不与内分泌治疗或放疗同时进行。化疗结束后再开始进行内分泌治疗。放疗与内分泌治疗可先后或同时进行。

2. 新辅助化疗

(1) 新辅助化疗的适应证:①一般适合临床ⅡB、Ⅲ期的乳腺癌患者;②肿块偏大,有保乳意愿,没有保乳术禁忌证的患者;③符合上述条件的绝经后乳腺癌患者,若术前穿刺肿瘤 ER,PR 强阳性,可根据情况选择新辅助化疗或新辅助内分泌治疗。

(2) 新辅助化疗的禁忌证:①未经组织病理学确诊的浸润性乳腺癌(推荐获得 ER,PR,HER2 等免疫组化指标,不推荐将细胞学作为病理诊断标准);②妊娠妇女,尤其是妊娠早、中期发生的乳腺癌必须终止妊娠。③年老体衰且伴有严重心、肺器质性病变等预期无法耐受化疗者。

(3) 新辅助化疗的实施

1) 治疗前准备:基线体检:精确测量乳腺原发灶和腋窝淋巴结的最长径(多个肿块时取最长径之和),基线影像学评估:乳腺超声、乳腺 X 线下肿瘤的最长径(有条件者可作 MRI 评估),血常规、肝肾功能、心电图、胸片、肝脏超声检查。局部晚期乳腺癌或炎性乳腺癌患者还需加作全身骨扫描、胸部 CT。心脏病者行必要的心功能检查(如心脏超声检测 LVEF),术前必须对乳腺原发灶行核芯针活检明确组织学诊断及免疫组化检查,区域淋巴结转移可采用细胞学诊断,育龄妇女应妊娠试验阴性并嘱避孕,告知化疗的不良反应,签署化疗同意书。

2) 化疗方案:宜选择含蒽环类的联合化疗方案,常用的有:CAF、FAC、AC、CEF、FEC 方案(C:环磷酰胺、A:阿霉素、E:表阿霉素、F:氟尿嘧啶);蒽环类与紫杉类联合方案 A(E)T、TAC(T:多西紫杉醇);蒽环类与紫杉类序贯方案 AC→T/P(T:多西紫杉醇;P:紫杉醇);其他含蒽环类的化

疗方案 NE(N 长春瑞滨)。

3) 疗效评估及化疗疗程:建议在化疗第 2 个周期的最后一天,即计划第 3 周期之前开始首次评估疗效;应从体检和影像学两个方面评价乳腺原发灶和腋窝淋巴结转移灶疗效,按照 RECIST 标准,分为 CR,PR,SD 和 PD;无效的患者建议暂停该方案化疗,改用手术、放疗或其他全身治疗措施(更换化疗方案或改行新辅助内分泌治疗);对 CR 或 PR 的患者处理有争议,一般可根据个体情况而有以下选择:直接手术;相同方案继续 2~4 个周期(总计 4~6 个周期)化疗后评估化疗效果及手术;相同方案继续 2 个周期,然后更换方案(如 AC→T)继续 4 个周期化疗后评估化疗效果及手术。

(4) 乳腺癌经新辅助化疗降期后的外科处理

1) 手术:可根据个体情况选择根治术、改良根治术、保乳手术。

2) 术后病理检查:病理完全缓解(pCR)的定义有两种:①一般指乳腺原发灶中找不到恶性肿瘤的组织学证据,或仅存原位癌成分;②严格意义上的 pCR 是指乳腺原发灶和转移的区域淋巴结均达到病理完全缓解。病理完全缓解(pCR)的确定需要病理医生配合,建议临床医生协助病理医生找到原病灶部位,多点取材来确定 pCR。残存肿瘤的组织学分型、分级以及 ER、PR、HER2 等免疫组化结果应当参考术前病理诊断。(例如术前 ER 阳性而术后 ER 阴性仍应视为 ER 阳性的乳腺癌)。

(5) 新辅助治疗后的术后辅助治疗

1) 术后辅助化疗:一般可以根据术前化疗的周期、疗效及术后病理检查结果而选择相同化疗方案、更换化疗方案及不采用辅助化疗,鉴于目前尚无足够证据故无法统一。

2) 术后辅助放疗:一种意见认为无论化疗反应如何都应根据化疗前的肿瘤临床分期来决定是否需要辅助放疗以及辅助放疗的范围;另一种意见则认为应根据术后的病理分期来决定。作者更倾向按照化疗前临床分期予以处理,但尚无足够循证依据。

3) 辅助内分泌治疗、靶向治疗:参见乳腺癌术后辅助全身治疗。

【乳腺癌术后辅助内分泌治疗】

1. 内分泌治疗的历史　乳腺癌内分泌治疗的历史,可以追溯到 1896 年 Beatson 首先报告 3 例绝经前晚期乳腺癌,在切除双侧卵巢后 2 例肿瘤明显缩小。此后一百年以来,随着对乳腺癌了解的逐步深入,乳腺癌内分泌治疗经历了肾上腺切除、卵巢切除、雄激素、雌激素、孕激素、抗雌激素、芳香化酶抑制剂(AI)治疗等发展过程。目前的乳腺癌内分泌治疗,主要是指药物治疗。

由于内分泌治疗比化疗的毒性低,故对于适合内分泌治疗的 MBC 患者,应首选内分泌治疗。部分作者建议,如果肿瘤生长不快,并且对患者的生命未构成威胁,则应至少试用一种内分泌治疗。

内分泌治疗的传统一、二、三线药物分别是他莫昔芬(TAM)、孕激素和 AI。由于近年来的临床试验结果,加之 TAM 已广泛应用于乳腺癌术后辅助治疗,故目前已经大大改变了这一传统用法,临床上,AI 已代替 TAM 成为绝经后

MBC 的一线治疗药物。

氟维司群是一种新的雌激素受体拮抗剂,它可以和雌激素受体结合,阻断受体并促进受体降解,从而阻断刺激肿瘤生长的信号传导。这一活性机制与雌激素受体调节剂(SERM)TAM 是不同的。

Ⅲ期临床试验结果表明,对于曾接受过 TAM 治疗后肿瘤进展或复发的绝经后乳腺癌患者,氟维司群的治疗效果至少与阿那曲唑相同,中位 TTP 为 5.5 和 4.1 个月,客观有效率分别为 19.2% 与 16.5%。而对一线非甾体类 AI 治疗失败后的绝经后患者,氟维司群组和依西美坦组 TTP 无显著差异,均为 3.7 个月。另外,两组的客观缓解率、临床获益率与不良反应也没有显著差别。

2. 内分泌治疗的机制　正常乳腺上皮细胞含有多种激素受体如雌激素受体(ER)、孕酮受体(PR)等,乳腺的正常生长发育有赖于多种激素的协调作用。乳腺发生癌变后,部分乳腺癌可以保留全部或部分激素受体并具有功能,其生长与发展受激素环境的影响,因此称为激素依赖性肿瘤。

机体内雌激素产生的部位与月经状况有关,绝经前妇女的雌激素主要由卵巢产生。绝经后妇女卵巢萎缩,雌激素主要是在外周组织通过将肾上腺分泌的雄激素前体经芳香化酶转变而成,因为雌激素和可能的其他激素能刺激乳腺肿瘤生长,所以根据以上的作用机制发展一些治疗方法,如抑制雌激素的合成、降低雌激素水平、阻断雌激素与雌激素受体的结合、部分或全部阻断雌激素受体的活性等,来达到治疗乳腺癌的目的。

3. 内分泌药物及选择原则　常用药物有:①AI(阿那曲唑、来曲唑、依西美坦);②氟维司群;③雌激素受体拮抗剂:TAM 或托瑞米芬;④孕激素:醋酸甲地孕酮、甲羟孕酮;⑤氟甲睾酮;⑥炔雌醇。

选择原则:①一般不重复使用辅助治疗或一线治疗用过的药物;②TAM 辅助治疗失败的患者首选 AI;③AI 治疗失败可选孕激素(醋酸甲地孕酮/甲羟孕酮)或氟维司群;④既往未用抗雌激素治疗者,仍可使用 TAM 或托瑞米芬;⑤ER 阳性的绝经前患者可采取卵巢功能抑制治疗,随后遵循绝经后妇女内分泌治疗指南。

4. 适应证　激素受体[ER 和(或)PR]阳性的乳腺癌。

5. 内分泌治疗与其他辅助治疗的次序　辅助内分泌治疗与化疗同时应用可能会降低疗效。一般在化疗之后应用,但可以和放射治疗以及曲妥珠单抗治疗同时应用。

6. 绝经前患者辅助内分泌治疗方案与注意事项　首选他莫昔芬 20mg/d×5 年。治疗期间注意避孕,并每年行一次妇科检查。卵巢去势推荐用于下列绝经前患者:高度风险组且化疗后未导致闭经的患者,与他莫昔芬或第三代芳香化酶抑制剂联合应用,不愿意接受辅助化疗的中度风险组患者,与他莫昔芬或第三代芳香化酶抑制剂联合应用。对他莫昔芬有禁忌者,若采用药物性卵巢去势(GnRHa),目前推荐的治疗时间是 2~3 年。

7. 绝经后患者辅助内分泌治疗的方案及注意事项　第三代芳香化酶抑制剂应向所有绝经后 ER 和(或)PR 阳性的患者推荐,尤其是具备以下因素的患者:高度风险患者,HER2 过度表达患者,对他莫昔芬有禁忌的患者,使用他莫昔芬期间出现中、重度不良反应的患者;他莫昔芬 20mg/d×5 年后的高风险患者。芳香化酶抑制剂优先推荐:从一开始就应用 5 年;必要时也可以在他莫昔芬治疗 2~3 年后再转用 2~3 年芳香化酶抑制剂;或在他莫昔芬用满 5 年之后的高度风险患者继续应用 5 年芳香化酶抑制剂。可选用雌激素受体调节剂如他莫昔芬。他莫昔芬 20mg/d×5 年是有效而经济的治疗方案。治疗期间应每年行一次妇科检查。不适用他莫昔芬的患者可应用其他内分泌治疗药如托瑞米芬。

【生物靶向药物治疗】

1. 曲妥珠单抗　HER-2/neu 基因扩增或过度表达的乳腺癌患者无病生存期较短,预后差。目前,已开发出针对 HER-2 的单克隆抗体曲妥珠单抗。对 HER-2/neu 基因扩增或过度表达的晚期乳腺癌患者,多项随机分组临床试验结果表明,曲妥珠单抗联合化疗的疗效显著优于单用化疗。

2. 拉帕替尼　在过度表达 HER2 的细胞,同时抑制 EGFR 和 HER2 有相加作用。拉帕替尼(lapatinib)是一种口服的小分子表皮生长因子酪氨酸激酶抑制剂,可以同时作用于 EGFR 与 HER2。在体外试验中,对 HER2 过度表达乳腺癌细胞系的生长抑制作用明显。在 HER2 过表达的进展期乳腺癌的 Ⅰ 期临床试验中,拉帕替尼也具有较高的有效率,且与曲妥珠单抗无交叉耐药。因为其结构为小分子,与曲妥珠单抗不同,能够透过血脑屏障,对于乳腺癌脑转移有一定的治疗作用。

一项国际多中心Ⅲ期临床试验显示,拉帕替尼联合卡培他滨治疗对蒽环类、紫杉类和曲妥珠单抗治疗失败的晚期难治性乳腺癌的疗效(ORR、TTP 和 PFS)优于单用卡培他滨。

目前,拉帕替尼已在许多国家被批准用于 HER2 阳性 MBC 的治疗。

3. 贝伐单抗　贝伐单抗是一种针对血管内皮生长因子的重组人源化单克隆抗体,该药已经获得欧盟和美国的批准用于一线治疗 MBC。在 E_2100 试验中 700 余例初治局部复发或转移性乳腺癌患者进入临床试验,结果显示,贝伐单抗联合每周紫杉醇治疗能够显著改善 PFS,风险比 0.48;$P=0.0001$(独立核查委员会评估结果)和 0.42,$P=0.0001$(研究者评估结果);中位 PFS 相似(独立评估委员会评估结果为 11.2 个月 vs.5.8 个月,研究者评估结果为 11.4 个月 vs.5.8 个月,有效率分别为 48.9% vs.22.2%,$P=0.0001$),这是第一个证实抗血管生成药物联合化疗显著优于单用化疗的临床试验。而在 AVADO 试验中,736 例局部复发或转移性乳腺癌患者随机分入低剂量贝伐单抗联合 TXT 组、高剂量贝伐单抗联合 TXT 组以及单药 TXT 组。结果显示了联合组的无进展生存优势。贝伐单抗低剂量组与单药 TXT 组比较的无进展生存风险比为 0.79($P=0.0318$),中位 PFS 为 8.7 个月 vs.8.0 个月;贝伐单抗高剂量组与单药组比较的风险比 0.72($P=0.0099$),中位 PFS 8.8 个月 vs.8.0 个月。多数不良事件严重程度为轻至中度。回顾性分析显示,接受 TXT 联合贝伐单抗治疗的老年患者耐受性良好。

鉴于以上临床结果,贝伐单抗联合其他化疗药物已成为 MBC 的标准治疗方案之一,广泛用于 MBC 的治疗。

第七节 乳 腺 肉 瘤

乳腺肉瘤是发生于无激素反应的乳腺间叶组织的恶性肿瘤。临床上比较少见,发病率约占乳腺恶性肿瘤不到1%。其命名和分类与发生在身体其他部位的软组织肉瘤相同,按照其组织学类型进行分类,可分为间叶来源及混合来源两种。单纯间叶来源肿瘤主要有纤维肉瘤、血管肉瘤、淋巴瘤、恶性型纤维组织细胞瘤、横纹肌肉瘤、脂肪肉瘤、平滑肌肉瘤、骨肉瘤、软骨肉瘤、淋巴管肉瘤、粒细胞肉瘤、恶性外周神经鞘瘤等;混合来源肿瘤包括分叶状肿瘤与癌肉瘤。乳腺肉瘤种类繁多,生物学行为各异,临床表现及特点差异较大。下面介绍相对较常见、危害性较大的几种乳腺肉瘤。

(一)乳腺分叶状肿瘤

乳腺分叶状肉瘤(phyllodes tumor,PT)是乳腺肉瘤中最常见的组织类型。由 Johannes Muller 于 1838 年第 1 次命名。1981 年世界卫生组织将其统一命名为分叶状肉瘤。

在所有乳房肿瘤中,分叶状肉瘤仅占 0.3%~0.9%,占所有纤维上皮性肿瘤的 2%~3%。少女到老年妇女都可发生,但以 35~55 岁中年妇女多见,男性中极为罕见。本病病因不明,月经状态、有无生育、婚姻状态以及是否使用避孕药物与其发展相关。绝经后妇女,未婚未育妇女以及使用口服避孕药的妇女,患病危险性更高。

【临床表现】 多表现为乳房内一无痛性肿块,多位于单侧乳房,极少见于双侧。肿瘤大小不等,从 2~30cm 不等,大多在 5cm 以上。只有少数患者感有局部微痛,呈刺痛或胀痛,痒感或下坠感。有的合并乳头溢液。一般病程都较长,可达数十年。个别病程较短,可在几个月内迅速增长,或多年的纤维腺瘤突然增大。触诊多数肿瘤表面高低不平,呈圆形分叶状,质地韧硬,但有的较软有弹性感,活动度大,边界清楚,皮肤表面常可见扩张的静脉。若肿瘤巨大,覆盖的皮肤常发亮,变薄,甚至破溃。乳头很少移位、回缩或溢液。少数患者腋下可触及肿大的淋巴结,质软,但很少转移。转移多为肺、肝、骨的血行转移。

【诊断】 与乳腺癌的检查手段相似,影像学检查包括乳腺 X 线摄片、B 超与 MRI,三者联合应用可提高叶状肿瘤以及良恶性的鉴别准确率。活检手段包括细针穿刺细胞学、核芯针活检及术中切除冷冻病理检查,其中细针穿刺细胞学难以鉴别叶状肿瘤与纤维腺瘤,而术中冷冻病理对部分叶状肿瘤无法排除恶性可能,而对于恶性液状肿瘤可能误诊为未分化癌。因此核芯针组织学活检相对准确率较高,但因取材有限,可能出现低估诊断。

【治疗】 包括手术治疗以及放化疗等辅助治疗。手术治疗主要包括局部扩大切除、乳房单纯切除、改良根治、根治性全乳腺切除等。对于良性与初次手术的低度恶性分叶状肉瘤、肿瘤相对较小,若能保证足够切缘(必须保证切缘阴性),可以选择局部扩大切除术。目前大多认为临床上至少切除周围 1cm 以上的未受累正常组织,对于复发者

则建议切缘应>2~3cm。对于恶性分叶状肿瘤则建议乳房全切手术,侵犯胸肌者则需一并切除。分叶状肉瘤转移至同侧腋淋巴结少见(<5%),所以不提倡进行常规腋窝清扫,除非临床怀疑已发生腋淋巴结转移。辅助性放疗并非未分叶状肉瘤的常规治疗方案,部分回顾性临床研究显示可以降低局部复发危险,但因未获一致性结论,故建议仅对合并恶性叶状肿瘤、切缘离瘤缘小于 1cm、肿瘤体积大于5cm 等高危复发因素患者实施放疗。至于化疗和内分泌治疗,目前尚无明确数据支持化疗与内分泌治疗对提高叶状肿瘤患者生存率与无病生存率,故尚无明确指征。

【预后】 乳腺叶状肿瘤通常预后良好,复发危险性与手术切缘、第一次治疗后是否 CR、有无细胞不典型增生、有无月经、有无肿瘤坏死、病理类型以及是否放疗等相关,其中切缘状态与复发相关性最密切。局部复发再切除,术后仍有治愈可能,但恶性者应注意血行转移,最多发生在肺、胸膜、肝和骨。有数据显示,良恶性分叶状肉瘤患者 5 年、10 年生存率分别为 91%、79% 以及 82%、42%。

(二)乳腺癌肉瘤

乳腺癌肉瘤是一种罕见的癌与肉瘤混合的恶性肿瘤,乳腺癌肉瘤以不同分化程度的上皮、间叶等多种成分混合存在为其特征,故称为癌肉瘤。1864 年 Wirchow 首先提出癌肉瘤的概念。其发生发展是一个多基因多阶段的变化过程,由遗传因素和环境因素联合作用所致。其依据是从组织形态和 Keratin 与 Vimentin 表达,可见低分化癌、肉瘤样癌、癌肉瘤、肉瘤之间的过渡,癌肉瘤的癌细胞可转化为肉瘤样细胞。2003 年 WHO 乳腺肿瘤分类中把乳腺癌肉瘤归入化生性癌中的混合性上皮/间叶性化生性癌。目前对这种亚型的乳腺癌组织起源仍存在争议,不排除起源于导管肌上皮细胞。这种类型的乳腺癌除腺癌的成分外,常伴有较多量骨母细胞样、破骨细胞样巨细胞及骨样组织等肉瘤成分,间质中可见梭形细胞及其他分化不良的多形细胞等。目前其组织学来源主要有 4 种学说:①多克隆学说,即癌与肉瘤来源于不同的细胞,但同时发生;②上皮或间质一种成分的恶变,诱导为另一种成分的恶变;③单克隆学说,即癌与肉瘤是由一种多能干细胞向上皮和间叶细胞双向分化的结果;④在良性复合性肿瘤中上皮和间叶细胞先后或同时发生恶变。大多数学者支持单克隆学说。Teixeira 等与Wada 等研究证实了癌肉瘤中的两种成分来自同一个干细胞,且癌的发生在先,而癌的发生又驱动了肉瘤的发生。因此乳腺癌肉瘤是一种真正的双向分化肿瘤,但其中的两种肿瘤成分起源于同一个干细胞。乳腺癌肉瘤极为罕见,约占所有乳腺肿瘤的 0.12%,多见于中老年妇女,尤其是绝经后的妇女。

【临床表现】 与乳腺癌相近,临床上与乳腺癌很难区别。多表现为乳房内单个或多个圆形结节肿块。质硬,边界欠清,早期可移动,晚期可完全固定,同侧腋下淋巴结肿大。肿瘤侵及皮肤时,可有皮肤橘皮样变,乳头内陷。其临床特点包括:①好发于中老年女性,男性少见;②无意中发现乳房肿物,起初较慢,后期发展迅速;③病程由数周至数年不等;④由于肿物周围血管增粗扩张,血供丰富,在一定时期内生长较快,可迅速生长为巨大肿块。⑤乳腺肿块处

皮肤浅静脉显露或曲张、皮肤溃破、出血和坏死等，是本病的显著特点；⑥肿块局部隆起，边界较清，皮肤菲薄，边缘尖角状突起或不规则，与皮肤或胸大肌少有粘连，有一定活动度；可有同侧腋淋巴结转移或血行转移。

【诊断】 乳腺临床体检、影像学检查（X线摄片、超声检查）、针吸为最佳联合诊断方法。X线摄片示肿块密度多较均匀，当伴有细点状钙化时，肿块密度可不均匀。肿块边缘或部分边缘毛糙，周围血管较健侧增多、增粗。其表现可具有癌和肉瘤两种成分任何一种特点，与单纯的乳腺癌或单纯的乳腺肉瘤难以区分。彩色超声显示肿块较大，边缘不规则，但与周围组织有较明显分界，皮下血管增粗扩张，内部回声不均匀，CDFI 显示丰富血流信号。

【治疗】 乳腺癌肉瘤的治疗原则与一般乳腺癌相同，治疗应选择以根治性手术为主，以放疗、化疗和内分泌治疗为辅的综合性治疗措施。因肿瘤两种成分均可发生转移，既可按癌转移至区域淋巴结，又可以肉瘤形式血行转移至肺、骨等处，故手术应采用乳腺改良根治术，术后加用放化疗及其他辅助措施进行综合治疗。①早期病变，瘤体小，边界清楚，可做乳腺癌改良根治术，术后根据病理结果辅助性放、化疗；②晚期病例，有淋巴结转移、血行扩散者，先做术前化疗，再行乳腺癌根治或改良根治术。术后做辅助性放、化疗。

【预后】 乳腺癌肉瘤生长快、高度侵袭性肿瘤，以血道转移多见，远处转移主要在胸膜、肺、骨、肝、脑等器官，预后较传统乳腺癌差。淋巴结转移仅仅表明预后不良的趋势，但不能被作为一个独立的预后因素。肿瘤的大小似乎是预示疾病复发、进展、死亡的一个指标，完整的显微镜下轮廓和炎症细胞浸润也是判断预后的有意义的预后因素。癌肉瘤复发率大约是 60%，生存期平均 55 个月（4～252 个月），5 年生存期为 49%～60% 左右，可能和高分化、受体阴性的乳腺癌相似。

（三）纤维肉瘤

纤维肉瘤发病率仅次于分叶状肿瘤，约占乳腺肉瘤的 7%～10%，绝大多数发生在女性，年龄在 30～65 岁之间，男性中偶见。

【临床表现】 多以无痛性肿块为首诊症状，肿物质硬，活动，表面光滑，边界清楚。肿瘤部位以外上象限多见，但由于肿瘤生长较快，就诊时肿瘤往往已占据乳房的两个以上象限甚至全乳。多单侧发病，双侧极少，两侧发病率无明显差异。肿瘤病程长短不一，可长达数十年，有的肿瘤则生长迅速，短期内迅速增大，肉瘤就诊时多已瘤体较大。边界相对较清，多无乳头内陷及皮肤橘皮样变，但肿瘤巨大时，乳腺皮肤可变的菲薄，紧张发亮。多有皮肤静脉显露，皮温较高。破溃时呈菜花状。质地硬韧，有的有弹性感。有的患者腋下有淋巴结肿大。

【治疗】 手术治疗原则：①早期、肿块较小、未侵及胸大肌筋膜者，可行包括部分正常乳腺组织的肿瘤局部扩大切除术；②肿瘤较大时行包括胸肌筋膜在内的全乳房切除术。③侵犯胸肌筋膜的肿瘤，行全乳房切除与胸大肌切除术；④尽管很少经淋巴转移，若腋下淋巴结肿大，病理证实有转移，则行乳腺癌根治术。

纤维肉瘤对放射治疗不敏感，仅对少数患者有一定效果。联合化疗，如环磷酰胺、甲氨蝶呤、多柔比星（阿霉素）、氟尿嘧啶(5-Fu)等对纤维肉瘤有一定疗效。

【预后】 乳腺纤维肉瘤虽恶性程度低，但手术切除后易局部复发，再次手术，术后结果良好。甚至有的多次复发，多次手术，愈后效果仍佳。首次手术切除彻底与否，是术后是否复发的主要因素。另外，肿瘤巨大、病理分化不良、合并浸润者预后欠佳。但若能将肿瘤完全切除，辅以化疗，预后仍能较好。

（四）乳腺恶性淋巴瘤

因乳腺中只有淋巴组织，无淋巴结，故称为结外恶性淋巴瘤和原发性乳腺恶性淋巴瘤。本病罕见，占乳腺恶性肿瘤的 0.12%～0.53%，占结外恶性淋巴瘤的 2.25%。

【临床表现】 多发于单侧乳房，常为无痛性肿块，有时呈多结节状；近 10% 的肿块为双侧乳腺。触之肿瘤呈结节状、分叶状，质中等硬，早期肿瘤边界清楚，与皮肤胸壁无粘连，可移动，无疼痛、无不适感，生长迅速。肿瘤突出部的皮肤，常呈青紫色。突出的临床表现是瘤块上方皮肤由于静脉扩张呈暗红色，但无癌性橘皮样变、溃烂及乳头溢液、凹陷。可见腋下、颈部淋巴结转移。

【诊断】 乳腺恶性淋巴瘤的临床诊断困难，活检前常诊断为乳腺良性肿瘤或癌。一般认为，诊断乳腺原发恶性淋巴瘤必须具备下列条件：①肿瘤仅局限在乳腺内，肿块以单个为主，全身检查未发现其他部位存在同样病变；②外周血及骨髓无异常细胞；③其他部位继发病灶必须相隔数日；④既往无急性恶性淋巴瘤病史；⑤如局部淋巴结受累，则比乳腺的原发灶小。

【治疗】 手术应行根治性乳腺切除术，术后辅以化、放疗及免疫治疗。

【预后】 本病发展快，预后较差，5 年生存率不到 50%。与结外淋巴瘤相似，肿瘤组织学分级越高，临床分期越高，预后越差。该肿瘤容易复发，而多次局部复发就增加了远处播散的机会，一旦播散，其生存率比相应类型的淋巴结内淋巴瘤为低。

（五）血管肉瘤

血管肉瘤又称血管内皮肉瘤，是由血管内皮细胞或向血管内皮细胞分化的间叶细胞发生的高度致死性肿瘤。WHO 乳腺肿瘤组织学分类（2003 年）中将乳腺血管肉瘤定义为，由具有内皮细胞形态学特征的肿瘤细胞构成的恶性肿瘤，包括以前命名为血管性肉瘤、血管网状细胞瘤、淋巴血管肉瘤和化生性血管瘤的全部肿瘤。

原发于乳腺的血管肉瘤较罕见，由 Schmidt 于 1887 年首次报道，其发病率大约占全部乳腺原发性恶性肿瘤的 0.05%。可发生于任何年龄，男女均可发生，可发生于14～85 岁，尤其多见于 30～40 岁的绝经前女性，妊娠期或哺乳期占 6%～12%，比乳腺癌发病年龄早。双侧乳腺的发病风险没有差异。

【临床表现】 主要表现为受累乳腺内生长迅速的无痛性肿块，肿物位于乳腺实质内，通常位于乳腺组织深部，瘤体表面皮肤呈紫蓝色，多不侵犯胸壁与皮肤，乳腺内有无痛性肿块，个别患者有疼痛。肿块生长迅速，可在短期内迅速增大。肿瘤多位于乳腺深部,多见于乳腺外上方。浅表性肿物皮肤呈紫蓝色。触及时肿块质软,可压缩,内有血液凝固时,也可变硬,边界不清。腋下淋巴结时有肿大,常很快转移到肺、骨等处,穿刺可抽出血液。

【诊断】 影像学和超声检查没有特异性。钼靶摄片和超声检查常无特征性表现,易诊断为良性肿瘤、分叶状肿瘤或乳腺癌。确诊需依靠手术切除活检。除根据显微镜下表现,免疫组化对血管肉瘤的诊断和鉴别诊断具有重要意义。第Ⅷ因子相关抗原是内皮细胞标志抗原,其阳性率在血管肉瘤细胞高达40%~100%,尤其在血管形成区,对该病具有诊断价值。CD34、CD31亦为内皮细胞敏感标志物,可辅助诊断,与CD34相比,CD31具有相同的敏感度,且特异性强于CD34。

【治疗】 治疗主要依靠手术切除,因本病主要经血运转移,少见淋巴转移,一般行单纯乳房切除即可,无须做根治术。局部肿瘤切除易复发,故不宜做局部肿瘤切除。对于一些较小的乳腺高分化血管肉瘤可以考虑采取保乳手术。血管肉瘤对放、化疗不敏感,化疗、放疗效果不佳。

【预后】 乳腺血管肉瘤为高度恶性的肿瘤,预后与肿瘤的分化程度有关。该瘤早期即可发生血行转移,常见转移部位为肺、皮肤及皮下组织、骨、肝、脑和卵巢等。早期诊断、早期作单纯乳腺切除术或改良根治术治疗,并辅以适当化疗,是提高患者的生存时间的关键。文献报道乳腺原发性血管肉瘤的总的5年无病生存率约为33%,Ⅰ级和Ⅲ级患者的5年无病生存率分别为76%和15%,而平均无病生存期则分别为15年和15个月。

第八节 乳腺癌与妇科恶性肿瘤

乳腺癌是女性最常见的恶性肿瘤之一,而乳腺癌的发生率在亚洲国家也呈现逐渐上升的趋势。随着诊断方法和治疗手段的进步,乳腺癌的生存期较以往有明显改善,因此乳腺癌患者的长期随访和生存质量日益得到重视。本节主要关注在乳腺癌基础上并发的妇科恶性肿瘤。文献报道乳腺癌患者中有10%~40%合并乳腺外恶性肿瘤。Escobar等对4126例乳腺癌患者进行回顾性分析,乳腺癌合并妇科恶性肿瘤的患者有0.78%(32/4126),其中卵巢癌14例、子宫内膜癌11例、宫颈癌3例,阴道或外阴癌3例,子宫体癌1例。乳腺癌与妇科恶性肿瘤在1年之内同时并发的占63%,预后相对较差。Takeda等对1041例合并多系统肿瘤的患者进行回顾性分析发现,妇科恶性肿瘤(尤其是卵巢癌和子宫内膜癌)合并的其他系统肿瘤中乳腺癌最为常见。由此可见乳腺癌与妇科恶性肿瘤关系密切,这可能与患者的易感性及遗传因素、放疗、化疗、生活环境及生活方式等多种因素相关。

一、乳腺癌与卵巢癌

【临床特点】 乳腺卵巢双原发癌最常见于遗传性乳腺癌卵巢癌综合征(hereditary breast-ovarian cancer syndrome,HBOC)。遗传性乳腺癌-卵巢癌综合征分为以下5种类型:遗传性位点特异性乳腺癌综合征,遗传性位点特异性卵巢癌综合征,遗传性乳腺癌或卵巢癌综合征,遗传性非息肉性结直肠癌(Lynch综合征Ⅱ型),Li-Fraumeni癌症综合征。遗传性乳腺癌卵巢癌(HBOC)综合征诊断标准:采用Dorum等报道的HBOC临床诊断标准:①有患卵巢癌或乳腺癌一或二级亲属的卵巢癌患者(乳腺癌发病年龄≤60岁);②乳腺卵巢双原发癌(乳腺癌发病年龄<60岁)。卵巢乳腺双原发癌病例符合下列标准:①每个肿瘤均为恶性;②同一患者的两个肿瘤互不相关联;③同一患者的每个肿瘤具有不同的病理形态特征。

研究认为,乳腺癌家族史以及乳腺癌既往史(尤其是早发乳腺癌)是卵巢癌很强的发病因素。Sufis-Swartz等的研究显示,首发乳腺癌患者的发病年龄越小,越容易再患卵巢癌,发病年龄≤50岁的乳腺癌患者,其患卵巢癌的风险是发病年龄>50岁的乳腺癌患者的4.3倍。提示可获长期生存的乳腺癌患者,尤其是年轻患者,更应警惕卵巢癌的发生,定期随诊检查。定期复查时不仅应注意乳腺癌的复发和转移,还应尽可能定期行盆腔B超和血CA125等检查,以早期发现卵巢癌。卵巢乳腺双原发癌中,多数乳腺癌期别偏早,以浸润性导管癌多见;而卵巢癌多为晚期,以浆液性癌为主,而且分化差。Rose等的研究显示,多原发癌患者的预后与单发癌相似,与所患肿瘤的种类、期别、病理类型、分化程度及治疗方案有关,通常由相对预后差的肿瘤决定。在该研究中,首发为乳腺癌的患者,患乳腺癌后5年生存率达80.0%,但再患卵巢癌后的5年生存率仅为31.2%;8例首发为卵巢癌的患者生存超过5年的仅3例。结果提示,卵巢癌是影响卵巢乳腺双原发癌患者预后的主要因素。

二、乳腺癌与子宫内膜癌

【临床特点】 乳腺癌与子宫内膜癌都是激素相关肿瘤,有许多共同的危险因素。子宫内膜和乳腺均有雌孕激素受体,二者的发病和预后都与雌孕激素受体及体内激素水平相关。1985年人们开始注意到了乳腺癌患者术后应用他莫昔芬后发生子宫内膜癌的现象,这个结果被随后进行的应用他莫昔芬治疗和预防乳腺癌的随机临床实验所证实。他莫昔芬是一种选择性雌激素受体修饰剂(selective estrogen receptor modulator,SERM),在不同的靶器官可以表现不同的作用,既可表现为类雌激素作用,也可表现为抗雌激素作用。Slomovitz等认为乳腺癌术后服用他莫昔芬的患者并发子宫内膜癌的间隔时间较对照组明显缩短,而且其总体生存期或无瘤生存期较对照组明显缩短。子宫内膜癌的发生和应用他莫昔芬的时间和累积用量相关。一项大规模的临床研究发现,如果应用他莫昔芬的时间少于2年,发生子宫内膜癌的机会并不增加(OR=016,95% CI:012~119)。Fornander等对1800名患乳腺癌的瑞典妇女进行调查,用他莫昔芬长达2年以上者,与无辅助治疗或只用化疗者相比,子宫内膜癌的发生率前者是后者的2倍,而应用他莫昔芬长达5年者,子宫内膜癌的发生率是不用者的5倍。

目前还不清楚应用他莫昔芬是否和不良的病理类型子

宫内膜癌有关。尽管长期服用他莫昔芬的患者发生子宫内膜癌的分化更差、期别更晚,预后更差,但其对乳腺癌的保护作用能具有很大的优势。Magriples 报道了 53 例乳腺癌患者后患子宫内膜癌的病例,其中 15 例患者每天服他莫昔芬 40mg,而应用他莫昔芬的患者中,67% 的子宫内膜癌分化较差或合并有不良的病理类型(如 UPSC、透明细胞癌或者混合米勒管类型)。荷兰的一项研究包括 309 例乳腺癌患者后来罹患子宫内膜癌的病例,同时与 860 例子宫内膜癌病例进行对照,结果发现他莫昔芬的应用使得乳腺癌患者子宫内膜癌的发生危险增加,并且同时使得发生更高的分期、更差的组织学类型、更差的预后的危险增加。在 NSABP B-14 实验中作者也对于组织学结果进行了探讨,在这个研究中描述了 17 例乳腺癌患者后患子宫内膜癌的临床病理情况,发现绝大多数细胞分化是属于较好的,这些患者的 10 年生存率为 73%。

无论如何,有大规模及长期的临床试验的联合荟萃分析显示,他莫昔芬应用于激素受体阳性乳腺癌的辅助性内分泌治疗,可减少乳腺癌的复发风险约 40%,与其增加的子宫内膜癌风险相比,明显地利大于弊。

三、乳腺癌与其他
妇科恶性肿瘤

有学者认为输卵管癌可能是遗传性乳腺癌-卵巢癌综合征的一部分,与 *BRCA1*、*BRCA2*(乳癌易感基因)变异有关。此外输卵管癌患者易并发乳腺癌,发病年龄及不孕等一些特点与卵巢癌、子宫内膜癌相似,存在着二者中较常见的 *c-erbB-2*、*p53* 基因变异,故认为其病因可能与卵巢癌、子宫内膜癌的一些致病因素相关。而子宫体癌、阴道癌及外阴癌与乳腺癌的关系目前只有罕见的个案报道,尚无系统的文献报道。

四、乳腺癌内分泌治疗和并
发妇科肿瘤的危险

抗雌激素药他莫昔芬起初是用于治疗晚期乳腺癌并获得较好的效果,但经过数十年的实践,发现其有诱发子宫内膜癌的危险。研究表明用他莫昔芬的一组比不用他莫昔芬的一组绝经后乳腺癌患者,子宫内膜癌的发病率高出 2~4 倍,但这些患者子宫内膜癌组织学表现多为高分化腺癌。新一代的抗雌激素药法乐通(fareston)临床疗效和他莫昔芬相近,但引起子宫内膜癌危险明显减小。

他莫昔芬诱发的子宫内膜癌发病率增加:乳腺癌是女性最常见的恶性肿瘤之一;据 Forouzanfar 报道,近 30 年(1980~2010 年)乳腺癌的发病率以每年 3.1% 的增长率上升,且呈年轻化趋势。尽管近年来乳腺癌发病率上升,但病死率反呈下降趋势;下降原因与手术治疗、术后辅助化疗以及内分泌治疗密切相关。术后应用最为广泛的辅助化疗药物就是他莫昔芬(tamoxifen,TAM,又称他莫昔芬)。他莫昔芬是合成的非类固醇抗雌激素药物,属于选择性雌激素受体调节剂。自从 19 世纪 70 年代早期已广泛应用于乳腺癌的辅助治疗。60%~70% 乳腺癌患者术后需连续服用 TAM 五年,对预防复发、转移及复发转移后的解救治疗有

重要作用。近年,TAM 还被用于乳腺癌高危人群预防,可减少 45% 的 ER(+)乳腺癌的发病率。目前估计全世界约 1 亿妇女正在使用该药。然而,长期服用 TAM 可增加子宫内膜癌发生的风险。1996 年国际癌症研究组织正式将 TAM 划归为人类子宫内膜致癌物。

TAM 诱发子宫内膜癌的原因:目前解释 TAM 诱发子宫内膜癌有多种学说;概括而言,癌基因激活和(或)抑癌基因失活是 TAM 诱发子宫内膜癌的核心因素。

子宫内膜癌是一种妇科恶性肿瘤;其中临床最常见的子宫内膜癌(70%~80%)属于 I 型,即雌激素-依赖的子宫内膜癌。因此,雌激素被认为是子宫内膜癌发生的主要致病因子。Kieback 等研究揭示,TAM 对不同靶器官或组织有雌激素和(或)抗雌激素样双重作用——TAM 在乳腺组织产生拮抗雌激素的作用,而对子宫内膜则产生雌激素样激动作用,因此长期使用可引起子宫内膜增生,甚至癌变。Tirso Perez-Medina 等通过宫腔镜动态评估长期服用他莫昔芬患者的子宫内膜,发现他莫昔芬刺激的子宫内膜呈现出不同的镜下图像,而且随着治疗的年限呈现动态的改变:内膜萎缩、内膜增生、内膜呈囊性改变、子宫内膜息肉、以及子宫内膜癌。Yasue 等认为,TAM 致癌机制与子宫内膜癌类型相关:在雌激素依赖型的子宫内膜癌中,TAM 产生类雌激素样作用,持续刺激导致子宫内膜增生,最终癌变;其中,抑癌基因 PTEN 及癌基因 k-Ras 畸变与其密切相关,该类癌症预后较好。在雌激素抵抗型的子宫内膜癌中,TAM 可能导致抑癌基因(如 p53)突变,或具有基因毒样作用的 DNA 加合物形成而致癌,但与子宫内膜增生无关,该类癌症恶性程度较前者高,预后较差。Wu 等研究发现,雌激素或 TAM 刺激可激活子宫内膜癌细胞中的癌相关基因——PAX2,但在正常子宫内膜细胞中则不能,提示 PAX2 基因的异常激活与内膜癌发生相关。TAM 刺激导致的基因谱表达变化是极其复杂的。例如,Cohen 报道 TAM 可使胰岛素样生长因子(IGF)、表皮生长因子受体(EGFR)——C-erbB2 等多种促生长分子过表达,并可致子宫内膜转化生长因子 TGFβ 下调,还可导致原癌基因 *K-ras* 突变,上调细胞增殖标记物 Ki-67,使细胞增生与凋亡之间失衡,抑制机体对肿瘤的免疫反应,促进子宫内膜血管形成等。TAM 可诱导基因表达谱变化在原代培养的人正常子宫内膜细胞中也得到了进一步证实。因为 TAM 导致的很多基因表达改变均与基因转录调节、细胞周期调控和信号转导等细胞生长调控有关,因此 TAM 被认为是肿瘤发生的启动因子。也有人认为,TAM 在子宫内膜中改变了雌激素代谢物的表达,从而诱发子宫内膜癌。总之,TAM 刺激导致子宫内膜细胞基因表达谱改变——癌基因的激活和(或)抑癌基因的失活与子宫内膜癌发生密切相关。

TAM 诱发子宫内膜癌的机制——抑癌基因 PTEN 失活可能是 TAM 诱发子宫内膜癌发生的早期事件,1997 年发现的人 *PTEN*(又称 *MMAC1*、*TEP1*)具有磷酸酶活性,其编码基因(*PTEN*)位于染色体 10q23;在很多肿瘤(如神经胶质瘤、乳腺癌、前列腺癌、肾癌、膀胱癌等)均发现有该基因的突变或缺失。PTEN 基因失活与细胞信号转导、肿瘤发病机制、浸润转移、恶性转化、无限制生长和临床预后等有

一定关系,因此被认为是一种抑癌基因。PTEN 基因的失活机制主要包括等位基因缺失/突变、甲基化、转录抑制、微卫星不稳定性,其中基因突变是最常见的失活方式。

几个研究室证明,*PTEN* 基因表达缺失不仅发生在子宫内膜癌的早期,也发生在中、晚期,且表达缺失率在特殊类型癌和 G_3 期患者中分别高于子宫内膜腺癌和 G_{1-2} 期,提示 *PTEN* 基因的表达缺失与子宫内膜癌的恶性程度有关。然而,在 I 型(雌激素依赖型)子宫内膜癌患者 *PTEN* 基因突变或杂合子缺失(LOH)仅占 30%~50%,这尚不足以解释其余患者的 PTEN 表达缺失。因此,*PTEN* 基因启动子(DNA)甲基化被认为是子宫内膜癌发生的原因之一。最近,Turbiner 等采用免疫组化及基因突变分析检查 TAM 对子宫内膜基因及表达水平的影响发现,除 β-catenin 过表达,TAM 还可引起较高频率的 K-Ras 突变,但却较少发生 *PTEN* 基因突变。除基因突变、DNA 甲基化等因素外,尚存在其他因素可导致 *PTEN* 基因在服用 TAM 的妇女子宫内膜癌(细胞)中的失活。

总之,PTEN 表达缺失与子宫内膜癌发生相关;长期使用 TAM 可引起子宫内膜增生,甚至癌变。这可能与 TAM 在 E_2 低水平的(绝经后)妇女起雌激素激动剂的作用有关。邢凤玲等通过免疫组化法检测 *PTEN* 基因在子宫内膜中的表达,发现服用 TAM 患者的子宫内膜组织中 *PTEN* 基因较正常绝经期子宫内膜表达下调,在子宫内膜癌组织中 *PTEN* 基因表达最弱。郭蕾等在转录水平上发现了服用 TAM 患者的子宫内膜组织中 PTEN 的 mRNA 较正常子宫内膜组织降低,部分病例与 *PTEN* 基因突变有关。高婉丽等评估绝经后他莫昔芬相关子宫内膜息肉的女性采用宫腔镜下子宫内膜去除术后 3 年内的医疗记录中息肉复发、再次不规则子宫出血和再次手术的情况。术后平均随访时间为(74.91±20.84)个月。随后三年随访期内没有需要子宫切除术的患者,7 位患者需要再次手术干预(69/76,90.8%的患者不需再次手术干预);4 例患者息肉复发,复发率为 5.3%;41 位有绝经后出血症状的患者中有 3 位术后再次出血,症状缓解率为 92.7%;7 位患者由于治疗失败而需要再次手术干预;4 位患者进行了 2 次息肉切除,1 位患者需要再次内膜剥除,2 位患者由于宫腔粘连需要再次宫腔镜手术。上述患者的内膜病理回报中无恶性病变。对于绝经后他莫昔芬相关子宫内膜息肉的患者,通过宫腔镜下内膜剥除的方式切除息肉是一种安全、有效的微创治疗方法。该术式由于避免了较高的二次手术的风险,症状缓解率高,复发率低。

(王翔　王殊　佟富中　徐晓洲　张柏林　吴铁成　高纪东　李晔雄　徐兵河　朱丽荣　冯力民)

参 考 文 献

1. 张保宁,张柏林.乳腺癌保乳治疗的患者选择.中华乳腺病杂志,2008,2(5):506-513

2. Di Saverio S, Catena F, Santini D, et al. 259 patients with DCIS of the breast applying USC/Van Nuys prognostic index: a retrospective review with long term follow up. Breast Cancer Res Treat, 2008, 109: 405-416

3. Gielen SC, Santegoets LA, Hanifi-Moghaddam P. Signaling by estrogens and tamoxifen in the human endometrium. J Steroid Biochem Mol Biol, 2008, 109: 219-223

4. Huemer GM, Schrenk P, Moser F, et al. Oncoplastic techniques allow breast-conserving treatment in centrally located breast cancers. Plast Reconstr Surg, 2007, 120: 390-398

5. Morrogh M, Morris EA, Liberman L, et al. MRI identifies otherwise occult disease in select patients with Paget's disease of the nipple. J Am Coll Surg, 2008, 206: 316-321

6. Jatoi I, Kaufmann M, Petit JY, Atlas of Breast Surgery. Berlin, Heidelberg: Springer-Verlag Berlin Heidelberg, 2006

7. Morrow M, Katz SJ. The challenge of developing quality measures for breast cancer surgery. JAMA, 2012, 307: 509-510

8. Nguyen DH, Truong PT. A debate on locoregional treatment of the primary tumor in patients presenting with stage IV breast cancer. Expert Rev Anticancer Ther, 2011, 11: 1913-1922

9. Platt J, Baxter N, Zhong T. Breast reconstruction after mastectomy for breast cancer. CMAJ, 2011, 183: 2109-2116

10. Rizzo M, Wood WC. The changing field of locoregional treatment for breast cancer. Oncology (Williston Park), 2011, 25: 813-816

11. ESCOBAR PF, PATRICK R, RYBICKIy L, et al. Primary gynecological neoplasms and clinical outcomes in patients diagnosed with breast carcinoma. International Journal of Gynecological Cancer, 2006, 16(1): 118-122

12. Vineyard MA, Daniels MS, Urbauer DL, et al. Is low-grade serous ovarian cancer part of the tumor spectrum of Hereditary Breast and Ovarian Cancer? Gynecologic Oncology, 2011, 120: 229-232

13. Barnes DR, Antoniou AC (Centre for Cancer Genetic Epidemiology, University of Cambridge, Cambridge, UK). Unravelling modifiers of breast and ovarian cancer risk for BRCA1 and BRCA2 mutation carriers: update on genetic modifiers (Review). J Intern Med, 2012, 271: 331-343

14. Ramus SJ, et al. Ovarian Cancer Susceptibility Alleles and Risk of Ovarian Cancer in BRCA1 and BRCA2 Mutation Carriers. HUMAN MUTATION, 2012, 33(4): 690-702

15. American College of Obstetricians and Gynecologists; ACOG Committee on Practice Bulletins—Gynecology; ACOG Committee on Genetics; Society of Gynecologic Oncologists. ACOG Practice Bulletin No. 103: Hereditary breast and ovarian cancer syndrome. Obstet Gynecol, 2009, 113(4): 957: 966

16. Yoland Antill, John Reynolds, Mary-Anne Young, et al. Risk-reducing surgery in women with familial susceptibility for breast and/or ovarian cancer. EUROPEAN JOURNAL OF CANCER 42, 2006: 621-624

17. Gandini S. Oral contraceptive use and breast or ovarian cancer risk in BRCA1/2 carriers: A meta-analysis. European Journal of Cancer, 2010, 4 6: 2275-2284

18. MeLaughlin JR, Risch HA, Lubinski J, et al. Reproductive risk factors for ovarian cancer in carriers of BRCA1 or BRCA2 mutations: case-control study. Lancet Oncol, 2007, 8: 26-34

19. Brohet RM, Goldgar DE, Easton DF, et al. Oral contraceptives and breast cancer risk in the international BRCA1/2 Carrier Cohort Study: EMBRACE, GENEPSO, GEOHEBON, and the IBCCS Collaborating GrouP. J Clin Oncol, 2007, 25(25): 3831-3836

20. 邢凤玲,陈雪芹,冯力民,等.绝经后服用他莫昔芬的乳腺癌患

者子宫内膜中 PTEN 的表达. 首都医科大学学报,2010,(03):405-408

21. 郭蕾,李文君,马雪莲,等. 他莫昔芬介导的绝经期子宫内膜 *PTEN* 基因突变的检测. 首都医科大学学报,2012,(01):30-35

22. 吴鸣,郎景和. 子宫内膜癌的热点问题. 癌症进展杂志,2006,4(1):7-12

23. Biron ST,Drueker L,Altaras M,et al. High incidence of BRCA1-2 germline mutations,previous breast cancer and familial cancer history in Jewish patients with uterine serous papilary carcinoma. Eur J Surg Oncol,2006,32:1097-1100

24. Xie R,Shipley GL. Hypomethylation-induced expression of S100A4 in endometrial carcinoma. Int J Surg Pathoh,2007,20:1045-1054

25. Villella JA,Cohen S,Smith DH,et al. HER-2/neu over expression in uterine papillary serous cancers and its possible therapeutic implications. Int J Gynecol Cancer,2006,16:1897-1902

26. Forouzanfar MH,Foreman KJ,Delossantos AM,et al. Breast and cervical cancer in 187 countries between 1980 and 2010:a systematic analysis. Lancet,2011,378:1461-1484

27. Waters EA,Cronin KA,Graubard BI,et al. Prevalence of tamoxifen use for breast cancer chemoprevention among US women. Cancer Epidem Biomar and Prevention,2010,19:443-446

28. Kieback DG,Harbeck N,Bauer W,et al. Endometrial effects of exemestane compared to tamoxifen within the Tamoxifen Exemestane Adjuvant Multicenter(TEAM)trial:Results of a prospective gynecological ultrasound substudy. Gynecol Oncol,2010,119:500-505

29. Tirso PM,Francisco J. Salazar,Luis SF,et al. Hysteroscopic Dynamic Assessment of the Endometrium in Patients Treated with Long-Term Tamoxifen. Journal of Minimally Invasive Gynecology,2010,18:349-354

30. Yasue A,Hasegawa K,Udagawa Y. Effects of tamoxifen on the endometrium and its mechanism of carcinogenicity. Human Cell,2011,24:65-73

31. Williams-Brown MY,Salih SM,Xu X,et al. The effect of tamoxifen and raloxifene on estrogen metabolism and endometrial cancer risk. J Steroid Biochem Mol Biol,2011,126:78-86

32. Kapucuoglu N,Aktepe F,Kaya H,et al. Immunohistochemical expression of PTEN in normal,hyperplastic and malignant endometrium and its correlation with hormone receptors,bcl-2,bax,and apoptotic index. Pathol Res Pract,2007,203:153-162

33. Bilbao C,Rodríguez G,Ramírez R,et al. The relationship between microsatellite instability and PTEN gene mutations in endometrial cancer. Int J Cancer,2006,119:563-570

34. Turbiner J,Moreno-Bueno G,Dahiya S,et al. Clinicopathological and molecular analysis of endometrial carcinoma associated with tamoxifen. Mod Pathol,2008,21:925-936

第十一章

女性性生理反应与性功能障碍

第一节 概 论

如果纵观和回顾历史有关女性性行为的医学概念的演变过程,其实整个中国古代对性问题的探讨与实践总结是被称为房中术的,相当于现在的"性学"。

人类性活动的目的一般有以下三种:生殖、证实情感的炽热与亲密、单纯追求性乐趣。性更是婚姻的结合剂和稳定剂,人类对性健康和性和谐美满的重视已达到前所未有的程度,而对性的无知、迷信和错误观念却会严重影响人们的整体生活质量。对性问题采取避而不谈的鸵鸟政策是不行的,必须给予充分的重视。对性学的工作指导方针应为"弘扬性文明,普及性教育,提高性素质,享有性健康"。

（一）弘扬性文明

人类文明包括物质文明、精神文明和性文明三个范畴,它们不是互不相干或孤立存在的;恰恰相反,它们之间存在彼此相互影响、相互制约和相互渗透的关系。它们共同构成了社会文明的总体和基石,但它们又有各自相对确定的内涵、特征和发展规律。性文明需要物质文明提供基本生活条件和动力,也需要精神文明提供价值导向、知识的普及和发展动力。同样,人们对性健康和性生活质量的追求既刺激了有形和无形的性市场的生成和不断发展,也向精神文明提出更高更新的要求,希望给予正确的价值导向和判断,提供更新、更多的科学信息和服务。

现代性文明既要求继承和发扬中华民族传统的美德,

又要充分体现出时代精神和进步,抵制和摒弃愚昧、禁锢、庸俗、腐朽等的性习俗和性行为模式。提倡男女双方能够在爱情基础上负责任地、彼此忠诚地体贴和关爱对方,能够共同学习、交流、探讨和分享性的科学知识和乐趣,能够通过性活动增进相互之间情感的亲密程度,以达到性的和谐、美满与安全。性文明的实现需要物质文明和精神文明的基本保证和全力支持。

（二）普及性教育

性教育是健康的保证,它应该成为国民素质教育的重要内容,要提高全民的性健康意识和自我保健能力、教育和引导群众移风易俗、破除迷信、摒弃陋习,建立起适合国情的科学文明的现代性观念和培养健康的性心理素质,养成良好的性卫生习惯和文明的性行为方式。性教育要回答"性是什么"、"性的目的"和"如何获得健康的性"这三个问题。

性教育应该是始自婴幼儿期并一直延续到生命结束的,因为人在一生中会遇到种种性问题,而显然不可能一次性的、一步到位地把在生命各个阶段所需要的不同性知识全部进行传授。

性教育在人生不同阶段将面临不同的任务和要求并具有相应的特点。

1. 儿童少年期　性别的认同也即心理性别的形成,性角色的培养也即社会性别的形成,儿童和少年对性器官和生命由来的好奇心理,父母如何回答孩子的性问题,儿童和少年的性游戏,父母如何对待儿童和少年的手淫和性游戏等。

2. 青春期 如何顺利度过性生理与性心理的急剧变化期，正确对待手淫、遗精、月经、乳房及生殖器官的发育，和各种形式的躯体不适感；克服逆反心理并加强与父母等成年人的沟通；加强与两性的正常往来并有意识的锻炼人际交往能力，克服孤独感和学会关爱他人；培养健全的人格并避免脆弱、过分拘谨和压抑；树立人生远大理想克服无聊感，切实加强自我修养以便在将来取得事业成功并体现自身价值和人生乐趣。掌握基本的性科学知识，具有识别各种性信息的真伪、对错的能力，保护自己不受错误、偏见的性信息的干扰或伤害。青春期性教育（性道德教育与性知识教育并重）的好坏将直接关系到他们的思想道德和科学文化素质的提高及今后婚姻家庭生活的幸福。

3. 未婚成年期 建立健康的性观念并端正性态度，克服和解决自卑心理或失落感，克服交友困难或社交恐怖症，消除性紧张与性焦虑；懂得什么是安全、负责任的性行为并避免婚前性行为或充当第三者，善待恋爱冲突或失恋；学会安全套的使用及紧急避孕方法等基本的避孕措施以防止意外妊娠和性病感染；杜绝性与钱权交易。

4. 已婚成年期 处理好新婚性适应和婚后性卫生与性保健，共同努力提高性生活质量；保持夫妻双方间彼此尊重、理解、体贴和忠诚，避免无端嫉妒和猜疑，避免感情疏远、婚外感情纠葛和婚外性行为；正确处理好婚姻危机和离异后的子女教育问题；处理好中年性失调现象并及时寻求医治，解决好围绝经期保健问题，老年性冷漠和婚恋问题。

（三）提高性素质

性素质泛指人们在性方面的综合能力和表现，它涵盖了与性相关联的方方面面的所有内容。人的性素质不是先验的或天生的，而是在后天实践中不断形成、逐步发展和日趋完善的。性本能是天生的，可以说代表了人类性活动的生物学属性；而性素质则会受到不同文化背景、历史环境、社会活动等因素的根深蒂固的影响、修饰和雕琢，所以说它还代表人类性活动的社会学属性。性素质既指一个人在性本能驱使下追求性乐趣和性快感的欲望、活动、能量和体验，也包含了人际间在性本能驱使下表达彼此间爱情、温柔、体贴、承诺的欲望、活动、能量和体验。性素质的内涵很丰富，它包括：

1. 生物学成分 内容有：生物学性别、性反应能力、性功能状况、生殖功能和生育控制能力、性传播疾病的预防以及性功能障碍的预防和治疗等。

2. 性心理学成分 拥有正确的性别概念、性取向和性偏好，性欲正常，拥有健康和良好的性心理和性感受，拥有高度的自信心和安全感，能防止或克服种种性焦虑。

3. 性社会学成分 拥有健康的社会性别（性角色），具有处理好两性交往、恋爱、成婚问题的能力，能建立良好成功的性关系，有调整好夫妻间人际交流的才能和艺术，熟练掌握各种健康的、正常的、普遍的性行为方式，遵守性法规法纪。

4. 性伦理学成分 适时接受性教育、掌握充分的性科学知识，要有科学的、积极的性态度和性信仰，具有进步的、

有时代特色的性价值观念，能破除种种性迷信和性禁忌，性关系应当专一、彼此忠诚。

性素质的教育、训练和形成的过程也就是一个人的性别特征、性角色和性行为准则形成的过程，我们也可以称之为性修养（sexulization）。它显然是一个漫长的、反复的、多变的过程，可以说是贯穿于整个人生历程的。虽然人们难以对性素质的好与坏、对与错、正常与变态作出一个明确的界定，因为它在不同的时期、文化、社会、民族中有不同的标准，但性的文明与进步、和谐与美满却是历史发展的必然趋势，这不仅是每个人、每对夫妻，也是每个民族、每个国家、乃至整个人类的理想目标和追求。

（四）享有性健康

健康与教育不可分离，只有接受充分的性教育和加强长期的性修养并不断提高其性素质之后，性健康才能得到必要的保证。

性健康意味着人们对性生活采取积极态度，从躯体、情感、精神、社会等方面都得到满足，能增进与改善性生活质量和人际关系。它包括以下内容：

1. 根据社会道德和个人道德准则享受性行为和控制生殖行为的能力。

2. 消除能抑制性反应、削弱性能力、损害性关系的消极心理因素，如恐惧、羞愧、罪恶感和虚伪的信仰。

3. 没有器质性障碍、各种生殖系统疾病及妨碍性行为与生殖能力的躯体缺陷。

4. 具有抵御性传播疾病和艾滋病感染的能力，具有防止意外妊娠的能力。

性健康指以上诸方面都应该是健康的、而不仅是没有疾病或不适。人的性健康或生殖健康的命运是由人的性素质所决定的。

总之，实现人人性健康、特别是女性性健康是一个宏伟的远大目标，需要我们付出艰辛的努力和不懈的奋斗。

第二节 女性性反应的局部解剖及其神经系统的调控

一、女性性反应敏感区

人体的性感觉和嗅觉、味觉、视觉一样重要，如热恋人的接吻就是获得性感满足的手段。动物只有性感觉，而人还有性感情。性感觉和性情感结合起来就构成人的性感。人体各个部位对性刺激有容易感受和不易感受之分，前者称为性敏感区。性感觉主要来自皮肤，出生后不断增强，直至成年之后仍在发展，特别是青春期后期性激素分泌旺盛时对它有重要影响。性敏感区因人而异，变化很大，这一概念来自弗洛伊德，现在泛指身体的某些特定部位，在抚摸或刺激这些部位时会诱发性欲。生殖器和乳房是女性最重要的性敏感区。其他如舌、唇、腋窝、手指也是性敏感区。阴茎和阴蒂布满了作为压力感受器的环层小体，对性刺激最为敏感。此外，人的手心、脚掌、各个孔的四周（口、耳、肛门、尿道、鼻等），生有体毛的部位，也都同样敏感。作为感受器的背部也依然会成为性敏感区，原来这是大脑感觉

到的心理感受区,当伴侣面对面搂抱而抚摸后背时,女性也可出现性感、这是因为搂抱和抚摸把双方的物理距离大大缩小了,如此靠近使女性在心理上感到一种强烈的安全感,从而带动了她们的性感觉。

性敏感区是后天形成的,是在长期生活中经条件反射形成的,即反复这样抚摸时感到心理很舒服,于是构成所谓性敏感区。开始时这种抚摸并无性感受,经过学习和多次体验并与性联系起来之后才能形成,它反映了一个人的性偏好。通过指导、治疗和开发,性敏感区可以增加。一般来说男性的性感较低,性敏感区较少;而人类女性的性行为受传统保守的观念影响较大,个体差异特别大,同时女性的性感也较男性更广泛和分散。有人认为女性的整个体表都是性敏感区。有人统计女性的性敏感区大约有 25 处,加上分支区约 50 处,而男性加在一起也只有 20 处左右。女性性敏感区可按由强至弱的顺序这样排列:①外生殖器:阴蒂、大小阴唇、阴道口、阴阜。②乳头和乳房。③口、唇、舌:人体口、唇与生殖器有紧密联系。从中医经络理论看,对生殖器功能有很大作用的经络的循行路线贯穿口、唇和生殖器。④颈部:颈部、大腿内侧及生有体毛的部位,如腋窝和头皮等处。

日本性学研究人员发现性敏感区往往是血管密布的区域,多有重要血管通过。性敏感区和痛觉、两点阈值、低温具有一定的一致性,所以在性敏感区作抚摸时切忌手法过重、手太粗糙、手太冰凉,这样不仅不能引起快感,反而会增强不适感或造成痛苦。因此在西方性学手册中特别强调男子也应注意保养自己的手指和手掌。通过测试和比较发现,女性的乳头、腋窝、髂骨棘、脚底内缘、颈背、肩、背部肩胛骨内缘处、上臂后面、臀、大腿内侧等处都比男性更为敏感。而男性的头顶、肘突、前臂等处则比女性更敏感。

但是性敏感区与以此为基础的性感集中训练并不是万能的,最关键的还是情感的交流、相互的信任、彼此的奉献精神,如果有了深厚的感情,那么在身体各处都能感觉到有性敏感区;反之,如果双方处于敌对情绪之下,即使是乳头、阴蒂也会变得对刺激毫不敏感,甚至还会激起反感。

二、女性性反应的局部
解剖及其生理

(一) 阴蒂

阴蒂在古代医学文献中早有描述,称之为"阴核"、"玉台"、"臭鼠"、"琴弦"、"雏先"、"鸡舌"、"阴豆"等,但对它的功能描述却不是很多。

阴蒂在女性性高潮中起有重要作用,要想有效治疗女性性功能障碍或使女性获得性满足,就需要对它进行详细描述和深入探讨,并了解和评价阴蒂在性反应中的明确作用。

1. 阴蒂的解剖结构　阴蒂富有感觉神经末梢,感觉敏锐,是女性最敏感的性器官,在性反应方面极为重要,而且它也是人类唯一只与性功能有关的器官。阴蒂位于两侧小阴唇汇合处的顶端,亦分为三部分,前端为阴蒂头,中间为阴蒂体,后部为阴蒂脚。阴蒂的位置与阴蒂脚在耻骨联合

前界的起始点与尿道口之间的距离有关,但从解剖学角度很难准确指出阴蒂脚在耻骨联合前界上的准确附着点,也不可能描述该点与尿道口的关系,故其临床意义尚待证实。

阴蒂的结构类似于阴茎,阴蒂和男性的阴茎同源于相同的胚胎组织。阴蒂对触摸非常敏感,它对性爱刺激的反应性比女性身体任何部分都强烈。阴蒂头很小,位于阴蒂前部,多露于阴蒂包皮之外,属阴蒂的可显露部分,其长宽均约 2～4mm,但个体差异很大,即使直径达 10mm 也属正常范围。阴蒂头和阴蒂体相加约长 20～25mm。头与体的比例多成正比,即细长的体具有纤小的头,或短粗的体有较大的头,但彼此的大小也可能成反比例。阴蒂体位于阴蒂头后端,包埋在阴蒂包皮之下,有时,阴蒂包皮还将阴蒂头也包裹起来。小阴唇的前端各形成内外两个小皱襞,外侧者在阴蒂背侧汇合形成阴蒂包皮,内侧者在阴蒂下方与对侧汇合形成阴蒂系带,向上连于阴蒂。阴蒂体由两条不完全分离的阴蒂海绵体组成,其外面像阴茎海绵体一样包裹有一层白膜。阴蒂海绵体的白膜会有一定量的弹性纤维和平滑肌束,纤维膜沿着海绵体中央面的表面聚集并形成一个梳状中膈,两侧海绵体间可以有血液交通。阴蒂也像阴茎一样可有性勃起,这是因为海绵体充盈血液所致。阴蒂海绵体向后延伸形成相互分离的粗大的两条阴蒂脚,它们分别附着于左右坐骨支和耻骨下支上,但固着点的位置有个体差异。阴蒂的固着除阴蒂脚的作用外,尚有阴蒂悬韧带,其上端沿中线中膈附着在耻骨联合前表面,位点可在上界与下界之间变动,因人而异;另一端与阴蒂体的基部和阴蒂脚的中间部的白膜相连。阴蒂脚的长度约为体的 2 倍,直径也粗得多,阴蒂脚是阴蒂勃起的重要部分。阴蒂脚上覆盖有一对小肌肉,坐骨海绵体肌,它们起自两侧的坐骨支止于阴蒂脚的下方。另外还要注意到女性尿道口是在阴蒂和阴道口之间,而男性尿道口是在阴茎龟头顶端,这点男性与女性不同。女性排尿不是通过阴蒂也不是通过阴道,而且通过一个把阴蒂及阴道隔开的通道——尿道,尿道具有自己单独的开口——尿道口。

阴蒂的神经支配与阴茎相似。不过,阴蒂背神经非常纤细,是阴部神经最深的分支。它终止于阴蒂头和阴蒂海绵体本体内的神经末梢丛。贯穿阴蒂头和海绵体的躯体神经纤维上不规则地分布着环层小体,但阴蒂头上的环层小体的密度最大。阴蒂的血液供应是来自阴部内动脉的分支;有阴蒂背动脉,它主要供应阴蒂头和体部,还有球动脉供应前庭球,深动脉供应阴蒂脚。进入阴蒂海绵体的动脉包括螺旋动脉,它控制流入的血液,经过或多或少的曲折途径直接进入静脉血窦隙;此外还包括营养动脉分支,直径细而血流少,它们供应小梁的自身所需。动静脉之间像阴茎一样存在交通支。球静脉、海绵体静脉和背深静脉负责汇集和运送来自前庭球和阴蒂海绵体的静脉血液至阴部内静脉或邻近的一些静脉丛。阴蒂的肿胀、勃起和变硬无非要涉及动脉血流(尤其是螺旋动脉)的增加,动静脉交通支的关闭及静脉回流的阻断。阴蒂血液的流入与流出的控制机制很复杂,也很独特,与其他内脏器官皆有不同,唯独与阴茎相似。因为阴蒂在每晚也有数次数十分钟的夜间勃起现象,很多妇女可以在晨醒或睡眠中体验到阴蒂肿胀、勃起和

抽动的感觉,这样的高潮反应大量见诸于报告之中。阴蒂背动脉和背深静脉及其分支中的平滑肌成分比其他血管更高,尤以静脉血管为著,就像动脉一样。血管的环行肌和纵行肌的分布也与众不同。值得注意的是阴蒂动脉分支血管内有一种血管垫样物质存在,它包括内皮下纵行的肌纤维条束,其上覆盖有一层长形纤维细胞层,外面的包被是肌上皮细胞,看上去像小囊,但缺乏肌纤维,最外面是具有环形纤维细胞的基质。这种结构与男性阴茎动脉内的血管垫相似,又称球瓣。这种球瓣往往位于动脉血管壁的两侧,彼此对应,有时排列稀疏孤立存在,有时排列密集彼此相邻。当基质中的环行纤维和这种球瓣结构收缩时,血管腔变细,流入的血流则锐减。反之,当它们松弛时流入的血流则增加。

　　阴蒂海绵体的基本组织结构与阴茎海绵体有雷同之处,均由血窦和小梁组成,神经纤维放射分布于小梁之中,起支配与调节作用。如果在扫描显微镜下把海绵体组织放大了观察的话,小梁错综复杂,粗细不等,简直像进了热带丛林。小梁有肌性与纤维性之分,它们可含平滑肌纤维、结缔组织纤维、弹力纤维等,小梁是海绵体的支架和勃起组织。海绵体外周部位的小梁呈短粗束状,其中含有更纤细的纤维束,方向多为纵行。小梁的壁多由肌纤维组成,周围包绕有网状结缔组织,阴蒂海绵体的弹力纤维多集中于外周小梁,因此外周的收缩力强。在中央区,主束主要由纤维和结缔组织组成,小梁的数目和大小增加,可见皮下纤维细胞。中央区小梁的方向各异,小梁数目和大小增加。勃起组织在人生中会经历从幼年到成年的增长增粗的过程,也将经历衰老时血窦间隙不断增大而小梁则不断变细、肌肉成分不断减少的变化,这时的小梁中的网状结缔组织和弹力纤维将被纤维结缔组织和瘢痕组织所取代,粗大的纤维将成为散乱的纤维的网络,它们的勃起能力自然逐渐消退。

　　2. 阴蒂的大小　阴蒂的大小可能受遗传及内分泌因素的影响,它的外表形象与邻近组织的发育状况相关。虽然阴蒂头的皮肤、包皮及小阴唇可能因频繁的性活动刺激而出现皱褶、增生和慢性充血,但阴蒂海绵体组织不会出现这种反应性增生。有人认为妇女手淫可导致阴蒂肥大,同样,男人顾虑自己手淫导致阴茎萎缩或影响了其正常生长均无科学依据。有些年轻女性常常担心自己的外生殖器发育异常,喜欢在洗澡时与同龄人相比较,因此而产生严重心理负担。

　　女性阴蒂的大小、形态和位置的个体差异很大。少数人因长期过量服用雄激素或体内雄激素分泌过多而造成异常肥大;个别阴蒂头还分成两半,只是在根部相连。凡是能够影响身体其他器官系统的所有病理过程也同样会影响到阴蒂。这些病理改变包括感染、肿瘤、炎症、萎缩、瘢痕等。少女的生殖器官异常并不很罕见。如果染色体,特别是性染色体内基因的排列上发生异常,则有病态或畸形出现。此外,在胚胎发育过程中,受到内外环境的干扰影响,如母亲患病、错服药物、X线照射、吸入有毒有害气体或粉尘等,也可以引起胚胎发育畸变而出现畸形。这种由于胚胎发育的变异引起的畸形如果表现在生殖器官上,就表现为生殖器官的异常。有时在胚胎发育时受到母亲过多性激素的影响也会产生生殖器官上,就表现为生殖器官的异常。有时

在胚胎发育时受到母亲过多性激素的影响也会产生生殖器官畸形。所以有些少女的生殖器官出现无阴道、直肠或尿道开口异常、两性畸形、处女膜闭锁、子宫发育不全、卵巢发育不全等。当内分泌器官发生异常时,可以出现女性男性化。性腺是决定性别的主要器官,它们分泌的性激素在性别决定上起主要作用。另外,肾上腺皮质的网状带也会产生一些性激素,是与性别相反的性激素。若肾上腺患肿瘤或组织增生等病变时,便会不受脑垂体的控制,分泌大量的性激素。当患有先天的肾上腺疾病时,如先天性肾上腺皮质增生、皮质激素合成酶缺乏、常染色体遗传病等,也会引起性激素大量分泌。在女性,肾上腺皮质分泌的大量雄激素进入血液,使卵巢分泌的雌激素相比之下较少时,可出现女性男性化的现象。表现为女性特征消失,出现男性特征。最早的改变,往往是长出胡须、四肢汗毛加重、阴毛增多而变得浓密,并且向上蔓延到脐孔下面,头发脱落甚至秃顶。最后相继出现乳房萎缩、月经停止、喉结增大、声调变得低沉、肌肉发达、子宫缩小、阴蒂增大和性欲消失或亢进等症状。心理上也会出现反常,易激怒,爱冲动,对男性的态度由喜爱逐渐变为讨厌直至憎恨。若是由先天肾上腺疾病引起的女性男性化,则青春期就直接表现为以上男性化特征。

　　综上所述,阴蒂过大等外生殖器官异常究竟是否算是病态,还要通过对女性的其他第二性征进行检查,以及对体内性腺和肾上腺的检查才能作出正确的判断。如果仅仅是阴蒂较大,而第二性征无明显异常,月经正常、规律,则属阴蒂的正常变异,不会影响生育。若诊断发现有肾上腺疾病或两性畸形,则需进行治疗。

　　3. 阴蒂的性生理　阴蒂有两种生理状态。一般来讲,手指尖或口唇等部位的感觉手段和敏感性不论在什么时候都是相对恒定的,而生殖器官,特别是阴茎和阴蒂则与此相反,具有定性和定量的两种不同的感觉功能状况,即唤起状态和非唤起状态。非唤起状态指没有受到任何性刺激,或性刺激仅有很小的性意义或价值;二是性唤起状态,当性刺激的强度和有效性明显增强时,阴蒂进入性唤起状态,除接受外部刺激之外,阴蒂也受自身肿胀的刺激。这在从性唤起到性高潮的进程中也是一个正反馈的重要来源,充血肿胀改变了特异神经末梢的感受性。

　　非唤起的性器官皮肤敏感性与周围皮肤的区别很小,除非局部有特别丰富的神经末梢的集结。然而一旦肿胀之后,这些器官的感觉传入手段和敏感性均将显著改变,这种突然发生的改变带有浓厚的动情和性特征与色彩。带有性意义的感觉性质是不好定义的,一个令人感兴趣的可能性是具有分布到皮肤表面小纤维的外阴感觉小体对肿胀的组织压力作出反应,成为感觉模式的放大器。值得令人注意的是观察到,儿童期的消极性教育和惩罚可以抑制最初的性唤起感觉,阻止唤起-肿胀-唤起的环形反馈作用,所以性反应反射弧不能建立,这就提示,对无高潮妇女来说应进行符合神经生理反应模式的技巧训练,以早日打通这一反射通道。

　　(二)阴道

　　阴道上2/3段对疼痛与触觉都不敏感,因为它的神经支配来自自主神经系统,而且这些神经只通过其环层小体

参与局部的血液循环控制和深感觉,对其他刺激很不敏感,其余的感觉神经均已消失。相反阴道下 1/3 和尿道下方由于受到阴部神经的支配,人们都知道这些区域可以感受也确实喜欢机械性刺激。G 点(格拉夫伯格点)恰恰位于这一区域,于是成了阴道内最重要的动情区。然而从整体上看,阴蒂虽是女性性兴奋的中心器官,但在不刺激阴蒂的情况下,性反应仍可以一直发展为性高潮。性高潮部分是生理性的,部分是心理性的,甚至截瘫妇女也可以获得性高潮,有些妇女仅仅通过性幻想也能达到高潮,即使供应阴蒂等部位的神经支配完全中断。高潮的决定器官是大脑,而既不是阴道也不是阴蒂,既不是 G 点也不是什么别的部位。由男性变为女性的变性人能够通过手淫或阴道内性交达到高潮,尽管可肿胀的部分业已切除,而假阴蒂也没有背神经的支配。由于皮肤中通常具有压力感受器,其心理准备也是很充分的,所以达到高潮并不成问题。

在女性性唤起能力和高潮能力的形态与组织学研究中,妇产科医生发现的早期妊娠的一个体征具有某种启示,即从妊娠第 6 周起在尿道口下方至阴道前壁之上出现一条呈青黑色的宽带,这就是解剖学上的阴道尿道隆凸,它是阴道前壁下方的皱褶柱,紧贴于尿道后壁,似乎与格拉夫伯格等描述的 G 点是一回事。不过人们对这一区域的描述极不准确,隆凸向两侧转变为阴道侧壁的陷凹并向下延伸到阴道口。大体上说尿道隆凸附近没有凹陷,其下方也没有膨出。虽然妇女在未妊娠时的隆凸具有一定大小,但在妊娠时可增生肥大到橄榄大小,当妇女受到性刺激时它们也将肿胀。这些隆凸的形态和大小变异甚大,只有半数妇女相当明显,其余则并不明显,有时仅有些迹象而已。组织学检查表明隆凸之上覆盖着角化的复层上皮,其组织由间质构成,多无皱褶,纤维分布稀疏。值得注意的是平滑肌纤维不规则地分布其间。除具有陷窝性质的血管外还有相对广泛的较大血管,部分血管具有很厚的肌肉管壁。因此血液供应很丰富,血管壁相对较厚是可肿胀体的特征。在进行多种结缔组织染色时神经束常见,但并未发现神经末梢等其他神经结构的明显增加,邻近它们的是尿道旁和尿道周腺体,这些腺体的导管开口于尿道。

1. 阴道刺激与痛觉阈值 阴道实际上是一个极富弹力的肌肉器官,能收缩也能舒张,收缩时连一根小手指头也插不进去,而舒张时阴茎可以随意插入或抽动,甚至可以容纳胎儿和允许胎儿从中通过。女性阴道的松紧程度大不一样,未婚女子的阴道都比较紧,肌肉富于弹性,生过孩子之后,阴道壁变得松弛,阴道也就比较宽松了。弹性极强的阴道在性交时可以依照阴茎的大小恰好贴附于阴茎,女性阴道所具有的伸展调节的潜能有时是相当惊人的。有人担心阴道太狭小会限制阴茎的插入,其实真正的小阴道和真正的小阴茎同样是少见的,关键在于男女方在插入时的反应状态,一般情况下的阴道长短及阴茎大小都不是影响性反应的绝对因素。长期禁欲或绝经后的妇女在重新开始性生活时其性反应是缓慢的,因此在女方高度兴奋之前不要贸然插入,否则只会给她带来痛苦而不是带来快乐。

当弗洛伊德提出女性的性高潮从幼年的阴蒂型向成年的阴道型之过渡标志着女性性成熟时,也就引发了一场重

大的和长时间的争议,也即阴道究竟在女子的性高潮和情感受中起什么作用。早先的研究人员对阴道的性感受能力表示怀疑,因为阴道内壁缺乏神经末梢故对触摸并不敏感。相反,会阴部和特别是阴蒂却分布着密集的数种不同类型的特异的神经末梢,它们中有些对触摸是十分敏感的,比如包括触觉小体,触盘、默克尔触觉小板神经末梢;也有对机械性变形敏感的环层小体;对温度敏感的鲁菲尼小体和多纪尔-克劳泽小体;及对痛觉敏感的游离神经末梢。

在这些解剖和组织学观察的基础上,人们总是把阴蒂看做成熟妇女性感觉的主要来源。通过多项调查证实有50% 以上的妇女不能在单纯阴道性交而不刺激阴蒂的情况下获得高潮,所以这也或多或少地支持上述观点。然而,那些能够对阴道刺激作出反应并获得性高潮的妇女的确能够区分阴道高潮与阴蒂高潮的不同,这显然与马斯特斯和约翰逊的主张是不相符合的。阴道各段对性刺激的反应不同,如阴道下 1/3 段系由外胚层分化而来,富含神经纤维,所以对于触摸有反应的神经末梢只集中在阴道口附近。而阴道上 2/3 段来自中胚层,没有神经末梢分布,所以阴道下1/3 段要比上 2/3 段更富有性感觉。就阴茎而言,虽然松弛时大小差异较大,但勃起后的差别便减小,一般来说勃起后都能大大超过阴道外段 1/3 这个深度,所以女性性满足的决定因素决不是阴茎的大小粗细。当然,阴道内段 2/3 的挤压感觉还是较强的,所以当阴茎深插入时女性是有所感觉的,而且在性交白热化后喜欢深深地插入刺激。有人发现在以手指对阴道前壁进行揉、压刺激时,通过受试者下腹部向下施加轻度压力时可以持续产生达到高水平性唤起时的动情感受。另一项研究则在 48 名能在性交中经历高潮的妇女中进行,通过研究人员以手指对阴道不同区域进行一系列刺激来了解阴道的动情激能。平均刺激时间为20 分钟,其中 45 人(占 94% 左右)主诉阴道有性敏感性,其中 30 名或是达到性高潮或是在达到性高潮之前就要求停止刺激。敏感区多集中在阴道前壁的偏上端。在另一项中,向美国 2350 名从事卫生和咨询工作的职业妇女发出有关阴道敏感性问题的调查问卷,有 1289 名妇女寄回答卷,应答率为 55%。84.3% 的应答者认为阴道内存在性敏感区域,只要刺激它们就能引起性快感,不过有 70% 的应答者认为它们只存在于部分妇女中,65.9% 的应答者报告自己的阴道内存在这样的敏感区域,其中 72.6% 的妇女在接受对这个敏感区域的刺激时能经历性高潮。知觉到的敏感点的位置在前壁的占 55.1%,在后壁的占 7.3%。应答者最普遍的回答是,不论敏感点们于前壁还是后壁,它主要位于阴道上段(46.1%),而认为在阴道下段的占 21.5%。

刺激阴道内敏感区不仅可以提供具有激发性高潮能的性感觉和激发性高潮之外,而且还能引起痛觉缺失或镇痛作用,使妇女更能耐受手指刺激的压力,在获得快感时能使疼痛耐受阈值提高 40.3% 疼痛检测阈值提高 47.4%;当阴道刺激知觉能出现快感时,疼痛耐受和疼痛检测阈值分别增加 36.8% 和 53%。当阴道刺激导致性高潮时,疼痛耐受和疼痛检测阈值分别增高 74.6% 和 106.7%。然而当对膝部或阴道后壁提供类似的机械刺激时疼痛阈值却没有明显改变,也没有引起骨盆肌肉的随意收缩。试验还表明阴道

刺激伴有或不伴有高潮时都不会影响触觉阈值。

一项研究表明阴道刺激对性满足有重要影响:当妇女在接受阴道敏感区域刺激后体验到愉悦快感时,她们会比那些缺乏这种感觉的妇女更容易感到全身性生理上的性满足;若妇女在接受阴道刺激后获得性高潮,她们就会感到完全的心理上的满足。她们也将比阴道刺激后体验不到高潮的妇女更容易渴望频繁的性交和高潮,也会体验到更多的多次性高潮。在传统的男上位性交中阴茎只是沿阴道壁的表面移动摩擦,而不能提供为最佳刺激所必需的与阴道前壁成一定角度的压力刺激,而这种压力恰恰是最佳刺激所必需的。有些肯动脑筋的女性发现当后位性交时把小腹部倚在一个硬物上或用手按压在小腹那种感觉就会很快出现,说明她们的这种做法确实有助于加强对阴道前壁的有效刺激,类似的做法还包括在女下位时用一个较硬的枕头把臀部垫高。

性高潮的形态学表现是阴道周围括约肌和子宫肌肉的收缩,这些都可以客观测量到,但未必能感觉到。阴道的一个重要解剖特点是它的周围具有丰富的肌肉,它们由两条肛提肌组成,又称为耻骨尾骨肌(简称 PC 肌),它们来自耻骨,包绕尿道和阴道外侧部,并在直肠后形成一个袢固定于尾骨。PC 肌的一部分肌纤维呈放射状进入阴道壁成为耻骨阴道肌。在两条肛提肌之前是围绕阴道口的、也被称为阴道括约肌的球海绵体肌,起自会阴中腱并与坐骨海绵体肌一起呈放射状进入围绕阴蒂体的筋膜。坐骨海绵体肌在女性较薄弱,又称阴蒂勃起肌。所以,围绕阴蒂出现的性交时的间接节律性紧张是有其物质基础的。阴道周围肌肉的良好张力与知觉对高潮是重要的,这些肌肉是阴部神经的分支之一会阴神经支配的,这样这些肌肉就兼具运动和感觉功能,在性交抽动过程中,PC 肌的微微收缩使阴茎感到"紧握"的感觉,在性高潮时它将有力地节律性收缩,对男方阴茎的紧握感显著增强。

2. 阴道刺激增加阴蒂血流量 在性交过程中男女双方都经历血管和肌肉的双重变化。阴道刺激同时也引起女性的血管和肌肉反应,增强了阴道周围血流量和弹性。性交中的协同作用使双方的性反应相互依赖并相互促进。

3. 阴道刺激与周围肌肉 有人认为女性性反应并非过去想象的是一种反射或只不过是一个单纯的反应,只要给予规定的刺激,就可以按照预见频率发生。这一反应看上去很简单,但实际上涉及个体的整个运动行为。涉及女性性反应的肌群主要为四组:①女性阴道口周围的表浅肌肉群,肌纤维也分布到阴蒂脚和干。这组肌群包括会阴横肌、坐骨海绵体肌、球海绵体肌和会阴体等,肌纤维起自坐骨支,并插入阴道周围的结缔组织。②泌尿生殖膈和肌也涉及性反应,它们的收缩使阴道下端感到环状突起,这些肌肉组成鞘状物。③耻骨尾骨肌,在阴道的两侧壁上可以分别触到束状的肌肉,然后二者在阴道后面重新聚合为一个吊带样结构。④阴道最下端的内在的肌肉,这些平滑肌的性质与骨骼肌不同。这四组肌肉在性高潮中所起的作用是不同的,妇女性能力的好坏大概离不开它们的作用。

现已证实,无论是在哪种盆底肌肉损伤的情况下,加强锻炼盆底肌肉,特别是持之以恒的 PC 肌锻炼具有重要的

意义。会阴缝合术和增加对膀胱支持的阴道前壁修复术也是十分必要的,其他各种矫正压力性尿失禁的外科手术方式也很必要。术后锻炼对于恢复正常功能十分重要,尤其是在修复神经、肌肉、筋膜、腱膜等手术中得到了明确的认证。PC 肌损伤的治疗基本也采用对盆底的手术修复。盆底修复外科主要是最大限度地修复盆底肌肉筋膜的损伤。有时通过修复筋膜并处理肌肉的问题也有可能实现。但是恢复肌肉功能,特别是想要保持盆底外科手术的良好效果,只能通过主动锻炼 PC 肌才能逐渐恢复正常。根据治疗经验,通过 PC 肌肉锻炼,能使多数妇女获益,例如,一些在主诉性交时阴道缺乏感觉的妇女中存在 PC 肌松弛等功能障碍,而在这样的病例中,通过指导加强对 PC 肌锻炼即可恢复并加强盆底肌肉的功能,使其对性交的满意度提高。

4. 阴道插入压力 阴茎周长在阴茎夜间勃起试验中增加 1.6~2.0cm,从周长变化转换为对硬度的判断(即能否插入)时有 1/3 有误。其中 77% 的误差发生在判断为不能插入者,因为它们的周长增加仅 1.5cm 或更少,但事实上它们的硬度却是正常的。那么阴道插入究竟需要多大压力呢?

有人设计了一种阴道插入压力测量仪(VPP),测量了男上位、女上位和后位时的插入压力。结果发现:插入压力与阴茎探头的粗细明显相关;经产妇平均插入压力为(91±60)mmHg($n=11$),未产妇平均插入压力为(124±81)mmHg($n=9$),两组有显著差异($P=0.01$);经产妇中,VPP 与产次无关;VPP 与年龄、会阴切开术、性交频率、性交要求、性乐趣、性交疼痛、性交体验历史等均无统计学相关性(注:1mmHg=0.133kPa)。

(三)乳房

乳房是女性第一性征之一,于青春期开始发育生长,对性活动很有意义。在心理学方面,乳房可能具有更重要的意义,它们是女性的一个象征,或是吸引男性的一种工具。几乎没有多少妇女对自己的乳房大小感到满意,大多数人认为她们自己的乳房太小或太大。虽然乳房大小和形状因人而异,个体间差别很大,但有一件事情是相当一致的,这就是:小乳房和大乳房上的神经末梢的数目是相同的。这样,实际上每平方厘米乳房对性刺激的敏感度,小乳房高于大乳房,也就是说小乳房对性刺激更敏感。

(四)女性性医学的新发现

在 20 世纪末,磷酸二酯酶-5(PDE-5)抑制剂在男性勃起功能障碍领域的成功开始把人们对女性性问题的探究与认识的热情重新点燃,人们也把雄激素补充疗法、真空泵、虚拟性治疗列为现代治疗女性性功能障碍的治疗手段。正常情况下,解剖学研究是领先于生理研究的。当阴茎的解剖学研究和勃起的生物化学与分子生物学调节基本上早已明确之时,有关人类阴蒂的解剖学研究却迟迟没有受到重视,直到 1998 年,才有了第一篇确切的解剖学描述文章。此外,有关女性性功能障碍的分类学是 1999 年完成的,有关女性性兴奋的生物化学研究则迟至 2002 年才完成。之所以出现这样明显反差的原因是多方面的,一是女性的性生理远比男性复杂得多,而且文化、政治、宗教都不支持对

女性性问题进行深入的科学研究。

1999 年，人们第一次使用磁共振技术（MRI）观察性交过程（Schultz），第一次通过图像资料证实在性交之际，呈现弓形的、弯曲的、勃起的阴茎是如何刺激位于阴道前壁与耻骨联合之间的阴蒂的。直到此刻，人们一直难以想象能够通过磁共振技术看到阴蒂在性交时的表现。Riley 等是第一个发表 B 超观测性交过程结果的。Jannini 等报告了女性在具有和事实上没有阴道高潮时尿道阴道间隙的大小存在着差别。最近，这一研究结果被其他两项独立的研究重复出来，不仅得到相同的相关性，而且发现在尿道阴道间隙、性活动频率和血液循环中雄激素水平之间非常有趣的相关性。

超声检查可以提供磁共振所不能提供的信息，也就是说磁共振不能显示阴蒂在阴道插入和唤起时如何运动的图示。Buisson 等的这项研究旨在证实超声观察性交的可行性，展示在这样一个特殊时刻 O'Connell 等 2008 年命名的所谓"阴蒂复合体"和 Buisson 等重新命名的"阴蒂-尿道-阴道复合体（CUV）"会发生什么样的变化，而且可能发现对充满矛盾的阴道 G 点的一种解释。

一对关系稳定、健康、没有既往疾病或手术史、妇科等体检合格的医生夫妻志愿参加了 Buisson 等的超声研究，填写了知情同意书。女性性功能指数问卷（FSFI）证实他们没有性功能障碍。女方经常能够通过阴道插入性交就达到高潮，并不需要同时的、额外的阴蒂刺激。检查在滤泡晚期进行。女方没有服用避孕药，虽然他们不介意是否会发生最终的妊娠，但是男方还是采取性交中断的方法，没有射精。这一试验的目的是从动态的视角观察性交过程中的机械运动。所以并不要求志愿者达到高潮，他们只要达到性唤起就可以了。试验使用的是妇科专用的 Voluson® 通用电气超声系统（Zipf，Austria），12-MHz 扁平探头。女方采用妇科检查的体位，男方插入阴道后抽动数次以刺激达到唤起。设置一个挂帘保护志愿者的隐私。探头置于女方会阴上方。

首先收集对阴蒂进行三维检查的信息，冠状面的信息最丰富：证明存在一系列三角：海绵体、Kobelt 静脉丛、前庭球和耻骨联合（图 4-11-1）。

阴蒂脚由密切相关的一对阴蒂海绵体和一对前庭球组成。在这双重拱顶之间包埋着 Kobelt 静脉丛（图 4-11-2）。在没有受到刺激的情况下，是难以见到和测量前庭球的。它们在阴道切面上共同形成一个双重拱顶，在阴道插入时，可以清楚地看到阴茎的断面：位于前面的是龟头和尿道海绵体，位于后面的是阴茎海绵体（图 4-11-3）。阴蒂复合体出现移位。这就提供给我们下列发现：阴茎施加压力于阴道前壁，也就导致阴茎把整个阴蒂-尿道-阴道复合体（CUV）压向和移向耻骨联合。阴茎会把阴蒂牵拉伸长。阴茎使阴蒂脚的位置提高，而且把它完全压扁。在性交过程中，阴道前壁被挤压得紧紧贴住阴蒂脚。Kobelt 静脉丛清晰可见，在阴茎的压力之下就像一个泵一样反复受到挤压（图 4-11-4）。在 B 超下很容易测量阴蒂海绵体，而且可以见到磁共振检查所描述的阴蒂大小的增加。在抽动过程中，阴蒂大小可以从 10mm 增加到 20mm（图 4-11-3 和图 4-

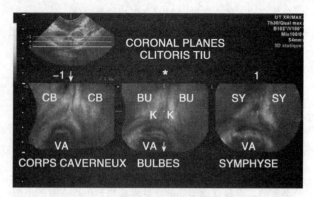

图 4-11-1　三维三平面结构重建证实阴蒂复合体的一系列冠状切面

Kobelt 静脉丛位于海绵体与前庭球之间。CB 即阴蒂体；BU 即前庭球；SY 即耻骨联合；K 即 Kobelt 静脉丛；VA 即阴道

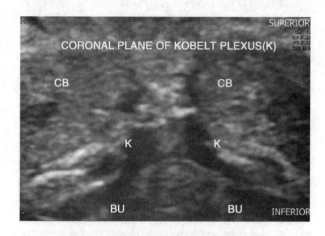

图 4-11-2　包埋在阴蒂海绵体和前庭球之间的Kobelt 静脉丛的二维冠状切面图

CB 即阴蒂体；BU 即前庭球；K 即 Kobelt 静脉丛

11-4）。在性交过程中是难于观察和测量到前庭球的变化的，因为阴茎的压迫特别容易把这一结构掩藏起来，但是在磁共振研究中已经见证了前庭球的充分扩张。

Buisson 等的这项研究目的是深入了解女性学性交过程中的性反应和性生理变化。1998 年的磁共振研究虽然显示出阴蒂、尿道、阴道壁之间在解剖学上的密切关系，以及前庭、小阴唇和阴蒂大小的增加，但是没有展示性交时阴蒂复合体的动态变化。超声检查则更适合于这样的研究。他们观察到阴茎会特别地把阴蒂脚牵拉伸长，而且这种压迫使阴蒂脚紧紧地与阴道前壁、耻骨联合贴合在一起。所以在这种情况下，可以证实阴蒂和阴道前壁的关系的十分密切的，这一点已经通过单指插入刺激阴蒂复合体（即通俗的说法，G 点）得到证实。肌肉收缩可以通过增加勃起组织血管扩张和高血流量而增加阴蒂血流，从而使阴蒂大小增加。由于包绕阴蒂体的纤细的包膜明显厚于前庭球的包膜，所以前庭球充血肿胀的能力要比阴蒂体更强。

包括阴蒂脚在内的整个阴蒂的膨胀和刺激，可以解释为什么同时一起刺激阴蒂和阴道时会给女性带来更强烈的快感。可以假设 Kobelt 静脉丛的泵血作用对于激活阴道高

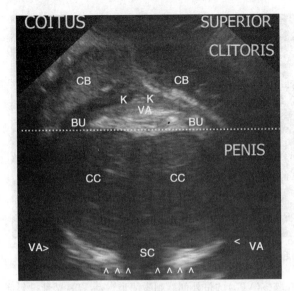

图 4-11-3　性交的冠状面

阴蒂复合体被推向上方,紧紧挤压着阴道前壁。CB 即阴蒂体;BU 即前庭球;K 即 Kobelt 静脉丛;VA 即阴道;CC 即阴茎海绵体;SC 即尿道海绵体

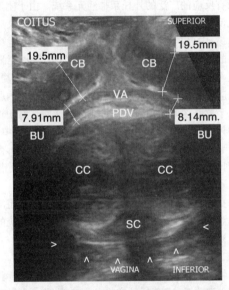

图 4-11-4　在阴茎压力之下,性交的冠状切面

由于一个泵的作用,Kobelt 静脉丛再也不能见到。CB 即阴蒂体;BU 即前庭球;K 即 Kobelt 静脉丛;VA 即阴道;PDV 即阴茎背静脉;CC 即阴茎海绵体;SC 即尿道海绵体

潮是具有一定作用的,不过,这还有待进一步的证实。事实上,应该针对作为一个功能实体的性交进行更为广泛深入的研究。

阴茎插入性交影响到阴道前壁、尿道、阴蒂/前庭球组成的整个复合体。女性生殖器解剖和生理的相关性可以解释由马斯特斯和约翰逊建立的有关"阴道高潮"对"阴蒂高潮"的错误概念。按照 Buisson 等的结果,更为正确的女性高潮分类应该是:阴蒂刺激的(外在的)或阴道刺激的(内在的)高潮,后者从解剖学上依赖于阴蒂-尿道-阴道前壁/G

点区域,或者它的变异。

F. Wimpissinger 等报告,有两位婚姻关系稳定,但是因为经常在高潮时射液的绝经前女士(44 和 45 岁)前来性医学门诊就诊,为了排除压力性尿失禁问题,她们同意参加这项研究工作,包括:高分辨率会阴超声(5MHz)、生化和 4F 内镜的检查。射液则在性医学诊室通过手淫获得,化验结果与手淫前收集的尿液和男性精液进行比较。

生化分析结果表明女性射液中前列腺特异抗原(PSA 分别为 213.49ng/ml 和 105.00ng/ml)与自身尿液(PSA 分别为 0.80 和 0.16ng/ml)截然不同,而与男性精液却很接近(PSA 为 110~2211ng/ml)。射液中的 PAP(329:42)、PSAP(271:37)和葡萄糖(127:30)明显高于尿液,尿液当中的肉碱(33.0:178.0)和胆红素(0:1474)却明显高于射液。

会阴超声检查表明一个高强度信号组织结构围绕着底侧毗邻阴道前壁的整个尿道长度(图 4-11-5),这一图像与男性前列腺颇为形似。使用配置 4F 内镜的尿道镜可以见到尿道远端 6 点处有一个开口。进入这个开口,发现 2cm 之后是盲端。内镜没有发现尿道憩室或其他病理改变。

具有高潮射液能力的女性会感觉到:在经历射液时达到的高潮强度似乎要超过不伴射液时的高潮强度。那么射液是更强烈高潮的原因还是结果?那么射液与女性唤起和高潮障碍之间是否存在某种联系?值得进一步深入研究。

采取会阴超声研究尿道旁的解剖结构应该比腔道内超声检查更合适,因为很少发生图像的扭曲变形和压缩。从解剖学角度看,这两位高潮时频繁射液妇女的尿道周围都包绕着腺体样的结构,这与先前有关的论述和报道是一致的。1980 年代超声和免疫组化(两种 PSA 染色)研究结果进一步支持女性存在前列腺。考虑到 Huffman JW 革命性的蜡模型解剖学研究的资料,M. Zaviacic 按照他的具有代表性的病理解剖学研究发现女性前列腺具有不同的类型:前部(尿道口)型,后部型,前列腺沿整个女性尿道长度分布的基本型女性前列腺(约占 6%),罕见的中间型和哑铃型。J. W. Huffman 的蜡模型资料显示女性前列腺为突进尿道旁组织内的小叶状的腺管,这与男性青春期之前的前列腺腺管的形态是相似的。随着激素对女性胚胎刺激的终止,加上尿道的不同的解剖学发育过程(毗邻阴道前壁),使女性前列腺腺体停止更为充分的发育。超声结果表明这两例女性的前列腺都是基本型的分布,包绕在整个尿道的周围。无数组织学和超声研究证实女性前列腺具有男性前列腺那样呈 PSA 阳性的腺体和基质。批评女性射液概念的人总是推测高潮时排出的液体来源于尿道憩室。应该说大多数女性前列腺的分泌管(20 个以上)是不可能通过普通的尿道镜观察到的。Wernert 等免疫组化研究表明女性尿道旁腺体前列腺特异酸性磷酸酶阳性的占检查总数(33 例)的 66.7%,也有报告阳性率达 80% 的。

2006 年戈尔登斯坦主编的《妇女的性功能和性功能障碍》总结了 21 世纪以来世界范围性学家们对女性性问题的最新研究进展和全新的认识。

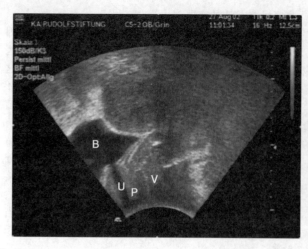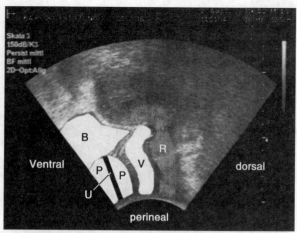

图 4-11-5　会阴超声检查

三、女性性系统的神经系统调控

在女性的性感觉系统中具有一些独特的性质，它们包括在躯体感觉中具有典型特性的感觉辨别作用；生殖器感觉中所具有的情感特性和动机特性（如同样的刺激会因当时的情感与动机差异产生完全相反的效果）；此外还有为生殖所必需的各种行为和内分泌控制功能。生殖器感觉功能的独特性与两性生殖器官差别极大有关，所以两性的大脑也存在明显差异，这与两性生殖器和体表差异明显不同是一致的。

（一）女性性反应的感觉神经

女性器官外部结构的感觉神经分布很密，包括阴蒂、阴唇和阴道前庭。除宫颈有较多的传入神经外，阴道的神经支配则较少，阴道传入神经对阴道的扩张或对子宫颈的压力显示出紧张性反应。女性的外生殖器和阴蒂的传入神经和男性一样是通过阴部神经，传入神经起自成对的阴蒂背神经和邻近组织的辅支。这些纤维大多汇入髓2神经背根。有髓鞘或无髓鞘的大多数阴道传入神经通过腹下神经上行，在胸12~腰2处进入脊髓。少数阴道传入神经并入盆神经，进入骶2和邻近的背根。也有一些阴道传入神经经腹根进入脊髓。

女性会阴肌肉系统和男性一样也接受来自有髓鞘传入纤维的广泛神经支配，这些纤维通过阴部神经等进入骶丛。

能感受女性性器官表皮感觉的脊髓背角神经元主要位于骶1~2节段。这些神经元表现出快适应的机械感受性质，其感受野有的较狭窄，仅局限于同侧生殖器结构；有的较广泛，包括邻近的非生殖器皮肤区。对阴道或宫颈刺激敏感的脊髓神经元一般比皮肤感受器的细胞位于背角的更深处，这些神经元呈长时程的反应形式，并兼具皮肤和内脏的低和高阈值机械感受特性。

生殖器在皮质上的代表区主要在第一体感投射区（灵长类为背中线的中央后回），也可在第二体感皮质区。丘脑和皮质体感结构中生殖器感觉神经元的皮肤感受野常包括腰皮肤区，但也有小感受野局限于外生殖器的神经元。脊髓丘脑系统的皮质下的代表区位于延髓薄束核和腹后侧丘脑核（VPL）的最外侧。刺激阴道激活 VPL 骶骨投射区内的神经元，其中某些可包括外生殖器的触觉感受野。然而宫颈代表区是在 VPL 的躯干投射区和第一体感皮质区，以及眶皮质。

除了躯体局部的脊髓内侧丘系统外，还有一个对生殖器刺激有反应的广泛的外丘系神经元系统。由于阴道刺激诱发GR反应的神经元广泛分布于脑干网状结构、某些脑神经运动核、中央灰质和顶盖。这些脑干生殖器感觉神经元的突出的反应特征包括：明显而快速的发放变化，常随刺激的重复而增强；子宫颈刺激比阴道刺激引起的反应更强；刺激后反应时程长；多形式多样化；这些反应可受到内脏和生殖器以个皮肤区的伤害或非伤害刺激的影响。对阴道刺激反应的神经元也见于正中和外侧下丘脑、丘脑底中、正中核、板状内核和后丘脑核，还有边缘系统（中膈核、杏仁核和扣带回）。边缘系统神元的反应比较简单，且潜伏期较长。

对女性进行的心理生理学研究表明刺激阴道阻滞或减弱机体对痛觉的反应。而雌激素可以在性感觉系统的不同水平上易化对皮肤触觉刺激的神经反应。

（二）女性性系统的自主性神经支配

性刺激是指作用于人体性感受器的任何内外刺激，它们包括心理刺激、感官刺激和生殖器刺激等。性刺激可以分为内部刺激和外部刺激：①内部刺激指自己的内心活动和机体内部状态的种种变化，如性幻想时出现的心理刺激和附性腺胀满引起的局部性刺激；②外部刺激，无论是作用于人体视觉、嗅觉、听觉、触觉、味觉等感官系统的间接刺激还是直接针对性器官的刺激都和内部刺激一样能激发机体对这些刺激作出一定的反应，包括消极的和积极的反应，也有的不能引起机体的相应反应。这不仅与刺激的性质、强度、持续时间有关，也与机体的心理状态、感受器本身的状况、躯体的健康状况等有关。性刺激还可以分为适宜刺激和不适宜刺激，比如柔和的灯光、温馨的气氛、优雅的音乐就是适宜的性刺激，相反若是明亮的灯光、粗暴的举动、夫妻吵闹不宁就是不适宜的性刺激。要想有和谐的性生活和性关系，必须提供适宜的性刺激。

在解剖上，阴道与子宫是受盆腔部分的交感神经系统支配,并与来自 S2~S4 的神经一起形成子宫阴道神经丛。该神经丛位于子宫颈和阴道上部侧面的子宫旁组织并发出与血管走行相伴的分支。在阴道前方形成阴蒂海绵体神经丛,支配阴蒂及周围组织的神经分布。通过刺激女性生殖器神经来了解女性性反应过程的生理实验尚未开展,也没有得到具有脊髓损伤史的女性有关反射和生殖器反应方面的资料。

对性刺激的即刻阴道反应是阴道血流增加,随后是阴道表面的液体渗出和阴蒂肿胀。尽管该液体在静止状态及在性兴奋期间的生成是激素依赖性的,但在月经周期中似乎没有发生定量的改变。惟有雌激素减少能显著地改变这一类型。这是由于皮下血管减少以及阴道内皮细胞减少的结果。关于雌激素对神经支配的作用还没有研究。然而,已经有人观察到绝经后的妇女在接受雌激素的初期对振荡刺激的阈值下降。

女性性器官的多肽能神经分布。人们知道生殖道的多种功能的本体内控制并不是胆碱或肾上腺素能神经,在泌尿生殖系统组织中起到局部非胆碱能、非肾上腺素能作用的是前列腺素和近来日益受到重视的具有免疫活性的多肽类物质。

舒血管肠肽(VIP)就是最引人注目的一个。人们以免疫组织化学方法证实在女性生殖道,VIP 免疫反应活性细胞定位在神经纤维内,但不同种属所含 VIP 神经纤维数目有所不同。VIP 能神经纤维在阴道、宫颈和阴蒂内最丰富,其次是子宫体和输卵管较少,卵巢内罕见或完全缺如。在自然的括约肌部位(如宫颈内外口),VIP 能神经分布很丰富。女性生殖道大部分 VIP 神经供应是本体内的,来源于局部神经节。VIP 能神经纤维似乎分布到上皮细胞,血管和平滑肌细胞。它们之间的这些密切联系说明 VIP 对血流、平滑肌收缩和黏液产生具有重要作用。VIP 对所有血管床具有相似的与剂量相关的血管平滑肌松弛作用。由于阴道和阴蒂的含 VIP 神经纤维的血管和平滑肌致密的神经分布,加上 VIP 在非胆碱能、非肾上腺素能血管扩张和平滑肌松弛中的假定的神经递质作用,人们提出这样一个假设,即 VIP 在性唤起中起着生理作用。有些试验支持这一观念,如静脉灌注 VIP 时可导致与剂量相关的阴道血流量的增加,在性唤起时,外周静脉血中 VIP 浓度有显著增高。

P 物质免疫活性神经纤维定位于阴道和阴蒂之中,可能代表着初级感觉神经元的外周末端。P 物质属于舒缓激肽一族,是人们发现的具有脑肠道双重分布的第一个多肽物质。它的主要作用是影响血流和平滑肌活动,其次它也在初级的感觉神经之中具有一定影响。

第三节　性反应周期

按照美国精神病学会诊断学和统计学手册第四版(DSM-Ⅳ,1994)的分类,性和性身份识别障碍这一范畴又细分为三类:性功能障碍、性变态(性欲倒错)和性身份识别障碍。此外,还有几种不便分类和归属的性障碍也规避于性身份识别障碍。由于这是国际上至今的最新资料,所以我们将着重参考美国 DSM-Ⅳ 的有关新定义和国内外其他诊断和分类标准。性功能障碍指在性反应周期过程中出现的功能失调或在性交过程中出现的疼痛。

一、性反应周期新划分法

1. 性欲期　这一期包括对性活动的幻想和向往性活动。性欲是指发起性活动的冲动或生物学驱动力。性欲的内分泌基础是性激素,它将维持性欲的持续张力、紧张性和兴奋性,也即背景性性欲;性欲的神经基础是神经反射弧,它由性敏感区、传入神经、脊髓低级性中枢和大脑高级性中枢、传出神经和效应器(如性器官和全身肌肉等器官系统)所组成。它的功能是保持机体对环境性刺激的有效反应,激发或形成突出的性欲冲动并导致性行为,即应激性性欲。总之,性欲可因肉体刺激引起,也可因视觉、听觉、嗅觉等特殊感觉的刺激引起,还可因单独的心理刺激所引起。性欲在个人之间存在相当显著的差异,即使是同一个人,他的性欲也会随时间、地点、情境、对象的不同而有所变。性欲还受年龄、身体状况、工作压力、人际关系、意识形态、道德价值观念等多种因素的影响。一般来说很难给性欲确定一个正常的界限,那么也就很难给性欲低下或亢进确定一个标准。诊断性欲低下大概要在患者、伴侣和医生之间达成共识。

2. 兴奋期　这一期包括对性快感的主观感觉和伴随的生理改变。女性盆腔充血、阴道润滑和扩张、外生殖器的肿胀。

3. 高潮期　最近学习到的有关女性高潮的一个综合的、全面的定义是:一种多种多样的、瞬变的、强烈愉悦感的巅峰感觉所创造的意识状态的某种改变,通常伴随着盆腔阴道周围横纹肌的不随意的、节律性的收缩,有时候也伴有子宫和肛门的收缩和肌肉紧张,这些可以缓解或释放性刺激引起的血管充血(有时只是部分地解决),往往诱发幸福感和性满足。值得注意的是其中使用了"多种多样"、"通常"、"有时候"、"部分地"等词汇,这就给女性高潮带来一种神秘感和不确定性,也就是说个体差异和时间差异都很大。这一期包括伴有性紧张释放的性快感的顶峰和会阴肌肉与生殖器官的收缩。女性阴道壁外 1/3 的节律性收缩,不过并非每个人都能主观感觉到。两性的肛门括约肌均将发生节律性收缩。导致高潮的性刺激可能来自生殖器也可能来自非生殖器区域的不同的位点,甚至包括精神的想象、幻想或催眠。高潮的发生不一定要求女性处于清醒状态,因为她们梦中也可以发生高潮。高潮也可以在没有任何明显的性刺激的情况下发生。

高潮反应背后的神经反射环路已经经过正电子发射断层扫描技术和功能磁共振技术的研究与探讨,已经对腰₁₀或更高部位脊髓完全性损伤的妇女进行了相关的高潮神经环路的研究。通过对阴道-宫颈的自我刺激,这些妇女也可以达到高潮,据信这是通过脊髓旁路的迷走神经提供了高潮知觉的传入通路得以实现的。不过有关女性高潮的这些神经影像学的研究例数很有限,也没有对照组,还需要进行进一步的深入研究以探寻据说涉及不同情况下女性高潮的解剖生理学的底物,另外也可以成组比较在性唤起后有无高潮或不同途径(阴蒂/阴道刺激对以性幻想为主)引起高潮时大脑的活动,而这样的研究至今仍属空白。

现在已经明确女性性反应并非单一的线性模式,高潮是否发生与女性开始性活动时有无性欲意识无关(比如被诱奸甚至强奸时得到的高潮)。性刺激或非的情色刺激都可能引起高潮。而且不论是获得多次高潮还是压根儿就没有高潮,女性都可以声称达到性满意。

性学家们越来越意识到传统的线性性反应模式容易把对性反应的评价过分单纯化和神秘化。尤其对评价女性性反应而言,一定要考虑到存在多种多样的变化和可能的结果。比如人们研究过年龄、受教育经历、社会地位、宗教、性格、相互关系等心理社会因素与女性高潮的关系。但是至今为止没有始终如一的、由经验得出的发现能够证实单独的社会心理因素可以导致女性性高潮障碍的假设。DSM-Ⅳ-TR 的报告说没有发现特殊的人格特征或心理病理问题与女性性高潮障碍有关。当然这一报告也不应该解释为单纯的心理社会因素就没有什么影响。

根据 DSM-Ⅳ-TR 的诊断标准,女性性高潮障碍心理社会因素影响的研究明显地受制于上面所引用的高潮标准定义中存在的固有的界定方面的困难。按照 DSM-Ⅳ-TR 来诊断女性性高潮障碍时,需要患者的高潮体验低于根据她的社会心理人口等特征(即年龄、性经验、她接受了适当的性刺激)所预期的水平,也就是说如果你想认定其社会心理因素是有意义的,你必须首先明确在她的特殊的心理社会人口特征等详细背景下,所预期的正常范围是什么,也就是说不同人群的预期水平是有很大差别的,而这样的研究却很匮乏。比如没有明确的证据表明儿童期性虐待与女性性高潮障碍之间的必然关联。

4. 消退期 这一期指由兴奋到平静的恢复过程包括性能量和性紧张释放后带来的肌肉松弛的感觉和总体的幸福感。男性在消退期有不应期,女性则能对再次的刺激作出立即反应。

二、女性性反应的生理测定

有无增强女性性欲的药物?女性性唤起在月经周期中有无变化?女性性高潮过程中肌收缩的生理参数如何?要想回答这一系列问题必须开展性生理的基础研究。但是性科学仍处于一个现象和描述科学的阶段,它的统计数字充其量是性交频率的计数,而非强度的记录,因此,它们还是不很成熟的,至于对女性性生理的研究就更是方兴未艾,远远没有达到充分的繁荣。在性学研究中可以计量的变量如此之多,以至于人们很难进行科学的分类和统计,许多定义都是含混不清和争议的,无法为人们所普遍接受或运用。比如某种行为在某种文化背景之下是合法的、崇高的,但在另一种文化背景下却成了色情的、非法的。因此,我们可以从发达国家引进许多基本的科学概念,渗透并运用到我们的实际科研和生产中去,但像科学这种现象学的科学就很难获得这种相容性,西方性学的概念和理论在国内往往是不能得到理解和容忍的。从弗洛伊德到马斯特斯和约翰逊都难逃这一厄运,因此性科学研究在某种程度上是危险的和容易引起误解的。尽管如此,性科学已日益得到人们的承认和理解,相信国内的性学研究也会日益发展起来,不过

在缺乏国内研究的情况下,我们只能先看看国外女性性科学研究的进展。

女性性反应的生理测定是一个全新的、相对来说前沿性的工作,它可能在不久的将来为女性研究工作带来突破。下面将介绍 20 世纪 80 年代以来国外开展性生理测定的最新研究成果,女性性反应的生理机制,基础临床研究工作以及女性性生理测定指导临床问题的状况。任何女性性行为的测定方法都不能完全不考虑到知觉(性唤起或反应的自我评定),心理测试(标准化的态度或情感问题)、行为(常常检查上周的性行为)和生理因素。而仅仅根据这些初步结果就对这些测定方法给予任何结论性评价将是不明智的。也就是说,即使强调了生理测定也决不意味着女性对自己性反应的知觉或对她丈夫的作为的性满意程度的标准化测量就不再那么重要了。虽然人们试图推断客观的生理测定将比患者的自述或自我打分更为可靠和真实,但女性性生理测定尚未在临床性医学中广泛开展,因此,至今为止所做的工作是有限的,其结果也并不一致。这些测定技术无疑是成熟的、可靠的、有时还是很费时的,不过生理测定的结果与得到的其他主要指标却不是一致的,目前还不清楚这种差异意味着什么?

从历史发展的观点来看,对女性性反应的生理测定措施的建立要远远落后于男性,如有关女性性生理测定的第一篇论文的发表时间比男性迟 24 年。其理由不外乎是:①人们曾先入为主地把性问题看做男性所独有的,男性的性生理反应能力更容易受到器质性和精神性因素的影响;②在西方社会中,对女性的政治、人格和社会权利的认识可较晚;③直到 20 世纪 70 年代中期固态电子学元件和微处理机的出现才为性研究人员提供了得力的武器,以便灵敏地、可靠地测量和处理发生于女性生殖道内的微小生理变化。

(一) 性唤起的生理测定

女性性唤起的生殖器官充血肿胀的机制尚未确切阐明,比较合理的理论模型是:①由于心率增快和供应女性乳房和生殖器组织的主要动脉中血管垫的扩张,使得流向这些部位的动脉血流量增加;②与此同时,乳房和生殖器中大静脉的血管垫收缩,这样就使得这些组织中的小动脉和小静脉内的压力增加,血液贮留;③围绕小动脉和小静脉的平滑肌的松弛也将促进血管的充血过程。

心理生理研究人员把他们的注意力放在建立测量这类生理变化的方法上,可以采用的手段有以下三种:①用机械手段来测量充血肿胀时组织体积的增加,如 1970 年采用机械应变计来测量先天性阴蒂肥大的妇女睡眠时阴蒂的肿胀变化,结果发现其变化规律与男性夜间勃起相近,但无法广泛应用。②监测与血流量有关的温度变化,如 1968 年有人用阴道酸度变化测量性唤起,并用置于宫颈帽内的传感器测量阴道内温度变化,并观察它与总体体温之差的变化。③用光体积描记法(photoplethy smography)测量阴道毛细血管中血流量或阴道毛细血管内的相对血贮留量的变化或测量热量向毛细血管内的消散变化。阴道光体积描记器只是一个阴道卫生栓大小的传感器,当插入阴道后,它将发射光线至包绕阴道的毛细血管床。由于血液可以吸收光线,

所以反射回来的光量是与血液体积成反比例的。当阴道充血时将更多地吸收来自白炽光源的光线,所以反射回光电管的光线就比较少。在非性唤起阶段则恰恰相反,吸收的光线较少而反射回的光线较多。阴道血流体积(VBV)的灌注梯度变化是通过一个直流信号耦合测定的。随着心脏搏动变化而发生的阴道充血的节律性改变称为阴道脉搏幅度(VPA)。VPA 是通过一个交流电信号耦合测定的。虽然一般认为 VPA 能更好地与自我报告的性唤起相关,不过,VBV 仍在研究中使用,VPA 和 VBV 常常是一起予以报告的。令人惊奇的是,实际上是 VBV 测定、而不是 VPA 测定能显示出性功能正常和性功能障碍妇女的明显差异。当测量月经周期不同阶段性兴奋之际阴道充血水平的变化时,发现排卵期阴道毛细血管充血最严重。1975 年这一方法取得重大突破,采用 2cm×2cm×5cm 大小的透明塑料阴道探子可供患者自己在家里使用。20 世纪 80 年代这一方法又进一步改进为红外频率的真空二极管和光转换管,并建立了以柯达光反射不同水平为准的阴道探子的标尺。以上办法均采用间接测量的原则,因为任何损伤性测量均会给患者带来痛苦,因此也是不能实际应用的。除此之外,能用于男性的许多其他生理测定方法并不适用于女性,而血压和皮肤电阻抗的变化既可见于性唤起之时,也同样可以见于人的其他生理活动,没有特异性。1980 年瓦格纳建立了一种阴道血流量测定法,它可以求出每秒每克组织中的血流量(热消散法),它能精确测出每月的血流量的基本变化。但不知它所测出的是当时流动的血液或贮留的血液或两者兼具。一般所指的血管充血肿胀含有两层意思,既包括通过阴道组织的血流量的改变,也包括总的血液体积的增加。遗憾的是,通过阴道光体积描记技术(光反射)和热敏电阻这样的女性生殖器唤起标准的生理测定所得到的结果,与她们自我报告的性唤起程度不存在显著的或仅有有限的相关关系。基本上没有证据来说明客观生理测定是女性躯体性反应的真实指征或反映。此外,许多研究人员表明妇女不能像男性那样准确地知晓她们的性反应。在客观测定显示阴道血流体积呈现最大限度生理改变的妇女中,有 42% 的人声称没有感到身体反应,54% 说没有阴道感觉,63% 没有阴道润滑迹象。在女性样本中,光体积描记测定和自我报告的性唤起程度之间的相关系数只有 0.4～0.7,常常是没有显著意义的。当女性受试者在暴露于色情刺激的情况下,甚至当她们对该刺激持消极、否定的评价时或她们因此而受到惊吓时,VPA 在给予刺激后的 10～20 秒内仍有可能增高。此外,有报道表明在绝经前和绝经后妇女中 VPA 的增加是相等的,甚至在绝经后妇女没有使用雌激素补充治疗、并预期其阴道润滑会很差时也不例外。然而,在通过一个能测定阴道内热量改变和氧扩散的仪器评定阴道血流量时,可以发现给予具有阴道萎缩、性抑制和性交疼痛的已绝经的性功能障碍妇女使用雌激素补充治疗后,阴道血流量可以恢复到绝经前、性功能正常的对照组妇女的水平。显然,为了更好地诊断和治疗绝经后 FSAD 妇女,必须对她们进行认真和准确的生殖器唤起测定。

虽然应该对阴蒂血管充血程度和敏感性进行测量,但几乎没有人作过这类测量研究。伯曼等把阴蒂血流、由于润滑导致的阴道 pH 变化、多普勒超声等都列入了他们的研究计划。他们创造性地利用这些测量技术检测诸如西地那非等血管扩张药治疗 FSAD 的有效性。他们的报告表明阴道润滑和宫颈分泌会增高阴道 pH。吸水纸和棉栓也偶尔用来测量阴道润滑变化。单独测量阴道润滑,对于评价躯体性唤起程度当然是不充分的。这些阴道润滑和阴蒂血流测量的有效性和意义尚未完全明确,但这些手段的建立对于治疗绝经期 FSAD 妇女可能是很必要的,因为通常的阴道血管充血测量并不能显示出绝经期妇女与正常绝经前妇女反应功能的区别。

阴道光体积描记术的主要替代测定方法是通过夹在小阴唇上的热敏电阻来测量小阴唇的表面温度变化。在测量性兴奋过程时若采用阴唇温度为指标,其变化范围要大于上述的光体积描记法。利用以上两种方法可以测量自我刺激或视觉色情刺激的性生理反应变化,并观察到相似的反应模式,只是在高潮后的差异较大。阴唇测量法测得的充血消退较为迅速,而阴道光体积描记法则因为阴道收缩受到影响,仍保持在较高的高潮前水平。如果温度测量追踪的是血容积,而光体积描述法测定的是血流率,那么高潮后阴道组织的血容积下降,但血流率仍保持在较高水平。总之,二者测定的是不同的阴道血流动力学指标,而阴唇测量法在未来的性唤起和高潮反应研究中可能具有更为广泛的前景。利用热传导装置测量表明女性也具有阴道夜间唤起,这与男性睡眠眼快动期中的阴茎夜间勃起相类似。对女性性反应的夜间睡眠测定将能在将来运用于由于神经、血管或绝经/激素缺乏等因素所致的 FSAD 的诊断。与 VBV 相比,阴唇温度测定与自我报告的性唤起具有更高的相关关系。然而,温度测定的使用尚未普及,也未做过性功能正常和性功能障碍妇女之间的比较研究。

肌电图可以用于高潮中肌肉收缩的测量而不适用于生殖器唤起的研究。

1981 年有人用温度测量法来研究性唤起,它的原理是基于乳癌时温度的轻微增高,具体的作法是端坐在热像图仪前通过手淫达到高潮。这一方法可以比较出男女性反应的差异,结果表明在骨盆区域的温度颜色发生明显变化,同时证实这种技术可以显示出全身任何部位在整个性反应周期中的血管充血变化。女性对手淫的看法越是开放,其反应越是强烈。在监测男女性反应时,其他测量方法所采用的技术所监视的是不同部位,而温度法则不同,它可以采用相同技术对男女性反应标准化的对照研究。这就首次有可能允许人们研究两性性反应的差异。根据近年来进行的男女右胸部非对称性血管充血研究,推测男女在性唤起时表浅和深部淋巴将起着重要作用。显而易见,利用温度测量法可以扩展和重新确证马期特斯关于女性性反应的前驱工作。

有人通过阻塞宫颈后插入阴道内的预先称重的滤纸收集状态下的阴道分泌物共 3 分钟,然后换用新的滤纸并让妇女自己手淫达到高潮,时间约 8～28 分钟。生化分析表明手淫后阴道渗出液中钾离子水平比休息时更接近于血中水平,这就充分证实渗出液来源于阴道壁而非子宫。但这一革新的技术至今尚无更新进展。人们尚不了解阴道润滑与血管充血之间的相互关系,也不能利用它作为诊断或预后的判断依据。例如人们想利用性反应中正常的润滑现象来帮助确诊一个由于高潮或心理原因而引起的润滑能力的障碍。

(二) 高潮期的生理测定

对高潮期生理变化测定的发展要落后于对性唤起期的研究,只是最近这些年才推出切实可行的测定方法和相应的仪器设备。有人曾于1979年度用子宫内气压与水压变化来测量高潮时子宫内的变化。其后又有人采用内含压力传感器的硅胶探子进行测定,方法是将该探子置入子宫腔内。人们还可以将传感器置入两性的肛门内进行测定,并得出肛门收缩的基本规律曲线。这种测量方法可以诊断高潮障碍,特别是由于糖尿病或脊髓损伤所致的性高潮障碍。

1979年有人注意到高潮时的一种独特的知觉状态——失去与邻近的外部世界的接触,也就是暂时的知觉的丧失或朦胧。大脑半球在不同程度上涉及认知活动的差别。为了检查在性高潮中可能发生的这种不对称性的可能性,研究人员分别监测在使用振荡器达到高潮时左右大脑半球的脑电活动情况。作者发现在10例受试者中有8例在高潮期间具有右/左电振荡比率的明显差别,左大脑半球为一个10Hz的模式,而右大脑则呈一个4Hz的高振幅模式。如果受试者伪装高潮则不能诱发这一反应,这反映出性高潮时女性大脑活动的变化,即所谓高潮带来的短暂的恍惚或意识丧失。目前,科学家借助神经科学的最新成果查明快感中心不在生殖器而在于脑,因为性高潮与心率、血压、氧交换率、血液循环动力学及肌肉收缩等指数无关,即使瘫痪或有严重躯体障碍的患者也可以获得性高潮。所以有人说性高潮是一种精神产物,性高潮时大脑将出现6~7Hz的θ波。男性高潮时的θ波仅1.5~3秒,在脑电图上往往难以辨认;而女性的θ波可达25~45秒,与θ波伴随的是心率下降,眼球运动停止2~3秒,呻吟声停止,呼吸暂停,全身出汗,肌肉从紧张僵硬突然松弛。有人描述这种短暂的恍惚或意识丧失为"欲仙欲死"真是太贴切了,而男子无法进入这种状态。当男子射精后性快感一下跌落为零,若男女继续爱抚,女方的θ波先平缓地变换为α波(8~13Hz),再到β波(14~30Hz),女性可以感到充分的满足;相反,若男子立即停止刺激,女性将由θ波直接转向β波,这种突然改变常令女性快快不乐。性交时脑内大量涌现的β-内啡肽就是引起快感的物质,边缘系统中的快感中枢和通向额叶的A10神经通道就是β-内啡肽的受体,所以又称快感通道。针刺麻醉的成功也源于内啡肽的作用。进一步的研究可能表明大脑半球电振荡频率的改变能够检测高潮障碍的神经病理损伤(图4-11-6)。

随着性研究的不断深入,女性高潮与大脑的关系是越来越明晰的。女性达到高潮顶峰的时候,性兴奋反应会像瀑布般地落到大脑的80个不同的部位,而且可以看到大脑内反应的动态发生过程,这是新泽西Rutgers大学研究人员对女性性反应前后和过程中大脑功能磁共振扫描图的解读和识别的结果,这是第一次发布有关性高潮时大脑序列活动影像学资料的。最令人感兴趣的是高潮时大脑所有主要系统都激活了,作者和一家医学数字图像公司合作利用影像学技术作出3D影像片,看上去就像瀑布一样漂亮。

几十个年前有关男性性反应的神经活动过程已经搞清楚了,但是直到最近研究人员才能通过新的无创图像技术来证实女性大脑性兴奋的不同途径,识别出动情区如何与大脑的感觉的和运动的控制区域相联系。去年瑞士苏黎世大学儿童医院的研究人员使用功能磁共振技术识别出与阴蒂相关的感觉皮层的神经环路。今年7月Komisaruk博士和他的同事们首次让妇女在大脑扫描器中自我刺激时,绘制出阴道、宫颈和乳头映射在大脑感觉皮层的神经对应地图,发表在国际性医学联合会主办的《性医学杂志》上。每隔2秒钟通过功能磁共振连续监测女性志愿者大脑80个部位的增强的神经反应(图4-11-7)。

在性唤起逐渐增强的过程中,刺激激活了快感、疼痛、奖赏、情绪和肌肉控制的神经环路。在高潮过程中,神经活动在叫做伏隔核的奖赏区达到顶峰,这一区域对可卡因、尼古丁、咖啡和巧克力也有反应,只是没有那么强。与此同时,下丘脑释放激素催产素到大脑和脊髓,强化了感觉的作用。此外,催产素还能增强共情和联系作用。

通过对高潮神经生物学的更好理解,研究人员希望发展一种针对由于脊髓损伤或者由于外科副作用而丧失性功能的治疗方法。医学专家估计25%的美国女性在获得高潮时具有一定的困难,5%根本达不到高潮。专家们希望研究那些达不到高潮的妇女,看看高潮反射究竟阻断在哪个环节,我们又如何解除这些阻断。现在,这些还是未知数呢。

(三) 女性性生理测定在基础临床研究中的应用

既然已经建立起测量女性性唤起和性反应的新技术,人们已在临床作了广泛的调查研究。然而,目前尚很难在女性性生理反应中发现一个一致的脉络。一个极端是,新测量技术吸引着心理学家对探讨人类性行和情绪的理论问题的兴趣。另一个极端是生理学家和临床研究人员对更直接的具有临床意义问题的兴趣。这些临床研究的范围是很吸引人的。

与现在的文化传统信念相符合的是:受试者回顾性调查表明饮酒可以增强性唤起,但实地进行的生理测定却表明哪怕只饮少许酒精也会阻碍女性性唤起反应时阴道的润滑程度;血中酒精浓度越高,达到性高潮所需的潜伏时间就会进行性延长;客观测量到的高潮反应强度也会减弱。然而受试者诉说在中度和高度醉酒时她们将体验到高潮反应中的更大的性乐趣和主观感受上的更强烈的性唤起。综合这些研究结果似乎证实酒精对女性性反应生理方面的抑制作用,但它又提出妇女主观上的期待或愿望可能胜过生理上所实际发生的反应程度。从临床的正确的眼光来看,如果患者认为喝上一杯酒将使她更为放松和更容易达到性唤起的话;那么这一建议将有助于她更容易地作出应有的反应。另一方面,过量的酒精摄入则应禁止,因为它对血管充血的抑制作用太大,并可能超出患者的期望。

瓦格纳给5名健康女性志愿者静脉滴注阿托品后观察到她们无论在平静期、性唤起期或性高潮期均未发生阴道的充血肿胀变化,只是在刚输注药物后因阿托品的抗胆碱能作用而出现心率加快的反应。如果不输注药物的话,各期的阴道充血肿胀反应均会显著增强。作者的结论是有关

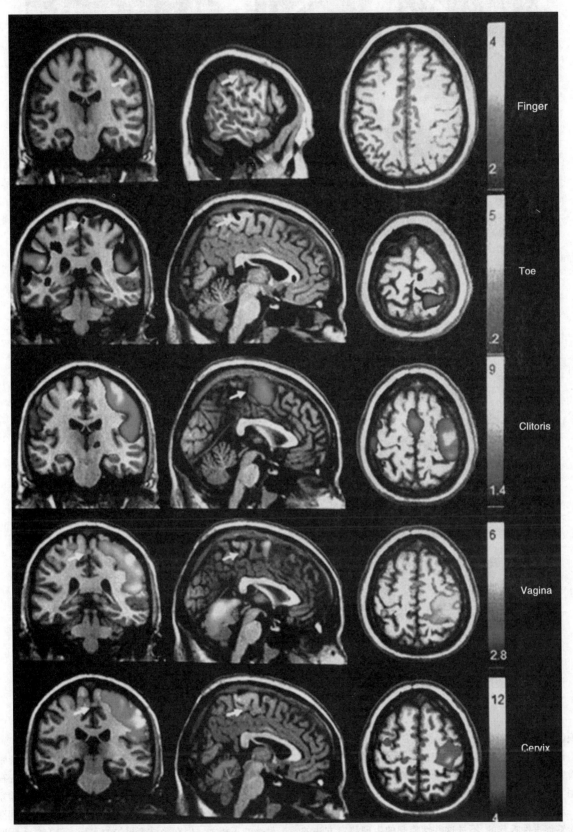

图 4-11-6

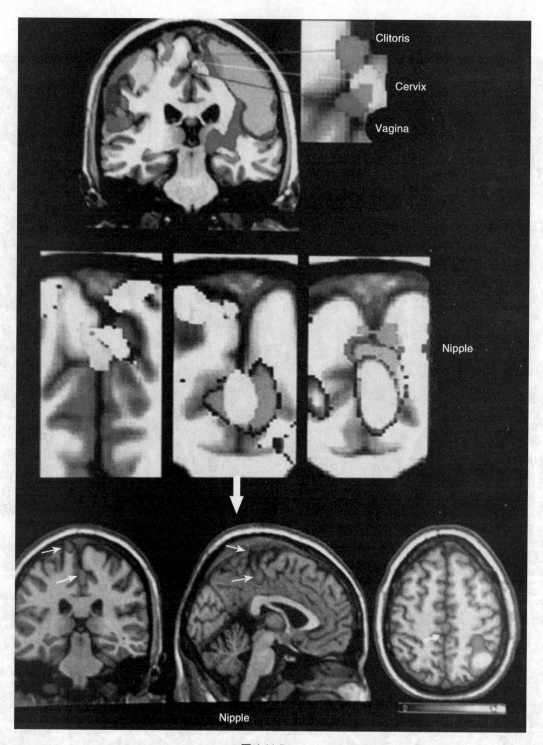

图 4-11-7

性唤起时毒扁豆碱副交感神经活动的假说是得不到支持的。作者还发现性唤起时血浆中血管活性肠多肽(又称舒血管肠肽,VIP)浓度增高一倍,未来的研究就集中在如何使用 VIP 增进患者的性唤起。

至今尚未通过上述研究手段揭示出有哪种药物或激素是能够促进性唤起的,不过这些性唤起的生理测定方法的建立和初步应用为今后的性研究奠定了很好的基础。当然,这些研究方法的建立和发展也将促进性欲低下的治疗

和阐释清楚性反应的中枢外和神经递质的调节机制。

1. 性唤起与性幻想　让 45 名妇女在听色情录音带时进行性幻想,同时测量阴道的血流量变化。作者报告在实验室外条件下进行的有关手淫的性幻想次数和在实验室内接受色情听觉刺激及性幻想时阴道充血肿胀程度之间存在显著的正相关。但在受试者报告的实验室外有关人际间性幻想的使用和阴道血流量之间未发现相关关系。虽然制造性想象的总体能力与性幻想时的性唤起之间并不存在显著

的相关,但手淫的幻想经验却具有这种相关。所以从临床观点来看,达不到高潮者或性唤起困难者往往容易被非法的想法所分散,或者说缺乏性生动的富有想象力的能力。治疗应努力探寻她们为什么回避性念头的原因,并指导患者实践集中精力和控制性的想象力。

2. 月经周期性唤起 一项研究表明在月经周期的排卵期间接受性刺激后阴道肿胀的程度比其他期稍明显些,而另两项研究却发现没有任何差别。此外,性唤起与月经周期的差别是不明显的,是不受内源性性激素水平的波动所调节的。总之,即使内源性激素水平对性活动存在一定的影响,它的影响也是微乎其微的,这很容易受到涉及女性性唤起的其他变异因素如环境背景、爱情关系的质量,情绪,适当的性刺激,关系的相对新鲜感,先前的性经验等等的影响。现行的传统的文化观念认为妇女在排卵期性欲最强,但临床医生已经得出结论认为妇女在月经周期的不同阶段,包括经期在内都具有同样的性反应能力,所以治疗安排没有必要因为月经周期中而中断或重新安排。

3. 高潮时的性反应 以手淫方式达到高潮时阴道充血肿胀,血液容积增加,氧耗量增加,它们均高于性幻想时的水平。当以肌电图监测气动振荡器直接刺激阴蒂所引起的性生理反应时发现,阴道周围肌肉的肌紧张度几乎立即增加,但在性幻想时则观察不到这种变化。高潮时这些肌肉发生节律性收缩,在大多数受试者中盆腔张力和阴道血流体积在高潮后仍保持较高水平。阴道外周肌肉的紧张反应与阴蒂刺激是相关的,这些反应在随后的性高潮生理反应中起着很重要的作用。预计将来可以把缺乏这种肌紧张反应作为诊断性高潮障碍的重要依据。

当使用热消散仪监测13名受试妇女的连续高潮时发现,每次手淫高潮后阴道的肿胀水平都会回到相同的平台期肿胀水平,这一水平高于性幻想时达到的肿胀水平和氧耗量,没有证据表明这些高潮中的哪一次具有特别的增高。这些生理测定的资料不支持女性在获得一个或多个高潮后才能达到性满意的假设,也不支持妇女对第2或第3个高潮有着更强的主观感受和生理反应强度。高潮肿胀程度与个人所达的主观感受的乐趣之间不存在平行的相关关系,看来受试者的性快感水平与实际的生理反应强度并无直接联系。至今的研究只是涉及女性肿胀过程的最开始阶段,而要想理解女性无高潮病因的实质问题却是反应的中间和最后的过程,这些过程的观察较为困难。

4. 生物反馈与性唤起 根据小规模临床观察的资料分析表明,阴道毛细血管的充血的生物反馈方法能增进单纯性幻想所引起的性唤起水平,与此同时的其他反应如心率、血压、皮肤电导等均未见到相应的生理变化。也有人认为生物反馈疗法使患者分心,因此对增进其性唤起的意义不大。看来只有进一步完善和改进之后,才能指望生物反馈作用能在治疗缺乏正常血肿胀反应的妇女中得以应用。

(四)生物测量方法的直接临床应用

首先对各种新测量技术感到兴趣的人往往是那些搞基础研究的,他们有时间、有兴趣、有科研经费来探讨一些最根本的问题。不幸的是大多数临床教授却得不到财政支持来开展为临床所关注的许多探索性的研究,这样很多新技

术只能束之高阁不能在临床上为患者服务。在女性性研究中也存在同样的问题,因此有关的临床报告是很有限的。而且性研究的困难在于性是一个具有高度隐私的事,如果能指望一个主诉高潮障碍的妇女在医院的试验里在医生躲的隔壁房间里监视的情况下,通过向阴道里插入一个检测装置达到她习惯上只是在家中和爱人在一起时发生过的性唤起呢?所以性生理测定的结果真的那么可靠、准确吗?这也是一个有待进一步探讨的问题。

1. 性功能障碍的临床标志 已有试验表明无高潮妇女手淫是不能达到具有正常性反应能力的妇女在高潮前所见到的最大限度的充血肿胀的高峰值,提示无高潮的原因之一可能与高潮平台血管充血不足有关。生物反馈疗法和直接的性治疗均未取得能为客观生理测定所证实的良好效果。在非性状态下,绝经后妇女阴道毛细血管基础血流和氧气含量显著低于绝经前妇女,在性唤起时也达不到相应的肿胀水平,接受雌激素补充治疗后阴道萎缩好转,各种测定的基础值和阴道颜色恢复正常,性交时的润滑能力也得到恢复。

2. 耻骨尾骨肌强度和性反应 早在1952年凯格尔研制了一种测量阴道肌肉张力和妇女收缩耻骨尾骨肌能力的仪器装置,他首先提出收缩强度越大,性反应性和高潮能力就越强。他根据这种假设在多年的临床工作中诊治了3000多例患者,声称他的"凯格尔锻炼法",改善了高潮协调能力。他的工作经验在各地得到广泛推广应用。

阴道肌张力测量仪由一个探头和主机组成,探头是一个有弹性的橡胶棒组成,其上有压力传感器,主机能把阴道收缩和松弛时使压力传感器接受到的压力强度的大小记录下来,并在仪器面板上显示出来(指示灯或荧光屏)。当妇女收缩耻骨尾骨肌时她可以从仪器上看到这种收缩带来的压力变化,然后她能从这种反馈中了解耻骨尾骨肌的功能和学会控制这一肌肉的活动。这种仪器不仅仅是张力的测定,即从肌张力大小可以看出阴道周围肌肉的状况是强劲有力还是菲薄无力,这在一定程度上反映了女性性反应的能力。因为如果这组肌肉软弱无力时阴道必然十分松弛,于是性交抽动便很难造成对双方的较强的摩擦刺激,性生活的质量便难以得到保证。除此之外,这种仪器还能通过直观教育帮助患者锻炼她的耻骨尾骨肌,从而提高自信心,这对保证训练效果是很有帮助的。

1979年的一项回顾性调查似乎支持他的这一学说,这项调查把281例妇女分类为:①无论施行阴蒂或其他形式刺激均不能达到性高潮;②非性交刺激有高潮,性交无高潮;③性交和非性交刺激均有高潮;④具有婚姻或心理冲突问题。四组在平静时和短时间轻快振荡刺激时,阴道张力均无显著区别;当刺激长时间维持下去时,前三组呈现出差异,正像人们所预料的那样,即高潮调节能力越强,其肌肉的收缩强度越大。

然而1982年进行的一项小样本试验却得到恰恰相反的结果,这次试验表明耻骨尾骨肌强度大的妇女并未显示出高潮反应的频率和强度较高,阴道刺激并未对高潮的获得起到重要作用,性交时阴道的快感也并无明显改善。试验对象选自主诉无性高潮或完全无高潮的妇女,其中异性

恋妇女 90 名,同性恋妇女 12 名。她们中的 1/3 为不给予治疗的对照组;1/3 为安慰治疗组,让患者感到这种治疗是非常可靠有效的;1/3 为耻尾肌锻炼组,教给患者在家中锻炼耻尾肌,为期数周之久。治疗后的检查表明,尽管耻尾肌锻炼组存在难于遵守医嘱的问题,但该组妇女确实取得收缩能力的轻度改善。遗憾的是该组并未显示出性反应和性满意程度测定的明显改善。其他一些研究也有过类似的发现。所以当人们发现流传甚广甚久的这一方法竟没有明显的有效性的确凿证据时,无不感到十分惊讶。当然不能仅仅根据这一小规模试验就放弃这一疗法,看来还需要做更多的科学的对照试验。但上述试验已给以耻尾肌锻炼治疗女性性高潮障碍的合理性添加了可疑性。

研究发现妇女具有男子夜间阴茎勃起相似频率的夜间阴道充血肿胀,而且其最大肿胀程度与这些妇女本人在清醒状态下手淫时所能达到的最大肿胀程度相平行,从中得出的结论是妇女的最大肿胀程度是有限的,并受到其解剖条件的限制。有人试图按区分男性器质性或心理性阳痿的鉴别方法 NPT 的原则,利用夜间阴道血体积测定来鉴别女性性功能障碍器质性病因或心理性病因,但并未获得成功,不过当采用更为灵敏可靠的 LED—光传导阴道探子时,这一问题可能得到解决。

第四节　女性性功能障碍概论

按照美国精神病学会诊断学和统计学手册第四版(DSM-Ⅳ,1994)的分类,性和性身份识别障碍这一范畴又细分为三类:性功能障碍、性变态和性身份识别障碍。此外,还有几种不便分类和归属的性障碍也归避于性身份识别障碍。性功能障碍指在性反应周期过程中出现的功能失调或在性交过程中出现的疼痛。

一、女性一生中性功能的变化

年龄对男女两性的性活动周期有着迥然不同的影响,而人类其他所有功能如学习能力、体力、身体调节能力等的年龄影响则无明显的性别差异。比如男子的性反应和性能力在性成熟后的 17～20 岁左右迅速达到他们一生中的高峰期,随后逐渐稳定地减弱,而女子在性成熟后的性反应和性能力缓慢增强,直到 35～40 岁之间才达到性的高峰,随后以比男子更为缓慢的速度减弱。但性需求从来不会消失,在 90 多岁的男子和女子中还能观察到性高潮的发生。

儿童少年期时女孩会有对性器官和生命的由来存在好奇心理,父母要正确理解和对待女孩子手淫与性游戏问题,这只不过是她们求知欲的表现,千万不要为此而惩罚孩子。女孩们像男孩们一样,在童年早期就经历遍及全身的性乐趣,特别是通过夹腿的手淫方式而很容易达到性高潮,她们远比成年女子更容易经历性高潮。如果条件允许她们也喜欢进行性游戏,如"过家家"、"当新娘"、"扮医生护士"。如果这段年龄接受的是错误的消极保守的性教育,很可能对她们一生的性健康产生不利影响,当然,若在这一年龄遇到任何性虐待或性伤害,那么结果就更为严重。

性功能发展模式的性别差异首先开始出现在青春期。在青春期,女孩同样经历身体的急剧增长及对性的突然兴趣。女孩的青春期发动平均比男孩早两年,但一般来说女孩的性唤醒较迟,她们更专注于精神上的恋爱,她们往往沉溺于对某青春偶像的单恋或愿意吸引男孩子的注意。她们的性兴趣较少集中在肉体方面,高潮迫切感显然不如男孩子强烈。她们之中发生手淫的人数只及男子的 1/3～1/2。

在未婚成年期要注意建立健康的性观念并端正性态度,这一时期是女性一生中生殖健康和性健康保健能否得到充分保障的关键时期。

已婚成年期要注意:处理好新婚性适应和婚后性卫生与性保健;共同努力提高性生活质量;保持夫妻间彼此尊重理解、体贴和忠诚;避免婚外感情纠葛和婚外性行为;正确处理婚姻危机和离异后子女教育问题。男女初次性交的经历不同,男子往往表现得笨拙、害羞、很快就射精,但他们总能获得性高潮。女性的初次性交则往往令人失望,不仅没有性高潮,甚至没有丝毫的阴道快感,事实上,他们会因为不能享受到什么乐趣而感到惊讶。男女双方早期的性生活显然有一个适应、交流与磨合的长期过程。在 20 多岁的已婚生活早期,女性的性交频率较高,这可能主要是年轻丈夫的强烈性欲所激起的。但这一时期的女性常常会因丈夫的速战速决及过高频率要求而苦恼。

在一般情况下,妇女是在 35～40 岁前后达到她们的性反应的高峰期的。国外报告指出这一时期也正是妇女发生婚外恋的高峰期。许多妇女说她们对性的兴趣比早年时更浓厚。但这往往不是生理因素决定的,更可能是心理压抑感和障碍一扫而光,不再故作矜持的缘故。由于男子早已走下坡路,所以这一时期是性生活的不协调阶段。多年来这些妇女已有一定的对性自主的程度,学会向她们的丈夫要求一种容易使她们唤起的、但又不会像以前那样曾令她们感到羞涩和恐惧的刺激。

要处理好中年性失调并及时寻求医治,注意围绝经期保健问题。围绝经期妇女的性功能差异很大,而且不由妇女们的总体生理状况及丈夫的关系所决定。排卵功能的突然停止,血液循环中雌激素和孕激素水平的突然下降,这些变化使许多(但绝对不是所有)妇女出现沮丧、易激动、易怒等情绪波动。这种变化就像一小部分妇女在每月的月经期前后(即血液循环中雌激素和孕激素暂时下降的经前期 4 天和经期 4 天共 8 天阶段)中所经历的那种情感危机或"紧张"一样。在这一时期中精神病、暴力犯罪事件、事故及发病率均明显增长。女性性甾体激素的撤退对性欲的影响也不是一成不变的。显然,如果一个妇女感到沮丧、易怒时,是不会对性感兴趣的。与此相反,也有许多妇女却觉得在围绝经期的性欲增强,从内分泌上说,这是女性体内的雄激素(对女性性欲起重要作用)不再受雌激素的排斥。此外,这一时期的性功能还要包括心理因素等在内的许多因素的综合影响。但是,如果中年丈夫因沮丧、不安全感等回避性生活时,愤怒的妇女将视此为自己肉体吸引力的减退,她也同样回避性生活,结果她也和丈夫一样经受这种挫败感和冷落感的痛苦。

50 岁以后的妇女的性反应同样因人而有显著差异。

她们的性表达往往取决于其性需要和性能力已日益减退的丈夫的影响。一位有正常性交机会的妇女一般能保持她的性反应性,缺乏这种机会,性欲则会明显下降。

60岁以后,她们的性兴趣开始下降,但仍可以寻找和对性机会作出反应。要解决好老年性冷漠和婚恋问题。这一时期中,她们的手淫或与男人一起的性活动并非少见,性梦也是常常提起的事。这时,女性阴道润滑的发生趋于缓慢,高潮期阴道高潮阵挛性收缩的激烈程度也减弱。与男性明显不同的是女性到老年后仍可保持其多次高潮的能力。许多妇女在50~60岁后便停止性交,这种性禁忌的出现不是生理因素所决定的,而主要是受社会和心理的影响。当老年妇女丧偶之后,她们往往不会主动中寻伴侣,除非她们异常主动,对生活无忧无虑,而且生活较为富有。研究表明70岁左右的妇女仍有1/4的人手淫。

对女性性行为来讲,学习过程似乎是一个非常重要的因素,而对于男子来讲则不是那么重要。有过性生活史和与丈夫关系融洽的妇女中,常见的中年期性高峰可以从多次愉悦的性经历的积累、性增强的角度来解释,这些性经历的满意程度随着适合女子特殊需求的性技巧的提高而提高,同时也随着青年时期的性抑制和不安全的逐渐消失而提高。

总之,只要身体健康,心理健康,社会适应能力健康,一对夫妇可以在他们的一生中尽情享受性快乐。老年人的大多数性问题是他们对年龄带来的正常生物学变化的不良心理反应的结果。因此,只要老年妇女能认识到与年龄相关的生理变化是自己生物节律变化的结果。这样,她们就能正确对待并探索技术上的更新,以增进配偶间亲昵的关系和性满足的程度。

二、女性性功能障碍流行病调查

有关女性性功能障碍的调查虽已有报告,但仍嫌不足,也很难窥其全貌,这里介绍三项在美国泌尿外科2003年会上报告的新的调查。

1. M.H贝朗等完成的德国科隆10 000例女性调查报告中介绍了女性性功能障碍的流行率,该通讯调查的对象分布在各社会阶层、年龄范围为30~80岁。在这项规模很大的调查中,作者发现性功能障碍是常见的,并且与年龄相关。他们还发现与男性相似的是女性性功能障碍也与高血压、糖尿病和盆腔手术等因素相关,女性性功能障碍也对生活质量具有重要影响。他们认为尽管存在诸多女性性问题,但仍需建立和发展女性性问题的正确诊断标准和更为有效的治疗举措。

2. 布洛克等在一项性态度和性行为的全球调查研究中,设计和调查了40　80岁男女与性、亲昵和两性关系有关的行为、态度、信念和满意度。在不同国家采取不同的调查方式如电话采访、面对面采访或自填问卷。调查共涉及世界各大洲区共30个国家的27 500名男女,把这些国家按照地理位置和所用调查方法分组。作者介绍了欧洲之外的4个西方国家包括美国(1500名)、加拿大(1007名)、澳大利亚(1500名)和新西兰(500名)共4507人的调查结

果。受调查者的大多数中老年人(82%的男子,68%的女子)在过去12个月中是性活跃的(有性交史),在较年轻的40~49岁年龄组中,男女结果相近,分别为90%和89%,而50岁以后女性变得不那么活跃了,如在最年长的70~80岁年龄组中,男性有性活动者是女性的2倍,即男性52%,女性26%。男女各年龄组中都报告说性问题是常见的。其中女性缺乏性兴趣者占34%,几乎是男性(18%)的两倍;报告没有性快感的女性为19%,也几乎是男性(11%)的两倍。结果表明,男性勃起功能障碍(ED)的总体发生率为21%,在40~49岁年龄组中为13%,在70~80岁年龄组中为36%。有23%的女性报告阴道润滑不足,大多数发生在50~69岁年龄组。说明性问题的确常见,而且有随着年龄的增长而增长的趋势。

3. 美国迈阿密的F.B霍尔维等在2001年1~4月间对年龄在21~80岁之间的妇女进行调查,其中完成并返回保密的、自填式问卷的妇女共1141名,参加调查的白人妇女792人,黑人妇女349人。问卷共涉及62个问题,问题不仅包括一般的流行病学资料,而且特异性地关系到女性性功能障碍通用分类系统中每种问题的流行率的区分、困扰因素、求治欲望等。其中性欲低下最为常见,21~30岁组和80岁以上组分别占25%和89%;这两个年龄组的性唤起障碍分别为7%和72%;性高潮障碍分别为12%和45%;无性交者分别占17%和67%。统计分析表明在年龄增长和性欲低下与性唤起障碍之间存在显著的负相关关系。调查表明,根据受调查对象的反映,具有各种女性性功能障碍的妇女都有着较高的求治欲望。

三、女性性功能障碍的分类

1. 从性功能障碍发生的性质上可以划分为:终生性的和获得性的。

2. 从性功能在何种情景下发生可以划分为:完全性的和境遇性的(性功能障碍的发生仅限于某些类型的性刺激、情境或伴侣)。

3. 从病因上又分3种:①心理性:当判定心理因素在性功能障碍的发生、严重程度、加重或维持上都具有主要作用,而性功能障碍的发生中没有全身医学状况和物质所引起的作用时可诊断为心理性。②混合性:在判定性功能障碍时既有心理因素作用,又存在器质性即全身医学状况或某些物质的使用(包括药物副作用)并足以考虑成为性功能障碍诱因时。③器质性:可以诊断为器质性或药物等物质使用引起的性功能障碍。有时也可诊断为未界定的。

临床判断性功能障碍时要考虑特定文化、年龄和性别特征的影响。它们会影响一个人的性欲、期待和关于性表现的态度。例如,在某些社会里,对女性的性欲是根本不关心的(特别是把生育力作为主要关心时)。衰老可能伴有性兴趣和性功能的降低,但年龄作用的个体差异又是很大的。

四、女性性功能障碍的临床研究进展

1. 法国A·费尔克斯和C·考逊尤率先利用磁共振技

术研究了两对志愿夫妇不同性交体位下的解剖显像,他们分别拍摄了在男上位和后位情况下、插入前和插入后的、T_2相加强的、矢状位连续的、静止的和动态的照片。在男上位插入之前,阴道与耻骨尾骨连线是平行的;插入后则观察到阴道凸出的增强,这是龟头达到阴道前穹隆所致;膀胱后壁也同时被推向前与上方向。在后位情况下观察到阴道前凸现象减少,这是由于龟头推动宫颈后阴道出现凹陷的缘故。

他们的观察证实这两对夫妇在男上位时阴茎与前穹隆的接触是最密切的,而在后位性交时则有差异。可见不同的性交体位对双方性器官的接触具有明显影响,这项研究对重新认识女性性功能具有一定意义。

2. 德国 S·尤科特等证实女性阴道内存在 cAMP-cGMP-PDEs,这样使用 PDE4 或 5 治疗女性性功能障碍和性唤起障碍就有了理论根据。

3. 韩国 K·帕克等指出女性糖尿病患者最常见的性问题就是性唤起障碍。他们使用以抗肿瘤抗生素链佐星诱发了糖尿病的大鼠研究高血糖对阴道血流和结构的影响。把体重为 240～260g 的雌性大鼠分为 3 组,每组 10 只,包括对照组、糖尿病组和胰岛素治疗组。接受胰岛素治疗的糖尿病组大鼠每天皮下注射 6 单位胰岛素以使血糖保持在正常水平。3 周后测量体重和血糖水平。使用激光血流计测量盆神经电刺激(总计 20 秒钟的 5V,0.8ms,16Hz)前后的阴道充血程度。对大鼠阴道组织连续切片进行三氯马森染色(对结缔组织的三色染色)和免疫组织化学检查。

结果表明,糖尿病组的血糖水平[(453.3±188.4)mg/100ml]明显高于对照组[(79.0±16.0)mg/100ml]和接受胰岛素治疗组[(32.5±9.5)mg/100ml(P<0.05)]。糖尿病组在接受盆神经刺激后所诱发的阴道血流峰值[(15.8±2.7)ml/(min·100g)]组织)明显低于对照组[(23.1±3.1ml)/(min·100g)]和胰岛素治疗组[(21.0±3.1)ml/(min·100g)](P<0.05)]。与对照组相比,糖尿病组大鼠阴道组织的上皮层数及阴道黏膜下血管减少。然而,接受胰岛素治疗的糖尿病组的多数大鼠的形态学特征与对照组是相近的。糖尿病组大鼠阴道胶原结缔组织、成纤维组织和平滑肌纤维对肿瘤生长因子(TGF)的免疫反应强烈,而对照组和接受胰岛素治疗的糖尿病组的大鼠阴道组织免疫反应则很弱。

看来,高血糖可以引起阴道血流量和结构的改变。而接受胰岛素治疗的糖尿病组的大鼠则显示出与对照组相近的血流动力学和组织学表现。这很可能意味着控制糖尿病妇女的血糖水平将防止或推迟她们的性唤起障碍。

通过客观监测男性的不同神经性性问题,生殖器交感神经皮肤反应在男性的作用已经很明,但它对女性的作用却尚未得到重视或予以研究。因此,土耳其 Y 塞西尔等设计了一个实验方案来研究女性性功能障碍患者的生殖器交感神经皮肤反应。他们测定和比较了 20 名健康妇女[平均年龄(42.5±7.9)岁]和 20 名具有性功能障碍的糖尿病妇女[平均年龄(52.8±7.9)岁,19 名为 2 型糖尿病,1 名为 1 型糖尿病]的生殖器交感神经皮肤反应。其检测方为:将一根银-氯化银表面电极插入肛门括约肌前的会阴部,而另一根置于大阴唇外侧 1.5～2.0cm 处。另两根电极分别置于左手背侧和掌侧正中处。分别记录各个诱发电位。

他们进行的这项测定女性性功能障碍患者生殖器交感神经皮肤反应的首次研究表明糖尿病组出现生殖器交感神经皮肤反应的平均潜伏时间为(1376±74.9)ms 和诱发电位为(1702±472)mV,而对照组为(1330±60.9)ms 和(2332±429)mV,其中两组的诱发电位有显著差异(P<0.046)。研究表明女性的生殖器交感神经皮肤反应比男性更容易记录,但诱发电位比男性要高。这一方法可以作为评价女性性功能障碍神经性原因的电生理试验。

4. 睾酮在改善性腺功能低下男子的性功能方面的作用是确切的,而在解决女性绝经后类似问题时却得到相互矛盾的结果。考虑到临床上至关重要的、尽量减少患者接触药物时间的话,加拿大黑尔等设计了一项旨在明确和评价急性或亚急性睾酮治疗的有效性。他们测定了阿扑吗啡(皮下注射,剂量为 80μg/kg)引起的雄性及雌性大鼠的性反应;也测定了阉割两性大鼠对这些性反应的抑制性影响。随后测定腹膜内给睾酮(480～960μg/kg)后阉割两性大鼠性反应康复的时间。

结果表明给予阿扑吗啡后可引起雄性大鼠的勃起及雌性大鼠生殖器血管充血唤起反应。阉割 35 天后两性大鼠的性反应均显著减弱,睾酮可以恢复其反应,其充分反应的高峰时间是给药后 36 小时。可见阿扑吗啡引起雄性大鼠勃起及雌性大鼠生殖器血管充血均依赖于动物的激素水平。这种给药方式引起的亚急性反应与传统的单次剂量睾酮引起的急性反应有所不同,也与过去所认为的必须给予连续 30 天的睾酮才能恢复 NO 合成酶水平的说法有所不同。考虑到起效的时间过程,从本质上看很可能并非睾酮的作用,而是一个下级的调节因子负责性功能的改善,而下丘脑的激活是性功能的基础。

5. 由于至今为止还没有建立起女性性功能障碍检测常规,韩国宋英乔等评价和分析了目前临床常用的一些女性性功能障碍检测方法的有效性,希望筛选出一些对临床诊断切实有用的方法,特别是那些能客观反映问题的方法。他们征募了 53 名主诉性功能障碍的女患者(平均 45.7 岁,年龄范围在 26～64 岁之间)和 70 名年龄相匹配的没有性功能障碍的妇女(平均 44.8 岁,年龄范围在 31～62 岁之间)参加这项研究。具有严重血管和神经疾患的患者如多发性硬化、中风、脊髓损伤等除外。评价内容包括详尽病史、体格检查、激素水平、视听性刺激下的阴蒂多普勒超声检查、生殖器生物阈值测定和阴道活组织还原酶Ⅱ(NADPH)心肌黄酶染色和三氯马森染色检查,然后进行两组间的比较。

女性性功能障碍组的阴蒂和阴唇震荡知觉阈值(阴蒂 5.4±2.3;阴唇 6.6±2.9)明显高于对照组(阴蒂 3.9±1.6;阴唇 5.0±1.9)(P<0.01)。绝经后妇女的阴蒂和阴唇震荡知觉阈值(阴蒂 6.4±2.7;阴唇 8.3±3.4)明显高于绝经前妇女(阴蒂 4.7±1.7;阴唇 5.6±1.9)(P<0.01)。女性性功能障碍组的阴道壁组织活检三氯马森染色纤维化程度明显高于对照组(63.3%±5.1%;45.0%±20.7%)(P<0.05)。两组妇女在接受视听性刺激后多普勒超声检查证实阴蒂收缩期最大血流速度平均值均有增加,不过两组间没有显著

差异。但阴蒂收缩期最大血流速度却受对性刺激的主观感觉的明显影响(对视听性刺激感觉好和感觉差的两组的数值分别为(28.2±7.4)cm/s 和(16.8±9.1)cm/s,$P<0.01$)。女性性功能障碍组的血清睾酮和雌二醇水平均低于对照组,但没有统计学意义。两组间阴道壁组织活检还原辅酶Ⅱ阳性的神经纤维数目没有显著差异。

结果表明,生殖器生物学阈值测定很可能是检测女性性功能障碍的最有效的筛选试验。阴道组织活检的三氯马森染色检查是评价阴道组织纤维化的有用的诊断工具。在没有严重的血管危险因子的情况下,阴蒂多普勒超声检查不是一个有效的辨别血管性原因的有用的手段。

第五节　性欲低下

性欲低下是指男女两性缺乏对性活动的主观愿望,包括性梦和性幻想。这一障碍必须引起显著的痛苦或人际关系的困难。应该除外其他精神疾患或人格障碍,其他躯体疾病或由于某些药物或化学物质的使用。性欲低下既可能是全面的并包容了所有形式的性表达,也可能是境遇性的和限于某个伴侣或某种特定的性活动方式。当性表达机会遭到剥夺时也没有挫折感,也没有寻求刺激和减少挫折的动机。个体通常不会主动发起性活动,只是在伴侣的发动之下不情愿地参与性活动。虽然性体验的频率往往较低,但在来自伴侣的或非性的需求压力下性际遇的频率也可以增加。性欲低下实际上反映出配偶双方在性需求方面的明显差异。一方的性欲低下可能反映出另一方的过度需求,双方可能都在正常范围内,但却位于性欲高低的两端。性欲低下并不排除女性在被动接受性活动时达到性唤起和获得性快感的可能性。性欲低下可以是独立的性问题,也可以继发于其他性问题。性欲低下以心因为主。由于缺乏有关性欲频率或程度的与年龄或性别相关的正常值资料,性欲低下的判断应由医生根据其年龄、人格特征、人际关系的决定因素、生活背景、文化环境等因素作出。评价性欲时,可采用下列记分法:

1. 主观评价:从性欲低下到性欲旺盛,0~5分;

2. 感受到的生殖器反应:性冲动、润滑、勃起、高潮,0~5分;

3. 定量评价情感反应:爱情、情欲、激奋、失控、性欲亢进,0~5分;

4. 情绪反应的定性评价:兴趣、享受、惊奇、压抑、愤怒、厌恶、畏惧、内疚、轻蔑、羞涩,0~5分;

对4个问题中的各小问题分别打分,分值低于40分者怀疑性欲低下,低于20分可以判断为性欲低下(满分100分)。由于个人判断标准的出入较大,仅供参考。

性欲低下常常伴有性唤起或性高潮困难的问题。性欲低下可能是原发的性功能障碍,也可以是继发于性兴奋或性高潮障碍的情绪波动的结果。然而,有些性欲低下的病人仍保持着对性刺激作出反应而获得充分的性兴奋和高潮的能力。整个躯体的状况可因虚弱、疼痛、体像问题、关心存活等而对性欲有退行性影响。抑郁症常导致性欲低下。

具有性欲低下的人往往难于与他人建立稳定的性关系,而

且容易出现婚姻不满意和破裂。

【性欲低下的分级与发病过程】　马晓年等提出性欲低下可以划分为:

Ⅰ级性欲较正常情况减弱,但可接受配偶的性要求。

Ⅱ级性欲原本正常,但在某一阶段后出现减退,或只在特定境遇下才出现减退。

Ⅲ级性欲一贯低下,每月性活动不足2次,或虽然超过但系在配偶压力之下被动服从。

Ⅳ级性欲一贯低下,中断性活动6个月以上。

性欲低下的发病过程因性欲低下的性质不同而不同,终生性性欲低下的开始发作年龄起于青春期。更常见的开始于成年期,先前曾有充分的性兴趣,后伴有心理紧张、创伤性生活事件、或人际交往的困难。性欲低下可以是持续的或阵发性的,取决于社会心理或相互关系因素。阵发性性欲消失常发生在某些具有亲昵和承诺问题的个体。

性欲低下对女性来讲可能是最常见的性功能障碍,患者就诊的原因可能仅仅与性欲异常有关,也可能同时伴有其他性功能障碍。在所有性功能障碍中,人们对性欲低下的理解最差,因此它的治疗也最困难。

临床上可以把性欲低下划分为两个层次:一是自发的性兴趣低(不是伴侣带来的问题);二是一旦与伴侣开始性活动后发生的性兴趣降低。

【病因】　性腺功能低下是性欲低下的重要原因之一,无论是下丘脑性、垂体性还是卵巢自身的问题都可以造成性腺功能低下,它导致的是器质性性欲低下或完全无性欲。全身性疾患如肝、肾、肿、慢性感染性体质恶化(结核病是一个例外)、营养不良(如蛋白质缺乏和锌缺乏)也可造成性欲低下。药物等化学因素如某些降压药或镇静药、酒精、嗜烟、大麻等均是性欲低下的可能原因之一。营养过盛、过度肥胖也可出现性欲低下。

社会心理因素是导致性欲低下的最重要的原因,它包括许多方面的因素,例如:

1. 错误信念和信息　许多人存在根深蒂固的错误信念和信息,如认为性活动会影响人的寿命,造成人的元气大伤等。

2. 婚姻冲突　交流不够,特别是就性需求、性感受的交流不够;缺乏共同兴趣和彼此间的信任;把非性问题的冲突带进性生活中。性问题和非性问题可以单独存在,也可以互为因果,不过只要它们之一出现之后,总会使问题加重或复杂化。如有的女性把性看做一种交换或讹诈手段,如果你不给我买时装我就不让你过性生活,如果你不干家务劳动我就不让你过性生活……,久而久之,男方必须俯首称臣,一切听女方摆布才能获得维持夫妻关系的可能。一旦男子醒悟过来或者实在难以屈从妻子的无理要求时只好放弃性生活,随时间推移,男子将最终丧失性兴趣并出现性欲低下,甚至出现阳痿。

3. 生活方式　紧张而充满压力的工作环境,长时间伏案工作,家庭居住条件太差,缺乏隐蔽和安全的条件,夫妻工作时间冲突,两地分居。季节与气温因素的影响也不容忽视。

4. 心理障碍　患者自身的心理冲突往往可以反映到

夫妻性生活之中,如对性能力的过分焦虑或对不能满足妻子性要求的内疚感。

5. 性技巧贫乏 千篇一律、缺乏新鲜感的性生活方式,使之成了索然无味的例行公事,甚至连时刻表都提前安排好,性已完全不是情感交流的最高级形式,缺乏激情、缺乏动力、缺乏乐趣,最终导致性欲低下。

6. 年龄因素。

【治疗策略】 由于性欲是可以受内在与外在环境产生的情绪等诸多因素的影响,所以最好和最有效的办法,还是性咨询与性治疗。以下措施将是很有帮助的:

1. 一般设施 咨询最好在诊室进行,因为虽然多数是心理问题,但必要时也应有必要的体检,这样可以使病人感到医生是负责任的并给病人建立信心。应该尊重病人的隐私和采取从容不迫的方式进行问诊。杜绝其他患者围观或旁听等现象。诊室中间也不要放桌子,每次会见时间掌握在 20~30 分钟之间,一般不超过 45 分钟。

2. 消除顾虑 性欲减退是中年人的正常现象,但减退并不意味着完全消失,暂时消失并不意味着永久消失,只要能正确认识和理解这种生理变化,做好心理调节,那么通过咨询和治疗完全可以恢复和维持充分的性兴趣,使性关系和好如初。有关正常体检的令人信服的报告和详尽的解释可以消除病人的顾虑。

3. 畅谈内心感受 最好不要采取居高临下的教训人的方式,让患者充分自由表达他们的畏惧、愤怒、悲痛、焦虑和其他令人不适的情绪,有助于清理他们头脑中的混乱干扰,是减弱它们的消极影响的关键一步。医生一定要富于同情心、耐心,不时作出积极表示(如点头以示同意或理解)。

4. 脱敏 对于那些造成干扰而解不开的心理困惑,有必要一而再,再而三地重复提及。反复提出这一问题可以使它对病人的影响逐渐减少乃至消失,或忽略不计。

5. 支持 让病人得到安慰和鼓励,使他或她觉得情形是可以改变的,是有希望的。提出种种可能的解决办法,让病人选择一个切实可行的方法。应避免为病人做决定,在病人自己作出决定之前,应讲明各种办法的利弊。帮助病人解决许多实际问题,对缓解危机是十分必要的。

6. 洞察 通过对病人谈话的详细分析,挖掘出内心的冲突,纠正错误概念,让病人自己发现自己的问题所在,更有意义。

7. 建议和指导 最好把直接建议减少到最低限度,应向病人指出过分集中在表现能力上的弊病,这样只能增加焦虑。集中精力于提高自身和对方的乐趣,寻找及消除性欲低下原因的过程本身就能促进性欲的重新浮现,这时种种心理压力就会荡然无存。男子不仅要摆脱自己的消极情绪,还要帮助伴侣一起超越他的这些心理障碍。如果一个男子不调整好对自身的看法而认为自己就是低能的、无吸引力的或是一个彻底的失败者,他就不容易享受健康的性欲。应鼓励他接受性欲减退一事实,即没有什么是十全十美的,所以要多看自己的成就和长处。切忌不修边幅,而以整洁、风度翩翩的形象代偿年龄增长带来的消极影响,于是自己的心情也会振奋起来,始终保持精力过人、光彩照人的

形象,这时他的性兴趣也会得以保持。除此之外阅读或观看一些具有直观性描写的书刊和影视来调动和唤醒浪漫的情调或幻想,也不失为一种有效的辅助治疗手段,它们一般不会造成挫折感等负效应,对缓解性欲减退是有帮助的。

8. 伴侣也接受咨询服务 让伴侣认识到问题的性质和可能原因,让他或她避免向病人施加压力,促进双方的交流,避免消极悲观情绪,要给病人点燃希望之火。有时,女方在男子精力旺盛时期就早已隐匿和压制着自己的痛苦和憎恨,到了现在男方不行了才得以以奇特的和讽刺的形式表现出来。这时必须提醒她把握好和处理好这种心境和感受,因为男方需要的是同情、支持和体贴而不是猜疑、奚落和指责,否则只会进一步伤害男方的自尊与自信,使问题恶化,这样也无形中伤害了自身的利益。

9. 转诊 如果自己处理起来没有把握或遇到困难。可以转诊给更有经验的医生。

第六节 性厌恶和性恐怖症

性恐怖状态是一个很常见的但很难处理的问题,其临床表现可以划分为性厌恶和恐惧性性回避。性恐惧状态的特征是对性的强烈的和荒谬的畏惧,并具有一种回避性情境的强迫欲望,人们又称之为"性厌恶"、"恐惧性性回避"、"性恐惧"。

性厌恶的定义为:在与性伴侣发生性关系时,无论实际或想象中的、所有的或几乎所有的生殖器接触都将产生强烈的消极情绪,感到持续的或反复的极度紧张和焦虑,由于极度不适、厌恶,患者会极力回避几乎所有性接触或活动,有些患者甚至出现惊恐反应。这一障碍可以严重限制个体行使性功能的能力或经历正常的性或浪漫关系的能力(DSM Ⅲ R),引起显著痛苦或人际关系困难,是抑郁的重要原因之一。应除外其他可能作出的任何诊断。在某些病例中,性厌恶是由创伤性性经历所激发的,如强奸或乱伦。

根据 DSM Ⅲ 对单纯恐怖症的定义,可以改编出一个性恐怖症(状态)性恐怖症(状态)的定义:(性)恐怖症的基本特点是具有持续的、不合理的畏惧和强迫的欲望,以回避(性的)体验和(或性的)感受。病人将这种畏惧视为与这种情境不相称的一种过度和不合理的反应。这种对(性的)恐惧性回避是抑郁症的一个重要来源,它可以严重限制个体行使(性)功能的能力或经历正常的(性或浪漫)关系的能力(DSM Ⅲ)。

虽然概念上将性厌恶和恐惧性性回避区别为性恐惧状态的两种不同的临床表现形式,但在实际的性治疗工作中却是以相同的方式治疗属于这两种范畴的病人。

一、性欲低下和性
恐怖状态

人们可以把性回避看做对性所持态度和反应的一个连续体,性欲低下在病情轻的一端,性厌恶和性恐惧则在病情极其严重的一端。从这一基本的行为观点人们不难区分这两种综合征。具有性恐惧和性厌恶的病人可以经历正常的性欲感受,她们常常能在手淫时进行性幻想、享受性唤起和

性高潮。然而她们却厌恶伴侣的触摸。而性欲低下病人对于性活动中的肉体接触可能持中性的、无所谓的态度，甚至还会喜欢这些举动，但是她们处于一种"无性欲"的心态，与外科手术切除能生成雄激素的卵巢和肾上腺之后的妇女相似，这些病人可能继续与丈夫保持性交往，在丈夫获得乐趣时自己也得到一定的享乐，并在性交往的肉体亲昵中寻找乐趣，或者更经常见到的是心平气和地回避性接触。

由于性欲低下和性厌恶病人在主观经历上表现出的区别，也由于它们对夫妻关系的不同影响，所以性欲低下和性厌恶二者既有一定的相互联系，但在概念上来说又是两个单独的综合征。

性恐惧和性厌恶可以不存在任何功能性障碍，也可能与其他生殖器性功能障碍同时存在。这些继发性问题的共同存在可能使性厌恶的诊断变得含糊不清，特别是当夫妻存在其他主诉时更是如此，然而，性恐怖状态需要一种特定的治疗方法，为了成功地治疗这些性障碍必须对这些综合征进行准确的识别。

1. 完全性和境遇性性恐怖症 有些病人完全恐惧性活动，在对任何的动情感觉、感受、想法和机遇作出反应时都会体验到恐惧或厌恶。即使是微妙的性提示或情景如与性毫不相干的爱情电影也可以使这些性恐怖症病人感到严重不安。而其他病人的恐惧反应只是局限于性的某一特殊方面，也称境遇性性恐怖症。临床实践中常见的性恐惧包括：异性的生殖器，自己的生殖器，被插入，异性性活动，同性性活动，性幻想，性分泌物和气味（精液或阴道分泌物），性失败（操作恐惧），性唤起（害怕失去控制），性高潮（害怕失去控制），乳房触摸，接吻，伴侣的拒绝或轻蔑，让人看到自己的裸体，观看伴侣的裸体，口交（施予或接受），肛交（插入或被插入），快感，性快感，亲昵和亲密，堕入情网，受到异性追求。

具有境遇性性恐惧的病人只要能注意躲避他们所害怕的情境，他们仍有可能从性活动中得到乐趣，并表现出正常的性功能。例如，对插入感到恐惧的妇女只有在试图性交时才出现恐惧表现。只要她们得到确实保证不会发生阴道插入，她们可能充分享受所有其他类型的性活动，并且可以成为十分敏感和具有反应能力的妻子。这些病人在他们的性反应发展过程中，如性交之前的时期里可能经历正常的性反应，并从接吻、肉体触摸、生殖器刺激中得到快感，有时还能达到性高潮。问题常常在蜜月中首次暴露出来，而且病人自己也会感到吃惊。

2. 恐惧反应的强度 具有性恐惧和性厌恶的病人只要有可能的话就会回避性活动，但她们有时也会在伴侣的压力之下或出于对伴侣的爱情或害怕失去伴侣而参加到性活动之中。一旦她们事实上进入性活动之后，性恐怖经历的畏惧和厌恶程度将存在相当大的差异。

具有轻度恐惧的病人能使她们自己平静下来，一旦她们能使自己跨越过她们预期的焦虑和回避的屏障，就能从性活动中得到乐趣，有时还能达到性高潮。与此相矛盾的是，这种积极的经历一点儿也不能减轻性的恐怖性回避，这些病人常常对自己持续的强迫性回避性的冲动感到迷惑不解，因为她们一旦冲破这些障碍，她们还是对性活动很感兴趣和很满意的。

当恐惧反应更为严重时病人会具有更严重的焦虑，以致于她们既不能正常行使性功能，也不要感受到动情的感受。然而，如果她们努力使自己分心或避开她们对这些经历的动情方面的注意力，这些病人也会体会到一定乐趣的。尽管她们自己没有感受到多少兴趣，但有些人仍然能使性活动向前发展并对亲昵与伴侣间的肉体接触有很大乐趣，她们对伴侣给她们带来的乐趣感到高兴。也有人对伴侣总是兴致勃勃地欢度良辰美景而自己却毫无乐趣可言感到生气，耿耿于怀，认为只是被人利用而已。

也有些病人在性活动中变得十分恐慌和不适，具有强烈的厌恶感，她们始终不能从这种恐惧中解脱出来。她们认为能达到这种地步的性体验已经不错了，她们已尽了最大努力了。她们尽量让自己平静下来，想象性活动决不会无休止地持续下去，而且实际上也伤害不了她们。正如一位病人所述，这种情形就像坐在牙科检查椅上，只要能坚持住，疼痛或难受总会过去的。

如果具有严重恐怖状态的病人发现自己处在性情境时可能经历真正的完全与自主神经的传导性兴奋相似的躯体症状。病人会报告：感到恐怖、末日来临、心悸、呼吸困难、眩晕、感到人格解体、记忆缺失及丧失知觉，所有这些感受都令她们迫切希望立即脱逃。

具有性厌恶症的病人的经历可能更为抑郁，除了完全缺乏任何动情的乐趣，她们还会拒绝使她们感到强烈不快的来自伴侣的触摸。有些病人报告战栗或恶心，真正的呕吐也并非少见。她们会说："我觉得我好像已被人强奸了"。这种事后的创痛能持续数小时至数日之久。

尽管对恐慌具有正常反应能力的单纯性性恐怖症病人会经历非常强烈的恐惧和厌恶感受，而具有伴发性恐怖症的病人更常见更严重和更为持久的上述反应。

3. 预期焦虑和回避模式 在理解和治疗恐怖症病人时搞清恐惧反应本身和预期焦虑之间的区别是非常重要的。具有潜在恐惧焦虑综合征和具有单纯性恐怖的所有恐怖症病人都将特征性地建立起预期焦虑，并学会回避他们的恐怖对象。例如，具有幽闭恐怖症的病人将尽量避免幽闭的场所。同样原因，性恐怖症病人将试图回避任何性活动。这些回避模式是治疗性恐怖症的主要障碍。

具有性恐惧的性恐怖症病人在面临难于回避性的情境时会变得十分神经质。他们充满焦虑性恐惧，这使他们不能感受到大多数人在约会或聚会之前的、或在家中的浪漫夜晚所感受到的美好的期望，他们想到的只是逃跑。有时，性预期性焦虑会使他们着魔，性焦虑造成的偏见还会干扰他们的工作和性交活动。

4. 认知 有些病人也洞察到性恐惧是没有道理的，也是他们不能控制的事实。这些人比较幸运，因为他们能正视自己的性恐惧并通过公开讨论来化解伴侣的忧愁。但是大多数性恐怖症病人并没有达到这种认知，总是试图以种种动人的借口为其不合理的畏惧和回避辩解，他们的症状当然就无法得到改善。在这种情况下，治疗的第一步就是让病人面对和正视自己的不合理的性回避。

5. 原发性和继发性性恐惧和性厌恶 通过性历史的

采集不难判断他们的问题是原发性的还是继发性的。具有原发性性恐怖症的病人始终对性怀有畏惧或排斥心理,而继发性的病人则曾经有过一段能正常享受美好性经历的历史。二者之间可能存在一个明显的区别。原发性的病人往往具有更严重的心理病理问题,在男子中更为普遍,往往比继发性的更难治疗。而继发性性恐怖症更多见于女性,总是伴有与爱情或失贞有关的冲突,其预后要好得多。当然也有少数例外,如一位男子可能因为没有预料到妻子会拒绝他而形成心理创伤,从而出现性欲完全丧失并对所有性接触产生极度的厌恶;有的男子还会因为事业上的巨大成功而突然出现性回避,因为他具有潜在的对成功的畏惧。也有些原发性性厌恶症病人并不存在心理病理问题。

二、性厌恶和性恐怖症

并非所有恐怖症病人都出现性困难,但如果出现性困难,他们的问题也更严重和复杂。伴有恐怖症的性功能障碍更难治疗,除非治疗中使用抗恐怖的药物,并适当修改治疗方案以适应这些人的需要。所以在刚开始接触和评价性恐惧和性厌恶的病人时就应该搞清楚他们是否合并有对药物治疗有良好反应的焦虑问题。至今尚无检查恐怖症的实验室手段,但是诊断和治疗的决定应由医生来作出。

【诊断标准】　恐怖症:在不可预见的某些形势下(自发)出现的反复的恐怖(焦虑)发作,如驾驶(或性活动)可能伴有恐惧发作。在机体体力显著衰竭或真正致命恐怖形势下出现的相似临床表现将不能诊断为恐怖症(当体力衰竭时由于乳酸钠的堆积可以诱发恐怖症的症状出现)。

恐怖症发作的表现为:突然出现的强烈忧虑、畏惧或恐怖,常伴有濒死的感觉。发作时经历的最常见症状是:呼吸困难;心悸;胸痛或不适;窒息感;眼花、眩晕、站立不稳;人格解体(一种自我意识障碍,病人不能确认自身的真实感觉,感到自身或外部世界发生改变,具有陌生感和不真实感,或曰虚幻);发冷或发热;手脚刺痛或感觉异常;出汗;失神;寒战或颤抖;怕死、哭闹或某些其他失控举动。一般只持续数分钟,很少持续几小时。发作时至少出现四个以上的上述症状。

1. 伴随特征　病人在不连续的发作间隙常会具有不同程度的惴惴不安和忧虑。如预期忧虑,失眠和详细检视,运动紧张,不随意的高度活跃。

2. 发作年龄　多见于青春晚期至成年早期;也可发生在中年期。

3. 过程　这一综合征可以限于一次性的持续数周或数月的短期发作,也可以多次发作或成为慢性问题。

4. 并发症　常见并发症是在发作时发展了一种对孤立无助或失去控制的预期畏惧,所以病人不愿意一个人独处或离家到陌生的公共场合。此外,广场恐怖症也是常见的并发症,其他并发症还有酗酒,抗焦虑药物,抑郁症(饮食障碍,强迫冲动性人格障碍,回避浪漫和婚姻关系)。

5. 易患因素　儿童期和突然的对象遗失的分离焦虑障碍显示容易患这一综合征。

6. 性别比　常见于妇女。

7. 鉴别诊断　低血糖、嗜铬细胞瘤,甲状腺功能减退(某些中枢神经系统疾患),都可引起类似症状,必须予以排除。

当停用巴比妥类药物、停用咖啡因或苯丙胺时也可出现恐怖症的发作。此外,具有精神分裂症、严重抑郁症、社会化障碍时也容易发生这些问题。普遍性焦虑障碍和单纯或社交恐怖也可能与恐怖症相混淆,因为病人受到恐惧性刺激时也会出现恐怖发作。

【综合治疗】　由于性厌恶和性恐怖症的特殊情况,它们的治疗方法也有所不同。卡普兰在夫妇共同参加的以心理动力学为主的心理治疗和行为治疗相结合的基础上,又增加了第三种重要措施——抗恐惧药物的应用。在这种综合治疗方法中,心理的、行为的、药物的治疗方法各自发挥不同的作用。每种方法都有特殊的能力,同时也具有特殊的限制,但有幸的是一种方法的缺点总会得到其他方法的补偿,它们组合在一起便构成一种综合而有效的治疗体系。在对付损害性反应周期中生殖器反应的心理性性功能障碍时,可以选择性治疗。这种方法也可以适用于性厌恶和恐惧性性回避的治疗。性治疗的行为学方法的目的是消除病人不合理的性恐惧,并通过系统地暴露于先前造成性回避的性情境而减轻他对性的回避。有些性恐怖症和性厌恶病人并没有重大的心理病理方面的问题,婚姻状况也很理想,也具有天赋的对抗恐怖的正常的生物学能力。这些病人能够在一种富于支持性的环境下对系统脱敏治疗产生反应,他们多不需要另外的心理动力学治疗。但是大部分具有性厌恶的夫妇存在严重的神经症障碍,性内疚感和婚姻问题。他们常常抵制对他们的性症状的行为矫正。这时就应采取短期的心理动力学技巧来处理他们更深在的冲突。

这种联合疗法比单纯的心理分析方法更有效。其原因之一是病人忧郁的性经历加强了他的性回避,而这种回避又会获得一种"自生",这样,在原发造成他性恐惧的创伤业已消失很长时间之后,他的症状仍会继续维持下去。因此,尽管性厌恶病人已经经过长时间的治疗努力并对其性冲突获得有效的领悟、同时他们的伴侣关系也得到明显改变之后,他们的症状却依然存在,这就需要病人在心理动力学治疗之外再补充旨在直接矫正其习惯性性回避模式的治疗手段,如行为治疗中的脱敏疗法。这种最佳方法的另一个优点是行为干预可以促进无意识冲突的解决,因为治疗过程是从心理动力学角度加以高度概括。用于治疗性恐惧和性厌恶的脱敏方法有去除病人精神防卫的趋势,并且会暴露他最深的嫉妒、最大的不安全感和最大的脆弱性。这一过程中常常激发的有意义的梦、记忆和联想的满灌,会成为在诊所里安排的治疗单元里进行的动力学为主的治疗探索的话题。

抗恐惧药物可以使处于性恐惧状况的病人在心理动力学和行为治疗两个方面都得到强化。根据条件反射的原理,当个体处于放松状态时暴露于使他感到恐怖的对象可以减轻其恐惧反应。从理论上讲,这一步骤的成功与它所需要的镇静程度的来源是无关的,即药物引起的也好或通过心理手段达到的也好,只要个体的精神状况发生足够变化以便能接受并在恐惧对象与他的平静的内心世界之间建立起联系即可。因此,任何能够减轻焦虑而又可使清醒意识变得迟钝的物质均可以促进恐惧的消失。

三环类抗抑郁药是治疗恐怖症的首选药物,它们是经过广泛研究的第一类既能阻断恐怖又不会干扰知觉过程或不会使清醒意识模糊的制剂。最常用的三环类药物包括:丙米嗪、地昔帕明、阿米替林、去甲替林等。如果服用三环类抗抑郁药后效果不佳或病人不能耐受其副作用时,可以给病人选用第二线的抗恐惧药物单胺氧化酶抑制剂。米氮平(瑞美隆,欧加农)不仅有效改善焦虑,还能改善性功能并促进睡眠,这是它比三环类和单胺氧化酶抑制剂更优越的特点。上述三类药均可选用。

大多数病人在首次接受药物治疗就取得明显效果,如果有副作用也是很轻微的。在服用抗恐惧药物后可使大约85%的恐怖症病人的病情得到控制,因此,即使病人属于难于医治的类型,医生也有必要花费时间和努力耐心寻找适当的药物,并找出有效的剂量水平。

1. 临床治疗　在通常的治疗过程中,可以预期病人对性的恐惧性回避会随着治疗性的有控制的性接触而逐步减轻。对设计理想的性治疗方案出现持续的消极反应时,就应该考虑采用药物治疗。如果病人没有接受过药物治疗,那么就要回顾一下她的精神病史以便确实药物治疗是否有意义。如果病人已经接受了药物治疗,那么就要考虑提高剂量或考虑用第二线药物。

在每周进行的治疗体验回顾中,要询问病人是否发生过恐怖发作及她的焦虑程度如何。如果病人报告她没有恐怖发作,那么就说明药物剂量水平是合适的,但是缺乏恐怖也可能意味着她一直努力回避可能激发她恐怖反应的某些特殊方式的性活动。因此,如果恐怖症病人在治疗过程中没有取得明显进展,那么即使她报告说近来没有恐怖发作,提高剂量或更换药效更强的药物也是有意义的。

病人报告的典型的良好的药物反应是:病人能够感觉到随着她们接近某种性情境时出现的临近恐怖发作的信号,但事实上令她们吃惊的是这种信号并未带来过去所经历的恐怖发作。对药物治疗反应良好者的性焦虑常常会随着脱敏而逐渐减轻,这与具有正常焦虑反应的恐怖症病人的情形是相似的。但是对药物治疗只产生部分反应的病人则不同,即使没有恐怖发作但她们的强烈的性焦虑仍然存在。这些病人将比单纯性恐怖症病人需要更多的更频繁的重复的脱敏练习。

2. 对性方面的副作用　三环类抗抑郁药和单胺氧化酶抑制剂都可能影响男女性反应周期中的性欲期、兴奋期和高潮期。它们大多与剂量呈正相关关系,即剂量越高副作用也越大。但大剂量多用于抑郁症治疗,而在恐怖症治疗中只使用小剂量,所以这时也很难见到性方面的副作用。幸运的是只要降低剂量或更换药物,这些副作用便会消失。当出现影响性高潮和射精的副作用时,可以合并应用抗胆碱能药物或5羟色胺拮抗剂以解决这些副作用。值得告诫的是应用β肾上腺素能阻断剂来治疗焦虑性疾患,特别是具有性方面主诉的疾患是不合适的。

有些性恐怖症病人的性反应没有得到改善,因为他们出现强迫性关切,认为药物治疗造成他们的阳痿,希望尽早停止药物治疗。其实药物治疗对他们是很有益的。有些病人的阳痿确实与药物有关,但医生、病人和伴侣却把它看成是精神因素造成的。可以通过阴茎夜间勃起试验进行监测,观察用药和停药情况下的生理反应并加以鉴别诊断。例如,用药期间和停药期间的阴茎夜间勃起程度和时间基本一致则可排除药物的影响。根据这种客观依据就可以正确地选择治疗方案进行针对性很强的治疗。大约有2/3的性恐怖症病人需要药物治疗,有1/3病人有可能复发,除非他们能继续接受药物治疗。

3. 性症状的缓解　精神药理学家在使用抗恐惧药物治疗恐怖症时取得了很大的成功,但如果他们不仅仅追求靶症状的缓解而是把病人放在一个整个环境中,在一个整体的心理动力学背景下考虑问题时,药物的治疗效果会更好。

4. 夫妻共同参加治疗　回避是消除恐惧反应的绝对障碍,如果病人继续回避性接触,治疗根本不可能取得进展。但是要克服长期存在的性畏惧也决非易事,若存在性畏惧时,无论如何激发一个人的性欲也无法纠正他的性功能不全。在成功的性恐怖症治疗中,关键因素是劝说夫妇共同参加可能带来一定紧张的性行为疗法治疗方案。向患病夫妇提供有关他们性问题的准确性质的信息并向他们解释清楚治疗的步骤和原则,这将使部分伴侣从原先的动摇、犹豫和回避,转而乐意参与治疗。有些人能够参加这一困难的治疗是出于对治疗医生的信任和彼此建立起的相互理解的和睦关系。由于性治疗过程中常常遇到的强烈的积极的移情作用,所以治疗同盟的力量能够得到放大。治疗医生则利用这种力量帮助病人克服他的强迫冲动,以避免产生关键性的可能与治疗目的相悖的性接触。其他人参加治疗的动机包括对配偶的爱、对双方幸福的承诺、对伴侣性需求的同情和公平相处的感觉。

对于具有性恐怖症的病人来说,参加治疗的强有力的动机是害怕遭到遗弃。有些人之所以能够全心全意地投入治疗是因为他们发现如果不积极改善他们的性关系,他们就面临遭对方遗弃的危险。有些人之所以不能克服他们回避令他们畏惧的性情境的强迫性冲动,是因为这种回避体现了他们对严重的无意识的性冲突的一种防御。在这种情况下,病人必须首先对潜在的过于神经质的过程具有深刻认识,只有认识到它们对他的性反应所具有的麻痹作用,这种防卫性回避才会逐渐消失。还有一些性恐怖症病人仅仅是对性情境下的恐惧性发作太熟悉和太了解了,所以他们不能接触任何具有"危险"的情境。由于他们的过度焦虑,性治疗很难奏效,所以治疗医生必须首先让他们服用药物,在得到药物治疗的保护后才开始劝说病人参加行为治疗。

可以教给病人自我识别焦虑程度的方法,然后根据焦虑水平来调整行为训练的进程。比如把恐怖发作算作"10分",把十分平静算作"0"分。如果超过5分就停止训练,倒退回前一个或前几个步骤。这样就使病人和其伴侣对性焦虑有一个深刻认识,从而更好地在性行为训练中互相配合。

第七节　性欲亢进

有关性欲亢进的临床报道已有100多年的历史,如埃宾(1886)、霭利斯(1905)、赫希菲尔德(1948)等,他们分别在临床上观察到有些男女的性欲似乎永远得不到满足,故称之为唐璜综合征、性欲无度的男子、慕男狂、色情狂、性欲亢进等。口服避孕药的发现、生产和上市这一医药学的里程碑般的进步是促成西方所谓性革命时期性态度和行为解放的相关社会文化因素之一。后来的几十年间,社会舆论不再强调性欲亢进是一种病态现象,而且把它重新概念化为正常性表达的一种变异。美国和欧洲大多数国家的医学界和国际疾病分类都不再把同性恋当成是性心理障碍,及同性恋解放运动的兴起和对同性恋多伴侣现象的认可,使得性欲亢进这一话题不再成为人们关注的焦点。当然在过去的几十年里,这些社会变革也造成了像离婚率急剧增高、性传播疾病大幅度反弹和艾滋病的肆虐扩散等社会问题,严重威胁到人类健康状态,这些严重疾病更多地流行于多性伴侣人群中的事实,促使人们反思并重新评价当代的性道德观念。DSM Ⅱ(1968)承认性偏离是人格障碍但并没有提及非性欲倒错(性偏好障碍)的性欲亢进问题,DSM Ⅲ(1980)把性欲倒错列为独立的病理问题并归属于性障碍,而把唐璜综合征和慕男狂包括在性心理障碍之内,没有另外的详细说明。从历史的观点来看,人们把性欲亢进看做一种像酗酒、赌博或吸毒一样成瘾的表现或一种受冲动控制的障碍。卡尼斯(1983)出版《走出阴影:理解性成瘾》一书,"性成瘾"这一术语从此开始在媒体中广泛运用,并且得到那些具有反复性性欲倒错行为者或非性欲倒错性性欲亢进者的共鸣,它指的是作为一种自我抚慰和自我调节形式的频度很高的性行为,它包括与性欲倒错有关的和无关的两种类型。同期,另一个术语"性强迫"也应运而生,同样适用于这些人群。人们曾围绕这两个术语的定义和内容有过不少争论,但沙费尔把它们合二而一,提出"性成瘾/强迫"或"性强迫/成瘾"的称谓。卡夫卡则使用"与性欲倒错相关的障碍"这样的术语来刻画这种非性欲倒错性性欲亢进问题,这样的描述具有一个很大的优点,它不仅没有仅仅按照其行为表现特点(如强迫或成瘾)给予纯理论性的命名,而且还承认这类行为虽然不是社会学意义上的变异,却与性欲倒错这个性心理障碍大家族有着许多共同的特征。应除外其他情感疾患、药物等的滥用、疾病等的影响。两类障碍的主要区别是性欲倒错具有社会学意义的变异行为。为了支持这一诊断标准,那么就应从社会、文化、科学等各个方面区分一下"正常"与"变异"性行为的区别。

【诊断】　如果男女的性欲一直特别旺盛,远远超出正常水平,不管白天和黑夜都有性交要求,有时每天要求多次性交,而且对性交时间也要求较长,否则性欲仍得不到满足,这就是所谓的性欲亢进。其表现为性兴奋的出现过多、过快、过剧,如果达不到要求就浑身难受、头昏、失眠、四肢无力、发呆。性欲要求强烈,甚至达到不分场合、不考虑任何情境的约束和规范、不避亲疏的地步,当要求得不到满足时便哭闹吵闹,搞得对方筋疲力尽,极为苦恼。他们的反应也超常地性迅速、容易、强烈,甚至拥抱、接吻、轻触阴部也能产生强烈的性高潮。中医称之为"花痴"。尽管如此,仍有些学者否认性欲亢进是一种病态。当然,一个人所在的环境、认知、心理、人际关系等存在种种巨大差异,所以性欲

强弱表现不尽相同、有时甚至有天壤之别,临床上很难定量判断什么是性欲正常? 什么是性欲亢进或低下? 比如,年轻人新婚蜜月之中每天一次、甚至数次决不算过多过频,这是很正常的。

性欲亢进程度表现为一种强迫的需求,亢进的性欲影响了个人的健康以及人际关系。有人把性欲亢进看做对性的一种成瘾状态,它与药物成瘾类似,性成瘾状态支配了他们的强迫性需求、意识、思维和生活。在每天的性成瘾活动之外,有些女患者还伴有疑心病、思维混乱、精神恍惚、发作时完全不能自制。有些女患者的问题可因丈夫性功能的减退而激发或加重。

性欲亢进的发生率很低,在一般人群中约为1%(包括男女两性)。

在评价和诊断非性欲倒错性性欲亢进时有几个原则是很重要的:首先,非性欲倒错性性欲亢进和性欲倒错这两个人群的行为都是秘密的,二者都引起比其他性问题更严重的羞愧和内疚。事实上,它们是最引人注目而且争论最多的精神疾患。所以在问诊时,要先在配偶等人不在场的情况下询问一些特定的相关问题,以便作出正确评价和准确诊断。要告诉患者,医生之所以要询问一些很隐私的问题,那是因为有些性障碍可能是容易被公众误解的问题,所以有些人在介绍病情时会有保留,但若不搞清楚这些真相,治疗将在误诊的情况下白白浪费时间和费用。在这种情况下,有助于患者自我暴露。

其次,询问要详尽,避免遗漏,同时这种问诊也应具有一定的策略性,不要给患者带来压力,下列5个与性行为相关的筛选问题对这两类疾患都是适用的:

1. 你曾经有过持续的、反复的控制自己性行为方面的困难吗?

2. 你的性行为是否曾经引起你明显的个人痛苦、或引起诸如导致两性关系破裂、违法、失业、医学问题、性传播疾病、意外妊娠等明显的个人后果吗?

3. 你有过让你感到需要保守秘密或感到特别羞愧的反复发生的性行为吗?

4. 你曾经因为花费了太多时间在性幻想、手淫或其他性行为上而感到后悔或麻烦吗?

5. 自青春期以来你曾经觉得自己的性欲太强吗? 比如在过去的6个月中,每天有不止一次的不论是手淫、还是其他性行为吗? 什么年龄? 持续时间比6个月还长吗?

第三,要重视对具有性强迫行为患者是否同时具有其他精神情感问题进行系统的评价,临床经验表明这类患者的大多数可能具有不止一种终生性的、共发的情感障碍(61%~65%,特别是重度抑郁症及精神抑郁症)、焦虑(43%~46%,特别是恐怖症中的社交恐怖)、对心理活性药物等的依赖(39%~47%,特别是酒精依赖)、其他强迫症诊断,非特异性的冲动控制障碍(7%~17%,如强迫性购物欲或不规范驾驶)、注意力不集中/高度易动症(17%)等。这些发现是很有临床意义的:它提示我们在接诊非性问题的男女精神障碍患者时,都应系统地询问上述5个与性行为相关的筛选问题;对于成年人的精神抑郁症和注意力不集中/高度易动症,大多数医生常规上是不予诊断的,

需要通过回顾性调查和对当前症状进行分析后才能作出评价或诊断;此外,滥用心理活性药物或物质者有可能否认其严重程度,所以许多问题可能处于隐匿状态而未能暴露出来,也就得不到适当评价和处理;共生精神障碍可能从根本上对性欲亢进的发生、严重性、对社会有危害的变异行为具有危险的促进作用。焦虑、抑郁、强迫行为、性欲亢进等可以享有共同的病理生理变化。同样,适当的心理治疗和心理药理治疗不仅对这些精神疾患有效,而且对性欲亢进和性欲倒错都有一定疗效。

第四,要了解性欲亢进与其他性障碍的共患率,性欲亢进和性欲倒错两个人群都会主诉伴侣性生活中性唤起的减弱,特别是在伴侣关系建立初期的迷恋期过去之后更是如此。从表面上看,他们就诊的主诉很可能是后天性或境遇性性欲低下。此外,在当前性关系背景下,女性有可能出现性唤起障碍、男性则可能出现勃起功能障碍或性厌恶。所以,在性欲低下患者就诊时应该注意采集更详尽的病史以排除性欲倒错及非性欲倒错性欲亢进问题,常表现为对伴侣性活动完全丧失兴趣而宁愿自己频繁手淫。

【鉴别诊断】　非性欲倒错性性欲亢进与性欲倒错的异同。

1. 在非性欲倒错性性欲亢进患者中男女之比为 5∶1;而性欲倒错患者中为 20∶1,男性所占比例更高。

2. 这两个人群都是自青春期开始发病。

3. 这两个人群都具有不止一种高频率的性宣泄途径,其性素质或脆弱性基本是一致的。

4. 虽然没有对性欲倒错犯罪者是否同时具有非性欲倒错性性欲亢进行为进行过研究和系统评价,但从临床经验看应该是常见的。

5. 这两个人群陈述的性行为都是强制性的、反复的、有时是固定模式的。此外,在有症状发作的时期,每天花费在"性"上的时间都在一至几个小时。

6. 与性欲倒错相似,非性欲倒错性性欲亢进症状的发作也是盛衰不定的;可以是自我适应良好,也可以是自我适应不良;在"紧张"、"应激"状况下更容易发生或加重强化。

7. 这两个人群都可能报道经常具有远远超出正常标准的、导致性高潮的、持久的高频率性行为。

8. 与性欲倒错相似,许多非性欲倒错性性欲亢进患者可能已经撤出伴侣性活动,而宁愿从事不寻常的性活动,他们往往认为这些形式比伴侣性活动更能激起性唤起。所以他们容易出现婚外情、对手淫的依赖、结成伴侣方面的障碍。

就缔结伴侣关系的障碍而言,它可能是非性欲倒错性性欲亢进的原因之一但并非必然原因。但如果建立一个良好的伴侣关系,无论对于临床进程、还是治疗结果都会具有相当帮助。在一定程度上说,非性欲倒错性性欲亢进和性欲倒错一样,也是一种亲昵障碍,在暴露或被伴侣等人发现之前起码有一些相互影响的因素诸如自卑、抑郁、过度依赖、保护已被识别的患者避免受自己行为正面冲击的后果、共生的冲动控制障碍存在。当一个稳定的两性关系突然自我暴露或意外发现非性欲倒错性性欲亢进问题时,肯定对这一关系产生毁灭性打击后果,相互信任会受到破坏和背

叛。对此,临床医生可以提供适当帮助,医生要了解暴露的时间、内容、过程和带来的负面的影响程度。重建信任关系可能要花费几年的时间,只有 8% 最终离异,曾有 75% 威胁要离婚但最终并没有离婚。

不过,特定的、非性欲倒错性性欲亢进这种边缘状态或行为,至今仍没有在 DSM 中找到自己应有的位置,主要是因为缺乏经验性研究,导致它无法在诊断学中占据一席之地。而研究人员对此缺乏共识则成为牵制相关科学研究的重要因素之一。

卡夫卡根据 500 例男女临床病历的总结,列出了下列常见的有关性欲倒错、非性欲倒错性性欲亢进、或大多数情况下是一个二者兼而有之的诊断:

1. 强制性手淫,占统计病历的 70% 左右,即使在一个稳定的两性关系中,手淫也是最主要的性宣泄途径,通常每天至少一次。

2. 长期以来性关系过多过滥,占 51%,包括异性间、同性间、双性间的乱交,就像利用玩具或工具一样与各式各样的人发生性关系。

3. 色情依赖(50%),持久地、反复地、依赖视觉等色情刺激,包括近年因特网上的色情网站、聊天室等色情刺激内容。

4. 电话性依赖(24%),持久地、反复地、依赖电话谈性。

5. 严重的性欲不相般配(12%),可能包括卖淫、性骚扰、体验为自我适应不良的耗时和分心的性幻想(但并非总是与生殖器性行为相关)、病理性迷恋或"爱情成瘾"、非精神性色情狂。

在性欲倒错诊断中,有 86% 的人至少具有一种终生性的非性欲倒错性性欲亢进行为,最常见的是强制性手淫和对色情品的依赖。对女性的相关研究很有限,已报道的有强制性手淫、持久滥交(包括卖淫)、严重性欲不匹配及性欲倒错中的受虐狂。而病态迷恋、沉溺性固恋、爱情成瘾等则是女性非性欲倒错性性欲亢进的主要表现形式。但她们并非主要表现为与生殖器或性交有关的行为,可能更多的是依恋障碍。

【病因】　性欲亢进的最主要原因是内分泌失调。人体内下丘脑-垂体-性腺轴系主宰着整个生殖活动,人类性行为和性功能的保持与这一轴系的正常运转有关,只要其中某一环节出现毛病,就可以导致性功能异常,主要表现为性功能低下,但也有极少数人表现为性欲亢进。人类性活动除受轴系影响外也受大脑皮质的影响。如果大脑皮质或下丘脑的性欲中枢过分活动处于持续的兴奋状态或对脊髓的低级中枢的兴奋作用增强;腺垂体促性腺激素或性腺雄激素的分泌过多,如垂体 LH 分泌瘤、睾丸的间质细胞瘤或增生,都会导致性欲亢进。颅内某些肿瘤可引起青春期前儿童性早熟或成年人性欲亢进,而垂体生长激素分泌瘤,早期可反射性引起腺体分泌过多的生长激素,出现性欲亢进,晚期则表现为性欲减退或丧失。如卵泡膜细胞瘤就是一种可使体内性激素增加的疾患,它能继发性导致性欲亢进和思维紊乱等精神症状,当手术切除肿瘤后症状消失,恢复正常。

围绝经期也会出现这类问题,主要由于卵巢雌激素分泌减少之后脑垂体促性腺激素反馈性分泌过多而引起,于是出现奇特的反跳现象。因此有人提出以异性激素来治疗,如给女性患者用雄激素治疗,但对其疗效和不良反应尚有争议,故该药应在医生严密观察下谨慎使用。但要注意与围绝经期精神病相鉴别。

围绝经期精神病包括抑郁型、类偏执型或妄想型。抑郁型的主要表现为严重的精神抑郁、明显的消极厌世思想、怀疑自己患不治之症或预感大祸临头、有疑病妄想。妄想型往往无端怀疑配偶有外心,属嫉妒妄想;或怀疑丈夫与第三者勾结要加害于自己,属被害妄想,它们也可以同时发生。

甲状腺功能亢进也可表现出多种形式的性功能和性行为紊乱,大约10%~20%的病人早期有性欲亢进表现,特别是轻度甲亢患者,不过,大多数甲亢患者最终会性欲减退,甚至血睾酮含量下降,睾酮储备功能降低。

其次,精神病患者中也有一些性欲亢进的表现,如躁狂症等精神疾患,由于精神失调导致对性兴奋抑制能力下降,不论男女,约有65%的人会出现性欲亢进倾向。常表现为情感高涨、欣快、动作过多、思维奔逸和冲动行为等主要症状。

最后,少数病人与社会精神因素有关,他们对色情小说、淫秽录像等特别有兴趣,反复接受大量性刺激,导致沉溺于色香肉艳、纵欲过度,出现中医所说的:七情内伤,心肝肾虚损,相火妄动。

家庭心理病理因素在性欲亢进的形成中无疑起着一定的影响,不同的研究报告表明有19%~80%的患者有过肉体的或性的虐待史,差异大的原因与就诊的具体人群的不同有关。需要进一步的对照研究证实家庭成长中的各变量的影响程度。这些特定的发育中创伤包括性虐待、青春期前已暴露于直率的性行为、过早接触色情、受父母或同龄人公开或隐蔽的性诱导、青春期或青春早期的性体验、对性和情感表达的过分严格的压抑等都是对脆弱的儿童或青少年造成不良影响的危险因素。而缺乏当前的亲昵伴侣或虽有伴侣却具有明显的亲昵障碍都可能导致性欲亢进临床过程的加剧。

如果经过临床检查确认患者所患为精神分裂症、脑和垂体肿瘤,应该去专科医院就诊。

【治疗】 当前性亲昵关系的质量和人际交流水平对治疗的后果将有重要影响,而当前没有伴侣者、伴侣具有性障碍(特别是性欲低下或性厌恶)者、或系无性的伴侣关系是促成非性欲倒错性性欲亢进行为继续表达的因素,不过,经过治疗之后其发作频率还是会有所下降的。起码可以对其色情品依赖行为不再感到那么内疚、焦虑、抑郁,不再频繁地强迫性使用色情品,不再是完全不能控制自己了。如果经医院检查没有发现器质性病变,应合理安排生活节奏,夫妇如能适当分居一段时间,减少性刺激,将更多的精力用于学习和工作,是克服性欲亢进的有效办法。

1. 心理动力学心理治疗 虽然其疗效并不十分确定,但仍可以帮助患者重新认识和综合过去发育过程中各因素的作用,减少当前的焦虑、抑郁、内疚和羞怯,改进社交调节

能力。与性欲倒错治疗相类似的是应根据患者的具体情况和需求采取多模式的治疗方案,可选择的治疗方法包括行为、心理动力学、心理教育、药物等。

首先应尽量获得对性欲过强症状的控制,如:

(1) 心理教育。

(2) 与患者讨论可行的治疗策略,如选择性给予认知和行为疗法、婚姻治疗、药物治疗、必要时转诊给更适合的专科医生。

(3) 共同设计一个患者能够遵守的高发性行为频率和时间的底线,如每天最多幻想半小时,也就是说"控制"要循序渐进,要求太高肯定达不到目标,反而使患者失去信心。

(4) 协商采取一些客观措施来限制患者的行为实施,如通过电话局限制拨号,取消色情物的原有来源,终止信用卡限制其消费,由伴侣、家人或医生等控制上网用的调制器。

(5) 促使患者在充分信任的基础上作出决定,能向医生、伴侣等将帮助他的人彻底自我揭露高发行为的细节。

(6) 心理治疗的靶标将针对早期发育过程冲突所致的当前性症状,而不是那些冲突。

其次,对症处理当前问题:

(1) 消除羞辱感,与患者讨论人们对这些行为的看法已发生了由"恶劣"向"疾患"重大改变的范例,以减轻他们的羞怯、内疚、自我责备。

(2) 识别和澄清发生在成问题行为之前患者的各种想法、情绪、行为、常见的预期紧张。

(3) 在隐蔽的或公开的成问题行为之前患者往往存在一些恐怖情绪,要建立一些能取而代之的反应策略。

(4) 保持人际间心理疆界以消除紧张:开展自信训练、社交技巧训练、放松/冥想、认知、紧张情绪的调整。

(5) 寻找一位监护者,以便在整个治疗过程中鼓励患者并考察其能否守住事先设计的行为底线。

(6) 考虑安排6~12个月的独身(禁欲)生活作为个人成长的一种体验。

(7) 有关健康性关系的心理教育:如何建立和保持亲昵、如何在独身的情况下不感到压抑或孤独、什么是健康的性素质。

(8) 要看到问题行为的可悲之处或弊端:对忍受、乐趣和逃避痛苦情感的作用。

(9) 如果由性治疗师转诊给医生以安排药物治疗,要监测其性唤起和冲动控制的变化、评价当前抑郁/焦虑症状、与其他治疗师能否合作等。

最好等症状稳定之后再处理发育过程中的影响因素,如:

(1) 处理好家庭方面的问题,如评价家庭成员中的精神疾患及其影响。

(2) 查询有无肉体/性虐待、从小遭双亲忽视、过早发生性活动等在内的能影响早期性行为的事件。

(3) 建立和塑造"假自我",以便把非性欲倒错性性欲亢进行为和痛苦情愫的处理区分开来。

(4) 探查使性症状形成和持续的可能的心理动力学

或行为背景。

（5）评价并发的精神疾患对其性心理发育和形成的影响。

2. 认知行为治疗　预防复发很重要，人们在处理成瘾问题（如酗酒、嗜烟、强迫进食）时总结了一套整合疗法，将认知行为治疗和小组治疗等结合起来，可供选择的有多种技术。

（1）识别和调整造成非性欲倒错性性欲亢进行为的认知扭曲和信念。

（2）增强患者对识别和认识高危情境预见因素的敏感性。

（3）识别导致复发的特异行为、情绪、认知等指示性标志。

（4）有助于完成广泛的、行为康复综合问题解决技术，及社交与性技巧训练。

3. 行为治疗技术　目前可以考虑的有厌恶疗法，如氨气嗅觉厌恶。

4. 药物治疗　在其他治疗失败或仅部分有效时可给予药物治疗。优先考虑的是抗抑郁药曲唑酮、氟西汀或其他5-羟色胺抑制剂、抗雄激素醋酸甲地孕酮（赛普罗龙），药物治疗可能会是长期的，至少需时一年。

属于围绝经期、内分泌失调等原因时，可先使用镇静剂，消除其病态妄想，减少其激起冲动的因素。先试服三溴片、氯氮平，还有地西泮（安定）、甲丙氯酯（眠尔通）、氯丙嗪等。如无效再考虑进行激素治疗。激素治疗，每日口服己烯雌酚5mg，持续2个月。因此药可能引起男性乳腺增生，乳房大，睾丸和阴茎萎缩，所以用这种疗法，必须在医生指导下进行，而且疗程不宜过长。更有效而无害的治疗方法是采用下丘脑促性腺激素释放激素激动剂。

人们对这一问题的认识尚缺乏研究，所以在理论上仍有许多不同的见解。有些患者的情况会隐蔽得很好，人们对此一无所知，那就采取"不问不讲"的对策。治疗的成功与否取决于医患同盟关系是否达到可信赖的程度，健康干预手段至少需要一年的时间，最终结果多为"有效"和"控制"而非"治愈"。至于受伤害的两性关系的恢复则需要更长的时间，约数年之久。

第八节　女性性唤起障碍

在所有困扰女性的性功能障碍中，女性性唤起障碍（female sexual arousal disorder，FSAD）是最不受重视的，往往没有把它作为一个单独的、孤立的性功能障碍来看待。尤其是考虑到与它相对应的、同样发生在性兴奋期的男性勃起功能障碍（ED）在近十几年间受到重视并取得突破性进展，成了性医学研究和性干预的主要目标、始终占据着中心位置，西地那非的成功使人们开始对FSAD抱有日益增长的兴趣和希望，若能在这一问题上取得进展必将造福于许多女性、夫妻和家庭。而事实上临床实践中的确有不少人认为FSAD是很难作为一个独立的性功能障碍来看待的，在他们的门诊中有时仅占不足2%的比例。虽然我们尚不清楚FSAD的实际发生率，但它无疑困惑着各个年龄

阶段中相当比例的妇女。美国芝加哥1994年性调查结果表明在18～59岁的妇女中有19%的人存在阴道润滑困难，而绝经后妇女中更高达44%。

【定义】　性唤起是指男女两性分别为准备性活动而发生的生理变化。男子性唤起时以阴茎勃起和睾丸提升为特征；而女子性唤起则经历一个更广泛和更复杂的生理变化模式，它包括盆腔充血、阴道润滑、外生殖器肿胀、阴道管外1/3变窄及内2/3增长和扩宽、乳房肿胀和乳头勃起，通俗而概括地说是"变湿润"。虽然，性唤起的生理变化不仅发生在生殖器区域之内、也发生在生殖器之外，但驱使患者前来求治的典型主诉却仅仅是生殖器区域之内性反应的减弱。美国精神疾病诊断与统计学手册第四版（DSM Ⅳ，1994）对FSAD作了如下定义：①女性在性活动的激发过程中乃至到性活动完成之时，仍持续地或反复地、部分地或完全地不能获得或维持性兴奋期的阴道润滑和肿胀反应。性唤起反应包括盆腔血管充血、阴道润滑和扩张、外生殖器的肿胀。②这一障碍可以引起显著的痛苦和人际关系的困难。③这一问题显然主要不是由与精神症状有关的其他疾患（除了其他性功能障碍）引起的，也不单纯由于某种物质或全身性疾病的直接生理作用所致（如药物或毒品）。

女性性唤起障碍分级为：

Ⅰ级女性在性活动中有时或在某些特定境遇下出现阴道润滑不足或反应较慢的表现。

Ⅱ级女性经常出现阴道润滑不足或反应过慢的现象，对性生活有一定影响。

Ⅲ级阴道润滑不足或反应很慢导致明显焦虑、不安或不适。

Ⅳ级阴道润滑严重不足或几乎没有润滑反应，给性生活造成很大困难，也令个人和对方感到极大不满。

女性性唤起障碍女性性唤起障碍同样可以划分为原发性与继发性、完全性与境遇性等不同类型。原发性指患者从性生活一开始就从未能获得满意的性唤起生理反应，始终缺乏阴道润滑反应；继发性指过去曾有正常的阴道润滑反应而现在却丧失了这种性反应能力。完全性指患者在任何情境或与任何伴侣始终不能获得满意的性唤起生理反应也即完全缺乏阴道润滑反应。境遇性指患者在某些情境或与某些伴侣能获得满意的性唤起生理反应，但有时或与有些人在一起时却缺乏阴道润滑反应。

诊断标准中的引起"明显痛苦"或"人际关系困难"的条件有时使诊断发生困惑，因为单凭其伴侣提出的这样的主诉对诊断就足够了，不必再考虑女性自己是否感到痛苦。这样的诊断标准也使FSAD与性欲低下或性厌恶的诊断出现混淆。此外，伴侣的问题或性刺激不充分也常常导致FSAD或性高潮问题。

在实际应用中判断是否与另外的和精神症状有关的疾患或疾病状况有关联时，可能会遇到一定困难。抑制、焦虑、惊恐、恐怖症或心理障碍常常与性功能障碍有关，而这些问题的成功治疗并不一定意味着治愈，这些障碍的残存影响仍可能足以阻止充分的性唤起。在这种情况下，必须运用明确针对FSAD的特定性治疗，而未接受过性治疗训练的普通精神健康工作者提供的、一般意义上的健康咨询

或心理治疗就不会奏效了。此外,与精神症状有关疾患的经典治疗是离不开使用诸如选择性5-羟色胺再摄取抑制剂、抗惊厥剂或安定剂等的,这些药物本身就可以引起性唤起不足。这样,与精神症状有关的其他疾患和药物不良反应都可以与特定的性功能障碍相混淆。除此之外,这些药物的过量使用或误用也并非少见的现象。

虽然人们总是把唤起当作是润滑的同义词,有些研究却表明在测量阴道/阴茎唤起反应和润滑反应时的很大差异。阴道反应水平的测量研究已经发现,在测量到的血管充血程度和主观对躯体性唤起评价(自我报告)之间的重大差别。此外,当注意力集中到血管充血和(或)润滑时,往往容易忽略阴蒂唤起的作用,其实,它才是大多数妇女主观躯体性兴奋/唤起的主要来源。一个尚不能满足的技术需求是如何准确测量阴蒂反应,它与男性勃起反应测定是相互对应的,我们需要了解阴蒂自身的反应和它与阴道反应之间的相互关系。

性唤起障碍可以单独发生也可以伴有性欲低下或性高潮障碍,有必要加以区分或鉴别。性唤起障碍与性欲低下有时很难区分,关键是要看其性生理反应的程度和进展如何。例如,具有正常性欲的个体急切希望进入性情境,但又发现她们不能让性反应水平达到她们向往的程度,即充分润滑肿胀,这属于性唤起问题。性欲是对性活动向往的频率,性欲低下指女性对性活动根本不感兴趣,它与一个人能否完成这项任务的能力或曰性唤起能力无关。又如,性欲低下问题可以是很表面化的,利用一些现成的问卷就能测量到主观的打分及对包括性交、手淫、性念头和幻想、性活动满意度等在内的性行为质量的整体评价。然而,这些外围性的指标并不能直接运用于躯体性唤起本身。另一方面,如果将注意力主要集中在高潮障碍上,就会过度关切躯体性唤起反应中一个很局限的方面。何况对高潮障碍本身的描述本来就不那么容易,而且它在躯体性唤起整个连续过程中的作用也不是很清楚的(也即高潮与先前唤起增强之间的关系)。主诉性感缺失或阴道不能润滑的女性仍然可以在振荡器刺激下轻松达到性高潮,这和男子也能在阴茎疲软的情况下射精是一个道理。性唤起障碍也可以导致性交疼痛、性回避、婚姻或性关系障碍。

【病因分析】 与对男性勃起功能障碍病因学研究相比,人们对女性性唤起障碍的病因学研究还刚刚起步,特别是实验室和鉴别诊断方法的研究还很落后,差距很大。

1. 器质性原因 女性性唤起的生理反应既然是依赖于血管和神经系统的完整性,可以预见这两个系统的任何损伤都会造成性唤起困难。如盆腔血管疾患可以导致阴道润滑减少;同样,糖尿病和多发性硬化的外周神经损伤也可以影响性唤起进程。激素水平的下降、特别是雌激素水平的下降会使阴道干燥更加严重,有可能导致性交疼痛。这种变化在哺乳期、围绝经期、绝经期或卵巢切除术后均会出现。至于口服避孕药是否会影响阴道润滑,人们尚无明确结论,恐怕应因药而异。

2. 心理性原因 女性性唤起是一种由自主神经系统控制下的内脏反应,其实质是生殖器血管扩张和充血,随后将发生阴唇、会阴、阴道周围组织的肿胀,这是控制生殖器血管口径的平滑肌的舒张所引起的。此外,阴道和子宫的平滑肌反应引起的阴道内2/3扩张和子宫的升高也是女性性唤起的特征。性与生殖系统的这些内脏反应(包括消化、呼吸和血压调节等与生命悠悠相关的其他重要生理功能)既然受自主神经系统的调节,那么凡能影响自主神经系统功能的因素都会影响相关的内脏反应。众所周知,自主神经系统功能对情绪变化的影响是很脆弱的,如充分的食物消化要求人体处于相对平静的精神状态,而一个人心烦意乱、焦躁不安时,自主神经系统就要对付这些消极情绪变化,消化过程需要的平稳调节就将失去,从而影响消化并出现腹胀、腹痛等症状。又如当人惊恐时,胃酸分泌过多,平滑肌出现痉挛,血液从消化道转移出去,从而破坏消化作用。两性性反应同样易受消极情绪的不良影响,如恐惧或愤怒都会减少做爱过程中的生殖器充血肿胀反应,由于阴道润滑受到严重影响,做爱时出现干燥,甚至性交疼痛也就不可避免了。情绪破坏性反应的能力与其来源和性质无关,而只与它的强度有关。妇女出现消极情绪的诱因是多方面的,包括性的以及非性的因素。损害性反应的焦虑不一定总是无意识的、未解决的、内心冲突的折射。这些焦虑常有近期的、直接的、往往不甚复杂的根源。妇女对不能达到高潮的恐惧、她的判断式的自我观望、不情愿与伴侣就自己的性需求进行交流、未建立的自主性或主观能动性,凡此种种因素单独或结合均可触发消极的情绪反应,从而损伤为性反应所必需的松弛、恣意和放任。这些情绪与心理因素包括:疑虑、内疚、畏惧、焦虑、羞怯、冲突、不安、紧张、讨厌、激惹、憎恨、悲痛、对伴侣的敌意、成长过程中接受的严厉说教、性虐待或创伤史等。

3. 性唤起与整体唤起和焦虑的关系 人们不难发现性功能障碍妇女常常表现出神经系统对性刺激的全身自主交感神经唤起不充分,这可能是生殖器唤起反应减低的一个因素。按照过去推测,交感神经唤起将会减少生殖器血管充血反应,这是直接通过诱发血管收缩和间接通过对抗副交感神经功能潜在的生殖器反应的结果,它可能预示着,如果在检测女性生殖器血管充血反应之前让她们暴露于交感神经唤起刺激,就将影响并减弱生殖器反应。然而事实并非如此,佩雷斯(1995)发现若让妇女在检测前观看一些没有暴力或性情节、只是包括危难临头之类恐怖情节的影片,那么无论性功能正常还是具有性欲低下、性唤起障碍或性高潮障碍的妇女都将随着交感神经的激活而显示出生殖器唤起反应的增强。她认为这是全身交感神经唤起"推动"了女性生殖器血管的充血反应。也有人指出交感神经刺激剂肾上腺素能增强性功能正常妇女的生殖器唤起,例如当妇女剧烈锻炼引起交感神经兴奋后约15分钟能加速她们的生殖器唤起。然而,尽管测量到生殖器血管充血反应的增强,但这种交感神经激活却没有影响妇女对性唤起感受的主观打分。这样,佩雷斯提出在治疗患有性功能障碍妇女时,应向她们显示如果通过性活动前给予交感神经刺激和其他促进手段,就可以不断增强生殖器反应,这样她们就可以达到正常的性唤起,因此加快对性唤起障碍的性治疗进程。全身交感神经激活至少也可以部分地支持其他刺激手段对性功能障碍妇女的治疗作用。

虽然在现实生活中人们总会预料各种焦虑或畏惧必然会干扰性唤起，可是在实验室的相对安全条件之下，这些焦虑或畏惧却通过诱导交感神经的激活促成事实上的性唤起。通过在不同情境之下直接测量女性性唤起反应得出的这些发现，可能有助于澄清 FSAD 的发生原因，也可导致研究人员在不受当前 FSAD 先入为主概念的影响下建立起革新的治疗方法。

4. 性唤起障碍的研究进展　国外近年来的初步研究提示，在男性性反应中起重要作用的天然血管扩张物质血管活性肠多肽（VIP）和一氧化氮（NO）在女性性反应中同样具有重要作用。女性阴蒂肿胀也涉及 NO。就像 NO 整合到男性勃起进程中一样。在阴蒂组织中能分离出 NO 合成酶免疫活性神经元。把来自接受肾上腺增生外科手术妇女的阴蒂海绵体平滑肌细胞进行培养并用 cGMP 磷酸二酯酶抑制剂西地那非或 Zaprinast 处理。结果经如此后 cGMP 水平增高 3 倍，平滑肌松弛增强，血管扩张。

曾认为阴蒂和阴道外前壁的神经支配同样是来自阴部神经的，性唤起和性高潮具有相同的生理机制。与此相似的是曾认为阴蒂与阴唇的扩张是作为一个统一的功能单位的。小阴唇中血管化的海绵体组织的延伸上至阴蒂、下至前庭的会阴部，包括了尿道开口和阴道口处。阴道口是被海绵体组织束紧的，在性唤起时会充血肿胀。小阴唇是被大阴唇所束紧的，在唤起时也会肿胀。

据估计妇女单位体重所拥有的勃起组织与男性是一样多的。然而，女性的勃起是更分散、更内在、并不像男性那么外显和突出。刺激阴蒂、前庭、阴道前壁外 1/3 可以激发涉及环阴道肌肉收缩的性高潮；然而，与性高潮有关的神经关联却几乎没有进行过测试。在有些妇女，阴道前壁中还普遍地验证到一个称为 G 点的区域和位置。假如推测由阴蒂到阴道是一个连续体的话，那么总是引起争议地去人为区分阴蒂高潮与阴道高潮（或 G 点高潮）似乎就没有必要了。然而，之所以造成很有说服力的争议是因为以插入为主所致的深在的对子宫阴道部位和宫颈施加的压力可以产生一种不同类型的性高潮。这种类型性高潮的特征是涉及整个身体的反应，如剧烈窒息，它不仅仅等同或完全替代阴道周围肌肉的收缩，而且可能涉及另外的神经通路。尽管存在这些区别，对短暂性高潮的关注不应该脱离开生殖器唤起的感觉和特征，这是提前出现的，并且是导致性高潮的性反应高峰的来源，甚至在高潮未发生时它就已经存在了。对于性唤起和性高潮的阴蒂和阴道感觉而言，它们是有着个体差异的。

尽管女性性唤起解剖的神经和脊髓成分仅在动物和骨髓损伤患者身上检测过，研究人员还是发现了一个很有前途的神经环路。从事雌大鼠研究的人员认为盆腔肌肉反射（阴部—阴部反射）与节律性阴道神经活动有关，导致生殖器唤起的增强。当给尿道周围施加压力时，这些反射沿脊髓向下传导。脊髓出现的这些反应可以受到来自大脑的肾上腺素能神经刺激而促进，和来自大脑的 5-羟色胺能神经活动而抑制。通过迷走神经刺激而诱发的神经环路系统对女性生殖器性唤起具有另一种潜在的兴奋作用。由于这一从生殖器到大脑的传入通道是通过脊髓的，通过迷走神经

的生殖器刺激可能允许脊髓损伤妇女性唤起和正常妇女额外的性唤起。

【临床诊断】　性唤起生理反应受到损害的女性常常同时经历其他形式的性功能障碍，如性欲低下、无高潮、性交疼痛等。所以必须采集完全的性历史以评价性反应周期各个阶段的表现，但要特别注意唤起问题，评价可能在一或几个单元中进行，取决于问题的复杂性。对于生理损伤性性唤起妇女来说，最好在会见她们的伴侣之前先单独约见她们几次，然后单独约见她们的伴侣，最后再同时接见夫妻双方。下面介绍在卡普兰 1983 年版本基础上修订的治疗方案。

1. 探讨主诉　医生要获得有关性问题进展过程的信息，例如是突然发生的还是逐渐发生的？是在所有情况下都有问题还是偶尔遇到问题？是否存在能够改善或加剧性问题的因素？注意有无性兴趣、性兴奋、性行为、性乐趣、焦虑或整体满意度等方面的改变。

2. 性状态检查　医生要获得有关病人当前的或典型的性经历的详细描述，这样对其问题便有了一个清楚的了解。这包括从性接触开始到结束的具体行动、想法和感受。既包括自己的手淫也包括与伴侣的性活动。

重要的是要了解女性是否曾经达到过性高潮？如果是这样，又是在什么情况下发生的？她自己能够让自己达到性高潮吗？当她手淫时她触摸自己的什么部位和如何刺激？使用手指、振荡器或其他手段？手淫时她是否伴有性幻想？她发现最容易让她性唤起的念头或幻想是什么？在与伴侣做爱时她是否利用这些幻想？如果没有，为什么？她和伴侣共享这些幻想吗？还是根本不愿和伴侣分享这些幻想？当她和伴侣在一起时，她接受的是哪些刺激？有多长时间？这些足够吗？还是想要更多一些？阴道和阴蒂经历了愉快的感觉吗（温暖、震颤、敏感性提高）？如果是，来自哪些感觉？当唤起时她经历心率和呼吸次数的改变吗？她的生殖器组织肿胀、充血、变硬了吗？她的阴道润滑充分吗？她是否遇到阴道干燥问题？她使用润滑剂吗？她发现什么样的性活动能带来性唤起呢？她经常这样做吗？她经常能达到性高潮吗？如果达到过，又是经由哪些活动达到性高潮的呢？她害怕性高潮时的充分性释放吗？如果害怕，为什么？她在性活动中集中精力有困难吗？如果是这样，是什么在干扰她呢？她是否精神贯注于不安或不愉快的念头呢？她的伴侣如何令她兴奋或令她扫兴？她是否发现自己或对方具有性吸引力？她在性交前是否感到紧张或焦虑？在做爱之前直至之后她的脑子里在想什么呢？她的性欲、性念头或幻想经常发生吗？她经常进行性活动吗？独自或与伴侣在一起？

3. 评价体格状况　医生应该询问是否存在可能导致性功能障碍的任何健康问题。如果有的话，在过去或最近诊断过哪些疾病或接受过哪些手术？在过去或最近服用过哪些药物？她抽烟吗？酗酒吗？滥用药物或其他物质？月经正常和规律吗？她服用可能损害性唤起的避孕药吗？在围绕妊娠、分娩、或产后时她存在任何问题？对于绝经后妇女或那些卵巢功能受损的妇女，医生可能希望获得更多实验室检查结果，如游离睾酮和总睾酮，雌二醇（E_2），孕酮

(P)，催乳素(PRL)，黄体生成素(LH)及卵泡刺激素(FSH)。此外，还可能要检查甲状腺、血常规、血生化、血糖或糖血红蛋白 A1C 等。有阴道不适或疼痛的妇女应转诊给妇产科医生。

4. 精神状态评价 临床也需要决定性症状是否继发于精神障碍如情感性障碍或焦虑障碍。以下几个筛选问题可能是有帮助的：过去曾经滥用药物或其他物质吗？妇女曾接受过精神病治疗或因精神原因而住过院吗？她服用过精神科药物(包括镇静剂、抗抑郁药、或安眠药)吗？她是否经历过抑郁、恐惧或恐慌发作？

如果精神疾患似乎确实存在，就应该阐明其诊断和治疗。要了解是否有任何药物会造成性功能障碍，性症状先发生还是精神问题率先出现，是否存在严重的紧张因素？就像惯常的做法那样，也要询问病人是否有过自杀念头？具有严重精神病患的患者是很脆弱的，不可能耐受性心理治疗或至少不能从中获益。

5. 性心理历史 医生应从患者获知其性发育的历史资料，包括关于她们最早的性感受的记忆，早期性经历，初潮年龄，青春期成长过程中性梦、性幻想、初次性交情况、特别是有无性创伤或性虐待等历史，过去及目前的性生活史，两次婚姻之间的性生活，绝经后性生活状况等。例如一位妇女曾受到她父亲的抚弄式性虐待，后来她对接吻和性交均有反应，就是对拥抱和事前爱抚没有反应，说明过去心灵创伤与特殊性行为方式之间的联系。

6. 家族史 患者家庭本身的、文化的、宗教的背景是很重要的，因为它将深刻影响其性观念和性素质的形成。恰恰是这些影响将成为引起其成年期性问题的冲突来源。家庭的组成成员，成员间与病人关系质量，家庭关切的主题，家庭内性信息的传递等都是重要问题。

7. 关系史 医生必须评价患者个人过去浪漫关系的质量。例如，是否长期存在性吸引力本身或相关的问题，是否存在接纳异性或轻易拒绝等问题。

8. 伴侣关系评价 医生必须评价病人目前的伴侣关系并决定是否具有能损害性唤起的问题。伴侣间相互作用往往成为性问题的潜在根源。常见的障碍包括交流太差、性技巧贫乏、期望值过高得不到满足、关系冲突、伴侣的性功能障碍、伴侣的病理心理问题、害怕亲昵、不相容的性幻想、常见的移情、未解决的冲突和权力斗争。

【分型】 在 DSM-Ⅳ-TR 的 FSAD 的定义中，把注意力集中在"润滑/肿胀反应"上是非常成问题的，它极少成为激励女性寻求治疗的主诉。此外，主观和生殖器性唤起障碍的相互关系即使有，也是最低限度的。考虑到"适当性刺激"对性唤起和性欲的重要性，当评价是否存在一个唤起或高潮障碍时就要对此作出临床评估。躯体健康而诊断为性唤起障碍的妇女在一个控制的实验室环境下，对情色的性刺激作出反应时通常表现出生殖器的正常血管充血反应。这样，造成她们窘迫的关键是缺乏主观的唤起，而不是生殖器充血的失败。

现在推荐的是得到认可的性唤起障碍的亚型：主观性唤起障碍，生殖器性唤起障碍，复合的生殖器的和主观的性唤起障碍，和持续性唤起的障碍。值得注意的是，这些定义的基础是妇女自我报告的生殖器充血和润滑的缺乏或损害，需要进行心理社会的测试来确认潜在的生理病理情况。

1. 主观性唤起障碍 在经受任何类型的性刺激后性唤起的感受(性兴奋和性快感)缺乏或显著减弱，不过依然发生阴道润滑或其他躯体反应的征兆。

2. 生殖器性唤起障碍 主诉生殖器唤起受到伤害。自我报告可能包括经受任何类型性刺激后仅有极少的会阴肿胀或阴道润滑，或抚摩生殖器后性感觉减弱。在非生殖器刺激之下仍然可以发生主观的性兴奋。

虽然一位妇女诊断为生殖器唤起障碍亚型，她仍然可以在观看情色影片时、挑逗她的伴侣时、接受亲吻时、或接受乳房刺激时表现出主观的唤起。她主诉包括高潮在内的任何生殖器反应的强度显著减轻。悸动/肿胀/润滑的意识缺乏或显著减弱。此外，尽管可以发生似乎充分的充血肿胀，生殖器感觉的性特性却减少了，这实在令人费解。

3. 复合的生殖器和主观的性唤起障碍 在经受任何类型的性刺激后性唤起的感受(性兴奋和性快感)缺乏或显著减弱，而且主诉生殖器性唤起缺乏或明显减少，(会阴肿胀，阴道润滑)。自我报告可能包括经受任何类型性刺激后仅有极少的，或抚摩生殖器后性感觉减弱。在非生殖器刺激之下仍然可以发生主观的性兴奋。

与生殖器性唤起障碍妇女不同的是，在任何性刺激下都缺乏主观的性兴奋。

4. 持续性唤起的障碍 在没有性兴趣和欲望的情况下，一种无端自发的、令人困扰的、让人讨厌的生殖器唤起，也即麻刺感、悸动和搏动感。对于主观唤起的任何意识都很典型，倒不都是令人讨厌的。这种唤起是不能通过一次或多次高潮就能缓解的，唤起的感觉会持续数小时至数天。目前人们对此尚缺乏起码的了解，但它已经成为一种公认的越来越常见的综合征。需要就其流行率、病因和有效治疗开展更多的研究。

持续的生殖器唤起障碍(persistent genital arousal disorder, PGAD)是在没有性兴趣和任何性欲的情况下发生的非意愿的生殖器唤起；也称持续性唤起的障碍(persistent sexual arousal disorder, PSAS)。这一概念是美国新泽西州的 Dr. Sandra Leiblum 于 2001 年率先提出的，至今没有发现明显的激素、血管、神经或心理因素是导致问题发生的明确原因。

【治疗】 FSAD 的治疗既可以针对患者个人进行，也可以让双方一起来就诊，或单独就诊与同时就诊相结合。一般多至每周就诊一次，或少至每月就诊一次，取决于患者的需求、可能性、经济状况和对医生的信任程度。性唤起障碍的治疗应力求把医学治疗和性咨询、性治疗结合起来进行或同时进行。对于绝经前妇女是很少需要医学治疗的；而对于具有雌激素缺乏、性唤起受损害和性交疼痛的绝经期妇女而言只应给予激素补充治疗和性咨询指导，不必再安排特殊的性治疗。不过，这种激素补充治疗方法虽然能增进润滑、减少不适，但对于真正性唤起障碍治疗来讲却仍是不充分的。对于这些病例来讲最有效的治疗是在激素补充或其他医学治疗基础上的针对性唤起障碍的特定性治疗。

对于患有心理性性唤起障碍的女性,可以采用认知-行为性治疗范围的技巧。当更深层次的情感问题和对治疗的阻抗日益突出时,这些技巧还应与心理动力学为主的心理治疗相结合。卡普兰(1995)介绍了这样一些技巧:努力识别对性反应起消极作用的想法、情绪和行为,不断强化对它们的领悟,性幻想训练,色情艺术品的使用,手淫作业,性技巧训练,改进交流,性感集中训练,转换,改进亲昵。有些妇女发现亲昵,或与特定他人共享感受的行动,是达到性唤起所必不可少的前奏。许多性治疗家庭作业涉及的训练内容其实从本质上讲都不是性训练,它们仅仅适应于改善亲昵关系。

以交流电或电池为动力的振荡器在增进女性性欲、性唤起和性高潮方面是非常有效的。它们提供的强烈刺激有助于克服心理抑制和唤起抑制的医学原因。它们可以运用于针对个人或伴侣的治疗练习中。振荡器具有不同形状、大小和功能。除了传统的仿阴茎型,现在还有强有力的、但只有唇膏大小的掌上型模式,它们是设计来专门刺激阴蒂的,及专门刺激 G 点的曲柄型。现代的许多振荡器都包上了硅胶的可伸缩的外套,这样可以带来更多舒适感和易于保持清洁。

润滑剂的使用是很有帮助的,它们不仅对绝经期和产后妇女有效,对于性激素水平完全正常、但仍存在阴道润滑问题的妇女也适用。一般来说,润滑剂里添加剂数量越少,引起变态反应的危险就越小。

1. 女性性唤起障碍的性治疗步骤和安排　性治疗的基本原则是通过改变妇女发挥性功能的性系统,促进妇女在性体验之时,充分放松,这样才能达到预期的治疗目的。根据经验水平,性治疗学家试图在做爱之际通过造成一种允许性反应自然展开的松弛的、无需求的和肉感的气氛,以完成性治疗的目的。鼓励配偶公开地、坦率地交流他们的性感受和愿望,将有助于促进上述气氛。此外,业已证实系统地规定和安排各种感官的和性感的体验或家庭练习,在消除某些影响性功能发挥的直接障碍中,是高度有效的。

(1)性作业:下面简单介绍针对性唤起障碍或性感缺失这一女性性功能障碍的指定性作业的通常程序。它包括性感集中训练、无需求快感体验、生殖器刺激和无需求性交等实际的治疗过程。

1)性感集中训练:是由马斯特斯和约翰逊首先提出的治疗性功能障碍的一种巧妙和宝贵的方法。简而言之,它要求伴侣在性交和高潮之前,进行一段时间的准备活动,暂时把她们的性活动限制在轻柔、动情的拥抱、触摸和爱抚彼此的身体。在治疗女性性功能障碍中,采用这一训练方法时,通常指导妻子首先爱抚她的丈夫,然后再交换角色进行。这有助于中和她为自己接受某种帮助的内疚,她往往担心她若总是需要对方的帮助时,对方将会拒绝或抛弃她。因此,如果进展顺利的话,这将允许她集中精力于丈夫的爱抚所激发和带来的感觉,而不会为上述的情感上的内疚而分心。

这种表面上简单的相互作用的影响,可能是非常富于戏剧性的。由于妇女消除了对产生性高潮和服务于她的丈夫的压力,她常常能首次体验到性快感的和感官方面的感

觉,她还可能发现丈夫并未因她的问题而拒绝她。相反,她丈夫会很喜欢这种能产生意想不到的乐趣的机会,他往往欢迎这一机会并为能给妻子提供性乐趣而感到自豪。性感集中训练的成功实现要求丈夫推迟他的性高潮愿望的迫切冲动和情欲。他喜欢这样做的意愿则证明他是挂念和关心妻子的性乐趣的。妻子对丈夫的这种反应常常是激动与感到放心的,这可使她更充分地集中于自己的性感受之上。

当不存在阻碍性感集中体验的障碍时,配偶便可以在愉悦、相亲相爱和充满希望的气氛下进入下一阶段的训练。但是,情况并非总是这么顺利。有时病人在知觉她的性感受和性感觉方面仍有困难。她可能诉说在丈夫爱抚她时,她感到紧张不安、怕痒、甚至会生气、或抱怨丈夫笨拙或急躁。如果出现这些情况,就要与病人讨论存在这些障碍的意义,指导配偶重复这一阶段的体验,直到产生更积极的反应为止。

2)生殖器刺激:当病人诉说性感集中训练引起她感觉和性的快感时,练习可扩展到包括轻柔且抚摸生殖器的举动。在对妇女的整个身体进行爱抚之后,丈夫要轻轻地触摸她的乳头。阴蒂区域和阴道入口、告诫他不能试图提供强求的,并以性高潮为目标的刺激方式。这时的生殖器抚摸务必十分轻柔缓慢,如果需要的话,可使用少许凡士林或其他润滑剂帮助润滑,并应该在妻子口头或非口头表达的指引下进行。如果抚摸生殖器对于丈夫来说太刺激和令他感到沮丧时,可指导病人用手或口刺激的方式促使他达到性高潮,但这只是在他已经得到没有压力的和集中精力的生殖器爱抚的机会之后,才可这样做。

马斯特斯和约翰逊在这个治疗阶段中,指导他们的病人采用一种特殊的无需求体位。应该鼓励患病夫妇去实验,直到发现对他们最为舒适最能带来乐趣的体位为止。

在典型的病例中,如妇女的问题不是由于复杂的内心冲突因素时,生殖器刺激体验对于她的性反应性会有明显的促进作用,使她感受到性的唤起与愉悦,并渴望进入下一步骤的练习。而且,如果她的丈夫是很钟情于她的并对这种体验不感到任何威胁或厌倦,他可以从这些"练习"中分享妻子的热情与愉悦,因此,在这一治疗阶段,配偶的关系易于特别的密切和浪漫。

3)无需求性交:如果生殖器的爱抚能激发出良好的反应,下一步骤便是性交。在开始时还是要根据妇女的感觉和情感反应进行引导,并要排除对达到性高潮的任何压力。特别要注意的是作为经过性感集中训练和轻柔的生殖器刺激训练的结果,使病人能达到高度性唤起之后,要由病人自己发起性交。应该提醒患病夫妇注意的是,开始抽动时要缓慢地探索着进行,而不能快速、猛烈和强求。进一步指导她通过勃起的阴茎慢慢抽动而集中精力体验来自阴道的内体感觉上的注意力。此外,还应指导妇女在作抽动动作的同时收缩她的耻骨尾骨肌,以体验该肌肉的存在和功能。

在典型情况下,当性交抽动是在她自己控制之下进行并以增强她感觉意识为惟一目的时,妇女对舒适的阴道感觉的意识会有相当大的提高。在这个治疗阶段中,医生一般都指导他们的病人采用女上式体位或侧位,借此方式伴

侣双方能够自由地从事骨盆的抽动。关于体位的选择倒不必刻板地规定什么，而应鼓励病人去实验或探索，并使用她们发现的最有助于双方性乐趣感受的体位。

如果在妻子试探性抽动期间，男方对射精的欲望变得太强烈时，要劝告配偶暂时分开。这样丈夫预感到的性高潮感觉会迅速消除，当男子休息时，可以指导他以手来刺激妻子。这种训练过程已重复几次后，如果妻子感到愿意向性高潮发展，她应向丈夫传送这种信息和要求。如果她不想这样做，经过一段合理的间歇后，配偶可进行导向男方性高潮释放的性交。许多妇女发现这种挑逗、悠闲、愉悦的做爱过程能极度使她达到性唤起。

这些无需求的、以调整性愉悦为定向的性体验的优点可概括如下：第一，因为可缓解妇女对必须出现性反应的巨大压力，所以这些练习不易促成她的防卫和焦虑，这样她就可以常常体验无障碍的性快感。第二，这些特殊安排的旨在激起女性性兴奋的训练是有相当疗效的，这已有大量事实的证实。生殖器刺激的意图，即男人轻轻触动她的阴蒂、阴唇和阴道入口的周围，不仅仅使男子得到兴奋，其实这也是她过去的体验，而刺激的目的主要是为女方提供性乐趣。在性感集中训练中，男子不应按自己的好恶来加速或停止爱抚。恰当的做法是，他要根据女方的要求决定是否应该继续爱抚她的身体和他究竟应该采取何种步调。第三，在完成这些性作业的过程中，病人和她的丈夫对彼此的性需求和反应必然变得更明智和敏感。她开始认识到丈夫并未把这种训练看做讨厌的事，他为给她带来幸福感到高兴；当她主动寻求性快感时，丈夫并没有像她所预料的那样反对或拒绝她。这样，病人所建立的对性体验的防卫，如回避有效性刺激，以及她针对她自己动情感觉所建立的防卫，在这种放松的性环境下和在这些指定的相互作用的作业中，创造的公开可靠的交流中，开始消融。

（2）治疗疗程：这些性体验常常能激发病人的感受和阻抗，这就使我们能够验明阻碍她性反应性的特殊障碍。性治疗医生应根据自己的临床经验和采用以心理动力学为宗旨的解释来处理这些障碍。性治疗医生应指导病人采取一些策略并设计上述能使她自由地进行性表达和体验性感受的性作业。同时，把治疗中遇到的障碍和阻抗看做心理治疗探索的靶标。例如，如果病人很明显地拒绝让自己对性感集中训练作出响应，医生则应让他们在女方乐意和喜欢男方时或女方愿意接受男方爱抚的时候再试一下，积极说服她通过这种体验的不同阶段激发自己的性欲感受，把自己的注意力着重集中在自己的性感觉上，这时她必须排除一切杂念和充分放松。同时，在此疗程中，医生应尝试帮助病人识别和消除她的抑制其性反应的在潜意识里起作用的内心冲突。

在性感训练过程中爱抚到身体某些部位时，常常引起某些病人的抱怨，如"发痒"、"感到不舒服"等。这是临床实践中常常遇到的现实问题。据推测这种反应构成一种防卫，以此对抗由这些刺激可能引起的对动情感受的知觉。根据详细询问，某些病人指出这是因为刺激了最强和最敏感的动情区后，才引起此不良感觉的。

面对这种现象的治疗处理办法包括劝告患病夫妇，这种反应可能是由于内心冲突所引起的，并向他们保证这种反应往往是短暂存在的。病人可以发现，她丈夫的第一次爱抚可能令她发痒或寒战，但下一次时，则可能引起她的性愉悦的感觉。身体潜在的性敏感区的逐步"脱敏"技术将在这种情况下发挥作用，它常可促进在性欲要求和对有效唤起的畏惧感之间的冲突的消除。此外，在这种共同参加的疗程中，也应以言语交流的方式处理导致这种冲突的内心的和相互关系方面的不利因素。这种不良感受也可能只是皮肤对异性触摸的不适应，这也恰恰是过去的患病夫妇所忽视的并成为性感缺失原因之一的根源。他们过去的性活动中缺乏的也正是医生现在所安排要集中精力体验的，因此经过短期适应过程，这种不良感受自然就会消失。

许多病人诉说，一旦他们开始体验到动情感觉时，她们的精神立即开始恍惚。一般认为，这种"注意力分散"现象可能构成一种固执的防御，它是足以"关闭"妇女性感受的一种决定性的致病机制。医生可以首先尝试简单地指导病人有意识地再度集中其注意力；然后，如果问题继续存在，则以性幻想作为一种保护措施。在进行性作业过程中和在心理治疗过程中，都要注意探察这种冲突表现的根源。

平时病人显现的性反应常常因为她对丈夫反应的固执偏见所阻止，恰在妇女开始出现性反应之时，她的反应会因激发的上述念头而流产，必然也会因为她极度的不安全感和加重的对遗弃的恐惧感而流产。她往往会这样想："他是不是太疲劳了？""他一定认为我是个真正的神经质的女人"，"这不是他想干的事，我不能要求他为我做这种说不出口的事"，"我确信他希望他能与一个更性感的女人在一起"，等等。显然，这些念头会熄灭她对性活动的热情，会阻碍她应有的性反应和性感受。

看来，这种常见临床现象的有效治疗需要联合运用指定的性感集中训练等行为疗法和心理治疗的介入。因而，指导病人在性活动中变得"自私些"，仅仅想她自己的性感受和性感觉，正像她爱抚丈夫时丈夫也是集中精力于他自己的感受那样。如果需要的话，在此疗程期间，可尝试帮助病人与对被抛弃的畏惧做斗争，这种感觉也可能来源于她早年与双亲关系的变迁或文化传统引起的无可救药的感觉，及在我们社会妇女中，流行的被动屈从的错误意识。

在性感缺失治疗中，必须结合使用性练习作业和具有特殊技术特点的性治疗的心理干预。性练习不是机械的动情设计，除其固有的治疗意义外，还能在运用过程中，显露和阐明病人问题的心理动力学变化，这样恰恰能更有效地进行针对性很强的心理治疗疗程。这一疗程也揭示了配偶关系中的问题。例如，由于在妻子能作出性反应之前，往往需要延长的性刺激，丈夫可能对此感到烦恼和生气，甚至感到被妻子所拒绝。如果以女上位作为促进无需求性交体验的方式时，做丈夫的可能对女上位感到害怕和威胁。

正如男性病人的症状似乎即将缓解时，也常常动员起焦虑和阻抗一样，当妻子将开始初次与丈夫一起体验性愉悦时，他们经常出现这些心理障碍。在这一点上，临床医师在处理时，要具有特别的技巧，而不仅仅是性练习，因其决定着治疗的成功或失败。

（3）治疗结果：虽然治疗可能由于造成妇女性唤起障

碍或性感缺失的更深在的原因引起的防卫和阻抗变得更为复杂化，但本节提出的治疗程序看来，可以使许多无反应性的妇女的由近因障碍引起性反应缺失的现象得到改善。通过这些简单的以经验主义为主的方法，没有获得帮助的主要是那些由于深在的敌意或冲突而阻断性反应的妇女。

这种性治疗安排和类似的治疗程序，对于促进性乐趣、性反应性和性接触频率的增加，常常是有效的。但是，正如先前所指出的，这些无反应性妇女也可能是无性高潮的，所以，性感缺失的成功治疗也会导致她们性高潮困难的缓和。然而有的时候，虽然患者感到性乐趣的增强和性欲望的加深，对性刺激的反应表现为阴道充分的润滑，但她可能仍未达到性高潮。这说明她们存在着针对性反应中性高潮成分的一种独立和特殊的抑制，根据临床的经验，这需要给予另外的处理，这需要一种稍微有所变更的治疗方式。

2. 女性性唤起障碍的医学治疗

（1）激素治疗

1）雌激素：有人反映它们具有增强性欲和性功能行使的积极作用。正向的性作用可能部分来自雌激素对皮肤、乳房和阴道的女性化作用的心理影响。还可能带来自信心和情绪的改善，从而能够间接导致性欲的增强。当然，这时纠正继发于雌激素缺乏的性交疼痛是必要的，而性交疼痛对性唤起是一个重要的抑制因素。雌激素对性唤起可能具有一种直接的积极作用，它也可能激活大脑和阴道组织中的后叶缩宫素。后叶缩宫素可能促进女性躯体性唤起，就像它能刺激男性勃起是一样的。它也可能增强与伴侣的放松和增加对触摸的敏感性。此外，雌激素可以刺激为血管扩张所必需的一氧化氮（NO）的产生。

另一方面，许多接受外源性雌激素的妇女（含或不含孕激素）主诉性欲和性唤起能力降低。这可能是由于甲地孕酮的作用或使血蛋白水平增高，这些蛋白会与激素相结合（包括睾酮）并使之灭活。这样服用外源性雌激素实际上可能通过突然降低游离睾酮水平而导致性功能障碍。

看来，女性对外源性雌激素的性反应差异是相当大的，甚至是相反的。雌激素即使有性强化作用，似乎也不如睾酮的作用更强有力。现在，雌激素具有多种给药途径，包括口服、经皮贴剂、阴道栓剂和可以在阴道内保留3个月之久的含药阴道环。

2）睾酮：人们知道睾酮对女性性欲和性唤起是必不可少的因素已有40年之久，然而这一知识并未能融和到常规的临床实践之中。随着卵巢功能在绝经后、子宫卵巢切除术后、或经历某些形式的化学治疗后急剧下降的同时，睾酮生成也逐渐下降。这些妇女中有相当一部分人在一定程度上丧失了性欲或性功能行使能力，但医生很少告诉她们存在这种潜在的危险。

许多具有睾酮缺乏的妇女会经历性欲和性幻想的减少，她们的乳头、阴道、阴蒂对刺激不那么敏感了。此外，她们常常丧失性唤起和达到性高潮的能力。如果仍能达到性高潮，其感觉也减弱、时间缩短、不再那么令人激动、仅局限于生殖器局部。睾酮缺乏也会导致精力不足，容易疲劳，肌张力减弱，及生殖器萎缩而且对雌激素补充治疗毫无反应。

人们很关心给女性睾酮后使女性呈现男性化，这将使她们对心血管疾病更为敏感。已知睾酮可导致对心血管有好处的高密度胆固醇的轻度下降，但这会被对心血管的其他好处所抵消。实际上低剂量睾酮对女性心脏是有保护的作用。缺乏睾酮的妇女会出现性反应周期各期（性欲、唤起、高潮和消退）的性反应丧失，特别引人注目的是对性欲和性高潮的不良反应。他们可以接受睾酮替代疗法。但女性使用的剂量要远远低于男性（女性睾酮只相当于男性1/12）。由于生殖器组织萎缩或缺乏受体，最初对口服睾酮可能没有反应。所以开始时最好每天一次在会阴局部直接涂抹以乳膏为基质的睾酮。一、两周之后乳膏涂抹可以扩展到大腿内侧或腰，每周5次，会阴处每周2次。剂量应尽可能低至为恢复生理水平所必需的剂量。对于妇女，局部应用为每天0.25~0.8mg。

病人有时发现换用甲基睾酮更合适，它也可以采取每天口服0.25~0.8mg。甲基睾酮对具有乳腺癌危险的妇女尤为合适，因为它不容易转化为雌激素。然而，不管睾酮本身，甲基睾酮会干扰血睾酮水平的测定。另一个便利的选择是使用贴皮形式经皮给予睾酮。但经皮贴剂是供男人使用的剂量，那么妇女每天使用的时间可缩短到4小时。这样5mg的贴皮剂能通过皮肤吸收达通常每天剂量的1/6，约0.8mg。在使用适于妇女处方的低剂量睾酮时是很少见不良反应的：如体重增加、肝损伤、高密度胆固醇降低、阴蒂增大、痤疮、易激惹、男性第二性征的出现（如胡须、低音及秃顶趋势）。对睾酮的反应有时可迟至几周、几个月时间都不出现，可能因为受体已变得不那么敏感、数量也减少了。停药两周激素的有效性就可能恢复。

会阴局部使用睾酮乳膏后半小时左右到数小时，女性会感到性欲提高。经双盲交叉对照试验证实，给予单剂量睾酮之后3~4.5小时女性生殖器的反应性迅速增加。睾酮水平在15~90分钟达到高峰，反应峰在其之后1小时左右，滞后的解释是女性对性唤起负责的大脑机制减退。缩宫素——在触摸、分娩、哺乳时分泌的神经肽似乎刺激实验室雌雄动物的性唤起。在雄大鼠中，通过增强NO而促进阴茎勃起。一位妇女在使用合成缩宫素催乳时引起两次自发性性高潮。缩宫素也可因雌激素而激活。

3）孕酮：有报道表明天然孕激素可以刺激性欲，但也有相反的报道。有人认为孕晚期和排卵后期有些妇女经历的性欲增强与那时孕酮水平升高有关。有人采用一个由天然孕激素和L-精氨酸组成的局部制剂作为一种供妇女使用的春药和性表现增进剂处方，但它尚未进行正式研究、也未获准用于这一目的。在性活动前半小时涂于阴唇组织。此外，还有一种能转化为孕酮的孕激素局部制剂是供男女双方使用的。在没有对照的情况下，观察到把它涂抹在颈部或颌下时能增加性欲、增进性表现、改善幸福感。

血管扩张剂——已证实能增进男子阴茎勃起的药物似乎也应具有增进女性性唤起或促进性高潮发生的作用。事实上，有些妇女能体验到这种感觉。与阴茎皮肤相比，局部用药时药物更容易渗透进阴道上皮；与其他给药途径相比，许多女性患者更喜欢采用局部用药的途径。

（2）抗抑郁药和其他药物：近些年来，抗抑郁药物的性不良反应已受到广泛关注。除了安非他酮、曲唑酮等之外,所有抗抑郁药常常具有抑制性功能行使的作用。能对抗抗抑郁药性不良的反应的药物包括金刚烷胺、赛庚啶、白果叶、萘发扎酮、育亨宾、和低剂量心理刺激剂哌甲酯、右苯丙胺。

1)5-羟色胺能药物:有些妇女报告说因治疗抑郁症服用曲唑酮期间性欲出现不寻常增加或性唤起增强。新抗抑郁药萘发扎酮与曲唑酮在化学结构上是相近的,其特征为相对地缺乏消极性作用。这可能由于萘发扎酮是5-羟色胺2受体拮抗剂,而这种受体与SSRI诱导的性功能障碍是相关的。这就提示萘发扎酮是一个可能用于绝经后妇女的非常好的抗抑郁剂,特别是那些具有继发于内源性睾酮下降而出现的性反应下降。这些SSRIs,可能进一步加速这些患者的性功能障碍。丁螺环酮是5-羟色胺(5-HT)激动剂,一个治疗全身性焦虑障碍的处方药。用它治疗全身性焦虑和性唤起低下时(每天用药45mg,共4周),多数患者反映服药期间恢复正常性唤起和功能,没有任何证据表明性欲亢进。有理由对丁螺环酮的性作用作进一步调查研究。

2)心理刺激剂:低剂量中枢兴奋药盐酸哌甲酯(5~15mg)和右苯丙胺,可以缓解继发于服用SSRIs和其他抗抑郁药的性高潮延迟或抑制。女性服用这些药物的作用比男性要强,这大概因为女性大脑对多巴胺具有更高的敏感性。苯丙胺和哌甲酯合剂的作用比右苯丙胺和哌甲酯要强。虽然这些刺激剂使女性容易达到高潮,但也可能具有潜在的减少性唤起和性兴奋的作用,这是继发于它们的血管收缩和潜在的诱发焦虑的作用。此外,因为心理刺激剂尚未批准用于这一目的,并可能具有心律失常、成瘾和其他不良反应,在处方时必须特别谨慎。

3)麻黄碱:交感神经系统在女性性反应中具有重要作用,特别是处于全身性交感神经释放的高度性唤起阶段时。一项研究证实,当引起交感神经释放的激烈体育锻炼时,光体积描记测量表明阴道血流量和生理唤起均增加。作为α和β肾上腺素能兴奋剂,麻黄碱能增强雌大鼠性行为。在性健康妇女双盲、对照麻黄碱研究中发现,麻黄碱使观看色情录像带时测量到的阴道充血体积描记图像增强。麻黄碱或类似药物是否具有潜在的辅助性功能障碍妇女的作用,是另一个值得的研究领域。尽管麻黄碱可能促进性唤起和高潮,但它引起不安和血管收缩的能力却可能限制它作为性药物的使用。

(3)替代品和非处方药:越来越多的人会服用一些非处方营养保健品以期增强性欲和性表现能力。然而,没有哪个保健品已通过以化验为依据的研究验证,它们的"证据"都是来自传闻轶事的。此外,关于它们的安全性,特别是在妊娠期间尚不得而知。

3.阴蒂治疗仪的使用 阴蒂治疗仪是设计来治疗女性性唤起障碍的。女性性唤起障碍是常见的女性性功能障碍之一,它的影响包括阴道润滑减少或缺乏、阴蒂不能充血肿胀、性满意程度减低及达到性高潮的能力减弱。爱神阴蒂治疗仪适用于绝经前和绝经后妇女,它是一种使用简便、无创伤、无痛、高度有效和不良反应很小的女性性治疗仪器。它的上市给许许多多妇女带来了希望和极大的帮助。

阴蒂治疗仪包括电池控制的真空装置和一次性的负压杯,使用时将负压杯扣在阴蒂之上,然后开机以使杯内产生负压,这样就能把血液吸入阴蒂之内而导致阴蒂充血肿胀。

如果患者存在以下任何情况就不能使用爱神阴蒂治疗仪:疼痛感降低;手的灵巧程度差;慢性的或复杂的泌尿道或阴道感染(过去一年之内);盆腔炎(过去一年之内);非阴道干燥所致的性交疼痛(过去一年之内);各种心理因素;性虐待史,抑郁等;影响有关性器官的手术史;服用可能影响性功能的药物;药瘾或药物依赖;未经治疗的萎缩性阴道炎;子宫脱垂;阴道痉挛;会阴前庭炎。

医生要充分、清楚、确切地向患者介绍如何使用、保养爱神阴蒂治疗仪。医生要向患者讲明下列注意事项:性交之后中断使用,或在30分钟的间断使用之后中断使用,连续使用不得超过4.4分钟。至少在1小时之内不得再次使用阴蒂治疗仪进行治疗。在使用阴蒂治疗仪进行治疗的过程中不得饮酒或服用其他药物。当打开阴蒂治疗仪进行治疗而且负压杯扣在阴蒂上时,不得入睡。超时持续使用阴蒂治疗仪有可能导致持久损伤。阴蒂治疗仪不是用来进行避孕的工具。使用者在治疗过程中应坚持使用最小程度的负压来达到充血的目的。如果出现阴蒂的持续性疼痛就应停止使用阴蒂治疗仪。不要在水中或靠近水的地方使用爱神阴蒂治疗仪。使用阴蒂治疗仪时禁用油性润滑剂。

医生应向患者讲明使用阴蒂治疗仪具有以下危险:过度使用或负压杯的使用位置不当时,有可能发生皮肤红斑、淤血或轻度不适。患者应在事前爱抚中先从低度负压开始使用阴蒂治疗仪,对于第一次使用阴蒂治疗仪的患者来说,在低度负压的情况下让阴蒂充血的时间不要超过60秒。如果还没有到60秒就已出现不适,应放掉负压并记住在开始治疗后多少秒钟出现不适的,那么在休息60秒之后可以重复在低度负压的情况下让阴蒂充血多少秒钟(或者说负压充血的时间在到不了60秒就引起不适时,应以不引起阴蒂不适为准)。她可以在间隔休息不少于60秒的情况下,重复在低度负压的情况下让阴蒂充血4次。在到不了60秒就引起不适的妇女应逐步延长负压充血的时间,直至可以达到60秒。

如果负压杯置于一处伤口之上,可能导致创伤的加重。虽然在临床研究过程中并未见到,但使用爱神阴蒂治疗仪过程中仍有可能出现青肿、淤血、血肿、疼痛或持久损伤。滥用阴蒂治疗仪有可能加重某些原先就已存在的临床问题。滥用阴蒂治疗仪有可能导致阴蒂肿胀或给阴蒂带来永久性损伤。如果患者在使用过程中出现上述问题,应停止滥用阴蒂治疗仪并向医生咨询。

对于年轻妇女的性唤起障碍,我们首先要了解她的内分泌状况如何,即卵巢等的功能如何,月经是否正常,有无卵巢功能早衰的问题,有无生育等。由于缺乏这些信息,我们不能妄加分析,如果有卵巢功能早衰的问题需要补充雌激素和孕激素;如果有炎症要积极治疗。此外,还需了解双方事先有无充分的爱抚,女方有无夜间自发分泌现象还是仅在性交时才出现分泌障碍。最简单的办法是使用润滑剂来解决润滑不足的问题,市面上已有很多产品在销售,其实使用避孕药膏也可起到同样作用,价格也便宜得多。至于她对性交姿势的喜好可能与她的阴道口位置偏低有关,这样若想做上下起伏的抽动,势必造成不适,而平行滑动则避免了不适,但使男方备感吃力。解决办法是用薄枕头将臀部垫起,这样就能使双方都感到舒适,而且有助于刺激阴道前壁中点的性敏感区(G 点)。

【总结和推荐】　在临床评价和讨论时,医生应具备充分的知识以便能作出准确诊断,并正确判断该问题究竟主要是器质性问题还是心理性问题。医生还应确认是否存在关系问题,不现实的期待,或不充分的技巧等诱发因素或决定性因素。只要可能,医生就要给予患者充分的鼓励,不一定十分准确地承诺其治疗结果如何。应该提出治疗的推荐方案,包括对预后、所需时间和治疗难易程度的预测。

第九节　女性性高潮障碍 (无高潮)

【定义和流行率】　性高潮障碍系指女性虽有性兴趣和要求,性欲正常甚至较强,但在性活动时虽然受到足够强度和有效性刺激并出现正常性兴奋期反应(如生殖器肿胀和阴道充分润滑)之后,性高潮仍反复地或持续地延迟或缺乏,她们只能获得低水平的性快感,因此很少或很难达到性满足。它与性欲或性唤起困难是不同的,女性性高潮障碍属于一种独立的综合征。人们目前对女性性功能障碍的认识远远赶不上对男性性功能障碍的认识。女性在激发性高潮的刺激类型或强度上存在广泛的变异。诊断要由医生作出,妇女的性高潮能力确实低于按她的年龄、性经验和她接受的性刺激所应该达到的水平。这一障碍确实引起显著的痛苦和人际关系的困难,应除外其他可能作出的任何诊断。根据目前的临床研究和长期观察没有发现在特定的人格特征或心理病理状况与性高潮障碍之间的联系。性高潮障碍可以影响体像、自尊或关系满意程度。按照对照研究,高潮能力与阴道大小和阴道口的位置高低无关。盆腔肌肉强度一般不影响女性性高潮能力。

马晓年等提出性高潮障碍可分级为:

Ⅰ级既往有过性高潮史,但目前性高潮缺失。

Ⅱ级性高潮延迟,指在足够强度和时间的有效性刺激下,女性在兴奋期反应出现 20 分钟以上,仍难出现性高潮。

Ⅲ级从未获得性高潮。或除性高潮障碍外,还同时具有性欲低下、性唤起障碍及性感缺失,呈全程式性功能障碍。

Ⅳ级从未获得性高潮,并经多种治疗仍无改善(难治性性高潮障碍)。

通常把性高潮障碍划分为原发性和继发性两类。前者是从未达到过性高潮,后者是高潮频率低或需要一些限定条件(即只能通过手淫)。后者更常见,也更难治疗。临床和流行病调查研究都没有检查原发性和继发性的区别。同时也没有区别仅患性高潮障碍的妇女和兼患性高潮障碍和性唤起障碍的妇女。

性高潮障碍又可分为完全性和境遇性两类:前者指女性在任何情况下、与任何性伴侣都从来不能达到性高潮;后者指女性在有些条件下能达到性高潮,而在某些特定条件下又不能达到性高潮,如不少妇女在自慰时、彼此手淫时、口交时、性梦中、使用振荡器时、性交同时由自己或丈夫给予阴蒂直接刺激时能够达到性高潮,而在单纯性交时则不能,这就说明个体的身心因素确实在起作用。这些妇女也会寻求治疗,因为她们认为自己是有缺憾的,甚至感到痛苦。同时,这也令男方备感压抑。金西曾指出,大多数妇女在仅仅进行阴茎阴道性交时是不能经常达到性高潮的,如果夫妻双方都懂得这一点,问题就容易解决了。换句话说,性交无高潮究竟是一种正常的变异?一种误解或不现实的期待?还是病理性的或能构成性功能障碍诊断的?到现在仍是仁者见仁智者见智。但由于其发生率尚不得而知,只有经过对深入、彻底调查的结果进行详尽、科学分析之后,才能判断它到底属于什么性质的问题。当性高潮障碍为境遇性的,妇女也往往存在性欲或性唤起障碍。重要的是要注意到性高潮问题并非总要引起妇女性痛苦或婚姻不幸福。

无高潮妇女多分为两种类型:一种是无感受或感受很弱型,她们会说:“我讨厌触摸”,“我从来没兴趣”,她们往往没有快乐的感受,没有性幻想,没有肉体感觉;她们会有浪漫的白日梦,但没有动情的性念头;在治疗过程中会领悟到是父母的过分严厉限制毁了她们的一生,使自己缺乏性紧张。另一种是感受强烈型,通常可以达到平台期,对性的感觉意识也很强,性反应的心理探索一直处于高水平阶段,只是无法攀登到性反应的顶峰,这与预见的失败、回避性高潮反应、畏惧性反应中的失控等心理因素有关。

这两种类型的妇女通常都试图促成一个不随意反应,而自发地抑制所有感知到的、有可能导致性高潮的美好感受,这样就无形中忽视或破坏了性反应向高潮阶段的发展。她们容易自认为肉体吸引力不足,对自己的身体缺乏认识,她们不能接受或总是拒绝任何积极刺激,哪怕是非性的接吻、拥抱和抚摸。她们在男子性唤起时往往不能产生相应的对等的唤起就是因为上述消极感受的影响,同时也反映出她们缺乏一定的性经验。她们有时相信自己可能像火箭发射一样突然出现强烈的高潮反应,而且连发射之前的倒计时的时间也不给。她们往往有意识地显示自己的能力,但往往不容易体验具体的通向性高潮的种种细节。妇女总是丈夫高潮的见证人,但却难得或根本没有机会见到其他女性的性高潮,尽管她们可以与女性深入讨论性问题,但往往不尽如人意。如果她想象自己能和男人一样有神奇的勃起和射精,她有可能寻求更多的肌肉和骨盆运动、有力的抽动、发声和急促的呼吸。有些妇女自认为自己的责任就是取悦男方,这是婚内不得不尽的义务,她们便会从自己的感受分心或勉强自己做不情愿的事。由于她们本身就是男子性反应的一种强有力的刺激物,她们所激发的男子的渴求和反应速度往往导致早泄并使性爱活动过早告终。她们可能总是寄希望于丈夫给她们带来性高潮,而她又不需付出任何努力,实际上这种努力恰恰是她达到性高潮的必备条件。她好像对自己性行为的理解和满足不负任何责任,好像不必对爱抚和其他刺激给予任何正确的引导。

虽然人们普遍印象中女性性高潮障碍是常见的，但过去几乎没有什么严格的对照研究来认真调查其发生率。唯一的例外是美国芝加哥大学完成的美国国家社会和健康生活调查（1994），在这项随机抽样概率样本中包括了年龄在18～59岁之间的1749名美国妇女。样本中包括了不同肤色、不同人种、不同教育、经济、宗教背景及不同性取向的人群。性高潮问题是第二位最常见的能确认的性问题，约有24%的妇女报告在过去一年中，至少也有几个月或更多的时间缺乏性高潮。在以美国马萨诸塞州人群为基础的一项随机样本调查中，349名年龄在51～61岁的妇女中有10.3%声称完全或大多数时间具有高潮困难。英国一项涉及35～59岁521名妇女的随机社区样本调查报告表明，有16%的人报告很少达到性高潮。还是这个样本，若仅仅统计那些有伴侣的妇女，在过去3个月中就有15.8%的妇女在和伴侣在一起时没有性高潮，还有22.2%的妇女达到性高潮的频率不足一半。以临床为基础的资料显示出女性性功能障碍的比例更高，一项在妇科门诊病人中作的调查表明她们中的29%有高潮问题，11%有经常性性交疼痛，38%在性生活中有焦虑或抑郁。

【病因】 女性经历性高潮的能力似乎受很多因素的影响，包括神经解剖、生理、心理、社会文化以及这些因素的相互作用。但是没有哪种影响因素被证明是主要的或绝对的。研究性高潮问题的困难在于人们尚缺乏如下知识：①对于那些研究性高潮神经生理过程的人来讲如何通过客观测定来证实高潮何时发生；②对性高潮主观定义的一致性。后者对性治疗学更是尤为重要的，必须牢记。如果医生仔细听取和分析病人对性问题的叙述，就会发现虽然有些人报告自己经历了性高潮，然而经过更细致的问诊后却了解到她们根本没有达到过性高潮、甚至根本不知道性高潮究竟是怎么回事。也有些女性实际上已经经历了性高潮但她们自己却没有识别出来，自以为她们存在性高潮问题。过去有过一种说法是如果你你对自己有无高潮缺乏把握，那就是没有高潮。有些妇女错误地认为性高潮是一种令人震撼的神奇经历，恨不得把它想象为天惊地破一般，于是产生过高期望，殊不知这些往往是小说、电影中过分渲染的不良影响。对女性性高潮障碍而言似乎没有绝对的诊断标准，因为女性对此所持的观点有很大差别：有的女性满足于与丈夫沟通感情，不一定要求性高潮；有的则要求经常甚至一夜不止一次的高潮。所以，如果妇女希望获得性高潮而未能得到满足便属于性高潮障碍，至于这种情况发生的频率并不重要。

有些女性能够享受到性高潮、但却把性交时男女不能同时达到性高潮看成是严重问题，这是受了某些文人墨客过分渲染或某些婚姻手册不负责任介绍的影响，这种为性活动预先设置既定的、过高目标的作法总是趋于消弱而不是增进性兴奋过程。因此，同时的性高潮是可遇而不可求的事，同时的性高潮实际上必然要浪费其中一方的性高潮，因为性高潮是在性紧张水平达到一定程度后才发生的，它需要一个人完全沉浸于自己的身体感受，一心焉能二用。

1. 神经生理因素 对于性高潮经历来讲有些解剖部位是很重要的，如阴唇、阴道口、乳头、阴蒂。这些区域，尤其是阴蒂，其神经分布是很丰富的，对触觉是非常敏感的，而且也具有血管充血能力。相对来讲，阴道对触觉就不那么敏感了，而只有一定强度的深压力刺激才能成为有效的本体感觉刺激。其部分道理在于位于阴道4点和8点处的耻骨尾骨肌（简称PC肌）上具有丰富的本体感觉神经末梢，它们能够在压力抽动之下产生愉悦的感受。这样PC肌的强度和张力也是性高潮能力的重要因素之一。然而，PC肌张力和高潮能力之间的相关关系较低，只有特异性协调关系。提示阴道刺激作用的进一步证据是研究人员表明阴道刺激能够提高妇女的疼痛阈值。

大脑也是妇女性唤起和性高潮的重要来源，虽然还缺乏直接的研究证据，但的确有些妇女可以在不对生殖器进行直接刺激的情况下获得性高潮。证据是截瘫患者也能通过幻觉而达到性高潮，催眠术也可引发性高潮，或在实验室条件下直接刺激大脑区域引起性高潮。此外，也有报告指出接受阴蒂和阴唇切除及阴道再造的妇女仍能获得性高潮。惠普尔等研究了10位自述能单凭性幻想而引发性高潮的妇女，她们无论在自我想象时还是在自我刺激生殖器并伴有同样想象时都能达到性高潮。这一证据提示并指出：为性高潮经历所必需的包括大脑在内的性解剖部位都是重要的。她们提出涉及性反应的几个不同的神经通路：阴部神经接受阴蒂刺激，腹下神经丛和盆神经接受阴道刺激，迷走神经直接从宫颈通向大脑。

内分泌因素可能也会对女性性高潮能力产生一定影响：如甲状腺功能减退或亢进造成血睾酮转化而水平降低或女性性激素低减的负面影响；但也有矛盾的或相反的报道，如女性在双侧卵巢切除后仍可有满意的性欲和性高潮。

女性生殖器的神经分布包括胆碱能的和肾上腺素能的。此外，也发现有些多肽涉及神经传导或神经调节作用并定位在女性生殖器组织中。已发现这些多肽中有3个是涉及女性性唤起过程的。希望在今后的10年间能对神经多肽及神经递质物质进行深入研究。肾上腺素能阻断剂或外周抗胆碱活性可以延迟或抑制性高潮。

有人综述了精神治疗药物引起女性性高潮抑制的文献之后指出，这些妇女在接受治疗前具有正常的性高潮，一旦停药后性高潮能力恢复，而且像单胺氧化酶抑制剂（MAOIs）对性的不良反应呈剂量相关性，但剂量过低时原发疾病则得不到控制。类似的抑制作用也见于男性，表现为射精抑制。有人提出MAOIs和三环类抗抑郁药的抗胆碱能副作用是女性性高潮抑制的可能原因，但考虑到实验证实阿托品不能抑制女性性高潮的研究结果，所以人们对这些药物的阿托品样作用造成女性性高潮抑制的观点表示怀疑。另一方面，尽管MAOIs的确抑制女性性高潮，但它也的确不具有明显的抗毒扁豆碱样乙酰胆碱能作用。已经有人提出精神治疗药物所致肾上腺素能和胆碱能神经之间的不平衡是造成女性性高潮抑制的另一个原因。然而，它不能解释为什么硫利达嗪比其他吩噻嗪更容易引起性功能障碍。不同神经递质系统的受体特异性和不同的精神治疗药物的分子结构，大概是不同药物具有不同性副作用的原因。有关女性性高潮抑制的药物原因还有待于更多的临床和药理研究，医生在工作中应注意询问患者的性困难是否自服用某些药物后才出现的,通常可尝试换用另一种类似药物的办法,既不影响对原发疾病的治疗又不至于造成对女性性高潮的抑制。

尽管高潮的生理的和主观的反应都是重要的,但它们却并非总是相关的。与性唤起、体验相似的是,人们尚未发现在呼吸率、心率、或平均盆腔收缩次数与报告的高潮主观强度或满意度之间的相关关系。此外,人们也没有发现在阴道血流增加、高潮潜伏时间或持续时间与自我感受的高潮强度之间的相关关系。有人提出生殖器血管生成不充分是女性性唤起障碍和潜在的性高潮障碍的可能原因之一。与男性勃起功能障碍相平行,动脉血管硬化是一个常见病因。目前正在进行有关这一推测的研究,但尚无结论性结果。

2. 心理社会因素　芝加哥劳曼教授等指出,尽管人们一直推测宗教、教育、年龄、社会阶层和其他社会文化因素等对性有种种影响,但并没有多少资料支持这种推测。在他们对性功能障碍的研究资料中发现与女性无高潮相关的重要因素只有受教育程度、婚姻状态和年龄。更容易经历高潮困难的是年轻的、当前未婚的、受教育较少的妇女。在评价可能造成性功能障碍的危险因素中,可以采取一个性唤起障碍分类法,使用的特征性分类分析法包括:严重的高潮主诉、性欲低下、无性快感、分泌缺乏等。性唤起障碍分类预测因子包括家庭收入减少、性生活稀发、性念头很少、受性骚扰历史、青春期前性接触史、遭强奸史。一个重要区别是:青春期前有性接触史对唤起障碍分类目录来讲具有显著意义,而对性欲低下或性交疼痛分类却没有意义。健康和生活方式问题:包括是否患过性传播疾病、尿道感染症状、健康状态差、情感问题或紧张等对于唤起障碍也是相当重要的预测因素。这些因素的大多数与性交疼痛也有关联。根据他们的调查资料报告了宗教信仰对女性性关系中性高潮的影响,发现没有宗教信仰的女性是最难于与最初的性伴侣具有性高潮的。具有较浓厚宗教信仰的妇女性高潮发生率更高。这一结果与典型的临床经验是相反的;这可能反映出人群的差别,参加随机抽样调查的人群毕竟与临床就诊的人群有所不同。当前的精神状态与高潮缺乏也有关联。前面曾提到过的另一项涉及436名英国妇女的随机选择性社区样本的调查表明结果,如果与性功能障碍妇女相比,性功能正常的妇女与伴侣在一起时具有更高的性高潮频率、较少的情感纠葛、与第一个性交伴侣在一起的时间短、第一次性交时有更强唤起和更多乐趣及第一次性交后更大的性兴趣、对她们伴侣的身体具有更积极反应。

根据初步研究,能够经常达到性高潮的妇女往往具有以下特点:年轻、婚姻整体关系和谐、和婚龄短的妇女,女运动员,有创造性的妇女,舞蹈演员,活跃的妇女,小时候带男孩子气的妇女,能够充分放松的妇女,对她们的身体和感觉有所认识的妇女,把性看做生活重要组成部分的妇女,富于挑战的妇女,有决断能力的妇女,生气勃勃的妇女,敢于明确表示可否的妇女,自尊心强的妇女。当然也有少数妇女属于害羞和被动型。

从来没有或难于达到高潮并寻求治疗以解脱这种困境的妇女,往往容易受文化因素和社会条件的影响。大多数

性功能障碍都会体现出心理因素对生理活动的干扰。不过,可能影响性高潮难易程度的心理因素可能是很难得到证实的。造成女性性高潮障碍的社会心理因素是什么呢?下面将讨论性领域常见的社会因素及它们是如何导致性高潮障碍的发生。

可能影响高潮难易程度的心理因素是很难得到证实的。抑郁常常伴有性欲低下,从而可能间接引起性高潮问题。具有性高潮困难的人未必都有性虐待史,当然有过性虐待史的妇女报告的性高潮问题比例会高于没有性虐待史的妇女。具有性虐待史的妇女还会报告性反应性低下和性唤起能力减低。世界上最早出版有关女性性高潮著作的费舍尔(1973)曾在他们的书中讨论女性性高潮与人格和成长背景等变量的关系。最经常的发现是无高潮妇女常常具有这样的经历,即其幼年的爱恋对象是不可信赖的,特别是父亲,而她们后来经历的爱恋对象也倾向于不可信赖。这些妇女既需要增强对涉及高度唤起的情境的控制,也需要增强丧失控制的潜能。虽然文献中对于这些发现和现象,在费舍尔的研究之后既无人证实也无人否定,但临床上的确有类似证据。如一位34岁女性早年遭受父亲这位重要男子权威形象抛弃,后来的初次性交伴侣又抛弃了她,之后虽遇到钟爱的男子却患有严重性高潮问题。

与性高潮障碍有关的主要焦虑形式有两种:一是伴侣中的一方在参加性活动时出现焦虑,它多因过去性创伤经历造成的消极态度,患者在性活动时常常出现对性创伤经历的回忆;二是操作焦虑,过度关心自己性功能表现的患者在性活动中不是专注于动情的感受和感觉,而是把精力集中在评价自己的表现上,于是成为旁观者,她们往往大大分心并干扰性活动。早期性治疗学家常常把不同形式的种种焦虑当作是包括性高潮障碍在内的各种性功能障碍的致病原因。然而,焦虑的类型是不同的,而以不同方式使用焦虑这一术语的研究人员和临床医生常常并未注意区分这些焦虑。具有高度性唤起、但除非使用振荡器否则不能经历性高潮的妇女所具有的焦虑过程与那些从未唤起过、或从未有过性高潮的妇女的焦虑很可能是不同的。此外,在某种程度上,焦虑包括了某些交感神经活动,而后者在实验室条件下还能增进性唤起。当妇女在观看恐怖影片、在性刺激之前进行体育锻炼、服用麻黄碱等增强交感神经系统活动的情况下,阴道对直率性暴露影片的反应增强,而在空白对照条件下性反应就没有这么强烈。后来的研究表明,这种作用仅见于没有性功能障碍的妇女或性欲低下的妇女,而对无高潮妇女则不起作用。全身唤起本身可能对某些患有性高潮障碍妇女具有消极影响,特别是那些对达到唤起感到不安的妇女。需要对全身的身心兴奋作用和它们对唤起与高潮的影响作进一步研究。到目前为止,我们可以说在接受性刺激时应充分放松,这样才能达到性唤起,而在面对唤起和高潮作出反应时又必须有足够的紧张。

除了来自成长家庭和先前两性关系经历中的人际影响外,妇女对性关系的满意程度与当前婚姻和谐密切相关,对性高潮反应也有影响,但除了明显之处如伴侣是否能提供充分、有效的性刺激及具有充分性唤起能力之外,似乎也找不出其他相互关系因素具有什么特别重要之处。Hawton

等(1994)研究发现性高潮频率与婚姻和谐美满呈正相关关系,但这并非提示一个满意的婚姻关系对于女性获得高潮来讲是必需的。很清楚,女性能够在不同的环境条件下作出性反应,无论伴侣对她们是好还是差,情境是让她们感到舒适或不舒适,事前爱抚是很充分还是根本没有。这样,如果一个人是研究已婚夫妇并调查人群平均数,就会运用到在先前讨论过的婚姻满意度和高潮之间的某些相关关系。但是如果一个人研究的只是单独的女性个体,那么可能伴随性高潮与性体验的两性关系状况可能很不相同,变化会相当广泛。婚姻中的非性部分存在问题,如人生乐在相知心,而彼此交流不够,缺乏共同兴趣,缺乏彼此间的信任,互不满意,都会造成性欲低下之类的性功能障碍。性和非性困难可以单独存在,也可以互为因果,不过它们一旦出现总是使问题加重或复杂化。角色期待也使她们感到无权追求性享受,她们想象中的女性化就是"答应",是全身心的付出,是反高潮的,在内她们要服从父母、丈夫、子女、家庭,在外服从上司和工作。即使有任何不满,也不愿说出来,生怕显得自己要求过分或显太轻浮,总之怕得罪所有人。结果,虽然有许多丈夫总是对妻子大打出手,但他们也不愿寻求外界帮助,生怕丢了家庭和自己的面子,这就更让无理的丈夫得逞。尽管如此,她们也很少能下决心离婚跳出火坑。有些妇女为自己设置了很高的人生追求目标,把事业看得重于一切,成功是最主要的,而性变成可有可无的事。

总之,至今尚没有发现哪些经过大量研究一致认定的共同因素,而成为划分有高潮或无高潮妇女的标准。其原因之一是"有高潮的"、"无高潮的"、或"境遇性高潮的"等标签本身就太笼统并很难产生可靠的区分因素。如果高潮生成和无高潮生成的模式仅仅是以早年历史因素、个人的(身、心)因素和相互关系因素为基础而建立起来的话,则我们可能发现更满意的结果。

性高潮障碍可以由器质性因素、心理性因素或由二者共同引起。由于目前看来主要是心因性的。但并非所有在成年期经历性高潮障碍的妇女都具有早年消极性教育或性创伤历史,而且具有这样历史的妇女也不会都具有性困难。在评价影响性功能表现的可能的心理因素之前,必须首先评价生理、疾病和药物的影响。然而,生理因素的存在并不排除引起性功能障碍的心理因素的存在,心理因素往往会使器质性问题变得更糟。很有可能的是单纯的器质性因素或心理因素都不足以引起性高潮障碍,而它们的共同作用则导致性功能障碍的发生。因此,即使是器质性性功能障碍也不意味着心理治疗在解决性困难时将无能无力。而且,如果不积极处理心理因素,设计来治疗性功能障碍器质性因素的医疗措施也可能解决不好性困难和性满足问题。

3. 错误信息、对性的消极态度等其他因素 很多人存在根深蒂固的错误信念和错误信息,如不懂得阴蒂的作用,不懂得男女性反应的差异,对性行为的正常与变异的认识存在争论,对中老年性活动的错误认识等。

(1)消极性态度妇女的心理状况将明白无误地反映其所接受的教育和训练,可以说是从儿童期起形成的性观念的翻版。如父母总把性视为丑恶、禁忌或令人畏惧的事,或在家里根本不触及这一话题,他们的成年后便很难持有积极的性态度。作为女孩,尤其禁止她们辨别和触摸自己的身体隐私部位,一旦大人发现她们这种举动,便必遭惩罚;到了青春期,父母的这种控制就更加严格,这就逐渐使她们讨厌自己身体的新变化,如阴毛的生长、乳房的发育、月经的来源。她们还必须随时警惕背上个坏名声。因此她们对生殖器解剖构造一无所知,不是万不得已也不轻易碰它,总认为它是肮脏的,这种自卑心理在男性则较少见到。许多女性对自己就存在不正确认识,"人生莫作妇人身,百年苦乐由他人!"充分反映了封建社会男女不平等,女人一生总由男子决定,先是父亲,后是丈夫,再是儿子,自己无权主宰自己的一生,这样她们自己对性持消极态度。长期保守的性教育使不少人认为"好女孩"不应对性发生兴趣,女性生殖器又脏又丑陋,性是男性对女性的榨取而女性只是男子的性工具,凡此种种均可导致性活动时的焦虑或其他消极感受并进一步引起性高潮障碍的发生。

(2)不良生活方式紧张而充满压力的工作环境,长时间的工作,家庭环境缺乏隐私,酗酒、嗜烟等均可导致性高潮障碍,而人们对此往往重视不够。

(3)性技巧贫乏和性交流太差性技巧不是起决定性作用的因素,但其确实有助于给女性提供针对性强的、有效的性刺激。而双方若无坦诚、深入、充分的性交流,他们又如何能了解对方的需求和感受,并及时调节自己的行为方式呢!

(4)男方因素男方若射精太快,则自然减少了女性达到性满足的机会。

在性反应之中妻子不能进入性角色的原因在于丈夫没有在性活动中真正进入角色。所以说没有性冷淡的妻子,只有不合格的丈夫。这话虽然不一定都对,但它还是很有道理的。

【治疗方法】

1. 认知-行为方法 认知-行为治疗的目的是促进认知改变、态度转换、减少焦虑、增加高潮频率、增强积极感受和性行为之间的联系。认知行为治疗的特征是安排私下进行的行为训练,根据患者汇报训练的结果来制订新的训练内容以符合患者的需要。总的来说治疗宜简短,平均15～20个治疗单元,情况复杂时当然应花费更多时间。

指导下的手淫是治疗原发性性高潮障碍妇女最常使用的技巧。治疗程序包括一段时间的教育和学习,随之安排视觉的和动态感觉的对妇女身体的自我探究。指导下的手淫在多种治疗模式中都取得成功,包括每月一次共4次的最少的治疗单元安排,观看影片和阅读手册,小组治疗、个体治疗或夫妻治疗。大多数研究表明80%的妇女可以通过指导下的手淫获得性高潮,但能在与伴侣一起时达到性高潮的比例较低,约20%～60%。大多数妇女报告乐趣增加后对性交活动的满意度增加,对性生活能有更放松的态度,对自己身体的接受程度增加。

小组治疗帮助每位妇女对自己条件的知觉正常化,它强调的是共享、提高自信,自我触摸和手淫,以及教育、松弛、阅读和处方的性活动。小组模式使用指导下手淫受到批评,因为它强调自体性行为和反应,也因为这些体验未必能转化并融进伴侣关系活动中。在治疗之后能实现这种转化的比例也可能与年龄有关,比如35岁以下可能有80%的人能转化,而年龄较大的妇女则只有约60%的人能够转化。总的治疗成功率可能有较大差别,治疗后的性交高潮率并不一定能比性治疗前有显著改善。需要对伴侣进行教育,对许多妇女来讲要想在性交时经历高潮,需要额外性刺激是很正常的事。

另一个矛盾是耻骨尾骨肌锻炼在产生性高潮中的有效性。有的调查发现虽然经过耻骨尾骨肌锻炼后妇女们的肌张力提高了,但她们的性高潮频率与其他未经训练者并没有差别。绷紧阴道肌肉群对女性性唤起的作用不如性幻想的作用强,这一比较包括客观的生理测定结果和主观评定,然而,绷紧加幻想的作用是最强的。耻骨尾骨肌锻炼可能具有促进性唤起反应的价值,而且也可能通过增强妇女对自身生殖器的清醒认识和舒适感而加速性高潮的到来。

无论是原发性或继发性性高潮障碍,治疗计划都是重要的。指导下的手淫治疗原发性的是最有效的,成功率在80%~90%,继发性的治疗成功率在10%~75%之间。年轻的、心理健康的、婚姻幸福的妇女更有可能治疗成功。在大多数研究中,性和两性关系的满意度增加了,但现存性症状并没有显著改善。

2. 整合的理论与实践 当面对无高潮主诉时,性治疗师如何把讨论过的理论的和经验的治疗方法结合起来运用呢?虽然没有现成的公式可供套用,但在评价和治疗时还是需要重视一些重要因素。

(1)评价:在患者第一次就诊时的前15~30分钟向医生讲述了些什么是发人深省的,尤其要认真倾听和思考,因为其内容和背景都是重要的。患者最初是用什么样的词汇和语句来介绍和描述问题的,如"我不喜欢性生活","我发现性对我是一种羞辱","我妻子对性毫无兴趣","我丈夫认为我应该有高潮",这些将提供有关高潮缺乏的有用的、初步的线索,也能够看出他们是如何看待这一性困难的。他们对性问题的起源、维持与他们生活其他部分的联系的观点是很重要的。

患者在表述其性问题时的情感变化也是重要的。常见的情感变化有悲伤、自我贬低、愤怒、易激动、焦虑和抑郁。对原发性性高潮障碍妇女来说,明显缺乏这样的情感变化或超然是很常见的,她们似乎常常在一定程度上转移了注意力不再寻求这一未知事物。性治疗师也会对双方关系中的情感气氛建立一个初步的感觉:紧张、挫折、彼此疆界分明和双方地位排序相互作用等都是常见的。伴侣的非语言表达诸如姿势、癖性、眼光接触、语言——非语言的反驳、总体能量水平等有助于显示出没有谈到的冲突和畏惧。

性治疗师首先需要备有一个严谨的、详细的性问题问卷来描述和记录性欲、唤起、高潮、生殖器痛、性满意度的水平和频率,以及所存在问题带来的痛苦。对于有性唤起而无性高潮的妇女的治疗干预显然不同于那些连性唤起都没有的妇女。作为一个自然的开场白性治疗师要了解更多的历史材料,所以要应询问性症状是境遇性的或完全性的,是终生性的还是最近才发生的。

医生的一个重要任务是了解患者的症状为什么会有意义,哪些功能可能受累?这一步骤对于治疗干预的决定来说和摆脱治疗中的困境可能是关键的。一个很自然的出发点是询问无高潮患者,性高潮对她而言意味着什么?"如果你的性高潮困难得到克服对你意味着什么?"妇女对此的答案是各有不同的,"我将觉得很能干","我会变得易受诱惑","我和伴侣的关系会因此而密切","太性感了"等。这些含义通常是有冲突的、渴望的和畏惧的,寻求或回避,不论是妇女还是她们的伴侣都是如此。相信妇女有性高潮将会使他们感到更亲密的夫妻可能默默地赞美那些存在高潮困难的夫妻,因为那些夫妻会经常地付出努力以寻求进一步的亲近,而自己则无事可做了。个别妇女甚至这样评论自己高潮问题的解决,"高潮伴随着丧失、依赖或甚至死亡"。

在初期治疗的安排时,特别是当性高潮问题确实存在时,要考虑到问题不是个人的而是夫妻双方的。如果双方都能积极响应则无疑是很好的信号,症状就不再是敌人了;相反,双方可以开诚布公地去解决问题了。

性治疗师的作用是倾听患者所言,不能为了帮助构建或重新构建能够解释性问题存在的原因、或起到某种有价值的作用而提醒、删节、粉饰或强调什么。如果一位妇女的观点是把性高潮看做失去控制、而且她的家庭背景里充满肉体暴力和酗酒等问题,那么这些因素对于无高潮的发生显然具有一定意义。性治疗师将把这种分析和看法提供给伴侣们。这样,治疗问题就转变成能否不再把性高潮看成是一种失去控制的事。

(2)治疗:从最开始就需要建立一个方案:对这位妇女或她们这对夫妻来讲究竟是单独治疗、夫妻治疗,还是小组治疗中的哪种方法会更为有效?但单凭治疗结果来看,很难判断当时的决定是否恰当。如果这位妇女有固定伴侣而且目前也没有婚外恋,那么夫妻治疗对她最合适,特别是当她也渴望和这位伴侣共享性高潮的到来。如果这位妇女只有暂时的性伴侣、或处在无感情的婚姻之中、或有性虐待的两性关系史,那么单独治疗可能更合适,起码在开始治疗时应该这样安排。如果女性没有性伴侣,那么安排只有女性参与的小组治疗是更合适的。

妇女可能报告她们发现自己的身材缺乏吸引力、甚至挺丑的;生殖器看上去又黑又脏、甚至让人恶心。她们可能试图使自己的体像变得更漂亮些。然而,由于形象的标准是派生于社会文化规范的,那么社会就对妇女的身材具有一个共识的标准,如媒体广告中女性总是那么漂亮、苗条、而又胸部突出。与此不同的是有些妇女会报告当她们的身体、特别是生殖器受到触摸时自己毫无感觉。这些感觉分离的例子说明她们在过去或现在存在所谓的疆界限定问题。这些妇女会感到任何触摸她们的伴侣触摸的是她们不喜欢的地方和方式,所以没有感觉或觉得那些地方是不属于她们自己的。这就使双方遇到性问题时让她的伴侣产生这样的感觉,即这是他自己的责任或成了自己的负担。问题的关键就成了身体所有权对性高潮责任的感觉。但有谁能说清这种所有权和责任的关系呢?这取决于妇女在涉及两性关系时她的自我感觉中究竟失去了什么?很重要的一种情形是:认为性高潮对自己是一种侵犯的妇女会感到一种被占有的感觉凌驾于自己对自己身体的感觉之上。对于具有虐待史的妇女来说这尤为重要，因为她们曾经有过自己身体领地受到侵犯的历史。对于那些认为拥有自己身体和性感觉权利的妇女，手淫方案可以作为她们的治疗手段。

家庭地位排序相互作用常常体现于这种形式，"我之所以想要得到高潮是为了我的丈夫"，或"我要尽自己的一切努力让她高兴，这样她就能达到性唤起。"一个人负责作出努力使相互作用向着特定方向而改变。虽然这一模式不一定引起什么问题，但是如果性高潮难于达到，由一个人引领另一个人去获得性高潮时却不一定行得通。例如有的男子一直在做着一切不同形式的努力以求让妻子达到性高潮，但结果是他自己烦躁，妻子也心烦意乱，双方都无能为力了。在进行性感集中训练时，性治疗师应让丈夫集中在他所喜欢提供的那种方式而不是他们所认为将会使女方唤起的方式，或者当女方感到有压力时集中在由女方发起让她感到舒适的方式。这样，家庭地位排序相互作用就能够通过探索——依恋相互作用帮助夫妻体验并实现性乐化。

（3）感觉交换：妇女和她们的伴侣可能常常感到难于促进性唤起和难于在性活动时交流她们所向往的有效性刺激。许多妇女不知道什么是正在性唤起或承诺一种限定的性唤起模式。伴侣们常常觉得彼此不够协调。例如，男子可能射精太快，性活动时更多的感觉交换可能使妇女给予了男性过度的刺激，使无高潮妇女感到被抛甩在后面的感觉增强了。这时感觉交换相互作用应该适当减慢才是，尽可能使射精来得更慢一些或多使用一些非生殖器抚摸刺激方式的依恋、缠绵手段更好些。

不过，也有另外的感觉模式。例如一位有一个女儿的34岁的离婚护士，出身于一个家教极其严格的高级知识分子家庭，她只能在手淫中获得高潮，而从未在两性关系中享有性高潮。她从小的时候就形成一种手淫模式，排尿是她的手淫仪式的内容之一。她现在已不在手淫时排尿了，但偶尔也会在和男朋友在一起并达到高度唤起时排尿。对她而言，排尿意味着"彻底放松"。她的感觉交换模式与男朋友是协调的，即使在"释放"的那一刻。然而，并无性高潮出现。她对与男朋友的性活动比对手淫更感兴趣。她所体验到的手淫和伴侣性活动之间的区别是手淫伴有的是一种色情、淫秽和以生殖器为中心的感觉，而与她所称的"从头到脚的发自内心的愉悦"是没有联系的；但与伴侣的性活动则具有一种介于象征性和自觉情感之间的相互作用。

有关性高潮障碍的分类和定义显然是历史和文化的产物。认知-行为疗法是有效的，尤其是对原发性性高潮障碍更是如此。如果充分调动起主观能动性就比单纯对症治疗的治疗效果更好。此外，为了理解和实施有效的性治疗模式，通过一个系统的框架提供了理论的前瞻分析。希望在今后的十年中人们能对女性性生理、性功能障碍、药物治疗等方面不断取得新的突破。而对目前单独的或联合的心理和生理治疗的有效性还需要作进一步的观察，这将使患有这一问题的妇女从中受益。

第十节　阴道痉挛

大约150年前，最早的阴道痉挛治疗措施是完全切开处女膜，在阴道口做一个延至会阴体的Y形切口并切断部分括约肌，然后在术后的几周内坚持在阴道内塞入一个玻璃模具，每天2次，每次2小时。现在看来，这种治疗方法简直是不可思议的，除了它给妇女带来无谓的巨大创伤外，它也未必就能奏效，它之所以会无效不仅因为其潜在的畏惧心理没有得到解决，而且阴道周围肌肉的不自主收缩也不会因手术而消失。20世纪初的学者们观察到阴道痉挛多见于包办婚姻之中。初次性交常常具有创伤性，之后又由于女性遭受冷落而加剧，也许还因为配偶缺乏同情心和适当的事前爱抚。虽然不同妇女具有的阴道插入恐惧的原因各不相同，但那时的学者们都认为它的确是一种身心障碍。过去还曾把阴道痉挛看做阴道过于狭小所致，现在已经很明确，阴道这一潜在的管腔的宽度和长度在性唤起时会增加50%，所以应该能容纳几乎任何尺寸的阴茎。阴道周围肌肉是可以随意控制的，所以妇女可以在训练后成功地通过放松这些肌肉而允许插入的进行。

【定义与诊断】　阴道痉挛又称性交恐怖综合征，它是一种影响妇女性反应能力的心身疾病，系指在预期、想象或事实上试图向阴道内插入阴茎或一个类似物时，她将很快出现严重焦虑，围绕阴道外1/3的肌肉发生不随意的痉挛反射，导致阴道口的关闭，使性交根本不能进行，甚至连常规的妇科指诊也无法进行。如强行插入阴茎时往往造成严重疼痛。这时引起肌群的痉挛性收缩与性高潮经历中的节律性收缩截然不同。肌肉的收缩和阴道口的关闭多发生在性交之前，所以其性反应如性欲多是正常的，也能有相当程度的性唤起和阴道润滑，性快感或性高潮能力可能并未受到损害。甚至有30%～60%的患者在性梦中、爱抚时、手或口的刺激下体验到性高潮。当痉挛涉及大腿内侧肌群时，患者会紧并双腿死死护住会阴部，西方有人把这种不随意痉挛现象称为"处女石柱"。这一性困难可能仅限于性关系的发展和对现有性关系的破坏。如果从新婚开始就存在这一问题，有可能造成婚姻失败和不育。由于对阴道插入具有强烈的畏惧反应，诊断常常是在常规妇科检查时作出的，指诊将难于进行或观察到明显的阴道口的收缩。所以结婚多年而未成功性交的案例并非少见。结果，不仅造成相当程度的个人的和婚姻的挫折，也严重影响妇科的保健（即常规的宫颈刮片检查）和生育。由于面临离婚的威胁或想要子女的强烈愿望最终驱使她们前来求治。有时，由于收缩强度很严重和收缩时间很长可造成疼痛。有些妇女的阴道痉挛仅见于性交之时而非妇科检查之时。年轻女性多见，尤其是具有消极性观念者和具有性虐待或性创伤史者。所以，阴道痉挛并非必然与整体性抑制或高潮抑制相联系。正因为如此，她们的不安和挫折感有时反而会更强烈。

那么，男女双方对阴道痉挛有何不同反应呢？这首先取决于他们的心理和性能力易受伤害的程度。由于这一障碍使性交不能进行，所以人们很少能对此置之不理。不过也有些"处女"妻子及其伴侣能够忍耐、甚至可能避开这种性困难并拥有丰富的非性交性技能和性体验。当然，尽管她们能在非性交的性交流带来相互和谐和满意，但丈夫还会因为不能性交而时不时地爆发激愤和挫折感，他们会因破坏性心理作用而备感失望或耻辱。丈夫也可能把妻子的这一性问题看做妻子对他的反抗。所以，这一性困难将限制性关系的发展或破坏现有性关系。如果从新婚开始就存在这一问题，有可能造成婚姻失败和不育，它也严重影响妇科的保健（即常规的宫颈刮片检查）。由于面临离婚的威胁最终驱使她们前来求治，当然，对许多中国女性患者而言，更重要的就诊原因出于想要子女的强烈愿望，他们正是因为不育而就诊的。

性交疼痛和阴道痉挛这两种性功能障碍是有所区别的，但在临床实践中有时却很难把它们区分开。它关于阴道痉挛的诊断标准为"反复地或持续地发生阻碍性交进行的阴道下1/3部分肌肉群的不随意痉挛性收缩"，而且它不是由于躯体疾患，也不是由于其他具有精神症状的精神疾患所引起。如强行插入阴茎时往往造成严重疼痛，有时也可能在疼痛发生之前完成部分插入。然而，许多患者诉说这两种情形是同时发生的。事实上，表浅性性交疼痛的最直接原因是阴道入口处的痉挛性收缩及伴随的性唤起与润滑的不充分。不论引起性交疼痛或阴道痉挛、或二者同时存在的致病因素几乎是相似的，在这样的情况下，其造成的困难可以命名为"混合性性交疼痛障碍"。

瑞斯星等提出阴道痉挛根本不是一个有用的诊断，最好给它一个更新的概念叫做生殖器疼痛障碍。他们注意到尽管有许多致病原因的理论，但没有哪个能得到对照的经验研究的支持。他们把这种疼痛按其质量、强度、位置和发生时间予以描述。在描述这一障碍时要详细指出其疼痛是否伴有想象中的、试图进行的或成功的阴道插入。除了阴道口不随意痉挛之外，患者也常常伴有严重恐惧，因此而产生的恐惧性回避又使进一步的性交尝试受到干扰，并造成严重痛楚。虽然这种恐惧往往继发于最初的阴道痉挛，但是对插入的畏惧也可能先于阴道痉挛而存在。

有关阴道痉挛发生率的可靠资料几乎没有，文献报道的结果差异很大，但其发生率很可能远远超过人们的普遍预料，因为即使妇女因此而寻求治疗，有些妇科医生也未必能准确诊断这一问题。所以很多人根本没有得到诊断，而并非不存在这一问题。在前来就诊的女性功能障碍患者中可占12%～14%，占婚姻咨询的8%。有的医生报道的发生率较低，可能由于他们在诊断时把握的标准很严格，一旦患者兼具其他性问题他们就按其他问题去诊断。美国芝加哥大学（1994）主持的国家健康与性生活随机抽样访谈性调查中报道说，女性在过去的6个月中有10%～15%的人主诉性交疼痛。然而，这项调查没有区分阴道痉挛和性交疼痛。其发生率的差异取决于诊断标准和准确性、研究的人群、妇女寻求妇科或性治疗的意愿。经历部分地或境遇性的阴道痉挛妇女的数目并不清楚，不过在一般人群中的发生率可能要高于临床样本。阴道痉挛发生率也受人种、民族、文化等社会心理因素的影响，如爱尔兰曾报道过的阴道痉挛患者竟占女性性功能障碍的40%。

从解剖学角度来说，阴道痉挛妇女的生殖器是正常的；从生理学角度讲，这时引起的肌群痉挛性收缩与性高潮经历中的节律性收缩截然不同。诊断常常是在常规妇科检查时作出的，指诊将难于进行或观察到明显的阴道口的收缩。

有时，由于收缩强度很严重和收缩时间很长可造成疼痛，甚至妇科检查要在麻醉情况下进行。有些医生认为阴道痉挛是唯一的不经直接盆腔检查就无法作出明确诊断的女性性功能障碍，它不能单凭任何已得到确认的问诊和咨询技术就能无条件地作出判断，即使病史很支持也不能轻易作出诊断。不过有些妇女的阴道痉挛仅见于性交之时而非妇科检查之时，此外也可能发生在性交过程之中。

无论是阴道痉挛和性交疼痛的哪种主诉，诊断时都应除外单纯的恐惧性性交回避和子宫内膜异位症或阴道炎症等器质性因素引起的痉挛或阻止插入，重要的是需要评价是否存在可能引起、促进或使这一问题持续存在的器质性因素。所以必要的病史采集、实验室检查和医学检查是不可缺少的。临床上经常遇到这样的情况，即使引起疼痛的躯体的或生物学的原因得到治愈，痉挛性阴道收缩仍可发生并引起部分性阴道痉挛。如果医学问题与阴道痉挛并存，诊断应记录为：阴道痉挛，因某种原因所致。如果存在其他精神障碍则不诊断阴道痉挛。

马晓年等认为从阴道痉挛严重程度上可以划分为：

Ⅰ级痉挛的发生仅限于会阴部肌肉和肛提肌群，或痉挛仅在特定的境遇下发生。

Ⅱ级痉挛不仅限于会阴部，而且包括整个骨盆的肌群，或痉挛在多种境遇下均会发生。

Ⅲ级臀部肌肉也发生不随意痉挛，整个臀部可不由自主地抬起，痉挛频繁发生，性交很难完成。

Ⅳ级患者双腿内收并极力向后撤退整个躯体，甚至出现大喊大叫等惊恐反应。这种反应往往不是实际行动所引起，而是对伴侣或医生的靠近和预感的反应，痉挛系原发性的，性交从未完成过。

阴道痉挛也可分为原发性和继发性，完全性和境遇性。原发性阴道痉挛占大多数，系指从开始建立性关系时起就发生的阴道痉挛，他们排斥任何种类的阴道插入，在性接触时，阴道口的紧闭使插入完全不可能，润滑也可能受到影响。原发性阴道痉挛妇女在她们预期或试图被插入时形容其感受或体验到的疼痛或感觉为"撕裂般"、"烧灼般"、或"刺痛"，毫不奇怪的是，妇女对阴茎接近时的疼痛和不适体验，也会随着时间的推移而阻止她伴侣的阴茎勃起，或至少也可能不再对阴茎或手指插入的尝试感兴趣了。许多患有阴道痉挛的妇女也从未能满意地完成过妇科检查或阴道内用药。少数情况属继发性，系指先前有过正常的性生活史，后来因种种因素发生阴道痉挛。完全性阴道痉挛系指在任何场合下都不能完成阴茎或类似物的插入。而境遇性阴道痉挛则指女性可以耐受某些类型的插入如月经栓或窥阴器，只是在阴茎插入时才紧张；也指女性可以耐受某些场合、某些伴侣的插入，却不能耐受另外一些场合或伴侣的插入。

【发病机制】　阴道痉挛的病因始终是一个复杂问题，它既可以是精神性的；也可以是器质性的，及是混合性的。

1. 精神性原因

（1）心理分析解释：按照心理分析学说提出的性心理发育理论，女孩在成长过程的性蕾期（3～5岁）普遍存在阴茎羡慕或嫉妒现象。女性幼年常听到大人训斥男孩不得摸小阴茎时说，"再摸就把你的它割了"，所以自认为自己原来是男孩，是有阴茎的，但受到惩罚被"阉割"了才成为女孩。汇总心理分析学派的看法，他们倾向于把阴道痉挛解释为女性对自身角色的反抗，是想挫败男性性欲的肉体表达及对男性性特权的持续反抗，是女性对抗其父亲实际的或幻想中的乱伦威胁的自卫，和（或）避开她自己被阉割的想象。女性会无意识地对自己说："男人的东西就要进入我的身体了，我那儿会撕裂并大量出血，我会遇到不能忍受的特大痛苦，我面临的报复简直太可怕了。"当前，传统的心理分析学派治疗家们信奉的解释仍是无意识的畏惧和潜在于这一问题之下的矛盾心理。如临床上的确可以见到有些女性对男子充满仇恨，对男子在性活动中占主导地位带来的男女不平等极为不满，甚至还可以推测这些女性会因丈夫的性挫折而得到某种继发性的满足。但并非所有女性都对丈夫怀有敌意，也不是所有女性都对自己的社会角色感到不满。心理分析学派的治疗原则旨在鼓励患者从她假想的对男子的无意识冲突中清醒过来，并解决由此而产生的内心冲突。尽管有关阴道痉挛无意识内涵的推测具有一定的理论上的兴趣，但它们与治疗成功的关系却很有限。而且遗憾的是从来没有得到过有关这种治疗结果的正式的临床报道。相反，性治疗医生们却常常遇到先前接受过心理分析而又毫无结果的患者。除了对这种治疗方法效果的怀疑之外，人们对阴茎嫉妒假说也提出质疑，毕竟它形成于近一个世纪之前，又没有得到当今的科学论证。临床经验表明，阴道痉挛治疗通常是在没有探求或调整无意识冲突的情况下取得成功的，而且当阴道痉挛妇女治愈后，她们会对自己能正常性交并给予伴侣性乐趣而感到欢欣鼓舞。所以说，阴道痉挛未必就是所谓内心冲突造成的。

其他心理分析治疗师相信要想解决伴随阴道痉挛的这种高度焦虑，除了对无意识层面进行探索外还应配合更主动的行为治疗干预。如卡普兰认为阴道痉挛具有多重原因，它是对任何与性交或阴道进入有关的不良刺激所引起的条件反应："当一个消极意外事故与阴道插入的行动或幻想相结合时就会发生阴道痉挛"。这样，性治疗的目的，就是通过系统脱敏技术把那种消极条件刺激与阴道不随意痉挛反应解脱开，治疗也就成功了。

（2）认知-行为解释：和探讨学习理论普遍把阴道痉挛看做一种条件化的畏惧反应，一种学习恐怖症。关于插入必然伴随着极大困难及疼痛或不适的认知信念，将不断强化条件化的畏惧反应。要想克服对性交的回避，就必须向认知信念和恐惧因素同时挑战。马斯特斯和约翰逊把阴道痉挛看做"由于想象中的、预期的或实际试图的阴道插入"所引起的不随意的条件反射。阴道痉挛的典型条件反射形成过程提示她们在初次性交企图中经历过明显的疼痛，这一疼痛起到一个非条件刺激的作用，导致阴道肌肉的自然的、自我保护性的非条件反应（肌肉紧张或收缩）。经过一段时间的结合后，与阴道插入相结合的刺激（例如裸体伴侣在场或甚至仅仅是性交的念头）便能成为导致阴道痉挛条件反应（反射性肌肉痉挛）的条件刺激。这种典型的条件反射形成机制将因操作条件作用而加强。这就是说，患者往往处于进退两难的境地：一方面渴望得到帮助并彻底治愈其性问题，否则婚姻将破裂并遭男方的抛弃，而且自己也有不健全的挫折感；另一方面又害怕治愈，因为她们往往存在对性的偏见或潜意识中的某些严重心理冲突。为了避免插入可能激起的严重焦虑、强烈恐惧和极大痛苦，她们总是采取恐惧性回避矛盾的行为模式。虽然回避行为缓解了她们的预期焦虑，但强化了其回避行为。这只能使阴道痉挛长期持续下去得不到解决，形成一种恶性循环并成为将来接受治疗的主要障碍。

并非所有阴道痉挛都是典型的条件反射，这种身心障碍还会有其他社会心理致病因素，包括文献报道的：暴虐父亲留给女儿的是男性霸道的印象，使女性从小缺乏对男性的信任；正统的宗教传统信念常常造成严重性心理抑制；成长家庭中封建的消极保守理念经常使女性对性抱有偏见和反感；患者母亲自身的性冲突及向患者传递的错误性信息和对男人的偏见常常起到消极的干扰作用，她们往往认为性活动即使不是有伤害的，也起码是令人失望或不愉快的事；对先前同性恋身份的反应。但上述这些因素并非必然的原因，具有同样问题的大多数女性仍会具有正常的性功能。在处理和治疗阴道痉挛时并不一定要明确找出其决定性的致病原因，因为在处理和治疗手段上的区别并不大，治疗措施有它自身的共性和普遍性。

如果患者在过去具有儿童期性虐待、痛心的失恋经历或经受过残暴的性攻击等严重的身心或性创伤经历，她们往往会对所有男性产生偏见、恐惧或憎恨心理。尽管她们后来也约会、恋爱、结婚并与丈夫有着深深的感情，但在结婚后却常常遇到包括阴道痉挛在内的各种各样的性问题，因为她们一旦有性接触时就会预感到又要一次性伤害了。人格因素如个性特别胆小、事事无主见、完全被动、依赖性强和自卑感强烈都会妨碍正常性功能的实现。

一方面阴道痉挛可能是女方对男性性功能障碍作出的反应；另一方面也应强调来自男方因素影响的重要性：有趣的是，这一综合征伴有很高比例的男方原发性阳痿，虽然男方在最初的时候并不存在什么阳痿、早泄问题，但当他们在阴道插入时反复遭遇挫折和抵制之后，很可能出现这样的问题。不过还需要进一步临床证据支持男女的这两种性功能障碍究竟是孰先孰后，不论其发生的先后顺序如何，只要存在一种就不可能实现婚姻的和谐美满，而且对方迟早会出现性问题。阴道痉挛的存在对早泄患者来讲无疑增添了另一种沉重的精神负担，插入困难显然会促使迅速射精的趋势更加恶化。值得注意的是，临床证实总呈被动性特征的男子在阴道痉挛的病因因素中也起一定作用，尤其是长期存在这种性障碍的夫妻更是如此。鉴于这种情况，并考虑到由于反复失败使双方都出现自责和内疚，所以这时就必须要求婚姻双方同时参与评价和治疗过程。当然也有患病多年的阴道痉挛患者的丈夫并不存在任何性功能障碍或人格障碍。在这种情况下，丈夫可以在稍稍插入后达到射精和高潮释放，所以虽然性交未能成功过，但处女膜已不复存在，或者不随意痉挛的程度不严重，仅仅是推迟而不是完全阻止阴茎的插入。如果丈夫行为举止粗暴任性毫不关心和体贴女方，也可激起女方的性厌恶和阴道痉挛。

有些女性可能出于对自身解剖结构的无知，从而产生恐惧心理。如有的女孩存在处女膜焦虑,如一位自行车运动员曾因外伤致外阴出血从而怀疑处女膜破裂使她的自信心受到重创,认为自己无法在婚姻中证实自己的纯洁性,从而导致婚后性交失败。

值得注意的是阴道痉挛有时会漏诊,以致夫妻双方的性交失败竟因此而长期持续下去,因为在我们的文化中往往把性生活的成功与否归咎于男性性能力的强弱,性交不成功肯定是男方有问题,甚至给男子扣上"阳痿"的帽子。于是一直按男子有性问题而求治,当然,问题是始终解决不了的,甚至使男子真的出现严重的心理障碍。

2. 器质性原因 任何造成现在的或过去的插入或性交疼痛的盆腔器官病理变化,都可以成为引起阴道痉挛的基本原因。这些器质性因素也是妇科教科书中所列举的最常见的引起阴道痉挛和性交疼痛的原因,例如,处女膜坚韧、致痛的处女膜痕、子宫内膜异位症、盆腔或阴道感染性疾患、经阴道子宫切除术、老年性阴道萎缩、子宫后倾或其支持组织的损伤或松弛、盆腔肿瘤、会阴侧切开术、分娩引起的病理损伤、阴道狭窄、尿道息肉、痔疮等。另一个重要的问题是会阴前庭炎,在这种炎症的影响下,即使是最轻微的触摸也会引起两侧小阴唇之间的这个区域的剧烈疼痛,女性将主诉在试图插入时的异常疼痛。妇科检查可发现该部位不同程度的红肿,明显触痛,烧灼感等。创伤性妇科检查也是原因之一。实际上,这些器质性因素的大多数并不直接涉及或影响到阴道入口,然而,由于它们引起插入和性交疼痛的事实,说明这些病理条件引起阴道痉挛的反应并非偶然。

引起阴道痉挛的原因是很多的,它们可以单独存在,也可以共同存在。无论是现实的或想象中的不良刺激,无论是患者主观意识到的还是没有意识到的,它们都可以成为阴道痉挛的原因。总之,最初造成阴道痉挛的直接原因可能是特定的,该不良刺激可以引起肉体疼痛或精神上的压抑,但一旦形成这样的消极条件反射之后,当初导致疼痛和痉挛的原因可能仍起作用,也可能早就不复存在了。不过,也有些时候是根本找不到明显的、有说服力的、可以充分证实的社会心理或器质性因素的。

【病史采集和体检技术】 如上所述,病史采集很关键,体检的阳性发现更是诊断阴道痉挛必不可少的依据,然而这两方面却恰恰容易为某些医生所忽视。

1. 病史采集 由于对具体的病史采集程序和方法在其他章节中已有专门论述。这里只针对阴道痉挛强调一下通过问诊该应了解哪些内容:从医生角度看,在问诊之后应对病人的以下情况有充分了解并作出评价。①一般情况:如年龄、职业、婚次、婚龄;目前的性问题和伴侣的性问题;何时开始,突然发生还是逐渐加重,双方性反应状况、能力、所能达到的最好反应是什么;②性历史:手淫史、先前性经历、有无同性性兴趣和同性性行为、有无乱伦史;③与伴侣的总的关系:喜欢不喜欢伴侣、亲密程度、问题持续时间、针对这一性问题先前接受过何种治疗;④精神病史:目前的精神障碍、躯体疾患;⑤宗教信仰或对性持何种观念;双方性知识水平;各方寻求治疗的动机。根据上述资料对夫妻间的整个关系和性关系的质量作出基本判断。

从病人角度看,应该让双方对自己在处理下列问题时的表现作出评价:如能否承担义务,能否就需要和感受进行交流(一般方面和性方面),是否喜欢性活动,是否感到满足,是否紧张,向往的性活动频率,社交活动频率,业余时间的爱好,上个月的交流和性活动,各方估计伴侣对这些活动所向往的频率。

2. 阴道痉挛的体检 具有阴道痉挛的妇女,常常具有先前在盆腔检查时造成严重疼痛的历史,但她们很少自愿地向医生讲明这一事实,有时只是偶然地回顾性地提到这一情况。因为她们认为盆腔检查必然会造成疼痛,所以,强忍着疼痛和不适来显示自己是个"好病人"。她们对性交也是抱着类似的态度,如果医生不问起性交时是否疼痛,她们很可能缄口不语,于是造成漏诊。因为疼痛不严重尚可忍受,特别是对于那些轻度阴道痉挛来说,更是如此,直到这一状况逐渐加剧并破坏婚姻关系为止,这时的性交次数往往已逐步降低到对方不可接受的低水平。妇女自己常用"撕裂感","烧灼感"、"刺痛",来形容阴道痉挛的不适。不过阴道检查时很难发现有任何异常,因为阴道痉挛症本来就不会造成任何可见的组织损伤。体检时让丈夫在场可以起教育作用。

(1)准备工作:首先向病人充分阐述妇科检查的目的和方法,向病人保证检查动作将尽可能轻柔,要向病人保证检查的进程将由病人自己来决定,也就是说只有病人在能够耐受疼痛时检查。反之,一旦病人不能耐受时则暂时中断或放慢检查进展的速度。从任何带强迫性质的检查中是达不到任何目的的,相反它还会导致进一步的性心理损伤,从而使阴道痉挛的治疗变得更加困难。体验最好由女医生执行,以减轻病人的紧张情绪,每作一个动作之前都应预先通知病人下面所要进行的步骤和可能发生的不适或感受。

(2)检查顺序

体位:尽量使病人舒适地躺在妇科检查床上,可以用膝支持器则尽量不用足跟蹬。

望诊:医生在对外阴进行望诊时常常可以发现阴道痉挛和股内侧或会阴部肌肉强直。这时要确定肌收缩是否是一种随意性收缩,因为有随意收缩时医生将无法确定有无不随意痉挛的存在。方法是让病人放松,做深呼吸,与之交谈转移其高度集中带来的紧张。病人之所以出现随意收缩的原因包括紧张、内收双股或试图离开检查台。

外阴触诊:首先向病人出示戴好手套的手,告诉病人检查时将分开阴唇、检查前庭、尿道口等外部结构。然后缓慢地分开阴唇、随时提醒病人无须紧张和畏惧,注意检查阴唇、阴蒂、尿道口、阴道口,注意有无痉挛现象发生。

阴道下1/3处触诊(浅部):先向病人出示涂好润滑剂的手指,然后把手指轻轻放在阴道口,稍施压力,询问病人有无不适,能否忍受等等。边检查边交谈可以起到松弛作用。待病人已不紧张、也无明显不适时,将手指缓缓插入阴道2~5cm。要向后稍施压力而不要直接向前插,若发现围绕阴道口之外的肌肉出现不随意痉挛性收缩或缩窄时,即可作出诊断,这一发现将使病人十分惊讶,因为她过去可能根本没有意识到这一问题,往往误认为性交不成功是男方阳痿或自己的处女膜太厚所致。这样就以可见的和动态的形式向伴侣双方证实了阴道关闭的实质是什么。如果成功地进行了病人毫无痛苦或不适地、完全能够耐受的盆腔检查时，就能使妇女的重重顾虑和担忧开始解除，这样，在阴道痉挛的治疗中便已迈出了成功的第一步。

（3）进一步的深入体检：更深入细致的体检包括深部触诊、窥器检查、巴氏染色涂片、阴道分泌物的培养等。若在阴道浅部检查中已可作出阴道痉挛的诊断时，进一步的检查可以不必再做，或者在为了寻找和排除器质性病变时，待治疗开始后的一、两天内再安排这些检查。

值得注意的是有些妇女偶尔能够耐受妇科医生的检查，但在性交时却的确存在阴道痉挛。这种情况也是可能的。因为医生的检查和丈夫的性交企图并不完全是对等的事，所以女方可能出现不同的反应，当然这种情况并不多见。所以仅凭主诉就对阴道痉挛作出诊断仍是不可取的。

【治疗】 阴道痉挛的基本治疗原则应在采集病史和体检过程中就逐步向病人讲明，应该强调她们的生殖器的解剖结构是正常的，是她们的心情太紧张或存在潜意识里的性抑制所致。当然，器质性阴道痉挛除外。治疗的最主要的和最重要的步骤是从肉体上证明阴道存在不随意痉挛，正是这种痉挛导致婚姻的不美满。阴道痉挛治疗的主要目的是改善其发生的直接原因—条件反射性反应，也就是要通过夫妻双方的通力合作来达到去条件反射作用。对于心理分析学派所说的无意识内心冲突等暂时置之不理，只有更深在的原因表现为脱敏治疗过程的障碍时才予以处理。只要她们能够在充分放松的情况下或在治疗取得一定进展后成功地向阴道内插入一个手指或类似物，治愈就是可能的。此外，让病人建立起由自己控制的不会造成疼痛和严重不适的阴道周围肌肉的收缩和松弛方式，这样她们便会从视觉（借助于一面手镜）和触觉两方面证实自己阴道的调节和容纳能力，即她们能随意地收缩和松弛阴道口，并自由地插入自己的手指。然后再把这些原则合理地应用于她们的家庭作业中，也可以在温水浴或淋浴时进行这些练习。因此，阴道痉挛的基本治疗策略真是简单得令人吃惊，当然它要求提前解决有可能导致肉体疼痛的所有器质性因素，这样下一步的治疗就不会太困难了。从根本上说，治疗的完成就是成功地、进行性地解除体内早先存在或形成的"保护"阴道口的不随意肌肉痉挛的条件反射。然而，在达到这一步之前，这些病人当中常常存在的对进入阴道的恐惧性回避必须得到纠正。已发现各种各样的能完成以上目的的有效治疗技术和方案。

1. 消除条件反射性的阴道反应 人们假定阴道痉挛的发生属于一种条件反射性反应，旨在消除这一条件反射的性治疗步骤将比较容易地和迅速地取得程度不等的治疗效果。使用阴道扩张器是阴道痉挛中经常采用的一种特殊治疗方法，这是性治疗专家极力主张的使阴道口不随意痉挛得到缓解的系统脱敏治疗的步骤之一。这一常见的方法是妇产科医生发明的，它也得到马斯特斯和约翰逊、卡普兰等权威的推荐。这是一种必须在充分放松的、不会造成任何进一步伤害的条件下进行的治疗方法，通过从小到大的扩张器使紧张性极强的阴道逐渐松弛下来。但重要的这一步骤将不会使病人产生畏惧和反感，所以治疗的最初目标

便是缓解病人的焦虑，因为这会使她产生对扩张器练习和性交的必然的恐惧性回避。

首先进行第二次盆腔检查，目的是向病人展示各种规格的阴道扩张器，它们有橡胶的，有玻璃的，但它们的治疗效果没有任何区别。应向病人讲清这一系统脱敏疗法主要涉及扩张器，通过扩张器的使用证实她的阴道容纳能力，而并非利用扩张器来扩张她的阴道。这一扩张练习可以令病人自己参加，也可征得病人意见后可邀请其丈夫在场，并使用手镜让病人自己观察。由于这一检查或治疗过程主要是对病人进行再教育的过程，所以要调动病人的积极性。因此要求病人必须接受自我治疗方法，也就是自己作交替的收缩和放松动作。如果在练习时使用一面小镜子话，病人既能亲眼看到也能直接感受到这种一弛一张的变化，从原则上说，经过这种训练的病人会达到相当程度的松弛。正是因为许多妇女对自己的会阴和生殖器的外貌和解剖都是无知的或不甚了解，所以在咨询或体检时必须向她们进行耐心讲解，补上这一课。令病人自己做绷紧—松弛练习时，要先尽量绷紧骨盆肌肉，好像作憋尿的动作，维持数秒钟后再松弛（即完全松弛），如此反复，练习1~2分钟。其目的在于让病人先主动地、有力地收缩骨盆肌肉，而后因不能持续收缩才进入相对松弛状态。这就在某种程度上主动地使骨盆肌肉得到松弛。然后可以让病人以手夹在两腿之间并达到完全放松。完成这一练习后就可以开始进行阴道扩张器的插入练习。为病人作第一次扩张练习时应使用最小号的扩张器，它通常只有筷子粗细。让病人自己好好看看扩张器的粗细，并告诉病人下一步将试着把扩张器插入阴道，插入的速度和进度由她自己掌握。医生将涂有润滑油的手指放在阴道口，嘱病人再次收缩肌肉，然后放松。趁病人放松时医生将手指末端缓缓插入阴道并在适当的位置上停下来，让病人体会一下感觉，若有不适就退出来。或把手指轻轻向下压向直肠，休息一段时间后再放慢插入速度，或调整一下插入的方向。再次显示扩张器，并让病人明白扩张器比手指细。再嘱咐病人绷紧肌肉数秒钟后放松，趁其放松时抽出手指。将涂有润滑剂的扩张器经指端缓缓插入阴道。插入时应向后方略施旋转的压力，遇到困难时再让病人重复绷紧—松弛过程，趁松弛时再插深一些，直到把扩张器完全插入阴道为止。扩张器插入阴道时应使其顶端指向尾骨方向，动作务必轻柔、缓慢。只要病人感到有任何不适就暂停操作，与之交谈，让其放松，直至哪怕是最轻微的不适也消除后，再向下进行。插入后让病人拿住扩张器底部轻轻在阴道内滑动扩张器，并让其重复几次绷紧—松弛的练习。然后让病人自己取出扩张器。

下一步就该让病人自己试用扩张器，让其取得舒适的体位，自己把涂好润滑剂的扩张器插入阴道、操作方法与上述相似，注意先收缩肌肉，再松弛、缓缓插入。让病人重复操作数次，以建立信心和取得经验。当病人能够轻松地耐受时，再试用大一号的扩张器。

在结束这次治疗指导时应给病人布置家庭作业：包括一般的性感集中训练和每天数次的收缩与松弛练习。医生要随时掌握病人的使用情况，若顺利则换用大1号的扩张器。随着治疗的进展，扩张器的号也不断扩大，若有困难则

退回小1号的扩张器。一般5~6天就可结束1~4号扩张器的练习。这时可安排病人回家进行扩张器练习,适应后还可以坚持让扩张器留在阴道内入睡有助于促进和加快这一去条件反射过程(也可以月经栓取代),若难以入睡再取出。切记不要在治疗开始时就让病人带上一套阴道扩张器回家练习,因为她将在得不到及时鼓励和帮助的情况下面对这些扩张器,而且是最大号的扩张器就无法松弛下来。

当使用到4号扩张器时,若无不适感觉即已具有能熟练地控制肌肉活动的能力时,便可以尝试进入阴道容纳练习。即可以达到性高潮为目的的性交练习。这时一般选择女上位姿势,以便病人充分活动并对整个练习过程加以自我控制,但若喜欢也可采用侧位或男上位。要讲清在她们试图开始实际的阴道容纳练习之前,她们已使用过其周径与勃起阴茎的相同的4号扩张器了。而且扩张器是金属等很硬的材料所制造,而阴茎即使充分勃起也有较大程度的柔韧性,这就会增加夫妇过好性生活的信心。这时,病人像使用扩张器那样把阴茎插入阴道内,若病人需要。可在阴茎上涂润滑剂。阴道内容纳尝试工作一定要周密安排好,不要让妇女感到情感上和肉体上的伤害。如果一时不能耐受就暂停并推迟这种尝试。一般来说,经过一段时间性感集中练习和阴道扩张练习后,病人会达到应有的松弛,从而向正常性生活过渡。阴道容纳阶段是关键的,但也是可能面临困难的。如遇困难则多加鼓励,接受自己已有控制能力。在容纳练习时,应该告诉病人,以她的手指来指导丈夫的阴茎向阴道口的插入,则时指导丈夫在进行初次插入试验时注意抑制自己的主动的、迫切的要求,让抽动动作尽量缓解、轻柔、幅度小。

当病人使用2号扩张器无不适感觉后,可安排进一步的盆腔检查以发现潜在的器质性因素,如果发现器质性因素应作积极治疗。

对于是否让丈夫积极参与这一治疗过程,医学界存在不同的见解。有人主张让丈夫从一开始就参加进来,包括让丈夫来放置扩张器,这一方面使妻子容易解除顾虑,增加安全感,另一方面也让丈夫受到教育和启发。另外一些医生则主张待病人的恐惧性焦虑有了显著缓解之后再让丈夫参加进来,他们认为在治疗阴道痉挛的开始阶段就让丈夫参加进来是不成熟的,它可以激起病人的自卫和焦虑。其实没有必要事先就具有先入之见,而应采取有弹性的策略,更多地尊重病人的意见,原则只有一个,那就是更有利于妻子解除思想顾虑。一般来说,在治疗阶段可以让夫妻共同参加,而在扩张练习时多让妻子私下进行,或安排女方单独参加的治疗单元。共同参加可以作为消除顾虑和达到充分放松的第一个步骤,这是使用脱敏技术的任何治疗手段中的一个关键特点。

作者主张尽量用手指、月经栓等代替扩张器,因为阴道扩张器往往使病人产生不良的情绪反应,甚至激发情感损伤和强奸幻想,从而动员起对治疗的阻抗,所以用手指代取扩张器病人更能接受。如果病人对月经栓较熟悉,就使用月经栓,否则最好用手指。此外,国内难以购到阴道扩张器。

2. 治疗阴道痉挛中的恐惧因素 如前所述,病人的担忧和畏惧、及随后对插入的恐惧性回避,可以表现为完成这一必需的简单治疗策略的重大障碍。从而,在治疗阴道痉挛中所必需达到的第一目标就是消除病人对阴道插入的恐惧性回避。一旦达到这一目标,就会很容易地在几天之内完成彻底消除这一症状的治疗步骤了。显然,治疗的最终成功取决于临床医师处理这一恐惧因素的技术。

对于一系列治疗技术来说,特定恐惧能相当迅速地退让和屈服。心理分析、行为治疗、催眠治疗,以及药物治疗都是成功。过去,针对恐惧性条件反射的治疗所考虑的选择是心理分析,许多临床医生至今仍提倡使用这一方法。简单地说,治疗涉及阐释和消除构成病人畏惧基础的无意识内心冲突。然而,使用传统的心理分析治疗技术来促进病人的领悟可能是一个漫长的治疗过程。因此,基于促成无意识觉醒的心理分析战略的诱导领悟技术,若采用更主动的方法,能够在短期性治疗安排中起到迅速减少恐惧性回避的作用。

行为治疗学家报道了利用"系统脱敏"的方法治疗性畏惧取得了良好结果。这一高度有效的消除荒谬畏惧的方法涉及让阴道痉挛的病人在深深放松的情况下,反复地唤起对引起性畏惧情境的想象。畏惧性阴道痉挛的妇女在充分放松的状况下以逐步介入的方式幻想她所害怕的性情景。首先,她想象出丈夫靠近她的场面;然后,在她能够毫不紧张地耐受这一幻想时,她可以想象她与丈夫一起躺在床上,想象他在勃起之后靠拢她,等等。当她能够在治疗医生的办公室里平静地假想和丈夫一起性交的场面、并发生插入交媾时,可以认为她已准备好可以开始进行阴道扩张练习了,她通常能够在不太焦虑的情形下进行这些练习。

"幻想消除"法的各种变异方案也已可采用。例如,与逐步使用增加恐惧的性想象的系统脱敏法相反,"冲击疗法(满灌疗法)"是实行让病人想象她所能想得起的最令人恐惧的情境。这样,当以冲击疗法治疗一个阴道痉挛的病人时,行为治疗学家可能要求他的病人假想她正被丈夫的阴茎所撕破,按照这一理论,一旦她能够耐受她的无意识期望的这种幻想时,她就能够耐受实际的性交了。

在迅速克服病人的畏惧方面,也使用了一些其他方法,并取得一定的成功。这些方法包括催眠、使用镇静剂和止痛剂、鼓励和消除病人顾虑。

当病人的畏惧没有得到解决时,治疗不能继续下去。像上面所注意的,现在可以利用的迅速缓解畏惧的技术很多。它们似乎都必须让妇女在事实上或幻想中反复暴露于曾经造成恐惧的情境之下。此外,我们相信当一个敏感的和能胜任的治疗学家合理使用已推荐的缓解病人对插入的恐惧性回避时,所有技术都将证明是有效的。然而,我们已经发现,很少需要采用更复杂的技术来克服上面所罗列的种种恐惧。努力解除病人的顾虑,激励病人的信心,对引起病人畏惧的无意识成分进行迅速的阐释,及最重要的是使病人面对这一事实,如果她不能主动地、乐意地往阴道里插入某种适当的物体的话,那么她就不能治愈。采取上述有效措施后通常可以充分减少她们的畏惧程度,以便她们能够继续进行阴道扩张练习。有时,医生也可采用药物治疗来促进放松。

3. 治疗方案　根据以上治疗原则精心地和针对每位病人的特殊情况来安排治疗单元和性家庭作业都是为了达到治疗的初期目标服务的，即充分减轻病人的与插入相关的焦虑，以使她能够继续进行扩张练习。家庭作业的安排越早开始，治疗效果也就越好。家庭作业的最初阶段可以由病人自己单独练习，也可心建议病人和丈夫一起参加练习，可以让他们俩人在自己的卧室里在充分的光照之下用镜子来检查女方的外生殖器。下一步，建议夫妇双方通过轻柔的触摸对照解剖图找出阴道开口的准确位置。因为妻子患有阴道痉挛时常常因恐惧而回避性的接触，所以夫妻俩往往不可避免地对女性生殖器的解剖一无所知。这一经验对于脱敏治疗来说可以起到一个恰如其分的序幕作用，它对于患病夫妇来说具有指导意义，同时还能促进双方间的公开交流。在家里进行的体内脱敏是完全按照病人的节奏小心和逐步完成的。临床已经证实如果允许病人自己控制练习过程，对治疗的疗效是有促进作用的。因此，通常告诉病人用她自己的手指或让她丈夫用手指轻轻地向阴道内插入，或使用最小号的扩张器，并让手指或扩张器在插入之后多在阴道内放置一会儿，此时可以接受阴道舒张和收缩动作的反馈信息，直到出现的不舒服感觉消失为止，而这种感觉是这些妇女在向她们阴道内插入任何物体时的典型体验。至于这种扩张练习是应由妻子单独进行，还是应由夫妻双方共同参加，应该由治疗学家审时度势地作出判断，主要原则是考虑哪一种方法将使病人产生的焦虑程度更轻，它随病例的不同而有所变化。

取决于所采用的方法，如果这一最初阶段的任务能够在没有过分困难的情况下完成，然后就可以指导病人反复地在她的阴道内里外移动手指，或者让丈夫听从她的信号指挥来做这种手法操作，直到她能够在不造成不适的情况下耐受这一操作。在这一时期，应该特别注重性咨询，对病人给予鼓励，打消她们的顾虑，正如上面所述，作为减轻她的畏惧和焦虑的手段之一，让女方来控制形势。当出现焦虑指征时，为了增进病人的放松，可以给予抗焦虑药物治疗，让病人在脱敏试验之前在家中服用。

当妇女能够耐受她自己的或丈夫的一个手指之后，通常让她试着插入两个手指。如果这一努力成功了，该夫妇或病人在下一个晚上可以试验在阴道内旋转手指的运动，并用不止一个的手指轻轻扩展阴道。这一练习在实际的性交尝试之前进行。要一直等到病人能够耐受插入她自己或丈夫的一个以上的手指时，或在某些情况下向她阴道内塞入月经栓而不造成不适时才能提议进行阴茎插入的阴道容纳练习。

为了促进阴道的松弛，还要指导病人随意地收紧和放松她的阴道肌肉，这将使她能够感受到她可以通过锻炼对她的阴道口实行一定程度的随意控制。此外，指导女方在被阴茎插入的片刻随意地放松她的阴道肌肉，采取双腿外展屈曲的姿势，可以反射性松弛盆腔肌肉。还发现建议她在插入的片刻向下进劲往往会有所帮助。要等到能够耐受向阴道内插入物体而不造成不适时再试着性交。采取每一个可能的预防措施以保证最初性交体验的成功是很重要的。

约有15%～20%的病人在治疗过程中会遇到困难，但只要再教育、再鼓励很快就能解决问题。治疗步骤与造成阴道痉挛的起因和维持因素无关。性交疼痛的治疗取决于病因，局部状况可能容易得到改善。但阴道痉挛常需要为时较久的治疗。偶尔需要在麻醉之下扩张阴道，直至能插入3个手指为止。这样会阴部肌肉就可以伸展开来，或消除其痉挛。扩张之后，有些病人还可以通过阴道扩张器来获得帮助，但它不是为了保持阴道的扩张，而是为了给予心理上的支持，直到再次尝试性交时为止。应该记住最好的阴道扩张器是勃起的阴茎。绝经期后的妇女将发生会阴阴道的萎缩，使用雌激素乳剂将有助于使组织获得更大的柔韧性，但是对月经正常的育龄妇女来说，她可以分泌产生足够量的内源性雌激素，外源性的雌激素对她是毫无价值的。只有极少数情况下需要作整形手术以扩大瘢痕造成的狭窄的阴道入口，但单纯的阴道痉挛则不需要手术治疗，实际上还会因为造成阴道入口处的敏感的瘢痕而加重这一问题。

一般可以建议夫妇们在阴茎插入后先停留一段时间。丈夫只有在妻子的信号指引下才能开始作缓慢的轻轻的抽动，如果妻子希望他离开，他应马上抽出阴茎。总的来说，必须经抽动达到高潮的性交应延迟到随后的某个时间。

当这些性体验进展之际，病人对扩张和插入的恐惧及其他障碍也应在治疗过程中予以处理。在有些情况下，一个由简单的教育、鼓励构成的逐步的、无压力的治疗方法使病人能勇敢地面对阻挠她进步的阻力和障碍。另外，把病人推到控制性练习的位置上，也能非常有效地化解病人的焦虑和对阴道插入的恐惧性回避。在这一过程中，她将在一定程度上愿意和能够耐受不适的紧张，而这些在阴道痉挛消退步骤的开始阶段是必然伴随的现象。

然而，有时因为面对恐惧情境激发的焦虑太严重，以致无法经由这些步骤来得到缓解，必须采用另外的办法来克服病人对治疗的抵制。在这种情形下，经常有用的办法是使病人勇敢地正视这一事实，即当治疗医生认识到向病人阴道插入物体时会产生不适和遇到困难时，除非病人从身心两方面都准备好这样做时，不然病人就无法治愈。作为一般规律，当经过简单的对抗和解除顾虑没有战胜病人的阻抗时，医生必须准备好在更深入的心理治疗水平上工作。有时这种必要性能帮助病人度过她对性的无意识内心冲突和负罪感。如上所述，无意识地害怕高潮、恋母情结的冲突、性别同一性问题等都能在阴道痉挛的病因学中起到一定作用。其他情况下，必须鉴别出夫妻之间相互关系上的深重的障碍，在性治疗能够进行之前至少部分地解决这些障碍。然而，当畏惧性回避主要是继发于阴道痉挛时，可以使用行为疗法。

如何作阴道插入练习：最好能找到一套阴道扩张器，（长7～10cm，粗1～3cm）如果找不到用自己的手指也可以。在仰卧位等情况下，让自己充分放松，排除杂念，然后插入最小号的扩张器，或一个手指，只要不产生不适，就可往深插，如果有过成功性交的经验，每天练几次，每次十分钟，从小号到大号（或从一个手指到2～3个手指）。如果紧张，插入困难，就努力使自己放松，再试。成功后便可以在想象有不良刺激时作插入练习，慢慢地在想恶性刺激时也能插入。如用扩张器，还可在插入后停留几个小时或过夜，逐步就适应。关键是放松，自己要有信心，摆脱一切顾虑，畏惧等情绪的束缚。其实未必是性欲低下，只是重重顾虑抑制了自己正常的性要求。此外，还可以做 PC 肌锻炼。阴道痉挛是最好治疗的性功能障碍，几乎 100% 可以治疗。

当自己做手指插入练习或扩张器练习后，如果已成功，就可让丈夫作同样的事情来帮助你，再经过一段时间，问题就可以彻底解决。其实，只要成功几次，以后就不会再有问题。丈夫的问题可能是性欲得不到正常发泄造成的，长期压制着性欲自然会抑制正常的性反应，勃起就是男子性兴奋的第一步反应。如果实在不能耐受插入时，也可适当地采取你对他的手淫或其他刺激方法，帮助他达到高潮（射精），这样对于保持正常性反应是有益的，没有害处的。当他勃起困难之时，就要靠你来刺激他、帮助他，同时，在刺激他的过程中也有助于你自己的性唤起。

第十一节　性交疼痛

性交疼痛是不容忽视的、自愿来妇科就诊的最常见的性功能障碍，不仅见于女性，也见于男性。

性交疼痛的实际发病率尚不清楚，因为前来就诊的性交疼痛患者只是露出少数。其总发病率至少是就诊率的 10 倍，甚至更高。国外有关妇女的社区流行率调查表明大约在 8% ~35% 之间。来自性治疗机构的性交疼痛发生率约为 3% ~5%，与社区流行率调查结果相比较低的原因也提示许多妇女羞于或不愿因性问题而求医，或认为性交疼痛主要是妇科病所致而直接去妇科就诊。此外，许多妇女宁可忍受性交时的某种不适或疼痛也不愿寻求医治，即使每年接受常规体检也从未与医生讨论过这一问题，她们往往以为性本身自然伴有痛苦。有关男子性交疼痛发生率的报告很少，多在 1% ~2% 左右，多与包皮口过紧或粘连、泌尿系感染、阴茎畸形、阴茎硬结症等有关。除射精疼痛外，也可能有排尿疼痛。

性交疼痛泛指在性交时伴有的急性或反复发生的生殖器或盆腔的疼痛。性交疼痛的特点是性交时经常伴有下腹部疼痛、疼痛剧烈且反复发作、往往性交之后数小时疼痛仍不能消失，有时不得不拒绝性交。它与新婚初次性交时处女膜破裂造成的暂时性疼痛不同，也与很多妇女有时可能出现的性交不适不同，不应混淆。一种狭义的看法把性交疼痛定义为在没有明显器质性疾患存在的情况下，由于阴茎向阴道内插入或在阴道内抽动或性交之后所出现的、经常的或反复的、阴部局部或下腹部等部位轻重不等的疼痛，这种疼痛并非由于阴道干燥缺乏润滑或阴道痉挛所引起，实际上把它看做一种心理问题；而疼痛伴有明显器质性疾患时则按原发疾患诊断，如外阴阴道炎所致性交疼痛。另一种广义的看法则把大多数性交疼痛看做一种特定的器质性病理改变，传统的习惯是试图减少器质性病理引致的性交疼痛；而如果检查不出任何器质性问题时则认为它是性心理冲突的反映，这剩下的小部分病例可以通过心理学方法得到解决。这些区分性交疼痛种类的观点及其反对意见是历史上长期存在的争论。

性交疼痛包括两组症状：一是性交疼痛，指性交引起的阴道局部或下腹部疼痛；二是性交不能，指阴茎不能到达前庭及进入阴道，性交疼痛严重时则往往出现性交不能。性交疼痛可分为原发性和继发性：性交疼痛若是原发性的，系指婚后性生活刚开始时症状即存在，多意味着存在某种解剖缺陷或顽固的心理因素；而继发性性交疼痛者，曾有过美满的性生活，后因种种因素出现性交疼痛。完全性交疼痛指的是在任何场合下疼痛均持续存在，往往有器质性因素的影响，而境遇性性交疼痛系指在某些情境下出现疼痛，而在某些情况下却若无其事，一切正常，显然，境遇性者多为心理因素所致。只发生在性交之后数小时的疼痛多为心理因素作怪。

马晓年等按严重程度把性交疼痛划分为：

Ⅰ级性交时不适感或轻度疼痛。

Ⅱ级性交插入时或抽动时阴道浅部疼痛。

Ⅲ级性交时阴道深处疼痛或疼痛在性交结束后仍持续存在。

Ⅳ级性交疼痛严重乃至性交不能进行，且性交疼痛的症状存在时间较久。

值得注意的是这一诊断已经受到新的挑战，人们最近开始重新思考像性交疼痛这样的复杂现象。毛瑞斯等开始把性和疼痛的研究与治疗结合起来考虑，试图建立一种更全面的、临床上更有效的治疗方法。比尼克等指出过去的这种认识从科学上讲缺乏根据，从患者角度来讲是对她们的不尊重。他们认为性交疼痛应该是一个全新的概念，即应该把它看做一种疼痛障碍而不再像传统上那样把它看做一种性功能障碍。他们列举了几个简短的病例摘要：①一位 40 岁妇女在性交插入较深并抽动时会出现右下小腹部的钝痛、酸痛感；②一位 21 岁妇女在阴茎插入时感到阴道口有烧灼感或切割样痛；③一位 55 岁绝经后妇女在充分性唤起后的插入和性交过程中经历阴道的酸痛和锐痛。

【性交疼痛的病因和评价】　在临床实践中，典型的性交疼痛的诊断似乎是这样建立的，妇女在性交过程中伴有疼痛，于是很合理地去妇科就诊以找出她们的疼痛原因。有些可以经过标准的医学干预方式得到成功治疗，如药物、外科手术等；但在大多数情况中疼痛只能部分缓解或很少得到缓解。

1. 疼痛的原因

（1）心理因素：造成性交疼痛的女方原因包括消极性观念、性知识缺乏、缺乏经验及其他种种心理（焦虑、抑郁、畏惧、自卑、体像障碍、性虐待或创伤史）、社会因素（伴侣间不信任、交流差等人际因素）及各种因素间的交互作用。从患者个人角度来说，应该注意获得有关她们的整个精神心理状态的详尽的信息，以寻找可能存在的诸如焦虑、抑郁等情感障碍的蛛丝马迹。在确定性交疼痛的原因是精神性之前，必须首先寻找和排除器质性因素。

医生若发现病人自己在性交开始时先限制阴茎的插入或过深的插入有助于缓解和减轻性交疼痛的发生，这就揭示病人可能存在心理方面或婚姻关系方面的其他问题的可能性，它们的影响可能叠加于原先存在的某些器质性因素的影响，这时除治疗器质性问题外，还应安排性感集中训练等行为治疗，以求解决并存的其他问题。

（2）器质性因素：从单纯性生理学观点来看，阴道润滑不足会影响性生活。因此，凡影响这一润滑过程的疾患都会造成性交疼痛。如药物的影响，口服避孕药及抗组胺药物吩噻嗪就是两个典型，它可造成插入或抽动时的灼痛感。其他造成阴道润滑缺乏或不足的问题包括干燥综合征、糖尿病。

由于人们观察到性兴奋期和平台期阴道上 2/3 段的扩张，以及子宫和阴道顶端的升高，因此，对影响这种扩张和升高的器质性因素所致的阴道深部性交疼痛的发病机制有了新的认识，也就容易采取一些措施来防止性交疼痛的发生。生殖道畸形如阴道下段的各种解剖变异、处女膜肥厚或闭锁、阴道口先天性狭窄、睾丸女性化或未经治疗的特纳综合征的阴道短小。子宫后倾、卵巢脱垂或囊肿、子宫内膜炎、盆腔炎等慢性感染或手术后等造成的盆腔内软组织的粘连，它们均可造成阴茎深插入或抽动可以加剧的深部疼痛。子宫肌炎造成的深部抽动时的疼痛较少见。宫颈炎虽然很少造成性交疼痛，但口服避孕药使用者中的发生率增高。

主诉阴茎插入较深时出现中浅部位疼痛时，医生往往把它看做器质性疾患的信号。如果双侧疼痛并伴有中线部位的不适时又找不出明显的器质性问题时，很可能是盆腔充血综合征或盆腔交感神经综合征。腹腔镜检查往往可能证实盆腔静脉的扩张。近年来通过阔韧带造影得到的输卵管结扎后出现静脉曲张状态的证据表明扩张的盆腔血管组织对性交疼痛是有一定影响的。当伴有性功能障碍时，这一综合征往往存在显著的心理因素的影响，所以应该强调对弥散性、深部性交疼痛必须详细采集病史的重要性。因静脉曲张、撕裂、子宫内膜异位症造成的阔韧带损伤常导致阴道深部疼痛，性交后常持续数小时。

未很好愈合的会阴侧切术造成的较锐利的插入疼痛，因不熟练的盆腔底部修补术或子宫脱垂手术造成的软瘢痕、皮赘或挛缩均可引起性交疼痛。会阴皮肤及阴部软组织的暴力撕裂、擦伤、脱皮等损伤；处女膜痕、处女膜伞的裂伤或水肿使插入困难，抽动时加剧；尿道肉阜、膀胱膨出等均会因抽动过度加重插入带来的烧灼感；阴唇或阴道脓肿可造成限局性锐痛和灼痛。阴蒂包茎、阴蒂神经炎、阴蒂包皮炎等偶可引起外部灼痛。前庭大腺囊肿可造成阴道外部疼痛。白塞综合征又称眼-口-生殖器综合征，其临床症状不一，常见阴唇或阴道的单独的或同时存在的溃疡并伴有性交疼痛，通常伴有口部损伤，眼部炎症，罕见关节痛或多发性关节炎。黏膜白斑病是阴道口疼痛的原因之一。子宫内膜异位症所致者临床症状变化很大，有时几年都未能确诊，疼痛特点是经前期最严重，阴道穹隆处可触及软结节是本病所特有的症状，痛经和不育是其常见并发症。值得注意的是膀胱炎或尿道炎造成抽动过程中的阴道前壁疼痛；女阴前庭炎近来受到越来越多的关注，它指女阴前庭部位出现多个细小红斑样溃疡传播疾病如淋病、尖锐湿疣、生殖器疱疹等可造成会阴部或插入时灼痛，往往可追问出不洁性交史；阴道感染如滴虫或念珠菌所致者较常见，合并盆腔炎时会造成抽动引起的下腹部疼痛等疾患，性交疼痛

因病情的间歇性波动而呈间歇性变化。萎缩性阴道炎炎造成性交疼痛多见于卵巢切除、卵巢癌化学或放射治疗、绝经后、垂体功能低下、尿毒症及未经治疗的特纳综合征等雌激素缺乏的境况，产后使用某些化学药品以图使阴道恢复产前的紧张度而造成的瘢痕或其他损伤，阴道肿瘤也会导致性交疼痛。少数妇女出现的单侧性交疼痛往往与单侧卵巢的生理活动变化有关，即滤泡的发育、成熟与破裂，当然大多数妇女并不会觉察这些生理变化。

疝气常常造成发作性疼痛。肠炎、严重痔疮、直肠阴道瘘、直肠肿瘤等肛门直肠病均可造成局部或弥散性疼痛。

一种较少见但尚未为国内医务人员重视的特殊的器质性性交疼痛是锐性耻骨缘所致，它往往造成阴茎插入的困难，女方在插入时会出现锐痛。妇科检查时可发现妇女的耻骨很宽，且见有或大或小的突出边缘伸向阴道之内，相当锐利，如果以指诊的手指向耻骨边缘的中心点略施压力的话，妇女就会感受到性交时体验到的那种疼痛。

一般来说，器质性因素容易使疼痛集中于某个固定的区域，而心理病理因素造成的疼痛往往具有飘忽不定和时轻时重的特点，当然，心理因素有时也可使其疼痛点固定，这需要加以鉴别。

（3）混合性因素：上述心理性或器质性因素既可单独起作用，也可存在共同影响和相互作用。

此外，当症状持续越久时，也往往容易引起双方的多种其他性问题，如丈夫会继发出现早泄甚至阳痿，这将给治疗带来更大困难。假如病史调查及体验证实造成性交疼痛的原因，既不是男方因素所引起，也不是女方的器质性因素所引起，它很可能是精神性因素所造成的。与其他性问题相似的是问题也可能出自男方，如阴茎严重畸形造成的性交疼痛，或男子在女方阴道尚未润滑就粗暴地插入。也可能由于男子自卑或过分迁就女方。

2. 对疼痛的评价和描述 对性交疼痛的生理、心理、社会评价应首先集中在对疼痛的详细描述上，然后是对性行为、相互关系和个人幸福感的干扰程度。对性交疼痛的描述应包括关于疼痛部位、性质、强度、诱发因素、持续时间、具有的意义等特定信息。详细问诊能提供重要的诊断信息之外，搜集信息的过程本身也起到重要的治疗作用，即证明现有的主诉是合情合理的，一般来讲，很少有人对这一点作过认真考虑。对于性交疼痛后果的评价应集中在它是如何破坏性反应周期和性活动频率的，集中在对亲昵或两性关系的非性方面的破坏，集中在如何评价克服疼痛的策略方法和它们对个人调整的影响上。由精神健康专业人员单方面去检测和评价性交疼痛是不妥的，他们很难当此重任。由见多识广和富有同情心的妇科医生同时进行评定是很关键的；如果能对耻骨尾骨肌进行评价也是极其有用的。

这一评价策略是基于若干推测的。首先，应把疼痛这一现存问题作为评价的重要出发点。第二，应该假设任何性心理冲突、关系问题或个人抑郁至少很可能成为导致疼痛的原因。第三，人们恐怕很难把器质性和心理性性交疼痛完全区别开来。根据临床经验，这两方面的作用势必有相互作用和相互影响，并共同成为性问题的诱发因素，这在

任何性功能障碍中也是如此。

（1）位置

1）阴道口疼痛：围绕阴道口的一处、多处疼痛或不适，对这一病因的分析，主要由于对性生理缺乏基本认识、消极条件反射的形成或焦虑等情感障碍造成的抑制性影响。也可源于局部的炎症或其他病变。

2）阴道顶端性交疼痛：患者主诉当阴茎深深插入阴道之时有中线部位上的疼痛，医生们往往把这种疼痛看做器质性疾患的信号。但是如果全面考虑性生理反应过程的话，心理因素必然也会起着重要作用。因为在缺乏充分的性唤起时，由于盆腔还处于正常的休息状态，妇女们就会感受到阴道深处的撞击感。虽然在大多数情况下这种感觉不会造成疼痛，但一旦同时存在某些局部疾患、过度焦虑之类的心理因素或既往遭受过消极和痛苦的经历时，便会给女性带来疼痛或心理伤害。其病理生理问题和阴道痉挛相似，也就是说先是具有致痛的问题或消极的经历，然后对所发生的问题越来越失去控制，性反应于是逐渐减弱，焦虑则不断加重。

3）弥散的或单侧的深部疼痛：如果双侧疼痛并伴有中线部位的不适而又找不出明显的器质性问题时，则很可能属于盆腔淤血综合征或盆腔交感神经综合征。没有明显的病理证据而出现单侧疼痛时，除了可能存在的心理因素之外，还应考虑是否与单侧卵巢的生理活动变化有关。

4）性交后直肠疼痛：指妇女在进行阴道性交后出现直肠疼痛，它并非少见。直肠、子宫、阴道和膀胱的神经支配是相同的，它们都来自骶髓神经中枢。阴道性交涉及肛提肌、耻骨尾骨肌、耻骨直肠肌、梨状肌和直肠括约肌。疼痛的传入刺激通常来源于直肠黏膜和皮肤交界处的病变过程，激发肌肉的各种反射性痉挛。在性交时发生肌肉收缩。在性兴奋的不同期，外括约肌将发生不规律的收缩。在高潮时，肛门括约肌收缩呈规律性方式。持续约8～10秒并在收缩3～4次后，逐渐消失。严重疼痛可发生在两种情况下：①存在急性或慢性肛门直肠病理改变，如肛门直肠损害产生压迫造成急性疼痛；②直肠存在轻微或慢性病理改变，如直肠隐窝炎。当性高潮时，括约肌的活动提供了传入刺激，以致引起肛提肌、尾骨肌、梨状肌的痉挛，它通常是严重的、极端的致痛性的位置固定的疼痛。称"游走性直肠痛。"耻骨直肠悬韧带也将受累。热水浴有助于缓解疼痛，但治本的办法莫过于消除或缓解肛门直肠原发疾病，它们可能在高潮时受到压迫，并刺激痉挛的产生。如肛瘘切除。痔疮不会产生这类疼痛，除非是栓塞性的。如上所述的疼痛的发生可以引起复杂的心理问题，男子常常为此感到内疚或至少感到委屈。对女性的心理影响是很明显的。最重要的是找出和解除原因，不要低估严重的不适和疼痛。可以安慰病人，讲明问题是容易得到纠正和改善的。

（2）性质：评价工作的第二个关键方面是设法确定疼痛的性质。由于性交疼痛是一种主观体验所以难于客观和准确地加以描述，这样从性交疼痛现象学的角度出发可以对其性质作如下描述，它是"一种烧灼感"、"能觉察到的程度不等的、瞬息间的锐痛"、"断断续续的刺痛或剧痛"、"反复的高度不适"、"钝痛"或"放射性"等等。

（3）诱发因素和持续时间：医生会询问患者在性交之前的事前爱抚手段是否有创造性？是否已充分唤起？她们对性活动是否有厌恶或抵触情绪？除了性交之外还有哪些情况可以导致疼痛的发生，一旦出现疼痛之后它会持续多久？例如，一位30岁妇女主诉性交时只有轻度不适而在性交之后的严重烧灼痛却可持续36小时之久。这种灼痛干扰她的睡眠和工作。一般来说，疼痛很少是仅仅在性交时才发生的。在妇科检查、排尿、放置卫生栓、手或口刺激时、与衣物摩擦、运动等情况下同样可以引发和性交时所经历的相似疼痛。然而，尚不清楚所描述的疼痛诱导因素在各种活动的行为水平上的具体作用如何。例如，性交活动将很典型地涉及压力、摩擦和温度的增加。尚不清楚这些诱导因素的哪一个能单独地或哪几个能共同地诱发性交疼痛。有些妇女主诉在性交或其他活动时出现疼痛，但同时也主诉不进行这类活动时仍会出现同样的疼痛。大多数临床医生和研究人员有理由相信在反复发作的急性疼痛和一种慢性疼痛之间的区分是很重要的，但相关资料几乎没有。一旦产生疼痛后其持续时间的长短也很重要，持续数秒、数小时或数天？或持续时间不规律？若性交疼痛仅在性交之后数小时才出现，则多为心理因素。还应注意有哪些因素可以增加或缓解疼痛？

（4）强度要求患者对性交疼痛和其他时间的疼痛进行对比并分别评分。临床可以采用两种计分法，一是疼痛的感觉方面（无痛、轻度疼痛、中度疼痛、重度疼痛、我感受过的最剧烈疼痛）；二是疼痛的情感方面（毫无抑郁、轻度抑郁、中度抑郁、重度抑郁、十分严重的抑郁）。具有性疼痛的妇女常能系统地和可靠地在两种计分系统里打出合适的分数。让妇女坚持记与疼痛相关的日记，即要求妇女在每次疼痛发作后记日记。除了用打分法定量记录疼痛之外，还要求描述疼痛部位和性质，导致疼痛的情境和活动，在疼痛前、中和后的想法和感受，是否试图作何种努力以减轻疼痛，这些努力的效果如何等。如果引起疼痛的情境是与性有关的，要求妇女记录主观和肉体（润滑）的性唤起程度如何，她们的伴侣对疼痛有何种反应。

3. 疼痛后果

（1）性反应周期和频率：性交疼痛对妇女性反应周期的破坏程度因人而异，有些妇女严重，而有些妇女的性反应过程并未受到干扰。遗憾的是目前尚没有能力来预见性交疼痛妇女的性生活是否会受到很大干扰。在标准妇科检查或非性交活动时的疼痛计分结果与性交中的疼痛强度并不是高度相关的。此外，在性交时经历的疼痛和性欲、性唤起、性高潮及性交频率之间的关系也是很复杂的，人们对此的了解并不充分。从疼痛综合征视角来看，这并不奇怪。具有网球肘的人尽管肘部很疼，仍常常继续打网球并能自得其乐，但也有些人在出现网球肘后就再也不打网球了。所以人们很难从躯体的病理变化程度、从疼痛报道、从先前的行为来预见行为受干扰的程度。例如，曾有一位27岁的大学毕业生，患子宫内膜异位症和会阴瘘，在妇科检查时几乎医生触摸的所有地方都有严重的疼痛，但她在患病的2年期间里一直保持良好的性关系，平均每周2次，几乎每次都能在性交时达到性高潮。

也有很少数妇女虽然长时间存在性交疼痛却始终没有把它当作一个主要问题来看待，她们会主诉性欲低下或性唤起差并寻求得到帮助，如果不直接询问有关疼痛问题，她们连提都不提。很难理解她们为什么不情愿谈起自己在性交时的疼痛呢？有些妇女在最初具有充分性欲或性唤起时的确伴有疼痛，之后她们便以为只要性交就应该伴随有疼痛，所以不以为然。如果不是后来性交疼痛影响她们的唤起或出现其他性问题，她们还不会知道这是一种性问题。所以，十分重要的是当任何妇女谈起不论什么方面的性问题时，都应该询问她们在性交时有无疼痛。DSM Ⅳ（1994）规定，一旦存在润滑不足的情况，就不再考虑性交疼痛的诊断。它似乎明确表明，对于那些绝经后润滑缺乏的妇女来说性交疼痛是很自然的事，它似乎也明确表明，性交疼痛能够导致性唤起减弱和润滑减少。详细询问病史有助于澄清问题的发展过程和前因后果，但有时仍不能得出明确结论。

（2）对非性关系的破坏：性交疼痛妇女很自然地要关心到两性亲昵关系的维持和发展。重要的是要评价疼痛性质对此的影响究竟有多么严重。如果性交疼痛妇女对疼痛程度的评分并不高的话，她们的伴侣调节的得分就会明显地处于较高水平。有些性交疼痛妇女并无稳定的性伴侣，她们可能期待在解决这一问题之后才不再回避建立这种关系。有些妇女则自暴自弃，认为反正也不能指望有更好的伴侣关系，还不如将就目前的并不满意的两性关系。有些证据表明，女性性交疼痛的经历能够影响她们伴侣的性反应，这也必须认真对待。

（3）处理疼痛的策略：妇女如何应付她们在性交时的疼痛存在明显的个体差异。相当困难的是如何描述这种应付能力或态度，临床上可以相对容易地从不同的角度对此加以描述，如被动的或主动的、回避的或倍加关注的、情绪所致的或有问题基础的。了解一位妇女如何应付性交疼痛这一问题，有助于设计有针对性的治疗方案。如果她持被动和回避的态度，那么在采取以解决问题为重点的治疗方案之前，还需要安排更多先期的治疗努力。

性交疼痛所致的对性和非性关系的破坏及对自尊、亲昵性、幸福感等产生的严重消极影响，也是对引起痛苦的原发问题的相对"正常"的反应。性交疼痛的发生并不意味着患者先前就存在其他心理问题或障碍。应该认真评价其焦虑与抑郁水平，因为它们与性交疼痛可能有相当显著的相关关系。抑郁的加重也能干扰治疗进程或对治疗的依从性。没有证据表明性交疼痛妇女必然具有更高的性或肉体受虐史或创伤史的发生率。

4. 与阴道痉挛的鉴别诊断 DSM Ⅳ（1994）和大多数性治疗学家认为性交疼痛与阴道痉挛完全是两回事，尽管它们可以是互为因果的关系并形成恶性循环。原则上，只有妇科医生才能观察到具有诊断价值和代表性的阴道痉挛的阴道/盆腔肌肉痉挛性收缩，这是二者鉴别诊断的惟一体征。实际上，许多妇科医生进行鉴别诊断时是以阴茎是否能插入为基础的，她们并未进行具有性学目的的妇科检查。不少文献报告这种鉴别的确很困难，而且二者还有相当比例的共同患病率。

5. 妇科检查 临床医生应该对性交疼痛作多学科评价，包括详细的妇科检查、有时甚至是有创伤的检查，如阴道分泌物培养、超声检查、阴道镜和腹腔镜检查。安排阴道镜或腹腔镜检查要慎重，因其有可能给患者带来疼痛或创伤，除非有足够临床指征支持这些检查。鉴别诊断必须由一位更胜任的妇科医生担当，妇检应彻底检查盆底肌肉的弹性和张力、感染、萎缩等。由于患者可能存在潜在的妇科器质性问题，所以检查时可能伴有疼痛，因此检查手法务必轻柔、耐心，操作正规。即使进行了彻底的盆腔检查也未必能确认或排除是否存在器质性问题。

【治疗】 性交疼痛的病因是复杂的，治疗选择也是多样化的。心理医生或性治疗师偏爱选择与心理或行为治疗有关的技术如心理动力学治疗对疼痛的认知行为干预、夫妻治疗、催眠疗法、松弛疗法、生物反馈、性感集中治疗、耻骨尾骨肌训练、阴道扩张；而临床医生可能更关注药物的或外科的治疗如坐浴、口服药物、局部用药、干扰素注射、激光外科、前庭大腺切除术等。各种治疗方法的个案报道和非对照研究很多，但很难对其治疗效果作出结论性评价。近几年国外开始有随机对照研究，他们比较了针对会阴前庭炎患者的小组认知-行为治疗、表面肌电图生物反馈、前庭大腺切除术等治疗方法的效果。生物反馈治疗等需要8～12周左右的时间，治疗过程涉及一系列的肌肉松弛-收缩训练，并通过仪器来监视训练状况，每天1次，每次20分钟。结果发现各组在治疗后的自我问卷打分均显示出有效，尤其是前庭大腺切除组有65%的人在6个月后随诊时仍认为治疗成功，另两组的参加者在随诊时的成功率分别为30%和40%。

治疗目的在于：①减少或控制疼痛；②处理疼痛经历带来的负面影响；③重建愉悦的性生活。对于某些妇女来讲减轻或控制疼痛，基本上就能自动导致她们性关系和生活质量的明显改善；而对另一些妇女来讲，解决了疼痛问题后还遗留着发生疼痛之前就存在的或同时存在的其他方面的问题。有时，要在采取缓解疼痛措施之前或同时积极处理疼痛带来的消极后果（如阉割恐惧和关系困难）。对某些妇女来讲，性交时发生的疼痛伴有依赖感、失败、遭遗弃或创伤经历。有时深入的心理治疗努力对于顺利进行控制疼痛的治疗来讲是一个先决条件，或必不可少的步骤。所以，要向患者解释清楚，以目前的医学检查手段还很难在种种治疗措施中选择出一种对她最有针对性或效果最好的措施或治疗安排，因为致病因素是多方面的、也是很复杂的。通常可向她们解释各种治疗措施的利弊和效果，而第一次将建议采取创伤最小的治疗方法。

要向患者讲明性交时发生的疼痛可能是多种原因造成的，这些原因的发生时间不同、彼此间又可造成负性反馈或曰恶性循环。比如有些器质性因素与会阴区的神经相关，这就使会阴对触摸和摩擦感到十分敏感。这种原发损伤又可引起继发感染或其他相关问题。如果患病时间长久之后，周围肌肉就会趋于收缩和紧张以努力保护这一区域。如果是短期疼痛，这种反应是积极的、有帮助的；如果疼痛时间长久，肌肉的这种反应就会使症状加重，即在原发疼痛基础上又增加了肌肉的疼痛。肌肉张力的增加可以使插入更加困难并减少流向这一区域的血流，从而减少阴道润滑和性唤起的感受。所以药物或其他医学治疗是必要的,如外科清除受损的神经。

如果疼痛持续存在的话,性生活肯定会受影响,对患者对疼痛的反应也会有重要影响,她们会感到无法忍受,这种想法可称作阉割恐惧,她们所报告的疼痛水平也自然比实际发生的要高。这种情形自然也会激发不愉快的情绪反应如:焦虑、抑郁及不断增强的紧张。这种情绪状态又会影响身体和大脑内的化学平衡,进一步增强了疼痛感。而性兴趣的减少又会反过来加重疼痛,因为患者总会很自然地预期疼痛将要发生,并把注意力完全集中在疼痛感觉上而不是性感觉上。此外,伴侣对患者疼痛的反应及患者对对方可能出现的反应的担心都可以影响患者对疼痛的知觉。伴侣发起性活动的次数会减少或在触摸时表现得更加体贴,这其实给患者增加了内疚感,并进一步减低其唤起和兴趣,同时也增加患者的紧张和压力。

接受性治疗、采取减缓疼痛的措施和给予认知干预等都可以减少患者种种消极念头、情绪、与伴侣相互作用等对性交疼痛的影响。事实上,这些干预能够使各种积极想法发挥其最大良性影响,高质量的性生活和密切的两性关系都能起到消除或减轻疼痛的作用。

对于性知识缺乏和消极的条件反射等引起的焦虑,治疗可使用释放缓解交感神经紧张的药物。一旦获得一定程度的舒适与缓解,就可以开始采用治疗阴道痉挛所采用的阴道松弛练习方法:即让病人在充分松弛的情况下向阴道插入手指,如果插入疼痛,就停下来继续放松,然后再插入;如果训练顺利,可尝试插入2指或3指,直至性交时也不会引起疼痛为止。由于临床发现器质性问题本身并不足以造成对性交的完全破坏,所以在处理原发疾病后一个必不可少的步骤是重新安排性感集中等行为训练以解决同时存在的非器质性因素。即便存在可以治疗的器质性问题,也不能忽视心理治疗。如对于盆腔淤血综合征,必要时可以适当限制盐的摄入、进行循序渐进的体能锻炼(如膝胸卧位训练)、在未充分唤起时不要插入过深等,这些措施都是有益的。

在对心理性性交疼痛治疗过程中常常要最大限度地减少并发的器质性因素,如使用包括局部麻醉剂在内的使交感神经紧张释放缓解的药物来对抗组胺控制瘙痒。一旦获得一定程度的舒适与缓解就可以采用治疗阴道痉挛时经常用的阴道松弛训练方法。还应告诉病人心理因素在性反应中的重要影响,比如阴道的润滑和阴道管的扩张与延伸都不可避免地要受到心理因素的影响。如果妇女尚未唤起就发生性交,自然会给她们带来某种不适或疼痛,但大多数情况下它尚不会造成严重疼痛。如果一旦同时存在某种局部疾患,过度焦虑之类的心理因素,或既往遭受过消极的或痛苦的经历时,过早过深的插入便会给妇女带来疼痛和心理伤害。也可以说先有致痛的疾患或消极的经历,然后对所发生的问题越来越失去控制,于是性反应减弱,焦虑则不断加重,最后形成恶性循环。

性交疼痛往往代表着一种严重的心理情感障碍,虽然性欲低下也会造成性交疼痛,但更多更经常的恐怕还是内心和人际因素的复合产物。在这种情形下,治疗显然应以性治疗为主(即心理治疗加上行为治疗),兼顾妇科检查和专科的特殊治疗,此外,婚姻治疗也有其特别的效果。从人际关系角度来说,需要检查性交疼痛给双方和婚姻关系带来的影响。

对于性交后直肠疼痛热水浴有助于缓解疼痛,但治本的办法莫过于消除或缓解肛门直肠原发疾病,它们可能在高潮时受到压迫,并刺激痉挛的产生。如肛瘘切除。痔疮不会产生这类疼痛,除非是栓塞性的。如上所述的疼痛的发生可以引起复杂的心理问题,男子常常为此感到内疚或至少感到委屈。对女性的心理影响是很明显的。最重要的是找出和解除原因,不要低估严重的不适和疼痛。可以安慰病人,讲明问题是容易得到纠正和改善的。

一旦尖锐耻骨缘得到明确诊断,只能尽可能地选用一些能减少对锐性耻骨造成直接压力的性交体位,如女方用枕头垫高臀部或让女方在男上位抬高双腿,有助于阴道口抬平和张开,疼痛将趋于缓解;或采取更多的非性交刺激技术来解决双方的性需求。因为解剖变异无法克服,能够改变的只是开发更多的替代的性的刺激技术。这些措施可能短期起效,还需不断努力并变换措施以解决好这一长期问题。

有时性交疼痛显然应属于心理性的,而非器质性的,它与手淫史本身无关,但又系对手淫的错误观念产生的消极心理因素带来的躯体症状。此外她的临床检查并无任何阳性发现。经心理暗示后好转。可以说,她的问题属于操作性条件反射对性行为的消极影响。操作性条件反射其特点是用奖励性的手段来强化某种反应方式。它通过一些措施来改变行为发生的频率:给予奖赏(强化剂)就使得将来的行为频率增高,给予惩罚就使得将来的行为频率减少。所以当一个人在实施某种特定的行为(操作)后获得奖励的话,他以后还愿意再做,如果受到惩罚,这个人就不愿意再干下去了。如果某一行为反复得到奖励,它就会频繁重复;反之若受到惩罚,这一行为就不会频繁发生,以致逐渐消失。而奖励就是一种原始的强化剂,也就是说有的事情本来就有好处。食物是一种强化剂,性行为则是另一种强化剂。操作性条件反射理论的简单原则有助于解释性生活方面的某些现象。例如,一位妇女在性交时总是出现疼痛(如阴道炎所致),她也许就会减少或完全回避性交。按照操作性条件反射理论的原则,性交疼痛的惩罚性质使性行为减少。操作性条件反射的其他原则有哪些对理解性行为有用呢?一个原则是一次行为之后如果立即发生又一次行为则有较强的强化作用;一次行为之后如果延迟另一次行为则无强化作用。这一原则的一个例子就是她在前夫去世后连续的手淫行为,而不顾被他人发现而鄙视她和自我谴责。既然她的这种行为有可能受到惩罚,为什么她还要坚持干呢?原来,每当她淫时总感到愉快,发现有乐趣时又立即重复发生,这种眼前的乐趣便刺激她一直坚持干下去;而来自他人和自我的谴责或惩罚则迟迟没有发生,因而它没有有效地遏制这一行为。但是随着时光的推移,她受手淫有害观念的影响渐渐发生作用了,从潜意识里给她带来不良反应,因此手淫时或性幻想时伴有疼痛也就容易理解了。

操作性条件反射理论中的另一原则是,与奖励相比惩罚对行为的塑造作用较小。例如,有的年轻人因婚前性行为受到不适当惩罚时反而更加促使他继续偷偷摸摸地保持这一性关系。又如当大人采取惩罚措施来制止孩子的手淫时,往往适得其反,大多数孩子仍会继续手淫,而且还学会在不会被捉住的情况下进行手淫。所以在纠正某些不良习惯时决不应一味惩罚,相反鼓励他们的点滴进步却可以收到良好成效。其实只要她能正确认识手淫问题,她的操作条件反射手淫和性交疼痛就会逐渐消失的。鼓励她积极参与性活动也是有益的。

（马晓年）

参 考 文 献

1. 马晓年.性的学习.北京:中国人口出版社,2004
2. 李雨薇.女医检师现身说法教你高潮一直来一直来.台湾:文经出版社,2011

第十二章

妇 科 内 镜

第一节 腹 腔 镜

一、概 述

过去的一百多年里，人类文明在科学技术各个领域都取得了辉煌的成就。腹腔镜技术就是这一进步的典型代表，除医学各学科外，它还融合了光学、电学、电子学、材料科学、热学、制造技术等众多学科知识以及人文科学的成果。我们妇产科工作者尤应自豪的是，这一技术的最主要缔造者和培养者便是我们妇产科医生，并且在可以预料的未来，我们仍将是它继续前进的向导和航标。

（一）腹腔镜技术的发明

1901 年俄罗斯圣彼得堡的妇产科医生 D. O. Ott 为了弄清楚一个妊娠病人的诊断，他决定采取一项非常规的检查方法：通过一个后穹隆切口，将妇科窥器插入了病人的腹腔，打开窥器叶，在额镜反射光的帮助下，Ott 医生第一次看到了人类活体的腹膜和子宫。他可能当时没有意识到，这轻轻的一瞥，手术史上的一个新时代——腹腔镜时代诞生了。

同一年，德国德累斯顿的外科医生 Georg Kelling 教授将经过无菌棉花过滤的空气通过大型注射器注入了试验狗的腹腔，第一次形成了人工气腹。他将其称为空气填塞法，并将膀胱镜置入腹腔进行了观察。可惜的是，当时他没能说服任一病人同意接受这一检查。

由于他们创造性的工作，有人将 Ott 和 Kelling 同时称为了腹腔镜技术的创始人。但其实在他们之前，腹腔镜的概念和设备雏形已存在多时，许多人作出了贡献，甚至包括伟大的发明家爱迪生，他发明的白炽灯泡极大地改善了腹腔镜的照明系统和设计制造工艺。

（二）腹腔镜技术的发展

由于几乎所有的操作都要借助于不同的器械来完成，腹腔镜技术又被称为器械依赖性技术。因此，它的每一步发展都与物理学的进展和新器械的发明密切相关。当然，这些进步的背后，无不是前辈和同道们无畏的探索和智慧。

1. 诊断性腹腔镜时代（1901～1933 年）　这一时期主要是腹腔镜概念的形成、被接受和腹腔镜系统的初步建立。

1901 年 Ott 和 Kelling 分别完成首次人和动物的腹腔镜检查后，由于没有便利的人工气腹形成装置和光学传导系统，这一技术的进展并不十分顺利。到 1910 年，Kelling 才终于报道了 2 例人体腹腔镜检查结果。之后随着被接受程度的提高，报道渐多，至 1912 年，Jacobaeus 完成了 45 例。

1918 年，O. Goetze 发明了自动气腹针。1924 年，瑞士医生 Zolikofer 首次使用二氧化碳形成气腹。1929 年 H. Kalk 发明了 135°视角窥镜和双套管针穿刺技术。至此，腹腔镜系统的雏形最终形成，也逐渐在欧洲和美洲得到了推广，并于 1927 年出版了第 1 部彩色腹腔镜教材。

由于缺乏有效的交流和通畅的沟通渠道，当时的发明和手术大多各自独立完成，从而限制了腹腔镜技术的迅速提高。

2. 手术腹腔镜时代（1933～1987 年）　这一阶段腹腔镜系统和各种专用手术器械逐步完善，主要由妇科医生进行妇科疾病的诊治。Semm 教授为此立下了汗马功劳。

1933 年，Fervers 医生试图在腹腔镜下应用烧灼法松解腹腔粘连标志着这一时代的到来。他使用氧气形成气腹，接通电源时，氧气在腹腔内发生了爆炸。

1934年，美国医生John C. Ruddock发明的带有活检钳和单极电凝的腹腔镜镜头，在这一时代具有里程碑作用，它使真正意义的腹腔镜手术成为可能。

瑞典妇科医生Boesch是完成腹腔镜手术的第一人。他于1936年进行了首例腹腔镜输卵管绝育术。之后，这一手术在欧美迅速展开，并一直作为美国的常规术式至今。但在当时的美国，大多数医生采用的是胸膝体位经阴道途径，直到1970年。

1944年，巴黎医生Raoul Palmer首先将Trendelenberg体位和膀胱截石体位应用于腹腔镜手术，并第一次使用举宫器协助手术，他还强调了术中严密监测腹腔内压力的必要性。这一体位逐渐成为了妇科腹腔镜手术的标准体位。

1952年，Fourestier发明了腹腔镜冷光源，避免了照明光对腹腔脏器的烧伤。1953年，Hopkins制造了柱状石英镜头，大大提高了图像清晰度。

1972年，H. Courtnay. Clarke首次将缝合技术引入腹腔镜手术，大大拓展了手术适应证。1976年，Steptoe建立了腹腔镜下取卵技术，并成为美国的常规术式。

但是，随着腹腔镜手术的迅速推广，并发症也日益增多。如非插管麻醉导致的脑瘫，Trendelenburg体位、过高腹压和疼痛引起的迷走神经反射共同导致的心脏骤停甚至死亡等。为此，Alexander GD和Fishburne JI各自独立于1973年发明了一套适合腹腔镜手术的麻醉系统，并一直沿用至今。

另外，由单极电凝引起的肠管烧灼伤，进而肠穿孔引起死亡的报道也日见增多，促使Rioux JE医生、Hirsch H医生、Klepinger RK医生和Corson SL医生各自于1970年发明了双极电凝。同时，无电流技术也相继出现，如钛夹等。

在这一时代，最具传奇色彩的人物当数德国的妇科医生Semm教授。他发明了大量现代腹腔镜器械和操作的技术，直到目前仍被广泛应用。如自动气腹机、腹腔镜用光导纤维、腹腔冲洗器、Roeder打结法、内环缝合术、输卵管开窗术、肠管缝合术、阑尾切除术、子宫内膜异位症异位内膜凝固术等。他还发明了一套腹腔镜手术模拟器，帮助训练腹腔镜手术操作。这些发明大大改善了腹腔镜手术的安全性和操作的便利性，扩大了手术适应证，为腹腔镜技术的发展作出了不可磨灭的贡献，也使他获得了腹腔镜魔术师的称号。

3. 现代腹腔镜时代（1987年至今） 促使这一时代到来的是腹腔镜电视监视系统的发明。它解放了术者的双眼和双手，大大方便了术者间的配合，使更复杂的手术操作成为可能。1987年，法国医生Mouret进行的第一例现代腹腔镜手术——电视腹腔镜胆囊切除术，代表了这一时代的开端。Reich医生则于1988年完成了第一例电视腹腔镜盆腔淋巴切除术，1989年完成了第一例子宫切除术。现在，几乎任何的妇科手术，都已经能够在腹腔镜下完成。

自动化技术和通信技术的发展，更为腹腔镜技术注入了新的活力。1996年，远程腹腔镜手术演示成功。

（三）我国妇产科腹腔镜技术的发展

我国腹腔镜技术起步较晚。1958年，上海广慈医院的妇产科医生沈锡元首先在中国报道了腹腔镜检查术，将腹腔镜的概念介绍到我国。之后，由于各种原因，该技术在我国未再开展。

20世纪80年代后，腹腔镜技术在我国得到了迅速的发展。1980年，北京协和医院郎景和教授第一次报道了我国自己的腹腔镜手术经验，点燃了我国腹腔镜手术应用推广的燎原之火。在短短30多年时间内，实现了超常规跨越式的发展，已推广到所有的三级医院和大多数的二级医院，开展了几乎所有种类的妇科手术，掌握基本腹腔镜技术的医生占到了所有妇科医生的60%以上。成立了我国妇科内镜学组，出版了多种内镜或微创杂志，在世界妇科腹腔镜领域已占据了重要的一席之地。

（四）腹腔镜技术研究的未来

1. 目前，腹腔镜手术的应用范围已与开腹手术几乎完全相同，因此，进一步的研究应着重于应用循证医学观念对各种腹腔镜手术进行再评估，以最终确定其在不同手术中的优劣性，特别是对恶性肿瘤的影响。

2. 腹腔镜器械的再改进，如更微创的腹腔镜以及更加人性化的器械。

3. 与边缘学科的结合，如远程腹腔镜手术的开展。

（五）机器人手术与腹腔镜手术。

1994年，开始了机器人手术。由于其立体视野和特有的超灵活多关节器械，目前，该技术在欧美等发达国家迅猛发展，有取代传统腹腔镜手术的势头。应该说，机器人手术与腹腔镜手术有很多相似之处，比如微创、器械依赖等，但大多数学者认为机器人手术是不同于传统开腹手术和传统腹腔镜手术的第三代手术。昂贵的价格是限值其在世界范围广泛应用的最主要原因，但世界变化之快有时会超越人类的想象力，就像20年前腹腔镜还被认为是奢侈的舶来品，而如今已成为普通医院的标准配置一样，也许10年后，机器人也会"飞入寻常百姓家"。

（郎景和　李华军）

二、设备与器械

腹腔镜手术是通过术者在腹壁外操纵器械来完成手术，它是在图像系统监视下进行。图像系统由腹腔镜、摄像机、光源、光缆和监视器等几部分组成。光缆连接腹腔镜与光源，摄像系统（包括摄像机、摄像头）连接腹腔镜，并传送图像至监视器，手术医师在监视器的指引下进行手术。只有正确了解腹腔镜设备及其器械的工作原理，才能正确使用它们，避免失误性操作，高质量地完成腹腔镜手术。

开腹手术是属于立体画面，从视觉上它属于三维，摸得着，看得见；腹腔镜手术是通过荧屏转录而进行，其画面是平面的，从视觉上它属于二维，看得见，摸不着。剖腹手术经过几十代人的不懈努力，术式已几乎定格，其操作技巧也已到了炉火纯青的地步，三维操作空间的观念已占据了手术大夫的思维，并代代相传。要想更好的开展腹腔镜手术，必须要从三维思维转变为二维思维，这种转变也许是一种艰难的过程。腹腔镜手术操作就像对着镜子拔自己头上固定的一根头发,刚开始的时候,表现出来的是"心有余而力不足",几次探索以后,"好不容易"才能把这根头发拔除,腹腔镜手术同样如此。因此,要掌握腹腔镜手术是要经过一个培训过程,首先是视觉观念的转变。此外,手术操作工具使用习惯也要转变。开腹手术操作工具最长只有26cm(12~26cm),腹腔镜手术的操作工具最长的40cm(28~40cm)。长时间已习惯使用短的操作工具(开腹手术)突然转变使用长的操作工具(腹腔镜手术),从操作习惯也必须要适应,就像"走高跷"一样,腹腔镜的操作工具延长了,同样它也就是一种新的技巧。所以开展腹腔镜技术,首先要经过视觉观念和操作习惯的改变。

腹腔镜手术在妇科领域的应用已越来越普遍,所使用的设备与器械也在不断地更新,为了更好地开展腹腔镜手术,更重要的是为了避免术中并发症的发生,必须要熟练掌握及了解各种腹腔镜手术设备与器械的操作技巧和工作原理。

(一)设备

开展腹腔镜手术必须要有专用的设备,包括腹腔镜系统、电视摄像系统、光学系统、冲吸系统等,只有充分了解这些设备的基本配套、基本功能及工作原理,才能使手术顺利进行,缩短手术时间。

1. 腹腔镜系统 由腹腔镜体、摄像系统、监视系统组成。腹腔镜体外形为圆柱状,中间为图像传输通道,外侧为光路传输通道,前端物镜由一组透镜组成。直径2~5mm的腹腔镜称为微型腹腔镜或针型腹腔镜,适用于微型手术,如妇科的输卵管复通术,对病人的脏器损伤和皮肤瘢痕小,但直径小的内镜,其视角也小,手术视野必然会受影响,手术操作时有一定难度。

2. 光学系统

(1)光源:光是电磁波辐射到人的眼睛,经视觉神经转换为光线,即被肉眼看见的那部分光谱。用于腹腔镜手术的光源都是冷光源。冷光源一般用溴钨灯——金属卤素灯或氙灯,其中氙灯照明度最亮,色彩最接近于自然。光源来自冷光源箱,进入光缆后有强度很高的照明度,而又不含有热的成分,故习惯上将其称之为"冷光"。目前冷光源的光亮度调节分手动和自动调节,建议采用有自动调节系统的氙灯或弧光灯较合适于腹腔镜手术。自动调节的冷光源的光亮度是受摄像机输出的视频信号控制的,部分光源有主灯和备用灯,当使用的主灯泡烧毁时,备用灯泡会自动点亮,保证手术顺利进行。

(2)光缆:用于连接冷光源与腹腔镜的光缆有两种,即液体导光束和导光纤维束,常用后一种。因导光纤维极易折损,而损伤后将会大大地影响对光的传导,故在使用及保存时应避免将光导纤维呈锐角性弯曲。注意使用保养,只能弯不能折,不使用时应盘旋状存放。

3. 充气系统 由气腹机、贮气钢瓶或中心供气系统、气体连接胶管和弹簧气腹针组成。

(1)气腹机:可以向腹腔内灌注高纯度的CO_2气体,用气体将腹壁与腹腔脏器隔开,形成手术操作空间。目前气腹机每分钟最大充气量在1~30L范围内自动调节,可分为半自动和全自动两种。

1)半自动气腹机:此种气腹机不能直接利用钢瓶中的气体充气,故流量较低,充气速度慢。半自动气腹机价格低廉,故障少,仍适合于条件有限的医院使用。

2)全自动气腹机:全自动气腹机直接与钢瓶连接,能自动调控术前预先设定的气流量和腹腔压力(13~15mmHg)。人工气腹时,大量低于体温的CO_2气体进入腹腔后,使腹腔内温度降低,引起镜面模糊,同时也可能导致患者腹腔镜术后腹胀、腹痛,如果使用经过加温处理的CO_2气体保持在37℃,也许会减少患者腹腔镜术后疼痛及呕吐的发生。

(2)气腹针:也称气腹穿刺针,一般长度12~15cm。有用不锈钢材料及塑料制成,穿刺针进入腹腔后,充气管连接其顶端接口,气流进入腹腔。不锈钢穿刺针可以反复多次使用,塑料穿刺针多为一次性使用。

(3)气体的选择:选择适宜气体时应考虑的因素包括麻醉类型、生理适应性、毒性、易行性、安全性、灌气方法、费用和气体的非燃性。目前大多数腹腔镜手术均采用CO_2充气。CO_2是一种半惰性气体,价格便宜,而且CO_2的弥散系数高,是机体正常代谢的终末产物,很快被机体清除。CO_2极易溶于血液和组织中,系非燃性气体,在腹膜的扩散没有任何形成气栓的危险。但是CO_2有导致高碳酸血症、心律失常和酸中毒的可能性,需引起重视。

4. 冲吸系统 为了保持手术区域的视野清晰,以及清洗术后盆腹腔,都需要使用冲吸系统。所以,冲洗、吸引系统是腹腔镜手术必备的装置,冲吸管还可用于分离组织、吸气、注药,是一种实用的特殊设备。也可以自制简易冲、吸系统,以备临床急用。其制造方法是将普通的输液管接在冲洗管的接口上,把另一条胶管的一端连接吸引管,一头连接负压吸引器,就是一个很好的冲洗系统。

(二)器械

腹腔镜手术是器械依赖性手术,它需要有一套特殊的专用器械,包括穿刺套管、转换器、各种钳类、剪刀等,只有配套好各种专用器械,才能顺利进行手术。

其他器械:腹腔镜手术中还配备有其他的器械,如电凝钩、电凝铲、电凝针等,其顶部都装有电源装置。电凝铲现在临床上比较少用,电凝钩插上单极电源后,可以用于分离组织,常用于子宫肌瘤剔除及卵巢肿瘤剥除,也用于多囊卵巢打孔之用。更多用于腹腔镜下输卵管整形手术时出血的定点止血,由于电凝针比较细小,损伤面也小,能够达到最大限度保证输卵管手术止血时的最小创伤。

(三)特殊器械

妇科腹腔镜手术种类颇多,术式也有其独特性,因此,必须配备一些特殊器械,掌握并了解其功能,才能顺利开展妇科各种腹腔镜手术,减少并症发生。

1. 子宫粉碎器 用于粉碎子宫体或剔除的肌瘤。

2. 子宫颈旋切器 用于旋切宫颈组织,只用于腹腔镜筋膜内子宫切除。

3. 举宫杯(器) 用于摆动子宫体。

4. 子宫肌瘤挖出器 其作用原理是杠杆原理,将肌瘤"撬出来"。

5. 扇形耙 其主要功能是腹腔镜手术时用于拨开肠

管等组织,以暴露手术野。

6. 推结器 主要用于次全子宫切除时线圈套扎子宫下段后推紧线结之用。

(四)电外科器械

以电为能源的器械统称电外科器械,主要包括单极钳、双极钳。电外科器械(简称电刀)的极数是指电刀工作部分的电极数目。电外科器械并发症及防治:高频电刀用于医疗手术具有明显的优越性,如加快手术进程、减轻医护人员劳动强度,减少或避免手术出血等,因此得到了广泛应用。但是,高频电刀是利用高频电流对人体组织直接进行切割、止血或烧灼的一种高频大功率电气设备,故其安全性要求极为严格,一旦出现安全问题,除了一般的高、低频灼伤,还可能造成一些暂时难以觉察的并发症,甚至导致生命危险。

1. 高频电刀的灼伤及预防 高频电刀的刀头比较细小,它集中了高密度的高频电流,以实现对人体组织的手术目的,但同时可以出现灼伤。

2. 高频电刀使用注意事项

(1) 使用高频电刀前必须仔细阅读使用说明书,以防错误操作引起安全问题,因为任何新机器都有个被认识和熟悉的过程。

(2) 高频电刀的供电电源应经过带有可靠接地线的三眼插座提供给机器,它可保证电刀的金属外壳保护或功能的接地端点可靠接地,这是防止电击所必需的基本条件。

(3) 手术室中不得存放易燃、易爆的气体、液体或其他物质,对手术病人一般不应使用易燃、易爆麻醉剂和消毒剂,手术前应排除病人肌体上的孔洞(如直肠、膀胱、阴道等)中可能存在的可燃性气体或液体,因为电刀在操作中会产生火花、弧光,易燃、易爆物遇火花、弧光会发生燃烧或爆炸。

(4) 戴有心脏起搏器的病人一般不能使用高频电刀,因为高频电流会干扰心脏起搏器,导致心率异常甚至停搏。如必须要使用高频电刀,则必须按起搏器的使用说明书规定,采取必要而有效的预防措施。

(5) 极板必须正确连接和安放,与病人皮肤接触面要足够大。

(6) 切勿盲目增大电刀的输出功率,以刚好保证手术效果为限。

(7) 极板、刀头、连接电缆和病人构成的电刀外系统不得与接地金属或对地有较大电容的金属接触,否则电刀从悬浮状态变成了接地状态。

(8) 尽量不要使用针状或面积过小的电极,避免多点接地危险。

(9) 绝对禁止将刀头放在病人身体上,防止电刀被误启动时灼伤病人或医护人员。

(10)建议不要使用过长的电极电缆,这不仅会增大高频漏电流,还可能使电缆拖到地上或金属体上增大漏电流而引起灼伤。

(11) 电刀应用附件(手控刀、脚控刀、极板等)是易损品,使用前和使用中应仔细检查和随时注意其工作性能,防止其破损后造成灼伤。

(12) 高频电刀应由专业人员每年至少两次检查和维护,以保证电刀的性能参数特别是安全指标始终符合国家标准。

(五)智能电外科器械

目前应用于临床的主要有血管闭合器、PK 刀、百克钳等。

1. 结扎速血管闭合系统(The Ligature vessel sealing system) 该系统由主机、闭合钳、脚踏开关组成,临床使用更方便、快捷。血管闭合器能够有效的闭合直径为 1 ~ 7mm 的血管,而且它所作用的闭合带能够承受正常人体 3 倍心脏收缩压的压力。这种设备能够提供精确的能量输出,结合血管钳口的压力,将胶原蛋白与纤维蛋白闭合为一道血管墙,产生半透明状、永久性、几乎没有粘连、炭化的闭合带。对于邻近组织的热量传导在 0.5 ~ 2mm 之间。由于结扎速血管闭合系统问世,对于 7mm 以下动脉、静脉血管的处理,就可轻而易举的完成。它无须切开和剥离组织而可以直接闭合组织束,只有极小的热扩散(侧向热传导距离 1 ~ 2mm),无或极少粘连和焦痂,体内无异物存留,可以极大地缩短手术时间,减少出血。

2. PK 刀(Plasmakinetic system for laparoscopic procedures) PK 刀也称等离子刀,由主机和器械组成。PK 刀系统具有双极电凝优点,但又有双极电凝没有的独特功能。PK 系统类似于双极电凝,但又不完全等同于双极电凝,它在电凝的同时具有切割等多种功能。PK 刀电切时,主机可以识别不同的专用器械,自动设定能量输出,无须调节,做到随插即用,阻抗反馈系统有数字和声音提示可凝、可切,减少由于过度电凝而引起的组织焦痂及粘连。腹腔镜下可永久闭合 7mm 的血管。同时脉冲能量可以使接触的组织均匀凝固,一旦组织已凝固,PK 系统提供视觉和听觉上的反馈提醒医生组织已达到最佳凝固效果。

3. 百克钳(Biclamp) 百克钳技术利用特制的双极型器械,在组织上施加了一种特殊的调制设计电流,根据组织智能反馈,利用电流的热作用使胶原蛋白变性,从而使血管壁胶原组织融合,形成一种透明的凝固带,达到闭合作用。

4. 高频氩气刀 高频氩气刀是近几年来在临床应用的新一代高频电刀。其工作原理是利用高频电刀提供的高频、高压电流,再利用氩气的特性达到一种完善的临床效果。高频氩气刀由于具有止血快、失血少、无氧化和焦痂等良好效果,因而它很可能成为高频电刀的更新换代产品。

(六)其他能源器械

随着腹腔镜手术的不断发展,新的能源器械也不断产生,包括超声刀、激光刀,以及数种能源器械组合的工作站,使医生在做腹腔镜手术时更得心应手。

1. 超声刀 是采用超声能具有凝固、切割作用的手术器械,20 世纪 90 年代初应用于临床,由主机、脚踏开关、超声传送索组成,并配有相应的各种超声刀头,包括 5mm 或 10mm 直径的超声剪刀、5mm 超声分离钩和 5mm 球状凝固棒等。近年来,超声刀主机已变得更为轻巧并增加了手控按钮,操作时只要在主机上按动手控按钮,就能直接使用超声剪刀,使用中如果手控按钮失灵,还可以继续采用脚踏开关。手柄下方的按钮(快挡)切割速度快,但止血效果差,手柄上方的按钮(慢挡)切割速度慢,但止血效果好。5mm超声钩手柄上没有手控开关,也没有旋钮,它可以用于组织分离、切开子宫肌瘤包膜等。

(1)超声刀的优点:

1)自动频率选择并具备超声输出异常、输出时间超时报警功能。

2)刀头可360°旋转,可重复使用。

3)超声刀头显示顶端加载负荷量。

4)超声刀刀头、换能器可高温高压灭菌反复使用。

5)同时实现了迅速切开和充分凝固的作用。

6)超声刀振动所产生的温度约80~100℃,远小于电刀、激光。由于其产热少,组织损伤小,不会传导损伤周围组织,其能量向周围传播一般不超过500μm。在凝断5mm粗的血管时,只损伤周围1mm的组织。

7)超声刀快速震荡具有自净作用,可避免组织粘连于刀片及球钩上,减少术中器械反复进出的次数。

8)腹腔内无烟雾,组织焦痂少,手术视野清晰,易于手术操作。

9)手术过程中,由于超声刀具有一次完成分离、止血、切割的功能,可一器多用,减少了器械更换,使手术更为简便。

10)超声刀无电流经过机体,术者和病人不会被电击伤。

(2)超声刀应用技巧:临床上基本都是选择5mm的超声剪刀。术者可根据需要选用超声剪刀上的快挡、慢挡,离断血管丰富、组织厚的组织时,选用慢挡,离断血管少、组织薄的组织时,选用快挡。

超声刀有广泛的应用前景,在使用过程中,正确掌握超声刀的使用方法和技巧,可完成复杂、精细的大手术,是内镜医生的重要帮手。

2.激光　目前有多种激光应用于腹腔镜妇科手术,应用最广的是CO₂激光,其次是Nd:YAG激光,遗憾的是以上两种激光均存在一定程度的缺点,限制了它们的应用。近来了发展了固体状态的中红外HO激光,具有波长被水强烈吸收以及辐射能可通过光纤灵活传输的特性。此外,还有Nd:YAG激光接触式光刀。为了在临床工作中能正确的应用激光,必须弄清这些激光产生的组织效应,正确的了解激光束与人体组织之间的相互作用,以便选用最理想的激光器。

3.妇科工作站　随着医疗资源的整合,外科器械产品也有一个突破性的进展,诞生了妇科工作站,其实,此工作站就是电外科能源系统的整合(整合Monopolar、Bipolar、7mm血管闭合器、超声刀功能、等离子刀、氩气刀、水刀等功能),它不但可以降低占用手术室的空间,避免类似设备的重复购置,并可以提供复杂手术所需要的各种能源,既符合经济学所强调的效益,又加速了腹腔手术的发展。

(七)妇科腹腔镜器械、设备的消毒与维护

1.术前消毒准备　腹腔镜手术器械的消毒以高压蒸汽消毒最为有效。高压蒸汽柜进行高压消毒时一定要将每把器械固定在专用的消毒器械盒内,不能互相碰撞,消毒时不能被其他重物压于其上。摄像头和连接电缆不要进行高压消毒,用一次性透明的消毒塑料套隔离保护无菌区。采

用最多的消毒方法是化学消毒法,即"冷灭菌"法,目前以环氧乙烷灭菌和戊二醛浸泡灭菌为常用。

(1)环氧乙烷灭菌:在环氧乙烷灭菌器内,50°~60°、相对湿度60%~80%的800mg/L环氧乙烷,可用于各种内镜的消毒与灭菌,这种方法最安全有效。

(2)戊二醛浸泡灭菌:戊二醛浸泡是使用最广的医疗设备消毒剂,浸泡10分钟达到高水平消毒,浸泡10小时达到灭菌,具有高效广谱、快速的杀灭微生物的作用,受有机物的影响小,刺激性小,对金属腐蚀性小,不损坏内镜,低毒安全,水溶液稳定性强等,是化学灭菌剂发展史上的第三个里程碑,也是内镜消毒和灭菌的首选药物。

(3)内镜灭菌器:该灭菌器应用二元包装灭菌剂灭菌的原理,使用含独特的抗腐蚀成分的碱性强氧化性灭菌剂,将进入灭菌器的自来水通过3个过滤芯的逐层过滤和杀菌水处理器处理后确保为无菌水,并使灭菌剂在恒温下溶解循环,使灭菌液体呈动态方式流动。整个过程以全密封式进行,杀灭病菌、病毒、真菌等在内的微生物。灭菌清除化学残留全过程只需30分钟,提高了精密昂贵医疗器械的使用率,且消耗品相对经济,可降低成本。消毒液每周换一次,每天需用3M试纸测试。对乙肝表面抗原阳性、结核、艾滋病病人器械消毒后需及时更换消毒液。

2.术后器械的处理　器械使用完毕后应立即洗净血迹、黏液等。手术器械用后都要将关节拆开,拧下螺旋帽,并用透适酶消毒液浸泡30分钟后,用清水冲洗干净,或用自动冲洗器清洗。在清洗过程中,轻拿轻放,避免投掷或碰撞,并用软毛刷将trocar鞘孔刷洗干净,所有的器械管腔、关节及螺旋处要注入无水酒精,再接上氧气管吹干,特别是空心管道的器械内一定要干净干燥,金属部分用润滑剂薄薄地涂上一层,防止生锈。腹腔镜头、摄像机镜头、冷光源等要用潮湿的清洁软棉布擦拭、晾干。放入专用盒内保存,存放时不可折叠及过度弯曲,应无角度盘旋。经上述处理后,将各类器械放入器械柜内备用。

（李光仪）

三、腹腔镜手术的麻醉

腹腔镜手术是20世纪80年代发展起来的治疗妇科疾病的一门新的技术。它集光纤、光电、机械、微型摄像和图像分析与显像于一体。这些高科技设备应用于临床时,因技术特别,术中可能引发不良反应及严重并发症。因此,麻醉人员必须全面了解相关病理生理知识,并应有处理和预防术中意外及并发症的应急治疗技能。

(一)腹腔镜手术的病理生理改变

腹腔镜手术麻醉的主要特点是手术所需的气腹介质及特殊体位导致的病理生理改变给麻醉管理带来的相应变化。因此,就必须对其病理生理变化有相应的了解。

1.气腹对呼吸的影响　腹腔镜手术须用CO₂气腹,必须了解CO₂及体位对生理的影响。因CO₂易溶于水,易排泄,不易燃烧,故在多种膨腹介质中选择了它。

(1)CO₂的吸收与排泄:CO₂从血浆运输到肺有三种形式:①7%以溶解的形式;②70%以碳酸氢盐形式;③23%与

HB 结合的形式。血浆 $PaCO_2$ 正常值 5.3kPa（40mmHg），CO_2 含量 48vol%，$PvCO_2$ 正常值 5.8kPa，CO_2 含量 52vol%。因此，动、静脉 CO_2 含量差为 4vol%，有利于 CO_2 的排泄。用于气腹的纯 CO_2 气体，当腹腔大气压 101.3kPa-水蒸气压（6.2kPa）= 94.1kPa，此时 1ml 水物理溶解 CO_2 量相当于 0.47ml。水分经腹膜吸收入血，血中 PCO_2 升高。也有认为 CO_2 通过破损血管、腹腔界面（离子梯度学说）直接入血，导致 $PECO_2$ 升高。但在 CO_2 气腹，$PETCO_2 > PaCO_2$。手术中常以提高 VT 及 F 排除过多的 CO_2。

（2）妇科腹腔镜手术由于特殊体位（Trendelenburg 位）和气腹介质对呼吸的影响主要表现在对呼吸功能的影响：正常人仰卧位下补呼气量（ERV）降低，功能残气量（FRC）减少 25%；潮气量（VT）降低，呼吸频率（F）减少，肥胖病人更明显。结果通气血流比（V/Q）降低，肺气流率（QS/QT）增加，导致 PaO_2 降低。气腹压>15mmHg 及头低>25°，可使肺顺应性下降 30%～50%，膈肌抬高使功能残气量降低，腹部进行充气开始的 30 分钟，病人的动脉血 CO_2 分压（$PaCO_2$）逐渐增高达到一定程度，由于压力和重力的作用，使肺下部淤血、V/Q 比失调；在腹内压（IAP）达到 10mmHg 时，VCO_2 和 $PaCO_2$ 同时增高。随着 IAP 的增高，由于呼吸死腔的增大，$PaCO_2$ 的升高未伴有 VCO_2 的升高，即 $\Delta a\text{-}ETCO_2$ 梯度增宽。因此，如果未能随增加的呼吸死腔而调节机械通气，肺泡通气量会下降而 $PaCO_2$ 会增高，PaO_2 低。头低位易产生肺不张，功能残气量、总肺容量、肺顺应性降低。在肥胖、老年、衰弱病人，这种变化更显著。

2. 气腹对循环的影响

（1）对心脏直接压迫，心脏舒张功能障碍，上腔静脉回流障碍导致喉头、球结膜水肿、脑间质水肿、呼吸困难、咽痛、视物模糊，术后头痛等。

（2）气腹使腹腔内压升高，下腔静脉受压，静脉回流量减少，引起血压下降。可通过交感神经的血管收缩，以增加末梢阻力维持血压。

（3）压迫腹主动脉可使心脏后负荷增加，导致心肌耗氧量增加，因此心肌缺血、心肌梗死或心力衰竭的危险增加。也可使肾动脉血流减少，肾血流量、肾小球滤过率、尿量均降低 50%。

（4）气腹可使膈肌上移使胸膜腔内压上升，上腔静脉受压导致回心血量减少，引起血压下降，同时膈肌上移致纵隔移位，心排血量（CO）下降，重者可致心脏停搏。

（5）快速充 CO_2 气腹时，由于腹膜牵拉，患者麻醉过浅或患者已经服用 β 受体阻滞剂，输卵管电凝等可激发迷走神经张力反射性增强，可导致心律失常，如窦性心动过缓，房室分离及结性心律。甚至心搏骤停，这些反应可以容易而快速的逆转。气栓也会造成心律失常。治疗包括终止充气，给予阿托品，在心率恢复后加深麻醉。掌握适当的充气速度和控制呼吸使 $ETCO_2$ 正常或低于正常值，大大控制并发症发生。

（6）CO_2 气腹引起的动脉血 CO_2 分压（$PaCO_2$）增高，引起高碳酸血症可使脑血流增加，同时胸膜腔内压升高可使上腔静脉受压，致颅内静脉血回流受到一定的影响，均可导致颅内压升高。

（7）如设定 CO_2 气腹压 2.0kPa 妇科腹腔镜手术骨盆

高于 25°，其心排血量及心脏指数下降 42%，肺顺应性降低。心充盈压增加 40%，大大增加了心脏后负荷，与心衰表现相似，对心功能欠佳病人有极大的危险。

3. 对血气的影响　在 CO_2 气腹中，$PaCO_2$ 升高可能是由多种因素造成的：腹膜腔内 CO_2 的吸收，机械因素，如腹部膨胀，患者体位，和容量控制性通气，造成的肺通气功能和换气功能的损害，以及术前用药和麻醉药物对自主呼吸的影响。在 IAP 达到 10mmHg 时，由于呼吸死腔的增大，$PaCO_2$ 的升高未伴有 VCO_2 的升高，即 $\Delta a\text{-}ETCO_2$ 梯度增宽。根据亨利定律 PCO_2 0.13kPa 时 CO_2 物理溶解度是 0.03mmol/L，$PCO_2 = 5.3$kPa 的血液 100ml 则物理溶解 CO_2 2.7ml。在血液中化学反应生成碳酸（H_2CO_3）和重碳酸根离子（HCO_3^-）。在 100ml 全血中物理结合与化学溶解的 CO_2 约 50ml。一旦大量 CO_2 经腹膜吸收，麻醉医生若处理不当，导致高碳酸血症，最终导致酸、碱失衡，水、电解质平衡紊乱。

4. 气腹对高危险心脏病患者的血流动力学的影响　气腹中血流动力学显著的改变提出了心脏病患者对这些改变承受能力的问题。在轻度至重度的心脏病患者中，平均动脉压、心输出量和全身血管阻力的改变方式在质上与健康患者相似。在量上，这些改变更加显著。气腹对 ASA Ⅲ～Ⅳ级的患者，尽管术前血流动力学已行调整，术中应用肺动脉导管监测 SvO_2 在 50% 的患者中下降。这类患者中最严重的血流动力学改变是伴有低氧供的情况下，术前存在心输出量和中心静脉压偏低，平均动脉压和全身血管阻力增高。在气腹的心脏病患者中，后负荷的增加是血流动力学改变的主要因素，建议术前增加前负荷以代偿气腹时的血流动力学变化。

5. 腹腔镜手术对局部血管、神经的影响　在头低位神经受压是潜在的并发症。必须避免过度伸展上肢。要小心使用肩托，以免损伤臂丛神经。已有报道腹腔镜术后出现轻度周围神经病变，腿部屈曲受压会导致股神经和闭孔神经损伤，过度的臀部外旋会导致坐骨神经的牵拉。腓总神经最易受损，当患者位于截石位时必须注意保护。某些腹腔镜手术需要长时间截石位，会导致下肢间隔综合征。截石位时间过长股静脉血流量随 IAP 增高和非适应性股静脉流出量减少而减少，可导致下肢静脉血栓形成；头低位时间过长，加之高腹压，还可致眼球后水肿，脑间质水肿，病人术后可出现头痛，视物模糊，球结膜水肿以及术后恶心、呕吐等。

（二）腹腔镜术中呼吸并发症诊断与处理

1. 皮下 CO_2 气肿　CO_2 气腹时由于术者操作不当、机械故障、高气腹压力等，可导致皮下气肿，CO_2 压力决定皮下气肿的程度和 CO_2 的吸收量。一旦出现皮下气肿，VCO_2 和 $PaCO_2$ 以及 $PETCO_2$ 相伴增高。皮下捻发音，而广泛的皮下气肿导致 CO_2 吸收过多，$PETCO_2$ 快速增高，可引起高碳酸血症，此时应暂时中断腹腔镜操作，让 CO_2 排出一段时间，在高碳酸血症纠正后再用较低的充气进行腹腔镜手术。只要停止充气，皮下 CO_2 气肿很容易被吸收消退，关键是要保证 CO_2 能迅速从呼吸道排出。

2. 气胸、纵隔气肿、心包气肿　在气腹充气时气体会进入胸腔，造成纵隔气肿，可单侧和双侧气胸，以及心包气肿。二氧化碳气胸（CO_2-气胸）减少胸肺的顺应性并且增加气道压力。CO_2 的吸收面积增加，并且胸膜的吸收能力也比腹膜强，导致 VCO_2、$PaCO_2$ 快速增高，此后 $PETCO_2$ 升高。CO_2 气胸如不伴发肺损伤的患者，一般在停止气腹后 30～60 分钟气胸被吸收自然消退。所以，腹腔镜手术中一旦发生 CO_2 气胸，应立即停止吸入麻醉；调整呼吸机纠正低氧血症；应用呼气终末正压通气（PEEP）；尽可能降低腹内压（IAP）；同时根据临床情况（必要时拍胸片）来决定是否胸腔穿刺和闭式引流。如果气胸是由肺大泡破裂引起，则不能应用 PEEP，应进行胸腔穿刺闭式引流。

3. 气管导管向支气管内移位　气腹使膈肌向头端移位，很容易导致气管导管滑入一侧支气管。加之妇科腹腔镜手术常取头低体位，更易产生气管导管向支气管内移位。这种现象会造成单肺通气，脉搏氧饱和度（SpO_2）降低，气道压平台增高，胸肺顺应性差。因此，气管插管不宜过深，控制气腹压在 15mmHg 以下；头低位不宜大于 25°。

4. 气腹与肺栓塞　气栓的病理生理改变取决于气栓的大小和气体进入静脉的速率。尽管采用 CO_2 气腹致肺栓塞发生率低，一旦发生死亡率极高。主要是因为气体直接进入血管而发生。动物实验 0.25ml/kg 空气注入血管内时，$PETCO_2$ 显著降低。当注入 1ml 后动脉血 SaO_2 为 25%，SvO_2 为 63%，即急性肺栓塞而导致心跳、呼吸骤停。CO_2 气腹后 20 分钟内若流量 2～4L/min，CO_2 经腹膜吸收是 20～30ml。气栓的诊断取决于右心发现气体栓子或气栓引发病理生理的表现。当栓子大小增加时（2ml/kg 气体），会出现心动过速、心律失常、低血压、低氧血症、中心静脉压增高、心音改变（millwheel 杂音）、肺水肿、发绀以及右心劳损的心电图改变，以及 $PETCO_2$ 的下降，$\Delta a\text{-}ETCO_2$ 会增加。CO_2 气栓的处理首先要停止充气，并排空腹腔内气体。把病人置于头低左侧卧位，停止吸入麻醉，用 100% 氧加大通气，同时增加呼吸频率，以纠正低氧血症加速 CO_2 排出。如果上述措施效果不明显，应立即做中心静脉或肺动脉置管，抽吸这些部位的气泡。

5. 误吸的危险　进行腹腔镜手术的患者可能会导致酸误吸综合征。主要由妇科腹腔镜手术的特殊体位所致，头低位有助于反流液体进入气道。有人证实，误吸的胃内容物若 pH≤2.5，且误吸量≥0.5ml/kg，如未能即时处理，可导致肺永久性损害，甚至有生命危险。此并发症重在预防，术前须严格禁食、水 8 小时，必要时使用抗胆碱能制剂。一旦发生应积极处理支气管痉挛和低氧血症，包括大量激素、解痉、抗炎、支气管内灌洗以及呼吸机支持治疗等。

（三）腹腔镜手术的麻醉

虽然腹腔镜手术麻醉与其他手术麻醉术前评估大同小异，但大宗流行病学研究表明，术前准备不充分是术后并发症和死亡的主要原因之一。"只有小手术无小麻醉"告诫人们应谨慎小心实施麻醉，更重要的是重视术前评估。麻醉医师进行术前病情评估时应从以下几方面实施。

1. 术前访视病人并参加术前讨论　麻醉前 1～3 天深入病房访视病人或参加术前讨论，条件较好的医院应开设麻醉门诊进行麻醉前评估，建立患者的安全感和信任感，消除患者因恐惧、紧张心理带来的心身方面的损害，同时应了解手术部位、方式、范围和体位，以便确定麻醉方式和设备及药品的准备。术前叮嘱病人禁食水 8～12 小时，并应向病人及家属交代有关麻醉的危险性，特别是麻醉意外的发生，可能危及病人生命，以取得病人家属的理解及书面签字。现我国法制逐渐完善，有的医院已实行麻醉签字公证，有利于麻醉工作开展。

2. 熟悉病史，系统体格检查　特别要了解现病史，是否当前并存内科疾患如心脏病、高血压、糖尿病、肝肾疾病、哮喘、贫血、血液病、凝血障碍性疾病，有否抗凝治疗，现是否治愈或是继续治疗，用何药物治疗，治疗反应如何，有无药物过敏史，这直接关系到麻醉的安全；重视过去史及家族史，曾接受过麻醉否、麻醉次数、麻醉方式及麻醉效果、家族中有无遗传性疾病，重症肌无力或恶性高热等，这直接关系到麻醉的效果及预后。因此，术前必须系统地检查全身状况，包括生命体征，心肺听诊，脊柱四肢及神经系统检查，以便确定麻醉方案。

3. 检验及查看必要的实验参数

（1）常规检查血、尿常规：主要了解病人是否贫血，贫血程度及肾小管功能。

（2）生化检查：重点了解肝功能，血浆蛋白及白/球比值、血钾、血钠、血糖浓度。有些内科治疗如强心、利尿、降糖可导致电解质紊乱。

（3）心电图、胸透检查：了解心脏电生理活动，心肌供血及肺部情况。

（4）其他特殊检查：有心肺疾患者必要时检查肺功能，超声心动图及血气分析。有血液病史及抗凝治疗患者必须做凝血功能检查。

4. 麻醉手术风险评估　麻醉医师术前应考虑病人是否在最佳身体状态下接受麻醉，此手术给病人健康带来的好处是否大于因并存疾病所致的麻醉手术风险。下列任何一项均可导致术中、术后并发症和增加死亡率的危险。

（1）临床评估 ASA 超过Ⅲ级。

（2）心衰、洋地黄治疗、电解质紊乱。

（3）心脏危险指数 Goldman 评分＞25 分。

（4）肺部疾患及胸片证实的肺部异常。

（5）肾功衰或代谢性酸中毒。

（6）心电图异常。

（7）急性呼吸道感染。

（8）严重贫血、低蛋白血症。

（9）凝血功能障碍性血液病及不可逾越的抗凝治疗。

5. 腹腔镜手术病人的体位及监测　妇科腹腔镜手术几乎是在截石体位下完成的。体位摆放首先要注意防止神经损伤，要尽可能减少倾斜度，最好不超过 25°～30°，改变体位时要缓慢渐进，以避免血流动力学及呼吸的突然改变，改变体位后必须检查气管导管的位置。气腹的建立及撤除都应平缓，插管后可放置胃管排空胃，导尿排空膀胱。腹腔镜手术麻醉中应特别强调对呼吸与循环功能的监测，宜常规监测血压、心率、$PETCO_2$、$PaCO_2$、SpO_2、气道压等。对有心血管疾病和其他伴发疾病的病人可进行有创性血流动力学监测、中心静脉压和肺动脉压监测等。

6. 麻醉方法　麻醉方法的选择以快速、短效、能解除人工气腹不适、能避免 CO_2 气腹性生理变化为原则。

（1）局部麻醉和区域阻滞麻醉：可用于诊断性腹腔镜检查、时间短、手术小，下腹部手术时可适当考虑。曾一度用于非气腹下，采用悬吊腹壁的方法行腹腔镜手术，现已完全放弃。因上述麻醉方法不能解决病人不适、焦虑、放散痛、腹腔牵拉痛等，更为严重的是不能及时排除气腹所致大量 CO_2 吸收，最终导致高碳酸血症、呼吸性酸中毒。

（2）全身麻醉：全身麻醉是腹腔镜手术最常用、最安全的麻醉方法。全身麻醉基本的组成部分包括催眠、遗忘、镇痛，必要时给予肌松。一般来说，达到这些效果需要几种药物复合，包括吸入药和静脉用药。

1）根据麻醉药物分类

吸入全身麻醉：笑气、恩氟烷、异氟醚、七氟醚。

静脉全身麻醉：丙泊酚、依托咪酯、氯胺酮、硫喷妥钠。

复合全身麻醉：阿片类+吸入+静脉+肌松。

辅助麻醉：地西泮、异丙嗪、氟哌利多、哌替啶、芬太尼类。

2）根据麻醉方法分类

气管内插管全身麻醉：由于妇科腹腔镜手术特殊体位，气管内插管全身麻醉能最大限度减轻腹内压升高和 CO_2 吸收所带来的不利影响，能有效的预防和降低误吸的发生率，更有利于 CO_2 的排泄。气腹时，要不断调整呼吸（包括调整呼吸频率、潮气量、吸呼比 I∶E 等）以维持 PETCO 低于 40mmHg，一般情况下，每分通气量要维持于正常基础通气量的 1.5 倍，才能维持 PETCO 正常。对伴有慢性阻塞性肺病病人，有自发性气胸或肺气肿史的病人，增加每分通气量应通过增加呼吸频率而不是潮气量来达到，以降低气胸的发生率。腹内压应尽可能低，不能超过 20mmHg，一般维持在 15mmHg 以下才对血流动力学及呼吸的影响最小，由于气腹会增加病人迷走反射，麻醉开始时可给予阿托品，必要时应追加。麻醉深度不宜偏浅，较深的麻醉有利于降低腹内压，也有利于减弱迷走反射。

喉罩通气全身麻醉：喉罩（laryngeal mask airway，LMA）是由英国医生 Brain 于 1981 年根据解剖成人咽喉结构所研制的一种人工气道。根据喉罩的发明先后时间和用途分为三类：第一代为普通喉罩（LMA）；第二代为插管喉罩（LMA-fastrach，intubating lMA，ILMA）；第三代为双管喉罩（ProSeal-LMA）。喉罩的优点：①使用方便、迅速、气道维持更容易；②无须喉镜，与气管插管比较，初学人员放置 LMA 的难度小，成功率高；③对不需肌松的长时间手术，LMA 取代了面罩的作用；④建立气道以便自主通气和控制通气；⑤LMA 的位置即使不很理想，也多能维持气道通畅；⑥避免气管内黏膜损伤；⑦在浅麻醉状态下也能耐受，耐受 LMA 比气管内导管所需的麻醉药量也减少；⑧麻醉诱导和恢复期血流动力学稳定性提高，置管时眼压增高程度减少，麻醉恢复期咳嗽减少，氧饱和度提高，成人手术后咽痛发生率也降低。但喉罩通气麻醉应严格掌握适应证，对于颌面、口咽畸形，腺样体增生，饱食肠梗阻等有反流、误吸可能性的患者，应属绝对禁忌证。腹腔镜手术在早期也属喉罩麻醉禁忌证，自从双管喉罩（LMA-Supreme）问世以来，解决了以往的顾虑。在妇科腹腔镜手术喉罩通气麻醉中应严格管理，

把握麻醉深度，避免出现喉罩移位，引起气道梗阻；气腹压力控制在 $12cmH_2O$；头低不得超过 25°；手术时间控制在 2~3 小时内；体重 50~70kg；喉罩置入成功后迅速插入胃肠引流管减压；机械通气时选相对低潮气量和增加呼吸频率，来控制气道压力，避免气体入胃和喉罩漏气。通过这些措施大大降低了喉罩麻醉并发症。

全身麻醉+连续硬膜外阻滞：两种麻醉方法联合应用，其优点在于，降低对机体的生理影响，既可以使病人尽早清醒早期拔管，又可用于术后镇痛。对于腹腔镜辅助下阴式全子宫切除尤为适用。

（蔡捍东）

四、操作基础

腹腔镜手术是通过腹壁微小的穿刺孔道，将 CO_2 注入腹腔内膨隆腹腔，借助于连接腹壁内外的带孔道的器械，置入杆状光学镜体，由摄像系统并将盆腹腔脏器显示在监视屏幕上，经腹壁孔道放入腹腔镜手术用的特殊器械进行手术操作的手术方法。放入光学镜体的孔道称观察孔，放入手术器械的称操作孔。为便于手术操作及减少腹壁瘢痕的美学效应，可以避开腹壁血管、盆腹腔内器官对观察孔和操作孔做任意选择。近年由腹腔镜手术衍生出的单孔腹腔镜手术、自然腔道内镜手术及机器人内镜手术，其基础仍然是医生直视监视屏幕的手术操作。由于腹腔镜的手术操作完全改变了传统开腹手术的操作模式，施术者必须适应腹腔镜手术操作环境，熟悉辨认镜下盆腹腔脏器、血管、神经的解剖，熟悉所使用的手术系统的各种设备和手术器械性能，特别是需要熟悉腹腔镜手术中使用的各种电外科能源设备性能，并具备相应的操作技巧和经验，才能胜任手术。本章叙述腹腔镜手术所需的基础操作。

（一）腹腔镜手术前准备

1. 排空膀胱　麻醉前或麻醉后插入导尿管持续开放排空膀胱，避免膀胱膨胀影响手术视野观察及耻骨联合上穿刺时损伤膀胱。

2. 阴道准备　需经阴道操作，如进行输卵管通液、全子宫切除等，应常规阴道消毒。

3. 常规检查手术设备与手术器械　进行腹腔镜手术麻醉前，必须对手术设备和选用的器械进行安装调试和检验，需保证监视屏幕的图像清晰，CO_2 气瓶满足手术需要，检查并调试气腹机每分钟充气流量和气腹压力，根据要施行的手术，将气腹压力固定在 12~15mmHg，调试好所用能源系统在最佳效应功率，检查每把手术器械工作状态，以保证手术顺利进行。

4. 弹性绷带或弹性袜束缚下肢，以减少血栓发生。

（二）腹腔镜手术体位

1. 改良的膀胱截石位　患者臀部置于手术台末端，与水平面呈 30°夹角，双髋关节呈伸、膝关节呈屈曲分开外展，腘窝部置于支撑架上，双臂放置于身体两侧，以免限制术者与助手的活动。头低臀高倾斜 15°~30°，有利于肠管自盆腔向上移入腹腔内，便于手术操作。

2. 头低仰卧位　不需要经阴道操作的手术，患者可被置于头低脚高 15°~30°仰卧位。

（三）进入腹腔

1. **气腹形成后套管针穿刺法**　CO_2 是一种惰性、非易燃气体，由于其易溶于血液，少量 CO_2 气体进入血液后可以被吸收，因而导致气体栓塞的危险性很少，被用于制造气腹。大量 CO_2 气体吸收后可转为碳酸，刺激腹膜造成术后不适以及酸碱失衡的发生。

（1）Veress 针（气腹针）穿刺后形成气腹：穿刺点选择一般选择脐孔。因为脐孔是腹壁各组肌肉筋膜汇合之处，最薄，罕见有脏器粘连于此处。

Veress 针穿刺方法：用两把布巾钳平行于脐孔，旁开脐孔 2cm 钳夹腹壁皮肤，向上提起腹壁，纵向切开脐孔皮肤，或沿脐轮下方环形切开皮肤 1.0cm，手持 Veress 针垂直于腹壁进行脐孔穿刺，有明显的落空感后，连接气腹管，启动气腹机充气开关进行充气，此时气腹机腹腔内压力显示应该在 0~5mmHg 之间，气流量控制在每分钟 1~3L，充气没有阻力，随 CO_2 进入腹腔，叩诊肝浊音界消失呈鼓音，证明气腹针穿刺成功，待气腹压力显示恒定在术前设定好的压力 12mmH 或 15mmHg 时拔出气腹针。

Veress 针穿刺点选择原则：避开腹壁血管及腹腔内脏器，根据患者腹壁情况，如有无腹部手术史及脏器可能粘连与否，可选择腹壁任一点进行穿刺。左上腹 Palmer 点也是经常进行 Veress 针穿刺的部位。该点位于左锁骨中线与肋弓下缘交界处下方约 2~3cm 处。腹壁穿刺失败或过度肥胖的病人可以选择经阴道后穹隆进行穿刺，现已极少使用。对于盆腔粘连者尤其是高度怀疑盆腔子宫内膜异位症者禁用。

如果不能确定 Veress 针进入腹腔，可以通过滴水或注水试验：Veress 针穿刺后在其针尾滴注生理盐水，腹膜腔的负压作用会使水滴顺畅流入腹腔，说明气腹针在腹腔内，否则 Veress 针未进入腹腔内。在气腹针的尾端连接盛有 5~10ml 生理盐水的注射器，如无阻力将液体顺利注入腹腔内，然后回抽无任何液体（包括血液、肠液等），说明 Veress 针进入腹膜腔。

（2）观察孔套管针穿刺（第一穿刺孔），镜体进入腹腔：盆腔的腹腔镜手术观察孔通常选在脐孔处。套管针穿刺（第一穿刺）是在盲视下进行，有风险。

穿刺方法：同气腹针穿刺，用两把布巾钳提起腹壁。套管针垂直于腹壁，经切开皮肤的气腹穿刺针处穿刺进入腹腔。套管穿刺针锐利的话，穿刺时可以感觉到不同厚度的组织各层次，进入腹腔后有落空感。一旦进入腹腔，立即拔出套管针针芯，放入镜体，见到腹腔内脏器，确定进入腹腔穿刺成功。盆腔肿瘤巨大或拟进行超出盆腔的手术及有下腹部手术史、估计盆腹腔内严重粘连等情况下，可以根据需要选择在脐孔上方的腹壁进行。因观察孔是置入腹腔镜镜体的孔道，原则是既能观察手术视野全貌，又要避开腹壁血管及盆腹腔脏器进行穿刺。左上腹 Palmer 点及脐孔与剑突连线中点穿刺点（Li-Huang 点）均可作为观察孔穿刺点。

2. **改良开放式套管针直接穿刺（彦式直接穿刺）进入腹腔法**　两把布巾钳于脐孔旁开 2cm 处钳夹皮肤，向上提起腹壁，取脐孔纵形切口，从脐孔底部向耻骨方向或向剑突方向（下腹部有手术史者）切开脐孔全层（皮肤浅筋膜腹膜）10mm，至少切开脐孔处最"坚硬"的筋膜层。如果完全切开脐孔全层进入腹腔时，可感觉有气体进入腹腔，腹腔内负压立即与腹壁外正压平衡。将套管针垂直于腹壁，直接插入切开的脐孔进入腹腔，取出套管针针芯。立即将 CO_2 气腹管连于在套管鞘阀门进行充气，同时插入镜体，确定进入腹腔。此种方法由刘彦在 2000 年首先报道，8 家医院多中心研究表明，并发症明显较气腹法少，且简便易学，适合初学者应用。也是目前应用最多的腹腔镜手术第一穿刺进入腹腔的方法。

3. **开放式置入套管进入腹腔法**　开放置入套管操作，是将穿刺套管针拟进入部位的腹壁切开约 1~2cm 左右至腹膜腔，术者将示指沿切口进入腹腔，检查局部有无粘连，若有粘连用手指分开，然后将套管置入腹腔，再以丝线荷包或间断缝合套管周围腹膜和筋膜组织以防漏气，并将缝线固定于套管上以防滑出。固定好套管在连接 CO_2 充气管。此法主要用于插管部位有粘连或怀疑有粘连及腹壁较厚的病人。有人报道此法穿刺血管损伤少，肠管损伤和闭合法相似。其缺点是手术操作过程繁琐，需要专门的手术器械，术中漏气相对较多，目前已经较少应用。

4. **可视套管进入腹腔法**　可视套管是一种可视性穿刺套管，套管针前端透明，穿刺时可将腹腔镜插入套管内，通常需 0° 镜体配合，在无气腹的情况下，于脐轮处做一与套管针外径相适应的小切口，然后用上述提到的方法提起并固定腹壁，将套管针直接插入腹腔。此法因需专用套管为一次性使用，价格昂贵，故临床应用较少。

5. **操作孔套管针穿刺**　根据手术部位、范围、手术器械直径及手术者操作习惯，在腹腔镜监视下，于下腹部避开血管选择任何一点进行 5.5~11mm 的套管针穿刺，如果考虑到腹壁美观效果，通常选择在下腹两侧脐与髂前上棘连线或向外进行操作孔穿刺，必要时可选择在耻骨上进行第四操作孔穿刺，甚至选择第五操作孔进行手术操作。各套管之间的距离应在 8cm 以上。穿刺在腹腔镜直视下进行，不应该发生与穿刺有关的损伤。一般情况下，2 个操作孔即可完成大多数手术操作。复杂的操作应该选择 3 个或 3 个以上操作孔进行手术。

（四）镜下手术基本操作技术

1. **组织切开分离技术**　组织切开分离有机械性和需要能源介入两种方法。

（1）机械分离：使用剪刀和分离钳在没有任何电能源情况下进行锐性剪开和钝性分离。这种剪开和分离对周围器官不产生生电效应或热效应。用于无血管或少血管的疏松组织操作及分离血管和神经组织。

（2）带有能源的组织切开分离：腹腔镜手术多借助各种能源，在进行组织分离时不出血，保证手术视野的清晰，但如果使用能源不当，可以导致比机械分离更严重的组织器官损伤，特别是对组织的热效应损伤。因此手术医生必须熟悉所使用的能源工作原理，才能有效地进行组织切开和分离，又能避免手术操作中能源所致的热损伤。腹腔镜手术中常使用的能源操作如下。

1）高频电切开分离：高频电切、电凝是腹腔镜手术中使用最多的组织切开分离方法，根据其作用原理分单极电切电凝和双极电凝。

单极高频电切电凝电路循环中,电流自高频电发生器发出,经过作用电极(手术器械)对病变或组织进行切开分离,产生相应的组织效应,然后经过放置在机体皮肤的电极板形成闭环回路。因此必须保证电极板与人体和机器的可靠连接。腹腔镜手术器械中没有锐利的"刀",因此切开分离多通过钝性器械连接单极电切电凝模式完成。手术器械中的电钩、剪刀、分离钳等均可连接高频电发生器中的单极电流,利用高频电热效应于组织切开分离,作用于组织时,是手术器械与组织界面的需高频电中双极电凝(没有电切模式)电路中,电流在作用电极的两个钳叶间流动,只对两个钳叶间的组织产生电热效应,因此主要用于使组织干燥血管闭塞而起止血作用。近年来有各种改进的连接双极电凝的器械,有边剪切边凝固止血效应。

2) 超声刀切开分离:超声刀的作用原理是利用高频率的机械振动产热,使组织细胞内的蛋白质变性,达到凝固止血和切开分离的作用。可避免高频电流对周围组织和其他脏器可能造成的电热损伤,术中产生的烟雾较高频电少,能够保持清晰的手术视野。多用于没有大血管的组织切开和分离。对疏松组织分离更有优势。

3) 激光分离:激光通过积聚的光束使组织汽化而产生切割效应。常使用的激光有 CO_2 激光,氩气激光等。主要用于少血管的组织分离和组织表面的凝固止血。近年来,随着内镜技术的迅速发展和新型能源的不断问世,激光作为单一的能源形式,以其价格昂贵、需要特殊的能源装置和需要对使用者进行技术培训等局限,较少应用。

目前还有各种作用于组织切开分离而且没有电热效应的腹腔镜器械,如"水刀"、"超声吸引刀"等。这些新器械的使用可能有助于在分离组织时减少组织损伤。

2. 止血技术　腹腔镜手术的特点是利用各种能源在进行组织切开分离时,在凝固组织止血的同时分离组织。遇有大血管时需要特殊器械和有效能源,也可如同传统经腹手术在镜下用丝线结扎止血。这些止血方法如下述。

(1) 高频电凝固:高频电凝止血是腹腔镜手术中的主要止血方式。高频电凝效应可使组织变性、干燥、凝固、炭化,达到止血目的。

单极电凝主要用于小血管止血,调节高频电流发生器为 Blend Ⅰ 或 Blend Ⅱ 模式(混切模式Ⅰ或Ⅱ),有的高频电流发生器只有电切、混切和电凝三种模式),电凝血管功率以 30~50W 为宜,连接高频电流发生器的分离钳钳夹血管予以点状触发电凝开关至血管闭合。

双极电凝用于较大血管的电凝闭合,如子宫动脉和卵巢血管。调整高频电流发生器到双极电凝模式,输出功率40~50W,钳夹血管电凝使血管干燥凝固而闭合。相对而言,单极电凝的止血效果不如双极电凝,尤其对于较粗的血管止血,如子宫、卵巢血管等。

(2) 器械、钛夹(钉)止血:用于血管闭合的器械主要指切割吻合器及一些带有切割刀片的双极电凝器械。这些器械切割大片的两侧有细小的排状钛钉或电凝工作区,作用于带有血管的组织时闭合或电凝血管两侧的组织血管并同时切割分离组织。例如切割吻合器对卵巢悬韧带的切割。使用钛夹或钛钉止血,需要将要闭合的血管分离出1cm 的长度,使用装有钛夹的施夹钳夹闭血管,达到确切的止血目的。常用于夹闭子宫血管和卵巢血管。还有某些无创血管夹也可以使用。这些器械的使用可以减少手术时间。

(3) 丝线结扎血管:对游离出来的任何血管都可用丝线进行镜下打结结扎。用长 6~8cm 的丝线,如同传统经腹手术一样在镜下完成外科结扎血管。

3. 缝合技术　缝合针线有专门为腹腔镜手术制作的直针和"雪橇"针,也可使用经腹手术用的缝合针。腹腔镜下缝合不如经腹手术操作那样容易,却是进行腹腔镜手术的医生必须掌握的手术技巧。主要用于组织间的对合,如子宫肌瘤剥除后肌层的缝合,一般镜下缝合不用作常规止血。

(1) 进针:一般有通过套管鞘直接进针法和腹壁穿刺口进针法将缝针导入腹腔。前者用分离钳或持针器夹住近针尾处的缝线,直接通过套管鞘进入腹腔。如果使用直针或雪橇形针,可以通过 5mm 套管进入腹腔。使用常规手术用 3/8 弧度弯针只能通过 10~12mm 的套管鞘进入腹腔。后者是先将 5mm 的套管鞘从腹壁取出,再将持针器插入穿刺套管内,同前法钳夹近针尾处缝线,经腹壁穿刺口进入腹腔的同时将缝针带入,穿刺套管随原通道进入。常用的弯针都能经 5mm 的腹壁穿刺口进入腹腔。使用常规手术的 1/2 弧度的缝针,也可以从穿刺口边缘直接缝合进入腹腔。缝针进入腹腔后,持针器钳夹并调整进针角度,按常规进行缝合操作。

(2) 取针:缝合完毕,只要缝针不在缝线上,应立即将针从腹腔内取出。方法与进针相同,用持针器夹住距离缝针 1.5~2cm 的缝线处,从套管鞘内或直接从腹壁穿刺口取出。

4. 结扎技术

(1) 腔内打结(intracorporeal knot tying):留在缝合的组织外一边的线长 2~3cm,持针器夹住一端缝线,用分离钳同常规手术器械打结一样在腔内打结。

(2) 腔外打结(extracorporeal knot tying):缝合好组织后,将缝线拉出套管鞘外,在腹腔外打一滑结用推结器将线结推入腹腔内组织缝合处推紧,重复打结 3~5 次。

(3) 内套圈结扎(endoloop):内套圈结扎是较常用的一种结扎技术。用持钳将结扎套圈经套管鞘送入腹腔,用持钳在套圈内提起组织,另一把持钳将线圈套在组织根部,推结器将滑结推紧。腹腔镜配套用品中有成品套圈可以直接使用,但价格较贵;自制套圈简便易行,物美价廉,制作套圈的方法有多种,可在专业书中自行学习。

5. 标本取出

(1) 经套管内法:小于或略大于套管内鞘的组织可以直接从套管鞘内取出。取出的组织大小受套管大小的限制,其优点是腹壁穿刺孔不会受污染。

(2) 经标本袋取出法:切除的组织体积较大,或为避免囊肿内容物流入腹腔,经穿刺口或套管鞘放入标本袋,收紧标本袋口,将装有组织的标本袋拉入套管内,连同套管拉出腹壁外,在腹壁外将袋囊肿刺破,吸出囊内容物,使组织缩小,自穿刺口一并将标本袋取出。该法多用于卵巢囊肿切除手术。标本袋的使用能够保护穿刺切口处腹壁不受污染，减少细胞在腹壁穿刺口种植的机会。

（3）延长穿刺口取出组织法：切除的组织标本大且较硬，可以适当延长穿刺口取出组织。通常选择耻骨联合上的穿刺口进行横行延长切开，多用于子宫肌瘤的取出。用 10mm 有齿爪钳抓持切除的组织并拉向腹壁，拔出穿刺套管，在腹壁外适当延长穿刺切口，在延长的切口处，可使用常规手术剪刀或刀片分割缩小体积至组织取出。延长的穿刺口缝合后，应该常规进行腹腔镜再次检查盆腔。

（4）组织粉碎器（morcellator）法：组织粉碎器法用于取出较硬较大的实性组织，多用于取出子宫肌瘤。组织粉碎器的筒状旋切刀直径 10～20mm 不等，根据组织大小选用不同直径的刀头，既可快捷地取出组织，又保持了腹壁外观美感。因为该器械是电驱动，刀头锋利，粉碎组织时注意与脏器保持一定距离，以避免意外脏器损伤。

（5）后穹隆切开取出组织：后穹隆的切开可以在镜下或经阴道切开。镜下切开时，助手用长钳夹持 1～2 块纱布卷置于后穹隆并顶向盆腔方向，术者在腹腔镜下用电凝切开直肠子宫陷凹凸起部分，见到阴道内的纱布团后，将切除的肌瘤或组织推向后穹隆切口，经阴道取出组织。反之可将要取出的组织自盆腔顶向后穹隆，经阴道钳夹宫颈后唇，切开后穹隆见盆腔内组织，钳夹取出。无论是镜下切开还是经阴道切开，切口应小于取出的组织，可以利用取出的组织扩张切口。穹隆缝合可以在镜下或经阴道进行。

（刘　彦）

五、特殊类型腹腔镜及操作

（一）无气腹腹腔镜

腹腔镜手术在妇科已得到广泛开展，而在无气腹条件下施行腹腔镜手术是对气腹下手术的一项重要革新和完善，它可以消除气腹对病人的不利影响。无气腹腹腔镜外科手术经过近几年的探索与实践，已发展成为现代腹腔镜外科领域的一个重要分支。

1. 国内外非气腹装置的发展现状　国外非气腹装置的研制开始于 20 世纪 90 年代初。最初时用于提拉腹壁辅助气腹暴露实施妇科低压气腹非气腹手术的非气腹装置，有德国 Kurt Semm 和美国 Gazayerli 使用的"T"把式提拉器，法国 Mouret 使用的螺旋状提拉器，澳大利亚 Maher 使用的"衣架"式提拉器。我国无气腹装置的研制始于 1993 年。卫生部内镜司的王秋生博士将自制的管状开合式腹壁提拉器应用于动物实验，1994 年起将螺旋桨式和组合式腹壁提拉器应用于临床。1995 年设计的伞式腹壁提拉器获得了国家实用新型发明专利。1997 年王秋生博士研制了无须横立臂且不固定于手术台的弓状膨隆器"人工肋弓"，不但克服了以前无气腹装置横臂影响术者操作的问题，而且术者能在台上无齿区内直接调节钢条的方向和力度，较大限度地模拟了气腹对前腹壁的膨隆效果。

2. 临床应用价值　妇科无气腹腹腔镜手术可应用于输卵管绝育术、输卵管妊娠开窗取胎术、附件切除术、卵巢囊肿剥除术、子宫肌瘤剔除术、子宫切除术、妇科恶性肿瘤手术、先天性无阴道的肠管阴道成形术等。

（1）安全性：气腹腹腔镜手术对病人心肺功能、血流动力学及巨噬细胞系统的干扰较大。CO_2 气腹时，由腹腔向胸腔的压迫，使气道压增加、肺顺应性下降，可引起心肺功能障碍，有时发生严重室速性心律失常。对于老年人，尤其是有心肺疾患的病人，CO_2 气腹可导致严重的危害，增加手术与麻醉的危险，甚至因此而成为手术禁忌证。手术时间过长或气腹压力过高时，气腹手术还可引起皮下及纵隔气肿、高碳酸血症、血流淤阻、空气栓塞等并发症，此外气腹可能有助于肿瘤细胞的生长、种植和播散。而无气腹腹腔镜手术，由于无气腹作用，上述危险均不存在。对于高龄及有心肺疾患而不能耐受气腹腹腔镜手术的患者，无气腹腹腔镜有明显优势。无气腹操作不影响病人呼吸，故不需气管插管全麻，硬膜外麻醉即可，且不需加用强化药，术中麻醉管理较全麻简单，患者术中无任何不适，术后亦无两肋及肩胛部刺痛感。

（2）可操作性：随着腹壁提拉装置的不断改进，无气腹腹腔镜手术野的暴露是比较满意的。外科器械如血管钳可频繁出入腹腔钳夹组织，电凝刀可直接进入腹腔内电凝止血，用普通吸引器即可边抽吸边手术，随时排出电切电凝组织时产生的烟雾，不影响术野。手术中还可将附件提至 trocar 孔外，用普通外科器械进行剥离、缝合等操作。对于盆腔有粘连的病例可辅以低压气腹操作，完成粘连松解后再放气操作。综合了腹腔镜手术与开腹手术的优点，达到了优势互补。

（3）经济性：无气腹腹腔镜减少了对腹腔镜专用器械的依赖性，普通外科器械即可完成手术。无气腹操作不影响病人呼吸，故不需气管插管全麻，硬膜外麻醉即可，较全麻经济。

（4）禁忌证：腹部多次手术史造成腹内广泛粘连，在腹腔镜下分离较为困难；过度肥胖者腹壁提拉有难度，手术视野不清，影响操作；凝血功能有障碍、晚期恶性肿瘤；宫内妊娠大于 16 周者。

（5）并发症：一般腹腔镜并发症包括输尿管损伤、膀胱损伤、肠管损伤、血管损伤、腹壁切口疝。如腹壁有瘢痕，可能有腹壁瘢痕裂开风险，故钢针应尽量避免由瘢痕组织中穿行。

3. 操作　腹壁悬吊式腹腔镜手术步骤主要有以下几点：

（1）切皮，在脐下（上）用两把有齿镊向上钳夹皮肤，刀尖与皮肤成直角。

（2）用小拉钩钝性分离脂肪层暴露筋膜后依次切开筋膜、腹膜。

（3）小指伸入腹腔镜内检查切口周围，确认切口周围没有粘连或肿物等。

（4）做左右两个半荷包缝合（筋膜-腹膜、腹膜-腹膜、腹膜-筋膜）。

（5）将圆头穿刺针与塑料套管一起旋入腹腔。

（6）将两条半荷包线拉紧固定塑料套管。

（7）用两把有齿小镊子夹起腹壁皮肤确定钢针插入的位置及距离。

（8）术者和助手将腹壁横行捏起插入钢针。

（9）将钢针上套上导尿管后固定在钢针抓手上。

（10）剪除多余的钢针。

（11）将钢针两端向上弯起。

（12）将钢针抓手链悬吊起来。

（13）用卷链器调节腹壁的高度。

（14）插入腹腔镜观察腹腔内。

（15）立操作孔：把室内的照明关闭，在腹腔镜指示下于腹壁寻找无血管区将皮肤切开 1.0～1.5cm，将塑料套管套在穿刺针套管外，在腹腔镜监视下刺入腹腔内，拔出穿刺针芯，将塑料套管与穿刺针套管一并拧向腹腔内，深度为塑料套管的 2 道螺旋即可，拔去穿刺针套管，腹腔操作孔完成。

（16）腹壁皮下单点悬吊后腹壁外观观察。

因无气腹手术较气腹手术形成的手术空间相对小，为克服此弊病，可采用脐轮上缘切口，尤其对估计操作困难的手术，这样进镜口高，距离盆腔脏器相对远一些，使盆腔脏器暴露更清晰。

无论是克氏针法还是电动液压机械臂，有时对手术的操作有一定的影响。另外，无气腹法术野空间暴露亦不如气腹法，气腹时头低足高位，肠管自然向上排开，而无气腹法无气压的作用，肠管不易排开，影响术野。要克服此弊病，有时需在腹壁另打一孔，置入器械排开肠管。

对于妇科无气腹腹腔镜，我们不但应该了解其相对于有气腹腹腔镜的优势，也要充分认识其局限性，这样才能客观、科学地评价其作为常规（气腹）腹腔镜手术的补充价值，进而发挥其独特的优越性，如消除或减轻气腹并发症，扩大手术适应证。

（二）单孔腹腔镜

单孔腹腔镜手术又称经脐入路手术（LESS），目前认为 LESS 是 NOTES 手术的过渡。NOTES 又称经自然孔道内镜外科手术，其含义是经自然腔道（胃、直肠、膀胱或阴道）置入软性内镜，通过管壁切口进入腹腔开展手术。LESS 由于仅需单孔进入腹部，它比一般的腹腔镜手术创伤更小，除肚脐外手术不会留下其他瘢痕。

1. 临床应用价值 单孔腹腔镜利用人体脐部的天然瘢痕进行手术，能达到隐藏腹部瘢痕的效果，美容效果显著。术中配合举宫器，手术空间大，利于手术完成。且国内临床医师的腹腔镜技术已经显著提高。有经验的腹腔镜手术外科医生可以短时间内很好地学习掌握该技术。单孔腹腔镜有专用设备和器械，便于操作。

2. 操作

（1）单孔腹腔镜特殊器械

1）操作孔道：穿刺套管（Triport），经肚脐单切口同时能够插入 3 种器械，减少了切口数量。

2）摄像光学视管：可任意方向弯曲，操作方便。

3）专用分离钳和持针器：前头弯曲，方便操作。

（2）操作方法：患者取截石位配合举宫器，在脐轮正中做一纵切口，长 12～15mm。将 Triport 接上穿刺引导器，将穿刺引导器顺带着 Triport 收缩套放入腹腔，然后卸下穿刺引导器，将其拉出脐部切口，将收缩套向上拉，蓝环向下压，直至 Triport 固定不再松动，在插入口处切断收缩套。

建立气腹，将腹腔镜探头插入 Triport 5mm 的通道，探查腹腔、盆腔，再次评估经脐单孔手术的可行性，从 Triport 的另外 2 个置入弯分离钳，进行操作。

目前单孔腹腔镜在妇科诊疗中的应用处于起步阶段，有一定手术困难，目前主要应用于相对简单的手术。利用单孔法操作时因器械置入部位相对集中，器械和光源同轴难以形成操作三角，离轴视野丧失，器械相互干扰，影响操作及手术视野，而且在一定程度上会影响术者对深度和距离的判断，器械手柄在体外"拥挤、打架"、长度不够问题等增加了手术难度。但利用单孔腹腔镜专用器械，在一定程度上能解决术后操作的基本角度和空间问题。随着单孔腹腔镜器械的发展和技术的熟练，单孔腹腔镜技术必定能够像传统腹腔镜手术一样推广，并且应用于更广泛的妇科疾病手术。

（李　斌）

六、适应证和禁忌证

腹腔镜手术是取代经腹手术的微创伤手术方式，在我国经过 20 年的临床实践后，腹腔镜手术几乎能够完成所有经腹手术术式，而且在某些疾病的手术治疗中比经腹手术更加有优势。根据我国腹腔镜手术普及状况，本章节列出腹腔镜手术适应证和禁忌证。

（一）腹腔镜手术适应证

1. 不孕症。

2. 不明原因的慢性盆腔痛。

3. 妇科急腹症。

4. 子宫内膜异位症。

5. 良性卵巢肿瘤。

6. 子宫肌瘤。

7. 子宫腺肌症（瘤）。

8. 早期子宫内膜癌。

9. Ⅰ～Ⅱa 期宫颈癌。

10. 早期卵巢癌。

（二）腹腔镜手术禁忌证

1. 患者因素

（1）心血管疾病及肺部疾患不能耐受麻醉者。

（2）严重心律失常。Ⅱ度以上房室传导阻滞。

（3）血液不凝固疾病及血流动力学改变者。

2. 医疗因素

（1）手术设备或手术器械不完善。

（2）医师无腹腔镜手术经验。

（刘　彦）

七、腹腔镜在疾病中的应用

（一）不孕症

伴随着内镜技术的普及与进步，宫腔镜、腹腔镜检查及手术在妇产科临床应用日趋广泛，其损伤小、恢复快、疗效显著等优点，越来越被医患双方所接受，特别是在女性不孕症的诊治方面，腹腔镜探查可以迅速明确不孕的原因，并可同时进行镜下手术治疗，如盆腔粘连分离、输卵管造口及成形术、子宫内膜异位症病灶清除、卵巢活检及亚甲蓝通液等,均可在镜下一次完成,多数效果明显,为患者解决了问题。目前,腹腔镜已成为子宫内膜异位症和盆腔粘连诊断的金标准,而且成为女性不孕症患者必不可少的检查手段。20 世纪80 年代以来腹腔镜在不孕症中的应用进一步扩大到助孕技术中。此外,腹腔镜下激光和超声等技术的应用,以及多种腹腔镜器械的改进等进一步扩大了腹腔镜在不孕症中的使用范围,不孕症亦已成为腹腔镜手术的最佳适应证,列入妇科腹腔镜诊治规范。

1. 适应证

(1) 腹腔镜检查的适应证

1) 各种不明原因的不孕症。

2) 输卵管通畅性检查提示输卵管不通或通而不畅或有输卵管炎可疑者。

3) 输卵管整形术后仍不孕者,行第二次腹腔镜检查以了解治疗效果。

4) 排卵障碍性不孕症,如多囊卵巢综合征、卵巢早衰和 Turner 综合征等。

5) 子宫内膜异位症的早期诊断、正确分期及病灶清除等。

6) 疑有子宫畸形,如单角子宫、鞍形子宫、中隔子宫等。

7) 监护宫腔镜手术。

(2) 腹腔镜手术的适应证

1) 输卵管通畅度评价。

2) 输卵管伞部梗阻成形及造口。

3) 输卵管-卵巢粘连分离术。

4) 卵巢活检。

5) 卵巢囊肿穿刺或剥除术。

6) 子宫内膜异位症的病灶清除及卵巢巧克力囊肿抽吸或剥除术。

7) 助孕技术前盆腔情况的诊断,卵子的抽吸及配子输卵管内移植术。

8) 多囊卵巢综合征的打孔治疗。

2. 禁忌证

(1) 腹腔镜手术的绝对禁忌证

1) 严重的心、脑血管疾病或肺功能不全。

2) 严重的凝血功能障碍或血液病。

3) 膈疝。

(2) 腹腔镜手术的相对禁忌证

1) 广泛盆腹腔粘连。

2) 过度肥胖或消瘦。

3) 急慢性盆腔炎史。

4) 巨大附件肿物。

5) 手术者的技术及经验不足。

3. 腹腔镜围术期处理

(1) 术前准备

1) 术前检查:血尿常规、血型(包括 Rh 血型)、出凝血时间、肝肾功能、乙型肝炎五项、丙型肝炎抗体、梅毒及 HIV、心电图、胸片、B 超检查。必要时需完成心肺功能、超声心动图、宫颈细胞学、妇科肿瘤标志物、阴道分泌物以及盆腹腔 MRI、CT 检查等。

2) 皮肤准备:按照腹部和会阴部手术常规,特别注意脐部清洁。

3) 阴道准备:术前可酌情阴道冲洗。

4) 肠道准备:手术前 1 天口服泻药,必要时灌肠或清洁灌肠,术前禁食 6 小时以上。

5) 膀胱准备:排空膀胱,导尿或留置尿管。

(2) 术后处理

1) 术后酌情决定进食、下床活动、留置尿管的时间。

2) 仔细监测体温、手术切口、皮下血肿或气肿、排气或排便状况等症状及体征变化,及时发现和处理术后并发症,必要时监测外周血象等指标。

3) 术后上腹部(尤其是膈肋部)以及肩部疼痛一般不需特殊处理,大多于术后 2 ~ 3 天自然消失,必要时可给予口服止痛药。

(3) 围术期用药:根据手术情况酌情使用抗生素预防感染。

4. 腹腔镜手术基本要求

(1) 体位:平卧位或者改良膀胱截石位,可放置举宫器或通液管及肩托,术中采用头低臀高位。

(2) 麻醉:首选全身麻醉,气管插管或喉罩均可。

(3) 人工气腹的建立:一般使用全自动高流量气腹机,使用二氧化碳气体,腹腔内压力维持在 12 ~ 15mmHg(1mmHg = 0.133kPa)。

(4) 切口选择与穿刺套管置入:第一穿刺孔可选择脐部或脐与剑突之间的腹白线上。脐部切口可选择脐轮上、下缘或脐部正中央切口,纵形或弧形均可。一般先用气腹针穿刺形成气腹后再用直径为 10 ~ 11mm 的穿刺套管穿刺。在腹腔镜直视下,根据患者具体情况,决定下腹两侧 5 ~ 10mm 穿刺套管的置入,然后进行手术。单孔腹腔镜则仅于脐部切开 2cm 切口,同时放入腹腔镜及操作器械,便可完成手术。

5. 腹腔镜检查在不孕症中的应用　腹腔镜在不孕症中的主要作用是诊断和处理输卵管和腹腔因素造成的不孕,主要有特异性炎症(包括结核)和非特异性炎症导致的输卵管粘连、子宫内膜异位症、卵巢排卵障碍等。腹腔镜诊断和输卵管亚甲蓝通液可直接观察内生殖器的状况并获知输卵管的通畅度,目前被认为是最有效的证实附件区粘连和确诊盆腔子宫内膜异位症的方法。一般在其他无损伤检查手段不能提供充分信息的情况下,才考虑使用这种有创的腹腔镜检查。在不孕症的诊断中,子宫-输卵管碘油造影、宫腔镜和腹腔镜三者是相互补充的检查方法。对于不孕症病人,腹腔镜应寻找和回答盆腔内结构是否正常?是否有子宫内膜异位症?假如发现有输卵管问题,是应该在腹腔镜下手术还是经显微外科手术,或尝试助孕手段等问题。

女性不孕症常见的病因有三大类,即盆腔子宫内膜异位症、盆腔炎性疾病及卵巢排卵异常。

(1) 子宫内膜异位症:目前大家公认的诊断子宫内膜异位症的金标准是腹腔镜检查。对有痛经、不孕、盆腔包块等临床高度怀疑子宫内膜异位症的病例,应及时进行腹腔镜检查以明确诊断。对常规检查为原因不明且有 1 年以上不孕史的患者也应进行腹腔镜检查,约 40% ~60% 的病例可发现内膜异位病灶。

(2) 盆腔炎性疾病:应首先进行 HSG 检查。如发现可矫正的病变,可在 3 个周期后进行腹腔镜手术治疗。如 HSG 检查无异常,则可在治疗4~6个周期后仍未怀孕时可行腹腔镜检查术,此时,经常会发现有子宫内膜异位症和附件区粘连。

(3) 卵巢排卵异常:腹腔镜下肉眼观察卵巢的外观,包括卵巢的大小、形状、卵泡的发育、卵巢皮质的厚度、是否有血体或黄体存在等。垂体发育不全时,卵巢呈现出典型的条状外观。对外观正常的卵巢,卵巢活检将有助于在卵巢早衰和卵巢抵抗综合征之间作出鉴别,如发现卵泡,诊断倾向于卵巢抵抗综合征,反之,诊断倾向于卵巢早衰。腹腔镜亦可用于确诊多囊卵巢,并可进行机械、电凝、激光等打孔治疗。对两性畸形或原发闭经,可能需要使用腹腔镜来观察性腺和盆腔内结构。

当腹腔镜置入腹腔后,首先探查整个腹腔的状况,包括上腹部、横膈、肠管表面、大网膜、胆囊、脾脏、腹壁的腹膜表面,如发现肝脏表面有粘连条索与前腹壁相连(竖琴样粘连),粘连严重者横膈不易观察,那么,应怀疑患者既往曾有过严重腹膜炎症的可能。探查的重点是下腹部,特别要注意有无大网膜与腹膜之间的粘连。

腹腔镜对盆腔的探查必须有系统地进行,首先以较远的距离对盆腔作一个总体上的观察,以期对盆腔结构有全面了解,此时会发现明显的盆腔病变。然后,将腹腔镜向盆腔方向推进,使用举宫器将子宫移成后位,暴露子宫前壁和膀胱——子宫腹膜返折,如有子宫内膜异位症,往往在此处发现内膜异位灶。观察子宫前壁,检查子宫体部和后壁,如有炎症和内膜异位症时,子宫后壁经常会与肠管和附件相粘连,严重者可致后陷凹封闭,子宫骶骨韧带暴露困难。一般情况下,每个人都会有腹腔液积聚在直肠子宫陷凹,其量随人而异。腹腔液的颜色一般是澄清的,但子宫内膜异位症患者、接近月经期前后或排卵期则可为淡血性腹腔液。需将腹腔液送检时,可用吸引管经第 2 穿刺套管进入吸净腹腔液。对不孕症患者,双侧子宫骶骨韧带也是重要的观察目标,因为它是子宫内膜异位症最好发的部位之一。

对于盆腔器官的观察,建议先由子宫开始,之后观察双侧附件及盆腔腹膜。对于卵巢,重点观察其大小,有无滤泡和排卵斑,表面有无内膜异位灶或异位囊肿。如患者有排卵障碍,必要时可行卵巢活检术。对输卵管的系统性检查从伞端开始,正常情况下,输卵管伞端是非常柔软和开放的,然后,检查自伞端向输卵管近端进行,重点观察有无输卵管远端堵塞、伞端狭窄及输卵管近端有无梭形膨大,后者往往是输卵管炎和内膜异位症的迹象。在完成对输卵管形态学上的观察后,输卵管亚甲蓝通液术是对输卵管功能的一项重要检查项目,此时应将两条输卵管均放于视野内,充分暴露伞端,以观察有无蓝色液体顺利地自伞端流出。一般来说,当输卵管通畅时,通液时输卵管的形态不会有明显的改变。如双侧输卵管自近端不通,稍加压推注亚甲蓝通液,镜下可见子宫体变蓝,双侧宫角部明显膨胀,此时应停止操作。而远端堵塞时,会观察到伞端闭锁及远端膨胀。当整个输卵管通而不畅时,输卵管会呈现出结节状蓝染。

对于子宫-输卵管造影显示子宫及双侧输卵管均正常的病例,腹腔镜的作用在于确认输卵管是否正常及探查是否有附件旁粘连和子宫内膜异位症。如果手术医生有理由认为造影术不是太可信时,则可腹腔镜、宫腔镜联合进行,这是国际公认的检查手段。

如碘油造影术提示有输卵管远端闭锁或存在输卵管积水,那么就有指征行腹腔镜探查术,腹腔镜下可以确认是否有伞端封闭的存在,同时它可以判断输卵管积水的严重程度及探测任何其他盆腔内的病灶。当碘油造影提示输卵管宫角部堵塞或输卵管近端疾病时,腹腔镜的作用是通过输卵管亚甲蓝通液来确认或否定这些疾病的存在。

当存在盆腔炎症或子宫内膜异位症时,往往会出现盆腔或附件部位的粘连,输卵管、卵巢会与阔韧带后叶或肠管相粘连,直接影响到卵巢和输卵管,特别是远端输卵管的观察,并在腹腔镜下分离粘连。

不孕症的腹腔镜检查可以在卵泡期或黄体期进行。如果怀疑有宫腔内疾病或有输卵管近端堵塞而需行宫腔镜检查及输卵管亚甲蓝通液时,建议选在月经干净3~7天内进行,此时子宫内膜较薄,有利于手术成功。

对怀疑有排卵障碍的病人,手术宜选择在黄体期进行,因为此时能观察到黄体和排卵斑,同时,也可在腹腔镜检查术的同时行子宫内膜活检术,以证实有无排卵。

6. 腹腔镜手术在不孕症中的应用 女性不孕症患者中约70%需进行腹腔镜手术治疗。具体术式及注意事项参见妇科腹腔镜手术学,本节仅就处理原则进行概括。

(1) 腹腔镜输卵管手术:腹腔镜输卵管手术的目的,主要是解决输卵管粘连和梗阻,使病人能获得生育的机会。腹腔镜下输卵管手术主要用于粘连分离及远端梗阻的治疗,包括粘连松解、伞端成形术,输卵管造口术及激光焊接吻合术等。对输卵管严重病变者如重度积水、重度炎性变、结核等使输卵管的功能丧失,并有可能波及子宫或子宫内膜的输卵管,目前许多学者建议切除病变的输卵管,以免影响今后进行的 IVF-ET 或其他的助孕技术。

(2) 腹腔镜卵巢手术:腹腔镜下卵巢手术有卵巢活检、卵巢粘连松解、卵巢囊肿穿刺、卵巢囊肿剥除、卵巢切除、多囊卵巢楔形切除与打孔等手术。

1) 腹腔镜卵巢活检术:主要用于确定有无癌变,以及了解卵巢排卵功能状况,卵巢发育有无异常等。同时卵巢多处活检还可促进多囊卵巢排卵,恢复生理功能,故应用较广。

2) 腹腔镜卵巢粘连松解术:腹腔镜卵巢粘连松解术(laparoscopic lysis of ovarian adhesions)也是妇科腹腔镜应用较多的手术,主要用于治疗女性不孕症,慢性盆腔炎疼痛。

3) 腹腔镜卵巢囊肿穿刺术:主要用于较小的单纯良性卵巢囊肿,包括卵泡囊肿,黄体囊肿,滋养细胞疾患的卵巢黄素囊肿及卵巢冠囊肿。

4) 腹腔镜卵巢囊肿剥除术:腹腔镜卵巢囊肿剥除术和卵巢巧克力囊肿剥除术,是腹腔镜卵巢手术中最重要的治疗性手术。术中应注意卵巢功能的保护,尽量多的保留卵巢组织,采用尽量小功率、少电凝的方法止血,以防止对卵巢的过度破坏,影响将来卵巢排卵。一旦术中囊壁剥破,应及时吸净囊液,并用生理盐水冲洗干净盆腹腔,防止术后粘连的发生,建议术毕采取预防粘连的措施,例如放置防粘连膜或生物胶等。必要时放置盆腔引流管。

5)多囊卵巢打孔术:对药物促排卵治疗效果不良者,可在卵巢表面进行打孔治疗。可用激光、电凝、YAG等器械。在卵巢表面打4~8个孔,孔的深度约2~5mm,直径约2~3mm,时间1~2秒。术后恢复排卵率约80%~90%,妊娠率30%~70%。但打孔数量与卵巢体积的关系以及长期疗效尚有待进一步观察和研究。注意事项为打孔位点必须避开卵巢门,防止影响卵巢的正常血供。

7. 腹腔镜在助孕技术中的应用

(1)输卵管内配子移植术:输卵管内配子移植术(gamete intrafallopian transfer,GIFT)要求患者至少有一条正常输卵管,经诱发超排卵治疗,应用hCG34~36小时经腹腔镜取卵。方法是经脐部小切口插入腹腔镜,常规腹腔镜检,过去用CO_2气腹,目前有人建议用90% N、5% CO_2和5% O_2。于耻上正中或两侧第二穿刺点放入无损伤抓钳,用无损伤抓钳提起卵巢固有韧带,暴露卵巢及卵泡,直视下第三穿刺点放入穿刺针,带负压穿入卵泡内,负压维持100~150mmHg(13.3~19.5kPa),负压不可太大以免损伤卵母细胞,穿刺针避免从卵泡顶部薄弱处进针以免裂口过大丢失卵母细胞,也可用穿刺针在卵泡内帮助分离卵母细胞,最后吸出血液和冲洗液。抽出卵泡液后,立即在立体显微镜下找出卵母细胞并分级,GIFT只移植成熟的卵母细胞。

(2)配子移植:先用培养液冲洗移植管两次,然后在移植管内依次吸入25μl精液(含10万个活动的精子),5μl空气,25μl培养液内含2~3个卵母细胞,5μl空气,10μl培养液。精卵之间用空气隔开是由于宗教的原因,避免精卵在体外接触受精,满足宗教要求。用无损伤抓钳提起输卵管系膜对侧的伞端,找到输卵管开口并使开口与壶腹部方向一致,将移植管插入输卵管壶腹部2~3cm,缓慢推出内容物,停留几分钟后退出移植管,立即在立体显微镜下检查移植管内是否有卵母细胞遗留。必须注意,医生的手套不要接触移植管的末端,因为橡皮和滑石粉对配子有毒性作用。术后彻底放出腹腔内的气体,以减少CO_2与配子接触的时间。移植的卵细胞数与妊娠率有关,移植的卵细胞数越多,妊娠率愈高,但为了防止多胎妊娠,目前大多数中心限制移植的卵母细胞为3个,仅对年龄较大,精子质量较差或以往反复失败的妇女移植4个或4个以上卵母细胞。如移植4个或4个以上卵母细胞,最好分别移植在两侧输卵管。严重的男性不育可增加活动精子的数量到100万。近来,移植技术又有改进,可在B超引导下经宫颈输卵管插管行配子移植并取得成功,这样省去了腹腔镜手术,简化了CIFT的全过程,且可重复进行,但插管的技术仍有待进一步改进。

(章汉旺 尹玲)

(二)附件扭转

附件扭转是指附件沿其包含血供的轴发生扭转的一种紧急状态,包括常见的卵巢囊肿蒂扭转和少见的单纯输卵管或卵巢扭转。应用腹腔镜早期诊断和治疗对于保留附件

和避免不必要的开腹手术非常重要。正常输卵管与卵巢活动度极大,可旋转90°而不出现症状。如发生完全性扭转而未能及时诊治,可引起附件坏死甚至坏疽,导致腹膜炎等严重后果。对于儿童及年轻病人为了保留其正常生育功能,更应及早明确诊断。按照解剖部位,附件扭转可以分为输卵管、卵巢扭转,输卵管扭转,卵巢扭转和卵巢冠囊肿扭转。90%以上的附件扭转为赘生性或功能性卵巢肿瘤,不到1%的肿块为恶性。腹腔镜可以直观了解盆腔情况,区分扭转的部位、扭转的周数、肿块大小和表面色泽,已经成为诊断和治疗附件扭转的金标准和最主要工具。早期手术干预可以保留卵巢血供,从而改善患者的生理健康和生育水平。手术方式分为保留附件手术和切除附件手术两种。妊娠期卵巢囊肿扭转的情况作为特殊的类型也进行分析。

1. 保留附件手术

(1)适应证

1)急性扭转或慢性不全扭转,腹腔镜下检查无明显坏死或阴道多普勒超声检查有血流信号。

2)患者为绝经前状态,要求保留卵巢或生育功能。

(2)手术方式

1)单纯扭转复位术:适用于单纯输卵管扭转,即使充血水肿明显,复位后仍能恢复功能。

2)囊肿抽吸术与扭转复位术:适用于卵巢过度刺激的患者。穿刺的部位尽可能远离卵巢门,可先行大卵泡抽吸术。也有报道在高位结扎卵巢动静脉后将扭转的附件复位并将卵巢囊肿剥除的病例报道。

3)囊肿剥除术与扭转复位术:适用于各种类型的良性卵巢囊肿。较小的囊肿可行复位后再行囊肿剥除;较大的囊肿如果直接复位困难,可先行囊肿抽吸或剥除,再恢复卵巢正常的解剖结构。

4)卵巢固定术:适用于保留附件手术后复发的患者。沿卵巢固有韧带全长一侧连续缝合并使之缩短,或将卵巢外极缝合固定于骨盆侧壁或子宫后壁,从而限制卵巢的活动度。

2. 附件切除手术 目前没有明确的证据说明附件切除术更优于保留附件的手术,但是对于腹腔镜下有明显出血坏死的附件,甚至有脓肿、坏疽的表现等,仍需根据患者的生理状态和生育要求进行个体化考虑,适时切除坏死的附件,以避免或治疗播散性腹膜炎甚至败血症的发生。钳夹卵巢血管应选择在扭转部位的近侧端,要密切注意输尿管的位置,附件扭转时常导致邻近腹膜绷紧,呈帐篷样隆起,使输尿管接近扭转的蒂,钳夹及缝扎时极易损伤。因此最好切开骨盆漏斗韧带的腹膜,游离出卵巢动静脉再行钳夹、切断、缝扎。

3. 妊娠期卵巢囊肿扭转 孕期由于卵巢囊肿造成卵巢扭转的发生率约为3%~25%;反之有10%~20%的卵巢囊肿扭转发生在妊娠期期。卵巢囊肿扭转大多发生在妊娠20周之内,特别是12周内。这是由于这一阶段在孕酮刺激下盆腔韧带组织松弛弹性好而子宫体又相对不太大,故增大的卵巢卵管有发生扭转最便利的解剖条件。有些患者仅发生了以固有韧带为轴的卵巢扭转而同侧卵管未随之扭转,可能与妊娠后卵巢固有韧带、系膜甚至卵巢组织本身

非常松弛柔软有关,使得卵巢与卵管之间的相对活动空间增大。非孕期卵巢囊肿扭转的病理类型中以畸胎瘤最多见。而妊娠期生理性囊肿发生扭转非常多见,不容忽视。在妊娠期,62%～90%以上的囊肿可随孕周的增长自发消退。由于这些囊肿多为生理性,因此在处理方法上一直存有争议,甚至有研究认为即使对有症状的患者急诊处理与择期处理对母儿的妊娠结局也没有影响。有作者尝试保守治疗或以穿刺方法抽出囊液缓解患者症状并促使扭转的卵巢恢复正常位置。对于非孕期术中发现扭转的卵巢组织呈紫黑色并伴有大量囊内出血的病例,多数文献认为应该直接采取手术切除患侧卵巢甚至输卵管的方法。大多数文献都认为妊娠26～28周是选择腹腔镜手术的孕周上限。对于孕周较大或者肿物较大的患者,开腹手术也是良好的选择。

(三)卵巢囊肿破裂

卵巢囊肿破裂的发生率约3%。根据破裂原因分为自发性和外伤性两种。自发性破裂多为肿瘤生长过速所致,以恶性腺癌乳头状浸润生长穿破囊壁者居多;外伤性破裂多因性交、分娩、双合诊检查、腹穿刺伤囊肿、下腹部受撞击等原因引起。症状的轻重主要取决于囊肿破口大小、出血量多少、溢出物性质及容量。以卵巢黄体囊肿破裂、卵巢囊腺瘤(癌)破裂症状严重或者不能除外恶性情况的原因不明的和卵巢子宫内膜异位囊肿破裂最为常见。对于卵巢囊肿破裂所致急腹症,腹腔镜手术是有效的诊断和治疗手段。但是手术治疗并不是治疗所有卵巢囊肿破裂的首选,很多情况如血流动力学稳定的黄体破裂,或者症状并不太严重的卵巢内膜异位囊肿破裂,通过保守治疗可以缓解。但对血流动力学不稳定、症状严重或者不能除外恶性的卵巢囊肿破裂者,应考虑手术。

1. 卵巢黄体囊肿破裂 多发生在育龄女性的月经前期。出血较多时可引起失血性休克。根据患者月经状况,血、尿hCG检查,超声影像学检查等可以初步诊断。如果患者生命体征平稳,症状体征没有进一步加重,监测血红蛋白水平没有持续下降,一般可行保守治疗。如果诊断不清,难以和其他急腹症相鉴别,或无法排除恶性可能,或症状体征持续性加重,生命体征恶化,应该及时行腹腔镜探查及治疗,剥除囊肿送病理检查,并以缝合或电凝进行止血。

2. 卵巢囊腺瘤(癌)破裂 良性囊腺瘤多为胀破或外力挤压破裂,如成熟囊性畸胎瘤(皮样囊肿),破裂成分溢入盆腹腔,或如黏液性囊腺瘤破裂致黏液流出。而恶性囊腺癌多为浸润穿破,除溢出液体外还可致腹腔内出血。这些情况下都有腹腔镜探查的手术指征。对于良性囊腺瘤,腹腔镜手术可行囊肿剥除、腹腔内组织、液体吸取,积极止血,并反复冲洗盆腹腔,以充分消除肿瘤内容物。对于恶性情况,腹腔镜手术可以术中取病理以明确诊断。如果没有全面分期或肿瘤细胞减灭术的条件,可在腹腔镜多点活检后行新辅助化疗。如果诊断明确且有手术条件,即可在腹腔镜下或者改行开腹手术进行全面分期术或肿瘤细胞减灭术。

3. 卵巢子宫内膜异位囊肿(内膜异位囊肿)破裂 卵巢子宫内膜异位囊肿多见于育龄女性,一般有痛经病史和超声较为典型的表现,即囊肿内充满弥漫性细密回声点。内异症囊肿有部分破裂、完全破裂,以及初次破裂和反复破裂等各种情况。多见于反复破裂的内异症囊肿,盆腔粘连一般比较严重,反复炎症刺激导致局部组织充血肿胀,手术治疗十分困难,可能导致大量出血、膀胱及肠道损伤、术后严重粘连等手术合并症。因此在患者症状体征没有持续加重、生命体征平稳的情况下应该予抗感染、对症治疗等保守性的支持治疗,以后择期手术。如果保守治疗无效或者症状严重者,则需行手术。手术仍然以腹腔镜手术为首选,对于严重盆腔粘连、腹腔镜手术困难的情况,应转行开腹手术治疗。

(四)异位妊娠

异位妊娠(EP)就是受精卵在宫腔以外的部位着床,发生率为1.5%～2.0%,是具有潜在致命性的妇科急症。异位妊娠一般常叫做"宫外孕",最常见的异位妊娠是输卵管妊娠(>90%),其他情况还有子宫角或输卵管间质部妊娠、卵巢妊娠,腹腔妊娠,阔韧带妊娠以及宫颈部位、子宫瘢痕部位妊娠和残角子宫妊娠。EP相关的死亡率0.5‰。EP破裂导致的死亡占据6%的孕产妇死亡情况。患者有停经史、尿hCG阳性和(或)血清β-hCG上升,妊娠可以诊断。亦有患者出现阴道流血,停经病史可能并不清晰。需要仔细地询问病史,询问末次月经(LMP)、前次月经(PMP),包括出血量及时间等,询问有无早孕反应。一般停经6周左右的时间出现阴道不规则出血,约有半数患者可有子宫蜕膜排出,典型者呈三角形,称为蜕膜管型,对诊断异位妊娠有一定意义。异位妊娠早期尚无流产或破裂之前,多数仅有轻度腹痛,可有早孕反应。其他症状并不突出。若发生输卵管流产或破裂出血,可出现下腹痛或肛门坠胀,甚至出现腹膜刺激症状,表现为全腹痛和(或)肩胛部放射性疼痛。EP破裂可以导致休克,包括低血压、心动过速以及腹部反跳痛等,症状与阴道出血量不成比例。发生这些情况时需要紧急处理。EP在破裂前症状可能和宫内妊娠流产等情况难以区别,故对停经后出现阴道流血和(或)下腹痛时,应该警惕EP。根据异位妊娠的具体类型讨论如下:

1. 输卵管妊娠 可以手术治疗或药物治疗。手术治疗包括输卵管切除和输卵管开窗两种术式。腹腔镜是首选的手术方法。严重出血、循环衰竭以及腹腔镜困难时可需考虑开腹手术。输卵管开窗术后的宫内妊娠率要比输卵管切除术要高(73% vs.57%),但是再次输卵管妊娠的风险也要增加(15% vs.10%)。输卵管开窗术后要严格监测血清hCG至正常水平,因为5%～20%的病例中由于滋养细胞残留可导致"持续异位妊娠"。这种情况需要再次手术或辅助药物治疗。选择何种术式取决于受累输卵管的破坏程度以及对侧输卵管的完整程度,也取决于患者既往EP的病史,患者对生育的要求,辅助生殖技术以及手术医师的技术。

(1)输卵管间质部妊娠:是一种少见的输卵管妊娠,占输卵管妊娠的2%～4%。由于解剖位置的特殊性,输卵管间质部妊娠一旦发生破裂,出血凶猛,短期即可导致患者休克,故输卵管间质部妊娠曾被认为是腹腔镜手术的禁忌证,但近年来,由于腹腔镜手术技巧的提高,输卵管间质部妊娠不应再视为腹腔镜禁忌证。手术的成功需要手术者有熟练的腹腔镜手术技术,特别是缝合技术。常用的手术方式包括:

1）输卵管开窗:最好间质部妊娠组织直径≤4cm。

2）宫角及输卵管间质部切除:适用于间质部妊娠组织直径>4cm的情况,出血严重时,亦有切除子宫的可能性。

（2）子宫角妊娠是指孕卵种植在近子宫与输卵管口交界处的子宫角部的宫腔,也是一种少见的异位妊娠。手术方式与输卵管间质部妊娠相似。

2. 卵巢妊娠 是受精卵种植于卵巢部位的异位妊娠,较为少见,发生率约为1:25 000~1:40 000,占异位妊娠的0.3%~3.0%。卵巢妊娠的治疗以手术为主,药物治疗疗效不确切。手术以卵巢部分切除、楔形切除、卵巢修补或者患侧附件切除为主。一般强调尽可能较多地保留正常卵巢组织以避免给患者健康及生理造成影响。若卵巢与输卵管无法分离或卵巢组织破坏严重,可行附件切除术。术式可根据患者病情及技术条件选择开腹手术或腹腔镜手术。腹腔镜对卵巢妊娠的确诊具有重要价值,应作为诊断与治疗的首选手术方案,能早期发现卵巢破裂口并及早进行手术治疗,具有手术时间短、出血少、损伤小、术后肠功能恢复快、住院时间短等优点。有报道认为卵巢楔形切除或修补后仍有滋养细胞残留可能,应在术后连续行hCG监测随访至正常为止,必要时术后辅以MTX治疗。

3. 残角子宫妊娠 是指受精卵种植在残角子宫内,随之生长发育。发生率是总妊娠的1/10万。治疗以手术切除残角子宫为原则。妊娠早中期者,以残角子宫切除并同时切除同侧的输卵管为宜,以防止以后有发生同侧输卵管妊娠的可能,但应保留卵巢。即或未妊娠的有宫腔的残角子宫,一经发现也应切除,同时切除同侧输卵管。腹腔镜手术在残角子宫妊娠中的应用越来越多。

4. 宫内宫外复合妊娠（heterotopic pregnancy,HP）是指胚胎在宫腔内着床的宫腔内妊娠与异位妊娠同时存在的情况。HP本是一种罕见疾病,但近年来随着辅助生殖技术（assistant reproductive technologies,ART）的广泛开展,HP的发生也逐渐增多。自然状态下HP的发病率约1:10 000至1:50 000,ART中HP的发病率可达1%。对HP的处理一直存在争议,一旦HP确诊,对EP常通过手术处理,对宫内妊娠物则保留。HP的治疗目的是保护宫内孕,但通常HP是在EP破裂出血后才发现。对HP的处理原则是:①一旦确诊,立即治疗其EP;②避免对其宫内妊娠的机械性干扰或化学性损伤。EP的治疗通常采取手术。与开腹手术相比,腹腔镜手术对患者创伤小,两种处理方式对妊娠结局的影响无明显差别。药物治疗包括对EP的孕囊局部注射氯化钾等,用药后密切观察至EP胎心搏动消失,并发症有输卵管破裂、治疗失败或者输卵管血肿,一旦发现手术处理。早期诊断早期腹腔镜处理创伤小,效果好。

（李雷 冷金花）

（五）附件良性肿瘤手术

腹腔镜由于创伤小、手术效果好、术后疼痛少、术后恢复快等微创特点,逐渐成为良性附件包块的首选手术方式。尽管绝大部分附件包块为良性,但由于术前评估附件包块的方法均有一定的局限性,腹腔镜手术中有时意外发现卵巢恶性肿瘤,因此,术前的仔细评估、术中的仔细探查以及必要时冷冻病理检查对正确处理附件包块十分重要。

1. 附件肿物的术前评估 大多数附件肿物都来自于卵巢,包括生理性囊肿、子宫内膜异位囊肿、黄素化囊肿、早期恶性肿瘤以及转移性卵巢恶性肿瘤。但应和来自于卵巢以外的肿物鉴别,如异位妊娠、输卵管卵巢脓肿、腹膜包涵囊肿、浆膜下子宫肌瘤、骨盆漏斗韧带纤维瘤、阑尾脓肿或肿瘤、输卵管癌、炎性肠道疾病或肠道恶性肿瘤、盆腔异位肾等。腹腔镜已逐渐成为良性附件肿瘤手术的金标准。术前的仔细评估包括病史的询问、盆腔检查、超声波以及肿瘤标志物的联合应用,使得附件良性肿物术前误诊为恶性的机会降至最低。尤其是高分辨率及多普勒超声波技术的应用,对附件肿物的内部回声以及血流等指标进行全面的评估,有助于术前进行肿物良恶性的鉴定。联合应用盆腔检查、超声波以及血清CA125检查对鉴别附件包块的性质准确性很高。

2. 腹腔镜附件肿物手术方式 对术前附件肿物可疑恶性的患者,应作好肿瘤分期手术准备。腹腔镜卵巢囊肿手术前全面探查盆腹腔,注意卵巢肿物表面是否完整,是否有粘连以及粘连程度。如术前可疑恶性,应进行腹盆腔冲洗液检查,可疑组织送冷冻病理检查。附件肿物的手术方式主要包括附件切除术和保留卵巢的囊肿剥除术等。根据患者的年龄、生育要求、肿瘤类型选择囊肿剥除术、附件切除术、输卵管切除或开窗术,有指征时可同时切除子宫。如有盆腹腔粘连术中先分离粘连恢复解剖。

（1）腹腔镜附件切除术:附件切除术的主要步骤包括切断骨盆漏斗韧带及阔韧带前后叶、输卵管根部和卵巢固有韧带。

（2）腹腔镜卵巢囊肿剥除术:卵巢囊肿一般位于卵巢皮质下方,在剥除囊肿时首先需要将卵巢皮质切开,暴露囊壁。卵巢切口一般选择在卵巢系膜对侧部位切开,可在囊肿壁上卵巢皮质较薄处或者腹腔镜下视野较好处切开,如为内膜异位囊肿,则一般建议分离囊肿与盆壁粘连后,在囊肿的破口处进行囊肿剥除。一般先找到囊肿与正常卵巢的正确界面,使用抓钳反向牵引进行钝性剥离。如果囊肿粘连较重,层次不清,可用剪刀进行锐性分离。理想的卵巢囊肿剥除术是在不损伤正常卵巢的基础上完整地将囊壁剥除。对于体积较大的囊肿（>10cm）,需先抽吸囊内液,可以使用18号腹腔镜穿刺针通过吸引器管进入腹腔,穿入囊内抽吸囊液,这样能最小程度地减少污染。或者是使用吸引器直接穿刺囊肿进行抽吸。另一种方法是用5mm的套管和trocar直接穿刺入囊肿,然后取出trocar并使用吸引器抽吸。这种方法适合于大的子宫内膜异位囊肿或浆液性囊腺瘤。完全剥除卵巢囊肿的囊内壁能减少复发,如果难以判别正常卵巢组织以及囊壁,可用剪刀将组织重新剪开,这样露出新的切口有利于判别囊壁与正常卵巢组织并进行囊壁的分离。如果仍然无法将囊壁剥除,可以用抓钳抓住囊壁基底部,另一无损伤钳抓住卵巢,两者向相反的方向轻轻牵引以剥除囊壁。有时囊壁与卵巢之间粘连致密,需要用电刀或剪刀进行锐性分离。大的卵巢囊肿往往需要将部分破坏严重或者菲薄的卵巢组织去除,可使用剪刀将破碎的卵巢组织修剪,并将囊壁从卵巢间质上剥除。完整地剥除囊壁的关键步骤是找到囊壁与正常卵巢组织间的界限,循着这个界限找到两者之间的界面，而同时将对卵巢的创伤最小化。可用水分离法完成这个步骤：使用 18 或 20 号穿刺针从套管进入腹腔或 7.5 号腰穿针直接从腹壁穿刺入囊肿，在囊壁与正常卵巢组织间注射稀释的神经垂体素，进行"水分离"，之后可以用吸引器作为钝性分离的工具。完整剔除囊壁后冲洗创面，并使用 CO_2 激光刀或低功率双极电凝进行止血。如果创面止血顺利，卵巢边缘翻卷较好，则无须进一步处理。另外，也可以用可吸收缝线缝合卵巢创面，以利于止血及卵巢成形。可吸收缝线最好埋入卵巢内，以避免产生术后粘连。囊肿剔除术后，特别是成熟性囊性畸胎瘤、黏液性囊腺瘤以及子宫内膜异位囊肿，应全面冲洗盆腹腔，吸净盆腹腔的囊内液，血管等。囊壁取出后应仔细检查囊内壁，如果发现乳头样组织，应送冷冻病理检查。

（3）成熟性囊性畸胎瘤的剔除：成熟性囊性畸胎瘤可以经腹腔镜剔除，但囊肿较大，或囊肿为多房，手术有一定难度。如果囊内容物为较大的头节或者骨片，则标本取出往往需要扩大腹壁切口或者切开阴道后穹隆将囊肿取出，必要时，需开腹将囊肿完整剔除并取出。手术时可将吸引器穿刺入囊内进行抽吸，并充分冲洗囊内，仔细检查囊内壁后利用抓钳将囊壁从卵巢组织上分离。文献报道腹腔镜手术中畸胎瘤破裂的概率为 15% ~ 100%，而开腹手术时概率为 4% ~ 13%。畸胎瘤囊内液可导致化学性腹膜炎，概率为 0.2%。为了避免囊内液残留引起化学性腹膜炎，应用大量生理盐水反复冲洗盆腹腔，特别要注意肝膈下部位的冲洗。Nezhart CR 等推荐用 10 ~ 12L 林格液冲洗，他们报道了近 10 年腹腔镜畸胎瘤剔除术的经验显示，术中反复冲洗盆腔减少囊内液的污染，无一例术后严重并发症，并通过腹腔镜二探术发现囊肿破裂后经过冲洗盆腔，术后粘连也有所减少。冲洗过程中注意观察卵巢创面是否止血完全。出血点可用激光或双极电凝止血。有作者建议，对于 8cm 以上的畸胎瘤，可以选择从阴道后穹隆完整取出，这样既避免了盆腹腔污染，又节省了手术时间，也符合微创原则。术前应对阴道进行消毒。

3. 腹腔镜术中附件肿物的取出　将附件或肿物取出的方法有多种。首先需对肿物或附件整个大小形状有大体了解。针对其大小形状选择合适的腹腔镜切口。一般的囊肿剔除后，可通过 10mm 的腹壁切口直接取出，取出后反复冲洗腹壁切口。有条件时可将标本放入标本袋中取出。如果肿物太大无法将之放入标本袋，可先将囊内液洗净后再直接取出或者放入标本袋，并将标本袋边缘从腹壁切口拉出，这样可在直视下将袋内标本分碎取出，同时还可以使用腹腔镜镜头在另外的切口观察腹腔内情况，以避免分碎标本时将标本袋破损。亦可适当延长腹壁切口取出标本。也可以选择阴道后穹隆切开取出标本。如囊肿怀疑恶性时，应尽量完整切除肿瘤，可使用标本袋取出标本，实性肿瘤亦可从后穹隆切除。

4. 特殊情况下的腹腔镜附件肿物手术

（1）妊娠合并附件肿物的腹腔镜手术：妊娠合并附件肿物概率约为 1% ~ 2%。绝大多数妊娠期附件肿物都为良性，仅约 1% ~ 3% 的妊娠期附件肿物为恶性。若卵巢囊肿大于 5cm，且中孕期间依然存在，则建议手术治疗。妊娠期间卵巢囊肿的风险包括扭转、破裂、影响分娩等。目前研究证据证实妊娠期进行腹腔镜手术安全有效，损伤小。妊娠期间腹腔镜手术的主要优点是腹部切口小，术后活动恢复快，因而减少了妊娠期间血栓发生的机会；术中对肠道的干扰少，胃肠功能恢复快，从而减少术后粘连形成、肠胀气以及肠梗阻发生的可能；腹部瘢痕小，美观，减少了切口疝的发生；由于术后疼痛少，故减少了止痛药使用的需要，减少了胎儿宫内窘迫的机会。因此，妊娠期间腹腔镜手术更易为患者所接受。

妊娠期腹腔镜手术的时期一般在 16 ~ 20 周之间，子宫太大会增加手术难度。除急诊手术外，孕早期也不建议手术，一是因为孕早期有合并黄体囊肿的可能，而黄体囊肿可自行消失。二是孕早期胎盘尚未完全形成，流产的风险较大。手术基本方法同非孕期。但孕期手术需要特殊注意以下几点：①第一 trocar 穿刺应在脐上部位，离宫底水平至少 6cm，以穿刺时避免损伤子宫手术；②第二、三 trocar 的穿刺时可将手术床向左或向右倾斜，使子宫偏向腹腔一侧，以利于穿刺；③必要时可放置第四 trocar；④气腹压力应维持于 10 ~ 12mmHg，以不影响静脉回流以及胎盘血供；⑤术中左侧卧位可减小子宫对下腔静脉的压迫；⑥术中不能使用单极电凝电切；⑦术中冲洗盆腹腔应使用温盐水以减少子宫的刺激。术后不需要常规止痛药，病人有需要时时可给予。术后注意是否有宫缩，必要时给予宫缩抑制剂。

（2）老年患者的腹腔镜附件肿物手术：世界卫生组织将老年人定义为 65 岁及以上的人口。我国已进入老年型社会。老年人机体组织形态及脏器功能发生退行性变化，对手术耐受性降低。由于腹腔镜手术损伤明显小于常规开腹手术，盆腹腔内环境稳定，对机体多系统影响及患者应激反应小，术后恢复快，老年患者附件肿物的手术也可考虑行腹腔镜手术。北京协和医院报道了 148 例老年患者腹腔镜手术，148 例患者中，66 例为附件良性肿瘤手术，是老年女性患者进行腹腔镜手术的主要指征。由于老年患者附件肿物恶性肿瘤概率为 8% ~ 45%。故术中发现附件恶性肿瘤的概率较育龄期女性高，术前评估时应该特别注意。腹腔镜术中由于 CO_2 气腹压力使膈肌抬高，呼吸运动受限，心脏后负荷加重，对老年患者，尤其是心肺功能减退的老年患者心肺功能影响比较大。如果手术时间过长，CO_2 吸收过多还可引起继发的高碳酸血症，抑制心肌收缩，诱发心律失常。Rageth 等报道了 256 例 70 岁以上患者接受妇科腹腔镜手术后，并发症的发生率为 51.2%，严重并发症的发生率为 12.1%。国内外研究表明，老年患者术前合并症多，是引起术后并发症增加的主要原因之一。有研究报道，妇科老年患者 80% 以上合并有其他系统疾病。北京协和医院报道的 148 例患者中，70.3% 的患者合并有不同程度的内外科合并症。因此，老年患者腹腔镜手术的风险较大。围术期特殊注意如下：

1）严格的术前评估和准备工作：术前应通过详细的病史询问、查体，经阴道超声、CA125 等指标严格排查可疑的附件恶性肿瘤。一般认为，不适合进行腹腔镜手术的情况包括：肺通气功能中度以上减退；严重心律失常；心功能 Ⅲ级或Ⅳ级；合并症未得到有效控制。老年患者情况较为复杂,对于安装心脏起搏器、心脏瓣膜置换术后的患者,应当在内科医生评估后,根据手术方式,谨慎选择腹腔镜手术。对65岁以上的患者,手术前建议常规进行心脏超声、肺功能检查,正确评估各脏器的功能,判断患者对麻醉、气腹、手术的耐受性。术前应请相关内科麻醉科进行手术风险评估。对于术前怀疑存在下肢静脉血栓的患者,还应进行凝血方面的检查及下肢静脉多普勒超声。手术前应当尽可能治疗合并症,使机体处于较好的状态。

2)术中处理:术中全面探查盆腹腔,如果没有恶性肿瘤的证据,可进行单侧或双侧附件切除术,切除的附件应放入标本袋中取出,避免囊肿破裂污染盆腹腔。术中应送冷冻病理检查,以防肉眼漏诊的早期恶性肿瘤。老年患者腹腔镜操作时应注意:①总体原则:手术应由经验丰富的医生进行操作,尽量缩短手术时间,减少创伤及出血。②气腹针穿刺:老年患者常有腹部手术史,因此应注意避免穿刺损伤。③建立气腹:由于老年人腹壁较松弛,建立气腹应缓慢,压力原则上以满足手术视野要求的最低压力为好,以减少气腹对循环和呼吸的影响。建议 CO_2 气腹压力在 10～12mmHg。④选择体位:选择头低脚高时,应以满足手术视野要求的最小角度为佳,以减少膈肌压迫对呼吸运动的影响。采用膀胱截石位时,应避免双腿分开角度过大,造成损伤。⑤手术结束前应反复冲洗盆腹腔,术毕尽量排尽气体,以减少 CO_2 的吸收。⑥麻醉医生在术中应严密监测血流动力学变化及气道压力。糖尿病患者注意术中监测血糖。

3)术后严密观察:对于老年患者,术后应加强监护,密切观察病情变化,预防并发症的发生。对于合并呼吸、循环系统疾病的患者,术后24小时内可给予心电监护,控制输液总量和速度。老年患者容易发生静脉栓塞和褥疮,应尽早协助其变换体位,按摩受压部位,对于存在下肢静脉曲张和其他血栓形成高危因素的患者(如恶性肿瘤、心脏瓣膜置换术后),可以穿弹力袜,并采取预防性抗凝治疗。由于全麻过程中使用气管插管可能对呼吸道产生刺激,应鼓励患者在术后作有效咳嗽及咳痰,并配合高流量雾化吸入,预防术后发生肺部感染。

总之,老龄本身不是妇科腹腔镜手术的禁忌证,严格掌握手术指征,经过周密的术前评估和术前准备,加强围术期监护,老年妇女能够耐受妇科腹腔镜手术。

(3)儿童患者的腹腔镜附件肿物:尽管腹腔镜在儿童患者中的运用不及成人广泛,但目前腹腔镜技术已经发展成熟,其手术步骤也可适用于部分儿童患者。尤其是腹腔镜既可作为一种诊断的工具,同时也可进行手术治疗。儿童附件肿物最常见的需要手术的情况是卵巢肿瘤蒂扭转,有文献报道概率可高达17%～42%,其次是滤泡囊肿、成熟性畸胎瘤等。目前已经有一系列数据显示儿童附件肿物在腹腔镜下手术是安全有效的。但也有报道因肿物过大(>14cm)而中转开腹手术。文献报道青少年儿童附件肿物的恶性概率约为2%～4.5%。Michelotti 等报道了近15年儿童及青少年附件肿物患者共231例,其中148例进行了腹腔镜手术,研究结果得到手术失血量、手术时间及平均住院天数腹腔镜组明显优于开腹组,术后并发症腹腔镜组有3例,开腹组1例。研究提示选择开腹或腹腔镜主要取决

于术者的经验、术前的影像学检查。约78%患者为囊性肿物,以腹腔镜为主,而20%为实性,考虑到若为恶性肿瘤,腹腔镜手术可能会造成肿瘤污染盆腔、肿瘤过大而无法顺利取出等因素,多选择开腹手术。deSilva 等人发现,儿童附件肿物若大于10cm,恶性可能性增加。因此,术中应仔细探查,按照肿瘤诊治原则,尽量完整剔除肿物,避免肿瘤破裂污染盆腔,用标本袋取出标本,必要时可延长腹腔镜切口完整取出肿物。儿童附件肿物手术特别需要注意的是应保护尽量保留其正常卵巢组织以避免影响日后生育。

总体来说,腹腔镜处理附件肿物优点明显多于开腹手术。即使在一些特殊情况下,如妊娠合并肿物、老年患者及儿童附件肿物等,循证医学证据亦表明利用腹腔镜手术也是安全有效的。但对于这几种特殊的人群,腹腔镜手术的方式及侧重点略有不同。对于老年患者,主要考虑到肿物恶性的可能性以及患者全身状况、围术期并发症等;对于妊娠患者,需考虑到增大的子宫增加的手术难度及对胎儿的影响;而对于儿童及青少年患者,需重点考虑到保护正常的卵巢功能等等。腹腔镜处理附件肿物最大的问题在于手术中意外发现为卵巢恶性肿瘤的处理和预后问题。术前的充分评估、对患者及家属充分的知情和手术中的进一步评估和手术的规范,可以将手术的风险将至最低,疾病治疗长期预后得到保证。

(李晓燕 冷金花)

(六)子宫肌瘤

子宫肌瘤是女性生殖器官最常见的良性肿瘤,生育年龄妇女发生率为20%～30%,随着女性保留子宫生理功能以及器官完整性的要求日趋受到重视,子宫肌瘤剔除术成为重要的治疗方案。近年来腹腔镜下子宫肌瘤剔除术(laparoscopic myomectomy,LM)临床应用日益广泛,但手术适应证、手术技术以及对妊娠、复发等的影响一直受到关注,而选择合适的适应证及正确掌握手术技术是最大限度发挥LM手术优点、克服其不足的关键。

1. 腹腔镜子宫肌瘤剔除术的适应证和特点　子宫肌瘤的治疗以手术为主,手术与否取决于患者的临床症状、肌瘤生长速度以及对生育的要求。一般认为,对于临床症状明显或不明原因不孕患者,肌瘤直径大于3cm者都应行手术治疗。子宫肌瘤剔除术可通过开腹、腹腔镜或者阴式手术完成,目前的证据显示:浆膜下或中等大小肌壁间子宫肌瘤(直径<9cm且肌瘤不超过3个时,最适合腹腔镜手术。如果肌瘤过多过大、嵌入肌层较深、后壁肌瘤或伴有子宫肌腺症,腹腔镜暴露和剥离就存在困难,手术时间、术中出血量及中转开腹率明显增加。北京协和医院的研究发现当肌瘤数目≥4时,LM术后复发率明显增加,且LM的术后残留率高于开腹手术,但两者术后短期内复发率类似。与开腹子宫肌瘤切除相比,LM具有微创手术的优点,如住院时间短、术后疼痛少、术后恢复快、切口美观、术后粘连少等。开腹子宫肌瘤剔除术后粘连发生率在90%以上,而LM粘连发生率为35.6%。LM术后粘连主要与肌瘤的深部、部位以及是否缝合有关,肌壁间、后壁的肌瘤以及较多的缝线增加术后的粘连。比较LM和开腹肌瘤剔除的随机对照研究(RCTs)迄今总计7项。总体上,两种术式在手术时间、失血量、术后

合并症等方面没有明显差异,LM 的患者术后疼痛较少,需要更少的镇痛药,术后恢复更快。对于不明不育原因患者,两组的累计妊娠率、活产率、流产率没有显著差别。

2. 腹腔镜子宫肌瘤剔除术的步骤和关键技术 完美的 LM 应以手术出血少以及缝合完美、创口愈合良好作为终点评判指标,遵循以下基本原则:

(1) 手术微创:使用无创伤的器械,减少器官的损伤。

(2) 距离稍远的肌瘤都必须单独剔除,如果试图从一个子宫切口切除尽可能多的子宫肌瘤,会造成子宫壁内"隧道",增加血肿形成的机会。同时有破坏宫腔,造成宫腔粘连或是破坏输卵管间质部的危险。

(3) 沿着肌瘤与邻近肌层间的正确界面进行肌瘤分离,尽量保留邻近正常肌层。

(4) 子宫肌瘤剔除后,切缘止血必须尽可能保守地使用电凝,以免引起子宫肌层坏死影响肌层的愈合。

(5) 除了有蒂的子宫肌瘤,其他的子宫肌瘤剔除后必须缝合肌层。缝合的原则是关闭所有的死腔,子宫肌层缺损较深时,需分层缝合。

LM 的手术步骤包括切开子宫肌层、剔除肌瘤、缝合切口、取出肌瘤 4 步。

(1) 切开子宫肌层:横向切开子宫肌层可减少出血及术后粘连,因为子宫的弓状动脉及螺旋动脉的走向为横向。切开子宫的深度应达到肌瘤内。

(2) 剔除肌瘤:应采取"剥洋葱法"(onion-skinning)进行,当切进肌瘤内时,肌瘤周围的正常肌层回缩,肌瘤突出,以 10mm 的爪钳牵引肌瘤,沿肌瘤的假包膜分离肌瘤并以双极或超声刀电凝肌瘤血管。手术尽量不进宫腔,较远的肌瘤要另作切口。

(3) 缝合切口:只要子宫肌层有缺损就应缝合,较深的切口应分层缝合,可采取间断、连续或"8"字缝合。

(4) 取出肌瘤:电动肌瘤粉碎器将肌瘤粉碎取出是最常用的方法,亦可自后穹隆切开取出肌瘤。较大的肌瘤可以在组织剥除后但尚未完全脱离子宫体时原位粉碎(in situ morcellation)。对一些困难的病例,亦可应用腹腔镜下辅助的方法如腹腔镜辅助的开腹肌瘤剔除(LAM)或者腹腔镜辅助的阴式子宫肌瘤剔除(LAVM),以缩短手术时间、保证缝合的高效和便利减少妊娠子宫裂开或破裂的可能。

LM 的关键技术包括如下三个方面:

(1) 减少术中出血:LM 术中出血的危险主要是子宫创面的缝合比开腹手术困难,故熟练的缝合技术是减少术中出血最重要的因素。除此之外,下列措施亦可有效减少术中出血:①尽量选择横切口,子宫切开前于肌瘤表面子宫浆肌层内注入 1:40 稀释的神经垂体素(vasopressin)可暂时阻断手术野的血运;②气腹的压力阻止血液自肌层内毛细血管和静脉内外渗;③腹腔镜下准确地识别子宫肌瘤与子宫肌层间的界限并且选择性电凝供应子宫肌瘤的小血管;④每个肌瘤剔除后,立即缝合切口;⑤必要时术中放置临时性的钛夹夹闭子宫动脉以减少出血;⑥对子宫体积大或者贫血的病人,术前应用 GnRHa 治疗 2~3 个月可使子宫体积缩小,贫血改善,从而减少术中出血及输血的机会。

能量器械的不恰当使用可能是术后子宫切口瘢痕愈合

差,组织薄弱有关。有报道腹腔镜下以单极电刀剔除浆膜下肌瘤甚至有蒂浆膜下肌瘤术后出现妊娠晚期子宫破裂的情况,提示单极电凝的热传导可能引起子宫肌层的迟发性坏死。单极电流对子宫肌层的热损伤与能量负荷即电流的功率以及作用的时间相关,且非变频电流(电切)比变频电流(电凝)损伤的机会少。双极电凝由于可以较准确电凝肌瘤的供血血管,周围热传导较少,故比较安全。超声刀热传导较少,而且烟雾较少,比较安全。肌瘤剔除过程中,应尽量少用电凝,尤其是单极电凝止血。止血主要方法为创面的缝合。一项比较了超声刀和传统电凝手术的 RCT,发现前者总体手术时间更短,术中出血更少,术后疼痛发生率更低,手术难度没有增加。研究表明,缝线处的出血可以用双极电凝止血,但如果能量>40W,持续时间≥4 秒,电凝就可能削弱缝线的张力。

(2) 子宫创面的缝合:严密的子宫创面的缝合对防止近期子宫切口血肿以及远期妊娠子宫破裂十分重要。缝合的关键是关闭创面死腔。故对较深的子宫肌层切口,应以可吸收线分层缝合肌层。肌瘤的大小和数目影响缝合后的伤口形态,而术后子宫瘢痕处粘连形成与子宫肌瘤剔除术后伤口形态有关。

3. 腹腔镜子宫肌瘤剔除术围术期并发症以及对妊娠的影响和复发问题

(1) 围术期并发症:LM 围术期合并症包括膀胱、肠道和输尿管的损伤,大出血以及血肿形成等,罕见并发症如 DIC、血栓穿刺、切口部位肠疝也有报道。一项多中心研究中,2050 例 LM 最严重的并发症是出血(0.68%),术后血肿形成(0.48%),肠道损伤(0.04%)以及急诊子宫切除(0.09%)。随着 LM 手术常规化,一种少见的并发症,关于寄生肌瘤(parasitic myomas)的报道也逐渐增加。主要是由于肌瘤粉碎器取肌瘤部分组织残留在腹腔而寄生在其他部位进一步生长。

(2) 对妊娠的影响:子宫肌瘤患者的不育发生率约为 5%~10%。荟萃分析认为子宫肌瘤降低妊娠率,尤其是黏膜下肌瘤。子宫肌瘤的剔除有利于改善孕卵的种植率,合并子宫肌瘤不孕的患者,如果无其他导致不育的因素 LM 后的妊娠率达 50% 以上,且妊娠率和切除肌瘤的大小、数目和位置无明显相关。Seracchioli 等对 131 例子宫肌瘤合并不育的妇女肌瘤剔除术后的产科结局进行比较,结果开腹组(55 例)和 LM 组(66 例)的妊娠率(55.9% 和 53.6%)、流产率(12.1% 和 20%)、早产率(7.4% 和 5%)以及剖宫产率(77.8% 和 65%)均无显著差异,且妊娠或分娩时都没有子宫破裂的发生。荟萃分析亦证实 LM 与开腹肌瘤剔除术在术后妊娠率方面无差异。LM 后子宫切口瘢痕部位子宫破裂一直是关注的焦点。据报道总体肌瘤剔除术后子宫破裂发生率仅有 0.2%,一般认为 LM 后子宫破裂的风险小于 0.4%,而 1992 年至 2010 年间英文文献中 LM 后子宫破裂仅 19 例。对这些病例进行分析的综述发现,剔除肌瘤大小直径在 1~11cm(平均 4.5cm),16 例进行了单层缝合,17 例术中应用电凝操作,还有 1 例未发现可能导致子宫破裂的高危因素。故对有生育要求的患者,较深的切口应该分层缝合,尽量不用单层缝合,注意肌层对合的严密完整,避免死腔和血肿形成,以降低妊娠子宫破裂的风险。有条件时,可在准备妊娠前,应用 MRI 或多普勒超声测定子宫瘢痕和血流供应。如果 50% 的肌层有瘢痕和肌层缺损,孕期应严密监护,一般推荐行剖宫产。Kumakiri 等报道了 692 例 LM 术后二次腹腔镜探查的情况,其中 64 例(9.2%)有子宫瘢痕形成。多元回归分析显示和子宫瘢痕有关的因素包括:子宫壁全层穿透(OR 2.53,95% CI 1.30~4.93),浆膜下肌瘤剔除(OR0.23,95% CI 0.08~0.70)。总计 98 例分娩(48 例阴道分娩)均没有子宫破裂发生。另外一项纳入 131 例希望生育而行 LM 的患者,74% 在术后10~24 个月妊娠,32.9%行剖宫产,42.2%行阴道分娩,24.8%行胎吸助娩。手术时尽量保留正常的子宫肌层,保证子宫的完整性,从而保证了生育率和生育结局。

(3)对复发的影响:由于检测手段以及诊断标准不同,子宫肌瘤剔除术后复发率较难估计。2007 年一项多中心研究显示 LM 术后第 1、3、5、8 年的累积复发率,分别是11.7%、36.1%、52.9% 和 84.4%,但 5 年和 8 年以后再次手术的比例只有 6.7% 和 16%。由于腹腔镜下缺乏触觉,故深部的较小肌瘤术中可能遗漏,成为后来复发的根源。Rossetti 等研究中 81 例子宫肌瘤剔除术后的患者进行为期40 个月的随诊,阴道超声发现 LM 与开腹肌瘤剔除术的复发率分别为27% 及 23%。最近的一项系统性研究也认为,对于数目较少的子宫肌瘤(≤4),LM 与开腹子宫肌瘤剔除术两者在肌瘤剔除术后复发方面无显著差异,且肌瘤复发后需行子宫全切的发生率两者之间并没有明显的差异,开腹手术为 4.3%~16.8%,LM 为 6.1%~13.8%。为减少肌瘤的复发,在腹腔镜手术之前应进行仔细的术前评价,包括应用超声、MRI 等影像学等。

总之,LM 已经成为肌瘤剔除术的重要术式,但由于腹腔镜手术本身的特点和技术局限,正确选择手术适应证和掌握良好的手术技巧,对保证手术效果,减少近期和远期的手术并发症尤其重要。

(李雷 冷金花)

(七)子宫颈癌

1. 腹腔镜子宫颈癌手术进展 腹腔镜手术以其创伤小、恢复快、术后病率低等优点,广泛应用于妇科良性疾病。近十年来,随着腹腔镜设备与医生操作技术的进步以及公众对腹腔镜微创手术的认可,腹腔镜已成为治疗宫颈癌新的手术方式。腹腔镜下保留神经、保留生育功能、手术分期、前哨淋巴结活检以及机器人腹腔镜手术等技术不断成熟,使得腹腔镜手术在宫颈癌的治疗领域取得很大的突破。

(1)腹腔镜子宫颈癌手术历史:自 20 世纪 90 年代早期首例腹腔镜根治性子宫切除加盆腔淋巴结清扫术(laparoscopic radical hysterectomy [LRH] and pelvic lymphadenectomy)被报道以来,腹腔镜在宫颈癌治疗中的应用发展迅速。全球多个中心相继报道二千例余宫颈癌 LRH 的研究,初步研究显示 LRH 不仅技术上安全、可行,而且可以取得与开腹手术相似的临床效果。大多数研究表明 LRH 的手术过程相对较长,不同文献报道的平均手术时间相差很大(92~420 分钟),这反映不同研究者间技术水平和经验参

差不齐。Spirtos 等1996 年报道 LRH 组手术时间253 分钟,而 2002 年报道手术时间则是 205 分钟,其中最后 52 例达到了 186 分钟。最近的研究手术时间不到 3 小时(平均135 分钟,范围 114~180 分钟)。Lee 等发现利用双极脉冲系统能显著缩短手术时间(172 分钟 vs. 229 分钟,$P<0.001$),降低出血量(397ml vs.564ml,$P=0.03$),术后并发症发生率更低。大部分研究中平均出血量 200~370ml 左右,术中细致地止血可大大降低输血的需要。目前术中或术后输血率已经降到很低,大多数情况下只在出现血管意外损伤时方需要输血。

(2)腹腔镜宫颈癌淋巴结切除的评价:目前认为评价淋巴结充分切除的金标准是清扫盆腔或主动脉旁淋巴结达20 个。李光仪等报道90 例 LRH 与 45 例 ARH 盆腔淋巴结清扫数目差异无统计学意义[(21.28±8.39)个 vs.(18.77±9.47)个;$P=0.151$]。Zakashansky 的报道中 LRH 组清扫淋巴结数目高于开腹组(分别为 31.0 个和 21.8 个,$P<0.01$)。腹腔镜下淋巴结清扫是否足够并不受手术自身的限制,而与手术医生经验和毅力有关。Querleu 报道 1000 例妇科恶性肿瘤患者接受共 1192 次腹腔镜盆腔和(或)腹主动脉旁淋巴结切除术,777 例行盆腔淋巴结清除术(757 例经腹膜,20 例经腹膜外)和 415 例行腹主动脉旁淋巴结切除术(155 例经腹膜,260 例经腹膜外),其中 192 例患者同时行盆腔和腹主动脉旁淋巴结切除术。经腹膜盆腔、经腹膜腹主动脉及经腹膜外腹主动脉淋巴结切除的数目分别是 18、17 和 21 个。随着经验的积累,盆腔和主动脉旁淋巴结清扫数目增加到 24 和 22 个。

(3)腹腔镜宫颈癌手术并发症的评估:有关 LRH 可行性的研究均报道了并发症的情况。最严重的并发症包括血管、膀胱、输尿管和肠道的损害。大部分的膀胱损伤可以在镜下处理,而血管损伤则是中转开腹的常见原因。LRH 严重的术后并发症不常见,除非术中未发现的损伤导致术后泌尿道瘘。术后膀胱功能紊乱是根治性子宫切除术最常见的并发症。早期症状包括膀胱容量下降、逼尿肌活力下降和膀胱敏感性消失。大约 70%~85% 患者在术后 6~12 个月存在长期的症状,如膀胱排空困难、膀胱刺激症状和膀胱顺应性下降等。尿潴留的发生不仅与术中根治性切除宫旁、阴道旁和阴道组织不可避免地损伤支配膀胱和尿道的交感和副交感神经有关,也与子宫切除后导致膀胱颈失去支撑和膀胱后倾相关。Xu(徐惠成)等报道 LRH 术后膀胱功能恢复中位时间 10.2 天(6~50 天)。佛山市第一人民医院最新的资料显示术后膀胱功能恢复中位时间 13 天(2~90 天),将术后 14 天拔尿管后残余尿量>100ml 定义为尿潴留,尿潴留的发生率30.8%。Ramirez 报道术后膀胱功能恢复的中位时间 16 天(13~29 天)。

近年来,一些国内外医学中心积极开展保留盆腔自主神经的子宫广泛切除术,旨在保证手术根治性的同时,保留盆腔自主神经结构,提高患者生存质量,此手术是当今国内外研究的热点之一。2010 年 Park 等报道腹腔镜下 SNSRH 的技术要点:①解剖主韧带时辨认 IHP 骶神经传入纤维。②解剖骶韧带和直肠阴道韧带时辨认 HN 和 IHP 近端。③解剖膀胱宫颈韧带后叶时辨认膀胱静脉。④解剖膀胱宫

颈韧带后叶时辨认 IHP 的传出支。⑤解剖阴道旁时保留 IHP 膀胱支,切除子宫阴道支。传统的手术术后膀胱功能恢复的时间(如以残余尿少于 50ml 为标准)约在术后 3~6 周,而 SNSRH 术后膀胱功能恢复的时间一般在术后 10~14 天。Kavallaris 等报道 32 例保留神经根治性子宫切除术无术中及术后并发症发生,所有患者术后第 3 天能自主排尿,中位残余尿小于 50ml。

(4)腹腔镜宫颈癌手术的生存率:宫颈癌 LRH 的生存结局报道不多。Spirtos 报道 78 例 FIGO Ⅰa2~Ⅰb 期(14 例Ⅰb2)平均随访 68.3 个月,复发率 10.3%,5 年生存率为 93.6%。复发危险因素包括肿瘤大小、间质浸润深度、脉管浸润、淋巴结转移和手术切缘距离肿瘤近。Pomel 报道 50 例中有 45 例Ⅰa2~Ⅰb1 期患者 5 年无瘤和总生存率分别是 90.5% 和 96.8%,平均随访 44 个月(3~100 个月),复发率 6%。Li(李光仪)等比较 ARH 和 LRH,随访 26 个月,2 组分别除外 5 例和 10 例失访外,病死率分别为 8% 和 10%,可能与大肿瘤(肿瘤达 4~5cm)和晚期(淋巴结转移)患者占一定的比例有关。Lee 等报道 100 例Ⅰa2~Ⅱb 随访 66.5 个月,复发率 10%,前 50 例和后 50 例 5 年生存率分别为 96% 和 90%。Pellegrino 报道 107 例肿瘤直径<3cm 的Ⅰb1 患者随访 30 个月,复发率为 10%,生存率为 95%。最近,佛山市第一人民医院 221 例有随访资料的 LRH 结果显示,中位随访 35 个月,Ⅰa2、Ⅰb1、Ⅰb2、Ⅱa 期 5 年生存率,分别为 100%、82%、66%、60%,复发率 17.19%。这组资料复发率较其他文献报道稍高,可能与该组Ⅰb2 以上(30.77%)和淋巴结阳性(23.53%)比例高有关。单因素分析显示 FIGO 分期>Ⅰb1、非鳞癌、宫颈深肌层浸润、淋巴结转移是预后差的影响因素,Ⅰb1 期淋巴结阴性和阳性的 5 年生存率分别为 88% 和 59%,有统计学差异,该组资料提示 LRH 的手术适应证宜选择 FIGO Ⅰa2~Ⅰb1、淋巴结阴性、病理类型鳞癌的宫颈癌患者。

2. 腹腔镜下宫颈癌手术

(1)适应证

1)Ⅰb~Ⅱa子宫颈鳞状上皮癌,年轻患者可保留单侧或双侧卵巢功能。

2)对于Ⅱb、或癌灶>4cm 的Ⅰb 期子宫颈癌,自愿要求手术者,宜在术前行辅助化疗或放疗后手术。假如放疗有利于患者,应该说服患者选择放疗。

3)Ⅰa2期子宫颈鳞状上皮癌伴脉管浸润、癌灶融合或细胞分化不良。

4)对微灶性腺癌宜采取更积极的根治性手术。

5)患者无严重的内外科合并症,年龄无绝对界限,需根据全身情况能否耐受手术而定,肥胖患者根据术者经验及麻醉条件而定。

(2)禁忌证

1)子宫颈癌Ⅱb期以上。

2)严重的心肺系统疾病及其他内科疾病,因为腹腔镜人工气腹的压力压迫下腔静脉,影响回心血量可能导致心肺功能失代偿,加上头低臀高体位使腹腔内器官倒向上腹部引起横膈抬高,降低了潮气量,易引起心肺功能衰竭。

另外人工气腹注入腹腔的 CO_2 的吸收进一步加重高碳酸血症,还可能引起心律失常。

3)不能胜任麻醉者。

4)年龄>75 岁伴有体质虚弱。

5)既往腹部反复手术史或感染性肠道疾病或腹壁穿刺点部位有肠曲粘连,术时肠损伤的危险性增加。

6)急性弥漫性腹膜炎。

7)无经验的手术者。

(3)宫颈癌治疗选择原则

1)对于宫颈活检不足以确定肿瘤浸润情况或对宫颈微小浸润须准确评价的患者,建议行宫颈锥切术进一步明确诊断。

2)对宫颈癌患者的全面评价包括询问病史、体格检查、血常规及肝肾功能检查等,影像学检查包括胸片、CT、磁共振成像(MRI)及正电子发射断层成像-CT(PET-CT),但Ⅰb1 期及更早期的患者并不需要上述影像学检查。

3)当宫颈病变疑为膀胱或直肠肿瘤转移所致时,患者应接受膀胱镜或直肠镜检查。

(4)早期宫颈癌初始治疗选择原则

1)对于Ⅰa1 期宫颈癌患者,通常建议行筋膜外子宫切除术。如果患者伴有淋巴血管受侵,则行改良根治性子宫切除+盆腔淋巴结清扫术;如果患者不宜手术或有生育要求,可选择宫颈锥切术,切缘阴性者术后随访观察。

2)对于Ⅰa2 期患者,可选择根治性子宫切除+盆腔淋巴结清扫±腹主动脉旁淋巴结取样,如果患者不能胜任手术亦可选择盆腔放疗+近距离放疗。

3)对要求保留生育功能的早期宫颈癌(Ⅰa2 和Ⅰb1 期)患者的初始治疗,病灶直径≤4cm(2008 版《指南》为直径≤2cm)的患者选择根治性宫颈切除+盆腔淋巴结切除+腹主动脉旁淋巴结取样。

4)对于Ⅰb1 和Ⅱa1 期(病灶≤4cm)无生育要求的患者,初始治疗可选择根治性子宫切除+盆腔淋巴结切除±腹主动脉旁淋巴结取样,或盆腔放疗+近距离放疗。2008 版《指南》要求对该期患者在手术时行腹主动脉旁淋巴结取样,而 2009 版《指南》则建议应选择性进行,这样可避免手术风险,而且早期病例腹主动脉旁淋巴转移的发生率不高,在手术中发现有盆腔淋巴转移尤其是髂总淋巴转移时,再行腹主动脉旁淋巴结取样更合理。

(5)腹腔镜下广泛全子宫切除术手术

1)手术范围及解剖要点:无论是传统手术或腹腔镜手术,广泛全子宫切除必须切除子宫主韧带、子宫骶骨韧带及阴道≥3cm。要想达到上述切除范围,必须要把两个间隙、两对通道、四对窝充分解剖。①两个间隙:即膀胱宫颈间隙,直肠阴道间隙。膀胱位于宫颈间隙前方,通过膀胱宫颈韧带挂在宫颈上,只有暴露该间隙,才能打开膀胱宫颈韧带前后叶,游离壁段输尿管,显露≥3cm 阴道前壁。阴道后壁位于盆腹膜的后方,通过盆腹膜与直肠相连,只有打开该间隙才能推开直肠,显露≥3cm 阴道后壁。②两对通道:即左、右各一的血管隧道与韧带隧道。在广泛全子宫切除的传统手术中,打开子宫血管隧道与韧带隧道(膀胱宫颈韧带)是一气呵成,但在腹腔镜手术中,可以在髂内动脉直接离断子宫动脉,省却打血管"隧道"这一环节。③四对窝:即左、右各一的膀胱侧窝、膀胱旁窝、直肠侧窝和直肠旁窝。膀胱侧窝顶部为膀胱旁窝的腹膜及脐内侧韧带,底部为盆膈上筋膜,内侧为膀胱子宫颈韧带,外界为闭孔肌,其间为疏松结缔组织及脂肪组织,膀胱侧窝内并无重要的血管,偶尔可见从腹下动脉分支的异常的闭孔动脉。直肠侧窝位于盆腔腹膜下方,前为子宫主韧带,后为直肠侧韧带,底为盆膈,外侧上界为梨状肌,下界为肛提肌,内侧为子宫骶骨韧带和直肠,骶骨形成直肠侧窝的后缘,侧窝的顶部贴着输尿管的腹膜,当进入主韧带的内侧以前,髂内动、静脉位于直肠侧的深部,主韧带形成直肠侧窝的尾部和侧缘。直肠旁窝位于直肠外侧、骶骨韧带内侧。膀胱侧窝与膀胱旁窝之间有膀胱侧韧带,膀胱侧窝与直肠侧窝之间有主韧带,直肠侧窝和直肠旁窝之间有子宫骶骨韧带。只有把这四对窝充分解剖,才能切除≥3cm的子宫主韧带和骶骨韧带。

2)术前准备:①心理准备:术前必须让病人及家属充分了解腹腔镜手术的优点,并签署手术同意书。手术申请书中应指出术中如遇特殊情况时,是否愿意术中转开腹,以便医生遇到上述情况时在同次麻醉下完成手术。②纠正贫血:贫血者应先纠正贫血,再安排手术,并做好术中输血准备。③阴道的准备:由于需要阴道内操作,因此要对阴道进行消毒,有炎症者应治愈后再手术,术前3天阴道消毒。手术时,铺无菌巾后,再次消毒,留置导尿管后,上举宫杯,以摆动子宫,利于手术操作。④手术器械准备:最主要的是配备5mm超声刀、双极电凝钳。

3)麻醉与体位:采用气管插管全身麻醉。采用膀胱截石位,头低15°。

4)手术步骤:①建立气腹:切开脐孔或脐孔上皮肤1cm,气腹针穿刺证实进入腹腔后,充CO$_2$气体,待腹内压力升至12~13mmHg后,用10mm套管针从脐孔穿刺腹腔并插入腹腔镜。如果是双人操作,镜下于左、右下腹相当于麦氏点对称部位作第2、3穿刺孔5mm,于耻骨联合上一横指距下腹正中线2~3cm左右旁开处,分别作第4、5穿刺孔,分别进操作钳。检查盆、腹腔,先探查肝、胃、肠管、大网膜、横膈等有无转移病灶,如有可疑之处,镜下活检送冷冻切片检查。再探查子宫、双侧卵巢、输卵管情况,特别要注意骶韧带有否缩短、盆腔有无充血、粘连等。②高位切断骨盆漏斗韧带与圆韧带:高位切断右侧骨盆漏斗韧带时,第二助手通过举宫杯将子宫摆向盆腔左前方,第一助手钳夹右侧卵巢门组织并向左上方牵拉,伸展骨盆漏斗韧带,近髂总动脉水平用超声刀剪开右侧阔韧带前、后叶,充分游离卵巢血管,显露右侧输尿管和髂血管,双极钳电凝卵巢血管后切断。同法处理左侧骨盆漏斗韧带。年轻宫颈鳞状上皮癌患者保留单侧或双侧卵巢时,可以先切断卵巢固有韧带,再剪开阔韧带前叶,暴露髂血管。如果是保留附件,最好是先切断圆韧带,再离断附件。如果是切除附件,则在处理卵巢血管的同时可以切断圆韧带,也可以先保留圆韧带,沿着圆韧带下方剪开输卵管系膜,显露闭孔窝底,暴露闭孔神经,清扫完盆腔淋巴结后再切断圆韧带。一般应该靠近盆壁用超声刀切断双侧圆韧带。③分离膀胱宫颈间隙与分离直肠阴道间隙:分离膀胱宫颈间隙时第二助手将子宫摆向盆腔正

中并推向前方,暴露子宫膀胱腹膜返折,沿着左侧圆韧带断端边缘,剪开腹膜返折,直至对侧圆韧带断端边缘。用超声刀之锐面或吸管钝性分离膀胱与阴道间的疏松组织,直达子宫颈外口水平下3~4cm,分离时应看清膀胱阴道界限,避免损伤膀胱。为暴露清楚,助手可将膀胱返折腹膜切缘轻轻提拉,提高膀胱阴道壁间组织张力,利于分离宫颈韧带旁组织,暴露膀胱宫颈韧带。膀胱底有丰富的静脉丛,出血时应该用双极电凝钳点凝止血,切不可电凝时间过长,否则会造成术后膀胱壁缺血、坏死,导致膀胱阴道瘘。分离直肠阴道间隙时,助手把子宫推向前上方,充分暴露子宫直肠返折腹膜,使之伸张。从左侧输尿管下段上界水平将子宫直肠凹陷及返折腹膜剪开,直到对侧。提起剪开的直肠返折腹膜,钝性分离直肠阴道间的组织,使直肠与阴道后壁分离,直达子宫颈外口下3~4cm。④处理子宫血管:这是广泛子宫切除时最重要的步骤。子宫动脉由髂内动脉发出,有不同的类型,大多数子宫动脉发出后与髂内动脉伴行约2~3cm,然后沿盆底侧壁向内下方行走,进入阔韧带,跨过输尿管的前方,接近子宫颈处发出阴道支至阴道,其主干沿子宫侧缘上行至子宫底,与卵巢动脉吻合。子宫静脉是髂内静脉的脏支,变异较多,其位置稍低于子宫动脉到达子宫、阴道部位,形成阴道静脉丛,与直肠丛、阴道丛、膀胱丛等互相联络,是比较容易出血的地方。腹腔镜下处理子宫动脉时,可以采用直接离断法及打"隧道"法。如果用直接离断法,从髂内动脉的起始部用超声刀分离结缔组织,游离子宫动脉后,电凝、切断。离断子宫动脉后,分离宫旁的结缔组织,尽量暴露子宫静脉并电凝止血,并显露输尿管的韧带"隧道"入口,如此,出血极少,视野清晰。其实,在腹腔镜广泛子宫切除时,直接从子宫动脉的起始部离断子宫动脉的操作方法,对减少出血、预防输尿管损伤更为安全。以往,我们都把"桥下流水"称为隧道,分离子宫血管也称为打隧道。当然,离断子宫血管时也可以用打"隧道"的方法。在打血管"隧道"前,应该先分离血管前面的组织,暴露子宫血管,沿着输尿管的前方用直角分离钳分开输尿管与子宫血管之间的间隙,双极电凝子宫血管两端的组织,用剪刀或超声刀切断。⑤处理膀胱宫颈韧带及膀胱侧韧带:输尿管在膀胱底外上角穿过膀胱宫颈韧带,向内下斜穿膀胱壁,开口于膀胱内面的输尿管口,此部分称输尿管壁内段,即所谓隧道,长约1.5cm。广泛全子宫切除时必须分离膀胱宫颈韧带分前、后叶,才能游离壁段输尿管。先暴露膀胱宫颈韧带输尿管入口,用弯钳钳起"隧道"入口上输尿管前壁组织,助手钳夹对应的组织并向外提起,用直角钳向内上方向逐步分离壁段输尿管前的结缔组织,将膀胱宫颈韧带前、后叶切断,游离壁段输尿管(图4-12-1,图4-12-2)。在膀胱底外侧、膀胱旁窝内侧、输尿管下方有一束增厚的结缔组织,延伸到主韧带,称膀胱侧韧带。广泛全子宫切除时必须离断膀胱侧韧带,才能切除≥3cm的主韧带及阴道上段。暴露膀胱旁窝,向内拨开输尿管,显露并切断膀胱侧韧带。⑥处理子宫骶骨韧带:子宫骶骨韧带开始于子宫颈的后方,止于骶骨,其内、外侧都有一个疏松的间隙,外侧为直肠侧窝,内侧为直肠旁窝,暴露直肠侧窝及直肠旁窝后就能完全显露子宫骶骨韧带。操作时剪开骶骨韧带内、外侧腹

膜,用分离钳或吸管钝性分离直肠侧窝的结缔组织,将骶韧带与直肠旁组织分开,直到盆膈,着力点应落在骶韧带外侧。同样用分离钳或吸管钝性分离直肠旁窝的结缔组织,将骶韧带与直肠组织分开,着力点应靠近骶韧带,避免损伤直肠。完全分离骶骨韧带后,助手提起骶骨韧带上部,向外推开输尿管,用超声刀靠近骶骨切断骶韧带(图4-12-3,图4-12-4)。⑦处理主韧带:主韧带位于阔韧带的下部,横行于子宫颈的两侧,止于骨盆侧壁,又称子宫颈横韧带,内有子宫动脉、阴道动脉及其静脉丛。主韧带的内、外侧也各有一个疏松的间隙,外侧为膀胱侧窝,内侧为直肠侧窝。膀胱侧窝位于膀胱旁窝的腹膜下方,顶为膀胱旁窝的腹膜及脐内侧韧带,其底为盆膈上筋膜,内侧为膀胱子宫韧带,外界为闭孔内肌筋膜及髂内血管、神经、淋巴管及输尿管等(神经血管蒂)。腹腔镜下切除≥3cm的主韧带时,必须要分离膀胱侧窝。操作时,助手把膀胱向下推开,术者用分离钳或吸管钝性分离脐韧带外侧的结缔组织,打开膀胱侧窝,显露主韧带。用分离钳将输尿管拨向外侧,用双极钳电凝主韧带动脉,超声刀贴近盆壁切断主韧带(图4-12-5)。⑧处理阴道旁组织及阴道上段:离断主韧带后,阴道旁还有比较厚的结缔组织,镜下应该把子宫颈外口以下3cm增厚的阴道旁组织切断,避免从阴式切除阴道上段时出血。离断骶主韧带及阴道旁组织后,子宫及阴道上段已游离。我们不主张在腹腔镜下离断阴道,因为有可能会遗留癌细胞于盆腹

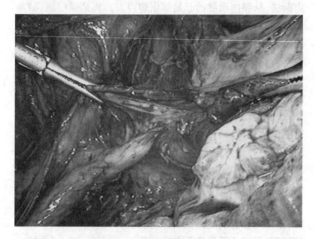

图4-12-1　显露膀胱宫颈韧带

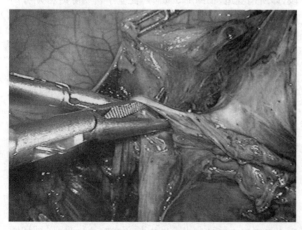

图4-12-2　打开输尿管隧道

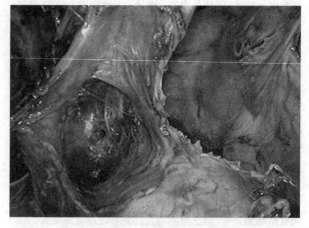

图4-12-3　分离直肠侧窝

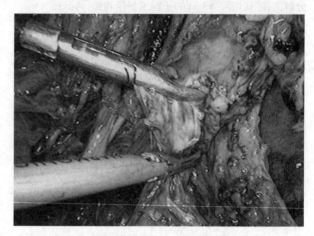

图4-12-4　切断骶骨韧带

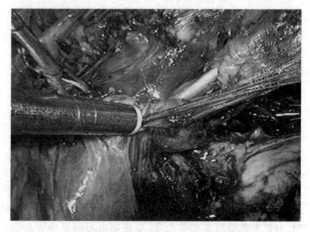

图4-12-5　双极电凝主韧带动脉

腔内,应该从阴式切除阴道上段。操作时,取出举宫器,排张在腹腔镜下离断阴道,因为有可能会遗留癌细胞于盆腹腔内,应该从阴式切除阴道上段。操作时,取出举宫器,排空腹腔内气体,钳夹子宫颈并牵出宫颈于阴道外口,距宫颈外口3cm的阴道前壁切开阴道黏膜,环形离断阴道,取出子宫。残端用1号可吸收线连续锁扣式缝合,中央留1.5cm的小孔,放入直径0.5mm引流胶管,外接负压引流管(注意,如果先清扫盆腔淋巴结,切不可忘记将淋巴结组

织从阴道取出)。

(6)腹腔镜下盆腔淋巴结清扫术手术:子宫颈癌扩散转移除直接浸润蔓延外,以淋巴转移途径为主。盆腔淋巴结清扫关系到预后及术后治疗选择。虽然淋巴结转移不参与确定或改变临床分期,但盆腔淋巴结有无转移是子宫颈癌独立的预后因素。子宫颈癌盆腔淋巴结转移方式是沿淋巴链,一个淋巴挨着一个的向上转移,而不是逾越式转移,它有6组淋巴结,分别为宫颈旁、宫旁、髂内(包括闭孔)、髂外、髂总、骶前,汇总于主动脉旁淋巴结。因此,盆腔淋巴结清扫术是子宫颈癌广泛性切除的重要组成部分,它关系到手术的彻底性和手术效果,是子宫颈浸润癌广泛性子宫切除术必须伴行的手术。经主动脉旁淋巴结探查进行宫颈癌手术分期发现,Ⅰ$_b$、Ⅱ$_a$期和Ⅲ期患者主动脉旁淋巴结转移率分别为10%,20%和30%,且几乎主动脉旁淋巴结阳性者均有盆腔淋巴结转移。因此,有技术条件者也可考虑行主动脉旁淋巴结清扫术或取样活检。但主动脉旁淋巴结清扫目前国内学者尚未达到共识。

盆腔淋巴结清扫的顺序一般沿髂总动脉上2cm的淋巴结、髂外淋巴结、腹股沟深淋巴结、闭孔窝淋巴结、髂内淋巴结及子宫主韧带淋巴结的次序,系统地切除各组淋巴结及脂肪组织。也可以先清扫腹股沟深淋巴结,再清扫髂总、髂内外、闭孔淋巴群。宫颈癌手术一般是先清扫盆腔淋巴结,再进行广泛全子宫切除。而在清扫盆腔淋巴结时沿用的方法是从外到内、从上到下、从浅到深,先清除髂总淋巴结,再先清除腹股沟深淋巴结。现在也可以先清除腹股沟深淋巴结,再清除髂总淋巴结,上下汇合,这种方法对清扫髂内、外淋巴结更方便、快捷。

1)清扫腹股沟深淋巴结:腹股沟深淋巴结位于股管内、股静脉内侧,约1~2枚,最重要的是位于腹股沟韧带与旋髂深静脉交叉的三角区内侧的股管淋巴结(cloquet's node)。在腹腔镜盆腔淋巴结清除术时,必须清扫该枚淋巴结。腹腔镜下摘除该枚淋巴结较腹式容易,且视野清晰、出血少。剪开侧腹膜上至髂总动脉上3~4cm,下至圆韧带,暴露髂腰大肌及腹股沟韧带下方的脂肪组织,剪开输卵管系膜上方的浆膜层,分离闭孔窝,显露闭孔神经及输尿管。清除腰大肌外侧2cm脂肪组织,保留股生殖神经。清除腹股沟韧带下方的脂肪组织,牵拉腹股沟深淋巴结,切断淋巴管。注意:在股沟深淋巴结的上方有一条小动脉,必须用双极电凝止血。切断淋巴管后将淋巴结连同脂肪组织一起向下撕拉,便能完全清除腹股沟深淋巴组织,显露旋髂深动静。

2)清扫髂总淋巴结群:髂总淋巴结约1~5枚,分布3个区域:①内侧淋巴群:位于髂总动脉内侧或髂总静脉前方淋巴结,每侧约1~2枚,多者可达5枚,极少数病人缺如;②外侧淋巴群:左侧者位于左髂总动脉与腰大肌之间,右侧者位于右髂总动脉的外侧、髂总静脉的前方,约1~3枚;③中间淋巴群:又称髂总后淋巴结,位于髂总动、静脉的后方,部分患者无此淋巴。右侧髂总静脉位于髂总动脉的外侧,其淋巴结分布于髂总静脉的上方及外侧面,左侧髂总静脉位于髂总动脉的后下方,其淋巴结分布于髂总静脉的后下方,清除该区域淋巴结时,注意血管的解剖特点,避免损伤。腹腔镜下施行髂总淋巴结切除时,一般在髂总动脉

分权的上方2~3cm开始,把内侧与外侧的淋巴结切除。操作时用小抓耙或无损伤钳拨开肠管,暴露髂总动脉,显露外侧的淋巴结,清除其周围的疏松的结缔组织,用弯分离钳横形分离血管前的淋巴组织,双极电凝、切断淋巴结与血管之间的小血管,游离髂总淋巴结至髂总动脉上约2~3cm,在其顶端双极电凝后用超声刀切断,也可以用钛夹钳夹后切断。提起离断后的淋巴组织,向下撕拉式清除髂总静脉前淋巴群。输尿管跨过髂总动脉前而进入盆腔,在游离及分离此处的淋巴结时,必须注意输尿管的走向,勿损伤之(图4-12-6、图4-12-7)。

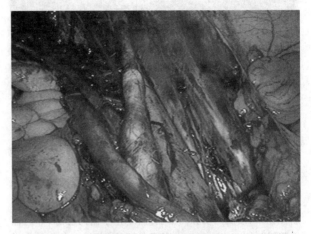

图4-12-6 右侧髂总动脉

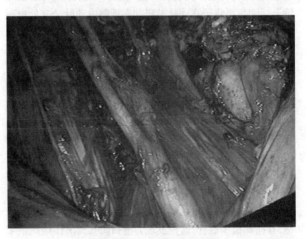

图4-12-7 左侧髂总动脉

3)清扫髂外淋巴结群:髂外淋巴结沿髂外动、静脉排列约有3~10枚。按分布位置不同分为3群:外侧淋巴群1~3枚,沿髂外动脉外侧排列;内侧淋巴群2~5枚,位于髂外静脉前内侧,与腹股沟深淋巴结相延续;中间淋巴群约1~3枚,位于髂外动、静脉后方与腰大肌之间,腹腔镜下清除髂外淋巴结比较容易。髂总淋巴结群及腹股沟淋巴结清除后,只剩下髂外淋巴结,该淋巴结都是位于髂外动、静脉周围,只要沿着髂外血管外鞘清除结缔组织,便将髂外的3群淋巴结彻底清除干净。用无损伤钳轻轻钳夹动脉并往上提,剪开髂外动脉外鞘,提拉动上的结缔组织,显露血管界线,用剪刀或超声刀沿着血管外鞘清除淋巴组织。同样方法清除髂外

静脉淋巴组织。也可以使用撕拉式的清除方法,钳夹并提起已切断的髂总淋巴组织,向下将髂外动、静脉壁上的淋巴组织钝性、锐性剥离,裸露髂外血管(图4-12-8)。

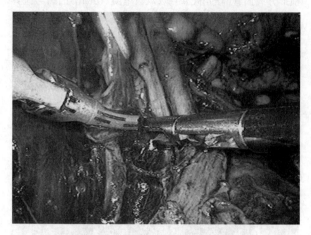

图4-12-8　清除髂外静脉外侧淋巴结

4)清扫髂内淋巴结群:髂内淋巴结沿髂内动脉及其分支排列。髂内静脉旁淋巴结由于深藏盆底,极难切除,一般只能清除髂内动脉内、外侧群。腹腔镜下髂内淋巴结切除时,从髂内、外动脉分叉处开始,助手可用弯分离钳钳夹脐侧韧带,沿髂内动脉向下剥离,终止于髂内静脉,靠近髂总静脉处用双极电凝后或用超声刀直接切断。整组髂内淋巴结切除后,可见子宫动脉从髂内动脉分出并横跨于输尿管上,此时,可将子宫动脉游离并靠近髂内动脉分支处电凝后剪断。

5)清扫闭孔淋巴结群:闭孔淋巴结沿闭孔动脉分布,约1~3枚,多排列于闭孔神经的周围。闭孔窝位于骨盆两旁的最深处,前方为腹膜,外侧、底部均为盆壁,内侧为髂内动脉,闭孔神经穿越其中。清除闭孔窝淋巴结是容易出血的部位,却又是手术的必须步骤。以往清除闭孔窝淋巴结对于妇科大夫来说是一个恐惧之地,因为窝内满布一碰即破的静脉网。随着妇科腹腔镜手术的不断发展,对闭孔窝的镜下解剖也逐步清晰,以往在清扫闭孔窝淋巴组织时,闭孔神经是个标志,清扫范围绝对不能超越闭孔神经,否则会发生无法控制的大出血。其实,在闭孔窝底,有些满布静脉丛,有些却极少血管,这种发现为清扫闭孔窝淋巴结提供了安全系数。尽管如此,进入闭孔窝依然必须谨慎、小心。进入闭孔窝一般有两个途径:一是从腰大肌和髂外血管间,二是从髂外与髂内血管间。从腰大肌和髂血管间进入闭孔窝比较容易,闭孔神经位于髂内动脉与腰大肌之间稍偏向外侧,其前方为一团脂肪组织,用钝头吸引器一边抽吸(保持术野清晰)一边拨拉脂肪组织是安全有效的方法,暴露出闭孔神经后,进行淋巴清扫就相对安全多了。腹腔镜下清除闭孔淋巴组织时,从髂内动脉分叉处开始,提起闭孔顶端淋巴组织,暴露闭孔神经,双极电凝后切断,沿着闭孔神经两侧,自下而上钝性剥离,直到腹股沟韧带下方,完全暴露闭孔神经。如果出血,应该一边用吸管清除血液,看清出血点,双极电凝出血点。在闭孔窝底部紧贴盆壁、髂外静脉的下方各有一枚比较大的淋巴结,必须要清除。有时候该

枚淋巴结位于无名静脉的下方,不得强行撕拉,否则会损伤该静脉导致出血。摘除该枚淋巴结时,先清除其周围的疏松组织,紧靠盆壁切断淋巴管,从无名静脉的下方轻轻牵拉出淋巴结(图4-12-9、图4-12-10)。

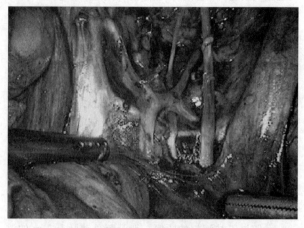

图4-12-9　闭孔窝内静脉网

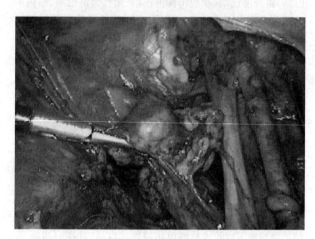

图4-12-10　提起闭孔顶端淋巴组织

(李光仪　尚慧玲)

(八)腹腔镜在卵巢恶性肿瘤中的应用

卵巢恶性肿瘤占女性生殖道恶性肿瘤的四分之一,也是妇科恶性肿瘤的首要死亡原因。经腹全面分期手术和满意肿瘤细胞减灭术是目前卵巢恶性肿瘤经典和首选的治疗方法。1990年,Reich等首先实施了Ⅰ期卵巢癌腹腔镜手术。此后,学者们开始关注腹腔镜手术治疗卵巢恶性肿瘤的价值。随着腹腔镜手术技术和技巧的不断成熟和提高,腹腔镜手术在宫颈癌、子宫内膜癌等妇科恶性肿瘤中的应用已逐渐取得国内外同行的共识。相比之下,腹腔镜手术在卵巢恶性肿瘤中的应用仍存在许多争议。

1. 腹腔镜在早期卵巢恶性肿瘤中的应用　早期卵巢癌被定义为肿瘤局限在一侧或两侧卵巢,没有局部或远处转移的卵巢恶性肿瘤,相当于FIGO分期Ⅰ期。由于缺乏可靠的诊断方法,早期卵巢癌的临床诊断可以说是推测。而临床诊断为早期卵巢癌的患者大约有30%存在镜下转移。因此全面的手术分期是早期卵巢癌治疗的基本术式。同时由于卵巢癌发生率低,早期缺乏自觉症状及有效地诊

断指标,早期卵巢癌时常是术中或术后意外诊断,没有行全面分期,此时需要行再分期手术。全面分期或再分期手术内容基本一致,包括:①探查前吸取腹水或腹腔冲洗液,进行腹腔细胞学检查;②全面探查及活检,包括可疑病灶、肠系膜、大网膜、子宫直肠陷凹、两侧结肠沟以及肝、膈、脾、胃肠道表面的浆膜和盆腹腔壁腹膜;③全子宫和双附件切除术;④大网膜切除术;⑤盆腔和腹主动脉旁淋巴清扫术;⑥和(或)阑尾切除。

腹腔镜手术具有创伤小、出血少、干扰小、粘连轻、康复快、切口感染率低以及住院时间短等优点。1989 年,Querleu 开创了腹腔镜下盆腔淋巴结切除术的先河,此后腹腔镜下妇科恶性肿瘤手术在全世界范围内广泛开展,但对腹腔镜早期卵巢癌分期手术仍有争议。主要关注的问题包括:分期的准确性,术中肿瘤破裂以及穿刺孔肿瘤转移,并最终归结为能否在极大提高患者生存质量的同时,保证患者的生存率。

卵巢恶性肿瘤的准确分期对肿瘤患者的后续治疗及预后至关重要。1994 年 Querleu 等通过对 9 例进行过腹腔镜分期手术的早期卵巢癌和输卵管癌患者重新进行开腹分期手术,发现应用腹腔镜分期手术是全面和彻底的,提出腹腔镜用于卵巢癌分期手术是可行的。但腹腔镜自身的特点决定了其无法进行直接触诊探查,在分期评估中难以发现某些固定包块以及一些解剖结构后面隐藏的癌灶、肿大的腹膜后淋巴结等,有学者质疑腹腔镜手术能否彻底探查盆腹腔及其评估分期的准确性。但也有学者认为,虽然腹腔镜因无法直接触诊而可能遗漏病灶,但卵巢恶性肿瘤的主要转移方式是向盆腹腔内各脏器表面广泛扩散、种植,腹腔镜视野广泛,其放大作用可直接近距离地观察病灶,有利于全面仔细地探查盆、腹腔脏器,发现深部盆腔、横膈、肝及胃底等脏器表面的微小病灶,进行多点活检。而开腹手术探查时,往往忽略或无法探查上腹部特别是横膈部位的转移灶,造成分期偏低,影响分期的准确性。腹腔镜检查还能在直视下作较大范围的腹腔内冲洗,减少血液污染,从而提高腹腔液细胞学检查的准确性,提高阳性率,为准确的临床分期提供重要依据。近年来陆续有关于腹腔镜早期卵巢恶性肿瘤分期/再分期手术的研究报道(表 4-12-1),证实了早期卵巢恶性肿瘤腹腔镜分期/再分期手术的安全性、有效性、可行性,与开腹方式相比,其手术彻底性、分期准确性以及术后复发率和生存率等方面均无明显差异。

表 4-12-1　早期卵巢恶性肿瘤腹腔镜手术分期的报道

作者	例数	手术时间 (min)	失血量 (V/ml)	并发症	住院 (d)	盆腔淋巴结	腹主淋巴结	分期升级 (%)	随访 (t/mon)	无瘤生存 (%)	总生存率 (%)
Leblanc	42	238	NA	1 例血肿,2 例淋巴囊肿	3.1	14	20	19	54 (8~116)	90.5	97.6
Tozzi	24	176	NA	1 例乳糜性腹水,1 例血肿,2 例淋巴囊肿	7	19.4	19.6	20.8	46.4 (2~72)	91.6	100
Nezhat	36	229	195	2 例淋巴囊肿	2.4	14.8	12.2	19.4	55.9	83.3	100
Ghezzi	15	377	250		3	24.5	9.8	23.1	26.7 (2~83)	96.1	96.1
Chi	20	321	235	0	3.1	12.3	6.7	10	NA	NA	NA
Park	17	321	231	1 例输尿管损伤,1 例髂外静脉损伤	9.4	13.7	8.9	5.8	17 (5~61)	88.2	94.1
Park	19	220	240	1 例大血管损伤	8.9	27.2	6.6	21.1	17(2~40)	100	100
Colomer	20	223	NA	1 例静脉损伤	3	18	11.3	20	24.7 (1~61)	95	100
Ghezzi	26	348	250	1 例血肿,1 例淋巴水肿	4	25.2	6.5	26.7	16	NA	100
Jung	25	253	567	1 例穿刺孔转移	10.6	22.5	11.0	40	10(2~39)	NA	1 例死亡
Maria	26	227	230		6.4						

早期卵巢恶性肿瘤术中肿瘤破裂是否对预后有影响尚不明确。然而,肿瘤破裂,腹腔内肿瘤溢出将自然导致分期升级,影响后续治疗。在一些患者中,它可能是决定必须进行辅助化疗的单一因素。鉴于腹腔镜手术较开腹手术术中发生肿瘤破裂的概率更高,对术中肿瘤破裂的担心仍然是限制腹腔镜手术应用于卵巢恶性肿瘤的焦点之一。Vergote 等对 6 个临床研究共计 1545 例 I 期卵巢恶性肿瘤回顾性分析显示,术中卵巢肿瘤破裂是影响无瘤生存时间不利的独立预后因素。但是因为该研究是回顾性研究,存在先天不足:没有认识到一些潜在的因素对结果具有影响(包括没有常规腹腔冲洗,只进行了淋巴结活检而没有进行系统的淋巴清扫术以及没有区分肿瘤破裂和医源性受控下囊肿减压的差别等)。在此之前,Dembo 等在对 519 例 I 期卵巢恶性肿瘤研究中未发现术中肿瘤破裂对患者预后有不良影响。Sjovall 等报道了 247 例 I 期卵巢恶性肿瘤患者,术中包膜完整与术中破裂者相比,生存情况无差别;而另一方

面,术前破裂和术中破裂两组肿瘤患者之间比较,生存率有明显差异。从而得出:术中操作导致肿瘤穿孔或破裂对早期卵巢恶性肿瘤患者的预后没有负面影响。但该研究中90%发生术中肿瘤破裂的患者接受了辅助治疗,而只有77%未发生肿瘤破裂的患者接受了辅助治疗。这个差异可能是导致两组患者预后一样的原因。由于目前仍缺乏前瞻性的病例对照研究支持术中肿瘤破裂对预后有不良的影响,因此不能将此作为反对早期卵巢恶性肿瘤腹腔镜手术分期的理由。但无瘤操作原则是所有恶性肿瘤手术都应遵循的基本原则,手术中应尽可能避免肿瘤破裂、肿瘤细胞脱落种植。

腹腔镜穿刺孔肿瘤转移也是腹腔镜手术应用于卵巢恶性肿瘤的焦点问题之一。关于卵巢恶性肿瘤穿刺孔肿瘤转移的发生率各家报道不一(0~47%),其发生率与恶性肿瘤的严重程度相关。Abu-Rustum等报道了在12年间1288例妇科肿瘤患者进行了1335次腹腔镜手术,与腹腔镜有关的皮下肿瘤种植仅0.97%,并且穿刺孔转移多发生在腹腔内已经有肿瘤转移的病人中,而在早期卵巢恶性肿瘤中的发生率极低。Heitz等报道101例卵巢癌患者在分期手术前接受腹腔镜手术,66例穿刺孔取病理,31例(47%)发现腹壁转移。Vergote等研究中穿刺孔肿瘤转移率为17%(30/173),所有穿刺孔转移在新辅助化疗或手术切除后消失,穿刺孔转移的患者与无转移的患者相比,其生存率无差异。关于穿刺孔转移的发生机制尚不明确,目前有几种假说,包括卵巢恶性肿瘤细胞脱落、手术器械的直接传播以及烟囱效应(即腹腔内压力导致游离的恶性肿瘤细胞沿套管针与腹壁之间的缝隙进入腹壁切口)等。高危因素包括晚期卵巢癌、癌性腹水、诊断性或姑息性手术及低分化肿瘤等。减少穿刺孔转移的技术包括完整的切除肿物、从取物袋中取标本、使用创口保护、缝合固定穿刺套管、防止气体泄漏、聚乙烯吡啶酮碘冲洗穿刺孔、分层闭合穿刺孔及拔套管后切除穿刺孔的边缘等。相信随着腹腔镜技术水平的不断提高,穿刺孔种植和转移率将会明显降低。

2. 腹腔镜在晚期卵巢恶性肿瘤中的应用 晚期卵巢恶性肿瘤的标准治疗模式是肿瘤细胞减灭术,辅以铂类为基础的联合化疗。满意的肿瘤细胞减灭术是影响卵巢癌预后最重要的因素,是提高患者的生存率,增加化疗敏感性的关键。由于晚期卵巢恶性肿瘤腹腔镜手术难以进行满意肿瘤细胞减灭术,有可能遗漏病灶;手术操作本身也无法做到无瘤原则,术中肿瘤细胞脱落、CO_2气腹的“烟囱效应”和“酸血症后效应”等都可能加速肿瘤的扩散转移。因此妇科肿瘤学界对晚期卵巢恶性肿瘤腹腔镜肿瘤细胞减灭术多持反对态度。目前腹腔镜在晚期卵巢恶性肿瘤中多仅被应用于诊断性腹腔镜探查、预测能否施行满意肿瘤细胞减灭术以及二次探查术中。

(1)腹腔镜在晚期卵巢恶性肿瘤诊断和评估中的应用:卵巢恶性肿瘤病变隐匿,具有早期扩散的生物学行为,且缺乏特异的早期诊断方法,约70%的患者确诊时已属晚期(Ⅲ或Ⅳ期)。常因肿瘤巨大固定、盆腹腔内多组织器官广泛种植、邻近组织的严重浸润以及远处转移等使手术难以进行或无法进行。报道显示仅有42%的患者初次手术

能行满意的肿瘤细胞减灭术。同时,多数卵巢上皮性恶性肿瘤对以铂类为基础的化疗非常敏感,由此就提出了间歇性肿瘤细胞减灭术(先对估计不能行满意肿瘤细胞减灭术的患者行新辅助化疗,再行肿瘤细胞减灭术)。目前已经有多个临床研究证实间歇性肿瘤减灭术能够提高疗效、改善预后,并且化疗延迟时间与间歇性肿瘤细胞患者的预后密切相关。既往是通过剖腹探查术来进行肿瘤活检和能否进行肿瘤细胞减灭术的评估。很明显,这种方式创伤巨大,而且使术后化疗延迟,严重影响病人的预后和生活质量。1998年Vergote等首次报道了285例晚期卵巢癌患者通过腹腔镜评价能否行满意肿瘤细胞减灭术,其预测准确率达到96%。Angioli等统计了其所在医疗机构11年间的晚期卵巢癌,开展探查性腹腔镜以前,95%的患者进行了开腹减灭术,仅46%满意减灭;开展探查性腹腔镜后,仅61%的患者施行了开腹减灭术,其中满意减灭术高达96%。Fagotti等进行了一系列研究,结果显示腹腔镜探查判断晚期卵巢癌是否可行满意的肿瘤细胞减灭术的总正确率为90%,阴性预测值为100%,认为在预测能否进行满意的肿瘤细胞减灭术中腹腔镜与开腹手术同样足够和可靠。进而Fagotti等又设计了一个简单的评分系统,将腹腔镜评估晚期卵巢癌能否满意肿瘤细胞减灭术量化,以提高其评价的可靠性。腹腔镜下需要关注的方面有:腹膜粟粒状病灶、饼状网膜、横膈转移、肠系膜挛缩、肠浸润、胃浸润、肝浅表转移,每项预测指数值(predictive index value, PIV)分别为2。总的PIV≥8者行满意细胞减灭术的可能性为0,不必要的探查率为40.5%。利用腹腔镜作为判断晚期卵巢恶性肿瘤能否进行满意肿瘤细胞减灭术和进行活检的手段具有创伤小、恢复快、使患者能够较早开始新辅助化疗等优点,在提高患者的生存率的同时,明显改善患者的生活质量。

(2)腹腔镜在晚期卵巢恶性肿瘤二次探查术中的应用:晚期卵巢恶性肿瘤患者经手术治疗以及规范化疗后,临床上无肿瘤复发迹象,此时施行的探查手术称为二次探查术,用以评估治疗效果、指导今后的治疗。但对临床评价完全缓解的患者在无任何肿瘤证据的前提下进行剖腹探查术,患者普遍接受程度不高,而腹腔镜创伤小,患者更易于接受。由于手术器械及技术的关系,早期这种手术的假阴性率和并发症均较高。近年来,随着腹腔镜设备的改善和技术的提高,腹腔镜二次探查术与开腹手术比较更加准确和安全,并具有手术时间短、恢复快、并发症少等优点,尤其适合有腹部手术史的患者。目前腹腔镜二次探查术已经被许多妇科肿瘤医师所采用,并通过联合腹膜活检和细胞学检查,提高二次探查术的敏感性和阴性预测值。光动力学的发展为提高卵巢癌的微转移检出率提供了有力的帮助。Loning等在腹腔镜卵巢癌患者腹膜内应用52氨基乙酰丙酸(52aminolevulinic acid, ALA)的荧光监测来了解卵巢癌转移情况,阴性预测值达到100%,阳性预测值为91%,使腹腔镜下二次探查术的敏感性和准确性得到进一步提高,对指导卵巢癌患者的后续治疗具有重要意义。

(3)腹腔镜在晚期卵巢恶性肿瘤细胞减灭术中的应用:虽然妇科肿瘤学界对晚期卵巢恶性肿瘤腹腔镜肿瘤细胞减灭术多持质疑和否定态度,近年来仍陆续也出现了少

量相关病例报道。Amara 及 Nezhat 等首次报道了腹腔镜晚期卵巢癌肿瘤细胞减灭术,5 例晚期卵巢癌患者成功的接受了腹腔镜全面分期和(或)肿瘤细胞减灭术。Jammes 等近期也报道了 11 例晚期(Ⅲ 或Ⅳ期)卵巢癌患者中 9 例完成了满意肿瘤细胞减灭术(残余病灶<2cm),其中 45% 无肉眼病灶残留。其中 2 例出现术后并发症(1 例急性肾小管坏死,1 例腹膜炎)。认为鉴于晚期卵巢癌的高复发率,腹腔镜肿瘤细胞减灭术后粘连少(较开腹下降 60%)为复发后再次手术创造了条件。

手助腹腔镜(hand-assisted laparoscopic surgery, HALS)保留了传统腹腔镜的优点,同时克服了传统腹腔镜缺乏直接触诊探查的不足,可以用手触摸盆腹腔内的脏器和腹腔内的转移病灶,从而大大降低了手术难度,提高了手术的彻底性和安全性。Krivak 等报道了 25 例利用 HALS 进行卵巢癌手术,其中只有 6 例为晚期卵巢癌,22 例(88%)在 HALS 进行了满意的肿瘤细胞减灭术,3 例中转开腹病例均为晚期卵巢癌。虽然 HALS 的提出为我们提供了针对晚期卵巢癌微创手术方法的新思路,但因为目前这类手术的病例较少,仍需要进一步的研究评价其优越性。

(马利国)

(九)子宫内膜癌

子宫内膜癌是最常见的女性生殖道恶性肿瘤。大部分患者早期即出现临床症状,而且内膜癌具有生长缓慢的生物学特征,病变相当长时间内局限于子宫,因此 75% 的内膜癌患者在早期得以诊治。自 1993 年 Childers 等率先报道了临床Ⅰ期子宫内膜癌腹腔镜分期手术以来,已有大量的大样本研究证实了以腹腔镜手术方式治疗子宫内膜癌、尤其是早期患者的可行性和安全性。随着腹腔镜技术的迅速发展以及日益广泛应用,腹腔镜手术治疗子宫内膜癌已成为成熟的手术模式,得到妇科肿瘤学界的广泛认同。

1. 手术病例的选择 基于肿瘤手术的无瘤原则,为避免腹腔镜术中肿瘤的种植转移,关键是正确选择手术病例。①术前评估为临床Ⅰ期和Ⅱ期,病变局限于子宫,盆腹腔无转移病灶。②子宫不大,活动度好。以免从阴道取出困难,子宫受到挤压导致肿瘤扩散。目前关于子宫大小的上限阴道不一,孕 10~12 周不等。③同时需除外阴道狭窄、多次开腹手术史、严重盆腔粘连、无法长时间置膀胱截石位、有盆腹腔放疗史以及合并严重的心肺疾病的患者。

肥胖是子宫内膜癌的高危因素,子宫内膜癌患者约有 80% 体质指数(body mass index, BMI)超过正常。由于肥胖患者盆腔及后腹膜暴露差,子宫位置较高,经阴道对宫颈操作困难,同时常合并多种合并症等因素,以往高体质指数(BMI)是腹腔镜手术的相对禁忌证。近年来,多个研究显示,肥胖的子宫内膜癌患者行腹腔镜手术是安全可行的,高 BMI 不增加围手术期并发症,不影响淋巴结切除数量。相反,这类患者正是腹腔镜手术的最大受益者,与开腹手术相比,具有手术效果好、住院时间短、术后疼痛轻和术后恢复快等优点。而对于 BMI 超过 50 时淋巴结切除术可能受到限制,对这类病人应积极应用扩大范围的盆腔外放射治疗。

2. 手术范围 1987 年妇科肿瘤学组(GOG)的一项大型研究结果引发了对子宫内膜癌 FIGO 分期法的修正,盆腔和腹主动脉旁淋巴结转移被作为一个重要的分期指标纳入子宫内膜癌分期手术中。早期子宫内膜癌腹腔镜全面分期手术的范围包括腹腔冲洗液的采集、全子宫切除及双附件切除以及盆腔、腹主动脉旁淋巴结清扫术。2008 年 NCCN 指南也强调对所有早期子宫内膜癌病例进行全面分期手术。尽管存在分期的需要,但目前对早期子宫内膜癌患者是否常规行盆腔及腹主动脉旁淋巴结切除尚有争议。许多研究显示淋巴结切除有助于判定预后以及是否需要补充辅助治疗,对高危早期子宫内膜癌患者,可改善预后、提高 5 年生存率,但不能改变低危早期内膜癌患者的生存结局。因此提倡对合并高危因素的早期内膜癌患者行淋巴结清扫术。子宫内膜癌高危病例是指:①子宫内膜样腺癌,组织学分级为 G3。②肌层浸润>50%。③组织学分级 G1、G2,病灶表面最大直径>2cm。④特殊病理类型:浆液性乳头状癌、透明细胞癌。高危者以及病变累及宫颈(Ⅱ期)者,需行盆腔淋巴结清扫术。其中特殊病理类型、子宫浆膜面受累、肉眼可见增大的盆腔淋巴结或附件转移病灶时,需同时行主动脉旁淋巴结清扫。

3. 手术方式 腹腔镜辅助阴式子宫切除(laparoscopic assisted vaginal hysterectomy, LAVH)和腹腔镜全子宫切除(total laparoscopic hysterectomy, TLH)是最常采用的两种手术方式。腹腔镜辅助阴式子宫切除通常是指腹腔镜下结扎圆韧带及卵巢血管、打开膀胱子宫返折腹膜,然后经阴道完成余下的手术。相比之下腹腔镜全子宫切除指在腹腔镜下完成所有的手术过程,手术技术要求更高。因为不需要向下牵拉子宫和进行阴道操作,因此更适合肥胖或未经产的患者,而这类患者正是子宫内膜癌中的高危病例。TLH 手术需要用举宫器置入并显示阴道穹隆,稳定阴道以便顺利打开膀胱返折腹膜、暴露宫颈-阴道连接部,同时便于找到结扎子宫血管的安全位置,并在阴道切开时继续维持气腹存在。随着腹腔镜技术的提高、手术器械的改进以及手术医生微创技术日趋娴熟,TLH 有逐渐替代 LAVH 的趋势。

盆腔淋巴结切除术及腹主动脉旁淋巴结切除术都有经腹膜外入路和经腹腔入路两种方式。盆腔淋巴结经双侧腹膜外入路的方法操作复杂、并发症多且不适合同时进行腹腔内手术,因此经腹腔入路法是最适合的方法;腹主动脉旁淋巴结切除术经腹膜外入路具有术后粘连减少、疼痛减轻、容易进入左肾下区域、手术区域无肠袢等优点,尤其适用于肥胖患者、既往开腹手术有广泛腹腔内粘连者,而且腹膜外入路失败后,经腹腔入路仍有可能成功。

4. 手术并发症及其防治 多项研究证实内膜癌腹腔镜手术出现并发症主要与镜下手术操作难度大以及手术经验缺乏有关,与开腹手术相比,其术中及术后并发症更少。随着术者手术经验的积累,腹腔镜手术操作技能熟练和并发症防治技巧的掌握,腹腔镜手术并发症的发生率呈下降趋势。

术中并发症较少见(0.8%~4%),主要是血管损伤、神经损伤、肠道损伤、膀胱及输尿管损伤。术后并发症发生率 6%~9%,主要有泌尿道感染、穿刺点疝等,开腹手术术后常见的伤口感染、盆腔粘连、肠梗阻等并发症:①手术过程中出血并不少见,可以发生在最初套管插入、淋巴结切除或者宫旁组织切除时。通常单纯压迫或者止血药就可以控制静脉出血,动脉损伤常常需要止血夹或缝合处理。如果仍有大量出血或发生大的髂血管损伤,应迅速中转开腹手术。视野不清时不应使用止血夹及内镜血管钳,以免加重血管损伤。盆腔大血管的损伤和出血以撕裂、误切、不全凝切为主要原因,正确使用各种分离和凝切器械、充分解剖以及切实凝固是防止损伤和出血的关键。②盆腔淋巴结清扫术的病人可能会出现神经损伤,完全切断神经很罕见,除非淋巴结附着在神经上,切除过程中的热损伤是术后感觉迟钝的常见原因,电凝神经周围组织时最好使用双极电凝或超声刀。如果闭孔神经被完全横断,应立即采用显微外科技术进行修复。幸运的是,多数神经损伤都是暂时性的,无须特殊处理就可以恢复。③肠道损伤并不常见,粘连分离可导致肠穿孔,应采取轻柔的锐性分离,避免单极电凝分离粘连。任何肠穿孔或可疑肠穿孔均应予以缝合。④肿瘤浸润、炎症反应、既往子宫下段手术等会增加膀胱损伤的几率。机械性膀胱损伤术中容易发现,小的损伤可以通过持续留置尿管治愈,而大的损伤则需要进行修补。膀胱顶或膀胱三角以上的损伤可以在腹腔镜下一期缝合,术后充分膀胱引流2周预防感染。⑤输尿管损伤少见,但是腹腔镜下手术最为严重的并发症之一,熟悉输尿管盆腔段的解剖和走行,正确使用各种电热器械,是预防输尿管损伤的关键。通过膀胱镜和输尿管镜放置输尿管导管或支架,充分引流尿液,绝大多数的输尿管损伤可以自行愈合。⑥穿刺孔疝腹腔镜特有的术后并发症,发生率为0.2% ~3.1%,与穿刺孔的过度操作、取标本时对筋膜的牵拉与穿刺孔的过度操作、取标本时对筋膜的牵拉以及未缝合缺损筋膜有关。缝合所有穿刺孔超过10mm的筋膜可以减少疝的发生。

5. 预后 随着早期子宫内膜癌腹腔镜分期手术的准确性、安全性、有效性不断被认可,对手术治疗后患者预后的评价成为国内外学者关注的焦点。穿刺部位转移复发等成为阻碍腹腔镜在恶性肿瘤手术中运用的关键。近年来相继有关于比较腹腔镜与开腹方式治疗子宫内膜癌预后的报道。Ju等荟萃分析了13篇腹腔镜与开腹方式治疗子宫内膜癌的对照研究(5篇前瞻性,8篇回顾性),结果显示两组总生存率、无瘤生存率以及复发率均无显著性差异。Zullo等以及Morelli等对早期子宫内膜癌的前瞻性随机研究显示腹腔镜组患者的生活质量明显优于开腹组。妇科肿瘤组织正在进行中的GOG-LAP2临床Ⅲ期试验,研究对象为2616例临床分期Ⅰ或ⅡA期子宫内膜腺癌和子宫肉瘤患者,阶段性的结果显示腹腔镜与开腹手术在分期的准确性、淋巴结切除数量、围术期并发症及术后病率等方面均无显著性差异,腹腔镜术后6周内的生活质量明显优于开腹组。我们期待其对腹腔镜手术效果和长期预后研究结果。

恶性肿瘤的腹腔镜手术较传统开腹手术操作难度大,术中对子宫或受累淋巴结的操作机会增多,增加了肿瘤细胞脱落或黏附在手术器械上的机会,加上术中频繁更换器械、烟囱效应以及CO_2对腹膜微循环的影响等都可能增加肿瘤在腹腔内扩散及穿刺部位种植转移的概率。这是目前对腹腔镜治疗子宫内膜癌争议较大的问题。但目前多数是个案报道,符淳等检索英文文献1017例内膜癌患者和国内相关文献均未发现1例穿刺部位转移,提示穿刺部位转移发生率极低。而且也有开腹手术切口部位肿瘤复发的报道,报道中所有复发病例都合并有癌扩散,没有仅穿刺孔复发的病例。因此穿刺部位转移复发可能是转移性病灶的局部表现,与手术方式无关。临床研究已表明,预防穿刺部位转移和盆腹腔肿瘤种植转移措施的关键是术前正确选择病例。其中子宫大小和盆腹腔是否存在肿瘤转移是首要因素。此外,手术开始时即凝固或阻断双侧输卵管、手术早期切断子宫的血供、提倡阻断输卵管途径后再放置举宫器、避免子宫穿孔、减少手术器械进出套管次数、术中应用标本袋以及术毕取出套管前放尽CO_2等措施都可以减少术中肿瘤细胞的扩散以及穿刺部位转移复发。

(马利国)

(十) 子宫内膜异位症

子宫内膜异位症(内异症)在育龄期妇女中的发病率高达10% ~15%,可引起盆腔疼痛、不育及盆腔包块等,严重影响妇女的健康和生命质量。其发病率呈上升趋势,是现代妇产科最重要的疾病类型之一。腹腔镜手术的微创特点,使其成为公认的治疗子宫内膜异位症的最佳方法。

1. 治疗目的 子宫内膜异位症治疗的目的是减灭和消除病灶、缓解并解除疼痛、改善和促进生育、减少和避免复发。选择治疗的方法应根据患者年龄、生育要求、症状的严重性、病变范围、既往治疗史以及患者的意愿等,制定规范化与个体化的治疗方案。对盆腔疼痛、不孕以及盆腔包块的治疗要分别对待。

2. 手术分类 内异症的手术根据术式不同分为:①保守性手术:保留患者的生育功能,尽量去除肉眼可见的病灶,剔除卵巢子宫内膜异位症囊肿以及分离粘连,适用于年轻或需要保留生育功能者;②半根治性手术:切除子宫和病灶,但保留卵巢,主要适用于无生育要求但希望保留卵巢内分泌功能者;③根治性手术:切除全子宫及双附件以及所有肉眼可见的病灶,适用于年龄较大、无生育要求、症状中或者多种治疗无效者;④辅助性手术:如子宫神经去除术(LUNA)以及骶前神经切除术(PSN),主要适用于中线部位的疼痛的患者。

3. 手术前准备 术前准备中最重要的内容是准确评估病情的严重程度,充分地与患者或家属沟通,并获得理解和知情同意。此外,还要评估手术的风险、手术损伤特别是泌尿系统与肠道损伤的可能性,以及腹腔镜手术转开腹手术的可能;对深部浸润型内异症,特别是病变累及直结肠部位者,应做好充分的肠道准备,对有肠道侵犯的患者,术前对患者行直肠-乙状结肠镜检查,明确病变浸润的深度并除外直结肠肿瘤的可能。有明显宫旁浸润病灶者,术前应检查输尿管和肾脏是否有异常,必要时需要泌尿外科以及普通外科的协助。

4. 腹腔镜手术的适应证及禁忌证 各期盆腔子宫内膜异位症均可行腹腔镜手术。随着国内外医生手术技巧的提高和手术器械的进步,目前腹腔镜手术治疗子宫内膜异位症几乎无禁忌证。但对腹腔镜手术技巧尚不娴熟的医生,巨大的卵巢子宫内膜异位囊肿,有广泛肠粘连、病变累及肠道拟行肠段切除或判定为很复杂的手术仍以开腹手术为宜。对有肠道症状和(或)肿块、疑有深部浸润病灶者应做好肠道准备。总之,应根据术者对腹腔镜技术的掌握程度、可用的腹腔镜手术设备器械、患者的病情复杂程度等来决定手术方式和途径。

5. 常用的腹腔镜下子宫内膜异位症病灶切除手段　可直接使用剪刀切除子宫内膜异位症病灶,遇活动性出血时用电凝止血。也常使用单极、双极电凝或热凝直接破坏子宫内膜异位症病灶。单极电凝最好用针状或钩型电极,双极电凝对治疗小的、表浅的异位病灶较理想,热凝则只能破坏表浅病灶。电凝法较简单,但破坏的深度不易掌握,破坏浅时治疗可能不彻底,破坏深时又可能损伤位于其下方的重要脏器。为安全起见,输尿管上和肠管表面的异位病灶推荐使用冷刀切除或者高能二氧化碳激光,禁用单极电凝。二氧化碳激光不能穿过水,若以水分离配合切除腹膜异位病灶为最佳选择。一般认为其他激光穿透能力强,不适合做子宫内膜异位症手术。近年来有用超声刀治疗子宫内膜异位症的报道,近期疗效满意,但远期疗效有待进一步观察。

6. 手术实施的要点　首先分离盆腔粘连,以恢复盆腔解剖;要尽量切除或破坏可见的内异症病灶,达到减灭的目的;对较小以及较表浅的病灶,可进行烧灼或汽化;深部浸润病灶,应进行切除。

(1) 卵巢内异症囊肿:卵巢内膜异位囊肿(endometrioma,OEM)保守手术的方式有囊肿抽吸+囊壁电凝及囊肿剥除术,评价手术效果的指标主要有:疼痛症状的缓解或复发率、体征(囊肿)的复发率或再手术率以及术后妊娠率。循证医学的证据显示,腹腔镜囊肿剥除术是目前治疗卵巢内膜异位囊肿的首选手术模式,其手术后症状缓解率和妊娠率更高,复发率更低。另一方面,卵巢内膜异位囊肿剥除术后,有出现卵巢储备能力下降甚至卵巢功能早衰的报道,成为近年来备受关注的问题。卵巢囊肿剥除术后卵巢储备功能下降的可能原因包括:①疾病本身因素:OEM 可能为种植于卵巢表面的子宫内膜组织向卵巢皮质内陷形成的假囊,剥除囊肿有可能切除正常的卵巢组织,且 OEM 有侵犯破坏卵巢皮质的生物学行为。②手术技术:OEM 常与卵巢皮质粘连,层次不清,加上血管增多,术中易出血。如果手术经验不足,剥离层次不清,就可能切除部分正常卵巢组织,并且增加止血的困难。而目前最常用于止血的双极电凝也可由于使用不当造成卵巢组织的热损伤。由于 OEM 剥除术不可避免会造成部分卵巢组织的丢失,因此掌握手术指征,提高手术技术显得尤为重要。

腹腔镜卵巢内异症囊肿剥除术中应先分离与周围的粘连,恢复解剖,然后从卵巢粘连破口处进行囊肿剥离,可以将囊肿破口轻轻撕开,确定囊肿壁和卵巢皮质间的解剖层面后,进行剥离。也有作者推荐先在粘连部位切一个环形小切口,再从此切口开始剥离囊肿,这种方法能比较容易找到囊肿和卵巢皮质的正常层次。剥离的方法有钝性撕脱法、细针电极分离或水分离法。近卵巢门的囊肿壁剥除应格外小心,有条件时可用激光汽化该处囊壁,以减少卵巢组织的丢失。剥离过程中,要注意是否为多房囊肿,特别是较

小的囊肿,以免遗漏,从而减少术后复发的机会。分离囊肿过程中,囊肿几乎都破裂,应用冲吸管器将异位囊肿内容物反复冲洗、吸出。同时注意有无囊内乳头。创面止血方法可采取电凝或缝合的方法,其中电凝方法较简单,易掌握,我们主张先冲洗创面,明确出血点后,电凝出血点部位,不主张广泛的创面电凝,电凝功率不宜过大。少数情况下,创面持续出血或卵巢组织对合不良,可以缝合卵巢皮质以达到对合。应使用细的可吸收线,并将结打在皮质内侧以减少粘连形成的机会。缝合法操作较困难,止血效率较低,且有异物反应,术后易形成粘连。剥离的囊肿标本可直接经腹壁切口取出,仔细冲洗腹壁切口,有条件时可放入标本袋。治疗直径小于 1cm 的异位囊肿通常层次差,囊肿剥除较困难,可以通过电凝囊内壁。

剥除囊肿后的卵巢缺损一般可自行愈合。相反,缝合后造成的组织缺血则易于在术后造成粘连。可用低能激光或双极电凝烧灼冗余的卵巢皮质内壁,使其内翻。绝大多少情况下这种不缝合的做法能取得满意的效果。如果有卵巢组织破坏严重,或者复发性卵巢子宫内膜异位囊肿的患者,如无生育要求,建议行卵巢切除。如行子宫及双附件切除,当附件粘连严重时,应注意切除粘连于肠壁和盆腔腹膜上的卵巢组织,以避免卵巢残余综合征。

(2) 腹膜型子宫内膜异位症病灶:直径小于 5mm 的浅表型腹膜内异症,可在持续冲洗的同时以激光或双极电凝治疗。较深或范围较大的腹膜内异病灶必须将至少 2 ~ 4mm 的正常组织同时切除,因为微小病灶常常存在于可见病灶周围的外观正常的组织中。相对于病灶切除,单极热凝或者二氧化碳激光汽化常导致切除不完全以及对组织的更大的缺血损伤,术后更易发生粘连。在切除侧盆壁的病灶前,必须确认输尿管走行并将其分离,应该注意输尿管常常由于内异症病灶形成的粘连而不在其正常的解剖位置。使用防粘制剂如各种防粘连胶及防粘连膜等,能够有效减少术后盆腔粘连的发生概率和严重程度,在严重内异症患者中效果尤其明显。

(3) 深部浸润型内异症:深部浸润型内异症(DIE)是指腹膜下异位子宫内膜浸润深度 ≥0.5cm,患者可以合并卵巢子宫内膜异位囊肿。DIE 多位于后盆腔和腹膜外,表现为宫骶韧带变粗、缩短和结节,直肠子宫陷凹变浅或者消失,直肠窝深部或者阴道直肠隔结节,与内异症的各种疼痛关系最为密切。虽然腹腔镜对 DIE 病灶侵犯深度判断有一定的局限性,但结合仔细的盆腔检查和术前影像学检查如 MRI 可有效估价 DIE 的深度和广度,同时可以在腹腔镜下切除 DIE 病灶,以进一步进行病理学诊断。目前腹腔镜也是 DIE 手术治疗的首选方法,但手术难度大,需要较高的腹腔镜手术技巧。手术切净程度是影响患者疼痛缓解的主要影响因素。必须注意的是,DIE 病变部位深,多中心分布,常常累及肠道、输尿管、膀胱等重要器官,保守性手术很难完全切净病灶,故手术的效果往往不能令人满意,术后 1 年疼痛的复发率高达 30% ~ 40%,常常需要术后药物治疗。

1) DIE 的诊断:典型的临床症状如痛经、性交痛、大便痛和慢性盆腔痛,结合妇科检查发现阴道后穹隆或者子

宫后方触痛结节,可以作出初步诊断。组织病理诊断为确诊的证据。阴道超声波对卵巢子宫内膜异位囊肿诊断的敏感性和特异性均在95%以上,但对 DIE 诊断的价值有限,敏感性和特异性在50%以下。文献报道经直肠超声波检查诊断 DIE 的敏感性和特异性可高达90%以上。磁共振(MRI)对 DIE 的诊断价值较高,有报道表明 MRI 对直肠窝DIE 诊断的敏感性和特异性可达90.9%和77.8%,对其他部位的 DIE 诊断的敏感性和特异性可高达94.1%和100%。MRI 价格比较昂贵,不能常规使用。血清 CA125测定对 DIE 诊断有一定的参考意义,尤其术前血清 CA125升高者,随诊血清 CA125 的变化可以判断手术疗效和预测复发的一项指标。腹腔镜检查是诊断盆腔内异症的金标准,但位于腹膜下或者腹膜外的病灶,腹腔镜的诊断有一定的限制,尤其是判断病变的深部和范围时。腹腔镜下的器械触诊联合阴道检查和直肠检查,可以帮助确定病变的深部和广度,同时可以判断手术切除的彻底性。对可疑膀胱和直肠 DIE 时,可以进行膀胱镜检查和直肠镜检查。但膀胱镜检查发现典型蓝色内异症结节者仅为50%,而且膀胱上皮无溃疡出现。膀胱镜检的目的关键是排除膀胱肿瘤的可能性。直肠镜的主要目的是排除直肠肿瘤的可能。直肠内异症主要侵犯直肠肌层,侵犯直肠黏膜的机会很小。Possover 报道34 例直肠 DIE 行肠段切除加吻合术,病理检查所有标本均有肠壁肌层的浸润,但直肠黏膜有内异症浸润者仅为14.7%(5/34)。直肠黏膜浸润较少的原因是由于黏膜下存在致密的固有层。对检查有宫旁浸润的患者,应该进行双肾超声波检查除外肾盂输尿管积水,必要时进行静脉肾盂造影(IVP)明确梗阻部位及肾血流图检查估价肾功能受损情况,输尿管长期慢性受压可造成肾萎缩。

2) DIE 的腹腔镜治疗:手术是 DIE 的首选治疗方法。但 DIE 常常累及重要器官如直肠、输尿管及膀胱,手术的风险较大,需要有熟练的手术技术。对有疼痛症状和不育的患者,应该首先给予手术治疗。手术的方法包括病灶的切除,子宫切除和子宫双附件切除。对年轻妇女,不主张切除子宫和卵巢,切除 DIE 病灶是最好的选择。腹腔镜由于比较容易进入腹膜后间隙,加上又有放大作用,对辨别病灶具有优势,因此,目前主张腹腔镜下处理 DIE。DIE 处理的最难点是完全切除直肠壁病灶。手术的风险如肠穿孔、肠瘘、肠狭窄以及感染败血症等,严重时危及患者生命。因此结合患者的病情及医生的经验选择合适的手术方式,可以减少并发症的发生。对直肠壁病灶较小(小于肠周径的1/3)、无肠狭窄的患者,可采取较为保守的方法如肠壁病灶的切除或者切除直肠前壁。如果肠管出现狭窄,则应该进行肠段切除及肠吻合术。DIE 侵犯侧盆壁或者卵巢内膜异位囊肿紧密粘连于侧盆壁,可以压迫输尿管造成梗阻,形成所谓外在性的输尿管内异症。手术切除其表面腹膜的粘连带和结节,就可以解除梗阻。如果输尿管本身的肌层或者黏膜已经受累,则形成内在性输尿管内异症,手术应该切除病变的输尿管段并行吻合术。腹腔镜下阴道直肠陷凹DIE 的处理要点:①如果有盆腔粘连和卵巢内膜异位囊肿,应先处理,以保证手术野不被这些病变遮挡;②分离输尿管并向外侧推开。如果侧盆壁有粘连,输尿管走行不清,则在

盆腔入口附近髂总动脉处辨认;③分离直肠结肠侧窝,将直肠及结肠推开;④输尿管及直肠结肠推开后,可以切除子宫骶骨韧带结节;锐性及钝性分离阴道直肠隔,由于界限不清,为避免直肠损伤,可在阴道内放置纱布卷将后穹隆上顶,同时直肠内放入探子或者卵圆钳将直肠向后推,如果阴道穹隆有病灶则从腹腔镜切入阴道,将病灶切除。之后缝合阴道后壁和宫颈后方。如果直肠壁浸润较浅,可以病灶削除术(Shaving)、如果浸润较深,可行直肠前壁切除(full-thickness discoid resection)及缝合术。肠壁全层浸润又有直肠狭窄者,应切除病变肠端加吻合术(segmental bowel resection and re-anastomosis)。传统外科手术对直肠切口距肛门不足 6cm 时不能行吻合术,但由于有直肠吻合器,目前直肠切口距肛门 4cm 时亦可行吻合术。但肠道手术最好和外科医生共同完成。⑤手术结束前应该进行阴道及直肠检查,以判断病灶是否切净。进行阴道直肠隔 DIE 切除或者直肠壁内异症病灶切除时,而且要进行肠道充气或者亚甲蓝试验,以检查肠管的完整性。Kwok 等报道:腹腔镜手术切除阴道直肠隔内异症病灶后,术后平均随诊8.8 个月,痛经、慢性盆腔疼痛、性交痛以及大便痛的缓解率分别为59%、87%、77%及86%。

肠道内异症在内异症患者中的发生率为 3.8% ~37%,最常见的发生区域在直肠和乙状结肠,其次是盲肠,末端回肠,近端结肠和阑尾。腹腔镜下肠段部分切除术能明显缓解患者的疼痛症状,提高患者的妊娠率(29/46),改善患者的生活质量,但其高达 0 ~ 42.9% 的术后并发症发生率使得该手术的价值有待进一步商榷。对于怀疑恶性或有梗阻的患者,应行部分性肠切除,术前应行充分的肠道准备,国外作者也有推荐用二氧化碳激光汽化结肠或盲肠浆膜层的浅表病灶而不进入黏膜层。超声刀也可用于刮除直肠前筋膜的内异症病灶。应避免使用电烧灼或激光,因其导致透壁热损伤的风险较高。在有较大病灶侵及黏膜的情况下,需行肠壁全层切除。

内异症是生育年龄妇女的良性疾病,患者往往对生育以及生活质量有较高的期望值,手术的并发症常常不能被患者所接受。而疼痛的复发和持续的不育又会严重影响患者的生活质量。因此,术前的仔细评估和患者的知情很重要。特别是肠道和输尿管手术的风险和可能的结局,术前应该充分估计,权衡手术方式的利弊。对不育的患者,术后应当辅以助孕治疗。如果患者年龄较大,已经完成生育,可以采取根治性手术切除子宫双侧附件,残留的病灶可以萎缩,症状得以缓解。

(4)泌尿系内异症:发生于泌尿系统的子宫内膜异位症比较罕见,仅占 1% ~2%,其中约90% 为膀胱病变。膀胱子宫内膜异位症的典型症状为膀胱刺激症状以及经期肉眼血尿等,药物治疗效果不佳,而腹腔镜下膀胱部分切除术是目前治疗膀胱子宫内膜异位症的首选治疗方法,包括完全切除病变及病变周围的炎性和瘢痕组织,症状缓解率高达95% ~100%,且几乎无复发。腹腔镜下膀胱部分切除术的主要技术要点和注意事项:

1) 术前评估:膀胱内异症患者多数有盆腔手术史或合并其他盆腔子宫内膜异位症,因此其盆腔病变复杂、粘连

重,术前应全面检查,充分评估病情以及手术难度,做好术前准备。另一方面,为明确病灶所在的位置,术前可先行膀胱镜检查和活检,排除膀胱肿瘤的可能。

2)手术技巧:①膀胱镜检查:确定子宫内膜异位症病灶的位置以及与输尿管开口的解剖关系,并同时放置双侧输尿管导管。②盆腹腔探查:常规放置腹腔镜气腹针及trocar,术中全面探查盆腹腔,详细记录同时合并存在的病变,先剔除卵巢囊肿、分离盆腔粘连,恢复解剖结构后再准备切除膀胱病灶。③暴露膀胱腹膜返折:在切除膀胱病灶前上举举宫器,充分暴露出膀胱腹膜返折及其下方的病灶。④切除病灶:打开膀胱腹膜返折后,用抓钳夹住膀胱壁病灶,在超过病灶3~5mm处切除病灶区域的部分膀胱壁,以保证病灶切除的彻底性。双极电凝止血。⑤膀胱切口缝合:检查膀胱黏膜和肌层,确定病灶已经切净,通过事先放置的输尿管导管看清输尿管开口后,0号薇乔线连续全层缝合膀胱壁并连续加固缝合浆肌层。⑥必要时缝合后行膀胱镜检查或膀胱亚甲蓝试验,以进一步确认切口缝合的严密性及输尿管开口情况。结束手术前建议用大量生理盐水进行反复冲洗,以减轻盆腔的炎性因子,改善盆腔环境。

3)手术注意事项:手术关键是要完全切除病灶以及注意输尿管开口的解剖关系。膀胱子宫内膜异位症多位于后壁或三角区,所以手术中应特别注意和输尿管开口的关系。如果病灶未侵及输尿管开口,则手术切除和缝合较容易;如果病灶已侵及输尿管开口,完全切除病灶则会涉及输尿管,切除部分膀胱壁的同时需要切除输尿管膀胱壁内段,需要进行输尿管解剖和输尿管膀胱吻合术,手术难度较大,

最好请泌尿科医生一起进行该手术。

4)术后处理:术后尿管通畅是保证膀胱创口愈合的关键,主张用较粗的尿管,保持持续开放状态,留置尿管的时间为10~14天。期间嘱患者多饮水,并预防性应用抗生素3天左右,注意观察患者的体温及泌尿系症状,减少感染及膀胱功能受损的发生。

输尿管内异症占泌尿系内异症的15%,多为左侧受累,80%位于输尿管下段。北京协和医院1983年1月至2010年6月收治的17 579例"内异症"患者中,输尿管内异症的发生率为0.30%(52/17 579),其发病隐匿,早期诊断困难,多在其他手术或膀胱镜检查被无意中发现。严重者可伴有血尿,腰痛、高血压甚至输尿管梗阻。由于80%的输尿管内异症多为外压性,腹腔镜下输尿管粘连松解术是输尿管内异症手术的首选。2009年的病例汇总分析显示,腹腔镜已完成98.3%(173/176)的输尿管粘连松解术。临床实践中对于累及子宫骶骨韧带和直肠子宫陷凹的DIE,术中应该解剖、辨认和游离输尿管,避免其损伤,并排除可能的输尿管内异症。充分的手术治疗,应该打开导致梗阻的瘢痕基底部位,并仔细查看输尿管受累的严重程度。如累及输尿管肌层,也就是内在性输尿管内异症,往往行受累段输尿管切除及输尿管端/端吻合术,或者输尿管/膀胱吻合术。输尿管内异症往往需要泌尿科医生参与,共同完成手术。

需要强调的是,泌尿系内异症常常合并盆腔内异症,因此手术后应辅以药物治疗,控制盆腔内异症,以减少泌尿系内异症的复发。

附:中华医学会妇产科学分会子宫内膜异位症协作组《子宫内膜异位症的诊断与治疗规范》

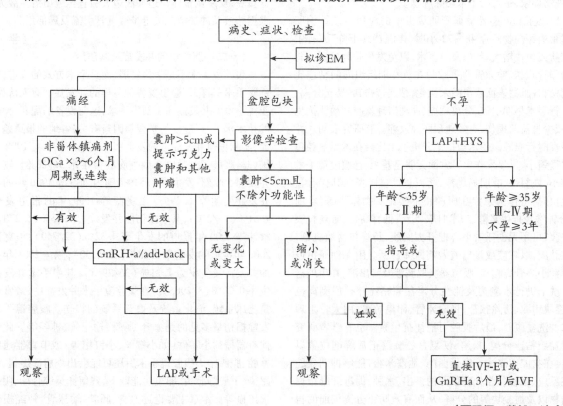

(贾双征 戴毅 冷金花)

（十一）腹腔镜在盆腔炎性疾患中的运用

盆腔炎（pelvic inflammatory disease，PID）是妇女常见的疾病，即女性内生殖道及其周围的结缔组织、盆腔腹膜的炎症总称，主要包括子宫内膜炎（endometritis）、输卵管炎（salpingitis）、输卵管卵巢脓肿（tubo-ovarian abscess，TOA）、盆腔腹膜炎（peritonitis）。炎症可局限于一个部位，也可同时累及几个部位，最常见的是输卵管炎、输卵管卵巢炎。盆腔炎有急、慢性之分。急性发病危急，症状严重，可因败血症危及生命，慢性者症状时好、时坏，反复发作，影响患者的身心健康及工作。

盆腔炎的诊断主要依靠病史、症状、体征及实验室检查作出初步诊断。但因腹腔镜能够直观的观察盆腔的情况，目前认为腹腔镜是诊断盆腔炎比较精准的标准。腹腔镜诊断PID的标准为：①输卵管表面明显充血；②输卵管壁水肿；③输卵管伞端或浆膜面有脓性渗出物。

盆腔炎的治疗主要是抗生素的使用，但对于抗生素控制不满意的TOA或盆腔脓肿可使用手术治疗。目前腹腔镜治疗盆腔炎在临床上的应用也越来越多，有学者认为腹腔镜在急性盆腔炎的治疗中也有较好的意义。腹腔镜能进行盆腔粘连松解、盆腔脓肿清除、输卵管脓肿引流或切除术，在盆腔局部使用抗生素或抗粘连药物等，并且能取渗出物作病原体诊断以便指导进一步的抗生素的使用。腹腔镜治疗盆腔炎的指征：①TOA或盆腔脓肿经药物治疗48～72小时，体温持续不降，或有中毒症状或包块增大者，应及时手术，以免发生脓肿破裂。②慢性存在感染灶，反复引起炎症急性发作或伴有严重盆腔疼痛，经综合治疗无效者应行手术治疗。③输卵管脓肿、卵巢脓肿，经保守治疗病情好转，肿物局限，也可行手术切除肿物。

1. 腹腔镜在急性输卵管卵巢炎中的应用　急性输卵管卵巢炎经药物治疗48～72小时，体温持续不降，或有中毒症状或包块增大者，应及时手术，以免发生脓肿破裂。急性输卵管积脓、输卵管卵巢脓肿在急性期组织间的粘连比较疏松，各脏器表面渗出尚未机化，粘连带松软，易于分离，如能行手术早期引流、分离粘连、冲洗清理盆腔并灌注抗生素，减少脏器的损伤，有效地预防并发症。有研究表明急性盆腔炎时行腹腔镜手术与传统开腹手术比较在术后盆腔包块明显缩小、反复发作率等方面无明显差距，且腹腔镜手术创伤小，恢复快，有明显优势，所以急性盆腔炎尤其伴有盆腔包块时，可作为急症在腹腔镜下实施。操作步骤：术前30分钟常规抗生素静点，术时取20°头低臀高位，常规腹腔镜进腹，可用无创抓钳小心推开大网膜、肠管与盆腔脏器，伸入脓腔，取脓液或渗出液做病原体诊断。用无创抓钳或钝探针小心分离粘连，吸引器吸取脓液及渗出液，在生理盐水冲洗下进行水剥离及钝性分离盆腔粘连并扩展剥离范围，逐块钳取、清除脓苔，将输卵管、卵巢游离，用大量生理盐水冲洗盆腹腔，最后腹腔可灌注抗生素。也有学者研究进行盆腔粘连分离、松解、恢复盆腔脏器正常解剖位置以后，再在盆腔内灌注α-糜蛋白酶、地塞米松，能够抑制盆腔炎症反应、减轻盆腔分离创面的渗出、水肿，促进纤维蛋白凝结物以及血凝块等的分解，从而有效防止分离创面的再粘连，防止复通的输卵管再堵塞，从而提高了术后患者的宫内妊娠率。术后需继续静点抗生素治疗。

2. 腹腔镜在慢性输卵管卵巢炎中的应用　盆腔炎性疾病未得到及时正确的治疗，可能会发生一系列后遗症。主要病理改变为组织破坏、广泛粘连、增生及瘢痕形成，导致输卵管阻塞、增粗，输卵管卵巢囊肿、输卵管积水等。慢性输卵管炎多为双侧，肉眼见输卵管轻度充血，轻度或中度肿胀，伞端多有闭锁，如有渗出物储存，可形成输卵管积脓。浆液性物蓄积于管腔则形成输卵管积水。慢性卵巢炎多与输卵管炎同时发生，为最常见的妇产科疾病之一。此时手术以彻底治愈为原则，避免遗留病灶再次复发。根据患者年龄、病变轻重及有无生育要求决定手术范围。对年轻妇女应尽量保留卵巢功能。不孕患者由于慢性输卵管炎常为不可逆组织损害，多需要辅助生殖技术协助受孕。分解粘连是手术成功及预后的重要步骤。腹腔镜下可见炎性粘连带形成，多为大网膜、肠系膜及肠管粘连于子宫表面及附件。操作以钝、锐性结合，首先应确认粘连带中是否包裹有肠管。吸引器有勺钳有助于钝性分离，同时可且分、且凝、且剪，PK刀尽量远离肠管并避开盆侧壁血管进行电凝后助手剪开电凝带逐步分离粘连。剪开后之残端应提起检查有无出血，必要时PK刀电凝残端避免出血。对于输尿管、肠道及血管附近或周围的粘连，必须辨清解剖结构后才能分离。针对肠系膜及肠脂垂等处的操作应注意热损距离避免隐性肠管损伤致使术后肠瘘。注意查看分离粘连处有无渗血及周边器官可疑性损伤。输卵管脓肿应切除患侧输卵管，术后可行辅助生殖。若输卵管卵巢脓肿粘连致密，卵巢破坏严重可切除患侧附件。术后应继续应用抗生素。

上述手术结束时，可用生理盐水自上而下有序地冲洗盆腹腔，反复调整体位边冲洗边吸引直至流出清亮液为止。根据脓液及冲洗情况决定是否置管引流及局部用药。

（李 斌）

（十二）腹腔镜的并发症及其防治

腹腔镜手术不是学科发展，而是手术方式的改进，它与剖腹手术一样，都会出现各种各样的并发症。有人认为，腹腔镜手术的并发症高于剖腹手术，这与设备的配套、操作者的技术水平、适应证的掌握等因素有关，各地的报道差别甚大，文献报道并发症总的发生率0.22%～11%。1998年美国妇科腹腔镜医师协会调查腹腔镜手术36928例，较大的并发症568例，发生率1.54%，国内刘彦等1996年的报道并发症发生率6.29%；张晓薇等1999年的报道发生率4.81%（13/270），其中损伤性并发症占1.85%（5/270）；喇端端等2000年报道的发生率4.32%（32/740）；华克勤等2002年报道的发生率0.43%（18/4150）；陈萍2001年报道的并发症发生率为1.21%（36/2965），其中手术并发症发生率0.27%（8/2965）。在腹腔镜手术并发症中，最常见的是泌尿系统、消化系统及血管系统的损伤。腹腔镜手术并发症损伤最多见的是血管、肠管、输尿管、神经等。此外还偶有器械的小零件（如小螺丝、小钉帽等）或节育器遗留于盆腔、腹腔中。腹腔镜手术后还可能会出现肩部疼痛、伤口感染、下肢静脉炎、卵巢功能低下、残留卵巢综合征、阴道残端出血等。本章主要论述血管、肠管、输尿管、神经损伤的防治。

1. 血管系统损伤防治

（1）血管损伤的发生率：血管损伤是腹腔镜手术的主要并发症、甚至是灾难性并发症之一，占并发症的30%～50%，国、内外文献报道血管损伤发生率0.08%～2%。Nezhat等报道腹腔镜下手术6012例病例中，损伤性并发症（血管损伤、肠管损伤和泌尿系损伤）发生率为1.47%。Garry R总结1977～1999年6位作者350 000次闭合式腹腔镜的穿刺并发症，其中血管损伤的发生率为0.2/1000。Catarci M报道的12 919例腹腔镜手术穿刺引起的并发症的多中心研究结果，总的穿刺并发症发生率为1.8/1000，其中大血管损伤占0.5/1000，小血管损伤占7/1000，无死亡病例。Schafer报道14 243例外科及妇科腹腔镜手术，气腹针及trocar引起的损伤共26例，总的并发症为1.8/1000，其中血管损伤7例，主要为大网膜或肠系膜血管损伤，其次为腹壁血管撕裂。赵学英等报道中国医学科学院、中国协和医科大学、北京协和医院1994年7月～2004年6月6416例腹腔镜手术中发生血管损伤13例，其中9例腹壁下血管损伤，3例大网膜血管损伤，2例髂血管损伤，发生率0.2%（13/6416）。张晓薇等报道1993年初～1999年1月270例妇科腹腔镜手术中，发生手术并发症13例，占手术总数的4.81%，其中腹壁套管穿刺孔出血1例、附件内套圈结扎套圈滑脱伴出血2例、脐部伤口小血肿1例。喇端端等报道2003年1月～2005年2月腹腔镜手术2684例，总的并发症发生率为2.53%（68例），脏器及血管损伤并发症发生率为0.37%（10例），其中与trocar穿刺相关损伤4例（肠系膜血管损伤与后腹膜血管损伤各2例）。李光仪等报道1998年12月～2002年12月用腹腔镜行盆腔淋巴结清扫57例，发生血管损伤5例，发生率8.77%。

（2）血管损伤的原因：腹腔镜手术过程中遇到严重盆腹腔粘连，视野暴露困难，局部解剖不清，或术者手术经验不足、盆腹腔血管解剖不熟悉等就会容易造成大血管的损伤。在血管损伤中约30%～50%是由于手术创伤所致，但绝大部分是因操作不当造成，特别是穿刺不当所致的腹膜后血管损伤。

1）穿刺造成的损伤

气腹针（Veress针）穿刺不当所致腹膜后血管损伤：目前，腹腔镜手术大多采用人工气腹，都需要通过Veress针穿刺到达腹腔，穿刺点一般都选择在脐孔及其周围，而腹主动脉、下腔静脉的体表投影恰好就位于脐部周围，当Veress针穿刺时，如果没有充分抬高脐部皮肤，增加脐部与血管之间的距离，特别是穿刺时过深或暴力穿刺，就有可能损伤腹膜后的血管。在用柳叶刀切开脐孔皮肤时，如果患者消瘦，而术者又过于用力，同样也会损伤腹膜后血管。

主trocar穿刺所致腹膜后血管损伤：所谓主trocar，是指第一个进入腹腔的穿刺套管，它几乎是盲目性穿刺。妇科腹腔镜手术时，主trocar穿刺基本选择在脐部，大多数腹膜后大血管损伤都发生在主套管插入的过程中。血管损伤的直接原因主要是套管针穿刺不当所致。穿刺时没有采取增加脐部与血管之间距离的办法，如没有进行人工气腹、没有用巾钳将皮肤提起，而是采用左手抓下腹部皮肤并将皮肤提起，右手抓trocar垂直、过深或暴力穿刺，同时由于术者戴着橡胶手套，而胶手套又很光滑，用碘伏消毒后的术野皮肤也存在少许油滑，加上妇科内镜大夫绝大部分都是"纤纤玉手"，穿刺过程左手极容易脱离下腹部皮肤，而右手却继续用力穿刺，于是就极有可能损伤腹膜后的血管。

辅助套管穿刺所致腹膜后血管损伤：妇科腹腔镜手术的辅助套管穿刺基本都是在下腹部，而且都在腹腔镜监视下进行，理论上是不会损伤腹膜后血管，但如果插入套管时穿刺锥偏离中线，斜向盆腔内侧壁，或者因为腹壁张力太少，穿刺锥进入腹腔时被肠管、大网膜等组织所遮盖，无法看清血管的位置而误伤。特别是术者操作不熟练、穿刺时过于用力，更容易造成血管损伤。辅助套管造成的血管损伤基本是髂外动脉、静脉。

2）手术操作造成的损伤：腹腔镜手术不同于开腹手术，除了视觉差异外，还要具备镜下的操作技巧，如果腹腔镜下操作不熟练，血管损伤的发生概率就会增多。有学者认为，术者手术<50例血管损伤的发生率较>50例的明显增高，提示血管损伤并发症的发生与术者手术经验有关。此外，对盆腹腔血管解剖不熟悉，特别是髂总淋巴结上有小静脉直接回流到髂总静脉，如果忽略了这一点，在清扫髂总淋巴结时就会撕裂髂总静脉，引起大出血。腹腔镜手术过程中遇到盆腹腔严重粘连，视野暴露困难，局部解剖不清，也会造成血管的损伤。在血管损伤中约30%～50%是由于腹腔镜手术创伤所致。赵学英等报道13例血管损伤中，4例由于术中操作引起。李光仪等报道血管损伤5例，也是因操作不当造成。

（3）血管损伤的部位

1）腹壁血管损伤：腹壁血管主要是指腹壁下动静脉、旋髂深动静脉，其损伤一般都发生在trocar穿刺的过程，损伤后可以出现腹壁下血肿，一般不会构成生命危险。妇科腹腔镜手术时一般都会在下腹部相当于麦氏点的位置穿刺辅助trocar，根据手术的需要，可以选择5mm、10mm、15mm或20mm的穿刺套管，不管选择哪一类型的穿刺套管，由于腹壁下动脉走行于腹直肌与腹直肌后肌膜之间，除非病人很瘦，该血管一般很难用腹腔镜透照法确认，所以，在下腹部安放辅助套管时，就有损伤腹壁下动脉的可能。当遇到一些相对较复杂的手术时，就会在耻骨联合上增加一个5mm的套管穿刺，便于手术操作，减少并发症发生。但在耻骨联合上穿刺时，尽管可以在腹腔镜直视下避开腹壁血管，但如果操作时稍微不注意，也会刺破腹壁下血管，引起出血（图4-12-11，图4-12-12）。

2）腹腔血管损伤：腹腔血管主要指腹主动脉及下腔静脉。其损伤一般都发生在套管针穿刺或清扫腹主动脉旁淋巴结的整个过程，由于血管腔粗大，血流丰富，损伤后、特别是由于套管针穿刺所引起的损伤后，出血汹涌，瞬间出现脉搏、呼吸减慢，血压降低，甚至心跳停止。

3）肠系膜下动脉损伤：肠系膜下动脉约平第3腰椎高度，起于腹主动脉前壁，沿腹后壁腹膜深面行向左下方，至左髂窝进入乙状结肠系膜根内，并沿其降入小骨盆，移行为直肠上动脉。有三条分支：左结肠动脉、乙状结肠动脉、直肠上动脉。在清除腹主动脉左侧旁淋巴结时，有可能会引起损伤。

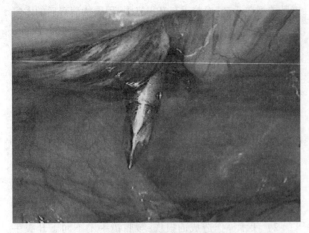

图 4-12-11 刺破腹壁下血管

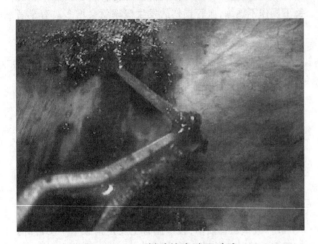

图 4-12-12 刺破的腹壁下动脉

4）髂血管的损伤:髂血管包括髂总动静脉、髂内外动静脉。髂血管损伤一般都发生在盆腔淋巴结清扫的整个过程,操作不当就有可能导致所在部位髂血管的损伤、破裂。

髂总血管损伤:可以发生在套管针穿刺的损伤,更多的是发生在腹腔镜下髂总淋巴结清扫过程中。其损伤多发生在髂总静脉,因为部分患者髂总淋巴结上有髂总静脉的属支,在切断髂总淋巴管后如果进行撕拉式的清除,就很容易随着该属支的撕裂而导致髂总静脉的破裂。此外,髂总淋巴结位于髂总静脉的外前壁,在分离髂总淋巴结与髂总静脉间隙时,由于静脉壁薄,也容易损伤(图 4-12-13)。

髂外血管损伤:主要是发生在髂外淋巴结清扫过程中,损伤的血管绝大部分都是静脉,最容易损伤的部位是清除腹股沟深淋巴结。腹股沟深淋巴组织与髂外血管末端紧密相连,切除这些组织时,如果不充分显露髂外血管,就有可能造成损伤。手术时患者头低臀高位,导致下肢血液回流受阻,髂外深静脉凹陷,尤其是旋髂深静脉,有时与淋巴组织几乎不能分辨,由于旋髂深静脉是髂外静脉的属支,于是切除该部位的淋巴组织时,有可能损伤旋髂深静脉及髂外静脉。此外,切除腹股沟深髂淋巴结后,撕拉式剥离髂外血管上的淋巴组织,也会造成血管损伤,特别是髂外静脉的损伤。清除髂外动脉上淋巴组织一般极少损伤该血管,但如果髂外动脉暴露不清楚、淋巴结紧贴髂外血管导致解剖界

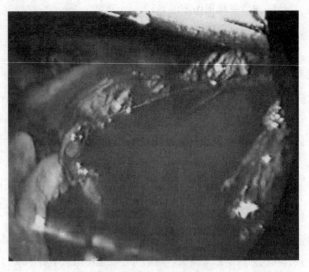

图 4-12-13 涌出的血液

线不清,或剪刀过于锋利,或操作时剪刀过于紧贴血管,同样会损伤髂外动脉。

髂内血管损伤:髂内动脉是骨盆腔侧壁与后壁的分界标志,其末端闭合形成脐侧韧带。髂内动脉分支复杂,按血液供应范围一般分为脏支(包括脐动脉、膀胱上动脉、子宫动脉、直肠下动脉、阴部内动脉和阴道动脉)、壁支(包括髂腰动脉及骶外侧动脉)、下肢及会阴分支(包括臀上动脉、臀下动脉、闭孔动脉)。由于解剖的差异,髂内动脉的分权在同一人体的左右两侧的两极,也常不一致。髂内静脉深藏盆底,起始于坐骨大孔的上部,与同名动脉后内侧上行,至骶髂关节前方与髂外静脉汇合,其中有许许多多的属支,收集盆腔脏器的回流血液,所以,即使在头低臀高位的手术体位,髂内静脉的管腔依然保持充盈状态。静脉比动脉更紧贴于盆壁,被动脉所覆盖,故动脉多位于静脉的内侧及其前上方,髂内静脉比髂内动脉变异更多,走行更复杂。盆部静脉丛都是髂内静脉属支所构成,有阴部静脉丛、膀胱静脉丛、直肠静脉丛、子宫阴道静脉丛等。这些静脉丛位于脏器周围的疏松结缔组织中,交织成网,且管壁极薄,静脉之间有动脉穿过,呈海绵状间隙。在清除髂内淋巴结时,尽管损伤髂内动脉主干的机会很少,但却容易损伤其属支。

5）闭孔血管损伤:闭孔窝内满布充盈的血管网,特别是小静脉,这些与髂外静脉直接相连的小静脉没有规律地插入闭孔窝,更使闭孔窝内血管的分布变得错综复杂,这些血管网全被脂肪、淋巴组织覆盖,有些血管甚至与淋巴结相连,腹腔镜下清扫该部位的淋巴结是一个"恐怖"地方,每一个操作都得提心吊胆。虽然腹腔镜有放大作用,可以看清每一条血管的走向,但由于血管的分布没有规律,不管采用钝性剥离或锐性切除,都很难避免闭孔血管的损伤。

(4)血管损伤的处理与预后:血管损伤可以发生在任何的手术、任何的操作阶段。血管损伤的预后视其损伤发生的部位、血管的类型以及抢救过程。发生在小血管损伤所引起的出血,如腹壁下动脉损伤、大网膜血管损伤等,一般止血容易,绝大部分不会危及病人的生命,但发生在闭孔窝血管丛的损伤,尽管血管小,但也会造成无法控制的出

血,危及病人生命。发生在下腔静脉、腹主动脉、髂血管等大血管的损伤,则会引起大出血,甚至导致患者的死亡。腹腔镜手术引起血管损伤后,抢救过程是关键,当血管损伤、特别是大血管损伤时,出血汹涌,瞬间就会达到 2000～3000ml,病人很快进入休克状态,如果血容量没能及时补充,心跳很快停止。术中遇有突发大出血,术者的态度起决定性作用,恐慌虽是不可避免,但必须保持镇静和头脑清醒,才能保持整个手术团队的稳定,否则只有手忙脚乱,徒然增加处理风险。处理时应尽快明确出血部位、血管损伤的程度,迅速判断出血的量及自己的处理能力,并根据镜下操作经验果断决定下一步的处理方案。明智之举是暂时控制出血后,及时寻求帮助。做自己力所不能及的事,也许会后悔终生。在妇科腹腔镜手术中造成的血管损伤,无论是小血管损伤或大血管损伤,大部分都能及时处理,预后良好。李光仪等报道腹腔镜盆腔淋巴结清扫术中盆腔大静脉损伤 5 例,1 例中转开腹,4 例镜下修补成功,无一例死亡。尽管如此,及时抢救依然是关键。

1)果断终止出血:采用腹腔镜做复杂、大的手术,应该考虑会有血管损伤的可能,术前必须充分做好处理的准备。一旦出现大出血,术者必须要沉着、冷静,迅速用吸管把血液吸净,看清血管损伤的断端并把血管的两端钳夹,阻止进一步出血,判断血管损伤面的大小、能否在腹腔镜下修补,如果经验不足,应该当机立断请血管外科大夫上台协助处理。中转开腹是明智的选择。

2)术中大量补充血容量:术中出现大出血,必须快速补充血容量(血液、血浆、低分子右旋糖酐等),同时迅速判断出血量。在补充血容量的过程中,要同时考虑患者基本血容量,术前有否贫血以及缺氧带来并发症的危险。患者的年龄和体重影响输血,最好利用中心静脉压监测血容量。

3)及时补充血小板:患者术中出血比卧床休息时更容易丢失凝血因子和血小板,而且,大量输血时也会造成凝血因子和血小板减少,所以,因大出血而大量输血时,特别是每输血 10U 后,术中应每 2 小时检测一次凝血功能,每补充 6～8U 浓缩红细胞,应给 2U(500ml)新鲜冰冻血浆。如果患者血容量能承受,必须附加输入 500ml 新鲜冰冻血浆,并进行 PT 和 APTT 监测。大出血时,当血小板计数低于 100 000/μl 应输血小板,估计手术时间长、或需要 10U 以上血源,应给含 10U 血小板的 500ml 血,直到术毕或手术止血成功。输入大量的血小板才能保证血小板最大的凝集作用。一般 10U 血小板可以获得最佳凝集效应和发挥血小板作用。因此,在输入大量浓缩红细胞引起血小板减少,应给予 2U 新鲜血小板予以纠正。

4)及时补充纤维蛋白原:出血时会消耗大量的纤维蛋白原,当血浆纤维蛋白原低于 100mg/dl,必须及时补充。可以直接输入纤维蛋白原,也可以输注 20U 冷凝物可以提供体重 70kg 成人约 150mg/dl 纤维蛋白原。

5)纠正酸碱平衡:出血时会引起血 K^+、Na^+、Ca^{2+} 等的丢失,导致血液酸碱平衡失调,应该及时纠正,促进恢复。

6)应用抗生素:出血后病人机体抵抗力低,容易合并感染,尽量使用广谱抗生素预防感染。

(5)腹膜后血管损伤的处理

1)Veress 针损伤腹膜后血管的处理:Veress 针的穿刺部位一般都位于脐部,而腹膜后血管(腹主动脉、下腔静脉)的体表投影就在脐部下方。如果穿刺方法不正确,就有可能损伤腹膜后血管。当确诊 Veress 针损伤腹膜后血管,千万别将 Veress 针取出,因为 Veress 针刺破的基本是腹主动脉或下腔静脉,如果将 Veress 针取出,出血会很凶猛,瞬间就会形成巨大腹膜后血肿,增加下一步处理的困难,而应该保持 Veress 针在原处,迅速中转开腹。其方法是保留 Veress 针于原处可稍为阻挡出血,并在剖腹时提供医生找到受损伤血管的标志,因为腹膜后大血肿可掩盖损伤部位,Veress 针能帮助定位损伤处,便于处理。也不要通过另外一个穿刺孔放进腹腔镜,企图镜下修补,即使术者镜下缝合技巧非常娴熟,镜下修补损伤的腹主动脉或下腔静脉非常危险,成功的希望很少,有可能因此错过了抢救机会。遇到这种情况,立即采取剖腹探查,纵行切口进入腹腔后,马上判断血管损伤的类型、部位及血肿的大小。在剖腹探查过程中,不得分移动 Veress 针,以免扩大血管损伤。术者应该根据自己的处理经验确定是否可以进行修补。修补时,如果是动脉损伤,用手在肾动脉水平以下压迫主动脉,如果是静脉损伤,则压迫损伤的下方,然后剪开后腹膜,清除损伤周围的血肿,用血管缝线在 Veress 针插入血管的部位作一荷包缝合,收紧缝线,取出 Veress 针,再"8"字加固缝合,确定无再出血后,关闭后腹膜。如果术者没有处理大血管损伤的经验,明智之举是请血管外科医生协助处理。

2)套管针损伤腹膜后血管的处理:套管针造成的血管损伤比 Veress 针造成的损伤要大,能造成大量出血,基本是由于操作不当引起。妇科腹腔镜手术主套管的穿刺部位一般都位于脐部,如果穿刺方法不正确,就有可能损伤腹主动脉或下腔静脉,而辅助套管则造成髂外血管损伤。当高度怀疑血管损伤时应立即做正中切口剖腹手术,有时因为只发生腹膜后出血,而无腹腔内出血,这种现象往往被延误诊断。如果患者出现心血管衰竭而无明显的腹腔内出血症状,排除麻醉并发症所引起外,最可能的因为是腹膜后出血,应立即彻底地检查后腹膜间隙有无隐蔽性出血,因为静脉系统的压力比较低,注入腹腔内 1.60～1.87kPa(12～16mmHg)的 CO_2,其腹内压力足以暂时地压迫穿刺部位,甚至对大静脉也有压迫作用,这样使自然止血机制有足够的时间发挥作用。所以,需要腹腔镜探查时,应将腹内气体排出,确定没有出血后,再在低压下重新缓慢地注气。排除其他原因所引起的心血管衰竭外,腹腔镜检查以后的心血管衰竭应在恢复室内按腹膜后出血或低容量休克处理。

3)盆腔淋巴结清扫时血管损伤的处理:在腹腔镜盆腔淋巴结清扫时发生损伤的血管基本都是大血管,或者是血管纵横交错的静脉丛部位如闭孔窝,损伤时出血凶猛,处理不及时,很快危及病人的生命。

髂总血管损伤的处理:髂总动脉损伤的可能性极少,而髂总静脉损伤的机会相对比较多。髂总静脉损伤后出血多而猛,处理上应该迅速用吸引管将血液吸出,初步判断损伤的部位和范围,如果考虑腹腔镜下不能处理,用吸引管压迫破裂口,立即中转开腹进行修补。如果估计腹腔镜下可以进行修补破裂口,用无损伤钳钳夹破裂的静脉壁,用无损伤的血管缝线"8"字形缝合破裂的静脉壁。值得提醒的是,损伤的血管壁钳夹后,不得过分用力,也不得移动分离钳,否则将会进一步撕裂静脉壁,失去镜下修补的机会。缝合损伤的髂总静脉时,从钳夹破裂静脉壁的无损伤钳旁边进针,穿过对侧静脉壁出针,反复缝合两次,便成"8"字形,轻轻收紧缝线,退出分离钳,马上再收紧缝线,在退出分离钳的一刹那,肯定会有出血,不必处理,赶快镜下打第一个方便结。打结时,钳夹线尾的持针器及弯分离钳必须靠近线结,才能把线结拉紧,否则,由于张力作用,会撕破缝合后的静脉。打完第一个方便结后,一般不需要固定,可以继续打第二个方便结,先不要剪除线尾,而是吸净创面血液,检查缝合后的静脉裂口还有没有出、渗血,然后再剪除线尾。

髂外血管损伤的处理:髂外血管损伤主要发生在清除髂外淋巴结的过程中,绝大部分都是损伤髂外静脉及其吻合支以及它们主要分支,也许是由于操作粗暴所引起,也可能是解剖界线不清所致。损伤其属支或分支,可以用双极电凝止血。损伤靠近腹股沟段的髂外静脉,由于出血比较少,暴露清楚,修补相对容易,只要用无损伤的血管缝线"8"字缝合破裂的静脉壁就可以,缝合后用弯分离钳轻轻压迫创面的上段,使损伤段的静脉充盈,检查创面是否完全修复。损伤了靠近髂总段的静脉,则出血相对较多,不能电凝,只能修补。修补方法与髂总血管损伤的修补方法相同。在修补过程中损伤面可能会出血,助手可以用吸管将血液吸出,保持术野清晰,利于术者镜下操作。

髂内血管损伤的处理:髂内动脉及其分支的出血容易控制,因为血管壁厚不易进一步撕裂,而且可以根据喷血的方向容易判断出血来源,通过钳夹、结扎、上钛夹或两者兼用,能够达到止血。如果损伤了髂内静脉及其属支引起的盆腔出血,止血将十分困难。髂内静脉及其属支都属于盆腔的深部静脉,脆性大、迂曲、视野隐藏和分布范围广,撕裂后出血程序变化很大,从微不足道的少量出血可以发展到危及生命的大出血。如果看清出血只是髂内静脉损伤,可以采用上钛夹的办法,在静脉损伤的两端同时钳夹,先钳夹远端,后钳夹近端。如果是闭孔静脉或静脉丛损伤,最好的办法是采用可吸收纱布压迫止血,可以控制静脉出血,避免缝扎、电凝等处理方法导致闭孔神经损伤。

(6)腹膜后血管损伤的预防:腹腔镜手术腹膜后血管的损伤重在预防,包括掌握正确的穿刺技术、娴熟的镜下操作技巧和熟悉盆腹部血管解剖等。

1)脐孔与腹腔血管的解剖关系:脐孔位置及相对应的腹主动脉与脊椎的关系变化较多,绝大部分脐孔(约占67%)对应于 L_4 脊椎,少部分(占30%)对应于 L_5 脊椎,只有约3%对应于 L_4 脊椎以上。而主动脉分叉的位置大部分(约47%)对应于 L_4 脊椎,对应于 L_{4-5} 脊椎约占72%,24%对应于 L_{3-4} 脊椎,仅3%对应于 L_5 腰椎。根据放射影像学研究显示,平卧位大腿伸直时,脐-主动脉间的安全距离在1.8~2.7cm,平卧位大腿屈曲时,由于腰部脊椎前凸下陷,主动脉距腹壁较正常略远。仰卧时,腹主动脉的位置高低不同,其下端可位于脐部上下2~3cm。头低脚高位时,腹主动脉位置上移,脐部位置亦上升,使髂总动脉及其分支更

加靠近脐部,肥胖病人尤为明显,脐部与主动脉的距离更缩短。

2)盆腹部血管解剖特点:由于放置主套管时带有盲目性,损伤脏器和主要血管的风险比较大。因此,了解盆部、腹部血管的解剖关系对防止腹腔镜手术引起的腹膜后血管损伤至关重要。

腹腔血管:主要是腹主动脉和下腔静脉。腹主动脉自膈的主动脉裂孔处续主动脉胸部,沿脊柱前方下降,至第四腰椎体前左方下缘附近分为左、右髂总动脉,其体表投影位于脐平面左下方 1~2cm 处。腹主动脉分为脏支与壁支,肾动脉、肝总动脉、肠系膜上下动脉等都是从脏支分出;腰动脉、骶中动脉等从壁支分出。与妇科腹腔镜手术有关的腹主动脉的主要分支有肠系膜下动脉和骶正中动脉。腹腔镜下可以清楚看到腹膜后的腹主动脉。下腔静脉位于腹主动脉的右侧,是人体内最大的静脉,在第5腰椎的右前方由左、右髂总静脉汇合而成,沿主动脉的右侧上行,套管穿刺时用力过猛就会造成损伤。肠系膜下动脉在第3腰椎起于腹主动脉前壁,沿腹后壁腹膜深面行向左下方,至左髂窝进入乙状结肠系膜根内,并沿其下降入小骨盆,移行为直肠上动脉。肠系膜下动脉主要有左结肠动脉、乙状结肠动脉和直肠上动脉三条分支。

髂部血管:主要包括髂总动静脉、髂外动静脉和髂内动静脉。

髂总动脉是腹主动脉的两大分支,左、右各一。左髂总动脉平均长度约 (4.30 ± 0.19) cm,右髂总动脉平均 (4.5 ± 0.22) cm。平第四腰椎高度自主动脉分出后,沿腰大肌内侧向外下方斜行,至骶髂关节前方分支为髂外动脉和髂内动脉,一般右侧髂总动脉的分叉较高,左侧的分杈较低,左、右同一高度的约占一半。也有髂总动脉缺失的,其概率约1%。髂总静脉是由髂外静脉和髂内静脉(腹下静脉)在骶髂关节前方组成,各向内上方斜行,至第5腰椎汇合成下腔静脉。左侧髂总静脉长约 6.4cm,右侧长约 4.2cm。右侧的髂总静脉位于髂总动脉的外侧,左侧的髂总静脉位于髂总动脉的稍内侧,由于左髂总静脉受右髂总动脉的压迫,在腹腔镜下清扫髂总淋巴结时,可以看到右髂总静脉较左总静脉充盈。在髂总淋巴结附近,有一些小静脉直接汇入髂总静脉,当清除髂总静脉上淋巴组织时,如没发现,暴力撕扎,将会损伤髂总静脉壁,引起大出血。

髂外动脉起自髂总动脉的分杈处,沿腰大肌内侧缘下降,经腹股沟韧带(内、中1/3交界处)后方至股前部,移行为股动脉,长约 10~11.5cm。左髂外动、静脉的腹侧为乙状结肠,右髂外动脉的起端有输尿管经过,髂外动脉在腹股沟韧带上方发出腹壁下动脉,经腹环内侧进入腹直肌鞘,并与腹壁上动脉吻合,在腹股沟韧带的后方分出旋髂深动脉。髂外静脉伴随髂外动脉而行。左髂外静脉全程行经动脉的内侧,右髂外静脉开始经动脉的内侧,向上逐渐转向动脉的后方。髂外静脉行径中有子宫圆韧带和卵巢血管跨过。其属支有腹壁下静脉、旋髂深静脉和耻骨静脉。

腹壁下动脉起源于髂外动脉,其起点位置在腹股沟韧带稍上方,行于腹横筋膜和壁腹膜之间,穿过腹横筋膜,进入腹直肌与腹直肌后鞘之间,与腹壁上动脉、肋间后动脉和

肋下动脉的终末支吻合,并分支供应腹直肌。腹壁下动脉重要的分支是耻骨支,耻骨支又发出一条闭孔支,与闭孔动脉的耻骨支吻合。另外分出子宫圆韧带动脉,伴随子宫圆韧带行经腹股沟管,分布于大阴唇。腹壁下动脉的体表投影,可用腹股沟韧带内、中 1/3 交点到脐的连线来表示。腹壁下静脉与动脉伴行,其血液回流经髂外静脉汇入下腔静脉。下腹部穿刺时很容易损伤该血管。

旋髂深动脉多数起自髂外动脉(约 2/3),也有起自股动脉(约 1/3),其起点与腹壁下动脉相对,向外上方达髂前上棘稍内方,穿腹横肌,沿髂嵴或其稍上方,行于腹横肌与腹内斜肌之间,其分支与髂腰动脉吻合。旋髂深静脉有许多属支,在同名动脉的前上方汇入髂外静脉。旋髂深动、静脉的解剖因人而异,特别是旋髂深静脉。腹腔镜手术时,由于头低臀高位,静脉回流受阻,静脉壁凹陷,在清扫腹股沟深淋巴结时,由于结缔组织的遮盖,极易损伤该静脉。

髂内动脉又名腹下动脉,起于髂总动脉杈,左、右各一,平腰骶间盘和骶髂关节前方下行,其远侧段闭锁并延续为脐内侧韧带。髂内动脉是盆腔脏器血液供应的主要血管之一,也是骨盆侧壁与后壁的分界标志,脐侧韧带内侧是膀胱侧窝的标志,在耻骨联合上进行套管穿刺时,只要在脐侧韧带外侧进针,是绝对不会损伤膀胱的。髂内动静脉担负着盆腔脏器的血液供应和回流。盆腔内有大量的起始分支和吻合支,形成丰富的侧支循环系统。在盆腔内,只要有其中的一根动脉,就能保证盆腔脏器的血液供应。盆腔血管的这种解剖特点,为控制出血结扎髂内动脉而不影响盆腔脏器的血液供应。髂内静脉有单支(50%)、双支(36%)或蔓状(40%)三种变异。右髂内静脉前方是同名动脉,紧靠输尿管;而左髂内静脉前方就是输尿管,外侧才是同名动脉。静脉比动脉更紧贴于盆壁,被动脉所覆盖,故动脉多位于静脉的内侧及其前上方。髂内静脉比髂内动脉变异更多,走行更复杂。盆部静脉丛都是髂内静脉属支所构成。这些静脉丛位于脏器周围的疏松结缔组织中,交织成网,管壁极薄,静脉之间有动脉穿过,呈海绵状结构。由于髂内静脉的解剖特点,在腹腔镜下清扫髂内动、静脉淋巴结时,如果一旦损伤髂内静脉,特别是损伤蔓状型的髂内静脉及这些静脉丛,出血将比较严重。

盆部血管:这里指的主要是子宫动静脉、卵巢动静脉、闭孔动静脉等。妇科腹腔镜手术几乎都在盆腔进行,腹腔镜下可以看到盆腔四周腹膜满布充盈的血管网,手术时这些血管破裂、出血,往往会导致术野不清楚。而盆底的深部则充满了交错的小静脉,彼此吻合成网,形成许许多多的静脉丛,有子宫静脉丛(位于子宫系膜和主韧带子宫旁段中,并与阴道静脉丛、输卵管静脉丛、膀胱静脉丛、直肠静脉丛广泛吻合)、阴道静脉丛(紧贴阴道侧壁,位于主韧带子宫颈旁段内)、膀胱静脉丛(位于膀胱下侧方,膀胱侧韧带中)、直肠静脉丛(紧贴直肠壁)、耻骨后静脉丛(由闭孔静脉、髂外静脉、腹壁浅静脉和阴蒂深静脉吻合形成)、骶静脉丛(由骶中静脉和骶外侧静脉吻合形成)等。在腹腔镜手术时,特别是广泛全子宫切除、盆腔淋巴结清除时是最容易出血、也是最难止血的部位。

3)术前评估:做一台复杂的腹腔镜手术,特别是腹主

动脉旁淋巴或盆腔淋巴清扫,术前根据患者的年龄、身高、体重、临床期别及各种检查参数作充分的评估。如子宫颈癌做腹腔镜广泛全子宫切除及盆腔淋巴清扫时,一个相对年轻、消瘦、身高≥160cm、临床期别较早的患者,由于盆腹腔内脂肪组织少,血管暴露比较清楚,损伤的机会就相对较少;如果是肥胖、年龄大、身高≤150cm、临床期别较晚,盆腹腔内脂肪组织相对较多,手术暴露困难,损伤血管的机会就相对较多。所以,应该根据患者的个体差异,除了术者有充分的思想准备外,还必须要向患者及家属充分沟通病情,交代手术中可能出现的问题,取得患者及家属的配合与谅解。

4)术中监测:术者、助手、司械、巡回护士、麻醉医生等都属于手术队伍,都有进行术中监测失血量、补充的血液量和尿量的责任。术中遇到出血,巡回护士首先给患者静脉输注晶体液,保证正常血容量,然后加紧补充全血。麻醉医生同时监测患者所有的生理功能包括血压、脉搏、中心静脉压、血气分析及血细胞比容等,随时做好抢救,一旦发生大出血危及病人生命安全的时候,立即进行动脉或静脉插管,保证血液及液体的注入。

5)掌握正确的穿刺方法:腹膜后大血管损伤的主要原因许多是因为术者没有完全掌握正确的穿刺方法,包括 Veress 针和 trocar 的穿刺。

Veress 针的穿刺方法:进行 Veress 针穿刺前,应该常规检查气腹针各腔道是否通畅,弹簧推进功能是否正常,然后检查下腹壁特别是脐孔周围有无瘢痕及异常血管,结合术前 B 超检查所提示的子宫大小、盆腔肿物大小、腹壁厚度、脐耻间距等因素综合考虑,确定 Veress 针穿刺位点、方向及深度。穿刺时先用皮钳钳夹脐部皮肤,切开小口后改用巾钳钳夹,提起巾钳,增加腹腔内空间,使腹壁远离腹内脏器,然后术者右手持 Veress 针先垂直放入切口内,右手腕关节最好接触上腹部皮肤作为支撑点,缓慢将 Veress 针穿刺入腹腔,当有落空感时,再斜向进入腹腔。为了确定 Veress 针进入腹腔,在其尾部连接含生理盐水的小针筒,提起腹壁,增加腹腔内压力,由于腹腔内负压的作用,针筒内的生理盐水自动、顺利进入腹腔,接着,在 Veress 针末端接上 CO_2 导管接头,打开充气开关,再次提起腹壁,如果 CO_2 压力表读数显示在负压范围内,证实 Veress 针已完全进入腹腔,可以进行充气。

主套管穿刺方法:人工气腹完成后,退出 Veress 针,手握穿刺套管针,右掌鱼际肌紧压套管顶部,示指和中指紧扣套管杆,缓慢、旋转式的朝腹部推进,开始时可以采用垂直、旋转式穿刺,当感觉到 trocar 有少许落空感后,马上将穿刺针由垂直方向改为 15°倾斜向盆腔方向推进,当出现落空感时,先不急于接上充气管充气,而是插入腹腔镜以明确套管是否已进入腹腔。辅助 trocar 穿刺时,采用腹壁照明法选择无血管区,穿刺锥在腹腔镜的监视下缓慢进入腹腔,如果患者腹壁太松弛,没法看清穿刺锥的方向,助手可以用分离钳把腹壁向腹壁外推送,以增加腹腔的空间,看清穿刺锥的方向。

6)腹腔镜下清扫淋巴结腹膜后血管损伤的预防:在清除淋巴结组织时,最好用锐性分离,尽量不要用力撕拉。

以往盆腔淋巴结清扫的顺序是从髂总淋巴结开始,依次是髂外、腹股沟深,再到髂内、闭孔淋巴结。现在也有先清扫腹股沟深淋巴结,再清扫髂总、髂外、髂内、闭孔的顺序。不管采用哪种方式,都有可能损伤腹膜后血管,根据术者的经验,提出预防的方法与操作技巧。

清除腹股沟深淋巴结血管损伤的预防:预防损伤的主要血管是髂外静脉末端及其属支——旋髂深静脉。操作时,靠近盆壁高位剪开阔韧带前后叶,同时清除腰大肌外侧2cm的脂肪组织,但要注意保护位于髂外动脉外侧、腰大肌上的生殖股神经,避免由于损伤引起术后大腿内侧1/3皮肤感觉障碍。如果进行广泛全子宫切除,同时离断圆韧带并钳起断端,紧靠腹股沟韧带方向,剪开并下推腹膜下方组织,此时可以看到在血管的外侧、腰大肌上可以看到一层脂肪样的结缔组织,钝、锐性分离其周围疏松组织后,便能显示出一束比较致密的组织,其中含有一条比较粗的小血管,用双极电凝切断,也可以直接用超声刀凝切,不能钝性撕拉,否则将引起出血。在血管的内侧、脐侧韧带的外侧可以看到透明的、非常疏松的组织层,其中含有线状的毛细血管,钝、锐性分离后非常清楚地看到髂血管的内侧面、闭孔窝底部及闭孔神经。将血管两旁的组织处理后,位于血管前的腹股沟深淋巴结便很清楚地显露出来。钳起淋巴结,游离其周围的疏松组织,显露并钳夹该淋巴结,电凝淋巴管及供应的血管后切断,此时,该淋巴结的周围已经没有致密组织,可以提起离断的淋巴管组织,采用撕拉式的方法,将淋巴组织顺着髂外血管的方向往下推,显露髂外动、静脉,这种操作方法,基本可以避免了血管的损伤。

分离髂血管与腰大肌间隙血管损伤的预防:清除完腹股沟深淋巴结后,在腰大肌中段选择无血管区,钝、锐性分离髂血管与腰大肌之间的间隙,上至髂总动脉,下到旋髂深静脉,底部为闭孔神经前,不一定要暴露闭孔神经。分离过程可能会发现髂血管与腰大肌之间有血管的交通支,必须要电凝、切断,否则由于这些交通支破裂出血,血染组织,影响术野。此外,髂外静脉位于髂外动脉的外下方,分离该间隙时注意这种解剖关系,就可以避免损伤。

清除髂总淋巴结血管损伤的预防:髂总淋巴结与髂血管之间有一层疏松的结缔组织,分离后才能将髂总淋巴结切除。虽然分离并不复杂,但由于淋巴结外侧是髂总静脉,一般分离的方向是从内侧到外侧,如果使用弯钳分离,为了防止刺破髂总静脉,术者用左手握分离钳将淋巴组织轻轻提起,右手握分离钳在淋巴结的内侧、髂总血管的前面钝性分离结缔组织,分离过程即使出现少量出血,也应该立即用双极电凝止血,以保持术野清晰,但必须防止对输尿管的热损伤。游离髂总淋巴结时,经常会发现小血管,特别是髂总静脉的属支,不得强行分离,尤其是撕裂性分离,否则会造成意料不到的、无法控制的大出血,由此丧失了一次腹腔镜下手术的机会。发现小血管必须立即电凝,然后在靠近淋巴结的部位切断小血管。将淋巴结与髂血管完全分离后,在髂总动脉上方约2~3cm放置10mm的钛夹钳夹淋巴管,放置钛夹时必须看清髂总静脉的解剖位置,钛夹钳尖不得碰着髂总静脉,以防止不经意的损伤,也可以直接用双极电凝,然后用5mm的超声刀切断,离断后如发现残端有出、

渗血,避开输尿管后,再用双极电凝彻底止血。离断髂总前淋巴结后,偶尔会发现髂总动脉前外侧方有一支比较粗的小动脉,必须要处理,否则在撕拉淋巴结时造成损伤,引起出血。在髂总静脉外侧也有一支来自髂总静脉的小血管,同样要处理。

清除髂外淋巴结血管损伤的预防:清除髂外淋巴结时,有学者主张只要清除血管周围的组织,不必游离血管,这样可以减少对髂外血管的损伤。作者认为,只有游离髂外动脉、静脉,才能彻底清除髂外淋巴结,只要掌握操作方法,同样不会损伤血管。我们不主张撕拉式剥离,也许会有损伤血管的可能,而主张锐性分离。操作时助手用无损伤钳钳夹髂外动脉,术者钳夹淋巴组织,充分显露髂外动脉的解剖界线,可以看到一层非常薄、无血管的膜状组织,只要用剪刀剪断这层组织,便可以游离髂外动脉。按清扫髂外动脉淋巴结的方法清扫髂外静脉淋巴结,但必须注意,在髂外静脉上经常有属支插入闭孔窝,最好避免损伤,必要时电凝后切断。在清除髂外淋巴结过程,有时候会发现增大的淋巴结与髂外静脉紧密粘连,这种增大的淋巴结一时难以区别是转移或感染引起,所以应该尽量切除。由于静脉壁比较薄,采用臀高头低位时静脉凹陷,镜下继续手术有可能会损伤髂外静脉。此时,术者应该根据自己的手术经验及操作技巧,决定下一步手术方式。一般而言,由于腹腔镜有放大作用,可以看清每一步骤的解剖界线,如果镜下操作时谨慎、小心,是完全可以把粘连的淋巴结清除。把镜头的焦距靠近粘连的部位,寻找淋巴结与髂外静脉间的间隙,用剪刀尖紧靠淋巴结方向锐性分离其间隙,并把分离出来的两侧粘连组织剪断,逐步缩小淋巴结与髂外静脉的粘连,显露其粘连带并完全剪断,用分离钳轻压髂外静脉的上段,促使下段髂外静脉充盈,以检查游离后的髂外静脉有否损伤、出血。

清除髂内及闭孔淋巴结血管损伤的预防:从血管损伤考虑,清除髂内及闭孔淋巴结是最危险的部位,一不小心将会引起无法控制的大出血,是妇科内镜医生开展腹腔镜下盆腔淋巴结清扫最惧怕的地方。但如果能够看清每一步骤的解剖关系,镜下操作谨慎、小心,逐点切除,同样可以避免血管的损伤。清除完髂总、髂外淋巴结后,剪断髂内动脉起始部的带状组织,看清输尿管的行径,钝、锐性清除髂内动脉前的结缔组织及淋巴组织,显露髂内动脉及闭孔窝淋巴组织,用无损伤钳或冲吸管轻轻拨开闭孔窝的脂肪组织,暴露闭孔神经,沿着闭孔神经清除脂肪及淋巴组织(图4-12-14)。在闭孔窝底、盆侧壁可见一枚比较大的淋巴结,钳起该淋巴结,剪开其周围的疏松组织,显露淋巴管及血管,用双极电凝后切断。有时候可以看到该枚淋巴结上面有一条比较大的髂外静脉属支,绝对不能钝性撕拉,否则该枚淋巴结会断裂,也有可能损伤髂外静脉的属支。先用分离钳轻轻拨动淋巴结周围组织,了解其疏松间隙及淋巴管的位置,在髂外静脉属支的上方钳夹并向下牵拉淋巴结,剪除周围的疏松组织,显露淋巴管,使用超声刀的慢挡将其切断,从髂外静脉属支的下方钳夹并向下牵拉,取出淋巴结。清除了闭孔神经前、盆侧壁的淋巴组织后,只剩下闭孔神经下的淋巴组织,其间有许多的静脉包括髂内静脉,清除该处的淋

巴组织尤其要格外谨慎、小心，来不得"大刀阔斧"地撕拉，而应该逐个清除，将该处的淋巴组织清除完后，钳夹并提起脐侧动脉，此时可以用撕拉式的方法清除该部位的淋巴组织。如此方法操作将会避免髂内血管的损伤。

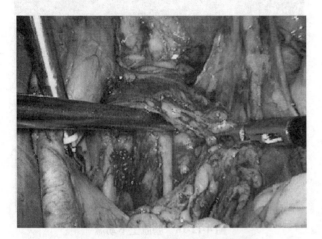

图 4-12-14　钝性剥离闭孔神经前组织

在清除髂内淋巴结的过程也会发现增大的淋巴结位于髂内动脉旁并紧密粘连，术中应该将其清除，但企图用钝性分离的方法切除几乎不可能，因为不了解增大淋巴结的下面是否与髂内静脉相连，万一增大的淋巴结粘连于髂内静脉，如果暴力分离，将会撕破髂内静脉，引起无法控制的大出血。只能采用锐性分离的方法。由于动脉壁较厚，锐性分离时可以使用剪刀等较锋利的工具，紧贴动脉壁剪开粘连组织，寻找疏松的间隙，提起淋巴组织，剪断淋巴结底部的粘连带，确认没有髂内静脉后，钝锐性分离淋巴结，边分离边用双极电凝止血，把淋巴结从动脉旁分离。钳起淋巴组织，看清髂内、外血管的位置，往盆腔的方向彻底游离淋巴结并清除其周围的淋巴组织。

2. 泌尿系统损伤的防治　随着腹腔镜手术范围越来越广，手术操作的多样化，其手术并发症也随之增多，泌尿系统损伤的发生率也会增多。1973 年美国妇科腹腔镜医师协会（AAGL）并发症委员会的第一次年会报告，回顾了1972 年腹腔镜手术 2182 例中并发症 82 例，发生率0.68%，其中有 3 例死亡（2.5/10 000）。1991 年 AAGL 调查腹腔镜手术共 56 536 例，比 1988 年增加 1.5 倍，而并发症的发生率亦有增加。其中出血需要剖腹手术止血、肠道或泌尿系伤增加 1.5 倍。腹腔镜手术引起泌尿系统损伤的概率约为 0.1%~0.2%，包括膀胱及输尿管损伤，最常见的是膀胱损伤。以子宫切除手术为例，1674 例资料结果显示，腹腔镜子宫切除手术最初的 1989~1995 年（手术初期）并发症发生率为 5.6%，1996~1999 年（手术近期）降至 1.3%。以这两个时间段统计，其中泌尿系统损伤从2.2% 下降至 0.9%。美国新奥尔良路易斯安那州立大学医院的 Vakili B 博士及其同事评估了因良性疾病行子宫切除术的过程中泌尿道损伤的发生率，术中发现所有手术损伤中泌尿道损伤占 96%（24/25）。

（1）膀胱损伤的防治

1）膀胱损伤的发生率：膀胱损伤包括浆膜撕裂、腹腔内穿孔及腹膜外穿孔等。Gilmour 等综合 1966 至 1998 年22 篇妇科手术下尿路损伤的报道，膀胱损伤率为 0.02%~1.95%，平均 0.26%。Mark 等报道在 65 例腹腔镜手术中有 1 例（1.53%）发生膀胱损伤。国内张晓薇等报道 1993年 1 月~1999 年 1 月腹腔镜手术 270 例，手术并发症 5 例，发生率 1.85%，其中膀胱损伤 1 例。陈萍报道 1994 年 9月~2000 年 12 月腹腔镜手术 2965 例，发生并发症 36 例，发生率为 1.21%，其中膀胱损伤 4 例。罗剑儒等回顾分析1860 例妇科腹腔镜手术患者的临床资料以及并发症的相关情况发现膀胱损伤有 4 例（0.22%）。华克勤等报道1995 年 1 月~2002 年 2 月因不同原因行腹腔镜手术 4150例，发生膀胱贯穿伤一例。喇端端等报道 2003 年 1 月~2005 年 2 月腹腔镜手术 2684 例，手术总的并发症发生率为2.53%（68 例），膀胱损伤 2 例。

2）膀胱的镜下解剖：要想在腹腔镜手术中预防膀胱损伤，就有必要了解腹腔镜下的膀胱及周边解剖的关系。

膀胱（vesica urinaria）的形态结构：膀胱是储存尿液的肌性囊性器官，其大小、形状和位置均随尿液充满的程度而异。一般正常成年人容量约 300~500ml，最大容量可达800ml，但超过 500ml 时，因膀胱张力过大会产生疼痛。新生儿的膀胱容量约为成人的 1/10。老年人因膀胱肌张力减低而容量增大，女性的膀胱容量略小于男性。空虚时膀胱呈三棱锥体形，分尖、底、体、颈、上面和两个下外侧面。膀胱尖朝向前上方，是上面和两侧下外侧面的会合点，连接脐正中韧带，此韧带为胚胎早期脐尿管的遗迹。膀胱底位于后下方，呈三角形，相当于两侧输尿管末端和尿道内口间的区域，尖和底之间为膀胱体。膀胱颈是膀胱的最下部，也是膀胱较固定的部分，膀胱颈的下端有尿道内口、通尿道。膀胱壁富有伸展性，由肌层、黏膜下组织和黏膜构成。浆膜仅覆盖在膀胱的上面。肌层为平滑肌，外层和内层多为纵行，中层为环形，三层肌纤维互相交错，分界不清，收缩时缩小膀胱，排出尿液，故名逼尿肌。黏膜层被覆膀胱内面，大部分经黏膜下组织与肌层疏松连接。膀胱空虚时，肌层收缩，壁增厚，黏膜形成许多皱襞；膀胱充盈时，壁伸展变薄，黏膜皱襞减少或消失。在膀胱底的内面有一个三角形区域，此区称膀胱三角，位于两输尿管口与尿道内口三者连线间，由于缺少黏膜下组织，肌层与黏膜结合紧密，故无论膀胱处于充盈或空虚时，其黏膜均保持平滑状态。两侧输尿管口之间的黏膜形成一横行皱襞，称输尿管间襞，膀胱镜检或子宫腔镜代膀胱镜检时，此区域为一苍白带，可作为寻找输尿管口的标志。

膀胱的位置：成人膀胱位于小骨盆腔的前部。膀胱底与子宫颈和阴道上 1/3 部毗邻，空虚时，膀胱尖不超过耻骨联合的上缘，膀胱充盈时呈卵圆形，膀胱尖可上升至耻骨联合以上，这时腹前壁折向膀胱的腹膜也随之上移，返折线可达耻骨联合以上 2cm，此时如果在耻骨联合上缘进行穿刺，必将刺破膀胱。幼儿的膀胱几乎完全位于腹腔内，以后随年龄的增长逐渐下降入小骨盆腔内。老年人由于盆底肌收缩力减弱，膀胱位置更低。膀胱的前方为耻骨联合，侧面为膀胱周围间隙，内充满结缔组织和静脉丛。

3）膀胱的解剖结构

膀胱腹膜返折：女性的膀胱底与子宫颈管和阴道前壁相贴，膀胱颈与泌尿生殖膈相邻。膀胱的下外侧面直接与腹前壁相贴，中间有一疏松间隙，剪开膀胱底前的腹膜，就极容易把膀胱与腹壁分开，进入到尿道部位。膀胱空虚时，为腹膜外位器官。腹膜由腹前壁返折至膀胱上而形成膀胱腹膜返折，腹膜仅覆盖在宫颈管前方，在没有粘连的情况下很疏松，剪开腹膜返折后很容易便能把膀胱从宫颈管上分离，一般情况下不会造成损伤。

膀胱宫颈韧带与膀胱侧韧带：左、右各一。膀胱宫颈韧带位于膀胱腹膜返折的后方，是从盆筋膜腱弓前伸向膀胱后外侧壁的结缔组织束，有固定膀胱基底部的作用，分为前、后两层，输尿管末段穿行其中，形成隧道。膀胱侧韧带位于膀胱外则腹膜下，含有膀胱的血管及神经。打开腹膜返折，推开宫颈管前方的膀胱，便可以看到膀胱宫颈韧带。打开输尿管"隧道"，拨开输尿管就可以找到膀胱侧韧带。腹腔镜广泛全子宫切除时，只有打开输尿管"隧道"，才能切断膀胱侧韧带。

膀胱侧窝与膀胱旁窝：膀胱侧窝顶部为膀胱旁窝的腹膜及脐内侧韧带，底部为盆膈上筋膜，内侧为膀胱子宫颈韧带，外界为闭孔肌，其间为疏松结缔组织及脂肪组织。膀胱旁窝即膀胱宫颈韧带侧束旁窝。腹腔镜下手术时，打开腹膜返折，把膀胱推开至子宫颈外口3cm，从膀胱上动脉的前方分离，即可以进入膀胱侧窝，充分暴露主韧带。输尿管穿过膀胱侧窝边缘，子宫动脉、膀胱上动脉穿过膀胱侧窝。偶尔可见从腹下动脉分支的异常的闭孔动脉。此间隙为广泛全子宫切除中，切除子宫主韧带>3cm、且失血少的关键（图4-12-15）。

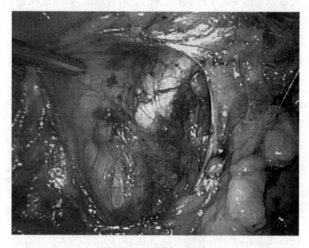

图4-12-15　膀胱侧窝

4）膀胱血液供应：膀胱血液主要由膀胱上动脉与膀胱下动脉供应。膀胱上动脉左右各一，起自髂内动脉末端，向内下方向走行，分布于膀胱上、中部。膀胱下部的周围有膀胱静脉丛，最后汇集成与动脉同名的静脉，汇入髂内静脉。膀胱上动脉经过膀胱侧窝，是广泛全子宫切除术中打开膀胱侧窝的标志。膀胱下动脉位于膀胱上动脉下方约1.5～2cm，子宫动脉上方约1～1.5cm，左右各一，来自髂内

动脉或阴部内动脉，沿盆腔侧壁下行，然后转向内，分布于膀胱底部、输尿管下段以及发出小支到阴道壁。闭孔动脉常发出膀胱支，分布于膀胱底（图4-12-16）。

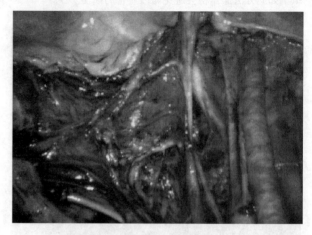

图4-12-16　膀胱上下动脉

5）膀胱损伤的原因

套管针损伤膀胱：腹腔镜手术一般都以脐孔作为主穿刺套管，穿刺前都从脐孔使用Veress针穿刺进行人工气腹，膀胱位于盆腔内，充盈时膀胱尖也只上升至耻骨联合以上，而且，妇科腹腔镜手术术前都常规插导尿管，所以，Veress针穿刺损伤膀胱几乎是不可能发生。但在国外，单纯做腹腔镜检查或对一些手术时间较短的患者，术前基本不插导尿管，认为腹腔镜检查结束就可以离开医院，没必要插导尿管；另外，认为术前插导尿管可以增加术后泌尿系统的感染概率，由此，发生Veress针穿刺损伤膀胱的现象，特别当膀胱充盈时，发生概率更高，只要膀胱内尿液≥100ml，受到损伤的危险就增加。现在，国外也吸取了教训，主张每次腹腔镜手术都应该放置导尿管。套管针损伤膀胱主要发生在耻骨联合上正中的穿刺点，矮小的病人、儿童和青少年脐耻之间的距离较小，或曾有下腹部手术史者，由于粘连导致膀胱上移，容易增加损伤膀胱的危险（图4-12-17）。

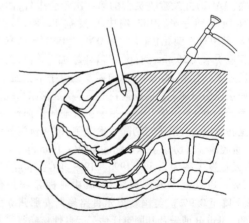

图4-12-17　耻联上损伤膀胱示意图

分离膀胱引起的损伤：腹腔镜全子宫切除及广泛全子宫切除在分离膀胱过程中，如果下推膀胱方法不正确或由于组织粘连，下推膀胱时用力过度、广泛全子宫切除时处理

膀胱宫颈韧带过于靠近膀胱、腹腔镜协助阴式子宫切除术（LAVH）切除宫颈前方黏膜时切口选择过高，或腹腔镜Burch手术中打开膀胱底上方腹膜进入Retzius间隙时都有可能损伤膀胱。特别是在有炎症或曾经手术时将会出现膀胱与宫颈管粘连，分离膀胱时就会引起穿孔（图4-12-18）。

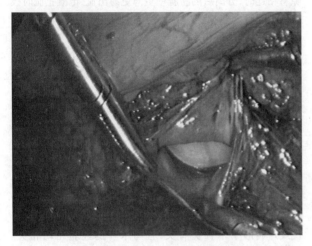

图4-12-18　穿孔内的导尿管气囊

膀胱的热损伤：分离膀胱宫颈间隙及膀胱宫颈韧带时会引起膀胱后壁的出血，当用电凝止血，就有可能发生膀胱的热损伤。电烧灼膀胱顶部子宫内膜异位病灶同样也会发生膀胱的热损伤。

操作失误引起膀胱损伤：张晓薇等报告了1例输卵管妊娠行腹腔镜下输卵管开窗胚胎吸出术，术后经耻骨联合上2cm腹正中线右旁开3.5cm的套管针切口，用长弯钳钳夹引流管送进腹腔，操作过程中损伤膀胱。在剪开膀胱腹膜返折时靠近膀胱底，或没有上举子宫，极容易斜向膀胱，同样引起损伤。腹腔镜全子宫切除时，如果膀胱下推到宫颈外口太少，缝合阴道残端时缝针很容易穿透膀胱肌层甚至黏膜层，将膀胱组织缝扎，导致膀胱组织局部缺血、坏死，形成术后膀胱阴道瘘。

6）膀胱损伤的临床表现与诊断

术中出现血尿：在腹腔镜手术中，看到尿液漏到盆腔内或看到套管穿过贴近前腹壁的膀胱，或发现导尿管尿少、血尿，或膀胱壁出现血肿，应高度怀疑膀胱损伤，必须探查并找到损伤部位。

术中发现导尿管：一般情况下，由于膀胱与子宫颈管之间比较疏松，分离膀胱宫颈间隙很容易，但如果有手术史或炎症时，在靠近膀胱部位分离过程中发现裂孔，首先要警惕膀胱穿孔，穿孔内发现导尿管即能确诊。

膀胱注入亚甲蓝：如怀疑有膀胱穿孔，可以用稀释的亚甲蓝染液通过气囊尿管逆行注入膀胱内，腹腔镜下观察膀胱周围有无尿液漏出；此外，也可以从静脉注射5ml靛胭脂或亚甲蓝染液，10分钟后观察膀胱周围有无漏出。

术后阴道引流液过多：腹腔镜广泛全子宫切除加盆腔淋巴切除术由于手术范围比较大，术中没有结扎淋巴管，术后大量腔淋液流出盆腔，加上术中大量生理盐水冲洗后遗留腹腔，所以术后都从阴道放引流管，一般术后第一天引流

液相对比较多，第二天就明显减少，术后48小时拔除引流管。如果术后第二天引流液仍然多或拔除引流管后阴道流液又明显增多，则要考虑膀胱穿孔。

阴道流液中查到尿液成分：当阴道流液增多，怀疑膀胱穿孔时，可以从阴道分泌液体中作常规检查，当找到尿液成分如尿素氮和尿酸水平，就可以作出诊断。

耻骨上区疼痛：膀胱穿孔后尿液渗入到腹腔或进入耻骨后间隙，早期大量尿液聚集在该处可以毫无症状，但随着腹膜外尿液聚集，最终将出现耻骨上区疼痛。

膀胱造影：逆行膀胱造影可以看到造影剂外渗而明确诊断，同时可以确定损伤范围。

膀胱镜检查：当怀疑膀胱穿孔时，可以用膀胱镜检查，也可以用宫腔镜代膀胱镜检查，以明确诊断。

7）膀胱损伤的处理

保守治疗：腹腔镜手术过程中发现膀胱浆膜层损伤，可开放性置导尿管，多饮水，待尿液变清后48小时可以拔除尿管。手术中已经明确膀胱损伤<5mm，术后停留尿管连续引流一周，可以自行愈合。

膀胱破裂修补：术中能及时发现并修补膀胱损伤，预后比较理想。以往凡是膀胱破裂基本都是中转开腹并请泌尿大夫修补，现在，妇科大夫腹腔镜下的缝合技术比较娴熟，基本已掌握了膀胱破裂修补的技巧，所以，膀胱破裂后的修补可以由妇科内镜医生进行。膀胱裂口的位置决定修补的难度，膀胱前壁及侧壁相对容易，而后壁相对难度较大。膀胱裂口缝合后的愈合与缝合的方法密切相关。以前修补膀胱裂伤是采用不吸收的缝线，所以最主要的问题是怕缝线穿透了膀胱黏膜，引起术后膀胱结石，现在采用的是可吸收缝线，术后引起膀胱结石的问题已得到了解决，只要组织层次对合良好，修补后的创面完全可以愈合。缝合前先将裂口两侧的膀胱黏膜边缘适当修剪，保持组织层次对合，缝合时用0/5#可吸收线从距离膀胱裂口边缘约0.5cm进针，穿过黏膜层，镜下打结后连续缝合膀胱黏膜层，再用3-0可吸收线"8"字间断缝合膀胱肌层（图4-12-19、图4-12-20）。

缝合时注意：①对损伤的范围和深度进行评估，对受损的膀胱壁或膀胱壁薄弱的部分也必须要缝合，预防修补后薄弱部分发生组织坏死导致尿漏；②缝完膀胱黏膜层后用

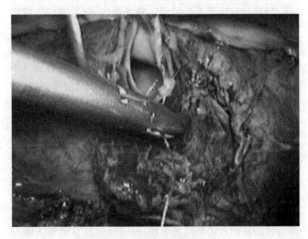

图4-12-19　膀胱裂口边缘进针

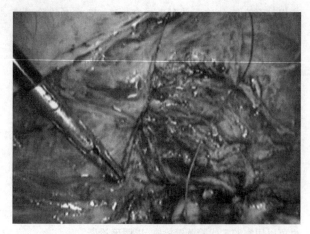

图 4-12-20　封闭破裂口

稀释的亚甲蓝溶液 200ml 注入膀胱,检测是否有漏出点,如果存在漏孔,应该"8"字形加固缝合,然后再间断缝合肌层以加固第一层,必要时加固缝合第三层,预防尿漏的发生;③膀胱底部是重要的支撑组织,此处的损伤未能发现并加以修补,则容易形成瘘,如果不能确定损伤部位,可以经静脉给予 5ml 的靛胭脂,使蓝染的尿液在几分钟内自输尿管口喷出,并且通过膀胱镜加以观察,确定损伤部位,修补时,可行输尿管插管,以避免损伤输尿管口;④术后停留导尿管至少 10 天以上,以保持膀胱排空,降低膀胱肌肉张力,促进伤口愈合;⑤拔除导尿管后观察排尿情况及注意阴道分泌物的质与量,及时发现膀胱子宫瘘及膀胱阴道瘘。

8)膀胱损伤的预防

穿刺时预防膀胱损伤:腹腔镜手术时,如果是双人操作,一般都选择耻骨联合上作第三个 5mm 穿刺点。术前置导尿管,术中保证导尿管通畅,使膀胱排空。穿刺点的位置应该在耻骨联合上 2 横指偏向左侧约 2～3cm,腹腔镜监视下穿刺锥在脐侧韧带的外侧进针。正常情况下膀胱的解剖位置是在盆腔内,即使膀胱充盈,也不会超出脐侧韧带。所以,在脐侧韧带的外侧进穿刺套管,是不会刺破膀胱的。如果既往有盆腔手术史,粘连组织紧贴前腹壁,无法看清膀胱的解剖位置,此时,应该先分离脐侧韧带外侧的粘连组织,然后再进穿刺套管针。

分离膀胱腹膜返折时预防膀胱损伤:全子宫切除或广泛全子宫切除手术必须要分离膀胱宫颈间隙,才能把膀胱推到宫颈管外口。术前使用举宫杯将子宫上举,显露膀胱宫颈间隙,使膀胱的界线更清楚,有利于将膀胱自宫颈及阴道前壁分离。剪开腹膜返折后,用分离钳钳夹腹膜边缘,切断宫颈管前的纤维组织,正常情况下膀胱宫颈间隙比较疏松,用吸管、分离钳的弯面、或超声刀等紧贴宫颈,以钝性分离为主,边剪边分离,很容易就能把膀胱从宫颈管上分离。炎症或手术后(如曾剖宫产)因瘢痕组织粘连,膀胱与宫颈管间隙消失甚至粘在一起,分离膀胱宫颈间隙十分困难,应注意不要强行分离,可从宫颈管两侧疏松组织处向内侧逐步剪开腹膜返折,寻找到膀胱底的界线,最好用 5mm 的超声刀紧贴宫颈管切断粘连组织,将膀胱先自宫颈管表面分开,逐步将膀胱分离到宫颈管外口,不可强行钝性分离,否

则将会撕破膀胱。

电凝止血时预防膀胱热损伤:把膀胱从宫颈间隙分离并推到宫颈外口后,特别是广泛全子宫切除时,由于分离面比较广,膀胱底部创面出血,止血的方法只有使用双极电凝。但由于分离后的膀胱底及后壁比较薄,特别是宫颈间隙有粘连时,分离后的膀胱壁更薄更易出血,电凝止血时极容易引起膀胱热损伤。其预防办法首先是掌握电凝的技巧,使用时采用低功率、快速电凝(点到即止);其次,一手拿电凝钳,一手握冲吸管,先用生理盐水(因为是使用双极,故可以用生理盐水)冲洗创面,看清出血点后,立即将双极钳轻轻放在出血点上,脚踏电凝开关,只要看到创面有烟雾冒出即可,切不可电凝时间过长,同时,立即用生理盐水冲洗电凝点,降低局部温度,减少热损伤。如果第一次快速电凝还不能止血,可以重复电凝,直到出血停止。

(2)输尿管损伤的防治

1)输尿管损伤的发生率:从 20 世纪 90 年代以来,随着腹腔镜手术的广泛开展,输尿管损伤率亦有增加。文献有关妇科手术输尿管损伤的发生率报道不同,多与不同时代及开展的手术种类有关,且与术者的经验密切相关。Lambaudie 等报道 1991～1998 年 1604 例良性疾病的子宫切除术中,输尿管损伤 1 例,损伤率 0.06%。Mac-Cordick 等报道,1992～1996 年腹腔镜妇科较大手术中输尿管损伤率为 0.19%。Rard 等报道输尿管损伤率为 3.8%。国内输尿管损伤报道也比较多,北京协和医院报道 1990～2001 年中 12 849 例妇科手术中输尿管损伤 11 例,损伤率 0.09%。王红等报道腹腔镜手术 922 例,输尿管损伤发生率 0.54%。张萍等报道 2552 例妇科腹腔镜手术共发生输尿管损伤 5 例,发生率 0.19%,均发生于腹腔镜辅助阴式子宫切除术中。刘朝晖等报道腹腔镜手术共 651 例,发生输尿管损伤 2 例,占 0.31%。华克勤等报道 1995 年 1 月～2002 年 2 月因不同原因行腹腔镜手术 4150 例发生右侧输尿管误伤、术后 27 天发生右侧输尿管漏各 1 例。喇端端等报道 2003 年 1 月～2005 年 2 月腹腔镜手术 2684 例,输尿管损伤 2 例。从文献报道看,输尿管损伤均为单侧,既发生在左侧,也出现在右侧,可以在近膀胱处损伤输尿管,也可以子宫动静脉附近、漏斗韧带附近出现损伤。自从开展腹腔镜广泛全子宫切除、盆腔淋巴清扫术以后,输尿管损伤的发生也随之增多,而且损伤程度也比较严重。

2)输尿管损伤的原因

输尿管发育异常:泌尿系统发育异常主要有三种情况:①重复肾——一个肾脏具有双肾盏系统;②分叉系统——两个肾盂在输尿管肾盂接合处汇合(交叉肾盂),两条输尿管在膀胱上方汇合(分杈的输尿管);③双输尿管——在同一个肾的同侧有两条完全成双的输尿管。妇科腹腔镜手术中最受影响的是输尿管,最容易损伤的也是输尿管。约 1% 的女性有重复的输尿管,单侧重复输尿管多见,多数是偶然发现的,临床无症状,异位的输尿管开口都位于膀胱颈、膀胱三角区尾侧或尿道处,腹腔镜全子宫切除或广泛全子宫切除术时,极易损伤异位的输尿管。在进行困难的妇科手术时,事先知道是否为重复输尿管很重要,如果是重复输尿管,即使术前放置输尿管导管也只是插入重复输尿管其中

之一,没有插导管的输尿管极有可能损伤。妇科腹腔镜手术医生必须牢记患者有一侧或双侧重复输尿管存在的可能性,如果仅在盆侧壁见一条输尿管,这不能确定这是该侧唯一的输尿管。

输尿管走行变异:输尿管在其盆腔行程中易受到盆腔内其他器官结构、某些正常生理变化或病理情况的干扰和受压而改变输尿管的正常解剖。如子宫下段或宫颈部位生长的平滑肌瘤,由于子宫下段膨大,可直接压迫膀胱三角区和子宫下段输尿管受盆腔肿瘤推移变位,改变其正常解剖,手术时就容易出现损伤;肿瘤浸润、子宫内膜异位症或炎症粘连导致输尿管周围组织及输尿管管壁的病变也会导致输尿管子宫下段中线移位,更易造成损伤,尤其是内膜异位症的患者。所以,有时候尽管输尿管发育正常,也没有粘连及内膜异位症等病变存在,但在腹腔镜手术时也会发现输尿管走行变异,移位到宫颈管上段并卷曲成团,如按常规步骤切断子宫血管,势必损伤输尿管(图4-12-21)。

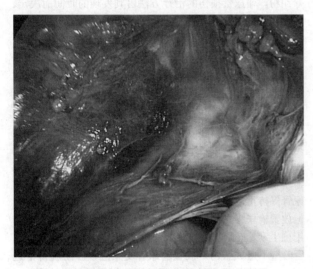

图4-12-21 输尿管卷曲成团

操作引起的输尿管损伤:尽管腹腔镜手术已历经10多年的发展,但是与传统的开腹手术相比,由于腹腔镜术野是二维空间、术中无法用手去触摸感知盆腹腔脏器。此外,腹腔镜手术是设备依赖性手术,手术操作技巧对术者的要求更高,如果镜下操作不熟练,就会损伤输尿管。输尿管损伤可以是单侧,也可以是双侧。

操作失误导致输尿管损伤的类型包括手术时误钳输尿管造成的损伤、缝扎子宫血管或重建盆底时误扎输尿管、手术时部分或全部横断输尿管等。特别是在广泛全子宫切除时遇到盆腔粘连比较严重、盆腔放射性治疗后或者其他可能造成输尿管周围纤维化或局部缺血的疾病如子宫内膜异位症等,解剖界线看不清楚时,有可能误伤输尿管。术中输尿管被大部分游离,损伤了输尿管的鞘膜,引起输尿管缺血、坏死而形成瘘管。或手术时损伤输尿管的神经,使输尿管蠕动无力,管腔扩张,内压增大导致缺血而形成尿瘘。输尿管血管阻断及缺血坏死是手术最严重的并发症。

输尿管热损伤:这是腹腔镜手术中最难预料的一种损伤,几乎都是术后出现并发症。目前,腹腔镜手术尽管已有

超声刀、血管闭合器等比较先进的操作器械,但这些先进的器械工作时也会产生高温,向邻近组织传导热量。此外,止血方法绝大部分也都采用电凝,电凝时产生的温度可以高达300℃,更容易造成热损伤,这种热损伤无处不存在。输尿管热损伤引起的血液供应的改变、组织缺血坏死可以是即时的,也可以是延迟效应。因此在术中往往难以发现,而是在术后才发生输尿管瘘,出现症状和体征。

盆腔内存在子宫内膜异位症、特别是广泛性内膜异位症,输尿管可能被硬化的组织包绕,那些因内膜异位灶植入和过度组织纤维化,引起组织粘连、变硬,特别是异位灶位于子宫骶骨韧带区域时,病灶旁增厚的腹膜及组织纤维化导致腹腔镜下有时不能清楚地看到输尿管的解剖位置,甚至将输尿管牵拉入手术区域,电凝止血、电切组织时就会引起输尿管热损伤。有时候子宫骶骨韧带病灶虽然局限,但输尿管却穿行其中,用电凝烧灼子宫内膜异位病灶时特别容易损伤输尿管。

腹腔镜全子宫切除已经是一种比较成熟的术式,但在处理子宫血管时,由于子宫血管比较粗大,完全电凝阻断血流需要较长的时间,过于靠近子宫下段(接近输尿管),则会导致输尿管热损伤。此外,离断子宫血管过于靠近输尿管时,离断后的子宫血管退缩到输尿管的位置,如果断端出血需要电凝止血时,极容易造成输尿管热损伤。此外,如果采用电切离断子宫骶骨韧带及主韧带时,也会引起输尿管热损伤。

腹腔镜下高位离断骨盆漏斗韧带时,如果采用电凝卵巢血管而又没有采取有效防止热传导的措施,则有可能会对输尿管造成热损伤。此外,打开膀胱宫颈韧带前后叶、游离输尿管后的出血,或靠近输尿管周围的出血采用电凝止血,同样会引起输尿管热损伤。

术后输尿管瘢痕性狭窄:主要发生在腹腔镜广泛全子宫切除术后的患者。由于手术需要游离输尿管,创面比较大,术后愈合过程中由于瘢痕形成,压迫输尿管,引起瘢痕性狭窄。

3)输尿管损伤的临床表现与诊断:早期诊断是决定预后的关键,输尿管的横断和部分的输尿管外膜损伤应尽量争取在术中发现,而另一部分输尿管外膜损伤也应通过术后密切观察腹胀或排气延迟等异常表现而尽早发现。根据报道,手术时发现的输尿管损伤不到30%,绝大部分都是术后发现的,因此,提高术中、术后对输尿管损伤的认识十分必要。

术中创面渗液:手术过程发现输尿管走行区域创面有渗液,应该警惕输尿管损伤的可能,镜下观察渗液是否阵发性,并探查输尿管的行径,明确损伤的部位、程度。

术中发现输尿管扩张:手术前应该常规探查双侧输尿管的行径及蠕动情况,如果术中发现输尿管增粗、蠕动增强提示为误扎;输尿管扩张、张力低、蠕动无力有可能误伤了输尿管的营养血管和神经。

术后发热、少尿:大多数情况下输尿管损伤常伴有急性症状。发热和肋脊角压痛提示急性肾盂肾炎的可能,但在盆腔手术后出现这些症状、体征首先要考虑输尿管损伤的可能。需要进一步检查血肌酐、肾脏超声检查和IVP,若肾

孟造影提示有单侧肾功能损害或有肾积水则应行膀胱镜下输尿管插管术以确定输尿管有否损伤。输尿管损伤的术后临床表现及其出现时间因其类型和部位而不同。单侧输尿管损伤在术后可能会出现肾盂肾炎症状、侧腹疼痛、出现输尿管阴道瘘或在肾区扪及由肾积水引起的有压痛的腹块。输尿管被缝扎、钳夹、热损伤等尽管有时候可在手术中发现,但大部分情况下都是在术后5天内输尿管坏死、穿孔时出现症状,也有可能2~3周后才出现临床症状。所以,如果术后出现腹胀或排气延迟、腹痛或腰痛、不明原因发热、少尿、腹腔积液、伤口渗液、腹膜炎、盆腔肿块、血尿以及白细胞增高,应考虑输尿管损伤的可能。术后短期内出现症状者,损伤往往较大,且多为横断伤,而晚期出现症状者,损伤较轻或是组织缺血坏死引起。由于输尿管损伤临床症状不典型,易与术后感染混淆,如果不注意观察相关症状和体征并及时进行相应的辅助检查,往往容易误诊。

术后无尿:这是双侧输尿管被结扎后的一种少见而严重的手术并发症,由于术后无尿而被发现。在术后24~48小时内,无尿常常是唯一的症状,但继而血尿素氮和肌酐升高,患者表现出尿毒症的征象,可伴有背部疼痛和双侧肋膈角压痛,但又常被术后镇痛所掩盖。如果输尿管梗阻不能解除,就会出现进行性加重的尿毒症和肾衰竭。如果患者术前无肾脏疾病,在术中也未出现大量失血、低血容量或长期的低血压等情况,术后24~48小时无尿可提示双侧输尿管梗阻。

术后引流管渗液:腹腔镜广泛全子宫切除加盆腔淋巴切除术、复杂的腹腔镜手术等,术后都从腹部或阴道放引流管,一般术后第一天引流液相对比较多,第二天就明显减少,术后48小时拔除引流管。如果术后第二天引流液仍然多或拔除引流管后引流液又明显增多,则要警惕输尿管损伤。此时,应该做引流液常规检查,如果发现有尿液成分,应该考虑输尿管损伤。如果手术中损伤的输尿管没有靠近腹膜腔或阴道切口,则溢出的尿液增多后可能形成尿性囊肿,合并感染则会形成腹膜后脓肿。如果术中损伤的输尿管创面进入阴道切口,溢出的尿液最终会流向阴道顶排出,形成输尿管阴道瘘。如果术中损伤输尿管时,其溢出的尿液进入腹膜腔并聚积在腹腔内,则形成尿性腹水和尿性腹膜炎。阴道内有尿液流出可能是输尿管损伤的最初征兆。如输尿管损伤是由于其血供缺乏,则由局部缺血而造成的输尿管管壁坏死及瘘管形成则需要更长时间。

肾脏输尿管B超扫描:术后发现无尿,应该及时做B超扫描,了解肾盂是否有积水或输尿管扩张等异常情况,以协助诊断。

静脉亚甲蓝试验:如果术中或术后怀疑输尿管损伤,可以静脉注射亚甲蓝,如果腹腔液或腹腔引流液中出现蓝染,则证明存在输尿管瘘。也有文献提示,术中运用膀胱镜+静脉靛胭脂检查可以发现90%的隐性输尿管损伤。

静脉肾盂造影(IVP):可作为确诊手段,并能发现输尿管损伤的部位及面积,95%以上的输尿管损伤都能因此而确诊,逆行造影可提高输尿管损伤的诊断率。此外,通过IVP,也可以及时发现瘢痕性输尿管狭窄。如果术后出现肋脊角压痛、无法解释的持续发热,伴或不伴寒战、持续的

腹胀、无法解释的血尿、阴道内流出水样液体、术后出现下腹部或盆腔肿块、少尿或血清肌酐水平上升者都应该进行IVP检查。

腹水或引流液的检查:为了分辨是否是尿性腹水,可把腹水中的尿素或肌酐浓度与血清中的浓度对比。通常,尿液与血浆中的肌酐比(U/P)是30∶1~100∶1。由于尿液可透过腹膜的平衡作用,尿性腹水的U/P可降至2∶1,非尿性腹水的U/P比为1∶1。

检测输尿管腔和肾盂的平均压力:正常输尿管腔和肾盂的平均压力是6.5mmHg,当输尿管完全阻塞后一小时内就会升至50~75mmHg,因其高压,患者会感到肋腹部疼痛,随时间推移,压力有下降趋势。

4)输尿管损伤的处理:输尿管损伤可以出现在手术中,也可以发生在手术后,手术中出现损伤,处理后只要没有后遗症,与家属沟通好,充其量只属于手术意外,如果手术后出现损伤,即使处理后恢复很好,也很可能就是一件医疗纠纷。输尿管损伤的治疗方法由其发现的时间而决定,术中发现损伤及术后发现的损伤其处理方法不同。

严密观察:手术过程发现输尿管轻微损伤或估计是一过性损伤,但基本上未影响其功能时可以自行恢复,如术中轻微的输尿管肌层的电热损伤、一过性的轻微钳夹、下段输尿管分离时造成的输尿管周围水肿,都可以让其自然恢复和愈合,但术后必须严密观察排尿及症状。

保守治疗:即放置输尿管支架。术中发现轻微损伤及术后确诊损伤面积少,可以考虑放置输尿管支架。放置输尿管支架能使修复中的输尿管保持稳固而不易移动,促进输尿管上皮和平滑肌的再生,减少损伤处的尿管渗漏,使输尿管保持正常的管径防止硬化并减少输尿管成角的张力。但放置输尿管支架也有可能引起感染,所以放置后应该使用抗生素。必须选用合适大小的支架,置入管腔中对输尿管壁不造成张力。放置输尿管支架应该在膀胱镜下进行。一般情况下,术中误伤了输尿管但又不至于导致输尿管坏死情况下可以放置输尿管支架,如在输尿管肌层上长时间的电凝止血或在输尿管上钳夹,使肌层组织局部暂时缺血、变白,镜下观察后局部组织血运逐步恢复,为防止术后输尿管的损伤,术中应该放置输尿管支架,2~3个月后拔除。此外,术中发现输尿管肌层局部受损,但镜下明确没有看到尿液渗出或即使有尿液渗出,其损伤面积极少,同样可以术中放置输尿管支架,术后严密观察尿液的量及性质,2~3个月后拔除支架。术后出现少尿、经IVP证实输尿管狭窄,可以放置输尿管支架,2~3个月后拔除,一般效果较好。

手术治疗:输尿管损伤的手术治疗方法很多,包括输尿管修补、输尿管端端吻合、输尿管膀胱吻合、输尿管膀胱种植等,可以在腹腔镜下进行,也可以中转开腹进行。只有在手术中检查过盆腔的局部情况后才能决定具体的手术方法。如果损伤位于输尿管膀胱开口处,则行输尿管膀胱移植术要优于输尿管端端吻合。如果损伤的输尿管近骨盆边缘而不能达到膀胱水平,则可作膀胱皮瓣使膀胱延长(Boari术)。腹腔镜手术损伤输尿管时,过去由于镜下缝合技术不熟练,术中出现损伤,几乎都是中转开腹修补或吻

合,术后发现损伤,一般先放双"J"形管3个月,再开腹做修补或吻合。现在,不管术中或术后输尿管损伤,都可以在腹腔镜下进行修补或吻合。但不管怎样,输尿管损伤后的手术,最好由泌尿外科大夫协助进行。

输尿管修补术中发现输尿管部分损伤,最好的办法是立即进行修补,如果镜下缝合技巧熟练,可以采用腹腔镜,对病人损伤比较少,由于输尿管有组织再生和自行修复的能力,修补后一般预后比较好。修补时最好使用4-0的延迟可吸收缝线,修补损伤的输尿管应该仔细把黏膜与黏膜层、肌层与肌层对合好,尽量减少尿液渗漏的空隙,以促进输尿管上皮生长及确保新生上皮能在2周内覆盖缺损处,以达到缺损后的修复完成。如果输尿管旁组织硬化或纤维化,则将大网膜脂肪包绕输尿管更利于愈合。术后放置双J形支架,2~3个月后在膀胱镜下取出。修复部位的蠕动功能在术后1个月左右恢复。

输尿管端端吻合术:腹腔镜手术时盆段输尿管误断、或术后10天内发现输尿管断裂,可以进行端端吻合术。吻合时,损伤的输尿管末端组织必须新鲜,游离的末端斜切成铲形以保证吻合处足够宽,损伤处的上下两段输尿管必须对齐,并且要有良好的血液供应和足够的活动范围,使吻合后创面没有张力。吻合前最好放置双J型输尿管支架,它能长时间放置在输尿管中而不引起梗阻,手术部位也不会引起异物反应。双J形管的一端置入肾盂内,另一端穿过输尿管下段进入膀胱,然后以双J形管为支架,用4-0延迟可吸收缝线间断缝合输尿管的两个断端的浆肌层(图4-12-22、图4-12-23),共4~6针,过多缝线或打结时过度用力会致局部组织缺血、坏死,引起术后输尿管狭窄。如果输尿管管壁薄而纤细,可行全层缝合以确保对合充分。双J形支架术后2~3个月在膀胱镜下取出。

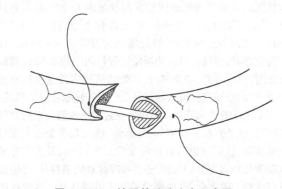

图4-12-22 输尿管端端吻合示意图

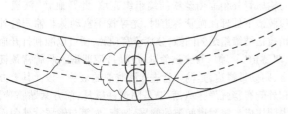

图4-12-23 吻合后示意图

输尿管吻合术一般都是由泌尿外科大夫剖腹进行,如果妇科医生腹腔镜下操作技巧娴熟,也掌握输尿管吻合术,

也可以在腹腔镜下进行,但必须要有泌尿外科大夫协助进行。吻合前,在膀胱镜或宫腔镜直视下从膀胱内输尿管出口插入导管,穿过损伤孔进入盆腔,在腹腔镜下将导管拉出约2~3cm,助手用弯分离钳钳夹损伤的输尿管近端,术者一手用弯分离钳钳夹损伤的输尿管远端,另一手用弯分离钳钳夹导管末端并将其缓慢送进损伤的输尿管远端,两段输尿管必须对齐,用4-0可吸收缝线间断缝合输尿管的两个断端的浆肌层(图4-12-24、图4-12-25)。缝合后,从膀胱镜下取出导管,再放进双J形管,3个月后取出。

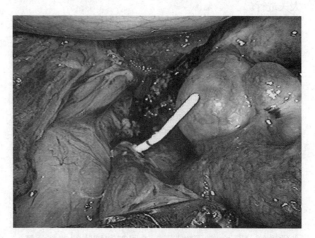

图4-12-24 盆腔内导管

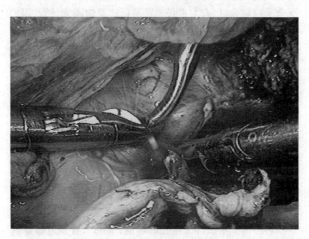

图4-12-25 导管送进输尿管远端

输尿管膀胱植入术:手术应该由泌尿外科大夫进行。该方法由于有产生膀胱输尿管反流的危险,现在临床上比较少用。该术式常被称为"鱼嘴术",因为输尿管末端要切开并向双侧张开5mm形成皮瓣缝合于膀胱壁内。移植输尿管时应无张力而且要尽可能接近膀胱底部,于膀胱壁拟吻合处穿透全层作一小切口,输尿管下端张开5mm后每侧瓣用4-0延迟吸收线固定。输尿管内置双J形支架,以支架作为缝线引导用作吻合。在输尿管瓣末端缝两根线行牵引之用,每根线通过小切口引入膀胱腔,由浆膜至黏膜穿过膀胱壁全层,缝线打结,将输尿管拉入膀胱并对着黏膜表层,于膀胱浆肌层和输尿管外膜置固定缝线将输尿管固定于膀胱壁,缝线通过膀胱壁切口边缘并带上输尿管鞘,膀胱

壁的切口以3-0延迟吸收线间断缝合。放置输尿管支架期间如引流不通畅时可用1%的新霉素5ml进行冲洗。当输尿管引流通畅,输尿管支架拔除后膀胱内导尿管可再留置4~7天。

输尿管膀胱吻合术:对于发生在输尿管膀胱连接部上5cm处的输尿管损伤,可以进行输尿管膀胱吻合术。用4-0迟吸收线精细缝合输尿管和膀胱黏膜,膀胱角切口采用浆肌层间断缝合关闭。术后需留置输尿管导管10~14天使手术创伤和输尿管水肿逐渐吸收。该手术应该由泌尿外科大夫进行。

肾盂造瘘术:输尿管损伤超过2周,宜先行暂时性肾盂造瘘术,3个月后再行修复手术。

5)输尿管损伤的预防:预防输尿管损伤,关键在于术中及时识别,及时处理,避免术后严重并发症出现和肾脏功能减退。术中损伤输尿管尚可原谅,不能识别损伤则不可饶恕。尽管输尿管损伤常发生于盆腔病灶广泛、癌肿根治或术中出血止血时因疏忽而损伤输尿管。但也并非全是这样,有学者认为在单纯全子宫切除术中,造成输尿管损伤的也不少见,甚至直到术后几天甚至几周才发现,所以单纯依赖经典的手术图谱并不能保证不发生输尿管损伤。术前了解、术中判断、术后观察至关重要。

术前相关检查:进行腹腔镜下妇科恶性肿瘤手术,术前必须进行IVP检查,了解肾脏、输尿管和膀胱的解剖位置与功能,明确输尿管有否梗阻、移位或其他的病变。腹腔镜广泛子宫切除时,有人主张术前逆行放置输尿管导管,以协助术中识别和解剖输尿管,更为先进的是放置可闪光的输尿管导管,术中根据导管的闪光,可明确输尿管的走向。遗憾的是,此种带闪光的输尿管导管价格昂贵,难以推广。此外,术前放置输尿管导管有可能会损伤输尿管黏膜及血管,同时在靠近导管分离输尿管时,由于管壁变薄,更容易损伤输尿管。所以,对于术前插入输尿管导管的作用,还有争议。但是放疗后、子宫内膜异位症或严重感染后出现后腹膜纤维化时,进行卵巢恶性肿瘤减灭术时,如果需要腹腔镜下手术,术前进行输尿管插管还是有一定的作用。

术前评估:这是预防输尿管损伤的基础,主要是熟悉镜下输尿管在盆腔的解剖及术前相关检查。

熟悉镜下输尿管在盆腔的解剖:如果术者知道输尿管的正常解剖及其与妇科疾病和妇科手术的关系,则在术中防止输尿管损伤并非难事。然而,即使技术很好的妇科医生偶尔也会损伤输尿管。预防输尿管损伤首先要在术前仔细分析患者的妇科病,并意识到损伤输尿管的危险性。输尿管属腹膜后器官,是左右成对的细长肌性管道,位于腹膜之后,上端接肾盂,下端终于膀胱。输尿管的长度依据个人身高不同而有所不同,长度为25~30cm,管径约为5~7mm。大多数人其腹腔部和盆腔部接近等长,各有12~15cm。输尿管在后腹膜的位置通常容易识别。它一般在盆腔上缘与髂动脉交叉后进入上盆腔,此处输尿管凸起薄而透明的腹膜,容易看见。盆腔左边由于存在乙状结肠,输尿管与髂动脉的位置关系不清晰。解剖正常时,输尿管从骨盆上缘到腹膜下,沿着其骨盆侧壁行走到子宫血管处消失进入"隧道",在进入膀胱前穿过主韧带。在盆腔侧壁腹

膜下可见到输尿管的蠕动,这对输尿管的识别很有帮助。可沿着其走向纵向拨动输尿管刺激其蠕动以判断输尿管的行径。从肾盂到膀胱的行走过程中,输尿管从解剖位置分为腹腔部和盆腔部两个主要部分,从解剖学角度分为腹部段、盆段和壁内段三部分。

腹部段的输尿管由肾盂起始后,沿腰大肌前面向内下行,至该肌中点稍下方处,在卵巢动脉的后方交叉,继续向下,在小骨盆入口处,左输尿管越过左髂总动脉末端的前面,右输尿管越过右髂外动脉起始部、靠近腔静脉下部的前面进入盆腔。上段狭窄部是输尿管与肾盂移行处,该处直径约2mm,普通妇科腹腔镜手术一般不会损伤该段输尿管。

盆段输尿管是输尿管跨过小骨盆入口后进入盆腔的部分,该段有输尿管狭窄部,即中段狭窄部,该处直径约4mm。左、右输尿管腹部在骨盆上口处分别越过左髂总动脉末段和右髂外动脉起始部的前面,与输尿管盆部相延续。输尿管盆部位于盆侧壁的腹膜下,卵巢的后下方,沿盆腔侧壁行走,靠近坐骨切迹前缘,稍前于髂内动脉,直至到达盆腔深部的坐骨棘水平。在该部位,输尿管位于髂内动脉前分支中间,并偏向直肠子宫陷凹的腹膜和宫骶韧带。在坐骨棘平面转向前内穿入膀胱底的外上角。输尿管盆部经子宫阔韧带基底部至子宫颈外侧约2cm处(适对阴道穹隆侧部的上外方)与横过其前方的子宫动脉交叉后,向前内方斜穿膀胱壁进入膀胱,恰似"桥下流水"。正常情况下,输尿管与子宫动脉之间的解剖比较清楚,但放疗或介入化疗后,由于组织的变性、坏死,输尿管穿过子宫动脉的间隙变得致密,腹腔镜下分离该处子宫动脉时,注意不要损伤输尿管。

输尿管的壁内段也即是输尿管韧带隧道,是输尿管进入膀胱的通道。两侧输尿管在膀胱底的外上角处斜穿其壁,以输尿管口开口于膀胱内,此段称为壁内段,长1.5~2cm,是输尿管最狭窄处,该处输尿管直径约4~5mm。在膀胱空虚时,膀胱三角区的两输尿管口间距约2.5cm,膀胱充盈时,内压增高,壁变薄,此时输尿管壁内段也被压扁而闭合,可防止尿液反流入输尿管。但由于输尿管壁的蠕动,仍可推送尿液进入膀胱。输尿管在越过髂血管后贴附盆侧壁下行,经子宫骶骨韧带外、后侧缘,进入几乎全由大部分静脉丛围成的"隧道"内,距宫颈约1.5~2cm,其上方有子宫动脉和静脉掩盖,下方有子宫深静脉和阴道静脉,外侧是子宫浅静脉的吻合支,内侧为子宫阴道静脉丛。尽管这些血管围绕着输尿管,但并没有分出大的输尿管营养支,血管与输尿管外鞘面由疏松结缔组织充填,此乃血管"隧道"。腹腔镜下处理此血管隧道时,先寻找子宫动脉与输尿管外鞘疏松结缔组织的间隙,分离子宫动脉,便可以顺利打开血管"隧道"。输尿管穿过静脉隧道后,随即进入膀胱宫颈韧带,即韧带隧道,是输尿管进入膀胱前的最后一段。其上方和外侧有膀胱静脉丛,后壁是阴道静脉丛,前方紧贴膀胱,内侧构成膀胱阴道间隙的侧界,韧带、血管与输尿管外鞘面也隔以疏松结缔组织,形成隧道,腹腔镜广泛全子宫切除时必须打开此"隧道",才能切除足够的组织。

输尿管正常组织解剖特点:①输尿管由纵形、环形、螺

旋形平滑肌纤维组成的输尿管管壁,可提供输尿管每分钟数次、规律有效的蠕动波;②包绕输尿管的外膜鞘,容纳和保护输尿管血管;③输尿管壁有较厚的平滑肌层,可作节律性的蠕动,使尿液不断地流入膀胱。④输尿管全长有三个狭窄部位,从上到下可以分为上段(腹段)、中段(盆段)和下段(壁内段)。腹腔镜根治手术时,输尿管容易损伤的五个部位分别是:①进入盆腔处(近骨盆漏斗韧带处);②阔韧带基底部,输尿管通过子宫血管下方处;③进入宫骶韧带,走行于侧盆壁的输尿管部分(输尿管的骨盆段);④子宫血管以上,输尿管通过过子宫主韧带隧道转向前方中部进入膀胱处;⑤进入膀胱壁的输尿管壁内部(输尿管膀胱连接部2~3cm)。大部分输尿管的损伤几乎都发生在输尿管最下段约3cm,即子宫血管和膀胱之间。

了解输尿管血液供应:输尿管具有多源血供,输尿管的各段有不同的血管分支供应血液,并相互吻合成网,与输尿管壁肌肉相连。这是输尿管出现损伤后修补或端端吻合等易于愈合的主要因素。这些分支主要有:①输尿管上段血液供应由来自肾动脉和卵巢动脉的游离吻合动脉的网络供应;②输尿管中段血液供应直接来自主动脉和髂总动脉的分支血管;③输尿管下段(盆段)血液供应主要来源于髂内动脉分支,但还有多个的吻合血管网供应,包括子宫动脉、阴道动脉、中痔动脉和膀胱动脉分支。输尿管静脉随着相应的动脉交通网络,动脉和静脉在输尿管外膜内纵行走向。

术中评估:这是预防输尿管损伤的关键。手术中必须明确辨认输尿管的走向。剖腹手术时可以用示指尖和拇指尖之间在输尿管的行径滑动,如果触摸到圆滑条索状便是输尿管,轻压或敲击可使其显示特征性蠕动。腹腔镜下同样可以辨别输尿管的行径,镜下可以从侧壁腹膜后看到条索状物,用弯钳轻轻触动条索状物,可以看到蠕动,便是输尿管,顺着蠕动方向便可以看清输尿管的行径,手术时即可避开输尿管易损伤的部位,特别是使用电凝电切及激光时。

术中仔细分离并小心止血:输尿管周围盲目的止血(不管是电凝或缝扎止血)都有可能损伤输尿管。仔细分离常可以避免出血,但是病变广泛时出血却难以避免。输尿管周围出血时先用吸管吸净血液后,看清输尿管的位置,然后才用双极电凝或缝扎止血。在分离膀胱子宫颈韧带(打开韧带"隧道")时,由于该处血管丛丰富,极易出血,缝扎止血也非易事,一般都采用双极电凝止血。操作时,钳起"隧道"前方组织,用吸管吸净血液,看清出血部位与输尿管的关系,双极钳对准出血部位,快速踩脚踏电源开关,点到即止,然后马上冲洗电凝部位,降低温度,减少热传导。如果一次电凝没有达到止血效果,可以反复进行,但绝不能长时间电凝,否则会引起输尿管损伤。电凝输尿管上的出血点同样如此,止血后,输尿管壁上的创面不应该看到明显的创伤。

游离输尿管时保护输尿管的血液供应:腹腔镜广泛全子宫切除时需要游离输尿管,而输尿管周围布满动脉丛,不同部位的输尿管其自身的血液供应来自不同部位,上部、中部的血液供应来自中间侧,盆腔段输尿管的血液供应主要来自侧边,同时其主要的血流供应来源于髂内动脉分支的近段。所以,在腹腔镜广泛手术分离盆腔段输尿管时不要过度游离输尿管,特别不要损伤输尿管鞘膜,以保证输尿管的血液供应。由于有丰富的血液供应,只要不损伤输尿管周围外膜内的纵向血管,就可以减少对输尿管的损伤。如果分离输尿管时损伤其鞘膜,将会造成该段输尿管局部缺血,引起组织坏死和瘘管形成。即使没有形成瘘管,由于局部瘢痕形成和狭窄也将会造成进行性的输尿管肾盂积水影响肾功能。腹腔镜广泛全子宫切除时由于要高位切断卵巢血管,必需要暴露盆腔段输尿管。镜下确认输尿管的位置后,在其上方1~1.5cm剪开阔韧带前、后叶,一直到达进入子宫颈的位置,尽量使输尿管紧贴腹膜,以保持血液供应。

切断漏斗韧带时避免输尿管损伤:腹腔镜广泛全子宫切除的步骤之一是高位切断骨盆漏斗韧带。正常解剖下,输尿管从肾盂延伸,到达髂总动脉,跨过卵巢血管进入小骨盆。腹腔镜下看清输尿管与卵巢血管的解剖关系后,剪开阔韧带前、后叶,拨开输尿管,用钛夹钳夹后切断。也可以在输尿管的上方钳夹卵巢血管,双极电凝后切断。如果没有对输尿管进行仔细观察,在钳夹卵巢血管时就可能损伤输尿管。有时候,输尿管并不位于侧腹膜,而是深藏盆底,遇到这种情况,应该先剪开侧腹膜,分离疏松组织,显露输尿管,才再进一步手术。

打开"隧道"时避免输尿管损伤:输尿管受损最常见的部位是从子宫动脉到膀胱入口之间的一段,长约3~4cm,在该段内含有血管"隧道"和韧带"隧道"。在"隧道"的周围有许多小血管丛,游离该段输尿管时极易出血,止血也极为困难,所以该段输尿管损伤发生率高。

腹腔镜下处理子宫血管的方法有两种即"隧道"法与直接分离法。经典的打"隧道"法是先提起子宫血管前组织,用分离钳或吸管在输尿管鞘膜的上方寻找输尿管与子宫血管的间隙,在输尿管的内侧用直角钳逐步分离输尿管与血管之间的结缔组织,完全游离输尿管前的子宫血管,偶尔会发现供应输尿管血液的小动脉,在靠近输尿管的内侧钳夹切断子宫血管,尽量保护小血管。这种经典的打"隧道"法可以保证输尿管的血液供应,但是,在打"隧道"过程中,如果掌握不好,有可能会损伤输尿管的鞘膜,另外,如果损伤了子宫静脉,将会引起出血,止血过程同样会损伤输尿管。也可以采用子宫血管直接分离法,该方法的主要步骤是从髂内动脉找到子宫动脉的起始部,清除血管前的结缔组织,游离子宫动脉,电凝后用超声刀、剪刀等切断。该方法直视下分离子宫动脉,可以看清子宫静脉的位置,及时处理,避免出血,此外,由于不需要在输尿管上操作,损伤输尿管鞘膜的机会很少,从而保护了输尿管鞘膜上血管的完整,避免由于术后输尿管局部缺血、坏死。

腹腔镜下处理膀胱子宫颈韧带即打开韧带"隧道",是腹腔镜下广泛全子宫切除的最关键步骤,只有分离膀胱子宫颈韧带,游离壁段输尿管,才能切除≥3cm的阴道。在离断子宫血管后便可以看到膀胱子宫颈韧带,输尿管穿过该韧带进入膀胱。该段距离很短,只有2~3cm,甚至只有1cm,但丰富的静脉丛交错其中,分离过程极易出血,止血又非常困难,缝合止血难以实施,唯一有效的止血方法是双极电凝,但由于出血点紧贴输尿管,所以分离韧带"隧道"损伤输尿管的发生率比较高。分离膀胱子宫颈韧带时,用组织耙或无损伤钳拔开已分离的膀胱,充分显露膀胱子宫颈韧带,两把分离钳分别钳夹输尿管前韧带的两侧,用冲吸管一边吸净"隧道"入口的血液,一边水垫分离"隧道"入口的疏松结缔组织,显露输尿管与韧带的解剖关系,用5mm或10mm直角钳在输尿管鞘膜前向内、上方向逐步分离膀胱子宫颈韧带前层,用5mm超声刀切断韧带前叶,完全游离壁段输尿管,如果断端出血,可以用双极钳电凝止血,这种操作方法对造成输尿管损伤的概率比较少。

切除盆腔淋巴结时避免输尿管损伤:腹腔镜下清除盆腔淋巴结由于手术过程全都在镜下直视下进行,一般损伤输尿管的概率比较低。但在切除髂总及髂内淋巴结时,则必须要充分暴露输尿管的行径,避免损伤。髂总淋巴位于髂总动脉末端外侧,输尿管爬行其上而进入盆腔。所以,在清除该淋巴结时,如果输尿管显露不清,则有可能会损伤。腹腔镜下清除髂总淋巴结时,只要解剖层次清楚,可以避免输尿管的损伤。操作时,剪开阔韧带前、后叶,并延伸到髂总动脉上方4~5cm,可以清楚地看到输尿管、髂总动脉、髂总淋巴结的解剖关系。把输尿管与髂总淋巴结之间的疏松组织分离,并把输尿管往上腹部拨开,暴露髂总淋巴结。钳夹并提起髂总动脉前的组织,以张开、闭合的反复动作把淋巴结从髂总动脉上分离,并钳夹、切断(图4-12-26)。切除该淋巴结后,必须检查输尿管的完整性及是否有蠕动,及时发现损伤。

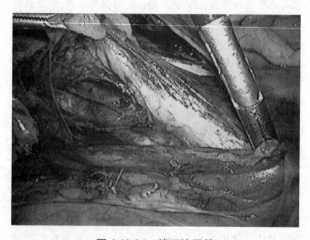

图4-12-26　拨开输尿管

髂内淋巴结位于髂内动脉的外侧、髂内静脉的上方,输尿管进入盆腔后,紧贴髂内动脉,穿过子宫血管,进入膀胱子宫颈韧带。由于输尿管与髂内动脉的解剖特点,清除髂内淋巴结时注意避免损伤。清除髂内淋巴结时,寻找并暴露髂内段的输尿管,在髂内动脉及输尿管的上方钝性剥离淋巴结及结缔组织,直到侧脐韧带,清除髂内淋巴结后就完全显露出盆段的输尿管。

腹腔镜卵巢内膜异位囊肿手术时输尿管损伤的预防:卵巢内膜异位囊肿多合并盆底粘连,出现输尿管粘连或移位,手术时容易损伤。如果病灶广泛而又需要切除附件时,可以先切断圆韧带并沿着骨盆漏斗韧带侧面延长切口,最后打开阔韧带,从盆腔侧壁向中线处翻转腹膜后可以看到输尿管紧贴腹膜走行,轻轻敲打促其蠕动予以确认。确认

输尿管后,向下追溯直到其在子宫动、静脉下方穿行的部位。如果只是单纯剥出囊肿,建议不要游离卵巢,只需要暴露能够剥出囊肿的包膜,然后用电刀或超声钩切开囊肿的包膜,钝锐性剥离包膜,必要时吸出囊内巧克力液体,缩小囊肿体积,再剥离包膜。边剥出囊壁边用双极钳电凝卵巢皮质出血点,如此操作便可以完全避免输尿管的损伤(图4-12-27)。

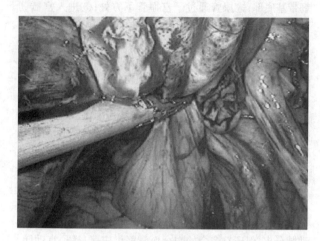

图4-12-27　分离粘连组织

腹腔镜全子宫切除输尿管损伤的预防:腹腔镜下全子宫切除(LTH)是技术性比较强的手术,由于LTH手术中除了从阴道取出游离的子宫外,全部的操作、包括阴道残端的缝合都是在腹腔镜下完成。在开展LTH中,最担忧的是输尿管的损伤,包括锐性损伤与热损伤。在没有盆腔粘连的LTH手术中,输尿管损伤的部位主要发生在处理子宫血管,尽管采用了缝扎、钛夹钳夹、超声刀及Ligasure直接切除等办法,输尿管损伤依然不可避免地发生,今令妇科内镜医师们望而生畏。其实,手术时只要谨慎、小心,输尿管损伤是可以降低到最少,甚至是完全可以避免的,关键是掌握处理子宫血管的方法。剪开膀胱腹膜返折并下推膀胱到子宫颈外口1~2cm,分离并剪开子宫骶骨韧带与子宫颈连接处上方的腹膜,充分显露子宫血管。提起离断的附件,拨开肠管,镜下寻找到盆壁腹膜后的条索状物,轻敲促其蠕动,根据蠕动方向判断其进入子宫颈管与子宫血管的距离,在输尿管上方至少2cm、或者仅靠子宫体下段,用弯分离钳夹子宫血管,然后用双极电凝在分离钳的上方电凝血管,再用剪刀、超声刀等将其离断。再紧贴子宫颈管,切断子宫骶骨韧带和主韧带,横断阴道穹隆,从阴道取出子宫,缝合阴道残端,这种操作方法基本可以预防输尿管损伤(图4-12-28)。

术后评估:这是预防输尿管损伤的保证。对于比较大或疑难的手术,手术结束前,妇科内镜医生必须养成一种检查输尿管完整性的习惯。无论采用镜下窥视、膀胱镜或输尿管插管等方法,术者必须确切地评价输尿管的完整性。经静脉注入色素实验是一种有效且方便的方法。在怀疑有输尿管损伤的时候,经静脉注入5ml靛胭脂或亚甲蓝溶液,然后术者可以通过膀胱镜或其他合适的内镜观察膀胱三角内的双侧输尿管开口,以明确双侧输尿管的完整性。在注

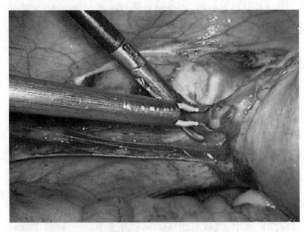

图 4-12-28 电凝子宫血管

入后 3~5 分钟,可以看到染色剂从两侧输尿管开口喷出。如果较长时间不显影,则可以快速注入显影剂,或给予速效利尿剂,如果输尿管内口仍然未见染色剂喷出,应该沿着输尿管走行进行检查。如果不能发现梗阻部位,应该通过膀胱镜或腹膜外膀胱前壁切口插入输尿管导管,并且尽可能向远端伸出。手术结束前必须注意:①检查尿袋内尿液如果是鲜红色,镜下必须详细检查输尿管是否损伤;②镜下看输尿管是否增粗(积液),如果与术前相比术后增粗了,很可能输尿管已被结扎;③用钳触摸输尿管促其蠕动,顺着蠕动方向一直到创面,如果发现有液体阵发性喷出,说明输尿管已受损;④膀胱镜或子宫腔镜代膀胱镜观察双侧输尿管口如果有喷尿,可以说明没有锐性损伤,如果没有喷尿,膀胱镜下逆行插管,如果顺利通过,也说明输尿管无损伤。但这些检查方法不能排除输尿管热损伤,术后必须要密切观察,及早发现、及早处理。

3. 消化道损伤防治

(1) 消化道损伤的发生率:腹腔镜技术已越来越成为临床医生的必备技术,腹腔镜手术已成为一些妇科疾病首选的治疗方式。在其手术优越性日益体现的同时,随着手术难度增加及开展广泛,手术并发症也相应增多。据国外文献报道,妇科腹腔镜手术并发症发生率为 0.22% ~ 1.54%,消化道损伤是常见并发症之一。国内华克勤等报道脏器损伤的 5 例中,肠损伤 1 例,胃损伤 1 例,消化道损伤占 40%。陈萍报道 1994 年 9 月 ~ 2000 年 12 月腹腔镜手术 2965 例,发生并发症 36 例,发生率为 1.21%,其中肠道损伤只有 1 例。张晓微等报道 1993 年初 ~ 1999 年 1 月腹腔镜手术 270 例,手术并发症 5 例,发生率 1.85%,其中消化道损伤(小肠)1 例。尚慧玲等报道 1998 ~ 2006 年腹腔镜手术 15 011 例,发生肠管损伤 6 例,发生率 0.04%。国外 Van der Voort 等综合了 1973 ~ 2001 年间有关腹腔镜手术的消化系统损伤的文献,统计出妇科腹腔镜手术的发生率为 0.10%,诊断性腹腔镜为 0.06%。腹腔镜手术肠道撕裂伤发生率为 0.13%(430/329 935 例),而穿孔率达 0.22%(66/29 532 例),全层穿孔可导致败血症、多脏器功能衰竭甚至死亡,国外报道消化道损伤死亡率高达 3% ~ 3.6%。Brosens 等综合了 1990 ~ 2002 年间妇科腹腔镜手

术的消化系统损伤的相关文献,报道诊断性腹腔镜及小型腹腔镜手术的发生率为 0.08%,而大型手术则增高至 0.33%。Tian YF 等将 1993 ~ 1999 年间 1507 例与 2000 ~ 2005 年间 4307 例进行了对比,发现总并发症的发生率有了明显下降(1.59% vs 0.72%),消化系统损伤的发生率(0.16%)变化不明显。Garry R 总结 1977 ~ 1999 年 6 位作者 350 000 次闭合式腹腔镜的穿刺并发症,其中肠道损伤的发生率为 0.4/1000。腹腔镜手术的消化系统损伤最多见于小肠,其次为大肠、直肠,最少见的为胃和十二指肠。Vander Voort 等报道了腹腔镜手术的消化系统各部位损伤所占比例分别为小肠(55.8%)、大肠(38.6%)、胃(3.9%)、其他(1.7%),在妇科腹腔镜手术中直肠损伤的比例有所加大。损伤的原因大致有锐性损伤、钝性损伤、电灼伤等。Garry R 总结 1977 ~ 1999 年 6 位作者 350 000 次闭合式腹腔镜的穿刺并发症,其中肠道损伤的发生率为 0.4/1000,血管损伤的发生率为 0.02/1000。Catarci M 报道的 12 919 例腹腔镜手术并发症的多中心研究结果:第一 trocar 穿刺并发症中,闭合式腹腔镜占 83%,开放式腹腔镜及直视下腹腔镜各占 9%。总的穿刺并发症发生率为 1.8/1000,其中大血管损伤占 0.5/1000,肠管损伤占 0.6/1000,小血管损伤占 7/1000,无死亡病例。Schafer 报道 14 243 例外科及妇科腹腔镜手术,气腹针及 trocar 引起的损伤共 26 例,总的并发症为 1.8/1000。其中消化系统损伤 19 例,依次小肠、大肠及肝脏;血管损伤 7 例,主要为大网膜或肠系膜血管损伤,其次为腹壁血管撕裂。Harkki-Siren 等报道 1165 例腹腔镜子宫切除中有 5 例小肠损伤(0.5%),与经腹(0.3%)和经阴道(0.6%)子宫切除术中肠管损伤发生率相似,可见,随着手术者经验的积累,总并发症的发生率有下降趋势。但随着手术范围扩大,难度增加,手术操作的多样化,消化系统的并发症率并没有明显降低。及时发现、处理和有效预防消化系统的损伤,是降低妇科腹腔镜手术并发症发生的重要因素。

(2) 消化道损伤的管理:腹腔镜手术中胃肠道损伤处理后及术后功能障碍的处理是术后管理的一个重要措施。对饮食问题,不同的患者采用不同的治疗方法,不能以千篇一律、同一标准处理。如果是单纯肠浆膜层修补的患者,术后第一天肠鸣音存在、无腹胀和麻醉后恶心等反应,可给予清流质饮食,肛门排气后,应在胃肠道可耐受的基础上,尽快恢复正常饮食。对于肠吻合术后、有严重疾病、营养不良或广泛肠道分离的患者,术后应该暂时禁食,胃肠外营养支持治疗。广泛肠道处理、分离和切除术的患者,术后肠功能恢复延迟,而且术中需留置鼻胃管,必须补充相当于正常等量或半量的钠盐,并含 20 ~ 40mEq/L 的氯化钾。对行负压吸引的患者,每日应记录电解质摄入量,以确保替代足量。

正确区分术后麻痹性肠梗阻和阻塞性肠梗阻十分重要,如果诊断、治疗正确及时,预后较好。两者有时鉴别困难,因部分性阻塞性肠梗阻常伴继发性麻痹性肠梗阻。临床上只有通过严密监测肠鸣音、连续腹部 X 线摄片和反复白细胞计数检查,方可明确区分两种并发症。麻痹性肠梗阻临床上较为常见,如果医生对鉴别阻塞性肠梗阻的特征缺乏足够警惕,可能会产生患者术后已安全的错误认识。

连续白细胞计数和分类监测,是区分麻痹性肠梗阻和阻塞性肠梗阻的重要方法。进行性阻塞性梗阻的重要特征是肠壁坏死,伴肠扩张和腹膜炎,致使白细胞计数升高。严重盆腔炎是引起这两种并发症较为常见的妇科疾病,盆腔炎可导致纤维粘连、继发性阻塞性肠梗阻。盆腔血肿形成所致蜂窝织炎和阴道残端继发感染均可引起术后盆腔腹膜炎,继而常引起麻痹性肠梗阻;而阻塞性肠梗阻很少由这一术后因素引起。与盆腔良性病变手术相比,任何一种妇科恶性肿瘤手术,包括宫颈广泛切除加盆腔淋巴结清扫术,都可以因为术后并发麻痹性或阻塞性肠梗阻而使病情变得复杂。特别注意术前放射治疗的患者,因为放射治疗常累及小肠,容易发生术后长期麻痹性肠梗阻,对这部分患者必须密切观测,及时诊断。

(3) 胃损伤的防治:胃(gaster)是消化系统中最膨大的部分。在中等充盈时,大部分位于左侧肋区,小部分位于腹上区。胃的前壁,右侧与肝右叶靠近,左侧与膈相邻,并为左肋弓所遮掩。剑突下未被肋弓遮掩的部分可直接接触腹前壁。胃的后壁邻近左肾、左肾上腺、胰、脾等器官,胃底部靠近膈的左穹和脾。胃的位置常因体型、体位、胃内容物的充盈情况等而有很大的变化。矮胖者胃的位置较高,瘦长型者则位置较低,仰卧位时胃的位置上移,直立时,除贲门位置基本固定外,胃大弯可下达髂嵴平面甚至更低。胃的容积随年龄增大而改变,新生儿约 30ml,一岁时增加到 300ml,三岁时达 600ml,成人可以达到 3000ml。

1) 胃损伤的原因:正常情况下胃一般位于上腹部,套管穿刺时不容易损伤胃。此外,由于术前的饮食控制,通常腹腔镜下所见到的胃处于非充盈状态,而且在头低臀高位置时,胃的位置也会上移。因此,腹腔镜手术时胃损伤的概率较小。但在特殊情况下也可能造成对胃的损伤。

胃下垂:消瘦合并有胃下垂或者是长胃型的患者,由于胃的紧张度较低,胃弯、胃体垂直,整个胃大弯下缘明显降低在髂脊下甚至可进入盆腔,Veress 针或套管穿刺时,特别是脐孔上穿刺,就会损伤胃。华克勤等报道脏器损伤的 5 例中,就有 1 例胃损伤,该例患者为体形消瘦的不育患者,气腹针穿刺造成下垂的胃部损伤。

胃胀气:胃胀气是胃穿孔性损伤的主要危险因素。手术导致病人恐惧、焦虑,从而吞咽大量气体,麻醉以前即可发生胃胀气。同时,由于胃内充满大量的液体或固体食物,或由于麻醉效果不满意使胃胀气,更常见的胃胀气发生于诱导麻醉以前的预充氧时期。处于水平位的妇女可有 25% 的胃下缘伸展到脐下方,即使在脐孔正中进行 Veress 针或套管穿刺,都很有可能发生损伤。

手术时的损伤:在行大网膜切除时,如果电刀、血管闭合器等具有热损伤的器械靠近胃部切除,可能造成钝性或电灼伤。

2) 胃损伤的表现

Veress 针回抽试验发现胃液:Veress 针穿刺充气时,一般都会作回抽试验,当回抽出胃液时,即怀疑 Veress 针造成胃穿孔,如果未作回抽试验而注气,发现气体注入不顺畅,特别是出现嗳气和胃鸣,应该高度怀疑 Veress 针进入胃内。

镜下发现胃损伤:当穿刺套管刺破胃时,腹腔镜下即可以发现呈微红色、并有皱襞的胃黏膜。

胃壁出血:进行大网膜切除时,过度牵拉会引起胃壁表面撕裂、出血。

术后胃穿孔:如果是由于热传导所引起的胃损伤,由于局部组织坏死、脱落导致胃穿孔,所以出现症状的时间比创伤性肠穿孔要晚得多,时间不确定,最早可能 5 天,最迟数周,给诊断带来困难,容易误诊,误诊后的患者预后差。早期可以出现恶心、呕吐等消化道症状,并有胃部疼痛,晚期的症状主要表现为急性腹膜炎。

3) 胃损伤的治疗

插胃管减压:如怀疑 Veress 针造成胃穿孔,应放鼻胃管以使胃减压,然后取出 Veress 针重新插入一新的 Veress 针。如果腹腔镜检查时确认胃穿孔部位没有出血,损伤小于 5mm 直径者可保守处理,严密观察。因为胃的肌肉系统常会自然封闭穿孔,通过鼻胃管减压,减少胃胀气及胃肠液漏入,可以自然愈合。

胃修补术:穿刺套管造成的胃损伤面积一般都在 10mm,可以在镜下行胃修补术,用可吸收线做两层间断缝合,术后置胃肠减压。大的撕裂伤需要剖腹做一期缝合。消化系统损伤的修补涉及较多的外科手术,最好同时能请胃肠外科会诊。

4) 胃损伤的预防

术前做好胃排空准备:腹腔镜手术前一天晚上流质饮食,对于体质虚弱者可以考虑静脉补液,以补充能量,防止虚脱。

插胃管减压:对急诊腹腔镜手术术前可考虑先插胃管,防止由于胃胀气而导致损伤。如果手术时间相对较长,或术中发现胃胀气,应该马上插胃管减压,以减少胃损伤的发生。

穿刺前首先在上腹部通过胃部叩诊检查胃部是否有膨胀,如果上腹部膨胀或胃部叩诊有明显浊音,提示胃部充满气体,应该先插胃管减压,再进行穿刺。

手术时避免损伤胃:早期卵巢癌腹腔镜手术时都需要切除大网膜。大网膜相连于胃,开腹手术时能够看清大网膜与胃的解剖界线,可以紧靠胃部切除大网膜,但腹腔镜切除大网膜时由于使用的都具有热损伤的操作能源,不能过分紧靠胃部,避免损伤胃。切除时首先提起网膜,分清胃与大网膜的解剖位置,再分开大网膜中间无血管区,用超声刀或 Ligasure 靠近胃部钳夹、切断胃与大网膜连接部,术中大网膜血管出血,可以用双极电凝止血。

(4) 小肠损伤的防治:小肠(intestinum tenue)是消化管中最长的一段,上起幽门,下接盲肠,成人全长 5~7m,分为十二指肠、空肠和回肠三部分。空肠起于十二指肠空肠曲,约占空回肠全长的 2/5,主要占据腹腔的左上部;回肠占远侧的 3/5,在右髂窝处与直肠相连,一般位于腹腔的右下部。空、回肠全长为腹膜包被,并由腹膜形成的小肠系膜固定于腹后壁,故合称系膜小肠。空、回肠迂曲盘旋形成肠袢,两者间无明显界限,它们在形态和结构上的变化也是逐渐移行的。小肠除了部分固定于肠系膜外,大部分都游离于腹腔。在平卧位时,小肠都聚积在盆腔,所以在妇科腹腔镜手术时,最好使用头低臀高位,使肠管自动推向上腹部,增加盆腔空间。盆、腹腔炎症或有腹部手术史者,小肠常与腹壁发生各种各样的粘连。腹腔镜手术前都进行了肠道准备,如术前晚的灌肠、术前一天晚十点后禁食水,再加上麻醉良好,所以镜下所见的肠管一般都不会出现胀气。但在腹腔镜急诊手术如异位妊娠手术时未行肠道准备、或手术过程中由于麻醉深度不够,可能引起小肠胀气,使小肠管变得粗大、管腔变薄,操作中如果稍不注意,如缝合时缝针碰到肠管就会出现损伤。十二指肠比较短,全长仅 25cm,包绕胰头,呈"G"形,起始部及末端全为腹膜所包绕,有较大的活动度,其余部分均固定不动,所以,在腹腔镜手术过程中几乎不会损伤十二指肠。

1)小肠损伤的原因

腹壁肠管粘连:主要发生在曾有剖腹史的患者,特别是腹部采用的是纵形切口,而且靠近脐部,有可能出现肠管与脐部腹壁粘连,选择脐孔穿刺时,尽管 Veress 针可以顺利穿过粘连的大网膜,回抽试验及充气都很顺利,但套管穿刺进镜后就有可能发现粘连的大网膜、肠管,而且小肠的粘连会出现各种各样形状的粘连,操作时,稍不注意极容易造成小肠损伤。

Veress 针及套管穿刺损伤:chapron 报道有 32% 的消化系统损伤发生于穿刺时,其中 Veress 针穿刺占 11%,脐部套管穿刺占 16%,耻骨上穿刺占 5%。将近有 40% 的小肠损伤由穿刺引起。Veress 针及套管穿刺损伤小肠,多发生在有腹部手术史的患者,由于手术使肠管与前腹壁粘连,穿刺导致小肠损伤,可以是撕裂伤,也可以是穿透性损伤。此外改作开放式腹腔镜由脐旁小切口进入腹腔时,将肠曲误认为腹膜提起切开也可以导致损伤。

分离粘连组织时损伤:由于患者有剖腹手术史、子宫内膜异位症、盆腔炎等病史,导致肠管与盆腔组织粘连,如果钝性分离,肠襻将会发生撕裂。如果肠管被裹在粘连的大网膜里,同时又与腹壁粘连,腹腔镜下锐性分离粘连组织时,有可能会发生小肠开放性的损伤。

热损伤:人体组织的细胞外液及细胞内液存在 Na^+、K^+、Cl^-、Ca^{2+} 等,使人体能够传递电流,特别是肠管,含有高浓度的电解质,所以电阻低,高频电流往往沿这些电阻低的组织传播。人体内有肠管、血管、胸腔、腹腔等空腔组织器官,电凝器的工作原理决定了电流向电阻低的部位如肠管、输尿管等传导,因此靠近这些部位手术时,可能由于电传导引起损伤。电流可沿着这些组织表面移动,通常情况下是安全的,但在电解质浓度很高的情况下,电流沿着这些电阻低的方向传播,高频电流就会感应出一些电流强度很高的不稳定区域,会引起肠管等空腔组织的电损伤,甚至坏死穿孔。同时,人体内肠管电解质浓度在不断变化,如何变化不能预测,因此,由趋肤效应引起的热损伤,发生在何时、何处是不能预测的,但是这些发生机会一般很少。使用单极时,由于单极高频电流、电弧造成肠外伤或穿孔的危险性较高,因此,手术中严禁生理盐水冲洗腹腔,或用湿生理盐水纱块、纱球分离组织,压迫止血等操作。此外,应用单极或双极凝血时,如果使用时间较长,周围组织的热传导作用亦可造成损伤。

理论上说,电极直接接触肠管而导致肠管损伤几乎是不会发生,但有时候无意地将单极电极直接接触肠管而没有发现,这种未曾怀疑的电极直接接触就会造成术后肠管的损伤。腹腔镜手术的工具如分离钳、分离剪等外面都包裹着绝缘外套,但这种绝缘层并不真正绝缘,当使用单极分离钳进行组织切割时,只要接触到任何的组织,都会产生电流短路,导致组织损伤。如果手术器械表面有破损,绝缘层破坏或是负极板有破损,术中有可能漏电,一旦接触到肠管便造成短路,导致肠管烧灼(图 4-12-29)。

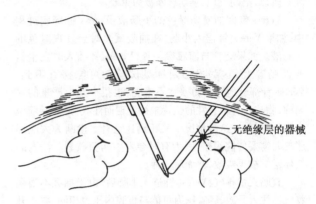

无绝缘层的器械

图 4-12-29 电流短路示意图

操作失误引起的损伤:腹腔镜手术一般都是双人操作为多,操作器械带电工作时,如果术者器械的电极不小心接触到助手的金属器械,同样会引起电流传导,而助手的器械正好接触到肠管,就会造成肠管烧灼伤。从脐孔取出标本时,由于没有腹腔镜的监视,在用血管钳钳夹标本的时候,血管钳插入过深,可能刺破标本袋,误夹肠管,导致小肠损伤。特别是肠胀气时,一方面使肠壁变薄,同时使盆腔内操作空间进一步减少,当手术操作时如钳夹、缝合等,只要碰到胀气的肠管,极容易损伤小肠壁,引起肠撕裂后穿孔。

意外损伤:腹腔镜手术操作过程中,会出现一些意想不到的小肠损伤。在轻度的小肠粘连时,企图用钝性分离粘连的小肠,牵拉过程就会引起小肠浆膜层损伤,同时,用带有小齿的分离钳钳夹小肠,会导致小肠浆膜层的损伤。使用单极电刀时,一般的操作程序是分离钳钳夹组织后再接电源,切断电源后分离钳才撤离组织,但在操作过程中,有时忘记这种操作程序,接上电源的分离钳撤离了需要凝切的组织,却放在小肠壁上,无意中触动了脚踏开关,于是,导致了小肠的烧灼伤甚至穿孔性损伤。

过度肥胖:对于过度肥胖的患者,由于大网膜过多过厚,肠系膜脂肪过多,占据了盆腹腔的空间,使小肠不能向上腹腔推移,腹腔镜手术时操作空间过少,器械(特别是单极操作器械)极易接触到小肠,很容易造成小肠损伤。

小肠嵌顿:极为少见,发生率约为 2/10 000。小肠嵌顿的主要原因是套管取出时,腹腔内二氧化碳未完全排空或麻醉效果不满意,腹腔内压力过大,小肠、大网膜随着腹腔内的气压被带出穿刺孔外所致。

2)小肠损伤的诊断与临床表现:腹腔镜手术过程中消化系统损伤常不易诊断,诊断的延误仍然是一个很大的问题,有15%肠损伤不能在术中发现,导致严重的术后并发症。临床上明显的胃肠道损伤是一种严重的并发症,发生率多达3‰。然而,真正的发生率可能更高一点,因为很多小的、自限的损伤可能没有被诊断出来。撕裂伤常常在做腹腔镜检查时即确诊,相反,热损伤常在手术以后才得出诊断。热损伤后由于局部组织缺血、坏死,引起肠穿孔,导致脓毒血症、多器官功能衰竭,甚至死亡。没有一个诊断试验是100%敏感,更为重要的是,阴性试验并不能完全排除肠壁电损伤,热损伤后出现症状的时间比创伤性肠穿孔晚。所以,早期发现、早期诊断极为重要。

Veress针回抽发现绿色的小肠液:Veress针穿刺过程中,如果Veress针误入小肠,在抽吸试验时会发现绿色的小肠液。如果肠管与前腹壁粘连,Veress针插入时发生贯通性肠穿孔,这些损伤用抽吸试验就可能探查不到。Veress针部分地穿刺肠壁并不常见,也很少发生严重的并发症,除非这种不正常的位置未被发现而注气,造成肠壁呈大泡形胀气,在这种情况下气压迅速上升。诊断为大泡形胀气时需要住院观察,因为有时会发生肠壁破裂。注入的气体常常被再吸收,并无后遗症。

直肠大量排气:Veress针进入小肠后,由于抽吸不当误将气体注入肠腔,肠管压力可能与腹腔内压力相同,数立升气体注入肠腔可能不引起注气压力上升。然而,大量气体注入肠腔后,通过肠道气体从直肠排出。所以,直肠排气很可能是Veress针注入肠腔。

肠管撕裂或颜色改变:手术中如果出现锐性损伤或撕裂伤,可发现肠管表面有裂口,轻者可见浆膜层撕裂,重者可见肌层甚至黏膜层损伤。若出现电损伤,可见浆膜层变白,但大多数情况下术中被忽略。浅层浆膜电损伤一般不会造成术后肠管的缺血、坏死,但如果电损伤到达肠管肌层,术后4天将会出现明显的腹膜刺激症状。

术后脐孔渗液:如果采取脐孔部位穿刺,术后创面愈合良好,一般不会出现渗液,偶尔会有渗血,如果术后脐孔有持续、多量液体流出,而其他穿刺孔干洁,应警惕脐部周围的肠穿孔。

术后出现腹膜刺激症状:术后常有一个恢复阶段,诊断肠损伤仍然十分困难,最初几天的腹痛常易被忽视。腹腔镜手术后病人出现腹痛加重或腹膜炎症状,特别是出现腹肌紧张、发热等症状,应怀疑有小肠损伤的可能性。穿透性的器械损伤常在术后12~36小时内出现明显的腹膜症状,而电损伤导致肠穿孔的时间最早可在5天左右,最迟者可在术后数周,一般4~10天才出现症状。症状出现时间的长短不能用以区别烫伤或撕裂伤。辅助检查时C反应蛋白明显升高(≥100mg/L),白细胞增多,中性左移,腹部X片或CT可有助于诊断。

消化道症状:患者术后出现恶心、呕吐、腹痛等消化道症状,应排除小肠损伤的可能性。然而,对早期出现消化道症状的病人应该认真鉴别。一般情况下,为了安全起见,通常腹腔镜手术都是采用气管插管全身麻醉下进行,术后24小时内大部分患者都会出现恶心、呕吐、腹痛等症状,穿透性的小肠损伤也常在术后24小时内出现症状,而且,腹膜炎的早期征象代替了剧烈的恶心、呕吐、食欲不振及腹痛,

在这个阶段作出诊断无疑是非常困难。因此,对腹腔镜手术后早期出现消化道症状的患者,应该密切动态观测,并做必要的检查,尽早确诊。

术后出现呼吸系统症状:腹腔镜手术后病人出现呼吸困难、呼吸急促等呼吸系统症状,排除了心肺疾病以外,这可能已是肠穿孔后造成的晚期症状,原因是肠穿孔后导致炎性介质释放,渗透入肺,导致肺微血管渗透性增高,以及肺顺应性降低,或体液从细胞内渗出,使腹部腹水、膨胀,膈肌受刺激,呼吸受限和肺不张。

小肠嵌顿:几乎都发生在脐部切口,因为其他切口的套管基本上都是在腹腔镜监视下退出,只有脐部的套管是随腹腔镜一起退出,当腹腔压力高时,小肠会随套管一起退到脐部的腹膜外而没被发现,于是造成了小肠嵌顿。小肠嵌顿较为罕见,每5000例中发生不到1例。陈萍报道2965例腹腔镜手术中,发生小肠嵌顿1例。华克勤等报道腹腔镜手术4150例中,小肠外翻性嵌顿1例,该例患者术后三小时因呕吐致腹内压增加,引起脐孔10mm切口处15mm长的小肠外翻嵌顿。一般于手术后3~7天开始出现恶心、呕吐、食欲不振和腹胀等症状,但有时在手术后不久即出现症状。检查可见脐部变硬有压痛。腹部X线检查显示多数液平面,小肠肠襻扩张,直肠内无气体。腹腔镜术后无症状的小肠疝也可以形成但极少发生。

术后肠淤胀:在肠粘连腹腔镜松解后可出现非动力性肠淤胀。术后48小时内发生典型的腹胀、恶心、呕吐及便秘。疼痛、发热及腹膜征象很少。肠鸣音减少或消失。平卧和直立位腹部X线片可显示扩张的大、小肠,游离分散的气体/液平面以及由气腹遗留的一些气体。

3)小肠损伤的处理

对症处理:术后应常规询问患者有无腹痛、恶心、呕吐,体查时注意脉搏、体温、心肺情况。如术后出现上述症状,且持续发展,则应考虑是否存在消化系统损伤,必须及时处理。对于有可能发生肠损伤的患者,术后通过C反应蛋白的监测,可能有助于早期发现肠损伤。腹腔镜术后病人出现腹痛加重或出现腹膜炎症状时,应怀疑有小肠的损伤并存在腹膜炎,应及时应用抗生素治疗并做一系列的检查,包括血常规、小便常规、血生化、腹部摄片等,必要时IVP以排除泌尿道的损伤。腹部摄片证实小肠穿孔后,应该立即剖腹探测,并做节段性肠切除及再吻合术。如果术后小肠淤胀,应用鼻胃管吸引,可消除看到的气体,阻止进一步腹胀,并缓解恶心,给予静脉输液直到小肠功能自行恢复为止。

Veress针损伤的处理:Veress针穿刺时如果误伤小肠,应立即取出Veress针,同另一新针自不同角度插入来完成充气,进腹腔镜后应尽一切努力找出穿孔部位。虽然Veress针造成肠穿孔的严重并发症很少见,但有可能撕裂肠壁或肠系膜血管,所以必须要确定出血的部位或血肿形成的程度。如果只限于肠管浆膜的浅层撕裂而无出血或出血很少或血肿稳定,可以观察,不必处理。当Veress针确诊误入小肠时,由于小肠液几乎是无菌的,而且肠壁的肌肉系统通过收缩一般能封闭穿孔并能防止肠液漏入腹腔,所以Veress针造成的小肠穿孔常常可以自然愈合,但术后要严密观测。证实是小肠浆膜层损伤并有活动性出血,可以

在镜下缝合损伤的浆膜层，如果血肿较大，镜下处理有困难，应该当机立断，马上剖腹止血。

烧灼伤的处理：腹腔镜下确定小肠烫伤区域表浅、且不超过5mm，可暂不必处理，完成手术后再检查烫伤部位，如果肠管浆膜层粉红色，说明血运正常，烫伤部位不会出现坏死。如果肠管浆膜层长时间苍白，证明烫伤部位缺血，或烫伤面积较大、较深，则应切除损伤部位肠段并进行端端吻合，切除范围应包括肠管损伤部位两侧的健康组织约3~5cm。因为烧灼后的肠管损伤常发生广泛、延期的凝固性坏死反应。果断进行肠段切除，以防术后腹膜炎的发生。

小肠损伤的处理：手术中误将小肠损伤，即使只是深层浆膜损伤，也要进行修补，防止术后肠段缺血、坏死，形成小肠瘘。撕裂虽小但溢出的肠液已进入腹腔者，也必须要修补。如果肠管裂开范围未超过周长一半，则可在镜下行简单的肠管缝合，而不需切除肠管。超过周长一半，或缝合后小肠腔直径<2cm，则应进行肠段切除端端吻合术，必要时应行小肠造瘘。修补时最好用带针的3-0可吸收线横行"8"字间断缝合，术后预防性应用抗生素。

小肠嵌顿的处理：常用的治疗方法是剖腹探查，切除任何无活力的肠段，一期吻合。对有症状的肠管或大网膜的嵌顿采取期待疗法都不合适，因为很少出现自然缓解。延缓剖腹探查只能够增加疝出的肠段失去活力和需要切除的危险。华克勤等报道1例术后三小时呕吐因腹压增加引起脐孔10mm切口处15mm长的小肠外翻嵌顿，即在全身麻醉下略扩大脐孔部位切口，回纳肠曲，再行腹腔镜检查，发现卵巢创面少量活动性渗血，腹腔内积血共1000ml，予电凝并缝合止血，同时观察回纳的肠曲色泽逐渐转为粉红色。作者在刚开展腹腔镜手术的时候，一例良性卵巢肿瘤行腹腔镜下卵巢肿瘤剥除术，术后第2天出现发热、呕吐、腹痛等症状，腹平片等检查怀疑为小肠梗阻，遂行剖腹探查，术中发现部分小肠嵌顿于脐孔穿刺处，肠管表面出现淤黑等坏死现象，请外科医生上台协助行部分小肠切除修补手术。该两例的处理过程告诉我们，对于小肠嵌顿，早发现、早处理，可以避免肠段性切除，如果迟发现，则会导致小肠坏死。

小肠疝的处理：小肠无症状的疝形成很少发生。大多数切口疝发生于10~12mm脐或辅助套管部位。一般于手术后3~7天开始出现恶心、呕吐、食欲不振和腹胀等症状，但有时在手术后立即出现症状。检查可见穿刺部位变硬，有压痛。处理主要是回纳小肠和修补疝囊。

4）小肠损伤的预防

避开腹部手术瘢痕穿刺：对于有腹部手术史的患者进行腹腔镜手术时，主穿刺套管直接从瘢痕部位穿刺，极容易刺破与腹壁粘连的小肠。因为曾有腹部手术史者，大多数都会发生肠管与腹壁的粘连。第一主穿刺孔应该距离瘢痕顶端>3cm，因为在传统的手术中（包括纵形切口的剖宫产），由于暴露术野的需要都将皮肤向上牵拉，而皮肤的弹性比较好，往往造成皮肤下的切口要比皮肤长，如果术后发生肠管与前腹壁粘连，很可能就会出现在靠近瘢痕的上方，如果从瘢痕顶部穿刺，将会刺破与腹壁粘连的小肠。有学者建议结合超声内脏滑行技术评估是否有脐孔粘连。

注意气腹机读数的变化：Veress针穿过皮肤、筋膜、腹膜有三个落空感，穿过皮肤需要较大的力，然后极容易到达筋膜层，再稍用力便穿过筋膜层，直透腹腔，当Veress针到达腹腔时有一种很明显的落空感，滴水试验顺利便可以充气。Veress针穿刺时没有第三个落空感，或滴水试验不顺畅，就应该考虑是否刺到了小肠。此外，注气前，设定气腹机内各种参数，一般设定腹内压（IAP）12~13mmHg，开始充气时，气流量设定0.5~1.0L/min，使CO_2缓慢进入腹腔，防止IAP急骤升高，影响心肺功能。当腹内压达到3mmHg时，可以改用3.0~5.0L/min流速，直到维持12mmHg。在充气过程中，如果气腹机的读数突然显示腹内压超过13mmHg或读数升降不稳定，表明气腹针进气受阻提示针尖可能触及大网膜、肠管或粘连部位或可能针头移位，应停止进气，并调整针头位置或重新穿刺。

避免盲目穿刺：目前，绝大部分腹腔镜套管（主套管或称第一套管）的放置都是盲目穿刺，由于无法预测有无肠管或网膜粘连于前腹壁，所以比辅助套管更容易产生腹腔内脏器的损伤。目前，临床上已使用可视性穿刺套管，这种穿刺套管由可进镜头的空心穿刺锥及套管两部分组成，套管上有控制进镜的开关，当把镜头插入空心穿刺锥时，打开开关，腹腔镜便进入穿刺锥内，然后直视下穿刺，可以清楚地看到脂肪、肌肉、筋膜、腹膜等各层的解剖，然后进入腹腔，由于该穿刺锥头比较钝，即使碰到肠管也只是将其推开而不会刺伤，是预防损伤肠管的最好办法。

避开肠管穿刺：腹腔镜进入腹腔后，先探查盆腹腔的脏器有否粘连，如果发现下腹部穿刺点有肠管粘连而又不影响术野，不必分离，在距离粘连的肠管旁开约1~2cm进行穿刺，只要看清穿刺部位，避开粘连的肠管，基本不会造成损伤。如果穿刺部位组织粘连较多，又无法确认粘连组织内是否有肠管，此时只能用吸管或拨棒将腹膜向外拨开，寻找组织粘连比较少的部位进行穿刺，只要方法正确，一般也不会损伤肠管。

分离腹壁粘连预防小肠损伤：腹腔镜手术时经常发现小肠与腹壁粘连，这种粘连常常妨碍术野，如果不分离，术中极容易误伤肠管，特别是肠管广泛粘连者。腹腔镜下肠管的粘连分离不同于开腹手术，传统手术可以通过触、摸了解肠管的界线，还可以通过钳、剪、扎等方法进行，由于开腹手术是立体的，术中容易辨认肠管的损伤。而腹腔镜手术只能通过镜下的观测，虽然也可以通过钳、剪、扎等方法分离粘连的肠管，但不容易辨认肠管的损伤，所以在分离粘连的过程中必须谨慎、小心。用腹腔镜松解粘连、钝性分离肠襻时可发生肠管损伤，所以当粘连致密或组织平面不清楚时最好用锐剥离不用钝剥离。小肠粘连大都伴有大网膜粘连，所以，在分离粘连的小肠前，应该先分离大网膜。操作时千万不要随意就切断粘连的大网膜，更不能用电刀在粘连大网膜的上方电凝企图止血后再离断，有可能肠管就裹在粘连的大网膜里。所以，分离前必须确定肠管粘连的方位，用无损伤钳钳夹粘连组织并向下牵拉，最好用超声刀紧贴腹膜切开粘连组织，宁愿把部分的腹膜留在粘连的组织上，分离过程中，哪个部位解剖界线清楚就离断哪里的组织，哪个部位组织疏松就先切断哪里的组织，逐层分解、逐层切除、先易后难，把粘连的肠管完全游离，再详细检查游离后的肠管壁有否损伤。

分离粘连组织预防小肠损伤：在腹腔镜子宫手术时，有时会发现小肠紧密粘连在子宫上，如果不把小肠从子宫上分离，手术过程将会损伤小肠。由于粘连致密，甚至连边界也无法分辨，分离时稍不小心将会造成小肠损伤。首先镜下明确粘连的部位与程度，用无损伤钳钳夹肠管并轻轻往外牵拉，增大肠管与子宫之间的间隙，用 5mm 的超声刀分离肠管周围的疏松粘连组织，显露肠管与子宫的粘连界线，紧贴子宫体逐次离断粘连组织，分离一次检查一次，保证小肠不受损伤。如果是良性病变，宁愿保留少许子宫浆肌层在肠管上，以确保小肠的完整性。术中出血，特别是小肠表面创面的出血，尽量使用双极快速点凝止血，防止热传导对小肠的损伤。

盆腔脓肿手术预防小肠损伤：腹腔镜下盆腔脓肿手术时会发现子宫、附件、大网膜、肠管、阑尾等粘连成团。手术极为困难，分离粘连过程很容易导致肠管撕裂性损伤。由于炎症时间较长才形成脓肿，所以粘连比较紧。手术时先提起大网膜，寻找出肠管的解剖界线，尽量钝性分离疏松粘连组织，但切不可使用暴力，否则炎症后导致肠管浆肌层组织水肿、易脆，容易撕破肠管。遇到致密粘连，可以在肠管的上方锐性分离，逐步游离大网膜，并将大网膜推向上腹部，暴露盆腔空隙及子宫解剖位置，提起子宫，钝性分离粘于子宫的肠管，把肠管从子宫分离后，切断粘连带，游离子宫体。然后分离盆壁粘连组织，暴露盆腔包块，如果脓肿破裂，吸出脓液，清除脓腔。手术结束前必须用大量的生理盐水冲洗盆腔，再用 0.5% 甲硝唑灌洗盆腔。除了注意各创面是否出血外，更重要的是详细检查游离后的肠管有否损伤，必要时可以用庆大霉素 16 万～24 万 U 放于盆腔，放置腹腔引流管。术后大量应用抗生素。

腹腔镜监视下取出标本：良性卵巢肿瘤剥出后、附件切除后或异位妊娠术后的标本都是从 10mm 的穿刺孔取出。刚开展腹腔镜手术的时候，基本都是从下腹部 10mm 的穿刺孔取出，这种取出方法是在腹腔镜监视下取出，原则上是绝对不会损伤小肠。随着镜下操作技巧娴熟，也为了更进一步减少病人的创伤，下腹部大部采用 5mm 穿刺孔，在进行良性卵巢肿瘤剥出、附件切除等手术标本的取出，只能从 10mm 的脐部穿刺孔取出，由于无法在腹腔镜下监视，所以取出过程不注意操作程序，就有损伤小肠的可能。在脐部穿刺孔取出标本时，如果确诊是良性、而且组织比较坚韧，可以从脐孔直接取出。最好的取出方法是先把标本放进装物袋内，然后钳夹装物袋并将其送出脐孔外，用小弯钳从装物袋内逐一取出标本，切不可将小弯钳过深的插入装物袋内，否则会刺破装物袋误将小肠钳出，导致肠管损伤。

小肠嵌顿的预防：小肠嵌顿或切口疝发生于术后 ≥10mm 穿刺部位。取出套管前，用吸管将腹腔内的 CO_2 吸出或打开套管上的开关瓣，排出 CO_2 气体，尽量减少腹腔内的压力。然后，左手提起腹壁，右手将腹腔镜连同导管鞘一并退出腹膜外，确信肠管退出腹腔后，连同导管鞘拔出，这种方法可有效避免大网膜和肠管等进入腹腔切口。对腹壁上 ≥10mm 的穿刺孔应逐层缝合。特别是 ≥15mm 的切口，手术结束时，腹腔镜直视下用吸管挑起切口边缘，小分离钳伸

进腹腔并钳夹腹膜，退出吸管，腹腔外重新钳夹腹膜，用带针的 4# 可吸收缝线分别缝合腹膜层、筋膜层、脂肪组织层，再埋藏缝合皮肤层。这种操作方法基本可以预防小肠嵌顿或切口疝发生。

5）大肠损伤的防治：大肠是消化道的末段，长约1.5m，起自右髂窝，止于肛门，包括盲肠、阑尾、结肠、直肠和肛管等部。

结肠（colon）始于盲肠，终于直肠，整体呈方框状包围于空回肠周围，可以分为升结肠、横结肠、降结肠和乙状结肠四部分。升结肠是盲肠向上的延续部分，自右髂窝，沿腰方肌，右肾前方至肝右叶下方，左转形成结肠右曲，移行于横结肠。升结肠借结缔组织贴附于腹后壁，活动性小。横结肠起自结肠左曲，向左横行，在左侧肋部脾的内侧面下方折转形成结肠左曲，续于降结肠。横结肠全部为腹膜包被，并由横结肠系膜固定于腹后壁，活动度大，常可形成一下垂的弓形弯曲。降结肠自结肠左曲沿左肾与腰方肌前面下行，越过左髂嵴与乙状结肠相续。乙状结肠起自左髂嵴，在腹下部及小骨盆腔内呈乙或 M 形弯曲，在第 3 骶椎平面处续直肠。乙状结肠的长度、弯度和位置个体差异较大，乙状结肠由系膜包被并固定。对大肠各段的解剖充分了解，腹腔镜手术时就不会造成损伤，但有腹部手术史或盆、腹腔有炎症时，降结肠和乙状结肠常常与腹壁粘连，腹腔镜手术分离粘连的肠管时，必须分清解剖界线，避免损伤。

直肠（rectum）位于盆腔内，阴道的后下方，长约 10～14cm，由第 3 骶椎前方起下行终于盆膈，又称直肠盆部。直肠与阴道之间、直肠与盆侧壁之间组成直肠阴道间隙、直肠侧窝。直肠阴道间隙（rectovaginal space）的组成前界是直肠阴道隔，由阴道筋膜后部和直肠筋膜前部融合而成，后界是直肠前外膜，两侧是直肠柱和子宫骶骨韧带，顶部为直肠子宫陷凹底部腹膜，下界是肛提肌纤维。直肠侧窝（pararectal space）位于直肠两侧与盆侧壁之间，前为子宫主韧带，后为直肠侧韧带，底为盆膈，外侧上界为梨状肌，下界为肛提肌，内侧为子宫骶韧带和直肠，骶骨形成直肠侧窝的后缘，侧窝的顶部贴着输尿管的腹膜，当进入主韧带的内侧以前，髂内动、静脉位于直肠侧的深部，主韧带形成直肠侧窝的尾部和侧缘。了解直肠与周边的结构，在腹腔镜广泛全子宫切除手术时才不至于损伤肠管。

a. 大肠损伤的原因

分离盆底粘连时造成损伤：相对于小肠来说，大肠损伤较为少见，但损伤的后果却十分严重，发生术后并发症的危险性很大。大肠、特别是直肠损伤多发生在盆腔粘连手术的操作过程中。在急慢性盆腔炎、重度子宫内膜异位症或直肠深部的异位结节，常致整个盆底处于封闭状态，在去除异位病灶时有可能造成直肠损伤。困难的腹腔镜全子宫术，特别是并存有慢性盆腔疾病、子宫内膜异位症的患者，由于盆底封闭，分离困难，即使用超声刀操作也会造成锐性损伤或热损伤。此外，分离粘连时，如果采用钝性分离并暴力撕拉，就会导致肠壁撕裂或肠浆膜层撕裂。

分离结肠粘连时造成损伤：左侧盆壁与结肠常发生粘连，多数不需要分离，但在影响手术操作，特别是需要电刀操作时，必须分解粘连，否则，使用单极电切过程只要接触

到肠管就会造成热损伤。在分离过程中，如果粘连不致密，不管用剪刀、超声刀或电刀都较容易分解，但粘连致密时则很可能发生电损伤或锐性损伤。盆腔炎性包块，特别是包块位于左侧，几乎都与乙状结肠粘连。由于粘连严重，腹腔镜手术时企图用钝性分离粘连肠管，就有可能发生撕裂性损伤。如果是盆腔脓肿，清除脓液再同时切除附件，特别是使用电刀时，术后肠管损伤难以鉴别是炎症浸润导致肠管穿孔还是热损伤所引起。明智之举是清除脓液后腹腔放置引流管。

宫颈癌根治术中造成损伤：在腹腔镜广泛全子宫切除术时，由于必须要切除 3cm 的子宫骶骨韧带、主韧带及阴道上段，所以必须分离直肠阴道间隙、直肠侧窝，特别是在分离直肠阴道间隙过程，传统手术操作时，只要剪开直肠腹膜返折，就可以用手推开直肠，而腹腔镜手术只有用器械分离，如果没有把直肠与阴道的解剖界线暴露，或者在操作过程中不仔细就有可能损伤直肠。此外，切除子宫骶骨韧带时，过于靠近直肠，亦可能造成损伤，引起术后直肠阴道瘘。接受盆腔放疗后的宫颈癌进行腹腔镜根治术，由于组织再生功能较差，术后更容易引起直肠阴道瘘。

操作失误造成损伤：腹腔镜手术的器械只是传统手术器械的延长，都需要钳、剪、刀等工具。尽管妇科腹腔镜手术基本都采用头低臀高位，在气腹的压力下把肠管移向上腹部，但是，在进行盆底手术时，总需要用分离钳拨开直肠，才能暴露盆底术野。操作过程一般使用无损伤钳或弯分离钳，如果使用弯分离钳时，必需用分离钳的弯部，不应该使用弯分离钳的尖部，因为在拨开直肠时，稍一用力就会刺破直肠，导致直肠穿孔。

热损伤：大肠热损伤主要发生在腹腔镜广泛全子宫切除术时用双极或单极电凝或 PK 刀紧靠直肠切断子宫骶骨韧带而引起。由于单、双极或 PK 刀都是由电能变成热能，工作时如果太靠近直肠，高温传导到直肠，引起热损伤，出现术后直肠阴道瘘。对复杂的全子宫切除时，由于直肠与子宫粘连，分离后肠管表面出血，电凝止血时如果功率过大、时间过长，也会引起肠管热损伤。

b. 大肠损伤的诊断与临床表现

Veress 针穿刺回抽发现粪液：插入 Veress 针造成大肠创伤极为罕见，但很严重，因为大肠内容物生长细菌。做抽吸试验时发现粪便污染的液体可以确认大肠损伤。

腹腔镜下观测直肠气体：复杂的腹腔镜手术后，为了了解直肠有否损伤，用 200～300ml 的生理盐水灌注在盆腔，然后从肛门注入气体，腹腔镜下观测是否有水泡冒出，这是诊断直肠损伤的办法。

术后明显腹膜刺激症状：腹腔镜手术后病人出现明显腹膜炎症状伴有发热等症状，应警惕大肠损伤的可能性。电凝损伤导致肠穿孔的时间与小肠一样，最早可在 5 天左右，最迟者有术后数周，一般 4～10 天才出现症状。辅助检查时 C 反应蛋白明显升高（≥100mg/L），白细胞增多，中性左移，腹部 X 片或 CT 可有助于诊断。

阴道排泄粪臭分泌物：腹腔镜手术后小的直肠阴道瘘完全可以没有症状，只有阴道少量的气体漏出和粪便渗出，此时，可能会合并阴道炎。由于炎症等原因，使直肠阴道瘘管逐渐变大，不仅只有气体漏出或粪液分泌物，甚至整块粪便都可以从阴道排泄，这已是到了严重的直肠阴道瘘了，处理极为困难。

c. 大肠损伤的处理

使用广谱抗生素：确信 Veress 针造成大肠损伤后，应将 Veress 针抽出扔掉，用另一 Veress 针建立气腹。腹腔镜下必须确认穿孔部位，抽出腹腔内液体做细菌培养，用大量生理盐水及 0.5% 灭敌灵溶液灌洗腹腔，并用广谱抗生素，因为极少量的粪液进入腹腔也会造成很严重的腹膜感染。

肠管修补：Veress 针刺破大肠尽管损伤很小，但极可能含有大量细菌的粪液从针孔溢出，所以必须要缝合。用 3-0 可吸收线全层缝合。缝合后最好从肛门注入气体，腹腔镜下观测创面是否有水泡冒出，以确保损伤部位是否修补完整。浆膜层撕裂表浅、范围小、出血少一般不需要修补，术中动态观测，如果没有继续出血不必处理。对于撕裂面积大、比较深的浆膜层撕裂，虽然没有到达黏膜层，但也必须修补。腹腔镜下修补时应该逐层处理，先从浆膜层进针，穿过创面底部，再从对侧浆膜层出针，不得留有死腔。直肠血肿比较小，而且镜下观察没有明显增大，可以不用处理，如果血肿比较大，不排除活动性出血，就应该镜下修补。处理时可以先清除血肿，看清出血点，再缝合创面。也可以不用清除血肿，直接把创面修补。缝合时必须穿过肠浆肌层，才能把出血点。修补后详细观察创面是否还有出血，然后用止血纱布覆盖于创面上，加强止血效果。

肠管吻合：术中如果发现肠管损伤<2cm，没有明显的肠内容物漏出，周围污染不大，而且术前已做了充分的肠道准备，可考虑单纯肠管吻合，术后禁食，直到肛门排气。最好同时能请胃肠外科会诊，协助处理。

肠管造瘘：最好请胃肠外科协助处理，一般需要开腹，因为延迟的肠穿孔比较复杂，常通过开腹处理，以进一步评估腹腔内情况。术前没有做充分的肠道准备，或由于术后多日被发现肠管损伤、腹腔有粪便污染，一般不能行一期修补，须行肠造瘘。肠造瘘是治疗大肠损伤最安全的一种方式，尤其是左侧大肠的损伤，因为左侧血供比右侧差，而且其内含粪便、细菌等相对较多。升结肠较重要的创伤一般要切除被撕裂的一段肠管，可做一期吻合，但较常见的是先做回肠造瘘，经过一段时期的粪便分流再做吻合。降结肠、乙状结肠或直肠的主要损伤可采用近段结肠造瘘分流，切除受损肠段及延期再吻合。如果损伤较大、累及损伤的肠管血供、缝合张力大或肠管准备不足都是近端结肠造瘘的指征。肠造瘘后需要大量生理盐水及 0.5% 灭敌灵溶液灌洗腹腔，并用广谱抗生素，闭合式-吸引引流，并插鼻胃管。当困难的粘连松解或试图止血时发生的结肠烫伤和撕裂伤，一般都是在术后病人出现腹膜炎症状时才作出诊断，不主张做一期缝合，因为损伤区域可扩展到可见的创面之外，而主张切除损伤区域的肠段，近端结肠造瘘、和延期吻合。术后出现较大的阴道瘘、瘘孔位于阴道上部，或者是由于放疗引起的，则需做结肠造口术。一些阴道上部的肠瘘有可能不是直肠阴道瘘。因此，在决定结肠造口术以前，必须通过钡剂灌肠、胃肠镜检查、乙状结肠镜，或者从瘘管的阴道开口注入射线不能穿透的染料来证实小肠部分是否累及。要确定瘘管在阴道与肠道之间的通路,在伴有小肠阴道瘘的患者做结肠造口术是毫无价值的。肠管造瘘后3个月等炎症完全吸收和组织硬化时,再做吻合术。

直肠阴道瘘修补:腹腔镜术后偶尔会发生直肠阴道瘘,其手术既简单也复杂。主要是根据瘘管的位置与大小,是否存在多个瘘管有关。小的直肠阴道瘘可以经阴道修补。为了减少感染,保证愈合,在修补前需要有一个完整的肠道准备。术前三天流质饮食,术前18~20小时开始口服肠道润滑剂,红霉素500mg和新霉素1g在术前当天的下午1点、2点和10点口服。直肠用2%的新霉素溶液200ml,在手术的当天早上进行灌洗,直到液体回流是清洁的。手术时,于阴道黏膜内注入无菌生理盐水便于分离组织,不主张用血管收缩剂[肾上腺素(epinephrine),加压素(vasopressin)]作皮下注射,因为用了血管收缩剂可引起组织缺血和影响局部防止感染的保护机制。在小瘘管周围作环状切口,剪去瘘管直肠开口周围的瘢痕组织,用锋利的尖剪刀充分分离足够的阴道黏膜。缝合必须要超过开口两侧角的顶端,为了使直肠开口暴露清楚,保证缝合,可在直肠中放一手指作为引导。用3-0可吸收线于黏膜下开口处、黏膜边缘数毫米处进针作没有张力的荷包缝合,小心别穿过肠壁,荷包打结时将瘘管的边缘翻在肠腔内,然后再肌层荷包缝合,再用2-0可吸收线在中间将瘘管两边组织间断缝合,切除多余的阴道黏膜,用3-0吸收线连续扣锁缝合创面。

d. 大肠损伤的预防

预防大肠热损伤:腹腔镜手术中由于分离粘连等原因,有时会损伤大肠浆膜导致出血,在用电凝止血时最好采用双极,功率一般选用30~40W,把双极钳轻轻放在损伤大肠的浆膜层上,脚踩踏开关,电凝止血,切不可长时间电凝。

切除大网膜时预防大肠损伤 在妇科肿瘤腹腔镜手术如早期卵巢癌减灭术,需要大网膜切除,而大网膜切除最容易损伤横结肠。一般先从大网膜的中段开始切除。首先看清楚横结肠的解剖位置,在横结肠的上方切开一个小口并扩大该切口,沿着横结肠上方用超声刀或血管闭合器距离横结肠约0.5~1cm切断大网膜,直到离断肝区及脾区的大网膜。

分离直肠粘连时预防损伤:腹腔镜手术时,当并存有腹部手术史、慢性盆腔炎及内膜异位症时直肠与子宫下段紧密粘连,甚至连间隙也没有,分离粘连对直肠损伤危险极大,如不分离手术也无法进行。此时,把腹腔镜的焦距靠近粘连组织,尽量寻找出直肠与子宫之间的疏松间隙,最好用5mm的超声刀在间隙之间剪开粘连,找出间隙后,紧贴宫体把直肠与子宫分离,找出子宫骶骨韧带的解剖位置,在其上方切断粘连组织,完全把直肠与子宫分离,然后再按步骤手术。如此操作,损伤直肠的概率相对较少。

重度内膜异位症全子宫切除直肠损伤预防:重度内膜异位症患者的结肠、直肠、子宫、附件一般都粘连成团,封闭盆腔,正常解剖已基本消失,输尿管也可能移位,已不可能按照正常步骤离断附件、子宫血管及骶主韧带的方法去切除子宫。对于盆底完全封闭的全子宫切除术不但需要术者娴熟的镜下操作技巧,更需要术者的冷静、沉着。要想把盆

底完全封闭的子宫切除,分离粘连组织是关键。为了便于分离粘连组织,应该使用3个操作孔,并具备一些特殊的器械,如5mm超声刀、双极电凝钳,尽量避免使用单极电刀,因为肠管粘连致密,电刀分离中会导致热损伤。此外,术中出血最好使用双极电凝,以低功率、快速点凝止血为好。术前必须上举宫杯,便于术中变动子宫的方位,利于分离粘连组织。进行分离粘连时,应该先易后难,从浅到深,看清界线,逐步进行,切不可大刀阔斧。由于盆腔内的脏器已粘连成团,间隙很少,有时候分离粘连无从下手,可能一开始分离就会出现损伤。分离粘连组织前,最好先从左侧开始,因为左侧靠近术者(双人操作时),方便操作。助手把子宫摆向右侧,术者右手拿5mm超声刀,左手及助手拿无损伤分离钳,分别轻轻钳起粘连组织的边缘,用5mm超声刀逐点切开粘连组织。小出血点用双极电凝钳快速点凝止血,比较大的血管出血镜下缝合止血。把左侧粘连的结肠分离,逐步分离到附件,再分离直肠。也可以先分离粘连的附件,寻找附件与子宫之间的间隙并用超声刀将其间隙剪开,紧贴子宫体旁逐一分离粘连组织,必要时同时切断圆韧带,并把粘连的输卵管和卵巢分离,尽量恢复附件的基本解剖结构。当分离到肠管与子宫紧密粘连时,可以用弯分离钳钳夹肠管边缘的组织,再用5mm超声刀紧靠子宫体切断粘连组织,这样既可以预防肠管热损伤,又可以预防肠管锐性损伤。当逐步分离到子宫下段时,不能贸然切断子宫颈管旁组织,因为严重粘连会导致输尿管黏附在子宫颈管上段,贸然切断会导致输尿管损伤甚至断裂。此时,最好能在漏斗韧带的下方寻找到输尿管,尽管很难将其游离,但也可以根据蠕动的方向判断输尿管的走向,以确定下一步切除宫颈管旁组织的位置。在严重粘连的情况下,有时寻找输尿管非常困难,甚至需要花很长的时间,但一定要找到输尿管的方位,才能避免损伤。分离完双侧粘连的附件后,把子宫尽量摆成正中前位,看清直肠与子宫后壁的粘连程度,紧贴子宫后壁分离粘连的直肠,必要时尽量保留少许子宫浆膜层,以保证避免损伤直肠。直肠离开子宫下段后,由于子宫骶骨韧带的解剖位置已变异,甚至直肠与子宫骶骨韧带融为一体,企图暴露子宫骶骨韧带后切除子宫几乎已不可能,只能按逆行的方法切除子宫。由于粘连致密,子宫血管有时无法暴露清楚,而且,由于直肠与子宫骶骨韧带很可能融为一体,再继续分离将会损伤直肠,企图多切除宫颈后壁组织以保护直肠也不现实,这时候如果按常规方法切断子宫血管,子宫骶、主韧带就有可能损伤直肠,只能做逆行子宫切除术。先分离膀胱宫颈间隙,一般而言,子宫内膜异位症引起膀胱与宫颈紧密粘连的概率并不多,即使有曾剖腹史导致膀胱粘连,也只是在腹膜返折的顶部,只要能剪开膀胱腹膜返折,就可以锐性分离膀胱宫颈间隙组织。从子宫颈下段侧壁开始将膀胱腹膜返折边缘剪开,紧贴子宫体下段完全将膀胱腹膜返折打开,提起腹膜返折边缘,如果没有粘连则用吸管棒或超声刀的背面下推膀胱到宫颈外口约2~3cm,往内上方向离断阴道顶端组织,并往阴道方向下拨,推开有可能粘连的输尿管,完全暴露阴道前穹隆与宫颈外口的界线,在阴道前穹隆切开一小口,术者左手用弯分离钳钳夹阴道前穹隆组织并往上提,助手用有齿钳钳夹宫颈前

唇向自己方向上拉,沿着宫颈离断阴道前穹隆直到双侧侧穹隆。术者左手改用有齿钳钳夹左侧阴道前穹隆组织并往上提,助手用有齿钳钳夹左侧宫颈前唇向自己方向上拉,术者用右手握5mm超声刀紧靠子宫颈管沿着阴道穹隆离断子宫颈旁组织,完全离断阴道,游离子宫。离断子宫颈旁组织时,最好能保留少许的子宫颈管组织,以确保直肠不受损伤。子宫完全切除后,必须详细检查各创面的损伤程度,特别要注意直肠是否完整,如果发现肠壁浆膜层有撕裂,立即修补并从肛门注入气体,腹腔镜下观测盆腔内的液体是否有水泡冒出,以判断直肠是否穿孔。切除子宫后,阴道残端、特别是阴道后壁残端都是粘连后的瘢痕组织,而且由于直肠与子宫后壁粘连,分离后的创面比较宽大,边缘也不整齐,无法在正常的直肠浆膜层上与阴道残端对合缝合,否则会造成直肠前瘢痕组织撕裂,甚至直肠撕裂。缝合时提起右侧阴道后壁残端,从瘢痕组织的前方进针,穿过阴道黏膜层及右侧穹隆黏膜,从右侧阴道前壁残端出针,镜下打结后,再从阴道后壁残端正中瘢痕组织前方进针,同样要穿过阴道黏膜层,出针后锁扣式封闭阴道残端。手术结束后,用生理盐水再次冲洗盆腹腔,再一次检查肠管有否损伤。可以在盆底创面上喷洒防粘连,尽量减少术后再次发生粘连。

4. 神经系统损伤防治 人类的神经系统非常复杂,分为中枢神经系统和周围神经系统。中枢神经系统包括颅腔的脑和椎管内的脊髓;周围神经系统包括与脑相连的——脑神经、与脊髓相连的——脊神经、与脑和脊髓相连的分布于内脏的——内脏神经。女性内生殖器神经主要包括腰丛、骶丛(上腹下神经丛)和腹下神经丛。

生殖股神经损伤主要发生于腹腔镜盆腔淋巴结清扫术。生殖股神经位于盆壁侧腹膜后、腰大肌的表面,打开盆壁侧腹膜后,可以看到生殖股神经前面满布微小血管,生殖股神经从腰大肌的前面穿出后,靠近腹股沟分出股支与生殖支。在清扫盆腔淋巴结时,由于要切除腰大肌外2cm的结缔组织,有可能会损伤甚至切断生殖股神经,电凝止血时也会灼伤生殖股神经。此外,膀胱截石位髋部的过度弯曲都会使股皮神经受压,从而导致大腿前方的麻木。临床上切断生殖股神经的例数也不少,但病人因大腿内侧1/3皮肤麻木而复诊者为数不多。也许是由于病人患的是恶性肿瘤,手术做成功了,预后也很好,不在乎大腿皮肤的一点小毛病。

髂腹下神经基本都位于腹内斜肌和腹横肌之间,只是终支在腹股沟管浅环上方穿出,腹腔镜手术时一般是不会损伤该神经。但在耻骨联合上进行trocar穿刺,如果穿刺点太靠外侧,恰好位于左髂腹下神经穿出腹内斜肌的位置,穿刺时就会损伤了此神经。髂腹下神经损伤时患者表现为腹股沟区的刺痛或烧灼痛,并放射至外阴,术后出现症状的时间多为两月内。

股神经位于腰大肌与髂肌之间,继穿过腹股沟韧带深面的肌间隙,在腹股沟中点稍外侧到达大腿,一般情况下腹腔镜手术时不会损伤该神经。但在手术时安放截石位,双下肢搁于过高的支腿架上,两腿分开过大,如果手术时间过长,则会损伤股神经或坐骨神经及其分支。股神经损伤的症状视其严重程度及损伤部位而定。但常表现为屈髋和伸

膝减弱,大腿前内侧和小腿感觉消失,膝反射减弱或消失。

妇科腹腔镜手术导致骶丛神经损伤的原因不是手术直接造成,而是手术体位不正确而引起。损伤的神经也只是骶丛神经的两大终末分支——胫神经和腓总神经。腹腔镜手术一都需要采用截石位,如果患者体位摆置不当,如支腿架过高,两腿分开太大,可以压迫神经或神经过度伸展均可使神经受损。除了出现股神经损伤外,还可以使坐骨神经或腓神经损伤。在膀胱截石位手术时,双下肢搁于支腿架上窝部,双膝相对固定于垂屈的床脚架上,如果手术床脚架上未放置软垫,若长时间保持此姿势,势必可引起腓神经长时间局部卡压,特别在腓骨小头附近的骨性突起处受压、牵拉导致损伤,手术助手不经意压迫双腿使神经更易牵拉、受压也可造成损伤。腓神经损伤较易发生,特别在腓骨颈处,因位置最浅,更易受损伤。受损伤后的主要表现是足不能背屈,足下垂,并有内翻,趾不能伸。因为足尖下垂,病人必须用力使髋、膝关节高度弯曲以提高下肢抬起足尖,才能行走,因而呈"跨阈步态"。感觉障碍在小腿外侧面和足背较为明显。足下垂是腓神经损伤典型的症状。在腹腔镜手术中所造成的坐骨神经损伤往往是半自限的。运动和感觉缺乏一般在手术后立即出现,进行性发展数周,再经过3～9个月则开始消散。有时坐骨神经损伤在半截石位不到35分钟后即可发生,据推测主要是因为神经牵拉所引起。

臂丛神经损伤主要发生在使用肩托过硬、手臂过度外展或手臂长时间下垂 就会损伤臂丛神经。臂丛神经损伤后主要表现为上肢皮肤感觉障碍,如果损伤的是胸长神经,可以引起前锯肌瘫痪,发生"翼状肩";正中神经损伤表现为手臂不能旋前,屈腕能力减退,拇、示指不能屈曲,拇指不能对掌,拇指、示指和中指感觉运动障碍;损伤桡神经可以出现前臂伸肌瘫痪,表现为抬前臂时呈"垂腕"姿态,伸腕能力减退不能伸指。

根治性全子宫切除术对盆丛的损伤是难以完全避免的,其损伤程度与子宫骶骨韧带、主韧带、阴道旁的切除范围有密切关系。临床资料表明,子宫骶骨韧带切除范围在18～19cm² 时,排尿功能恢复正常平均需要12.9天,切除范围在20～23cm² 时,则平均需要18.7天。子宫骶骨韧带切除多少与术后排尿功能恢复正常呈显著正相关($P<0.01$)。组织化学研究结果提示,子宫骶骨韧带切除时主要为副交感神经损伤。表明引起膀胱排空障碍与盆丛神经解剖分布是一致的。切除阴道旁时可损伤沿主韧带下方行走的分支。切除组织的化学研究表明主韧带(近子宫侧)中交感神经纤维丰富,副交感神经稀疏,提示切除主韧带主要损伤交感神经纤维,亦可引起尿失禁。盆丛神经损伤主要表现是术后尿潴留。

与妇科腹腔镜手术损伤有关的神经主要是脊神经和内脏神经,而基本上都多属于脊神经分支的损伤。脊神经主要有臂丛、腰丛和骶丛;内脏神经主要是上腹下丛。妇科腹腔镜手术神经直接损伤包括广泛全子宫切除时腹下神经丛损伤,盆腔淋巴结清扫时生殖股神经、髂腹股沟神经、股神经、闭孔神经、腰骶神经丛等损伤。非直接损伤包括由于病人截石位或半截石位,可出现坐骨神经或腓神经损伤、使用肩托不正确或手术时不经意手臂下垂会导致臂丛神经损

伤。腹腔镜手术神经损伤的预后取决于所损伤的神经,以及损伤的严重程度。切断了生殖股神经对病人的生理功能影响不大,只引起大腿内侧1/3皮肤感觉障碍;如果有腰骶神经丛损伤的患者,症状可能会持续存在;如果有些神经损伤后立即修复如闭孔神经损伤,过度拉伸或压迫伤的如臂丛神经损伤的患者,其10个月内的治愈率达到了73%。为了避免腹腔镜手术的神经损伤,熟知盆腔以及下腹部的神经解剖是十分必要的。腹腔镜手术中操作应特别谨慎、小心,熟练掌握腹腔镜手术设备的工作原理,正确放置操作器械,避免过度切除与神经相邻的结缔组织,止血时要看准与神经相邻的出血部位,特别注意患者体位的摆放,尤其是膀胱截石位时。在行下腹部腹腔镜手术时,穿刺点一定远离腹股沟区,至少应在髂前上棘内侧4cm或在髂前腹上棘内上方向,以避免髂腹下神经的损伤,也要避免损伤髂腹股沟神经以及腹股沟管内其他组织。尽管都做到以上几点,但腹腔镜手术时神经损伤性疾病仍难避免。通过术后临床症状和查体通常已能明确诊断,除非特别严重,一般不需要常规请神经科会诊以及进行相关测试。对于运动功能缺失的患者,应当尽快开始理疗,以免持续肌无力,导致相关肌群萎缩。相关药物,如神经营养药(如维生素B_1或维生素B_6)、抗癫痫药、三环类药物的治疗效果还不十分明确。一些持续疼痛的患者可能需要通过疼痛专科来协助治疗。

在进行腹腔镜手术前,除了三大常规检查(血液、尿液、粪便)、肝肾功能、肿瘤12项、盆腔和腹部肝胆B超扫描、心脑电图、胸部摄片等检查外,必须排除与神经有关的疼痛性疾病,如椎间盘脱出、坐骨神经痛、关节痛特别是下肢关节疼痛,还要注意患者是否隐蔽有脑血管疾病(包括高血压、糖尿病),尤其注意轻度的脑血管意外疾病。除此以外,还要询问患者是否有慢性疼痛(疼痛持续或间歇性地持续3个月以上),疼痛本身就是一种疾病,如长期带有腰痛的人称为腰痛病(low back pain),这种慢性疼痛在生理、情感、行为上的反应截然不同于急性疼痛,其机制也较复杂,慢性疼痛的发生、发展不仅影响工作、生活,而且影响家庭、亲朋关系,导致忧郁,甚至情绪崩溃。由于闭孔神经有支配同侧髋关节的关节支,有的患者可表现有髋关节疼痛、酸沉、无力等症状,可以通过肌电图检查有否闭孔神经损伤,如果存在上述疾病,术前必须与家属及患者交代清楚并确认签字,以免混淆术后神经性损伤的疼痛,引起不必要的医疗纠纷。如果家属及患者对存在上述疾病的手术有顾虑或犹豫不决时,尽量做好解释工作,必要时延缓手术或放弃手术。

神经系统损伤中,最重要的是闭孔神经损伤,本节予以着重论述。

(1) 闭孔神经损伤的原因:闭孔神经(nerve obturatorius)由第2~4腰神经前支组成。出腰大肌内侧缘后穿入小骨盆,在髂内血管和输尿管的外侧,于闭孔血管上穿行,穿闭膜管出小骨盆,分前、后两支,支配股部收缩肌群及股内侧下2/3的皮肤感觉。闭孔神经将盆侧壁分为两部分,上部为裸露的耻骨,下部为闭孔内肌及其筋膜。闭孔神经的周围满布极为疏松的结缔组织,下面为盆底静脉丛。副闭孔神经出现率为3.44%,国外有人报道为29%,多见于

高位型腰丛。副闭孔神经很小,多数由第3、4腰神经前支的腹侧支组成,少数发自闭孔神经或股神经,也可能起自第5腰神经前支,沿腰大肌下行,邻近闭孔神经,跨过耻骨上支,在耻骨肌深面分为3支。在极个别的病例,副闭孔神经穿过闭孔窝底的血管,然后吻合于闭孔神经(图4-12-30)。在腹腔镜盆腔淋巴结清扫手术时,尽量保护闭孔神经和副闭孔神经。

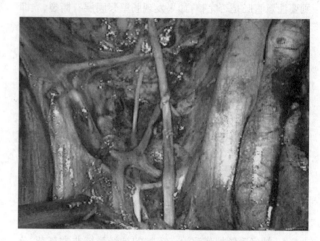

图4-12-30　闭孔窝底的血管与神经

闭孔神经损伤包括直接手术损伤、过度拉伸伤、缝合伤、牵拉器相关损伤等。由于解剖位置的因素,闭孔神经可能在妇科恶性肿瘤根治性手术或子宫内膜异位症手术中受到损伤。在一项有1210例盆腔大型手术患者的研究中,闭孔神经损伤的发生率较其他神经高,占神经病变中所有种类的39%。由于腹腔镜盆腔淋巴结清扫的范围必须包括闭孔窝内的淋巴组织,而闭孔神经就在闭孔窝中穿过,在脂肪组织中分离闭孔神经时,如操作不小心或粗暴有力,有可能损伤闭孔神经。闭孔神经是从髂总静脉交叉下方穿出,在切除该部位的淋巴组织时,如闭孔神经暴露不清楚,或误将闭孔血管为神经,就会出现损伤。切除闭孔窝淋巴组织时,由于出血,电凝时也会误伤闭孔神经(图4-12-31)。

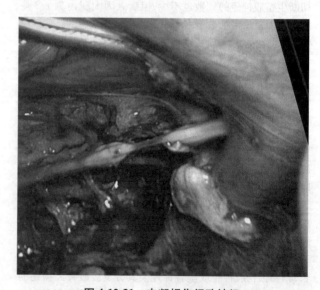

图4-12-31　电凝损伤闭孔神经

（2）闭孔神经损伤的症状：可以是术中损伤，也可能是术后纤维化引起的损伤。闭孔神经为含感觉、运动的混合神经，前支支配股薄肌、短收肌、长收肌及其表面皮肤，后支支配大收肌。由于闭孔神经支配股部收缩肌群，损伤时会出现一系列的症状，表现为大腿外侧从股内侧自腹股沟至膝上3cm处皮肤触、痛觉减退及大腿内收肌群功能阻碍甚至瘫痪，两下肢交叉困难，大腿外展受限，髋关节伸、屈异常，见于术后最初几天。股内收肌开始时轻度萎缩，晚期可有肌萎缩。如果是由术中卡压或术后纤维化引起的功能障碍，正可能会出现闭孔神经运动功能减弱或合并有大腿感觉功能减退的征象，而症状的严重性及持续时间取决于神经初始病变的严重性。如果患者同时存在副闭孔神经，闭孔神经损伤后一般不会出现症状。

（3）闭孔神经损伤的治疗

1）药物治疗：闭孔神经由于烧灼伤或部分损伤时，患者很快康复，其原因可能归因于大腿其他肌肉的功能代偿，或存在副闭孔神经。如出现明显疼痛症状，可以使用2%的利多卡因3ml、醋酸泼尼松龙50mg封闭治疗，每周1次，共5次。注射时患者仰卧，在耻骨结节下方1.5cm处用长针头沿耻骨上支方向推进，到达耻骨上支后即可注射。操作时，左手应在腹股沟韧带下方触摸股动脉，以免造成其他损伤。术后效果主要取决于神经受损伤程度。

2）手术治疗：如果术后病人闭孔神经症状经物理治疗无效时，应考虑可能由于闭孔神经粘连所致，可以考虑腹腔镜检查来诊断。如果诊断明确，腹腔镜下神经松解术可以取得满意的效果，因此，持续腹痛或运动功能丧失的患者可以考虑行腹腔镜下探查术。如果术中横断闭孔神经，应立即进行镜下吻合。修补断裂闭孔神经的方法与输卵管吻合的方法大同小异。缝合前，先用生理盐水冲洗干净闭孔窝术野，找出闭孔神经断裂的断端，用弯分离钳钳夹神经断端的一侧，用4-0带针可吸收线从断端的一侧进针，出针后再从另一侧进针，镜下将两断端拉紧，打结（图4-12-32、图4-12-33）。一般前、后、左、右各缝一针共四针。缝合时两断端尽量要对齐，利于创面愈合，神经组织再生。术后立即进行理疗并使用营养神经的药物。一般术后3~6个月，患者症状逐渐消失，功能逐渐恢复。

（4）闭孔神经损伤的预防

1）显露闭孔神经：腹腔镜下盆腔淋巴结清扫时，显露

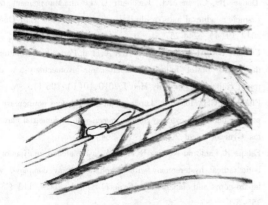

图4-12-32 镜下打结示意图

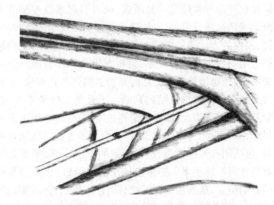

图4-12-33 缝合后闭孔神经示意图

闭孔神经是预防损伤的第一步。闭孔神经深藏于闭孔窝的脂肪组织里，而闭孔淋巴结又藏于闭孔窝的脂肪组织，在施行腹腔镜下盆腔淋巴结清扫时，是必须要清扫的部位，但却又是最容易出血、最容易损伤闭孔神经的部位。手术中要想预防闭孔神经的损伤，首先要安全进入闭孔窝。闭孔窝内的微小结构个体差异很大，闭孔窝深浅不一，血管分布也不尽相同，但闭孔神经的走向大同小异，只要谨慎、小心，就能安全进入闭孔窝，然后分离闭孔窝的脂肪组织，暴露闭孔神经，切除闭孔窝的淋巴组织。所以，欲预防闭孔神经损伤，首先要显露闭孔神经，有三种方法选择：

从腰大肌和髂血管之间进入闭孔窝：这是经典的方法。闭孔神经位于髂外血管的内下方、髂内血管的外侧、髂内动脉与腰大肌之间稍偏向内侧，其前方为一团脂肪组织。剪开侧腹膜，清除腰大肌外2cm的结缔组织直到髂外血管（注意尽量保护生殖股神经），暴露腰大肌和髂外血管的界线，在腰大肌和髂血管之间先分出一小间隙，直达闭孔窝，然后用钝头吸引管或其他钝性器械分离腰大肌和髂血管之间的疏松结缔组织，最好用吸引管一边抽吸（保持术野清晰），一边向上下方向拨开结缔组织，同时电凝腰大肌和髂血管之间的小血管，预防出血，影响术野。当隐约看到闭孔神经后，再把闭孔神经前的脂肪组织拨开，便可以看清闭孔神经。

从腹股沟方向寻找闭孔神经：剪开侧腹膜，清除腰大肌外2cm的结缔组织一直到圆韧带，暴露脐侧韧带侧窝，剪除侧窝及腹股沟下方的疏松结缔组织，暴露腹股沟深淋巴结并切断淋巴管。分离、切断血管旁组织，向下拨开髂外血管组织，便可以隐约看到闭孔神经，用吸引管或超声刀分离脂肪组织，显露腹股沟方向的闭孔神经。

清扫完髂外淋巴结后再寻找闭孔神经：腹腔镜下把髂淋巴结清除后，用无损伤钳向外拨开髂外血管，用吸引管一边抽吸一边向上、下方向拨开闭孔神经前结缔组织，直到显露闭孔神经。闭孔神经从髂内、外静脉交叉的下方穿出，在切除该处的淋巴组织时，用弯分离钳分离闭孔神经与髂内、外静脉交叉处的组织，用超声刀切断，提起断端，轻微张开剪刀或超声刀，沿着闭孔神经前清除闭孔窝淋巴组织。

2）切除闭孔窝粘连淋巴结时预防闭孔神经损伤：在清扫闭孔窝淋巴组织时，有时会发现该处淋巴结增大并与闭孔神经紧密粘在一起，无法看清闭孔神经的正常解剖，用

力撕拉也许会导致闭孔神经断裂,或者引起难以控制的大出血。遇到这种情况,可以从脐侧韧带侧窝找出闭孔神经,用钝、锐性的方法逐步把增大的淋巴结切除。首先,看清增大淋巴结与周围血管的关系,再检查闭孔神经与该淋巴结的关系,并作出清除该淋巴结时是否会损伤闭孔神经,能否在腹腔镜下清除该淋巴结的判断。不管是否继续手术,都必须及时与家属沟通,如果决定终止手术,告诉家属可以术后放疗,如果手术可以继续进行,说明手术过程可能出现的风险,包括闭孔神经断裂、难以控制的大出血等,家属签字同意后才可继续手术。把淋巴结压向盆侧壁,显露闭孔神经的解剖位置,从其后下侧钝性分离粘连组织,暴露闭孔神经,逐步把闭孔神经游离,并切除该淋巴结。

3)止血时避免损伤闭孔神经:清除闭孔窝淋巴组织时,一不小心会遇到出血。此时,千万不能在出血多、闭孔神经暴露不清楚的情况下,盲目地去钳夹、电凝止血,否则将会损伤闭孔神经。一旦遇到闭孔窝内出血,不管出血多与少,都应该先用吸引管吸干闭孔窝内的血液,看准出血部位,用吸引管压着出血点后,用双极电凝钳远离闭孔神经电凝止血。经过这样处理还不能完全达到止血效果,如果出血不太多,可以使用可吸收止血纱布填塞,如果出血无法控制,应该及时中转开腹。

(李光仪)

参考文献

1. ACOG Practice Bulletin No. 94: Medical management of ectopic pregnancy. Obstet Gynecol,2008,111(6):1479-1485

2. Alessandri F,Lijoi D,Mistrangelo E,et al. Randomized study of laparoscopic versus minilaparotomic myomectomy for uterine myomas. J Minim Invasive Gynecol,2006,13(2):92-97

3. Amant F,Moerman P,Neven P,et al. Treatment modalities in endometrial cancer. Curr Opin in Oncol,2007,19:479-485

4. Angioli R,Palaia I,Zullo MA,et al. Diagnostic open laparoscopy in themanagement of advanced ovarian cancer. Gynecol Oncol,2006, 100:455-461

5. Barnhart KT. Clinical practice. Ectopic pregnancy. N Engl J Med, 2009,361(4):379-387

6. Belval CC,Barranger E,Dubernard G,et al. Peritoneal carcinomatosis after laparoscopic radical hysterectomy for early-stage cervical adenocarcinoma. Gynecol Oncol,2006,102(3):580-582

7. Berlanda N,Vercellini P,Carmignani L,et al. Ureteral and vesical endometriosis. Two different clinical entities sharing the same pathogenesis. Obstet Gynecol Surv,2009,64:830-842

8. Chan KK,Naik R. Advances in surgical treatment of cervical cancer. Womens Health(Lond Engl),2008,4(3):245-256

9. Chang WC,Chang DY,Huang SC,et al. Use of three-dimensional ultrasonography in the evaluation of uterine perfusion and healing after laparoscopic myomectomy. Fertil Steril,2009,92(3):1110-1115

10. Chang WC,Chou LY,Chang DY,et al. Simultaneous laparoscopic uterine artery ligation and laparoscopic myomectomy for symptomatic uterine myomas with and without in situ morcellation. Hum Reprod,2011,26(7):1735-1740

11. Chen SY,Huang SC,Sheu BC,et al. Simultaneous enucleation and in situ morcellation of myomas in laparoscopic myomectomy. Taiwan J Obstet Gynecol,2010,49(3):279-284

12. Choi HJ,Ju W,Myung SK,Kim Y. Diagnostic performance of computer tomography, magnetic resonance imaging, and positron emission tomography or positron emission tomography/computer tomography for detection of metastatic lymph nodes in patients with cervical cancer: meta-analysis. Cancer Sci, 2010, 101 (6): 1471-1419

13. Chong GO,Park NY,Hong DG,et al. Learning curve of laparoscopic radical hysterectomy with pelvic and/or para-aortic lymphadenectomy in the early and locally advanced cervical cancer: comparison of the first 50 and second 50 cases. Int J Gynecol Cancer,2009,19(8):1459-1464

14. Cicinelli E,Tinelli R,Colafiglio G,et al. Laparoscopy vs minilaparotomy in women with symptomatic uterine myomas: a prospective randomized study. J Minim Invasive Gynecol, 2009, 16 (4): 422-426

15. Coccia ME,Rizzello F,Mariani G,et al. Ovarian surgery for bilateral endometriomas influences age at menopause. Hum Reprod,2011, 26:3000-3007

16. Colombo PE,Bertrand MM,Gutowski M,et al. Total laparoscopic radical hysterectomy for locally advanced cervical carcinoma(stages ⅡB,ⅡA and bulky stages IB) after concurrent chemoradiation therapy:surgical morbidity and oncological results. Gynecol Oncol, 2009,114(3):404-409

17. Colomer AT,Jimenez AM,Bover Barcelo MI. Laparoscopic treatment and staging of early ovarian cancer. J Minim Invasive Gynecol, 2008,15:414-419

18. Cormier B,Diaz JP,Shih K,et al. Establishing a sentinel lymph node mapping algorithm for the treatment of early cervical cancer. Gynecol Oncol,2011,122(2):275-280

19. Cucinella G,Granese R,Calagna G,et al. Parasitic myomas after laparoscopic surgery:an emerging complication in the use of morcellator? Description of four cases. Fertil Steril,2011,96(2):90-96

20. Devaja O,Samara I,Andreas J. Laparoscopically assisted vaginal hysterectomy(LAVH)versus total abdominal hysterectomy(TAH)in endometrial carcinoma. Int J Gynecol Cancer, 2010, 20 (4): 570-575

21. Díaz-Feijoo B,Gil-Moreno A,Pérez-Benavente MA,et al. Sentinel lymph node identification and radical hysterectomy with lymphadenectomy in early stage cervical cancer:laparoscopy versus laparotomy. J Minim Invasive Gynecol,2008,15(5):531-537

22. Dodge JE,Covens AL,Lacchetti C,et al. Management of a suspicious adnexal mass:a clinical practice guideline. Curr Oncol, 2012,19(4):e244-257

23. Elshafie GA,Al-Wahaibi K,Al-Azri A,et al. Port Site Herniation of the Small Bowel following Laparoscopic-Myomectomy:A case report. Sultan Qaboos Univ Med J,2010,10(1):106-113

24. Eltabbakh GH,Mount SL. Laparoscopic surgery does notincrease the positive peritoneal cytology among women with endometrial carcinoma. Gynecol Oncol,2006,100:361-364

25. Estape R,Lambrou N,Diaz R,et al. A case matched analysis of robotic radical hysterectomy with lymphadenectomy compared with laparoscopy and laparotomy. Gynecol Oncol, 2009, 113 (3): 357-361

26. Fader AN,Edwards RP,Cost M,et al. Sentinel lymph node biopsy

in early-stage cervical cancer:utility of intraoperative versus postoperative assessment. Gynecol Oncol,2008,111(1):13-17

27. Fagotti A,Ferrandina G,Fanfani F,et al. A laparoscopy-basedscore to predict surgical outcome in patients with advanced ovarian carcinoma:a pilot study. Ann Surg Oncol,2006,13:1156-1161

28. Ferron G,Querleu D,Martel P,et al. Laparoscopy-assisted vaginal pelvic exenteration. ynecol Obstet Fertil,2006,34(12):1131-1136

29. Frederick PJ,Straughn JJ. The role of comprehensive surgical staging in patients with endometrial cancer. Cancer Control,2009,16(1):23

30. Frigerio L,Gallo A,Ghezzi F,et al. Laparoscopic-assisted vaginal hysterectomy versus abdominal hysterectomy in endometrial cancer. Int J Gynaecol Obstet,2006,93(3):209-213

31. Frumovitz M,Ramirez PT,Levenback CF. Lymphatic mapping and sentinel lymph node detection in women with cervical cancer. Gynecol Oncol,2008,110(3 Suppl 2):S17-20

32. Frumovitz M,dos Reis R,Sun CC,et al. Comparison of total laparoscopic and abdominal radical hysterectomy for patients with early-stage cervical cancer. Obstet Gynecol,2007,110(1):96-102

33. Fylstra DL. Ectopic pregnancy not within the(distal)fallopian tube:etiology,diagnosis,and treatment. American Journal of Obstetrics and Gynecology,2012,206(4):289-299

34. Geisler JP,Orr CJ,Khurshid N,et al. Robotically assisted laparoscopic radical hysterectomy compared with open radical hysterectomy. Int J Gynecol Cancer,2010,20(3):438-442

35. Geisler JP,Orr CJ,Manahan KJ. Robotically assisted total laparoscopic radical trachelectomy for fertility sparing in stage IB1 adenosarcoma of the cervix. J Laparoendosc Adv Surg Tech A,2008,18(5):727-729

36. Ghezzi F,Cromi A,Siesto G,et al. Laparoscopy staging of early ovarian cancer:our experience and review of the literature. Int J Gynecol Cancer,2009,19(Suppl2):S7-S13

37. Ghezzi F,Cromi A,Bergamini V,et al. Laparoscopic management of endometrial cancer in nonobese and obese women:A consecutive series. J Minim Invasive Gynecol,2006,13:260-275

38. Ghezzi F,Cromi A,Ciravolo G,et al. Surgicopathologic outcome of laparoscopic versus open radical hysterectomy. Gynecol Oncol,2007,106(3):502-506

39. Ghezzi F,Cromi A,Uccella S,et al. Laparoscopy versus laparotomy for the surgical management of apparent early stage ovarian cancer. Gynecol Oncol,2007,105:409-413

40. Gil-Moreno A,Franco-Camps S,Cabrera S,et al. Pretherapeutic extraperitoneal laparoscopic staging of bulky or locally advanced cervical cancer. Ann Surg Oncol,2011,18(2):482-489

41. Giudice LC. Clinical practice. Endometriosis. N Engl J Med,2010,362:2389-2398

42. Goldberg J,Pereira L. Pregnancy outcomes following treatment for fibroids:uterine fibroid embolization versus laparoscopic myomectomy. Curr Opin Obstet Gynecol,2006,18(4):402-406

43. Hart RJ,Hickey M,Maouris P,et al. Excisional surgery versus ablative surgery for ovarian endometriomata. Cochrane Database Syst Rev,2008:D4992

44. Heitz F,Ognjenovic D,Harter P,et al. Abdominal wall metastases in patients with ovarian cancer after laparoscopic surgery:incidence,risk factors,and complications. Int J Gynecol Cancer,2010,20:41-46

45. Holzer A,Jirecek ST,Illievich UM,et al. Laparoscopic versus open myomectomy:a double-blind study to evaluate postoperative pain. Anesth Analg,2006,102(5):1480-1484

46. Hong DG,Lee YS,Park NY,et al. Robotic uterine artery preservation and nerve-sparing radical trachelectomy with bilateral pelvic lymphadenectomy in early-stage cervical cancer. Int J Gynecol Cancer,2011,21(2):391-396

47. Hoover K,Jenkins TR. Evaluation and management of adnexal mass in pregnancy. Am J Obstet Gynecol,2011,205(2):97-102

48. Hoover KW,Tao G,Kent CK. Trends in the diagnosis and treatment of ectopic pregnancy in the United States. Obstet Gynecol,2010,115(3):495-502

49. Hsu WC,Chang WC,Huang SC,et al. Visceral sliding technique is useful for detecting abdominal adhesion and preventing laparoscopic surgical complications. Gynecol Obstet Invest,2006,62(2):75-78

50. ian YF,Lin YS,Lu CL,et al. Major complications of operative gynecologic laparoscopy in southern Taiwan:a follow-up study. J Minim Invasive Gynecol,2007,14(3):284-292

51. J. L. Walker,M. Piedmonte,N. Spirtos,et al. Surgical staging of uterine cancer:randomized phase III trial of laparoscopy vs laparotomy—a Gynecologic Oncology Group Study(GOG):preliminary results. J Clin Oncol,2006,24(18),Abstract no. 5010

52. James Fanning,DO,Rod Hojat,et al. The Safety and Efficacy of Laparoscopic Surgical Staging and Debulking of Apparent Advanced Stage Ovarian,Fallopian Tube,and Primary Peritoneal Cancers. JSLS,2010,14:80-82

53. Jin C,Hu Y,Chen XC,et al. Laparoscopic versus open myomectomy--a meta-analysis of randomized controlled trials. Eur J Obstet Gynecol Reprod Biol,2009,145(1):14-21

54. Ju W,Myun TS,Kim Y,et al. Comparison of laparoscopy and laparotomy for management of endometrial carcinoma. Int J Gynecol Cancer,2009,19(3):400-406

55. Jung US,Lee JH,Kyung MS,et al. Feasibility and efficacy of laparoscopic management of ovarian cancer. J Obstet Gynaecol Res,2009,35:113-118

56. Jurkovic D,Wilkinson H. Diagnosis and management of ectopic pregnancy. BMJ. ,2011,342:d3397

57. Kalogiannidis I,Prapas N,Xiromeritis P,et al. Laparoscopically assisted myomectomy versus abdominal myomectomy in short-term outcomes:a prospective study. Arch Gynecol Obstet,2010,281(5):865-870

58. Kalogiannidis I,Lambrechts S,Amant F,et al. Laparoscopy-assisted vaginal hysterectomy compared with abdominal hysterectomy in clinical stage I endometrial cancer:safety,recurrence,and long-term outcome. AmJ Obstet Gynecol,2007,196(3):248. e1-8

59. Kavallaris A,Hornemann A,Chalvatzas N,et al. Laparoscopic nerve-sparing radical hysterectomy:Description of the technique and patients' outcome. Gynecol Oncol,2010,119(2):198-201

60. Kho KA,Nezhat C. Parasitic myomas. Obstet Gynecol,2009,114(3):611-615

61. Kho RM,Magrina JF,Magtibay PM. Pathologic findings and outcomes of a minimally invasive approach to ovarian remnant syndrome. Fertil Steril,2007,87(5):1005-1009

62. Kim JH,Park JY,Kim DY,et al. Fertility-sparing laparoscopic

radical trachelectomy for young women with early stage cervical cancer. BJOG,2010,117(3):340-347

63. Kim YT, Kim SW, Hyung WJ, et al. Robotic radical hysterectomy with pelvic lymphadenectomy for cervical carcinoma:a pilot study. Gynecol Oncol,2008,108(2):312-316

64. Kruijdenberg CB, van den Einden LC, et al. Robot-assisted versus total laparoscopic radical hysterectomy in early cervical cancer, a review. Gynecol Oncol,2011,120(3):334-339

65. Kumakiri J, Kikuchi I, Kitade M, et al. Association between uterine repair at laparoscopic myomectomy and postoperative adhesions. Acta Obstet Gynecol Scand,2012,91(3):331-337

66. Kumakiri J, Kikuchi I, Kitade M, et al. Evaluation of factors contributing to uterine scar formation after laparoscopic myomectomy. Acta Obstet Gynecol Scand,2010,89(8):1078-1083

67. Lanowska M, Mangler M, Spek A, et al. Radical Vaginal Trachelectomy(RVT) Combined With Laparoscopic Lymphadenectomy:Prospective Study of 225 Patients With Early-Stage Cervical Cancer. Int J Gynecol Cancer,2011,21(8):1458-1464

68. Le T, Fathi KA, Hopkins L, et al. The significance of duration of chemotherapy interruptions due to interval surgery in ovarian cancer patients treated with neoadjuvant chemotherapy. J Obset Gynecol Can,2009,31:161-166

69. Lee CL, Huang KG, Wang CJ, et al. Laparoscopic radical hysterectomy using pulsed bipolar system:comparison with conventional bipolar electrosurgery. Gynecol Oncol,2007,105(3):620-624

70. Leiserowitz GS, Xing G, Cress R, et al. Adnexal masses in pregnancy:how often are they malignant? Gynecol Oncol,2006,101(2):315-321

71. Levenback C. Update on sentinel lymph node biopsy in gynecologic cancers. Gynecol Oncol,2008,111(2 Suppl):S42-43

72. Li G, Yan X, Shang H, et al. A comparison of laparoscopic radical hysterectomy and pelvic lymphadenectomy and laparotomy in the treatment of Ⅰb-Ⅱa cervical cancer. Gynecol Oncol, 2007, 105(1):176-180

73. Liang Z, Chen Y, Xu H, et al. Laparoscopic nerve-sparing radical hysterectomy with fascia space dissection technique for cervical cancer:description of technique and outcomes. Gynecol Oncol, 2010,119(2):202-207

74. Litta P, Fantinato S, Calonaci F, et al. A randomized controlled study comparing harmonic versus electrosurgery in laparoscopic myomectomy. Fertil Steril,2010,94(5):1882-1886

75. Maffuz A, Quijano F, López D, et al. Laparoscopic radical hysterectomy with lymphatic mapping and sentinel lymph node biopsy in early cervical cancer. Ginecol Obstet Mex,2010,78(7):345-351

76. Magrina JF, Kho RM, Weaver AL, et al. Robotic radical hysterectomy:comparison with laparoscopy and laparotomy. Gynecol Oncol, 2008,109(1):86-91

77. Malzoni M, Tinelli R, Cosentino F, et al. Laparoscopic radical hysterectomy with lymphadenectomy in patients with early cervical cancer:our instruments and technique. Surg Oncol,2009,18(4):289-297

78. Maria Lee, Sang Wun Kim, Jiheum Paek, et al. Comparisons of surgical outcomes, complications, and costs between laparotomy and laparoscopy in early-stage ovarian cancer. International Journal of Gynecological Cancer,2011,21:251-256

79. Martin A, Torrent A. Laparoscopic nerve-sparing radical trachelectomy:surgical technique and outcome. J Minim Invasive Gynecol, 2010,17(1):37-41.13

80. Medical treatment of ectopic pregnancy. Fertil Steril,2006,86(5 Suppl 1):S96-102

81. Mereu L, Gagliardi ML, Clarizia R, et al. Laparoscopic management of ureteral endometriosis in case of moderate-severe hydroureteronephrosis. Fertil Steril,2010,93:46-51

82. Meuleman C, Tomassetti C, D'Hoore A, et al. Clinical outcome after CO(2) laser laparoscopic radical excision of endometriosis with colorectal wall invasion combined with laparoscopic segmental bowel resection and reanastomosis. Hum Reprod, 2011, 26:2336-2343

83. Meuleman C, Tomassetti C, D'Hoore A, et al. Surgical treatment of deeply infiltrating endometriosis with colorectal involvement. Hum Reprod Update,2011,17:311-326

84. Michelotti B, Segura BJ, Sau I, et al. Surgical management of ovarian disease in infants, children, and adolescents:a 15-year review. J Laparoendosc Adv Surg Tech A,2010,20(3):261-264

85. Moawad NS, Mahajan ST, Moniz MH, et al. Current diagnosis and treatment of interstitial pregnancy. Am J Obstet Gynecol,2010,202(1):15-29

86. Morelli M, Noia R, Costantino A, et al. Laparoscopic lymphadenectomy as treatment of endometrial cancer. Minerva Ginecol,2007,59(2):111-116

87. Morgan DJ, Hunter DC, McCracken G, et al. Is laparoscopically assisted radical vaginal hysterectomy for cervical carcinoma safe? A case control study with follow up. BJOG,2007,114(5):537-542

88. Nezhat C, Cho J, King LP, et al. Laparoscopic management of adnexal masses. Obstet Gynecol Clin North Am, 2011, 38(4):663-676

89. Nezhat FR, Ezzati M, Chuang L, et al. Laparoscopic management of early ovarian and fallopian tube cancers:surgical and survival outcome. Am J Obstet Gynecol,2009,200:83. e1-6

90. Palomba S, Zupi E, Russo T, et al. A multicenter randomized, controlled study comparing laparoscopic versus minilaparotomic myomectomy:short-term outcomes. Fertil Steril,2007,88(4):942-951

91. Palomba S, Falbo A, Mocciaro R, et al. Laparoscopic treatment for endometrial cancer:a meta-analysis of randomized controlled trials (RCTs). Gynecol Oncol,2009(112):415-421

92. Panteli C, Minocha A, Kulkarni MS, et al. The role of laparoscopy in the management of adnexal lesions in children. Surg Laparosc Endosc Percutan Tech,2009,19(6):514-517

93. Park JY, Lim MC, Lim SY, et al. Port-site and liver metastases after laparoscopic pelvic and para-aortic lymph node dissection for surgical staging of locally advanced cervical cancer. Int J Gynecol Cancer,2008,18(1):176-180

94. Park JY, Bae J, Lim MC, et al. Laparoscopic and laparotomic staging in stage I epithelial ovarian cancer:a comparison of feasibility and safety. Int J Gynecol Cancer,2008,18:1202-1209

95. Park JY, Kim DY, Suh DS, et al. Comparison of laparoscopy and laparotomy in surgical staging of early-stage ovarian and fallopian tubal cancer. Ann Surg Oncol,2008,15:2012-2019

96. Park NY, Chong GO, Hong DG, et al. Oncologic results and surgical morbidity of laparoscopic nerve-sparing radical hysterectomy in the

treatment of FIGO stage IB cervical cancer：long-term follow-up. Int J Gynecol Cancer,2011,21(2)：355-362

97. Park NY,Cho YL,Park IS,et al. Laparoscopic pelvic anatomy of nerve-sparing radical hysterectomy. Clin Anat, 2010, 23（2）：186-191

98. Parker WH,Einarsson J,Istre O,et al. Risk factors for uterine rupture after laparoscopic myomectomy. J Minim Invasive Gynecol, 2010,17(5)：551-554

99. Pellegrino A,Vizza E,Fruscio R,et al. Total laparoscopic radical hysterectomy and pelvic lymphadenectomy in patients with I b1 stage cervical cancer：analysis of surgical and oncological outcome. Eur J Surg Oncol,2009,35(1)：98-103

100. Persson J,Kannisto P,Bossmar T. Robot-assisted abdominal laparoscopic radical trachelectomy. Gynecol Oncol, 2008, 111（3）：564-567

101. Practice bulletin no. 114：management of endometriosis. Obstet Gynecol,2010,116：223-236

102. Protopapas A,Jardon K,Bourdel N,et al. Total laparoscopic radical hysterectomy in the treatment of early cervical cancer. Int J Gynecol Cancer,2009,19(4)：712-722

103. Puntambekar S,Kudchadkar RJ,Gurjar AM,et al. Laparoscopic pelvic exenteration for advanced pelvic cancers：a review of 16 cases. Gynecol Oncol,2006,102(3)：513-516

104. Puntambekar S,Rajamanickam S,Agarwal G,et al. Laparoscopic posterior exenteration in advanced gynecologic malignant disease. J Minim Invasive Gynecol,2011,18(1)：59-63

105. Puntambekar SP,Patil A,Joshi SN,et al. Preservation of autonomic nerves in laparoscopic total radical hysterectomy. J Laparoendosc Adv Surg Tech A,2010,20(10)：813-819

106. Puntambekar SP,Palep RJ,Puntambekar SS,et al. Laparoscopic total radical hysterectomy by the Pune technique：our experience of 248 cases. J Minim Invasive Gynecol,2007,14(6)：682-689

107. Querleu D,Leblanc E,Cartron G,et al. Audit of preoperative and early complications of laparoscopic lymph node dissection in 1000 gynecologic cancer patients. Am J Obstet Gynecol,2006,195(5)：1287-1292

108. Querleu D,Morrow CP. Classification of radical hysterectomy. Gynecol Oncol,2009,115(2)：314-315

109. Qvigstad E,Lieng M. Surgical treatment of endometrial cancer and atypical hyperplasia：a trend shift from laparotomy to laparoscopy. Obstet Gynecol Int,2011：1-5

110. Ramirez PT,Slomovitz BM,Soliman PT,et al. Total laparoscopic radical hysterectomy and lymphadenectomy：the M. D. Anderson Cancer Center experience. Gynecol Oncol,2006,102(2)：252-255

111. Seracchioli R,Solfrini S,Mabrouk M,et al. Controversies in Surgical Staging of Endometrial Cancer. Obstet Gynecol Int,2010：1-8

112. Sert B,Abeler V. Robotic radical hysterectomy in early-stage cervical carcinoma patients,comparing results with total laparoscopic radical hysterectomy cases. The future is now? Int J Med Robot, 2007,3(3)：224-228

113. Sert B. Robotic port-site and pelvic recurrences after robot-assisted laparoscopic radical hysterectomy for a stage IB1 adenocarcinoma of the cervix with negative lymph nodes. Int J Med Robot,2010,6 (2)：132-135

114. Sert BM,Abeler VM. Robotic-assisted laparoscopic radical hysterectomy(Piver type Ⅲ)with pelvic node dissectionⅤcase report. Eur J Gynaecol Oncol,2006,27(5)：531-533

115. Sharma R,Bailey J,Anderson R,et al. Laparoscopically assisted radical vaginal hysterectomy(Coelie-schauta)：a comparison with open Wertheim/Meigs Hysterectomy. Int J Gynecol Cancer,2006, 16(5)：1927-1932

116. Shirk GJ,Johns A,Redwine DB,et al. Complications of laparoscopic surgery：How to avoid them and how to repair them. J Minim Invasive Gynecol,2006,13(4)：352-359

117. Sinha R,Hegde A,Mahajan C,et al. Laparoscopic myomectomy：do size,number,and location of the myomas form limiting factors for laparoscopic myomectomy? J Minim Invasive Gynecol,2008,15 (3)：292-300

118. Sizzi O,Rossetti A,Malzoni M,et al. Italian multicenter study on complications of laparoscopic myomectomy. J Minim Invasive Gynecol,2007,14(4)：453-462

119. Sol ES,Hong SY,Oh HK,et al. Can bipolar electrosurgery be performed over suture sites without compromising tensile strength of suture material during laparoscopic myomectomy? J Minim Invasive Gynecol,2011,18(2)：157-163

120. Somigliana E,Vercellini P,Daguati R,et al. Fibroids and female reproduction：a critical analysis of the evidence. Hum Reprod Update,2007,13(5)：465-476

121. Sorosky JI. Endometrial cancer. Obstet Gynecol,2008,Feb,111：436-447

122. Tang A,Baartz D,Khoo SK. A medical management of interstitial ectopic pregnancy：a 5-year clinical study. Aust N Z J Obstet Gynaecol,2006,46(2)：107-111

123. Tinelli A,Hurst BS,Hudelist G,et al. Laparoscopic myomectomy focusing on the myoma pseudocapsule：technical and outcome reports. Hum Reprod,2012,27(2)：427-435

124. Tinelli R,Malzoni M,Cosentino F,et al. Robotics versus laparoscopic radical hysterectomy with lymphadenectomy in patients with early cervical cancer：a multicenter study. Ann Surg Oncol,2011, 18(9)：2622-2628

125. Tollund L,Hansen B,Kjer JJ. Laparoscopic-assisted vaginal vs abdominal surgery in patients with endometrial cancer stage 1. Acta Obstet Gynecol Scand,2006,85(9)：1138-1141.

126. Uccella S,Laterza R,Ciravolo G,et al. A comparison of urinary complications following total laparoscopic radical hysterectomy and laparoscopic pelvic lymphadenectomy to open abdominal surgery. Gynecol Oncol,2007,107(1Suppl1)：S147-149

127. Uzan C,Rouzier R,Castaigne D,et al. Laparoscopic pelvic exenteration for cervical cancer relapse：preliminary study. J Gynecol Obstet Biol Reprod(Paris),2006,35(2)：136-145

128. Vercellini P,Crosignani PG,Abbiati A,et al. The effect of surgery for symptomatic endometriosis：the other side of the story. Hum Reprod Update,2009,15：177-188

129. Vergote I,Pouseele B,Van Gorp T,et al. Robotic retroperitoneal lower para-aortic lymphadenectomy in cervical carcinoma：first report on the technique used in 5 patients. Acta Obstet Gynecol Scand,2008,87(7)：783-787

130. Wen KC,Chen YJ,Sung PL,et al. Comparing uterine fibroids treated by myomectomy through traditional laparotomy and 2 modified

approaches: ultraminilaparotomy and laparoscopically assisted ultraminilaparotomy. Am J Obstet Gynecol, 2010, 202(2): 144 e1-8
131. Whiteside JL, Keup HL. Laparoscopic management of the ovarian mass: a practical approach. Clin Obstet Gynecol, 2009, 52(3): 327-334
132. William HC, Arumugam C, Gordinier ME, et al. Laparoscopic surgery for endometrial cancer: increasing body mass index does not impact postoperative complications. J Gynecol Oncol, 2011, 22(3): 168-176
133. Xu H, Chen Y, Li Y, et al. Complications of laparoscopic radical hysterectomy and lymphadenectomy for invasive cervical cancer: experience based on 317 procedures. Surg Endosc, 2007, 21(6): 960-964
134. Yan X, Li G, Shang H, et al. Complications of laparoscopic radical hysterectomy and pelvic lymphadenectomy—experience of 117 patients. Int J Gynecol Cancer, 2009, 19(5): 963-967
135. Yan X, Li G, Shang H, et al. Twelve-year experience with laparoscopic radical hysterectomy and pelvic lymphadenectomy in cervical cancer. Gynecol Oncol, 2011, 120(3): 362-367
136. Yoo EH, Lee PI, Huh CY, et al. Predictors of leiomyoma recurrence after laparoscopic myomectomy. J Minim Invasive Gynecol, 2007, 14(6): 690-697
137. Zakashansky K, Chuang L, Gretz H, et al. A case-controlled study of total laparoscopic radical hysterectomy with pelvic lymphadenectomy versus radical abdominal hysterectomy in a fellowship training program. Int J Gynecol Cancer, 2007, 17(5): 1075-1082
138. 曹泽毅. 中国妇科肿瘤学. 北京: 人民军医出版社, 2011: 436-524
139. 陈晨. 腹腔镜手术治疗急性盆腔炎的临床价值. 中国妇幼保健, 2007, 22: 3010-3011
140. 戴毅, 冷金花, 郎景和, 等. 后盆腔深部浸润型子宫内膜异位症的临床病理特点及腹腔镜手术治疗效果. 中华妇产科杂志, 2010, 45: 93-98
141. 邓文忠, 陶桂娥, 范红云, 等. 腹腔镜手术第一穿刺方法探讨. 中国医药导报, 2006, 3(27)20-21
142. 符淳, 李光仪, 周灿权. 子宫内膜癌腹腔镜手术并发症与预后的临床研究进展. 现代妇产科进展, 2008, 17(1): 67-69
143. 黄守国, 尚慧玲, 李光仪. 腹腔镜手术对子宫颈癌细胞生物行为的影响. 中国误诊杂志, 2006, 6(17): 3273-3276
144. 黄守国, 尚慧玲, 李光仪, 等. 腹腔镜手术对子宫颈癌细胞增殖和转移能力的影响. 中国内镜杂志, 2007, 13(7): 676-680
145. 喇端端, 沈立翡, 沈育红. 妇科腹腔镜手术脏器及血管损伤并发症分析. 上海交通大学学报(医学版), 2006(12): 1377 - 1404
146. 冷金花, 王艳艳. 膀胱子宫内膜异位症的诊治. 中华临床医师杂志(电子版), 2009, 3: 7-17
147. 冷金花, 郎景和, 张俊吉, 等. 腹腔镜在附件包块治疗中的价值和安全性(附2083例报道). 现代妇产科进展, 2006, 15(3): 173-176
148. 李光仪. 实用妇科腹腔镜手术学. 北京: 人民卫生出版社, 2006
149. 李光仪. 妇科腹腔镜手术并发症防治. 北京: 人民卫生出版社, 2010
150. 李怀芳. 腹腔镜在盆腔炎中的应用. 医学与哲学(临床决策论坛版), 2009, 30(8): 15-16
151. 李孟慧, 冷金花, 史精华, 等. 腹腔镜与开腹子宫肌瘤剔除术后肌瘤残留、复发及妊娠结局的比较. 中华妇产科杂志, 2011, 46(9): 669-673
152. 李旎, 刘风华, 龙晓林, 等. 辅助生殖技术后异位妊娠82例临床分析. 实用妇产科杂志, 2010, 26(5): 386-388
153. 刘世英. 妇科腹腔镜手术并发症. 中国煤炭工业医学杂志, 2007, (06): 626-703
154. 马利国, 主译. 妇科肿瘤腹腔镜手术. 北京: 人民卫生出版社, 2010: 7-57
155. 孟瑜, 方爱华. 体外受精-胚胎移植后异位妊娠相关危险因素研究进展. 生殖医学杂志, 2008, 17(5): 397-340
156. 钱晓蕾, 张健. 输卵管间质部妊娠临床特点变化分析. 实用妇产科杂志, 2011, 27(9): 694-697
157. 乔杰, 王丽娜. 辅助生殖技术中异位妊娠的特点及处理. 现代妇产科进展, 2008, 17(6): 403-404
158. 尚慧玲, 林娟, 李光仪, 等, 妇科腹腔镜手术肠管损伤6例分析, 中国微创外科杂志, 2008, 8(3): 220-221
159. 王英. 腹腔镜结合腹腔药物灌注治疗慢性盆腔炎所致不孕临床分析. 四川医学, 2009, 30(12): 1911-1913
160. 吴菲, 李光仪. 妇科腹腔镜手术的消化系统损伤. 实用妇产科杂志, 2009, 25(3): 152-153
161. 颜笑健, 李光仪, 陈露诗, 等. 腹腔镜广泛全子宫切除加盆腔淋巴结清扫术治疗子宫恶性肿瘤安全性分析. 中国实用妇科与产科杂志, 2007, 23(12): 945-947
162. 张广亮, 文维群, 张军. 妇科腹腔镜手术穿刺方法探讨. 广东医学, 2007, 28(01): 80-81
163. 张颖, 郎景和. 妊娠期卵巢囊肿扭转26例. 中国医刊, 2009, 44(5): 36-38
164. 周希亚, 冷金花, 郎景和, 等. 老年妇科腹腔镜手术148例临床分析. 中国妇产科临床杂志, 2009, 10(3): 175-178
165. 中华医学会妇产科学分会子宫内膜异位症协作组. 子宫内膜异位症的诊断与治疗规范. 中华妇产科杂志, 2007: 645-648

第二节 宫腔镜

一、概 述

1869年Pantaleoni在人体做第1例宫腔镜检查，开创了宫腔镜诊断宫内病变的先河，但是受当时生产力水平低下的影响，宫内光线传导不良，宫腔不能适度膨胀，宫腔内出血妨碍视野，镜体直径偏大，不易置入宫腔等问题阻碍了宫腔镜的应用，该技术的发展十分缓慢，直到进入20世纪以来，随着器械的微型化，冷光源的问世，持续灌流取代单向灌流膨宫，宫腔镜技术才逐渐完善起来，尤其是近20年来，手术宫腔镜的诞生为某些妇科疾病的治疗带来了划时代的变革。1986年Nd-YAG激光子宫内膜去除术被FDA认可，但很快激光就被电外科手术所替代，1989年FDA正式批准使用宫腔电切镜，为今天的妇产科医生创新了诊治手段。随之成像技术也日新月异地向前发展，集成电路晶片(couple charge device, CCD)的发明，解决了摄像机的微型化问题，可与目镜连接，将图像呈现在电视屏幕上，大大提高了图像的清晰度，缓解了术者通过目镜观察宫腔图像，进行操作时颈背部的疲劳感。为宫腔镜电切术专门设置的液体膨宫泵可设定压力和流速，使手术在满意的膨宫和清晰的视野下进行,其液体回收器可精确计算出水和入水间的差值,能有效地预防 TURP 综合征,使得今天的宫腔镜技术简单、安全和有效。宫腔镜检查是现代诊断宫腔镜病变的金标准,宫腔镜手术以其低创伤比值和高效价比,被誉为微创外科成功的典范。

（夏恩兰）

二、设备与器械

自 1869 年 Pantaleoni 应用原始宫腔镜借助烛光和凹面反射镜,在人类活体上检查了第一例绝经后阴道流血者发现宫颈息肉以来,其后一百余年,不少学者致力于探索宫腔内奥秘的研究。但由于子宫的生理解剖特点和器械、光、电系统的缺陷,效果不够理想。直至 20 世纪 70 年代,随着纤维光学仪器、冷光源的出现及膨宫方法的改进,宫腔镜的研制和应用又重新受到重视并迅速发展。

20 世纪 90 年代初,新颖的电视宫腔镜系统应用于临床,现代电视宫腔镜系统,基本上由宫腔镜及器械(包括诊断用、治疗用和宫腔电切镜)、照明系统、膨宫及灌流系统、电视成像系统和动力系统(高频电烧、激光等)等几部分组成。"工欲善其事,必先利其器",得心应手的光学视管、器械,明亮清晰的图像系统,良好的膨宫,再加上安全方便的动力系统是顺利开展宫腔镜诊疗工作的前提和基础。

(一) 动力系统

又称能源系统,宫腔镜最常用的能源有高频电和激光两种,与宫腔镜下通过手控器械操作相比,其应用更拓宽了宫腔内手术的种类和范围。

1. 高频电流发生器 提供切割组织和(或)电凝血管的电流。一般低频电流引起肌肉、神经刺激,高频电流不刺激肌肉、神经,不会引起心室纤颤,但可使组织升温、炭化、汽化产生凝固、切开。这种电流通常达数百赫兹。电流集中通过组织产生焦耳热,其热量使细胞水分蒸发,随着水分蒸发,组织阻抗进一步加大,产生热量增多,引起组织蛋白变性、干燥,产生凝固效应,温度进一步升高组织产生炭化,引起弧光放电使组织汽化,产生切开效果。宫腔镜手术是在液体中进行,阻抗较高,因此,必须配置具有功率显示和回流电监测系统的大功率电流发生器。现代的电源发生器均备有报警系统,使用时安全可靠。但术前仍应认真检查高频电流发生器的连接部位,如电极板放置是否妥当,有无接触不良或电线脱落,以免灼伤患者。近代奥林巴斯生产的 UES-30 智能型高频电流发生器,可依组织阻抗变化而由电脑控制进行输出的自动调节,而不必人为调节。这一技术确保电刀不论遇到何种组织,均能保持同样的切割和止血效果。输出功率数字量化显示,具有开机自检系统,自动待机系统,回路不良报警、输出过载报警、输出过时报警功能,报警时自动停止输出,确保了手术安全。因在液体环境下其能量衰减较在空气环境下更大,因此 UES-30 专设有液体环境下的组织切割模式(版面显示 URO),使其可确保在液体环境下具有同空气环境下一样的快速有效的切割。

2. Nd:YAG 激光 用于宫腔内治疗的激光为钕钇石榴石(neodymium:yttrium aluminium garnet, Nd-YAG)激光,由于这种激光具有被紫色组织吸引的特性,接触组织时可产生凝固效应,使其下方及周围组织蛋白质变性、失活,这种效应非常适用于破坏子宫内膜,因而特别适合实施子宫内膜去除术。但这种激光是波长为 1064mm 的红外光谱,为不可见光,需要在 He-Ne 光的引导下才能达到需治疗区域,比 CO_2 激光具有更大的功率更强的穿透性和组织破坏能力。激光光纤通过宫腔镜上的手术孔道传递能量,激光进入宫腔后再通过液体介质传导作用于病变部位,而且激光在液体介质中不发生能量衰减。

通过激光光纤实施子宫内膜去除术以外的其他宫腔内手术时,必须避免使用"裸露"的光纤进行操作,以减少对组织的凝固深度。目前,一种新型的喷射光纤已经问世,这种激光可防止光束分散,在切割的同时对周围组织的凝固极为表浅,通过这种光束可进行子宫纵隔及宫腔粘连分离术,切除有蒂黏膜下肌瘤。还有一种光纤在 Nd-YAG 的石英纤维前端镶嵌蓝宝石头,这种特殊的蓝宝石顶端在操作时需要在液体或气体介质中冷却。相比而言,作宫腔镜激光手术用液体膨宫介质较气体介质更为安全,但使用的液体介质必须具有很强的冷却效应,安全只是相对而言,使用不当同样出现灌流液吸收过量。如果采用能够制冷的气体,包括 CO_2,使用不当时,也有发生空气栓塞的可能。总之,对镶嵌蓝宝石顶端的激光光纤,必须进行高流速的液体或气体交换以冷却其顶端,进行热交换介质的流速大约需要 1L/min,在宫腔内决不能使用非制冷气体或通过空气冷却。

(二) 照明系统

由于宫腔内手术使用的光学视管外径较小,需要极强的光照才能使视野清晰。目前内镜用光源是将一块隔热玻璃插在光源与灯泡之间,所以进入光缆的光线虽有很强的光亮度,但所含热量的成分很少。因此,习惯上称之为"冷光"源。常用冷光源灯泡有卤素灯、金属卤素灯及氙灯。高色温光源产生高亮度,色彩还原真实,图像清晰。氙灯因其色温高接近自然光,灯泡的寿命长,更适用于内镜照明,是宫腔镜理想的光源。

1. 冷光源

(1) OLYMPUS CLV-S30 光源:大功率 300W 氙灯光源,备有手动及自动调光方式,保持最佳照明,并有高亮度模式使光量提高近 2 倍,同时装备有 150W 卤素备用灯,以便当主灯熄灭时,自动转换到备用灯泡处,以便完成必要操作。多功能,除宫腔镜镜外还可用于其他多种 OLYMPUS 内镜,有灯泡使用情况记录表。防水面板设计简洁明快,便于清洁。光源亮度量化显示。

(2) OLYMPUS CLD-S 光源:功率金属卤素灯光源,亮度高,色温接近自然光。灯泡寿命长,消耗曲线平滑。多功能,除宫腔镜镜外还可用于其他多种 OLYMPUS 内镜,可自动调光,也可手动调光。有备用灯(150W 卤素灯),保证安全。

(3) CLH-250 光源:大功率,250W 卤素,亮度高,色温好。多功能,除宫腔镜外还可用于其他 OLYMPUS 内镜。调节亮度方便,直观。有备用灯泡(250W)。

2. 导光束 也称光缆,由一捆两端可弯曲的光学纤维组成,具有高质量的光传送功能,光缆使内镜和光源相连接,是摄像成像系统的一部分。当光线经一个介质传到另一个介质时,在介面上可看到反射和折射现象。如果入射光线不折射到第二介质中,而是完全反射回原介质,称此现象为全反射,导光束就是应用具有全反射特性的光导纤维组成的。

为了达到纤维束全反射的目的,目前玻璃纤维均用燧石作核心纤维,其外涂以一层冕玻璃,称被覆层,被覆层解决了光的绝缘问题,因为燧石玻璃的折射率高于冕玻璃,因此照射在燧石玻璃内表面的光线全被反射到对侧内表面,冕玻璃作为被覆层,解决了所谓的绝缘问题,使光不至于泄漏,经过反复的全反射,光线由纤维的另一端射出。每根光导纤维直径 $10 \sim 25 \mu m$,每根光缆含光导纤维万根以上,光导纤维有折断可能,其损坏可以在白天检查光缆时发现,损坏的纤维表现为黑点。为了延长光导纤维的寿命,建议:①轻拿轻放;②避免使光缆折成锐角;③手术完成后,光缆应妥善地从内镜上拆下来,并与光源连接直至冷却。

（三）膨宫及灌流系统

OLYMPUS 液体膨宫机 为全自动高精度控制的液体膨宫机。可预设宫腔内压力,流量,液面落差,多种预设值存储,自动监测液体流失量,超过预设值报警,确保安全。在进行子宫内膜切除术时尤为重要。一般入水压力设定 $80 \sim 100mmHg$,流速每分钟 $200 \sim 400ml$。

（四）电视成像系统

1. 成像系统 是将内镜图像经摄像机头摄像,图像处理器分析处理后,将图像显示于监视器上。包括 CCD(电荷耦合器)摄像机、录像机及监视器等部件。摄像机的传感器能够把真正的物象转变为电子图像,显示在显示屏上。当前所有应用的摄像机都装备了 CCD 传感器。这种传感器不能分析色彩。于是图像必须通过棱镜或颜色过滤器分成原色。可以用单 CCD 传感器处理图像的所有组成部分,或用三 CCD 传感器,每一个传感器独立处理一种原色。无论摄像机的性能如何,产生的电子信号是由 RGB 3 原色组成。每一种颜色要求一条独立的电缆。某些监视器有独立的 RGB 输入,然而大多数监视器只有单个输入。为了使全部图像能够在一条电缆上传送,所有的信息需要合成一种"复合"信号。在中国,宫腔镜摄像机是 PAL 制信号。

目前应用的摄像机大多数有 VIDEO 及 Y/C 输出,高档者有 RGB 输出。

摄像机的灵敏度以勒克斯表示,勒克斯的值与摄像头的敏感性成反比。因此,10 勒克斯的摄像头比 15 勒克斯的摄像头清晰,摄像机的勒克斯值越低,要得到满意图像需要的光线越低。

摄像机的清晰度以像素值表达,它决定传感器的精确度,并由组成图像的点数决定。图像拥有的像素量越大,图像的清晰度越好。因此,最早的 150 000 像素的低分辨率摄像机在后来的几年里被高分辨率摄像机取代,这种高分辨率摄像机正常拥有 400 000 至 450 000 像素的单 CCD 传感器和 1 000 000 像素以上的三 CCD 传感器。

摄像机的清晰度由摄像头水平扫描线的数量表示,数值越大,清晰度越好。单 CCD 传感器的摄像机约有 300 线以上,三 CCD 传感器的摄像机可以有 600 线以上。

摄像机产生的电视图像包含称之为"噪声"的东西。噪声在图像上以细颗粒的形式出现,尤其在暗区或红色区明显。摄像机噪声的量可以用信号/噪声比衡量,用分贝表示(S/N 比)。比率越高,图像的噪声越小。

一些摄像机装备有能够在弱光条件下显像的系统。这一系统通过自动增加摄像机的增益工作,从而提高图像的明亮度。但是有一个强光源要比摄像机自动增益功能好得多。

最后,摄像机一般装备有自动快门即摄像功能够调整快门速度以适应光线条件。这些快门通常在 30 到 10 000 之间调节,允许摄像机在所有光线条件下应用。如果应用这样的摄像机,那么要一个可调节的光源就没有必要了。

摄像机的镜头大多数都有焦距 20 ~ 40mm 的透镜,通常是 110°视角,35mm 焦距。透镜允许得到全屏图像。某些摄像机有调焦功能,使图像更加放大,甚至在用小径镜或窄角镜时,仍能获得全屏图像。如果 35mm 透镜通常足够达到全屏图像。调焦的应用意味着光的高度消耗。因此,如果应用调焦的摄像机,就要求有更强的光源。手术宫腔镜通过录像监视器实施,高清晰度的摄像机可将宫腔内的图像还原在监视器上,助手及手术室其他工作人员都可通过监视器了解手术经过以便配合手术,而且也非常便于全体医生探讨和总结手术技巧。新型的宫腔内摄像系统能够使视野更为广泛,图像更加清晰,对病变组织的观察和辨认更为详细,术者也不必通过细小的光学视管观察宫腔,缓解了术者进行操作时颈背部的疲劳感,明显地降低了医生的劳动强度。

OLYMPUSOTV-SX2 配备了先进新型的 3CCD 系统,使其分辨率大于 780 线,保证了完美的图像质量。每个 CCD 按其颜色特性只会摄入 RGB3 原色的其中一种。这 3 种信号在摄像机内单独进行处理,以确保色彩还原平衡真实,如肉眼所视,世界首创摄像头免调焦,永保视野清晰。免去您调焦烦恼。10 勒克斯数字处理器使信噪比大于 62 分贝,清晰图像大幅地减轻视觉疲劳。世界首台 CF 电保护级别摄像头减少电泄漏。

2. 监视器 在观察系统中,监视器是一个重要的组成部分。应按摄像系统的分辨率选择监视器,但关键是能够反映所用摄像机的质量,监视器的水平扫描线的数量至少必须与摄像机提供的线的数量相等,最好是监视器分辨率大于摄像系统分辨率。监视器的大小要求是非常主观的,尺寸大小和清晰度是两个不同的概念,可依个人嗜好选择 14 ~ 20 英寸的监视器。一般认为一架 44cm(18 英寸)对角线的监视器可做高质量手术。

摄像机是外科医生的眼睛。因此,应配置最好的摄像设备。

3. OTV-S7 数字摄像系统 是 OLYMPUS 公司推出的数字摄像系统,具有很高的信噪比。分辨率高,色彩还原真实。标准摄像头具有弯型和直型,分别用于宫腔镜、腹腔镜,可选配各种适配器,应用于不同内镜,为了适应现代微创外科的灭菌要求更开发出可高温高压灭菌的摄像头。高分辨率摄像头,47 万像素,确保画面清晰自然。具有"2X"双倍感光度功能,并新添加了自动测光功能,在各种条件下确保画面亮度适合。具有宽景深显示功能,使远景/近景均清晰明亮。应用范围广,可接奥林巴斯内镜各种带有硬性接口的光学视管(腹腔镜、宫腔镜、电切镜、纤维镜等)。两种调光方式,电子快门调光和调光电缆调光,确保图像始终保持最佳亮度。具有三级轮廓强调及白平衡功能。可按使用者的习惯,调整色彩配比。对不同光源适应性极强,可根据选配的光源设定相应参数。防水面板设计,简洁明了,易于操作,便于清洁。摄像头安全防水,可浸泡熏蒸消毒。具有专业用红、绿、蓝(RGB)输出,同时具备 Y/C(S-视频),视频等多路输出。并集成数字图像捕捉系统进行数码记录。此外,除标准摄像头外,OLYMPUS 公司还专门为 OTV-S7 接宫腔镜设计开发了轻型摄像头,直接光学视管,摄像头重仅45g。

4. 随着技术不断提高,各种应用系统不断出现,如声控摄像系统及集各种仪器于一体的现代化微创手术室设置。

(夏恩兰)

三、麻 醉

子宫腔镜术已被广泛应用于各种各样的妇产科学疾病的诊断与治疗。宫腔镜技术的进步和检查、手术器材的快速发展,使得经宫腔镜手术的适应证在数量上和种类上有所增加。宫腔镜手术刺激虽仅限于宫颈扩张及宫内操作,但由于支配子宫的内脏神经主要来于 $T_{10} \sim T_{12}$、L_1、L_2 的交感神经等及 $S_{2,3,4}$ 的副交感神经组成的盆神经丛,易导致全身反应,如人流综合征(RAAS)。即心动过缓、心律失常、血压下降、恶心呕吐、胸闷、面色苍白、大汗等征象。

宫腔镜手术操作只限于子宫腔内,且手术时间较短,无须全身麻醉。随着人们生活质量以及知识水平与认识水平的提高,越来越多的患者要求在安静、平稳、无痛状态下度过围术期。因此,宫腔镜手术麻醉的方法及选择取决于:

1. 诊断镜或手术治疗镜用光学纤维镜还是硬镜;
2. 非住院病人还是住院病人;
3. 病人精神心理状态能否合作;
4. 病人对麻醉的要求;
5. 手术医师的要求及手术操作的熟练程度;
6. 手术时间长短。

宫腔镜手术麻醉的术前访视和麻醉评估见腹腔镜手术麻醉。

(一)表面麻醉

即用穿透性强、作用快的局麻药用于子宫颈管内或注射到宫腔内的表面麻醉方法。药物一般用 0.5% ~1% 地卡因或2%利多卡因,采用棉棒宫颈管填塞法或宫腔内注射法。虽然表面麻醉能缓解扩宫时疼痛和全身不良反应,但不能较好地缓解宫内操作时的神经反射症状,因为它不能安全阻断黏膜下层,肌层对压迫、牵拉及电切、凝时热效应的神经反射。但此法与安定镇痛麻醉复合可用于宫腔镜活检、检查及 TCRP 等创伤较小的局部手术麻醉。

(二)宫颈旁神经阻滞

宫颈旁神经阻滞分别于宫颈 4、8、10 点距宫口外缘 0.5cm 处,进针约 3cm,各注射 0.5~1ml 2%利多卡因,能使

92%的患者宫口松弛,且 RAAS 发生率明显降低。理论上高浓度、大容量宫颈旁神经阻滞效果较好,但存在注射痛及全身中毒反应。也不能安全消除宫底及宫体的神经反射。

(三)硬膜外麻醉及蛛网膜下腔阻滞

硬膜外麻醉分连续硬膜外麻醉和单次硬膜外麻醉。是目前使用较广泛且熟练的麻醉方法。可根据手术时间长短及术者技术熟练程度随意调控麻醉时间和麻醉平面。其优点在于:①穿刺成功后阻滞完善,可控性好;②减少应激反应,减少血压升高和心动过速的发生;③可改善胃肠蠕动,减少腹胀,因交感神经阻滞可致副交感神经张力增加;④术中保持病人清醒,能及时告知宫腔手术中可能发生的不良反应,如 TURP 综合征;⑤术后恶心呕吐和嗜睡减少;⑥还可用于术后镇痛治疗。但也有其缺点,因麻醉操作技术要求较高,而失败率较高;麻醉起效时间较长,并有发生全脊麻之可能。特别在妇科手术麻醉中有部分病人凝血功能障碍,血流动力学不稳定或脊柱畸形属麻醉禁忌。而蛛网膜下腔阻滞,虽操作简便,阻滞完善,但不适合非住院病人,且对血流动力学影响较大,特别是青壮年,术后头痛发生率较高,临床上较少应用。

(四)全身麻醉

宫腔镜手术操作只限于子宫腔内,且手术时间较短,无须全身麻醉。但随着人们生活质量以及知识水平与认识水平的提高,越来越多的患者要求在安静、平稳、无痛状态下度过围术期。一般选用静脉全身麻醉。麻醉药物应选择作用时间短,苏醒快,镇痛效果好,副作用少的全麻药物。以往较多采用亚麻醉剂量的氯胺酮,其镇痛效果可达80% ~90%,但也不能完全抑制 RAAS,且增加肌张能力而不易扩宫;呕吐,口腔、呼吸道分泌物较多,易导致上呼吸道梗阻及误吸,还可有兴奋、躁动及噩梦,造成病人心理伤害,目前亦较少应用。

1. 静脉全身麻醉 随着近几年来新的静脉全麻药的开发应用,临床麻醉医师在选择全身麻醉药物时可根据病人状况灵活掌握。目前较常用的有依托咪酯、丙泊酚,而国外较多采用单剂量阿芬太尼和舒芬太尼等,这些药物副作用相对较少,安全可靠,苏醒快。特别是阿芬太尼类,镇痛完善,镇痛与意识分离,术毕很少感觉疼痛,术中亦无任何记忆,作用时间短,但大剂量时均有一过性呼吸抑制,多数能自行缓解。

(1)依托咪酯(etomidate):依托咪酯系咪唑类衍生物,临床应用 0.1~0.3mg/kg,7~14 分钟自然苏醒,无精神副作用,但呕吐发生率较高,且有注射部位痛及体动,并有抑制肾上腺皮质功能,如与小剂量芬太尼合用,且镇痛完善,苏醒快,副作用明显减少。

(2)丙泊酚(propofol):丙泊酚具有起效快,作用时间短,恢复迅速而平稳,同时有一定的抗呕吐作用。常用剂量 2.5~3mg/kg,能维持 8~10 分钟。如首次剂量后再 3~4mg/(kg·h)静滴维持,可随意延长麻醉时间而不影响苏醒时间。但亦有一过性呼吸、循环抑制。因此,要求麻醉医师应具备辅助通气设备和技术条件。

(3)舒芬太尼、阿芬太尼(alfentanil):也属一种强效阿片类镇痛药,与芬太尼作用比为 8∶1,起效和作用维持时间

是芬太尼的1/3，无蓄积，对心血管影响小，镇痛与意识分离，常用量30~50μg/kg镇痛维持15~20分钟。常根据患者年龄、体重、一般状况联合麻醉。

（4）丙泊酚与舒芬太尼复合静脉全麻：在宫腔镜手术麻醉中，常用异丙芬1~1.5mg/kg联合舒芬太尼0.1~0.2μg/kg，能满足手术要求，镇静镇痛作用强，对生命体征抑制轻，偶有呼吸暂停及心动过缓和低血压，可自行缓解和对症处理治疗。

（5）丙泊酚-阿片类药靶控输注（target controlled infusion，TCI）：随着计算机技术的发展，1992年Kenny等研制出计算机辅助滴定静脉麻醉药，微机控制的输液泵。是以血浆或效应室的目标为调控指标，同时可以显示目标血药浓度，效应室药浓度，给药时间和累计剂量，并可限制最高剂量。目前丙泊酚-阿片类药靶控输注已广泛应用于临床麻醉和镇痛。常用TCI输注系统有两种：即Diprifusor和Fresenius base primea。它是可以同时进行镇痛-镇静药等双通道或多通道的靶控输注。当今常用丙泊酚-瑞芬太尼靶控输注；丙泊酚0.8μg/L和瑞芬太尼0.2~2μg/L，有较好的镇痛、镇静作用，也适合年老体弱及多并发症患者的检查和手术治疗。

（6）氯胺酮（ketamine）：有较强的镇痛作用，宫腔镜手术时常用剂量0.3~1.3mg/kg，稀释后静注，此亚麻醉剂量对呼吸影响小，苏醒快，但有肌紧张、呕吐、呼吸道分泌物增多，兴奋和噩梦等缺点。

2. 喉罩通气静脉全身麻醉　喉罩作为一种通气工具，已广泛用于宫、腹腔镜手术的麻醉。尤其第三代双管喉罩（ProSeal-LMA）。此喉罩置入相对简单，很少出现呼吸道损伤，喉罩对气道几乎无刺激，易于维持血流动力学稳定，应激反应轻微，患者易耐受，异物感小，置入刺激轻，呛咳少，分泌物少，不出现喉头水肿、声带损伤、喉返神经麻痹等并发症；术后咽喉痛的发生率较气管插管低；麻药用量减少。

许多经宫腔镜手术如子宫黏膜下多发肌瘤、宫腔严重粘连、子宫内膜电切术、先天性子宫阴道纵隔等，由于手术时间较长，为了确保有效通气，在静脉全麻的基础上插入喉罩，既能保证有效通气，降低反流误吸之可能，还能进行机械通气或吸入麻醉。

3. 有必要时应实施气管内插管全身麻醉，以确保病人安全。

（五）宫腔镜手术中监测

宫腔镜手术麻醉的特殊性在于麻醉医师应知晓宫腔镜手术可能发生不良反应（如TURP综合征）和手术操作的并发症，通过监测分析生理参数及其变化，能尽早发现问题，判断问题的严重性，提供早期诊断和识别病情转归依据。并为手术医师对并发症的进一步处理提供更好的麻醉支持和生理保障。

1. 常规监测

（1）心电图：特别是对老年人或患有先天或后天性心脏病患者，应常规监测。麻醉和手术中电切或电凝对心肌电生理亦有一定的影响，可尽早地了解是否有心肌缺血、心律失常等节律变化。

（2）血压：血压由心输出量、血容量和周身血管阻力

所决定，特别是椎管内麻醉后，可致相对容量不足而导致低血压；而用液体膨宫时若手术时间长，灌注压高可出现高血容量性高血压。一旦出现高、低血压，麻醉医师应尽早查找原因，以便作出正确处理。

（3）脉搏氧饱和度监测：能发觉低氧性缺氧和搏动性血流，并能连续了解肺内气体交换，氧合血红蛋白饱和度和中心氧合状态。妇科病人有相当一部分行宫腔镜手术时均伴有贫血，如Hb在5~6克时，氧含量不足却氧饱和度满意；低血压时或心泵功能低下，搏动性血流降低，而氧饱和度可能正常。因此，对诊断贫血性缺氧和早期低血压时存在价值和意义差。

（4）心前区或食道内听诊：可以监测心音、呼吸频率和通气情况，但不能识别呼吸类型。如用气体膨宫时，易导致气体栓塞，通过此法可即早发现，当听诊发现呼吸音和心音有异常时应立即停止手术，及时处理。

2. 特殊监测

（1）电解质监测：主要是血钠浓度监测。由于98%的渗透压是由电解质提供的，而钠几乎占了一半。当血钠浓度<125mmol/L，即感恶心不适；若低于110~120mmol/L时，即感头痛乏力，反应迟钝；<110mmol/L即可抽搐、昏迷。宫腔镜下子宫肌瘤切除时，若膨宫压大于100cmH₂O大灌注流量或病人处于低血压状态时易发生稀释性低钠血症，为防治急性水中毒提供可靠依据。

（2）血糖监测：宫腔镜手术膨宫介质有三种。目前常用5%葡萄糖，术中定时快速测定血糖浓度十分必要。一旦血糖异常升高，提示冲洗液或膨宫液吸收。

（3）中心静脉压监测：如CVP增高，说明有效血容量增多，而且CVP的变化比血压变化早。因此，可作为稀释性低钠血症的先兆征象。但其敏感性非同监测PCWP，如根据PCWP的监测指导治疗会更安全。

（4）无创性血管外肺水监测：任何原因引起毛细血管壁滤过变化和毛细血管内外静水压与胶体渗透压差变化，均可导致肺水肿，采用心阻抗血流图（ICG）监测胸腔液体指数（TFI）用以区分心源性或非心源性水肿。

（蔡捍东）

四、膨宫介质和灌流系统及TURP综合征

宫腔的充分膨胀和清澈无血是宫腔镜检查和治疗的重要条件。最常用的膨宫介质包括二氧化碳气体（CO_2）、低黏度液体（如甘氨酸、葡萄糖、甘露醇或山梨醇、生理盐水）、高黏度液体（如右旋糖酐-70）。高黏度液体因其存在严重的过敏反应，已严禁使用。宫腔镜电切手术极类似于经尿道前列腺切割手术，大量液体膨宫介质（灌流液）可以从术中开放的静脉吸收入血，而且子宫不同于膀胱，是一个有一定厚度和潜在腔隙的器官，需要很高的膨宫压力。另外，子宫壁比膀胱壁具有更丰富的血液供给，因此宫腔镜手术中灌流液吸收更强于前列腺切割手术，故同样会产生经尿道电切前列腺综合征（transurethral resection of prostate，TURF），导致低钠血症的发生，如不及时正确纠正，会进一步引起心血管系统损害，严重的神经、精神异常，甚至发生

死亡,是内镜电切手术严重的并发症。

理想的灌流液的其他特征包括等渗性、高清晰度、灌流液吸引引起的血浆及细胞外液的增加是暂时的且尽可能减少。另外,灌流液也不应该在手术器械上产生结晶现象。

随着宫腔镜手术的发展,妇科腔镜医生也面临 TURP 的问题,因为在多数情况下,灌流液入量可达 600 ~ 1200ml。正因为高黏度和低黏度的灌流液吸收引起的病理生理变化生理完全不同,所以必须高度重视不同灌流液吸收入血引起的各种病生理改变,以预防、诊断及治疗这一并发症。

(一)膨宫介质

1. 气体膨宫介质——二氧化碳(CO_2) CO_2 是一种无色液体,它使用简便,如果有适当的气体膨宫机,其安全性就有所保障。Linderman 和 Mohr 报道了 1200 余例使用 CO_2 膨宫行宫腔镜检查无并发症发生。气体膨宫机可持续注气,预设压力后,气体流速可自动调整到最适程度。如果压力增大,流速自动降低,避免了压力过高引起的并发症。CO_2 膨宫最大流速为 100ml/min,最大宫腔压力为 200mmHg,最适宜的流速为 40 ~ 60ml/min,最适宜压力为 40 ~ 80mmHg。

腹腔镜的气腹机禁用于宫腔镜,气腹机是以 L/min 提供腹腔压力,远远高于宫腔镜时膨宫的流速(ml/min)。CO_2 膨宫并发症的产生主要是由于气体膨宫机使用不当造成输卵管破裂、输卵管积水和隔破裂(9/38)。心律不齐和心搏骤停也有报道,可能是由于大量 CO_2 吸收造成的。但动物实验模型证实其安全范围很广泛,大量的 CO_2 进入腹动脉几乎不会导致心血管的并发症,但是内镜医生仍应牢记使用最低流速达到最适宜的膨宫效果。动脉瓣缺损和肺动脉增高 CO_2 栓塞的危险性,使 CO_2 从左心房直接进入右心房,这时应使用其他膨宫介质。

2. 低黏度灌流液 宫腔镜术中使用低黏度的灌流液,包括甘氨酸,糖类如甘露醇和山梨醇也易产生 TURP 综合征,据报道其发病率最高达 50%,最低达 5%。

(1)甘氨酸($CH_2 \cdot NH_2 \cdot COOH$):甘氨酸是一种溶于水的单氨酸,常用浓度为 1.5%,属低渗非电解质溶液,其渗透压为 200mOsm/L。经血管吸收后引起的水中毒表现为高血容量和低钠血症。这些并发症在 TURP 手术中发生率高达 2%。宫腔镜手术中当大的子宫血管被切断时,具有一定压力的膨宫液——甘氨酸可经静脉血管快速吸收入血。随着液体进入,循环系统血钠水平降低。正常情况下,钠离子和其他阳离子对血浆渗透压起决定作用。血钠的迅速降低通常导致血浆渗透压的快速降低,但甘氨酸分子的最初吸收有助于血浆渗透压的维持。然而,甘氨酸不能长久地维持在血管内,其分子吸收入血后半衰期为 85 分钟。手术时间越长,组织切除范围越广,吸收越多,最终结果导致游离水的增加。如果这种游离水不能快速代谢,低渗性低钠血症就会发生。低钠血症的危害性在于不可避免地导致脑损伤,因为水分子可以自由通过细胞膜,快速建立起血管内、细胞内和细胞外的渗透压平衡。在细胞内外,水很容易从低渗处(高含水量)到高渗处(低含水量),使细胞内外渗透压达到平衡。水分子也能自由通过脑屏障,且动物实验和人体观察均证实低钠血症最易致害的是大脑屏障,因此,血管内游离水的快速增加可导致渗透压的降低和水进入脑细胞。脑水肿时,脑组织可以因颅腔所限而受到损伤。增加的颅内压可以降低血流速,造成组织缺氧。颅内压增加 5% 即可导致脑疝的发生,增加 10% 可以威胁生命。

低钠血症可能是 TURP 综合征的独立因素。Na^+ 可以影响心脏平滑肌和骨骼肌的代谢、神经冲动的发放、细胞膜电位和细胞膜通透性。实验动物模型证实了低钠血症对中枢神经系统的损害。在这一研究中实验动物在正常渗透压下造成严重的低钠血症,动物一直处于昏睡、抽动和昏迷状态。作者认为低钠血症而非低渗透压是其发病的主要因素。

(2)山梨醇和甘露醇:山梨醇和甘露醇也可用于 TURP 和宫腔镜手术灌流。最常用的 Cytal 溶液包含 2.7% 山梨醇和 0.54% 甘露醇,也有使用更高浓度的报道。但高浓度的山梨醇和甘露醇在电切时高热作用下可熔化成焦糖,故临床很少使用。山梨醇和甘露醇是六碳同分异构体。山梨醇在肝脏中代谢成果糖和葡萄糖。甘露醇本身无活性,只有 6% ~ 10% 被吸收代谢掉,其余的被肾脏滤过并以原形排泄于尿液中,因此甘露醇可起到渗透利尿作用,理论上有助于降低体液超负荷和继发的低钠血症。但半衰期长,肾功能正常者甘露醇在血浆中半衰期为 15 分钟,对体液平衡和心功能恢复不利,当患者合并肾病时,可因排泄受阻而进一步延长半衰期。作者单位也曾用等渗的 5% 甘露醇进行宫腔镜手术的灌流,发现其优点为进入循环的甘露醇有利尿作用,能减轻体液超负荷的副作用;缺点为凡接触过的部位在液体干燥后即形成一层粉末,其利尿和脱水作用同时也可引起术后低血压。

(3)5% 葡萄糖:应用 5% 葡萄糖为膨宫液,临床观察发现:

1)血钠水平逐渐降低,术后 1 小时为最低点,术后 4 小时开始恢复,所有变化均在正常值范围内,临床症状无低钠血症的表现。

2)血钾水平逐渐降低,术后 1 小时为最低点,术后 4 小时开始恢复,24 小时恢复正常,所有变化均在正常值范围内,无低钾血症的改变。

3)血氯水平逐渐降低,术后 1 小时为最低点,术后 4 小时开始恢复至正常。

4)血糖水平明显升高,术后 1 小时为最高点,术后 4 小时即恢复至术前水平。

5)血浆渗透压水平逐渐降低,术后 1 小时为最低点,4 小时开始恢复。

5% 葡萄糖能否应用于宫腔镜手术灌流的焦点在于血糖改变对人体的影响。血糖于术后明显升高,与灌流液的吸收高度相关。若患者不合并糖尿病,则一过性血糖增高不会产生明显的生理变化。临床观察发现术中血糖开始增高,术后 1 小时达到高峰,术后 4 小时恢复至术前水平,其恢复速度比钾、钠、氯快。有些学者怀疑血糖增高会引起高渗、脱水,甚而加重低钠血症,导致中枢神经系统症状。但葡萄糖的分子量大,其具有的渗透压有限。若血糖增高 10mmo/L(180mg%),渗透压增加 10mOsm/L,若血糖增高

20mmol/L(360mg%),渗透压增加20mOsm/L。临床观察术后血糖最高值为469mEq/L,理论上渗透压应增加26mOsm/L。动物实验证实,血浆渗透压>350mOsm/L,可出现不安、易激惹;血浆渗透压在375~400mOsm/L,有眼球震颤、共济失调、肢体颤抖;血浆渗透压>400mOsm/L,有惊跳、强直性肢体痉挛;血浆渗透压>435mOsm/L时无一生存。所以即使血浆渗透压由于血糖增高而增加了26mOsm/L,也不会产生明显的病理生理改变,且临床观察此患者无任何不适主诉。动物实验也证实5%葡萄糖组血糖明显增高,而5%甘露醇组虽无血糖增高却出现高死亡率,所以高血糖并不是实验动物致死原因。如果说血糖一过性增高,能导致血浆渗透压的一过性增高,引起细胞内水向细胞外移动,这也是有些学者认为葡萄糖灌流液可加重低钠血症的理论根据,但这又恰恰部分抵消了细胞外低渗状态,使细胞外水向细胞内移动的趋势,所以一过性血糖增高不但不会加重低钠血症的反应,而且还能缓解细胞内肿胀,降低低钠血症反应的出现。当然,对于糖尿病患者及老年患者,由于胰岛功能减退,不宜使用5%葡萄糖进行手术灌流。

有些研究认为5%葡萄糖是非电解质溶液,渗透压为278mOsm/L,接近于血浆的张力(280~320mOsm/L),故称为等张液,注入血液后不影响红细胞内的张力,红细胞既不膨胀,也不皱缩,保持它原来的完整性。但葡萄糖在体内不久就被氧化成CO_2和H_2O,同时供给了热量,或以糖原的形式储存于肝细胞内,失掉了原有的张力。因此,5%葡萄糖液表面上虽是等张液,但由于它在体内维持它的张力不久,故可作无张力的溶液看待。血糖在术后4小时恢复至术前水平,故其高代谢速度不会引起体内病理生理改变。

(4)生理盐水:生理盐水因含Na^+和Cl^-属电解质溶液,可用于宫腔镜检查,但禁用于单极宫腔镜电切手术。近年来出现的双极电切镜,其膨宫介质即为生理盐水,可有效防止因灌流液吸收导致的稀释性低钠血症的发生。

(二)灌流系统

为了持续监测灌流液的入量和吸收量,液体膨宫装置问世。它的工作原理是低黏度的灌流液通过一个旋转的泵经过电切镜进入宫腔,泵的压力和流速均可预先设定。从宫腔流出的液体被收集在一个有刻度的容器里。灌流液的入量与出量的差值就是吸收量。这些数值均被显示在监视器屏幕上。如果吸收量超过某个标准值(通常是1L),膨宫泵就会发出警报,提醒术者尽快结束手术。

膨宫泵的压力范围为0~150mmHg,流速为0~450ml/min。一般压力设定为100mmHg,宫腔内平均压力为70~75mmHg,流速设定为200~250ml/min。如果膨宫效果不好,导致术野不清,可根据血压将压力设定为≤患者动脉收缩压。低压力、高流速是宫腔镜电切手术安全性的保障。

(三)TURP综合征

TURP综合征,即液体超负荷,指膨宫液吸收>1500ml,发生率0.2%,决定于:水静压、手术时间、膨宫液的性质。

1946年Greey指出TURP手术时,以蒸馏水作灌流液,由于切除创面静脉开放,灌流液入体内,促使循环量骤增,大量红细胞破坏,形成大量血红蛋白,引起肾功能损害。

Greey首报58岁患者TURP出现昏迷、恶心、尿量下降,死于肾衰。尸解:肾小管肿胀、变性并有管型形成。结论:高血红蛋白血症。但动物实验:血红蛋白注入动物体内,大量血红蛋白进入血液循环,不引起肾功损害;人体试验:在人体中注入50g血红蛋白,30小时完全排出体外,对肾功能无损害,均不支持此观点。1955年Hagstrom首次命名了TURP综合征,描述了典型的临床症状:烦躁不安、恶心呕吐、反应迟钝、少尿和肾衰竭,明确指出其真正原因是血钠的突然降低,发生率7%~29%,死亡率0.6%~1.6%,严重者死亡率高达50%。宫腔镜手术也是在持续灌流状态下进行,故同样会产生TURP综合征,被称之为女性TURP综合征(female TURP syndrom)或被称之为TCRE综合征(transcervical endometrial resection syndrome)。

TURP综合征的病生理改变为膨宫液的过度吸收导致:稀释性低钠血症、红细胞在非等渗液中溶解、神经系统紊乱,如抽搐和昏迷、脑水肿、脑疝、死亡。

TURP综合征的临床表现为稀释性低钠血症和急性高血容量血症综合征,主要表现为心率加快,血压增高;血压降低,恶心、呕吐,头痛,视物模糊、躁动;呼吸困难,肺水肿;心律不齐,心率减慢,CVP增高,心衰;溶血;呼吸更困难,组织产生过多乳酸,代谢性酸中毒;心衰恶化;休克,严重者室性心律失常,死亡;神志混乱,昏睡,死亡。

TURP综合征的治疗是一个综合性治疗,包括生命体征监护;低钠血症治疗;抗心衰治疗;肺水肿治疗;脑水肿治疗;纠正电解质及酸碱平衡紊乱。

1. **低钠血症治疗** 首先应强力利尿、补钠。强力利尿注意事项:注意剂量,过量——血容量不足。可测定血红蛋白含量及尿比重,也可测定中心静脉压决定利尿剂使用量。注意血清电解质,防止低钾。

所需补钠量=(血钠正常值-测得血钠值)×52%×千克体重

52%指人的体液总量占体重的比率

高渗盐水:3%NaCl的配制:

10% NaCl 10ml 30ml (含Na:1g/10ml)

0.9%NaCl 100ml 100ml(含Na:0.9g/100ml)

混合配制后的3%NaCl组成成分:含Na:3.9g/袋,130ml/袋

补钠要点:忌快速、高浓度静脉补钠;低钠血症的急性期,以每小时提高1~2mEq/L速度补充钠离子即可缓解症状;24小时内血浆渗透压的增高不能超过12mOsm/L;动态监测血电解质和排尿量。通常不必使用高盐溶液纠正低钠血症,补充生理盐水极为有效;一般先给1/3或1/2的量,使细胞外液的渗透压升高,细胞内的水分向细胞外转移,细胞功能恢复,观察半小时,根据神志、精神状况、血压、心肺功能及血钠水平,酌情输入剩余的高渗盐水;补钠量能够维持血钠水平在130mEq/L(轻度低钠)。

2. **急性心衰治疗** 应半坐位;除使用利尿剂外,还需使用洋地黄制剂。原理:增强心肌收缩力,以增加心输出量、减慢心率;周围血管收缩和肝静脉收缩,减少静脉回流。用量:西地兰:0.4mg静脉缓慢推注;洋地黄化的制剂:1.0~1.2mg静脉缓慢推注。

3. 肺水肿治疗　肺水肿极易即刻导致低氧血症,其治疗首先鼻导管吸氧,流量 6L/min;神志不清者,面罩给氧;上述治疗无效,PO₂ 在 50mmHg 以下,气管插管:开始时间歇正压呼吸,仍无效,使用呼吸末正压呼吸,以提高功能残气量,有效阻止呼气时肺泡萎陷;除泡剂应用:鼻导管吸氧时,75% ~95% 酒精放入滤过瓶内,与氧气一起吸入,面罩给氧时用 20% ~30% 的酒精。关于吗啡:心衰和其他原因肺水肿时可采用吗啡,但 TURP 造成的肺水肿不宜使用,因吗啡促使抗利尿激素释放,使排尿减少,加重水中毒。

4. 脑水肿治疗　应使用高浓度尿素——渗透性利尿剂:血管内液的渗透压高于组织渗透压,水分从脑组织中进入血管内;皮质类固醇激素——地塞米松:稳定细胞膜,减少毛细血管通透性,减轻脑水肿。

5. 纠正电解质平衡　大量使用利尿剂,造成低血钾,心律失常,测血钾,心电监护;发生代谢性酸中毒时应测 pH,静点 4% NaHCO₃。

6. TURP 综合征预防措施　手术时间最好<30 分钟;利尿;使用等渗液;低压灌流≤100mmHg 或≤平均动脉压;测负欠量;避免切除过多的肌层组织≤3 ~4mm;灌流系统的出水管连接负压吸引;严格计算。

初始因素为灌流液进入血液循环(A),血容量增加(B),从而导致渗透压降低(C)和(或)增加(D)。
……… 表示需要另外条件才能发生

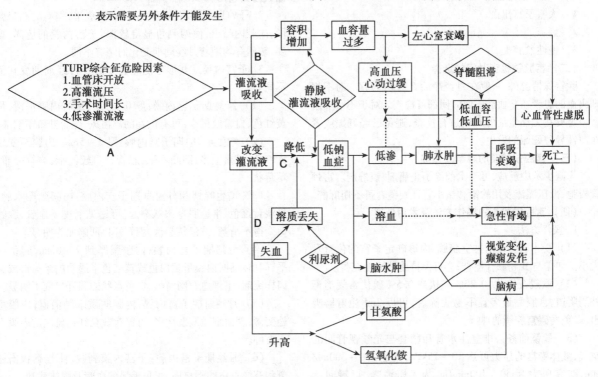

图示　TURP 综合征相关的机制和路径

(冯力民)

五、宫腔镜诊断

用宫腔镜直接检视宫腔内病变,定位取材,比传统的诊断性刮宫(diagnostic dilatation and curettage,D&.C)、子宫输卵管碘油造影(hysterosalpingography,HSG)以及 B 超检查更要直观、准确、可靠,能减少漏诊,明显提高了诊断准确率,为诊断宫腔内病变的现代金标准。宫腔镜检查已成为一项新兴的、有价值的妇科诊断技术。微型器械与无创技术应用,使宫腔镜检查术由门诊走向了流动站。正像 20 世纪的 D&C 一样,已经可能成为 21 世纪的常规检查。

(一) 适应证与禁忌证

1. 适应证　对疑有任何形式的宫腔内病变或需要对宫腔内病变作出诊断及治疗者,均为宫腔镜检查的适应证。

(1) 异常子宫出血(abnormal uterine bleeding,AUB):包括生育期、围绝经期及绝经后出现的异常出血。如月经过多、过频、经期延长、不规则出血以及绝经前、后子宫出血,是宫腔镜检查的主要适应证。

(2) 异常宫腔内声像学所见:包括 B 超、HSG、CT、MRI、子宫声学造影(contrast echography in the uterus),水超声(saline infusion sonohysteroscopy,SIS),彩色多普勒超声(television color doppler,TVCD)等。

(3) 不育症(不孕、习惯流产):观察宫腔及输卵管开口的解剖学形态,是否存在子宫畸形、宫腔粘连、黏膜下肌瘤等。

(4) 他莫昔芬或 HRT 等激素治疗引起的生理或特殊改变:由于药物的雌激素效应,长期服用后可导致子宫内膜增生,息肉形成,严重甚至出现内膜癌变,需要宫腔镜进行评估。

(5) 异常宫腔吸片细胞学或子宫内膜病理组织学检查所见。

(6) 继发痛经:常为黏膜下肌瘤、内膜息肉或宫腔粘连等宫内异常所引起。

（7）复杂的宫腔操作术后：可发现和分离早期的粘连。

（8）子宫内膜癌的分期：观察有无侵犯宫颈管的黏膜面。

（9）子宫肌瘤：为多发性子宫肌瘤选择手术方式。

（10）检查宫内节育器：位置及有无嵌顿等。

（11）阴道异常排液：子宫内膜癌和输卵管癌有时以阴道异常排液就诊。

2. 禁忌证

（1）绝对禁忌证：无。

（2）相对禁忌证

1）大量子宫出血。

2）妊娠。

3）慢性盆腔炎。

（二）宫腔镜检查时间的选择

除特殊情况外，一般在月经净后 5 天内为宜。对不规则出血的患者在止血后任何时间都可检查。对于不孕症患者一定要在无性生活的周期进行检查，避免已经妊娠或者医源性异位妊娠的发生。

（三）宫腔镜检查的麻醉及镇痛

为减少术中反应，可于术前给予止痛剂、镇静剂。宫颈管松弛、低压灌流及用软镜和微小管径硬镜者可不用麻醉。

（四）宫腔镜检查的操作方法及术后处理

1. 操作方法

（1）受术者于术前排空膀胱，内诊确定子宫的位置及大小。如需与 B 超联合检查，亦可保持膀胱适度充盈。

（2）取截石位，以 0.25% 碘伏或 0.5% 碘伏常规消毒外阴阴道，宫腔黏液多且不易去除者，可以 2ml 注射器吸出，以免妨碍宫腔镜的视野。

（3）置镜前务必排空注水管和鞘套与光学视管间的空气，液体膨宫的压力可达 13 ~ 15kPa，流速 200 ~ 300ml/min，膨宫压力为 50 ~ 100mmHg，为术野清晰，可瞬间达 120 ~ 150mmHg，如观察输卵管开口时。液体膨宫的流速为 200 ~ 400ml/min。

（4）对于无性生活或阴道狭窄者，可应用无创技术操作，包括不放窥器、不夹持宫颈、不扩张宫颈、不探宫腔及低压膨宫等。

1）纤维宫腔镜的操作法：拨动操纵杆使物镜端的镜头上下移动，在膨宫液的冲注引导于直视下从子宫颈外口插入纤维镜尖端，全面观察颈管、宫腔、两侧子宫角、两输卵管口、子宫底。检查完毕，在退出镜子时再度详细观察宫颈管，因此处难以膨胀，易出现诊断错误。

如将镜体向前推入宫腔遇阻时，可以加大膨宫液的压力，使纤维镜的尖端沿着水流方向推进，若还不成功，则用子宫探针探寻插入方向并稍微加以扩张。

2）硬性宫腔镜的操作法：现代硬性宫腔镜的光学视管均为 12° ~ 30° 的斜视镜片，故镜体由宫颈推入时，需一边转动，一边观察，观察顺序与纤维镜同。

外鞘径线较大，除长期子宫出血或宫腔内有较大的占位病变，其宫颈管较松弛者外，常需作宫颈扩张及麻醉，仍

可用无创技术。

2. 术后处理　检查时，患者可诉下腹隐痛，如用 CO_2 膨宫，能产生轻微肩痛，大多于 1 小时后缓解。术后数日可有微热，术后 1 周内少量出血。故术后禁止性生活两周，必要时给抗生素预防感染，并针对原发病进行处理。

（五）正常宫腔镜检查所见

1. 子宫颈管　为圆形或椭圆形的管筒，其形状可随膨宫程度变化，黏膜淡红、泛白或红色，纵横皱褶较多，明显异于子宫腔内膜，偶见典型的中隔状皱襞。子宫颈内口多呈圆形或椭圆形，边缘整齐、平滑，偶有轻度不规则者。明显前屈或后屈者，内口偏向前后侧。宫颈管黏膜较子宫腔的黏膜略显苍白。

2. 子宫腔　膨宫良好时子宫底被展平，但有时略呈弧形，向腔内凸出，使两侧角显得较深，子宫内膜的色泽、厚度、皱褶等均随着月经周期变化而略有不同。

3. 子宫内膜　其形态随患者年龄及月经周期变化而不同。

（1）修复期子宫内膜：厚 0.5 ~ 0.9mm，内膜平滑，呈黄红色，血管纹极少，可有散在的出血斑，腺管开口不明显。

（2）增生早、中期子宫内膜：厚 2 ~ 5mm，内膜渐变成赤红色，皱褶增多，凹凸不平，腺管开口较清晰，均等分布，草莓状。

（3）增生晚期和分泌早期子宫内膜：内膜肥厚水肿，呈淡黄红色、半透明息肉状突起，可透见上皮下血管、腺开口变得不清楚，波浪状起伏，腺管开口凹陷尤为明显。

（4）分泌期子宫内膜：内膜肥厚到 7 ~ 8mm，起伏不平，间质水肿，内膜呈黄白色或黄红色半透明的半球形或息肉样突起，毛细血管网清晰，白色点状的腺开口变不明显。

（5）月经前期子宫内膜：内膜间质水肿消退，内膜重趋变薄，表面细微皱襞增多，可伴有散在红色斑块的内膜下小血肿。

（6）月经期子宫内膜：子宫内膜剥脱，伴有点状出血斑和苔样苍白的剥离面，可见毛糙的血管及腺体残端。

（7）绝经期子宫内膜：呈萎缩状，内膜变薄、平滑、黄白色不透明，常可见到溢血斑。

4. 子宫角和输卵管口　子宫角在宫腔尚未展开时呈较深且暗的漏斗状，完全展开后于其顶端或顶端内侧可见输卵管口。

5. 宫腔内其他所见

（1）出血：血片、血丝和血块可附着在子宫内膜表面或悬浮于宫腔内，色泽因出血时间长短而异。

（2）黏液：呈白色絮状，随膨宫液飘动、变形。

（3）内膜碎片：可附着于子宫壁或垂落于宫腔内。

（4）气泡：呈微泡聚集于子宫前壁或底部。

（六）异常宫腔镜检查所见

1. 黏膜下肌瘤　外观呈圆形或椭圆形，表面白色平滑，且有光泽，可见到较粗的树枝状血管或走行规则的血管网。注意观察肌瘤根蒂部的粗细及肌瘤向宫腔内突出程度。

2. 宫腔粘连　一般在宫腔的中央或边缘部较多。可分内膜性粘连、纤维肌性粘连和结缔组织性粘连 3 种。内

膜性粘连的表面与周围的子宫内膜外观相似,用宫腔镜容易分离开。纤维肌性粘连呈淡红色或黄白色,呈网格或壁架状,有子宫内膜覆盖,因此表面光滑,质地坚韧,不易分离,结缔组织性粘连是一种瘢痕组织,表面呈灰白色,无子宫内膜覆盖,较粗糙。

3. 宫腔内解剖结构和形态异常 包括双子宫、单角子宫、双角子宫、鞍状子宫、中隔子宫、幼稚子宫、T形子宫等畸形。子宫中隔按照中隔的长度可分为达到子宫颈外口的完全中隔和未达到子宫颈外口的不完全中隔两种。不完全中隔宫腔镜检查时可在子宫腔的中央见到中隔壁及2个长圆筒状对称的子宫腔,而且这两个子宫腔都以输卵管口为顶点。中隔长度是以两侧输卵管口的连接线为底线,测定中隔的突出部分,长度在1.5cm以内时称为弓状子宫。长度在1.5cm以上才称作中隔子宫。完全中隔在子宫颈内口下方,中隔较薄处,发生左右宫腔交通,宫腔镜下好像不完全中隔、但可发现宫颈管的中隔。

4. 宫腔内异物 有宫内节育器(intrauterine device, IUD),断裂的宫颈扩张棒,剖宫产时遗留的丝线或残留的胎骨、胚物等。

5. 子宫内膜息肉 是从子宫内膜表面突出的良性结节,由内膜、腺体及其间质组成,一般含有一些纤维性组织,外表呈现细长的圆锥形或卵圆形。

6. 子宫内膜增生 指无异型细胞的子宫内膜腺体过度增生。

(1)单纯增生:通常有腺体扩张及内膜间质的增生,而呈现轻度的不规则形态。在宫腔镜下可见到多发性小的息肉或单发性比较大的息肉,也可呈现苔状的隆起。表面平滑不透明,有时可见到小圆形透亮的囊胞。

(2)复合增生:有明显的腺体增生,腺管的极性消失,排列不规则。外观呈现黄白色或红色不透明的息肉状或苔状突起,表面可见到异型血管及大小不等、分布不均的腺管开口。

7. 子宫内膜不典型增生 指包含有异型细胞的子宫内膜腺体过度增生。在宫腔镜下可见到息肉状或苔状的突起,表面不透明,黄白色或灰白色,有异型血管。

8. 子宫内膜癌 依病变形态和范围可分为局限型及弥漫型。宫腔镜下所见有乳头状隆起,结节状隆起及息肉状隆起3种,3种病变可单独出现,也可以混合形态出现。当病变发展时癌灶可由局限型蔓延成弥漫型,且可发生广泛的坏死、发炎及溃疡。

9. 宫腔炎症

(1)急性子宫内膜炎:属宫腔镜检查的禁忌证,镜下可见黏膜出血水肿,被覆异常黏液。

(2)慢性非特异性子宫内膜炎:多见于绝经后妇女,内膜充血呈绛红或火红色。似"草莓"样,中间有小白点。上皮下血管网密集增多,表面有轻微皱褶。

(3)子宫积脓:子宫腔表面覆盖一层稠厚、棕黄或黄绿色的脓痂,洗去后可显露其下的表面粗糙、颗粒状暗红或棕红色发炎的内膜。

(4)子宫内膜结核:宫腔狭窄,不规则,腔内充满黄白色或灰黄色杂乱、质脆的息肉状赘生物,双侧子宫角被封闭。

(5)肉芽肿性子宫内膜炎:为宫腔镜电切术后的肉芽肿样反应。

(6)子宫腺肌病:宫腔黏膜面可见到腺管开口或隐藏在黏膜下的紫蓝色点。

(七)宫腔镜检查后取内膜作组织病理学检查的原则

目前趋于遵循以下四项原则:

1. 正常宫腔所见,尤其绝经妇女,可不取材送检;

2. 一般病变,可吸宫或随机刮取内膜送检;

3. 明显的局灶病变,应镜下活检或定位取材送检;

4. 明显的弥漫性病变,用环形电极切除全部内膜的功能层送检。

(八)宫腔镜B超联合检查

将宫腔镜和B超两项先进诊断技术联合应用,改变了宫腔镜单纯诊断宫内病变,B超单纯诊断宫壁内外病变的限制,克服了单纯宫腔镜检查不了解黏膜下肌瘤与子宫肌壁间关系,单纯B超不能发现<1~2mm的宫内占位性病变,不能为黏膜下肌瘤定位等缺点。宫腔镜B超联合检查扩大了宫腔镜和B超检查的适应证,为迅速而准确地诊断妇科疾患开辟了新途径。

1. 宫腔镜B超联合检查的适应证

(1)凡有宫腔镜检查指征者。

(2)盆腔包块,欲了解其与子宫的关系者。

(3)决定子宫肌瘤的手术方式。

2. 宫腔镜B超联合检查方法

(1)适度充盈膀胱,至可显露宫底。

(2)于宫腔镜检查开始前,先做二维超声,探查子宫位置、大小、子宫壁厚度、宫腔线位置、黏膜厚度、宫底有无凹陷,宫体有无畸形、有无子宫肌瘤、肌瘤的数目、位置和大小及附件情况等。

(3)宫腔镜在B超引导下顺宫腔方向置入镜体。在宫腔镜检视宫腔情况的同时,用B超探头在耻骨联合上方做横向扫查与纵向扫查,以宫内的膨宫液和镜体为参照物,进行全方位的观察。输卵管通畅者,有时可看到水流自输卵管通过或自伞端溢出的图像。镜体后退时,注意膨宫前后的声像图变化,宫壁有无膨宫液渗入等。

3. 宫腔镜B超联合检查诊断宫内病变 联合检查时,利用宫腔镜与B超的对照观察,在二维声像图上,可以显示子宫内膜息肉呈现为多个或单个自内膜突入宫腔的息肉样结构,而子宫内膜增生样病变则表现为子宫内膜的局限性或弥漫性增厚。联合检查不仅为临床医生多方位观察宫腔内病变提供了条件,同时也完善了宫内病变的超声诊断。

中隔畸形中不全中隔的诊断单纯B超或单纯宫腔镜检查诊断率均不高。联合检查时从B超图像上观察宫底部有无中隔及其长短、宽度等。非典型的不全中隔在镜下仅可见两侧宫角深,B超图像上看不到明确的中隔而显示为宫底部宫壁厚且内突。此时借助膨宫液的对比,在B超图像上准确测量子宫底与前后壁厚度之差及子宫底与宫角深度之差,以判断有无不全中隔畸形。同时观察子宫底外形有无凹陷,以除外鞍状子宫及双子宫,从而准确提示子宫不全中隔的诊断。

宫腔粘连导致宫腔积血单纯宫腔镜检查仅能判断有无

宫腔粘连,但看不到粘连水平以上子宫腔内的情况。联合检查可以同时观察到因粘连造成的宫内积血的部位、范围及单房或多房,同时引导宫腔镜进入宫腔并排出积血,弥补了单纯宫腔镜检查的不足。

IUD 段片残留用宫腔镜检查仅能提示 IUD 是否在宫腔内。当 IUD 段片嵌入宫壁被内膜覆盖,则宫腔镜难以窥见,应用联合检查得以精确定位。宫腔镜可检出胎骨残留,但残留胎骨与宫腔的关系则不易判断,联合检查准确提示残留胎骨长轴与宫腔长轴的关系,为残留胎骨的取出提供可靠的信息。

4. 宫腔镜 B 超联合检查诊断宫壁和宫外病变 联合检查时,膨宫液形成的透声窗与膀胱形成的透声窗共同作用,使介入性超声清楚显示子宫轮廓,结合宫腔镜所见提示壁间肌瘤位置、大小及内突程度,为进一步手术提供依据。

不典型的子宫腺肌病,单纯 B 超检查很难作出诊断,单纯宫腔镜检查更观察不到子宫壁的病变,联合检查时,当子宫腺肌病的异位腺体开口于宫腔,膨宫液进入宫壁,在声像图上显示为病变部位呈不均质的云雾状强回声,提示子宫腺肌病。在子宫无明显增大,无典型 B 超声像图所见的子宫腺肌病病例中,联合检查不失为一种诊断方法。

子宫浆膜下肌瘤和附件肿物,单纯用宫腔镜检查不能作出诊断,单纯 B 超和联合检查的诊断准确率相似,但对有宫腔镜检查适应证者进行联合检查除有助于宫内病变的诊断外,同时了解宫壁和宫外病变,对全面分析病情,选择治疗方案很有帮助。

5. 对联合检查的评价 宫腔镜是一项用于诊治宫内疾病的先进技术,但有局限性,唯有病变在宫腔中显露或改变宫腔形态时,才能为宫腔镜所发现。B 超借助膀胱透声窗显示盆腔及子宫病变。亦有其局限性,不能显示宫腔内微小病变,不能区别子宫占位性病变的性质。将宫腔镜和 B 超两项先进诊断技术联合应用优点如下:

(1) 诊断准确率高:弥补了单纯宫腔镜检查不了宫壁及宫外异常及单纯 B 超不能清楚显示宫腔病变的不足,可弄清病因,快速而准确地诊断子宫内外与盆腔疾病,为选择手术方式提供了重要依据。

(2) 提高了宫腔内操作的成功率:联合检查时对宫腔镜的置入有导向作用,可防止子宫穿孔,对宫内异物取出、撤空宫腔积血有监导作用,使操作得以完全进行,减少盲目操作给患者带来的痛苦和损失。

(3) 增加了妇科医生全面了解不全的能力:联合检查使妇科医生涉足超声领域,掌握妇科辅助诊断的多种技能,有利于对病情的全面了解和正确诊断。

(冯力民)

(九) 宫腔镜诊断的评价

由于宫腔镜能直接检视子宫内景,对大多数子宫内疾病可迅速作出精确的诊断。有人估计对有指征的患者作宫腔镜检查,可使经其他传统方法检出的子宫内异常率从 28.9% 提高到 70%,其中不少患者经宫腔镜检查发现的异常,如果应用其他传统方法则无法诊断。

1. 宫腔镜与 HSG 比较 造影时宫腔内的小血块、黏液、内膜碎片以及造影剂不足等,均可造成 X 线的假阳性征象。此外技术操作因素、造影剂的选择及读片解释差异皆可引起误诊。据统计 HSG 发现异常者,仅 43% ~68% 得到宫腔镜证实。因宫腔镜仅能窥视子宫内表面,不能了解子宫壁和输卵管内情况,故宫腔镜检查不能完全代替 HSG。

2. 宫腔镜与 D&C 比较 D&C 为盲视手术,仅凭术者的感觉和经验进行,易发生漏诊,如宫腔内病变中,特别是质地柔软的息肉,常刮不到,局限性病灶不能定位,可能遗漏。曾有统计报道即使有经验的妇科医生,刮宫后内膜残留率亦高达 20% ~25%,宫腔镜检查则可以弥补刮宫之不足。Gebauer 等报告 83 例 PMB(40 例)、超声提示子宫内膜异常(37 例)和两者兼有(3 例)的宫腔镜检查和单纯刮宫的结果。宫腔镜检查发现子宫内膜息肉 51 例,而单纯刮宫仅发现 22 例(43%)。Epstein 等研究 TVS 内膜厚度≥5mm 的绝经妇女,宫腔镜手术或子宫切除发现 80% 有宫腔内病变,其中 98% 宫腔镜见占位病变,87% 的占位病变 D&C 部分或全部未刮到,D&C 漏诊 58% 的内膜息肉,50% 的子宫内膜过度增生,60% 的复杂和非典型增生,11% 的子宫内膜癌。Brooks 报道扩刮术诊断子宫出血有 10% ~15% 的假阴性,以黏膜下肌瘤的漏诊率为高,我国罗氏资料刮宫时约有 35% 的区域根本未被触到,故认为在内镜时代,扩刮术将不再起重要作用,Seamark 甚至宣布了它的死亡,在西方发达国家宫腔镜检查已有取代盲目诊断刮宫的趋势。但也应认识到宫腔镜不是全能的,单纯宫腔镜检查也有漏诊,如:受激素影响的内膜及非典型增生的内膜,可能由于这些变化尚未引起达到肉眼可辨认的程度。因此,宫腔镜必须结合病理检查才能使诊断更加完善。

3. 宫腔镜与 B 超检查比较 B 超提示子宫肌瘤时,如宫腔线不明显,则难以确定属黏膜下型或壁间型肌瘤,并难以定位为何壁何侧;宫腔线明显增厚时,不能排除子宫内膜息肉,宫腔镜检查则可一目了然地解决上述问题。Granberg 认为阴道超声检查是诊断子宫内膜及子宫内异常的有效方法,可作为评估异常子宫出血患者的常规第一步检查,对于超声图像异常或不能确定时,或超声图像正常而患者持续有症状时,必须应用宫腔镜检查,同时进一步行镜下活检,以排除或显示病理情况。Paschopoulos 等比较宫腔镜与 TVS 诊断 AUB 妇女宫内病变的准确性。397 例经组织学结果对照。宫腔镜的敏感度,特异性,阳性预测值和阴性预测值各为 92%、95%、18.4 和 0.08,TVS 为 67%、87%、5.15 和 0.38,认为宫腔镜发现腔内病变比 TVS 快速,耐受性好,更为准确。

4. 宫腔镜与 TVCD 比较 Bidzinski 等研究 33 例子宫内膜癌单纯放射治疗彩色多普勒和宫腔镜判断子宫内膜的用途。宫腔镜高度有用,敏感度 69%,特异性 91%。CDF 敏感度 69%,特异性 75%。子宫内膜缺乏血流信号与无子宫恶性病理相关。CDF 的脉搏指数和阻抗指数与子宫内膜的组织学状态无关。

5. 宫腔镜与 SHSG(子宫声学造影)比较 Descargues 等比较 SHSG 和宫腔检查 AUB 的结果,SHSG 的阳性预测值为 89%,阴性预测值为 199%,但有 13% 宫颈插管困难,使其使用受限。Krample 等研究 88 例 TVS 及 SHSG 检查和宫腔镜及组织活检诊断 AUB 的准确性,结果宫腔镜及组织活检的宫腔内病变检出率为 100%,SHSG 为 94.1%,而 TVS 只有 23.5%,SHSG 的宫腔内病变检出率为 94.1%,TVS 只有 23.5%;大约 75% 的子宫内膜增生没有哪一种方法能够准确诊断,即使 TVS 和 SHSG 探及的内膜病变也需在宫腔镜下直接活检。

6. 宫腔镜与 MRI 比较 Dueholm 等的研究结果提示在排除宫腔异常方面 MRI 和宫腔镜的有效性相等,略高于 TVS。MRI 和 TVS 易漏诊子宫内膜异常,为宫腔镜所不及。Dykes 等报告 MRI 诊断严重宫腔粘连与宫腔镜的发现相同。

7. 无创技术操作 包括不放窥器、不夹持宫颈、不扩张宫颈,不探宫腔及低压膨宫等,现将此技术称为阴道内镜(vaginoscopy)、非接触宫腔镜(no touch technique)。用于有异常排液,出血,或疑有阴道异物的幼女,检查阴道、宫颈管和宫腔,有可能不损伤处女膜。

(夏恩兰)

六、宫腔镜手术

(一)宫腔镜子宫内膜切除术

子宫内膜切除术(TCRE)是应用高频电通过宫腔电切镜的单极环形电极系统切除子宫内膜的功能层、基底层及其下方 2~3mm 的肌肉组织,子宫内膜去除术是应用高频电通过宫腔电切镜的单极滚球或汽化电极电灼或汽化子宫内膜组织,术后子宫内膜不能再生,月经量减少或无月经,是 AUB 的首选外科治疗方法。在此术问世之前,对保守性激素治疗和 D&C 无反应的难治性子宫出血的处理方法是子宫切除。美国 1975—1995 年的子宫切除情况见表 4-12-2。美国纽约州健康部门统计每年作 35 000 例子宫切除术,其中 10%~15% 是因月经异常施术,并无明显的器质性

表 4-12-2 美国 1975~1995 年的子宫切除情况

年份	例数	‰
1975	724 000	0.6
1977	701 000	8.1
1979	639 000	7.1
1981	674 000	7.3
1983	673 000	6.9
1985	670 000	6.7
1987	653 000	4.6
1988	578 000	4.3
1989	541 000	–
1990	591 000	–
1991	546 000	–
1992	580 000	–
1993	562 000	–
1994	556 000	–
1995	583 000	–

病变。虽然子宫切除是根除症状的方法,但手术侵入腹腔,需住院数日,活动明显受限。自 20 世纪 80 年代起,TCRE 和 EA 合理地替代了子宫切除术。

1981 年美国 Goldrath 首先用激光子宫内膜去除术(hysteroscopic endometrial ablation by laser, HEAL; endometrial laser ablation, ELA),此后许多国家都开展了这项手术。1987 年美国 DeCherney 用前列腺电切镜,为患血液病致难以控制的子宫出血的妇女止血成功,开创了宫腔镜电切术治疗子宫内膜疾病的先河。1988 年日本林氏报道用滚球电极电凝子宫内膜治疗子宫出血病,取得满意效果,命名为 endometrial ablation(EA),如今有学者称之为 rollerball endometrial ablation(RBA)。1989 年英国 Magos 发表了为 16 例有内科合并症患者,用环形线电极切除子宫内膜治疗月经过多的初步报告,经随访 6 个月,有效率 86%,并将此术命名为 Transcervical resection of endometrium(TCRE)。TCRE 术或 EA 术目前尚无统一的中文译名,使用较为普遍的名词为子宫内膜切除术,子宫内膜去除术次之,此外,还有子宫内膜剥除术、子宫内膜剥离术、子宫内膜剥脱术、子宫内膜删除术、子宫内膜消融术、子宫内膜破坏术等不同译名。国外有学者认为此术在切除子宫内膜的同时,还切除了部分浅肌层,故应称子宫肌内膜切除术(endomyometrial resection),有学者则仅用于切割深度达子宫内膜下 4~5mm 时,以示切除了较深层的肌肉组织。

1. 手术适应证和禁忌证 TCRE 术的主要适应证为 AUB,一般将无排卵的 AUB 称为 DUB,简称功血,有排卵的 AUB 称为月经过多(menometrorrhagia),后者又可分为月经过多(menorrhagia)和子宫出血(metrorrhagia),前者指有排卵妇女的月经期大量出血,后者指在排卵周期中的不规则出血。月经过多最常见的原因是子宫肌瘤、子宫内膜息肉和子宫腺肌病,此外,还有带不含孕酮的 IUD、甲状腺功能减退、原发性月经过多、血液病及其他严重内科疾患,如肾衰竭、肝功能衰竭、白血病及药物影响所致的月经过多等。任何造成有正常雌激素分泌而无排卵的原因均可导致子宫内膜增生,表现为 DUB,除月经初潮后及围绝经期 1 年以内属生理性以外,其余均应视为病理性改变。HEAL 术在破坏子宫内膜的同时,还去除内膜息肉及聚集的小黏膜下肌瘤等。EA 术仅能去除内膜,但若用汽化电极,则可去除并存的内膜息肉及小的肌瘤。TCRE 术适应证的演变过程可分为四个阶段。第一阶段:1987 年 DeCherney 将该术用于久治不愈或难以控制的出血又不愿切除子宫者及患有严重内科病,不能耐受子宫切除的妇女。第二阶段:由于此术有肯定的止血效果,1989 年 Magos 将此术扩大到自愿接受手术的月经过多患者,并可同时切除子宫<8 周、直径<3cm 的黏膜下肌瘤。第三阶段:1990 年 Shär 报告用于绝育,Garry 为并无 AUB 的妇女切除部分子宫内膜,意在减少生理性失血,使月经"正常化"。第四阶段:由于手术技术的娴熟、器械的进步和设备的完善,1991 年 Magos 提出手术指征可扩展到子宫<12 周,宫腔<14cm,黏膜下肌瘤的大小和位置不限。一般情况下可掌握以下标准。

(1)适应证

1)久治无效的异常子宫出血,排除恶性疾患。

2）子宫≤9周妊娠大小,宫腔≤12cm。

3）黏膜下肌瘤≤5cm。

4）无生育要求。

（2）禁忌证

1）宫颈瘢痕,不能充分扩张者。

2）子宫屈度过大,宫腔镜不能进入宫底者。

3）生殖道感染的急性期。

4）心、肝、肾衰竭的急性期。

5）对本术旨在解除症状,而非根治措施无良好心理承受力者。

近来 Neis 和 Brandner 指出凡有痛经同时子宫>10 周者,高度怀疑子宫腺肌病,因其增加失败率,应属 TCRE 术的相对禁忌证。

2. 术前准备

（1）详细询问病史

1）年龄:大多数功血及子宫肌瘤患者年龄超过 40 岁,这些患者是 TCRE 术的选择对象。较年轻的妇女应先行性激素周期治疗,原因有三:①功血常为暂时的内分泌失调,可能自愈;②以后的生育问题;③复发率高。但如有以下情况,可考虑此术,即对药物无反应或副作用太大,已经绝育或出血十分严重,以致明显影响家庭生活和工作者。对年轻女孩,TCRE 是子宫切除的唯一替代方法,尤其是血液病患者。对接近绝经期的妇女必须慎重选择,因其可能避免任何外科手术。因此,所有围绝经期患者必须检查 LH/FSH 和雌激素水平,以提示恰当的治疗。绝经后妇女用激素替代疗法时,大多数规律的撤退出血为周期性,且血量极少,如血量过多,亦可考虑此术,但应除外子宫内膜非典型增生或恶性疾病。

2）产次:多数 TCRE 术患者已有子女,未产妇的宫颈长而硬,术时宫颈口至少扩张到 Hegar10 号,以置入电切镜,术前宫颈插入扩张棒或前列腺素等可使宫颈软化。

3）手术的适应性:TCRE 术所需时间较子宫切除短,对有合并症者此术更具优越性,手术可在局部麻醉加强化下进行,但截石位对合并严重的呼吸道疾患者仍有困难,对支气管炎、肺气肿、冠状动脉硬化性心脏病、高血压(尤其心脏扩大者)、胰岛素依赖型糖尿病和慢性肾脏疾患伴肾功能受损者也存在同样问题。病理性肥胖可引起麻醉和手术并发症。对一般肥胖妇女 TCRE 术比子宫切除更适合,因后者的合并症更严重。肥胖患者的主要问题是子宫大小和盆腔病变不易查出,因灌流液回吸收过多引起循环系统的并发症应尽量避免。因此,必须精心测定入水量和出水量,即使灌流液入量和出量的差值(简称差值)很小,也应提醒术者,必要时终止手术。

4）生育:成功的 TCRE 术可导致无月经和不育,此结果老年妇女完全能够接受,对年轻妇女则需仔细讲解,使其充分了解附带的不育后果。异位妊娠的可能性仍存在。与之相反,术后有周期性出血者,不管量有多少,均有妊娠的危险。如果胚胎种植在残存的内膜岛上,妊娠有可能持续到足月,胎盘发生病理性粘连,甚至植入,导致第三产程处理困难。此类患者应采取适当的避孕措施。TCRE 术同时腹腔镜绝育可能更为合适,同时还能防止灌流液进入腹腔。

5）出血:术前考虑是否适合手术,失血量是关键,但准确测量十分困难,因为仅凭主观估计,每月又可不同。一般认为有以下情况者显然是月经过多,即有血块或经血涌出,会阴垫吸收不住,每一小时即需换会阴垫,经期因失血致心慌、气短或经后疲倦、乏力及低血红蛋白小细胞性贫血者。有周期的月经过多对 TCRE 术反应良好,若为月经中期、经前、经后出血或淋漓不净,则应仔细检查,除外子宫内膜增生或内膜息肉。

6）疼痛:大量出血常伴有子宫排出血块引起的严重绞痛,疼痛常局限在下腹部、耻骨上和大腿上部,一般均为双侧,极少单侧,罕见引起下腰痛者。血块通过宫颈管时疼痛达到高潮。此绞痛无法与黏膜下肌瘤或子宫内膜息肉引起的疼痛相鉴别。与之相反,内分泌失调的出血几乎无痛,或有可能来自盆腔充血的经前下腹痛。子宫内膜异位症或子宫腺肌病可引起月经前、月经期或月经后下腹痛,并常伴有严重的下腰痛。应进行认真的鉴别诊断,因为 TCRE 不能治愈这两种疾病。TCRE 术后可能完全无月经,而因严重的痛经,只有子宫切除才能治愈。

7）既往子宫手术史:如多次刮宫、子宫肌瘤摘除术,尤其曾打开宫腔者及剖宫产史,术中均有子宫穿孔的可能,应予重视。

（2）全面体格检查

1）全身检查:血压、脉搏及全身体检,以发现全身性疾患,必要时请有关科室会诊。

2）妇科检查:功血患者的子宫小而活动,卵巢不增大,子宫后倾固定,或附件有包块,可疑子宫内膜异位症。后穹隆触痛结节可疑子宫直肠阴道隔子宫内膜异位病灶。饱满和有压痛的子宫提示可能为子宫腺肌病。子宫腺肌病有时可在子宫局部增生,使子宫增大,内诊颇似肌瘤。子宫外形不规则,可疑多发肌瘤,难以用激光或电切镜治疗。最适合宫腔镜手术的是黏膜下肌瘤,如宫颈外口因试图排出肌瘤而开大时,应疑及此病。盆腔炎可引起腹痛,子宫有压痛,月经周期改变,此症不能用 TCRE 治愈。TCRE 术成功的重要单一指标是子宫大小,尤其是子宫腔的大小,子宫>12 孕周或宫腔>12cm,手术将十分困难,手术时间延长,心脏血管超负荷的危险性增加。

3）实验室检查:包括血红蛋白,白细胞计数,血小板,出、凝血时间,血型;尿常规;肝功能、肾功能、澳大利亚抗原,抗丙肝抗体;宫颈刮片细胞学检查;阴道分泌物真菌、清洁度及滴虫镜检;必要时作血沉、血糖、血脂及性激素测定;甲状腺功能 T_3、T_4、TSH 等。

4）特殊检查:心电图、胸透;针对可疑内科病进行必要的检查。

5）盆腔 B 超检查:了解子宫的大小、形态、位置、回声、宫腔线的方向、内膜厚度及附件有无包块等。用药物抑制子宫内膜增生者,可用阴道超声估计内膜厚度,卵巢增大提示子宫内膜异位症和良、恶性肿瘤的可能。

6）宫腔镜检查:提供有关子宫大小、宫腔形态、有无息肉及黏膜下肌瘤、内突及变形等的准确信息,估计手术的可能性和难易度,并可定位活检。

7）子宫内膜活检:围绝经期妇女的子宫内膜中度、重度非典型增生者有 25% 发展为子宫内膜腺癌,因此,必须采取内膜活检,排除子宫内膜非典型增生和子宫内膜癌。

(3) 咨询:良好的咨询是使患者满意的关键,应详细解释有关不育、出血、近期并发症、远期预后、复发的可能性及最终需要切除子宫等问题,应指出虽然术后出血可能明显改善,但一小部分妇女会留有或发展为周期性腹痛,并可能十分严重,警告患者虽有报道术后原发痛经和经前紧张综合征均有改善,但因此术不影响卵巢功能,故对经前紧张综合征无治疗作用。应用文字解释以保证患者充分了解此术的含义,得到患者正式的允诺。

(4) 子宫内膜预处理:详见第四章。

1) 药物性预处理:药物预处理可使子宫内膜萎缩,子宫的体积缩小,减少血管再生,使手术时间缩短,出血减少,易于施术,且可在月经周期的任何时期进行,术中灌流液的回吸收减少,提高了手术的安全性和有效性。常用的药物有:①达那唑(danazol)200mg,口服,2～4 次/天,4～12 周。②内美通(nemestran)2.5mg 口服,2 次/周,4～12 周。③GnRH-a 目前使用的制剂有葛舍瑞林(goserelin)3.6mg,皮内埋置,曲普瑞林(triptorelin)3.75mg,肌内注射,亮丙瑞林(leuprorelin)3.75mg,皮下注射,均每 28 天 1 次,用 1～3 次。其中以 GnRH-a 的效果最好,但价格昂贵。

Donnez 报道用 GnRH-a 后子宫内膜间质高度萎缩,仅 1.6mm 厚,未用者厚 3.4mm。Romer 报道术前用 GnRH-a 者术后无月经率为 42%,未用者的术后无月经率仅 24%。Sowter 等随机对比,达那唑、孕酮与 GnRH-a 子宫内膜预处理的效果,比较术中子宫内膜厚度,手术时间,手术难度,灌流液的回吸收量和并发症的发生率,术后的无月经率,月经量,痛经和是否需进一步治疗等。结果是 GnRH-a 使子宫内膜萎缩的作用较达那唑持久,而其他术中及术后的结果区别极微。Steffensen 和 Hahn 研究 TCRE 术的体液超负荷的发生率,影响体液超负荷的因素,体液超负荷与远期预后的关系。265 例患者,用 1.5% 甘氨酸液灌流,结果 TCRE 用 GnRHa(P<0.007)和肌瘤切除后(P<0.0001)灌流液吸收增多,P<0.007。Rai 等研究子宫内膜预处理是否有助于改善 TCRE 远期预后,比较的 3 种药物有:达那唑、亮丙瑞林和那法瑞林,无预处理者作为对照。预后判断的指标有:切除的子宫内膜和肌层的厚度,术时子宫内膜的期别,有否月经和术后 1 年患者的满意度。结果 3 组药物中,与对照组比较,达那唑和那法瑞林的子宫内膜明显低中度厚,达那唑有极强的使子宫内膜腺体和间质萎缩的能力,无月经率高(统计学处理无显著性)。与对照组比,无月经率无区别,如在月经周期的增生期手术,各组药物预处理未促进改善预后。

2) 机械性损处理:于 TCRE 术前负压吸宫可薄化内膜厚度,Maia 报道经子宫内膜的机械性预处理者术后月经改善率与药物预处理相同。

(5) 手术时期的选择

1) 月经后,子宫内膜处于增生早期,子宫内膜的厚度<4mm,为手术的理想时期。

2) 已作子宫内膜预处理者,子宫内膜已薄化或萎缩,非经期亦可施术。

3) 如有不可控制的出血,可急诊施术。

(6) 手术前一日的准备

1) 镜器消毒。

2) 手术前晚患者宫颈插扩张棒或海藻棒。以使术时宫颈软化和扩张。插管困难时,可用吲哚美辛栓 100mg 塞肛。

(7) 手术日的准备:早晨禁食,不排尿,以便于术中 B 超监视。

(8) 操作者的准备:预先对手术中所使用的主要部件及其功能进行检查,如光学视管的透明度,操作架的活动度,电流发生器、电缆和电极板的接头是否松动等。发现故障在术前及时检修,切割环应有一定数量的储备。

3. 麻醉 盆腔器官的神经分布非常适合做局部或区域阻滞麻醉,TCRE 术可在这些麻醉下进行,手术时间短者亦可静脉麻醉。选择麻醉应考虑以下诸点:

(1) 患者的选择:一些患者不愿在手术室处于清醒状态而要求全身麻醉。惧怕全身麻醉或想看手术录像者则选择局部麻醉。

(2) 医生的选择:取决于训练程度、区域性麻醉的经验和带教学时自由对话的愿望等。

(3) 手术时间长短:局部注射麻醉的作用最多持续两小时,若预计手术时间较长,如伴多发或大肌瘤等,则全身麻醉比较适合。

(4) 伴随腹腔镜:诊断性腹腔镜可在局部麻醉下进行,但患者清醒,可体验到气体膨胀的不适,膈肌受刺激所致的肩痛,过度头低位引起的呼吸困难等,应选择全身麻醉。

(5) 一日手术:TCRE 术常不需要在医院过夜,如疼痛、恶心得到控制,术后当天即可出院。有人建议一日手术应全麻,手术时间不超过 30 分钟。

(6) 合并症:心律不齐和高血压不宜行硬膜外麻醉。

常用的麻醉方法:

1) 局部麻醉:子宫疼痛的传入是从宫颈经第 2、3、和 4 骶神经根进入脊髓。术者用含 1:200 000 肾上腺素的 1% 利多卡因(lignocaine)行宫颈旁阻滞麻醉和宫腔内注射。扩张宫颈放入镜体后,在直视下用细针头插入近宫角的肌肉内,注入麻醉剂,用量约 40ml。子宫和宫颈血管丰富,注射过程中应经常回吸,以避免注入血管内。尽管上述试验阴性,有时也可出现瞬时心动过缓、收缩压升高和颜面苍白。故应有心电及血压监护。对精神紧张者可加镇静剂。

2) 静脉复合麻醉:选择氯胺酮、七氟醚(ketamine)、丙泊酚等静脉麻醉剂经静脉注入,通过血液循环作用于中枢神经系统而产生全身麻醉,具有诱导迅速、对呼吸道无刺激、患者舒适等优点。但肌松差,不适合宫腔过于窄小或估计手术时间较长者。高血压病及青光眼为禁忌证。

3) 硬膜外麻醉:有静脉麻醉禁忌或手术较为复杂者选用,麻醉作用可靠,肌肉松弛满意,连续硬膜外麻醉时间可任意延长。手术可在 1 小时内完成者,单次硬膜外麻醉即可。

4) 全身麻醉:静脉氯琥珀胆碱诱导气管插管紧闭循环吸入麻醉,其优点为气道保持通畅,供氧充足,全麻药静脉滴入,可控制滴速,并可加入肌松剂,麻醉满意,心电及血氧饱和度均在监护范围,相对安全。过度肥胖及疝气患者不宜选用。

4. 手术步骤

(1) 子宫内膜切除术

1) 检视宫腔,如内膜较厚,可先吸宫。

2) 首先用垂直电切环切割宫底部电切深度达子宫内膜下方的浅肌层,用混合电流,电流功率80~100W。也可用滚球电极电凝宫底部内膜。

3) 用90°切割环或带状电极顺时针或逆时针方向,从宫底切面开始,自上而下,依序切除子宫壁的内膜及浅肌层。

4) 电切一般先从子宫后壁开始,依序切除子宫侧壁及前壁的内膜及浅肌层组织。下界终止在子宫颈内口下1cm,为全部子宫内膜切除,或终止在子宫颈内口上方1cm,为部分子宫内膜切除。

5) 切割时一般将电切环的移动长度限制在2.5cm以内,首先切净子宫上1/3的内膜,之后切除中1/3,如做全部子宫内膜切除,则切除下1/3直至宫颈管。用卵圆钳自腔内将组织碎屑一片片夹出,但灌流液要从宫颈口流出,每次宫腔的膨胀和塌陷都会引起子宫出血,妨碍宫腔镜的视线。少量内膜碎片于术后数日可自行排出。技术娴熟时,可通过移动电切镜增加切割的长度,自宫底部开始到子宫峡部,每次将切除的组织条立即取出。

6) 宫腔排空后,放回电切镜,检查并切净残存的子宫内膜岛。

7) 术终降低膨宫压力,检查出血点,电凝止血,检视宫腔。

8) TCRE术后,形成焦黄色的筒状宫腔。

9) 内膜碎屑送作组织学检查。

10) 注意事项:①宫底处最难切,又易穿孔,因此必须小心从事,注意不要将切割环向肌层推得过深,尤其在切过肌层最薄的两角时,切宫角时每次浅些削刮,直至切净所有内膜,比一次深切穿孔的危险少。②切除的深度取决于子宫内膜的厚度,目的是切至内膜下2~3mm,此深度足以切净除扩展极深者外的全层子宫内膜,又不致切到较大的血管,如子宫内膜曾经过预处理,一般很少需要一次以上的切割,即可达到预期的深度。③膨宫压力不足时,子宫的两侧壁可呈闭合状,两侧子宫角较深,常有残存的子宫内膜,应于术终加大膨宫压力,检查和切除残存的子宫内膜组织。④子宫内膜及其浅肌层切除后,如自切割基底的肌层中出现粉红或鲜红色的子宫内膜组织,呈喇叭花状,为子宫腺肌病的病灶。⑤如子宫内膜较厚,可在电切后再电凝一遍,可以提高疗效。⑥资料证明切除越广泛,术后无月经或月经过少者比例越大,目前做部分切除者已罕见,多数学者切除的下界为子宫颈内口。

(2) 子宫内膜去除术(endometrial ablation)

1) 激光:置镜前处理同TCRE术。置镜视野清晰后,将带有可弯曲金属保护鞘的石英激光纤维插入手术孔道,手术方式分接触式(dragging)及准照射(blanching)两种,功率55~80W,术中子宫内膜颜色由粉红→苍白→棕色→黑色(炭化)。输卵管开口是最难看到的,也是激光纤维难以达到处,去除内膜自此处开始,渐向子宫底部扩展,至中线处连接,宫腔镜始终保持在12点的位置,从不转动,手术如通过观看电视转录屏幕进行,可以保持方向性。术者用右手后撤激光纤维,左手抬高或压低镜体近端,以控制激光纤维接触或准照射的子宫内膜面。处理完宫底后,去除子宫前壁、两侧壁、后壁内膜,直到子宫内口。为减少宫颈狭窄的危险,有人终止在内口上方数毫米。亦有不用宫腔镜,而是在B超介入下,直接将激光纤维放进宫腔,破坏子宫内膜,取得同样疗效。此法的缺点是不能提供做病理检查的子宫内膜标本。

2) 电凝:置镜前处理同TCRE术。术前未作子宫内膜预处理者应先吸宫,将子宫内膜尽可能吸出,以保证手术的彻底性。轻压滚球/滚筒电极/汽化电极,使与组织接触,然后脚踩电凝踏板通电,电流功率40~60W。因电极破坏的组织量相对较大,故电极移动之前需在同一点停留短暂时间,所需时间是等待电极周围的组织变白,约<1秒钟。一旦电极周围组织变白,即可缓慢向宫颈移动电极,移动时电极前面可见组织破坏区,以此监视电极滚动速度。顺序电凝子宫各壁内膜,因易产生气泡,一般先从前壁开始。在宫底和输卵管开口电极难以滚动,电凝时将电极置于一点,通电,然后退出,如此重复数次,直至宫底和邻近的宫角全部电凝为止。注意不要将电极向输卵管口推进。电凝终止于宫颈内口,但有时很难辨明,可于扩张宫颈前,用一滴亚甲蓝加10~20ml生理盐水,缓慢注入宫腔,用5mm或更细的检查镜观察,见子宫内膜蓝染,输卵管口为深蓝色点子,宫颈管呈平行的蓝线。因电凝改变了子宫内膜的外观,手术终了检查有无未凝到处非常困难。电凝内膜表面的形状有助术者发现子宫腺肌病,富于细胞的组织较纤维组织导电性能好,子宫内膜较肌层组织阻抗低,子宫内膜较周围肌肉组织破坏得更彻底,于是有子宫腺肌病处出现横槽,电极滚动时有碰撞之感。因子宫内膜腺体深达肌层以下,电凝腺体组织可能不完全,此区需用切割环切除。

Vercellini等研究比较了用汽化电极作EA和用标准环形电极切除子宫内膜两种术式的灌流液回吸收、手术时间和手术的困难程度,结果汽化电极EA组灌流液差值为(109±126)ml,TCRE的灌流液差值为(367±257)ml,P<0.001,其他无差异。

Romer等回顾分析40例用孕激素(orgametril,10mg/d),达那唑(600mg/d),注射一次GnRH-a(Decapeptyl-Depot)者,与未处理的病例对照,由手术医生评估子宫内膜厚度和电凝深度,结果90%的达那唑组和GnRH-a组内膜萎缩充分,组织学检查见萎缩性或少量增殖内膜,EA术后随访6个月,达那唑组和GnRH-a组无月经率高。认为EA术应作子宫内膜预处理。

5. 术中复杂情况及处理

(1) 宫腔膨胀不良:为最常见的问题,尤其未用膨宫泵者。膨宫不全时难以看到宫底和输卵管开口,急切需要用膨宫液将子宫前后壁充分膨开,不带猜测地看清宫腔全貌,始可手术,否则可致切割不全及子宫穿孔。常见的原因有宫颈功能不全、子宫穿孔和膨宫压力低下,因宫内压力低,后者常伴有出血。对宫颈功能不全,可缝合或用宫颈钳围绕宫颈挟持;可疑子宫穿孔应立即停止手术,检查腹部体征,B超观察子宫周围及腹腔有无游离液体;膨宫压力低者加大膨宫压力,若无膨宫泵,可用三通管加压,增加盛灌流液容器的高度,增加灌流容量等方法解决;有时膨宫不良是子宫收缩所致,可静脉滴注阿托品;值得注意的是有些子宫对以上处理无反应,多见于宫腔过小、有子宫肌瘤及子宫腺肌病者。入水、出水接口阀门不够通畅,内外镜鞘间有血块堵塞,入水管打折或盛灌流液容器进气不畅等亦可导致膨宫不良。

(2)宫腔内碎屑、血液清除过慢:出水吸引压不足,内外鞘间、外鞘筛孔或入水接口阀门被组织碎屑、血液堵塞,出水不利,灌流液在宫内循环减慢,致宫腔内碎屑、血液不能及时清除,影响视线及手术进程。增加吸引压,清洗镜鞘即可解决。

(3)切割不充分:被切割的组织未离断,组织块似大息肉飘浮在宫腔内,最常见的原因为切割环尚未退回鞘内即停止通电。若非此因,则应检查是否电切环断裂或变形,变形的切割环在切割终止时不能回到鞘内,可用手指将环轻轻向内推,使其能退回鞘内为止。此外,切割电流强度过低亦导致切割不充分,可增加电流功率。

(4)子宫内膜和宫腔观察不清:除上述宫腔膨胀不良及宫腔内碎屑、血液清除过慢等因素外,切割下的碎片、子宫前壁的气泡和突向宫腔的肌瘤等均妨碍视线。在未学会将组织碎片推向和聚集于宫底之前,组织碎屑的干扰十分麻烦,可于再次切割前将组织碎片排出,或改为下移镜体切除全长组织条,并立即取出的方法。增加吸引压或调整体位有助于子宫前壁的气泡排出。宫内肌瘤妨碍视线只有全部或部分切除才能解决。

(5)灌流液吸收过快:原因有膨宫压力过高和子宫穿孔。发现后应立即停止手术,检查有无子宫穿孔,除外后手术可继续进行;宫颈撕裂及不全子宫穿孔亦增加灌流液的回吸收,如无子宫穿孔,应尽快结束手术;此外,还应注意灌流液有无泄漏,在膨宫压力过高时灌流液并未全部灌注于宫腔内。

(6)术中出血:膨宫压力低,切割时电凝电流强度不足,切割过深及子宫肌瘤等均可引起妨碍手术操作的出血。可增加膨宫压力,增加混合电流中电凝的强度,电凝出血的血管,子宫肌肉的血管层位于黏膜下5~6mm处,有较多血管穿行其间,切割深达血管层时,可大量出血,所以切割深度应掌握在血管层之上;如为肌瘤出血,可围绕假包膜电凝血管。

(7)术后出血:常见的原因有切割过深、感染和组织碎屑残留宫腔。可于宫腔内放置球囊导尿管压迫止血,给抗生素,排空宫腔残留物,同时用宫缩剂、止血剂等。放置球囊导尿管4~6小时应取出,有因放置时间过长导致子宫肌壁坏死者。

6. 术中及术后监护处理

(1)术中监护:TCRE和EA术的术中严密监护患者带有强制性,因为无论从手术时间、切口、住院时间等看来,手术似乎很小,但就其潜在的危险看,仍然是大手术。手术安全必须经常作为前沿问题考虑,精心监护是其重要组成部分。手术者和其他工作人员应经常警戒和强调两种主要危险,即子宫穿孔和体液超负荷。在正常情况下和有训练的术者中可以从不发生,而对初学者无疑有潜在危险。

1)常规监护:①症状和体征:如胸闷不适、恶心呕吐、烦躁不安、嗜睡、青紫、苍白、颜面水肿等。②心率和血压:原有冠心病和高血压的患者,麻醉前易发生高血压和心率加快,麻醉和术中则可出现低血压。大量失血者常伴心动过速和低血容量性休克。灌流液吸收过多时,收缩压偏高和心率减慢,脉压增宽。③体温:大量灌流液进入子宫,可降低体温,如手术时间较长,则可能出现发冷和寒战。

2)特殊监测:①心电图和心功能监测:心肾功能不全者适用。②血红蛋白和血细胞比容:由于灌流液吸收和失血,血红蛋白和血细胞比容下降,此变化发生在电切开始后20分钟左右。③血清钾和钠:灌流液吸收可使血液稀释,同时灌流液也有渗透性利尿排钠作用,手术损伤也使钠离子向细胞内转移,故术中血钠有不同程度的下降。低钠血症的程度与电切时间、灌流液量和切除组织重量有关。如患者出现恶心、呕吐、头晕和烦躁等,血钠较术前降低15mmol/L以上时,应提高警惕。④血浆渗透压:灌流液吸收常导致血浆渗透压降低。

3)B超监护:夏氏等的经验是初学者行TCRE术时行B超监护,在电切技术娴熟,能够准确把握电切深度后,尤其对术前已做药物预处理使子宫内膜薄化的病例,TCRE可不监护,而以镜下观察为主。

4)腹腔镜监护:详见第十章。为了减少灌流液的回吸收,还可在腹腔镜下结扎双侧输卵管。因腹腔镜不能监护子宫后壁,目前应用者较少。

(2)术后监护处理

1)如术中未给抗生素,术后第1日静滴抗生素预防感染。

2)观察体温、血压、脉搏、心率,麻醉恢复期及搬动后的反应,术中出血较多、血容量不足可引起低血压。如术时所用的灌流液温度过低,术后患者会出现体温下降及寒战,应采取保温措施。

3)出血:可给缩宫素和(或)止血三联针:5%葡萄糖液500ml+维生素C3g+酚磺乙胺3g+氨甲苯酸0.3g静脉滴注,有急性活动性出血者,可将球囊导尿管放置宫腔内,球囊内注入灭菌生理盐水适量,至出血停止为止,一般约8~20ml。必要时再次宫腔镜下电凝止血。

4)饮食:因术后麻醉反应,常引起恶心、呕吐等,需禁食6小时。

5)注意电解质及酸碱平衡:钠是细胞外液最重要的阳离子,占细胞外液阳离子总数90%以上,其含量改变时,对阴离子总量有决定作用。术中如发生重度低钠血症,则常有氢离子的代谢紊乱,出现酸中毒。故术中需注意监护并及时纠正。据泌尿科统计,80%以上的经尿道前列腺电切术的患者,可出现不同程度的低钠血症,即TURP综合征,其发生的程度与速度不同,一般可分为3度。

轻度:血清钠在137~130mmol/L,细胞内外液均为低张性,患者出现疲倦感、头晕、头痛、反应迟钝、不思饮食。

中度:血清钠在 130~120mmol/L,上述症状较为严重,并出现恶心、呕吐、皮肤松弛、反射降低、血压下降。

重度:血清钠在 120mmol/L 以下,恶心呕吐加剧,精神恍惚,神志淡漠,最后发生昏迷。临床表现为肌肉张力缺乏,反射消失,脉搏弱,血压下降,甚至休克。

6) 低钠血症的治疗

轻度:每千克体重约缺钠 0.5g,静脉点滴 5% 葡萄糖盐水 2000~3000ml 即可,如心脏功能正常,在 1 小时左右可先滴入 1000ml,以后减慢速度,并测定血钠浓度,调节静脉滴注速度。

中度及重度:中度每千克体重缺钠约 0.5~0.75g,重度缺钠为每千克 0.75~1.25g。对中度及重度一般宜用高渗盐水,而不用生理盐水,因高渗盐水可提高细胞渗透压,使细胞内水分向细胞外转移,减轻细胞肿胀,恢复血液正常的渗透压。一般常用 3% 或 5% 的氯化钠溶液。

其补给量按以下公式计算:

所需补钠量=(血钠正常值-测得血钠值)×52% *×千克体重

* 指人的体液总量占体重的 52%。

举例:如患者体重为 60kg,测得血清钠为 125mmol/L。应补钠量为:

所需补钠量=(142mmol/L-125mmol/L)×52%×60 = 530.4mmol/L。

因每 1ml 5% 氯化钠溶液含钠离子 0.85mmol。

所需 5% 氯化钠=530.4÷0.85 =624ml。

在补给高渗氯化钠时需注意以下几点。

A. 开始时可先给总量的 1/3 或 1/2,再根据神志、血压、心率、心律、肺部体征及血清钠、钾、氯的变化决定余量的补充。

B. 在低钠血症时,切忌大量补液,然后再补钠。因大量补液后会使血钠更降低,更多的水分从细胞外进入细胞内,使细胞肿胀,症状更加严重。

C. 滴注高渗盐水易刺激局部静脉内膜,引起静脉血栓形成,因此,输液的局部用热毛巾湿敷,有助于预防血栓性静脉炎。

7) 低血钾的治疗:一般如患者肾功能正常,术中血钾多无变化。但当发生水中毒,使用利尿剂时,术中需注意有否低血钾,如存在则需及时纠正。

(3) 术后经过:术后可有子宫痉挛痛,排除尿潴留后,可服止痛片或用抗前列腺素制剂止痛。少数患者术后有一过性发热,可对症处理,吲哚美辛栓 100~200mg 塞肛和(或)柴胡液 10ml 内服,多于 24 小时内消退。术后阴道少量出血,两周内为血性浆液性排液,以后为单纯浆液性排液,共 4~6 周。如有阴道排液异常,出血多或持续时间长者,可给宫缩剂、止血剂及抗炎的中西药物治疗。术后 3 个月月经复潮,无出血者为无月经。

7. 手术并发症的发现与处理 TCRE 或 EA 术宫腔创面大,手术并发症较多。Bratshi 报道 465 例 TCRE 术并发症的发生率为 2.5%。故此术切勿违反患者愿望而强制实行。

(1) 术中并发症

1) 子宫穿孔:TCRE 术的难点在于如切割过浅,未达基底层,日后子宫内膜再生,会导致出血症状复发,治疗失败,如切割过深,有可能子宫穿孔。因此,TCRE 原则上每个部位只切一刀,包括子宫内膜的功能层、基底层及其下方 2~3mm 的肌肉组织,若切第二刀,则应十分慎重。EA 通电时滚球或汽化电极必须滚动,原位停留不动可导致肌层凝固过深,全层凝固,甚至电能的高热波及与子宫毗邻的肠管或膀胱,有术后发生肠瘘者。

2) TURP 综合征:TCRE 的宫腔创面大,开放的静脉多,可将大量灌流液吸收入血液循环,导致血容量过多及低血钠所引起的全身一系列症状,严重者可致死亡。灌流液迅速而大量地进入血液循环的途径,主要为创面上开放的静脉,其次为输卵管。有学者为了减少第二种途径的吸收,在电切术前先在腹腔镜下结扎双侧输卵管。Wood 为了减少第二种途径的吸收,在 TCRE 术前先在腹腔镜下用硅环阻断双侧输卵管 9 例,结果使灌流液入量和出量的差值由 643ml(100~2030ml)下降到 259ml(0~900ml)。其临床表现如下。

血容量过多:后果是急性左心衰竭和肺水肿,如得不到及时处理,则可进一步发展为呼吸困难,代谢性酸中毒,使心力衰竭进一步恶化,并可引起休克或严重的室性心律失常而致死。

水中毒及低钠血症:细胞外液电解质成分被稀释,因细胞外液的主要电解质成分是钠离子,因此钠离子浓度降低,出现低钠血症。水中毒对脑神经组织的危害最大,血清钠降至 125mmol/L 以下时,水分开始进入脑细胞内,使脑细胞内的含水量增加,患者可出现恶心、呕吐、嗜睡、头痛、腱反射减弱或消失。昏迷时可出现巴宾斯基征阳性,有时会偏瘫。严重时脑细胞肿胀,颅内压升高,可引起各种神经、精神症状,如凝视、失语、精神错乱、定向能力失常、嗜睡、躁动、谵语、肌肉抽搐,甚至惊厥、昏迷。严重脑水肿可发生枕骨大孔脑疝或小脑幕裂孔疝,出现呼吸、心搏骤停,以致死亡。

TURP 综合征的治疗:

利尿:减轻心脏负荷,可将过多的水分排出体外。

治疗低钠血症:紧急情况下,除使用呋塞米外,可不必等待血钠报告,即可应用 5% 高渗盐水静推,以免延误抢救时间。

处理急性左心衰竭:用洋地黄制剂。

肺水肿的治疗:一般给鼻管吸氧,应用除泡剂,禁用吗啡。

脑水肿的治疗:Bird 等主张用高浓度的尿素,尿素是一种渗透性利尿剂,注射后可使血管内液的渗透压高于组织液的渗透压,水分可从水肿的脑组织中进入血管内,脑水肿即可减轻,也可同时使用皮质类固醇,以稳定细胞膜,减少毛细血管通透性,减轻脑水肿。

纠正电解质及酸碱平衡紊乱:大量利尿时钾离子在尿中排出,造成低血钾,可发生心律失常。

TURP 综合征的预防:①严密监护高危病例,如大的肌瘤,未作子宫内膜预处理者,及发生子宫穿孔时。②灌流液的差值达 1000~2000ml 时可能有轻度低钠血症发生,应尽快结束手术, >2000ml 时可有严重低钠血症及酸中毒。③酸碱平衡紊乱,应立即停止手术。手术时间尽量控制在1小时之内。④尽量采取低压灌流。⑤在中心静脉压测定下延长手术时间。⑥肌瘤较大,可分次切除。

一旦发现 TURP 综合征,应及早停止手术。

Bennett 研究 TURP 综合征的预防方法,研究组20人,膨宫泵的压力设定<平均动脉压(MAPs),对照组20人膨宫压力随机设定,结果研究组的灌流液用量和差值均明显少于对照组,提示术时灌流液压力的设定应低于 MAPs。Baskett 等比较研究 TCRE 术时两种控制灌流技术与灌流液吸收危险性的关系,一组用重力出水,另一组用负压出水,结果子宫灌流系统的出水管连接于负压者降低了灌流液吸收的危险性。一般认为滚球电凝 EA 术灌流液吸收较环形电极切割 TCRE 术少,1999年 Klinzing 等滚球电凝 EA 术导致严重低钠血症1例,患者45岁,手术时间45分钟,用2.7%山梨醇与0.54%甘露醇混合的灌流液10L,出现了肺水肿和严重的低钠血症。

3) 出血:子宫肌壁的血管层位于黏膜下5~6mm处,该层以环行肌纤维为主,间有少量斜行纤维,有较多的血管穿行其间,TCRE 时应注意不要伤及血管层。术终电凝有搏动的动脉出血点。最近 Robert 和 Walton 报道其双盲法的对照研究结果,局部麻醉下 TCRE 术开始时宫颈旁注入10ml 的0.5% bupivacaine(布比卡因)和1:200 000的肾上腺素,术中出血明显减少($P<0.005$),术后出血轻微减少($P>0.005$),用药组术时心率加快($P<0.005$),故不主张常规使用。

4) 静脉气体栓塞:在已报道的9例宫腔镜手术所致的空气栓塞病例中,5例为 TCRE 或 EA 术,占56%,其中3例存活,2例死亡。

(2) 术后并发症:完全子宫内膜去除术在短期内似乎非常安全。然而,随着时间的流逝,一些远期并发症显现出来,问题在于术后宫内瘢痕形成和挛缩,任何来自瘢痕后方持续存在或再生内膜的出血均因受阻而出现问题,如宫腔积血、宫角积血、PASS、经血倒流和子宫内膜癌的延迟诊断。

1) 感染:已报道的5例严重宫腔镜术后感染病例中,4例为 TCRE 或 EA 术,占80%。Loffer 资料 TCRE 术后感染的发生率为0.3%。

2) 出血:首都医科大学附属复兴医院2例术后晚期持续少量出血患者,药物治疗无效,均经刮宫治愈,刮出组织很少,病理报告为肉芽组织。

3) 子宫坏死:至今仅有的1例报道,为 HEAL 所致。

4) 宫腔粘连:TCRE 术的宫腔全是创面,术后前后壁易于互相贴敷,粘着。

5) 宫腔积血:Turnbull 报道用磁共振检查51例,发现 TCRE 术后大多数无月经和全部有月经的妇女均有残留子宫内膜,残留内膜与宫腔不交通,可导致积血形成,输卵管扩张和腹膜腔内积液。已报道的88例宫腔粘连,皆由 TCRE 术引起。

6) 腹痛:Mints 报道 TCRE 术后11%出现术后腹痛,可为宫腔粘连,宫腔积血和 TCRE 术时宫内压将有活性的子宫内膜细胞挤入肌层,引起腺肌病所致。

7) 子宫内膜去除-输卵管绝育术后综合征(post-ablation-tubal sterilization syndrome, PASS)患者均有绝育史后 TCRE 手术史。

8) 子宫腺肌病:学者们提出子宫内膜切除术对子宫肌层的创伤,有可能导致此症。

9) 妊娠:TCRE 术后宫内孕、宫外孕均有报道。Baumann 等首报 TCRE 和双极电凝输卵管绝育后妊娠成功,结局良好,Pugh 等报道 EA 术后成功宫内妊娠1例,Pinette 等报告 YAG 激光治疗后成功妊娠1例。Cooper 等报道 TCRE 术后残留的子宫内膜可以变成新生物,引起疼痛或者支持妊娠。子宫肌层的损伤在晚期妊娠可引起灾难性的后果。故术时应尽量减少内膜残留和不必要的肌层损伤。EA 治疗 AUB 的应用日益广泛,以致许多育龄妇女选择 EA,因为 EA 明显增加产科并发症,应该让患者了解有生育要求是禁忌证。2005年美国 Mukul 等报道1例34岁经产妇 EA 术后宫腔粘连妊娠24周,因 B 超发现宫颈缩短,多发宫腔粘连和胎儿多发畸形而住院。两周后胎膜早破,胎心出现可变减速而行古典式剖宫产,胎儿多发畸形,为 EA 术后宫腔粘连所致。Xia 等回顾分析该中心1990年5月至2005年1月行 TCRE 术1621例次,TCRE 后妊娠32例39例次,1例自然流产,33例人工流产,其中1例宫腔粘连、狭窄,用宫腔电切镜切开后娩宫;1例吸出完整孕囊后出血700ml,一般处理无效,宫腔球囊压迫止血;1例右宫角妊娠,吸宫失败,经腹子宫体切除。1例左宫角妊娠,诊断子宫腺肌病,宫腔粘连积血,腹腔镜确诊,子宫体切除。1例宫颈妊娠,大出血,2例输卵管妊娠,1例足月妊娠,胎盘植入,剖宫产一小样儿,胎盘植入,同时切除子宫。提示 TCRE 术后异位妊娠发生率高(12.5%),妊娠后困难流产、胎盘植入,胎儿生长受限,第三产程异常等并发症发生率增加,故应视为高危人群,加强监护。

10) 子宫内膜恶性病变:TCRE 是治疗非恶性 AUB 的新手术,其长期预后的资料有限,EA 术后子宫内膜癌的发生率不明。Brooks-Carter 等于2000年报道1例55岁黑人妇女,在排除子宫恶性病变后行 EA 术治疗 AUB。5年后又出现同样症状,经组织学诊断高分化腺癌 I 期。认为从间隔来看内膜腺癌是新生的,对高危患者 EA 掩盖未发现的恶性或延迟诊断似乎不大可能。Valle 报道8例 TCRE 术后残存的子宫内膜日后发生了子宫内膜癌,均得以及时发现,并未因 TCRE 所致的宫腔瘢痕掩盖了子宫出血的早期症状。2005年以色列 Sagiv 等报告1例 DUB 患者 EA 术后3年发现子宫内膜癌。由于 EA 术不能保证去除全部内膜,即使术前经过严格筛查,术后仍有子宫内膜癌的可能,甚至发生在术后1年内。

8. TCRE 术的经验与评估 纵观五年来各国报道,TCRE 和 EA 术成功的定义是治疗后月经量较少到正常量、少量、点滴量甚至无月经。其成功率90%~95%,随着时间的延长,复发或因症切除子宫者略有增加。复发者除外子宫内膜癌后,可行第2或第3次手术,最终90%的病例可避免子宫切除。TCRE 只要病例选择恰当,成功率几乎100%,临床满意率每年轻微下降,再次手术率为6.6%。

手术效果:Murdoc 于 2001 年指出宫腔镜正在变成更加广泛应用的技术,TCRE 经常是 DUB 的一线手术治疗方法,病率少,死亡率低。许多研究者指出电切术治疗月经过多高度有效,虽然此术较激光、滚球电凝等方法应用的时间短,与其他宫腔镜技术相比,其优点有手术速度快,能切除同时存在的子宫肌瘤,能提供组织学检查的标本,耗资及手术费用均较低。关于远期预后,全世界的经验提示 TCRE 的受术者中,70%～90%对治疗结果表示满意,其中 40%～60%术后无月经,30%～50%月经量减少,10%～15%为正常月经量,失败率 5%～12%,术后 5 年生命表分析结果提示 TCRE 使 80%的受术者避免了进一步的手术,91%避免了子宫切除。Herman 报道 270 例宫腔镜手术,随访 4 年,TCRE 术仅 5.6%需二次手术,有腺肌病则不是好的指征,仅 37%以后不需要切除子宫。夏氏报告 366 例随访 3 个月至 4 年,16 例因手术失败切除子宫,350 例月经均有所改善,手术成功率为 95.6%;146 例(41.7%)无月经,其中 15 例曾有少量月经而后绝经;119 例(34%)为点滴出血,其中 22 例术后 4～18 个月无月经;85 例(24.3%)术中发现腺肌病者 46 例,随访 3 个月以上,44 例月经改善,2 例子宫切除,成功率也为 95.6%;原有痛经者 46 例,术后 36 例痛经消失或减轻,占 78.3%。Yin 报道 170 例 EA 术中,70 例前有痛经,术后 38 例(54%)痛经减轻或消失。Tsaltas 对 232 例 TCRE 术后随访 6 个月至 6 年零 6 个月,满意率 78%,13%再次子宫内膜去除,17%子宫切除。Schiotz 报道 TCRE 治疗月经过多近期效果好,远期有 20%作子宫切除。该文报道 324 例患者 348 次 TCRE 术,包括 68 例同时切除肌瘤,前瞻性随访 1～8 年(平均 3.8 年),再次手术,包括 TCRE 或子宫切除均归为不满意。子宫穿孔 3 例(0.9%),1 例剖腹探查。18 例(5.2%)出血,10 例(2.9%)体液超负荷,5 例(1.4%)感染。随访结果 63 例(19.4%)子宫切除,其中 45 例(67.2%)部分或全部是为了减轻疼痛。在该研究的末期,260 例中 246 例满意,占 94.6%。结论:TCRE 是治疗月经过多的安全和有效的方法,80%可避免大手术,一些患者是因为疼痛而手术,此疼痛不典型,难以用子宫来源诊断。El Senoun 等报道 1992～1997 年 91 例 EA,均为对药物治疗无效的月经过多,问卷随访,至少 18 个月(18～55),88%(80/91)应答。预后指标有满意率、症状缓解率和健康及生活质量改善率。结果 44%(35/80)无月经,10 人需要进一步治疗,其中 7 例(9%)子宫切除,73%的周期性盆腔痛改善,65%经前紧张症候群改善,85%工作能力改善,96%性生活改善,99%4 周内重返工作。79%对治疗满意,91%愿意介绍给朋友。作者认为 EA 简单、有效、对有选择病例是可以接受的治疗。其最终的有效性还需长期随访。意大利 Rosati 报道 438 例绝经前妇女无术前子宫内膜预处理,用滚球先去除子宫底和子宫角部的内膜,然后用环形电极切除宫腔其余部分的内膜,最后再用滚球再次滚烫已经去除了子宫内膜的全部宫腔。平均随访 48.2 个月,回应者 47.8%无月经,46%月经量极少。1 例(0.3%)再次 EA,20 例(5.2%)子宫切除,其中 15 例(3.9%)因为 EA 失败,另 5 例与 EA 无关(3 例子宫内膜不典型增生,2 例子宫肌瘤)。292 例(75.8%)非常满意,78 例(20.3%)满意。

无大的并发症,随访期间有 3 例(0.8%)妊娠。作者认为 EA 是安全和有效的治疗绝经前月经过多和子宫出血的方法,可避免 95%的子宫切除。但必须告知患者此术非避孕措施,术后仍有妊娠可能。Munro 的治疗效果不那么理想,他的资料为 EA 术后 5 年 25%～40%需再次手术,常为子宫切除。夏氏报道 1431 例中 159 例(10.84%)曾行药物治疗,包括止血、止痛、抗生素、孕酮类药物及子宫内膜抑制剂等,37 例再次 TCRE(2.59%),因术后出血症状复发、痛经或子宫肌瘤最终行子宫切除者 87 例(6.08%),其中 1 例因发现子宫颈癌早期浸润,3 例为子宫内膜腺癌,3 例为输卵管绝育-子宫内膜去除术后综合征(postablation-sterilization syndrome,PASS),4 例为术后半年后淋漓不断出血,自愿切除子宫,31 例为子宫肌瘤继续发育,45 例为子宫腺肌病。手术治愈率 93.92%。Raiga 等研究 TCRE 术的失败因素,认为经 2～4 年的随访,结果令人满意,但存在晚期复发的问题,子宫增大和子宫腺肌病的存在明显增加了失败率,因此需长期评价。McCausland 等认为深部子宫腺肌病(侵入深度>2.5mm)是 TCRE 失败的主要因素。

1) TCRE 术后子宫切除的高危因素:Dutton 等报道 240 例因月经过多行 EA 有/无切除息肉或肌瘤,平均随访时间 31.2 个月,71%第一个五年未切除子宫,10 例再次 EA,其中 6 例最终切除子宫。多因素分析看出绝育是子宫切除的危险因素,危险比值 2.20,95%可信限 1.18,4.09。至少 45 岁较 35 岁以下子宫切除的危险小,危险比值 0.28,95%可信限 0.10,0.75。此文对 EA 的随访较以往的报道均长,二次 EA 和年轻是子宫切除的危险因素。Boe 随访 390 例 TCRE 术后 3～10 年,16.6%因疼痛或出血行子宫切除,50%在术后 2 年内手术,其中 6 例(1.5%)为恶性,认为手术预后与手术者的经验无关。Munro 指出 EA 术后 5 年 25%～40%需再次手术,常为子宫切除。Furst 等于 2007 年报道随访 61 例 EA 和 59 例 TCRE 术后 10 年情况,3%失访。两组间预后无差异,11%做了第二次 EA 术,11%作了第二次手术,22%子宫切除,多数是在 2 年内。作者指出术后 2 年内是子宫切除的高危期,此后子宫切除的概率下降至 6%。

2) TCRE 效果与子宫内膜预处理:Donnez 报道前瞻随机双盲研究葛舍瑞林后 EA 治疗 DUB 随访 3 年,12 个国家,37 个中心,358 例 30 岁绝经前妇女,葛舍瑞林 3.6mg,28 天 1 次,共 8 周,在第 1 针后第 6 周±3 天时 EA,此期子宫内膜薄。第 3 年无月经率葛舍瑞林组 21%,对照组 14%(P=0.0571)。子宫切除葛舍瑞林组 21%,对照组 15%。再次 EA,葛舍瑞林组 5.6%,对照组 2.1%。结论为葛舍瑞林组较对照组术后月经率高。Tiufekchieva 和 Nikolov 报道 GnRH-a 减少子宫内膜厚度,TCRE 术前 2 剂,手术时间缩短,无月经率高,术后 6～12 个月用药组 62.7%无月经,未用药组 27.2%无月经。

3) TCRE 效果与患者年龄的关系:Seidman 等的研究提示年龄大者 TCRE 术后无月经率和痛经完全缓解率显著高于年轻者。他随访 162 例(95.9%),术后平均(32±17)个月,发现术后并发症与年龄无关,31 例≥50 岁妇女的无月经率明显高于年轻者(P<0.001),同样 72 例 45～49 岁

者的无月经率高于 59 例≤44 岁者，P<0.05。痛经完全缓解率 72 例 45～49 岁者，高于 59 例≤44 岁者(P<0.01)，需再次宫腔镜手术或子宫切除的比例无差异。但对绝经妇女则不同，Cravello 等报道 102 例 47～67 岁的绝经期妇女罹患绝经期出血或 HRT 所致出血，超声及宫腔镜检查 87 例有良性宫内病变(51 例息肉，36 例肌瘤)，15 例无明显病变，行 EA+TCRP 或 TCRM 术，88 例(86.27%)远期疗效满意，认为 TCRE 术的疗效取决于引起出血的原因，而不是患者的年龄。

9. TCRE 术后子宫内膜的修复　Colgan 等研究了 EA 术后子宫内膜修复过程，19 例中 15 例为 DUB，4 例因 TCRE 发现子宫内膜非典型增生而立即行 EA 术。组织学标本取自术后 1～48 个月的子宫，术后 3 个月以内的 6 例均可见子宫肌层坏死，6 例中 5 例有红色异物小体、肉芽肿样反应、肌层坏死和热损伤。除 1 例外，5 例均有不同程度的急性炎症，其余 13 例为治疗后 3～16 个月，标本中不再显示肌层坏死，但 12 例中 5 例查到持久的肉芽肿样反应，异物小体或两者均有，多数(9/12)有明显的子宫内膜瘢痕，认为 EA 术后的反应为肉芽肿性子宫内膜炎。首都医科大学附属复兴医院曾对 26 例 TCRE 术后妇女于术后 3 个月至 1 年进行宫腔镜检查，发现无论术后有无月经，均有少量内膜，唯无月经者的子宫内膜多无腺体。

10. 一期 TCRE 术　TCRE 一般需经三个步骤，即：①行宫腔镜检查及取子宫内膜活检；②行子宫内膜预处理，抑制子宫内膜增生；③切除子宫内膜。1992 年 VanDamme 尝试对一些病例术前不用激素类药物进行子宫内膜预处理，并将①、③两步骤同期进行，使 TCRE 术的程序简化，患者痛苦减少，即一期子宫内膜切除术。一期手术选择的条件为：①40 岁以下；②虽出血时间延长，但月经周期规律；③半年内曾诊刮，有子宫内膜病检结果；④子宫正常大小或稍大。术时先做宫腔镜检查，若有可疑，取材送检，停止手术，否则扩张宫颈，继续手术，子宫内膜厚者先刮宫，以减少其厚度，并将刮出的内膜送检。用电切环切除子宫内膜或用滚球电极去除子宫内膜，电切的电流功率 70W，深度达子宫内膜下方 2～3mm 的肌肉层，切出的肌条亦送病检；电灼电流功率 60W，深度为看到子宫肌层消失，显露出编织状肌纤维为止。夏氏对 125 例一期手术进行前瞻性研究，经组织病理学检查及随访，无子宫内膜癌或癌前病变的病例，手术满意度 98%，成功率 99.2%，与该院分三步骤进行者无差异，说明一期 TCRE 术可行、安全、有效，与 VanDamme 手术满意度 97.5% 的结果一致。进行一期手术，必须把住术前病例选择和术中镜下诊断两关，不断提高和完善宫腔镜下判断子宫内膜疾病的能力，则是完成一期手术的关键。Wortman 和 Daggett 回顾分析 304 例难治性子宫出血患者，平均年龄(41.3±8)岁，平均随访时间(31.8±22.1)个月(6～75 个月)，结果术后 1 年内 83% 无月经，总无月经率 85.5%，仅 0.8% 无改善，组织学检查显示 17 例(5.6%)有明显的子宫内膜病变，常规术前筛查未查出。20 例(6.6%)并发症，仅 2 例(0.7%)严重。27 例需进一步手术。最终 69 例(22.7%)发现腺肌病，但未增加进一步的手术率。结论：TCRE 术后无月经率很高，因并发症需手术者少，能得到组织学标本，病率低，可以作诊断和治疗一期进行的手术。

11. TCRE 术治疗激素治疗及凝血机制障碍所致的子宫出血　Phillips 资料提示，29 例激素替代治疗(HRT)引起子宫出血，药物治疗无效，经 TCRE 术后继续 HRT，未再出血。Romer 治疗过 1 例绝经前乳癌妇女，服 TAM 引起反复子宫出血，曾刮宫 3 次，无恶性病变，TCRE 术后继续 TAM 治疗，随访 2 年无出血，超声扫描未见子宫内膜声像。Goldenberg 报道 11 例药物治疗无效的凝血机制障碍出血，TCRE 术后随访 1 年，满意度高(10/11)，此类患者不能耐受大的手术，因而宫腔镜手术对她们显得十分重要。Milad 成功地为 3 名凝血功能障碍的妇女急诊行 TCRE 术，缓解了血液病所致突发的、严重的子宫大出血，减少了患者对血液制品的需求，但不能治愈。用滚球电极做 EA，对严重的子宫出血是最简单又安全的方法，滚球电极的作用是封闭血管，产生坏死，为此要小功率、高电压，而子宫内膜或子宫肌层切除，会开放新的血管而使出血加剧。对于白血病或药物治疗引起的子宫出血，EA 术能使出血减少或停止。

Romer 报告 35 例围绝经期和绝经期妇女，因 HRT 出血行宫腔镜检查和内膜活检后行 EA 术，无并发症，术后继续用联合 HRT。随访 12 个月，34 例无月经，治疗满意，1 例因其他副反应停 HRT。认为 EA 为治疗此疾患无宫内病变的微创方法，术后可继续 HRT，对选择的病例可增加 HRT 的顺应性。

12. TCRE 术治疗严重内科病所致子宫出血　首都医科大学附属复兴医院总结 76 例经验，其手术情况见表 4-12-3。

表 4-12-3　76 例严重内科合并症的宫腔镜手术种类

严重内科病	肾功衰竭	血液病	心脏病	糖尿病	高血压病	心脏病机械瓣膜置换	胸廓畸形	红斑狼疮	肝硬化	合计
例数	22	18	11	10	9	3	1	1	1	76
TCRE	13	9	5	4	4	1	0	1	1	39
EA	0	5	1	0	0	0	0	0	0	6
TCRM	0	0	4	2	3	1	0	0	0	11
TCRE+P	7	4	0	4	1	0	0	0	0	16
TCRE+M	2	0	0	1	0	1	0	0	0	4

76 例术前除进行常规 TCRE 准备外,还需针对其内科病进行准备,肾衰竭者经血液透析,使 BUN 控制在 80mmol/L 以下;血液病根据病因进行处理,并纠正贫血和补充所缺乏的血细胞成分,白血病需纠正贫血和补充血小板,肝硬化需补充凝血因子,糖尿病经口服降糖药或注射胰岛素,使血糖水平控制在 11mmol/L,心脏病机械瓣膜置换术后需停抗凝药华法林,同时监测凝血酶原时间正常时手术,术后 36~72 小时恢复服用华法林。76 例手术经过顺利,平均宫腔深度 7.8cm(6.5~8.2cm),平均手术时间 13.2 分钟(8~22 分钟),平均切除子宫内膜组织重 4.6g(3~7g),手术出血很少。术后 2 例合并严重贫血患者曾有一过性发热,1 例心脏病机械瓣膜置换术后患者于 TCRE 术后 18 小时擅自恢复服用华法林,导致术后 24 小时子宫动脉性活动出血约 800ml,休克,再次送手术室,滚球电凝出血点,出血停止。血小板减少患者回休养室后输血小板 2 个单位。其余均顺利恢复。随访 6 个月~9 年 6 个月,2 例曾有不规则出血,药物治疗痊愈。1 例术后无月经,因移植的肾脏衰竭,于术后一年半死于肾脏功能衰竭。余 75 例中,36 例无月经,28 例仅有点滴状出血,11 例月经明显减少,手术满意率 96%。Wallwiener 等报道 34 例凝血机制障碍药物治疗无效,为避免子宫切除而做 EA 术,术后 64.71% 无月经或点滴状月经,经第 2 次 EA 术,无月经或点滴状月经率提高到 82.35%,其中 EA 治疗因应用抗凝剂所致出血的效果明显优于内源性的凝血疾患患者,认为 EA 是治疗凝血和血栓疾患合并 AUB 的有价值替代方法。夏氏报道该中心 1990 年 5 月至 2002 年 9 月共行 TCRE 术 1431 例,其中合并严重内科合并症者 219 例(15.30%),术后近期生活质量均改善,远期随访到的 88 例中,1 例死于移植肾衰竭,满意率达 100%,可见 TCRE 术对有严重内科合并症 AUB 患者是替代子宫切除的好方法。

13. TCRE/EA 术发现子宫恶性病变 Vilos 等报道 2402 例 TCRE 术中有 3 例子宫肉瘤,其中切出 1 例为低度恶性子宫内膜间质肉瘤,2 例癌肉瘤。两例子宫切除后,均未见残留癌。第 3 例 82 岁,中度出血,拒绝子宫切除,子宫内膜切除后 14 个月无月经。作者的经验,子宫肉瘤的发生率约为因 AUB 行 TCRE 术的 1/800,认为完全的子宫内膜切除术可能提供诊断和为有子宫切除高危因素患者进行微创治疗。Agostini 等评估 325 例绝经妇女宫腔镜子宫内膜切除或去除,术后病理诊断子宫内膜癌或非典型增生的危险。325 例绝经后出血或 HRT 出血,所有妇女诊断性宫腔镜后均做子宫内膜活检除外了子宫内膜癌或非典型增生。然后进行 TCRE 术(203 例,62.5%)或 EA 术(122 例,37.5%),各有 2 例(0.6%)子宫内膜癌和子宫内膜非典型增生,为术前漏诊。认为门诊宫腔镜和子宫内膜活检不能排除子宫内膜癌或子宫内膜非典型增生,这些病变可能被宫腔镜手术发现。

14. TCRE 用于急症止血 Franchini 等为 25 例严重子宫出血患者行急诊 TCRE 术,1 例术中发现内膜癌改行子宫切除,术后 15 例无月经。认为 TCRE 可有效地控制子宫出血,避免再次出血,随访 19 个月,无须再用药物或手术治疗。Osuga 等为肝硬化及病态肥胖的绝经妇女,严重子宫出血危及生命,侵入性手术禁忌,子宫动脉栓塞失败,行急诊 EA 成功。

15. TCRE 术发现子宫内膜腺癌 Vilos 等回顾分析 13 例绝经后出血妇女 TCRE 前用宫腔镜评估并活检,结果活检不充分,无决定作用或取不出组织,TCRE 术中怀疑,经组织学检查发现子宫内膜癌,其中 8 例行完全内膜切除(第 1 组),5 例行部分内膜切除(第 2 组)。子宫切除的标本第 1 组 2 例仅有局灶性癌灶,第 2 组的大体标本均无癌。子宫切除术后 0.5~9 年无复发。EA 术是替代子宫切除治疗 DUB 的方法,术前已存在的内膜癌如被漏诊,术后很难发现,另外,术后残存的内膜亦可癌变,其发生率无人知晓。Margolis 等报道 1 例 58 岁,因 DUB 手术,3 年后因张力性尿失禁行子宫切除及 Marshall-Marchetti-Krantz 手术,偶然发现无症状的子宫内膜腺癌,病理检查已侵犯肌层>50%,FIGO 分期 I c。

16. 再次 TCRE/EA 术 Wortman 和 Daggett 评价 TCRE 术和 EA 术失败再次宫腔镜手术的安全性和有效性。26 例因术后疼痛、出血或无症状的子宫积血,在 B 超介入下行宫腔镜子宫肌内膜切除术,从开始治疗到手术的平均时间为(41.2±47.9)个月,5 例(19.2%)需简单的扩宫,21 例需宫内口切开,以进入宫腔。手术并发症,平均手术时间(20.3±9.5)分钟,平均标本重(6.7±4.9)g。15(57.7%)例标本有子宫腺肌症。平均随访(23.2±22.7)个月,23 例(88.5%)结果满意,避免了子宫切除。3 例(11.5%)因复发疼痛或出血切除子宫。认为再次宫腔镜手术治疗子宫内膜切除或去除失败有效,可无月经或疼痛缓解,使多数患者避免子宫切除。

17. TCRE 术后的激素替代 Romer 曾报道 TCRE 治疗药物无效的 AUB 越来越多,70% 的患者即使术后无月经,也可以发现子宫内膜残迹,HRT 应该用于所有患者,包括连续应用孕酮。2000 年 Romer 等再次报道对 EA 术后需 HRT 者,需要加孕激素。为预防出血,可连续应用 HRT,有可能不出血。残留的内膜不至于过度增生,术后亦可用含有孕酮的 IUD 替代。

18. TCRE 治疗不孕 Cravello 等报道对孕酮治疗无效的 AUB 行 EA 术,有出血治愈后妊娠者,并可能足月分娩。

19. TCRE 治疗子宫腺肌病 Keckstein 认为有症状的浅层腺肌病行 TCRE/EA 可得到充分治疗,对有选择的病例宫腔镜手术可以治疗有症状的限局性腺肌病。Quemere 等回顾 121 例孕酮治疗无效的 AUB 合并腺肌病患者行 TCRE 术 8 年后的成功率,1 次切除者为 56%,2 次切除者为 67%,11% 再次切除内膜,17 例(19%)因出血复发子宫切除,此结果与 EA 相似,认为子宫腺肌病不是 TCRE/EA 的失败因素,除非是术前难以诊断的深部腺肌病。

20. TCRE 术用于大子宫 Eskandar 等回顾分析 42 例子宫体积>12 周,宫腔长>12cm 的子宫出血患者,平均年龄(45.6±6)岁,比较应用 TCRE 和 EA 治疗的可行性、安全性、预后和灌流液吸收情况。26 例(62%)作了子宫内膜预处理,27 例(65%)作 EA,27 例(65%)作 TCRE。均为 1 日手术,多元回归分析子宫大小、预处理、手术经过、手术时间与灌流液回吸收之间的关系,TCRE 的灌流液回吸收较 EA

多,$P=0.04$,其回吸收量与手术种类有关,$r=0.32$,$P=0.04$.但与手术时间、子宫大小和预处理无关。1 例子宫肌瘤和 1 例子宫内膜癌作了子宫切除。随访 39 例(95%)(14±2)个月,38 例(93%)非常满意,30 例(73%)无月经,6例(15%)月经过少(<3 个垫子/天),3 例(7%)正常月经(10 个垫子/天),结论为 EA 可能是治疗大子宫月经过多妇女可行、安全和有效的子宫切除替代方法。

21. TCRE 术与药物治疗月经过多的比较 Cooper 等用问卷随访 144 例 TCRE 和药物治疗月经过多 5 年的满意度、月经情况、健康状态和生活质量。随访率 77%,第 5 年随访的结果:随机分到药物组的 7 例(10%)仍在使用药物,72 例(72/94,77%)做了手术,17 例(17/94,18%)做了子宫切除,满意率很低,也不愿意介绍给朋友。25 例(27%)分配到 TCRE 者,作了进一步的手术,15 例(19%)作了子宫切除。两组的出血和疼痛评分相似,而且明显减少,TCRE 组的健康恢复较药物治疗组好。认为 TCRE 治疗严重月经过多满意率高,月经状况好,健康和生活质量有极大的改善,而且安全,不增加子宫切除。医生应介绍给符合条件的患者。Mansour 报道自从曼月乐(Mirena,levonorgestrel,LNG-IUS)问世,全球已有 9 百万妇女用于避孕,治疗月经过多。对于生育年龄妇女,LNG-IUS 是最容易接受的药物治疗方法之一。Istre 的有限资料提示 LNG-IUS 和 EA 治疗月经过多效果相同,LNG-IUS 可逆,无手术风险。

22. TCRE 与腹式或阴式子宫切除的比较 全世界的经验提示 TCRE 的受术者中,70%~90% 对治疗结果表示满意,其中 40%~60% 术后无月经,30%~50% 月经减少,10%~15% 为正常月经量,失败率 5%~12%。随机研究已经确定宫腔镜手术较子宫切除的手术时间短,合并症极少,需要的止痛药少,术后康复和恢复工作快。随机作出子宫切除者比宫腔镜手术治疗者满意度高。在国外子宫内膜切除术的费用较子宫切除要低得多,在我国两者费用相当。Alexander 等完成的一份重要的随机研究,比较了子宫切除或子宫内膜切除术后的精神因素,两组均报告术后精神症状减少,两组的性生活和婚姻关系无差异。然而,宫腔镜手术的施术者需要特殊的培训和手术经验,非生理性的灌流液和各种带有危险性的能源均可引起并发症,腹式或阴式子宫切除则无此顾虑。Pinion 等对应作子宫切除的月经过多患者行子宫切除 99 例,宫腔镜手术 105 例(TCRE 52 例,HEAL 53 例),观察两组手术的并发症,术后 6 个月和 12 个月的康复及月经情况,其他症状的缓解率及患者的满意率等,结果宫腔镜手术较子宫切除的早期病率少,恢复时间短,宫腔镜手术的平均完全恢复时间为 2~4 周,子宫切除的平均完全恢复时间为 2~3 个月,两组相比,$P<0.001$,12 个月后宫腔镜组 17 例子宫切除,11 例作第 2 次手术,45 例无月经或仅棕色排液,35 例少量月经,两组大多数痛经和经前症状改善,12 个月后 89%(79/89)的子宫切除和 78%(85/89)的宫腔镜手术患者对手术效果非常满意($P<0.05$),95%(85/89)和 90%(86/96)症状改善,72%(64/89)和 71%(68/96)愿意将其手术介绍给别人,结果提示宫腔镜手术在手术并发症和术后恢复方面优于子宫切除,子宫切除的术后满意率显著高,宫腔镜手术的满意率为

70%~90%,故宫腔镜手术可作为 DUB 的子宫切除的替代手术。Hidlebaugh 的资料提示 TVH 费用最低,LAVH 的直接费用较 TAH 高,但间接费用明显少,TCRE/EA 的直接和间接费用均较子宫切除低,甚至包括治疗失败后所需费用。TCRE/EA 避免了大手术,住院时间明显缩短,能迅速恢复正常活动,应为 AUB 的首选治疗方法。

23. TCRE 与子宫内膜切除的其他方法比较 作为代替子宫切除治疗良性病变所致的异常子宫出血的方法,有利用各种能源或技术设计减少经期失血的去除子宫内膜手术,滚球电外科和激光子宫内膜去除术即为其中的两种微创技术,治疗效果与 TCRE 相仿。近年来,又有一些非宫腔镜治疗月经过多的新微创方法问世,这些方法包括射频热能去除子宫内膜、微波、双极电切、子宫热球、冷冻子宫内膜去除、光电动力治疗,或用激光能量产生间质高热治疗,连续热生理盐水灌注等,设计良好的研究和时间将告诉人们这些方法是否有 TCRE 一样的效果。Vilos 报道子宫热球治疗月经过多,随访 18 个月初步结果表明,术后月经改善率 77%,与其他技术的子宫内膜去除术结果相当,但随着时间的延长,失败率有所增加,需再做 TCRE 术,由于其操作简单,仅需具有将节育器放进宫腔的技术,又无发生重大并发症的可能,故一般认为可作为治疗月经过多的初选方法。Nisolle 认为非宫腔镜 EA 的方法仅适合 DUB,并应有术前内膜活检,如内膜正常,超声波检查无息肉或肌瘤,那么用非宫腔镜 EA 的方法治疗 DUB 是可取的。2007 年英国 Deb 等统计 610 位医生中,449(73%)人做 TCRE 或 EA 术。热球是他们最青睐的方法(32.1%)。其次是微波(29.8%),TCRE 或同时加用滚球 18.5%,Novasure9.8%,循环热水 6.9%,滚球 2%,激光 0.9%。52.2% 的患者用 GnRH-a 预处理。治疗方法的改变,带来了评估临床疗效的挑战。Wamsteker 则认为宫腔镜控制下的 EA 和 TCRE 的最大优点是既完成了治疗,且术前及术后均在宫腔直视下进行操作。而其他非宫腔镜的治疗方法的问题为治疗过程非直视和技术无控制。他指出虽上述各非宫腔镜 EA 系统常被广告宣传为"门诊手术",但并未发现适合门诊,至少现在如此,其一次性设备价格昂贵,对于 EA 或 TCRE 有经验的医师来讲,此设备无作用,目前,已作的小量研究提示这些设备与传统的宫腔镜切除或去除技术间的结果是相同的,大量研究将有助于回答非宫腔镜 EA 设备在妇科的恰当作用,鉴于宫腔镜手术的危险和并发症,应注意预防最严重的低钠血症性脑病和体液超负荷。

值得提出的是,最近大量回顾性比较 TURP 术与开放性前列腺切除术的结果提示,随访 8 年 TURP 术后因心血管疾患死亡者人数虽然很少,但较开放性手术明显增多。TCRE 术在许多方面与 TURP 相似,而患者群与手术情况则全然不同,因此,上述发现不适用于宫腔镜手术。但此研究说明短期经验预见不到远期影响,需要随访才能真正评价出这些新技术的安全性与效果。

(夏恩兰)

(二)宫腔镜子宫内膜息肉切除术

子宫内膜息肉(endometrial polyps)是由内膜腺体及间质组成的赘生物,有蒂突向宫腔,可发生于青春期后的任何

年龄,多在 50~60 岁。其发病率国外资料为 17.3%~23.8%,国内资料约为 5.7%。子宫内膜息肉可导致月经过多,不规则阴道出血或绝经后出血,在子宫异常出血的患者中,因子宫内膜息肉病变引起者占第二位,仅次于子宫内膜增殖症。其形成原因可能与炎症疾患、内分泌紊乱,特别是雌激素水平过高有关,但有时亦并无症状出现,不孕有时亦与子宫内膜息肉相关联。子宫内膜息肉少数可发生恶变。一般认为恶变率<0.5%。

【大体形态学特征】 子宫内膜息肉是由于内膜局灶性增生过度引起,它形状不定,大小不一,数目不等。宫腔镜检查时可见到的息肉多为表面光滑的赘生物,触之是柔软的组织,表面有交叉的网状血管,血管与蒂部相连。息肉色微红,亦有的呈灰白色,血管内有血栓形成时,则造成息肉淤血,使息肉呈紫红色或暗褐色,发生坏死时则是灰褐色。

【组织学病理】 多数学者认为,息肉来自未成熟的子宫内膜,尤其是基底部内膜,子宫内膜不同部位雌激素水平不同,造成对雌激素受体效应的差异,以致局部内膜呈现过度增生而形成息肉,其周围其他内膜往往表现为息肉样增生。子宫内膜息肉是由子宫内膜腺体上皮与间质组成。陈乐真按其结构不同将内膜息肉分为 3 型:①源于成熟子宫内膜(功能性息肉),包括周期性改变(增生期,分泌期、蜕膜反应)及萎缩型。②源于未成熟子宫内膜,非功能性息肉包括基底层息肉及息肉伴有增生(单纯增生,复杂性增生及退行性增生)。此类息肉居多,占65%。③腺肌瘤样息肉。

【诊断】 由于子宫内膜息肉缺乏典型的临床症状,往往难以准确诊断。个别子宫内膜息肉蒂很长,息肉经宫腔突出到宫颈外口时往往易于诊断。通常子宫内膜息肉经B型超声和子宫碘油造影后对子宫内膜增厚或宫腔内有占位病变者再行宫腔镜检查时而诊断。

对于子宫内膜息肉有异常出血的患者,一定要行内膜病理检查,排除息肉恶变及子宫内膜癌。

【鉴别诊断】 宫腔镜检查可以在直视下观察宫腔的形态,对宫腔内的占位病变可从外表的形态加以区分,最后确诊仍依靠病理学检查。

1. 黏膜下子宫肌瘤 宫腔镜检查时根据见到的赘生物的形状、色泽、表面血管的分布以及赘生物是否随膨宫液的流动而有所漂动时,可比较准确的区分镜下所见的赘生物是子宫内膜息肉还是黏膜下子宫肌瘤。

2. 子宫内膜增生 子宫内膜增生过长必须依赖于组织学的检查。此时的子宫内膜宫腔镜下可看到子宫内膜以厚为主,表面粗糙不平,内膜厚度不规则,有的区域内膜可见假息肉样增长,其色泽不一。

3. 子宫内膜癌 子宫内膜癌可呈局限性或弥散性,镜管接触到病灶时多出血,由于组织比较糟脆,检查过程中可见到有糟脆组织随膨宫液排出。但有时内膜癌是息肉样增生时亦要与多发息肉加以区别,要特别注意内膜的血管分布及色泽,内膜癌多伴有血管扩张、出血和坏死灶,内膜呈灰白色、红色或暗红色。

4. 胚胎组织残留 胚胎组织残留者均有流产后不规则阴道出血甚至大出血史,残留组织为绒毛,蜕膜并混有血块,形状不规整,呈暗褐或红褐色突出于宫腔,与宫颈粘连紧密。

【治疗】 子宫内膜息肉可发生于青春期后任何年龄,可无临床症状或出现异常子宫出血及不孕,药物治疗往往无效。既往传统的治疗方案是在明确诊断后行刮宫治疗,对保守治疗无效者行全子宫切除术。根据不同年龄、不同生育要求行宫腔镜手术治疗,可保留子宫,保留生育功能,成为子宫内膜息肉的微创手术疗法。

对于无生育要求的患者,如果单纯切除息肉,仅解决了局部的内膜增生,周围其他异常增生的内膜会继续生长,再次出现息肉或更严重的内膜增殖症。因此,对无生育要求的患者,在息肉切除的同时切除内膜,可防止息肉的复发。子宫内膜电切术切除了病变的组织,内膜多数不再增生,息肉不再复发,保留了患者的子宫,保持了盆底的正常解剖结构,可作为替代全子宫切除的治疗内膜息肉的微创手术方法。

子宫内膜息肉就局部而言,可影响孕卵着床,如果月经未发生改变,常常漏诊。单纯内膜息肉切除后,内膜层重新修复,内膜将变得光滑、平整,使受精卵容易着床。Varastech 等报道23 例不孕妇女宫腔镜下息肉切除,术后随访>18 个月,妊娠与分娩率明显高于宫腔正常者。结论认为,息肉切除术可增强不孕患者的生育力。冯力民等报道5 例不孕患者,术后 4 例妊娠也证实了这一结论。如果患者子宫内膜多发息肉、不孕合并子宫内膜广泛息肉样增生,治疗会非常棘手。浅层内膜切除在切除息肉的同时薄化子宫内膜,保留了患者的生育功能,其有效性还需大样本且长时间观察。

绝经后妇女易出现无症状息肉,偶尔检查才可发现,多为取宫内节育器时发现。生育年龄患者息肉恶变率仅为4.8%,但绝经后可增加至 10.0%,故对绝经后无症状的息肉,一旦发现,应积极治疗。他莫昔芬作为一种抗雌激素受体药物,广泛用于治疗各期乳腺癌,并作为术后、放射治疗后的首选辅助药物,对预防复发有明显效果。他莫昔芬具有弱雌激素作用,长期服用,内膜可出现增生乃至发生内膜癌。白萍等报道,应用他莫昔芬的患者,50% 发生内膜息肉和宫颈息肉,而对照组为 17.9%,两组比较,差异有显著性。他莫昔芬导致的息肉体积较大,局部内膜可呈囊腺性乃至不典型性增生。所以,乳腺癌患者长期服用他莫昔芬者,应进行严密的B超监测和宫腔镜检查。Franchini,Cianferoni 报道,采用电切内膜,可以用以治疗他莫昔芬引起的内膜息肉,但术后能否长期服用他莫昔芬而不造成息肉复发,尚需进一步观察。

多发性子宫内膜息肉合并内膜增殖症,其形成的根源为内分泌紊乱,需保留生育功能者术前内分泌治疗无效,行浅层内膜切除后再辅以药物治疗。手术改善了子宫局部环境,是否有益于内分泌治疗,还需大样本观察证实。

(冯力民)

(三) 宫腔镜子宫肌瘤切除术

子宫肌瘤,又称子宫平滑肌瘤,是子宫最常见的实体肿瘤,也是子宫切除最常见的指征。据估计35 岁以上的妇女

20%～25%患有此症。其症状包括月经过多和子宫出血，导致贫血，痛经和（或）下腹、下腰痛，不育和早产。多见于40～50岁的妇女，但亦可见于年轻女性，引起严重出血及不孕，正常情况下，绝经后子宫肌瘤体积缩小。黏膜下肌瘤常合并慢性子宫内膜炎，恶性变（平滑肌肉瘤）的危险性较大和有出血倾向。由于黏膜下肌瘤内诊时摸不到，盲视的宫腔内操作探不到，有时直到严重子宫出血导致贫血才被发现。检查子宫肌瘤的方法有 HSG、MRI、超声（尤其是阴道超声）和宫腔镜直视宫腔的方法。盲视的 D&C 可能探不到黏膜下肌瘤，声像学检查方法定位欠准确，故宫腔镜检查是诊断此症的首选方法。1976 年 Neuwirth 和 Amin 首次报道应用泌尿外科的前列腺电切镜作宫腔镜子宫肌瘤切除术（transcervical resection of myoma, TCRM; hysteroscopic myomectomy）。此后随着器械和技术的进步，于 1992 年专门用于妇科的手术宫腔镜问世，如今宫腔镜切除黏膜下肌瘤（resection of submucosal myomas, RSM）和内突壁间肌瘤在妇科已发展为成熟的手术。与子宫切除和经腹剔除肌瘤相比，宫腔镜切除黏膜下肌瘤具有许多优点，首先是此术不开腹，明显缩短了术后恢复的时间，小的肌瘤可以在门诊进行；其次是子宫无切口，极大地减少了日后剖宫产概率；最后是手术的预后可以与传统的开腹手术相媲美。

1. 子宫肌瘤的分类　子宫肌瘤来源于肌细胞，在生长过程中通常向阻力小的部位移行，向腹腔发展成为浆膜下肌瘤，或向宫腔发展成为黏膜下肌瘤。根据肌瘤的位置，子宫肌瘤分为：①黏膜下肌瘤：恰在子宫内膜下生长；②壁间肌瘤：生长在肌层内；③浆膜下肌瘤：直接位于浆膜下。多数宫腔内的肌瘤部分在宫壁内生长，部分在黏膜下，向宫腔内突起，称为无蒂黏膜下肌瘤，有蒂的肌瘤称为有蒂黏膜下肌瘤。肌瘤的体积可＜1cm，或＞8～9cm，可单发或多发。黏膜下肌瘤表面常无正常的子宫内膜，仅有薄的致密包膜，宫腔镜很容易看到表面粗大的血管，一旦血管破裂，血液自血管喷发而出，由于缺乏自限性止血机制，血液可迅速充满宫腔。多数黏膜下肌瘤位于子宫体部，附着在子宫底部、前后壁或侧壁。小的肌瘤可位于子宫角，干扰子宫和输卵管的正常通路。位于宫颈管的肌瘤很少。

荷兰 Haarlem 国际宫腔镜培训学校按肌瘤与子宫肌层的关系将黏膜下肌瘤分为三种类型，已被国际广泛采用，0型为有蒂黏膜下肌瘤，未向肌层扩展；Ⅰ型无蒂，向肌层扩展＜50%；Ⅱ型无蒂，向肌层扩展＞50%。Ⅰ、Ⅱ型的镜下区别在于前者的黏膜自子宫壁呈锐角向肌瘤移行，后者呈钝角。

林氏按肌瘤与子宫肌层的关系结合手术方法进行分类如下。

（1）有蒂性黏膜下肌瘤

1）肌瘤脱出

2）肌瘤未脱出

（2）无蒂性黏膜下肌瘤

1）50%≥突出度≥20%

2）突出度＜20%

（3）接近宫腔的壁间肌瘤

1）黏膜下肌瘤切除后，再次突出的壁间肌瘤。

2）陷入性黏膜下肌瘤：无蒂性黏膜下肌瘤有时受灌流液的压力作用而陷入肌层内，成为壁间肌瘤。

子宫肌瘤有可能肉瘤变，但极罕见，其发生率＜0.5%，故切除的肌瘤组织必须做病理检查。

2. 手术适应证和禁忌证　任何患有有症状黏膜下肌瘤、内突壁间肌瘤和宫颈肌瘤的患者都应该首先考虑作宫腔镜手术，但宫腔镜手术并非以所有的肌瘤为对象。要想取得手术安全，治疗效果好，其要点是选择好适宜于手术的对象。术者必须从自己的经验和技术水平出发，制定独自的适应条件。如果强行在不适当的条件下手术，必将招致危险后果。一般肌瘤的大小限于 5cm 直径以下，若技术娴熟，适应证可扩展。深埋于肌层内的黏膜下肌瘤和内突壁间肌瘤有时需作两次以上手术始能完成。未引起宫腔变形的壁间肌瘤和浆膜下肌瘤不宜行宫腔镜手术。选择适应证应考虑以下条件：

（1）月经过多或异常出血。

（2）子宫大小及宫腔长度，一般子宫限于 10 周妊娠大小，宫腔限于 12cm。

（3）黏膜下或内突壁间肌瘤的大小，一般限于 5cm 以内。

（4）黏膜下肌瘤瘤蒂的大小，一般限于 5cm 以内。

（5）子宫无癌变。

脱垂于阴道的黏膜下肌瘤，其大小或蒂的粗细不限。

禁忌证同 TCRE 术。

3. 术前准备

（1）选择病例：考虑宫腔镜手术前，需要全面的术前检查，以确定黏膜下肌瘤和（或）内突壁间肌瘤的存在、数目、大小、位置、有无变性，评估宫腔镜手术的可能性。对肌瘤评估的常用方法如下。

1）D&C：用探针检查或刮匙探查，发现宫腔内凸凹不平，提示黏膜下肌瘤的可能性，其优点为可同时取子宫内膜作组织学检查，但假阴性率高。

2）HSG：可见宫腔内有充盈缺损，但小型肌瘤常被遗漏，大息肉或气泡可被混淆，其优点为可以了解输卵管的通畅度，还可能诊断腺肌瘤，即影像显示肌瘤内有多处通道与子宫腔相连接。

3）B超：应用腹部或阴道探头测量子宫及黏膜下肌瘤的径线，但肌瘤可能与子宫内膜息肉或增厚的子宫内膜相误诊，也不易为肌瘤定位。宫腔镜 B 超联合检查或 SIS，便于观察子宫黏膜下肌瘤的状态，并为之分类。

4）宫腔镜检查：可直接观察黏膜下肌瘤的形状、色泽、发生部位、蒂的粗细、单发或多发，及其表面覆盖的内膜情况，肌瘤向子宫腔内突出的程度等，借以决定是否适合宫腔镜手术，必要时直视下进行活体组织检查，除外恶性病变。内突壁间肌瘤可显示宫腔变形、不规则或双侧子宫角及输卵管开口位置不对称等。但单项宫腔镜检查不能了解肌瘤在宫壁内埋藏的深度、大小，以及当肌瘤伸延至输卵管口时，肌瘤累及输卵管开口的位置等。

5）MRI：能清楚显示软组织图像，定量评估子宫肌瘤的体积。

（2）术前药物预处理：术前给予达那唑每日 600～

800mg、孕三烯酮、内美通 2.5mg，每周 2 次，3 周以上或 Gn-RH-a 类药物 10～12 周，可缩小肌瘤体积，减少血流供应，子宫体积的缩小速度快于肌瘤缩小的速度，故十分有利于肌瘤向子宫腔内突出，以适应于宫腔镜手术，使无蒂性的黏膜下肌瘤变成有蒂性，增加壁间内突肌瘤向宫腔内突出的程度，有利于手术的顺利进行。Donnez 等报道在子宫容量减少及黏膜下肌瘤缩小方面，GnRH-a 的作用较其他激素更为明显。GnRH-a 可使子宫内膜及血管萎缩，术中视野宽阔，出血量也减少，同时肌瘤质地脆弱，容易用钳子挟出。一般用 GnRH-a 后无月经，贫血改善，应该注意的是必须在月经周期的早期用药，第 1 次用药后有极少数患者月经量增多，有时被迫中止用药，有报告用药后引起大量出血者，如出血过多，还须紧急抢救。

（3）常规实验室检查：包括凝血功能、电解质、肝功能、血型等，以便在术时可能引起假实验结果以前，建立可信的基数，便于与术中可疑灌流液回吸收过多时的各项参数进行比较。

（4）手术时间：月经周期的前半期是手术的理想时期，可减少术中出血。如出血过多，即使在分泌期亦必须施术。肌瘤未脱出于宫颈管者，手术前夜宫颈插扩张棒或海藻棒。

4. 麻醉的选择 见 TCRE 术，除不适合局部麻醉外，其他麻醉均可选用，如同时行腹腔镜时则行全麻。

5. 手术器械

（1）宫腔电切镜：持续灌流式 7mm 电切镜可用于切断黏膜下肌瘤的细蒂，或使无蒂变成有蒂。切除组织量大时，可用 9mm 的电切镜。8mm 电切镜具有 7mm 与 9mm 两者的优点。

（2）林氏肌瘤钳：大的黏膜下肌瘤仅用电切镜切除时，每次环形电极切除的组织量甚少，手术耗时甚长，出血量增多，引起低钠血症的危险性增加。林氏肌瘤钳的钳叶窗口大，钳叶内侧咬合面呈十字交叉状，较有齿卵圆钳能更牢固地挟持和牵出残留的肌瘤组织，有效地缩短了手术时间。

（3）高频电流发生器：电切功率 80W，电凝功率 40W，可根据需要随时增强。切断组织时主要用切开与凝固的混合电流，但是为了切割的顺利进行，也可用单纯的切割电流。

（4）灌流液：因黏膜下或内突壁间肌瘤占据部分宫腔，切除的肌瘤碎屑多，术时如灌流液不能使宫腔充分膨胀，手术空间狭窄，视野不良，可导致切割肌瘤困难，甚至损伤肌瘤对侧宫壁，引起子宫穿孔。故在利用其落差压及负压吸引灌流子宫腔效果不良时，需用自动膨宫机强制性的扩张子宫腔和持续性的灌流。

6. 手术步骤 先在 B 超介入下仔细检查子宫内肌瘤的部位和根蒂部状态。再根据肌瘤类别进行手术。

（1）有蒂黏膜下肌瘤

1）肌瘤脱出：肌瘤的主体位于颈管内或阴道内，而蒂的根部尚留在子宫腔内或颈管内。这样的病例实为宫腔镜手术初学者最好的手术对象。操作时并不是猛然便把它拧转去掉，而是先用双钩钳子抓住肌瘤，向外牵拉，同时将

7mm 的电切镜插入子宫腔内，切断其蒂部。切断中如果定位困难时，可将双钩钳子活动一下，蒂部便可移动，与正常组织容易鉴别。同时，由于牵拉了肌瘤所以蒂部下的正常组织将突向子宫腔内。应用电切镜切断蒂部时，应取与正常子宫壁平行的方向切割，因为如果切向子宫壁内方向，有时会伤及正常肌层。切除肌瘤后，断面几乎回缩，一般不需要追加切除。

2）肌瘤未脱出：从子宫颈外口看不到瘤蒂附着的部位，以及肌瘤的主体留存于子宫腔内或颈管内，林氏切除时先用 7mm 电切镜将肌瘤的蒂部变细成 1cm 以下，继而用 9mm 电切镜将肌瘤的体部削除，缩小其体积，再用肌瘤钳子边拧转边取出。此为两支镜子法，十分有用。

（2）无蒂黏膜下肌瘤：需要高度熟练的技术。术者首先必需掌握好切除有蒂性肌瘤的切除技术，然后才能作这种难度大的手术。肌瘤的发生部位在子宫腔内或宫颈管内。如为发生于宫颈管内的无蒂性黏膜下肌瘤，因宫颈管壁已经变得很薄，极易造成子宫穿孔，手术难度最大。手术方法可根据肌瘤向子宫腔内突出程度分为两种。

1）50%≥突出度≥20%：要想完全彻底切除肌瘤，首先必须努力增加黏膜下肌瘤的突出度。在超声波的严密监视下，用 7mm 的环形电极沿着肌瘤底部的被膜逐步切开。就像腹式肌瘤核出术一样，切开肌瘤与肌层之间的分界层，并可利用镜体的先端，一边压迫肌瘤，一边钝性剥离肌层。此时，从镜体前端流出的灌流液，形成水剥离亦可增加剥离效果。由于高频电的刺激而子宫肌收缩，以及电切镜的插入与拔出等操作，子宫腔内压有所改变，更加促使肌瘤向子宫腔内突出。切除到一定程度时，即可用肌瘤钳抓住肌瘤，一边观看超声波图像，一边拧转，牵拉务使肌瘤脱离子宫壁，即形成有蒂化。形成有蒂性后，则行前述的有蒂性黏膜下肌瘤切除法。如果不可能利用钳子扭转时，则再次将 7mm 的环形电极插入，细微地切开分离肌瘤的蒂部，或者利用 9mm 电切镜将肌瘤核变得更小，然而再试用肌瘤钳拧转肌瘤。亦可将抓到的肌瘤扭转到 360°，牵拉至子宫外切除之。然而，如果肌瘤蒂部还太粗时，便贸然地抓住肌瘤，粗暴地牵拉有时会损伤子宫壁，直达浆膜层，而造成子宫穿孔。术前如能插入昆布扩张器，软化子宫颈管，小的肌瘤核便可能用肌瘤钳夹出。

2）突出度<20%：此时完全切除困难，所以应当将无蒂性黏膜下肌瘤变成肌内肌瘤进行处理。实际上，开始切除后，肌瘤便向子宫腔内突出，而能完全切除者绝非少见。如果不能完全切除时，可用 9mm 电切镜将已突出于腔内的肌瘤，及肌层内残留的肌瘤切除 5mm 以上。手术后 2～3 个月宫腔镜复查，可再次行 TCRM 术，将又突出于子宫腔内的肌瘤完全切除，即二段手术法。

3）接近宫腔的壁间肌瘤和贯通肌瘤：黏膜下肌瘤切除后，壁间肌瘤再次突出于宫腔，能够切除的壁间肌瘤多半是这一类型的。手术方法可按照无蒂性黏膜下肌瘤的手术方式施行。

贯通肌瘤（transmural myoma）：是指肌瘤贯通全层肌壁，既压向宫腔，又突向浆膜，手术方法可按照无蒂性黏膜下肌瘤的手术方式施行。

陷入性黏膜下肌瘤:接受 GnRH-a 预处理的无蒂性黏膜下肌瘤,其正常的肌肉组织变得脆软,容易发生这种现象。切除非常困难,但在超声波的严密监视下,也有完全切除成功的例子。

一般在前夜宫颈放置海藻棒后,手术时宫颈软化,扩张,手术时电切镜极易进出。林氏的经验,当电切镜放入时,宫内压增加,取出时,宫腔压力突然降低。这种压力的变化可增加黏膜下肌瘤的突出程度,甚至使一些壁间肌瘤向宫腔内突出,变成黏膜下肌瘤而有可能切除使陷入性黏膜下肌瘤切除成为可能,Homou 将此现象称为水按摩(water massage),林氏称此因宫内压力变化引起黏膜下肌瘤突出的机械性变化为肌瘤的"反跳现象"。此外,手术时的电刺激和卵圆钳对肌瘤的抓取均可引起子宫收缩,使肌瘤切除处的子宫肌壁增厚,十分有利于手术的进行。

首都医科大学附属复兴医院的经验为切除体积小的黏膜下肌瘤切除术可用环形电极、汽化电极切除,一般比较容易。体积大者(一般指 3cm 直径以上)需 B 超和(或)腹腔镜监护,开始切割前要先看清肌瘤与周围肌壁的解剖关系,找到肌瘤的蒂,先用环形电极和滚球电流电凝肌瘤表面的大血管和瘤蒂的血管,可减少术中出血,再用环形电极分次片状切割瘤体,使肌瘤体积缩小,然后再切断瘤蒂挟出,或将肌瘤完全切除。术中使用单极混合电流,切割的同时具有一定的凝固效应,可避免术中出血,但混合电流切割时会引起组织碎屑与电切环粘着,因此有人愿意用单纯切割电流。切割时电切环置于肿瘤后方,启动切割电极,同时电切环退回,直至切割的组织屑完全自肌瘤上切下,此法最适合位于子宫腔中央的黏膜下肌瘤。切割时,一般最好不要把切割环完全退回至鞘内,而是将电切环留在鞘外一点,如此,肌瘤和子宫壁间的关系可以看得十分清楚,避免不留心切入子宫壁或伤及子宫内口。切除肿瘤基底必须十分小心,以免损伤周围内膜,若有出血,可电凝基底,或用宫缩剂。夏氏报道应用切割与钳夹相结合的 TCRM5 步手法:①切割:用环行电极在肌瘤游离最大径线的两端顺行或逆行切割,缩小肌瘤体积,并切出 X 的蜂腰状凹陷,以适合卵圆钳钳叶夹持。②钳夹:在 B 超引导下将卵圆钳置入宫腔内钳夹肌瘤,并向下牵拉。③捻转:顺时针或逆时针方向转动卵圆钳的手柄,以使肌瘤自其基底分离。④牵拉:在捻转肌瘤数周后,用力向下牵拉。⑤娩出:在向下牵拉的过程中,肌瘤逐渐下降,自宫颈娩出。此法有效地缩短了手术时间,且便于完整去取出。术中切下的肌瘤碎片可随时取出,或先推至宫底处,待攒至一定量一起取出。取出肌瘤碎片有以下几种方法:①退出电切环时将碎片带出;②将碎片夹在电切环和内鞘之间,退出内鞘带出,此法可减少外鞘进出宫颈和子宫的次数;③镜体与内外鞘一起退出时,将肌瘤碎片带出;④卵圆钳挟出;⑤肌瘤钳挟出;⑥钝刮匙刮出;⑦吸引管吸出;⑧取出操作架,将入水管连接在出水的阀门上,灌流液会将组织碎片自内鞘冲出。罕见的情况下,肌瘤无法取出,而留在子宫内的原位上,逐渐发生退行性变,或在术后第 1 次潮经时排出。

应用 90°直角环可自上向下顺行切割,切割电流功率70 ~ 120W,用 0°水平环为自下而上逆行分割;肌瘤较大者,

在 B 超监护下,确有把握时亦可自下向上逆向切割,或逆向切割后即顺向切割。有关电流功率的设定,必须先从低功率开始,然后逐渐上调至电切环通过肌瘤组织时,感到滑动而无阻力时为止,其功率的调节以电切环易于滑动为准,而不是应用固定的功率,如此可以减少电切环的折断,电流功率高达 120W 时医师只需用很小的力量进行拖动,组织的切面十分干净。只有在视野非常清晰时才可启动电流。切除肌壁内部分时必须识别肌瘤和包膜的界面,术者在切割镜下能够看到瘤体内白色的纤维组织和内膜组织中的腺体隐窝,根据瘤体内较硬的纤维平滑肌组织与其周围柔软的子宫肌壁组织的不同,掌握适宜的切割深度。

Nd-YAG 激光,氩或 KTP-532 激光也可用于切除有蒂或宽蒂黏膜下肌瘤。Nd-YAG 下可对较大肌瘤实施粉碎术,对即使不能完全切除的宽蒂或无蒂黏膜下肌瘤,通过激光或高频电的作用,也可破坏残留在肌壁间的瘤体部分,使其坏死并逐渐吸收。尚无比较宫腔镜电切和激光切除肌瘤的研究。

宫腔镜下用 3mm 的双极电凝针多次(20 ~ 30 次)戳进肌瘤,其作用与激光相同,可使肌瘤消融(myolysis),用50W 电凝电极或 100W 电切电流作用于肌瘤组织,引起肌瘤大量凝固,血供中断,组织皱缩,最终死亡。

由于用环形电极切除肌瘤可导致明显出血,妨碍术者视线,为清理术野,需高压注入灌流液,肌瘤碎屑需持续取出,导致手术时间延长,均明显增加了灌流液进入血管的危险。近年开发了一种波形电极,即汽化电极(VaporTrode),可以汽化增生肥大的前列腺,已见诸于泌尿外科文献。1995 年 Brooks 将此成功的技术和器械尝试用于汽化黏膜下肌瘤,1997 年 Glasser 报道了应用汽化电极汽化子宫内膜和子宫黏膜下肌瘤的初步经验。与常规技术比较,其手术过程明显缩短,避免了大量的肌瘤碎屑,术中出血和灌流液吸收显著减少,减少了宫腔镜电切术的危险性。汽化电外科切除黏膜下肌瘤手术开始设置纯切割电流,功率 110W,首先用环形电极从肌瘤顶部切取 0.5cm 的楔形组织,如果看不到黏膜下肌瘤,则从宫底到宫颈内口切取相同深度的子宫后壁组织,送做病理检查。以后用汽化电极,需提高电流功率,每次增加 10W,逐渐增加至 200W,一般 140W 以下不能汽化肌瘤。汽化肌瘤的目的是缩小肌瘤体积,以便能够用抓钳取出或电切环切除。为得到可供病理学检查的部分肌瘤组织,不能将肌瘤完全汽化。3mm 滚筒电极在肌瘤上可形成较宽的汽化通道,2.5mm 滚球电极可以较精确地将肌瘤分割成块,汽化肌瘤过程中无肌瘤碎屑飘浮于宫腔,不必因组织屑妨碍视线,为取出组织而停止汽化,仅在需更换电极头或换抓钳取出肌瘤碎片时,才取出电切镜。当尚有少量肌瘤残留在浅肌层时,可用环状电极切除。Acc 环是一种粗的环形电极,配有 5 个微小凹沟的滚桶,用单纯切割电流,功率 275W,可使组织汽化并使切割基底处止血,用 Acc 环可从基底部切除宽蒂黏膜下肌瘤,切至与子宫内膜或宫腔的轮廓平,切下来的肌瘤用卵圆钳挟出宫腔。对3 ~ 6cm 的大肌瘤,用 Acc 棒状汽化电极,单纯切割电流,275W 功率,去除肌瘤至基底部,如果其基底部易于看清,用 Acc 棒从周边向中心汽化。偶尔用宽面电极时,可像解

剖刀一样,不用电流,即将肌瘤自基底钝性剥除。用肌瘤抓钳或卵圆钳将肌瘤碎片挟出。埋入壁间的肌瘤在切割或汽化时会继续向腔内突出,要尝试着尽可能多的切除,但是即使未完全切除,成功率仍高,偶尔肌瘤残留,持续月经过多,需要第 2 次切除。对无生育要求的妇女,可同时用 Acc 棒汽化电极去除子宫内膜,此设备可汽化组织的深度为 3 ~ 4mm,与环状电极切割的深度相似。如果电极被焦痂或组织碎屑包裹,打开 70W 电凝电流,在已汽化过的宫腔表面快速滚动,即可清除。汽化以前不要电凝子宫内膜,因为失活的表面组织产生阻抗,妨碍汽化的深度。汽化后,用滚球电极,100W 功率电凝去除输卵管开口内膜,电凝每个大的出血点。关闭入水管,使宫内压下降,易于识别明显的出血点。汽化电极使用高达 200 ~ 275W 功率的单纯切割电流,高功率汽化电流明显地增强了封闭血管作用,减少了术时出血,术时汽化电极将肌瘤汽化分割成块,术中组织碎屑少,不必为取出组织碎屑而耗费时间,从而减少了过量灌流液进入血液循环的危险,使并发症减少,增加了手术的安全度。一些热量使毗连组织产生凝固带。汽化的深度取决于接触的时间,阻抗(电极上的碎屑粘着引起)和电流的功率。电极在组织上移动要缓慢,只能在向术者方向移动时通电。如此高的电流长时间加压于一点可引起子宫穿孔,故应由有经验的医师使用。因曾有两例宫腔镜电切术的部分肌瘤标本病理检查为平滑肌肉瘤,因此不能将肌瘤组织完全汽化,以保留部分肌瘤组织送病理学检查。Yang 和 Lin 报道 16 例深埋于肌壁内的黏膜下肌瘤,其肌瘤的外界和浆膜内界间为 5 ~ 10mm 之间。行一期宫腔镜肌瘤切除术,肌瘤直径和重量的中位数 3.3cm 和 30g。肌瘤和浆膜间的肌层厚度逐渐并明显增加,由术前的 6.7mm 增加到肌瘤切除后的 16.1mm。对侧壁由术前的 10.1mm 增加到术后的 18.8mm。认为一期宫腔镜子宫肌瘤切除术可以切除种植处肌层厚度薄到 5mm 的深陷的黏膜下肌瘤。

4) 多发黏膜下及壁间肌瘤:对患有多发黏膜下及壁间肌瘤的未育妇女,可行宫腔镜肌瘤切除术,切除和汽化的方法同前,一次尽可能多的切除肌瘤,术终放置宫内节育器,2 个月后取出。

5) 宫颈肌瘤:宫颈肌瘤均有包膜,从宫颈管脱出者,可用环形电极切断瘤蒂完整取出或切开包膜完整取出。埋入宫颈组织间的肌瘤,只要能打清其轮廓,用环形电极从包埋组织最薄处进刀,切抵肌瘤后,适当延长切口,自包膜内将肌瘤完整剥出。肌瘤取出后瘤床一般不出血,如瘤床较大或宫颈外形不整,可用可吸收肠线缝合。宫颈管内的无蒂性黏膜下肌瘤,因宫颈管壁已经变得很薄,极易造成穿孔。

6) 同时子宫内膜切除问题:对出血严重又不要求再生育的妇女,可考虑同时去除子宫内膜,应用滚球电极或 Nd-YAG 激光均可,没有比较此两种方法治疗效果的报道。

7) 腺肌瘤的切除:少见情况下,临床或 B 超诊断的内突壁间肌瘤或无蒂黏膜下肌瘤实为腺肌瘤。腺肌瘤有三种类型,第一种类型的团块结构全部为腺肌瘤组织,该团块无明显的包膜,切面可见簇状子宫内膜,陈旧血液和丰富的血管,切除过程中腺肌瘤随子宫收缩而变形,切除时适可而

止,切忌追求将腺肌瘤切净,避免在腺肌瘤变形时将子宫切穿。第二种类型为腺肌瘤合并平滑肌瘤,第三种类型为混合型肿瘤,以平滑肌瘤为主,在其近宫腔的一端有子宫内膜侵入,形成部分腺肌瘤,第二种和第三种类型一般包膜比较明显,切除方法与内突壁间肌瘤和(或)无蒂黏膜下肌瘤相同。

8) 直径 6cm 以上的大肌瘤:一些学者对宫腔镜切除大肌瘤进行过专门的论述,日本林氏先用 7mm 电切镜于肌瘤的基底部切割,将无蒂肌瘤切成有蒂,再用 9mm 电切镜切削肌瘤,缩小体积后,用肌瘤钳挟出,极大地减少了手术难度。Loffer 报告 43 例,术前均用两个月的达那唑或亮丙瑞林(leuprolide),肌瘤切除至与子宫内膜腔平,肌壁间部分留在宫壁内,等到术中清理出宫腔内的肌瘤组织碎屑后,子宫重新收缩,留在宫壁间的肌瘤即向宫腔突出,此时应继续切除,以免肌瘤脱出,无严重手术并发症。Donnez 报告用激光切除肌瘤 60 例,最大者 15.4cm^2,术前均用 GnRH-a 预处理,他的方法是尽量切除肌瘤,剩余的肌瘤用激光破坏其血供,术后继续应用 GnRH-a 8 周,肌瘤进入宫腔后,再次切除。2 ~ 3 个月后,肌瘤已不显著,所有患者月经正常。其中希望妊娠者 24 例中 16 例(67%)怀孕,均足月分娩活婴。

7. 术中特殊情况及处理

(1) 术中出血多,视野不清,若宫腔被肌瘤充塞,致手术腔隙甚小时,不宜用催产素,可调节灌流液的入水压高于动脉压,并加大流速,仍不能克服时,出水管连接负压吸引器造成负压,加速灌流液循环,同时加快手术速度,大部分肌瘤切除后,子宫收缩,出血自然减少。

(2) 无蒂黏膜下肌瘤完全切除后子宫收缩,瘤床闭合,残留的肌瘤包膜呈灰白色絮状在宫腔中漂浮,以后会自然消融,不必强制切除。

8. 术中及术后监护与处理 术中 B 超监护对切除较大的肌瘤具有导向作用,并可预防和提示子宫穿孔。近期有用直肠探头监护的报道。Coccia 等前瞻研究超声监护 TCRS 和 TCRM81 例,与 45 例腹腔镜监护比较,结果未因超声不能像腹腔镜那样看清盆腔结构而发生并发症,无须要中转腹腔镜监护者。超声在决定黏膜下肌瘤壁间部分与周围肌壁的界限方面十分有用,有助于其完整切除。

(1) 腹腔镜监护:应根据术中具体情况而定。对于较大的黏膜下肌瘤,尤其造成子宫腔扭曲变形,术者对经宫颈切除的安全性没有把握时,在腹腔镜监护下实施手术则更为安全。腹腔镜监护能及时发现完全和不全子宫穿孔,并可立即进行处理。

(2) 术后预防性雌激素的应用:对有生育要求者术后应用雌激素(倍美力 2.5mg 每日 1 次)可刺激子宫内膜生长,加速上皮化过程,预防粘连发生,尤其对宫内有较大裸露创面及术前应用 GnRH-a 造成体内低雌激素状态者。术后 6 ~ 8 周宫腔镜复查。TCRM 术后子宫内膜粘连的发生率不明,可能发生率很低,因此,应用预防性雌激素的优点尚不能肯定。

(3) 一过性发热:较少见,于术后 24 小时内体温骤然升高,最高可达 40℃,一般体检及白细胞测定均无异常,对

症处理,体温多于 24 小时内恢复正常。多见于严重贫血患者,且贫血越严重,热度越高。对其发生原因尚无一致的看法,多数认为系大量灌流液进入体内引起的过敏反应,但泌尿外科作前列腺电切术,对此合并症的解释为一过性菌血症。

(4) 腹痛:术后可因子宫痉挛性收缩,出现持续性下腹部疼痛,可对症处理,应注意与子宫穿孔相鉴别。

(5) 阴道排液:宫腔创面较大,瘤床较大、较深或同时切除子宫内膜者,在瘤床尚未愈合或宫腔创面尚未上皮化前,术后 2 个月内阴道可有持续排液,开始为少许血液,于 1 周内逐渐转变为淡红色血水,继而为黄色水样,最后为无色水样排液。如在术后 2 个月内有月经量出血,应对症处理,并注意排除有无残留在肌壁内的肌瘤脱出。

(6) 子宫腔内手术创面较大,对尚希望生育者应于手术后置入 IUD。出血多的患者则于术后第 2 月再行置入,于第 2 次来月经时取出。

(7) 术前接受 GnRH-a 类药物预处理的患者,术后用雌激素 1 周。

(8) 个别患者术后第 1 次月经量增多。

(9) 切除肌瘤时切除了较多的子宫内膜,尚有生育愿望者,应于术后 2~3 周内作宫腔镜检查,剥离子宫腔内粘连处。其他患者则于 4 个月后行宫腔镜检查,以了解子宫内解剖学状态。

(10) Ⅰ、Ⅱ型及内突壁间肌瘤需二期手术者,定期 B 超复查,择期手术。

9. 手术并发症的发现和处理 Loffer 报告 TCRM 术并发症的发生率为 0.5%,无经验者为 2.0%。

(1) 出血:切除Ⅰ、Ⅱ型或壁间内突肌瘤时,瘤床较深者,止血较困难,其中如有明确出血点时,可电凝止血,亦可调节灌流液压力,提高子宫内压进行止血。均不奏效时,则应考虑插入球囊导尿管,其注意事项如下。

1) 球囊内的液体注入量应少于切除标本量。

2) B 超扫查所见球囊大小应小于术前肌瘤的大小。

3) 如球囊导管压迫仍不能止血时,多因球囊内内注水量不足,应再多追加注水,或用丝线 8 字缝合子宫颈外口,以提高宫内压止血。向外牵拉球囊,可压迫颈管内的出血。于拔出球囊导管时一并拆除子宫颈外口的缝线。

(2) 子宫穿孔:电切子宫肌瘤的子宫穿孔常发生在与肌瘤毗邻的正常肌壁处,因子宫肌瘤的发展与牵拉,使该处肌壁伸展变薄,故应特别注意,必须用被动式操作架,视野不清时绝对不要操作通电。Hallez 等报道 61 例手术中子宫穿孔 1 例,立即发现,腹腔镜修补。Brook 等的 92 例中,有 1 例取出切割的肌瘤碎片时穿孔,以上均未延长住院日。Loffer 报道 1 例于取出宫内肌瘤组织碎片时子宫穿孔。Wamsteker 所做 108 例 TCRM 中,发生 1 例子宫穿孔,及时发现治愈。林氏所行 TCRM 1156 例中发生子宫穿孔 1 例,该例为卵圆钳钳挟肌瘤时,误挟和撕裂了子宫底部的肌肉,导致子宫穿孔。

(3) 体液超负荷与低钠血症:电切Ⅰ、Ⅱ型或壁间内突肌瘤时,均涉及血管丰富的较深层肌壁,较其他宫腔镜手术易引起体液超负荷与低钠血症,故应高度警惕。Loffer

报道 55 例中,2 例灌流液差值 1000ml 以上,发生一过性低钠血症,其中 1 例早期肺水肿。Wamsteker 报道 108 例 TCRM 中,发生 1 例体内潴留 4% 山梨醇 3.5L,发生早期肺水肿和低钠血症,麻醉师发现此例血氧饱和度下降及肺水肿,行子宫及双附件切除术。林氏所行 1676 例宫腔镜电切术中,发生了 1 例 TURP 综合征。

(4) 子宫内翻:林氏切除 800g 肌瘤的 1 例,术后发生子宫内翻,急行腹式全子宫切除术。

(5) 子宫瘘管:De Iaco 等报道 1 例宫腔镜切除壁间肌瘤,引起子宫瘘管,该妇女 38 岁因子宫肌瘤曾行子宫动脉栓塞术,术后 6 个月宫腔镜切除引起术后子宫瘘管。

(6) 子宫肌瘤恶变:手术结束时如留有少许肌瘤组织,发生子宫肉瘤的概率不变,故应随访。Hansen 报告宫腔镜子宫肌瘤切除术 1 例,镜下见子宫底部壁间肌瘤突向宫腔,外观似纤维瘤,宫内无其他病理所见。从子宫壁水平切下肿瘤,无手术并发症,患者当天出院。病理组织学检查提示间叶肿瘤细胞侵入肌层,无明显异型性和分裂象,无血管浸润,诊断为低度恶性间质细胞肉瘤。患者再次入院行全子宫切除术。低度恶性间质细胞肉瘤是罕见肿瘤,其症状和临床表现都类似于子宫纤维瘤。随着 TCRM 和 TCRP 的开展与广泛应用,应警惕此类肿瘤的存在,尤其是年轻妇女可患此肿瘤而又无可识别的特殊高危因素,仅凭宫腔镜检查和切除作鉴别诊断极为困难。1995 年 Marabini 曾报道一例宫腔镜手术意外地切除了子宫内膜间质肉瘤,1996 年 Flam 报道一例宫腔镜切除黏膜下肌瘤,病理结果为子宫内膜间质肉瘤。

Murakami 等指出为预防 TCRM 的并发症,应缩短手术时间和避免切割过深,采取的方法是合并应用汽化技术和强力缩宫素。

10. TCRM 术的经验与评估

(1) TCRM 的手术经过及结局

1) 林氏 1985~2000 年共切除黏膜下肌瘤 1137 例,手术时间 4~150 分钟,平均 31.6 分钟,1110 例测定了切除的肌瘤标本重量,为 0.5~800g,平均 27.4g。发生子宫穿孔 1 例,在腹腔镜下完全修复。术后黏膜下肌瘤的再发率:1985 至 1992 年为 16.7%(38/228),1993 至 1999 年为 8.7%(33/378)。长期追踪结果,26 例(2.6%)全子宫切除,6 例经腹剔除肌瘤,23 例(2.1%)行第二次 TCRM 术。术后 81 例妊娠,其中 3 例流产,9 例妊娠中,69 例足月产(61 例阴道产,8 例剖宫产)。另有 26 例因症行全子宫切除,其指征有:壁间肌瘤增大 10 例,子宫肉瘤 8 例,壁间肌瘤合并子宫内膜异位症或附件囊肿 5 例,无蒂黏膜下肌瘤合并月经过多 2 例,卵巢癌 1 例。

2) Vercellini 等 7 年行 TCRM 108 例,计有蒂黏膜下肌瘤 54 例,无蒂黏膜下肌瘤 30 例,内突壁间肌瘤 24 例;一次手术时有蒂黏膜下肌瘤平均手术时间(18±7)分钟,灌流液差值(204±276)ml,无蒂黏膜下肌瘤分别为(23±9)分钟和(278±269)ml,内突壁间肌瘤分别为(32±8)分钟和(335±272)ml。54 例有蒂黏膜下肌瘤作两次以上手术者 14 例(26%),30 例无蒂黏膜下肌瘤有 8 例(26%),24 例内突壁间肌瘤有 12 例(50%)。平均随访 41 个月,27 例肌瘤复发,3年累计复发率34%,月经过多复发20例,3年累计复发率为30%。有蒂黏膜下肌瘤3年累计妊娠率49%,无蒂黏膜下肌瘤为36%,内突壁间肌瘤为33%。认为 TCRM 控制月经满意,肌瘤复发不多,助孕效果亦有效,壁间肌瘤影响 TCRM 的手术时间和需手术的次数,术后无远期不良影响。

3) Loffer 复习绝经妇女 TCRM 术后所见,18 例绝经后出血,2 例超声异常但无症状,19 例行 TCRM,4 例同时行 TCRE,1 例活检。随访3例后来又作了妇科手术,其中1例再次行 TCRM 切除超声发现的无症状的残存肌瘤,1 例手术证实为肉瘤,1 例为宫颈癌。指出绝经期子宫肌瘤增加肉瘤的危险。

4) Yen 等报道5例多发到数不清 0.5~3cm 的弥漫黏膜下肌瘤合并月经量极多患者,宫腔镜下尽量切除挤进宫腔的瘤子,壁间的肌瘤留在原位。5 例共作了 10 次手术,其中1例因术后粘连行 TCRA,2 例肌瘤复发再次行 TCRM,1 例原计划分两期手术,用 GnRH-a 后再次行 TCRM。5 例子宫全部保留,月经正常。3 例有生育愿望者均成功妊娠。

5) 2007 年意大利 Bettocchi 提出应改变对患有小(<1.5cm)黏膜下肌瘤育龄妇女的"等待和观察"("wait-and-see")为"即查即治"("See-and-treat")。理由是:①内膜的表面和容积被肌瘤占据;②小肌瘤在生育年龄继续长大的可能性大,引起症状或并发症;③对正常或辅助妊娠有负面影响;④不在直视下活检不能可靠判断有关恶性问题;⑤宫腔镜下"即查即治"有效。

(2) TCRM 术的效果:Tulandi 指出 TCRM 是切除黏膜下肌瘤的最好方法,对患有症状性肌瘤而希望保留子宫、保留或改善其生育力的妇女来说,TCRM 术代替子宫切除术的优点有三:①住院时间短,费用少;②手术痛苦小,病率低;③如以后妊娠,有可能阴道分娩,但有 TCRM 术后妊娠子宫破裂者。Yaron 报道一例黏膜下肌瘤切除时子宫底穿孔,立即腹腔镜下缝合,后来怀孕 33 周时突然下腹痛,剖腹探查见子宫破裂伴部分胎盘突出于腹腔。

已出版的文献均肯定了 TCRM 术的有效性,短期随访的结果,无论单纯切除肌瘤,还是同时去除了子宫内膜,90% 以上的过量出血得到控制。术后肌瘤残留若无严重出血和(或)剧痛者,3 个月后随访,约 50% 消退或脱落,必要时"补切除"。TCRM 的远期随访中,单纯切除黏膜下肌瘤者 22.3% 出现异常子宫出血,16.1% 需进一步手术。相反地,切除黏膜下肌瘤同时去除子宫内膜者,22.5% 出现异常子宫出血,但仅 8.1% 需进一步手术。用 Nd-YAG 去除单一肌瘤,同时去除或不去子宫内膜,其月经过多和子宫出血的复发率为 2%~4%。而切除多发黏膜下肌瘤和内突壁间肌瘤者,复发率为 25%。对复发病例,如患者无生育要求,最确切的治疗方法,应考虑子宫切除。林氏资料术后肌瘤再发率为 16.7%。自 1993 年至 1998 年 4 月的 347 例,结果有 26 例(7.5%)复发了黏膜下肌瘤。远期追访结果:23 例(2.8%)作了子宫全切术,3 例壁式肌瘤核手术,16 例(2.0%)再次 TCRM。子宫全切的指征:肌层内肌瘤增大 10 例,子宫肌瘤 6 例,肌内肌瘤合并子宫内膜异位症或巧克力囊肿 4 例,无蒂性黏膜下肌瘤合并月经多 2 例,

卵巢癌 1 例。

1997 年 Romer 报告 70 例黏膜下肌瘤,其大部分位于肌壁间的宫腔镜手术情况,术前 2~3 个月注射 GnRH-a,同期 B 超或腹腔镜监护,由在此领域富有经验的医师进行手术,无术中和术后合并症,2 例大肌瘤作了第 2 次切除,术后随访 5~52 个月,全部患者月经恢复正常,无须切除子宫者,认为由有经验的医生施术,大部分位于宫壁内的黏膜下肌瘤的 TCRM 术并发症不增高。Hallez 回顾分析了 284 例 TCRM 术的术后情况,患者年龄 25~70 岁,肌瘤直径 1~6.5cm,唯一的并发症是 1 例子宫穿孔,立即修补。术后子宫的解剖学形态和功能良好者,术后 6 个月为 95.6%,术后 1 年保持 94.6%,到 2 年 89.7%,3 年 87.8%,4 年 83%,5 年 76.3%,6 年 73.2%,到 7 年以后,稳定在 67.6%。该资料提示 TCRM 不能改善原发不孕,但对继发不孕有利,他认为 TCRM 手术难度大,但安全,是值得采用的保守手术。2000 年 Romer 等报道 TCRM>3cm 和(或)肌壁间肌瘤或有继发贫血者,都适合术前应用 GnRH-a,应用的目的不仅是为了使子宫内膜薄化,也为了缩小肌瘤体积,减少肌瘤血管。未用 GnRH-a 的肌瘤切除失败率高,尤其是大的肌壁间肌瘤。Polena 等回顾分析 235 例 TCRM 术,评估的有效性及其与肌瘤类型和体积的关系,主要指征为 AUB 和不育,37% 同时 EA,32% 同时 TCRP,51% 为绝经妇女。术中并发症 2.6%,均不严重。随访率 84%,中位数 40 个月(18~66 个月)。84.4% 手术成功,失败病例中 4 例再次手术,3 例子宫切除,4 例仍 AUB。认为对有选择的病例,TCRM 是安全和高度有效,远期疗效满意,并发症很少。

Loffer 研究 TCRM 同时 TCRE 有助于改善出血症状,患者为子宫肌瘤合并月经过多 177 例,104 例仅作 TCRE。73 例同时 TCRE,同时切除子宫内膜者 95.9% 月经得到控制,未切除为 80.8%,P=0.003。子宫肌瘤完全切除者效果较好,P=0.039,同时去除内膜者更好,P=0.022。TCRE 也提高肌瘤未能切净的月经改善率,但差异不显著。日后子宫切除并未因 TCRE 或肌瘤完全切除而减少,原因是疼痛和痛经是常见的子宫切除指征。

11. TCRM 术后生育问题,各家报告不一,难以进行比较。March、Valle、Hallez 相继报道宫腔镜电切或激光切除黏膜下肌瘤术后的分娩率大于 50%。认为子宫肌瘤与不孕、不育的关系存在争议,IVF 文献提出只有在引起宫腔变形时需要手术,开腹、腹腔镜或宫腔镜术后妊娠率约 50%。鉴于一些患者 TCRM 后肌瘤会再发,Neuwirth 报道 26 例,术后 9 例需进一步手术,7 例作了子宫切除。因此指出以妊娠为目的的患者,应在术后 6~8 周内试行妊娠,因为肌瘤的再生长是不可预测的。Bernard 等报道切除 1 个黏膜下肌瘤的术后分娩率优于 2 个以上者(P=0.02),与黏膜下肌瘤的体积、位置无关,无壁间肌瘤者术后分娩率高,且手术至分娩的时间较有壁间肌瘤者明显缩短。Giatras 等回顾分析 41 例不孕妇女 TCRM 术后,25 例(60.9%)妊娠,20 例(48.7%)足月分娩。17 例分娩单胎,5 例分娩双胎,其中 3 例足月,2 例 33 周和 35 周,1 例 31 周分娩 3 胎。2 例分别于妊娠 6 周、8 周过期流产,1 例术后发展为 Asherman 综合征。认为对不育妇女,TCRM 是替代经腹剔除黏膜下肌瘤

和促进妊娠的有效方法。2008 年土耳其 Caliskan 等报道第 1 例肌瘤位于阴道中隔、双宫颈和子宫中隔的宫体上。患者 43 岁，原发不孕，月经过多。手术分两次进行，第一次行剖腹探查，粘连松解，肌瘤剔除和阴道中隔切除术。第二次作宫腔镜子宫完全中隔切除术。妊娠 26 周测得宫颈正常长短。

目前长期随访资料有限。Hallez 等报道 61 例无蒂黏膜下肌瘤切除术后 93% 月经恢复正常，其中 7 例继发痛经者，术后 6 例痛经消失，术后子宫造影 54 例，49 例正常，11 例不孕者，7 例怀孕，其中 2 例早期自然流产。Brooks 等报道 TCRM 和 TCRP 术 52 例，随访 3 个月以上，91% 恢复正常月经，15 例不孕妇女中，33% 怀孕至足月。Loffer 报告电切宫内新生物 53 例，43 例为有蒂或无蒂黏膜下肌瘤，10 例大内膜息肉，远期结果 45 例，随访 12 个月以上，93% 的过度出血得到控制，5 例（9%）子宫切除，2 例行第二次肌瘤切除，2 例开腹剔除肌瘤，12 例不孕中 7 例（58%）获活婴。Derman 总结了 94 例治疗 AUB（94%）和不孕症（16%）的经验，晚期术后问题占 24.5%，15.9% 再次手术，随访 9 年，83.9% 不需进一步手术，提示 TCRM 远期疗效随时间延长而减少，但仍有效，21 例以后妊娠，2 例自然流产。5 例人工流产，14 例足月产。林氏的 TCRM 病例中有 93 例不孕症，术后 44 例妊娠，妊娠率 47.3%，其中 3 例自然流产，41 例足月产，足月分娩率 44.1%，其中 9 例剖宫产，32 例自然分娩。在 Wamsteker 报告 49 例中，33 例月经过多，术后 30 例（91%）出血得到控制，16 例不孕为主要指征者中，9 例（56%）术后怀孕，8 例（50%）足月分娩。两组的症状改善随肌瘤埋入宫壁的深度增加而减少。为减少失败，术前必须用宫腔镜和（或）B 超确定肌瘤的大小、数目、位置和向肌层扩展的程度，以确定 TCRM 的可能性。埋藏在肌壁部分>50% 的肌瘤手术十分困难，可用汽化电极和 Nd-YAG 激光去除。

1999 年 Varasteh 等报道 36 例 TCRM 术的生殖预后，年龄<45 岁，>12 个月不孕，>18 个月的随访。结果肌瘤>2cm 的妊娠与活胎率明显高于≥3cm 者，认为 TCRM 术增进生育能力，虽然切除大的肌瘤会去除大面积子宫内膜，其对生育的好处大于危险。Fernande 报道 59 例 TCRM 术安全，有效，可有效地控制出血（62%），然而解决不孕的作用有限（术后 27% 妊娠），尤其是足月分娩率低（10%），患者平均年龄（36.6±4.6）岁，年龄偏大可能是不孕的因素。术后易于妊娠的因素有：肌瘤是唯一病灶（41.6%），肌瘤≥5cm。

12. TCRM 术后再次手术问题　Gravello 报道 196 例 TCRM 术中 61 例作过第 2 次切除，存留部分肌瘤在宫壁间，日后有子宫切除或再次宫腔镜切除肌瘤的可能。Dueholm 报道术后肌瘤残留，若无严重出血和（或）剧痛者 3 个月后随访，约 50% 消退或脱落，必要时"补切除"。Valle 观察了肌瘤埋入肌壁，切除不完全的病例，发现残存的肌瘤或发生坏死，或表面被覆子宫内膜，随访 12 个月，75%~93% 的患者过量出血得到控制，不需要进一步治疗，58% 曾经不育的患者分娩活婴。Fernandez 等报道 200 人次、286 例次 TCRM 术，因肌瘤大，35 例作过 3~5 次切除，并发症 12 例（5%），无死亡或进 ICU 者，术后 74% 症状改

善，预测失败的因素有：肌瘤体积>5cm，宫腔内肌瘤数目>3 个，宫腔长度>12cm，Ⅱ 型壁间肌瘤和融合的肌瘤等。Shokeir 随访 29 例连续有生育愿望，患黏膜下肌瘤的妇女行 TCRM 术后的生育情况，其中 14 例为原发不孕，15 例有不良产科史，25 例肌瘤在宫腔内，4 例为 Ⅰ 型。肌瘤均<5cm，平均 1.33cm。无手术并发症，术后大多数子宫腔解剖学结构恢复正常。术后 21 例有 30 次妊娠，13 人生育 16 个活婴，与术前比，活婴分娩率由 3.8% 提高到 63.2%，流产率由 61.6% 下降到 26.3%。可见 TCRM 对生育失败妇女可提高妊娠和活婴分娩率。做辅助生殖治疗前子宫肌瘤剔除对孕卵种植和妊娠的影响存有争议。2007 年意大利 Vimercati 等研究 51 例（97 个周期）有子宫肌瘤、63 例（127 个周期）过去做过肌瘤剔除和 106 例（215 个周期）无肌瘤患者作 IVF/ICSI 的临床预后。3 组间在妊娠和分娩活婴方面无差异。与其他各组相比，肌瘤>4cm 需要增加周期的次数，资料不支持任何位置的小、中等大小肌瘤在 IVF 前剔除。2005 年美国 Aziz 报道 1 例宫腔镜见 6mm 的黏膜下肌瘤，宫腔正常。IVF 后妊娠，妊娠早期胚胎发育障碍，于妊娠 23.4 周因严重 IUGR 终止妊娠。产后 6 周超声探及宫内有 1.7cm 肌瘤，宫腔镜切除。后来又 IVF 怀单卵双胎。

13. TCRM 术前应用 GnRH-a 对近远期预后的影响　Campo 等研究 80 例连续病例中 42 例（52.5%）未用药物，在增殖早期手术（A 组），38 例（47.5%）肌内注射 GnRH-a 3.75mg 两剂（B 组），随访 24 个月，了解 AUB、肌瘤复发和再次手术情况。A 组切除 48 个肌瘤［（1.1±0.53）个/人，平均直径（29.73±14.47）mm］，B 组切除 42 个肌瘤［（1.09±0.29）人，平均直径（29.73±14.47）mm］。手术时间用药的 B 组明显长于 A 组［（40±18.06）分钟∶（57.65±29.61）分钟，$P=0.002$］，住院时间无差异［A 组（1.05±0.22）天∶B 组（1.15±0.44 天）］，仅有 1 例子宫穿孔，每组各有 3 例富于细胞性肌瘤无异型。随访 A 组 36.3% 有 AUB，B 组 26.6%，A 组 3 例，B 组 2 例复发，无统计学差异。两组各有 1 例需二次手术。作者认为除非为了纠正贫血，GnRH-a 的应用似乎并不能改善 TCRM 的近远期预后。手术时间长可能是因为扩张宫颈困难，仍需进一步的研究来确定此假设。Tiufekchieva 等前瞻研究 TCRM 治疗 50 例黏膜下肌瘤患者，其中 10 例术前用诺雷德 2 个月，平均肌瘤直径缩小 19.16mm，此作用对 30mm 以上的肌瘤非常重要，减少 10mm 直径意味着明显减少需要切除的组织。治疗组平均手术时间减少了 17.08 分钟，90% 的手术均较容易。作者认为诺雷德不仅缩小了肌瘤的直径，同时也使子宫内膜萎缩，明显改善术时的宫腔状态，使得手术快速、容易，并发症减少。

（夏恩兰）

（四）宫腔镜子宫中隔切除术

子宫畸形人群发生率约 4.3%，不孕妇女中约 3.5%。反复流产妇女中约 13%，子宫中隔是最常见的畸形（35%），其次为双角子宫（25%）和弓形子宫（20%）。畸形子宫，尤其子宫中隔似乎其自身并非不孕因素，然而，它可延迟妊娠，主要是继发不孕。另外，畸形子宫的妊娠预后不良，甚至早到妊娠早期，未治疗的子宫畸形足月妊娠率仅

50%，且常有产科并发症。单角和双角子宫的足月妊娠率约45%，未治疗的单角和中隔子宫足月妊娠率约40%。弓形子宫的妊娠预后稍好，足月分娩率约65%。Braun等报道子宫畸形占生育和不孕妇女的10%，其中弓形子宫是最常见的畸形，占57.6%，其次是不全中隔18.2%，双角单宫颈10.6%，双角双宫颈3.0%，完全中隔6.1%，单角子宫3.0%，单角子宫双阴道1.5%。接受治疗的是那些有症状的患者，足月分娩仅约5%。宫腔镜手术可改变产科预后，使足月分娩率上升至75%左右，活婴率达85%。

子宫中隔是非常常见的子宫畸形，Zabak等回顾分析提示子宫中隔的生殖预后最差，早期流产率高，反复流产（≥3次）和过期流产（1601例中有79%）发生率增加，生殖失败和产科并发症增加。子宫中隔似乎并非不孕的因素，而在原因不明的继发不孕症中显著增高（40%）。如今宫腔镜手术已经替代了传统的开腹手术，宫腔镜子宫成形术改善了子宫中隔的产科预后，其优点为操作容易，病率低，避免了子宫切除的不良后果，例如附件粘连。TCRS术的适应证是有自然流产史两次以上，术后减少到15%。不孕妇女还需要腹腔镜诊断，以评估子宫中隔的类型与处理并存的盆腔病变。

子宫中隔使子宫腔的对称形态发生改变，并可能干扰正常生育功能，流产和早产的相对危险度5%~95%不等。以往对有习惯性流产者行干涉性外科治疗，在宫腔镜手术问世前，治疗有症状的子宫中隔手术方法为Jones或Tompkins的经腹子宫成形术。Jones经腹子宫成形术为楔形切除宫底及中隔部分，并进行子宫肌壁重建，这项技术使80%以上的妊娠能继续存活。Tompkins术式为在宫体中线上由前到后切开宫体，横向切除中隔组织，然后缝合，这种术式较Jones出血少，并可保留较正常的宫腔形态，亦不缩小子宫体积。这些手术方法均需要开腹和切开子宫，因此患者住院时间较长，术后恢复慢，而且必须避孕3~6个月，使子宫创面恢复，对那些术后妊娠并能维持至足月的患者往往需要剖宫产分娩以预防子宫破裂。尽管术后妊娠率可达82%，但仍有一些患者由于盆腔粘连，尤其是卵巢和输卵管的粘连，仍然不能妊娠，需要再次剖腹探查和切开子宫，术后可能发生粘连，再度不孕，因子宫切开，术后需再避孕3~6个月，甚至更长时间，足月妊娠需剖宫产。如今子宫中隔可用新的微创外科治疗，即宫腔镜子宫中隔切除术（transcervical resection of septa, TCRS），与开腹手术相比，TCRS术切除的中隔是较少血管的胚胎残留组织，术时无明显出血，术后病率低，易被患者接受，子宫腔上皮化过程仅需4~5周，使可妊娠的时间较开腹手术缩短。2007年法国Lourdel指出子宫中隔是最常见的子宫畸形，约占不孕妇女的1%，反复流产的3.3%。宫腔镜切除子宫中隔是金标准治疗。以下情况行TCRS是合理的：>35岁的不明原因不孕，任何辅助生殖技术无效，腹腔镜或宫腔镜评估不孕时发现子宫中隔，欲做ART和有不良产科史者。TCRS的并发症少见，应注意日后妊娠有可能子宫破裂。TCRS手术简单、术后并发症少，能改进生育预后，如今其用途已从习惯性流产和早产扩展到不育，尤其是想作试管婴儿者。

1. 胚胎发生学 输卵管和子宫均来源于副中肾管（米勒管），在胚胎发育早期，副中肾管尾端融合，下段形成阴道和子宫，上段形成输卵管。此过程发生在胚胎发育的第4~6周，12~14周完成。当体内不存在来自睾丸的米勒管抑制因子（Müllerian inhibiting factor, MIF）时，副中肾管正常发育，在胚胎发育19~20周子宫中隔完全吸收，若未吸收或未完全吸收则形成不全中隔或完全中隔。副中肾管的融合、腔化或吸收受阻造成子宫的解剖学异常，其程度取决于受阻的时间。因子宫的融合并未受阻，子宫外观是一个，但需与双角子宫相鉴别，后者融合有缺陷，外观有分离现象。将子宫体分开的中隔有不同的长度和宽度，有的中隔薄，有的厚，而使宫腔窄小。有的中隔仅分开子宫腔的一部分，有的延伸至宫体全长，甚至宫颈全长。20%~25%的患者合并有阴道中隔，偶尔双角子宫也有子宫中隔。

2. 手术适应证 大多数子宫中隔妇女能正常生育，仅20%~25%妊娠失败，常在妊娠早期末或中期之初先有出血，继而胚胎死亡。子宫中隔与不育的关系存在争议，普查发现此型子宫异常并不引起不孕。然而，在这类畸形的治疗已经进步的今天，需辅助生殖技术的原发不孕症或难以治疗的不育症应考虑为子宫中隔切除的适应证。Zabak的指征为有≥2次流产史及原因不明的不育症及欲作辅助生殖者。

3. 术前准备和麻醉

（1）术前评估：子宫中隔的诊断方法较多，包括HSG、超声、宫腔镜及MRI等。Kupesic等报道子宫中隔诊断敏感性：HSG 100%、TVCD 99.3%、TVS 95%。而Sheth等报道HSG诊断为双角子宫的36例患者中，经腹腔镜和宫腔镜联合检查后发现34例为中隔子宫，HSG诊断误差较大，认为可能与放射科医师的经验有关。MRI也是诊断子宫中隔的较好方法，准确性在95%~100%。在进行TCRS之前，应该进行妊娠失败其他因素的评估，包括夫妇双方的染色体检查，黄体中期血清孕激素水平，黄体晚期子宫内膜活检评价成熟度，检测血TSH评价亚临床甲状腺功能减退，查部分凝血酶原时间（PTT）、抗心磷脂抗体（ACA）和抗核抗体（ANA），检测自体和异体免疫情况，人组织相容性抗原（HLA）的检测仅选择性用于有多次早期流产史而无其他原因的患者，作子宫内膜活检排除慢性子宫内膜炎。由于副中肾管与中肾管在胚胎时期的密切关系，发生子宫畸形时，应排除肾脏畸形。泌尿系畸形不常与子宫中隔同时存在，曾报道子宫畸形有双肾盏，肾下垂和其他类似畸形，因此，对这些患者应作静脉肾盂造影评估。

（2）手术必须在月经净后近期进行，以免窄小宫腔被覆较厚内膜，视野不清，操作困难。

（3）手术前晚插一个宫颈扩张棒，完全中隔宫颈棒插入任何一个宫腔均可，以达到软化宫颈的目的。

（4）腹腔镜监护者全身麻醉，B超监护者硬膜外麻醉。

4. 手术步骤

（1）宫腔镜下剪刀机械切除术：用外鞘7~8mm的手术宫腔镜，灌流液可含电解质，不过仍需连续灌流装置监测出入液量，以预防体液超负荷的发生。宫腔镜剪刀可分为软剪、半硬剪、硬剪；软剪不易操作，半硬剪最为常用，可对组织直接分离，即在一个有良好全景的视野条件下，可对须分离处进行选择性地分离并随意退回。这种半硬剪刀在宫腔镜手术时不需太多力量和技巧，但必须保持锐利和坚固。钩式剪刀在切除中隔时最为实用，特别对基底宽大的中隔，需对残留中隔组织进行小的、浅表的切割而避免深部肌层穿孔。硬剪可用于分离纤维性和宽大的中隔，使用这种剪刀时，需良好的全景式视野。由于这种剪刀尖端锐利，朝向子宫壁用力时易造成子宫穿孔，因而使用时要特别小心。

应用宫腔镜剪刀分离子宫中隔的技术，包括准确地在中隔的中线、纤维化无血管处剪切。子宫肌层血管由子宫前后壁进入中隔组织，初学者施术应避开子宫前后壁，以避免不必要的出血。切割应从一侧开始，逐渐向对侧剪切，每次剪切下一小块中隔组织，一旦看到子宫输卵管开口，切割应变浅，并应仔细观察来自子宫肌层的小血管，避免穿透子宫肌层。中隔切除后，在器械退出之前，应在宫腔镜下观察宫底部，降低宫内压力来观察有无明显出血。如有动脉出血，可进行选择性的电凝止血。

剪刀分离子宫中隔手术有以下优点：①操作简单，速度快，适用于各种子宫中隔。②剪刀很容易放置到子宫中隔的凹陷处。③由于不使用电源，灌流液可选用含电解质的液体，发生体液超负荷的危险性减少。缺点为中隔的肌肉组织并未切除掉，术后可能发生粘连，又形成后天的中隔。

（2）宫腔电切镜切除子宫中隔术（TCRS）：用外鞘8~9mm的连续灌流宫腔电切镜，针状或环形电极切除子宫中隔的优点为由于有电凝作用，可减少出血，并且有连续灌流系统冲洗宫腔，使视野清晰，操作简单。不利之处为单极电凝可凝固邻近正常的内膜组织。具体手术步骤如下

1）子宫畸形的诊断有赖于子宫底的形态，故最好同时进行腹腔镜诊断。

2）先观察子宫中隔和宫腔的大小与形态特征，包括区分完全中隔和不完全中隔，中隔尖端的宽度，中隔尖端至子宫底的长度（上下径），子宫前壁至子宫后壁的中隔长度（前后径），两个宫腔的大小及是否对称等。

3）用B超监护时，以环形电极抵住中隔的尖端，通过B超扫描，测量中隔间断至基底的长度。

4）采用外鞘8~9mm的连续灌流宫腔电切镜，用针状电极切割中隔，或用针状电极划开中隔，并用针状电极不断修整子宫底之中隔基底完全划开。子宫底前后壁有多余组织时，用环形电极切除，两侧宫腔打开，形成一个对称的宫腔。

5）矫治弓形子宫的宫底，需用针状电极划开并修整内突的子宫底，直达宫角部，形成平坦的子宫底。

6）切割时应注意电极的方向及穿透深度，左右对等进行切割，每侧一刀，轮流进行。注意观察宫腔的对称性，避免一侧切割过深，导致子宫变形。

7）切割至中隔基底部时，必须注意勿切割过深伤及子宫底，否则极易子宫穿孔。

8）术终宫腔内放置IUD，两个月后取出。

宫腔电切镜切除子宫中隔的优点为：①手术用混合电流，兼有电切和电凝作用，故出血很少。②如术者技术娴熟，可将中隔组织自子宫前后壁完全切除，包括宽大的中隔，术后不易发生子宫前后壁的粘连。缺点为操作难度较

大，不易掌握。

（3）宫腔镜激光切除子宫中隔术：子宫中隔可通过Nd-YAG激光、氩气或KTP-532激光进行分离。激光不能传导，故灌流液可使用含电解质的液体，如生理盐水、5%葡萄糖生理盐水和乳酸林格液等，可获得清晰的视野。激光分离子宫中隔应自中隔的基底部中线开始，从一侧开始向另一侧移动，注意要连续移动光导纤维，以免发生子宫穿孔。Cho和Baggish认为激光手术尤其适合子宫中隔宽而厚者。

宫腔镜激光分离子宫中隔的优点如下：①由于激光的凝固作用，避免出血。②激光切割操作容易，比宫腔电切镜易于掌握。③能量不传导，可使用含电解质的灌流液。缺点有：①价格昂贵。②由光导纤维散射回的激光可损伤术者的视网膜，故需戴特殊的防护镜。③散射的激光可影响中隔周围正常的子宫内膜，导致邻近内膜的损伤处上皮化缓慢。④手术时间较长。

5. 术中复杂情况及处理　宽大中隔影响宫腔电切镜操作，使切除中隔发生困难，可改用剪刀行机械性分离切开或激光光纤切开。完全性子宫中隔只需切除宫体部分的中隔，术时可在一侧宫腔内放置一根10mm的Hegar扩宫器，由对侧宫腔的内口上方向Hegar扩宫器切通中隔，然后取出扩宫器继续手术。Romer报道用球囊放入第二个宫腔，取得良好效果。Rock等报道1985~1998年宫腔镜手术治疗完全子宫中隔21例，均保留宫颈中隔，术后尝试妊娠的15例中14例分娩活婴，术后病率低。

6. 术中及术后监护与处理　由于子宫中隔与子宫底部并无界限，子宫两角较深，子宫底的浆膜面可能有凹陷等因素，TCRS术容易发生宫底部穿孔。因此，术中最好用腹腔镜和（或）B超监护。

（1）B超监护：于手术开始前先测量中隔的长度、中隔末端与基底的宽度及宫底厚度。在B超监护下，先放好电切环位置，设计好切割方向，B超确认无误后通电切除中隔组织，B超经常作横切扫描，观察切除基底组织的强回声光带是否居中，中隔完全切除后，两个宫腔打通，形成一个宫腔，保留宫底厚度在0.7~1.1cm之间，提示术者停止切割。Coccia等前瞻研究超声监护TCRS和TCRM 81例，与45例腹腔镜监护比较，结果未因超声不能像腹腔镜那样看清盆腔结构而发生并发症，无须中转腹腔镜监护者。超声监护TCRS可使中隔切除范围较大，残留子宫中隔小或无，该组无1例需再次切割，而腹腔镜监护组有4例因手术不够彻底需二次手术。

（2）腹腔镜监护：先作腹腔镜检查，观察子宫外形，与双角子宫相鉴别。中隔子宫的宫底较宽，切割子宫中隔时进行腹腔镜监护，以提醒宫腔镜术者可能发生穿孔。切割接近子宫底时，腹腔镜放置适当位置并调暗光线，或将腹腔镜贴在子宫底部的浆膜上，取下光源，腹腔镜术者观察子宫肌壁宫腔镜透光度，宫腔镜电极接触的子宫壁越薄，腹腔镜术者在腹腔镜下观察的光亮越清晰，如可看到宫腔镜的光亮，说明宫底已薄，提示即将发生子宫穿孔，告诫术者应终止手术。

因患者皆为不孕或不育而施术，故应加强使用预防性

抗生素,预防宫腔或输卵管感染。术前半小时给予头孢噻肟钠(cefotamine)1克静脉推注,术后口服头孢类抗生素3~4天。

术后是否使用大剂量天然雌激素和放置IUD皆有争议。多数有经验的术者不放IUD。雌激素可加速切除中隔后裸露区的上皮化,故术后服用大剂量雌激素,如倍美力(premarin)1.25~2.5mg/次,一日两次,共30~40天为一周期,每周期最后10天加服孕激素醋酸甲孕酮(安宫黄体酮)10mg/d,共行两个人工周期。应用预防性及治疗性抗生素至关重要。术后4周作宫腔镜检查二探,术后8周行宫腔镜检查及HSG评估宫腔的对称性。若效果良好,该患者可尝试妊娠。HSG可观察到宫腔的轴线,是评价手术效果的良好方法,偶见造影显示子宫底部有残留中隔,只要<1cm并无临床意义,可不处理。

7. 手术并发症的发现与处理 TCRS术已经成为治疗子宫中隔的一种可供选择的方法,但在宫腔镜手术中,子宫穿孔的发生率高,Roge等资料102例TCRS术中6例(5.8%)子宫穿孔。Chen等报告8例TCRS术,于术前及术后作HSG,术后发现2例HSG示宫腔有粘连,3例宫内瘢痕无变化或恶化。术后宫腔镜复查发现中隔未完全切除者,可再次手术。Fedele等报道17例TCRS术后残留0.5~1cm中隔组织,与50例无残留或残留<0.5cm者进行比较,TCRS术用剪刀法或电切法,术后1个月B超检查,残留中隔>1cm者二次手术,术后18个月残留中隔者44.5%妊娠,无残留者52.7%妊娠,两组无差异。术后18个月分娩率各为27.5%和36%,两组无差异,提示B超确定中隔残留0.5~1cm的生殖预后与完全或近完全切除者无区别。

Propst等报道925例手术宫腔镜并发症的发生率为2.7%,有子宫穿孔,灌流液过量吸收(≥1L),低钠血症,出血(≥500ml),肠管或膀胱损伤,宫颈扩张困难和与手术有关的住院延长等。宫腔镜子宫肌瘤切除和中隔切除的OR最高(7.4),以灌流液过量吸收最常见,息肉和内膜切除的OR最低(0.1)。

8. TCRS术的经验与评估

(1) TCRS的治疗效果:宫腔镜电切术治疗有症状子宫中隔的效果等于或优于传统的开腹子宫成形术,首都医科大学附属复兴医院刘氏回顾分析1992年4月至2001年9月107例子宫中隔患者联合腹腔镜和(或)B超行宫腔镜子宫中隔切开术(TCRS)的效果。全部患者均在B超监护下行TCRS,宫腔镜手术平均时间(21.23±7.42)分钟,无并发症发生。随访97例患者,随访率90.65%,术后5个月至10年,流产率由术前的93.10%下降至术后的29.09%;分娩率由术前的3.45%上升至术后的52.73%,差异显著。认为TCRS患者不经历开腹术和子宫切开术,减少了盆腔粘连和相应的疼痛,无体力活动受限,联合腹腔镜和(或)B超行TCRS是目前治疗子宫中隔的最佳选择;手术可显著地改善妊娠结局。Fedele等的经验TCRS术后4周即可妊娠,且并不需要行选择性剖宫产。TCRS术后妊娠有子宫破裂的危险,Creainin和Chen报告1例TCRS术时宫底穿孔,术后双胎妊娠,剖宫产时见宫底部有7cm的缺损。Howe报告1例29岁妇女,TCRS时有小的宫底穿孔,妊娠33周子宫破裂,新生儿死亡,母亲罹患病率。Gabriele等报道1例在复杂的TCRS术后妊娠,用前列腺素E$_2$(PGE$_2$)引产子宫破裂,急诊剖宫产。2年后B超检查见在相当原剖宫产子宫撕裂处有子宫肌壁病损。认为复杂的TCRS术后妊娠不宜用PGE$_2$引产,超声能探查子宫壁的病变。Sentilhes等复习英文、德文和法文有关宫腔镜手术后子宫破裂的文献,共有14例报道,其中12例为TCRS术,其中8例术中曾子宫穿孔,9例为电切。TCRS与术后妊娠的间隔为1个月~5年,平均16个月。6例HSG随访,5例正常。2例妊娠期连续超声扫描探测子宫破裂先兆未成功。TCRS是日后妊娠子宫破裂的高危因素。术中子宫穿孔和(或)使用电手术增加妊娠子宫破裂的危险,但不是独立危险因素。

(2) 不同手术方法及其预后:近年在欧美,宫腔镜下剪刀切除子宫中隔已积累了很多经验,应用激光切除中隔的术后生育效果与剪刀切除效果相似。曾有研究报道,与剪刀和激光切除法相比,应用宫腔电切镜切除子宫中隔,术后妊娠率下降30%,原因是无法切除全部中隔,特别对于比较宽大的中隔,治疗受限与电切环的类型有关,尤其是90°电切环。新型的水平或前倾式电切环较适合切割这些部位,术后效果与剪刀和激光切除相似。器械的选择部分取决于手术者的熟练程度和处理各种情况的经验。西方医生多数喜欢宫腔镜剪刀切除法治疗子宫中隔。法国Ohl报道他在7年中治疗的97例经验,随访结果,术后早产率由过去的13%下降到现在的9.4%,过期流产由过去的78%减少到现在的24.5%,足月分娩率由过去的5.7%急剧提高到现在的62.3%。Cararach等报道切除有症状的子宫中隔81例,17例用剪刀法,53例用电切镜法,术前指征为不孕、反复流产、AUB和不能控制的痛经等,73%术后妊娠,两组自然流产、妊娠足月数和手术至妊娠的间隔时间等均相同,剪刀组有3例子宫穿孔,电切组有1例肺水肿,认为虽然各种方法有各自的优点,剪刀组妊娠率高些,但术者的经验是最重要的因素。Vercellini等行TCRS术23例,12例作电切镜法(1组),11例作剪刀法(2组),1组与2组相比,手术时间分别为(22±6)分钟及(17±5)分钟(P=0.006),灌流液用量分别为(890±153)ml及(671±170)ml(P=0.003);1组1例完全中隔手术时子宫穿孔,保守治愈。2个月后超声和宫腔镜检查,1组有4例宫底残留痕≥1cm,均再次手术,2组有2例,可见两种方法效果相同。Assaf认为TCRS术的关键问题是医生的技术和术中的照顾,精湛和小心的手术术后妊娠率很高。为术后不致发生宫颈功能不全,完全子宫中隔手术一般不切除宫颈管的中隔。但2006年Parsanezhad等研究28例有复发流产史或不孕的完全子宫中隔患者,TCRS时切除宫颈中隔是否与术中出血、宫颈功能不全和继发不孕有关。随机分为两组,A组TCRS切除宫颈中隔,B组TCRS保留宫颈中隔。结果手术时间A组为(36.40±10.67)分钟,B组为73±14.40。膨宫介质差值A组为456.66±165.68ml,B组为(673.84±220.36)ml。B组有2例肺水肿和3例多量出血(>150ml),剖宫产率也高。两组间生殖预后无差异。可见,完全子宫中隔TCRS时切除宫颈中隔安全,容易,值得推荐。Hollett-Caines等报道26例复发性流产或不孕的子宫中隔患者,

23%用宫腔镜双极电针分割,77%用宫腔镜电切刀切除,19例有复发流产史者术后妊娠率95%,活产率72%。7例有不孕史者,术后妊娠率43%,活产率29%。认为无论单极、双极宫腔镜子宫中隔整形均安全,有效,明显改善活产率。用针状电极行子宫腔切开术(transcervical uterine incision,TCUI)可治疗导致宫腔狭窄和不孕的子宫畸形。Katz等报告8例27~43岁的不育妇女,HSG和宫腔镜诊断T形子宫,曾有过10次自然流产和1次异位妊娠,宫腔镜切开子宫侧壁,直至形成正常宫腔,8例均无手术并发症,术后宫腔均正常。术后3例患者有4次足月妊娠,1例异位妊娠,无流产。作者指出TCUI术可纠正T形子宫,改善其生育能力。Serafini等为2例大子宫中隔作TCRS术,第1例在采卵的同时手术,第2例在早期妊娠自然流产刮宫的同时手术,两例手术后结果均良好,妊娠成功。第1例化验提示雌激素水平高,第2例有早期流产史,均可能增加TCRS术中出血和术后并发症,周密的计划和娴熟的操作仍可获得成功。

(3)子宫中隔伴有宫腔疾患的治疗问题:手术时先治疗宫腔疾患,然后再进行子宫中隔切除,这样可以获得一个更良好的宫腔对称视觉效果。有时也可以先行切除子宫中隔以形成单一宫腔,然后再切除宫腔内病变。2008年Caliskan等报道第1例肌瘤位于阴道中隔、双宫颈和子宫中隔的宫体上。患者43岁,原发不孕,月经过多。手术分两次进行,第一次行剖腹探查,粘连松解、肌瘤剔除和阴道中隔切除术。第二次作宫腔镜子宫完全中隔切除术。妊娠26周测得宫颈正常长短。TCRS应同时注意阴道有无畸形,2007年美国Ziebarth等报道2例延迟诊断的部分阻塞米勒管畸形。第1例30岁,起初有不规则阴道流血,痛经、性交困难,体检发现阴道前壁包块,近宫颈处有瘘管,窥器挤压流出血和黏液。第2例为40岁未产妇,求治不孕和性交困难,曾经做过开腹子宫融合术,体检发现邻近宫颈的阴道顶膨胀。经TVS、瘘管造影和HSG,诊断阴道斜隔。

(4)TCRS的术前药物预处理:Romer报道术前用GnRHa与未用者比较,手术时间、灌流液差值、并发症、术后解剖学结局(残留中隔)和妊娠率均无差异。故认为一般不需要GnRHa预处理,手术必须在周期的增生期进行。

(5)术中监护:腹腔镜是手术治疗有症状子宫中隔的良好监护手段,精确评估子宫底的轮廓,明确子宫畸形的诊断,并可检查输卵管及腹膜病变。B超也可用于监护,测量隔板的长度、高度、尖端和基底的宽度,术终进行宫底成型试验。由于术者在切割中隔过程中子宫不断移动,将B超的扫查探头放于宫腔镜或电切镜同一平面,并于术中连续追踪手术镜比较困难,找到适合观察子宫壁和子宫中隔的平面也不容易,但在腹腔镜禁忌或不宜采用时,术中B超监护可加强TCRS术的安全性。超声监护还可发现卵巢明显增大或卵巢囊肿,但与腹腔镜比较,它不具备同时检查盆腔结构和处理盆腔病变的优点。

9. TCRS的术后处理 Milad和Valle研究TCRS术后高剂量雌激素治疗能否加速子宫内膜修复。10例TCRS随机分为治疗组和对照组,每组各5例,术前均未作药物预处理,手术均于子宫内膜增生期进行。治疗组术后接受雌激

素5.0mg/d,共30天,对照组不用药。术后每周超声检查,第3周评估子宫内膜情况,5例治疗组中2例术后1周内即修复,说明TCRS术后雌激素治疗可加速子宫内膜生长,但不是重要的处理。术后宫腔内放置IUD的作用不明。术后2~3个月行宫腔二探,<1cm的残隔无临床意义。

10. 预防性TCRS Grimbizis等认为TCRS术可用以治疗有症状的患者,同时也可对无症状作为预防性手术,以改善成功妊娠的机会。完全子宫中隔、双宫颈、阴道中隔罕见,诊断困难。Patton等报道16例,其中9例主诉复发流产,7例未产妇性交困难,联合HSG、超声和(或)磁共振正确识别了16例中的15例。11例用宫腔镜,5例经腹矫形。术前流产率81%,术后12例妊娠17次。14例(82%)娩活婴或进入晚期妊娠,早期流产率18%。9例宫腔镜手术活产率75%(9/12)。5例改良Tompkins法均娩活婴或进入晚期妊娠。Heinonen回顾分析与原发不孕无关,不手术亦可成功妊娠。

(夏恩兰)

(五)宫腔镜宫腔粘连分离术

1894年,Heinrich Fristch首次报道了宫腔粘连。1948年,Asherman首次系统详细描述了29例流产后或产后刮宫所致的病例,并提出"损伤性闭经(traumatioalalnenorrhea)"的病名,以后创伤性宫腔粘连或Asherman综合征的命名被广泛接受。

1. 宫腔粘连的病理学变化 组织学上,宫腔粘连是子宫内膜纤维化,子宫内膜间质被纤维组织取代;腺体被无分泌功能的柱状上皮细胞覆盖。子宫内膜功能层和基底层的区别是:功能层是否被单层上皮细胞取代,其不受激素影响且在宫腔形成纤维化粘连。其他情况如钙化、上皮或异物形成的肉芽肿、铁色素的沉积、黑褐色碳物质、金属残环和坏死的肉芽肿的炎症反应。

临床病理上根据宫腔粘连的病理部位分为

(1)完全粘连或宫腔封闭的宫腔纤维化。

(2)宫颈粘连(继发性的闭锁性闭经)。

(3)宫腔粘连

1)中央性粘连,但无宫腔封闭;

2)部分宫腔封闭,宫腔缩窄;

3)整个宫腔封闭;

4)宫腔和宫颈完全性封闭。

2. 宫腔粘连的病因学

(1)创伤;

(2)人流、各类子宫手术、子宫动脉栓塞或者子宫血管阻断术后感染;

(3)子宫内膜的缺失。

妊娠期子宫的损失占90%,如不全流产、产后出血、人工流产、稽留流产、胎盘残留、剖宫产、妊娠滋养细胞疾病;其他均为非妊娠期子宫损伤:单角或双角子宫、畸形、肌瘤切除、诊断性刮宫、节育器侵入、放疗;炎症:子宫内膜结核、血吸虫病、子宫内膜炎;基因倾向:某些患者轻度D&C术后或无原因出现重度宫腔粘连。

任何造成子宫内膜基底层损伤和脱落,使肌层裸露的创伤均可导致子宫壁相互粘着形成子宫腔粘连,包括创伤

性和感染性。前者如人工流产和药物流产后刮宫,中期引产和产后刮宫;非妊娠子宫诊断性刮宫;子宫肌瘤剥除术;黏膜下肌瘤摘除术;宫腔镜下子宫内膜切除术等。后者如子宫内膜结核以及取环后宫腔感染。在我国以人工流产术为最常见原因,因人工流产或自然流产后清宫术者占2/3,可能因为人工流产或自然流产绝对数量大,且在一个人身上可重复多次。资料报道,妊娠损伤引起的占91%,其中人流占66.7%,清宫术占21.5%,剖宫产占2%,葡萄胎占0.6%。本文研究结果与该结果相符。除创伤和感染外,另有Asherman提出的神经反射学说,解释刮宫时内口反射性痉挛,使无完整上皮的裸露部分有易于粘连的倾向;Lishuk等用纤维细胞增生活跃学说解释子宫内膜修复障碍与IUA的形成;Battraln提出产后大出血导致垂体功能受损与低雌激素水平,促进IUA形成的加重;另有个体差异、体质因素解释一次宫腔手术后发生IUA而多次宫腔手术的并不发生类似的现象。

3. 宫腔粘连的发生率 宫腔粘连在产后刮宫的患者中占9.0%~30.0%;在流产后清宫的患者中占7.7%~30.2%;在不孕症患者中占4.8%~22.0%;在继发闭经的患者中占1.7%~5.1%。不同的流行病学研究报道不一。

4. 宫腔粘连的症状 主要临床表现为无症状、周期性下腹痛、继发不孕与反复流产、闭经、痛经、月经量少、月经稀发、早产。

5. 宫腔粘连诊断 在宫腔镜问世之前,宫腔粘连的诊断依靠病史、体格检查、实验室资料和子宫输卵管碘油造影(hysterosalpingography,HSG)。目前诊断性宫腔镜是宫腔粘连诊断的金标准。

宫腔粘连患者的月经情况与粘连程度并不完全呈正相关。在宫腔镜问世之前,宫腔粘连的诊断依靠病史、体检、实验室资料和HSG。前三者对刮宫后闭经、经量减少者会高度怀疑,但不能确诊,且无疑要漏诊月经改变不明显者。B超在宫腔粘连诊断中不具特征性。HSG对可疑宫腔粘连是一种有效的诊断方法,它能判断宫腔封闭程度,但不能提示粘连的坚韧度和类型,因其定位在一个平面上,对轻微粘连易忽略,而对中央型粘连又常误诊为鞍状子宫,也有将一侧宫角封闭的粘连误诊为单角子宫。而应用宫腔镜可直视下观察宫腔形态,不仅可明确诊断,还可了解粘连的范围及性质。在检查的同时定位取内膜活检,可发现特殊病变,因此宫腔镜是目前诊断宫腔粘连的最佳方法,也是终末诊断方法。因此建议不孕、月经减少、闭经患者应行宫腔镜检查,同时建议宫腔镜检查时B超监护,尤其对粘连程度重者,在B超引导下检查,以防形成假道或发生子宫穿孔。建议宫腔镜检查同时取内膜活检。

6. 宫腔粘连的分类

(1)根据部位:单纯性宫颈粘连;宫颈和宫腔粘连;单纯性宫腔粘连。

(2)根据粘连位置:中央型;周围型;混合型。

(3)根据粘连范围:轻度<1/4宫腔;中度<1/2或>1/4宫腔;重度>1/2宫腔。

(4)根据组织学分类:内膜性;肌性;结缔组织性。

(5)宫腔粘连内镜学分型标准参照《妇科内镜学》。

轻度:累及宫腔小于1/4,粘连菲薄或纤细,输卵管开口和宫腔上端病变很轻或清晰可见;

中度:累及宫腔1/4~3/4,仅粘连形成,无宫壁粘着,输卵管开口和宫腔上端部分闭锁;

重度:累及宫腔大于3/4,宫壁粘着或粘连带肥厚,输卵管开口和宫腔上端闭锁。

(6)欧洲妇科内镜协会的分类:

Ⅰ度:宫腔内多处有纤维膜样粘连带,两侧宫角及输卵管开口正常。

Ⅱ度:子宫前后壁间有致密的纤维素粘连,两侧宫角及输卵管开口可见。

Ⅲ度:纤维索状粘连致部分宫腔及一侧宫角闭锁。

Ⅳ度:纤维索状粘连致部分宫腔及两侧宫角闭锁。

Ⅴa度:粘连带瘢痕化致宫腔极度变形及狭窄。

Ⅴb度:粘连带瘢痕化致宫腔完全消失。

7. 宫腔粘连的治疗及手术并发症

治疗:宫腔粘连是非威胁生命的疾病,尤其要治疗合并不孕的患者;预防IUA;恢复宫腔的大小和形态;阻止粘连复发,促进损伤内膜的重建和修复,恢复正常的生殖功能。

宫腔镜下粘连分解术:

(1)机械性宫腔镜手术:可通过使用宫腔探针、细的宫颈扩条、钝性或锐性分离铲进行分离,或用微型剪剪开粘连,患者取膀胱截石位,常规消毒、铺巾、适量充盈膀胱。

(2)能源器械性宫腔镜手术:宫腔电切镜使用针状电极,可以精确定位分离粘连,单极电刀切割速度快,同时电凝止血,对于复杂、严重致密的肌性、瘢痕性粘连,特别是宫底、两侧壁粘连致宫腔明显狭小者尤为适用;双极电刀切割粘连是二代宫腔镜电切术,生理盐水宫腔灌流,更安全、有效。

物理屏障:球囊、节育器、透明质酸;

营养子宫内膜:激素序贯治疗或结合雌激素及中药治疗;

抗感染:抗生素和止痛药;

术前软化和扩张宫颈,术中超声监护。

并发症:麻醉相关的并发症、术中操作相关的并发症;宫腔镜相关并发症:TURP、穿孔、出血、休克甚至死亡、异位妊娠、异常胎盘形成、自发流产、早产、胎儿宫内生长受限、子宫破裂宫腔粘连分解术后妊娠都属于高危妊娠、物理屏障治疗副反应、雌激素副作用。

8. 宫腔粘连的预后评估 365例微型剪或活检钳分离粘连1~4次,83.76%月经正常或接近正常;186例有生育要求,停止避孕后随访12个月,156例(83.87%)宫内妊娠、11例早期流产、145例足月分娩,其中3例胎盘残留,1例胎盘植入。

宫腔粘连的治疗效果和生殖预后与粘连的类型、范围及子宫内膜损伤程度密切相关。子宫内膜损伤程度又与前次宫腔手术的性质、手术操作的次数和时间长短直接相关。轻、中度粘连术后效果理想,重度粘连在技术和方法方面难度大,术后疗效较差。IUA术后疗效与手术方式选择也有一定关系,特别是重度IUA,子宫内膜已受到重创,恢复子宫内膜生理功能比较困难,为避免电辐射对子宫内膜损伤,有学者不主张宫腔镜电切术,宜采用机械性手术器械操作。轻中度粘连的患者术后1/3复发,重度粘连2/3复发,术后部分患者需要2~3次的重新探查评估,治疗成功的关键在于患者差异和治疗方案。

轻中度粘连因子宫内膜破坏少,可于术后3个月后妊娠。重度以上粘连,因子宫内膜破坏广泛,建议术后避孕半年以上再考虑妊娠,过早妊娠可造成胚胎发育异常或胎盘发育异常,若妊娠失败处理困难,且可加重粘连。有时虽妊娠至足月,易发生胎盘粘连、植入,导致产后大出血甚至需切除子宫。因此IUA分离以及电切后的妊娠均视为高危妊娠,应给予严密监护。

9. 宫腔粘连的预防 宫腔镜手术预防:避免损伤宫颈管;TCRA术后行宫腔镜二探;宫腔镜术后宫内置节育器或宫内应用防粘连药物;术后内分泌和中药治疗。

术后宫腔再粘连是影响术后疗效的主要因素,也是临床治疗的棘手问题。传统方法是在宫腔镜术中放置宫内节育器,术后给予大剂量雌—孕激素人工周期,有助于内膜修复和增生,预防宫腔再粘连;同时给予抗生素抗感染,定期复查肝功能。有报道认为此方法对重度IUA疗效不足50%,可能与IUD面积有限,不能完全分离子宫前后壁,宫角始终处于闭合状态有关。另外,术后口服雌—孕激素的剂量,无统一标准,也成为临床医生面临的问题。目前最新的预防粘连方法,是采用术后宫腔持续放置球囊导尿管1周。夏良斌等报道采用术后宫腔持续放置球囊导尿管治疗重度312例,术后月经恢复正常65.1%,宫腔形态恢复正常54.8%,基本正常38.8%,术后妊娠率45.3%,无手术并发症。李霞等报道采用该方法治疗重度粘连,疗效确切。他们认为充水球囊在宫腔内起屏障作用,有效分离子宫前后、上下、左右侧壁,同时起到支架作用,使子宫内膜沿球囊表面修复、增殖,导尿管则可充分引流宫腔内液体,有利于子宫内膜修复,有效防止宫腔再次粘连。术后宫腔放置宫内节育器可以预防再粘连,但再粘连的发生增加了取环与再分离的手术难度,因此术后宫腔持续放置球囊导尿管的方法值得推广。另外,宫腔镜和透明质酸胶联合应用的疗效正逐渐引起重视。Guida等研究认为透明质酸胶能显著降低宫腔镜术后后遗症的发生率与严重程度,但远期疗效尤其在改善生殖预后上有待进一步观察。喻informationa香等报道术后应用透明质酸钠组的治疗成功率明显高于对照组,且差异有统计学意义(P<0.05)。

人工流产术如何防止子宫粘连:

(1)术中预防:手术操作应规范,扩宫颈要按号逐一扩张,不可粗暴反复通过;选择合适的吸管,吸引时负压不宜高;吸刮子宫不宜过度,以免损伤子宫内膜及基底层;吸头进出宫颈口时不能带负压,宫颈管内不应作吸刮(分段诊刮除外),应尽量减少进出宫腔的次数,缩短手术时间;钳夹妊娠产物时,动作要轻柔、准确,防止损伤子宫肌壁;防止粘连;有感染因素存在时应给予抗生素。

(2)术后预防:口服避孕药。高效孕激素与雌激素受体无亲和力,相反有抗雌激素作用,从而避免了这一形成粘连的可能因素;人工流产术后及时服用口服避孕药可起到很好的避孕效果,从而避免患者在短期内再次妊娠,减少短

期内人工流产次数,防止机械性损伤子宫内膜,减少子宫穿孔及术后并发症的发生率。

(冯力民)

(六)宫腔镜宫腔异物取出术

宫腔镜子宫异物取出术(transcervical resection of uterine foreign body,TCRF术)是用宫腔电切镜在直视下取出异物组织的手术。宫腔镜检查可发现宫内异物,定位精确,TCRF术安全,成功率高,创伤小,是取出宫内异物的最佳选择。对婴幼儿的阴道内异物,用阴道内镜取出,可代替以往的开放性手术。

1. 宫内节育器

(1)有尾丝或容易取出的IUD,一般并不需要在宫腔镜下取出,但在尾丝拉断,盲视取出困难疑IUD嵌顿,仅取出部分IUD而部分IUD断片宫内残留[图4-12-34 IUD断片宫内残留(IUD有1/3已取出,两侧断端嵌入两侧宫角)],及可逆性输卵管节育器深嵌于宫角或残留时,或绝经期妇女,绝经时间越长,生殖器官萎缩越严重,取IUD的困难程度越大,也易致感染。以上情况均需借助宫腔镜取出或B超介入下宫腔镜取出。

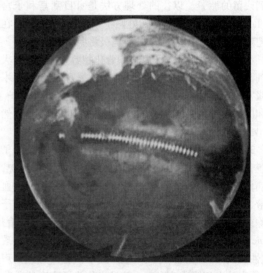

图4-12-34　IUD断片宫内残留

(2)宫腔治疗镜配有鳄鱼嘴钳、异物钳等,可在直视下夹取异物,如力度不够,或有嵌顿,则需换手术宫腔镜。

(3)手术宫腔镜适于取出嵌顿的IUD:可用环形电极钩取IUD的残端,并取出。也可用开放式半环形电切环套入不锈钢圈丝之间钩出。如IUD嵌顿入宫壁,穿过肌瘤或套于肌瘤上,则可用电切环切开嵌顿环周围的肌壁或切除肌瘤后取出,或在B超定位下夹出,IUD嵌顿深者,应同时腹腔镜检查,以确定IUD是否已经穿出子宫浆膜层。

(4)可逆性输卵管节育器的弹簧及尾丝常深嵌于输卵管开口及子宫角内,一旦尾丝拉断,取出极为困难,需用21Fr手术宫腔镜,配关闭型电极,深入宫角取出。有时在月经期中,因子宫的收缩IUD自动排出而患者并没注意到,以为仍有,以致医生取不到IUD,超声也难确认有无,这时只要作宫腔镜就可确知有无IUD。Valle等报道为15例妇女宫腔镜下取IUD,11例成功取出,4例宫腔内并无

IUD。Siegler 和 Kemmann 报告宫腔镜检查 10 例隐蔽的 IUD,其中 2 例 IUD 异位(1 例完全埋藏在子宫肌壁内,1 例被羊膜腔遮盖),另 1 例 IUD 自子宫下段穿出,宫腔镜仅看到很小一部分,这例适合腹腔镜取出。首都医科大学附属复兴医院宫腔镜诊治中心曾遇 1 例 T 铜 IUD 一侧臂穿入膀胱内,引起尿频及血尿,在膀胱镜监护下,用宫腔镜取出,放置开放引流尿管两周,膀胱症状消失;另 1 例宫腔镜仅见 T 铜 IUD 的尼龙尾丝,IUD 异位于盆腔,被大网膜包裹,腹腔镜取出。

2. 胎骨残留　流产后胎骨残留是罕见的并发症,做大月份人工流产时,有时会发生胎骨残留,常造成异常子宫出血、性交困难和继发不孕。Elford 和 Claman 报告 1 例 36 岁妇女 4 个月引产胎骨残留致继发不孕 15 年。Verma 等报告 1 例长期胎骨存留引起慢性盆腔痛,宫腔镜去除胎骨后疼痛消失。Sahinoglu 和 Kuyumcuoglu 报告 1 例 17 年前中期引产,长期胎骨残留导致绝经期持续阴道出血和盆腔痛。Cepni 等报告中止妊娠后 8 年不孕,月经过多,持续阴道排液。残留的胎骨有时可占据宫腔的大部分,HSG 无所发现,B 超可见宫腔内有强回声光点,只有宫腔镜可以直接观察到残留的胎骨。以往的处理方法是盲目刮宫和子宫切除,Letterie 和 Case 报告 1 例妊娠中期流产胎骨残留,在腹部超声介导下,用宫腔镜的环行电极将胎骨取出。

小的胎骨残留需与子宫内膜骨化相鉴别。胎骨较大或长轴与子宫长轴相垂直时,需于术前夜插宫颈扩张棒,术时扩张宫颈管至 Hegar12 号,宫腔镜定位后,在 B 超监护下,用卵圆钳夹出或电切环带出。有嵌顿者切开肌肉层,然后夹出或切除。

3. 子宫内膜骨化和宫颈管骨化　均为罕见情况,子宫内膜骨化报道的病例中多数有流产和胎骨残留的历史,少数病例可解释为骨性化生,临床表现包括异常阴道出血或排液、痛经、盆腔痛和继发不孕等。通常治疗的方法有子宫切除或扩刮术。近年来一些病例用宫腔镜电切术治疗。Torne 等报道 1 例 6 周妊娠人工流产,流产后 4 个月出现痛经、性交困难、盆腔痛等症状,超声显示宫腔内有强回声光带,用宫腔电切镜成功取出。他指出作为子宫内膜骨化的病因,新鲜的胎骨残留较易用宫腔镜取出。Rodriguez 报道宫腔镜治疗子宫骨化(osseous metaplasia of the uterus)1 例,术时宫腔镜和腹腔镜确定钙化的子宫内膜呈针状与子宫内膜垂直,大量出现在子宫底的后部,开始先用活检钳夹取,然后用刮匙轻刮,最后放入电切镜,在宫腔镜直视下将看到残留的针状骨组织电切取出。术中和术后用经阴道超声协助识别骨组织,确认其取出。取出组织病理学检查提示良性骨组织。术后用天然雌激素 5 周,以后宫内妊娠 5~6 周时超声检查,见宫内有各 1mm 的两小片钙化灶,患者分娩一健康婴儿,未复发。Garcia 和 Kably 报道 1 例罕见的子宫内膜骨化引起不孕症,术前 B 超提示宫腔内钙化,腹腔镜监护下宫腔镜手术取出,病理证实,术后第 2 个自然月经周期妊娠,认为宫腔镜是治疗子宫内膜钙化的首选方法,术时需腹腔镜监护。2007 年墨西哥 Nevarez 等报道 1 例罕见的子宫内膜骨化,并提出子宫内膜骨化的诱发因素为刮宫史导致的子宫内膜代谢异常,可引起继发不孕和妊娠早期流

产伴有痛经和性交困难,病史和超声提示诊断。以往用 D&C 和子宫切除治疗。如今宫腔镜已成为治疗此症的捷径。慢性宫颈炎可引起宫颈管骨化,Cicinelli 等报告 1 例 41 岁原发不孕、盆腔痛和慢性宫颈炎的妇女,宫颈管上 1/3 骨化。经抗生素治疗后,宫腔镜下用抓钳去除骨片,随访 1 年无复发。Cepni 等报告中止妊娠后 8 年间不孕,月经过多,持续阴道排液。

4. 胚物残留　过期流产、不全流产、粘连胎盘、植入胎盘等胚物存留在宫腔内可引起宫腔粘连,闭经或不规则出血,如粘连严重,D&C 可能探不到或刮不净残留的胚物。宫腔镜既可诊断,又可在 B 超介导下用电切环将胚物刮出或切除,取出的组织送病理学检查。Goldenberg 等报道 18 例宫腔镜直视下取出残留胚物的经验,其中 16 例为流产后,2 例为分娩后,均有持续出血,手术均一次顺利完成,平均手术时间 10 分钟(8~20 分钟),取出的可疑残留组织经病理证实均为胚物,所有病例术后出血迅速停止,B 超见宫腔空虚,5 例术后数周再次宫腔镜检查,宫腔无胚物残留迹象,认为此法处理胚物残留操作容易,手术时间短,定位准确,明显优于常规 D&C。首都医科大学附属复兴医院发现过 1 例绒毛膜癌,系人工流产术后 80 天,持续阴道出血不止,刮宫无效,B 超未发现异常,血 hCG 有上升趋势,宫腔镜检查见子宫前壁中段有 3mm 直径的紫蓝色结节,电切环将其自肌层完整切除,病理检查结果为绒毛膜癌,经化疗治愈,3 年后剖宫产 1 健康女婴。Cohen 等评估比较宫腔镜下选择性刮除与传统的、无选择的、盲目的刮宫刮除残留滋养细胞组织的效果。7 例流产或分娩后,临床或超声怀疑滋养细胞组残留,24 例做传统的刮宫,46 例宫腔镜下选择刮宫。5 例(20.8%)传统刮宫因组织残留需宫腔镜手术,而行宫腔镜下选择性刮宫者无须二次手术者,均无麻醉并发症,子宫穿孔,体液超负荷或其他手术并发症。两组生殖预后相似,宫腔镜组有妊娠早的倾向,但妊娠率无区别。认为滋养细胞组织残留宫腔镜手术及选择性刮宫应考虑替代无选择的、盲目的刮宫。

5. 宫颈妊娠　适用于胚胎已死,出血不多,无感染迹象者。胡氏报道 2 例宫颈妊娠,手术宫腔镜电切治疗均获成功。因宫颈管不能存留灌流液并使之膨胀,故不能像处理宫腔出血那样便于止血,有大量活动出血皆应视为本术的禁忌证。

6. 剖宫产瘢痕妊娠　随着剖宫产率的升高,剖宫产后瘢痕妊娠也随之增加。胚胎种植于剖宫产后子宫瘢痕处是少见而危险的并发症。可能与剖宫术后子宫切口愈合不良、瘢痕宽大有关。位于瘢痕处妊娠应按异位妊娠处理。传统的手术方法是在充分术前准备下行刮宫术,常可引起大量出血,需行髂内动脉结扎,甚至子宫切除。剖宫产术后瘢痕妊娠的发展有两种可能性,其一是胚物向子宫肌壁内发展,其二是胚物向宫腔内发展,后者可行宫腔镜手术。在宫腔镜直视下切除可作为一种手术治疗选择,其预后好,并保留生育能力。Wang 等报道该院 1999—2004 年 11 例剖宫产后瘢痕妊娠,超声诊断,内镜[腹腔镜和(或)宫腔镜]治疗并保留生育能力。术时孕龄 6~11 周。4 例腹腔镜治疗,6 例宫腔镜治疗,1 例行宫腹腔镜联合手术。平均出血

量 110.9ml(20～300ml)，平均住院时间 1.7 天(0.25～3 天)。无并发症，患者血清 beta-hCG 均于术后 4 周内降至正常。

7. **断裂的宫颈扩张棒或海藻杆** 比较少见，是在宫腔镜手术或人工流产前放置宫颈扩张棒或海藻杆，以软化宫颈，在取出宫颈扩张棒或海藻杆时，有时会断裂在宫颈内，进而掉入宫腔内。可在宫腔镜下定位，用电切环带出，如断裂的宫颈扩张棒或海藻杆过于糟软，可用吸引器吸出。Borgatta 等报道 1 例 32 岁未产妇，流产前宫颈放置 1 枚海藻杆，术时发现海藻杆紧紧楔入宫颈，试行取出反将海藻杆推入子宫腔，做完流产后 3 日，先放入另 1 枚渗透性扩张棒扩张宫颈，然后取出粉碎的海藻杆。15 个月后，又有小块的海藻杆自然排出，宫腔镜下取出近 30 小块。

8. **手术缝合线** 剖宫产时留下的丝线，以前剖宫产手术中用不吸收丝线缝合时，有时宫腔镜检查可于宫颈内口处看到残留的丝线头或丝线结，此异物可能引起子宫内膜出血或发炎，宫腔镜下可用鳄鱼嘴钳钳抓取出，或用环形电极将残留的丝线头或丝线结带入镜鞘内夹出。

Szlyk 和 Jarrett 报道深埋在下尿道的异物 3 例，曾试用标准膀胱镜取出无效，用 20Fr 宫腔镜很容易的通过尿道取出。

取宫腔异物时均需精确定位，取出时注意防止子宫穿孔，故手术应在 B 超和(或)腹腔镜的监护下进行。腹腔镜超声检查(laparoscopic ultrasonography，LUS)的分辨率高于 B 超，操作方法是先建立气腹，置入腹腔镜，盆腔注入生理盐水 200～300ml，在腹腔镜直视下将腹腔镜超声探头(Sharplan 探头扇扫范围 180°、频率 8mHz、直径 10mm、探测深度达 6cm)经脐部或下腹侧方的套管插入腹腔，游离扫查子宫，腹腔镜和超声图像经混合器同时在监视器上显示，有助于精确了解子宫的形态、大小、辨认病变及切割范围，对 TCRF 患者可准确定位微小病灶，发现或排除侵入宫壁的病变和嵌入宫壁的异物。

（夏恩兰）

（七）宫腔镜在女性不孕症中的应用

1. **宫腔镜检查在探查不孕症病因中的价值** 国外学者已多建议将宫腔镜检查列为女性不孕症诊疗顺序中常规项目之一；也适于对 B 超、HSG、诊刮、MRI 等提示可疑异常者的核实和排除。高分辨率的宫腔镜不仅能发现子宫内大体病灶，例如息肉、肌瘤、畸形、粘连、异物等，还能显示微小的组织变异，如局限性内膜增厚、草莓样腺口和血管异型等，但其与内分泌、亚临床炎症、血凝机制等相关性尚待研究。

有人对人工辅助生殖技术后妊娠结局与"着床窗"期宫腔镜所见作回顾性研究，发现腺体口呈指环状且血管网发育良好组较点状且血管发育不良组的早期自发性流产率明显为低。现已重视经宫腔镜定位后活检且有逐渐替代传统诊刮的趋势，最终确诊应以病理组织学为准。

2. **与生育有关的宫腔镜手术** 参阅本章。

3. **输卵管疏通和宫腔镜、腹腔镜联合检查和手术治疗**

（1）对子宫输卵管碘油造影示输卵管通而欠畅或伴有妇科检查和 B 超检查阴性的间质部阻塞者，可初试在腹部 B 超监护下行宫腔镜输卵管插管加压通液治疗。

（2）对排除其他不孕因素仍不怀孕的所谓"通畅"者，以及对于输卵管柔软且全程显影伴有远段完全或不完全阻塞者，可考虑作为宫腔镜、腹腔镜联合手术的指征。

宫腹腔镜联合检查和手术用于不孕妇女诊疗的指征、标准和诊疗顺序见图 4-12-35。

【原则】

1. 妇科内镜手术系微创伤性诊疗方法，故应安排于男女双方系统生育检查完善后，有指征、有计划地进行。

2. 假若宫腔和盆腔内病变并存，应先以宫腔镜矫治宫腔内病变，例如宫腔粘连、黏膜下子宫肌瘤等，再处理盆腔、腹腔内病变。

3. 盆腔、输卵管性不孕症的主要病因为炎症，其次为子宫内膜异位症和既往盆腔手术所致。对于炎症性盆腔、输卵管病变引起不孕的患者，内镜术前需考虑：①原发抑或继发不孕。②充分排除盆腔、输卵管病变外的其他不孕因素，夫妻同步诊治。③经病史、体检、血象、血沉等检查确认 PID 无活动性，有条件宜检测衣原体、淋球菌、支原体、结核菌等，并作相应处理。④术前 HSG 初筛检查结合 B 超，了解盆腔、输卵管和子宫状况，为内镜手术指征和选择治疗方案提供依据。⑤术前酌情给予静脉内抗生素治疗。⑥内膜异位症患者术前必要的药物准备。

4. 术前准备按拟作的内镜手术类别和麻醉要求予以完成。

【手术方式和类型及其选择依据】

1. **直视下输卵管疏通治疗术**

（1）宫腔镜输卵管口插管加压注液(药)术：主要适用于输卵管通而欠畅者，偶尔用于先天性输卵管迂曲、细长的不孕妇女；对于间质部阻塞，至少宜以腹部 B 超监护。选用治疗型宫腔镜，以 5% 葡萄糖液作为膨宫介质，直视下找到输卵管口，将外径 1.4～1.6 医用塑料管插入输卵管口约 2～3mm，先注入抗生素、利多卡因、可的松等药液进行治疗。在 B 超监护下通液，可直接观察到输卵管有否异常膨胀和直肠子宫陷窝内有无积液及其变化等。

（2）输卵管间质部或输卵管插管通液术：主要适用于宫角或输卵管近段阻塞者，且经输卵管口插管注液治疗失败的。由于 HSG 和腹腔镜亚甲蓝染色通液检查往往难以明确输卵管间质部阻塞的原因，痉挛、组织碎屑堵塞、粘连抑或瘢痕闭锁是阻塞的常见原因。输卵管近段插管疏通术，特别是经宫腔镜直视下各项输卵管疏通技术已取得一定疗效和进展。①输卵管间质部插管疏通技术：采用特制的前段外径 0.5～0.8cm，长约 8～10mm 的 1.4mm 医用塑料导管或外径 0.8～1.0mm Teflon 导管（内含 0.45～0.5mm 的软金属导丝），后者插入输卵管口内深度不宜超过 1.5cm；也可试用新生儿硬膜外麻醉导管。此法有发生宫角穿孔的危险，尽管多能保守治疗而愈；但仍需行腹腔镜或 X 线荧光屏监护，至少应做腹部 B 超监护为宜。②输卵管腔内插管疏通术：经宫腔镜先将 1.4mm 的外导管插入输卵管口，然后经其插入 0.5～0.8mm 内导管通过间质部，必要时则在内导管内插入 0.4mm 的软金属导丝，在腹腔镜监护下逐渐从输卵管峡部推进直达壶腹伞部；在插置导丝过

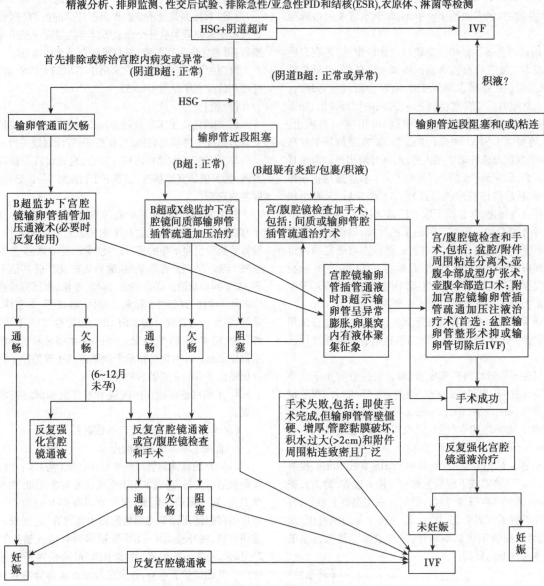

图 4-12-35 盆腔/输卵管性不孕症诊疗顺序

程中若遇阻力可调换插入方向,或退出导丝后注入染液试其通畅度:如有管壁损伤或不全穿孔征象即应终止操作。

(3)输卵管镜检查和疏通术:价格昂贵且易损坏,操作复杂,视野又小,疏通疗效也非突出,目前其临床应用价值尚待研究和商讨。

2.宫腔镜、腹腔镜联合检查和手术 适用于输卵管阻塞和盆腹腔粘连者。宫腔镜、腹腔镜联合检查和手术的指征:①HSG 示输卵管远端完全或不全闭锁,而全程输卵管柔软者,或高度疑有盆腔粘连者。②阴道 B 超示输卵管积水或卵巢窝、盆腔包裹性积液者。③腹部 B 超监护宫腔镜插管通液示有阻力、回流和(或)输卵管积液增粗和盆腔卵巢窝内积液者。④宫腔镜通液通畅不明显(连续三次以上)者。腹腔镜能精确检视盆腔内状况,特别是输卵管、卵巢周围粘连以及盆腔子宫内膜异位症且估计其严重度和累及范围;并酌情进行矫治手术,例如附件周围粘连分解术,尽量以输卵管伞部扩张成形术代替输卵管造口术、盆腔子

宫内膜异位症治疗术等。

【评估和建议】

1.宫腔镜、腹腔镜治疗应安排于完善常规不育诊疗顺序后进行。

2.子宫输卵管碘油造影对评估输卵管充盈情况和柔软度以及排除典型结核性盆腔、输卵管病变具有价值,故往往在 HSG 诊断基础上,如有指征可于腹部 B 超监护下宫腔镜输卵管插管注液疏通作为首选、初筛和预治的治疗方法,有条件和有指征者,可行宫腔镜、腹腔镜联合检查和手术。

3.关于盆腔输卵管性不孕症的腹腔镜分期或再次手术问题 对于盆腔,尤其是输卵管、卵巢周围粘连严重、致密且伴有输卵管远端闭锁者,曾有国外学者建议首次先行粘连分解术,待 4~6 个月后再行输卵管整形、造口术,理论上可能降低整形术后再粘连闭锁的概率;也有人主张尽可能一期完成,术后加宫腔镜输卵管插管加压注液疏通治疗,直到通畅为止或发现异常,必要时再酌情考虑作第二次腹

腔镜探查加补充手术。

4. 强调术后反复宫腔镜输卵管加压通液治疗的必要性。

5. 诊断越早,治疗越早,疗效越好。

综览前述及国外的研究近况,可见对女性不孕症的处理是诊断越早,治疗越早,疗效越好,对输卵管性不孕,更有趋于用微型化内镜检视仅作简单手术的趋势;国外近来已有联合微型宫腔镜和经阴道(后穹隆插入)注水腹腔镜(transvaginal hydrolaparoscopy,鞘套外径 3.0mm,镜体外径 2.7mm),以生理盐水膨宫和后盆腔检视宫腔和盆腔附件,虽然有其明显的局限性,但对于妇检和阴道 B 超示盆腔阴性的不孕妇女开拓了门诊简易宫腔镜、盆腔内镜初筛探查的观念和前景;不仅能即时作出诊断,且可作简单手术。总之,以上从减少损伤、爱护组织和促进恢复生育功能角度来说,应以手术性宫腔镜输卵管插管加压注(药)液疏通治疗为主,必要时辅以宫腔镜、腹腔镜检查和手术;或者建议其进行 IVF-ET。此外,矫治宫腔、盆腔和输卵管病变异常的三者时序、因果、辩证关系的诸方面,全方位地综合考虑也需再次强调。

(冯攒冲 施永鹏 李忠妹)

(八)第二代宫腔镜相关手术

子宫内膜去除术(endometrium ablation,EA)的基本原理是破坏或切除子宫内膜,破坏全层及其下方部分的浅肌层组织,防止子宫内膜再生,从而控制子宫的过度出血,可以代替部分子宫切除,治愈保守治疗无效的月经过多和功能失调性子宫出血(dysfunctional uterine bleeding,DUB)患者,由于其手术创伤比值小、效价比值高、并发症少,与子宫切除相比有更大的优越性,近年来国外应用已十分普遍,国内也正在普及中。

【子宫内膜去除的发展史】 20 世纪 80 年代中期,用高频电去除全层子宫内膜的微创手术问世,因子宫内膜再生能力强,为有效抑制月经期出血,去除全层子宫内膜和表层肌肉,包括子宫内膜赖以再生的深部腺体,这些组织可在宫腔镜直视下用环形电极切除或用任何形式的热能有足够的功率在子宫内膜表面使子宫内膜全层坏死,细胞死亡。这种去除子宫内膜的技术又称第一代方法,是当前最为常用的方法,并作为金标准看待。这些方法均需宫腔镜直视,有助于发现子宫内膜息肉等宫内占位病变,因有体液超负荷、子宫穿孔、气体栓塞等严重并发症,手术医师需要培训、经验和技巧。于是从 20 世纪 90 年代末期发展了许多第二代的新技术,其中多数可以盲目操作,并且节约时间,一些还在研制、精练和发展中。

由于所采用动力种类、内部装置和生产厂家的不同,第二代 EA 术有以下多种设备及方法:①冷冻 EA 术(cryo-endometrial ablation);②射频 EA 术(radiofrequency ablation);③循环热水(hot saline solution irrigation,HTA)EA 术;④激光 EA 术:用二极激光高热(diodelaser hyperthermy)设备行子宫内膜激光疗法(ELITT);⑤微波 EA 术(microwave ablation,MEA);⑥热球系统(heated balloon system)EA 术:Thermachoice、Cava-term、Vesta、NovaSure、Thermablate EAS 等;⑦光动力学治疗(photo-dynamic therapy)等。但很少随机对照研究其效果、安全性、可接受性。除 HTA 外,均不需宫腔镜,除冷冻 EA 术外,均为热能去除子宫内膜。

第二代 EA 术的设备故障发生率为 0.2%,技术的难点尚未解决。Themna Choice 术中事件的发生率极低,主要的问题是球囊技术上的困难,困难可能来源于患者的选择,例如宫腔过大,或来自对手术步骤知识的不足。因此术中同时需要专家、护士、技师,以保证每单元的技术都是正确的和有完成操作全程的知识。其他第二代技术的高技术难度发生率已有报道,MEA9%,Vestal0.6%。

【第二代 EA 术的适应证】 为无器质性病变的月经过多患者,除 HTA 外,其进入宫腔的器具均有宫腔形态依赖性,故不适用于宫腔过大、过小或有宫内占位病变的患者。有关 EA 术治疗子宫内膜恶性疾病的问题,有微波成功治疗的个例报道,仍在探讨中。

【第二代 EA 术的安全性】 第二代 EA 术操作简单,仅需的最大技术也就是放置宫内节育器操作,难度小,用 1~10 来衡量手术难度,1 表示容易,10 表示最困难。ThermoChoice 的施术难易评分为 2.28,而第一代 EA 术为 6.6,因此不必进行长时间的训练,适合普通妇科医生。第二代 EA 术的手术时间短,平均 1 分钟,多数可用局部麻醉。第二代不用宫腔镜技术,减少了并发症,但为盲视手术,可能因未发现子宫穿孔而造成肠损伤,尤其是在无经验者操作。第二代 EA 术的器械故障多(OR=4.1,95% CI 1.1,15.0),设备的失败多发生在向宫腔置入器械时(OR=7.6,95% CI 1.1,52.7),Thermo-Choice 设备的安全评分仅为 1.99(全距 1~10)。Duleba 报道 279 例良性病变导致月经过多妇女,自愿选择冷冻 EA 术 193 例,86 例选择第一代 EA 术者,治疗成功率为 77.3% 和 83.8%,认为冷冻安全、有效,容易进行,不用膨宫介质,减少了因膨宫介质导致的并发症。

【第二代 EA 术的预后】

1. 纵观文献报道,可见新的第二代 EA 技术的数量和应用广泛程度在增加,与金标准比较,其效果已经发展到与第一代相等或超过第一代的程度。Pellicano 等报道 82 例药疗无效的妇女,随机行第一代 EA 或第二代热破坏内膜,随访 2 年,经比较,热破坏满意率高、手术时间短[(24±4)分钟比(37±6)分钟],术中出血少\[(7.2±2.8)ml vs.(89±38)ml],再次治疗率低,术后疼痛、出院时间、并发症率和恢复正常活动时间等均无差异。认为热破坏是可以考虑的有效选择。有研究提示第二代 Vesta EA 术手术时间短(16.2 分钟),局麻较全麻多,随访 12 个月,各项预后指标与第一代无差异。MEA 多数预后指标与第一代 EA 无差异,TCRE 组出血多,MEA 组设备故障多。HTA 多数预后指标与第一代无差异,HTA 局麻 3 倍于全麻者,宫腔积血少,术后腹痛、恶心和呕吐发生较多。NovaSure 的手术成功率为 88.3%。

2. 远期子宫腔组织形态学变化的研究 Taskin 等对热球系统 EA 术后平均(33.4±2.1)个月的患者行宫腔镜二探,观察到完全萎缩,宫腔部分粘连或闭锁,纤维化。术前随机活检正常,术后活检显示子宫内膜腺体减少,伴有坏死和瘢痕,子宫内膜腺体与月经量及模式无关。未发现癌前或恶性病变。提出虽然 EA 的有效性取决于起始的热破坏和术后的宫腔镜和组织学发现,但子宫内膜可能再生,并非失败。

3. 术后并发症 Ismail 等报道热球子宫内膜去除手术后宫内妊娠 1 例,El-Toukhy 和 Hefni 报道 HTA 术后 4 年妊娠,过期流产 1 例。Roberts 和 Hill 报道 HTA 术液体泄漏致宫颈和阴道灼伤 1 例,Sinha 等报道 2 例于热球系统 EA 术后 18 个月和 24 个月因急腹痛而发现宫腔积血。Hubert 等报道热球系统 EA 术后宫腔积血的发生率<3%,其高危因素不明。Jamieson 等报道 MEA 术小肠穿孔 1 例。

【评价】

1. 第二代 EA 的优点 ①简单,快速,满意率和减少出血与第一代 EA 相似;②非宫腔镜、有热、无电,或无热、无电,故较安全;③操作较易完成,技巧性较少,所需培训较少。缺点:①治疗有赖于宫腔形态、占位病变需另行处理;②无病理组织送检;③一次性设备价格昂贵;④有的设备稳定性差。SERNIP(Safty and Efficacy Register of New Interventional Procedures)规定热能 EA 属 B 类,"有功效,但安全性需进一步评价和确定,手术可以注册 SERNIP 监护程序"。对于将来,需要前瞻收集第二代的资料,以得到一些像第一代"金标准"的信息。理想的第二代 EA 术应是可以在局部麻醉下完成,而且疗效可与经典的宫腔镜手术相媲美,能适应所有宫腔内操作,包括子宫肌瘤等占位性病变,较第一代宫腔镜术时的并发症少。今后更需要继续对第二代子宫内膜去除的方法进行多中心的随机对照试验分析和随访,以正确评价其有效性和安全性。

2. EA 术与子宫切除比较 EA 是月经过多子宫切除的替代方法,两代方法有效率和满意率均高。子宫切除手术时间和恢复期长,术后并发症高,但因子宫切除的不同入路而异,能使月经过多永远缓解。EA 的费用低于子宫切除,但因术后有 4.5% ~ 9.8% 需再手术或处理,故随术后时间的推移使费用的差距缩小。理论上讲 EA 术后有留下岛样子宫内膜的可能,以后发展为子宫内膜癌不易察觉,故需连续注视。动物模型研究已证明 EA 不能减少高危患者的子宫内膜癌。腹腔镜子宫切除的应用有可能影响今后手术的趋势。

(夏恩兰)

七、宫腔镜、腹腔镜联合手术

内镜技术的发展完善和手术器械的不断改进,使微创技术在妇科领域的应用日益普及,越来越多的妇科疾患得以在微创环境下进行治疗。与开腹手术相比,内镜手术具有创伤小、出血少、脏器干扰少、术后疼痛或不适轻微、恢复快等优点。目前,我国妇科腹腔镜技术的开展已比较普遍,腹腔镜下对于盆腔良性病变的治疗已有取代传统开腹手术的趋势;宫腔镜技术起步虽晚,发展很快,手术适应证不断扩大,手术难度已由单纯的诊治过渡到复杂的手术操作,如宫腔镜下切除较大的无蒂黏膜下肌瘤和壁间内突肌瘤手术,复杂的子宫成形手术如子宫中隔矫治手术和严重宫腔粘连分离以及宫腔镜下输卵管插管和配子输卵管内移植等腔内操作。尽管如此,临床上仍有许多宫腔内与盆腹腔内的疾患亟待同期进行诊断与治疗,如不孕症输卵管子宫因

素的诊断与治疗、宫腹腔内病变的同期手术以及疑难宫腔内操作的手术监护等。因此,实现宫腔镜与腹腔镜联合手术将将成为临床上更为有效的诊治方法。

宫腔镜、腹腔镜联合手术是指在一次麻醉下同时实施宫腔内及腹腔内两种以上疾病的治疗。国外自 20 世纪 90 年代已有报道。与单一内镜治疗相比,联合手术实现了两种微创手术的优势互补,使患者只需经历一次麻醉,一期手术,融诊断与治疗为一体,解决了以往单纯宫腔镜或腹腔镜治疗不能同时诊治的宫腔内与腹腔内病变。二者的有机结合,对于提高妇科疾患诊断的正确性和手术治疗的有效性将产生积极的临床作用。2006 年 Kaminski 等为 636 例 20 ~41 岁的不孕妇女行腹腔镜和(或)宫腔镜 724 例次,其中 88 例行宫腹腔镜联合手术,476 例行 腹腔镜,72 例行宫腔镜。结果原发不孕症比继发不孕症盆腔无异常所见者少(30%),输卵管通畅者和子宫畸形者多。原发不孕症的另 70% 为多囊卵巢综合征和子宫内膜异位症。继发不孕症患者输卵管周围粘连、不通畅及黏膜下肌瘤较原发不孕症者多,所发现的上述病变均可同时治疗。认为宫腹腔镜在不孕症诊治方面有重要作用。

(一) 适应证

1. 不孕症的诊断与治疗;

2. 慢性盆腔痛的病因学检查与治疗;

3. 监护复杂的宫腔镜手术;

4. 完全双角子宫的矫型手术;

5. 剖宫产切口憩室切除术;

6. 子宫动脉阻断宫腔镜治疗有出血高危因素的宫内病变;

7. 宫腔与盆腔内占位病变的诊断与治疗。

(二) 禁忌证

与宫腔镜、腹腔镜手术禁忌证相同。

(三) 操作方法

1. 第一步:宫腔镜、腹腔镜联合检查 常规消毒腹部皮肤、会阴及阴道,臀部铺手术巾,套腿套,腹部手术野呈菱形铺四块手术巾,布巾钳固定,腹部铺盖大手术单,暴露腹部及会阴部手术视野。放置导尿管排空膀胱。在脐轮下缘纵向切开皮肤约 1.0cm 至皮下组织,气腹针穿刺成功后注入 CO_2 气体至腹腔内压力达 15mmHg,拔出气腹针,穿刺置入 5mm 或 10mm 套管,置入腹腔镜。此时,会阴部放置举宫器举起子宫,检查子宫大小、形状、双输卵管卵巢外形以及盆腔其他部位存在的病变。若盆腔脏器暴露不满意,可在左或右侧下腹部增加 5mm 穿刺套管,插入无齿抓钳或拨杆,推肠管,或分离粘连组织,明确盆腔内病变;与此同时,放入阴道窥器,宫颈钳把持并向外牵拉宫颈,在腹腔镜直视下,Hegar 扩张器逐号扩张宫颈至 10 ~ 12 号,选择 5% 葡萄糖为灌流介质(糖尿病患者可选用 5% 甘露醇膨胀宫腔),设置宫腔压力 100mmHg,灌流液流速 240 ~ 260ml/min,置入宫腔镜,顺序观察子宫底部、双侧输卵管开口、宫前后、左右侧壁、子宫颈管内膜厚度及病变情况,然后对照腹腔镜所见,确定治疗方案。

2. 第二步:宫腔镜手术与腹腔镜监护 连接宫腔电切镜,调试光源,设置作用电极输出功率在切割功率 80 ~

100W,凝固功率40～60W,连接并开启灌流系统,在腹腔镜监视下开始宫腔内手术操作。①子宫内膜切除术:使用环形电极切割子宫内膜,深度包括功能层、基底层及其下方2～3mm的肌层组织,术中若遇活动性子宫出血,可通过滚球电极电凝止血,对于术中所见的子宫腺肌病组织,也可使用滚球或滚筒电极破坏肌层内膜。②宽蒂黏膜下肌瘤和壁间内突肌瘤切除术:无蒂黏膜下肌瘤或内突壁间肌瘤在肌壁间都有较宽的基底,在切割过程中应注意识别肌瘤和包膜的界面,在切割过程中应特别注意不能使切割环挖向子宫肌壁内,切割的深度与子宫肌壁水平即可,使用缩宫素使子宫肌壁收缩将埋入肌壁内的瘤体挤入宫腔,大部分的瘤体可被切除,少量残留在肌层内的肌瘤组织可待日后坏死而消融,过度切除埋入肌壁间的肌瘤将会引起术中大量出血和子宫穿孔。剩余在子宫壁间的肌瘤组织即使日后再次生长突入宫腔,仍可进行二次、三次宫腔镜手术。③子宫中隔矫治手术:宫腔镜下子宫中隔矫治手术自中隔的最低点开始切割,横向左右交替直到中隔基底部。在手术过程中注意操作的对称性极为重要,越靠近宫底,越应格外注意避免损伤子宫肌壁组织。一方面,子宫输卵管开口可作为鉴别标志,另一方面,借助B超或腹腔镜介入,严密监测子宫基底部避免穿孔发生。当宫腔镜操作达子宫底部位时,如果看到小动脉血管出血,则提示切割深度已深达子宫肌壁,应停止在该处继续操作。中隔组织完全分离后,要适当减低膨宫压力,认真检查宫底部位,对活动性出血区域,要进行凝固止血。④严重宫腔粘连分离手术:对于范围较大的肌纤维性和结缔组织性粘连,操作要十分小心,尤其是使用高频电或激光为手术能源时,手术在恢复宫腔正常形态的同时,还应尽量避免损伤正常内膜和黏膜下肌层,当粘连带接近子宫角部时,切勿分离过深,伤及子宫肌壁造成穿孔。手术过程要在B超介入和(或)腹腔镜监导下进行,分离操作不能偏离宫腔中线方向,术毕将物镜退至子宫内口处,观察子宫腔的对称性。

对于复杂的宫腔内操作,在宫腔镜手术的同时,通过腹腔镜观察子宫浆膜面局部的变化,如起小水疱、局部组织苍白或有淤血斑,说明作用电极已接近子宫肌壁较深部位,穿孔即将发生,应立即停止操作。监护过程中可将腹腔镜的光源调暗观察子宫,如果在子宫体表面的某个部位看到光亮自宫腔内透出,说明该部位子宫肌壁已经很薄,应提醒术者终止该部位手术。也有学者主张在腹腔镜监护宫腔镜手术过程中,采用腹腔内和宫腔内反向交替监护子宫肌壁厚度的方法,腹腔内监护法如上述,宫腔内监护时将腹腔镜贴近子宫体表面,调暗或关闭宫腔镜的光源,如果宫腔内看到腹腔镜透过的光亮,应停止在透光部位进行操作。这种方法不仅可以向术者提示剩余子宫肌壁的厚度,而且也有助于术者了解切割不够充分的部分。

3. 第三步:腹腔镜手术 宫腔内手术结束后取出宫腔切割镜,再次举起子宫,检查盆腔内情况,观察子宫浆膜面有无水疱、血肿、破损或电凝所致组织变性的苍白痕迹,输卵管腔有无积血,盆腔有无血液或积液等等。如果发现子宫穿孔和活动性出血,在腹腔镜下可进行电凝或缝合止血。对盆腔内其他器官的病变,如需要行输卵管亚甲蓝通液、

卵巢囊肿剥除、盆腔子宫内膜异位症以及粘连分离等操作,可在下腹部适当增加辅助穿刺套管,进行相应的腹腔镜手术。

(四) 应用

1. 不孕症的诊断与治疗 引起女性不孕的原因复杂,包括输卵管因素、子宫与宫颈因素、内分泌因素、免疫因素和不明原因引起的不孕。在输卵管和子宫宫颈因素所致的不孕中,常见的有输卵管闭锁、扭曲、粘连;子宫和宫颈肌瘤、子宫内膜息肉、子宫内膜异常增生、宫腔异物残留(尤其是胎骨残留)、宫腔粘连以及子宫畸形。目前认为,宫腹腔镜联合检查是用于诊断和评估宫腔、输卵管、盆腔等不孕因素的最佳方法。宫腔镜手术直观、准确,切除宫腔内的占位病变,分离宫腔粘连,矫治子宫畸形等,使患者术后恢复正常月经周期,改善与提高妊娠及分娩结果,已成为治疗宫腔内病变的标准方法。腹腔镜联合宫腔镜手术,还可同期诊断子宫腔以外的不孕因素。

(1) 宫腔镜、腹腔镜联合诊治子宫畸形:首都医科大学附属复兴医院1995年1月～2002年9月联合诊断子宫畸形82例,经腹腔镜观察子宫底,确定诊断为中隔子宫75例,其中宫腔镜进一步诊断为不全中隔71例,完全子宫中隔4例。腹腔镜诊断双角子宫4例。宫腔镜进一步完善诊断,完全双角子宫2例,不全双角子宫2例,腹腔镜诊断单角子宫合并残角子宫2例,宫腔镜仅诊断为单角子宫,见表4-12-4。

表4-12-4 宫腔镜、腹腔镜联合诊断子宫畸形(例)

畸形类别		宫腔镜诊断	腹腔镜诊断	联合诊断
双子宫		0	–	1*
双角子宫	完全双角	–	–	2*
	不全双角	–	–	2
中隔子宫	完全中隔	5*	–	4
	不全中隔	75•	–	71
单角子宫		2	0	0
单角合并残角子宫		0	2	2*
合计		82	2	82

– 只能提示可疑
* 1例经联合诊断为双子宫
• 4例经联合诊断2例为完全双角子宫,2例为不全双角子宫
* 未手术

Adolph于2002年首次报道腹腔镜切除妊娠的残角子宫,该患者于术后15个月妊娠成功并足月分娩,指出腹腔镜手术减少手术时间、住院时间和术后粘连。腹腔镜手术是切除残角子宫的最佳选择。本文2例残角子宫,因双侧输卵管均严重阻塞,故未切除。

Martinez等通过宫腔镜联合腹腔镜手术诊断和治疗了40例由于米勒管畸形所致不孕患者,并对其生殖预后进行了随访评价,其中发现子宫中隔畸形23例,(57.5%);双角子宫6例(15%);双子宫5例,(12.5%);弓状子宫4例,(10%);单角子宫2例(5%)。23例子宫中隔畸形手术

矫治后,13例妊娠,占56.5%,其中2例流产、4例足月分娩、7例妊娠中包括1例双胎;4例双角子宫矫治后2例妊娠;弓状子宫切除部分突入宫腔内组织;单角子宫1例术后妊娠3个月流产,1例妊娠至足月。由此认为宫腔镜、腹腔镜联合不仅能够正确诊断米勒管畸形,而且也是改善畸形子宫生育率的最好方法。

(2)诊治输卵管性不孕:对不孕症患者实施子宫输卵管造影检查提示,约10%~20%的患者存在输卵管近端阻塞,其中的20%~30%可能是由于生理性痉挛所致。目前认为,腹腔镜直视下疏通输卵管和治疗其他盆腔内的病变是最为有效的治疗方法。经腹腔镜确诊输卵管近端阻塞后,以往的治疗方法是通过显微外科手术切除阻塞部分然后进行输卵管的吻合重建,但观察切除的病变区域输卵管发现,管腔的纤维化或阻塞程度与患者的临床表现并不完全一致。Sulak等报道,大多数情况下输卵管腔内造成的阻塞是由于组织碎屑或蛋白质样物质的滞留所致,此时,进行输卵管的插管疏通是首选的治疗方法。在腹腔镜监导下,通过宫腔镜插管技术不仅可以解除输卵管腔的痉挛,而且可使导管直接插入输卵管间质部并准确进入输卵管腔内,宫腔镜、腹腔镜联合输卵管插管操作,有助于了解输卵管的形状,评价其通畅情况而且还可同时诊治其他盆腔内病变,如盆腔粘连、子宫内膜异位症和输卵管伞端的微小病变等。

随着设备和技术的改进,输卵管插管治疗的效果也不断提高,有报道宫腔镜腹腔镜联合输卵管插管治疗,手术复通率达70%~92%,术后随访时间12个月以上,宫腔妊娠47%,异位妊娠率8%。

2. 慢性盆腔痛的病因学检查与治疗 慢性盆腔痛是妇科常见症状之一,也是临床比较难以诊断的疾病之一。本症大多是由于妇科疾病或其他病症的相关因素所致,如生殖系统炎症、子宫肌瘤、子宫内膜息肉、子宫内膜异位症、卵巢肿瘤、生殖道畸形、宫颈的有关病变、盆腔淤血综合征、既往盆腔手术史以及宫内节育器等。由于慢性盆腔疼痛的病因较为复杂,有时单单依靠传统的妇科检查或影像学检查,不易确诊,延误治疗。宫腔镜与腹腔镜技术由于其直观、具有放大作用的特点,对于诊断子宫腔和盆腹腔内的病变,具有独特的优势。Nezhat等研究了547例慢性盆腔痛患者的致病因素,除外48例以往行子宫切除的患者,其余均行宫腔镜联合腹腔镜检查,结果发现:191例腹腔镜诊断盆腔子宫内膜异位症的患者中,62例(32.5%)同时发现宫腔镜下异常改变;105例腹腔镜下单发或多发子宫肌瘤患者中,46例(43.8%)同时存在宫腔内病变;11例腹腔镜下卵巢囊肿患者中,4例(40%)宫腔镜发现宫颈狭窄;118例盆腔粘连和96例子宫内膜异位症和盆腔粘连并存的患者中,也分别有24例(27%)和26例(28.0%)合并子宫腔内病理改变;8例腹腔镜无异常发现的患者2例宫腔镜检查正常。由此得出,宫腔镜在慢性盆腔疼痛诊断中能够提供子宫腔内的致病因素,腹腔镜联合宫腔镜是提高慢性盆腔疼痛诊断和治疗预后的有效方法。

3. 监护疑难宫腔镜手术 由于子宫特殊的形状构造,内膜再生能力强,宫壁厚度有限,壁间血运丰富等因素,给宫腔镜下手术操作带来很大难度,尤其是进行子宫腔的重建和整复性手术如严重宫腔粘连分离、子宫中隔矫治以及无蒂和壁间内突肌瘤切除手术等,术中子宫穿孔难以避免。Loffer及Lewis报道宫腔镜手术中子宫穿孔引起严重出血;Pittrof和Wortman也报道了宫腔镜手术中穿孔和肠管、输尿管的损伤。因此,进行宫腔镜手术的监护,避免手术并发症非常必要。早在宫腔镜手术开展的初期,腹腔镜即已用于监护宫腔镜手术。近年来,随着腹腔镜技术的不断发展和完善,在宫腔镜手术中的监护和辅助治疗作用也得到了更好的应用。腹腔镜监护可以直接观察子宫浆膜面的变化,在宫腔镜的作用电极进行切割或凝固过程中,一旦出现切割或凝固肌壁组织过深即将发生子宫穿孔时,由于局部组织受热传导,在子宫浆膜面会产生水疱,或在腹腔镜下看到宫腔镜透出的光亮,此时应提醒术者停止局部操作。与此同时,在腹腔镜下还可及时拨开肠管或其他邻近器官,避免宫腔镜作用电极及其热传导造成的损伤。与超声监护相比,虽然腹腔镜监护不能预测子宫穿孔,但是能够及时诊断子宫穿孔以及发现是否有由于穿孔造成的盆腔其他脏器的损伤,同时还可以及时修补穿孔的脏器,这些优点是其他监护方法不能比拟的。

首都医科大学附属复兴医院通过腹腔镜监护复杂的宫腔内操作165例,包括宫腔粘连29例,粘连面积达宫腔1/3以上或发生于双侧子宫角部的肌性粘连,行TCRA术;TCRS 52例;TCRF 16例,取出胎骨碎片、嵌入子宫肌壁的IUD残片等;TCRM 68例,切除多发或直径大于4.5cm的黏膜下肌瘤。手术中发生不全子宫穿孔6例,子宫穿孔3例。不全子宫穿孔分别发生在TCRM 4例(3例肌瘤直径大于4.5cm,1例多发黏膜下和壁间内突肌瘤);TCRA、TCRS各1例,腹腔镜下所见子宫浆膜面局部苍白,有水疱及出现淤斑,子宫穿孔发生在TCRA 2例、TCRM 1例,腹腔镜所见子宫浆膜面有破口,并有活动性出血。TCRA 1例穿孔在子宫体前部,穿孔范围约0.6cm,有活动出血,立即在腹腔镜下电凝止血;1例穿孔在子宫后壁下段,范围约1.5cm,腹腔镜下缝合创面止血。上述子宫穿孔分别发生在较大黏膜下肌瘤切除术和宫腔肌性、大面积粘连闭锁进行宫腔分离手术中,由于子宫内膜破坏严重,宫腔严重变形,失去了宫腔轴线的引导方向,再加之带电手术操作,致使手术中作用电极穿透子宫肌壁,造成穿孔。腹腔镜监护通过直接观察子宫浆膜面的变化,克服了单一B超监护只能提示但不能处理子宫穿孔的局限。与此同时,在腹腔镜下还可及时拨开肠管或其他邻近器官,避免宫腔镜作用电极及其热传导造成的损伤。上述6例不全子宫穿孔均在腹腔镜下发现,及时终止手术,避免了严重的手术合并症发生,3例子宫穿孔也在腹腔镜下及时处理,免除了开腹手术,将宫腔镜并发症的危害降低到最低程度。

通过腹腔镜监护高难度的宫腔内手术操作,不仅对于及时发现和处理子宫穿孔,避免严重合并症的发生具有重要的临床意义,而且对同时合并有盆腔内病变者,可以明确诊断,一次治疗。避免了再次住院手术治疗另一种疾病的麻烦,减轻了患者的痛苦和经济负担。

4. 完全双角子宫矫型术 在腹腔镜监护下,用水平电极或针状电极横向切开双角子宫的隔板和宫底,人为穿孔至两侧宫角。然后宫腔镜纵向全层缝合。

5. 剖宫产切口憩室切除术 子宫下段剖宫产术后由于切口愈合不良导致切口分离而形成凹陷,经血可积聚在凹陷内,切口下缘由于活瓣作用而阻止了凹陷内的经血顺利流出而导致患者经期延长或经间期出血、痛经、不孕等症状,同时凹陷内再生的宫内膜可能与宫腔内膜发育不同步亦可导致不规则阴道流血。对宫腔镜不能治愈的病例。行宫腹腔镜联合手术,先在宫腔镜下经透光试验明确凹陷部位,切开凹陷基底,继而腹腔镜切除凹陷组织,形成新的创面,然后端端缝合。

6. 子宫动脉阻断宫腔镜治疗有出血高危因素的宫内病变 宫腔镜手术中子宫出血的高危因素包括子宫穿孔、植入胎盘、宫颈妊娠、剖宫产瘢痕妊娠、子宫动静脉瘘和凝血功能障碍等。早在1999年法国Perrotin即用子宫动脉阻断辅助子宫矫型的矫治术。2000年Liu报道腹腔镜双极电凝阻断子宫动脉和卵巢动脉吻合支治疗有症状子宫肌瘤3例,有效地改善了其月经过多和痛经症状,子宫和优势肌瘤

体积缩小。此后,国内外应用此技术治疗功能失调性子宫出血、子宫肌瘤、子宫腺肌病,或用于腹腔镜子宫肌瘤剔除,次全子宫切除和全子宫切除术的报道甚多。在传统开腹手术的基础上行腹腔镜下阻断子宫动脉的技术难度不大,文献报道阻断子宫血管应用钛夹、电凝、缝扎、结扎等多种方法,能取得异曲同工的效果,均无并发症发生。已有用于治疗子宫动静脉瘘,辅佐甲氨蝶呤治疗宫颈妊娠。说明对有子宫出血高危因素的宫腔镜手术行腹腔镜联合手术,行预防性子宫动脉阻断是可行而有效的。

7. 诊治盆腔与宫腔共存的病变 妇科内镜技术的发展使宫腔镜和腹腔镜两种微创手术联合应用付诸于临床。任何宫腔内病变若合并盆腔内疾患,均可行宫腹腔镜联合检查和(或)手术。首都医科大学附属复兴医院宫腔镜中心对275例患者均实施了宫腔镜手术,联合腹腔镜诊断及术中监护并进行了不同种类的手术治疗,其中108例行腹腔镜诊断及监护,167例在腹腔镜下进行了1~3项手术治疗,17例作了4种以上手术,见表4-12-5。

表 4-12-5　275 例宫腔镜与腹腔镜联合手术情况(例)

腹腔镜 / 宫腔镜	EMS		卵巢囊肿剥除	多囊卵巢打孔	粘连分离	输卵管造口	肌瘤剔除	输卵管通液	单侧输卵管切除	附件切除
	减灭	囊肿剥除								
TCRS	77	7	1	5	2	10	1	2	20	0	0
TCRA	33	6	1	4	1	8	1	2	13	0	0
TCRM	70	6	2	4	0	12	0	14	0	1	0
TCRE	43	11	3	23	1	6	0	9	0	2	1
TCRF	18	2	1	0	0	5	0	0	3	0	1
TCRP	29	9	4	4	3	4	1	1	8	0	1
未手术	5	0	0	0	0	1	0	0	0	0	0
合计	275	40	12	40	7	45	3	28	49	3	3

注:1 例腹腔镜下可行多种病变治疗

无手术合并症发生。术后除2例急性泌尿系感染,1例上呼吸道感染,1例中转开腹外,其余271例术后经过顺利,并未因联合手术增加患者痛苦或推迟住院时间,术中大出血致中转开腹子宫切除是宫腔镜手术的并发症,非联合手术所致,术后感染也不是联合手术的特有并发症,对症治疗预后良好。欲保留子宫的多发子宫肌瘤可在腹腔镜下剔除浆膜下、壁间和贯通性肌瘤,宫腔镜切除黏膜下和壁间内突肌瘤。

联合手术的有效结合较好地发挥了宫腔镜与腹腔镜的优势,拓宽了内镜手术诊治的范围和种类,不仅能够同期诊治盆腹腔内多种病患,而且不增加患者的创伤和痛苦,充分体现了微创手术的优越性。

(夏恩兰)

八、并发症及防治

宫腔镜检查是诊断宫腔内病变的有效手段,应用于临床已有半个世纪。宫腔镜手术也有近20年的历史,如今宫腔镜子宫内膜息肉切除术(TCRP)、宫腔镜子宫

肌瘤切除术(TCRM)、宫腔镜子宫中隔切除术(TCRS)和宫腔镜子宫内膜去除术(EA)都是标准手术。尽管一直有相关并发症的零星报道,但文献报道可谓异口同声,均认为宫腔镜安全、有效、简单、微创。我国近几年来宫腔镜术中死亡的事件时有发生,在我国宫腔镜应用日趋普及,并由诊断发展到手术治疗之际,强调其安全性,强化安全意识,趋利除弊,将有利于宫腔镜临床应用的健康发展。

(一)宫腔镜手术并发症的发生率及顺位变化

由于技术和设备的进步,宫腔镜的并发症已由1995年的12%下降到2007年的3%。20世纪90年代初并发症经尿道前列腺电切(TURP)综合征居首位,随着医生认识无电解质灌流液对人体病理生理影响的深入和用生理盐水灌流的等离子双极电切镜问世,TURP综合征的发生率已大为减少和减轻,如今子宫穿孔上升为第一位,子宫穿孔引发的子宫出血使术中出血上升为第二位。有关手术类型与并发症的关系,近期并发症以TCRA发生概率最高,TCRM和TCRS次之。远期并发症则以宫腔镜子宫内

膜切除术（TCRE）发生率最高。

（二）术中并发症

1. 子宫穿孔　其高危因素在患者方面有宫颈狭窄，宫颈手术史，子宫屈度过大，宫腔过小等；在术者方面有经验不足，对设备不熟悉，没有足够的解剖学知识和缺乏技巧，以致扩宫力量过强，宫内视野不清和缺乏 B 超监护等。以致"冷"器械（扩张器、电切镜、闭孔器、卵圆钳等）穿过肌层或"热"器械（作用电极）接近及穿出子宫浆膜层而导致子宫穿孔，同时可能有潜在盆腔脏器的损伤。临床表现为：①宫腔塌陷，视线不清；②B 超见子宫周围有游离液体，或灌流液大量翻滚涌进入腹腔；③宫腔镜可看到腹膜、肠管或网膜；④腹腔镜监护见到子宫浆膜透亮、起水疱、出血、血肿或穿孔的创面。如未及时发现，大量灌流液进入腹腔，器械或电极通过破孔伤及邻近器官，并发体液超负荷，消化道、泌尿道、大血管损伤，引起腹膜炎、瘘管、大出血和气体栓塞。曾有子宫穿孔继发败血症中毒性休克死亡的报道。

子宫穿孔的处理：仔细查找穿孔部位及有无邻近器官损伤。底部穿孔可用缩宫素及抗生素观察。子宫侧壁及峡部穿孔可能伤及血管，应立即剖腹探查。穿孔情况不明者，应行腹腔镜检查，电凝穿孔处的出血，缝合较大的破孔。术中及时发现处理，一般无后遗症。

子宫穿孔的预防：①宫颈预处理：宫颈扩张棒或米索前列醇软化和增强宫颈扩张效果，可能避免置入器械时用力过强。②宫腔镜/腹腔镜监护：实时超声监护有导向作用，可预防和发现子宫穿孔。腹腔镜透光试验可预防子宫穿孔，明确诊断和及时缝合穿孔创口。③操作技巧：视野不清一定不能通电，应用滚球或汽化电极通电时必须循轴滚动。肌瘤较大的 TCRM 术前应予药物预处理。

子宫穿孔伤及邻近脏器以肠管最为常见，术后如出现腹痛或腹膜炎症状，应尽早剖腹探查。有宫腔镜手术子宫穿孔史者日后妊娠有产科子宫破裂的危险。Wortman 曾报告过一例患者是采用环状电极切除子宫肌层。在短短的几秒之内，子宫中线基底部穿孔。在重放录像的过程中清楚地显示穿孔事实上是由于肌壁过薄随后发生子宫破裂。录像带显示子宫基底部破裂是在作用电极撤向宫颈的过程中，此时宫腔内的膨宫液体压力增高，子宫基底部肌壁过薄，子宫穿孔是两者共同作用的结果，而电极并没有穿过宫壁，值得临床借鉴。

2. 术中出血　子宫是多血器官，子宫肌壁富含血管，其血管层位于黏膜下 5 ~ 6mm，大约在子宫肌壁内 1/3 处，有较多的血管穿行其间，当切割深达血管层时，可致大量出血，且不易控制。

宫腔镜术中出血可分为三类：①小静脉出血：为创面渗血，70mmHg 的宫内压即可止血，可缓慢降低宫内压力，看清出血点后，用电切环、滚球或滚筒电极，40 ~ 60W 的凝固电流电凝止血；②大静脉出血：量多，但无波动，可放注水球囊导尿管，压迫宫腔 6 小时，一般能够充分止血。③动脉出血：需立即放置注水球囊压迫止血，应有子宫动脉阻断或子宫切除的准备。文献有作用电极伤及髂血管的报道，血压突然下降，紧急剖腹是唯一能挽救生命的方法。

子宫颈管出血源于扩张宫颈时撕裂或操作的损伤，必要时缝合止血。子宫峡部宫壁较薄，侧壁切割过深，可伤及子宫动脉下行支。

宫腔镜手术中子宫出血的高危因素有子宫穿孔、植入胎盘、宫颈妊娠、剖宫产瘢痕妊娠、动静脉瘘和凝血功能障碍等。减少宫腔镜手术出血的对策包括术前药物预处理，以减少血流和血管再生，术中缩宫素、止血剂的应用和联合腹腔镜预防性子宫动脉阻断术等。

3. 经尿道前列腺电切综合征　单极宫腔镜电切（第一代）使用非电解质灌流液，体内大量吸收可引起体液超负荷和稀释性低钠血症，患者首先表现心率缓慢和血压增高，然后血压降低、恶心、呕吐、头痛、视物模糊、焦虑不安、精神紊乱和昏睡。诊治不及时，继而出现抽搐、心血管功能衰竭甚至死亡。

TURP 综合征的处理：①血钠浓度下降至 120 ~ 130mmol/L，静脉给予呋塞米 10 ~ 20mg，限制液体入量。动态检测血钠浓度，至≥130mmol/L 为止。②血钠浓度低于120mmol/L 或出现明显病症状者，给予高渗氯化钠治疗，一般常用 3% 或 5% 的氯化钠溶液，补给量按以下公式计算：

$$所需补钠量 = （血钠正常值 - 测得血钠值）\times 52\%* \times 千克体重$$

* 指人的体液总量占体重的 52%。

举例：如患者体重为 60kg，测得血钠为 125mmol/L。应补钠量为：

$$所需补钠量 = （142mmol/L - 125mmol/L）\times 52\% \times 60 = 530.4mmol/L$$

因每 1ml 5% 氯化钠溶液含钠离子 0.85mmol。

所需 5% 氯化钠（530.4÷0.85）624ml。

开始补给总量的 1/3 或 1/2，然后根据血钠值变化决定余量的补充。切忌快速、高浓度静脉补钠，以免造成暂时性脑内低渗透压状态，使脑组织间的液体转移到血管内，引起脑组织脱水，导致大脑损伤。

等离子双极宫腔镜电切使用生理盐水灌流，不会发生低钠血症，但仍有体液超负荷的危险，已有因使用生理盐水而忽略了液体控制导致肺水肿和死亡的个例报道。

TURP 综合征的预防：术前宫颈和子宫内膜预处理有助于减少灌流液的回吸收。术中尽量采取低压灌流，宫腔内压≤平均动脉压；避免切除过多的肌层组织，手术时间<1 小时，手术达 30 分钟推售呋塞米 20mg。严密监测灌流液差值，达 1000 ~ 2000ml 时尽快结束手术，检测血钠浓度。Corson 等报道在宫颈 3 点和 9 点分别注射 10ml 垂体后叶素稀释液（垂体后叶素 10U + 生理盐水 80ml），使子宫强烈收缩并持续至少 20 分钟，其液体过度吸收的危险值采用安慰剂组的 1/3。

4. 气体栓塞　是宫腔镜手术中严重、罕见，但致命的并发症。气体来源为室内空气和组织汽化。一旦空气进入静脉循环，右心的泡沫血阻碍血流，使肺动脉压上升。早期表现为呼气末 CO_2 压力下降，最后循环衰竭，心搏骤停。由于右心压力升高程度高于左心,成年患者曾经关闭的卵圆孔有15%重新开放,进而导致大脑和其他器官的栓塞。若患者呈头低臀高位,使心脏低于子宫水平,以致静脉压降低,如子宫肌壁深层大静脉窦开放,并与外界相通,外界的空气可被吸入静脉循环,在有压力的向子宫注入灌流液时,宫腔与中心循环间存在明显的压力差,则更加重了这一过程,宫腔内压超过静脉压时可出现无症状、有症状和致命的气体栓塞。

2008年的两篇报道,对气体栓塞的发生原因和猝死提出了新的见解。Chang等报道1例钬激光输尿管取石导致气体栓塞死亡1例。手术进行约30分钟,将近结束时,患者诉胸前紧,迅速意识丧失,继而循环衰竭,心搏骤停。手术立即停止,面罩100%氧吸入,气管插管,开放动脉,进行心肺复苏。颈内静脉插管,胸外按压时惊现捻发音,从插管内吸出20~30ml泡沫血。疑为静脉气体栓塞。经食道心脏超声心动检查:见右心房、右心室有大量气体栓子。给予去甲肾上腺素,心脏按压,心脏无收缩。40分钟后死亡。该例排除了镜体从鞘内进出,将气体挤入膀胱,灌流液空虚和注水管折断,与管鞘连接不紧或更换注水管时气体乘隙而入等导致气体栓塞的原因,唯一的可能是组织汽化的气体进入右心。但气体栓塞时气体的进入隐匿,患者无特殊症状,真正的气体来源并不明了。Rademaker等首次报道宫腔镜手术时经超声心动发现心脏反向气体栓塞1例。在双极宫腔镜子宫内膜电切术进行至20分钟时,呼气末CO_2分压下降至2.4kPa,脉搏血氧饱和度下降至90%以下,最低49%,心脏听诊闻及碾磨音,诊断静脉气体栓塞。立即停止手术,倒转患者为Trendelenburg位,连续纯氧通气,颈内静脉插入中心静脉压导管,未吸出气体。CO_2分压下降15分钟时,放入7.4MHz经食道超声心动探头(transesophageal echocardiography),见右心房和右心室无气体。然而,点状密集回声提示反向栓子存在于左心房和左心室,而不在右心。此报道描述了反向栓子(paradoxical emboli),栓塞的气体经过房间隔缺损、室间隔缺损、未闭的卵圆孔,肺脏的动静脉畸形或动静脉瘘由右心进入左心,解释了静脉栓塞时会迅速出现心血管和神经系统并发症,甚至危及生命。

气体栓塞发病突然,发展快,首发症状有呼气末CO_2压力突然下降,心动过缓,SpO_2下降,心前区闻及大水轮音等,均由麻醉医师发现。当更多气体进入时,血流阻力增加,导致低氧,发绀,心输出量减少,低血压,呼吸急促,迅速发展为心肺衰竭,心搏骤停死亡。1997年Brooks收集全球宫腔镜手术气体栓塞13例,9例(69.23%)死亡。21世纪美国、中国台湾和丹麦共有4例报道,均经抢救存活。

气体栓塞的处理:立即阻止气体进入,倒转为头低臀高左侧卧位,纯氧正压吸入,注入大量生理盐水,促进血液循环。必要时气管插管,放置中心静脉压导管。如有心肺衰竭,立即心肺复苏,胸外按摩,恢复心室功能。如一切措施失败,可剖胸直接按压心脏及抽出气栓。如可以维持,及时送高压氧舱治疗。

气体栓塞的预防:术前排空注水管内的气体,避免头低臀高位,降低宫内压,减少宫颈裂伤,减少子宫内创面血管的暴露和组织汽化后形成的气体。避免长时间将扩张的宫颈直接暴露于空气中。如宫腔灌流使用静脉输液装置,灌流液为玻璃瓶或硬塑包装时,通气管针头与出水针头过近,可能使大量气体进入出水管并进入宫腔,成为栓塞的气体来源。有报道低中心静脉压增加子宫创面与右心房间的静脉负压梯度,会增加气体栓塞的概率,因此。建议宫腔镜术前充分水化以减少气体栓塞的风险。

5. 感染 是宫腔镜手术的少见并发症,在一篇综述中报道从1988年到1995年之间的600多个病例中,只有4例感染发生(0.67%)。第1例发生在使用预防性抗生素前,术后12小时出现明显的子宫肌炎和败血症;第2例术后7周出现输卵管卵巢脓肿,行输卵管卵巢切除术;另2例子宫肌炎,低热,白细胞增多,腹痛加重,口服抗生素后迅速起效。此后文献报道0.01%~2%不等(表4-12-6),另有多篇个例报道,其中1例死亡。

表 4-12-6 宫腔镜术后宫腔感染的发生率

年份	作者	种类	例数	感染		病情
				例	%	
1996	Bracco	HS	253	2	0.79	盆腔炎
1996	Vilos	EA	800	4	0.50	子宫肌炎
1998	夏恩兰	软镜 HS	705	3	0.43	子宫肌炎
2002	Perez-Medina	TCR	21 676	3	0.01	子宫内膜炎
2000	Maher 和 Hill	HS+TCR	6123	3	0.05	盆腔炎
2000	Cravello	TCRE	100	2	2.00	发热
2000	Propst	TCRM	925	2	0.22	了宫肌内膜炎
2011	Golan	胚物 TCRF	195	1	0.51	败血症

注:HS宫腔镜检查;TCR宫腔镜电切术;TCRE宫腔镜子宫内膜切除术;EA子宫内膜去除术;TCRM宫腔镜子宫肌瘤切除术;TCRF宫腔镜宫内异物取出术;TCRP宫腔镜内膜息肉取出术

宫腔镜术后感染的因素包括操作因素,器械因素和手术导致生殖道内环境的改变。绝大多数为阴道内寄生的潜在病原体所致的内源性感染。一般为多种细菌混合感染。以子宫内膜炎和子宫肌内膜炎常见,严重时可能发展为盆腔脓肿或败血症性盆腔栓塞性静脉炎。正确治疗用药选择广谱的抗生素静脉注射,连续用药直到患者的症状消失,24

小时体温正常,并且肠道功能正常。

多数术后感染是可以预防的,即使感染不可避免,采取预防措施也可减轻感染程度。应尽量消除诱发感染的各种因素,同时增强患者自身抵抗力。围术期预防用药可以明显减少手术后感染性并发症的发生。

(三) 术后远期并发症

EA 术后宫内瘢痕形成和挛缩,任何来自瘢痕后方持续存在或再生内膜的出血均因受阻而出现远期并发症,如宫腔、宫角积血,子宫内膜去除-输卵管绝育术后综合征(PASS),经血倒流,子宫内膜癌的延迟诊断和妊娠等。目前 EA 治疗 AUB 的应用日益广泛,以致许多育龄妇女选择 EA,其术后妊娠明显增加产科并发症,如宫颈妊娠,宫腔粘连致胎儿多发畸形,妊娠中期大出血。Hare 等复习 EA 术后妊娠 70 例,31 例有并发症,包括围产儿死亡、早产、胎盘粘连、先露异常等,71% 剖宫产。McCausland 等报道 50 例完全滚球 EA 术后随访 4 ~ 90 个月,2 例宫角积血,3 例 PASS。GnRH-a 或宫腔镜解压,只部分有效,因症状复发行子宫及输卵管切除。指出部分 EA 可预防此症。Krogh 等随访 310 例 TCRE 术后患者,在 91 例日后因月经过多切除子宫患者中 24% 患张力性尿失禁,而仅做 TCRE 者为 14%,$P=0.03$,认为 TCRE 术后子宫切除与术后张力性尿失禁有关。Sentilhes 等收集 1980 ~ 2006 年 Medline 和 EM-BASE 各国文字的文献中有 18 例宫腔镜术后妊娠子宫破裂,其中 TCRS 和 TCRA16 例(89%)。妊娠距离手术时间平均 16 个月(1 个月 ~ 5 年),19 ~ 41 孕周子宫破裂,4 例胎儿和 1 例产妇死亡。认为 TCRS 增加了妊娠后子宫破裂的危险。TCRP 术后 4 年近 60% 因持续或复发性 AUB 需进一步处理。一组 283 例 TCRP 的远期随访,31 例(10.95%)B超发现子宫内膜病变,2 例(0.17%)子宫内膜癌。

(四) 第二代子宫内膜去除术的并发症

第二代 EA 术有热无电,避免了电损伤,但仍有热传导所致的并发症,第一代 EA 术的远期并发症均可在第二代 EA 术后发生。Gurtcheff 等在 Medline,FDA 和参考书目中查到整体 EA 术有 2 例 I 度皮肤烧伤,8 例肠管热损伤,其中 1 例死亡,1 例坏死性筋膜炎导致女阴切除,输尿管皮下造口和双侧膝下截肢。热球 EA 术后宫腔积脓导致败血症和宫颈坏死,双侧输卵管卵巢脓肿,宫腔粘连合并妊娠,子宫肌瘤坏死,宫颈闭锁,宫腔积血,HTA 术后妊娠,MEA术后妊娠,Cavaterm 术后宫颈妊娠等均见诸报道。

(夏恩兰)

九、胎 儿 镜

(一) 胎儿镜的历史

早期胎儿镜的研究出现于 20 世纪 70 年代,主要用于对胎儿异常的诊断,如在胎儿镜下观察超声难以发现的微小畸形,包括多指畸形、面部异常、男性女性化等,另外可经胎儿镜行胎儿取样,用于诊断血红蛋白病、血友病、染色体病、慢性肉芽肿病、脆 X 综合征、X 连锁的智障、风疹感染和其他不能经羊水诊断的疾病以及羊水嵌合体。内镜直视下还可进行皮肤、肝脏和肌肉等组织活检,用于不能通过羊水进行产前诊断的某些遗传疾病。20 世纪 80 年代初还出现了胎儿镜下经脐静脉穿刺输血的技术用于治疗重度胎儿贫血。

20 世纪 80 年代后,超声在产科得到了前所未有的发展。随着高分辨率超声的出现,许多胎儿畸形可通过超声得到诊断,1983 年出现了可不经内镜取血的技术,超声引导下经皮脐静脉穿刺技术使得取胎儿血技术不再复杂。随着经皮脐血穿刺技术的成功,1986 年经皮穿刺输血的报道大量涌现,使得技术复杂难度大的内镜下输血技术在诞生 5 年之后就不再被采用。以往需要内镜直视下的组织活检也被更为安全的超声介入技术所取代。诞生不久的胎儿镜很快成为一种夕阳技术,其检查适应证逐渐被日益发展的超声所替代。

但近年来,胎儿镜作为一种产前诊断技术和手术技术,却迎来了新的发展机遇。尤其是胎儿镜下胎儿宫内治疗,由于其风险较开放性手术小,在胎儿宫内治疗方面得到了巨大的发展。近年来胎儿镜在宫内治疗中的应用不断发展,主要用于治疗双胎输血综合征、单绒毛膜双胎之一严重受损或双胎之一严重畸形时的脐带闭合。其他可经胎儿镜宫内治疗的疾病包括:胎儿后尿路梗阻、骶尾部畸胎瘤、羊膜带综合征、重度胎儿膈疝等。Pennehouat 等甚至报道了在胎儿镜引导下成功分离连体双胎。目前胎儿镜已经成为宫内胎儿治疗的热点,成为新兴的胎儿医学的重要工具。

(二) 胎儿镜检查和治疗技术

胎儿镜(fetoscope)是一种通过包有纤维的自动调焦镜传送影像的内镜。

胎儿镜检查是用胎儿镜经母体腹壁穿刺,经子宫壁进入羊膜腔内,直接观察胎儿在子宫内的形态和活动,还可以发现羊水检查法所不能发现的遗传性疾病。用胎儿镜还可以在内镜的观察下,直接取胎儿的血液、组织等标本进行检查,或进行宫内治疗。但由于设备昂贵、技术要求高、难度较大、适应证有限,很多疾病可通过其他产前诊断方法获得诊断,因此胎儿镜检查在临床上没有普及。

胎儿镜下宫内治疗主要指征为复杂双胎的治疗,其他如胎儿畸形、羊膜带综合征等较少。宫内治疗难度大,技术要求高,因此应转诊至大的胎儿中心进行。目前的治疗性胎儿镜多有侧孔,可同时进行检查和治疗。手术过程需要超声监测,并需要熟练的技术和丰富的经验。羊水量少时,穿刺和操作均困难,可先行羊膜腔灌注。羊膜腔内出血或胎脂过多将影响视野,可行羊水置换。

1. 双胎输血综合征(twin-to-twin transfusion syndrome, TTTS)　单绒毛膜双胎(monochorionic,MC)占自然双胎的 20%,其中 5% 来自于辅助生殖。随着孕妇年龄和辅助生殖技术的增加,MC 的发生率不断增加。MC 双胎共用胎盘,在绒毛膜板双胎之间往往存在血管吻合,导致双胎间血流动力学不平衡。双胎输血综合征(TTTS)占 MC 的 10% ~ 15%,占所有双胎的 1%,28 周前发病者如期待治疗,围产儿死亡率高达 80% ~ 100%。存活者由于早产或双胎之一胎死宫内,其神经系统受损者达 50%。

TTTS 治疗方法包括:反复羊水减量、羊膜隔开窗和胎儿镜下血管吻合支激光消融技术(激光技术)。激光治疗被认为是 26 周前 TTTS 的最佳治疗方案。

（1）羊水减量：目的是为了控制羊水过多以延长孕周，并减轻羊膜腔压力差，降低绒毛膜板和脐带的压力，从而稳定双胎间的胎盘血管吻合支的血流交换。起效快，术后大脑血管阻力明显下降。通常需要反复减压。其生存率报道不一，约30%~83%。该技术的主要缺陷在于交通支持续存在，可导致双胎间慢性或急性血流动力不平衡，尤其当一胎死亡时存活者脑瘫（CP）的发生率高。

（2）羊膜隔开窗（amniotic septostomy）：目的是为了恢复两个羊膜腔间的压力平衡。其并发症包括：羊膜带形成、脐带缠绕等。

（3）胎儿镜下胎盘血管吻合支激光凝固：胎儿镜下激光消融技术（激光技术）是较新的技术，是唯一一针对病因的治疗。Senat等比较了激光治疗（n=72）和羊水减量（n=70）的疗效，结果显示：至少一胎存活至产后28天的比例分别为76%和56%，双胎均死亡的相对风险为0.63（95% CI 0.25~0.93，P=0.009），脑室周围白质软化的风险降低（6% vs.14%），神经系统并发症降低（31% vs.52%）。荟萃分析（1997~2007年）显示激光治疗是最佳的一线治疗，其疗效优于羊水减量，胎儿的总体生存率提高2倍，羊水减量的胎儿宫内或新生儿死亡的风险增高，激光治疗者胎儿死亡率降低、远期神经系统损伤降低。

激光凝固胎盘血管需要在麻醉下经皮穿刺trocar，导入胎儿镜和激光纤维，进行手术，通常是进入受血儿羊膜腔内。穿刺时应避开胎盘，并选择适宜手术操作的穿刺部位。手术过程需要超声监测，并需要熟练的技术和丰富的经验，这将明显影响到治疗的疗效和妊娠结局。

激光凝固胎盘血管的关键在于对胎盘血管吻合支的准确辨认。早期的报道（De Lia等）是对可疑的吻合支进行凝固。由于交通血管吻合支的辨认困难，因此Ville等建议对所有跨羊膜隔血管都进行凝固，其优点是，只需解剖上辨认隔膜即可，技术的可重复性好并有利于对结局进行比较，但隔膜的位置和胎盘的实际分界并不一致，隔膜往往向供血儿方受压移位，结果是许多供血儿的正常非交通支血管可在受血儿侧被观察到，并在手术中被凝固，从而威胁到供血儿的生存。选择性激光消融吻合血管（SLPCVA，）是1997年发展出的一种手术技巧，可以在内镜下可靠地确定双胎间的交通支，即通过发现来自一个胎儿的动脉不伴有相应的回流静脉却有流向另一胎儿的静脉支，从而可以在胎盘表面辨认出深部AV交通。SLPCVA的疗效优于非选择性，主要是减少了供血儿的死亡风险，而对受血儿似乎无不良影响。但SLPCVA很难做到100%理想，可能遗漏吻合支，因此出现了Salomon技术，即在SLPCV后将凝固点用激光连接起来（赤道板），可降低TAPS和TTTS复发的风险。

激光手术的失败率约18%，主要原因是明显吻合支残留或血管再通或凝固不充分。手术失败可导致持续性或复发性TTTS、TAPS（twin anemia polycythemia sequence）、胎死宫内、存活胎儿低血压后遗症等。

TAPS是由于一胎向另一胎的单向血流所致，通常从既往的受血儿流向供血儿，或胎儿死亡导致存活儿向死胎输血，如果出现胎儿贫血，可采取宫内治疗，或再次激光治疗，

但能否避免脑损伤并不肯定。

手术后数周出现羊水过多和过少重现，考虑为TTTS复发，比例约8.9%（0~14%），Salomon技术的复发率低（0）。对于复发者目前没有明确的治疗手段，根据技术条件、孕周、胎盘位置、胎儿状况，可选择的治疗方案包括：再次激光、羊水减量、选择性脐带凝固。但再次激光治疗的难度大。

2. 双胎之一畸形或MC之一严重受损

（1）无心双胎：即TRAP序列（twin reverse arterial perfusion sequence）：发病率1/35 000，占单合子双胎的1%，三胎的1/30。由于存在胎盘A-A和V-V交通，供血儿灌注压高于受血儿，受血儿脐动脉反向灌注，发生无心或无脑畸形，供血儿正常但有发生心衰的风险，不治疗者50%~70%死亡。

治疗原则是阻断双胎交通支，包括选择性减胎、超声引导下脐带栓塞、脐带结扎、脐带血管激光凝固或双极电凝。开腹的选择性减胎手术由于并发症多，已不再使用。超声引导下脐带栓塞的双胎死亡率达50%。

受血儿脐带结扎：超声引导下，避开胎盘选择穿刺进入部位，确定适当的脐带，监测脐带血流。可采用双孔（port），用于放置监测镜和操作器械，进行无心双胎的结扎脐带。由于无心胎儿羊膜囊内羊水少，可先行羊水灌注再穿刺。也可以在单个trocar下进行脐带结扎。

受血儿脐带激光或双极电凝：1996年由Hecher和Arias首次报道。可采用在单腔内镜引导下用Nd:YAG激光电凝无心双胎的脐带。脐带双极电凝是最新的脐带闭合技术，采用双极电凝，夹住脐带电凝以闭合脐带血管，该技术的优点是手术操作相对容易。由彩色多普勒确定脐带血流消失。

（2）MC双胎之一严重畸形或受损：由于MC双胎之一严重畸形或受损（如FGR、PPROM），当一胎死亡将对另一胎的血流动力学产生明显影响，导致死亡或神经损伤。为了挽救双胎之一的生命，可行异常双胎的脐带结扎或电凝等脐带闭合技术（occlusion）。

（3）单羊膜囊双胎：占双胎的1%~2%，死亡率高达50%~62%，多数为脐带缠绕所致，先天畸形占15%~20%，其次为早产。在一胎死亡时，第二胎发生死亡的风险高达40%。当一胎不可存活时，可行脐带结扎切短以防止对另一胎的血流动力产生不良影响，除可切短双胎血流交通外还可防止脐带缠绕。

（4）MC双胎选择性宫内生长受限（FGR）：选择性FGR的病因为双胎胎盘分配不均，或与血管吻合的种类有关。占MC的12.5%~25%，导致围产儿死亡率升高。表现为一胎FGR一胎正常。需要和TTTS相鉴别，其特点为正常儿无羊水过多，FGR儿可有羊水过少但不需要达到MVP<2cm的标准。FGR儿的死亡将导致40%的另一胎死亡，或30%的神经损伤。

目前的治疗手段包括：期待治疗、提前终止妊娠、脐带闭合、选择性激光闭合双胎间的血管吻合支从而使胎盘分为两个功能独立的胎盘。后者可从容期待至32~34周，并不用担心一胎死亡对另一胎的不良影响。激光治疗的标

准:FGR 儿脐动脉舒张期血流消失或倒置,即宫内死亡即将发生时。

选择性 FGR 和 TTTS 采用激光凝固时的治疗技巧和内镜下表现不同。选择性 FGR 羊水量正常,因此常需要羊水灌注以改善视野。在吻合血管类型上 A-V 浅表吻合支的数量要高于 TTTS。另外,TTTS 吻合血管多在受血儿一侧,而选择性 FGR 吻合血管可在 FGR 儿。激光或脐带闭合治疗均可。

3. 胎儿下尿路梗阻 内镜下评估和治疗胎儿下尿路梗阻是最新的诊断治疗性胎儿镜。宫内治疗必须满足的手术指征为:如果不加以治疗将导致肾衰竭或肺发育不良。采用 22G 穿刺针进行胎儿膀胱穿刺获取胎儿尿液分析,可用于评估胎儿肾功能,其并发症(膀胱腹壁瘘、尿性腹水)较 18G 少。

胎儿膀胱镜(thin-gauge fetal cystoscopy,TGFC):用于诊断和治疗,需将 trocar 穿刺进入胎儿膀胱,trocar 能否安全到达胎儿膀胱受胎盘和胎儿位置的影响。可更好得评估胎儿尿道异常,对外生殖器的检查还可发现其他异常(如肛门闭锁)。从侧孔抽尿化验后,放入 0.7mm 内镜观察膀胱黏膜、输尿管开口和尿道。手术操作主要包括:膀胱羊膜腔置管分流术和后尿道瓣膜(PUV)内镜下激光消融。分流术的主要缺点是:①为姑息治疗,需要在产后进一步治疗;②分流管常发生阻塞或脱落,或在 40% 的病例中无效,需要再次手术。与膀胱羊膜腔分流相比,内镜下 PUV 切除有以下优点:①为治疗性而非姑息,一次即可;②内镜 trocar 的直径和分流管相似,故而风险相似。缺点:①有时不能准确辨别瓣膜;②患儿可能合并其他尿道疾病如:尿道闭锁;③激光可能导致尿道外括约肌损伤,尽管多数尿失禁是由于膀胱功能失调引起而非括约肌损伤导致,但仍需十分小心防止损伤,建议激光束直接烧灼瓣膜组织;④副损伤:术后尿道粘连或瘢痕形成导致尿道梗阻、尿道直肠瘘、医源性胎儿尿液渗漏导致腹水。

4. 羊膜带综合征 羊膜带综合征的发病率约为 1/1200 ~ 1/15 000 活产儿,可能原因是早期羊膜破裂形成羊膜带粘连于胎儿导致胎儿畸形(断肢、组织牵缩等)。动物研究发现解除羊膜带挤压可保住肢体的解剖和功能。由于多数胎儿已经发生严重的异常,另外由于母儿风险大,早期的宫内治疗仅限于可导致胎儿或新生儿死亡的严重情况。采用胎儿镜微创技术切除羊膜带,可解除组织牵缩,开启了手术治疗非致死畸形的先河。

5. 先天性膈疝(CDH) 发病率为 1/3000,腹腔脏器疝入胸腔可导致肺发育不良和新生儿死亡,围产儿死亡率达 40% ~ 60%。以往需要进行宫内胎儿手术治疗膈疝,但 20 多年的观察和研究发现,宫内手术胎儿的生存率并不比产后治疗者高。由于一些胎儿是肺发育不良的高危儿,包括:肝脏膈疝或超声提示严重的肺发育不良,如果不进行宫内手术将无法存活。超声提示肺发育不良的常用指标为肺/头围比(LHR),LHR<1.0 时胎儿死亡率为 100%,LHR 在 1 ~ 1.4 时胎儿死亡率为 62%,LHR>1.4 时胎儿死亡率为 0。

胎儿气管闭塞技术可维持胎儿肺内的羊水,从而促进膈疝胎儿的肺发育。开放性手术并发症多,风险大。微创手术(minimally invasive intraluminal tracheal occlusion)可避免一些并发症。微创手术在母体和胎儿麻醉后实施,内镜进入胎儿口腔暴露喉头,进入气管观察,然后撤出内镜在超声引导下置入闭合器(occluding device)。闭塞器的种类很多,如球囊、自膨胀海绵、外控制磁性瓣膜、伞和硅树脂。气管闭塞 2 ~ 3 周后就可有效促进肺发育且不耗竭二型肺泡细胞的数量。手术多在 26 周后实施。报道的胎儿生存率为 33% ~ 75%。

6. 骶尾部畸胎瘤 为来自胎儿尾骨的先天性干细胞肿瘤,是最常见的新生儿肿瘤,发病率为 1/40 000 出生儿,其中 80% 为女性。根据位置分为:Ⅰ型:外生型;Ⅱ型:大部分为外生型,部分在盆腔内;Ⅲ型:既有外生又有内生,以内生型为主;Ⅳ型:最少见,肿瘤全在盆腔内。Ⅰ型和Ⅱ型占 80% 以上。超声表现为实性或囊实性,少数为囊性,组织学上可分为成熟(75%)、未成熟(15%)和内胚窦瘤(10%)。25% 产前诊断,63% 出生后诊断,12% 婴儿后期诊断,随着产前诊断技术的提高和普及,其产前诊断率不断提高。

自然病程:70% 发生羊水过多,30% 发生非免疫性胎儿水肿(A-V 瘘,或肿瘤内出血胎儿贫血心衰所致),总体围产儿死亡率 35%,主要原因包括羊水过多所致的早产、胎儿贫血。水肿胎儿的死亡率超过 90%。

治疗:对胎儿心功能受损和羊水过多发生在较早孕周者,胎儿手术是最好的选择,可采用胎儿镜下微创手术,对肿瘤供血血管激光消融或减瘤,以阻止其进一步生长并改善胎儿心功能,防止胎儿并发症,稳定胎儿循环,延长孕周,争取出生后手术机会。

7. 胎盘绒毛血管瘤 为最常见的胎盘肿瘤,组织学上实为错构瘤。镜下检查胎盘发病率达 1%,而许多小的血管瘤在大体观察时会漏诊。多位于胎盘胎儿面,一些在脐带根部并与胎盘分离,有些来自脐带。血管供应来自脐带或胎盘的血管。

临床表现:多数无症状,尤其是 <4cm 者。有临床意义的较大者发病率为 1/3500 ~ 1/9000,最常见的表现为急性羊水过多,患者表现为腹痛、恶心呕吐和呼吸困难。大的胎盘绒毛血管瘤可导致羊水过多(18% ~ 35%)或羊水过少、非免疫性胎儿水肿、心脏增大伴或不伴有心衰、FGR、难产、微血管病性溶血性贫血和胎死宫内(16%),新生儿死亡率高(30% ~ 40%)。母体并发症:血小板减少、凝血功能异常、子痫前期、胎盘早剥、母胎输血、溶血和血红蛋白尿。超声表现为均一或不均一高回声多囊肿物或混合肿物,彩色多普勒可见血流,AFP 升高。

治疗需个体化。序列超声评估决定最佳分娩时机。多数期待对症治疗。对贫血儿可行脐带穿刺宫内输血。

胎儿镜手术:用于阻断血管瘤的血流。报道较少。

(三) 胎儿镜并发症及处理
除与手术性质相关的特殊并发症外,胎儿镜最主要的并发症为医源性早产胎膜早破(PPROM)、早产、胎死宫内、出血和胎儿畸形。手术风险与手术时间及创伤大小有关。随着手术经验不断增加,手术器械不断改进,微创手术有望减少并发症并改善妊娠结局。

1. 早产胎膜早破（PPROM） 发生率：在遗传学羊膜腔穿刺中为1.2%，诊断性胎儿镜为3%～5%，治疗性胎儿镜为5%～8%。并与穿刺口径正相关，尽管胎儿有愈合能力，但伤口越大，风险越大，如中孕期22G羊膜腔穿刺后PPROM的风险为0.3%，而胎儿镜采用2mm器械时的风险为3%～5%，复杂的手术性胎儿镜的发生率在30%以上，多在术后很快发生。

PPROM有些可自愈，但有些患者将持续渗漏，流产风险增高。PPROM期待治疗的围产儿总体死亡率为60%，近1/3发生胎死宫内，19周前诊断者50%发生肺发育不良，存活新生儿的严重并发症包括：失明、慢性肺病和脑瘫。

在1996年前对医源性PPROM无治疗方法。23周前医源性PPROM的治疗多为引产以防止母体严重感染，且新生儿存活的可能性低。1996年Quintero等首次报道采用羊膜腔内注射血小板和冷沉淀物的方法（amniopatch technique，羊膜补片技术）治疗医源性PPROM，其原理是利用血小板识别损伤并与冷沉淀物形成凝块封堵住破损的羊膜。方法为在超声引导下羊膜腔内注射1U血小板（后改为0.5U）和冷沉淀物（25ml）。羊膜补片适用于16～24周，无羊膜腔感染证据，保守治疗1周无效者。作者报道了22例患者，平均孕周18.7周，存活者平均分娩孕周32.9周，PPROM原因7/22（31.8%）为羊膜腔穿刺，其他为手术性胎儿镜，总的羊膜愈合率10/22（45%），其中7例显性渗漏，6/7（85.7%）成功愈合，但其中2例发生胎死宫内或妊娠丢失，总体妊娠成功率为4/7（57%）。作者认为：羊膜补片可有效使羊膜愈合，使得妊娠继续，可用于22G（0.72cm）、3.8mm的缺损，且不需要了解破损部位即可进行。但最佳剂量还需要进一步研究。但该技术对自发性PPROM效果不好。其他报道的方法有：采用可吸收凝胶海绵栓封堵胎儿镜伤口、羊膜细胞工程等。但目前还没有临床推荐的方法。

2. 出血 胎儿镜手术中羊膜腔内出血，可导致视野不清，需要进行羊水置换。多数羊膜腔内出血为轻微出血，很少需要输血或延长住院时间。Quintero等报道约6%发生胎盘后出血或绒毛膜后血肿，偶有因大出血行急诊开腹手术者，其中1例可疑羊水栓塞发生DIC死亡。

3. 胎儿畸形 胎儿肢体缺血来自激光手术后假性羊膜带形成，报道的发生率为1%～2%，术后需要超声随诊，发现后可行手术解除。其他报道的胎儿畸形包括表皮发育不全、肠道闭锁。

（四）展望

胎儿镜的发展主要在于胎儿的宫内治疗。近十多年来对胎儿镜的研究很多。针对胎儿镜需要解决的问题，包括：如何改善视野、该使用何种介质较为理想、多大的器械是安全的、羊膜损伤后如何修复、光线对胎儿安全吗、麻醉方式的选择等，至今也没有最后的答案，还需要不断的探索。

此外，胎儿镜是否已经在临床具有可行性还存在争议。有人认为胎儿镜很难普及，甚至仍处于试验性阶段。将来它是否会被其他无创技术所取代？虽然微创技术的风险降低，但能否取代现有的开放性胎儿手术还需要进一步的研究数据。

可进行宫内干预的疾病谱有可能进一步扩大，如胎儿畸形的宫内修复整形手术等。更遥远的目标还包括早孕期胎儿镜检查和治疗：由于早期胎儿免疫尚未形成，此时如果能进行胎儿宫内治疗（如基因治疗）则可能大大改变人类疾病的治疗手段，该目标对早期进入胎儿循环的技术也提出了更为严格的要求。

（高劲松 刘俊涛）

参 考 文 献

1. Cooper NA, Smith P, Khan KS, et al. Vaginoscopic approach to outpatient hysteroscopy: a systematic review of the effect on pain. BJOG, 2010,117(5):532-539

2. Boe Engelsen I, Woie K, Hordnes K. Transcervical endometrial resection: long-term results of 390 procedures. Acta Obstet Gynecol Scand,2006,85(1):82-87

3. De Jesus I. Endocavitary surgical procedures, an alternative to myomectomy in patients with symptomatic fibroids. J Gynecol Obstet Biol Reprod(Paris),2011,40(8):937-943

4. Deb S, Flora K, Atiomo W. A survey of preferences and practices of endometrial ablation/resection for menorrhagia in the United Kingdom. Fertil Steril,2008,90(5):1812-1817

5. Fernandez H. Update on the management of menometrorrhagia: new surgical approaches. Gynecol Endocrinol, 2011, 27 (Suppl 1): 1131-1136

6. Furst SN, Philipsen T, Joergensen TC. Ten-year follow-up of endometrial ablation. Acta Obstet Gynecol Scand,2007,86(3):334-338

7. Mansour D. Modern management of abnormal uterine bleeding: the levonorgestrel intra-uterine system. Best Pract Res Clin Obstet Gynaecol,2007,21(6):1007-1021

8. Munro MG. Endometrial ablation: where have we been? Where are we going? Clin Obstet Gynecol,2006,49(4):736-766

9. Neis KJ, Brandner P. Adenomyosis and endometrial ablation. Gynaecol Endosc,2000,9:141-145

10. Rosati M, Vigone A, Capobianco F, et al. Long-term outcome of hysteroscopic endometrial ablation without endometrial preparation. Eur J Obstet Gynecol Reprod Biol,2007,130(2):232-237

11. Xia E, Li TC, Yu D, et al. The occurrence and outcome of 39 pregnancies after transcervical rese ction of endometrium(TCRE), Hum Reprod,2006,21(12):3282-3286

12. Hamerlynck TW, Dietz V, Schoot BC. Clinical implementation of the hysteroscopic morcellator for removal of intrauterine myomas and polyps. A retrospective descriptive study. Gynecol Surg, 2011, 8 (2):193-196

13. Henriquez DD, van Dongen H, Wolterbeek R, et al. Polypectomy in premenopausal women with abnormal uterine bleeding: effectiveness of hysteroscopic removal. J Minim Invasive Gynecol,2007,14(1): 59-63

14. Isikoglu M, Berkkanoglu M, Senturk Z, et al. Endometrial polyps smaller than 1.5 cm do not affect ICSI outcome. Reprod Biomed Online,2006,12(2):199-204

15. Nathani F, Clark TJ. Uterine polypectomy in the management of abnormal uterine bleeding:A systematic review. J Minim Invasive Gynecol,2006,13(4):260-268

16. Nathani F, Clark TJ. Uterine polypectomy in the management of abnormal uterine bleeding: A systematic review. J Mini Invasive Gynecol, 2006, 13(4): 260-268

17. Sanders B. Uterine factors and infertility. J Reprod Med, 2006, 51(3): 169-176

18. Scrimin F, Mangino FP, Wiesenfeld U, et al. Is resectoscopic treatment of atypical endometrial polyps a safe option? Am J Obstet Gynecol. 2006, 195(5): 1328-1330

19. Shen L, Wang Q, Huang W. High prevalence of endometrial polyps in endometriosis-associated infertility. Fertil Steril, 2011, 95(8): 2722-2724

20. Shih CL, Chang YY, Ho M, et al. Hysteroscopic transcervical resection. A straightforward method corrects bleeding related to cesarean section scar defects. Am J Obstet Gynecol, 2011, 204(3): 278. e1-2

21. Stamatellos I, Apostolides, Stamatopoulos P, et al. Pregnancy rates after hysteroscopic polypectomy depending on the size or number of the polyps. Arch Gynecol Obstet Obstet, 2008, 277(5): 395-399

22. Stamatellos I, Stamatopolos P, Bontis J. The role of hysteroscopy in the current management of the cervical polyps. Arch Gynecol, 2007, 276(4): 299-303

23. Yanaihara A, Yorimitru T, Motoyama H, et al. Location of endometrial polyp and pregnancy rate in infertility patients. Fertil Steril. 2008, 90(1): 180-182

24. 夏恩兰. 宫腔镜电切治疗子宫肌瘤 962 例疗效分析. 中华医学杂志, 2005, 85(3): 173-176

25. Bettocchi S, Siristatidis C, Pontrelli G, et al. The destiny of myomas: should we treat small submucous myomas in women of reproductive age? Fertil Steril, 2007, 12, 26

26. Caliskan E, Cakiroglu Y, Turkoz E. Leiomyoma on the septum of a septate uterus with double cervix and vaginal septum: a challenge to manage. Fertil Steril, 2008, 89(2): 456

27. De Jesus. IEndocavitary surgical procedures, an alternative to myomectomy in patients with symptomatic fibroids. J Gynecol Obstet Biol Reprod(Paris), 2011, 40(8): 937-943

28. Gambadauro P. Dealing with uterine fibroids in reproductive medicine. J Obstet Gynaecol, 2012, 32(3): 210-216

29. Polena V, Mergui JL, Perrot N, et al. Long-term results of hysteroscopic myomectomy in 235 patients. Eur J Obstet Gynecol Reprod Biol, 2007, 130(2): 232-237

30. Sanders B. Uterine factors and infertility. J Reprod Med, 2006, 51(3): 169-176

31. Tiufekchieva E, Nikolov A. Hysteroresection of submucous myomas after treatment with zoladex. Akush Ginekol(Sofiia), 2006, 45(1): 19-24

32. Vimercati A, Scioscia M, Lorusso F, et al. Do uterine fibroids affect IVF outcomes? Reprod Biomed Online, 2007, 15(6): 686-691

33. Yen CF, Lee CL, Wang CJ, et al. Successful pregnancies in women with diffuse uterine leiomyomatosis after hysteroscopic management. Fertil Steril, 2007, 88(6): 1667-1673

34. Caliskan E, Cakiroglu Y, Turkoz E. Leiomyoma on the septum of a septate uterus with double cervix and vaginal septum: a challenge to manage. Fertil Steril, 2008, 89(2): 456

35. Grynberg M, Gervaise A, Faivre E, et al. Treatment of twenty-two patients with complete uterine and vaginalseptum. J Minim Invasive Gynecol, 2012, 19(1): 34-39

36. Heinonen PK. Complete septate uterus with longitudinal vaginal septum. Fertil Steril, 2006, 85(3): 700-705

37. Hollett-Caines J, Vilos GA, Abu-Rafea B, et al. Fertility and pregnancy outcomes following hysteroscopic septum division. J Obstet Gynaecol Can, 2006, 28(2): 156-159

38. Lourdel E, Cabry-Goubet R, Merviel P, et al. Septate uterus: role of hysteroscopic metroplasty. Gynecol Obstet Fertil, 2007, 35(9): 811-818

39. Parsanezhad ME, Alborzi S, Zarei A, et al. Hysteroscopic metroplasty of the complete uterine septum, duplicate cervix, and vaginal septm. Fertil Steril, 2006, 8 5(5): 1473-1477

40. Spitzer RF, Caccia N, Kives S, et al. Hysteroscopic unification of a complete obstructing uterine septum: case report and review of the literature. Fertil Steril, 2008, 90(5): 2016. e17-20

41. Ziebarth A, Eyster K, Hansen K. Delayed diagnosis of partially obstructed longitudinal vaginal septa. Fertil Steril, 2007, 87(3): 697

42. Küçü T. When virginity does matter: rigid hysteroscopy for diagnostic and operative vaginoscopy—a series of 26 cases. J Minim Invasive Gynecol, 2007, 14(5): 651-653

43. Nevarez Bernal R, Vilchis Nava P, et al. Endometrial ossification: a report of four cases and literature review. Ginecol Obstet Mex, 2007, 75(3): 168-171

44. Smorgick N, Padua A, Lotan G, et al. Diagnosis and treatment of pediatric vaginal and genital tract abnormalities by small diameter hysteroscope. J Pediatr Surg, 2009, 44(8): 1506-1508

45. Wang CJ, Chao AS, Yuen LT, et al. Endoscopic management of cesarean scar pregnancy. Fertil Steril, 2006, 85(2): 494

46. 夏恩兰. 宫腹腔镜联合治疗有出血高危因素的宫内病变. 中国实用妇科与产科杂志, 2007, 23(8): 592-594

47. Borges LM, Scapinelli A, de Baptista Depes D, et al. Findings in patients with postmenstrual spotting with prior cesareansection. J Minim Invasive Gynecol, 2010, 17(3): 361-364

48. Florio P, Filippeschi M, Moncini I, et al. Hysteroscopic treatment of the cesarean-induced isthmocele in restoring infertility. Curr Opin Obstet Gynecol, 2012, 24(3): 180-186

49. Kaminski P, Gajewska M, Wielgos M, et al. The usefulness of laparoscopy and hysteroscopy in the diagnostics and treatment of infertility. Neuro Endocrinol Lett, 2006, 27(6): 813-817

50. 夏恩兰. 宫腔镜腹腔镜联合治疗有出血高危因素的宫内病变. 中国实用妇科与产科杂志, 2007, 23(8): 592-593

51. Baggish MS. Complications of Hysteroscopic Surgery. In Baggish MS, Valle RF, Gued H. (eds). Hysteroscopy Visual Perspectives of Uterine Anatomy, Physiology and pathology. 3nd ed. Lippincott Williams & Wilkins, 2007: 471-472

52. Baggish MS. Complications of Hysteroscopic Surgery. In Baggish MS, Valle RF, Gued H. (eds). Hysteroscopy Visual Perspectives of Uterine Anatomy, Physiology and pathology. 3nd ed. Lippincott Williams & Wilkins. 2007: 480

53. Brügmann AH, Kristoffersen SE, Hansen AK, et al. Gas embolization as a complication of hysteroscopic surgery. Ugeskr Laeger, 2007, 169(23): 2226-2227

54. Chung-Pei Chang, Chuang-Chyun Liou, Ya-Ling Yang, et al. Fatal gas embolism during ureteroscopic holmium: uttrium-aluminium-garnet laser lithotripsu under spinal anesthesia—a case report. Minimally Invasive Therapy, 2008, 17(4): 259-261

55. Dalal RJ,Pai HD,Palshetkar NP,et al. Hysteroscopic metroplasty in women with primary infertility and septate uterus:reproductive performance after surgery. J Reprod Med,2012,57(1-2):13-16

56. Demirol A,Guven S,Bozdag G,et al. Hydrosalpinx as an unusual complication of office hysteroscopy:case report. Clin Exp Obstet Gynecol,2007,34(1):61-62

57. Giarenis I,Shenoy J,Morris E. Cervical ectopic pregnancy after endometrial ablation:a case report. Arch Gynecol Obstet,2008,277 (6):567-569

58. Henriquez DD,van Dongen H,Wolterbeek R,et al. Polypectomy in premenopausal women with abnormal uterine bleeding:effectiveness of hysteroscopic removal. J Minim Invasive Gynecol,2007,14(1): 59-63

59. Keith Isaacson. Complications of Gynecologic Endoscopic Surgery. Elsevier Elsevier,2006:194

60. Krogh RA,Neumann GA,Lauszus FF,et al. Hysterectomy is associated with stress incontinence in women who previously had a transcervical endometrial resection. Gynecol Obstet Invest, 2007, 63 (3):121-125

61. Litta P,Cosmi E,Saccardi C,et al. Outpatient operative polypectomy using a 5mm-hysteroscope without anaesthesia and/or analgesia:Advantages and limits. Eur J Obstet Gynecol Reprod Biol,2008,139 (2):210-214

62. Litta P,Spiller E,Saccardi C,et al. Resectoscope or Versapoint for hysteroscopic metroplasty. Int J Gynaecol Obstet,2008,101(1): 39-42

63. McCausland AM,McCausland VM. Long-term complications of endometrial ablation:cause, diagnosis, treatment, and prevention. J Minim Invasive Gynecol,2007,14(4):399-406

64. Mencaglia L, Carri G, Prasciolu C, et al. Feasibility and complications in bipolar resectoscopy:Preliminary experience. Minim Invasive Ther Allied Technol,2012:29.

65. Morris Wortman. Complications of Hysteroscopic Surgery. In:Keith Isaacson. Gynecologic Endoscopic Surgery. Saunders:Elsevier Inc, 2006:189

66. Morris Wortman. Complications of Hysteroscopic Surgery. In:Keith Isaacson. Gynecologic Endoscopic Surgery. Saunders:Elsevier Inc, 2006:192

67. Moukarram H,Chia KV,Jilumudi J. Intrauterine pregnancy after microwave endometrial ablation. J Obstet Gynaecol,2006,26(8):818

68. Rademaker BMP, Groenman FA, van der Wouw PA, et al. Paradoxical gas embolism by transpulmonary passage of venous emboli during hysteroscopic surgery:a case report and discussion. Br J Anaesth,2008,101(2):230-233

69. Robson S,Devine B. Two cases of leiomyoma necrosis after thermal balloon endometrial ablation. J Minim Invasive Gynecol,2007,14 (2):250-252

70. Schlumbrecht M,Balgobin S,Word L. Pyometra after thermal endometrial ablation. Obstet Gynecol,2007,110(2 Pt 2):538-540

71. Sentilhes L,SergentF,BerthierA,et al. Uterine rupture following operative hysteroscopy. Gynecol Obstet Fertil, 2006, 34 (11): 1064-1070

72. Shveiky D,Rojansky N,Revel A,et al. Complications of hysteroscopic surgery:"Beyond the learning curve". J Minim Invasive Gynecol,2007,14(2):218-222

73. Woo YC,Kang H,Cha SM,et al. Severe intraoperative hyponatremia associated with the absorption of irrigation fluid during hysteroscopic myomectomy:a case report. J Clin Anesth,2011,23(8): 649-652

74. Zlatkov V,Kostova P,Barzakov G,et al. Flexible hysteroscopy in irregular uterine bleeding. J BUON,2007,12(1):53-56

75. Zolghadri J,Momtahan M,Aminian K,et al. The value of hysteroscopy in diagnosis of chronic endometritis in patients with unexplained recurrent spontaneous abortion. Eur J Obstet Gynecol Reprod Biol,2011,155(2):217-220

76. Zhu H L,Liang X D,Wang J L,et al. Hysteroscopy and directed biopsy in the diagnosis of endometrial carcinoma. Chin Med J(Engl), 2010,123(24):3524-3528

77. Yin C S. Pregnancy after hysteroscopic endometrial ablation without endometrial preparation:a report of five cases and a literature review. Taiwan J Obstet Gynecol,2010,49(3):311-319

78. Yela D A,Ravacci S H,Monteiro I M,et al. Comparative study of transvaginal sonography and outpatient hysteroscopy for detection of pathologic endometrial lesions in postmenopausal women. Rev Assoc Med Bras,2009,55(5):553-556

79. Yahata T,Nonaka T,Watanabe A,et al. Complete hysteroscopic resection of a large atypical polypoid adenomyoma,followed by a successful pregnancy. Fertil Steril,2011,95(7):2435-2439

80. Woo Y C,Kang H,Cha S M,et al. Severe intraoperative hyponatremia associated with the absorption of irrigation fluid during hysteroscopic myomectomy:a case report. J Clin Anesth,2011,23(8): 649-652

81. Wegmuller B,Hug K,Meier B C,et al. Life-Threatening Laryngeal Edema and Hyponatremia during Hysteroscopy. Crit Care Res Pract,2011,2011:140381

82. Van Kruchten P M,Vermelis J M,Herold I,et al. Hypotonic and isotonic fluid overload as a complication of hysteroscopic procedures:two case reports. Minerva Anestesiol, 2010, 76 (5): 373-377

83. van Dongen H,Timmermans A,Jacobi C E,et al. Diagnostic hysteroscopy and saline infusion sonography in the diagnosis of intrauterine abnormalities:an assessment of patient preference. Gynecol Surg,2011,8(1):65-70

84. van Dongen H, Janssen C A, Smeets M J, et al. The clinical relevance of hysteroscopic polypectomy in premenopausal women with abnormal uterine bleeding. BJOG,2009,116(10):1387-1390

85. Van den Bosch T,Van Schoubroeck D,Daemen A,et al. Lidocaine does not reduce pain perception during gel instillation sonography or subsequent office hysteroscopy: results of a randomized trial. Gynecol Obstet Invest,2011,71(4):236-239

86. Tsimpanakos I,Gkoutzioulis A,Moustafa M,et al. Vaginoscopic approach to outpatient hysteroscopy:a systematic review of the effect on pain. BJOG,2010,117(9):1163-1164,1164

87. Trninic-Pjevic A,Kopitovic V,Pop-Trajkovic S,et al. Effect of hysteroscopic examination on the outcome of in vitro fertilization. Vojnosanit Pregl,2011,68(6):476-480

88. podi A, De Salvo C, Ermio C, et al. Importance of office hysteroscopy screening to diagnose endometrial carcinoma in menopausal women. Eur J Gynaecol Oncol,2011,32(3):303-306

89. Torok P,Major T. Office hysteroscopy:a new examination method in

gynecological practice. Orv Hetil,2011,152(2):51-54

90. Tinelli R,Surico D,Leo L,et al. Accuracy and efficacy of narrow-band imaging versus white light hysteroscopy for the diagnosis of endometrial cancer and hyperplasia:a multicenter controlled study. Menopause,2011,18(9):1026-1029

91. Taylor E,Hitkari J. Hysteroscopic identification of a uterine arterio-venous malformation. J Obstet Gynaecol Can, 2009, 31 (12): 1117-1118

92. Taskin E A,Berker B,Ozmen B,et al. Comparison of hysterosalpin-gography and hysteroscopy in the evaluation of the uterine cavity in patients undergoing assisted reproductive techniques. Fertil Steril, 2011,96(2):349-352

93. Talaulikar V S,Bax B E,Page N M,et al. A novel hysteroscopic technique for the accurate biopsy of decidua parietalis and basalis. Placenta,2012,33(6):473-479

94. Takahashi W H,Lopes R G,Depes D B,et al. [Results of hystero-scopic endometrial ablation after five-year follow-up]. Rev Bras Gi-necol Obstet,2012,34(2):80-85

95. Souza C A,Schmitz C,Genro V K,et al. Office hysteroscopy study in consecutive miscarriage patients. Rev Assoc Med Bras,2011,57 (4):397-401

96. Soguktas S,Cogendez E,Kayatas S E,et al. Comparison of saline in-fusion sonohysterography and hysteroscopy in diagnosis of prem-enopausal women with abnormal uterine bleeding. Eur J Obstet Gyne-col Reprod Biol,2012,161(1):66-70

97. Siristatidis C,Chrelias C,Salamalekis G,et al. Office hysteroscopy: current trends and potential applications:a critical review. Arch Gy-necol Obstet,2010,282(4):383-388

98. Shokeir T,El-Lakkany N,Sadek E,et al. An RCT:use of oxytocin drip during hysteroscopic endometrial resection and its effect on op-erative blood loss and glycine deficit. J Minim Invasive Gynecol, 2011,18(4):489-493

99. Sendag F,Sahin C,Zeybek B,et al. Retrospective analysis of hyste-roscopic findings in breast cancer patients having adjuvant tamoxifen treatment. Eur J Gynaecol Oncol,2010,31(4):415-417

100. Scrimin F,Limone A,Wiesenfeld U,et al. Tubercular endometritis visualized as endometrial micropolyps during hysteroscopic proce-dure. Arch Gynecol Obstet,2010,281(6):1079-1080

101. Scioscia M,Zantedeschi B,Trivella G,et al. A suggestive diagnosis of uterine arteriovenous fistula based on ultrasonography and hysteroscopy. Eur J Obstet Gynecol Reprod Biol,2012,160(1): 116-117

102. Raimondo G,Raimondo D,D'Aniello G,et al. A randomized con-trolled study comparing carbon dioxide versus normal saline as dis-tension media in diagnostic office hysteroscopy:is the distension with carbon dioxide a problem?. Fertil Steril, 2010, 94 (6): 2319-2322

103. Rademaker B M,van Kesteren P J,de Haan P,et al. How safe is the intravasation limit in hysteroscopic surgery?. J Minim Invasive Gynecol,2011,18(3):355-361

104. Preutthipan S,Herabutya Y. Hysteroscopic rollerball endometrial ablation as an alternative treatment for adenomyosis with menor-rhagia and/or dysmenorrhea. J Obstet Gynaecol Res, 2010, 36 (5):1031-1036

105. Poncelet C,Sifer C,Hequet D,et al. Hysteroscopic evaluation of endocervical and endometrial lesions observed after different pro-cedures of embryo transfer:a prospective comparative study. Eur J Obstet Gynecol Reprod Biol,2009,147(2):183-186

106. Polyzos N P,Zavos A,Valachis A,et al. Misoprostol prior to hyste-roscopy in premenopausal and post-menopausal women. A systematic review and meta-analysis. Hum Reprod Update,2012, 18(5):485-503

107. Polyzos N P,Mauri D,Tsioras S,et al. Intraperitoneal dissemina-tion of endometrial cancer cells after hysteroscopy:a systematic review and meta-analysis. Int J Gynecol Cancer,2010,20(2): 261-267

108. Pilka R,Markova I,Duskova M,et al. [Immunohistochemical markers expression in hysteroscopy and hysterectomy specimens from endometrial cancer patients:comparison]. Ceska Gynekol, 2010,75(3):165-170

109. Perez-Medina T,Salazar F J,San-Frutos L,et al. Hysteroscopic dy-namic assessment of the endometrium in patients treated with long-term tamoxifen. J Minim Invasive Gynecol,2011,18(3):349-354

110. Peivandi S,Batzer F R,Fossum G T. Uterine cavity-myoma fistula after hysteroscopic myomectomy mimicking uterine perforation at hysterosalpingography: case report. J Minim Invasive Gynecol, 2011,18(4):534-537

111. Park J T,Lim H K,Kim S G,et al. A comparison of the influence of 2.7% sorbitol-0.54% mannitol and 5% glucose irrigating fluids on plasma serum physiology during hysteroscopic procedures. Korean J Anesthesiol,2011,61(5):394-398

112. Ozturk E,Ugur M G,Balat O,et al. An analysis of hysteroscopy experience over a seven-year period. Clin Exp Obstet Gynecol, 2010,37(2):150-151

113. O'Flynn H,Murphy L L,Ahmad G,et al. Pain relief in outpatient hysteroscopy:a survey of current UK clinical practice. Eur J Obstet Gynecol Reprod Biol,2011,154(1):9-15

114. Mcilwaine K,Readman E,Cameron M,et al. Outpatient hysteros-copy:factors influencing post-procedure acceptability in patients attending a tertiary referral centre. Aust N Z J Obstet Gynaecol, 2009,49(6):650-652

115. Mccarthy E A,Jagasia N,Maher P,et al. Ultrasound-guided hyste-roscopy to remove a levonorgestrel intrauterine system in early pregnancy. Contraception,2012,86:587

116. Mathlouthi N,Saodi O,Ben T R,et al. [Sublingual Misoprostol for cervical ripening before diagnostic hysteroscopy:a randomized and prospective study about 108 cases]. Tunis Med,2011,89(11): 825-829

117. Malhotra N,Bahadur A,Kalaivani M,et al. Changes in endometrial receptivity in women with Asherman's syndrome undergoing hyst-eroscopic adhesiolysis. Arch Gynecol Obstet, 2012, 286 (2): 525-530

118. Mais V,Cirronis M G,Peiretti M,et al. Efficacy of auto-crosslinked hyaluronan gel for adhesion prevention in laparoscopy and hyste-roscopy:a systematic review and meta-analysis of randomized con-trolled trials. Eur J Obstet Gynecol Reprod Biol,2012,160(1): 1-5

119. Madoz L V,Dela Sota R L,Suzuki K,et al. Use of hysteroscopy for the diagnosis of postpartum clinical endometritis in dairy cows. Vet Rec,2010,167(4):142-143

120. Luo X, Lim C E, Li L, et al. Hysteroscopic appearance of endometrial cavity after microwave endometrial ablation. J Minim Invasive Gynecol, 2010, 17(1):30-36

121. Ludwin A, Ludwin I, Banas T, et al. Diagnostic accuracy of sonohysterography, hysterosalpingography and diagnostic hysteroscopy in diagnosis of arcuate, septate and bicornuate uterus. J Obstet Gynaecol Res, 2011, 37(3):178-186

122. Lin Y H, Hwang J L, Seow K M, et al. Tubo-ovarian abscess with septic shock in a case of endometrioma following diagnostic hysteroscopy. Taiwan J Obstet Gynecol, 2010, 49(3):359-360

123. Li S C, Feng M, Nie Q Y, et al. Predictive value of endometrial receptivity and pregnancy outcome by hysteroscopy examination at the phase of implantation window in unexplained infertile women. Zhonghua Fu Chan Ke Za Zhi, 2010, 45(3):184-190

124. Lee D O, Jung M H, Kim H Y. Prospective comparison of biopsy results from curettage and hysteroscopy in postmenopausal uterine bleeding. J Obstet Gynaecol Res, 2011, 37(10):1423-1426

125. Lasmar R B, Barrozo P R, Parente R C, et al. Hysteroscopic evaluation in patients with infertility. Rev Bras Ginecol Obstet, 2010, 32(8):393-397

126. La Sala G B, Blasi I, Gallinelli A, et al. Diagnostic accuracy of sonohysterography and transvaginal sonography as compared with hysteroscopy and endometrial biopsy: a prospective study. Minerva Ginecol, 2011, 63(5):421-427

127. Kuzel D, Mara M, Horak P, et al. Comparative outcomes of hysteroscopic examinations performed after uterine artery embolization or laparoscopic uterine artery occlusion to treat leiomyomas. Fertil Steril, 2011, 95(6):2143-2145

128. Kumar A, Kumar A. New Hysteroscopy Pump To Monitor Real-Time Rate of Fluid Intravasation. J Minim Invasive Gynecol, 2012, 19(3):369-375

129. Kresowik J D, Syrop C H, Van Voorhis B J, et al. Ultrasound is the optimal choice for guidance in difficult hysteroscopy. Ultrasound Obstet Gynecol, 2011, 39(6):715-718

130. Kisu I, Banno K, Susumu N, et al. Magnifying hysteroscopy with narrow-band imaging for visualization of endometrial lesions. Int J Gynaecol Obstet, 2011, 115(1):74-75

131. Kisu I, Banno K, Kobayashi Y, et al. Flexible hysteroscopy with narrow band imaging(NBI) for endoscopic diagnosis of malignant endometrial lesions. Int J Oncol, 2011, 38(3):613-618

132. Kisu I, Banno K, Kobayashi Y, et al. Narrow band imaging hysteroscopy: a comparative study using randomized video images. Int J Oncol, 2011, 39(5):1057-1062

133. Khan F, Jamaat S, Al-Jaroudi D. Saline infusion sonohysterography versus hysteroscopy for uterine cavity evaluation. Ann Saudi Med, 2011, 31(4):387-392

134. Kasius J C, Broekmans F J, Veersema S, et al. Observer agreement in the evaluation of the uterine cavity by hysteroscopy prior to in vitro fertilization. Hum Reprod, 2011, 26(4):801-807

135. Kasius J C, Broekmans F J, Fauser B C, et al. Antibiotic prophylaxis for hysteroscopy evaluation of the uterine cavity. Fertil Steril, 2011, 95(2):792-794

136. Juhasz-Boss I, Fehm T, Nauth A, et al. Number of hysteroscopies and the time interval between hysteroscopy and surgery: influence on peritoneal cytology in patients with endometrial cancer. Anticancer Res, 2010, 30(6):2425-2430

137. Indman P D. "Comparison of clinical outcomes with low-voltage (Cut) versus high-voltage(Coag) waveforms during hysteroscopic endometrial ablation with the rollerball: a pilot study." Letter to the editor. J Minim Invasive Gynecol, 2009, 16(6):803, 803

138. Iftikhar S, Heazell A E, Khan Z. Bladder perforation: a rare complication during diagnostic hysteroscopy. J Obstet Gynaecol, 2011, 31(1):88-89

139. Hrazdirova L, Svabik K, Zizka Z, et al. Should hysteroscopy be provided for patients who have undergone instrumental intrauterine intervention after delivery? Acta Obstet Gynecol Scand, 2012, 91(4):514-517

140. Hrazdirova L, Kuzel D, Zizka Z. Is the hysteroscopy the right choice for therapy of placental remnants? Ceska Gynekol, 2012, 77(1):35-38

141. Hewitt E A, Armstrong G, Beg N, et al. Lignocaine plasma levels following topical gel application in laparoscopic and hysteroscopic procedures. Anaesth Intensive Care, 2012, 40(2):292-296

142. Hernandez J A, Franco M E, Mendizabal D P, et al. Evaluation of postmenopausal uterine bleeding by endometrial biopsy in-office hysteroscopy vs endometrial biopsy with manual vacuum aspiration in the office. Preliminary report. Ginecol Obstet Mex, 2009, 77(11):504-507

143. Hamerlynck T W, Dietz V, Schoot B C. Clinical implementation of the hysteroscopic morcellator for removal of intrauterine myomas and polyps. A retrospective descriptive study. Gynecol Surg, 2011, 8(2):193-196

144. Gupta N, Gupta B, Dadhwal V, et al. Efficacy of intrauterine lignocaine plus vaginal misoprostol for pain relief in premenopausal women undergoing endometrial aspiration and ambulatory hysteroscopy. Acta Obstet Gynecol Scand, 2010, 89(8):1066-1070

145. Guillard E, Nancy B, Floch H, et al. Intracerebral hemorrhage related to systemic gas embolism during hysteroscopy. Undersea Hyperb Med, 2010, 37(2):89-93

146. Grimbizis G F, Tsolakidis D, Mikos T, et al. A prospective comparison of transvaginal ultrasound, saline infusion sonohysterography, and diagnostic hysteroscopy in the evaluation of endometrial pathology. Fertil Steril, 2010, 94(7):2720-2725

147. Gregoriou O, Bakas P, Grigoriadis C, et al. Antibiotic prophylaxis in diagnostic hysteroscopy: is it necessary or not? Eur J Obstet Gynecol Reprod Biol, 2012

148. Gonzalez-Bosquet E, Sunol M, Torralba A, et al. Hysteroscopic diagnosis of uterine sarcomas at the Department of Gynaecology, Sant Joan de Deu University Hospital. Eur J Gynaecol Oncol, 2011, 32(4):399-400

149. Gonzalez-Bosquet E, Sunol M, Cortes L, et al. Hysteroscopic diagnosis of a high-grade endometrial sarcoma in a 41-year-old woman. Eur J Gynaecol Oncol, 2010, 31(5):579-581

150. Gaviao W, Scharcanski J, Frahm J M, et al. Hysteroscopy video summarization and browsing by estimating the physician's attention on video segments. Med Image Anal, 2012, 16(1):160-176

151. Garry R. Pressure-controlled hysteroscopy during menstruation. J Minim Invasive Gynecol, 2010, 17(3):337-343

152. Gao W L, Zhang L P, Feng L M. Comparative study of transvaginal

ultrasonographic and diagnostic hysteroscopic findings in postmenopausal breast cancer patients treated with tamoxifen. Chin Med J(Engl) ,2011,124(15):2335-2339

153. Gambadauro P,Magos A. Pain control in hysteroscopy. Finesse,not local anaesthesia. BMJ,2010,340:c2097

154. Florio P,Imperatore A,Litta P, et al. The use of nomegestrol acetate in rapid preparation of endometrium before operative hysteroscopy in pre-menopausal women. Steroids, 2010, 75 (12): 912-917

155. Florio P,Filippeschi M,Imperatore A,et al. The practicability and surgeons' subjective experiences with vaginal danazol before an operative hysteroscopy. Steroids,2012,77(5):528-533

156. Feranec R,Moukova L,Stanicek J,et al. Sentinel lymph node identification using hysteroscopy in patients with endometrial cancer. Klin Onkol,2010,23(2):92-98

157. Fakhar S,Mahmud G. Validity of hysteroscopy and histopathology in patients with menstrual irregularity. J Ayub Med Coll Abbottabad,2010,22(1):129-132

158. Faivre E,Fernandez H,Deffieux X,et al. Accuracy of three-dimensional ultrasonography in differential diagnosis of septate and bicornuate uterus compared with office hysteroscopy and pelvic magnetic resonance imaging. J Minim Invasive Gynecol,2012,19(1): 101-106

159. Evangelista A,Oliveira M A,Crispi C P,et al. Diagnostic hysteroscopy using liquid distention medium:comparison of pain with warmed saline solution vs room-temperature saline solution. J Minim Invasive Gynecol,2011,18(1):104-107

160. El-Mazny A,Abou-Salem N,El-Sherbiny W,et al. Outpatient hysteroscopy:a routine investigation before assisted reproductive techniques?. Fertil Steril,2011,95(1):272-276

161. Elfayomy A K,Habib F A,Alkabalawy M A. Role of hysteroscopy in the detection of endometrial pathologies in women presenting with postmenopausal bleeding and thickened endometrium. Arch Gynecol Obstet,2012,285(3):839-843

162. Elbehery M M,Nouh A A,Mohamed M L, et al. Insulin-like growth factor binding protein-1 and glycodelin levels in uterine flushing before and after hysteroscopic polypectomy. Clin Lab, 2011,57(11-12):953-957

163. Dvorska M,Driak D,Svandova I, et al. [Significance of hysteroscopic resection in diagnostics of endometrial cancer]. Ceska Gynekol,2010,75(2):105-108

164. Di Spiezio S A,Spinelli M,Bramante S, et al. Efficacy of a polyethylene oxide-sodium carboxymethylcellulose gel in prevention of intrauterine adhesions after hysteroscopic surgery. J Minim Invasive Gynecol,2011,18(4):462-469

165. Di Spiezio S A,Coppola C,Mansueto G, et al. Hysteroscopic diagnosis of stromomyoma. J Minim Invasive Gynecol, 2010,17(3): 278-279

166. de Sousa D R,Lopes R G,Dos S E,et al. Evaluation of the risk of spreading endometrial cell by hysteroscopy:a prospective longitudinal study. Obstet Gynecol Int,2009:397079

167. de Bennetot M,Azuar A S,Rabischong B. Tips and tricks to start in hysteroscopy. Gynecol Obstet Fertil,2010,38(4):297-298

168. Dasgupta S,Dasgupta S,Sharma P P,et al. Ultrasound assessment of endometrial cavity in perimenopausal women on oral progesterone for abnormal uterine bleeding: comparison of diagnostic accuracy of imaging with hysteroscopy-guided biopsy. J Obstet Gynaecol Res,2011,37(11):1575-1581

169. Cooper N A,Smith P,Khan K S,et al. Does cervical preparation before outpatient hysteroscopy reduce women's pain experience? A systematic review. BJOG,2011,118(11):1292-1301

170. Cooper N A,Smith P,Khan K S,et al. A systematic review of the effect of the distension medium on pain during outpatient hysteroscopy. Fertil Steril,2011,95(1):264-271

171. Cooper N A,Khan K S,Clark T J. Local anaesthesia for pain control during outpatient hysteroscopy:systematic review and meta-analysis. BMJ,2010,340:c1130

172. Cohen S,Greenberg J A. Hysteroscopic morcellation for treating intrauterine pathology. Rev Obstet Gynecol,2011,4(2):73-80

173. Cogendez E,Dolgun Z N,Sanverdi I,et al. Post-abortion hysteroscopy:a method for early diagnosis of congenital and acquired intrauterine causes of abortions. Eur J Obstet Gynecol Reprod Biol, 2011,156(1):101-104

174. Clemente C M,Farina M,Cianci A,et al. Sirenomelia with oligodactylia:early ultrasonographic and hysteroscopic embryoscopic diagnosis during the first trimester of gestation. Fetal Diagn Ther, 2010,28(1):43-45

175. Cicinelli E,Tinelli R,Loiudice L,et al. AlphaScope vs lens-based hysteroscope for office polypectomy without anesthesia:randomized controlled study. J Minim Invasive Gynecol,2011,18(6):796-799

176. Cicinelli E, Tinelli R, Lepera A, et al. Correspondence between hysteroscopic and histologic findings in women with chronic endometritis. Acta Obstet Gynecol Scand,2010,89(8):1061-1065

177. Cicinelli E,Tinelli R,Colafiglio G, et al. Reliability of narrow-band imaging (NBI) hysteroscopy:a comparative study. Fertil Steril,2010,94(6):2303-2307

178. Cicinelli E,Tinelli R,Colafiglio G,et al. Reliability of the diagnostic fluid mini-hysteroscopy in the diagnosis of intrauterine pathologies. Minerva Ginecol,2009,61(5):431-437

179. Cicinelli E,Pinto V,Quattromini P,et al. Endometrial Preparation With Estradiol Plus Dienogest (Qlaira) for Office Hysteroscopic Polypectomy: Randomized Pilot Study. J Minim Invasive Gynecol,2012

180. Cheng C, Zhao T, Xue M, et al. Use of suction curettage in operative hysteroscopy. J Minim Invasive Gynecol,2009,16(6): 739-742

181. Chang Y N,Zhang Y,Wang Y J,et al. Effect of hysteroscopy on the peritoneal dissemination of endometrial cancer cells:a meta-analysis. Fertil Steril,2011,96(4):957-961

182. Carta G,Palermo P,Marinangeli F,et al. Waiting Time and Pain During Office Hysteroscopy. J Minim Invasive Gynecol,2012,19 (3):360,364

183. Camanni M,Bonino L,Tessarolo M,et al. Is it possible to obtain a pre-surgical Lasmar score by ultrasound alone,avoiding diagnostic hysteroscopy?. Ultrasound Obstet Gynecol,2012,40(1):106-111

184. Cai H L,Ding X C,Qian R R, et al. Effects of levonorgestrel intrauterine system on endometrial tissue after endometrial polyps resection by hysteroscopy. Zhonghua Yi Xue Za Zhi,2012,92(3): 200-202

185. Breitkopf D M,Hopkins M R,Laughlin-Tommaso S K,et al. Direct

Aspiration Endometrial Biopsy Via Flexible Hysteroscopy. J Minim Invasive Gynecol,2012,19(4):490-493

186. Bradley L D. Diagnosis of abnormal uterine bleeding with biopsy or hysteroscopy. Menopause,2011,18(4):425-433

187. Bohlmann M K,von Wolff M,Luedders D W,et al. Hysteroscopic findings in women with two and with more than two first-trimester miscarriages are not significantly different. Reprod Biomed Online, 2010,21(2):230-236

188. Birdsell D C,Mattatall F,Rosengarten A M,et al. Vulvar burn:a complication of hysteroscopic endometrial ablation. J Obstet Gynaecol Can,2010,32(11):1021-1022

189. Bingol B,Gunenc Z,Gedikbasi A,et al. Comparison of diagnostic accuracy of saline infusion sonohysterography, transvaginal sonography and hysteroscopy. J Obstet Gynaecol, 2011, 31 (1): 54-58

190. Bingol B, Gunenc M Z, Gedikbasi A, et al. Comparison of diagnostic accuracy of saline infusion sonohysterography,transvaginal sonography and hysteroscopy in postmenopausal bleeding. Arch Gynecol Obstet,2011,284(1):111-117

191. Bignardi T, Condous G. Is hysteroscopy mandatory in all women with post-menopausal bleeding and thickened endometrium on scan?. Aust N Z J Obstet Gynaecol,2009,49(6):594-598

192. Bergeron M E,Ouellet P,Bujold E,et al. The impact of anesthesia on glycine absorption in operative hysteroscopy:a randomized controlled trial. Anesth Analg,2011,113(4):723-728

193. Ben-Nagi J,Miell J,Yazbek J,et al. The effect of hysteroscopic polypectomy on the concentrations of endometrial implantation factors in uterine flushings. Reprod Biomed Online, 2009, 19 (5): 737-744

194. Bakas P,Hassiakos D,Liapis A,et al. Misoprostol for cervical ripening before diagnostic hysteroscopy in nulliparous women. Int J Gynaecol Obstet,2012,116(3):263-264

195. Bahadur A,Malhotra N,Mittal S,et al. Second-look hysteroscopy after antitubercular treatment in infertile women with genital tuberculosis undergoing in vitro fertilization. Int J Gynaecol Obstet, 2010,108(2):128-131

196. Awonuga A O,Jelsema J,Abdallah M E,et al. The role of hysteroscopic biopsy in obtaining specimens for cytogenetic evaluation in missed abortion prior to suction dilatation and curettage. Gynecol Obstet Invest,2010,70(3):149-153

197. Amer M I,Abd-El-Maeboud K H,Abdelfatah I,et al. Human amnion as a temporary biologic barrier after hysteroscopic lysis of severe intrauterine adhesions:pilot study. J Minim Invasive Gynecol, 2010,17(5):605-611

198. Alouini S,Coly S,Megier P,et al. Multiple square sutures for postpartum hemorrhage:results and hysteroscopic assessment. Am J Obstet Gynecol,2011,205(4):331-335

199. Ahmad G,O'Flynn H,Attarbashi S,et al. Pain relief for outpatient hysteroscopy. Cochrane Database Syst Rev,2010(11):D7710

第十三章

小儿与青春期妇科学

第一节 概 述

小儿与青春期妇科学是妇科学中的一个分支学科。小儿与青春期有别于成年人的解剖、生理及精神的特点,使这两个时期的妇科疾病具有其特殊性:其不仅有与成年人相似的炎症、肿瘤、损伤等,还有发育异常、缺陷、畸形等特殊疾病;其处理不仅是对疾病的当时的治疗,还要考虑对成长中的机体的长远的影响。

有人提议以月经初潮为界将小儿与青春期妇科学分为小儿妇科学和青春期妇科学,因为这两个时期的解剖、生理及精神特点不同,其常见妇科疾病不同,检查方法也各有其独特之处。但其一共同之处是这两个时期的医疗保健均需患者的法律监护人、父母亲的参与。

初潮前幼女就诊妇科最常见原因是外阴阴道炎症、约占小儿妇科门诊的 40% ~ 50%,其次是阴道出血、阴道排液、外生殖器官发育异常、腹痛、性早熟等。中山大学孙逸仙纪念医院[2]对学龄前幼女的调查发现外阴阴道炎发生率为 7.4%,其中 80% 为非特异性炎症;阴唇粘连的发生率为 1.49%。Tanner 报道中枢性性早熟在一般人群中发生率约为 0.6%,1998 年上海的地区调查,4 ~ 7 岁女孩中乳房发育发生率为 1.7%,广州地区 1999 ~ 2000 年调查为 3.4%。

青春期女性常遇的妇产科问题是月经紊乱或异常、青春期妊娠、生殖道感染、生殖道肿瘤等。协和医院 1983 年报道的 200 例功血中初潮后 3 年内发病占 89.6%,为绝大多数,初潮后 4 年以上发病者仅占 10.4%。PCOS 月经失调约 3/4 起病于青春期。据报道不同程度的痛经在青春期少女中的发生率为 60% ~ 90%。美国报道 15 ~ 19 岁少女妊娠率为 96‰;每年至少 100 万 15 ~ 19 岁少女妊娠,其中 80% 未婚;荷兰的少女妊娠率为 14‰,日本约 46‰。英国 1980 年每 1000 名 13 ~ 15 岁少女的妊娠数为 7.2,并逐渐增加,1992 年达 10.1。我国北京资料显示,1998 ~ 2000 年间在某医院接受中期引产的女性中,约一半是未婚,其中 20 岁以下的女孩占了 14%。中山大学孙逸仙纪念医院的资料表明从 1991 ~ 2002 年,青春期少女中期引产例数占中期引产例数的比例从 5.1% 升至 14.3%。青少年是性病的高发年龄,在美国每年约有 250 万青少年患 STD,在有性生活的青少年中大约每 6 人即有 1 人患病,或在所有 STD 病例中,每 6 个人即有 1 个为青少年。这是与青少年的性行为特点有关:①初次性生活时间的提早和青少年性生活普遍性增加,在国内外多项调查均已表明了这一点,因此增加了患病的机会。②无保护性性生活。国内的调查表明,超过半数中学生不懂基本的生殖系统的解剖生理、避孕、以及 STD 的基本知识。③没有固定的性伴侣,或有多个性伴侣。④青少年妓女越来越多见。⑤青少年吸毒也与发病有关。

青少年 STD 常见的病原体为淋球菌、衣原体、支原体和人乳头瘤病毒等,混合感染也不少见。由于青少年卫生知识缺乏,患 STD 后容易忽视或延误治疗,或得不到彻底治疗,因而演变成慢性感染,或内生殖器感染,或遗留并发症者较为常见,值得重视。

近年青春期子宫内膜异位症的问题也引起了关注。中山大学孙逸仙纪念医院统计 1990 ~ 2003 年共有经手术诊断和治疗确诊的青春期子宫内膜异位症 43 例,其临床表现中盆腔包块占 42%,痛经占 35%,慢性腹痛占 23%,急性腹痛占9%。据报道45%~70%的慢性腹痛的青少年为子宫内膜异位症。

幼少女生殖器官恶性肿瘤很少见,如有发生,其类型与成人肿瘤的类型亦有区别。卵巢恶性肿瘤约有5%见于小儿和青春期,20岁以下女性的卵巢肿物约有一半或三分之一是生殖细胞肿瘤。而在9岁以下的女童卵巢肿物约有80%为恶性。

综上所述,在女童和青春期少女中,妇科疾患并不少见,且与成年女性的妇科疾患相比有其特点。小儿与青春期常见妇科疾病及相关的保健等问题在有关章节已有部分论述。本章主要侧重于小儿与青春期妇科的相关检查及其评价以及其常见问题处理的特点。

(杨冬梓)

第二节　小儿与青春期的妇科检查

如上所述,女性初潮前后的妇科疾病各有其特点,医生在询问病史的过程中应根据不同的病情特点,初步决定是否只作外阴检查,还是需要行阴道以及内生殖器官的检查,甚至必要时还需进行盆腔B超、CT、MRI检查以辅助诊断。

一、生殖器官的检查

(一)检查前的准备

由于生理方面的原因,幼女及青春期少女一般羞于接受生殖器官的检查,妇科医生有时也会因处女膜受损伤的顾虑,对幼女进行阴道检查一般采取比较保守的态度,妇科医生进行生殖器官检查时的态度及操作可能会对被检者的心理产生长远的影响,但是,如果存在下列情况,进行生殖器官的检查还是有必要的:

1. 8岁以前出现阴道出血、乳房发育;
2. 16岁尚未行经;
3. 闭经、周期性下腹痛,或严重痛经;
4. 月经不规则、过少或过多;
5. 白带多、有臭味,白带颜色异常;
6. 外生殖器官外观异常,性别难辨;
7. 外阴瘙痒、炎症、溃烂、创伤;
8. 下腹包块;
9. 急慢性腹痛;
10. 可疑受到性侵犯。

在检查小儿及青春期少女的生殖器官之前,医生应对被检者及(或)其监护人详细说明检查的必要性、主要的检查步骤以及检查的结果可能对疾病的诊断和治疗起到何种作用。幼女接受妇科检查时,通常由母亲陪同,也可以由父亲或护士陪同。检查前,妇科医生要通过和蔼的态度取得小儿的好感和信任,以较通俗的语言解释进行生殖器官检查的必要性并且要保证不会弄痛她的情况下进行检查,取得其合作。有人曾经作过调查,医生的穿着会影响被检者的情绪,小儿较喜欢穿着较休闲的医生,而青春期少女则较喜欢穿整洁的白大衣的医生,安静隐蔽的检查室有助于放松情绪,妇科医生可以让被检查者自己持一片镜子,从镜面上可以看到自己外生殖器官的全貌,以及观察医生检查的全过程,妇科

医生可以借此机会对少女进行如何保护会阴部的教育。

(二)妇科检查的体位

先排空膀胱,检查体位可根据不同年龄、不同理解能力而定,任何体位必须以能良好地暴露会阴前庭及外1/3阴道为前提。常用的体位有:

1. 改良的截石位　母亲坐在靠背椅上,将小儿坐放在母亲的大腿上,背向着母亲,母亲用双手将小儿的两腿向外屈曲分开。年龄较小的幼女,母亲可和衣躺在取膀胱截石位的检查床上,将小儿坐放在母亲的大腿上,背向着母亲,母亲用双手将小儿的两腿向外屈曲分开(图4-13-1)。

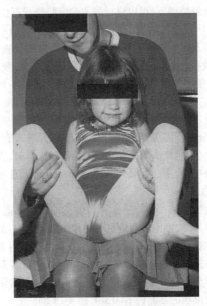

图4-13-1　改良的截石位

2. 蛙腿位　也适于有一定理解力的幼女,母亲可以在检查床的一旁帮助小儿双腿屈曲(图4-13-2)。

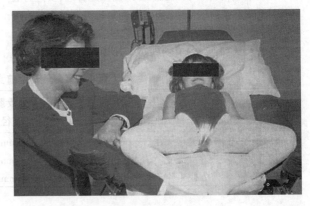

图4-13-2　蛙腿位

3. 胸膝卧位　对于2岁以上的儿童采取胸膝卧位可以更清晰地显露阴道口,甚至在光线照明良好的情况,可以看到宫颈。但这种体位被检者看不到医生的操作,容易带来恐惧的心理,检查前,医生可以较形象地告诉小儿如何把头枕在小手上,并将屁股翘在空中趴下,医生只是想看一下她的小屁股,如不作任何说明,这种体位一般不易被小儿接受(图4-13-3)。

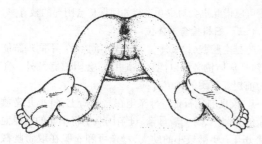

图 4-13-3　胸膝卧位

4. 膀胱截石位　7 岁以上的儿童及青春期少女,在母亲或护士的协助下,可以自行采取仰卧膀胱截石位。

（三）视诊与触诊

新生儿出生后要常规进行外生殖器官的检查,由于受母体雌激素的影响,新生儿的大小阴唇较丰满,质软,处女膜肿胀,有时呈紫红色,阴道口有灰白色黏液,一般出生后 3~4 周左右消失,此后进入幼儿期,大小阴唇肿胀消失,皮肤变光滑,与身体其他部分的皮肤相同,处女膜变薄,边变锐,阴道分泌物极少,阴道黏膜呈淡红色。进入青春期,阴毛开始生长,阴阜渐渐隆起,大小阴唇开始丰满,大阴唇皮肤出现皱褶,阴蒂开始增大,处女膜和阴道黏膜受雌激素影响,色泽加深。

外生殖器的视诊与触诊内容包括外阴的形态,有否先天发育异常,大小阴唇两侧是否对称,有无粘连。如 8 岁前有阴毛生长,要进行 Tanner 分级。阴蒂大小以阴蒂基底横径及阴蒂的长度进行估计。检查前庭时,检查者双手大拇指及示指分别向外下方或外上方拉开大小阴唇,阴道口可以得到较理想的暴露(图 4-13-4,图 4-13-5)。

处女膜的形状多表现为环状、新月状、或伞状,边缘连续完整。也有一些特殊形状的处女膜(图 4-13-6)。

（四）直肠指诊及腹部直肠双合诊

如怀疑阴道异物、生殖器畸形、生殖道肿瘤,要进行直肠指诊或腹部直肠双合诊。如扪及直肠前方阴道部位有肿物,应判断肿物下缘与阴道口的距离,肿物的质地及活动度。

表 4-13-1 所示为青春期前女性生殖器官发育参数。

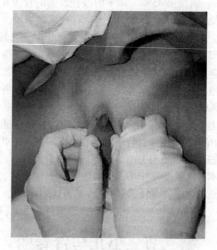

图 4-13-4　检查前庭手法(1)

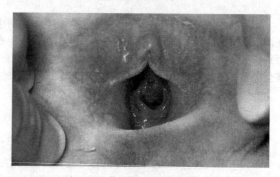

图 4-13-5　检查前庭手法(2)

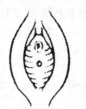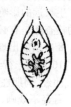

图 4-13-6　显示环形、新月形和伞形处女膜形状

表 4-13-1　青春期前女性生殖器官发育参数

	外阴	小阴唇	处女膜（直径）	阴道（长度）	宫颈：宫体（长度）	卵巢（直径）
8 周内新生儿	光滑无毛	覆盖阴道口	4mm	4cm	3：1	<1cm 不可及
8 周~7 岁	无毛	不能覆盖阴道口	5mm	4.5cm	2：1	<1cm 位于骨盆入口
初潮前	阴毛生长	变肥厚	10mm	8mm	1：1	>1cm 有卵泡生长

二、阴道探针检查及小窥器检查

阴道的器械检查并非幼女和青春期少女的常规项目,除非病史和一般常规的外阴检查无法提供充分的诊断依据,通过阴道的器械检查可以提供有力的诊断或鉴别诊断依据,才考虑进行阴道的器械检查,因此,小儿及未婚少女使用探针或阴道窥器检查前要掌握好适应证,并向父母或监护人说明检查的必要性,征得同意方可进行,必要时在麻醉下进行。检查的器械通常包括阴道探针、各种小型窥器、鼻窥,通常怀疑下列情况,才需要进行阴道检查:

1. 无孔处女膜或先天性阴道闭锁;
2. 阴道横隔或阴道斜隔;
3. 阴道异物;
4. 阴道肿瘤;
5. 不明原因阴道流血或异常阴道分泌物;
6. 性侵犯。

检查方法如下:

（一）阴道探针检查

外阴视诊未发现处女膜孔，或青春期少女无月经来潮伴周期性下腹痛怀疑处女膜闭锁、怀疑阴道横隔或斜隔要进行此项检查。检查处女膜是否有孔可用直径为 2～3mm 的细金属探针或子宫探针，也可用小儿饲管涂以润滑剂后探测检查，必要时在外阴及前庭喷 1% 丁卡因，或用浸湿 1% 丁卡因的纱布覆盖阴道口数分钟后进行检查，可以减少痛感，也可以肌注地西泮 5mg，待小儿入睡后进行检查，检查的体位如前所述。

（二）阴道窥器检查

如发现阴道出血、异常阴道分泌物、怀疑阴道异物、阴道新生物、宫颈病变等，可以进行阴道窥器检查。

由于处女膜的限制，不同年龄的女孩可选用不同直径规格的阴道窥器。如可疑病变较靠近阴道口，可先用鼻窥检查，但鼻窥较短，撑开时易引起疼痛，也容易损伤处女膜，只适于观察阴道下段近阴道口的部分，无法观察到宫颈，使用上有一定的局限性。Huffman 阴道窥器是专为青春期少女设计的长叶阴道窥器，适合于处女膜有一定弹性的青春期少女使用，它的叶片宽度为 1.5cm，长度为 7cm，撑开后可以观察到子宫颈。此外，不同型号直径的小儿阴道窥器也可用于不同年龄的女童的阴道检查。可疑受性侵犯的幼女，要取阴道分泌物检查有无活动精子。

三、阴道内镜检查

早在 1938 年，匈牙利 Dibszay 就设计出一套不同型号的带有头镜照明的空心管道检查初潮前幼女的阴道和子宫颈。稍后，于 1955 年，罗马人 Viorica Aughelescu 等使用塑料制作的带有内置前灯的阴道镜检查幼女阴道。Dewhurst 还将膀胱镜用于幼女的阴道检查。从 20 世纪 70 年代至 80 年代后期，使用阴道镜检查幼女阴道和宫颈的报道很多。90 年代开始，陆续有人报道使用前列腺切除器、宫腔镜检查幼女阴道，获得良好的视觉效果，且可同时进行镜下的治疗操作。1989 年起至今，国内陆续有文献报道使用宫腔镜检查幼女或未婚妇女阴道。中山大学孙逸仙纪念医院从 90 年代起，使用宫腔镜检查了 30 多例有指征的初潮前幼女阴道，对阴道异物的确诊率达 100%，在镜头直视下经操作孔钳取异物较在其他窥器检查下取物准确且安全。儿童期处女膜直径为 0.4～0.7cm，宫腔镜的外径为 0.4～0.64cm，进出不会损伤处女膜，是继阴道窥器及阴道镜之后又一实用、安全、准确性高的检查手段。

（一）幼女阴道窥镜检查的适应证

1. 阴道异物；
2. 久治不愈的外阴阴道炎症；
3. 阴道出血。

（二）检查方法

选用宫腔镜，内径 0.4cm，外径 0.64cm。幼女取仰卧位，麻醉后取膀胱截石位，如有必要，可于消毒外阴前先用一消毒棉签或巴氏吸管取阴道液作常规涂片检查或细菌学培养。以 5% 的葡萄糖作膨胀介质，小心将镜体放入阴道内 3～5mm，检查者用左手示指与大拇指分别置于两侧大阴唇外侧，向正中捏紧，中指顶压住会阴体，以减少液体外溢，待

阴道充分膨胀后进行观察。观察顺序由外向内依次推进。

阴道异物是阴道窥镜检查时查出率最高的疾患，据文献记载，被检出的异物种类繁多，如别针、子母扣、短塑料绳、酒瓶盖内的塑料垫、纸团、麦粒、稻谷、豆子、花生米、棉布片、麦秆、竹叶等。有时借助水流的冲力，异物可随水流移至阴道口，易于取出，对于位置较深的较软的异物，可通过操作孔用抓钳取出，或用抓钳持住后连同镜体一起退出。较硬、表面光滑的异物，可以在宫腔镜直视下，以左手小指伸入肛门内将其推出阴道口。

（杨冬梓　谢梅青　张清学）

第三节　影像学检查

小儿妇科使用最多的影像学检查是超声检查，其他无 X 射线的影像学检查有磁共振成像等等。随着超声检查技术的安全性、准确性、便捷性、舒适性的不断提高，该项检查技术在妇产科领域的应用已很广泛，几乎替代了除阴道、宫颈视诊以外的所有妇产科常规物理检查，而且诊断准确性大大提高。不仅生育期妇女的疾病诊断主要依赖于超声检查，小儿与青春期女性的疾病诊断也不例外。由于这一时期女性的生殖道生理及心理特点不同，超声检查也有其特殊性。

对于处女膜完整的幼女和青春期少女，进行阴道指诊或阴道窥器检查必须十分慎重地考虑适应证，更不宜反复进行阴道检查，因此无创性的影像学检查自然成为判断盆腔形态结构异常的重要手段。可疑性分化异常、生殖泌尿器官先天发育异常、可疑腹部包块、盆腔包块、多囊卵巢等是幼女和青春期少女影像学检查的主要适应证。临床可选择的影像学检查方法有 B 超、多普勒超声、MRI 等。B 超的优点在于价格便宜、操作方便、能实时成像，且无创伤、无放射性，是影像学检查的首选方法，B 超还可用于治疗疗效的评定，多普勒超声往往应用于分辨肿物的血流状况，辅助判断肿物的性质。

磁共振成像（MRI），具有对软组织分辨率高、可做多方向切层易于明确病灶与周围组织的关系的优点，更为重要的是 MRI 对人体无放射线损伤，对于幼女和青春期少女而言，也是较为安全的盆腔影像学检查方法，不会损伤对射线敏感的卵巢。

（一）小儿与青春期女性超声检查的适应证及其检查方法

1. **检查指征**　各种生殖道发育异常、盆腔包块、闭经、青春期功血、多囊卵巢综合征、性早熟、青春期延迟等。

2. **检查途径的选择**　主要有经腹部、经直肠（个别特殊情况下如处女膜已破裂可经阴道）、或经会阴。经直肠检查一般建议在满 12 周岁（或体格达到相应的高度或体重标准的梢小儿童）后进行。

3. **超声检查技术的选择**常用的超声检查技术有黑白超声、彩色超声（腹部探头频率多在 2～5MHz，腔内探头频率多在 5～9MHz，此处的彩超含多普勒超声）、三维超声成像、盆腔脏器超声造影。

4. **超声检查前准备**　为小儿行超声检查时一般应有家长陪护。建议检查前应适度充盈膀胱（膀胱底部稍超过

子宫底部）。过于敏感或吵闹的儿童应在检查前由儿科医生给予适当的镇静剂以配合检查。如适合采用经直肠或经阴道途径时则可在排空膀胱后进行检查。

5. 检查步骤和测量方法　在女童的盆腔检查中，需要常规测量子宫及卵巢的大小及内膜厚度。膀胱充盈后经腹扫查子宫，部分青少年可采用经阴道超声。使用最高频率 5~7.5MHz 的突阵或线阵探头可以获得最佳的图像质量。检查时小儿取仰卧位，下腹部涂抹耦合剂后用探头作纵、横、斜切面扫查子宫及双侧卵巢。如怀疑处女膜闭锁，腹部 B 超由于耻骨的遮挡，未能清晰扫查到阴道时，可使用会阴 B 超探测阴道下段及闭锁的处女膜。会阴超声可选用 5~10MHz 线阵探头，扫描时将探头置于一消毒手套内，接触 B 探头的手套内涂以无菌耦合剂。

无性生活的幼女一般不使用阴道探头检查，除非高度怀疑盆底或附件严重病变，经腹 B 超辨别不清，必须用阴道探头探查才能明确诊断时。该检查在征得家长同意的情况下进行（必要时可先行麻醉），应注意尽量避免损伤处女膜，需要时可在检查后行处女膜修补术。

超声图像测量前，最好将其放大至合适的大小，约占整幅图像的 2/3。子宫长径为宫底到宫颈外口的距离，前后径在子宫的矢状面上测量。子宫内膜包括内膜的低回声和强回声两部分。子宫横径在横切面上测量，见图 4-13-7、图 4-13-8。表 4-13-2 为不同实足年龄儿童的子宫体积，后者的计算公式为：长×宽×高×0.523。

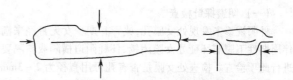

图 4-13-7　子宫容积测量方法
左图中横向箭头表示子宫长径的测量，纵向箭头表示子宫前后径的测量，右图中横向箭头表示子宫横径的测量

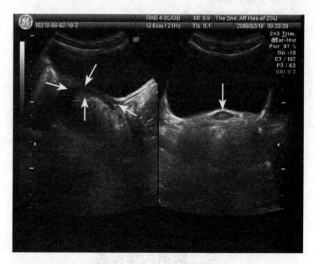

图 4-13-8　幼稚子宫声像图
左图为子宫纵径的扫查，右图子宫横径的扫查，图中可见子宫内膜

表 4-13-2　不同实足年龄儿童的子宫和卵巢体积（$n=133$）

年龄	子宫体积（cm^3）				卵巢体积（cm^3）			
	数目	平均值	标准差	中位数	数目	平均值	标准差	中位数
1	8	0.91	0.40	0.91	3	0.26	0.12	0.24
2	14	1.30	0.68	1.10	10	0.38	0.11	0.38
3	18	1.26	0.44	1.22	13	0.37	0.11	0.32
4	14	1.48	0.79	1.35	14	0.46	0.14	0.47
5	10	1.81	0.44	1.77	10	0.52	0.22	0.49
6	14	1.84	1.09	2.03	12	0.65	0.23	0.70
7	12	2.27	1.23	2.41	11	0.59	0.25	0.47
8	8	2.07	1.38	1.55	8	0.69	0.30	0.65
9	7	3.43	1.08	2.97	6	0.93	0.23	0.95
10	6	3.50	2.70	2.50	5	1.15	0.18	0.70
11	12	4.63	2.70	3.85	11	1.12	0.43	1.22
12	7	10.92	5.27	9.94	7	1.88	1.56	1.37
13	3	16.15	10.78	14.56	3	2.94	1.30	3.03
平均值		2.87	3.68	1.75	113	0.77	0.73	0.56

卵巢通常位于子宫两侧，为卵圆形。某些情况也可位于子宫上方甚至膀胱上方。卵巢体积的测量同子宫体积测量。儿童的卵巢容易找到。80% 的 5 岁以上儿童中可见卵巢小囊肿（平均<7.5mm）。

（二）盆腔 MRI 检查前的准备

解下有金属的皮带及饰物、膀胱适度充盈，小儿不合作者需要采用镇静剂,以免检查过程身体移动。需要了解直肠结构时,检查前还需清洁灌肠。

（三）幼女和青春期少女正常盆腔 B 超和 MRI 影像及其正常参考值

由于青春期前幼女的生殖器官未完全发育,生殖道的解剖与生理结构也与成年女性不同,因此,判断生殖器官病变的某些标准也与成年女性有差异。

1. 子宫形态　新生儿受到母体来源的性激素影响,生殖器官有不同程度的发育肥大,表现为出生后子宫较大,仅比青春期子宫稍小一些。

B 超影像表现为子宫呈圆桶状或铲型,子宫体与子宫颈的长度比例为 2∶1,子宫颈的前后径与子宫底前后径相同或更长,子宫内膜有回声,有时可呈现双层宫腔回声,此情形维持 2～3 周,随后来源于母体的雌激素逐渐下降,子宫有所缩小,尤其是宫体变小,7 岁以前女童的子宫不因年龄的增长而增大,处于相对静止状态,宫颈长度与整个子宫长度比为 2∶3,子宫体与子宫颈的前后径的比例为 1∶1,子宫内膜探测不到回声。到 12～13 岁时,子宫已具成年女性的典型子宫外形—倒梨形,宫体长度是宫颈的两倍,宫颈长度与整个子宫长度比为 1∶3,子宫内膜增厚,受卵巢周期的影响呈现增生期与分泌期的改变,B 超可探测到临近排卵前子宫内膜典型的三线征和黄体期肥厚的子宫内膜。

MRI 影像表现为矢状面显示子宫圆条形或仙人掌形,T_2W_1 无法区分宫体各层信号,各带之间界限较模糊。7 岁以后,子宫随着身体的生长发育开始增大。进入青春期后,受到卵巢来源的性激素的周期性影响,子宫开始快速发育,尤其是子宫体的发育,子宫体的前后径迅速增大,MRI 可显示出三层分界清晰的信号带,并可清晰地区分出宫体和宫颈。

2. 卵巢、输卵管　B 超探测到新生儿期卵巢回声较幼年女童卵巢回声低,可有大小不等的生理性囊泡存在,体积为 $0.7cm^3$,一般出生后 1 个月可消退。而幼年女童卵巢小,回声相对较强,与子宫回声相似,超声下较难识别,卵巢的平均体积为 $0.46cm^3$（$1～2cm^3$）,卵巢内可见 1～2mm 的卵泡,偶然也可出现 <9mm 的囊泡,多为双侧性。囊泡主要由于内源性的垂体促性腺激素的不连续刺激引起,可自然消退。进入青春期后,子宫和卵巢同时增大,子宫长径可增大到 7cm,卵巢内卵泡也出现发育征象,卵巢常表现为多囊性,应注意与病理情况区别。如幼年女童双侧卵巢增大,但子宫幼稚型,或一侧卵巢持续增大,常提示卵巢肿瘤。在没有病变的情况下,输卵管通常难以显示。

正常参考值。不同实足年龄儿童的子宫与卵巢形态及大小不同。新生儿由于受母体雌激素影响子宫较大、内膜较厚。大约 6 个月后子宫变小,从此时到青春期子宫的宫体都小于宫颈,宫腔线为薄的强回声,周围是低回声内膜。接近青春期时子宫体逐渐增大,但内膜仍然很薄,直到青春期内膜增厚并随月经周期变化。不同实足年龄儿童的子宫和卵巢体积参考值如表 4-13-2。

3. 阴道　经腹或经直肠（经阴道）B 超可探测到青春期前的阴道声像为两条闭合的线样状回声。

（杨冬梓　周力学）

第四节　小儿妇科检查有关的麻醉方法

成人妇科检查一般无须麻醉,但小儿或婴幼儿进行妇科检查时往往不合作,需要进行基础麻醉或全身麻醉。进行妇科检查麻醉时切忌麻痹大意,认为其操作简单,从而忽视小儿,特别是婴幼儿的解剖生理特点,造成麻醉意外情况发生。应该强调,小儿妇科检查如需基础麻醉或全身麻醉,其操作应由合格的专业麻醉医师进行。

（一）小儿呼吸系统解剖生理特点及其麻醉危险性

小儿呼吸系统解剖生理特点与成人相比有较大差别,年龄越小差别越大。小儿妇科检查持续时间较短,出现麻醉意外多数系由呼吸系统管理不当所致。因此,必须熟悉小儿呼吸系统解剖生理特点,采取合适的麻醉方法和呼吸管理,才能确保小儿妇科检查的安全性。

小儿呼吸系统解剖生理特点主要是呼吸道狭窄,麻醉后易出现呼吸道部分或完全阻塞,导致缺氧、二氧化碳蓄积。其中舌头相对较大,会厌软骨相对较长,麻醉后出现肌肉松弛,导致舌根后坠,会厌下垂。舌根后坠常可阻塞呼吸道,严重者造成窒息。另外,鼻腔、声门、环状软骨及气管比较狭窄,易被分泌物及黏膜水肿阻塞,导致呼吸困难。

小儿肺顺应性低,而胸壁顺应性高,引起吸气时胸壁塌陷,呼吸末肺功能残气量（FRC）减少;另外,小儿肺泡面积少,而耗氧率较成人高,使得缺氧时氧储备量降低。与成人不同,小儿缺氧或二氧化碳蓄积不会刺激呼吸,反而会抑制呼吸,容易发生心动过缓甚至心搏骤停,故小儿麻醉时应特别重视呼吸的管理。

（二）麻醉前评估及麻醉前用药

1. 麻醉前评估　麻醉医师术前访视患儿时态度要和蔼亲切,解释清楚,以消除家长和患儿的紧张,取得良好的配合。应向家长详细询问现病史、过去史、孕产史、家族史、用药及药物过敏史。尽可能从家长处得知患儿心肺及主要系统功能状况。体格检查动作要轻柔。注意患儿身高,体重,发育情况,营养状态,重点检查牙齿有无松动,上下颌是否有畸形,扁桃体是否肿大以及心肺功能等。结合各种化验结果对患儿麻醉耐受能力作出较为准确的评估。凡有发热 38℃ 以上,上呼吸道感染并有分泌物,严重心肺疾患,严重水电解质平衡紊乱,应待患儿情况好转后再行麻醉。

2. 麻醉前用药　1 岁以内的小儿通常只用阿托品,不用镇静剂,以免引起呼吸抑制。1 岁以上小儿除使用阿托品外常需并用镇静剂。阿托品用量 0.02mg/kg,地西泮用量 0.2～0.4mg/kg。为了减轻小儿麻醉前注射药物的痛苦,可以采用口服给药。常用药物有氯胺酮（10mg/kg）、咪达唑仑（0.5mg/kg）、阿托品（0.05mg/kg）,加糖水服用。单用氯胺酮口服镇静作用好,但可出现眼球震颤和四肢不自主运动等并发症。如将氯胺酮与咪达唑仑合用,口服后 15～20 分钟起效,作用持续 20～30 分钟,效果满意,用药后可能出现呼吸抑制,应严密观察。阿托品口感不好,有时患儿难以接受。小儿术前禁食时间见表 4-13-3。

表 4-13-3 患儿术前禁食时间(小时)

年龄	奶及固体食物	清液、糖水
≤36 个月	6	3
>36 个月	8	3

(三)常用麻醉方法

1. 基础麻醉 最常用的基础麻醉方法是肌内注射氯胺酮,剂量为 5mg/kg,2~8 分钟入睡,维持 20~30 分钟。该法具有良好的镇静镇痛作用,是一种安全有效的麻醉方法。对呼吸的抑制作用较轻,可兴奋心血管系统,使血压升高、心率加快。注药后须严密观察呼吸循环功能,以免发生意外。由于氯胺酮可引起唾液及呼吸道分泌物增加,术前必须使用阿托品,或将阿托品与氯胺酮混合同时给予。术后患儿可能发生恶心、呕吐。苏醒比较迟,一般术后需留观 1~2 小时。

2. 静脉麻醉 对已建立静脉通路的患儿可采用单一药物或复合药物静脉麻醉。该法较基础麻醉起效快,持续时间短、苏醒也较快。新型麻醉剂丙泊酚具备起效快,苏醒快而完全的特点。以 0.5~1mg/kg 静脉缓慢注射诱导,以 50~150 μg/(kg·min)持续静脉给药维持,停药后数分钟即可完全清醒。该药对心血管和呼吸系统的抑制作用与剂量密切相关。丙泊酚为脂肪乳剂型,应慎用于婴幼儿。静脉注射氯胺酮对呼吸抑制轻,并有心血管系统兴奋作用,可单独使用,也可与丙泊酚合用,单独使用时首次静脉注射 1~2mg/kg,注射速度不宜过快,约 1 分钟注完,1 次注射剂量可维持 5~15 分钟。追加量为首剂的 1/4~1/2。丙泊酚与氯胺酮合用时应注意相应减少两者剂量。

3. 吸入麻醉 吸入麻醉有多种,其中氟烷和七氟醚适用于小儿吸入诱导与维持,其他麻醉剂对小儿呼吸道有一定刺激,吸入诱导时可引起明显的咳嗽与屏息,不适于小儿。虽然氟烷很适合小儿麻醉的诱导与维持,但受成人"氟烷性肝炎"的影响,中国市场已很难买到氟烷蒸发器和氟烷药物。七氟醚对小儿呼吸道无明显刺激,且具有芳香味,小儿易于接受,可用于婴儿和幼儿。麻醉诱导时需吸入较高浓度,常用 3%~4%。随麻醉加深,可产生呼吸抑制,常需辅助呼吸或控制呼吸;心血管系统抑制相对较轻。麻醉加深至患儿对妇科检查刺激手足不动即可。由于妇科检查需时不长,可以面罩紧扣患儿口鼻吸入七氟醚,这种方法具有诱导快、维持平衡、苏醒迅速的优点。停止吸入七氟醚后数分钟患儿即可清醒。

(四)麻醉期间呼吸管理

小儿妇科检查需时不长,注射与吸入麻药也相对容易,但此项操作仍然存在非常严重的安全隐患,主要是麻醉后呼吸道阻塞导致缺氧及二氧化碳蓄积。相对成人,小儿代谢率高,对缺氧耐受力差。易由缺氧导致心脏停搏或脑功能受损。因此,适当的呼吸管理是该项工作中最重要的部分。

1. 呼吸功能的监测

(1)呼吸运动的观察:直接观察呼吸运动的类型(胸式或腹式呼吸)、呼吸节律、频率和幅度。自主呼吸的患儿是否有"三凹征"。辅助或控制呼吸的患儿是否存在挤压气囊时感到呼吸道阻力增加。

(2)呼吸音监听:通过胸部听诊可观察心率、心律、正常或病理性呼吸音,即使有其他先进的监测仪器,在左胸部固定一个听诊器、同时监听小儿心音呼吸音也仍然是不可缺少的监测手段。

(3)黏膜皮肤颜色的观察:观察口唇黏膜、面颊皮肤等部位颜色。应注意该法反应迟钝,影响因素较多,应结合其他指标对呼吸功能进行综合判断。

(4)脉搏氧饱和度的监测:应采用小儿或婴儿专用手指和耳垂探头,可直观地显示脉率及氧饱和度的数值,具有简单、方便、敏感、无创的特点,应作为必需的监测项目。要注意探头位置不当可导致数值不准。

(5)其他监测:心电图应作为必需的监测项目。较大儿童监测血压,婴儿或幼儿可免血压监测。

2. 保持呼吸道通畅的基本措施

(1)体位:采用仰卧位,肩下垫一薄枕,使头后仰。

(2)托下颌法:以上述体位,单手或双手托住患儿下颌角,向前向上托起。对辅助或控制呼吸的患儿,以拇指及示指紧扣面罩,其他三指扣住下颌角往上托。门齿发育完全且牢固的患儿,以下门齿扣住上门齿。婴儿无牙齿且舌大,托下颌较困难。以拇指扣住面罩向前推,有利于扩大口内空间,保持呼吸道通畅。

3. 呼吸道阻塞的预防与处理

(1)舌后坠:由于下颌骨和舌肌松弛,仰卧位在重力作用下,舌体坠向咽部而形成上呼吸道阻塞,表现为强弱不等的鼾声,当呼吸道完全阻塞时,鼾声反而消失,只见呼吸动作而不见呼吸效果,SpO_2 进行性下降,用面罩行人工呼吸时,手感呼吸阻力很大,处理以托下颌法为宜。

(2)分泌物过多:引起呼吸道分泌物较多的原因是术前未用颠茄类药物或用量不足、注射时间不当、麻醉较浅、缺氧及二氧化碳蓄积等。分泌物过多重点在于预防。处理以吸除分泌物并追加颠茄类药为宜,吸引分泌物时应在深麻醉下进行并注意避免损伤小儿娇嫩的口腔黏膜引起出血。

(3)误吸及窒息:麻醉药对中枢的刺激、分泌物对咽喉部的刺激以及缺氧等可引起患儿呕吐,处理不当可能发生误吸及窒息。误吸及窒息处理的重点在于预防,术前应按规定禁食禁饮。发现患儿有呕吐动作应及时采取头低脚高头侧位,及时吸除口内呕吐物及分泌物。应用激素及其他支持疗法。

(4)喉痉挛:喉痉挛是小儿麻醉期间常见并发症,多因浅麻醉下局部刺激(机械性或分泌物)所致。预防措施包括麻醉前识别患儿本身可能的风险因素,术前给予抗胆碱药,确保足够的麻醉深度等。轻中度喉痉挛经面罩加压吸入纯氧多可自行缓解;对于严重喉痉挛,可首先静脉注射丙泊酚(0.25~0.8mg/kg)加深麻醉,如喉痉挛仍未能缓解,则静脉注射琥珀胆碱 0.1~3mg/kg 和阿托品 0.02mg/kg(如无静脉通道,可通过肌注琥珀胆碱 3~4mg/kg)后进行面罩通气或气管插管,但注意再次插管、拔管又可能导致喉痉挛。

(杨冬梓　彭书崚)

第五节　生长发育的评估及其意义

一、身高的预测和推算

在小儿与青春期发育异常的诊治中,尤其是治疗方案的制订及与家长的咨询中,身高的预测是一个不可缺少甚至是关键的环节。比如:性早熟带来的最严重问题是成年时身材矮小,因为骨骼对极低水平的雌激素非常敏感,患儿身材可暂时高于同龄儿童,其生活年龄(life age,LA)滞后于骨龄(bone age,BA),但由于较早出现骨骺融合而限制了长骨增长,最终成人身高(final adult height,FAH)矮小,50%的患者低于152cm。女性 GnRH 依赖性性早熟的治疗目标是最大限度地减少与同龄人的差距,依次包括:①改善成年最终身高;②控制和减缓第二性征的成熟度和速度;③预防初潮早现;④恢复其年龄应有的心理行为。因此在治疗性早熟的患儿时不应只考虑控制性发育,更应考虑改善身高的可能性及其生长潜能,并与家长充分咨询其治疗期限、疗效预测及经济承受能力,方能据此制订正确的医疗方案。有效的治疗通过抑制 BA 的增长,使治疗后 BA/LA 较治疗前下降,实现 LA 对 BA 追赶的治疗目标,随访 FAH 高于开始治疗时的预测身高。FAH 和预测身高的差值可认为是治疗后"获得"的身高。因此,身高的预测也是疗效评估和随访的手段。

目前常用的身高预测为 Baylay-Pinneau(BP)方法,基本和必要的实验室检查是 X 线检测左手腕部骨龄,手掌骨骨骺和前臂远端各骨均用于评定骨龄。根据骨龄和实际高度查对 Bayley-Pinneau 表来预测将来成人后身高。应用此表时,必须取得测量身高、患者年龄以及左手腕 X 线测定的骨龄等数据。Baylay-Pinneau 表详见附表。

预测患儿成人身高时,表的使用方法如下:左首栏(纵栏)为目前实际身高,栏中每行相差 1 英寸,找到对应的具体身高所在行;首行(横栏)为所测骨龄,行中各栏间相差 6 个月骨龄,找到对应具体测得骨龄所在栏,而栏和行相交点的数据即为预测的成人期高度。假使具体测得值刚好不在 2.54cm 或 6 个月的每单位范围内,应用此表也可容易地预测身高。

重要的是恰当地应用不同的 Bayley-Pinneau 表预测成熟度。如骨龄与实际年龄相差不及 1 年者,应选用正常生长女孩 Bayley-Pinneau 表;骨龄超过实际年龄 1 年以上者,应选用过早生长女孩 Bayley-Pinneau 表;骨龄迟于实际年龄 1 年以上者,应选用延迟生长女孩 Bayley-Pinneau 表。特发性中枢性性早熟女孩的情况比较特殊,特发性 GnRH 依赖性性早熟女孩尽管骨龄较高,但使用正常女孩 Bayley-Pinneau 表预测身高更为准确。

该表所需的左手腕 X 线摄片测定的骨龄都是对照 Greulich-Pyle 像谱(G-P,即图谱法,详见本书第七篇第一章)确定的,其他方式评定的骨龄会影响该表的准确性。

有人提出父母平均身高可推算孩子的成年"靶身高(target height,TH)",正常情况误差可在 3cm 内。但父母身高不完全代表遗传,他们也会受后天因素影响,因此必要时结合祖代身高。以下公式可供参考:

$$女孩靶身高=(父+母身高)\div2-6.5cm$$
$$或女孩靶身高=(父身高\times0.923+母身高)\div2$$

二、GnRH 试验和促性腺激素水平

GnRH 试验是检测垂体-性腺对 GnRH 反应方式的常用手段之一。正常青春期女孩成熟过程伴随着促性腺激素对下丘脑释放的 GnRH 反应方式的变化。在青春期开始阶段,FSH 对 GnRH 的反应较为显著,但随后有逐渐减弱。LH 对 GnRH 反应则相反,青春前期较弱,但整个青春期却显著加强。GnRH 刺激后的促性腺激素水平为垂体源性的,试验的结果有助于判断性发育的启动和所处的阶段。传统的方法是用 GnRH(LHRH)2.5～3μg/kg 或 100μg 静脉注射,于 0、30、60、90 及 120 分钟时采血测 LH 和 FSH。简化的 GnRH 试验方法如下:GnRH,100μg,皮下注射;正常青春期前注射后 40 分钟血清 LH 水平应<8IU/L。如果性早熟征象明显,经 GnRH 刺激后水平在青春期范围内(LH 峰值水平>8IU/L,LH/FSH>1),则提示为 GnRH 依赖性性早熟。

血清促性腺激素的基础水平变化也能反映性发育的进展,表 4-13-4 所示可供参考。需强调的是,在特发性或中枢性性早熟的早期,血清促性腺激素的基础水平可能仍保持在青春前期的范围内,但随时间推移和性征不断发育,其激素水平会升至青春期范围内。如果血清促性腺激素已受到抑制而雌二醇仍明显升高时,应怀疑存在异位 hCG 分泌来源,特异性 β-hCG 免疫学检验即可明确诊断。

表 4-13-4　女性青春期血中激素水平

Tanner 分期	FSH(IU/L)	LH(IU/L)	雌二醇(pmol/L)	DHEA(nmol/L)
I	0.9～5.1	1.8～9.2	<3.67	0.66～10.48
II	1.4～7.0	2.0～16.6	25.69～135.79	1.56～66.48
III	2.4～7.7	5.6～13.6	33.03～216.53	4.34～60.31
IV	1.5～11.2	7～14.4	36.70～572.52	5.31～45.84
成人卵泡期	3～20	5～25	110.10～367.00	5.62～56.21

附表 正常女孩 Bayley-Pinneau 表（J Pediatr. 1952,40：423）

骨龄范围 6～10 岁间

身高	骨龄（间隔 6 个月）								
厘米/英寸	6/0	6/6	7/0	7/6	8/0	8/6	9/0	9/6	10/0
94/37	130.6								
96/38	134.1	130.8							
99/39	137.7	134.1	130.8						
102/40	141.2	137.7	134.1	131.6					
104/41	144.5	141.2	137.7	134.9	131.8				
107/42	148.1	144.5	141.0	138.2	135.1	131.8			
109/43	151.6	148.1	144.3	141.5	138.2	134.9	132.1		
112/44	155.2	151.4	147.6	144.8	141.5	137.9	135.1	132.3	129.5
114/45	158.8	154.9	150.9	148.1	144.8	141.2	138.2	135.4	132.6
117/46	162.3	158.2	154.4	151.4	147.8	144.3	141.2	138.4	135.6
119/47	167.1	161.8	157.7	154.7	151.1	147.3	144.3	141.5	138.4
122/48	169.4	165.1	161.0	157.0	154.4	150.6	147.3	144.5	141.5
124/49	173.0	168.7	164.3	161.3	157.5	153.7	150.6	147.6	144.3
127/50	176.3	172.2	167.9	164.6	160.8	156.7	153.7	150.4	147.3
130/51	179.8	175.5	171.2	167.9	164.1	160.0	156.7	153.4	150.1
132/52	183.4	179.1	174.5	171.2	167.1	163.1	159.8	156.5	153.2
135/53	186.9	182.4	177.8	174.5	170.4	166.1	162.8	159.5	156.2
137/54		185.9	181.1	177.6	173.7	166.9	165.9	162.6	159.0
140/55		189.2	184.7	180.9	176.8	172.5	168.9	165.6	162.1
142/56			188.0	184.2	180.1	175.5	172.0	168.7	165.1
145/57				187.5	183.4	178.8	175.0	171.5	167.9
147/58					186.4	181.9	178.1	174.5	170.9
150/59					189.7	184.9	181.1	177.6	173.7
152/60						188.2	184.4	180.6	176.8
155/61							187.5	183.6	179.8
157/62								186.7	182.6
160/63								189.5	185.7
163/64									188.5

英寸∶厘米=1∶2.54

若测量数值不在 1 英寸或 6 个月单位范围内,则预测身高容易出现误差

骨龄范围 10/6～14/6 岁间

身高	骨龄（间隔 6 个月）								
厘米/英寸	10/6	11/0	11/6	12/0	12/6	13/0	13/6	14/0	14/6
117/46	132.1								
119/47	135.1	131.8	130.6	129.5					
122/48	137.9	134.6	133.4	132.3	129.5				
124/49	140.7	137.4	136.1	134.9	132.3	129.8			
127/50	143.8	140.2	138.9	137.7	134.9	132.6	130.3	129.5	
130/51	146.6	143.0	141.7	140.5	137.7	135.1	133.1	132.1	131.3
132/52	149.4	145.8	144.5	143.3	140.5	137.9	135.6	134.9	133.9
135/53	152.4	148.6	147.3	146.1	143.0	140.5	138.2	137.4	136.7
137/54	155.2	151.4	150.1	148.8	145.8	143.3	140.7	140.0	139.2
140/55	158.0	154.2	152.9	151.6	148.3	145.8	143.5	142.5	141.7
142/56	160.5	157.0	155.7	154.2	151.1	148.6	146.1	145.0	144.3

续表

身高	骨龄(间隔6个月)								
厘米/英寸	10/6	11/0	11/6	12/0	12/6	13/0	13/6	14/0	14/6
145/57	163.8	159.8	158.5	157.0	153.9	151.1	148.6	147.8	146.8
147/58	166.6	162.6	161.3	159.8	156.5	153.9	151.1	150.4	149.4
150/59	169.4	165.4	164.1	162.6	159.3	156.5	153.9	152.9	151.9
152/60	172.3	168.2	166.6	165.4	162.1	159.0	156.5	155.5	154.7
155/61	175.3	170.9	169.4	168.2	164.6	161.8	159.0	158.0	157.2
157/62	178.1	173.7	172.2	170.7	167.4	164.3	161.8	160.8	159.8
160/63	181.1	176.3	175.0	173.5	170.2	167.1	164.3	163.3	162.3
163/64	183.9	179.3	177.8	176.3	172.7	169.7	166.9	165.9	164.9
165/65	186.7	182.1	180.6	179.1	175.5	172.2	169.4	168.4	167.4
168/66	189.7	185.2	183.4	181.9	178.1	175.0	172.2	170.9	169.9
170/67		188.0	186.2	184.7	180.9	177.6	174.8	173.7	172.7
173/68			189.0	187.5	183.6	180.3	177.3	176.3	175.3
175/69				190.0	186.2	182.9	179.8	178.8	177.8
178/70					189.0	185.7	182.6	181.4	180.3
180/71						188.2	185.2	183.9	182.9
183/72							187.7	186.7	185.4
185/73							190.3	189.2	188.0

英寸:厘米=1:2.54
若测量数值不在1英寸或6个月单位范围内,则预测身高容易出现误差

骨龄范围15/0~18/0岁间

身高	骨龄(间隔6个月)						
厘米/英寸	15/0	15/6	16/0	16/6	17/0	17/6	18/0
130/51	130.8	130.6	130.1	130.1	129.8	129.5	129.5
132/52	133.4	133.1	132.6	132.6	132.3	132.1	132.1
135/53	135.9	135.6	135.1	135.1	134.9	134.6	134.6
137/54	138.4	138.2	137.7	137.7	137.4	137.2	137.2
140/55	141.2	140.7	140.2	140.2	140.0	139.7	139.7
142/56	143.8	143.3	142.8	142.8	142.5	142.2	142.2
145/57	146.3	145.8	145.3	145.3	145.0	144.8	144.8
147/58	148.8	148.3	147.8	142.8	147.6	147.3	147.3
150/59	151.4	150.9	150.4	150.4	150.1	149.9	149.9
152/60	153.9	153.4	152.9	152.9	152.7	152.4	152.4
155/61	156.5	156.0	155.5	155.5	155.2	154.9	154.9
157/62	159.0	158.5	158.0	158.0	157.7	157.5	157.5
160/63	161.5	161.0	160.8	160.5	160.3	160.0	160.0
163/64	164.1	163.6	163.3	163.1	162.8	162.6	162.6
165/65	166.9	166.4	165.9	165.6	165.4	165.1	165.1
168/66	169.4	168.9	168.4	168.2	167.9	167.6	167.6
170/67	172.0	171.5	170.9	170.7	170.4	170.2	170.2
173/68	174.5	174.0	173.5	173.2	173.0	172.7	172.7
175/69	177.0	176.5	176.0	175.8	175.5	175.3	175.3
178/70	179.6	179.1	178.6	178.3	178.1	177.8	177.8
180/71	182.1	181.6	181.1	180.9	180.6	180.3	180.3
183/72	184.7	184.2	183.6	183.4	183.1	182.9	182.9
185/73	187.2	186.7	186.2	185.9	185.7	185.4	185.4
188/74	189.7	189.2	188.7	188.5	188.2	188.0	188.0

英寸:厘米=1:2.54
若测量数值不在1英寸或6个月单位范围内,则预测身高容易出现误差

生长过快女孩 Bayley-Pinneau 表(J Pediatr. 1952,40：423)

骨龄范围 7~11 岁间

身高	骨龄(间隔6个月)								
厘米/英寸	7/0	7/6	8/0	8/6	9/0	9/6	10/0	10/6	11/0
94/37	132.1								
96/38	135.6	131.8							
99/39	139.2	135.4	132.1						
102/40	142.8	138.7	135.4	131.8					
104/41	146.3	142.2	138.7	135.1	131.8				
107/42	149.9	145.8	142.2	138.4	135.1	131.8			
109/43	153.4	149.1	145.5	141.7	138.2	135.1	131.8		
112/44	157.0	152.7	149.1	145.0	141.5	138.2	134.9	130.6	
114/45	160.5	156.2	152.4	148.3	144.8	141.2	137.9	133.6	137.2
117/46	164.1	159.5	155.7	151.6	147.8	144.5	141.2	136.4	132.3
119/47	167.6	163.1	159.3	154.9	151.1	147.6	144.3	139.5	135.1
122/48	171.2	166.6	162.6	158.2	154.4	150.6	147.3	142.5	138.2
124/49	174.8	170.0	165.9	161.5	157.5	153.9	150.4	145.3	141.0
127/50	178.3	173.5	169.4	164.9	160.8	157.0	153.4	148.3	143.8
130/51	181.9	177.0	172.7	167.9	164.1	160.0	156.5	151.4	146.8
132/52	185.4	180.3	176.0	171.2	167.1	163.3	159.5	154.2	149.6
135/53	189.0	183.9	179.6	174.5	170.4	166.6	162.6	157.2	152.4
137/54		187.5	182.9	177.8	173.7	169.4	165.6	160.3	155.5
140/55			186.2	181.1	176.8	172.7	168.7	163.3	158.2
142/56			189.7	184.4	180.1	175.8	171.7	166.1	161.0
145/57				187.7	183.4	179.1	174.8	169.2	164.1
147/58					186.4	182.1	177.8	172.2	166.9
150/59					189.7	185.2	181.1	175.0	169.7
152/60						188.5	184.2	178.1	172.7
155/61							187.2	181.1	175.5
157/62							190.3	183.9	178.3
160/63								186.9	181.1
163/64								190.0	184.2
165/65									186.9
168/66									189.7

英寸：厘米 = 1：2.54
若测量数值不在 1 英寸或 6 个月单位范围内,则预测身高容易出现误差

骨龄范围 11/6~15/6 岁间

身高	骨龄(间隔6个月)								
厘米/英寸	11/6	12/0	12/6	13/0	13/6	14/0	14/6	15/0	15/6
117/46	131.1	129.8							
119/47	133.9	132.6							
122/48	136.9	135.4	131.8						
124/49	139.7	138.2	134.6	131.8	129.3				
127/50	142.5	141.0	137.4	134.4	131.8	130.6	129.5		
130/51	145.3	143.8	140.2	137.2	134.6	133.4	132.1	131.3	130.8
132/52	148.3	146.6	143.0	139.7	137.2	135.9	134.9	133.9	133.4
135/53	151.1	149.4	145.8	142.5	139.7	138.4	137.4	136.7	135.9
137/54	153.9	152.2	148.3	145.0	142.5	141.2	140.0	139.2	138.4
140/55	156.7	154.9	151.1	147.8	145.0	143.8	142.5	141.7	141.0
142/56	159.5	158.0	153.9	150.6	147.8	146.3	145.0	144.8	143.5

续表

身高	骨龄(间隔6个月)								
厘米/英寸	11/6	12/0	12/6	13/0	13/6	14/0	14/6	15/0	15/6
145/57	162.6	160.8	156.7	153.2	150.4	148.8	147.8	146.8	146.3
147/58	165.4	163.6	159.5	156.0	152.9	151.6	150.4	149.4	148.8
150/59	168.2	166.4	162.3	158.5	155.7	154.2	152.9	151.9	151.4
152/60	170.9	169.2	164.9	161.3	158.2	156.7	155.5	154.7	153.9
155/61	174.0	172.0	167.6	164.1	160.8	159.5	158.0	157.2	156.5
157/62	176.8	174.8	170.4	166.6	163.6	162.1	160.8	159.8	159.0
160/63	179.6	177.6	173.2	169.4	166.1	164.6	163.3	162.3	161.5
163/64	182.4	180.3	176.0	172.0	168.9	167.1	165.9	164.9	164.1
165/65	185.2	183.1	178.6	174.8	171.5	169.9	168.4	167.4	166.9
168/66	188.2	186.2	181.4	177.3	174.0	172.5	170.9	169.9	169.4
170/67		189.0	184.2	180.1	176.8	175.0	173.7	172.7	172.0
173/68			186.9	182.9	179.3	177.8	176.3	175.3	174.5
175/69			189.7	185.4	182.1	180.3	178.8	177.8	177.0
178/70				188.2	184.7	182.9	181.4	180.3	179.6
180/71					187.2	185.4	183.9	182.9	182.1
183/72					190.0	188.2	186.7	185.4	184.7
185/73							189.2	188.0	187.2
188/74									189.0

英寸∶厘米=1∶2.54
若测量数值不在1英寸或6个月单位范围内,则预测身高容易出现误差

骨龄范围16/0~17/6岁间

身高	骨龄(间隔6个月)			
厘米/英寸	16/0	16/6	17/0	17/6
130/51	130.6	130.3	129.8	129.5
132/52	133.1	132.8	132.3	132.1
135/53	135.6	135.4	134.9	134.6
137/54	138.2	137.9	137.4	137.2
140/55	140.7	140.5	140.0	139.7
142/56	143.3	143.0	142.5	142.2
145/57	145.8	145.5	145.0	144.8
147/58	148.3	148.1	147.6	147.3
150/59	150.9	150.6	150.1	149.9
152/60	153.4	153.2	152.7	152.4
155/61	156.0	155.7	155.2	154.9
157/62	158.5	158.2	157.7	157.5
160/63	161.0	160.8	160.3	160.0
163/64	163.6	163.3	162.8	162.6
165/65	166.4	165.9	165.4	165.1
168/66	168.9	168.4	167.9	167.6
170/67	171.5	170.9	170.4	170.2
173/68	174.0	173.5	173.0	172.7
175/69	176.5	176.0	175.5	175.3
178/70	179.1	178.6	178.1	177.8
180/71	181.6	181.4	180.6	180.3
183/72	184.2	183.9	183.1	182.9
185/73	186.7	186.4	185.7	185.4
188/74	189.2	189.0	188.2	188.0

英寸∶厘米=1∶2.54
若测量数值不在1英寸或6个月单位范围内,则预测身高容易出现误差

生长迟缓女孩 Bayley-Pinneau 表（J Pediatr. 1952，40：423）

骨龄范围 6～10 岁间

身高	骨龄（间隔6个月）								
厘米/英寸	6/0	6/6	7/0	7/6	8/0	8/6	9/0	9/6	10/0
96/38	131.6								
99/39	135.1	131.8							
102/40	138.7	135.4	131.8						
104/41	142.0	138.7	135.1	132.1					
107/42	145.5	142.0	138.4	135.4	132.6	129.5			
109/43	149.1	145.5	141.7	138.7	135.9	132.6	129.8		
112/44	152.4	148.8	145.0	141.7	138.9	135.9	132.8	130.3	
114/45	156.0	152.2	148.3	145.0	142.2	138.9	135.9	133.1	130.8
117/46	159.5	155.7	151.6	148.3	145.3	142.0	138.9	136.1	133.6
119/47	162.8	159.0	154.9	151.4	148.6	145.0	142.0	139.2	136.7
122/48	166.4	162.3	158.2	154.7	151.6	148.1	145.0	142.0	139.5
124/49	169.9	165.6	161.5	158.0	154.7	151.1	148.1	145.0	142.5
127/50	173.2	169.2	164.9	161.3	158.0	154.4	151.1	148.1	145.3
130/51	176.8	172.5	168.2	164.3	161.0	157.5	153.9	150.9	148.3
132/52	180.1	175.8	171.5	167.6	164.3	160.5	157.0	153.9	151.1
135/53	183.6	179.3	174.8	170.9	167.4	163.6	160.0	157.0	153.9
137/54	187.2	182.6	178.1	174.0	170.7	166.6	163.1	157.8	157.0
140/55		185.9	181.4	177.3	173.7	169.7	166.1	162.8	159.8
142/56		189.5	184.7	180.6	177.0	172.7	169.2	165.6	162.8
145/57			188.0	183.6	180.1	176.0	172.2	168.7	165.6
147/58				186.9	183.1	179.1	175.3	171.7	168.7
150/59				190.3	186.4	182.1	178.3	174.8	171.5
152/60					189.5	185.2	181.1	177.6	174.5
155/61						188.2	184.2	180.6	177.3
157/62							187.2	183.6	180.1
160/63							189.7	186.4	183.1
163/64								189.5	185.9
165/65									189.0

英寸：厘米 = 1：2.54

若测量数值不在1英寸或6个月单位范围内,则预测身高容易出现误差

骨龄范围 10/6～14/6 岁间

身高	骨龄（间隔6个月）								
厘米/英寸	10/6	11/0	11/6	12/0	12/6	13/0	13/6	14/0	14/6
117/46	130.3								
119/47	133.4	130.1							
122/48	136.1	132.8	131.6	130.8					
124/49	138.9	135.6	134.4	133.6	131.1				
127/50	141.7	137.2	137.2	136.1	133.9	131.8	130.1		
130/51	144.5	141.2	140.0	138.9	136.4	134.4	132.6	131.8	131.1
132/52	147.3	143.8	142.8	141.7	139.2	136.9	135.1	134.4	133.6
135/53	150.4	146.6	145.3	144.5	141.7	139.7	137.7	136.9	136.1
137/54	153.2	149.4	148.1	147.1	144.5	142.2	140.5	139.5	138.7
140/55	156.0	152.2	150.9	149.9	147.3	145.0	143.0	142.2	141.2
142/56	158.8	154.9	153.7	152.7	149.9	147.6	145.5	144.8	143.8
145/57	161.5	157.7	156.5	155.5	152.7	150.1	148.1	147.3	146.3

身高	骨龄(间隔6个月)								
厘米/英寸	10/6	11/0	11/6	12/0	12/6	13/0	13/6	14/0	14/6
147/58	164.3	160.5	159.0	158.0	155.2	152.9	150.9	149.9	148.8
150/59	167.1	163.3	161.8	160.8	158.0	155.5	153.4	152.4	151.6
152/60	170.2	166.1	164.6	163.6	160.5	158.0	156.0	154.9	154.2
155/61	173.0	168.7	167.4	166.4	163.3	160.8	158.5	157.7	156.7
157/62	175.8	171.5	170.2	168.9	165.9	163.3	161.3	160.3	159.3
160/63	178.6	174.2	172.7	171.7	168.7	165.9	163.8	162.8	161.8
163/64	181.4	177.0	175.5	174.5	171.2	168.7	166.4	165.4	164.3
165/65	184.2	179.8	178.3	177.0	174.0	171.2	168.9	167.9	166.9
168/66	187.2	182.6	181.1	179.8	176.5	174.0	171.7	170.4	169.4
170/67	190.0	185.4	183.9	182.6	179.3	176.5	174.2	173.2	172.0
173/68		188.2	186.4	185.4	182.1	179.1	176.8	175.8	174.8
175/69			189.2	188.0	184.7	181.9	179.3	178.3	177.3
178/70					187.5	184.4	181.9	180.9	179.8
180/71					190.0	186.9	184.7	183.4	182.4
183/72						189.7	187.2	186.2	184.9
185/73							189.7	188.7	187.5
188/74									190.0

英寸:厘米=1:2.54
若测量数值不在1英寸或6个月单位范围内,则预测身高容易出现误差

骨龄范围 15/0～18/0 岁间

身高	骨龄(间隔6个月)						
厘米/英寸	15/0	15/6	16/0	16/6	17/0	17/6	18/0
130/51	130.3	130.1	129.8	129.8	129.5		
132/52	132.8	132.6	132.3	132.3	132.1		
135/53	135.4	135.1	134.9	134.9	134.6		
137/54	137.9	137.7	137.4	137.4	137.2		
140/55	140.5	140.2	140.0	140.0	139.7		
142/56	143.0	142.8	142.5	142.5	142.2		
145/57	145.5	145.3	145.0	145.0	144.8		
147/58	148.1	147.8	147.6	147.6	147.3		
150/59	150.9	150.4	150.1	150.1	149.9		
152/60	153.4	152.9	152.7	152.7	152.4		
155/61	156.0	155.5	155.2	155.2	154.9		
157/62	158.5	158.0	157.7	157.7	157.5		
160/63	161.0	160.8	160.3	160.3	160.0		
163/64	163.6	163.3	162.8	162.8	162.6		
165/65	166.1	165.9	165.4	165.4	165.1		
168/66	168.7	168.4	167.9	167.9	167.6		
170/67	171.2	170.9	170.4	170.4	170.2		
173/68	173.7	173.5	173.0	173.0	172.7		
175/69	176.3	176.0	175.5	175.5	175.3		
178/70	178.8	178.6	178.1	178.1	177.8		
180/71	181.4	181.1	180.6	180.6	180.3		
183/72	183.9	183.6	183.1	183.1	182.9		
185/73	186.4	186.2	185.7	185.7	185.4		
188/74	189.0	188.7	188.2	188.2	188.0		

英寸:厘米=1:2.54
若测量数值不在1英寸或6个月单位范围内,则预测身高容易出现误差

（杨冬梓　张清学）

第六节　小儿与青春期妇科常见疾病的评估与处理

一、原发性闭经

原发性闭经的病因、分类、诊断与处理在本书第七篇已有详细阐述。关于其诊断标准（或年龄界定）目前比较公认的是：女性年满14岁，第二性征未发育，月经未来潮者；或年满16岁，虽有第二性征发育，而月经未来潮者。上述患者均有必要按原发性闭经进行评估及处理。也有人认为年满12岁仍无第二性征发育便需考虑有无青春期发育异常。

卵巢功能不全是其最常见原因。这些青春期发育异常的患者仅有14%在成年后有生育能力。因此须得到充分的重视。

原发性闭经的病因繁多，在青春期年龄的原发性闭经患者的评估中，首先对第二性症与生殖器官的存在与否和发育程度进行检查和评估，其结果可以简捷地指导随后的诊断和处理程序。以下是根据乳房发育和子宫存在与否对原发性闭经的检查和处理程序，可供参考。

1. 如乳房发育和子宫存在，提示：

（1）生殖道下段发育异常，如子宫颈、阴道、处女膜闭锁、先天性无阴道、阴道横隔，或后天损伤造成阴道、小阴唇粘连闭锁等，此为经血排出通道受阻，也称为隐性或假性闭经，可行手术处理。

（2）下丘脑-垂体-卵巢轴（HPO轴）功能不全，处理同继发性闭经（详见有关章节）。

2. 如无乳房发育，有子宫存在，提示：

（1）无乳房发育提示雌激素缺如；

（2）由于下丘脑-垂体-卵巢轴（HPO轴）功能不全或性腺功能衰竭。

其处理可循图4-13-9所示。

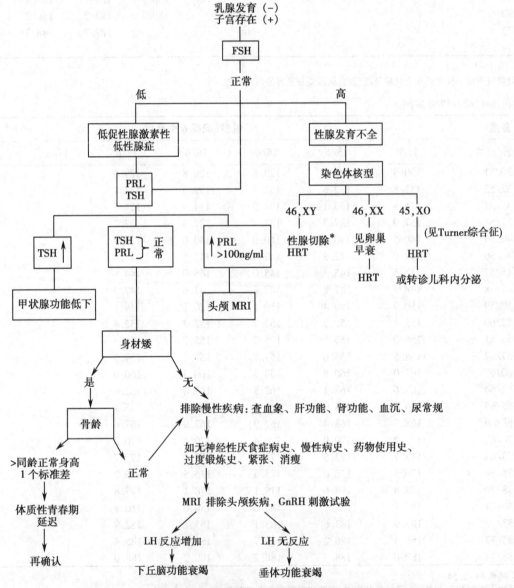

图4-13-9　无乳房发育，有子宫存在的原发性闭经患者的检查处理步骤

* 预防位置异常的睾丸组织的恶变

3. 如有乳房发育而无子宫存在,提示:
（1）有乳房发育提示有雌激素产生;
（2）先天性子宫缺如或雄激素不敏感。
其处理可循图 4-13-10 所示。

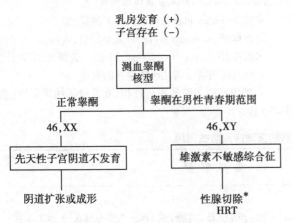

图 4-13-10　有乳房发育而无子宫存在的原发性闭经患者的检查处理步骤
*预防位置异常的睾丸组织的恶变

4. 如无乳房发育,亦无子宫存在,提示:
（1）无乳房发育提示雌激素缺如;
（2）先天性性腺发育不全/无性腺/罕见的性腺功能不全;
（3）无子宫存在提示可能性腺产生米勒管（中肾旁管）抑制因子。
其处理可循图 4-13-11 所示。

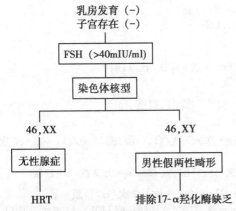

图 4-13-11　无乳房发育且无子宫存在的原发性闭经患者的检查处理步骤

二、痛经与子宫内膜异位症

原发性痛经在青春期的发生率据报道高达 60% ~ 90%。使用非甾体抗炎药（NSAID）和口服短效避孕药（OC）一般均有较好的效果。对于已形成慢性盆腔痛（被定义为:不为使用 NSAID 和 OC 所缓解的持续性腹痛或痛经）的青春期少女,应检查有无其他病因如子宫内膜异位症、激惹性结肠综合征、梗阻性米勒管异常（详见第四篇第

四章）。曾经一度认为青春期不会发生子宫内膜异位症,然而,现有的报道已显示,青春期子宫内膜异位症并不如通常想象的少见。对慢性盆腔痛的青春期少女进行腹腔镜检查发现有 35% ~ 75% 为子宫内膜异位症。

中山大学孙逸仙纪念医院统计 1990 ~ 2003 年共有经手术诊断和治疗的确诊青春期子宫内膜异位症 43 例,其临床表现盆腔包块占 42%,痛经占 35%,慢性腹痛占 23%,急性腹痛占 9%。青春期子宫内膜异位症的病变也较之成年人有所不同,在腹腔镜下所见的病灶多为小的、轻度的或不典型的,多表现为白色斑块、水疱状病变或红色病变,而不像成年人常见的火焰状病灶、紫色或褐色病灶等,因而被认为子宫内膜异位症病灶的外观和颜色有“年龄相关性改变”。

家族史的询问对青春期子宫内膜异位症的诊断也很有意义。据报道,有一级亲属患子宫内膜异位症的无症状者发病的危险度是 7%;单卵双生姐妹同患病的比例可达 75%。有一级亲属发病史的患者发病年龄提早、重症比例高。

三、婴幼儿外阴阴道炎

婴幼儿阴道炎多与外阴炎并存,常见于 5 岁以下的幼女,由于婴幼儿生理及解剖特点,容易导致炎症发生。原因主要有:①婴幼儿外阴发育较差,不能完全遮盖尿道及阴道前庭,导致细菌入侵;②新生儿出生后 2 ~ 3 周,母体来源的雌激素排泄后,雌激素水平降低,pH 升高至 6 ~ 8,阴道上皮薄,糖原减少,乳酸杆菌非优势菌,易受其他细菌感染;③婴幼儿不良卫生习惯,外阴不洁、大便污染、蛲虫感染或外阴损伤等,导致炎症发生;④婴幼儿因好奇等原因,阴道置入橡皮、发夹、纽扣、果核、米粒等异物,继发感染。病原体常通过患病母亲或护理人员的手、衣物、毛巾、浴盆等间接传播。因婴幼儿表达能力差,采集病史应详细询问家属女孩病情,并注意其母亲或护理人员有否阴道炎病史,结合临床表现、实验室检查可明确诊断。对反复治疗未愈,应注意排除阴道异物,可采用宫腔镜置入阴道进行检查。具体诊疗详见第四篇第一章。

四、小阴唇粘连

小阴唇粘连常见于 3 个月至 6 岁的女孩,在新生儿期因有母亲雌激素对外阴的作用,未见小阴唇粘连。幼女外阴局部抵抗力差,外阴刺激、炎症可能对粘连过程产生作用。而性虐待中对外阴的刺激、抚弄可使年龄稍大的女孩发生小阴唇粘连。本病通过对外阴的视诊可作出诊断。

对于粘连不紧密,开口能满足良好的阴道分泌物排出和尿液引流的,可用药膏润滑阴唇,并轻轻将它分开,创面每日涂抗生素软膏或 40% 紫草油防止再次粘连。对于影响阴道或尿液引流的粘连,可采用含雌激素的霜剂（如倍美力）,一天使用 2 次共 3 周,并轻轻分开。必须向家长准确指出阴唇粘连的位置,说明如何使用霜剂并轻轻分开,可使用涂药器并加压分离。在阴唇分开后,应当通过良好的卫生习惯及使用温和的药膏 6 ~ 12 个月保持阴唇分开。个

别患者小阴唇粘连紧密,对雌激素无反应的,可采用手术分离,术后应使用雌激素霜剂。

五、受性侵犯后的妇科处理

儿童和青春期少女受性侵犯后,所涉及的法律程序和性法学的检查鉴定等将由有关专业人员执行,在必要的法医检查和取材后,可能需要妇科医生参与对受害者的身体伤害的治疗和咨询。比如对生殖器官创伤的修复和针对性传播疾病(STD)等问题的预防性用药。本节重点阐述后者。

(一)受强奸后 72 小时内就诊者

1. 青春期少女如果妊娠试验阴性,给予紧急避孕药;

下一次月经如未如期来潮,应复查妊娠试验。

2. 针对预防 STD(梅毒、沙眼衣原体、淋病、滴虫、细菌性阴道病)的用药。美国疾病控制和预防中心(CDC)2002年发布的指引推荐的使用药物如下:头孢曲松钠(ceftriaxone sodium)250mg 肌注单剂量,加

甲硝唑(metronidazole)2g,口服单剂量,加

阿奇霉素(azitromycin)1g,口服单剂量,或加

多西环素(doxycycline)100mg,口服,一天两次,用 7 天。

儿童用药剂量需请儿科医生共同商定。

3. 酌情使用艾滋病预防药物,直至检测结果阴性(表4-13-5)。

表 4-13-5 小儿和青春期妇科的艾滋病预防性用药

药 名	推 荐 剂 量
核苷反转录抑制剂(NRTIs)	
ZDV,Retrovir	年龄 **4 周~12 岁**:160mg/(m^2·次),3 次/日,口服;或 180~240mg/(m^2·次),2 次/日,口服(最大量 200mg/次,3 次/日或 300mg/次,2 次/日) 年龄 **≥13 岁**:200mg/次,3 次/日或 300mg/次,2 次/日,口服
ddl,Videx	年龄 **3 个月~12 岁**:90~135mg/(m^2·次),2 次/日,口服,或 240mg/(m^2·次),1 次/日,口服 **年龄 13 岁:** 体重≤60kg:片剂 125mg,2 次/日,口服; 粉剂 167mg,2 次/日,口服 体重≥60kg: 片剂 200mg,2 次/日,口服,或 400mg,1 次/日 粉剂 250mg,2 次/日,口服,或 500mg,1 次/日
d4T,Zerit	体重 30~60kg:30mg,2 次/日,口服 体重>60kg:40mg,2 次/日,口服
3TC,Epivir	体重<37.5kg:4mg/(kg·次),2 次/日,口服 体重≥37.5kg:150mg/次,2 次/日,口服
蛋白酶抑制剂	
RTV,Norvir	年龄 **3 个月~12 岁**:400~450mg/(m^2·次),2 次/日,口服 年龄 **13 岁**:600mg/次,2 次/日,口服
IDV,Crixivan	年龄 **3~12 岁**:450~500mg/(m^2·次),3 次/日,口服 年龄 **≥13 岁**:800mg,3 次/日,口服
NFV,Viracept	年龄 **1 个月~12 岁**:30~50mg/(kg·次),3 次/日,口服;或 55mg/(kg·次),2 次/日(最大剂量 2000mg/次) 年龄 **≥13 岁**:750~1250mg/次,3 次/日,口服,或 1250mg/次,2 次/日,口服
LPV/r,Kaletra	**儿童**:300mg/(m^2·次),加用 RTV,75mg/(m^2·次),2 次/日,口服 **成年人**:400mg/次,加用 RTV,100mg/次,2 次/日,口服,或 LPV 533mg/次,加用 RTV,133mg/次,2 次/日,口服

4. 乙型肝炎疫苗注射,未曾免疫注射者使用乙肝免疫球蛋白(HBIG)。

5. 检测梅毒和艾滋病,如果首次检测结果为阴性,12周后应追踪复查。

(二)受强奸 72 小时以后就诊者

1. 等待检测结果后决定针对 STD(梅毒、沙眼衣原体、淋病、滴虫、细菌性阴道病)的用药。

2. 建议使用乙型肝炎免疫处理。

3. 青春期少女受强奸后 120 小时内仍可使用紧急避

孕措施,下一次月经如未如期来潮,应复查妊娠试验。

六、青春期异常阴道出血

青春期异常阴道出血需考虑的诊断很多,应仔细询问患者病史并进行全面检查。其中以无排卵性子宫出血多见(具体诊疗详见第七篇第二章)。值得注意的是,对有性生活史的青春期患者,首先应对妊娠相关疾病和盆腔感染可能性予以鉴别,注意排除异位妊娠(见第四篇第五章)。对患者进行可能的诊断并评估病情时,病史、体格检查和最初

的实验室检查是至关重要的。问诊重点在月经初潮时间、月经周期、经期、经量、颜色,有否痛经,末次月经及前次月经的时间,并予以记录。注意询问有否性生活史,因其属于私密性问题,答案有可能不可靠;注意询问是否性交后出血,以及是否使用激素类药物或宫内节育器;询问患者既往性传播疾病史和近期性接触情况或性伴侣的感染史。对于全身情况,包括:体重、饮食、运动、全身性疾病、使用药物、有否视力改变、胃肠道症状、多毛、痤疮、黑棘皮症及家族史等。体格检查包括身体的全面评估,如:身高、体重、体形、肥胖指数、血压、全身有否出血倾向(如瘀点、瘀斑)、甲状腺触诊、雄激素过多征象、乳腺检查是否溢乳。同时应进行

妇科检查,即使为处女,也应尽量让患者配合做直肠腹部指诊。实验室检查包括尿妊娠试验、血细胞计数、凝血功能检查。影像学方面可行超声检查,必要时行磁共振。其他检查项目根据体格检查和病史长短进行选择,如性激素检查、TSH测定筛查甲状腺功能异常、糖尿病筛查等。

评估青春期异常阴道出血目的是确定哪些需要药物治疗(表4-13-6),哪些可以进行观察,期待下丘脑-垂体-卵巢轴的进一步成熟而建立正常周期。治疗方案首先是止血,防止再发,若有潜在病变予以明确并治疗;避免PCOS病情加重,防止长期病理性后遗症;注意任何导致和(或)加重月经紊乱的社会心理全身性疾病。

表4-13-6 青春期异常阴道出血的因素

无排卵性子宫出血	
内分泌疾病	多囊卵巢综合征、高催乳素血症、甲状腺功能减退或亢进、肾上腺疾病
妊娠相关疾病	流产、异位妊娠、终止妊娠后出现并发症、妊娠滋养细胞疾病
感染	盆腔炎、子宫内膜炎、宫颈炎、阴道炎
出血性疾病	血小板减少性紫癜、再生障碍性贫血、白血病、肝功能不全等
系统性疾病	系统性红斑狼疮、肾脏疾病、糖尿病
药物	避孕药等激素类药物导致突破性出血、抗凝剂、雄激素、抗精神病类药
子宫内膜异位症	
卵巢疾病	卵巢囊肿、卵巢肿瘤
子宫疾病	黏膜下肌瘤、先天发育异常、子宫内膜息肉、使用宫内节育器
宫颈疾病	宫颈炎、宫颈息肉、宫颈肌瘤、血管瘤、癌或肉瘤
阴道疾病	阴道癌或肉瘤
外伤	外阴、阴道撕裂伤等
阴道异物	

七、阴蒂肥大

阴蒂肥大(clitoromegaly)往往是内分泌异常和性发育异常的首发征象,常会并发其他的性发育异常的表现如多毛、痤疮或声音低沉。

青春期前的阴蒂正常直径为3mm。直径>5mm或阴蒂指数(阴蒂宽×长)>35mm为异常。

青春期和成年人的阴蒂正常为2~4mm宽和5mm长。平均阴蒂指数(阴蒂宽×长)18.5mm。

阴蒂肥大的诊断在新生儿期要进行两性畸形的有关检查;在儿童期要注意迟发性先天性肾上腺皮质增生症、内源性雄激素产生过多或外源性的雄激素摄入,或是阴蒂肿瘤,后者罕见。

其处理针对病因,高雄激素血症者用药参照有关章节。肿瘤所致的考虑手术治疗等。

八、多毛症

多毛症(hirsutism)是指女性出现体毛(主要为青春期后终毛)的分布和数量增加。仅有毛发过多(hypertrichosis)而无分布异常者须鉴别之。毫毛(vellus hair)是青

春期前的柔软、纤细,颜色浅,尚未有色素沉着的毛;终毛(terminal hair)是在青春期后生长于身体各部位的粗的、有色素沉着的毛。多毛症提示了从毫毛向终毛的转变。在儿童期出现多毛可能是性早熟的首发征象,其中早发性肾上腺皮质功能初现者占72%,先天性肾上腺皮质增生症占20%,肾上腺皮质肿瘤占8%。

青春期出现的多毛症则可能是特发性多毛症或是肿瘤或卵巢和肾上腺的病变的早期表现。也可能随后伴发男性化的表现。其中特发性或遗传因素的占60%~70%,库欣综合征占2%~5%;卵巢因素可见于多囊卵巢综合征、无排卵、卵泡膜细胞增殖、卵巢肿瘤或酶的缺乏等;肾上腺的因素可见于先天性肾上腺皮质增生症。还要注意药物性作用,如:达那唑、苯妥英钠、皮质醇、米诺地尔、蛋白同化甾类及雄激素等可造成多毛症,还有少数见于甲状腺功能减退和高泌乳素血症、神经性厌食、营养不良、慢性中枢神经系统疾病(如智力和运动迟缓)及压力等。因此,鉴别特发性和病理性多毛甚为重要。特发性多毛症被认为是末梢器官的超敏反应,即皮肤的毛发器官对正常水平的雄激素超敏反应,可能与5α-还原酶活性增强相关。

评价或量化多毛症现在采用改良的 Ferriman and Gallwey(mFG)评分系统(表4-13-7 及图4-13-12),>8 分为女性多毛症。这是目前国际唯一的体毛量化评分系统。但该评分法的临床价值易受到主观因素影响,需要严格培训操作者及可靠的操作体制保证评分的可靠性。同时,不同种族、年龄的诊断切割值有差异。中山大学孙逸仙纪念医院赵晓苗、杨冬梓等人的流行病学调查研究报道显示在中国女性中 FG 评分≥5 的占10%,建议以≥5 作为年轻中国女性多毛的诊断值。但在中国儿童和青春期女性中的 mFG 诊断值尚无研究报道。

表 4-13-7 多毛 Ferriman and Gallwey 评分

部位	评 分	描 述
上唇	1	上唇外侧少许毛
	2	上唇外侧有小的胡须
	3	胡须分布至上唇的外半部
	4	胡须分布至上唇的中线
下巴	1	少许分散毛
	2	分散的毛较浓密
	3&4	完全覆盖,或浓或淡
胸部	1	乳晕周围有毛
	2	正中线有毛
	3	上述部位分布的毛融合
	4	全部覆盖
上背部	1	少许分散毛
	2	稍多,但仍分散
	3&4	完全覆盖,或浓或淡
下背部	1	骶部成丛的毛
	2	毛的分布向骶部外侧扩展
	3	覆盖了下背部的 3/4
	4	完全覆盖下背部
上腹部	1	中线少许毛
	2	毛稍多但仍在中线分布
	3&4	覆盖一半至全部上腹部
下腹部	1	中线少许毛
	2	中线分布呈条状
	3	中线分布呈带状
	4	呈纵行 V 状分布生长
上臂	1	稀疏生长的毛分布不超过肢体面积的1/4
	2	比上述分布多但未完全覆盖
	3&4	完全覆盖,或浓或淡
前臂	1,2,3,4	完全覆盖背外侧的表面,色淡的评 2 分,色深的评高 2 分
股	1,2,3,4	与上臂同
腿	1,2,3,4	与上臂同

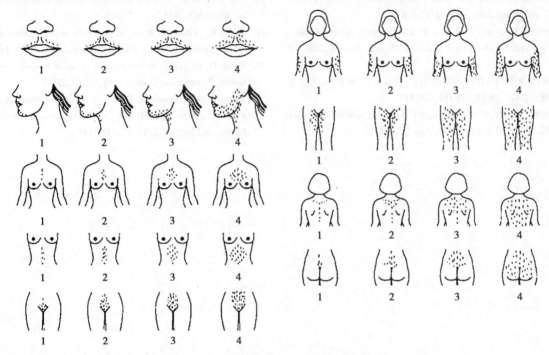

图 4-13-12 多毛 Ferriman and Gallwey 评分

实验室检查:睾酮—反映卵巢的雄激素产生;硫酸脱氢表雄酮(DHEAS)—反映肾上腺的雄激素产生。由于激素水平在一天是变化的,最好在早晨取血。

在无伴发男性化表现的患者:排除其他雄激素过多的病因。其步骤如下:

首先,筛查无排卵的因素:如 PRL,TSH,hCG 等,然后测睾酮和 DHEAS;第二步是非典型的先天性肾上腺皮质增生症(CAH)的检查:测早晨 7 时的 17-羟化孕酮(17-OHP),如>300ng/dl,确定为 CAH,如>100ng/dl,须做 ACTH 刺激试验;第三步是库欣综合征的检查:行过夜的地塞米松抑制试验,夜间 11 点给予地塞米松 1.0mg,次晨 8 点查空腹血清皮质醇,正常为<5ng/dl。

有男性化的小儿检查如下:①DHEAS>40μg/dl 表示肾上腺皮质功能初现,如过高应用超声检查了解有无肾上腺肿瘤或 CAH;②睾酮如升高,用超声检查了解有无卵巢肿瘤;③测早晨 7 时的 17-羟化孕酮(17-OHP),如>100ng/dl,做 ACTH 刺激试验:(取样测基础值后静脉给予促肾上腺皮质激素 250μg,60 分钟时取样测 17-OHP;如>300ng/dl,确定为 CAH。

多毛症的治疗可参照高雄激素血症的治疗。常用药物是短效口服避孕药和抗雄激素制剂,后者最好在有确切避孕措施情况下使用以避免该药对胎儿的影响,与口服避孕药联合使用效果更佳。抗雄激素制剂有螺内酯(50~100mg,每日 2 次)、环丙孕酮(12.5~100mg/d 或在含有该成分的短效口服避孕药中使用)、氟他胺(62.5mg/d)。但多毛症的一个特征是对治疗反应缓慢,因为毛发生长周期的改变需要时间,药物治疗至少需要 6 个月才可见毛发生长减少。

(杨冬梓 陈捷 王小红)

参 考 文 献

1. Marca Fritz, Leon Speroff. Clinical Gynecologic Endocrinology and Infertility. 8th ed. Philadelphia:Lippincott Williams&Wilkins,2011:331-565
2. 杨冬梓,石一复. 小儿与青春期妇科学. 第 2 版. 北京:人民卫生出版社,2008:1-428
3. 曹泽毅. 中华妇产科临床版. 北京:人民卫生出版社,2010
4. S. Jean Emans, Marc R. Laufer, Donald P. Goldstein:Pediatric & Adolescent Gynecology. 5th Edition. 郎景和. 向阳主译. 北京:人民卫生出版社,2007:282-293
5. Kronenberg HM, S Melmed, KS Polonsky, et al:Williams Textbook of Endocrinology,11/E(中译版). 向红丁,主译. 北京:人民军医出版社,2011:745-1136
6. 丰有吉. 妇产科学(8 年制规划教材). 第 2 版. 北京:人民卫生出版社,2010:238-267
7. Xiaomiao Zhao, Renmin Ni, Dongzi Yang(Corresponding authors)et al:Defining Hirsutism in Chinese Women:A Cross-sectional Study. Fertility and Sterility,2011,96:792-796
8. 张缙熙. 超声测量图谱. 北京:人民军医出版社,2008,238,290-295
9. American Academy of Pediatrics. Guidelines for monitoring and management of pediatric patients during and after sedation for diagnostic and therapeutic procedures:an update. Paediatr Anaesth,2008,18(1):9-10
10. Sury MR,Smith JH. Deep sedation and minimal anesthesia. Paediatr Anaesth,2008,18(1):18-24
11. Dalal PG, Taylor D, Somerville N, etc. Adverse events and behavioral reactions related to ketamine based anesthesia for anorectal manometry in children. Paediatr Anaesth,2008,18(3):260-267
12. Chen Y.L, Chen CC. Intermittent small doses of propofol for sedation

of pediatric patients undergoing magnetic resonance imaging. Acta Paediatr Taiwan,2007,48(6):305-308

13. Alalami AA,Ayoub CM,Baraka AS. Laryngospasm:review of different prevention and treatment modalities. Paediatr Anaesth,2008,18 (4):281-288

14. 杨冬梓.妇科内分泌疾病检查项目选择及应用.北京:人民卫生出版社,2011:28-48,146-184,208-312

15. 孙秀丽,王建六,李小平,等. 我国青少年子宫内膜异位症:Meta 分析. 现代妇产科进展,2007,16(4):256-259

16. Gray SH,Emans SJ. Abnormal vaginal bleeding in adolescents. Pediatr Rev,2007,28(5):175-182

17. Berlan ED,Emans SJ. Managing polycystic ovary syndrome in adolescent patients. J Pediatr Adolesc Gynecol,2009,22(2):137-140

18. Bulent O,Yildiz,Sheila Bolour, et al. Visually Scorling hirsutism. Human Reproduction Update,2010,16(1):51-64

19. Xiaomiao Zhao,Renmin Ni,Dongzi Yang(Corresponding authors)et al:Defining Hirsutism in Chinese Women:A Cross-sectional Study. Fertility and Sterility,2011,96:792-796

第五篇
盆底功能障碍性疾病

第一章

女性泌尿生殖系统解剖

第一节　泌尿器官解剖

一、肾　脏

肾脏(kidney)位于腹膜后,脊柱的两侧,为一对实质性器官,形状如一对蚕豆。每只肾脏具有上下两极、前后两面和内外两缘,肾的上下两端大小不一,上端宽而薄,下端窄而厚。肾内缘中部凹陷处称为肾门,肾脏的血管、神经、淋巴管及输尿管均出入于此。

左肾位置比右肾略高半个椎体。肾脏的上极相对应于第11或第12胸椎处,下极相当于第2或第3腰椎,位置可随呼吸上、下移动,移动范围在一个椎体内。

肾脏有三层被膜包裹,对肾起支持固定作用。由内向外为肾纤维膜、肾脂肪囊和肾筋膜。纤维膜薄而坚韧,紧紧地包裹在肾的表面。肾筋膜是薄的结缔组织膜,包在肾的前后面,两侧肾筋膜前层越过腹主动脉和下腔静脉相互延续,后层向内止于椎体,两层肾筋膜在上方愈合,在下方不愈合,逐渐消失于髂窝的结缔组织中。

二、输　尿　管

输尿管(ureter)是位于腹膜后的一对细长圆索状管道,起自肾盂,终于膀胱。全长25～30cm。右肾比左肾略低1～2cm,故右侧输尿管稍短些。输尿管的管腔有明显的狭窄和膨大部,管径粗细不等,约0.4～0.7cm,管壁厚约0.1cm。

1. 输尿管的走行　分为三段:

(1)腰段:从肾盂输尿管连接处到髂动脉分叉处。沿腰大肌前面下降,与卵巢血管呈锐角交叉,继续下降达真骨盆上口。一般左输尿管经左髂总动脉末端的前方,右输尿管经髂外动脉起始部的前方进入盆腔。

(2)盆段:自髂动脉分叉处到膀胱壁。盆段后部为骨盆后方的露出部。沿盆侧壁向下后外行,右侧跨越髂外动脉起点,左侧跨越髂总动脉交叉上1～1.5cm处。盆段中部位于主韧带内,向前内经子宫阔韧带基部,距子宫颈内口水平外2.5cm交叉在子宫动脉后下方。盆段前部位于膀胱宫颈韧带内。与子宫动脉交叉后,经阴道侧穹隆顶端绕向阴道前面,穿过膀胱宫颈韧带及阴道旁结缔组织围绕而成的输尿管隧道达膀胱底部。两条输尿管往往在膀胱底部合并进入膀胱,也可分别进入膀胱。

(3)壁段:在膀胱内斜行,长约1.5cm,呈"S"形,即先斜向内下方,最后凸向后下方,开口于膀胱三角底的外侧角。

2. 输尿管管壁的构成　由三层组织构成:

(1)外层:为筋膜组织,是肾周围筋膜向肾下极的延伸,它包绕整个肾盂及输尿管,称为肾周围筋膜(Gerota's fascia)。该筋膜沿输尿管周围向前行走到结肠动脉附近时,变得不太明显。在升结肠或降结肠附近把结肠系膜向中线推移开后,所见的肾周围筋膜为一层发育很好而明显的组织。在接近于输尿管近端的侧面或腹膜后可见到后层筋膜。输尿管周围的这层Gerota筋膜与膀胱及子宫周围的筋膜相联系。

(2)中层:为肌肉层,内外为纵行肌,中间为环行肌。

(3)内层:为黏膜层,与肾盂及膀胱黏膜相连续。

3. 输尿管的血液供应　来自肾动脉、肾下极动脉、腹主动脉、骶中动脉、卵巢动脉、髂总动脉、膀胱上下动脉、子宫动脉分支营养相应节段的输尿管。它们在距输尿管缘约2～3mm处呈"人"字形分出一级分支,成升支或降支进入管壁后,沿管缘上、下行与其上方或下方一级分支吻合,再分出二级及三级分支,进入管壁深层,形成良好的血管吻合丛。输尿管盆部的动脉在女性多来自卵巢动脉和子宫动脉的分支。动脉从内侧进入输尿管者居多,占48.63%;从外侧进入的占40%。各段静脉分别汇入上述同名静脉,一般包括肾静脉和其周围的静脉丛、卵巢静脉和在左边的脐静脉以及在右侧的下腔静脉。所有这些血管在输尿管近侧端Gerota筋膜之间由内向外通过(图5-1-1)。

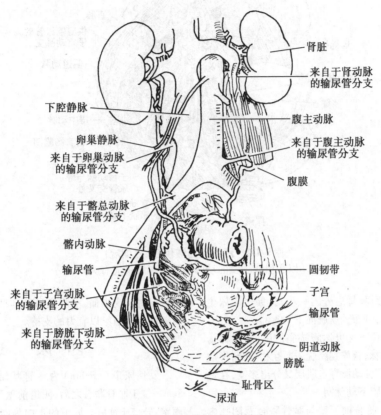

图 5-1-1 输尿管的血液供应

三、膀　胱

膀胱(bladder)是位于耻骨联合后,子宫前的空腔囊状器官。容量为350~500ml,最大可达800ml。成年女性膀胱在真骨盆内的位置比男性较深,经产妇膀胱底的位置比未产妇低。膀胱形似锥体,可分为体、底、顶、颈四部分。膀胱后壁受子宫压迫而呈新月形。

1. 膀胱壁的结构　由肌层、黏膜下层及黏膜层所组成。肌层外面除顶部及两侧覆盖腹膜外,其余各部为一层疏松结缔组织的纤维膜所包绕。膀胱壁的肌层由三组平滑肌组成:

(1)膀胱逼尿肌:为肌层的主要成分。该肌又由三层强有力的平滑肌组成,即外纵行肌、中环行肌及内纵行肌,各层肌纤维互相交错,不能清楚区分开。中环行肌纤维围绕膀胱,腹侧面发育较好,背侧面较薄,部分纤维与深三角尖部融合,止于尿道内口,可关闭尿道口,这些纤维止于膀胱颈,但未进入尿道。内纵行肌是由很宽的肌束成放射状集中排列于膀胱颈,这些肌束继续进入尿道而成为尿道内纵层。

(2)膀胱三角肌:位于膀胱三角区,包括两层肌肉,两者均位于逼尿肌内面。上层直接与膀胱内输尿管相连,向下行尿道内口,与对侧者相吻合后,向下行纵贯整个尿道;

下层是深三角区,是Waldeyer鞘的继续,它的尖部位于尿道内口,这里有许多逼尿肌纤维插入深三角。深三角的腹面与增厚的中环行肌合成基底板。基底板功能对尿道内口的关闭起着重要作用。

(3)膀胱颈部肌肉:为一层黏膜下肌,肌纤维成"V"形,从后外侧经过膀胱颈前,再进入膀胱后外侧。

2. 膀胱后角　1952年,Roberts首先提出了尿道膀胱角度的概念。同年的Jeffcoate采用尿道膀胱造影来观察膀胱的外形及膀胱与尿道之间的关系,发现妇女的膀胱底部与尿道后表面存在一个角度,健康妇女大约为90°~100°,这个角度即为膀胱后角。并注意到正常妇女排尿时,膀胱后角变平而消失。

3. 膀胱的血液供应(图5-1-2)　很丰富,直接或间接来自髂内动脉的分支。

(1)膀胱上动脉:来自髂内动脉,向前内走行,经输尿管外上方走向膀胱侧壁,沿膀胱内侧缘向上由后到前分为2~3支,在腹膜之下分为降支与升支,降支很细,分布于膀胱前壁与侧壁,升支稍粗,分布到膀胱顶部,其中有分支上升到脐部,与腹壁动脉相吻合。

(2)膀胱下动脉:有的直接来自髂内动脉,有的通过髂内动脉分出一支动脉干,由此动脉干分出,称为膀胱生殖动脉,分布于膀胱下部及底部,供应尿道上1/3的血液。

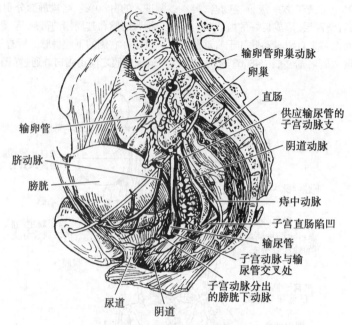

图 5-1-2 膀胱的血液供应(左侧观)
(以实粗线表示的动脉与膀胱血液供应有关)

图中标注（自上而下、自右侧起）：输卵管卵巢动脉、卵巢、直肠、供应输尿管的子宫动脉支、阴道动脉、痔中动脉、子宫直肠陷凹、输尿管、子宫动脉与输尿管交叉处、子宫动脉分出的膀胱下动脉；左侧：输卵管、脐动脉、膀胱、尿道、阴道

(3)阴部内动脉:到耻骨后分出一小支,穿过泌尿生殖隔再上升到膀胱前面,分布到膀胱前下 1/3 部。

(4)直肠中动脉:有一支可达膀胱底的后面,另称为膀胱后动脉。上述各动脉,首先在膀胱表面互相吻合,形成第一个膀胱周围动脉网,各动脉穿过肌层又分出多支,在黏膜下形成第二个膀胱黏膜下动脉网。

4. 膀胱周围组织 膀胱前下壁与耻骨联合及闭孔内肌之间,隔有一层疏松结缔组织及密布的静脉丛,称为耻骨后间隙(Retzius 间隙)。膀胱外侧下部与肛提肌、闭孔内肌及其筋膜相邻,其间有疏松结缔组织充填,称膀胱旁组织。膀胱后面可分为两部,后上部覆以腹膜,并连接于子宫体,后下部无腹膜覆盖,紧贴子宫颈及阴道。膀胱和阴道的连结较密切,往往不易分离,且其间有丰富的静脉丛,分离时易出血。腹膜自膀胱后上壁转行于子宫峡部前面而形成膀胱子宫陷凹。腹膜覆盖于膀胱顶部处结合较紧密,而膀胱侧壁的腹膜结合较疏松,且位置较顶部稍低,在膀胱空虚时,腹膜仅覆盖于膀胱顶部小部分区域,而当膀胱充盈时,腹膜还覆盖部分膀胱前壁。充盈的膀胱上升入盆腔时,腹膜亦随之上升。

5. 膀胱的支持组织 包括:

(1)耻骨膀胱宫颈韧带:此韧带起于耻骨联合后方,向膀胱底部伸展,止于子宫颈前壁内,此筋膜从底部给膀胱以有力的支持。

(2)尿道后韧带:在阴道前壁下半部,相当于尿道内口处,膀胱筋膜与阴道筋膜互相融合,融合的筋膜在尿道后面向下展伸,近尿道外口平面,形成一明显韧带称为尿道后韧带,此韧带向两侧伸展与耻骨支相连,形成一层几乎由平滑肌构成的尿道支持组织。张力完好时,尿道与膀胱颈均受到支持。

(3)耻骨尾骨肌:为肛提肌的主要部分,位于最内侧。

起自耻骨降支内面,沿阴道、直肠向后,终止于尾骨。此肌对膀胱及尿道给以有力的支持。

四、尿 道

女性尿道(urethra)为一管状结构,成人尿道长 3~5cm。位于耻骨联合之后,阴道前壁下部之前,周围由筋膜固定,开口于前庭。尿道的走向为向下、向前,轻度弯曲而达尿道外口,从内口到外口弯度估计约 16°。尿道上 1/3 与前阴道壁关系不十分密切,可清楚分开;而尿道下 1/3 则均埋藏于阴道前壁内不能分离。尿道近端长约 2~2.5cm 的一段位于盆腔内,而其远端则位于盆腔之外。

1. 尿道的结构 女性尿道有三个特点:短、较直、富于弹性及扩张性。尿道的结构可分为上、中、下三段(图 5-1-3)。

(1)上段:膀胱颈部环状肌和上 1/3 尿道环状肌是彼此连贯的,在颈部则特别肥厚,形成内括约肌,收缩力较强。

(2)中段:在平滑肌层处有随意环状肌,虽然此肌层不太明显,但也有一些外括约肌的作用。

(3)下段:即尿道开口部,此段无肌肉,只有 2~3 层纤维组织。

2. 尿道壁的组织结构 又可分以下几层:

(1)黏膜层:尿道横切面,似半月状或放射状,由许多纵行皱褶组成。尿道上 2/3 为假复层上皮,渐至膀胱处变为移行上皮,尿道下 1/3 为鳞状上皮。其增生、萎缩与阴道上皮相同,均受雌激素影响。因此,绝经后尿道上皮萎缩,尿失禁现象可以加重。尿道黏膜较厚约 2mm,黏膜下有丰富的静脉丛与弹力组织,称为女性尿道"海绵体层"。当尿道环状肌收缩时,静脉丛充血,可增加尿道阻力,能起控制排尿作用。

(2)内纵行肌层:由膀胱逼尿肌纵层肌束延续而来,

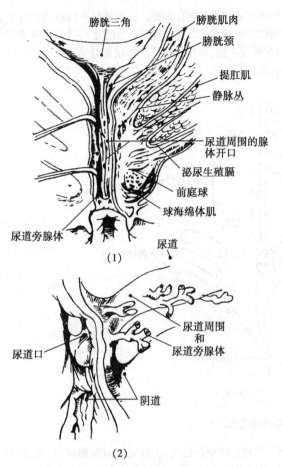

图 5-1-3 尿道的解剖
(1)纵剖面 (2)腺体

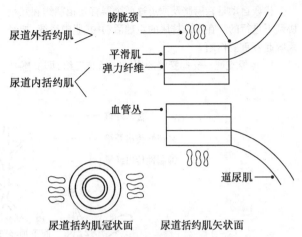

图 5-1-4 尿道括约肌结构示意图

是一层较厚肌层,止于尿道外口的胶样组织内。

(3)中环行肌层:尿道共有三个环行非随意性括约肌:一个在尿道内 1/3 处;一个在尿道中段 1/3 处;另一个在尿道外口。三个环形非随意性括约肌经常非随意地关闭尿道,使尿液不能外流。

(4)尿道外围括约肌:在尿道周围还围绕着范围大且厚的随意括约肌,位于尿道中部者,其括约作用最强。肛提肌的前部纤维与尿道相连,可以使尿道中段发生随意收缩。此外,会阴横肌、球海绵体肌、尿道膜括约肌的纤维均与尿道有着密切的关系,均能辅助尿道发生随意的括约作用,所以称为尿道随意"外括约肌"。

(5)女性尿道的内括约肌作用:在膀胱颈的一些结构,提供了膀胱和尿道关闭的条件,从而使尿道维持其抗御能力。尿道内括约肌的结构有:①尿道壁纵行和环形平滑肌,后者具有括约作用;②尿道壁内有丰富的胶样和弹力组织;③尿道黏膜下有充实的血管丛,可以增加尿道内压力(图 5-1-4)。

3. 尿道的血供 主要由膀胱下动脉、子宫动脉及阴部内动脉的分支供应,分为三段。在膀胱颈部膀胱下动脉的分支灌流尿道上 1/3。尿道中 1/3 是接受阴道中动脉的血液供应。尿道下 1/3 是由阴部动脉的分支分布。这些血管彼此吻合,静脉血流入膀胱静脉丛和阴部静脉丛,最后注入髂内静脉。

五、排尿生理

尿液不断由肾单位与集合管形成,经集合管流至肾乳头,并由肾盏收缩送至肾盂。然后尿液经输尿管平滑肌蠕动(每分钟 1～5 次),其蠕动波每秒钟推进速度约为 2～3cm,输送至膀胱。当尿液使膀胱膨胀时,压闭输尿管的膀胱开口处,由此阻止尿倒流。简而言之,尿液连续生成,呈一阵阵喷射状而进入膀胱。

膀胱为贮尿器官。膀胱壁的平滑肌又称逼尿肌。膀胱与尿道交界处的环形平滑肌增厚形成膀胱括约肌,并称尿道内括约肌。逼尿肌与括约肌的作用既矛盾又统一,表现为当贮尿时逼尿肌松弛,括约肌收缩;排尿时相反。逼尿肌的伸展性较大,当尿量在一定范围内增多(例如约 400ml 以下时),由于膀胱发生容受性舒张、内压变化不大,通常保持在 10cmH_2O 以下(图 5-1-5)。膀胱的生理性容量指无不适感的最大容量,约为 450ml。当尿量增多至 400～500ml 时,膀胱内压就会随尿量增多而明显升高。当尿量超过 700ml、膀胱内压约 35cmH_2O 时,逼尿肌出现节律性收缩,排尿欲明显增加,但尚可有意识地控制。当膀胱内压超过 70cmH_2O 时,排尿必然发生,否则难以由意识控制,而且产生痛觉。

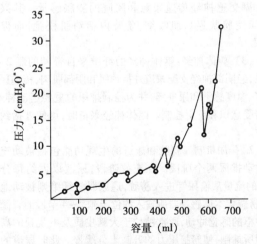

图 5-1-5 人膀胱充盈过程中其容量与压力关系
(*1cmH_2O = 0.098kPa)

排尿运动是在膀胱及尿道这两个器官互相制约和互相协调下进行的。在完成排尿的生理活动中,肌肉系统、神经系统起着重要作用。

1. 神经支配　支配膀胱的周围神经有三组,即交感神经、副交感神经和躯体神经。各组神经中均有感觉与运动两种纤维,来自腰骶部脊髓。脊髓的骶2~4节段是排尿反射的低级中枢,而脊髓中枢的排尿反射受高级神经中枢影响(图5-1-6)。

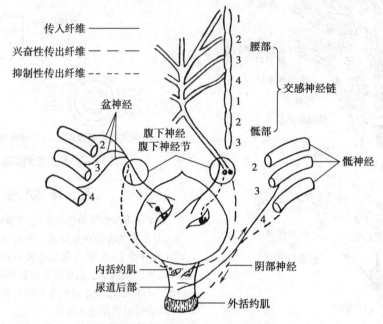

图5-1-6　膀胱与尿道的神经支配

（1）交感神经:交感神经的节前纤维来自胸11~腰2节段的脊髓侧角,在第5腰椎前,髂动脉分叉处形成骶前丛或骶前神经,然后分为左右腹下神经,在盆腔神经丛内发生突触换元,节后纤维进入膀胱,分布于膀胱三角区、膀胱颈部、内括约肌、后尿道等。交感神经传递三角区、颈部、内括约肌和后尿道黏膜的感觉,尤以膀胱三角区更为敏感。交感神经兴奋时,膀胱逼尿肌松弛,膀胱内括约肌收缩,抑制尿的排放。

（2）副交感神经:副交感神经的节前纤维来自骶2~4节段的脊髓侧角,经前根出脊髓,可在盆腔神经丛内发生突触换元。节后神经纤维分布于膀胱及后尿道的平滑肌。副交感神经传递尿意和膀胱的膨胀感觉。其兴奋时,可使膀胱逼尿肌收缩,膀胱内括约肌松弛,而促使排尿。

（3）躯体神经:躯体神经的纤维来自脊髓的骶2~4节段,经阴部神经支配尿道外括约肌和阴部肌肉,传递尿道的痛、温度感觉和尿急感,并为控制排尿的重要运动神经。直接受意识和反射控制。躯体神经兴奋时,可使外括约肌收缩。

2. 排尿机制　膀胱和尿道的生理功能包括被动充盈和主动排尿两个阶段。在充盈阶段,尿液以大约每分钟1ml的流量从输尿管进入膀胱,逼尿肌的纤维则被动地伸长,膀胱壁本体感受器所输入的位于骶2~4节段的脊髓反射中枢的感觉冲动,通常被位于大脑皮质及下视丘的高级中枢所抑制,使膀胱压力的升高十分缓慢。此时尿道的阻力明显超过膀胱内压力,有效地防止尿液溢出。尿量达150ml左右时,一般即出现尿意。如于此时排尿,可以观察

到下列动作的顺序出现:①在吸气时膈肌固定,腹直肌收缩,腹压增加,这种压力将膀胱底部推向下及后方,从而减少膀胱底部与尿道上端后方所形成的角度,同时,肛提肌放松,使膀胱颈部下降;②膀胱颈部下降以及少量尿液流入尿道上端可诱发膀胱逼尿肌收缩;③由于膀胱和尿道的肌纤维是相连的,膀胱颈部及尿道上端的内纵肌同时收缩,可以克服这两部分环状肌收缩的阻力,结果膀胱颈部被拉开,使膀胱下部与尿道上端形成漏斗状,整个尿道亦因内纵肌的收缩而变短;④泌尿生殖膈中的随意肌放松。以上一系列动作的结果使尿液经尿道排出。正常情况下,已有尿意,但时间与地点不允许立即排尿时,尿道周围的随意肌以及肛提肌的共同收缩可以防止膀胱颈部下降,因而即使有膀胱逼尿肌的收缩亦不致引起排尿。坚持控制排尿至相当长的时间后,逼尿肌即受抑制,或处于相对的松弛状态,以致排尿的紧迫感可以暂时减轻甚至消失。

当膀胱内聚积尿量达400~500ml,即膀胱内压超过1kPa(10cmH$_2$O)以上时,膀胱已出现微弱的反射性收缩,这就使得膀胱内压进一步升高,当增至1.5kPa以上则刺激膀胱壁的牵张感受器,后者发放冲动,经盆神经中的传入纤维到达腰骶髓排尿反射初级中枢(也称膀胱运动中枢),同时上传冲动至大脑从而产生需要排尿的排尿欲。平时,高级中枢对骶髓排尿中枢经常下传抑制性冲动,故当时间、地点不许可时发挥尿道周围随意肌以及肛提肌的作用,仍可防止尿液外流。当时间、地点适宜时,大脑的抑制作用解除,骶髓中枢兴奋,由盆神经下传冲动而引起排尿。先是盆底的肌肉松弛,膀胱底部位置下降,尿道平滑肌和尿道周围

的横纹肌也同时松弛,膀胱下段和尿道上端成漏斗状,尿道长度缩短,口径增加,接着逼尿肌产生协调而有力的收缩。这一系列动作的结果使膀胱内的压力大大超过尿道的阻力,尿液迅速从膀胱内排出。同时,尿液刺激后尿壁感受器的上传冲动,又进一步加强骶髓排尿中枢的活动,如此依正反馈而一再加强排尿反射,直至尿液排空为止。膀胱排空后,回到原来的位置,膀胱颈关闭,尿道也恢复原有的长度。

第二节　盆底解剖结构

　　女性盆底是由封闭骨盆出口的多层肌肉和筋膜组成,有尿道、阴道和直肠贯穿其中。盆底肌肉群、筋膜、韧带及

其神经构成了复杂的盆底支持系统,其互相作用和支持,承托并保持子宫、膀胱和直肠等盆腔脏器的正常位置。盆底前方为耻骨联合下缘,后方为尾骨尖,两侧为耻骨降支、坐骨升支及坐骨结节。

一、盆底结构

　　盆底由外向内由三层组织构成。
　　1. 外层即浅层筋膜与肌肉(图 5-1-7)　在外生殖器、会阴皮肤及皮下组织的深面,有一层会阴浅筋膜(fascia superficialis perinei),亦称 Colles 筋膜(Colles' fascia),其深面由三对肌肉及一块括约肌组成浅层肌肉层。此层的肌肉与肌腱会合于阴道外口与肛门间,即会阴体的中央,形成中心腱。

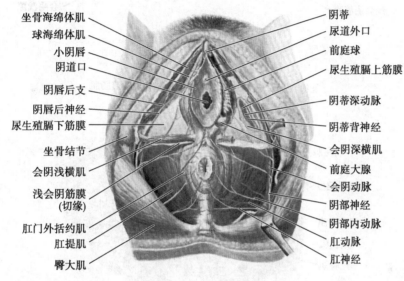

图 5-1-7　会阴的肌肉、血管、神经及泌尿生殖膈上下筋膜

　　(1) 球海绵体肌(bulbocavernosus muscle):位于阴道两侧,覆盖前庭球及前庭大腺,向后与肛门外括约肌互相交叉而混合。此肌收缩时能紧缩阴道又称阴道缩肌。
　　(2) 坐骨海绵体肌(ischiocavernosus muscle):从坐骨结节内侧沿坐骨升支内侧与耻骨降支向上,最终集合于阴蒂海绵体(阴蒂脚处)。
　　(3) 会阴浅横肌(superficial transverse muscle of perineum):自两侧坐骨结节内侧面中线会合于中心腱。
　　(4) 肛门外括约肌(external sphincter muscle of anus):为围绕肛门的环形肌束,前端会合于中心腱,后端与肛尾韧带相连。
　　2. 泌尿生殖膈　又称会阴隔膜(perineal membrane,PM),是一层三角形的致密的肌肉筋膜组织,由尿道阴道括约肌、会阴深横肌和覆盖其上、下两面的泌尿生殖膈上、下筋膜共同构成。现认为是一层厚的膜性纤维片(见图 5-1-7,图 5-1-8)。
　　3. 盆底肌　由一对肛提肌、一对尾骨肌构成(图 5-1-9,图 5-1-10)。
　　(1) 肛提肌(levator ani muscle):是盆底最重要的支持结构。它是一对三角形肌肉,两侧对称,尸体解剖中成漏斗

形,由两侧盆底向下向中线行走。起自耻骨联合后面、肛提肌腱弓(tendinous arch of levator ani)和坐骨棘,止于尾骨、肛尾韧带和会阴中心腱。在左右两肌的前内缘与耻骨联合后面之间有一空隙,名为盆膈裂孔。两肌的后缘与尾骨肌相邻接。在直肠后方,左、右肛提肌有部分肌纤维会合形成"U"形肌束,攀绕直肠和阴道后壁,参与形成肛门直肠环。该肌按纤维起止和排列不同可分为四部,由前内向后外依次为耻骨阴道肌、耻骨直肠肌、耻尾肌、髂尾肌。肛提肌发育因人而异,发育良好者肌束粗大密集,发育较差者肌束薄弱稀疏,甚至出现裂隙。
　　肛提肌又包括:①耻骨阴道肌(pubovaginalis):位于前内侧,起自耻骨盆面和肛提肌腱弓前份,肌纤维沿尿道、阴道两侧排列,与尿道壁、阴道壁肌互相交织,并与对侧肌纤维构成"U"形袢围绕阴道、尿道,有协助缩小阴道的作用。②耻骨直肠肌(puborectalis):位于中间部,是肛提肌中最强大的部分。自耻骨体后面和泌尿生殖膈,肌纤维向后止于肛管的侧壁、后壁和会阴中心腱。该肌束较发达,绕直肠肛管移行处周围,是肛直肠环的主要组成部分。③耻尾肌(pubococcygeus):是肛提肌中最靠前内侧的部分,起于耻骨体后面(但高于耻骨直肠肌平面)和肛提肌

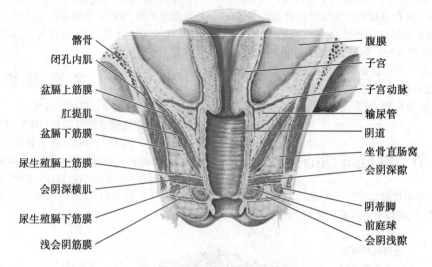

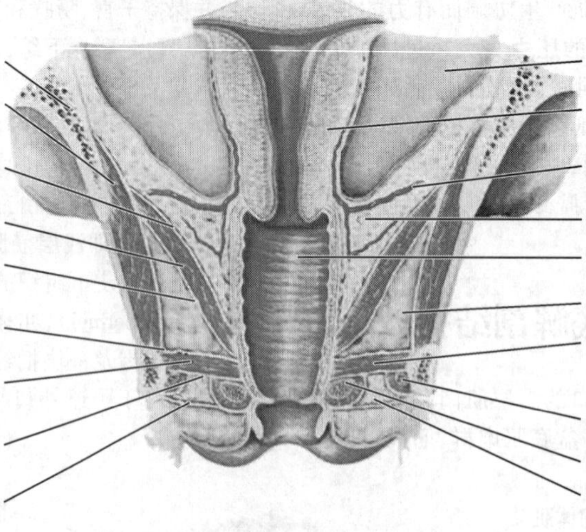
髂骨
闭孔内肌
盆膈上筋膜
肛提肌
盆膈下筋膜
尿生殖膈上筋膜
会阴深横肌
尿生殖膈下筋膜
浅会阴筋膜
腹膜
子宫
子宫动脉
输尿管
阴道
坐骨直肠窝
会阴深隙
阴蒂脚
前庭球
会阴浅隙

图 5-1-8　盆腔冠状断面

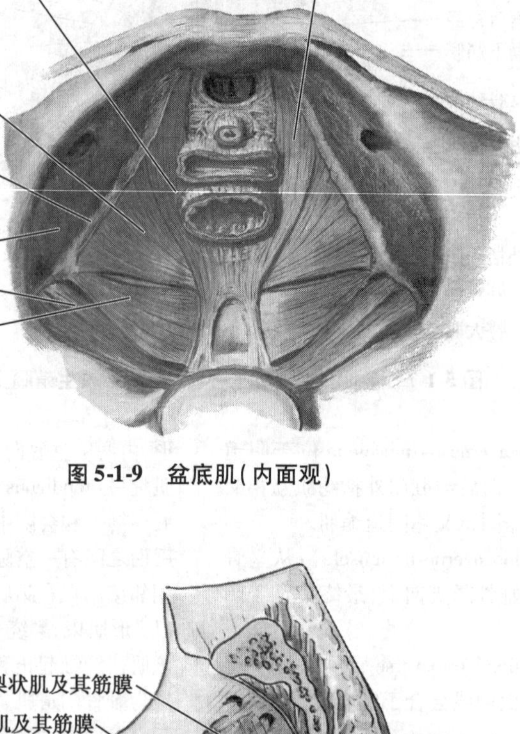
耻骨尾骨肌
耻骨阴道肌和耻骨直肠肌
髂尾肌
肛提肌腱弓
闭孔内肌
梨状肌
尾骨肌

图 5-1-9　盆底肌(内面观)

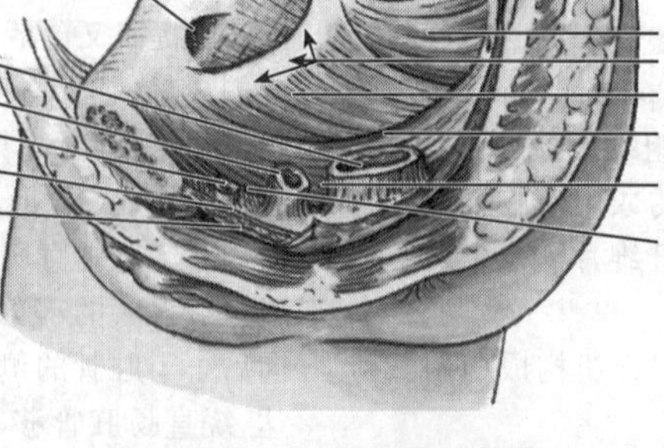
梨状肌及其筋膜
闭孔内肌及其筋膜
闭膜管
直肠
阴道
尿道
尿生殖膈
上筋膜
下筋膜
尾骨肌
腱弓
髂尾肌
耻骨肌
耻骨直肠肌
耻骨阴道肌
肛提肌

图 5-1-10　盆底肌及其筋膜

腱弓的前部,向后下方,向后止于骶尾骨和肛尾韧带。④髂尾肌(iliococcygeus):位于后外侧部,宽而薄,发育因人而异,有时该肌大部分纤维化成半透明的膜状。通常认为该肌起于坐骨棘盆面及肛提肌腱弓的全长。但有学者认为只起自肛提肌腱弓的后半。肛提肌腱弓在肛提肌附着处以上,位于闭孔筋膜上部,由闭孔筋膜、肛提肌筋膜及肛提肌起始端退化的纤维共同体组成,呈腱样肥厚,张于耻骨体后面与坐骨棘之间的连线上。髂尾肌纤维行向内、下、后方,其后部纤维止于尾骨的侧缘、尾骨尖和肛尾韧带(anococcygeal ligament),又名肛尾缝。

（2）尾骨肌(coccygeus):又名坐骨尾骨肌,位于肛提肌的后方,为成对的混杂有腱纤维的薄弱三角形肌,起自坐骨棘盆面和骶棘韧带,肌纤维呈扇形扩展,止于骶尾骨的侧缘。该肌协助肛提肌封闭骨盆底,承托盆内脏器和固定骶、尾骨位置。有研究发现:肛提肌作为一个整体发挥作用,肛尾肌或肛提肌板代表尾骨肌在尾骨的融合。盆腔肌肉功能正常时,盆腔器官保持在肛提肌板之上,远离生殖裂孔,腹腔内压力增加将盆腔内器官向骶骨窝推挤,肛提肌板能防止其下降。盆底韧带、盆底肌肉和会阴肌肉以及软组织共同组成一个坚实的横纹肌和筋膜组织,通过这些结构的收缩和紧张度来抵抗腹压增加,从而支持盆腔脏器。若这些盆底的支持结构损伤或减弱,在腹压增加时就会出现盆腔脏器的脱垂和尿失禁等盆底功能障碍的临床表现。

肛提肌的神经支配有两个来源,第3、4骶神经前支发出分支,从盆面(上面)支配该肌肉;另外,肛提肌下面还有阴部神经的分支,主要分布于耻骨直肠肌(图5-1-11)。

二、盆底结缔组织

盆筋膜是腹内筋膜向下的一部分,被覆盆壁肌内膜,并延续包被于盆腔脏器的血管神经束的周围,形成它们的鞘、囊或韧带,对盆内脏器具有保护和支持作用。盆筋膜在骨盆入口处附着于骨膜。由于盆筋膜与盆腹膜外组织皆起源于中胚层的间充质,因此,把环绕于盆内脏器及血管神经束周围的腹膜外组织,视为盆筋膜的脏层;把被覆于盆壁和盆

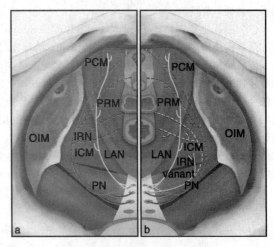

图5-1-11　肛提肌的神经支配

白色实线表示肛提肌神经(levator ani nerve,LAN)自S3和/或S4发出在肛提肌(levator ani muscles,LAM)上面行走,发出分支支配肛提肌。a. 表示阴部神经(the pudendal nerve,PN)发出直肠下神经(inferior rectal nerve,IRN),其终末支会阴神经,两者共同发出神经进入肛提肌的下面支配之。b. 表示变异的直肠下神经(直接从S4神经发出),经过尾骨肌表面,发出分支支配髂尾肌(iliococcygers,ICM)后穿过尾骨肌-骶棘韧带复合体到达肛提肌下面,发出分支到达耻骨直肠肌(puborectalis,PRM)和耻骨尾骨肌(pubococcygeus,PCM)的下面

底肌的筋膜称为壁层。为了叙述方便,可分为盆壁筋膜、盆膈筋膜、盆脏筋膜三部分。

1. 盆壁筋膜(parietal pelvic fascia)　覆盖于盆腔四壁,位于骶骨前方的称骶前筋膜(图5-1-12),位于梨状肌和闭孔内肌表面的分别称梨状肌筋膜和闭孔筋膜(见图5-1-10)。骶前筋膜位于直肠筋膜鞘与盆膈上筋膜之间,它像一个吊床似的扩展于两边的盆筋膜腱弓,向下,它延伸到肛管直肠结合处,在这里与直肠筋膜鞘相融合,左、右腹下丛及下腹下丛神经都被包被在骶前筋膜内。它与骶骨之间有骶静脉丛。

2. 盆膈筋膜(fascia of pelvic diaphragm)　分为盆膈上

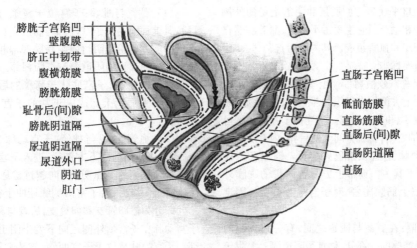

图中标注（从上到下、从左到右）：
膀胱子宫陷凹、壁腹膜、脐正中韧带、腹横筋膜、膀胱筋膜、耻骨后(间)隙、膀胱阴道隔、尿道阴道隔、尿道外口、阴道、肛门；直肠子宫陷凹、骶前筋膜、直肠筋膜、直肠后(间)隙、直肠阴道隔、直肠

图5-1-12　盆腔侧面图

筋膜和盆膈下筋膜。

（1）盆膈上筋膜（superior fascia of pelvic diaphragm）：又称盆膈内筋膜（见图5-1-8），是盆壁筋膜向下的延续，覆盖于肛提肌和尾骨肌上面，前方附着于耻骨体盆面，并向两侧延伸越过耻骨上支，在耻骨下缘上方约2cm处与闭孔筋膜融合，并继续沿一条不规则的线到达坐骨棘。盆膈上筋膜向后与梨状肌筋膜相连向内下方移行为盆筋膜的脏层。盆筋膜腱弓（tendinous arch of pelvic fascia）位于肛提肌腱弓的稍下方，它是盆膈上筋膜从耻骨联合弓行向后，走向坐骨棘增厚的筋膜纤维束，其内侧的附着，为耻骨膀胱韧带，左

右成对，也称为白线（White Line）。

（2）盆膈下筋膜（inferior fascia of pelvic diaphragm）：又称盆膈外筋膜（见图5-1-8），位于肛提肌尾骨肌的下面，较薄，上方起于肛提肌腱弓，向两侧与闭孔筋膜相延续，并覆盖着坐骨肛门窝的内侧壁，向下与向下内移行于尿道括约肌和肛门括约肌的筋膜。

3. 盆脏筋膜（visceral pelvic fascia）　是包绕在盆腔脏器周围的结缔组织膜，为盆膈上筋膜向脏器表面的延续，在脏器周围形成筋膜鞘、筋膜膈及韧带等，有支持和固定脏器位置的作用（图5-1-13）。

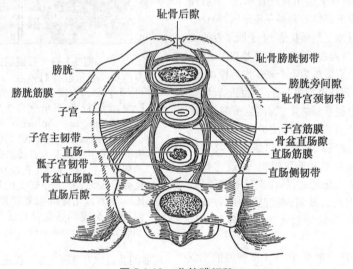

图5-1-13　盆筋膜间隙

关于盆内筋膜所形成的韧带是富有争议的问题，有学者认为其中有些实为以静脉为主体的血管壁与充填于血管或神经周围的疏松结缔组织膜，并非真正致密的结缔组织纤维束。但迄今仍沿用旧习惯，把血管、神经和包绕于它们周围的筋膜鞘称为韧带或柱，如子宫骶韧带、直肠柱。

（1）直肠侧韧带（直肠柱）：约平第3骶椎从盆筋膜腱弓向前内侧发出，与直肠外侧壁的筋膜相连的韧带，内含盆丛的直肠支与直肠中血管。

（2）宫骶韧带：起自第2~4骶椎前的骨面，经直肠两侧向前，止于宫颈内口平面后方的肌层和阴道上份的外侧壁，并与盆膈上筋膜相融合。它主要由平滑肌、盆腔脏器自主神经、混合结缔组织和血管组成。其内侧为直肠，外侧为输尿管，是术中的重要标志。

（3）主韧带：又称子宫颈横韧带　位于子宫阔韧带基底部两层腹膜之间，看上去像韧带组织，实际上只是由围绕子宫血管周围的结缔组织和神经构成。它连接于盆筋膜腱弓与子宫颈及阴道上端之间，膀胱旁间隙的后界，内有阴道及子宫静脉丛、子宫动脉、神经及淋巴管穿行。输尿管末段与子宫动脉交叉行于其中。韧带上方与阔韧带的腹膜外组织连续，下与盆膈上筋膜附着，对子宫起着重要的固定作用。

（4）直肠阴道隔：在直肠与阴道之间，有一冠状位的结缔组织隔，为盆腔筋膜的一部分，称直肠阴道隔。上附于直肠子宫陷凹，下达盆底，两侧附于盆侧壁。

（5）耻骨膀胱韧带：是位于耻骨后面和盆筋膜腱弓前份与膀胱颈之间的结缔组织韧带，有左右两条。每侧韧带都有两部分：内侧部较为坚韧，位于中线两侧，名为耻骨膀胱内侧（前）韧带；外侧部名为耻骨膀胱外侧韧带，此部较宽较薄弱，由膀胱颈连于盆筋膜腱弓的前部。此韧带属于膀胱的真韧带，对膀胱起固定作用。

三、盆腔脏器

1. 子宫

（1）位置与毗邻：子宫位于膀胱与直肠之间（图5-1-14），其前面隔膀胱子宫陷凹与膀胱上面相邻，子宫颈阴道上部的前方借膀胱阴道隔与膀胱底部相邻，子宫后面借直肠子宫陷凹及直肠阴道隔与直肠相邻。直立时，子宫体几乎与水平面平行，子宫底伏于膀胱的后上方，子宫颈保持在坐骨棘平面以上。成人正常的子宫呈轻度前倾、前屈姿势。

（2）血管、淋巴与神经：子宫动脉起自髂内动脉的前干，沿盆侧壁向前内下方走行，进入子宫阔韧带基底部，在距子宫颈外侧约2cm处，横向越过输尿管盆部的前上方，至子宫颈侧缘后，沿子宫两侧缘迂曲上行。主干行至子宫角处即分为输卵管支和卵巢支，后者与卵巢动脉分支吻合。子宫动脉在子宫颈外侧还向下发出阴道支，分布于阴道上部。子宫静脉丛位于子宫两侧，该丛汇集成子宫静脉汇入髂内静脉。子宫静脉丛与膀胱静脉丛、直肠静脉丛和阴道

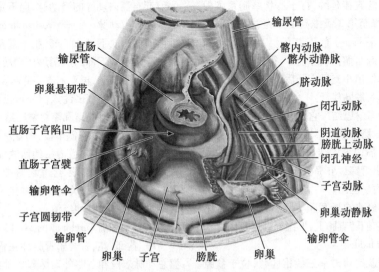

图 5-1-14 盆腔器官(前上面观)

静脉丛相续。宫底和子宫体上部的多数淋巴管沿卵巢血管上行,注入髂总淋巴结和腰淋巴结。子宫底两侧的一部分淋巴管沿子宫圆韧带注入腹股沟浅淋巴结。子宫体下部及子宫颈的淋巴管沿子宫血管注入髂内或髂外淋巴结,一部分淋巴管向后沿骶子宫韧带注入骶淋巴结。盆内脏器的淋巴管之间均有直接或间接的吻合。子宫的神经来自盆丛分出的子宫阴道丛,随血管分布于子宫和阴道上部。

(3) 维持子宫正常位置的韧带:包括:①子宫阔韧带(broad ligament of uterus):位于子宫两侧,为冠状位的双层腹膜皱襞,上缘游离,下缘和外侧缘分别与盆底和盆侧壁的腹膜移行。子宫阔韧带包裹卵巢、输卵管和子宫圆韧带,韧带内的血管、淋巴管、神经和大量疏松结缔组织,称为子宫旁组织(parametrium)。子宫阔韧带可限制子宫向两侧移动。②子宫圆韧带(round ligament of uterus):呈圆索状,长12~14cm。起自子宫角,输卵管附着部的前下方,在子宫阔韧带内弯向盆侧壁,到腹壁下动脉外侧,经深环入腹股沟管,出浅环附着于阴阜及大阴唇皮下,是维持子宫前倾的主要结构。③子宫主韧带(cardinal ligament of uterus):又称子宫颈横韧带,位于子宫阔韧带基底部,由结缔组织和平滑肌纤维构成。呈扇形连于子宫颈与盆侧壁之间。有固定子宫颈,维持子宫在坐骨棘平面以上的作用(见图 5-1-13)。④宫骶韧带(sacrouterine ligament):从宫颈和宫体的两侧向后,经直肠两侧,附着于骶骨前面。其表面的腹膜为骶子宫襞。该韧带向后上方牵引子宫颈,防止子宫前移,维持子宫前屈(见图 5-1-13)。⑤耻骨子宫颈韧带(pubcervical ligaments):起自子宫颈和阴道上部的前面,向前呈弓形绕过膀胱和尿道外侧,附着于耻骨盆面,韧带表面的腹膜为膀胱子宫襞,有限制子宫后倾后屈的作用(见图 5-1-13)。

2. 子宫附件

(1) 卵巢(ovary):位于髂内、外动脉分叉处的卵巢窝内,窝的前界为脐动脉,后界为髂内动脉和输尿管。卵巢的后缘游离,前缘中部血管神经出入处称卵巢门,并借卵巢系膜连于子宫阔韧带的后叶。卵巢下端借卵巢悬韧带(sus-

pensory ligament of ovary)即骨盆漏斗韧带(infundibulopelvic ligament)连于盆侧壁,此韧带为隆起的腹膜皱襞,内有卵巢血管、淋巴管及卵巢神经丛等。

(2) 输卵管(uterine tube):位于子宫阔韧带的上缘内,长8~12cm。子宫底外侧是短而细直的输卵管峡,输卵管外侧端呈漏斗状膨大的输卵管漏斗,由输卵管腹腔口通向腹膜腔。输卵管的子宫部和输卵管峡由子宫动脉的输卵管支供血,输卵管壶腹与输卵管漏斗则由卵巢动脉的分支供应,彼此间有广泛的吻合。同样,一部分输卵管静脉汇入卵巢静脉,一部分汇入子宫静脉。

(3) 阴道(vagina):上端环绕子宫颈,下端开口于阴道前庭。子宫颈与阴道壁之间形成的环形腔隙,称阴道穹隆(fornix of vagina)。阴道穹隆后部较深,与直肠子宫陷凹紧邻。腹膜腔内有脓液积存时,可经此部进行穿刺或切开引流。阴道前壁短,长7~9cm,上部借膀胱阴道隔与膀胱底、颈相邻,下部与尿道后壁直接相贴,也有学者提出部分女性尿道完全包埋在阴道前壁内。阴道后壁较长,约10~12cm,上部与直肠子宫陷凹相邻,中部借直肠阴道隔与直肠壶腹相邻,下部与肛管之间有会阴中心腱。

(4) 直肠(rectum)

1) 位置与形态:直肠位于盆腔后部,上于第3骶椎平面接乙状结肠,向下穿盆膈延续为肛管。直肠在矢状面上有两个弯曲,上部的弯曲与骶骨的曲度一致,称骶曲;下部绕尾骨尖时形成凸向前的会阴曲。在冠状面上,直肠还有3个侧曲,从上到下依次凸向右、左、右。直肠的上、下两端处于正中平面上。直肠腔内一般有3条由黏膜和环行平滑肌形成的半月形横向皱襞,称直肠横襞。

2) 毗邻:直肠后面借疏松结缔组织与骶骨、尾骨和梨状肌邻接,在疏松结缔组织内有骶正中血管、骶外侧血管、骶静脉丛、骶丛,骶交感干和奇神经节等。直肠两侧的上部为腹膜腔的直肠旁窝,两侧下部与盆丛、直肠上血管、直肠下血管及肛提肌等邻贴。

3) 血管、淋巴和神经:直肠由直肠上、下动脉及骶正中动脉分布,彼此间有吻合。直肠上动脉(superior rectal

artery）为肠系膜下动脉的直接延续,行于乙状结肠系膜根内,经骶骨岬左前方下降至第3骶椎高度分为左、右两支,由直肠后面绕至两侧下行,分布于直肠。直肠下动脉（inferior rectal artery）多起自髂内动脉前干,行向内下,分布于直肠下部骶正中动脉发出小支经直肠后面分布于直肠后壁。上述各动脉均有同名静脉伴行。

直肠肌壁外有直肠旁淋巴结。它上份的输出管沿直肠上血管至直肠上淋巴结、肠系膜下淋巴结;下份的输出管向两侧沿直肠下血管注入髂内淋巴结;部分输出管向后注入骶淋巴结;还有部分输出管穿过肛提肌至坐骨肛门窝,随肛血管、阴部内血管至髂内淋巴结。

支配直肠的交感神经来自肠系膜下丛和盆丛,副交感神经来自盆内脏神经,它们随直肠上、下血管到达直肠。

（5）膀胱（urinary bladder）

1）位置与毗邻:膀胱空虚时呈三棱锥体状,位于盆腔前部,其上界约与骨盆上口相当。膀胱尖朝向前上,与腹壁内的脐正中韧带相连。膀胱底为三角形,朝向后下。膀胱底与子宫颈和阴道前壁直接相贴,与尿生殖膈相邻。膀胱尖与膀胱底之间的部分为膀胱体,其上面有腹膜覆盖,下外侧面紧贴耻骨后隙内的疏松结缔组织,以及肛提肌和闭孔内肌。膀胱充盈时呈卵圆形,膀胱尖上升至耻骨联合以上,这时腹前壁折向膀胱的腹膜也随之上移,膀胱的下外侧面直接与腹前壁相贴。临床上常利用这种解剖关系,在耻骨联合上缘之上进行膀胱穿刺或作手术切口,避免伤及腹膜。

2）血管、淋巴和神经:膀胱上动脉（superior vesical ar-

tery）起自髂内动脉的脐动脉,向下走行,分布于膀胱上、中部。膀胱下动脉（inferior vesical artery）起自髂内动脉前干,沿盆侧壁行向下,分布于膀胱下部及输尿管盆部等。膀胱的静脉在膀胱下部的周围形成膀胱静脉丛,最后汇集成与动脉同名的静脉,再汇入髂内静脉。

膀胱的淋巴管多注入髂外淋巴结,亦有少数膀胱的淋巴管注入髂内淋巴结和髂总淋巴结。膀胱的交感神经来自胸11、12和腰1、2脊髓节段,经盆丛随血管分布至膀胱,使膀胱平滑肌松弛,尿道内括约肌收缩而储尿。副交感神经来自骶2~4脊髓节段,经盆内脏神经到达膀胱,支配膀胱逼尿肌,是与排尿有关的主要神经。膀胱排尿反射的传入纤维也通过盆内脏神经传入。

（6）输尿管（ureter）（图5-1-15）

1）盆部:左、右输尿管腹部在骨盆上口处分别越过左髂总动脉末段和右髂外动脉起始部的前面进入盆腔,与输尿管盆部相延续。

输尿管盆部位于盆侧壁的腹膜下,行经髂内血管、腰骶干和骶髂关节前方,向后下走行,继而经过脐动脉起始段和闭孔血管、神经的内侧,在坐骨棘平面,转向前内穿入膀胱底的外上角。女性输尿管盆部位于卵巢的后下方,在经子宫阔韧带基底部至宫颈外侧约2cm处（适对阴道穹侧部的上外方）时,有子宫动脉从前上方跨过,恰似"水在桥下流"。施行子宫切除术结扎子宫动脉时,慎勿损伤输尿管。输尿管盆部的血液供应有不同的来源,接近膀胱处来自膀胱下动脉的分支,在女性也有子宫动脉的分支分布。

2）壁内部:输尿管行至膀胱底外上角处,向内下斜穿

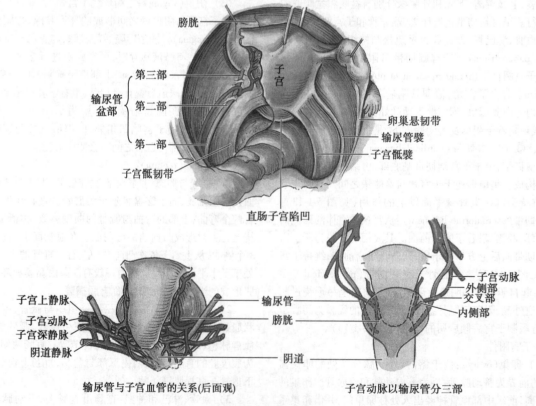

图 5-1-15　输尿管盆部

膀胱壁,开口于膀胱三角的输尿管口。此段长约1.5cm,即壁内部,是输尿管最狭窄处,也是常见的结石滞留部位。膀胱充盈时,压迫输尿管壁内部,可阻止膀胱内的尿液向输尿管逆流。

四、盆底筋膜间隙

盆筋膜间隙:盆壁筋膜与覆盖盆腔的腹膜之间,形成潜在的筋膜间隙。这些筋膜间隙有利于手术分离脏器,血、液体也易于在间隙内聚集。重要的间隙包括(见图5-1-13):

1. 耻骨后间隙(retropubic space) 位于耻骨联合后方与膀胱之间,又称膀胱前间隙。其上界为腹膜反折部,下界为尿生殖膈,两侧为盆脏筋膜形成的耻骨膀胱韧带。正常为大量的疏松结缔组织占据。是经腹膜外到达膀胱及子宫下部与阴道的手术途径。也可经此间隙行抗尿失禁手术、膀胱颈悬吊术。

2. 膀胱旁间隙(paravesical space) 位于膀胱旁窝的腹膜下方,顶为膀胱旁窝的腹膜及脐内侧韧带;底为盆膈上筋膜;内侧为膀胱柱(即膀胱子宫韧带);外界为闭孔内肌的筋膜及髂内血管、神经、淋巴管及输尿管等。

3. 直肠旁间隙(perirectal space) 又名骨盆直肠间隙(pelvirectal space),位于直肠两侧与盆侧壁之间。上界为直肠侧窝的腹膜;下界为盆膈;内侧界为直肠筋膜鞘;外侧为髂内血管鞘及盆侧壁;前为子宫主韧带;后为直肠侧韧带;输尿管自直肠侧韧带外侧腹膜下行向下内。经此韧带向前,穿子宫主韧带可至膀胱前(旁)间隙(由盆膈上筋膜和闭孔内肌筋膜包裹直肠下动静脉及盆腔内脏神经和淋巴结组成)。

4. 直肠后间隙(retrorectal space) 也称骶前间隙,为骶前筋膜与直肠筋膜之间的疏松结缔组织,其下界为盆膈,上方在骶岬处与腹膜后隙相延续。此间隙的脓肿易向腹膜后隙扩散。腹膜后隙充气造影术即经尾骨旁进针,将空气注入直肠后隙然后上升到腹膜后隙。手术分离直肠后方时,在此间隙之间作钝性分离,可避免损伤骶前静脉丛。

五、盆腔血管、淋巴和神经

1. 动脉(图5-1-16)

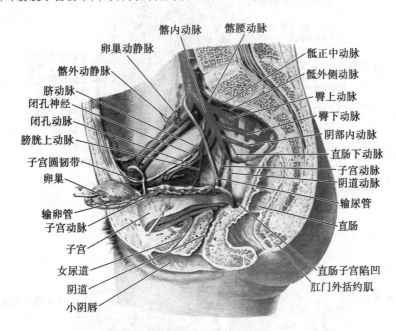

图5-1-16 盆腔的血管

(1)髂总动脉(common iliac artery):平第4腰椎下缘的左前方,腹主动脉分为左、右髂总动脉。髂总动脉沿腰大肌内侧斜向外下,至骶髂关节前方又分成髂内、外动脉。左髂总动脉的内后方有左髂总静脉伴行,右髂总动脉的后方与第4、5腰椎体之间有左、右髂总静脉的末段和下腔静脉起始段。

(2)髂外动脉(external iliac artery):沿腰大肌内侧缘下行,穿血管腔隙至股部。髂外动脉起始部的前方有卵巢血管越过,其末段的前上方有子宫圆韧带斜向越过。近腹股沟韧带处,髂外动脉发出腹壁下动脉和旋髂深动脉,后者向外上方贴髂窝走行,分布于髂肌和髂骨。

(3)髂内动脉(internal iliac artery):为一短干,长约4cm,分出后斜向内下进入盆腔。其前方有输尿管,后方邻

近腰骶干,髂内静脉和闭孔神经行于其内侧。主干行至坐骨大孔上缘处一般分为前、后两干,前干分支多至脏器,后干分支多至盆壁。按其分布,它的分支可分为壁支和脏支。

1)壁支有:髂腰动脉(iliolumbar artery)发自后干,向后外方斜行,分布于髂腰肌和腰方肌等。骶外侧动脉(lateral sacral artery)发自后干,沿骶前孔内侧下行,分布于梨状肌、尾骨肌和肛提肌等。臀上动脉(superior gluteal artery)为后干的延续,向下穿梨状肌上孔至臀部。臀下动脉(inferior gluteal artery)为前干的终末支,向下穿梨状肌下孔至臀部。闭孔动脉(obturator artery)发自前干,沿盆侧壁经闭膜管至股部。

2)脏支有:膀胱上、下动脉,子宫动脉、直肠下动脉及阴部内动脉等,各动脉的行程与分布,详见盆腔脏器叙述。

（4）骶正中动脉（median sacral artery）：起自腹主动脉末端上方0.1~1.4cm处的后壁上，在第4、5腰椎体、骶骨和尾骨前面下降最后终于尾骨体。全程行于骶前筋膜之后。

2. 静脉（图5-1-17）

（1）髂内静脉（internal iliac vein）：由盆部的静脉在坐骨大孔的稍上方会聚而成，在骨盆缘、骶髂关节前方与髂外静脉汇合成髂总静脉。髂内静脉的属支较多，可分为脏支和壁支。壁支的臀上、下静脉和闭孔静脉均起自骨盆外，骶外侧静脉位于骶骨前面，它们与同名动脉伴行。脏支起自盆内脏器周围的静脉丛，包括膀胱静脉丛、直肠静脉丛、子宫静脉丛和阴道静脉丛。它们分别环绕在相应器官的周围，并各自汇合成干，注入髂内静脉。女性卵巢和输卵管附

近的卵巢静脉丛汇集为卵巢静脉伴随同名动脉上行注入到左肾静脉和下腔静脉。

（2）骶前静脉丛（presacral venous plexus）：位于骶前筋膜前方与直肠深筋膜之间的直肠后间隙内，由骶前静脉横干、骶中静脉、骶外侧静脉、骶椎旁静脉、骶椎椎前穿通静脉及其属支共同组成。骶前静脉丛紧贴骨面，血管壁薄，大多数无静脉瓣膜，弹性差，故损伤后难以止血（图5-1-18）。

3. 淋巴（图5-1-19）　盆腔内淋巴结一般沿血管排列，可分为脏器旁及盆壁淋巴结。

（1）脏器旁淋巴结：多沿该脏器动脉配布，数目、位置、大小极不恒定，主要有膀胱旁淋巴结、子宫旁淋巴结、阴道旁淋巴结和直肠旁淋巴结。

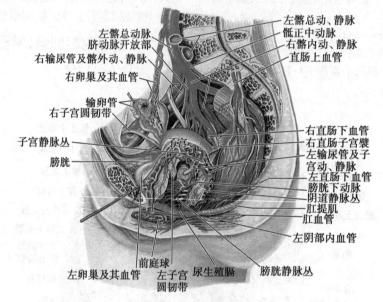

图5-1-17　盆腔的静脉

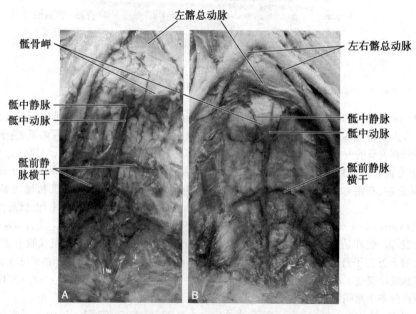

图5-1-18　骶前静脉（A为新鲜尸体，B为固定尸体）

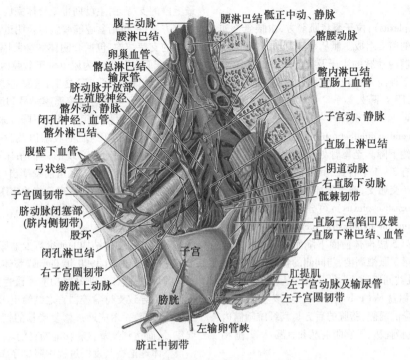

图 5-1-19　盆腔的淋巴管与淋巴结(侧面观)

(2) 盆壁淋巴结　主要沿大血管排列,主要的淋巴结群有:

1) 髂外淋巴结(external iliac lymph nodes):沿髂外动脉排列,收纳腹股沟浅、深淋巴结的输出管,以及下肢和腹前壁下部、膀胱、前列腺和子宫等部分盆内脏器。

2) 髂内淋巴结(internal iliac lymph nodes):沿髂内动脉及其分支排列,收纳盆内所有脏器、会阴深部、臀部和股后部的淋巴。位于髂内、外动脉间的闭孔淋巴结还收纳子宫体下部及宫颈的淋巴。

3) 骶淋巴结(sacral lymph nodes):沿骶正中和骶外侧动脉排列,收纳盆后壁、直肠肛管黏膜部、子宫颈和阴道上部等处的淋巴。

上述三组淋巴结的输出管注入沿髂总动脉排列的髂总淋巴结(common iliac lymph nodes),它的输出管注入左、右腰淋巴结。

4. 神经(图 5-1-20)

(1) 躯体神经

1) 腰丛的分支:分为闭孔神经和生殖股神经。

闭孔神经:由第2~4腰神经前支组成。从腰大肌内侧缘向下,经髂血管与骶髂关节之间,穿腰大肌筋膜后入小骨盆,紧贴耻骨行向位于盆侧壁前、中1/3交界处的闭膜管内口处。

生殖股神经:由第一腰神经前支小部纤维及第二腰神经前支大部组成。穿腰大肌在其前面下行,沿髂总动脉外侧,在输尿管的后方分为股支与生殖支。后支与子宫圆韧带伴行,穿过腹股沟管,分支至大阴唇。清扫髂外淋巴结

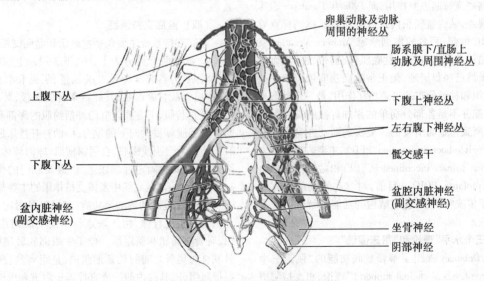

图 5-1-20　盆底的神经和神经丛

时,注意勿损伤该神经。

2) 骶丛(sacral plexus):位于梨状肌前方,由腰骶干和所有骶神经、尾神经的前支组成。骶丛呈三角形,其尖端朝向坐骨大孔,前方有髂内动脉的主干及其分支。骶丛分支主要有臀上神经、臀下神经、阴部神经、股后皮神经、坐骨神经等,分布于臀部、会阴及下肢。

(2) 植物性神经

1) 骶交感干(sacral sympathetic trunk):由腰交感干延续而来,沿骶前孔内侧下降。至尾骨处与对侧骶交感干汇合,每条骶交感干上有3~4个神经,其节后纤维部分参与组成盆丛,部分形成灰交通支,连于骶神经和尾神经。

2) 腹下丛(hypogastric plexus):可分为上腹下丛和下腹下丛,上腹下丛(superior hypogastric plexus)又称骶前神经,由腹主动脉丛经第5腰椎体前面下降而来。此丛发出左、右腹下神经行至第3骶椎高度,与同侧的盆内脏神经和骶交感节的节后纤维共同组成左、右下腹下丛(inferior hypogastric plexus),又称盆丛(pelvic plexus)。该丛位于直肠、子宫颈和阴道穹隆的两侧,膀胱的后方。其纤维随髂内动脉的分支分别形成膀胱丛、子宫阴道丛和直肠丛等,随相应的血管入脏器。

3) 盆内脏神经(pelvic splanchnic nerve):又称盆神经,属副交感神经,较细小,共3支,由第2~4骶神经前支中的副交感神经节前纤维组成。此神经加入盆丛,与交感神经纤维一起走行至盆内脏器,在脏器附近或壁内的副交感神经节交换神经元,节后纤维分布于结肠左曲以下的消化道、盆内脏器及外阴等。

六、盆底功能性解剖

(一) 盆底功能性解剖的变迁

女性盆底解剖,尤其是与控制排尿及器官支持相关的部分一直以来被认为是复杂的问题,是在泌尿科医生、妇科医生和解剖学家间存在争议的领域。最典型的即20世纪早期两位英国外科大师关于肌肉与韧带的作用孰重孰轻的著名争论:1907年Fothergill以曼彻斯特手术为依据,提出韧带结构对盆底支持起主要作用;而1908年Paramore驳斥Fothergill的观点,认为盆底肌肉及内脏筋膜发挥同样重要作用。早在16世纪,著名的解剖学家Andreas Vesalius就描述了盆腔结构及其内容物。盆底肌肉、韧带、神经、血管的解剖走行虽然已经很清晰,但正常盆底功能依赖于完整肌肉、结缔组织和神经分布的复杂相互作用,是一个动态平衡系统,其功能并不是各部分简单的累加。盆底支持组织因退化、损伤所致松弛而引发的一类疾病即女性盆底功能障碍性疾病(pelvic floor dysfunction,PFD),主要表现为压力性尿失禁(stress urinary incontinence,SUI)和盆腔器官膨出(pelvic organ prolapse,POP)。目前,对盆底解剖的研究已经不能局限于传统解剖学,盆底结构的功能性解剖研究受到了更多关注。

(二) "三个水平"理论和"吊床假说"

1992年,Delancey提出了解释盆底功能的"阴道三个水平支持(three levels of vaginal support)"理论,将支持阴道的筋膜、韧带等结缔组织分为上、中、下三个水平:I水平为

最上段的支持,由主骶韧带复合体完成;II水平为阴道中段的侧方支持,包括盆腔筋膜腱弓及阴道直肠筋膜;III水平为远端的支持结构,包括会阴体和会阴隔膜。同时他又发表了"吊床假说",即认为尿道位于盆腔内筋膜和阴道前壁组成的支持结构("吊床")之上,这层支持结构的稳定性又依赖于通过侧方连接的盆腔筋膜腱弓和肛提肌,随着肛提肌的收缩和放松可使尿道上升或下降。尿自禁是通过耻尾肌前部和尿道横纹括约肌的收缩以及"吊床"功能的激活所致尿道管腔的关闭来实现的;当"吊床"功能缺陷时,可产生近端尿道高活动性或阴道前壁膨出(膀胱膨出),导致压力性尿失禁的发生。这一理论将治疗压力性尿失禁的重点从提升尿道转至加强其支持结构。

(三) 整体理论

对于盆底支持结构的研究以及盆底功能障碍性疾病手术治疗的飞跃来自1990年Petros"整体理论(Integral Theory)"的形成,其核心即盆底功能障碍性疾病的发生是由于各种原因导致支持盆底器官之结缔组织韧带损伤所致的解剖结构改变,手术应通过修复受损的韧带完成解剖结构的重建,从而达到恢复盆底功能的目的。

整体理论在其发展过程中吸纳了Delancey的"三个水平"理论和"吊床假说",建立了定位结缔组织缺陷的"三腔系统(three compartments system)",将盆腔人为的分为前、中、后三区。其中,前区包括尿道外韧带、尿道下方之阴道("吊床")、耻骨尿道韧带;中区包括盆腔筋膜腱弓、耻骨宫颈筋膜以及其位于膀胱颈下方的重要弹性区;后区包括宫骶韧带、直肠阴道筋膜、会阴体。由此形成了判断盆底缺陷类别和层次,并确定修复层面和方法的完整系统。该系统包括相对简单的临床诊断途径和比较复杂的结构诊断途径。前者是首先通过临床症状问卷提示盆底缺陷区域,然后进行阴道检查核对,最后通过模拟手术(即在膀胱充盈状态下以血管钳将缺陷结构上提后判断临床症状的改善情况)确定盆底结缔组织缺陷的位置;后者则是在以上检查的基础上结合24小时排尿日记、尿垫试验、尿动力学和会阴超声检查,最后也是通过模拟手术定位缺陷部位,指导处理。

(四) 盆底支持系统

盆底支持系统主要包括盆底肌和盆底结缔组织。

1. 盆底肌　可分为上、中、下3层。上层包括肛提肌和尾骨肌,有器官支持及开关尿道、阴道和肛门的双重作用;中层为肛管纵形肌,其纤维来自肛提板、耻尾肌侧方以及耻骨直肠肌,下方插入肛门外括约肌的深部和浅部,收缩时可为膀胱颈提供向下的拉力,协助打开排尿通道(图5-1-21);下层为会阴浅横肌、会阴深横肌、球海绵体肌及坐骨海绵体肌,主要起固定远端尿道、阴道及肛门的作用(图5-1-22、图5-1-23)。盆底肌中发挥支持作用的主要是肛提肌。

(1) 肛提肌的解剖及功能:肛提肌是封闭骨盆出口的一组骨骼肌复合体,由3块走行不同的肌肉组成,即耻尾肌、耻骨直肠肌和髂尾肌。位于中线部的耻尾肌是行于耻骨联合与尾骨之间的长条形肌肉,是距离盆腔器官最近的肛提肌组分,其前内侧纤维直接连于阴道和尿道周围,而后侧方纤维连于肛门外括约肌的深部。耻骨直肠肌是一条强

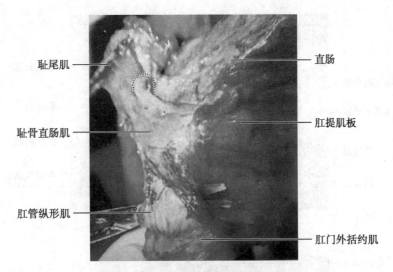

图 5-1-21　盆底中层肌-肛管纵行肌

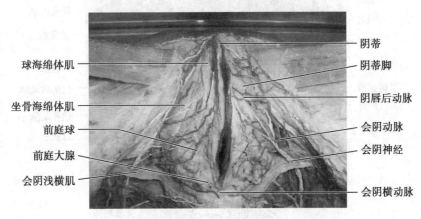

图 5-1-22　盆底浅层肌

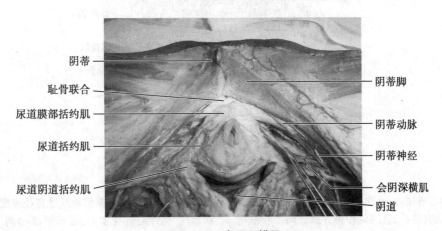

图 5-1-23　会阴深横肌

有力的"U"形"吊带",起自耻骨,向后坏绕直肠、阴道和会阴体,将其牢固的悬吊在耻骨上。这一肌性吊带的收缩可将尿道、阴道和直肠拉向耻骨并收缩尿生殖裂孔,保证了正常情况下尿生殖裂孔的关闭,帮助阴道上 2/3 后倾以及维持肛门直肠角。髂尾肌是一片扁平的肌肉,自中线部的肛尾缝至侧盆壁的肛提肌腱弓,形成一个水平面覆盖盆腔后区的开口,其强度较耻尾肌和耻骨直肠肌弱,为盆腔提供了"棚架"样的支持(图 5-1-24、图 5-1-25)。

肛提肌不仅在盆腔脏器支持方面非常重要,同时还能主动收缩参与维持脏器的正常功能。组织学研究显示,肛提肌大多由 I 型横纹肌纤维,即慢抽搐纤维构成,适于静息状态下在脊髓反射作用下维持恒定的收缩力,即静息张力,关闭尿道和肛门括约肌,缩小尿生殖裂孔,对盆腔脏器提供持久支持。而少量 II 型纤维,即快抽搐纤维分布在尿道和

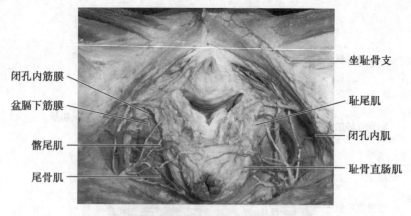

闭孔内筋膜
盆膈下筋膜
髂尾肌
尾骨肌

坐耻骨支
耻尾肌
闭孔内肌
耻骨直肠肌

图 5-1-24　肛提肌(会阴侧观)

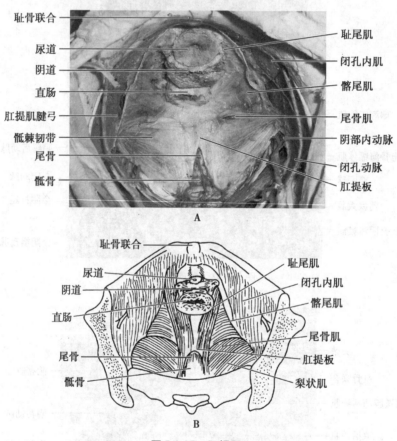

耻骨联合
尿道
阴道
直肠
肛提肌腱弓
骶棘韧带
尾骨
骶骨

耻尾肌
闭孔内肌
髂尾肌
尾骨肌
阴部内动脉
闭孔动脉
肛提板

A

耻骨联合
尿道
阴道
直肠
尾骨
骶骨

耻尾肌
闭孔内肌
髂尾肌
尾骨肌
肛提板
梨状肌

B

图 5-1-25　肛提肌
A. 盆内侧观；B. 盆内侧示意图

肛门周围,在活动量增加时,通过自主收缩提高张力以对抗腹内压的增加。研究显示,盆底肌和腹直肌有同步收缩功能,在腹直肌收缩,如咳嗽或打喷嚏时,耻尾肌也收缩,使膀胱颈保持在较高位置,同时维持了等同的腹腔内压传导至近端尿道;而肛提肌后部和尾骨肌的同步收缩则维持了正常的阴道轴。

（2）肛提肌损伤参与 SUI、POP 的发生:研究显示 SUI 患者较盆底功能正常的妇女肛提肌退化的比例升高,阴道最大挤压力和盆底肌厚度降低。组织学研究也证实很多 SUI 和 POP 患者存在耻尾肌后部纤维损伤,Ⅰ型和Ⅱ型肌纤维的直径变小。北京协和医院对 SUI、POP 患者肛提肌的组织学研究发现肛提肌肌纤维直径密度减小,被结缔组织取代,肌纤维直径缩短,Ⅱ型纤维比例(快纤维)降低。也有研究者将 SUI 患者肌肉形态同功能参数联系起来,发现肌肉阳性的患者显示出非常高的压力传导率,其中接受纠正尿失禁手术者均在术后达到了控制排尿,而没有肌肉成分的患者中很多出现了 SUI 的复发。

2. 盆底结缔组织　结缔组织是指含有胶原、黏多糖和弹性蛋白的一类组织,包括筋膜及韧带。

盆底结缔组织的解剖及功能:盆底发挥支持作用的结缔组织包括盆腔内筋膜、盆腔韧带及会阴隔膜。

盆腔内筋膜是腹横筋膜延续至覆盖骨盆底,位于盆底肌之上,腹膜之下,包绕盆腔器官并将其连接至支持的肌肉组织和骨盆的骨组织。这一结缔组织网与盆腔器官表面的结缔组织纤维相交织,使盆腔器官固定在正常的解剖位置,同时能够完成贮尿、贮便、性交、排尿和排便功能。盆腔内筋膜特殊部位的增厚形成了盆腔韧带,参与支持盆腔器官。这些韧带并不是独立的、容易分离出的结构,而是整个网状筋膜的一部分,其周围连于骨盆骨和腱弓。

1）Ⅰ水平——主骶韧带复合体、耻骨宫颈筋膜的功能解剖:即阴道上段的支持结构。主骶韧带复合体是起自宫颈和阴道上端的三维立体结缔组织支持结构,止于侧盆壁和骶骨。宫骶韧带主要由平滑肌、盆腔脏器自主神经、结缔组织和血管组成,而主韧带主要由血管旁结缔组织和盆腔血管构成。它的作用是悬吊子宫和上段阴道,向后牵拉

宫颈,可维持直立位妇女的阴道长度并使上2/3阴道轴保持在几乎水平的位置,位于其下方的肛提板之上。这样可使腹腔内压和子宫宫颈的压力压向阴道后壁及其下方的肛提板,而不是将阴道推出骨盆出口。在产后或子宫切除术后,Ⅰ水平支持被破坏,可导致子宫和(或)阴道穹隆脱垂。

耻骨宫颈筋膜(pubocervical fascia,PCF)是否是一层独立的组织现在仍有争论,它位于膀胱阴道间隙,是尿道、膀胱颈与阴道、宫颈之间的纤维肌性组织,不能与周围组织截然分开。耻骨宫颈筋膜头端即膀胱宫颈韧带(Pillar),连于宫颈环,其组织薄弱可致高位膀胱膨出;侧方连于盆腔筋膜腱弓,薄弱可致阴道侧方缺陷;而中部缺陷可致中位膀胱膨出,即膀胱底膨出。确切地说,耻骨宫颈筋膜应该属于Ⅰ、Ⅱ水平之间的支持结构(图5-1-26)。

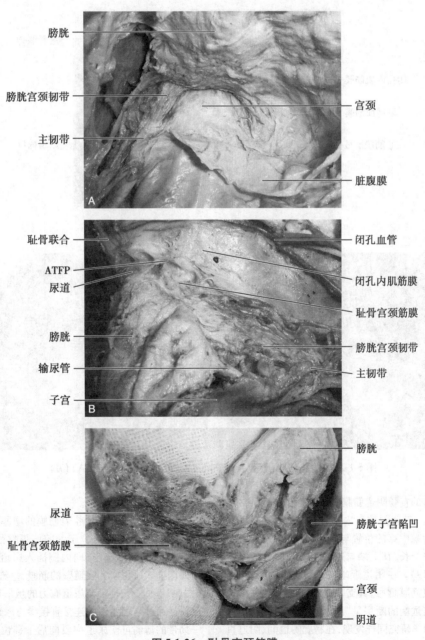

图 5-1-26　耻骨宫颈筋膜
A. 头端;B. 侧方头端;C. 矢状面

2）Ⅱ水平——盆腔筋膜腱弓、直肠阴道筋膜、耻骨尿道韧带的功能解剖,即中段阴道侧方的支持结构。

一些作者将盆腔筋膜腱弓形容为盆筋膜"白线"。它是耻尾肌和髂尾肌表面盆腔内筋膜的中部增厚,为条状纤维结构,起自耻骨联合中点外侧1cm处的耻骨体内面,终止至坐骨棘内缘。其前段纤维与耻尾肌外侧的盆底筋膜相接;中段是2～4cm长、含肌纤维的纤维板,有力的连于阴道壁前侧方,尿道壁后侧方;其上后1/3段纤维起自肛提肌腱弓。盆腔筋膜腱弓的纤维连接非常广泛(图5-1-27),在其全长的上外侧部接受闭孔内肌筋膜发出的纤维,而下外侧部接受盆膈上筋膜发出的纤维,是将盆腔器官、盆底肌及盆壁筋膜组织联系起来的重要结构。它的作用类似于吊桥的承力索,提供将尿道悬于阴道前壁("吊床")的支持力

量,并阻止在腹压增加时阴道前壁和近端尿道向尾端的移位,维持尿自禁。盆腔筋膜腱弓组织的薄弱可致阴道旁的缺陷和阴道前壁膨出。另外,由于其前部固定于盆壁,在治疗尿失禁的尿道悬吊术中经常被用做固定点。由于距离尿道较远,术后排尿困难的情况很少发生。由于盆腔筋膜腱弓中没有脂肪成分,极度肥胖的患者也可以此为固定点。需要与盆腔筋膜腱弓区别的结构是肛提肌腱弓,它起于耻骨上支内面,其起点位于盆腔筋膜腱弓起点外侧并截然分开,其后1/3与盆腔筋膜腱弓的后1/3几乎融合,是耻尾肌后部纤维及髂尾肌的起点,即为肛提肌的侧方固定点,仅当打开盆腔内筋膜时可见。解剖命名委员会(1998)已将盆腔筋膜腱弓归为盆腔内筋膜,而肛提肌腱弓归为盆膈(图5-1-28)。

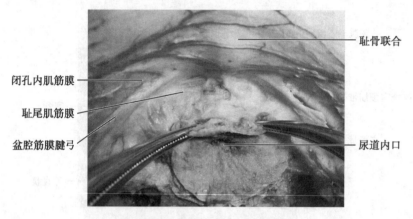

图5-1-27 盆腔筋膜腱弓纤维来源

闭孔内肌筋膜
耻尾肌筋膜
盆腔筋膜腱弓
耻骨联合
尿道内口

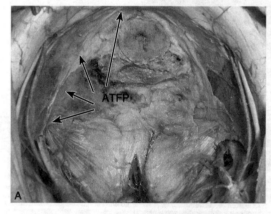
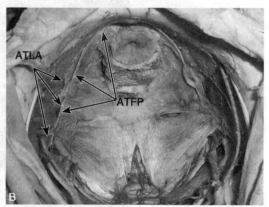

图5-1-28 盆腔筋膜腱弓(ATFP)(A)与肛提肌腱弓(ATLA)(B)

阴道后壁侧方的直肠阴道筋膜是阴道后壁的远端1/2与肛提肌腱膜融合,自会阴体向内延伸约3.5cm形成的。在耻骨联合至坐骨棘中点的位置与盆腔筋膜腱弓融合,并不延伸至阴道后壁全长,其上端与道格拉斯陷凹处的腹膜凹陷相连(图5-1-29)。在阴道近端1/2,阴道前壁和后壁都向侧方连于盆腔筋膜腱弓,其支持是相同的。这种结构说明了为什么阴道远端的断层呈"H"形,而上端呈扁平管状轮廓。许多组织学研究同样发现,在膀胱阴道间、阴道直肠间并没有独立的"筋膜"层。虽然手术中经常用到耻骨宫颈筋膜及阴道直肠筋膜的概念,通常是指将阴道黏膜层

同周围组织分开的结构。

耻骨尿道韧带是盆腔内筋膜的增厚,起自耻骨联合后下缘下1/5处,其起点位于盆腔筋膜腱弓起点内侧紧连于耻骨,下行纤维呈扇形,向内侧插入尿道上中1/3交接处,向外侧插入耻尾肌和阴道壁的筋膜,呈锥体形,总长约1cm(图5-1-30)。该韧带将尿道有力的悬吊于耻骨。肛提肌也仅仅是通过与之紧密的连接直接参与尿道的支持作用。这一韧带的薄弱可使尿道中段向后下移位,而不伴有膀胱颈的高活动性。

3）Ⅲ水平——会阴隔膜、会阴体、尿道外韧带:会阴

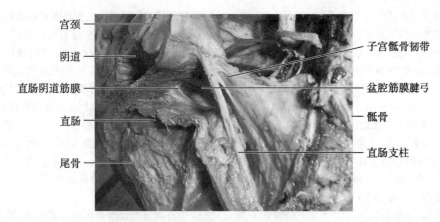

宫颈
阴道
直肠阴道筋膜
直肠
尾骨

子宫骶骨韧带
盆腔筋膜腱弓
骶骨
直肠支柱

图 5-1-29　直肠阴道筋膜(矢状面)

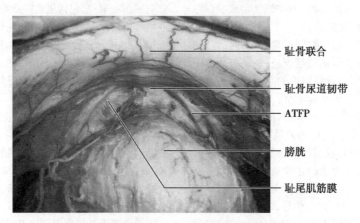

耻骨联合
耻骨尿道韧带
ATFP
膀胱
耻尾肌筋膜

图 5-1-30　耻骨尿道韧带

隔膜(perineal membrane,PM)是一层厚的膜性纤维片,覆盖于整个尿生殖三角。目前这一结构已经不再称为"尿生殖膈",因为已经确定其并非以前所认为的由中间肌层及上下膜性层所构成。它的两侧连于耻骨弓,后缘为游离缘,中线部附着于尿道、阴道壁和会阴体。尿道和阴道通过尿生殖裂孔穿出会阴隔膜至前庭。会阴隔膜与会阴浅筋膜之间是会阴浅隙,其深方为会阴深隙。

会阴体(perineal body,PB)是阴道和肛门之间的区域,是球海绵体肌、会阴浅横肌、会阴深横肌、会阴隔膜、肛门外括约肌、阴道后壁肌层,起自耻骨直肠肌和耻尾肌纤维的集

合点,有大量的弹性组织。

尿道外韧带(external urethral ligament,EUL)是将尿道外口与耻骨联合前表面、耻骨间韧带前部紧密连接的结构,是由阴蒂体和两侧阴蒂脚下方发出的一束宽而分散的纤维,与阴蒂悬韧带相接续,提拉该韧带可提升尿道外口。EUL 发出向后的纤维与耻骨尿道韧带发出的向前的纤维互相连接,平行尿道行于尿道上表面,耻骨弓下方,称为中间韧带(intermediate ligament,IL)(图 5-1-31)。

3. 盆底肌与盆底结缔组织的相互作用　完整的盆底是一个密切联系的整体,完整的盆底功能是在盆底肌、盆底

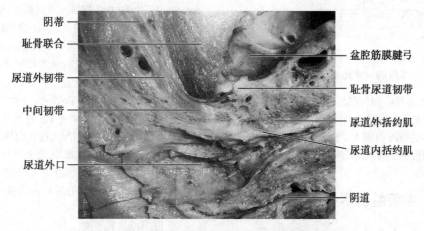

阴蒂
耻骨联合
尿道外韧带
中间韧带
尿道外口

盆腔筋膜腱弓
耻骨尿道韧带
尿道外括约肌
尿道内括约肌
阴道

图 5-1-31　尿道外韧带、耻骨尿道韧带及中间韧带(矢状切)

结缔组织及盆腔器官的密切配合下完成的,是支持系统与括约肌系统的协同统一。

正常盆腔器官的支持和功能依赖于盆底肌和盆底结缔组织的动态相互作用。解剖研究显示肌肉与筋膜、韧带及器官浆膜层间有非常多的相互交织的纤维连接,提示其作为整体发挥作用。Delancey研究了女性尸体的1500个连续显微切片,发现从膀胱下方至会阴隔膜,阴道和尿道周围的胶原和弹性纤维呈交错状,并且与肛提肌的中间部分交织。在直立女性,盆腔内筋膜及其增厚形成的韧带于肛提肌上悬吊阴道上段、膀胱和直肠,而盆底肌关闭泌尿生殖裂孔并为盆腔脏器提供一个稳定的平台。腹腔内压和重力垂直作用于阴道和盆底,盆底肌以其关闭状态下持续性的张力对抗之。如果盆底肌张力正常,结缔组织连接的压力将减小。另外,在急性压力下,如咳嗽、打喷嚏时,盆底肌存在反射性收缩,对抗并稳定盆腔脏器。

肛提肌通过与结缔组织连接控制近端尿道的位置,即压力从盆底肌传向尿道依赖于结缔组织,特别是胶原。先天性或获得性胶原损伤,可以导致肌肉的起点或插入点松弛,影响其等长收缩,导致关闭功能不全。另外,盆腔的韧带将器官悬吊于骨盆壁,任何一条韧带的松弛都将使相应肌肉力量失效,导致脏器开关功能的紊乱。Petros的整体理论中,用风帆的比喻形象地说明了胶原是怎样传导肌肉力量的。尿道关闭所需肌肉力量的正常功能,需要足够有力的结缔组织维持。正如只有当固定帆(阴道)的绳索(韧带)很牢固时,风力(肌肉力量)才能传导,驱动船前进。如果固定帆的绳索松弛,帆只能在微风中摆动,犹如没有帆的船,无法前进。同样,固定阴道的韧带松弛,阴道就无法在肌肉的作用下维持对尿道的支撑,无法关闭尿道(图5-1-32)。

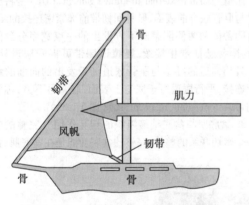

图5-1-32 Petros理论中阐述韧带绳索
作用的风帆比喻

盆底肌薄弱,如神经病理性损伤或机械性损伤,肛提板无法维持其水平位置,泌尿生殖裂孔打开,使得支持盆腔器官的责任都落在盆底结缔组织上。随着时间推移,持续性张力将使筋膜及韧带的连接拉伸、薄弱、断裂,导致器官正常解剖位置丧失。

七、盆腔脏器括约系统

1. 尿道括约系统

(1)尿道的分段解剖:为了方便尿道功能的讨论,通常

以会阴隔膜和耻骨弓内缘为界将尿道分为近、中、远3段。

近段尿道为膀胱颈至耻骨弓内缘的一段,在尿控中有很重要的意义。在近段尿道,耻尾肌筋膜的纤维与尿道旁筋膜组织交织,提供了侧方支持,使膀胱颈和近端尿道维持在较高位置,使作用于膀胱底和膀胱出口的腹腔内压相同。因此,近端尿道也是手术纠正SUI的重要区域。另外,"U"形的逼尿平滑肌环绕近端尿道,通过收缩管腔帮助关闭尿道。近端尿道内黏膜下层由胶原、弹性组织和静脉网构成,通过黏膜表面相接形成一个防水的密封层并产生1/3的静息尿道关闭压,由于受雌激素水平的影响,随年龄增加其封闭作用减弱。

中段尿道指近段与远段尿道中间,即会阴隔膜深方的部分。中段尿道行于耻骨弓下方,是完成尿道括约功能的骨骼肌所在部位,包括尿道外括约肌、尿道膜部括约肌和尿道阴道括约肌,这三块肌肉共同作为独立单位发挥功能,Oelrich称其为"横纹尿生殖括约肌"。解剖中发现这三块肌肉互相交织,不能完全分开,尿道外括约肌起自逼尿肌终点,主要围绕中段尿道,是呈环形环绕尿道壁的平滑肌纤维;尿道膜部括约肌沿耻骨支下缘走行,包绕尿道腹侧面,跨过尿道后,其纤维深入耻骨支附近的会阴隔膜;尿道阴道括约肌则环绕尿道和阴道。组织学研究显示构成横纹尿生殖括约肌的肌纤维主要是慢抽搐纤维(Ⅰ型),直径15~20μm,适于保持持久的张力,参与形成静息尿道关闭压;而少量快抽搐纤维在腹内压突然升高时的自主收缩功能则提供了更多的控尿保护。

远段尿道是指会阴隔膜至尿道外口的部分。其作用主要是尿液导出的管口。

(2)尿道括约系统的解剖(图5-1-33):女性尿道括约系统由以下功能性结构组成:黏膜的密封作用、膀胱颈的关闭及功能正常的尿道括约肌,后者又由内括约肌和外括约肌两部分组成。尿道外括约肌如前所述,解剖学研究发现其腹侧较厚而背侧较薄,并存在少量纵行纤维,提示其关闭尿道的机制是通过腹侧压向背侧,不是单纯的环形收缩。另外,会阴隔膜上方的尿道膜部括约肌和尿道阴道括约肌也是只位于尿道的腹侧,其收缩也使得尿道管腔自腹侧压向背侧,协助其关闭。尿道外括约肌内侧为尿道内括约肌,主要由斜行或纵行的平滑肌组成,其确切功能尚不清,但Schafer基于生物力学基础的研究提出,纵行平滑肌为环形平滑肌和横纹尿道括约肌的"容积填充物",其存在提高了括约机制的效力,使得尿道管腔在仅有少量环形肌收缩的情况下收缩。但也有研究者认为可能是在收缩时帮助打开管腔完成排尿而非收缩管腔。

(3)尿道括约系统与SUI:大多数实验证实,正常人的静息尿道关闭压与SUI者不同,并且与SUI的程度相关。尿道关闭压的降低与年龄相关的尿道横纹肌组织的退化及神经损伤有关,随年龄增加,尿道关闭压降低,而锻炼能起到的改善作用很小,特别是当腹压增加时。尿道横纹肌由阴部神经支配,分娩所致的神经损伤可使尿道外括约肌萎缩,导致其关闭不全。

2. 肛门括约肌系统

(1)肛门括约肌系统解剖:肛门括约肌系统包括肛门

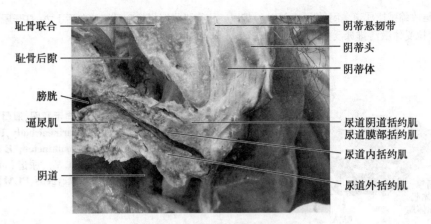

图 5-1-33　尿道括约肌(矢状切)

左侧标注（从上到下）：耻骨联合、耻骨后隙、膀胱、逼尿肌、阴道

右侧标注（从上到下）：阴蒂悬韧带、阴蒂头、阴蒂体、尿道阴道括约肌、尿道膜部括约肌、尿道内括约肌、尿道外括约肌

内括约肌和肛门外括约肌。后者又分为深部、浅部和皮下部。肛门内括约肌长3cm,位于肛瓣和齿状线附近,肛管的白线标志了肛门内括约肌和肛门外括约肌皮下部的交界。肛门外括约肌深部是环绕肛门内括约肌上部的一条厚的环形带,其纤维与耻骨直肠肌纤维交织;肛门外括约肌浅部环绕肛门内括约肌的下部,向前连接至会阴体,向后通过肛尾缝连接至尾骨,是肛门外括约肌唯一与骨连接的部分,肛门外括约肌的皮下部是1.5cm厚,环绕下端肛管的扁平条带,在肛门外口和白线以下深入皮肤。组织学研究证实,肛门外括约肌由Ⅰ型慢抽搐骨骼肌纤维组成,适于长期收缩状态的维持。在静息状态下,肛门括约肌处于每4秒一次的间歇性收缩力增加并伴有反相蠕动的状态。在肛门外括约肌中已经发现有雌激素受体,并且在雌激素补充的实验人群中发现了便失禁症状的改善。耻骨直肠肌在肛门外括约肌深部后方形成了吊带样的结构,它将肛管拉向前方形成肛门直肠角,在排便过程中,耻骨直肠肌放松,肛门直肠角变钝,协助内容物排至肛管。研究显示肛门直肠角对于控制排便非常重要。腹腔内压力的突然升高会导致肛门括约肌收缩力的升高,而其部分原因是耻骨直肠肌的反射性收缩。肛管内黏膜和其下方的血管间隙,肛垫提供了肛管静息状态下的封闭作用(图5-1-34)。

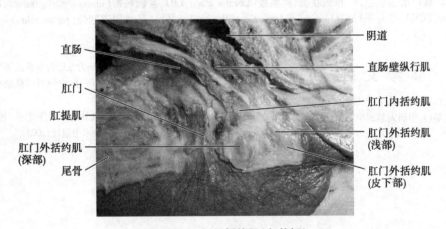

图 5-1-34　肛门括约肌(矢状切)

左侧标注（从上到下）：直肠、肛门、肛提肌、肛门外括约肌(深部)、尾骨

右侧标注（从上到下）：阴道、直肠壁纵行肌、肛门内括约肌、肛门外括约肌(浅部)、肛门外括约肌(皮下部)

(2)肛门括约系统缺陷与便失禁:排便与排尿相同,是由所有与排便相关之元素神经反射的相互作用来驱动的。肛门外括约肌的损伤是便失禁发生的主要原因,它通过两个途径起作用,即直接关闭作用和降低肛提肌收缩活性,因为肛门外括约肌是肛提肌的插入点,而肛提肌又是产生肛门直肠角的主要结构。对阴道分娩后有晚期便失禁发生妇女的经肛门超声检查发现隐性肛门括约肌损伤很常见,所致便失禁甚至可能在分娩结束很长时间后出现。

八、盆底动态解剖

盆底肌主要为慢反应纤维,可以支持盆腔脏器、维持其形状、结构及关闭其开口。在耻尾肌向前拉力、肛提板向后拉力和肛管纵行肌向下拉力的协同作用下盆腔器官被拉向后下方,压向其下方的肛提板,这样可以避免脱垂并且帮助关闭尿道和肛门(图5-1-35)。

尿道的正常状态有3种:静息状态下关闭、腹压增加时关闭以及排尿时开启。每一种状态都是肌肉收缩向前方对抗耻骨尿道韧带以及向后方对抗宫骶韧带的结果。Petros在整体理论中结合放射线造影技术阐述了这3种状态下盆底肌及盆腔器官的运动情况。在静息状态,耻尾肌前部向前拉紧尿道远端,肛提板及肛管纵行肌向后向下拉紧阴道近端,阴道自身弹性及慢反应纤维收缩维持尿道关闭(图5-1-36a)。腹压增加时,以上三方向肌肉的快反应纤维收缩,力量通过阴道传导至尿道及膀胱颈将其维持在较高水

平,同时耻尾肌纤维收缩维持尿道关闭(图5-1-36b)。排尿时,耻尾肌放松,牵拉受体激活排尿反射,肛提板和肛管纵

行肌收缩将整个系统拉向后下方,打开尿液流出道,逼尿肌收缩将尿液排出(图5-1-36c)。

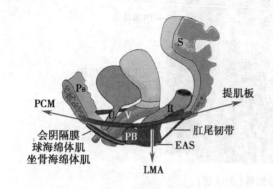

图5-1-35　盆底肌拉力方向示意图,耻骨联合(pubic symphysis,PS),会阴体(perineal body,PB),肛门外括约肌(external anal sphincter,EAS),直肠(rectum,R),阴道(vagina,V),尿道(urethra,U),耻尾肌(pubococcygeus,PCM)

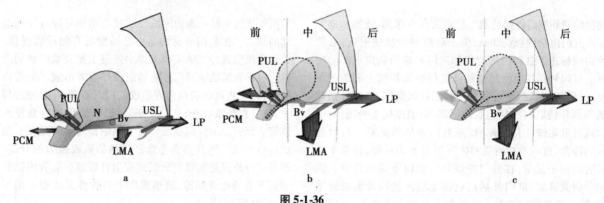

图5-1-36

a. 静息状态,b. 腹压增加状态,c. 排尿状态,提肌板(Levator Plate,LP),宫骶韧带(uterosacral ligaments,USL),耻尾肌(pubococcygeus,PCM),肛外纵行肌(longitudinal muscle of the anus,LMA),耻骨尿道韧带(pubourethral ligament,PUL)

(朱兰　孙之星)

参 考 文 献

1. 朱兰,郎景和. 女性盆底学. 北京:人民卫生出版社,2008;6-32
2. 黄瀛,吴晋宝,党瑞山. 中国人解剖学数值. 北京:人民卫生出版社,2002:217-226
3. 陈娟,郎景和,朱兰,等. 压力性尿失禁及盆底组织膨出患者肛提肌肌纤维直径和分型的研究. 中华妇产科杂志,2003,38(12),733-736
4. Rock JA,Thompson JD. 铁林迪妇科手术学. 杨来春,段涛,朱关珍,译. 济南:山东科学技术出版社,2003

第二章

女性泌尿生殖系统生理学与病理生理学

第一节　女性下尿路神经生理学

一、下尿路神经支配

膀胱及其以下部位称为下尿路（lower urinary tract，LUT）。下尿路的功能有三种状态：储尿、控尿和排尿。支配下尿路的神经体系十分复杂，至今不很清楚。随着正电子发射断层扫描（positron emission tomography，PET）、单光子发射计算机断层扫描（single photon emission computed tomography，SPECT）、逆行病毒示踪技术以及功能磁共振成像（functional magnetic resonance imaging，fMRI）技术的应用，使得人们对调节下尿路的神经生理机制逐渐有了新的发现和认识。

下尿路的神经支配包括中枢神经系统（central nervous system，CNS）和外周神经系统（peripheral nervous system，PNS），中枢神经系统又分脊髓上高级反射中枢和脊髓低级反射中枢。

（一）脊髓上高级反射中枢的调节作用

神经学研究已确认，位于脑干腹侧区的脑桥排尿中枢和 Barrington 核中继的脊髓-延髓-脊髓反射控制排尿，该反射通过脑桥排尿中枢传递，脑桥接受来自大脑皮质、小脑、基底神经节、丘脑和下丘脑的冲动，最终反馈到膀胱运动神经元。早在80多年前，Barrington 对膀胱充盈的猫切除脑干，导致了永久的尿潴留，因此发现在脑桥的被盖部存在一个对膀胱的排空发挥重要调控作用的区域，该区后被称作 Barrington 核。当时，人们已经认识到脑干在调节下尿路功能中的重要性。1986年，Holstege 等在电刺激脑桥的背外侧盖的中间部分时，发现盆底肌活动节律、张力及尿道压均降低，膀胱内压升高，产生的生理反应与正常的排尿活动类似，此区被称为 M 区，为脑桥的排尿中枢（pontine micturition center，PMC）；已证实，PMC 和支配膀胱运动的核团有直接的投射关系。Holstege 等同时发现，刺激脑桥被外侧盖的腹外侧部的一个区域时，盆底肌活动、尿道压均迅速增加，同时还抑制逼尿肌的自发性活动，对排尿有抑制作用；解剖学上已证实此区对骶髓的 Onuf 核发出投射，而 Onuf 核是支配盆底肌、尿道及肛门外括约肌的躯体运动核，此区被称为 L 区，为脑桥的储尿中枢（pontine storage center，PSC）。1996年，Fnkuyama 等首次应用脑功能成像技术对人排尿时大脑核团的活动进行研究，验证了动物实验研究的结论——脑桥是调控排尿活动的重要神经结构，而且显示了人大脑皮质在调控人排尿活动中的重要性。另有研究表明，中脑水管周围的灰质（periaqueductal grey，PAG）是排尿反射的重要控制区，腰骶脊髓的中间神经元几乎完全投射到 PAG 的侧叶及背侧部，接受来自膀胱和尿道的上行冲动，再转传至排尿和储尿中枢，在排尿反射中起重要作用。

脑干上一些区域与膀胱存在神经学上的联系，刺激猫的额前皮质、扣带回、下丘脑视前核、杏仁核、隔核等区域可诱发膀胱收缩。对人的 PET 研究证实下丘脑视前区特异投射到脑桥排尿中枢，参与了排尿。虽然端脑（前脑）在排尿反射中不起重要作用，但通过临床观察发现，端脑对排尿始动有着重要作用。大脑皮质存在着两个中枢，一个是位于额叶上部的逼尿肌运动中枢；另一个是位于感觉运动皮质区的尿道外括约肌运动中枢。这两个中枢接受来自逼尿肌、尿道括约肌及脑干排尿中枢的传入冲动，并传出冲动至脑干排尿中枢，参与对膀胱尿道随意性及非随意性活动的调节。此外 PET 实验显示，有更复杂的皮质和皮质下结构网络参与了排尿调控。

丘脑接受由内外环境刺激而来的外周感觉冲动和本体感觉冲动。它又是一个中继站,皮质的传入和传出冲动均经过丘脑核,是与排尿有关的重要的中枢神经结构。排尿之所以受情绪和内环境的影响,丘脑与脑桥排尿中枢的联系可能是其解剖学与功能基础。

小脑、基底神经节和边缘系统也以不同的方式参与了对下尿路功能的调节,具体调节过程目前尚不甚清楚。

（二）脊髓低级反射中枢的调节作用

脊髓反射中枢包括位于脊髓 $S_2 \sim S_4$ 的逼尿肌调控中枢、位于脊髓 $T_{11} \sim L_2$ 的膀胱及尿道交感神经调控中枢以及位于脊髓 $S_2 \sim S_3$ 前角 Onuf 核区的尿道外括约肌调控中

枢。位于脊髓 $S_2 \sim S_4$ 的反射中枢对排尿起主导作用,它接受来自大脑及脑干高级中枢的调控及本身传出纤维回返支的反馈性调节。当脊髓上中枢支配排尿的能力失控时,骶部的脊髓中枢仍能完成一定的排尿功能。

（三）外周神经的支配

外周神经有三组:副交感神经、交感神经及躯干神经,分别来源于脊髓的三个中枢。三组神经均含有感觉(传入)支与运动(传出)支,传出通路主要是有髓鞘的纤维(myelinated fiber),传入通路由有髓鞘纤维 A-δ 及无髓鞘的 C 纤维(unmyelinated fiber)组成,将膀胱壁来的信息传递到脊髓(图 5-2-1)。

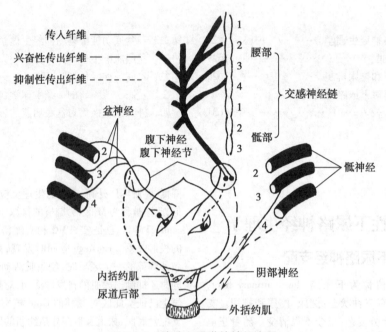

传入纤维 ————
兴奋性传出纤维 — — —
抑制性传出纤维 - - - - -

盆神经
腹下神经
腹下神经节

腰部
交感神经链
骶部
骶神经

内括约肌
尿道后部
外括约肌
阴部神经

图 5-2-1　膀胱和尿道的神经支配

1. 副交感神经　副交感神经的节前纤维发自脊髓 $S_2 \sim S_4$ 段灰质中外侧细胞柱内,经盆神经及其神经丛到达膀胱及后尿道,在膀胱壁内与节后神经元发生突触联系,发出节后纤维支配逼尿肌。其感觉神经进入脊髓 $S_2 \sim S_4$ 段,传导膀胱充胀的感觉。副交感神经的节后神经元末梢释放递质乙酰胆碱,它可激动逼尿肌的 M 胆碱受体,使逼尿肌收缩,内括约肌舒张,促进排尿。

2. 交感神经　交感神经的节前纤维发自脊髓 $T_{11} \sim L_2$ 段灰质中外侧细胞柱内,经椎旁交感神经节、主动脉神经丛、骶前神经丛,并由此分为左、右两支腹下神经与盆神经节发生突触联系,随后发出节后纤维支配膀胱三角区、膀胱颈及后尿道;其感觉神经纤维经后根进入脊髓 $T_9 \sim L_2$ 段,传导膀胱的痛觉。虽然认为交感神经的兴奋可抑制逼尿肌收缩,增加膀胱储尿的顺应性,阻抑尿的排放;但交感神经系统在下尿路中的真正功能仍存在争论。

3. 躯干神经　躯干神经的运动支发自脊髓 $S_2 \sim S_3$ 周边的 Onuf 核区,经阴部神经支配尿道外括约肌、肛提肌、坐骨海绵体肌、球海绵体肌及肛门外括约肌,其活动直接受控于人的意识和反射。感觉神经进入 $S_2 \sim S_3$ 段,传导尿道黏

膜的感觉。阴部神经的兴奋可使尿道外括约肌收缩,增加尿道阻力,有助于尿液储存;排尿时,这一活动则被抑制。

（四）神经介质与受体

在下尿路的神经通路中涉及许多神经介质,参与神经肌肉接头处的兴奋传递。主要的神经介质有乙酰胆碱和去甲肾上腺素。乙酰胆碱由副交感神经节后纤维释放,激活逼尿肌肌细胞的毒蕈碱受体(M_2 和 M_3)。虽然膀胱逼尿肌中 M_2 受体占主导地位,但 M_3 受体作用更加重要,乙酰胆碱通过 M_3 受体的活化直接引起逼尿肌收缩;M_2 受体则通过抑制乙酰环化酶而抑制交感神经介导的逼尿肌松弛,起到间接收缩逼尿肌的作用。M_1 受体主要存在于突触前,调节乙酰胆碱的释放。躯体神经到达盆底肌和尿道外括约肌时释放的介质也是乙酰胆碱,起到收缩肌肉的作用。

去甲肾上腺素是交感神经节后纤维释放的介质。肾上腺素能受体 β 主要分布在膀胱体,兴奋后使膀胱体松弛。β 受体有 $β_1$、$β_2$、$β_3$ 三个亚型,其中 $β_3$ 受体含量最多,作用最强。α 受体主要分布在膀胱底、膀胱颈、三角区及近端尿道。α 受体激活后可使这些部位收缩,特别是能增加近端尿道内压,增加尿道阻力。$α_1$ 受体位于突触后膜,介导膀

胱颈和尿道平滑肌的张力，α_2 受体位于突触前膜，调节去甲肾上腺素的释放。

近年来，还发现了一些非胆碱能非肾上腺素能神经受体与介质，用来解释膀胱内部分的神经传递，如嘌呤能神经、多巴胺能神经、5-羟色胺能神经、氮能神经及辣椒素敏感神经等，它们与胆碱能及肾上腺素能神经一起参与了下尿路功能的调节。

二、正常膀胱储尿和排尿机制

（一）储尿、排尿生理

膀胱是肌性空腔器官，有两个主要功能：①低压储尿；②在合适的时间与地点高压排尿。尿道是排出管道，亦有两个功能：①储尿期提供有效的自禁机制；②排尿期以最小的阻力有利于膀胱排空。储尿与排尿是排尿活动的两个不同的周期，两个周期协调而有规律地交替进行，储尿期占据大多数的时间。在这时期，当从输尿管来源的尿液充盈时，膀胱顺应容量的增加而不伴有膀胱压力的明显升高，这种可松弛的特性被称为膀胱的"顺应性"。促成膀胱顺应性的因素除膀胱壁的粘弹性结构与平滑肌在广泛伸展时维持持续张力的固有能力外，神经反射还起了重要作用，主要有交感神经的抑制性反射、阴部神经的兴奋性传出增强及大脑对副交感神经传出至膀胱的抑制。储尿期，尿道和括约肌机制呈关闭状态，因此维持了较高的出口压，这种压力坡度造成尿自禁。这种关闭性是由尿道的黏膜层、黏膜下的血管丛以及一些结缔组织、平滑肌、尿道横纹肌（也就是我们通称的尿道外括约肌）共同形成的。排尿期，压力坡度发生逆转，膀胱停止放松，逼尿肌开始收缩，尿道和括约肌机制开放，因此出口压力降低，尿便顺畅地从膀胱排出。

（二）储尿、排尿的神经调节

排尿是一种脊髓反射，同时受脑的高级中枢控制。与其他神经反射一样，排尿反射的基本结构是由感受器、传入纤维、神经中枢、传出纤维和效应器官组成的反射弧，正常的排尿就是通过激活该反射弧完成的。排尿反射是一种协调的活动，其特征为尿道横纹括约肌松弛、逼尿肌收缩、膀胱颈和尿道开放及尿流开始。排尿反射可以由意识抑制或促进，中枢神经系统的抑制通路和刺激通路协调尿液的储存和排泄。

通常当膀胱内尿液的容量达到 150ml 时开始引起尿意；当尿液容量达到约 400ml 时，可以产生较强的尿意。膀胱充盈时，脑桥的储尿中枢（L 区）兴奋，向骶髓的 Onuf 核团持续发放兴奋性冲动，辅助维持尿道的节律性和尿液的可控性，同时抑制逼尿肌的自主性收缩。一旦达到充盈的阈值水平，膀胱壁内的牵拉感受器的活动将增加，从而触发从位于膀胱壁内的感觉受体到脊髓 $S_2 \sim S_4$ 段的排尿反射，传出臂终止在逼尿肌肌细胞，接着逼尿肌收缩开始。脊髓向上传导到中脑的 PAG，膀胱充盈的信息在此经过处理，并从这里传导到位于脑干的脑桥排尿中枢（M 区）和脑桥上部区域。脑桥上部区域在对 M 区自主控制中很重要，有延迟排尿、抑制逼尿肌的提前收缩以及在合适的时间开始排尿的作用。M 区是协调排尿过程的主要控制中枢。若膀胱对充盈敏感并将不合适地排尿，M 区将发送降调信号

抑制副交感神经的活动，增加交感神经和阴部神经的活动以收缩尿道括约肌和盆底肌，使尿道关闭从而维持尿自禁和延迟排尿反射；若排尿合适，M 区则通过发送降调信号抑制交感神经及阴部神经的活动，增加副交感神经的活动，使逼尿肌收缩、盆底肌群及尿道括约肌松弛以促进排尿反射。一旦排尿开始，为尿流激活的尿道内的二级反射也将进一步促进膀胱完全排空。膀胱尿道的活动最终由传出神经释放的神经介质介导的受体反应而激发。

（三）整体理论观点——机械学与神经学机制

20 世纪 90 年代初，在对以压力性尿失禁为主的盆底功能障碍性疾病的研究中产生了整体理论（integral theory），它从功能解剖的视角对膀胱尿道的开合作了系统而详尽的阐述。整体理论认为，盆底是由器官、韧带、肌肉和神经组成的肌-弹性系统；在该系统中，韧带将器官悬吊于骨盆壁，并作为肌肉的锚定点；肌肉对应于韧带收缩牵拉使器官获得张力及开合功能；神经则作为传感器传导器官充盈或肌肉张力的信息，以及作为"发动机"协调或加速涉及器官储存或排空等一系列复杂的事件。作为外周神经因素存在的膀胱底部的牵拉感受器（stretch receptors），已经因发现在膀胱上皮细胞内存在瞬时受体电位通道"TRPs"而得到了解剖证据，它们行使着伸展、容量和疼痛感受器的作用。

在整体理论的描述中，尿道关闭有两种机制："吊床关闭机制"，末端尿道由肌力牵拉阴道壁从后面关闭；"膀胱颈关闭机制"，近端尿道因肌力发生旋转扭结而关闭，该机制是通过肌-弹性机制被激活而不是腹腔内的压力，肌电图（electromyograph，EMG）以及将不透明放射染料注入膀胱、阴道、直肠和提肌板行动态 X 线研究证实了这一猜测。尿道有三种正常状态：静息关闭、用力时关闭和排尿时开放。每一种状态主要是盆底肌力与阴道的悬吊韧带对应作用的结果，同时受机械学及神经学双重因素的影响。静息时，阴道及其悬吊韧带中结缔组织的内在弹性与盆底三种定向牵拉的横纹肌的慢颤收缩使尿道稳定关闭（图 5-2-2）；用力时，三种横纹肌快颤收缩，定向牵拉作用明显加强，尿道内径变窄、阻力增加，从而使尿道主动关闭（图 5-2-3）；排尿时，前部横纹肌力放松，向后、向下的横纹肌快颤收缩牵拉尿道后壁，使尿道开放、阻力下降，有益于排尿（图 5-2-4）。因此正常的尿道功能需要有牢固的结缔组织通过盆底肌肉的牵拉开放或关闭来完成。结缔组织松弛可引起机械学上无力开放或关闭尿道，临床上表现为尿潴留或尿失禁；排尿反射开始于膀胱底牵拉感受器的激活，结缔组织松弛则不能维持膀胱充盈时的静水压，膀胱底牵拉感受器被过早激活，从而过早激发了排尿的"瀑布反应"：感觉性急迫、前部横纹肌松弛、尿道开放和逼尿肌收缩，临床上称为"膀胱过度活动"。

综上所述，膀胱储尿和排尿的机制非常复杂，下列几个条件是必须具备的：①中枢及外周神经系统支配正常；②交感与副交感神经系统协调功能正常；③阴道及其悬吊韧带和盆底肌结构与生理活动正常；④尿道结构与生理活动正常；⑤膀胱结构与生理活动正常。在神经系统的反馈性精确调控下，所有参与储尿和排尿的因素相互关联，相互协调，作为一个平衡的整体，为着共同的目的发挥各自的作用（图 5-2-5）。

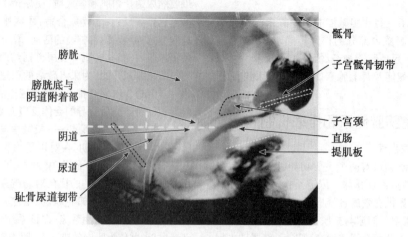

图 5-2-2 尿道的三种状态(静息关闭)

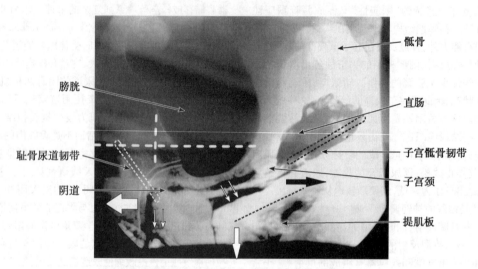

图 5-2-3 尿道的三种状态(用力时关闭)

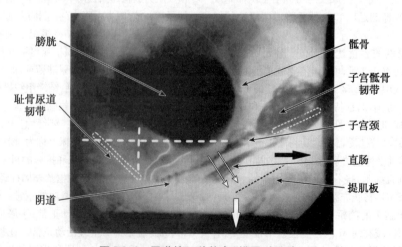

图 5-2-4 尿道的三种状态(排尿时开放)

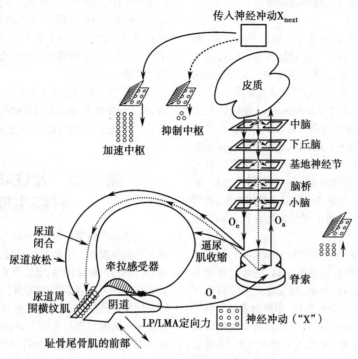

传入神经冲动X_{next}

皮质

中脑
下丘脑
基地神经节
脑桥
小脑

抑制中枢

加速中枢

O_e　O_a

逼尿肌收缩

脊索

尿道闭合

尿道放松

牵拉感受器

尿道周围横纹肌

阴道

O_a

LP/LMA定向力

神经冲动（"X"）

耻骨尾骨肌的前部

图 5-2-5　排尿的神经学控制机制

三、神经系统疾病对下尿路
功能的影响

　　神经系统疾病对下尿路功能影响很大,包括脊髓上、脊髓和外周神经系统的疾病和损伤。传统上这类疾病被称为神经源性膀胱(neurogenic bladder),或简称神经膀胱。因同时伴有尿道功能障碍,有人将其称为神经源性膀胱尿道功能障碍(neurogenic vesico-urethral dysfunction)。近期有一些学者认为应用"下尿路神经肌肉功能障碍"更能反映此类疾病的本质,本文将其简称为下尿路功能障碍。

　　关于下尿路功能障碍的类型,长期以来有过多种分类方法,如根据神经病变的 Hald-Bradley 分类与 Lapides 分类,根据尿动力学结果的 Krane-Siroky 分类与国际尿控协会(ICS)1990 年的分类,但至今尚无一种能满足全部要求的分类方法。

　　因神经系统损伤的性质、部位、范围、程度及阶段不同,引起功能障碍的类型亦不同,临床表现也各异。因此下尿路功能障碍的症状不具有特异性。

　　(一)下尿路功能障碍的临床表现

　　1. 储尿期症状　尿频、尿急、夜尿及尿失禁(急迫性、压力性、充溢性、混合性);伴或不伴膀胱感觉异常或膀胱疼痛。

　　2. 排尿期症状　排尿等待、费力、不连续、腹压排尿、尿线细、尿滴沥等,伴或不伴排尿感觉异常或排尿疼痛,可出现急慢性尿潴留。

　　3. 继发性上尿路损害　严重者因膀胱输尿管反流致上尿路损害,表现为上尿路扩张积水、肾衰竭。

　　(二)下尿路功能障碍时尿动力学上可能的异常表现

　　1. 储尿期　下尿路功能障碍患者储尿期可出现以下异常。

　　(1) 膀胱感觉异常

　　1)感觉过敏:常见于各种膀胱炎及特发性感觉过敏。

　　2)感觉减退或缺失:常见于骶部脊髓损伤、糖尿病及盆腔手术后,也可见于膀胱出口梗阻引起的慢性尿潴留。

　　(2) 逼尿肌活动异常

　　1)逼尿肌反射亢进:常见于多发性硬化症、脑血管疾病、脑脊膜肿瘤和骶上脊髓损伤等。

　　2)逼尿肌反射低下或无反射:见于多发性硬化症等。

　　(3) 膀胱顺应性(bladder compliance,BC)异常:正常储尿期膀胱压力变化在 $10 \sim 15cmH_2O$。骶上脊髓神经损伤可致顺应性下降;糖尿病、盆腔手术后可致顺应性增大。

　　(4) 功能性膀胱容量改变:正常女性为 $250 \sim 550ml$。因下尿路功能障碍病因不同,功能性膀胱容量也可有较大差异,并常伴有膀胱感觉异常。

　　(5) 漏尿点压:包括逼尿肌漏尿点压(BLPP)与腹压漏尿点压(ALPP)。若 $BLPP>35 \sim 40cmH_2O$,则意味着相对膀胱安全容量(relative safe bladder capacity)很小,发生上尿路损害的危险性愈大,程度也愈严重。腹压漏尿点压(ALPP)若 $<60cmH_2O$,表示腹压增加时尿道括约肌关闭能力降低。

　　2. 排尿期　下尿路功能障碍患者排尿期常表现为逼尿肌收缩力减弱,或逼尿肌与内/外括约肌协同失调,两者的临床表现都是尿流率降低、残余尿量增加,乃至尿潴留,严重者不能自主排尿。

　　3. 肌电图　排尿时肌电活动不消失或消失不全,提示逼尿肌尿道外括约肌协同失调,如见于脊髓发育不良患者。

　　4. 影像尿动力检查　主要观察膀胱输尿管反流出现的时间和程度,预测是否存在上尿路损害。

（三）神经系统疾病与下尿路功能障碍

1. 脊髓上疾病

（1）脑血管疾病：常见的脑血管疾病包括脑出血、脑梗死、脑栓塞、蛛网膜下腔出血、颅内动脉炎等。因大脑皮质控制逼尿肌和尿道外括约肌的神经传导束与支配躯体感觉和运动的神经受到损伤，常表现为排尿功能紊乱。

（2）帕金森病：帕金森病（Parkinsonism）是锥体外系疾病。主要因黑质中的色素细胞退行性改变引起多巴胺缺少，致多巴胺与乙酰胆碱的作用失平衡，大脑对脑桥排尿中枢的抑制作用减弱。尿动力学表现主要为逼尿肌反射亢进、逼尿肌收缩力受损、逼尿肌尿道外括约肌协同失调。泌尿系症状主要表现为尿频、尿急和运动急迫性尿失禁；尚可发生排尿困难和尿潴留；少数可出现继发性肾积水和上尿路感染。

（3）多发性硬化症：多发性硬化症（multiple sclerosis，MS）是中枢神经系统神经纤维脱髓鞘疾病，病灶分布于中枢神经系统任何部位的白质结构中，好侵犯皮质脊髓束与后索，脑部病变以脑室周围、脑桥、延髓、小脑为多见。由于神经损伤的多部位性和阶段性，因此膀胱尿道功能障碍也具有多样性，有些表现为尿频、尿急、急迫性尿失禁；有些表现为排尿迟缓、排尿困难、慢性尿潴留及充溢性尿失禁。甚者可发生膀胱输尿管反流致上尿路损害、感染和结石。

（4）老年性痴呆：老年性痴呆（dementia）泌尿系症状常见为尿失禁，主要表现为急迫性和无意识控制性排尿。发生机制为大脑皮质逼尿肌运动中枢对脊髓逼尿肌中枢失去了控制。

（5）颅内肿瘤：颅内肿瘤出现排尿障碍者不多见。多因肿瘤累及大脑额叶、基底节或中脑损伤时。主要症状为尿频、尿急及急迫性尿失禁，少数为排尿困难及尿潴留。

2. 脊髓疾病　脊髓损伤是最常见的神经源性膀胱尿道功能障碍原因。脊髓是控制排尿活动的低级中枢，也是连接膀胱尿道与高级中枢的信息传导的重要通路。因此，脊髓损伤可通过损伤其低级中枢或损伤其神经通路而引起膀胱尿道的功能障碍。导致脊髓损伤的病理因素有外伤、脊椎疾病（如脊椎结核、肿瘤、椎间盘突出症、畸形等）、血管疾病（脊髓动脉栓塞）、神经管闭合不全及脊髓空洞等。下尿路功能障碍主要表现为膀胱感觉缺失、排尿困难及尿潴留、尿失禁；还可因膀胱顺应性改变致膀胱压力升高、膀胱输尿管反流，最终造成上尿路损害。

3. 外周神经损伤　引起外周神经损伤的疾病常见为糖尿病以及盆腔器官切除手术后引起的损伤。

（1）糖尿病（diabetes）：糖尿病所致神经损伤主要是外周神经损伤，有髓纤维及无髓纤维均可受累。损伤的机制还不很清楚。糖尿病所致下尿路功能障碍是糖尿病性外周神经损伤的常见并发症之一，主要表现为膀胱感觉功能损伤、收缩功能障碍以及逼尿肌本身肌源性功能异常。早期除尿量、尿次增加，没有明显的障碍；随着疾病的进展，将出现排尿困难、残余尿增多、充溢性尿失禁等，最终造成上尿路损害，为慢性肾功能不全的原因之一。

（2）盆腔器官切除术后：直肠癌根治术及宫颈癌根治术后发生排尿异常者常见，发生机制为手术损伤了盆腔内

副交感神经、交感神经、盆神经节及阴部神经。最常见症状是排尿困难，轻者术后3~4周内恢复，重者可在3~6个月内恢复，约10%患者不能恢复。有些可能有尿频、尿急、急迫性尿失禁；还有些可能发生压力性尿失禁，认为系手术损伤了盆底支持组织。

4. 膀胱底牵拉感受器损伤　炎症刺激、膀胱底肿瘤压迫、阴道壁松弛脱垂等均可使牵拉感受器过早激活，引起尿频、尿急、夜尿等膀胱过度活动的症状。

（罗来敏）

第二节　盆底功能障碍的神经生理学

盆底功能障碍（pelvic floor dysfunction，PFD）是指因盆底支持组织损伤而引起的一系列综合征，包括尿失禁、排尿困难，粪失禁、排便困难，盆腔器官脱垂，性交不适以及慢性盆底疼痛等。盆底肌与调控其活动的神经系统的损伤在PFD的发生发展中起着重要作用，之间的关系错综复杂。近年来不断为妇产科医生了解的神经生理学检查方法，如肌电图、神经传导速度和骶神经反射等有助于深入揭示盆底神经肌肉损伤对PFD的贡献，为临床诊断、治疗和预后判断提供新的途径。

一、盆底肌电生理

为了很好地阐明盆底肌在维持盆底正常功能中的作用，了解盆底肌的解剖特点非常重要。盆底骨骼肌是一种很独特的横纹肌，结构复杂，至今不能完全了解，其名称也未统一。

（一）盆底肌的解剖特点

盆底骨骼肌在解剖上有以下一些特点：

1. 盆底肌呈力学模式排列　Petros提出，盆底肌分为三层，复合排列，围绕并附着于器官，肌力定向牵拉。肌纤维相互连续，并与盆底筋膜、韧带（腱弓）密切关联形成如盆膈、尿生殖膈、肛直肠肌环、肛尾韧带、肛尾缝及会阴体等多个肌-弹性复合体，这些复合体共同构成盆底独特的力学整体。骨骼肌是盆底动力形成的主动因素。

2. 盆底肌以具有静息张力的Ⅰ型纤维为主（74%~86%）　盆底肌含有的Ⅰ型纤维高于人体其他部位的骨骼肌（48%）。Ⅰ型纤维收缩缓慢而持久，不易疲劳，又称慢颤纤维，在静息状态下维持盆底肌的持续张力以保持盆底的稳定与器官闭合；Ⅱ型纤维收缩快、易疲劳，又称快颤纤维，在腹压增加时快速收缩以保持器官闭合及在排泄时快速牵拉开放排泄管道。两种纤维在氧化酶和磷酸化酶的分布以及神经运动终板的形态上均不相同，表明两者具有不同的生理特性。

3. 盆底肌兼有随意性和不随意性两种运动功能　盆底内括约肌为平滑肌或不随意肌，能维持长期收缩而不疲劳，有较高的静息压，约占肛管总压力的80%，在尿道和肛门自禁中起主要作用。最近研究发现，肛门外括约肌的下部与内括约肌呈肌性连接，并与肛门纵肌纤维交织。Shafik不仅证实了肛门外括约肌中有平滑肌束，还通过犬实验发

现,内括约肌全部切除后刺激外括约肌中平滑肌增生,手术后肌电图显示外括约肌静息张力增强。还有学者证实,肛提肌是由横纹肌与平滑肌混合而成的混合型肌(compound muscle),成人肛提肌的深层(会阴面)为横纹肌,浅层(盆腔面)为平滑肌,愈向内侧靠近肛管直肠结合部的肛提肌内的平滑肌纤维愈多。

4. 盆底肌的神经支配含有躯体神经和自主神经两种成分 近来研究证明,自主神经不但作用于盆底的平滑肌,对骨骼肌也有作用。它借助于其末梢释放的递质——类肾上腺素清除肌肉中酸性代谢产物,改善骨骼肌易疲劳的弱点。

(二) 盆底肌的电生理特点

盆底肌的电生理活动与人体其他部位的骨骼肌有明显的区别。其一,盆底骨骼肌具有正常的自发性电活动,睡眠时也不静息。人体其他部位的骨骼肌没有,若出现则为异常。其二,因盆底肌以 I 型小纤维为主,故盆底肌的动作电位较小。有研究将电极分别插入外括约肌和耻骨直肠肌,在静息状态下记录到外括约肌电活动频率为 2～5 次/秒,幅度为 0.25～1mV;耻骨直肠肌频率为 3.5～7 次/秒。它们均有持续、低频张力性收缩,呈单个型放电。从动作电位的振幅和时限看,耻骨直肠肌较外括约肌为高;从动作电位的形态看,90% 的电位不紊乱,提示盆底肌各组肌肉静息时低频张力性动作电位的电场在时间及空间上呈同步性变化。排便活动时,耻骨直肠肌及外括约肌的波幅明显下降,但两者并不是同时下降,耻骨直肠肌先下降,3 秒钟后外括约肌松弛,30 秒钟后两肌电位均下降到最低水平,未出现短暂的电静息。这种持久性张力活动对于维持盆底的稳定和正常功能是必需的。

盆底肌电生理的这种特点,乃因盆底的功能特殊及盆底肌的解剖特殊使然。盆底肌中混有平滑肌和含有较多的 I 型肌纤维,使盆底肌的内在弹性增加,尤其是平滑肌的作用。因为平滑肌的张力是肌源性的,富有伸展性、持久性,能自发产生节律性收缩,是不随意的运动。Shafik 发现,盆底肌的电活动随腹内压升高而递增,直立位时的 EMG 较平卧位时活动增强,提示盆底肌的张力活动受腹内压和内脏重量双重影响,电活动增加是为了维持直肠、尿道和阴道的正常位置,阻止腹内压对器官功能造成不良影响。因而推测,持续收缩且不疲劳的平滑肌之所以出现于盆底骨骼肌中,可能是盆底长期耐受来自腹腔内脏和腹内压的作用而导致的组织学改变,有利于盆底功能的加强与维持。

在肛门尿道的开合运动中,运动单位肌电图结合尿动力学与肛门测压法检查显示盆底肌具有很好的协同性。

20 世纪 80 年代以来,不少学者用单纤维肌电图(single fiber electromyography,SFEMG)技术测定盆底肌运动单位的肌纤维密度(fiber density,FD)。正常人耻骨直肠肌和外括约肌的纤维密度为 1.5～2.0f/1 个。纤维密度增大多见于便秘或失禁患者,提示与支配盆底肌的神经损害或神经肌肉接头病变有关。

二、盆底的神经传导

盆底的神经传导,包括感觉神经传导与运动神经传导。

盆底的运动传导通路起自脊髓前角的运动神经元,其发出的躯干神经直接到达骨骼肌,中途不需要交换神经元,在神经肌肉接头处经突触释放乙酰胆碱,传递信息,激发骨骼肌运动。骨骼肌的正常功能是在运动传导通路的结构、功能完好的基础上实现的。耻骨尾骨肌中肌梭的发现,提示盆底存在一个精细的反馈系统控制着盆底肌的张力。

(一) 盆底的阴部神经传导

关于盆底肌的神经传导,目前研究最多的是阴部神经(pudendal nerve)。阴部神经是支配盆底肌的运动神经,起自脊髓 $S_2～S_3$ 周边的 Onuf 核,在梨状肌和尾骨肌之间经梨状肌下方的坐骨大孔离开骨盆进入臀部。然后横过坐骨棘(ischial spine,IS),伴随阴部内动脉通过坐骨小孔再进入骨盆,在近闭孔内肌处穿入阴部管并沿着坐骨肛门窝外侧壁行走。在阴部管前端后部发出直肠下神经后再分成两个终末支:会阴神经和阴蒂背神经。

直肠下神经穿过阴部管内侧壁,和直肠下血管一起穿过坐骨肛门窝,分布于肛门外括约肌、肛管下部及肛门周围皮肤。约20%的受检者,直肠下神经直接起自骶丛。会阴神经与会阴动脉向前伴行,分成阴唇后神经和肌支。阴唇后神经与直肠下神经皮支及股后皮神经汇合分布于阴唇皮肤,肌支分布于肛提肌及肛门外括约肌前部、会阴浅横肌、会阴深横肌、球海绵体肌、坐骨海绵体肌和尿道括约肌。骨盆底肌肉,尤其肛提肌,也受 $S_2～S_4$ 骶神经分支的直接支配。这是一个重要的概念,因为阴部神经损害未必导致骨盆底肌肉的功能异常。女性的阴蒂背神经非常小(图5-2-6)。

将人体双侧阴部神经阻滞,阴道压力降低,泌尿生殖裂孔扩大,耻骨直肠肌电活动减少。证明了阴部神经对盆底肌的支配及其重要性。

(二) 盆底的中枢神经通路

关于高级中枢对盆底肌的调控机制,了解甚少,至今尚未在大脑皮质发现盆底肌的投射区域。仅有一些推测,可能与大脑额叶和锥体外系等有关。目前,一般认为排尿、排便及性活动反射的低级中枢在骶部脊髓($S_2～S_4$),是自主神经和躯干神经相结合的通路。这种情况可能有利于排尿、排便及性活动时的共济协调。但是各中枢的位置关系和确切的神经通路尚不清楚,有待进一步深入研究。

三、盆底功能障碍的神经生理学检查

(一) 盆底的神经生理学检查

盆底的神经生理学检查有助于了解盆底失神经支配、阴部神经疾病及其与盆底功能障碍之间的关系。目前用于盆底功能障碍的神经生理学检查主要有肌电图、神经传导速度测定及骶神经反射等。

1. 运动单位肌电图 运动单位由脊髓前角的一个运动神经元及其发出的轴突,以及轴突纤维通过神经终板支配的若干根骨骼肌纤维组成,它是运动神经系统最小的功能解剖单位,也是肌肉收缩的基本单位。在一个运动单位中,骨骼肌纤维是最终的效应器。

运动单位肌电图是通过对运动单位电位(motor unit

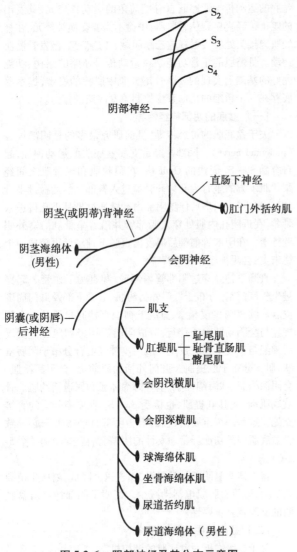

图 5-2-6　阴部神经及其分支示意图
注意:白色椭圆形表示部分直接受
骶丛分支支配的肌肉

potential,MUP)的分析,评价肌肉的神经支配状态及肌肉功能,可提供正常肌肉、失神经/神经损伤的肌肉或肌病性肌肉的信息。在三种状态下进行分析:静息状态下的肌电活动(自发性电活动分析)、轻度主动收缩时的肌电活动(MUAP 分析)以及最大主动收缩时的肌电活动(干扰模式分析)。分析参数包括振幅、时程、波形及放电频率。目前最成熟的方法是转折-波幅分析。常使用中央细针电极肌电图(CnEMG)。

(1) 静息状态下的肌电活动(自发性电活动):肛提肌、耻骨直肠肌和外括约肌在静息状态下均呈低频率的连续电活动,每秒返折数为 18.7±9.7,电压较低;平均振幅为(149.2±21.3)μV。没有正锐波、纤颤电位、束颤电位等异常波形出现。

(2) 模拟排便时,盆底肌放松,盆底肌电活动显著减少,每秒返折数下降至 9.3±6.9 或呈电静息,振幅降至(51.5±16.7)μV。

(3) 轻度主动收缩时的肌电活动(MUAP):轻度收缩

盆底肌时,可出现分开的单个 MUP,若仅记录到一个运动单位的 MUAP,振幅、间隔应相同,称为单纯相。CnEMG 即是以单个 MUP 作为分析对象,以 MUAP 作为分析基础,分析内容包括振幅、时程、相位、放电频率。据文献报道,盆底骨骼肌运动单位振幅为 200 ~ 600μV;电位时程为 5 ~ 7.5ms;电位相位以单相、双相及三相多见,双相及三相者占 80% 左右。超过四相者称为多相电位,老年人中多见。轻度主动收缩时肌肉具有正常的放电频率。

(4) 中度或最大主动收缩时的肌电活动(干扰模式):盆底肌中度收缩时,肌纤维放电频率增加,有多个运动单位参加活动,难以分出单个 MUP,故出现混合相。盆底肌最大收缩时,几乎全部运动单位均参加收缩,放电频率明显增加,不同的 MUP 相互干扰、重叠,出现完全干扰型。这时,每秒返折数可达 311.2±85.4,振幅为(548.5μV±94.7)μV。

神经源性损伤时出现正锐波、纤颤电位、束颤电位等异常的自发性电活动,MUP 显示大振幅、长时程、多时相及不完全的干扰模式;肌病性损伤时 MUP 显示低振幅、短时程及完全的干扰模式(图 5-2-7)。

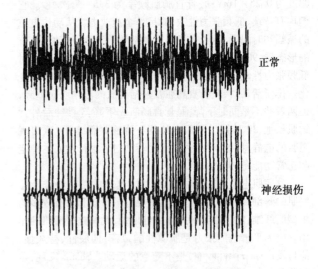

正常

神经损伤

肌肉损伤

图 5-2-7　最大主动收缩时的干预模式
神经损伤的干预模式:振幅升高、动作电位的数目减少和放电速度加快;
肌病性的干预模式:振幅下降、动作电位数目正常;显示肌肉收缩更弱

2. 神经传导速度测定　神经传导速度测定是目前诊断和治疗盆底功能障碍最常用的神经电生理学检查方法,包括阴部神经末梢运动潜伏期(pudendal nerve terminal motor latency,PNTML)和会阴神经末梢运动潜伏期(perineal nerve terminal motor latency,PeNTML)测定。在坐骨棘水平给予刺激使阴部神经纤维去极化,然后记录所诱发的肛门括约肌或尿道括约肌的收缩反应,分析诱发反应各参数来评估神经功能。常用的参数是运动神经潜伏期和波幅。因传导距离不详,故实际传导速度无法计算,用潜伏期来代替。神经传导潜伏期指从 EMG 上表现为刺激伪迹开始到

动作电位出现的起始点为止的一段时间,包括三段时间:末梢神经传导时间、神经肌肉接头传递时间和肌膜冲动传递时间。神经反应时间仅由被刺激的最快的传导纤维决定,因此不能反映全部的传导纤维。诱发电位波幅是另外一个重要的参数,反映所测神经纤维的数量和同步兴奋的程度,可大致估计出发挥功能的神经和肌肉的总量;但是波幅测量的准确性较差,尚需综合分析。没有公认的异常标准,通常当>2.4ms时,认为 PNTML 被延长;当>2.6ms,认为 PeNTML 被延长。

阴部神经受损时,神经纤维发生脱髓鞘改变,触突去极化速度减慢,表现为神经传导速度减慢,潜伏期延长,骨骼肌反应延迟。若触突断伤,则表现为神经动作电位波幅的下降。

3. 骶神经反射　骶神经反射(sacral nerve reflex)的测定可评价会阴神经和(或)盆丛的神经反射弧的完整性,该反射弧的传入、传出神经均在阴部神经内,中枢在脊髓 $S_2 \sim S_4$。骶神经反射包括肛门反射和球海绵体肌反射。

(1) 肛门反射:肛门反射(anal reflex)指刺激肛周皮肤引起的肛门外括约肌收缩。现常用电刺激代替机械刺激,用肌电图记录电位代替肉眼观察肌肉收缩,可使分析更加精确。电刺激引起的肛门反射包括短时程的早期反应和长时程的晚期反应,早期反应潜伏期是 5~8ms;晚期反应的潜伏期与刺激强度有关,当给予 3.6mA 刺激强度时,其潜伏期为 200ms,增加刺激强度后潜伏期可降至 50ms。

(2) 球海绵体肌反射:球海绵体肌反射(bulbocavernosus reflex,BCR)指挤压阴蒂头引起的肛门外括约肌的收缩,亦称阴蒂-肛门反射。用电、磁、或机械性刺激会阴神经,记录肛门外括约肌和球海绵体肌内的电极的反应测出反应时间。反应时间受刺激强度影响。如 PNTML 一样,尚没有公认的标准。通常,突触少的第一种成分的反应时间若>45ms,被认为异常。因其易学、易掌握,比临床评价更敏感,该反射已被广泛应用于骶神经疾病的检查。

当阴部神经至骶髓的神经反射通路受损时,则表现为两种反射的缺失、潜伏期或反应时间延长、电位振幅降低。

(二) 盆底功能障碍的神经生理学评价

已公认,阴道分娩是 PFD 的独立高危因素。有研究认为,妊娠也是独立于分娩以外的导致 PFD 的高危因素之一。阴道分娩可损伤肌肉与神经,肌肉的损伤可以是直接损伤,也可通过神经的损伤造成肌肉失神经支配而萎缩、肥大。阴部神经在坐骨棘水平以下沿骨盆侧壁走行,易受到压迫,或被牵拉伸展,或因血液供应受阻而缺氧,尤其阴道分娩时在宫口扩张、胎头下降过程中更容易造成损伤。Swash 提出,当会阴异常下降 2cm 时,阴部神经被拉长20%,超过了可复性损伤的12%,阴部神经损伤已不可逆。周围神经损伤后的主要病理改变是节段性脱髓鞘、轴突变性和 Wallerian 变性以及神经再生;神经电生理学检查表现为神经传导速度减慢,动作电位波幅减小和缺失;临床表现为不同程度的运动、感觉障碍,运动功能障碍表现为受损神经所支配的肌群肌力减弱或丧失,比如尿失禁、便失禁、阴道穹隆脱垂等;感觉功能障碍表现受损神经所支配的区域知觉减退或消失,比如会阴部麻木或感觉丧失。

1. 阴道损伤　大量的研究已证实了阴道分娩后造成盆底失神经支配,而且与继发的盆底功能障碍相关。Dietz 等用三维和四维超声对比研究了 50 名初产妇分娩前后的肛提肌情况,分娩前没有发现耻骨尾骨肌不对称或肌肉从侧盆壁分离的现象,而在 39 名阴道分娩的产妇中,14 人产后发现单侧或双侧肌肉分离,并认为这样的改变可能与产后 3 个月发生尿失禁有关。但也有学者提出,骨骼肌可以承受相当于自身原始长度 200% 的牵拉,而神经仅可承受7%~22% 的牵拉,因此神经比肌肉更加容易被损伤,肛提肌的损伤主要是神经源性的而非肌源性的。Clark 等人的研究提示,阴道分娩后存在阴部神经的损伤,并与产后压力性尿失禁有关,却无法证实阴部神经的损伤是产后 SUI 的直接诱因。Damaser 等通过动物实验测量切断了双侧阴部神经雌鼠的漏尿点压和尿道最大关闭压,发现显著低于未切除组,直接为该假说提供了实验依据,但神经损伤的具体机制尚不清楚。Tetzsohner 等对 146 名孕妇进行前瞻性研究,发现妊娠期阴部神经潜伏期延长但不明显,而分娩后显著延长。多因素分析表明阴部神经潜伏期的增加与产次、胎头吸引、年龄有关,而与剖宫产、胎儿头围、胎儿体重无关。该研究还发现,产后出现尿失禁者其阴部神经潜伏期延长较尿控正常者差异有显著性,认为阴道分娩是对盆底神经支配最初的损伤。Snooks 等研究显示,在压力性尿失禁患者中,42% 阴道分娩 2~3 天后出现阴部神经末端运动潜伏期延长,异常最明显者为经产妇、第二产程延长以及产钳分娩的产妇;60% 在 2 个月后异常有恢复,经产妇恢复最差;对部分经产妇随访 5 年,显示支配肛门外括约肌的阴部神经分支其隐性损害仍持续存在,随着时间而变得更加明显。表明阴道分娩造成的损伤不是立即发生,但却持久,产次愈多,损伤愈重。

2. 压力性尿失禁(stress urinary incontinence,SUI)　近年来,国外在盆底肌电图及阴部神经传导方面的研究主要为研究 SUI 的病因、治疗选择和治疗评估。

大量的研究已经证实了 SUI 与盆底神经病和尿道括约肌/肛提肌失神经支配有关。Gilpin 等发现,合并或不合并 POP 的 SUI 患者耻尾肌后部肌纤维核中心位移增多,提示这些患者的肛提肌组织学上存在部分失神经支配的证据。Aanestad 等运用转折-波幅分析技术研究了 SUI 患者耻骨直肠肌和肛门外括约肌的干扰型电活动,发现:①在静息状态下 SUI 患者耻骨直肠肌和肛门外括约肌的肌电干扰型转折数/秒和波幅以及肌纤维密度均较对照组增高,提示这些肌肉存在再神经支配;②在肌肉呈最大收缩状态下 SUI 患者耻骨直肠肌和肛门外括约肌的肌电干扰型较对照组稀疏并且转折数/秒比正常对照组减低,提示存在运动单位的丧失;③在静息和膀胱灌注过程中,SUI 患者尿道内压均较对照组降低。认为 SUI 患者盆底失神经支配后再神经支配不完全,导致了继发性肌肉损伤,从而不能维持正常的尿道内压。Smith 等研究发现,无 SUI 的未产妇和经产妇其阴部神经至肛门外括约肌和尿道外括约肌以及耻骨尾骨肌的传导时间相似;但在 SUI 和(或)脱垂的患者,阴部神经至肛门外括约肌的潜伏期显著延长,而其肛门控制均正常,认为 SUI 和盆腔脏器脱垂患者均存在盆底部分神经损伤;SUI 患者(伴或不伴脱垂)阴部神经至尿道外括约肌潜伏期显著延长,而仅有脱垂者,潜伏期在正常范围之内,认为在SUI患者中,支配尿道括约肌的阴部神经分支受到了选择性损伤,表明神经损伤可能发生在远端。Smith的研究还表明,用尿道括约肌末端潜伏期这一参数可将SUI女性与尿控正常的女性区别开来。Bakas等研究发现,与对照组比较,SUI患者的阴部神经至尿道括约肌的末端潜伏期显著延长,并且最大尿道闭合压显著降低。由此可见,SUI是多因素的结果:尿道横纹肌部分失神经使尿道闭合力减弱,盆底肌失神经引起吊床作用减弱。也有不同的研究结论。Barnick等运用同心圆针电极技术研究33例SUI患者以及年龄、产次相匹配的对照组尿道外括约肌的MUP,发现尿道横纹肌失神经与再神经支配很普遍,无临床意义。由于检查的MUP样本量小,其研究结果遭到质疑。

最近有一些研究表明,肌电图检查可预测治疗的效果。Kenton利用定量肌电图检查74名Burch手术后的女性的尿道括约肌,发现治愈的女性比失败的女性有较好的尿道括约肌功能。Mazo等运用同心圆针电极技术发现,在尿道括约肌存在轻度再神经支配的SUI患者中,Kegel运动的疗效好于失神经和重度再神经支配者的疗效,认为同心圆针肌电图检查可以指导选择盆底的康复治疗。

3. 便失禁(faecal incontinence,FI)　神经生理学检查的另一个重要作用就是诊断便失禁的神经学原因。CnEMG与骶神经反射是常用的有效检查。阴部神经牵拉损伤所致的特发性便失禁,与肛门外括约肌失神经支配有关。这类患者,肛门反射早期反应的潜伏期延长。与产科损伤相关的失神经支配约占特发性便失禁的3/4,是便失禁最常见的原因。任何原因引起会阴下降可表现为阴部神经和阴部运动神经元的病变,肛门感觉下降,最终导致便失禁。

现有的神经生理学检查尚不完善,干扰因素较多,有时检查结果与临床不符,因此需多种检查结合,综合判断。该检查在神经科的应用已很成熟,妇产科医生对此却知之甚少。尤其应用于盆底功能障碍的神经生理学研究中,更应理解盆底的结构是复杂的,结构间的相互作用更是复杂的;损伤严重的不一定有症状,症状严重的损伤可能很轻微。因此损伤与功能障碍并不总是对等的。

四、神经系统疾病对盆底功能的影响

1. 脑损伤　许多影响大脑状况的疾病会改变直肠或者膀胱功能,包括脑血管意外、痴呆、脑肿瘤、脑积水、多发性硬化以及大脑前-中叶的损害。逼尿肌和直肠的反射亢进、逼尿肌括约肌协同失调及括约肌放松不受约束等与失禁相关。此外,如痴呆、前额叶的损害等可导致不适当的排尿和排便。尿动力学和肛门压力测定联合运动EMG检查有助于鉴别这些失调。

2. 帕金森/多系统萎缩(MSA)　两种疾病的肠和膀胱功能障碍都很常见。尿动力学检查显示逼尿肌反射过度、逼尿肌括约肌失调,或逼尿肌无反射。临床以便秘为主,是结肠运动性下降、直肠感觉降低和耻骨直肠肌在通便时不

能正常收缩所致。Onuf核神经元的变性是MSA的特征,表现为尿道和肛门括约肌的EMG出现异常的自发性活动和病理性的运动单位电位。因此,有学者推荐肛门括约肌的CnEMG可作为区分这两种疾病的检查,尤其在症状发生的前5年。

3. 脊髓损伤　该类患者中肠和膀胱功能障碍很常见,损伤的部位和时间决定功能障碍的程度。在急性损伤后即刻为脊髓休克阶段,表现为膀胱和肠无反射。在开始恢复阶段,如果损伤在骶束以上,膀胱活动通常会恢复。脊髓损伤位点和肠功能障碍的关系没有和膀胱功能障碍的关系清楚。肛提肌和肛门括约肌也会发生不协调收缩,导致不协调排便。在一项包括115名脊髓损伤后患者的研究中,发现几乎所有患者都有排便紊乱。因为该病对上运动神经元影响较大,因此神经生理学检查通常是正常的。

4. 脊髓圆锥和马尾损伤　脊髓的终末部分是脊髓圆锥,包含大部分支持盆底肌的前角细胞,这部分结构的损伤将出现上下运动神经元的连接受损的症状。马尾神经来源于较低脊髓的神经根,在$L_1 \sim L_2$水平从脊髓圆锥走行到较低的腰椎和骶椎的椎孔,因解剖位置,该部分易因腰骶间盘疾病和其他外伤而受损伤。马尾损伤只有下运动神经元症状,且通常是不对称和单侧的。除尿动力异常外,肛门压力测定提示感觉缺失和肛门直肠正常收缩缺乏。脊髓圆锥患者,盆底肌可能还有失神经支配。

5. 腰骶神经丛损伤　可由盆腔外伤、放疗、糖尿病、恶性肿瘤和罕见的产伤引起。症状与损伤的原因和位点有关。肠和膀胱功能障碍常见,尤其累及盆丛时。尿动力学和肛门压力测定可提示肛门直肠无反射;神经生理学检查发现失神经支配,PNTML和PeNTML可能被延长,骶反射单侧或双侧异常。

6. 周围神经病　会阴神经末梢单独损害常与分娩有关,同时也显示与SUI、便失禁和盆腔器官脱垂的发生发展有关。尿道和肛门括约肌以及球海绵体肌的CnEMG表现为失神经化,PNTML和PeNTML可能被延长,骶反射可能被延长或缺失。少数将出现会阴感觉异常。分娩后肛提肌神经损伤也常见,表现为肛提肌失神经支配及会阴末梢神经病。

7. 盆丛神经损伤　盆丛断裂可能发生在骨盆骨折、放疗和少见的产科损伤中;直肠癌根治术、宫颈癌根治术也会引起损伤。最常见的是副交感与交感神经损伤导致排尿功能改变,膀胱直肠感觉可能下降。膀胱功能障碍将在6个月内恢复,若合并其他神经损伤,也可能永久不恢复。典型情况下自主神经试验是异常的。盆底和低位分支的神经生理学检查可显示躯体神经受累的程度。

(罗来敏　张睿)

参 考 文 献

1. 那彦群,郭震华.实用泌尿外科学.北京:人民卫生出版社,2009
2. 丛惠伶,廖利民.中枢神经系统对排尿的控制和调节.中国康复理论与实践,2008,14:1011-1012
3. Anand K Patel, Christopher R Chapple. Pathophysiology of urinary incontinence Renal and urology. Renal and urology,2008,Published

by Elsevier Ltd

4. Petros P. 女性骨盆底：基于整体理论的功能、功能障碍及治疗. 罗来敏主译. 上海：上海交通大学出版社，2007

5. 张东铭. 盆底肛直肠外科 理论与临床. 北京：人民军医出版社，2011

6. Mark D. Walters, Mickey M. Karram. 妇科泌尿学与盆底重建外科. 王建六主译. 北京：人民卫生出版社，2008

7. 张睿，罗来敏，冯亮，等. 正常阴道分娩和选择性剖宫产对初产妇下尿路解剖位置的影响. 上海交通大学学报（医学版），2006，26(12)：1409

8. 张睿，罗来敏. 产后压力性尿失禁的病理生理机制. 国外医学妇产科学分册，2005，32(1)：26

9. Wallner C, van Wissen J, Maas CP, et al. The Contribution of the Levator Ani Nerve and the Pudendal Nerve to the Innervation of the Levator Ani Museles：a Study in Human Fetuses. Eur Urol, 2007, Nov 20

10. Dietz HP, Shek C. Levator avulsion and grading of pelvic floor Muscle strength. Int Urogynecol,2008,19(5)：633-636

11. Pucciani F, Boni D, Perna F, et al. Descending perineum syndrome：Are abdominal hysterectorny and bowel habits linked? Drs colon Rectum,2005,48(11)：2094

12. Dietz HP. Pelvic floor trauma following vaginal delivery. Curr Obstet Gynecol,2006,18(5)：528

13. Dietz HP, Lanzarone V. Levator trauma after vaginal delivery. Obstet Gynecol,2005,106(4)：707

第三章

盆底功能障碍性疾病的流行病学

第一节　盆底功能障碍性疾病的患病率

女性盆底功能障碍性疾病（female pelvic floor dysfunction,PFD）包括一组因盆腔支持结构缺陷、退化、损伤及功能障碍造成的疾病。以盆腔器官脱垂、尿失禁、肛门失禁、慢性盆腔疼痛为常见问题。

一、尿　失　禁

国际尿控协会（International Continence Society, ICS）将尿失禁（urinary incontinence, UI）定义为任何非自愿的尿液漏出。由于在临床医师、流行病学家及患者之间对 UI 的定义存在差异,缺乏一致性,限制了流行病学调查的精确性和一致性,另外,对不同人群的调查、不同的研究方法和问卷形式也导致了不同研究结果的差异,UI 的患病率波动在 6% ~ 72%之间。挪威大型 EPINCONT 研究对 1995 ~ 1997 年间 27 936 名 20 岁以上乡村居民症状的问卷调查表明,25%有不自主溢尿症状,压力性尿失禁（stress urinary incontinence, SUI）是 UI 最常见的类型,约占 50%。亚洲地区部分学者对中国台湾 1581 名 20 岁以上社区女性用布里斯托问卷进行入户调查,UI 患病率为 53.1%,其中 SUI 的患病率为 18%。日本对 1743 名 65 岁以上社区老人入户调查表明,UI 患病率为 10%。

（一）不同类型的 UI 的患病率

UI 的患病率在不同类型中有差异。Hunskaar 等通过邮寄问卷（制订问卷,包括 13 个问题,如是否有咳嗽、大笑时漏尿等）对欧洲 4 国（法国、德国、西班牙、英国）29 500 名成年家庭女性进行问卷调查,表明 SUI 在西班牙人中患病率最低（23%）,在法国、德国、英国患病率分别为 44%、41%和 42%。在美国,SUI 患病率为 12% ~ 25%,急迫性尿失禁（urge urinary incontinence, UUI）患病率为 1.6% ~ 9.9%,混合型尿失禁（mixed urinary incontinence, MUI）患病率为 9% ~ 17%。中国成年女性尿失禁的多中心大样本的流行病学调查（2006 年）结果显示:UI、SUI、UUI 和 MUI 患病率分别是 30.9%、18.9%、2.6%和 9.4%;其中 SUI 是最常见的类型,占女性 UI 构成比的 61%。

在我国不同地区之间各型尿失禁的患病率也有差异。朱兰等调查发现北京地区成年 UI 患病率为 38.5%（2008/5221）,SUI、UUI 和 MUI 的患病率分别为 22.9%（1197/5221）、2.8%（147/5221）和 12.4%（649/5221）。随着年龄的增长,MUI 患病率明显增加。厦门社区中 UI 患病率为 38.78%（1339/3453）,其中 SUI 患病率 23.52%（812/3453）,MUI 患病率 10.72%（370/3453）,UUI 患病率 3.91%（135/3453）,其他类型尿失禁患病率 0.64%（22/3453）。

（二）不同种族的 UI 患病率

UI 患病率可能与种族有关。Nygaard 调查发现在西班牙裔、非西班牙裔白人、非西班牙裔黑人和其他种族中 UI 患病率无明显差异,而 Dooley 的调查研究发现白种人和墨西哥裔美国人 SUI 患病率是黑人的 2 倍。黑种人 UUI 患病率为 11%，而白种人和墨西哥裔美国人 UUI 患病率仅有 7.5%。Thom 等专门评估了 UI 患病率在种族和族裔群体中的差异，患病率最高的为西班牙裔妇女，约为 36%，其余依次为白种人（30%）、黑种人（25%）和亚裔美国人（19%）。在 Fenner 的研究中，白种人与黑种人 SUI 患病率分别为 39.2% 和 25%，而 UUI 患病率在白种人和黑种人中分别为 11% 和 23.8%。

（三）不同年龄的 UI 的患病率

UI 患病率随年龄增长而增加。Nygaard 报道在美国 40~59 岁妇女 UI 患病率为 17.2%，80 岁以上 UI 患病率为 31.7%。Thom 等回顾性综合分析 21 项研究显示老年妇女发生任何类型 UI 平均患病率为 34%，生育年龄妇女 UI 平均患病率为 25%，SUI 是年轻妇女中最常见的尿失禁类型，而 UUI 和 MUI 在老年妇女中常见。

（四）不同严重程度的 UI 的患病率

Sandvik 严重指数（Sandvik severity index）包括漏尿的频率和每次漏尿的量，Melville 利用 Sandvik 严重指数评估尿失禁的严重程度，研究结果提示轻度尿失禁的患病率为 9%，中度尿失禁的患病率为 15%，而重度的尿失禁患病率为 18%。在中国，王建六等对北京郊区妇女 202 例进行流行病学调查发现 UI 患病率为 35.3%（67/190 例），以轻度尿失禁为主（占 82.1%），UI 合并子宫脱垂占 31.3%，合并阴道前壁膨出为 59.7%，合并阴道后壁膨出为 44.8%。

UI 严重程度也表现为对妇女生活质量的困扰，许多妇女即使不存在尿失禁症状，但下尿路的其他症状如尿频也严重影响着她们的生活质量。3 个多中心研究发现，下尿路症状患病率约为 59.2%~76.3%，而在人群中 UI 的患病率为 9.3%~14.8%。

（五）不同定义的 UI 的患病率

Nygaard 等将 UI 定义为至少每周或每月漏尿，呈明显滴状漏尿者。结果显示在美国 20 岁以上妇女人群中 UI 的患病率为 15.7%。而 Dooley 等将 UI 定义为过去 12 个月内发生过漏尿者，其结果提示 UI 的患病率高达 49.6%，Waetjen 等在相同的中年妇女人群中将 UI 分别定义为每月至少一次和每周至少一次漏尿，结果显示 UI 的患病率从 46.7% 下降到 15.3%。因此，UI 定义的不确定，影响了 UI 患病率的流行病学调查结果。

二、盆腔器官脱垂

ICS 将盆腔器官脱垂（pelvic organ prolapse，POP）定义为由于盆底组织退化、创伤、先天性发育不良或某些疾病引起损伤，张力减低导致盆底支持功能减弱，使女性生殖器官和相邻脏器向下移位，包括阴道前壁脱垂、阴道后壁脱垂、阴道穹隆脱垂和子宫脱垂，可伴有膀胱膨出、肠膨出和肠疝。近年来，有关 POP 的流行病学调查主要是根据妇科检查结果或仅根据患者的症状定义脱垂，而综合考虑客观及主观症状定义脱垂并做流行病学的研究很少。

妇女健康协会（Women's Health Initiative，WHI）以妇科检查的结果评估 POP 发生及程度，并进行流行病学问卷调查，结果发现在美国 50~79 岁的妇女发生 I~Ⅲ度 POP 的患病率为 41.1%，膀胱膨出的患病率为 24.6%~

34.4%，直肠膨出的患病率为 12.9%~18.6%。两项研究采用临床常用的脱垂定义即脱垂到达或超过处女膜缘及使用 POP-Q 评分评估脱垂程度进行美国中西部人群的流行病学调查，在 4 年的随访中发现脱垂的患病率在 23.5% 至 49.4% 之间。这些研究都没有考虑患者的主观症状。另外有些研究以患者症状评估脱垂，常用的问题是"您能见到外阴有东西脱出或感觉到阴道下坠感吗？"基于对这个问题的肯定回答，在美国有脱垂症状妇女的患病率为 2.9%~5.7%，研究也发现尿路梗阻症状和阴道有膨出物是脱垂相关的常见症状。

Walker 等针对发展中国家的流行病学调查显示，POP 的平均患病率为 19.7%，国内王建六等调查了北京郊区 202 例妇女中 POP 患病情况及其对生活质量的影响，调查结果显示子宫脱垂 49 例（25.8%）、阴道前壁膨出 79 例（41.6%）、阴道后壁膨出 61 例（32.1%）。宋岩峰等在对厦门社区成年有性生活史的女性的流行病学调查中发现本市社区盆腔器官脱垂的患病率为 22.07%（762/3453），调查 718 例普通妇科门诊发现阴道脱垂患病率为 25.9%，但以脱垂为就诊原因的仅 4.9%。以上各研究中均发现，随着年龄的增长，POP 的患病率也逐渐增加。

三、肛门失禁

肛门失禁（anal incontinence，AI）包括非自愿的气体、黏液、液体或固体粪便从肛门排出。跟其他盆底器官功能障碍性疾病一样，肛门失禁的流行病学结果高度依赖研究者对肛门失禁定义的范围。大部分的流行病学研究只包括了粪失禁（fecal incontinence，FI），而不包括排气失禁。

由于不同研究者对粪失禁的定义不同，在美国不同的流行病学研究结果提示妇女粪失禁的患病率在 2.2%~24% 之间。来自失禁的生殖风险研究（reproductive risks of incontinence study at kaiser，RRISK）显示：粪失禁的总的患病率为 24%，其中少于每月一次粪失禁的患病率为 19%，每月都有发生粪失禁的发生率为 3%，至少一周发生一次粪失禁的患病率为 2%，每天都有发生粪失禁的患病率少于 1%。在这个研究中，肛门失禁总的发生率为 71%，其中 40% 的患者有粪失禁合并排气失禁。Whitehead 的研究表明，美国妇女中液体大便失禁的患病率为 6.4%，固体大便失禁的患病率为 2%，黏液性大便失禁的患病率约为 3%。在国内宋岩峰等学者调查结果显示厦门社区中，女性粪失禁的患病率为 1.27%（44/3453）。

四、膀胱疼痛综合征

膀胱疼痛综合征（bladder painful syndrome）是基于尿频、尿急、膀胱或盆底疼痛的临床诊断。ICS 将膀胱疼痛综合征定义为"一种与膀胱充盈相关的耻骨上疼痛，并伴随其他症状，如白天和夜间排尿次数明显增加，同时除外泌尿系感染和其他病理病变"。另外，ICS 仍然保留间质性膀胱炎（interstitial cystitis）的诊断，主要指"有典型的膀胱镜下表现和组织学特征"，否则，应诊断为"膀胱疼痛综合征/间质性膀胱炎"。因不同文献对膀胱疼痛综合征定义的严格程度不同，其患病率也不一致。国外统计资料显示间质性膀胱炎/膀胱疼痛综合征多见于30~50岁的中年女性,目前美国已确诊的患者有43 500~90 000例,发病的中位年龄为40岁。美国护士健康研究(nurses health study,NHS)的两项研究(NHS-1与NHS-2)显示:女性的患病率分别为52/10万人与67/10万人,确诊年龄54.4岁与35.8岁,确诊的平均时间分别为5.3年和7.1年。Leppilahti等依据O'Leary-Sant得分及膀胱镜检查结果研究间质性膀胱炎/膀胱疼痛综合征的患病率,结果在680/100 000至300/100 000之间。Parsons等根据盆腔疼痛症状及问卷调查方式诊断间质性膀胱炎/膀胱疼痛综合征,结果提示其患病率约为22%。儿童期膀胱有问题的人群成年后患病率为正常人群的10倍;以往有泌尿系感染病史的人群患病率是正常人群的2倍;国内尚无明确的流行病学统计资料。但在Warren的研究中表明,以前被诊断为间质性膀胱炎或膀胱疼痛综合征的患者,只有66%达到ICS的标准。

五、膀胱过度活动

膀胱过度活动(overactive bladder,OAB)是一种综合征,主要包括尿急,伴有或不伴有尿失禁,通常还有尿频和夜尿增多。随着老年人的不断增多,OAB患者的数目也在不断上升。OAB在妇女中的患病率约为7.7%~31.3%,其中美国妇女中白种人OAB的患病率约为17%,加拿大妇女白种人的患病率约为21%,欧洲妇女中的患病率约为13%~17%,台湾妇女中的患病率为16%~19%,中国妇女的患病率约为8%,日本妇女的患病率约为11%,伊朗妇女的患病率约为18.2%。在Milsom的研究中发现欧洲妇女中有OAB症状的患者约为17.4%,其中14%有尿频,9%有尿急,6%有UI,有65%OAB患者严重影响生活质量。Stewart在研究国家膀胱过度活动评估项目(National Overactive Bladder Evaluation,NOBLE)中发现,OAB在美国妇女中的患病率为16.9%,其中干性OAB及湿性OAB的患病率分别为7.6%和9.3%。妇女干性OAB的患病率在44岁时达到高峰,而湿性OAB的患病率随着年龄的增加而增加。

王驭良等对北京市西城、海淀、石景山及昌平区各3个社区≥18岁的2973名女性进行排尿情况的King健康问卷调查,被调查对象年龄18~90(43±12)岁,发现OAB总患病率为4.7%(112/2379),18岁~、30岁~、40岁~、50岁~、60岁~及≥70岁年龄组的患病率分别为2.2%、2.1%、4.7%、7.9%、9.8%及9.1%,城区患病率为2.0%,郊区为8.1%。

综上所述,女性盆底功能障碍性疾病的患病率随年龄的增长而增高,但由于不同的研究资料中研究人群、研究方法及诊断标准的不同,导致统计结果存在较大的差异,为实现流行病学资料的可靠性需进一步完善各类盆底功能障碍性疾病的诊断及评估标准。

(王苏　张晓薇)

第二节　盆底功能障碍性疾病发病的相关因素

目前认为PFD是衰老、妊娠及分娩、肥胖、慢性腹压增加、遗传等单因素或多种因素叠加作用的结果。Bump等将这些因素依据对女性盆底功能障碍性疾病发生发展的影响分为四类:倾向因素(predisposing factors)、失代偿因素(decompensating factors)、刺激因素(inciting factors)以及促进因素(promoting factors)。

一、倾　向　因　素

(一)PFD家族史

PFD不仅发生于老年女性,亦可见于年轻未产妇,由此推测PFD可能与遗传因素有关。近期一篇关于遗传因素对POP影响的meta分析提示:多数POP患者具有家族史,POP的发生有明显的遗传倾向性(OR 2.58,95% CI 2.12~3.15)。Buchsbaum等调查了101组已生育的女性与其未生育的同胞亲姐妹,研究观察到虽然姐妹间有生育史的差别,但绝经后盆腔器官脱垂的程度却很相似,说明遗传因素对POP发生的重要影响因素。文献报道PFD家族发病率大约为60%。Jack等调查了10例POP家族史阳性的女性患者,经遗传学分析发现在POP家族中呈不完全的显性遗传模式,包括母源性与父源性,患者一级亲属患POP的风险比普通人群高5倍。另外,在同样具有POP阳性家族史的患者中,母亲或姐妹曾接受过手术治疗的患者的发病的风险更高(OR 3.1,95% CI 1.4~3.0)。然而,PFD的家族聚集现象并非完全由遗传因素所决定,还受家庭生活方式、饮食习惯、社会经济状况等因素影响。一项针对双生姐妹(3376例单卵双胎及5067双卵双胎)的临床对照研究表明,单卵双胎姐妹PFD的发病率非常相似,而双卵双胎姐妹遗传因素及不同环境因素对其发病的影响各占40%。

(二)遗传性的结缔组织疾病

有学者认为PFD是全身结缔组织疾病的一部分,盆腔结缔组织包括胶原、弹性纤维、平滑肌以及微纤维,结缔组织中胶原蛋白和弹性蛋白维持盆底韧带和筋膜的强度及弹性,结缔组织中胶原成分改变,平滑肌数量的减少,都可能会引起PFD的发生。有静脉曲张、疝、痔、关节过度活动、腹部皮纹史的患者,PFD的发生风险增大。患有马方综合征、皮肤松弛症以及Ehlers-Danlos综合征的女性具有更高的PFD发病率,其中马方综合征患者中33%伴有POP,而Ehlers-Danlos综合征中有高达75%的患者发生了POP。同时两种疾病中分别有42%和50%的患者合并SUI。

(三)种族差异

早期针对PFD遗传学病因调查发现:PFD发病趋势存在种族差异,可能的原因包括社会人口统计差异、种族文化及生活方式影响,以及女性盆底组织与骨质骨盆形态的种族差异。Rizk等的调查显示健康白种妇女与非白种女性相比具有更大的肛提肌裂孔和骨盆,这种差异导致腹压传输至盆底的程度与方向不同,间接地影响盆底支持结构的完整性。临床病例统计资料结果与这项结论一致,POP的发生在白人更多见,亚洲人其次,黑人少见。既往研究证实各人种UI的发病率因种族间发病危险因素差异而存在差异,美国一项队列研究调查了2109名中老年妇女,结果显示拉美妇女、美国白人妇女、美国黑人妇女及亚裔美国妇女UI发病率分别为36%、30%、25%、19%,亚裔美国妇女和美国黑人妇女 SUI 的发病率比美国白人妇女低,但急迫性尿失禁(urge urinary incontinence,UUI)发病率与美国白人妇女相似。Novielli 等调查发现 UI 患病率在美国黑人妇女和白人妇女分别是 62%、67%,两者虽没有显著的统计学差异,但两者发生 UI 的危险因素不同,美国黑人妇女发病与高体重、子宫切除手术史有关,而激素补充治疗两者的发病都有所增加。

二、失代偿因素

(一)年龄

随着年龄的增长,人体各项生理功能在经历着从功能旺盛到衰退的转变,身体素质下降、雌激素水平降低、肌肉松弛、神经功能减弱以及全身各系统的疾病(如:糖尿病、高血压)的发生等,衰老的复杂过程逐步导致盆底支持组织松弛和张力减退,近端尿道等盆底器官的下移,发生 PFD 的风险增加。Swift 等对 18～83 岁的美国妇女(1004 例)调查发现:以每隔 10 年为一年龄段,每一年龄段较前一个年龄段 POP 的患病率增加 40%,OR 值为 1.38。朱兰等对我国北京、兰州、太原、大连、佛山、成都、无锡 7 个城市 19 024 例 20～99 岁妇女 UI 流行病学调查结果显示:我国成年女性 UI 总患病率为 30.887%,20～29 岁者患病率最低,为 7.59%,≥90 岁者患病率最高,为 64.77%;与 30 岁以下女性比较,30～40 岁者 SUI 患病风险高 1.6 倍(OR 1.600,95% CI 1.272～2.013),50～60 岁为 SUI 患病的第 1 个高峰期(OR 2.279,95% CI 1.725～3.010),随着年龄的增长,患病率略有下降,≥90 岁者患病率再次上升(OR 3.206,95% CI 1.584～6.490);MUI 的患病率随年龄增长一直呈上升趋势,≥80 岁者 MUI 成为主要的 UI 类型。Perry 等调查显示粪失禁在 40～60 岁和 65 岁以上的成年女性患病率分别为 0.9% 和 2.3%。

(二)雌激素水平

PFD 的患病率在绝经后明显增加,约 60% 的严重脱垂发生于 60 岁以后,推测低雌激素对 PFD 的发生有一定影响。盆底筋膜和韧带中存在有雌激素受体,表明盆底组织是雌激素作用的靶器官,故体内雌激素水平可能与盆底支持组织的状态有关。雌激素水平低下,结缔组织局部血供差,局部神经的营养不良,使局部组织不能有效修复,总胶原蛋白含量减少,盆底结缔组织变薄弱,张力下降并失去弹性,导致脱垂的发生;尿道黏膜萎缩,黏膜下血管减少,引起尿道闭合障碍,使 UI 患病风险增加。

然而,关于绝经后雌激素水平下降对 PFD 发生的影响尚存在争议。Nygaardl 等调查的 270 位女性中,给予雌激素和甲羟孕酮进行激素补充治疗(hormone replacement therapy,HRT)后与安慰剂比较,6 年之间,两者 POP 患病率没有统计学差异(P>0.05)。多数研究发现使用 HRT 治疗的妇女,UI 的患病风险是增加的。Goldstein 等研究发现雌激素长期替代治疗对绝经后 SUI 患者并无治疗作用,绝经后行 HRT 的妇女与未行 HRT 的妇女比较,患 SUI 的危险性反而增加 1.9 倍。Grodstein 等通过 39 436 例 50～75 岁绝经妇女应用 HRT 的前瞻性队列临床研究发现:绝经后 HRT 增加了 UI 患病的风险,与激素使用的途径及类型无关,且 HRT 患者停药 10 年后患病风险与从未使用 HRT 者相似。HRT 增加 UI 患病风险的具体机制目前尚未明确,可能与绝经后盆底组织的雌激素受体水平降低有关。

三、刺激因素

(一)产科因素

1. 妊娠 妊娠可能是独立于分娩以外导致盆底功能障碍性疾病发生的高危因素之一,文献报道 50% 的女性在妊娠后发生轻度的 POP。其原因可能有以下几点:①妊娠期间,子宫的位置逐渐变垂直,脊柱前弯,盆底组织逐渐承受到向前下方的压力,直接作用于扩大的生殖裂孔区,盆腔器官脱垂或膨出的风险增加;②盆底神经肌肉和胶原纤维受孕期激素(雌、孕激素、松弛素等)的影响,逐渐扩张伸展,组织松弛;③随妊娠期进展,子宫右旋可压迫右侧髂静脉,导致血液回流障碍,使盆底组织缺氧而代谢失衡。Hove 等对 2921 名 45～85 岁妇女进行横断面研究,经多变量分析显示,妊娠期 POP 发病风险增加(OR 2.06),人群归因危险度百分比(PAR%)为 17.8%。Glazener 等报道,妊娠期约 23%～67% 的妇女发生 UI,分娩后会减少至 6%～29%,而妊娠期的 UI 以 SUI 为主。

2. 分娩 分娩创伤是目前被普遍接受导致盆底功能障碍性疾病发生的高危因素之一,可引起盆底神经肌肉损害和(或)耻骨宫颈筋膜撕裂损伤,阴道分娩的机械损伤主要发生于第二产程,随着胎先露的下降仰伸,胎头通过泌尿生殖膈间隙,可导致耻尾肌的高度扩张和神经肌肉软组织损伤,破坏邻近的筋膜。胎头着冠可使会阴体极度扩张而损伤阴部神经,而神经损伤可导致肛提肌功能异常和肌肉萎缩,尿道膀胱连接部支持受损。以上一系列改变可导致 PFD 的发生。在第二产程延长、器械助产和巨大儿分娩时,胎头对盆底肌肉和神经的机械压迫及扩张更持久,损伤更显著,当盆底支持结构的承受能力超出生理性改变所能适应的范围,会造成永久性损伤。随着产次增加,更加重了分娩对盆底组织的机械损伤。

Casey 等对产后 219 天的 10 643 例妇女进行的调查发现,腹压助娩 UI 的发生率是其他危险因素的 2 倍(P = 0.04)。Pregazzi 等调查的 537 名阴道分娩后 3 个月的产妇中初产妇 UI 发生率为 8.18%,经产妇发生率为 20.25%。Farrell 等调查 593 名产后 6 个月初产妇的 UI 发生率,剖宫产者为 10%,阴道顺产者为 22%,产钳助产者为 33%。文献报道大约 30% 的妇女在首次阴道分娩后发生尿失禁。Groutz 等对 145 例阴道顺产的初产妇、100 例因梗阻性难产行剖宫产妇女和 118 例选择性剖宫产妇女进行产后为期 1 年的随访,发现因梗阻性难产行剖宫产的妇女术后 SUI 的发生率与阴道顺产的妇女 SUI 发病率相似。说明选择性剖宫产对盆底结构具有保护作用,梗阻性难产者剖宫产术前盆底组织可能已发生了不可逆性的损伤,此时剖宫产并不能降低 PFD 的发病率,而器械助产更使 PFD 风险增大。

女性 FI 最常见的病因是阴道分娩导致肛门括约肌损伤。第二产程胎头压迫产道,会阴体下降膨出,常直接造成肛门括约肌损伤,甚至断裂。Sultan 等对 202 例产妇在孕 34 周、产后 6 周及产后 6 个月分别进行了观察,发现在经阴道分娩后初产妇和经产妇均发生了肛门静息压和收缩压下降,出现会阴体下降,阴部神经传导潜伏期延长。而23例经剖宫产分娩的产妇,均无这些变化。超声检查提示28例初产妇(35%)和21例经产妇(44%)发生了肛门括约肌损伤,在21例经产妇中,有19例肛门括约肌损伤是发生在初次阴道分娩时,表明初次阴道分娩造成的肛门括约肌损伤的风险最大。

PFD的患病风险随产次的增加逐渐升高。牛津大学开展的一项计划生育研究,对17 000名妇女进行了为期17年的追踪随访,发现与未经产女性相比,经历1次、2次、3~4次分娩的妇女,其因POP需入院治疗的患者分别是未经产女性的4倍、8倍、9~10倍。Hendrix等研究结果显示:初次分娩可能使子宫脱垂和阴道前后壁脱垂的风险增加一倍,此后每增加一次分娩,POP的风险率增加10%~21%。Alling等研究也发现:单次分娩者SUI的患病率高于未分娩组(OR 2.2),分娩2次和3次者,OR值分别为3.9、4.5。

(二)妇科因素

随着盆底修复手术的增多,医源性因素对PFD的致病影响也逐渐引起重视。研究发现子宫切除是SUI的一个独立的患病因素,可能与子宫切除手术中各个支持组织、韧带被切断有关。阴道穹隆脱垂是子宫切除术后较常见的远期并发症,Clark等通过回顾性队列研究发现既往有子宫切除术史的妇女,发生POP的手术平均间隔时间为19.3年。

POP还常发生在盆底重建术后,单一盆腔腔隙的重建术可能诱发术后另一腔隙的脱垂或膨出,如:阴道前壁修补术,阴道旁修补术,特别是Burch手术和阴道无张力吊带手术后将使阴道轴向前移位屈曲,增大了直肠子宫窝的宽度,腹腔内压力作用于该间隙及阴道后壁,可导致阴道后壁脱垂及直肠膨出;而阴道后壁修补术,尤其是骶棘韧带固定术则可能使阴道轴向后移位,在此情况下腹腔内压力的作用方向指向阴道前壁,术后则易发生阴道前壁膨出或SUI。我国大样本流行病学调查资料显示有盆腔手术史的女性发生尿失禁的风险分别是无此疾病史女性的1.28倍。

(三)其他病史

糖尿病、卒中、高血压、慢性呼吸系统疾病等与UI发病有一定的相关性,疾病本身以及服用治疗药物均可诱发或加重UI的症状。治疗药物如α-肾上腺素受体拮抗剂Hytria和Minipres等由于抑制膀胱颈部关闭而引起SUI的发病;利尿剂由于抑制尿液的重吸收而使肾脏产生的尿液增多,从而加重原有的UI症状。

糖尿病患者长期处于高血糖状态而引起的代谢功能紊乱,逐渐引起周围神经运动传导速度减慢和盆底神经损伤,与排尿反射相关的神经纤维减少,使排尿反射的发生受到影响,从而出现尿失禁症状。糖尿病还易致泌尿系统感染可刺激膀胱,降低膀胱的顺应性、增加膀胱压力,不能很好的容纳尿液,从而降低膀胱的控制功能,造成尿道括约肌功能不全而发生SUI。有研究表明:糖尿病的病程与尿失禁发病率相关,病程≥10年糖尿病患者UI发生率明显高于

病程<10年患者。尿失禁在卒中患者中发病率为17%,在症状得到控制的卒中患者中为7%(OR=2.8)。我国流行病调查发现有呼吸系统疾病史的妇女发生尿失禁的风险增加1.342倍。

四、促 进 因 素

(一)肥胖

大量研究证实肥胖增加了PFD风险,可能原因包括:肥胖导致腹内压增加,继发膀胱内压增高和尿道高活动性;肥胖者常伴有血脂异常,致使血液流变及膀胱神经的分布异常。肥胖程度常用体重指数(body mass index,BMI)来反映。Hendrix等通过对27 342名妇女横断面研究结果提示:在控制了年龄、健康状况等混杂因素后,肥胖导致POP的危险度增加了40%~75%。Swift等发现与体重正常的妇女相比,BMI≥25者发生POP的风险增加2倍。Emily等调查了体重指数与女性PFD患病风险的关系,结果显示:35>BMI≥30、40>BMI≥35、BMI≥40三个层次的肥胖者中PFD发病率分别为:44%、53%、57%。BMI≥30的女性PFD发病率为46%,其中POP 9%,SUI 24%,膀胱过度活动症(overactive bladder,OAB)22%,FI 29%;BMI<30的女性PFD发病率为32%,其中POP 6%,SUI 12%,OAB、FI 22%。两者的比较具有统计学差异。但Kudish等研究证实≤45岁的妇女中,超重并未增加POP的危险,可能由于低龄妇女的盆底支持组织尚能应对肥胖带来的腹压增加,而随着年龄的增长及雌激素水平的降低,盆底支持结构的衰弱无法应对肥胖带来的压力而失代偿,导致高龄妇女POP的发病风险增加。我国成年女性的调查显示,腰围≥80cm女性发生SUI的风险是腰围<80cm女性的1.381倍,可见UI与腰臀比例增长有关。

(二)生活方式

1. **慢性腹压增加**　慢性腹压增加已被公认为PFD发病的重要危险因素之一。我们日常生活中的一些不良的生活方式常导致慢性腹压升高,如:慢性咳嗽、长期便秘、重体力劳动、长期站立或负重以及穿紧身胸衣、用力屏气、脊髓疾病需要自行长期腹压排尿,反复机械性的腹压增加破坏了盆底支持结构而引起PFD。

慢性增加的额外的腹压(慢性便秘、肥胖、慢性咳嗽、重复的举重物工作)是POP的众所周知的危险因素。便秘患者长期存在腹直肌和肛门括约肌紧张,使患者长期处于高腹压状态,导致会阴体下降,阴部神经断裂和神经病变阴部神经支配尿道括约肌的损伤可引起尿道的神经支配和功能紊乱,导致尿道阻力下降,促使或加重PFD。Huang等在亚洲-美洲妇女的PFD的流行特征、发病的危险因素的调查发现:便秘是PFD发病的相关因素(OR 1.4,95% CI 0.9~5.4)。Spence等采用病例对照研究方法探索肠道功能障碍性疾病与子宫阴道脱垂的关系,结果显示患POP的患者中发病前有排便用力和便秘者占61%,而未患POP的妇女中仅为4%,提示排便用力和便秘与POP的发生显著相关。便秘的女性发生尿失禁的风险是无便秘女性的1.166倍。

2. **饮食习惯**　PFD发病与饮食有关,全脂肪摄入(特

别是饱和脂肪酸)与 SUI 发生明显相关(OR=2.02,95% CI 1.09~1.84),胆固醇摄入增加也增加患 SUI 的风险(OR=2.09,95% CI 1.40~3.14),而碳水化合物是 SUI 发病的保护因素。维生素 B$_{12}$与锌(Zn)在肉类食物中含量高,摄入量过多会增加 SUI 风险,高 Zn 浓度能改变血浆脂蛋白结构,损害机体免疫系统,间接增加 SUI 风险。

吸烟嗜酒与尿失禁的发病有关。烟草中的尼古丁可刺激膀胱不稳定收缩,吸烟还可干扰胶原合成,并且与不吸烟者相比,吸烟者常出现更剧烈和更频繁的咳嗽,可增加腹压,增加 UI 发病率。BUMP 等研究发现:每天吸烟 20 支以上者发生尿失禁的危险性高于不吸烟和吸烟量少者;同时还指出,即使近期已戒烟者,其患尿失禁的危险性与吸烟者类似,甚至患病率更高。饮酒的女性发生尿失禁的风险是不饮酒女性的 1.305 倍,可能与酒精对中枢有抑制作用有关,过度饮酒导致大脑皮质抑制,出现膀胱的神经功能及尿道括约肌功能障碍,从而发生 UI。

(三)人文社会因素

经济状况、文化程度及职业种类与 PFD 的发生具有一定的相关性。文化水平低、经济状况落后的人群 PFD 患病率较高,这与此类人群保健意识不够完善,从事体力劳动有关。我国成年女性 UI 患病率的城乡分布比较发现:城市成年女性尿失禁标准化患病率为 25.30%,农村成年女性尿失禁标准化患病率为 31.10%,农村成年女性尿失禁患病率略高于城市,各种类型的尿失禁患病率在城乡的分布和发展趋势也有所差别,除 UUI 的患病率农村低于城市外,其余各种类型的尿失禁患病率,农村均高于城市(P<0.01)。Han MO 等报道从事重体力劳动的女性中 SUI 患病率为 53.0%,家庭妇女 18%,脑力劳动者 15.4%。Woodman 等调查结果显示各工作种类的女性 POP 发病风险比较:重体力劳动者>家庭主妇>服务行业>技术行业>管理行业。

针对上述女性 PFD 发病的危险因素,采取相应的预防措施是有必要的。首先,应普及女性盆底功能障碍性疾病的相关知识,重视有倾向因素人群的宣教,提高全民防治意识;其次,规范计划生育体制,提倡住院分娩,正确处理产程,注重围产期保健,避免产后过早从事体力劳动,做好产后早期宣教和随访,及时发现新发 PFD,并给予及时治疗,对产后可能患 PFD 的高危人群,指导其进行规范化的盆底肌锻炼;最后,推崇健康的生活方式和饮食习惯,增加水和纤维素摄入,改善排便习惯,避免过多的负重,减少吸烟饮酒,避免过度肥胖,对伴发疾病如糖尿病、咳喘、便秘等进行有效的治疗,以减少对盆底功能的影响。

(许丽　张晓薇)

第三节　盆底功能障碍性疾病对生活质量的影响

盆底功能障碍性疾病主要以 UI、POP 和 AI 对生活质量的影响最为突出,其中 UI 已经成为影响女性心理的疾病之一,它使女性感觉尴尬,威胁到女性的自尊,从而影响女性的社会地位,严重影响女性的生活质量。UI 可以引起患者不安、窘迫、缺乏自信导致患者逐渐脱离社会生活,影响患者的身体和心理健康,瓦解患者的人际关系。对于此,患者通常会形成一系列的适应性行为和策略,如减少社交活动、穿防护衣、使用护垫、随身携带更换衣服等以减少尿失禁发生时的尴尬。严重 POP 患者的身体形象受到影响,症状性 POP 是 PFD 中最少见的,其发病率为 2.9%~6.0%。粪失禁是 AI 中最常见的一种类型,与年龄、产次、直肠切除史和产科因素所引起的括约肌撕裂伤有关。而 AI 的人均发病率为 0.5%~11%,然而有些研究报道绝经后女性发生 AI 的概率高达 15%。

一、生活质量评价方法

(一)问卷类型

评价盆底功能障碍性疾病对患者行为和生活健康影响的最有效的方法是选用通过认证的能被患者充分理解的心理学问卷。现有多种关于女性盆底功能障碍性疾病的问卷。但是其中大部分是用于评估下尿路症状的,也有关于女性粪失禁和 POP 的问卷。大致分为三类:①测量患者特异性病症的表现及严重程度(症状问卷);②测量生活质量(生活质量问卷);③测量性功能(性功能问卷)。目前,仍难以准确的评估粪失禁对患者生活质量的影响。

(二)问卷具备的心理学特性

一个可能被用于研究或实验的问卷必须具备以下三个重要的心理学特性:实用性、可信性及可应答性。简而言之,实用性就是指问卷是否容易被用于测量。可信性是指问卷可以被重复用于测量的能力,可应答性是指问卷能可靠地测量所有疗效,可以测量所有临床上有意义的改变。问卷的心理学验证是一个很漫长的过程,需要在不同的人群中反复进行验证。

二、各类型问卷介绍

(一)症状问卷

症状问卷被用于评估特定病症或症状综合征的表现和严重程度,以及这种症状对患者的困扰程度。症状问卷可以很简短,如 Sandvik 严重性指数的两个问题,评估尿失禁的严重程度;也可以很复杂,如盆底障碍测试包含了 46 个问题,测量不同盆底症状引起的临床表现及对患者的困扰程度。以下列举了国际推荐使用的症状问卷(表 5-3-1)。

(二)生活质量问卷

健康相关生活质量(HRQOL)是指人们对健康的总体感觉,有很多测量相关因素,包括:社会、心理、情感健康(不限于这几种)。HRQOL 的测量可以分为以下两种:一般和个体特异性测量。一般 HRQOL 用于评估人们健康和患病的大致范围。其优点在于可以比较不同人群,不同病种之间的差异,但是不能评估特定疾病对人们生活质量的特定的影响。比较常用的是 SF-36 和 EuroQOL ED-5Q。

个体化 HRQOL 用于测量特定疾病对 HRQOL 的影响。可以更深刻评估特定的项目,观察疾病发展过程。比一般 HRQOL 更容易对疾病的变化进行应答。其缺点是只能用于特定疾病和特定的人群,不能与一般人群或其他组别进行比较。

表 5-3-1　国际推荐使用的症状问卷

推荐使用的盆底功能障碍性疾病的症状学问卷	Recommended symptom questionnaires for women with pelvic floor disorders
女性盆底功能障碍性疾病的症状学问卷	Symptom questionnaires for women with pelvic floor disorders
尿失禁	Urinary incontinence
尿失禁严重指数	Incontinence Severity Index
国际尿控协会尿失禁问卷简表	International Consultation on Incontinence Questionnaire short form(ICOIQ-SF)
泌尿生殖疾病问卷	Urogenital Distress Inventory(UDI)
泌尿生殖疾病问卷简表	Urogenital Distress Inventory short form(UDI-6)
Kings 健康问卷	Kings Health Questionnaire
布里斯托女性下尿路症状问卷(BFLUTS)	Bristol Female Lower Urinary Tract Symptom Questionnaire
粪失禁	Fecal incontinence
韦克斯纳标准	Wexner Scale
粪失禁严重指数	Fecal Incontinence Severity Index(FISI)
克利夫兰临床粪失禁评分	Cleveland Clinic Fecal Incontinence Score
所有盆底障碍(尿失禁,粪失禁,盆腔脏器脱垂)	All pelvic floor disorders(UI,FI,POP)
盆底障碍测定	Pelvic Floor Distress Inventory(PFDI)
盆底障碍测定简表	Pelvic Floor Distress Inventory short form(PFDI-20)

注:A. 表中所列条款均具有有效性、可靠性和可应答性,除了粪失禁列表需要进一步心理学检测外。B. PFDI 和 PFDI-20 可以用于所有类型盆底功能障碍性疾病的妇女,如:尿失禁、肛门失禁和盆腔脏器脱垂

(三)性功能问卷

性功能状态被认为是评估盆底功能障碍疾病疗效重要的指标之一,虽然现在有很多实用可靠的性功能问卷,但是它们用于评估盆腔脏器脱垂或盆底功能障碍性疾病时作用却很有限。Daker-White 在 2002 年的最新系统综述鉴定了 14 个实用并可靠的男性或女性的性功能问卷,尽管如此,只有两个问卷符合最高的标准并被推荐使用:McCoy 女性性功能问卷(MFSQ)和女性性功能指数(FSFI)。女性盆腔脏器脱垂或尿失禁的个体化问卷是盆腔脏器脱垂或失禁性功能问卷(PISQ)。PISQ 实用并可靠,包括 31 个项目和三个部分:行为/情感,身体和配偶身体。PISQ-12 是 PISQ 的简表。表 5-3-2 列举了国际推荐使用的生活质量问卷。

表 5-3-2　国际推荐使用的生活质量问卷

推荐使用的女性盆底功能障碍相关的生活质量和性功能问卷	Recommended quality of life(QOL)and sexual function scales for women with pelvic floor disorders
女性盆底功能障碍相关的生活质量和性功能问卷	Quality of life and sexual function scales for women with pelvic floor disorders
一般生活质量问卷	Generic quality of life questionnaires
个体化生活质量问卷	Condition-specific quality of life questionnaires
尿失禁	Urinary incontinence
尿失禁问卷	Incontinence Impact Questionnaire(IIQ)
尿失禁影响问卷	Incontinence Impact Questionnaire short form(IIQ-7)
尿失禁生活质量问卷	Incontinence Quality of Life Questionnaire(I-QOL)
Kings 健康问卷	Kings health questionnaire
急迫性尿失禁问卷	Urge Incontinence Impact Questionnaire(Urge IIQ)
粪失禁	Fecal incontinence
粪失禁生活质量问卷	Fecal Incontinence QOL Scale(FIQL)
曼彻斯特健康问卷	Manchester Heath Questionnaire
所有盆底障碍(尿失禁,粪失禁,盆腔脏器脱垂)	All pelvic floor disorders(UI,FI,POP)

推荐使用的女性盆底功能障碍相关的生活质量和性功能问卷	Recommended quality of life(QOL) and sexual function scales for women with pelvic floor disorders
盆底功能障碍问卷	Pelvic Floor Impact Questionnaire(PFIQ)
盆底功能障碍问卷简表	Pelvic Floor Impact Questionnaire short form(PFIQ-7)
性功能问卷	Sexual function questionnaires
女性性功能指数	Female Sexual Function Index(FSFI)
McCoy 女性性功能问卷	McCoy's Female Sexual Function Questionnaire(MFSQ)
脱垂和失禁性功能问卷	Prolapse and Incontinence Sexual Function Questionnaire(PISQ)
脱垂和失禁性功能问卷	Prolapse and Incontinence Sexual Function Questionnaire short form(PISQ-12)

注:A. 以上列举的所有工具都具有有效性和可靠性。除《大便失禁病人 QOL 标准》、《曼彻斯特健康问卷调查表》、PISQ 以及 PISQ-12 外,都有足够的反应性。B. PFIQ 以及 PFIQ-7 可以用于女性各种盆底疾病中已有尿道、肛门直肠和盆腔脏器脱垂领域。C. FSFI 是一份整体的关于性功能的问卷。《McCoy 女性性生活问卷调查表》仅适用于绝经期后女性;PISQ 以及 PISQ-12 用于伴有脱垂和(或)尿失禁的性活跃的女性

(四) 几种调查问卷的简介

【尿失禁影响问卷调查表】 (IIQ)是女性尿失禁的一种特定情况生活质量问卷调查表。这份问卷包含 30 个题目并且可以用来评估下泌尿道症状对一系列日常活动和情感的影响程度,它包含 4 个领域:旅行、社交、情感以及体力活动。它是一份用来评估女性尿失禁的有效的、可靠性以及反应性好的问卷并广泛使用于评估下尿道症状对盆腔脏器脱垂的女性 HRQOL 的影响。

【尿失禁生活质量问卷调查表】 (I-QOL)是包含 3 个领域(避免性/限制性行为;心理社会影响;社会窘迫感)、22 个条目的问卷,其设计是用来在临床试验中评估失禁对女性和男性的影响。已被译为多种语言并且在大量的不同人群中显示出可靠性和有效性。尽管 I-QOL 仅仅只有中等度的反应性,但与其他适用于女性盆底疾病的问卷不同的是,代表临床重要变化的分数最小的变化都已被评估过(最小的临床重要差别或 MCID)。IQOL 的 MCID 是指分值改善大约为 2% ~5%,这意味着垫子重量减少 25%、膀胱日志上失禁发作次数减少 25%,并且等同于患者在治疗后自认为"稍微好转"所引起的变化。

【Kings 健康问卷调查表】 是一份包含 32 条目的问卷,用来评估与 HRQOL 和尿失禁相关的 10 个领域方面的内容。它起源于英国,但是有 26 种语言版本。它具备好的心理测验学特性,并且与 I-QOL 相同,其 MCID 已被确定。在该调查表的 10 个领域的任一领域,只要相对于基线而言至少有 5 个点的变化(总共 100 个点)都提示在临床上这方面有临床意义的改善。对于症状严重性问卷调查表来说,用来评估女性大便失禁特殊情况的 HRQOL 方法没有用于女性尿失禁的好。

【大便失禁生活质量标准】 (FIQL)是在美国结肠直肠外科手术协会支持下制定的一份 22 条目的工具,从以下 4 个方面对肛门失禁的影响进行评估:生活方式、处理/行为、沮丧/自我感觉以及窘迫感。《曼彻斯特健康问卷调查表》是女性大便失禁的《Kings 健康问卷调查表》的一个修订版,它包括了生活质量八个领域的所有条目和一个症状严重性标准。《FIQL 标准》和《曼彻斯特健康问卷调查表》

已经显示具有足够的有效性和可靠性,但是其反应性尚待确定。

【盆底疾病对病人的影响问卷调查表】 (PFIQ)是现阶段唯一一份用来评估盆腔脏器脱垂对患者生活质量影响的具有有效性、可靠性和反应性的特殊情况问卷调查表。临床医师和研究者们可以用它来评估下尿路症状、下胃肠道症状已有盆腔脏器脱垂症状对于所有盆底疾病的女性的生活质量影响程度。与 PFDI 相同,它包括尿道、肛门直肠以及盆腔脏器脱垂标准并且具备好的可靠性和有效性。同样,它在接受外科手术和非外科手术治疗的盆腔脏器脱垂的女性中显示出反应性。PFIQ-7 是 PFIQ 的简要版,PFIQ 包括 IIQ-7 以及肛门直肠脱垂标准。

三、PFD 生活质量影响问卷的运用

(一) UI 生活质量影响问卷的运用

尿失禁对患者生活质量造成严重影响,带来沉重的社会负担和经济负担。评价尿失禁对生活质量的影响的工具有:膀胱日记和问卷。尿失禁生活质量影响问卷已在前文中列出,现简单介绍 UI 对生活质量影响问卷运用状况:

1. UI 对生活质量影响问卷 Tulay Basak 在对土耳其妇女尿失禁的研究中运用尿失禁生活质量问卷(I-QOL)评估尿失禁对生活质量的影响,发现尿失禁患者 I-QOL 的中位分值为 46.36,其对土耳其妇女生活质量的影响处于中等水平,其中混合性尿失禁造成社会窘态的水平最高。Waleed Altaweeld 的研究中运用 UDI-6 和 IIQ-7 评估尿失禁对生活质量的影响,发现尿失禁对患者生活质量的影响严重,但研究存在一定的局限性,因为 UDI-6 只适用于急迫性尿失禁和压力性尿失禁。H. Stenlund 等最近的研究发现个体化问卷:国际尿控协会尿失禁问卷-下尿路症状生活问卷(ICIQ-LUTSqol)在评估压力性尿失禁患者生活质量影响时具有更好的可靠性。Fátima Faní Fitz 运用 Kings 健康问卷评估盆底肌肉训练对尿失禁患者生活质量的影响,发现经过 3 个月盆底肌肉训练后患者 Kings 健康问卷分值如对健康的影响、尿失禁的影响、日常生活的影响、体力的影响、社会地位的影响、个人关系、情感的影响、睡眠及尿失禁的严

重程度等都较前显著降低,认为盆底肌肉训练可以显著改善尿失禁患者的生活质量。

2. 抗 UI 手术对生活质量的影响　M. K. Chor 的研究中发现 TVT-O 术后 1～4 年的随访中患者 UDI-6 和 IIQ-7 问卷的分值均较术前明显降低,尿失禁手术能改善患者的生活质量。Hassan S 运用尿失禁生活质量问卷(I-QOL)评估 TVT 术后 3 个月、6 个月、9 个月生活质量的影响,发现 TVT 手术可以改善患者的生活质量,I-QOL 的分值均较前显著降低。Ates Karateke 在评价经阴道无张力悬吊术对尿失禁患者生活质量的影响时运用了 IIQ-7、P-QOL、PISQ-12、UDI-6 问卷进行生活质量的评估,IIQ-7、P-QOL、PISQ-12、UDI-6 术前分值均高于术后分值,阴道无张力悬吊术可以显著提高患者的生活质量。

(二) POP 生活质量影响问卷的运用

盆腔器官脱垂和尿液、气体和粪便失控均能给受累妇女的社会关系和身心健康带来显著的影响。与尿失禁和粪失禁相比,关于盆底器官脱垂造成的社会和心理改变的特定文献资料很少。

1. POP 对生活质量影响问卷　Kaven Baessler 等设计一份澳大利亚人的盆底问卷,其涵盖了盆底功能障碍所有方面的问题,包括严重程度、困扰程度和个体化问卷,并与 McCoy 女性性功能问卷、泌尿生殖疾病问卷简表比较,证实其有较好的可信度,易于临床操作,但其有效性和可重复性还需要进一步临床研究证实。Mladenović Segedi 等运用 PFDI-20 和 PFIQ-7 评估 PFD 妇女生活质量的前瞻性随机对照实验中发现 PFD 患者两种问卷的分值都较正常对照组低,认为 PFD 会降低患者的生活质量及身体形象。

2. 抗 POP 手术对生活质量的影响　生殖器官脱垂手术治疗的目标不仅要达到解剖学的纠正,还要达到功能的恢复包括症状的改善和生活质量的改善。目前国内外临床资料显示手术治疗可以改善重度生殖脱垂患者生活质量。Ganatra 等在一篇关于腹腔镜手术治疗生殖器官脱垂的综述中报道患者随访 26 个月其满意度为 94.4%。Christian Chauvin 等在使用 PFDI-20、PFIQ-7 和 PISQ-12 问卷对生殖器脱垂患者进行术后回顾性研究时,发现患者无论是接受腹腔镜手术治疗还是接受阴式手术治疗,其生活质量都较术前有显著改善。在 North C 的研究中认为腹腔镜阴道骶骨固定术不仅可以改善患者的膀胱、肠道和性生活的功能,通过 POP-Q 评分,其也有很好的解剖学恢复,他用不同的生活质量问卷(PFDI 和 PFIQ)评估患者术前术后生活质量改善情况,发现在术后两种问卷的分数都较术前明显下降。Symphorosa Shing Chee Chan 在研究影响 PFD 患者选择手术治疗的因素时发现,PFD 患者大部分有尿失禁、脱垂和肠道症状,他们的生活质量评分也是不均一的,PFDI、PFIQ 和 SF-36 进行生活质量评估发现 PFD 患者与正常妇女相比,尿失禁对患者生活质量的影响较盆腔脏器脱垂要高,而 SF-36 的分值却较低。

(三) AI 生活质量影响问卷的运用

Adam C 等关于气失禁对患者生活质量的影响的研究中运用两种不同的问卷 PFDI-20 和 PFIQ-7 进行生活质量的评估,发现无论患者是否同时合并尿失禁或盆腔脏器脱垂,气失禁对患者的生活质量都存在显著的影响。Paula de Mello Portella 运用 FIQL 和 SF-36 简表研究 AI 对患者生活质量的影响,发现 AI 的患者生活模式均发生改变,两种不同问卷的分值均处于较高水平。

盆底功能障碍性疾病严重影响患者的身体功能、情感健康和生活质量。在今后盆底功能障碍性疾病的临床研究中应加强有关 PFD 对生活质量的影响的流行病学调查,为 PFD 的诊治提供临床数据。

(张晓薇　淦亚萍)

第四节　盆底功能障碍性疾病对性功能的影响

女性性生理包括性欲、性反应周期、性反应三个方面。女性性功能障碍(female sexual dysfunction,FSD)是指女性在性反应周期中的一个环节或几个环节发生障碍,以致不能产生满意的性交所必需的性生理反应和性快感。病因包括:社会心理因素、内分泌因素、神经系统因素及疾病相关因素。任何可能影响到神经、内分泌、心理、生殖器、血管因素的疾病或药物,均可能导致 FSD。如生殖器官先天性异常、泌尿生殖器官炎症、子宫内膜异位症、妇科肿瘤、妇科手术及骨盆外伤、盆腔支持组织疾病及一些全身性疾病均可能导致 FSD,常表现性欲低下、阴道干燥、性交困难、性交疼痛等症状。

一、盆底功能障碍性疾病对性生活的影响

盆底功能障碍性疾病属于盆腔支持组织疾病,是性功能障碍的一个重要器质性病因。盆底肌肉特别是肛提肌和会阴部肌群参与女性的性反应,会阴部肌群的随意收缩能增强性唤起和性高潮,参与高潮时非随意性节律性收缩,肛提肌可调节高潮和阴道感受时的运动反应。UI 和 POP 可严重影响患者的生活质量,且不同程度地影响女性性功能。Handa V. L. 等研究发现盆底功能障碍的妇女比普通人群更易出现性功能障碍(53.2% vs. 40.4%,$P<0.01$)。

(一) UI 对性生活的影响

UI 对性生活的影响,表现在对性渴望及性活动的抑制,患者感到自己身上有尿味,害怕性生活过程有尿溢出及性生活疼痛,因此减少甚至拒绝性生活。另外 UI 常伴随阴道松弛和 POP 等也会影响性生活质量。

研究 UI 对性生活质量的影响多采用盆腔器官脱垂-尿失禁患者性功能(pelvic organprolapse-urinary incontinence sexual function questionnaire,PISQ)问卷进行评价。PISQ 问卷为 2001 年,Rogers 等专门为评价 UI 及 POP 患者性生活情况而设计的,并已经证明其有效性和可靠性。PISQ 问卷包括 3 个方面:①情感因素,包括性欲、性生活频率、达到性高潮的频度和强度;②生理因素,直接评价 UI 对性生活的影响,如性生活中有无不自主溢尿以及患者由此而产生的尴尬和恐惧心理等;③性伴侣因素,包括性伴侣对患者的盆底障碍性疾病对性生活产生影响所持有的态度和接受程度等。PISQ 问卷共设有 31 题,每题评分为 0～4 分,评分越

高提示性生活质量越高。

奥地利 Temml C 等调查了 1262 名妇女，平均年龄（49.7±13.6）岁（20～96岁），近 4 周内有 UI 情况占 26.3%，UI 者中有 65.7% 认为 UI 影响她们的生活质量；UI 的频度和程度与生活的质量相关，而与 UI 的类型无关；30.5% 的 UI 妇女因 UI 影响她们的性生活。马乐等对 251 例 UI 患者进行有关性生活方面的问卷调查，其中有 59 例患者每周性生活≥1 次，占 23.51%；84 例患者偶尔有 1 次性生活，占 33.47%；108 例患者连续超过 6 个月没有性生活，占 43.03%。因此，有规律性生活比例很低仅为 23.51%（59/251）；而基本没有性生活的患者占 76.49%（192/251），认为 UI 影响性生活比例高达 74.50%（187/251），其中有 15.14%（38/251）减少甚至拒绝性生活。多元回归分析发现：UI 与性欲下降（OR 1.96）、阴道干燥（OR 2.11）、性交痛（OR 2.04）显著相关，而与年龄、受教育程度及种族无关；有 UI 的妇女更易出现性功能障碍。大多数 UI 患者普遍认为：感到自己身上有尿味、害怕性生活过程有尿溢出、性生活有疼痛，由此减少甚至拒绝性生活。有研究显示，40% 以上 SUI 患者的性生活受到影响，而性生活中不自主溢尿是 SUI 患者的常见问题，发生率为 22%。Lionis C 对 UI 妇女调查发现 UI 患者中仅 20% 因日常活动、社交、性生活受影响就医。因此，需要广大的医护人员，通过各种渠道和方法大力开展有关 UI 知识的宣传，提高公众的健康意识，以提高 UI 患者的就诊率、提高妇女的生活质量为目标。

（二）POP 对性生活的影响

POP 由于解剖学的改变，下坠感，下腹疼痛感，性交过程的不适感；盆底修复手术后阴道狭窄，网片修复手术后网片暴露、皱缩、性伴侣不适感及疼痛等因素，会影响性生活质量。

据统计，POP 患者尤其是Ⅲ～Ⅳ度 POP 患者，与正常妇女相比，更容易在意自己的外貌形象、感觉缺乏女人味及更少的性生活。在 POP 患者中，有 31% 的患者认为 POP 阻碍了她们的性生活，主要体现在性欲减少、性兴奋减少、性高潮减少及性交困难增加。Novi 利用 PISQ 评分比较了 30 例 POP 患者及 30 例正常妇女的性功能，结果发现 POP 对患者的性生活存在消极的影响，PISQ 评分明显低于正常妇女。Milani 的研究发现阴道脱垂的患者中有 63% 的患者发生性交困难，有 12% 的患者感觉有性欲的下降。

二、盆底康复治疗对 PFD 患者性生活质量的改善的评价

1948 年 Amold Kegel 提出了盆底肌肉恢复性锻炼方法（即 Kegel 锻炼），此后盆底康复治疗日益发展并成为 PFD 的　线治疗方法。

生物反馈及盆底肌肉锻炼改善性功能的主要机制：盆底肌肉的收缩对于性高潮反应尤为重要，盆底肌肉锻炼可增强阴道肌肉收缩并相对增加阴道节律性收缩次数；盆底肌肉锻炼可通过增加运动神经元兴奋频率来改善神经肌肉功能，从而改善性唤起障碍；盆底肌肉肌力增强，可能会改变阴蒂勃起组织的解剖位置而增加在性生活过程中的敏感

性。而电刺激改善性功能的机制可能是：通过刺激阴部神经的传出纤维，重建其神经肌肉兴奋性，以增强肛提肌及其他盆底肌及尿道周围横纹肌的收缩，而肛提肌板与阴道反应及张力有关；较长期电刺激后，还可增加盆底横纹肌抗疲劳的肌纤维数量，对于阴道的节律性收缩起重要作用；同时电刺激治疗减少漏尿，从而减轻尿皮疹导致的性交疼痛。

Rivalta 等对伴有性功能障碍的 SUI 患者进行 3 个月的盆底康复治疗，包括生物反馈、低频电刺激、单纯盆底肌肉锻炼及使用阴道锤进行盆底肌肉锻炼，患者的性功能指数（female sexual function index，FSFI）均显著提高；Zahariou 等对 58 例 SUI 患者进行了长达 12 个月的盆底肌肉锻炼联合生物反馈治疗，患者 FSFI 显著提高。而也有研究结果显示，仅针对患者 UI 症状进行 12 周的生物反馈盆底肌肉锻炼或电刺激单独治疗可明显改善 SUI 症状和一般生活质量，但对性生活的改善有限，提出延长干预治疗时间并采用盆底康复综合治疗结合心理治疗，可能会显著改善 SUI 患者的性生活质量。

三、抗 UI 手术对患者性生活质量的影响

目前 TVT 术对性功能影响的研究结论仍存在较大争议。有观点认为 TVT 术造成的阴道狭窄、吊带侵蚀阴道、阴道前壁黏膜去神经化及手术本身导致的心理障碍，可能对 3%～23% 患者的术后性生活质量造成一定影响。Maaita 等研究了 TVT 术后性功能的变化，报道显示 72% 的患者术后性功能无变化，而 14% 的患者术后性功能减弱；但大多数并非因 TVT 手术本身造成，而与性欲低下或性伴侣因素相关。Yeni 等观察了性生活活跃的 SUI 患者 TVT 术后性功能的变化，并与控尿正常的妇女进行比较，结果显示 TVT 术对 SUI 患者术后性功能有负面影响，与手术造成的阴道感觉下降，性交时润滑反应减弱、阴道干燥以及阴蒂损伤有关。多达 20% 的 TVT 手术患者，术后性功能有负面影响，其中 14.6% 的患者因手术损伤阴道前壁的神经组织导致性交不适或疼痛。但多数患者认为手术并不影响术后性功能。但因大多数的研究为回顾性调查，可能存在信息回忆偏倚；另外 UI 伴发严重 POP，既往抗 UI 手术史等使病例存在不均一性；随访时间过短，大多在 1 年以内；采用的问卷不一致等因素均可能影响研究结果。

近期多数相关研究显示抗 SUI 术后性功能无明显变化或得到改善。Ghezzi 等回顾性分析了 SUI 患者术后 6 个月的性功能状况，96.2% 的患者无发生变化或得到改善，其中 87% 的患者术前性交时 UI 现象得到改善；只有 2 例患者出现性功能减退，其中 1 例是因吊带阴道侵蚀。2004 年，Elzevier 等的一项回顾性问卷调查显示，在 TVT 术后 1 年内，大多数患者性生活情况同手术前，或较手术前有一定改善。Mazouni 等的前瞻性研究显示：TVT 术后 6 个月时，20% 的患者认为性生活质量较手术前有所下降。Burch 术是治疗 SUI 的经典手术，它将阴道前壁拉向耻骨从而改变了阴道轴向，理论上手术可能会造成性生活不适，但有关研究报道，仅因 Burch 术同时行阴道后壁修补术后，患者会发生性交痛。Demirkesen 等的研究发现，接受 TVT 术和

Burch 术的患者,性生活改变无明显差异,但该项研究不能排除两种术式的不同随访时间对结果的影响。王巍等一项回顾性问卷调查显示,在术后 1 年内,可能会对患者的性生活产生一定负面影响,但 1 年后多数能恢复;TVT 术后性生活总的改善率和生理方面的性生活改善率明显优于 Burch 手术。可能的原因:因 TVT 对于混合性尿失禁也有一定疗效,术后 OAB 症状有一定程度的改善,所以,减少了性交过程漏尿的疑虑,在这一方面可能优于 Burch 手术;同时 TVT 术中对阴道壁膨出同时进行修复,使阴道解剖结构恢复正常,也可能与术后性生活的改善有关;因此,手术前有性交过程不自主溢尿的患者,术后性生活的质量改善度更高。Thakar 等随访了 51 例 SUI 及 POP 术后 4 个月患者性功能,认为术后性生活质量显著改善。

四、全盆重建手术对性生活质量的影响

盆底重建手术可纠正盆底支持组织结构,但手术造成的阴道狭窄、性交困难及组织的损伤受到广大学者的关注。随着盆底重建手术的推广,阴道网片的植入尤其是人工合成网片的广泛使用,可一定程度上恢复盆底组织的解剖结构,减少复发概率,并且也强调手术后盆底功能的恢复。但经过长期的临床结果观察,手术后盆腔疼痛、性交困难、性交疼痛和网片暴露等并发症,有可能降低患者的生活质量。

大多数的研究都证明经阴道网片盆底修复手术能够较好地恢复盆底的解剖结构,改善患者的性功能。有学者比较了 120 例患者盆底重建术前、术后性生活质量的改善情况,结果发现术前有性交困难的占 12.5%,而术后没有一例发生性交困难;术前对性欲感觉满意的占 22%,而术后对性欲感觉满意的提高到 39.7%,两者具有明显的统计学差异;术前有性高潮的占 29.7%,而术后有性高潮的提高到 40.8%。但在阴道分泌物方面,术前有 43.3% 的患者对阴道的润滑度表示满意,而术后仅有 41.6% 的患者对阴道的润滑度表示满意。另外一位学者对比研究了 31 例行 TVM 手术患者手术前后的性生活质量,结果发现术后患者性交困难的症状得到改善,与术前相比有明显的统计学差异,但在性欲、性生活满意度和性高潮方面术前与术后比较,并没有明显差异。国内朱兰的研究结果显示盆底重建术后新发性交痛及性交困难的占 16.7%,指出全盆重建术后患者的功能恢复不及解剖恢复,新发性交困难及性交疼痛的并发症不容忽视,全盆重建术可对患者的性生活产生不良的影响。国外研究报道阴道后壁的修补术,尤其是肛提肌的重建术会导致更多的新发性交困难。在阴道后路修补术的患者中,有 57% 患者发生术后的性交困难,而没有行阴道后路修补的患者发生性交困难的概率仅为 28%。

综上所述,盆底功能障碍性疾病功能障碍有较高的发生率,应该引起重视,抗 SUI 手术总体可改善性功能状态,提高患者生活质量,经阴道的盆底网片修复手术,恢复解剖后有一定程度的性功能改善,但网片或吊带皱缩或暴露,阴道狭窄诱发的术后新发性交困难或性交疼痛并发症不容忽视。

(张晓薇　温彦丽)

参 考 文 献

1. Alarab M,Bortolini MA,Drutz H,et al. LOX family enzymes expression in vaginal tissue of premenopausal women with severe pelvic organ prolapse. Int Urogynecol J Pelvic Floor Dysfunct,2010,21(11):1397-1404

2. Dooley Y,Kenton K,Cao G,et al. Urinary incontinence prevalence:results from the National Health and Nutrition Examination Survey. J Urol,2008,179(2):656-661

3. 朱兰,郎景和,刘春燕,等.我国成年女性尿失禁患病状况的流行病学研究.中华妇产科杂志,2009,44(10):776-779

4. Tinelli A,Malvasi A,Rahimi S,et al. Age-related pelvic floor modifications and prolapse risk factors in postmenopausal women. Menopause,2010,17:204-212

5. 胡浩,许克新,那彦群,等.女性尿失禁流行病学调查现状及其发病机制的研究进展.中华泌尿外科杂志,2010,31(11):786-789

6. Nygaard I,Barber MD,Burgio KL,et al. Prevalence of symptomatic pelvic floor disorders in US women. JAMA,2008,300(11):1311-1316

7. Bortolini MA,Drutz HP,LoVatsis D,et al. Vaginal delivery and pelvic floor dysfunction:current evidence and implications for future research. Int Urogynecol J Pelvic floor Dysfunct,2010,21:1025-1030

8. Fenner DE,Trowbridge ER,Patel DA,et al. Establishing the prevalence of incontinence study:racial differences in women's patterns of urinary incontinence. J Urol,2008,179(4):1455-1460

9. Waetjen LE,Feng WY,Johnson WO,et al. Association between menopausal transition stages and developing urinary incontinence. Obstet Gynecol. ,2009,114(5):989-998

10. Lukacz ES,Whitcomb EL,Lawrence JM,et al:Urinary frequency in community-dwelling women:what is normal? Am J Obstet Gynecol,2009,200(5):552 e551-557

11. Coyne KS,Sexton CC,Thompson CL,et al. The prevalence of lower urinary tract symptoms(LUTS)in the USA,the UK and Sweden:results from the Epidemiology of LUTS(EpiLUTS)study. BJU Int,2009,104(3):352-360

12. Waetjen LE,Liao S,Johnson WO,et al. Factors associated with prevalent and incident urinary incontinence in a cohort of midlife women:a longitudinal analysis of data:study of women's health across the nation. Am J Epidemiol,2007,165(3):309-318

13. Bradley CS,Zimmerman MB,Qi Y,et al. Natural history of pelvic organ prolapse in postmenopausal women. Obstet Gynecol,2007,109(4):848-854

14. Rortveit G,Brown JS,Thom DH,et al. Symptomatic pelvic organ prolapse:prevalence and risk factors in a population-based,racially diverse cohort. Obstet Gynecol,2007,109(6):1396-1403

15. Walker GJ and Gunasekera P. Pelvic organ prolapse and incontinence in developing countries:review of prevalence and risk factors. Int Urogynecol J,2011,22(2):127-135

16. Whitehead WE,Borrud L,Goode PS,et al. Fecal incontinence in US adults:epidemiology and risk factors. Gastroenterology,2009,137(2):512-517,517 e511-512

17. Moore CK. The impact of urinary incontinence and its treatment on female sexual function. Curr Urol,Rep,2010,11(5):299-303

18. Hanno P,Lin A,Nordling J,et al. Bladder Pain Syndrome Committee of the International Consultation on Incontinence. Neurourol

Urodyn,2010,29(1):191-198

19. Hanno PM,Chapple CR and Cardozo LD. Bladder pain syndrome/interstitial cystitis:a sense of urgency. World J Urol,2009,27(6):717-721

20. Theoharides TC,Whitmore K,Stanford E,et al. Interstitial cystitis:bladder pain and beyond. Expert Opin Pharmacother,2008,9(17):2979-2994

21. Warren JW. Interstitial cystitis/painful bladder syndrome. Urol Nurs,2007,27(3):185-189;quiz 190

22. Emily L,Whitcomb,et al. Prevalence and degree of bother from pelvic floor disorders in obese women. Int Urogynecol J. 2009,20:289-294

23. Milsom I. Lower urinary tract symptoms in women. Curr Opin Urol 2009,19(4):337-341

24. Irwin DE,Milsom I,Hunskaar S,et al. Population-based survey of urinary incontinence,overactive bladder,and other lower urinary tract symptoms in five countries:results of the EPIC study. Eur Urol,2006,50(6):1306-1314;discussion 1314-1305

25. Waetjen LE,Ye J,Feng WY,et al. Association between menopausal transition stages and developing urinary incontinence. Obstet Gynecol. ,2009,114(5):989-998

26. Safarinejad MR. Prevalence of the overactive bladder among Iranian women based on the International Continence Society definition:a population-based study. Int Urol Nephrol,2009,41(1):35-45

27. 商晓,朱兰,郎景和,等.生物反馈盆底肌肉锻炼与电刺激对女性压力性尿失禁患者性生活质量影响的前瞻性随机对照研究.中国医学科学院学报,2011,21(4):452-455

28. Lince SL,van Kempen LC,Vierhout ME,et al. A systematic review of clinical studies on hereditary factors in pelvic organ prolapsed. Int Urogynecol J 2012,DOI:10.1007/s00192-012-1704-4

29. Townsend MK,Curhan GC,Resnick NM,et al. BMI,waist circumference,and incident urinary incontinence in older women. Obesity. ,2008,16:881-886

30. Hunskaar S. A systematic review of overweight and obesity as risk factors and targets for clinical intervention for urinary incontinence in women. Neurourol Urodyn. ,2008,27:749-757

第四章

泌尿系统的检查

第一节　实验室检查

一、尿液标本的收集

收集尿前应认真冲洗外阴,避免污染。尿液培养应当在取出后1小时内进行,否则,会有细菌的再次生长,pH变化,以及红细胞、白细胞被破坏。

二、尿液分析

正常人每日排出尿量为 1000~2000ml,与饮水、出汗等有关。完整的尿液分析包括物理学、化学和显微镜检查。

(一)物理学检查

尿液的物理学检查包括颜色、混浊度、比重、渗透压和pH。

1. 颜色　新鲜尿液呈淡黄色,尿的颜色受浓度变化的影响。有些食物、药物、体内代谢产物以及伴有感染都会对尿的颜色有所影响。表5-4-1列出的是尿色异常的种类及其相关原因。

2. 混浊度　新排出的尿应当是清亮透明的。混浊尿的常见原因为晶体尿、磷酸盐尿、脓尿、乳糜尿等。

3. 比重和渗透压　尿比重一般可以反映出人体的水化状况,但也受肾功能的影响。尿液正常比重在 1.015~1.025 之间。尿的渗透压通常在 50~1200mOsm/L 之间。

一般影响尿比重的因素对渗透压也有影响。

表 5-4-1　尿色异常的种类和原因

尿色异常	原　　因
无色	尿液稀释、饮水过多
混浊尿	磷酸盐尿、菌尿、乳糜尿
红色	血尿、血红蛋白尿、肌红蛋白尿、慢性汞或铅中毒、服用酚酞、吩噻嗪、利福平等药物
橙色	脱水、服用吡啶姆、磺胺吡啶等药物
黄色	正常、非那西汀、维生素 B_2
蓝绿色	胆绿色、蓝姆尿、靛胭脂、甲基蓝
棕色	尿胆原、卟啉症
深棕色	黑酸尿、出血、黑色素

4. pH　尿的pH通常在 4.5~8.0,平均为 5.5~6.5,一般呈弱酸性。如果尿液的pH为 4.5~5.5,则尿液显酸性。若为 6.5~8.0,尿液显碱性。

(二)化学检查

1. 蛋白质　尿蛋白定性试验阳性或定量试验超过 150mg/24h 尿时,称蛋白尿。生理性蛋白尿多为暂时性,如机体在剧烈运动、发热、寒冷、精神紧张、交感神经兴奋及血管活性剂等刺激下所致血流动力学改变,肾血管痉挛、充血,导致小球毛细血管壁通透性增加而出现蛋白尿。病理性蛋白尿系因各种肾脏及肾外疾病所致,多为持续性蛋白尿。

2. 葡萄糖和酮体　尿糖定性试验阴性,定量为 0.56 ~ 5.0mmol/24h 尿。当肾小球滤出的葡萄糖超过近曲小管重吸收的能力,就能在尿液中检测到葡萄糖,也称为肾糖阈。但当糖摄入过多、强烈的精神刺激、全身麻醉、哺乳期、寒冷、脑部创伤等时,尿中含糖量可暂时性增高。

当体内糖分解代谢不足时,脂肪分解活跃但氧化不完全时可产生大量酮体,从尿中排出形成酮尿。常见于糖尿病酮症酸中毒的患者。非糖尿病性酮尿见于高热、严重腹泻、长期饥饿、快速减肥、妊娠剧吐、酒精性肝炎、肝硬化等,因糖代谢障碍而出现酮尿。

3. 胆红素和尿胆原　正常人尿胆红素定性阴性,定量 ≤2mg/L;尿胆原定性为阴性或弱阳性,定量 ≤10mg/L。

（三）显微镜检查

取新鲜混匀尿液 10ml 于离心管内,以 1500r/min 离心 5 分钟,留取 0.2ml 沉渣涂片镜检。尿沉渣主要检测细胞、管型、结晶、细菌、酵母菌和寄生虫等。

1. 细胞

（1）红细胞:正常尿中一般无红细胞或仅有少许。尿沉渣镜检红细胞>3 个/HP 称为镜下血尿。但要排除阴道血及分泌物污染。

（2）白细胞和脓细胞:正常尿中可有少数白细胞,无脓细胞。尿内如有多量白细胞(尿沉渣镜检>3 个/HP)或有脓细胞时,即表示泌尿道有感染。但需注意,如镜下见有成团的脓细胞及多量扁平上皮细胞时,应考虑尿中可能混有白带。

（3）上皮细胞:正常尿内所含不多,多来自泌尿道及阴道黏膜上皮,无重大临床意义。

2. 管型　管型是蛋白质、细胞或碎片在肾小管、集合管中凝固而成的圆柱形蛋白聚体。正常尿中几乎无管型或很少见到。故只要出现管型,均应加以重视。

三、尿细菌学检查

菌尿检查方法有以下三种:

1. 尿液直接涂片找菌法　取新鲜中段晨尿 10ml 离心,做沉渣涂片,每高倍视野均见细菌,为阳性。

2. 尿培养与菌落计数法　尿液菌落计数>10^5/ml 为感染;<10^4/ml 多为污染;在 10^4/ml ~ 10^5/ml 应具体考虑。

3. 抗体包裹细菌检查　可以鉴别上尿路或下尿路感染的菌尿。肾盂肾炎尿中常被人体 IgG 包裹,用荧光素标记的抗免疫球蛋白血清检查,尿中细菌显示荧光阳性。膀胱炎患者细菌则为荧光阴性。

四、尿脱落细胞检查

是泌尿系肿瘤普查筛选的方法。对尿路上皮性肿瘤的诊断,包括肾盂、输尿管、膀胱及尿道,阳性率达 60% ~ 70%。肾实质性肿瘤的尿脱落细胞阳性率仅为 6% ~ 9%。下尿路肿瘤脱落细胞的阳性检出率高于上尿路肿瘤。还可以采用荧光尿脱落细胞检查,其阳性率可达 90% 以上。女性留取新鲜清洁中段尿检查。

五、肾功能检查

肾功能检查是判断肾疾病严重程度和预后、确定疗效、调整某些药物剂量的重要依据,无早期诊断价值。肾功能检查包括肾小球滤过功能和肾小管重吸收、酸化功能检查。

1. 血尿素氮和血肌酐测定　血尿素氮是蛋白质代谢的终末产物,对其测定是了解体内有无氮质潴留,判断肾脏对蛋白代谢产物的排泄能力。因此反映肾小球滤过功能。血肌酐较少受各种因素的影响,较好地反映肾小球滤过率。

参考值:血尿素氮(BUN)成人 3.2 ~ 7.1mmol/L,婴儿、儿童 1.8 ~ 6.5mmol/L。全血肌酐(Cr)为 88.4 ~ 176.8μmol/L;女性血清或血浆肌酐(Scr)44 ~ 97μmol/L。

2. 内生肌酐清除率(CCr)　内生肌酐是指体内组织代谢所产生的肌酐,反映肾小球滤过功能,是判断肾小球损害的敏感指标。参考值:成人为 80 ~ 120ml/min,老年人随年龄增长有自然下降趋势。

内生肌酐清除率的计算方法为:准确收集 24 小时尿液,同时抽血,检测送检的血浆及 24 小时尿液的肌酐浓度,再按下列公式计算:

内生肌酐清除率(ml/min)=(尿肌酐浓度/血肌酐浓度)×每分钟尿量(ml/min)

按 1.73m² 标准体表面积矫正结果:

矫正清除率=(1.73m²/实际体表面积)×内生肌酐清除率(ml/min)

3. 血 β_2 微球蛋白测定　当肾小球滤过功能下降时,血 β_2-M 水平升高,为确定肾小球滤过功能减退的一个标志。当体内有炎症或肿瘤时其值升高。参考值:正常人血中 β_2-M 平均为 1.5mg/L。

（杨欣　陈华云）

第二节　膀胱镜、尿道镜检查

膀胱尿道镜主要由观察镜、光源和操作器组成。分为硬镜和软镜两大类。硬镜由观察镜、闭孔器、镜鞘、操作部分及附件构成。软镜由可弯曲材料制成,其前端部分可受调节手柄操纵而向不同方向转动,以观察膀胱内不同部位。

膀胱尿道镜检查既可以使用软镜,也可以使用硬镜。使用硬镜进行膀胱尿道镜检查的优点有:①硬镜使用的是柱状透镜系统,而软镜使用的是光导纤维,柱状透镜的光学性能更好;②硬镜的操作通道比较大,操作者可使用更多的辅助器械;③硬镜的进水通道比较大,因此视野更加清楚;④使用硬镜进行膀胱内检查时其操作和定向更容易。而使用软镜进行膀胱尿道镜检查的优点则有:①患者痛苦较小;②能够在患者仰卧位时进行操作;③通过膀胱颈比较容易;④软镜的头部可以任意弯曲,因此能够以任何角度观察膀胱。

膀胱尿道镜的粗细通常是指其外周径并用法制单位表示。膀胱尿道镜按规格大致分为适用于儿童(8 ~ 12Fr)和成年(16~25Fr)患者。

一、适　应　证

通过膀胱尿道镜检查能够直接观察前后尿道、膀胱颈和膀胱，并且在需要时可以直接获取组织标本。膀胱尿道镜检查的主要适应证是下尿路疾病，此外，也可用于上尿路疾病的诊断和治疗。

在下尿路疾病的诊断方面，膀胱尿道镜可以直接观察下尿路的解剖和病变来判断患者病因。膀胱尿道镜检查的适应证还包括对排尿症状(梗阻和刺激)进行鉴别诊断，因神经系统病变、肿瘤、炎症或是先天性异常都可以是出现排尿症状的原因。

二、患　者　准　备

向患者详细交代此项检查的目的，术前准备与导尿相同。对于女性患者，在检查前向尿道内注入10ml麻醉-润滑剂。急性尿路感染是膀胱尿道镜检查的禁忌证，因此在行膀胱尿道镜检查前应确定患者无急性尿路感染。因为经尿路的器械操作有加重及扩散感染的可能。在进行诊断性膀胱尿道镜检查时要保证无菌操作和适当的尿道麻醉。在尿道局部麻醉辅助下，可以进行膀胱局部烧灼以及获取小块尿道或膀胱黏膜的活检标本组织。更为复杂的内镜操作则需要在全麻或区域麻醉下进行。

三、操　作　技　术

膀胱尿道镜检查可以使用任何泌尿外科冲洗液；最常使用无菌水或者生理盐水。如果需要使用电凝，则应该避免使用含有电解质的冲洗液。

一般来说，腔镜外径的选择与导尿管外径的选择原则一致，即应在能满足操作要求的前提下，选择外周径尽可能小的腔镜。一般来说，进行诊断性膀胱尿道镜检查，较细的腔镜(16~17Fr)就可以满足要求。而活检等需要较大操作通道的操作，则应该选择相对较粗的腔镜。

在进行膀胱尿道镜检查时要全面的观察整个尿道和膀胱。插入腔镜前首先查看尿道外口，如尿道外口比较狭窄，则可使用金属探条扩张。用水溶性麻醉-润滑剂广泛润滑膀胱尿道镜镜鞘后，在直视下插入。

检查女性尿道相对比较容易，可在直视状下将腔镜插入尿道，并向脐部方向进镜。腔镜进入膀胱后对整个膀胱进行系统性检查。使用30°镜在膀胱空虚状态下沿三角区首先辨认出膀胱颈后方的输尿管间嵴。然后在输尿管间嵴中点外侧找到输尿管口，正常情况下可以观察到双侧输尿管口喷出澄清的尿液。然后检查膀胱三角区下方的膀胱后壁和膀胱底部。使用70°~90°镜在膀胱缓慢充盈状态下前后反复检查膀胱侧壁。最后，以进镜时带入的气泡作为膀胱顶的辨认标志，使用70°~90°镜检查膀胱前壁及膀胱顶部。尿道和膀胱检查结束后，放空膀胱，缓慢退出腔镜。

四、术　后　处　理

1. 膀胱镜检查后常有血尿发生，一般为术中损伤尿道黏膜所致，通常3~5日后即止。

2. 术后尿道灼痛，可让患者多饮水利尿，并适当给予止痛剂，1~2日后即可转轻。

3. 如无菌操作不严密，术后将发生尿路感染、发热及腰痛，应用抗生素控制。

4. 膀胱镜检查后，必须把检查所见详细填表记录。

(许可新)

第三节　影像学检查

一、超声显像检查

(一)输尿管超声显像

正常输尿管与周围软组织缺乏声学对比，不易为超声检出，但当输尿管梗阻、积水时，采取一定手法是能显示的。正常输尿管出口和喷尿的显示有以下四个意义：①可以排除各种输尿管出口病变；②三角区定位；③测定膀胱肿瘤与输尿管出口的相对位置关系；④证明该侧肾脏的存在，并有分泌尿液的功能。

(二)膀胱超声显像

应在膀胱充盈时进行。经耻骨上检查简便，但膀胱颈部显像不清楚，经直肠扫描可观察颈部及排尿动态情况。排尿后立即测定膀胱纵径、横径及前后径三径，乘积估算尿量，大于50ml为尿潴留。经尿道的膀胱内扫描主要是观察肿瘤浸润情况。无损伤测定膀胱残余尿和排尿时膀胱颈与尿道的动态变化，有助于辅助尿流动力学的检查和下尿路梗阻的诊断。

二、X 线检查

泌尿生殖系统X线检查包括腹部平片、静脉肾盂造影逆行性尿路造影、顺行尿路造影、血管造影、膀胱造影、尿道造影等检查。

(一)腹部平片(kidney ureter bladder，KUB)

1. 检查方法　肾脏影像学检查的最简易的方法是摄泌尿系统的平片(又称腹平片)。平片为不用任何造影剂(对比剂)的全泌尿系X线摄片，这种检查应包括上腹部两侧肾区、中下腹部、盆腔以及这些部位的骨骼和软组织。为了使腹部清洁，照X线相的前一日，患者常服中药番泻叶，排出肠内粪便及气体。另外，也可口服蓖麻油或液状石蜡25~30ml。摄片日前空腹检查。腹部平片一般为仰卧位投照，若近3~4日内做过钡餐胃肠造影或钡剂灌肠，应先清洁洗肠。除钙化性结石等高密度病变外，KUB对泌尿系统病变的敏感度不高。

2. 正常影像　在KUB上可见肾影长径9~12cm，相当于3.5个腰椎体高度，左肾较右肾高1~2cm。肾影外缘隆凸，其轮廓光滑，无局限性突出或凹陷。肾长轴常与腰大肌影平行，肾下极较肾上极偏向外侧，与脊柱的夹角为15°~25°。肾影内密度大致均匀一致，无钙化结石等高密度影像。输尿管和膀胱一般不显影，优质腹部平片上可见周边一薄层低密度环绕的膀胱影。有些女性因为子宫压迫，膀胱上缘可显示为凹面向下的影像，两者间有一薄层透明脂

（二）尿路造影

1. 排泄性尿路造影 又称静脉肾盂造影（intravenous pyelography，IVP），系经静脉注射有机碘化合物溶液，经肾脏排入尿路，X线照射下形成高密度影像，显示出肾外形、轮廓及肾盏、肾盂、输尿管、膀胱和尿道的检查。不但可以借此了解整个尿路的解剖形态，还可估计两肾的排泌功能。

（1）适应证：①了解泌尿系形态和功能有无异常，如肿瘤、结核、积水、畸形及损伤等；②若有泌尿系统主要症状者，如血尿、脓尿等应做进一步检查；③了解平片发现的阳性结石的具体位置和对肾功能的影响，并可发现阴性尿路结石；④观察膀胱的形态和功能；⑤需作一侧肾脏切除术者必须作静脉尿路造影。

（2）禁忌证：①对碘过敏、总肾功能严重受损、全身状况衰竭、妊娠早期（3个月内）者均为绝对禁忌证；②肝脏功能不全、心脏功能不全、甲状腺功能亢进、有哮喘史及其他药物过敏者慎用；③糖尿病和多发性骨髓瘤患者当出现肾功能不全时尽量不作静脉尿路造影。

（3）注意事项：避免肠内容物的干扰，造影前一天服缓泻剂。摄片前12小时禁食禁水。造影前需行碘过敏试验。造影剂注入个别患者有恶心呕吐、出荨麻疹，最严重的可发生过敏性休克、心搏骤停。在肾绞痛后半个月内，有肾功能不全，肾功能受抑制而出现假象，故不宜做排泄性尿路造影。

2. 逆行性尿路造影 又称逆行肾盂造影（retrograde urography），是用膀胱镜将导管分别插入两侧输尿管和肾盂，透视下注入造影剂使肾盂肾盏和输尿管显影的方法。逆行肾盂造影不依赖于肾功能。它检查的同时尚可进行两侧肾盂尿的常规检查、细菌培养、脱落细胞检查和分侧肾功能测定。肾盂、肾盏及输尿管的影像表现与IVP基本相同。

（1）适应证：①常规排泄性尿路造影观察不满意或有疑问，如肾盂输尿管积水、梗阻等，需进一步肯定者；②为了详细观察肾盂、肾盏、输尿管的解剖形态；③确定血尿患者肾盂、肾盏、输尿管内有无占位病变；④确定泌尿系统平片上观察到的腹部致密钙化阴影与尿路的关系；⑤心肺肾功能不全，不宜行静脉尿路造影者。

（2）禁忌证：①急性下尿路感染、膀胱内大出血及膀胱容量小于50ml者；②心血管功能严重不全或全身衰竭者为绝对禁忌证；③尿道狭窄、肿瘤导致膀胱镜插管困难者为相对禁忌证。

（3）注意事项：逆行造影过程中注射造影剂时，应该避免注入空气泡，积水明显并有梗阻因素时，造影完毕后，应尽量把造影剂抽出，并应用抗生素预防感染。X线摄片时，注射器上持续维持少许压力，以利于肾盂肾盏的良好充盈。注射压力过大时，可使造影剂回流或反流，进入肾盂肾盏以外的组织，如肾小管、肾血管间隙等。摄片时让患者屏住呼吸。因直接注入尿路的造影剂浓度更高，影像常更为清晰，但不能显示肾脏实质。为减少肾功能不全者逆行造影后急性肾衰竭发生，最好分次作左右两侧逆行造影。对有机碘造影剂过敏的患者，可用无机碘做逆行肾盂造影。

3. 肾脏穿刺尿路造影 又称顺行性尿路造影（antegrade urography），即在腰部穿刺，穿刺针直接插入肾盂或肾盏内注射造影剂，X线下使肾盂肾盏显影的方法。该造影方法对一些泌尿系疾病具有重要的诊断价值，特别在静脉尿路造影和逆行尿路造影失败的情况下。

（1）适应证：需了解上尿路解剖结构，而其他方法失败或不满意时均可考虑作肾脏穿刺尿路造影。

（2）禁忌证：①全身情况极差，无法受穿刺和造影的检查者；②有严重出血倾向者；③穿刺部位皮肤有明显炎症感染者；④疑有肾脏肿瘤者慎用，结核者应在抗结核后进行。

（三）膀胱造影（cystography）

一般造影方法是先在排尿后测定残余尿量，而后经导管注入10%~15%稀释的静脉造影剂150~200ml至出现尿意，随即摄片。为了显示肿瘤采用双重对比造影更清楚些。三次重复造影即先向膀胱内注入50%造影剂30ml，以后每次注入生理盐水30、40、50ml，患者体位保持不变，每次注射后在同一片子上曝光一次，每次曝光为总的1/3，如有膀胱肿瘤浸润可见膀胱呈不对称性膨胀。膀胱造影对膀胱肿瘤、憩室、膀胱输尿管回流、膀胱颈梗阻、输尿管囊肿、压力性尿失禁、神经源性膀胱功能障碍等诊断有重要价值。

（四）排尿性膀胱尿道造影

排尿性膀胱尿道造影在静脉尿路造影终了时施行，或在逆行膀胱造影拔除导管后的排尿过程中摄片，主要用于膀胱输尿管回流、膀胱憩室、尿道瓣膜的诊断。女性膀胱尿道造影可测量尿道膀胱角及尿道倾斜角，借以诊断压力性尿失禁。

（五）女性逆行尿道造影

女性逆行尿道造影（urethrography）现应用较少。因为女性尿道短直且括约肌功能薄弱，造影剂常不能满意地充盈尿道。造影时通过插入气囊管方法，使造影剂显示尿道长度、膀胱颈部及扩张情况，用以检查压力性尿失禁和手术效果的判定。

三、计算机体层成像检查

计算机体层成像（computed tomography，CT）是一种无创伤性检查，不依赖于肾功能状态，患者对造影剂过敏不能行静脉尿路造影时仍可进行。

肾脏疾病CT检查的适应证有：①对肾及肾区肿块的定位定性诊断；②对肾脏的良、恶性肿瘤均能做出诊断或提供诊断的可能性，对一些疾患还可做出术前的分期，有利于制订治疗方案和判断预后；③对静脉尿路造影及B超检查后，仍不能明确性质的肾脏病变者；④对肾的创伤，在静脉尿路造影后不能作出决定者，可作CT扫描，对创伤的分类、分级一般可以确定，同时可能发现存在的其他脏器损伤；⑤对肾移植前、后可作CT扫描，决定其情况；⑥CT可以导引经皮的肾造口及肾活检。

四、磁共振成像检查

磁共振成像（magnetic resonance imaging，MRI）是一种

非辐射性成像仪器,它利用磁对人体组织作多轴方向的断层检查,不似 CT 只能作横断面扫描,因之可展示脏器多种层面的图像,即横断面、矢状断面或冠状断面图像等,定位诊断非常准确,显示结构更为清楚。含流动的液体组织,如血管、循环的脑脊液等,信号不停留,不产生影像,名为流空现象,所以不用造影剂即可显示这些组织,避免因注射造影剂所可能发生的过敏危险。对分辨肾肿瘤的良、恶性,判定膀胱肿瘤浸润膀胱壁的深度,确诊偶然发现的肾上腺肿块等,可以提供较 CT 更为可靠的依据。

磁共振血管成像(MRA)适用于肾动脉瘤、肾动静脉瘘、肾动脉狭窄、肾静脉血栓形成、肾癌分期,特别是了解侵犯肾血管的情况以及肾移植术后血管通畅情况。有起搏器或金属支架的患者不宜行 MRI。

磁共振尿路成像(MRU)是一种磁共振水成像。无须造影剂和插管而显示肾盏、肾盂、输尿管的形态和结构,是了解上尿路梗阻的无创检查。

1. 输尿管 MRI 不易辨别正常输尿管。正常 MRU 肾盂输尿管不能形成清楚的影像,MRU 多用于肾盂输尿管积水的检查。在显示尿路结石、钙化方面,MRI 较 CT 差。

2. 膀胱 多采用横断与矢状断自旋回波 T_1 加权与横断 T_2 加权扫描,协助病变的定性诊断。

(杨欣 陈华云)

第四节 放射性核素检查

一、放射性核素肾图

放射性核素肾图是目前最常用的核医学检查方法。其检查特点是功能性、无创性。目前通常使用以 ^{131}I 标记的邻碘马尿酸(^{131}I-OIH)作为示踪剂,该物质主要通过近端肾小管代谢,在以"弹丸"方式行静脉注射后,用探头分别对准左、右肾区,探测肾脏血液灌注、再摄取和排泄示踪剂的时间-活度升降曲线,称为放射性核素肾图。

(一)正常肾图及其临床意义

正常人左、右两肾曲线的形态和高度基本相似,由三部分组成:a 段为示踪剂出现阶段,b 段为示踪剂浓聚阶段,c 段为示踪剂排泄阶段(图 5-4-1)。

1. 示踪剂出现段(a) 静脉注射示踪剂后 10 秒左右出现的迅速上升段。意义:其高度在一定程度上反映肾脏的血液灌注量。

2. 聚集段(b) 呈斜行上升,约在 5 分钟内达到高峰,峰时 3~5 分钟。意义:其上升的高度和速率主要反映了肾脏有效血流量和肾小管的功能。

3. 排泄段(c) 前部下降斜率与 b 段基本一致,降至峰值百分之五十所需的时间一般小于 8 分钟。意义:c 段下降的斜率主要反映肾血流量,以及上尿路的通畅情况。

(二)异常肾图的类型及其临床意义

1. 急剧上升型 a 段基本正常,b 段持续上升,直至检查结束(注射后 15~20 分钟)也见不到下降的 c 段。出现在单侧者,多见于急性上尿路梗阻;若双侧均出现,则多见于急性肾功衰竭的少尿期,也可继发于下尿路梗阻

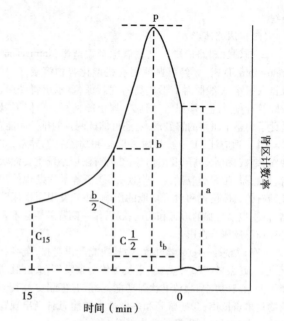

图 5-4-1 放射性核素肾图分析

所致的双侧上尿路引流不畅,也见于少数精神高度紧张者。

2. 高水平延长曲线型 a 段基本正常,但 b 段上升不明显且持续维持在同一水平,亦不见下降的 c 段。多见于上尿路梗阻伴明显积水和肾功能受损。

3. 抛物线型 a 段正常或略低,b 段上升缓慢,达峰时后延,c 段下降缓慢致峰顶圆钝。见于脱水、肾缺血、肾功能受损、上尿路引流不畅伴轻、中度积水等。

4. 低水平延长曲线型 a 段低,b 段无明显上升,在检查中基本维持于同一水平。主要见于严重肾功能受损以及慢性上尿路严重梗阻,也可见于急性上尿路梗阻者。

5. 低水平递降型 a 段低,未见 b 段,a 段之后曲线递降。常见于肾功能极差或衰竭者,也可见于肾缺如者。

6. 阶梯状下降型 a、b 段均正常,c 段呈规则的或不规则的逐渐下降。主要见于因疼痛、精神紧张、尿路感染等患者;偶见于尿反流或少尿的患者。

(三)肾图的临床应用

1. 诊断上尿路梗阻 放射性核素肾图是一种可以迅速鉴别诊断上尿路梗阻的无创性的检查方法。其特性为可以动态观察尿道通畅情况和肾功能的动态变化。因此可以用来监测梗阻接触手术的效果。

2. 筛选肾性高血压 放射性核素肾图与卡托普利实验相结合可以从高血压患者中鉴别出肾性高血压,有助于正确的诊断和治疗肾性高血压。

3. 评估肾实质疾病的肾功能 在肾脏疾病诊疗过程中,定期复查放射性核素肾图有助于评估疗效及预后。

4. 肾移植后的监测 所移植肾脏的放射强度与膀胱区放射区的比值(B/K)与移植排斥反应相关,通常认为 B/K 值降低是排斥反应的信号。

5. 先天性肾脏疾病的诊断 放射性核素肾图诊断先天性肾脏病变具有方便快捷等优点,可以迅速确诊先天性梗阻造成的肾积水及先天性肾缺如等疾病。

二、泌尿系统动态显像

（一）显像方法

通过静脉注射快速到达肾脏的显像剂，如^{99m}Tc-EC 148～185MBq 或^{99m}Tc-DTPa 370 MBq（3～10mci），并以 γ 线相机以 1 帧/分钟的频率，对泌尿系统进行连续 20 分钟摄像。然后根据所获得的肾脏系列图像生成双肾时间-放射性曲线，即为动态放射性核素肾图。由于所得肾图是由所见肾影像的放射性数值计算得到的，因此不存在由于探测器对位不准造成的误差等问题，所以比使用肾图仪描记出的肾图要可靠。利用经过特定设计的操作流程和软件，动态放射性肾图还可以同时获得双侧和单侧的肾小球滤过率（GFR）及肾脏有效血浆灌注量（ERPF）等参数。

（二）正常动态显像所见

静脉注射显像剂后 3 分钟后肾影像可以清晰的显示，3～5 分钟后肾脏周边的放射性逐渐降低，而肾盂肾盏等部位放射性逐渐增强，输尿管则仅隐约可见，随着时间的延长膀胱的影像逐渐增浓。在静脉注射显像剂后 20 分钟时肾脏放射性基本消失，这时绝大部分显像剂集中在膀胱内，嘱患者用力逼尿加大腹压时，输尿管及肾脏并无放射性增加的表现。

（三）异常影像及临床意义

1. 肾脏无显像　该肾图表示肾功能基本上完全丧失和（或）血流量灌注接近于零，或者该侧肾脏先天性缺如。

2. 肾影出现时间或消退时间延迟　该肾图提示患肾功能受损和（或）血流灌注减少。与健侧肾影对比，往往可以出现显像时相的颠倒，即患侧肾影开始时比健侧肾影要淡，而且浓聚时间延迟，而当健侧肾影逐渐消退时，患侧肾影反而变浓，因此称之为"倒相"。

3. 肾影持续显像并且强度没有消退迹象，而且肾盂和肾盏中放射性强度没有明显增高的表现，这表明显像剂基本滞留于肾实质。病因可能是由于尿也生成明显减少，或由于放射性核素弥漫性在肾小管管腔内淤积。

4. 肾盏、肾盂或输尿管影像呈扩大状态并且强度消退比较缓慢，该征象提示尿路梗阻和局部扩张，其影像扩张的下端即为梗阻位置。

5. 泌尿系统以外部位出现放射性影像　输尿管肠道造瘘术后可有这种表现，没有行输尿管肠道造瘘术的患者则提示有尿瘘的存在。

（许可新）

第五节　盆底功能障碍性疾病患者的尿动力学检查及临床应用价值

下尿路功能障碍（lower urinary tract dysfunction, LUTD）是以尿频、尿急、尿失禁、夜间遗尿等为主要表现的储尿功能障碍和以排尿延迟、排尿困难、排尿不尽、尿潴留等为主要表现的统称。盆底功能障碍性疾病主要包括盆底器官脱垂（pelvic organ prolapse, POP）和尿失禁，而 POP 患者可能

会合并各种下尿路症状，尤其是尿失禁和膀胱过度活动症（overactive bladder, OAB）。尿动力学检查主要依据流体力学和电生理学的基本原理和方法，检测尿路各部压力、流率及生物电活动，在测量时重现患者的症状，并能与相关的病理生理过程相一致，以帮助临床确定患者下尿路症状的潜在病因，是直观、量化反映膀胱功能和尿道功能的重要方法。基本的尿动力学检查主要包括：尿流率检查，膀胱测压检查，尿道测压检查等。

为了能更好地解释尿动力学结果，在进行尿动力学评估前，应了解患者的病史、体检、尿常规（反复泌尿系感染应行尿培养）、24 小时排尿日记、24 小时尿垫试验、自由尿流率、残余尿测定。

一、尿流率测定（uroflowmetry）

1. 定义和正常参数　尿流率是单位时间内经尿道所排的尿液量（ml/sec）。尿流率检查可以在自然状态下进行，是一种简单无创的 UDS 检测方法，用来描述尿流的术语有尿流率和尿流模式（连续或间断）即自然尿流率，也可以在插入测压导管的情况下行压力流率同步测定。最大尿流率（Q_{max}）是指校正假象后所测量到的尿流率的最大值。排尿量是指经尿道排出的总量。尿流时间（Q_{time}）是指排尿过程中可以检测到尿流的这段时间。平均尿流率（Q_{ave}）是排尿量除以尿流时间。Drach 等观察到无症状的妇女平均最大尿流率是（26±14）ml/s，平均排尿量 224ml。尿流率女性高于男性，怀孕妇女高于未孕妇女。据报道尿流率因月经周期、绝经或年龄增长也会有微小的改变。多数专家认为，如果患者在 15～20 秒内至少能够排尿 200ml，同时可记录到一条光滑的曲线，最大尿流率超过 20ml/s，是正常的。而排尿量超过 200ml/s，最大尿流率<15ml/s 为异常。

2. 影响尿流率的因素　研究显示重复排尿对尿流率没有影响，异常的尿流量测定参数可以继发于影响逼尿肌收缩力、尿道阻力或两者的一些因素。逼尿肌收缩力可能受到神经损伤、药物、内在的逼尿肌或膀胱壁功能障碍或精神心理抑制的影响。

3. 在盆腔器官脱垂（POP）中的应用　尿流研究在女性远不如在男性重要，50% 以上男性的 LUTD 与尿道梗阻有关，而女性仅有 4% 的 LUTD 与排尿问题相关。尿流量测定可以用于有排尿障碍症状，尿频、尿急及尿失禁症状，盆底手术前及神经性疾病患者的初筛试验，但是影响 Q_{max} 的因素很多，复杂的病例以及欲行手术治疗排尿功能异常的患者需要更进一步的尿动力学检查。

对临床情况有用的自然尿流量测定如下。

（1）提示有排尿障碍的症状：对主诉有排尿困难症状的患者如果尿流测定正常，无须进一步检查。尿流率异常需要进一步行尿动力学试验。

（2）尿频、尿急症状：尿流研究仅仅是膀胱测压前的初筛，也可以用于评价治疗效果。

（3）盆底手术前：Stanton 等提出症状并不是存在排尿困难的可靠指标。他们推荐那些将接受尿失禁手术或盆腔根治性手术，和那些年老的、有神经性疾病的或既往曾经有过盆底手术的妇女，应行尿流率测定，因为可以发现术前就

存在的排尿障碍或预测术后可能出现排尿障碍。但 Bhatia 等提出，无论是尿流率峰值异常（定义为在尿流量测定时，排尿量超过 200ml，最大尿流率低于 20ml/s），还是排尿后残余尿量过高都不能预测行尿失禁手术治疗患者的术后延期的排尿困难。

（4）神经性疾病：当影响到下尿路时，会产生各种各样程度的排尿障碍。尿流率测定是进一步尿动力学试验的基础。

SUI 患者如果最大尿流率下降，应当考虑逼尿肌收缩力减弱、膀胱出口梗阻的可能。Lauri 对 60 例 POP 患者行尿流率检查（插测压导管状态下），Q_{max} 小于 15ml/s 的比例在脱垂 I、II 期的患者中仅为 4%，而在脱垂 III、IV 期的患者占 58%；对于脱垂达 III、IV 期的患者，将脱垂复位后，Q_{max} 有所增加。

二、压力-流率研究（cystometry，CMG 膀胱测压）

膀胱测压是研究膀胱的压力和容积之间关系的尿动力学试验，同时也是一种运动和感觉功能的测量过程。用于评估逼尿肌的活动、感觉、容量和顺应性以及排尿的控制性等。对于尿失禁分型，OAB 及尿道梗阻的诊断有重要意义。膀胱贮存功能应当根据膀胱感觉、逼尿肌活动、膀胱顺应性和膀胱容量来描述。CMG 可分为充盈期膀胱测压和排尿期压力流率同步测定。

1. 膀胱压力测定 过程为：

（1）灌注介质（水或生理盐水）以 50～100ml/min 的速度注入，持续记录灌注液量和压力。患者的体位为仰卧位、截石位、坐位或站位。条件允许时，站位最好，因大部分患者在站立时主诉尿失禁。

（2）漏尿发生的位点应仔细注意。

（3）在充盈期，注意记录首次排尿感觉、强烈排尿感觉、尿急和膀胱测压容积。

（4）在充盈期为了诱导尿失禁的发生，可采用咳嗽、跳跃或听流水声等方法，导致膀胱逼尿肌收缩。

2. 正常膀胱测压参数的标准化术语

膀胱内压（Pves）：指膀胱内的压力。

腹腔内压（Pabd）：指膀胱周围压力，通过测定直肠或阴道内压力而获得。

逼尿肌压力（Pdet=Pves-Pabd）：由膀胱壁压力产生，是膀胱和腹腔压力值的差。

排尿初始感：是测压中最初始的憋尿感觉，受导管对尿道刺激的影响。此时膀胱容量约为膀胱测压的 50%，正常值为 150～250ml。

正常排尿感觉：患者有排尿的感觉，但可以在合适的时候进行，如有必要可延迟。

强烈排尿感觉：是指持续的排尿感觉，但不会害怕出现尿失禁，正常值>250ml。

尿急：指强烈的排尿感，同时伴有害怕出现尿失禁和尿痛的恐惧感。

最大膀胱压测定容积：在感觉正常的患者，膀胱容量达到必须去排尿时的体积，正常值 400～600ml。

功能性的膀胱容积是膀胱在生理状态下能贮存的尿液量。

膀胱顺应性：正常的膀胱在从完全排空到充满的过程中，膀胱内的压力几乎无变化。膀胱顺应性指膀胱压力增加 $1cmH_2O$ 时膀胱增加的容量（ml/cmH_2O）。

膀胱感觉增强：在膀胱容量小的时候出现过早的初始感觉或过早的、强烈的排尿愿望，并持续存在。膀胱感觉减退：膀胱充盈过程中感觉减退。膀胱感觉缺失意思是在膀胱测压的充盈过程中，患者没有膀胱感觉。

尿动力学压力性尿失禁：在充盈性膀胱测压过程中，在没有逼尿肌收缩时增加腹压时出现不自主漏尿。

3. 分类和适应证

（1）膀胱测压的分类：被广义地分为单通道和多通道测压法。单通道膀胱测压法包括将产生电信号的压力测量导管放置入膀胱内，在记录装置上生成图形。多通道膀胱测压法依赖于测量腹压（P_{abd}）和膀胱内压（P_{ves}），从而有助于从膀胱内压的变化中分辨出腹压的变化，计算出的真正的逼尿肌压力（P_{det}）。

（2）多通道膀胱测压的适应证：病史复杂，单通道研究不能决定，手术矫正前有压力性尿失禁，对治疗无反应的急迫性尿失禁，压力性尿失禁手术治疗后复发漏尿，对治疗无反应的尿频、尿急和尿痛，盆腔放疗或根治性盆腔手术后下尿道功能失调，神经系统疾病持续性漏尿，可疑排尿障碍。

4. 临床应用 膀胱充盈的异常分为逼尿肌活动异常、顺应性异常、感觉异常和容量异常。如果同时测定尿道压力，就能得到尿道对充盈和刺激行为的反应。

（1）逼尿肌活动异常及顺应性异常：在充盈时或进行刺激时，逼尿肌压力的任何显著增高为 OAB 或顺应性异常。OAB 是以充盈期逼尿肌不自主收缩为特征的一种尿动力学现象，可能是自发的或在刺激后发生的。真正逼尿肌压力的稳步增高可能显示出膀胱顺应性差的器质性原因，例如晚期的间质性膀胱炎或放射性膀胱炎。

（2）膀胱感觉异常：分为正常、增强、减低、缺失、非特异和膀胱疼痛。患者在异常的低膀胱容积并缺乏真正逼尿肌压力增高时有强烈的排尿感觉，即表现为膀胱感觉增强，如间质性膀胱炎。OAB 可能与高敏感性因素有关，例如放射性治疗和间质性膀胱炎。进行治疗可能使膀胱稳定，然而，如果膀胱敏感性仍然增强的话，尿频和尿急的症状可能持续存在。尿动力学上，不论原因如何膀胱感觉减低的表现相似如膀胱的容量增加，膀胱测压图形平直。感觉性尿急的尿动力学诊断为患者在膀胱容积很低时，没有明显逼尿肌压力上升情况下有严重的尿急感。而低敏感性膀胱的尿动力学诊断为在膀胱异常高容量时，患者无胀满感。

（3）容量异常：局部或全身的疾病都能导致膀胱容量异常。低容积容量异常的常见病因为：逼尿肌过度活动（特发性的），神经性逼尿肌过度活动，尿动力学压力性尿失禁，膀胱感觉增强，间质性膀胱炎，放射性膀胱或纤维化，膀胱肿瘤，尿道感染及精神因素。高容积异常的病因为：慢性出口梗阻，子宫阴道脱垂，尿道狭窄，尿道肿瘤，神经病变，糖尿病，甲状腺功能减退，脊髓结核，恶性贫血，腰骶间盘疾病,既往根治性盆腔手术史,多发性硬化症及习惯性较少排尿。

膀胱测压是最重要而且是最常用的尿动力学检查。当与其他尿动力学和放射性检查联合应用时,它能评估膀胱充盈和贮存,而且对评估膀胱排空也很重要。妇科医生应当熟悉膀胱测压。

三、尿道功能检查

小便的自控依赖于尿道的压力一直大于膀胱的压力。

1. 漏尿点压力(leak point pressure,LPP)　目前普遍认为:对于尿失禁的患者,腹压漏尿点压(abdominal leak point pressure,ALPP)是反映尿道括约肌功能的理想参数。

(1) 测量方法:增加腹压诱发漏尿的方法有通过 Valsalva 动作(Valsalva leak point pressure,VLPP)和通过咳嗽(cough leak point pressure,CLPP)两种。咳嗽诱导的漏点压力要高于 Valsalva 动作,咳嗽可以得到较快和较高的压力,而 Valsalva 动作对压力的控制和稳定性较好,所以一般在 VLPP 测定不能激发漏尿时才用 CLPP。

(2) ALPP 在尿失禁诊断中的应用:目前认为,SUI 的直接发病原因是解剖型(尿道过度活动)和尿道内括约肌功能障碍(intrinsic sphincteric deficiency,ISD)。McGuire 的研究中以 ALPP 作为 SUI 分型的依据,ALPP≥90cmH$_2$O 多为 SUI Ⅰ 或 Ⅱ 型(高尿道压,尿道有轻度或明显下移),ALPP 在 60 ~ 89cmH$_2$O 之间的 SUI 多为 Ⅱ 或 Ⅲ 型,ALPP≤60cmH$_2$O 的患者尿失禁症状更重,75% 为 SUI Ⅲ 型(低尿道压,无尿道下移)。Nitti 等通过对 64 例有压力性尿失禁症状的患者进行影像尿动力学检查发现,ALPP 小于 60cmH$_2$O 的患者有 36% 出现尿道移位,ALPP 为 60 ~ 90cmH$_2$O 之间的患者有 90% 出现尿道移位,而 ALPP 大于 90cmH$_2$O 时的尿道移位率高达 97%。一些泌尿学家和泌尿妇科学家将 ALPP<60cmH$_2$O 定义为 ISD 或 Ⅲ 型压力性尿失禁。区别 ISD 和解剖型 SUI 的临床意义在于治疗原则不同,就传统而言,ISD 适合人工括约肌手术,尿道旁注射治疗,而膀胱颈悬吊适合解剖型尿失禁。

(3) ALPP 在 POP 中的应用:对于 POP 较重的患者,考虑到其脱垂症状可能掩盖 SUI 症状,因此在复位脱垂后行尿动力检查(ALPP)可用于发现隐匿性尿失禁,发生率约为 25% ~ 59%。Jerilyn 等研究比较了 81 例 POP-Q 评分0-Ⅲ且脱垂复位后 CLPP 阳性的患者,认为在 POP Ⅲ 期以上的脱垂对 CLPP 有明显影响。

2. 尿道压力分布测量(urethral pressure profile,UPP)

(1) 尿道压力分布测量的标准化术语:尿道压力分布(UPP)为膀胱松弛时尿道全长的腔内压力。最大尿道压(maximum urethral pressure,MUP)是测得的压力分布的最大值。最大尿道闭合压力(maximum urethral closure pressure,MUCP)是最大尿道压力和膀胱内压之差。功能性尿道长度(functional profile length,FPL)是尿道压力超过膀胱内压的尿道长度,解剖上的尿道长度是尿道总长度。压力

传送比例(PTR)是在压力状态下尿道压力的增加占同时记录到的膀胱压力增加的比例。

(2) 压力性尿失禁的诊断与治疗:Weber 等对尿道压力分布测量的已发表文献进行大型复习后得出结论,尿道压力分布测量的参数(MUCP 和 PTR)不能一致可靠地用于区别尿失禁和无尿失禁的妇女。对于尿道测压参数是否能指导手术预后的意见并不统一。NL Guerette 等对 70 例 SUI 患者行尿动力检查及抗尿失禁手术,术后失败组与成功组的 MUCP 分别为 20cmH$_2$O 和 45cmH$_2$O,因此认为术前 MUCP>40cmH$_2$O 提示抗尿失禁手术预后效果较好。McGuire 的研究显示 SUI 患者的 MUCP 与 ALPP 间无明显关系,因此认为 MUCP 对于判断尿道功能无特殊意义。国际尿控学会 ICS 认为 MUCP 不能从其他异常情况中将尿道功能不全鉴别出来,也不能反映尿失禁严重程度,且对手术预后的指导意义并不明确,因此不列为常规检查。

(3) 内括约肌缺损的诊断:MUCP 是临床上评估尿道尿液控制功能最重要的参数之一。在正常尿控女性 MUCP 为 40 ~ 60cmH$_2$O,MUCP<20cmH$_2$O 被认为有 ISD。研究显示抗尿失禁术后复发的妇女术前 MUCP 低于手术成功者。Sand 等回顾性报道了 86 名接受了 Burch 阴道悬吊术的妇女,并确认 MUCP<20cmH$_2$O 作为一个界值预测效果不良治愈率为 46%,而 MUCP>20cmH$_2$O,治愈率为 82%。

总之,膀胱测压等尿动力学检查有侵入性,价格昂贵,是否在 POP 患者术前的常规使用尚未达成共识,英国国家临床优化研究所(The National Institute for Clinical Excellence,NICE)推荐,多通道膀胱测压不需要常规用于尿失禁保守治疗前的患者及诊断明确的单纯 SUI,然而 SUI 合并 OAB,前次有 SUI 或脱垂手术史,有排空障碍症状的 SUI 患者,术前建议行多通道膀胱测压或影像尿动力检查。

(杨　欣)

参 考 文 献

1. Jerilyn ML, M Bridget, Karl JK, et al. Association between valsalva and cough leak point pressures and pelvic organ prolapsed quantification in women with stress incontinence. J Urol, 2005, 173:1219-1222

2. Weber AM. Is urethral pressure profilometry a useful diagnostic test for stress urinary incontinence? Obstet Gynecol Surv, 2001, 58:720-735

3. Guerette NL, Bena JF, Davila GW. Transobturator slings for stress incontinence: using urodynamic parameters to predict outcomes. Int Urogynecol J Pelvic Floor Dysfunct, 2008 Jan, 19(1):97-102

4. Lose G, Griffiths D, Hosker G, et al. Standardisation of urethral pressure measurement: Report from the Standardisation Sub-Committee of the International Continence Society. Neurourol Urodyn, 2002, 21:258-260

5. Renganathan, A., Duckett, J. and Nayak, K. Female urinary incontinence-urodynamics: Yes or no?. Journal of Obstetrics and Gynaecology 2009, 29(6):473-479

第五章

女性泌尿系感染

尿路感染是指尿路内有大量微生物繁殖而引起的尿路炎症。可以有症状或没有症状,根据致病微生物的不同,可分为细菌性和真菌性尿路感染等。但以细菌性最常见。女性由于解剖及生理特点,尿路感染的发病率明显高于男性。新近的我国女性人群普查,女性泌尿系感染的发病率为2.05%。

第一节　病因与发病机制

一、机体的防御功能

女性虽然易发生尿路感染,但是否发病,主要取决于机体的防御功能和细菌本身的致病力。女性泌尿系统有以下防御功能:

1. 排尿可带走绝大部分细菌,故当尿路通畅,膀胱能完全排空的情况下,细菌难于在尿路停留。

2. 对育龄妇女,由于卵巢分泌雌激素作用,前庭部的pH与阴道内pH相同,保持在4.5左右,使细菌不易繁殖。

3. 动物实验证明,膀胱黏膜有杀菌能力,可分泌有机酸及IgA,并能通过吞噬细胞的作用来杀菌,正常膀胱壁的酸性糖胺聚糖是一种非特异的抗黏附因子,可阻止细菌的黏着。

4. 尿pH低,含高浓度尿素和有机酸,不利于细菌的生长。

5. 正常人输尿管斜行进入膀胱壁,在壁内段斜行的输尿管起到瓣膜作用,当膀胱充盈时,输尿管壁受压而闭塞,阻止了尿液的反流。

正常情况下,由肾脏形成及膀胱贮存的尿液均是无菌的,但在尿道末端1~2cm处常有少量细菌,沿尿道向上细菌数量减少。若由于某些因素影响,削弱了这些防御功能时,细菌就容易侵入,引致感染。

二、感染诱因

1. 女性尿道约3~5cm,直而宽(0.6~0.8cm),尿道括约肌作用较弱,可以发生尿道-膀胱反流,使细菌容易挤入到膀胱内。加之女性尿道口与阴道及肛门靠近,肛门及阴道口均有大量细菌寄生,易将细菌带入尿道口周围,造成感染。

2. 尿道的局部刺激如蛲虫刺激可造成局部炎症,使细菌侵入膀胱。在女性经期,外阴部细菌繁殖,机体抵抗力降低,尿道口受经血的刺激,易发生尿路感染。女婴受尿布粪便污染而易引起尿道感染。阴道炎、宫颈炎、盆腔炎等可以直接蔓延或经淋巴途径侵及尿路或由于分泌物污染尿道而引起感染。

3. 性生活时,因女性尿道口受压、内移或有损伤,尿道过短者则尿道外1/3处的细菌可直接被挤入膀胱。

4. 妊娠是尿路感染的重要诱因,一般约7%孕妇有无症状细菌尿,年龄大和经产妇发病率更高,其中半数为无症状的尿路感染。这是因为妊娠时:①黄体分泌的黄体酮增加,致输尿管平滑肌松弛和蠕动减慢;②妊娠期尿液化学成分的改变利于细菌生长;③妊娠子宫压迫输尿管。由于妊娠导致的尿路解剖和生理改变,可持续至产后8周,故产后也常易发生尿路感染。

5. 分娩损伤导致阴道及子宫创伤、感染以及全身抵抗力低下等,均易引起尿路感染。

6. 围绝经期的女性尿道黏膜发生退行性变,IgA及抗酸分泌物减少,局部抗菌能力降低,易发生尿路感染。

7. 尿路梗阻是诱发尿路感染和使尿路感染易于上行的重要原因。子宫肌瘤、盆腔恶性肿瘤或盆腔淋巴结癌转移压迫输尿管,膀胱膨出等均可致尿路解剖或功能异常引起尿路梗阻。致使尿流不畅,细菌不易被冲洗清除,而在尿流郁积处大量繁殖。加之梗阻以上部位的尿路组织所受压力增加,影响了组织的血液供应和正常功能,降低了黏膜的抵抗力,故易尿路感染。

8. 膀胱输尿管反流及其他尿路畸形和结构异常,则膀胱含菌尿液可进入肾盂引起感染。

9. 导尿、膀胱镜检及其他尿道手术、器械操作等,不但会把细菌带入后尿道和膀胱,而且常常会引起尿路损伤,故易发生尿路感染。

10. 代谢因素　慢性失钾,可导致肾小管病损而易继发感染;高尿酸血症、高钙血症或酸碱代谢异常,可引起肾尿酸或钙质沉着,易发生尿路感染;糖尿病无症状细菌尿的发生率为20%,而且易出现并症如肾脓肿等。

三、感染途径

1. 上行感染　绝大多数尿路感染是由细菌经尿道上行膀胱,乃至肾盂引起的感染。细菌侵入膀胱的原因有:性交时可将女性前尿道和尿道口周围的细菌挤进后尿道和膀胱;在排尿的终末时,后尿道的尿液可反流回膀胱;尿路器械的使用也可将细菌带进膀胱。

2. 血行感染　细菌从体内感染灶侵入血流,到达肾脏和其他尿路引起感染。此种途径少见,仅占所有尿路感染的3%以下。

3. 淋巴道感染　下腹部和盆腔器官与肾,特别是升结肠与右肾的淋巴管相通,因此有学者认为,盆腔器官炎时的细菌可能通过淋巴道进入肾脏,但未能确证,即使有也极罕见。

四、致病菌

1. 非特异性感染　引起尿路感染的细菌多为革兰阴性杆菌,占70%,革兰阳性球菌感染占20%。大多数尿路感染常由患者自己的粪便感染,其中大肠埃希菌是最主要的致病菌。与大肠埃希菌致病力有关的第二组表面抗原是大肠埃希菌的荚膜抗原(K抗原)。

2. 特异性感染　主要指结核菌和淋菌的感染。也有寄生虫和真菌的感染,病毒造成的尿路感染极为罕见。

第二节　临床表现和病理改变
一、尿　道　炎

尿道炎患者主要有尿道的灼热刺痛,排尿时灼痛加重,尿频、尿急,严重时发生脓尿及排尿初期的血尿。如感染波及尿道旁腺,可见尿道旁腺开口处充血、水肿,压之有脓性分泌物流出。如炎症轻,尿道黏膜可完整。炎症重时黏膜

可发生糜烂及溃疡。镜下见固有膜充血、水肿,其中有大量中性粒细胞浸润。

二、膀　胱　炎

即通常所指的下尿路感染。成年妇女膀胱炎的主要表现是膀胱刺激症状,即尿频、尿急、尿痛、下腹部胀满疼痛、排尿困难、有的出现尿失禁。一般无明显全身感染症状,少数患者可有腰痛、低热(不会超过38.5℃)。尿混浊或脓尿,甚至肉眼血尿,镜下见膀胱黏膜及固有膜均充血、水肿,大量中性粒细胞浸润,重者表面形成溃疡,甚至出现小脓肿。黏膜溃疡可由较多纤维素性渗出物及坏死组织结合成的假膜覆盖。

慢性膀胱炎多指膀胱三角区炎,症状较急性者轻,常并发轻度尿道炎,为女性特有的器质性疾病,以生育年龄多见,病变与妇女特有的生理解剖有关,可因性生活而急性发作。膀胱镜检时仅发现膀胱三角区和膀胱颈部充血、水肿,无溃疡形成。

三、肾　盂　肾　炎

1. 急性肾盂肾炎　常发生育龄妇女,临床表现有两组症状群:①包括尿频、尿急、尿痛等膀胱刺激征,腰痛和(或)下腹部痛、肋脊痛及输尿管点压痛,肾区压痛和叩痛;②全身感染症状:如寒战,发热、头痛、恶心、呕吐等,常伴有白细胞计数升高和血沉增快。一般无高血压和氮质血症。有些肾盂肾炎患者的临床表现与膀胱炎相似,且两者的临床症状多有重叠,故仅凭临床表现很难鉴别。病理上为整个肾脏肿胀、充血、黏膜及固有膜充血、水肿,大量中性粒细胞浸润。较重病例可见黏膜糜烂出血,以至形成浅表溃疡。

2. 慢性肾盂肾炎　症状差别较大,大致可分为三型。

(1) 潜袭型:除有轻度尿常规改变及菌尿外,无任何症状。

(2) 肾内慢性感染型:无明显泌尿系感染症状,仅有间歇性低热,伴有消瘦、乏力、腰酸,可有贫血。

(3) 慢性尿路感染型:反复发作的低热及尿路感染症状,有脓尿、血尿,反复急性发作的肾盂肾炎症状。

慢性肾盂肾炎的病理变化,主要表现为肾盂黏膜充血、水肿减轻,固有膜结缔组织增生,大量浆细胞及淋巴细胞浸润,黏膜上皮变薄或发生乳头状增生。

第三节　辅　助　检　查
一、尿细菌学检查

为诊断尿路感染的关键性手段。凡是中段尿定量培养≥10^5/ml,均可称为有意义的细菌尿。真性细菌尿则除此外,要求临床上有尿路感染症状,如无症状,则要求两次培养,均≥10^5/ml,且两次的菌种相同。

1. 尿细菌定性培养　尿标本可取自中段尿、导管尿和膀胱穿刺尿。用膀胱穿刺尿作细菌定性培养,结果完全可靠。但它是一种有创伤检查,只能选择性使用。其适应证为:①连续两次中段尿定量培养结果可疑,难以判断是感染

抑或污染;②疑为厌氧菌尿路感染;③临床上高度怀疑尿路感染,但尿含菌量低者;④中段尿结果是混合感染,但高度怀疑结果不可靠时,可用它来确定膀胱内是否真有多种细菌存在;⑤高度怀疑尿路感染,又无条件作细菌定量培养。

2. 尿细菌定量培养　清洁中段尿细菌定量培养菌落计数>10^5/ml,则为尿路感染;如菌落计数为 10^4 ~ 10^5/ml,则结果可疑;如 < 10^4/ml,则为污染。现在认为菌数在 10^2 ~ 10^4/ml 的女性患者,如有明显尿频、尿急、尿痛症状,尿白细胞显著增加者,可拟诊为尿路感染。

尿细菌定量培养是确定有无尿路感染的重要指标。均应采用中段尿做细菌培养。由于培养结果的可靠程度与尿标本收集方法有很大关系,故中段尿标本的收集,必须严格按操作规程。

3. 尿涂片镜检细菌　有不沉淀尿涂片镜检细菌法和尿沉渣涂片镜检细菌法。尿涂片镜检细菌法有下述优点:①设备简单、操作方便,适用于基层和大规模筛查;②有定量意义。如尿含菌量≥10^5/ml,则 90% 以上尿直接涂片染色镜检可找到细菌,极少假阳性;③在抗生素治疗后,尿培养可阴性,但镜检仍可能发现细菌。

4. 尿化学检查　简便易行,有助于尿路感染的快速诊断,但阳性率低。主要方法为亚硝酸盐还原试验。其基本原理为大肠埃希菌等革兰阴性细菌可使尿内的硝酸盐还原为亚硝酸盐,亚硝酸盐与试剂发生反应生成红色的可溶性偶氮色素。

二、尿常规检查

尿路感染时肉眼观察尿色可清或混浊,可有腐败气味,极少数患者可有肉眼血尿。

尿蛋白含量多为微量 ~ +。如尿蛋白>200mg/24h,则多不符合尿路感染。

镜下血尿见于 40% ~60% 急性尿路感染患者,多数患者尿红细胞数为 2 ~10 个/HPF,少数镜下见多量红细胞。

尿路感染诊断的一个较敏感的指标是白细胞尿,亦即脓尿。指离心后尿沉渣镜下白细胞>5 个/HPF。其特异性和敏感性均约为 75%。

三、尿白细胞排泄率

为较准确检测脓尿的方法,现多采用 1 小时尿细胞计数法。准确收集 2 或 3 小时的全部尿液,立即作白细胞计数,所得白细胞按 1 小时折算。正常白细胞应<20 万/小时,白细胞>30 万/小时为阳性,介于 20 ~ 30 万/小时者为可疑,应结合临床判断。

四、X 线检查

包括腹部 X 线平片、静脉肾盂造影、排尿期膀胱输尿管反流造影等。主要目的是了解尿路情况,及时发现引起尿路感染反复发作的不利因素。其适应证为:

1. 再发性尿路感染,或急性尿路感染经 7 ~ 10 天抗菌治疗无效者。

2. 慢性肾盂肾炎积极治疗无效者。

3. 疑有慢性肾盂肾炎不能确诊者。

五、其 他 检 查

血常规检查、肾功能检查、肾脏穿刺活检、肾图、肾超声波检查等虽不是特异性检查,但有一定参考价值。

六、定 位 检 查

1. 输尿管导管法　是直接定位法。先留取首次尿标本,及时作膀胱灭菌,然后通过膀胱镜插入输尿管导管,采尿作培养。诊断的准确性高,且可区分是何侧肾感染,也是一种损伤性检查方法。

2. 膀胱冲洗后尿培养法　是一种简便、准确的定位方法。先插入导尿管,排空尿液,并留取尿标本作细菌定量培养(0 号标本),然后从导尿管内注入生理盐水 100ml,内含卡那霉素 1.0g 和糜蛋白酶 10mg,停留 45 分钟,让它们起灭菌作用后排空膀胱,再用 2000ml 无菌生理盐水冲洗膀胱,排空后收集最后数滴尿作培养(1 号标本)。以后每隔 15 分钟收集尿一次作定量培养,共 4 次(分别为 2、3、4、5 号标本)。结果判断:如 0 号标本细菌数>10^5/ml,表明当时仍存在细菌尿;如膀胱灭菌后的全部标本均无菌,则表示为下尿路感染;如 2 ~5 号尿标本的含菌量>10^2/ml,同时比 1 号标本的细菌数超过 10 倍,则表示上尿路感染。

3. 免疫荧光技术检查尿沉渣中抗体包裹细菌(ACB)肾盂肾炎为肾实质感染,机体可产生抗体将致病菌包裹;而膀胱炎为黏膜浅表感染,故细菌无抗体包裹。以此来作为尿路感染的定位诊断。

第四节　诊断和鉴别诊断

1. 诊断标准

尿路感染的诊断不能单纯依靠临床症状和体征,主要依靠实验室检查。其诊断标准有(第二届肾脏学术会议,1985):

(1) 正规清洁中段尿(要求尿停留在膀胱中 4 ~6 小时以上)细菌定量培养,菌落数≥10^5/ml。

(2) 参考清洁离心中段尿沉渣白细胞数>10 个/HFP,或有尿路感染症状者。

具备(1)、(2)可以确诊。如无(2)则应再作尿细菌计数复查,如仍≥10^5/ml,且两次细菌相同者,可以确诊。

(3) 作膀胱穿刺尿培养,如细菌阳性(不论菌数多少),亦可确诊。

(4) 未有条件作尿菌培养计数,可用治疗前清晨清洁中段尿(尿停留于膀胱 4 ~6 小时以上)正规方法的离心尿沉渣革兰染色找细菌,如细菌>1 个/油镜视野,结合临床尿感症状,亦可确诊。

(5) 尿细菌数在 10^4 ~ 10^5 个/ml 之间者,应复查,如仍在 10^4 ~ 10^5 个/ml,需结合临床表现或做膀胱穿刺尿培养来确诊。

2. 鉴别诊断

(1) 发热性疾病:当急性尿路感染尿路症状不明显,但全身感染症状突出时,易与流感、疟疾、败血症、伤寒等发热性疾病相混淆。

（2）腹部器官炎症：有些尿路感染无尿路局部症状，而表现为腹痛、恶心、呕吐等症状，易与急性胃肠炎、阑尾炎及附件炎相混淆。

（3）急性尿道综合征：是一组最常见的与尿路感染有关的综合征，主要指下尿路感染综合征，即尿频、尿急、尿痛或排尿不适、膀胱区疼痛等。但既无脓尿也无细菌尿，其病因不明，多见于中老妇女，尿频常较排尿不适的表现更为突出，均有长期使用抗生素而无效的病史。

（4）肾结核：有些尿路感染以血尿为主要表现，膀胱刺激征明显，易误诊为肾结核。需进行实验室检查相鉴别。

第五节　治　疗

根据尿路感染的部位和类型分别对待，给予不同的治疗。

一、急性膀胱炎

1. 单剂抗菌疗法　大多数膀胱炎患者经大剂量单剂抗菌治疗 1~2 天，尿菌就可转阴，故目前均以单剂抗生素治疗无复杂因素存在的膀胱炎。通常用磺胺甲噁唑（SMZ）2.0g、甲氧苄嘧啶（TMP）0.4g、碳酸氢钠 1.0g，一次顿服（简称 STS 单剂），治愈率达 90%~100%。或选用阿莫西林 3.0g 或氧氟沙星 0.4g，一次顿服。单剂疗法的优点是：①方便简便，患者易于接受；②对绝大部分尿路感染有效；③医疗费用低；④极少发生药物副作用；⑤极少产生耐药菌株，并有助于尿路感染定位诊断。但不适用于妊娠妇女、糖尿病患者、机体免疫力低下者、复杂性尿路感染及上尿路感染者。

2. 3 天抗菌疗法　复方磺胺甲噁唑（每片含 SMZ 0.4g 和 TMP 0.08g）2 片，每日 2 次；或阿莫西林 0.5g，每日 4 次；或氧氟沙星 0.2g，每日 2 次，均连续口服 3 天。3 天疗法较之单剂量疗法，可提高疗效，减少复发，并有利于清除阴道大肠埃希菌，且副作用也较少。是目前推荐治疗急性膀胱炎的方案。

二、急性肾盂肾炎

应根据患者症状和体征的严重程度选择治疗。鉴于尿路感染多数是由革兰阴性杆菌引起，故一般首选对革兰阴性杆菌有效的抗生素，但应兼顾革兰阳性菌感染。

1. 中等度严重的肾盂肾炎　宜口服有效抗菌药 2 周。常用的为复方磺胺甲噁唑、新一代喹诺酮类、羟氨苄西林等。常用的 STS14 天疗法（即成人每次口服 SMZ 1.0g、TMP 0.2g、碳酸氢钠 1.0g，每日二次，14 天为一疗程）。有效率为 91.3%。近年来，新的喹诺酮类抗菌药物治疗急性肾盂肾炎获得满意疗效。通常菌的阴转率在 14 天疗程后可达 90% 左右，如尿菌仍阳性，此时应参考药敏试验选用有效的和强有力的抗生素，治疗 4~6 周。

2. 临床症状严重的肾盂肾炎　宜采用肌肉或静脉给予抗生素。可用氨苄西林 1~2g，每 4 小时一次，或头孢噻肟 2g，每 8 小时一次，必要时联合用药。如病情好转，可于退热后继续用药 3 天再改用口服抗生素，以完成 2 周疗程。如未能显效，应按药敏结果更换抗生素。有复杂因素的肾盂肾炎易于发生革兰阴性杆菌败血症，应联合使用两种或两种以上抗生素静注治疗。

疗效评定：治愈：疗程完毕后症状消失，尿菌阴性，并于第 2、6 周复查尿菌仍阴性；治疗失败：疗程完毕后尿菌定量检查仍阳性，或者治疗后尿菌转阴，但于第 2、6 周复查时尿菌又阳性，且为同一菌种。

急性尿路感染有发热等感染症状者应卧床休息。鼓励多饮水，勤排尿。服碳酸氢钠碱化尿液，减轻膀胱刺激征，并可增强抗生素疗效。

（朱兰　孙之星）

参 考 文 献

1. 王骏,肖青,等.氟哌酸治疗膀胱炎单剂量疗法与六日疗法疗效观察.中华肾脏病杂志,1990,6:154

2. 叶任云,肖青.尿路感染.见:王海燕.肾脏病学.第 2 版.北京:人民卫生出版社,1996.808

3. 徐峰极,吴阶平.非淋菌性尿道炎.见:叶干运,徐文严等.实用性病学.第 2 版.北京:人民卫生出版社,1991.66

4. Cardozo LD,Kelleher CJ. Sex hormones,the menopause and urinary problems. Gynecol Endocrinol,1995,9:75-84

5. Rubin RH,Tolkoff,Rubin NE,et al. Urinary tract infection,pyelonephritis and refkyx nephropathy. In:Brenner BM,Rector FC. The kidney. Vol II,4 th ed. Philadelphia:Saunders WB,1991.1369

6. Serel,TA;Gungor,M. Urodynamic evaluation after endoscopic modified bladder neck suspension. Urol-Int,1999,62:17-20

第六章

尿 失 禁

第一节　尿失禁概述

一、流行病学特征

不能由意志控制的尿流,国际控尿学会(international continence society,ICS)定名为尿失禁。

尿失禁发病率极高,任何年龄及性别均可发生,尤其以女性及老年人常见。在美国报道其患病率约占总人口的1/10,发生率为10%~25%;在英国对某社区40岁以上妇女的问卷调查显示:尿失禁患病率为34%,患病率和严重程度随年龄增加而增加,40岁以上患病率为69%;挪威的流行病学调查在全国范围进行,患病率为8%~48%不等,老年人发病率高;1998年在我国重庆、北京两地的抽样调查,其发生率接近30%,福建省曾于2001年按国际尿控协会方案进行了一次社区大样本调查,尿失禁总患病率为18.5%,其中压力性尿失禁为9.1%,急迫性尿失禁为2.4%,混合性尿失禁为7.0%。发病率与年龄相关,随年龄的增长而增加,65岁以上患病率为51.1%。年龄、高体重指数、高血压、便秘、多次流产、阴道分娩、阴道手术助产、会阴侧切、裂伤、感染与尿失禁发病率密切相关。

二、尿失禁类型

尿失禁的原因十分复杂,其临床表现也极不一致,一种表现可由几种原因引起。长期以来缺乏一种公认的合理的分类方法,较为公认的是几个主要类型,即

1. 真性压力性尿失禁(genuine stress urinary incontinence)

2. 急迫性尿失禁(urge urinary incontinence)

3. 混合型急迫性/压力性尿失禁(mixed urge/stress incontinence)

4. 充溢性尿失禁(overflow urinary incontinence)

5. 不稳定尿道(unstable urethra)

6. 完全性尿道关闭功能不全(completely incompetent of urethral closure mechanism)

7. 反射性尿失禁(reflective urinary incontinence)

也有学者倾向于将尿失禁分为6个主要类型,即压力性、急迫性、混合性、充溢性、功能性和结构异常(表5-6-1)。由于功能性尿失禁主要是认知和机体功能障碍引起,结构异常主要是指尿瘘和畸形,故通常意义上的尿失禁主要是指压力性、急迫性、混合性、充溢性四个类型,其分类可按解剖和功能两个方面进行。从生理功能上主要分为贮尿和排尿异常;从解剖学上主要分为尿道和膀胱功能异常(图5-6-1)。

三、尿失禁的诊断

由于尿失禁病因繁多,有些类型的尿失禁表现又极其相似,检查方法也因类型不同而有所不同,因而临床诊断要

表 5-6-1　不同类型尿失禁的常见症状和原因

基本类型	症　状	常见原因
压力性尿失禁	咳嗽、喷嚏、笑、体位改变和重力活动等腹压增加下引起尿失禁	盆底肌松弛,膀胱颈和尿道近段过度下移,尿道内括约肌功能障碍
急迫性尿失禁	尿频、尿急、尿痛、夜尿、排尿间隔<2 小时;不能拖延和控制排尿	逼尿肌过度兴奋或反射亢进,常合并泌尿系或中枢神经系统疾病,如膀胱炎、尿道炎、肿瘤、结石、憩室、出口梗阻、脑卒中、痴呆、帕金森病、脊髓损伤等。有些患者病因不明
混合性尿失禁	同时存在压力性尿失禁和急迫性尿失禁症状	膀胱颈尿道高活动性、逼尿肌不稳定和反射亢进共同存在,或合并尿道内括约肌功能障碍
充溢性尿失禁	尿流细弱、中断、淋漓不尽、残余尿、排尿困难	糖尿病、脊髓损伤、出口梗阻等导致的膀胱收缩乏力
功能性尿失禁	如厕能力降低,不能及时到达卫生间相关的漏尿	认知障碍或机体运动功能障碍;如厕环境不良

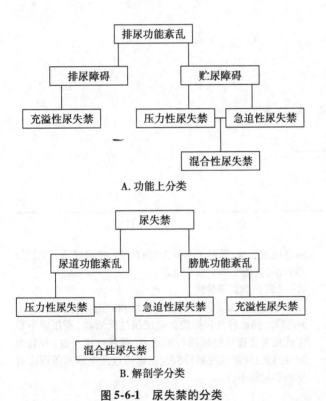

A. 功能上分类

B. 解剖学分类

图 5-6-1　尿失禁的分类

有计划有目的地进行。首先应当确定是否有尿失禁;其次是确定是尿道内尿失禁还是尿道外尿失禁;第三步是确定尿道内尿失禁类型;第四步是病因学诊断。

（一）确定尿失禁的存在

尿失禁的主诉对确定尿失禁的存在是十分重要的,但有的患者虽然有尿失禁的主诉,但并无尿失禁。而有的患者确有尿失禁,但却无尿失禁的主诉,在详细询问病史时才意识到有此症状。询问病史应作详细的尿失禁问卷调查（表 5-6-2）。除此外,还应询问有无其他的排尿症状如尿频、尿急、排尿疼痛、排尿困难、尿路感染,以及妇产科病史、神经疾病史、排便习惯、既往手术史、药物治疗史等。

在收集、分析病史的基础上通过体格检查来确定尿失禁的存在。在体格检查时,应该不同膀胱容量、不同体位、腹压增加、体力活动下观察,从而确定尿失禁与膀胱容量、体位、腹压等情况的关系,并应注意其尿失禁量、尿失禁方式（如滴状、喷射状、排尿状）,这些对诊断尿失禁类型、尿失禁程度都是十分重要的。当观察到尿失禁的体征时,尿失禁即可确定。但有些尿失禁是在一定条件下发生的,所以有尿失禁主诉而无尿失禁体征者,尚须继续检查,不能轻易断定无尿失禁的存在。

当有尿失禁主诉而无尿失禁的体征时,应当戴上电子流尿监护仪（urinous monitor）进行各种不同体位活动的监护。电子流尿监护仪是用吸水性强的纸做成尿布,在纸尿布内镶嵌着两条铝条,两电极间有一定距离,并有一电压差,电极与体外的监护仪相连接,若发生尿失禁时,纸尿布吸收了尿液,由于尿中电解质作用于电极,使两电极间导电能力及电容发生改变,而且变化的程度与尿失禁的尿液量成正比,监护仪即可显示出来。所用电压为 50mv,测量失禁尿量的范围为 1～100ml。使用电子流尿监护仪的优点是:①确定有无尿失禁;②确定在一定时间内的尿失禁次数;③确定每次的失禁尿量。从而确定尿失禁程度。每次监护时间不得少于 45 分钟。监护时应在膀胱充盈时进行。

若无这种监护设备,可用薄而吸水性较强的普通尿布代理,以一定规格,一定重量做成的尿布,固定于会阴部,进行各种体位下的咳嗽、屏气、运动等 45 分钟以上后,检查尿布是否潮湿,并称其重量,即可计算出失禁的尿量,但不能确定尿失禁的次数。

有的女性患者将阴道分泌物误认尿失禁,而且电子流尿监护仪显示阳性。在这种情况下应进行尿失禁与阴道分泌物的鉴别。口服亚甲蓝或静脉注射靛胭脂,饮水后,会阴部垫一尿布,若尿布染成蓝色则为尿失禁,否则为阴道分泌物。

表 5-6-2　尿失禁问卷调查表

1. 姓名：　　　　2. 性别：男,女　　　　3. 年龄：　　　　4. 婚姻　已婚,未婚

5. 如系已婚妇女,分娩_____次(自然分娩_____次,剖宫产_____次,产钳助产_____次)

6. 受教育程度：　　　　　　　　7. 居住地：(城市　,乡镇　,农村　　)

8. 排尿情况:(0—从来没有,1—很少,2—有时,3—经常,4—频繁,5—总是)

	目前	过去 6 个月以内		过去 6 个月以前	
(1) 不到两小时就尿一次					
0 1 2 3 4 5	是 否	是	否	是	否
(2) 晚上起来两次以上					
0 1 2 3 4 5	是 否	是	否	是	否
(3) 要小便时能否再忍一会					
0 1 2 3 4 5	是 否	是	否	是	否
(4) 咳嗽、大笑或打喷嚏会有小便漏出来吗					
0 1 2 3 4 5	是 否	是	否	是	否
(5) 走路、跑步或其他运动会有小便漏出来吗					
0 1 2 3 4 5	是 否	是	否	是	否
(6) 在小便很急时有小便漏出来吗					
0 1 2 3 4 5	是 否	是	否	是	否
(7) 你会不会不自觉地漏小便					
0 1 2 3 4 5	是 否	是	否	是	否
(8) 你有尿床吗					
0 1 2 3 4 5	是 否	是	否	是	否

9. 你使用哪种厕所:坐式　,蹲式

10. 你的排尿问题是否影响你的工作、社交或日常活动? 是　　否

11. 你平时需要护垫以防弄湿裤子吗?

　　需要(纸尿布,卫生棉,护垫,布,卫生纸　其他_____)

　　不需要

12. 你的排尿问题是否治疗过?　　是　　否

　　何种治疗:服药　　手术。

记录人：　　　　　　日期：

(二) 尿道内尿失禁与尿道外尿失禁的鉴别

尿道外尿失禁多为持续性尿失禁,若自幼即有,多为输尿管开口异位,如果是在阴道内手术、盆腔手术、骨盆伤及难产后发生者,多为各种类型的尿瘘。当然尿道内尿失禁除了间歇性失禁外,也可以发生持续性尿失禁。这些特点需要加以分析。

通过仔细地会阴部和阴道检查,一般可以区别尿道内尿失禁和尿道外尿失禁。一旦确定为尿道外尿失禁后,注意区别输尿管阴道瘘(含输尿管-子宫颈-阴道瘘)及膀胱、尿道阴道瘘。将亚甲蓝稀释液 150ml 注入膀胱(呈淡蓝色)则为膀胱、尿道阴道瘘或膀胱宫颈阴道瘘。否则为输尿管阴道瘘。若输尿管异位开口于尿道(女性),则不易与尿道内尿失禁鉴别。尿道憩室亦应与尿道内尿失禁相鉴别。大型的憩室通过阴道检查不难确定,小型者却较为困难。在这种情况下,放射线检查、内镜检查将变得重要。

(三) 尿道内尿失禁类型的诊断

尿道内尿失禁类型的诊断需注意:不能仅凭患者的主诉、症状和体征完成诊断;放射线、超声等影像学检查是重要的辅助性诊断方法,但也不能完全满足诊断要求。最重要的诊断方法是进行尿动力学检查,根据尿动力学的发现,

结合临床表现,即可了解尿失禁的机制,按照尿动力学的分类方法,就能明确类型的诊断。

(四) 病因学诊断

引起尿失禁的原因有膀胱异常和尿道括约肌异常(图 5-6-2)。膀胱异常包括膀胱逼尿肌过度活动(逼尿肌不稳定或反射亢进)、逼尿肌收缩无力(膀胱过度充盈)和低顺应性膀胱;尿道括约肌异常包括尿道过度下移和尿道固有括约肌功能不良。

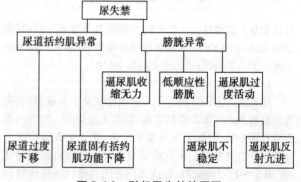

图 5-6-2　引起尿失禁的原因

【逼尿肌过度活动】　逼尿肌不稳定(detrusor instability, DI)是尿失禁的潜在病因,在尿失禁患者中占39%～68%,发病率随年龄增加。其中,自发性逼尿肌不稳定占优势,老年人逼尿肌反射亢进(detrusor hyperreflexia, DHR)的发病率也较高。通常认为逼尿肌不稳定、逼尿肌反射亢进是神经系统疾病包括脑卒中、脑血管梗死性痴呆、帕金森病(因为控制排尿反射的中枢在基底节水平),其次为脑肿瘤,多发性硬化症以及Shy-Drager综合征。此外,单光子发射计算机断层扫描发现尿失禁与大脑皮质灌注减少有关,表明隐匿的皮质神经性病变易引起DI。

逼尿肌不稳定和逼尿肌反射亢进的原因并不完全清楚。临床发现膀胱出口梗阻增加了逼尿肌不稳定和逼尿肌反射亢进的发生。电生理研究表明,位于膀胱壁内的逼尿肌束与邻近肌束相互交叉融合,只是逼尿肌细胞间电偶联比邻近肌细胞电偶联功能差,阻碍了相邻细胞电活动的迅速传递。膀胱充盈是单个逼尿肌细胞的自主收缩不会引起逼尿肌群协调性收缩而升高膀胱内压。解剖学显示,整个逼尿肌群受神经分支支配,正常膀胱是通过神经刺激使整个逼尿肌群收缩才能升高膀胱内压。这一点是膀胱功能正常发挥的关键。有人推测不稳定逼尿肌细胞电偶联功能更强,可能是继发于神经支配去除的后果。

1. 在DI的逼尿肌细胞中发现电偶联增加　组织学表明,细胞间连接随年龄改变,过于致密的细胞桥的增加与DI发生率的增加有关。这些细胞连接可导致细胞电偶联增加。同时肌细胞变形也与逼尿肌收缩性损伤相关。

2. 去除神经引起逼尿肌过度活动　有学者证明,在猪试验中,通过全层膀胱横切术使猪膀胱神经去除,可导致膀胱不稳定。使膀胱出口梗阻诱发DI,通过组织学检查发现,不稳定膀胱的乙酰胆碱能神经减少。

【逼尿肌收缩无力】　老年人中最常见的排尿困难是继发于男性前列腺增生。老年女性逼尿肌收缩不良发生率较高,即使没有出口梗阻,也会影响性功能和排尿,这可能与肌细胞退化有关。这些因素使老年人易患尿潴留。

能促使老年人尿潴留的因素包括便秘、药物(诸如α-肾上腺能激动剂或具有抗胆碱能特性的药物)以及长期虚弱和卧床。这些因素可能暴露了既往亚临床的排尿功能障碍。神经性疾病可引起老年人排尿功能障碍和尿潴留,包括继发于脊椎塌陷的脊髓压缩和脊髓病损,诸如肿瘤、脑卒中等。最初是逼尿肌收缩力减弱,之后继发逼尿肌反射亢进。帕金森病也能引起排尿功能障碍,主要是由于基底节损害干扰了排尿反射中枢,导致括约肌不协调和逼尿肌收缩不良。感觉丧失可导致进行性膀胱扩张,排尿功能障碍,最终引起收缩力减弱和膀胱过度充盈。此种情况最常见于糖尿病患者。糖尿病中70%有膀胱感觉减弱,15%膀胱收缩力减弱。

【尿道括约肌功能和闭合功能下降】　尿道内壁上皮形成皱襞折叠,使黏膜完全附着。黏膜下层由胶原纤维、弹性组织以及丰富的血管网形成的海绵状组织构成,这些结构特征有助于尿道形成封闭的管腔。这些因素在维持尿控方面起重要作用。相关分析如下:

1. 尿道血流　有学者提出一种模式,尿道黏膜下层血管内血流产生的压力提供尿道封闭压,黏膜下血管丛血流加速将进一步增加闭合压。反之,绝经后泌尿生殖道萎缩,血流减少,闭合压力降低。有动物实验证实了阻止动脉血液输入尿道可以引起尿道腔压力明显下降。由此可见,血流在维持尿道闭合中起关键作用,而绝经后血流明显减少,可解释所观察到的此年龄组中尿道括约肌功能下降的发病率增加。

2. 胶原　研究表明,控尿功能的发挥是通过盆底的肌肉筋膜和韧带维持膀胱颈和尿道的位置及闭合作用实现的。胶原纤维是尿道、盆底筋膜、韧带等结缔组织的主要成分,主要成分为Ⅰ型、Ⅲ型胶原。Ⅰ型胶原多存在于肌腱、骨等组织,与支持作用有关。Ⅲ型胶原多存在于强度要求低而弹性大的血管和小肠等空腔脏器。有研究实验结果显示,无论盆底松弛程度如何,尿失禁患者尿道中的Ⅲ型胶原含量明显减少,这说明胶原在维持尿道控尿机制中的重要作用。

3. 去神经支配　电生理学研究发现,对阴道分娩与剖宫产分娩妇女进行对照比较,多数阴道分娩病例阴部神经末梢运动潜伏期明显延长,表明有盆底肌去神经支配现象。另外,分娩第二产程延长和产钳助产者,神经生理学研究发现盆底横纹肌、括约肌去神经支配更明显,这些妇女在5年的随访中大多数出现尿失禁。肌电图检查发现,阴道分娩第一胎且第二产程较长的妇女,80%分娩后存在盆底神经损害,巨大儿的体重与损伤严重性呈正相关。

4. 肌肉损伤　有学者提出盆底神经损伤可导致盆底肌肉薄弱,引起盆底支持和压力传导障碍,尿失禁的发生与盆底筋膜支持结构承受的压力增加有关。从压力性尿失禁患者获得的骨盆肌肉活组织标本的组化分析支持神经生理学发现的肌纤维损害。

5. 雌激素　尿道和阴道共同起源于泌尿生殖窦,女性尿道上皮和阴道上皮都存在大量的雌激素受体。动物实验表明,雌激素可以促进该两种上皮的成熟,从而增加尿道闭合压和尿道长度。雌激素缺乏时,尿道上皮萎缩,黏膜下血管减少,引起尿道闭合障碍。雌激素治疗可以逆转该改变,对于雌激素水平低的绝经后尿失禁患者,应用雌激素治疗效果明显。

综上所述,不同类型的尿失禁有不同的病因,但对于各种类型的尿失禁的病因学诊断不应搞大包围检查,一定要避免检查的盲目性,应有的放矢地进行,为此,临床医生须具备下列基本素质。

1. 对排尿功能和功能障碍性疾病具有丰富的系统的知识,并理解病因学与病理生理学的关系,这是病因学诊断的基础。

2. 能正确分析所获得的尿动力检查数据,对尿动力学检查出现某一种现象的发生原因和机制,能有一个中肯的、符合逻辑的解释。

3. 细致详尽的收集病史及体征,紧密结合尿动力学检查结果进行综合分析。

4. 在上述基础上分析,有目的地确定特殊诊断方法与步骤。

四、尿失禁的治疗原则

各种不同类型的尿失禁其发病原因和机制不同,因而治疗方法亦有所不同。即使同种类型的尿失禁,治疗方法也多种多样。治疗的机制亦有差异,应在明确尿失禁的类型和原因,熟悉各种治疗机制及适应证的基础上合理的选择治疗。总的治疗原则是:

(一)针对病因及发病机制进行治疗

1. 逼尿肌收缩功能亢进所致者 以抑制逼尿肌收缩为主,增加尿道阻力为辅,以内科治疗为主,以手术治疗为辅。

2. 尿道关闭功能不全所致者 以增加尿道的阻力为主,降低逼尿肌收缩为辅;尿失禁较轻者以内科治疗、体疗及理疗为主,治疗无效或尿失禁较重者外科手术治疗。

3. 混合型者 制订治疗方案时应慎重,一般采用保守治疗,抑制逼尿肌收缩,增加尿道阻力。无效时,根据引起尿失禁的主要原因,采用增加尿道阻力或降低逼尿肌收缩的手术治疗。

4. 充溢性尿失禁 针对引起尿潴留病因的治疗。

(二)姑息性对症治疗

不能通过治疗恢复尿液控制功能的患者,可采用其他的尿控措施,例如:可控性尿流改道,人工括约肌等。

五、尿失禁患者的护理

尿失禁患者不但有肉体痛苦,而且有不同程度的精神创伤,因此尿失禁的护理工作是多方面的,现归纳如下:

1. 解释病情 当确定症状的规律及严重性后,要将发现及处理计划向失禁患者解释。向患者解说下尿路正常情况及其功能失常,这样有助于患者积极参与治疗。适当的了解膀胱功能,有助鼓励患者达到尿控。同时提供相关信息有助于患者及家属对相关的各种治疗方案做出决定。

2. 心理支持(psychological support) 尴尬、羞耻及恐惧是失禁者常有的感受。这些情绪使患者忧虑他人的反应,不愿意求助以及尽力隐藏失禁的病状。护士对失禁患者的态度,应表示出失禁是可治疗的症状。照顾者顾及患者的尊严,可以减轻患者的内疚、羞惭及尴尬的感觉。用心聆听患者抒发困扰及愤怒情绪,有助缓解患者的压力。

3. 生活方式干预(lifestyle interventions) 主要包括减轻体重、戒烟、禁止应用含咖啡因饮料、生活起居规律、避免强体力劳动(包括提拎和搬动重物)、避免参加增加腹压的体育活动等。上述措施能在一定程度上防治压力性尿失禁的症状加重。事实上,很多患者根据症状加重或改善的经验,已经自觉或不自觉地调整了很多生活方式。另外,应了解患者有无便秘、咳嗽等引起慢性腹压增加的疾病。如果存在这些问题,应尽可能对原发疾病进行治疗,解除引起慢性腹压增加的病因。

4. 处理便秘 便秘是最主要的尿失禁暂时成因之一。严重的便秘加剧失禁。严重便秘及大便嵌塞可扰乱膀胱功能,使排便困难。在直肠的粪便因压迫膀胱、尿道及局部神经,造成尿液排出梗阻;膀胱收缩可能受影响而导致排尿不尽,最终造成慢性尿潴留及充溢性失禁。一旦恢复正常排便,患者既可正常排尿,同时尿失禁又会因而解除。建议摄取大量纤维及水分改良饮食习惯。富有纤维的食物包括麦糠,绿叶蔬菜,全谷,谷类,豆类,鲜果等。有报告指出糠及糠混合物可有效恢复大便正常硬度及排便规律。除非医师另有建议,应每天摄取 1.5~2L 液体。

5. 处理尿路感染 急性尿路感染可引起暂时失禁。急性尿频、尿急,感觉障碍以及疼痛可使患者不能及时赶去厕所或察觉到失禁发生。如怀疑有感染应采集样本作尿分析。如无禁忌证,每天 1.5~2L 液体有助稀释尿液防止感染。

6. 膀胱处理的策略

(1)行为技巧(behavioural technique)包括:

1)膀胱再训练(bladder retraining):再训练的目的,是要将患者的尿频、尿急及紧迫性失禁恢复至正常方便的排尿规律。对有膀胱过度活动亢进的患者更为适宜。

2)习惯训练(habit training):基于排尿规律,安排如厕时间。借以提醒患者定时排尿,可保持患者干爽。应鼓励患者避免在安排时间以外排尿,但这在尿急时常会难以控制。

3)按时排尿(timed void):提醒患者排尿,对诊断为功能性失禁,与神志不清或行动不便有关者,是非常有用的技巧。

4)延迟技巧(deferment technique):膀胱再训练及习惯训练通常包含延迟技巧以抑制尿意。延迟尿意协助患者控制膀胱以及增加膀胱容量。

(2)盆底训练(pelvic floor exercises):盆底运动运用运动生理学的原理,教导患者学习如何加强括约肌训练。Dr Arnold H. Kegel 设计的 Kegel 操是轻至中度压力性及急迫性失禁处理的第一线选择。这些运动要每天定时进行。运动对前列腺手术后,因尿道括约肌受损而有一定程度的压力性失禁,也有帮助。

(3)社交尿控的辅助器具:这些器具目的在通过隐藏及处理尿失禁以保存患者尊严,独立信心及自尊。

1)间歇导尿(intermittent catheterization):间歇导尿是处理神经源性膀胱排尿功能障碍的可行方案,亦是留置导尿管的短期替代。此步骤容许定时完全排空膀胱,使患者在两次导尿之间无须留置导尿管。这种做法不但可以防止尿路感染,更重要的是可以避免高压排尿的不良效果。间歇导尿可以由照顾者学习,以帮助衰弱或手部不灵活的患者。

2)外置男用集尿系统(external male collection system):该器具用软薄而具弹性的乳胶制成,紧贴于阴茎连接到尿袋。尿套管适合有中度到严重尿失禁患者,亦可用于患尿急尿频,而环境不容许经常上厕所的患者。

3)滴袋/收集器(dribble pouch/drip collector):滴袋设计与男性生殖器配合,以保证最大安全自主,及维持柔软与容易使用。滴袋适合轻度失禁患者。

4)吸收垫/尿布(absorbent pad/diapers):吸收产品包括特别设计的护垫或衣物,用以吸收尿液,减少气味,保护皮肤及衣物。对应不同程度的漏尿有不同种类的吸收产品。

5)留置导尿管(indwelling catheters):留置导尿管常被认为是尿控处理的最后一招。在顽固性的尿失禁中,导尿管可提供较正常及有尊严的生活方式。特别是当其他方法无效,或患者身体太差而不宜接受失禁的治疗。

第二节 压力性尿失禁

压力性尿失禁(stress urinary incontinence,SUI)是指由于腹压增高引起的尿液不自主流出。真性压力性尿失禁(genuine stress incontinence,GSI)指在膀胱肌肉无收缩状态下,由于膀胱内压大于尿道压而发生的不自主性尿流出,是由于压力差导致的尿流出。压力性尿失禁患者的常见主诉是当腹压增高时,如咳嗽、打喷嚏等,出现无法抑制的漏尿现象。急迫性尿失禁(urge incontinence)是由于膀胱无抑制性收缩使膀胱内压力增加导致的尿液自尿道口溢出。弄清这两种尿失禁区别的意义在于,真性压力性尿失禁可以通过手术恢复尿道及其周围组织的正常解剖关系,达到治疗的目的。而急迫性尿失禁主要依靠药物和行为的治疗,使膀胱的自发性收缩得到抑制。如果这两种尿失禁同时存在,那么诊断和治疗起来就比较复杂。

一、病 因 学

压力性尿失禁的病因复杂,主要的有年龄因素、婚育因素和既往妇科手术史等因素。其他可能的危险因素包括体重指数过高、类似的家族史、吸烟史、慢性便秘等。由于这些因素的复杂关系,很难预测出现尿失禁的概率。

二、控 尿 机 制

GSI是由于腹部压力增加,这种压力又传递到膀胱所致,尽管此时膀胱无收缩,但突然升高的腹压传到膀胱,使膀胱内压的升高超过膀胱颈和尿道括约肌产生的阻力而导致漏尿。尿道闭合压力的异常有多方面的原因,但主要有以下三个方面,主动控尿机制缺陷、解剖损伤及尿道黏膜封闭不全。

(一)主动控尿功能

女性主动控尿功能由尿道括约肌和膀胱颈肌肉的主动收缩产生,这些肌肉的主动收缩提供了膀胱出口闭合的力量。这些收缩彼此独立并且和传递到远端尿道的力结合在一起,形成了尿道关闭压。正常情况下,尿道主动收缩发生在腹压内升高前250μs,咳嗽或喷嚏导致腹压升高,首先主动提前收缩膀胱关闭膀胱出口,抵抗腹压压迫膀胱产生的排尿作用。分娩创伤和其他尿失禁的诱发因素可使支配相关肌肉的神经受到损伤或肌肉本身的损伤后由瘢痕组织替代,这些可使盆底肌和括约肌的质量和数量发生变化,导致压力性尿失禁。

(二)维持控尿的解剖基础

女性尿道是膀胱闭合控制机制的功能部分,其本身并无真正的内括约肌。一般说只要上端一半尿道是完整的,且有适当的功能,排尿即可自行节制。膀胱控制良好的决定性因素是尿道膀胱颈和膀胱周围的韧带筋膜等支持组织,如解剖上这些支持组织完整,则尿道中上段是作为腹腔内器官存在。腹压增高时,在传递到膀胱表面时也以同样程度和大小传递到腹内的尿道近端;同时支持膀胱颈和尿道的韧带筋膜的韧性对腹压产生反作用力,从而挤压尿道,使得膀胱出口关闭。控尿正常的女性,这种传递来的挤压力在腹压传递到来后,或传递到膀胱颈部和尿道的同时就开始了。相反,患有压力性尿失禁女性的这些韧带较松弛和受到牵拉,造成膀胱颈下降,以致腹压不能传递到近端尿道和膀胱颈部(图5-6-3)。因此,对于这类患者的咳嗽和喷嚏等增加的腹压仅作用于膀胱,不作用于膀胱颈部和尿道近端,产生较强的排尿力量。

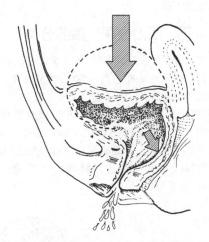

图 5-6-3 压力性尿失禁发生机制

膀胱尿道结合部支撑不良,腹内压增加时周围支撑组织失去对腹压的抵抗,发生漏尿。

(三)尿道黏膜与黏膜下

柔软的尿道上皮和尿道黏膜下血管丛产生的黏膜密封作用是参与控尿的第三个机制。女性尿道平滑肌与上皮内层之间有丰富的血液供应,大大增厚并加强了黏膜层,使得尿道壁自然关闭,提高了尿道静压。尿道上皮黏膜血管丛对雌激素敏感,雌激素的作用使其血流丰富、黏膜柔软且厚实。如果尿道失去了柔软性或者由于手术、放疗、雌激素缺乏使黏膜下血液供应不良,也会影响尿道严密闭合(图5-6-4)。

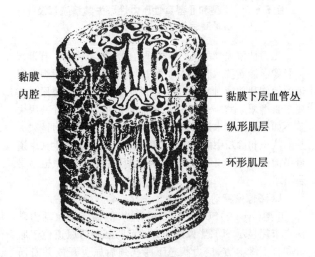

图 5-6-4 女性尿道黏膜及黏膜下结构
雌激素影响尿道黏膜及黏膜下血供,
增加尿道血流及黏膜厚度

黏膜
内腔
黏膜下层血管丛
纵形肌层
环形肌层

上述三种机制的同时作用维持控尿。这可以解释为什么当一个年轻女性经过多次生产，并有韧带损伤（控尿的解剖机制丧失），却无压力性尿失禁，直到绝经期后，雌激素水平下降（尿道黏膜的封闭机制减弱）才出现压力性尿失禁。这也可以解释为什么不是所有患尿道过度移动的女性都发生压力性尿失禁，因为增加主动机制的作用和尿道黏膜保持完好可以代偿解剖机制的丧失。在深入了解控尿机制的相互作用后，可以理解为什么有些女性对标准的膀胱悬吊术效果不佳。

三、压力性尿失禁的分类

尿失禁的分类方法有许多种，但多数的分类方法都是依据解剖和生理学方面的变化。这些分类的意义在于能够预测手术的成功率。有学者注意到无尿失禁女性的尿道侧位观，其上部尿道与垂直线的夹角<30°（即尿道倾斜角约为10°～30°），膀胱尿道后角在90°～100°之间。而尿失禁患者由于解剖支撑不良，尿道高活动性，有力时尿道旋转下降，使尿道倾斜角增大，如角度倾斜30°～45°，为压力性尿失禁Ⅰ；>45°为Ⅱ型（图5-6-5）。

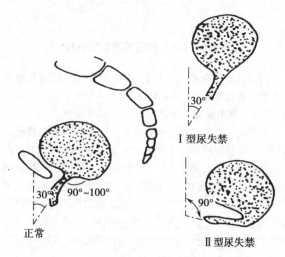

图5-6-5　Ⅰ型和Ⅱ型真性压力性尿失禁膀胱颈及尿道后角形态改变示意图

压力性尿失禁的概念包括尿道的解剖和功能。有学者把影像学诊断技术和流体力学技术结合起来。同时观察尿道的解剖和功能，提出固有括约肌缺损的概念，此类尿失禁属于Ⅲ型尿失禁。人们发现，膀胱颈悬吊术治疗Ⅲ型尿失禁不如尿道吊带术效果好。提出Ⅲ型尿失禁是压力性尿失禁的认识和诊断中的一项重要的进步。许多医生主张尿道悬吊治疗Ⅰ型和Ⅱ型尿失禁，对Ⅲ型尿失禁主张尿道吊带悬吊术。

1. 影像尿流动力学分型

0型（type 0）SUI：典型SUI病史，但临床和尿动力学检查未能显示SUI，影像尿动力学示膀胱颈后尿道位于耻骨联合下缘上方，应力状态下膀胱颈后尿道开放并有所下降。

Ⅰ型（type Ⅰ）SUI：静止状态膀胱颈关闭并位于耻骨联合下缘上方，应力状态下膀胱颈开放并下移，但下移距

离<2cm。应力状态下常出现尿失禁，无或轻微膀胱膨出。

ⅡA型（type ⅡA）SUI：静止状态膀胱颈关闭并位于耻骨联合下缘之上，应力状态下膀胱颈后尿道开放，尿道扭曲下移膀胱膨出。应力状态下通常会出现明显尿失禁。

ⅡB型（type ⅡB）SUI：静止状态膀胱颈关闭并位于耻骨联合下缘或其之下，应力状态下膀胱颈可不下移，但颈部后尿道开放并出现尿失禁。

Ⅲ型（type Ⅲ）SUI：静止状态逼尿肌未收缩时膀胱颈后尿道即处于开放状态。腹压轻微升高或仅重力作用即可出现明显的尿失禁。

2. 腹压漏尿点压（ALPP）分型

Ⅰ型SUI：ALPP≥90cmH$_2$O

Ⅱ型SUI：ALPP60～90cmH$_2$O

Ⅲ型SUI：ALPP≤60cmH$_2$O

3. 尿道压分型

（1）尿道固有括约肌功能障碍（intrinsic sphincter dysfunction，ISD）型：最大尿道闭合压（maximum urethral close pressure，MUCP）≤20cmH$_2$O的压力性尿失禁患者（另一意见为<30cmH$_2$O）。

（2）解剖型：最大尿道闭合压（MUCP）>20cmH$_2$O的压力性尿失禁患者（另一意见为>30cmH$_2$O）。

四、压力性尿失禁的分度

压力性尿失禁分轻、中、重三度，主观、客观分度分别为：

1. 主观分度

轻度：一般活动及夜间无尿失禁，腹压增加时偶发尿失禁，不需要佩戴尿垫；

中度：腹压增加及起立活动时，有频繁的尿失禁，日常生活中需要佩戴尿垫；

重度：起立活动或卧位体位变化时即有尿失禁。

2. 客观分度　以尿垫试验为基准，可有24小时尿垫、3小时尿垫及1小时尿垫试验，因24小时、3小时受时间、环境及患者依从性影响太大，目前较推荐1小时尿垫试验，但目前尚无统一标准，尚需积累经验。应用较多的1小时尿垫试验为依据的分度如下：

轻度：1小时尿垫试验<2g

中度：1小时尿垫试验2～10g

重度：1小时尿垫试验>10g

五、压力性尿失禁的临床评估

（一）压力性尿失禁病史

1. 与压力性尿失禁相关的症状和病史　病史和体检是尿失禁诊断的基础。详尽的病史（表5-6-3）能提供有关尿失禁病因的相关信息，也能为选择进一步的检查而提供依据。引起尿失禁的病因很多，如泌尿系感染、萎缩性阴道炎、急性谵妄状态、运动受限、便秘等各种药物可引起暂时性尿失禁。Resnick曾归纳了几种引起暂时性尿失禁的最常见病因，创建了"DIAPPERS"记忆法（表5-6-4）。而女性压力性尿失禁与生育、肥胖、盆腔手术等因素有关；男性

压力性尿失禁多为前列腺手术所致。

表 5-6-3　尿失禁的病史采集内容

尿失禁的特征:急迫性、压力性、混合性、完全性或其他

尿失禁的持续时间:短暂多为压力性,长而急迫多为急迫性

尿失禁的频数、发生时间、尿失禁量

有无其他尿路症状

诱发尿失禁的因素:如咳嗽、活动等

尿失禁发生前后的伴随症状,有无尿急、尿频、尿痛或排尿困难

采取的保护措施,如卫生巾及其每天使用的数量

饮食中有无利尿成分,如咖啡因

有无肠道或性功能的改变

先前尿失禁手术史及其疗效

表 5-6-4　尿失禁的可逆性原因

D	Delirium	谵妄
I	Infection-urina111ry	尿路感染
A	Atrophic urethritis and vaginitis	萎缩性尿道炎和阴道炎
P	Pharmacologic causes, especially depression	药理学原因
P	Psychologic cause	心理因素,尤其是抑郁症
E	Excess fluid excretion (heart failure or hyperglycemia)	过度体液排泄(心衰或高血糖症)
R	Restricted mobility	运动受限
S	Stool impaction	粪便嵌顿

在病史采集中需对患者的主诉进行一定的分析。如主诉尿急,有可能指突然出现强烈的排尿感(常为急迫性尿失禁),或患者因担心尿液溢出而做出的过度反应(压力性尿失禁的表现),或患者憋尿时感觉下腹部严重不适或疼痛并无急迫排尿感或未曾出现过急迫性尿失禁(感觉型尿急或间质性膀胱炎表现)。尿频通常指每天排尿次数超过7次。尿频可为过多、服用利尿剂或咖啡因等能刺激利尿的饮料。但这种尿频为尿量过多所致,表现为排尿次数增加而排尿量基本正常,又称多尿。而因泌尿系统疾病产生的尿频为排尿次数增加的同时每次排尿量明显减少(24 小时平均每次排尿量<200ml)。原因有泌尿系感染(感觉型尿急)、逼尿肌过度活动(运动型尿急)、膀胱排空障碍(残余尿增多或慢性尿潴留)等。其他膀胱内病理改变如膀胱内结石、膀胱结核和膀胱癌也会出现尿频症状。另外,泌尿系外疾病如盆腔肿物、妊娠、盆腔炎、前列腺炎等也是造成尿频的常见原因。如需进一步了解尿频的原因需询问以上所有疾病的病史才能做出准确的诊断。夜尿增多与多种因素有关,如逼尿肌过度活动,残余尿增多所致的膀胱有效容量减少和夜间尿量过多,也有可能与睡眠方面的疾病有关。白天尿频而夜间正常者常提示有精神因素作用,或与饮水过

多、口服利尿药和饮食中有利尿成分(如咖啡因)等有关。

女性膀胱膨出者,常因膀胱颈后尿道下移出现压力性尿失禁,而膨出严重者则因尿道扭曲反而出现排尿困难,甚至充盈性尿失禁。

各种各样可能影响到膀胱尿道功能的神经系统疾病均可导致尿失禁的发生。如糖尿病早期可出现逼尿肌过度活动所致的急迫性尿失禁,而糖尿病性膀胱病变严重者因逼尿肌收缩无力而出现充盈性尿失禁。高位截瘫多因逼尿肌反射亢进导致急迫性尿失禁,而骶髓损伤则常导致充盈性尿失禁。

2. 反映压力性尿失禁特征和严重程度的症状　女性压力性尿失禁为尿道功能障碍所致,根据其发病机制不同分为两型:解剖型压力性尿失禁(anatomic stress incontinence),表现为膀胱颈后尿道明显下移;固有尿道括约肌缺陷型压力性尿失禁(intrinsic sphincter deficiency, ISD)。两种压力性尿失禁的鉴别极为重要,标准的膀胱颈悬吊术对 ISD 疗效极差。根据定义,ISD 的产生与尿道固有括约肌机制下降有关,产生或提示尿道固有括约肌功能受损的因素很多(表 5-6-5),在询问病史时应加以考虑。一般来说,解剖型压力性尿失禁多为轻或中度,而 ISD 者尿失禁严重;此外还可以通过尿动力学检查(腹压型漏尿点压力低于 $60cmH_2O$)鉴别是否为 ISD。通过临床表现可以对压力性尿失禁的严重程度进行初步评估(表 5-6-6)。有资料显示 Stamey 分级系统与 ISD 的严重程度成正相关,如患者压力性尿失禁症状严重时应考虑 ISD 的可能性。咳嗽、大笑或打喷嚏等出现轻～中度压力性尿失禁者多与膀胱颈后尿道下移有关,因此需了解患者有无膀胱膨出及其严重程度。如询问下蹲时有无阴道口肿物膨出感,或下蹲时是否有明显的排尿困难等,这些症状均提示可能存在膀胱后壁膨出(膀胱颈后尿道随之下移)。同时需了解有无生育、难产、子宫切除等可能损害盆底肌功能,造成膀胱后壁膨出的因素。如平卧有咳嗽漏尿,但下蹲确有排尿困难者常提示有严重的膀胱后壁膨出(或称阴道前壁膨出)。有时膀胱后壁膨出者常主诉排尿困难,并无明显压力性尿失禁症状,但并非无压力性尿失禁,一旦将膨出的阴道前壁复位后即可表现出典型的压力性尿失禁。

表 5-6-5　提示可能存在 ISD 的危险因素

先前膀胱颈悬吊术疗效差

神经系统疾病或损伤

根治性盆腔手术史

放疗

盆底损伤

表 5-6-6　基于病史判断尿失禁严重程度的 Stamey 尿失禁评分系统

0 级	无尿失禁
1 级	咳嗽或有力出现尿失禁
2 级	改变姿势或行走出现尿失禁
3 级	全日出现完全性尿失禁

3. 既往史(包括过去史、药物史和治疗史)　既往史应包括过去及现在疾病史、手术史、妇产科病史和目前药物史。神经系统状态会影响膀胱和括约肌功能,如多发性硬化症、脊柱损伤、腰椎疾病、糖尿病、脑卒中、帕金森病和脊柱发育不良等。应了解患者以前有否神经系统疾病,如肌肉萎缩、瘫痪、震颤、麻木、麻刺感。了解有否肌肉痛、瘫痪或不协调运动及双眼视力情况。前列腺手术、阴道手术或尿失禁手术可能导致括约肌损伤;直肠和根治性子宫切除术可能会造成神经系统损伤;放射治疗可以导致小容量低顺应性膀胱或放射性膀胱炎。

药物治疗可加重或导致尿失禁,如老年人常服用的利尿剂、α-受体激动剂和α-受体阻滞剂(可影响到膀胱颈平滑肌的张力);抗胆碱能药物可通过阻断神经肌肉接头而抑制逼尿肌收缩,导致尿潴留,进而引起充溢性尿失禁。钙离子通道阻滞剂亦可抑制逼尿肌收缩。

妇女按激素水平分为绝经前期、绝经期和绝经后期。如果为绝经后期必须注意是否接受激素补充治疗,因为低雌激素导致的尿道黏膜萎缩对尿道结合部有不良影响。分娩史应当包括活产总数、最大胎儿体重、分娩方式及第二产程。胎儿高体重和第二产程延长可造成盆神经的损伤。应当询问患者尿失禁的出现与妊娠、分娩、绝经、手术的关系,为病理生理分析提供线索。

(二)体格检查

尿失禁患者的体格检查分为3个步骤:①腹部和背部检查;②盆底检查,女性检查内容包括有无器官膨出,阴道疾病应行阴道双合诊了解子宫和附件;③神经系统的评估。

1. 初步评估　初步评估包括望诊有无肥胖、先前手术瘢痕或有无腹部和腹股沟疝。有无神经系统疾病的体表征象,如骶部皮肤凹陷、皮下脂肪瘤、毛发、色素沉着和隆起等。腹部触诊有无下腹部压痛和胀满等尿潴留体征。耻骨上叩诊可了解膀胱充盈程度。背部和脊柱检查了解有无骨骼畸形、外伤和手术瘢痕等。

2. 女性盆底的检查　对病史及尿失禁严重程度的了解,可初步判断尿失禁的类型和产生原因。但女性尿失禁者盆底的检查往往能提供有关的客观证据。如曾有膀胱颈悬吊术病史而症状复发者,经阴道检查发现阴道前壁支撑良好,提示该患者压力性尿失禁的类型为ISD。

女性盆底检查最主要的目的是了解女性患者有无膀胱后壁、直肠和子宫的膨出或下垂。如存在严重的膀胱前壁膨出或子宫下垂,单纯进行压力性尿失禁手术不但会造成压力性尿失禁手术的失败,还可因术后尿道扭曲造成排尿困难等,也会给日后进行生殖器官膨出或下垂的修补手术带来困难。

(1) 阴道窥器检查:患者取截石位,先观察女性外生殖器有无异常,如小阴唇过度向后分开或肛门后移提示会阴体张力减退或去神经化。放入窥器之前应通过阴道口连接有无黏膜萎缩和阴道口狭窄。

放入阴道窥器后,应有次序地系统检查3个方面:a)阴道前壁;b)阴道顶部;c)阴道后壁。

1) 阴道前壁:采用阴道拉钩压住阴道后壁即可显示阴道前壁。观察有无尿道肉阜、尿道旁囊肿和尿道旁腺炎

等,尿道硬结常提示尿道炎症、憩室或肿瘤。如有尿道憩室挤压之尿道口可见脓性分泌物。苍白、薄而发亮的阴道黏膜或黏膜皱襞消失则提示为缺乏雌激素所致的阴道炎。如曾有耻骨后阴道前壁悬吊术,阴道前壁留有瘢痕且固定,压力性尿失禁症状仍然严重提示为ISD。

静止时阴道后壁平坦而前壁隆起则提示存在膀胱膨出,可根据患者屏气增加腹压是评估膀胱膨出的严重程度。目前临床上将膀胱膨出分为4级:轻度或Ⅰ级膨出仅行膀胱颈悬吊术即可;Ⅱ级膨出选择膀胱四角悬吊术;Ⅲ级以上者应在行膀胱颈悬吊术同时行膀胱膨出修补(表5-6-7)。

表 5-6-7　膀胱膨出临床分级

Ⅰ级	膀胱后壁轻度下移
Ⅱ级	增加腹压时膀胱后壁下移至阴道口
Ⅲ级	静止时膀胱后壁下移至阴道口
Ⅳ级	静止或腹压增加时膀胱膨出至阴唇处

2) 阴道顶部:再用一阴道拉钩沿阴道前壁置入并向上提拉以暴露阴道顶部。观察子宫颈位置或子宫全切术后患者的阴道顶部位置。增加腹压时子宫颈下移提示子宫脱垂。如发现子宫颈位置异常或阴道黏膜病变,应进行详尽的妇科检查。

3) 阴道后壁:子宫切除术后患者增加腹压时阴道顶部出现下移,提示可能存在肠道膨出或阴道穹隆脱垂。测量阴道后壁的长度可鉴别是否为肠道膨出或阴道穹隆脱垂,如为阴道穹隆脱垂,阴道后壁长度缩短;而阴道顶部膨出为肠道脱垂所致则阴道后壁长度可无明显变化。如可疑肠道膨出,应同时进行直肠和阴道检查。患者取立位,检查者拇指和示指分别置入阴道和直肠内,嘱患者咳嗽或增加腹压,在两指间膨出疝囊处可感觉因咳嗽或增加腹压所产生的脉冲波动。

用阴道拉钩固定后,如仍有阴道壁膨出(阴道前壁修补术后),则可能为直肠膨出(或称阴道后壁膨出)。阴道后壁膨出更接近阴道口。有时阴道后壁膨出严重或位置较高则难与阴道穹隆部膨出相鉴别,常在手术中才能区别。怀疑阴道后壁膨出者,还应了解患者会阴体的完整性,会阴中心腱会阴肌的张力。

(2) 其他检查

1) 棉签试验:是判断膀胱颈后尿道有无下移的一项简便方法。患者取截石位,尿道内注入润滑剂,将一消毒棉签经尿道插入膀胱,嘱患者增加腹压,如膀胱颈后尿道下移,则棉签抬高,加压前后夹角变化超过30°则提示膀胱颈后尿道有下移(图5-6-6A)。

2) 诱发试验和膀胱颈抬举试验:患者憋足尿并取截石位,示指和中指分别置于阴道两侧穹隆部,嘱患者增加腹压,如同时有尿液流出,即为诱发试验阳性。在做诱发试验时应注意观察漏尿的时间和伴随症状,压力性尿失禁者在腹压增高的同时出现漏尿,无明显的伴随症状;而急迫性尿失禁者常在腹压增高后出现漏尿,该现象与腹压等活动诱发逼尿肌无抑制性收缩有关,患者在漏尿的同时常伴有尿急症状。如诱发试验阳性,再次嘱患者增加腹压,在出现漏

第六章 尿 失 禁

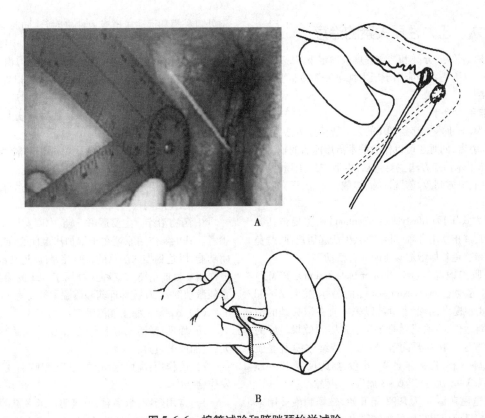

图 5-6-6 棉签试验和膀胱颈抬举试验
A. 棉签试验:静止状态下和应力状态下棉签的角度变化超过 30°,则表示膀胱颈和后尿道有下移;
B. 膀胱诱发试验和膀胱颈抬举试验

尿后,再两指抬高,托起膀胱颈后尿道,如漏尿停止则膀胱颈抬举试验阳性。该结果提示压力性尿失禁与膀胱颈后尿道下移有关。注意在行膀胱颈抬举试验时阴道内手指不能直接压迫尿道,否则可造成假阳性。如抬高膀胱颈后尿道后仍漏尿,则有两种可能:一种为膀胱颈位置抬高不够所造成的假阴性,否则,提示患者尿道固有括约肌功能存在明显的缺陷(图 5-6-6B)。

3. 神经系统的检查 详尽的神经系统检查应包括 4个方面:①精神状态;②感觉功能;③运动功能;④反射的完整性。首先观察患者有无痴呆、麻痹性痴呆、瘫痪、震颤以及有无不同程度的运动障碍。通过检查患者的方向感、语言表达能力、认知水平、记忆和理解能力等评估其精神状态。排尿障碍性疾病可与痴呆、脑卒中、帕金森病或多发硬化等所致的精神状态改变有关,也可为这类疾病所致的神经系统损伤所致。可根据不同皮区感觉的缺失了解神经损伤的水平。在检查某一特定皮区时应同时检查其位置感、震颤感、针刺感、轻触感和温度觉等。常用的脊髓水平皮区标志有乳头($T_4 \sim T_5$),脐(T_{10}),阴茎底部、阴囊上部和大阴唇(L_1),阴囊中部和小阴唇($L_1 \sim L_2$),膝前部(L_3),足底和足外侧面(S_1),会阴及肛周($S_1 \sim S_5$)。

运动系统评估中首先应检查有无肌肉萎缩,运动功能的不完全丧失定义为"麻痹",而功能完全丧失则定义为"瘫痪"。下肢应检查的肌肉有胫前肌($L_4 \sim S_1$),腓肠肌($L_5 \sim S_2$)、趾展肌($L_4 \sim S_1$)。可通过背屈、跖屈和趾展活动来了解以上这些肌肉的功能。

通常采用一定部位的皮肤感觉评估了解骶皮神经反射功能。骶神经根($S_2 \sim S_4$)主要分布于尿道外括约肌和肛门外括约肌,在临床上一般认为肛门外括约肌是会阴所有横纹肌的代表,因此通过肛门外括约肌来预测尿道外括约肌的功能。最常用的反射是皮肤肛门反射($S_2 \sim S_5$),即轻触肛门黏膜皮肤交界处可引起肛门外括约肌的收缩。该反射消失提示骶神经的损害,但有时正常老年人此反射也不甚明显。还应行直肠指诊,除了解有关前列腺的情况外,怀疑有神经系统疾病者应评估患者肛门括约肌张力和肛门自主收缩的能力。肛门自主收缩能力正常则提示盆底肌肉神经支配和骶髓圆锥功能的完整,如肛门括约肌张力和肛门自主收缩能力明显减弱或消失,则提示骶神经或外周神经受到损害,甚至圆锥功能完全丧失。而肛门括约肌张力存在,但不能自主收缩者常提示存在骶上神经的损伤。

尽管球海绵体肌反射专指球海绵体的反射性收缩,但该反射可用于检查所有会阴横纹肌的神经系统。球海绵体肌反射为反映骶髓($S_2 \sim S_4$)活动的骶髓局部反射。球海绵体肌反射检查男女不同,检查者预先将右手示指置入患者的肛门内(通常在直肠指诊时进行),然后用左手突然挤压患者的阴茎头,如肛门括约肌出现收缩,提示球海绵体肌反射存在。女性患者则通常采用挤压阴蒂进行球海绵体肌反射检查。留着导尿管者可通过突然向外牵拉导尿管刺激膀胱颈来诱发球海绵体肌反射。球海绵体肌反射消失通常提示骶神经受到损害,但大约 20% 正常女性其球海绵体肌反射可缺失。

六、压力性尿失禁的治疗

当尿失禁的诊断、分类和严重程度被确定下来，就要选择治疗方法。以下是一些应用于压力性尿失禁的非手术和手术治疗方法。

（一）非手术治疗

一般认为，非手术治疗是 SUI 的第一线治疗方法，主要用于轻、中度患者，同时还可以作为手术治疗前后的辅助治疗。SUI 的非手术治疗方法主要包括：生活方式干预、盆底肌肉锻炼、盆底电磁刺激、膀胱训练、佩戴止尿器、子宫脱和药物治疗等。

1. 生活方式干预（lifestyle intervention）　主要包括减轻体重、戒烟、禁止饮用含咖啡因饮料、生活起居规律、避免强体力劳动和避免参加增加腹压的体育活动等。

2. 盆底肌肉锻炼（pelvic floor muscle training，PFMT）又称凯格尔运动（Kegel exercises），由德国医生 Arnold Kegel 在 1948 年提出，半个多世纪以来一直在尿失禁的治疗中占据重要地位，目前仍然是 SUI 最常用和效果最好的非手术治疗方法。其主要内容是：通过持续收缩盆底肌（提肛运动）2~6 秒，松弛休息 2~6 秒，如此反复 10~15 次。每天训练 3~8 次，持续 6~8 周为一疗程。

3. 盆底电磁刺激　从 1998 年开始，磁场刺激被用来治疗尿失禁。目前用于临床的神经肌肉刺激设备能产生脉冲式超低频地磁场，有固定式和便携式两种。便携式家庭装治疗仪的使用极为方便，可以穿戴于下腹部，无须脱去贴身衣服。盆底电磁刺激每次 20 分钟，一周 2 次，6 周为一个疗程。治疗 3 个月后，其有效率可达 50%，尿失禁的量和生活质量评分均明显提高。有资料表明，盆底电磁场刺激后盆底肌肉最大收缩压的改变程度高于 PFMT。盆底电磁刺激可能的不良反应主要为下腹部及下肢疼痛不适，但发生率很低。

4. 射频治疗　利用射频电磁能的振荡发热使膀胱颈和尿道周围局部结缔组织变性，导致胶原沉淀、支撑尿道和膀胱颈的结缔组织挛缩，结果抬高了尿道周围阴道旁结缔组织，恢复并稳定尿道和膀胱颈的正常解剖位置，从而达到控尿的目的。该方法可靠、微创、无明显副作用，但尚在探索应用阶段。

5. 膀胱训练

（1）方法一：延迟排尿，逐渐使每次排尿量大于 300ml。

1）治疗原理：重新学习和掌握控制排尿的技能；打断精神因素的恶性循环；降低膀胱的敏感性。

2）禁忌证：低顺应性膀胱，充盈期末逼尿肌压大于 40cmH$_2$O。

3）要求：切实按计划实施治疗。

4）配合措施：充分的思想工作；排尿日记；其他。

（2）方法二：定时排尿。

1）目的：减少尿失禁次数，提高生活质量；

2）适应证：尿失禁严重，且难以控制者；

3）禁忌证：伴有严重尿频。

6. 佩戴止尿器　其作用原理是乳头产生的负压将尿道外口黏膜和远端尿道吸入使之对合，同时对尿道远端组织起稳定及支托作用。外用止尿器对轻、中度的 SUI 效果较好，对年轻患者，还具有使会阴肌肉张力恢复的效果，缺点是易引发尿路感染。另外，止尿器也可以置入尿道内，疗效优于外置止尿器，但其感染机会明显增加。使用阴道止尿器，可使得 24 小时失禁的尿液量明显减少，提高患者生活质量评分。

7. 子宫托　其设计目的是为尿道和膀胱颈提供不同程度的支撑，以改善 SUI 的症状。对于配合 PFMT 依从性较差的患者或治疗无效的患者，尤其是不适合手术治疗者，可考虑使用子宫托。

8. 药物治疗　主要适用于轻、中度女性压力性尿失禁患者。其主要作用原理在于增加尿道闭合压，提高尿道关闭功能，以达到控尿的目的，而对膀胱尿道解剖学异常无明显作用。目前主要有三种药物用于 SUI 的治疗：α-肾上腺素能激动剂、三环抗抑郁药和雌激素补充。

（1）α$_1$-肾上腺素能激动剂：

1）原理：激活尿道平滑肌 α$_1$ 受体以及躯体运动神经元，增加尿道阻力。

2）副作用：高血压、心悸、头痛和肢端发冷，严重者可发作脑卒中。

3）常用药物：米多君、甲氧明。米多君的不良反应较甲氧明更小。2000 年美国 FDA 禁止将去甲麻黄碱用于压力性尿失禁治疗。

4）用法：2.5mg/次，每日两次。

5）疗效：有效，尤其合并使用雌激素或盆底肌训练等方法时疗效较好。

（2）三环抗抑郁药

1）原理：抑制肾上腺素能神经末梢的去甲肾上腺素和 5-羟色胺再吸收，增加尿道平滑肌的收缩力；并可以从脊髓水平影响尿道横纹肌的收缩功能；抑制膀胱平滑肌收缩，缓解急迫性尿失禁。

2）用法：50~150mg/d。

3）疗效：尽管有数个开放性临床试验显示它可以缓解压力性尿失禁症状以及增加尿道闭合压，其疗效仍需随机对照临床试验（RCT）研究加以证实。

4）副作用：口干、视力模糊、便秘、尿潴留和体位性低血压等胆碱能受体阻断症状；镇静、昏迷等组胺受体-Ⅰ阻断症状；心律失常、心肌收缩力减弱；有成瘾性；过量可致死。目前此类药物常用有丙米嗪。更新型制剂，副作用较小，但在中国未上市。

（3）雌激素

1）原理：促进尿道黏膜、黏膜下血管丛及结缔组织增生；增加 α 肾上腺素能受体的数量和敏感性。通过作用于上皮、血管、结缔组织和肌肉 4 层组织中的雌激素敏感受体来维持尿道的主动张力。

2）用法：口服或经阴道黏膜外用。

3）疗效：雌激素曾经广泛应用于压力性尿失禁的治疗，可以缓解尿频尿急症状，但不能减少尿失禁，且有诱发和加重尿失禁的风险。

4）副作用：最新研究对雌性激素特别是过去常用的

单纯性雌激素如己烯雌酚在治疗女性压力性尿失禁中的作用提出了质疑,有资料显示这类激素在应用的早期阶段有一定疗效,但如果长期应用不仅有较多的副作用如增加子宫内膜癌、乳腺癌和心血管病的风险,且有加重压力性尿失禁症状的可能性。

(二) 手术治疗

女性压力性尿失禁患者治疗方法选择需考虑下列几个重要问题:①SUI 是单纯解剖性、内在括约肌失功能,还是两者混合所致;②SUI 伴有尿频、尿急的患者,是否存在 UUI 的病因,在手术纠正解剖因素后,尿频、尿急、尿失禁是否仍然存在;③SUI 患者伴有膀胱膨出,在施行尿道悬吊术后是否会发生排尿困难、残余尿甚至尿潴留。

要解决上述问题,需进行全面检查:

1. Marshall 实验　用示、中指在膀胱颈下、尿道两旁将阴道壁抬高后,用腹压时可阻止尿液外流;作 Q-tip 试验将轻探针插入尿道深部,在使用腹压时探针与躯体水平抬高超过 30°角。上述两个试验提示尿道过度活动所致的解剖性 SUI。

2. 测量尿道长度　若短于 3cm,外阴、阴道及尿道呈老年性萎缩,或曾有医源性膀胱尿道神经损伤史,应考虑为内在尿道括约肌失功能所致的尿失禁。

3. 作尿液常规检查及尿道按摩后首段尿液检查　注意有无泌尿生殖道感染或炎症,必要时作尿动力学检查,以排除膀胱过度活动症及 UUI。

4. 作妇科检查　注意有无膀胱膨出及子宫脱垂,必要时取站立抬高一侧股部,观察用腹压时阴道壁膨出及子宫脱垂的程度。

上述检查若证实合并 OAB、泌尿生殖系统感染或炎症,或明显有膀胱膨出、子宫脱垂等情况,应分别予以处理。伴有内在括约肌失功能的患者,尿道悬吊手术可能收效,病情严重者需要施行尿道括约肌假体手术。伴有尿频、尿急的解剖性压力性患者,若无导致急迫症状的病因,是否应实施尿道悬吊手术,是较难取舍的问题,此类患者经各种药物治疗、物理治疗及针灸治疗,若症状无改善,在取得患者理解及同意后,可以施行尿道悬吊术。Schrepferman 通过临床观察,发现 SUI 伴低压运动性急迫症状者(尿动力学检查于膀胱内压<15cmH$_2$O 时产生逼尿肌不稳定收缩的振幅),术后 91% 患者急迫症状缓解;而在伴有高压运动性急迫症状者中仅 28% 缓解,在感觉性急迫症状者仅 39% 术后急迫症状缓解。提示术前伴有低压运动性急迫症状的妇女在施行膀胱颈悬吊术后,极少遗留尿急症状。

压力性尿失禁的手术有 150 多种术式,许多方法之间往往仅有很小的差异,而更多的是解剖学名词的纷繁及操作技巧的细微不同。日前用于压力性尿失禁的手术主要有以下四类:

1. 泌尿生殖膈成形术　阴道前壁修补术和 Kelly 折叠术。

2. 耻骨后尿道悬吊术(retropubic urethropexy) Burch 手术。

3. 悬吊带术(pubovaginal sling)　悬吊带术可用自身筋膜(腹直肌、侧筋膜、圆韧带)或合成材料医用材料带(阴道无张力尿道中段悬吊术 TVT、经阴道悬吊带术 IVS、SPARC 悬吊术、经闭孔阴道无张力尿道中段悬吊术 TVT-O/TOT 等)。

4. 膀胱颈旁填充剂注射　明胶醛交叉连接牛胶原蛋白(Contigen)及(Duraspere)已被允许用于治疗 SUI。

经过实践检验,1997 年美国尿控协会对女性 SUI 治疗的临床规范上提出:耻骨后尿道悬吊术和悬吊带术是治疗女性 SUI 的有效方法。

SUI 手术治疗的主要适应证包括:

1. 非手术治疗效果不佳或不能坚持,不能耐受,预期效果不佳的患者。

2. 中重度压力性尿失禁,严重影响生活质量的患者。

3. 生活质量要求较高的患者。

4. 伴有盆腔脏器脱垂等盆底功能病变需行盆底重建者,应同时行抗压力性尿失禁手术。

SUI 手术治疗的主要禁忌证包括:

1. 伴尿道原因的排空困难;

2. 膀胱逼尿肌不稳定;

3. 严重的心、肝、肺、肾等疾病。

行手术治疗前应注意:①征询患者及家属的意愿,在充分沟通的基础上做出选择;②注意评估膀胱尿道功能,必要时应行尿动力学检查;③根据患者的具体情况选择术式,要考虑手术的疗效、并发症及手术费用,并尽量选择创伤小的术式;④尽量考虑到尿失禁的分类及分型;⑤对特殊病例应灵活处理,如多次手术或术外渗导致的盆腔固定患者,在行抗尿失禁手术前应对膀胱颈和后尿道行充分的松解;对尿道无显著移动的Ⅲ型 ISD 患者,术式选择首推为经尿道注射,次为人工尿道括约肌及尿道中段吊带。

【高度推荐】　无张力尿道中段吊带术:

1. TVT　适用于盆底肌承托功能障碍的女性 GSUI。逼尿肌与外括约肌不协调性尿失禁、UUI 及膀胱容量大于 800ml 或小于 300ml 的患者不宜做 TVT。

(1) 手术原理:TVT 的手术原理是基于尿道的"吊床"假说认为:尿道的关闭是由耻尾肌前部分收缩形成所谓的"吊床"所致,"吊床"的形成是以耻骨尿道韧带后的部分阴道为传递媒介,而 SUI 患者的耻骨尿道韧带对尿道的支持力不够,因此,加强尿道中段的支托力,可使耻骨尿道韧带的功能完善。TVT 手术正是加强了耻骨尿道韧带的功能,通过吊带将中段尿道正确的固定在耻骨上,使耻骨尿道韧带的功能恢复,同时加强尿道下阴道壁的"吊床"作用及其与耻骨肌的连接,这样就形成了新的"吊床",当增加腹压时,吊带对尿道形成强有力的支托,而放松时吊带则无张力的处于尿道下方,不影响尿道功能,而且尿道中段的稳定可使膀胱颈近端尿道得到稳定。TVT 手术使患者尿道阻力及尿道括约肌压力得到提高,而未改变近端尿道的活动度。

(2) 手术步骤

1) 体位:截石位,大腿尽量外展,经尿道置 F$_{18}$ Foley 尿管入膀胱,排尽尿液。

2) 切口:在耻骨上沿中线的外侧分别作一长约 0.5cm 的小切口,左右切口旁距约 5cm;然后在尿道中段的阴道壁用组织钳夹住中段尿道旁的阴道壁,离尿道外口 1cm 处纵形切口阴道壁,切口长1.5cm。于阴道黏膜下用组织薄剪向外钝性分离直至碰到耻骨下缘。

3)穿刺送吊带:拔除尿管,牵开器置入尿管内并固定,将带有牵开器的尿管经尿道插入膀胱,牵开器远端摆向右侧大腿内侧,将固定于推进器的穿刺针尖置入阴道切口并向右上偏移,左手示指置入阴道以引导穿刺针尖于耻骨内缘,右手将穿刺针向耻骨上缘右侧切口方向推进,直到穿出右下腹部切口,推进时始终在左手示指引导下使穿刺针贴近耻骨内侧。松开推进器并固定于另一支穿刺针,理顺吊带,使其不扭转,以同样方法将另一穿刺针前端穿出左下腹部切口。

4)膀胱镜检查:退出尿管,用膀胱镜观察膀胱,确认穿刺针没贯穿膀胱后,将两支穿刺针向上提出下腹部切口外,向膀胱注入250ml生理盐水,退出膀胱镜。

5)调整吊带松紧度:于尿道与吊带之间置一薄组织剪,牵拉带塑料鞘的吊带远端调节吊带,退出薄组织剪,观察吊带刚好贴近尿道而没有压迫尿道为止。嘱患者咳嗽或用力向下屏气,观察尿道口无溢尿或溢出1～2滴为松紧适宜。再于尿道与吊带间置入一薄组织剪,剪开并拉出塑料鞘,紧贴腹壁皮肤表面剪断多余吊带即可。

6)关闭切口:用可吸收缝线缝合阴道切口,腹壁小切口可按具体情况缝合或不缝合。

(3)疗效:长期随访结果显示其治愈率在80%以上。TVT治疗复发性尿失禁时治愈率与原发性尿失禁相似。治疗混合性尿失禁的有效率为85%。对固有括约肌缺陷患者有效率达74%

(4)术后处理

1)阴道内放置一碘伏纱布,术后6小时后取出。

2)留置的导尿管在术后24～48小时后拔除。

3)术中术后应用抗生素预防感染。

(5)并发症(发生率见表5-6-8):

1)膀胱穿孔:易发生在初学者或以往施行过手术的患者。术中反复膀胱镜检查是必不可少的步骤。如果术中出现膀胱穿孔,应重新穿刺安装,并保留尿管1～3天;如术后发现,则应取出TVT,留置尿管1周,待二期再安置TVT。

2)出血:出血及耻骨后血肿并不罕见,多因穿刺过于靠近耻骨后或存在瘢痕组织。当出现耻骨后间隙出血时,可将膀胱充盈2小时,同时在下腹部加压,阴道内填塞子宫纱条,严密观察,多能自行吸收。

3)排尿困难:多因悬吊过紧所致。另有部分患者可能与术前膀胱逼尿肌收缩力受损/膀胱出口梗阻有关,此类患者进一步行尿动力学检查有所帮助。对术后早期出现的排尿困难,可作间歇性导尿。约1%～2.8%患者术后出现尿潴留而需切断吊带,可在局麻下经阴道松解或切断TVT吊带,术后排尿困难多立刻消失,而吊带所产生的粘连对压力性尿失禁仍有治疗效果。

4)其他并发症:包括对置入吊带的异物反应或切口延迟愈合、吊带侵蚀入尿道或阴道、肠穿孔和感染等,最严重的是髂血管损伤。

表5-6-8　常见压力性尿失禁手术并发症

	TVT	TOT	TVT-O	Burch	slings
术中并发症					
膀胱穿孔	3.5～15	0	0		
失血(300ml)	0.5～4	6.5	0		
尿道损伤	0～0.1		0		
髂血管损伤	0.1～0.6				
其他	0.2～2.4				
术后并发症					
血肿	0.5～3.4				
吊带排斥	0.2～1.7	12.9			
吊带调整	1.6～2.9	3.1～3.2	5,7		8～35
尿路感染	0.7～22	9.7			
发热(>38℃)	0.1～0.8				
尿潴留	0～2.9	3.4～8.1	1.8		
需留置尿管>1天	4.14				
排尿困难				13	2～8
新发尿急	8			17	3～23

2. TVT-O

(1) 疗效:近期有效率为84%～90%,与TVT基本相当,但远期疗效仍有待进一步观察。并发症:TVT-O和TOT的手术原理与TVT相同,但穿刺路径为经闭孔而非经耻骨后,基本排除了损伤膀胱或髂血管的可能性,但有可能增加阴道损伤的风险。有专家认为:由于穿刺进针方向不同,TVT-O术式安全性高于TOT。少见的严重并发症主要有吊带阴道侵蚀和闭孔血肿、脓肿形成等。

(2) 手术步骤

1) 患者取截石位:臀部和床边齐。患者的大腿和腹部尽量保持垂直,术前排空膀胱。

2) 标记大腿根部的出针点和阴道正中切口:沿尿道口画一水平线,第2条线为第1条线上2cm,出针点为第2条线的大腿皱襞外2cm处。可以先在出针点做皮肤切口。

3) 用Allis钳牵夹阴道前壁:在尿道口下方1cm处作一1cm长的切口,利用剪刀使用前推-撑开技术向耻骨和耻骨降支的联合处钝性分离。注意剪刀水平略向上方向,角度为45°角。分离至闭孔膜并有突破感时,略微将剪刀撑大。

4) 在剪刀的分离的路径中插入蝶形导引棒,蝶形导引棒放置好后,插入螺旋穿刺针,针尖贴着蝶形导引棒的凹槽。压住螺旋穿刺针穿出闭孔膜,感觉突破感,取走蝶形导引棒。如果蝶形导引棒没有突破闭孔膜,取出蝶形导引棒,用剪刀重新分离。

5) 旋转穿刺针:手柄部位同时移至中线位置,在达到中间位置前不要转动手柄,以及将手柄在水平位置移动。因为这样容易使穿刺针误入耻骨后间隙。

6) 螺旋穿刺针在靠近前面设定的出针点附近穿出,有时可能需要拉一下皮肤。如果手术开始时没有做皮肤切口,此刻做皮肤切口。

7) 针尖穿出皮肤后,钳夹塑料管顶端,稳住尿道外的塑料管,将塑料管和网带完整拉出皮肤露出,而且塑料外套靠近阴道切口。

8) 在另一侧完成步骤7,完成另一侧后,确保网带平放在尿道下无扭转,调整网带至网带与尿道壁之间可以容纳一个平放剪刀的位置,抽出塑料套,缝合切口。

(3) 术后处理:与经阴道无张力吊带术(TVT)的术后处理相同。

尿道中段吊带术疗效稳定,并发症较少,高度推荐作为尿失禁初次和再次手术术式,其中TVT-O或TOT因创伤小,住院时间短,并发症少而优势更加明显。

【推荐】

1. Burch阴道壁悬吊术 用本术式经耻骨后抬高膀胱颈不会压迫尿道,且能矫治轻度至中度的膀胱膨出,设计比较合理,尤其适用于外阴、阴道有难以治愈的炎症患者,成功率达89%～93%。

(1) 原理:经耻骨后将膀胱底、膀胱颈及近端尿道两侧之阴道壁缝合悬吊于Cooper韧带,以上提膀胱颈及近端尿道,从而减少膀胱颈的活动度。还有学者认为该术式对盆底支托组织位置亦有影响(MRI检查发现肛提肌与膀胱颈距离的缩短程度与手术的成功率显著相关)。

(2) 方法:分为开放手术和腹腔镜手术2种术式。

(3) 手术步骤:消毒阴道及会阴后插入球囊导尿管,作下腹弧形切口,分离膀胱前壁并进入耻骨后间隙,向两侧小心分离,显露耻骨梳韧带。用2-0铬制肠线先在一侧膀胱颈水平穿过阴道壁肌层,不穿透黏膜。缝线于膀胱颈上方穿过膀胱壁(亦有学者将两对缝线远侧分别缝于尿道中段及膀胱颈水平旁1cm处)。缝线另一头穿过耻骨梳韧带,暂不打结,同样方法作对侧缝合。结扎两侧的悬吊线,止血完善。作膀胱造瘘。缝合腹部切口。术后3天拔除导尿管,至排尿通畅拔除膀胱造瘘管。

修补小肠膨出:小肠膨出是因子宫骶骨韧带和主韧带远离,肛提肌裂孔变宽,使子宫直肠窝加深,腹膜囊增大,向阴道顶部凸出成疝,小肠进入疝囊内。经腹或经阴道悬吊膀胱颈后,阴道前壁悬于高位,使阴道顶部和后壁位于骨盆更低位,易致小肠膨出。术前检查可见到子宫颈后方或阴道顶部膨出,与其远侧的直肠膨出之间有界沟。阴道指检当咳嗽时有冲击感,有时还可隔阴道壁观察到肠蠕动。

经腹部修补小肠膨出操作比较简单。在完成膀胱颈悬吊后,切开腹膜,在子宫底缝1针牵引线,将其向前、向上牵开。若子宫已切除,则用组织钳夹持阴道壁并向前牵拉,用不可吸收缝线从底部开始缝合关闭子宫直肠窝,达子宫骶骨韧带时,作荷包缝合,缝线穿过子宫骶骨韧带及直肠前壁,缝合时注意避免损伤输尿管。结扎缝线,若有张力需加减张缝合。

(4) 疗效:初次手术时,治愈率在80%以上。2次手术时治愈率与初次手术基本相同。长期随访显示其控尿效果持久。Burch手术同时行子宫切除时疗效不受影响,亦不增加并发症的发生率。本术式与经皮穿刺悬吊术和原理基本类似,但疗效更为确切,主要原因在于:一是缝合于Cooper韧带上,锚定更牢固;二是脂肪组织充分游离后形成更广泛的粘连。

(5) 并发症:排尿困难(9%～12.5%,处理方法有间歇导尿、尿道扩张等)、逼尿肌过度活动(6.6%～10%)、子宫阴道脱垂(22.1%,其中约5%需要进一步重建手术)、肠疝等。

腹腔镜与开放Burch比较:

1) 疗效:多项Meta分析显示两者疗效有争议。一些研究随访6～18个月时两组间主观治愈率没有差别,而另一些研究显示腹腔镜Burch手术的疗效要比开放手术差,有效率为64%～89%。

2) 优缺点:腹腔镜比开放手术视野差、缝扎欠牢靠,可能是其疗效差的原因。腹腔镜较之开放手术出血少,损伤小,耐受好,恢复快。但手术操作时间长,技术要求高,费用高。

Burch手术与TVT比较:

1) 疗效:两者都是目前疗效最为稳定的术式,随机对照研究显示控尿率基本相似,多在90%以上,近期TVT治疗压力性尿失禁的临床应用报道显著多于Burch手术。

2) 优缺点:TVT比Burch手术时间和住院时间短,创伤小,恢复快。TVT手术时间,患者疼痛、不适等症状,以及住院时间明显短于腹腔镜 Burch 手术。Burch 手术疗效稳定，并发症较少，但创伤较大。

2. 膀胱颈吊带(Sling)术

(1) 原理:自膀胱颈及近端尿道下方将膀胱颈向耻骨上方向悬吊并锚定,固定于腹直肌前鞘,以改变膀胱尿道角度,固定膀胱颈和近端尿道,并对尿道产生轻微的压迫作用。吊带材料主要为自身材料,也可为同种移植物、异体或异种移植物以及合成材料。疗效:较肯定。初次手术平均控尿率达 82%~85%,Meta 分析显示客观尿控率为 83%~85%,主观尿控率为 82%~84%;用于再次手术患者时,成功率为 64%~100%,平均治愈率为 86%。长期随访 10 年时与 1 年时控尿率并无明显不同。可适用于各型压力性尿失禁患者,尤其是Ⅱ型和Ⅲ型压力性尿失禁疗效较好。尚无研究比较不同材料的膀胱颈吊带术的疗效差异,自身材料吊带的文献较多。

(2) 并发症

1) 排尿困难:发生率为 2.2%~16%,大多数患者经留置尿管、尿道扩张后于 1 周内自行排尿,仍不能缓解者应行吊带松解,约 1.5%~7% 的患者经上述处理,排尿困难仍持续存在,需行长期自身间歇性导尿。

2) 逼尿肌过度活动:发生率为 3%~23%,是否与术前潜在的逼尿肌过度活动或是手术引起的去神经,对膀胱颈的刺激等因素有关尚不清楚。这类患者中常可发现最大尿道闭合压的升高。

3) 其他并发症:如出血(3%)、尿路感染(5%)、尿道坏死、尿道阴道瘘和异体移植物感染传染病(如肝炎、HIV)等。

(3) 注意事项:与无张力尿道中段吊带术不同,如何调整吊带对尿道的松紧程度,以在获得尿控的同时减少排尿困难的发生,是手术的关键环节。术中在膀胱完全充盈时嘱患者咳嗽有利于判断吊带松紧度。本术式疗效较好,但并发症发生率较高。

可选:

1. Marshall-Marchetti-Krantz(MMK)手术　将膀胱底、膀胱颈、尿道及尿道两侧的阴道前壁缝合于耻骨联合骨膜上,以使膀胱颈及近端尿道恢复正常位置,减少膀胱尿道的活动度,恢复膀胱尿道角。该术式可开放完成,也可在腹腔镜下完成。

不足之处:①疗效低于 Burch 手术及尿道中段吊带术;②并发症多。总的并发症发生率为 22%,耻骨骨髓炎的发生率可超过 5%。

2. 针刺悬吊术　腹壁耻骨上作小切口,以细针紧贴耻骨后穿刺进入阴道,用悬吊线将膀胱颈侧之阴道前壁提起,悬吊固定于腹直肌或耻骨上,以将阴道前壁拉向腹壁,使膀胱颈及近端尿道抬高、固定,纠正膀胱尿道角,减少膀胱颈及近端尿道活动度。手术方式较多,包括 Pereyra 术、Stamey 术等。

主要优点在于操作简单,创伤小,患者耐受好。

不足之处:①远期疗效欠佳。穿刺悬吊术的有效率为 43%~86%,但远期疗效较差,1 年随访主观成功率为 74%,两年半的资料显示,有效率仅为 17%,引起尿失禁再

发的主要原因包括尿道活动过度(88%),尿道固有括约肌功能缺陷(ISD,6%),以及逼尿肌过度活动(6%)等。穿刺悬吊术疗效等于或略优于阴道前壁修补术,但要显著低于 Burch 阴道壁悬吊术。②并发症较多。Glazener 和 Cooper 进行的随机或半随机试验的 Meta 分析显示,围术期并发症发生率为 48%。悬吊固定于耻骨的术式还有引起耻骨骨髓炎的风险。③不适宜于伴有膀胱膨出者。本术式操作简单,损伤小,但短期和远期疗效差,并发症较多,因而应用受限。

3. 注射疗法　在内镜直视下,将填充剂注射于尿道内口黏膜下,使尿道腔变窄、拉长以提高尿道阻力,延长功能性尿道长度,增加尿道内口的闭合,达到控尿目的。与前述治疗方法不同,注射治疗不是通过改变膀胱尿道角度和位置,而主要通过增加尿道封闭能力产生治疗作用。常用注射材料有硅胶粒(Macroplastique®)、聚四氟乙烯(Teflon™)和碳包裹的锆珠(Durasphere®)等,其他可用注射材料有鱼肝油酸钠、戊二醛交连的牛胶原(Contigen™)、自体脂肪或软骨、透明质酸/聚糖酐和肌源性干细胞等。

优点是创伤小,严重并发症发生率低。

不足之处:①疗效有限,近期疗效约为 30%~50%,远期疗效差。双盲随机对照临床研究证实,注射自体脂肪疗效与安慰剂之间的差异没有显著性;②有一定并发症,如短期排空障碍、感染、尿潴留、血尿、个别材料可能过敏和颗粒的迁移等,严重并发症为尿道阴道瘘。

因疗效,尤其是远期疗效较差,可选择性用于膀胱颈部移动度较小的Ⅰ型和Ⅲ型压力性尿失禁患者,尤其是伴严重并发症不能耐受麻醉和开放手术者。

4. 人工尿道括约肌　将人工尿道括约肌的袖带置于近端尿道,从而产生对尿道的环行压迫。在女性压力性尿失禁治疗应用报道比较少,主要用于Ⅲ型压力性尿失禁患者。盆腔纤维化明显,如多次手术、尿外渗,盆腔放疗的患者不适宜本术式。

优点在于对Ⅲ型压力性尿失禁有确切疗效,并可获得长期控尿。

主要不足是费用昂贵,且并发症发生率较高,常见并发症有机械故障、感染、尿道侵蚀、尿潴留、尿失禁复发等,必要时需取出人工尿道括约肌。

5. 阴道前壁修补术　是指修补阴道前壁,以增强膀胱底和近端尿道的支托组织,使膀胱和尿道复位,并减少其活动。

主要优点有:①可同时治疗盆腔脏器脱垂和进行阴道重建,对伴有明显阴道膨出的压力性尿失禁患者可资选择;②并发症发生率较低,逼尿肌过度活动发生率小于 6%,与阴道壁悬吊术相比住院时间和出血要少,无明显远期排尿障碍。

不足之处:①远期疗效差,近期控尿率约为 60%~70%,5 年有效率约为 37%,另一中心研究显示 10 年有效率为 38%;②容易导致神经损伤,解剖学和组织学研究显示,支配膀胱颈和近端尿道的自主神经(盆神经)紧贴膀胱下血管丛,靠近阴道前外侧壁 4 点和 8 点位置进入尿道括约肌。本手术因阴道前壁的广泛分离而可能导致尿道括约肌的去神经。

第三节　急迫性尿失禁

一、定　义

国际尿控学会的定义为:有强烈的尿意后,尿液不能由意志控制而经尿道漏出者,称为急迫性尿失禁(urge urinary incontinence,UUI)。在女性不同人群中的发病率为:20~30岁为15%,40~50岁为16%,60~70岁为20%。引起急迫性尿失禁的原因有神经源性的和非神经源性两种。前者多由卒中、脊髓损伤和多发硬化症等疾病引起。后者由膀胱出口梗阻、压力性尿失禁等原因所致,另有些原因不明。

二、病理生理学

UUI病理机制尚未完全明确。神经源性机制可能有以下几方面:中枢或外周抑制丧失,下尿路传入冲动增加,出现阻断中枢抑制作用的膀胱反射中兴奋传导通路激活等。发病的肌源学基础是逼尿肌特征性改变,导致了过度兴奋性及兴奋在细胞间传递增高,产生协同的肌源性收缩。此外,以下原因可导致短暂病理状态:谵妄、急性神经错乱、感染、萎缩性尿道炎或阴道炎、药物作用、心理问题、过量的尿液分泌、活动受限、便秘等。

非神经源性UUI可分为感觉型和运动型两类。两类型常常相互交叉,表现重叠,区分有时困难。多数学者认为,它们的发病机制相同。

(一)感觉型UUI

该类型是由于尿道或膀胱过度敏感,在尿量较低的情况下就有很强烈的排尿愿望。有时这种感觉可能持续存在。在排尿后症状可能得到缓解或可能无明显缓解。以下几种情况可能造成膀胱感觉增强,如急性膀胱炎、慢性膀胱炎、间质性膀胱炎、膀胱结石或肿瘤,但有时常找不到任何原因。此症状目前尚缺乏有效的客观检查手段,故诊断主要依靠患者对症状的主观表达。放疗、慢性感染或长期插管患者的急迫感或疼痛则多由于膀胱纤维化、膀胱壁变硬、膀胱顺应性降低、膀胱的压力不能适应逐渐增大的尿量而

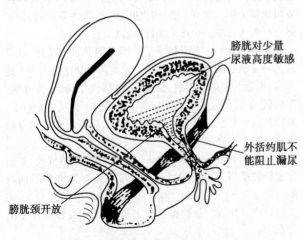

图 5-6-7　急迫性尿失禁的发生机制
逼尿肌过度敏感,少量充盈即引起尿急和
逼尿肌收缩,发生漏尿

引起(图5-6-7)。

(二)运动型UUI

该类型的症状与感觉型UUI相似,尿动力学检查漏尿由逼尿肌不自主收缩引起。没有神经系统病变的不自主逼尿肌收缩称为逼尿肌不稳定。膀胱出口梗阻、解剖型SUI、与膀胱疾病无关的逼尿肌不稳定引起的尿失禁又称为特发性逼尿肌不稳定,女性较常见。发病机制是逼尿肌本身触发了收缩还是神经源性的问题尚不清楚。有时逼尿肌不稳定可伴有逼尿肌收缩性异常,后者又会进一步影响前者。

逼尿肌收缩有时可由尿道不稳定引起,此时尿道收缩和松弛的速度和力量异常。尿道肌松弛时,尿道闭合压降低,膀胱解除抑制,触发逼尿肌收缩,尿失禁发生。

三、临床表现

本病的共同特征是尿频、尿急和急迫性尿失禁,少数合并有梗阻和夜间遗尿。夜间膀胱敏感性增高的机制尚不完全清楚,老年人有些可能是夜间产尿多,有些则可能是因为睡眠干扰或神经系统疾病。临床上有时很难区分感觉型和运动型尿失禁,两者常常并存。SUI尿失禁也常与UUI并存,并且是后者的直接原因,单从病史很难区分,因为两者均可由身体紧张或突然运动而触发。两者的区别可参见表5-6-9。耻骨弓上疼痛或不适可能意味着膀胱感染或间质性膀胱炎。膀胱的感觉主观性很强,患者对症状的描述不一定准确反映疾病,不能根据某一症状去诊断一个特定的膀胱疾病。有时可能伴随一定的肠道不适,如肠道激惹综合征。有些患者情绪不稳定,是继发于膀胱的不适还是原发性,目前尚不清楚。

表 5-6-9　SUI 和 UUI 的鉴别诊断

尿动力学检查	运动型 UUI	GSUI
逼尿肌异常收缩	+	−
低顺应性膀胱	+	−
膀胱容量	减低	正常
膀胱漏尿点压	+	−
腹部漏尿点压	−	+
尿道压力	正常	减低
尿道长度	正常	减少
尿道后角	无改变	增大或消失
膀胱颈位置	正常	下降
膀胱颈增宽	−	+
膀胱加压试验	±	+
膀胱颈抬高试验	−	+

四、检查与诊断

(一)症状和病史

尿频、尿急、日间排尿次数增多和夜尿、尿急性失禁等症状为本病典型的表现,应详细询问上述症状发生的特点

和程度、发病时间、有无泌尿系感染病史和服药、神经系统疾病情况。

（二）检查

急迫性尿失禁的检查包括泌尿系统、生殖系统和针对排尿功能的神经系统三方面。但应特别注意下列几方面的问题：

1. 排尿日记（voiding diary）　可客观地反映患者排尿情况及尿失禁的频率和程度。最常用的是记录排尿时间、尿量和尿失禁伴随症状的简易表格。

2. 残余尿测定　有助于证实疾病的性质和严重程度。通常采用耻骨上超声或导尿可获得准确残余尿测定。残余尿增加可导致急迫性和充溢性尿失禁，也反映了逼尿肌收缩性降低，原因可能是神经源性、特异性或继发于膀胱出口梗阻。实际工作中，残余尿量>100ml 或超过 1/3 尿量为异常。

3. 漏尿试验　用于证实有无 SUI。方法通过要求患者膀胱充盈时站立，并咳嗽，如果可观察到尿漏则试验阳性。但 5% ~10% 的患者看不到漏尿，原因可能是试验时括约肌张力异常升高。该试验重要的是区分产生的漏尿是由腹压升高引起还是咳嗽诱导的逼尿肌收缩引起；后者呈漏尿延迟现象，往往出现在咳嗽几秒钟后发生，且咳嗽停止后也不会停止。存在压力性尿失禁并不能凭此就排除急迫性尿失禁。40% 的患者两种尿失禁同时并存。许多情况下压力性尿失禁可导致急迫性尿失禁的发生。

4. 化验检查　应根据具体情况进行尿常规、尿液分析、尿细菌学检查及脱落细胞检查。

5. X 线检查　排泄性膀胱尿道造影可检测膀胱颈和尿道（外括约肌）在储尿期和排尿期的功能。它可检测膀胱颈的下降和与压力性尿失禁有关的膀胱尿道夹角。这种方法也可检查是否有膀胱逼尿肌-括约肌功能协同失调。IVP 可了解上尿路有无损害。

6. 内镜检查　对感觉型 UUI 的病因诊断十分重要。

（三）尿动力学检查

该检查是 UUI 诊断和鉴别诊断最可靠的检查。通过尿动力学检查区分 SUI、UUI 和混合性尿失禁以及 UUI 的类型。第三届 ICS 报告认为在压力性和急迫性尿失禁女性，通常使用的测试包括尿道压力、腹压漏尿点压、膀胱测压及压力-流率测定。该类人群尿动力学检查结果和症状的相关性较弱，目前尚无证据表明侵入性尿动力检查能改善常规治疗的结果或影响治疗选择，但应该进行排尿日记、剩余尿量、尿流率等非侵入性尿动力检查。

1. 尿流率测定　正常值>20ml/s。

2. 膀胱压力容积测定　确定膀胱压力与容量及其相互关系。运动型 UUI 可见自发或诱发的逼尿肌不稳定收缩，低顺应性膀胱等压力曲线。感觉型 UUI 可见膀胱容量下降，而对温胀等感觉敏感，达到一定容量时有强烈的排尿要求，不能忍耐，逼尿肌强烈收缩而出现尿失禁。

3. 尿道压力测定　确定尿道关闭功能。急迫性尿失禁时，尿道压力一般正常，GSUI 时尿道压力多有降低。

4. 外括约肌肌电图（electromyography，EMG）　可记录横纹肌的活动，对诊断突发性的括约肌松弛综合征很有价值，此种情况下逼尿肌收缩前会出现 EMG 活动的突然下降。当疑有梗阻并发逼尿肌不稳定时，EMG 对确诊逼尿肌-括约肌协调不良有帮助。

5. 尿道压力图（urethral pressure profile，UPP）　记录整个尿道的尿道内压。最常用的是最大尿道关闭压（maximum urethral closure pressure，MUCP）和功能长度。在压力性尿失禁中该指标有变小的趋势，但该检查的特异性和敏感性较低。MUCP<20cmH$_2$O 可能是括约肌本身损伤的表现（Ⅲ型压力性尿失禁）。

6. 漏尿点压　指尿液从尿道口溢出时的膀胱压力，漏尿点压测定是尿失禁重要的尿动力学检查之一。UUI 漏尿点压为逼尿肌漏尿点压（DLPP），或称膀胱漏尿点压（BLPP）。依据所测得的数据评价尿失禁的严重程度和预警对上尿路的损害。运动型 UUI 的 LPP 检查可见在膀胱充盈至一定容量时，出现逼尿肌无抑制性收缩，同时尿道口溢出尿液，此时的逼尿肌压即为漏尿点压，称逼尿肌漏尿点压。

五、治　疗

UUI 的治疗，首先应选择纠正病因的治疗，如膀胱出口梗阻、膀胱炎、结石，然后进行以下治疗。

（一）保守治疗

1. 行为治疗　膀胱排尿训练可能是最有效的保守治疗方法，主要针对膀胱不稳定引起的尿频。方法是为患者设计排尿间隔时间，尽量按规定的时间排尿，逐渐延长排尿间隔时间，直到间隔达 3 ~4 个小时为止。对于膀胱容量大的不稳定患者 2 ~3 个小时排尿 1 次可防止不自主逼尿肌收缩和尿失禁。远期疗效不足 50%。

2. 生物反馈治疗　该治疗对患者的依从性要求很强。根据仪器所收集到的信号，嘱受检者抑制膀胱收缩。以教会患者在日常生活中掌握如何识别和抑制逼尿肌收缩。近期疗效好，远期复发率尚不确定。盆底肌训练主要是用来治疗 SUI，但也发现有减轻不稳定膀胱的作用。在欧洲，阴道电刺激使用很广，但北美较少用。治疗机制是刺激盆底肌肉收缩后通过神经冲动抑制排尿反射，约 50% 的患者疗效可维持 1 年。也有人尝试过催眠疗法，有主观疗效，但实际进行的人较少。也可采用针灸治疗。

3. 药物治疗　UUI 的主要原因是膀胱过度敏感，故首选药物是抗胆碱能药和解痉药。该类药物禁止应用于下述患者：梗阻性泌尿系疾病、肠梗阻、溃疡性结肠炎、青光眼、重症肌无力、严重的心血管疾病。常见的不良反应是口干，服用抗胆碱药会降低患者的反应能力，对开车和操纵危险机器患者有潜在的威胁。

（1）托特罗定（tolterodine）：毒蕈碱受体拮抗剂，是治疗膀胱过度敏感的特异性药物。可有效抑制逼尿肌的收缩。用法：2mg/次，每日 2 次。不良反应发生率为 48%，主要为口干。疗效与盐酸奥昔布宁相当，而耐受性却优于奥昔布宁。

（2）奥昔布宁（oxybutynin）：具有温和的抗胆碱作用和较强的平滑肌解痉作用，直接作用于膀胱平滑肌，增加膀胱容量，使尿失禁得以缓解。临床上用于治疗尿急、尿频、尿失禁。用法 2mg/次,每日 2 次。不良反应发生率为 65%,常见不良反应为口干、消化不良、泪液减少及皮肤干燥等。

(3)溴丙胺太林(probanthine,普鲁本辛):是胆碱能受体拮抗剂,常用剂量为 5mg/次,每日 4 次。

(4)盐酸双环胺:具有亲肌肉性,对平滑肌有抗胆碱能作用。有缓释制剂,剂量每日可达 80mg,可用 3 ~ 4 天。

(5)盐酸黄酮哌酯(urispas):是罂粟碱样解痉药,具有一定的抗胆碱能作用,常用剂量为 200mg,每日 3 次,不良反应少,适用于老年患者和对其他药不耐受者。

(6)盐酸丙米嗪(tofranil):是三环类抗抑郁药,具有解除忧虑、抗胆碱、肾上腺素能活性和亲肌肉性,还有轻度的麻醉和抗组胺作用,能抑制突触前神经末梢对去甲肾上腺素的再摄取。适应证为脊椎以上损伤或功能失调引起的遗尿和排尿障碍,剂量应逐步递增至 25mg,每日 3 次。丙米嗪不能和单胺氧化酶抑制剂同时使用。

(7)莨菪碱/阿片栓剂:具有镇痛、抗胆碱和解痉作用,有潜在的成瘾性,只能短期使用,根据需要可每隔 3 ~ 4 小时使用 1 次。

其他可选药物还有钙拮抗剂(双苯丁胺、维拉帕米、硝苯地平等)、前列腺素合成抑制剂(吲哚美辛、氟苯布洛芬等)及钾通道开放剂等。

(二)手术治疗

保守治疗无效者可接受手术治疗,但术前应权衡手术风险和治疗效果。膀胱和尿道扩张术作为早期的治疗手段使用很广但结果有差异,真正效果尚不清楚。诊断性膀胱镜对间质性膀胱炎、尿道综合征及其他类似疾病有一定程度的短期缓解率。据认为膀胱或尿道扩张,诱发逼尿肌肥大细胞降解是使症状改善的主要原因。

乙醇注射疗法成功率极有限。选择性骶神经冷冻疗法成功率高,平均有效时间可达 5 个月,长期疗效不肯定。骶神经刺激法是治疗逼尿肌不稳定的新方法,成功率为 60% ~ 70%,患者开始是通过皮下放置的电极暂时对骶神经进行刺激。如果效果良好,则将电极长期放置。电刺激的确切机制还不明确,推测可能是通过激活抑制膀胱活动的脊椎神经连接或 β-肾上腺素能神经元。

回肠膀胱形成术是治疗逼尿肌不稳定的有效手法之一,成功率达 60%。将膀胱切开后把切下的回肠(或结肠)片缝上,能增加膀胱容量,减轻不稳定性。该手术的长期效果,尤其是回肠片癌变的危险性还不清楚。许多患者膀胱上的回肠片黏液分泌会反复加重尿路感染,30% ~ 40% 患者需要每天至少一次的自我导尿。

最后的手术方法是尿道改道,对该法的利弊应仔细权衡。该法有多种术式:回肠分流、可控制的尿道分流或纠正性膀胱置换。

第四节 混合型尿失禁

一、定义与特点

混合型尿失禁(mixed urinary incontinence,MUI)是指同时具有压力性尿失禁和急迫性尿失禁的症状,症状间具有相互影响相互加重的倾向,是膀胱和尿道功能失调的综合结果。MUI 是最常见的尿失禁,也最常见于女性,医生和患者应根据个体生活方式权衡决定治疗方案。对多数患者的治疗目的并不在于延长生命,而主要是为了提高生活质量。

在治疗方面,混合性尿失禁比单纯 SUI 或 UUI 困难得多。由于同时具有两种类型症状,且两种症状严重程度可能很不一致,常常使治疗更加复杂。如其他章节所述,膀胱和尿道作为贮存尿液的一个生理单元,反射性地相互作用,因此在治疗混合型尿失禁的压力性或急迫性症状时,实际上是在进行两种不同疾病的治疗。对混合型尿失禁的患者行压力性尿失禁的手术后常常能同时消除或改善急迫性尿失禁的症状,也说明这两种类型的尿失禁是相互作用的,这种同时存在常常使确定膀胱控制失常的主要原因很困难。

与单纯 SUI 相比,对混合型尿失禁患者评估膀胱和尿道的功能及相互作用时常有必要进行尿动力学检查,尿动力学实验室的能力是诊断和治疗成功的关键。如果压力性和急迫性尿失禁程度相当,则检查和治疗会相对容易进行。

二、病 史

1. 压力性尿失禁 询问尿失禁的病史对于治疗有重要意义。比如,一位仅有轻微的 SUI 的年轻女性患者,在其排尿史中没有其他合并因素,她很容易有轻微的 UUI。这种轻微的混合型尿失禁通过手术或非手术治疗就可以得到控制。

另外一种严重的 MUI 是由于固有括约肌缺损合并重度 UUI。患者需通过每天多次更换尿垫,患者同时不知道尿失禁什么时候发生? 其诱因是什么? 有这样病史的女性有过尿失禁手术失败史。然而,也可以发生在无此类手术史的年轻女性。如果检查不完全,很难确定固有括约肌缺损。传统的悬吊方法难以奏效。

2. 急迫性尿失禁 伴有 SUI 的 UUI 治疗的作用还存有争议。许多临床研究表明,如果术前伴有 UUI,SUI 的手术效果并不好。但也有学者报道,成功的 SUI 手术可以使得 UUI 的症状得到较好的改善。而导致上述差异的原因可能在于选择的病例不同。目前认为要成功的治疗 MUI,关键是要能全面评价其中 UUI 所起的作用。另外,MUI 存在 UUI 时,储尿期是否有逼尿肌不稳定尚有争论。因为,有些 UUI 患者在储尿期其膀胱处于稳定状态,而某些无 UUI 患者行尿动力学检查却有不稳定膀胱。目前较一致认为,不管尿动力学检查在储尿期是否表现逼尿肌不稳定,临床上出现 UUI 就会有膀胱的无抑制性收缩。

三、体 检

体检时应重点对 SUI 程度进行评估,尤其是要确定有无尿道高活动性(urethral hypermobility)。以前 SUI 手术失败者,如果考虑再手术应对尿道周围的瘢痕进行检查,确定有无膀胱出口梗阻,由于梗阻常常是 UUI 的原因之一。膀胱出口梗阻可以经压力-流率检查结果证实。

SUI 患者如果没有尿道高活动性,提示原因不是解剖方面的,很可能是内括约肌功能不全(ISD),治疗应选取尿道周围注射或尿道悬带术(Sling)。手术前应进行尿动力学检查，以确定是否存在 ISD。有尿道高活动性者应进行尿道功能检查以确定有无 ISD，两者长期治疗效果可能很不一样。

四、尿动力学检查

MUI 患者膀胱内压测定重点在容量、顺应性和稳定性方面。术前膀胱功能性容量减少会引起 UUI、术后有可能存在持续性刺激症状。膀胱顺应性降低，多表明病情严重，如果漏诊有可能导致治疗失败及上尿路功能恶化。

在 MUI 患者的初始尿流率检查，尿流率常常正常，无残余尿。尿流率降低者常见于合并有膀胱出口梗阻。膀胱出口梗阻是导致 UUI 的原因之一。残余尿增加也是 UUI 的原因，此时可合并充盈性尿失禁。

多数 UUI 的患者在常规尿动力学检查时未能发现逼尿肌不稳定(DI)，也有些检查时发现逼尿肌不稳定，却无 UUI 的表现。因此，DI 在治疗 UUI 中的作用尚不能肯定。如果采用激发试验或连续动态观察，DI 的检出率会有所增加。当 MUI 患者以 UUI 成分为主，那么治疗无 DI 者较有 DI 者容易些。

MUI 患者多有一定程度的尿道括约肌功能不良。有明显 UUI 的患者，在病史上可能看不出 SUI，可进行尿动力学检查尿道功能，通过测量尿道内压力分布及漏尿压对尿道功能进行评价，并确定括约肌功能不良的程度。必须认识到未经尿道功能检查证明患者尿道功能正常及不存在 MUI 的情况下，不能轻易认定患者只有 UUI。

五、内镜检查

尿道内镜可检查静态和用力时尿道有无活动性。内镜检查中 SUI 最严重的一种即所谓的"铅管型"尿道，还有比"铅管型"更加微妙的尿道功能、黏膜外观等变化，对判断 ISD 的严重程度及选择治疗方案均有重要意义。MUI 中逼尿肌活动过度在老年人较常见，进行膀胱灌注时可能表现出来。

内镜下膀胱小梁化反映可能存在出口梗阻。膀胱黏膜上任何异常都应做活检，膀胱原位肿瘤也可导致膀胱激惹综合征。

六、治　疗

MUI 的治疗比单纯型尿失禁的治疗复杂。两种尿失禁的严重程度及复杂程度对治疗效果的影响，比所选择的治疗方案影响更大。轻度压力性和急迫性尿失禁无论手术还是保守治疗多数都可能获得较好效果。而严重的 UUI 及 III 型 SUI 的患者治疗较困难。

通常首先应采用行为治疗、药物治疗、电刺激治疗或者联合治疗。对于 MUI，SUI 也是 UUI 的一个部分，有时难以判定手术的疗效，UUI 经非手术治疗通常会带来 SUI 的改善。

如果 MUI 中的 SUI 可通过手术治疗取得效果，则有理由先手术治疗 SUI，术后再处理 UUI。因为大多数患者手术治愈 SUI 后 UUI 的症状可彻底解除或明显改善。不过一般不会术后立即解除，而是在维持 3~6 个月后。

III 型 SUI 保守治疗效果非常有限。MUI 如不合并尿道活动过度，可采用尿道充填剂注射治疗 SUI，其优点是不会产生长久的梗阻。如果合并尿道活动过度，应施行尿道吊带悬吊术则可能是长期疗效最好的方法。悬吊术的一个常见并发症是暂时性膀胱出口梗阻，症状多持续数个星期或 4~6 个月。医生和患者对术后可能出现的复杂病理需有思想准备，有些 MUI 患者术后还需要长期进行非手术治疗，以控制顽固的 UUI 症状。

（宋岩峰　罗龙华）

参 考 文 献

1. Mayer RD, Dmochowski RR, Appell RA, et al. Multicenter prospective randomized 52-week trial of calcium hydroxyl apatite versus bovine dermal collagen for treatment of stress urinary incontinence. J Urol, 2007, 69:876

2. Rovner ES, Wright CJ and Messer H. Adherence to the 1997 AUA Guidelines for the surgical treatment of stress urinary incontinence. Urology, 2008, 71:239

第七章

粪 失 禁

大便失禁通常称之为粪失禁(fecal incontinence),是指不能随意控制粪便的排出,粪便包括气体、稀便和成形便。粪失禁分为被动型(无意识的粪便外漏)、急迫型(有意识但主观无法控制)和漏粪(紧随1次正常排便后的粪便漏出)。

第一节 流行病学

由于纳入标准的不同以及流行病学调查人群的差异性,因此,粪失禁的患病率及发病率存在较大差异。美国国家健康和营养调查研究示,粪失禁的人群发病率为8.3%,且发病率不存在性别差异;国内葛静等采用系统抽样法对北京市6个区(县)的3058名20岁以上成年女性进行问卷调查,结果显示粪失禁的发病率为1.28%。Ho等通过对435例妇科和肛肠科门诊患者调查发现粪失禁的发病率为20.7%。法国Chassagne等的研究结果示,2602名社会公共机构居民的粪失禁发病率为54%。粪失禁发病率与调查人群的年龄具有相关性,例如韩国Kang等针对20岁以上成年人进行的调查研究显示,调查群体整体粪失禁发病率约6.4%,但随着年龄的增加,其发病率呈上升趋势,50岁以上人群发病率显著高于50岁以下人群(10.4%:4.9%)。同时由于患者羞于求医等因素常导致粪失禁发病率被低估,美国一项前瞻性调查发现,46%的住院患者存在粪失禁症状,但仅3%的患者愿意就诊。

第二节 病 因

能引起粪失禁的原因很多,产科创伤是粪失禁最常见的原因。分娩导致会阴部神经受损和盆底和(或)肛门括约肌损伤变性所致。产钳分娩、第二产程过长、分娩高出生体重儿、胎儿枕后位等均为肛门括约肌损伤的危险因子。

医源性粪失禁可因肛门手术引起,特别是痔、瘘和肛裂手术。肛门扩张或括约肌侧切除时内括约肌损伤或断裂可引起粪失禁。痔切除术损害内括约肌,意外的会阴创伤或骨盆骨折均可直接导致括约肌创伤而粪失禁。其次,电离辐射、前列腺、子宫颈或直肠肿瘤行放疗也可引起肛门内括约肌损伤,从而导致粪失禁发生。

肛门内括约肌功能障碍是粪失禁另一个较常见的病因,常见于原发性肠括约肌肌病或较少见的结缔组织疾病,如系统性硬皮病、原发性内括约肌变性,以内括约肌薄细和纤维性变为特征,有肛管静息压降低和发作性粪失禁。

此外,直肠容积和顺应性降低也可引起粪失禁,直肠炎如溃疡性结肠炎或克罗恩病时伴有直肠依从性降低和收缩增加,肠易激综合征可产生肠内压力增高。以上情况均可导致粪失禁。直肠脱垂88%患者伴有粪失禁,这是直肠脱垂引起慢性内括约肌松弛,肛管压降低。

大便节制是解剖、生理和心理多种因素作用的复杂功能。肛门括约肌控制排便,肛门内括约肌由平滑肌组成,受交感神经及副交感神经支配,维持一定的张力;肛门外括约肌由骨骼肌组成,受会阴部神经丛支配,其主要作用是增加肛管压力。因此当直肠对膨胀感的感知障碍或有肛门括约肌的功能异常,导致张力降低或肌收缩力降低则可导致粪失禁发生。

第三节 诊 断

1. 病史 详细询问病史有助于明确粪失禁的病因和病理机制,从而给予针对性检查和治疗。

首先应了解患者有无粪失禁的危险因素,粪失禁危险因素常见如下:

(1) 先天性因素:肛门直肠畸形、脊柱裂、先天性巨结肠等;

(2) 获得性因素:可见于:①中枢神经系统疾病,例如脑血管意外、帕金森病、多发性硬化、脊髓损伤等;②自主神经系统疾病,肠功能紊乱、肠易激综合征;③炎症性肠病;④医源性因素,例如产伤、结肠切除术、肛门手术或妇科盆底非胃肠道手术,盆腔放疗;⑤直肠因素,例如直肠排空障碍、直肠脱垂等。

(3) 全身状况:例如糖尿病、老龄、肥胖、药物、严重认知障碍者等。

对高危人群要仔细询问粪失禁的症状、严重程度和危险因素,包括粪失禁的类型、发作频率、持续时间、粪便性状、衬垫或止泻药的使用情况、大便失禁前便意程度、生育史、手术史、外伤史、神经系统病变等。评估患者的应对能力、心理状况和生活质量。同时还应了解关于有无尿失禁症状的存在和性质。因为大便和小便失禁常常是联合发生。可采用标准粪失禁记分和问卷调查获取详细的病史,同时有助于区别粪失禁类型。

大便失禁严重度评分的方法有等级量表和概述性量表。等级量表根据患者泄漏的直肠内容物确定其严重度,包括气体、稀便或成形粪失禁。最常用的等级量表包括Browing 和 Parks 量表(表5-7-1),评分认为粪失禁的物质质地越稠,括约肌结构损伤越严重。但是等级量表没有考虑发生粪失禁的发生频率,也不能精确区分粪失禁严重程度的微小差别。概述性量表考虑了粪失禁的内容物性状及发生频率,目前临床常用的概述性量表包括 CCF-FIS、Vaizey量表等(表5-7-2、表5-7-3)。

表 5-7-1　Browing 和 Parks 量表

类型 1	类型 2	类型 3	类型 4
正常	无法控制排气	无法控制稀便	无法控制成形便

表 5-7-2　CCF-粪失禁评分表(CCF-FIS)

失禁类型	从不	很少	有时	通常	总是
成形便	0	1	2	3	4
稀便	0	1	2	3	4
气体	0	1	2	3	4
使用衬垫	0	1	2	3	4
生活方式改变	0	1	2	3	4

从不:0;很少:<1 次/月;有时:<1 次/周,≥1 次/月;通常:<1 次/天,≥1 次/周;总是:≥1 次/天

表 5-7-3　Vaizey 量表

失禁类型	从不	很少	有时	每周	每日
成形便	0	1	2	3	4
稀便	0	1	2	3	4
气体	0	1	2	3	4
生活方式改变	0	1	2	3	4
使用衬垫或肛门塞				0	2
服用致便秘药				0	2
延迟排便不能超过 15 分钟				0	4

从不:过去 4 周内未发生;很少:过去四周内发生 1 次;有时:过去 4 周内多于 1 次,少于每周 1 次;每周:每周 1 次或更多,但少于每天 1 次;每日:每天 1 次或多于更多

2. 体格检查　详细的体格检查对准确诊断和研究是非常重要的。粪失禁患者的体格检查通常包括会阴部检查、肛门直肠指诊及神经学检查,尤其是骶神经功能障碍的检查。

会阴部检查,患者左侧卧位,双腿及膝盖放松,臀部稍微超出检查床边缘,检查之前需要观察患者内裤是否有污粪及是否使用衬垫。首先进行视诊,严重粪失禁通常会引起肛周皮肤侵蚀、糜烂、破损等,也可表现为感染。我们需要检查会阴部有无瘘管、皮炎、瘢痕、皮肤抓痕、痔、肛裂等。此外,可指导患者 Valsalva 动作(用力屏气排便动作),检查有无会阴过度下降、痔、直肠脱垂以及气体或粪便泄漏等。同时检查阴道,观察阴道内是否有粪便来确定是否合并存

在直肠阴道瘘或肛门阴道瘘。触诊可以帮助我们评估肛周区域敏感性和肛周皮肤反射。轻刮肛周皮肤检查肛门收缩反射,该反射缺失提示阴部神经损伤。

肛门直肠指诊可以评估静息和收缩状态下肛门括约肌的张力,分别在患者做排便和缩肛动作时进行。肛门直肠指诊也可以了解有无粪便潴留和括约肌不协调性收缩,以及判断肛管长度、耻骨直肠环的完整性。通常肛管内应无粪便,如指诊发现粪块提示充盈性粪失禁,常见于老年或巨结肠患者。直肠阴道隔的双合诊可以帮助评估会阴体的厚度和完整性,会阴体薄弱通常与产伤相关,双合诊时模拟用力排便和 Valsalva 动作可以发现直肠内套叠、直肠前突、膀胱膨出和肠疝。但肛门直肠指诊的准确性与检查者手指大

小、技术、患者的配合程度等有关，因此仅能提供粗略评价。

3. 辅助检查

（1）内镜检查：内镜检查可以评估直肠腔内、肠黏膜及远端结肠病变，排除器质性疾病，例如直肠炎、肿瘤、良性分泌性肿瘤、直肠溃疡或其他炎性疾病。粪失禁伴腹泻或近期排便习惯改变者通常需要进行内镜检查，必要时取活检行组织病理学检查。

（2）肛门直肠测压：对评估肛门直肠的生理反射、感觉功能、节制功能、内外括约肌功能等有重要价值，目前是检测肛门直肠动力和感觉功能的首选方法，包括水灌注肛门直肠测压和高分辨肛门直肠三维测压，主要检测指标包括：①肛管静息压，可反映肛门内括约肌功能，是静息状态下肛门自制的主要因素，尤其是对气体和液体的自制，粪失禁时常伴肛管静息压下降。②肛管最大缩榨压和肛管自主收缩持续时间，可反映肛门外括约肌功能和括约肌抗疲劳能力；粪失禁时可伴最大缩榨压下降，收缩持续时间缩短。③括约肌应激反应：可反映盆底肌应激时的自制能力。当腹压突然增高时，盆底肌和肛门外括约肌可反射性收缩，致肛管内压力升高超过直肠压，以保持其节制功能；粪失禁患者多存在该反射的延迟或损伤。④直肠感觉功能：包括初始排便感觉阈值、排便窘迫阈值和最大耐受容量，主要反映患者对直肠扩张的感觉。当粪便嵌塞或充溢时，直肠感觉阈值明显升高。⑤直肠肛门抑制反射：直肠扩张时，肛管内括约肌可反射性松弛，致肛管静息压下降。若直肠远端手术后该反射消失，常预示发生粪失禁的可能性较大。⑥直肠顺应性：粪失禁者直肠顺应性明显下降，可能与直肠缺血致固有肌萎缩、纤维化有关。目前肛门直肠测压操作方法和结果分析尚无统一标准，存在一些不足。

（3）肛管影像学检查：包括盆底磁共振成像（MRI）和超声。MRI可实时显示括约肌解剖结构和盆底运动情况，且无放射性损伤，对于括约肌萎缩以及肛门外括约肌的损伤诊断准确性较高，由于其价格高昂，其临床应用受到限制。此外，到目前为止粪失禁最佳的MRI扫描反感尚未建立。

（4）排粪造影：可通过放射学造影技术观察排便时肛门、直肠的解剖学结构和盆底运动情况，通过肛门直肠角的改变，推测耻骨直肠肌的状态和损伤程度。排粪造影可记录直肠排空的过程，显示直肠前突的大小，直肠排空情况，肠疝和盆底痉挛，以及诊断直肠内套叠，其临床应用价值有限。

腔内超声适用于肛门括约肌损伤、萎缩、肛瘘、脓肿、直肠肛管肿瘤等疾病的诊断以及随访，也用于预测肛门失禁。腔内超声操作简单、价格低廉，可以使用特殊软件进行三维重建，对于括约肌损伤的诊断准确性较高。

会阴超声可对盆底进行动态评估，经过静息状态检查后，患者做Valsalva动作或模拟排便动作，动态观察肛提肌形态及结构。尤其三维会阴超声可用来测量肛门外括约肌长度、厚度、面积，肛提肌的形态、提肌裂孔大小，从而显示肛门外括约肌缺损以及肛提肌萎缩或损伤。

神经电生理检查：包括阴部神经终末运动潜伏期测定、同心针肌电图和体表肌电图。通过记录肛门括约肌和盆底横纹肌的电活动，了解盆底肌肉和神经的损伤情况，预测括约肌修补术的预后。因方法学受限，其临床应用价值尚存在争议。

第四节 治 疗

粪失禁的治疗目的是恢复排便节制，提高患者的生活质量。粪失禁严重程度及对患者生活质量的影响是选择治疗方案的依据。因此粪失禁患者排便日记（表5-7-4）、失禁量表评分、体格检查以及各种辅助检查结果影响治疗的选择以及疗效的评价。

表 5-7-4 粪失禁患者的排便日记

排便日记							
请记录一周的排便习惯				姓名		医院	
日期	排便时间	失禁是/否	粪便渗漏或污粪是/否	粪便质地（1~7）	急迫感—不能延迟排便超过15min	使用衬垫是/否	药物	其他说明

大便的质地描述如下：①硬块且散在；②硬块且成条；③成条有裂纹；④成条似腊肠且光滑；⑤软胶状便（易排出）；⑥糊状便；⑦稀或水样便

1. 一般治疗　包括饮食、皮肤护理、心理支持。适应证：①没有生理和形态改变的轻度粪失禁；②粪质改变相关的排便自制功能障碍患者；③不能满足麻醉和（或）手术条件的高龄患者；④精神异常或抑郁因其依从性差而不能耐受复杂手术者；⑤不可控制症状的特殊肠道疾病（例如炎性肠病、肠易激综合征等）；⑥危及生命的疾病（恶性肿瘤、进行性疾病等），需要考虑患者的生命期望和生命质量。

首先，指导患者调整生活方式：恢复正常的排便习惯是粪失禁治疗的关键，指导患者定时、规律排便，及时排空肠道，强调及时如厕的重要性，提供便利的如厕条件。指导患者排便时避免过度用力以降低阴部神经损伤风险。指导患者记录饮食和排便情况，寻找与疾病有关的饮食因素；避免可诱发腹泻或粪失禁的食物（例如牛奶或奶制品、过量豆类和蔬菜、巧克力、番茄、咖啡等）。

皮肤护理：粪失禁患者多有会阴部、骶尾部、肛周皮肤炎症，因此需作好皮肤护理。指导患者及其家属及时处理粪便并清洁皮肤，给予氧化锌软膏或凡士林等局部涂抹。肛周皮肤感染时，可局部使用抗生素。此外，可使用一次性尿垫、肛门控制塞、卫生棉条和自制引流袋等。

心理支持：粪失禁患者多存在心理障碍，致社会适应能力下降。应给予患者心理支持治疗，强调粪失禁的可治愈性，鼓励患者主动交流，回归社会。

2. 药物治疗

（1）止泻药：常用止泻药包括：①阿片受体激动剂：可结合肠壁阿片受体，阻止乙酰胆碱和前列腺素的释放，延长肠内容物停留时间，缓解腹泻。常用药物包括洛哌丁胺、地芬诺酯和磷酸可待因。NICE指南推荐首选洛哌丁胺，剂量为 $0.5 \sim 16mg/d$，从小剂量开始逐渐加量至疗效满意。②吸附剂：如蒙脱石散剂，可吸附肠内液体。

（2）增加肛管静息压的药物：可治疗被动型粪失禁，此型主要由肛管静息压下降所致。常用药物为去氧肾上腺素凝胶（α_1-肾上腺素受体激动剂）、L型甲氧胺凝胶、γ-酪氨酸转氨酶抑制剂、丙戊酸钠，也可以用于被动型粪失禁，但目前尚无相关临床试验证据。此外，绝经后女性粪失禁患者对激素补充疗法亦可能有效。

（3）导泻药：用于治疗伴便秘或粪便嵌塞的粪失禁患者，主要包括容积性缓泻剂、粪便软化剂、渗透性缓泻剂、刺激性泻药。

3. 康复治疗　生物反馈和盆底训练的康复治疗是粪失禁饮食指导和药物治疗无效患者的一线疗法，其目的是增强肛门括约肌收缩力、提高直肠感觉阈值、纠正排便时肛门括约肌和盆底肌的不协调运动。但各种康复技术的应用尚未达成国际共识，因此难以明确何时何如何实施康复治疗，存在的主要问题是缺乏标准和原则。患者可以进行与直肠扩张和排便感觉缺失相关的感觉训练，以及直肠扩张时括约肌快速收缩的力量和协调训练。目前临床常用的康复训练包括生物反馈、盆底会阴运动疗法、感觉再训练和电刺激疗法。

生物反馈是一种行为疗法，包括盆底加强训练和视觉反馈训练。首次训练阶段，指导患者在直肠扩张缺失的情况下如何收缩肛门外括约肌和耻骨直肠肌，指导运用凯格尔动作加强肌肉力量，患者可以在门诊或家庭进行训练。作用机制可能与通过调节大脑皮质重建排便反射相关。

盆底会阴运动疗法可以用来训练肛提肌，改善盆底脏器支撑和盆底肌耐力、协调性，并增加腹部会阴应力反射，对于存在会阴下降或盆底松弛的粪失禁患者有效。训练包括指导患者调整呼吸方式的放松训练、本体感觉训练、盆底协调性和肛门收缩训练。

感觉再训练的目的是提高粪失禁患者感知粪便或气体引起的直肠扩张（直肠感觉）。训练方法包括：①生物反馈训练：用高于或低于排便感觉阈值的充气球囊引起直肠反复扩张，患者用力收缩肛门括约肌，可同时训练感觉功能和肛门括约肌力量；②容量训练：用温水灌肠，采用肛门测压的最大耐受量作为灌肠的初始液体量，患者用最大力收缩肛门并尽可能长时间保留液体，随后灌肠液体量逐渐增加或减少，直到患者直肠感觉阈值恢复正常。

电刺激疗法采用直接或间接刺激外周神经使肌肉收缩，从而增强肛门括约肌的耐疲劳性和外括约肌的活力。

4. 外科手术　内科治疗无效或有明确适应证的患者，可行外科手术治疗。常用手术方式包括括约肌成形术、肛后盆底修复术、动力性股薄肌成形术、人工肛门括约肌、臀大肌成形术、骶神经刺激和结肠造口术等。

括约肌成形术是传统粪失禁手术方式，适用于肛门外括约肌损伤者，常见于分娩损伤，需在分娩后立即实施修复，可通过肌肉端端缝合或折叠缝合技术。如果分娩后不能即时修复，在没有并发症的情况下，可以推迟到产后24小时。创面未愈合、愈合不良或没有立即修复的损伤需推迟到分娩后 3~6 个月，待会阴炎症和水肿完全消退后治疗。

肛后盆底修复术应用于腔内超声证实没有括约肌损伤的特发性粪失禁患者。当饮食疗法、药物治疗和康复治疗等保守治疗无效时可实施肛后修复，适用于多次阴道分娩史妇女。肛后修复使用不可吸收线缝合肛提肌、耻骨直肠肌、肛门外括约肌和肛直肠连接部，从而延长肛管，缩小肛直角。

动力性股薄肌成形术、臀大肌成形术和人工肛门括约肌原理类似，利用手术形成新的括约肌，仅适用于粪失禁最严重的类型，仅用于经证实括约肌损伤且没有其他原因的粪失禁患者，但复发率较高、风险较大，不适宜推广。

骶神经刺激是新的方法，具有安全有效、侵入性小等优点，适用于肛门内括约肌缺损、局部结构缺损和内外括约肌功能障碍患者重症粪失禁患者。同时骶神经刺激对于双重失禁（尿失禁合并粪失禁）患者有效。以上方法均无效或无法应用时，可选择结肠造口术，适用于脊髓损伤或限制卧床者。

（苗娅丽　王建六）

参 考 文 献

1. Whitehead WE, Borrud L, Goode PS, et al. Pelvic Floor Disorders Network. Fecal incontinence in US adults：epidemiology and risk factors. Gastroenterology, 2009, 137(2)：512-517

2. 葛静,鲁永鲜,沈文洁,等.北京市成年女性粪失禁患病率调查.中华妇产科杂志,2010,45(9):669-672

3. Santoro GA, Infantino A, Cancian L, et al. Sacral nerve stimulation for fecal incontinence related to external sphincter atrophy. Dis Colon Rectum. ,2012,55(7):797-805

4. Hye-Won Kang, Hye-Kyung Jung, Kyoung-Joo Kwon, et al. Prevalence and Predictive Factors of Fecal Incontinence. J Neurogastroenterol Motil. ,2012,18(1):86-93

5. Hughes BT, Chepyala P, Hendon S, et al. Fecal incontinence in an inpatient population:a not uncommon finding. Dig Dis Sci,2009,54(10):2215-2219

6. Rao SS, Singh S. Clinical utility of colonic and anorectal manometry in chronic constipation. J Clin Gastro-enterol,2010,44(9):597-609

7. 李晓伟,王建六,魏丽惠,等.阴道后壁脱垂患者肛门直肠测压检查40例临床分析.中华妇产科杂志,2011,46(8):574-577

8. 庄蓉蓉,江丽,宋岩峰.断层超声评估肛提肌缺损的初步应用研究.临床超声医学杂志,2011,13(7):436-439

9. Oom DM, West RL, Schouten WR, et al. Detection of anal sphincter defects in female patients with fecal incontinence:a comparison of 3-dimensional transperineal ultrasound and 2-dimensional endoanal ultrasound. Dis Colon Rectum,2012,55(6):646-652

10. Thomas C, Etienney I, Atienza P. Evaluation of the role of the puborectal part of the levator ani muscle in anal incontinence:a prospective study of 78 female patients with anal incontinence. Dis Colon Rectum,2011,54(9):1129-1133

第八章

妇产科手术后下尿路功能
障碍及处理

第一节　妇产科术后下尿路功能障碍的病因及诊治注意事项

术后下尿路功能障碍（postoperative lower urinary dysfunction）是妇产科常见的手术并发症之一。由于膀胱、尿道和妇科脏器同属盆腔脏器，妇产科手术，如盆腔脏器切除或盆底重建术，常在女性盆腔深部操作，因此可能会损伤下段输尿管、膀胱，破坏盆底支持结构，损伤分布于泌尿系的神经和血管，从而导致下尿路功能障碍。

妇产科术后下尿路功能障碍性疾患包括术后排尿障碍（postoperative voiding dysfunction）、术后尿失禁（postoperative incontinence）、膀胱过度活动（overactive bladder, OAB）及泌尿系感染（urinary infection）等。下尿路症状（lower urinary tract symptoms, LUTS）由损伤的部位、类型和严重程度决定，如盆底支持结构的破坏可导致压力性尿失禁；盆底神经丛的损伤会产生充盈性尿失禁；膀胱或尿道周围水肿、血肿等可引起短暂的排尿困难、尿急或尿频。

LUTS 都将明显影响患者术后的生活质量，因此要求妇产科医生除了考虑原发病的治疗外，也应尽可能考虑保留患者术后的膀胱及尿道功能。对需进行相关手术操作的患者，妇产科医师应对包括下尿路功能障碍在内的手术风险、发病机制及相关治疗有充分认识，并充分告知患者，有助于预防相关并发症、改善患者术后生活质量和避免医患纠纷。

本章将阐述妇产科术后下尿路功能障碍的病因、诊断、治疗进展及相关注意事项。

一、妇科术后下尿路功能障碍影响的病因

不同手术对下尿路功能障碍产生不同影响，如根治性手术通过破坏盆底支持结构和神经支配导致下尿路症状，而卵巢切除后通过激素水平改变可能导致膀胱功能受影响；同一种手术术后下尿路功能障碍可能存在多种表现，如根治性手术可表现为逼尿肌功能亢进或减弱；而同一种下尿路功能障碍可能存在多种机制参与，如根治性手术后压力性尿失禁与术中分离阴道上段和腹膜时损伤了膀胱支持结构和尿道膀胱间隙有关，也可能与内脏神经和盆神经的损伤及尿道旁组织的部分切除有关，而术前高龄和绝经的状态可加重膀胱颈的薄弱性，故对每个发生术后下尿路功能障碍患者的病因应个体化分析，并采取针对性的治疗措施。以下是造成下尿路功能障碍几种常见的病因：

（一）术后血肿、组织水肿和感染

盆腔操作后局部可能形成血肿、组织水肿和感染，从而进一步影响到术后膀胱和尿道功能的恢复。膀胱和尿道的症状在术后即可出现，如排尿困难、尿急或尿频等。这些症状多是由于手术对膀胱的刺激，膀胱或尿道周围水肿、血肿等引起，常在患者出院以前就得以缓解，而长期存在的下尿路症状可能提示尿道和膀胱、其支持结构、自主神经支配或血供的直接破坏。

（二）下尿路神经损伤

盆腔神经的损伤是盆腔器官切除术后下尿路功能障碍的主要原因之一。下尿路的神经解剖学研究表明，切除盆腔脏器可能影响到邻近脏器的支配神经与血供。

下尿路神经支配由自主神经和体神经组成。

下尿路的副交感盆腔神经来自骶髓2~4节，与交感神经纤维会合，在骶前区形成腹下神经丛（盆丛），该神经丛沿两侧向下分布于直肠两侧宫颈旁、阴道穹隆部、膀胱后壁，并继续向下分布于两侧阔韧带，其中膀胱丛支配膀胱与尿道，具有收缩膀胱逼尿肌、松弛尿道内括约肌及加强输尿管的蠕动的功能。该神经分布区域为手术中分离的重要部位，手术横切、牵拉、肿瘤侵犯和感染等均可导致不同程度的神经损伤和排尿障碍。例如，盆腔神经丛主干在子宫动静脉下方走行，故离断主韧带时常易损伤该神经。Hanson指出，残留的盆腔神经丛不足以向膀胱发放足够的脉冲，从而导致膀胱功能失调；另有观点认为，当手术范围足够大以至于大部分阴道穹隆被切除时，如广泛全子宫切除，才会涉及盆腔神经丛。由于盆腔神经丛位于宫颈侧后方，行走于主韧带下方，故单纯全子宫切除术中，大部分盆腔神经丛得以保存，对神经功能的影响不大。Butler-Manuel指出宫骶韧带与主韧带中外侧1/3包含大量自主神经组织，故若从靠近宫颈和宫体处离断宫颈骶主韧带复合物，仅仅会损伤少量进入宫体和宫颈的神经纤维，而对其他盆腔脏器的自主神经无明显损伤，故认为次全子宫切除术对盆腔功能障碍无明显影响。

下尿路的交感神经纤维来自胸10~12节，在盆腔缘和骶骨岬附近形成上腹下丛。在以下两种情况下可能会损伤该神经丛：前后位切除游离直肠中动脉、腹膜后和主动脉旁淋巴结清扫。上腹下丛交感神经纤维的损伤可导致膀胱颈和近段尿道张力下降，造成患者尿频、尿急和尿失禁，而副交感神经的损伤可导致逼尿肌收缩力减低，如逼尿肌反射低下，严重者甚至逼尿肌反射丧失。当交感神经和副交感神经同时受到不同程度的损伤，可能会出现比较复杂的排尿功能障碍，需要尿动力学检查才能了解患者膀胱尿道功能。

在直肠手术时，常可损伤阴部神经，而导致尿道膜部括约肌功能受损，严重者因括约肌功能完全丧失而出现真性完全性尿失禁。此外，盆腔局部恶性肿瘤侵犯盆腔神经丛或下腹神经丛也可造成膀胱尿道的功能障碍。

下尿路神经损伤后膀胱储尿功能障碍分为两个阶段：以体积缩小、痉挛膀胱为特征的高张状态以及以过度扩张膀胱为特征的低张状态。在低张状态，膀胱与尿道中段括约肌主要处于交感神经的支配。这两相的转变，在术后膀胱修复机制中起重要作用。

局部的去神经作用将导致膀胱平滑肌细胞的高张状态，非随意逼尿肌收缩的稳定性不足直接影响到膀胱容积。膀胱顺应性的改变及黏膜水肿对膀胱容积亦有不利影响。膀胱的高张状态被认为是直接手术创伤及去神经支配后以副交感神经为主导的状态两个原因造成的。由于位于盆腔的内脏神经和下腹神经内的副交感纤维的离断，从而改变了膀胱内压力传感器的敏感性。

膀胱高张状态是最常见的术后膀胱功能障碍形式，通常持续短暂，术后8~12周消失或缓解。通过动物实验已观察到这一时期局部神经纤维的再生和膀胱直肠功能的恢复现象。组织水肿和血肿在这一时期也基本消退。之后出现的膀胱低张状态是膀胱自身调节和适应不良及术后初始阶段过度扩张的表现。术后持续导尿在术后早期有利于减少上述并发症。在膀胱处于低张时，逼尿肌为休息状态，尿道中段括约肌仍关闭。在不显著增加膀胱内压力的情况下，膀胱容积却明显增加（容受）。与此相反的是，在排尿状态，膀胱主要受副交感神经控制，交感神经受到抑制，从而使膀胱逼尿肌收缩，尿道中段括约肌开放。阴部神经的活性也受到抑制，尿道外括约肌得以开放，尿液流出。

损伤内侧盆腔神经丛的自主神经纤维可能增加膀胱颈的阻力，同时使逼尿肌及感受器受损。因此，逼尿肌难以发动及维持足够的收缩力，尿道括约肌难以放松，造成排尿困难。最大排尿压力及最大流速压力在术后均增加，提示尿道出口阻力增加；而最大排尿速度下降，提示逼尿作用抑制。为克服低张状态，耻骨弓加压（Crede动作）或腹腔加压（Valsalva动作）有助于排尿。腹腔加压对弥补膀胱颈功能的改变很有效。几乎100%术后患者采用这种方式均可排尿，但排尿时间延长。需要注意的是，长期使用这种增加腹压方式帮助排尿易造成盆腔脏器脱垂。

（三）盆底支持结构改变

术后解剖结构改变也是手术引起下尿路功能障碍的重要原因。子宫切除使膀胱颈失去支撑，产生排尿功能障碍；尿失禁术后由于尿道或膀胱颈位置改变导致流出道梗阻可致尿潴留；前壁脱垂矫正后解除了尿道的解剖学梗阻状态，使术前可以"控尿"的患者在Valsalva动作时出现术后压力性尿失禁（postoperative stress urinary incontinence，POSUI）；后壁脱垂患者腹压增加时，后壁脱垂的阴道壁向前施加压力，使得尿道压力增加，从而获得"控尿"效果，可能掩盖或减轻原本的尿失禁症状，术后出现或加重。

（四）膀胱与尿道直接损伤

膀胱或尿道的直接损伤，如TVT术中造成膀胱穿孔可引起显著的下尿路症状；膀胱尿道间隙或逼尿肌平滑肌纤维的损伤可能诱发逼尿肌的非自主性收缩从而导致术后尿失禁。

此外，盆腔手术中对输尿管、膀胱、尿道的直接损伤可造成尿液从损伤部位漏出，形成尿生殖瘘，目前对此类尿失禁常称之为尿瘘或称尿道外尿失禁，也是广义尿失禁的一种，但其处理原则和经尿道尿失禁却有明显不同。妇科盆腔大手术有0.5%可能出现输尿管损伤，经腹子宫切除术损伤膀胱者大约为1.8%，而经阴道子宫切除术者仅为0.4%。如术中泌尿系器官损伤未能及时发现，术后将出现伤口漏尿、尿囊肿或尿瘘形成。

膀胱阴道瘘是女性尿生殖瘘中最常见的一种，尽管目前在发达国家妇科手术膀胱阴道瘘的发生率低于0.02%，但其中80%发生于良性疾病手术后，如月经过多、盆腔纤维化和盆腔器官膨出等。在发展中国家多数膀胱阴道瘘与产科有关，而且漏尿症状严重，其中只有20%可自愈而逸尿逐渐消失，而其他大部分仍需手术修补。

其他泌尿系瘘较为少见。输尿管阴道瘘与根治性子宫切除术后输尿管损伤有关。尿道阴道瘘多见于尿道憩室修补术后,尿道损伤和阴道前壁修补术后合并症等。膀胱子宫瘘更为少见,多见于剖宫产时膀胱损伤未能及时发现。

尿生殖瘘也可同时合并膀胱尿道功能障碍,产生的原因与盆腔疾病和盆腔手术有关。

二、妇产科术后膀胱尿道功能障碍的诊治过程中应注意几个方面

下尿路功能障碍的常用诊断方法有:实验室检查:尿常规、尿培养、血生化等;泌尿道特殊检查:泌尿系及残余尿测定、尿流率;选择性检查:病原学检查、细胞学检查、内镜、CT 或 MRI 检查、尿动力学检查。对不同类型的下尿路功能障碍患者,应结合病史、症状与体征,选择适合的诊断方法。

(一)高危因素

对存在上述高危因素的人群,术后应积极预防和警惕术后下尿路功能障碍的发生。OAB 易患因素包括:年龄因素、多产生育史及 OAB 家族史等;尿潴留易患因素包括:年龄因素、下尿道感染、高体重指数、排尿困难史、肛门括约肌撕裂病史、巨大儿分娩史、阴道干涩感及术前已存在尿潴留疾患(糖尿病、盆底膨出性疾患)等。

(二)手术方式

不同手术方式对术后排尿困难的发生也有影响。广泛子宫切除较次广泛子宫切除根治手术更易发生术后尿潴留;开腹、阴式及腹腔镜子宫切除相比,术后尿潴留及泌尿系感染的发生率以开腹最高,阴式次之,腹腔镜最低。TOT 相比 TVT,尿潴留发生率明显降低,而 TVT 与 Butch 之间无显著差异。另有研究发现,Butch 术中使用 2 号缝线者尿潴留发生率较使用 0 号线者明显为高,故建议 Butch 手术中尽量使用 0 号缝线,以减少术后尿潴留的发生。

(三)术后镇痛

使用镇痛泵持续硬膜外给药,将抑制腰骶部脊髓的盆神经,膀胱内括约肌张力提高,导致尿潴留。其中,鞘内和硬膜外使用阿片类药物致尿潴留的发生率为 42% ~ 80%。此外,大量输液、麻醉过深、麻醉时间长(>2 小时)也是术后尿潴留的危险因素。

(四)尿路感染与尿潴留

需警惕尿路感染与尿潴留相互作用。广泛性全子宫切除术后,尿路感染者有 71.9% 合并尿潴留,而尿潴留者有 24% 并发尿路感染,提示感染可导致逼尿肌炎性水肿,影响膀胱逼尿功能,加重尿潴留。术后保留导尿管超过 4 天者,尿培养阳性率为 94.4%,故对长时间导尿的患者应警惕由于感染所致尿潴留的风险。

(五)手术操作

为避免术后下尿路功能障碍并发症,各种涉及切除泌尿生殖器官的盆腔手术需遵循以下基本原则:

适当引流:适当使用支架和引流装置,可降低泌尿道瘘管和狭窄风险。

1. 保持组织血供丰富无张力 该原则适用于单纯性膀胱修补复杂的尿道-小肠吻合等多种盆腔手术。

2. 避免重叠缝合 大网膜和肌瓣有助于避免瘘管形成,特别是在既往接受放疗的区域。

3. 制订个性化治疗方案 在考虑行改道术前,应将既往放疗、大量肠道切除、总体健康状况、肾功能等因素进行综合考虑;不同尿流改道术的优缺点及可用的肠道节段均有很大差异。

(六)尿失禁类型

术前准确判断尿失禁的类型。术前对压力性尿失禁的全面评估,其中包括有无混合性尿失禁、压力性尿失禁的类型和有无合并盆腔器官的膨出及其膨出的严重程度,确定有效的治疗方案,以避免术后合并症的发生。如压力性尿失禁合并膀胱严重膨出,应同时进行盆底修补术,单纯行膀胱颈悬吊术常造成术后出现排尿困难或单纯前壁悬吊造成术后尿失禁加重。

(七)悬吊手术

尿失禁手术术中避免过度悬吊,过度悬吊可造成膀胱不稳定,产生急迫性尿失禁,严重者造成膀胱颈梗阻,出现充盈性尿失禁。

(八)充盈性尿失禁

注意鉴别尿潴留与尿失禁。部分患者盆腔大手术后可出现尿失禁,是由于尿潴留、尿流率下降导致的充盈性尿失禁。如患者残余尿量增多,尿流率下降,应警惕充盈性尿失禁的可能。

(九)药物

有些药物,如钙离子通道阻滞剂、镇痛药和麻醉药物等对逼尿肌收缩有明显抑制作用,适当控制这些药物,也能明显缓解盆腔手术对膀胱尿道功能的影响。α 受体激动剂可造成膀胱出口阻力增加,也是造成充盈性尿失禁或加重尿失禁的因素之一,但是药物的调整应考虑到患者所患相关疾病的需要。

(十)尿动力学检查

由于术后早期膀胱尿道功能障碍的病因很多,如对于术后早期水肿、盆底结构的重新分布组合、外科创伤、神经暂时性损害等,多数患者膀胱尿道功能逐渐恢复正常,一般不需要做尿动力学检查。术后 3 ~ 6 个月,患者膀胱尿道功能障碍仍无明显恢复时,应考虑尿动力学检查。检查项目包括残余尿量测定、膀胱测压、尿道测压、腹部漏尿点压力测定、括约肌肌电图等。对可能有复杂的神经源性膀胱者,影像尿动力学检查能提供更准确和有临床意义的参考。

第二节 妇产科术后排尿障碍及处理

术后排尿功能障碍包括尿潴留、排尿无力、排尿延迟、排尿间断、排尿不尽感、尿频、尿急和夜尿等,是妇科手术后常见的泌尿系并发症。由于尿潴留可以导致上述所有症状,并进而导致肾功能障碍和泌尿系统感染,所以诊断与干预必须及时。文献报道,广泛及次广泛子宫切除术后尿潴留发生率为 3.8% ~ 44.9%;尿失禁手术后尿潴留发生率为 35%。

一、妇产科术后排尿障碍的病因

术后尿潴留是一较为常见但对其知之甚少的事件，与其发生有关的八个互不排斥的影响因素为：①有创性操作；②膀胱过度扩张；③膀胱敏感度降低；④膀胱收缩性降低；⑤流出道阻力增高；⑥排尿反射活力降低；⑦伤害性抑制反射；⑧原有膀胱出口病变。麻醉和止痛可以影响第2、3、4和6条。疼痛或不适引起的伤害性抑制反射是一个重要因素，因为交感神经传出支可以直接影响第4、5、6条因素。

二、病理生理

绝对或相对的排尿功能障碍多起因于膀胱收缩功能的降低（收缩幅度或持续时间的下降）或流出道阻力的升高。

（一）低活动性膀胱

膀胱收缩功能绝对或相对障碍可由诱发和维持正常逼尿肌收缩所必需的神经肌肉机制的某一环节暂时或者永久性改变导致。神经功能正常的个体在排空反射受到抑制时也可以发生。排空障碍也可继发于骨盆和会阴区域发出的传入冲动增加而产生的反应结果或者由心理因素造成。非神经因素包括膀胱过度扩张导致的膀胱肌肉的损伤，中枢或者外周激活药物的反应，严重的感染及纤维化。

（二）膀胱出口过度活动或梗阻

病理性的出口阻力增高在男性患者中比在女性更容易出现。尽管这种情况经常继发于解剖性梗阻，但也可以继发于膀胱收缩时尿道内、外括约肌舒张功能的障碍或者过度活动。外括约肌协同功能失调是神经疾病或损伤患者常见的非解剖性梗阻的原因（与确定的解剖性因素相对），女性最常见的流出道梗阻的原因为括约肌性尿失禁术后继发的流出道受压或纤维化。

三、临床表现

术后排尿障碍常常合并感染与排尿刺激症状，如排尿困难、尿频、尿急或急迫性尿失禁均可能是尿路梗阻的表现，液体摄入与排尿日记可反映症状的严重程度，但目前尚缺乏统一的诊断标准。对抗尿失禁手术后仍能排尿的患者常表现为梗阻性症状，如排尿延迟、尿流缓慢、排尿费力和排尿不尽感。

四、诊　断

妇科手术后出现排尿障碍，体检常发现尿道在耻骨后位置偏高及角度异常，棉签试验可用于检测尿道轴角度；残余尿≥100ml。使用排尿后导尿或超声均可诊断尿潴留。膀胱容量>600ml（超声诊断）且在30分钟内不能自行排尿可诊断尿潴留。

尿失禁术后尿道梗阻可结合病史（如术前患者有无梗阻或刺激性排尿症状）及体检综合考虑。排尿后残余尿可反映膀胱排空能力，但不能区分是否是由于逼尿肌收缩功能减退或尿道阻力增加所致。

此外，尿培养可排除感染的可能；尿道径测量也不能代替尿动力学检查用于反映尿道阻力；膀胱镜检查偶尔可以发现尿道角度异常或膀胱小梁，虽无法准确判断尿道阻力，

但可用于排除异物或肿瘤的可能；影像尿动力学检查可确定梗阻的部位，膀胱颈缺陷、近端尿道扩张，伴膀胱内压升高、低流速（排尿压力>50cmH$_2$O合并尿流速<15ml/min），提示尿道梗阻，但仍需结合临床对个体进行综合分析。

五、治　疗

排尿功能障碍的治疗目标：①保护或改善上尿路功能；②无或抑制了感染；③低膀胱内压足够储尿；④低膀胱内压恰当排尿；⑤适当的控制；⑥不使用尿管或造瘘；⑦社会接受度和适应性；⑧职业接受度和适应性。

术后短暂性尿潴留不需要手术处理，持续性尿潴留可能由于流出道梗阻所致，常需手术干预。

膀胱排空障碍的治疗通常包括：提高膀胱内压和逼尿肌压力，排尿反射的训练、降低出口阻力或上述方面的联合治疗。如果上述方法都无效，间歇性导尿同样是一种非常有效的治疗方法。

（一）非手术治疗

1. 导尿　导尿仍是现今治疗术后尿潴留的最常用方法。膀胱的过度膨胀将延迟恢复自发性排尿并导致膀胱输尿管反流、肾积水、泌尿道感染和尿失禁，长期尿潴留和反复泌尿系感染将导致膀胱壁纤维化和膀胱顺应性的丧失，故排尿困难的患者通过间歇或连续导尿解除膀胱高压状态至关重要。目前观点认为，应提倡周期性导尿，急性尿潴留应持续保留导尿一周，但定期夹闭尿管的训练意义目前存在争议；清洁间断导尿较长期留置导尿管显著降低感染率，并提高患者满意度，应使膀胱容量小于500ml并持续到盆神经功能恢复和残余尿正常；对于无法行清洁间歇导尿的患者，可考虑经尿道或耻骨上膀胱持续引流，但感染率较高。此外，长期引流也会引发膀胱尿道炎症、降低膀胱容积、膀胱结石等。此外，一种由磁性控制单位激活的尿道植入性装置是可代替导尿的简便有效方法；尿道扩张器对解除梗阻的疗效尚存争议，不推荐使用。

如果尿潴留持续4~6周不缓解，需行尿动力学检查测定尿流率和膀胱压，以排除膀胱流出道梗阻。

2. 药物治疗　对于由麻醉导致的尿潴留可以使用麻醉药的拮抗剂，如阿片受体拮抗剂（纳洛酮0.1~0.2mg，此剂量常可影响镇痛效果）或阿片类药物外周拮抗剂（甲基纳曲酮0.3mg/kg，不影响镇痛效果）；α受体阻滞剂作用于膀胱括约肌与三角肌中的α受体，发挥抗肾上腺素能神经的作用，抑制胆碱酯酶的生成，作用于膀胱表面平滑肌，促进排尿。抗胆碱酯酶药（如新斯的明）和拟胆碱药（如氯贝胆碱）可通过减少乙酰胆碱破坏及模拟乙酰胆碱的作用来改善尿潴留，但应注意药物不良反应，如心动过缓、呕吐、肌束震颤等。

3. 其他非手术疗法　其他非手术治疗方法还包括限制液体摄入量（fluid intake modification）、定时排尿（timed voiding）及盆底肌肉康复疗法（pelvic muscle rehabilitation）等。

（二）手术治疗

1. 尿道松解术　适用于抗尿失禁术后顽固性尿急伴或不伴急迫性尿失禁、残余尿量持续上升和尿潴留者；间歇性或持续性导尿4~6周后无法自主排尿者；残余尿持续3

个月者。若患者术前排尿功能正常或体检发现尿道被抬高,则无须另行尿动力学检查。对未达到尿潴留诊断标准但有梗阻症状者,应先行非手术治疗,无效者方可考虑尿道松解术。术后新发尿急或急迫性尿失禁者可通过药物、限制液体摄入量、定时排尿和盆底肌肉康复疗法,无效者方可考虑尿道松解术。术后约19%压力性尿失禁复发,与尿道过度活动和(或)内在括约肌缺陷有关,患者术前应被告知尿道松解术引起压力性尿失禁复发的风险。

对尿道松解术无效的患者,多由于尿道与耻骨再次形成了粘连带所致。有学者主张在尿道与耻骨间放置隔离组织(如带蒂大网膜脂肪垫或Martius唇),以防止黏附,但疗效不确定。

2. 骶神经调节 将脉冲发生器植入患者骶孔内,将原本失衡的尿路控制系统的兴奋与抑制重新调节到一个平衡状态,适用于非梗阻性尿潴留。对照评估术前术后残余量、膀胱容量及最大尿流率,均有大幅度好转,70%尿潴留患者的每次导尿量减少50%以上,其中58%治愈(无须导尿),患者满意度为100%,但费用昂贵。

第三节 妇产科手术后尿失禁及处理

术后尿失禁可分为急迫性和压力性,包括术后新发急迫性尿失禁(de novo urge incontinence)和术后压力性尿失禁,多数情况下两者同时存在。压力性尿失禁是腹压增加时非自主溢尿;急迫性尿失禁与膀胱不稳定、容积降低或顺应性下降有关。在排除尿潴留与感染后,尿动力检查可以明确单纯的急迫性尿失禁,使用抗胆碱药物治疗。

一、术后压力性尿失禁(postoperative stress urinary incontinence, POSUI)

(一) 病因

1. 手术损伤,影响盆底组织复旧,致使尿道膨出,尿道内压力减低,膀胱颈下降,后尿道膀胱角消失,使尿道变得短而宽。另外由于泌尿生殖膈及浅层肌肉的损伤,外括约肌失去功能,发生尿失禁。

2. 隐匿性尿失禁 是引起术后压力性尿失禁的主要原因。子宫脱垂及阴道前壁膨出时,由于膀胱过度下垂,膀胱尿道角度消失,尿道内括约肌受牵拉而关闭不全,发生压力性尿失禁,如合并尿道膨出,则尿失禁症状更加明显。子宫脱垂患者中约39%合并尿失禁。隐匿性尿失禁机制可能为腹压增加时,后壁脱垂的阴道壁向前施加压力,使得尿道压力增加,从而获得"控尿"效果,而在手术治疗脱垂纠正了尿道的解剖学梗阻状态后患者表现出增加腹压后尿失禁。

(二) 临床表现及分度

患者有妇科手术病史,术后在腹压突然增加时发生遗尿。多发生在咳嗽、打喷嚏、大笑、提重物、便秘加腹压时。在各年龄妇女中均有轻微至较明显的尿失禁。最常见于45岁以上曾有分娩创伤的妇女,约50%左右的老年妇女有尿失禁。

尿失禁程度轻重不一,由偶发几滴遗尿到全部尿不能控制流出。常依症状的轻重分为4度。Ⅰ度:腹压增加时偶有尿失禁;Ⅱ度:腹压增加时常有尿失禁;Ⅲ度:直立时即有尿失禁;Ⅳ度:平卧时即有尿失禁。Nario等根据尿失禁的状态、频率、数量给予临床评分。如尿失禁发生在咳嗽、打喷嚏、举重物、跑步时,评1分;如发生在上楼梯、行走、大笑、性交时,评2分。在尿失禁的频率上,如每周发生,评1分;如每日发生,评2分。在尿失禁的数量上,如每天少于一张卫生巾,评1分;如每天多于两张卫生巾,评2分。累计总分1~3分为轻度,4~7分为中度,≥8分为重度。

(三) 诊断

详细询问病史,鉴别是压力性尿失禁还是急迫性尿失禁;有无尿频、尿急、尿痛及脓尿,与膀胱炎及尿道炎鉴别;注意询问尿失禁与增加腹压的关系;神经性尿失禁多伴有其他神经支配障碍。妇科检查注意有无尿瘘、子宫脱垂、膀胱膨出、尿道膨出及盆腔肿物等。可进行以下实验和检查:

1. 诱发试验 患者仰卧位,双腿屈曲外展,检查者压患者腹壁,如有尿液溢出,而患者无排尿感,腹压解除后溢出停止,即为阳性。

2. 膀胱颈抬高试验 检查者右手伸入阴道,中、示指置阴道壁尿道的两侧,指尖位于膀胱及尿道交接处,向前上方将膀胱颈抬高,再行诱发试验,如无尿液溢出,即为阳性。

3. 膀胱尿道造影 可发现尿道后角消失伴尿道倾斜角>45°;膀胱尿道位置下移,膀胱颈位置为膀胱的最下缘,膀胱颈开放如锥状。

4. 尿道压力测定 用测压导尿管测定。正常人最大尿道压平均为6.86kPa,最大尿道关闭压一般在4.90kPa以上。尿失禁患者最大尿道压明显下降,最大尿道关闭压低于4.96kPa。

5. 超声波检查 阴道超声波诊断张力性尿失禁的标准为:①休息状态的膀胱角≥90°;②膀胱角至耻骨弓的距离≥2.3cm;③膀胱颈的活动度≥20°。符合以上标准的2项即可诊断。

(四) 治疗

隐匿性尿失禁被认为是术后压力性尿失禁的主要原因,术前加强对隐匿性尿失禁的筛选有助于降低POSUI。

隐匿性尿失禁被认为是在无逼尿肌收缩及脱垂脏器完全回纳的情况下,在膀胱充盈300ml、Valsalva动作时出现的尿失禁,通常在尿动力学检查(urodynamics, UDS)监测膀胱内压时进行上述试验。若膀胱截石位不能明确诊断,则取坐位或站立位重复检查。患者若主诉脱垂前有SUI史,而脱垂发生后尿失禁症状消失,则应高度怀疑隐匿性尿失禁。在实际操作中,回纳脱垂脏器的程度及阴道壁内压力并无公认标准,故同一患者可能在不同的测量状态得出不同结果。

此外,术前可采用压力-流速动态尿动力检查评估排尿功能。排尿困难、膀胱出口梗阻(bladder outlet obstruction, BOO)、逼尿肌不稳定及尿道活动度增加与脱垂相关;而逼尿肌收缩受损和内括约肌缺陷则与脱垂无关。有学者推荐尿道中段闭合压或漏尿点时压力转化率(pressure transmission ratio,PTR)显著降低至<0.9 或 1.0 作为筛查隐匿性尿失禁的指标。尿道逆行性压力测定(urethra retro-resistance pressure,URP)和膀胱过度活动异常对诊断亦有一定帮助。膀胱尿道造影的影像学参数和棉签试验的尿道活动度对鉴别隐匿性尿失禁帮助不大。

对可疑的隐匿性压力性尿失禁,主要有两种处理方式:①纠正脱垂同时实施预防性压力性尿失禁手术;②先纠正脱垂,术后再评估是否需要行尿失禁手术。前者的优势在于术后极少患者会出现压力性尿失禁症状,但可能增加术后并发症(梗阻性尿频、膀胱过度活动及尿潴留等)的风险,同时也存在过度治疗的情况;选择后者避免了增加术后并发症和过度治疗的风险,术后出现 POSUI 可行二次手术纠正 POSUI。手术治疗如尿道中段悬吊术,可在一定程度上纠正盆腔手术操作导致的解剖学异常,5 年治愈率较满意。

二、术后急迫性尿失禁与膀胱过度活动

急迫性尿失禁指有强烈尿意,有意识性抑制排尿但不能控制而尿液经尿道漏出者。膀胱过度活动症(overactive bladder syndrome,OAB)是指无明显病理或代谢性疾病的前提下出现尿急,伴或不伴急迫性尿失禁,常伴夜尿与尿频,这些症状提示逼尿肌功能亢进,但其他形式的排尿功能障碍也有上述症状,但需排除感染和其他原因所致。尿动力学检查可以表现为非自主性逼尿肌过度活动,也可为其他形式的尿道-膀胱功能障碍。

正常排尿过程涉及神经系统、膀胱和括约肌协调机制。OAB 的病理机制包括失去中枢或周围神经系统对膀胱平滑肌兴奋的抑制、异常兴奋及膀胱本身的病变。目前病因不明,可能的病因有逼尿肌不稳定;膀胱感觉过敏;尿道及盆底肌功能异常;其他如精神行为异常,激素代谢失调等。

(一)病因

术后急迫性尿失禁的原因可能为膀胱逼尿肌过度活动或原发性膀胱敏感性异常。膀胱逼尿肌的非自主收缩可能与支配膀胱的神经状态(多发性硬化、脑损伤及脊柱损伤等)有密切关系,被认为是神经源性膀胱逼尿肌过度活动(neurogenic detrusor overactivity)。若排除上述原因后,逼尿肌的过度活动被认为是原发性膀胱逼尿肌过度活动(idiopathic detrusor overactivity)。

原发性膀胱逼尿肌过度活动发生的原因可能由于术中组织分离时导致逼尿肌的去神经损伤,从而提高平滑肌细胞的兴奋性和肌细胞间神经冲动的传导速度,导致逼尿肌平滑肌细胞一过性协调性收缩。其他可能导致术后急迫性尿失禁的原因在于 SUI 缓解后,膀胱容量上升,从而使原本隐匿性的膀胱过度活动表现出来。此外,膀胱流出道梗阻是 SUI 术后急迫性尿失禁的原因之一。膀胱出口阻力增加必然导致逼尿肌收缩性增强,从而诱发急迫性尿失禁。

术后急迫性尿失禁的另一个可能原因是术前存在未被诊断的混合型尿失禁,即同时存在膀胱过度活动与 SUI。常规尿动力学对急迫性尿失禁的诊断率并不高,使术前未发现的混合型尿失禁患者在术后出现急迫性尿失禁症状。

(二)临床表现

典型的临床表现为手术后尿急,突发、强烈的排尿欲望,且很难被主观抑制而延迟排尿;尿频,患者自觉每天排尿次数过于频繁。在主观感觉的基础上,成人排尿次数达到:日间≥8 次,夜间≥2 次,每次尿量<200ml;夜尿,因尿意而排尿≥2 次/夜的主诉;常伴发急迫性尿失禁。

(三)诊断

依据病史、体检和尿动力检查,排除泌尿系感染等即可诊断。但膀胱的非自主收缩本身可能是其他排尿功能障碍的表现,故 OAB 为排他性诊断,目前尚无统一诊断标准。

按照国际泌尿协会对 OAB 的定义,OAB 属用评估症状、体检、尿液分析和其他评估形成的经验性诊断。作为经验性诊断,只能使用非侵入或可重复的治疗手段进行干预。当明确排除其他疾病可能,包括感染、膀胱结石、肿瘤后,才能明确诊断 OAB(表 5-8-1)。世界卫生组织 2002 年在第二次国际控尿论坛发表了下尿路功能障碍的基本评估方法推荐意见。评估需选择最大成本收益方案,在一系列物理与实验室检查中进行选择(表 5-8-2)。

表 5-8-1　OAB 诊断

具有典型尿频、尿急、夜尿等症状
排除尿路感染(菌数 $10^5/ml$ 为有意义菌尿;大肠埃希菌 $10^2/ml$ 也可诊断尿路感染)
排除结核、衣原体等特殊感染
排除泌尿系统器质性病变
排除全身性疾病(如 DM)导致的膀胱功能障碍

表 5-8-2　OAB 首选评估方法

病史:用药史、神经或泌尿生殖系统疾患史
已经尝试的治疗与疗效
排尿日记与问卷
尿液分析:尿培养(尿液分析阳性时);细胞学检查(疑似原位癌)
体检:常规、腹部、盆腔、直肠、神经系统

(四)治疗

在给予任何治疗前,需要确认患者需要或愿意接受治疗,以及治疗对患者生活质量的影响。术后出现急迫性尿失禁首先应测定膀胱容积及明确是否存在非自主性收缩,干预的目标是增加膀胱容积及减少非自主性收缩(表 5-8-3)。

OAB 首选行为和药物治疗(表 5-8-3)。

行为疗法适用于任何 OAB 患者的初始治疗,由一系列的治疗策略组成,包括加强教育(使患者认知下泌尿道结构与功能)、液体摄入与饮食管理、排尿日记、定时排尿(timed voiding)、延迟排尿(逐渐使每次排尿量>300ml)、PFE 生物反馈和盆底功能锻炼等。行为治疗可帮助患者重新掌握控制排尿的技能,打断精神因素的恶性循环,从而降低膀胱敏感性。对膀胱排空时无漏尿,但充盈是尿失禁的患者,可定时排空膀胱以控制症状。

表 5-8-3　膀胱过度活动的 algorithm 治疗

- 首选治疗
—行为治疗
—药物治疗(口服、经膀胱、经皮)
- 二线治疗
—神经调节
—膀胱扩大成形术
—尿流改道术(urinary diversion)
- 其他(疗效存在争议)
—去神经疗法(decentralization)
—电磁疗法(electromagnetic therapy)
- 研究中
—膀胱内给药进行传入神经阻滞
—逼尿肌内肉毒素注射治疗

药物治疗可增加膀胱流出道阻力,包括三环抗抑郁剂和 α 受体激动剂,主要为非选择性 M 受体拮抗剂(酒石酸托特罗定片 2mg 每日 2 次;奥昔布宁 5mg 每日 2 次;其他药物:丙米嗪、地西泮、吲哚美辛等)。非选择性 M 受体拮抗剂对 OAB 治疗的疗效肯定,但有口干、便秘、视物模糊等副作用,将来可能被膀胱选择性更好的药物将替代。

对药物和行为治疗无效的患者,可考虑骶神经调节,涉及电刺激骶神经和周围神经、电刺激使得肌肉收缩、放松,并调节中枢神经系统功能。电刺激控制下尿路的骶神经根部可同时用于治疗尿失禁与尿潴留。

对于神经调节无效的严重 OAB 患者,可考虑更具侵入性的治疗手段,如膀胱扩大成形术和尿流改道术。由膀胱容积缩小所致的难治性急迫性尿失禁病例可利用肠道组织行膀胱扩大成形术。作为最早使用的尿流改道术,输尿管乙状结肠吻合术有较高的电解质失衡、上尿路感染、梗阻率和吻合部位的肿瘤发生风险,已逐渐被其他改道术取代。输尿管皮肤造瘘术也由于吻合口狭窄和难以收集尿液而不再采用。目前最常使用的是肠带膀胱修补术(urinary conduit)、可插管可控尿流改道术(chatheterizable continent diversion)和原位新膀胱术(neobladder)。根据临床情况,可使用各种大肠与小肠组织。

其他的治疗策略还包括其他类型的药物、膀胱内给药,包括拮抗剂、膀胱逼尿肌内注射 A 型肉毒毒素、采用组织工程学方法简化膀胱扩大成形术、基因干预逆转神经重构、针灸及综合治疗等。目前,还有两种潜在的治疗处于临床研究阶段:膀胱内注入辣椒素受体(vanilloid receptor)使神经元感受器失活,以及向逼尿肌直接注射肉毒毒素。其他治疗尝试:如电磁疗法与去神经疗法的疗效不能肯定。

三、术后泌尿系感染
(urinary tract infection,UTI)

经阴道手术的住院时间较经腹手术显著缩短,但可能增加尿路感染风险。术后泌尿系感染按解剖学部位分为上尿路感染(肾盂肾炎)与下尿路感染(膀胱炎/尿道炎);按病程长短分为急性感染与慢性感染。

(一)病因

大多数尿路感染是由细菌引起的,这些细菌通常来自于肠道。细菌毒力因子、包括黏附素在决定细菌侵入和感染范围上起了决定性作用。上皮细胞感受性的增加,使患者易患复发性尿路感染,是一种遗传型特征。尿流梗阻是增加宿主对尿路感染的易感性的关键因素。

(二)临床表现

术后膀胱炎通常伴有排尿困难、尿频、尿急、耻骨上疼痛和血尿。下尿路症状是最常出现的,并且通常比上尿路症状提前数天出现。肾盂肾炎典型的表现为发热、寒战和腰痛。恶心和呕吐也可能出现。肾脏或肾周脓肿可能导致无痛的发热、腰部肿块和压痛。在老年人中,这些症状可能更弱。留置导尿的患者通常伴有无症状的菌尿,但是也可能迅速发生与菌血症相关的发热并威胁生命。

(三)诊断

推定尿路感染的诊断靠直接或间接的尿液分析,并经尿液培养确诊。尿液的评估提供了关于尿路情况的临床信息。尿液和尿路在正常情况下是不存在细菌和炎症的。在患有尿路感染时可能发生尿液分析和培养的假阴性,尤其是在感染的早期,细菌和白细胞的数量较低,或因液体摄入增加以及随后的利尿作用导致的尿液稀释。在偶然的情况下,尽管存在细菌定植和尿路上皮炎症,但尿液中可能检测不到细菌和白细胞。尿液分析和培养的假阴性是由收集尿液标本时细菌和白细胞污染造成的。自行排尿留取的标本最易发生污染,但是也可以发生在导尿的过程中。耻骨上穿刺留取膀胱中的尿液受污染的可能性最小,这种方式能够提供对膀胱尿液状况最精确地评价,但由于它会带来一些损伤,因此在临床中仅作有限的使用。

急性非复杂性 UTI 诊断标准为尿培养菌数 $\geq 10^3$ cfu/ml;复杂性 UTI(合并泌尿道解剖或功能异常)诊断标准为尿培养菌数 $\geq 10^5$ cfu/ml。

(四)治疗

常规治疗包括休息、大量饮水,尿量>2000ml/d;改善营养、热水坐浴/下腹热敷;碳酸氢钠碱化尿液,缓解疼痛;托特罗定可减轻膀胱刺激征,症状重时短时服用止痛镇静药。

抗菌治疗应选择尿中浓度较高的广谱抗革兰阴性菌药物,据疗效和药敏试验调整,其中喹诺酮类药物 85% 以原形经肾排泄,带来尿内高浓度,故治疗尿路感染多选择氟喹诺酮类,半合成青霉素类及头孢菌素类亦为常用药物。

预防性使用抗生素可降低阴道手术术后 UTI 风险。盆底妇科术后不使用预防性抗生素时,UTI 的发生率为 10%~64%,使用头孢菌素类(Cephalosporins)作为术前预防性抗生素类药物后降到 0~15%。使用复方磺胺甲噁唑(28%)、氨苄西林/舒巴坦(13.6%)、甲硝唑加氨苄西林(20%)、甲硝唑(10%~22.7%)、环丙沙星(27.2%)后 UTI 的发生率较高。头孢菌素类联合呋喃妥因(1.8%)或克林霉素(2.5%)作为预防性抗生素 UTI 的发生率较低。

头孢菌素类是预防 UTIs 的首选药物,一般术前给药一次,术后给药 2~3 次。Rogers 等认为联合应用呋喃妥因(nitrofurantoin)是治疗 UTI 最常用的抗菌药,可扩展抗菌谱

（包括大肠埃希菌或克雷伯菌），进一步降低 UTI 发生率，但该研究基于经腹手术病例，该方法是否对盆底手术病例有效尚待探讨。

　　然而预防性抗生素在抑制泌尿系统病原微生物的同时，也可打破正常阴道菌群平衡，从而诱发泌尿系统病原体增殖导致 UTIs 发生。抗生素的种类和治疗期限是决定疗效的关键。很多因素影响盆底术后 UTIs。手术与持续时间是重要的因素。如后盆腔阴道手术区域更靠近肛门，UTIs 的发生率较尿道中段悬吊增加；不规范的导尿操作也会增加 UTIs；其他术中或术后的并发症与 UTIs 复发相关，包括术中损伤泌尿道、术后排尿功能障碍和膀胱阴道瘘或直肠阴道瘘形成；与患者相关的危险因素包括年龄、肥胖、神经源性膀胱、心血管疾病、糖尿病以及既往 UTIs 史。术后长期导尿为病原微生物提供了繁殖场所，从而增加了 UTIs 风险。UTIs 风险与导尿方式与持续时间相关。文献报道，耻骨上导尿较经尿道导尿降低术后 UTIs 风险，但由于前者属侵入式操作，故很少使用。术前应用雌激素可降低术后 UTIs，可能由于雌激素降低阴道 pH 并促进乳酸杆菌增殖。绝经患者接受激素代替治疗者，雌激素可帮助调节阴道菌群以及尿道上皮功能从而降低 UTIs，但 Mikkelsen 认为术前雌二醇虽然减少了菌尿，但未能降低膀胱炎的复发率。

　　单纯下尿路综合征时经验用药，予以短疗程（3 天）治疗 7 天后复查。如果无尿路症状，尿培养阴性，则可拟诊膀胱炎，无须给予治疗。嘱患者 1 个月后复查；如尿培养仍有真性细菌尿，则可拟诊隐匿性肾盂肾炎，给予敏感的抗菌药物治疗 2 周；如患者仍有下尿路症状，尿培养有真性细菌尿及再发性肾盂肾炎，则需按肾盂肾炎常规治疗。

（童晓文　李怀芳）

参 考 文 献

1. Nguyen JN,T Yazdany,RJ Burchette. Urodynamic evaluation of urethral competency in women with posterior vaginal support defects. Urology,2007,69(1):87-90
2. Ricci P,V Sola,J Pardo. Occult urinary incontinence in women with severe prolapse evidenced by a minimally invasive test. Arch Esp Urol,2010,63(3):188-194

第九章

盆腔器官脱垂

　　盆腔器官脱垂(pelvic organ prolapse,POP)是一个重要的健康问题。有报道称 50% 的经产妇存在这一问题。一项北美研究显示女性一生中手术治疗脱垂或压力性尿失禁的风险为 11%,其中 1/3 的患者需要 1 次以上的修复手术。盆腔器官脱垂是指盆腔器官和与其相邻的阴道壁突入阴道或从阴道脱出,应包括解剖学上的改变和症状两个方面,并不是所有的脱垂患者都有症状。

第一节　无症状性脱垂

一、病　因

　　盆腔器官脱垂来源于支持结构的损伤,不论是真正的撕裂还是神经肌肉功能障碍或者兼而有之。

(一)分娩损伤

　　分娩过程中软产道及其周围的盆底组织极度扩张,肌纤维拉长或撕裂,特别是第二产程延长和助产手术分娩所导致的损伤。若产后过早参加体力劳动,特别是重体力劳动,将影响盆底组织张力的恢复,导致未复旧的子宫有不同程度下移,常伴发阴道前后壁膨出。

(二)支持组织疏松薄弱

　　包括:
　　1. 绝经后雌激素减低、盆底组织萎缩退化而薄弱;
　　2. 盆底组织先天发育不良。

　　在上述病因基础上,有慢性咳嗽、便秘、经常重体力劳动等造成长期腹内压增加,可加重或加速脱垂的进展。

二、临床表现

　　盆腔器官脱垂的患者会出现一些伴随症状(表5-9-1)。

应该确定这些症状的存在与否以及严重程度。临床医生应该特别询问一些与下尿道和胃肠道系统相关的症状,如尿便失禁、急迫或频繁。此外,还应明确是否存在膀胱出口或直肠梗阻性症状(不能完全排空膀胱或直肠)。往往不能区分哪些是由脱垂所引起的特异性症状。许多轻度脱垂的妇女并没有症状,因此当把症状归结于轻度脱垂时应当谨慎。即使一些严重脱垂的妇女中,有时也很难区分一些特殊症状的病因。

表 5-9-1　脱垂相关的伴随症状

有阴道口组织堵塞或有组织物脱出阴道
盆腔压迫感或坠胀感
性功能改变
尿路症状
- 压力性尿失禁(包括既往有压力性尿失禁史,而随着脱垂严重程度增加该症状消失的情况)
- 尿急和急迫性尿失禁
- 混合性尿失禁
- 尿频
- 排空困难,如排尿延迟或尿不尽
- 需要减轻脱垂以排空膀胱
排便异常症状
- 便秘及过度用力
- 为排便需要减轻脱垂程度或增加腹部、阴道或直肠压力

　　对于无症状或症状轻微的患者不需要积极治疗时,有必要进行全面检查作为基线,用于今后对比的参照。进行一般的体格检查后,应该重点进行盆腔检查,包括对脱垂程度和受累器官的全面评价。所有妇女都应行盆底肌肉功能的检查。评分对于临床来说并非必须,但能够帮助医生评

价治疗前后的肌肉功能。双合诊检查后,患者仍取膀胱截石位,检查者能够在处女膜内沿骨盆侧壁4点和8点位置处触摸到肌肉。此时应该评价基础肌肉张力和自主收缩时增加的张力,还有肌肉收缩的强度、时程和对称性。肌肉张力和强度可分级评分为0~5分,5分为正常,0分完全没有张力和收缩(牛津评分系统)。

对于所有脱垂患者都应该进行的辅助检查,包括筛查泌尿系感染和测定残余尿量。对于残余尿增多(代表膀胱排空不全)者需要进一步的评价。目前,还没有辅助检查能够预测脱垂是否会发展为有症状性脱垂。

三、处 理 决 策

在全面的病史和体格检查之后,有严重症状需要治疗的妇女应该接受相应的治疗。对于那些没有脱垂所特有症状的妇女,没有证据支持对脱垂的早期治疗能够有更好的结局。对于无症状妇女给予外科修复是完全没有必要的。无症状妇女通常会询问脱垂是否会加重,如果加重,她们是否应该接受手术治疗来预防以后的进展。目前,我们尚不能预测哪些患者会加重或经历多长时间发展为症状性脱垂。因此,一般情况下对于无症状妇女不推荐手术干预。

尽管没有循证医学的临床试验,但对于无症状性脱垂妇女仍然有一些建议可能降低她们发展成症状性脱垂。许多这样的建议也符合健康生活方式的一般建议。

四、无症状性膨出的生活方式干预

1. 保持足够的水分摄入并且在规律的间隔时间内排空膀胱 通常每天的摄入的液体总量为6~8杯。尽管许多妇女由于工作需要养成了几个小时不排尿的习惯,并在年轻时尚能耐受,但随时间的推移很可能发展成尿急、尿频或尿失禁症状。无症状脱垂可能因此发展成了有泌尿系统症状的脱垂。应该鼓励女性每天在规律的间隔时间内排尿;当液体摄入量足够时,通常间隔时间不应该超过4小时。特别是对于膀胱排空不全者,规律的排尿可以降低泌尿系感染的发生。

2. 建议排便费力者增加纤维的摄入 推荐每日纤维摄入的标准量是25~30g。

3. 避免一过性或慢性的腹腔内压力增高(如排便时过分用力、慢性咳嗽或经常负重)。负重时应该采取正确的身体姿势(如举重物时弯曲膝盖、背部挺直)。通常建议那些有盆底功能障碍性疾病的妇女限制或避免负重或用力。尽管尚没有循证证据支持限制负重或用力能预防盆底功能障碍性疾病的发生,但经验表明:降低腹部负重、改善体育活动中机体的功能、治疗慢性便秘和咳嗽可能会有所裨益。

4. 超重者减轻体重 超重是诱发盆底功能障碍性疾病的危险因素,并使业已存在的盆底功能障碍性疾病的症状进一步恶化。压力性尿失禁的症状可能随体重降低而改善或消失。

5. 处理好伴发疾病 许多糖尿病妇女的尿急、尿频和急迫性尿失禁可能由血糖控制不满意(高血糖或尿糖)而诱发或加重。在这种情况下,泌尿系感染也会经常发生并加重排尿症状。糖尿病的改善和控制是针对排尿症状处理

的第一步。另外,为限制咳嗽,也应很好地控制呼吸系统疾病如哮喘或支气管炎症等。

第二节 症状性脱垂

一、临 床 表 现

1. 症状 盆腔器官脱垂可出现伴随症状(见表5-9-1)。治疗选择通常取决于症状的严重程度和脱垂的程度,以及患者的全身健康状况和活动水平。因此,仔细评估下尿道症状非常重要。

脱垂的妇女常伴有泌尿系统症状,而发病机制可能各不相同。有些患者可能因尿道功能异常而出现压力性尿失禁。另一些患者则因脱垂造成尿道扭结和梗阻,导致尿道功能异常但可以控尿,这种症状称为隐匿性的尿失禁。一项研究发现,Ⅲ度或Ⅳ度阴道前壁脱垂的患者发生尿道梗阻的概率为58%,而Ⅰ度或Ⅱ度患者的概率为4%。仔细询问患者就会发现既往有压力性尿失禁史的患者随脱垂严重程度的增加,尿失禁症状反而缓解了。尿道梗阻患者通常会合并膀胱排空困难,表现为排尿延迟、尿频或无法排空小便,有些患者可能需要通过回纳脱垂来帮助膀胱的排空。

应该常规问及脱垂患者有关排便的症状。此外,由于性功能在大多数脱垂患者中都会受到不良的影响,因此也应作为一项常规评估。了解治疗后性功能的好转或恶化,在盆底重建的手术中尤为重要。

对POP相关临床症状的研究方法目前主要采用术前、术后的问卷调查方式。如盆底功能影响问卷——短表7(章末附录1),盆底功能障碍问卷——短表20(章末附录2)及性生活质量问卷(章末附录3)等。

2. 体格检查 脱垂患者的体格检查重点在盆腔检查。当患者以膀胱截石位进行检查时,首先应看外阴和阴道,特别是看脱垂阴道的暴露上皮有无溃疡或糜烂。如溃疡可疑癌变应立即行活检;外观良性的溃疡应密切观察,如果经治疗不好转则需活检。

评价盆腔器官脱垂的患者时,建议将盆腔分为不同的区域,分别代表不同的缺陷。评估前盆腔和后盆腔时最好用单叶窥具检查。即当检查前盆腔时,把窥具放在阴道后壁向下牵拉,当检查后盆腔时,把窥具放在阴道前壁向上牵拉。在评价后盆腔缺陷时三合诊检查也很有用,用于区分阴道后壁缺损和肠疝或者两者同时存在。

在评价不同区域缺陷时,应该鼓励患者做Valsalva动作获得最大限度的膨出。

应该仔细评估脱垂的程度(见下文:POP的分度)。

盆腔检查的同时应该评价盆底肌肉功能。患者取膀胱截石位行双合诊检查后,检查者可以触摸耻骨直肠肌,位于处女膜内沿骨盆侧壁大约4点和8点的位置。检查者可以感知基础肌张力,收缩时是否张力增加,还可以感知收缩强度、持续时间和对称性。还应该进行直肠阴道三合诊检查来评价肛门括约肌复合体的基础肌张力和收缩时的肌张力。

3. 辅助检查

(1)尿道活动性的测定:许多脱垂的妇女也会有尿道

高活动度(即静息情况下尿道角度大于30°,或者最大用力时角度大于30°)。在一些将要进行脱垂的外科治疗的患者中,尿道高活动度合并尿失禁的症状可以帮助决定是否应该行抗尿失禁的手术。尿道活动性的测定可以通过棉签试验或是超声检查获得。盆腔检查时,利多卡因凝胶涂抹尿道或者涂在棉签顶部。将棉签放在尿道内尿道膀胱交界处,应用测角器可以测量棉签棒与地面之间形成的角度,包括静息状态下尿道角度和最大用力时的角度。应用阴道超声测定时,将超声探头置于患者会阴体,测定静息和Valsalva动作的尿道轴和耻骨联合的距离改变。

(2)膀胱功能评估:盆底膨出的患者可以表现程度不一的下尿路症状。尽管一些患者可能没有明显症状,但是获得膀胱和尿道功能的客观信息仍然很重要。对于严重盆腔器官脱垂患者,脱垂产生的尿道扭曲效应可能掩盖潜在的漏尿问题,因此应该将脱垂复位行基础膀胱功能测定来模拟脱垂治疗后膀胱尿道功能状态。至少应该做以下检查:清洁尿或者插管所得的尿液标本行感染相关的检查、残余尿测定以及作为门诊膀胱内压测定的一部分行膀胱感觉的评估。目前还没有对残余尿的异常数值达成共识,如果患者排出了150ml尿或者更多,残余尿小于或等于100ml是可接受的。

(3)尿流动力学检查:对于大多数脱垂患者,尤其是没有手术指征的患者,复杂的尿流动力学检查并不是必需的。但如果需要更多的有关逼尿肌功能的数据或更多的有关尿道功能的定量数据就需要进行尿流动力学检查。

(4)影像学检查:对于盆腔器官脱垂的患者并不常规行诊断性影像学检查。但是如果有临床指征,那么可做的检查包括测定膀胱功能的荧光透视检查、怀疑肠套叠或者直肠黏膜脱垂的患者可以行排粪性造影检查。磁共振成像对于脱垂患者还没有临床指征广泛应用,主要用于科研目的。

二、POP 的分度

鉴于盆底修复手术的复杂性、多样性,为了比较各种手术的长、短期效果,首先需要对POP进行量化,由此才可能客观评价各种手术之间的效果。另一方面,有关盆底功能障碍的研究逐渐受到重视,相关研究日益增多,为便于更好地进行学术交流,也迫切需要一个标准化的分期或分级系统。

对于POP的分度法,目前国际上有了较大的改变,值得我们关注。传统的,或我们长期于临床应用的是子宫脱垂的3度标准,是根据1979年衡阳会议及1981年青岛会议制定的,检查时以患者平卧用力向下屏气时子宫下降的程度,将子宫脱垂分为3度(图5-9-1):

- Ⅰ度 轻型:宫颈外口距处女膜缘<4cm,未达处女膜缘;

  重型:宫颈已达处女膜缘,阴道口可见子宫颈。
- Ⅱ度 轻型:宫颈脱出阴道口,宫体仍在阴道内;

  重型:部分宫体脱出阴道口。
- Ⅲ度 宫颈与宫体全部脱出阴道口外。

阴道前壁、后壁膨出是以患者用力屏气时膨出的程度来分度。

- Ⅰ度 阴道壁达处女膜缘,但未膨出于阴道外;

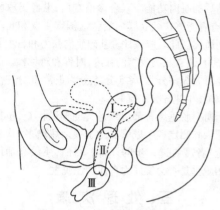

图 5-9-1 子宫脱垂传统分度

- Ⅱ度 部分阴道壁已膨出于阴道外;
- Ⅲ度 阴道壁已全部膨出于阴道外。

目前国际上较为广泛接受和采用的评价POP的定量系统有两种,1996年Bump提出并得到国际尿控协会、美国妇科泌尿、妇外科协会研究、调查和认可的盆腔器官脱垂定量分期法(pelvic organ prolapse quantitation,POP-Q)和Baden-Walker提出的阴道半程系统分级法(halfway system),前一种方法更加客观、准确,有更好的可信性和可重复性,并已在国际上50%的文献中得到应用;后一种方法较为简便易行,临床应用较广,但缺乏客观的量化指标。

1. 盆腔器官脱垂定量分期法(POP-Q) 目前国际上多采用盆腔器官脱垂定量分期法(POP-Q)。此分期系统是分别利用阴道前壁、阴道顶端、阴道后壁上的2个解剖指示点与处女膜的关系来界定盆腔器官的脱垂程度。与处女膜平行用0表示,位于处女膜以上用负数表示,处女膜以下则用正数表示。阴道前壁上的2个点分别为Aa和Ba点。阴道顶端的2个点分别为C和D点。阴道后壁的Ap、Bp两点与阴道前壁Aa、Ba点是对应的。另外包括阴裂(gh)的长度,会阴体(pb)的长度,以及阴道的总长度(TVL)。测量值均为厘米表示(表5-9-2,图5-9-2)。

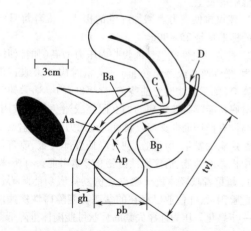

图 5-9-2 POP-Q 的 6 点解剖位置及阴裂、会阴体、阴道长度示意图

阴裂的长度(gh)为尿道外口中线到处女膜后缘的中线距离;会阴体的长度(pb)为阴裂的后端边缘到肛门中点距离;阴道总长度(TVL)为总阴道长度

表 5-9-2　盆腔器官脱垂评估指示点（POP-Q）

指示点	内 容 描 述	范　围
Aa	阴道前壁中线距处女膜 3cm 处,相当于尿道膀胱沟处	−3 至+3cm 之间
Ba	阴道顶端或前穹隆到 Aa 点之间阴道前壁上段中的最远点	在无阴道脱垂时,此点位于−3cm,在子宫切除术后阴道完全外翻时,此点将为+TVL
C	宫颈或子宫切除后阴道顶端所处的最远端	−TVL 至+TVL 之间
D	有宫颈时的后穹隆的位置,它提示了子宫骶骨韧带附着到近端宫颈后壁的水平	−TVL 至+TVL 之间或空缺(子宫切除后)
Ap	阴道后壁中线距处女膜 3cm 处,Ap 与 Aa 点相对应	−3 至+3cm 之间
Bp	阴道顶端或后穹隆到 Ap 点之间阴道后壁上段中的最远点,Bp 与 Ap 点相对应	在无阴道脱垂时,此点位于−3cm,在子宫切除术后阴道完全外翻时,此点将为+TVL

POP-Q 的 3×3 格表(表 5-9-3)可清楚客观地反映盆腔器官脱垂变化的各个部位的具体数值,并能根据各个数值画出脱垂的图形(图 5-9-3)。POP-Q 将盆腔器官脱垂按脱垂程度分为 5 期(表 5-9-4)。

表 5-9-3　记录 POP-Q 的 3×3 格表

阴道前壁　Aa anterior wall	阴道前壁　Ba anterior wall	宫颈或穹隆　C cervix or cuff
阴裂大小　gh genital hiatus	会阴体长度　pb perineal body	阴道总长度　TVL total vaginal length
阴道后壁　Ap posterior wall	阴道后壁　Bp posterior wall	阴道后穹隆　D posterior fornix

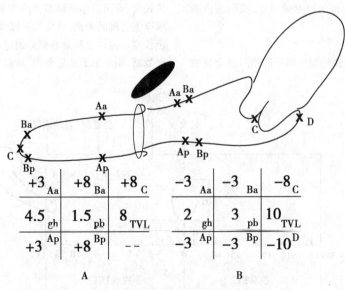

$+3$ Aa	$+8$ Ba	$+8$ C	-3 Aa	-3 Ba	-8 C
4.5 gh	1.5 pb	8 TVL	2 gh	3 pb	10 TVL
$+3$ Ap	$+8$ Bp	− −	-3 Ap	-3 Bp	-10 D

A　　　　　　　　　B

图 5-9-3　3×3 格表在盆腔器官位于正常位置及完全脱垂时的各项数据值

表 5-9-4　盆腔器官脱垂分度（POP-Q 分类法）

分度	内　　容
0	无脱垂 Aa、Ap、Ba、Bp 均在 -3cm 处，C、D 两点在阴道总长度和阴道总长度 -2cm 之间，即 C 或 D 点量化值<[TVL-2]cm
Ⅰ	脱垂最远端在处女膜平面上>1cm，即量化值<-1cm
Ⅱ	脱垂最远端在处女膜平面上<1cm，即量化值>-1cm，但<+1cm
Ⅲ	脱垂最远端超过处女膜平面>1cm，但<阴道总长度 -2cm，即量化值>+1cm，但<[TVL-2]cm
Ⅳ	下生殖道呈全长外翻，脱垂最远端即宫颈或阴道残端脱垂超过阴道总长 -2cm，即量化值>[TVL-2]cm

应针对每个个体先用 3×3 格表量化描述，再进行分期。为了补偿阴道的伸展性及内在测量上的误差，在 0 和Ⅳ期中的 TVL 值上允许有 2cm 的缓冲区。由此可见 POP-Q 系统可以客观、详细、量化地评价 POP，因而是目前国际上得到承认的、并推荐在学术交流中作为科学标准使用的分期系统。

2. Baden-Walker 的 POP 阴道半程系统分级法　阴道半程分级法将处女膜到阴道前穹隆定位为全程，若阴道前壁、后壁或宫颈膨出达全程一半处为Ⅰ度脱垂，接近或达到处女膜缘为Ⅱ度脱垂，超出处女膜缘以外为Ⅲ度脱垂。具体分级评估如下：

膀胱膨出：

● Ⅰ度：从尿道口到前穹隆的阴道前壁下降到了距处女膜的半程处；

● Ⅱ度：阴道前壁及其下的膀胱脱垂到处女膜；

● Ⅲ度：阴道前壁及其下的尿道、膀胱脱垂到了处女膜以外。

子宫或阴道穹隆脱垂：

● Ⅰ度：宫颈或阴道顶端下降到距处女膜的半程处；

● Ⅱ度：宫颈或阴道顶端脱垂到或接近处女膜；

● Ⅲ度：宫颈和宫体脱垂到处女膜以外，或阴道顶端外翻并脱出到处女膜外。

直肠膨出：

● Ⅰ度：阴道直肠壁的囊性突出部下降到距处女膜的半程处；

● Ⅱ度：囊性突出部脱垂到处女膜；

● Ⅲ度：囊性突出部脱垂到处女膜以外。

此方法作临床评估，虽应用起来方便易掌握，但不能定量评估脱垂或膨出的程度。

3. 改良的纽约 POP 分期系统　Scotti 等提出的改良的纽约分期系统（revised New York classification system, rNYCs）是采用在一页纸上表格加图谱的形式，直观形象地描述阴道各部位脱垂的程度（图 5-9-4）。修正的纽约分度系统与 POP-Q 分度的描述及记录方法完全不同。其分度的方法是，将阴道的前、后、左、右的 4 个壁，均又分为下段、中段和上段，下段为阴道的下 1/3，约 3cm，即处女膜至膀胱尿道连接处；中段为阴道的中 1/3；上段为阴道的上 1/3。再以轻度、中度、重度衡量每段阴道脱出的面积；轻度为用力后阴道脱出面积的最大直径<3cm；中度为用力后阴道脱出面积的最大直径为 3~6cm；重度为用力后阴道脱出面积的最大直径>6cm。每段阴道下降的最低点，采用已下降的阴道与解剖部位（如坐骨棘、膀胱尿道连接处、处女膜）的关系表示，并采用解剖名称进行描述。阴道顶端的脱垂分别用前穹隆、后穹隆、宫颈加以描述。并测量尿道轴、会阴体长度、会阴由坐骨结节水平下降的距离、阴裂直径、处女膜至坐骨棘的距离、处女膜至骶骨岬的距离、阴道长度及宫颈长度。将以上测量数据分别记录于简单表格中。并可根据数据，画出阴道的轮廓图，从而便于进行分度。

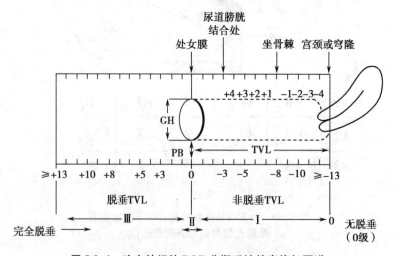

图 5-9-4　改良的纽约 POP 分期系统的表格加图谱

与POP-Q分度法相比,修正的纽约分度系统有以下优点:①此分度以解剖名称命名各测量点,便于理解、记忆;②可同时对阴道侧壁的脱垂程度进行分级;③可测量宫颈长度、会阴体下降的程度;④可测量尿道活动性;⑤测量结果记录简单、方便,并可根据测量数据画出阴道的轮廓图;⑥此分度在患者仰卧位和站立位时均可应用;⑦与POP-Q分度有许多相同之处,两者可容易进行相互转化或综合。

无论采用哪种分期或分级系统,均应在患者向下用力时,以脱垂完全呈现出来的最远端部位计算。检查体位的改变能够影响分期,国际妇科泌尿协会未推荐特殊的检查体位,但要求明确标注是采用的何种体位。立位较仰卧的膀胱截石位有更强的腹内压,更能显现出脱垂的最大限度,但有测量时医生和患者均感不便的问题。有报道让患者坐在向下45°的分娩椅上测量,此既可避免立位测量的不便又可得到较为准确的测量数据。

三、POP 的分类

现代解剖学对盆底结构描述日趋细致,腔室理论是代表,它的特点是:在垂直方向上将盆底分为前、中、后三个腔室,前腔室包括阴道前壁、膀胱、尿道;中腔室包括阴道顶部、子宫;后腔室包括阴道后壁、直肠;由此将脱垂量化到各个腔室。在水平方向上,DeLancey 于1994 年提出了阴道支持结构的三个水平的理论。水平 1 为上层支持结构(主韧带-宫骶韧带复合体);水平 2 为旁侧支持结构(肛提肌群及膀胱、直肠阴道筋膜);水平 3 为远端支持结构(会阴体括约肌)。不同腔室和水平的脱垂之间相对独立,例如阴道支持轴的第一水平缺陷可导致子宫脱垂和阴道顶部脱垂,而第二、三水平缺陷常导致阴道前壁和后壁膨出。最常见的盆底支持结构异常包括直肠膨出、肠膨出、膀胱膨出和子宫脱垂,分别反映了直肠、小肠、膀胱和子宫的移位,是盆内结缔组织、肛提肌或者两者共同的损伤所致。

直肠膨出(rectocele)是指由于保持直肠后位的直肠壁肌肉和阴道旁肌肉结缔组织的薄弱,使得直肠突向阴道。

肠膨出(enterocele)是指腹膜和小肠疝,是盆底支持结构障碍中唯一真正的疝。大多数肠疝向下突入宫骶韧带和直肠阴道间隙之间,也可能发生在阴道顶端,特别是以往子宫切除手术后。

膀胱膨出(cystocele)是指膀胱向阴道前壁的膨出。膀胱膨出通常发生在耻骨宫颈结缔组织中线薄弱或者与其侧方及上方结缔组织脱离的情况下。

子宫脱垂(uterine prolapse)通常由于主韧带和宫骶韧带对阴道顶端的支持减弱,使得子宫颈和子宫向阴道口的脱出。

全盆底脱垂包括子宫和阴道膨出,以及子宫切除术后阴道穹隆的膨出,即全部阴道外翻。

这些术语有时不甚精确,容易使人误将思路集中在膀胱、直肠、小肠或者子宫上,而不是导致这些疾病的特定阴道支持结构的缺损方面。

1. 前盆腔组织缺陷(anterior compartment defect) 主要是指阴道前壁的膨出,同时合并或不合并尿道及膀胱膨出。阴道前壁松弛可发生在阴道下段,即膀胱输尿管间峰

的远端,叫前膀胱膨出,也可发生在阴道上段,即输尿管间峰的近端,又叫后膀胱膨出。临床上两种类型的膨出常同时存在。前膀胱膨出与压力性尿失禁密切相关,后膀胱膨出为真性膀胱膨出,与压力性尿失禁无关。重度膀胱膨出可出现排尿困难,有时需将膨出的膀胱复位以促进膀胱排空。重度膀胱膨出患者可以掩盖压力性尿失禁的症状,需膨出组织复位后明确诊断。选择手术时一定要明确解剖缺陷的具体部位。

2. 中盆腔组织缺陷(middle compartment defect) 以子宫或阴道穹隆脱垂以及肠膨出、道格拉斯陷凹疝形成为特征。

3. 后盆腔组织缺陷(posterior compartment defect) 主要指直肠膨出和会阴体组织的缺陷。近年较以往更关注对后盆腔解剖结构缺陷的手术恢复方法,并认识到了会阴体或直肠阴道隔缺陷可导致整个盆腔连接组织系统的退化。有学者提出因盆腔其他部位病变需行手术时,不论合并何种程度的会阴体松弛,最好能同时予以修补,这样有利于盆底的支持及恢复阴道的正常轴向。

(朱兰　孙之星)

四、非手术治疗

(一)子宫托治疗

1. 子宫托的适应证、禁忌证和优缺点 脱垂是子宫托最常见的适应证。它可作为脱垂的一线治疗方式,也可用于术后症状缓解不满意或复发、失败者。一些设计的能顶起膀胱颈的子宫托可用于治疗尿失禁,尽管不能作为尿失禁的一线治疗。子宫托还可作为诊断性的工具,术前短期应用以观察脱垂与哪些症状有关,如是否伴尿失禁,以便决定适当的手术方式。有些子宫托还被用来治疗既往有妊娠期宫颈功能不全的孕妇,防止宫颈扩张、早产。子宫托的优点:是现有唯一治疗脱垂的非手术方式,适于不宜手术的患者,风险低,还可用于症状较轻或间断出现症状的患者,或暂时用于需要推迟手术而需减轻症状、包括保留生育功能的患者。子宫托的缺点:需要持续护理,阴道感染、炎症、溃疡、糜烂的风险,如被遗忘,还可能发生溃烂入膀胱或直肠,故其禁忌证包括不能按要求随诊者、痴呆者和已有阴道溃疡者。

2. 放置子宫托 不同类型的子宫托主要分为两类,即支持型和占位型(表5-9-5)。支持型托的定义是那些可利用托的弹性机制使其放置停留在后穹隆,同时顶在耻骨后而起到支撑、提升阴道上段作用类型的托,如圆环形子宫托。占位型托的定义是托与阴道壁之间能产生吸力的,如立方形托,或比阴裂直径大的,如面包圈形托,或两种机制都有的带柄形托(Gellhorn),从而能使托维持在原位类型的子宫托。最常用和研究最多的两种是圆环形和带柄形托(Gellhorn)。带与不带隔膜的圆环形托适合Ⅰ～Ⅱ期脱垂,带有隔膜的圆环形托对同时伴膀胱膨出者尤其有效。带柄形托(Gellhorn)适于重度或完全的脱垂,它顶端的盘中凹面对着宫颈或穹隆,柄在阴道入口的后方。有凹面的盘通过产生吸力可支撑宫颈或穹隆,柄利于托的取出。

表5-9-5　目前国际上常用的子宫托类型

A	没有支撑隔膜环形托
B	有支撑隔膜环形托
C	不带支撑长方形托(Hodge)
D	带支撑长方形托(Hodge)
E	带抗尿失禁结的长方形托
J	面包圈形托
G	拱形托(Gehrung)
H	带柄形托(Gellhorn)
L	圆柱体托
M	可充气的面包圈形托
I	立方形托(Gube)
K	Shaatz托(无柄的Gellhorn托)

放置的原则是使用既能减轻脱垂又能保持在原位的最小子宫托。放置子宫托的技能来自经验,临床尚无可以依赖的循证标准。放置过程及注意事项见表5-9-6。没有支撑(无隔膜)的环形子宫托适于有子宫的妇女,有支撑带隔膜的环形子宫托更适于阴道穹隆脱垂的妇女。环形子宫托需要会阴体有一定的支持。卵圆形子宫托适于阴道狭窄的妇女。带柄子宫托(Gellhorn)适于环形托放不住的较重症脱垂者,通常也需要一定的会阴体支撑。带柄子宫托一般不适于性生活跃者。拱形托(Gehrung)是针对膀胱膨出设计的,无柄的Gellhorn形托适于子宫脱垂而不伴膀胱、直肠膨出者。面包圈和立方形托属占位型子宫托,应作为各种子宫托无效后的最后选择类型,它们对会阴体的支撑不像其他类型子宫托那么重要。

表5-9-6　放置子宫托步骤

- 向患者出示子宫托,通过盆腔模型或图讲解它的放置位置
- 患者通过触压子宫托,了解它是如何折叠弯曲的
- 客观评估;选择开始放置的子宫托大小。环形子宫托多使用4号。Gellhorn带柄子宫托常用2~1/2号
- 用水基润滑剂或雌激素霜涂抹子宫托前缘
- 环形子宫托(有或没有支撑隔膜)
  - 将其折叠成半月形,前缘朝下,放入后穹隆。如果有宫颈,子宫托的前缘应当超过宫颈的后唇。一旦子宫托通过处女膜,环就可以恢复正常形状送入了
- Gellhorn带柄形子宫托
  - 一只手抓住子宫托柄的把,另一只手抓住子宫托的盘。斜着与阴道口平行将子宫托放入阴道。保持向后的压力,以免压迫尿道、尿道口,旋转式动作有利于放入。一旦放入阴道,需将子宫托一端推向后穹隆,或超过宫颈后唇。旋转子宫托,使其另一端位于耻骨联合后方,处女膜处应仅可见子宫托柄的末端
  - 将示指伸入后穹隆,确认子宫托最远端到达阴道顶端或超过了宫颈。如果没有,尝试将其最远端放对位置。如不能将最远端放到正确位置,应取出并换小一号的子宫托重新开始
  - 子宫托的远端应当位于耻骨联合后方。将一手指置于耻骨联合后,确认远端的位置正确。如果远端不在该位置,应当将其推至耻骨联合后方。如果远端不能被置于耻骨联合后,应取出并换小一号的子宫托再重新开始
  - 然后检查者应当将一手指置于阴道壁和子宫托的外圈之间。如果不能将一手指置于阴道壁和子宫托外圈之间,应取出此子宫托并更换为小一号的。如果在阴道壁和外圈之间放入不止一手指,则应更换为大一号的
  - 让患者做Valsalva动作并咳嗽。如果子宫托下移至处女膜处,取出子宫托并换为大一号的再重新开始
  - 询问患者是否感觉不适或疼痛。如果有不适或疼痛,换用小一号的子宫托重新放置
  - 在正确放置子宫托后,告诉患者如果子宫托掉出,应告知医生
  - 告诉患者如果排尿或排便困难,或者有出血,应立即来门诊随诊
- 指导患者1个月后随诊

3. **子宫托治疗及注意事项**　一般情况下,应每晚取出子宫托,第二天再重新放置。但目前的硅胶子宫托连放几个晚上,一般不会有不良后果,故可隔日取出或一周取出两次。实际上,硅胶子宫托可以一次在原位安全地放置几个星期甚至几个月。护理子宫托时不需特殊的清洁,用温水清洗即可。多数情况下,可与阴道雌激素联合应用,也可联合使用带有缓释雌二醇的弹性环,将其放在阴道上段,再放子宫托。有阴道分泌物、炎症或出血症状时应复诊。在适当补充了阴道雌激素后,子宫托的使用很少有并发症。如发生炎症,最常见的为细菌性阴道病,可通过增加换置频率及适当加用阴道抗生素治愈。使用子宫托者如有阴道出血,必须像所有异常出血的妇女一样进行系统检查。停止使用子宫托最常见的原因是没有很好地缓解脱垂症状。

Farrell提出的子宫托的护理指导计划见表5-9-7。

(二)盆底康复训练治疗

盆底康复(pelvic floor rehabilitation,PFR)或盆底肌肉锻炼可作为年轻、轻症脱垂的一线治疗方案,经济、无创、无副作用。如在正确指导下锻炼,或辅以器械及电刺激,长期坚持者可在一定程度上预防脱垂的进展。盆底康复主要针对压力性尿失禁,现在也用于脱垂的非手术治疗。目前有关脱垂发生的理论提示,脱垂可能因盆底肌收缩力下降而不能支持盆腔内的器官造成,这既可能来自机械性的损伤,如阴裂撕裂后的延展或扩大,也可能来自盆底肌肉的去神经化,进而造成肌肉萎缩。虽然还没有证据表明PFR可治疗脱垂,但如果它能部分恢复盆底肌的功能,在轻度脱垂者中就有恢复或预防POP进一步发展的作用。严格说来,

表 5-9-7　子宫托的护理指导

1. 子宫托成功放置后,2 周随诊,检查子宫托类型和大小号,检查阴道黏膜,确保阴道无压伤
随后的随诊计划:
第 1 年:每 3~6 个月
第 2 年以后:每 6 个月
患者需学会自己护理子宫托。对于那些能自己取出和放置的患者,推荐她们可一周内有一夜取出,
温肥皂水洗净,并需至少一年看一次医生
2. 子宫托佩戴中遇到的问题和推荐的处理方法
(1) 子宫托掉出:保存好子宫托,看医生,可能要更换托的大小或类型
(2) 带托后盆腔痛:应看医生,如托滑出,可取出,或让医生取出,可能需更换托的类型或大小
(3) 阴道有分泌物或有臭味:温水冲洗,或试用阴道抗菌栓剂 1 周 1~3 次
(4) 阴道出血:提示子宫托刺激了阴道上皮,应看医生
(5) 漏尿:有时佩戴子宫托后出现漏尿,应看医生

PFR 对脱垂的治疗无绝对禁忌证,对无及轻微症状或脱垂手术后的患者通过连续有规律的 PFR,有较好的疗效。据报道统计,PFR 后的症状改善率大于 50%。PFR 包括自主的和用不同方法加以帮助的康复性训练,目前主要有以下几种。

1. 盆底肌肉锻炼(pelvic floor muscle exercise or training,PFME/PFMT) 是指患者有意识的对盆底的肛提肌进行自主性收缩以加强盆底肌的支撑力,又称 Kegel 锻炼或运动。因其简易、无创、无副作用、经济,且不妨碍以后的治疗,故可作为轻症脱垂的一线治疗方案。有资料表明,PFME 做好了,可使轻症患者的手术平均延迟 5 年。PFME 主要锻炼的是肛提肌和尿道、肛门外括约肌。盆底肌肉主要由横纹肌组成,其中肛提肌由 70% 的 I 型纤维(即慢反应纤维)和 30% 的 II 型纤维(即快速反应纤维)组成。维持盆底正常功能需要两种类型肌肉均能正常收缩。肌肉的厚度与其收缩力明显相关,会阴部超声已显示脱垂患者盆底的肌肉要薄于无脱垂者。盆底肌按照其静息时的张力和收缩时的强度可用牛津评分系统分为 5 级。一般可用肌肉收缩的强度、持续时间、移动度和重复性来评价。盆底肌肉收缩时,闭孔内肌和其他使髋关节外转的肌肉也同时收缩,可利用这些机制设计 PFME,以达到最大限度地锻炼所有盆底肌。

盆底肌肉治疗的第一步是要提高患者对盆腔肌肉的认知和了解。在处女膜内侧按摩 3 点和 9 点位置的耻尾肌,嘱患者对抗检查的手指进行收缩,如指尖受到来自侧方的压力,则说明有效。同时将另一只手放于腹部,感知腹部肌肉是否处于放松状态,要避免患者在收缩盆底肌肉时收缩腹肌和臀大肌,而专注于训练阴道、肛门周围的肌肉力量。然后让患者按照盆底肌肉锻炼的时间表开始锻炼。已有数种时间表可供应用,但有关肌肉收缩的最佳强度还无定论。每次收缩肛门不少于 3 秒,然后放松,连续 15~30 分钟,每日 2~3 次;或每天做 150~200 次,6~8 周为一个疗程。Burgio 等设计的时间表采用的是每日 3 次、每次收缩盆底肌肉 15 次。在第一次诊疗时,就要根据其盆底肌肉收缩力来确定治疗中肌肉收缩的持续时间,治疗中可逐渐延长,至最大值 10 秒,并保持在两次收缩间隔有相同的放松时间。还可以通过阴道压力计、阴道重物、阴道的球形导管等方法

提高阴道的敏感性,增强 PFME 效果。Bo 1990 年提出的方法为:俯卧位,两腿分开,每天早晚锻炼,午饭或上厕所时再做 24 次收缩运动。如患者有关节炎,可坐在椅子边或锻炼用的橡皮球上,两腿分开进行锻炼。也可在腿中放一小球或蹲或坐在用于锻炼的橡皮大球上进行锻炼,总之需找出最容易操作的姿势,每天做至少 20 分钟慢运动的盆底锻炼。无膀胱膨出的患者,在教她收缩的同时,还应教她猛的放松,放松与 Kegel 缩肛锻炼交替,每天 3 次。向下放松的动作能加强盆底所有 3 个方向的快速反应纤维的强度,以达到盆底肌肉放松自如的目的。盆底肌肉锻炼需要患者的认真配合,如患者不能遵循方案进行锻炼,治疗就不能成功。同样,患者还必须坚持长期锻炼,即使症状已经改善,仍需坚持。肛提肌属于骨骼肌,用则生长、不用则萎缩。如果中止锻炼,就会丧失锻炼的效果。如参照全身其他部位骨骼肌的锻炼计划,则 PFME 应每周 3~4 次,并至少 15~20 周。PFME 时同时加入其他肌肉如腹肌、脊柱周围肌肉的锻炼也是有益的。因可能导致膀胱排空不全、感染,已不推荐采用自主中断排尿的方法进行锻炼。盆底肌锻炼指导人员须非常敬业,愿意花时间指导患者锻炼、定期访视患者,并给予介入性的指导、查看排尿日记、监测病情并给予反馈性意见,才能取得理想的疗效。临床结果表明,尽管在指导下锻炼,仍有 30% 的患者不能正确收缩盆底肌肉,这说明指导与监测在治疗中的重要性。理论上,训练强度越大,疗效越好,但患者的依从性会降低。也就是说,患者接受这种治疗的决心越大,其依从性越好,疗效越满意。在 PFME 的同时,可给予适量雌激素,以增厚阴道上皮,减少胶原的丢失,有助于增强疗效。Kegel 锻炼后 3 个月,可进行一次评价,决定是否手术或继续 PFME。大量研究显示:PFME 的治愈或改善率在 30%~80%。产妇在医生指导下产后即行 PFME 8 周,可有效预防脱垂的发生,其作用可持续一年。PFME 几乎没有不良反应,少数患者可能有下腹不适和阴道出血。理想 PFME 的鉴别标准见表 5-9-8。

2. 生物反馈 它是一种行为方面的治疗方法,可更好的指导 PFME,多用在病人不能正确地进行 PFME 的情况下。它是将正常的无意识的生理程序的信息传递给患者,使之成为视觉的、听觉的及触觉的信号。这种信号能够从测定的生理性参数中获得,例如盆底肌肉活性等。信号以

表 5-9-8　鉴别理想 PFME 的标准

观察肛门的皱褶

观察阴蒂的上下运动

患者通过镜子看到有收缩动作

通过触摸可感到坐骨粗隆近中线侧表面肌肉的运动和张力

手指在阴道内可感到环绕手指的挤压

能感到阴道后壁的向上或向前抬起

应几乎见不到臀肌、内收肌和腹直肌的收缩

腹壁有轻度的向内凹（腹横肌的收缩）

脊柱、骨盆不动

保持正常呼吸

量化方式表达,通过指导患者如何改变信号而获得对这种生理过程的调控。目前的生物反馈仪有直接测量压力及测量肌电图两种,其参数通过阴道或直肠传感探头获得,有阴道或直肠放置传感探头禁忌证时可用坐骨粗隆内侧、肛门旁侧的表面电极来测量。肌电图描记系统分两通道和多通道型号。两通道肌电图仪用于一般 PFME,一个通道连接会阴部,监测盆底肌肉收缩,另一个通道连接腹部,确定有无放松。而多通道系统能同时检测膀胱、括约肌以及腹部肌肉的活动。通过生物反馈法,患者可经过指导从难以自主或正确的收缩盆底肌肉到能正确地掌握收缩盆底肌肉。作为一种成功的治疗手段,生物反馈治疗也需要患者的良好认知与配合,而且多需和其他干预方法联合应用。多数治疗方案需要 6~8 周时间和多次的就诊复查。

3. 电刺激　电刺激曾被提出用来刺激盆底肌肉以治疗尿失禁。盆底电刺激可通过阴道探头或放置在耻骨上和骶前表面的电极进行。高频电刺激(通常 50~100Hz)可引起盆底的平滑肌和横纹肌收缩,进而增强盆底肌力量,因此可对盆底肌肉的主动训练提供帮助。盆底电刺激对盆底肌肉极度虚弱或很难有盆底肌肉自主收缩的患者最有帮助。电刺激可以配合 Kegel 运动,也可和生物反馈治疗一起进行。哪种方式对 PFME 更有效尚有争论。有人认为如患者能正确地进行自主 PFME,则单独 PFME 对 PFME 的增强作用强于电刺激。但也有人认为 PFME 加电刺激对 PFME 的作用更强。对于前盆腔缺陷,电极可放置在阴道口内的位置,隔日 1 次,或放在后穹隆,每 2~3 天 1 次,同时刺激耻尾肌和肛提肌。对于单纯后盆腔缺陷,电极应置于后穹隆。这种刺激能够抑制逼尿肌和增加膀胱容量。同时,这种治疗也能够提高盆底肌肉的静息张力,促进随意控制排尿反射的能力。目前用于临床的神经肌肉刺激设备有固定式和便携式两种。便携式家庭装治疗仪使用方便,可以穿戴于下腹部,无须脱去贴身衣服,每天 1~2 次,每次 20 分钟。但国内目前还是以在医院门诊用固定式治疗仪进行为主,每次 20 分钟,1 周 2 次,6~8 周为一个疗程。有人推荐前 4 周每天 20 分钟,以促进局部的神经肌肉传递。盆底电刺激可能的不良反应主要为下腹部及下肢疼痛不适,但发生率很低。

4. 阴道圆锥　阴道圆锥是在 1985 年发明的,用于增强盆底功能。开始由 9 个从 20~100g 不同重量的圆锥组成。圆锥是一种通过感觉的自我治疗的生物反馈形式。这种治疗方式的机制是将有重量的圆锥放入阴道形成反射性的或自主的盆底肌肉收缩,在防止圆锥滑出的同时,达到锻炼盆底肌肉的目的。研究已表明,在站立的姿势下,通过肌电图来监测阴道内放入圆锥与耻骨尾骨肌情况,发现在放入圆锥后肌肉的活动有轻微增加,呈不同的肌肉活动类型,如患者保持在站立位,肌肉活动有不断强弱活动的交替。

大多数临床医师目前采用圆锥训练所使用的程序如下:

(1) 患者先采用能在阴道内保持 1 分钟的最重的圆锥进行训练。

(2) 然后逐渐增加圆锥停留在阴道内的时间至最长 15 分钟,一天 2 次。

(3) 一旦能达到在阴道内停留 15 分钟,则患者可进行下一个圆锥重量的训练。

研究显示,静止肌肉的收缩伴有氧消耗、肌肉疼痛和疲劳的减少。数个研究报告经圆锥训练后,漏尿次数减少,有效率在 60%~90%。文献复习表明,圆锥对尿失禁的疗效与 PFME 和电刺激相当,圆锥加 PFME 或电刺激后疗效并未增加。限制圆锥方法推广应用的因素有:市场上圆锥是标准大小的,未像子宫托那样按个体有不同号型;假如放置不当,PFME 就不能达到锻炼目的;再有当患者太虚弱时,可能连最轻的圆锥都不能放住,而无法进行圆锥锻炼。在推荐圆锥治疗前,应保证阴道黏膜是完整的。有些医师认为,老年萎缩性阴道炎使用圆锥有一定风险,故不宜在这些妇女中使用。因各种原因,圆锥使用的中断率在 3%~27%。成功采用圆锥进行 PFME 的前提条件是要选择良好的适应证。轻度的脱垂疗效好于重症者。患者需有体力、愿望和动机来完成圆锥训练程序。使用圆锥后的第一个月效果最好,改善了 PFME。一旦病人能独立完成 PFME,可继续进行传统的 PFME,直到脱垂症状减轻。

5. 实时超声　实时超声也可作为 PFME 的有用形式。可用超声图像来研究肌肉收缩的功能。通过超声可识别收缩提升的那部分肌肉和抵抗腹内压升高时盆底肌肉的功能。患者可通过实时超声观察到盆底肌肉的收缩结果。研究表明在要求下无法正确收缩盆底的患者通过实时超声生物反馈 57% 最后可做到正确收缩盆底。在患者行盆底肌收缩和 Valsalva 动作时,超声可提供有关膀胱尿道角、尿道活动性、直肠肛管角、肛提肌带角度移动的客观评价。对于盆底肌肉功能的检查,在常规妇科泌尿病人的检查中至多再需要多加 5 分钟的检查,PFME 功能即可通过会阴,也可通过腹部探头检测。放置于坐骨粗隆近中侧的会阴探头可提供下尿路的矢状图像。腹部探头可提供腹部膀胱壁后下段的矢状旁或横断面。对于矢状旁切面,探头应放置在耻骨联合上中线稍偏旁侧,打出上侧到中下方向的矢状面。经腹探头在中线、耻骨上方横切与直线成 60° 角时可显示膀胱壁的下后方。理想的 PFME 收缩可使盆内筋膜紧张、肌肉收缩,由此导致一种膀胱后下壁的逐渐突起的、孤立的凹陷,同时伴有膀胱向头腹侧的移动。膀胱壁的这种移动在会阴部探头的矢状面和矢状旁面显示最清楚。在腹压增高如咳嗽时,膀胱壁向头腹侧移动对提供盆腔器官支持、维持膀胱颈在适当的位置都是至关重要的。经腹图像可使检查者能同时评价 PFME 的左右侧,以保证运动时盆底肌肉的对称性,因在盆底功能障碍病人中,盆底肌肉的收缩经常是非对称性的。膀胱向骶背侧移动或移动时在膀胱后壁无凹陷被认为是异常的。膀胱壁上缺乏清楚可见的凹陷提示盆底筋膜张力和盆底肌肉的缺陷、缺失,或者盆底肌肉神经的损害。膀胱向骶背侧的移动常发生在 Valsalva 动作向下用力时。实时超声作为 PFME 时的一种生物反馈方法在教会患者正确锻炼盆底肌肉上是有价值的。

研究认为,目前上述各种辅助方法还没有一种效果能超过单独的 PFME。减少或减轻脱垂的因素,如减少腹压也同样具有重要意义。子宫托对特定适应证的人效果肯定。在选择手术前,所有患者均可先尝试一下保守治疗方法。

PFME 训练建议小结见表 5-9-9。

表 5-9-9 PFME 训练建议小结

由专业人员鉴定收缩肌肉的正确性
同时训练快、慢活动肌肉纤维
电刺激对于盆底肌特别虚弱者有帮助
生物反馈训练适于运动感觉有损害者
采用阴道圆锥训练在年轻、活跃的患者中易成功
应把 PFME 并入到每天的活动中
不宜采用自主开始或中断排尿的锻炼方法

五、前盆腔脱垂手术治疗

前盆腔缺陷主要指阴道前壁膨出或脱垂,同时合并或不合并尿道及膀胱的膨出。因所引起的症状不同,膀胱膨出又有前、后膀胱膨出之分。阴道前壁松弛可发生在阴道下段,即膀胱输尿管间嵴的远端,叫前膀胱膨出,也可发生在阴道上段,即输尿管间嵴的近端,又叫后膀胱膨出。临床上两种类型的膀胱膨出常同时存在。前膀胱和尿道膨出与压力性尿失禁密切相关,后膀胱膨出为真性膀胱膨出,多与压力性尿失禁无关。重度真性后膀胱膨出,可引起排尿困难,有时需将膨出的膀胱复位才能排空膀胱,甚或发生急、慢性尿潴留。选择手术时应根据解剖缺陷的具体部位采取不同的手术方式。伴有尿失禁的阴道前壁膨出,应在前壁修补术时,加做额外的抗尿失禁手术,如折叠缝合尿道膀胱角、悬吊膀胱颈以及各种自体、异体或合成材料的无张力尿道吊带术等。前盆腔缺陷的相关手术主要包括阴道前壁修补术,阴道旁修补术,以及加用修补材料的阴道前壁、膀胱膨出修补术。

1. 抗尿失禁手术 目前抗尿失禁手术有:传统的尿道膀胱角缝合,适合轻度压力性尿失禁(stress urinary incontinence,SUI),对重度 SUI 效果差,且作用不持久。膀胱颈悬吊术(Burch)一度为治疗尿失禁所推崇的手术,在抗 SUI 吊带手术逐渐普及后,应用逐渐减少。抗 SUI 吊带,如 TVT、TVT-O 已成为临床一线主流术式。新近发明的抗 SUI 单切口小吊带,如 TVT-S、MiniArc、Ajust、Abbrevo 创伤小,但尚无循证医学及长期随访资料。14~20 个月 TVT 与 TOT 治愈率分别为 88%~94%,81%~86%,在手术时间上,TOT 要短于 TVT。

在 12 年大宗病例回顾上显示,TVT、TOT 并发症率分别为 4%~75%,10%~31%,按 Clavien 手术并发症分级,TVT 高于 TOT。TVT 目前的临床数据最多(32 个 RCT Trials),追踪时间也最长(11.5 年),有超过 10 年的手术安全性以及有效性证明。98 例 10 年随访结果,客观治愈 82%,主观治愈 62%,新发尿急 17%,再次手术率低至 4%,对部分内括约肌缺陷造成的 SUI 亦有效。TOT 的中短期疗效与 TVT 相当。

2. 阴道前壁修补术(Kelly operation) 膀胱膨出是 RPS 中复发率最高的部位,达 54%~70%。传统术式为 Kelly 的阴道前壁折叠缝合修补术。由 Kelly 20 世纪初所倡导,沿用多年,现仍有其临床地位,尤其是对轻、中度膨出者。优点是手术操作相对容易,术中、术后并发症少,缓解临床症状好,但对重度膨出者,解剖学上的矫正效果差,且有一定的术后复发率。

3. 阴道旁修补术(paravaginal repair,PVR) 早在 20 世纪初,White 就提出,膀胱膨出不仅仅是因为阴道壁及膀胱本身支持组织的过度伸展、变薄造成,而是因为两侧固定膀胱的耻骨宫颈筋膜在盆筋膜腱弓(ATFP)、又称白线处被撕裂,形成阴道前壁旁侧组织缺陷而导致,并提出了相应的手术方式。但他的理论与手术方式一直到 20 世纪 70 年代后才重新被人们所认识。Richardson 等 1976 年研究证实,85%~90% 的膀胱膨出是由阴道旁缺陷所造成。Shull 等通过对尸体及手术中的观察发现,阴道旁缺陷可以 3 种不同的方式发生。第 1 种,整个白线仍附着于骨盆侧壁,而耻骨宫颈筋膜从腱弓分离;第 2 种,整个白线从盆壁分离,但仍与耻骨宫颈筋膜相连;第 3 种,白线裂开,一部分与盆壁相连而另一部分与耻骨宫颈筋膜相连。

最近 Delancey 的研究又发现 ATFP 分离主要发生在靠近坐骨棘处。Delancey 最近在 71 例 POP 重建手术中,观察到左侧 97%、右侧 95% 的阴道旁缺陷是发生在近坐骨棘的 1/4 处。

Raz 和 Safir 等根据重度膀胱膨出的解剖学机制,提出了更加简化的分类法,即 I、II、III 型膀胱膨出。I 型为耻骨宫颈筋膜的中央区缺陷;II 型为耻骨宫颈筋膜附着于侧盆壁处的侧方缺陷;III 型为前两种缺陷的同时存在。他们认为,重度膀胱膨出者往往属于 III 型,即阴道侧方与中央区域的共同缺陷而导致。上述研究为 VPVR 手术的合理性作了较好的诠释。

阴道旁修补术需先了解下述重要解剖标志:尿道膀胱连接处(UVJ)、盆筋膜腱弓(ATFP,白线)、闭孔筋膜、坐骨棘。阴道旁修补术可分经腹与经阴道两条途径。

(1)经腹阴道旁修补术:取腹部纵切口或横切口,分离出耻骨后区域,在两侧 Cooper 韧带下暴露白线,自尿道膀胱连接处向后至坐骨棘之间,水平缝合膀胱筋膜、白线及盆内筋膜 5~6 针,注意血管及闭孔神经损伤。此手术多与有其他开腹手术指征时一并进行。

(2)经阴道阴道旁修补术(VPVR):此手术的要点是在阴道前壁修补术时,继续向两侧方及上下分离,直至进入耻骨后间隙，又称阴道超侧旁修补术（ultralateral vaginal repair）。从耻骨结节到坐骨棘之间扪及盆筋膜腱弓，又称白线。完全暴露白线后，最上一针定位在尿道膀胱连接处，先在此处白线上用4号丝线缝合1针，留线；最下一针定位在同侧坐骨棘前1cm白线处，在此缝合第2针，留线。在此两根缝线之间，依次间距1~1.5cm缝合3~4针，留线，也可从上到下依次缝合。两侧白线同法缝合，缝合完毕后，再分别从两侧尿道膀胱连接处开始，将每侧所留线中的一根线，带针穿过与其平行处的盆腔内缺陷筋膜的边缘和附近的阴道黏膜下组织，以及膀胱筋膜，等所有缝线都缝好后，从上至下逐一打结，即可将两侧阴道旁的缺陷闭合，膨出的膀胱随即被缩回、抬高。此手术最先均需开腹完成，直到1994年Shull报告了成功经阴道途径的阴道旁修补术后，后者才逐渐成为多数人选择的手术途径。经阴道途径有创伤小，且能与其他盆底修复手术一同进行的优点。在计划行经腹骶骨阴道缝合术时，如术者认为不行PVR则阴道前壁支持不够时，也应同时行之，但这种情况并不多见。Burch手术最好加做耻骨后PVR，以加强阴道中段、即DeLancey第二水平的支持。

北京解放军总医院第一附属医院于2005年曾总结了采用VPVR治疗阴道前壁、膀胱膨出40例的临床情况，手术均获成功。平均手术时间40分钟，平均出血量70ml，有2例术中耻骨后静脉丛出血，分别为100ml、200ml。余无其他手术并发症，亦无术后病率。但有2例术后排尿困难及尿潴留，1例短期内痊愈，另1例术后2个月痊愈。术后随访3~24个月，平均10个月。主观治愈率达100%。2个月和6个月随访时各有1例无症状的I期、I度复发，客观治愈率95%。至今术后9年，有4例（10%）临床II期复发，但无1例因此而要求再次手术者。我们认为虽然VPVR手术的技术难度较高，但从恢复解剖及手术效果看来，是一种安全、有效治疗阴道及膀胱膨出的可选用方法，尤其是对主要因阴道旁缺陷造成者。尽管近年来阴道旁修补术已基本被各种经闭孔导针穿刺、网片加固的技术（TOCR）所替代，后者简化了操作，并可同时修补阴道旁及中央缺陷，但在当今网片并发症受到高度关注的时刻，自体组织的阴道旁修补手术仍有其一定的地位。

目前，VPVR还未被临床广泛应用，其影响因素有下列几点，一是医生缺乏对局部解剖的足够认识；二是一般医院尚不具备盆腔修复手术所需的特殊器械；三是医生缺乏必要的阴道手术技巧。VPVR手术需要对阴道前壁两侧黏膜进行广泛分离，需要良好的暴露及合适的阴道拉钩，尤其是坐骨棘前的一针，部位深，操作困难。有人推荐可在手的触摸下进行缝合。美国波士顿科学公司研制的自动缝合器用于白线部位的缝合可大大降低操作难度，提高手术安全性及准确性，但因价格昂贵，尚不能普及使用。Farrell和Ling发明采用马梳将每侧缝至白线处的5~6根线——予以区分，有助于使术中各缝线之间不互相缠绕，有助于手术进行。

（3）加用补片的阴道前壁修补术：目前多数学者主张对巨大的膀胱膨出，自身组织薄弱，或规范的手术后又复发者可考虑采用自体筋膜或合成材料的补片以加固阴道前壁

的支持。替代材料主要有自体组织、同种异体移植物、异种移植物以及人工合成材料等4种。加用补片的方法、样式有多种，有梯形片、"T"形、长方形，有两侧如翼状的双翼形，有吊床形，有吊带补片结合型等。多数人认为应将补片与其下方组织进行适当的缝合固定，但也有人报告仅缝四个角或两点，甚至不固定，也可取得良好手术效果。需强调的是补片缝合时不应有张力。采用梯形片者，使用前需测量好坐骨棘间距、耻骨结节间距以及耻骨结节到坐骨棘的距离。这些距离一般约为9cm×4cm×5cm大小。补片的大小应在各径线实际测量值上再加上1cm，裁剪后的补片成梯形，于膀胱下缝合固定到两侧的盆筋膜腱弓上，在其表面缝合阴道前壁黏膜。对于膀胱膨出同时又伴有压力性尿失禁者采用吊带补片结合法，效果较佳。吊带固定在耻骨后Cooper韧带上，补片则覆盖在膀胱上。2004年以来发明的各种经导针穿刺经闭孔网片的成品套盒装置，如Prolift、Avulta、Perigee、Prosima等产品，大大简化了手术操作步骤。

多数学者报道对重度及复发的膀胱膨出加用补片修补者，短期随访结果优于不加补片者。补片材料中自身筋膜组织相容性好，无侵蚀，但创伤大。不可吸收合成材料有力、牢固，微创，可大量生产，但有术后感染、网片皱缩、阴道壁僵硬、性交痛等问题。生物补片相容性好，质地柔软，侵蚀少，但价格昂贵。但也有个别报道认为加用了补片并未减少以后的复发率。加用补片的主要顾虑是补片的侵蚀问题，其次还有造价问题，故对轻度、初次的膀胱膨出修补中是否应使用补片目前仍需前瞻性随机试验加以证实。Altman等在2011年对389例前盆腔修补进行了多中心、随机对照试验，200例为经阴道网片盒，189例为传统前壁修补，随访1年，结果显示，网片前壁修补成功率明显高于传统修补（高26.3%），但并发症和术后不良反应率也高于传统前壁修补。前者包括：手术时间长，出血多，需再次手术处理网片（3.2%），膀胱穿孔，新发尿失禁等。

六、中盆腔脱垂手术治疗

中盆腔第一水平缺陷的悬吊、复位是盆腔重建手术的关键。Lowder、Summers等人的研究证实，至少50%的前壁膨出是因中盆腔阴道顶端脱垂造成，即50%的前盆腔支持是来自于穹隆的支持，中盆腔顶端脱垂越重，伴前壁膨出的比例越高。如将阴道顶端复位，Ba点平均上升3.5cm，55%恢复到0~I期，Bp点平均上升1.9cm，说明阴道顶端复位可矫正大多数的前后壁膨出。顶端的复位可解决55%的前壁和30%的后壁膨出，故中盆腔顶端悬吊复位的手术是减少复发的关键点，顶端悬吊后可减少不必要的前后壁修补术。保留阴道的中盆腔顶端脱垂的经典、金标准式式主要有3种：一是骶骨阴道/骶骨阴道会阴缝合（SC/SCP），二是骶棘韧带固定术（SSLF），三是高位骶韧带悬吊（HUS），不保留阴道同时针对中盆腔脱垂的手术治疗则主要是阴道部分和全封闭术。

1. 阴道骶骨缝合术（abdominal sacral colpopexy，ASC）1962年Lane首先描述了这一手术，近半个世纪来，此术式被不断改进，治疗穹隆脱垂成功率达78%~100%，已被认

为是治疗阴道穹隆脱垂的金标准术式。其基本设计是利用合成补片或自身筋膜作为搭桥物将阴道悬吊于骶骨上,恢复阴道顶端的正常支持。具体方法是进腹后,先分离出阴道穹隆及骶前区域,再利用自身筋膜或合成补片将阴道悬吊到骶前正中纵韧带上。术式的变异多在补片形状、种类,缝线,如何缝合腹膜以及关闭陶氏窝上。补片可裁剪成长条状,桶状,"T"或"Y"形。无论哪种形状,补片与穹隆的缝合面应足够大,足够结实,以防撕脱。以"Y"形补片为例,需先从穹隆上充分游离膀胱、打开后腹膜,暴露耻骨宫颈筋膜上方和阴道直肠膈上端,再将补片两臂分别缝合到前、后方上述游离区域上,缝合时不应有张力,补片的另一端则缝合悬吊到骶前纵韧带上,最后关闭腹膜覆盖补片。在陶氏窝深而低的情况下,放置补片前应先行 Halban 法子宫陷凹封闭成形术,以防止后来可能发生的肠膨出、肠疝,同时加强盆底力量。如同时伴有高位直肠膨出,Cundiff 等主张将补片的一端通过阴道后壁向下一直延伸缝合到会阴体,认为这样可重建会阴体到骶骨的阴道悬吊韧带和紧固其间的筋膜层,又称经腹阴道会阴骶骨缝合术(sacral colpoperineopexy)。

随着腹腔镜技术的日益成熟,Seraccholi 等于 2004 年报道了腹腔镜下阴道骶骨固定术(laparoscopic sacral colpopexy,LSC),随之腹腔镜下穹隆骶骨固定术技术不断成熟,减少了对患者的创伤,手术时间 90～320 分钟不等。为了简化操作步骤,此手术可先从阴道部分做,再用腹腔镜。具体步骤为先经阴道切除子宫,分离膀胱阴道间隙和直肠阴道隔,分别将阴道前、后壁网片的阴道端以不可吸收线间断缝合固定 6～8 针。若阴道前、后壁脱垂 Ⅱ～Ⅲ 期,网片延伸至阴道前、后壁下 1/2 部位,若阴道前壁脱垂Ⅳ期,网片延伸至阴道横沟水平,若后壁脱垂Ⅳ期,网片延伸至距会阴体上方2cm处缝合固定在耻骨尾骨肌上。然后在腹腔镜下在骶岬水平上2cm纵向打开后腹膜直至道格拉斯窝,钝性分离直肠后间隙,暴露骶岬、右侧输尿管、右髂内静脉及第一骶椎椎体范围,识别骶正中血管的类型,设定骶前区相对安全区域,以不可吸收线缝合固定骶骨端的网片 2～3 针,并关闭骶前间隙及盆腹膜,使腹膜完全覆盖网片。文献表明,腹腔镜与开腹手术相比较,腹腔镜手术住院时间及术中失血量显著减少;术中并发症、客观治愈率、网片侵蚀率两者没有显著差异;总的治愈率在 75%～100%,患者主观满意率为 79%～98%;术后平均复发率为 6.2%。最近一项腹腔镜穹隆骶骨固定术治疗中盆腔脱垂的研究显示(21项研究):成功率:90%(2056/2271),总体再次手术率:约6%(132/2337),因脱垂再次手术:约 2%(37/2192),因并发症再次手术:约 3%(67/2340),阴道网片暴露:约 2%(56/2275),椎间炎:约0.2%(4/2179),新发性交痛:约3%(33/1210)。近来有限的随机比较试验中,显示经腹治疗穹隆脱垂的成功率及持久性高于经阴道途径,但其代价是近、远期并发症的增加。故多数妇科泌尿医师将此术式用于年轻、活跃、能较好耐受开腹、腹腔镜手术及手术并发症、又有脱垂复发倾向者。也有学者认为不应给 ASC 规定年龄的上限,只要身体好,无内科合并症,在充分的知情告知后,仍可接受 ASC 手术。

2. 高位骶韧带悬吊(high uterosacral ligament suspension,HUS)　其基本术式是经阴道在中线折叠缝合两侧骶韧带及其间的腹膜,关闭道格拉斯窝,以支持阴道穹隆、防止肠膨出。此术式自 McCall 1938 年发明、1957 年报告以来,在临床得到了广泛应用,至今在有选择的病例中仍极为有效。Montella 等最近回顾性分析了 43 例后穹隆支持良好的子宫脱垂患者接受此手术一年的随访结果,成功率达90%,认为 McCall 后穹隆成形能较好的维持阴道穹隆的解剖。近年来此术式在技术、方法上有了多种变异和改良,其改良之处多体现在骶韧带缝合的部位、方式、是否同时缝合腹膜、关闭道格拉斯窝以及如何悬吊穹隆上。其中报告最多的为 Mayo 后穹隆成形、骶韧带悬吊(uterosacral ligament suspension),以及高位骶韧带悬吊(high uterosacral ligament suspension,HUS)。Mayo 后穹隆成形是在缝合骶韧带后,再将阴道穹隆悬吊于其上,又称阴道骶韧带悬吊(uterosacral vaginal suspension),其优点是能更好地悬吊阴道。Weber推荐此术式用在后穹隆没有严重的膨出病例中,不需中线折叠缝合骶韧带,不关闭道格拉斯窝,而是将阴道残端与同侧的骶韧带缝合,认为这样可避免影响直肠功能,有利于保持阴道穹隆的宽度。HUS 是指在平坐骨棘水平高度缝合骶韧带,因此可更高的悬吊穹隆和保留更深的阴道。上述术式均既可作为穹隆脱垂的治疗手段,也是子宫切除时预防穹隆脱垂的措施。Silva 等近来对 110 例重度、有症状的子宫或穹隆脱垂患者实施了 HUS,并进行了 5 年解剖与功能的随访,结果显示此方法是一种治疗穹隆脱垂有效而持久的术式,同时能维持、改善尿道、肠道以及性功能。北京解放军总医院第一附属医院采用经阴道子宫切除及 HUS 悬吊术治疗 POP 定量分度法(POP-Q)Ⅲ～Ⅳ度 POP 患者300 余例,对术后 136 例平均 5 年的主、客观结果进行了回顾性分析。136 例患者均经阴道完成子宫切除及 HUS 术,术后 5 年随访 125 例,手术客观治愈标准为脱垂最远端与处女膜水平的距离<0cm。主观改善情况通过病人总体印象评分(patient global impression of change,PGI-C)、盆底疾病生命质量影响问卷简表(PFIQ-7)和盆底功能障碍性疾病症状问卷简表(PFDI-20)进行评价,术后 5 年中有 4 例阴道前壁 POP-QⅡ期复发(3.2%),但不需再次手术及子宫托治疗,5 年客观成功率 96.8%(121/125),主观满意率94.4%,PFDI-20,PFIQ-7 调查问卷评分较术前明显降低,提示主观症状明显改善。术中发生 3 例(2.4%)输尿管梗阻。47 例术前有尿失禁行阴道无张力尿道中段悬吊带术者,2 例症状无改善,其中 1 例半年后好转。3 例(2.4%)新发轻度尿失禁,但不需要治疗,经阴道高位骶韧带悬吊术用于治疗重度盆腔器官脱垂疗效持久,主、客观成功率高,创伤小,复发率低,是安全,经济,微创治疗中盆腔脱垂的方法,值得临床推广应用。

3. 骶棘韧带固定术(sacrospinous ligament fixation,SSLF)　此术式因成功率高,效果持久,保留阴道功能等优点,已成为治疗穹隆脱垂的术式之一。当骶韧带松弛、消失时,可利用骶棘韧带来悬吊阴道。由于此手术在腹膜外操作,很少损伤输尿管、直肠。临床多采用经阴道后壁到达骶棘韧带的途径,在距离坐骨棘 1～2cm 的地方用 Deschamp

针、Miyazaki Ligature Carrier Set，或最近研制的骶棘韧带缝合器将阴道缝合固定于此韧带上。也有少数报告经阴道前路和在腹腔镜下完成者。开始的报告多为单侧 SSLF，后来有越来越多双侧固定的报告。双侧固定需要阴道有一定的宽度与深度。由于骶棘韧带位置深在，暴露、操作有一定困难，有学者在此基础上提出了髂尾肌筋膜阴道悬吊术（iliococcygeus vaginal suspension），也可用于中盆腔的悬吊。1963 年 Inmon 首次描述了此术式，又称 Inmon 技术。Shull 等 1993 年报告了此术式的有效性，使它再次受到重视。髂尾肌筋膜位于坐骨棘前方、直肠侧方，通过阴道后壁的中线切口，经腹膜外朝坐骨棘方向分离可到达。由于其周围没有重要结构，手术不易引起副损伤，而且，无论患者多衰老、脱垂多严重，髂尾肌筋膜都会存在，有利手术者术中定位与寻找。多数学者提倡双侧髂尾肌筋膜悬吊，已有研究显示，其治疗结果与 SSLF 相当，仅术后阴道深度略短于 SSLF，但可能减少 SSLF 术后阴道前壁膨出的发生率。此术式尤其适合阴道短、骶棘韧带无法接近或经阴道入腹腔行骶韧带悬吊困难的病例。

4. 阴道封闭术（colpocleisis） 盆腔重建性手术多需持续几小时，出血量多，麻醉时间长，随之而来的手术病率及风险常使伴内科合并症的老年妇女难以耐受。在此情况下，多数学者认为阴道封闭术对已无性生活要求的老年妇女是个良好的选择，其主要优点是手术时间短，病率低，安全，有效，副损伤及手术风险小。FitzGerald 等最近查阅了 1966～2004 年近 40 年的文献，发现近年来所报告的阴道封闭术治疗 POP 的成功率接近 100%，我们的资料显示成功率也近 100%。阴道封闭类手术包括部分或全阴道封闭，部分或全阴道切除等术式。部分阴道封闭又称 LeFort 手术，从 1877 年发明以来，曾有多种改良术式，但基本原则是要留一些阴道上皮，在宫颈与外阴之间做成能使宫颈或其他生殖道上端的分泌物流出的通道。全阴道切除及封闭指切除阴道后壁处女膜以上和阴道前壁尿道外口下 0.5～2cm 以上的全部阴道上皮。一般说来，无子宫者行全阴道切除或封闭，而有子宫者，则可行部分阴道封闭或切除子宫后行全阴道封闭。研究结果表明阴道封闭同时行子宫切除者，将增加手术出血量，延长手术及住院时间，增加术后病率和围术期并发症，但并不明显增进手术效果，故多数学者不赞成同时切除子宫，除非子宫、宫颈有病理情况。同时行肛提肌折叠缝合加扩大的会阴体修补得到了多数人认可，认为这样可达到缩小阴裂、加强阴道关闭和减少脱垂复发的作用。这类手术并发症少，值得注意的是术后尿失禁，发生率 1%～9%，但是否需要同时治疗仍有争议。因为脱垂的老年妇女常已有逼尿肌受损和显性或隐性的尿潴留，手术后多可改善之，加用了抗尿失禁措施反而可能削减手术带来的这方面的好处。目前状况是尽管老年妇女术后有很高尿潴留风险，有时需拆除吊带，有些人还是采用吊带术治疗预防尿失禁；而另一些人为了减少这种风险，仅行尿道下的 Kelly 折叠术，如患者有持续性或复发性的术后尿失禁，3 个月后再行补救性吊带术或行尿道旁注射来解决。阴道封闭术对肠功能、生活质量的影响尚不清楚。有个别关于术后后悔的报道，此点还未得到很好的研究。北京解放军总医院第一附属医院 90 例盆腔器官脱垂Ⅲ～Ⅳ期阴道封闭术资料显示，患者年龄±74.6 岁（52～91 岁），术后平均 3 年随访，客观成功率达 100%，主观满意率 93.5%。提出阴道封闭术的适应证为盆腔器官脱垂（POP），无阴道性交要求，年老体弱（≥75 岁），全身情况不能耐受重建性手术，重度复杂 POP，保留阴道不能治愈，重建手术后复发者，即使未到 POP-QⅢ期，但阴道长度（TVL）过短（<5cm），阴裂（GH）过大（>8cm），自我形象感知要求下降者等。

七、后盆腔脱垂的治疗

1. 阴道后壁修补术 尽管传统阴道后壁修补术在 76%～96% 的病例中能有效减少阴道后壁的膨出，但对改善排便困难和性功能欠满意。术后性交痛、需用手压迫用力协助排便率分别为 20%～50% 和 20%～51%。Richardson 在 20 世纪 90 年代提出直肠膨出并非完全因直肠阴道隔的整体削弱造成，而是在其上有些孤立和特定部位的筋膜被撕裂而导致，这包括阴道肌肉、直肠阴道隔和直肠外膜，故他对直肠膨出的修补提出了针对特定缺陷部位的修补方法（defect-specific repair），此方法在一段时间内得到广泛认可和应用。其具体术式是向上分离阴道后壁黏膜至阴道顶端或缺陷部位，然后剪开，两侧分离至阴道直肠筋膜与肛提肌和闭孔内肌的连接处，暴露筋膜层中的撕裂缺陷区。上方缺陷通过将阴道直肠筋膜与前方的耻骨宫颈筋膜缝合而弥补，同时起到支持阴道顶端的作用；侧方缺陷则缝合阴道直肠与侧盆壁间筋膜；后方缺陷将筋膜缝合于会阴体，由此可防止术后直肠、会阴膨出。上述修补方法目前还缺乏大样本前瞻、随机对照研究，术后 1 年随访的成功率与传统术式相当。最近有几个学者根据自己的研究结果，同时运用循证医学原则复习比较了两种阴道后壁修补效果的相关文献，结果发现特定筋膜缺陷部位的修补术在功能改善上略优于或等于传统的阴道后壁修补术，但有较高解剖学上的复发率，还发现直肠前筋膜中线折叠缝合加肛提肌缝合对解剖与功能的改善优于特定缺陷部位的修补。北京解放军总医院第一附属医院的经验表明几个术式的联合，即：特定筋膜缺陷部位修补加直肠前筋膜中线折叠及加肛提肌缝合能获得较好的解剖与功能改善效果。就修补途径而言，经阴道修补的直肠膨出、肠膨出复发率和粪失禁的发生率要低于经肛门途径。但也有学者认为现在还不能从科学或临床的观点来证实哪一种术式更好，因为缺乏两种不同修补术式的随机比较研究结果。

2. 补片材料加固的阴道后壁修补术 对自身组织薄弱或复发者，有不少关于直肠膨出修补时加用合成或同种、异种生物补片的报告，1 年效果似优于或等于未加者，但多数报告随访时间不够长，且缺乏循证医学根据。最近的一篇文章报告了 23 例直肠膨出使用猪真皮的异种生物补片进行加固修补，3 年的随访显示有高达 41% 的复发率。Marks 等认为，传统后壁修补总体复发率仅 7.1%，无加用网片之必要。他们随机比较 3 组自体组织与合成网片修补后壁结果的比较，其中 2 组未显示有差异，而后壁网片暴露率达到了 16.9%。目前资料表明，自体组织修补与网片相比有同样成功的结果，却没有网片使用的固有风险。故鉴于补片有破溃、感染、排异等潜在并发症,增加了手术成本,且并未显著减少复发率,一些专家提出,在缺乏循证医学根据情况下,补片的使用应权衡利弊,谨慎行之,其范围应严格限制在临床研究或有选择的特定病例中,并不支持将网片常规用于修补阴道后壁,在典型病人中传统后壁修补仍是标准方法。

3. 肛提肌缝合加会阴体修补 盆腔器官脱垂患者多伴有阴裂增大,同时有会阴肌肉陈旧裂伤者,应加行会阴体修补及肛提肌缝合,后者可加强修补效果,缩窄阴道的中、下段,加强肛提肌力量的作用,前者可起到进一步关闭阴道口的作用,是阻止脱垂发生的最后防线,尤其适合年老、无性活动者。至于有人提出的扩大的、或高位的会阴体修补术,仅在年老、脱垂反复复发者、无性生活要求者可考虑。对仅作为组成重度POP一部分的轻到中度、无症状的后壁膨出,考虑到手术可能带来的性交痛,在年轻、性活跃者中是否需修补仍有争议。

八、盆腔多部位缺陷手术治疗

Mayo clinic 30年统计,近年盆腔重建中组合式多于单一式,全盆重建率明显增加,这也符合临床情况,重度盆腔器官脱垂者多数伴有前、中、后3个盆腔或2个盆腔部位的脱垂。如以3个水平计算,则这些患者也多同时伴有2个以上水平的脱垂。盆腔器官脱垂手术后的复发率及未修补部位的再次脱垂也促使人们倾向于盆腔多部位缺陷同时手术或采用全盆底重建术治疗。

1. 全盆腔重建术 2004年由法国Cosson等医生设计、提出,强生公司商业化生产的盆腔重建聚丙烯网片套盒,又称Prolift成品补片盒。可按前、后进一步分为前盆底、后盆底和全盆底Prolift。适应证为POP-QⅢ期以上、术后复发及希望保留生育功能的患者。该术式的设计是采用聚丙烯网带通过前盆底双侧闭孔和后盆腔两侧坐骨棘内侧经骶棘韧带于阴道后壁顶端穿出、固定于皮肤、皮下,从而对脱垂的盆腔器官予以加强固定、达到对整个薄弱的盆底进行修复。以后又陆续出现了一些类似的成品,如:Prosima、Perigee、Apogee、Avaulta、Elevate等,在导针穿刺、减少皮肤切口上有些改进,但总体理念是类似的。报道的此类全盆腔术式的主、客观治愈率为85%~97%。有人将Prolift全盆腔重建与腹腔镜下穹隆骶骨固定术比较,得出前者手术时间短,出血少,住院时间短,恢复快,但POP-Q部位的纠正率低于腹腔镜下穹隆骶骨固定术(43% vs.76%),后者术后阴道较长,患者满意率高,再次手术率低于Prolift-T(5% vs.22%)。盆腔重建聚丙烯网片套盒的主要并发症是阴道壁不够柔软,造价高,有10%以上的网片侵蚀率,导致阴道较长时间的排液,此类术式的优越性还需临床进一步研究确定。

2. 全盆腔重建组合式 常用有效的组合式有:经阴道前壁修补+抗尿失禁,经阴道前壁修补+穹隆高位骶韧带或骶棘韧带悬吊,经腹穹隆骶骨固定+阴道旁修补+Burch膀胱颈悬吊,阴腹联合的经腹穹隆骶骨固定+抗尿失禁吊带,经腹的穹隆骶骨固定+后穹隆成形,骶棘韧带+前壁修补或抗尿失禁,经阴道的穹隆悬吊+后壁修补,阴道封闭+抗尿失禁,阴道封闭+会阴体修补,后壁修补+会阴体修补术等。这些术式要考虑患者脱垂的具体情况加以选择,可起到或优于盆腔重建聚丙烯网片套盒的效果,同时减少了费用及网片相关并发症。

九、盆底重建手术常见并发症

鉴于盆底重建手术的解剖及操作难度,国内盆底专家一致同意将盆底重建手术定位四级手术。盆底重建并发症可分为特定术式带来的并发症,或因使用修补材料,如合成类的聚丙烯带来的网片相关并发症。

1. 盆腔重建特定术式带来的常见并发症
(1)抗尿失禁术:经耻骨上吊带手术可造成膀胱穿孔,耻骨后出血、血肿,大血管损伤、肠道损伤,甚至导致病人死亡,经闭孔的手术则可造成大腿鼠蹊部穿刺部位疼痛。抗尿失禁吊带手术虽然面积小,但依然有吊带暴露、侵蚀等并发症。此类手术后的新发尿急和尿失禁,泌尿系感染、排尿困难也应予以注意。

(2)经阴道阴道旁修补术:此术式的创伤及并发症均大于传统阴道前壁修补术,其中耻骨后出血发生率可为3%~19%,最多可达1600ml,必要时可用钛夹止血。同时可能发生感染、阴部及下肢神经损伤及尿道膀胱功能失调,如尿潴留。

(3)经腹或腹腔镜下的穹隆骶骨固定术:骶前血管丰富,此术式的主要并发症为难以控制和致死性的出血,发生率在1.2%~2.6%。还有剖腹术导致的腹腔内粘连、小肠梗阻、肠嵌顿,5%~9%的网片的暴露、侵蚀、感染、排异等,以及输尿管、神经损伤,术后新发尿失禁可达4.8%~11%。骶前缝合偶尔造成椎骨炎,而直肠旁的缝合可导致神经损伤,进一步发生术后便秘。

(4)骶棘韧带固定术的并发症:此手术可损伤骶棘韧带周围的阴部或臀下血管造成出血。坐骨或阴部神经损伤导致的臀部向下放射到大腿后部的疼痛亦是此术式特有的并发症,但这种神经分支引起的疼痛多数呈自限性,数日至3个月多可好转。随后有些研究认为SSLF术后可能导致阴道前壁膨出,但对此看法尚不一致。到底阴道前壁膨出是SSLF造成,还是患者以及膀胱本身就存在易膨出倾向,需进一步研究确定。

(5)高位骶韧带悬吊术:输尿管损伤是其特有的、易发生的并发症,发生率在0%~11%,通常可通过术中的膀胱镜加以识别。如发现缝合骶韧带时输尿管梗阻,拆除缝线多可缓解。腹腔镜下骶韧带悬吊,可在直视下操作,解剖清晰,通过输尿管减张切口,可避免输尿管的损伤。

(6)阴道封闭术:手术本身造成的丧失性功能,生理、心理障碍,如:对自己的外观不满意,感觉不够女性,不够吸引人,严格说来并不是并发症,但需要术前与患者沟通好。另外有一定比例的术后SUI,术后后悔率。因这组患者年龄偏大,病死率为0.2%(1/400)。

在重度盆腔器官脱垂时,输尿管容易随脱垂器官移位,膀胱直肠前筋膜薄,缝合时有损伤可能,术后膀胱镜常规检查可及时发现下尿路损伤,损伤率为4%(4/92)。在保留子宫的阴道部分封闭术中,有手术后子宫积脓、恶变等问题。

（7）阴道后壁修补、肛提肌缝合、会阴体修补术：最近有较多学者关注阴道后壁修补术后的性交痛问题，此多由于阴道狭窄、变形、轴向改变、会阴体过高或形成高起的瘢痕带造成。Burch手术同时加阴道后壁修补术，术后一年的性交痛可达38%，肛提肌缝合也是常见原因之一。故在年轻、性活跃妇女中，应对此点加以注意。

2. 网片相关并发症　聚丙烯合成网片的侵蚀、暴露问题仍未解决，并困扰着医生和患者。网片的侵蚀、暴露与其面积、放置部位有明显相关性。除了网片自身特点外，抗尿失禁的吊带类手术因网片面积小，侵蚀率低，多可安全应用。阴道前壁膨出修补加用网片的暴露、侵蚀率又低于阴道后壁修补术，是否与阴道直肠筋膜较阴道前壁筋膜薄有关，需进一步研究。故在后壁修补术时，决定加用网片要格外小心。

2005~2007年，美国FDA接到了超过1000例使用聚丙烯网片治疗POP和压力性尿失禁术后发生并发症的报告，在2008年第一次正式警告医师和提醒大众关注经阴道网片治疗POP相关的独特并发症。但网片的实际使用率仍在增加，其中2008年1月至2010年12月，有2874例使用聚丙烯网片治疗POP和压力性尿失禁术后发生并发症的报道，其中1503例与POP手术相关，1371例与压力性尿失禁手术相关，较2005~2007年增加了5倍。随后2011年7月美国FDA又发布了一个更严厉的关于经阴道网片治疗POP相关严重并发症的警告，指出：经阴道网片治疗POP并发症并不少见，还不能确定经阴道网片手术比传统不加网片手术更有效。美国FDA得出的另一结论：经阴道网片的POP修补术存在的风险是传统不加网片POP手术中所没有的，如：网片侵蚀、暴露、皱缩、疼痛、感染、出血、性交痛、脏器穿孔和尿路问题等。网片相关的并发症与自体组织并发症相比，是破坏性和持久的，将对患者造成终身伤害。美国FDA通告中陈述到"经腹网片POP手术并发症低于经阴道网片手术"。这个警告引起了医师及患者相当大的关注。2012年1月，鉴于网片的严重并发症，美国FDA要求POP手术网片的制造商提交能证明网片修补的安全性优于自体修复的研究设计，并将治疗POP的阴道聚丙烯网片从Ⅱ类器械改为Ⅲ类，增加了网片上市门槛。

加拿大妇产科医师学会（SOGC）2011年统计的经阴道网片手术套盒的并发症中新发压力性尿失禁和性交困难率最高可达13%，网片暴露率可达11%，盆腔痛可达5.2%。鉴于经阴道网片术式在手术例数、随访时间上还都无法与经典手术相比，其长期效果、复发率及迟发并发症都远未被认识，有待对已进行过的手术进行系统、严密的长期随访研究，以得出较为客观的循证医学结果。

盆腔重建手术并发症值得重视，临床手术治疗的适应证有待规范，无症状的脱垂是否需要治疗，各种保守治疗的指征怎样掌握，怎样有效实施需要我们去探讨。各种新手术治疗的指征，手术时机，手术途径，不同年龄如何选择术式，修补材料的合理应用，新术式带来的新的术后并发症的处理，以及手术效果的主、客观评价均需要循证和长期随访才能得出较为客观和正确的结论。总之，女性盆腔医学及盆底重建外科亚专业涉及面广，还有很多问题有待我们去研究，相信在不久的将来，随着基础和临床研究的不断深入，这些问题都会逐一得以明确。

（鲁永鲜）

盆底功能影响问卷——短表7
（pelvic floor impact questionnaire—short form 7，PFIQ-7）

请根据最近3个月的情况，在下表中选择膀胱、肠道和阴道的情况对您下表左侧共7个问题的影响程度。不影响：0分；轻度影响：1分；中度影响：2分；重度影响：3分。评分越高对生活质量影响越大。将每个问题术前、术后6月、术后1年的得分得分分别填入表格右侧三个纵列相应的三个小格内。

右侧3个纵列的症状对以下问题的影响程度	膀胱或排尿			肠道或直肠			阴道或盆腔		
	术前	6月	1年	术前	6月	1年	术前	6月	1年
1. 进行家务劳动（做饭、清扫房间、洗衣）									
2. 运动，例如散步、游泳或其他锻炼									
3. 进行娱乐活动（看电影或听音乐会）									
4. 进行离家30分钟以上的开车或坐车出行									
5. 参加离家的社交活动									
6. 情绪健康（紧张、沮丧等）									
7. 挫败感									
平均分									

计算评分：分别将术前、术后6月、1年的每一纵列平均值×100/3，将不同时间的三个纵列的分值分别相加（范围0~300）。得出不同时间的总评分。

总评分：术前：_____；术后6个月：_____；术后1年：_____。

盆底功能障碍问卷
(pelvic floor distress inventory-short form 20, PFDI-20)

　　请回答以下调查问卷的所有问题,涉及最近 3 个月的膀胱、肠道和盆腔的症状,分列为 POPDI-6、CRADI-8、UDI-6 三个栏目。如果您有下列症状,请选择影响程度。每项选择的分值标在"□"后(0～4 分),分数越高对生活质量影响越大。请分别将术前、术后 6 个月、1 年的分数填到相应的"＿＿＿＿"处。

Pelvic organ prolapse distress inventory 6(POPDI-6)

1. 经常体验到下腹腹压吗? 术前:＿＿＿＿;术后 6 个月:＿＿＿＿;术后 1 年:＿＿＿＿。
　　□0,没有;□有;如果有,对您的影响如何:
　　　　　　□1,没有影响;□2,轻度影响;□3,中度影响;□4,重度影响

2. 经常感到盆腔坠胀吗? 术前:＿＿＿＿;术后 6 个月:＿＿＿＿;术后 1 年:＿＿＿＿。
　　□0,没有;□有;如果有,对您的影响如何:
　　　　　　□1,没有影响;□2,轻度影响;□3,中度影响;□4,重度影响

3. 经常看到或感到阴道有肿物脱出吗? 术前:＿＿＿＿;术后 6 个月:＿＿＿＿;术后 1 年:＿＿＿＿。
　　□0,没有;□有;如果有,对您的影响如何:
　　　　　　□1,没有影响;□2,轻度影响;□3,中度影响;□4,重度影响

4. 曾经需要推压阴道或直肠周围来协助排便吗? 术前:＿＿＿＿;6 个月:＿＿＿＿;1 年:＿＿＿＿。
　　□0,没有;□有;如果有,对您的影响如何:
　　　　　　□1,没有影响;□2,轻度影响;□3,中度影响;□4,重度影响

5. 经常有膀胱排尿不尽的感觉吗? 术前:＿＿＿＿;术后 6 个月:＿＿＿＿;术后 1 年:＿＿＿＿。
　　□0,没有;□有;如果有,对您的影响如何:
　　　　　　□1,没有影响;□2,轻度影响;□3,中度影响;□4,重度影响

6. 曾经不得不用手指托起阴道的膨出部分来协助排尿吗? 术前:＿＿＿＿;6 月:＿＿＿＿;1 年:＿＿＿＿。
　　□0,没有;□有;如果有,对您的影响如何:
　　　　　　□1,没有影响;□2,轻度影响;□3,中度影响;□4,重度影响

计算此栏目平均分为(各题分数相加/6):术前:＿＿＿＿;术后 6 个月:＿＿＿＿;术后 1 年:＿＿＿＿。

Colorectal-anal distress inventory 8(CRADI-8)

7. 便秘,排便困难　术前:＿＿＿＿;术后 6 个月:＿＿＿＿;术后 1 年:＿＿＿＿。
　　□0,没有;□有;如果有,对您的影响如何:
　　　　　　□1,没有影响;□2,轻度影响;□3,中度影响;□4,重度影响

8. 无法排尽大便　术前:＿＿＿＿;术后 6 个月:＿＿＿＿;术后 1 年:＿＿＿＿。
　　□0,没有;□有;如果有,对您的影响如何:
　　　　　　□1,没有影响;□2,轻度影响;□3,中度影响;□4,重度影响

9. 在大便成形的情况下,经常不能控制排便　术前:＿＿＿＿;术后 6 个月:＿＿＿＿;术后 1 年:＿＿＿＿。
　　□0,没有;□有;如果有,对您的影响如何:
　　　　　　□1,没有影响;□2,轻度影响;□3,中度影响;□4,重度影响

10. 当大便松散时,经常不能控制排便　术前:＿＿＿＿;术后 6 个月:＿＿＿＿;术后 1 年:＿＿＿＿。
　　□0,没有;□有;如果有,对您的影响如何:
　　　　　　□1,没有影响;□2,轻度影响;□3,中度影响;□4,重度影响

11. 经常不能控制肛门排气　术前:＿＿＿＿;术后 6 个月:＿＿＿＿;术后 1 年:＿＿＿＿。
　　□0,没有;□有;如果有,对您的影响如何:
　　　　　　□1,没有影响;□2,轻度影响;□3,中度影响;□4,重度影响

12. 经常在排便时感到疼痛　术前:＿＿＿＿;术后 6 个月:＿＿＿＿;术后 1 年:＿＿＿＿。
　　□0,没有;□有;如果有,对您的影响如何:
　　　　　　□1,没有影响;□2,轻度影响;□3,中度影响;□4,重度影响

13. 排便急迫,不得不奔向卫生间去排便　术前:＿＿＿＿;术后 6 个月:＿＿＿＿;术后 1 年:＿＿＿＿。
　　□0,没有;□有;如果有,对您的影响如何:
　　　　　　□1,没有影响;□2,轻度影响;□3,中度影响;□4,重度影响

14. 在排便时或之后感到有肠管从直肠脱出吗? 术前:＿＿＿＿;术后 6 个月:＿＿＿＿;术后 1 年:＿＿＿＿。
　　□0,没有;□有;如果有,对您的影响如何:
　　　　　　□1,没有影响;□2,轻度影响;□3,中度影响;□4,重度影响

计算此栏目平均分为(各题分数相加/8):术前:＿＿＿＿;术后 6 个月:＿＿＿＿;术后 1 年:＿＿＿＿。

Urinary distress inventory 6(UDI-6)

15. 经常感到尿频吗? 术前:_____;术后6个月:_____;术后1年:_____。
　　□0,没有;□有;如果有,对您的影响如何:
　　　　□1,没有影响;□2,轻度影响;□3,中度影响;□4,重度影响

16. 经常有与排尿急迫相关的漏尿吗? 急迫就是必须立刻去卫生间排尿的强烈感觉。术前:_____;术后6个月:_____;术后1年:_____。
　　□0,没有;□有;如果有,对您的影响如何:
　　　　□1,没有影响;□2,轻度影响;□3,中度影响;□4,重度影响

17. 经常有咳嗽、打喷嚏或大笑引起的漏尿吗? 术前:_____;术后6个月:_____;术后1年:_____。
　　□0,没有;□有;如果有,对您的影响如何:
　　　　□1,没有影响;□2,轻度影响;□3,中度影响;□4,重度影响

18. 经常有少量漏尿吗(点滴漏尿)? 术前:_____;术后6个月:_____;术后1年:_____。
　　□0,没有;□有;如果有,对您的影响如何:
　　　　□1,没有影响;□2,轻度影响;□3,中度影响;□4,重度影响

19. 经常排空膀胱有困难吗? 术前:_____;术后6个月:_____;术后1年:_____。
　　□0,没有;□有;如果有,对您的影响如何:
　　　　□1,没有影响;□2,轻度影响;□3,中度影响;□4,重度影响

20. 经常感到下腹或生殖道不适吗? 术前:_____;术后6个月:_____;术后1年:_____。
　　□0,没有;□有;如果有,对您的影响如何:
　　　　□1,没有影响;□2,轻度影响;□3,中度影响;□4,重度影响

计算此栏目平均分为(各题分数相加/6):术前:_____;术后6个月:_____;术后1年:_____。
得出每栏目的平均分(0到4)×25(0~100),相加得出总评分(0~300)。
总评分:术前:_____;6个月:_____;1年:_____。

性生活质量问卷

　　每题0~4分,5题0~5分,每项选项后数字表示分数,评分越高性生活质量越高。将治疗前、治疗后6个月、治疗后1年的评分分别填入每题相应"_____"处,并在问卷结尾处计算总分。

例如:您和您的性伴性生活频度如何?
　　□ 每天,　　　　　　　　4
　　□ 每周1~3次,　　　　　3
　　□ 每月1~3次,　　　　　2
　　□ 少于每月一次,　　　　1
　　□ 没有,　　　　　　　　0

　　治疗前_____分;6个月_____分;1年_____分
若"治疗前"选择"每天",在治疗前"_____"处填入4分
请根据近6个月的情况回答下述问题,不要漏项。

1. 您和您的性伴性生活频度如何?
　　□ 每天,　　　　　　　　4
　　□ 每周1~3次,　　　　　3
　　□ 每月1~3次,　　　　　2
　　□ 少于每月一次,　　　　1
　　□ 没有,　　　　　　　　0

　　治疗前_____分;6个月_____分;1年_____分

2. 您喜欢的性生活频度是:
　　□ 每天　　　　　　　　　4
　　□ 每周1~3次　　　　　　3
　　□ 每月1~3次　　　　　　2
　　□ 少于每月一次　　　　　1
　　□ 没有　　　　　　　　　0

　　治疗前_____分;6个月_____分;1年_____分

3. 您的性伴有影响性生活的勃起障碍吗?
　　□ 总是有　　　　　　　　0
　　□ 经常有　　　　　　　　1
　　□ 有时有　　　　　　　　2
　　□ 偶尔有　　　　　　　　3
　　□ 从来没有　　　　　　　4

　　治疗前_____分;6个月_____分;1年_____分

4. 您的性伴有影响性生活的早泄问题吗?
　　□ 总是有　　　　　　　　0
　　□ 经常有　　　　　　　　1
　　□ 有时有　　　　　　　　2
　　□ 偶尔有　　　　　　　　3
　　□ 从来没有　　　　　　　4

　　治疗前_____分;6个月_____分;1年_____分

5. 您在手淫的过程中有高潮出现吗?
　　□ 总是有　　　　　　　　5
　　□ 经常有　　　　　　　　4
　　□ 有时有　　　　　　　　3
　　□ 偶尔有　　　　　　　　2
　　□ 从来没有　　　　　　　1
　　□ 不手淫　　　　　　　　0

　　治疗前_____分;6个月_____分;1年_____分

6. 您在与性伴的性交中有高潮出现吗?
　　□ 总是有　　　　　　　　4
　　□ 经常有　　　　　　　　3
　　□ 有时有　　　　　　　　2
　　□ 偶尔有　　　　　　　　1

☐ 从来没有   0

治疗前＿＿＿分;6个月＿＿＿分;1年＿＿＿分

7. 您在与性伴的爱抚中有高潮出现吗?

☐ 总是有   4

☐ 经常有   3

☐ 有时有   2

☐ 偶尔有   1

☐ 从来没有   0

治疗前＿＿＿分;6个月＿＿＿分;1年＿＿＿分

8. 您在与性伴的性生活中是否发现:您的呼吸和脉搏加速;您的阴道变得潮湿;您的乳房和性区有愉悦感?

☐ 总是有   4

☐ 经常有   3

☐ 有时有   2

☐ 偶尔有   1

☐ 从来没有   0

治疗前＿＿＿分;6个月＿＿＿分;1年＿＿＿分

9. 您在与性伴的性生活中是否感到性兴奋(开始)?

☐ 总是有   4

☐ 经常有   3

☐ 有时有   2

☐ 偶尔有   1

☐ 从来没有   0

治疗前＿＿＿分;6个月＿＿＿分;1年＿＿＿分

10. 您有性欲的频度如何? 这种感觉包括向往性生活,计划进行性生活,由于缺乏性生活而感到失落等等。

☐ 每天   4

☐ 每周   3

☐ 每月   2

☐ 少于每月一次   1

☐ 从来没有   0

治疗前＿＿＿分;6个月＿＿＿分;1年＿＿＿分

11. 您在性交中感到疼痛吗?

☐ 总是有   0

☐ 经常有   1

☐ 有时有   2

☐ 偶尔有   3

☐ 从来没有   4

治疗前＿＿＿分;6个月＿＿＿分;1年＿＿＿分

12. 您是否感到阴道"干"的无法进行性生活?

☐ 极为干   0

☐ 相当干   1

☐ 有些干   2

☐ 不很干   3

☐ 一点不干   4

治疗前＿＿＿分;6个月＿＿＿分;1年＿＿＿分

13. 您的阴道口"紧"的无法进行性生活吗?

☐ 极为紧   0

☐ 相当紧   1

☐ 有些紧   2

☐ 不很紧   3

☐ 一点不紧   4

治疗前＿＿＿分;6个月＿＿＿分;1年＿＿＿分

14. 您的性伴抱怨过您的阴道太紧吗?

☐ 总是   0

☐ 经常   1

☐ 有时   2

☐ 偶尔   3

☐ 从来不   4

治疗前＿＿＿分;6个月＿＿＿分;1年＿＿＿分

15. 您因为阴道长度而避免性生活吗?

☐ 总是   0

☐ 经常   1

☐ 有时   2

☐ 偶尔   3

☐ 从来不   4

治疗前＿＿＿分;6个月＿＿＿分;1年＿＿＿分

16. 您因为阴道膨出(膀胱、直肠或阴道穹隆)而避免性生活吗?

☐ 总是   0

☐ 经常   1

☐ 有时   2

☐ 偶尔   3

☐ 从来不   4

治疗前＿＿＿分;6个月＿＿＿分;1年＿＿＿分

17. 您由于各种因素导致的阴道性生活不适而进行肛门性交或口交吗?

☐ 总是   0

☐ 经常   1

☐ 有时   2

☐ 偶尔   3

☐ 从来不   4

治疗前＿＿＿分;6个月＿＿＿分;1年＿＿＿分

18. 您在性生活中有尿失禁吗?

☐ 总是有   0

☐ 经常有   1

☐ 有时有   2

☐ 偶尔有   3

☐ 从来没有   4

治疗前＿＿＿分;6个月＿＿＿分;1年＿＿＿分

19. 您在性生活中有便失禁吗?

☐ 总是有   0

☐ 经常有   1

☐ 有时有   2

☐ 偶尔有   3

☐ 从来没有   4

治疗前＿＿＿分;6个月＿＿＿分;1年＿＿＿分

20. 您由于担心尿/便失禁而限制自己的性生活吗?

☐ 总是   0

☐ 经常   1

☐ 有时   2

☐ 偶尔   3

☐ 从来不   4

治疗前＿＿＿分;6个月＿＿＿分;1年＿＿＿分

21. 您由于担心失禁导致的尴尬而限制自己的性生活吗？
- ☐ 总是　　　　0
- ☐ 经常　　　　1
- ☐ 有时　　　　2
- ☐ 偶尔　　　　3
- ☐ 从来不　　　4

治疗前_____分;6个月_____分;1年_____分

22. 总的来说,您对与性伴的性生活满意吗？
- ☐ 总是　　　　4
- ☐ 经常　　　　3
- ☐ 有时　　　　2
- ☐ 偶尔　　　　1
- ☐ 从来不　　　0

治疗前_____分;6个月_____分;1年_____分

23. 总的来说,您认为您的性伴对你们的性生活满意吗？
- ☐ 总是　　　　4
- ☐ 经常　　　　3
- ☐ 有时　　　　2
- ☐ 偶尔　　　　1
- ☐ 从来不　　　0

治疗前_____分;6个月_____分;1年_____分

24. 您对您目前性生活的方式满意吗？
- ☐ 总是　　　　4
- ☐ 经常　　　　3
- ☐ 有时　　　　2
- ☐ 偶尔　　　　1
- ☐ 从来不　　　0

治疗前_____分;6个月_____分;1年_____分

25. 在您与性伴的性生活中,有过诸如恐惧、厌恶、羞愧或内疚的不良情绪吗？
- ☐ 总是有　　　0
- ☐ 经常有　　　1
- ☐ 有时有　　　2
- ☐ 偶尔有　　　3
- ☐ 从来没有　　4

治疗前_____分;6个月_____分;1年_____分

26. 您在性生活后感到满意的频度如何？
- ☐ 总是　　　　4
- ☐ 经常　　　　3
- ☐ 有时　　　　2

- ☐ 偶尔　　　　1
- ☐ 从来不　　　0

治疗前_____分;6个月_____分;1年_____分

27. 您达到性高潮的频度如何？
- ☐ 总是有　　　4
- ☐ 经常有　　　3
- ☐ 有时有　　　2
- ☐ 偶尔有　　　1
- ☐ 从来没有　　0

治疗前_____分;6个月_____分;1年_____分

28. 对比您过去的性高潮情况,您在近半年的性高潮中感到的激烈程度如何？
- ☐ 非常弱　　　0
- ☐ 较弱　　　　1
- ☐ 同样程度　　2
- ☐ 较激烈　　　3
- ☐ 非常激烈　　4

治疗前_____分;6个月_____分;1年_____分

29. 性生活中在您的引导下开始性交活动的频度如何？
- ☐ 总是　　　　4
- ☐ 经常　　　　3
- ☐ 有时　　　　2
- ☐ 偶尔　　　　1
- ☐ 从来不　　　0

治疗前_____分;6个月_____分;1年_____分

30. 您由于尴尬而避免性交吗？
- ☐ 总是有　　　0
- ☐ 经常有　　　1
- ☐ 有时有　　　2
- ☐ 偶尔有　　　3
- ☐ 从来没有　　4

治疗前_____分;6个月_____分;1年_____分

31. 您认为您的性伴由于您的失禁或膨出(膀胱、直肠或阴道穹隆)问题而避免与您的性生活吗？
- ☐ 总是　　　　0
- ☐ 经常　　　　1
- ☐ 有时　　　　2
- ☐ 偶尔　　　　3
- ☐ 从来不　　　4

治疗前_____分;6个月_____分;1年_____分

计算总分:

治疗前:_____

治疗后6个月:_____

治疗后1年:_____

总的来说,您对治疗效果满意吗？
- ☐ 是
- ☐ 否

问卷涉及三个方面:

生理因素:1,2,5,6,7,8,9,10,22,23,24,26,27,29

情感因素:11,13,16,17,18,19,20,21,25,30

性伴侣因素:3,4,14,15,28,31

参 考 文 献

1. 鲁永鲜.女性盆底结构重建术的现状.实用妇产科杂志,2005,21(3):135-137

2. 鲁永鲜.盆腔器官脱垂的手术治疗进展.中华妇产科杂志,2007,42(8):567-570

3. 鲁永鲜.第7章 盆底重建手术新观念//王建六,朱兰.女性盆底功能障碍性疾病治疗进展.北京:人民军医出版社,2007:241-273

4. 鲁永鲜.盆腔器官脱垂手术治疗中应注意的几个问题.中国妇产科临床杂志,2008,7(1):3-5

5. 鲁永鲜,刘昕,刘静霞,等.经阴道行阴道旁修补术在阴道前壁及膀胱膨出治疗中的应用.中华妇产科杂志,2005,40(3):154-158

6. 鲁永鲜,刘昕,周宁,等.阴式子宫切除同时行骶棘韧带固定术治疗盆腔器官脱垂.中华妇产科杂志,2004,39(9):627-628

7. 鲁永鲜,沈文洁,刘静霞,等.经阴道子宫骶骨韧带高位吊术治疗子宫脱垂的临床探讨.中华妇产科杂志,2007,42(12):797-801

8. 鲁永鲜,胡蔓萝,王文英,等.阴道封闭术治疗老年重度盆腔器官脱垂患者的临床疗效.中华妇产科杂志,2010,45:331-337

9. 鲁永鲜.阴道封闭术.中华妇产科杂志,2011,46(3):227-229

10. 鲁永鲜.阴道封闭术的手术要点和经验体会.现代妇产科进展,2011,20(7):509-512

11. 马宁,王凤玫,黄惠娟,等.改良 Prolift 网片盆底重建术对压力性尿失禁防治作用的探讨.中华妇产科杂志,2012,47(7):505-509

12. 鲁永鲜,王佳,等.经阴道高位骶骨韧带悬吊术治疗重度盆腔器官脱垂的长期疗效.中华妇产科杂志,2013,48(8):564-569

13. 沈文洁,鲁永鲜.盆腔器官脱垂发病相关因素研究进展.国外医学妇产科学分册,2006,33(3):188-191

14. 王文英,鲁永,胡晓娟,等.经阴道 Prosima 网片联合高位骶韧带悬吊术治疗重度盆腔器官脱垂的临床研究.中华妇产科杂志,2012,47(7):500-504

15. 张迎辉,鲁永鲜.阴式盆底重建手术中的输尿管梗阻.中华妇产科杂志,2011,46(1):70-72

16. 张迎辉,鲁永鲜,王文英,等.阴道封闭术对老年盆腔器官脱垂患者肠道困扰症状的疗效观察.感染、炎症、修复,2011,12(2):85-88

17. 张迎辉,鲁永鲜,王文英,等.阴道封闭术对老年盆腔器官脱垂患者生活质量改善的疗效观察.感染、炎症、修复,2011,12(3):157-161

18. 张迎辉,鲁永鲜,刘昕,等.盆底重建术后阴道聚丙烯网片暴露对患者生命质量的影响.中华妇产科杂志,2012,47(8):1-5

19. Abramov Y,Gandhi S,Goldberq RP,et al. Site-specific rectocele repair compared with standard posterior colporraphy. Obstet Gynecol,2005,105(2):314-318

20. Aigmueller T,Trutnovsky G,Tamussino K,et al. Ten-year follow-up after the tension-free vaginal tape procedure. Am J Obstet Gynecol. 2011,205(5):496.

21. Altman D,Zetterstroem J,Mellgren A,et al. A three-year prospective assessment of rectocele repair using porcine xenograft. Obstet Gynecol,2006,107:59-65

22. Altman D. Anterior Colporrhaphy versus Transvaginal Mesh for Pelvic-Organ Prolapse。N Engl J Med,2011,364:1826-1836

23. Barber MD,Walters MD,Bump RC,et al. Short forms of two condi-tion-specific quality-of-life questionnaires for women with pelvic floor disorders(PFDI-20 and PFIQ-7). Am J Obstet Gynecol,2005,193(1):103-113

24. Christopher J. Chermansky and J. Christian Winters. Complications of vaginal mesh surgery. Curr Opin Urol,2012,22:287-291

25. Cooper JC. Why I use mesh:a personal perspective. Int Urogynecol J,2012,23(8):971-973

26. Daneshgari F,Kong W,Swartz M. Complications of Mid Urethral Sling:Important Outcomes for Future Clinical Trials. American Urological Association,2008,180:1890-1897

27. El-Hefnawy AS,Wadie BS,El Mekresh M,et al. Tot for treatment of stress urinary incontinence:how should we assess its equivalence with TVT? Int Urogynecol J,2010,21:947-953

28. FitzGerald MP,Richter HE,Siddique S,et al. Colpocleisis:a review. Int Urogynecol J Pelvic Floor Dysfunct,2006,17:261-271

29. Food and Drug Administration. FDA safety communication:UPDATE on serious complications associated with transvaginal placement of surgical mesh for pelvic organ prolapse[EB/OL]. (2011-07-27)[2012-07-16]. http://www. fda. gov/MedicalDevices/Safety/AlertsandNotices/ucm262435. htm.

30. Food and Drug Administration. FDA public health notification:serious complications associated with transvaginal placement of surgical mesh in repair of pelvic organ prolapse and stress urinary incontinence available[EB/OL]. (2008-10-20)[2012-08-25]. http://www. fda. gov/MedicalDevices/Safety/AlertsandNotices/PublicHealthNotifications/ucm061976. htm.

31. Ganatra AM,Rozet F,Sanchez-Salas R,et al. The current status of laparoscopic sacrocolpopexy:a review. Eur Urol,2009,55(5):1089-1103

32. Gabriel B,Denschlag D,Göbel H,et al. Uterosacral ligament in postmenopausal women with or without pelvic organ prolapse. Int Urogynecol J Pelvic Floor Dysfunct,2005,16:475-479

33. Handa VL and Jones M. Do pessaries prevent the progression of pelvic organ prolapse? Int Urogynecol J Pelvic Floor Dysfunct,2000,11:219-222

34. Higgs P,Goh J,Krause H,et al. Abdominal sacral colpopexy:an independent prospective long-term follow-up study. Aust N Z J Obstet Gynaecol,2005,45(5):430-434

35. Karram M,Goldwasser S,Kleeman S,et al. High uterosacral vaginal vault suspension with fASCial reconstruction for vaginal repair of enterocele and vaginal vault prolapse. Am J Obstet Gynecol,2001,185:1339-1342

36. Karateke A,Haliloglu B,Cam C,et al. Comparison of TVT and TVT-O in patients with stress urinary incontinence:Short-term cure rates and factors influencing the outcome. A prospective randomised study. Aus New Zealand J of Obstet Gynaecol,2009,49:99-105

37. Koyama M,Yoshida S,Koyama S,et al. Surgical reinforcement of support for the vaginal in pelvic organ prolapse:concurrent iliococcygeus fASCia colpopexy(Inmon technique). Int Urogynecol J Pelvic Floor Dysfunct,2005,16:197-202

38. Maher C,Baessler K. Surgical management of anterior vaginal wall prolapse:an evidencebased literature review. Int Urogynecol J Pelvic Floor Dysfunct,2006,17(2):195-201

39. Lowder JL,Park AJ,Ellison R,et al. The role of apical vaginal support in the appearance of anterior and posterior vaginal prolapse.

Obstet Gynecol,2008,111:152-157

40. Maher C,Baessler K. Surgical management of posterior vaginal wall prolapse:an evidenced-based literature review. Int Urogynecol J Pelvic Floor Dysfunct,2006,17(1):84-88

41. Maher CF,Feiner B,DeCuyper EM et al,Laparoscopic sacral col-popexy versus total vaginal mesh for vaginal vault prolapse:a ran-domized trial. Am J Obstet Gynecol,2011,204(4):360-367

42. Marks BK,Goldman HB. What is the Gold Standard for Posterior Vaginal Wall Prolapse Repair:Mesh or Native Tissue? Curr Urol Rep,2012,13(3):216-221

43. Murphy M,Holzberg A,van Raalte H,et al. Time to rethink:an evi-dence-based response from pelvic surgeons to the FDA Safety Com-munication:"UPDATE on Serious Complications Associated with Transvaginal Placement of Surgical Mesh for Pelvic Organ Pro-lapse". Int Urogynecol J,2012,23(1):5-9

44. Montella JM,Morrill MY. Effectiveness of the McCall Culdeplasty in maintaining support after vaginal hysterectomy. Int Urogynecol J Pelvic Floor Dysfunct,2005,16:226-229

45. Mucowski SJ,Jurnalov C,Phelps JY. Use of vaginal mesh in the face of recent FDA warnings and litigation. Am J Obstet Gynecol,2010,203(2):103. e1-4

46. Nguyen JN and Jones CR. Pessary treatment of pelvic relaxation:factors affecting successful fitting and continued use. J Wound Osto-my Continence Nurs,2005,32:255-261

47. Paraiso MFR,Barber MD,Muir TW,et al. Rectocele repair:A ran-domized trial of the three surgical techniques inclUDIng graft aug-mentation. Am J Obstet Gynecol,2006,108:1589-1596

48. Petros P. Pelvic floor rehabilitation//Petros P. Second. The Female Pelvic Floor. Wuerzburg,Germany,Springer,2007:168-172

49. Scheufele L,Abraham K. Conservative therapy for stress inconti-nence//Bent AE,Swift SE and Cundiff GW. Ostergard's urogyne-cology and pelvic floor dysfunction. 6th ed,Philadelphia:Lippin-cott,2008:206-221

50. Schaffer J,Rahn D,Wislander CK. Overview of treatment//Bent AE,Swift SE,Cundiff GW. Ostergard's urogynecology and pelvic

floor dysfunction. 6th ed,Philadelphia:Lippincott,2008:454-522

51. Shull BL,Bachofen C,Coates KW,et al. A transvaginal approach to repair of apical and other associated sites of pelvic organ prolapse with uterosacral ligaments. Am J Obstet Gynecol,2002,186:852-853

52. Silva WA,Pauls RN,Sequl JL,et al. Uterosacral ligament vault sus-pension:five-year outcomes. Obstet Gynecol,2006,108:255-263

53. Seraccholi R,Hourcabie JA,Vianello F,et al. Laparoscopic treat-ment of pelvic floor defects in women of reproductive age. J Am As-soc Gynecol Laparosc,2004,11:332-335

54. Summers A,Winkel LA,Hussain HK,et al. The relationship be-tween anterior and apical compartment support. Am J Obstet Gyne-col,2006,194:1438-1443

55. Van Rooyen JB,Cundiff GW. Surgical management of pelvic organ prolapse//Bent AE,Ostergard DR,Cundiff GW,et al. Ostergard's urogynecology and pelvic floor dysfunction. 5th ed. Philadelphia:Lippincott,Williams & Wilkins,2003:409-430

56. Weber AM. Pessary management//Weber AM,Brubaker L,Schaffer J,et al. Office Urogynecology. McGraw-Hill Companies,2004:273-298

57. Weber AM,New approach to surgery for urinary incontinence and pelvic organ prolapse from laparoscopic perspective. Clin Obstet Gy-necol,2003,46:44-60

58. Weber AM,Richter HE. Pelvic organ prolapse. Obstet Gynecol,2005,106:615-634

59. Wheeler TL,Richter HE,Duke AG,et al. Outcomes with porcine graft placement in the anterior vaginal compartment in patients who undergo high vaginal uterosacral suspension and cystocele repair. Am J Obstet Gynecol,2006,194:1486-1491

60. Xiromeritis P,Marotta ML,Royer N,et al. Outcome of laparoscopic sacrocolpopexy with anterior and posterior mesh. Hippokratia,2009,13(2):101-105

61. Summers A,Winkel LA,HUSsain HK,et al. The relationship be-tween anterior and apical compartment support. Am J Obstet Gyne-col,2006,194:1438-1443

第十章

尿　瘘

一、定义和分类

由于各种原因导致生殖器官与其毗邻器官之间形成异常通道称为生殖道瘘;临床上以尿瘘(urinary fistula),又称泌尿生殖瘘(urogenital fistula),最为常见。

生殖道与泌尿道之间的任何部位形成异常通道就构成了尿瘘。尿液自阴道排出,不能控制。尿瘘可发生在生殖道与泌尿道之间的任何部位。根据解剖位置,可分为膀胱阴道瘘、尿道阴道瘘、膀胱尿道阴道瘘、膀胱宫颈瘘、膀胱宫颈阴道瘘、输尿管阴道瘘及膀胱子宫瘘。

二、病因和临床表现

【病因】　常见病因为产伤和盆腔手术损伤。

1. 产伤　多发生在经济、医疗条件落后的地区。根据发病机制分为:

(1) 坏死型尿瘘:由于骨盆狭窄、胎儿过大或胎位异常所致头盆不称,产程延长,特别是第二产程延长者,阴道前壁、膀胱、尿道被挤压在胎头和耻骨联合之间,导致局部组织缺血坏死形成尿瘘。

(2) 创伤型尿瘘:产科助产手术直接损伤。随着产科质量的提高,产伤后尿瘘渐少。

2. 妇科手术损伤　经腹手术和经阴道手术损伤均有可能导致尿瘘。通常是由于手术时组织粘连伤及输尿管或输尿管末端游离过度导致的输尿管阴道瘘。也见于术中伤及膀胱造成膀胱阴道瘘。

3. 其他病因　外伤、放射治疗后、膀胱结核、晚期生殖泌尿道肿瘤、子宫托安放不当、局部药物注射治疗等均能导致尿瘘。

根据病变程度可分为简单尿瘘、复杂尿瘘和极复杂尿瘘。简单尿瘘指膀胱阴道瘘瘘孔直径<3cm,尿道阴道瘘瘘孔直径<1cm。复杂尿瘘指膀胱阴道瘘瘘孔直径>3cm或瘘孔边缘距输尿管开口<0.5cm,尿道阴道瘘瘘孔直径>1cm。其他少见的尿瘘均归类为极复杂尿瘘。

【临床表现】

1. 漏尿　为主要症状,尿液不能控制的自阴道流出。根据瘘孔的位置,患者可表现为持续漏尿、体位性漏尿、压力性尿失禁或膀胱充盈性漏尿等,如较高位的膀胱瘘孔患者在站立时无漏尿,而平卧时则漏尿不止;瘘孔极小者在膀胱充盈时方漏尿;一侧输尿管阴道瘘由于健侧输尿管的尿液进入膀胱,因此在漏尿同时仍有自主排尿。漏尿发生的时间也因病因不同而有区别,坏死型尿瘘多在产后及手术后14天开始漏尿;手术直接损伤者术后即开始漏尿;放射损伤所致漏尿发生时间晚且常合并粪瘘。

2. 局部刺激、组织炎症增生及感染和尿液刺激及浸渍,可引起外阴部痒和烧灼痛,外阴呈湿疹、丘疹样皮炎改变,继发感染后疼痛明显,影响日常生活。

3. 尿路感染　合并尿路感染者有尿频、尿急、尿痛及下腹部不适等症状。

三、辅助检查和诊断

应仔细询问病史、手术史、漏尿发生时间和漏尿表现。首先需要明确的是漏出的液体为尿液,这可以通过生化检查来比较漏出液与尿液、血液中的电解质和肌酐来明确。尿液中的电解质和肌酐水平为血液中的数倍,如果漏出液的电解质和肌酐水平接近尿液,则高度怀疑有尿瘘的存在。

大瘘孔妇科检查极易发现,小瘘孔则通过触摸瘘孔边缘的瘢痕组织也可明确诊断。对瘘孔较小或部位较高而不易发现时,可嘱患者咳嗽或做深呼吸,往往可见尿液及气泡自瘘孔溢出;或将子宫探针插入尿道,探针经瘘孔而进入阴道,或由尿道注入亚甲蓝,观察漏液之处,再进一步用探针证实。如患者系盆腔手术后,检查未发现瘘孔,仅见尿液自阴道穹隆一侧流出,多为输尿管阴道瘘。检查暴露不满意时,患者可取膝胸卧位,用单叶拉钩将阴道后壁上提,可查见位于耻骨后或较高位置的瘘孔。较难确诊时,可行辅助检查。

【辅助检查】

1. 亚甲蓝试验　将三个棉球逐一放在阴道顶端、中1/3处和远端。用稀释的亚甲蓝溶液200ml充盈膀胱,嘱患者走动30分钟,然后逐一取出棉球,蓝染提示膀胱阴道瘘,若染色液体经阴道壁小孔流出为膀胱阴道瘘,自宫颈口流出为膀胱宫颈瘘或膀胱子宫瘘。根据蓝染海绵是在阴道上、中、下段估计瘘孔的位置。海绵无色或黄染提示可能是输尿管阴道瘘。

2. 靛胭脂试验(indigo carmine test) 静脉推注靛胭脂5ml,5~10分钟见蓝色液体自阴道顶端流出者为输尿管阴道瘘。也可以在试验前数小时让患者口服吡啶使尿液呈橘色。如果阴道顶端的海绵染成橘色,则充分提示存在输尿管阴道瘘。

3. 膀胱镜、输尿管镜检查 可了解膀胱容积、黏膜情况,有无炎症、结石、憩室,明确瘘孔的位置、大小、数目及瘘孔和膀胱三角的关系等,以作为手术修补时的参考。具体而言,借助膀胱镜检查可以:①验证瘘孔部位及与输尿管口的关系,如瘘孔位置过高,不考虑采用经阴道途径处理;②查明瘘的性质,即确定是单个瘘孔,还是多个瘘;③能发现膀胱内有无炎症或结石(有则影响手术修补成功);④通过输尿管导管插管与膀胱镜结合,可以明确是否有膀胱阴道瘘与输尿管阴道瘘并存。

此外,从膀胱向输尿管插入输尿管导管或行输尿管镜检查,还可明确输尿管受阻的部位。一侧输尿管阴道瘘者,在膀胱镜检查下患侧输尿管无喷尿,给予逆行输尿管插管则受阻,其受阻部位即瘘孔位置及与膀胱之距离。健侧输尿管口可见喷尿,则可顺利逆行插入输尿管导管。膀胱镜检查找不到输管开口者或逆行插入受阻者,可做静脉肾盂造影。

4. 静脉肾盂造影 静脉注入造影剂,于注射后动态观察和泌尿系统摄片,根据肾盂、输尿管及膀胱显影情况,了解肾脏功能、输尿管通畅情况,利于输尿管阴道尿瘘及膀胱阴道瘘的诊断。逆行输尿管肾盂造影对于静脉肾盂造影没有发现的输尿管阴道瘘有辅助诊断作用。

5. 肾图 能了解肾功能和输尿管功能情况。

【诊断】 通过漏尿等临床症状表现及产伤或妇外科手术等病史,以及阴道瘘孔,诊断多无困难。但重要的是确定尿瘘的产生原因、瘘的部位、大小性质及周围组织瘢痕、狭窄情况,或与邻近器官的关系,有助于正确处理。

四、非手术治疗和手术治疗

尿瘘的治疗分为非手术治疗和手术治疗,后者为主要的治疗方法。

(一) 非手术治疗

仅限于分娩或手术后1周内发生的膀胱阴道瘘和输尿管小瘘孔,留置导尿管于膀胱内或在膀胱镜下插入输尿管导管,4周至3个月有愈合可能。由于长期放置导尿管会刺激尿道黏膜引起疼痛,又会干扰患者的日常活动,影响患者的生活质量,因此建议行耻骨上膀胱造瘘,进行膀胱引流。长期放置引流管拔除前,应重复诊断检查(如亚甲蓝试验)明确瘘孔是否愈合。引流期间,要经常对患者病情进行评价。应积极处理蜂窝织炎,保证患者营养和液体的摄入,促进瘘孔愈合。治疗中要注意治疗外阴皮炎和泌尿系感染,改善患者的社会生活质量。绝经后妇女可以给予

雌激素,促进阴道上皮增生,有利于伤口愈合。

(二) 手术治疗

要注意时间的选择。直接损伤的尿瘘应尽早手术修补;其他原因所致尿瘘应等待3~6个月,待组织水肿消退、局部血液供应恢复正常再行手术;瘘修补失败后至少应等待3个月后再次手术;由于放疗所致的尿瘘可能需要更长的时间形成结痂,因此有学者推荐12个月后再修补。

膀胱阴道瘘和尿道阴道瘘的手术修补首选经阴道手术,不能经阴道手术或复杂尿瘘者,应选择经腹或经腹-阴道联合手术。

输尿管阴道瘘的治疗的目的包括保护肾功能、解除尿路梗阻、恢复输尿管的完整性和防止泌尿系感染。一旦确定输尿管阴道瘘的诊断,应立即明确输尿管梗阻的程度和瘘孔的位置。逆行输尿管肾盂造影,既有利于诊断,还可同时放置输尿管支架。支架放置成功,既解除了尿路梗阻、保护了肾脏功能,又使输尿管能够自然生长愈合。

对于单侧输尿管损伤但未断离,继发轻、中度梗阻的病例,通常可以通过放置输尿管支架来治疗。一旦输尿管支架放置失败,即应开腹行输尿管吻合或输尿管膀胱种植术。

五、术后护理

手术成功与否不仅取决于手术本身,术前准备及术后护理也是保证手术成功的重要环节。术前要排除尿路感染,治疗外阴阴道炎症;绝经患者术前口服雌激素两周以上,以促进阴道上皮增生,有利于伤口愈合;术前一日应用抗生素预防感染;术后留置尿管10~14日,保持导尿管引流通畅;放置输尿管导管者,术后留置至少一个月;绝经患者术后继续服用雌激素。

六、预 防

绝大多数尿瘘可以预防,提高产科质量,预防产科因素所致的尿瘘是关键。疑有损伤者,留置导尿管10日,保证膀胱空虚,有利于膀胱受压部位血液循环恢复,预防尿瘘发生。妇科手术时,对盆腔粘连严重、恶性肿瘤有广泛浸润等估计手术困难时,术前经膀胱镜放入输尿管导管,使术中易于辨认。即使是容易进行的全子宫切除术,术中也须明确解剖关系后再行手术操作。术中发现输尿管或膀胱损伤,必须及时修补。使用子宫托须日放夜取。宫颈癌进行放射治疗时注意阴道内放射源的安放和固定,放射剂量不能过大。

(朱兰 孙之星)

参 考 文 献

1. Muleta M. Obstetric fistula in developing countries: a review article. J Obstet Gynaecol Can. 2006, 28(11): 962-966.

2. Bazi T. Spontaneous closure of vesicovaginal fistulas after bladder drainage alone: review of the evidence. Int Urogynecol J Pelvic Floor Dysfunct. 2007, 18(3): 329-333

3. Wall L. Obstetric vesicovaginal fistula as an international public-health problem. Lancet. 2006, 368(9542): 1201-1209

第十一章

粪　瘘

粪瘘(fecal fistula)是妇产科临床中最常见的直肠阴道瘘,即直肠黏膜与阴道黏膜上皮之间所形成的异常通道。可单独发生,但也可与尿瘘并存(多见于滞产或外伤)。小肠、结肠阴道瘘很少见。本章重点叙述直肠阴道瘘。

一、病　因

直肠阴道瘘发病原因很多(表5-11-1),其最主要的发病病因是产科创伤,其发病率占临床上所见直肠阴道瘘的50%~90%,在所有阴道分娩中有0.1%可能发生直肠阴道瘘。会阴Ⅳ度裂伤产妇发生直肠阴道瘘占0.4%~3%。在发展中国家,通常发生于头盆不称,未能及时干涉,过长时间的梗阻性难产,局部组织的缺血坏死,导致瘘管的形成及发展。

其他产科原因包括会阴修复缝合过程中缝线穿透直肠黏膜,以及严重的会阴部感染。特别是Ⅳ度会阴体撕裂伤,未能及时发现或未予以缝合修复或不适当的缝合修复,继发感染,导致瘘管形成。

其次较常见的病因是克罗恩病,占直肠阴道瘘的23%,溃疡性结肠炎作为一种黏膜病,除非作为手术并发症,或肿瘤导致的复杂因素,很少直接引起瘘管。外科手术后反复发生直肠阴道瘘可能与潜在的克罗恩病相关,必须排除其存在的可能。

直肠、会阴或阴道创伤可能导致直肠阴道瘘。术中或手术后发生直肠阴道瘘的最常见的形式是,钝性或锐性的穿透伤后,异物在阴道或直肠会阴部的残留所致。直肠低位切除术、痔切除术和经肛吻合器直肠切除术中吻合器的使用与此病相关。此外,阴道或肛直肠的修复术,(尤其是使用化学合成非吸收补片)、直肠肿瘤手术中肛门切除、阴式子宫全切术均有导致直肠阴道瘘的可能。

会阴、阴道和肛直肠肿瘤可能穿透和侵蚀附近的器官,并导致瘘管形成。此外,肛周感染,特别是脓肿和瘘管位于前方,可能会侵蚀入阴道,导致肛门阴道瘘。同样,前庭大腺脓肿,尤其是向后延伸扩散至会阴部或直肠阴道隔,均可能导致瘘管。

表 5-11-1　直肠阴道瘘的病因

分　类	条　件	机　制
1. 外伤		
-产科	难产	直肠阴道隔受压坏死
	中线会阴侧切	直接损伤直肠
	Ⅲ/Ⅳ度裂伤	直肠阴道瘘或修补损伤
-异物	阴道栓剂	压迫坏死
	暴力性交	机械穿孔
	性虐待	机械穿孔
-医源性	子宫切除术	损伤直肠前壁
	结直肠吻合术	吻合钉或缝线损伤阴道
	灌肠	机械穿孔
	肛肠手术切口脓肿等	机械穿孔
2. 炎症	克罗恩病	炎性穿孔
	盆腔放疗	放射线损伤,组织坏死
	盆腔脓肿	炎性穿孔
3. 肿瘤	直肠肿瘤	局部肿瘤扩散到邻近的组织
	宫颈肿瘤	局部肿瘤扩散到邻近的组织
	阴道肿瘤	局部肿瘤扩散到邻近的组织
4. 其他	粪便嵌塞	压迫坏死

放疗造成的瘘管较难治疗,通常发生于放疗完成后数年。放射治疗子宫颈、肛门和直肠肿瘤,尤其是那些中晚期恶性肿瘤均易引起瘘管形成。

二、类 型

文献报道多种分类方法,说明目前缺乏统一的分类标准。最常用的两种分类是根据病因分类及根据瘘口的位置分类。

1. 直肠阴道瘘根据瘘口的位置分类:

(1) 肛门阴道瘘:瘘道肛门部开口位于齿状线或齿状线以下,瘘道阴道部开放于阴唇系带或阴道的下 1/3 段。

(2) 直肠阴道瘘:分为两种类型,即低位和高位直肠阴道瘘。低位直肠阴道瘘是位于直肠下 1/3 和阴道的下段。高位直肠阴道瘘位于直肠中上段和阴道上段。

2. 直肠阴道瘘根据病因分类如下:

(1) 直肠阴道瘘 I 型:肛门括约肌断裂形成的瘘管

(2) 直肠阴道瘘 II 型:由于炎症性肠道疾病造成瘘管

(3) 直肠阴道瘘 III 型:由于放疗损伤造成瘘管

(4) 直肠阴道瘘 IV 型:手术创伤导致瘘管

产科创伤是导致 I 型直肠阴道瘘最常见的原因,I 型直肠阴道瘘在所有直肠阴道瘘中发生率高达 74%。有报道认为前次手术创伤导致的 IV 型直肠阴道瘘发生率约为 7%。

两种分类均与治疗方案的确定相关,Rothenberger 和 Goldberg 提出了一个简便的分类方法兼顾这两方面因素(表 5-11-2),其将直肠阴道瘘归纳成两类:简单瘘和复杂瘘。简单瘘包括那些在低或中等的区域位置,创伤性或感染性,直径小于 2.5cm 的瘘孔。复杂瘘大多为高位瘘口,或由于克罗恩病,盆腔放疗,或肿瘤侵蚀导致的瘘孔形成,直径大多大于 2.5cm。

表 5-11-2 直肠阴道瘘分类

简单直肠阴道瘘	复杂直肠阴道瘘
中低位阴道(检查直肠),瘘口≤2.5cm	高位阴道,瘘口>2.5cm
外伤或感染原因	炎症性肠病,辐射,肿瘤原因
	修补手术失败

三、临床表现

视瘘孔部位、大小而有不同的表现。小瘘,大便较干时,可无任何症状表现,即不会从阴道内排便。如果大便稀,则阴道可有排气及排便,或有慢性阴道、会阴刺激症状。若为大瘘孔,又接近阴道口,则瘘孔成为大便的必经之路,肛门失用,不能控制的阴道排气。

尿、粪瘘并存时,则阴道可同时排气及漏尿中混杂粪便。粪、尿同时污染外阴,使外阴、大腿内侧慢性皮炎会更严重、精神倍加痛苦。

四、诊断与鉴别诊断

直肠阴道瘘导致阴道内漏粪表现易于诊断。较大的瘘在阴道窥器暴露下看得清楚,手指也可触及;小瘘孔及子宫切除后阴道断端瘢痕中瘘孔则不易被发现,如果阴道后壁见到一处鲜红的小肉芽组织,从此处用子宫探子探查,同时另一手手指伸入肛门,手指与探针相遇则可明确诊断。不能通过探子的崎岖瘘道,可用细的塑料管或硅胶管插入,经管注入亚甲蓝稀释液观察直肠内棉球有否变蓝来确诊(子宫直肠瘘亦可用此法)。中、低位的小瘘孔可通过肛门镜直接看到直肠黏膜面的开口。如疑为小瘘或结肠阴道瘘,应结合手术分析外,可应用纤维结肠镜来确诊。

在直肠阴道瘘诊断的同时还应确定与肛门内、外括约肌有无损伤的关系。这对于修补瘘孔的同时是否治疗肛门括约肌损伤以预防术后大便失禁是非常必要的。

直肠阴道瘘有时需与肛门失禁鉴别。肛门失禁是直肠肛门功能紊乱致的肠内废物不自主地漏出。肛门失禁大多数也是继发于产伤,产伤致肛门括约肌直接撕裂和末梢神经损伤。肛门括约肌撕裂可通过直肠内超声等相关检查明确,Sultan 等发现大约 35% 的产妇有持久的肛门内、外括约肌损伤,这包括会阴皮肤完整无缺者。在 III ~ IV 度会阴裂伤肛门括约肌及时修补后约有 20% ~ 50% 会出现肛门失禁的一些症状。大便失禁常伴尿失禁或盆腔器官脱垂。

肛门失禁可分为 I ~ III 级:III 级是每周至少一次以上有气体、液体、固体形状的大便失禁;I 级则是每月少于一次;II 级是介于每周一次与每月一次之间。从症状看这有别于粪瘘。检查时视诊肛门前部皮肤皱褶有消失——"鸠尾征",示先前有肛门外括约肌裂伤史。嘱其肛门收缩可以增强肛门皮肤皱褶的不对称性。在肛管上方的前侧壁皮肤上常可见到凹陷。直肠指诊可触摸知肛门括约肌的损伤及其程度,同时展现阴道后壁(用单叶阴道拉钩提起阴道前壁),视阴道后壁有无瘢痕、会阴的不对称性改变,会阴凹陷形成及会阴体分离情况。如有阴道瘢痕、凹陷及红斑等异常,提示有粪瘘并存,应按粪瘘检查确诊。

五、治 疗

(一) 一般处理

直肠阴道瘘的临床处理根据患者情况制定不同的治疗方案,若症状轻微,几乎不影响日常生活(如肛门直肠小瘘孔的情况下),可以考虑保守性治疗,尤其是其病因与并发症密切相关时,如与活动性克罗恩病相关的瘘孔,最首要的处理治疗原发病。如果症状严重,外科手术修复是最主要的治疗手段。手术治疗的效果取决于正确的诊断、手术方式、手术路径的选择、细致的手术技巧等。手术技巧包括如何切除病变和纤维化的组织,避免缝合线的张力过大,止血彻底,并确保充足的血液供应,必要时带血管蒂皮瓣移位修复等。

关于手术时机,如果是新鲜手术损伤或外伤者应立即进行修补。粪瘘已形成者,应加强坐浴和局部护理,控制炎症,待3~6个月后手术。

陈旧性高、中位粪瘘,亦按尿瘘修补的原则、方法及手术要求进行操作,但必须注意先缝直肠壁,不能穿透黏膜,后缝合阴道壁。邻近肛门的直肠阴道瘘,可先从正中剪开肛门与瘘孔之间的阴道直肠隔,变成三度会阴裂伤,按三度会阴裂伤修补。修补中注意肛提肌的整复。先天性前庭直肠瘘或大瘘孔,组织薄弱,或缺损较多,用球海绵体脂肪垫、股薄肌或大阴唇皮瓣填补加固。

因先天性无阴道造穴损伤遗留下前庭直肠瘘,或腹膜代人工阴道所致直肠阴道瘘,可选用乙状结肠代人工阴道,既修补了粪瘘,又获得了人工阴道。

如粪瘘、尿瘘并存,其修补视两瘘孔的大小及瘘周瘢痕情况而定。如两瘘孔均较小,瘘周无瘢痕或较小,可考虑同时进行修补。先取膀胱截石位修补粪瘘。重新消毒阴道修补尿瘘。如两瘘孔均较大,应考虑到同时修补两瘘时易致尿瘘修补失败,日后再修补困难者,应先修补粪瘘,待治愈后4周再行膀胱阴道瘘修补术。如果两瘘孔较大且瘘周瘢痕较重,无论采取经阴道或经腹或阴腹联合途径凡有可能修补成功者,则尽量避免做尿路改道及人工肛门手术。必要时,可考虑先行结肠造瘘术,然后再行瘘孔修补术。瘘孔修补成功后再使造瘘之结肠复位。然而分期手术会给患者带来不便与痛苦,往往不易被患者接受。根据目前技术水平及辅助手术填补加固,如用阴唇皮瓣填补加固;本院对于两瘘并存或粪瘘多次修补失败者阴道瘢痕严重,选用乙状结肠袋填补加固,既可使两瘘修补成功,又形成乙状结肠阴道而使患者满意。

确诊的小肠或结肠阴道瘘宜经腹修补或行肠切除吻合术。

粪瘘的术前准备及术后处理,与粪瘘修补愈合直接相关。故术前3~5天开始饮食管理及肠道准备,尽量使肠道无粪便,减少或避免术后感染。术后饮食管理、外阴清洁护理同尿瘘。术后除全身应用抗生素外,还应继续给予灭滴灵口服以预防感染,促进伤口愈合。

(二) 不同病因的直肠阴道瘘临床处理

1. 围产期直肠阴道瘘　通常情况下,穿孔发生于胎儿分娩后一周,特别是难产持续两天以上的病例。此种产伤损伤范围包括直肠和(或)膀胱阴道瘘,盆底功能障碍,器官脱垂等广泛盆腔脏器、组织及神经系统的损害。修补手术之前恰当清理感染伤口,拆除缝线,应用抗生素。传统做法是瘘孔发生后等待3~6个月再行修补。但近期有报道,Waaldijk报道,在1716名尼日利亚产后3~75天发现直肠阴道瘘211例,立即行修补术,其成功率达90%。

2. 克罗恩病所致直肠阴道瘘　对克罗恩病患者而言,直肠阴道瘘不过是系统疾病的一方面表现,对此种直肠阴道瘘处理时应综合考虑。因此,治疗的重点在于控制疾病的活动期及处理与瘘有关的局部感染,如脓肿和窦道。克罗恩病的治疗,包括类固醇类药物和免疫调节剂的应用,不仅会控制全身性疾病,也可能导致瘘口完全愈合,或者至少可以优化和减少手术准备会阴部组织的炎症。

3. 辐射导致的直肠阴道瘘　辐射导致瘘通常于放疗数年后发生,患者往往是中年或老年人,多伴有并发症。临床处理前,为排除癌症复发,应行瘘孔及周围组织的活检。手术治疗首选结肠造瘘术。

4. 肿瘤侵犯所致的直肠阴道瘘　对与恶性肿瘤相关的直肠阴道瘘治疗必须首先针对原发病进行治疗,导致直肠阴道瘘的多为直肠、肛门或子宫颈的局部晚期恶性肿瘤。治疗方案必须经过外科、肿瘤科、放疗科、病理科共同讨论制订治疗方案。瘘的基本治疗方案为辅助性回肠造瘘术或结肠造瘘术。

5. 术后(医源性)直肠阴道瘘　在绝大多数患者中,瘘的典型临床表现发生于组织破坏后1~2周,局部败血症已形成时。在这些情况下,开始治疗时,可以采取预防性造口来控制败血症。极少数小瘘孔可能自发闭合,但如果瘘持续存在,低位瘘通过经直肠或阴道推进瓣修补术而高位瘘则通过重复性直肠切除吻合术以及大网膜间置治疗。

6. 复发性直肠阴道瘘　对此种瘘的处理原则与前面所提到的复杂瘘的处理相类似,首要考虑的是前次失败的术式,以及医生的经验。其次如瘘口的位置和病因等。建议瘘孔修复失败后不应立即尝试修复,应推迟几个月等全部炎症消失,感染得到控制,仔细评估瘘孔当前的状态后决定手术时机。

六、预　防

粪瘘的预防基本同尿瘘。尤其助产时避免发生重度会阴裂伤;会阴切开无论是正中切或斜切,娩头时均应予以很好保护,避免其直肠撕裂。在会阴切开缝合时应注意缝线勿穿透直肠黏膜。会阴缝合后常规肛诊,发现直肠黏膜有缝线及时拆除。对于经腹手术,注意肠粘连正确分离,在缝合盆底腹膜时,注意勿缝挂肠壁,以免肠粘连、感染、坏死,形成阴道肠瘘。

(王建六)

参 考 文 献

1. 王建六,朱兰. 盆底功能障碍性疾病诊疗进展. 北京:人民军医出版社,2007

2. De Ridder D, Badlani GH, Browning A. Fistulas in the developing world. In: Abrams P, Cardozo L, Khoury, Wein A(eds) Incontinence, 4th ed. Health Publication Ltd, Plymouth, 2009:1149-1460

3. Rogers RG, Fenner DE. Rectovaginal fistulas. In: Sultan AH, Thakar R, Fenner D(eds) Perineal and anal sphincter trauma. Springer-Verlag, London, 2007:166-177

第十二章

女性性功能障碍的综合治疗

女性性功能障碍(female sexual dysfunction)是指发生在女性性反应周期中一个或几个环节的障碍(性欲减退障碍、性唤起障碍、性高潮障碍),或者出现与性交有关的疼痛。国外报道,女性性功能障碍的总发生率大约在26%~60%之间,其中以性欲减退障碍和性高潮障碍更为多见。

第一节　历史演变

一、人类性反应模式的划分

Masters和Johnson在1966年根据实验首先提出了"人类性反应周期"的生理概念。他们基于生理上的变化,将人类性反应周期划分为四个阶段:兴奋期(excitement)、平台期(plateau)、高潮期(orgasmic)和消退期(resolution)。Helen Singer Kaplan随后描述了一个更加主观、更加以心理为导向的性反应模式,包括三个阶段:性欲期、性兴奋期和性平台期。最近有关学者又提出了非线性迭代模式,认为这一模式尤其适用于女性的性反应。在一定程度上,男性也有类似的非线性的性反应模式。性反应周期的划分,为讨论性功能障碍构建了框架。

二、性相关问题的初步评估

对与性功能有关的问题进行诊断和治疗,会让许多患者从中获益;然而,许多医生并不去询问、而许多患者也并不会主动提供相关的信息。在一项关于性观念与性态度的全球研究中,科学家调查了来自29个国家的27 000余名成人,年龄在40岁到80岁之间;其中49%的女性与43%的男性均反映,至少遇到过一次与性相关的问题;近20%的受访者曾经为此寻求过医学帮助。因此,对于与性有关的问题,医生有必要进行主动和常规的卫生保健指导。

在进行筛查或者简单检查时,简要的性健康访谈或是深入的问卷都是可用的办法(表5-12-1)。患者详尽的性史,将为体格检查以及恰当的实验室检查提供直接线索。

表5-12-1　如何询问详尽的性史

您现在经常有性生活吗?过去是否曾经有过性生活?

您的性伴侣是男性,还是女性,还是二者都有?

请告诉我,您在最近1个月内,有过多少位性伴侣?最近6个月内呢?这一生当中呢?

您对您的性功能满意吗?满意程度如何?对您性伴侣的性功能的满意程度如何?

您(以及您的性伴侣)在性欲,以及性生活的频繁程度方面,是否有什么变化?

您有过(或曾经有过)感染艾滋病病毒的危险因素吗(比如血液传播,针刺伤,静脉注射毒品或药物,性传播疾病,或是性伴侣具有这些危险因素)?

您以前是否患过与性有关的疾病?

您以前检测过艾滋病病毒吗?现在愿意做这样的检测吗?

您是如何保护自己,避免感染艾滋病病毒的呢?

您是如何避孕的?

您现在正准备怀孕(或做母亲)吗?

您有口交(或肛交)的行为吗?

您或您的性伴侣使用一些用品或者药物,来增强性快感吗?

您在容纳和维持勃起的阴茎时有困难吗?在对方射精过程中有困难吗?

在您的性功能方面,您有什么问题要问吗?

在您(或者您性伴侣)的性生活(无论是一个人的,还是两个人的)方面,有没有什么事情,让您想要有所改变?

医生在提问关于性史方面的问题时,可以先这样说:"性健康在一个人的整体健康当中是非常重要的,所以我对每个患者都会问一问这方面的情况。接下来我也会问你一些与性这方面有关的问题。"在询问时,医生既可以使用正常化、也可以使用泛化的方式。正常化的方式:医师在引入一些感情化或是比较困难的主题时,可以暗示患者,这些经历在人群中都是很普遍的:"许多人在儿童时期都曾经遭受性虐待或者性骚扰。你小的时候有过类似的经历么?"泛化的方式则是在进行相应提问时,如同每个人都做过这些事情,这可以使一些敏感问题更容易得到肯定的回答。例如,可以这样问患者:"你多长时间手淫一次?"而不是问"你手淫吗?"医生还应当消除患者对于医患保密的顾虑。

1976年,Jack Annon提出了诊治的PLISSIT模式,用于提出那些涉及性的问题:请求允许(permission),适度的信息(limited information),具体的建议(specific suggestions),特别的治疗(intensive treatment)(表5-12-2)。医师也可以使用首字母缩写为ALLOW的提问方式:询问(ask),认可(legitimize),消除顾虑(limitations),开放(open up)及合作(work together),具体如下。

表5-12-2　涉及性相关问题时的PLISSIT提问模式

请求允许
　　允许医生与患者交流性方面的问题
　　允许患者表达对现在或将来的不安
　　允许继续无潜在危害的性行为
适度的信息
　　澄清错误信息
　　澄清没有事实根据的理论,消除疑虑
　　以适当的态度提供实际可用的信息
具体的建议
　　对患者特有的问题,提供直接相关的具体建议
特别的治疗
　　对更深入复杂的问题,提供高度个体化的治疗

询问:医生在考虑与性功能有关的问题时,宜采用一种就事论事而又善解人意的方式来提出问题。应避免那些对患者的性行为任意臆测的措辞。当探究过去或现在的遭遇时,医生应注意询问"是与男性,还是与女性,还是两者都有?"并使用"性伴侣"一词,而不是"丈夫"、"男友"、"妻子"或"女友",这有助于患者更开放地谈论他们的性取向。对于日常使用的俚语,应以医学术语进行重新的解释说明,这样医生才能与患者清楚无误地交流。

认可:医生可以通过告知患者性功能障碍的临床意义,来认可他们在性方面的问题。在此也可以用到开放式提问:"许多患有高血压和心脏病的人,会注意到他们性功能方面的改变。你发现自己有什么改变了吗?"

消除顾虑:患者可能在这方面的知识比较有限,因此应当针对他们对性功能障碍的顾虑,进行宣教。例如,一位需要较长时间才能勃起的老年人可能事先并不知道,不应期通常会随年龄增加而有所延长。这时,对他的宣教和不断安慰,就可以消除其对"性功能障碍"的顾虑。医生应当认

识到患者自身的局限性,如有必要,应将患者转诊到相应的专科医院,对性功能障碍进行进一步的评估和处理。

开放:指的是更进一步的讨论和评估。在对性相关问题进行全面评估时,需要了解患者详尽的性史(表5-12-1)。如果该次诊疗的时间有限,医生应约请患者进行复诊。

在拟定治疗计划时,还需要医患之间的合作。对于某些病例,仅进行前面四个步骤也会有一定的治疗作用。许多临床病例都可以用简明的宣教或者适度的建议加以解决,如对于年龄增大引起的正常、生理性的性欲改变,与患者稍作讨论、向其推荐一些科普小册子和产品,都会有很好的效果(例如:对于阴道干涩,可以酌情使用水性润滑剂)。当决定转诊时,应安排好随访事宜,这既有助于患者顺利完成整个就医过程,也有助于进行相应的社区管理。

第二节　定义和分类

按照美国精神病学会编写的《美国精神疾病诊断与统计手册(第4修订版)》(DSM-Ⅳ-TR)的定义,性功能紊乱如果引起了个人痛苦,就称其为性功能障碍。1998年,美国泌尿系统疾病性功能健康委员会在综合各种分类的基础上提出了新的分类法,将女性性功能障碍分为如下4类:性欲障碍;性唤起障碍;性高潮障碍;性交疼痛障碍。

常见的主诉见表5-12-3。其中每种性功能障碍都可进一步分为原发性的(从首次性接触即开始有性功能障碍,从未经历满意的性反应周期)、继发性的(既往性功能良好,能体验完整而满意的性反应周期,之后才发生性功能障碍)和境遇性的(对某个人或某些特定的环境下才有性功能障碍,对其他人或另种环境,则能有完整的性反应周期)。

表5-12-3　各种女性性功能障碍的常见主诉及发生概率

性交痛	50%
性欲减退	20%
伴侣问题	10%
润滑减退	10%
阴道痉挛	5%
性快感缺失	5%

第三节　病因和临床表现

一般认为,与性功能障碍发病相关的因素涉及解剖、生理、生化、病理、心理甚至社会,其中心理社会因素起了最重要作用。

心理社会因素　羞怯、忧郁、焦虑、畏惧、紧张、憎恨、悲痛等情感因素均可抑制女性性欲和性唤起,引起这些心理反应的原因很多,如受宗教或传统保守观念的影响,既往痛苦或创伤性经历的记忆,夫妻关系和家庭成员不和睦,工作过劳累、过紧张或压力过大等。长期的抑制心理还可导致性高潮障碍。女性性高潮的形成属于条件反射,但这种条

件反射容易受心理因素的影响而受抑制。当妇女因长期受抑制性心理因素影响,时常在性感觉变得强烈时有意识地抑制这种感觉的产生,经过多次重复以后便可变为无意识抑制,导致即使在受到合适刺激时也不再达到性高潮。

年龄和绝经因素 随着妇女的年龄增加和绝经,体内的雌激素水平不断下降,出现进行性生殖器官萎缩、盆腔血流量减少及盆底肌肉张力降低等,这些均可导致性兴奋和性高潮障碍,尤其是阴道萎缩和干燥可直接引起性交困难和性交痛。但一般认为,绝经后妇女因体内雄、雌激素比例相对提高,不再担心妊娠等原因性欲并不下降,部分人可能反而增加。

手术因素 各种妇科手术均可能影响女性性功能。最常见的是双侧卵巢切除导致的卵巢去势。外阴根治术直接破坏外生殖器解剖,对性功能的影响极大。子宫和阴道手术也可因为改变阴道解剖结构和盆腔血流等原因影响性功能。乳房根治术可因性敏感区和体型的破坏或因心理因素影响性功能。有时甚至连输卵管结扎术也影响性功能,但其原因并不清楚。

放疗因素 因肿瘤实施的放射治疗可引起卵巢去势和阴道粘连,从而影响性功能。

神经性因素 许多中枢和外周神经系统的疾病和损伤均可引起女性性功能障碍,如脊髓损伤或退行性病变、癫痫、糖尿病性神经病变等。

血管性因素 高血压、动脉粥样硬化、心脏病、糖尿病等疾病可影响髂动脉及其分支的血流,减少会阴部血供,导致性刺激时进入阴道和阴蒂的血流明显减少,称为"阴道充血和阴蒂勃起供血不足综合征"。

妊娠和产后因素 妊娠期可因对胎儿的关心和自身体型的改变,引起女性性功能减退。产褥期可因会阴疼痛、阴道分泌物减少及生殖器尚未复旧等因素影响女性性功能。

药物性因素 药源性性功能障碍的发生率在20%左右。任何能改变人精神状态、神经传导、生殖系统血流和(或)血管舒缩功能及性激素水平的药物均可能影响女性性功能,如抗抑郁类药、降压药、治疗消化道溃疡药、抗癫痫药等,及大麻、海洛因等毒品。酗酒也抑制性功能。

性知识性技巧缺乏 包括不了解女性性反应的特点、缺乏适当的性刺激、缺乏交流技巧、选择不适宜的时间和地点等。

一、性欲减退障碍

对女性而言,低性欲是与性有关的问题中被报道得最多的一种。平均每10位女性当中,就有4名会诉说有低性欲。并非对所有的女性,性欲减低都会带来痛苦。相关研究显示,"痛苦"的发生率波动于23%~61%之间。性欲减退障碍可以是寻常的(即患者总能感到缺乏性欲)、境遇性的(患者常有性欲,但现在无)、获得性的(患者一度有正常的性功能,此后出现性欲缺乏)和终身的。性功能的周期性模式假定,是性唤起——而不是性欲,作为起始因素触发了女性的性欲。因此,最近有医学专家提议,将性欲减退障碍定义为反复发作的、持续性的性欲或性唤起能力缺乏。可以用简短的问卷来对性欲减退障碍的患者进行筛查。

女性的性欲是一个复杂的相互作用过程,可与生物、心理、社会、人际关系和环境等因素相关。卵巢功能,特别是卵巢中的雄激素,也可能对性欲具有重要作用。例如,同样是29~49岁的女性人群,其中手术绝经的妇女患有性欲减退障碍的概率,要比正处于自然绝经前期的妇女高3倍。然而在50岁以上的女性人群当中,自然绝经与手术绝经者的患病率就没有明显差别。一些医学疾患,诸如甲状腺疾病、慢性疼痛、尿失禁、抑郁/焦虑等,对于性欲可能会有负面影响。药物治疗也会对性欲有影响,特别是选择性5-羟色胺再摄取抑制剂(SSRI)等抗抑郁药,以及抗高血压药、抗精神病药、麻醉剂等。对怀孕、性传播疾病的恐惧,夫妻关系不和、交流困难等,也都会造成性欲的减退。因此在对性欲减退的女性进行评估时,医生必须考察到社会-心理-社会模式的各个方面。

对性欲减退障碍的评价,应包括:详尽完整的病史,体格检查(以判断有无妇科、神经系统、心血管以及内分泌方面的疾患)。实验室检查应包括甲状腺功能、空腹血糖、血脂和肝功能。如果怀疑患者有激素方面的问题,则应测定催乳素、总睾酮和游离睾酮、性激素结合球蛋白、脱氢表雄酮等的水平,雌激素的水平也应做测定。对绝经前妇女进行雄激素水平的测定时,应在28天月经周期的第8~10天、雄激素达到峰值时进行。

二、女性性唤起障碍

《美国精神疾病诊断与统计手册》(DSM-Ⅳ-TR)(第4修订版)将女性性唤起障碍定义为:在性行为中,不能达到或保持阴道湿润-充血的反应状态。美国泌尿疾病基金会将对此的诊断又细分为三个亚型:主观型、阴道型和混合型。该机构还提出了"持续性"性唤起障碍的概念,并将其描述为"不自主的、侵扰性的、令人不快的性唤起……不能为一次或更多次性高潮所缓解"。

除了"持续性性唤起障碍"外,对性唤起障碍的评估都应包括对性欲减退障碍的评价。而当生殖器缺乏足够的血管充血和肿胀,但主观上的唤起感以及阴道湿润均不受损害时,神经和血管两方面的因素皆应当考虑在内。

三、女性性高潮障碍

性高潮障碍,是指在有足够性欲的情况下,不能达到性高潮。性高潮障碍可以是原发的,即患者从未体验过性高潮;也可以是继发的,即患者曾经有过良好的性高潮,之后才出现性高潮障碍。一部分女性会自认为患有原发性性高潮抑制障碍,这是因为,不同于与许多男性,女性不会仅仅因为阴茎插入阴道而达到性高潮。小说和电影中对女性性高潮的描绘常常是夸张和有误导性的。对性高潮的初步说明(即,生殖部位产生愉悦和快感,阴道强烈挛缩,随即在生理和心理上均感到放松),有助于推进下文关于性高潮障碍的讨论。许多女性喜欢通过同时刺激阴道和阴蒂、口交或是单独刺激阴蒂等方式来达到性高潮,因此并没有性高潮障碍。

四、性交疼痛障碍

（一）阴道痉挛

阴道痉挛是一种发生于阴道外 1/3 的盆底肌的、不自主的持续性挛缩，常伴有疼痛。又可分为完全性的（例如：不能进行性交，也不能将卫生棉条或其他物体置入阴道）、局部性的（造成性交痛或其他形式的侵入阴道困难，包括不能放置窥器进行妇科检查）以及境遇性的（例如：只要预感到将有阴茎的插入，即会发生阴道痉挛）。阴道痉挛往往是特发性的。不过，许多病例也显示，阴道痉挛可以在盆底创伤（如：疼痛的性交、暴力攻击、粗暴的妇科检查、复杂的外阴切开术、阴道感染、盆腔炎或盆底手术）后产生。童年或青春期的性虐待，也可能导致成人时期的阴道痉挛。如果不理会阴道痉挛的病因（是创伤性的、心理性的还是特发性的），则一旦这种疼痛以及对疼痛的预感得到确立，很可能就会反复发作，除非能够给予有效的治疗。

阴道痉挛的诊断通常需要依靠病史。患者会诉说阴道插入时的疼痛和困难，甚至可以有阴茎无法插入的情况；不能以手指刺激阴道，或使用阴道避孕栓；以至于不能进行盆腔检查——窥器即将碰触但还没有触及患者时，她们就可以表现出清晰可见的、盆底肌肉的挛缩。体格检查可以确认患者有无解剖方面的异常，比如阴道分隔等畸形（横隔、纵隔或斜隔）。

（二）性交痛

性交痛是指在交媾过程之前、之中或之后立即感受到的疼痛。诊断性交痛需要依靠病史和体格检查。需要弄清的问题包括：这一症状最初发生于何时、持续多长时间、当时的情况和氛围如何、疼痛的具体位置（例如：表面，深处，单侧还是双侧），以及是否只针对特定的性伴侣或性行为。体格检查可以反映出是否存在会阴创伤、阴道感染、阴道黏膜萎缩，以及其他的解剖因素（例如：阴道横隔、纵隔或斜隔，局部的阴道痉挛）。情绪因素如矛盾心态、对性关系的厌恶、童年时遭受虐待的后遗症等，也会起到一定的作用。其他原因诸如阴道不够湿润、双方关系不谐调、性技巧缺乏或是性伴侣的行为过于粗暴等，均能引起性交痛。

第四节　综　合　治　疗

性功能障碍的原因复杂，治疗时亦须根据患者性生活的不同情况，区别对待。

简单来说，对于性欲障碍和性唤起障碍，最佳治疗通常是将患者转诊到这一领域的专门医师。激素缺乏和药物作用引起的不较易于治疗，而心理因素引起的性欲和性唤起障碍治疗更为复杂，总体而言，只有 50% 左右的患者能经治疗有所缓解。

而在性高潮障碍中，对于原发的性功能障碍的患者，加强刺激（包括自我刺激）常可帮助其首次达到性高潮，而继发的性高潮障碍的有效治疗方法仍待进一步探索，所有性高潮患者中，约有 90% 可经治疗缓解。

对于性交疼痛障碍，除器质性疾患（如感染、子宫内膜异位症等）需进行生理治疗之外，其余的一般应着重进行心理治疗。

一、性欲减退障碍的治疗

美国食品药品管理局（FDA）迄今还没有批准任何明确针对性欲减退障碍的治疗药物。雌激素疗法可以改善阴道干涩，但对于性欲没有作用。2009 年 3 月，美国生产口服酯化雌激素、甲睾酮的药厂已经停止配送这两种药物。尽管针对女性的透皮睾酮贴剂已经在欧洲得到批准（药名为 Intrinsa），FDA 却在 2004 年由于担心疗效不足、安慰作用较大、女性男性化的副作用，以及可能的长期后果（与给予雌激素有可能导致心血管疾病和乳腺癌的事实相联系），没有批准该药上市。更深入的Ⅲ期临床试验正在进行中。有科学家进行了一项随机对照实验：对已绝经的、患有选择性 5-羟色胺再摄取抑制剂相关的性功能障碍的妇女应用西地那非，结果显示，该药对于性高潮延迟以及性唤起延迟（由于阴道不够湿润导致的），可有明显改善，然而对于性欲无提升。

在小样本研究中，安非他酮（一种抗抑郁药）对于绝经前妇女和服用选择性 5-羟色胺再摄取抑制剂类药物的妇女的性欲减退障碍可有改善，不过对此尚缺乏大样本研究的数据。鉴于性欲减退障碍既往还没有使用过对抗疗法，许多女性转而开始尝试补充和替代治疗。脱氢表雄酮是一种睾酮，由人体从肾上腺皮质类固醇转化而来，人们发现它可以用于提升那些肾上腺功能不足的女性的性兴趣、性渴望和性幻想，但是该药对肾上腺功能良好的女性是否有效，研究的结果不尽一致。对于银杏、达米阿那（一种墨西哥和拉美独有的绿色矮树）树叶、人参以及其他市场销售的专利草药混合物对性欲减退障碍的改善效果，现有的数据都尚不够充分。而在对性欲减退障碍的心理干预方法中，认知-行为疗法似乎最为有效。

二、性唤起障碍的治疗

对性唤起障碍的治疗，应当基于疑诊的病因。补充水溶性润滑剂可能会有效果。对 5 型磷酸二酯酶抑制剂（例如：西地那非），在现行药品说明书标示（识）以外进行用药，对恢复血管反应可能也有效果。FDA 批准的阴蒂治疗装置使用一个硅质的小杯来获得真空，以此增加流向阴蒂和周围组织的血流。这种装置对于不伴有其他疾病的女性，以及宫颈癌放疗后的女性，看上去似乎都是有效的，尽管样本数量还偏小。草药，以及从植物花、果实、种子中提取的按摩油，在小样本的研究中也显示具有一定的效果。而对性伴侣的问题，以及一些境遇性因素带来的影响，还需要继续研究。

三、女性性高潮障碍的治疗

对性高潮障碍的治疗通常包括向患者和性伴侣普及更多的知识，以及与性有关的选择权。

无论是原发的还是继发的性高潮障碍，对过去和现在经历的询问都十分重要，包括是否曾受到暴力伤害、欺骗和虐待。社会因素也会影响女性对性高潮的体验。如果女性曾接受关于性的负面教导，或是笃信宗教，或是文化氛围禁止性诱惑和性渴望,则即使她们拥有了性行为的特定环境(例如:结婚),经历性高潮也有可能出现困难。出生于20世纪后期的女性,较之于更早期的出生者,更有可能体验到性高潮,这反映了社会的变迁。继发性性高潮抑制障碍可以由其他医学疾患引起,而情境因素也会起一定的作用。

对继发性的性高潮抑制障碍进行治疗时,应当集中于患者对此障碍的感知和认识:首次发作的时间和气氛,可能的诱因,对双方关系的影响,以及期望的治疗目标。医生应当考察性刺激的生理效果,包括是否能产生足够的湿润,以及是否能维持一段高水平性唤起。辅助因素诸如疲劳,抑郁,产后身体和社会功能的改变,全神贯注于生活中的其他事情,滥用药物,患有其他医学疾病等,也应列入考虑范围。情境因素和双方关系因素,包括性伴侣在插入的过程之前缺乏足够的温柔、缺乏兴趣、早泄,考虑到避孕的责任,私密性不够,双方关系不睦,以及虐待的可能性,都应加以讨论。对于绝大多数性高潮障碍的病例,无须做特别的体格检查和实验室检查。和其他性功能障碍的诊疗一样,是否需要做神经系统的、妇科的或是其余各种检查,可以根据采集到的病史的提示,酌情进行。

四、性交疼痛障碍的治疗

(一) 阴道痉挛

目前对于阴道痉挛的治疗,相关的研究还很少。零散的报道显示,性疗法对此可能会有帮助。阴道痉挛不是患者的意识所能控制的,因此该种疗法必须致力于恢复患者的意识控制——在以尊重解剖结构,以及保持患者的安全不会受到更多伤害的前提下。如果患者表达出害怕或紧张,可以考虑暂缓进行盆腔检查,而对一些病情比较重的患者或许要用到镇静剂。通过盆腔检查如果发现了一些身体上的病症,比如感染,则应当首先对这些病症加以治疗。在

这之后,患者可以开始用一系列不同尺寸的、塑料或树脂质的阴道扩张器,进行自我治疗,逐渐地学会如何让阴道保持放松,并能在无痛和自我控制的状态下向阴道内放入物体。一些特殊的物理治疗可以教会患者使用生物反馈来放松盆底肌肉,这比用阴道扩张器治疗可能要更为有效,因此也被医生更多地采用。对创伤后应激障碍,以及其他一些过去创伤的后遗症的治疗,也是至关重要的。此时也可以将患者转诊给一名性治疗师。

总之,性疗法和尺寸逐渐增加的阴道扩张器,均可用于治疗阴道痉挛。

(二) 性交痛

对萎缩性阴道炎引起的、生理性的性交痛,需要阴道内用雌激素进行治疗。阴道感染也需要相应的诊断和治疗。而对阴道缺乏湿润的问题,佐以水性润滑剂就够了。深部的性交痛常是由于过分用力的插入,或是阴茎压迫到子宫颈所导致的,对此简单的宣教就会收到良好效果。许多人没有意识到,阴茎和阴道的长度是可变的,然而性交时阴道退缩的幅度有可能会不及阴茎伸长的幅度,以至于扩展后的阴道并不能容纳并"吞"入阴茎的全长。改变体位来让女性控制对子宫颈的压迫程度,有可能改善性交痛。也可以将双方转诊给性治疗师。在若干病例中,在有充分的信息和魄力之后,患者可以对性关系做出一些改变。如果性交痛是性伴侣的蓄意淡漠或虐待所带来的,唯一合理的选择只能是中断双方的关系。

(朱兰　孙之星)

参 考 文 献

1. Wendy S. Biggs. Medical Human Sexuality//Robert E Rakel, David P Rakel. Textbook of family medicine. 8th ed. Philadelphia: Elsevier, 2011:1001-1002

第六篇

妇科肿瘤

第一章

概　　论

第一节　妇科肿瘤学的
病因学和流行病学

一、病 因 学

医治肿瘤不能仅靠治疗,因为防癌、保健才应该是具有更重要意义的第一道防线。要预防,就要明确各种正负病因,它包括:诱发的、促进的、主要的、协同的、致癌、抑癌、防癌等因素。专家们认为:在诱发癌症的诸多因素中,1/3 是不良的饮食习惯,1/3 是吸烟,1/10 是感染,生育和性行为占 7% ,职业危险 4% ,酒和地球物理因素各占 3% ,污染占 2% ,……有人甚至认为 60% 的女性肿瘤与饮食营养有关。WHO 2002 年 7 月的报告说癌症病人中"生活方式癌"所占的比例高达 80% 。

滋养细胞肿瘤的病因虽然还不清楚,但其预后已大为改观。上医报道 489 例 I a 期子宫颈癌的术后五年存活率高达 99.8% 。但这些仍然都是发病后的被动治疗,我们期望的是能尽快地找出致癌、抑癌、防癌诸因素,从而使广大妇女基本不得这类病。

妇科良恶肿瘤的促进、抑癌病因是复杂的、多因素的,而且诸病因之间可能是有相互作用的;其发病过程也是多步骤的、多途径的;即使是同一种肿瘤,也可以有不同的病因和发病机制,因而治疗方法也应有别。

近年有关细胞生物学、分子生物学、分子遗传学等实验室研究大量开展,日趋深入,这对破解肿瘤病因,寻求早期诊断肿瘤、合理的治疗方法、落实祛除病因的一级预防等都极为重要。但我国实验室研究也要尽量避免种"跟踪性"研究,重复劳动多,甚至是重复国外很多年以前的工作;所用的试剂、仪器、癌细胞系很多是泊来品,难以为继,论文刊出后即束之高阁了。

报道的结果常不一致,如 HER-2/neu 之争,所以希望能走出小实验室,进行跨地区大样本的横向协调研究;还希望有创造性地进一步纵向深入基因、分子内部的研究。

对环境,人文社会的研究也应引起重视,因为:①广义的环境因素在肿瘤成因上要占 90% 的比重。②在高危人群的筛选和普查方面有很大参考价值。③在临床工作中也需要了解这些因素,而且比实验室检查简易、经济、实用。对精神、心理方面的因素也应多作研究,这在市场经济和进入世界贸易组织后就更显突出。

下面分七个方面讨论病因:

(一) 个体因素

1. 精神因素　精神创伤、心理失衡、紧张、抑郁、暴躁等虽不能直接致癌或始发癌,但可降低机体免疫力,使胸腺、淋巴结功能下降,能强化致癌因素,使本来被抑制的癌细胞活跃增殖。有报道:给小鼠注射致癌病毒后,紧张中的小鼠 60% 发生癌,而空白对照组仅 7% 发生癌。为预防生癌和提高治疗后生活质量,应设心理社会肿瘤学。

2. 年龄　良性肿瘤一般以 30 岁为高峰,恶性者以 50 岁为高峰。高峰也有比较集中高耸(卵巢浆液性囊腺瘤)和比较平坦分散(卵巢黏液性囊腺瘤)之别。卵巢四类病变的平均年龄也有明显的倾向性;肿瘤样病变为 35 岁,良性肿瘤为 40 岁,低度恶性肿瘤为 45 岁,恶性肿瘤为 52 岁。≤12 岁女孩的生殖系统肿瘤中,恶性者占 41% ,明显高于成人。子宫内膜癌患病率,在 40 岁组为 10/10 万,50 岁组为 40/10 万,60 岁组为 86/10 万。卵巢癌患病率在<20 岁组为 1/10 万,55 岁组为 27/10 万,75 岁组为 75/10 万。子宫颈癌患者的年龄有年轻化趋向,<35 岁的患者在总体中所占的比例 1953 ~ 1968 年为 9% ,70 年代为 21% ,80 年代为 24% 。

3. 解剖、组织、胚胎因素、卵巢、子宫以良性肿瘤居多，而输卵管肿瘤则多为恶性。卵巢虽小，但其发生肿瘤的潜能极大，因为：①富含发展性大的生发上皮、生殖细胞、间质组织、胚胎残留组织等。②常年地周期性地在变化，容易受影响而失调。③暴露于内外环境。卵巢肿瘤有以下5个特点：①肿瘤病理种类繁多，居各器官之首。②发病几率大，在近40年中患病率增加3倍。③黏液性囊腺瘤可长至体积最大，有重达362磅者。④卵巢恶性肿瘤病死率仍较高。⑤按Virchow的观点：凡是本身具有发生肿瘤的巨大潜力的器官，均不易成为转移癌的好发部位。卵巢转移癌占全部卵巢癌的10%。右侧卵巢的排卵活动占60%的优势，右卵巢患肿瘤也占58%的优势，但黏液性囊腺瘤例外。

过早性交被认为是比早生、多生孩子更重要的子宫颈癌病因，因为宫颈鳞状上皮在幼年和青春期有一段发育活跃期，此时如果多次重复暴露于感染、损伤因素或精液刺激下，就有可能产生潜在的变异而日后生癌。阴道癌好发于后穹隆，可能与此处贮存经血、白带、精液等，还受性交时的物理刺激有关。

4. 月经及内源性性激素 雌激素致癌主要在雌酮。子宫颈癌患者Eo/E$_2$明显高于对照组。绝经后，体内产生E$_0$的能力提高两倍，肥胖者比不胖者高3倍，老年肥胖者则高15~20倍。雌激素又能促进甲基胆蒽(MCA)的致癌能力。长期不排卵又丧失了孕酮对雌激素的对抗。初潮早与绝经晚意味着雌激素作用持久且强。子宫内膜癌的病因也是内、外源雌激素多了。≥52岁绝经组患子宫内膜癌的几率是≤49岁绝经组的2.4倍。有多囊卵巢史者的几率是月经正常者的四倍。初潮≥15岁组的患子宫内膜癌的相对危险度(RR)为1.00，则初潮≤14岁组的RR是1.72。如果≤44岁绝经组的患此癌的RR为1.00，则45~49岁绝经组的RR为1.37，50~53岁绝经组的RR为1.78，≥54岁绝经组为2.03。

以≤40岁绝经组患卵巢癌的RR为1.0，则41~45岁绝经组的RR为2.0，46~50岁绝经组的RR为2.3，>50岁绝经组为2.9。一生排卵年≤24年组的患卵巢癌RR为1.0，排卵25~29年组的RR为2.1，排卵30~34年组RR为1.7，35~39年组为2.9，≥40年组RR为4.5。初潮年龄经统计学处理后差别不显著。

子宫肌瘤的发生，不仅与雌激素有关，孕酮、PRL、HCG也都有重要的作用。

5. 孕产及哺乳 42%的子宫肌瘤患者、24%~69%的子宫内膜癌患者有不孕史。

初产母龄越大，子宫内膜癌、卵巢癌、乳腺癌的发生率越高，但子宫颈癌则越低。多产对几乎所有的妇科癌瘤都有保护作用，但对子宫颈癌有促进作用。每次足月产都可以降低14%~22%发生卵巢癌的危险性。以未产妇患卵巢癌的RR为1.0，则一产者RR为0.7，2产~4产RR为0.6~0.5，≥5产者为0.3。另报道：以未产者RR为1.0，则一产者RR为0.6，2产者RR为0.3，3产者为0.1，4产者以后下降就不明显了。

哺乳可减少60%发生卵巢癌的危险性(与未产妇比)；或可减40%的危险性(与产后未哺乳者比)。哺乳年数对卵巢癌的发生有防护作用。有报道：以未哺乳者RR为1.0，则哺乳3年以内者其RR为0.69，哺3~5年者RR 0.46，哺≥6年者RR为0.25，P<0.001。哺乳对于宫内膜癌也有防护作用。

孕产对子宫颈癌的作用则意见不一。北京1972~1976年普查结果：子宫颈癌患病率在1~2产组是31/10万，3~4产组是69/10万，5~6产组是190/10万，≥7产组是359/10万，未产组患病率为94/10万。P<0.001。但新疆医学院报道：样本平均产次是4.3，最大产次是20，结论是患病率与产次关系不大。国际抗癌联盟的《临床肿瘤手册》也说：促进子宫颈癌发病增高的因素是早婚和性行为，而非多产。

6. 肥胖 脂肪可储存雌激素，减缓其代谢，过量的脂肪可能变为雌酮和甲基胆蒽。体重超标15%，患子宫内膜癌危险性增三倍，尤其是五短身材，中心性肥胖者。在子宫内膜癌患者中，如以Quitelet index(一种肥胖指数，QI)在20~25之间的患癌RR为1.00，则QI<20的妇女中患EC RR只有0.43，QI在25~30时患癌RR为1.82，在QI≥30时RR高达3.10。体重系数与卵巢癌发病的相关性则有相反的结果。肥胖与外阴癌发生也呈正相关，但在子宫颈癌中则无相关关系。

7. 机体各种功能 机体有免疫、抗肿瘤的能力。生理条件下细胞死亡为凋亡，又称程序化细胞死亡或脱噬。参与细胞增殖和凋亡的基因有几千个。通过基因调控可以促癌细胞自杀(凋亡)，还可有旁观者效应。如果控制管理凋亡的机制被抑制，细胞便获得病理性增殖的机会，癌肿就可以发生。原癌基因被激活即可致癌。能促进血管生长的因子可以促癌生长。能破坏基底膜，基质的因子可以促使癌细胞转移……。这些机制都有正反两个方面的因子，负责促进或抑制这些机制的进退。近年这方面的研究很多，有大同，也有小异。兹按抑癌或促癌两类罗列如下：

(1) 抑癌类：p53、p15、p16、p21、p27、p54、p73、Rb、IL-7、IL-2、ICE(白细胞介素-1β转换酶)、TIMP、PDGF(血小板衍生生长因子)、BRCAI(乳腺癌易感基因)、CDK、Fas、PTEN、FHIT、NOS、Cx、TnI(肌钙蛋白)、TIL、RBC免疫、硒、锌。

(2) 促癌致癌类：ras、neu、erb、src、myc、bcl、sis、fas、met、raf、cot、fms、EGF、VEGF、MMP、HA、Cyclin、(亦称PCNA，增殖细胞核抗原)、IL-4、IL-5、IL-6、IL-8、端粒酶、Survivin、HSP70、RPR-A、B、铜、铁。

(3) 有些因素有抑制和促进两重性质，或各家报道意见不一者，有p53、C-myc、nm-23、IGF、TNF、TGF等。

(4) 绝经5年以上、化疗、器官移植等都可以使机体免疫力下降而易生癌。

8. 血型 在卵巢癌患者中，O型血占40%，A型血占44%，在对照组中则各占43%及39%，P<0.03。葡萄胎的发生可能与Rh-D血型有关。葡萄胎患者ABO血型分布与常人的差异不显著。

9. 其他疾病 宫颈炎患者患子宫颈癌的几率比宫颈光滑者大10~20倍。子宫内膜癌的发病与垂体功能异常、甲低、肥胖、高血压、糖尿病、葡萄糖耐量低、高雌激素血症、不孕、不排卵、功血、乳腺增生、子宫内膜息肉和增殖症有关。卵巢癌伴发甲状腺疾病者较常人高三倍。低碘使垂体作用增强，促生卵巢癌。外阴癌患者中 30% ~50% 曾有女阴营养不良。将外阴癌患者与对照组相比，有以下各种因素的患癌 RR 如下：生殖器疣 15.2,疱疹 8.6,性病史 1.6,宫颈刮片异常 1.8。

（二）感染因素

人类肿瘤 15% 与病毒有关。有将子宫颈癌称为感染性疾病者。感染因素以病毒为主，尤为人乳头状瘤病毒（HPV）为主。

1. 人乳头状瘤病毒（HPV）　目前已发现百余种亚型，其中 35 种可引起生殖道感染。引发子宫颈癌的高危型 HPV 有：16、18、31、33、35、39、45、51、52、53、56、58、59、66、68、75。HPV16 感染发生鳞癌，18 为腺癌。在子宫颈癌中 HPV 检出率可达 99.8%,而在正常妇女中阳性率只有 4%。在 CIN 的三个级别中，其 HPV 阳性率各为Ⅲ级 65%,Ⅱ级 55%,Ⅰ级 30%。HPV 感染使患子宫颈癌的相对危险性增加 250 倍。>30 岁,同样是 C 片(-),高危型 HPV 感染者发展的高度鳞状上皮内病变(HSIL)的危险性是 HPV(-)者的 116 倍。HPV 感染，包括亚临床感染(SPI)应视为 STD。HPV 阳性率农村高于城市。吸烟、阴道炎、年龄小（尤其 25 ~35 岁）等使 HPV 更易阳性。所以，为提高普查子宫颈癌的效率，也应该提倡析查 HPV DNA,一些国家已采用 HPV 普查，如 HPV(+)再查细胞学。至于 HPV 是否需要其他因素配合，协同，方可致癌，意见尚未统一。

目前认为 HPV 在外阴癌，卵巢癌中检出率也高。

2. 单纯疱疹病毒-2　在子宫颈癌患者中 HSV-2 抗体阳性者为 83%,在宫颈炎中 52%(+),在正常宫颈中只有 30%(+)。hHV-6 并不能直接感染正常宫颈的上皮细胞，而先有 HPV16 感染之后，hHV-6 才能感染之。

3. 其他病毒　人免疫缺陷病毒、人巨细胞病毒、风疹病毒、EB 病毒，亲绒毛病毒(choriotropic virus)皆可致癌。流行性腮腺炎病毒和流感病毒却可以减少卵巢癌的发生，据云是因为病毒促使卵巢早衰。

4. 其他感染　黄曲霉毒素(aflatoxin)衍生物可致卵巢癌。有人报道沙眼衣原体协同 HPV 可致子宫颈癌，但也报道 CT 感染可产生肿瘤坏死因子 α。

（三）生活因素

1. 饮食及营养素　女性肿瘤中，60% 与饮食营养有关。葡萄胎多见于食米国家，他们习惯煮米过久，而且弃米汤不食；吃菜虽多，也因久煮而使叶酸丧失。缺胡萝卜素和动物脂肪也易患葡萄胎。

脂肪摄入过多使卵巢癌增多 50%。喝咖啡 40 年以上使卵巢癌增加 3.4 倍。每食 100mg/d 鸡蛋胆固醇可使卵巢癌发生的危险性增加 42%；而蔬菜纤维每 10g/d 可降低卵巢癌的发生危险 37%,即 OR=0.63。维生素 A、维生素 E、类叶红素、β-叶红素，使患卵巢癌危险显著降低。

缺胡萝卜素使患子宫颈癌的 RR 升至 6.1。

低、中、高三档脂肪摄入量使子宫内膜癌发病的 RR 各

为 1.00,3.02,5.08。食肥鱼（如鲑鱼，鲱鱼）可以减少子宫内膜癌发病，而贫脂鱼（如鳕鱼、鲽鱼、鲆鱼）则无此效益。低脂肪、蔬菜水果摄入多的降 EC 效益不受 BMI 的影响，即不在乎是否肥胖。叶黄素、植物甾醇、维生素 C、叶酸、胡萝卜素、粗粮、乳、肝、等皆可减少 EC 发生。

2. 烟酒　设不吸烟者的患子宫颈鳞癌的 RR 为 1.00,则日吸烟 10 ~29 支者的 RR 为 1.82,吸≥30 支的 RR 为 2.56,P<0.001。被动吸烟者之 RR 近似。与腺癌则关系不大。戒烟两年以上其发病率就等同于不吸烟者。吸烟者患 CIN 和 Cx Ca 的几率是不吸烟者的 13 倍。日吸烟≥20 支，卵巢癌发生也增多，尤其是黏液性和交界性肿瘤。但报道烟酒对绝经前后妇女不增加其患癌几率。

3. 日用品　关于滑石粉（含扑粉、医用手套、卫生巾）是否致癌的意见纷纭，多数人认为关系不显著。经常用对乙酰氨基酚(Paracetamol,扑热息痛)可降低患卵巢癌的危险，而阿司匹林则无此作用。

4. 性行为、性传播疾病和男方因素　江西普查结果：≤19 岁结婚，其葡萄胎患病率为 514/10 万,≥30 岁结婚为 89/10 万。北京(1979)普查：≤20 岁结婚，其子宫颈癌患病率为 159/10 万,21 ~25 岁结婚,此率为 41/10 万,结婚年龄≥26 岁则降至 22/10 万,P<0.001。新疆医学院报道：≤13 岁结婚，子宫颈癌患病率为 2008/10 万,≥14 岁结婚,则此率为 183/10 万。有人称子宫颈癌为性癌，未婚者很少患病，修女则更罕见患子宫颈癌。假设有 0 ~1 个性伴时子宫颈鳞癌的发生 RR 为 1.00,则有 2 ~4 个性伴时此 RR 为 2.28,有 5 ~9 个性伴时为 3.17,≥10 个为 3.27。同性恋使卵巢癌发生增加。

包皮垢一直被视为子宫颈癌的致癌因素，但新疆医学院在新疆南部的普查结果却是：维吾尔族的患病率竟是居住、生活在同样自然环境中的汉族的 6 倍！不过在以色列的非犹太人中，在新加坡和马来西亚，包皮环截术的好处还是有目共睹的。

5. 节育措施　如以未服口服避孕药(OC)者患子宫肌瘤的 RR 为 1.0,服 OC 者的 RR 也仅为 1.1,可信区间为 0.8 ~1.5;服 OC 三年以上 RR 反为 0.8。这说明：OC 刺激长子宫肌瘤的想法不成立。

口服避孕药有保护卵巢不长癌的作用，尤其是在非黏液性卵巢肿瘤中作用更为明显，可使 RR 降至 0.2 ~0.4。但也有人认为 OC 对卵巢肿瘤无保护作用。

葡萄胎排出后使用 OC 避孕可以大大降低滋养细胞恶性肿瘤的发生，对照组的发生几率是使用 OC 组的 19.6 倍,P=0.0008。

放 IUD 时间过长是卵巢上皮性癌的危险因素。但有人报道放 IUD、子宫切除是保护性因素。

米非司酮可促使细胞凋亡。

输卵管绝育可大大减少卵巢癌的发生率，RR 为 0.2。但输精管绝育却使 RR 升至 2.1,颇费解。

6. 文体活动　缺乏文体活动易患子宫内膜癌。体育运动与卵巢癌发病无关。

（四）卫生学与医学因素

1. 卫生工作政策　在死亡谱中，癌症所占的比重在逐

年增大,有关癌症的未知数仍然很多,所以,国家对于针对治癌、防癌有关的基础研究、普查、尸检等项目应该多些支持、投入、多予鼓励,例如尸检率越来越低的现状亟待扭转,国家给些法律上和经济上的支持嘛。普查,哪怕只是高危人群的筛查,什么时候才能推广到农村中去?

普查,尤其是对易感人群,应大面积实施,美国两亿多人,每年有半亿人次查宫颈涂片。还应低收费实施,这不仅可减少晚期癌的病死率,从全局考虑经济上也是合算的。筛查手段越来越先进是应该的,如各种标志物、基因蕊片、TBS、CCT、TPT、PET、SPECT……但费用越来越昂贵就又不对路了。

上海纺织工业系统几十年来认真抓普查,使子宫颈癌的患病率下降了98%,而且近年已无40岁以下的浸润癌患者了。国际抗癌联盟认为每3~5年做一次宫颈涂片普查,可以减少80%的子宫颈浸润癌。其实有些发达国家的普查工作也没做好,如加拿大1985~1988年间某地区新诊断的子宫颈浸润癌中,有39%的病人就从来未做过宫颈刮片,另外还有10%的病人5年以上未做过宫颈涂片。在加拿大的移民中,有71%从未做过宫颈涂片,原籍加拿大人中也有59%从未做过宫颈涂片。1972~1976年的北京普查中,农民免费普查率为70%,城市居民为60%。群众缺乏这方面的认识,妇产科医生是有责任的。国家和舆论把科普视为“小儿科”,国家也有责任。应该把工作做到农村去。穷乡僻壤,缺医少药应该是患癌的一个高危因素。5年以上不做宫颈涂片,其患子宫颈癌的RR是3.6~4.8,$P<0.001$。间隔多久做一次宫颈涂片,各家主张自2年到5年,莫衷一是。国际抗癌联盟主张3~5年做一次,但在第一次查后的第二年补做一次,以消灭假阴性。有人主张凡>20岁有性生活的都应查。普查后一定要普治,否则群众下次就不会再来查了。取样工具应淘汰小脚板,启用颈管内毛刷,也不应叫“刮片”了。传统巴氏刮片假阴性率为15%~50%。近谓CCT法准确率为97%。子宫内膜癌,卵巢癌的普查比子宫颈癌可难多了,且寄希望于未来查标志物。

2. 诊治问题 肿瘤的诊治,有技术水平、设备条件问题,也有责任心问题。过分依赖昂贵仪器是不对的。对盆腔包块,不能错过最佳处理时机,但更不应盲目草率手术。要注意术前确诊和术后的工作。

术后化疗,放疗“治疗不足”是癌瘤复发的主要原因,即使是教学医院也未尽如人意。

术中冰冻切片与术后石蜡切片相符率为94%。凡石蜡切片诊为良性的,无一例被冰冻法诊为恶性,特异性100%;但石蜡法诊为恶性的,竟有14%被冰冻法诊为“良性”,敏感性只有86%。即使是只看石蜡切片,不同的病理学家间诊断一致的(只说是良是恶)也只有75.5%,此不一致与从事专业年限无关。

良性卵巢肿瘤手术中剖视健侧卵巢的常规尚不普及。近来北京协和医院提出:对成熟畸胎瘤,如健侧卵巢肉眼正常,可不常规剖视。应做好随诊复查工作:①均须在自带门诊病历上写一个出院小结,随诊时很有用。②病室应有患者登记本,对未能遵嘱随诊者可及时发现而促其来诊,所以

单位、住宅、地址、电话、邮编都要写清楚,写具体。③对宫颈涂片结果有问题者的随诊,不要简单地随诊,重复涂片,而应该先治炎症后再随诊,这还有鉴别诊断意义。

3. 外源性女性激素 单纯雌激素代替疗法使子宫内膜癌(EC)发病的RR增至4.1。50岁以上妇女,单纯使用雌激素5年,其子宫内膜癌发生率为1%,而使用≥10年,此率升至36%。自使用雌激素到诊断为子宫内膜癌至少需3~5年。停药后两年发病就很少了,每月加用孕酮可以减少50%癌的发生,而且P的这个保护作用可持续到停P后10~15年。口服避孕药也有此效,但要用药一年以上。

雌激素不增加发生卵巢癌的危险性。长期使用氯米芬可使卵巢癌发生的RR升至11.1。Benshushan报道氯米芬不增加子宫内膜癌的发病。Maugeri报道他莫昔芬(TAM)也不增加子宫内膜癌的发生,只是内膜有息肉和轻的腺性增生(low glandular hyperplasia)。白萍报道:TAM治乳癌后,子宫内膜易发生息肉(50%:18%)和内膜增生(35%:15%),$P<0.05$,EC发生率是对照组的4.5倍(0.2%:0.9%)。另报道:服TAM>5年,内膜异常率由1.2%升至6.3%。使用TAM 40mg/d超过5年是危险的,但TAM治疗乳癌的效益要大于发生EC的危险性。

(五)人文社会因素

1. 年代 近年外阴原位癌增多了,但浸润癌无甚变化。子宫颈癌和子宫内膜癌的比例发生了倒转。卵巢癌患病率近40年增加了三倍。近十年卵巢癌患病率增加了30%,病死率增加了18%。

2. 城乡差别 卵巢癌在大城市患病率是15.3/10万,在中等城市为12.6/10万。子宫颈癌患病率也是大城市高,小城镇低,但农村的病死率却是大城市的3倍。葡萄胎在城市的发病率是34.8/1000例妊娠,而农村则是22.3/1000妊娠。

3. 各国各地的差异 卵巢癌患病率以北欧最高(15.1/10万),中美洲最低(1.9/10万),南非洲、东亚也低。但日本人移居美国后,其发病又接近白种人了。以色列非犹太人子宫颈癌年龄标化患病率世界最低(2.1/10万)。我国大陆的子宫颈癌高发省是:蒙、晋、陕、鄂、湘、赣。子宫颈癌发病率世界最高为智利(15.4/10万),中国第二(14.6/10万)。第三是委内瑞拉(11.2/10万)。国内最高患病率为湖北五峰县渔关区(1073/10万),陕西略阳县(1026/10万),江西靖安县(1021/10万)。台湾发病率为16.14/10万低发区为北京(2.5/10万),上海(3.8/10万)。子宫内膜癌在欧美占全部子宫恶性肿瘤的15%~25%,而在中国、日本则仅占2%~10%。在美国,卵巢癌是妇产科的第一位的死因,每年约15 000人。黑人妇女比白种人妇女更易得卵巢癌。巴尔干的基督教徒卵巢癌患病率为5.5/10万,回教徒为1.3/10万。

我国大陆葡萄胎发病率(这可能是唯一可求发病率的肿瘤)。是每1250例妊娠中发生一例葡萄胎,即80/10万妊娠。此率比欧美约高两倍。

4. 经济收入及文化程度 经济、文化、卫生水平低的农业人口和从事装卸、建筑、制革、皮毛业的女工,其子宫颈

癌发病率较市区同龄妇女高十几倍及数十倍。收入低,文化程度低者易患外阴癌。收入高又使子宫膜癌的发生率高两倍。

(六)环境因素

1. 地理因素　前面所讲的城乡差别,各国各地差别等所谓人文社会因素,其实其中无不包涵着许多自然环境因素的影响,山区常常并存着贫困落后、卫生水平医疗条件差,营养不足等条件的差异。

葡萄胎发病是山区低、沿海高。子宫颈癌的发病则是山区高于平原。

2. 理化性因素　一般认为癌肿的发生有80%～90%是直接或间接与环境有关,而环境因素中80%是化学性的。亚硝胺、煤焦油、烷化剂、铬等的致癌作用已近肯定,但未达共识的因素还更多,如己羰基镍、铬酸钙、钴、镉等。有谓低锌,低碘易发卵巢癌。

小剂量放射线反而可以致癌。

(七)遗传因素

书刊常将遗传因素放在病因之首,本文则故意置之最末,意在矫枉过正。一般认为遗传因素只占妇科恶性肿瘤发病原因的10%,如果把占90%的良性肿瘤也计入,遗传因素的作用可能仅占1%了。在卵巢癌的病因中,与遗传因素有关的只占2.5%～7%。有人将肿瘤视为基因性疾病,那也不等于肿瘤就是遗传性疾病,因为基因突变等可以是由于环境因素影响而后天获得的。有3～6个基因突变的积累就可以生瘤。

在运用分子遗传学方法之前,文献证明遗传因素的作用的方法往往是举些家系发病的例子,这其中有三个问题:①是否因为她们都是生活在同一环境中?②母亲生了患同样肿瘤的女儿,这并不能肯定就是遗传病。先天性疾病中也只有一部与是遗传性疾病。③"举例证明"如果不是真正随机抽取的大样本,它根本无权说明总体。几个没有严格对照的例子也难以肯定其因果关系。

据报道:卵巢癌有5%～8%属于遗传易感者,其中70%为遗传性卵巢癌乳腺癌综合征。有14%卵巢癌或乳癌患者是发生在有上述综合征的一级亲属中,在二级亲属中也有12%有家族史。但LaVecchia报道:有家族史者仅占4%～5%。大部分卵巢癌是由环境因素所致。有卵巢癌家族史的妇女患卵巢癌的几率是1/6,如为直系亲属可达1/2,而在一般人群中此率仅为1/70,故有生孩后或35岁(40岁)后预防性切除卵巢之举。美国白人的卵巢肿瘤以上皮性的居多,而在黑人中则以生殖细胞占优,这其中就有一定的遗传因素作用。在南非的白人中,患子宫内膜癌的人是患子宫颈癌的2.5倍;而在南非的黑人中,患CxCa的反而是患EC者的8.5倍。北美、北欧、以色列都是EC多于CxCa,而在南美、亚洲、非洲、东欧是CxCa多于EC,这些恐怕都是环境加遗传,自然与人文社会,综合作用的结果。

子宫肌瘤也可能有遗传因素,其染色体异常发现率为30%。有家族史者的患病率是一般人的2.2倍,美国黑人的子宫肌瘤发生率高于白人3.4倍。

二、流 行 病 学

妇科肿瘤流行病学是研究妇科良、恶性肿瘤在人群中的分布,频度及其影响因素、预防保健对策的科学。要贯彻健康新定义、新医学模式、循证医学的精神。要提倡积极的一级预防和普查。要争取掌握妇科肿瘤的发生、发展、致癌和抑癌因素,争取阻断发生、预防发病,为彻底消灭妇科肿瘤提供依据和对策。

随着妇女寿命的延长,饮食结构的改变,生活节奏加快和精神状态紧张,"富贵病"纷呈,"空巢"现象增多(80岁以上妇女92.3%已丧偶)……妇科肿瘤的流行病学也要发生变化。

我国大陆每年死亡5000万人,其中1/10死于癌症。在欧美是1/5死于癌症,是第一,第二位的死因。癌症在我国是第二位的死因,如只计>35岁者则为第一位死因。每年有120万人患癌症,癌症年平均标化死亡率为70/10万,其中女性为54/10万(1979年)。我国大陆女性人口死因中,恶性肿瘤为第三位,占14.7%("八五"期间)。子宫颈癌死亡比居癌死亡分类第四位,次于胃癌,食管癌,肝癌(美国居第七位),居女性癌死亡比第二位(仅次于胃癌),但在山西,陕西,内蒙,新疆皆居首位(2001)。

流行病学研究范畴包括以下几个方面:

(一)空间分布

1. 各国情况　各国差异很大,以三大癌为例:子宫颈癌患病率(每10万人):哥伦比亚为50～200,以色列为4.5;卵巢癌:北欧为15,南非、中美为2;子宫内膜癌美国为33,日本为1。

2. 各地情况　新疆南部的子宫颈癌患病率为227/10万,而新疆东部则仅为49/10万。四川北部的广元患病率为800～1000/10万,而四川西部的绵竹则仅为46/10万。

葡萄胎发生率江西最高1/728妊娠,山西最低1/3506妊娠。

(二)各种肿瘤的组成结构

1. 妇科肿瘤在全部肿瘤中的比重　范娜娣统计各种妇科癌共43 544例,求出其在全部恶性肿瘤中所占的比重和顺位,见表6-1-1。另一报道谓乳癌为妇女第一大癌。近又有报道女性肺癌有夺冠趋势。

2. 妇科肿瘤中的良恶化　卵巢肿瘤中恶性占10%～20%,葡萄胎中15%恶变,子宫肌瘤中0.5%恶变。主要问题是对良性肿瘤缺乏正确统计资料,如体积小,埋藏深,无症状的子宫肌瘤到底有多少?尸检中20%的检出率根本不能代表人群。Millar用超声随诊1818例0～8岁女孩的卵巢,查出有5.4%的女孩有0.2～12cm直径的囊肿,其中1/5直径大于2cm。北京普查25万妇女的子宫颈癌时,仅妇检就发现980例卵巢肿瘤。这些无症状,未就诊或就诊也未查出的良性肿瘤实在难以统计,这样就无法求出真正的良恶比例来。病房或门诊的良恶比决不是人群中的良恶化。

3. 妇科恶性肿瘤在各器官中的分布　美国1969～1977年各种妇科肿瘤的发病率(已据1970年人口年龄标化)见表6-1-2。有人将分布归纳为:阴道癌:外阴癌:子宫内膜癌:子宫颈癌=1:3:12:60。

表 6-1-1　七个地区 43 544 例妇科恶性肿瘤占总癌人数之百分比及顺位

地区	病例数	占总癌数的百分比（%）及顺位〈　〉					
		子宫颈癌	乳腺癌	卵巢癌	子宫内膜癌	外阴癌	绒癌
北京	8151	51〈1〉	17〈2〉	3〈3〉	2〈4〉	2〈5〉	–
济南	3797	56〈1〉	15〈2〉	3〈3〉	–	2〈6〉	–
上海一医大	17 371	57〈1〉	12〈2〉	2〈4〉	2〈6〉	–	–
上海二医大	1458	38〈1〉	6〈2〉	4〈5〉	–	–	–
广州	4026	35〈1〉	17〈3〉	5〈4〉	–	–	4〈6〉
沈阳	6925	53〈1〉	13〈2〉	3〈5〉	–	–	–
福建	1068	37〈1〉	16〈2〉	4〈6〉	10〈3〉	–	–
广西	748	31〈1〉	13〈2〉	6〈6〉	9〈4〉	–	–

表 6-1-2　美国 1969~1977 年妇科恶性肿瘤年龄标化发病率（/10 万）

部位	黑人	白人
子宫颈癌	33.6	14.9
腺癌	1.95	1.34
子宫体癌	14.8	23.3
内膜癌	11.8	21.8
肌肉瘤	1.0	0.6
内膜肉瘤、癌肉瘤	0.8	0.4
中胚叶间叶瘤	0.9	0.2
绒癌	0.3	0.1
输卵管癌	0.3	0.3
阴道癌	1.0	0.6
腺癌	0.1	0.1
外阴癌	1.8	1.8
卵巢癌	10.6	14.2
生殖细胞癌	0.4	0.3
性索间质癌	0.4	0.3

表 6-1-3　不同年龄组卵巢恶性肿瘤的结构比（%）

年龄（岁）	上皮性	生殖细胞	性索间
≤19	3	87	11
20~50	50	38	4
绝经后	69	15	11

其他占 9%。

（三）各种率

各种率的使用应谨慎，例如某院 12 年内子宫病理检查中有 38% 的病人患子宫肌瘤，这个 38% 就没有发病率或患病率的含义，而仅为一结构比而已。

1. 发病率　发病率是指在一段时间内（一般用一年）在一个可能患某病的自然人群中，某种病新发生的频率。"新"是发病率与患病率的区别关键。例如肿瘤或一切慢性病，都无法知道是何时发病的（不是初诊诊断），所以也都求不出发病率。不可用特殊人群（如住院病人、某厂职工）代替自然人群。

2. 患病率　是在一时点（不是时段）时，在一个能患某病的自然人群内，正在患着某病的频率。理论上说时点，实际操作时常用一短时段。正在患着此病的就计入，而不管他是何时开始发病的，所以病例中有慢性老病号，也有急性刚发病的，但却不包括昨天已经病愈了的。对分母（自然人群）的要求不像发病率那么严格。

3. 死亡率、病死率　死亡率的全称是某病人口死亡率。分母要求是能患某病的自然人群。病死率的分母却是已患某病的病人总数，是个特殊人群。

4. 5 年存活率　这比用治愈率好，因为带瘤存活不能算治愈。3 年存活率也常用。如卵巢癌 3 年积累存活率为 40%、5 年为 35%、10 年为 30%。3 年意义也很大，而操作起来就简单多了。

5. 其他率　发生率这个词统计学没有严格的定义要求，所以在表示频率时可随意用，只要说清分母与分子的来源和性质即可。

（四）年龄

通常所用的"发病年龄"，其实可能仅为"初诊年龄"。

4. 卵巢肿瘤构成　兹综合各家资料将卵巢肿瘤（含非赘生性包块）按结构百分比顺序罗列如下：囊性畸胎瘤 25%、单纯性浆液性囊腺瘤 25%、单纯性黏液性囊腺瘤 16%、卵泡囊肿 8%、原发性上皮性癌 5%、浆液性乳头状囊腺瘤 4%、黄体囊肿 4%、上皮性交界性肿瘤 4%、其他非赘生性肿块 4%、功能性肿瘤 3%、黏液性乳头状囊腺瘤 3%、其他癌 3%、副卵巢囊肿 2%、纤维瘤 2%、转移癌 1%、内膜样腺瘤 0.5%。

5. 卵巢恶性肿瘤构成　不同年龄组的卵巢恶性肿瘤的结构比见表 6-1-3。

石一复综合 1980~1989 年间 24 个省市 57 间医院病理诊断的 42 197 例卵巢肿瘤，其中恶性肿瘤 10 288 例，占全部卵巢肿瘤的 24.4%。这 10 288 例卵巢癌中：上皮性占 55%、生殖细胞性占 18%、性索间质占 9%、转移占 10%、

"发病"与年龄的关系有以下四种：

1. 年龄愈大愈易发病 恶性肿瘤一般属此类。但要警惕以比代率的错误，如表面上老年患者的绝对数和结构比相对于中年、青年小，但由于老年组人口少，即分母值小，所以用小分母一除，其商值（即发生率）可能反而大了。

2. 年轻者患病多，如阴道葡萄状肉瘤。

3. 中间高两头低的单峰型，如子宫肌瘤。

4. 两头高，中间低的双峰型或马鞍形。如卵巢恶性畸胎瘤在 30 为岁前有一峰，60 岁后又有一峰。原来说葡萄胎发病也是两头高，普查后改说：<20 岁其实不高，>40 岁才是真高，这其中就有可能是个"以比代率"的问题。

随着寿命的延长，发病年龄渐推迟，但子宫颈腺癌的平均发病年龄却下降了 14 岁（由 58 岁降至 44 岁）$P < 0.0001$。这个变化不能用提高了早期诊断技术来解释，因为在前后两组中，早期癌、隐性癌、瘤体大小等皆无变化，而且随诊 25 年预后也无变化。

（五）年代

年代因素意味着医学的进步、早期癌比例增大、生活的改善、体质的变化、寿命的延长、污染的加重、心理精神因素的变化……遂使各项指标随年代而波动。所以，取早年的病例做对照组，一般是没有可比性的。

子宫内膜癌患病率 20 世纪 70 年代后稍升，发病年龄稍降。北京 1959 年普查子宫颈癌患病率为 646/10 万，1972 ~ 1976 年普查时降为 90/10 万，1990 年又降至 2.5/10 万。近年子宫颈癌有年轻化趋向，可能与性自由、性传播疾病、口服避孕药、吸烟等因素有关。在日本，子宫颈癌、绒癌、外阴癌、阴道癌有下降趋势，而卵巢癌、子宫内膜癌、输卵管癌呈上升趋势。

子宫内膜癌病死率下降明显，子宫颈癌病死率更是降得迅速而且显著。绒癌病死率已由 90% 降至 20%，浸葡则由 25% 降至接近 0。卵巢癌过去总说病死率一直居高不下，近年已降至 50% 左右。这要功归于：手术病理分期，减瘤术和铂、紫杉醇化疗。

（六）预后

判断预后不能只看 3 年或 5 年后病人是否还活着，还应该看看病人在各种治疗后的生活质量如何，含性生活质量。影响预后的因素如下：

1. 临床分期、手术病理分期、病理分级 临床分期与病理分级不可混淆，细胞分化不良也要从 Ⅰ 期起步，分化好也可以拖到 Ⅳ 期。

卵巢癌和子宫内膜癌现提倡行手术病理分期，这在决定手术范围、判断预后方面、比临床分期更有价值。目前的问题是普遍地判轻了，主要是忽略了腹水或冲洗液的细胞学检查（最好同时查非整倍体染色体和 CA125）和腹主动脉旁淋巴结的转移。据华西报道：术前诊断为临床 Ⅰ 期的与手术病理分期相比，误差约 20%；诊临床 Ⅱ 期的与手术病理分期相比，误差达 81%。

国际抗癌联盟（IUCC）提出的 TNM 分期法太繁琐，用的人很少。

子宫颈癌则仍沿用传统的临床分期法，它与预后关系密切。各期 CxCa 治愈率如下：Ⅰa 100%、Ⅰb 86%、Ⅱ

57%、Ⅲa 10%、Ⅳa 是 0%。卵巢癌的 5 年存活率是：Ⅰ 期 56%、Ⅱ 期 36%、Ⅲ 期 23%、Ⅳ 期 4.5%。

病理分级也只是在 80% 的案例中各专家的分级意见是一致的。

2. 肿瘤大小 子宫颈癌瘤体为 0 ~ 2cm 者，治愈率为 92%，瘤体 2.1 ~ 4cm 者治愈率为 50%，>4cm 者治愈率为 42%。看来 2cm 是一个关键界限。卵巢癌细胞减灭术一般以 2cm 为界，但近有人主张手术中将 >1cm 的转移灶全切净，这是否合适倒要权衡利弊大小了。

3. 年龄 年龄又与肿瘤性质、体质、康复能力等相关。年龄 15 ~ 35 岁的卵巢癌 5 年存活率为 59%，而 >35 岁的组则仅为 24%。葡萄胎的恶变率 >40 岁组为 37%、>50 岁组为 56%。子宫颈癌情况见表 6-1-4。

表 6-1-4 各年龄组子宫颈癌死亡率

年龄组（岁）	患病率（/10 万）	死亡率（/10 万）
0 ~	0.86	0.04
25 ~	14.21	1.17
35 ~	16.46	3.77
45 ~	19.24	4.62
55 ~	21.90	7.77
65 ~	27.13	10.95
75 ~	19.49	15.41
85 ~	42.84	22.65

4. 及时正确诊治 上海 1965 ~ 1975 年就诊时子宫颈原位癌占 43%、Ⅰa 占 39%、Ⅰb 及以上仅占 18%。而 1988 年上海在新诊断的子宫颈癌病例中，Ⅱ 期以上者竟占 88%，其中延误诊断者占 41%。先进的上海尚且如此，其他地区可能更严重。葡萄胎预防性化疗可将恶变率由 40% 降至 11%。现认为化疗 10 程未必比 6 程好，化疗剂量加大一倍者也未见增效。应力行 1999 年《妇科肿瘤诊治规范》和 2000 年〈妇科肿瘤分期分类〉。

5. 治疗手段、水平 目前主要有：腹腔镜根治术、子宫颈癌的根治性子宫颈切除术。二次细胞减灭术、术中放疗（IORT）、光动力学治疗（PDT）。

生物治疗是继手术、放疗、化疗后的第四个里程碑；主动与被动免疫治疗和预防、过继免疫治疗、靶向性基因治疗、细胞毒性或自杀基因转染治疗、纠错性基因治疗、免疫增强性基因治疗、亲肿瘤且有溶瘤性的重组病毒转染治疗、反义基因治疗、转基因治疗、免疫基因治疗、突变补偿、中药等逆转肿瘤多药耐药、分子化学疗法，中晚期癌介入治疗等等。

从以上治疗方法的发展趋势来看，预后前景应该是美好的，但目前有些方法尚处于试验阶段。

治疗方案还应该强调个体化。

6. 随诊工作 这工作尚未被普遍重视和力行。如果听任患者凭复发症状才来复诊，那就常失之交臂了。

（七）流行病学调查

1. 调查内容 妇科肿瘤病因，各种发生频率，内部结构比例,年代动态变化,预后,流调方法等。

2. 病因的流行病学调查 妇科肿瘤种类极多,病因就更为庞杂。病因有为主、为辅之分,有致癌、制癌之别,有始动、促进之异。

3. 流行病学调查方法 兹按工作程序述之:

(1) 查阅文献:应在设计流调方案之前查阅,一可借鉴别人的经验,二可避免犯前人错误或做重复劳动。美国有个调查说,在科研工作全部花费的时间中,查阅文献占去51%。这个比例也许大了些,但我们实际的偏差是查阅得太少。查新工作也要先做。

(2) 设计流调方案:这是关键,因为设计不科学,调查的结果就是废品,不论怎样用统计学处理都不能起死回生。先解剖麻雀试点,再修改设计方案是明智的。大兵团作战还要培训人员统一步调方法。

方案中影响因素总会有很多,但其中变化的暴露因素(即方案想研究的因素)最好只有一个。如果好几个因素都在变动,即使用多因素回归分析法也不甚确切。

(3) 抽样方法:要想使样本能代表、说明总体,样本取法要讲究。双盲法可以具体为四盲法:①取样或分组要盲,分组要齐同;②被试验或被调查的对象也要盲(即不自知属何组)以免心理影响;③施加试验时,操作者不应知道对象属何组以免有倾向性;④观察结果时,不可事先知道对象是哪一组的,也是避免倾向性。对象如果是动物等当然就无②的问题。

没有对照组容易得假结论。

样本多大合适不能一概而论,如人口性别比例,样本上万都不可靠。而一些昂贵、精确的实验,有30例样本也就可以了。不能要求样本越大越好,市场经济不允许浪费,可以试点后计算一下样本量。按比例分层抽样可取,不算"不随机"。

实施方法要严谨:例如询问时,如果先问:"这两个球哪个大?"这就错了。应该先问:"这两个球一样大吗?"如回答"不一样大"时再问哪个大。前一种问法可能漏掉好些"同样大"的回答,因为问法暗示两球不同大。如果需要提示一下,也不可很具体,以防"顺杆爬"。

原始记录一例一卡好,不要用小本子或大表。一次形成,不来回抄。原始记录永存备查。

(八) 实验流行病学、分子流行病学

为流行病学一大分支,其内涵浩无垠际而深奥精微,非专攻者难以掌握。兹仅以题录形式罗列其大致范畴:

动物模型:国内近年不仅在鼠、兔中培养成活了癌细胞系,用二甲基苯蒽(DMBA)在鼠中致癌成功,而且培育成功了卵巢癌、子宫颈癌、子宫内膜癌、浸葡等动物模型。其中部分癌细胞系已可来自国内。2002-7-16《健康报》载:人与鼠的基因中估计有97.5%是相同的。

病理学、细胞学:大体,镜下,光镜,电镜,透射(TEM)、扫描(SEM),组化,细胞分裂系数,细胞图像分析(ICM)。

影像学:X线、各种超声、彩超测血流搏动指数和阻力指数,CT、NMR、MRI、核素、显影剂、各种内镜。PET(正电子发射断层显象)显示活性物质(常用 ^{18} F 标记去氧葡萄糖)在体内和细胞内的去向,显示的是细胞的生物化学功能,这比一般影像显示的是大体解剖上的病变就前进了一大步。SPECT 是(单光子发射计算机断层显像)与 PET 都属发射型 CT,都属核医学,SPECT 是利用锝(^{99m} TC(V)DMS)这个亲肿瘤的显影剂,<1cm 的淋巴结转移也可以显出。RID(放射免疫显像)也具有功能性诊断的能力。

妇科肿瘤标志物:近年报道纷呈,进展迅猛,这对早期诊断、鉴别诊断,筛查高危人群,指导处理,估测预后,疗效观察,复发转移监测,药敏试验等都极有利。妇科肿瘤标志物类别很多,每类家族中的成员,亚型也很多,加上各种标志物还可以有复合物、代谢产物、抑制物、反义物、受体、抗体、配体、基因突变、缺失、转染、易位、失活……所以实际上的标志物实在罄竹难书,兹仅举其大类如下:①肿瘤相关抗原:CA125、CP2、CA50、CA19-9、CA15-3、CA54/61、CA72-4、PSA、OSA、OCA、CASA(癌相关血清抗原)、SCCA、MG7(胃癌相关抗原)、SLe^x(唾液酸化路易斯-X 抗原)、CD15(粒细胞相关抗原或 Lewis X)、CD44。②肿瘤相关物质:LASA(脂质相关唾液酸)、TPA(组织多肽特异抗原)。③生长因子:EGF、VEGF(又称 VPF 血管渗透性因子)、TGF、IGF(促生长因子)、TNF、IL、ECGF(内皮细胞生长因子)。④基因:ras、c-myc、c-fms、c-erb、neu、bcl、fas、cot、met、src、cyclin、GADD45(生长抑制 DNA 损伤基因)、BRCA(乳腺癌易感基因)、PTEN(第 10 染色体同源丢失性磷酸酶张力蛋白基因)、HSP70、27(热休克蛋白)、P53、P16、P21、P27、Rb。⑤病毒:HPV、HSV、HIV、HCMV。⑥胚胎性:hCG、αFP、CEA、BFP(碱性胎蛋白)、PP-4(胎盘蛋白)、PLAP(胎盘碱性鳞酸酶);⑦性激素:雌激素及受体、孕激素及受体、抑制素(inhibin)。⑧酶、同工酶:ALP、ACP、LDH、GT(半乳糖转移酶)、MMP、CDK(周期素依赖性蛋白激酶)、UCP(尿半胱氨酸蛋白酶)、HAase(透明质酶、扩散因子)、NOS(一氧化氮合成酶)、Mn-SOD(Mn-超氧化物歧化酶)。⑨核素: ^{131} I、 ^{67} Ga、 ^{99m} Tc、 ^{13} NH3、 ^{18} F-DG、H$_2$ ^{15} O。⑩其他:端粒酶、肺耐药蛋白(LRP)、CK(20)(细胞角蛋白)、FN(纤连蛋白)、F(铁蛋白)、CRP(C-反应蛋白)、LN(层粘连蛋白)、FBP(高活性叶酸结合蛋白)。

妇科肿瘤标志物如果单独检测,其敏感性、特异性、准确性大都仍未尽如人意,但如果用几种 TMS 同时检测,则其准确率常可达90%。病因学的进展将对 TMS 的开展应用大有裨益,因为病因与标志物之间颇有共性。

病原体分离培养、流式细胞术(FCM)、PCR、克隆、生化、免疫学、分子杂交、分子遗传学等分子生物学研究对掌握肿瘤生物学行为大有裨益,但要力促将其反映在临床上。

虽然手段如此之多,而且有的敏感性、特异性都很好,我们还是应该足够地重视病史和体检。

(九) 理论分析流行病学

推理要合理合法。以子宫颈癌为例,它的致病原因总该有一定的主次顺序,可是翻看文献,有人说:宫颈糜烂、性行为、不注意经期卫生为三大主因;有人说:包皮垢、雌激素为两大主因;有人说:初次性交年龄、本人或丈夫的婚外性伙伴数目、月经不调、月经垫不洁为四大主因;有人说:性行为混乱,性卫生不良,宫颈糜烂是三大主因;……作为大主因,这些结论不会都十分准确,而且也未限定是什么时空条件下的大主因。对于作者拿出流行病学调查的数据,怎么理解?所选的样本能否代表无限时空的总体?调研方法是否严谨合理?推理结论是否合乎逻辑?都值得推敲。

在比较两个相对数大小时,切勿"以比代率"。比较"率"时,要同时提供绝对数,十余例的数也不必求什么"率"。

当 $P<0.05$ 时,我们可以说两样本之间差别显著,但 $P>0.05$ 时,我们却不可以说两样本之间没有差异。其实当 $P<0.05$ 时,我们说差异显著时,这结论也有5%的时候是说错了。

没有对照组就不能下结论,举例证明的方法也不可取。

(谷祖善)

第二节 妇科肿瘤生存资料的统计分析

生存资料是通过随访追踪取得的。对病例作随访观察时,一般是从某标准时间开始,如以发病、确诊、入院或手术时间为标准,观察到某个规定时间截止(最好是月末或年末)。所获得的资料可能有以下几种情况:①患者死于本病;②死于其他疾病或意外死亡;③至截止日仍存活;④因故(迁居、工作调动)失去联系(失访)。第①种情况观察至预定的终点,所获得的生存数据是确定的,称为完全数据;其他3种情况均未观察至预定的终点,所获得的生存数据是不确定的,称为不完全数据(或称终检值),但它们仍可提供一部分信息,在资料分析时不应放弃,而应加以充分利用。

对于生存资料的分析,既可以计算生存率(survial rate),也可以分析生存期的长短;既可以作单因素分析,也可以作多因素分析。根据观察分析的目的、例数的多少,以及观察时间的长短,可以选用不同的方法。本节就有关常见统计处理方法加以介绍。

一、生存时间的中位数符号检验和秩和检验

肿瘤病人的生存时间常呈偏态分布,且含不确定值(不完全数据),因此,不宜用算术平均存活时间,常用中位生存时间表达,对两组或多组生存时间的比较,亦不宜采用通常的 t 和 F 检验,而适合采用非参数检验。下面介绍两种非参数检验方法。

(一)符号检验(sign test)

又称优势检验,它是利用二项分布的原理检定在两种相对立的因素中,哪一种占优热的一种定性的非参数检验方法。符号检验不直接应用样本观察值,亦不要求观察值服从何种分布。在两组数据比较时,根据观察值排序的符号,利用比中位秩号大或小的符号的个数作比较。其效率不如 t 检验,但在非正态分布的情况下,亦不乏效率高于 t 检验的例子。

两组或多组数据的符号检验,因要利用秩号中位数,故又称中位数检验法。两组比较时采用式6-1-1,多组比较采用式6-1-2。

$$\chi^2 = \sum \frac{(|n_+ - n_-| - 1)^2}{n_+ + n_-} \qquad (式6-1-1)$$

$$\chi^2 = \sum \frac{(n_+ - n_-)^2}{n_+ + n_-} \qquad (式6-1-2)$$

式中 n_+、n_- 分别代表大于和小于中位秩号的例数,$\sum$ 为总和,自由度(γ)= 组数-1。

例1:某医生在同时期观察的一组卵巢癌病例中,病理组织学高分化的18例,低分化的22例,其生存时间如表6-1-5第(1)、(3)栏所示,请用符号中位数检验比较高、低分化两组生存时间有无显著性差异(注意,这里比较的是两组生存时间分布,而不是中位数)。

表 6-1-5 不同分化程度卵巢癌患者术后生存期

高分化组(n=18)				低分化组(n=22)			
生存月数(1)	秩号(2)	生存月数(1)	秩号(2)	生存月数(3)	秩号(4)	生存月数(3)	秩号(4)
7[+]	5.5	79[+]	31	2[+]	1	(21[+])	18
10	9	115[+]	34	2[+]	2	22[+]	20
11[+]	10	127[+]	35	4[+]	3	24	21
15[+]	14.5	133[+]	36	7	4	30	22
19[+]	16	169[+]	37	7[+]	5.5	31[+]	23
20	17	180[+]	38	9	7	35	24
22	19	304[+]	40	9[+]	8	60[+]	27
40[+]	25			13[+]	11	63	30
(41[+])	26			14	12	81[+]	32
(61[+])	28			14[+]	13	113	33
61[+]	29			(15[+])	14.5	211[+]	39
秩和			450				370

检验及计算步骤：

1. 将两组观察值(即生存时间)由小→大顺序排列如表 6-1-5 第(1)、(3)栏。观察值相同时,死亡者排在前,如低分化中的 7、7$^+$ 和 9、9$^+$(+号表示尚生存)。

2. 统一编秩号,如表 6-1-5 第(2)、(4)栏。编号时如有两个或多个相同数值分属于不同组别时,则应将其编为平均秩号。如两组均有 7$^+$,按表中顺序它们是在第 5 和第 6 的位置上,故平均秩号为(5+6)÷2=5.5 号。如两相同数值同属一组,则不必求平均秩号,可一直排下去,因为这样排号不会影响该组秩和(秩号之和)。如高分化组有两个 61+,依次编为 28 和 29 号。

3. 按式 6-1-3 求全部秩号的中位数

秩号中位数 = (各组例数之和+1)÷2 (式 6-1-3)

本例秩号中位数 = (18+22+1)÷2=20.5

4. 计算各组 n_+、n_-、n_0 的个数。凡大于秩号中位数者的符号为+,小于者为−,正好等于秩号中位数符号为 0。

本例高分化组大于秩号中位数 20.5 的秩号共 11 个,即 n_+=11;小于 20.5 的秩号为 7 个,即 n_-=7,无 n_0。同样低分化组 n_+=9,n_-=13,n_0=0。

5. 按式 6-1-1 求 χ^2 值。

$$\chi^2 = \frac{(|11-7|-1)^2}{11+7} + \frac{(|9-13|-1)^2}{9+13}$$
$$= 0.500+0.409=0.909$$

6. 查 χ^2 值表判断显著性。自由度(γ)=组数−1,本例 γ=2−1=1,$\chi^2_{0.05,1}$=3.841,计算的 χ^2(0.909)$< \chi^2_{0.05,1}$(3.841),故 $P>0.05$。

7. 结论 不同分化程度的两组病例生存时间的分布差异不明显,$P>0.05$。

(二)秩和检验(rank sum test)

秩和检验是利用原始数据的秩号求得的和进行假设检验,它较符号检验效率为高,因此是非参数统计中应用更广的一种方法。秩和检验也称 Wilcoxon 检验,在生存时间资料中,它主要是用于组间生存时间分布的比较。

检验时通常以例数较少一组的秩和为 T_1,与其相应例数为 n_1;以例数较多一组的秩和为 T_2,其相应的例数为 n_2。如两组数据分布无差异,理论上 $T_1=T_2$,或 =$1/2n_1(n_1+n_2+1)$,故比较时即比较 T_1(或 T_2)与 $1/2n_1(n_1+n_2+1)$ 的差数,采用式 6-1-4 进行。

$$u = \frac{\left| \frac{n_1(n_1+n_2+1)}{2} - T_1 \right|}{\sqrt{\frac{n_1 n_2(n_1+n_2+1)}{12}}} \quad (式 6-1-4)$$

式 6-1-4 中 n_1、n_2 分别为两样本例数, 一般取 $n_2 \geq n_1$,T_1 为 n_1 组之秩和(当欲取 T_2 代式中 T_1 时,则 n_1 与 n_2 亦应作相应变动)。分子中 $n_1(n_1+n_2+1)/2$ 为两组相差为 0 时各秩和的总均数,分母中 $\sqrt{n_1 n_2(n_1+n_2+1)/12}$ 为说明各组秩和分散情形的合并标准差,相当于成组 t 检验中的差异标准误。

当两组 n 均≥10 时,近于正态分布,按 u 检验标准判

断显著性,即当 $u<1.96$ 时,$P>0.05$;$u \geq 1.96$ 时,$P \leq 0.05$;$u \geq 2.58$ 时,$P \leq 0.01$。当 $n<10$ 时,则按 $\gamma = n_1+n_2-2$ 查 t 值表判断显著性。

例 2:仍以例 1 高分化与低分化卵巢癌生存时间资料为例,试以秩和检验比较两组生存时间分布有无显著性差异。

检验和计算步骤：

1. 列表 将两组观察值由小→大顺序排列,并统一编秩号(方法同符号检验),结果如表 6-1-5 中第(1)(3)栏和(2)(4)栏。

2. 求两组秩之和 即将表 6-1-5 中第(2)和第(4)栏各秩号分别相加。本例高分化组秩和=450,低分化组秩和=370,370 较小,命名为 T_1,与之相应的例数为 22,命名为 n_1,另一组秩和和例数则为 T_2 和 n_2($=18$)。$n_1+n_2=n$。

3. 核对秩号编制有无错误,可用式 6-1-5。

$$T_1+T_2=n(n+1)/2 \quad (式 6-1-5)$$

本例 $n(n+1)/2 = 40 \times 41/2 = 820$,$T_1+T_2 = 450+370 = 820$。

4. 以所求各值代入式 6-1-4 求 u:

$$u = \frac{\left| \frac{22(22+18+1)}{2} - 370 \right|}{\sqrt{\frac{22 \times 18 \times (22+18+1)}{12}}} = 2.202$$

5. 判断显著性 本例 n_1、n_2 均大于 10,可按 u 检验判断结果,$u=2.202>1.96$,故 $P<0.05$。

6. 结论 卵巢癌高分化组生存时间分布较低分化组为长(其秩和大),经秩和检验,$u=2.202$,$P<0.05$,差异有显著意义。

由以上结果可见,秩和检验效率高于符号检验。

二、生存率的直接法计算

(一)直接法生存率($_rP_0$)及其标准误(S_{rP_0})的计算式

$$_rP_0 = \frac{活过 r 年的人数}{术后满 r 年的人数} \times 100\% \quad (式 6-1-6)$$

$$S_{rP_0} = \sqrt{\frac{_rP_0 \times _rq_0}{_rn_0}} \quad (式 6-1-7)$$

式 6-1-6、6-1-7 中,P 代表生存率,下标 0 代表术后第 0 年(或月)(即术后当时)开始,r 表示术后经过的年(或月),$_rP_0$ 即表示术后开始经过 r 年后之生存率。$_rq_0 = 1-_rP_0$(即同期病死率),$_rn_0$ 为相应阶段的病例数。

(二)应用范围及注意事项

1. 直接法计算生存率较简便,适用于病例较多时。

2. 要说明计算的起点时间,如从确诊算起、从术后算起。不同的起点,计算结果不同,不宜进行比较。

3. 失访病例在直接法计算时,一般当作未失访数据看待,故要求失访病例尽量少,以免影响计算结果。

4. 直接法计算的某年生存率只能说明某年前的医疗水平,不能代表当前的医疗水平。

5. 例数少时,可能出现后阶段生存率高于前阶段生存率的不合理现象。

例3：某院妇产科1970年1月1日~1990年12月31日住院手术的子宫内膜癌患者150例，统计截止日期为1993年12月31日的随访结果如表6-1-6，即全部病例观察在2年以上，请用直接法计算其各年生存率。

表6-1-6 某院1970~1990年150例子宫内膜癌患者术后至1993年底随访结果

编号	手术年份	死亡年份	存活年数	编号	手术年份	死亡年份	存活年数	编号	手术年份	死亡年份	存活年数	编号	手术年份	死亡年份	存活年数
1	1970	1971	1	39	1978		15+	77	1984	1989	5	115	1989	1992△	3
2	1970		23+	40	1978		15+	78	1984		9+	116	1989		4+
3	1970		23+	41	1978		15+	79	1984		9+	117	1989		4+
4	1970		23+	42	1979	1981	2	80	1984		9+	118	1989		4+
5	1970		23+	43	1979		14+	81	1984		9+	119	1989		4+
6	1971	1973	2	44	1979		14+	82	1985	1987	2	120	1989		4+
7	1971		22+	45	1979		14+	83	1985		8+	121	1989		4+
8	1971		22+	46	1979		14+	84	1985		8+	122	1989		4+
9	1972	1975	3	47	1979		14+	85	1985		8+	123	1989		4+
10	1972	1976	4	48	1980	1985	5	86	1985		8+	124	1989		4+
11	1972		21+	49	1980		13+	87	1985		8+	125	1990	1993	3
12	1972		21+	50	1981	1982	1	88	1985		8+	126	1990		3+
13	1972		21+	51	1981	1986△	5	89	1985		8+	127	1990		3+
14	1973	1974	1	52	1981		12+	90	1986	1988	2	128	1990		3+
15	1973	1978	5	53	1981		12+	91	1986		7+	129	1990		3+
16	1973		20+	54	1981		12+	92	1986		7+	130	1990		3+
17	1974	1975	1	55	1981		12+	93	1986		7+	131	1990		3+
18	1974		19+	56	1981		12+	94	1986		7+	132	1990		3+
19	1975	1977	2	57	1982	1983	1	95	1986		7+	133	1990		3+
20	1975	1983	8	58	1982	1984	2	96	1986		7+	134	1990		3+
21	1975	1990△	15	59	1982		11+	97	1986		7+	135	1990		3+
22	1975		18+	60	1982		11+	98	1986		7+	136	1990		3+
23	1975		18+	61	1982		11+	99	1986		7+	137	1990		3+
24	1975		18+	62	1982		11+	100	1987	1988	1	138	1990		3+
25	1975		18+	63	1982		11+	101	1987		6+	139	1991		2+
26	1976	1979	3	64	1982		11+	102	1988	1991	3	140	1991		2+
27	1976	1978	2	65	1983	1986	3	103	1988	1990△	2	141	1991		2+
28	1976		17+	66	1983	1987△	4	104	1988		5+	142	1991		2+
29	1976		17+	67	1983		10+	105	1988		5+	143	1991		2+
30	1976		17+	68	1983		10+	106	1988		5+	144	1991		2+
31	1977	1984	7	69	1983		10+	107	1988		5+	145	1991		2+
32	1977		16+	70	1983		10+	108	1988		5+	146	1991		2+
33	1977		16+	71	1983		10+	109	1988		5+	147	1991		2+
34	1977		16+	72	1983		10+	110	1988		5+	148	1991		2+
35	1978	1981	3	73	1983		10+	111	1988		5+	149	1991		2+
36	1978		15+	74	1983		10+	112	1988		5+	150	1991		2+
37	1978		15+	75	1983		10+	113	1988		5+				
38	1978		15+	76	1984	1985	1	114	1989	1991	2				

△表示为失访时间，+表示尚生存，无标记为死亡

（三）计算步骤

1. 将观察资料按手术时间先后排列,并将死亡,失访数据排在各年之前部,如表 6-1-6 所示。死亡者和失访者填出死亡或失访时间,并写出各例存活年数。

2. 将表 6-1-6 中原始数据整理如表 6-1-7。表 6-1-7 的关键是正确填入术后活满各年人数。如 1970 年手术 5 例（编号 1~5）,1 例于 1 年后死亡,故活满 1 年的为 5 人,活

满 2 年的只有 4 人了,此 4 人均活至统计截止的 1993 年年底尚存活,故均活满 23 年,当然比 23 年少的各年也均存活,故 2 年后均为 4 人。又如 1975 年手术 7 例（编号 19~25）,1 例存活 2 年后死亡,故第 3 年减少了 1 例,又 1 例于存活 8 年后死亡,故第 9 年时又减少 1 例;15 年后失访 1 例,故第 16 年时再减少 1 例,其余 4 例均活过第 16、17、18 年。各年均依此类推,只要细心不难填入。

表 6-1-7　150 例子宫内膜癌术后各年生存情况

手术年份	病例数	术后活满 r 年的例数																						
---	---	1	2	3	4	5	6	7	8	9	10	11	12	13	14	15	16	17	18	19	20	21	22	23
1970	5	5	4	4	4	4	4	4	4	4	4	4	4	4	4	4	4	4	4	4	4	4	4	4
1971	3	3	3	2	2	2	2	2	2	2	2	2	2	2	2	2	2	2	2	2	2	2	2	
1972	5	5	5	5	4	3	3	3	3	3	3	3	3	3	3	3	3	3	3	3	3	3		
1973	3	3	2	2	2	2	1	1	1	1	1	1	1	1	1	1	1	1	1	1	1			
1974	2	2	1	1	1	1	1	1	1	1	1	1	1	1	1	1	1	1	1	1				
1975	7	7	7	6	6	6	6	6	6	5	5	5	5	5	5	5	4	4	4					
1976	5	5	5	4	3	3	3	3	3	3	3	3	3	3	3	3	3							
1977	4	4	4	4	4	4	4	3	3	3	3	3	3	3	3	3								
1978	7	7	7	7	6	6	6	6	6	6	6	6	6	6	6									
1979	6	6	6	5	5	5	5	5	5	5	5	5	5	5										
1980	2	2	2	2	2	2	1	1	1	1	1	1	1											
1981	7	7	6	6	6	6	5	5	5	5	5	5												
1982	8	8	7	6	6	6	6	6	6	6	6													
1983	11	11	11	11	10	9	9	9	9	9														
1984	6	6	5	5	5	4	4	4	4															
1985	8	8	8	7	7	7	7	7																
1986	10	10	10	9	9	9	9																	
1987	2	2	1	1	1	1																		
1988	12	12	12	11	10	10																		
1989	11	11	11	10	9																			
1990	14	14	14	14																				
1991	12	12	12																					
合计	150	150	143	122	102	91	77	76	66	58	54	45	39	34	33	28	21	18	15	11	10	9	6	4

由表 6-1-7 还可看出,随着年份的后移,实际观察的年数依次递减 1 年,故表中数字为斜形,下方合计数字即为活满各年人数。

3. 计算术后观察满 r 年人数〔表 6-1-8 中第（2）栏〕生存率的计算分子是各时点生存人数是明确无疑的,关键是以谁作分母,即术后满 r 年的人数如何推算的问题。比较简便的方法是将表 6-1-7 中随访病例由下而上累减,从上往下（由 1→23 方向）填入表 6-1-8。由于本例全部病例均观察 2 年以上,故术后 1、2 年均为 150 例,从第 3 年起进行推算。如因 1991 年手术的 12 人至 1993 年底尚未观察够 3 年,故应从 150 人中减去,即第 3 年为 150－12＝138;1990

年手术的 14 人至 1993 年底尚未观察够 4 年,故应再从 138 人中减去,为 138－14＝124,即术后满 4 年的病例为 124 人。再由 124－11（1989 年手术人数）＝113…,依次往上减,往下填入表 6-1-8 中第（2）栏即可。

4. 将表 6-1-7 下方合计中术后活满各年人数填入表 6-1-8 中第（3）栏。

5. 计算术后各年生存率　按式 6-1-6 计算,并将结果填入表 6-1-8 中第（4）栏。如:

术后 1 年生存率$_1P_0$＝150/150＝100%

术后 2 年生存率$_2P_0$＝143/150＝95.33%

术后 3 年生存率$_3P_0$＝122/138＝88.41%

表 6-1-8 150 例子宫内膜癌术后各年生存率及其标准误

术后年数	术后观察满 r 年人数	术后活满 r 年人数	术后 r 年生存率(%)	生存率的标准误(%)	生存率的95%可信区间(%)
(1)	(2)	(3)	(4)	(5)	(6)
1	150	150	100.00	0.00	100.00
2	150	143	95.33	1.72	91.96 ~ 98.70
3	138	122	88.41	2.72	83.08 ~ 93.74
4	124	102	82.26	3.43	76.54 ~ 88.98
5	113	91	80.53	3.72	73.24 ~ 87.82
6	101	77	76.24	4.24	67.93 ~ 84.55
7	99	76	76.77	4.24	68.46 ~ 85.08
8	89	66	74.16	4.64	65.07 ~ 83.25
9	81	58	71.60	5.01	61.78 ~ 81.42
10	75	54	72.00	5.18	61.85 ~ 82.15
11	64	45	70.31	5.71	59.12 ~ 81.50
12	56	39	69.64	6.14	57.61 ~ 81.67
13	49	34	69.39	6.58	56.49 ~ 82.29
14	47	33	70.21	6.67	57.14 ~ 83.28
15	41	28	68.29	7.27	54.04 ~ 82.54
16	34	21	61.76	8.33	45.43 ~ 78.09
17	30	18	60.00	8.94	42.48 ~ 77.52
18	25	15	60.00	9.80	40.79 ~ 79.21
19	18	11	61.11	11.49	38.59 ~ 83.63
20	16	10	62.50	12.10	38.78 ~ 86.22
21	13	9	69.23	12.80	
22	8	6	75.00	15.31	
23	5	4	80.00	17.89	

术后 5 年生存率 $_5P_0 = 91/113 = 80.53\%$

术后 10 年生存率 $_{10}P_0 = 54/75 = 72.00\%$

术后 20 年生存率 $_{20}P_0 = 10/16 = 62.50\%$

6. 计算各时点生存率的标准误 各阶段生存率只是样本计算结果,必然存在抽样误差,故须用标准误以估计其生存率的可信区间。直接法的生存率标准误计算方法与一般率标准误的计算方法相同,即按式 6-1-7 计算,并将结果填入表 6-1-8 中第(5)栏。如:

$$_1S_0 = \sqrt{1.0000 \times (1-1.0000)/150} = 0$$

$$_2S_0 = \sqrt{0.9533 \times (1-0.9533)/150}$$
$$= \sqrt{(0.9533 \times 0.0467)/150}$$
$$= 0.0172 = 1.72\%$$

$$_3S_0 = \sqrt{0.8841 \times (1-0.8841)/138}$$
$$= \sqrt{(0.8841 \times 0.1159)/138}$$
$$= 0.0272 = 2.72\%$$

$$_5S_0 = \sqrt{0.8053 \times (1-0.8053)/113}$$
$$= \sqrt{(0.8053 \times 0.1947)/113}$$

$$= 0.0372 = 3.72\%$$

$$_{10}S_0 = \sqrt{0.7200 \times (1-0.7200)/75}$$
$$= \sqrt{(0.7200 \times 0.2800)/75}$$
$$= 0.0518 = 5.18\%$$

$$_{20}S_0 = \sqrt{0.6250 \times (1-0.6250)/16}$$
$$= \sqrt{0.6250 \times 0.3750/16}$$
$$= 0.1210 = 12.10\%$$

7. 必要对计算各阶段生存率的 95% 可信区间生存率的 95% 可信区间可用,$P_0 \pm 1.96 , S_0$ 进行估计(大样本),并将结果填入表 6-1-8 第(6)栏。1.96 为正态分布时相当于 95% 区间的常数。如:

$_1P_0$ 的 95% 可信区间 = $100\% \pm 1.96 \times 0 = 100\%$

$_2P_0$ 的 95% 可信区间 = $95.33\% \pm 1.96 \times 1.72\%$
$$= 91.96\% ~ 98.70\%$$

$_3P_0$ 的 95% 可信区间 = $88.41\% \pm 1.96 \times 2.72\%$
$$= 83.08\% ~ 93.74\%$$

$_5P_0$ 的 95% 可信区间 = $80.53\% \pm 1.96 \times 3.72\%$

$$= 73.24\% \sim 87.82\%$$

$_{10}P_0$ 的 95% 可信区间 $= 72.00\% \pm 1.96 \times 5.18\%$
$$= 61.85\% \sim 82.15\%$$

$_{20}P_0$ 的 95% 可信区间 $= 62.50\% \pm 1.96 \times 12.10\%$
$$= 38.78\% \sim 86.22\%$$

当观察人数逐渐减少,标准误增大,已不呈正态分布时,即不必估计了。95% 可信区间估计的意思是,如本组 5 年生存率为 80.53%,但其总体 5 年生存率 95% 的可能是在 73.24% ~ 87.82% 范围间,既有可能低一些,亦有可能高一些,如同样观察 100 个样本,有 95 个样本的 5 年生存率会在此范围内。

8. 绘制生存率曲线 为了更形象地表示各阶段生存趋势,常绘制生存曲线图形。图形以时间为横坐标,以生存率为纵坐标。本例生存率曲线如图 6-1-1 中的实线。

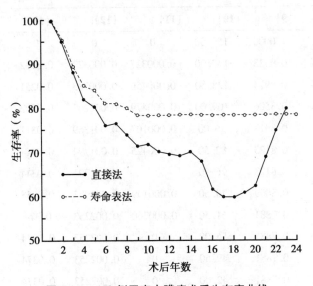

图 6-1-1 150 例子宫内膜癌术后生存率曲线

三、生存率的寿命表法计算

与直接法相较,寿命表法亦适于例数较多的情况。此法对资料的利用充分,且不会出现后阶段生存率高于前阶段生存率不合逻辑的现象,也能反映逐年的医疗水平,是较为合理的方法,缺点是计算比较复杂。

(一)寿命表法的原理及对中断观察者的处理

寿命表(life table)法的基本原理是:先求出病人在治疗后各时期的生存概率(P_x),然后根据概率的乘法法则,将各时期生存概率相乘,以求得经过某年后再活下一年的可能性,即自观察开始到各时点的生存率($_rP_0$)。

如有 100 例某病术后病人于第 1 年内死亡 10 例,第 1 年末存活 90 例,则术后第 1 年的生存率 $_1P_0 = 90/100 = 90\%$;第 2 年内又死亡 5 人,第 2 年末存活 85 例,则第 2 年的生存率 $_1P_1 = 85/90 = 94.44\%$,即活过 1 年再活 1 年的概率 $(_1P_1)$ 为 94.44%。若求 2 年生存率可以由 100 人中活过 2 年尚存 85 例求得 $_2P_0 = 85/100 = 85\%$。寿命表法计算时是以各年生存概率相乘求得,即 $_2P_0 = 90.00\% \times 94.44\% = 85\%$,获得同样结果。故 r 年生存率可采用式 6-1-8 计算。

$$_rP_0 = {}_1P_0 \times {}_1P_1 \times {}_1P_2 \cdots \times {}_1P_{r-1} \qquad (式 6-1-8)$$

根据寿命表的原理,计算生存率时要求掌握术后各年年末生死情况,但随访数据往往不是整年数的,常在一定年限中的某个时点终止观察,如终访、失访和非本病死亡等情况,一律按观察半年看待,即在计算下年度生存概率时,将停止观察人数减去一半。

所谓终访是指统计截止时仍生存的病例,他们的生存期不会正好是整年。如生存超过 3 年但不足 4 年的所有例数,其中有的超过 3 年半,有的不足 3 年半,把他们一律当观察 3 年半看待,在计算第 4 年生存概率时,将第 4 年中停止观察人数减去一半。失访和非本病死亡者亦按此规定处理。

(二)寿命表法生存率及其标准误计算式

式 6-1-8 亦可写成式 6-1-9 的形式:

$$_rP_0 = \prod_{x=0}^{r-1} p_x \qquad (式 6-1-9)$$

$$p_x = 1 - q_x \qquad (式 6-1-10)$$

$$q_x = D_x/L'_x \qquad (式 6-1-11)$$

$$L_{x+1} = L_x - D_x - u_x - W_x \qquad (式 6-1-12)$$

$$L'_x = L_x - \frac{1}{2}(u_x + W_x) \qquad (式 6-1-13)$$

$$_rQ_0 = 1 - {}_rP_0 \qquad (式 6-1-14)$$

$$S_{rP_0} = S_{rQ_0} = {}_rP_0 \sqrt{\sum_{x=0}^{r-1} \frac{q_x}{p_x L'_x}} \qquad (式 6-1-15)$$

式 6-1-9 ~ 式 6-1-15 中各符号的含义如下:

$_rP_0$:由 0 年 ~ r 年的生存率(即 x+1 年的生存率)

$_rQ_0$:由 0 年 ~ r 年的病死率(即 x+1 的病死率)

P_x:从 x→x+1 年的一年中生存概率

q_x:从 x→x+1 年的一年中病死概率

L_x:X 年份开始时(期初)的生存人数(观察人数)

L_{x+1}:x+1 年开始时的生存人数

D_x:从 x→x+1 年一年中死亡人数

U_x:从 x→x+1 年一年中失访人数

W_x:从 x→x+1 年一年中终访人数

L'_x:从 x→x+1 年中校正观察人数(或实际观察人年数)

S_{rP_0}:r 年生存率的标准误

(三)寿命表法生存率的计算步骤(表 6-1-9)

例 4:仍以例 3 中表 6-1-6 的 150 例子宫内膜癌术后生存资料为例,请用寿命表法计算其各年生存率。

1. 根据资料观察时间的长短填写表 6-1-9 中第(1)栏的组段。本例观察始于 1970 年 1 月 1 日截止于 1993 年 12 月 31 日共 23 年,以 1 年为组段,故从"0 ~ "一直排列"23 ~ "年。

2. 根据表 6-1-6 中的原始记录,先填写表 6-1-9 中第(2)~(5)栏。按(3)、(4)、(5)、(2)的顺序进行。

第(3)栏病死人数(D_x)即表 6-1-6 中除外尚生存和失访的病例数(即不带△和+的病例)。如"1 ~ "(即术后活过 1 年者)死亡数,从表中数出秩次第 1、14、17、50、57、76、100 共 7 例;又如"2 ~ "(即术后活过 2 年者)死亡数的秩次为第 6、19、27、42、58、82、90、114 共 8 例,但秩次第 103 例不包括在内,因为该例系失访而非死亡。其余各年依此类推。列完后共死亡27例,应与全组死亡总例数相符。

第(4)栏失访人数(Ux)即表6-1-6中带"△"的病例数,共5例,秩次为第21、51、66、103和115,分别于术后生存15、5、4、2、3年失访,分别填入相应的年数内。

第(5)栏终访人数(Wx)即表6-1-6中带"+"号的病例数,本例由于全部病例均观察在2年以上,(只统计到1991年的病例,未统计1992和1993年的病例),故第0和1年无终访例数,第2年以后各组段(年数)的数字可由表6-1-

6中由最后1年往前计算。如1991年共手术12例,至统计截止期全部存活(均带+号),他们至1993年底只观察了2年不足3年,故填入组段"2～"中;又如1990年共手术14例,其中于1993年死亡1例,尚存活13例,他们至统计截止期(1993年底)只观察了3年不足4年,故填入组段"3～"中;再如1989年共手术11例,其中1例于2年后死亡,1例于存活3年后失访,故终访数为9,他们至统计截止期只观察了4年不足5年,故填入组段"4～"中;其余组段依此类推。

表6-1-9　150例子宫内膜癌术后生存率的计算(寿命表法)

术后年数 X～	初期生存人数 Lx	病死人数 Dx	失访人数 Ux	终访人数 Wx	校正观察人数 L'x	病死概率 qx	生存概率 Px	X+1年生存率 $_rP_0$	PxL'x (6)×(8)	qx/pxL'x (7)/(10)	(11)栏累计数 $\sum_{x=0}^{r-1}$ qx/pxL'x	生存率的标准误 $S_{xP_0}=$ $\sqrt{(12)}$
(1)	(2)	(3)	(4)	(5)	(6)	(7)	(8)	(9)	(10)	(11)	(12)	(13)
0～	150	0	0	0	15	0	1.0000	1.0000	150.00	0	0	0
1～	150	7	0	0	150	0.0467	0.9533	0.9533	143.00	0.000327	0.000327	0.0172
2～	143	8	1	12	136.5	0.0586	0.9414	0.8974	128.50	0.000456	0.000783	0.0251
3～	122	6	1	13	115	0.0522	0.9478	0.8506	109.00	0.000479	0.001262	0.0302
4～	102	1	1	9	97	0.0103	0.9897	0.8418	96.00	0.000107	0.001369	0.0311
5～	91	3	1	10	85.5	0.0351	0.9649	0.8123	82.50	0.000425	0.001794	0.0344
6～	77	0	0	1	76.5	0	1	0.8123	76.50	0	0.001794	0.0344
7～	76	1	0	9	71.5	0.0140	0.9860	0.8009	70.50	0.000199	0.001993	0.0358
8～	66	1	0	7	62.5	0.0160	0.9840	0.7881	61.50	0.000260	0.002253	0.374
9～	58	0	0	4	56	0	1	0.7881	56.00	0	0.002253	0.0374
10～	54	0	0	9	49.5	0	1	0.7881	49.50	0	0.002253	0.0374
11～	45	0	0	6	42	0	1	0.7881	42.00	0	0.002253	0.0374
12～	39	0	0	5	36.5	0	1	0.7881	36.50	0	0.002253	0.374
13～	34	0	0	1	33.5	0	1	0.7881	33.50	0	0.002253	0.0374
14～	33	0	0	5	30.5	0	1	0.7881	30.50	0	0.002253	0.0374
15～	28	0	0	6	24.5	0	1	0.7881	24.50	0	0.002253	0.0374
16～	21	0	0	3	19.5	0	1	0.7881	19.50	0	0.002253	0.0374
17～	18	0	0	3	16.5	0	1	0.7881	16.50	0	0.002253	0.0374
18～	15	0	0	4	13.0	0	1	0.7881	13.00	0	0.002253	0.0374
19～	11	0	0	1	10.5	0	1	0.7881	10.50	0	0.002253	0.0374
20～	10	0	0	1	9.5	0	1	0.7881	9.50	0	0.002253	0.0374
21～	9	0	0	3	7.5	0	1	0.7881	7.50	0	0.002253	0.0374
22～	6	0	0	2	5	0	1	0.7881	5.00	0	0.002253	0.0374
23～	4	0	0	4	2	0	1	0.7881	2.00	0	0.002253	0.0374

第(2)栏期初生存人数(Lx),由于本组全部病例均存活在1年以上,故前两组段"0～"和"1～"期初生存人数均为150,即总观察人数。其他各年Lx按式6-1-12推算(Lx+1=Lx-Dx-Ux-Wx)。即下一年度的期初人数系由前一年期初人数减去死亡、失访和终检人数而得。如:

L_{1+1}(即L_2) = 150-7-0-0 = 143

L_{2+1}(即L_3) = 143-8-1-12 = 122

L_{3+1}(即L_4) = 122-6-1-13 = 102

……

L_{22+1}(即L_{23}) = 6-0-0-2 = 4

3. 按式 6-1-13 计算第(6)栏校正观察人数(L'x)，即由期初生存人数减去失访和终检人数的一半。如：

$$L'_1 = 150 - 1/2(0+0) = 150$$
$$L'_2 = 143 - 1/2(1+12) = 136.5$$
$$L'_3 = 122 - 1/2(1+13) = 115$$
…
$$L'_{23} = 4 - 1/2(0+4) = 2$$

4. 按式 6-1-11 和 6-1-10 计算和写出病死概率(qx)和生存概率(Px)，结果填入第(7)、(8)栏。如：

$$q_1 = 7/150 = 0.0467, \quad P_1 = 1 - 0.0467 = 0.9533$$
$$q_2 = 8/136.5 = 0.0586, \quad P_2 = 1 - 0.0586 = 0.9414$$
$$q_3 = 6/115 = 0.0522, \quad P_3 = 1 - 0.0522 = 0.9478$$
…
$$q_{23} = 0/2 = 0, \quad P_{23} = 1 - 0 = 1.0000$$

5. 可按式 6-1-9 ($_r P_0 = \prod\limits_{x=0}^{r-1} px$) 和 6-1-14 ($_r Q_0 = 1 - _r P_0$) 计算并写出 X+1 年出生率($_r P_0$)和 X-1 年病死率($_r Q_0$)，将前者填入表 6-1-9 中第(9)栏，后者可不列入表中。式中 ∏ 为相乘符号，Px 为生存概率，$\prod\limits_{x=0}^{r-1} Px$ 意思即由术后开始至某年(r 年)的前一年(r-1 年)的各生存率(Px)相乘之积。其中第(9)栏第 1 个生存率系从第(8)栏抄过来的。

$$_1 P_0 = 1.0000 \times 0.9533 = 0.9533$$
$$_2 P_0 = 1.0000 \times 0.9533 \times 0.9414 \ 即 = 0.9533 \times 0.9414 = 0.8974$$
$$_3 P_0 = 1.0000 \times 0.9533 \times 0.9414 \times 0.978 \ 即 = 0.8974 \times 0.9478 = 0.8506$$
$$_4 P_0 = 0.8506 \times 0.9897 = 0.8418$$
$$_5 P_0 = 0.8418 \times 0.9649 = 0.8123$$
$$_6 P_0 = 0.8123 \times 1 = 0.8123$$
…

如果不计算生存率的标准误，寿命表生存率的计算即已完成(共 9 栏)；如果要计算生存率的标准误则必须经过第(10)～(12)栏的步骤，方可获得第(13)栏的结果。下面继续介绍生存率标准误的计算。

6. 按式 6-1-15 ($S_{r P_0} = _r P_0 \sqrt{\sum\limits_{x=0}^{r-1} \dfrac{qx}{pxL'x}}$) 计算各年生存率的标准误 $S_{r P_0}$。计算时首先求出式中根号内数值，列于表 6-1-9 中第(10)、(11)和(12)栏，最后以第(12)栏数值开方乘以第(9)栏数值即得。将结果填入第(13)栏。

本例 1 年内无死亡病例，故不求 $S_{1 P_0}$。

$$S_{2 P_0} = 0.9533 \sqrt{\frac{0.0467}{0.9533 \times 150}}$$
$$= 0.9533 \sqrt{0.000327} = 0.0172$$
$$S_{3 P_0} = 0.8974 \sqrt{0.000327 + \frac{0.0586}{0.9414 \times 136.5}}$$
$$= 0.8974 \sqrt{0.000783} = 0.0251$$
$$S_{4 P_0} = 0.8506 \sqrt{0.000783 + \frac{0.0522}{0.9478 \times 115}}$$

$$= 0.8506 \sqrt{0.001263} = 0.0302$$
$$S_{5 P_0} = 0.8418 \sqrt{0.001262 + \frac{0.0103}{0.9897 \times 97}}$$
$$= 0.8418 \sqrt{0.001369} = 0.0311$$
……

生存率标准误 $S_{r P_0}$ 的计算按表 6-1-9 中的步骤比较繁琐，根据式 6-1-15 在袖珍计算器上可采用以下操作程序计算，不必列出表中第(10)～(12)栏的过渡数值，主要窍门是运用连续运算和存储器功能。表 6-1-9 中栏目各年均按以下操作步骤进行：

(7) ÷ (8) ÷ (6) = M+ (即将除后显示数字存入储存器)

MR √ × (9) = (显示数即为 $S_{r P_0}$)

( )表示输入该栏数值，M+ 为累加储存器，MR 为读出(取出)储存数。如：

$S_{2 P_0}$: 0.0467 ÷ 0.9533 ÷ 150 = M+ MR √ × 0.9533 = 0.0172

$S_{3 P_0}$: 0.0586 ÷ 0.9414 ÷ 136.5 = M+ MR √ × 0.8974 = 0.0251

$S_{4 P_0}$: 0.0522 ÷ 0.9478 ÷ 115 = M+ MR √ × 0.8506 = 0.0302

$S_{5 P_0}$: 0.0103 ÷ 0.9897 ÷ 97 = M+ MR √ × 0.8418 = 0.0311

$S_{6 P_0}$: 0.0351 ÷ 0.9649 ÷ 85.5 = M+ MR √ × 0.8123 = 0.0344

$S_{7 P_0}$: 因 qx(第(7)栏)为 0，故不必计算，结果同上。

$S_{8 P_0}$: 0.0140 ÷ 0.9860 ÷ 71.5 = M+ MR √ × 0.8009 = 0.0358

$S_{9 P_0}$: 0.0160 ÷ 0.9840 ÷ 62.5 = M+ MR √ × 0.7881 = 0.0374

以后各年由于 q_x 均为 0，故不必再计算，结果同上。

值得提醒的是：在作第一行的计算时，存入储存器 M+ 与读出存入人数 MR 为同一数，但步骤不能省略，存入的值是以后各行作累加用的；其次由于运用了储存器，计算过程要连续，不要中途关电门，以免将储存器中数字洗掉。

7. 绘制生存曲线　见图 6-1-1 中的虚线。绘制时各年份生存率应标志在各组段的上界，如"1～"其对应的生存率应标在横轴的"2"对应处，意思是第 2 年开始时的生存率为 95.33%。本例由于术后第 1 年无死亡，故第 1 年开始时生存率为 100%。

四、Kaplan-Meier 生存曲线

生存曲线是以时间 t 为横轴,以生存率 P 为纵轴,表示时间与生存关系的函数曲线。由图形可对病例的预期生存时间大于 t 的概率 P(x>t)(即生存率)作出估计。此法适用于例数较少的情况的分析,用于样本间的直观比较。

(一)生存率及其标准误的计算式

$$P(x>t) = \prod [(n-i)/(n-i+1)] \quad (式6-1-16)$$
$$或 P(x>t) = \prod Px \quad (式6-1-17)$$
$$S_{P(x>t)} = P(x>t) \sqrt{\sum [1/(n-i)(n-i+1)]}$$
$$(式6-1-18)$$

$P(x>t)$ 是预期生存时间大于 t 的概率(生存率),$S_{P(x>t)}$ 为与该生存率相应的标准误。

式6-1-16 及 6-1-18 中 i 为按观察时间由小→大排列的秩次(i=1、2、3…n),n 为总例数。

式6-1-16 右端是将小于或等于(≤)t 的各个非终检值(主要是死亡者)所对应的(n-i)/(n-i+1)连乘起来。式6-1-18 根号内则是将相应的 1/(n-i)(n-i+1)相加。

(二)生存率及其标准误的计算步骤

为了便于理解和计算,用列表的方式来进行。

1. 将 n 个病例的观察值(生存时间)x_i 由小→大排列,并写出秩次。当完全数据或称非终检值(死亡者)和不完全数据或称终检查(失访、生存)相同时,将死亡者观察值视作最小,排在前面,如表 6-1-10 第(1)、(2)栏。

观察值的单位愈小,精度愈高。如生存期用日计算精度高于用月计算,而用月计算又高于用年计算。

2. 列出各时点期初病例数(L$_x$),如表 6-1-10 第(3)栏。

3. 计算各时点的死亡概率(qx)及生存概率(px),列于表 6-1-10 第(4)和第(5)栏。其计算公式如下:

$$qx = \frac{某时点死亡数}{该时点期初病例数}$$
$$px = 1 - qx$$

4. 按式 6-1-16 或 6-1-17 计算活过各时点的生存率 $P(x>t)$。

5. 按式 6-1-18 计算生存率的标准误($S_{P(x>t)}$),以说明其抽样误差。

6. 绘制生存率曲线　将各非终检值(即死亡者的观察月数)当横轴,所对应的生存率为纵轴,标在直角坐标纸上,然后将各点向右连成与横轴平行的阶梯形曲线,如图 6-1-2 所示。

例 5:某医生对 51 例卵巢癌进行手术治疗,其中 20 例行根治术,治疗彻底;31 例未能根治治疗不够彻底。两组患者随访结果如下,请计算两组生存率。

彻底组(n=20)						不彻底组(n=31)				
19+	61+	69+	133+	2+	7+	10+	14+	20	35	127+
30	61+	79+	169+	2+	7+	11	15	21+	40+	
31+	61+	81+	180+	3	9	12+	15+	22	51+	
41+	61+	113	211+	4+	9+	13+	15+	22+	63	
60+	69+	115+	304+	7	10	14	15+	24	67	

表 6-1-10 是治疗彻底组生存率计算结果。将表 6-1-10 各栏的计算方法说明如下:

第(1)栏秩次(i)由 1~n,彻底组 n=20,故由 1~20。

第(2)栏观察月数(X)系将 20 例随访结果由小→大排列,时间相同的,将死亡者排在前,带"△"(失访)和"+"号(终检值)排在后。

第(3)栏期初病例数(L$_x$)系从总例数开始依次递减。

如秩次 1 观察月数为 19+时 L$_x$=20,因为以后各例均经过了 19+月;秩次 2 观察月数为 30 时,L$_x$=19,因为秩次 1 尚未活过 30 个月。当时间相同时,则其期初病例数相同。如秩次 6~9,观察月数均为 61+,除了秩次 1~5 未活过 61+月,15 例均活过此时点,故 L$_x$=15,秩次 10~11 观察月数均为 69+,除了秩次 1~9 未活过此时点外,其余 11 例均活过此时点,故 L$_x$=11。余类推。最后 1 个时点期初病例数应为 1(如最后 2 例观察月数相同则为 2)。

第(4)栏死亡概率(q$_x$)的计算方法见表 6-1-10,尚生存者(即带+号者)死亡概率为 0,只计算死者对应时点的死亡概率。如秩次 2 死亡,期初人数为 19,故死亡概率为 1/19=0.0526。同一时点如有多例死亡,则分子应为实际死亡人数。

第(5)栏生存概率(p$_x$)=1-qx,即以 1 减去第(4)栏各相应值获得。如秩次 2 的 P$_x$=1-0.0526=0.9474。死亡概率为 0 时,生存概率即为 1,如秩次 1。

第(6)栏生存率 P$_{(x>t)}$ 按式 6-1-17 计算较为方便。如 P$_{(x>30)}$=1×0.9474=0.9474;P$_{(x>113)}$=0.9474×0.8571=0.8120。

第(7)栏生存率标准误 Sp$_{(x>t)}$ 系按式 6-1-18 计算。如遇同一时点(观察月数)多例死亡,则秩次 i 取平均秩次。生存者秩次不计算 Sp$_{(x>t)}$。如:

$$Sp_{(x>30)} = 0.9474 \sqrt{\frac{1}{(20-2)(20-2+1)}}$$
$$= 0.9474 \sqrt{0.002924} = 0.0512$$
$$Sp_{(x>113)} = 0.8120$$
$$\sqrt{\frac{1}{(20-2)(20-2+1)} + \frac{1}{(20-14)(20-14+1)}}$$
$$= 0.8120 \sqrt{0.002924 + 0.023810}$$
$$= 0.1328$$

由此可见：根号内数字与例 4 计算 S_{P_0} 一样，利用连续运算和储存器的功能较为方便。计算器操作步骤如下：

> 求 $Sp_{(x>30)}$：18（即 20-2）$\times$ 19（即 20-2+1）$=$ $\boxed{1/X}$（即根号内数值）$\boxed{M+}$ $\boxed{MR}$ $\boxed{\sqrt{\ }}$ $\times$ 0.9474 $=$ 0.0512
>
> 求 $Sp_{(x>113)}$：6（即 20-14）$\times$ 7（即 20-14+1）$=$ $\boxed{1/X}$ $\boxed{M+}$ $\boxed{MR}$（即将上次和本次两个根号内数相加了）$\boxed{\sqrt{\ }}$ $\times$ 0.8120 $=$ 0.1328

非终检值（即死亡人数）越大，此种连续运算的优越性更明显。

以同样方法将治疗不彻底组的生存率计算结果如表 6-1-11。如：

$P_{(x>3)} = 1 \times 0.9655 = 0.9655$

$P_{(x>7)} = 0.9655 \times 0.9630 = 0.9298$

$P_{(x>9)} = 0.9298 \times 0.9583 = 0.8910$

$P_{(x>10)} = 0.8910 \times 0.9545 = 0.8505$

…

$P_{(x>63)} = 0.4312 \times 0.6667 = 0.2875$

$P_{(x>67)} = 0.2875 \times 0.5000 = 0.1437$

第（7）栏生存率标准误 $Sp_{(x>t)}$ 按式 6-1-18 计算，在计算器上操作如下：

$Sp_{(x>3)}$（秩次 i 为 3），n 为 31，代入式 6-1-18 即（31-3）$\times$（31-3+1）$=$ $\boxed{1/X}$ $\boxed{M+}$ $\boxed{MR}$ $\boxed{\sqrt{\ }}$ $\times$ 0.9655 $=$ 0.0339。

$Sp_{(x>7)}$（此例死亡者秩次为 5），31-5=26，可直接输入 26：即 26 $\times$ 27 $=$ $\boxed{1/X}$ $\boxed{M+}$ $\boxed{MR}$（此时已将前面存入的数字累加进去了）$\boxed{\sqrt{\ }}$ $\times$ 0.9298 $=$ 0.0479。

$Sp_{(x>9)}$（此例死亡者秩次为 8）：即 23（即 31-8）$\times$ 24 $=$ $\boxed{1/X}$ $\boxed{M+}$ $\boxed{MR}$ $\boxed{\sqrt{\ }}$ $\times$ 0.8910 $=$ 0.0596。

$Sp_{(x>10)}$（下一例死亡为生存 10 个月，秩次为 10），即：21 $\times$ 22 $=$ $\boxed{1/X}$ $\boxed{M+}$ $\boxed{MR}$ $\boxed{\sqrt{\ }}$ $\times$ 0.8505 $=$ 0.0693。

余类推。

表 6-1-10　20 例卵巢癌根治术后生存率的计算

秩次 1	观察月数 X	期初病例数 Lx	死亡概率 qx	生存概率 Px	生存率 P(x>t)	生存率标准误 Sp(x>t)
(1)	(2)	(3)	(4)	(5)	(6)	(7)
1	19+	20	0	1	1	
2	30	19	1/19=0.0526	0.9474	0.9474	0.0512
3	31+	18	0	1	0.9474	
4	41+	17	0	1	0.9474	
5	60+	16	0	1	0.9474	
6	61+					
7	61+					
8	61+	15	0	1	0.9474	
9	61+					
10	69+					
11	69+	11	0	1	0.9474	
12	79+	9	0	1	0.9474	
13	81+	8	0	1	0.9474	
14	113	7	1/7=0.1429	0.8571	0.8120	0.1328
15	115+	6	0	1	0.8120	
16	133+	5	0	1	0.8120	
17	169+	4	0	0	0.8120	
18	180+	3	0	1	0.8120	
19	211+	2	0	1	0.8120	
20	304+	1	0	1	0.8120	

表6-1-11 31例卵巢癌非根治术后生存率的计算

秩次 (i)	观察月数 (X)	期初病例数 (Lx)	死亡概率 (qx)	生存概率 * (Px)	生存率 P(x>t)	生存率标准误 Sp(x>t)
(1)	(2)	(3)	(4)	(5)	(6)	(7)
1	2+	31	0	1	1	
2	2+					
3	3	29	1/29 = 0.0345	0.9655	0.9655	0.0339
4	4+	28	0	1	0.9655	
5	7	27	1/27 = 0.0370	0.9630	0.9298	0.0479
6	7+					
7	7+					
8	9	24	1/24 = 0.0417	0.9583	0.8910	0.0596
9	9+					
10	10	22	1/22 = 0.0455	0.9545	0.8505	0.0693
11	10+					
12	11+	20	0	1	0.8505	
13	12+	19	0	1	0.8505	
14	13+	18	0	1	0.8505	
15	14	17	1/17 = 0.0588	0.9412	0.8005	0.0813
16	14+					
17	15	15	1/15 = 0.0667	0.9333	0.7471	0.0917
18	15+					
19	15+					
20	15+					
21	20	11	1/11 = 0.0909	0.9091	0.6792	0.1056
22	21+	10	0	1	0.6792	
23	22	9	1/9 = 0.1111	0.8889	0.6037	0.1178
24	22+					
25	24	7	1/7 = 0.1429	0.8571	0.5174	0.1287
26	35	6	1/6 = 0.1667	0.8333	0.4312	0.1330
27	40+	5	0	1	0.4312	
28	51+	4	0	1	0.4312	
29	63	3	1/3 = 0.3333	0.6667	0.2875	0.1471
30	67	2	1/2 = 0.5000	0.5000	0.1437	0.1254
31	127+	1	0	1	0.1437	

将表6-1-10和表6-1-11中第（2）栏为横轴,第（6）栏当纵轴,绘 Kaplan-Meier 生存曲线如图6-1-2,可看出根治组生存离远远高于非根治组,并可以此图作各年生存率估计。

五、时序检验(Logrank 检验)

本法是 Mantel 提出的,可用于两个或多个样本生存期的比较,亦即各样本不同时点生存率的综合分析。其思想是在两组或多组理论生存函数相等的假设下,对每组生存

数据根据它的各个时刻中尚存活的患者数计算理论死亡数,然后将理论死亡数与实际死亡数进行比较,作显著性 χ^2 检验。

1. 列表将两组或多组的生存时间(包括死亡者在内)混合,按由小到大的顺序排列,并标出组号(K),记录死亡人数(δx),填入表6-1-12第(1)～(3)栏。

2. 写出各组及合计的各时点期初病例数(即生存数)(L_{xk}),填入表6-1-12第(4)～(6)栏。

3. 根据各时点两组或多组病死率相等的作业假设,按

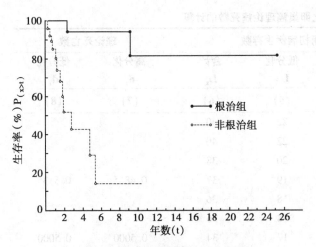

**图 6-1-2　51 例卵巢癌根治组与非根治组
Kaplan-Meier 生存曲线**

式 6-1-19 计算两组或多组各时点的理论死亡人数（d_{xk}）。

$$d_{xk} = L_{xk} \times \frac{\delta_x}{L_x} \qquad \text{（式 6-1-19）}$$

式 6-1-19 中 d_{xk} 和 δ_x 分别代表各时点（x）理论死亡和实际死亡人数，K 为组别，L_{xk} 代表某组各时点期初病例（生存）人数，L_x 代表各时点各组期初合计的病例数。

4. 求两组或多组总的理论死亡数，即表 6-1-12 第（7）、（8）栏合计数。按式 6-1-20 作 χ^2 检验。

$$\chi^2 = \sum \frac{(A-T)^2}{T} \qquad \text{（式 6-1-20）}$$

式 6-1-20 中 A 为各组总的实际死亡人数，T 为各组总的理论死亡人数。

5. 按自由度 γ = 组数 −1，查 χ^2 值表，判断显著性。

例 6：仍以例 1 中某医生同期观察的一组卵巢癌高分化 18 例，低分化 22 例的生存时间为例（见表 6-1-5 第 1、3 栏），请用 Logrank 时序检验比较两组的生存期有无差异。

表 6-1-12 中各栏的计算方法说明如下：

①第（2）栏为两组观察月数混合按小→大顺序排列。即将表 6-1-5 中第（1）、（3）栏生存时间混排，共计 40 例。同一时点，死亡者排在前面。

第（1）栏为第（2）栏各观察月数对应的组别。本例"1"代表高分化组，"2"代表低分化组，分别为 18 和 22 例。

第（3）栏为第（2）栏不带"+"号的死亡数，时点相同的合并计算。本例没有相同时点死亡 2 例及以上者，故均为 1。

第（4）栏和第（5）栏分别为高分化和低分化组各时点期初病例数（L_{x1}、L_{x2}）。可以依次由上而下或由下而上同时写出，如秩号 1、2 观察月数相同，均为 2^+ 月，为 2 组的病例，在此时点 1 组 18 例均存活，故 L_{x1} 均为 18，2 组 22 例亦均存活，故 L_{x2} 均为 22；秩号 3 观察月数为 4^+，系 2 组的病例，此时点 1 组的 18 例均存活，L_{x1} 为 18，2 组由于秩号"1、2"两例未进入此阶段，故少 2 人，L_{x2} 为 20；秩号 4、5、6 观察月数均为 7，其中 2 组 2 例，1 组 1 例，在此时点 1 组 18 例均存活，故 L_{x1} 仍为 18，2 组在时点 7 处少了秩号 1~3 的 3 例，

故为 19，时点 7^+ 时，又少了（死亡）秩号 4 的 1 例，故 L_{x2} 为 18，这是由上往下推算的方法。

如果采用由下往上推算，则可直接计数获得，更为简便。如高分化组秩号 40 时，系 1 组病例，其以上的病例存活均短于此时点，故 L_{x1} 为 1，而 2 组尚无 1 例活过此时点，故 L_{x2} 为 0；秩号 39 处，系 2 组病例，1 组由于下方 1 例生存 304^+ 月，当然超过了 211^+ 月，故 L_{x1} 仍为 1，L_{x2} 则为 1；再往上秩号 34~38，均系 1 组的病例，L_{x1} 由下往上递加 1 即可（即 2、3、4、5），L_{x2} 则与其无关，仍为 1；再往上秩号 33 处，系 2 组病例，存活 113 月后死亡，在此时点 1 组较它存活长的有 6 例，故 L_{x1} 为 6，2 组则为 2（即第 33 和 39 两例），故 L_{x2} 为 2；依此类推一一填入。

第（6）栏系第（4）和第（5）栏的和，其数值的规律亦是由上而下递减。如果上方有 2 例或多例数值相同，其下方数值则为递减 2 例或多例。如秩号 1、2 第（6）栏 L_x 均为 40，则秩号 3 处 40−2＝38，符合此规律表示第（4）、（5）栏推算无错。

第（7）和第（8）栏为两组理论死亡人数，只计算与死亡病例对应的时点，按式 6-1-19 进行。两组理论死亡数之和与实际死亡数相等，故只要计算其中之一即可推算出另一组理论数。计算结果一般为小数，为保总计算结果的准确性，小数一般取 4 位。举例说明如下：

秩号 1~3 均尚生存不计算，秩号 4 死亡 1 例，观察月数为 7，故 $d_{7,1} = 18 \times 1/37 = 0.4865$，$d_{7,2} = 19 \times 1/37 = 0.5135$ 或 $d_{7,2} = 1 − 0.4865 = 0.5135$（$d_{7,1}$、$d_{7,2}$ 分别表示第 7 个月时第 1 和第 2 组的理论死亡数）。

下一例死亡者为秩号 7，观察月数为 9，故 $d_{9,1} = 17 \times 1/34 = 0.5000$，$d_{9,2} = 17 \times 1/34 = 0.5000$。

再下一例死亡者为秩号 9，观察月数为 10，故 $d_{10,1} = 17 \times 1/32 = 0.5312$，$d_{10,2} = 15 \times 1/32 = 0.4688$。

依此类推。

②求两组总的（合计）理论死亡人数。即第（7）、（8）栏的合计。本例分别为 6.2845 和 4.7155，两理论数相加为 11，应与实际死亡数（第 3 栏下方合计数）一致。

③按式 6-1-20 计算 χ^2 值。本例高分化组实际死亡 3 例（秩号 9、17 和 19），故 $A_1 = 3$，理论死亡 6.2845 例（T_1）；低分化组实际死亡 8 例（秩号 4、7、12、21、22、24、30 和 33），故 $A_2 = 8$，理论死亡应为 4.7155 例（T_2），代入式 6-1-20 得：

$$\chi^2 = \frac{(3-6.2845)^2}{6.2845} + \frac{(8-4.7155)^2}{4.7155} = 4.004$$

④查 χ^2 值表（表 6-1-13），自由度 γ = 组数 −1＝2−1＝1，$\chi^2_{0.05,1} = 3.841$，计算的 χ^2 值 4.004 > 3.841，故 $P < 0.05$。

⑤结论：卵巢癌分化程度不同，其生存期经 Logrank 时序检验有显著意义的差异，$\chi^2 = 4.004$，$P < 0.05$，高分化组生存期长于低分化组。

下面列出组数在 6 以内的、P 相当于 0.05 和 0.01 的 χ^2 界值表（表 6-1-13），如需详细的 χ^2 值，请参看一般统计书籍或教材。判断显著性的常用标准是：

计算的 $\chi^2 < \chi^2_{0.05,\gamma}$，则 $P > 0.05$

计算的 $\chi^2 \geq \chi^2_{0.05,\gamma}$，则 $P \leq 0.05$

计算的 $\chi^2 \geq \chi^2_{0.01,\gamma}$，则 $P \leq 0.01$

表 6-1-12 高分化和低分化卵巢癌理论病死数的计算

秩号	组别 K	观察月数 X	病死数 δx	期初病例生存数			理论死亡数	
				高分化 L_{x1}	低分化 L_{x2}	合计 L_x	高分化 d_1	低分化 d_2
	(1)	(2)	(3)	(4)	(5)	(6)	(7)	(8)
1	2	2^+		18	22	40		
2	2	2^+		18	22	40		
3	2	4^+		18	20	38		
4	2	7	1	18	19	37	0.4865	0.5135
5	2	7^+		18	18	36		
6	1	7^+		18	18	36		
7	2	9	1	17	17	34	0.5000	0.5000
8	2	9^+		17	16	33		
9	1	10	1	17	15	32	0.5312	0.4688
10	1	11^+		16	15	31		
11	2	13^+		15	15	30		
12	2	14	1	15	14	29	0.5172	0.4828
13	2	14^+		15	13	28		
14	1	15^+		15	12	27		
15	2	15^+		15	12	27		
16	1	19^+		14	11	25		
17	1	20		13	11	24	0.5417	0.4583
18	2	21^+		12	11	23		
19	1	22	1	12	10	22	0.5455	0.4545
20	2	22^+		11	10	21		
21	2	24	1	11	9	20	0.5500	0.4500
22	2	30	1	11	8	19	0.5789	0.4211
23	2	31^+		11	7	18		
24	2	35	1	11	6	17	0.6471	0.3529
25	1	40^+		11	5	16		
26	1	41^+		10	5	15		
27	2	60^+		9	5	14		
28	1	61^+		9	4	13		
29	1	61^+		9	4	13		
30	2	63	1	7	4	11	0.6364	0.3636
31	1	79^+		7	3	10		
32	2	81^+		6	3	9		
33	2	113	1	6	2	8	0.7500	0.2500
34	1	115^+		6	1	7		
35	1	127^+		5	1	6		
36	1	133^+		4	1	5		
37	1	169^+		3	1	4		
38	1	180^+		2	1	3		
39	2	211^+		1	1	2		
40	1	304^+		1	0	1		
合计			11				6.2845	4.7155

表 6-1-13　χ^2 值表（γ 由 1~5）

自由度：γ	P 值				
	0.10	0.05	0.02	0.01	0.001
1	2.706	3.841	5.412	6.635	10.828
2	4.605	5.991	7.824	9.210	13.816
3	6.251	7.815	9.837	11.345	16.266
4	7.779	9.488	11.668	13.277	18.467
5	9.236	11.070	13.388	15.088	20.515

六、COX 比例风险模型分析

前面几节介绍的各种生存率的计算和分析方法，均只考虑一个因素，但生存期的长短不仅与治疗措施或病理类型有关，而是同时受诸多因素的影响，如治疗方法、病理分类、临床分期、病情程度、年龄等等。把这类因素称为危险因素或伴随变量。生存时间 T 往往是不完的，不服从正态分布和方差齐性，不能用多元钱性回归分析。1972 年英国统计学家 D. R. cox 提出了一种能处理多因素生存数据的比例风险模型（Cox's proportional harzard mode），由于这种模型是以生存时间的长短顺序作为分析基础，对生存时间的分布形式没有事先的假定，因而比较灵活，适应性强，从而在生存时间资料的分析中占有特殊的地位。

由于分析的因素较多，本节的分析计算一般需要用计算机软件来实现。

（一）数学原理及思想

用 COX 回归分析的资料特点及方法如下：设有 n 个病例，与之相关的危险因素有 P 个，即 X_1、X_2…X_p（自变量），生存时间 Y（因变量）。删失标记变量 CENSOR，数据结构如表 6-1-14。

表 6-1-14　数据结构

例号	X_1	X_2	X_3	…	X_p	y	CENSOR
1	X_{11}	X_{12}	X_{13}	…	X_{1p}	y_1	:
2	X_{21}	X_{22}	X_{23}	…	X_{2p}	y_2	:
3	X_{31}	X_{32}	X_{33}	…	X_{3p}	y_3	:
…	…	…	…		…	…	
n	X_{n1}	X_{n2}	X_{n3}	…	X_{np}	y_n	:

表中 X 的第 1 个下标表示病例编号，第 2 个下标表示第几个变量，y_1、y_2…表示每个病例的生存时间，CENSOR 则标明生存或死亡。

1. COX 回归模型　在 P 个因素同时影响生存过程的情况下，在时点 t 的风险率（hazard rate）或风险函数（hazard function h(t)）是其基础风险函数 ho(t) 与相应伴随变量的函数的乘积，写成数学表达式为：

$$h(t) = h_0(t) \cdot \exp(\beta_1 X_1 + \beta_2 X_2 + \cdots + \beta_P X_P)$$

（式 6-1-21）

以下为了便于理解，以死亡作为上述风险而对式中符号加以说明：

h(t)：表示在时点 t 的死亡率；

$h_0(t)$：表示在时点 t 的基本死亡率（即不存在因素 X_1、X_2…X_p 影响的死亡率）；

β_1：回归系数，其意义是：当因素 X_1 每改变一个测量单位时所引起的相对危险度的自然对数改变量 [即 $RR = \exp(\beta_1)$]。若 X_1 对生存无影响，则理论上 $\beta_1 = 0$，即 $\exp(\beta_1 X_1) = 1$。其它 β_2，β_3…β_P 类此。

COX 比例风险模型是假定一名具有一组自变量 X_{i1}、X_{i2}、X_{i3}……X_{ip} 的病人（下标 i 表示病例号）的风险函数 hi(t) 与其基本风险函数 $h_0(t)$ 成比例，其比例数为：$\exp(\beta_1 X_1 + \beta_2 X_2 + \cdots + \beta_P X_P)$。

2. 回归系数的计算原理　COX 提出了一种构造似然函数的方法称之为偏似然函数（partial likelihood function）。设总共观察的 n 名病人的生存时间分别为 t_1、t_2……t_n，将 n 个病人的生存时间按由小到大的顺序重新加以排列，排列后的顺序仍用 t_1 表示，$t_1 < t_2 < \cdots < t_n$。以时间 t_i 来说，凡是生存时间等于及长于 t_i（$\geq t_i$）的所有病人称为在时间 t_i 上的一个危险集，用 $R(t_i)$ 表示。其意义是：这一群病人虽然在 t_i 上尚生存，但处在危险之中，在以后将陆续死亡。例如在 t_1 上这一危险集 $R(t_1)$ 包括所有 n 例病人，顺序化后，当第 1 名病人在时间 t_1 上死亡（或失访）后，则在时间 t_2 上的危险集 $R(t_2)$ 中就只包含 n-1 例病人了。随着病人的逐渐退出观察，危险集中所包含的病人数也随之越来越少，到时间 t_n 时，危险集 $R(t_n)$ 中只有 1 例病人（第 n 例），随着最后 1 名病人退出观察，危险集也消失。

偏似然函数 L 的具体构造意见有关参考书。根据最大似然估计法的原理，可求得 β_i 的最大似然估计值。

3. COX 模型的假设检验　无效假设为总体的所有 β_i 为 0，计算出没有协变量时的似然比 L_0 和有 P 个协变量时的似然比 L_1，似然比统计量 $G = 2(L_n L_1 - L_n L_0)$ 服从自由度为 P 的 χ^2 分布。以上计算可由计算机软件（SAS、STAT、SPSS 等）实现。

4. 模型中各变量间危险度大小的比较　回归系数 β_i 反映了因素 X_i 的相对危险度的大小。如果比较不同因素间的相对危险度大小，需要消除变量量纲的影响，为此采用标准化回归系数 β'_i（$\beta'_i = \beta_i S_i$）进行比较。β'_i 越大，其因素的相对危险度就越大。

（二）COS 模型应用举例

例 7：某院妇产科从 1960~1985 年间其收治卵巢癌 51 例，记录了病理诊断、临床分期、组织学分类、手术情况以及生存和死亡时间列于表 6-1-15（删简），试分析上述各因素对生存的影响。

1. 资料的类型及预处理　在 51 例卵巢癌随访资料中，生存时间 T 为定量数据；而病理诊断、临床分期、分化程度、手术情况及生存与否为分类定性数据，必须进行定量化，其方法如下：

生存否为二值型，可赋值为：

$$C = \begin{bmatrix} 1 & 死亡 \\ 0 & 生存 \end{bmatrix}$$

表 6-1-15 51 例卵巢癌患者的生存资料

例号	病理诊断	临床分期	分化程度	手术情况	生存时间（月）
1	浆液癌	I	中	A	69+
2	浆液癌	I	低	A	60+
3	浆液癌	I	高	A	61+
…	…	…	…	…	…
…	…	…	…	…	…
9	浆液癌	III	低	B	35
10	浆液癌	III	低	B	14
…	…	…	…	…	…
19	黏液癌	I	高	A	61+
20	黏液癌	I	高	A	304+
…	…	…	…	…	…
23	黏液癌	IV	高	B	10
24	黏液癌	III	低	B	7
…	…	…	…	…	…
27	浆黏液混合癌	III	中	B	15
31	子宫内膜样癌	III	低	A	30
32	子宫内膜样癌	III	高	B	20
…	…	…	…	…	…
36	透明细胞癌	I	高	A	115+
…	…	…	…	…	…
41	透明细胞癌	I	中	B	67
42	乳头腺癌	II	低	B	22-
43	乳头腺癌	II	中	B	51-
…	…	…	…	…	…
46	低分化腺癌	II	低	A	113
…	…	…	…	…	…
50	低分化腺癌	III	低	B	9+
51	低分化腺癌	III	低	B	9

+表示尚生存；A 表示手术彻底，B 表示不彻底

病理诊断为无序多值型，分为浆液癌、黏液癌、浆黏混合癌、子宫内膜样癌、透明细胞癌、乳头腺癌和低分化腺癌共 7 种。由于透明细胞癌和乳头腺癌人数均较少，姑且合并为一类（亦可视情况合并其它类型），故最后按 6 种划分，可采用 5 个哑变量作分类变量的代号，其赋值为：

$$X_1\begin{bmatrix}1 & 浆液癌 \\ 0 & 其他\end{bmatrix} \quad X_2\begin{bmatrix}1 & 黏液癌 \\ 0 & 其他\end{bmatrix} \quad X_3\begin{bmatrix}1 & 混合癌 \\ 0 & 其他\end{bmatrix}$$

$$X_4\begin{bmatrix}1 & 子宫内膜样癌 \\ 0 & 其他\end{bmatrix} \quad X_5\begin{bmatrix}1 & 透明细胞或乳头腺癌 \\ 0 & 其他\end{bmatrix}$$

当 $X_1 = X_2 = X_3 = X_4 = X_5 = 0$ 时为低分化腺癌。

临床分期为有序多值型，分 I、II、III、IV 4 种，可用一个变量 X_6 表示，其赋值为：

$$X_6\begin{bmatrix}1 & I \\ 2 & II \\ 3 & III \\ 4 & IV\end{bmatrix}$$

分化程度亦为有序多值型，分高分化、中分化和低分化 3 种，可用一个变量 X_7 表示，其赋值为：

$$X_7\begin{bmatrix}1 & 高分化 \\ 2 & 中分化 \\ 3 & 低分化\end{bmatrix}$$

手术情况为无序二值型，可用一个变量 X_8 表示，其赋值为：

$$X_8\begin{bmatrix}1 & 不彻底 \\ 0 & 彻底\end{bmatrix}$$

T 为生存时间,按数量输入。

2. 为了利用 SAS 软件进行统计处理,表 6-1-15 中的原始数据(51 例)须整理为如下表 6-1-16 的数据结构。

3. 利用 SAS 分析的结果如下表 6-1-17。

表 6-1-16　51 例卵巢癌输入计算机时的数据结构

例号	X_1	X_2	X_3	X_4	X_5	X_6	X_7	X_8	T	C	例号	X_1	X_2	X_3	X_4	X_5	X_6	X_7	X_8	T	C
1	1	0	0	0	0	1	2	0	69	0	30	0	0	0	1	0	2	1	1	127	0
2	1	0	0	0	0	1	3	0	60	0	31	0	0	0	1	0	3	3	0	30	1
3	1	0	0	0	0	1	1	0	61	0	32	0	0	0	1	0	3	1	1	20	1
…											…										
…											36	0	0	0	0	1	1	1	0	115	0
9	1	0	0	0	0	3	3	1	35	1	…										
10	1	0	0	0	0	3	3	1	14	1	41	0	0	0	0	1	1	2	1	67	0
…											42	0	0	0	0	1	1	2	0	22	0
19	0	1	0	0	0	1	1	0	61	0	43	0	0	0	0	1	2	1	1	51	0
20	0	1	0	0	0	1	1	0	304	0	…										
…											46	0	0	0	0	0	2	3	1	113	1
23	0	1	0	0	0	4	1	0	10	1	…										
24	0	1	0	0	0	3	3	1	7	1	50	0	0	0	0	0	3	3	1	9	0
…											51	0	0	0	0	0	3	3	1	9	1
27	0	0	1	0	0	3	1	1	15	1											

表 6-1-17　testing Global null Hypothesis：BETA＝0（模型的无效假设检验）

判定统计量	不存在协变量时	存在协变量时	模型 χ^2 值和 P 值
−2LOG L	92. 119	51. 782	40. 337 with 8DF（P＝0. 0001）

这是对 COX 模型的显著性检验,其判定最大似然函数统计量−2LOG＝51. 782,P＝0. 0001。说明含有 8 个自变量的 COX 比例模型有极显著意义。

表 6-1-18 为模型中的参数及其显著性检验。变量 X_3（混合癌）、X_6（临床分散）、X_7（分化程度）、X_8（手术彻底否）有显著性意义（$P<0.05$）,X_1（浆液癌）P 接近 0. 05,X_2（黏液癌）、X_4（子宫内膜样癌）、X_5（透明细胞癌或乳头腺癌）不显著。

表 6-1-18　Analysis of Maximum Likelihood Estimates（最大似然估计法分析）

变量	自由度	参数	标准误	卡方值	P 值	相对危险度
X_1	1	−2. 397044	1. 22657	3. 81917	0. 0507	0. 091
X_2	1	0. 873076	1. 06104	0. 67708	0. 4106	2. 394
X_3	1	2. 751938	1. 23076	4. 99958	0. 0254 *	15. 673
X_4	1	1. 595735	1. 19290	1. 78942	0. 1810	4. 932
X_5	1	2. 219574	1. 47329	2. 26968	0. 1319	9. 203
X_6	1	2. 732574	0. 94913	8. 28888	0. 0040 **	15. 372
X_7	1	−1. 344250	0. 59523	5. 10023	0. 0239 *	0. 261
X_8	1	−3. 090551	1. 09022	8. 03604	0. 0046 **	0. 045

4. 专业结论　从上分析可知,与低分化腺癌相比,单纯浆液癌和混合癌对病人生存时间的影响有显著性,前者相对危险度较低分化腺癌为低,仅为其 9. 1%,而后者则相对危险度增加,为其 15. 673 倍。临床分期对病人生存时间的影响有显著意义,其每增加一级相对危险度增大 15. 372 倍。分化程度与低分化相比,每增加一等级（由低→中→高）其相对危险度减少 26. 1%。手术彻底和不彻底对病人生存时间的影响有显著意义,手术彻底者的相对危险度仅

为不彻底者的 4.5%。

七、Logistic 回归分析

在医学研究中,经常要分析某种是否,及哪些因素对结果的产生有显著性影响。例如:生存与死亡,发病与未发病,阴性与阳性等结果的产生可能与病人的年龄、性别、生活习惯、体质、遗传等许多因素有关,如何找出其中哪些因素对结果的产生有显著性影响呢? 前面我们学习了多元线性回归,它提供了分析多个自变量与一个因变量关系的有效方法。但在多元线性回归模型中,要求因变量 Y 是连续性随机变量,并要求呈正态分析。上述问题显然不满足这种要求。统计学上有一种方法即 Logistic 回归能较好地解决这类问题。

Logistic 回归模型是一种概率模型,它是以疾病,死亡等结果发生的概率为因变量,影响疾病发生的因素为自变量建立回归模型。它特别适用于因变量为二项,多项分类的资料。在临床医学中多用于鉴别诊断,评价治疗措施的好坏及分析与疾病预后有关的因素等。

1. 数据结构 设有 p 个危险因素 $X_1, X_2, \cdots, X_p$ 及结果分类变量 Y,观察例数为 n。进行 Logistic 回归分析数据的一般格式如表 6-1-19:

表 6-1-19 Logistic 回归分析数据一般格式

例号	X_1	X_2	X_3	⋯	X_p	y
1	X_{11}	X_{12}	X_{13}	⋯	X_{1p}	:
2	X_{21}	X_{22}	X_{23}	⋯	X_{2p}	:
3	X_{31}	X_{32}	X_{33}	⋯	X_{3p}	:
⋯	⋯	⋯	⋯	⋯	⋯	
n	X_{n1}	X_{n2}	X_{n3}	⋯	X_{np}	

2. Logistic 回归模型

令:

$$Y = \begin{cases} 0 \ \text{发病(阳性,死亡,治愈等)} \\ 1 \ \text{未发病(阴性,生存,未治愈等)} \end{cases}$$

P(Y=0) 表示发病的概率,简记为 P,它与变量 $X_1, X_2, \cdots, X_p$ 之间的 Logistic 模型为:

$$P(Y=0) = P = \frac{\exp(\beta_0 + \beta_1 X_1 + \cdots + \beta_p X_p)}{1 + \exp(\beta_0 + \beta_1 X_1 + \cdots + \beta_p X_p)};$$

经数学变换可得: $\ln[P/(1-P)] = \beta_0 + \beta_1 X_1 + \cdots + \beta_p X_p.$

定义: $\text{logit}(P) = \ln[P/(1-P)]$ 为 Logistic 变换,即:

$$\text{logit}(P) = \beta_0 + \beta_1 X_1 + \cdots + \beta_p X_p;$$

3. 回归系数 βi 的意义:

令

$$Xi = \begin{cases} 1 \ \text{暴露} \\ 0 \ \text{非暴露} \end{cases}$$

Xi=1 时的优势为: $P_1/(1-P_1)$;Xi=0 时的优势为: $P_0/(1-P_0)$;流行病学的常用指标优势比(odds ratio)的定义是:暴露人群发病优势与非暴露人群发病优势之比。

即

$$OR = \frac{P_1/(1-P_1)}{P_0/(1-P_0)}$$

$$\ln(OR) = \text{logit}[P(1)] - \text{logit}[P(0)] = (\beta_0 + \beta i \times 1) - (\beta_0 + \beta i \times 0) = \beta i$$

可见 βi 是暴露因素 Xi 增加一个单位所引起的对数优势的增量,即 $OR = \exp(\beta i)$。

4. 回归的参数估计 Logistic 回归的参数估计常用最大似然估计法。最大似然估计法的基本思想是先建立似然函数和对数似然函数,求似然函数或对数似然函数达到极大时参数的取值,即为参数的最大似然估计值。其步骤为对对数似然函数中待估计参数分别求一阶偏导数,令其为 0 得一方程组,然后求解。由于 Logistic 回归的对数似然函数的一阶导数为非线性函数,参数估计常用非线性方程组的数值法求解,如 Newton-Raphson 法等。

5. Logistic 回归方程的显著性检验

检验的假设为: H_0:所有 $\beta i = 0, i = 1, 2, \cdots, p$, H_1:某个 $\beta i \neq 0$。

计算统计量 $G_1 = -2LnL$。在 H0 成立的条件下, G_1 服从自由度等于 n-p 的 χ^2 分布。

6. Logistic 回归系数的 Wald 检验

回归系数假设检验的目的是检验总体回归系数是否为零,检验的假设为:

$H_0 : \beta i = 0, H_1 : \beta i \neq 0$。

Wald 检验在 H_0 成立的条件下估计参数,将估计值代入下式,得统计量

$$Zi = Bi/SE(Bi)$$

其中,Bi 为第 i 个回归系数估计值,SE 为回归系数估计值的标准误。

大样本时,在 H_0 成立的条件下,Zi 服从标准正态分布。Zi 的平方称为 Wald χ^2,即: $Zi^2 = Bi^2/SE(Bi)^2$,服从自由度等于 1 的 χ^2 分布。

7. 变量的优势比 OR 分析

设 Xi 为 0-1 数据,那么以 Xi=0 为参照,Xi=1 的 OR 值及其 95% 置信区间分别为

$$OR = \exp(bi) \quad \exp(bi \pm 1.96SE(bi))$$

当研究设计为队例研究时,OR=RR。

8. 模型中各变量之间对 Y 作用大小的比较 回归系数 βi 反映了因素 Xi 对 Y 作用大小,如果要比较不同因素对 Y 作用大小,需要消除变量量纲的影响,为此计算标准化回归系数 $\beta'i = \beta i * SDi/SDy$,其中 SDi 为 βi 的标准差,SDy 为 y 的标准差,β′i 越大,其因素对 Y 影响越大。

9. Logistic 回归应用 某妇科研究生收集了 301 医院近十年来住院的 24 例透明细胞癌和鞋钉癌的资料如表 6-1-20。

其中,细胞分型中,透明 C 为 0;鞋钉 C 及混合 C 为 1 分化程度,高分化为 0;中分化为 1;低分化为 2 直径,小于 12cm 为 0;大于、等于 12cm 为 1 试分析各因素与死亡的关系。

利用 SAS 分析结果如表 6-1-21:

表 6-1-20 301 医院 24 名透明细胞癌和鞋钉癌患者资料统计表

例号	细胞类型	分化程度	癌直径	结局
1	0	0	0	0
2	1	2	1	1
3	1	2	1	1
4	1	1	0	1
5	1	2	1	1
6	1	0	0	0
7	0	2	0	1
8	1	1	1	1
9	0	0	0	0
10	1	1	0	0
11	0	0	1	1
12	1	0	1	0
13	1	2	0	0
14	1	1	0	0
15	0	1	0	0
16	0	0	0	0
17	0	0	0	0
18	1	1	0	1
19	0	0	0	0
20	1	2	1	0
21	1	0	0	1
22	1	1	1	1
23	0	0	0	0
24	1	2	0	1

表 6-1-21 单因素 Logistic 回归分析结果

变量	系数	标准误	卡方	P 值	OR
细胞类型	1.945	0.971	4.016	0.045	7.000
分化程度	2.656	1.040	6.512	0.010	14.243
直径	2.708	1.022	7.021	0.008	15.000

结果表明,细胞类型,分化程度,直径三个因素都与死亡有关表 6-1-22。

结果表明,分化程度,直径与死亡有关,分化程度低的死亡的危险性是分化高的 18.28 倍,直径大于 12cm 的死亡危险性为小于 12cm 的 20.58 倍。

表 6-1-22 多因素 Logistic 回归分析结果

变量		系数	标准误	卡方	P 值	标准化系数	OR
INTERCPT		-4.480	2.111	4.503	0.033		
细胞类型	X_1	-0.202	1.586	0.016	0.898	-0.055	0.817
分化程度	X_2	2.906	1.301	4.986	0.025	1.292	18.28
直径	X_3	3.024	1.593	3.601	0.057	0.848	20.58

(李晖 童新元)

第二章

妇科肿瘤病理

第一节　外阴肿瘤病理

一、外阴良性肿瘤

（一）良性上皮性肿瘤

1. 鳞状上皮乳头状瘤（squamous papilloma）　外阴的乳头状瘤常为多发性病变，也可为孤立性病变，表现为具有纤维血管轴心的乳头状突起样病变，常于处女膜周围呈簇状分布。乳头质软，高度一般<6mm，直径 1~2mm。显微镜下呈乳头状结构，表面被覆鳞状上皮，增生上皮中缺乏挖空细胞，乳头中央为纤维血管轴心，常没有炎细胞浸润。HPV 检测阴性。

2. 脂溢性角化病（seborrheic keratosis）　以前也称为基底细胞乳头状瘤和老年疣。女性外阴的脂溢性角化病多见于阴阜或生殖腺的皱襞处，肉眼观呈疣状突起，表面常有色素沉着。显微镜下主要由增生的基底细胞和鳞状上皮细胞组成，表面角化过度和乳头瘤样增生、隆起，基底部平直，瘤体位于两侧正常表皮所作的连线以上。脂溢性角化病为良性病变，不会转变为鳞状细胞癌或基底细胞癌。

3. 角化棘皮瘤（keratoacanthoma）　发生在外阴的角化棘皮瘤很罕见，多位于大阴唇外表面。直径 0.5~2cm 的半球形隆起的结节的中央可形成充满角质的凹陷，以后病变趋向静止，可逐渐消退。一般在半年内消退后肿块被吸收，角质栓从凹陷中被排出，留下有轻度凹陷的色素瘢痕。

光镜下皮损中央凹陷如火山口，内充满角质，火山口两侧边缘的表皮呈唇样突起，底部表皮增生，上皮脚不规则向下延伸，有时可见到上皮角化珠或细胞出现轻度异型性；真皮内有显著的炎性浸润。本病有时会被误诊为鳞状细胞癌，鉴别要点是本病发展迅速，中央有典型火山口的特点，细胞异型性不明显，胞浆呈嗜酸性如毛玻璃样角化。若上皮巢内出现脓肿时，则有助于角化棘皮瘤的诊断。

（二）外阴黑色素细胞的病变和肿瘤

各种发生在皮肤的黑色素病变和肿瘤均可出现在外阴

皮肤上,其中最为常见的是雀斑样痣,病变为圆形或卵圆形的斑疹,直径1~5mm,边界清楚,多见于小阴唇及阴道口周围。显微镜下,基底细胞层内黑色素细胞和黑色素明显增多。另一个较为常见的色素病变是色素痣,包括交界痣、皮内痣和复合痣。外阴较为少见的色素病变是蓝痣,显微镜下,蓝痣为梭形细胞,主要位于真皮中、深部,细胞聚集成束,其长轴多与表皮平行。胞浆内含大量黑色素颗粒,无细胞异型性,一般不恶变。

(三)皮肤附件的良性肿瘤

1. 外阴汗管瘤(syringoma) 不常见,通常为多发且为两侧对称,偶为单发。病损多见于阴唇,直径1~4mm,呈结节状隆起。显微镜下,肿瘤位于真皮浅层,由簇状小导管和纤维间质构成,小管状的上皮细胞可呈逗点状。导管腔内含有PAS阳性物质。有些导管可扩张呈囊状,内充满角化物质,如囊壁破裂,可引起异物反应。

2. 乳头状汗腺瘤(papillary hidradenoma) 是外阴部最常见的腺体肿瘤,仅见于中年以上妇女,好发于大阴唇、唇间沟、小阴唇侧面、会阴或肛周。乳头状汗腺瘤多为单个质硬的球形小结节,肿瘤直径一般为0.1~1cm。显微镜下,肿瘤位于真皮内,与表皮不相连,界限清楚。瘤体内可见管状或囊状空腔,囊腔壁有复杂的乳头状突起,相互交织和吻合。囊壁及乳头状突起均由两层上皮细胞组成:内层的分泌型细胞和外层的圆形或立方形上皮细胞。

3. 透明细胞汗腺瘤(clear cell hidradenoma) 是一种不常见的来源于小汗腺的良性肿瘤。多见于中年妇女,常单发,偶多发,呈单叶或多叶状结节,直径1~2cm。显微镜下,肿瘤位于真皮内,与表皮相连或不相连,呈实性结节或分叶状结构,可有囊腔或管状腔。瘤细胞有两型,一型为较大的胞浆透明的上皮细胞。另一型为嗜碱性小细胞。

4. 毛发上皮瘤(trichoepithelioma) 发生于外阴的毛发上皮瘤很罕见,临床表现为单发的孤立结节。镜下肿瘤位于真皮内,小部分病例可与表皮相连接,由发育受挫的毛囊、角质囊或基底细胞条索及其周围间质构成。角质囊破裂后可引起异物肉芽肿反应。本瘤有时很像基底细胞癌,

应注意鉴别。

(四)外阴间叶组织肿瘤

1. 平滑肌瘤(leiomyoma) 外阴平滑肌瘤远较子宫平滑肌瘤少见,可能是来自外阴勃起组织的平滑肌或圆韧带的平滑肌成分或巴氏腺的肌上皮细胞。多见于育龄妇女的大阴唇,常表现为无痛性、无压痛的阴唇结节。大体和组织学形态与其他部位的平滑肌瘤没有区别。

2. 横纹肌瘤(rhabdomyoma) 生殖道横纹肌瘤是一种很少见的良性肿瘤,有骨骼肌分化特点。多见于青年妇女。均发生在阴道及外阴,生长缓慢,呈息肉状或菜花状、界限清楚的孤立性肿物,直径很少超过3cm。显微镜下肿瘤由分化相对成熟、卵圆形或带状的横纹肌细胞散布在含有多少不等的黏液样间质及胶原纤维中构成,横纹肌细胞中可见清晰的横纹。无核分裂活性和细胞的异型性。免疫组化和电镜可证实瘤细胞为横纹肌细胞。

生殖道横纹肌瘤须与葡萄状横纹肌肉瘤鉴别,后者几乎全部发生在<5岁的婴幼儿,典型的病变是瘤细胞密集排列在黏膜下,细胞核小而深染,有显著异型性,核分裂象易找见。

3. 纤维瘤(fibroma) 外阴纤维瘤与发生于身体其他部位的纤维瘤相似,多见于大阴唇,常为带蒂的肿物,有时表面可发生溃疡,体积一般2~8cm或更大。

4. 脂肪瘤(lipoma) 外阴脂肪瘤相对较常见,可发生于任何年龄,多发生于大阴唇。一般为圆形、分叶状或有蒂,质地较柔软。肿瘤由分化成熟的脂肪细胞构成,可混杂有不等量的纤维组织。

5. 血管角皮瘤(angiokeratoma) 外阴血管角皮瘤常见于20~40岁妇女,好发生于大阴唇或阴蒂,可为单发,但半数以上病例为多发。显微镜下,病变由扩张、薄壁的毛细血管构成,分布于真皮乳头,被增生、延长的上皮脚包绕,扩张的毛细血管内偶可见血栓形成和机化、表皮棘细胞增生和角化过度。

6. 侵袭性血管黏液瘤(aggressive angiomyxoma) 又称深部血管黏液瘤(deep angiomyxoma)。由于肿瘤边界不清,

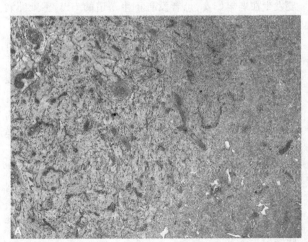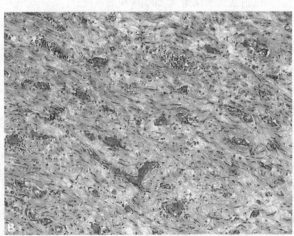

图6-2-1 外阴侵袭性血管黏液瘤
A图:低倍镜显示肿瘤边界不清,与周围组织间缺乏纤维性包膜;B图:中倍镜下,肿瘤由纤维母细胞、肌纤维母细胞、大量血管和丰富的黏液样间质构成

常向周围组织浸润生长,故手术难以完全切除,复发率高,但一般不发生远处转移。

临床表现是外阴部生长缓慢、无痛性肿块,可向盆腔、肛周深部软组织及后腹膜扩展,可造成泌尿生殖器官或直肠的压迫症状。肿瘤直径 5~8cm,质软,边界不清,不活动。大体观察肿瘤为分叶状,切面均质、黏液胶冻样。显微镜下:肿瘤边界不清,由成纤维细胞、肌成纤维细胞、大量血管和丰富的黏液样间质构成。黏液间质中含有毛细血管和肌性小动脉,部分管壁增厚、玻璃样变性(图6-2-1)。本瘤主要与血管肌成纤维细胞瘤相鉴别,详见后述。

7. 血管肌成纤维细胞瘤(angiomyofibroblastoma) 血管肌成纤维细胞瘤好发于生育年龄妇女。临床表现为外阴-阴道部界限清楚的肿块,生长缓慢、无痛、常小于5cm,与深部血管黏液瘤不同,肿瘤外有薄的纤维性假包膜。

镜下:肿瘤边界清楚,瘤细胞圆梭形或梭形,部分细胞呈浆细胞样,常见双核和多核肿瘤细胞,核分裂罕见。瘤细胞疏密不均,细胞丰富区和细胞稀少区交替分布。肿瘤内有明显的薄壁血管成分,瘤细胞常呈簇状围绕在血管周围(图6-2-2)。

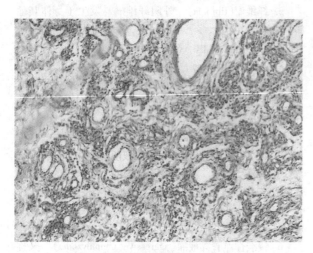

图 6-2-2 外阴血管肌纤维母细胞瘤
肿瘤边界清楚,瘤细胞圆梭形或梭形,
瘤细胞呈簇状围绕在血管周围

8. 富于细胞性血管纤维瘤(cellular angiofibroma) 是近年来描述的一种独立的良性间叶组织肿瘤。主要见于中年妇女,好发于外阴部。临床表现为实性质韧的肿物,界限清楚,直径一般小于3cm。

镜下:肿瘤边界清楚,由丰富的瘤细胞和小至中等大小的血管及胶原纤维混合构成。梭形细胞,无异型性,呈短束状排列,血管壁常有玻璃样变。肿瘤内可见成熟的脂肪细胞,有时肿瘤间质有明显的黏液变性。

9. 颗粒细胞瘤(granular cell tumor) 外阴的颗粒细胞瘤少见,主要位于阴唇,偶见于阴蒂。临床表现为无痛性皮下结节,生长缓慢。切面呈浅黄色或灰黄色。阴蒂部的病变可误为阴蒂肥大。

镜下:肿瘤界限不清,无包膜,呈浸润性边缘,瘤细胞大,多角形或梭形,胞浆丰富含有明显的嗜酸性颗粒。免疫

组化肿瘤细胞 S-100 和 CEA 阳性。颗粒细胞瘤为良性,但切除不完全则可复发。

(五)其他良性肿瘤

1. 前庭大腺腺瘤(adenoma of Bartholin's gland) 极罕见。临床表现为外阴后外侧部持续性或间歇性肿胀,与前庭大腺囊肿和脓肿不易鉴别。镜下肿瘤由紧密排列的腺体和小管组成,呈小叶状结构,上皮细胞柱状或立方状,有黏液分泌物,细胞分化好,无病理性核分裂。

2. 外阴混合瘤(mixed tumor of the vulva) 又称多形性腺瘤及软骨样汗管瘤。发生于外阴较少见,可能来源于外阴前庭大腺、汗腺和特化的肛门生殖器腺体的多潜能肌上皮细胞。一般见于 60 岁以上妇女,临床表现为无痛性皮下坚实结节,常位于大阴唇。肿瘤直径一般不超过 2.5cm,切面可呈软骨或黏液样外观。镜下:肿瘤似涎腺混合瘤,由排列呈腺管状、梁状、索状或巢状上皮细胞成分和间质成分混合构成,间质可纤维化、黏液样、透明化、软骨样或骨化。

二、外阴恶性肿瘤

(一)外阴上皮内瘤变

外阴上皮内瘤变(vulvar intraepithelial neoplasia,VIN)是外阴鳞状上皮癌的癌前期病变。过去,相关病变的诊断术语很多,包括外阴鳞状上皮不典型增生、鲍温病、鲍温样不典型增生、鲍温样丘疹病、Queyrat 红斑和原位鳞状细胞癌等。2003 年版的 WHO 肿瘤分类中用 VIN 来命名鳞状上皮肿瘤的癌前病变,并强调"鲍温样丘疹病"一词不应作为组织学诊断术语。

最初的 VIN 命名沿用了子宫颈上皮内瘤变的三级分类法,这一分类法根据病变部位的细胞成熟度、核异型性、成熟障碍及有丝分裂活跃性分为 VIN Ⅰ、VIN Ⅱ 及 VIN Ⅲ。但是这一分类法与临床过程以及患者进展成肿瘤风险性的关系并不明确。近期的研究发现在浸润性外阴癌中有两种类型,一种为 HPV 感染相关性,一种与 HPV 感染无关。前者主要发生在年轻女性,可同时或异时发生下生殖道,如子宫颈或阴道等部位的 HPV 感染性病变。而后者主要发生在老年妇女,患者没有下生殖道的 HPV 感染性病变,也无吸烟史,但常伴有慢性皮肤病,最常见的是鳞状上皮增生性病变如硬化性苔藓或扁平苔藓。因此,针对两种浸润性鳞状上皮癌,相应的癌前期病变 VIN 也应被分为两型。2004 年,ISSVD 重新修订了 VIN 的命名及分类,见表 6-2-1。

少数 VIN 病例不能归入上述分类中,可以将其命名为不能分类的 VIN。罕见的 Paget 样型 VIN,也可归入这一类型中。

1. 普通型 VIN(经典型 VIN) 主要表现为正常表皮的成熟性消失,表现为细胞的核浆比例增加,细胞核增大、深染,出现多形性,有时可以出现多核细胞异常的核分裂象(图6-2-3)。普通型 VIN 又可被分为湿疣型和基底样型。

2. 分化型 VIN(单纯型 VIN) 此型 VIN 表皮增厚,表层细胞角化不全,鳞状细胞体积较大,伴有轻度的非典型性。由于细胞成熟异常,常可见到异常角化的细胞,这种细

表 6-2-1　VIN 分类（ISSVD 2004）

分　类	描　述
普通或经典型 VIN（usual or classic VIN）	
1. 湿疣型（warty type）	病理表现具有湿疣状改变,镜下见挖空细胞、角化不全细胞及角化过度细胞,细胞异型性明显;上皮棘层肥厚,表皮网脊宽且深,常可达上皮表面;上皮呈"钉突"样改变
2. 基底样型（basaloid type）	病变特点为上皮层增厚且表面平坦,表皮内见大量增殖的、形态相对一致、呈现基底细胞样表现的未分化细胞从基底层向上扩展,可达上皮全层
3. 混合型（mixed type）	兼有上述疣型与基底细胞型两种病理表现
分化型或单纯型 VIN（VIN, differentiated type）	与 HPV 感染不相关的 VIN

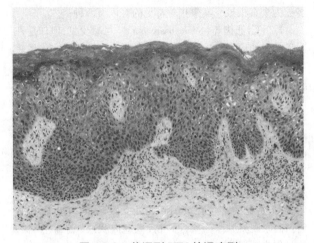

图 6-2-3　普通型 VIN 的湿疣型
显示病变上皮呈疣状增生,表面角化亢进及角化不全,细胞数量明显增多,其中可见挖空细胞及较多的核分裂象

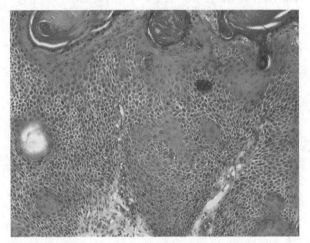

图 6-2-4　分化型 VIN
显示上皮增厚,伴有角化亢进和角化不全,增生的鳞状上皮全层中可见含有丰富嗜酸性胞浆的细胞,靠近基底处可见异常角化细胞

胞常常出现在表皮的深层,越靠近基底层越明显,有时可以见到角珠形成(图 6-2-4)。病变周围常可见硬化性苔藓或鳞状上皮增生性病变。真皮层有慢性炎细胞浸润及纤维化。

（二）外阴上皮恶性肿瘤

　　1. 鳞状细胞癌（squamous cell carcinoma）　是外阴最常见的恶性肿瘤,约占外阴恶性肿瘤的 90% 以上,占妇科恶性肿瘤的 3%～4%。肿瘤最常见于中、老年人,大部分患者年龄超过 60 岁,亦可发生于年轻人。外阴鳞状细胞癌几乎都是单发的,发病部位最常为大阴唇,也可见于小阴唇、会阴、阴阜或阴蒂。

　　外阴鳞状细胞癌的组织学形态与发生于其他部位的鳞状细胞癌相同(图 6-2-5)。根据肿瘤的不同分化程度、细胞形态以及是否伴有角化可进一步分为角化型、非角化型、基底细胞样型、湿疣样型以及疣状癌五个亚型。

　　大约 20% 的外阴鳞状细胞癌发生局部淋巴结转移,阴唇部肿瘤先转移至腹股沟淋巴结,阴蒂部肿瘤则转移至深部淋巴结。

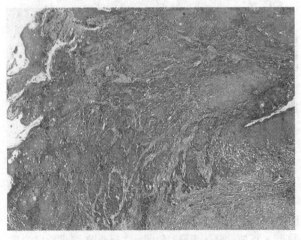

图 6-2-5　外阴角化型鳞状细胞癌
可见异型鳞状上皮巢浸润间质,部分
癌巢中可见角化珠形成

在外阴鳞状细胞癌的诊断报道中,应包括肿瘤的大小、厚度、浸润深度(mm)、肿瘤的分级、有无血管浸润,有无淋巴结转移等内容。肿瘤的测量标准:①厚度:从肿瘤表面(有角化时从颗粒层起)至浸润最深处的距离;②浸润深度:从肿瘤附近最表浅真皮乳头处真表皮交界至浸润最深处的距离。

具有下列情况提示有复发的高危性:肿瘤直径>2.5cm、多灶性、侵犯血管、切缘有 VIN 病变等。

2. 基底细胞癌(basal cell carcinoma)　较少见(约占外阴肿瘤的 2%～4%),多发生在老年妇女(平均年龄 60 岁)。病变最常发生在大阴唇,常伴出血和(或)溃疡。肿瘤生长较缓慢,具有局部浸润性。

病变镜下形态与其他部位的皮肤基底细胞癌相同,由一致性的基底细胞构成团或相互连接的条索状,癌巢周边细胞为柱状,呈栅栏状排列,中心可有鳞状细胞分化。

(三) 外阴腺上皮来源的恶性肿瘤

1. 外阴佩吉特病(vulvar Paget's disease)　是一种恶性腺体肿瘤,可能来源于皮肤附属器腺癌、肛周直肠癌或尿道癌,多发生在绝经后妇女。病变多见于大阴唇,常累及小阴唇、会阴、肛周、阴阜等。表现为扁平或轻微隆起的病变,表面呈颗粒状,类似湿疹样表现,也可形成浅溃疡和结痂。

镜下,病变早期表皮棘层肥厚,上皮脚延长,晚期表皮变薄,特征性的改变是表皮内出现 Paget 细胞,单个散在或是成团、巢排列。Paget 细胞较大而圆,胞质丰富、淡染空泡状,核大,深染,核膜清晰,分布于表皮底部。核分裂象常见(图 6-2-6)。免疫组化染色 Page 细胞:CK-7、EMA、CEA 和 CA125 阳性,特殊染色:PAS 阳性。

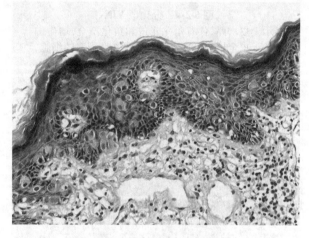

图 6-2-6　外阴 Paget 病
表皮内呈现单核及呈小巢排列的 Paget 细胞,
细胞大而圆,核大深染

2. 前庭大腺癌(carcinoma of Bartholin's gland)　占外阴恶性肿瘤的 2%～7%,主要见于 50 岁以上女性,平均年龄 49～55 岁。临床表现类似前庭大腺囊肿,早期通常为界限清楚、表面完好并有活动性的结节样肿块。随着病情的发展,肿块增大,与周围组织粘连而界限不清。

前庭大腺癌的组织类型有多种,可以是腺癌(包括黏液腺癌、非黏液腺癌、乳头状腺癌或黏液表皮样癌等),也可以是鳞状细胞癌,另有少部分为腺样囊性癌、腺鳞癌、移行细胞癌、小细胞癌等少见的组织类型。

诊断原发性前庭大腺癌,应根据肿瘤位于前庭大腺的解剖部位,肿瘤表面鳞状上皮一般完好,非肿瘤的前庭大腺和肿瘤之间存在移行过渡关系,肿瘤邻近组织中出现前庭大腺的成分、肿瘤累及前庭大腺,前庭大腺导管或腺泡有原位癌。上述特征有助于与其他部位发生的癌转移到前庭大腺相鉴别。

前庭大腺癌较常发生腹股沟或盆腔淋巴结转移,约 20% 患者就诊时即有同侧腹股沟淋巴结转移。

(四) 间叶组织恶性肿瘤

其他部位发生的软组织恶性肿瘤均可发生在外阴部,如:平滑肌肉瘤、横纹肌肉瘤、纤维肉瘤、血管肉瘤、恶性纤维组织细胞瘤、上皮样肉瘤、腺泡状软组织肉瘤等,文献中多数为个案报道。其中相对常见的有以下两种:

1. 平滑肌肉瘤(leiomyosarcoma)　虽然少见,但却是外阴最常见的原发性肉瘤。一般发生于绝经期前后或绝经后妇女,多见于前庭大腺周围的深部软组织、阴唇系带等处。肿物生长快,可伴疼痛。大体为边界不清的实性肿物,灰白色。

镜下形态与其他部位的平滑肌肉瘤相同,肿瘤大多为高度恶性,瘤细胞多形性和异型性明显,核分裂>10 个/10HP,常有坏死,边缘浸润性生长。

2. 胚胎性横纹肌肉瘤(embryonal rhabdomyosarcoma)是有横纹肌分化特点的恶性肿瘤。多数发生于 10 岁以下儿童,最常见的部位在大阴唇和处女膜区,可伴出血和溃疡。肉眼观察肿瘤为实性肿物,呈息肉状或"葡萄串"状,故又称为葡萄状肉瘤(sarcoma botryoides)。

镜下,在鳞状上皮下方水肿或黏液样疏松间质中可见一层致密的原间叶性肿瘤细胞带,瘤细胞卵圆形或小梭形,核深染,核分裂多见,常围绕在血管周围。其中可见横纹肌母细胞,免疫组化染色对于确定细胞的起源非常重要,肿瘤细胞对肌源性标记物如:actin、desmin、myoglobin 和 myoD-1 呈阳性表达。

(五) 其他恶性肿瘤

1. 恶性黑色素瘤(malignant melanoma)　是黑色素细胞来源的恶性肿瘤,占外阴恶性肿瘤的 2%～10%,其中约 10% 来自外阴痣恶变。老年患者多见,60～70 岁为发病高峰期。一般为富于色素性病变,局部皮肤或黏膜呈蓝黑色、黑褐色不等,但也可为无色素性。

镜下,发生在外阴的恶性黑色素瘤组织学表现与皮肤其他部位的肿瘤相似,肿瘤性的黑色素细胞可以呈现上皮样、梭形、圆形、多角形或树枝状等,核大、异型,核仁明显、核分裂活性高。免疫组化染色:肿瘤细胞 S-100、HMB45 和 Melan A 阳性。

恶性黑色素瘤为高度恶性肿瘤,多经血及淋巴转移,5 年生存率平均为 30%～35%。预后与组织病理类型无明显相关,但与肿瘤浸润的深度有关。因而,病理报道时应注意报道肿瘤的浸润范围及浸润深度。

2. Merkel 细胞瘤(Merkel cell tumor)　是由表皮下方

小型神经内分泌性细胞（Merkel cell）构成的恶性肿瘤，又称原发性皮肤神经内分泌癌（primary cutaneous neuroendocrine carcinoma）。外阴 Merkel 细胞肿瘤罕见，具有侵袭性。多见于老年妇女，多数表现为单发的圆形结节或质较硬的斑块。

镜下肿瘤主要位于真皮内，瘤细胞较小，细胞形态较一致，边界不清，胞质少，核大、圆形、空泡状有多个核仁，核分裂易见。瘤细胞排列成实心片状、巢状、梁索状或簇状，偶见菊形团结构。免疫组化染色：CK20、CgA、Syn 和 NSE 阳性。电镜可见瘤细胞内有神经内分泌颗粒。

3. 外阴转移性肿瘤　外阴是肿瘤转移的较罕见部位，肿瘤可经淋巴道播散或直接蔓延至外阴。外阴转移性肿瘤的顺序为：子宫颈癌、子宫内膜癌、卵巢癌、肾细胞癌、乳腺癌及肺癌等，其他如绒毛膜癌、恶性黑色素瘤、神经母细胞瘤等也可转移到外阴。阴道、尿道、直肠和膀胱来源的癌可直接浸润到外阴。

（沈丹华）

第二节　阴道肿瘤病理

一、鳞状上皮肿瘤及相关病变

（一）鳞状上皮乳头状瘤

鳞状上皮乳头状瘤（squamous papilloma）可发生在阴道任何部位，体积较小。单发或多发，多发性病变多位于处女膜环附近，又称为阴道微小乳头状瘤病或鳞状上皮乳头状瘤病。表现为小菜花状、息肉样或乳头状赘生物。镜下为良性的乳头状结构，表面鳞状上皮增生，无细胞异型和挖空细胞，具有纤维血管轴心。与湿疣的鉴别要点在于乳头状瘤的乳头表面光滑，不具有复杂的分支结构和挖空细胞。

（二）阴道上皮内瘤变

阴道上皮内瘤变（vaginal intraepithelial neoplasia，VAIN）又称为非典型增生、结构不良及原位癌，可原发于阴道，也可由宫颈原发性病变蔓延至阴道。VaIN 的发生率远比宫颈上皮内瘤变（CIN）和外阴上皮内瘤变（VIN）要低。VaIN 的组织病理学表现和 CIN 类似，诊断标准见子宫颈章节。需要与鳞状上皮萎缩、扁平湿疣、反应性不典型增生、移行细胞化生等疾病鉴别。

（三）鳞状细胞癌

阴道鳞状细胞癌（squamous cell carcinoma）占阴道癌的85%，占女性生殖道恶性肿瘤的 1%～2%。根据国际妇产科协会（FIGO）的意见，累及宫颈或外阴的阴道癌应认为是原发性宫颈癌或原发性外阴癌。同样地，对于过去曾患宫颈癌或外阴癌在治疗 5 年内发生阴道癌者被认为是复发，必须有 5～10 年无病生存期，排除了肿瘤复发才能诊断原发性阴道癌。阴道鳞状细胞癌半数为溃疡性，1/3 为外生型，其余为环形或缩窄型。可见于阴道各个部位。镜下形态与其他部位鳞状细胞癌相同，分为角化型、非角化型、基底细胞样、疣状、湿疣状亚型。大多数病例为中分化非角化型。疣状癌呈乳头状、基底部呈推进性生长，棘层增厚，上皮脚球杆状，异型性轻，表面有角化不良和角化亢进的成熟

表现。湿疣状癌呈乳头状，有角化亢进，核大、深染呈挖空细胞样，核膜皱缩和多核细胞是其典型特征。

二、腺体肿瘤及相关病变

（一）米勒管上皮乳头状瘤（Müllerian papilloma）

是一种少见的好发于婴幼儿和年轻女性的良性乳头状肿瘤。表现为单发或多发的息肉样或乳头状赘生物，最大直径一般小于 2cm。镜下具有复杂的分支状纤维血管轴心，表面被覆单层或复层黏液柱状上皮或化生的非角化型鳞状上皮。手术切除后偶有复发的报道。

（二）腺病（adenosis）、不典型腺病（atypical adenosis）

阴道腺病是指阴道壁出现腺体组织或增生的腺组织结构，被认为是胚胎性米勒上皮持续存在的结果。阴道镜下表现为红色的颗粒状黏膜病变，碘染色不着色。约 75% 发生于阴道的上 1/3 段；10% 发生于中 1/3 段；下 1/3 段受累者仅占 2%。好发于阴道前壁。镜下，阴道壁组织内有腺体存在，可取代部分表层鳞状上皮。腺上皮可有三种类型：宫颈内膜型、子宫内膜型或输卵管上皮型。腺上皮常存在不同程度的鳞状化生，甚至占据整个腺体，唯一的证据为鳞状上皮细胞团之间的黏液湖或鳞状细胞内的黏液滴。腺病可出现乳头结构（乳头状腺病）、微腺型增生、肠上皮化生。有些腺体可伴有分泌等功能改变，如果患者服用孕激素、或为受孕者，还可能出现 Arias-Stella 反应等。

不典型腺病是指阴道壁出现不典型增生的腺体。腺体结构更加复杂，被覆不典型增生的上皮，伴有异型核改变。核分裂不常见，可有鞋钉样细胞。由于在透明细胞癌旁常可见不典型腺病，因此提示不典型腺病可能是透明细胞癌的前驱病变。

（三）腺癌（adenocarcinoma）

阴道腺癌多来自残存的中肾管、副中肾管及阴道的子宫内膜异位，以透明细胞癌为多见。占原发性阴道肿瘤的4%～9%。早期可无症状，细胞学检查和阴道镜检查可以发现异常。分为透明细胞腺癌、子宫内膜样腺癌、黏液腺癌及中肾管腺癌，镜下肿瘤形态与子宫、卵巢的同名肿瘤相同，详见子宫及卵巢章节。需要与转移到阴道的癌鉴别。

三、其他上皮性肿瘤

（一）腺鳞癌（adenosquamous carcinoma）

腺鳞癌由恶性腺体成分和恶性鳞状上皮成分混合组成。一般认为起源于副中肾管，也可能来自前庭腺。腺癌成分可以为黏液腺癌、子宫内膜样腺癌或透明细胞癌。鳞癌成分可以类似移行上皮，角化和非角化，注意与良性的鳞状上皮化生鉴别。阴道腺鳞癌多以局部浸润为主。

（二）腺样囊性癌（adenoid cystic carcinoma）

是一种少见的和发生在涎腺的腺样囊性癌类似的腺癌。特征为肿瘤细胞小而一致，围绕在囊腔周围形成筛状结构，囊腔内为黏液或透明的圆柱体，一般缺少肌上皮成分。需要与其他呈腺样囊性改变的癌鉴别。

（三）腺样基底细胞癌（adenoid basal carcinoma）

由基底样细胞构成，成巢或条索状分布，瘤细胞小，卵圆形，均匀一致，周边细胞呈栅栏状排列。可以出现局部的

腺体形成,中心可有鳞状细胞分化。核分裂象少见。

（四）小细胞癌（small cell carcinoma）、类癌（carcinoid tumor）、未分化癌（undifferentiated carcinoma）

少见,与其他部位同名肿瘤相同。

四、间叶性肿瘤及相关病变

（一）平滑肌瘤（leiomyoma）

阴道平滑肌瘤是阴道最常见的间叶性肿瘤,是由平滑肌细胞构成的良性肿瘤,常含有数量不等的纤维间质。组织结构类似于子宫平滑肌瘤,由成束的梭形平滑肌细胞编织状排列组成,可伴有水肿和黏液变性,也可出现奇异细胞。平滑肌瘤的组织来源可能来自静脉平滑肌细胞、阴道壁的平滑肌细胞和肌成纤维细胞。

（二）生殖道型横纹肌瘤（rhabdomyoma）

是一种少见的伴有横纹肌分化的阴道良性肿瘤。多发生在中年女性,年龄多在 30 ~ 48 岁间,最高可达 57 岁。可发生在阴道各个部位,或突向阴道内。大体表现为孤立性、结节状或息肉状肿块,大小 1 ~ 11cm,表面黏膜完整,切面灰白色、质韧、玻璃样。镜下肿瘤由椭圆形或带状的成熟的横纹肌母细胞构成,胞浆嗜酸性,有明显的横纹,无细胞异型性和核分裂象。横纹肌细胞周围有丰富的结缔组织间隔及疏松的胶原或黏液样基质,血管较丰富。需要和横纹肌肉瘤鉴别。

（三）血管肌成纤维细胞瘤（angiomyofibroblastoma）

是一种生长缓慢,边界清晰的肌成纤维细胞性肿瘤。直径多小于 5cm,个别可达 12cm。镜下肿瘤形态可有多样性变化,有特征性的细胞密集区和少细胞水肿区相交替现象。肿瘤细胞梭形、星形、浆细胞样或上皮样。胞浆多嗜伊红。细胞常呈链状围绕血管排列。细胞核外观温和(或)有轻度异型,核分裂象少见。血管丰富,大多为薄壁小血管或毛细血管,也有扩张的海绵状血管。可见少量波浪状胶原束和肥大细胞,间质呈轻度黏液样。肿瘤手术切除无复发。但有恶性肌成纤维细胞性瘤的报道。

（四）侵袭性血管黏液瘤（aggressive angiomyxoma）

侵袭性血管黏液瘤又称深部血管黏液瘤。是一种由成纤维细胞、肌成纤维细胞、大量厚壁血管和丰富的黏液样基质构成的,局部浸润性生长的肿瘤。发病年龄 18 ~ 70 岁,好发于生育期女性。多位于盆腔和肛周深部,肿瘤生长缓慢,体积较大,可达 3 ~ 60cm,平均 12cm,无痛性生长,可对周围泌尿生殖器官或直肠产生压迫症状。影像学检查常发现肿块明显大于临床估计范围。大体观肿瘤分叶状,边界不清,灰红或灰褐色,质韧或略呈胶冻状。镜下肿瘤细胞密度不高,分布稀疏弥散,细胞小而一致,呈星形或梭形,胞浆界限不清,弱嗜酸性。细胞核形态温和,偶有多核或呈空泡状,缺乏多形性和核分裂象。黏液样间质背景中含有数量不等的血管,大小不一,可汇集成簇,血管壁增厚有玻璃样变。较大神经和血管周围有疏松排列的平滑肌样细胞岛和平滑肌束。Actin、Desmin 和奥辛蓝染色阳性,S-100 染色阴性。

该肿瘤治疗主要采取手术治疗,手术不易切净,约 30% 的病例局部复发,但不会转移。

（五）葡萄状肉瘤（sarcoma botryoides）

又称胚胎性横纹肌肉瘤（embryonal rhabdomyosarcoma）,是阴道最常见的肉瘤。90% 以上发生在 5 岁以下的儿童,平均发病年龄 1.8 岁,少数可发生在年轻妇女甚至绝经后妇女。肿瘤表现为结节状、乳头状、息肉状或葡萄样的肿块突出在阴道里,甚至长出阴道口外。肿瘤表面光滑,灰红色或淡红色。直径 0.2 ~ 12cm,质软脆,无蒂或有蒂。表面黏膜完整或伴有溃疡或出血。切面组织疏松似黏液瘤样,其间杂有出血区。

镜下典型病变紧邻上皮的下方是致密的细胞形成层（或称生发层）,该层细胞排列紧密,核小而深染。较深层的细胞层密度有所降低,中央部位一般为细胞稀少的水肿或黏液样区。肿瘤细胞多为圆形或梭形细胞,核浅染,核仁不明显,核分裂象较活跃。围绕血管密度增高现象明显。所有的肿瘤均可见多少不等的横纹肌母细胞,有明显的嗜伊红胞浆,部分可见横纹,细胞异型性有或不明显。表面鳞状上皮可受累。另有一种少见的类型为腺泡状横纹肌肉瘤,肿瘤细胞局灶性或弥漫性呈腺泡状结构,细胞巢周围有纤维间隔,中心细胞无黏附性,游离存在,外周细胞黏附于纤维间隔上,类似肺泡样结构。免疫组化标记 Actin、Desmin、myoglobin 和 myosin 均阳性。

（六）平滑肌肉瘤（leiomyosarcoma）

阴道平滑肌肉瘤是阴道第二位最常见的肉瘤。发病原因不清。可发生在阴道各个部位,以阴道后壁的上部为多见。肿瘤为实性结节或分叶状肿块,大小 1 ~ 15cm,通常 3 ~ 5cm。肿瘤无包膜或部分有假包膜,呈浸润性生长。切面灰红色或灰黄色,鱼肉状,有散在的出血、黏液变和坏死。组织学表现和发生在其他部位的平滑肌肉瘤相同。WHO 分类（2003）的诊断标准为:直径大于 3cm,核分裂象大于 5 个/10HPF,细胞有中度或明显的异型性,边缘浸润性生长的阴道平滑肌肿瘤为平滑肌肉瘤。

（七）子宫内膜样间质肉瘤（endometrioid stromal sarcoma）

子宫内膜样间质肉瘤是一种浸润性生长的,类似子宫内膜间质细胞的、分化好的肿瘤。可能来源于子宫内膜异位。在确定诊断之前,必须排除子宫来源肿瘤的可能。低分化、高恶性度的内膜间质肉瘤称为未分化阴道肉瘤。

五、混合性上皮间叶性肿瘤

（一）混合瘤（mixed tumor）

良性混合瘤又称梭形细胞上皮瘤,是一种边界清楚的,组织学类似涎腺混合瘤的,由间叶性成分和鳞状上皮或腺上皮构成的良性肿瘤。好发于处女膜部位。典型病变表现为界限清楚的黏膜下肿物,1 ~ 6cm 大小,切面灰白色,质软或韧。镜下肿瘤以梭形细胞为主,其中夹杂有成熟的鳞状上皮和被覆黏液上皮的腺体,腺上皮立方或柱状,常常伴有鳞化,间质内常见玻璃样小球聚集,形成特征性的丛状生长方式。

（二）腺肉瘤（adenosarcoma）

由良性或非典型性的米勒源性上皮成分和恶性间叶成

分两种成分混合组成的肿瘤。多表现为外生性的可触及的阴道肿瘤。原发于阴道的腺肉瘤极少见，多为从子宫、宫颈或其他女性生殖部位转移至阴道。

（三）癌肉瘤（恶性中胚叶混合瘤，恶性米勒管混合瘤）[carcinosarcoma（malignant mesodermal mixed tumor, malignant Müllerian mixed tumor）]

由恶性上皮和恶性间叶成分构成的双相性分化的肿瘤，又称为恶性米勒管混合瘤、恶性中胚叶混合瘤及化生性癌。组织形态与子宫卵巢部位的同名肿瘤相同。诊断必须排除生殖道其他部位的肿瘤蔓延或转移至阴道。

（四）滑膜肉瘤样混合瘤（mixed tumor resembling synovial sarcoma）

是一种非常罕见的类似滑膜肉瘤的双相性分化的恶性肿瘤，含有扁平上皮细胞形成的腺样结构和细胞高度丰富的间叶性成分。无米勒管上皮分化的特征。可能来源于中肾管残迹或向滑膜样分化。

（陈晓端）

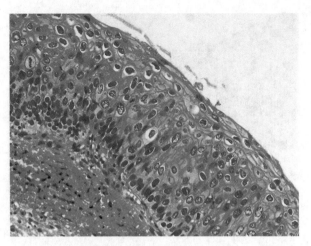

图 6-2-7　宫颈扁平湿疣（CIN Ⅰ级）
鳞状上皮增生中上部可见到具有特征性的
细胞-挖空细胞

第三节　宫颈肿瘤病理

一、宫颈鳞状上皮的癌前病变

宫颈上皮从正常状态经由一个连续的过程转变为癌，其间发生了很多病理事件。在过去的 50 年间，有关宫颈癌前病变的命名发生了很多变化。2003 年 WHO 女性生殖器官肿瘤分类中，将宫颈鳞状细胞癌的前期病变统一命名为宫颈上皮内肿瘤形成（cervical intraepithelial neoplasia, CIN）。其中又分为三组：CIN Ⅰ 相当于先前的轻度非典型增生（mild dysplasia），CIN Ⅱ 相当于中度非典型增生（moderate dysplasia），而 CIN Ⅲ 则包括重度非典型增生和原位癌。

在临床工作中，由于 CIN Ⅱ 和 CIN Ⅲ 的治疗原则基本相同，并且在有些情况下 CIN Ⅰ 与 HPV 相关的扁平湿疣在鉴别诊断上常常遇到困难，因而近年来，有一些妇科肿瘤医生及妇科病理医师主张采用两级分类法：低级别鳞状上皮病变（LSIL）和高级别鳞状上皮病变（HSIL），这种分类法与细胞学命名相一致。LSIL 相当于 CIN Ⅰ 及那些有 HPV 引起的不足以诊断 CIN 的病变。而 HSIL 则包括 CIN Ⅱ 和 CIN Ⅲ。

CIN 的病理形态学表现：

（1）CIN Ⅰ：包括 HPV 感染所致的扁平湿疣病变，基底细胞增生和挖空细胞形成，上 2/3 层面为分化成熟细胞，细胞轻度异型，但可见于全层，核分裂主要出现在下 1/3 层面（图 6-2-7）。

（2）CIN Ⅱ：成熟细胞出现在上皮的上 1/2。细胞核的异型较 CIN Ⅰ 更为明显，核分裂象增多，主要存在于上皮的下 2/3 层面。异常核分裂象出现。

（3）CIN Ⅲ：成熟细胞仅见于上 1/3 层面或完全缺如，细胞核显著异型，核分裂象多见，并见于上皮全层，常出现病理性核分裂象（图 6-2-8）。

值得注意的是：CIN 除了影响黏膜表面上皮外，还会累

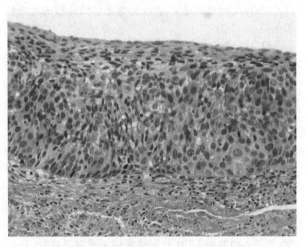

图 6-2-8　宫颈扁平湿疣（CIN Ⅲ级）
宫颈全层鳞状上皮几乎都被病变细胞所替代，
细胞异型明显，核分裂象多见

及宫颈的腺体及隐窝，并且随着 CIN 级别的增高，受累腺体的数量也会增多，位置也会更深。病理医生应该小心的是不要将 CIN 累及腺体误诊为浸润癌。

近年来一些新的分子标记物可用于 CIN 的诊断以及预后判断：其中最为常用且具有重要意义的是 P16，在高危型 HPV 感染后，通过免疫组化染色显示病变上皮弥漫表达 P16，阳性表达位于细胞核和细胞浆（图 6-2-9）。而 Ki-67 作为细胞增生指数，一直是一个稳定和常用的标记物：正常宫颈鳞状上皮，Ki-67 表达局限于黏膜上皮的下 1/3，CIN 病变时，Ki-67 阳性表达上移，随着 CIN 级别的增加，可达病变全层。此外，采用 FISH 技术检测 hTERC 可作为预测 CIN 预后的辅助手段和指标。

二、宫颈微小浸润性鳞状细胞癌

宫颈微小浸润癌最初的定义为：临床肉眼不能见到，仅能在显微镜下观察到的宫颈早期浸润癌。

在 2003 年 WHO 女性生殖道肿瘤中，有关宫颈微小浸

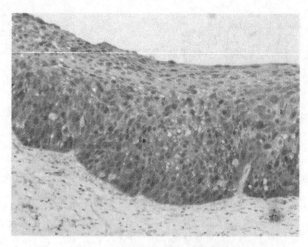

图 6-2-9　CIN Ⅲ病变的免疫组化染色
全层细胞弥漫表达 p16

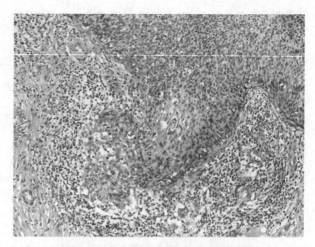

图 6-2-10　宫颈微小浸润性鳞状细胞癌
可见肿瘤性鳞状上皮从 CIN 的基底膜像出芽一样,
突破基底膜,浸润间质

润性鳞状细胞癌的定义是:发生早期间质浸润的鳞状细胞癌,浸润深度无精确定义,发生局部淋巴结转移的可能性很小。

FIGO 分期并没有直接采用微小浸润癌的名称,而是对宫颈癌进行了分期,其中最早期的浸润性鳞状细胞癌是 Ⅰ A1 期:它所定义的浸润病灶的深度及宽度为:深度≤3mm,宽度≤7mm;而 Ⅰ A2 期:为浸润深度在 3～5mm 的宫颈癌。

妇科肿瘤医师学会(Society of Gynecologic Oncologist, SGO)则明确使用了宫颈微小浸润癌这一名称,并给出了定义:肿瘤浸润间质的深度在 3mm(含 3mm)以内,并且没有淋巴管或血管的受累。1996 年 SGO 第 3 版修订时,把融合性舌状浸润的浸润癌也排除在微小浸润之外。SGO 定义的微小浸润癌浸润深度相当于 FIGO 分期的 Ⅰ A1 期,与之不同的是 FIGO 分期除强调了浸润深度外,还特别限定了浸润灶的宽度,同时指出如果出现血管、淋巴管的受累并不影响肿瘤的分期;而 SGO 定义的微小浸润癌却强调了必须没有淋巴管或血管的侵犯,并且还注意了浸润灶的形态。

从病理形态学上观察,多数微小浸润癌的浸润灶是芽状浸润,表现为从宫颈上皮内肿瘤的病变基底部发出的癌细胞巢,像出芽一样,突破基底膜,浸润间质(图 6-2-10)。这种组织学形态的病变预后一般都很好。当浸润深度增加,芽状浸润就会逐渐表现为"迷芽状"浸润,即小的浸润性癌细胞巢脱离基底膜散在分布在间质中,浸润深度大多在 1～2mm 以内,但这种迷芽状生长方式一般也不会发生淋巴结转移。随着病变进一步发展,浸润灶增大、变宽,并逐渐相互融合呈"舌状"浸润。SGO 对微小浸润癌的定义中明确指出将融合性舌状浸润灶排除在外。病理医师在遇到具有融合性生长方式的微小浸润灶时,应该做连续切片,以发现最大的浸润深度和范围。

必须强调的是,微小浸润癌是病理组织学诊断,只有锥切标本及其以上类型的标本中方可做出。对于宫颈活检标本中直接诊断微小浸润癌是风险很大的,由于取材的局限性,往往容易低估浸润的深度。

三、宫颈浸润性鳞状细胞癌

多数宫颈浸润性鳞状细胞癌是来自于癌前期病变,可能经过 CIN Ⅱ 以及 CIN Ⅲ 进展而来,但也有少部分病例可直接发展为浸润癌。肿瘤可使子宫增大,结节状、并且变硬,有时可呈"桶状"宫颈。较早期的内生性肿瘤可使宫颈表面增粗、呈颗粒状,有时形成溃疡。

根据 WHO 病理组织分型可将宫颈浸润性鳞状细胞癌主要分为以下三大类型:

(1) 大细胞角化型鳞状细胞癌:肿瘤形成不规则巢及片状结构,浸润宫颈管壁,细胞多角形或圆形,细胞界限清楚,有时可以看见细胞间桥,核仁明显,坏死常见,常出现明确的角珠。

(2) 大细胞非角化型鳞状细胞癌:肿瘤结构同角化型鳞状细胞癌,细胞偏梭形,边界不如前者清楚,肿瘤中很难找到角化细胞(图 6-2-11)。

(3) 小细胞非角化型鳞状细胞癌:比较少见,类似于

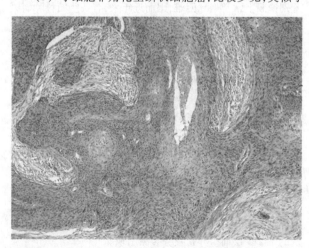

图 6-2-11　宫颈大细胞非角化型鳞状细胞癌
(Broder Ⅱ级)
肿瘤细胞具有鳞状上皮细胞的特征,细胞呈
多角形,有明显异型,但不出现角化珠

其他部位发生的分化差的鳞状细胞癌。它的特点是小的、基底样细胞形成巢片浸润，局灶可见鳞状分化，但不形成角珠，肿瘤中有明显的坏死及核分裂象。此型肿瘤应当与小细胞不分化癌鉴别，后者类似于肺的小细胞癌。

根据改良的 Broder 系统可以将宫颈鳞状细胞癌进行分级：Ⅰ级：肿瘤由比较成熟的鳞状细胞组成，有丰富的角化成分，细胞间桥清楚，多形性轻，核分裂象少。Ⅱ级：肿瘤细胞核浆比例增加，细胞的界限不清楚，异型性增加，具有更多的核分裂象。Ⅲ级几乎缺乏鳞状分化，细胞具有高度异型性，核分裂活性高。

除典型的鳞状细胞癌外，浸润性鳞状细胞癌还有一些少见的组织类型：

（1）疣状癌：肿瘤呈外生乳头状结构，显微镜下：乳头表面被覆分化很好的角化型鳞状上皮，但基底部可见肿瘤以推进式方式向下浸润间质。活检如取材表浅，或是切片时切面不正确时，难以与乳头状瘤及尖锐湿疣鉴别。因而，应完整切除肿瘤，仔细检查基底部，发现间质浸润性病变，有助诊断。

（2）湿疣状癌：是指那些外表呈湿疣状的鳞状细胞癌，显微镜下有明显的挖空细胞出现。

（3）乳头状鳞状细胞癌：大体上子宫颈可以看到大的外生性肿物。显微镜下，肿瘤由粗细不等的乳头组成，乳头中心为纤维血管轴心，表面被覆异型增生鳞状上皮，核分裂象多见，肿瘤基底部有时可以看到肿瘤侵犯间质。

（4）梭形细胞癌：也称肉瘤样鳞状细胞癌。显微镜下，肿瘤细胞呈梭形，与肉瘤难以区分，但仔细寻找，可以找到典型的鳞状细胞癌成分。免疫组织化学染色结果：梭形细胞不同程度的表达 Cytokeratin、Vimentin 和 Actin。

（5）淋巴上皮样癌：这一肿瘤相似于发生在鼻咽部的淋巴上皮样癌。显微镜下，肿瘤由大的未分化细胞组成，散在或成小簇分布，背景中有丰富的淋巴细胞浸润。

（6）鳞状移行细胞癌：显微镜下，肿瘤呈乳头状，也可以呈内翻性表现，中心有血管轴心，表面被覆多层类似CIN Ⅲ级的异型上皮。肿瘤组织中表达 CK7，不表达 CK20，表明这一肿瘤只是组织学上类似尿道上皮，而其免疫表型并不与真正的尿道上皮相同。

在诊断宫颈浸润性癌时，除了应关注肿瘤的组织类型及分级外，还应关注其浸润深度，是否有淋巴管及血管受累，此外，对于子宫颈切除标本的切缘情况也应特别注意。一些研究认为，切缘阳性与局部复发有关，在Ⅰb-Ⅱa 期肿瘤中，切缘阳性者的复发率为 40%，而切缘阴性者的复发率为 16.7%，明显低于切缘阳性者。特别值得注意的是：在锥切标本中，切缘阴性并不保证在随后切除的子宫标本中无肿瘤病变的残存。

四、宫颈腺性癌前病变 及浸润性腺癌

随着宫颈病变的增加，宫颈病变筛查的范围扩大，宫颈腺性病变也越来越多地引起人们的关注。

宫颈腺性病变可归为两大组：腺性癌前期病变和腺性肿瘤。

（一）宫颈腺性癌前病变

2003 年版的 WHO 分类将宫颈浸润前期的腺性病变命名为：宫颈内膜腺体异型（非典型）增生（endocervical glandular dysplasia，EGD）和原位腺癌（adenocarcinoma in situ，AIS），也有学者将浸润前期病变命名为宫颈腺体上皮内肿瘤（cervical glandular intraepithelial neoplasia，CGIN），并分为两个级别：低级别 CGIN（low grade CGIN，LCGIN）和高级别CGIN（high grade CGIN，HCGIN），其中的 HCGIN 包括 AIS。

1. AIS　宫颈病变保持正常腺体结构，但黏膜上皮或腺腔上皮被覆核大，深染，胞浆黏液稀少，有核仁的恶性细胞，细胞核分裂活性增加，上皮呈不同程度的复层（图 6-2-12）。

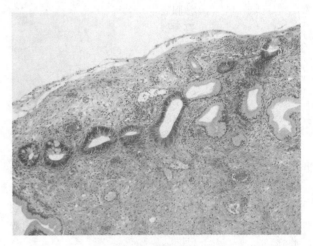

图 6-2-12　宫颈原位腺癌
子宫颈部分黏膜腺体被具有恶性
细胞学表现的上皮所替代

2. EGD　腺体及黏膜上皮细胞具有一定的异型性，但又达不到原位腺癌的标准。其具体组织学表现如下：病变腺上皮细胞轻-中度异型，胞浆黏液减少，细胞核中等增大，深染，复层，有核分裂象（每个腺体不超过 2 个），可见凋亡小体，不出现筛状及乳头状结构。

宫颈 AIS 和 EGD 可以发生在宫颈任何部位的黏膜表层和隐窝腺体，但是更多见于鳞柱上皮移行带，以及宫颈上皮内瘤变（CIN）、浸润性鳞癌和腺癌的边缘，所以 EGD 和 AIS 常常合并鳞状上皮病变，甚至高达 90% 的腺性非浸润性病变合并有鳞状上皮 CIN。

（二）宫颈早期浸润性腺癌

也称宫颈微小浸润腺癌，是指浸润性腺癌最早期的形式，浸润间质<5mm，淋巴结转移的危险性极低。

早期浸润腺癌显微镜下诊断具有一定难度，其细胞学改变与 AIS 相近，但腺体更加密集、形状更不规则，乳头及筛状结构更为多见，局灶可以出现融合。异常腺体扩散到正常腺体不应该出现的部位。腺体周围的间质可出现水肿、炎细胞浸润和促结缔组织增生性表现。有些病例可发现异型腺体或细胞侵犯血管-淋巴管间隙受累。

需要说明的是，与微小浸润性鳞状细胞癌相同，EIA 诊断也应该是在锥切标本上做出。

（三）宫颈浸润性腺癌

宫颈浸润性腺癌约占宫颈癌的 15%~25%,80% 的病例有异常子宫出血,部分病例会出现阴道排液及疼痛表现。细胞学检查,一些病例可以发现异常。

大体检查时,80% 的病例可以在阴道镜下看到宫颈肿物,肿物可以是息肉状,也可以是溃疡性的,少部分病例在宫颈上看不到明确的肿物,但宫颈管壁弥漫性增厚。

组织学上,2003 年版 WHO 分类将宫颈浸润性腺癌分为以下组织学类型(表 6-2-2):

表 6-2-2　宫颈浸润性腺癌组织学类型(2003 年版 WHO 分类)

腺癌,非特殊类型
黏液腺癌
宫颈型
肠型
印戒细胞
微小偏离
绒毛腺管状
子宫内膜样腺癌
透明细胞腺癌
浆液性腺癌
中肾腺癌

1. 腺癌,非特殊类型　这型腺癌细胞黏液分泌不明显,腺体结构类似于宫颈内膜腺体的腺癌,称为宫颈内膜腺癌。

2. 黏液性腺癌　黏液腺癌是指肿瘤细胞中含有中等到大量胞浆内黏液,腺腔内也可出现明显的黏液,并可进一步分为以下亚型:

(1) 宫颈型腺癌:是最为常见的腺癌,约占宫颈腺癌的 70%。大多数肿瘤中到高度分化,腺体类似于宫颈腺体,细胞胞浆富于黏液,间质中也可出现多少不等的黏液,并可以形成黏液湖(图 6-2-13)。

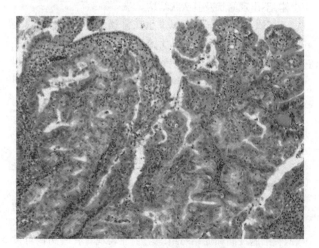

图 6-2-13　宫颈浸润性黏液腺癌
由类似于宫颈黏液腺体组成,细胞胞浆富于黏液,
异型腺体浸润宫颈管壁

(2) 肠型腺癌:由类似于结肠腺癌的肿瘤细胞构成,杯状细胞是其特征性的表现,偶有神经内分泌细胞和 Paneth 细胞。此型黏液腺癌应与结肠腺癌转移到宫颈相鉴别。

(3) 印戒细胞癌:宫颈原发性印戒细胞癌非常少见,通常印戒细胞腺癌只是低分化黏液腺癌和腺鳞癌的局部表现。在宫颈发现印戒细胞腺癌首先要除外转移癌。

(4) 微偏性腺癌:又称恶性腺瘤(adenoma malignum)。由于细胞分化极好,活检时极易漏诊。

大体上,宫颈质地变硬韧,黏膜表面可出血、质脆及黏液状。切面呈黄色或灰白色。偶尔,囊腔很明显。

显微镜下,大部分区域肿瘤分化极好,与正常宫颈腺体几乎无法区别,核分裂象罕见。但腺体的大小及形状不规整,排列杂乱无章,一些腺体可以呈囊性或在囊腔内有折叠的乳头形成(图 6-2-14)。部分腺体中有具有一定异型性的上皮细胞。病变腺体侵犯的深度对于诊断至关重要,腺体超出子宫颈正常腺体所在的范围(>8mm)。如果能发现深部的血管和神经周围受到累及,则是诊断微偏性腺癌的重要依据。

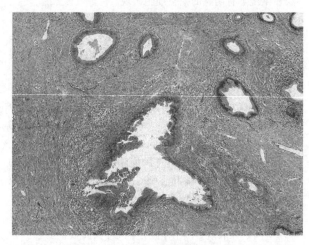

图 6-2-14　宫颈微偏性腺癌
显示在宫颈管壁中,出现一些分支状的腺体成分,
腺体的大小及形状不规整,排列紊乱

(5) 绒毛腺管状腺癌:肿瘤的外观及组织学表现类似于结肠的绒毛状腺瘤。肿瘤由具有纤细的纤维轴心的乳头组成,表面被覆单层或复层的柱状上皮细胞,细胞一般分化较好,核分裂象少见,浸润病灶较为表浅。

3. 子宫内膜样腺癌　原发于子宫颈的子宫内膜样腺癌较为罕见。临床、肉眼检查以及组织学形态与普通类型的子宫颈腺癌相似。

诊断原发于子宫颈的子宫内膜样腺癌,应该首先排除子宫体发生的内膜样腺癌侵犯宫颈。

4. 透明细胞腺癌　子宫颈的透明细胞腺癌较为少见,部分患者有己烯雌酚(DES)的接触史。与 DES 相关的透明细胞腺癌,患者较为年轻,可同时伴有阴道腺病和生殖道畸形。肿瘤多发生在子宫颈的外口。而与 DES 无关的透明细胞腺癌,其大体、临床表现及预后情况与普通型子宫颈腺癌相似。显微镜下,无论是哪一型,子宫颈透明细胞腺癌与女性生殖道其他部位发生的透明细胞腺癌的组织学表现相似。

5. 浆液性腺癌(serous adenocarcinoma) 肿瘤的组织形态学表现与发生在卵巢或子宫的浆液性腺癌相同。

由于原发于子宫颈的浆液性腺癌非常少见,因此诊断时一定要除外卵巢、输卵管及子宫原发浆液性腺癌播散至宫颈。

6. 中肾腺癌 子宫颈中肾腺癌起源于宫颈壁深部的中肾残件。肿瘤常常发生在宫颈后壁的两侧。显微镜下,肿瘤形态多样。最常见的形态是形成背靠背的小管状结构,管腔内可见嗜酸性或玻璃样的分泌物。此外,还可出现实性、乳头状、裂隙状或筛状结构。

五、子宫颈其他少见类型的肿瘤

(一)腺样基底细胞癌

这一肿瘤较为少见,细胞学检查常可显示高级别的上皮内瘤变。大体上,子宫颈见不到明显的肿块。显微镜下,肿瘤由分化好的基底细胞样细胞组成,细胞排列成巢状或条索状,细胞巢周边可见呈栅栏状排列的基底样细胞。局灶可伴有腺样或鳞状分化。肿瘤周边的上皮可伴有 CIN 病变。

这一肿瘤的预后较好,文献尚无单纯的腺样基底细胞癌发生转移以及死亡的病例报道。但肿瘤具有浸润性生长行为,主要是在局部扩展,有时可扩展到子宫下段。治疗上,行子宫全切即可,不必清扫淋巴结。

(二)毛玻璃细胞癌

这一肿瘤较为罕见,发病率不足子宫颈癌的 1%,多见于年轻女性,平均发病年龄在 30~35 岁。肿瘤在大体上常形成大的外生性肿块。显微镜下,肿瘤由大细胞组成,细胞胞膜清楚,胞浆丰富,嗜酸性或嗜双色性,呈细颗粒状,呈毛玻璃状,个别细胞胞浆内可见黏液。肿瘤细胞排列成实性巢片状,偶尔可以形成微小的腺管结构。有些肿瘤中可以混合有鳞状细胞癌、腺癌以及腺鳞癌成分。

在一些病例中可以检测出 HPV18。表明其发病可能与 HPV 感染相关。一些研究显示,毛玻璃样癌的预后要较同期的子宫颈鳞状细胞癌或腺癌差。

(三)腺样囊性癌

发生在子宫颈的腺样囊性癌,极为罕见。患者年龄偏大,平均发病年龄在 70 岁。肿瘤大都呈息肉状生长,可以形成内生或外生的肿块。

显微镜下的形态与发生在唾液腺的同名肿瘤相似。有时可以混合有其他癌,如腺癌等成分。

子宫颈的腺样囊性癌是具有高度侵袭性的肿瘤,肿瘤可以出现血行播散。一项较为大宗的研究资料显示,人约 2/3 的病例可死于肿瘤的转移和复发。

(四)神经内分泌肿瘤

子宫颈的神经内分泌肿瘤较为少见,年龄分布与腺癌相似,多为 25~40 岁。临床表现缺乏特异性,少数病例可有神经内分泌症状。肉眼上一般均有溃疡形成,由于比鳞癌和腺癌更具有侵袭性,临床上常常形成"桶状宫颈"。依据组织表现被分为类癌、非典型类癌、小细胞癌和大细胞神经内分泌癌四种类型。其具体形态学特征同胃肠道和肺的同类肿瘤,肿瘤均有不同程度的器官样或梁状结构,核体积小-中等大小,细胞均匀一致,免疫组化示神经内分泌标记阳性。

除典型类癌外,宫颈神经内分泌肿瘤整体预后差,在相同临床分期的情况下,其死亡危险性是宫颈鳞状细胞癌的 1.8 倍。

(五)子宫颈恶性间叶性肿瘤

子宫颈肉瘤相当罕见,不到宫颈恶性肿瘤的 1%。组织学类型包括:平滑肌肉瘤、葡萄状肉瘤、子宫内膜间质肉瘤、腺泡状软组织肉瘤、原始神经外胚叶瘤/Ewing 肉瘤以及未分化肉瘤等,其组织形态学表现与其他部位的同名肿瘤相同。

(六)子宫颈上皮和间叶混合性肿瘤

子宫颈此类肿瘤的发病率明显低于宫体。较为常见的有腺肉瘤和癌肉瘤,诊断标准与发生在子宫体的同名肿瘤相同。此外,极为罕见还有 Wilms 瘤,形态类似肾的 Wilms 瘤。

(七)子宫颈色素性、生殖细胞、滋养细胞、淋巴组织和继发性恶性肿瘤

1. 蓝痣是子宫颈最为常见的良性色素性病变,而原发于宫颈的恶性黑色素瘤非常罕见。

2. 各种滋养细胞病变也偶发于子宫颈。这里需要注意的是发生在子宫颈的上皮样滋养细胞肿瘤,可以灶状取代子宫颈表面黏膜和(或)腺上皮细胞,形成复层,相似于鳞状上皮内瘤变,易被误诊为鳞状细胞癌。

3. 子宫颈发生的淋巴瘤以弥漫大 B 细胞型最为常见,其次套细胞淋巴瘤、MALToma、Burkitt 样淋巴瘤、NK/T 细胞淋巴瘤、非特异性外周 T 和霍奇金淋巴瘤等也有报道。

4. 子宫颈转移性肿瘤较为少见,大部分来自女性生殖系统本身,其中子宫内膜癌直接种植于子宫颈最为多见,其次分别来源于卵巢、阴道和输卵管。来自其他系统的转移癌罕见,原发部位多见于乳腺、胃和大肠。

(沈丹华)

第四节 子宫肿瘤病理

一、子宫内膜癌的病理

子宫内膜癌是由子宫内膜发生的原发上皮性恶性肿瘤。多数形成类似子宫内膜腺上皮的腺癌结构,但亦可形成米勒管上皮多向分化的其他组织类型的结构。近年来,根据流行病学、临床病理学和分子生物学等依据,提出子宫内膜癌的二元发病模型,将子宫内膜分为 I 型和 II 型子宫内膜癌。

(一)肉眼表现

子宫内膜癌的组织学类型虽然很多,但各种不同组织类型的癌大体表现没有明显差别。大体可分为弥漫型和局限型。①弥漫型:子宫内膜大部分或全部为肿瘤侵犯,突向宫腔内生长时,形成息肉状或菜花状肿块(图 6-2-15、图 6-

2-16）。肿瘤向肌层生长浸润时，形成坚实的肿块，浸润深浅不一，子宫体积可增大。癌组织呈灰白色，粗糙质脆或鱼肉状，可伴有灶状出血、坏死或溃疡形成。②局限型：肿瘤多位于子宫底部和宫角部，后壁较前壁多见，肿瘤呈结节状或息肉状生长（图6-2-17、图6-2-18）。早期肿瘤体积较小、表浅，仅表现为局部内膜表面粗糙，无肿块形成，此时检查

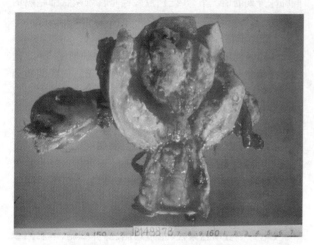

图 6-2-15　子宫内膜腺癌（Ⅰ型癌）
肿瘤弥漫性生长，侵及宫颈上段

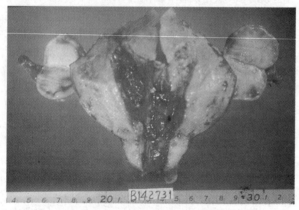

图 6-2-16　子宫内膜腺癌（Ⅰ型癌）
肿瘤侵及两侧宫角及宫体，双侧卵巢呈多囊卵巢改变

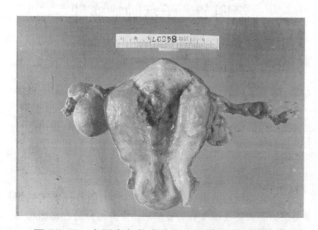

图 6-2-17　右侧宫角与宫体部位早期子宫内膜腺癌（Ⅰ型癌）大体标本

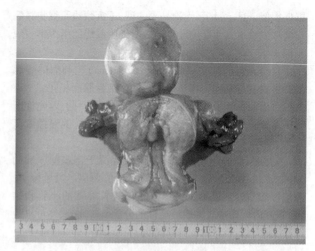

图 6-2-18　宫底子宫内膜腺癌（Ⅰ型癌）合并宫底浆膜下平滑肌瘤大体标本
此病人术前诊断为平滑肌瘤，术后发现内膜癌

子宫标本时要特别注意宫角部，因病变不明显，诊刮时不易刮到此处。

（二）组织发生学和组织学类型

（1）组织发生学：女性生殖道器官和组织是由胚胎时期的米勒管发育、演变、分化而来，米勒管是由体腔上皮内陷而形成。因此，米勒管上皮具有分化形成输卵管、子宫、宫颈及阴道穹隆上皮的多向分化能力。出生后，这些胚胎时期的未分化细胞仍保留在成熟机体的生发层组织内，具有增生及多向分化潜能。正常生理情况下，生发层细胞只显现单向分化，维持该组织细胞的新生与衰亡的替代。病理条件下，如向肿瘤分化时，生发层未分化细胞可显示增生、分化不良和多向分化潜能，形成与原该处组织不同类型的米勒管上皮分化的组织。因此在女性生殖道器官或组织发生癌时，不但可形成与原组织相同类型的癌，即子宫内膜样腺癌，而且可以出现米勒管上皮分化为其他部位组织类型的癌，如浆液性腺癌、透明细胞腺癌、黏液性腺癌、鳞状细胞及未分化癌等。

（2）组织学类型：由于子宫内膜癌保留有米勒管多向分化潜能，因此癌的发生常出现多种分化的组织成分。各种成分出现几率很不一致，大多数癌组织只有一种与子宫内膜腺体相似的腺癌成分，称子宫内膜样腺癌，或完全由米勒管向子宫内膜以外的女性生殖道其他部位分化的另一种组织类型的癌细胞构成，以致出现与子宫内膜腺体不同组织类型的癌，如浆液性腺癌、透明细胞腺癌、黏液性腺癌、鳞状细胞癌等（表6-2-3）。

近年来，根据病因学、分子生物学及临床观察，提出子宫内膜癌新的组织学分型，Ⅰ型和Ⅱ型子宫内膜癌。Ⅰ型子宫内膜癌主要包括子宫内膜样腺癌及其典型的绒毛管状腺癌。Ⅱ型子宫内膜癌主要包括浆液性癌、透明细胞癌和癌肉瘤。Ⅰ型和Ⅱ型子宫内膜癌的主要区别见表6-2-4。

（1）子宫内膜样腺癌（endometrioid adenocarcinoma）：是内膜癌最常见的类型，约占子宫内膜癌的3/4。癌组织分化好时，其组织结构与增生期的宫内膜腺体相似，但细胞及腺体结构均有一定的非典型性。癌细胞核增大变圆，染

色质粗且深染,胞浆少,核仁明显,排列紧密,呈假复层;腺体密集、大小不等,形态不规则,出现背靠背或共壁现象,或呈筛孔样结构,向间质浸润。癌组织分化差时,细胞异型性较大,呈实性条索状或弥散片状排列,构成非鳞状的实性区域(图6-2-19)。

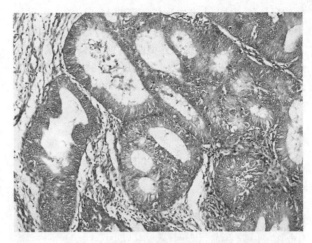

图 6-2-19　子宫内膜样腺癌(Ⅰ型癌)
HE 染色　中倍放大

状化生:是指癌内的鳞状上皮成分是良性者,过去称子宫内膜腺棘皮癌。②子宫内膜样腺癌伴鳞状分化:是指癌内的鳞状上皮成分是恶性者,过去称子宫内膜腺鳞癌。此型子宫内膜样腺癌伴鳞状分化的癌的分级,是根据腺癌成分的分级标准来确定的,并依此判断其预后。过去曾有报道,子宫内膜样腺癌伴鳞状化生者,预后较单一的宫内膜样腺癌好;但据 Pekin 报道,子宫内膜样腺癌 240 例无论伴鳞状化生或鳞癌分化,对预后无影响。值得注意的是,切勿与腺癌的实性成分混淆。若将鳞状成分误判为实性腺性成分,势必提高腺癌的分级,影响对患者预后的判断。

(3)绒毛管状腺癌(villoglandular adenocarcinoma):是子宫内膜样腺癌的变异型。镜下为细长的乳头状结构为主要特征,乳头被覆分化较好的立方状或矮柱状细胞,其核与基底膜垂直排列,细胞核级别通常较低,异型性较小,核分裂象少(图6-2-20)。

表 6-2-3　子宫内膜癌的组织学分类(WHO,2003 年版)

子宫内膜样腺癌(endometrioid adenocarcinoma)

子宫内膜样腺癌伴鳞状分化(endometrioid adenocarcinoma with squamous differentiation)

绒毛管状腺癌(villoglandular adenocarcinoma)

分泌性腺癌(secretory adenocarcinoma)

纤毛细胞癌(ciliated cell carcinoma)

黏液性腺癌(mucinous adenocarcinoma)

浆液性腺癌(serous adenocarcinoma)

透明细胞腺癌(clear cell adenocarcinoma)

混合性腺癌(mixed adenocarcinoma)

鳞状细胞癌(squamous cell carcinoma)

移行细胞癌(transitional cell carcinoma)

小细胞癌(small cell carcinoma)

未分化癌(undifferentiated carcinoma)

其他类型的子宫内膜癌(other types of endometrial carcinoma)

表 6-2-4　子宫内膜癌两型的比较

类　型	Ⅰ型	Ⅱ型
组织学类型	宫内膜样腺癌及其亚型	浆液性腺癌,透明细胞腺癌
发生率	80%	10%
是否绝经	绝经前、围绝经期,多发	绝经后,多发
与雌激素	相关	不相关
癌前病变	不典型增生	子宫内膜上皮内癌
肿瘤细胞分级	低	高
主要基因改变	$PTEN$、MI、$K\text{-}ras$、$\beta\text{-}catenin$	$p53$、$IMP3$
预后	好	差
浸润(肌层、血管)	少	多(内膜表面病变范围小,可发生浸润)
淋巴结转移	少	多
远处转移	少	多

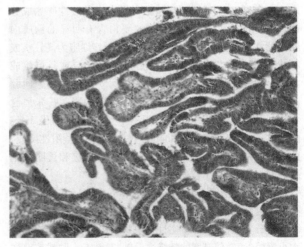

图 6-2-20　绒毛管状腺癌
HE 染色,中倍放大

(2)子宫内膜样腺癌伴鳞状分化(endometrioid adenocarcinoma with squamous differentiation):依子宫内膜样腺癌中鳞状成分的分化程度不同分为:①子宫内膜样腺癌伴鳞

此型预后较好。有的病例肿瘤基底部有蒂,活检时把肿瘤取掉,大体标本上找不到肿瘤。

(4)分泌性癌(secretory carcinoma):是子宫内膜样腺

癌的变异型,少见,占宫内膜样腺癌的1%~2%。由类似于分泌早期或中期的宫内膜腺体组成,常可见核下和核上空泡(图6-2-21),虽然细胞异型性小,但腺体排列紧密,往往形成背靠背或共壁现象及上皮复层化。肿瘤可以完全由分泌型腺体组成,呈弥漫分布,或呈局灶分布,长于子宫内膜样腺癌混合。此型预后较好。

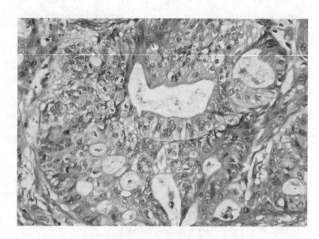

图6-2-22 子宫内膜黏液性腺癌
HE染色,中倍放大

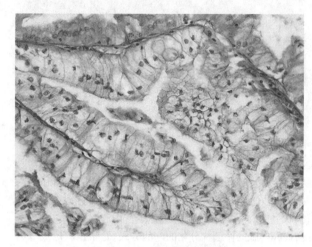

图6-2-21 分泌型子宫内膜样腺癌
图示细胞浆透亮,见核上及核下空泡。
HE染色,中倍放大

(5)纤毛细胞腺癌(ciliated cell adenocarcinoma):纤毛细胞内膜癌中常见,在大多数子宫内膜样腺癌中偶尔可以发现个别的纤毛细胞。只有当大部分的恶性腺体被覆纤毛细胞时才能诊断纤毛细胞腺癌。癌组织分化良好,通常形成筛孔样结构,界限清楚的纤毛突向腺腔。纤毛细胞核圆形,核膜不规则,胞质明显嗜酸性,核染色质粗,核仁明显。此型肿瘤恶性度低,预后较好。

(6)黏液性腺癌(mucinous adenocarcinoma):子宫内膜腺癌中常可出现黏液性分化,所以只有当黏液性腺癌成分超过30%时才可诊断此型癌。主要由含有明显的胞质内黏液的细胞组成。腺体密集,间质较少,腺细胞为高柱状或杯状,胞浆富含黏液,核位于基底部,细胞单层或复层构成大小、形状不一的弯曲腺体(图6-2-22)。有的癌细胞向腔内生长,形成折叠突起的乳头样结构。有的腺腔扩张呈囊状,向间质浸润。组织化学用阿尔辛蓝、黏液卡红及PAS-酶消化,可见癌细胞胞浆和腺腔内黏液物质均呈阳性反应。此型肿瘤常属高分化癌,其预后较浆液性腺癌和透明细胞腺癌好,基本上与子宫内膜样癌相同。

(7)浆液性腺癌(serous adenocarcinoma):其形态特征类似于盆腔的低分化浆液性乳头状癌,癌组织常呈复杂的乳头状分支结构,有时呈实性片块状结构,其乳头结构突向大小囊腔,通常伴有宽的纤维血管轴心,常有水肿或玻璃样变;表面被覆细胞层次不等,细胞分化较差的为立方状或矮柱状细胞,细胞核常呈高度非典型性,约半数病例有多核、巨核或畸形核,核分裂多见,常见广泛的坏死和砂粒体形成(图6-2-23)。分化好的癌组织乳头分支结构明显,可见次级分支或细胞性芽或簇;分化差的癌组织乳头融合,或排列

成实性片状。此癌侵袭性强,常浸润肌层及其中的淋巴管或血管,诊断时患者常已有广泛的腹腔转移。有的病例内膜表面未见明显肿瘤,但显微镜下见明显肿瘤浸润(图6-2-24)。

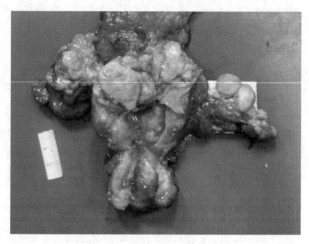

图6-2-23 子宫内膜浆液性乳头状癌
(Ⅱ型癌)大体标本
肿瘤位于右侧宫底,子宫腔内瘤体较小,
而向浆膜外生长明显

(8)透明细胞腺癌(clear cell adenocarcinoma):少见,约占子宫内膜癌的1%~6%。由胞浆透明富含糖原的透明细胞、鞋钉样细胞和嗜酸性细胞组成。透明细胞经组织化学PAS-酶消化后仍阳性,电镜观察细胞浆内有大量糖原聚积。鞋钉细胞的特征是细胞基底部细长,顶端膨大,内含1~2个大而深染的核,突起于上皮层表面,或突向腺腔(图6-2-25)。癌细胞排列成实性片状、管囊状及乳头状,或这些结构的混合。此癌侵袭性强,恶性程度高。由于此癌组织结构复杂,类型繁多,比较容易误诊。

(9)混合性腺癌(mixed adenocarcinoma):子宫内膜癌中有两种或更多上述组织类型的癌同时存在,并且其中一种癌至少要占全肿瘤的10%时,称为子宫内膜混合性癌。分类和分级则根据占优势的成分而定,次要成分的类型、分

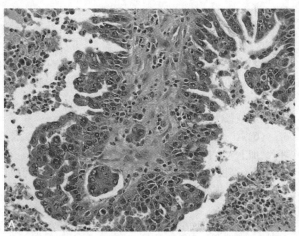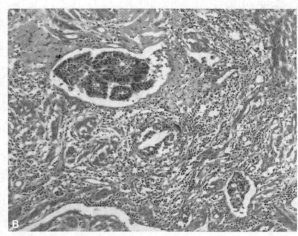

图 6-2-24　子宫内膜浆液性乳头状癌（Ⅱ型癌）
图示癌组织侵犯肌层及淋巴管。HE 染色，中倍放大

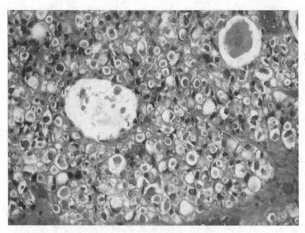

图 6-2-25　透明细胞腺癌
图示胞浆透亮，细胞核呈牛眼状改变，
HE 染色，中倍放大

级及所占比例均应在病理诊断中注明。前面所列的子宫内膜腺样癌伴鳞状分化的癌，曾称为腺鳞癌（或鳞腺癌），不属混合性癌。混合性癌的确诊应根据子宫切除标本的检查作出。但若是活检小标本，只要出现第二种类型的癌，无论数量的多少也足够做出混合性癌的诊断。

（10）鳞状细胞癌（squamous cell carcinoma）：由不同分化程度的鳞状细胞组成。原发于子宫内膜的鳞状细胞癌罕见，多见于老年妇女，因绝经后萎缩的子宫内膜常发生老年性子宫内膜炎，或因老年妇女宫颈阻塞，子宫腔积脓及慢性发炎伴鳞状上皮化生。肿瘤可发生在子宫内膜鳞状化生的基础上，或源于柱状上皮与基底膜之间的储备细胞。少数严重的病例整个子宫内膜被鳞状上皮替代，即所谓的子宫鱼鳞癣。镜下表现与其他部位发生的鳞状细胞癌相同。诊断子宫内膜鳞状细胞癌时，必须具备以下三点：①肿瘤没有腺样成分；②肿瘤与宫颈鳞状上皮也无关连；③没有原发的宫颈鳞状细胞癌向上蔓延及宫腔。

（11）移形细胞癌（transitional cell carcinoma）：由 ≥90% 类似于泌尿道移形细胞的癌细胞组成。镜下见大小不

等、粗细不一的乳头状结构，乳头表面被覆多层异型性移行上皮细胞，中央为纤维血管轴心。周围细胞呈单层栅栏状排列，部分乳头表面细胞扁平状，与鳞状上皮成熟过程相似。肿瘤细胞大小形态较一致，核圆或卵圆，核膜明显，染色质空泡状，核分裂象多见。

（12）小细胞癌（small cell carcinoma）：类似于肺小细胞癌的一种子宫内膜癌，属于神经内分泌癌。镜下形态与其他器官的小细胞癌相似，癌呈巢状、片状分布，细胞小而密集，有的呈梁状结构，像类癌。免疫组化：轴突素（syn）、嗜铬颗粒蛋白（CgA）及神经特异性烯醇化酶（NSE）呈阳性表达；电镜下细胞内有神经内分泌颗粒。

（13）未分化癌（undifferentiated carcinoma）：十分少见。其特点是不具备或只有轻度分化成上述的任何一种细胞类型或结构的癌。几乎全由实性结构组成，癌细胞的非典型性显著，核分裂数多，恶性程度高。未分化癌包括小细胞、大细胞、巨细胞及梭形细胞型，它们也可以不同比例混合存在。大细胞、巨细胞及梭形细胞型的未分化癌：黏液染色阳性；电镜下见癌细胞呈腺上皮分化。应除外以下肿瘤：①子宫绒毛膜上皮癌，免疫组化：绒毛膜促性腺激素（hCG）阳性。②鳞状细胞癌的低分化型或变异型，也可出现类似的大细胞或梭形细胞，但电镜下可见张力原纤维或桥粒。③低分化肉瘤：免疫组化，波形蛋白（Vim）阳性；若怀疑平滑肌肉瘤，免疫组化，结蛋白（Des）、肌动蛋白（Actin）等阳性。

（14）其他类型的子宫内膜癌（other types of endometrial carcinoma）：在一些医学文献上报道一些极为罕见的子宫内膜肿瘤类型，如：①肝样腺癌：以往文献报道 2 例，治疗无效，2001 年又报道 1 例，甲胎蛋白（AFP）阳性，经手术加化疗有效，8 年无复发；②子宫内膜的卵黄囊瘤：报道 1 例，治疗后有复发；③子宫内膜癌伴滋养叶细胞分化，hCG 阳性；④嗜酸性细胞癌（oxyphilic cell carcinoma），癌细胞大而呈嗜酸性，为构成癌的主要或唯一成分；⑤性索样分化的癌。

（三）子宫内膜癌的分级与分期

　　子宫内膜癌的病理分级有两种方法：一种是根据肿瘤组织结构，Ⅰ级：非鳞状的实性生长区域 ≤5%；Ⅱ级：非鳞

状的实性生长区域占6%~50%；Ⅲ级：非鳞状的实性生长区域>50%。另一种分级是根据细胞核分级，Ⅰ级：核圆形、卵圆形、染色质分布均匀，核仁不明显；Ⅱ级：核形不规则，染色质凝聚，可见中等大小核仁；Ⅲ级：核大，多形性，染色质粗糙，核仁大，不规则。在对癌的实际分级时，应将上述癌的组织结构和癌细胞核的异型性结合起来考虑确定癌的级别。组织学分级应选择肿瘤分化最差、细胞核异型性最明显的区域。若细胞核分级明显重于组织结构分级时，应根据癌细胞异型性的程度，将组织结构的分级升高1级或2级。多数病理学家认为上述病理分级主要适用于子宫内膜腺癌及子宫内膜样腺癌伴鳞状分化者，而不适用于其他类型的子宫内膜腺癌；故多数病理学家认为子宫内膜样腺癌以外的其他类型子宫内膜癌就不用组织学分级，但有学者提出仍可按细胞（尤其是核）异型性的级别为标准，对其进行分级。

子宫内膜癌的分期详见相关章节。特别值得提出的是：Ⅱ型内膜癌的特殊临床分期，子宫大体标本见内膜表面肿瘤体积较小而发生肌壁、淋巴管和腹膜的转移。

（四）子宫内膜癌的癌前病变和原位癌

子宫内膜的非典型增生是癌前病变，已被广泛接受。据文献报道，不同类型的子宫内膜增生其癌变率差异较大，单纯性增生的癌变率为1%~10%、复杂性增生为3%~22%、非典型增生为29%~57%。所报道的癌变间隔时间差异较大（1~26年不等），但总的倾向是单纯性子宫内膜增生的癌变间隔时间较非典型增生的长，前者约长于6年，后者约短于5年。

子宫内膜原位癌：对原位癌的确切定义，尚无统一的认识。但原位癌的腺上皮细胞具有明显的异型性，而无浸润，这两点的认识是统一的。对无浸润的部位有两种理解：一是未浸润到子宫内膜的间质，即癌变的腺上皮细胞未突破基底膜；这种情况与重度非典型增生极难区别，就像宫颈的CIN Ⅲ一样，将重度非典型增生和原位癌放在一起称子宫内膜上皮内瘤变（endometrial intraepithelial neoplasia，EIN）。另一种理解是已癌变的腺上皮细胞已侵入子宫内膜的间质，但未侵入肌层；对这种情况，可能称之为子宫上皮内癌，更切合实际，表明癌变的腺上皮细胞已侵出基底膜到子宫内膜间质内，而未到肌层。一般都认为早期的子宫内膜间质的浸润不易识别，以下病变有所帮助：①浸润到间质内的癌细胞引起间质纤维细胞增生反应，进而胶原化；②浸润处常有炎细胞或泡沫细胞反应。免疫组化的应用也有帮助：①纤维连结蛋白（fibronectin）、Ⅳ型胶原和组织化学网织纤维等染色，可见腺体基底膜缺失，表明有浸润发生。②细胞间连接（MRP1/CD9）和细胞与基底膜间连接的表达，在癌内低于非典型增生。③细胞外基质糖蛋白和胞质与胞膜骨架连接酶的表达，在癌内高于非典型增生。

（五）子宫内膜癌的鉴别诊断

1. 与子宫内膜癌组织形态类似的良性病变鉴别

（1）子宫内膜的基底层：常因腺体形态不规则，排列拥挤，易误认为子宫内膜的单纯性或复杂性增生，甚至误认为癌。但其所在部位远离子宫内膜表面或表层。

（2）乳头状化生：多见于月经期，与浆液性乳头状腺

癌区别。

（3）透明细胞、嗜酸性化生或A-S现象：与透明细胞腺癌区别。

（4）子宫内膜息肉内腺体增生：若为刮宫标本，尤其是当息肉内间质纤维增生和腺体增生时应注意鉴别。

（5）非典型性息肉样腺肌瘤：此病变不是癌侵入肌层，也不是恶性米勒管混合瘤。

（6）出血期子宫内膜：此时子宫内膜为碎片状、常有坏死，加上人工挤压致腺体密集。

（7）高度分泌状态的子宫内膜：此时腺体上皮可复层化或乳头状、排列密集。注意间质的蜕膜样变有助于与癌鉴别。

（8）退变或腐朽的蜕膜：可能被误诊为子宫内膜癌或转移癌，此时免疫组化：角蛋白（cytokeratin）癌阳性、波形蛋白（Vimentin）蜕膜细胞阳性。

2. 与子宫内膜的转移癌鉴别　子宫的转移癌多原发于卵巢、乳腺和消化道，也可由子宫颈癌或输卵管癌扩散来。

由于子宫内膜癌和卵巢上皮-间质来源的癌，都源于米勒管，故其形态结构及癌的类型都极其相似，加之约10%的病例子宫内膜和卵巢同时有癌，何处为原发部位是个问题。如子宫内膜是原发部位，一般子宫癌灶大于2cm，周围浸润明显，而卵巢癌灶体积小，常双侧卵巢呈结节状或表面受累，卵巢间质血管内常有癌栓。

消化道的黏液腺癌转移到子宫，其癌的分化程度一般较子宫内膜原发的黏液腺癌的分化程度低，在子宫及其周围浸润范围较宽。

若是宫颈腺癌转移到子宫，宫颈病灶明显，常呈菜花状、结节状或向宫颈深层浸润；癌的组织形态较单一，免疫组化：癌胚抗原（CEA）约80%以上阳性、波形蛋白（vimentin）阴性；组织学：阿尔辛兰阳性、PAS抗消化；而子宫内膜癌CEA多为阴性、Vimentin阳性、阿尔辛兰阴性、PAS不抗消化。

（六）免疫组织化学在子宫内膜癌诊断及鉴别诊断中的应用

免疫组织化学目前在日常临床病理工作中广泛应用，可提高病理诊断的准确率，是帮助临床治疗和随诊观察患者有用的指标。

（1）ER/PR：低级别的子宫内膜样腺癌中ER/PR多为阳性，而浆液性腺癌中ER/PR不表达或呈弱表达，可用于浆液性腺癌与子宫内膜样腺癌的鉴别。但有时在高级别子宫内膜样腺癌中ER/PR也可为阴性。此外在子宫颈癌一般ER/PR阴性或仅有局灶阳性，可用于子宫内膜腺癌和子宫颈腺癌的鉴别。

（2）p53：绝大多数浆液性腺癌p53呈过度表达，表现为弥漫强阳性。而在子宫内膜样腺癌及子宫内膜不典型增生中，p53弱表达或不表达。仅10%~20%的子宫内膜样腺癌有p53的过度表达，多为高级别。

（3）Ki-67：Ⅰ型子宫内膜腺癌Ki-67指数多为低-中度增殖指数，而Ⅱ型子宫内膜腺癌一般具有高增殖指数。

（4）P16：子宫内膜样腺癌P16多为阴性，或仅有局灶

阳性,而浆液性腺癌 P16 弥漫阳性。此外宫颈腺癌一般 P16 弥漫阳性,而子宫内膜样腺癌一般 P16 阴性或仅有局灶阳性,但在子宫内膜样腺癌中的鳞化区域 P16 可呈阳性。

(5) IMP3:在子宫内膜浆液性腺癌中表达率高,多呈弥漫阳性。而在子宫内膜样腺癌中表达率低,仅分化较低的子宫内膜癌中有灶性表达。

(6) CEA:在宫颈腺癌中多弥漫阳性或局灶阳性,而在子宫内膜腺癌中 CEA 多为阴性或局灶阳性。需要注意的是子宫体内膜样腺癌中伴有鳞化的区域 CEA 可呈阳性。

(7) Vimentin:子宫颈腺癌大多数表达为阴性,而子宫内膜样腺癌中胞浆呈弥漫阳性。

子宫内膜癌的分子生物学的研究进展,理论上的研究表明,Ⅰ型和Ⅱ型内膜癌分子遗传学方面表达不同。Ⅰ型内膜癌通常表达 1 种或几种分子遗传学改变,如微卫星不稳定性,β-catenin 基因异常等。激素非依赖性的Ⅱ型子宫内膜癌显示不同病灶的杂合性缺失,p53 突变及调节核分裂调定点基因的异常。

(陈乐真 杨开选 姚先莹)

二、子宫平滑肌瘤病理

(一)分类

子宫平滑肌瘤(uterine leiomyoma)是女性生殖系统最常见的肿瘤,大多数平滑肌瘤具有典型的形态学特征,病理诊断并不困难。但有少数平滑肌肿瘤没有明显的平滑肌分化,或呈现出特殊的生长方式,有时很难划分良恶性,包括:①有些肿瘤临床呈良性,而形态学具有某些恶性特征,如边界不清楚,或非典型性明显,或核分裂象多见;②有的肿瘤临床呈恶性,但大体和镜下所见似良性;③还有的肿瘤伴有继发性改变或平滑肌分化不明显。现代病理技术对于这些不典型的平滑肌肿瘤的诊断尚无肯定意义,因此诊断困难。

近年来,对于平滑肌肿瘤的分类繁多 WHO(2003)对于子宫平滑肌肿瘤的分类,主要是结合大体和组织学特点以及肿瘤的生长方式,将子宫平滑肌肿瘤分为三大类,分别是良性(平滑肌瘤)、恶性(平滑肌肉瘤)和不能确定恶性潜能的平滑肌肿瘤。根据组织学图像和生长方式可以将平滑肌肿瘤分为普通型(经典型)、组织学变异型(特殊型)和生长方式变异型(特殊生长方式)三大类(表 6-2-5)。各类中均包括良性、恶性以及不能确定恶性潜能的平滑肌肿瘤。

(二)大体所见

子宫平滑肌瘤口语也称肌瘤(fibroid),大多数是多发性的,约占 80%,数量不等,最多可达百余个。多发生在子宫体,约占 90%,子宫颈肌瘤约占 2%~8%,子宫颈和子宫体同时存在肌瘤约占 2%。

典型的平滑肌瘤切面隆起,呈特征性的编织状或漩涡状结构,质硬,灰白色,与周围肌组织界限非常清楚,有假包膜形成(图 6-2-26)。平滑肌瘤常常发生一些变性改变,使其外观不同于典型的平滑肌瘤。任何与典型平滑肌瘤不同的区域都要充分取材,尤其是肿瘤与肌层交界处、出血坏死区、质地变软区或怀疑恶变区。

表 6-2-5 子宫平滑肌肿瘤的分类

平滑肌瘤	普通(经典)型
	组织学变异型(特殊型)
	核分裂活跃的平滑肌瘤
	富于细胞的平滑肌瘤
	出血性富于细胞(卒中)的平滑肌瘤
	非典型平滑肌瘤
	黏液样平滑肌瘤
	上皮样平滑肌瘤
	脂肪平滑肌瘤
	血管平滑肌瘤
	具有性索样分化的平滑肌瘤
	生长方式变异型(特殊生长方式)
	弥漫性子宫平滑肌瘤病
	静脉内平滑肌瘤病
	良性转移性平滑肌瘤
	分割性平滑肌瘤
不能确定恶性潜能的平滑肌肿瘤	
平滑肌肉瘤	普通(经典)型
	变异型
	上皮样平滑肌肉瘤
	黏液样平滑肌肉瘤

多数平滑肌肿瘤显示明确的平滑肌分化,诊断并不困难

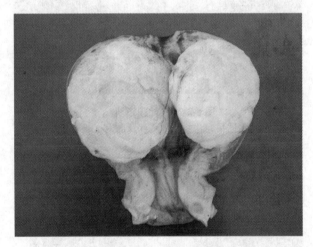

图 6-2-26 平滑肌瘤
肿瘤切面隆起,灰白色,编织状,界限清楚

平滑肌瘤按发生部位可以分为:

(1) 肌壁间肌瘤:最常见,约占肌瘤的 60%~70%。大小不等,小者米粒大小,不改变子宫形状。如果肌瘤数目多或体积较大,可以使子宫变形,宫腔也随之变形(图 6-2-27)。

(2) 黏膜下肌瘤:约占肌瘤的 10%~20%,是肌壁间肌瘤贴近于子宫内膜,向宫腔突出而形成(图 6-2-28)。肌瘤表面覆盖以子宫内膜,且内膜常有萎缩或糜烂等继发性改变。由于子宫收缩和重力的原因,肌瘤可以逐渐下移至宫颈外口或阴道口,继发感染、坏死或脱落。有的有一长蒂与宫腔相连。

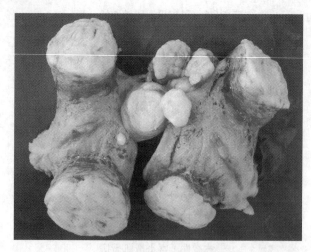

图 6-2-27　肌壁间肌瘤
可见多个大小不等的肌瘤,子宫变形

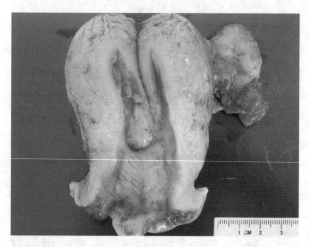

图 6-2-28　黏膜下肌瘤
肌瘤呈息肉样(黏膜下),向宫腔突出

(3) 浆膜下肌瘤:约占肌瘤的 15% ~20% ,是肌壁间肌瘤向浆膜面突出,表面仅覆盖少许肌壁和浆膜层。有的仅有一蒂与子宫相连,称为有蒂浆膜下肌瘤(图 6-2-29)。

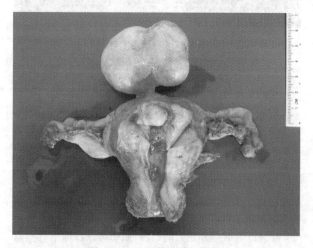

图 6-2-29　有蒂浆膜下肌瘤
肌瘤仅有一蒂与子宫相连

有蒂的浆膜下平滑肌瘤偶尔由于血流受阻,蒂断裂后脱落于盆腔内,肿瘤可能发生坏死。有的压迫附近输尿管、膀胱和血管,可以引起相应的症状与体征。如果脱落的肌瘤与邻近器官如大网膜、肠系膜、盆腔壁等发生粘连,并获得血液供应而生长,称为寄生性平滑肌瘤(parasitic leiomyoma),或游走性平滑肌瘤。务必不要将其误认为恶性平滑肌肿瘤的转移。

(三) 镜下所见

典型的平滑肌瘤通常界限清楚,由交错排列的平滑肌束构成,细胞束之间有多少不等透明变性的胶原,并可将肿瘤分割成大小不等的结节。平滑肌细胞为长梭形,胞质丰富,嗜酸性,核呈长杆状(雪茄烟形)(图 6-2-30),在横切面上核呈圆形。有时细胞核排列成栅栏状,类似施万细胞瘤。无论是否富于细胞,平滑肌瘤通常无细胞非典型性或肿瘤细胞凝固性坏死,核分裂少于 5 个/10HPF。此外,平滑肌瘤中可以看到多少不等的散在分布的肥大细胞,有时可以见到明显的其他慢性炎细胞浸润,炎细胞的出现并没有特殊的临床意义。

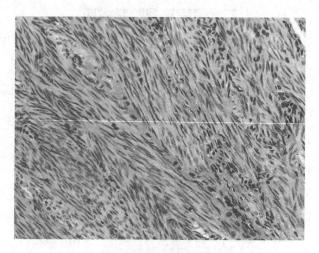

图 6-2-30　平滑肌瘤
由交错排列的平滑肌束构成。细胞为长梭形,
胞质丰富,嗜酸性,核呈长杆状

(四) 平滑肌瘤的继发性与医源性改变

1. 变性(degeneration)　子宫平滑肌瘤的变性较常见,见于大约 65% 的病例,变性的类型也较多。平滑肌瘤越大,越容易出现变性,且在同一个肿瘤中可以出现多种形式的变性。变性的发生与多种因素有关,如缺血和激素的影响等。

(1) 玻璃样变性(hyaline degeneration):也称透明变性,最常见,约占肌瘤变性的 63%。大体在凸凹的平滑肌瘤结节中呈灰白色光滑的凹陷区,无编织样结构,似鹅卵石样外观,可以伴有囊性变。镜下最常见的表现是肌细胞结构消失,代之以胶原纤维呈均匀的粉红色无结构区(图 6-2-31)。这种改变可以是局灶性的,也可以累及肿瘤的大部分区域,偶尔甚至累及整个肿瘤。注意不要与子宫平滑肌肉瘤的凝固性肿瘤细胞坏死混淆。

(2) 水肿变性(hydropic degeneration):特征是水肿液

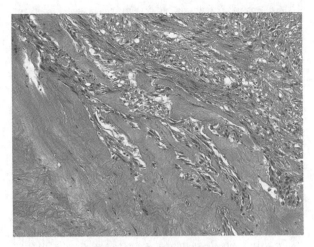

图 6-2-31 肌瘤玻璃样变性
变性区肌细胞消失,代之以胶原纤维呈均匀的
粉红色无结构区,血管也被累及

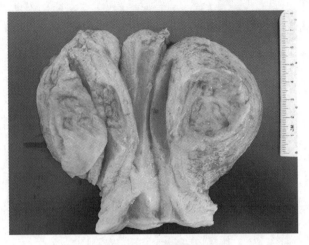

图 6-2-33 肌瘤囊性变
肿瘤呈囊性,囊内含清亮液体

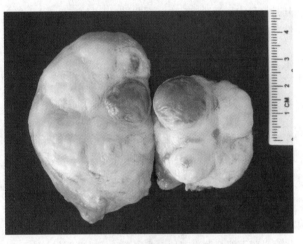

图 6-2-34 肌瘤红色变性
肿瘤局部呈暗红色

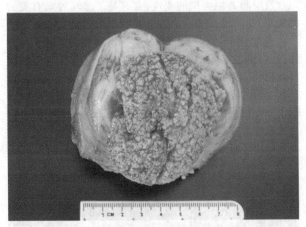

图 6-2-32 肌瘤水肿变性
肿瘤表面呈大小不等的颗粒状

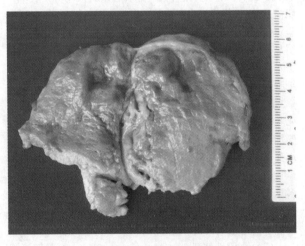

图 6-2-35 肌瘤红色变性
肿瘤切面为红色,肉样,质软,编织状结构消失

的积聚,常常伴有胶原沉积。在血管平滑肌瘤和静脉内平滑肌瘤中尤为明显。可以表现为弥漫性、结节周围性或其他方式的水肿(图 6-2-32)。伴有水肿变性的平滑肌瘤具有纤细的纤维状结构,而不是粗大的束状排列,细胞外的物质是水肿液而不是黏多糖。广泛的水肿变性常导致囊性变(cystic degeneration)(图 6-2-33),囊内含透明液体,囊壁内层无上皮覆盖。水肿性平滑肌瘤容易与静脉内平滑肌瘤病或黏液样平滑肌肉瘤混淆。

(3)红色变性(red degeneration):也称渐进性坏死(necrobiosis),约占肌瘤变性的 4%,主要发生于妊娠期,常引起疼痛和发热,偶尔引起自发性穿孔。红色变性导致肿瘤切面为深粉色或红色(由于新鲜血液色素染色所致),肉样,质软,编织状结构消失(图 6-2-34、图 6-2-35)。随着时间的推移,红色变性平滑肌瘤的周边变成白色并有钙化。红色变性显微镜下观察可见血管扩张及广泛出血,有的小静脉内可见血栓形成,瘤细胞核消失,但胞质仍可见(细胞残影)。

(4)黏液样变性(myxoid degeneration):约占肌瘤变性

的 19%,是肌瘤中结缔组织黏液样变的结果,切面呈胶冻样(图 6-2-36),富有酸性黏多糖,奥辛蓝(alcian blue)染色呈强阳性。可伴有或不伴有囊性变。在一些平滑肌瘤,尤

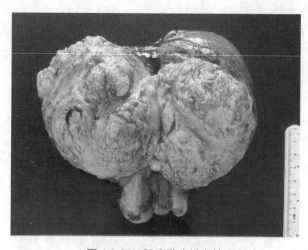

图 6-2-36　肌瘤黏液样变性
局部黏液样变性,呈胶冻样

其是静脉内平滑肌瘤病中,常同时发生水肿变性、黏液样变性和囊性变。

(5)脂肪变性(fat degeneration):极少见,一般病灶较小,有时肉眼看不到。镜下见肌瘤细胞内有小空泡出现,有时瘤组织内出现岛屿状分布的成熟脂肪细胞。一般认为是来源于平滑肌瘤的脂肪化生,也可能来源于脂肪组织浸润。

(6)钙化(calcification):约占肌瘤变性的8%,是透明变性的最终阶段,常见于血液供应不好的有蒂的浆膜下肌瘤、病程较长的肌瘤、绝经后妇女或子宫动脉栓塞后。钙化灶常常稀少而分散,钙化明显时整个肌瘤变硬如石,称为"子宫石",很少见。切面可见白色钙化灶,常有砂粉感。镜下见深蓝色大小不等、形状不一的层状钙盐沉积。

2. 感染和脓肿形成(pyomyoma)　多见于黏膜下肌瘤,带蒂黏膜下肌瘤脱出宫颈口或阴道时感染更明显。也可以发生于宫腔操作、流产或产后。偶见于肌壁间肌瘤囊性变后或浆膜下肌瘤合并附件炎。伴有感染后大体所见表现为肌瘤变软,编织样结构不清楚。当炎症引起坏死时,坏死区呈黄白色软糊状,表面可形成溃疡。镜下见急性炎症反应明显,坏死灶中细胞轮廓不清楚,可见细胞坏死的碎片。在手术中冷冻切片诊断时需要注意,不要将肌纤维之间的浆细胞误认为恶性上皮细胞。

3. 坏死(necrosis)　平滑肌瘤的细胞坏死有透明性坏死和凝固性坏死,各种坏死的形态特点及其在良、恶性病变鉴别诊断中的意义不同。平滑肌瘤中常见的坏死是透明性坏死,偶见凝固性坏死。

(1)玻璃样坏死(hyaline necrosis):也称透明性坏死,多见于良性平滑肌瘤,偶见于恶性。坏死灶与周围组织之间隔以不同厚度的肉芽组织或透明变性的纤维结缔组织,相似于肉芽组织机化的梗死灶。

(2)凝固性坏死(coagulative necrosis):主要见于平滑肌肉瘤,偶见于良性平滑肌瘤。坏死灶与周围组织之间隔很明显,无肉芽组织或透明变性的组织相隔。有学者认为,肿瘤中只要出现任何凝固性肿瘤细胞坏死,就可以诊断为平滑肌肉瘤。

4. 萎缩(atrophy)　分娩后、绝经后或放射治疗后,因

血供减少及激素水平下降,肌瘤体积可明显缩小。

5. 恶性变　仅有少数平滑肌瘤恶变为平滑肌肉瘤,发生率约为0.4%～1.3%。大多数平滑肌肉瘤的发生不是来自平滑肌瘤恶性变。

6. 子宫平滑肌瘤的医源性改变　近年来,子宫平滑肌瘤除传统的手术治疗外,药物保守治疗、非侵袭性治疗和微创手术治疗的应用日益广泛,病理科面临的这类标本也在增多,因此,病理医师需要认识这些治疗反应,并与其他类型的变性、坏死,尤其是平滑肌肉瘤的坏死相区别。

(1)应用促性腺激素释放激素类似物治疗的平滑肌瘤(leiomyoma treated with gonadotropin-releasing hormone analogues):促性腺激素释放激素(gonadotropin-releasing hormone,GnRH)类似物或促效剂已经用于子宫平滑肌瘤的治疗。GnRH类似物主要用于手术前的辅助治疗,可以使子宫平滑肌瘤缩小,有助于开腹或腔镜肌瘤切除术。GnRH治疗后的肿瘤细胞镜下最显著的病理学特征是凝固性坏死,可能累及平滑肌瘤中的一小部分细胞或广泛的区域,有一圈炎细胞围绕。也可能出现明显的凋亡。然而,有学者认为,GnRH类似物治疗在多数情况下并没有明显的组织学差异。平滑肌瘤体积缩小是由于周期性变化的细胞减少所致,可能继发于雌激素和孕激素受体水平降低。

(2)应用介入放射学治疗的平滑肌瘤(leiomyoma treated by interventional radiology):近年来,子宫平滑肌瘤的介入放射学治疗取得了进展,随着这些微创技术的广泛应用,病理医师也将越来越多地面对此类手术标本,需要区分治疗效应和其他类型的变性,尤其是与恶性肿瘤有关的坏死。

子宫动脉栓塞是近年来子宫平滑肌瘤治疗的一种方法,其引起的病理变化包括:平滑肌瘤大片坏死,包括玻璃样坏死、凝固性坏死和化脓,有时伴有营养不良性钙化。血管内血栓形成,以及引起组织细胞和异物巨细胞反应的血管内异物。在有些病例,血管内异物可出现在子宫肌层、宫颈或卵巢附近。少数病例在平滑肌瘤以外的区域出现子宫肌层坏死灶和微脓肿形成。

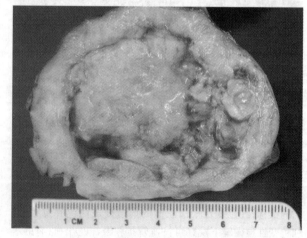

图 6-2-37　超声聚焦消融治疗的平滑肌瘤
治疗后切除的肿瘤,可见肿瘤出血、液化,
与未降解组织的明显界限

磁共振引导的超声聚焦消融是一种新的对非侵袭性平滑肌瘤治疗方法,其原理是通过超声能量聚焦,将肿瘤热消融降解。治疗后的早期阶段平滑肌瘤的大体所见类似于恶性的特征,特别是在降解和未降解的组织之间可能有复杂的地图状的清晰界限,降解组织有广泛的出血,颜色也有变化(图6-2-37)。区别治疗效应和恶性肿瘤坏死是组织切面坚实,而平滑肌肉瘤的坏死区变软,呈地图样不规则形状。

平滑肌瘤中的医源性坏死必须与平滑肌肉瘤的坏死相区别(详见平滑肌肉瘤章节)。值得注意的是,有少数报道,由于在非侵袭性治疗之前缺少组织学诊断,以致延误了子宫肉瘤的诊断和治疗。

(3)临床应用自凝针刺疗法治疗肌瘤后,造成肿瘤组织散在的凝固性坏死灶,容易误认为是恶性(图6-2-38A及B)。

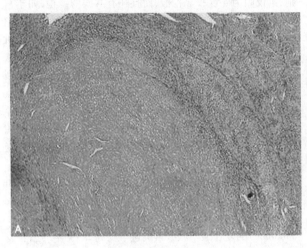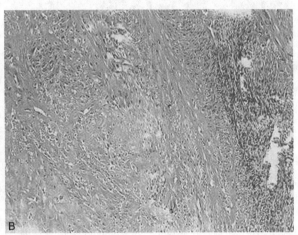

图 6-2-38
A. 临床应用自凝针刺疗法治疗平滑肌瘤,部分肿瘤组织凝固性坏死;B. 图 A 的局部放大

(五)平滑肌瘤的组织学亚型(变异型)

1. 非典型平滑肌瘤(atypical leiomyoma) 非典型平滑肌瘤是指有明显细胞非典型性,但缺乏其他恶性指征的平滑肌肿瘤。2003 年 WHO 分类将这种肿瘤称为非典型性平滑肌瘤,以往的同义词包括多形性、奇异性或合体细胞性平滑肌瘤(pleomorphic,bizarre or symplastic leiomyoma)。

此型平滑肌瘤生物学行为良性,但也有少数复发,或平滑肌肉瘤与非典型平滑肌瘤有关的报道。非典型平滑肌瘤和平滑肌肉瘤的细胞遗传学和分子遗传学改变有很多相似之处。因此,对于行局部切除治疗的非典型平滑肌瘤,尤其是具有弥漫性非典型性或肿瘤较大(>5cm)者,未能完全排除恶性潜能时,要采用非侵袭性影像学密切随访或考虑子宫切除。如果对子宫切除标本进行彻底的组织学检查,确立了非典型平滑肌瘤的诊断,则无须进一步处理。

大体所见通常与普通的平滑肌瘤没有明显区别。有些肿瘤与普通的平滑肌瘤相比颜色更黄或褐色,质地变软(图6-2-39),也可以出现出血、黏液样变性或囊性变。当出现这些肉眼所见时,应该进行充分的组织学检查。

镜下特征是奇异形和多形性肿瘤细胞伴有细胞核非典型性。奇异形细胞表现为胞质红染,细胞核单个或多个,核增大,奇异形,染色质浓密深染。这些细胞多少不等,呈局灶性、多灶性或弥漫性分布(图6-2-40),在多数病例占肿瘤的25%以上。核分裂象一般0~4(平均1.6)个/10HPF,个别达 7 个/10HPF,几乎没有非典型核分裂象。绝大多数情况下,细胞核的非典型性在低倍镜下就容易发现,而在高倍镜下才能注意到的轻度核深染或增大,不应该诊断为非典型平滑肌瘤。此外,还可见一些固缩和碎裂的细胞核,类

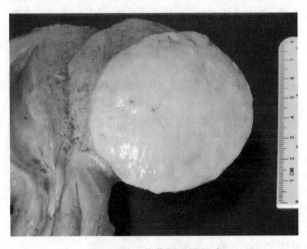

图 6-2-39 非典型平滑肌瘤
肿瘤局部呈淡黄色

似异常核分裂象。变性和血管纤维素样伴有慢性炎症并不少见。这些改变常见于妊娠妇女和接受孕激素治疗患者的平滑肌瘤中。

此型肿瘤容易误诊为平滑肌肉瘤。如果非典型平滑肌细胞呈多灶性或弥漫性分布,伴有核分裂象增加(>10 个/10HPF);或者出现地图状肿瘤细胞凝固性坏死,则应该诊断平滑肌肉瘤。当肿瘤无坏死,且核分裂在 5~9 个/10 个HPF 不足以诊断肉瘤时,诊断非典型平滑肌瘤应特别慎重,尤其是在弥漫性中-重度细胞异型或有非典型核分裂的肿瘤,可能有复发风险,最好归在不能确定恶性潜能的平滑肌肿瘤范畴。需要强调的是,对于所有伴有细胞核非典型

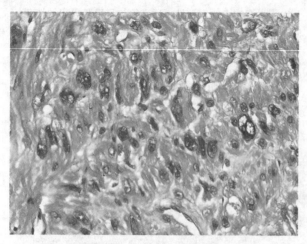

图 6-2-40　非典型平滑肌瘤
灶状分布的奇异形和多形性肿瘤细胞

性的肿瘤都要广泛取材，建议最少每个厘米取一块，包括与正常子宫交界部位。偶见一种瘤中瘤，子宫平滑肌瘤中含有转移癌细胞，易误诊为非典型性平滑肌瘤。

近半数非典型平滑肌瘤在 1 号染色体短臂有杂合性缺失，提示 1p 上可能存在非典型平滑肌瘤的肿瘤抑制基因。有趣的是，与子宫肌层和普通型平滑肌瘤相比，1p-非典型平滑肌瘤的表达与平滑肌肉瘤更相似。

2. 核分裂活跃的平滑肌瘤（mitotically active leiomyoma）　在普通的平滑肌瘤中（不包括富于细胞的、非典型的或其他亚型），当核分裂达到 5～14 个/10HPF，无细胞非典型性或肿瘤细胞凝固性坏死时，可以诊断为核分裂活跃的平滑肌瘤。增多的核分裂象通常弥漫分布。如果核分裂象是局灶性增加，则可能是某些局部因素刺激所致的反应性增生，如缺血性坏死或黏膜炎症，以及息肉样黏膜下肌瘤出现溃疡时。这种反应性核分裂象增加不能诊断为核分裂活跃的平滑肌瘤。但如果发现非典型核分裂象，则应该重新检查这个肿瘤，以除外平滑肌肉瘤的可能。

核分裂活跃的平滑肌瘤通常较小（2～3cm），几乎所有的病例都小于 8cm。因此，较大的平滑肌瘤伴有核分裂象增加时应该仔细检查，以寻找其他恶性特征。极少数平滑肌肿瘤的核分裂数>14 个/10HPF，即使没有坏死和非典型性，也要高度怀疑恶性。

3. 富于细胞性平滑肌瘤（cellular leiomyoma）　此型平滑肌瘤还没有精确的定义，而且相当主观。按照 WHO 的定义，是指细胞比子宫肌层和普通型平滑肌瘤明显丰富的平滑肌瘤。

大体上虽然肿瘤界限清楚，但是与普通平滑肌瘤的白色、质地坚实不同，呈黄色或黄褐色，质软，均质，与子宫内膜间质肿瘤的外观非常相似。同所有的平滑肌肿瘤一样，质软的平滑肌瘤必须广泛取材，特别是从周边取材。

镜下细胞形态与普通平滑肌瘤相同，从梭形到圆形，但是胞质较少，细胞密度增加，束状排列不甚明显，也没有明显的透明变性和其他变性。在多数富于细胞性平滑肌瘤中，可见特征性的厚壁大血管和裂隙样腔隙。核分裂象较少，一般<5 个/10HPF，没有细胞核非典型性。与普通的平滑肌瘤不同，富于细胞性平滑肌瘤常常显示肿瘤细胞不规则局灶性延伸至邻近的肌层。

富于细胞性平滑肌瘤必须与平滑肌肉瘤和子宫内膜间质肿瘤相鉴别。富于细胞性平滑肌瘤缺少诊断平滑肌肉瘤的其他组织学特征，如凝固性肿瘤细胞坏死、细胞核非典型性以及核分裂活性。

富于细胞性平滑肌瘤与子宫内膜间质肿瘤有时很难鉴别，不仅因为外观非常相似，而且还有共同的镜检，如丰富的细胞和明显的血管，在有些病例还可以见到肿瘤与周围肌层之间的不规则边缘。出现以下组织学特征支持平滑肌瘤的诊断：局部见到富于细胞区与平滑肌肿瘤典型的束状区相移行；大的厚壁血管；与邻近子宫肌层相混合；存在裂缝样腔隙以及没有泡沫样组织细胞。h-caldesmon、desmin、SMA 和 CD10 免疫染色有助于鉴别。

此型平滑肌瘤与两个染色体畸变有关：1p 缺失和 10q22 重组。是否所有富于细胞性平滑肌瘤都有这些改变以及其他染色体畸变，还需要进一步确定。

4. 出血性富于细胞性平滑肌瘤（hemorrhagic cellular leiomyoma）　有时也称为"卒中性的平滑肌瘤"（apoplectic leiomyoma），常见于应用含有孕酮炔睾酮（progestin nore-thindrone）的复合型口服激素类避孕药物 2～4 年的患者以及妊娠妇女。以出血和囊性变为特征。腹痛是最常见的症状。

肿瘤大小 1～4cm 不等，可见多个出血灶，伴有囊性变。镜下特点是在富于平滑肌细胞的结节内，出现新鲜的星状出血和水肿区。核分裂通常少于 2 个/10HPF，但也可能增加（可达 8 个/10HPF），常位于出血区周围，没有细胞非典型性。常见大小不等的异常血管。

5. 上皮样平滑肌瘤（epithelioid leiomyoma）　上皮样平滑肌瘤主要是由圆形或多角形，而不是由普通平滑肌瘤的梭形细胞组成的平滑肌瘤。通常有 3 个亚型：平滑肌母细胞瘤（leiomyoblastoma）、透明细胞平滑肌瘤（clear cell leio-myoma）、丛状肿瘤（plexiform tumor）。

大体上与普通的平滑肌瘤通常没有明显差别。肿瘤界限清楚，与普通的平滑肌瘤相比，质软，带有黄色，多伴有普通的平滑肌瘤，此时，在几个普通的平滑肌瘤中只有一个上皮样平滑肌瘤。

镜下由圆形或多角形细胞构成，胞质嗜酸性或透明，细胞核圆形，染色质微细，可有单个核仁。细胞排列成带状、索条状、巢状、"印度列兵"样或成排，有时瘤细胞似乎互相黏附在一起，偶尔排列在血管周围，形成血管周细胞瘤样结构。细胞间可见多少不等透明变性的胶原间质。上皮样细胞在很多平滑肌瘤中可以是主要成分，包括静脉内平滑肌瘤病和脂肪平滑肌瘤。

除了上述上皮样平滑肌瘤的特征以外，当肿瘤细胞具有丰富的嗜酸性胞质时称为平滑肌母细胞瘤（图 6-2-41）；当胞质透明时（含有糖原、脂质或两者均有）称为透明细胞平滑肌瘤（图 6-2-42）。实际上，这两种细胞常以某种为主而同时存在，也常见印戒样细胞。超微结构显示，这些透明细胞是经受亚致死性损伤（线粒体和溶酶体空泡化）的平滑肌瘤细胞。丛状肿瘤由小的条带状或小巢状排列的圆形平滑肌细胞构成,胞质略嗜酸性,核皱缩样,无明显的非典型性。肿瘤细胞条带或细胞巢之间有丰富的基质,肿瘤细胞被埋于胶原样基质中。丛状肿瘤多数位于子宫内膜-肌层交界处或肌层内,体积小,有时表现为多发性的显微镜下小灶,即所谓的"丛状小瘤"(plexiform tumorlets)。此型肌瘤中单行排列的平滑肌细胞容易与转移性乳腺癌,尤其是乳腺小叶癌混淆。多发丛状肿瘤可以有浸润性生长,与子宫内膜间质肉瘤相似。

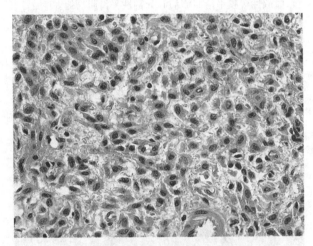

图 6-2-41　上皮样平滑肌瘤,平滑肌母细胞瘤型
瘤细胞胞质嗜酸性,有部分透明改变

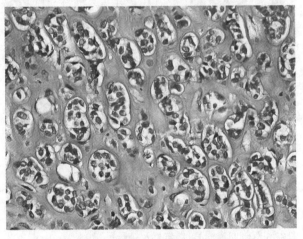

图 6-2-42　上皮样平滑肌瘤,透明细胞型
瘤细胞呈小巢状或小管状排列

有些子宫上皮样平滑肌瘤表现为局部浸润、转移和复发,导致患者死亡。如果仔细检查,这些肿瘤常可见随机分布的具有恶性特征的瘤细胞团,如:细胞和核非典型性、异常核分裂、局部和血管浸润倾向。根据这些发现,这类肿瘤应该被视为具有独特临床病理特征的具有恶性潜能的肿瘤。

6. 黏液样平滑肌瘤(myxoid leiomyoma)　黏液样平滑肌瘤的特点是结缔组织间质发生广泛的黏液样变性。必须与黏液样平滑肌肉瘤鉴别。由于黏液样平滑肌肉瘤没有或有极少的核分裂象,也容易误诊为黏液样平滑肌瘤,但是前者除了广泛的黏液样变以外,通常呈浸润性生长,有一定程度的核增大和多形性。平滑肌瘤的黏液样间质是由平滑肌结节周围的胶原黏液变性形成的,通常不累及大的厚壁血管(图6-2-43)。在黏液样平滑肌肉瘤中没有这种特征。

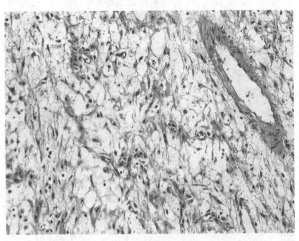

图 6-2-43　黏液样平滑肌瘤
平滑肌瘤的结缔组织间质发生黏液样变性,
未累及血管

7. 伴其他成分的平滑肌瘤(leiomyomas with other elements)　界限清楚的子宫平滑肌瘤样肿物中最常见的异源性成分是子宫内膜腺体和间质,称为腺肌瘤(adenomyoma)。可发生于生育期和绝经后妇女,表现为阴道流血或偶然发现,临床上常将其诊断为子宫肌瘤。目前还不清楚这种病变是局灶性腺肌病伴有反应性平滑肌增生,还是真性平滑肌瘤伴有良性异源性成分。腺肌瘤大体所见与典型的平滑肌瘤相似,界限较清楚,可以见到小的(1~2mm)出血灶。肿瘤通常位于子宫肌壁间,也可位于黏膜下或浆膜下。位于黏膜下时可以突向子宫腔,类似子宫内膜息肉,此时最好称之腺肌瘤性息肉(adenomyomatous polyp),以避免与非典型息肉样腺肌瘤(atypical polypoid adenomyoma)混淆。显微镜下有两种亚型,一种是宫颈内膜型腺肌瘤,由宫颈腺体和平滑肌构成,较少见;另一种是子宫内膜型腺肌瘤,较常见。后者是由被覆子宫内膜样上皮的腺体和囊腔,以及其间的内膜间质和平滑肌构成。绝大多数病例上皮和间叶成分没有核分裂活性,但偶尔也可达到 5 个/10HPF。子宫内膜型腺肌瘤绝大多数发生在子宫体,少数发生在子宫颈。偶尔可见平滑肌细胞明显丰富和出现奇异形核。极少数肿瘤中可见灶状性索样区和脂肪组织(腺肌脂肪瘤)。

典型平滑肌瘤中偶尔出现成熟异源性成分,其中最常见的是脂肪平滑肌瘤(lipoleiomyoma)。脂肪平滑肌瘤极其少见,好发于绝经期和肥胖妇女,其特点是肿瘤中出现散在的岛屿状分布的成熟脂肪细胞,可能是平滑肌瘤的脂肪瘤样化生。罕见情况下,脂肪细胞非常丰富以至于形成脂肪瘤。肿瘤常位于子宫浆膜下,切面呈淡黄色,随着脂肪成分的增加颜色变得更黄,质地更软,甚至类似于脂肪瘤的外观(图6-2-44)。镜下:由平滑肌组织混合不同数量的成熟脂肪组织构成,无细胞异型性(图6-2-45)。平滑肌细胞常为梭形,偶尔为上皮样。脂肪细胞主要为成熟脂肪细胞,有时可见不成熟脂肪细胞和明显核异型的脂母细胞。偶尔可见与肾血管肌脂肪瘤相似的软骨分化或不规则动脉血管。血管内脂肪平滑肌瘤也有报道。脂肪平滑肌瘤与平滑肌瘤脂肪变性的区别在于,前者脂质存在于脂肪细胞内,后者脂质存在于变性的平滑肌细胞或组织细胞中。

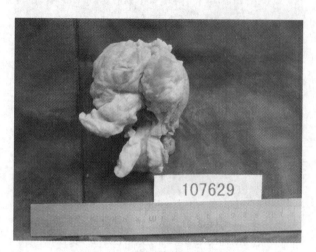

图 6-2-44　脂肪平滑肌瘤
肿瘤含脂肪多时,呈脂肪瘤样外观

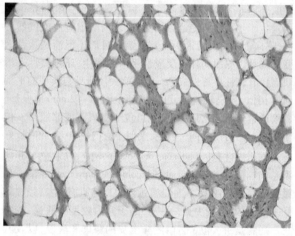

图 6-2-45　脂肪平滑肌瘤
由平滑肌组织和不同数量的成熟脂肪组织混合构成

有的平滑肌瘤伴有灶状或弥漫性的、以小淋巴细胞为主的浸润,可见免疫母细胞和浆细胞,有时有生发中心,称为伴有淋巴组织浸润的平滑肌瘤(leiomyoma with lymphoid infiltration)。认识此病变的重要性在于与淋巴瘤鉴别。在某些平滑肌瘤中,部分细胞核可以呈栅栏状排列类似于神经鞘瘤。有些在典型的平滑肌瘤中出现上皮样结构,排列成索状、小梁状、巢状或小管状,称为具有性索样结构的平滑肌瘤(leiomyoma with sex-cord like pattern),但是当这些成分广泛时,应该考虑 UTROSCT。少数肿瘤中可以出现造血成分。肌瘤中偶尔出现大量嗜酸性粒细胞,可能是对肿瘤引起的组织损伤的反应,而不是平滑肌细胞产生的趋化因子的作用,其出现似乎没有临床意义。也有极个别肿瘤细胞

的胞浆表现为明显的颗粒性改变,文献称之为颗粒细胞平滑肌瘤(granular cell leiomyoma)。伴有骨、软骨和骨骼肌分化的平滑肌瘤也有少数报道。平滑肌瘤的上述形态分化改变较少见,在肿瘤中通常只表现为灶状分布,偶尔也可能以这些独特的形态为主。这些肿瘤的生物学行为是良性的。

(六) 具有特殊生长方式的平滑肌瘤

平滑肌瘤有很多特殊的和不常见的生长方式,包括弥漫性平滑肌瘤病、血管内平滑肌瘤病、良性转移性平滑肌瘤、播散性腹膜平滑肌瘤病和分割性平滑肌瘤等。

1. 弥漫性平滑肌瘤病(diffuse leiomyomatosis)　在临床上是良性的,较少见,是指大量平滑肌瘤性结节局限在子宫内的一种病变。以大量界限不清、大小不等、相互融合的结节累及整个肌层为特点,结节从显微镜下可见到直径 2～3cm 不等(图 6-2-46)。结节切面呈编织状或漩涡状,互相融合。子宫不对称增大,可以巨大,重量可达1kg。融合的结节均由束状排列的良性平滑肌细胞构成,结节界限不清、互相融合,并与周围肌层有过渡。结节中央可见簇状毛细血管,周围绕以玻璃样间质。没有细胞非典型性,核分裂象稀少。

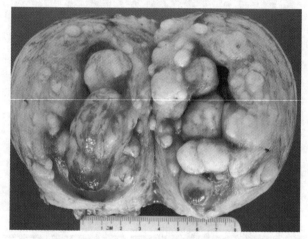

图 6-2-46　弥漫性平滑肌瘤病
大量相互融合、大小不等的平滑肌瘤
结节累及整个肌层

此型平滑肌瘤应该与静脉内平滑肌瘤病和低级别内膜间质肉瘤鉴别。弥漫性平滑肌瘤病可以同时伴有子宫旁、骨盆和双侧卵巢受累,偶尔累及结肠系膜。

分子生物学研究显示子宫平滑肌瘤病的每一个结节都是克隆性的,且不同的结节不一定都表现为同样的 X 染色体失活。这一发现提示,每一个子宫内的肌瘤结节来源于独立的转化事件,弥漫性子宫平滑肌瘤病可能是多发性平滑肌瘤弥漫及整个肌层。

2. 血管内平滑肌瘤病(intravascular leiomyomatosis)非常少见,是指形态学上良性的平滑肌累及静脉管腔,又称静脉内平滑肌瘤病。如果血管腔病变仅仅是显微镜下所见并且局限于原发性平滑肌瘤内,则称为平滑肌瘤伴有血管浸润(leiomyoma with vascular invasion),一般认为它们是良性肿瘤而没有复发的危险,可能是某些血管内平滑肌瘤病的前驱病变,也可能是某些良性转移性平滑肌瘤的起源。

血管内平滑肌瘤病出现超出平滑肌瘤范围以外的血管浸润,80%扩散到子宫外,进入盆腔静脉,偶尔沿下腔静脉进入心脏。典型子宫平滑肌瘤中出现的 HMGA2 调节异常和简单的染色体畸变也见于血管内平滑肌瘤病,但是与血管浸润有关的分子机制尚不清楚。静脉内平滑肌瘤病的起源还不甚清楚。最初认为该病变起源于血管平滑肌,目前多数学者认为该病与普通型子宫平滑肌瘤有关。免疫组织化学标记和细胞遗传学分析也提示静脉内平滑肌瘤病起源于子宫。

血管内平滑肌瘤病表现为子宫增大,子宫肌壁可见孤立的或多发的肿物,典型的在肌层静脉内形成蠕虫样肿物,肿物切面质韧、坚实(图6-2-47)。子宫旁血管内也可见蠕虫样栓子。镜下见平滑肌瘤以外的组织中静脉内有平滑肌生长(图6-2-48),但不累及动脉。有时仅见静脉内有平滑肌瘤生长,一般不超出血管外,但在肺部有可能见到血管外病变。血管内肿瘤常呈分叶状或裂隙状,类似典型的平滑肌瘤,许多病例可以出现水肿和玻璃样变。大多数类型的平滑肌瘤(富于细胞性、上皮样、黏液样、奇异型或脂肪平滑肌瘤等)均可以表现为血管内生长,偶尔还出现内膜成分。

静脉内平滑肌瘤病应该与平滑肌肉瘤和子宫内膜间质肉瘤鉴别。与平滑肌肉瘤的区别是缺乏核分裂活性、非典型性和凝固性坏死。与子宫内膜间质肉瘤是其平滑肌免疫表型。有的病例可伴有远处实质(如肺)转移。

3. 良性转移性平滑肌瘤(benign metastasizing leiomyoma) 良性转移性平滑肌瘤极少见,其特点是患有典型子宫平滑肌瘤的妇女,出现子宫外多发性平滑肌瘤性结节(如在肺、纵隔、腹膜后淋巴结、骨和软组织等部位)。组织学上,"转移性"病灶由形态学良性的增生性平滑肌细胞组成,没有核的多形性、坏死和明显的核分裂象。其发病机制和生物学行为还有争议。细胞遗传学分析显示,良性转移性平滑肌瘤有 19q 和 22q,有的还显示 1p 或 13q 缺失和 6p 重组。尽管其生物学行为特殊,仍然应该被视为平滑肌瘤的一种独特亚型,因为目前的形态学标准不能确认原发的肌层肿瘤恶性潜能(平滑肌肉瘤),即使有肺转移。近来有些研究提示,良性转移性平滑肌瘤可能是多发的或者是生长缓慢的子宫平滑肌肉瘤。有些病例可见良性子宫平滑肌瘤有血管内浸润。有学者对肿瘤进行了细胞遗传学分析,结果提示,良性转移性平滑肌瘤和典型的子宫平滑肌瘤没有共同的起源,而与静脉内平滑肌瘤病有关。这些瘤结节可以采用手术治疗或激素治疗。

4. 播散性腹膜平滑肌瘤病(disseminated peritoneal leiomyomatosis) 播散性腹膜平滑肌瘤病是罕见的疾病,表现为大量平滑肌瘤结节遍及腹膜和网膜表面,子宫浆膜面、输卵管和卵巢也可以受累(图6-2-49)。

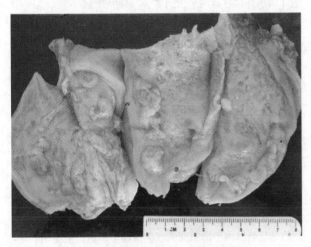

图 6-2-47　血管内平滑肌瘤病
子宫肌层血管内可见多个蠕虫样肿物

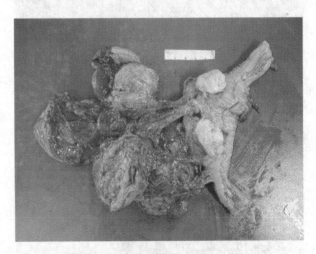

图 6-2-49　播散性腹膜平滑肌瘤病
大量平滑肌瘤结节遍及腹膜和网膜表面

此病多见于生育期女性,偶尔见于绝经后妇女。播散性腹膜平滑肌瘤病与高水平雌激素有关。除了妊娠以外,有报道氯米芬治疗和产生雌激素的卵巢粒层细胞瘤与其中某些肿瘤的发生相关。它们通常是偶然被发现,易与播散性腹腔恶性肿瘤混淆。根据每一个肿瘤都是小的平滑肌瘤可以做出正确诊断。

播散性腹膜平滑肌瘤病一般具有良性的临床过程。平滑肌瘤结节可以持续存在,或于手术后十几年复发,少数可以自行消退。

分子生物学研究表明,播散性腹膜平滑肌瘤病时所有

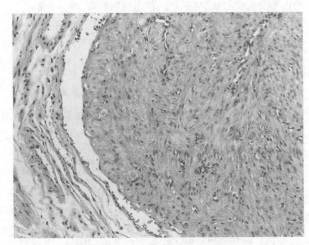

图 6-2-48　血管内平滑肌瘤病
平滑肌瘤以外的血管内有平滑肌生长

的瘤结节都具有同样的 X 染色体失活,强烈提示这些肿瘤起源于单一转化事件,而且全部是由同一个结节衍生而来。

5. 分割性平滑肌瘤(dissecting leiomyoma)　也称绒毛叶样分割性平滑肌瘤(cotyledonoid dissecting leiomyoma)或 Sternberg 瘤,是非常少见的亚型,具有奇特的肉瘤样外观。大体上表现为大的外生性、蕈样、多结节或息肉样肿物,从子宫壁延伸到阔韧带或盆腔、腹腔。肿瘤边界不规则,界限不清楚(图 6-2-50)。充血明显时肿瘤外观呈胎盘样(图 6-2-51)。这种外观是由于几种生长方式共同作用的结果,包括:浆膜下生长、分割性生长和结节周围水肿变性。由于具有奇特的肉瘤样外观,此型肿瘤常需要作术中冷冻切片诊断。尽管肿瘤具有子宫肌壁内和肌壁外成分,但偶尔也可见到肿瘤仅位于肌壁内或仅位于肌壁外。

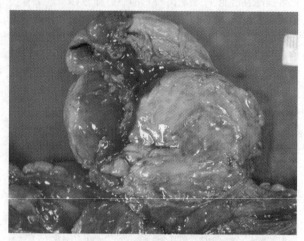

图 6-2-50　分割性平滑肌瘤
由子宫角向外生长的肿瘤,呈分叶状,伴黏液变性

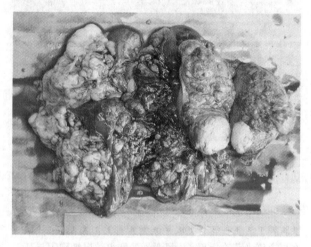

图 6-2-51　分割性平滑肌瘤
肿瘤外观呈胎盘样

镜下为良性平滑肌束构成的大小不等的结节,结节之间是明显水肿并富于血管的纤维结缔组织(图 6-2-52)。也可以表现为各种平滑肌瘤的细胞形态,如富于细胞性、上皮样等。若肿瘤细胞出现上皮样分化则归类为不能确定恶性潜能的平滑肌瘤。此瘤通常没有明显的核非典型性、核分

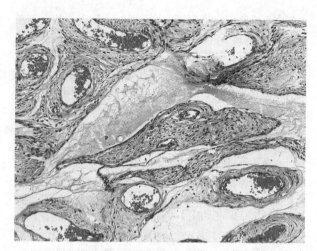

图 6-2-52　分割性平滑肌瘤
平滑肌结节之间明显水肿,血管丰富

裂活性和凝固性坏死。

有些平滑肌瘤可以同时表现出若干种少见的生长方式,如绒毛叶样、静脉内平滑肌瘤病和(或)水肿变性,这种“绒毛叶状水肿性静脉内平滑肌瘤病”诊断较困难。

6. 水肿性平滑肌瘤(hydropic leiomyoma)　水肿性平滑肌瘤的临床特征与典型平滑肌瘤相似,其大体和镜下特征是在典型平滑肌瘤的基础上,伴有局部水肿液蓄积(水肿变性),有多少不等的胶原(玻璃样变性),有时还有明显的黏液样变性。这些非细胞区在肿瘤内有各种形式的分布,可以表现为弥漫性、结节周围性或其他方式。当水肿区分布于小的平滑肌细胞巢周围时,形成特征性的结节周围无细胞区,与静脉内平滑肌瘤病相似。水肿区延伸到平滑肌瘤以外的区域时,可以形成类似黏液样平滑肌肉瘤的图像。当水肿广泛时,可使平滑肌瘤的结构消失。这些间质改变常伴有大量厚壁血管,以至于不像平滑肌瘤。认识上述变化,并结合黏液染色和内皮细胞抗原的免疫组化染色有助于诊断。最重要的是与静脉内平滑肌瘤病或黏液样平滑肌肉瘤鉴别。

7. 子宫平滑肌瘤合并妊娠

(1)发生率:子宫肌瘤可与妊娠同时存在,其发生率约占平滑肌瘤的 0.5% ~1%,约占妊娠的 0.3% ~7.2%。

(2)子宫肌瘤与妊娠的关系:肌瘤是否影响受孕,与肌瘤生长部位有关。此外,子宫肌瘤的发生与雌激素有关,患者常伴有卵巢功能失调,合并子宫内膜增生,也可导致不孕。子宫肌瘤合并妊娠,其流产率高达 50% ~70%,同时可使产科并发症增加,可导致产道梗阻,发生难产。

(3)妊娠对子宫肌瘤的影响:妊娠期由于血循环增加,肌瘤也随之增大,核分裂象易见,还常常发生红色变性、梗死、淤血等继发性改变。

（姜彦多　陈乐真　王爱春）

三、子宫肉瘤病理

(一)子宫肉瘤分类

肉瘤(uterine Sarcoma)是指恶性间叶性肿瘤。子宫间叶性肿瘤是从中胚层组织衍化而来或向中胚层起源组织分化的肿瘤,主要包括平滑肌肿瘤、子宫内膜间质肿瘤和混合性

米勒瘤等。最常见的恶性间叶性肿瘤是平滑肌肉瘤。子宫内膜间质来源的肿瘤相对少见,可以表现为良性(子宫内膜间质结节)或恶性(内膜间质肉瘤)。混合性米勒瘤是由上皮成分和间叶成分混合构成的,每一种成分可以是良性或恶性,并根据这两种成分的形态学将混合性肿瘤分为不同类型。

子宫也能发生其他各种类型的肉瘤,但均罕见,包括横纹肌肉瘤(胚胎性、腺泡状或多形性)、软骨肉瘤、骨肉瘤、血管肉瘤、腺泡状软组织肉瘤、Ewing瘤/PNET、恶性外周神经鞘瘤等。淋巴瘤、粒细胞肉瘤和浆细胞瘤/骨髓瘤也可累及子宫,偶尔为疾病的首发表现。其他非常少见的原发性子宫肿瘤还有肾外Wilms瘤、卵黄囊瘤等。

有些间叶性肿瘤,尤其是混合性米勒瘤,可以出现正常子宫不存在的组织成分,如横纹肌、软骨和骨。这些被称为"异源性成分",以区别正常子宫中存在的"同源性成分",如子宫内膜间质和平滑肌。

各种类型的子宫肉瘤约占女性生殖道恶性肿瘤的1%,占子宫恶性肿瘤的3%~7%。以往将癌肉瘤划入肉瘤中,则癌肉瘤占子宫肉瘤的40%~50%,平滑肌肉瘤占30%~40%,内膜间质肉瘤占10%~15%,未分化肉瘤占5%~10%。需要指出的是,目前认为癌肉瘤不是真性混合性肿瘤,而是一种去分化或化生性子宫内膜癌。

(二) 子宫内膜间质肿瘤

1. 概述

(1) 定义:子宫内膜间质肿瘤(endometrial stromal tumor,EST)是由形态学上类似正常增殖期子宫内膜间质细胞构成的肿瘤。多数学者认为其组织起源为子宫原始间叶细胞。典型的ESTs由均匀一致的小细胞构成,胞质稀少,核卵圆形到梭形,排列通常不甚规则。此外,可见丰富的分支状小动脉结构,有时伴有玻璃样变的胶原,以及在没有坏死的情况下出现泡沫状巨噬细胞。这些肿瘤有丰富的网状蛋白网,围绕每个瘤细胞。

(2) 分类:EST的分类在过去20年中经历了几次变化。在以往的分类中,如果肿瘤边缘光滑呈推挤状,核分裂象稀少,就称为子宫内膜间质结节。如果肿瘤边缘呈浸润性并有血管受累,就称为子宫内膜间质肉瘤,并按照核分裂象的多少进一步分为低级别间质肉瘤(核分裂象<10/10HPF)和高级别间质肉瘤(核分裂象≥10/10HPF)。

然而,高级别内膜间质肉瘤可以是异源性肿瘤,肿瘤的一部分由上述内膜间质细胞构成,但是也有高度异型的肿瘤成分,后者由具有明显核非典型性的大细胞构成。与子宫内膜间质肿瘤相比,这种肿瘤发病年龄较大、有非常高的核分裂数、预后更差,其组织学表现更像癌肉瘤的间叶性成分。因此,2003年WHO将子宫内膜间质肿瘤分为子宫内膜间质结节(endometrial stromal nodule,ESN)、子宫内膜间质肉瘤(endometrial stromal sarcoma,ESS)和未分化内膜肉瘤(undifferentiated endometrial sarcoma,UES)。这种分类不再使用低级别和高级别内膜间质肿瘤的术语。

(3) 免疫组织化学和分子生物学:多数EST弥漫表达CD10,还有部分病例弥漫表达α-平滑肌肌动蛋白(α-SMA),而desmin和h-caldesmon通常阴性或局灶阳性。有些病例显示抗细胞角蛋白阳性。其他可能阳性的标记物是

WT1、ER、PR、AR、细胞视黄醇结合蛋白-1、bcl-2。这些标记物在EST的诊断中价值有限,但激素受体阳性者可能预示这些肿瘤对激素辅助治疗有反应。

EST的细胞遗传学异常大多数是涉及6号、7号和17号染色体的重排。在有些ESS和ESN中已经发现特征性的t(7;17)染色体易位,导致JAZF1和JJAZ1基因融合,提示了肿瘤发生的遗传学基础。与变异型相比,组织学典型的EST中这种发现更常见。

2. 子宫内膜间质肉瘤(endometrial stromal sarcoma,ESS) 是具有浸润性边界的恶性肿瘤,由类似正常增殖期子宫内膜间质的细胞构成。许多病例显示子宫内或子宫外血管浸润。ESS是预后较好的惰性肿瘤,其行为特征是晚期复发,即使Ⅰ期病例也是如此。大约1/3的病例复发,常见于盆腔和腹腔,偶尔也见于肺和阴道。偶见远处转移,主要是肺转移,常发生于手术后10年左右。

(1) 大体所见:表现为单个或多个黄色到褐色的质软肿物,可以呈表面光滑的息肉样突向宫腔(图6-2-53),使子宫增大、宫腔扩张,通常伴有肌层结节状肿物或弥漫性浸润(图6-2-54)。可能出现坏死和囊性变,偶尔囊性变非常明

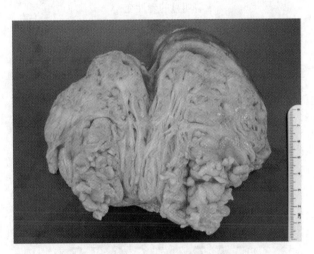

图6-2-53　子宫内膜间质肉瘤
多个黄褐色肿物,呈表面光滑的息肉样突向宫腔

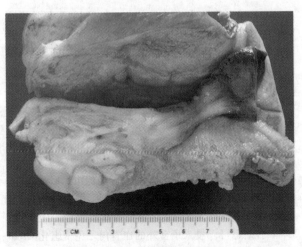

图6-2-54　子宫内膜间质肉瘤
肿瘤呈息肉样突向宫腔,伴有肌层蠕虫样结节

显（图6-2-55）。有的肿瘤累及肌层静脉,呈现蠕虫样外观,25%～30%的病例扩散到子宫外(宫旁、阔韧带、附件)（图6-2-56）。然而,有些肿瘤界限清楚,要仔细检查肿瘤和子宫肌层的交界处,以发现是否有浸润。

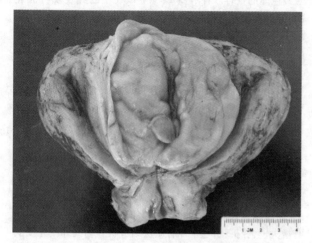

图6-2-55　子宫内膜间质肉瘤
明显的囊性变

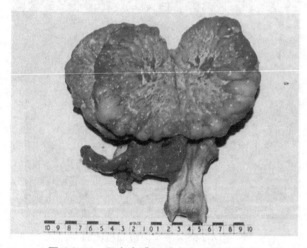

图6-2-56　子宫内膜间质肉瘤,子宫外生长

（2）镜下所见:肿瘤细胞均匀一致,相似于正常增殖期子宫内膜的间质细胞,通常胞质稀少,没有或仅有轻度核非典型性（图6-2-57）。核分裂象通常<10/10HPF,但是核分裂数不是诊断标准。肿瘤有较多小动脉和薄壁血管,类似正常子宫内膜的螺旋小动脉。有些肿瘤中出现粗大的玻璃样的胶原束,伴有明显的血管(所谓"透明血管型")。偶尔玻璃样变的纤维组织呈"星爆"(starburst)图像,这种图像没有特异性,在伴有或不伴有平滑肌成分的EST中都可以出现。

多数ESS的一个突出的特征是肿瘤的边缘呈浸润性。瘤细胞形成不规则的锯齿状、舌状或圆形肿物,浸润子宫肌层（图6-2-58）,尤其是肌层淋巴管和血管腔内（图6-2-59）。肿瘤也可以侵入子宫外的血管内。免疫组化CD10阳性。

其他形态特征可以出现泡沫样细胞、性索样结构、子宫

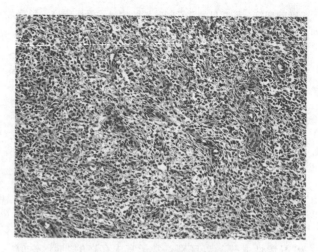

图6-2-57　子宫内膜间质肉瘤
肿瘤细胞与增殖期子宫内膜的间质细胞

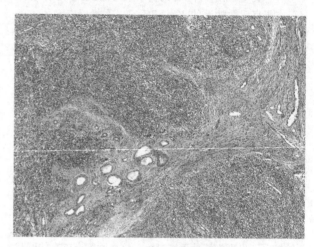

图6-2-58　子宫内膜间质肉瘤
肿瘤浸润子宫肌层

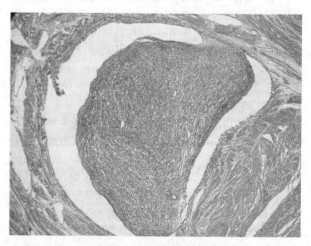

图6-2-59　子宫内膜间质肉瘤
肿瘤浸润肌层淋巴或血管

内膜样腺体以及平滑肌分化。也可以有多种其他类型的分化,包括上皮样、纤维或黏液样、横纹肌样、透明细胞样、骨样和软骨样分化,以及脂肪化生等,尚可以出现罕见的透明

细胞变、奇异形细胞、胞质嗜酸化等形态。这些形态变化可能给鉴别诊断带来困难,但是并不影响肿瘤的生物学行为。

(3) 鉴别诊断

1) 子宫内膜间质结节(endometrial stromal nodule,ESN)与 ESS:ESN 是由分化好的子宫内膜间质细胞构成的良性肿瘤,形成界限清楚的结节,具有光滑的非浸润性边缘。是子宫内膜间质肿瘤中最少见的。大体检查时,主要的鉴别特征是肿瘤的界限。典型的 ESN 尽管无包膜,但界限清楚,边缘光滑,呈推挤性。而 ESS 常呈不规则的结节状生长,累及内膜和(或)肌层,常有不同程度的肌层浸润,包括蠕虫样肿物充满肌层静脉并使之膨胀,常延伸到子宫旁静脉。

组织学上,由于 ESN 和 ESS 都是由分化的子宫内膜间质细胞组成的,因此,细胞学表现不能用于两者的鉴别诊断。ESN 最重要的诊断标准是具有非浸润性边界,虽然局部可有不规则的分叶状或指状突起突向相邻肌层,但这样的突起数目≤3 个,宽度和深度均<3mm,没有血管浸润,若有则诊断 ESS。而 ESS 呈舌样不规则浸润肌层,常侵入肌层和子宫外的静脉和淋巴管腔内。肌层浸润和血管浸润是鉴别 ESN 和 ESS 最重要的特征。绝大多数病例,在刮宫标本上是不可能鉴别 ESN 和 ESS 的,除非 ESN 被完全刮除,只有在子宫切除标本上才能可靠鉴别。标本取材必须取到足够的肿瘤——肌层交界处,以评估肿瘤浸润肌层的程度。当生育期患者欲保留子宫时,可以结合影像学和宫腔镜检查监测肿瘤的生长,少数病例也可局部切除。有些病例即使在子宫切除标本上,ESN 和 ESS 也不易鉴别。

最近有学者提出"子宫内膜间质肿瘤伴有有限浸润"(endometrial stromal tumor with limited infiltration)的概念,是指边缘不规则突起或结节>3mm,但是没有 ESS 典型的浸润性生长或血管浸润的肿瘤。该肿瘤与 ESN 在大体上不能区别。Dionigi 等报道 50 例 ESN,其中有 3 例这样的肿瘤,由于报道的病例很少,缺乏长期随访结果,而且所有的病例都进行了子宫切除,其生物学行为很难预测。Baker 和 Oliva 认为,由于目前对此类肿瘤经验有限,在具体实践中,最好将其诊断为 ESS,同时注明浸润程度远远小于普通的 ESS。其行为可能倾向良性。

2) ESS 与富于细胞性平滑肌瘤:富于细胞性平滑肌瘤在大体和组织学检查时可能与 ESN 和 ESS 难以鉴别。富于细胞性平滑肌瘤与 ESN 和 ESS 的外观非常相似,均为黄色或黄褐色,质软,均质。共同的显微镜下特征包括丰富的细胞和明显的血管,在有些病例还可以见到肿瘤与周围肌层之间的不规则边缘。对鉴别诊断有帮助的组织学线索有以下几点:①平滑肌瘤局部可以见到富于细胞区与平滑肌肿瘤典型的束状区相移行,在肿瘤周围区更常见。②平滑肌瘤中可见大的、管壁厚的肌性血管。而 EST 中是丰富的小动脉,偶尔在 EST 与肌层交界处见到一些大的厚壁血管。③平滑肌瘤中可见裂缝样腔隙,有些是受压的血管,有些是水肿所致。

由于 ESN 和富于细胞性平滑肌瘤都是良性肿瘤,对于子宫切除的标本,两者鉴别的临床意义不大。然而,对于刮除或"肌层切除"的标本,两者的鉴别是重要的,因为子宫内膜间质病变通常要行子宫切除术,以除外 ESS。

尽管子宫内膜间质和平滑肌来源于子宫内共同的祖细胞(progenitor cell),其免疫表型有很多重叠,免疫组织化学染色仍有助于鉴别。鉴别时应该使用包括 CD10 和两种平滑肌标记物的一组抗体。CD10 最初被认为是 EST 的特异性标记物,现已发现,它在子宫平滑肌瘤中也有表达。需要注意的是,EST 可以有平滑肌分化,也可以表达这些标记物,因此,鉴别诊断时强调免疫染色结果要与形态学观察相结合。

3) ESS 与腺肌病:腺肌病有时以间质为主,而腺体稀少,通常是绝经后患者,总是在其他原因切除子宫时偶然发现。这种腺肌病常在子宫壁形成界限不清的结节或不对称增厚,细胞巢主要或全部由间质细胞构成,在某些病例腺肌性间质浸润血管腔,酷似 ESS。镜下检查,腺肌性间质由萎缩的间质细胞构成,缺乏细胞核非典型性和核分裂活性;而 ESS 的肿瘤细胞呈增生性膨胀性生长,可以见到核分裂象。腺肌病周围的平滑肌常常肥大,而 ESS 没有这种特征。此外,腺肌病也没有 ESS 中常见的其他形态学特征,如泡沫状细胞、厚的胶原带、性索样结构、特征性的血管和子宫外延伸,仔细取材通常可以找到典型的腺肌病区。

4) EST 与富于细胞性息肉:子宫内膜息肉在刮除标本中常常是大量碎片。当息肉间质细胞丰富时,无论有无核分裂象,一些碎片在镜下观察仅有间质成分,与 ESS 相似。尽管 ESS 可以发生于内膜息肉,但常可以见到内膜间质的膨胀性生长,伴有典型的血管网。而息肉中的内膜间质更致密,呈萎缩样,常见到大的厚壁血管,分布不规则。

3. 子宫内膜间质肉瘤的变异型(endometrial stromal tumor variants) ESN 和 ESS 中的有些区域可以出现几种不常见的形态学特征,如纤维和黏液样、上皮样和横纹肌样区域。以下将讨论 EST 的其他变异型,包括 EST 伴有子宫内膜样腺体分化、混合性子宫内膜间质和平滑肌肿瘤以及 EST 伴有性索样成分。子宫内膜间质肿瘤的形态学变异型没有特殊的临床表现,对肿瘤的生物学行为也没有影响,其重要性主要在于鉴别诊断。

(1) 伴有内膜样腺体的子宫内膜间质肿瘤(endometrial stromal tumor with endometrioid glands):是指在 ESN 和 ESS 型子宫内膜间质肿瘤中,出现分化好的内膜样腺体成分。其发生率报道不一,从罕见至 11%~40%。子宫内膜样腺体在肿瘤中呈局灶性分布,数量不等,通常只有充分取材才能发现。腺体可能来自局灶性上皮分化、内膜或腺肌病腺体的陷入,并不影响肿瘤的行为。腺体通常是良性的,但也可能是非典型性或癌性的。有的病例出现很多上皮成分,导致诊断困难。如果腺体较多可能提示内膜样腺体肿瘤或腺肌病,见到典型的内膜间质肿瘤成分有助于此型肿瘤的诊断。腺体可以出现于宫内或宫外肿瘤,也可出现于复发的内膜间质肿瘤中。

伴有内膜样腺体的内膜间质肿瘤应该与伴有性索样成分的内膜间质肿瘤鉴别,二者有时很相似。内膜样腺体通常显示为分化好的小管,与周围间质明显不同。而性索样结构常与间质混合在一起。免疫组织化学染色有所帮助,性索样区 inhibin、calretinin 或平滑肌标记物阳性,CK 少有反应;而内膜样腺体 CK(包括 CK7)阳性。由于内膜间质成分决定着这两种肿瘤的行为,因此,这种鉴别在临床上并不重要。

伴有子宫内膜样腺体的内膜间质肿瘤有时出现很多腺体,需要与腺肌病鉴别。间质体积和腺体数量之间差异显著,以及间质细胞的形态和广泛的血管浸润倾向能够与腺肌病鉴别,见到典型的内膜间质肿瘤成分有助于诊断。宫外肿瘤中同样的特征有助于与内膜异位症的鉴别。以往报道的所谓的侵袭性内膜异位症中,很多病例可能就是宫外伴有内膜样腺体分化的 ESS。

腺肉瘤的间质成分有时在形态学和免疫组织化学上与 ESS 相似,使二者难以鉴别。但前者的上皮成分通常与间质成分关系紧密,形成特征性的腺体周围间质细胞套(所谓的"腺管周围套袖");而后者没有这种特征,腺体通常较少且杂乱分布。此外,腺肉瘤很少有明显的肌层浸润,除非有肉瘤成分过度生长。

如果子宫内膜样腺体显示出非典型性或恶性的表现,必须与癌肉瘤鉴别。癌肉瘤的间叶成分通常由多形性的未分化细胞组成,伴有或不伴有异源性成分,类似未分化内膜或子宫肉瘤的间叶成分。同样,上皮成分也常显示出高度非典型性。

(2)伴有平滑肌分化的子宫内膜间质肿瘤(endometrial stromal tumor with smooth muscle differentiation):内膜间质肿瘤中出现小灶状平滑肌分化并不少见,含有显著平滑肌分化的内膜间质肿瘤不多。以往将平滑肌成分非常明显(>30%)的内膜间质肿瘤称为内膜间质-平滑肌混合性肿瘤。目前认为这种肿瘤起源于内膜间质,平滑肌可能来自间质成分的衍化与化生,且在肿瘤的生物学行为中不起决定作用,故现多采用子宫内膜间质肿瘤(ESN 或 ESS)伴平滑肌分化的名称,确定良、恶性的标准与一般内膜间质肿瘤相同。

大体所见与缺乏平滑肌分化的间质肿瘤没有不同,但有些肿瘤显示一个或多个黄褐色质软的结节,与质实的白色漩涡状结节交替,或埋于苍白色坚实的组织中或在其周围。

显微镜下这些肿瘤不仅与 ESN 和 ESS 相似,还含有细长的嗜酸性细胞区域,这些细胞具有平滑肌的形态特征,而且平滑肌标记物阳性。平滑肌成分在形态学上通常(但不总是)表现为良性,并且有三种不同形态:①最常见的是形成中央有明显透明变性的结节,称为"星爆"型,这种图像没有特异性,在其他类型 EST 中均可以出现;②成熟或不成熟的平滑肌束,类似平滑肌瘤中见到的典型平滑肌形态;③平滑肌成分形成不规则的岛状结构,或巢状分布(图 6-2-60),容易误认为上皮分化。极少数病例还可以出现子宫内膜样腺体分化。

肿瘤中的间质成分和平滑肌成分形成不规则的指状交错,容易误诊为 ESS 浸润。鉴别时需要结合大体和镜下所见,重要的是认识到肿瘤中的平滑肌是化生性的,并不是来自正常肌层,并且要注意切片是取自肿瘤内部,而不是取自与周围肌层的交界处。瘤组织中的平滑肌可通过平滑肌染色显示出来,而间质成分 CD10 染色阳性。内膜间质成分

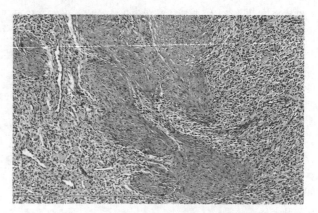

图 6-2-60　混合性内膜间质和平滑肌肿瘤
平滑肌成分形成不规则的岛状或巢状结构

对平滑肌标记物常为阴性,有时 desmin 阳性,但并不像在平滑肌表达那样弥漫。

(3)伴有性索样成分的子宫内膜间质肿瘤(endometrial stromal tumor with sex cord-like elements,ESTSCLE):是指内膜间质肿瘤(ESN 或 ESS)中出现局灶性索样分化,类似卵巢性索肿瘤中的性索样成分。如果肿瘤主要或全部由性索样成分构成,则该肿瘤属于类似卵巢性索肿瘤的子宫肿瘤(uterine tumor resembling ovarian sex-cord tumor,UTROSCT)。肿瘤的行为取决于相应的生长方式(ESN 或 ESS)。

ESTSCLE 大体所见与一般的间质肿瘤(ESN 或 ESS)没有不同。显微镜下检查:肿瘤中有典型的 EST 区域,在多数肿瘤中性索样分化并不明显,但诊断不太困难。性索样区由互相吻合的梁状、索条状、巢状、或支持细胞样小管构成。性索样成分的免疫表型不恒定,有的 CK 阳性,还有的显示平滑肌分化。有些(不是全部)病例卵巢性索间质肿瘤标记物阳性,包括 inhibin、calretinin 和 CD99。

4. 类似卵巢性索肿瘤的子宫肿瘤(uterine tumor resembling ovarian sex-cord tumor,UTROSCT)

(1)概述:类似卵巢性索肿瘤的子宫肿瘤亦称子宫性索样肿瘤(uterine sex cord-like tumor)指的是主要或全部由性索样成分构成的子宫肿瘤,类似卵巢的性索肿瘤(粒层细胞瘤和支持细胞肿瘤)。偶尔发生在子宫颈。2003 年版WHO 女性生殖道肿瘤分类中将此瘤归入杂类肿瘤,并强调UTROSCT 应该严格定义为具有明显性索样分化,没有明显内膜间质背景的肿瘤。

根据现有文献很难评估预后,目前尚缺乏良恶性判断的组织学标准。多数病例单纯子宫切除后呈良性经过,少数病例有复发或转移,因此,这些肿瘤被视为具有低度恶性潜能的肿瘤。

此瘤的起源目前还有争议,多数认为其来源于多潜能的间质细胞,具有向内膜间质、性索、上皮或肌样分化的能力。

(2)大体所见:通常为圆形、界限清楚的实性肿物,大小不等,少数为囊性。肿瘤多位于肌层内,也可位于黏膜下或浆膜下,少数表现为多发性。位于黏膜下和浆膜下者,可呈息肉样,有时可见局灶性出血。切面常呈黄色,有时呈灰色到褐色,质软,均质,没有平滑肌瘤的漩涡状结构。

（3）镜下所见：肿瘤通常界限清楚，但局部可能有不规则的肌层浸润。主要特征是具有多种上皮和间质生长方式，类似卵巢性索肿瘤，尤其是粒层细胞瘤和支持细胞肿瘤。下列结构可以单独或混合出现：互相吻合的细胞条索或较宽的梁索、小巢、网状结构、支持细胞样管状结构、Call-Exner样小体，也可见肾小球样和囊状结构。上皮样细胞大小不一，从规则的胞质稀少的小圆形细胞，到大的胞质丰富嗜酸性、透明，或泡沫状（常富于脂质）细胞，细胞核通常小而规则，无明显多型性，核仁不清，偶尔或没有核沟，核分裂象少见。间质多少不等，可能富于细胞，也可能透明变性，细胞稀少。有些病例可见含有脂质的间质细胞。在许多肿瘤中可见成熟的平滑肌，最可能是混入肿瘤中的肌层组织，并非真正的浸润。

（4）免疫组织化学：性索样成分具有多种免疫表型，可以显示多向分化。除卵巢性索间质标记物（inhibin、CD99和calretinin）外，还不同程度地表达上皮和肌性标记物以及激素受体。

（5）鉴别诊断：由于UTROSCT具有多种组织学特征，需要与多种肿瘤鉴别。

1）上皮样平滑肌瘤：上皮样平滑肌瘤的瘤细胞也可呈巢状或索条状排列，但性索样成分的瘤细胞形态更为多样，可见泡沫样细胞、Leydig细胞等，有时会出现腺管或菊形团结构，而上皮样平滑肌瘤几乎不存在这些结构。平滑肌肿瘤对inhibin和CD99均阴性，仅上皮样平滑肌肿瘤对CD99弱阳性。UTROSCT对desmin阳性，而对h-caldesmon阴性，后者可能有助于鉴别。

2）子宫内膜间质肿瘤：伴有性索样分化的EST和UTROSCT在形态学和免疫表型上有相互重叠，最主要的鉴别点是前者性索样成分较少，以典型的内膜间质肿瘤成分为主。而UTROSCT中全部或绝大部分组织学形态为性索样成分，没有明显内膜间质背景。而伴有腺体分化的EST可以出现腺管或实性管状结构，但不表达性索分化相关标记物。

3）子宫内膜样腺癌伴性索样分化（sertoli型子宫内膜样腺癌）：子宫内膜样腺癌中可以出现局灶或广泛的性索样分化，表现为梁状、条索状结构，或形成中空及实性管状结构。但大多数病例可见典型的子宫内膜样腺癌成分或鳞状分化，不表达性索分化相关标记物。

4）血管周上皮样细胞肿瘤（perivascular epithelioid cell tumor，PEComa）：当UTROSCT中出现胞浆淡染或透明的细胞，及明显的纤维血管间隔时，需与PEComa鉴别。检测HMB45和性索分化相关标记有助于鉴别。

5）腺肉瘤：子宫性索样肿瘤中缺乏腺肉瘤中扩张或压扁的腺体，也缺乏明显的肉瘤成分，二者较易区别。

5. 未分化子宫内膜肉瘤（undifferentiated endometrial sarcoma，UES）

（1）定义：是一种少见的恶性肿瘤，由具有高核分裂指数的多形性间叶细胞组成，与子宫内膜间质细胞不相似，也没有或很少有平滑肌或任何其他特异性分化。又称未分化子宫肉瘤（undifferentiated uterine sarcoma）。发病年龄和临床表现类似ESS。这些肿瘤侵袭性强，预后极差，多数患者在诊断3年内死于局部复发或远处转移。

（2）病理变化：大体常表现为宫腔内一个或多个棕黄至灰色的息肉样肿物，呈鱼肉样，常见出血和坏死，有时脱出到宫颈口外。常累及深肌层。显微镜下检查，瘤细胞有明显的多形性，通常较大，呈奇异形、圆形或梭形，有时具有丰富的嗜酸性胞质，与子宫内膜间质细胞不相似（图6-2-61），缺乏ESS典型生长的方式和血管，破坏性地浸润子宫肌层。细胞核大小和形状明显不同，染色质浓密，呈粗糙的团块状，常有大核仁。核分裂象多见，几乎总是超过10个/10HPF，有时接近50个/10HPF。常出现广泛的坏死。

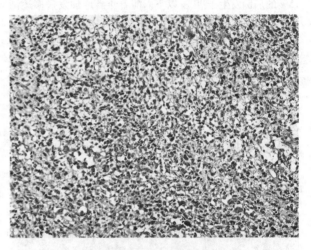

图6-2-61　未分化内膜肉瘤
肿瘤细胞没有内膜间质分化，未见螺旋动脉

偶尔，UES中可见典型的ESS成分，或者形态上表现为UES，但具有ESS的生长方式，如舌样浸润肌层或血管/淋巴管等。有学者称之为"高级别子宫内膜间质肉瘤"，这种肿瘤属于子宫肉瘤，兼有UES和ESS两者的特征，其命名尚有争议。

（3）免疫组织化学：多数UES表达EGFR，但ER和PR阴性。CD10对于UES与其他肉瘤的鉴别没有意义，因为CD10在UES、平滑肌肉瘤、混合性米勒肿瘤、癌肉瘤或横纹肌肉瘤中均有表达。平滑肌标记物和myogenin或myoD1可以分别用于除外平滑肌肉瘤或横纹肌肉瘤，也可以用于识别癌肉瘤中的横纹肌肉瘤成分。

（4）鉴别诊断：UES与ESS的区别主要是细胞特征，ESS细胞没有明显的非典型性，而UES细胞是低分化或未分化的大间叶细胞。UES向肌层呈破坏性浸润性生长，而不是像ESS那样推挤性浸润肌层和血管。核分裂活性对于二者的鉴别并不重要。

UES的诊断只有在广泛取材除外平滑肌或骨骼肌分化后才能作出，否则可能是平滑肌肉瘤或横纹肌肉瘤。肉瘤成分混有小的癌灶倾向癌肉瘤，而发现典型的腺肉瘤则可确定腺肉瘤伴有肉瘤成分过度生长。由于取材不充分，上述鉴别在刮除标本上是困难的。CD10表达对鉴别没有帮助，因为平滑肌肉瘤、横纹肌肉瘤和癌肉瘤均表达CD10。鉴别诊断主要根据形态学。平滑肌标记物和myogenin或myoD1可以分别用于除外平滑肌肉瘤或横纹肌肉瘤，或用于识别癌肉瘤中的横纹肌肉瘤成分。UES是除外性诊断，只有在广泛取材除外癌和任何特定的分化之后才能诊断。

（三）子宫平滑肌肉瘤（uterine leiomyosarcoma）

1. 概述　平滑肌肉瘤（Leiomyosarcoma）是指完全由具有平滑肌分化的细胞构成的恶性肿瘤，是子宫最常见的恶性间叶性肿瘤。一般认为子宫平滑肌肉瘤起源于子宫未分化的间叶细胞，很少由良性平滑肌瘤恶变而来。

平滑肌肉瘤占子宫恶性间叶性肿瘤的25%，占所有子宫恶性肿瘤的1%～2%。几乎均发生于成年妇女，平均年龄50～55岁，比平滑肌瘤的发病年龄大10岁左右，仅有约15%的病例发生于40岁以下。随着年龄增加发病率逐渐升高，因此，对发生于围绝经期和绝经后妇女的大"肌瘤"要高度重视。应用他莫昔芬治疗乳腺癌的妇女平滑肌肉瘤的发病率高于未使用者。

2. 大体所见　典型的平滑肌肉瘤表现为孤立性肿物，但与平滑肌瘤并发的情况也不少见。多数肿瘤体积较大，最大径通常大于10cm，呈均质的鱼肉样，切面多样性，呈灰色、或棕褐色，可见出血和坏死，偶尔出现囊性变。外观与平滑肌瘤的灰白色漩涡状、切面隆起明显不同。肿瘤可以位于肌壁间、黏膜下、浆膜下，肿瘤边缘常不规则、具有浸润性（图6-2-62～图6-2-64）。

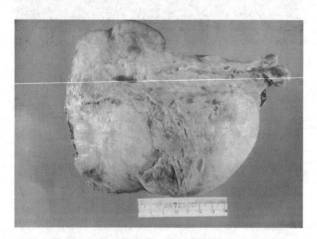

图 6-2-62　平滑肌肉瘤
肿瘤体积较大，切面呈灰白色、黄色，质地细腻

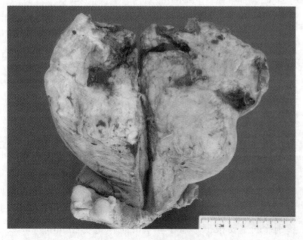

图 6-2-63　平滑肌肉瘤
肿瘤边缘不规则、具有浸润性，出血灶明显

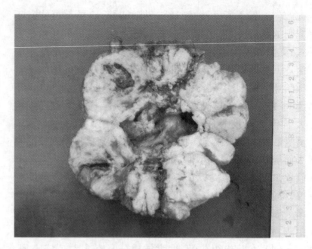

图 6-2-64　平滑肌肉瘤
切面可见出血和坏死

平滑肌肉瘤的某些大体特征也可见于子宫平滑肌瘤的变异型和非平滑肌肿瘤。当子宫有多发性平滑肌肿瘤时，病理医师必须切开每一个肿瘤检查其切面和质地。如果没有任何特别之处，则不需要取太多的组织块，但如果出现与典型平滑肌瘤不同的特征时，就必须充分取材。

3. 镜下所见　分化好的平滑肌肉瘤由单形或多形性梭形细胞构成，细胞排列成束状，细胞核两端钝圆，核仁明显，单个或多个。分化差的平滑肌肉瘤由圆形和多形性细胞构成，具有明显的非典型性（图6-2-65）。有时可见明显的出血和坏死。平滑肌肉瘤的边缘通常不规则，大多有局灶性浸润周围肌层组织（图6-2-66）。有些病例具有较高的侵袭性，可以突破子宫浆膜面甚至扩散到子宫外，也可能出现血管浸润。

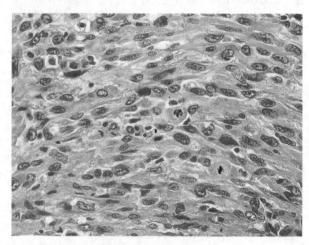

图 6-2-65　平滑肌肉瘤
肿瘤细胞丰富，非典型性明显

平滑肌肉瘤通常有三个主要的组织学特征，即明显的非典型性、丰富的核分裂象（≥10个/10HPF）和肿瘤细胞坏死。具备上述三个特征中的两个就可以诊断平滑肌肉瘤。

（1）核分裂活性（mitotic activity）：以往曾强调核分裂

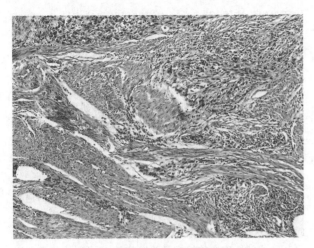

图6-2-66　平滑肌肉瘤
肿瘤的边缘浸润周围肌层组织

活性在子宫平滑肌肉瘤诊断中的价值，认为核分裂象≥10个/10HPF即可诊断平滑肌肉瘤。目前认为，单独依靠核分裂计数不能准确预测肿瘤的生物学行为，但核分裂活性在子宫平滑肌肿瘤恶性潜能的评估中仍具有一定价值，特别是在难以确定良恶性的情况下。核分裂计数应该与有无细胞非典型性和（或）凝固性肿瘤细胞坏死相结合。

在实际工作中，核分裂计数缺乏统一标准，重复性差。为了更好地评估核分裂活性，计数核分裂应该遵循以下原则：①切除标本要及时、充分固定；②取材要充分；③切片染色优良，厚度4~5μm；④找到核分裂最活跃的区域，并在此计数至少4组10个高倍视野（×400），采用最高计数；⑤只计数明确的核分裂象，注意核分裂象与凋亡细胞、变性的细胞核、淋巴细胞、肥大细胞和细胞碎屑等鉴别；⑥当黏膜下平滑肌瘤形成溃疡突入子宫或宫颈内膜腔，以及肿瘤出现梗死时，可能出现局灶性核分裂象增加，应该避免在上述区域或附近计数。孕激素也可能会增加平滑肌肿瘤的核分裂活性。

Ki-67免疫组织化学染色有助于判断肿瘤的增殖活性。

肿瘤中如果出现明显的非典型性核分裂象，对于平滑肌肉瘤的诊断有所帮助，可以预示平滑肌肉瘤的可能性。

（2）非典型性（atypia）：细胞非典型性主要是指细胞核的非典型性，最重要的是细胞核的多形性。明显的非典型性（中度到重度）在低倍镜下就容易辨认，表现为细胞核有不同程度增大、大小和形状明显不同，核深染，核膜不规则，染色质呈团块状，核仁明显，有时可见多核巨细胞。轻度非典型性在低倍镜下不明显，细胞核的大小和形状仅有轻微差异，核膜比较规则，核仁小。偶尔出现少量散在增大的细胞仍然可以归入轻度非典型性，但是，如果出现几个异常的核分裂象则为非典型性显著。

平滑肌肉瘤细胞非典型性也可以表现在异源性分化上，包括出现灶状骨肉瘤、横纹肌肉瘤和软骨肉瘤。

当肿瘤仅有明显的细胞（核）非典型性时，尚不能诊断平滑肌肉瘤，如果伴有活跃的核分裂活性（≥10个/10HPF）和（或）肿瘤细胞坏死，则应该诊断平滑肌肉瘤。

（3）坏死（necrosis）：子宫平滑肌肿瘤有几种类型的坏死，常见的是玻璃样坏死和凝固性坏死。各种坏死的形态特点及其在良、恶性病变鉴别诊断中的意义不同，所以有必要鉴别。

1）玻璃样坏死（hyaline necrosis）：也称透明性坏死，是最常见到的坏死，多见于良性平滑肌肿瘤，偶见于恶性。平滑肌瘤的坏死倾向于单个病灶，位于中心，圆形，切面颜色相对一致和均质性。显微镜下在良性坏死区的周边可见活细胞到完全坏死的逐渐过渡，过渡区内可见炎症反应、肉芽组织和早期透明变。坏死灶中的细胞核淡染呈一致性改变。血管也具有同样的改变，仅见原有血管的轮廓，这是与平滑肌肉瘤凝固性坏死的一个鉴别点，后者坏死区内血管常保存。识别上述特征有助于与平滑肌肉瘤的坏死鉴别。

2）凝固性坏死（coagulative necrosis）：主要见于平滑肌肉瘤，偶见于良性平滑肌瘤。辨认肿瘤细胞凝固性坏死在子宫平滑肌肿瘤的诊断中具有非常重要的意义，典型的平滑肌肉瘤往往具有明显的凝固性坏死，但坏死不是诊断肉瘤的必备条件，有的平滑肌肉瘤可以没有坏死。与平滑肌肉瘤有关的坏死具有以下特征：①坏死肿瘤组织与存活肿瘤组织之间的界面常常不规则，呈波浪状或成角，如同地图上的岛屿，这种与恶性有关的坏死被称为"地图状坏死"（图6-2-67）；②肿瘤组织中存活细胞与坏死细胞之间的过渡是突然的，两者之间界限分明（图6-2-68）；③坏死区没有炎症或修复性反应；④坏死细胞仍然保留原有肿瘤细胞的轮廓和明显的细胞非典型性（所谓"鬼影"细胞，ghost cells），而且先前存在的血管结构常保留，血管周围常常残留一些存活的肿瘤细胞（图6-2-69）。这些特征中的任何一个都可以提示恶性肿瘤的诊断。在坏死出现的早期阶段，上述典型的组织学特征并不明显，与梗死很难区别，因此，评估细胞（核）的非典型性和核分裂活性是非常重要的。平滑肌肉瘤出现坏死时，常伴有细胞（核）非典型性和活跃的核分裂活性。

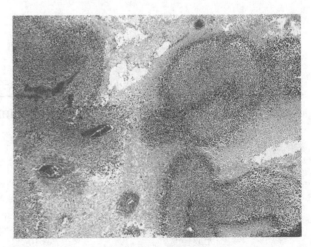

图6-2-67　凝固性坏死
坏死区形状不规则

此外，GnRH类似物治疗平滑肌瘤也可以出现凝固性坏死，与平滑肌肉瘤中的凝固性坏死难以鉴别。但GnRH

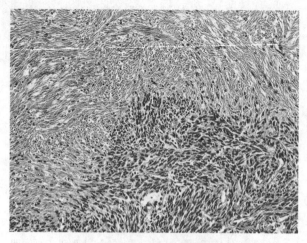

图 6-2-68 凝固性坏死
存活细胞与坏死细胞之间的界限分明

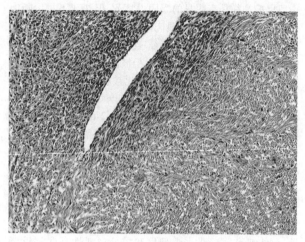

图 6-2-69 凝固性坏死
坏死区血管结构常保留,血管周围残留
一些存活的肿瘤细胞

类似物不能引起肿瘤中其他部位细胞核的非典型性,不伴有核分裂活性的增加。并且可能有明显的厚壁血管。超声聚焦效应有时类似平滑肌肉瘤的坏死,结合临床病史和大体所见组织变硬、组织学形态温和以及与热变性有关的嗜酸性增强等线索,可以做出正确诊断。妊娠或外源性激素可能造成子宫平滑肌瘤出现明显的出血(所谓"卒中"平滑肌瘤),不要与肿瘤性坏死混淆。这种肿瘤通常较小,核分裂象少见(<5 个/10HPF)。溃疡性坏死(ulcerative necrosis)是带蒂浆膜下肌瘤扭转或黏膜下肌瘤脱垂,表面溃疡形成,继发于炎症引起的坏死。坏死区呈黄白色软糊状,伴有因变性引起的不规则囊腔。镜下见急性炎症反应明显,坏死灶中细胞轮廓不清楚,可见细胞坏死的碎片,与其他类型的坏死容易鉴别。

最后,平滑肌瘤中出现的由于缺血或激素引起的退行性变化以及宿主的组织反应,偶尔也见于平滑肌肉瘤。因此,出现这样的退行性变化也不能除外恶性。

4. 平滑肌肉瘤的组织学诊断方法 诊断的关键在于如何辨认和综合分析各项诊断参数。目前认为,评估子宫平滑肌肿瘤生物学潜能的三个主要参数是有无凝固性肿瘤细胞坏死、细胞(核)的非典型性和核分裂活性。凝固性肿瘤细胞坏死是诊断恶性平滑肌肿瘤最重要的因素,仅仅依靠核的非典型性不能确定恶性,核分裂象计数在不同组织类型的平滑肌肿瘤中意义不同。然而,也要考虑年龄、肿瘤大小、大体表现、镜下检查肿瘤边缘的形态,有无血管浸润以及临床因素(妊娠、月经状况、使用影响生长潜能的外源性激素或药物)等。

(1)典型梭形细胞分化的(普通型)子宫平滑肌肿瘤:目前不同的诊断病理学参考书中提出的诊断标准虽有差异,但基本上都遵循 Bell 等提出的标准。Bell 等强调凝固性坏死最具有恶性意义,诊断子宫平滑肌肿瘤的方法是首先检查并确定肿瘤细胞(核)有无非典型性,其次是评估有无坏死以及坏死的类型。如果非典型性不明显(无或轻度),又没有凝固性坏死,则无须计数核分裂象,将其诊断为平滑肌瘤;如果非典型性明显(中度到重度),又有凝固性坏死,既可诊断为平滑肌肉瘤,也无须计数核分裂象;只有处于中间状态的肿瘤才需要计数核分裂象,并且参考核分裂象做出不同的诊断(表 6-2-6)。在 Nucci 和 Quade 提出的诊断标准中同样强调了肿瘤细胞凝固性坏死的诊断意义(表 6-2-7)。

表 6-2-6 普通型(经典)子宫平滑肌肿瘤的诊断标准

凝固性坏死	细胞核非典型性	核分裂象(个/10HPF)	诊　　断
无	弥漫,中度到重度	≥10	平滑肌肉瘤
		<5	非典型平滑肌瘤有低复发危险
		5-9	不能确定恶性潜能的平滑肌肿瘤
	局灶,中度到重度	<10	平滑肌瘤,诊断经验有限
		≥10	不能确定恶性潜能的平滑肌肿瘤
	无或轻度	<10	平滑肌瘤
		≥10	核分裂活跃的平滑肌瘤
有	弥漫或中度到重度	任何	平滑肌肉瘤
	无或轻度	≥10	平滑肌肉瘤
		<10	有低度恶性潜能的平滑肌肿瘤

表 6-2-7　普通型(经典)子宫平滑肌肿瘤的形态特征

诊　　断	地图状坏死	核分裂数/10HPF	细胞非典型性
平滑肌肉瘤	有	任何	有或无*
	无	≥10	弥漫性或多灶性,中度到重度
不能确定恶性潜能	可疑	任何	有或无
的平滑肌瘤	无	>15	无
	无	5~9	弥漫性或多灶性,中度到重度
非典型性平滑肌瘤	无	<5	弥漫性或多灶性,中度到重度
	无	<15	局灶性,中度到重度
核分裂活跃的平滑肌瘤	无	5~15	无

(2) 非普通型子宫平滑肌肿瘤:对于黏液样子宫平滑肌肿瘤,如果有非典型性,即使核分裂象 0~2 个/10HPF,也是潜在的平滑肌肉瘤。WHO(2003)诊断黏液样平滑肌肉瘤的标准是出现任何凝固性肿瘤细胞坏死;在缺乏肿瘤细胞坏死的情况下,诊断肉瘤需要有中到重度细胞非典型性和核分裂象≥5 个/10HPF。

上皮样平滑肌肿瘤的诊断要谨慎,核分裂象达到 2~4个/10HPF 时,最好诊断为"不能确定恶性潜能的平滑肌肿瘤";核分裂象≥5 个/10HPF 时,可以诊断为平滑肌肉瘤。同样的核分裂界限也适用于静脉内平滑肌瘤病和有血管浸润的平滑肌瘤。

当上皮样和黏液样平滑肌肿瘤没有明显的细胞非典型性和高核分裂活性时,根据其浸润性生长也可以诊断平滑肌肉瘤。

5. 平滑肌肉瘤的变异型(variants of leiomyosarcoma)

(1) 上皮样平滑肌肉瘤(epithelioid leiomyosarcoma)

1) 定义:是少见的恶性平滑肌肉瘤,主要由圆形或多角形细胞组成。

2) 大体所见:与普通的平滑肌肿瘤相比,上皮样平滑肌瘤质软,切面呈棕褐色,编织状或漩涡状结构不明显。

3) 镜下所见:典型的子宫上皮样平滑肌肉瘤主要由圆形或多角形细胞构成,胞质中等量到丰富,嗜酸性或透明,核非典型性明显,可见核分裂象(通常≥5 个/10HPF)。多数病例有肿瘤细胞坏死。由于这种肿瘤发病率低,文献中仅有有限的报道,所以用于可靠预测上皮样平滑肌肉瘤生物学行为的诊断标准受到限制。如果出现肿瘤细胞坏死、血管浸润、中到重度核非典型性以及核分裂象>3 个/10HPF,则提示肿瘤为恶性。值得注意的是,有的上皮样平滑肌肿瘤没有上述特征,但其行为仍表现为恶性。

上皮样平滑肌肉瘤容易误诊为未分化癌。有的肿瘤表现为嗜酸细胞表型或横纹肌样形态,应该与子宫恶性混合性米勒肿瘤、横纹肌肉瘤、内膜间质肉瘤和横纹肌样瘤鉴别。识别横纹肌样表型具有临床意义,因为这些肿瘤更具有侵袭性。少数上皮样平滑肌肉瘤表现为圆形或多角形细胞排列成索条或巢状,类似丛状肿瘤,或有明显的黏液样变性、玻璃样变性、水肿等,甚至导致诊断困难,在这种情况下,Desmin 和 Vimentin 免疫染色有助于诊断。

(2) 黏液样平滑肌肉瘤(myxoid leiomyosarcoma)

1) 定义:黏液样平滑肌肉瘤是少见的平滑肌肉瘤,大体和显微镜下检查可见广泛(>30% 的区域)的黏液样间质,尽管核分裂数低,但临床上通常显示出恶性生物学行为。

2) 大体所见:黏液样平滑肌肉瘤通常较大,呈凝胶状,肿瘤界限清楚。有些肿瘤表现为腹部巨大的囊性肿物。

3) 镜下所见:肿瘤细胞数量较少,有丰富的弱嗜碱性黏液样基质(图 6-2-70),奥辛蓝和胶体铁(colloidal iron)染色强阳性。瘤细胞均匀分布于黏液样基质中或排列成松散的束状,胞浆稀少,核卵圆形、梭形或星芒状,可见小核仁,通常仅有局灶性轻度到中度非典型性和低的核分裂活性(0~2 个/10HPF)(图 6-2-71)。仅有个别病例瘤细胞具有明显的非典型性和较多核分裂象。有的病例即使没有细胞非典型性和明显的核分裂活性,仍可以表现为恶性生物学行为。在实际工作中,一旦确定细胞外基质的黏液样本质,出现下列任何一种特征都可以诊断为黏液样平滑肌肉瘤:①核分裂象超过 2 个/10HPF;②明显(中度到重度)的细胞非典型性;③肿瘤细胞坏死;④破坏性浸润邻近肌层。观察血管浸润可能也有帮助,但应与静脉内黏液样平滑肌瘤病相鉴别。

黏液样平滑肌肉瘤需要与黏液样平滑肌瘤和水肿性平

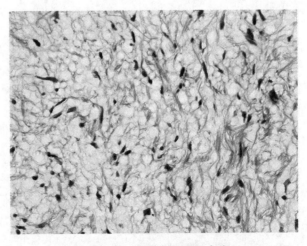

图 6-2-70　黏液样平滑肌肉瘤
肿瘤细胞数量较少,有丰富的弱嗜碱性黏液样基质

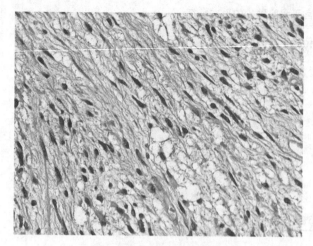

图 6-2-71 黏液样平滑肌肉瘤
肿瘤细胞具有轻度到中度非典型性

滑肌瘤鉴别。

（3）其他变异型：有的平滑肌肉瘤主要由水样、透明的大细胞构成，具有圆形、规则的细胞核。没有明显的多形性或高的核分裂活性，也没有坏死。称为伴有透明细胞成分的平滑肌肉瘤（leiomyosarcoma with a clear cell component）。有时可见透明细胞与典型的梭形肉瘤细胞的移行区，结合免疫组化染色，可以证实透明细胞为平滑肌源性。还有极少数平滑肌肉瘤中出现破骨细胞样巨细胞，称为伴有破骨细胞样巨细胞的平滑肌肉瘤（osteoclast-like giant cell in smooth-muscle tumors），其意义还不清楚。破骨细胞样巨细胞可以局灶性或弥漫性分布（图 6-2-72）。有研究发现，梭形细胞和破骨细胞样巨细胞均表达 α-SMA 和 CD68，巨细胞也表达 α-1-antitrypsin 和 α-1-antichymotrypsin。提示破骨细胞样巨细胞可能是由平滑肌肉瘤中梭形细胞融合形成的，并且也表达组织细胞性标记物。极少情况下，在大体和显微镜下检查时，可见子宫平滑肌肉瘤明显累及子宫肌层和阔韧带的大血管，类似静脉内平滑肌瘤病，称为静脉内平滑肌肉瘤病（intravenous leiomyosarcomatosis）。

6. 免疫组织化学和分子生物学 平滑肌肉瘤通常表

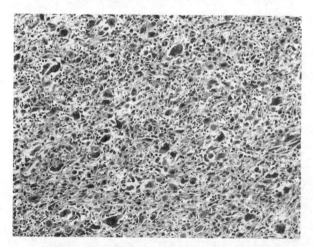

图 6-2-72 伴有破骨细胞样巨细胞的平滑肌肉瘤
可见大量破骨细胞样巨细胞

达平滑肌标记物，如 Desmin、h-caldesmon、SMA 和 HDCA8（histone deacetylase 8），然而，上皮样和黏液样平滑肌肉瘤对上述标记物表达较弱。平滑肌肉瘤也常常表达 CD10 和上皮标记物，包括 CK 和 EMA。30% ～40% 的普通型平滑肌肉瘤表达 ER、PR 和 AR。高达 50% 的病例可有不同程度表达 c-KIT，但未发现 c-KIT 突变。

与子宫平滑肌瘤相比，平滑肌肉瘤 PCNA 和 Ki-67 的平均水平较高，而且 Ki-67 阳性肿瘤细胞的百分数似乎是子宫平滑肌肉瘤预后或恶性程度的一个良好指标。p53 突变和过度表达仅见于少数平滑肌肉瘤（25% ～47%），并不见于平滑肌瘤中，p53 过度表达与肿瘤预后不良有关。由于多数 p53 突变为转换，因此，肿瘤的发生可能是由于 DNA 合成和修复中的自发性错误。p16，也称 INK4 或 CDKN2A，对恶性平滑肌肿瘤的病理生物学可能起重要作用。P16 蛋白与 CDK4-cyclin D 复合物结合并作为细胞周期的负调节因子，因此，p16 丢失（deletion）导致肿瘤抑制表型丢失。P16 不仅与肉瘤的发生有关，在良性和恶性平滑肌肿瘤鉴别中也具有一定价值。

大约 50% 的平滑肌瘤和平滑肌肉瘤有 c-myc 原癌基因过度表达，但是染色形态不同，平滑肌瘤位于核周，而平滑肌肉瘤呈弥漫分布，其过度表达与生存期无关。K-ras 基因在少数平滑肌肉瘤过度表达，平滑肌瘤没有表达。而 MDM2 少数平滑肌肉瘤过度表达，平滑肌瘤没有表达。这些分子改变的不同说明平滑肌瘤和平滑肌肉瘤中是不同的疾病。

子宫平滑肌肉瘤的细胞遗传学变化较普通型平滑肌瘤复杂得多。这些核型异常包括数量和结构的异常。另外，这种特殊的细胞遗传学异常从细胞分裂中期到下一个细胞分裂中期可能有所不同，提示在平滑肌肉瘤中有一个高度不稳定性的基因组存在。高频率的染色体异常与细胞核的非典型性有关，而且是二倍体变异的原因。通过细胞遗传学分析没有发现介于典型良性和恶性平滑肌肿瘤之间的平滑肌肿瘤。

比较基因组杂交结果显示平滑肌肉瘤有多种复杂的变化，但在平滑肌瘤如果有也很少见，特别是第 10 号和 13 号染色体长臂杂合性缺失见于 50% 以上的平滑肌肉瘤，但不出现在平滑肌瘤。虽然这些研究没有直接涉及肿瘤新的诊断和治疗靶点，但它们强调了基因不稳定性是良性和恶性平滑肌肿瘤之间鉴别要点的概念。另外，在子宫平滑肌肿瘤中缺乏共同的等位基因失衡模式，提示子宫平滑肌肉瘤和平滑肌瘤有不同的发病机制。

对平滑肌肿瘤基因组转录情况的研究发现，在子宫肌层与平滑肌瘤之间基因表达差异很小，平滑肌肉瘤与平滑肌瘤或肌层之间有较大的表达差异。基因表达下调较常见于恶性肿瘤，提示平滑肌瘤与平滑肌肉瘤有不同的发病途径。

7. 鉴别诊断 子宫平滑肌肉瘤与各型平滑肌瘤的鉴别要点已经在前面的章节中叙述，此外，还需要与原发的低分化内膜癌或转移癌、PEComa、类似于卵巢性索肿瘤的子宫肿瘤、胎盘部位滋养细胞肿瘤和上皮样滋养细胞肿瘤、黑色素瘤、黏液样子宫内膜间质肿瘤、上皮样子宫内膜间质肉瘤、腺泡状软组织肉瘤，上皮样血管肉瘤、多形性横纹肌肉瘤或横纹肌样瘤等鉴别。

8. 不能确定恶性潜能的平滑肌肿瘤(smooth muscle tumors of uncertain malignant potential, STUMP)

(1) 定义:在子宫平滑肌瘤和平滑肌肉瘤之间,存在一系列难以分类的平滑肌肿瘤,这些肿瘤被称为子宫交界性平滑肌肿瘤或不能确定恶性潜能的平滑肌肿瘤。WHO(2003)给 STUMP 下的定义是:根据一般应用的标准不能可靠地诊断为良性或恶性的平滑肌肿瘤。这些病例在所有病例中只占少数,因此,预测这些病变发展的精确诊断方法尚在实验之中。

(2) 病理变化:Crum 和 Lee 等认为 STUMP 包括以下肿瘤:①有可疑的地图状肿瘤坏死,任何的核分裂象,有或无细胞非典型性;②没有地图状肿瘤坏死,核分裂象>15/10HPF,没有非典型性;③没有地图状肿瘤坏死,核分裂象接近但是<10/10HPF,有弥漫性或多灶性的显著的非典型性;④上皮样或黏液样平滑肌瘤具有非典型性,或增生活性介于良性和恶性之间;⑤令人担忧的肿瘤,即怀疑但又不能确定肿瘤出现了上皮样或黏液样分化的特征。

Ki-67、p53 和 PR 免疫染色有助于鉴别平滑肌肉瘤和 STUMP。在平滑肌肉瘤中 Ki-67 和(或)p53 表达>15%,而 STUMP 中<15%;PR 在多数平滑肌肉瘤中阴性,但存在于所有 STUMP。

(3) 预后:这类肿瘤其临床处理与普通的平滑肌瘤似乎相同,但随访是必需的。一旦做出不能确定恶性潜能的诊断,临床上如何处理,首先取决于先前手术的情况。如果是全子宫切除,并且已经了解患者分期的各项信息,常常采取保守治疗并定期随访。让患者了解本病的相关知识也是非常重要的。当不能肯定做出平滑肌瘤或其他良性亚型的诊断时,一般建议进行子宫切除术。另外,在确定治疗方案时,必须考虑患者的年龄、月经状况以及是否需要保留生育能力。由于辅助化疗和放疗对于平滑肌肉瘤患者生存期的影响不大。因此,对于不能确定恶性潜能的平滑肌肿瘤当前不用辅助治疗。

(四) 混合性上皮和间质肿瘤(mixed epithelial and mesenchymal tumors)

1. 概述

(1) 定义:是指由上皮和间叶成分共同组成的肿瘤,也称混合性米勒肿瘤(mixed Müllerian tumor)。

(2) 组织发生:子宫体以及输卵管、宫颈和阴道上部,都是起源于原始副中肾管(米勒管),米勒管本身则发生于尿生殖嵴的间充质和体腔被覆上皮。在胚胎发育早期,两个原始的副中肾管融合形成子宫体。米勒管本身具有多向分化,其上皮形成子宫内膜腺体和间质,其间质形成子宫肌层和浆膜层,因此,许多子宫肿瘤有多向分化。所谓多向分化(divergent differentiation)是指上皮性肿瘤或间叶性肿瘤中出现混合的形态,如腺鳞癌中同时出现腺体和鳞状上皮,内膜间质肿瘤中出现平滑肌分化。

前面讨论的子宫平滑肌肿瘤、子宫内膜间质肿瘤和子宫内膜癌都是米勒管起源,但本章节主要讨论子宫体由上皮成分和间叶成分混合构成的肿瘤,这两种成分都是米勒管起源。尽管具有多向分化的肿瘤可以发生在很多部位,如乳腺和肺等,但子宫是最常见部位,可能是因为子宫的上皮和间质具有共同起源。

(3) 分类:这组子宫肿瘤是根据上皮和间叶成分的良恶性进行分类的(表6-2-8),既有高度恶性的,也有完全良性的。上皮成分可以是良性子宫内膜型腺上皮、输卵管型上皮、宫颈黏液型上皮、鳞状上皮或鞋钉样中肾管样上皮,也可以是恶性上皮成分,如分化程度不等的腺癌、鳞癌、未分化癌或几种不同类型癌的混合。肿瘤中的间叶成分可以是良性或为恶性,可以是单一成分的肉瘤,也可以是不同肉瘤的混合。而且肉瘤成分可以为同源性或异源性。同源性是指肿瘤向子宫组织分化,如内膜间质肉瘤、平滑肌肉瘤、纤维肉瘤等,而异源性是指肿瘤向正常子宫不存在的组织分化,如骨肉瘤、软骨肉瘤、横纹肌肉瘤、脂肪肉瘤等。

表 6-2-8 混合性上皮和间质肿瘤的分类

肿瘤	肿瘤性上皮成分	肿瘤性间叶成分
腺纤维瘤	良性	良性
腺肉瘤	良性	恶性
癌纤维瘤	恶性	良性
癌肉瘤	恶性	恶性

2. 腺肉瘤(adenosarcoma)

(1) 概述:腺肉瘤是由良性肿瘤性腺体成分和肉瘤性间质成分构成的混合性肿瘤。可以发生在子宫或子宫外,80%的腺肉瘤来自子宫内膜,其次是宫颈或肌层内。其发病与他莫昔芬(tamoxifen)治疗或放疗有关。

与其他类型子宫肉瘤尤其是癌肉瘤和平滑肌肉瘤相比,腺肉瘤预后较好,但仍有25%的患者死亡。约5%的病例出现局部复发和远处转移。复发常见的部位是阴道、盆腔或腹腔。与预后差有关的组织学特征包括出现肌层浸润和原发肿瘤中出现肉瘤性过度生长。

(2) 大体所见:腺肉瘤大多数起源于子宫内膜,肿瘤最常累及子宫底,也可以累及子宫下段,有些腺肉瘤起源于子宫颈内膜或位于肌层内(可能起源于腺肌症)。偶尔,腺肉瘤位于子宫外并累及卵巢、盆腔组织或肠浆膜面。典型的腺肉瘤为息肉样肿物(图6-2-73),充满子宫腔,有蒂或无

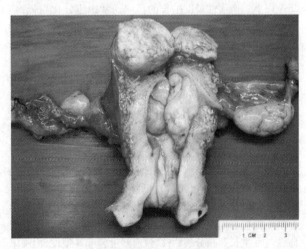

图 6-2-73 腺肉瘤
子宫腔内息肉样肿物,伴有平滑肌瘤

蒂,质软,并可以从宫颈口脱出。肿瘤大小5~40cm,表面光滑。切面大多数为实性肿块,伴有漩涡状纤维结构,其中散在有大小不等的囊腔或裂隙,偶见大囊腔,肉眼观为囊性肿物。可有局灶性出血和坏死。肿瘤的边缘通常界限清楚,约1/4的病例可以发生不同程度的肌层浸润,但肉眼难以确定。

(3)镜下所见:肿瘤的组织学特点是良性腺体成分和恶性间叶成分混合,常以间质成分为主。低倍镜下观察,肿瘤呈息肉样、乳头状或分叶状结构,腺上皮被丰富的间质成分分开,类似乳腺叶状肿瘤。上皮多数类似增殖期子宫内膜上皮(有的为分泌期内膜),依次为宫颈内膜上皮(有黏液分泌)、鳞状化生的上皮、浆液或输卵管上皮。有的肿瘤上皮为混合性,以某一种上皮为主。有时腺体扩张或裂隙样。上皮细胞核分裂象少见,约1/3的病例有局灶的核非典型性,可能达到重度非典型增生的程度。偶尔在腺肉瘤中可见上皮成分癌变,提示这可能是少数癌肉瘤的组织起源。

恶性间质成分通常是低级别的,由梭形和(或)圆形细胞组成,前者常排列成漩涡状,而后者排列松散。间质细胞的多少在每个肿瘤或同一肿瘤的不同区域有不同,特征性的改变是间质细胞在腺体周围聚集,远离腺体处间质细胞较稀疏,呈套袖样,形成所谓生发层。与远离腺体的纤维和透明变区相比,间质套袖区核的非典型性(多数为轻到中度)和分裂象最明显。核分裂象多少不等,从<1个/10HPF到40个/10HPF,典型者核分裂象≥2/10HPF。在实际工作中,如果出现特征性的叶状结构伴有腺体周围套袖,即使没有核分裂也可以诊断腺肉瘤。多数腺肉瘤的间叶成分是同源性的,如:内膜间质肉瘤、纤维肉瘤或未分化肉瘤。平滑肌肉瘤少见。大约10%~25%的肿瘤含有异源性成分,包括横纹肌肉瘤、软骨肉瘤、骨肉瘤或脂肪肉瘤等。也可以出现性索样成分。多数腺肉瘤局限于子宫内膜,约10%的病例浸润浅肌层,浸润深肌层者约占5%。

腺肉瘤伴有肉瘤性过度生长(adenosarcoma with sarcomatous overgrowth)大约占子宫腺肉瘤的10%~55%,卵巢腺肉瘤的30%,是指腺肉瘤中的纯肉瘤成分占肿瘤体积的25%以上。肉瘤性过度生长的区域通常细胞分化更低,伴有较高的核分裂活性,可以是同源或异源性的。腺肉瘤中出现肉瘤性过度生长预示预后不良,常有深肌层浸润或远处转移。

(4)免疫组织化学:在没有肉瘤性过度生长的腺肉瘤中,大多数病例间质成分的免疫表型类似子宫内膜间质瘤。有肉瘤性过度生长时,其免疫表型类似于高级别子宫肉瘤,间质成分有较高的Ki-67增殖指数和p53阳性,ER、PR和CD10通常阴性。

(5)鉴别诊断:子宫腺肉瘤应该与腺纤维瘤、癌肉瘤、非典型息肉样腺肌瘤(APA)、低级别子宫内膜间质肉瘤伴腺体分化以及子宫内膜息肉鉴别。根据现有的组织病理学标准不能可靠地鉴别腺纤维瘤和腺肉瘤,有的病例没有肉瘤性过度生长和核分裂活性,仅有轻度核非典型性,但临床却表现为恶性行为,因此,根据低核分裂数和缺乏明显核非典型性诊断的腺纤维瘤中,有些就是高分化的腺肉瘤。

3. 癌肉瘤(carcinosarcoma) 癌肉瘤是由恶性上皮成分和恶性间叶性成分混合组成的混合性肿瘤,是最常见的混合性米勒肿瘤。也称恶性混合性米勒瘤(malignant mixed Müllerian tumor, MMMT)和化生性癌(metaplastic carcinomas)。

(1)大体所见:癌肉瘤缺乏特征性的大体表现。比较典型的是形成广基的息肉,充满宫腔并使宫腔扩张,常常突入宫颈口。切面可能有出血和坏死,而且可能有沙砾感或质硬的区域。多数病例有明显的肌层浸润。偶尔肿瘤起源于良性子宫内膜息肉并仅限于息肉内。

(2)镜下所见:癌肉瘤的上皮和间叶成分都是恶性的,所占比例多少不等。癌性成分可以向任何类型的米勒上皮分化(子宫内膜样、浆液性、黏液性、透明细胞性或未分化癌)。最常见的上皮成分是子宫内膜样癌和浆液性癌,常伴有鳞样分化。子宫内膜腺癌与肉瘤交界一般有两种形式,多数肿瘤两种成分混合存在,另一种情况是两种成分分界清楚,称为碰撞瘤(collison tumor)(图6-2-74)。有时肉瘤成分占绝对优势,以至于很难见到癌性成分,需要广泛取材才能发现。对于任何由高级别肉瘤组成的子宫肿瘤,尤其是伴有异源性成分者,均应该广泛取材以除外癌肉瘤。有些病例,肿瘤以癌性成分为主。

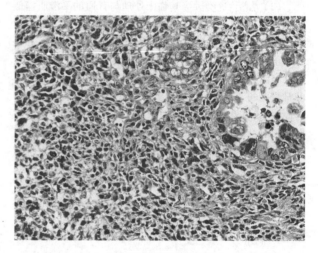

图 6-2-74 癌肉瘤
右上方为子宫内膜样腺癌成分,左下方为肉瘤成分

恶性间叶成分可以是同源性的或异源性的,通常分化较差。同源性成分最常见的是内膜间质肉瘤、纤维肉瘤和未分化肉瘤,也可见平滑肌肉瘤,在许多肿瘤中这些成分混合存在。癌肉瘤中最常见的异源性成分依次是横纹肌肉瘤、软骨肉瘤、骨肉瘤和脂肪肉瘤。其他少见的成分如神经外胚层组织、卵黄囊瘤、黑色素瘤等也有报道。

典型的癌肉瘤有明显的间变,细胞大小和形状明显不一致,可见非典型核分裂和巨细胞。常有广泛的坏死、深肌层浸润、宫颈受累伴有淋巴血管浸润以及子宫外扩散。

(3)鉴别诊断:癌肉瘤与未分化癌难以鉴别,尤其是后者出现假肉瘤样多形性和低分化区域时。与单向性肿瘤(未分化癌和肉瘤)相比,癌肉瘤的上皮和间叶成分互相不融合。癌肉瘤中的上皮成分和间叶性成分对多种上皮和间叶标记物起反应,鉴别意义有限。同源性和异源性癌肉瘤的行为没有明显不同,因此,鉴别癌肉瘤中的异源性成分似乎没有实际意义。

与纯的子宫肉瘤的鉴别是在癌肉瘤中发现明显的上皮成分。与腺肉瘤的区别是上皮成分的良性性质和特征性的腺体周围间质套袖。有些高分化子宫内膜样癌中有梭形细胞灶,应该与癌肉瘤鉴别,前者的梭形细胞有鳞状分化,而癌肉瘤中的间叶性成分通常有明显的间变。

(4)组织发生:越来越多的证据提示,绝大多数癌肉瘤是单克隆性的,上皮和间叶成分有共同的起源。目前认为子宫内膜癌肉瘤是能产生间叶成分的上皮性肿瘤,是一种去分化或化生性子宫内膜癌,而不是生物学意义上的肉瘤。间叶性成分是在肿瘤演进过程中由上皮性成分去分化形成的。这种观点也得到了免疫组织化学和临床的支持。癌肉瘤与子宫内膜样癌有相同的危险因素,两者均与肥胖(发生癌的危险增加 4.8 倍,MMMT 的危险增加 3.2 倍)、使用外源性雌激素(发生癌的危险增加 2 倍,MMMT 的危险增加 1.8 倍)和未经产(发生癌的危险增加 2.9 倍,MMMT 的危险增加 1.7 倍)有关,使用口服避孕药似乎有保护作用。在许多癌肉瘤病例的瘤旁子宫内膜中,可见内膜增生或上皮内癌。另外,癌肉瘤的预后明显与未分化癌、浆液性或透明细胞癌成分、子宫肌层浸润、淋巴管浸润和宫颈受累等参数有关。间叶性成分的分化程度并不影响预后,肿瘤转移灶通常是由上皮成分而不是间叶组织组成,提示肉瘤分化是侵袭的标志而不是更具有侵袭性的成分。转移方式通常是经淋巴道,也类似上皮性肿瘤。

分子生物学证据也支持多数癌肉瘤是单克隆性的。Wada 等发现,21 例癌肉瘤的上皮和间质区存在相同的 X 染色体失活,而 3 例 X 染色体的失活方式不同,提示少数癌肉瘤可能是两种不同肿瘤的碰撞。Jin 等研究了 15 例子宫和卵巢癌肉瘤中 X 染色体失活、*p53*、*K-ras* 突变和微卫星分析,结果 10 例为单克隆性,1 例为双克隆性,其他肿瘤可能为双克隆性,有 3 例组织发生不能确定。

由于上述发现,多数学者认为应该将癌肉瘤分类为子宫内膜腺癌而不是肉瘤。但是研究发现,癌肉瘤的预后明显差于低分化子宫内膜样腺癌、浆液性癌和透明细胞癌。因此,也有一些学者认为不应该将癌肉瘤归入子宫内膜癌。

（五）其他间叶性肿瘤(other mesenchymal tumors)

1. 子宫血管周上皮样细胞肿瘤(uterine perivascular epithelioid cell tumor, PEComa)　血管周上皮样细胞肿瘤(perivascular epithelioid cell tumor, PEComa)是近年来描述的一种低级别间叶性肿瘤,WHO 将其定义为“由组织学和免疫组织化学上独特的血管周围上皮样细胞构成的间叶性肿瘤”。它属于起源于血管周上皮样细胞(perivascular epithelioid cell, PEC)的一组病变。其特点是瘤细胞呈上皮样,胞质丰富,透明到嗜酸性颗粒状,细胞倾向于分布在血管周围,表达黑色素细胞标记物并不同程度表达平滑肌标记物。电镜观察可见胞浆内含黑色素小体或前黑色素小体。肿瘤与淋巴管肌瘤病和结节性硬化症有关。

子宫的 PEComa 是非常少见的子宫间叶性肿瘤,多发生在成年人,年龄分布范围广(17 ~ 79 岁),平均 51 岁。多

数患者有不规则阴道出血或发现子宫占位性病变,影像学和临床术前几乎均诊断为平滑肌瘤。

(1)大体所见:通常发生在子宫体,少数发生在子宫颈。多数病例表现为子宫孤立性肿物,发生在肌壁间,少数为浆膜下或黏膜下,个别为多发。肿瘤最大径多为 1.5 ~ 5cm,少数可达 30cm。切面呈灰白色到棕褐色或黄色,边界清楚或浸润性生长,与上皮样平滑肌肉瘤相似。文献也有在子宫颈、子宫肌层、小肠固有膜和卵巢门多发 PEComa 的报道,称之为“血管周上皮样细胞瘤病”(PEComatosis)。

(2)镜下所见:肿瘤细胞呈多边形、圆形、梭形,各种类型细胞所占比例不一,细胞有丰富的透明或嗜酸性胞质,排列成带状、小巢状、或索条状,有少许玻璃样变的间质。个别报道细胞质内可见色素。细胞核圆形或卵圆形,核仁不明显,核分裂象多少不等(0 ~ 11 个/10HPF)。细胞形态较规则,少数有异型性和坏死。肿瘤细胞围绕薄壁血管呈片状或巢状排列(图 6-2-75),可见散在厚壁血管,管壁透明变性。有的肿瘤周边呈舌状浸润生长,酷似低级别子宫内膜间质肉瘤。电镜下可见肿瘤细胞浆内可见黑色素小体或前黑色素小体。

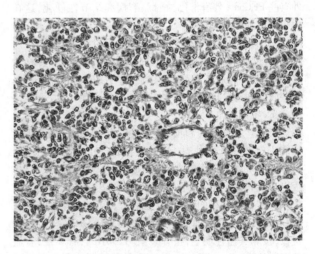

图 6-2-75　PEComa
肿瘤细胞围绕薄壁血管呈片状或巢状排列

(3)免疫组织化学:PEComa 的特征是同时表达黑色素细胞和肌性标记物,如 HMB45、Melan-A、microophthalmia 转录因子(黑色素瘤相关标记物)、SMA、h-caldesmon 和 calponin 等。30% 的 PEComa 不同程度表达 desmin 和 S-100。偶尔 SMA 阴性,但并不能除外 PEComa。CK、CD34、和 CD117 为阴性。

近年研究发现子宫平滑肌瘤、上皮样平滑肌肉瘤、甚至正常子宫肌层均表达 HMB-45。由于组织学和免疫组织化学特征互相重叠,对 PEComa 的起源还有争议,一些学者认为 PEComa 是一组肿瘤,而另一些学者认为它属于平滑肌肿瘤。支持 PEComa 诊断的证据是与淋巴管肌瘤病和结节性硬化症相关,有多核巨细胞和“蜘蛛样”细胞,且表达 HMB-45,Melan A 和 microophthalmia。

(4)鉴别诊断:子宫 PEComa 在临床和影像学上没有特征性改变,其诊断主要依靠病理组织学,需要鉴别的肿瘤

有以下几种：

1）子宫上皮样平滑肌肿瘤：肿瘤细胞呈多边形、圆形、梭形，梭形细胞区核呈雪茄样两端钝圆，有时可见到向典型平滑肌的过渡现象。PEComa 血管丰富，肿瘤细胞围绕网络状血管呈片状、巢状排列。上皮样平滑肌肿瘤 HMB45 阴性、Desmin 阳性，而 PEComa HMB45 阳性、Desmin 阴性可资鉴别。有报道一些子宫上皮样平滑肌肿瘤可以表达 HMB45，但阳性细胞较少，因此，有学者认为 PEComa 可能是子宫 HMB45 阳性的上皮样间叶肿瘤的一个亚型。

2）子宫内膜间质肉瘤：大体上两者难以区分。镜下 PEComa 也可类似子宫内膜间质肉瘤呈舌状浸润肌层，但肿瘤细胞与间质肉瘤的细胞不同，前者细胞体积较大，多为圆形和多角形，部分为梭形，有丰富的透明到嗜酸性胞质，瘤细胞有明显的巢状生长，且有围绕血管呈放射状排列的倾向。而后者的细胞类似正常子宫内膜间质细胞，呈短梭形，胞质少，呈弥漫性分布，肿瘤中可以见到螺旋小动脉成分。免疫组化：二者均可以表达平滑肌标记物和 CD10，因此，这些标记物对鉴别诊断没有帮助。但是 PEComa 特征性的表达 HMB45，而子宫内膜间质肉瘤不表达 HMB45。另外有些 PEComa 伴有淋巴血管肌瘤病和结节性硬化，这在内膜间质肿瘤没有报道。

3）其他：PEComa 还需要与子宫透明细胞癌、转移性肾透明细胞癌、副神经节瘤、上皮样恶性神经鞘瘤、转移性恶性黑色素瘤、腺泡状软组织肉瘤透明细胞肉瘤等鉴别。这些肿瘤都有各自的组织学特点和免疫表型，一般不难与 PEComa 鉴别。

（5）生物学行为和预后：目前认为 PEComa 属于恶性潜能未定的间叶性肿瘤。Folpe 和 Fadare 分别对 26 例和 42 例 PEComa 结合预后情况进行研究，发现肿瘤的大小、是否出现凝固性坏死以及核分裂象情况与患者的预后明显相关。从复发和转移的病例中，他们提出几点判断良、恶性 PEComa 有参考意义的指标：如果肿瘤直径>8cm，呈浸润性生长，核非典型性明显，核分裂象>1/50HPF，有坏死，有血管浸润等，要考虑为恶性；如果肿瘤直径≤8cm，非浸润性生长，没有细胞非典型性和坏死，未见核分裂象，则认为是良性。

2. 横纹肌肉瘤（rhabdomyosarcoma） 通常是癌肉瘤中的一种成分，纯的子宫横纹肌肉瘤罕见，只有经过广泛取材排除了癌肉瘤或腺肉瘤中肉瘤成分过度生长才能考虑。但横纹肌肉瘤是小儿最常见的软组织肿瘤。在儿童，>20% 的横纹肌肉瘤发生于生殖道，为该肿瘤第二常见部位，但成人生殖道原发横纹肌肉瘤少见。在女性生殖系统中，横纹肌肉瘤主要见于子宫颈，少数位于子宫体，肿瘤可能起源于米勒管周围间质中的未分化细胞。一些病例的发生与使用他莫昔芬治疗有关。多数患者表现为子宫出血。肿瘤通常较大（≥5cm），实性，可见出血和坏死区。各种组织学类型的横纹肌肉瘤均可发生于子宫体，小儿多数为胚胎性横纹肌肉瘤，成人则为多形性和腺泡状横纹肌肉瘤。横纹肌瘤预后不良，与小儿相比，成人横纹肌肉瘤的生物学行为似乎更具有侵袭性，预后也更差。

3. 血管肉瘤（angiosarcoma） 子宫原发的血管肉瘤罕见。发病年龄从 49～75 岁，通常表现为子宫出血、体重下降、盆腔肿块和贫血。肿瘤大小从 4.7～30cm 不等，呈息肉状，或肌层内界限清楚的肿物，可以有明显的出血、坏死和囊性变。

镜检可见肿瘤形成互相吻合的血管腔，被覆温和的或具有非典型性的内皮细胞，有或没有明显的核分裂活性。有时内皮细胞呈上皮样，CD34 或 CD31 免疫染色有助于确诊。诊断时要排除富于血管的平滑肌肿瘤，SMA 和 Desmin 阳性支持平滑肌肿瘤。在分化较低的肿瘤中，可见由梭形细胞组成的乳头状和实性区。肿瘤边缘通常呈浸润性，可以浸润到良性平滑肌瘤中，或浸润到正常子宫内膜腺体之间。

子宫血管肉瘤是高侵袭性肿瘤，有时在诊断后数周或数月内复发并扩散到子宫外。

4. 淋巴瘤（lymphoma） 近 30 年来，淋巴瘤的发病率迅速升高，国内外报道的女性生殖系统淋巴瘤病例也逐渐增加。女性生殖系统的淋巴瘤多数是继发的，原发性淋巴瘤很少见。在一项对死于播散性淋巴瘤的女性尸检研究中，肿瘤只累及卵巢的占 19%，只累及子宫的占 7%，两者都累及的占 5%。子宫内膜淋巴瘤多见于绝经后妇女，多数患者有阴道不规则出血。

子宫内膜淋巴瘤大体呈息肉样或结节状肿物，有时表现为内膜弥漫增厚，通常不累及肌层。子宫体积正常到中度增大。也有的淋巴瘤不形成明显肿物。最常见的组织学类型是弥漫性大 B 细胞淋巴瘤，其次是 Burkitt 淋巴瘤，T 细胞淋巴瘤也有报道。瘤细胞浸润内膜间质或浅肌层，无成纤维细胞性间质反应。周围内膜可见慢性子宫内膜炎或内膜增生。

子宫内膜淋巴瘤需要与炎症、癌、癌肉瘤、内膜间质肉瘤、黑色素瘤和 PNET 等鉴别。由于免疫组织化学等辅助诊断技术的常规开展，上述肿瘤的鉴别并不困难。

（姜彦多 陈乐真）

第五节 输卵管与阔韧带肿瘤

一、概　　述

输卵管为米勒管的组成部分，由黏膜、肌层和浆膜（间皮）组成。输卵管黏膜皱襞被覆浆液性上皮，是女性内生殖器中唯一具有天然浆液性上皮的部位，此点在盆腔上皮性肿瘤的发生上有很重要的意义。输卵管可发生多种良、恶性肿瘤，组织类型多与子宫或卵巢的肿瘤相同，但总体上原发肿瘤的发生率明显低于子宫和卵巢。输卵管肿瘤大多来自黏膜上皮，恶性多于良性，高级别浆液性腺癌是最常见的组织类型，其余类型大多零散发生。

输卵管肿瘤多表现为非特异的临床症状，或经超声检查发现附件肿物就诊。肿瘤大多体积较小，有时合并蒂扭转与异位妊娠。值得注意的是，原发性输卵管癌的大体形态有很大迷惑性，以输卵管肿物为主者只占一小部分，其他大多以卵巢肿块或盆腔肿瘤广泛扩散为突出表现，术前诊断困难，即使术中观察或病理大体检查，也常常难以判断是

表 6-2-9　输卵管肿瘤的组织学分类（2003 年 WHO）

上皮性肿瘤	
良性	乳头状瘤
	囊腺瘤
	腺纤维瘤
	囊腺纤维瘤
	化生性乳头状瘤
	子宫内膜样息肉
	其他
交界性	浆液性交界瘤
	黏液性交界瘤
	子宫内膜样交界瘤
原位癌	
恶性	浆液性腺癌
	黏液性腺癌
	子宫内膜样腺癌
	透明细胞腺癌
	移行细胞癌
	鳞状细胞癌
	未分化癌
	其他
瘤样病变	输卵管上皮增生
	峡部结节性输卵管炎
	输卵管黏膜异位
恶性上皮-间叶肿瘤	
	腺肉瘤
	恶性米勒混合瘤（癌肉瘤，化生性癌）
软组织肿瘤	
	平滑肌瘤
	平滑肌肉瘤
	其他
间皮性肿瘤	腺瘤样瘤
生殖细胞肿瘤	
	畸胎瘤（成熟性）
	畸胎瘤（未成熟性）
滋养细胞疾病	
	胎盘部位的结节
	水泡状胎块
	胎盘部位的滋养细胞肿瘤
	绒毛膜癌
淋巴与造血系统肿瘤	
	恶性淋巴瘤
	白血病
继发性肿瘤	

否为原发性输卵管癌。由于以往普遍忽略对输卵管伞端的病理检查，对伞端病变具有隐匿性的特点也缺乏应有的认识，致相当大比例的原发性输卵管癌被错误地诊断为原发性卵巢癌或腹膜癌。

最新的研究发现，输卵管存在与浆液性腺癌有关的谱系性病变，包括 P53 印记细胞、浆液性上皮内癌与浆液性癌，癌前病变的发现表明输卵管是多数盆腔浆液性腺癌的主要发源地，伞端在盆腔浆液性腺癌的发生上扮演了重要的角色。以往认为输卵管癌罕见、多数输卵管癌为继发性等观点应摒弃。

对输卵管进行病理检查，除了应对有明显异常的输卵管相应部位取材外，特别强调要对伞端全面取材，尤其是对盆腔浆液性腺癌的病例，因为即使这些输卵管外观正常或接近正常，也有可能找到与浆液性腺癌相关的前驱或早期病变，从而对浆液性肿瘤的起源判断提供重要依据。在预防性切除的输卵管，偶尔可能找到浆液性腺癌的早期病变或微小癌。

输卵管肿瘤的组织学分类与分期见表 6-2-9、表 6-2-10。

表 6-2-10　输卵管癌 FIGO 手术病理分期（1992）

Ⅰ期	肿瘤局限于输卵管
ⅠA	限于一侧输卵管，累及黏膜下或肌层，未穿透浆膜，无腹水
ⅠB	累及双侧输卵管；其他同上
ⅠC	ⅠA 或 ⅠB 期肿瘤，累及输卵管浆膜，或腹水或盆腔冲洗液阳性
Ⅱ期	肿瘤扩展至盆腔
ⅡA	蔓延到子宫和（或）卵巢
ⅡB	蔓延到盆腔其他组织
ⅡC	ⅡA 或 ⅡB 期肿瘤，腹水或盆腔冲洗液阳性
Ⅲ期	伴盆腔外腹膜转移，和（或）腹膜后或腹股沟淋巴结转移；包括表浅肝转移，组织学证实的小肠或网膜转移
ⅢA	肿瘤大体限于真骨盆，组织学证实有盆腔外腹膜表面转移
ⅢB	腹膜表面转移，直径≤2cm
ⅢC	腹膜转移，直径>2cm；和（或）腹膜后或腹股沟淋巴结转移
Ⅳ期	伴腹腔外远处转移；和（或）胸腔积液阳性；肝实质转移

二、输卵管良性间皮与上皮性肿瘤

（一）间皮来源的肿瘤

腺瘤样瘤：肿瘤显示间皮分化的特征，又称良性间皮瘤，是输卵管最常见的良性肿瘤，但明显少于子宫同型肿瘤，常为术中偶然发现。

大体所见：肿瘤为孤立性结节，通常 1～2cm，多位于浆膜下,也可位于管壁或蔓延至黏膜皱襞,使管腔变形。切面实性,因有黏液产物而滑润。

镜检:肿瘤由群集、索状与散在的上皮样细胞以及杂乱的腺样与囊状结构组成。一些上皮样细胞的胞质内可见空泡,似印戒样,腺腔被覆单层低立方或扁平上皮,管腔空虚或含有淡色液体。瘤细胞无异型,间质疏松,纤维性或透明变性。肿瘤限于局部管壁或黏膜皱襞中生长,不破坏邻近组织(图6-2-76、图6-2-77)。

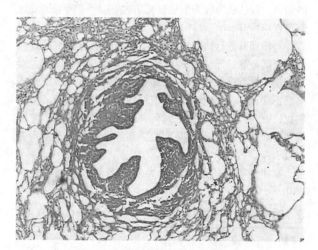

图6-2-76　输卵管腺瘤样瘤
肿瘤在输卵管壁生长,环绕黏膜

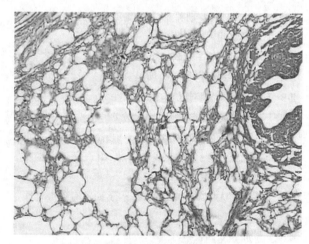

图6-2-77　输卵管腺瘤样瘤
可见上皮样细胞、杂乱的腺样与囊状结构

本瘤的意义主要是与腺癌或血管肿瘤鉴别,困难病例可借助免疫组化染色,瘤细胞表达间皮标记calretinin,不表达血管内皮标记CD34与淋巴管内皮标记D2-40。

(二) 米勒型上皮性肿瘤

1. **浆液性乳头状囊腺瘤**　输卵管黏膜天然被覆浆性上皮,但浆液性乳头状囊腺瘤均很少,后者更为罕见。

大体所见:肿瘤源自黏膜皱襞,呈疣状或菜花状,常在管腔内生长,可阻塞管腔导致输卵管积液或外溢性输卵管积水,亦可位于伞端。

镜检:肿瘤由复杂的乳头状结构组成,伴纤维血管轴心,其形态类似正常黏膜皱襞,但乳头的分支与数量超出正常输卵管黏膜,似腺瘤样改变。乳头表面被覆单层输卵管型上皮,无明显细胞异型与核分裂。

2. **黏液性囊腺瘤**　输卵管黏液性肿瘤仅有零星报道,一些病例合并生殖道多发性黏液性肿瘤或Peutz-Jegher综合征。诊断输卵管原发性黏液性肿瘤需除外继发性肿瘤的可能。

3. **化生性乳头状瘤**　罕见的肿瘤,几乎所有的病例与妊娠有关,常在产后绝育术切除的输卵管中偶然发现,个别见于输卵管妊娠或近期无妊娠史。肿瘤以乳头状增生伴上皮嗜酸性与黏液样化生为主要改变。这一病变是否为真性肿瘤尚不明确,可能为妊娠后输卵管黏膜上皮的乳头状增生与化生,或微小的交界性浆液性肿瘤在孕激素影响下出现的特殊改变。患者无明显症状,临床经过良性。

肿瘤体积很小,局限于部分黏膜,为镜下检查发现。肿瘤自黏膜突向管腔,由局部增生的乳头状组织组成,被覆单层或假复层柱状上皮,常见上皮芽,胞质丰富嗜酸,部分胞质内外有黏液。细胞核轻度增大,但染色质疏松,核分裂罕见。

三、输卵管其他良性肿瘤

(一) 腺纤维瘤与囊性腺纤维瘤

为上皮与间叶混合性肿瘤,表现腺上皮与纤维组织双向分化。以往认为罕见,近来一组研究采取对所有的输卵管取材与包埋方法,发现30%的输卵管有腺纤维瘤样改变。囊性腺纤维瘤罕见。

大体所见:肿瘤几乎均位于伞端,呈白色实性的结节,表面光滑或乳头状。直径大多<0.3cm,仅少数>1cm,可双侧发生,或合并卵巢同型肿瘤。

镜检:肿瘤由致密的纤维组织与散在的腺上皮组成,形成小管、乳头状、裂隙样或表面乳头状。腺上皮单层立方或低柱状,多为浆液性,偶有宫内膜样分化,无细胞异型(图6-2-78)。微小的腺纤维瘤有时很难找到上皮成分。

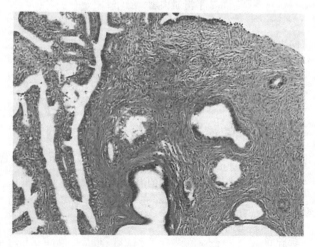

图6-2-78　输卵管腺纤维瘤

(二) 平滑肌瘤

输卵管平滑肌瘤远少于子宫同型肿瘤,多发生在输卵管近子宫端,即间质部与峡部。肿瘤大多小于2cm,组织形态与子宫平滑肌瘤相同。

（三）畸胎瘤

输卵管畸胎瘤的来源不清,可能来自迷走的生殖细胞。文献报道约50余例,多发于30～40岁,不少为未产妇女。临床常表现非特异症状,个别因肿瘤蒂扭转引起急腹症,可合并同侧或对侧输卵管妊娠。畸胎瘤可发生于单侧或双侧输卵管,并可合并卵巢畸胎瘤。

大体所见:肿瘤大多位于输卵管峡部与壶腹部,常在管腔内生长,也可生长于管壁间或以蒂附着于浆膜。多数为囊性,实性约占1/5,比率高于卵巢同型肿瘤。肿瘤大小有很大变异(0.7～31cm),以1～2cm居多。

镜检:大多表现典型的皮样囊肿,可见三胚层成熟的组织分化,偶有单相型生长,表现输卵管甲状腺肿。

绝大多数输卵管畸胎瘤为成熟性,预后良好。罕见合并类癌、未成熟畸胎瘤或混合性生殖细胞肿瘤。

四、输卵管交界性上皮性肿瘤

输卵管交界性上皮性肿瘤罕见,明显少于良性和恶性肿瘤,是输卵管肿瘤中最少见的类别。肿瘤可表现为浆液性、黏液性、宫内膜样或透明细胞样分化。本组肿瘤的组织形态与诊断标准类似卵巢同型肿瘤,上皮增生较良性肿瘤活跃,但细胞异型与结构复杂的程度都低于癌,不伴间质浸润。根据目前报道的有限病例,其生物学行为可能与卵巢交界瘤相同。

输卵管交界性浆液性囊腺瘤应与更为重要的病变区分,尤其是伞端与浆液性腺癌有关的早期与前期病变。交界性浆液性囊腺瘤为孤立的肿瘤,呈囊性或息肉状,上皮细胞的异型很少超过中度,核分裂罕见,不伴盆腔扩散。而伞端与浆液性腺癌有关的早期与前期病变则不同,它们常常在输卵管自身病变隐匿或为微小的结节时,已出现盆腔其他部位的扩散。伞端微小的早期浆液性腺癌常表现为高级别形态,有明显的细胞异型,P53弥漫强阳性,应避免将其误诊为交界瘤而延误治疗。

输卵管交界性黏液性肿瘤诊断时应首先除外继发性,例如腹膜继发性黏液性肿瘤(腹膜假黏液瘤),其原发部位

常常来自胃肠道,尤其是阑尾,但可累及包括输卵管在内的多个脏器和部位,肿瘤免疫组化表型也与阑尾和下肠道相同(CK7$^-$/CK20$^+$)。

五、输卵管原发性癌

原发性输卵管癌的发生率难以统计,以往认为罕见,一般报道在女性生殖道恶性肿瘤中的比例仅占0.7%～1.5%,现在我们知道,该数据大大低估了原发性输卵管癌的发生率。肿瘤的早期与前驱病变是判断肿瘤起源的有力证据,但是由于很长时期以来忽略对伞端病变的检查,基本见不到早期浆液性病变,肿瘤大小成为对盆腔浆液性腺癌进行诊断的主要依据,许多原发性输卵管癌被错误地诊断为原发性卵巢癌或腹膜癌。近年研究表明,多数盆腔浆液性腺癌的输卵管伞端存在与浆液性腺癌有关的早期与前驱病变,表明这些肿瘤源自输卵管,肿瘤可在输卵管自身病变隐匿的情况下向外扩散,伞端成为盆腔高级别浆液性腺癌最重要的起源地。

原发性输卵管癌主要为腺癌,浆液性腺癌是最主要的组织类型,在原发性输卵管癌中占80%。

（一）临床表现

输卵管癌主要见于50～80岁的老年妇女,平均56～63岁,40岁以下的患者仅占6%。*p53*基因突变和*BRCA*基因突变者与输卵管癌的发生有关。临床表现有很大变异,早期癌无明显症状,常因其他原因手术偶然发现,例如乳腺癌或伴有*BRCA*基因突变者预防性切除附件的标本中,约8%可见输卵管原位癌,4%有隐匿性癌。其他良性病变切除的输卵管中偶尔也可发现早期癌与微小癌。浸润性输卵管癌常常表现出盆腔高级别浆液性腺癌的症状,主要为异常子宫出血与排液、盆腔肿物与腹胀、腹痛或腹水,典型的外溢性输卵管积水仅见于少数病例。

（二）浆液性腺癌

浆液性腺癌源自输卵管分泌细胞,主要位于输卵管远端,尤其是伞端。最近的研究表明,输卵管浆液性腺癌的发生与发展经历了如下过程:从正常黏膜上皮→P53印记→上皮异型增生→浆液性上皮内癌(TIC)→浆液性腺癌,其主要特征见表6-2-11。

表6-2-11　输卵管与浆液性肿瘤相关病变的主要特征

术语	光镜形态	免疫表型	含义
P53印记	正常形态	P53阳性	潜在的癌前病变
上皮异型增生	轻度异常,低于TIC	P53阳性	癌前病变
TIC	恶性上皮,缺乏间质浸润	P53阳性	早期癌
浆液性腺癌	恶性上皮,伴有间质浸润	P53阳性	浸润癌

1. P53印记与异型增生　P53印记:指光镜下形态正常的输卵管上皮,至少连续12个分泌细胞P53阳性。代表了在输卵管浆液性肿瘤的发展过程中先于组织形态异常的免疫表型改变。

输卵管上皮异型增生:一些学者将P53阳性并已出现一定的形态异常,但尚不足以诊断为TIC的病变称为输卵

管上皮异型增生,但该术语的确切定义和标准尚未获得一致的意见。

P53印记与异型增生都是输卵管浆液性肿瘤中的癌前驱或潜在的癌前驱改变,主要位于伞端,可见于*BRCA*基因突变者预防性切除的输卵管,或偶见于因各种原因切除的输卵管伞端,但最常见的是在TIC或输卵管浆液性腺癌的

邻近,表明它们与浆液性腺癌存在谱系关系。

2. 浆液性上皮内癌(TIC)

(1)定义:指输卵管黏膜上皮具有浆液性细胞的恶性特征,但缺少黏膜的间质浸润,以往又称之为原位癌。需强调的是,尽管 TIC 不伴有明显的间质浸润,但已具备向外扩散的能力,其恶性细胞可脱落并种植到卵巢或腹膜表面,在其他部位形成高级别浆液性腺癌,所以 TIC 的实质为癌,生物学行为和发展模式类似子宫内膜的浆液性上皮内癌(SEIC),所以不建议在此使用原位癌的名称。

(2)解剖与组织学基础:TIC 之所以在盆腔浆液性腺癌的发生与发展过程中扮演如此重要的角色,与输卵管自身的解剖和组织学基础有关。输卵管黏膜是盆腔诸多器官中唯一天然被覆浆液性上皮的部位,加之处于盆腔的高位,伞端游离并开放于盆腔,具有大量的黏膜上皮,又邻近卵巢和腹膜,在生理与病理(如拾卵、炎症)等情况下经常与卵巢和腹膜发生密切联系。输卵管黏膜上皮发生浆液性病变时,伞端作用很像淋浴花洒,可在自身病变隐匿的情况下,将脱落的肿瘤细胞直接种植到其他部位。

(3)病理发现

1)大体所见:单纯的 TIC 大体看不到肿物,输卵管无明显增粗,可无异常所见或伴有伞端粘连或不清等非特异的表现,与慢性输卵管炎无法区分。

2)镜检:见伞端黏膜上皮表现出浆液性腺癌的细胞学特点,分泌细胞增生与复层,核增大并深染,染色质增粗,极向紊乱,核分裂增多。虽没有间质浸润,但在输卵管皱襞间或腔内可见到散落的肿瘤性腺上皮、上皮蕾或细胞团,这些细胞 P53 标记阳性,有很高的细胞增殖活性与种植潜能(图 6-2-79)。TIC 病变可单灶或多灶性,单独存在或邻近有浸润癌。

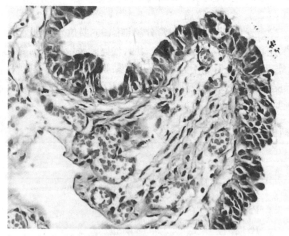

图 6-2-79　输卵管伞端浆液性上皮内癌
上皮细胞复层,伴明显异型,但无黏膜间质侵犯

3. 浸润性浆液性腺癌

(1)定义:指伴有间质浸润的浆液性腺癌。

(2)病理发现

1)大体所见:大体形态有很大的变异,可大致分为以下两种类型:

输卵管有明显的肿物,平均直径 5cm。管腔显著增粗,似腊肠样。肿物常常累及大部输卵管,以壶腹部和伞端更为明显。切面见管腔扩张,腔内充满肿瘤组织与坏死物,伞端开放或闭锁。这种类型即传统描述的输卵管癌的大体形态,但目前看来,在全部输卵管癌中只占少数。无论有无卵巢或其他部位的肿物,输卵管的肿物显而易见,不容易漏诊。

输卵管肿物不明显。通常情况下,输卵管的直径无明显增粗,约 1/3 大体无异常所见,半数表现伞端不清与黏连,只少数病例可见到伞端小结节(图 6-2-80)。与此同时,却常常伴有明显的卵巢肿物或盆腔肿瘤广泛扩散的表现。此种形态在原发性输卵管癌中居大多数,以往不认识,大多被误诊为原发性卵巢癌或腹膜癌。由于输卵管的外观与慢性输卵管炎很相似,如不对伞端进行取材,非常容易被忽略。有时即使发现输卵管病灶,也被视为继发性。

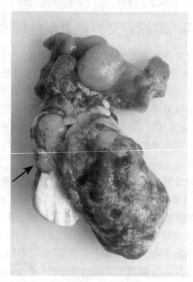

图 6-2-80　输卵管伞端癌伴卵巢继发癌
可见伞端水肿、模糊不清,卵巢表面可见斑片状细软的突起,切面有质软的结节(箭头),镜下证实为癌;下方白色结节为腺纤维瘤

2)镜检:肿瘤大部位于输卵管远端,或中外 2/3,可观察到源自输卵管黏膜上皮,浸润黏膜皱襞间质、管壁肌层或浆膜。有时可见微小癌位于管腔内,邻近组织有时可找到 TIC。

大多表现高级别浆液性腺癌的组织形态学特点,排列成大小不一的实性巢、被覆复层上皮的宽大的乳头或多级分支的复杂乳头,腺样结构与裂隙样腔隙、微乳头和细胞簇。瘤细胞明显异型,细胞核增大、深染,核仁明显,染色质凝集,核膜增厚,核分裂多,有异常核分裂。常伴有坏死,可见到砂粒体。免疫组化标记瘤细胞 P53 弥漫强阳性(图 6-2-81~图 6-2-83)。

3)肿瘤的分级:以往按照结构形态将输卵管癌分为高、中、低分化:当以乳头状结构为主时为高分化;表现为乳头状与腺样结构时为中分化;以实性片状为主为低分化。低分化占所有浆液性腺癌的 50%,多数输卵管浆液性腺癌

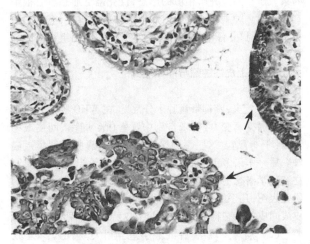

图 6-2-81　输卵管伞端浆液性腺癌
可见正常上皮(上方),上皮内癌
(短箭头)与癌(长箭头)

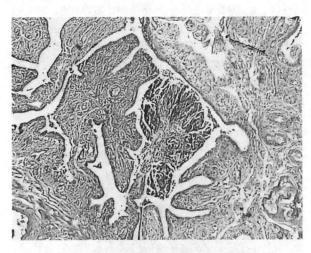

图 6-2-82　输卵管伞端浆液性腺癌
肿瘤微小,位于伞端黏膜,突向腔内

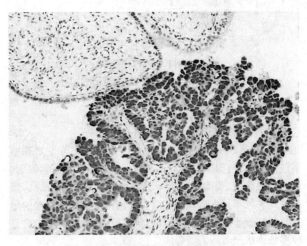

图 6-2-83　输卵管伞端浆液性腺癌,
免疫组化 P53 弥漫阳性

的结构为中、低分化。由于近年研究发现浆液性腺癌的结构与细胞形态有时可不同步,例如一部分子宫内膜浆液性腺癌可表现为腺管样结构,但细胞高度异型。因而目前对盆腔浆液性腺癌的分级更趋向使用高级别、低级别这样的术语进行区分。当细胞高度异型时,应归在高级别浆液性腺癌范畴,因为这些病例往往表现侵袭性的行为。

(3) 肿瘤的播散:输卵管浆液腺癌具有早期向下散落、扩散范围大以及自身隐匿、继发瘤明显的特性。肿瘤的扩散过程始自 TIC,由于伞端开放且下垂,瘤细胞很容易向下散落到盆腔,可同时种植到邻近的卵巢或盆腔腹膜等多个部位,而输卵管自身的肿瘤却生长较慢,经常在已有明显的卵巢或腹膜肿块情况下,输卵管自身的肿物微小或并不显著,很容易误导为卵巢是原发瘤。

输卵管浆液腺癌也可发生血行、淋巴道或远隔部位转移,偶尔瘤细胞逆行扩散至宫腔与宫颈。

(4) 预后:总体预后不佳,5 年存活率为43% ～56% ,分期是最重要的预后因素。一组大样本的研究中,5 年存活率 Ⅰ 期73% , Ⅱ 期37% , Ⅲ 期29% , Ⅳ 期12% 。

从早期防治角度,有学者建议在子宫切除的同时,应预防性的切除双侧输卵管,以预防输卵管以及盆腔浆液性腺癌的发生。

(三) 输卵管癌的其他类型

1. 宫内膜样癌　组织形态类似卵巢同型肿瘤,可伴有鳞状分化或绒毛腺样形态,绝大多数为中、低分化,少数高分化。输卵管宫内膜样癌与宫内膜异位有关,有时可见两者的移行。

2. 其他少见类型　包括透明细胞癌、移形细胞癌、小细胞神经内分泌癌、鳞状细胞癌等多种类型,组织形态与诊断标准与卵巢同型肿瘤相同。

(四) 鉴别诊断

1. 输卵管黏膜假癌性增生　输卵管假癌性增生为非肿瘤性病变,但易与腺癌混淆。假癌性增生常伴发于结核性输卵管炎或其他慢性炎症,表现输卵管黏膜显著增生,皱襞相互粘连,腺上皮形成腺瘤样或假筛状结构,细胞可有轻-中度异型。但其背景为炎性,有时可见结核性肉芽肿,增生的上皮有包括纤毛细胞在内的多种类型,核分裂不多,无重度细胞异型,免疫组化 P53 阴性等都不同于腺癌。

2. 判断肿瘤的起源　盆腔浆液性腺癌包括输卵管癌、卵巢癌与腹膜癌,由于临床上所见的病例常常是多部位受累,难以判断肿瘤起源,长期以来将肿瘤大小作为判断肿瘤原发部位的主要标准,盆腔浆液性腺癌大多诊断为卵巢癌,其次为腹膜癌,只有少数诊断为原发性输卵管癌。现在已经明了,单纯依据肿瘤大小判断原发部位不可靠,以往诊断的原发性卵巢或腹膜浆液性腺癌中不少为输卵管来源。

输卵管浆液性腺癌有早期扩散的特性,且在他部位继发的肿瘤可大于输卵管自身肿瘤,因此在多部位都存在肿瘤的情况下,应将原发性输卵管癌列在重要的考虑范围。有研究表明,盆腔高级别浆液性腺癌大多来自输卵管伞端病变的扩散,故所有的盆腔浆液性腺癌都要进行双侧输卵管伞端的取材,在全部包埋后仔细检查,观察的重点是伞端黏膜有无与浆液性腺癌有关的早期与前期病变。

最近的研究将卵巢癌分为两大类别,即Ⅰ型癌与Ⅱ型癌。前者为卵巢原发,大多来自卵巢交界瘤或内膜异位,表现低级别的肿瘤特征。后者大多数来自输卵管伞端病变的扩散,卵巢看不到前驱病变,表现高级别的浆液性腺癌特征。相关内容详见卵巢肿瘤章节。

六、输卵管肉瘤与其他恶性肿瘤

(一) 肉瘤

罕见,纯型肉瘤可类似子宫或女性生殖道肿瘤的类型,如平滑肌肉瘤与子宫内膜间质肉瘤,也有个别类似生殖道外和软组织肿瘤的类型,如胃肠道外的间质瘤、软骨肉瘤、恶性纤维组织细胞瘤等的报道。肿瘤镜下形态与其他部位的同型肿瘤相同,预后差,诊断时应除外来自子宫、卵巢或邻近组织的继发性肿瘤。

(二) 腺肉瘤与癌肉瘤

为上皮与间叶双相分化的肿瘤,均很罕见,明显少于子宫同型肿瘤。

腺肉瘤由良性的腺上皮与恶性性间叶成分组成,迄今仅有几例报道。

癌肉瘤即恶性中胚叶混合瘤(MMMTs),其上皮与间叶成分均为恶性,文献报道70例。患者多为绝经后老年妇女,未产妇约占1/4,多以阴道出血、腹痛或盆腔肿物就诊。大体见肿瘤主要位于输卵管远端,切面鱼肉样。镜下形态与子宫和卵巢的同型肿瘤相近,上皮成分多为浆液性,也可出现透明细胞癌、宫内膜样癌或鳞癌。肉瘤成分多为米勒型(同源性),如平滑肌肉瘤或间质肉瘤,非米勒型(异源性)分化以软骨肉瘤多见,还可有骨、或横纹肌等异源性肉瘤分化。诊断时主要应与输卵管癌鉴别,多数病例就诊时已有盆腔或腹腔转移,预后不佳,肿瘤分期是最重要的预后因素。

七、输卵管继发性肿瘤

以往认为输卵管继发性肿瘤远超过原发输卵管肿瘤,其中绝大多数是高级别浆液性腺癌。最近对输卵管伞端病变的研究恰恰得出了相反的结论,即当卵巢与输卵管同时有浆液性腺癌时,绝大多数肿瘤的起源部位在输卵管,而非传统认为的来自卵巢,对伞端进行全面取材和评估可提供重要信息。由此,真正的继发性输卵管肿瘤在全部输卵管肿瘤中只占少数。

输卵管继发性肿瘤主要来自卵巢和子宫,一侧输卵管癌转移至另一侧也很常见。少数肿瘤来自盆、腹腔或其他部位,包括源自胃肠道、肺、乳腺等远隔部位非生殖系统肿瘤的侵犯。

肿瘤向输卵管扩散有多种方式,大多是邻近部位的肿瘤直接侵犯输卵管壁,可通过宫腔黏膜与盆腔,主要以透壁浸润、偶尔以黏膜表面蔓延的方式侵犯输卵管。其他途径包括血道与淋巴道。

八、阔韧带肿瘤

阔韧带可发生多种类型的肿瘤,包括良性、交界性与恶性,其中尤以浆液性上皮性肿瘤多见。肿瘤大多表现出与卵巢或子宫同型肿瘤相似的形态,仅凭镜下形态有时很难判断来源。肿瘤部位对于治疗与随访都很重要,应特别注意术中所见,并仔细观察大体标本肿瘤与周围组织的毗邻关系。

(一) 上皮性肿瘤与瘤样病变

1. 囊肿

(1) 定义:阔韧带囊肿十分常见,在WHO肿瘤分类中定义为瘤样病变,可能来自副中肾管(米勒管)、间皮或中肾管(午非管)。这些囊肿又称副中肾管囊肿或卵巢冠囊肿。后一术语多年来被广泛使用,但不恰当,因为卵巢冠在解剖学概念上指胚胎期中肾管的颅侧部,而数十年来的研究表明,几乎所有的"卵巢冠囊肿"表现的是副中肾管上皮或间皮的形态特征,呈中肾管上皮特征者罕见。

(2) 病理发现:囊肿的大小差异很大,从几毫米至几十厘米,小的囊肿多以细蒂连于伞端,1个或多个,又称泡状附件或莫氏囊肿,无病理意义。大的囊肿常位于卵巢上方阔韧带的前、后叶之间,很易剥除。囊肿壁薄半透明,一般为单房,内容清亮液体,内壁光滑。囊肿内被覆矮立方或低柱状上皮,腔面可见纤毛,类似输卵管黏膜上皮。较大的囊肿上皮受压可变为立方或扁平状,类似间皮。囊壁有薄的平滑肌纤维组织(图6-2-84,图6-2-85)。应与浆液性囊腺瘤鉴别,两者均被覆浆液性上皮,但后者的囊壁较厚,有更多的纤维性间质,类似卵巢皮质间质,内壁常见有乳头状突起。

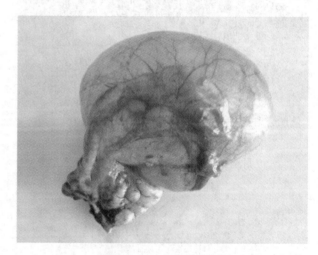

图 6-2-84 阔韧带囊肿
位于输卵管与卵巢之间,半透明

(3) 预后:囊肿单纯切除,预后良好。

2. 良性浆液性肿瘤

(1) 定义:是阔韧带最常见的一组肿瘤,可见米勒型浆液性上皮,与卵巢同型肿瘤相同,可见到浆液性囊腺瘤、乳头状囊腺瘤、囊腺纤维瘤与腺纤维瘤,但与卵巢不同,阔韧带几乎见不到表面乳头状瘤。阔韧带浆液性囊腺瘤的形态与阔韧带囊肿很相似,难以明确区分,一般将囊壁中含有较多纤维成分者归入囊腺瘤。

(2) 病理发现:肿瘤大多单房,内壁光滑或有乳头状突起,乳头数目不一,单个散在或成堆分布,质地常较韧,囊

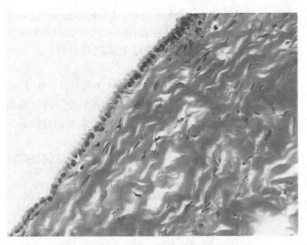

图 6-2-85　阔韧带囊肿
衬覆米勒型上皮,可见纤毛,囊壁纤维性

壁略厚或局部增厚。镜检见内壁被覆浆液性上皮,乳头钝圆粗大,可有短粗的分支,表面上皮缺乏异型。间质可为纤维性、疏松水肿或伴黏液变性。囊壁有较多纤维,当纤维组织呈短束状排列时,与卵巢皮质间质很相似,但无卵泡结构(图 6-2-86)。

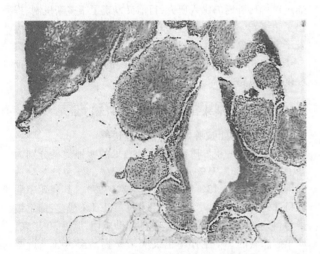

图 6-2-86　阔韧带浆液乳头状囊腺瘤
乳头间质致密或水肿

当肿瘤大体表现为囊实性或以实性为主时,称为囊腺纤维瘤或腺纤维瘤,一般不大,腺纤维瘤常以细蒂悬挂于输卵管伞端下方,镜下见除大量纤维间质,还有浆液性被覆上皮或腺体。

(3) 预后:肿瘤单纯切除,预后良好。

3. **交界性浆液乳头状囊腺瘤**

(1) 临床表现:阔韧带交界浆液乳头状囊腺瘤不罕见,平均年龄 32～35 岁(19～67 岁),约 1/4 合并妊娠。常以盆腔肿物为主诉,或超声检查时偶然发现,术前大多诊断为盆腔肿物或卵巢囊肿。

(2) 病理发现:肿瘤限于阔韧带内,直径 1～13cm,表面光滑,内壁有乳头状突起,可融合成簇或小菜花状,乳头区一般累及局部或部分内壁,很少波及整个囊壁(图 6-2-

87)。镜下表现与卵巢交界瘤相同,乳头分支复杂,腺上皮复层与增生,可见上皮芽与散落的上皮蕾,并可见砂粒体。但很少有微浸润。

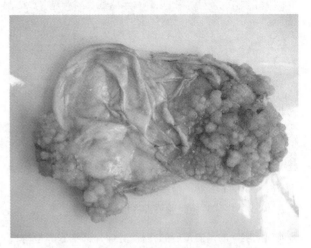

图 6-2-87　阔韧带交界浆液乳头状囊腺瘤
内壁有大片乳头状突起

本瘤应特别注意与卵巢同型肿瘤鉴别,两者的区别主要是部位不同。阔韧带交界性浆液乳头状囊腺瘤与卵巢不相连。

(3) 预后:多采用单纯手术切除或一侧附件切除,预后良好,迄今报道的病例均为临床 I 期,未见复发与转移。

4. **腺癌**　阔韧带原发性腺癌罕见,文献报道不足 20例,主要为透明细胞癌和子宫内膜样癌,部分肿瘤的发生可能与子宫内膜异位有关。

(二) 午非管型上皮性肿瘤

1. **午非管来源的附件肿瘤**　少见的肿瘤,最初命名为"可能午非管来源的女性附件肿瘤",随着认识的深入,目前多使用午非管来源的附件肿瘤这一更为简洁明确的术语。肿瘤发生的部位在米勒管外,主要见于午非管的沿线部位,表现午非管上皮的形态特征。大多数肿瘤位于阔韧带,其次为输卵管系膜与卵巢门,罕见于输卵管浆膜、卵巢以及腹膜后等部位,国内有少数病例报道。

(1) 临床表现:患者平均年龄 42～45 岁(13～83 岁),表现腹部肿块或腹痛等非特异的症状,已报道的病例均为单侧性。

(2) 病理发现:肿瘤一般中等大小,平均直径 6cm(0.8～20cm),表面光滑有包膜,实性分叶状。切面灰白、灰黄或棕黄色,质韧或橡皮样,有时可见大小不一的囊腔,偶有出血坏死。镜下见肿瘤由上皮样细胞组成,排列成小管状、囊性、筛状、或弥漫实性等不同形态。管腔中常有嗜酸性胶样物,瘤细胞立方、扁平或梭形,胞浆少,无明显异型(图 6-2-88)。免疫组化表达 calretinin、inhibin、广谱 CK、CD10 和 vimentin,不表达 EMA、ER 和 PR。

(3) 预后:多数呈良性经过,年轻患者可考虑单侧附件切除。约 10% 呈恶性病程,包括多次局部复发、转移至肝脏或肺。复发多见于术后 3 年内,个别发生在术后 8 年。

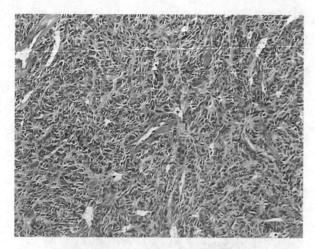

图6-2-88　午非管来源的附件肿瘤
由小管状与筛状上皮样细胞组成

目前尚无明确的预测预后的指标,肿瘤局部细胞异型与核分裂可能增加复发的机会。所有的肿瘤应视为具有恶性潜能,并长期随访。

2. 与 Von Hippel-Lindau（VHL）病相关的乳头状囊腺瘤　VHL病为常染色体显性遗传性肿瘤综合征,最常表现为神经系统血管母细胞瘤,并可伴发全身多脏器肿瘤或囊肿。VHL病合并阔韧带囊肿罕见,文献仅有几例报道,可为 VHL 病的首发症状,也可在 VHL 病诊断多年后发生。多数肿瘤表现中肾管上皮特征,1例提示米勒管来源。

患者年龄30~50岁,肿瘤可发生在单侧或双侧阔韧带,大体呈囊性或囊实性,直径≤5cm,单房或多房,内壁可见息肉或乳头状突起。镜下见大小不等的囊腔与复杂的乳头结构,乳头一般短小圆钝,表面被覆单层立方上皮,多无纤毛,细胞核形态良性,核分裂不多。良性经过。

（三）间叶性肿瘤

1. 平滑肌瘤　不多见,一般较小,镜下表现与子宫同型肿瘤相同,并可出现与子宫肌瘤相似的变异形态。可单独发生,但更多的是与子宫肌瘤合并存在。临床所见一些所谓的阔韧带平滑肌瘤大多为子宫浆膜下肌瘤突向阔韧带生长,应特别注意肿瘤的蒂部,进行鉴别。

子宫静脉内平滑肌瘤病蔓延至宫外时,阔韧带是最常累及的部位,典型表现为阔韧带增厚,切面可见多个扩张的血管,其内有白色条索状的肿瘤组织。

2. 肉瘤　罕见,可表现典型平滑肌肉瘤,或上皮样等变异形态,诊断标准与子宫同型肿瘤相同,预后不好。

（四）子宫样肿块

瘤样病变,由较厚的平滑肌包绕子宫内膜组织构成,平滑肌呈较为规则的束状排列,被覆子宫内膜样表面上皮、腺体与间质,并形成中央含血的囊腔,结构和形态与子宫体相似。多数见于卵巢,少数发生于阔韧带或子宫骶韧带。本病起源不明,与腺肌病的区别是具有器官样分化。

（五）继发性肿瘤

阔韧带继发性肿瘤主要来自邻近部位,来自生殖道的如输卵管、卵巢与子宫肿瘤中,浆液性腺癌是最多见的类型,常常多灶性种植于阔韧带表面,原发部位主要是输卵管伞端。卵巢宫内膜样癌或透明细胞癌以及子宫肿瘤如子宫内膜间质肉瘤、平滑肌肉瘤或绒毛膜癌等也可扩散至阔韧带。

生殖道外的肿瘤多来自消化道,大多为黏液性病变,结肠癌在转移至卵巢的同时,常伴有阔韧带病变。阑尾黏液性肿瘤扩散至盆腔或腹膜时,阔韧带也是盆腔弥漫性黏液性病变受累的常见部位之一。

（郭东辉）

第六节　妇科肿瘤病理诊断新进展

妇科肿瘤是影响妇女健康的常见疾病,也是妇产科医学的重要组成部分。随着医学、分子遗传学、药学等领域的发展,已成为独立学科的妇科肿瘤也在与时俱进。2003年第3版《WHO 女性生殖器官肿瘤病理学及遗传学分类》的问世,对妇科肿瘤病理诊断及临床产生了很大的影响,因为该分类除了重点介绍妇科肿瘤病理组织学分类/分型外,在免疫组织化学和分子遗传学方面也进行了更多的表述,同时更加强调临床病理之间的联系。在出版后的近10年间,通过对妇科肿瘤的深入研究,目前又发现了很多新机制、提出了很多新学说,如浆液性卵巢癌的两级分级系统、卵巢癌及子宫内膜癌的发生演进过程等,这些新进展无疑将为进一步认识和理解妇科肿瘤提供更广阔的视野,为临床治疗提供新的思路。

一、卵巢肿瘤病理诊断新进展

（一）卵巢上皮肿瘤病理诊断新进展

卵巢癌是一组异质性肿瘤,最常见的四种类型分别为浆液性癌（68%~71%）、子宫内膜样腺癌（9%~11%）、透明细胞癌（12%~13%）和黏液性腺癌（3%）。其病死率居妇科恶性肿瘤之首,尽管目前手术技巧已日臻成熟,加之铂类、紫杉醇类以及二线化疗药物的辅助应用,但近30年来,卵巢癌患者的5年生存率也仅从37%提高至46%。近些年,通过大量临床病理学观察和分子遗传学研究,对卵巢癌,特别是浆液性卵巢癌,不仅提出了新的分级系统,而且对其细胞起源、发病机制及演进过程的认识也有了质的突破。

1. 浆液性卵巢癌的两级分级系统　浆液性卵巢癌是卵巢癌最常见的组织学类型,一直缺乏被普遍认可、标准统一、便于掌握且重复性好的组织学分级方法。2004年由美国德州大学安德森癌症中心（The University of Texas M. D. Anderson Cancer Center）首先提出的浆液性卵巢癌组织学分级——两级分级系统（two-tier grading system）已逐渐被广泛采用,该分级系统是迄今为止唯一与卵巢癌组织学类型相关的分级方法,与 FIGO 分级及 Shimizu-Silverberg 分级具有很好的一致性,也是浆液性卵巢癌独立的预后影响因素之一。

浆液性卵巢癌两级分级系统是指在肿瘤分化最差的区域,根据细胞核的异型性及核分裂指数将肿瘤分为低级别浆液性癌(low-grade serous carcinoma,LGSC)和高级别浆液性癌(high-grade serous carcinoma,HGSC)。其组织学特征(图6-2-89):LGSC表现为轻~中度的核异型,细胞核大小较一致,染色质分布均匀或轻度不规则,核分裂指数≤12个/10HPF;HGSC则表现为显著的核异型,细胞核形态及大小明显改变(最大细胞核直径:最小细胞核直径≥3:1),染色质分布明显不规则,核分裂指数>12个/10HPF(表6-2-12)。

分子生物学研究支持卵巢浆液性低度恶性潜能/交界

性肿瘤(low malignant potential tumor,LMPT)是LGSC的前驱病变。LMPT与LGSC组织中常出现 *KRAS*、*BRAF* 和 *ERBB2* 基因突变,这些基因是有丝分裂原活化蛋白激酶(mitogen-activated protein kinase,MAPK)信号通路中的重要组成部分,其中任何一种基因突变都会导致该信号通路的异常激活,细胞发生不可抑制地生长,最终引起肿瘤发生。因此认为 *KRAS*、*BRAF* 或 *ERBB2* 基因突变引发的MAPK信号通路异常激活,是卵巢囊腺瘤发展至LMPT、LGSC的早期事件。

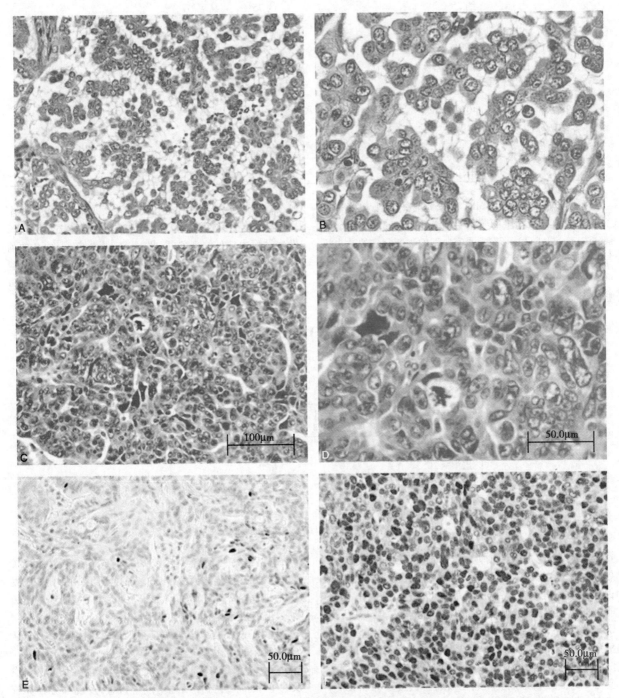

图6-2-89　浆液性卵巢癌形态学改变(HE染色)及P53蛋白在卵巢浆液性癌表达方式(免疫组织化学染色)
A、B. 低级别浆液性癌;C、D. 高级别浆液性癌;E. 野生型P53蛋白表达方式;
F. 突变型P53蛋白表达方式(多为点突变)

表 6-2-12　低级别与高级别浆液性卵巢癌的组织学及临床特征比较

类　　别	低级别浆液性卵巢癌	高级别浆液性卵巢癌
组织学特征		
核异型性	轻~中度	显著
核分裂指数	≤12 个/10HPF	>12 个/10HPF
P53 蛋白	阴性或局灶阳性	弥漫强阳性或完全阴性
临床特征		
发病率	约 25%	约 75%
发病年龄(岁)	45~57	55~65
临床分期(>I 期)	>90%	>90%
双侧卵巢发生率	74%~77%	84%
临床经过	惰性、进展缓慢	高度侵袭性、进展迅速
5 年生存率	40%~56%	9%~34%
化疗敏感性	低	高,但常见复发
体外耐药试验	紫杉醇、卡铂耐药常见,依托泊苷、多柔比星耐药少见	紫杉醇、卡铂耐药少见,依托泊苷、多柔比星耐药常见

根据形态学的差异,LMPT 可分为两种类型:较为常见的类型是非典型增生的浆液性肿瘤(atypical proliferation serous tumor,APST),形态上具有典型的逐渐分支的乳头状结构;另一种类型为微乳头浆液性癌(micropapillary serous carcinoma,MPSC),形态学表现为缺乏分支的微乳头结构,较为少见。与 APST 相比,MPSC 不仅形态学上与 LGSC 有延续,更易发生浸润性种植,而且发生等位基因失衡的几率也更高。由于染色体不稳定性增加、等位基因失衡是 LGSC 发生过程中常见的现象,因此 MPSC 是更接近 LGSC 的前驱病变,据此推测,LGSC 起源于卵巢表面上皮或包涵囊肿,其演进过程为增生性浆液性腺纤维瘤或囊腺瘤→APST→MPSC→LGSC(图 6-2-90)。

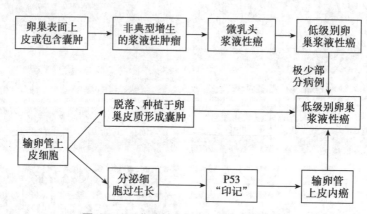

图 6-2-90　浆液性卵巢癌发生及演进途径

野生型 p53 是重要的抑癌基因,具有调控细胞周期、参与 DNA 修复、维持基因组稳定、促进细胞分化、诱导细胞凋亡等生物学功能,突变后的 p53 基因不仅失去抑癌作用,还能够直接转化细胞,促进肿瘤发生。研究发现 LMPT 和 LGSC 组织中 P53 蛋白呈低表达,而 HGSC 组织中 P53 蛋白呈高表达(阳性率>90%)。需要注意的是,野生型 P53 蛋白免疫组化染色常表现为极少数肿瘤细胞散在阳性,而突变型 P53 蛋白则表现为弥漫性强阳性染色(多为点突变)或完全阴性染色(多为截短突变),野生型与突变型 P53 蛋白在卵巢浆液性癌组织中免疫组化表达方式如图 6-2-89E、F 所示。此外,遗传性卵巢癌家族普遍存在 BRCA1 或 BRCA2 基因突变,而绝大多数 BRCA1 或 BRCA2 基因相关性卵巢癌的组织学类型为 HGSC。由此推测,在 HGSC 的发生、演进过程中,p53、BRCA1 或 BRCA2 基因突变起着更为重要的促进作用。

HGSC 进展迅速,前驱病变很难被发现,因此一直被认为由卵巢表面上皮或包涵囊肿直接发生(de novo),然而通过对 BRCA1 或 BRCA2 基因突变携带者预防性切除的卵巢及输卵管标本进行仔细地病理学检查,发现部分输卵管(57%~100%位于伞端)存在早期小灶状浸润性 HGSC 或输卵管上皮内癌(tubal intraepithelial carcinoma,TIC)。诊断 TIC 至少需要具备以下特征:①核/浆升高,细胞核增大、变圆;②核仁明显;③上皮极性消失;④纤毛细胞消失。此外,TIC 还可以发生以下改变:复层上皮,部分上皮折断,自输卵管黏膜表面有小的伴有或不伴有退变的上皮细胞簇脱落。免疫组化表型常出现高 Ki-67 指数(40%～100%)及 P53 蛋白弥漫性强阳性表达。

部分 HGSC 源自输卵管伞端的分泌细胞过生长(secretory cell outgrowth,SCOUT),这些细胞尽管分布于整段输卵管,但在输卵管上皮中间断出现,呈假复层排列,虽然异型性不明显,但与周围正常细胞显著不协调,可伴有不同程度的纤毛分化。输卵管黏膜上皮 SCOUT 中P53 蛋白免疫组化染色呈强阳性表达者被命名为“P53 印记”(P53 signature)。判断 P53 印记的标准为:至少连续 12 个形态学表现为良性、免疫组化 P53 蛋白阳性的分泌细胞,其 Ki-67 阳性率不足 10%,该病变常位于输卵管伞端。细胞呈现 P53 印记表明其基因组发生了广泛的 DNA 损伤(组蛋白 H2AX 磷酸化)、p53 基因突变、细胞周期失控、细胞过度增殖,致使肿瘤发生,由此可见、p53 突变是 HGSC 发生的早期事件。

基于以上分析,卵巢 HGSC 的发病及演进可能存在以下模式(见图 6-2-90):①输卵管 TIC 或 TIC 侵犯间质形成小灶性浸润癌后的肿瘤细胞直接脱落,种植于卵巢表面而形成癌瘤,演进过程为 SCOUT→P53 印记→TIC→HGSC;②排卵时,卵巢表面上皮损伤,正常输卵管上皮细胞经伞端脱落、种植于卵巢皮质并形成囊肿,基于不同基因的突变,进展为 HGSC;③由少数 LGSC 演进为 HGSC,这部分 HGSC 只发生 KRAS 突变,缺乏 p53 突变。

由于 LGSC 与 HGSC 在形态学、肿瘤发生演进过程中的诸多不同,它们对化疗药物的敏感性、患者预后等方面也有显著差异。两级分级系统的建立,使常规的浆液性卵巢癌治疗模式面临了巨大挑战,针对 LGSC 和 HGSC 不同的发生演进途径,在治疗(主要是化疗用药的选择)策略上也应该有所不同(见表 6-2-12)。

临床观察发现 LGSC 患者虽然总生存时间较长(中位生存时间为 81.8 个月),但中位无进展生存时间仅 19.5 个月,对常规以铂类药物为基础的化疗(包括新辅助化疗)敏感性明显低于 HGSC,且更容易发生紫杉醇、卡铂耐药,因此患者需要针对性更强的个体化靶向治疗。MAPK 信号通路为 LGSC 治疗提供了新的靶点,体内外实验表明,MAPK 激酶(MEK)抑制剂——CI-1040 能够有效地抑制具有 KRAS 或 BARF 基因突变的 LGSC 细胞的生长。美国妇产科肿瘤组(GOG)已开展一项 ADZ6244 治疗复发性 LGSC 的 Ⅱ期临床试验,ADZ6244 是 MEK-1/2 抑制剂,通过干扰 MAPK 信号通路,阻止肿瘤细胞生长及扩散,以期通过多中心、前瞻性的临床研究,取得 LGSC 治疗上的突破。

聚腺苷酸二磷酸核糖转移酶(poly[ADP-ribose]polymerase,PARP)在 DNA 修复和细胞凋亡中发挥至关重要的作用,PARP 抑制剂能够选择性杀伤具有 BRCA1 和 BRCA2 基因突变的肿瘤细胞,AZD2281(一种口服 PARP 抑制剂)经Ⅰ期临床试验证实,对 46% BRCA 基因相关性卵巢癌患者有效,目前已进入Ⅱ期临床试验,以在铂类药物敏感的卵巢癌患者人群中进一步评估其抗肿瘤活性。

综上所述,尽管同属卵巢浆液性肿瘤,但 LGSC 与 HGSC 有不同的临床病理及分子遗传学特征,两级分级系统能够帮助我们更好地理解浆液性卵巢癌的分子发生机制,确定其相关的前驱病变,为早期诊断、临床治疗提供更好的依据。

2. 卵巢黏液性腺癌病理诊断新进展　黏液性腺癌患者发病年龄范围广泛,甚至偶发于儿童和青春期女性。大多数患者为Ⅰ期,晚期(Ⅲ、Ⅳ期)罕见,诊断时必须首先除外转移性腺癌。根据形态学改变,黏液性腺癌可分为胃肠型、米勒(宫颈腺)型,前者是黏液腺癌最常见的类型。

目前认为,卵巢黏液性肿瘤及腹膜假黏液瘤多起源于阑尾,极少数大肠型黏液性肿瘤起源于皮样囊肿,米勒型黏液性肿瘤可能起源于子宫内膜异位伴黏液化生及上皮增生,其演进过程为黏液性囊肿或囊腺瘤→交界性肿瘤→交界性伴上皮内癌→微浸润癌→浸润癌(图 6-2-91)。分子生物学研究证实,在良性、交界性和恶性肿瘤,KRAS 基因突变率依次增高,提示 KRAS 基因的突变是卵巢黏液性肿瘤发生的早期事件。与 LGSC 不同,BRAF 基因突变罕见。

随着对卵巢黏液性肿瘤发生及演变过程认识的逐步深入,涌现出一些新名词:①上皮内癌(intraepithelial carcinoma),是指在交界性肿瘤中,被覆上皮重度异型增生。②微浸润(borderline with microinvasion),目前标准尚未完全统一,多数病理机构采用间质浸润直径 ≤5mm 为诊断标准(少数机构采用 ≤3mm 或 10mm²)。③交界性伴微浸润(borderline with microinvasion),较常见的特点是小巢状或单个形态单一的细胞(常含有丰富的嗜酸性细胞质)位于交界性肿瘤的间质中。④微浸润癌(microinvasive carcinoma),间质中存在少量浸润性癌细胞,细胞核呈高级别,有时可表现为间变性癌。⑤壁结节(mural nodule),较少见,发生于交界性肿瘤与实性区域间、界限清晰的结节。可能为良性(由破骨细胞样巨细胞、单核细胞或一些良性肿瘤如平滑肌瘤、横纹肌瘤或血管瘤成分混杂而成)或恶性(最常见的类型是间变性癌,但也可能是肉瘤或癌肉瘤)。间变性癌可能由梭形、多形性或横纹肌样细胞组成,利用细胞角蛋白(cytokeratin)免疫组化染色有助于对这些细胞进行识别。

卵巢黏液性腺癌浸润方式分两种:膨胀性生长(非破坏性或腺体融合)、浸润性生长(破坏性),有时两者可同时存在。前者较为常见且预后较好,而后者预后差,因此建议将肿瘤的浸润方式列入病理诊断报道中。由于肿瘤有序的生长方式并缺乏间质反应,界定是否存在膨胀性浸润是非常困难的,该病变常表现为:小～中型腺体密集排列,相互融合呈“背靠背”结构,间质很少或缺乏间质,此外,也可见“迷宫”样或筛状结构。浸润性生长常与膨胀性浸润共同存在,鉴别诊断时需要排除转移癌。

卵巢肠型黏液性肿瘤既可弥漫性阳性表达 CK7,也可呈灶状或弥漫性表达肠道标记物(CK20、CDX2、CEA 和 CA19.9),但不表达 CA125、WT-1 及激素受体(ER、PR)。因此,免疫组化染色有时很难判定黏液性肿瘤的起源(原发或继发性)。以下情况需要考虑继发性肿瘤:疾病晚期患者(尤其是老年患者),肿瘤累及双侧卵巢,体积小,呈结

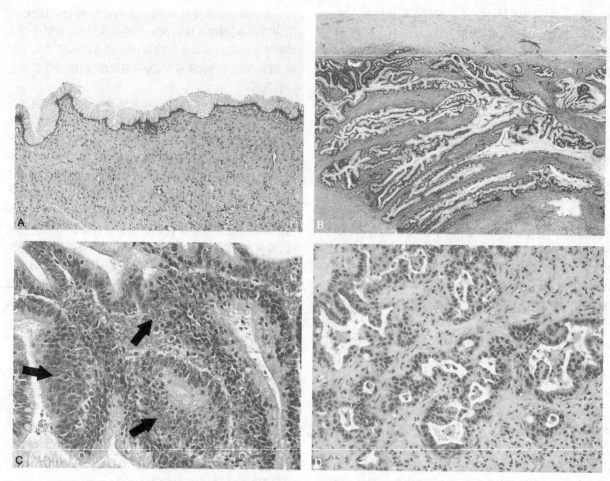

图 6-2-91　卵巢黏液性肿瘤的"成熟"过程（HE 染色）
黏液性囊腺瘤（A）→交界性肿瘤（B）→交界性伴上皮内癌（C,黑色箭头区域）→浸润癌（D）

节状;存在卵巢表面种植(肿瘤细胞聚集于卵巢表面);血管淋巴管浸润(特别是位于卵巢外及门部);单个细胞浸润和印戒细胞;破坏性间质浸润;细胞"漂浮"于黏液中;卵巢外播散;缺乏卵巢原发性黏液性腺癌中常见的良性→交界性→浸润性癌的"成熟"过程。

由于大多数卵巢黏液性腺癌处于疾病Ⅰ期,患者预后相对较好,若肿瘤复发,则预后较差;在间质内浸润性生长较膨胀性浸润预后差;伴有恶性壁结节的患者预后较差;晚期黏液性腺癌患者对传统卵巢癌化疗反应差,预后很差。

3. 卵巢子宫内膜样腺癌及透明细胞癌病理诊断新进展　大多数卵巢子宫内膜样腺癌及透明细胞癌患者处于疾病早期(Ⅰ或Ⅱ期),它们共同起源于卵巢子宫内膜异位(尤其是子宫内膜囊肿),或分别起源于子宫内膜样/透明细胞腺纤维瘤。卵巢子宫内膜样腺癌分子遗传学类似于子宫内膜样腺癌,发生 *PTEN*、*β-catenin*、*KRAS*、*PIK3CA* 基因突变,*β-catenin* 突变是低级别子宫内膜样腺癌伴鳞状分化的特征性改变,透明细胞癌也常出现 *PIK3CA* 基因突变。此外,两类肿瘤还常出现 ≥1 个微卫星位点(*BAT-25*、*BAT-26*、*D5S346*、*D2S123* 和 *D17S250*)的不稳定(microsatellite instability,MSI),MSI 高表型(≥2 个微卫星位点不稳定)与肿瘤的演进有关(图 6-2-92)。

最新的研究发现,46% 卵巢透明细胞癌及 30% 子宫内

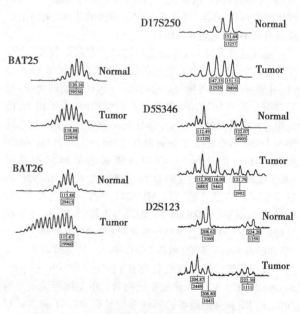

图 6-2-92　卵巢透明细胞癌微卫星不稳定分析
与正常配对样本相比,肿瘤
出现额外等位基因

膜样腺癌中存在 ARID1A（the AT-rich interactive domain 1A［SWI-like］gene）基因突变，并导致其编码蛋白 BAF250a 表达缺失，ARID1A 属抑癌基因，由于该基因突变及 BAF250a 表达缺失也可见于透明细胞癌或子宫内膜样腺癌的前驱病变，据此推测 ARID1A 基因突变可能是子宫内膜异位演变为透明细胞癌或子宫内膜样腺癌的早期事件。

卵巢子宫内膜样腺癌常阳性表达 ER，阴性或不规则表达 p16，阴性表达 WT-1，极少数细胞散在阳性表达 P53 蛋白（野生型）；透明细胞癌常阴性表达 ER、WT-1 及 P53，阴性或灶性阳性表达 p16。转移性腺癌（特别是源自于直、结肠）与卵巢子宫内膜样腺癌的形态学极为相似，可通过下列方法对它们进行鉴别（表 6-2-13）。

表 6-2-13　卵巢子宫内膜样腺癌及转移性结肠腺癌鉴别

类　　别	卵巢子宫内膜样腺癌	转移性结肠腺癌
组织学改变	可出现鳞状成分、腺纤维瘤区域及子宫内膜异位	可出现节段性或腺腔内"污秽"坏死、花环状的生长方式
免疫组化标记物		
CK7	弥漫阳性	阴性
CK20	阴性	弥漫阳性
ER	弥漫阳性	阴性
CA125	弥漫阳性	阴性
CEA	阴性	弥漫阳性
CDX2	阴性或灶状阳性（桑葚样鳞状成分）	弥漫阳性

4. 新辅助化疗所致卵巢癌形态学改变　多年来，对晚期卵巢癌患者常规治疗方案是手术切除后再进行辅助化疗，然而，越来越多的情况下，尤其是针对肿瘤粟粒性播散或广泛转移的患者，已不可能行手术肿瘤减灭术，而需要进行术前化疗。化疗后常常会导致卵巢癌细胞形态学发生明显改变（图 6-2-93）：细胞质丰富，透明或嗜酸性，出现奇异核或多核瘤巨细胞，除非肿瘤组织对化疗没反应或仅有轻微反应，否则难以判定卵巢癌类型，甚至有些病例可能误诊为透明细胞癌。由于不同类型卵巢癌对化疗的反应也有所不同，因此，化疗前进行组织活检（影像学引导下经皮穿刺或腹腔镜活检）以明确诊断是非常必要的。化疗前活检不仅可以明确肿瘤类型、排除转移性肿瘤，还可以利用肿瘤组织进行特定的蛋白检测，从而对患者进行个体化治疗，并评估肿瘤进展情况及治疗后反应。此外，受化疗后反应引起

的纤维化、坏死、炎症反应、胆固醇裂隙、含铁血黄素沉积和营养不良性钙化等因素的影响，有时很难判定有无肿瘤细胞残余或残余的肿瘤细胞，需要借助免疫组化染色（如细胞角蛋白等）以明确诊断。

5. 卵巢上皮肿瘤分类新学说　在浆液性卵巢癌两级分级系统的基础上，结合形态学及分子遗传学研究结果，美国约翰霍普金斯大学医学院（Johns Hopkins Medical Institute）对卵巢癌的分类提出了新学说：具有高度异质性的卵巢癌可分为 I 型及 II 型两大类。I 型卵巢癌包括 LGSC、黏液性腺癌、子宫内膜样腺癌、恶性 Brenner 肿瘤以及透明细胞癌，该类型肿瘤进展缓慢，其发生过程中存在形态上可识别的前驱病变，如从腺瘤或囊腺瘤→LMPT→非浸润性癌，最后发展至浸润性癌，其分子遗传学特征较稳定，常见有 KRAS、BRAF、ERBB2、PTEN 和 β-catenin 基因突变；II

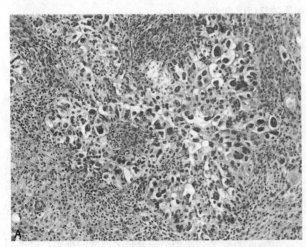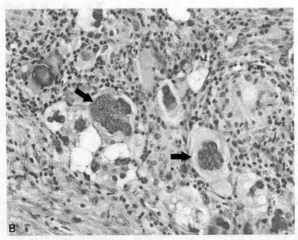

图 6-2-93　高级别卵巢浆液性癌新辅助化疗后组织形态学改变（HE 染色）
A. 类似卵巢透明细胞癌；B. 多核瘤巨细胞（黑色箭头）

型卵巢癌包括 HGSC、恶性中胚层混合瘤(癌肉瘤)以及未分化癌,该类型肿瘤进展迅速,具有高度侵袭性,其前驱病变较难察觉,分子遗传学特征高度不稳定,常见有特征性的 p53 基因突变或者 BRCA1、BRCA2 基因突变。

尽管该分类学说目前尚未被广泛接受,但无疑为认识和理解卵巢癌提供了新的视角,将卵巢癌的临床病理特征与它们在肿瘤发生过程中特定的分子遗传学改变结合起来,将有助于卵巢癌的早期诊断,指导临床制定更具有针对性的治疗策略。

(二)性索-间质肿瘤病理诊断新进展

卵巢性索-间质肿瘤是由粒层细胞、卵泡膜细胞、Sertoli 细胞、Leydig 细胞及间质来源的成纤维细胞中的一种或几种细胞混合组成的卵巢肿瘤(图 6-2-94),可分为颗粒细胞瘤(成人型、幼年型)、纯间质肿瘤(卵泡膜瘤-纤维组、其他类型组)、类固醇细胞肿瘤、支持-间质肿瘤(sertoli-Leydig tumor)、混合性或未分类的性索-间质肿瘤等六种类型。

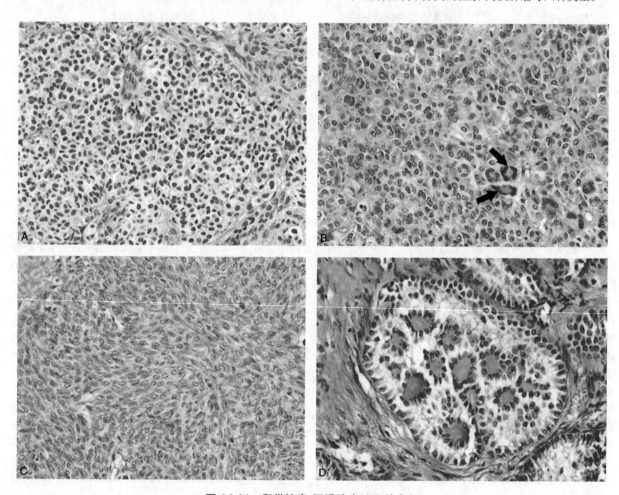

图 6-2-94 卵巢性索-间质肿瘤(HE 染色)
A. 成人型颗粒细胞瘤;B. 幼年型颗粒细胞瘤(黑色箭头所示多核瘤巨细胞);C. 卵泡膜瘤;
D. 伴环状小管的性索肿瘤

颗粒细胞瘤是最常见的卵巢性索-间质肿瘤,尽管生长缓慢,但可远期复发,时间跨度最长可至 37 年。预测肿瘤是否复发是非常重要的,虽然有大量文献报道肿瘤的一些组织学特征(体积大小、细胞核异型性、Ki-67 增殖指数、细胞核分裂象、DNA 倍体等)与肿瘤复发及预后之间的关系,但这些结果均存在争议。目前认为只有疾病分期可以较为准确地判断患者的预后,Ⅰ期患者 5 年生存率可达到 90% 以上,Ⅱ期为 55%~75%,Ⅲ/Ⅳ期为 22%~50%。

最新研究表明,在辨别卵巢纯间质肿瘤良恶性方面,细胞核异型性较核分裂指数更为重要。经典型细胞性纤维瘤表现为瘤细胞排列密集、胶原稀少、核分裂象增多,瘤细胞的异型性不超过轻度,核分裂象<3/10HPF;若核分裂象≥4

个/10HPF,但缺乏弥漫性中~重度异型则可诊断为细胞核分裂象活跃的细胞性纤维瘤(mitotically active cellular fibroma),Irving 发现以上两种肿瘤具有相似的生物学行为,Mellembakken 也证实在无细胞核异型性的黄素化或非黄素化细胞性卵泡膜瘤中,细胞核分裂象增多不是被判定为恶性肿瘤的指征。为了便于比较,统一细胞核分裂象的计数方法是非常必要的,建议推荐使用 Irving 提出的计数方法:选择 5 个独立的 10HPF 进行计数,以核分裂象最高者为准,该计数方法也可适用于卵泡膜瘤。

6% 经典型及 10% 细胞核分裂象活跃的细胞性纤维瘤患者存在卵巢表面粘连,少部分细胞性纤维瘤患者在疾病诊断时,甚至发生卵巢外蔓延,部分患者(尤其是在诊断时肿瘤有粘连或破裂者）肿瘤可复发，常见复发部位为盆腔和上腹部，个别患者甚至因肿瘤死亡。鉴于以上原因，无论是经典型抑或细胞核分裂象活跃的细胞性纤维瘤，都应被看做介于纤维瘤与纤维肉瘤之间的低度恶性潜能的肿瘤，需要对患者进行长期随访。

类固醇细胞瘤是完全或主要由与类固醇激素分泌细胞相似的瘤细胞构成的肿瘤，包括间质黄体瘤、类固醇细胞瘤（非特殊类型）、缺乏支持细胞或间质成分的 Leydig 细胞瘤。将类固醇细胞瘤（非特殊类型）与其他类型的类固醇细胞瘤区分开来是非常重要的，因为 43% 类固醇细胞瘤（非特殊类型）呈恶性临床经过，部分患者在就诊时已发生腹腔外转移。其恶性病理学特征常表现为：肿瘤直径>7cm，伴出血、坏死，细胞核呈中~重度非典型性，核分裂>2个/10HPF。然而，像其他内分泌肿瘤一样，有时很难根据肿瘤的组织学特征去预测其生物学行为，即使无上述组织学表现，类固醇细胞瘤（非特殊类型）也可呈恶性临床经过。间质黄体瘤、缺乏支持细胞或间质成分的 Leydig 细胞瘤为良性肿瘤。

普遍认为粒层细胞和 Sertoli 均起源于发育性腺的性索，粒层细胞衍生于皮质性索，而 Sertoli 细胞衍生于中肾管起源的髓索，性索细胞分化为粒层细胞抑或 Sertoli 主要依据性腺发育朝向卵巢或睾丸途径。卵巢性索-间质肿瘤发病机制尚不清楚，其中被广为接受的假说是：卵母细胞耗竭后，卵泡粒层细胞变性，继而导致垂体促性腺激素代偿性升高，引发粒层细胞不规则增生而形成颗粒细胞瘤，但该假说不能解释生殖期或早于青春期的颗粒细胞瘤患者的发病原因。近年来，越来越多的细胞和分子生物学研究证实，肿瘤起源和演进源自于肿瘤干细胞（cancer stem cells）——存在于肿瘤组织中的很少部分具有干细胞特质的细胞群体，它们具有自我更新和多向分化潜能，与肿瘤发生、演进、复发、放/化疗耐药性有关，一些研究也提出可能存在粒层干细胞（granulosa stem cells），这些细胞如同生殖细胞、干/祖细胞和增生的淋巴细胞一样表达端粒酶，但仍需实验进一步证实。

卵泡膜瘤-纤维组是组织构成从以成纤维细胞和胶原纤维为主到以卵泡膜细胞为主的一系列连续性肿瘤，遗传学核型分析及荧光染色体原位杂交技术显示，71.5% 的卵泡膜-纤维组的卵巢间质瘤（卵泡膜瘤、纤维卵泡膜瘤、纤维瘤）中存在着 12 号染色体的三倍体或四倍体；12 号染色体的三倍体也可见于卵巢硬化性间质瘤，12 号和 8 号染色体的三倍体在卵巢纤维肉瘤中也有报道。在细胞性纤维瘤中，常发生人类同源的果蝇修补基因（PTCH）的杂合性缺失，该基因定位于人类染色体 9q22.3，与 Gorlin 综合征（痣样基底细胞癌综合征）有关，部分病例还同时伴有 19p13.3（STK11 基因）缺失。25% 黄素化卵泡膜瘤也可以出现不伴有 19p13.3 缺失的 PTCH 基因杂合性缺失。

尽管目前已有大批抗体问世，但对大多数卵巢间质肿瘤而言，最具有意义的抗体仍然是 Inhibin（抑制素）和 Calretinin（钙网蛋白）。尽管其他类型的肿瘤或细胞成分（多数滋养叶细胞肿瘤、合体滋养叶细胞、Wolffian 附件、子宫卵巢性索样肿瘤）也可以出现 Inhibin 和 Calretinin 的阳性表达，但这些肿瘤中，仅有卵巢 Wolffian 需要与纯间质肿瘤鉴别。近期文献报道类固醇生成因子 1 是诊断卵巢性索-间质、纯间质肿瘤的最为敏感性的标记物之一，但它的特异性仍需进一步证实。类固醇细胞肿瘤免疫组化标记物不同于其他性索-间质肿瘤，MART-1/Melan-A 仅表达于类固醇细胞肿瘤及含有类固醇细胞成分（包括 Sertoli-Leydig）的性索-间质肿瘤中，WT-1 在类固醇细胞肿瘤中为阴性，而在性索-间质肿瘤呈阳性表达。此外，CD99 和 CD56 也可以用于诊断卵巢间质肿瘤。

FOXL2 是种属间高度保守的转录因子，是叉头/翼状螺旋转录因子（forkhead/winged helix transcription factor）家族成员之一，作为核蛋白表达于胚胎及成人的卵巢组织中，而不表达于男性性腺组织中，因此，被认为是最早的卵巢定向发育的两性异形标记物。FOXL2 蛋白在约半数的幼年型颗粒细胞瘤组织中表达减少或缺失，而在成人型颗粒细胞瘤中呈高表达，通过全转录组双末端 RNA 测序发现，97%（86/89）的成人型颗粒细胞瘤患者存在 FOXL2 的402C→G（C134W）错义点突变，该突变还可见于 21%（3/14）的卵泡膜瘤（其中 1 例含有少量粒层细胞成分），但不存在于纯支持-间质肿瘤、幼年型颗粒细胞瘤、类固醇细胞肿瘤、卵巢上皮肿瘤组织中，因此，可以利用该基因突变，对成人型颗粒细胞瘤进行诊断及鉴别诊断。

（三）生殖细胞肿瘤病理诊断新进展

尽管生殖细胞肿瘤占卵巢肿瘤的 15% ~20%，却仅为卵巢恶性肿瘤的 3% ~5%，多数患者发病年龄<40 岁（多为 15~19 岁），是儿童卵巢肿瘤中最常见的类型。生殖细胞肿瘤是由原始生殖细胞向多个方向分化的一组异质性肿瘤，大部分起源于迁移入卵巢的不同发育阶段的生殖细胞，少部分可能起源于成年女性生殖系统的非生殖干细胞，发病机制尚不清楚，可能与家族遗传有关。由于生殖细胞肿瘤生长迅速，常因继发囊性扩张、出血、坏死而出现临床症状，因此与卵巢癌相比，肿瘤多属于疾病早期（Ⅰ期）。

根据第三版 WHO 分类（2003），生殖细胞肿瘤可分为三大类：原始生殖细胞肿瘤、双胚层或三胚层畸胎瘤、单胚层畸胎瘤和伴皮样囊肿的体细胞肿瘤（图6-2-95）。原始生殖细胞肿瘤处于简单或原始状态，多数肿瘤缺乏或很少分化，主要包括无性细胞瘤、卵黄囊瘤（内胚窦瘤）、胚胎性癌、非妊娠绒毛膜癌等；双胚层或三胚层畸胎瘤含有的肿瘤成分通常来自 2 个或 3 个胚层，可分为成熟型和未成熟型畸胎瘤两大类，它们具有不同的临床及病理特征；单胚层畸胎瘤和伴皮样囊肿的体细胞肿瘤是从原来的分类（统一被列入畸胎瘤）中独立出来的新类型，几乎可以发生人体所有肿瘤的组织学类型：甲状腺肿瘤、类癌、中枢神经系统肿瘤/神经外胚层肿瘤组、癌、肉瘤、黑色素细胞肿瘤、皮脂腺肿瘤、垂体腺瘤、视网膜始基肿瘤，其中中枢神经系统肿瘤组又分为分化型（如室管膜瘤）、原始型（如原始神经外胚层肿瘤、髓上皮瘤）、间变型（如多形性胶质母细胞瘤），这三种亚型预后显著不同，且治疗方案也不同于其他类型的生殖细胞肿瘤。临床资料显示，更有临床意义的分类是将生殖细胞肿瘤分为无性细胞瘤和非无性细胞瘤；无性细胞瘤/未成熟型畸胎瘤组较非无性细胞瘤/未成熟型畸胎瘤组

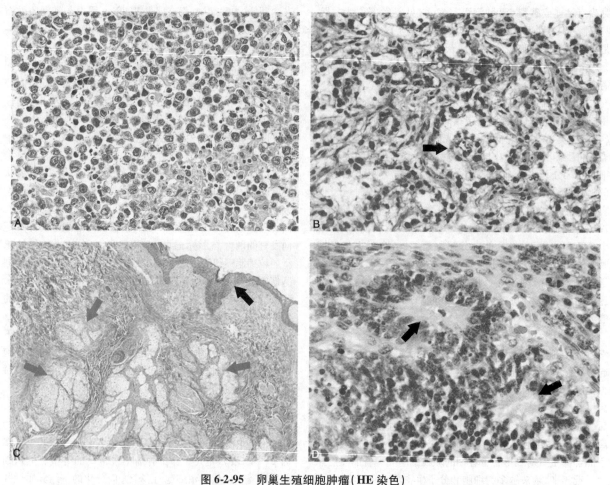

图 6-2-95 卵巢生殖细胞肿瘤(HE 染色)
A. 无性细胞瘤;B. 卵黄囊瘤(黑色箭头所示 Schiller-Duval 小体);C. 成熟型畸胎瘤(黑色箭头所示鳞状上皮,
红色箭头所示皮脂腺);D. 未成熟型畸胎瘤(黑色箭头所示未成熟神经上皮成分)

患者更易出现治疗失败,是决定患者预后的预测因素。

生殖细胞肿瘤具有一些染色体和基因异常,其中最突出的遗传学特征就是 12 号染色体短臂异常,这种改变在无性细胞瘤及混合性生殖细胞肿瘤占有很高的比例,此外,内胚窦瘤与 1q 和 3 号染色体获得有关,而卵巢恶性畸胎瘤常发生 1p 缺失和 1q 及 3、8、14、21 号染色体获得,这些遗传学异常的临床意义尚不清楚。

新的标记物(如 OCT4、SALL4、Glypican 3、C-kit)免疫组化染色,不仅有助于生殖细胞肿瘤的病理诊断,而且也为其临床治疗开拓了新的思路。OCT4 又称 OCT3、POU5F1,是 POU 转录因子家族成员之一,人类 *OCT4* 基因位于 6 号染色体(6p21.31),是迄今为止发现最早也是最重要的维持胚胎干细胞和原始干细胞多潜能性和自我更新的关键基因。研究发现,无论 *OCT4* 基因表达量的升高或降低,都会引起胚胎干细胞的分化,其表达可随着细胞的分化降低甚至消失。作为胚胎干细胞的特异性基因,OCT4 主要表达于生殖细胞肿瘤的无性细胞瘤、胚胎性癌,而不表达于卵黄囊瘤、绒毛膜癌、畸胎瘤组织中,此外,在大多数卵巢上皮肿瘤(透明细胞癌可呈灶状阳性)及性索-间质肿瘤也都呈阴性表达,因此已成为诊断生殖细胞肿瘤的重要免疫组化标记物。*SALL4* 位于人类 20 号染色体(20q13.13-13.2),其编码的蛋白属于 C2H2 锌指转录因子,定位于细胞核,通过 *Pou5f1* 调节 OCT4 表达,进而在维持胚胎干细胞多向潜能性方面发挥重要作用。研究发现 SALL4 蛋白呈强阳性表达于所有卵黄囊瘤、无性细胞瘤、性腺母细胞瘤和胚胎性癌的>90% 肿瘤细胞中,在大多数未成熟畸胎瘤中也可出现不稳定表达,但不表达于大多数卵巢非生殖细胞肿瘤(极少数病例透明细胞癌呈灶状阳性),因此成为诊断生殖细胞肿瘤的新标记物,尤其有利于鉴别卵黄囊瘤与透明细胞癌。Glypican 3(磷脂酰肌醇蛋白聚糖-3)基因定位于人类染色体 Xq26.10,其编码的蛋白属于硫酸乙酰肝素类蛋白聚糖,通过糖基磷脂肽肌锚蛋白锚定在细胞表面,与肝素结合型蛋白、细胞外基质成分、细胞-细胞黏附分子、降解通路有关的分子结合,调控细胞的生长、增殖。在生殖细胞肿瘤中,Glypican 3 强阳性表达于卵黄囊瘤、绒毛膜癌(合体滋养叶细胞呈强阳性、细胞滋养叶细胞弱阳性)、弱阳性表达于少数胚胎性癌中,此外,在畸胎瘤中一些未成熟胚胎组织(原始基质、神经上皮、胚胎型腺体、原始肾小管、软骨原基)也可呈阳性表达,但在经典型精原细胞癌/无性细胞瘤和成熟型畸胎瘤组织中为阴性。原癌基因 *C-kit* 在无性细胞瘤中常发生激活性突变,这一发现不仅有助于疾病诊断,而且可以针对 *C-kit* 受体进行特异性治疗。

应用免疫组化诊断及鉴别诊断生殖细胞肿瘤思路见图6-2-96。

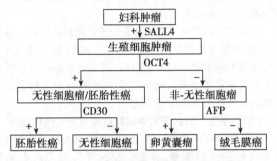

图 6-2-96 应用免疫组织化学染色诊断及
鉴别诊断卵巢生殖细胞肿瘤思路

二、子宫肿瘤病理诊断新进展

(一)子宫内膜癌病理类型新分类

子宫内膜癌是妇科恶性肿瘤最常见的类型,也是女性第四大常见恶性肿瘤。根据其病因学、形态学及预后等因素分为Ⅰ型、Ⅱ型两大类型。Ⅰ型肿瘤最常见,占子宫内膜癌的80%,主要病理类型为子宫内膜样腺癌,与雌激素有关,主要发生于绝经前和绝经期早期妇女,常由子宫内膜增生演进而成,表现为低度恶性,预后较好,5年生存率为74%。Ⅱ型肿瘤(非子宫内膜样腺癌)包括浆液性癌及透明细胞癌等,与雌激素及子宫内膜增生无关,常发生于绝经期晚期女性的萎缩性子宫内膜组织,肿瘤常为高度恶性,预后差,5年生存率为27%~42%(表6-2-14)。

表 6-2-14 Ⅰ、Ⅱ型子宫内膜癌特征比较

	Ⅰ型子宫内膜癌	Ⅱ型子宫内膜癌
组织学类型	子宫内膜样腺癌	浆液性癌、癌肉瘤、透明细胞癌
前驱病变	子宫内膜非典型增生	子宫内膜腺体异型增生(?)
潜在癌前病变	PTEN 缺失细胞	P53 印记细胞
临床特征		
发病率(%)	80	15
发病年龄(岁)	50~60	60~70
危险因素	内分泌(非拮抗的雌激素)、肥胖	乳腺癌家族史
生物学行为	惰性	侵袭性
进展	缓慢	迅速(平均16个月)
临床症状	绝经后出血	无症状
治疗方案	手术(多数病例)	手术+化疗+放疗
预后	好	差
分子遗传学改变	微卫星不稳定,*PTEN* 异常,*KRAS*、*β-catenin* 和 *PIK3CA* 基因突变	*p53* 基因突变,*HER2/neu* 扩增,p16、IMP3 及 Nrf2 蛋白过表达

Ⅰ型与Ⅱ型子宫内膜癌具有不同的分子遗传学特征,其发生及演进途径也完全不同(图6-2-97)。非拮抗的雌激素是导致Ⅰ型子宫内膜癌发生、演进的主要因素。抑癌基因 *PTEN* 通过抑制 *PI3K* 的磷酸化作用,阻断 AKT 及其下游激酶的活性,使细胞周期阻滞在 G_1 期或促使细胞凋亡,对细胞的生长起负调节作用,当 *PTEN* 基因发生突变或丢失而失活时,细胞内 *PIP3* 的水平增高,PI3K/AKT 的信号传导加强,细胞无限增殖形成肿瘤。研究发现,PTEN 蛋白仅在雌激素作用子宫内膜的增生期表达,*PTEN* 失活是Ⅰ型子宫内膜癌发生的早期事件,PTEN 缺失细胞(PTEN null cell)是潜在癌前病变,其细胞形态学可以没有改变。鉴于 1/3~1/2 的Ⅰ型子宫内膜癌可以持续表达 PTEN 蛋白,因此,利用 PTEN 免疫组化染色鉴别肿瘤性子宫内膜病变,具有一定局限性。Ⅰ型子宫内膜癌发生及演进过程中还存在 MSI 遗传特征及 *KRAS*、*β-catenin* 及 *PIK3CA* 基因突变。

Ⅰ型子宫内膜癌由子宫内膜非典型增生(atypical endometrial hyperplasia,AEH)演进而形成。根据 WHO 分类,子宫内膜增生分为单纯性及复杂性增生两种类型,每种类型都包含伴或不伴有非典型性这两种病变,其发展至子宫内膜样腺癌的风险率分别为:不伴非典型性的单纯性增生

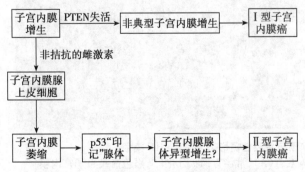

图 6-2-97 子宫内膜癌发生及演进途径假说

（1倍）、伴非典型性的单纯性增生（8倍）、不伴非典型性的复杂性增生（3倍）、伴非典型性的复杂性增生（29倍）。几乎所有的 AEH 均呈灶状分布，形态学表现为细胞失去极性，细胞核变圆，核膜不规则，核仁明显，染色质增粗。非典型性单纯性增生十分少见，表现为腺上皮细胞非典型增生加上腺体结构单纯性增生；非典型性复杂性增生（腺瘤性增生伴非典型增生）是常见类型，表现为伴有不规则分支的复杂性腺体增生及细胞非典型性，可出现灶状非子宫内膜样分化，如桑葚状化生，腺体之间的间质变少但仍然存在。由于激素失衡、良性退行性变及化生等因素常常引发细胞核变化，界定子宫内膜上皮细胞的非典型性是很困难的，建议与邻近的正常腺体进行比较，在观察整个腺体结构的情况下再考虑细胞学变化。综上所述，Ⅰ型子宫内膜癌的发生及演进过程为：子宫内膜腺上皮细胞→子宫内膜增生→AEH→浸润癌。

通过对激光显微切割获得的标本进行研究发现，p53 突变率在具有"P53 印记"腺体、子宫内膜腺体异型增生（endometrial glandular dysplasia，EmGD）、浆液性癌组织中逐渐升高，分别为42%、43%及96%，提示 p53 突变是子宫内膜浆液性癌发生的早期事件，p53 突变在Ⅱ型子宫内膜癌发生、演进过程中具有重要意义，Ⅱ型子宫内膜癌可能起源于具有 P53 印记的腺上皮细胞。据此推测，Ⅱ型子宫内膜腺癌的发生及演进过程为：子宫内膜腺上皮细胞→子宫内膜萎缩→"P53 印记"腺体→EmGD（?）→浸润癌。近期文献报道浆液性子宫内膜癌可能与乳腺癌病史、服用他莫昔芬及 BRCA 基因突变有关。

少数子宫内膜癌由Ⅰ型和Ⅱ型子宫内膜腺癌混合形成（每种成分至少超过整个肿瘤成分的10%），鉴于两种类型的肿瘤有不同生物学行为及预后，两种类型肿瘤成分所占的比例应该详细地列入病理报道中，文献报道Ⅱ型子宫内膜癌成分≥25%时，患者预后较差。

（二）子宫内膜的子宫内膜样腺癌与浆液性癌鉴别

在Ⅱ型子宫内膜腺癌中，浆液性癌（乳头状浆液性癌）是最常见的病理类型，尽管它仅占子宫内膜癌病例的10%，却导致40%子宫内膜癌患者死亡，38%浆液性癌患者诊断时已为疾病晚期。浆液性癌的生物学行为具有高度侵袭性，即使仅在疾病早期（不存在或者仅有肌层微浸润），肿瘤也常发生血管淋巴管浸润、淋巴结转移及显微镜下的腹腔播散，因此进行子宫内膜样腺癌与浆液性癌鉴别是非常重要的。

一般情况下，高～中分化子宫内膜样腺癌类似于具有不同程度复杂性结构的正常子宫内膜，出现背靠背、筛状或腺体融合，常伴有鳞状分化（图 6-2-98A、B；而浆液性癌通

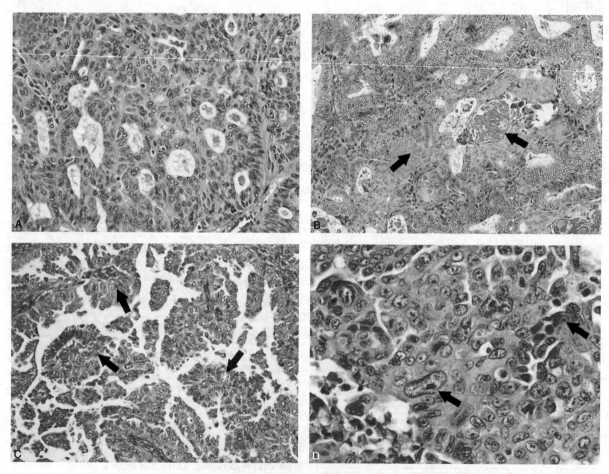

图 6-2-98　子宫内膜高分化子宫内膜样腺癌与浆液性癌形态学改变（HE 染色）
子宫内膜高分化子宫内膜样腺癌出现背靠背、筛状或腺体融合（A）；常伴有鳞状分化（B，黑色箭头）；子宫内膜浆液性癌常由不规则分枝状乳头组成（C，黑色箭头）；细胞具有明显的大核仁（D，黑色箭头）

常由不规则分支状乳头及其出芽的较小乳头组成,肿瘤细胞具有多形性的大核仁(图6-2-98C、D),然而,当组织学类型的偏离常规形态时,对这两种类型肿瘤的鉴别就变得较为困难。

伴有明显腺样结构的子宫内膜浆液性癌经常被误认为低级别子宫内膜样腺癌,甚至在低倍镜下被考虑为子宫内膜增生,有助于浆液性癌诊断的重要形态学依据是:肿瘤的组织学结构与细胞学特征之间存在明显的不一致——肿瘤由轮廓分明的腺体组成,管腔内被覆细胞却具有明显异型性。高倍镜下,肿瘤性腺体具有不规则腺腔,细胞常因假复层结构而缺乏极向,不同程度地失去黏附性,细胞核弥漫性、显著多形(包括奇异核),核分裂象常见,可见肿瘤细胞凋亡,而低级别子宫内膜样腺癌通常缺乏这些形态学特征。此外,如果取材广泛,会发现多数浆液性癌具有典型的乳头状或实性结构(至少是灶性),肿瘤缺乏黏液或鳞状分化,通常发生于绝经后女性的萎缩性子宫内膜。

子宫内膜样腺癌可出现乳头状结构,如绒毛腺样癌、伴有短而非绒毛状乳头的子宫内膜样腺癌。前者与浆液性癌的鉴别要点:①缺乏纤细、指状、分支状乳头和"出芽"细胞;②瘤细胞呈柱状,细胞核假复层;③腺腔边缘光滑、细胞核极性完好;④细胞核异型为1级或灶状2级,仅极少数绒毛腺样癌出现3级细胞核。虽然乳头状结构可见于肌层浸润前沿(这些肿瘤更具有侵袭性生物学行为),但仍然有别于浆液性癌,因为它们仍保留子宫内膜样腺癌的结构和细胞学特征,缺乏典型浆液性癌浸润的"开放性腺体"。此外,浸润前沿常表现出典型的子宫内膜样腺癌形态学特征。伴有短而非绒毛状乳头的子宫内膜样腺癌与浆液性癌的鉴别要点包括:①短小的假乳头缺乏纤维-血管轴心,凸入经典型的子宫内膜样腺癌的腺腔中;②每个腺腔内假乳头分布较一致;③圆形~卵圆形细胞具有丰富的嗜酸性~灶状嗜双染性细胞质及黏附性;④细胞核常为1或2级。鳞状分化有助于诊断子宫内膜样腺癌。

组织学上,高级别子宫内膜样腺癌(FIGO 3级)被定义为超过50%的实性生长方式或出现明显的细胞核异型(2级),多数肿瘤还同时伴有小梁状或巢状的生长方式、灶状腺样结构。一些浆液性癌也可表现为实性生长方式(特别是在肌层浸润前沿)、腺性结构、明显的细胞学异型性,因此需要与子宫内膜样腺癌鉴别。相比之下,在浆液性癌组织中,实性区只是肿瘤的部分组分,其他区域则出现分支乳头及"出芽"的上皮细胞和(或)裂隙;"腺性"区缺乏

腺腔、细胞核极性、鳞状或黏液分化;实性区细胞形态学类似于乳头区,常出现显著多形的细胞核。1/3浆液性癌可见砂粒体(高级别子宫内膜样腺癌罕见)。虽然,两种类型的肿瘤都常出现血管淋巴管浸润及淋巴结转移,但血管淋巴管内出现乳头状结构偏向于浆液性癌诊断。两类肿瘤的播散方式也不相同,高级别子宫内膜样腺癌较浆液性癌结外转移率低。

由于子宫内膜样腺癌与浆液性癌在肿瘤发生中具有不同的分子生物学途径,其蛋白表达也有所不同,应用免疫组化有助于对它们进行鉴别:浆液性癌呈现P53蛋白弥漫性强阳性表达(>80%病例中,75%~80%肿瘤细胞阳性),由于截短突变,P53也可完全阴性表达,因此,P53在子宫内膜浆液性癌组织中的表达方式为"全"或"无"。尽管3级子宫内膜样腺癌也可能出现弥漫性P53染色,但较浆液性癌的表达率还是要低得多。p16弥漫性强阳性染色有助于诊断浆液性癌(包括腺性亚型),而高分化子宫内膜样腺癌p16染色为散在、弱~中等阳性强度。浆液性癌常缺乏ER和PR表达,而子宫内膜样腺癌ER和PR常为阳性(3级子宫内膜样腺癌ER和PR阳性率低于1~2级肿瘤),值得注意的是:一些浆液性癌(包括腺性亚型)可能会出现ER/PR从弱~强的异质性染色,因此,在腺性结构的子宫内膜肿瘤中,如果ER/PR呈阴性或异质性表达,首先应该考虑腺样亚型浆液性癌。

子宫内膜样腺癌通常与抑癌基因PTEN失活、DNA错配修复(mismatch repair, MMR)基因突变所致的MSI、β-catenin和KRAS基因突变有关。>75%的肿瘤PTEN表达缺失(弥漫性阴性表达),而在浆液性癌组织中PTEN常呈阳性表达。免疫组化染色判定PTEN缺失的标准为:>90%的肿瘤细胞为阴性表达,而内对照(子宫内膜间质及非肿瘤性腺体)细胞质和(或)有时细胞核阳性。与浆液性癌不同,>1/3的子宫内膜样腺癌丧失DNA MMR蛋白表达。子宫内膜样腺癌β-catenin蛋白为细胞核表达(与CTNNB1突变有关),浆液性癌则出现细胞膜表达。利用荧光原位杂交检测发现,HER-2基因扩增在浆液性子宫内膜癌组织中有更高的几率,但对肿瘤鉴别没有帮助,仅提示可能存在潜在的治疗应用价值。典型的浆液性癌(包括腺性亚型)表现为高增殖指数,>75%的肿瘤细胞Ki-67染色阳性,而高分化子宫内膜样腺癌通常增殖指数较低。因此,联合应用这些免疫组化标记物(ER、PR、P53、p16、PTEN、Ki-67),有利于对这两类肿瘤进行鉴别(表6-2-15)。

表6-2-15 子宫内膜样腺癌与浆液性子宫内膜癌免疫组化鉴别

免疫组化标记物	子宫内膜样腺癌	浆液性子宫内膜癌
ER	常为阳性	常阴性或异质性表达
PR	常为阳性	常阴性或异质性表达
P53	常为野生型(散在阳性)	常为突变型(弥漫强阳性或完全阴性)
p16	散在、弱~中等强度阳性	弥漫强阳性
PTEN	>75%病例弥漫阴性	常阳性
Ki-67	低	高
β-catenin	细胞核阳性	细胞膜阳性

（三）Lynch 综合征与子宫内膜癌

大多数子宫内膜癌是散发的，但少数也可以作为多发癌家族综合征出现，如 Lynch 综合征/遗传性非息肉病结肠癌（hereditary nonpolyposis colorectal cancer，HNPCC）。Lynch 综合征是一种常染色体显性遗传病，由 DNA *MMR* 基因突变引发，相关基因主要包括 *MLH1*、*MSH2*、*MSH6* 及 *PMS2*，其中最常见的 *MSH6*（73%）、*MLH1*（31%）和 *MSH2*（29%）突变。这些 *MMR* 基因及它们产生的异二聚体的正常功能是保证 DNA 复制的精准性。虽然在正常情况下，DNA 复制通常是极为准确的，但仍不能避免错误的碱基配对，DNA MMR 系统能够迅速地识别并修复这些错误。MSH2/MSH6 和 MSH2/PMS2 能够识别并结合到需要修复的部位；MLH1/PMS1 或 MLH1/PMS2 负责切除并修复 DNA 链。因此，如果这些 DNA *MMR* 基因突变，将导致 MSI，致使肿瘤发生及演进。

Lynch 综合征患者不仅具有极高风险率（80%）罹患结直肠癌，还可发生子宫内膜、卵巢、胃、小肠、肝胆道、上尿路、脑及皮肤肿瘤等。>50% 的妇科恶性肿瘤患者被诊断为 Lynch 综合征，其中最为常见的为子宫内膜癌，与散发性病例相比，此类患者多较为年轻，但 *MLH6* 突变携带者患者除外（平均年龄 56 岁）。

目前 Lynch 综合征诊断金标准是：经分子遗传学检测在 *MMR* 基因中发现致病性种系突变。临床诊断沿用阿姆斯特丹 II 标准（Amsterdam II Criteria）：①至少 3 个家系成员有 HNPCC 相关肿瘤（结直肠癌、子宫内膜癌、小肠癌、输尿管癌或肾盂癌）；②其中一名患者应为其他 2 人的一级亲属；③至少连续 2 代受累；④至少 1 人诊断年龄低于 50 岁；⑤除外家族性腺瘤性息肉病（familial adenomatous polyposis）；⑥肿瘤必须经病理诊断证实。

与散发性子宫内膜癌相比，Lynch 综合征所引发的子宫内膜癌常表现为较高的组织学分级、明显的血管淋巴管浸润、增多的深肌层浸润几率以及较高的肿瘤分期，似乎更具有侵袭性。最常见的病理类型是子宫内膜样腺癌（>80%），此外，还可发生癌肉瘤、透明细胞癌、浆液性癌等。肿瘤常见以下形态学改变：①淋巴细胞浸润肿瘤组织（>40/10HPF）；②Crohn 病样淋巴反应；③细胞结构欠清晰，具有异质性和少见特征；④更易发生子宫下段肿瘤。有些文献甚至推测 Lynch 综合征可能会增加子宫内膜与卵巢发生同步癌的机会。

对子宫内膜癌组织进行 DNA MMR 蛋白免疫组化染色，可以明显地提高 Lynch 综合征患者的检测率。对染色结果的进行判定时需要注意：只有相比阳性内参对照（非肿瘤性子宫内膜间质、腺体及淋巴细胞出现细胞核着色），肿瘤组织出现 MMR 蛋白表达完全丧失（极少数病例除外），方可诊断为 MMR 蛋白缺失（图 6-2-99）。>1/3 的子宫内膜样腺癌发生 DNA MMR 蛋白缺失，最常见的原因是 *MLH1* 启动子超甲基化。与结直肠癌 Lynch 综合征患者相比，子宫内膜癌出现 *MSH2* 及 *MSH6* 缺失的几率较高。Lynch 综合征诊断不仅需要进行 DNA MMR 蛋白免疫组化染色，还需要结合其他检测手段（如对特异性 *MMR* 进行基因测序、*MMR* 基因缺失的多重连接依赖的探针扩增等），以明确患者存在的种系突变。

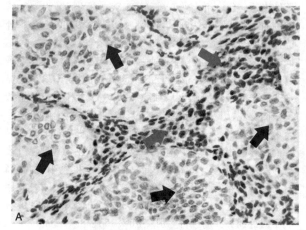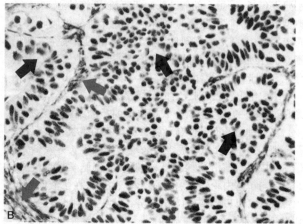

图 6-2-99　MSH2 和 MLH1 蛋白在 Lynch 综合征患者子宫内膜样腺癌组织表达（免疫组织化学染色）
相比阳性内参对照（红色箭头），肿瘤性腺体（黑色箭头）呈现 MSH2 蛋白表达缺失（A）、MLH1 蛋白表达阳性（B）

三、2009 年 FIGO 分期系统对妇科肿瘤病理诊断的影响

国际妇产科协会（FIGO）自 2006 年起，开始对 1988 年颁布的外阴癌、宫颈癌和子宫内膜癌分期系统进行修订，通过与国际妇科肿瘤协会（IGCS）、妇科癌症团体（GCIG）、国际妇科病理学会（ISGP）、美国妇科肿瘤学会（SGO）、美国癌症联合委员会（AJCC）等多家权威机构的共同协作，新的 FIGO 分期系统已于 2009 年正式公布，而卵巢癌、输卵管癌、滋养叶细胞肿瘤分期系统的修订工作也计划在未来 3 年内完成。由于 FIGO 分期系统是目前世界上广泛采用的妇科恶性肿瘤分期，因此，此次修订对妇科肿瘤病理诊断产生了重大的影响。

在新修订的 FIGO 分期系统中，外阴癌的变动最大。临床资料表明，尽管病灶大小、浸润深度对预后的影响较为重要，但受累淋巴结状况是外阴癌最为重要的独立预后因素,发生淋巴结转移的数量、大小、是否存在被膜外扩散决定患者的预后状况,对此,新分期主要依据淋巴结转移的状况进行了以下变动:取消0期(原位癌),将原来的Ⅰ期和Ⅱ期合并,无论病灶大小,只要没有侵犯邻近器官及淋巴结转移者,都被列为Ⅰ期;侵犯邻近器官但无淋巴结转移者为Ⅱ期;存在淋巴结转移者为Ⅲ期,并根据受累淋巴结数量、大小及有无被膜外扩散进行亚分期;因双侧淋巴结转移并非独立预后因素,因此未被列入分期系统。新分期系统要求对外阴癌的病理诊断应更为详尽,不仅需要明确肿瘤的病理类型、病灶大小、浸润深度(最浅表真皮乳头的上皮~间质连接处至肿瘤最深浸润点的距离),还需要报告受累淋巴结状况(阳性淋巴结数量、大小及是否存在被膜外扩散)。

尽管临床分期较手术-病理分期缺乏准确性,但更适合推广(尤其在发展中国家),因此,2009年宫颈癌分期系统仍继续沿用临床分期,主要依据病灶大小、浸润深度及侵犯范围进行了细微变动:取消0期(原位癌);对ⅡA期肿瘤(累及阴道上2/3、无宫旁浸润),根据肿瘤最大直径进行亚分类,≤4cm者为ⅡA1期,>4cm者为ⅡA2期。分期要求病理诊断中浸润深度必须用毫米(mm)计算,虽然血管浸润、受累淋巴结状况未被列入分期标准,但一经发现,必须在诊断报告中明确体现,因为此类患者(特别是早期肿瘤患者)预后较差;宫颈癌治疗5年期内可能会发生阴道癌,如果宫颈癌已完全缓解,阴道癌可被视为原发性肿瘤;此外,该分期系统也同样适用于微浸润及浸润性腺癌。

子宫内膜癌主要包括子宫内膜样腺癌、浆液性腺癌、黏液性腺癌、透明细胞癌、未分化癌等亚型,2009年子宫内膜癌FIGO分期系统仍沿用手术-病理分期,主要有以下变动:取消0期(原位癌);因5年生存率无明显差别,将原ⅠA和ⅠB合并为ⅠA期;对Ⅱ期肿瘤不再进行亚分期;将原来的ⅡA期累及宫颈管腺体的肿瘤改为Ⅰ期;对ⅢC期进行亚分期,将盆腔淋巴结转移(ⅢC1)与腹主动脉淋巴结转移(ⅢC2)分开,因为发生腹主动脉淋巴结转移的患者预后更差;基于大样本病例研究结果,腹水或腹腔冲洗液细胞学阳性不再被列入分期标准,但FIGO仍建议进行细胞学检查并独立报告结果。由于对Ⅰ期子宫内膜癌,界定肿瘤局限于子宫内膜抑或发生浅表肌层浸润非常困难,新分期系统无疑减轻了病理诊断的压力。子宫内膜癌的病理诊断需要对肿瘤的组织学类型、分级、浸润深度和扩散范围、淋巴结转移状况等方面进行全面、仔细地评定,如严格区分宫颈间质及宫颈管腺体浸润(免疫组化CD10 & vimentin阳性有助于判定异型腺体为子宫内膜起源)、判断浆膜层及宫旁受累情况等,对浆液性腺癌、未分化癌尤其需要仔细观察,确定有无间质浸润。

子宫肉瘤非常罕见,仅占妇科恶性肿瘤的1%、子宫恶性肿瘤的3%~7%,在1988年FIGO分期系统中,子宫肉瘤(包括平滑肌肉瘤、间质肉瘤、腺肉瘤、癌肉瘤)与子宫内膜癌的分期标准一致,然而临床资料表明,该分期系统并不能有效地反映患者的预后,因此,针对子宫肉瘤特殊的生物学行为,2009年FIGO对其进行了独立分期,分别制定了平滑肌肉瘤、间质肉瘤/腺肉瘤的分期系统,而癌肉瘤依然沿用子宫内膜癌的分期标准。新分期系统为手术-病理分期,

因此,要求病理诊断时必须明确肿瘤的病理类型、病灶大小、边界(膨胀性或浸润性生长)、肌层浸润深度、是否侵及浆膜面或超出子宫范围。部分子宫肉瘤仅凭形态学观察是难以鉴别的,必须借助免疫组织化学或者分子遗传学检测,例如,低级别子宫内膜间质肉瘤常发生(7;17)(p15;q12)移位、平滑肌肉瘤常出现*HMGIC*(12q15)和*HMGIY*(6p21)基因异常等。

2009 FIGO分期系统自公布以来,立刻得到了广泛关注,普遍认为外阴癌新分期系统能够更好地评估患者的预后,但是对于癌肉瘤(恶性米勒混合瘤)的分期标准仍存在争议,认为新FIGO分期系统仍不能较为精准地反映患者的预后,虽然越来越多的证据表明这类肿瘤为单克隆起源,属于一种去分化或化生性型的子宫内膜癌,类似于高级别子宫内膜癌(Ⅲ级),但其生物学行为更具有侵袭性,患者预后更差。随着大量临床资料的研究总结,将会对FIGO分期系统做出更为准确的评价,对其未来的修订提供更多、更好的依据。

结语:进入21世纪,随着分子遗传学等各种研究技术的广泛开展及应用,病理学已从单一的组织病理学诊断,转变为组织病理学、免疫病理学、分子病理学三者紧密结合的综合诊断模式,这种模式的改变将传统的肿瘤病理学形态学诊断,扩展至判断肿瘤发生易感性、检测基因及染色体变化、评估肿瘤生物学行为,同时对肿瘤的起源、发生及演进机制的认识也有了质的突破。新机制的提出并不意味着推翻原有的观点,而是有助于我们更好地理解和诠释妇科肿瘤,虽然部分新观念、新进展还需要大量的研究证实,但及时跟进妇科肿瘤病理学最新的研究进展,会有利于加强病理诊断的国际标准化,为妇科肿瘤的病理诊断、预防、早期筛查及治疗提供新的思路。

(张静 刘劲松)

第七节 妊娠滋养细胞肿瘤病理

一、WHO妊娠滋养细胞疾病分类

(一)WHO妊娠滋养细胞疾病分类(2003)

2003年WHO妊娠滋养细胞疾病分类见表6-2-16。

(二)WHO妊娠滋养细胞疾病分类说明

1. WHO新分类在原分类的基础上在大类上作了调整,如滋养细胞肿瘤包括绒毛膜癌、胎盘部位滋养细胞肿瘤、上皮样滋养细胞肿瘤。胎块妊娠范围扩大,将侵袭性、转移性水泡状胎块列入其中。

2. 对一些疾病的生物学行为有了新的界定。如侵袭性、转移性水泡状胎块及胎盘部位滋养细胞肿瘤归为交界性或生物行为未定,上皮样滋养细胞肿瘤归为恶性。

3. WHO分类与国际妇产科联盟(FIGO)分类不一致。FIGO将侵袭性葡萄胎和绒毛膜癌合称为妊娠滋养细胞肿瘤。根据侵袭性葡萄胎和绒毛膜癌在临床表现、诊断和处理原则等方面基本相同,该组疾病又好发于需要保留生育功能的年轻女性,组织学证据有时难以获得,因此,2000年FIGO妇科肿瘤委员会建议妊娠滋养细胞肿瘤的临床分类

表 6-2-16 WHO 妊娠滋养细胞疾病分类（2003）

妊娠滋养细胞疾病（gestational trophoblastic disease）	
滋养细胞肿瘤（trophoblastic neoplasms）	
绒毛膜癌（choriocarcinoma）	9100/3
胎盘部位滋养细胞肿瘤（placental site trophoblastic tumour）	9104/1
上皮样滋养细胞肿瘤（epithelioid trophoblastic tumour）	9105/3
胎块妊娠（molar pregnancies）	
水泡状胎块（hydatidiform mole）	9100/0
完全性（complete）	9100/0
部分性（partial）	9103/0
侵袭性（invasive）	9100/1
转移性（metastatic）	9100/1
非肿瘤性、非胎块性滋养细胞病变（non-neoplastic, non-molar trophoblastic lesions）	
胎盘部位结节和斑块（placental site nodule and plaque）	
胎盘部位过度反应（exaggerated placental site）	

不以组织学为依据，将侵袭性葡萄胎和绒毛膜癌合称为妊娠滋养细胞肿瘤，并进一步分为转移性和非转移性两类。FIGO 与 WHO 分类不一致，可能会对诊断要求、预后评估造成影响。

二、水泡状胎块

（一）完全性水泡状胎块

1. 大体检查　典型病例可见大小不等的簇状圆形水泡，由纤细的索带相连成串，形如葡萄。水泡直径多在 1～10mm 间，灰白色，半透明状，常与血性液体及蜕膜碎片混杂，其量可达 2000ml。有时水泡细小，似珍珠米样。对于直径在 2mm 以下，肉眼不宜发现的水泡状胎块，被称为"镜下葡萄胎"，要注意与流产变性鉴别。水泡状胎块看不到胎儿和妊娠的膜囊结构。

2. 镜检　水泡状胎块的基本病理形态为绒毛间质水肿、中心液化池形成、血管消失、滋养细胞增生。表现为绒毛间质普遍水肿，中央区液体堆积，形成中央水池。水泡轮廓大多规则，部分塌陷的绒毛虽较不规整，但边缘圆钝。绒毛间质幼稚化，缺乏成熟过程，常见核碎片。核碎裂与缺血、缺氧有关。绒毛间质血管缺如，少数病例在较先发育的绒毛干中有时可见间质血管，但壁薄如窦隙，管壁不完整。终末绒毛血管完全消失，有时易被毛细淋巴管样的假腔隙迷惑。鉴别真假血管的要点是构成管腔的细胞不是成熟的内皮细胞，而是与周围形态一致的幼稚的间质细胞，形成的腔隙不完整。滋养细胞增生是诊断的必要依据，突出表现为滋养细胞增生的活跃性、弥漫性、无极向性、异型性和双细胞混杂性。增生现象在不同区域表现程度不同，由于血供不足或中断，局部滋养细胞增生的程度可能并不显著，但多取材还是能看到滋养细胞增生现象。为了全面正确地评估滋养细胞增生程度，临床医生在送检标本时最好将宫腔内吸出的组织和由宫壁取出的组织分别标志送检。

早期完全性葡萄胎容易误诊，下列特征性结构可以鉴别：绒毛分叶状结构；富于细胞的绒毛间质；黏液性基质和核碎片；结构不良的滋养细胞；水泡同步化水肿等。P57 阴性是特征性标记物，表现为绒毛间质细胞和细胞滋养细胞不着色或阳性细胞数小于总细胞数的 10%。

（二）部分性水泡状胎块

1. 大体检查　仅见部分绒毛呈水泡状，水泡常散在，大小不等，与正常绒毛夹杂在一起。绒毛和水泡可以不同比例混杂，倾向于保留胎盘的形状，或有不明显增大的绒毛性团块，并可伴胚胎或胎儿。

2. 镜检　示水泡状胎块与正常大小的绒毛混合存在。前者水肿过程缓慢形成，导致绒毛外形不规则，形成扇贝样轮廓，中期以后更为明显，有迷宫样腔隙形成。绒毛间质中可见滋养细胞包涵体（系绒毛表面滋养细胞向间质内凹陷的滋养细胞团）。一般无间质核碎片。部分性水泡状胎块同样伴有滋养细胞增生，但增生程度不如完全性的明显，多以合体滋养细胞增生为主。滋养细胞胞浆常含有空泡或呈花边状外观。P57 阳性有助于和完全性水泡状胎块鉴别。P53 阳性、Ki67 高阳性表达（>10%）有助于与绒毛水肿变性鉴别。

（三）侵袭性水泡状胎块

侵袭性水泡状胎块的先行妊娠为葡萄胎。基础病理为水泡样胎块组织浸润子宫肌壁或血管，甚至到子宫外，发生远处转移。刮宫标本很难直接诊断，通常根据影像学检查或是子宫切除手术标本做出诊断。大体形态取决于浸润的程度。一般表现为肌壁间的出血性病灶，边缘欠清晰，暗红色，质偏软，切面根据不同的病理过程表现不同，可见或无水泡样组织。有时病灶直径仅数毫米，易被忽视，需作连续的 0.5～1cm 的平行纵切面。浸润较深的可穿透浆膜或阔韧带，表现为该部位的紫蓝色结节。镜检示肌壁间存在浸润性的水泡样组织，滋养细胞有不同程度的增生，并可有血管的浸润。化疗后部分病例仅表现为肌层内的坏变绒毛阴影，周围为出血坏死的组织轮廓。葡萄胎刮宫时间越短，水泡浸润肌层的发生率越高。有学者认为水泡浸润肌层大多有自限性。其过程好比胎盘/绒毛植入。

（四）转移性水泡状胎块

表现为子宫的水泡状胎块在病灶清除后 hCG 水平不变或升高，同时存在远处超过子宫滋养细胞病变的临床证据，或发现子宫外的水泡状胎块的转移证据。因为侵袭性水泡状胎块也可出现远处转移，两者的界定存在交叉。侵袭性水泡状胎块应有子宫肌壁浸润的证据，转移性则该点不突出。水泡状胎块伴有阴道或外阴转移，应分别对待。因为阴道或外阴到子宫的静脉没有静脉瓣膜，子宫的静脉血向阴道或外阴部可不受阻止地倒流。因此，容易在这些地方发生出血性结节。结节中央为含绒毛的血块，边缘部是机化的血块，很少有活跃的滋养细胞。若同时体内有原发性恶性滋养细胞肿瘤，或转移结节内有高度增生的滋养细胞时，应考虑为转移性病灶。

三、妊娠性绒毛膜癌

妊娠性绒毛膜癌，简称绒癌，是一种由大片显著异型的双相型滋养细胞组成的不形成绒毛的恶性肿瘤。原发病灶一般在子宫，但也可以在宫颈、阴道、输卵管、卵巢或阔韧带内。

大体检查肿瘤多为界限相对清楚的出血性结节状病灶，切面似胎盘、面筋、海绵样，质地偏软，较脆，暗红色，出血坏死明显。

镜检见滋养细胞高度增生伴明显出血坏死，不形成绒毛或水泡状结构。因为绒毛膜癌自身不含血管，靠滋养细胞侵蚀宿主血管获取营养物质生存，所以恶性滋养细胞一般存在于病灶的边缘区，中心为大片的出血坏死。肿瘤细胞主要由细胞滋养细胞和合体滋养细胞组成，滋养细胞聚集成片、巢状，呈浸润性、扩张性生长。核异型明显，核分裂多见。绒毛膜癌易于浸润血管形成瘤栓。免疫组化上皮性标记、hCG 表达强阳性，HPL 也可阳性表达。p53、Ki67 阳性率高。

四、胎盘部位滋养细胞肿瘤

胎盘部位滋养细胞肿瘤（简称 PSTT）是由胎盘种植部位的中间型滋养细胞形成的肿瘤，大体检查表现形态不一，多表现为息肉状或向肌层内生长的出血性结节状肿块，边界不清或清晰。可单发也可多发。镜检典型的生长方式为形态单一的单核（中间型）滋养细胞增生，成片状、条索状或单细胞穿插在平滑肌纤维之间，不破坏平滑肌组织结构，呈分离性的肌束间浸润。肿瘤细胞多边形、圆形、或梭形，胞浆较丰富，透亮或嗜酸性。可见少数瘤巨细胞。出血坏死较少，伴有纤维素样物质沉积。免疫组化标记 CK、HPL、CD146 表达强阳性，hCG 表达弱阳性，抑制素、P63 阴性。

五、上皮样滋养细胞肿瘤

上皮样滋养细胞肿瘤（简称 ETT）是滋养细胞肿瘤的一种罕见类型。发病机制尚不清楚。现代的研究认为是来源于绒毛膜型的中间型滋养细胞肿瘤。好发于正常妊娠或流产后。有 10% 左右发生于葡萄胎后。前次妊娠与 ETT确诊间隔 1～18 年不等，平均 6 年。

组织学上兼有滋养细胞肿瘤和癌的特征。大体检查为孤立的、出血性、实性或囊性病灶。切面灰红，灰黄，有坏死，质软或质脆。镜检瘤细胞类似平滑绒毛膜滋养细胞，排列为巢团状、片状，镶嵌在平滑肌组织间，呈地图样形。细胞巢内及瘤细胞间常有小灶性出血坏死，周围见嗜酸性的玻璃样物质。肿瘤细胞大小较一致，为单核的滋养细胞，异型性不大，少数细胞核异型较大，深染。瘤细胞核清晰，核膜不均匀，核仁小而清楚，胞浆透亮或嗜酸性，似上皮样。核分裂一般不多。免疫组化标记：上皮性标记、α-抑制素、E-cadherin、P63、EGFR 呈强阳性。hCG 部分细胞阳性。HPL、PLAP、CD146 局灶性阳性。

（陈晓端）

参 考 文 献

1. Abeler VM, Royne O, Thoresen S, et al. Uterine sarcomas in Norway. A histopathological and prognostic survey of a total population from 1970 to 2000 including 419 patients. Histopathology, 2009, 54: 355-364

2. Anglesio MS, Arnold JM, George J, et al. Mutation of ERBB2 provides a novel alternative mechanism for the ubiquitous activation of RAS-MAPK in ovarian serous low malignant potential tumors. Mol Cancer Res, 2008, 6(11): 1678-1690

3. Arafa M, Somja J, Dehan P, et al. Current concepts in the pathology and epigenetics of endometrial carcinoma. Pathology, 2010, 42(7): 613-617

4. Arif S, Ganesan R, Spooner D. Intravascular leiomyomatosis and benign metastasizing leiomyoma: an unusual case. Int J Gynecol Cancer, 2006, 16: 1448-1450

5. Atkins KA, Arronte N, Darus CJ, et al. The Use of p16 in enhancing the histologic classification of uterine smooth muscle tumors. Am J Surg Pathol, 2008, 32: 98-102

6. Backes FJ, Cohn DE. Lynch syndrome. Clin Obstet Gynecol, 2011; 54(2): 199-214

7. Baker P, Oliva E. A practical approach to intraoperative consultation in gynecological pathology. Int J Gynecol Pathol, 2008, 27: 353-365

8. Baker P, Oliva E. Endometrial stromal tumours of the uterus: a practical approach using conventional morphology and ancillary techniques. J Clin Pathol, 2007, 60: 235-243

9. Bansal N, Herzog TJ, Seshan VE, et al. Uterine carcinosarcomas and grade 3 endometrioid cancers: evidence for distinct tumor behavior. Obstet Gynecol, 2008, 112(1): 64-70

10. Bartosch C, Manuel Lopes J, Oliva E. Endometrial carcinomas: a review emphasizing overlapping and distinctive morphological and immunohistochemical features. Adv Anat Pathol, 2011, 18(6): 415-437

11. Beller U, Quinn MA, Benedet JL, et al. Carcinoma of the vulva. FIGO 6th annual report on the results of treatment in gynecological cancer. Int J Gynecol Obstet, 2006, 95(Suppl 1): S7-S27

12. Boruta DM, 2nd, Gehrig PA, Fader AN, Olawaiye AB. Management of women with uterine papillary serous cancer: a Society of Gynecologic Oncology(SGO) review. Gynecol Oncol, 2009, 115(1): 142-153

13. Cao D, Guo S, Allan RW, Molberg KH, Peng Y. SALL4 is a novel

sensitive and specific marker of ovarian primitive germ cell tumors and is particularly useful in distinguishing yolk sac tumor from clear cell carcinoma. Am J Surg Pathol,2009,33(6):894-904

14. Chen L,Yang B. Immunohistochemical analysis of p16,p53,and Ki-67 expression in uterine smooth muscle tumors. Int J Gynecol Pathol,2008,27:326-332

15. Cheng L,Sung MT,Cossu-Rocca P,et al. OCT4:biological functions and clinical applications as a marker of germ cell neoplasia. J Pathol,2007,211(1):1-9

16. Cheung AN,Zhang HJ,Xue WC,et al. Pathogenesis of choriocarcinoma:clinical,genetic andstem cell perspective. Future Oncol,2009,5(2):217-231

17. Chiesa-Vottero A,Dvoretsky PM,Hart WR. Histopathologic study of thin vulvar squamous cell carcinomas and associated cutaneous lesions. Am J Surg Pathol,2006,30:310-318

18. Clarke B,McCluggage WG. Iatrogenic lesions and artefacts in gynaecological pathology. J Clin Pathol,2009,62:104-112

19. Clement PB,Yong RH. Atlas of gynecologic surgical pathology. Philadelphia,PA:Elsevier Inc,2008

20. Colombo N,Parma G,Zanagnolo V,Insinga A. Management of ovarian stromal cell tumors. J Clin Oncol,2007,25(20):2944-2951

21. Cossu-Rocca P,Zhang S,Roth LM,et al. Chromosome 12p abnormalities in dysgerminoma of the ovary:a FISH analysis. Mod Pathol,2006,19(4):611-615

22. Creasman W. Revised FIGO staging for carcinoma of the endometrium. Int J Gynaecol Obstet,2009,105(2):109

23. Crowder S,Tuller E. Small cell carcinoma of the uterine cervix. Semin Oncol,2007,34(1):57

24. Czernobilsky B. Uterine tumors resembling ovarian sex cord tumors:an update. Int J Gynecol Pathol,2008,27:229-235

25. D'Angelo E,Spagnoli LG,Prat J. Comparative clinicopathologic and immunohistochemical analysis of uterine sarcomas diagnosed using the World Health Organization classification system. Hum Pathol,2009,40:1571-1585

26. Edwards RD,Moss JG,Lumsden MA,et al. Uterine-artery embolization versus surgery for symptomatic uterine fibroids. N Engl J Med,2007,356:360-370

27. Esposito NN,Hunt JL,Bakker A,et al. Analysis of allelic loss as an adjuvant tool in evaluation of malignancy in uterine smooth muscle tumors. Am J Surg Pathol,2006,30:97-103

28. Fadare O,Ghofrani N,Stamatakos MD,et al. Mesenchymal lesions of the uterine cervix. Pathol Case Reviews,2006,11:140

29. Fadare O. Perivascular epithelioid cell tumor(PEComa)of the uterus:an outcome-based clinicopathologic analysis of 41 reported cases. Adv Anat Pathol,2008,15:63-75

30. Fader AN,Boruta D,Olawaiye AB,Gehrig PA. Uterine papillary serous carcinoma:epidemiology,pathogenesis and management. Curr Opin Obstet Gynecol,2010,22(1):21-29

31. Ferguson SE,Gerald W,Barakat RR,et al. Clinicopathologic features of rhabdomyosarcoma of gynecologic origin in adults. Am J Surg Pathol,2007,31:382-389

32. Gallardo A,Prat J. Müllerian adenosarcoma:a clinicopathologic and immunohistochemical study of 55 cases challenging the existence of adenofibroma. Am J Surg Pathol,2009,33(2):278

33. Gershenson DM,Sun CC,Lu KH,et al. Clinical behavior of stage

II -IV low-grade serous carcinoma of the ovary. Obstet Gynecol,2006,108(2):361-368

34. Giordano G,D'Adda T,Brigati F,et al. A Unique case of primary squamous carcinoma of the salpinx associated with serous carcinoma of the omentum:a pathological and molecular study. Int J Gynecol Pathol,2010,29(6):533-538

35. Guntupalli SR,Ramirez PT,Anderson ML,et al. Uterine smooth muscle tumor of uncertain malignant potential:a retrospective analysis. Gynecol Oncol,2009,113:324-326

36. Hacker NF. Revised FIGO staging for carcinoma of the vulva. Int J Gynaecol Obstet,2009,105(2):105-106

37. Hampel H,Frankel W,Panescu J,et al. Screening for Lynch syndrome(hereditary nonpolyposis colorectal cancer)among endometrial cancer patients. Cancer Res,2006,66(15):7810-7817

38. Hornick JL,Fletcher CD. PEComa:what do we know so far? Histopathology,2006,48:75-82

39. Hurrell DP,McCluggage WG. Uterine tumour resembling ovarian sex cord tumour is an immunohistochemically polyphenotypic neoplasm which exhibits coexpression of epithelial,myoid and sex cord markers. J Clin Pathol,2007,60:1148-1154

40. Ip PP,Cheung AN,Clement PB. Uterine smooth muscle tumors of uncertain malignant potential(STUMP):a clinicopathologic analysis of 16 cases. Am J Surg Pathol,2009,33:992-1005

41. Ip PP,Lam KW,Cheung CL,et al. Tranexamic acid-associated necrosis and intralesional thrombosis of uterine leiomyomas:a clinicopathologic study of 147 cases emphasizing the importance of drug-induced necrosis and early infarcts in leiomyomas. Am J Surg Pathol,2007,31:1215-1224

42. Irving JA,Alkushi A,Young RH,Clement PB. Cellular fibromas of the ovary:a study of 75 cases including 40 mitotically active tumors emphasizing their distinction from fibrosarcoma. Am J Surg Pathol,2006,30(8):929-938

43. Irving JA,Carinelli S,Prat J. Uterine tumors resembling ovarian sex cord tumors are polyphenotypic neoplasms with true sex cord differentiation. Mod Pathol,2006,19:17-24

44. Ismiil N,Rasty G,Ghorab Z,et al. Adenomyosis involved by endometrial adenocarcinoma is a significant risk factor for deep myometrial invasion. Ann Diagn Pathol,2007,11:252-257

45. Ismiil ND,Rasty G,Ghorab Z,et al. Adenomyosis is associated with myometrial invasion by FIGO 1 endometrial adenocarcinoma. Int J Gynecol Pathol,2007,26:278-283

46. Jaworski RC,Roberts JM,Robboy SJ,et al. Cervical glandular neoplasia.//Robboy SJ,Mutter George,Part J,et al. Robboy's pathology of female reproductive tract. 2nd ed. New York:Churchill Livingstone,2009:249-280

47. Jia L,Liu Y,Yi X,et al. Endometrial glandular dysplasia with frequent p53 gene mutation:a genetic evidence supporting its precancer nature for endometrial serous carcinoma. Clin Cancer Res,2008,14(8):2263-2269

48. Kalfa N,Philibert P,Patte C,et al. Extinction of FOXL2 expression in aggressive ovarian granulosa cell tumors in children. Fertil Steril,2007,87(4):896-901

49. Kurihara S,Oda Y,Ohishi Y,et al. Endometrial stromal sarcomas and related high-grade sarcomas:immunohistochemical and molecular genetic study of 31 cases. Am J Surg Pathol, 2008, 32:1228-

1238

50. Kurman RJ, Ellenson LH, Ronnett BM. Blaustein's pathology of the female genital tract, 6th. New York: Springer, 2010: 550-572

51. Kurman RJ, Shih Ie M. The origin and pathogenesis of epithelial ovarian cancer: a proposed unifying theory. Am J Surg Pathol, 2010, 34(3): 433-443

52. Kurman RJ, Shih IM. The Origin and Pathogenesis of Epithelial Ovarian Cancer: A Proposed Unifying Theory. Am J Surg Pathol, 2010, 34: 433-443

53. Kurman RJ, Visvanathan K, Roden R, et al. Early detection and treatment of ovarian cancer: shifting from early stage to minimal volume of disease based on a new model of carcinogenesis. Am J Obstet Gynecol, 2008, 198(4): 351-356

54. Lagoo AS, Robboy SJ. Lymphoma of the female genital tract: current status. Int J Gynecol Pathol, 2006, 25: 1-21

55. Leath CA 3rd, Huh WK, Hyde J Jr, et al. A multi-institutional review of outcomes of endometrial stromal sarcoma. Gynecol Oncol, 2007, 105: 630-634

56. Lee FY, Wen MC, Wang J. Epithelioid leiomyosarcoma of the uterus containing sex cord-like elements. Int J Gynecol Pathol, 29: 67-68

57. Lin Z, Liu M, Li Z, et al. Delta p63 protein expression in uterine cervical and endometrial cancers. J Cancer Res Clin Oncol, 2006, 132: 811-816

58. Lynch HT, Lynch PM, Lanspa SJ, et al. Review of the Lynch syndrome: history, molecular genetics, screening, differential diagnosis, and medicolegal ramifications. Clin Genet, 2009, 76(1): 1-18

59. McCluggage WG, McKenna M, McBride HA. CD56 is a sensitive and diagnostically useful immunohistochemical marker of ovarian sex cord-stromal tumors. Int J Gynecol Pathol, 2007, 26: 322-327

60. McCluggage WG, Robboy SJ. Mesenchymal uterine tumors, other than pure amooth muscle neoplasms, and adenomyosis. 2nd ed. Philadelphia, PA: Elsevier, 2009

61. McCluggage WG. Morphological subtypes of ovarian carcinoma: a review with emphasis on new developments and pathogenesis. Pathology, 2011, 43(5): 420-432

62. McCluggage WG. Müllerian adenosarcoma of the female genital tract. Adv Anat Pathol, 2010, 17(2): 122-129

63. Mellembakken JR, Engh V, Tanbo T, et al. Mitotically active cellular luteinized thecoma of the ovary and luteinized thecomatosis associated with sclerosing peritonitis: case studies, comparison, and review of the literature. Pathol Res Pract, 2010, 206(11): 744-748

64. Miettinen M, Fetsch JF. Evaluation of biological potential of smooth muscle tumours. Histopathology, 2006, 48: 97-105

65. Miller K, Price JH, Dobbs SP, et al. An immunohistochemical and morphological analysis of post-chemotherapy ovarian carcinoma. J Clin Pathol, 2008, 61(5): 652-657

66. Moinfar F, Azodi M, Tavassoli FA. Uterine sarcomas. Pathology, 2007, 39: 55-71

67. Moore KN, Fader AN. Uterine papillary serous carcinoma. Clin Obstet Gynecol, 2011, 54(2): 278-291

68. Nucci MR, Drapkin R, Dal Cin P, et al. Distinctive cytogenetic profile in benign metastasizing leiomyoma: pathogenetic implications. Am J Surg Pathol, 2007, 31: 737-743

69. Nucci MR, Harburger D, Koontz J, et al. Molecular analysis of the JAZF1-JJAZ1 gene fusion by RT-PCR and fluorescence in situ hybridization in endometrial stromal neoplasms. Am J Surg Pathol, 2007, 31: 65-70

70. Nucci MR, Quade BJ. Uterine mesenchymal tumors. Philadelphia, PA: Elsevier Inc, 2006

71. Okumura M, Fushida K, Rezende WW, et al. Sonographic appearance of gestational trophoblastic disease evolving into epithelioid trophoblastic tumor. Ultrasound Obstet Gynecol, 2010, 36(2): 249-251

72. Oliva E, de Leval L, Soslow RA, et al. High frequency of JAZF1-JJAZ1 gene fusion in endometrial stromal tumors with smooth muscle differentiation by interphase FISH detection. Am J Surg Pathol, 2007, 31: 1277-1284

73. Pecorelli S, Zigliani L, Odicino F. Revised FIGO staging for carcinoma of the cervix. Int J Gynaecol Obstet 2009, 105(2): 107-108

74. Pecorelli S. Revised FIGO staging for carcinoma of the vulva, cervix, and endometrium. Int J Gynaecol Obstet, 2009, 105(2): 103-104

75. Pectasides D, Pectasides E, Psyrri A. Granulosa cell tumor of the ovary. Cancer Treat Rev, 2008, 34(1): 1-12

76. Poulos C, Cheng L, Zhang S, Gersell DJ, Ulbright TM. Analysis of ovarian teratomas for isochromosome 12p: evidence supporting a dual histogenetic pathway for teratomatous elements. Mod Pathol, 2006, 19(6): 766-771

77. Pradhan TS, Stevens EE, Ablavsky M, et al. FIGO staging for carcinosarcoma: Can the revised staging system predict overall survival? Gynecol Oncol, 2011, 123(2): 221-224

78. Prat J. FIGO staging for uterine sarcomas. Int J Gynaecol Obstet, 2009, 104(3): 177-178

79. Provenza C, Young RH, Prat J. Anaplastic carcinoma in mucinous ovarian tumors: a clinicopathologic study of 34 cases emphasizing the crucial impact of stage on prognosis, their histologic spectrum, and overlap with sarcomalike mural nodules. Am J Surg Pathol, 2008, 32(3): 383-389

80. Quade BJ, Robboy SJ. Uterine smooth muscle tumors. 2nd ed. Philadelphia, PA: Elsevier, 2009

81. Roth LM, Czernobilsky B. Perspectives on pure ovarian stromal neoplasms and tumor-like proliferations of the ovarian stroma. Am J Surg Pathol, 2011, 35(3): e15-33

82. Roth LM. Recent advances in the pathology and classification of ovarian sex cord-stromal tumors. Int J Gynecol Pathol, 2006, 25(3): 199-215

83. Roth MH, Kindelberger D, Crum CP. Serous tubal intraepithelial carcinoma and the dominana ovarian mass, clues to serous tumor origin? Am J surg pathol, 2009, 33(3): 376-383

84. Saeed AS, Hanaa B, Faisal AS, et al. Cotyledonoid dissecting leiomyoma of the uterus: a case report of a benign uterine tumor with sarcomalike gross appearance and review of literature. Int J Gynecol Pathol, 2006, 25: 262-267

85. Saleemuddin A, Folkins AK, Garrett L, et al. Risk factors for a serous cancer precursor ("p53 signature") in women with inherited BRCA mutations. Gynecol Oncol, 2008, 111(2): 226-232

86. Salvador S, Gilks B, Kobel M, et al. The fallopian tube: primary site of most pelvic high-grade serous carcinomas. Int J Gynecol Cancer, 2009, 19: 58-64

87. Santillan A, Kim YW, Zahurak ML, et al. Differences of chemoresis-

tance assay between invasive micropapillary/low-grade serous ovarian carcinoma and high-grade serous ovarian carcinoma. Int J Gynecol Cancer,2007,17(3):601-606

88. Schmeler KM,Gershenson DM. Low-grade serous ovarian cancer:a unique disease. Curr Oncol Rep,2008,10(6):519-523

89. Scott M,McCluggage WG. Current concepts in ovarian epithelial tumorigenesis:correlation between morphological and molecular data. Histol Histopathol,2006,21(1):81-92

90. Scurry J,Wilkinson EJ. Review of terminology of precursors of vulvar squamous cell carcinoma. J Lower Genital Tract Disease,2006, 10:161-169

91. Shah SP,Kobel M,Senz J,et al. Mutation of FOXL2 in granulosa-cell tumors of the ovary. N Engl J Med,2009,360(26):2719-2729

92. Shia J. Immunohistochemistry versus microsatellite instability testing for screening colorectal cancer patients at risk for hereditary nonpolyposis colorectal cancer syndrome. Part I. The utility of immunohistochemistry. J Mol Diagn,2008,10(4):293-300

93. Simpson KW,Albores-Saavedra J. HMB-45 reactivity in conventional uterine leiomyosarcomas. Am J Surg Pathol,2007,31:95-98

94. Soslow RA,Ali A,Oliva E. Müllerian adenosarcomas:an immunophenotypic analysis of 35 cases. Am J Surg Pathol,2008,32:1013-1021

95. Soslow RA. Uterine mesenchymal tumors:a review of selected topics. Diagnostic Histopathology,2008,14:175-188

96. Stewart EA,Rabinovici J,Tempany CM,et al. Clinical outcomes of focused ultrasound surgery for the treatment of uterine fibroids. Fertil Steril,2006,85:22-29

97. Tackin S,Bozaci EA,Sonmezer M,et al. Late recurrence of uterine Müllerian adenosarcoma as heterologous sarcoma:three recurrences in 8 months increasing in number and grade of sarcomatous components. Gynecol Oncol,2006,101:179-182

98. Tahlan A,Nanda A,Mohan H. Uterine adenomyoma:a clinicopathologic review of 26 cases and a review of the literature. Int J Gynecol Pathol,2006,25:361-365

99. Toledo G,Oliva E. Smooth muscle tumors of the uterus:a practical approach. Arch Pathol Lab Med,2008,132:595-605

100. Toledo G,Oliva E. Smooth muscle tumors of the uterus:a practical approach. Arch Pathol Lab Med,2008,132:595-605

101. van der Steen S,de Nieuwenhof HP,Massuger L,et al. New FIGO staging system of vulvar cancer indeed provides a better reflection of prognosis. Gynecol Oncol,2010,119(3):520-525

102. Vang R,Shih Ie M,Kurman RJ. Ovarian low-grade and high-grade serous carcinoma:pathogenesis, clinicopathologic and molecular biologic features,and diagnostic problems. Adv Anat Pathol,2009,

16(5):267-282

103. Verma M,Joseph G,McCluggage WG. Uterine composite tumor composed of leiomyosarcoma and embryonal rhabdomyosarcoma with immature cartilage. Int J Gynecol Pathol,2009,28:338-342

104. Wang T,Zhang X,Obijuru L,et al. A micro-RNA signature associated with race,tumor size,and target gene activity in human uterine leiomyomas. Genes Chromosomes Cancer,2007,46:336-347

105. Wang X,Kumar D,Seidman JD. Uterine lipoleiomyomas:a clinicopathologic study of 50 cases. Int J Gynecol Pathol,2006,25:239-242

106. Wiegand KC,Shah SP,Al-Agha OM,et al. ARID1A mutations in endometriosis-associated ovarian carcinomas. N Engl J Med,2010, 363(16):1532-1543

107. Zaloudek CJ,Hendrickson MR,Soslow RAI. Mesenchymal tumors of the uterus. 6th ed. Spring,2010

108. Zhang J,Tam WL,Tong GQ,et al. Sall modulates embryonic stem cell pluripotency and early embryonic development by the transcriptional regulation of Pou5f1. Nat Cell Biol,2006,8(10): 1114-1123

109. Zhang P,Zhang C,Hao J,et al. Use of X-chromosome inactivation pattern to determine the clonal origins of uterine leiomyoma and leiomyosarcoma. Hum Pathol,2006,37:1350-1356

110. Zhang X,Liang SX,Jia L,et al. Molecular identification of "latent precancers" for endometrial serous carcinoma in benign-appearing endometrium. Am J Pathol,2009,174(6):2000-2006

111. Zhao C,Vinh TN,McManus K,et al. Identification of the most sensitive and robust immunohistochemical markers in different categories of ovarian sex cord-stromal tumors. Am J Surg Pathol,2009,33 (3):354-366

112. Zheng W,Xiang L,Fadare O,Kong B. A proposed model for endometrial serous carcinogenesis. Am J Surg Pathol,2010,35(1):e1-e14

113. Zynger DL,Dimov ND,Luan C,Teh BT,Yang XJ. Glypican 3:a novel marker in testicular germ cell tumors. Am J Surg Pathol, 2006,30(12):1570-1575

114. 陈乐真. 妇产科诊断病理学. 第2版. 北京:人民军医出版社, 2010:546-559

115. 陈晓端. 阴道疾病病理//陈乐真. 妇产科诊断病理学. 北京:人民军医出版社,2010:72-96

116. 郭东辉,庞淑洁. 盆腔浆液性腺癌输卵管伞端的病理特征. 中华肿瘤杂志,2011,33(4):287-290

117. 沈丹华,鲍冬梅. 子宫颈疾病病理学//陈乐真. 妇产科诊断病理学. 第2版. 北京:人民军医出版社,2010:98-142

第三章

妇科肿瘤与遗传和基因

人类肿瘤遗传学是医学遗传学的一个重要分支，主要研究人类肿瘤的遗传因素、遗传方式、染色体与基因的结构和功能的变化，及其与肿瘤诊断、治疗、预后和预防的关联。近 20 年来，由于分子生物学技术的不断突破和创新，为肿瘤遗传学的研究提供了更有效的手段和方法，促进了肿瘤遗传学的迅速发展。

实际上人们对于肿瘤成因的理解，早已涉及人类遗传学的范畴。一般认为所有的人类肿瘤均是由一系列的遗传性改变，使支配细胞生长、老化和死亡的正常机制受到阻碍而引起的。导致细胞遗传损伤的起源是多种多样的。肿瘤细胞内存在的突变可能是遗传的，也可能是个体出生后，正常细胞接触了外源性致癌源，或是细胞中发生了内源性突变所致。

有些肿瘤的发生显然是生殖细胞和体细胞突变之相互作用的结果，即子代可经遗传的方式，从亲代获得某些本身并不能直接引起细胞发生恶性转化的基因，但当发生了第二次体细胞突变时，便会表达为恶性表型。应该指出的是，与人体的其他肿瘤相比较，目前对于妇科肿瘤遗传学的认识仍然有限，尚待进一步深入研究。

本章以妇科肿瘤的遗传学和基因为题，从细胞与分子遗传学水平，介绍妇科肿瘤的遗传变化特点，至于遗传学的一些基本概念，已在本书第一篇第四章中叙述，不再在此重复。

第一节　肿瘤染色体和基因改变的特点

一、肿瘤染色体的异常

肿瘤细胞的细胞遗传学分析显示，大部分人体恶性肿瘤中存在染色体的异常（或称染色体畸变）。在同类型肿瘤重复检出的染色体异常，称为非随机性发生的异常。证实肿瘤染色体中非随机性发生的异常，对于了解人体肿瘤发生过程中遗传的定位是非常有用的。一般认为，原发性的染色体异常是致癌因子直接作用的结果，这可能不是随机的，而继发性异常往往是癌生成过程中细胞分裂过程失常的结果，它可能是随机的，多种多样的，所以可认为染色体异常并非肿瘤产生的始动因素，而是致癌因素作用的结果。

肿瘤染色体异常包括数目异常和结构异常。先天的或后天的（即诱发的）染色体异常，往往伴随着恶性肿瘤的发生。在直接检查某一肿瘤或经过短期培养的肿瘤细胞群的染色体时，其中绝大多数或多数细胞所具有染色体数目，称做该肿瘤细胞群的众数（modal number）。肿瘤细胞染色体最常见的数目异常为非整倍体（aneuploid），即比二倍体多或少 1 条或若干条染色体数。即同原染色体不是二条，而是三条、四条。当某一细胞群体的染色体众数近于二倍体时,称为近二倍体($2n^+$)。当其众数小于 46 时,称为亚二倍体($2n^-$);其大于 46 时,称超二倍体($2n^+$)。当某一细胞群体的众数无法精确地计数,但其染色体数目位于或接近三倍体时,称为近三倍体($3n^+$)、近四倍体($4n^+$)、亚四倍体($4n^-$)、超四倍体($4n^+$)等。其中 $2n^+$ 和 $3n^-$ 之间的区别是 $2n^+$ 细胞群体的大多数染色体数目小于 $2n^+ n/2$。至于 $3n^+$ 和 $4n^-$ 的区别可以类推。有些恶性肿瘤有保持二倍体者,但要注意是否为假二倍体,即染色体总数虽然保持二倍体数目,但其中某几号染色体之数目可能有增加或减少,当增减数目达平衡时,染色体总数不变,形成假二倍体(pseudodiploid)。

对于肿瘤染色体结构异常,可以从染色体的外形和带型两个方面分析。染色体断裂是各种异常较常见的基础,由此而引起的异常较常见的包括:染色体缺失(deletion,del)、倒位(inversion,inv)、重复(duplication,dup)、易位(translocation,t)、等臂染色体(isochromosome,i)、环形染色体(ring chromosome,r)和双着丝粒染色体(dicentric,dic)等。也可见到许多标记染色体(marker chromosome,mar),是指出现于同样一种肿瘤内、不同细胞中同样的染色体。也可见到姊妹染色体交换(sister chromatid exchange,sister)和染色体脆性部位(chromosome fragile site)增加,出现于某些肿瘤患者外周血细胞中。另外,所谓衍生性染色体(derivative chromosome,der),系指一个结构发生过重排的染色体,产生自 2 个或 2 个以上染色体的异常,或源自单个染色体多处异常所引起的重排。

随着染色体分析技术的改进和核型研究工作的普及化,关于人体肿瘤核型异常资料的积累,在迅速不断地增加中,这对于我们了解和阐明肿瘤的生物学发生和行为是颇有帮助的。瑞典隆德(Lund)大学从 20 世纪 80 年代开始,将世界各地提供的肿瘤核型分析结果作统一登记,定期出版汇编资料,题为《肿瘤染色体异常目录》(Catalog of Chromosome Aberration in Cancer)。在 1995 年的第 5 版汇编中已收集了 22 076 例肿瘤的核型分析结果。从 2000 年起,由互联网上可获得其定时更新的汇编资料,目前数据库中(2012 年 8 月 15 日)已收集达 61 846 例肿瘤,其网址为 http//cgap.nci.gov/Chromosomes/Mitelman。从这些资料的肿瘤类别中,我们会发现,血液恶性疾病占 63%、淋巴瘤占 10%,而实体瘤占 2%,尤其是许多重要的实体瘤,如子宫颈癌、前列腺癌和皮肤癌的核型相当有限,尤其需要继续积累和提供更多有关上皮性肿瘤的细胞遗传学资料。

二、癌 基 因

在讨论癌基因(oncogen)之前,介绍两个基因,即原癌基因(proto-oncogeneproto-oncogene)和病毒癌基因(viral oncogeneviral oncogene)。原癌基因是指一大类控制细胞生长和分化的基因,它们在生物演化过程中高度保守,约占人体全部基因数的 0.1%~1%,是细胞的正常生长、分化、个体发育、组织修补和生命必需的。原癌基因偶尔被逆转录病毒摄取和加工,变成急性转化病毒基因组中的一个组分,即称为病毒癌基因。部分原癌基因偶尔在外界致癌因子的持久作用下,发生了结构改变即突变(mutation),可引起异常

的启动,演变成所谓的癌基因。这些癌基因的表达已发生量变或质变,特别是失去了时空的调节控制。因此肿瘤基因定义是一类细胞基因,如被单独或与其他基因一起转导入某一类型的细胞,会以显性形式诱导一个或多个肿瘤性转化。目前已有 100 个以上的癌基因已被鉴定,它们大多数被定位在某一个染色体的特定位置上,按其编码产物的功能和分布大体上分为 4 类:①蛋白质磷酸化激酶类,其大多数产物为酪氨酸专一的激酶,包括 src、fps、fos、和 abl 等。②生长因子及生长因子受体,如 sis、erbB-2 和 ras 等。③作为分裂信号效应蛋白的核蛋白,如 mye、myb、和 erb-A 等。④基因产物功能未明确的,如 ets-1 等。

由原癌基因被启动成为癌基因的机制包括 DNA 重排(rearrangement),基因扩增(amplification),点突变(point mutation)等。究竟需要多少个肿瘤基因参与才能导致细胞恶性变,尚未完全清楚。至于恶性肿瘤形成后,哪些基因产物与恶性肿瘤的演进过程有关,更不太清楚。关于常见肿瘤基因的染色体定位见表 6-3-1。

表 6-3-1　常见癌基因的染色体定位

染色体号数	癌基因	染色体号数	癌基因
1	L-myc N-ras ski	12	K-ras-2 int-1
2	N-myc	13	
3		14	fos
4		15	fes
5	Fms	16	
6	K-ras-1 myb	17	erbA-1 erb B-2
7	erbB-1	18	bcl-2 yes-1
8	mos myc	19	
9	Abl	20	
10		21	
11	H-ras-1 bcl Int-2	22	Sis

三、抑 癌 基 因

抑癌基因(tumor suppressor gene)是指一些特定的细胞基因,它们的表达抑制癌的表型,并可对抗癌基因的作用,也称为抗癌基因(antioncogene)。抑癌基因编码的蛋白大部分位于细胞核内,在正常细胞中抑制其增殖。抑癌基因的突变或缺失可导致无功能的抑制蛋白的产生,而不能抑制肿瘤发生。由于这些基因抑制细胞增殖,而非刺激细胞增殖,且一个抑癌基因引起细胞恶性转化须有两个等位基因失活,通常为一个等位基因发生突变,而另一个等位基因发生缺失,因此也将这类基因称为隐性癌基因(recessive oncogene)。近已证明某些抑癌基因的失活为其启动区发生甲基化所致。和癌基因相似,抑癌基因的产物遍布于细胞内。虽然目前已被鉴定的抑癌基因数目并不多,但估计它的实际数量可能与癌基因不相上下。表 6-3-2 及表 6-3-3 分别列示目前已被鉴定的抑癌基因和某些肿瘤中可能存在

的抑癌基因的定位。

表 6-3-2　已被鉴定的抗癌基因

抗癌基因	有关的肿瘤	染色体定位
RB	视网膜母细胞瘤基因	13q14
p53	编码 p53 蛋白的基因	17p13
BRCA1	与乳腺癌、卵巢癌等有关	17q21
DCC	结肠、直肠癌中突变的基因	18q
APC	结肠囊腺瘤样息肉和部分结肠癌	15q21
PRAD1	与甲状旁腺瘤等有关	11q13
p16	与黑色素瘤和多种实体瘤有关	9p21
p27	卵巢癌	12p13
PTEN	子宫内膜癌等	10q23

表 6-3-3　可能存在的抗癌基因

有关的肿瘤	基因定位
肾母细胞瘤	11p13
小细胞肺癌	3p11,3p14-23,13,17
神经母细胞瘤	10,14q
胶质细胞瘤	1p,14q
胶质母细胞瘤	10
乳腺癌	11p,13q
横纹肌肉瘤	11q15
骨肉瘤	11q14
星形细胞瘤	17p
肝母细胞瘤	11

（一）RB 基因

这是第一个被发现的人体中的抑癌基因，即视网膜母细胞瘤基因，在细胞周期的 G_1 期基因所编码的蛋白与核内转录因子 E_2F 相结合，而能防止参与细胞周期活动的其他基因转录的活化。当 RB 发生磷酸化时，E_2F 被释放，使细胞进入 DNA 合成期，细胞进行增殖。RB 的磷酸化受到一系列因子调节，包括环素、环素-依赖性激酶及其抑制剂如 P16 等。myc 基因的蛋白产物也是一种转录因子。RB 产物与 myc 产物的结合属细胞正常的生理功能，在肿瘤细胞中发生了突变的 RB 蛋白不能与 myc 蛋白结合。推断肿瘤细胞中因 RB 蛋白与 myc 转录因子不能结合，因而引起细胞转化。已发现 RB 基因的缺失和突变引起 RB 蛋白失活，伴同许多恶性肿瘤的发生，包括视网膜母细胞瘤、骨肉瘤、乳腺癌和肺癌等。另外，某些致癌病毒，如一些腺病毒、乳头状瘤病毒和 SV40 病毒所产生的转化蛋白，可与 RB 基因产物结合，阻断后者的抗肿瘤作用。

（二）p53 基因

在 SV40 病毒转化的啮齿动物细胞中先发现了一种

P53 蛋白，能与 SV40 大 T 抗原形成稳定的复合物。编码 P53 蛋白基因产物在调控细胞的增殖和凋亡中起了非常重要的作用。野生型 p53 转染某些恶性细胞，可使恶性细胞的恶性表型逆转，因而认为 p53 基因除了作为一种抑癌基因之外，如本身已发生了突变，也具有显性转化基因的作用，引起细胞的恶性转化。

人类 p53 基因的大小约为含 20 000 个碱基对的 DNA，包含了 11 个外显子，定位于 17 号染色体短臂（17p13）。

p53 基因的缺失和突变在人类肿瘤中颇为常见。75% 的结肠癌中有一个 p53 基因的缺失，其中 86% 伴有另一个等位基因的突变。这种突变在肿瘤发生的早期阶段，例如腺瘤阶段相对很少出现，通常伴同于恶性转化。p53 基因的突变在乳腺癌和子宫内膜癌中高达 20% ～ 30%。p53 基因的突变在正常人群中很少发生，但在患有遗传型多发性癌倾向综合征（Li-Fraumeni 综合征）家族，则拥有突变的种系细胞系的 p53。

p53 基因的突变大部分发生在基因的保守区，相当于第 5～8 外显子间，原本这部分序列编码的蛋白分子均具有重要的功能，点突变可引起个别氨基酸的异常替代，所产生的异常蛋白质产物可能对于降解的抵抗性增强，P53 半存期延长，因此在肿瘤细胞中 p53 突变显示为过度表达，P53 蛋白增加。正常细胞中则仅含由野生型序列编码的 P53 蛋白，其量很低。

（三）p16 基因

p16（p16INK4，MTS1）基因首先是寻找与环素-依赖性激酶4（CDK4）相互作用的蛋白时而被克隆化的，它定位于 9 号染色体的短臂，含 3 个外显子。p16 基因产物涉及抑制细胞分裂周期中 G_1 期至 S 期的转化，抑制 CDK4 对 RB 蛋白的磷酸化。p16 功能的丧失可以导致细胞的生长失控。在许多不同类型的肿瘤细胞株，包括黑色素瘤、肺癌、乳腺癌、骨癌、膀胱癌、肾癌、卵巢癌和部分实体瘤中，p16 的改变主要是纯合型丢失，也有点突变的发生或基因启动子的甲基化，导致 p16 基因的失活。

（四）BRCA1 基因

为原发性家族性乳腺癌-卵巢癌综合征的易感基因，定位于 17 号染色体的长臂，被认为是一个抗癌基因，编码的蛋白约含 1863 个氨基酸。它的主要改变形式是点突变，并发现 50% ～64% 家族性乳腺癌-卵巢癌综合征患者的种系细胞中，有 BRCA1 的突变。根据系谱分析的结果提示，BRCA1 基因突变的携带者，一生中发生乳腺癌的风险率为 80% ～90%，发生乳腺癌-卵巢癌的风险率为 40% ～50%。不过未发现 BRCA1 基因突变的类型与患癌风险性有任何相关性。关于 BRCA1 的具体功能尚未清楚，初步的研究结果提示 BRCA1 在正常情况下为乳腺上皮细胞的阳性调节因子，在乳腺癌中因基因的突变或表达异常，其功能受损，而了解 BRCA1 功能丧失的通路，对于建立可靠的预测试验和设计新的专一的治疗策略颇为重要。进一步研究发现，BRCA1 的突变也在约 9% 的散发性的卵巢癌中被检测出。

（五）PTEN 基因

PTEN（MMAC1/TEP1）基因为位于 10q23 的一个抑癌基因，其所编码蛋白质之氨基酸序列和酪氨酸磷酸酶及紧张素相似。现发现许多散发性肿瘤中有 *PTEN* 的失活,主要是由点突变引起的,尤常见于子宫内膜癌和胶质细胞瘤。此外,也已发现种系细胞之 *PTEN* 基因突变存在于两种肿瘤易感综合征中,即卡登(Cowden)病和巴拿安-列雷-鲁佛卡巴(Bannayan-Riley-Ruvalcaba)综合征。这两种综合征的临床表现有部分重叠。

(六)*p27* 基因

p27 基因又称 *Kip1*,位于 12p13。p27 蛋白能结合和抑制环素/环素依赖性激酶复合物,而阻断细胞周期的进程。*p27* 已被认同为一个抑癌基因,在许多肿瘤中 *p27* 基因产生下调,并发现 p27 的表达与肿瘤预后密切相关,其表达越少,预后越差,令 p27 成为一个新的肿瘤预后的标志。事实表明 p27 对肿瘤的抑制有赖于 p27 表达的绝对水平。

四、DNA 错配修复基因和微卫星不稳定性

细胞的 DNA 经常会受到损伤,引起 DNA 复制时碱基错误配对(mismatch)。这种错配在修复基因的作用下获得修复的过程称为"非计划"(unscheduled)性 DNA 合成。DNA 错配修复的目的是为了纠正 DNA 聚合的插入性错误。现已肯定 DNA 错配修复对细胞的转化起到防止作用。与酵母菌中先发现的错误修复基因所相似的基因,近年来已在人类中被证实,已序列化的基因包括 7 个,即 *MSH2*、*MLH1*、*PMS1*、*PMS2*、*MSH6*、*MSH3* 和 *MLH3*。已发现 90% 非息肉性结、直肠癌(HNPCC)与这些基因的异常有关。这些基因的突变称为复制错误(replication error,RER),如在种系细胞中携带,发生结、直肠癌的风险达 70% ~ 90%;不过 HNPCC 的比例在全部结、直肠癌病例中只占 4% 或以下,其余 96% 的结、直肠癌中,遗传性 RER 的作用与影响尚不清楚。

另一方面,有 3 组科学家在研究结、直肠癌的基因改变时,差不多同时间提出了微卫星不稳定性(microsatellite instability,MSI)的概念。他们发现微卫星的 DNA 长度在肿瘤组织中和患者其他正常细胞中不相同,提示肿瘤的 DNA 发生了缺失或插入性变化。因为微卫星甚为均匀地分布于细胞基因组中,其改变的表型可能与肿瘤并存或引起肿瘤的发生。以后又发现,DNA 修复基因的突变均伴随 MSI 阳性,而 MSI 阳性却并不一定伴上述 4 个修复基因的突变,提示可能还存在其他的修复基因。MSI 的测定方法比较简单,可间接反映修复基因的突变状态。另外,在其他类型肿瘤中所检测到的 MSI 阳性也伴同 DNA 错配修复的故障,提示这种缺陷在肿瘤病因学中是普遍的。因此,认识到 DNA 修复环节缺陷与人体肿瘤发生的关系,以及利用 MSI 测定和辨认这种缺陷,是近来肿瘤分子遗传学研究中的一项重要新进展。我们可以把这些 DNA 修复基因视作与肿瘤发生有关的(除癌基因和抗癌基因以外的)第 3 类基因。目前,备受关注的研究是:①哪些肿瘤及癌前病变存在 MSI;②MSI 阳性与肿瘤预后的关系;③MSI 阳性的肿瘤患者家族中,其他成员患癌的风险性;④有多少 MSI 阳性肿瘤患者携带种系细胞的修复基因突变。这样的研究应在妇科肿瘤中也获得开展,这可能为筛查患肿瘤风险的个体提供新

的方法,为治疗一大类 MSI 阳性的肿瘤风险的个体提供新的方向。

五、肿瘤的表观遗传学

表观遗传学的原初概念是指在胚胎发育的研究中,基于细胞内染色质结构对基因功能影响的认识,由基因与其产物的因果作用所赋予机体的性状。嗣后发现表观遗传学不仅仅是涉及胚胎发育,而且广泛地参与了机体中各种生物过程,致使表观遗传学的概念得到补充和扩展。现已将表观遗传学定仪为研究由非 DNA 序列改变而引起的基因表达中的可遗传的各种改变。包括 DNA 胞嘧啶基的甲基化组蛋白的翻译后修饰、核小体的移动以及非编码的 RNA。

现已发现和证实细胞表观遗传构筑在肿瘤中发生了广泛的异变。这些表观突变与广泛的遗传性改变相伴,在肿瘤的发生和发展中起了重要的作用。表观突变可以独立地或与遗传性突变或缺失联合导致肿瘤抑制基因失活,它也可以通过激活癌基因而促进肿瘤的形成。至于如何引发这些表观遗传异常的机制,至今尚未清楚。

(一)肿瘤中的 DNA 甲基化异常

首先被证实的肿瘤的表观遗传学改变是肿瘤细胞内广泛的甲基化状态的变化,表现为全基因组范围的甲基化减低和特定位点 CpG 岛启动子的过度甲基化。这些改变可出现在肿瘤发生的早期,参与了肿瘤的形成。过低甲基化会促进染色体的重排,使基因组的不稳定性增加,也可激活一些促细胞生长的基因,例如胃癌中的 *R-ras* 和 *MAPSIN* 基因,结肠癌中的 *S-100* 基因和黑色素瘤中 *MAGE* 基因的活化等。与全基因组范围内的甲基化过低相反,特定位点的过度甲基化通过抑制肿瘤抑制基因而诱导肿瘤生成。自从首先发现 *Rb* 基因启动子中 CpG 的甲基化之后,陆续发现许多其他肿瘤抑制基因,如 *p16*、*MLH* 和 *BRCA1* 等也在肿瘤中存在由甲基化引起的失活。如能理解特定的基因组位点怎样成为 DNA 甲基化的目标,便有可能寻获新的治疗肿瘤的靶标。

(二)肿瘤中的组蛋白修饰的改变

近年来高通量 DNA 测技序术的发展帮助了全基因组染色质变化图谱的绘制,发现了肿瘤形成过程中由组蛋白脱乙酰酶(HDACs)介导的组蛋白乙酰化的缺失而导致基因抑制。HDACs 通常在各种肿瘤中呈示表达过度,与 HDACs 一起作用下维持组蛋白乙酰化水平的组蛋白转乙酰酶(HRT),也在肿瘤中发生变化,因而成为肿瘤的表观遗传学治疗的主要靶标。

除了组蛋白乙酰化的变化,肿瘤细胞中也可见组蛋白甲基化构型的广泛改变。许多肿瘤中存在一些组蛋白去甲基化改变伴同异常的基因沉默。有些组蛋白乙脱乙酰酶在前列腺癌中是上调的,而有可能成为治疗的靶标。

(三)核小体移动在肿瘤中的作用

已有许多数据显示核小体的重塑协同 DNA 甲基化和组蛋白修饰,而在肿瘤特异基因的失活起了关键性的作用。DNA 甲基化诱导的肿瘤中肿瘤抑制基因的沉默与核小体的移动,而占据了基因转录起始位点有关。此外,核小体的

重塑也可通过将抑制性表观标志传送到肿瘤抑制基因的启动位点导致异常的基因沉默。

（四）微RNA在肿瘤中的去调节

比较肿瘤和相应的正常组织中微RNA的表达水平发现肿瘤在其形成过程中微RNA水平产生了广泛性的变化。微RNA通过对细胞增殖和凋零有关的基因的调控，参与了肿瘤的生成。微RNA所起的促进或抑制肿瘤生成和生长功能取决于微RNA所作用的目的基因。许多抑制肿瘤的微RNA的目的基因是抑制或促进肿瘤生长的基因，例如微RNA miR-15和miR-16的目的基因是一个抗细胞凋零的基因BCL2，它在慢性淋巴细胞性白血病中是下调的，而在肺癌中下调的let-7的目的基因为癌基因RAS。以BCL6为目的基因的miR-127在前列腺癌和膀胱癌中明显下调。与抑制肿瘤的微RNA相反，促肿瘤生长的微RNA通常作用于细胞生长抑制通路，在肿瘤中是上调的。例如miR-21的目的基因为PTEN，它在视网膜母细胞中是上调的。miR-155在乳房癌，肺癌和某些造血细胞恶性肿瘤中也是明显上调的。

微RNA表达的改变可以通过各种机制包括染色体异常，转录因子的结合和其他表现观遗传性改变。例如miR-127是一种抑制肿瘤的微RNA，它在肿瘤中可因DNA甲基化而沉默，而可成为肿瘤的表观学遗传治疗靶标。

六、肿瘤的侵袭和转移与基因

虽然肿瘤的发生与细胞生长和调节的基因改变有关，但因肿瘤而引起的死亡，多数并非为肿瘤的局部生长和侵袭所致，乃因肿瘤发生了全身扩散和广泛转移。肿瘤的扩散和转移过程已包括细胞失黏附，周围基质降解，细胞迁移和新生血管形成。现已知众多的基因改变参与其不同的环节。

（一）肿瘤细胞失黏附

正常组织中细胞的有序排列是由细胞间和细胞的间质之间黏附分子的相互作用和平衡所维系的。在肿瘤中这些黏附分子基因的表达发生了改变，使正常的细胞稳定机制受到破坏。由整合素基因编码的整合素蛋白是一族异二聚体构成的黏膜结合受体，系由两个亚单位共价结合而成。目前至少有15个β亚单位和9个α亚单位已被鉴定。已证明整合素基因表达的改变有利于肿瘤的侵袭和转移。

（二）肿瘤细胞的侵袭

基底膜和一些基质蛋白，例如胶原和成纤维细胞结合蛋白的溶解为肿瘤细胞发生侵袭和迁移所需。细胞外基质的崩解系由一族基质金属蛋白酶（MMP）所介导，已经发现MMP有20多个成员，MMP-9（即明胶酶B）是其中较重要的一种，是降解基底膜的主要酶类，在多种肿瘤中表达增高。已发现MMP-9与乳腺癌、肝癌等肿瘤的侵袭有关。

除了细胞外基质降解外，肿瘤细胞的移动也是肿瘤发生侵袭的一项重要因素。许多自泌性移动因子，例如胰岛素生长因子也在肿瘤细胞中分泌增多。

（三）肿瘤新生血管形成

肿瘤的生长有赖于营养物质从周围间质的弥散。估计一个实体瘤当其直径达至1mm时，便需有新生血管形成以维持继续生长。这些肿瘤内的新生血管网也为肿瘤细胞的转移增添了途径。已在妇科肿瘤中发现高血管密度与生存时间减短的正相关关系。肿瘤新生血管的形成需要血管内皮细胞的增殖和迁移，此乃由数种细胞激素，包括成纤维细胞生长因子族，血管内皮细胞生长因子等的作用所促进。

七、肿瘤的基因治疗

到目前为止，虽然肿瘤基因治疗的成功大部分还限于体外系统，以处于基础研究和临床实验阶段为多，但应该很乐观地预测，基因治疗肯定会成为人类肿瘤的主要或辅助治疗措施。当然妇科肿瘤患者也一定可以从基因治疗中受益。而如在肿瘤发生之前，修复与肿瘤生成有关的基因突变，也可望用于肿瘤形成的预防。

肿瘤的基因治疗涉及抵消激活的癌基因和（或）恢复失活的抑癌基因在细胞中的功能。有两种遗传学方式去制约癌基因的细胞转化作用，一种是设法去除癌基因的主产物或封闭其功能，这一领域是基因治疗药理学研究的新焦点。第二种方式是应用序列专一性的外源性或细胞内产生的反义寡核酸干扰mRNA，阻断基因主产物的生产，即阻止DNA转录和mRNA翻译。反义寡核酸的一项优点是可作全身注入，但需克服抵达靶细胞的多重阻碍。虽然进行了化学结构的改制，可以延迟其在胞浆中的降解，但目前仍未解决如何消除其进入细胞的障碍。

基因治疗的另一个发展方向，是将具有正常功能的基因导入有基因缺陷的靶细胞中。其中以病毒转染和物理性转染为基因转移的基本方法。目前仍以病毒载体为最常用。但尚有许多缺点有待克服，例如这种导入过程本身是随机性的，载体的运载量不大，血浆中的补体成分可使其迅速失活，且要求宿主细胞正处于复制中，信使基因才能整合入宿主细胞的基因组。在实体瘤中，只是一小部分癌细胞处于复制中，因此其治疗的效果有一定的限制。为克服病毒载体的缺点，而以一些质子如脂质体和受体等为载体的非感染性转基因技术正在发展中。在这类转染正常功能基因的研究中，以p53可望最早成功。目前，p53基因治疗肝癌的临床试验工作已在进行中，系以重组的腺病毒为载体，制成p53释放系统，作肝内动脉注射。已有报道p53基因的功能丧失，也会导致肿瘤对化疗和放疗的敏感性降低。因此，p53治疗除了抑制细胞生长和诱发肿瘤细胞的程序死亡外，对化疗和放疗都有预期协同作用。p53的突变或等位基因缺失发生于几乎所有人体肿瘤中，在妇科肿瘤中则以卵巢癌中p53异常的发生率为最高，约达50%，因此，p53的治疗对卵巢癌比对其他妇科肿瘤可能更为有用。已观察到腺病毒运载的p53对卵巢肿瘤细胞的生长抑制作用，但对非肿瘤细胞或p53表达功能正常的癌细胞，则未见明显的抑制作用，这是p53用于卵巢肿瘤治疗的实验基础。除了直接性的基因治疗之外，也可利用遗传工程技术协同和加强常用的抗肿瘤治疗方法。这方面的发展也备受关注。例如拟利用肿瘤多药耐药基因（MDR）增加造血系统对化疗的耐药性。MDR的产物是一种可通透膜的物质，它能起药泵的作用，将药物驱出细胞。当MDR导入血液干细胞，它对造血系统细胞有增强抵抗化疗药物的作用。另外一种方式,是帮助抗肿瘤药物靶细胞的定位,系将一种编码蛋白的基因(自杀基因)转固定(transfix)于肿瘤细胞中,可使无毒性作用的抗癌药物前体,代谢成为有毒物质,这些代谢物只对复制中的肿瘤细胞有毒性,对非复制中的正常细胞无害,从而间接提高肿瘤细胞对药物的敏感性。

当前基因治疗在妇科肿瘤中的研究和应用仍以卵巢癌为多。已进入和有可能进入临床试验的靶标基因包括 *p53*,*BRCA1*,*erbB-2*,*bc1-2*,*MDR*,*C-myc*,*PTEN*,*Bax* 和 *HSV-TK*。这些治疗的相对安全性还在测试中,其治疗效果尚有待评定。进一步的研究尚应评估其单用和与化疗药物联合使用的疗效,因为临床前研究已显示有的靶标基因还具有化疗致敏作用。已用于研究子宫体肿瘤基因治疗的靶标基因包括 *PTEN*,*p53*,*p21* 和 *HSV-TK*,而用于子宫颈癌的则有 *p21*,*Bax*,*CD80*,*B7-1* 和 HPV 的 *E6* 和 *E7* 基因。肿瘤的基因治疗用于临床必须克服的问题包括如何保持治疗性基因物质在细胞内的稳定性和持久性,如何消除机体的免疫对抗反应,以及如何免除因造成细胞中原生型抗癌基因激活而诱导人体产生新肿瘤的可能性等多方面的困难问题。

八、肿瘤的表观遗传学治疗

肿瘤中的表观遗传学改变的可逆性,使表观遗传学治疗可成为肿瘤治疗的一项选择。表观遗传学治疗是通过逆转致瘤性的表观遗传学异常,使"正常表观遗传学"状态得以恢复。近年来已发现许多表观遗传学制剂可以逆转肿瘤中 DNA 甲基化和组蛋白修饰的异常。

首个被研发的肿瘤表观遗传学治疗的药物是 DNA 甲基化抑制剂。其中一个重要的发现是细胞毒制剂 5'重氮胞苷(5'-aza-CR)和 5'重氮脱氧胞苷(5'-aza-CdR)可以抑制甲基化,诱导基因的表达和细胞的分化,而被用于肿瘤治疗。这些核苷类似物可参入迅速复制中的细胞 DNA,通过进入 DNA 的 DNA 甲基转移酶,而去除细胞内的甲基化,主要是通过活化受抑的抑癌基因,而抑制肿瘤细胞的生长。美国食物与药品管理局已批准了 5'-Aza-CR 和 5'-aza-CdR 用于治疗骨髓增殖不良综合征,它们在治疗其他造血系统疾患,例如急性髓样白血病也显示有效。至于其他一些改良的 DNA 甲基化抑制剂,例如可以口服的 zebulasine 等正在临床试验中。

由于这类制剂可以参入 DNA,从而引起它们对正常细胞是否有毒性的关注。不过它们仅作用于快速分裂的肿瘤细胞,对分裂缓慢的正常细胞的作用可能并不大。另外一种可选途径是发展非核苷复合物,它们不必掺入 DNA 而发挥抑制甲基化的作用。这些制剂分子可通过阻断 DNMT 的催化或辅助因子的结合部位,或作用于调节性信使 RNA 的事例,而达到抑制甲基化的效用。不过,目前已研成的这类制剂例如 SGI-1027、RG-108 和 MG98 等的抑制甲基化作用的力度不大,今后需要发展更强效的制剂。肿瘤中异常的基因沉默常同时伴有组蛋白乙酰化的缺失。已发现使用组蛋白脱乙酰酶(HDAC)抑制剂去重建乙酰化构筑,可令肿瘤细胞生长停止,细胞凋零或诱导细胞分化。这些 HDAC 抑制剂的抗细胞增殖作用是通过再活化已沉默的抑癌基因而实现的。异羟肟酸 SAHA(suberolanilide hydroxamic acid)是一种 HDAC 抑制剂,已被批准用于 T 细胞皮下淋巴瘤的治疗。另外有几种 HDAC 抑制剂,例如 depsipeptide 和 phenylbutyrate 正在临床试验中。

对表观遗传学作用机制中各种不同成分间的相互作用的认识引起了对表观遗传学复合治疗的兴趣和探索,即联合应用 DNA 甲基化和 HDAC 的抑制剂。已证实这种复合治疗的策略优于单一治疗,例如有些肿瘤中抑癌基因的再活化仅见于 5-Aza-CdR 和制滴菌素 A(trichostatin)的复合治疗。在白血病细胞中发现 5-Aza CdR 能增强 depsipeptide 的抗肿瘤作用。

除了 DNA 甲基化和 HDAC 抑制剂之外,组蛋白甲基转移酶(HMT)抑制剂的应用也已在积极探索中。已发现 DZNsp 能选择性地作用于过度表达的 polycomb 抑制复合体蛋白,诱导肿瘤细胞的凋亡。虽然对于 DZNsp 的作用之特异性尚有疑问,但这些研究的发现支持了 HMT 抑制剂的可能效用,今后需要进一步发展组蛋白甲基化特异的抑制剂。

微 RNA 也代表了表观遗传学治疗的有希望的靶标。已有研究显示 5-Aza-CdR 和 4(4-phenylbutyric acid)可使 miR-127 活化,从而使肿瘤基因 *BCL* 发生下调,这项结果强有力地支持以微 RNA 为基础的肿瘤治疗策略。但是目前大家尚未找到高效的释放方法,是有效应用这种治疗方法的另一障碍。

(王炜　钟国衡　王益夫)

第二节　妇科肿瘤的遗传

一般认为,80% 以上人类的恶性肿瘤是由于各种环境致癌因素引起的,只有一些比较罕见的肿瘤是先天性或遗传性的。但是,常见的妇科肿瘤中往往有一部分具有明显的遗传性。当然这种遗传性并不是指肿瘤会直接由亲代传给子孙,所能遗传的是对于致病因子的易感性或倾向性。遗传型(家族性)的肿瘤通常具有下列特点:①发病年龄早,常较散发性同类肿瘤早 15～20 年,但并非每例都如此。②双侧器官易同时受累,在家族性乳腺癌卵巢癌综合征患者的乳腺发病尤其如此。③易出现多器官原发性肿瘤,而且可能具有有关综合征的其他特性。④常染色体显性遗传。⑤通常遗传型(家族性)的肿瘤与非遗传型(非家族性)的同类肿瘤在形态上不能区别。如对这类遗传型肿瘤只是诊断了肿瘤,而未诊断出综合征,应认为是未尽职的,因为患者本身甚至于其亲属,可能因此失去了预防和早期检出肿瘤的机会。反之,可以在确定了遗传型肿瘤的先证者之后,对其整个家族进行系谱调查,提供遗传咨询,定期作预防性检查或早期治疗。

一、卵巢肿瘤的遗传

根据病例报道和人口流行病学调查显示,遗传性倾向在一小部分上皮性卵巢癌的发生中是一个重要因素,因而遗传性因素在卵巢肿瘤病因学中的作用,业已受到关注,估计约 10%～15% 的卵巢恶性肿瘤以家族聚集的形式发生,但仅有 5% 符合一种显性遗传性模式。这种家庭的聚集发生的现象,可能是遗传倾向合并了环境因素作用的结果。在遗传型卵巢恶性肿瘤中,常见的类型依次为伴发于乳腺癌-卵巢癌综合征,遗传型非息肉性结肠、直肠癌综合征(Lynch 综合征)Ⅱ 型,以及位点特异性遗传型卵巢癌综合征中的卵巢癌。较少见的为遗传型胃肠道息肉伴黏膜皮肤色素沉着症(Peutz-Jegher 综合征)中的卵巢颗粒-卵泡膜细胞瘤、多发性痣样基底细胞癌综合征中的卵巢纤维瘤和囊肿以及 Li-Fraumeni 综合征(LFS)中的卵巢生殖细胞肿瘤。由以上诸多不同类型也足见遗传型卵巢肿瘤的异源性,这种异源性的概念对肿瘤的监察和制定处理肿瘤的策略是十分重要的。

许多遗传型乳腺癌家族成员中有卵巢癌患者,包括同时患乳腺癌和卵巢癌。以人口对比为基础,检查卵巢、乳腺和子宫内膜之间遗传关系,结果发现乳腺癌先证者家族中,乳腺癌和卵巢癌的相对危险性较高,乳腺癌患者中卵巢癌的发生率增高了一倍,卵巢癌患者中发生乳腺癌的危险性增加了 2~3 倍,不过子宫内膜癌的危险性却不高,从而提示了遗传型(家族性)乳腺癌-卵巢癌综合征的存在,而且乳腺癌和卵巢癌两者可能具有类似的发病因素。一般将一个遗传型乳腺癌倾向家族,如乳腺癌患者或其Ⅰ级亲属中有 2 个或 2 个以上卵巢癌的发生,便归类为遗传型乳腺癌-卵巢癌综合征。

遗传型非息肉性结肠、直肠癌综合征分两型(Ⅰ型和Ⅱ型),两型的共同特征为:①常染色体显性遗传;②结肠癌发病的年龄较早(平均为 44 岁);③以近端结肠受累相对较直肠为多。Lynch 综合征的诊断标准为,一个家族中连续两代或以上有三个或以上组织病理学证实的结直肠癌患者,其中一个是另外两个的Ⅰ级亲属,至少一个患者确诊年龄<50 岁。根据是否存在结直肠外肿瘤分为Ⅰ型和Ⅱ型,后者除了与前者一样有特定部位的结肠、直肠癌之外,还另外有其他癌症的伴发,比较好发的肿瘤是子宫内膜、卵巢、乳腺、泌尿系统和其他消化系统的癌症。

偶尔会遇到一个家族内多个成员发生卵巢癌,但无乳腺或结肠癌患者,也无其他与卵巢癌有关的遗传综合征的证据。于是将这样的家族称为位点特异性的遗传型卵巢家族,但这可能只是一个暂时的分类。

遗传型胃肠道息肉病伴黏膜皮肤色素沉着症,为常染色体显性遗传,以黏膜与皮肤黑色素沉着和胃肠道息肉为特征,约 1/3 的息肉位于结肠和直肠。已发现卵巢颗粒-卵泡膜细胞瘤伴发于这种遗传型综合征。

多发性痣样基底细胞癌综合征是一种常染色体显性遗传型皮肤病,又称为戈林(Golin)综合征,通常发病年龄较早(平均为 40 岁),以多发性基底细胞上皮瘤伴神经系统、眼和生殖器官异常为特征。这种痣样上皮瘤具有很强的侵蚀性,可转移到胸和肺。卵巢纤维瘤和囊肿可以是该遗传综合征的一个组分。

Li-Fraumeni 综合征是以乳腺癌为主的家族性肿瘤综合征,有明显的肿瘤家族史,呈常染色体显性遗传。生殖细胞肿瘤可以伴发于该遗传综合征。

与遗传型卵巢上皮性肿瘤相比,遗传型卵巢生殖细胞肿瘤很少见。在此类肿瘤疾患家族中,女性卵巢生殖细胞和男性睾丸生殖细胞都有可能发生肿瘤。此外,在遗传性性腺发育不良症患者中,卵巢生殖细胞瘤的发病率相对较高。

和普通人群中卵巢癌发病的平均年龄(获诊断时的平均年龄为 59 岁)相比,在乳腺癌-卵巢癌综合征、遗传型非息肉性结肠直肠癌综合征Ⅱ型和位点特异性卵巢癌综合征,这三类易患卵巢癌的家族成员中,卵巢癌的发病年龄较早,获诊断时的年龄分别为 49、35 和 52 岁。但这些遗传型卵巢癌的组织学构型和普通的卵巢癌相似,以浆液性乳头状囊腺癌为最多见,占 80% 以上,黏液性腺癌约占 1.4%~12.7%。交界性肿瘤极少见,约占 1.1%。浆液性腺癌的分化多为低-中分化。期别以晚期为多。多数作者报道遗传性卵巢癌预后相对较好。一组 53 例伴有 BRCA1 突变的家族性卵巢癌患者,浆液性腺癌占 81.1%(43/53),黏液性癌和内膜样癌各占 5.6%(3/53),未分化癌占 7.5%(4/53);肿瘤细胞学 3 级占 69.8%(37/53)、2 级 20.7%(11/53)、1 级 3.8%(2/53)、交界性肿瘤 5.6%(3/53)。分期中Ⅳ期占 9.4%(5/53)、Ⅲ期 71.7%(38/53)、Ⅱ期 0.2%(1/53)、Ⅰ期 17.0%(9/53);本组中位生存时间为 77 个月,而对照组(年龄、分期、组织类型及细胞分级相配的非遗传性卵巢癌 53 例)仅为 29 个月。

对于患卵巢癌的危险性可由系谱分析确定。根据家族史分析,如存在下列情况中的一种应视为卵巢癌的高危患者:①有两个或两个以上Ⅰ级亲属患卵巢癌。②一个Ⅰ级亲属患卵巢癌,另一个Ⅰ级亲属患乳腺癌,确诊年龄均小于 50 岁。③家族中有一个患卵巢癌的女性,两个患乳腺癌的女性,均在 60 岁之前确诊,她们之间有Ⅰ级亲属的关系相连。④家族中有三个患结肠癌的女性,一个卵巢癌患者,她们之间由Ⅰ级亲属关系相连。一般来讲,普通人群中女性患卵巢癌的风险为 1.4%;如有一个Ⅰ级亲属患卵巢癌,其患卵巢癌的风险为 7%;如有两个Ⅰ级亲属患卵巢癌,则其患卵巢癌的风险为 44%~56%;Lynch Ⅱ型综合征家族中卵巢癌发生风险较普通人群高 3.5~8 倍,其累积发病率为 12%。

亦可根据遗传型卵巢癌相关基因突变的检测来预测患卵巢癌的危险性。*BRCA1* 和 *BRCA2* 为家族性乳腺癌卵巢癌综合征的易感基因,*BRCA1* 和 *BRCA2* 突变的携带者患卵巢癌的风险增高,其风险分别为 63% 和 27%。对所有有卵巢癌或乳腺癌家族史的女性,有条件应进行 BRCA1 和 BRCA2 的检测。无检测条件者,可根据 Berry-Parmigian 模型,基于家族中乳腺癌或卵巢癌患者数目及亲缘关系、每个患者获诊的年龄以及种族来源等,推算家族成员携带 *BRCA* 突变的风险率。

对具有高度患癌危险性的妇女,应提供遗传咨询,详细讲解有关遗传危险性和遗传型卵巢癌自然病史知识。尽量让求诊者多了解关于卵巢癌和有关肿瘤的特征及其变异,获得患者对处理的配合。医生应持开放、坦率的态度,并应向患者指出目前所用来监测卵巢癌各项措施对于卵巢癌早期检出的限制性。

对高危险性的妇女,可从 25 岁起,每年作一次盆腔检查。已婚者应包括巴氏涂片检查。如有条件可作经阴道的超声检查,也可测定血清 CA125 和其他有关的肿瘤生化标志。如估计遗传型卵巢癌的危险性高达 50%,并已有子女,则可考虑选作预防性的卵巢切除术,作为防止卵巢癌发生的措施。不过应告知患者,不要以为切除了卵巢有100% 的保护作用,因偶尔在正常的卵巢切除后,盆腔内也可出现卵巢外的浆液性乳头状癌,其发生率为 1.8% ~ 4%,可能起源于盆腔的原肠上皮,可视之为遗传型卵巢癌综合征的表现之一。

对预防性切除卵巢的最佳年龄尚无一定标准。过早切除卵巢会导致心血管疾病及骨质疏松等问题。可参考家族性卵巢癌的平均患病年龄及个体患卵巢癌风险而酌情确定。卵巢切除后,可行激素补充治疗以减少心血管及骨代谢的影响。但激素补充治疗是否会增加患乳腺癌的风险,一般认为双侧卵巢切除患者行激素补充治疗对乳腺的影响不及未切除者,切除双侧卵巢后进行激素补充治疗对乳腺组织的影响不会抵消切除卵巢对乳腺的保护作用。

对高危险性的年轻尚有生育要求的女性,在完成生育之前可考虑药物性预防治疗,使用的药物主要为口服避孕药。口服避孕药已公认可显著降低普通人群卵巢癌的发病率,对高危人群亦有预防作用。有研究表明,使用口服避孕药 6 年,可使有遗传型乳腺癌卵巢癌家族史的成员患卵巢癌的危险下降 60%,这点与口服避孕药对一般人群的保护作用的研究结果相近。对高危险性人群,患乳腺癌的风险本来就高,服用避孕药是否会进一步增加患乳腺癌的危险性,目前尚无肯定结论,但一般认为不会增加患乳腺癌的危险性。妊娠对散发性卵巢癌有明显的保护作用,而在 BRCA1 和 BRCA2 突变基因的携带者,随着妊娠次数的增加其发生癌的风险不断增加,其具体机制尚不明确。

二、子宫颈癌的遗传

对子宫颈癌的病因学研究大部分关注的是环境因素的作用,而很少注意到宿主因素在子宫颈癌发生中的重要性。虽然发现多种类型人乳头状瘤病毒对子宫颈上皮细胞的转化作用,但尚未证实宿主对这些病毒的易感性。在临床上已发现子宫颈癌的家庭性发生倾向,约 1.7% ~7% 的宫颈癌患者有家族史,只是由于缺乏充分而完整的系谱调查资料,使得对遗传因素在子宫颈癌发病中作用的解释,尚受到一定程度的限制。曾有报道一个家族 3 个姊妹都发生子宫颈原位癌。也有报道一家 7 个女儿中有 3 个患同样的浸润前子宫颈癌。共同的生活环境或文化因素可能在这些家族性倾向中起一定的作用。

曾有一项调查显示子宫颈癌患者的母亲中,子宫颈癌的发生率为 7.9%,明显高于作为对照的患者丈夫母亲组中的发病率(1.0%)。另外,患者姊妹中的发生率为7.5%,比丈夫的姊妹中的发病率(1.1%)为高。还需要作更广泛的系谱对比研究才有结论,并应留意其他解剖部位的肿瘤发生情况。

三、子宫内膜癌的遗传

约有 10% 的子宫内膜癌患者有家族史,家族的集聚现象提示遗传因素在子宫内膜癌的发病中起一定作用。曾有

人对 154 例子宫内膜癌,连续观察 20 年并作系谱分析,发现 16%(25 例)患者的一个或多个 I 级亲属也患子宫内膜癌,其中一个家庭中,三姊妹均患子宫内膜癌;两个家庭中,母亲与女儿都患子宫内膜癌。

最常见的子宫内膜癌的遗传关联为遗传型非息肉性结、直肠癌综合征 II 型(Lynch II 型)。子宫内膜癌是 Lynch II 型综合征中最多见的肠外恶性肿瘤。发病年龄早,平均48 岁。在美国其终生累积患癌风险为 20% ~40%,而普通人群仅 3%;在芬兰一些 Lynch 综合征家族中,子宫内膜癌较直肠癌更为常见,其终生发病风险为 60%。

妇科医生也应知道如何监测和处理遗传型非息肉性结直肠癌综合征患者及其高危险者。对具有患该综合征倾向的妇女,宜自 25 岁起,每年做一次体检,包括结肠镜检查和子宫内膜活检,需要时加作结肠的双重对比造影检查。对已有子女的患者,如发现已患有肠道癌,应可考虑在进行次全结肠切除术的同时,切除全子宫和双侧附件,以预防妇科癌的发生。

Lynch 综合征患者家族成员中常携带 DNA 错配修复基因,有学者提出错配修复基因缺陷基因携带者行预防性子宫全切除和双侧附件切除,有利于预防子宫内膜癌和卵巢癌,然而目前还没有足够的证据支持这一观点,亦缺乏有关 Lynch 家族高危人群的长期随访资料。

四、妊娠滋养细胞肿瘤的遗传

人体胎盘的组织学构成主要来自滋养细胞。妊娠滋养细胞肿瘤指的是与妊娠有关,以滋养细胞组织增生和程度不同的恶性倾向为特征的一组疾病。分为良性葡萄胎(又分作完全性和部分性),侵蚀性葡萄胎,绒毛膜癌和胎盘部位滋养细胞肿瘤。

妊娠滋养细胞肿瘤的流行病学和遗传学研究显示,这类疾病的病因学比较复杂,已发现宿主因素在病因学中的重要性,至少一部分病例与遗传因素有关。东方人的高发病率这一点上,也提示了遗传因素的可能作用。

滋养细胞肿瘤的危险性和预后,不只是与患者的 ABO 血型有关,而且与其配偶的血型也有关系,已发现血型为 A 型的绒毛膜癌患者,其丈夫血型多数为 O 型;O 型患者的丈夫多数为 A 型;而 B 和 AB 型患者,如丈夫血型为 O 型或 A 型,其预后最差。

关于滋养细胞肿瘤的家族性倾向,曾有报道三个家庭中的姐妹都发生妊娠滋养细胞疾病。也有报道在纯合子双生姐妹中,一个患绒毛膜癌,另一个患葡萄胎。

五、遗传型妇科肿瘤的登记和咨询

(一) 遗传登记

对于患遗传型妇科肿瘤的患者及其家属成员,应予登记,以便做遗传咨询时给以指导。有些国家和地区设有专门机构负责此项工作,是值得提倡的。

在进行登记时,最好采用计算机化的资料输入系统,登记的内容通常分为五大类:①临床资料登记;②实验室检查资料登记;③监护登记;④研究资料登记;⑤预防情况登记。辨认患遗传型妇科肿瘤的妇女,最重要的一个环节是采编

正确的家庭史,编制系谱。

(二) 遗传咨询

目的是指导患者或其家属如何防治遗传型妇科肿瘤。给患者或家属提供以下信息:①肿瘤的遗传方式及其在某一亲属中发病的危险性;②肿瘤的症状、诊断方法与预后;③为预防发病应采取的措施,例如预防性外科手术。

必须强调一点,在遗传咨询工作进行时,建立良好的医生与患者间的谅解和信任的关系是很重要的。

(王炜　钟国衡　王益夫)

第三节　妇科肿瘤的染色体变化

控制机体各种性状的遗传单位是基因,基因主要位于细胞核内的染色体上。作为遗传物质载体的染色体,其数目、形态的恒定是维持遗传性相对稳定的必要条件。恶性肿瘤的染色体变化一般包括非随机和随机性改变。在同种肿瘤中反复检出的染色体异常,称为非随机性染色体异常,对了解遗传学因素在肿瘤发生过程中的作用非常重要。有研究表明,恶性肿瘤染色体的非随机性改变仅限于约一半的染色体,部分变化具有肿瘤类型的专一性。

一、卵巢肿瘤的染色体变化

良性卵巢肿瘤的染色体改变不显著,最常见的为12-三体。对交界性囊腺癌经 7 ~ 12 天培养后的染色体分析显示,10-三体可能是染色体早期的特异性改变。恶性卵巢肿瘤染色体的结构改变比较复杂,通过组织培养对卵巢癌细胞株进行遗传学分析可见,卵巢癌畸变涉及的染色体有 1、2、3、6、7、11、14、17 等,常见的缺失有 3p、6q11p、17、18 等。通过对卵巢癌实体瘤标本中染色体畸变进行分析发现,染色体畸变常发生于一些特定的染色体 1、2、3、5、6、7、11、14、17、20、21、X 等,但仍有较高的不一致性。有报道在卵巢癌患者腹水细胞及外周血淋巴细胞中发现的主要干系为近二倍体或近三倍体,染色体结构畸变主要为易位、染色单体断裂、裂隙和双微体。

有研究观察了在 7 例卵巢癌细胞系中染色体纺锤体检验点和 MAD2 基因表达之间的关系,结果发现 3 例卵巢癌细胞系因纺锤体检验点的失控,而使 MAD2 蛋白表达低下。有报道用比较基因组杂交技术(comparative genomic hybridization,CGH)和 FISH 技术联合检测,发现卵巢癌患者淋巴细胞染色体畸变率为 26%(3/13),显著高于对照组。有研究通过对 387 例卵巢癌患者的核型分析发现在患者外周血淋巴细胞核中均存在染色体数目畸变,有的存在+7,+8q 和+12,有的发生 6q-和 1q-。

虽然个别染色体发生重排的频率与染色体长度可能有关,但其中一些染色体畸变似乎更为常见,例如 1、3、6 号色体的断裂和重排,断裂点位于 1p3-4、1p36、3p14-21、6q15-21。其他较常见的重排发生于 7p、10q、11p、14q、19q。也有报道有标记染色体出现,包括等臂染色体 i(4p)、i(5p)、i(6p)和 i(12p)。

二、子宫颈癌的染色体变化

近年来对子宫颈癌的细胞遗传学研究发现了一系列发生于染色体 1、3、5、17 和 X 上的非随机性改变,但由于子宫颈癌的核型复杂性,现仍难以区别出首要的改变。在子宫颈癌的不同期别,还观察到其他染色体改变,如 2q、3p、4p、4q、5q、6q、11q、13q 和 18q 等区域的片段丢失,以及 1q、3q、5p 和 8q 等的获得。而在染色体 3p、4p、4q、5p、6p、6q、11q,and 17p 等的部分区域常发现 LOH,推断这些区域可能存在抑癌基因。对宫颈癌患者外周血淋巴细胞染色体的研究表明,其染色体数目畸变率显著高于对照组,提示宫颈癌患者的染色体稳定性较差,推测可能和 DNA 修复系统的缺陷造成特异的染色体区带缺失、癌基因激活和抑癌基因失活有关。

高危型人乳头瘤病毒(human papillomaviruses,HPVs)持续感染是引起子宫颈癌的重要原因。HPV 16/18 型的 E6、E7 基因是癌基因,具有细胞转化功能。E6 蛋白与 P53 蛋白形成复合物,可快速降解 P53,使其失去抑癌作用,导致细胞增殖。E7 蛋白与成视网膜细胞结合导致细胞过度生长有关。它们的产物和各种细胞蛋白复合物相互发生复杂的作用,对细胞周期和有丝分裂纺锤体的形成有重要的抑制作用,从而产生严重的染色体不稳定性。另外,病毒 DNA 可以整合到染色体的特定区域,如 8q24 和 12q15,尤其具有打断 E2 开放阅读框(open reading frame,ORF)的作用。由于 E2 ORF 的正常表达引起 E6、E7 表达下降,因此 E2 ORF 的中断可能在细胞恶变中起作用。子宫颈癌中可观察到染色体 11q13、11q21 和 19q13.1 的反复扩增,该现象在 HPV18 感染时尤为明显,该高危型 HPV 具有加速子宫颈病变恶性转化的特点,并多与浸润性表型相关。

三、子宫内膜癌的染色体变化

虽然子宫内膜癌相当常见,但对这类肿瘤的细胞遗传学研究并不多。大部分子宫内膜癌的染色体数目为近二倍体,其中一部分只涉及 1、2 条染色体的增加或丢失,有的以单个染色体的三体,或 8 号染色体为唯一的异常改变。通常高 2 倍体者的肿瘤分化和预后较差。

有研究报道认为子宫内膜癌在 1、2、7、10 和 12 号染色体畸变发生率最常见。1 号染色体长臂的三体或四体征也较常见。此外,1 号染色体在子宫内膜癌中的畸变还表现为各种结构重排,包括等臂染色体形成、缺失、复制和染色体长短臂之间的异位。有报道,1 号染色体三体或四体在 I 期子宫内膜腺癌中发生率高达 97%,提示 1 号染色体和早期子宫内膜腺癌之间可能有关系。也有学者认为在子宫内膜癌中 3p14 畸变率发生率最高,认为 3p14 是染色体断裂的热点区。在 3p14.2 区有人的 FHIT(fragile histidine triad)抑癌基因位点,由于 3p14 的断裂、缺失而导致 FHIT 功能失活,改变了细胞内环境,激活原癌基因,导致肿瘤发生。采用荧光原位杂交技术(FISH)对子宫内膜癌标本 8 号染色体畸变进行检测,结果发现 8 号染色体出现单体、三体及四体畸变,畸变率 100%,子宫内膜增殖症出现单体、三体畸变,畸变率为 70%,显著高于正常子宫内膜,提示 8 号染色体与子宫内膜癌发生发展密切相关。Tan 等对于子宫内膜癌患者外周血淋巴细胞染色体畸变（CAR）、姐妹染色单体交换（SCE）、微核（MN）、核仁组织形成（NOR）等方面进行了实验研究发现，子宫内膜癌组（21 例）染色体结构畸变以出现次数的多少排列为：1、3、2、5、7、8 号，染色体数目和结构畸变率分别为 12.86% 和 6.1%；SCE 频率、MN 率和 Ag-NOR 分别为（7.4±1.5）次/细胞、（6.6±1.9）‰和（7.1±1.6）个/细胞，均显著高于对照组，提示子宫内膜癌患者外周血淋巴细胞染色体数目和结构畸变率增高。

四、滋养细胞肿瘤的染色体改变

大多数完全性葡萄胎为纯合子，核型为 46，XX，少数为杂合子，核型 46，XY 或 46，XX。采用染色体分析发现，构成完全性葡萄胎二倍体的两份单体均源自父亲，推测为来自单倍体精子与空卵受精后的复制。也有罕见的多倍体完全性葡萄胎，一种为三倍体父源性葡萄胎，核型为 69，XXY；一种为四倍体葡萄胎为 92，XXXX。四倍体完全性葡萄胎，染色体的多态性显示所有染色体均为父源性，所见到的染色体核型可能是 46，XX 基础上的复制，其机制可能是 1 个正常单倍体卵子与 3 个精子，或两个精子其中之一是二倍体精子受精。还有另一种是亚二倍体或超二倍体葡萄胎，即二倍体父源性完全性葡萄胎少了或多了一条染色体。

部分性葡萄胎大多数为三倍体，也有为四倍体者。部分性葡萄胎的三体中，两份单倍体来自父亲，一份来自母亲，主要是双精受精所致。对部分性葡萄胎染色体核型和临床病理分析显示，部分性葡萄胎大部分为三倍体，其组织学特点是局部的轻~中度滋养细胞增生伴有基底滋养细胞包涵体。除上述通常所见的三倍体部分性葡萄胎外，还可有罕见的二倍体部分性葡萄胎，四倍体部分性葡萄胎，以及亚倍体或超倍体部分性葡萄胎。

完全性和部分性葡萄胎均表现过多的父源性染色体，从而促使滋养细胞过度增生而致发生葡萄胎。有关葡萄胎染色体核型与恶变关系也有一些报道。纯合性和杂合性葡萄胎相比有较高的恶变趋势。有报道纯合性者均为父系染色体复制，杂合性若为双精子受精起源，其雄性起源的双倍体完全性葡萄胎滋养细胞过度增生较明显，发生滋养细胞肿瘤的危险性较大。

葡萄胎、侵蚀性葡萄胎和绒毛膜癌的染色体变化，反映了癌变的程度，从整倍体到异倍体的变化趋势是侵蚀性葡萄胎的一个值得注意的特征，在绒毛膜癌中异倍体是常见的，同时染色的畸变程度随着病变恶变程度的增加而增加。侵蚀性葡萄胎的细胞染色体众数为 52，绒毛膜癌的非整倍体和四倍体明显增多，同时内复制核型较多。绒毛膜癌的染色体也多有数目和结构异常，对 4 个绒毛膜癌细胞株的染色体结果分析发现，染色体数目为 55~91，众数分别为 74、74/76、80 和 81。性染色体分别为 XY、XXY 或 i（Xq）Y、XY 和 X。此外，1 号与 9 号染色体结构有重排。

对于侵蚀性葡萄胎和绒毛膜癌患者的外周血染色体脆性部位的研究结果显示，其染色体脆性部位表达频率（15.1%）明显高于正常妇女（5.1%）。由于遗传因素在某种程度上决定了肿瘤患者的染色体脆性，而染色体脆性的

增加可直接或者 DNA 修复过程中引起受精卵的基因突变，从而提供更多的机会激活癌基因，可能增加对妊娠滋养细胞肿瘤的易感性。

（杨小芸　王益夫　赵霞）

第四节　妇科肿瘤的基因变化

参与肿瘤发生的基因有三类：癌基因、抑癌基因和 DNA 错配修复基因。随着对癌基因、肿瘤抑制基因及错配修复基因的研究进展，人们对细胞遗传学因素在肿瘤发生发展过程中的作用有了进一步的认识，对于各种基因改变在妇科肿瘤发生中的作用和机制，也获得了更深的理解，为寻找妇科肿瘤的早期生物标志及个体化的基因治疗提供了线索和方向。

一、卵巢肿瘤的基因变化

卵巢癌中至少发现 15 种原癌基因，其中 11 种具有基因组扩增。原癌基因突变在大多数常见肿瘤病理类型中并不多见。

K-ras 基因是 ras 原癌基因家族成员之一。K-ras 在卵巢癌检出率可高达 71.4%，K-ras 基因能使正常卵巢细胞增殖加快，细胞生长调节失控，赋予了正常细胞恶性转化的能力和侵袭力。研究表明 K-ras 基因点突变在卵巢浆液性癌及交界性肿瘤中突变率检出较低，检出的病例多为低分化浆液性癌，提示这一基因异常主要发生于低分化浆液性卵巢癌中。有研究表明，激活 ras 的表达能增强血管生长因子（例如 VEGF/VPF）的表达，提示 Ras 蛋白在血管生成中发挥作用。反之，抑制 Ras 蛋白活性能抑制依赖 Ras 蛋白的肿瘤细胞增殖，也能干扰血管生成。激活 Ras 蛋白还能抑制细胞凋亡，研究表明 Ras 蛋白过度表达还能增加药物和紫外光诱导的凋亡，可能的机制是 ras 癌基因增强了细胞分解过氧化氢的能力从而抑制凋亡。这个假说还需进一步研究。

c-myc 基因定位于染色体 8q24，属核转录因子类癌基因，其编码的蛋白质在核内结合于 DNA 链上，对转录过程实施调控。多项研究认为，c-myc 也可作为一种独立的重要的细胞周期调节因子而参与卵巢癌的发生发展。有研究报道，c-myc 蛋白在卵巢上皮性癌组织中的表达显著高于卵巢上皮性良性肿瘤，并随临床分期进展及细胞分化程度下降，c-myc 蛋白表达率逐渐增高。当 c-myc 发生活化后，能增强其他基因的转录效率。c-myc 能增强 K-ras 基因的功能，在卵巢癌的发生发展中，c-myc 基因具协同 K-ras 基因致癌的作用。

c-erbB-2 基因又称为 HER-2/neu 基因，是一种细胞来源癌基因，定位于染色体 17q11-12。c-erbB-2 的激活方式主要为基因扩增与过度表达，在多种肿瘤中其癌基因及其蛋白产物（P185）均有过度表达和扩增，对恶性肿瘤的发生发展起重要作用。c-erbB-2 过度表达能通过抑制细胞凋亡而影响肿瘤对化疗的敏感性。有研究报道指出，c-erbB-2 在早期（I-II）卵巢癌较晚期（III-IV）表达率低，在分化差、期别晚的卵巢癌中 c-erbB-2 的表达率明显高于分化好、期别

早的卵巢癌,提示 *c-erbB-2* 的表达与卵巢癌预后不良相关。作为导致细胞癌变的原癌基因,其表达出现于卵巢癌变过程中,可作为卵巢细胞恶性变的标志。有研究报道,c-erbB-2 蛋白阳性者也提示有多药耐药的可能,对临床用药有指导意义。

PI3K 的催化亚单位 α(PIK3CA)突变通常只发生于卵巢癌的子宫内膜样癌和透明细胞癌。因此,卵巢癌可被分为两组:低级别肿瘤,具有 *KRAS*、*BRAF* 和 *PIK3CA* 基因突变,Xq 的 LOH,微卫星不稳定性以及双向调节蛋白表达;高级别肿瘤,具有 *TP53* 差错和可能的 *BRCA1* 和 *BRCA2* 基因差错,以及 7q 和 9p 的 LOH。

p53 基因定位于人染色体 17p13,其异常以 *p53* 基因突变最为常见。其功能失活是多种肿瘤发生的中心事件,对肿瘤演进期中其他基因突变的积累是必要的。*p53* 基因突变及功能缺失在 60%~80% 的散发性卵巢癌及家族性卵巢癌患者中均有发现,*p53* 基因突变及继发的过表达见于 4% 的浸润前期的交界性肿瘤,10%~20% 的早期肿瘤,及 40%~60% 的晚期肿瘤。*p53* 基因突变在卵巢癌各期中都有发生,而良性卵巢肿瘤和正常卵巢组织中没有发现,提示该基因突变与卵巢癌的发生、发展密切相关。P53 蛋白在卵巢癌中的表达率为 50%~55%。P53 蛋白过度表达与 *p53* 基因突变紧密相关,与卵巢癌细胞 DNA 非整倍体亦直接相关。在卵巢癌进展期,*p53* 基因突变、P53 蛋白累积和 DNA 非整倍体总是同时发生,而交界性上皮性卵巢癌、未成熟畸胎瘤都未发现上述改变。P53 蛋白过度表达与组织学分级也有关,其过度表达在分化较差、浸润性强的卵巢癌中更多见,提示 P53 蛋白不仅具有抑制卵巢癌细胞增殖的作用,可能还在这其他方面影响着细胞的生物学行为,可能是卵巢癌预后的一个影响因素。此外,其突变还与肿瘤的转移潜能相符。在因 *BRCA1* 或 *BRCA2* 基因突变携带者性预防性卵巢切除的病例中,在镜下微浸润癌中检出 *p53* 基因突变,提示该突变为家族性肿瘤发病中的早期事件。

PTEN 蛋白可通过拮抗酪氨酸激酶等磷酸化酶的活性而抑制肿瘤的发生发展。*PTEN* 在卵巢癌中的突变类型主要有错义突变、无义突变和移码突变。对 81 例上皮性卵巢癌进行研究发现 8 例存在 *PTEN* 突变,其中 7 例为子宫内膜样癌,1 例为黏液性癌,因此认为 *PTEN* 突变在卵巢癌以内膜样癌中最常见,而与黏液性癌无关。有研究报道,在卵巢癌发生中 *PTEN* 通过等位基因缺失、基因突变和表达基因沉默方式失活,而表达基因沉默是一个重要机制。有报道采用 RT-PCR 和 Western 分析的方法对 8 株卵巢癌细胞系进行 PTEN 高甲基化研究,结果发现 PTEN 的脱甲基化与 mRNA 的表达相当,不影响 PTEN 蛋白表达,*PTEN* 在转录水平上是比较准确的,因此认为 *PTEN* 基因 DNA 的甲基化作用在卵巢癌中的作用是次要的。

BRCA1 和 *BRCA2* 是重要的乳腺癌/卵巢癌易感基因。*BRCA* 突变多发生于有乳腺癌/卵巢癌家族史的患者。与散发患者不同,*BRCA* 相关的家族性卵巢癌更倾向于多灶性,进展更快,但对铂类为主的化疗更加敏感。近来研究发现,*BRCA1* 和 *BRCA2* 基因的重组是突变中常见的类型,在一些人群中占已发现突变的 10%~30%。但由于这两种

基因较大,且突变散在分布于整个基因编码区,突变筛查非常困难,且有人种差异。有研究报道,BRCA1 或 BRCA2 蛋白功能缺失发生肿瘤的前提是 P53 通路失活。研究发现家族性乳腺癌-卵巢癌患者中 *BRCA1* 基因突变携带者同时发生 *p53* 基因突变的几率高于散发肿瘤患者,也支持该假说。通常认为 *BRCA1* 和 *BRCA2* 基因突变很少发生于散发性卵巢癌中,但最近研究表明在非家族性卵巢癌中该基因的体细胞突变率约为 10%,在其他肿瘤中 *BRCA1* 和 *BRCA2* 基因也通过甲基化被表达沉默。高级别散发性浆液性上皮性卵巢癌可能也具有 BRCA1 和 BRCA2 途径的功能失常,导致对含铂类的化疗药物敏感。对于这些通路缺陷的散发性肿瘤患者,PARP 抑制剂也会具有更广阔的临床应用。

DNA 错配修复基因包括 *hMSH2*、*hMLH1*、*MSH6h*、*hPMS1* 和 *hPMS2*。错配修复系统的主要功能是纠正 DNA 聚合酶工作时产生的错配核苷酸,以及 DNA 重组或重复序列复制时由于滑动而产生的小片段插入或缺失环。DNA 错配修复基因功能缺失使 DNA 复制过程中的错误累积,致使一些与正常细胞关键功能相关的基因失活,从而导致细胞的恶性转化。

有研究报道在卵巢癌腹水中发现 hMLH1 启动子甲基化现象。运用 PCR 技术检测 155 例原发性卵巢癌发现,在微卫星不稳定表型阳性的样本中,有 47.6% 的 *hMLH 1* 的 mRNA 缺失,甲基化检测发现存在启动子甲基化,提示启动子甲基化是 *hMLH 1* 转录沉默,表达缺失,从而 MMR 蛋白复合物功能缺陷,导致基因组不稳定,表现为微卫星不稳定现象。有研究发现,肿瘤组织中 hMLH 1 和 hMSH 2 蛋白表达阳性,其表达水平与肿瘤的分期和病理类型关系密切。此外,hMSH 2 蛋白表达水平与 CA125 变化水平是一致的。因此,MMR 蛋白的检测有助于卵巢恶性肿瘤的早期诊断及判断预后。研究发现,MMR 基因缺陷的卵巢癌可以产生化疗药物耐受,尤其对以 DNA 为作用靶点的化学药物如烷化剂、抗代谢及甲基化物等。目前认为,MMR 系统缺陷的细胞,丧失识别 DNA 损伤,诱导凋亡的能力,直接导致耐药性的发生,也可通过增加基因组的突变率,间接地产生耐药。此外,修复蛋白介导细胞周期检查点和染色体损伤引起的细胞凋亡,也参与耐药的发生。

大约有 70 种人类基因被印记:在胚胎或成人中只表达一条等位基因,而遗传性母源性或父源性等位基因即使具有正常的核苷酸序列,也表达沉默。在卵巢癌中,有 3 种印记基因:*ARHI*(也叫 *DIRAS3*),pleiomorphic adenoma gene-like 1(*PLAGL1*,也叫 *LOT1*)和 paternally expressed 3(*PEG3*)。以上 3 种基因在大部分的卵巢癌患者中均下调。

ARHI 功能性等位基因在 >60% 的卵巢癌中都有下调,其中 30% 由于 *LOH*,10% 由于启动子甲基化,20% 是由于转录调节,或 mRNA 半衰期缩短。*ARHI* 表达可致无病进展期延长(progression-free survival)。*ARHI* 过度表达抑制细胞增殖、活化剂血管形成,诱导自噬。

PLAGL1 通过 *LOH* 及转录调节在 39% 的卵巢癌中降调节。*PLAGL1* 过度表达可抑制培养细胞增殖及肿瘤抑制模型的肿瘤生长。

PEG3 编码了 140kDa Krüppel-type 锌指样结构蛋白,通

过 LOH(20%)、启动子甲基化(26%)及转录调节在75%的卵巢癌中降调节。过度表达 PEG3 可抑制细胞生长、诱导凋亡。但是 PEG3 持续表达并不能改善预后。在卵巢癌细胞株中采用去甲基化剂及组蛋白脱乙酰基酶抑制剂处理后,可诱导 ARHI 和 PEG3 表达,与肿瘤细胞生长抑制相一致。因此,印记基因和沉默基因的表达增加可能是监测基因外治疗的一个有效的生物标志物。

在卵巢癌的发病机制中,DNA 甲基化起重要作用。但是,到目前为止,尽管 DNA 甲基化的变化与肿瘤的发生具有高度一致性的特点,尚无确切证据表明两种现象间存在因果关系。未来将对 DNA 甲基化的作用机制、卵巢癌发生与相关基因异常甲基化的相关程度、DNA 甲基化异常与组蛋白甲基化、乙酰化等的关系以及包括 DNA 甲基化异常在内的表观遗传学异常的预防与治疗等多方面展开深入研究。随着研究手段的进步,对这一领域的进一步探讨对于阐明卵巢癌发生机制、早期诊断、正确评估预后以及指导临床治疗等都具有重要意义。

二、子宫内膜癌的基因变化

p53 基因在子宫内膜癌中的突变率为9%～31%,经点突变图谱分析,在子宫内膜癌中有外源性和内源性的诱因导致 p53 基因突变。突变主要发生在 p53 基因高度保守区内,即5-8 外显子之间,以点突变为主,在 CpG 位置较频繁地发生。有研究报道32%的子宫内膜癌有 p53 等位基因丢失,其发生率高于 p53 基因突变发生率,表明在子宫内膜癌发病机制中,p53 等位基因丢失可能在突变前即发生,正常 p53 等位基因丢失对于发生 p53 基因点突变不是必需的。

据报道,p53 基因突变与临床分期、组织学分级有关,组织学为 G_3 的子宫内膜癌 p53 基因突变频率明显高于 G_1-G_2 型。在临床分期Ⅳ期或有浸润性行为的子宫内膜癌中,p53 基因突变更频繁。P53 蛋白在子宫内膜癌中的表达率为16%～60%。P53 蛋白过度表达与肿瘤临床分期有关。晚期子宫内膜癌 P53 蛋白过度表达率显著高于早期子宫内膜癌。P53 蛋白过度表达多发生于与雌激素和孕酮受体无关的特殊类型的子宫内膜癌中。由于 P53 蛋白过度表达与子宫内膜癌临床分期有关,因此可将其作为内膜癌的一项预后指标。

子宫内膜癌中最常发生改变的基因是 PTEN。据报道 PTEN 基因的异常发生在30%～50%的子宫内膜癌中,在散发性子宫内膜样癌合并共存或前期的恶性前病变者中 PTEN 突变率最高为83%。PTEN 在子宫内膜癌中的失活伴有 pI3 激酶活性的增加,导致其下游机制 Akt 的磷酸化。PTEN 的突变也见于20%的子宫内膜增生过长中,提示它是某些子宫内膜癌中的早期事件。在人类中,单纯的 PTEN 突变不足以诱发子宫内膜癌,通常还需要其他非基因或基因的因素共同参与作用。

子宫内膜癌发生的另一个早期事件,即 DNA 错配修复机制(mismatch repair mechanisms)失活导致微卫星不稳定(microsatellite instability,MSI)的表型,通常发生于15%～20%的内膜样癌,其发生早于获得特异性的组织学表型。

目前认为 DNA 错配修复基因与遗传性非息肉性结肠癌综合征(hereditary nonpolyposis colon cancer,HNPCC)有关,子宫内膜癌为第二常见的患 HNPCC 妇女所易感的恶性肿瘤。DNA 错配修复基因的突变仅见于一小部分微卫星不稳定的子宫内膜癌,常见改变为启动子甲基化导致错配修复基因 MLH1 的功能沉默,DNA 错配修复功能丧失,加速细胞恶性转化的过程。

Bcl-2 基因是抑制凋亡的癌基因。研究发现 Bcl-2 蛋白在人子宫内膜增生组织中的表达明显高于正常人子宫内膜,这可能说明在增生的子宫内膜组织中,由于 Bcl-2 蛋白的强表达抑制了子宫内膜组织的细胞凋亡,使内膜细胞生存时间延长,细胞死亡少于增殖,从而导致子宫内膜增生。在子宫内膜增生的不同组织类型中,单纯性的子宫内膜 Bcl-2 的表达最强,当病变发展到不典型增生时,Bcl-2 蛋白表达相对最弱,提示 Bcl-2 抑制凋亡的机制主要在子宫内膜增生发生的早期起作用。但也有研究表明,Bcl-2 基因表达在子宫内膜病变的不同阶段并无差别,研究结果不一致,还需要我们对该基因与子宫内膜癌的相关性作进一步研究。

研究发现扩增的 C-erbB-2 存在于复杂性增生和不典型增生的子宫内膜中而非单纯性增生的子宫内膜中,提示 C-erbB-2 在子宫内膜癌的早期发生中起作用。

通过对全 miRNA 组在子宫内膜样子宫内膜癌中的表达分析发现多达30个微 RNA 的异常表达,其中有一组微 RNA 的表达异常并与肿瘤的期别、子宫肌层浸润深度、肿瘤的复发和淋巴结的受累程度呈明显相关。关于这些 miRNA 在子宫内膜癌形成与发展过程中的作用尚需进一步研究。

三、子宫颈癌的基因变化

p53 基因在子宫颈癌中突变率较低,为3%～7%。有研究指出 p53 基因72 号密码子上脯氨酸/精氨酸多态性在子宫颈癌的发病中有重要作用。p53 基因精氨酸突变比脯氨酸同工型,P53 蛋白更能加有效地被 HPV E6 癌蛋白所失活。研究者进一步发现,具有精氨酸等位基因的纯合子比脯氨酸/精氨酸的杂合子对 HPV 导致的成瘤性敏感7倍。但在不同国家并未能取得一致结论,推测可能与纳入样本量有限,DNA 的质量及对照的选取有关。

在 HPV 感染的子宫颈癌中,高危型 HPV 16 的 E6 蛋白可抑制 p53 基因转录活性,还可促进 P53 蛋白降解并与之结合,导致其功能丧失,从而引起子宫颈癌发生。HPV E6 结合 P53 后,启动细胞内蛋白酶降解 P53,从而降低 P53 正常功能。

TSLC1 基因(也叫 IGSF4 或 NECL-2 基因)可能是一个抑癌基因,该基因位于染色体11q23,编码一个参与细胞间粘连的连接素家族成员——免疫球蛋白样细胞表面蛋白。由于启动子甲基化或等位基因缺失,TSLC1 在多达91%的子宫颈癌细胞系中均表达沉默。在58%的子宫颈癌和35%的高级别 CIN 病变中均发现启动子甲基化,而在低级别 CIN 和正常子宫颈中却无甲基化。

四、滋养细胞肿瘤的基因变化

C-myc 基因主要表达早期胎盘的滋养细胞,其与滋养细胞增殖关系密切,现发现 *C-myc* 基因在孕 4~5 周的胎盘显示一个峰值。已发现 *C-myc* 和 *C-ras* 两种基因在葡萄胎中有表达,*C-myc* 在葡萄胎和绒毛膜癌的两种细胞成分中表达,*C-fms* 在葡萄胎和绒毛膜癌的合体细胞中有表达,*C-sis* 则在葡萄胎中表达而在绒毛膜癌中则无表达。上述均证实有关癌基因与滋养细胞肿瘤的增殖、发生、分化有关。

对 *p53* 基因第 5~8 外显子利用 PCR 扩增后 DNA 测序未发现突变,推测带有父源基因的具有部分胚胎干细胞特征性的滋养细胞具有顽强地抑制基因突变或修复已突变的基因的能力。

研究表明,端粒酶 RNA 基因的表达和端粒酶的激活与许多恶性肿瘤的形成和发展密切相关。研究发现绒毛膜癌 JAR 和 BeWo 细胞株及绒毛膜癌组织中端粒酶 RNA 基因呈高水平表达,并检测到其端粒酶的活性,而人早孕绒毛和足月胎盘绒毛组织中呈阴性或低水平表达,再一次证实人端粒酶 RNA 和端粒酶的激活与癌细胞之间存在着特异性关系,其在恶性滋养细胞肿瘤的形成和发展中,端粒酶可能起到关键性作用。

利用基因微矩阵芯片技术,筛选正常妊娠绒毛和葡萄胎绒毛组织差异表达的基因的结果发现 2 例葡萄胎组织中均有差异表达的基因有 89 条,占基因总数的 2.2%,均上调者 24 条基因,均下调者 65 条基因,此结果表明大部分基因在孕周接近的正常绒毛和葡萄胎组织中的表达水平基本一致,具有明显差异表达的基因仅占所检基因总数的 2.2%,且表达谱与其他肿瘤明显不同。通过基因分析发现了可能与葡萄胎发病相关的基因群,大部分基因在妊娠滋养细胞疾病中还没有证实。因此需要从核酸和蛋白水平进行验证,全面了解葡萄胎的分子发病机制,最后用于临床疾病的诊断、预防和基因干预治疗。

(杨小芸　赵霞)

参 考 文 献

1. 卢大儒,戴郁青.基因与人类健康,上海:上海科学普及出版社,2010:26-31

2. Aghajanova L,Velarde MC,Giudice LC. Altered gene expression profiling in endometrium:evidence for progesterone resistance. Semin Reprod Med,2010,28:51-58

3. Balch C,Matei DE,Huang TH-M,et al. Role of epigenomics in ovarian and endometrial cancers. Epigenomics,2010,2:419-447

4. Bast RC Jr,Hennessy B,Mills GB. The biology of ovarian cancer: new opportunities for translation. Nat Rev Cancer,2009,9:415-428

5. Beroukhim R,Mermel CH,Porter D,et al. The landscape of somatic copy-number alteration across human Cancers. Nature,2010,463(7283):899-905

6. Degenhardt YY,Wooster R,McCombie RW,et al. High-content analysis of cancer genome DNA alterations. Curr Opin Genet Dev,2008,18:68-72

7. Diaz-Padilla I,Amir E,Marsh S,et al. Genetic polymorphisms as predictive and prognostic biomarkers in gynecological cancers:A systematic review. Gynecol Oncol,2012,124:354-365

8. Farley J,Ozbun LL,Birrer MJ. Genomic analysis of epithelial ovarian cancer. Cell Res,2008,18:538-548

9. Gómez-Raposo C,Mendiola M,Barriuso J. Molecular characterization of ovarian cancer by gene-expression profiling. Gynecol Oncol,2010,118:88-92

10. Gupta S,Growdon WB,et al. Genome Wide DNA Copy Number Analysis of Serous Type Ovarian Carcinomas Identifies Genetic Markers Predictive of Clinical Outcome. PLoS One,2012,7:e30996

11. Hastings PJ,Lupski JR,Rosenberg SM,et al. Mechanisms of change in gene copy number. Nat Rev Genet,2009,10:551-564

12. Karamurzin Y,Rutgers JKL. DNA mismatch repair deficiency in endometrial carcinoma. Int J Gynecologica Pathol,2009,28:239-255

13. Li HW,Leung SW,Cheung AN,et al. Expression of maspin in gestational trophoblastic disease. Gynecol Oncol,2006,101:76-81

14. Masiero M,Nardo G,Indraccolo S,et al. RNA interference:implications for cancer treatment. Mol Aspects Med,2007,28:143-166

15. Offit K. BRCA mutation frequency and penetrance:new data,old debate. J National Cancer Instit,2006,98:1675-1677

16. Pennington KP,Swisher EM. Hereditary ovarian cancer:Beyond the usual suspects. Gynecol Oncol,2012,124:347-353

17. Saad AF,Hu W,Sood AK. Microenvironment and pathogenesis of epithelial ovarian cancer. Horm Cancer,2010,1:277-290

18. Sadikovic B,Al-Romaih K,Squire JA,et al. Cause and Consequences of Genetic and Epigenetic Alterations in Human Cancer,2008,9:394-408

19. Shan WW,Liu JS. Epithelial ovarian cancer:Focus on genetics and animal models. Cell Cycle,2009,8:731-735

20. Soma H,Osawa H,Oguro T,et al. P57kip2 immunohistochemical expression and ultrastructural findings of gestational trophoblastic disease and related disorders. Med Mol Morphol,2007,40:95-102

21. Ting AH,McGarvey KM,Baylin SB,et al. The cancer epigenome-components and functional correlates. Genes Dev,2006,20:3215-3231

22. Zhang L,Huang J,Yang N,et al. microRNAs exhibit high frequency genomic alterations in human cancer. Proc Natl Acad Sci USA,2006,103:9136-9141

第四章

妇科肿瘤与内分泌学

妇科肿瘤与女性生殖内分泌的研究不断发展,对其认识的不断深入,使许多妇科肿瘤学家对女性生殖系统肿瘤的内分泌特征产生浓厚的兴趣。首先是因为卵巢所产生的甾体激素以及各种激素之间的平衡状况往往是生殖道肿瘤发生的影响因素;其次生殖道肿瘤本身也可具有内分泌活性;或者生殖道肿瘤通过激素靶器官的特征(激素受体特征)对肿瘤的临床特征、治疗效果及预后产生影响。

与妇科肿瘤有关的甾体激素主要有:雌激素、孕激素、雄激素、糖皮质激素、盐皮质激素等。近年来促性腺激素和促性腺激素释放激素妇科肿瘤的关系也进行了相关研究。而雌、孕、雄激素与妇科肿瘤发生之间的关系可能是研究时间最长、也最广泛的内容。如雌激素与子宫内膜癌关系的研究。但目前雌激素在子宫内膜肿瘤中起作用的方式是否与正常月经周期相同,还不清楚。但Murphy报道,雌激素可以调节上皮细胞生长因子及受体的表达,在子宫内膜癌细胞培养中也得到证实,雌激素可使子宫内膜癌细胞增生,连续或过度表达自主分泌或旁分泌因子和(或)受体在内膜病变中的促进作用。雌激素与孕激素作用相反,长期应用可引起子宫内膜增生,也可以造成非典型性子宫内膜增生,进一步可发展为肿瘤,尽管雌激素并非是唯一因素,但至少在子宫内膜腺癌发生方面是不可缺少的因素。患卵巢颗粒细胞瘤妇女中,伴有子宫内膜单纯性及复杂性增生的

比例增加,其中9%同时有子宫内膜腺癌。子宫内膜异常增生还常见于长期无排卵,子宫内膜无孕激素作用而仅有雌激素作用的情况,如多囊卵巢综合征。20世纪70年代时,病例及队列研究即发现,子宫内膜癌与外源性雌激素治疗之间有一定的关系,年龄>50岁的绝经后妇女,经过15年雌激素补充治疗,发生子宫内膜癌的累积危险性为7%,而从未使用雌激素者则<1%。但妇科肿瘤学家也不应由此即无视绝经后给予雌激素补充治疗的作用,绝经后雌激素治疗如不同时给予孕激素,则增加子宫内膜癌危险。在较早期研究中已发现这一点,近期前瞻性研究也表明这种治疗后发生子宫内膜癌的相对危险性为2~3倍于正常未使用妇女。但与既往无雌激素使用者相比,有雌激素治疗者子宫内膜癌病情较轻。应该注意的是,绝经后由于骨质疏松症而引起的发病率及死亡率明显高于由子宫内膜癌引起的发病率及死亡率,前者是后者的10倍。问题是绝经后如何更安全地补充雌激素。

雌激素刺激子宫内膜增生的程度与雌激素种类无关,事实上,所有外源性雌激素均通过雌二醇或其碳17位上乙炔酯起活性作用,因此,子宫内膜增生程度取决于雌激素用量,如每日给予结合雌激素1.25mg,连续3周,即可出现子宫内膜增生症,发生率为26%。如将每日剂量减至0.625mg,可见子宫内膜为正常增殖期情况,但出血症状仍

可见到，并有子宫内单纯性增生的情况。如每日给予0.6mg结合雌激素，不发生撤退出血，诊断性刮宫即可发现刮出物极少或为正常增生期子宫内膜。雌激素治疗同时，周期或连续给予孕激素，可以通过其与孕激素受体结合及激活受体来防止子宫内膜增生或过度增生。孕激素治疗的时间对防止子宫内膜过度增生是非常重要的，有规则的周期出血，并不能防止子宫内膜癌，在雌激素治疗的每周期最后5天加用孕激素，在绝经妇女中不能防止子宫内膜增生及癌症。60～70年代中使用序贯配方的口服避孕药，每月使用孕激素5～7天，仍可见子宫内膜增生及内膜癌发生，因此孕激素每月使用7天仍然不足。而绝经妇女雌激素补充治疗中，每月使用孕激素10天以上，即无子宫内膜异常增生的病例发生。孕激素使用的剂量可以很少，最小的有效剂量还缺少系统观察，但每月给予醋酸甲羟孕酮11天，每天10mg，即可使服用结合雌激素0.3～1.25mg/d的增生状态的子宫内膜均匀地转变为分泌状态。因此，在防止绝经后雌激素补充治疗引起子宫内膜癌方面，应考虑同时给予孕激素治疗，孕激素每周期中加用的时间不应少于11天。而如进一步增加孕激素作用，至少每周期13天，子宫内膜癌发生的危险会进一步下降。近年研究发现，如果雌孕激素联合应用则子宫内膜癌的发生无显著增高。

卵巢肿瘤也是女性生殖系统肿瘤中最常见的肿瘤，卵巢肿瘤中约80%来自于卵巢上皮，由于卵巢在女性生殖系统中的特殊作用，因此卵巢肿瘤及其生长调节问题是肿瘤内分泌研究中很重要的内容，而卵巢肿瘤生长的激素调节更有意义。在卵巢癌发病高危因素中，内分泌因素为最重要的因素。众所周知，妊娠及口服避孕药对卵巢有保护作用，而过量雌激素或绝经后单纯使用雌激素使卵巢癌发生的危险增加，垂体促性腺激素对卵巢的过度刺激可使卵巢上皮异常增生，直至发生癌变。因此，卵巢癌的发生与性腺内分泌失调有密切的关系。

1983年最早提出了促性腺激素假说，认为卵巢癌是卵巢组织在垂体促性腺激素，即黄体生成激素（LH）和卵泡刺激激素（FSH）的过度刺激下产生的结果。流行病学研究发现，口服避孕药、妊娠（尤其多胎妊娠）及哺乳妇女，可以降低促性腺激素水平从而降低卵巢癌的发生风险；而初潮早、绝经迟、多囊卵巢综合征（PCOS）的妇女体内促性腺激素水平高，患卵巢癌的危险相应增加。最近瑞典一项大规模回顾性队列研究发现，因无排卵而接受促性腺激素治疗的妇女患卵巢癌的风险增加，这些都是支持促性腺激素假说的证据。孕激素一直被认为是卵巢癌的保护性因素。流行病学数据显示，有妊娠史尤其是双胎妊娠史以及服用含孕激素的口服避孕药6个月以上的妇女患卵巢癌的风险降低，原因可能是与体内孕激素水平增高有关；反之，孕激素水平下降则罹患卵巢癌的风险增加。

最早发现雌激素有促进鼠卵巢上皮有丝分裂指数增加的报道始于1942年，以后的研究发现雌激素对于不同种属包括人类卵巢上皮都有促进生长作用。Key报道雌激素可刺激排卵后上皮修复作用，而雌激素对于相同来源的卵巢上皮癌细胞也有相同的促进作用，在卵巢肿瘤标本中有很大比例可以发现有雌激素受体。卵巢上皮性肿瘤细胞中有

雌激素受体，不仅提示雌激素对肿瘤生长有作用，也说明肿瘤仍保留了其来源的正常卵巢上皮细胞的调控机制，这一特征，通过研究也获得证据。如使用雌激素处理卵巢癌OVCAP-3细胞系细胞，可以表现出雌激素的典型作用特征，即细胞合成孕激素受体。

合成甾体口服避孕药含有雌、孕激素成分，使用已有30余年历史，主要作用为抑制排卵，作为有内分泌作用药物，其与妇科肿瘤的关系也受到很大重视及多方面研究，特别是其与生殖道肿瘤的关系。经过数项病例对照研究，表明口服避孕药对防止卵巢上皮癌的发生有重要作用，通过使用口服避孕药，抑制排卵，减少了由于卵泡及周围细胞不断增生而引起细胞异常分化的机会。Ness报道，使用口服避孕药物使卵巢癌发生危险性降低了40%。而且服用时间越长，对卵巢的保护作用越明显。Vessey报道，服药48个月，发生卵巢癌的相对危险（RR）是1%，而服用到97个月时，RR则为0.3%。前瞻性研究也证实了这一点。此外，口服避孕药对防止子宫内膜癌的发生也有保护作用。但保护作用多大程度是与孕酮有关？Voigt报道，在1985～1987调查40～59岁服用避孕药妇女316例，501例对照，发现口服避孕药使子宫内膜癌下降的因素主要是时间，必须在服药5年以上。Schlesselman认为8年以上，才有明显的保护作用。瑞典的一项全国调查报道显示709例内膜癌与3368例对照相比，无论应用哪类口服避孕药，内膜癌的危险性下降30%，应用3年以上下降到50%，若10年以上则为80%。如果单纯应用孕激素则下降更明显。但Rosenblatt则有不同看法，他认为避孕药中雌激素和孕酮的含量不同，效果也有很大差异，由他主持的WHO协作研究结果显示，在7个国家的220例子宫内膜癌患者和1537例对照中，将口服避孕药分为4组：高雌激素低孕酮组，其OR危险为1.1%；低雌激素高孕酮组，其OR为0；高雌激素高孕酮组，其OR为0.15%；低雌激素低孕酮组，其OR为0.59%，因此结论为高孕酮低雌激素比例对子宫内膜癌保护最好。而Jick认为，当妇女年龄大于50岁以后服用避孕药的危险性（RR）为0.26%～0.89%，因此可以认为，如果妇女在生育期即开始服用避孕药，而且持续至更年期以后可明显减少发生子宫内膜癌的机会。

综上所述，女性生殖系统肿瘤与肿瘤内分泌及机体内分泌环境的关系十分密切。女性生殖系统肿瘤内分泌研究，也不例外地遵循一切内分泌研究相同的模式，即激素-受体-细胞生物学效应。肿瘤内分泌研究可以通过测定各种激素在体液中的水平或局部组织中的存在，测定靶器官中特异性受体的水平及种类；分析激素作用后出现的生物学特征以及由此引起的临床特征等，来了解肿瘤的某些内分泌特征。目前研究及应用较多的有性激素受体，其中包括雌激素受体（ER）、孕激素受体（PR）及雄激素受体（AR）。对性激素受体及其靶器官的研究，已从乳腺扩展到女性生殖系统疾病及各种肿瘤如男性泌尿系肿瘤、垂体、肾上腺及胰岛等肿瘤，甚至对一些非性激素的靶器官、组织（如消化道肿瘤及神经系统肿瘤）内的性激素受体的存在、分布及意义也在进行研究。本章将仅涉及女性生殖系统肿瘤的有关内分泌问题。

第一节 正常女性生殖系统内分泌的基本特征

下丘脑、垂体、卵巢之间复杂并且相互关联的关系是最重要的女性生殖系统内分泌特征。促性腺激素释放激素（GnRH）是下丘脑分泌的神经激素，其与脑垂体促性腺激素分泌细胞的特异性受体结合后，促进黄体生成激素（LH）和卵泡刺激素（FSH）释放。依据 GnRH 进化史将其分为 GnRH1，GnRH2 和 GnRH3。所有 *GnRH* 基因具有相同的基本结构，即都由 4 个外显子和 3 个内含子组成。4 个外显子的编码特点一致，分别编码：5′非编码区；信号肽、GnRH t 肽、Gly、Lys 和 Arg 加工位点和 GAP 的氨基端；GAP 的中间部分；GAP 的羧基端和 3′非编码区。GnRH1 为种属特异性的 GnRH，主要分布在下丘脑，与调节垂体功能相关，对人体性腺发育和配子成熟起重要作用。人类的 GnRH-R 存在 2 个类型：GnRH-R Ⅰ 和 GnRH-R Ⅱ，其中 GnRH-R Ⅰ 是目前人体唯一全长功能性 GnRH 受体。下丘脑神经元周期性脉冲式释放 GnRH1，其通过门脉系统到达腺垂体并与促性腺激素细胞表面的 GnRH-R Ⅰ 结合，发挥激素调节的中枢作用。GnRH1 及 GnRH-R Ⅰ 在乳腺、卵巢、子宫肌层、子宫内膜、前列腺和胎盘等外周多个器官均有表达，在卵泡发育、胚胎着床和月经周期等过程中均有直接作用。GnRH2 与 GnRH1 具有 70% 同源性，在序列结构上完全保守，但在不同生物体或同一生物体的不同组织和器官表达所引起的生理功能不同。人的 GnRH2 为功能性肽类激素，主要分布在中脑。GnRH2 均可与人 GnRH-R Ⅰ 和-R Ⅱ 结合，GnRH-R Ⅱ 对 GnRH2 亲和力是 GnRH-R Ⅰ 的 421 倍。GnRH3 是 GnRH-R Ⅰ 的弱激动剂，对 FSH 和 LH 均有剂量依赖性促释放的作用。

垂体细胞合成及释放的垂体促性腺激素即促卵泡生成素（FSH）及促黄体生成素（LH），为糖蛋白激素，具有蛋白核心及碳水化合物侧链。蛋白核心部由 α 及 β 两条肽链组成，分别含有 89、115 个氨基酸残基。碳水化合物成分包括己糖（六碳糖）、己糖胺及涎酸。涎酸通常为碳水化合物侧链的末端，其相对含量决定了糖蛋白激素的血浆半衰期，LH 中涎酸含量为 1%，半衰期为 21 分钟，FSH 中含量为 5%，半衰期达 230 分钟。垂体细胞中合成及释放的垂体激素，除泌乳素之外，均依赖于下丘脑释放激素的调节。FSH、LH 来源于同种垂体细胞——促性腺细胞（gonadotroph），因此这两种激素的合成及释放受同一种十肽激素——促性腺激素释放激素（GnRH）的影响，中间隆突的神经内分泌神经元产生 GnRH，通过门脉系统到达垂体的促性腺细胞，GnRH 为脉冲式分泌，卵泡增生期中每 60～90 分钟出现一个尖锐的峰，黄体期的间隔为 4～8 小时。

垂体细胞中通常含有大量的 α-亚单位，而特异性的 β-亚单位的合成则需要特殊的调控。FSH 及 LH 的相对产生量决定于 GnRH 的产生方式及卵巢的内分泌特征。较慢的 GnRH 脉冲有利于 FSH 生成（月经开始时），而较快的 GnRH 脉冲则有利于 LH 产生。

尽管雌二醇（E2）对 FSH 及 LH 合成及释放的正、负反馈作用主要在垂体水平而非下丘脑水平，但从肿瘤学角度出发，下丘脑因素对促性腺功能有明显作用；雄激素抑制 FSH 及 LH 的负反馈现象，是通过中间隆突部位的多巴胺水平改变实现的。下丘脑多巴胺产生减少，去甲肾上腺物质活性增加，伴随有雌激素的正反馈。与机体其他部位不同，雄激素对去甲肾上腺素能神经元的调节作用是通过雌酮代谢来实现的，雌酮为脑中雌激素主要物质，17β-氧化还原酶在中枢神经系统中广泛分布，雌二醇被大量转化为雌酮。雌酮还可来源于雄烯二酮的芳香化及硫酸雌酮的转化。下丘脑无特异性雄激素受体，雄激素芳香化转变为雌激素后方作用于脑组织，芳香化酶分布于视前区及下丘脑前部，这部分区域控制雌激素的正反馈，即是说，雄激素，特别是雄烯二酮对于 GnRH 及 LH 释放的正反馈调节有重要作用。

在下丘脑、垂体的调节之下，卵巢可以产生甾体激素，并完成产生和排出卵细胞的生理功能。卵巢中有三种可以生成甾体激素的部分：发育的卵泡，在卵泡期中主要产生雌激素；黄体，在黄体期中主要产生孕、雌激素；间质细胞，产生雄激素。卵巢中三种激素的合成途径目前比较普遍接受的为 Δ4、Δ5 两种途径。

卵泡生长依赖于 FSH 及雌激素。卵泡颗粒细胞膜上有 FSH 受体（FSH-R），卵泡膜内层细胞膜上有 LH 受体（LH-R）。颗粒及卵泡膜细胞在生成雌二醇中所起的作用为：在卵泡发育过程中，卵泡膜细胞 Δ5 途径产生脱氢表雄酮，此后在 LH 作用下产生雄烯二酮，在 FSH 作用下，颗粒细胞将雄烯二酮芳香化转变为雌酮，雌酮转变为雌二醇。在卵泡早期，FSH 升高，雌二醇生成增加，此后负反馈建立，FSH 很快下降。

雌激素与 FSH 相互作用促卵泡生长的关系在动物中已广泛研究。颗粒细胞有雌激素胞浆受体及 FSH 细胞膜受体。雌激素可以促进颗粒细胞的 DNA 合成及细胞生长，尽管这种作用对单一细胞 FSH 受体作用不明显，但其可以增加总的 FSH 受体量。FSH 可以促进颗粒细胞中芳香化酶的作用，可以使卵泡膜细胞生成的雄激素物质在 LH 作用下大量转变为雌激素。因此，FSH、LH 及雌激素共同促进卵泡生长。

雄激素可以减缓卵泡的生长，并促进其萎缩、闭锁，这主要是通过减少颗粒细胞中的雌激素受体。因此，雌、雄激素在卵巢局部的比值决定卵泡的生长及闭锁，而这种比例取决于由 FSH 调节的颗粒细胞内芳香化酶的活性。较大卵泡腔液体中可分离出 FSH，而其中的雌二醇（E2）浓度可达血清水平的 46 000 倍，这两者可保证当外部的 FSH 浓度下降时，FSH 仍可在局部起作用，使较少的卵泡可维持较高的雌激素/雄激素比值。最终只有一个卵泡在雌激素产生及生长方面占有最大优势而发育排卵。

排卵前卵泡中，在雌激素长期作用下，可诱导颗粒细胞上 LH 受体的产生。这时，雌二醇（E2）生成量最高，月经中期时出现 LH 峰。LH 峰出现，标志着颗粒细胞黄素化开始及其甾体激素生成的改变。此时颗粒细胞与卵泡膜细胞不同（但与肾上腺细胞相似），表现出 3β-羟脱氢酶、Δ5、4 异构酶活性，将孕烯醇酮转变成孕酮。卵巢中 17α-羟孕酮产生量增加,也可以说明这种甾体激素合成由 Δ5 向 Δ4 途径转变。排卵后卵泡塌陷,颗粒细胞进一步黄素化,并有血管增生,新的激素受体的相互作用及孕激素产生是黄体期的重要标志。

卵巢间质细胞构成卵泡的内膜细胞,因此对间质细胞在 LH 作用下,经 Δ5 途径生成雄激素的特征已有所认识。月经周期中,由卵巢间质产生的雄烯二酮与睾酮的量与肾上腺生成量相同,月经中期,伴随 LH 峰,雄激素的生成也有所增加。间质靠近卵巢门部位有一种卵巢门细胞(hilus cells),与睾丸中的支持细胞(leydig cells)相似,两者都具有 3β-羟脱氢酶、Δ5、4 异构酶,可以由 Δ5 雄烯二酮生成睾酮。

第二节　女性生殖系统中激素受体的分布及特征

女性生殖系统中最重要的激素为雌激素及孕激素,雌激素对米勒管系统包括输卵管、子宫、宫颈及阴道及其来源的组织具有促增生作用。在生殖道之外,雌激素还有促进及保持第二性征的作用,雌激素还有轻度的同化代谢作用如防止骨质疏松症。孕激素在许多方面与雌激素作用互补或拮抗,但在对抗雄激素作用方面是个例外。孕激素的组织作用,往往需要雌激素的先驱作用或协同作用。

甾体激素的细胞作用主要为诱导转录及合成调节及分化蛋白质,而这一作用首先有赖于激素与特异性的、高亲和力的、高分子量的受体结合,激素受体还包括在激素敏感性

组织中存在的"第二信使"。

激素作用的第一步为其与受体结合,诱导受体结构改变,这种结构改变所生成的激素受体复合物(S-R)可以与细胞核结合,在细胞核内,激素受体复合物与染色质上高亲和度位点结合,此后 10 分钟内,即开始转录过程(以 DNA 为模板的 mRNA 合成)。30 ~ 40 分钟后,此过程将翻译并开始蛋白质合成。数小时或数天后,靶器官的组织即有增生及分化。

此外甾体激素可以使许多生长因子及血管生长因子的表达发生变化,而这些因子可以发挥与激素协同或相反的作用。激素介导的靶细胞基因的转录以及通过旁分泌或自分泌机制分泌的生长因子及一些相关的蛋白多肽共同发挥着内分泌调控作用。

目前激素受体方面的研究以雌激素受体和孕激素受体(estrogen-and progesterone receptors,ER,PR)最为深入。ER 和 PR 均属于核受体超家族,除了 ER、PR 以外,还包括其他类固醇激素受体、甲状腺激素受体、维生素 D 受体及视黄酸受体,和其他甾体激素一样 ER、PR 蛋白由多个具有不同功能的区域构成。N 端的 A/B 区含有细胞特异性的活化功能区-1(activation function-1,AF-1);C 区为 DNA 结合区(DNA binding domain,DBD),是核受体家族中富含半胱氨酸的最保守区域,是受体与 DNA 结合的功能区域,包括两个锌指结构;D 区可与热休克蛋白结合,并具有核定位信号。C-端的 E 区为激素结合区或配基结合区(ligand binding domain,LBD)和激活功能区——AF-2。ER 还含有第六个功能区(F 区),调控配基结合的 ER 的转录(图 6-4-1)。

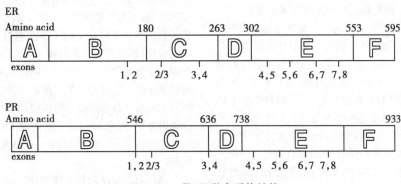

图 6-4-1　雌、孕激素受体结构

ER、PR 的作用机制与其他类固醇激素核受体家族成员相似:当无配体存在时,自由的 ER、PR 一般与热休克蛋白结合,这将保护自由受体免受酶或其他化学药物的破坏,同时热休克蛋白掩盖 DBD 使 ER、PR 不能与 DNA 结合,因此没有转录活性;与配体结合时,受体磷酸化水平增加,并发生明显的构象改变,结果是单体受体从热休克蛋白复合体中解离下来,并自发形成二聚体,DBD 暴露,与 DNA 上相应的部位(ERE,PRE)结合,启动转录活化因子,激活和细胞增殖与分化有关的靶基因转录,通过 mRNA 合成蛋白质,产生激素效应。ER 除了与 ERE 结合产生效应外,也能与 Fos 和 Jun 作用而与 DNA 上的 AP1(activator protein 1)位点结合影响转录。多肽激素如表皮生长因子(EGF),胰岛素样生长因子 1(IGF-1),也能激活 ER 而促进靶基因

表达。

近些年来,关于激素受体亚型的研究较为深入。雌激素受体早在 1986 年就已被发现并一直被认为是雌激素受体的唯一存在形式。1996 年 Kuiper 等从大鼠前列腺 cDNA 文库中分离到新型的雌激素受体,并命名为雌激素受体 β 雌激素受体 β(estrogen receptor β,ERβ)。随后,Mosselman 等、Enmark 等及 Trembley 分别从人体和小鼠组织中克隆出 ERβ,而将传统的雌激素受体命名为雌激素受体 α 雌激素受体 α(estrogen receptor α,ERα)。人 ERα 和 ERβ 由不同的基因编码,ERα 基因位于 6 号染色体的 6q25.1 区,由 140kb 碱基构成,编码由 595 个氨基酸组成分子量为 66kD 的蛋白质。ERβ 位于 14 号染色体的 14q22 ~ 24 区,由 40kb 碱基组成,编码由 530 个氨基酸组成,分子量为 59.2kD 的

蛋白质。从 ERα 和 ERβ 蛋白质结构的比较看,DBD 的高度同源性决定了它们在功能上的相似,均可以与雌激素及其类似物结合发挥作用;而在决定其转录激活功能的 A/B 区和 F 区则同源性在 30% 以下,即使是配体结合区的同源性也仅 50% 左右;蛋白质结构差异决定了配体通过不同 ER 亚型介导表现为不同、甚至相反的转录活性(图 6-4-2)。

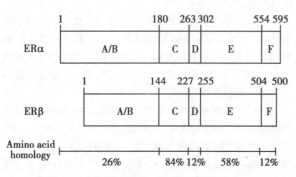

图 6-4-2 雌激素受体亚型的结构及同源性

人 PR 基因于 1987 年被克隆,其单拷贝基因定位于 11 号染色体 1 区 3 带(11q13)。目前公认人 PR 有两种亚型:PR-A(94kD)和 PR-BPR-B(114kD),由同一基因编码。PR 亚型的羧基端相同,区别在于氨基端不同。人 PR-B 由 933 个氨基酸组成,PR-APR-A 比 PR-B 缺少 N 端的 164 个氨基酸(图 6-4-3)。A 亚型转录功能抑制区(inhibition function IF)抑制 AF1 和 AF2 的转录活性,B 亚型上游区域限制了 IF 的功能,B 亚型特有的 AF3 协同 AF1 或 AF2 的转录活性。越来越多的研究显示,虽然两种亚型均与孕激素结合,但它们激活靶基因的能力却有不同。因而激活转录的能力也不同。PRB 比 PRA 活化转录的作用强,PRA 对 PRB 介导的转录活化有抑制作用。当 PR-B 与孕激素结合时抑制 E2 介导的转录作用,而 hPR-A 无此作用。PR-B、PR-A 与孕激素类似物和拮抗剂的亲和力相似,而且和孕激素受体表达的数量无关。孕激素在细胞中是通过与受体分子以非共价键稳定结合来实现其生物学效应的,激素分子进入靶组织细胞与胞浆中的受体蛋白结合,这种结合物通过变构进入核内,再与染色质结合,影响 DNA 转录,产生新的 mRNA,接着翻译产生新的蛋白质。这种由激素诱导产生的蛋白质,部分对组织细胞的再生、生长发育、蛋白质合成及 DNA 的复制起着重要作用。

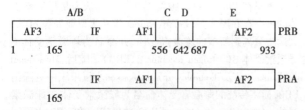

图 6-4-3 孕激素受体亚型 PRA、PRB 的氨基酸结构

一般来说,在月经周期中雌二醇可以上调子宫内膜中的 ER 含量,孕激素下调 ER,合成的孕激素有拮抗 ER 的作用,口服甲羟孕酮的患者在卵泡期诊刮发现 ER 水平降低,

其确切的分子机制不清。ER 的 mRNA 和蛋白的半衰期均较短,使 ER 易于受转录和(或)转录后途径调控。

给未成年大鼠注射带有放射性的雌二醇(E2)后,子宫中可溶性雌激素受体(ER)浓度快速下降,然后缓慢上升至一个较高的水平。这种受体水平的快速下降,反映了细胞核内激素-受体复合物的生成,激素活性受到抑制,而其后激素受体水平的上升,则说明雌二醇可诱发自身受体的合成,以此方式,雌二醇增加靶器官组织对雌二醇的敏感性。另外,孕激素由于其自身的雌激素拮抗作用,可防止雌激素受体的完全占用状态。

雌二醇与靶器官有很强的亲和力,同时也是最有效的雌激素。在生育年龄阶段,其代表着雌激素对组织的影响。雌二醇在子宫内膜上皮胞浆中,在雌二醇 17β-脱氢酶作用下代谢成雌酮,而这种酶是在孕激素诱导下生成的。雌酮在中枢神经系统中有特殊作用,其在绝经后的作用更加显著,即在周围组织中转变成雌二醇。放射性物质标记的雌酮不与细胞核结合,因此,缺少雌激素的作用效果。

雌三醇(E3)是最弱的雌激素。已证明雌三醇与雌激素受体结合,并诱导转录过程,但其在细胞核内存留的时间较短,因此受体破坏较早,雌激素作用终止也较快。注射雌三醇后,可消耗相当的雌激素受体,而不能出现相应的雌激素效应,并且抑制了其对雌二醇的反应,但雌三醇仅是一种具有潜能的雌激素,而非拮抗物。

孕激素受体(PR)由雌激素诱导,可认为雌激素可增强组织对孕激素的敏感性。给豚鼠注射雌二醇后再立即给孕激素,子宫肌细胞胞浆中 PR 立即显著下降并维持低水平,这种孕激素对自身受体的负向作用,是由于当其与细胞核受体结合后,可加速其灭活,而不促进 PR 的补充。这种现象的临床表现常见于给予孕激素后,子宫内膜可发生短暂的分化,然后出现子宫内膜坏死,此现象可见于正常子宫内膜及子宫内膜发生肿瘤时。雌激素对 PR 的调控发挥在转录水平上。排卵前的雌二醇峰及外源性雌激素可以上调 PR-A+B,而孕激素则使子宫内膜的 PR-A+B 下调,尽管 PR 受雌激素诱导,但是部分子宫内膜 ER⁻/PR⁺ 以及 ER 敲除的小鼠仍表达一定含量的 PR mRNA 提示还存在其他调控机制。

通过对各种动物和人体的研究,以及组织放射自显影研究等,均证明上述有关激素受体的生理特征,是具有共性的,在子宫、宫颈、阴道的各种细胞中,受体浓度的调节机制是相似的,但分布有所不同。

输卵管、阴道、外阴是女性生殖系统的重要部分,对于该部位的雌激素受体(ER)及 PR 的研究,由于其生理活动复杂,受体含量低、变化幅度小而受到限制,利用现有条件还不能十分清楚的了解其分布及变化规律,许多问题仍有争议。

输卵管分为伞部、壶腹、峡部和间质部,大部分输卵管外覆浆膜,下为肌肉,管腔内由纤毛柱状上皮细胞形成的黏膜覆盖,黏膜随月经周期所发生的组织学变化类似于子宫内膜,但较弱。输卵管各部分细胞的胞浆及胞核均存在 ER、PR。肌层中有少量 ER、PR 分布,总的说,输卵管受体水平较低。与子宫一样,输卵管的 ER、PR 与体内雌、孕激素水平相平行,即有月经周期变化。伞部及壶腹部 ER、PR 变化规律是:在增殖期大于分泌期,排卵期最高,然后下降,至分泌期最低。无论是胞核和胞浆 ER、PR 均有上述变化趋势,以胞浆 ER、PR 变化明显。

输卵管其他组成部分也有少量 ER、PR,输卵管基底层胞核有 ER,较大的血管平滑肌细胞胞核有 ER、PR 分布,证明输卵管各部分的功能和血供量的多少均受体内雌、孕雌素影响。

阴道由黏膜和肌层组成,黏膜层由复层鳞状上皮构成。阴道组织学构成在月经周期中变化较小。阴道黏膜层和肌层含有胞浆和胞核 ER、PR,黏膜层高于肌层,但整个阴道的 ER、PR 比宫颈外口低,变化幅度也小。在月经周期中,阴道黏膜 ER、PR 有明显变化,增殖期高于分泌期,与其功能在月经周期中的变化趋势一致,阴道肌层在月经周期中有无受体变化尚无定论。

外阴主要由皮肤、皮下组织和其附件构成,外阴 ER、PR 含量与生殖道其他部分相比很低,但比起身体其他部分的皮肤 ER、PR 含量也要高一些,但无明显月经周期变化。

子宫分为子宫体和子宫颈,子宫体肌肉很厚,可呈现与子宫功能状态相应的舒张和收缩。子宫体内膜由高柱状纤毛细胞组成,管状腺体由内膜凹陷构成。子宫体内膜在不同的生理阶段、年龄、功能状态和月经周期的过程中均有极大变化。子宫颈肌层只有 10% 为肌肉,余为血管和结缔组织,控制着宫颈口的舒缩,子宫颈管内膜覆盖柱状上皮,黏液细胞形成的腺体分泌黏稠分泌物。子宫颈外口被覆复层鳞状上皮,子宫的生理功能和代谢主要受雌、孕激素调节,是雌、孕激素最重要的靶器官之一,而且,所有女性生殖道组织中,子宫内膜对激素的反应最强。子宫体含有丰富的 ER 和 PR,受体含量与不同部位、不同时期的激素作用大小相关。月经周期中,子宫体内膜受雌、孕激素影响,呈增殖期和分泌期改变,而子宫体肌仅出现肌细胞的状态和张力变化,即激素对子宫体内膜的作用大于子宫体肌。无论是子宫体内膜 ER、PR 总水平与子宫体肌对应受体相比,还是二者配对比较,均是子宫体内膜受体高于子宫肌。增殖期与分泌期的均值和配对比较,也是子宫体内膜 ER、PR 高于子宫体肌相应期别的受体含量,见表6-4-1,表6-4-2。

表6-4-1 子宫内膜和子宫体肌 ER、PR 含量的比较(fmol/mg pro)

类别	总例数	增殖期		分泌期	
		例数	X±s	例数	X±s
ER					
子宫内膜	36	13	89.2±90.6	13	50.9±25.5
子宫体肌	51	17	39.5±40.9	18	25.7±27.6
PR					
子宫内膜	36	13	388.2±154.0	13	286.3±135.7
子宫体肌	51	17	319.1±203.4	18	171.2±118.5

表6-4-2 增殖期子宫内膜和子宫体肌受体比较(fmol/mg pro)

样本数	ER		PR	
	子宫内膜	子宫体肌	子宫内膜	子宫体肌
33	9	33	307	630
36	34	30	523	310
38	40	37	457	443
44	61	42	316	289
49	30	6	317	134
63	39	24	286	180
66	89	39	434	358
72	85	20	427	247
74	48	56	565	97
80	94	20	526	481
83	310	62	362	72
84	94	25	110	214
104	254	42	500	400
t	2.522		1.859	
P	<0.025		<0.05	

子宫体 ER、PR 在月经周期中有变化。月经周期中,体内雌激素在增殖期缓慢上升,于排卵期(月经周期第 13~14 天)出现一陡峭高峰促排卵,随后迅速下降至很低,黄体形成后又有一定上升,同时黄体还分泌大量孕激素。在雌激素水平高的增殖期,子宫体内膜和肌肉的 ER、PR 水平高,在增殖晚期最高,在分泌期低,分泌晚期最低。子宫受体水平与体内性激素变化一致,子宫内膜 ER 和 PR 在月经周期中的变化曲线表明了受体在月经周期中的连续变化:ER、PR 受雌激素的影响先维持一定水平,此后随雌激素高峰形成陡峭峰(月经周期第 14~15 天),在迅速下降后又伴雄激素水平增高而上升,但上升幅度不如前一次大,原因是大量孕激素抑制了 ER 和 PR 的合成与作用的发挥,故子宫体,特别是内膜 ER、PR 在月经周期中的变化与体内雌、孕激素变化密切相关,呈有规律的周期性变化。

研究表明在子宫内膜腺上皮和间质细胞中 ERα 的含量高于 ERβ,但是子宫内膜中两种 ER 亚型的生物学意义目前尚不清楚。在增生期,内膜上皮细胞基底层及功能层均表达 PR,且在雌激素的影响下腺上皮中 PR-A+B 的含量逐渐升高,排卵后在孕激素的影响下 PRA+B 的含量下降,而在月经周期的不同阶段,上皮细胞基底层及功能层间质细胞的 PR-A+B 含量的变化没有统计学意义,故腺上皮细胞中 PR-A+B 含量的变化决定了子宫内膜细胞中 PRA+B 含量的变化。子宫内膜中 PR 亚型的含量随月经周期发生变化,而且 PR-A/PR-B 的比值亦有变化,其中 PR-A 的含量高于 PR-B,且保持相对稳定。Mangal 对 20 例正常月经周期的妇女进行内膜活检,用免疫印记及单克隆抗体的方法处理子宫内膜的样本发现:在月经周期的第 2 ~ 8 天,PR-B 含量很低,PR-A/PR-B 比值为 10:1,在雌激素的影响下周期的第 8 ~ 10 天 PR-B 的相对含量开始升高,在排卵前期(第 14 ~ 16 天)两种亚型的含量达到高峰,PR-A/PR-B 比值为 2:1。在分泌早期,PR 水平较增生晚期降低,在分泌中期尽管 PR 整体水平继续下降,但仍有 PR-B 的显著表达。这是由于分泌早期可能孕激素使 PR-B 发生降调节,但在分泌中期第二次的雌激素高峰出现,结合到 ER 上引起的 PR-B 第二次升高。到分泌晚期明显下降,除一些细胞中继续有低水平的 PR-B 表达外,大部分腺上皮均不表达。相反,PR-A 的降低在分泌早期并不明显,并且持续下降,没有第二次高峰。由此可见,分泌期中两种亚型对激素的敏感性不同,也说明了分泌中期腺体组织通过 PR-B 需要孕激素的持续作用,PR-B 可能比 PR-A 在分泌晚期腺上皮中发挥更重要的作用。分泌期基底层几乎不表达。在月经期无受体表达。PR-A 及 PR-B 的相对表达在相邻的细胞中是相似的,但在基底层及功能层的腺上皮中却不同。提示内膜中的不同区域对激素作用的不同反应。

在内膜基质细胞中,hPRA 在整个月经周期中始终多于 hPRB。提示两种亚型在月经周期中的腺上皮及基质细胞中分别介导孕激素对内膜产生的不同作用,在内膜基质细胞中,hPRA 在增生期逐渐增加,与腺上皮相比,增加的比例更大。在分泌早期及中期相似,甚至中期有类似于 PR-B 在腺上皮的第二次上升,分泌晚期下降。但总的来说,与其邻近的上皮细胞几乎无孕激素受体表达相比,间质细胞有中等度的表达,仍以 PR-A 为主。这一定程度上说明了 PR-A 对孕激素降调节的抵抗作用。而 PR-B 在分泌早期既明显下降,分泌中期轻度恢复,至分泌晚期完全不表达。在分泌期内膜间质细胞,PR 的表达是细胞特异性的,高表达 PR 的细胞体积增大,出现典型的蜕膜化的形态特征。更特异的是,黄体晚期蜕膜化的间质细胞中度表达甚至高表达孕激素受体。在整个月经周期 PR-A 的显著地位也说明了它在孕激素诱导的间质水肿、有丝分裂及蜕膜化中的重要作用。

子宫体性激素受体在妇女一生不同生理阶段亦有很大变化,甚至于一年内的不同季节中也有变化。迄今为止,定量显示子宫内膜对雌、孕激素的敏感度还有困难。传统的方法,是测定组织匀浆液中、胞浆中游离的受体摄入氚标记的甾体激素量。由于这种方法不计激素-受体结合物的量,因此只能认为测量的是"潜在性受体结合力",即甾体尚未起作用的情况,而非激素作用情况,即使是总受体测定(即应用高亲和力合成激素,^{3}H 标记后替换已结合的受体,然后测定结合的及游离的受体),也不能证明已结合受体的替换率。而且由于受体活性的变化,激素水平的改变,激素受体反应所需要时间,以及受体的重新合成也随时间而变化等因素,使测定受到干扰。最近发展的一种雌激素受体酶免疫测定,可测定全部受体,与既往的人子宫内膜、子宫肌细胞浆及细胞核受体测定的结果有良好的一致性。

子宫内膜中甾体激素还可以通过自分泌和(或)旁分泌机制调控多种肽类生长因子表达,从而影响内膜的增生和分化。这些因子包括表皮生长因子(epidermal growth factor,EGF)、转移生长因子(transforming growth factor,TGF)、肝素结合 EGF 样生长因子(heparin-binding EGF-like growth factor,HB-EGF)、胰岛素样生长因子 1(insulin-like growth factor-1,IGF-1)、胰岛素样生长因子 2(insulin-like growth factor-2,IGF-2)、胰岛素样生长因子结合蛋白(insulin-like growth factor binding proteins,IGFBPs)、转换生长因子 β(transforming growth factor-β)、血小板衍生生长因子(platelet derived growth factor,PDGF)、集落刺激因子(colony stimulating factor-1,CSF-1)、肿瘤坏死因子(tumor necrosis factor,TNF)及白介素(interleukin)等。在增生期以 EGF 和 IGF 家族占主导,在分泌期以 TGF 为主。

子宫动脉平滑肌和内皮细胞中也含有 ER、PR。子宫动脉受体在月经周期中呈规律变化,增生期高于分泌期,增殖晚期最高,黄体早期即开始下降。绝经后 PR 下降幅度大于 ER,子宫动脉 ER、PR 与血中孕激素或孕激素与雌激素之比成负相关关系。子宫动脉受体含量与子宫体内膜和肌肉的受体含量变化关系不明显,子宫动脉含有 ER、PR 说明雌、孕激素不仅控制着子宫内膜和肌肉的代谢和功能,也控制着其营养供给。子宫颈受体含量和分布也与雌、孕激素在该部分的生物效应相平行,在雌、孕激素作用大的部位,受体含量高。子宫颈受体含量与子宫体内膜相比,一般规律为 ER 呈 1:5 ~ 10,PR 呈 1:3 ~ 6,子宫颈受体含量比子宫体内膜低 2 ~ 9 倍。雌、孕激素对子宫颈的作用中,对子宫颈内膜的作用最大,子宫颈肌次之,子宫颈鳞状上皮最小。ER 是子宫颈内膜>子宫颈肌>子宫颈鳞状上皮;PR 为子宫颈内膜>子宫颈肌>子宫颈鳞状上皮。子宫颈上皮 ER 与 PR 呈正相关,在子宫颈内膜相关系数为 0.313($P<0.01$),子宫颈鳞状上皮为 0.357($P<0.01$)。由此列出的直线回归方程,子宫颈内膜:Ycc = 102.9+0.2X,子宫颈鳞状上皮:Ycc = 19.9+0.9X,两方程 $P<0.05$。Y:PR 随 ER(X)上升而上升的估计值,在无 PR 测定条件时,可用该方程粗略估计 PR 含量。

卵巢由皮质和髓质两部分组成,皮质又由卵细胞和卵泡构成。卵巢是妇女产生性激素的主要器官,又是多种激素的靶器官,如促卵泡生成素受体(FSH-R)、黄体生成素受体(LH-R),绒毛膜促性腺激素受体(hCG-R)、雌激素受体(ER)、孕激素受体(PR)、雄激素受体(AR)、前列腺素受体(PG-R)、泌乳素受体(PRL-R)、肾上腺素受体、胰岛素受体、表皮生长因子受体等,其中对 ER、PR 的研究最多,应用最广。一般认为 ER 阳性率为 20% ~ 60%,PR 阳性率为 50% ~ 100%,ER 和 PR 均阳性的百分率为 50% 左右。卵巢 ER、PR 远远低于子宫体,还可能低于子宫颈,仅为子宫体的 1/5 ~ 1/20。

卵巢的 ER、PR 主要分布于卵巢皮质,颗粒细胞及其发展而成的黄体细胞内 ER、PR 最丰富,卵泡外膜细胞也有一定量 ER、PR,卵泡内膜细胞中未见 ER、PR 免疫活性。ERα

在颗粒细胞中有弱表达，ERβ 则在颗粒细胞、黄素膜细胞和黄体细胞中均有表达。

卵巢内多种激素受体间的调节方式有三种：

（1）自身调节：一种受体增加或减少自身的含量，如 ER、FSH-R 使各自受体量增加，而 LH-R、PR 使各自受体量减少。

（2）协同调节：一种性激素受体与一种蛋白激素受体一起改变同一种或不同种性激素受体或蛋白受体的含量。如 FSH-R 在 ER 作用基础上，使 FSH-R 和 ER（同种受体）含量上升，又可使 LH-R 等（不同种受体）合成增加。

（3）交叉调节：一种激素受体影响另一种或多种激素受体的含量和功能，如 ER 加速 PR、FSH-R、PG-R、LH-R 合成，而 PR、LH-R 可使 ER、FSH-R 的合成减速，PRL-R 使 LH-R 增加，AR 对抗 ER 作用等。其中最重要的是 ER、PR 间的相互调节，ER 使 ER、PR 升高，作用增强，PR 可扩大 ER 效应，但主要是抑制 ER 产生等多种作用。

归纳女性生殖系统各部分雌、孕激素受体分布特征，见表 6-4-3。

表 6-4-3　女性生殖系统雌、孕激素受体变化定基比（％）

部位	ER	PR
子宫内膜	100	100
子宫肌层	75	30
子宫颈内膜	32	13
子宫颈肌层	20	9
子宫颈鳞状上皮	25	4
阴道上皮	22	0
卵巢	3	7

第三节　产生激素的女性生殖系统肿瘤

在女性生殖系统肿瘤中，有分泌激素作用的肿瘤主要为卵巢肿瘤，其他部位生殖道肿瘤有内分泌作用极罕见。卵巢肿瘤中常见的有性索间质肿瘤、生殖细胞肿瘤，某些"非功能性"卵巢肿瘤也可有甾体激素产生。

一、性索间质肿瘤

有最重要内分泌特征的卵巢肿瘤之一为性索间质肿瘤，尽管这类肿瘤仅占卵巢肿瘤的 8％。颗粒细胞瘤可产生雌激素，与正常卵泡发育过程相似，颗粒细胞在 FSH 作用下，使卵泡细胞产生的雌激素芳香化。带有卵泡膜细胞成分的颗粒细胞瘤产生的雌激素为雌二醇，因此内源性促性腺激素受到抑制，而这种肿瘤生成雌二醇的能力较正常卵泡组织弱得多，如颗粒细胞瘤不含有卵泡膜细胞（单纯颗粒细胞瘤），其产生雌激素的机会较前一种颗粒细胞瘤要少。绝经前患有颗粒细胞瘤的妇女，可以月经正常，如

肿瘤生成雌激素过多，干扰排卵，可出现异常子宫出血或闭经。性成熟期前患颗粒细胞瘤，可表现为同性性早熟，并可见男性化表现。绝经后妇女常表现为绝经后出血并可伴子宫内膜增生或内膜癌情况。有些颗粒细胞瘤表现为颗粒细胞黄素化，对子宫内膜有孕激素作用表现。有些颗粒细胞瘤还具有男性化功能，如见于较年轻妇女中的囊性颗粒细胞瘤，产生睾酮，而血中雄烯二酮水平正常，尿 17 酮甾体正常。在妊娠期，颗粒细胞瘤由于 hCG 刺激作用，也可见男性化表现，一般情况下，颗粒细胞瘤伴有男性化情况仅占 2％，妊娠时则为 10％ 以上，雄激素来源于活化的卵泡膜细胞。

通常认为单纯卵泡膜细胞瘤是雌激素源性，非雄激素源性，而缺少颗粒细胞成分的卵泡膜细胞瘤中无直接的雌激素产生，雌激素来源于发生肿瘤时继发的周围激素转变，即雄烯二酮转变为雌酮。

经典的产生睾酮的性索肿瘤为支持-间质细胞瘤支持-间质细胞瘤（Sertoli-Leydig 细胞瘤），其中性索细胞不形成卵泡结构，而发展成为睾丸中支持细胞，可形成管样、索样或岛样结构，这些肿瘤较少见，倾向于发生在年轻人群中。与分化好的支持-间质细胞瘤相比，中度或分化不良的肿瘤中，黄素化间质及支持细胞较多，去女性化（乳房萎缩、闭经）及男性化情况较常见，黄素化间质及支持细胞为雄激素来源。主要生成的激素为睾酮，血清中脱氢表雄酮、雄烯二酮及尿中 17 酮甾体的量表现为正常或中度升高。绝经后妇女血中促性腺激素可以受到抑制。在分化好的、仅含有成熟支持细胞成分的肿瘤患者中，男性化临床表现不常见，单纯支持细胞肿瘤（Sertoli 细胞瘤）可表现为同性性早熟，功能失调性子宫出血或绝经后出血，提示有雌激素过多。

罕见的报道有卵巢支持细胞瘤中有醛固酮生成，患者可伴有严重高血压及低血钾，体外研究推断孕酮可转变成盐皮质激素。

两性胚细胞瘤为罕见的性索间质瘤，这种肿瘤患者为男性化、女性化或两者同时存在，但对这类肿瘤极缺乏内分泌研究。

Leydig 细胞肿瘤（莱迪细胞瘤），不论来源于卵巢门细胞或间质细胞，其最典型的特征为产生睾酮，临床男性化表现突出，也可并发子宫出血，可能是性腺外激素向雌激素转化，也可能是肿瘤同时分泌雌激素。

卵巢门细胞肿瘤抑制血清促性腺激素水平，假设的原因为睾酮及雌二醇的作用大于雄烯二酮及雌酮。尿 17 酮甾体水平正常，门细胞也受促黄体生成素（LH）刺激，大多数卵巢门细胞肿瘤发生于绝经后，而此时 LH 水平升高，在生育年龄妇女中，无卵巢功能早衰及长期卵巢高雄激素生成，则卵巢门细胞肿瘤罕见，此两种情况下，LH 水平均升高。

二、生殖细胞肿瘤

另一类有激素生成作用的卵巢肿瘤为生殖细胞肿瘤。

成熟畸胎瘤为最常见生殖细胞肿瘤，可以分化成各种组织、器官。正常情况下，这些成分来自于不同胚层。有些组织可以显示出其在正常位置时的各种特征，如内分泌特

征,其生成物可以在卵巢外显示出内分泌作用。如卵巢甲状腺肿瘤患者可以出现甲状腺中毒症状,而其发生机制则相当复杂。还有报道卵巢上皮样癌并发成熟畸胎瘤,肿瘤产生大量前列腺素 E2,患者有高血钙及转移性钙化等表现。还可见到良性囊性畸胎瘤中,成熟皮样成分产生 hCG 样物质的情况。

未成熟畸胎瘤几乎全部无激素活性。肿瘤中存有合体细胞滋养层组织,并产生 hCG 的情况是罕见的。

在非畸胎瘤类的生殖细胞肿瘤如性腺母细胞瘤,可见到由于间质细胞或黄素化间质细胞存在并产生睾酮而引起男性化情况,如果患者性染色体带有 Y 染色物质更倾向于出现上述情况,但这种肿瘤罕见。

恶性生殖细胞肿瘤产生及分泌 hCG,从组织学来源方面可说明其来源于胚外组织,包括滋养叶细胞,正如生殖细胞肿瘤(如内胚窦瘤)分泌 AFP 说明其来源于胚胎卵黄囊成分一样。原发非妊娠性绒毛膜癌中,因其含有细胞滋养层细胞及合体细胞滋养层细胞,两者存在内在的联系,因此其产生 hCG 是十分肯定的。这种情况在其他生殖细胞肿瘤(如胚胎性癌)中也很常见,因其含有合体细胞滋养层样细胞,hCG 免疫组化染色可呈阳性。常见的恶性生殖细胞肿瘤如无性细胞瘤,罕见含有合体细胞滋养层细胞,因此,显著产生 hCG 情况也很罕见。恶性生殖细胞肿瘤与恶性滋养细胞肿瘤不同,几乎不可能产生过多的 hCG 亚单位。

生殖细胞肿瘤产生 hCG,刺激肿瘤外卵巢间质分泌甾体激素,特别是雄激素,或者滋养细胞将循环中雄激素转换成雌激素,即这种滋养细胞表现出正常妊娠滋养细胞的特征。而雄激素的来源不一定为性腺,可能来自正常的肾上腺。这种肿瘤的特征可引起女性初潮前性早熟,生育年龄妇女异常出血或闭经,任何年龄都可出现多毛及男性化。

三、"非功能性"卵巢肿瘤

某些 Brenner 瘤、Krukenberg 瘤、黏液性及子宫内膜样上皮性肿瘤、罕见的皮样囊肿及部分生殖细胞肿瘤(无甾体激素产生)可引起男性化,原因是卵巢包块的增生对周围间质组织有刺激作用,引起卵泡内膜细胞产生类似卵泡发育过程中的作用。激活的间质倾向于产生雄烯二酮及其他雄激素,尿中 17 酮甾体水平通常也升高,还有性腺外雄烯二酮转变为雌酮的情况同时存在,因此可出现生化、组织及临床雌激素作用的表现,尽管无直接的雌二醇生成的依据。这种肿瘤造成间质增生的主要原因,可能是相对大面积的肿瘤与间质接触,也可能有更复杂的机制存在,但目前还不知道。

四、女性生殖道肿瘤产生其他种类激素

除以上所述女性生殖道肿瘤产生性激素以外,还有可生成其他激素的情况,但目前为止多为个例报道。

卵巢 Sertoli-Leydig 细胞瘤、宫颈小细胞癌中有异位促肾上腺皮质激素(ACTH)分泌;卵巢神经肉瘤及宫颈鳞癌中有产生胰岛素的报道;卵巢黏液性囊腺瘤中有异位促胃液素产生,引起卓-埃(Zollinger-Elli-son)综合征情况,卵巢

乳头状腺癌及子宫内膜样癌中有引起高钙血症情况,可能是肿瘤分泌多肽类激素(甲状旁腺素 PTH),或类似多肽样物质造成,PTH 样物质已在许多卵巢肿瘤中测定过,包括透明细胞癌、颗粒细胞瘤及间质肉瘤,这种情况下,患者并无甲状旁腺功能亢进表现的生化及放射学表现。目前研究侧重点放在肿瘤产生的转移生长因子(transforming growth factors)引起高血钙上。此外,某些间叶组织肿瘤产生的活性物质,不同于前述的胎盘激素、多肽激素,如有报道很大的子宫肌瘤可以引起患者血红蛋白水平在 180~220g/L 情况,红细胞增多症于术后消失,有人提出肌瘤可分泌异位红细胞生成素,但目前还无肯定依据,也可能还有非直接的机制。

第四节 女性生殖系统肿瘤的激素靶器官特征

如前节所述,女性生殖系统的各器官、组织作为激素的靶器官,有丰富的性激素受体分布,而且在女性月经周期及不同年龄阶段中随激素水平变化而变化。那么女性生殖系统肿瘤中的性激素受体分布情况及特征,必然要成为这类肿瘤研究中的一个重要内容。

在人体各器官的正常细胞中,以靶器官的细胞中含有较多的激素受体。这些细胞的受体,在激素和细胞间起着触发特殊内分泌的生物化学链的重要作用。当细胞恶性变时,细胞可以保留部分或全部数量的受体,而使其生长功能类似于一个正常细胞,而且有被细胞内激素调节的功能。如果这个细胞因恶变而失去了受体,那么它就不再被循环系统中的内分泌激素认作是一个正常细胞而发生作用,所以内分泌系统也失去了对它的控制,对它的生长不再有影响和作用。

从激素受体与肿瘤的关系来看,可将肿瘤分为受体富型肿瘤和受体贫型肿瘤,或可称为内分泌依赖性肿瘤和内分泌不依赖性肿瘤。二者对内分泌治疗的反应差异较大。受体贫型肿瘤的内分泌治疗效果低于 10%,而富型肿瘤可达 50%~60%。二者的预后、复发和转移也明显不同。一般高分化肿瘤多为受体富型,低分化多为受体贫型肿瘤。

在女性生殖系统肿瘤受体研究中,最多的研究仍是针对雌激素受体(ER)及孕激素受体(PR),由于不同部位肿瘤发生率不同,因此研究深入程度有很大差别。

外阴癌的 ER、PR 含量极低,差异也很大,与其他临床特征的联系尚未阐明。少数阴道癌中含有 ER、PR,个别的还较高,阴道癌的 ER、PR 含量低于正常阴道组织。阴道癌 ER、PR 似与其他临床特征无联系。

输卵管癌发病率极低,其受体研究报道也是零星的。有报道认为输卵管癌 ER、PR 含量极低,几乎不能测得。以卵巢癌的标准判断,无阳性者存在。由于含量极低,观察不出其受体含量随病种、病程、病情、细胞分化、预后和治疗反应变化而变化的规律。输卵管及其肿瘤 ER、PR 的研究方向:进一步积累资料,摸清正常状态的分布和变化,及其对生理功能的影响规律;某些由于输卵管原因不孕疾病中的受体因素;发生肿瘤时受体的质和量的变化,与临床特征的

联系及在诊断与治疗中的作用。

与上述三部位肿瘤性激素受体研究情况不同,对子宫颈、子宫内膜与肌层、卵巢肿瘤受体的研究结果则较详尽。

一、子宫颈癌

子宫颈上皮细胞发生病变后,其 ER、PR 的产生和作用机制也要同其他正常代谢和功能一起受到损害,表现出含量和阳性率减低。PR 主要表达于各级宫颈上皮内瘤样病变(CIN)组织中的鳞状上皮、腺上皮及间质细胞中,表达部位主要为核表达。子宫颈鳞状上皮癌的 ER、PR 含量,ER 阳性、PR 阳性,两者均为阳性以及 PR 随 ER 上升的幅度均比正常子宫颈鳞状上皮低,而癌的双阴性比正常上皮高,见表 6-4-4。

表 6-4-4　子宫颈鳞状上皮癌与宫颈鳞状上皮的雌、孕激素受体比较

组别	总例数	ER 阳性		PR 阳性		双阳性		双阴性	
		例数	%	例数	%	例数	%	例数	%
宫颈鳞癌	48	20	42	19	40	11	23	20	42
宫颈鳞状上皮	61	54	89	45	74	42	69	4	7

有人认为,子宫颈癌的受体变化主要是质变,而不是量变。多数人认为宫颈癌受体的量有变化,子宫颈癌中,腺癌受体含量和阳性率都比鳞癌高,这与其来源相对应,但仍低于正常组织。

子宫颈癌细胞的分化和分期对受体也有明显影响。癌细胞分化越低或病理分级越高,细胞内 ER、PR 含量和阳性率均下降,PR 表现得更明显,说明癌细胞异型性对受体影响颇大,而 PR 对这种影响较敏感。临床期别越晚,受体含量越低,说明病程、病情对 ER、PR 有显著影响,其中 PR 仍首先表现出明显变化。由于癌细胞受体含量和阳性率与分化、分期的关系,一般认为受体也可指示子宫颈癌的预后。多数人报道宫颈癌 ER、PR 在月经周期中含量和阳性率变化不明显,但绝经后患者 ER 阳性率有大幅度上升。绝经后受体含量,尤其是含量升高的原因与子宫内膜一样,体内雌激素水平下降使游离 ER 增多或(和)缺乏孕激素对抗使 ER 缓慢积累,这种现象提示子宫颈发生癌变后,体内雌激素水平仍对细胞内受体有一定的调节作用。

子宫颈鳞癌 ER 与 PR 间的关系,类似正常组织,存在着一种正相关关系。作者测定的相关系数为 0.384($P <$ 0.01),PR 随 ER 的上升而上升,但其 PR 含量低于正常子宫颈鳞状上皮,PR 随 ER 上升的幅度也小于正常子宫颈鳞状上皮,不过 PR 与 ER 之间仍保持着与一般规律一致的伴随关系。由此看来,子宫颈癌可能对适当的内分泌治疗有良好的反应,某些报道提出,长期服用孕激素类避孕药者的子宫颈原位癌和非典型增生病变可消退,为这一设想的依据。

二、子宫内膜癌

约70% ~ 80% 的散发性子宫内膜癌为 I 型子宫内膜癌,与过度的雌激素刺激无孕激素拮抗、子宫内膜增生和 ER、PR 表达相关。20% 子宫内膜癌为 II 型子宫内膜癌,其发病与雌激素刺激无关,ER 表达较低或缺失。在女性生殖系统中,子宫内膜癌 ER、PR 的研究最为成熟,临床上测 ER、PR 的最多用途是选择内分泌治疗对象和判断预后。但子宫内膜癌 ERER、PRPR 的分布和变化规律仍有待进一步阐明,许多问题还有争议,内分泌药物治疗的方法、种类

也不很成熟,需要进一步广泛研究。

雌激素与孕激素作用相反,可引起子宫内膜的增生,也可以造成非典型性复杂性增生,进一步可发展成肿瘤。尽管雌激素可能并非是唯一的因素,但至少在子宫内膜腺癌发生方面是不可缺少的因素。子宫内膜发生癌变后,ER、PR 含量显著下降,相当于正常子宫内膜的 1/10 ~ 1/20,不但受体含量有变化,其阳性率也低于正常子宫内膜50% 左右。通常正常子宫内膜 ER 和 PR 双阳性率均为 90% ~ 100%,而子宫内膜癌的受体阳性率变化范围是:ER 阳性率为 50% ~ 80%,PR 阳性率为 40% ~ 70%。ER 和 PR 双阳性率为 50% 左右。大多数 ER 阳性者的 PR 也阳性,说明子宫内膜癌中 ER、PR 间存在协调关系。组织癌变与受体含量下降的内在联系可能是:①致癌因子损害受体产生和作用的各个环节,引起细胞代谢和功能紊乱,导致细胞癌变。②细胞癌变,受体调控基因关闭或(和)受损,功能障碍。③癌细胞所产生的某些物质损伤受体作用环节的某一步骤,使受体不能进行正常运转。④上述机制综合作用或(和)其他伤害机制共同作用,形成恶性循环。因此,研究受体可了解癌对正常生理功能的损伤程度和癌变的机制。

事实上癌变往往有一个相当长的过程,而在此过程中受体含量也有量变到质变的过程。子宫内膜癌周围内膜组织 ER、PR 有一定变化,特别 PR 显著降低,说明受体功能已有相当大的损害。癌变以前的内膜增生和癌前病变也有 ER、PR 不同程度的下降,并且是 PR 含量率先开始下降,这反映出正常生理功能受癌变损伤的过程和程度。

癌细胞的分化程度是指示其恶性程度的主要指征。分化程度越低或病理分级越高,恶性程度越高。ER 和 PR 与癌细胞分化或病理分级密切相关,分化好者或病理分级低者,受体含量和阳性率均高,反之则受体含量和阳性率都低(表 6-4-5)。判断癌细胞分化程度,是 ER 敏感还是 PR 敏感,多数人认为 PR 更敏感,因 ER 开始有功能改变时,PR 的量变已表现出来。由此,推测 PR 对判断预后更有价值。

临床分期是反映病程和病情轻重的综合指标,子宫内膜癌临床分期越晚,受体含量越低,受体阳性率也越低,但对此变化各家报道的结果差异较大。

表 6-4-5 子宫内膜癌受体阳性率变化
与病理分级的关系(%)

病理学分级	ER (+)	PR (+)	ER(+)PR(+)	ER(-)PR(-)	ER(+)PR(-)	ER(-)PR(+)
1	82	84	68	9	14	9
2	84	55	54	3	30	13
3	56	22	11	0	45	45

子宫内膜癌有无肌层浸润是影响预后的重要因素,子宫内膜癌有肌层浸润者,受体含量和阳性率均要下降,有附件播散和淋巴播散者受体可能低于无播散者。淋巴结的转移灶和其他区域转移灶均有一定的受体含量,但比原发灶要低。绝经后子宫内膜癌的 ER 有一定程度升高,其原因可能与正常子宫内膜相似。还有人认为受体变化与患者年龄有关。从内膜癌组织学分类来看,子宫内膜腺癌的 ER、PR 含量和阳性率均高于腺棘皮癌和腺鳞癌。

子宫内膜癌是一种雌激素依赖的肿瘤,但其癌变的分子基础不清楚。近来国内外开展了一些关于 ER、PR 亚型方面的研究。

已有的研究对正常内膜和子宫内膜癌 ERα、ERβ mRNA 及蛋白的表达进行了检测,结果显示 ERα、ERβ 在正常内膜及内膜癌中共同表达,且 ERβ mRNA 水平明显低于 ERα,Takama 等研究表明随子宫内膜癌变,ERα 的水平降低,ERβ/ERα 的比值随肿瘤的肌层浸润而升高。Fujimoto 等研究了 60 例子宫内膜癌(其中 20 例有淋巴转移)和 20 例正常的子宫内膜的 ERβ 和 ERα mRNA 水平及免疫组化表达。14/20 例转移子宫内膜癌的 ERβ/ERα mRNA 比值较原发癌增高,预后差;其余 6 例转移子宫内膜癌的 ERβ/ERα mRNA 比值较原发癌无增高(<0.4%),其预后好,随访 36 个月,其生存率为 83%。认为 ERβ/ERα mRNA 比值较原发癌增高者预后差。推测可能是由于内膜中优势表达的 ERα 受体的表达在转移癌中降调节,ERβ 的表达的降调节不明显,从而二者表达失去同步性。完整的 ERα 和 ERβ 的同步表达和二者的相互作用的中断使癌对雌激素产生抵抗,使患者预后差。

此外 ER 变异体也引起了关注,已经在多种正常和肿瘤组织中检到 ER 变异体。提示受体的变异体和野生型受体竞争,因而调节雌激素和相关甾体激素的效应。ER 变异体主要有两类,即外显子缺失型和嵌入型。外显子缺失型变异体可以是一个外显子的部分、全部或多个外显子的缺失。ERα 共发现了 20 个不同的外显子缺失型变异体。雌激素受体 mRNA 变异体已经在多种正常和肿瘤组织中检测。提示受体的变异体和野生型受体竞争,因而调节雌激素和相关甾体激素的效应。ERα 单一外显子的缺失的变异体包括外显子 2、3、4、5、6、7 分别缺失的变异体;两个外显子缺失的变异体如 4 和 7 联合缺失。4Δ 无生理作用,5Δ 导致无激素时亦可显示出转录活性。4Δ、5Δ 可在正常人子宫、宫颈、卵巢及相关癌中被发现,5Δ 的增加被认为与肿瘤的转移有关,是妇科肿瘤转移潜能的指标。ERα 的缺失变异体由于分子结构与野生型相似,故可通过蛋白与蛋白相互作用而直接或间接参与与配体结合和转录的调节作用。故 ERα 的变异体在肿瘤组织中表达增加可能在早期肿瘤的发生中起重要作用。ERβ 共发现了 10 个变异体:2Δ;3Δ;4Δ;5Δ 和 2Δ;6Δ;6Δ 和 2Δ;6Δ 和 3Δ、2Δ;5-6Δ;5-6Δ 和 2Δ。最常见的缺失为 6Δ,其次为 2Δ,且 2Δ 的缺失常与 5Δ、6Δ 共同发生。在 ERβ 中 2Δ、5Δ 和 6Δ 会导致读码框移位,使翻译提前终止,产生大量碳末端缺失的蛋白变异体,5Δ、6Δ 蛋白无法与配体结合,有研究认为其 5Δ 与野生型比例的变化与内膜癌的发生有关。

与正常子宫内膜相比子宫内膜癌中孕激素受体的表达有明显差异。孕激素受体亚型的变化可能影响内膜对雌孕激素的反应,与内膜癌的发生、发展及治疗可能有密不可分的关系。孕激素受体在内膜增生、非典型增生及子宫内膜腺癌中的表达是逐渐降低的,在基质细胞中孕激素受体的减少更明显。在一项对 46 例子宫内膜样癌、癌旁正常内膜及复杂型非典型增生组织的检测中发现,正常子宫内膜腺体 hPR-A 及 hPR-B 的表达水平相近,然而在非典型增生中两者的表达不平衡,这种不平衡在内膜癌中更为明显。在约 50% 的内膜癌中仅表达一种亚型,并多在低分化癌中出现。这提示 hPR-A 及 hPR-B 比例的改变可能导致孕酮对子宫内膜作用的改变,并在内膜癌的发病中发挥作用。在已发生转移的内膜癌中,hPR-A 的 mRNA 形成受抑制而以 hPR-B mRNA 表达为主,而在未发生转移者,hPR-A 及 hPR-B mRNA 的水平相似,或以 hPR-BmRNA 表达为主。还有实验表明,转染 ER 及 PRB 的 NIH3T3 细胞系在雌二醇的作用下生长明显快于仅转染 PRA 者,提示 hPR-B 的过度表达可能与肿瘤的发生及转移潜能相关。

三、子宫体肌层肿瘤

子宫体肌层肿瘤中,子宫平滑肌瘤是最常见的良性肿瘤。已有许多临床现象证实子宫肌瘤的发生、发展与雌激素过度作用有关。但雌激素过度作用是来自体内雌激素水平过高,还是 ER 含量升高,或 ER 兴奋性过高仍未阐明。既往多认为雌激素水平高为主要作用,因为大多数肌瘤患者体内雌激素水平有上升,并有其他相伴的雌激素水平升高的表现。后来发现子宫肌瘤中 ER、PR 含量高于子宫肌,由此推测子宫肌瘤发生是因为 ER 含量升高。本作者研究发现,子宫肌瘤中的 ER、PR,无论是配对比较,还是群体相比,均不高于子宫肌,并且子宫肌瘤的 ER、PR 含量与子宫肌对应受体含量之间是正相关(P<0.005),子宫肌瘤自身 ER 与 PR 间也呈协调的正相关关系(P<0.05),由此而推测,使子宫肌瘤发生的雌激素过度作用,多系体内雌激素水平升高或(和)其他因素引起的 ER 兴奋性增高,功能过强所致。

尽管有研究认为受体含量变化与子宫肌瘤的发生关系不密切,但子宫肌瘤的 ER、PR 受体随激素水平的变化可影响肌瘤的发展,肌瘤的发展反过来也会使其受体发生改变。子宫肌瘤 ER,PR 含量是增生期高于分泌期,发展迅速者更高,有变性的肌瘤内 ER 与 PR 失去协调的比例,受体含量在瘤体积大、数目多者可能较高。体内激素水平与子宫肌瘤受体含量平行,即体内雌激素水平高者,肌瘤的受体含量高,反之则低,符合一般规律。细胞变性,其正常生理机制要受到一定损害,肌瘤变性者受体含量减低体现了这种损害程度的轻与重,ER含量差别较小,说明损伤不重,且主要是受体功能障碍。肌瘤体积是反映病情程度的主要指标之一,肌瘤直径≥5cm者受体含量高;<5cm者受体含量不及直径大者,并且ER含量升高的幅度大于PR,提示ER含量升高后,尤其是PR未成比例上升时,ER可促进肿瘤的发展,加重病情。在子宫肌瘤中,ERα与雌激素有很高的亲和力,且其与cycline-D1的表达均高于周围的正常内膜组织,而ERβ的表达及与雌激素的亲和力只有在增殖期才升高。在围绝经期ERβ表达增加,而ERα与cycline-D1的表达则不变,绝经后ERβ的表达变为优势表达。最近有研究发现在GnRH作用后,肌瘤中ERα/ERβ的比值升高可能与肌瘤缩小有关,其机制还有待于进一步研究。

子宫肉瘤发病率低,因此对其受体的研究不多,研究结果也有一定矛盾。一般认为,子宫肉瘤组织中有ER存在,各类型肉瘤均可测到受体,但总的阳性率不及50%,而且均值水平远远低于子宫内膜癌。各类型肉瘤中,内膜间质肉瘤ER、PR明显高于其他类型,ER和PR间也存在正相关关系。ER、PR与细胞分化、临床分期、核分裂象、有无转移和内分泌治疗反应的关系不明显。但ER阳性者存活时间长于ER阴性者。因此有人认为,对ER、PR阳性的子宫肉瘤进行内分泌治疗可能会有反应。通过测定芳香化酶的活性发现子宫肉瘤细胞的芳香化酶的活性高于正常子宫内膜组织,进而推断子宫肉瘤能够合成孕激素,且孕酮可使ER/PR阳性的肿瘤的芳香化酶的活性升高8倍,而对ER/PR阴性肿瘤的芳香化酶活性无影响,可抑制ER/PR阴性的肿瘤生长,提示某些子宫肉瘤对甾体激素敏感,孕激素治疗可能是治疗某些子宫肉瘤的方法。目前临床研究认为孕激素对内膜间质肉瘤有一定疗效,其中低度恶性内膜间质肉瘤有效率最高。Lantta建议激素治疗应该作为治疗ESS的常规辅助治疗。最近有报道认为芳香化酶抑制剂是有效的。目前已报道了数例他莫昔芬治疗子宫平滑肌肉瘤、恶性米勒管混合瘤、内膜间质肉瘤有效的病例。子宫肉瘤与激素的关系有待进一步研究。

四、卵巢肿瘤

研究表明卵巢癌的发生与甾体激素和促性腺激素相关。哺乳动物中GnRH有两型,即GnRH-Ⅰ及GnRH-Ⅱ。经典的GnRH-Ⅰ亦称黄体生成激素释放激素,广泛分布在正常卵巢表面上皮、卵巢上皮肿瘤中,GnRH-Ⅱ同样广泛分布在各种人卵巢成分中,对永生化的卵巢表面上皮细胞及卵巢癌细胞发挥抑制增殖的作用。80%的人卵巢上皮肿瘤中有GnRH-Ⅰ受体表达。由于目前尚未发现有功能的人GnRH-Ⅱ受体,所以多数研究认为,GnRH-Ⅱ的抗增殖效应也是通过GnRH-Ⅰ受体介导的。目前临床上已有难治性或复发性卵巢癌患者应用GnRHa(亮丙瑞林、戈舍瑞林、曲普瑞林)进行治疗的报道,体外实验也证实,GnRHa可抑制生长因子受体介导的增殖信号转导,进而抑制卵巢癌细胞的增殖目前,GnRH受体亚型的作用机制与卵巢癌仍有待深入研究。

卵巢良性肿瘤ER阳性率为20%~70%,PR阳性率为50%~100%,两者同时阳性的发生率为20%左右。上皮性肿瘤最高,性索间质肿瘤次之。除有上皮成分的成熟性畸胎瘤含少量ER、PR外,其他类型几乎无ER、PR存在。在上皮性肿瘤,也是浆液性囊腺瘤低于子宫内膜样瘤,高于其他肿瘤,卵巢良性肿瘤的受体含量与对应种类恶性肿瘤相比较稍低。

卵巢恶性肿瘤的来源繁多,所以种类极其复杂,其病理生理及转归有极大不同。一般认为其受体含量与来源之组织平行,发生恶性肿瘤的正常组织受体含量高,则所发生的肿瘤受体的含量和阳性率也高,如正常组织受体含量低,发生的肿瘤受体含量也低。依据卵巢恶性肿瘤对性激素的不同反应,将其分为激素依赖性肿瘤和非激素依赖性肿瘤两大类,前者瘤细胞内含有ER、PR,其生化特性和作用同正常卵巢内ER、PR,并可随肿瘤的种类,分化程度,临床期别等不同而变化。一般认为,其ER阳性率为40%~70%,PR阳性率为40%~50%,两者共同阳性的发生率为30%~50%。

61%~79%的卵巢癌有雌激素受体(ER)表达。ER有ERα和ERβ两种亚型。ERα可促进有丝分裂反应,ERβ则有保护功能。正常卵巢表面上皮细胞中两者均有表达。Chu研究显示ERα在上皮性卵巢癌和性索间质来源的肿瘤中均有表达,而ERβ主要表达于颗粒细胞来源肿瘤,卵巢黏液性肿瘤中也有少量表达。卵巢癌细胞中ERα表达增加,ERβ表达降低,ERα/ERβ明显增高。

卵巢恶性肿瘤中上皮性肿瘤含ER、PR最高,性索间质肿瘤次之,有上皮成分的成熟畸胎瘤的ER、PR也较丰富,其他类型则含ER、PR较少,甚至完全无ER、PR。卵巢上皮性肿瘤中,宫内膜样瘤的ER、PR含量最高,甚至有人报道与子宫内膜癌一样高。浆液性囊腺癌的ER、PR含量稍低于子宫内膜样瘤,高于其他卵巢恶性肿瘤。受体含量在黏液性囊腺癌较低,透明细胞中更低,其他卵巢上皮性恶性肿瘤中,几乎测不到有ER、PR存在。

性索间质肿瘤中,颗粒细胞的ER、PR含量和阳性率最高,这与其来源有关。其他性索间质肿瘤ER、PR含量均较低,且大多数不能测出。未成熟畸胎瘤含上皮成分越多,分化越好,受体含量越高,阳性率也越高。卵黄囊瘤和无性细胞瘤受体很少,阳性率极低。恶性中胚叶混合瘤在混有宫内膜样癌、透明细胞癌或软骨肉瘤成分时,可有一定量的ER、PR,甚至可能含量很高。非上皮性卵巢恶性肿瘤的ER、PR来源可能为:①混在其中的上皮成分;②从胎儿卵巢上皮表面分化而来的颗粒细胞,这也为上皮性肿瘤的来源之一。继发性卵巢恶性肿瘤的ER、PR含量与其原发灶平行,来源于子宫内膜癌者受体含量高,而来源于胃癌、直肠癌者可有ER、PR,但含量有限。

在卵巢恶性肿瘤,ER与PR间的关系,不仅正常卵巢和卵巢良性肿瘤,失去了ER与PR之间的符合一般的协调关系,即正相关关系,而表现为无相关状态,这说明卵巢恶性肿瘤细胞内虽然能测出ER和PR的存在,但很有可能所存在的受体因其产生和作用的机制中某一些步骤或全过程受阻,而缺乏有效功能或功能减弱,可能引起对内分泌治疗的反应不良,也表现出其生理机制的损伤严重(表6-4-6)。

表6-4-6 卵巢各类组织的 ER、PR 相关性

分类	自由度	相关系数	P 值
正常	34	0.6851	<0.0005
良性	74	0.3693	<0.001
恶性	48	0.1584	>0.1

近年来关于卵巢肿瘤与 ER、PR 亚型的关系的研究也有一定的进展。在正常卵巢中,ERα、ERβ、PR 和 AR 共同表达,且 ERβ 为优势表达,雌激素通过 ER 信号途径在调节正常卵巢上皮功能方面起重要作用。在上皮性卵巢癌中 ERα/ERβ 比值明显高于正常卵巢及卵巢囊肿。ERα 相对于 ERβ 的过度表达可作为卵巢癌进展的指标之一。同时 ERα 阳性并不一定代表肿瘤具有良好的激素反应性,雌激素拮抗剂对其治疗效果很差。在卵巢癌中 ERα 表达减少,AR 和 PR 亦明显降低,而 ERβ 无明显变化。ERβ 在早期卵巢癌有少量表达,而在转移性癌中只表达 ERα,这可能是由于内、外因素通过调节 ER 基因的表达,从而导致早期癌与转移癌的本质不同。在透明细胞癌中,ERα 缺失,而 ERβ 表达与浆液性、黏液性卵巢癌一致。在宫内膜样癌中 ERβ 呈高表达状态。卵巢浆液性囊腺癌中有 ERβ5Δ 的表达,且 ERβ5Δ/ERβ 的比值低于正常卵巢组织,提示 ERβ 在卵巢癌的发生中起一定作用。对正常卵巢、良性、交界性及恶性卵巢肿瘤中 PR-APR-A 和 PR-BPR-B 的表达进行测定。发现 PR-A 从正常到恶性卵巢肿瘤逐渐降低,但 PR-B 在这四组中的差异不显著。

(廖秦平 张岩 曹泽毅)

第五节 女性生殖系统肿瘤内分泌特征在判断预后中的意义

一、宫颈上皮内瘤变和宫颈癌

宫颈上皮内瘤样病变(cervical intraepithelial neoplasia,CIN)是与宫颈癌密切相关的癌前病变,CIN 预后指标的完善对于提高宫颈癌患者的诊断率和生存率有着十分重要的意义。

有研究探讨了 ER 和 PR 的表达状态与 CIN 的预后关系。NonogakiH 等发现绝大多数的 CIN 和浸润性宫颈鳞癌不表达 ER;Chaudhuri B 等证明正常对照组相比较,宫颈原位癌组织 ER 阳性表达率较低。国内也有学者发现随着 CIN 病变程度的增加,ER 的表达逐渐减弱,二者呈负相关。以上证实 ER 表达减弱与宫颈病变进展有一定的关系。Fonseca Moutinho 等在 29 例 I a1 期宫颈微小浸润癌中,取距离浸润病变至少 2mm 的 CINⅢ 组织,与 25 例既往无浸润癌病史的 CINⅢ 组织进行免疫组化研究,这 25 例 CINⅢ 患者至少经过 30 个月的随访而疾病没有出现进展,所以认为她们属于低危亚群,前者在 ER、PR、Bcl 的免疫组化染色中表达更常见、程度更强。因而认为,ER、PR、Bcl 联合检测

是一个独立的有价值的 CINⅢ 预后方法。

同时,HPV 感染与 ER 亚型的关系日益引起重视。既往文献通过免疫组化及原位杂交等方法检测正常宫颈上皮、非典型增生及宫颈癌组织中雌激素受体及 HPV 的表达情况,发现 ERα 在宫颈正常组织中的表达率较非典型增生及宫颈癌组织中高,并发现,虽然 ER 阳性患者更易发生 HPV 感染,但其表达情况不同,HPV 感染的型别亦不同。在 ERα 阴性的宫颈组织中,HPV 16、18 型感染更为多见;而在 ERα 阳性的宫颈组织中,多为 HPV 31、33、35 型等感染。而有 ERβ 表达时,HPV 的整合型感染更多见。ERβ 可能通过影响 HPV 在宿主细胞中的感染状态对宫颈病变的发展起一定影响。ER 不同亚型表达情况也可为预测宫颈病变的转归提供依据。

关于 ER 和 PR 的表达状态与宫颈癌临床分期及组织学分级的关系,各家说法不一。Han SW 等认为癌组织 ER、PR 的表达状态与癌的组织分化程度、临床分期等密切相关,高永良等也认为,早期、分化好的宫颈癌组织的 ER、PR 的表达水平比晚期、分化差的宫颈癌高。而沈铿等的研究结果显示 ER、PR 表达状态与宫颈鳞癌的分化程度无关,无论分化程度的高低,宫颈鳞癌组织 ER、PR 均缺失表达或表达率极低,与既往国外部分学者研究结果一致。沈铿等同时发现宫颈腺癌组织的 ER、PR 水平,明显高于宫颈鳞癌,推测宫颈腺癌的发生可能与子宫内膜癌一样,与雌激素过度刺激有关。以上提示 CIN 及宫颈癌中 ER、PR 低表达或缺失可能提示预后不良。CIN 患者只有少部分发展为宫颈癌,故临床实践中我们可以考虑对 CIN 患者进行 ER、PR 检测,对低表达者积极治疗,对高表达者积极随访,避免过度治疗。

另外,人绒毛膜促性腺激素(hCG)的亚型及降解产物也可为宫颈癌的预后提供依据,如:β-hCG、游离 β-hCG 和 hCG 核心片段(hCGβcf)。国内有报道指出:76% 的子宫颈癌 β-hCG 表现为阳性,其中鳞癌的阳性比率比腺癌高,同时该作者发现,晚期(>Ⅱb)宫颈鳞癌患者 β-hCG 阳性表达率显著增高(71%),提示 β-hCG 的表达随着肿瘤的进展增加,这与 Bulter 等的研究相符,说明 β-hCG 有可能作为肿瘤预后的标志物。游离 β-hCG 不是宫颈癌的特定标志分子,但它可作为提示宫颈癌预后不佳的一种肿瘤因子。尿 hCG 核心片段和血清游离 β-hCG 对宫颈癌检测的敏感度分别为 46% 和 37%。以上均说明 hCG 的相关因子可能在判定肿瘤预后方面有一定的作用。

二、子宫内膜癌

大量研究显示,ER 和 PR 表达水平愈低,肿瘤分化程度愈低,恶性程度愈高,易发生肌层浸润及淋巴结转移。如子宫内膜样腺癌 I 期的患者表达 PR,但在多数进展期子宫内膜样腺癌患者中无 PR 表达,这说明 PR 表达与肿瘤的分级有关,PR 表达愈低,肿瘤的恶性程度愈高,预后愈差。因此目前已公认 ER 和 PR 的达及含量与子宫内膜癌的分期、组织学分级、生存期相关,缺乏 ER、PR 的表达与较差的分化及深肌层浸润有关。Martin 等随访子宫内膜癌患者 8 ~ 68 个月,其中 ER 阳性 62 例,交界性 4 例,ER 阴性 21 例,

ER 阳性和交界性者平均生存 169.1 个月,ER 阴性者仅为 62.4 个月。未治疗患者中,ER 和 PR 均阳性者生存时间远远超过阴性者,阴性者易于发生内脏等远处转移,死亡迅速。Erhlich 报道,ER 阳性的 I 期患者复发率为 12.7%(8/63),ER 阴性者高达 41.2%(7/17);PR 阳性者为 7%(4/57),而 PR 阴性者为 37.2%(16/43)。

ER、PR 是否能作为判断子宫内膜癌患者预后的独立因素尚存在争议。一种观点认为:ER、PR 可作为判断子宫内膜癌预后的独立因素。并且 ER、PR 的检测能在术前子宫内膜癌的诊断过程中,弥补以下的缺点:如诊刮标本的不完整性给病理科医生对肿瘤的分级带来难度;以磁共振为代表的影像学检查在识别子宫内膜癌患者的肌层浸润情况时的错误判断。因此,若能结合术前对诊刮标本行免疫组化检测 ER、PR 的状态,综合判断预后将更准确。在这些数据的基础上,美国国家癌症研究所推荐:只要是子宫内膜癌 I 期或 II 期的患者,都可采用生物化学或免疫组化的方法来进行甾体激素受体的检测。然而有人却并不赞同 ER、PR 可作为子宫内膜癌的独立预后因素的观点,并且对内膜癌患者的甾体激素受体检测提出质疑。原因有:ER、PR 的表达水平在不同的文献有很大的差异(32% ~ 69%),这可能与采用不同实验方法、抗体的来源及稀释、不同的人种、饮食差异等因素有关;用免疫组化的方法检测激素受体相对于生化方法是否足够,并且目前缺乏统一的阳性值和阴性值的界定标准等。

ER 及 PR 的亚型也可为子宫内膜癌的预后提供依据。文献报道,从正常子宫内膜到发生癌变,ERα/ERβ 的比值逐渐下降。Vincent Jongen 等人发现:ERα/ERβ<1 预示着生存期较短。目前已明确 PR-A 和 PR-B 的相对表达量是子宫内膜癌的重要预后因素。Arnett-Mansfield 等人报道与正常内膜组织中的腺体比较,肿瘤组织中 PR 表达量下降。由于单一 PR 异构体的表达与较高的肿瘤分期有关,推测:PR 的表达量下降实际上是由于 PR-A 或 PR-B 的丧失而引起。如上推测,Vincent Jongen 等人发现 PR-A 和 PR-B 的同时表达与肿瘤恶性程度较低有关,而 PR-A/PR-B<1 与肿瘤的复发和死亡有关。因此,ERα 和 ERβ、PR-A 和 PR-B 的表达状态可作为子宫内膜癌的预后因素。

此外,性激素受体的测定有助于判断子宫内膜癌内分泌治疗的预后。最近研究发现,PR 含量高的内膜癌对内分泌治疗有效率达 72%,提示女性生殖系统肿瘤的内分泌特征在肿瘤内分泌治疗中有相当重要的意义。在分化好及中度分化肿瘤中,ER 水平偏高,而有复发倾向肿瘤中则含量较低。如 PR 含量低或无,则 I 期子宫内膜癌有复发倾向。在此受体理论基础上提出的方法有很大的吸引力,如短期给予雌激素,诱导肿瘤对孕激素反应,目前有些资料支持这一想法。对于复发或转移灶检测 ER、PR,可以根据测定阳性结果决定是否给予内分泌治疗,这种方法也可用于其他妇科恶性肿瘤的复发或转移病灶的受体测定。

少量研究显示,人绒毛膜促性腺激素(hCG)的亚型及降解产物也可为子宫内膜癌的预后提供依据,尿 hCG 核心片段和血清游离 β-hCG 对子宫内膜癌检测的敏感度分别为 51% 和 33%。

总之,ER、PR 的表达与子宫内膜癌的分化及肌层浸润深度显著相关,ERα 和 ERβ、PR-A 和 PR-B 的表达失衡与肿瘤的恶变有关,但以上各指标是否能构成独立的预后因素仍存在争议。ER、PR 及其亚型的表达状态与癌瘤的发生、病理类型、分化、期别、转移以及预后有相关性,对于诊断子宫内膜癌及对于手术程度的规划、判断手术后患者的生存率、及后续的化疗、选择内分泌治疗对象、判断内分泌治疗反应有显著的意义。

三、子宫体肌层肿瘤

子宫肌瘤是激素依赖性肿瘤。近年大量研究证实雌、孕激素在子宫肌瘤的发生中起重要作用,但根据已有的资料推测 ER、PR 对子宫肌瘤的预后评估作用尚存争议。在子宫肌瘤中,ER 和 PR 的水平显著高于正常子宫肌层组织,PR 表达又明显高于 ER。孕激素及 PR 调节子宫肌瘤肿瘤细胞的分裂活动,促进子宫肌瘤增生。PR 表达依赖于雌激素,雌激素可上调 PR 含量。Vue 等分析了 27 例用 GnRH 治疗 2~6 个月后行子宫全切的子宫肌瘤标本,发现治疗后肌瘤组织中的 ER、PR 分别下降 49% 和 36%,提示肌瘤的生长与 ER、PR 水平密切相关。Ichimura 等利用针取活检标本作连续监测得出:平滑肌细胞中 PR 含量与子宫肌瘤的生长密切相关,而 ER 的含量却无此相关性。但 Lessl 等指出:同正常子宫肌组织相比,子宫肌瘤 ER、PR mRNA 及蛋白的表达水平并没有发生变化,从而可推测 ER、PR 在子宫肌瘤预后的评估作用不大。

子宫肉瘤是较少见的子宫恶性肿瘤,病理类型主要有子宫平滑肌肉瘤、子宫内膜间质肉瘤和子宫恶性米勒管混合瘤。肿瘤细胞中 ER 和 PR 的表达为预后评估的内分泌指标提供了理论基础。一些研究人员已经研究了在子宫肉瘤组织学亚型的 ER 阳性的预后意义。大部分研究都集中于子宫平滑肌肉瘤。已报道的数据尚存在争议。Akhan 等人和 Raspollini 等人发现子宫平滑肌肉瘤中 ER 的较高表达与较好的预后相关,随着肿瘤侵袭程度的加深和肿瘤的转移,ER 的表达逐渐降低。然而 Bodner 等人针对早期和晚期子宫平滑肌肉瘤患者研究,发现 ER 的表达与总体生存期无相关性。ER 的表达在子宫肉瘤其他组织学类型中的预后依据更为有限。Kitaoka 等人的研究发现,在混合各种组织学亚型的子宫肉瘤患者队列中,ER 阳性表达程度和生存率之间呈正相关。他们认为 ER 状态是子宫肉瘤的一个重要预后指标,但他们研究的样本数较少(子宫肉瘤患者共 20 例),其中包括早期低分化的子宫内膜间质肉瘤患者,据此推测:早期低分化的子宫内膜间质肉瘤患者较其他组织学类型有更高的生存率。Ioffe YJ 等人通过对 54 例子宫肉瘤患者研究发现:对各种组织学类型的子宫肉瘤而言(包括晚期、复发的低分化子宫内膜间质肉瘤),ER 的表达与子宫肉瘤患者有较好的生存率相关。

除了 ER 对子宫肉瘤的预后有评估意义外,PR 也有相关报道。目前报道的子宫肉瘤中 PR 阳性率为 55.8%,子宫内膜间质肉瘤中 PR 阳性率可达 100%。Reich 等研究提示子宫内膜间质肉瘤激素治疗的可行性,同时提出应对子宫内膜间质肉瘤患者常规进行 ER、PR 免疫组化方法的评价。Sabini 等研究发现子宫内膜间质肉瘤 PR 高表达和 ER 低表达，证实了孕酮在子宫内膜间质肉瘤中的作用机制。并有研究提示在子宫内膜间质肿瘤中 PR 的表达可能用于区分低度恶性和高度恶性。国内赵超等发现 PR 与患者年龄、绝经状态、肿瘤分期无显著相关性，无瘤存活者 PR 表达率显著高于因瘤死亡者，核分裂象<10 个/10HPF 的子宫肉瘤 PR 表达率显著高于核分裂象 10 个/10HPF 的子宫肉瘤。但是 Bodner 等人针对早期和晚期子宫平滑肌肉瘤患者研究，发现 PR 的表达与总体生存期无相关性。

雌、孕激素在子宫肉瘤的发生和发展，尤其是预后及内分泌治疗中均起重要作用。通过对 ER、PR 的研究有助于了解子宫肉瘤的发生发展机制以及评价预后，并指导激素治疗。

四、卵巢肿瘤

卵巢肿瘤的内分泌特征（分泌激素、激素靶器官受体特征）不仅在卵巢肿瘤的发病中起着重要的作用，并且具有判断预后的价值。

在良性和大部分恶性卵巢肿瘤中均有 ER 的广泛表达（61% ~ 86%）。ER 的表达，主要发生在浆液性和子宫内膜性的卵巢上皮癌中（50% ~ 90%）。从理论上推测，ER 的高表达与卵巢肿瘤预后不良相关，然而目前的不少研究结果却与这个推论不一致。对这种结果的解释常常归结为可能是卵巢癌的发展和其生物学行为受多种因素影响的干扰。

同时，流行病学的研究发现孕激素及其受体对卵巢的保护作用。PR 表达下降的女性具有更高的卵巢癌发病风险，这类人群已发生卵巢癌的女性则预后更差：例如染色体 11q23.3-24.3 杂合子的缺失造成的 PR 表达下降的女性有着更高的风险发生卵巢癌。多因素分析表明，除外肿瘤的分期、残存病灶的大小、肿瘤病理级别的影响，PR 阳性的患者均可表现出较好的预后，因此很多学者认为 PR 是判断卵巢癌患者有较好预后的生物标志。

对于联合使用 ER 和 PR 判断卵巢癌患者预后的价值存在着不同的意见。Munstedt 等人认为联合 ER、PR 判断预后并不优于单独使用 PR 来判断；而更多的学者认为联合检测时 ER、PR 不同的表达模式有着不同的预后。Hugo Arias-Pulido 等人通过研究 89 例卵巢上皮癌的 ER、PR 表达模式发现：ER-/PR+，ER+/PR-，ER+/PR+，和 ER-/PR-的 5 年生存率分别为：83%，79%，61% 和 48%。多因素分析发现，ER/PR 表达模式的是卵巢上皮癌生存期的独立预测因素，有一个独特的现象是 PR 和 PR 均为阳性的 I 期浆液性肿瘤患者在研究期间没有死亡，这支持 I 期浆液性肿瘤构成一个独特的临床生物特性。此外，该学者通过研究 45 例卵巢低度恶性潜能肿瘤预后与 ER、PR 表达模式的关系发现，黏液性卵巢低度恶性潜能肿瘤患者的 ER 和 PR 表达缺失，并且在研究期间无人死亡。ER/PR 在生存者中的表达模式这种分化效应可解释为雌激素对卵巢上皮细胞的诱变特性。雌激素的刺激增长和诱变活动可能被孕激素的生长抑制效应（细胞分化和凋亡）所平衡，因此表现为 ER-/PR+患者整体生存期较好，ER+/PR-的患者整体生存期次

之，但同时表达 ER 和 PR 的患者整体生存期最差。这是一个令人惊讶的发现，目前没有一个明确的解释。在乳腺癌患者中同样存在着一个令人费解的现象：那就是乳腺肿瘤 ER 和 PR 表达均为阴性的患者预后最差。为什么这两个受体均为阴性的乳腺肿瘤会有着最差的预后至今仍没有满意的解释。

以上的研究均包括了不同年龄阶段的卵巢癌患者，卵巢癌的患者的发病年龄大部分都是绝经后，40 岁以前发病的仅占 10%，30 岁以前发病的仅占 3% ~ 4%。年轻患者的内分泌状态与年老患者不同，ER 和 PR 表达模式与预后的关系是否与以上结果有不一致处？一项针对 40 岁以下的卵巢癌患者的研究表明：该类患者的总生存率与单独 ER 的状态无明显关系，这是不同年龄阶段的研究结果。同样，在 40 岁以下的患者中，也没有发现 ER 高表达与不良预后相关，该研究中，PR 阳性的患者均可表现出较好的预后，与前述的不同年龄阶段的研究结果相符。

使用激素类药物治疗卵巢癌时，ER 和 PR 的表达水平具有判断疗效的价值。如唯一一种有二期临床试验的治疗卵巢低度恶性潜能肿瘤的激素是口服来曲唑，它是一种芳香酶抑制剂，能消耗掉与雌激素受体结合的雌激素的水平。来曲唑对晚期和复发的卵巢低度恶性潜能肿瘤有 30% 的抗肿瘤活性。对于晚期卵巢上皮癌，来曲唑可使 15% 的 26% 患者产生应答，与这些患者有较高的 ER 表达水平有关，因为来曲唑可通过干扰雌激素的合成来抑制 ER 信号通路。另外，他莫昔芬是一种有着激动/拮抗特性的选择性雌激素受体调节剂，它是 ER 阳性乳腺癌的经典治疗药物，其原理是抑制 ER 信号通路。雌激素和他莫昔芬具有诱导 PR 表达的能力，并可使孕激素药物增效。因此推测：ER/PR 的表达模式对卵巢上皮癌有判断预后的价值，并且可以帮助临床医师挑选出对激素治疗有效的患者。目前激素治疗复发性卵巢癌患者的整体应答率是 10% 左右，但尚无系统性的随机研究来证实哪些卵巢上皮癌患者能从该治疗中获益。针对特定 ER/PR 表达模式的个性化激素治疗效果将在今后的临床治疗中得到进一步验证。

少量研究显示，人绒毛膜促性腺激素（hCG）的亚型及降解产物也可为子宫内膜癌的预后提供依据，尿 hCG 核心片段和血清游离 β-hCG 对卵巢癌检测的敏感度分别为 68% 和 38%。

总之，ER、PR 在卵巢恶性肿瘤的发展中起着重要作用并且与肿瘤的行为和（或）预后有关。目前较公认的结论为：单独 ER 的表达水平与卵巢癌的预后无相关性，而单独的 PR 高表达是判断卵巢癌患者有较好预后的生物标志；联合检测 ER/PR 的表达模式对卵巢癌预后的判断具有一定的价值，若能对卵巢恶性肿瘤患者的标本行免疫组化检测，以明确 ER/PR 表达模式，将有助于判断预后。另外，ER/PR 的表达模式是否可用来预测激素治疗卵巢上皮癌的效果，这一前瞻性研究目前正由 SWOG 妇产科工作组进行。

五、滋养细胞肿瘤

HC 是公认的妊娠滋养细胞疾病（gestational trophoblastic

disease,GTD)最重要的标志物。广泛用于诊断葡萄胎、侵蚀性葡萄胎、绒毛膜癌及其治疗后监测、随访。正常妊娠和妊娠滋养细胞疾病患者,血液中存在多种形式的及其降解产物,如游离 β-hCG、高糖基化 hCG、hCG 核心片段等,可为评估妊娠滋养细胞疾病的预后提供依据。

正常妊娠时,血中游离 β-hCG(Fβ-hCG)水平很低,约占 hCG 浓度的 0.5% ~ 0.9%。患滋养细胞疾病时,由于整分子 hCG 的降解增强导致 Fβ-hCG 比例异常升高,其水平可增加 4 ~ 100 倍。美国哈佛大学医学院 Cole 等发现,正常妊娠、葡萄胎和恶性滋养细胞肿瘤患者血清中都存在 Fβ-hCG,且 FβhCG 与总 hCG 比值在正常妊娠、葡萄胎及恶性滋养细胞肿瘤之间呈明显上升趋势,后者的 Fβ-hCG/总 β-hCG 比值明显高于前两者,故认为 Fβ-hCG 是鉴别良、恶性的标记,将比值>6% 作为预测恶变的指标,可测出 65% 的恶变患者。因此,Fβ-hCG/总 hCG 的比值有助于判断葡萄胎恶变程度,可为高危患者的诊断提供依据。

高糖基化 hCG(hypergiycosylated hCG,hCG-H)是 hCG 的一个相关分子,由未分化或低分化的细胞滋养层细胞分泌。hCG-H 是妊娠滋养细胞疾病的肿瘤标志物。用于监测妊娠滋养细胞疾病术后的预后情况,hCG-H 比总 hCG 更为直观,更有标志价值。Khanlian 等认为,要从静止或良性的滋养细胞疾病中识别出其中具有浸润性的滋养细胞疾病,hCG-H 的检测是十分理想的手段;在探测复发性或持续性滋养细胞疾病中,hCG-H 的检测比规则 hCG 的检测更为敏感。高糖基化 hCG 具有特殊的侵袭性,检测葡萄胎清宫术后患者的高糖基化 hCG 水平,可及早发现和及时治疗葡萄胎恶性转变。

hCG 核心片段(hCGβcf)是早期预测葡萄胎进一步发展成为持续性滋养细胞疾病(PTD)的标志物。Okamoto 等在绒毛膜癌的肿瘤细胞系体外培养液中检测到 hCGβcf,证明其可直接由肿瘤细胞产生;在葡萄胎消退之后发展为 PTD 之前,血液中 hCGβcf 升高比 hCG 升高时间更早。故葡萄胎清宫术后监测患者血中 hCGβcf 的浓度,能够早期预测恶性滋养细胞疾病的发生。

hCG 特征曲线(ROC)分析有助于预测葡萄胎后 GTD 的发生。Van Trommel 等认为,预测葡萄胎后发生 GTD 是有必要的,因为预防性化疗能明显降低 PTD 的发生率。他们利用荷兰葡萄胎登记处记录在案的 204 例葡萄胎患者的血液样本作回顾性研究,对照组为 27 例正常妊娠妇女的血液样本,用放射免疫方法测定血液中的 Fα-hCG、Fβ-hCG 和总 hCG,并计算 Fα-hCG/总 hCG、Fβ-hCG/总 hCG、Fα-hCG/Fβ2hCG 比值,然后进行受者作用特征曲线(ROC)分析,得出曲线下面积(AUCs)。AUCs<0.7 提示葡萄胎有发展为 PTD 的恶变倾向,差异有统计学意义($P<0.05$)。

除了 hCG 及其降解产物有助于判断妊娠滋养细胞疾病的预后,研究者们也试图从组织中雌激素受体(estrogen receptor,ER)、孕激素受体(progesterone receptor,PR)的表达水平探讨与妊娠滋养细胞肿瘤预后的相关性,但报道不多。SHALAKANY 等的研究表明妊娠滋养细胞疾病患者中按照疾病从良性、低度恶性到恶性的进展过程,ER、PR 表达水平有从高到低下降的趋势,在同一种妊娠滋养细胞肿瘤中随细胞分化程度降低,ER、PR 表达水平有从高到低下降的趋势;ER、PR 的阴性表达与妊娠滋养细胞肿瘤形成相关。这些结果显示妊娠滋养细胞肿瘤的恶性转变及 ER、PR 的阴性表达密切相关,对其进行检测在妊娠滋养细胞肿瘤评价预后方面有一定价值。

(陈亦乐)

第六节　妇科恶性肿瘤的内分泌治疗

妇科肿瘤中,子宫肌瘤、子宫内膜癌和卵巢癌均是激素依赖性肿瘤,其中,子宫肌瘤和子宫内膜癌的内分泌治疗已得到较广泛应用,卵巢癌的内分泌治疗也屡见报道,其他妇科肿瘤的内分泌治疗仍在探索中。

一、子宫内膜癌的内分泌治疗

子宫内膜癌(endometrial cancer,EC)是女性最常见的生殖系统恶性肿瘤,其发病率逐渐上升的趋势。子宫内膜癌以手术治疗为主,手术范围由临床分期决定,包括腹式或腹腔液子宫切除术及双侧输卵管卵巢切除术及盆腔及腹主动脉淋巴结清扫手术,并辅以放疗及化疗。子宫内膜癌属于激素相关性肿瘤,根据发病机制及临床病理特征,子宫内膜癌分为两种亚型,即雌激素依赖型(Ⅰ型)和非雌激素依赖型(Ⅱ型)。Ⅰ型子宫内膜癌是在高雌激素水平刺激下发展而来,因此对内分泌治疗反应较好。自从 Kell 等在 1961 年首次报道孕激素成功用于晚期或复发子宫内膜癌的治疗以后,内分泌治疗在子宫内膜癌治疗中的地位不断上升。现就内分泌治疗的临床应用及常用药物如下。

1. 内分泌治疗的应用　内分泌治疗主要应用于要求保留生育能力的早期患者以及晚期复发及转移,无法手术者。

(1) 保留生育的早期子宫内膜癌的内分泌治疗:虽然大部分子宫内膜癌均发生在绝经后,20% ~ 25% 的患者为绝经前女性,2% ~ 14% 的患者发病年龄在 40 岁以下。年轻患者通常分化为良好(G_1)的早期子宫内膜癌,无肌层浸润,预后良好,5 年生存率超过 93%。子宫内膜癌是在无孕激素拮抗的高雌激素水平的背景下发生,因此应用孕激素治疗可使得增生的子宫内膜癌转变为分泌期,癌变的子宫内膜逆转而达到治疗效果,并可保留年轻未产患者的生育功能。Yamazawa 等对 9 例 28 ~ 40 岁的 Ⅰ 期 G_1 子宫内膜癌患者进行研究,发现 7 例(78%)患者对治疗完全反应,2 例患者部分反应。2 例患者分别在 10 和 22 个月后复发,4 例妊娠并有 3 例足月分娩。Signorelli 等对 11 例 Ⅰ A 期 G_1 子宫内膜癌及 10 例复杂的非典型增生的年轻未产妇进行研究,所有患者给予低剂量孕激素治疗(200mg/d,用于月经周期 14 ~ 25 日),孕激素治疗的整体反应率是 57%,16 例妊娠并有 12 例足月分娩,其中 13 例为自然妊娠,3 例接受了辅助生殖治疗后妊娠(促排卵及人工授精),长期随访无复发或死亡病例。说明内分泌治疗对于强烈希望保留生育的年轻患者,在严格掌握适应证的条件下,也可作为一种可取的治疗方案。一般认为需符合以下条件才可行保留生育能力的内分泌治疗:高分化(G_1)Ⅰa期子宫内膜癌;治疗前各项辅助检查评估未发现肿瘤肌层浸润及宫体外侵犯;无严重肝肾功能损害及血栓性疾病;雌、孕激素受体均为阳性;患者有保留生育功能的迫切要求;有较好的随访条件。满足以上条件的患者可行内分泌治疗,保留生育功能,但由于目前仍缺乏大宗的临床报道,选择内分泌治疗的患者应注意治疗前尽量详细了解病情,以免延误治疗;治疗期间需密切随诊,严密观察监测各项指标,包括妇科检查、盆腔及腹部B超、分段诊刮等监测子宫内膜情况。也有学者提出,除常规宫腔镜和诊断性子宫内膜活检外,应常规进行盆腔磁共振检查,一旦病情进展应立即接受手术治疗。

(2)晚期及复发子宫内膜癌的内分泌治疗:大多数子宫内膜癌可在早期诊断,但仍有部分患者确诊时已属晚期,预后欠佳。晚期或复发子宫内膜癌的治疗仍存在争议,某些患者因患有其他疾病或严重并发症,不适宜接受手术或系统化疗,内分泌治疗较系统化疗而言,有一定疗效且副作用较小。早在1999年,美国妇科肿瘤学组(Gynecologic Oncology Group,GOG)的研究即证明口服醋酸甲羟孕酮对治疗晚期或复发子宫内膜癌有一定疗效。Decruze等回顾了6个临床随机试验共2471名患者,初治、分化良好(G_1、G_2)的复发或晚期患者孕激素治疗反应率可达11%～56%,无进展生存期2.5～14个月,肿瘤孕激素受体阳性的患者对内分泌治疗反应率更高,但分化差的患者治疗反应率仅为前者的三分之一。因此,内分泌治疗更适用于那些分化良好、肿瘤孕激素受体阳性的患者。尽管内分泌治疗对晚期或复发子宫内膜癌患者疗效有限,但仍能一定程度上阻止肿瘤进展,对于晚期、复发而不能接受手术的患者仍是一种有效治疗手段。

(3)手术后患者的内分泌治疗:对于内分泌治疗是否应作为高危子宫内膜癌患者术后的常规辅助治疗,目前仍存在争议。Martin-Hirsch等总结了大量临床资料共4556名患者,术后5年内使用孕激素治疗并不能改善其总生存率,但可减少复发及转移,然而,治疗组的非子宫内膜癌相关死亡风险较对照组增加。国内也有研究指出,辅助内分泌治疗对Ⅰ期子宫内膜癌患者无瘤生存率及总生存率均无明显改善,但1年以上的内分泌治疗可一定程度改善患者预后。目前认为,内分泌治疗可改善手术后子宫内膜癌患者预后,但增加心脑血管疾病的风险,对于无相关基础疾病的患者,仍可应用内分泌治疗改善其预后,减少复发及转移。

2. 内分泌治疗的常用药物

(1)孕激素:孕激素被用于治疗子宫内膜非典型增生及子宫内膜癌已有多年历史。一般认为,孕激素可减少子宫内膜的雌激素受体,抑制子宫内膜癌细胞DNA及RNA的合成,减少分裂,从而抑制癌细胞的增殖。常用药物有醋酸甲羟孕酮(medroxyprogesterone acetate,MPA)、甲地孕酮(megestrol acetate,MA)、己酸孕酮(Pogesterone hexanoate)等。

1)给药剂量及用药时间对于子宫内膜癌的内分泌治疗没有公认的方案,一般主张单独应用大剂量孕激素,如常用剂量为甲羟孕酮200～400mg/d口服或醋酸甲地孕酮160～320mg/d口服。美国GOG的研究指出,口服甲羟孕酮1000mg/d与200mg/d相比,反应率并没有提高,用药剂量过大仅能增加毒副作用而对疗效无明显改善,因此,GOG推荐子宫内膜癌的孕激素剂量为口服甲羟孕酮200mg/d或甲地孕酮160～320mg/d。给药途径除了口服和肌注以外,有学者提出对于手术风险大的Ⅰa期高分化患者,应用含孕酮宫内节育器有较好的效果且无相关并发症报道。一般推荐用药时间为3～6个月,也有学者认为用药时间大于1年才能有效改善预后。宫腔内用药能提高局部药物浓度,并能减少口服用药引起的副作用,但其具体疗效及毒性作用仍需大量临床研究进一步证实。

2)不良反应及处理:孕激素常见不良反应有体重增加、肝肾功能损害、血栓栓塞性疾病等,一般停药后可逆。美国GOG研究发现接受内分泌治疗患者中,5%出现血栓静脉炎,1%出现肺栓塞。也有研究仅有出现体重增加,而未发现肝肾功能损害及血栓栓塞疾病。在内分泌治疗过程中应严密随访以防严重副作用的发生。

3)耐药及处理:孕激素发挥作用必须有孕激素受体(progesterone receptor,PR)的存在。因此PR水平亦是影响疗效的因素之一。有研究显示使用孕激素3～6个月之后将使PR水平逐渐降低而影响疗效。一般认为,孕激素与他莫昔芬交替使用能增加PR水平。美国GOG对晚期复发内膜癌患者的研究中,应用他莫昔芬与孕激素交替使用,均取得较好疗效。目前尚有研究指出,应用分子药物也可使内膜癌细胞中的已逐渐消失的PR恢复表达,但分子药物能否用于提高对孕激素治疗的反应率,尚有待临床试验证实。

(2)他莫昔芬(tamoxifen,TAM):是一种非甾体类的抗雌激素药物,其作用机制是与雌二醇在靶细胞内争夺雌激素受体(ER),减少胞浆内ER的含量,防止ER的再合成而起抗雌激素作用。同时它又具有微弱的雌激素活性,可提高肿瘤细胞的PR水平,因此常与孕激素交替使用。他莫昔芬也可单独用于治疗子宫内膜癌,20～40mg/d,治疗反应率的中位数为22%。由于他莫昔芬有弱雌激素作用,是否会导致肿瘤进展尚存在争议。因此,应用他莫昔芬的同时应密切随访观察。

(3)促性腺激素释放激素类似物(gonadotropin-releasing hormone analogues,GnRH-A):是人工合成的促性腺激素(GnRH),大剂量的GnRH-A可抑制促性腺激素(GnRH)的释放,从而使卵巢合成雌激素明显降低,减少了对子宫内膜的刺激而达到治疗效果。也有研究证实子宫内膜癌细胞存在GnRH受体,该受体与GnRHa结合后,直接抑制子宫内膜癌细胞的增殖。Jeyarajah等对32例复发子宫内膜癌患者给予GnRH-A皮下注射治疗,反应率达28%,且对盆腔及远处转移病灶均有疗效。Asbury等用戈舍瑞林(goserelin)皮下注射治疗40例晚期或复发的子宫内膜癌,其平均年龄71岁,结果为2例完全反应,3例部分反应,总反应率为12.5%,但有2例发生深静脉血栓。总之GnRHa的使用较少,目前观察其对子宫内膜癌的作用有限,尚待观察。

(4)芳香化酶抑制剂:芳香化酶即细胞色素P450(P450 arom),是雌激素合成最后一步的限速酶;它由*CY19*

基因编码，能催化 C19 雄激素转化为雌激素。近年来发现在许多雌激素依赖性疾病，如子宫内膜癌、子宫内膜异位症等的组织中芳香化酶异常表达，芳香化酶的数目和活性直接决定了这些组织中雌激素的水平，从而影响雌激素依赖性疾病的发生、发展和预后。子宫内膜癌是雌激素相关性肿瘤，以绝经后女性多见。绝经后女性体内雌激素主要由机体外周组织如脂肪、肌肉内的芳香化酶将雄烯二酮转化为雌酮和雌二醇。芳香化酶抑制剂（aromatase inhibitor，AIs）是通过抑制芳香化酶的活性来阻断外周组织雌激素合成，能抑制芳香化酶的活性，降低雌激素水平，进一步阻断雌激素刺激肿瘤细胞生长的作用从而达到治疗目的。目前AIs 已成功用于乳腺癌的治疗。大量的临床研究证实 AIs 对乳腺癌的治疗作用优于 TAM，但关于子宫内膜癌的报道较少。已显示出 AIs 单独使用或联合孕激素治疗子宫内膜癌及子宫内膜增殖症具有潜力，它干扰内源性外周组织中雌激素的产生，避免了大剂量孕激素的副作用，对于肥胖妇女的激素治疗可能有效。阿那曲唑（anastrozole）治疗复发子宫内膜癌的 Ⅱ 期临床研究后，认为芳香化酶抑制剂对高分化、受体阳性的子宫内膜癌治疗效果较好。来曲唑总反应率为 9.4%。兰他隆（4-羟基雄烯二酮）是非激素类高选择性芳香化酶抑制剂，其作用强度是氨鲁米特的 80 倍，对他莫昔芬治疗无效的乳腺癌患者，仍能同时降低肿瘤内外雌激素水平，从而达到治疗效果。张蕙等进行了兰他隆对子宫内膜癌细胞作用的实验研究，发现兰他隆可明显抑制雄激素诱发的细胞增殖和细胞内芳香化酶 mRNA 水平的升高，是一种较具潜力的治疗雌激素依赖性肿瘤的药物，有望用于治疗子宫内膜癌。因此，AIs 被认为是治疗雌激素依赖性疾病的最佳生物学药物。

3. 内分泌治疗的禁忌证　因内分泌治疗药物有一定不良反应，以下情况应慎用内分泌治疗：严重肝、肾功能不全者；严重心功能不全者；有血栓病史者；凝血功能异常患者；对内分泌治疗药物过敏者。

内分泌治疗是子宫内膜癌的一个重要的辅助治疗手段，可应用于要求保留生育能力的早期患者以及晚期复发及转移患者。内分泌治疗药物以孕激素为主，副作用小、安全性较高，但在治疗过程中仍应注意严重不良反应的发生。孕激素联合他莫昔芬使用可减少耐药。促性腺激素类似物及芳香化酶抑制剂的疗效仍有待于进一步积累大量临床资料。

（张洁清　李力）

二、卵巢癌的内分泌治疗

已研究报道 36% 卵巢癌雌激素受体阳性、20% 孕激素受体阳性。流行病学研究显示类固醇激素在卵巢癌发生中起作用，正因为卵巢癌与内分泌相关性的不少研究，使得将激素治疗用于卵巢癌成为可能。激素治疗用于卵巢癌最早可追溯至 19 世纪 60 年代。内分泌治疗因治疗毒副作用小，易于控制、耐受性好，特别是适于重度骨髓抑制或有并发症的重症患者，也用于复发卵巢癌的姑息治疗。

卵巢癌内分泌治疗使用的药物主要包括：抗雌激素药物、芳香化酶抑制剂、孕激素、促性腺激素释放激素激动剂等。

1. 他莫昔芬　是研究最多的药物。他莫昔芬为非固醇类抗雌激素药物，结构与雌激素相似，存在 Z 型和 E 型两个异构体。E 型具有弱雌激素活性，Z 型则具有抗雌激素作用。Z 型异构体进入癌细胞内，与 ER 竞争结合，形成受体复合物，阻止雌激素作用的发挥，从而抑制癌细胞的 DNA 和 mRNA 的合成，抑制肿瘤细胞生长。Williams 等对14 个研究进行系统回顾分析，他莫昔芬治疗的总体反应率为 9.6%，疾病稳定率为 31.9%。Perez-Gracia JL 等回顾了18 个激素治疗晚期卵巢癌的研究结果，其中大部分均使用了他莫昔芬，总体反应率为 13%。而 Berek 等总结他莫昔芬的治疗反应率可过 15% ~ 20%。

在一个大宗前瞻性研究中，用他莫昔芬（20mg，口服，每日一次）治疗一线化疗后的对铂类敏感或耐药的患者，客观反应率为 17%。Markman 报道对于铂类耐药患者总体反应率为 13%。

亦有他莫昔芬与其他药物联合治疗的报道，Hasan 等报道他莫昔芬（20mg，口服，每日一次）联合戈舍瑞林（3.6mg，每月一次），治疗 26 例复发卵巢癌，1 例（3.8%）达到完全缓解，2 例（7.7%）部分缓解，10 例（38.5%）疾病稳定，中位数 PFS 4 个月，OS 为 36 个月。Wagner 等报道他莫昔芬（40mg，口服，每日一次）联合吉非替尼（500mg，口服，每日一次），治疗 49 例卵巢癌 16 例疾病稳定，33 例进展。但有研究认为他莫昔芬与细胞毒性药物联合使用并不增加疗效。

循证医学系统回顾结果显示：因无评价他莫昔芬用于复发卵巢癌的对照性研究，未能得出循证医学的建议，从一些 Ⅱ 期研究中仅获得有限的抗肿瘤活性的证据，但无他莫昔芬在症状控制、生活质量及延长生命方面的研究结果。

2. 芳香化酶抑制剂　雌激素在胆固醇合成过程中的最后一步需要由芳香化酶将睾酮转化成雌激素，芳香化酶抑制剂可阻断芳香酶细胞色素酶 P450，抑制体内雌激素的生物合成，从而减少循环和肿瘤部位的雌激素水平，抑制肿瘤的生长。芳香化酶抑制剂分为两大类，一类为非甾体类（阿那曲唑、来曲唑）可逆的与酶结合，需要连续用药维持药效；另一类为甾体类（依西美坦），不可逆的与酶结合。

Smyth 等在 Ⅱ 期临床研究中用来曲唑治疗雌激素受体阳性的复发卵巢癌，在 42 例可用 CA125 评估的患者中随访 6 个月有 7 例（17%）有反应（CA125 下降超过 50%），11 例（26%）（CA125 升高不到 2 倍）疾病未进展；33 例可用影像学评估的患者中，3 例（9%）有部分缓解，14 例（42%）疾病稳定达 12 周。del 等进行的 Ⅱ 期临床研究中用阿那曲唑治疗了 53 例复发/耐药的卵巢米勒管癌，29 例有可测量病灶的患者中有 1 例达到部分反应，42% 达到疾病稳定超过3 个月，15% 疾病稳定超过 6 个月，7% 疾病稳定超过 9 个月，4% 疾病稳定超过 12 个月，1 例病情稳定达 15 个月。Korach 用芳香化酶抑制剂（来曲唑、阿那曲唑）治疗 4 例复发颗粒细胞瘤获得 1 例完全缓解、1 例部分缓解，所有 4 例患者的无进展生存期达 11 ~ 53 个月。而 Kothari 等先后使用他莫昔芬、阿那曲唑、氟维司群治疗一例 ⅢC 期铂类耐药卵巢浆液性乳头癌患者，达到 28 个月的疾病稳定。

在 Kavanagh 的研究中,13 例复发和晚期低度恶性潜能或高分化浆液性卵巢癌患者使用来曲唑治疗,并用 CA125 变化进行评价,有 2 例达到完全缓解、2 例部分缓解、5 例稳定。采用依西美坦治疗难治性 22 例卵巢癌,36% 的患者达到疾病稳定。而用氟维司群 500mg 肌注 d1、15 及 250mg 肌注 d28,每月使用治疗复发卵巢癌,客观反应率为 8%,疾病稳定率为 35%。

研究认为来曲唑治疗反应与 ER、PR、EGF 有相关性($P=0.087$)。雌激素受体阳性的铂类/紫杉醇类耐药的低分化卵巢癌患者用来曲唑治疗,1 例部分反应、7 例疾病稳定,临床受益率为 26%。特别是与 ERα 表达水平有强相关。ERα 表达水平越高疗效越好。Bowman 的研究亦证实这一相关性。也有研究支持某些肿瘤可能依赖瘤内产生的雌激素,这些肿瘤可能是芳香化酶抑制剂治疗的最佳候选肿瘤。因此,通过一些标志物如高表达 ERα 来选择适宜患者进行芳香化酶抑制剂可提高反应率。但 Papadimitriou 等的研究认为疗效与 ER/PR 的表达无相关性。此外,Walker 的研究认为高表达胰岛素样生长因子结合蛋白(insulin-like growth factor binding protein,IGFBP)4 或低表达 IGFBP3、IGFBP5 的患者均可预测对来曲唑有较好的反应。卵巢癌患者肿瘤中的芳香化酶产物亦与来曲唑治疗效果相关,与这些肿瘤通过自分泌或旁分泌产生雌激素相一致。

3. 促性腺激素释放激素 研究证实促性腺激素释放激素与卵巢癌的发展有关,大约 80% 卵巢癌中表达 GnRH 受体。这为采用促性腺激素释放激素治疗卵巢癌奠定了基础。

Paskeviciute 等用亮丙瑞林治疗了 32 例复发卵巢癌患者,总的反应率为 9%,其中 1 例完全反应无进展生存期达 3 年,2 例部分反应分别持续 3 个月、4 个月,4 例疾病稳定平均持续 7 个月。而 Kim 亮丙瑞林治疗术后化疗后盆腹腔复发颗粒细胞瘤,取得超过 8 个月的部分缓解的效果。Zheng 等则总结了 1988 年以来使用 GnRH 激动剂(曲普瑞林、亮丙瑞林、戈舍瑞林)治疗卵巢癌的 12 个临床试验的数据,总体反应率为 5.4% 和疾病稳定率为 21%。

4. 孕激素 孕激素用于治疗卵巢癌已有较长的历史,研究认为关于开始激素治疗的理想时机应是疾病发展的早期,如 CA125 升高的无症状患者、小病灶患者、激素受体阳性的患者,目前对于内分泌治疗用于卵巢癌的数据多来源于病例数较少的 II 期临床研究及一些观察性研究,需开展设计良好的前瞻性、多中心、随机对照研究来明确内分泌治疗卵巢癌的安全性、有效性及雌激素和(或)孕激素受体阳性与治疗反应性的关系。最常用的孕激素是醋酸甲地孕酮和醋酸甲羟孕酮。孕激素受体含量越高可能预后越好。一个 II 期临床研究使用醋酸甲羟孕酮治疗 27 例晚期或复发卵巢癌,1 例患者部分反应,9 例疾病稳定。Wilailak 等用醋酸甲地孕酮治疗铂类难治型卵巢癌,36 例患者中有 7 例(19.4%)有反应,其中有 1 例获得完全反应(卵巢子宫内膜样腺癌),全组患者中位生存时间是 5.8 个月,有反应患者中位生存是 12 个月。而 Langdon 等报道了 7 个包含 233 例使用醋酸甲地孕酮患者的研究中反应率为 9%,疾病稳定率为 7%。而在 6 个包含 199 例使用醋酸甲羟孕酮的

卵巢癌患者的研究中,总的反应率为 5%,疾病稳定率为 15%。

(阳志军 李力)

三、子宫肌瘤的内分泌治疗

子宫肌瘤是女性生殖器最常见的良性肿瘤,也是导致子宫切除术的主要原因之一。尽管子宫肌瘤确切的病因尚不清楚,但子宫肌瘤的消长与雌激素和孕激素及其受体有关已成共识。临床上采用激素药物治疗子宫肌瘤已逾半个世纪,激素药物在控制肌瘤的发生发展、减轻症状、缩小肌瘤体积等方面有作用。常用药物如下:

1. 雄激素 雄激素用于治疗子宫肌瘤,机制是雄激素能对抗雌激素、抑制子宫肌瘤的发展,减轻出血症状,但雄激素不能使已存在的肌瘤消失。适用于子宫肌瘤伴有出血的围绝经期患者或无明显出血但近绝经欲避免手术者。出血多者常用丙酸睾酮 25mg,肌注,每日一次,连用三日;出血不多者可用甲基睾丸素片,5～10mg,舌下含服,每日 1～2 次,每月用药 20 天,连用 3 个周期。每月雄激素总量不超过 250～300mg,以免引起男性化。另外,长期大剂量雄激素对心血管系统、糖代谢、肝肾功能也有不利影响,因此,除少数患者可作再术前用药外,一般不主张用于治疗子宫肌瘤。

2. 达那唑 达那唑是一种 17-羟孕酮衍生物,可在下丘脑-垂体水平抑制 GnRH 和 FSH、LH 释放,并直接作用于卵巢,抑制卵巢甾体生成能力,使围循环中雌、孕激素水平降低,而使子宫肌瘤缩小。用法:400mg,每日一次,6 个月为 1 疗程。不良反应:脂代谢异常,肝功能损害,低雌激素症状及痤疮、体重增加等雄激素同化作用。

3. 孕三烯酮 孕三烯酮(gestrinone)为 19-去甲睾酮衍生物,有抗孕激素、抗雌激素和中度抗促性腺激素及轻度雄激素效应,能增加游离睾酮含量,减少性激素结合球蛋白水平,抑制垂体 FSH、LH 分泌,使体内雌、孕激素水平下降,对性激素依赖性疾病有效。用法:2.5mg,口服,每周两次,连用 6 个月;也可经阴道给药,5mg,每周两次,连用 6 个月。有研究认为阴道用药效果较口服更好。不良反应主要为体重增加、痤疮、皮脂增多症和潮热等,肝功能损害较小且可逆,对血脂和血糖无影响。与达那唑相比,孕三烯酮疗效相近而不良反应较轻。

4. 抗孕激素药物——米非司酮 米非司酮(mifepristone,RU486)是 19-去甲睾酮衍生物,具抗孕激素、抗糖皮质激素的作用。其与孕激素受体(PR)的亲和力是孕酮的 5 倍,可优先占据 PR,对孕酮起竞争性抑制作用。米非司酮还可通过"非竞争性"机制产生抗雌激素作用。有研究发现,米非司酮可抑制子宫肌瘤组织中上皮生长因子(EGF)和血管内皮生长因子(VEGF)的表达,抑制肌瘤细胞的有丝分裂,用药后产生闭经,使肌瘤体积缩小,使贫血得以纠正。

米非司酮的用量尚无一致意见。从最初的 50mg/d、20mg/d、10mg/d,到 5mg/d 连用 12 周为一个疗程进行了大量研究。目前一般主张 10mg,口服,每日一次,连用 12 周为一个疗程。米非司酮副作用较小,但为防其拮抗糖皮质激素的副作用,不宜长期应用。Eisinger SH 曾发现,米非司

酮 10mg/d,连用 12 周后,试验组子宫内膜活检有子宫内膜增生发生。近年 Fiscella K 的一项随机双盲对照研究显示,米非司酮 5mg/d,连用 6 个月,试验组子宫肌瘤体积平均缩小了 47%,试验终点子宫内膜活检未发现子宫内膜增生病例。是否 5mg/d,连用 6 个月方案更有效而安全,尚需进一步研究。

Engman 等在瑞典进行的一项前瞻性的随机双盲对照实验中,研究使用米非司酮治疗子宫肌瘤患者对患者症状、肌瘤体积、子宫内膜病理改变以及性激素水平的影响。其选取非孕的具有手术指针的子宫肌瘤患者,这些患者在实验前 3 个月内未经任何类固醇激素治疗,未患乳腺癌或者其他恶性肿瘤病史。对患者进行乳房、盆腔彩超、宫颈刮片、性激素水平及肝功能、肾功能的检测,排除具有使用米非司酮禁忌的患者。治疗时间为 3 个月。符合纳入标准的妇女遵循随机、双盲的原则分成两个治疗组,接受米非司酮 50mg,隔天一次治疗的患者作为实验组,接受相同剂量的维生素 B 片安慰剂治疗的患者作为对照组,治疗期间所有患者记录阴道流血情况和伴随症状如盆腔痛、腰痛、排尿困难以及潮热、恶心、呕吐、情绪波动、疲劳等一般激素相关症状,每 28 天行一次血液检查,每 4 周行一次盆腔彩超检查,治疗前后均行 1 次子宫内膜活检。治疗前两组患者在年龄、体质指数、彩超子宫内膜厚度均无明显差异。

治疗后,米非司酮组患者较安慰剂对照组患者肌瘤体积显著减小(米非司酮组减小 28%,对照组减少 6%,$P=0.021$),并且在治疗 5~8 周时经期出血量显著减少($P=0.001$),血清血红蛋白含量明显升高($P=0.03$),而肝肾功能变化较实验前无明显差异。但米非司酮组患者治疗后血清游离睾酮和雄烯二酮较安慰剂对照组明显升高,雌二醇和孕酮含量则明显降低。行子宫内膜组织病理活检两组均未发现有增生或者恶变的证据,两组间子宫内膜腺体或间质有丝分裂指数以及异常血管出现的频率无明显差异,仅在米非司酮组中子宫内膜囊状腺体扩张较常见。免疫组化表明米非司酮组 Ki-67 在子宫内膜基质细胞表达下调,在腺上皮细胞中 PR(A+B)、PR-B、AR 和 ER-α 的表达均上调。

近年国外亦有学者认为,如果能够建立安全的长期低剂量的米非司酮治疗方案,对于在围绝经期患体积较大而又有症状的子宫肌瘤女性可以接受米非司酮用药直至绝经到肌瘤消退。此外,对于那些希望保留其生育力的大肌瘤的年轻妇女也可能受益于慢性低剂量的米非司酮,直到她们希望受孕的时间。

5. 选择性孕激素受体调节剂(SPRMs) 选择性孕激素受体调节剂(selective progesterone receptor modulators,SPRMs)是 2000 年合成的一类孕激素受体的配体,SPRMs 与孕激素受体有高亲和力,在不同动物模型及组织起不同作用。在无孕酮时可起弱孕酮作用,在有孕酮时起弱抗孕酮作用。SPRMs 对妊娠动物的引产作用很弱,对子宫内膜的作用大于对轴神经内分泌调节作用,其抗排卵的作用不及 RU486。SPRMs 可抑制子宫螺旋动脉生长,抑制肌瘤增殖,使子宫肌瘤缩小,并抑制内膜增殖,且不出现雌激素缺乏症状。Asoprisnil 已进行Ⅲ期临床试验。研究显示:Aso-

prisnil 剂量依赖地导致可逆性闭经,子宫体积和肌瘤体积缩小,用 10mg/d(12 周)及 25mg/d(12 周)两方案均可明显减轻压迫症状,肌瘤治疗过程中未发现卵巢雌激素分泌降低,也无抗糖皮质激素效应出现,头痛和腹痛同时出现于试验组和安慰剂组,显示 Asoprisnil 治疗子宫肌瘤具有良好的耐受性。

CDB-2914(17α-acetoxy-11β-[4-N,N-dimethylaminophenyl]-19-norpregna-4,9-diene-3,20-dione)17α-(乙酰氧基)-11B-[4-(二甲基氨基)苯基]-19-去甲孕甾-4,9-二烯-3,20-二酮,即醋酸乌利司他(ulipristal acetate)是一种选择性孕激素受体调节剂。虽然在结构上类似于米非司酮,但其抗糖皮质激素作用活性较米非司酮低,因此具有长期使用的潜在优势。于 2010 年 8 月获美国 FDA 批准上市。该药为片剂,用于无保护的性行为或还有已知或怀疑避孕失败后 120 小时内妊娠的预防。还有研究认为其短期治疗子宫肌瘤,控制出血、减小肌瘤体积以及改善疼痛的效果优于安慰剂且与亮丙瑞林相当。

Levens 等选取 33~50 岁具有规律月经但有单个或多个直径大于 2cm 的子宫肌瘤且符合以下条件的患者纳入实验:无基础疾病,非孕,血清血红蛋白>10g/dl,FSH<20mIU/ml,排卵周期 24~35 天,近期无使用激素避孕药、糖皮质激素、孕激素以及影响卵巢及肝功能的药物,无宫颈上皮非典型增生,无附件包块,无不明原因的阴道流血,未曾行子宫动脉栓塞术。

将符合纳入标准的患者随机双盲分为接受 CDB-2914 10mg/d(T1)20mg/d(T2)和安慰剂对照组治疗 3 个月,结果表明,T1 和 T2 组患者子宫肌瘤体积较前减少 29%,而安慰剂对照组中子宫肌瘤的体积则增大了 6%,而 T1 和 T2 组间子宫肌瘤体积变化比较无统计学差异。然而,是否予更长期更低剂量 CDB-2914 应用(如每日 5mg)更有利于子宫肌瘤体积的减少尚有待进一步研究。

6. 促性腺激素释放激素类似物(GnRHa) 促性腺激素释放激素(gonadotropin releasing hormone,GnRH)是一种 10 肽激素,由下丘脑分泌,通过垂体门脉系统释放,与腺垂体的 GnRH 受体(GnRHR)结合,刺激垂体释放黄体生成素 LH、卵泡刺激素 FSH。通过置换或去除 GnRH 第 6 位和第 10 位氨基酸,可得到促性腺激素释放激素类似物(GnRH analogue,GnRH-a),GnRHa 与 GnRHR 结合,使 LH 和 FSH 分泌受抑制,从而产生促性腺功能的抑制效应。当其生物活性较天然 GnRH 强时称为激动剂(agonist),反之则称为拮抗剂(antagonist)。GnRH 激动剂首先刺激垂体分泌促性腺激素,治疗初期可出现激发反应,持续 2~3 周后出现垂体细胞膜受体脱敏和降调节,引起低促性腺激素性性腺功能减退。GnRH 拮抗剂直接竞争性抑制垂体 GnRH 受体,很快抑制卵巢功能,避免 GnRH 激动剂引起的激发(flare-up)阶段。对促性腺激素的抑制作用是 GnRHa 用于治疗多种激素依赖性疾病如子宫肌瘤、子宫内膜异位症、乳腺癌和卵巢癌等的理论基础。

GnRHa 治疗子宫肌瘤的适应证为:①术前辅助治疗,以使肌瘤体积缩小,利于手术进行;②子宫肌瘤合并不孕者,经 GnRHa 治疗后肌瘤缩小,为受孕创造条件;③近绝经期患者 GnRHa 治疗后提前过渡到绝经;④有严重合并症患者用 GnRHa 治疗以控制肌瘤生长,暂缓手术。有学者对要求生育的多发性子宫肌瘤患者行肌瘤切除术后予以 GnRHa 3～6 个月治疗,以期预防肌瘤复发,有利怀孕,此举有待进一步探讨。

GnRH 激动剂:GnRH 激动剂的作用特点是:①类 GnRH 作用,刺激 Gn 和性激素水平一度性升高,即点火 (flare-up)现象,使有些症状加重;②使受体脱敏,不能对内源或外源性 GnRH 发生反应,发挥降调节作用;③达到降调节需要较长时期,用药时间较长;④可被胃肠道消化应用时需注射。常用制剂有戈舍瑞林和亮丙瑞林等。用法:亮丙瑞林(leuprorelin)3.75mg 每 4 周一次,皮下或肌注;曲普瑞林(triptorelin)3.75mg 每 4 周一次,皮下或肌注;戈舍瑞林(goserelin)3.6mg 每 4 周一次,皮下注射。疗程 12～24 周。用药 4～8 周即可见肌瘤体积缩小,12～16 周效果最佳,继续用药肌瘤不再缩小或缩小很少。患者在用药期间闭经,停药后 4～10 周月经恢复,随月经恢复肌瘤又开始长大,在 6 个月内多数又恢复到原来的大小。GnRH 激动剂的不良反应主要是由低雌激素水平引起的绝经期综合征及骨质丢失。用药 24 周,骨质可丢失 6%,此限制了 GnRH 激动剂的长期应用。为避免长期应用 GnRH 激动剂的低雌激素反应,很多学者提出了反添加疗法(add back therapy),反加疗法方案常用有二:①先应用 GnRHa 3 个月,再与结合雌激素(0.3mg)+醋酸甲羟孕酮(2.5mg)每日一次联合应用;②治疗开始即采用 GnRHa 与替勃隆 2.5mg 每日一次联用。较多作者推荐替勃隆方案。一般只用 12 周 GnRHa 的患者可不需反加疗法。

GnRH 拮抗剂:GnRH 拮抗剂对垂体性腺轴的作用更有潜力。其作用特点是:①与 GnRH 受体竞争性结合,结合后不产生信号转导,无 flare-up 现象;②及时产生可逆的抑制效应,迅速降低 Gn 和性激素水平;③抑制效果呈剂量依赖型;④保留垂体反应性;⑤不被消化,可口服。常用制剂有第二代制剂 Detirelix 和 Nal-Glu,第三代制剂 Cetrorelix 等。术前应用 GnRH 拮抗剂可快速起效,治疗后 2 周肌瘤缩小可达高峰,为进一步治疗提供有利条件。Cetrorelix 用法:首剂 60mg 肌注,间隔 21～28 天重复,连用 3 个月。初次注射后血雌激素浓度下降,以后渐恢复。显示 GnRH 拮抗剂较 GnRH 激动剂起效时间快且减轻了 GnRH 激动剂的低雌激素副作用。

7. 选择性雌激素受体调节剂(SERMs) 具有雌激素激动和拮抗雌激素的双重作用,这种作用取决于不同的种系、组织和基因表达类型,在不同的靶器官或靶细胞有不同的作用。第一代 SERMs 如他莫昔芬(tamoxifen)主要用于乳腺癌的治疗,第二代 SERMs 如雷洛昔芬(raloxifene)主要用于预防和治疗绝经后骨质疏松症,他莫昔芬用于子宫肌瘤的治疗效果不佳,雷洛昔芬用于绝经后患者子宫肌瘤的治疗效果尚可,对绝经前患者子宫肌瘤的治疗效果不佳,但雷洛昔芬与 GnRHa 联用治疗绝经前子宫肌瘤患者则获得了额外的肌瘤体积的缩小。第三代 SERMs 如阿络昔芬(aroxifene,LY353381)和 LY2066948,在子宫为雌激素受体拮抗剂,而在卵巢则有弱雌激素作用,在动物实验和前期临床研究中显示出较理想的治疗性激素依赖疾病药物的潜力。

8. 芳香化酶抑制剂 芳香化酶是细胞色素 P450 家族成员之一,是雌激素合成中的限速酶,能催化雄激素转化为雌激素。近年来研究发现,来曲唑对于治疗子宫肌瘤有着潜在的作用。在子宫肌瘤中芳香化酶和 17β-羟类固醇脱氢酶 1 型酶与正常子宫肌层相比都过度表达,而芳香化酶抑制剂来曲唑则可以阻止这种转换,从而营造低雌激素的环境抑制子宫肌瘤的生长。而目前关于芳香化酶抑制剂治疗子宫肌瘤的研究较少,主要为病例报道。

Varelas 等报道,使用阿那曲唑每日 1mg,连用 3 个月,可以使子宫肌瘤体积减小 55.7%,而使整个子宫体积减小 22.9%;Parsanezhad 等报道,使用来曲唑每日 2.5mg,连用 3 个月可以使子宫肌瘤体积减小 45.6%,然而人体内分泌环境无显著变化。

四、其他妇科肿瘤的内分泌治疗

子宫肉瘤是较罕见而高度恶性的妇科肿瘤,在子宫恶性肿瘤中约占 3%～9%,组织学类型上主要分为子宫内膜间质肉瘤(ESS)、子宫平滑肌肉瘤(LMSs)、未分化子宫肉瘤。研究表明,各种类型的子宫肉瘤均有雌、孕激素受体的表达,30%～40% 的 LMS 表达雌激素受体、孕激素受体和雄激素受体(ARs)。Ioffe 等对 54 名子宫肉瘤患者的病灶组织样本进行雌激素受体(ER)表达的分析,63% 的样本表达 ER。低度恶性的子宫内膜间质肉瘤 ER 阳性表达率为 76%,而 100% 的高度恶性的子宫内膜间质肉瘤 ER 为阴性表达。运用激素治疗各种类型的子宫肉瘤均有病例报道,认为在 ESS 复发以及 LMS 复发的治疗中有意义,然而由于研究数量较少,目前尚无定论。

Mizuno 等选取 6 例 ESS 术后有残留病灶或者复发患者行甲基孕酮(MPA)治疗研究,予患者 MPA 400～600mg/d 口服,同时予阿司匹林 100mg/d 口服抗凝治疗及质子泵抑制剂如雷贝拉唑 10mg/d 预防胃溃疡。此后患者每 3 个月复查盆腔检查及血清纤维蛋白、纤维蛋白原降解产物、D-二聚体检查,每半年复查妇科影像学检查。

在 6 例行 MPA 治疗患者中,有 4 例为 MPA 一线化疗;有 1 例为局灶性肺转移行肺叶局部切除术后肺内病灶复发表现 15 个大小约 3～8mm 结节病灶。在二次肺转移患者行 MPA 治疗后肺内结节病灶完全消失。之后仍继续予其相同 MPA 剂量治疗,4 年后复查未发现疾病复发。另外 1 例患者最初接受 GnRHa 治疗,治疗期间发现阴道残端有肿瘤复发遂改为铂类药物为基础的化疗方案。然而经化疗阴道肿瘤未见明显变化,故改为 MPA 治疗。经 MPA 治疗后,原阴道残端大小约 25mm 的病灶逐渐消失,MPA 剂量从 600mg/d 递减至 200mg/d 维持,4 年后复查亦未发现肿瘤复发。

在这 6 例患者中,治疗时间介于 28～92 个月(中位治疗时间为 64 个月),治疗 6 个月时总体有效率为 50%,疾病控制率为 100%。在最后的随访中,2 例无瘤生存,3 例带瘤存活,1 例因为肿瘤脑转移而死亡。

Tanz 等选取 21 例 ESS Ⅰ-Ⅱ期患者,中位年龄为 50 岁

(27～76岁),其中不规则阴道流血患者14例(66.7%),腹部包块患者3例,盆腔疼痛患者2例,因急腹症接受紧急手术2例。行标准术式(经腹全子宫切除术加双侧输卵管卵巢切除术)患者15例(71.4%);单纯行全子宫切除术3例(14.3%);行次全子宫切除术2例;拒绝手术者1例。未行淋巴结清扫术16例(76.2%);行淋巴结清扫术患者中淋巴结转移阳性2例(9.5%)。有子宫肌层浸润者占57.1%,其中5例浅表浸润和7例深部浸润。低度有丝分裂活性(<5/HPF)16例(6.2%),高度有丝分裂活性(>5/HPF)5例(23.8%)。接受辅助治疗11例(52.3%),其中内分泌治疗5例,放射治疗6例。平均随访54.5个月,8例复发,生存分析显示:子宫肌层浸润深度($P=0.0248$)、有丝分裂指数($P<0.0001$)、是否接受辅助治疗(内分泌或放射治疗)($P=0.048$)与预后有关,多因素分析发现,不足的手术治疗及辅助治疗是影响ESS患者生存率的独立危险因素。

既往亦有研究表明,ESS转移患者接受内分泌治疗如孕激素、他莫昔芬、芳香化酶抑制剂能够有效提高生存率。

Dupont等于2010年报道一名41岁妇女,主要症状为月经过多、痛经、盆腔痛和腹部包块,既往行双侧输卵管结扎术,妇检提示子宫增大。于1996年11月该患者行经腹全子宫切除术加双侧输卵管卵巢切除术,冷冻病理切片诊断为子宫内膜间质肌瘤,有极少有丝分裂象。双侧输卵管、卵巢、子宫浆膜层均未见恶性病灶,根据FIGO分期最终诊断为子宫内膜间质肉瘤ⅠA期。子宫标本重量647g,大小12.9cm×12cm×7cm。术后恢复情况好,无须后续治疗,之后定期复查,于1997年1月,该患者行CT检查发现其右肺下叶有一大小约4～5mm的高密度影,因为病灶太小无法行活检。由于患者无不适症状,暂予观察随访。1997年8月肺部高密度影增大到15mm×14mm,予行活检未提示恶性病变。临床上考虑该患者肺部增大的高密度影为原ESS复发并建议行化疗,但是患者拒绝化疗,遂予甲基孕酮40mg每日2次,并予醋酸亮丙瑞林每月肌内注射3.75mg的方案治疗,直至1998年1月其肺部高密度影完全消失。此后坚持予甲基孕酮和醋酸亮丙瑞林3.75mg治疗8年,未再发现复发迹象。

激素治疗对宫颈癌无明显治疗作用,但有报道激素治疗对宫颈癌的放射治疗有辅助作用,雌激素及米非司酮可作为宫颈癌放射治疗的增敏剂。

(范余娟 李力)

第七节 妇科肿瘤患者的激素补充治疗

一、HRT(ERT)促癌作用的看法

激素补充治疗(hormone replacement therapy,HRT)可以明显改善妇女绝经后的血管舒缩症状、泌尿生殖道萎缩、认知障碍、心血管症状、骨质疏松以及预防发生结肠癌,是治疗更年期综合征非常有效的方法。但是女性生殖道组织多含有雌、孕激素受体,是雌孕激素作用的靶器官。长期以来,妇科肿瘤医师和内分泌医师采取十分谨慎的态度,一般情况下,不建议采用HRT,尤其是雌激素补充治疗(estrogen replacement therapy,ERT),必要时在医师指导下应用。

(一)HRT与卵巢癌发病的关系

卵巢癌严重威胁广大妇女生命,70%的卵巢癌患者初诊时已为中晚期。近年来通过临床病历-对照研究、队列研究以及Meta-分析报道,关于ERT及HRT对卵巢癌发病率的影响,结论不完全一致。Moorman等报道绝经期妇女应用ERT≥10年者较未使用者发生卵巢癌的OR为2.2(95% CI为1.2～4.1),而HRT与卵巢癌的发生无相关性。Folsom等Meta分析15年31 381例绝经期妇女应用ERT后,认为长期使用ERT增加了卵巢癌的发病率,曾经使用ERT者较未使用者相对危险度(RR)为1.7(95% CI为1.1～2.8);使用ERT超过5年者RR为2.5(95% CI为1.4～4.5)。Lacey等对44 241例绝经期妇女大约超过20年的多因素分析发现使用ERT与卵巢癌发生显著相关:ERT使用10～19年RR为1.8(95% CI为1.1～3.0),使用时间20年或更长时RR为3.2(95% CI为1.7～5.7),每年RR增加7%;在已经切除子宫的妇女使用ERT同样显著增加卵巢癌的发生率。先使用ERT而后改用HRT者RR为1.5,说明先用ERT后用雌激素加孕激素的HRT并不能减少先前使用ERT时所带来的卵巢癌危险性。更有文献报道停用ERT之后,卵巢癌的危险性可持续29年之久。Glud等认为每增加1g雌激素发生卵巢癌的OR为1.05(95% CI为1.003～1.112),每5g雌激素OR为1.31(95% CI为1.01～1.7),建议减少HRT中雌激素的每日口服量。但也有报道表明曾经使用低剂量雌激素无论是口服还是经阴道给药,均不增加发生卵巢癌的危险性。绝经期妇女如果采用有雌激素加孕激素的HRT不会增加患卵巢癌的危险,RR为1.1(95% CI,0.91～2.4),使用HRT<2年者RR为1.6(95% CI,0.78～3.3),使用HRT≥2年者RR为0.80(95% CI,0.35～1.8)。Bakken等的研究也提示HRT不增加卵巢癌的发生,但是对于使用HRT者的追踪观察时间较短,仍有待进一步的研究。

对于HRT的应用方式有两种,一种是在使用雌激素后加用孕激素,即序贯法激素补充治疗(HRTsp);另一种是雌激素和孕激素同时联用,即联用法激素补充治疗(HRTcp)。Riman等就两种给药方式观察分析,得出HRTsp使用者患卵巢癌的风险比采用HRTcp者高,OR为1.78(95% CI,1.05～3.01);而使用HRTcp者与未采用HRTcp相比不增加卵巢癌发生的危险,OR为1.02(95% CI,0.73～1.43);因此提出采用HRTcp不会增加卵巢癌发生。

近年有文献报道与未采用HRT者相比较,当前使用HRT者患卵巢癌的风险升高,而曾经使用HRT患卵巢癌的风险无明显升高,当前只使用雌激素者患卵巢癌的风险升高63%;应用替勃隆者患卵巢癌的风险升高2倍,但这一数据的来源样本量小。

在对各种卵巢癌病理类型的相关性分析中,有报道指出,无拮抗的雌激素明显增加卵巢内膜样癌和透明细胞癌的发生,与曾经行子宫切除或输卵管绝育术者相比,生殖器完整者发生卵巢癌的危险更大。Patricia等报道ERT会增

加患卵巢浆液性癌的危险。Risch 的结论是单一雌激素使用 5 年及其以上会增加患卵巢浆液性癌和内膜样癌的危险性，与卵巢黏液性癌无关。近期的研究则认为 ERT 以及先使用 ERT 后改用 HRT 均可增加浆液性、黏液性、内膜样癌等卵巢癌病理类型的发生率。

（二）HRT 与子宫内膜癌发病的关系

部分子宫内膜癌是雌激素依赖性肿瘤，Smith 等研究发现应用 ERT 者发生子宫内膜癌的危险性为未使用 ERT 妇女的 4.5 倍。Sivrids 等研究认为，子宫内膜过度增生，激素起主导作用，萎缩型子宫内膜失去激素作用的基础上，在低水平激素刺激下腺体增生活跃，若同时有丰富的雌激素受体和孕激素受体，表皮生长因子活动度高，可发生子宫内膜癌。目前公认孕激素能逆转雌激素引起的子宫内膜超常增生，对子宫内膜有保护作用，并且发现孕激素对于孕激素受体阳性表达的子宫内膜癌细胞有生长抑制作用。近年有研究报道长期使用 HRT（≥10 年）减少子宫内膜癌发生的风险。

（三）HRT 与子宫颈癌发病的关系

子宫颈癌是女性生殖系统最常见的恶性肿瘤，其中宫颈鳞癌大约占 80%，腺癌占 15%，腺鳞癌占 5% 左右。HRT 与宫颈肿瘤关系文献报道的结果差异很大，甚至截然相反。大多数学者认为，HRT 与宫颈鳞癌的发生、发展之间并没有相关性，外源性雌激素不会增加宫颈鳞癌的发病危险，宫颈腺癌的发生、发展可能与雌激素有关，HRT 可能会对其预后有影响但是也有许多文献报道，雌激素与宫颈癌的发生密切相关。

多数大样本流行病学研究认为 HRT 与宫颈癌的发生并无相关性。Yasmeen 等在多中心的临床研究中，选择了 15 733 例符合条件的妇女，分为安慰剂组和雌孕激素补充组，在随机分组前及分组后 3 年、6 年进行宫颈细胞学检查，研究结果显示：用雌孕激素联合治疗会增加细胞学异常的发生率，但是不影响高度鳞状上皮内病变和宫颈癌的发生率。2005 年的一项回顾性研究表明，在 HPV 阳性的妇女，服用口服避孕药>10 年的患者，其宫颈癌的发病率是未服用者的 2.5 倍以上。

二、治疗后的妇科恶性肿瘤患者采用 HRT 的问题

女性生殖道恶性肿瘤的治疗包括手术、放射治疗和化疗都不可避免的会影响卵巢的功能。患者如果为生育期妇女，在手术后或放射治疗后，由于丧失或者破坏了卵巢，丧失了卵巢的内分泌功能，提前进入了绝经期状态。随着治疗技术的提高，一些过去难以治愈的肿瘤取得了很好的治疗效果，越来越多的患者获得了长期乃至终身治愈。对于女性生殖道恶性肿瘤手术后或放疗后的患者是否可以给予 HRT（ERT），HRT（ERT）是否会对肿瘤患者产生不良的影响，如促进肿瘤细胞生长，缩短带瘤生存时间，促进肿瘤复发以及降低生存率等，存在疑虑。怎样能在不促进肿瘤生长或复发的同时提高患者的生活质量是当前需要解决的问题。

（一）卵巢恶性肿瘤治疗后的激素补充治疗

对于 HRT 是否增加卵巢癌发生的风险研究结果不一。Moorman 等报道绝经期妇女应用 ERT≥10 年者较未使用者发生卵巢癌的 OR 为 2.2（95% CI 为 1.2～4.1），而 HRT 与卵巢癌的发生无相关性。Folsom 等 Meta 分析 15 年 31,381 例绝经期妇女应用 ERT 后，认为长期使用 ERT 增加了卵巢癌的发病率，曾经使用 ERT 者较未使用者相对危险度（RR）为 1.7（95% CI 为 1.1～2.8）；使用 ERT 超过 5 年者 RR 为 2.5（95% CI 为 1.4～4.5）。Lacey 等对 44 241 例绝经期妇女大约超过 20 年的多因素分析发现使用 ERT 与卵巢癌发生显著相关：ERT 使用 10～19 年 RR 为 1.8（95% CI 为 1.1～3.0），使用时间 20 年或更长时 RR 为 3.2（95% CI 为 1.7～5.7），每年 RR 增加 7%；在已经切除子宫的妇女使用 ERT 同样显著增加卵巢癌的发生率。先使用 ERT 而后改用 HRT 者 RR 为 1.5，说明先用 ERT 后用雌激素加孕激素的 HRT 并不能减少先前使用 ERT 时所带来的卵巢危险性。更有文献报道停用 ERT 之后，卵巢癌的危险性可持续 29 年之久。Glud 等认为每增加 1g 雌激素发生卵巢癌的 OR 为 1.05（95% CI 为 1.003～1.112），每 5g 雌激素 OR 为 1.31（95% CI 为 1.01～1.7），建议减少 HRT 中雌激素的每日口服量。但也有报道表明曾经使用低剂量雌激素无论是口服还是经阴道给药，均不增加发生卵巢癌的危险性。长期使用 ERT 可能增加卵巢癌的风险。延长 ERT 停药时间风险下降，近 3 年中断使用 ERT 者 OR 0.7（95% CI，0.4～1.0），更早停用者 OR 0.5（95% CI，0.3～0.7）。绝经期妇女如果采用有雌激素加孕激素的 HRT 不会增加患卵巢癌的危险，RR 为 1.1（95% CI，0.91～2.4），使用 HRT<2 年者 RR 为 1.6（95% CI，0.78～3.3），使用 HRT≥2 年者 RR 为 0.80（95% CI，0.35～1.8）。Bakken 等的研究也提示 HRT 不增加卵巢癌的发生，但是对于使用 HRT 者的追踪观察时间较短，仍有待进一步的研究。

对于 HRT 的应用方式有两种，一种是在使用雌激素后加用孕激素，即序贯法激素补充治疗（HRTsp）；另一种是雌激素和孕激素同时联用，即联合法激素补充治疗（HRTcp）。Riman 等就两种给药方式观察分析，得出 HRTsp 使用者患卵巢癌的风险比采用 HRTcp 者高，OR 为 1.78（95% CI，1.05～3.01）；而使用 HRTcp 者与未采用 HRTcp 相比不增加卵巢癌发生的危险，OR 为 1.02（95% CI，0.73～1.43）；因此提出采用 HRTcp 不会增加卵巢癌发生。Pearce 等研究结果表明单一使用 ERT（每 5 年）增加卵巢癌的风险 RR（5）= 1.22；95% CI，1.18～1.27（P<0.0001），联合用雌孕激素的激素补充治疗使卵巢癌发生地风险轻度增加，但有统计学意义（RR（5）= 1.10；95% CI，1.04～1.16；P = 0.001），ERT 的使用比较 HRT 明显增加卵巢癌的风险。加用孕激素在某种程度上可以拮抗 ERT 增加患卵巢癌的风险，但不清楚每天用孕激素是否可以完全拮抗雌激素的作用。单一使用 ERT 的妇女中增加患卵巢癌的风险，但没有证据会影响其诊断后的生存期。

在对各种卵巢癌病理类型的相关性分析中，有报道指出，无拮抗的雌激素明显增加卵巢内膜样癌和透明细胞癌的发生，其 OR 为 2.56，而对于浆液性、黏液性、未分化以及

混合性等类型上皮性卵巢癌的发生物明显增强作用,这种发生上皮性卵巢癌的危险性对于生殖器完整者比曾经行子宫切除或输卵管绝育术者更为显著。Moorman 等报道 ERT 会增加患卵巢浆液性癌的危险。Risch 的结论是单一雌激素使用 5 年及其以上会增加患卵巢浆液性癌和内膜样癌的危险性,与卵巢黏液性癌无关。近期的研究则认为 ERT 以及先使用 ERT 后改用 HRT 均可增加浆液性、黏液性、内膜样癌等卵巢癌病理类型的发生率。

雌激素对卵巢癌细胞的体内外生长影响的实验研究结果存在许多分歧。雌激素可促进 ER 含量高的细胞株如 PE04、BG-1 等的生长。雌激素刺激细胞生长的作用可能与其抗凋亡作用有关,Taube 等报道 17-β 雌二醇(17-β E2)对原代培养的卵巢癌细胞有抗凋亡作用。E2($10^{-8} \sim 10^{-6}$ M)上调抗凋亡基因 bcl-2 mRNA 及其蛋白表达,从而阻断他莫昔芬所的激素细胞凋亡的效应。Mabuchi 等实验证实 17-β E2 可以逆转紫杉醇对 ER 阳性的卵巢癌细胞 CaOV-3 的生长抑制和细胞凋亡作用,因此猜测用紫杉醇治疗的卵巢癌患者应用 ERT 可能减弱紫杉醇的抗癌效果。多项报道认为雌激素受体(ER)阴性以及 ER 含量少于 20 f mol/L 的卵巢癌细胞株对雌激素无反应,但也有报道对于 ER 阳性,且 ER 高水平表达的卵巢癌细胞株如 Skov$_3$,H08910,OVCAR-3 生长无影响。进一步研究发现 Skov$_3$ 细胞的 ER α mRNA 发生突变,第一外显子处有 32bp 缺失,虽有完整的 ERβ,但无可依赖的 ERα,故 ERβ 不能发挥作用,从而导致 Skov3 对雌激素及对抗雌激素药物无反应。60% 以上的卵巢癌有 ER 表达,许多研究发现 ERβ 在正常卵巢组织和良性卵巢肿瘤中高表达,ERα 主要在卵巢恶性肿瘤中表达,卵巢癌的 ERα/ERβ 比显著上升。因此 ERβ 的存在有可能阻断了 ERα 介导雌激素的促有丝分裂而导致的细胞增殖。对于缺失 ERα、ERβ 和 PR 表达的卵巢腺癌细胞 OC-117-VGH,用不同浓度的 E2 和 P 分别刺激,结果 E2 和 P 分别出现抑制该细胞生长的作用;通过检测 bcl-2 和 Bax 基因表达,证实两种激素都可以降调节 bcl-2 和 Bax 基因表达,从而出现抑制作用。由上述研究提示在临床卵巢癌患者应用 HRT 应考虑其卵巢癌本身的 ER、PR 表达情况。

卵巢癌患者在完成治疗后应用 HRT 是否导致肿瘤的复发,长期存在争议。Eele 等回顾性分析了 373 例 59 岁及 50 岁以下的 I ~ IV 期卵巢癌患者,其中 78 例接受 HRT,具体治疗方法有:32 例应用雌激素补充治疗(estrogen replace-ment therapy,ERT),38 例应用 HRT,6 例应用孕激素治疗,2 例应用雌激素治疗,开始用药时间平均为手术后 6 年,用药持续时间平均为 28 个月,其中 22% 的患者用药时间超过 6 年;HRT 组与对照组的年龄、临床分期、组织学类型、手术等因素相匹配,两组的无瘤期生存率无差别,RR 为 0.9(95% CI 0.5 ~ 1.5);其中浆液性、黏液性及内膜样癌患者的预后有改善,HRT 组死亡患者的 RR 为 0.7(95% CI 0.4 ~ 1.2)。Guidozzi 等将小于 59 岁的 130 例上皮性卵巢癌术后患者随机分两组,一组 62 例采用每天口服结合雌激素片(倍美力)0.625mg,另一组 68 例不服药,连续观察 48 个月,结果两组无癌缓解期和总生存期无明显差异,因此认为 ERT 对卵巢癌患者术后应用无不良影响。Sittisomwong

等权衡利弊将 ERT 用于系统治疗后的卵巢癌患者,结果对于那些受到更年期综合征、骨质疏松、心脏疾病困扰的患者,应用雌激素有效改善生活质量并提高了生存率,由此看来雌激素应用的好处胜过了面临卵巢癌复发的危险性。同年,Betar 等报道了 31 例卵巢癌在术后 18 个月之后采用 ERT 治疗 25 个月,结果使用后第 1、2 和 10 年出现了 3 例晚期病例病情发展,其中 2 例分别是中、高度恶性浆液性腺癌,另 1 例是卵巢内膜样腺癌,这 3 例中 2 例死于病情恶化,另外 1 例仍存活。第 11 个月后,有 1 例在无卵巢癌进一步发展的情况下出现了新的原发性乳癌。Ursic-Vrscaj 等观察了 24 例卵巢浆液性囊腺癌术后应用 HRT 的情况,开始使用 HRT 平均时间为确诊后 21 个月,持续用药平均为 24 个月,在对确诊时间、分期、手术类型、第 1 次术后残留癌灶等进行分析后,得到采用 HRT 的卵巢癌患者死亡危险性 OR 为 0.9(95% CI 0.24 ~ 5.08)。

Hopkins 等就卵巢癌应用 HRT 进行了系统评述,结论是 ERT 或 HRT 似乎没对卵巢癌治疗后患者的复发或恶化及死亡率造成显著的影响,相反还有助于改善患者的生活质量。建议在权衡利弊之后对严重的潮热、睡眠障碍、焦虑、严重的泌尿生殖道萎缩症状,以及有骨质疏松及冠心病发生的高危因素患者,可以应用 HRT。迄今为止,临床研究仍没能揭示对于卵巢患者使用 ERT 或 HRT 的生存或死亡率的影响。达成共识的是,肿瘤的病理类型是选择 ERT 或 HRT 的重要决定因素,当前的文献赞同在大多数的卵巢癌患者中使用 ET,但是更进一步的研究需要去明确说明使用的禁忌证。但是,时至今日,ERT 或 HRT 在卵巢癌患者的应用,仍缺乏前瞻性、随机性、大样本的研究,仅有少量小样本研究结果,应用的经验不足,仍不能明确 ERT 或 HRT 在此类人群中使用的安全性,需进一步研究观察。

(二)子宫内膜癌治疗后的激素补充治疗

研究证实长期单一的雌激素补充治疗是子宫内膜癌发病的风险因素,联合应用孕激素可以明显降低这种风险。有资料表明,对于每月应用醋酸甲羟孕酮(MPA)<10 天的 HRT 妇女,低剂量 MPA 增加发生子宫内膜癌的风险,而每月应用 MPA 不少于 10 天,则 MPA 剂量与发生子宫内膜癌的风险无明显相关,在不同 HRT 疗程的情况下也存在这种规律。

以往由于高水平雌激素与子宫内膜癌的密切相关性,子宫内膜癌术后患者一直是 HRT 应用的禁忌,子宫内膜癌手术或放射治疗后的患者能否应用 HRT(ERT)观点不一。经常被人们提及的是 1986 年 Creasman 的研究结果,研究观察治疗后的子宫内膜癌患者 222 例 2 年,其中 34 例经阴道用雌激素,7 例口服雌激素,6 例口服和阴道给雌激素;口服药为结合雌激素每天 0.625mg 或 1.25mg,每月用 25 天,经阴道用结合雌激素 1.25mg 或 0.625mg 1 个月之后每周用药 3 次。在子宫内膜癌术后 15 个月开始 ERT,中位治疗期 26 个月,而 174 例未用雌激素。结果认为 ERT 并不增加肿瘤复发的危险。Lee 等对接受过手术治疗的 44 例低复发危险性子宫内膜癌患者(临床 I 期、分化 I 级或 II 级、浸润肌层深度<1/2、无淋巴结或远处转移)进行了研究,给予口服结合雌激素 0.625 ~ 1.25mg/d 的 HRT(其中

15 例联合应用雌孕激素），三分之二患者给药开始时间在术后第一年，其余的在术后 2 年。平均治疗用药时间为 64 个月，用 HRT 的患者中未发现肿瘤复发和因肿瘤复发死亡，而在对照组 99 例未接受 HRT 的患者中有 8 例复发死亡。作者提出经过手术治疗的低复发危险性患者可以给予 HRT。Chapman 等回顾分析了 62 例子宫内膜癌 II 期治疗后患者口服 0.625mg/d 结合雌激素，其中 33 例加用 MPA2.5mg/d，中位开始给药时间为 8 个月，中位用药时间为 39.5 个月，另有 61 例同期别的子宫内膜癌术后患者未用 HRT 作为对照，结果两组总的死亡例数比较差异无统计学意义，无瘤生存率比较差异无统计学意义。但是作者没有分析单用雌激素者和雌孕激素联合应用者的差异。Suriano 等对 1984～1998 年期间治疗的 249 例手术分期 I、II、III 期的子宫内膜癌患者进行配对研究，其中腺癌占 90% 以上。130 例在初步治疗肿瘤之后开始雌激素补充，49% 添加孕激素，119 例不补充激素。从产次、肿瘤分期、浸润深度、病理、手术处理、术后化疗、淋巴结情况、现有疾病等方面进行匹配，共得到 75 对，比较其复发及病死率。这些病例中大部分为 FIGO 分期 I b 子宫内膜癌 I b 期，II a、III a、III b 期占 15%，IV 期或者使用过他莫昔芬者未纳入研究。75 例接受雌激素补充的患者中，57% 在术后 0.5 年内（平均 212 个月），16% 在术后 0.5～1 年，剩下的 27% 在 1 年以后开始补充激素。大多数患者采用口服结合雌激素 0.625mg/d，49% 添加孕激素者是每日再加醋酸炔诺酮 2.5mg。激素补充者平均随访 83 个月，未用激素者平均随访 69 个月。75 例激素使用者中有 2 例复发（1%），而 75 例未使用激素者中有 11 例复发（14%）。术后 6 个月之内开始补充雌激素者中无 1 例复发。Lauritzen 等随访观察子宫内膜癌治疗后用 HRT 者 10 年，子宫内膜癌 I 期术后用 HRT 者平均生存期为 7.8 年，术前术后均用 HRT 者平均生存期为 9.7 年，两组的生存期均明显比对照组平均生存期 6.3 年长。在分析子宫内膜癌 II 期的术后病例得到的结果相同。另外，两个缺乏病例对照组的观察研究分别讨论分析了 31 例和 20 例子宫内膜癌术后患者，同样没有得到使用 HRT 者会增加危险的证据。

Baraka 等为明确在子宫内膜癌 I 期或 II 期治疗后患者使用 ERT 是否影响复发率和生存率。观察符合条件的子宫内膜癌患者在全子宫切除和（或）盆腔、腹主动脉淋巴切除手术治疗后应用 ERT 或安慰剂，用药时间 3 年，随访 2 年。结果显示 1236 例中位随访时间 35.7 个月，期别、级别、病理组织类型、接受进一步治疗的百分率两组基本相似。618 例中位给药年龄是 57 岁（26～91 岁）。251 例（41.1%）在治疗结束后使用 ERT，发现复发 14 例（2.3%），8 例（1.3%）出现新的恶性肿瘤，26 例（4.2%）死亡，5 例（0.8%）死于子宫内膜癌；安慰剂组中位给药年龄 57 岁（30～88 岁），12 例（1.9%）复发，10 例（1.6%）发生新的恶性肿瘤，9 例（3.1%）死亡，4 例（0.6%）死于子宫内膜癌。虽然这一研究不能最终反对或支持雌激素与子宫内膜癌的复发有关，但是至少说明雌激素的应用导致的复发率和新的恶性肿瘤发生率是低的。Levgur 关于子宫内膜癌的 4 个病例-对照分析研究，包括 537 例，其中 228 例患者

接受 ERT 3.5% 出现肿瘤复发，而在未用 ERT 的 309 例患者中肿瘤复发率为 16.5%。因此认为某些时候权衡利弊在早期内膜癌患者中应用 ERT 是可行的。

Maxwel 回顾性分析子宫内膜癌 I 期和 II 期治疗后的 110 例黑人妇女和 1049 例白人妇女应用 ERT 的情况和肿瘤复发率和生存期，随访 3 年，结果 56 例使用 ERT 的黑人妇女中有 5 例复发，而 521 例应用 ERT 的白人妇女中有 8 人复发。在黑人妇女中调整后的复发率为 11.2（95% CI，2.86～43.59），结论是：同样治疗条件下，子宫内膜癌 I 期治疗后黑人妇女无复发的生存期比白人妇女短，接受 ERT 后肿瘤复发的风险黑人较白人增加。国内研究者认为对于 I 期子宫内膜癌患者术后行 HRT 未增加肿瘤的复发率。

目前研究尚未发现充分的证据认为 ERT 可以促进已经治疗的宫内膜癌患者复发，并且 ERT 加用孕酮可以减少复发的危险，对绝经期妇女的预防心血管疾病和骨质疏松症的作用要重要的多。激素替治疗法的使用还没有足够的证据明确的制定具体的使用建议，多数作者认为雌激素使用需要权衡对患者的利弊。

（三）子宫颈癌治疗后的激素补充治疗

子宫颈鳞状上皮癌不是雌激素依赖性肿瘤，因此不属于 HRT 治疗的禁忌证。在子宫颈鳞癌已经行全子宫切除的患者单一使用雌激素是可以的。放射治疗是首选治疗晚期宫颈癌（化疗）的方法，由此导致的妇科副作用包括损失和破坏卵巢功能和子宫内膜，导致不孕症和卵巢早衰。绝经前期患者应用雌激素治疗更年期症状，一般情况下，没有添加孕激素的单一雌激素补充疗法，以为盆腔的放射治疗后彻底破坏了基底层子宫内膜。但是对于那些行放射治疗而保留有子宫的患者不应该认为子宫内膜已经完全破坏了。事实上，有文献报道宫颈癌放射治疗后发生子宫内膜癌的报道。de Hullu 等介绍了 4 例宫颈癌放射治疗后出现不同情况的残留的子宫内膜活性。2 例患者出现阴道积血和子宫出血并引起腹痛，第 3 例做了卵巢移位的患者在完成放疗 3 个月出现规律性阴道流血，第 4 例患者做了宫颈根治性切除，因切缘接近肿瘤而行放射治疗，在使用雌激素后开始出现阴道出血，这些情况表明绝经前期的患者接受了 80Gy 放射治疗，仍可能出现残余子宫内膜活性的症状，如阴道积血、子宫积血、规则或不规则的阴道流血。因此建议使用雌孕激素联合而不是单一的雌激素，以防止对残余子宫内膜的刺激作用。替勃隆使比较合适的 HRT 药物。

Ploch 研究 120 例宫颈癌术后和（或）放疗后 I 及 II 期患者，其中 80 例应用 HRT。结果显示，应用 HRT 对患者 5 年生存率和复发率均无影响，而且 HRT 不仅明显缓解更年期症状，同时缓解了放疗后造成的直肠、膀胱、阴道等并发症。Li 等对 46 例早期宫颈癌术后患者进行长期随访，问卷调查提示 HRT 的应用是患者有较高生存质量的重要保证。于月成等报道宫颈癌综合治疗［手术和（或）放疗］后激素补充治疗 85 例，与对照组相比，雌激素治疗组和雌孕激素联合治疗组两组患者的更年期症状明显减轻；血脂中低密度脂蛋白较用药前明显下降，高密度脂蛋白较用药前明显升高；促卵泡激素和黄体生成素水平较用药前明显下降，雌二醇水平较用药前明显升高。认为宫颈癌患者综合治疗

后,HRT能明显减轻患者卵巢功能丧失所引起的更年期症状,提高患者生活质量。因此目前认为宫颈鳞癌患者治疗后可以应用HRT,而宫颈腺癌治疗后禁用HRT。

(四)其他妇科恶性肿瘤治疗后的激素补充治疗

有关外阴癌、输卵管癌、阴道癌治疗后与HRT研究资料极少,已发表的研究均显示,无论是单纯雌激素治疗,还有联合孕激素的HRT均与外阴癌的发生不相关。没有证据表明输卵管癌是HRT的禁忌证。Levgur指出HRT对输卵管癌阴道、外阴发生的鳞癌影响不大,认为这些患者可以应用。

(五)妇科恶性肿瘤患者使用HRT的几点建议

迄今为止对于已经经过治疗的妇科恶性肿瘤患者是否采用HRT看法不统一,但越来越多的事实证明,HRT对于更年期妇女,甚至是妇科肿瘤患者都是利大于弊的。因此建议:

(1)所有经过规范化治疗的妇科恶性肿瘤患者有适应证无禁忌证是可以考虑采用HRT的。

(2)使用HRT必须个别对待,应该在使用前详细了解患者家族史、肿瘤的诊治情况

(3)采用HRT应该在治疗后无瘤期或病情稳定期进行,如病情尚未稳定但雌激素低落症状显著,也可以应用。

(4)使用前详细检查患者,以免忽略已经存在的肿瘤。

(5)采用HRT应该在医生指导下进行,并严格依照规定随访。

(6)应用HRT前,应详细和患者及家属说明利弊,取得同意后进行。

(高琨 李力)

参 考 文 献

1. Amant F,De Knijf A,Van Calster B,et al. Clinical study investigating the role of lymphadenectomy, surgical castration and adjuvant hormonal treatment in endometrial stromal sarcoma. Br J Cancer, 2007,97(9):1194
2. Argenta PA,Thomas SG,Judson PL,et al. A phase Ⅱ study of fulvestrant in the treatment of multiply recurrent epithelial ovarian cancer. Gynecol Oncol,2009,113(2):205-209
3. Arias-Pulido H,Smith HO,Joste NE,et al. Estrogen and progesterone receptor status and outcome in epithelial ovarian cancers and low malignant potential tumors. Gynecol Oncol,2009,114(3):480-485
4. Barakat RR,Bundy BN,Spirtos NM,et al. Randomized double-blind trial of estrogen replacement therapy versus placebo in stage Ⅰ or Ⅱ edometrial cancer:a Gynecologic Oncology Group Study. J Clin Oncol,2006,24(4):587-592
5. Bo Z,Qingmin S,Rihong C,et al. Hormone replacement therapy and ovarian cancer risk:A meta-analysis. Gynecologic Oncology,2008, 108:641-651
6. Carey LA,Dees EC,Sawyer L,et al. The triple negative paradox:primary tumor chemosensitivity of breast cancer subtypes. Clin Cancer Res,2007,13(12):2329-2334
7. Choi JH,Wong AS,Huang HF,et al. Gonadotropins and ovarian cancer. Endocr Rev,2007,28(4):440-461
8. Chyong-Huey L,Huei-Jean H. The role of hormones for the treatment of endometrial hyperplasia and endometrial cancer. Current Opinion in Obstetrics and Gynecology,2006,18(1):29-34
9. Decruze S,Green J. Hormone therapy in advanced and recurrent endometrial cancer:a systematic review. International Journal of Gynecological Cancer,2007,17(5):964-978
10. Duffy MJ. Estrogen receptors:role in breast cancer. Crit Rev Clin Lab Sci,2006,43(3):325-347
11. Duhan, N. Current and emerging treatments for uterine myoma-an update. Int J Womens Health,2011,3(2):231-241
12. El-Shalakany AH,Kamel KM,Ismail AM,et al. Estrogen and progesterone receptors and telomerase enzyme immunohistochemical detection in gestational trop hoblastic tumors. Int J Gynecol Cancer, 2006,16(5):1918-1926
13. Engman M,Granberg S,Williams AR,et al. Mifepristone for treatment of uterine leiomyoma. a prospective randomized placebo controlled trial. Hum Reprod,2009,24(8):1870-1879
14. Fiscella K,Eisinger SH,Meldrum S,et al. Effect of Mifepristone for symptomatic leiomyomata on quality of life and uterine size. a randomized controlled trial. Obstet Gynecol,2006,108(12):1381-1387
15. Fister S,Schlotawa L,Gunthert AR,et al. Increase of doxorubicininduced apoptosis after knock-down of gonadotropin-releasing hormone receptor expression in human endometrial, ovarian and breast ancer cells. Gynecol Endocrinol,2008,24(1):24-29
16. Fujiwara H,Ogawa S,Motoyama M,et al. Frequency and characteristics of endometrial carcinoma and atypical hyperplasia detected on routine infertility investigations in young women:a report of six cases. HumReprod,2009,24:1045-1050
17. Grundker C,Fost C,Fister S,et al. Gonadotropin-releasing hormone type II antagonist induces apoptosis in MCF-7 and triple-negative MDA-MB-231 human breast cancer cells in vitro and in vivo. Breast Cancer Res,2010,12(4):R49
18. Gunderson CC,Fader AN,Carson KA,et al. Oncologic and Reproductive outcomes with progestin therapy in women with endometrial hyperplasia and grade 1 adenocarcinoma:a systematic review. Gynecologic Oncology,2012(125):477-482
19. Høgdall EV,Christensen L,Høgdall CK,et al. Prognostic value of estrogen receptor and progesterone receptor tumor expression in Danish ovarian cancer patients:from the 'MALOVA' ovarian cancer study. Oncol Rep,2007,18:1051-1059
20. Ioffe YJ,Li AJ,Walsh CS,et al. Hormone receptor expression in uterine sarcomas:prognostic and therapeutic roles. Gynecol Oncol, 2009,115(3):466-471
21. Jindabanjerd K,Taneepanichskul S. The use of levonorgestrel-IUD in the treatment of uterine myoma in Thai women. J Med Assoc Thai,2006,89(Suppl 4):147-151
22. Kavanagh JJ,Hu W,Fu S,et al. Antitumor activity of letrozole in patients with recurrent advanced low malignant potential or low-grade serous ovarian tumors. J Clin Oncol,2007,25:5582
23. Khanlian SA. Management of gestational trophoblastic disease and other cases with low serum levels of human chorionic gonadotropin. J Reprod Med,2006,51(10):812-818
24. Kim HJ,Lee SC,Bae SB,et al. GnRH agonist therapy in a patient with recurrent ovarian granulose cell tumors. J Korean Med Sci, 2009,24(3):535-538

25. Korach J, Perri T, Beinder M, et al. Promising effect of aromatase inhibitor on recurrent granulosa cell tumors. Int J Gynecol Cancer, 2009, 19:830-833

26. Kothari R, Argenta P, Fowler J, et al. Antiestrogen therapy in recurrent ovarian cancer resulting in 28 months of stable disease: a case report and review of the literature. Arch Oncol, 2010, 18(1-2):32-35

27. Langdon SP, Smyth JF. Hormone therapy for epithelial ovarian cancer. Curr Opin Oncol, 2008, 20(5):548-553

28. Lee KB, Lee JM, Lee JK, et al. Endometrial cancer patients and Tibolone: A matched case-control study. Maturitas, 2006, 55:264-269

29. Levens ED, Potlog-Nahari C, Armstrong AY, et al. CDB-2914 for uterine leiomyomata treatment: a randomized controlled trial. Obstet Gynecol, 2008, 111(5):1129-1136

30. Martin-Hirsch PP, Bryant A, Keep SL, et al. Adjuvant progestagens for endometrial cancer. Cochrane Database Syst Rev, 2011, 6: CD001040

31. Marwa AS, Eric WFL, Brosens JJ. Mechanisms of endometrial progesterone resistance Molecular and Cellular Endocrinology, 2012, 358:208-215

32. Maxwell GL, Tian C, Risinger JI, et al. Racial disparities in recurrence among patients with early-stage endometrial cancer: is recurrence increased in black patients who receive estrogen replacement therapy? Cancer, 2008, 113(6):1431-1437

33. Menon KMJ, Menon B. Structure, function and regulation of gonadotropin receptors-A perspective Molecular and Cellular Endocrinology, 2012, 356:88-97

34. Mizuno M, Yatabe Y, Nawa A, et al. Long-term medroxyprogesterone acetate therapy for low-grade endometrial stromal sarcoma. Int J Clin Oncol, 2011, 10(8):789-793

35. Müller CY, Cole LA. The quagmire of hCG and hCG testing in gynecologic oncology. Gynecol Oncol, 2009, 112(3):663-672

36. Murat Naki M, Tekcan C, Ozcan N, et al. The effect of anastrazole on symptomatic uterine leiomyomata. Obstet Gynecol, 2007, 110(3):643-649

37. Niwa K, Onogi K, Wu Y, et al. Clinical implication of medroxyprogesterone acetate against advanced ovarian carcinoma: a pilot study. Eur J Gynaecol Oncol, 2008, 29(3):252-255

38. Parsanezhad ME, Azmoon M, Alborzi S, et al. A randomized, controlled clinical trial comparing the effects of aromatase inhibitor (letrozole) and gonadotropin-releasing hormone agonist(triptorelin) on uterine leiomyoma volume and hormonal status. Fertil Steril, 2010, 93(1):192-198

39. Pearce CL, Chung K, Pike MC, et al. Increased ovarian cancer risk associated with menopausal estrogen therapy is reduced by adding a progestin. Cancer, 2009, 115(3):531-539

40. Perri T, Korach J, Gotlieb WH, et al. Prolonged conservative treatment of endometrial cancer patients: more than 1 pregnancy can be achieved. Ann Oncol, 2011, 22:643-649

41. Phipps AI, Doherty JA, Voigt LF. Long-term use of continuous-combined estrogen-progestin hormone therapy and risk of endometrial cancer. Cancer Causes Control, 2011, 22(12):1639-1646

42. Plaxe SC. Epidemiology of low-grade serous ovarian cancer. Am J Obstet Gynecol, 2008, 198(2):459. e1-8

43. Ramirez PT, Schmeler KM, Milam MR, et al. Efficacy of letrozole in the treatment of recurrent platinum-and taxane-resistant high-grade cancer of the ovary or peritoneum. Gynecol Oncol, 2008, 110(1): 56-59

44. Rao GG, Miller DS. Homonal therapy in epithelial ovarian cancer. Expert Rev Anticancer Ther, 2006, 6(1):43-47

45. Ravazoula P, Androutsopoulos G, Zyli P, et al. A clinicopathologic study on patients with endometrial cancer after adjuvant tamoxifen treatment for breast cancer: a single center experience. Breast J, 2006, 12(6):578-584

46. Rees M. Gynaecological oncology perspective on management of the menopause. Eur J Surg Oncol, 2006, 32(8):892-897

47. Romero IL, Gordon IO, Jagadeeswaran S, et al. Effects of oral contraceptives or a gonadotropin-releasing hormone agonist on ovarian carcinogenesis in genetically engineered mice. Cancer Prev Res (Phila), 2009, 2(9):792-799

48. Rustin G, van der Burg ME, Griffin CL, et al. Early versus delayed treatment of relapsed ovarian cancer(MRC OV05/EORTC 55955): a randomised trial. Lancet, 2010, 376(24):1155-1163

49. Saleh-Abady MM, Naderi-Manesh H, Alizadeh A, et al. Anticancer ctivity of a new gonadotropin releasing hormone analogue. Biopolymers, 2010, 94(3):292-297

50. Sanner K, Conner P, Bergfeldt K, et al. Ovarian epithelial neoplasia after hormonal infertility treatment: long-term follow-up of a historical cohort in Sweden. Fertil Steril, 2009, 91(4):1152-1158

51. Signorelli M, Caspani G, Bonazzi C, et al. Fertility-sparing treatment in young women with endometrial cancer or atypical complex hyperplasia: a prospective single-institution experience of 21 cases. BJOG: An International Journal of Obstetrics & Gynaecology, 2009, 116(1):114-118

52. Smyth JF, Gourley C, Walker G, et al. Antiestrogen therapy is active in selected ovarian cancer cases: the use of letrozole in estrogen receptor-positive patients. Clin Cancer Res, 2007, 13(9):3617-3622

53. Smyth Tanz R, Mahfoud T, Bazine A, et al. Endometrial stromal sarcoma: prognostic factors and impact of adjuvant therapy in early stages. Hematol Oncol Stem Cell Ther, 2012, 5(1):31-35

54. Tokunaga H, Akahira J, Suzuki T, et al. Ovarian epithelial carcinoma with estrogen-producing stroma. Pathol Int, 2007, 57(2):285-290

55. Tsilidis KK, Allen NE, Key TJ, et al. Menopausal hormone therapy and risk of ovarian cancer in the European prospective investigation into cancer and nutrition. Cancer Causes Control, 2011, 22(8): 1075-1084

56. Verma S, Alhayki M, Le T, et al. Phase II study of exemestane(E) in refractory ovarian cancer. J Clin Oncol, 2006, 24:5026

57. Wagner U, du Bois A, Pfisterer J, et al. Gefitinib in combination with tamoxifen in patients with ovarian cancer refractory or resistant to platinum-taxane based therapy-a phase II trial of the AGO Ovarian Cancer Study Group(AGO-OVAR 2.6). Gynecol Oncol, 2007, 105(1):132-137

58. Walker G, MacLeod K, Williams ARW, et al. Estrogen-regulated gene expression predicts response to endocrine therapy in patients with ovarian cancer. Gynecol Oncol, 2007, 106(5):461-468

59. Wernli KJ, Newcomb PA, Hampton JM, et al. Hormone therapy and ovariancancer: incidence and survival. Cancer Causes Control, 2008, 19(6):605-613

60. Williams C, Simera I, Bryant A. Tamoxifen for relapse of ovarian cancer. Cochrane Database Syst Rev,2010,17(3):CD001034

61. Wong KK,Lu KH,Malpica A,et al. Significantly greater expression of ER,PR,and ECAD in advanced-stage low-grade ovarian serous carcinoma as revealed by immunohistochemical analysis. Int J Gynecol Pathol,2007,26(2):404-409

62. Xiao-Yun Yang, Ming-Rong Xi, Kai-Xuan Yang, et al. Prognostic value of estrogen receptor and progesterone receptor status in young Chinese ovarian carcinoma patients. Gynecologic Oncology, 2009, 113(1)99-104

63. Yamazawa K,Hirai M,Fujito A,et al. Fertility-preserving treatment with progestin, and pathological criteria to predict responses, in young women with endometrial cancer. Human reproduction,2007, 22(7):1953-1938

64. Yang S,Thiel KW,De Geest K,et al. Endometrial cancer:reviving progesterone therapy in the molecular age. Discovery medicine, 2011,12(64):205-212

65. Yasmeen S,Romano PS,Pettinger M,et al. Incidence of cervical cytalogical abnormalities with aging in the women's health initiative:a randomized controlled trial. Obstet Gynecol,2006,108(2): 410-419

66. Yong-Tark Jeon,In-Ae Park,Yong-Beom Kim,et al. Steroid receptor expressions in endometrial cancer:Clinical significance and epidemiological implication. Cancer Letters,2006,239(1):198-204

67. Zheng H,Kavanagh JJ,Hu W,et al. Hormonal therapy in ovarian cancer. Int J Gynecol Cancer,2007,17(2):325-338

68. 郭飞,程炜,薛凤霞,等.卵巢癌激素治疗进展.国际妇产科学杂志,2011,38:306-310

69. 马晓玲,张学红.促性腺激素释放激素类似物在妇科的应用研究进展.生殖医学杂志,2007,16(1):64-67

70. 王志启,王建六,魏丽惠,等.辅助内分泌治疗对I期子宫内膜癌疗效的临床观察.中国实用妇科与产科杂志,2006,22(11):824-827

71. 易为,王建六,魏丽惠,等.CIN 组织中雌激素受体 α、β 表达及与高危型 HPV 负荷量关系的研究.现代妇产科进展,2007,16(11):836-842

72. 张永莉,潘凌亚.子宫内膜癌术后激素替代治疗对肿瘤预后的影响:一项小样本的配对研究.生殖医学杂志,2010,19(3):231-234

第五章

妇科肿瘤与免疫

第一节　历史和进展

要了解健康与疾病的区别，人们就需要了解和研究机体的免疫系统。免疫系统的重要生理功能就是对"自己"和"非己"抗原的识别及应答，从而担负着机体免疫防御、免疫监视和免疫调节功能。这些主要是通过细胞介导的免疫系统，即细胞免疫反应和抗体介导的免疫系统，即体液免疫反应来完成。

免疫学发展史：免疫学是人类与传染病斗争过程中发展起来的。从中国人接种"人痘"预防天花的正式记载算起至今已有四个半世纪，经历了三个时期，即经验免疫学时期、科学免疫学时期及现代免疫学时期。在后两个时期中随着科学的发展，免疫学经历了四个发展阶段：①1876 年后，多种病原菌被发现，将病原体经减毒或灭活制成疫苗预防传染病。②1900 年前后，抗原与抗体的发现，揭示出"抗原诱导特异性抗体产生"这一免疫学的根本问题，促进了免疫化学的发展及抗体的临床应用。③1957 年后，随着细胞免疫学的兴起，人类认识到特异免疫是 T 淋巴细胞及 B 淋巴细胞经抗原刺激后所产生的主动免疫应答，认识到细胞免疫和体液免疫的不同效应与协同功能。④1977 年后分子免疫学的发展，人们从基因活化的分子水平，分析抗

原刺激与淋巴细胞应答类型的内在联系与机制。以分子、细胞、器官及整体调节为基础发展起来的现代免疫学，是生命科学中的前沿学科之一，推动着医学及生命科学的发展。

肿瘤免疫学是研究肿瘤抗原、机体的免疫功能与肿瘤发生发展相互关系、肿瘤的免疫诊断和免疫治疗的科学。

随着免疫学的不断前进，尤其是 20 世纪 50 年代肿瘤特异性抗原的确立，并证明所诱导的机体免疫应答具有抗肿瘤作用，使免疫学在肿瘤诊断和治疗中的作用受到重视。1960 年后，大量体外试验证明，肿瘤患者的淋巴细胞、巨噬细胞及细胞抗毒性抗体等均具有抗肿瘤的效应。1975 年单克隆抗体问世促进了肿瘤免疫诊断与治疗技术的发展。1977 年分子生物学及分子免疫学的飞速发展和交叉渗透，人们对肿瘤性质、肿瘤抗原识别及递呈中 MHC 分子的作用、T 细胞活化及杀伤机制等机体抗免疫应答作用认识加深，并制备出了基因工程抗体及细胞因子，为免疫治疗提供了新的手段。1990 年以来多个人类肿瘤抗原基因克隆成功，大大促进了肿瘤免疫学理论的发展，加快了肿瘤免疫诊断及治疗的应用。放射免疫显像、细胞因子、单抗导向治疗、ACA125 卵巢癌独特型疫苗等研究大量涌现，部分已进入临床。

第二节 肿瘤抗原

肿瘤抗原是指细胞癌变过程中出现的新抗原及过度表达的抗原的总称。对肿瘤抗原分类多采用以下两种方法：按肿瘤特异性分类法及按肿瘤诱发及发生状况分类法。

（一）按肿瘤特异性分类法

1. 肿瘤相关抗原 是指那些肿瘤细胞所特有而正常细胞及组织上也存在的抗原，在癌变过程中含量明显增加的抗原。

（1）CA125：CA125 是一种卵巢上皮癌相关抗原。胚胎发育期的体腔上皮可找到此抗原，如子宫内膜、宫颈内膜、腹膜、胸膜及心包膜等，但正常胎儿及成人正常卵巢组织中不存在。

应用卵巢癌抗原 CA125 制备的单克隆抗体 OC125，为检测卵巢上皮癌的首选抗体，其抗原决定簇位于高分子粘蛋白上，阳性检出率 70%～90%。经历二十多年的应用考验，CA125 血清检测试剂盒已在全世界范围内被采用和公认，虽然不能单独用来作卵巢癌的普查或筛选，但作为鉴别诊断，尤其是追踪监测，判断病情，仍是非常有效的方法。单抗产品 OvaRex 及独特型抗体 ACA125 已进入 Ⅲ 期临床研究。

（2）甲胎蛋白：甲胎蛋白（fetal protein，α-FP）是 1924 年 Abeler 在生长肝癌的小鼠血清中发现，因其电泳位置相当于 α 球蛋白，又存在于胎儿血清中，故名 αFP。胚胎蛋白中除 αFP 外，还有 α2 HF、βSFP 及 γFP。αFP 在胚胎早期血中可达 4～5mg/L，以后逐渐下降，成人时血清中不超过 2～15ng/ml。αFP 是一种糖蛋白，具有一个多肽链，理化性质与血清蛋白相近。能与雌激素结合，抑制淋巴细胞的活力。它的合成是在卵黄囊内，同时也是造血功能开始时期，而肝细胞合成也与其有关。对成人肝癌、卵巢内胚窦瘤、未成熟畸胎瘤、胚胎癌、睾丸生殖细胞瘤等，均可在血清中测出，孕妇血中峰值在怀孕 15 周左右，也可用于检测胚胎的神经管异常，如脊柱裂、无脑儿等。肝癌、肝炎、肝硬化患者，均有不同程度升高。

（3）癌胚抗原：癌胚抗原（carcino embryonic antigen，CEA）是 1965 年 Gold 等提出的一种糖蛋白，每一分子平均由 45% 的蛋白质及 55% 碳水化合物组成。其抗原决定簇较多，不仅存在于正常 6 至 24 周胎儿胃肠道上皮细胞膜上，还存在于肠道腺癌细胞中，也见于肺癌、乳腺癌、膀胱癌等。在妇科恶性肿瘤中，子宫颈癌、子宫内膜癌、卵巢上皮癌及非上皮性癌、血清阳性率分别为 41.4%、27.6%、39.5%、30.0%。约 25%～60% 的卵巢癌患者 CEA 可为阳性，其血清值与卵巢癌的分期、分级、预后及组织类型有关。

2. 肿瘤特异性抗原 是指那些肿瘤细胞所特有，正常细胞及组织上不存在的新抗原。如表达于人类黑色素瘤细胞的 MAGE-1，前列腺癌的 PSA 抗原等。妇科肿瘤目前还未发现此类抗原。

（二）按肿瘤诱发及发生状况分类

1. 化学或物理因素诱发的肿瘤抗原 化学品或物理因素诱发的肿瘤抗原其特点是特异性高，抗原性弱，常表现明显个体特异性，即同一致癌化学剂或同一物理因素（如紫外线、X 线、伽玛射线等）在不同宿主体内，甚至同一宿主不同部位诱发的肿瘤具有各不相同的抗原性。各肿瘤抗原间交叉反应很少，这种特点为对肿瘤免疫学诊断和治疗带来极大的困难。

2. 病毒肿瘤相关抗原 由病毒（包括 DNA 及 RNA）产生。例如，EB 病毒（EBV）与 B 细胞淋巴瘤和鼻咽癌的发生有关，人乳头状病毒（HPV）与人宫颈癌的发生有关，乙型及丙型肝炎病毒与原发性肝癌有关。EBV、HPV 和 HBV 均属于 DNA 病毒。嗜 T 淋巴细胞病毒 I（HTLV-I）属于 RNA 病毒可导致成人 T 细胞白血病（ALT）发生。

3. 自发性肿瘤相关抗原 自发性肿瘤抗原是一些诱发因素不明的肿瘤抗原。人类大多数肿瘤抗原属于此类。

4. 胚胎抗原 胚胎抗原是在胚胎发育阶段由胚胎组织产生的正常成分，在胚胎后期减少，出生后逐渐减少消失，或仅残留极微量，但当细胞癌变时，此种抗原又可重新合成。胚胎抗原可分为分泌性抗原和肿瘤细胞膜相关抗原，分泌性抗原由肿瘤细胞产生和释放，如肝细胞癌变时产生的甲胎蛋白（AFP，α-fetoprotein）。肿瘤细胞膜相关抗原是松弛地结合在细胞膜表面，易于脱落，如结肠癌细胞产生的癌胚抗原（CEA，carcinoembryonic antigen）。

第三节 免疫系统的组成

免疫系统主要由中枢免疫器官、外周免疫器官、免疫细胞及细胞因子等组成。

（一）中枢免疫器官

主要包括骨髓及胸腺。鸟类特有法氏囊，人和哺乳动物骨髓是同类器官。

1. 骨髓 骨髓是造血器官，也是各种免疫细胞的发源地，具有分泌造血细胞及生长和分化调节的作用。骨髓中各阶段细胞不断在完成更新、增殖、分化和成熟等发育过程。其原始阶段细胞为多能干细胞（stem cell），可以形成红细胞、粒细胞、巨噬细胞等，以及 B 淋巴细胞和 T 淋巴细胞。这些过程需要不同类型的细胞因子（cytokine）的调节。如白细胞介素（interlukin）、巨噬粒细胞集落刺集因子（GM-CSF）等。原始淋巴细胞的分化成熟过程中，白细胞介素起着重要作用。当骨髓功能缺陷时，可导致细胞免疫和体液免疫均缺陷。如因化疗或放疗引起功能异常时，需根据情况使免疫功能重建。

SCID 小鼠是 1983 年 Bosma 首次报道的一种以细胞和体液严重联合免疫缺陷为特征的近交系小鼠，由于 B 淋巴细胞及 T 淋巴细胞双重免疫缺陷而其骨髓干细胞发育正常，既可以移植人类肿瘤，也可以利用人类淋巴细胞进行免疫功能重建，从而能最好地满足免疫学实验的要求。目前是最佳的活体测试系统，可作为免疫治疗临床前实验的动物模型。

2. 胸腺 胸腺对机体免疫功能的建立，以及丧失免疫功能的重建均具有很重要作用，是 T 淋巴细胞分化成熟的场所。骨髓产生的部分淋巴细胞在胸腺中继续发育成熟为 T 细胞，能分泌胸腺素，在促进 T 细胞分化和成熟过程中，选择性发挥免疫调节作用。T 辅助细胞(TH)和 T 抑制细胞(TS)均在胸腺中形成。胸腺也是机体维持免疫自稳的器官。

一种胸腺缺陷的裸鼠(nude mouse),因肿瘤移植其体内可成活并生长,是常用的荷人肿瘤动物模型,可用作实验观察研究。

(二) 外周免疫器官

外周免疫器官是接受抗原刺激机体产生免疫反应的场所,包括淋巴结、脾脏和其他淋巴样组织。

1. 淋巴结　侵入机体的病原体,可取道淋巴管,然后进入淋巴结,淋巴流速在此大减,异物容易沉降。吞噬细胞可吞噬异物,如肿瘤细胞、微生物或毒素等。由于淋巴结中的吞噬细胞和抗体的清除作用,使淋巴液进入血液时已无异物;但恶性肿瘤细胞如不被杀死,可在淋巴结内增殖,并随淋巴转移至其他部位。在淋巴结未受抗原刺激前,多数

细胞来自再循环,而在抗原刺激后,产生新的淋巴细胞以充实。淋巴细胞由淋巴结的输出淋巴管,经胸导管流入血液,再经毛细淋巴管输入淋巴管回到淋巴结。这一循环所需时间,T 细胞约 18~24 小时,B 细胞约 30 小时。淋巴结内 T 细胞约占 70%~75%,B 细胞约占 25%~30%。淋巴细胞的再循环,可使带有不同抗原受体的淋巴细胞不断循环,以增加与抗原接触的机会。淋巴结还是产生特异性免疫的基地,由于 T 及 B 淋巴细胞均位于淋巴结内,有利于在免疫反应中合作,抗原进入淋巴结可引起细胞免疫及体液免疫反应。

2. 脾脏　脾脏不仅是造血、滤血和储血的器官,还是参与免疫反应的重要基地,主要免疫功能是产生抗体。经血循环进入脾脏的抗原,可被脾内巨噬细胞捕获,并刺激 T 细胞及 B 细胞。

3. 其他淋巴样组织　主要包括扁桃体、阑尾、呼吸道及消化道黏膜下层许多淋巴小结和淋巴组织,是黏膜局部

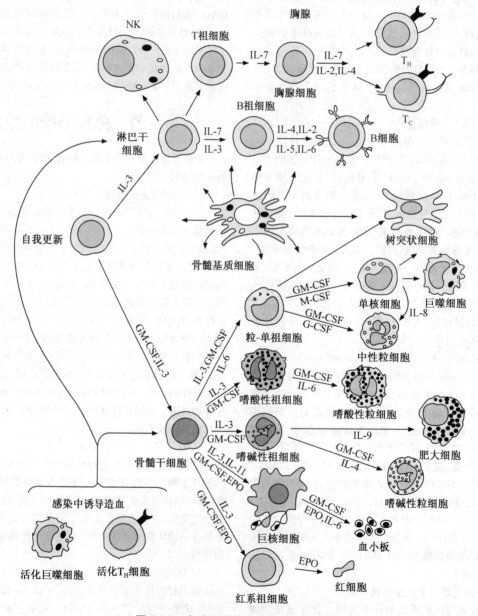

图 6-5-1　免疫细胞的来源与分化示意图

抵抗病原感染的重要器官。

（三）免疫细胞

免疫细胞均由骨髓造血干细胞分化而来，造血干细胞最早出现于胚胎期卵黄囊，其后迁移至肝、脾，最后定居于骨髓。从胚胎末期至出生后，骨髓是产生造血干细胞的唯一地区（图6-5-1）。

干细胞又分化成三类免疫细胞：①淋巴细胞，在免疫反应中起核心作用；②髓样细胞，包括巨噬细胞及自然杀伤细胞（NK）；巨噬细胞可递呈抗原，促进淋巴细胞发生免疫反应；③白细胞，包括粒细胞、红细胞及血小板等。

1. 淋巴细胞　免疫活性淋巴细胞主要指T及B细胞。骨髓淋巴干细胞进入胸腺后发育为成熟T细胞；B细胞不经过胸腺，其发育成熟可能在相当于法氏囊（Bursa）的肠道淋巴样组织中。二者被命名为T及B即由此而来。

（1）淋巴细胞：T细胞表面有T细胞受体（T cell receptor，TCR），并表达糖蛋白的分化抗原群（cluster differentiationc，CD），如CD3、CD4及CD8。在胸腺内原CD4及CD8阳性T细胞进行两种作用（表6-5-1）：①CD4及CD8阳性T细胞携带自身TCR蛋白经历细胞程序性死亡，所谓细胞凋亡（apoptosis），可避免自身免疫反应。②CD4及CD8阳性T细胞不受自身MHC作用而经历死亡。以上两种作用使得T细胞经过其TCR及自身MHC蛋白的限制，能选择与外来抗原的作用。T细胞的作用主要承担调节及效应功能。阳性的T辅助细胞（Helper Th）可产生白细胞介素，其功能如下：①IL-4及IL-5可辅助B细胞产生抗体；②IL-2能活化CD4及CD8细胞；③分泌γ干扰素（γ-interferon）活化吞噬细胞。另一调节作用由T抑制细胞（suppresor Ts）所介导，降调节免疫反应。效应功能主要由CD8阳性的T杀伤细胞（cytotoxic Tc）承担，可杀死肿瘤细胞或病毒感染的细胞系。CD4阳性细胞也有效应功能，能介导迟发过敏反应（delayed hypersensitivity）。

表6-5-1　T淋巴细胞促分化抗原作用

类型	主要作用
CD3	所有T细胞表面均有CD3蛋白，与抗原受体相关
CD4	通过Th起到效应功能
CD8	细胞杀伤及可能抑制B细胞产生免疫球蛋白作用

1）T细胞的活化作用：Th识别与MHC-Ⅱ蛋白相关的抗原，而Tc识别与MHC-Ⅰ蛋白相关的抗原，这即是所谓MHC的限制性。这种限制性是由MHC蛋白的恒定区，分别通过CD4及CD8蛋白的特殊位点所介导。Th细胞活化需识别抗原递呈细胞（antigen presenting cell，APC）表面的一种复合物，巨噬细胞将抗原递呈给与MHC-Ⅱ蛋白有关的TCR。巨噬细胞产生的IL-1也是Th活化所必需。当TCR与抗原MHC复合物作用时，Th表面的CD4蛋白也与MHC-Ⅱ蛋白作用。APC细胞除巨噬细胞外，还有活化的B细胞、树突状细胞、Langerhans细胞等，既表达MHC-Ⅰ，也表达MHC-Ⅱ。MHC-Ⅰ多递呈来自APC内部的抗原（内源性），MHC-Ⅱ则递呈来自APC以外的抗原（外源性）。APC表达的B7与T细胞表达的CD28是活化T细胞必需的协同刺激信号。

2）T细胞受体（TCR）：T细胞受体包括2种多肽，α及β，与CD3蛋白相关。TCR与免疫球蛋白功能相同，均与抗原特异作用。其不同点在于：①TCR有2个链而免疫球蛋白有4个链。②前者只识别与MHC蛋白相连的抗原，而后者可识别游离抗原。

3）T细胞的效应功能

迟发型过敏反应：是由CD4细胞介导及一些淋巴因子参与，如IL-1及干扰素等。

杀伤作用：Tc可直接杀伤肿瘤细胞。有的肿瘤细胞表面抗原可与MHC蛋白结合后，被Tc所识别，这一作用刺激产生IL-2。Tc杀伤靶细胞的原理有二，一是膜损伤致使细胞破裂，另一是因DNA断裂引起核崩碎。靶细胞膜损伤是Tc细胞所含的穿孔素（Perforin）活化，嵌入细胞膜内引起；与此同时靶细胞核DNA也发生降解，导致对细胞致死性攻击。这种功能也叫免疫监视（immune surveillance）。

4）T细胞的免疫调节功能：既有体液免疫反应，又有细胞免疫反应。

抗体的产生：B细胞产生抗体大多需要TH的参与。这类反应被称为T细胞依赖性。在活化TH细胞表面的膜蛋白，与静止淋巴细胞表面的CD40蛋白作用，刺激B细胞分化成能产生抗体的浆细胞。

细胞介导的免疫反应：巨噬细胞所具抗原形成片段，与MHC-Ⅱ分子表面的蛋白作用，然后与Th的TCR作用，使IL-2等产生。可刺激Th及Tc生长，然后发挥其作用。

（2）B淋巴细胞：B细胞的主要功能为分化成浆细胞产生抗体，及成为抗原递呈细胞APC。与T细胞不同，成年时期主要在骨髓，不需要在胸腺内成熟。

1）克隆筛选（clonal selection）：每一个具有免疫功能的B细胞表面具有的受体只可与一种抗原决定簇起反应。当抗原与之结合后，这种选择后的B细胞分化为浆细胞，且分泌针对该抗原的抗体，利用这一特性将其与无限繁殖的骨髓瘤细胞杂交，再进行单克隆筛选，可获得分泌单克隆抗体细胞株。

2）B细胞活化：作为APC，抗原可与免疫球蛋白表面结合，并与邻近的免疫球蛋白分子相连，这样免疫球蛋白聚集在细胞的一端形成帽子样，通过内吞作用，聚集的抗原即被递呈，在表面的抗原决定簇与MHC-Ⅱ蛋白即相连。这种复合物被T细胞表面的抗原受体所识别，然后产生各种淋巴因子，如IL-2、IL-4、IL-5等，从而刺激B细胞生长及分化，浆细胞即产生大量各种针对相应抗原特异的免疫球蛋白。浆细胞每秒钟分泌上千个抗体分子后，几天内即死亡。有些B细胞活化后形成记忆细胞，在静止相当长时间后，再遇到抗原，又能迅速活化，即是再次免疫反应能快速出现抗体的原因。

2. 髓样细胞

（1）自然杀伤细胞（natural killer cell NK）：NK细胞分

泌细胞毒素(穿孔素),像 Tc 细胞一样能特殊杀伤肿瘤细胞。其杀伤作用不需要抗体,但抗体能促进其效应,所谓抗体依赖性细胞杀伤作用(antibody dependant cellular cytotoxicity,ADCC)。外周血淋巴细胞 5%~10% 为 NK 细胞。NK 的成熟不需要经过胸腺,与 Tc 不同,无免疫记忆作用,不具备 TCR,其杀伤作用也不需要识别 MHC 蛋白。IL-2 活化的 NK 细胞称为淋巴因子激活杀伤细胞(llyphokin activated killer cells,LAK),对肿瘤细胞有杀伤作用。

(2) 巨噬细胞:具有三种功能:

1) 吞噬作用:巨噬细胞(macrophage)的吞噬作用(phagocytosis)是指其能吞噬异物。表面的 Fc 受体与免疫球蛋白的 Fc 段接触,促进其吞噬经过调理(opsonize)的有机物。

2) 抗原递呈作用:外来异物被吞噬降解,抗原的片段即表达于吞噬细胞表面(与 MHG-Ⅱ相连),准备与 TCR 作用。当外来蛋白片段与 MHC-Ⅱ蛋白相连后,在细胞内的降解即停止,这一复合物即被特定转运蛋白转运至细胞表面。

3) 细胞因子的产生:吞噬细胞产生一些细胞因子,如 IL-1 及肿瘤坏死因子(tumor necrosis factor,TNF)。IL-1 主要参与 Th 活化,TNF 是炎症反应的中介质。

(四) 细胞因子

细胞因子(cytokine)是由免疫细胞产生的免疫分子,在免疫反应中起到介导及调节作用。有关主要功能见表 6-5-2。

表 6-5-2 细胞因子主要作用

名称	来源	主要作用
IL-1	巨噬细胞	活化 Th,活化分化 B,引起发热
IL-2	Th	增殖 T,诱导 Tc 及 LAK
IL-3	T	诱导 T 释放类固醇脱氢酶,诱导 NK 分化
IL-4	Th	促进 B 活化增殖,诱导 MHC-Ⅱ抗原,促 T 增
IL-5	T	促进 B 增殖及向抗体生成细胞分化,辅助诱导 Tc 作用
IL-6	Th,巨噬细胞	促进 B 向抗体生成细胞分化,促 T 增殖分化,诱导 Tc
IL-7	骨髓及胸腺基质细胞	促 B 前体细胞增殖分化促 T 增殖分化,促 Tc 活性,诱导 LAK 产生
IL-8	巨噬细胞	增强 T 游走能力
IL-9	T	促进 TH 增殖
IL-10	T 及 B	抑制从 T 产生 IFN-γ,促 T 增殖
IL-11	骨髓基质细胞	促 B 分化,诱导巨噬细胞分化
IL-12	B	促进活化 T 增殖。诱导 LAK 产生,刺激 NK 诱导 IFN-γ 产生
IL-13	T	促进 B 增殖分化
IL-14	T	诱导活化 B 增殖
G-CSF	巨噬细胞	增强成熟中性粒细胞功能,动员成熟中性粒细胞及造血干细胞释放于外周血中
GM-CSF	巨噬细胞	提高中性粒细胞,巨噬细胞增殖分化
IFN-γ	T	活化吞噬细胞,增加 MHC-Ⅱ合成
TNF-α	巨噬细胞 T	增加 Th 合成淋巴因子及 IL-2 受体,使一些肿瘤细胞坏死、死亡
TNF-β(即淋巴毒素 lymphotoxin)	T	与 TNF-α 作用相同

第四节 免疫球蛋白与抗体

免疫球蛋白(immunoglobulin,Ig)属糖蛋白,是化学结构上的概念。抗体是生物学上的概念,所有抗体均是免疫球蛋白,但并非所有免疫球蛋白都是抗体。

一、免疫球蛋白基本结构

Ig 是 4 条多肽链的对称性结构,长的一对为重链(heavy chains H),分子量为 50 000~70 000;短的一对为轻链(light chains L),分子量为 25 000。这 4 条链由二硫键

(—S—S—)连接,呈"Y"形,一个抗体分子包含相同的两条重链和相同的两条轻链,每一个 Ig 分子内部的重链都相同;轻链则有 κ(kappa)和 λ(lambda)两型。一个 Ig 分子两条轻链只能是同一型,不是 κ 型就是 λ 型。

Ig 的每一条多肽链都有两个端,即氨基端(amino terminal)N 端,和羧基端(carboxyl terminal)C 端。重链 N 端的 1/4 或 1/5 为可变区(variable region VH),其 C 端的 3/4 或 4/5 为恒定区(constant region,CR);轻链 N 端的一半为可变区(VL),其余一半为恒定区(CL)。V 区是抗原结合位点,C 区承担不同生物功能。不同特异性抗体有不同的 V 区氨基酸序列,其内部结构的肽链与抗原的接触面称为

Ig 的折叠,分别由 VH 及 VL 肽链与抗原互补的 3 个片段组成,称为互补决定区(complementary determing region, CDR),分别称为 CDR1、CDR2 及 CDR3;这些部位又成为高可变区(hypervariable region,HR)。V 区其他氨基酸序列变化较少,形成 3 个高可变区支架结构,夹持着 CDR,称为框架区(Frame work region,FR)(图 6-5-2)。

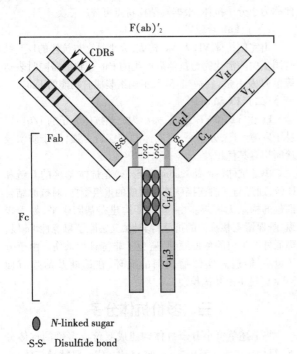

图 6-5-2　免疫球蛋白 Ig 基本结构

- N-linked sugar
- -S-S- Disulfide bond

抗体分子用木瓜蛋白酶(Papain)水解,可将两条重链之间二硫键连接处,即铰链区(hinge region)近 N 端切断,形成 2 个相同的抗原结合片段(fragment antigen binding, Fab)和 1 个结晶片段(Fragment crystalizable,Fc)。用胃蛋白酶(Pepsin)水解,可将 Ig 重链间二硫键近 C 端切断,得到大小不等两个片段,大片段是一个 Fab 双体,即 F(ab′)₂,能和两个相应抗原结合,而小片段似 Fc,被连续水解,无生物活性。

二、免疫球蛋白分类及其功能

人类免疫球蛋白有 5 类,其特点及功能显示于表 6-5-3。

三、同种型、同种异型及独特型

由于抗体形成细胞在遗传性上的差异,Ig 是蛋白,有抗原性;因之可分为同种型(isotype)、同种异型(allotype)及独特型(idiotypc),可用血清学方法测定。

(一)同种型

在同一种系所有个体均具有免疫球蛋白的特异性,称同种型。同种型的抗原性主要存在于 Ig 的区内,每个同种型见于一种动物的所有正常成员。IgG、IgA、IgM、IgD 及 IgE 这五类的 H 链,抗原性均互不相同,同样其亚型也不同;轻链的 κ 及 λ 也是不同的同种型。

表 6-5-3　人类 Ig 特点及功能

Ig 分类	分子量	血清中浓度 mg/dl	重 要 功 能
IgG	150 000	1000	分 4 个亚型 IgG1(约占 60%)、IgG2、IgG3、IgG4。具有调理作用(覆盖于抗原表面,使后者更易被吞噬),能通过胎盘,激活补体,顺序为 IgG3、IgG1、IgG2
IgA	170 000 或 400 000	200	分为 IgA1,IgA2。保护黏膜作用,存在于肠道、唾液、呼吸系统及生殖分泌物中
IgM	900 000	120	分 IgM1,IgM2 两个亚类。激活补体及 B 细胞表面受体。是五聚体,一个分子有 10 个抗原结合位点,亲和力最高
IgD	180 000	3	功能不明确,存在于很多 B 细胞表面
IgE	190 000	0.05	介导过敏反应

(二)同种异型

在同一种系中,不同个体之间,Ig 分子具有不同的抗原特异性,因而出现同种异型。这是由于遗传多态性(polymorphism)的结果。不同个体等位基因(alleles)不同,所产生在遗传标志方面也不相同的抗体。如 IgG1、IgG2、IgG3 重链的遗传标志称 Gm 因子。

(三)独特型

一个淋巴细胞克隆与另一个淋巴细胞克隆的差别主要存在于抗原受体的可变区,一个特定的克隆,其抗原受体上肯定存在一些结构或决定簇与该个体其他淋巴细胞克隆的抗原受体不同,这些结构或决定簇称为独特位(idiotope)。一个抗原受体分子上的独特位集合在一起,称为该抗原受体的独特型(idiotype)。针对独特型的抗体称为抗独特型抗体(anti-idiotypic antibody,Anti-Id)。

四、单克隆抗体

单克隆抗体,简称单抗(monoclonal antibody,Mab)是由单克隆抗体杂交瘤细胞株分泌的。由于一个 B 淋巴细胞只对一种抗原决定簇起作用。一个克隆(clone)是源于同一祖细胞的一群具有同样特征的细胞。单克隆杂交瘤细胞(hybridoma)的研制过程是将骨髓瘤细胞与经抗原免疫的 B 淋巴细胞进行融合,从中筛选出既保持骨髓瘤细胞无限增殖的特性,又保持 B 细胞分泌抗体的特性的单一杂交瘤克隆。

1975 年 Köhler 和 Milstein 发明单克隆抗体制备技术以来,引起了生命科学研究领域的极大重视和广泛兴趣,相应技术迅速在全球得到了大规模的开展和应用。随之,1984 年开始利用 DNA 重组技术,将鼠源单抗进行人源化改造,1989 年出现了噬菌体抗体库展示技术(phage display antibody library）。而转基因小鼠的出现把分子生物学技术和鼠单抗技术的结合推向了顶峰。由于单克隆抗体能够识别各种生物活性物质，如蛋白、多糖、核酸和神经肽等，同时由于单克隆抗体易于大量生产，毫无疑问，单克隆抗体杂交瘤技术及在此基础上衍生出来的各种抗体制备技术将为生命科学研究发挥重要作用。

第五节　基因工程抗体

进入20世纪80年代后，随着分子生物学技术的进展和抗体基因结构的阐明，DNA重组技术开始应用于抗体改造，出现了各种各样的基因工程抗体。这些基因工程抗体或消除了天然抗体的一些不利于应用的特性或增加了新的生物学功能，拓展了抗体应用范围。

一、鼠单抗人源化

近十余年来，单抗大多数为鼠源性，人体应用后，可产生人抗鼠抗体（human anti-mouse antibody，HAMA），既干扰其靶向性，又不宜于临床上反复使用。因此，应用基因工程技术进行人源化改造是目前研究的热点。

（一）人-鼠嵌合抗体

人-鼠嵌合抗体（chimeric human antibody）是在基因水平上，将鼠源性单抗重链及轻链V区基因与人抗体的重链轻链C区基因连接构建为人-鼠嵌合抗体，这种抗体含2/3人抗体，1/3鼠抗体，不但减少HAMA反应，而且在体内循环时间比鼠单抗长6倍；抗体介导的对人靶细胞毒性所需嵌合抗体浓度比鼠单抗低2~100倍，在构建时有目的地采用人IgG1和IgG3亚类C区基因，可以更有效的杀伤肿瘤细胞。但嵌合抗体仅将恒定区改为人源化，仍保留30%左右鼠源序列，可引起不同程度的HAMA反应，有必要设法进一步降低其鼠源性。

（二）改形抗体（reshaping antibody）

抗体分子轻、重链可变区的6个CDR形成CDR平面直接接触抗原，决定了抗体的特异性，骨架区只是作为支持CDR襻的支架，其立体构象极为保守，因此将鼠单抗的CDR移植到人抗体的骨架上，既保留了鼠单抗的特异性，又最大限度地降低其鼠源性，仅有9%的鼠源序列，这种CDR移植的人单抗称为改形抗体。Conto等制备的乳腺癌改形抗体与其鼠单抗能竞争与初始抗原的结合，在荷人乳腺癌裸鼠放射免疫显像（RⅡ）结果相似，而且发现应用改形抗体的鼠肿瘤体积有所减小。

（三）通过抗体库技术人源化

将数量巨大的多样性抗体在原核细胞进行功能表达，筛选特异性抗体并同时筛选其编码基因。为鼠单抗人源化提供了更为简便有效的途径。

二、小分子抗体

抗体分子的抗原结合部位局限在可变区组成的Fv段，可构成分子量较小的具有抗原结合功能的分子片段，称为小分子抗体。因分子量较小具有以下优点：可在大肠杆菌等原核细胞表达，通过细菌发酵生产，降低了细胞的成本；因易于穿过血管壁则利于肿瘤的治疗；减少了因广泛分布的Fc受体所带来的不利影响；半衰期短，利于体内毒性物质的清除并降低放射免疫显像的本底。小分子抗体包括Fab片段、Fv片段和ScFv。

利用细菌或其他受体细胞表达决定抗体特异性的结构区域，所得到的抗体片段大小为完整Ig的1/3~1/12。因此称为小分子抗体，根据其结构特点可分成三类。

（一）Fab片段

由完整抗体VH及VL构成，大小是完整抗体的1/3。结构同蛋白酶消化完整抗体后产生的Fab一致。需同时表达等量H及L链，在适当环境，正确组装成有功能的Fab。

（二）Fv和ScFv

Fv由VL和VH组成，大小为完整抗体分子的1/6。因易于发酵生产，分子小，对实体肿瘤穿透力强，用于防治及诊断均有其优越性。

单链抗体（single chain Fv，ScFv）是抗体V区的L链和H链，通过与一段连接肽连接而成的重组蛋白，对抗原结合部位的构象无影响。由于ScFv构建在基因水平，易于操纵，既保留完整抗体的抗原特异性，又去除了鼠源性Fc段，降低外源蛋白的免疫原性，避免了非特异性杀伤。由于分子量小，能进入实体瘤周围的循环，在诊断及治疗方面ScFv更显示出其优越性。

三、多价抗体分子

将上述单价小分子抗体构建成双价或多价的抗体分子，双特异抗体是其中之一，如183B₂×CD₃双特异抗体，一方面可在体内能够特异性结合靶抗原，同时又能特异性在体内结合效应细胞。将激活的生物效应桥连于治疗靶标达到治疗目的。这种特殊的作用机制使双特异抗体成为具有应用前景的肿瘤免疫治疗药物。

四、抗体融合蛋白

抗体分子片段与其他蛋白融合可得到具有多种生物学功能的融合蛋白，恶性肿瘤的靶向治疗是这一类融合蛋白的主要应用领域。如免疫靶向分子、免疫毒素、免疫细胞因子等，将这些生物活性物质靶向到特定的肿瘤部位，有效地发挥生物学功能，降低毒副作用。

第六节　宿主对肿瘤的免疫反应

肿瘤宿主通过免疫反应发挥抗肿瘤作用，抵抗肿瘤在体内增生，称为免疫监视（immunosurvillance）；主要包括体液免疫（humoral immunity）及细胞免疫（cellular immunity）。

一、体液免疫机制

一般认为细胞免疫是抗肿瘤免疫的主力，体液免疫仅在某些情况下起协同作用。对于大多数免疫原性强的肿瘤，特异性免疫应答是主要的，而对于免疫原性弱的肿瘤，非特异性免疫应答可能具有更重要的意义。抗肿瘤抗体可通过以下几种方式起作用：

1. 激活补体系统溶解肿瘤细胞（CDC）　细胞毒性抗体（IgM）和某些 IgG 亚类（IgG_1、IgG_3）与肿瘤细胞结合后在补体参与下能溶解细胞。

2. 抗体依赖细胞介导的细胞毒作用（ADCC）　IgG 类抗体能使多种效应细胞如巨噬细胞、NK 细胞、中性粒细胞等发挥 ADCC 效应，使肿瘤细胞溶解。

3. 抗体的调理作用　吞噬细胞通过表面 FcR 吞噬结合了抗体的肿瘤细胞。

4. 抗体封闭肿瘤细胞上的某些受体　例如转铁蛋白可促进某些肿瘤细胞生长，其抗体可通过肿瘤细胞表面的转铁蛋白受体阻碍其功能，抑制细胞的生长。

5. 抗体使肿瘤细胞的黏附特性改变或消失　抗体与肿瘤细胞膜抗原结合后，可使肿瘤细胞黏附特性发生改变或丧失，有助于控制肿瘤细胞生长和转移。

抗体通过以上五种方式可发挥抗肿瘤作用，用单克隆抗体治疗某些肿瘤也取得一定效果，值得注意的是有些实验证据表明，在荷瘤宿主的自然状态下抗肿瘤体液免疫应答似乎与宿主对肿瘤的抵抗性无关，相反在某些情况下，肿瘤特异性抗体非但不能杀伤肿瘤细胞，反而会干扰特异性细胞免疫应答对肿瘤细胞的杀伤作用。这种具有促进肿瘤生长作用的抗体被称为增强抗体。一般认为增强抗体是通过覆盖肿瘤抗原位点而封闭了杀伤性免疫作用。因此单抗杂交瘤细胞株功能筛选十分重要。

二、细胞免疫机制

细胞免疫比体液免疫在肿瘤免疫效应中有更重要的作用。除了下述几种在细胞免疫机制中起主要作用的效应细胞外，目前认为中性粒细胞、嗜酸性粒细胞也参与抗肿瘤作用。

（一）T 细胞

T 细胞介导的免疫应答反应在控制具有免疫原性肿瘤细胞的生长中起重要作用。抗原活化的 T 细胞只能特异地杀伤、溶解带有相应抗原的肿瘤细胞，并受 MHC 限制。具体包括 MHC Ⅰ 类抗原限制的 $CD8^+$ 细胞毒性 T 淋巴细胞和 MHC Ⅱ 类抗原限制的 $CD4^+$ 辅助淋巴细胞。若要诱导、激活 T 细胞介导的抗肿瘤免疫应答，需要双重信号的刺激，即抗原与抗原特异性受体结合后的特异性信号和 APC 上某些分子（如 B7）与 T 细胞上相应受体（CD28/CTLA-4）结合后的协同刺激信号。许多肿瘤细胞表达 MHC-Ⅰ 类抗原分子较低，常常缺乏 B7，不能有效提呈抗原，也就不能有效激活 T 细胞介导的抗肿瘤免疫。

目前认为 $CD8^+CTL$ 是抗肿瘤免疫的主要效应细胞，其杀伤肿瘤细胞的机制为两种：①由其抗原受体识别肿瘤细胞上的肿瘤抗原并与之结合，借助溶细胞作用直接杀伤肿瘤细胞，②由分泌多种细胞因子了，如 γ-干扰素、肿瘤坏死因子（TNF），间接杀伤肿瘤细胞。$CD4^+Th$ 细胞在 $CD8^+CTL$ 的激活中起重要辅助作用。在许多情况下 $CD4^+Th$ 细胞必须维持对肿瘤细胞免疫应答的诱导及免疫记忆。目前发现 $CD4^+Th$ 细胞对直接杀伤肿瘤细胞也有一定的作用。但多数情况下它参与抗肿瘤细胞免疫效应，主要通过释放细胞因子如白细胞介素 2（IL-2）、γ-IFN 等，激活单核-巨噬细胞、NK 细胞，并增强 $CD8^+CTL$ 的杀伤功能。

（二）NK 细胞

NK 细胞是细胞免疫中非特异性的成分，不依赖于抗体或补体、不需预活化即可直接杀伤肿瘤细胞，杀伤作用无肿瘤特异性和 MHC 限制性。NK 细胞是一类早期抗肿瘤免疫机制中起重要作用的效应细胞。NK 细胞亦可经 ADCC 机制杀伤肿瘤细胞。

（三）巨噬细胞

在抗肿瘤免疫中巨噬细胞的作用不仅是提呈抗原的 APC，而且还可溶解肿瘤细胞。巨噬细胞在诱导机体特异性体液免疫、细胞免疫应答和发挥抗肿瘤免疫细胞应答中起重要作用，但巨噬细胞是一群异质性很强的细胞，静息或处于非活化状态的巨噬细胞无杀伤肿瘤细胞作用。在某些情况下浸润入肿瘤细胞局部的一类巨噬细胞非但不杀伤肿瘤细胞，反而通过产生表皮生长因子（EGF）、转化生长因子 β（TGF-β）等能促进肿瘤产生生长和转移的因子和酶类，促进肿瘤的生长和转移。表明巨噬细胞在抗肿瘤免疫应答中具有双重性。

三、肿瘤免疫逃逸机制

免疫监视学说认为机体免疫系统能识别并特异地杀伤突变细胞，使突变细胞在未形成肿瘤前即被消除。但当机体免疫监视功能下降不能清除突变细胞，或突变细胞的生长超越了免疫监视功能的限制时，机体便形成肿瘤。

现已明确，机体免疫系统能产生抗肿瘤免疫应答，但是许多肿瘤仍然能在机体中进行性生长，甚至使宿主死亡。肿瘤细胞是如何逃避宿主免疫系统的攻击，机体为什么不能产生有效的抗肿瘤免疫应答，是目前肿瘤免疫学的一项重要研究内容。这方面机制相当复杂，涉及肿瘤细胞本身和宿主免疫系统的多方面因素。

（一）与肿瘤细胞有关的因素

1. 肿瘤细胞的抗原缺失和抗原调变　肿瘤细胞不表达与正常抗原有质或量差别的抗原，无法诱发机体抗肿瘤免疫应答；抗原调变（antigenic modulation）肿瘤细胞表面抗原表位减少或丢失，从而避免宿主免疫系统对肿瘤细胞的杀伤。

2. 肿瘤细胞"漏逸"（sneaking through）　漏逸指的是由于肿瘤细胞的迅速生长，超越了机体抗肿瘤免疫反应的能力，致使宿主不能有效清除肿瘤细胞。

3. 肿瘤细胞 MHC-Ⅰ 类分子表达低下　通常情况下肿瘤细胞 MHC-Ⅰ 类分子表达缺陷或低下，致使肿瘤细胞内抗原无法递呈。

4. 肿瘤细胞导致的免疫抑制　肿瘤细胞可通过分泌 TGF-β、白细胞介素 10（IL-10）等抑制机体抗肿瘤免疫应答的产生。

5. 肿瘤细胞缺乏协同刺激信号　肿瘤细胞很少表达 B7 等协同刺激分子，不能为 T 细胞活化提供足够的第二信号，无法有效诱导免疫应答。

（二）与宿主免疫系统有关的因素

宿主处于免疫功能低下状态或免疫耐受状态、宿主抗原递呈细胞功能低下或缺陷、由于宿主体内存在一定量的

"增强抗体"等因素均有助于肿瘤细胞逃逸宿主免疫系统的攻击。

第七节　免疫治疗的历史及现状

肿瘤免疫治疗是通过人为的方法来恢复、增强人体免疫力,从而抑制或消除肿瘤生长的治疗方法,是继手术、化学治疗、放射治疗之后的第4种治疗模式。在肿瘤的发生发展过程中存在"免疫编辑"现象,即肿瘤从免疫监视到免疫逃逸存在清除、平衡、逃逸三个阶段,在这一过程中肿瘤细胞不断发生调变以诱导免疫耐受免疫系统最终被"编辑",如何让失职的免疫系统重新修复,克服肿瘤细胞的免疫逃逸,是根治肿瘤的核心科学问题。因此,免疫治疗是生物学治疗的基础。以常规治疗辅以免疫治疗或其他生物治疗的综合疗法,将成为21世纪人类征服肿瘤的主要策略。

现代肿瘤免疫治疗的概念兴起于20世纪50年代。人们利用灭活的细菌或病毒增强人体的细胞和体液免疫功能进而杀死瘤细胞,即非特异性免疫治疗。其中比较有代表性的是卡介苗(BCG)、短小棒状杆菌(CP)、溶血性链球菌制剂(OK-432)、转移因子(TF)疗法等。BCG灌注广泛应用于膀胱癌,可有效地消灭原位癌、术后残存癌,并能预防复发。BCG和CP等曾被用于卵巢癌和宫颈癌的试验性治疗也取得了一定疗效。

1975年美国国立癌症研究所(NCI)提出生物应答调节剂的概念,它是一类具有广泛生物学活性和抗肿瘤活性的生物制剂,既包括一大类天然产生的生物物质,又包括能改变体内宿主和肿瘤平衡状态的方法和手段。通过干扰细胞生长、转化或转移的直接抗瘤作用或通过激活免疫系统的效应细胞及其所分泌的因子来达到对肿瘤杀伤或抑制的目的。主要包括细胞因子、化学因子、细菌类生物反应调节剂、微生态型生物反应调节剂、真菌多糖类生物反应调节剂、肿瘤增殖病毒等。

20世纪80年代初以来,随着生物学和生物工程技术的发展,细胞因子治疗技术、免疫活性细胞治疗技术、单克隆抗体及其偶联物技术、肿瘤疫苗技术等免疫治疗技术的出现标志着现代肿瘤免疫治疗体系的形成,进入肿瘤免疫治疗新时代。目前根据免疫机制的不同,可将肿瘤免疫治疗方法统分为被动免疫治疗和主动免疫治疗。

一、被动免疫治疗

被动免疫是指机体通过获得外源性免疫效应分子(如抗体等)或免疫细胞而获得相应免疫力。与主动免疫相比较,被动免疫所获得的免疫力不需要经过潜伏期,一经输入,立即可获得免疫力,但维持时间较短。常见的被动免疫治疗包括细胞因子治疗、过继性细胞免疫治疗和单克隆抗体治疗等方法。

1. 细胞因子治疗　细胞因子(cytokine)是指由机体多种细胞分泌的一类小分子多肽或蛋白质,通过自分泌、旁分泌或内分泌等方式结合细胞特异性受体进而发挥生物学作用,具有调节免疫、抗肿瘤、促进造血与组织修复等多种生物学活性,参与调节机体的多种生理、病理过程。

细胞因子的研究起源于19世纪50年代干扰素的发现。随后迅猛发展的基因工程技术使细胞因子的研究取得了重大成果,一大批细胞因子被克隆出来。截至2008年,经基因工程重组的细胞因子已有195种,其中以对IL-2、IFN、G-CSF和GM-CSF的临床研究最为深入。目前美国食品药品管理局(FDA)批准上市的细胞因子已有10余种,包括IL-2、IL-11、IFNα、IFNβ、IFNγ、G-CSF、GM-CSF、EPO、IGF-1等。

在正常情况下,细胞因子与其特异性受体结合后发挥相应的生物学作用。体内的各种细胞因子之间存在复杂的相互作用,它们通过合成和分泌的相互调节,受体表达的相互调控、生物学效应的相互影响等组成一个庞大而且复杂的细胞因子互相作用的网络。很多细胞因子以自分泌/旁分泌的形式成为肿瘤生长因子,但细胞因子也在机体对肿瘤免疫应答中发挥重要调节作用,从而抑制肿瘤生长,在肿瘤免疫治疗中具有巨大潜在价值。然而由于细胞因子的生物多样性,甚至冲突性,要想成功地应用细胞因子治疗肿瘤必须深入研究其生物学特性。Malik认为卵巢癌可能是细胞因子推动的疾病。卵巢癌细胞可产生多种细胞因子,包括IL-1、IL-6、TNF、M-CSF、GM-CSF等。Berek报道卵巢癌患者血清中可检测到IL-6,且IL-6升高程度与病变程度有关。Tempfer发现IL-6血清水平与卵巢癌无瘤生存期相关。卵巢癌的发生发展可能与腹腔局部免疫缺陷有关,卵巢癌患者腹水中IL-6和IL-10升高,是潜在的免疫抑制因子,形成免疫无应答和促瘤生长的腹膜环境。

细胞因子主要分为以下6大类:

(1) 白细胞介素(interleukin,IL):指由多种细胞分泌并介导各种细胞之间相互作用的一类细胞因子,由于最早发现是由白细胞产生并在白细胞之间起作用而得名,目前发现白细胞介素已达30多种。

(2) 干扰素(interferon,IFN):IFN是一种糖蛋白,是人类最早发现的一类细胞因子,能够干扰病毒的复制。干扰素有三种亚型:IFN-α(主要由白细胞分泌),IFNβ(主要由成纤维细胞分泌)和IFNγ(主要由NK细胞和T淋巴细胞分泌)。干扰素可以通过以下三条途径发挥抗肿瘤作用:①通过受体抑制肿瘤细胞的增殖;②提高细胞表面肿瘤抗原的数量,刺激机体免疫系统;③减少新生血管形成,抑制肿瘤发生转移、扩散。

(3) 肿瘤坏死因子(tumor necrosis factor,TNF):是由巨噬细胞分泌的具有杀伤肿瘤细胞作用的一类小分子多肽或蛋白。包括TNF-α(由单核-巨噬细胞分泌)和TNF-β(由活化的T淋巴细胞分泌,又名淋巴毒素)。TNF-α是目前已知抗肿瘤活性最强的细胞因子,可直接溶解肿瘤细胞导致肿瘤发生坏死。

(4) 集落刺激因子(colony-stimulating factor,CSF):是指能够刺激骨髓未成熟细胞增殖分化而形成相应细胞集落的细胞因子。主要包括粒细胞集落刺激因子(G-CSF),粒-巨噬细胞集落刺激因子(GM-CSF),巨噬细胞集落刺激因子(M-CSF),红细胞生成素(EPO)等。

(5) 趋化因子(chemokine,CK):具有吸引白细胞移行到感染部位一类小分子细胞因子家族蛋白的统称，又称趋化激素、趋化素，如 CCL 家族、CXCL 家族、XCL 家族等，在炎症反应中发挥着重要的作用。

（6）生长因子（growth factor，GF）：是指能够刺激细胞生长作用的一类多肽或小分子蛋白。包括转化生长因子-β（TGF-β）、上皮生长因子（EGF）、血管内皮生长因子（VEGF）、成纤维细胞生长因子（FGF）、神经生长因子（NGF）、血小板衍生生长因子（PDGF）等。

下面介绍在妇科肿瘤常用的细胞因子治疗：

（1）白细胞介素-2：最初被称为 T 细胞生长因子，主要由活化的 T 细胞产生，以自分泌与旁分泌两种方式作用于局部的靶细胞。IL-2 可促进 T、B 细胞增殖分化、NK 细胞增殖，增强机体对各种免疫原的反应性。IL-2 主要作为免疫活性细胞过继治疗时的辅助用药。NCI 临床试验方案的全身应用剂量为 IL-2$(6 \sim 7.2) \times 10^5$ IU/（kg·8h），15 分钟内静脉注射，d1-5，d15-19。IL-2 治疗的主要毒副作用是毛细血管渗漏综合征。

在妇科肿瘤治疗中，由于 IL-2 静脉大剂量应用毒副作用较大，目前多采用局部或腔内给药治疗小病灶残存卵巢癌。已有 17 项 IL-2 主要或辅助治疗妇科肿瘤临床试验，4 项试验结果提示 IL-2 治疗对耐药或复发性卵巢癌有一定疗效。2010 年 Vlad 报道一项 IL-2 腹腔给药治疗 31 例铂类耐药卵巢癌的 II 期临床试验，每周给药 6×10^5 IU/m^2，在 24 例可评估患者中，有 6 例（25%）显示客观疗效（4 例完全缓解，2 例部分缓解）。全组患者中位生存期 2.1 年，而在 6 例有效患者中为 $24 \sim 120^+$ 个月。免疫效应与生存期存在相关性。本研究为 IL-2 腹腔内给药治疗铂类耐药或复发性卵巢癌提供了新的证据。2010 年 Recchia 也报道 IL-2 小剂量皮下注射维持治疗复发性卵巢癌，研究结果显示免疫学效应和长期生存时间获得改善。

（2）干扰素：干扰素-α（IFN-α）治疗最有效的肿瘤适应证是毛细胞白血病。干扰素-β（IFNβ）因以治疗多发性硬化症被批准用于临床，但抗肿瘤作用尚未验证。干扰素 γ（IFNγ）从理论和实验研究上讲，抗肿瘤效果应比 IFN-α 强。目前已完成的应用 IFN 治疗妇科肿瘤的临床试验有 27 项，其中 IFN-α 20 项，IFN-β 2 项，IFN-γ 5 项。

Windbichler 报道的一项干扰素-γ 用于 I c-IIIc 卵巢癌 148 例初治患者的一线治疗 III 期随机对照临床试验，对照组为顺铂/环磷酰胺（PC）化疗方案，研究组为 IFNγ（0.1mg 皮下注射 6 次/月）+PC 方案，结果中位无进展生存期（PFS）明显延长（48 个月 vs. 17 个月）。受此鼓舞继续开展了 IFN-γ 联合紫杉醇/卡铂标准化疗方案作为一线治疗的卵巢癌 III 期临床试验，Albertz 报道入组初治患者 847 例，对照组给予卡铂/紫杉醇方案治疗，研究组加用 IFN-γ，但中期试验结果分析时，研究组与对照组死亡率为 39.0% vs. 30.4%；严重不良反应发生率为 48.5% vs. 35.4%，其中严重血液系统不良反应率为 34.5% vs. 22.7%，研究组总体生存时间明显短于对照组，本研究提示与卡铂/紫杉醇标准化疗方案相比，加用 IFN-γ 用于卵巢癌标准一线治疗并无益处。进一步 Schmeler 报道联合应用卡铂/GM-CSF/IFN-γ 治疗复发性卵巢癌的 II 期临床试验，在能分析治疗

效果的 54 例患者中，整体有效率为 56%（包括完全缓解率 17% 和部分缓解率 39%），证明在卡铂应用前后给予细胞因子治疗可有效改善患者生活质量和治疗效果，其主要毒副作用为骨髓抑制作用。

GOG 和欧洲（1985～1999）的多项临床试验发现 IFN-α 和 IFN-γ 腹腔内治疗微小残存病灶卵巢癌有一定效果，反应率可达 20%～50%，在有些研究中，IFN-α 联合应用顺铂可获得 50% 的完全缓解率，高于单一用药，疗效多见于微小病灶和铂敏感卵巢癌患者，IFN-α 可能与顺铂有协同作用。在法国 Pujade-Laurence 中的一项研究中，对二次探查阳性的 108 例卵巢癌患者腹腔应用 IFN-α，手术证实有效率 32%，其中完全缓解率 23%，有效病例中 3 年生存率 62%，该研究支持 IFN-α 腹腔给药治疗卵巢癌。有人应用 IFN-γ（20×10^6 IU/m^2，2 次/周）腹腔给药治疗含顺铂方案化疗后仍有残存瘤患者，9/30（30%）完全缓解。毒性反应包括发热、白细胞减少、转氨酶升高、腹部不适和疲劳等。

（3）集落刺激因子：集落刺激因子（CSF）已被广泛用于辅助化疗，可降低 50% 的发热性粒细胞减少症（FN），非格司亭和聚乙二醇化非格司亭已被 FDA 批准用于预防化疗引起的粒细胞减少症。在肿瘤患者化疗中，由化疗所致的粒细胞减少是主要的剂量限制性毒性。预防性使用 CSF 可减少粒细胞减少症及其并发症的发生和严重程度及病程。2005 年 ASCO 公布 14 项随机对照临床试验结果，入组 3091 例患者，不用 CSF 组，37.3% 患者发生发热性粒细胞减少症（FN），而预防组仅 20.4%，认为预防性使用 CSF，可减少 FN 和感染所致的死亡，并可提高化疗剂量强度。

由于常规使用费用问题，CSF 仅用于中高危患者。原则上一般主张 FN 风险度 20% 以上的高危患者应常规使用 CSF，中危患者（10%～20% 之间），应个体化分析考虑是否应用，低危患者（10% 以下）不考虑使用。非格司亭在化疗结束后 1～3 天开始应用，每日剂量 5μg/kg，皮下注射，用到越过粒细胞最低值，恢复正常值。聚乙二醇化非格司亭每个治疗周期用一次剂量 6mg。

Cree 报道的一项 GM-CSF 与化疗药联合应用于难治性、复发性卵巢癌的临床试验，结果证实化疗过程中给予 GM-CSF 支持治疗可以明显升高患者外周血白细胞数量，并且无严重血液系统毒副作用发生。Mäenpää 等人进行的旨在确定多西他赛治疗复发性卵巢癌最佳剂量的一项临床试验中，无 G-CSF 组的患者在接受大于每两周 60mg/m^2 剂量的多西他赛时即出现显著的血液学毒性，而在有 G-CSF 组中，7/13 例患者可以耐受每两周 65mg/m^2 剂量的多西他赛。Swensen 等人探讨了多西他赛联合 GM-CSF 治疗铂类耐药的卵巢癌的有效性，在该临床试验中患者给予 GM-CSF 250μg 16～26 天/28 天，结果患者的完全缓解率 13%（2/16）和部分缓解率 37%（6/16），然而与单一应用多西他赛治疗并没有延长无进展期（110 天 vs. 269 天），主要毒副作用是血液学毒副作用，严重的毒副作用是肠梗阻和肺栓塞。

2. 过继性细胞免疫治疗 过继性细胞免疫治疗（adoptive cell immunotherapy，ACI），即被动性细胞免疫治疗，是指把人体分离出的特性细胞经体外活化扩增成免疫

活性细胞后再回输给患者。活化扩增的免疫细胞(包括特异性的和非特异性的)具有抗肿瘤活性,直接杀伤肿瘤细胞或激发机体产生抗肿瘤免疫反应。目前用于临床研究的免疫活性细胞主要有淋巴因子激活杀伤细胞(lymphokine-activated killer cells,LAK)、肿瘤浸润性淋巴细胞(tumor infiltrating lymphocyte,TIL)、CD3 单克隆抗体诱导的杀伤细胞(anti-CD3 monoclonal antibody activated killer cells,CD3AK)、细胞毒性 T 淋巴细胞(cytotoxic T lymphocyte,CTL)、自然杀伤细胞(nature killer,NK)、细胞因子诱导的杀伤细胞(cytokine induced killers,CIK)、扩增活化的自体淋巴细胞(expanded autologous activated lymphocytes,EAAL)、特异性 CD4$^+$T 细胞克隆。

(1) 淋巴因子激活杀伤细胞(LAK):Rosenborg 等于 1982 年首先报道外周血单核细胞中加入 IL-2 体外培养后能诱导出一种非特异性的杀伤细胞,可以杀伤多种对 CTL、NK 不敏感的肿瘤细胞。IL-2 刺激改变了淋巴细胞表面抗原的表达,系非 MHC 限制,此激活的淋巴细胞即为 LAK 细胞。1984 年他们首次应用 IL-2 与 LAK 协同治疗肾细胞癌、黑色素瘤、肺癌、结肠癌等肿瘤患者,治疗用 LAK 细胞数量为 $(1.8 \sim 18.4) \times 10^{10}$,IL-2 总用量为 $(2.54 \sim 15.4) \times 10^5 U/kg$。1988 年该研究组总结了 IL-2 与 LAK 细胞协同治疗 217 例肿瘤患者,其中 16 例肿瘤转移灶完全消退,26 例肿瘤消退 50% 以上,其余患者的肿瘤也有 25% ~50% 不同程度的消退。

LAK 联合 IL-2 静脉注射是常用的抗肿瘤途径。LAK 本身较少引起毒副作用,但大剂量 IL-2 可引起最常见和最严重的毒副作用——毛细血管渗漏综合征,主要表现为全身性水肿和多器官功能失调,其机制可能与内皮细胞损伤和产生血管活性物质有关,减少剂量症状可完全消失。

LAK 在妇科肿瘤的临床试验研究进展相对较晚。美国 NCI Steis 报道用 LAK 联合 IL-2 治疗 10 例复发性卵巢癌,静脉注射 IL-2 后腹腔给予 LAK 细胞和 IL-2[25 000IU/(kg·8h)],2 例部分缓解且毒副作用较重。目前 NCI 研究仅有一项与妇科肿瘤相关,且因毒性原因而终止。由于 LAK 治疗的总体有效率偏低以及 IL-2 伴随的严重并发症,目前认为 LAK 治疗在妇科肿瘤并不适用。

(2) 肿瘤浸润性淋巴细胞(TIL):TIL 是指主要存在于肿瘤间质内的 T 细胞为主的异质性淋巴细胞群体,具有杀伤肿瘤细胞,降低转移潜能的作用。肿瘤组织中浸润的免疫细胞数量和功能的变化在某种程度上直接反映了宿主抗肿瘤反应的强度和总体水平。TIL 主要是以 CD3$^+$ 为主,分两亚型 CD3$^+$CD8$^+$ 细胞(细胞毒性 T 细胞,CTL)和 CD3$^+$CD4$^+$ 细胞(辅助 T 细胞,Th)。一般从肿瘤组织中分离出的 CD8$^+$TIL 多于 CD4$^+$TIL。

TIL 是第二代抗肿瘤效应细胞,能特异性杀伤肿瘤细胞,一直是国内外肿瘤生物治疗的热点之一。1986 年 Rosenberg 等研究发现经 IL-2 激活扩增的 TIL 的抗瘤活性比 LAK 细胞高 50 ~100 倍。体外 TIL 经低剂量 IL-2 刺激可扩增几千倍,浸润性肿瘤结节来源者最易扩增且有效。根据 NCI 资料,目前有关 TIL 细胞免疫治疗肿瘤的临床试验 30 余项,已有 12 项完成,研究对象多数为恶性黑色素瘤

和肾癌。2002 年 Rosenberg 等在 Science 杂志报道了过继性回输经体外扩增的肿瘤特异性 TIL 对晚期恶性黑色素瘤免疫治疗的成功病例,13 例中 6 例患者完全缓解,4 例患者部分缓解。

1991 年 Aoki 等首先报道用 TIL 治疗 7 例经环磷酰胺治疗无效的复发性上皮性卵巢癌患者,结果 1 例肿瘤完全消失,4 例部分缓解达 50% 以上,并伴有卵巢、肝、肺及淋巴结的原发和转移病灶的消退达 3 ~5 个月。另用顺铂化疗和 TIL 免疫治疗交替治疗 8 例初治卵巢癌患者和 2 例卵巢癌复发患者,结果 7 例肿瘤完全消失,2 例部分缓解,完全缓解的 7 例中,4 例随访 l5 个月无复发,缓解时间在 13 ~26 个月以上。有关 TIL 细胞免疫治疗妇科肿瘤的临床试验还在进一步研究中。

(3) CD3 单克隆抗体诱导的杀伤细胞(CD3AK):CD3AK 是指单核细胞经体外抗 CD3 单克隆抗体辅以少量 IL-2 及 PHA 共同刺激诱导的杀伤细胞。是以 CD3$^+$ 和 CD56$^+$T 细胞为主要效应细胞的异质细胞群,以其存活时间长、IL-2 用量小,以及体内外抗瘤作用优于 LAK 细胞等优势,成为继 LAK 和 TIL 之后,肿瘤过继治疗研究中最受关注的肿瘤效应细胞。

2001 年饶荣生等用 CD3AK 治疗 107 例中晚期肿瘤患者,结果显示总有效率为 54.2%,输注数量越多越有效,机体免疫功能改善明显。2008 年胡伟等研究自体 CD3AK 细胞治疗晚期恶性肿瘤的近期疗效试验,结果显示机体 T 细胞亚群比例失调和免疫功能低下均得到不同程度改善,临床获益率达 74.54% 以上,且无明显不良反应。

(4) 细胞毒性 T 细胞(CTL):CTL 是一种特异性 CD8$^+$ T 淋巴细胞,表达 MHC I 类分子,能够分泌各种细胞因子参与免疫作用。对某些病毒、肿瘤细胞等抗原物质具有连续杀伤作用。主要有两种杀伤机制,一是释放穿孔素、颗粒酶杀伤靶细胞,二是通过 Fas-FasL 介导靶细胞的凋亡。

体外研究多采用肿瘤相关抗原(tumor-associated antigen,TAA)特异性激活扩增 CTL,体内研究多采用相关疫苗回输体内刺激机体产生特性 CTL。1999 年 Soda 等从卵巢癌患者外周血分离出单核淋巴细胞与灭火的自体肿瘤细胞共培养,得到活化的 CTL,然后每 2 周一次对 11 例卵巢癌患者静脉注射活化的 CTL,连续注射 10 周。结果显示 4 例肿瘤体积缩小,肿瘤标记物减少,同时所有的患者均有 CTL 产生。提示 CTL 细胞过继治疗有良好的临床应用前景。目前,采用来自体内的 HPV16/18 阳性的肿瘤裂解物激活制备 DC 疫苗,回输到体内激活扩增对 HPV 有特异性杀伤作用的 CTL,逐渐用于晚期宫颈癌患者的临床研究。最近 Wright 等人研究了 CTL 对复发性卵巢癌的治疗效果,从卵巢癌患者外周血分离的淋巴细胞前体,经体外活化后腹腔注射入患者体内,连续注射 4 个周期。结果在一个周期中,CA125 水平无显著降低,杀伤细胞、细胞因子以及记忆性 T 淋巴细胞均增多,但随后的几个周期应用,CA125 升高,杀伤细胞、细胞因子以及记忆性 T 淋巴细胞减少。中位生存期 11.5 个月。该研究表明多次给予 CTL 治疗复发性卵巢癌与单次应用并没有增强免疫作用。

(5) 自然杀伤细胞(NK):1975 年 Kiessling 首次用 NK

定义了一类不需要预处理而能直接杀伤细胞的淋巴细胞亚型。NK是位于外周血淋巴细胞的大颗粒成分,一般为$CD16^+CD56^+$,细胞表面不含膜免疫球蛋白和T细胞受体,不受MHC限制可以直接介导抗肿瘤抗病毒效应。NK杀伤机制与CTL类似,两者共同构成人体第一道防线。研究发现肿瘤患者体内NK细胞活性低于正常对照组或良性肿瘤组,且远处转移者NK活性低于不转移者。因此,恢复肿瘤患者体内正常NK细胞功能,有望扼制肿瘤细胞转移。

NK细胞过继性免疫治疗疗效已经在动物模型研究和大量临床试验中得到证实,但是用于研究妇科肿瘤的临床试验较少。体外活化扩增NK然后回输体内亦是过继细胞免疫治疗的热点之一,与其他方法联合应用将会有应用前景。

（6）细胞因子诱导的杀伤细胞（CIK）:CIK细胞由1991年美国斯坦福大学医学中心Schmidt Wolf等首次报道,是将人外周血单个核细胞在体外用多种细胞因子诱导培养后获得的一群异质细胞,能同时表达CD3和CD56两种膜蛋白分子,因此具有T淋巴细胞的抗瘤活性和NK细胞的非MHC限制性杀瘤的优点,又被称为NK细胞样T淋巴细胞（NKT）。多种细胞因子可协同诱导CIK,如CD3McAb、IFN-γ、IL-1、IL-2等,且体外CIK培养技术亦趋成熟。研究发现CIK细胞的增殖能力和杀伤活性显著高于LAK细胞,更适合应用于临床。Joshi等研究发现树突状细胞DC与CIK之间存在着重要的免疫调节关系,DC-CIK共同培养的细胞较单纯CIK细胞在增殖能力、效应细胞（$CD3^+CD8^+$双阳细胞和$CD3^+CD56^+$双阳细胞）的数量以及抗瘤细胞毒作用等方面都显著增强,由此提出新的自体DC-CIK治疗方法。

Chan等首次联合双特异性抗体（BSAbxCA12、BSAbxHer2）和CIK用于原发性卵巢癌的临床前研究。细胞实验显示双特异性抗体显著增加$CD3^+CD8^+$细胞和$CD3^+CD56^+$细胞数量,增强抗癌活性21.7%～89.4%。荷瘤动物模型研究亦支持双特异性抗体显著增强CIK抗癌活性。目前NCI正在开展7项CIK肿瘤治疗的临床试验。

（7）扩增活化的自体淋巴细胞（EAAL）:EAAL方法是日本国立癌症研究院Teruaki在传统的抗CD3抗体和IL-2体外扩增活化淋巴细胞方法的基础上开发的一种新的混合型扩增活化的自体T淋巴细胞的治疗方法。这种方法所扩增的细胞主要为杀伤性淋巴细胞,其中主要成分为CTL和NK细胞。所使用的淋巴细胞来源于患者自身的少量外周血（20～100ml）,在约2周的短时间内,这些淋巴细胞可以活化扩增达约1000倍后,再回输于患者体内。2000年Takayama等人在《柳叶刀》杂志报道了EAAL方法预防肝癌术后肿瘤复发的随机对照临床试验研究,150名受试者均接受肝癌切除术,而后随机分为网组,一组接受免疫治疗（76例）,另一组不采用任何辅助治疗（74例）。患者自体淋巴细胞在体外经重组IL-2和抗CD3抗体刺激扩增,并在术后的6个月内分5次回输患者。术后随访显示,细胞免疫治疗组比对照组肿瘤复发率下降18%,复发风险率下降41%。EAAL在韩国于2007年被批准进入肝癌治疗的Ⅳ期临床,恶性脑肿瘤治疗的Ⅲ期临床试验。目前尚未见用EAAL方法治疗妇科肿瘤的报道。

（8）特异性$CD4^+T$细胞克隆:2008年Hunder在《新英格兰医学杂志》上发表了一篇引起轰动的报道,应用自体肿瘤特异性$CD4^+T$细胞克隆治疗一例全身转移复发的恶性黑色素瘤患者,在体外刺激患者外周血中的$CD4^+T$淋巴细胞,获得了特异性$CD4^+T$细胞并在患者体外扩增后回输给患者,回输前后未给予患者IL-2的治疗,2个月后患者所有的病灶消失,并在2年内没有肿瘤的复发。这是肿瘤免疫治疗中首次使用肿瘤抗原特异性$CD4^+T$细胞克隆进行成功治疗的病例,而不再需要从肿瘤浸润淋巴细胞中获得肿瘤特异性淋巴细胞,这在技术上为广泛利用特异性肿瘤细胞进行治疗提供了可行性。以往认为体外诱导的克隆难以显现肿瘤杀伤能力,在临床上无法获得明显的治疗效果,但在这一研究中证明选择由不同HLA分子所提呈的不同抗原表位多肽可能是治疗是否成功的原因之一。研究所采用的抗原为肿瘤特异性共享抗原,其优势在于这些抗原普遍地高表达于多种实体瘤,而在除睾丸和胚胎以外的正常组织细胞中没有表达,因此这类抗原可以作为多种实体瘤的免疫治疗靶点。肿瘤细胞具有高度异质性,单独使用一种抗原成分的治疗方法可使该抗原分子丢失或HLA丢失的肿瘤细胞逃逸,该研究中在患者体内检测出针对多种肿瘤抗原的特异性免疫应答,提示单一特异性的细胞免疫治疗在体内发挥肿瘤杀伤作用的同时,还能导致其他肿瘤抗原特异性免疫应答。

3. 单克隆抗体治疗　抗体作为治疗性药物已有一个多世纪的历史,当时主要用于抗血清治疗传染性疾病,但由于其成分复杂多变,又是异原蛋白,在治疗时出现严重不良反应,因而逐渐被废弃。1975年,Köhler和Milstein通过杂交瘤技术首先制备了单克隆抗体（monoclonal antibodies,mAb/McAb,简称单抗）,成为划时代的伟大进展,获1984年度诺贝尔医学和生理学奖。单抗是由一个克隆B细胞产生的、只针对某单一抗原表位的高度特异性抗体。这种以细胞融合为基础的鼠杂交瘤技术使人们能够获得大量单抗用于临床,但由于鼠源性单抗使机体产生人抗鼠抗体（human anti-mouse antibody,HAMA）反应,使其临床应用受到了限制。20世纪80年代以来,随着分子生物学的迅猛发展,DNA重组技术用于抗体改造,人-鼠嵌合体单克隆抗体（chimeric mAb）、人源化抗体（humanized mAb）和全人源化单克隆抗体（completely human mAb）等基因工程单抗相继问世,克服了抗体治疗的临床局限性,为人类疾病治疗带来新希望。自1997年美国食品药品监督管理局（FDA）批准全球第一个单抗药物利妥昔单抗（Rituximab）用于治疗复发或难治性CD20阳性的B细胞低度恶性或滤泡型非霍奇金淋巴瘤以来,截至2009年,美国FDA已经批准32种单抗用于临床治疗,主要是肿瘤治疗。近年来我国的单抗药物研究也取得了可喜的成绩。截至目前,国家食品药品监督管理局（SFDA）已批准13个用于治疗的单抗药物上市,7个是国外进口产品,6个是在我国自主研发的产品。中国与古巴合资项目百泰生物公司生产的尼妥珠单抗（泰欣生,重组人源化抗人表皮生长因子受体单克隆抗体）是我国第一个人源化单抗药物,该药物于2005年4月获得

SFDA 颁发的生物 I 类新药证书,填补了我国人源化单抗药物的空白。尼妥珠单抗已用于治疗头颈癌、结直肠癌、神经胶质瘤、非小细胞肺癌等多种肿瘤,2008 年 4 月正式走向临床。

肿瘤细胞不同于正常细胞之处在于可能存在肿瘤特异性抗原或肿瘤相关抗原。在卵巢癌有过度表达的抗原 CA125、TAG、MUC-1、FBP 等,有过度表达的受体 EGFR 和 erbB2 等。在宫颈癌,有 HPV E6、E7 病毒蛋白等。单抗与这些抗原或受体结合,可通过多种途径诱导抗肿瘤免疫,包括激活补体和溶解肿瘤细胞,直接诱导抗增生效应,通过与肿瘤细胞的信号分子相互作用,增强巨噬细胞活性和通过调节 ADCC 等发挥抗瘤效应。

在 40 多项针对 CA125、gp38、HER2、MUC1、TAG72、VEGF 的单克隆抗体治疗卵巢癌临床试验中,CA125 单克隆抗体 Oregovomab(B43.13,OvaRex)和人源化抗 VEGF 受体单抗贝伐单抗(bevacizumab)的研究最为深入,前者已进入 III 期临床试验,后者已经走向临床实际应用。

(1) 抗 CA125 单克隆抗体:oregovomab 是一种鼠源的 CA125 单克隆抗体,可与 CA125 抗原特异性结合,形成免疫复合物激活机体的细胞免疫和体液免疫,从而发挥抗肿瘤作用。90 年代初期 oregovomab 由美国研发成功,1996 年被美国 FDA 指定为治疗卵巢癌的罕见病用药,1998 年被 FDA 宣布为快速审批药品,2002 年被欧盟指定为罕见病用药。

oregovomab 的研究价值是将其作为卵巢癌病灶显像剂的一项诊断性研究中意外发现的,当时用放射性锝标记的 B43.13 作为免疫显像来诊断卵巢癌复发,结果发现延长了许多患者的生存期。Mobus 等对接受 oregovomab 治疗的 44 例复发性卵巢癌患者进行了回顾性调查分析,结果表明,56.8% 的患者存活时间超过 12 个月,34.1% 存活时间超过 24 个月,产生人抗鼠抗体的卵巢癌患者中位生存期是未产生该抗体的 3 倍,出现 Ab2 的患者生存期是未出现 Ab2 患者的 2 倍。由于这一发现,导致了系列前瞻性研究。在其免疫生物学机制方面,人们发现这一抗体通过树突状细胞 DC 递程 CA125 抗原。

目前有多项 oregovomab 治疗复发性卵巢癌的研究结果报道。美国得克萨斯肿瘤中心 Gordon 等在一个 II 期临床试验中,观察了 oregovomab 与化疗联合应用对 20 例晚期复发性卵巢癌患者的免疫反应和临床效果。患者分别在第 1、3、5、9 周接受 2mg oregovomab 静脉注射,第 12 周后加用化疗,结果发现,安全性较好,未见有严重不良反应发生,79%(15/19 例)的患者出现了针对 oregovomab 的体液免疫反应,39%(7/18 例)患者针对 CA125 的 T 细胞反应性增加。中位生存期 70.4 周,无疾病进展期 11 周,产生 T 细胞反应的患者较无反应者存活期显著延长。Ehlen 等对 13 例复发性卵巢癌患者应用 oregovomab 进行了 II 期临床研究,其中 3 例疾病稳定时间大于 2 年,4 例 CA125 水平下降,且治疗可耐受,无严重不良反应。这些研究支持 oregovomab 在治疗复发性卵巢癌患者中的临床应用。

为研究该 oregovomab 抗体对卵巢癌巩固治疗的价值,GOG 开展了这方面的工作。Berek 报道 oregovomab 巩固治疗卵巢癌随机对照临床试验,初次治疗后获得完全缓解 145 例(研究组 73 例,安慰剂组 72 例),具体方案为第 0、4、8 周静脉注射 2mg oregovomab,然后每间隔 12 周用药一次到 2 年。结果发现两组中位复发时间无显著性差异(研究组与对照组分别为 13.3 个月和 10.3 个月)。但在亚组分析中却发现初治理想组中位复发时间较不理想组明显延长(分别为 24.0 个月和 10.8 个月,$P = 0.029$)。最近 Berek 等进一步报道了在 65 家医疗中心开展的纳入 371 例的大样本卵巢癌巩固治疗 III 期随机对照临床试验结果,研究组和对照组的中位复发时间 TTR 无显著性差异(分别为 10.3 个月和 12.9 个月)。说明虽然 oregovomab 治疗确有生物免疫活性,但作为卵巢癌巩固治疗方案,该单一免疫疗法缺乏应用价值。

Braly 等最近报道 oregovomab 与卡铂/紫杉醇联合应用一线治疗 40 例晚期卵巢癌的 II 期临床试验,对两种给药方案进行了比较,分别为 oregovomab 静脉注射在化疗的同一天(SIM 组)或一周后(OWD 组)进行。结果表明,与巩固治疗中的 oregovomab 单一免疫治疗相比,同时给与化疗和免疫治疗能够诱导产生更强烈的免疫反应,并且免疫相关的毒副作用降到了最低,同时给药组效果更佳,这颠覆了化疗抑制免疫的传统概念,提示在卵巢癌一线化疗时同步联合应用 oregovomab 或其他免疫治疗将有潜在治疗应用价值,应进一步深入研究这种治疗模式。

(2) 抗 HER-2 单克隆抗体

1) 曲妥珠单抗(Trastuzumab):是具有抗 HER-2 活性的人源化单抗。主要用于治疗转移性乳腺癌,在 HER2 阳性表达的乳腺癌患者疗效显著。用药第一周 250mg,以后每周 100mg,连续 9 周为一个疗程。

在 GOG II 期临床试验中,Bookman 等应用曲妥珠单抗治疗复发性卵巢癌,结果在 837 例患者中,应用免疫组化染色方法检测到仅有 11.4%(95 例)患者 HER2 表达阳性;而在其中可评价的 41 例 HER2 阳性表达患者中,总体有效率仅为 7.3%(1 CR;2 PR),39%(16 例)患者保持疾病稳定。本试验因客观有效率过低而试验终止。HER2 在卵巢癌的低表达率限制了其临床应用,目前尚无其他临床试验进一步评估其在卵巢癌的治疗效果。

在子宫内膜癌中,尤其是浆液性乳头状子宫内膜癌(USPC)中,HER-2 过表达率为 16% ~ 80%,且有可能是该恶性肿瘤化疗耐药及生存期缩短的特征性生物标记物。Villella 等在 19 例 UPSC 患者中,5 例(26%)患者显示 erbB-2 蛋白染色强阳性(3^+);并对其中 2 例患者(初诊晚期病变)给予曲妥珠单抗治疗,1 例获得完全缓解,另 1 例处于疾病稳定,这引起人们对曲妥珠单抗治疗内膜癌的兴趣。目前治疗子宫内膜癌的临床研究数据有限,尚需要进行进一步大样本研究,评估单一应用曲妥珠单抗或联合化学治疗用于 UPSC 患者的活性及疗效。

单药应用患者耐受性良好,主要毒副作用是贫血、胃肠道不适、神经痛及疲倦等,仅有 2.44% 患者出现严重肾功能不全及高血钙。

2) 妥株单抗(pertuzumab,omnitarg):重组人源化单克隆抗体,亦靶向 HER2。但与曲妥珠单抗靶向机制不同的是帕妥株单抗与 HER2 胞外结构域Ⅱ结合后抑制 HER2 与其他表皮生长因子受体发生异二聚化,从而阻断受体的激活。因此,帕妥株单抗对不同程度 HER2 表达的肿瘤均有效,从而较曲妥珠单抗具有更广阔的抗肿瘤活性和更高的治疗效果。

目前,帕妥株单抗主要用于卵巢癌治疗,已进行的 2 项临床试验均已完成。其中 Gordon 等人单药应用治疗 123 例晚期顺铂耐药复发的卵巢癌患者,一组给予帕妥株单抗 840mg/3 周、420mg/3 周治疗(61 例),另一组给予 1050mg/3 周治疗(62 例),在可评估的 117 例患者中,总体有效率达 4.3%(5 PR),6.8% 的患者保持疾病稳定(8 SD),10 例(8.55%)患者的 CA125 下降至少 50% 以上,无进展中位生存期 6.6 周,初步显示其单药治疗的活性。在进一步的联合治疗中帕妥株单抗联合吉西他滨治疗顺铂耐药卵巢癌,130 例患者分为两组,分别给予吉西他滨+帕妥株单抗或吉西他滨+安慰剂两种治疗方案,结果显示研究组有效率达 13.8%(安慰剂组 4.6%),且在 HER3 表达低的患者联合治疗有更好的治疗效果,验证了帕妥株单抗抑制 HER2 与 HER3 的异二聚化过程。

在药物毒性方面,单药应用患者耐受性良好,主要副作用包括腹泻(69.1%)、疲倦(44.7%)、恶心(38.2%)及心脏射血分数减少(20.3%)等。

(3) 抗 EGFR 单克隆抗体:代表药物西妥昔单抗(cetuximab,Erbitux),2004 年被 FDA 批准上市用于 EGFR 阳性晚期结直肠癌的治疗。它是源于鼠抗体 MAb-225 的人-鼠嵌合型抗体,直接与 EGFR 相结合而阻滞受体的激活。其对 EGFR 有高亲和性,可以诱导 EGFR 的聚合和内吞、阻滞受体的激活,同时 CDK 抑制剂的表达水平增高,从而使细胞停留在 G_1 期,阻滞细胞分裂,并促进细胞的凋亡和抑制肿瘤血管的生成。

目前在妇科肿瘤方面共进行 11 项临床试验(卵巢癌 3 项,宫颈癌 7 项,内膜癌 1 项),均进展到Ⅱ期。Schilder 等人单药应用西妥昔单抗治疗复发或耐药卵巢癌,25 例患者中 1 例(4%)有部分缓解(PR),9 例(36%)患者保持疾病稳定(SD),中位无进展生存期(PFS)2.1 个月,单药治疗复发性卵巢癌的疗效较小。Secord 等人联合应用西妥昔单抗和卡铂治疗顺铂敏感的复发性卵巢癌,28 例患者经过免疫组织化学染色证实有 26 个患者 EGFR 表达阳性。在这 26 例患者中,9 例(34.62%)患者有客观缓解(3 CR,6 PR),8 例(30.77%)患者保持疾病稳定,显示出联合治疗的有效性。Konner 等人联合西妥昔单抗、紫杉醇及卡铂用于晚期卵巢癌一线治疗,38 例患者中完全缓解率达 70%,PFS 中位数 14.4 个月,较之前联合化疗相比 PFS 无明显延长,尚需要进一步评估。另一项Ⅱ期临床研究报道联合卡铂+紫杉醇作为一线方案治疗晚期卵巢癌,初步结果显示完全缓解率达到 86%。

实验研究显示宫颈癌对西妥昔单抗介导的细胞毒性及肿瘤生长抑制作用有高敏感性。Kurtz 等人联合西妥昔单抗、拓扑替康及顺铂治疗晚期宫颈癌患者,19 例患者中有 32% 患者部分缓解(6 PR),32% 患者保持疾病稳定(6 SD),中位 PFS 172 天,该试验因为严重的毒副作用甚至导

致患者死亡而被迫停止。

其常见的毒副作用是皮疹(96%),其次是头痛(48%)、乏力(44%)、畏寒(36%)及恶心、腹泻等胃肠道不适。联合化疗时,除去皮肤毒副作用外,还有明显的骨髓抑制作用,甚至发生肺栓塞等严重毒副作用。

GOG 临床试验单一应用西妥昔单抗治疗 35 例顽固性或复发性宫颈癌患者,结果患者中位 PFS 和整体生存期分别为 1.97 个月和 6.7 个月,14.3%(5/35)患者无疾病进展(>6 个月),主要毒副作用包括皮疹(5 例)、胃肠道不适(4 例)、贫血(2 例)、感染(2 例)以及疼痛等。另一项 GOG 试验联合顺铂和西妥昔单抗治疗晚期、顽固性或复发性宫颈癌,共评价 69 例宫颈癌患者,其中有 44 例(64%)有化疗史,结果对有化疗史的患者该治疗方案有效性 9%,对无化疗史的患者治疗有效性 16%。比较严重的 4 级毒副作用为贫血(1 例)、过敏(1 例)、代谢疾病(1 例)和血管疾病(1 例)。常见的毒副作用包括代谢疾病、皮炎、疲劳以及胃肠道疾病等。尽管联合应用目前毒副作用尚可忍受,但疗效较单一应用顺铂无明显效果。其他应用西妥昔单抗治疗妇科肿瘤的临床试验如西妥昔单抗联合放射性治疗早期宫颈癌的研究(GOG-9918),以及单一应用西妥昔单抗治疗晚期或复发性内膜癌的研究,以期深入评价西妥昔单抗在妇科肿瘤的治疗价值。

(4) 抗 VEGF 受体抗体:代表药物贝伐单抗(Bevacizumab)。一种重组的人源化单抗,是世界上首个批准上市的血管内皮生长因子受体抑制剂。直接与 VEGF-A 结合而阻断 VEGF 介导的生物活性,抑制血管内皮细胞增生,减少肿瘤新生血管形成,达到抑制肿瘤生长的作用。目前贝伐单抗在大肠癌、非小细胞肺癌、乳腺癌等肿瘤治疗中取得了令人欣喜的疗效,2004 年被 FDA 批准治疗转移性结直肠癌。

在妇科肿瘤方面,对贝伐单抗已经进行了 70 项多项临床试验,包括卵巢癌 60 项,宫颈癌 8 项,内膜癌 9 项,以评价其单药或联合治疗的疗效。GOG170 试验中,Burger 等人用贝伐单抗(15mg/kg,每 21 天)治疗耐药或复发的卵巢癌,在 62 例患者中,2 例患者完全缓解、11 例患者部分缓解,总体有效率达 21%,且有 25 例(40.3%)患者无疾病进展 6 个月以上。AVF2949 试验中,Cannistra 等人单药治疗 44 例顺铂耐药的卵巢癌患者,7 例患者部分缓解,有效率达 15.9%,无进展中位生存期是 4.4 个月,均显示出贝伐单抗单药治疗复发性卵巢癌的有效性。

在进一步的临床试验中应用贝伐单抗与环磷酰胺、拓扑替康、吉西他滨及铂类等联合治疗复发性卵巢癌,评估联合治疗效果。Garcia 等对 70 例复发性卵巢癌患者给予贝伐单抗和小剂量环磷酰胺治疗,结果有 17 例(24%)患者部分缓解,44 例(63%)患者疾病稳定,无进展中位生存期 7.2 个月。Hurt 等人在 2009 年的 ASCO 会议上,报道了贝伐单抗联合紫杉醇治疗复发性卵巢癌的初步结果,55 例患者中总体有效率达 60%(CR 25%;PR 35%),无进展中位生存期 7 个月,患者对药物耐受性良好,对复发性患者疗效好。从贝伐单抗治疗复发性卵巢癌的近 20 项临床试验来看,贝伐单抗单药的有效率在 15% 以上,且有 40% 以上患

者保持疾病稳定状态,说明其在复发性卵巢癌的治疗价值
受到肯定。

贝伐单抗除了用于复发性卵巢癌的治疗外,亦作为一
线治疗药物开始用于初治卵巢癌,有关临床试验正在进行
中。Rose等人将贝伐单抗加入到奥沙利铂和多西他赛的
联合化疗中,2009年ASCO会议的初步结果显示,110例患
者中,总体有效率达61.9%(CR 32.8%;PR 21.9%),且1
年无疾病进展的患者达到70.1%,是一个安全可行的治疗
方案。目前,贝伐单抗治疗已经进入到Ⅲ期临床试验阶段,
正在进行的试验有6项,包括3项复发性卵巢癌治疗和3
项一线卵巢癌治疗,现在部分试验已有初步结果。GOG218
试验共纳入1873例晚期卵巢癌患者,将患者分为三组,一
组为对照组,先给予紫杉醇和卡铂联合治疗6个疗程后给
予安慰剂治疗,一组为贝伐单抗初始治疗组,给予贝伐单抗
联合紫杉醇、卡铂治疗6个疗程后再给予安慰剂后续治疗,
第三组为贝伐单抗持续治疗组,给予贝伐单抗联合紫杉醇、
卡铂治疗6个疗程后给予贝伐单抗后续治疗,从而深入评
价贝伐单抗的治疗效果,解决贝伐单抗联合化疗有无协同
作用,是否增加患者肠穿孔率以及巩固治疗疗效等诸多疑
问。结果中位PFS分别为对照组10.3个月、初始治疗组
11.2个月和持续治疗组14.1个月,相对于对照组,初始治
疗组和持续治疗组进展或发生死亡的风险分别为0.908和
0.717。提示标准化疗加长期联用贝伐单抗治疗(10个月
或以上)可延长患者无疾病生存期,约4个月。而加用贝伐
单抗引起的主要毒副作用高血压和胃肠道损伤。另一项
ICON7临床试验中,应用贝伐单抗联合紫杉醇、卡铂治疗一
线治疗卵巢癌患者,共纳入1528例患者,比较联合贝伐单
抗治疗与单独应用紫杉醇和卡铂的疗效,并给予后续12个
疗程的贝伐单抗巩固治疗,研究贝伐单抗作为联合治疗和
巩固治疗的效果。结果36个月观察期内中位PFS标准治
疗组20.3个月,联合贝伐单抗治疗组延长至21.8个月,42
个月观察期内中位PFS标准治疗组22.4个月,联合贝伐单
抗治疗组延长至24.1个月,特别是对于存在进展高危性的
患者,贝伐单抗的治疗效果更强,42个月的观察期内中位
PFS 18.1个月 vs. 标准治疗组14.5个月。主要毒副作用
多为血压增高。因此,该试验表明联合应用贝伐单抗一线
治疗卵巢癌患者,特别是有进展危险的患者显著延长了无
疾病进展期。此外,一项OCEANS的Ⅲ期临床试验评价了
贝伐单抗联合二线治疗药物卡铂和吉西他滨治疗铂敏感的
复发性卵巢癌的有效性,纳入484例患者,分为两组,一组
给予贝伐单抗联合卡铂和吉西他滨,另一组用安慰剂替代
贝伐单抗,比较贝伐单抗联合应用的效果。结果患者中位
PFS分别为12.4vs.8.4个月,对复发性卵巢癌的治疗有效
率和有效持续周期也得到了明显改善,分别为78.5%
vs.57.4%和10.4vs.7.4个月,因而联合贝伐单抗应用后治
疗效果优于安慰剂组,其主要的毒副作用是粒细胞减少症,
有2例患者出现了胃肠道穿孔。

贝伐单抗可被患者较好耐受,主要副作用包括高血
压、血栓形成、蛋白尿、出血、胃肠道不适及疲倦等。胃肠
道穿孔是贝伐单抗相关的严重毒副作用。我们总结过20
项临床试验贝伐单抗单药或联合治疗卵巢癌发生并发症

的情况,在709例治疗病例数中,其中胃肠道穿孔28例
(3.95%),高血压53例(7.48%),蛋白尿13例(1.83%),
血栓形成9例(1.27%)以及出血3例(0.42%)。

贝伐单抗在2010年美国国家综合癌症网NCCN子宫
颈癌临床实践指南中被列入复发性卵巢癌和宫颈癌的治疗
选择药物。

二、主动免疫治疗

主动免疫治疗是一种向体内输入具有免疫原性的物
质,诱导机体产生特异性免疫应答而治疗疾病的方法。目
前主动免疫治疗主要是指疫苗治疗。疫苗(vaccine)是一
种能刺激机体免疫系统产生抗特异性抗原免疫反应的生物
制剂。1796年Jenner应用牛痘苗预防天花,这是人类首次
应用疫苗预防接种。1893年Coley将活菌接种于患者软组
织肉瘤内产生一定抗瘤效应,开始了人类肿瘤疫苗治疗肿
瘤的历史。近年来研发新型肿瘤疫苗是国际肿瘤免疫治疗
的热点。截止到2007年美国1000多个肿瘤治疗性药物候
选项目中,有200多项为肿瘤疫苗,占1/5,目前已有100多
种肿瘤疫苗正在临床试验中,其中,已有10多项进入Ⅲ期
临床试验。肿瘤疫苗属主动性免疫治疗范畴,有特异性和
非特异性之分,前者包括细胞疫苗(肿瘤细胞与树突状细
胞疫苗)、蛋白/多肽疫苗、抗独特型抗体疫苗、DNA疫苗、
病毒疫苗和异种疫苗等,后者主要指卡介苗、短小棒状杆菌
等生物反应调节剂。预防性人乳头瘤病毒相关疫苗已有两
种上市,治疗性疫苗尚在试验阶段。

1. 肿瘤细胞疫苗 是应用最早的疫苗,一般是指将已
灭活但仍具有免疫原性的自体或异体肿瘤细胞经过修饰后
在患者体内激发以细胞毒性T淋巴细胞(CTL)为主的特异
性免疫反应。其作为全细胞疫苗可以涵盖所有的肿瘤相关
抗原,更有利于避免因肿瘤细胞抗原表位突变而导致的免
疫逃逸,具有独特的优势。早年Hudson曾用照射同种异体
肿瘤细胞与BCG混合后治疗复发性卵巢癌,随访2年患者
生存期有所延长。Freeman等用甲型流感病毒修饰的同种
异体卵巢癌细胞溶解物胸腹腔内注射治疗卵巢癌40例,有
9例达到部分缓解。肿瘤新城鸡瘟病毒(newcastle disease
virus,NDV)是一种禽类的副黏液RNA病毒,具有多组织亲
和性的免疫特点,其在肿瘤细胞内存活、复制、抑制肿瘤细
胞蛋白质合成。它是一种非致瘤性的病毒,使用安全、有
效,并可以诱导生成各种细胞因子,通过融合蛋白F和神经
氨酸酶HN,与肿瘤细胞结合,可增强肿瘤的免疫原性。近
几年国外研究发现用新城鸡瘟病毒修饰的自体肿瘤细胞
(ATV-NDV)作为疫苗,用于肿瘤术后的辅助治疗,对多种
恶性肿瘤有一定疗效。Mobus等自39例卵巢癌手术标本
分离细胞经照射后受染NDV,24例Ⅲ期卵巢癌常规化疗6
疗程联合免疫治疗3疗程,完全缓解15例,部分患者生存
期延长。Ahlert等对31例经顺铂治疗无效的晚期卵巢癌
患者进行了ATV-NDV治疗研究。经过三年多随访发现,
治疗组平均生存时间为1.16年,对照组为0.84年,表明
ATV-NDV能提高生存率,延长平均生存时间。华中科技大
学同济医院将该疫苗与PC方案化疗联合应用于34例肿瘤
细胞减灭术后的卵巢癌初治患者,对两者联合应用的时间

选择进行了探讨,结果显示 ATV-NDV 可诱导机体产生以细胞免疫为主的特异性免疫应答,并且应选在化疗前开始应用免疫效应较好,认为 ATV-NDV 作为疫苗辅助治疗卵巢癌具有可行性。

许多细胞因子具有免疫辅助活性,将其基因导入肿瘤细胞,不但提高免疫原性,并通过释放高水平细胞因子激发免疫反应。目前常用于修饰肿瘤细胞的细胞因子基因包括 IL-2、IL-3、IL-4、IL-6、IL-7、IL-12、IL-15、Il-18、TNF-α、IFNγ、GM-CSF 等,其中转染 IL-2 和 IL-12 后局部抗肿瘤免疫效应最强,转染 GM-CSF 所诱导的系统免疫效应最强。IL-2 等多种细胞因子基因转染修饰自体肿瘤细胞已进入卵巢癌临床试验。

免疫效应细胞识别肿瘤抗原依赖于主要组织相容性抗原(HMC)和共刺激分子(B7-1、B7-2、ICAM-1、LFA-3 等),肿瘤细胞这类分子低表达或缺失,是逃逸免疫监视的原因。有人将这些分子转导入宫颈癌和卵巢癌病灶原位和癌转移的淋巴结,可见淋巴结转移部分退缩,并显示局部强烈抗肿瘤免疫反应。

2. 树突状细胞疫苗　抗原的识别、加工、递呈和 T 细胞的致敏、激活和扩增依赖于抗原递呈细胞(antigen presenting cell,APC),树突状细胞(dendritic cell,DC)是目前已知机体内功能最强大的 APC。最早由美国学者 Steinman 于 1973 年在观察小鼠脾脏细胞时发现。人体内 DC 的数量极少,仅占人外周血单个核细胞的 1%,以成熟、半成熟和未成熟三种形式广泛存在于除脑以外的全身各脏器,具有抗病毒抗肿瘤作用。未成熟 DC 具有较强的抗原摄取和加工能力,仅表达少量 MHC 分子和共刺激分子。成熟 DC 失去内吞活性,细胞膜高表达 MHC-Ⅱ 分子,抗原提呈能力增强,不仅能够激发次级免疫反应,还能激活静息 T 细胞始发初级免疫应答。DC 表面标志物繁多,尚缺乏统一论证。CD1a 是外周血和骨髓中最好的标志,CD83 是成熟 DC 的标志。目前认为 DC 主要有两条分化发育途径,一是髓系分化途径,最终分化为朗格汉斯细胞和间质 DC;二是淋巴系分化途径,最终分化为类浆细胞 DC。

DC 抗肿瘤机制:①诱导细胞免疫:DC 摄取抗原后将其加工为肽-MHC 分子复合物,在共刺激分子协同作用下启动 CD8$^+$CTL 介导的免疫应答。②增强体液免疫:DC 可激活抗原特异性 CD4$^+$辅助性 T 细胞产生抗体,也可直接作用于 B 细胞,促进免疫球蛋白的分泌。③分泌多种细胞因子或趋化因子调节机体免疫反应。④DC 通过与某些肿瘤细胞相互接触,直接抑制肿瘤细胞。

DC 体外激活扩增:DC 体外扩增技术起源于 20 世纪 90 年代,外周血 CD14$^+$细胞和骨髓 CD34$^+$祖细胞是其常见来源,前者最常用。DC 的培养分为启动培养和分化培养两个阶段,需要 GM-CSF,IL-4,TNF-a 等多种共刺激因子协同作用,GM-CSF 和 IL-4 联合应用可扩增得到较多 DC 细胞。脐血也是很好的来源,国内学者采用卵巢癌患者外周血和脐血均成功扩增得到树突状细胞,且脐带血来源者 DC 细胞显著多于外周血来源者。

DC 疫苗的制备:①肿瘤抗原负载 DC:肿瘤特异性抗原或肿瘤相关抗原多肽负载 DC 是目前研究最多的抗肿瘤免疫方法之一,已在细胞研究和动物模型研究中得到广泛应用和论证,目前已用于临床试验。②肿瘤全细胞抗原负载 DC:用坏死或死亡的肿瘤细胞负载 DC,用肿瘤细胞裂解物负载 DC,用凋亡肿瘤细胞负载 DC,用活肿瘤细胞通过肿瘤细胞与 DC 融合负载抗原。③抗独特型抗体负载 DC。④对 DC 进行转基因修饰,将编码细胞因子或趋化因子的基因导入 DC。

DC 疫苗临床研究:国际上,DC 疫苗最早应用于淋巴瘤的临床治疗。1996 年 Hsu 等首先采用独特型免疫球蛋白负载患者外周血 DC 用于治疗滤泡型 B 细胞淋巴瘤,接受治疗的 4 例患者均产生明显的抗肿瘤免疫应答,其中 1 例患者肿瘤完全消退,1 例部分消退。时至今日,DC 疫苗已经在恶性淋巴瘤、恶性黑色素瘤、乳腺癌、肺癌、前列腺癌、胃癌等一系列恶性肿瘤的临床治疗中取得了较好的疗效。Santin 等在 1999 年用重组 HPV16 E7 蛋白冲击自体 DC 细胞,随后用制备的 DC 疫苗进行体内外实验均出现了明显的 CTL 增强现象。2001 年对一位放化疗后复发的宫颈癌患者实施了 15 次 DC 注射治疗,DC 均经过 HPV18 E7 蛋白刺激,前 5 次还联合低剂量 IL-2[10^6U/(m^2·d)]。注射后患者出现了注射局部的肿胀、触痛等过敏样症状,但组织活检发现肿瘤受到明显杀伤与抑制。从开始治疗到肿瘤细胞再次扩散,共经历 20 个月,不仅生存期明显延长(24 个月),而且患者生活质量有明显提高。2002 年 Hernando 等用自体肿瘤细胞溶解物及孔蓝蛋白(KLH)负载 DC 制成疫苗用于卵巢癌治疗研究,临床试验表明 DC 疫苗安全耐受性好,能激发机体有效反应。Santin 认为丝氨酸蛋白酶作为卵巢癌相关抗原有望用于卵巢癌的 DC 疫苗治疗。2008 年 Santin 等将 HPV16/18 E7 抗原激活的 DC 疫苗用于ⅠB、ⅡA 期宫颈癌患者体内,评估其毒性和免疫原性,21 天后研究发现,所有患者体内 CD4$^+$T 细胞增加,抗体产生,且 E7 特异性 CD8$^+$T 细胞增加(8/10)。由于缺少能够被 T 细胞识别的明确的卵巢癌特异性抗原,DC 疫苗在卵巢癌的临床研究进展相对较慢,进行的例数也不多。Schlienger 等研究发现,DC 细胞在灭活的卵巢癌细胞、成熟的 CD40 配体以及肿瘤坏死因子相关激活的细胞因子刺激下能够诱导产生抗原特异性 T 细胞。Brossart 等人研究证明,即使大剂量化疗后的卵巢癌患者,皮下注射经 GM-CSF、IL-4、TNF-α 以及 HER-2/neu 多肽或者 MUC1 多肽制备的自体外周血来源的 DC 疫苗,也能够获得很好的免疫效应。山东大学齐鲁医院构建 MUC-1/Y 基因修饰树突状细胞诱导特异性 CTL,显示了显著的抗卵巢癌效应研究。近两年,DC 疫苗多用于卵巢癌初次或二次缓解后的巩固治疗。Chirstina 等研发了 Her/neu、hTERT 和 PADRE 三种多肽负载 DC 疫苗,用于晚期卵巢癌缓解后的巩固治疗,一组给予 DC 疫苗治疗,另一组先给予环磷酰胺单药治疗后给予 DC 疫苗治疗。11 例患者除去 2 例中间复发者,9 例均完成了 DC 疫苗的 4 个剂量治疗。结果 3 例接受疫苗治疗的患者分别在 6 个月、17 个月和 26 个月复发,剩余 6 例患者均在 36 个月内无疾病发展,且 3 年整体生存率达 90%。环磷酰胺的加用对患者疗效无明显增强效果。目前该 DC 疫苗尚无 3/4 级毒副作用,但对患者有免疫抑制作用。而另一项 MUC-1/DC 疫苗的临床试验也正在进行中,该试验拟征集60例经一线或二线治疗后完全缓解的晚期卵巢癌患者。6例用于疫苗应用一致性评价,54例以1:1比例随机给予疫苗治疗或观察治疗,探讨该DC疫苗对卵巢癌巩固治疗的效果。

前列腺癌疫苗Provenge(sipuleucel-T)是应用PAP和GM-CSF融合基因表达载体导入自体DC所形成的个体化疫苗,在临床试验中受试者生存期比安慰剂对照组延长4.5个月,2010年4月已被FDA批准上市,用于治疗无症状或仅有极少症状的去势转移性前列腺癌,这将极大鼓舞妇科肿瘤DC疫苗的研究开发。

3. 抗独特型抗体疫苗　根据Jerne免疫网络学说,每一个抗体分子都具有抗原结合部位,识别与其互补的抗原决定簇,同时抗体又具有免疫原性,足够数量的抗体(Ab1)可以作为抗原在体内诱发抗抗体(Ab2)的产生,Ab2所针对的抗原表位只能是Ab1分子上的独特型,因此Ab2就是抗独特型抗体(anti-Id,Ab2)。Ab2又可诱导产生抗抗独特型抗体Ab3,从而构成对原始抗原反应的复杂网络。Ab2β的结构与抗原表位很相似,故可作为肿瘤抗原的"内影像",具有模拟抗原和免疫调节的双重作用,同时能克服机体对肿瘤的免疫抑制,打破免疫耐受,促使机体产生特异性抗肿瘤免疫反应。抗独特型抗体易于标准化大批量制备,尤其适用于某些分子结构尚不明确、无法进行化学合成或DNA重组的肿瘤相关抗原的疫苗制备。临床试验表明抗独特型抗体疫苗治疗后,测定抗独特型抗体Ab3的生成情况,有助于判别宿主预后及生存质量。

国外多种肿瘤的抗独特型抗体已进入或完成Ⅰ、Ⅱ和Ⅲ期临床试验,研究表明有一定的治疗前景。将抗独特型抗体Bec2应用于515例小细胞肺癌患者的Ⅲ期临床试验结果表明,对抗独特型抗体产生反应的患者生存期明显延长;抗独特型抗体MK2-23治疗恶性黑色素瘤的Ⅰ/Ⅱ期临床研究显示其能够诱导特异免疫应答;抗独特型抗体3H1与化疗联合治疗结肠癌的Ⅲ期临床研究也得到相似结果。在卵巢癌方面,1993年德国bonn大学Wagner根据碘标记OC125(Fab')放免显像后复发性卵巢癌患者诱导产生抗独特型抗体,与同期对照组相比生存期明显延长的发现,制备模拟人类卵巢癌相关抗原CA125的抗独特型抗体,命名为ACA125,它可以模拟CA125的结构而引发机体针对CA125的免疫反应。该抗体用法是2mg肌注或皮下注射,1次/每2周,共4次,以后每4周加强1次。Wagner应用抗CA125抗独特型抗体ACA125,对42例经铂类治疗后复发性卵巢癌患者进行了Ⅰ/Ⅱ期临床试验,在经过56个月的观察期后,其中27例(64.2%)患者人抗鼠抗体表达增高,28例(66.7%)患者产生特异性的Ab3,总平均生存期为14.9个月,免疫反应阳性者生存期明显长于阴性者(19.9个月vs.5.3个月),两者差异显著。除了注射部位的疼痛,无发生严重过敏反应者。Reinartz等采用ACA125治疗119例复发性卵巢癌患者的Ⅱb期临床研究中,81例(68.1%)患者检测到Ab3的表达,平均生存期为23.4个月,而对照组仅为4.9个月(P<0.01),产生免疫应答的患者生存期明显延长。研究表明应用抗独特型抗体ACA125治疗复发性卵巢癌能诱导特异性免疫反应,延长患者生存期。

为了开发ACA125在卵巢癌巩固治疗的价值,目前,一项计划纳入900例标准治疗后完全缓解患者的MIMOSAⅢ临床随机对照研究正在全球120多家医疗中心进行中。

北京大学人民医院于20世纪90年代初期通过杂交瘤技术制备出鼠源的模拟OC166-9的抗独特型抗体6B11,并对其进行了系列改造。应用基因工程技术克隆6B11单链可变区基因(ScFv),制备了单链抗体6B11ScFv,并在体内外实验中验证了该抗体的疫苗作用。用6B11ScFv与人粒细胞集落刺激因子(hGM-CSF)构建了融合蛋白(6B11GM)及6B11ScFv与鼠粒细胞-巨噬细胞集落刺激因子融合蛋白(6B11mGM)。近年对6B11进行了人源化改造,与人IgG1铰链区和CH3恒定区融合,构建了6B11抗独特型微抗体(6B11Mini),此疫苗不需佐剂即可诱导机体产生特异性免疫反应,并使荷瘤严重联合免疫缺陷小鼠腹水产生延缓,生存期延长。目前6B11抗独特型微抗体的产业化和临床前研究工作正在进行中,有望作为疫苗用于卵巢癌的临床治疗试验研究。最近他们又以6B11作为免疫原采用杂交瘤技术制备抗抗独特型单克隆抗体3D12,以进一步研究卵巢癌疫苗的主动免疫机制及Ab3在肿瘤免疫治疗中的意义。

4. 人乳头瘤病毒相关疫苗　20世纪70年代后期(1977年),德国学者Hausen在宫颈癌标本中发现了人乳头瘤病毒(HPV),并首次提出宫颈癌和HPV之间可能存在某种联系。目前,HPV已被确定为宫颈癌的主要病因。为此Hausen获得了2008年的诺贝尔生理学或医学奖。

HPV为环状双链DNA病毒。病毒颗粒呈二十面体对称,含72个壳微粒(每个微粒由1个衣壳蛋白L1五聚体和1个衣壳蛋白L2组成),无类脂质包膜,直径45~55nm。其基因组由约8000bp的闭合环状DNA组成,相对分子量为5×10^6,可分为早期区、晚期区和非编码调控区或称长控制区3个功能区。E区含有6开放读码框,可编码E6,E7,E1,E2,E4和E5共6种早期蛋白,分别参与病毒DNA的复制、转录调控和诱导宿主细胞发生转化等。L区含有2个开放读码框,编码主要衣壳蛋白L1和次要衣壳蛋白L2两种结构蛋白。

目前,已在临床病变标本中克隆出了130余种HPV基因型,其中约30~40种可感染人肛门生殖道黏膜。根据感染细胞的不同,HPV可分为表皮型与黏膜型两大类,分别感染鳞状上皮和黏膜细胞。临床上,根据HPV致瘤能力的高低,又将其分为低危型和高危型两类。低危型与肛门生殖道疣有关,高危型则与肛门生殖道癌有关。高危型HPV包括16、18、31、33、35、39、45、51、52、56、58、59、68、73和82共15种基因型。另外,26、53和66三种基因型被认为是可能高危型。几乎100%的宫颈癌、90%的肛门癌、50%的外阴、阴道和阴茎癌以及12%的口咽癌与高危型HPV感染有关。在全世界范围内,16型和18型是最常见的与宫颈癌有关的基因型,大约50%的癌前病变和70%的宫颈癌由这两型引起,95%的宫颈癌由16、18型和45、31、33、52、58和35型引起。低危型HPV包括6、11、40、42、43、44、54、61、70、72、81和CP6108等基因型。90%以上的肛门生殖道疣和复发性呼吸道乳头状瘤由6和11型引起。

(1)预防性疫苗:由于HPV感染已被证实为宫颈癌发

生的主要因素,因此,采用疫苗预防 HPV 感染,是最根本的预防宫颈癌的方法。由于 HPV 的 L1 蛋白能够形成 VLP,且具有很强的免疫原性,不仅可以可诱导出高滴度的中和抗体,还能引发细胞介导的免疫反应,因此利用 L1 的 VLP 进行预防性疫苗的研发成为主流。预防性疫苗主要通过诱导有效的体液免疫应答,使特异性抗体与病毒抗原结合,阻止病毒进入宿主细胞,从而达到预防感染的目的。研究表明,L1 中和抗体可以抵抗病毒衣壳表面的抗原表位,并呈 HPV 型别特异性,L2 中和抗体可以对不同型别的 HPV 产生交叉反应。因此,L1 和 L2 是预防性 HPV 疫苗理想的靶抗原。

2006 年美国食品与药品管理局(FDA)正式批准美国四价预防性 VLP 疫苗 Gardasil 上市。2007 年 9 月欧盟委员会批准了二价 VLP 预防性疫苗 Cervarix 在欧盟上市。2009 年 10 月 Cervarix 获美国 FDA 批准在美国上市。这两种疫苗均为基因重组疫苗。几项涉及约 50 000 人的国际随机对照临床试验对这两种疫苗接种的效果进行了评价。两者的血清转化率均在 97.5% 以上,四价和二价疫苗的有效免疫时间分别可持续 5 年和 42 个月。同时,两种疫苗预防由 16 和 18 型 HPV 感染引起的 CIN2、CIN3 和原位腺癌的有效率达 90%。2007 年《新英格兰杂志》公布了一项代号为 FUTURE Ⅰ 的有关 Gardasil 的随机、双盲、安慰剂对照Ⅲ期临床试验,对 2723 例(对照 2732 例)16 ~ 24 岁接种 Gardasil 的女性随访 3 年发现,该疫苗对预防由相应病毒引起的肛门外生殖器和宫颈病损的有效率均为 100%(95% CI,94 ~ 100),而对预防由任一基因型 HPV 引起的肛门外生殖器和宫颈病损的有效率分别是 34%(95% CI,15 ~ 49)和 20%(95% CI,8 ~ 31)。另一项代号为 FUTURE Ⅱ 的 Gardasil 的Ⅲ期临床试验结果显示,对 6087 例(对照 6080 例)15 ~ 26 岁女性随访 3 年发现,疫苗预防由 16 和 18 型 HPV 引起的 CIN2/3、宫颈原位腺癌或浸润癌的有效率为 98%(95% CI,86-100),对由任一基因型 HPV 引起的高度病变的有效率为 17%(95% CI,1-31)。有关 Cervarix 的一项Ⅲ期临床试验显示,9258 例(对照 9267 例)15 ~ 25 岁女性接种疫苗后 7 个月时,HPV16 和 18 的血清阳性率均为 99.5%,抗体滴度比自然感染的要高出 200 ~ 300 倍。该疫苗预防与 16 和 18 型 HPV 相关的 CIN2$^+$ 的有效率为 90.4%(97.9% CI,53.4% ~ 99.3%),预防与 16 和 18 型 HPV 相关的 CIN 的有效率分别为 93.3%(97.9% CI,47% ~ 99%)和 83.3%(97.9% CI,78.8% ~ 99.9%)。同样,疫苗对已感染者无任何的治疗作用。而另一项有关 Cervarix 的随机双盲大型临床试验,共纳入研究 18 644 例患者,随机给予 HPV 疫苗和肝炎疫苗,连续随访 4 年。初步结果:①该疫苗预防 HPV 感染能力极强,抗 HPV16/18 感染有效性 98.1%(96.1% CI,88.4 ~ 100),单独抗 HPV16 或 18 感染有效性分别为 100% 和 92.3%;②预防持续性 HPV 感染能力也强,抗 HPV16/18 持续性感染的有效性分别为 94.3%(6 个月)和 91.4%(12 个月);③预防 HPV16/18 感染引起的 CIN2$^+$ 有效性为 92.9%(96.1% CI,79.9 ~ 98.3)以及各种类型 HPV 引起 CIN2$^+$ 的有效性为 98.1(88.4 ~ 100),且对本身存在 HPV 感染的人群预防 CIN2$^+$ 的有效性也可以达 30.4%,该结果公布在 2009 年《柳叶刀》上。

2012 年该试验的其他分析结果也公布,探讨了 Cervarix 对 CIN3 包括宫颈原位癌的预防效果,对于无 HPV 感染的女性预防 HPV16/18 型以及所有类型 HPV 引发的 CIN3 有效性分别为 100% 和 93.2%,而对于普通女性人群包括已存在 HPV 感染预防有效性分别为 45.7%(HPV16/18 型)和 45.6%(所有类型 HPV),且在年龄 15 ~ 17 岁的有效性最高,推荐在此年龄阶段预防接种疫苗。此外,该试验也探讨了 Cervarix 预防其他类型 HPV 感染以及所引发的 CIN2+ 的有效性,主要是对 HPV33/31/45/51 感染有预防效果。预防其他类型 HPV 感染引发的 CIN2+ 有效性为 56.2%(无任何 HPV 感染组)和 34.2%(普通人群,无论有无 HPV 感染),对于 CIN3+ 的预防有效性相对应为 91.4% 和 47.5%。这项持续 4 年的随机临床试验分别探讨了 Cervarix 对无 HPV 感染、已有 HPV 感染人群发生 CIN2、CIN3 的预防有效性以及对其他非 HPV16/18 型感染的预防性等,提示了应用 HPV 疫苗的必要性。

截至 2009 年 6 月,美国已接种 Gardasi 2500 万剂,不良反应发生率 0.054%,死亡 32 例,其死因多与疫苗本身无关。目前全球接种已逾 4000 万。美国妇产科学院(ACOG)、疾控中心(CDC)和美国癌症协会(ACS)的指南一致同意 11 ~ 12 岁的女性应常规注射 HPV 预防性疫苗。不推荐用于 26 岁以上女性。但强调已接种者仍应参加常规宫颈癌筛查。

目前,尽管预防性疫苗在预防 HPV 的感染方面已取得了可喜的成绩,但仍有以下问题尚需解决:①疫苗的免疫原性持续时间和临床效果尚未确定,还需更长时间的随访和研究;②男性接种疫苗的效果还不清楚,男性接种是否会减少向性伴侣的 HPV 传播;③疫苗接种对宫颈癌和其他 HPV 相关癌的发病率的真正影响也不完全清楚;④对年龄在 26 岁以上的妇女接种的意义还不完全明了;⑤对免疫缺陷患者进行接种的安全性和有效性还知之甚少;⑥若在疫苗提供的保护消失后感染 HPV,其病程与未接种疫苗的自然感染者是否相同;⑦疫苗接种对疫苗不能提供保护的约 30% 的肿瘤患者的影响如何;⑧不知道宫颈癌的筛查指南是否因为疫苗的接种而需要进一步修订;⑨疫苗接种是否会导致高危险性行为的发生和因接种疫苗而忽视接种以后的常规筛查也不得而知;⑩疫苗是否会提供对和 HPV 感染相关的口咽部癌和肛门癌的保护。

(2)治疗性疫苗:预防性疫苗在预防与 HPV 感染有关的病变中起到了良好的效果,但其对已经存在的感染或病变尤其是晚期病变却无任何治疗作用。为此,研制有效的治疗性疫苗来救治宫颈癌患者的生命成为宫颈癌治疗中的迫切需求。治疗性疫苗的目标是通过刺激细胞免疫应答,消除表达 HPV 抗原的被感染细胞。由于 E6、E7 是 HPV 阳性的肿瘤细胞表达的原癌蛋白,是完全外来的病毒蛋白,具有比突变细胞蛋白更多的抗原决定簇,所以最适合作为治疗性 HPV 疫苗的抗原物质。治疗性疫苗既通过细胞免疫,又通过体液免疫起治疗作用。目前,尚无成熟的治疗性疫苗研制成功和上市。以下是常见的治疗性疫苗的类型。

1)多肽疫苗:现代免疫学研究已证明 T 细胞识别的抗原不是完整的蛋白质分子,而是抗原递呈细胞递呈的多肽,这为多肽疫苗的开发提供了理论基础。因此,可根据T细胞识别的表位进行多肽疫苗设计。多肽疫苗是按照病原体抗原基因中已知或预测的某段抗原表位的氨基酸序列,通过化学合成技术制备的疫苗,或是由肿瘤细胞中提取的天然多肽而制备的疫苗。具有安全性好、稳定和易制备的优点,但免疫原性差且受 HLA 限制是其弱点。实际应用中常需结合佐剂,以增强免疫原性。人们已经发现了 HPV16型 E6、E7 抗原中的几个能与人 HLA-AⅡ相配的 CTL 表位。用 HPV 型 E7 多肽疫苗免疫 HPV 相关肿瘤患者这一方法,也已进入Ⅰ/Ⅱ期临床试验。在一项针对宫颈和外阴重度不典型增生的Ⅰ期临床实验中,18 名受试者中有 3 名不典型增生消失,在可评价的 16 人中有 10 人检测到针对抗原的 CTL 反应,宫颈刮片有 12 人没有检测到 HPV DNA。

2) 重组蛋白疫苗:蛋白质疫苗含有能被机体免疫系统识别的构象,具有良好的免疫表位可以克服多肽疫苗受 HLA 限制的弱点,在使用时不需考虑患者的 HLA 型别。但仍具有细胞免疫反应较弱的缺点。体内实验显示,由病毒原癌蛋白 E6、E7 加入到 VLP 形成的嵌合型 VLP 疫苗可增强 CTL 反应,阻止肿瘤生长,由 E7 与热休克蛋白形成的融合蛋白疫苗对肿瘤也具有治疗作用。Ⅱ期临床试验表明,融合蛋白疫苗 HspE7 可使高级别的肛门上皮内瘤变逆转为低级别,可使 CIN 病损消退。

3) DNA 疫苗:是指含有编码抗原基因的真核表达质粒 DNA,接种机体可持续表达相应抗原,通过不同途径刺激机体产生针对该抗原的体液和细胞免疫应答,具有易构建、改造、生产和储运的特点,可制备成多价疫苗,应用时不需要佐剂。但其本身免疫原性弱,体内应用时,一般不会产生抗 DNA 抗体,这样疫苗便可较长期在体内表达目的基因,而且可以反复进行免疫。目前,用于研制治疗性 DNA 疫苗的基因多为变异的 E6 和 E7 基因。体外实验证实,DNA 疫苗可诱导小鼠产生 E7 特异性的 CTL 反应。Ⅱ期临床试验表明,利用能生物降解的微球包裹编码 HPV16、18 的 E6 和 E7 的质粒 DNA(ZYC101a)可使部分患者的 CIN 2/3 出现消退。

4) 树突状细胞疫苗:通过宫颈癌抗原冲击、宫颈癌细胞悬液冲击、病毒载体冲击、VLPs 冲击等致敏 DC,或者通过宫颈癌 HPV 蛋白多肽、HPV 的 DNA 致敏 DC 以及 HPV 的 RNA 转染等途径致敏 DC,可使机体产生高效特异的抗肿瘤免疫效用。但在实际当中,诸如免疫应答的维持时间长短,DC 疫苗注射途径、剂量、次数、间隔时间、不良反应及副作用等问题尚未完全解决。因此,其应用还受到很多因素的限制。

5) 重组病毒载体疫苗:重组病毒疫苗是将编码病毒蛋白的基因重组到病毒载体 DNA 中,接种后感染靶细胞并诱发机体产生体液免疫和细胞免疫。重组疫苗的病毒载体主要包括痘病毒、腺病毒、疱疹性口炎病毒和单纯疱疹病毒载体等。Ⅰ、Ⅱ期临床试验表明,一些高级别的上皮内瘤变、早期浸润癌和晚期宫颈癌在接种编码 HPV16、18 E6、E7 重组牛痘疫苗后出现 T 细胞免疫应答。一种重组牛痘病毒疫苗 TA-HPV,融合有 HPV16、18 型 E6 和 E7 基因,在欧洲已开展了临床Ⅱ期实验,临床实验结果表明 TA-HPV 是安全有效的,在患有宫颈癌的 29 名受试者中,接种一次就有 4 名患者产生了特异性的细胞毒性 T 淋巴细胞反应,8 名患者有特异性的血清反应。我国用非复制型痘病毒天坛株载体,成功研制了 HPV16 非复制型痘病毒疫苗。该疫苗在动物实验中被证实具有特异性 CTL 反应和抗肿瘤移植反应。我国有研究者将 HPV16 治疗性重组痘苗病毒疫苗与蛋白疫苗联合使用,获得了理想的免疫效果。

三、免疫治疗的未来方向

虽然目前已经建立了多种肿瘤免疫治疗方法,在体内外实验中显示良好抗瘤效应,但其临床疗效不够满意,影响因素很多,其中最重要的原因是人类对肿瘤的认识还很浮浅,对基因变异、细胞恶变和肿瘤发生发展的关系还不清楚,对肿瘤的认识上还有很多误区,以至导致治疗上的偏差。近年来人们对肿瘤概念上有了新的认识,将引起肿瘤免疫治疗模式的转变。

1. 肿瘤的发生发展是一涉及多个阶段、多条通路和多个基因的病理过程 肿瘤是一个多阶段逐步演化的过程,经过激发、促进、进展和转移多个阶段。在这一过程中,积累了系列基因的突变,包括癌基因、抑癌基因、错配修复基因和周期调控基因等,其基因变异呈现时空分布的差异,既复杂又多变。同时肿瘤也是一种信号传导性疾病,涉及增殖失控、凋亡受阻、侵袭和转移等多条通路的异常。以往针对单一目的基因的治疗失败也说明了这一问题,多靶点药物的研发将发挥更好的治疗效果。

2. 肿瘤是一种全身性疾病 传统认为肿瘤是局部组织的异常增生性病变,事实上,神经、内分泌、免疫的功能失调与肿瘤的发生发展密切相关。山东大学齐鲁医院研究发现在许多肿瘤患者,不仅肿瘤组织细胞本身主要组织相容性抗原(MHC)表达下调,患者外周血淋巴细胞也存在 MHC 低表达,并与临床分期相关。在治疗肿瘤局部病变的同时,应考虑全身系统功能异常的调节。

3. 肿瘤是一种组织体 肿瘤不仅是肿瘤细胞,而是一种类似"器官"的组织体,包括肿瘤细胞、成纤维细胞、免疫细胞、血管组织(血管内皮细胞和周围细胞)和基质等。肿瘤间质成分毗邻于肿瘤细胞,受到肿瘤细胞旁分泌信号的调节,转化为肿瘤相关间质细胞,已改变了其细胞的表型、功能和肿瘤局部的微环境,它促进肿瘤的增殖、浸润、转移和血管形成。山东大学齐鲁医院研究发现 CLIC4 参与并介导卵巢肿瘤相关纤维细胞的转化,抑制 CLIC4 产生或功能可以缓解与卵巢肿瘤相关纤维细胞转化相关的促血管因子的产生。肿瘤生物治疗不应仅考虑肿瘤细胞本身,针对肿瘤间质和血管的治疗策略同样重要。

4. 肿瘤内存在肿瘤干细胞 肿瘤细胞不是一群均质细胞,而其中存在肿瘤干细胞(cancer stem cell, CSC)。Zhang 等也从人卵巢肿瘤组织中分离出 CD44+CD117+ 卵巢 CSC。CSC 是肿瘤生长增殖、耐药、复发转移的根源。目前针对肿瘤细胞群体设计的药物可能仅能杀死某些细胞,而留下关键的具有耐药性的 CSC。寻找 CSC 表面特异性标志物,设计靶向 CSC 的靶向治疗是最理想的根治肿瘤的方法。

5. 肿瘤播散不等于肿瘤转移　肿瘤播散在一些肿瘤病程早期即已发生,但在一定条件下才形成转移病灶。因此在手术前或放疗前或治疗早期应用全身生物治疗杀死播散细胞可能对控制转移会收到更好效果。

6. 肿瘤免疫抑制既有免疫应答问题更有免疫逃逸问题　肿瘤发生发展过程中存在"免疫编辑"现象,即肿瘤从免疫监视到免疫逃逸存在清除、平衡、逃逸三个阶段,在这一过程中肿瘤细胞不断发生调变以诱导免疫耐受,免疫系统最终被"编辑",如何让失职的免疫系统重新修复,克服肿瘤细胞的免疫逃逸,是根治肿瘤的核心科学问题。以往我们多注意激发免疫应答,没有积极地考虑免疫逃逸因素,导致不能有效地触及和杀灭终极目标。肿瘤细胞诱导调节性 T 细胞(Treg 细胞)和髓样抑制性细胞的形成,二者均促进肿瘤的转移。通过设计方案清除和抑制这些参与免疫逃逸的细胞和分子可以发挥更好的抗肿瘤作用。

7. 肿瘤与炎症存在密切关系　近年来炎症致瘤受到广泛关注,研究表明炎症可以促进肿瘤的发生发展,炎症致瘤的机制之一是通过产生炎症介质来导致 DNA 损伤,从而活化致癌基因、失活抑癌基因导致细胞无限增殖,最终发生肿瘤。炎细胞通过分泌不同的促炎介质如细胞因子、趋化因子、生长因子和前列腺素等,通过自分泌或旁分泌方式来活化炎症通路,介导肿瘤细胞与基质的相互作用,趋化更多的炎症和免疫细胞出现在肿瘤微环境中,并最终促进肿瘤血管生成和肿瘤生长。在妇科肿瘤中发现会阴部应用滑石粉导致的盆腔炎性疾病与卵巢癌的发生显著相关,子宫内膜异位症与内膜样及透明细胞性卵巢癌发生密切相关,而阿司匹林和非甾体类抗炎药的使用,则可以减少低恶性潜能的黏液性卵巢癌的发生。研究发现有些卵巢癌妇女循环 C 反应蛋白升高,而 C 反应蛋白是慢性炎症发生的标志物。Shan 认为与卵巢上皮性癌发生密切相关的卵巢持续性排卵实际上是一种促炎行为。由于炎症是输卵管致瘤的重要因素,新近认为的一部分卵巢浆液性癌起源于输卵管伞端的学说,也为炎症导致卵巢肿瘤发生提供了间接证据。Hausen 首次在宫颈癌组织中发现并克隆出 HPV 病毒,从而确定了 HPV 持续感染是导致宫颈癌发生的主要病因理论。现已证明抑制炎性分子 COX-2 和 iNOS 可以在多种实验性肿瘤模型中发挥肿瘤预防作用。未来靶向特异炎症通路分子的靶向治疗有望为肿瘤防治带来新的契机。

8. 化疗药物对免疫系统的影响也在重新认识　已有基础研究和临床试验发现化疗药物在一定浓度剂量时可促进细胞因子释放、上调 MHC 分子、降低免疫抑制因子水平,从而增强免疫效应,并提高肿瘤对化疗药物敏感性。在卵巢癌一线化疗时同步联合应用 oregovomab 单抗治疗,比序贯应用及巩固治疗时单独应用具有更强免疫效应,从而支持同步免疫化疗观点。免疫化疗有望成为肿瘤的新型治疗模式。

9. 肿瘤必须实现个体化治疗　肿瘤是高度异质性疾病,即使同一肿瘤,相同的组织类型和分化程度,不同个体其分子标志各不相同,其对各种生物治疗的反应性也就不同,生物治疗必须与分子分型相结合,实现个体化治疗,才能显示疗效。

10. 肿瘤基因治疗的希望在于解决关键技术问题　肿瘤基因治疗临床试验效果不良的原因主要是存在目的基因、载体转导效率、靶向性、基因表达量、生物安全性、中和抗体等问题,解决这些关键技术难题才能在临床试验中显效。

11. 肿瘤生物治疗的评价方法亟待改进　生物治疗不同于细胞毒性药物治疗,不适合仅用肿瘤缩小大小来评价疗效,功能影像学评价、免疫反应、疾病稳定时间、生存时间、生活质量等均应为评价指标,改进生物治疗评价标准,可加速肿瘤生物治疗的发展。

12. 肿瘤生物治疗规范化势在必行　我国是世界人口大国,肿瘤患者众多,长期以来生物治疗实施人数可为世界之最。但缺乏严格的质量控制和规范化治疗方案,既存在严重生物治疗安全隐患,也不利于资料的科学总结。按照原卫生部将要开展的第三类医疗技术审批程序,实施严格的肿瘤生物治疗资质准入,开展多中心大样本随机对照研究,将推动我国肿瘤生物治疗的健康发展。

(李杰　孔北华)

第八节　免疫治疗与传统治疗的关系

医学模式是指在不同历史阶段和科学发展水平的条件下,人类与疾病作斗争时观察和处理医学领域中各种问题的思想和方法。自从 20 世纪 80 年代开始,随着医学模式由生物医学模式向生物-心理-社会模式转移,临床肿瘤学的治疗理念也发生了深刻的变化。从治疗效应来看,外科手术和放射肿瘤都属于局部治疗方法,它们的任务主要是消除或杀灭局部肿瘤,但当肿瘤已发展扩散时,它们显得无能为力。化疗属于全身性治疗,它除了能控制局部肿瘤发展外,更多着重于抑制肿瘤发展和扩散,对许多肿瘤有效,然而常由于原发或继发性耐药以及治疗相关的毒性限制了其疗效和应用。肿瘤生物免疫治疗是 20 世纪 80 年代以来随着免疫生物学、肿瘤免疫学和细胞分子生物学的发展而形成的第 4 治疗手段。放疗和化疗能够诱导免疫原性的细胞死亡,消除免疫抑制细胞、活化免疫效应细胞、提高肿瘤免疫原性以及增加肿瘤细胞对免疫效应细胞的敏感性,强化抗肿瘤的免疫应答,而且免疫应答还参与了放疗和化疗的抗肿瘤作用。目前越来越多的证据表明生物治疗与传统治疗间具有相互增效的潜能。

一、放疗与生物免疫治疗联合的可能

传统上认为放疗通过射线直接杀伤肿瘤细胞,但目前越来越多的证据表明放疗也有一定的免疫调节作用。

(一)放疗促进抗肿瘤免疫应答的机制

放疗作为一种"应激",不仅引起肿瘤细胞过表达 HSP 等多种蛋白,而且能够提高肿瘤的免疫源性。Garnett 等研究发现,10Gy 或 20Gy 射线照射 23 株肿瘤细胞系后,21 株细胞系的 MHC I 类分子、ICAM-1 和肿瘤抗原(CEA、MUC-1 等)表达上调,MHC I 类分子的表达量与放疗剂量正相关。

研究还证实[153]Sm能够促进肿瘤细胞表达MHC I类分子、ICAM-1、肿瘤抗原和Fas。因此，放疗能够诱导免疫原性的细胞死亡，促进APC的抗原识别、加工和呈递；放疗常常引起肿瘤基质的破坏，促进表达肿瘤部位ICAM-1等黏附分子，有利于T细胞到达肿瘤部位；过表达Fas的肿瘤细胞更容易被T细胞杀伤；全身照射能够去除T调节细胞，减少细胞因子的消耗（removal of cytokine sinks），通过细菌移位促进天然免疫系统活化，强化机体的抗肿瘤免疫应答。

（二）放疗联合生物治疗的临床研究

放疗联合生物治疗在妇科肿瘤的临床研究中尚未见明确的文献报道，但在一项随机对照的II期临床研究中，30例前列腺癌患者随机分为：放疗联合免疫治疗组和单纯放疗组。免疫治疗采用表达PSA的重组痘病毒以免联合GM-CSF（100μg，d1~4）和IL-2（$4×10^6$ U/M^2，d8~12）治疗，4周1次，首次给予rF-PSA（表达PSA的重组痘病毒疫苗）联合rF-B7.1疫苗接种，疫苗治疗共8次。联合组19例患者中17例完成治疗计划，其中13例患者中的PSA特异性T细胞至少增加3倍，而8例单纯放疗患者中没有1例增加3倍（$P<0.0005$）。并且联合组中也诱导产生PAP、PSMA、PMCA及MUC-1等抗原特异性淋巴细胞。治疗相关的III度毒性主要与IL-2相关。最近，Lechleider等将上述免疫治疗方案中的IL-2剂量调整为0.6×10^6 U/M^2 d8~21，18例患者中17例完成治疗。8例HLA-$A2^+$患者中5例PSA特异性淋巴细胞增加超过3倍，而III度毒性明显减少。上述研究表明放疗有提高疫苗疗效的潜能。所以，妇科肿瘤例如晚期宫颈癌的放疗治疗时，可考虑联合生物治疗。当然关于妇科肿瘤中放疗联合生物治疗的临床研究需要进一步加强开展，以求为今后临床工作的开展提高重要依据。

二、化疗与生物免疫治疗联合的可能

传统上认为化疗存在骨髓毒性，易造成"免疫抑制"，不利于免疫治疗。近来发现许多化疗药物除具有直接的细胞毒作用外，也可作为抗肿瘤免疫反应的佐剂，有学者称之为"免疫原性的抗肿瘤化疗"。免疫治疗也有增加化疗敏感性的潜能。化疗具有强大的细胞毒作用，生物治疗存在特异的抗肿瘤活性，目前单纯化疗或生物治疗尚不能完全有效地消除肿瘤，但化疗联合生物治疗具有潜在的协同作用。

（一）化疗联合生物治疗的基础

化疗对肿瘤免疫应答的影响相当复杂，主要与肿瘤细胞毒性和对宿主环境的作用有关，不仅取决于药物的种类和剂量、肿瘤的类型，还受机体免疫状态的影响。

低剂量环磷酰胺（CTX）能够选择性减少T调节细胞的数量，抑制T调节细胞的功能，恢复效应T细胞、NK细胞及APC的功能，而大剂量CTX对整个免疫细胞甚至造血系统有抑制作用。由于肿瘤对T调节细胞的不断诱导，短期低剂量CTX仅能暂时性减少T调节细胞，而T调节细胞长期缺失有导致自身免疫性疾病的风险。Hermans等在小鼠中研究发现：CTX能够强化肿瘤疫苗的效应，"节拍性"CTX的疗效优于大剂量CTX。研究显示一例难治性卵巢癌患者经低剂量CTX"节拍"治疗（50mg，口服，每日一次）后，TTP（Time To Progression）达65个月。

化疗和生物治疗的相关作用与联合的时机关系密切。Correale等研究发现：正常人外周血单个核细胞经抗原肽定期（2周1次）体外刺激时，加入5-Fu、吉西他滨和奥沙利铂的时间对抗原肽特异性T细胞的功能影响有显著意义。抗原肽刺激前1天加入5FU、吉西他滨和奥沙利铂，能够抑制特异性T细胞的功能。而抗原肽刺激前1天加入5FU、吉西他滨和奥沙利铂，能够增强CTL的活性，与T调节细胞减少有关。同样在接种肿瘤的小鼠上研究发现：疫苗（2周1次）治疗前1天予以5-Fu、吉西他滨和奥沙利铂化疗，疗效优于疫苗治疗后5天进行化疗，前者小鼠体内T调节细胞的数量显著下降，肿瘤内有大量的$CD8^+$T淋巴细胞浸润。另外，作为卵巢癌二线化疗常用药物——吉西他滨能够选择性减少骨髓来源抑制细胞（MDSC），恢复T细胞的抗肿瘤免疫反应，逆转MDSC对DC的抑制作用。并且，吉西他滨能够促进肿瘤特异性淋巴细胞定位于肿瘤，非特异性活化巨噬细胞，提高肿瘤的免疫应答。

（二）化疗联合生物治疗的临床研究

妇科常见恶性肿瘤卵巢癌的治疗原则以手术治疗为主，辅以化疗、放疗及其他综合治疗。近年来，生物治疗在卵巢癌治疗中取得了一些进展。

Ovarex（B43.13，AltaRex）由AltaRex/Unither Pharmaceuticals开发，是一种鼠源性的CA125单抗，其作用靶点是血流中的肿瘤特异性抗原而非细胞膜的肿瘤抗原。Ovarex与循环中CA125的结合形成抗原抗体复合物，宿主免疫系统将此复合物作为外源性物质识别，引起抗原抗体反应，因此其作用机制更像肿瘤疫苗。研究发现在初治的III/IV期卵巢癌患者中进行标准一线化疗联合Ovarex或安慰剂的随机、对照临床研究。在中期分析时发现使用Ovarex可降低20%的复发风险。Ehlen等在2002年ASCO上报道了一项III临床试验结果：345例完成手术和对首次化疗敏感的III或IV期EOC患者，在完成标准治疗后随机接受Ovarex或安慰剂辅助治疗，在治疗组针对Ovarex的抗独特型抗体（Ab2）或人抗鼠抗体（HAMA）的产生率为55%。尽管目前仍有些不一致的结果，但大多数的研究结果显示该药辅助治疗可以延长无复发生存时间。

三、外科治疗与生物免疫治疗联合的可能

外科手术是治疗肿瘤的重要方法之一，可以迅速降低肿瘤负荷，手术后有些患者可获根治。但肿瘤的发生是一个漫长的过程，外科手术并非可用于肿瘤发展过程中的任何阶段。在肿瘤的发生、发展过程中机体的免疫反应起了很大的作用，正常免疫机制的破坏可能是肿瘤发生的一个重要因素。肿瘤周围组织的淋巴细胞、浆细胞和巨噬细胞的浸润与预后有关，并其可能代表机体的免疫功能。而手术切除肿瘤，免疫功能常可获得不同程度的恢复。Fisher等认为手术治疗切除肿瘤的目的是提高机体的免疫功能。根治性手术仅能清除原发及区域淋巴结的病灶，并不能完全清除体内所有的癌细胞；辅助化疗可提高生存率，但少量

的癌最终还是靠机体的免疫功能所杀伤。切除肿瘤后改变了机体与肿瘤的比例，但只有在机体免疫功能恢复的情况下，才能将残留的癌细胞杀灭。一般认为残留的癌细胞数在 5×10^6 以下时可通过机体的免疫功能予以控制。

对区域淋巴结的手术治疗同样存在不同观点。手术切除临床已有明确转移的淋巴结是原发肿瘤治疗的一部分，而早期无明确转移的淋巴结是否要清除尚有争议。

目前肿瘤的外科治疗已从单纯解剖学模式逐步转为与生物学相结合的概念。手术不单要去除肿瘤，还要重视综合治疗，主要保护机体的免疫功能，以达到满意的治疗效果。

（郝权　陈颖）

第九节　免疫治疗新进展

恶性肿瘤生物治疗近年来得到快速发展，已经成为继手术、放疗、化疗之后的第四种治疗模式。但不论是主动免疫还是过继免疫治疗都主要用于早期肿瘤患者防止术后复发，而对出现转移或化疗抵抗的晚期肿瘤患者，却不适合开展生物治疗。这是由于进展期的恶性肿瘤会诱导机体产生明显的免疫耐受现象，不仅使体内的各种免疫活性细胞处于功能失活的状态，也可导致回输体内的自体活化免疫效应细胞，包括 CIK 细胞、DC 细胞等快速灭活，丧失治疗效力。如何提高这部分患者的治疗效果和生存质量是当前需要解决的问题。

一、异基因造血干细胞移植（Allo-HSCT）

异基因造血干细胞移植可能是目前最有前途的抗肿瘤免疫治疗方法之一。其抗肿瘤的主要机制是通过供者淋巴细胞介导的移植物抗肿瘤效应来清除肿瘤细胞，已被广泛应用于根治造血系统的恶性肿瘤，但在实体瘤中的研究较少。近年来，Allo-HSCT 在实体瘤的治疗价值越来越受到关注，越来越多的研究者将异基因造血干细胞移植用于实体瘤包括卵巢癌的免疫治疗。Bay 等在 2000 年首次报道了一例卵巢癌患者经 Allo-HSCT 治疗后获得长期缓解，后在 2002 年再次报道了 5 例复发耐药的上皮性卵巢癌患者进行非清髓性骨髓移植，4 例产生了慢性移植物抗宿主病（cGVHD）的患者达到了部分缓解。Bregni 等在 2003 年的欧洲骨髓移植协作组（European Cooperative Group for Bone Marrow Transplantation）会议上报道了 17 例卵巢癌患者进行 Allo-HSCT 的结果，8 例发生了 2 度及 2 度以上的 GVHD，7 例获得 GVHD 相关的部分缓解。Bornhauser 等报道了 2 例对化疗耐药的卵巢癌患者进行 Allo-HSCT 的结果，1 例获得了持续完全缓解。以上的结果显示 Allo-HSCT 是可行的，在治疗耐药型、复发型卵巢癌方面效果较好，但考虑到 Allo-HSCT 的治疗相关死亡率，仍需要进一步临床研究来验证这种方法是否可以使难治型卵巢癌患者获益。

二、HLA 半相合活化造血干细胞（haplo-HSCs）治疗卵巢癌

进展期的恶性肿瘤可以诱导机体产生明显的免疫耐受

现象，故采集的患者自体淋巴细胞往往已经存在严重的免疫抑制，直接影响自体过继性免疫治疗的效果。相反，来自异基因健康供者（不论 HLA 全相合或半相合）的淋巴细胞不仅可以识别受者肿瘤抗原及其 MHC Ⅰ/Ⅱ类分子，且事先未被诱导免疫耐受，因此异体免疫细胞具有较患者自体细胞更强的抗肿瘤活性。

近来，来自天津医科大学附属肿瘤医院的研究者报道：通过一种活化的半相合异基因混合性造血干细胞技术（haplo-HSCs）治疗 12 例中晚期转移性或化疗抵抗性卵巢癌患者，其中 7 例患者曾行肿瘤根治性切除术，术后均曾进行过一线或二线化疗，但最终出现复发或转移，临床分期均为Ⅳ期。12 例患者经 haplo-HSCs 治疗后，2 例部分缓解（PR），7 例病情稳定（SD），2 例疾病进展（PD），有效率（CR+PR）为 16.7%，临床获益（CR+PR+SD）为 83.3%。中位随访时间为 18 个月，中位无进展生存期（PFS）为 10.5 个月。HLA 半相合 haplo-HSCs 具有明显的抗肿瘤效应，可以直接杀伤肿瘤细胞，改善机体免疫状态。haplo-HSCs 与 Allo-HSCT 比较，治疗过程中早期出现腹泻、食欲不振、皮疹等类似移植物抗宿主反应的症状，但通过采用对症治疗，可迅速缓解，未出现严重的 GVHD 反应。

总之，HLA 半相合的活化 haplo-HSCs 治疗晚期肿瘤患者，不论在体内和体外均显现出较强的抗肿瘤活性，而且能诱导患者特异性和非特异性的自身抗肿瘤免疫反应，这表明 HLA 半相合的活化 haplo-HSCs 在治疗晚期肿瘤患者中具有良好的临床应用前景。值得进一步扩大病例数进行深入研究。

（郝权　陈颖）

参 考 文 献

1. Aghajanian C, Blank SV, Goff BA, et al. OCEANS: A Randomized, Double-Blind, Placebo-Controlled Phase Ⅲ Trial of Chemotherapy With or Without Bevacizumab in Patients With Platinum-Sensitive Recurrent Epithelial Ovarian, Primary Peritoneal, or Fallopian Tube Cancer, J Clin Oncol, 2012, 30(17): 2039-2045
2. Albertz DS, Marth C, Alvarez RD, et al. Randomized phase 3 trial of interferon gamma-1b plus standard carboplatin/paclitaxel versus carboplatin/paclitaxel alone for first-line treatment of advanced ovarian and primary peritoneal carcinomas: results from a prospectively designed analysis of progression-free survival. Gynecol Oncol, 2008, 109(2): 174-181
3. Audeh MW, Penson RT, Friedlander M, et al. Phase Ⅱ trial of the oral PARP inhibitor olaparib (AZD2281) in BRCA-deficient advanced ovarian cancer. J Clin Oncol, 2009, 27(15S): 5500
4. Berek J, Taylor P, McGuire W, et al. Oregovomab maintenance monoimmunotherapy does not improve outcomes in advanced ovarian cancer. J Clin Oncol, 2009, 27(3): 418-425
5. Berek JS, Taylor PT, Nicodemus, CF. CA125 velocity at relapse is a highly significant predictor of survival post relapse: results of a 5-year follow-up survey to a randomized placebo-controlled study of maintenance oregovomab immunotherapy in advanced ovarian cancer. J Immunother, 2008, 31(2): 207-214
6. Braly P, Nicodemus CF, Chu C, et al. The Immune adjuvant properties of front-line carboplatin-paclitaxel: a randomized phase 2 study

of alternative schedules of intravenous oregovomab chemoimmuno-therapy in advanced ovarian cancer. J Immunother,2009,32(1):54-65

7. Burger RA,Brady MF,Bookman MA,et al. Incorporation of bevaci-zumab in the primary treatment of ovarian cancer, N Engl J Med, 2011,365(26):2473-2483

8. Chu CS,Boyer J,Schulery DS,et al. Phase Ⅰ/Ⅱ randomized trial of dendritic cell vaccination with or without cyclophosphamide for con-solidation therapy of advanced ovarian cancer in first or second re-mission. Cancer Immunol Immunother,2012,61(5):629-641

9. Davies JK,YukD,Nadler LM,et al. Induction of alloanergy in human donor T cells without loss of pathogen or tumor immunity. Transplan-tation,2008,86:854-864

10. Farley J,Sill MW,Birrer M,et al. Phase Ⅱ study of cisplatin plus cetuximab in advanced,recurrent,and previously treated cancers of the cervix and evaluation of epidermal growth factor receptor immu-nohistochemical expression:a Gynecologic Oncology Group study, Gynecol Oncol,2011,121(2):303-308

11. Insinga RP,Liaw KL,Johnson LG,et al. A systematic review of the prevalence and attribution of human papillomavirus types among cervical,vaginal,and vulvar precancers and cancers in the United States. Cancer Epidemiol Biomarkers Prev,2008,17:1611-1622

12. Kurtz JE,Hardy-Bessard AC,Deslandres M,et al. Cetuximab,topo-tecan and cisplatin for the treatment of advanced cervical cancer:A phase Ⅱ GINECO trial. Gynecol Oncol,2009,113(1):16-20

13. Lechleider RJ,Arlen PM,Tsang KY,et al. Safety and immunologic response of a viral vaccine to prostate-specific antigen in combination with radiation therapy when metronomic-dose interleukin 2 is used as an adjuvant. Clin Cancer Res,2008,14:5284-5291

14. Lehtinen M,Paavonen Jorma,Wheeler CM,et al. Overall efficacy of HPV-16/18 AS04-adjuvanted vaccine against grade 3 or greater cervical intraepithelial neoplasia:4-year end-of-study analysis of the randomised,double-blind PATRICIA trial, Lancet Oncol,2012,13(1):89-99

15. Maguire AM,High KA,Auricchio A,et al. Age-dependent effects of RPE65 gene therapy for Leber's congenital amaurosis:a phase 1 dose-escalation trial. Lancet,2009,374:1597-1605

16. Ménard C,Martin F,Apetoh L,et al. Cancer chemotherapy:not only a direct cytotoxic effect,but also an adjuvant for antitumor immuni-ty. Cancer Immunol Immunother,2008,57:1579-1587

17. Mitsuyasu RT,Merigan TC,Carr A,et al. Phase 2 gene therapy trial of an anti-HIV ribozyme in autologous CD34+ cells. Nat Med,2009, 15(3):285-292

18. Motoyoshi Y,Kaminoda K,Saitoh O,et al. Different mechanisms for anti-tumor effects of low-and high-dose cyclophosphamide. Oncol Rep,2006,16:141-146

19. Oei AL,Sweep FC,Thomas CM,et al. The use of monoclonal anti-bodies for the treatment of epithelial ovarian cancer. Int J Oncol, 2008,32(6):1145-1157

20. Paavonen J,Naud P,Salmeron J,et al. Efficacy of human papilloma-virus(HPV)-16/18 AS04-adjuvanted vaccine against cervical infec-tion and precancer caused by oncogenic HPV types(PATRICIA):fi-nal analysis of a double-blind,randomised study in young women. Lancet,2009,374(9686):301-314

21. Rose PG,Drake R,Braly PS,et al. Preliminary results of a phase Ⅱ study of oxaliplatin,docetaxel,and bevacizumab as first-line therapy of advanced cancer of the ovary,peritoneum,and fallopian tube. J Clin Oncol,2009,27:5546

22. Samaritani R,Corrado G,Vizza E,et al. Cyclophosphamide "metro-nomic" chemotherapy for palliative treatment of a young patient with advanced epithelial ovarian cancer. BMC Cancer,2007,7:65

23. Santin AD,Bellone S,Palmieri M,et al. Human papillomavirus type 16 and 18 E7-pulsed dendritic cell vaccination of stage Ⅰ B or Ⅱ A cervical cancer patients:a phase Ⅰ escalating-dose trial. J Virol, 2008,82(4):1968-1979

24. Santin AD,Sill MW,McMeekin DS,et al. Phase Ⅱ trial of cetux-imab in the treatment of persistent or recurrent squamous or non-squamous cell carcinoma of the cervix:a Gynecologic Oncology Group study. Gynecol Oncol,2011,122(3):495-500

25. Schilder RJ,Pathak HB,Lokshin AE,et al. Phase Ⅱ trial of single agent cetuximab in patients with persistent or recurrent epithelial ovarian or primary peritoneal carcinoma with the potential for dose escalation to rash. Gynecol Oncol,2009,113(1):21-27

26. Schmeler KM,Vadhan-Raj S,Ramirez PT,et al. A phase Ⅱ study of GM-CSF and rIFN-gamma1b plus carboplatin for the treatment of recurrent,platinum-sensitive ovarian,fallopian tube and primary peritoneal cancer,Gynecol Oncol,2009,113(2) 210-215

27. Shan W,Liu J. Inflammation:a hidden path to breaking the spell of ovarian cancer. Cell Cycle,2009,8:3107-3111

28. Slade BA,Leidel L,Vellozzi C,et al. Postlicensure safety surveil-lance for quadrivalent human papillomavirus recombinant vaccine. JAMA,2009,302(7):750-757

29. Vergote I,Finkler N,Campo JD,et al. Phase 3 randomised study of canfosfamide(Telcyta (R), TLK286) versus pegylated liposomal doxorubicin or topotecan as third-line therapy in patients with plati-num-refractory or-resistant ovarian cancer. European Journal of Cancer,2009,45(13):2324-2332

30. Vergote I,Finkler NJ,Hall JB,et al. Randomized phase Ⅲ study of canfosfamide in combination with pegylated liposomal doxorubicin compared with pegylated liposomal doxorubicin alone in platinum-resistant ovarian cancer. Inter J Gynecol Cancer,2010,20(5):772-780

31. Vlad AM,Budiu RA,Lenzner DE,et al. A phase Ⅱ trial of intrap-eritonieal interleukin-2 inpatients with platinum-resistant or plati-num-refractory ovarian cancer. Cancer Immunol Immunother,2010, 59:293-301

32. Wheeler CM,Castellsagué X,Garland SM,et al. Cross-protective ef-ficacy of HPV-16/18 AS04-adjuvanted vaccine against cervical in-fection and precancer caused by non-vaccine oncogenic HPV types: 4-year end-of-study analysis of the randomised, double-blind PATRICIA trial. Lancet Oncol,2012,13(1):100-110

33. Wright SE,Rewers-Felkins KA,Quinlin IS,et al. Cytotoxic T-lym-phocyte immunotherapy for ovarian cancer:a pilot study, J Immu-nother,2012,35(2):196-204

34. Yao Q,Qu X,Yang Q,et al. CLIC4 mediates TGF-beta1-induced fi-broblast-to-myofibroblast transdifferentiation in ovarian cancer. Oncol Rep,2009,22(3):541-548

35. Zhang S,Balch C,Chan MW,et al. Identification and characteriza-tion of ovarian cancer-initiating cells from primary human tumors. Cancer Res,2008,68(11):4311-4320

36. 顾健人,曹雪涛.癌症治疗存在的问题以及生物治疗面临的机遇与挑战.中国肿瘤生物治疗杂志,2008,15(1):2-5

37. 韩颖,于津浦,任秀宝,等.HLA半相合外周血活化干细胞治疗晚期实体瘤的疗效.中国肿瘤生物治疗杂志,2010,17:7-11

38. 郝希山,任秀宝.实体肿瘤细胞免疫治疗.北京:人民卫生出版社,2010

39. 郝希山,魏于全.肿瘤学.北京:人民卫生出版社,2010

40. 汤钊猷.现代肿瘤学.第2版.上海:复旦大学出版社,2012

41. 王运良,于津浦,任秀宝,等.HLA半相合的活化造血干细胞的抗肿瘤及免疫调节作用.中国免疫学杂志,2009,25:626-629

42. 祝洪澜,李艺,昌晓红,等.卵巢上皮性癌6B11抗独特型微抗体疫苗免疫方案的探讨.中华妇产科杂志,2006,41(1):52-56

第六章

妇科肿瘤诊断技术

第一节 肿瘤标志物

肿瘤标志物是协助诊断肿瘤的敏感标志。近年来，由于免疫学和细胞分子生物学的发展，被发现的肿瘤标志物日益增多。对肿瘤的诊断有很大的帮助。肿瘤标志物在诊断方面有以下作用。①及早检测肿瘤的存在，有利于肿瘤的早期诊断；以及在治疗过程中对病情的监测。②由于肿瘤标志物的特点，可有助于肿瘤性质的鉴别诊断。③影响肿瘤预后的一些高危因素常常与肿瘤标志物有密切关系，故肿瘤标志物尚可对肿瘤的预后有诊断意义。④可用作监测肿瘤对化疗敏感性的实验研究。

一、卵巢肿瘤的标志物

（一）与卵巢上皮癌有关的肿瘤标志物

1. CA125 及其敏感性 Bast 以卵巢浆液性囊腺癌细胞株 OVCA433 作为抗原所产生的单克隆抗体 OC125，可识别卵巢上皮癌的抗原 CA125。以 OC125 检测各种组织，发现 CA125 存在于下列组织中：①间皮细胞组织，包括腹膜、胸膜及心包膜；②米勒管上皮，包括输卵管、子宫内膜及宫颈内膜；③自间皮细胞及米勒管衍生物所发生的肿瘤，包括卵巢上皮癌、输卵管癌、子宫内膜癌、宫颈癌及间皮细胞瘤等。所以 CA125 不但是卵巢上皮癌的相关抗原，也与其他米勒管衍生物的良性肿瘤、子宫内膜异位症及腹膜炎性反应等有关。因此，其特异性不是很强，但卵巢上皮癌血清内 CA125 值很高，而妇科良性疾患则很低。Bast 以单克隆抗体 OC125 检测 888 例健康献血妇女的血清，其中 1% 血清 CA125 值>35U/ml，0.2% 血清 CA125 值>65U/ml。因此以 35U/ml 及 65U/ml 定为正常血清 CA125 值的标准。以 OC125 检测卵巢上皮癌血清 CA125 值，其敏感性为 82%。北京协和医院以 OC125 放免药盒，对正常妇女，良性妇科疾患及卵巢上皮癌的检测结果，如以 35U/ml，作为正常值标准,其敏感性及特异性分别为 93.5% 及 75.2%。如以 65U/ml 作为正常标准,则其敏感性及特异性分别为 89.1% 及 94.4%。西德汉堡 24 个研究所对 287 例卵巢上皮癌患者进行检测,敏感性为 93%。所以经过大量临床应用的经验,均证实单抗 OC125 检测卵巢上皮癌的敏感性都很高。

但是,对于早期卵巢癌,即 I 期卵巢癌,或非浆液性的其他组织类型的卵巢上皮癌,其敏感性仍较差。I 期卵巢癌患者中,仅有 50%,其血清 CA125 水平升高。不少报道卵巢内膜样癌、黏液性癌及透明细胞癌患者,其 CA125 水平较低,或甚至无升高现象。因此,血清 CA125 的检测虽已广泛用于卵巢癌,并已取得很好的效果,但仍有其局限性,需要辅以其他的肿瘤标志物,以弥补其不足。

2. CA125 与其他几种肿瘤标志物的比较　CA15.3、CA19.9、CA72.4、组织多肽抗原(tissue polypeptide antigen, TPA)、癌胚抗原(carcinoembryonic antigen, CEA)及肿瘤相关的胰蛋白酶抑制物(tumor associated trypsin inhibitor, TATI),都是最先被发现为肠胃道癌、乳腺癌及肺癌等的相关抗原。以后发现在卵巢癌患者血清中亦可检出。CA19.9 是结肠癌细胞株产生的单抗所识别的抗原。CA72.4 则是乳腺癌细胞产生的单抗所识别的抗原。

(1)血清中多种标志物的测定:Gadducci 对 90 例卵巢上皮癌及 254 例卵巢良性肿瘤或良性疾患的血清进行了多种标志物的检测,其结果仍以 CA125 敏感性最高,为 82.2%;其次为 CA72.4,敏感性 70.7%。CA15.3、TATI 及 CA19.9 的敏感性分别为 57.1%、43.7% 及 35.6%。检测的敏感性因卵巢癌组织类型的不同而区别。CA19.9 及 CA72.4 对非黏液性的敏感性不如 CA125。但它们对卵巢黏液性癌较敏感,其升高率各为 83.3% 及 72.7%,比 CA125 的敏感性高。CA72.4 对检测浆液性癌或黏液性癌的敏感性区别不大。CA19.9 则主要是对检测黏液性癌及透明细胞癌有较高敏感性。

(2)癌组织中多种标志物的检测:Neuntenfel 以组织免疫化学检测法检测了 56 例各种不同组织类型的卵巢上皮癌的 CA125、CA19.9 及 CEA 三种抗原。其结果:CA125 在浆液性癌中的阳性率 86%,而在 26 例黏液性癌中全部为(-)。CA19.9 及 CEA 在黏液性癌中阳性率均为 83%。在卵巢内膜样癌中,CEA 阳性率 75%,CA19.9 阳性率 63%。3 例透明细胞癌的 CEA 均(+),而 CA19.9 均(-)。

上海肿瘤医院以 CA125 单抗放射免疫组化法测定 33 例卵巢原发癌及 50 例来自胃肠道的转移性卵巢癌。其结果 CA125 在卵巢原发癌的阳性率为 84.5%,而转移性卵巢癌中仅 4% 呈阳性反应。故当病理形态学诊断有困难时,可以以 CA125 免疫组化染色加以鉴别。

(3)血清与组织测定结果的不符合情况:有些肿瘤标志物在组织内测定结果为(-),而血清测定结果却为(+)。例如血清 CA125 在黏液性癌及内膜样癌中阳性率可分别达 66.7% 及 80.0%,而在组织内的阳性率分别为 0% 及 25%。这可能是因为原发肿瘤组织内并不存在或存在很少量 CA125 抗原。但由于肿瘤广泛种植腹膜,使腹膜产生大量 CA125 而使血清 CA125(+)。故在黏液性癌及内膜样癌患者,其血清 CA125(+)不一定是由于肿瘤本身脱落的原因,而是由于广泛腹腔内种植而刺激腹膜而产生的 CA125 抗原。另一方面,在某一些肿瘤组织可检测出抗原的存在,而血清检测却为(-)。如卵巢内膜样癌、黏液性癌及透明细胞癌,其癌组织内 CEA 免疫组化测定(+),而血清内常测不出 CEA,此可能由于组织内 CEA 抗原量不多,故血循环内抗原量更少而不易测出。

3. OVXI　OVXI 是以多个卵巢癌细胞株,OVCAR-3、OVCA420 及 OVCA432 作为抗原而产生的单抗。以 7.2U/ml 作为临界值,在 93 例卵巢癌及 184 例健康人血清的测定结果,其阳性率分别为 70% 或 5%。

4. TPA　在各种不同的上皮性癌如乳腺癌、肠胃道癌及肺癌等,其血清 TPA 均有升高。81 例卵巢癌及 171 例正常人,105 例非卵巢的其他癌进行血清 TPA 的检测结果,其诊断卵巢癌的敏感性为 78.6%。特异性为 96.5%。

5. 巨噬细胞集落刺激因子(macrophage colone stimulating facter, M-CSF)　恶性细胞可产生生长因子,M-CSF 是可以刺激巨噬细胞生长,增殖及分化的细胞因子。在卵巢癌、子宫内膜癌、乳腺癌及肺癌患者的血浆中均有升高现象。故也被列为肿瘤标志物之一。在 69 例卵巢癌患者中,68% 有升高(≥2.5ng/ml)。而 80 例正常人中,仅 2.5% 有升高现象。

6. D-dimer(DD)　恶性肿瘤患者常有凝血及溶血方面的激活现象,D-dimer 是一种纤维蛋白裂解产物,卵巢癌患者血浆内 D-dimer 水平升高,以 416ng/ml 为临界值,对 56 例卵巢癌患者及 88 例健康妇女检测的结果,D-dimer 对卵巢癌诊断的敏感性为 91%,特异性 84%。

7. 卵巢癌抗体　血清中卵巢癌抗体的检测,对卵巢癌的辅助诊断,可能有一定的价值。冯捷利用抗独特型抗体模拟抗原内影像作用,检测卵巢癌患者血清中的自身抗体。即以抗独特型抗体 6B11,以间接免疫酶联法对 45 例正常人进行检测,取其最高值 0.4 为临界值,结果,52 例卵巢癌血清阳性率为 67.3%,明显高于良性肿瘤、子宫肌瘤及内膜异位症等。所以,可以作为协助诊断的标志。

8. 膜片段及其特异性蛋白(specific membrane fragment associated protein, MFs)　肿瘤患者血清内可测出肿瘤脱落的膜片段及其特异性蛋白 MFs,50 例正常妇女及 127 例患者(良性疾患 43 例,卵巢癌 62 例,子宫内膜癌 22 例)血清测定结果,卵巢癌及子宫内膜癌血清内 MFs 均(+)。卵巢癌(4.12mg/ml±1.46mg/ml),子宫内膜癌(I 期 2.53mg/ml ±0.34mg/ml,晚期 4.51mg/ml±1.33mg/ml)。而正常妇女及良性疾患妇女血清内均测不出 MFs,故血清 MFs 的测定,可以鉴别卵巢恶性与良性肿瘤,并可鉴别早期和晚期子宫内膜癌。

9. COX-2(cyclooxygenase,环氧合酶-2)　是一种生物合成限制酶,与肿瘤发展有关。117 例卵巢上皮性癌的免疫组化测定结果,COX-2 在浸润癌和交界性瘤的表达分别为 42% 及 37%。而良性瘤及正常卵巢组织均无表达。COX-2 的表达与预后有正相关关系,是一个独立的影响预后的因素。

综上所述,所有各种肿瘤标志物,其敏感性均有一定的局限性。所以,近年来,有不少研究致力于以多种肿瘤标志物进行检测,即以检测 CA125 为主,并辅以其他多个肿瘤标志物的检测,以提高其敏感性。

10. 人 4 号附睾蛋白(HE4) 属 Whey 酸性蛋白家族,是一种蛋白酶抑制剂,结构特征是由 8 个胱氨酸形成的四个二硫键桥。血清 HE4 是卵巢癌的早期诊断标志物,Kirchhoff 等从附睾内发现 HE4。新名称叫 WFDC2,结构如图 6-6-1 所示:

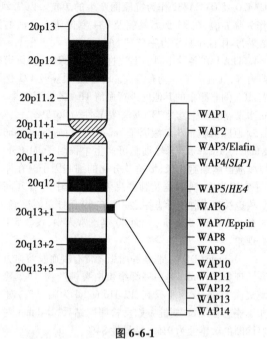

图 6-6-1
1999:Schummer 等发现 HE4 在卵巢癌组织有高表达;2002:Hellstrom 等研制出 HE4 单抗并建立 HE4 EIA 法雏形,Hellstrom 等证明 HE4 是卵巢癌的血清标志物

11. CA125 与其他标志物同时检测

(1) CA125 与 TPA 同时检测:81 例卵巢上皮癌分别检测 CA125 及 TPA 血清值的结果,其敏感性分别为 80.3% 及 78.6%。81 例中,有 56 例是癌瘤活跃期,但 CA125 检测的结果,有 11 例呈阴性反应,TPA 检测的结果,有 12 例呈阴性反应。但有些 CA125 阴性者,TPA 呈(+),而 TPA(-) 者 CA125 为(+)。所以 CA125 与 TPA 都呈阴性反应仅有 3 例。因此,同时进行 CA125 与 TPA 的检测,以提高其敏感性,可提高到 94.3%。

(2) CA125 与 OVXI 同时检测:有些卵巢癌二探患者,术前 CA125(-),但二探时有(+)发现。Xu 对这种情况的 41 例患者,回顾检测其术前的血样 OVXI 结果,其 OVXI 阳性率有 32%,以后,对进行二探的病例,术前同时进行 CA125 及 OVXI 的检测,发现二探有(+)发现的 63 例中,有 56% 的病例,或是 CA125(+),或是 OVXI(+),或是二者都(+),而这 63 例的 CA125 单项标志物检测结果,仅有 35%(+),故二者联合检测,确可提高其敏感性。

(3) CA125,OVXI 及 M-CSF 三者联合检测:Woolas 对 237 例盆腔良性包块,204 例正常人及 31 例 I 期卵巢上皮性癌同时进行 CA125、OVXI 及 M-CSF 三项标志物的检测。其结果,三项标志物阳性率分别为 61.3%,51.6% 及

41.9%。如果只要有一种标志物水平升高,即可作为(+)结果,则 31 例卵巢癌均为(+)。所以,同时进行三项标志物的检测,使敏感性提高到 100%。不过,以相同的标准,即只要一个标志物(+)即作为(+)论,正常人及良性肿瘤的阳性率也分别有 11% 及 51%。这种方法,虽然提高了 I 期卵巢癌诊断的敏感性,但其特异性并不高,可以作为进一步研究的参考。

(4) CA125 与 D-dimer 同时检测:Gadducci 对 56 例卵巢癌及 65 例卵巢良性肿瘤检测 CA125 及 D-dimer 的血清水平。其结果 CA125<65U/ml 的敏感性为 76.8%,特异性 93.8%。D-dimer < 415ng/ml 的敏感性 91.1%,特异性 83.1%。如果只要二者之中有一个(+),即作为(+)论,则其敏感性为 73.2%,特异性为 100%。本研究提示,如果要鉴别肿瘤是良性或恶性,则可利用其特异性高的检测方法,即 CA125 和 D-dimer 二者都(+)才作为(+)论。如果为了监测病情,即或小量肿瘤,也能知,则须要利用敏感性高的方法。即 CA125 或 D-dimer 二者之一为(+),即作为(+)论。这样,以 CA125 及 D-dimer 二者联合检测,既可达到提高敏感性又可加强特异性的结果。

(5) HE4 和 CA125 组合:有助于预报患卵巢癌的风险性。HE4 基因是由 Kirchhoff 等于 1991 年在人附睾上皮细胞中发现的,并认为是 WFDC2 基因的编码产物,定位在人染色体 20 号长臂 12-13.1 带上,全长只有 12kb 左右,编码的蛋白质是附睾特有的,与精子成熟有关。在正常组织中 HE4 主要在生殖道和近端气管上皮中表达,而正常卵巢组织中几乎不表达。1999 年 Schummer 等发现 HE4 在卵巢癌组织中高度表达。

(二) 与卵巢恶性生殖肿瘤有关的标志物

卵巢恶性生殖细胞肿瘤中原发绒毛膜癌可产生大量 hCG、卵黄囊瘤(内胚窦瘤)可产生大量胎甲球蛋白 AFP。近年来,尚发现无性细胞瘤(生殖细胞瘤,genminoma)及未成熟畸胎瘤可产生神经细胞特异性烯醇化酶(neuron specific enolase,NSE)。

1. 胎甲球蛋白(AFP) AFP 是由胚胎的卵黄囊及不成熟的肝细胞产生的一种特异性蛋白。胚胎血清中可测出高量的 AFP。随着胚胎的发育成熟,血清内 AFP 相应减少。至出生后数日或数周即不能测出。正常人血清内亦测不出 AFP。卵巢卵黄囊瘤的组织来源是卵黄囊,所以可产生大量的 AFP。故卵黄囊瘤患者血清内的 AFP 含量极高。一般每毫升达数千毫微克,有时可达每毫升数万毫微克。目前临床常采用的放射免疫或酶标检测方法的敏感性很高。血清内 20~25ng/ml 即可测出。北京协和医院自 1974 年开始即对所收治的卵巢卵黄囊瘤进行血清 AFP 检测。迄今已有 100 例,还没有发现 1 例假阴性。故其敏感性几乎是 100%。

2. 绒毛膜促性腺激素(hCG) 滋养细胞具有产生 hCG 的功能。故妊娠后血及尿中可测出 hCG 的存在。滋养细胞肿瘤可产生大量的 hCG,所以血清 hCG 的检测是用于诊断和监测的一个非常敏感的肿瘤标志物。在卵巢恶性生殖细胞肿瘤中,卵巢原发性绒毛膜癌可产生大量 hCG。此外尚有一些非滋养细胞肿瘤的胚胎癌也可产生 hCG。其

原因尚不清楚,也可能仍旧是由于混合型肿瘤的特点。如果肿瘤中混有少量绒毛膜癌的成分,病理切片未能全面概括,血清内即可检出少量 hCG。有关这方面的原因有待继续探索。

3. 神经细胞特异性烯醇化酶(neuron specific enolase, NSE)　NSE 可大量存在于正常神经组织及神经细胞肿瘤。因此血清 NSE 的检测对于神经细胞肿瘤和神经内分泌性肿瘤有诊断价值。卵巢未成熟畸胎瘤及无性细胞瘤也可使血清 NSE 值升高。其阳性率分别为 50% 及 83%。卵巢未成熟畸胎瘤所含的未分化组织成分中,以神经组织最为常见,故可产生 NSE。卵巢无性细胞瘤患者血清 NSE 升高的原因尚不清楚。人早期胚胎的生殖峰可测出 NSE 的存在,故可能原始生殖细胞具有 NSE 这种特殊酶的性能,使来源于生殖细胞的无性细胞瘤也可产生 NSE。11 例睾丸精原细胞瘤中(即相当于卵巢无性细胞瘤)有 8 例血清 NSE 值升高。所以,血清 NSE 值的检测有可能对卵巢未成熟畸胎瘤和卵巢无性细胞瘤的病情监测是有意义的,也值得我们在这方面再进行更多的探讨。

(三) 与卵巢性索间质瘤有关的肿瘤标志物

1. 固醇类激素的测定　卵巢性索间质瘤中的各种不同组织类型的肿瘤,有一部分具有分泌固醇类激素的功能。颗粒泡膜细胞瘤及环管状性索间质瘤可分泌雌激素。近年来还发现它们尚可同时分泌孕激素。卵巢支持(sertoli)及间质细胞瘤(leydig)及卵巢硬化性间质瘤可分泌雄激素,血内睾酮升高。有些肿瘤还可同时分泌雌激素。这些分泌类固醇激素的肿瘤,在手术切除肿瘤以后,血内激素水平即随之下降。当病情复发时,激素水平又上升,故可作为监测病情的肿瘤标志物。

2. 米勒管抑制激素(Müllerian inhibiting substance, MIS)　MIS 是一种糖蛋白激素。由男性胎儿的性腺间质细胞产生(leydig cell)。可使米勒管退化。女性胎儿因没有 MIS 的抑制,故米勒管可正常发育成输卵管、子宫及阴道上段。在女性胎儿出生后,卵巢颗粒细胞也可分泌 MIS 激素。既然间质细胞及颗粒细胞均可分泌 MIS,则来源于性索间质细胞的各种肿瘤可能都会分泌这种激素。17 例各种卵巢癌患者的手术前及手术后的血清进行 MIS 检测。这些肿瘤中有颗粒细胞瘤、环管状性索间质瘤、浆液性上皮性癌、无性细胞瘤、性母细胞瘤及输卵管癌。在这 17 例中仅环管状性索间质瘤及颗粒细胞瘤的手术前血清 MIS 值升高,或者在手术后有复发者的血清 MIS 升高。其他各种肿瘤血清 MIS 值都没有升高现象。但是,Gurusinghe 以免疫组化方法检测 11 例卵巢癌组织内的 MIS,除了 1 例颗粒细胞瘤(+)以外,5 例黏液性瘤也(+)。其他肿瘤包括 3 例浆液性瘤,1 例透明细胞瘤及 1 例转移性瘤均(-)。MIS 可能是由肿瘤组织分泌,也可能是由肿瘤附近的正常组织所分泌,有待进一步探讨。以后又相继有以抑制素作为肿瘤标志物的报道。

3. 滤泡调整蛋白(follicular regulating protein, FRP)　FRP 是由卵巢颗粒细胞所分泌,有调整滤泡发育及分泌固醇类激素的功能,在滤泡液内及正常行经的妇女的血清和小便内均可测出,可以双单抗免疫酶法进行定量测定。对

19 例卵巢颗粒细胞瘤患者检测其血清内 FRP 的结果,79% 的患者血清 FRP 有升高现象,其动态变化与临床病程的改变是符合的。

二、子宫颈癌的肿瘤标志物

(一) 鳞状细胞癌抗原(squamous cell carcinoma antigen,SCC)

SCC 是从宫颈鳞癌组织内提取,可以免疫酶标法检测,临界值为 1.5ng/ml。Duk 根据 451 例宫颈癌患者系统检测结果,治疗前 37% ~90% 患者其血清 SCC 的水平升高,其升高率与癌瘤分期呈正相关。SCC 值的改变与疾病进展或好转的变化是一致的。Balli 对 272 例患者的 1053 个血样品检测结果 SCC≥2.0ng/ml 者,其阳性预测率为 96.3%。当无病期抽血检查,其 SCC<2.0ng/ml 者达 97.2%。治疗前检测的 103 例患者中,53% (+)。其阳性率亦随期别的升高而升高。70 例复发病例中,81% 血清 SCC 值有上升,其血清 SCC 上升,早于临床复发迹象出现以前 6.9 个月(1~28 个月)。即或治疗前血清 SCC(-),当癌瘤复发时,SCC 也仍有可能出现(+)反应。所以,SCC 的检测可及早发现复发。如果应用化疗,化疗后病情的改变与 SCC 值的改变也是一致的。Kim 报道 43 例ⅡB 期肿瘤>4cm 宫颈癌,连续观察化疗前后血清 SCC 值的变化,并与磁共振(MRI)所测得肿瘤三维直径的体积比较。MRI 不但可反映肿瘤本身体积,尚可探知宫旁浸润情况,是一个较准确了解疾病状态的指标。研究结果提示 SCC 值的改变与 MRI 所见,二者呈线性相关的改变。因此,血清 SCC 是对宫颈癌病情监测的一个很好的标志物。

(二) STn

STn、Tn 和 T 抗原,是人体血型物质 M 和 N 的前体的不同形式。STn 抗原是 Tn 抗原的唾液酸形式。Tn 抗原广泛存在于肺、结肠、膀胱等部位的肿瘤组织中,在正常组织仅有极微量表达。周先荣以免疫组化法检测正常宫颈组织(12 份)、宫颈上皮内瘤变 CIN(45 例)及宫颈鳞癌(39 例)的 STn 抗原的表达率,其结果,正常宫颈鳞状上皮均无 STn 表达,CIN1,2,3 的阳性表达率为 5% ,20% 及 26.7%。在鳞状细胞癌中:大细胞角化型、大细胞非角化型和小细胞性鳞癌,其阳性表达率分别为 85.7% ,55% 和 66.7%。平均 64.1%。其阳性表达率显著高于 CIN。本研究表明,正常宫颈鳞状细胞及化生性鳞状细胞中不表达 STn,当鳞状细胞出现肿瘤性转化后,开始逐步出现 STn 表达,并随着病变的进展,其表达率和表达水平逐步增强。提示肿瘤性转化的鳞状细胞与反应性增生或化生的鳞状细胞具有不同的细胞表面标志,这对于辅助 CIN 的诊断,有一定价值。

(三) CA125、CA19.9 及 CEA

Borras 对 96 例浸润癌及 7 例上皮内瘤变血清 CA125、CA19.9 及 CEA 三个标志物的测定结果,7 例 CIN 均(-),96 例浸润癌血清 CEA、CA19.9 及 CA125 的阳性率分别为 33% ,32% 及 21%。其阳性率都不太高。但若两个标志联合检测,其阳性率可提高到 37% ~46%。三个标志联合检测,则有 53% 患者,至少有一个或一个以上的标志(+)。单就腺癌而言,两个标志检测的阳性率为 53% ~60%。三个

标志联合检测的敏感性可达70%。CA125和CA19.9的检测对腺癌比鳞癌敏感。在随诊期间，无肿瘤迹象者，血清标志物水平下降，而疾病复发或转移，则三个标志物之间，至少有一个上升。所以，CA125、CA19.9和CEA这三个标志物为宫颈癌的诊断及病情监测都是有意义的。

（四）MN

MN是新近进行研究的一种生物蛋白标志物，在宫颈上皮内瘤变及宫颈癌组织内有表达。但正常宫颈无表达。Brewer对66例ⅠBⅡA（肿瘤<3.5cm）宫颈癌以免疫组化法定量测定MN标志物，其结果MN在所有癌组织内均有过度表达：其含量与组织亚型有关。在下列情况下MN为低表达：腺鳞癌、低分化癌、HPV(-)、宫颈间质内深浸润及有淋巴结转移者。故其低表达与一些预后不好的因素有关。因而，某些早期宫颈癌，并无淋巴结转移，而恶性浸润性高。在这类患者中MN表达情况，可能是一个可预测高危因素的标志。

三、子宫内膜癌的肿瘤标志物

早期子宫内膜癌，预后好，但仍有一部分临床Ⅰ期者，治疗后有复发或死亡。影响预后的因素有肌层浸润深度、细胞分化程度、淋巴结转移、宫颈浸润等。但这些高危因素在术前不易准确测知。有关肌层浸润深度，通过B超，甚至在手术中切开子宫标本目测，有时情况仍与实际情况有差距。分段刮宫诊断是否累及宫颈，常常有假(+)或假(-)。细胞分化偶尔也会过分估价或估计不足。所以，探索一些高危因素的标志，会有助于手术范围的选择及辅助治疗的考虑。而且，对于手术后病情的随诊，也是很必要的。因为内膜癌的复发，不少是远处复发，并不在盆腔局部。即或是盆腔局部复发，其早期也是隐匿型。因此，需要探索一些较敏感的标志物协助诊断。

近年来，已有不少有关子宫内膜癌的DNA；增殖细胞核抗原，癌基因及激素受体等的研究，以探索能预测预后及监测病情的标志。有关DNA基因及激素受体，已在其他章节涉及，在此仅讨论有关肿瘤抗原及细胞增殖的标志物。

（一）CA125

Bast以OC125单抗检测各种组织的CA125抗原，发现来源于米勒管的正常子宫内膜及子宫内膜癌组织内均存在CA125抗原。可是，子宫内膜癌患者血清内CA125抗原(+)(>35U/ml)仅约10%~20%，Duk以免疫组化法检测了20份子宫内膜癌标本，其CA125均(+)，而110例患者血清的CA125阳性率仅有25%，这可能是因为内膜癌的CA125抗原量不多，或因为CA125抗原均通向宫腔内脱落，或其他一些不明的机制，使血清CA125阳性率不高。但是，较晚期的内膜癌，血清CA125(+)率仍较高。临床Ⅰ、Ⅱ期病例中CA125阳性率为14%~33%，但Ⅲ、Ⅳ期阳性率分别为55%及86%。Duk还提出，Ⅰ、Ⅱ期病例中CA125(+)者，手术所见常发现已有子宫外转移，且淋巴血管间隙有癌细胞浸润。而血清CA125(-)者，较少子宫外转移。同时，血清CA125值的改变，与病情恶化是平行的。因此，Duk认为CA125是子宫内膜癌的很有意义的标志物。Fanning对21例有转移或复发的子宫内膜癌行顺铂联合化疗共275个疗程，化疗后完全缓解或部分缓解以及病情稳定共20例，血清CA125均转为(-)，而9例化疗后癌瘤又复发者，CA125值均上升。而且，CA125的上升常先于临床复发迹象的出现。研究者认为CA125检测是一个很好的检测的标志物。孙红对20例子宫内膜癌检测血清CA125，其阳性率为40%。CA125值也随着临床期别的升高而升高。4例复发者治疗前CA125高于正常、治疗后病情缓解者，CA125下降，而病情继续进展恶化者，CA125升高。但是，Soper等持有不同意见，他们分析了109例子宫内膜癌检测CA125的结果，虽然局限于子宫及超出子宫的内膜癌，CA125阳性率有区别，分别为12%及65%。但是，在CA125升高的Ⅰ、Ⅱ期的病例中，其预测子宫外有转移的阳性预测值仅有54%，所以，假阳性率高。而且，小型复发灶，并无CA125升高现象。故认为以血清CA125预测隐匿性转移灶是不够的，其敏感性和特异性都不高。不赞成子宫内膜癌术前检查CA125。有关CA125假阳性反应的问题，Carpenter的实验研究曾提示受光子照射的间皮细胞与未照射的间皮细胞比较，他们所产生的CA125，相差32倍。因此，对于正在放疗或放疗后的子宫内膜癌患者，如果血清CA125升高，要注意是否是因为放疗使腹膜产生CA125而呈假阳性反应。

总之，对于子宫内膜癌检测血清CA125的价值，尚须积累更多资料，进行分析总结。

（二）OVXI

OVXI是诊断子宫内膜癌较好的一种肿瘤标志物，Xu对45例子宫内膜癌检测OVXI的结果，64%呈阳性反应(>7.2U/ml)。36例Ⅰ期患者的阳性率亦为64%。敏感性比其他肿瘤标志物好。其他肿瘤标志物对Ⅰ期患者检测的阳性率都较低。CA125，CA72.4，CA15.3及M-CSF的阳性率分别只有14%、6%、11%及8%。在特异性方面，子宫内膜异位症患者血清CA125的阳性率高达30%。而58例子宫内膜异位症患者中，其OVXI阳性率仅有8.6%。184例正常人的阳性率也仅有5%。所以，不论在敏感性或特异性方面，OVXI对子宫内膜癌的诊断，确是一个较好的标志物。不但如此，对肿瘤预后方面的估价，也有参考价值。低分化癌及深肌层浸润癌的OVXI的阳性率均可高达84%。所以，OVXI的检测，对于局限在子宫的内膜癌，尚有助于预测肿瘤的高危因素，提供选择治疗方案的参考。

（三）细胞增殖指数

近年来，有关细胞动力学的研究，增加了新的预测恶性肿瘤预后的标志物。较常应用者，有增殖细胞核抗原(proliferating cell nuclear antigen, PCNA)及Ki-67。

1. PCNA PCNA存在于活跃增生的细胞中，在S期表达，是一种比较好的判断细胞增生的指标。Garzetti对79例子宫内膜样癌（Ⅰ期74例，Ⅱ期5例）以PCIO单抗，用免疫组化方法检测内膜癌组织标本中的PCNA指数，并结合影响预后的高危因素进行分析，其结果PCNA指数≥30%的35例中，83%患者其肌层浸润深度超过50%，且复发率高。

2. MIB-1 Ki-67抗原是细胞周期非G0期细胞的胞核内表达的抗原，可被单抗MIB-1所识别。以MIB-1免疫组化法可检测细胞的增殖指数。Geisler 连续检测 39 例子宫内膜癌组织标本，以图像定量分析增殖指数的结果，结合患者随诊平均 34 个月的情况（全组中复发 11 例），发现增殖指数≥39%者，其复发率远远高于指数<39%者，$P=0.003$。作者认为 MIB-1 增殖指数的检测，对于制定手术后的辅助治疗方案有参考意义。

（沈铿　连利娟）

第二节　妇科肿瘤的超声学诊断

利用超声波的物理特性，向机体内发射脉冲超声波，收集其在不同组织界面的反射回声信号，通过换能器及计算机处理，得以在屏幕显示模拟影像，为临床提供信息，被称之为超声诊断学。由于具有无损伤，并能迅速、准确地显示盆腔病变的部位、性质等特点，目前在妇科肿瘤诊断中被广泛应用，成为不可缺少的辅助诊断方法之一。

近年来随着计算机技术的发展，超声诊断方法亦有长足的进步，如彩色多普勒、介入性超声、三维立体超声等，在临床诊断学上展示广阔的前景。

一、子宫肿瘤的超声学诊断

（一）子宫肌瘤

【病变特点】　子宫肌瘤为女性生殖器中最常见的良性肿瘤。为实质性肿瘤，由结缔组织及肌纤维构成，与周围的子宫平滑肌之间有疏松结缔组织称为伪包膜。肌瘤大小可极不一致，直径可以自数毫米到巨大。数量可单发亦可达数十个。绝大多数肌瘤均生长于子宫体部。按肌瘤在子宫的发生部位，可分为浆膜下肌瘤、黏膜下肌瘤、肌壁间肌瘤，以子宫肌壁间肌瘤最多见。若肌瘤生长过快或体积过大，可造成中心部分缺血，形成玻璃样变性、囊性变性、钙化等。

【声像图表现】

（1）子宫体积增大或出现局限性隆起，子宫形态失常。

（2）子宫内膜的变形，如果肌瘤向宫腔内生长，则可使宫腔变形、拉长、移位，若黏膜下肌瘤超过 3cm 则占据整个宫腔，无法扫查到宫腔（图 6-6-2）。

（3）肌瘤结节一般呈现圆形，不均质的回声，含回声增强和衰减，这是由构成肌瘤的结缔组织纤维多少来决定的。周边可形成环形低回声线，提示伪包膜。

（4）子宫肌瘤继发性变性：玻璃样变表现为切面像均质样，且回声衰减；囊性变表现为数目不同、大小不等的无回声区；钙化则可呈各种形式，如肌瘤伪包膜的钙化光环、弥漫性钙化斑、局灶性钙化团等。

【新进展】　彩色多普勒显像（color Doppler flow imaging，CDFI）可提供瘤体的血流情况，在鉴别良性、恶性方面和提示恶变倾向方面，有极大的参考意义。三维立体超声具有保留肌瘤资料完整、反复观察、结论客观等优点，对精确诊断、客观随访定能起到更大作用。还有宫腔内注入盐水超声对黏膜下肌瘤的定性及定位诊断，效果明确（图 6-6-3）。

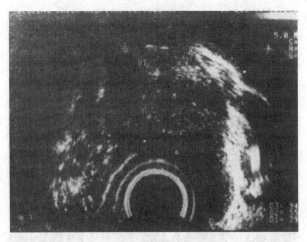

图 6-6-2　子宫黏膜下肌瘤

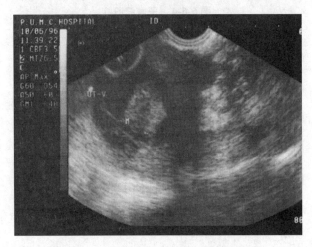

图 6-6-3　宫腔注入盐水显示黏膜下肌瘤

【临床意义】　B 超对绝大多数子宫肌瘤能作出正确诊断，为首选的辅助诊断手段。

（二）子宫腺肌症

【病变特点】　异位的子宫内膜腺体及间质存在于子宫肌层，随月经周期性变化，可形成肌组织间小出血灶，有的形成小囊。分两种弥漫型在子宫肌层内弥散存在，与正常肌层无明显界限，称为子宫腺肌病；瘤结型则病变集中呈局限性的瘤样结节，称为子宫腺肌瘤。

【声像图表现】　子宫呈均匀增大，以后壁增厚为著，子宫多呈球形。有腺肌瘤存在时，子宫可呈不规则增大，局灶性突出，瘤体边界不清。宫体肌层内回声不均，可出现点状强回声和小的低至无回声区（图 6-6-4）。若动态监测子宫经期前后变化，可发现经期子宫有增大改变。

【新进展】　CDFI 对鉴别肌层内异位出血小囊和子宫肌瘤的缺血坏死有一定的提示作用。阴道 B 超的诊断意义正在被人们认识，详见临床意义。

【临床意义】　由于子宫腺肌病和子宫肌瘤在临床治疗方法上有所不同。因此其鉴别诊断的意义重大。B 超尤其是阴道 B 超为此提供了有力的手段，据 Fedele 等的研究证明。阴道 B 超对子宫腺肌病诊断的敏感性为 80%，特异性 70%。这就大大地提高了诊断的准确性，为临床诊断提

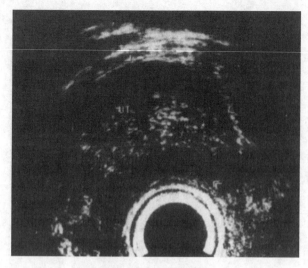

图 6-6-4 子宫腺肌症

供了较为可靠证据。

(三)子宫内膜癌

【病变特点】 子宫内膜癌发生于子宫内膜层,绝大多数为原发性癌,大多发生于 50 岁以上的绝经前后妇女,绝经前子宫不规则出血及绝经后子宫出血为其主要症状,可并发坏死、感染甚至宫腔积脓。据病变的分布可分为二型。弥漫型:病变累及大部分或全部子宫内膜,病变黏膜增厚、不规则突起,常以菜花样形态充满宫腔,可向宫颈管突出,进一步发展可侵及肌层、浆膜、宫颈管及宫旁组织;局限型:病变范围局限,仅侵犯子宫腔的一部分,多位于子宫底部或宫角部,可有溃疡状、息肉状、菜花样,可侵入肌层及宫旁组织。

【声像图表现】 子宫的形态随病情变化而有所不同,病变早期,子宫可分为萎缩或正常大小,形状无改变;发病中晚期子宫体积增大,外形可见不规则,整体回声较为衰减。宫腔内回声在病变早期,尤其是病变局限于子宫内膜之一部分时,声像图可无改变或仅有内膜结构改变,不易作出诊断。病变中晚期时,内膜增厚,可形成不规则团块,内膜边界不清楚或不规则,浸入肌层时,肌层变薄,可达浆膜层(图 6-6-5)。浸入颈管时,宫颈管变宽,充满回声不均之团块,并可出现积脓,呈现液性暗区。

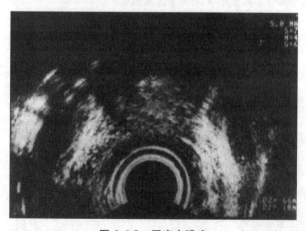

图 6-6-5 子宫内膜癌

【新进展】 CDFI 和多普勒频谱的应用。为子宫内膜癌的诊断提供了更多具有特征性的信息,可大大提高其定性诊断率,在 CDFI 检查中,可见周边及内部的较多杂乱彩色血流信号,特点是混杂的斑点状或棒状彩色血流信号,流速高、方向不定;如用多普勒作频谱分析时,均可得到典型的低阻抗血流频谱。

早期宫颈癌腹部和阴道 B 超均很难发现。然而,近年来有一种高频、小型的置于宫颈管内的超声探头有希望发现早期宫颈癌。在大部分患者中间,这种探头能发现浸润深度≥5mm 的早期癌。进展期癌依赖于经阴道超声诊断。

宫颈癌表现为宫颈部位增大、不规则低回声肿块,与宫颈肌瘤有类似表现,若肿瘤阻塞宫颈管,可能发生宫腔积水或积血。

经直肠超声(transrectal ultrasound,TRUS)能看清宫颈、宫旁、阴道、盆壁、直肠和膀胱后壁。肿瘤低回声或等回声、边界不清。有限视野妨碍较大肿瘤的检查。有研究报道,诊断宫颈癌的准确性达 83%。诊断宫旁浸润准确性达 87%,敏感性 78%,特异性 89%。但这一结果未得到进一步证实,大部分人尚认为超声不能充分评估宫旁浸润情况。另外,US 不能检查出淋巴结有无转移,限制了对宫颈癌的诊断。

另外,TRUS 对复发性宫颈癌有一定诊断的价值。研究报道 TRUS 能对 25% CT 结果提供补充性信息。对非放疗区小的复发灶诊断价值大;放疗区纤维化与复发灶不易区分。

经阴道超声(TVS)诊断内膜病变优于腹部 B 超。绝经后妇女内膜厚度以 5mm 为界,其上诊断内膜严重病变(内膜癌、单纯/复合增生)。这种方法敏感 91%～98%,特异性 100%,但较低特异性 59%～63%。有几位研究者试图归纳内膜病变与组织学关系,得出以下结论:子宫内膜不均匀回声-内膜癌;囊性回声-息肉或囊性萎缩;强回声-增生或增殖。一般来说,内膜组织分化越差,回声越低。最近一项研究发现:88% 内膜癌具有弥漫或局限回声,12% 为等回声,没有一例单纯低回声。另外,以前认为内膜囊性变为良性病变,目前发现 24% 恶性病变中也存在囊性变。

多普勒频谱与 CDFI 应用提示了内膜癌诊断率。有报道内膜癌 RI 与 PI 低于良性病变,但不能据此区分良恶性。

超声检查内膜癌主要着重于 I 期检查,评价肌层浸润深度。经腹 B 超诊断肌层浸润准确性达 79%;TVS 诊断 I 期 A、B、C 感性 77%～100%,特异性 65%～93%,准确性 60%～76%。年龄大患者由于子宫肌层薄易错误诊断。TVS 现广泛应用于内膜癌诊断。

【临床意义】 超声诊断对该病的早期诊断意义远逊于诊断性刮宫,即使超声检查阴性也不能除外内膜癌,但加作 CDFI 和多普勒频谱,可为早期诊断提供有意义的信息。Sahakian 表明,超声检查时对病变侵入肌层的深浅,可为临床术前分期提供依据,当肌层浸润≥1/3 时,阴道超声诊断率达 100%,应用阴道 B 超时,超声的临床分期与病理分期的相符率为 81.3%(26 例),如与 CT 检查结合。将进一步提高诊断率。

（四）葡萄胎

【病变特点】　又称良性葡萄胎，是滋养细胞肿瘤的一种。病理表现为绒毛间质的显著水肿，血管消失，形成大小不等的水泡，可以葡萄状水泡充满宫腔，根据水肿可大可小，如有缺血坏死区，亦可在宫腔内见较大无回声区。

【声像图表现】　子宫体积较相同停经时间的子宫体积增大，宫腔内充满团块状回声，质地为无回声到低中等回声，其较典型回声为落片样回声，不见胚胎回声，无胎心管搏动。肌层可由于宫内物的挤压而变薄，但宫腔与肌层界线尚清（图6-6-6）。

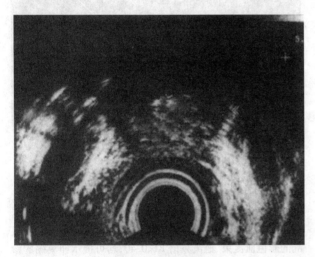

图6-6-6　葡萄胎

【新进展】　CDFI在诊断葡萄胎上显示很有意义的前景，其无妊娠血流及杂乱内膜层血流表现，可肯定葡萄胎的诊断。

【临床意义】　目前超声学诊断已经是诊断葡萄胎的必不可少的手段，且结果可靠。尤其是在妊娠8周后仍未见胎心管搏动，即可提示可疑葡萄胎，这就大大提早了葡萄胎的诊断时间。

没有特异的影像学检查能区分葡萄胎、侵蚀性葡萄胎和绒毛膜癌；超声作为GTD的首选检查，但其结果并不是特异性的。目前更为常见的是，超声应用于持续性或复发性GTD和黄素囊肿的检查。彩色多普勒应用提高了诊断率。

二、卵巢肿瘤的超声学诊断

卵巢肿瘤种类很多，分类方法也很多，但在声像图上无法按其组织病理学或发生学分类，可按其内部声像学结构进行分类总结。正常卵巢随年龄变化情况：生育年龄成人妇女：卵巢体积（9.8±5.8）ml（0.523×长×宽×高）（根据扁椭圆体公式计算而得）；初潮和绝经后妇女分别为（4.2±2.3）ml和（2.9±2.2）ml，5岁以下幼女卵巢小于1ml。

（一）卵巢非赘生性囊肿的诊断

虽然卵巢非赘生性囊肿在严格定义上并非卵巢肿瘤，而是有特殊囊性结构的卵巢疾病，但由于所处部位与构成的因素，在临床上常很难与卵巢肿瘤相区别，如黄素化囊肿等，常与妇科肿瘤的发生关系密切，因此，常常需要超声诊断提供更多的诊断信息，特在此简述。

1. 卵泡囊肿

（1）病变特点：该病是由于卵泡成熟后不破裂或闭锁，使卵泡腔体液潴留形成的卵泡囊肿。大体见囊肿常为单发，囊壁光滑，囊内液淡黄清亮。一般大小为3cm左右，偶可达5～6cm。

（2）声像图表现：一侧附件区无回声区，大小多在3～5cm之间，壁薄，内壁光滑。

2. 黄素化囊肿

（1）病变特点：为滋养细胞疾患的一种并发的卵巢囊肿，是由于过量的绒毛膜促性腺激素刺激所引起的，多为双侧性，多房性，壁薄，囊内液清亮。

（2）声像图表现：为双侧性卵巢肿大，探及无回声区，多大于5cm，可达20cm，内有分隔，壁薄。在诊断时，应密切结合临床是否有滋养细胞疾患的病史。

3. 卵巢冠囊肿

（1）病变特点：卵巢冠是中肾系统的残留结构，位于输卵管与卵巢门的两叶阔韧带之间的输卵管系膜内，当其远端盲端积液扩大时形成囊肿。多为单发，囊壁上可见输卵管伞端，卵巢正常。

（2）声像图表现：为单房无回声液性区，壁薄，内壁回声光，直径可由几厘米达数十厘米。位置变化比较大，可位于子宫后、子宫直肠凹、子宫顶端。如果在同侧见界限明确之卵巢，可确定诊断。

4. 卵巢子宫内膜异位囊肿

（1）病变特点：该病为异位于卵巢组织内的子宫内膜周期性反复出血形成的单个或多个囊肿，囊内液为褐色糊状陈旧性血液，囊壁由异位的子宫内膜腺体和周围组织纤维化构成。可与周围的器官和乙状结肠、子宫和膀胱等粘连。

（2）声像图表现：典型表现是在子宫后方有单侧或双侧无回声区，可见内部点状细小增强回声，壁厚，与周围组织界限不清。超声动态观测，其月经期可较经前囊肿体积增大。近年来随着介入性超声学发展，必要时经阴道超声引导下行囊肿穿刺，诊断准确，安全性好，是一个值得推广的诊断和治疗手段（图6-6-7）。

（二）卵巢良性肿瘤

1. 囊性卵巢良性肿瘤

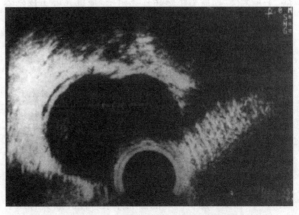

图6-6-7　右卵巢子宫内膜异位囊肿

（1）病变特点：主要包括浆液性囊腺瘤、黏液性囊腺瘤，可为单房或多房结构，囊内液为清亮液或黏液，壁薄，内壁光滑。

（2）声像图表现：可见一侧附件或双侧无回声区，大小不一，以壁薄、内壁光滑为特点，单房多为浆液性囊腺瘤，有多个分隔则提示黏液性囊腺瘤。具有以上特点较为肯定肿瘤性质为良性。

2. 囊实性卵巢良性肿瘤

（1）病变特点：主要包括浆液性乳头状囊腺瘤、黏液性乳头状囊腺瘤和成熟畸胎瘤等，前两种类型大体病理基本与囊性卵巢良性肿瘤相同。只是囊内有乳头存在，但数量为单发或少数量乳头。成熟畸胎瘤是最常见的卵巢良性肿瘤之一，壁厚，囊内液为脂肪等成分，可含有外、中、内三个胚层组织如毛发、皮肤、牙齿、骨等。

（2）声像图表现：基本与囊性卵巢良性肿瘤相同，但在囊内壁可见单个或少数量的低回声区，为小乳头回声。成熟畸胎瘤声像图表现为多种多样，典型的表现为边界清楚之无回声至低回声区，有时可见均匀分布的强回声光点（油脂与皮脂屑），有时可见集中的增强回声团（毛发团），片状或小块状强回声块（骨片或牙齿）等（图6-6-8）。

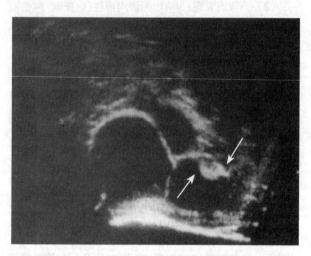

图 6-6-8　卵巢成熟畸胎瘤

3. 卵巢纤维瘤

（1）病变特点：卵巢纤维瘤为完全实质结构，表面光滑，大小不等，切面为质密的结缔组织，如果并发麦格综合征，可见胸腔积液和腹水。

（2）声像图表现：多为单侧中等或增强回声区，质地均匀，中等大小，无明确囊壁，肿瘤后壁可出现声影，约1%～2%可见并发腹水。

（三）卵巢恶性肿瘤

1. 病变特点　卵巢恶性肿瘤具有恶性肿瘤的病理学共性，如生长快、侵蚀性强，常伴有出血坏死等，因此其组织切面呈复杂表现。常合并有腹水。多见的组织类型有卵巢浆液性乳头状囊腺瘤、黏液性乳头状囊腺瘤、子宫内膜癌、未成熟畸胎瘤等。

2. 声像图表现　在声像图上卵巢恶性肿瘤具有以下特征：

（1）均为实性或囊实性回声。

（2）具体图像可呈多样性，表现为回声不规则。

（3）肿瘤壁薄厚不均、不规则，表面粗糙，可有向囊内或向壁外生长之实性团块（图6-6-9）。

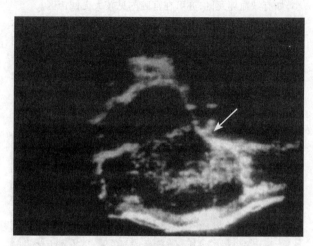

图 6-6-9　卵巢颗粒细胞瘤

（4）卵巢恶性肿瘤常伴有腹水回声。

3. 新进展

（1）资料表明 CDFI 和多普勒频谱分析在卵巢癌的定性诊断方面有引人注目的特点，其对肿块显示出的丰富、粗乱的彩色血流束、血流频谱 RI<0.40，均可提示卵巢癌的诊断。特别是当早期卵巢癌断面声像图表现不典型时，依据其血流特征可作出提示，进而能较大程度地提高卵巢癌的早期诊断率。

（2）据 Jurkovic 的研究，三维立体超声的发展为卵巢癌的影像诊断开拓了新的思路，由于其采取图像信息的人为误差小，检查后可重复回顾数据，从任意角度、任意平面精细地观察肿瘤结构，必将在卵巢癌的诊断上大有可为。

（3）随着介入性超声学的发展，近年来有报道利用阴道超声引导下的卵巢性质不明肿物的细针组织学活检的方法，认为对于从病理组织学上明确良恶性极有意义，而且无因细针组织学活检引起转移癌或其他严重不良反应的情况。

（4）超声诊断依靠形态学标准区分良恶性敏感性82%～100%，特异性60%～95%；有报道用 RI 0.4 为标准多普勒检测卵巢恶性肿瘤，敏感性<37%；而另有报道多普勒区分良恶性肿瘤敏感性接近100%；看来联合应用形态学、彩色多普勒计分系统将最大限度地提高卵巢癌诊断的敏感性、特异性和准确性。有两组大样本研究报道：用以上联合方法诊断卵巢 CA 敏感性达88%～97%，特异性达97%～100%，准确性83%～99%。卵巢癌诊断前提条件是卵巢能被超声探及。然而绝经后妇女卵巢并不容易检测。有报道其发现率仅为20%～50%。另有报道用外科相关方法检测绝经后卵巢检出率100%。有研究比较MRI、CT、TVS 对附件包块的诊断情况：TVS 优于未增强的MRI；增强 MRI 特异性高于 TVS（97% vs. 69%）。增强的TVS 和 MRI 均有较高敏感性（分别为97%和100%），MRI

有更高特异性(98% vs.46%),超声对于盆腔、肝周、右侧隔下卵巢癌复发灶有很高敏感性,但超声很难发现2cm以下的复发灶,因此并不能代替二次探查。

(孙大为)

第三节　肿瘤放射免疫显像

随着免疫学、分子生物学及肿瘤核医学的飞速发展,肿瘤放射免疫显像技术自1980年开始用于临床,在摸索中已开展了30余年,这一具有高特异性技术的引入,为卵巢癌的影像学诊断开辟了一条新的途径。肿瘤放射免疫显像(radioimmunoimaging,RⅡ)是一种非创性肿瘤诊断技术,根据抗原抗体特异性结合的原理,利用放射性核素标记抗肿瘤抗体,标记的抗体进入人体后,特异地与相应靶抗原结合浓聚于肿瘤部位,通过彩色扫描仪或γ闪烁照相机在体外显影,进而起到定位、判断有无转移灶及辨别肿瘤类型的作用,对卵巢癌的诊断和病情监测有重要意义。虽然经过多年的实践应用,但在显像技术的各个环节,包括抗体的制备与筛选、核素的选择、抗体注射的渠道、摄像时间及摄影的技术,对图像的分析等,仍未能达到很满意的效果,而使诊断的准确性始终停留在60%~70%左右,因而也未能很普遍的推广应用。近来有人调查了放免显像在临床使用的情况,在国外,特别在欧洲国家,仍应用较多,根据Blend收集10个医院有关136例卵巢癌及结直肠癌患者诊断监测的分析,其结果认为利用放免显像作为对患者治疗处理的参考仍日渐增多;同时,最近的几篇文献报道对于已完成手术及化疗后临床已完全缓解的病例(已无症状和体征,且血CA125也正常),放免显像检测的敏感性可达85%~100%,对腹腔及腹膜外转移灶检测敏感性为80%,阴性预测值100%,准确率达89%左右,并被认为在某些疾病中起到可取代二探手术的作用。

一、放射免疫显像的方法

(一)抗原

用于制备卵巢癌放免显像抗体所需的抗原有下列数种。

1. 卵巢上皮癌细胞株　卵巢浆液性上皮癌OVC_{334}细胞株,作为抗原制备一种可识别卵巢上皮癌的单克隆抗体——OC_{125}。OC_{125}与卵巢上皮癌相关抗原CA_{125}特异结合,OC_{125}单抗是国外对卵巢上皮癌的放免显像最常用的抗体。卵巢浆液性上皮癌$CAOV_3$细胞株,作为抗原免疫兔子制备OCOU多克隆抗体,并应用细胞融合技术,产生抗卵巢上皮癌单抗OC_{859}。$OCOV_3$多抗及OC_{859}单抗均可用作卵巢上皮癌的放免显像。以卵巢癌$COC183B_2$细胞株产生的单抗$COC183B_2$腹腔注射,肿瘤显像也好。

2. 癌胚抗原(carcinoembryonic antigen,CEA)　CEA在卵巢黏液性上皮癌组织中含量较高,其他上皮癌也含有少量CEA,故以CEA制备的单抗或多抗均可用来进行卵巢上皮癌的放射免疫显像技术。目前国际上放射性标记CEA试剂盒已应用于临床,但其对卵巢癌敏感性较低,应用较为受限。

3. 人奶脂肪球膜(human milk fat blobule membranes,HMFG)　HMFG是上皮膜具有的抗原,因此存在于许多上皮性肿瘤中,卵巢上皮癌上也存在。不少作者以抗HMFG单抗进行卵巢上皮癌的放免显像,研究认为抗HMFG单抗在早期检测有无卵巢癌复发有一定临床价值。

4. 胎盘碱性磷酸酶(placetal alkaline phosphotase,PLAP)　多种类型癌的癌细胞均可合成PLAP,约有67%的卵巢上皮癌组织中可以测出PLAP,故PLAP也被用在卵巢上皮癌的放免显像中。

5. 胎甲球蛋白(AFP)及人绒毛促性腺激素(hCG)　AFP及hCG是肿瘤分泌性抗原,特异性较强。AFP为卵巢内胚窦瘤(卵黄囊瘤)所分泌,卵巢未成熟畸胎瘤也可分泌少量AFP;hCG为卵巢胚胎癌及原发性绒毛膜癌所分泌。以上两种抗原所制备的抗体主要用于这几种特异性生殖细胞癌的放射免疫显像。

(二)抗体

1. 单克隆抗体　单克隆抗体因其特异性及与抗原特异性亲和力,进而成为放射免疫诊断核素最佳载体。放射标记后的单克隆抗体其结构、所带电荷、生物动力学、生物学分布及靶向潜能都发生了变化。单克隆抗体有多种形式,包括完整片段MoAb、Fab'、$F(ab)'_2$、单链可变区片段(single chain Fv,ScFv)等一些小分子抗体片段单克隆抗体。目前应用于卵巢癌放射免疫显像的单抗主要有抗CA125单抗(OC-125),抗CEA单抗(C50)、抗TAG-72单抗(B72.3)等。然而应用完整的鼠源性单克隆抗体进行放射免疫显像亦存在其应用的局限性,如产生人抗鼠反应(HAMA)、血液清除慢、靶与非靶(T/NT)比值低、靶组织分布不均匀等缺点。因此,Fab'、$F(ab)'_2$、ScFv等一些小分子抗体片段逐渐受到重视。单克隆抗体完整IgG分子,去掉Fc片段,留下Fab片段,能较好的保留与抗原结合的能力,为显像技术可提供下列优点:①Fab及$F(ab)'_2$片段分子小,能较快通过血管进入肿瘤内,使半衰期短的核素得以应用。如^{123}I半衰期短,对患者较安全,且可适当提高剂量,使显像更为清晰。②Fab或$F(ab)'_2$片段并非整分子,被肝脾摄取量小,分解代谢快,清除亦较快,减轻显像背景本底的干扰,显像清晰。③与非肿瘤组织交叉结合少,减少假阳性率。④去掉Fc以后本身抗原性减少,可以多次应用。其缺点:①必备有大量的单抗,才能提取一定量的Fab或$F(ab)'_2$片段,故需用的单抗量大;②单克隆抗体的特异性较强,它所识别的抗原决定簇比较专一,但亲和范围比较局限,影响了其敏感性。在卵巢癌放射免疫显像中,应用单克隆抗体和多克隆抗体的效果相近,协和医院用单克隆抗体OC859进行的卵巢上皮癌放射免疫显像97例观察结果,其敏感性为86.5%~95.0%,与多克隆抗体无显著差异,但因非特异性结合较少,显像时本底十净,清晰度好,有时对于肿瘤的鉴别诊断上有所帮助。如子宫内膜异位症的巧克力囊肿,以$OCOV_3$多抗作放免显像时,肿物有浅淡显影,而以单克隆抗体OC_{859}显像时,盆腔中未见异常游聚区,在特异性方面,单克隆抗体显像效果明显优于多克隆抗体。

2. 多克隆抗体　在卵巢癌放射免疫显像技术中,多克隆抗体可以识别抗原上的多个决定簇,因此与肿瘤亲合力强而常被采用。北京协和医院用多克隆抗体 OCOV₃ 进行卵巢上皮癌放射免疫显像 44 例,其敏感性为 86.7% ~ 92.6%。其缺点是特异性较低,显像时可能出现交叉性非特异性结合。

3. 人鼠嵌合抗体(chimeric mouse human monoclonal antibody)　人鼠嵌合抗体是基于 DNA 重组技术生产的一种基因工程抗体(genetically engineered antibody)。使用 DNA 重组技术将人单抗恒定区与鼠单抗可变区相拼接,进而生产出的一种人工抗体。其优势在于保留了鼠源抗体原有的亲合力,同时降低抗体的异源性,免疫原性较低。Iwona 报道了应用 Mov18 人鼠嵌合抗体对三例卵巢癌患者进行放免显像,均无明显血液毒性表现,未出现嵌合抗体反应,血浆清除半衰期缩短。因采用非鼠源 OC₁₂₅ 抗体对卵巢癌行放射免疫显像,因其不存在抗个体基因型 IgG,其假阳性率可明显降低。

4. 新型抗体　近年来在放免抗体方面研究出了多种新型抗体,目前研究的新型抗体主要为 Affibody 与纳米体(nanobody)。在卵巢癌中,目前研究较多的是放射标记抗人表皮生长因子受体 2(human epidermal growth factor receptor 2,HEGFR2)的 Affibody 分子的体内外研究,处于研究阶段,缺少相关的实验数据。Van de Broek 等研究纳米体是利用基因工程技术生产的微型抗体,分子量为 15kD,具有特异性高、血液清除快等优点,具有广泛的应用前景。

(三) 核素

肿瘤放射免疫显像所用的主要核素有 ¹³¹I、⁹⁹ᵐTc(锝)、¹¹¹In(铟)及 ¹²³I。不同核素有不同的特点,如表 6-6-1 所示。

表 6-6-1　放射免疫显像所用不同核素的特点

核素	半衰期限	能量(KeV)	显像效果	缺点
⁹⁹ᵐTc	6 小时	140	好	肾脏摄取多
¹²³I	13 小时	159	好	不易得到
¹¹¹In	3 天	173.247	好	脾脏摄取多
¹³¹I	8 天	364	稍欠佳	有 β 射线

1. ¹²³I　¹²³I 的半衰期长,利用其在体内的放射性持续时间较长的特点,以适应某部位的肿瘤需要晚期扫描或照相才能显像的要求。例如腹膜后腹主动脉旁淋巴结转移,因接近腹主动脉,必须待血内放射性清除殆尽,才能清楚显像。Moldorfsky 报道一例卵巢癌 ¹³¹I 标记抗体注射后 6 天,见腹主动脉旁有浅淡显影,腹部探查发现腹主动脉旁有一正常大小淋巴结,取送病理检查证实癌转移。北京协和医院 1 例卵巢上皮癌,手术及化疗后病情完全缓解,血清 CA125、B 超及 CT 均未发现异常,但放免显像在注入 ¹²³I 标记抗体后 4 天可见腹主动脉区有 1.5cm 直径浅淡放射性聚集,行二次探查手术,证实该部位有一个直径 1cm 淋巴结,病理证实为癌转移,其他部位均正常。但是放免显像应用 ¹²³I 标记抗体也有下列缺点:①所标记的碘易脱落而出

现游离碘,造成假阳性显像而影响效果。注射标记抗体后 18 小时,尿内即可测出游离碘,相当于注入碘量的 30%。②¹²³I 的能量太强,特别是上腹部肝脏、脾脏血运丰富的器官,注射 ¹²³I 标记抗体后数天,仍有不少放射性储存,对上腹腔的肿瘤的显像干扰很大,但累积有效吸收辐射剂量低。北京协和医院以 ¹²³I 标记抗体行卵巢癌放免显像结果,盆腔肿瘤阳性显像率可达 91%,而上腹腔显像率仅有 42%,故对显示的影像分辨力较差。③因半衰期长,血内碘的清除亦较慢,影响本底的放射性,使注入标记抗体后前几天内肿瘤的显像效果差。

2. ⁹⁹ᵐTc　⁹⁹ᵐTc 是 4 种核素中半衰期最短的一种,为 6 小时。只要具备锝核素的母体,实验室可以随时自制,使用方便、价格低廉,可利用率高、能与多种新型抗体相结合、并且螯合剂稳定性高、放射剂量负荷量小,γ 射线能量 140.5keV,易于显像。

3. ¹¹¹In　¹¹¹In 半衰期为 3 天,比 ¹³¹I 的半衰期短,因而具备半衰期短的优点,即血内放射性清除快,肿瘤与非肿瘤的放射比可加大,现象效果好。¹¹¹In 标记的抗体也可用于皮下注射,但缺点是停留在肝脾的量大,甚至大于肿瘤的量,使肝脏部位及其附近的肿瘤不易成像,Massager 应用 ¹¹¹In 标记的单抗 OV-TL₃F(ab)₂ 对 31 例卵巢癌作放免显像,其敏感性很高,阳性率达 94%,但横膈上的病灶均未能显示。

4. ¹²³I　¹²³I 的半衰期为 3 小时,γ 射线能量为 159keV,也具备半衰期核素的优点。Epenetos 曾应用 ¹²³I 标记的 HMFG 单抗对 1 例卵巢癌很小的盆腔内残余灶(直径 0.8cm)显像成功。Granowska 也以同法对 31 例盆腔包块进行放免显像,真阳性率达 95%(19/20),认为此法对卵巢癌的病情监测很有价值。但 ¹²³I 必须从反应堆产生,制备后运输速度必须很快,不方便,且价格昂贵,限制了其广泛应用。

(四) 标记抗体注射的途径及剂量

标记抗体注射的途径有静脉注射法、皮下注射法及腹腔注射法。静脉注射法,即以标记抗体溶于 100ml 生理盐水内,于 30 分钟内静脉点滴完毕,或直接从滴器小壶内滴入。皮下注射法,即以标记抗体在双足趾间蹼作很浅的皮下注射,每侧注射 0.4 ~ 0.8ml。腹腔内注射,即以标记抗体稀释在 5 ~ 10ml 浓度为 10% 的人蛋白液内,再随同 1000ml 生理盐水注入腹腔。综合各作者所用标记抗体的剂量,核素用量为(1.85 ~ 11.1)×10⁷Bq(0.5 ~ 3mCi),抗体用量为 0.1 ~ 1mg。

(五) 放射免疫显像前患者的准备

给药前患者应行全身检查包括肝肾功能、心电图以及血尿常规等,询问患者有无过敏史,对于有过敏史者不做或慎做本项检查。使用 ¹³¹I 标记抗体时,放免显像前一天开始服 Lugo 液(复方碘溶液),显像后继续,每天 2 次,服 5 ~ 6 天,每次 5 滴,以起到封闭甲状腺的作用,以防止碘标记抗体集中在甲状腺。给药前应先做皮试,对侧做生理盐水对照,观察标准同青霉素皮试原则。有腹水者必须尽可能将腹水放净。因腹水内有大量癌抗原,使标记抗体在腹水内停留不散,影响肿瘤或淋巴结转移的显像。因为膀胱部

位与盆腔内肿瘤部位常常是互相重叠的,尿液中存在排泄的标记抗体或游离碘将影响盆腔肿瘤或淋巴结转移的显像。故显像前排尿或作持续性膀胱冲洗。注射标记抗体前30分钟肌内注射异丙嗪25mg,15分钟后肌内注射地塞米松5mg,以预防过敏现象发生。显像前应排空肠道,以防肠道分泌的游离碘沉积,干扰影响结果。

二、标记抗体在体内的生物学动态分布

标记抗体注入体内后,首先是非特异性分布,经过一定的时间以后,才与肿瘤有特异性结合。只有掌握这个生物学动态分布的规律,才能正确选择显像的时间,以及对放射性聚集的影像作出正确的解释。影响标记抗体的生物学动态分布的因素有多种,如标记抗体注射的途径及所用抗体及核素的种类等,其中最重要的是标记抗体的注射途径。

(一)静脉注射法

Granowska研究了标记抗体经静脉注射后的动态分布,刚开始是在血液及组织内分布,当时尚未有抗体与肿瘤组织的特异性结合。这种非特异性分布,随着时间消逝而逐渐减弱或消失,而与肿瘤组织的特异结合,又随着时间而加强。Granowska和北京协和医院以^{131}I标记的多抗或单抗静脉注射,卵巢癌的放免显像24小时即有清楚显像,48~72小时显像结果与24小时区别不大,但在上腹腔的影像,则48~72小时更为清楚,因晚一些时间以后,血池本底放射性清除更多,背景更清楚。为了使血池本底的放射性清除更快更干净,可采用^{131}I标记的F(ab)$_2$片段代替整分子的单浣,并将显像时间推到96~144小时,使肿瘤显像更为、清晰。也有选用半衰期短的^{125}I标记的单抗,以便增加核素用量,显像时间提早到4~22小时,对检测小型复发癌有效,有1例单个复发癌灶仅0.8cm直径,也清楚显出。

(二)皮下注射法

由于抗体是大分子,经皮下注射后,不能直接进入微血管,而是通过内皮细胞之间的间隙,进入淋巴管,向上至各淋巴结,顺序自股管组、盆腔组、腹主动脉组、再经胸导管进入大循环而至全身。故标记抗体首先是在淋巴系统内流动,然后才进入血循环,标记抗体从皮肤注射部位进入大循环所需要的时间约为24小时左右。标记抗体进入大循环以后,盆腔内肿瘤即可清楚显像。淋巴系统内有大量的吞噬细胞,当标记抗体流经淋巴结时,可被巨噬细胞吞噬而出现非特异性结合,这种非特异性结台与淋巴结转移的特异性结合很容易混淆。Deland对50例各种恶性肿瘤,包括乳腺癌、卵巢癌、前列腺癌、肺癌及肠癌等以^{131}I标记的单抗皮下注射作放射免疫淋巴显像的结果,其敏感性虽然高达100%,但其特异性很差,没有转移的淋巴结也出现放射性浓聚而显像。因而,Deland认为放射免疫淋巴显像在临床应用上尚存在一些问题,需要继续探索研究。不过,标记抗体既然首先集中在引流注射部位的区域淋巴结,以后再进入大循环,被全身血液稀释后而分布到全身,因此,标记抗体在引流区域淋巴结的浓度,远远超过身体其他部位的浓度。Weirlstein的动物实验证实皮下注射法与静脉注射法比较,淋巴结内标记抗体浓度,前者是后者的700~800倍。

因此,淋巴结的放免显像,最好采用皮下注射方法。

(三)腹腔内注射方法

腹腔内注射法可以使标记抗体很快直接与腹腔内肿瘤接触,使到达肿瘤组织的标记抗体高于静脉注射方法或皮下注射方法。而且,由腹腔注入的标记抗体,肝脾摄取抗体量少,可以减少上腹腔肿瘤显像时血池的干扰。腹腔注射组与静脉注射组比较,由于肿瘤摄取的抗体较多,而肝和血摄取的抗体较少,因此,腹腔注射组的T/NT比值较静脉注射组的T/NT大,腹腔注射组肿瘤与肝和肿瘤与血的T/NT比值各为10.8和4.4,而静脉注射组其T/NT分别为1.1及0.7,因此,腹腔注射法可提高T/NT比值,从而可以使显像更为清晰。

三、放射免疫显像的效果及提高显像效果的措施

卵巢癌放免显像中,上腹腔的肿瘤与盆腔肿瘤的阳性显像结果相差很大。盆腔肿瘤显像效果好,阳性显像率大多数为86%~100%,个别报道为73%。上腹腔肿瘤显像率则很差,多数为33%~50%,少数报道60%~70%。这是因为上腹腔内均为血流丰富的器官,如肝脏、脾脏、肠系膜、大网膜等。而且肝脾内单核-吞噬细胞系统血管内巨噬细胞吞噬抗原与标记抗体有非特异性结合,血流内循环的标记抗体多,使肿瘤所浓聚的放射性核素与血流本底的对比差很小而不易显像。为解决上腹腔肿瘤显像存在的问题,各学者采取了一些不同的改进措施。

(一)放免显像三步法(核素标记及生物素标记三步法)

第1步,以生物素(biotin)标记单抗作静脉注射,生物素随单抗附着在肿瘤部位。第2步,24~36小时后,以两种抗生物素(avidin,streptavidi)作静脉注射,使其沉积在附有生物素标记抗体的癌灶上,同时还与循环血内有生物素标记的抗体结合而将其清除。第3步,再过24小时后才最后静脉注射有生物素标记的核素,以将核素导向附有抗生物素的肿瘤病灶。三步法的主要优点:血循环内的游离核素,由于标记所用的生物素分子量小,很快可自血循环清除,而使肿瘤/血放射性比>10,故肿瘤清晰显像。而传统的两步法以核素直接标记抗体或F(ab)'片段,抗体分子量大,血循环内标记抗体清除很慢,使肿瘤/血放射性比<1,在很大程度上影响了显像的清晰度,特别是上腹腔或肝脾部位。通过生物素和抗生物素标记的中间媒界作用,血循环内游离抗体可及早清除,游离核素也可较快排出,加大肿瘤/血放射性比,使显像敏感度加强,很小瘤灶亦可显出。Magnalli报道了30例卵巢癌完成手术及化疗后以3步法作放免显像,结果与二次探查手术对照,其准确率,阳性预测率及阴性预测率分别为87%,84%及100%,作者认为在某些病例,该方法可取代二次探查而避免手术探查。

(二)显像技术上的改进

1. 推延显像时间至96小时,并以三维重建技术处理图像。Method以^{111}In标记单抗,摄像时间延长至注射标记抗体后96小时,使血池及瘤灶周围正常组织的非特异性免疫核素浓聚尽可能清除而突出肿瘤病灶的特异性免疫核素

浓聚并将单光子发射型计算机断层显像（SPECT）结果，以三维重建技术（3 dimension volume reconstruction）处理，显像更清晰而能较准确的进行肿瘤病灶的定位诊断，其显像敏感性，准确率及阴性预测值分别为100%，72%及100%。

2. 选用与腹膜无交叉反应的单抗，并改用腹腔注射法。近年来，北京协和医院在放免显像技术上作了以下改进：①由于较特异的抗卵巢癌抗体与腹膜有交叉反应，因而在腹腔注射时将使腹膜显像而掩盖了肿瘤的显像，因此改用与腹膜无交叉反应的CEA单抗。②注射渠道：当静脉注射标记抗体时，肝脾内单核-吞噬细胞系统有非特异免疫结合，使肝脾附近的瘤灶显像极差，改用腹腔注射法可减少肝脾的非特异免疫结合。改进后的显像效果确有提高，27例上腹腔转移复发的显像率可达85.2%。

四、卵巢癌放射免疫显像的临床应用

1. 卵巢癌的术前诊断　目前根据病史、盆腔检查、B型超声检查，血清肿瘤标记物检测以及CT、MRI等影像学检查手段，能够对卵巢癌进行诊断。通过实施放免检测，能够为临床医师制定手术方案提供一定的参考依据，对于不易鉴别的良恶性肿瘤，放免技术可起到与其他影像学检查相互参考的作用。然而卵巢癌的早期诊断较为困难，对于临床检查未能发现明显肿瘤的患者，放免技术可能具有较高敏感性，有助于早期判断。

2. 治疗后检测与随访　常规术后检查能对手术效果、术后放化疗疗效起到一定监测作用。放免技术标记卵巢癌特异性抗体，能够在早期有效追踪检测有无复发及转移，特别是微小残余癌灶，对其进行定位、定性，进而有助于鉴别诊断及判断治疗效果。如发现存在残余癌灶或复发，除二次剖腹探查术、放化疗方法外，可考虑采用生物学免疫治疗方法。

（郑建华）

第四节　妇科内镜检查在妇科恶性肿瘤诊断中的应用

一、腹腔镜在卵巢恶性肿瘤诊治中的运用

1. 腹腔镜附件包块的处理　1973年，腹腔镜首次运用于恶性肿瘤领域，即卵巢癌的二次探查手术。而1980～1990年间，腹腔镜设备得到了极大的发展，使得腹腔镜在恶性肿瘤的诊治中，发挥着越来越重要的作用。腹腔镜较开腹手术有更好的放大的视野，这能帮助诊断恶性肿瘤的远处转移及评价复发情况。

不论是经阴道B超或是血清CA125水平，对于盆腔包块的诊断的敏感性和特异性都没有达到100%。腹腔镜手术是评价盆腔包块性质的较好方法。腹腔镜与开腹比较有许多优点，包括住院时间更短，术后恢复快。大的病例研究也证实了腹腔镜处理附件包块的安全性及有效性。也有研究显示腹腔镜处理大于10cm附件包块的可行性。但在腹腔镜处理附件包块时，可能会意外遇到卵巢恶性肿瘤情况。

早期卵巢癌在手术前不易得到诊断，因为总的来说卵巢癌的发病率并不高，早期肿瘤形态表现不一，缺少确切的诊断标准。

大多数附件包块都是良性的，绝经前附件包块恶性几率为7%～13%，而绝经后为8%～45%。腹腔镜治疗的表面看起来是良性卵巢瘤的手术中，大约0.2%～0.4%事实上病理为恶性肿瘤。Nezhat等报道腹腔镜术中意外发现卵巢癌的几率为0.04%，而北京协和医院报道术中意外发现恶性及低度恶性卵巢肿瘤的几率为0.07%。有研究报道，对1011例患者进行腹腔镜手术，共计1209个附件包块，包块大小为2～25cm不等，研究显示，术中意外发现卵巢癌的几率为6.5人/1000人。法国有究报道在5307例附件包块中，78例术中意外发现卵巢恶性肿瘤，占1.47%，其中18例为卵巢癌（0.34%），而另60例均为卵巢交界性肿瘤。还有研究报道，对绝经前患者进行仔细的术前评估后腹腔镜术中意外发现卵巢恶性肿瘤的几率不到1%，而绝经后的女性，这一几率则上升至3.0%。

Maiman等人报道，腹腔镜对于恶性肿瘤的漏诊率可达1/3，但此研究未进行术中冷冻病理检查。法国的Chapron等对228例术前评估为"低危"患者进行腹腔镜手术，发现约11%例患者术中为恶性肿瘤表现，但这26例患者通过切除一侧附件并进行冷冻病理检查后发现为良性，避免了不必要的更大的手术。Dottino等则报道了160例附件可疑包块患者中，88%进行了腹腔镜诊断，并得到了较满意的结果。这几项研究都强调了术前充分评估、术中送冷冻病理检查以及手术医师经验的重要性。Nezhat等人报道术中对附件包块最为准确的诊断方法是腹腔镜术中所见与冷冻病理结果相结合。多数研究证实，就中冷冻病理诊断的敏感性和特异性都超过了92%。Dottino等人在一项前瞻性研究中对160例附件包块患者进行分析发现冷冻病理与石蜡病理的误差约为3%。因此，只要求术中仔细探查，并且把握肿瘤手术的原则，腹腔镜检查对盆腔包块的诊断是安全可行的。

腹腔镜术中若发现盆腔包块可疑为卵巢癌，则应立即探查，首先，应从子宫直肠窝抽出腹水或腹腔冲洗液送病理。其次，依次仔细探查患侧卵巢，盆腔腹膜，对侧卵巢，结肠旁沟，横膈，大网膜，肝表面及肠管表面。一旦发现腹水、腹膜表面转移结节或卵巢表面的赘生物，则应考虑恶性肿瘤。必要时术中送冷冻病理。

有许多关于腹腔镜卵巢肿瘤术后肿瘤迅速扩散以及腹腔镜下不彻底的分期手术的报道。如果腹腔镜手术过程中诊断了卵巢恶性肿瘤，而不立即中转开腹行分期术，则可能有肿瘤进展需进行辅助治疗的风险。Lehner等人对48例腹腔镜诊断卵巢癌，而延迟进行开腹分期术的患者发现，24例患者是在腹腔镜手术17天以后进行分期，这部分患者发生转移几率较17天以内进行分期者高。为了尽量减少转移的几率，甚至有人建议在腹腔镜手术后7天以内进行开腹分期术。总之，在腹腔镜诊断了卵巢恶性肿瘤后，无论是行分期手术还是化疗，都应尽快（图6-6-10）。

2. 腹腔镜术中卵巢肿瘤破裂的风险　腹腔镜附件包块手术时，有可能术中意外发现恶性肿瘤，并有肿瘤在术中

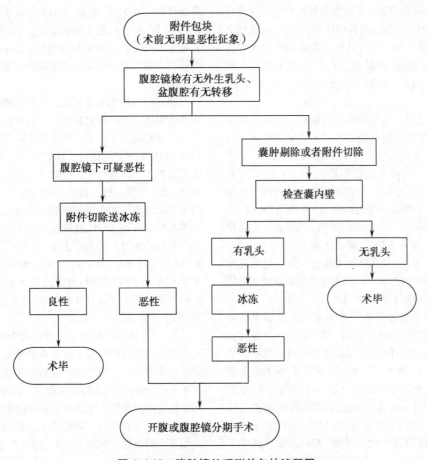

图 6-6-10 腹腔镜处理附件包块流程图

破裂的风险,如果围术期发生包块破裂,可使卵巢癌 I a 期变成 I c 期。但有研究证实,手术过程中肿瘤破裂不影响肿瘤患者总的生存期。腹腔镜术中卵巢囊肿破裂的几率约为 6% ~27%。数量有限的回顾性研究报道,卵巢肿瘤在术前或术中破裂不利于肿瘤的预后。Dembo 等人研究了519 例卵巢上皮癌 I 期的开腹手术患者,研究得到,卵巢癌术中破裂并不影响预后,但这些患者大多数都未进行全面分期手术。Sjovall 等人对 394 例早期卵巢癌患者进行多因素分析,也得到无论术中卵巢癌包膜是否能保留完整,总的生存期无显著差异。然而,术前肿瘤已经破裂的患者生存期远不及术中肿瘤破裂的患者。也有一些研究结论恰恰相反,Webb 等人研究得到卵巢 I 期患者术中肿瘤破裂者 5 年生存期为 56%,远远低于肿瘤未破裂者(78%)。Vergote 等人回顾性分析了 1545 例卵巢癌 I 期患者术前或术中破裂者的无瘤生存期较短(RR:2.65 vs. 1.64)。但这项研究是一个回顾性的多中心研究,患者入组时间跨度较大,为25 年,各个中心的分期手术水平等参差不齐。一项回顾性研究显示,1545 例卵巢 I 期的患者的无瘤生存期与术中卵巢囊肿是否破裂相关,且后者是独立危险因素(RR:1.64,P =0.002)。

因此,关于卵巢肿瘤术中破裂的影响问题,目前还存在争议。尚没有相关的前瞻性研究,而且现有的回顾性研究结论也是有争议的。而且术中发生肿瘤破裂,分期从 I a 期变成 I c 期后,也无相关的资料提示接下来的化疗具体

应该怎样进行。理论上讲,腹腔镜术中腹腔内压力增加,一旦发生肿瘤破裂,有可能会造成肿瘤细胞的播散、种植。有一些关于术中肿瘤破裂的个案报道,如卵巢癌 I 期患者术后 2 年复发,卵巢上皮癌 I 期患者手术加化疗后,行腹腔镜二次探查病理阴性后还出现复发,未成熟畸胎瘤 I 期行一侧附件切除后 3 个星期腹腔内发现未成熟肿瘤等。无论术中肿瘤是如何破裂的,手术医师应该清楚地意识到肿瘤破裂可能会有怎样的潜在风险,从而对患者的预后以及术后的辅助治疗心中有数。

关于如何减少肿瘤术中破裂的风险,有以下建议:①若肿瘤>10cm 或<10cm 并与盆壁粘连,需保留卵巢的患者应行开腹手术。②腹腔镜下卵巢肿瘤切除后,均应使用标本袋从最大的切口处取出或经阴道另做切口取出。③一旦发生肿瘤破裂,盆腹腔应该充分冲洗干净。

3. 腹腔镜二次探查术 Wangensteen 等人在 1951 年首次提出了二次探查术(简称二探术)。二探术的目的是为了评估患者在完全临床缓解(临床检查未发现肿瘤,影像学检查未发现肿瘤,CA125 水平正常)后化疗的反应及病理学结果,而且一般在临床试验中进行。二探术的定义的是指全面评估盆腹腔情况,留取盆腔、结肠侧沟以及膈下冲洗液,对盆腹腔进行全面系统的多点活检,包括子宫直肠窝,骨盆漏斗韧带,膀胱表面,侧盆壁,结肠侧沟以及膈下。如果初次手术未进行腹主动脉旁淋巴结清扫,则应在二探术中切除腹主动脉旁淋巴结。如果术中未见到明确的肿瘤

组织,则应取20~30份活检。所有盆腹腔的粘连都应进行分离,尤其是肿瘤的原发部位应仔细检查,一旦发现有残余肿瘤,则应尽量切除干净。只有这样才能降低二探术的假阴性率。数个研究报道,肉眼未发现肿瘤的患者其实有14%~24%有微小病灶。而这些微小病灶往往只在1~2份标本中可见。

二探术的优点包括:①判断疾病的预后。②适时的终止化疗,避免不必要的细胞毒性的治疗。③制定比较可信的临床试验终点。非侵入性诊断方法如CT及CA125敏感性及特异性都不高。有研究比较了PET及二探术,研究者将55例卵巢癌患者分为2组,均在初次手术后进行了6程化疗,研究得到PET组敏感性为82%,特异性为88%。总的诊断准确度为84%。PET的阳性预测值为93%,阴性预测值为70%。与二探术比较,二者无显著差异。

二探术的缺点包括:①目前尚无前瞻性的研究来证明二探术对总的生存期的影响。②围术期并发症降低了生活质量。③粘连。④增加了医疗费用。

传统的二探术是通过开腹手术全面探查盆腹腔。目前,腹腔镜可以替代开腹进行二探术,腹腔镜的好处是放大腹腔镜病灶,而缺点是不能接触到腹膜表面的小病灶。早期研究显示,腹腔镜二探术术中视野不够完整,手术并发症多见(2%~14%),假阴性率较高(12%~55%),所以使其未得到广泛运用。Husain等人报道了150例腹腔镜二探术,中转开腹率为12%,其中大部分(72%)是因为无法腹腔镜下行肿瘤细胞减灭术而中转开腹。Clough等人比较了腹腔镜和开腹二探术,研究对20例卵巢癌患者进行腹腔镜二探后立即转开腹进行探查,研究得到腹腔镜二探对残余病灶诊断的阳性预测值为100%,阴性预测值为86%(2/14假阴性),由于术后粘连,仅仅41%的患者进行了全面的盆腹腔探查。以上数据表明,腹腔镜二探术的可靠性较开腹低。

随着微创手术技术的提高,过去的十年中,有研究报道了腹腔镜二探术的手术并发症、手术费用都较前有所减少,并且与开腹手术比较,对肿瘤的诊断准确率及术后生存期等无显著差异。有一项研究对109例卵巢癌患者进行了二探术,其中腹腔镜28.4%,开腹手术64.2%,腹腔镜组较开腹组术中出血量少,手术时间短,住院天数少,因此住院费用更低。研究还得到,所有的手术并发症都发生在开腹组,且其中最常见的为术后肠梗阻(11.4%)。而两组间诊断的准确率及患者的生存期均无显著差异。

Abu-Rustum等人研究了腹腔镜二探术和开腹二探术患者的生存情况:131例腹腔镜二探患者与139例开腹二探患者的总生存期无显著差异,研究得到CO$_2$气腹不影响二探手术的预后。一项研究比较了57例腹腔镜二探术和69例开腹二探术,研究得到,腹腔镜二探术较开腹手术出血量少(33.9ml vs. 164.9ml),手术时间短(81.3分钟 vs. 130.4分钟),住院时间短(0.3天 vs. 6.8天),医疗费用更低(2765美元 vs. 5420美元)。虽然腹腔镜二探术所取得的标本较开腹少50%,但诊断阳性率与开腹比较是无差异的(52.6% vs. 53.6%)。两组患者死亡率无显著差异。另有一项研究对150例卵巢癌患者进行了二探手术。诊断阳性

率为54%,中转开腹率为12%,手术并发症发生率为2.7%。同时,也有数个研究报道,二探术后肿瘤复发率腹腔镜组与开腹组比较无显著差异。Casey等人即报道了腹腔镜与开腹诊断肿瘤病灶的准确性以及患者的生存期无显著差异。

腹腔镜二探术中最大的困难是致密的粘连。手术视野中致密粘连会影响对盆腹腔肿瘤的评估以及防碍活检的进行。只有在满足了以下几种条件才能下腹腔镜二探阴性的结论:①整个腹腔都经过了彻底探查。②完全分离了腹腔镜所有粘连。③进行了多处随机的活检。如果不满足以上条件,就应开腹进行二探术。因为进行二探术的患者一般情况下都经历了初次肿瘤细胞减灭和化疗,腹腔内大多数都有粘连存在,因此,腹腔镜二探术会在一定程度上存在手术难度及风险。文献报道中,能做到完全彻底进行盆腹腔评估的腹腔镜二探术占41%~90%。关于腹腔镜二探术的有效性,还需要进行更多的RCT研究来证实。但随着微创手术技术的日新月异的发展,也许腹腔镜能在二探中得到更好的发挥。

总之,卵巢癌二探术是一种相对安全可行的诊断性手术。在运用得当的前提下是很有价值的,手术并发症与开腹比较无差异。否则将会造成许多不良的后果,包括对患者的损伤,医疗上不必要的花费等。目前,进行腹腔镜二探术最好适应证是在临床试验中验证初次手术以及化疗后患者是否完全病理缓解。除此之外,进行腹腔镜二探术需因人而异。因为缺少前瞻性数据支持,所以其运用价值还值得商榷。而微创手术的进一步发展也许能提高腹腔镜二探术的运用价值。

4. 腹腔镜评估初次肿瘤细胞减灭术的可行性 约40%~60%的卵巢晚期患者在初次肿瘤细胞减灭术中能达到完全切净。虽然术前能通过CA125、肿瘤的部位、大小、腹水的量等来粗略评估患者能否获得满意的肿瘤细胞减灭术,但仍然有部分患者无法确定手术残余肿瘤大小。因此,腹腔镜可以作为一种评估的方式。Vergote等人研究了77例晚期肿瘤患者,这些患者进行临床及影像学检查评估后发现无切除的可能性,但进行了腹腔镜检查后发现仍然有手术机会。约79%的患者在腹腔镜手术评估后进行了满意的肿瘤细胞减灭术。而对于腹腔镜评估不能实施满意的肿瘤细胞减灭术的患者,也能够很快地取得活检病理结果,从而能更快地进行新辅助化疗。

5. 腹腔镜切口的肿瘤转移(PSM) 腹腔镜运用于妇科恶性肿瘤的诊断时有切口转移风险。1978年,Dobronte首先报道了腹腔镜切口肿瘤转移(port site metastasis, PSM)。之后,陆续报道了数十例腹腔镜卵巢癌手术后切口种植。回顾性的研究报道了其发生率为1%~16%。Nezhat等人报道在腹腔镜淋巴结清扫术后PSM率1%。而随着手术经验的增加,对PSM重视程度的增加以及对肿瘤手术新的认识,PSM的发生率已逐年下降。近几年的临床研究证实了PSM率与开腹比较是无差异的。Leblanc等人报道,PSM一般发生于晚期肿瘤患者,在53例患者中,有2例PSM均伴有腹水。从文献报道中可以发现,绝大多数种植的患者都是肿瘤晚期合并腹水或者是进行腹腔镜二探

者。但这其中,也有少部分为低度恶性卵巢肿瘤的切口种植考虑与术中腹腔镜切割器、部分卵巢切除以及术中卵巢肿瘤破裂相关。

PSM 的机制有以下几类:①切除肿瘤的过程中,肿瘤细胞直接种植至切口。②CO_2 气腹所引起的代谢及免疫方面的影响,腹腔内的湿度,腹膜的牵拉,气腹与 trocar 之间产生的静电。也有研究证实 CO_2 气腹能使腹膜血液流速增加,从而促使肿瘤细胞吸收入血并在切口上的种植。当然,在 CO_2 气腹腹腔镜 PSM 的几率是否较开腹高,目前的研究还存在争议。但研究者们通过动物试验证实了气腹腹腔镜发生 PSM 的几率较无气腹腹腔镜高。

关于 PSM 预后的报道较少见,两项回顾性研究分析了卵巢癌患者腹腔镜手术后的生存期,但未得到 PSM 与生存期有相关性,但是这两项研究中病例数较少。最近有研究证实 CO_2 气腹并不影响卵巢癌患者总的生存期。

预防 PSM 措施包括以下几点:①减少肿瘤操作的范围。②尽量避免肿瘤破裂。③进行血管的高位结扎。④在切口部位不要进行过多的操作。⑤尽量减少 trocar 的移动,必要时可进行缝合固定。⑥在保证手术视野的前提下尽量减少气腹的压力。⑦避免 trocar 周围漏气。⑧尽量使用标本袋。⑨使用 trocar 放气。⑩操作完毕后进 trocar 进行冲洗后再取出。⑪必要时使用伤口保护装置。⑫尽量缝合腹膜,关闭腹腔。

6. 腹腔镜手术在早期卵巢癌治疗中的运用 早期卵巢癌术前诊断难道较大,大多数都是在腹腔镜处理附件包块时意外发现的。过去,若腹腔镜术中意外发现卵巢恶性肿瘤,则倾向于转开腹进行满意的肿瘤细胞减灭术,并避免恶性肿瘤细胞播散。但近些年随着微创手术技术的飞速发展,腹腔镜早期卵巢癌手术效果与开腹相同,甚至在某些报道中优于开腹手术。并且腹腔镜手术创伤较小,术后恢复较快,使患者术后能更早地接受化疗。

Nezhat 等人报道了 36 例腹腔镜卵巢癌分期及再分期手术,随诊 55.9 个月后,所有患者均存活,这个研究在腹腔镜分期术研究中样本量最大,且随诊时间最长。之后也有病例对照研究及回顾性研究比较了腹腔镜及开腹手术在早期卵巢癌治疗中的作用,研究得到腹腔镜手术组出血量少,住院时间短,切除的大网膜以及淋巴结数量相当,但手术操作时间较长。

7. 腹腔镜手术在晚期卵巢癌治疗中的运用 腹腔镜在晚期卵巢癌治疗中的运用包括:①评估手术的可行性。②选择性地进行初次或再次肿瘤细胞减灭术。③二次探查术。

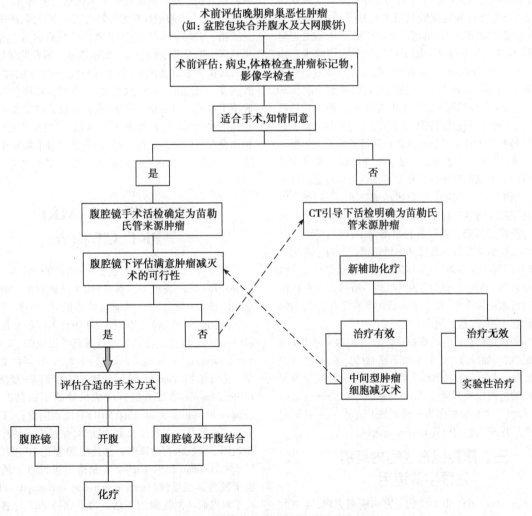

图 6-6-11 腹腔镜处理卵巢恶性肿瘤流程图

评估手术的可行性:若要评价晚期卵巢癌的可切除性,腹腔镜检查较 CA125 以及其他影像学检查更精确。Vergote 等人报道了 285 例腹腔镜检查手术,发现其评估手术可切除性的准确度为 96%。Fagotti 等对 64 例患者首先进行腹腔镜手术评估,接着再行开腹手术后发现,腹腔镜诊断的阴性预测值为 100%,而 87% 患者在腹腔镜评价有可切除性后,开腹手术达到了真正满意的细胞减灭术。

目前为止,关于晚期或复发型卵巢癌的腹腔镜肿瘤细胞减灭术的报道相对较少,且大多数为小样本研究。Nezhat 等人报道了 32 例腹腔镜肿瘤细胞减灭术,其中 13 例为初次手术,而 19 例为再次手术,前一组中随访了 13.7 个月,2 例死亡,9 例患者无瘤生存,2 例带瘤生存,后一组随访 26.9 个月,6 例患者死亡,10 例无瘤生存,3 例患者带瘤生存。尽管这些研究结果对腹腔镜卵巢癌手术起到了肯定作用,但仍需要进行长期大样本的研究来证实(图 6-6-11)。

二、腹腔镜在宫颈癌治疗中的运用

随着腹腔镜手术技术的提高,宫颈癌的分期手术已经可以采取腹腔镜进行。对于早期宫颈癌患者,腹腔镜用于进行盆腔及腹主动脉旁边淋巴结清扫,同时进行经阴道根治性宫颈切除;腹腔镜广泛性子宫切除术。而对于晚期宫颈癌患者,可进行腹腔镜盆腔及腹主动脉旁淋巴结清扫。另外,腹腔镜还运用于盆腔廓清术之前评估手术,或是进行卵巢移位术等。第一例腹腔镜下广泛性子宫切除术是由 Nezhat 等于 1989 年实施的,从那以后便有许多学者进行了这一手术。Zakashansky 等人报道了 30 例腹腔镜手术及 30 例开腹手术,结果得到腹腔镜手术出血量少,淋巴结切除数量多,住院天数少,而腹腔镜围术期并发症与开腹比较无显著差异。另有学者比较了机器人辅助腹腔镜手术与传统的腹腔镜手术,发现二者之间亦无显著差异。盆腔及腹主动脉旁边淋巴结的切除对于宫颈癌手术来说至关重要。目前已有许多研究证实了腹腔镜下淋巴结清扫术的可行性及安全性。甚至有学者在门诊手术间即可完成这个手术。而对于一部分早期宫颈癌患者可进行根治性子宫颈切除术,其中包括腹腔镜盆腔及腹主动脉旁淋巴结清扫。对于晚期宫颈癌,其分期为临床分期,但是临床检查及影像学检查往往假阴性率较高,尤其对淋巴结的判断并不精确。因此在治疗前可进行腹腔镜手术,而手术的目的则在于尽可能地将淋巴结清扫干净,以利于预后。

宫颈癌放疗前也可进行腹腔镜评估手术,Ⅰb 和 Ⅱa 期的宫颈癌患者,如果有手术禁忌或不愿意接受手术者,以及 Ⅱb 以上无手术机会的宫颈癌患者可以进行放疗。而为了明确放疗的范围以及剂量等,需评价腹主动脉旁淋巴结有无转移。此时,腹腔镜可作为一种评估方法之一,并且腹腔镜能检查放疗植入物的位置是否准确无误。

三、腹腔镜在子宫内膜癌
治疗中的运用

在美国,2008 年有 40 100 例子宫内膜癌患者,其中大部分能在早期得到诊断并能通过手术治愈。子宫内膜癌手术包括全子宫双附件切除,选择性的盆腔或腹主动脉旁淋巴结清扫,腹腔冲洗液细胞学检查。由于一部分子宫内膜癌患者年龄较大,合并糖尿病或高血压病或肥胖,这些因素往往会增加手术风险,而选择腹腔镜手术则可相对地减少部分手术风险的几率。腹腔镜在以下三种情况下可用于子宫内膜癌手术:①初次子宫内膜癌分期术;②早期切除子宫但未行分期术的患者;③评价以及治疗复发患者。

近期 Nezhat 等人对比了 127 例开腹分期术与 67 例腹腔镜分期术,患者均为子宫内膜癌 Ⅰ 期及 Ⅱ 期。腹腔镜组手术出血量少,住院时间短,术后肠梗阻发生率低。两组的盆腔及腹主动脉旁边淋巴结数量相当。腹腔镜组随诊了 36.3 个月,开腹组随诊了 29.6 个月,两组之间 2 年及 5 年生存率无显著差异。总的来说,对于早期的子宫内膜癌,腹腔镜较开腹术后恢复快,术后病率低,且不影响生存期。

GOG 正在进行一项大样本的 Ⅲ 期临床研究,对比了腹腔镜与开腹手术在子宫内膜癌 Ⅰ 期及 Ⅱ 期的运用情况。研究中 920 例患者为开腹分期术,1696 例为腹腔镜手术。两组患者术中损伤发生率相似(9.5% vs.7.6%,$P=0.11$)。腹腔镜组患者术后并发症较开腹组少,住院天数较开腹组短,关于两组之间肿瘤的预后目前尚无结论。

至今为止,有不少研究报道了机器人辅助腹腔镜子宫内膜癌分期术较传统腹腔镜手术优点更多,但由于其学习曲线长,对术者腹腔镜手术技巧要求高等原因,尚未得到广泛运用。Seamon 等人进行了前瞻性队列研究包括了 181 例临床 Ⅰ 期及 Ⅱ 期的子宫内膜癌患者。研究发现机器人辅助腹腔镜手术出血量少,手术时间短,平均住院时间短,尽管机器人组患者体质指数更大,但中转开腹率仍较传统腹腔镜手术低。但在此研究中,术者有较好的机器人辅助腹腔镜手术技术。以此作为研究的基础可能与其他研究结果相比会有所偏倚。此外,许多研究也报道了切除子宫后的子宫内膜癌患者,进行腹腔镜再分期术,是安全可行的。

(冷金花)

第五节 CT、MRI、
PET/CT 检查

1895 年德国物理学家威廉·康拉德·伦琴(Wilhelm Conrad Rontgen)发现了 X 线,很快 X 线就被医学界应用于疾病的诊断,开启了一门全新的诊断学——放射诊断学(diagnostic radiology)。20 世纪 60 年代英国的亨斯菲尔德(Hounsfield)设计成功了 X 线计算机体层成像(X-ray computed tomography,X-ray CT),之后不久的 70 年代美国的保罗·劳特伯尔(Paul Lauterbur)和英国的彼得·曼斯菲尔德(Peter Mansfield)二人的科研成果导致了磁共振成像术(magnetic resonance imaging,MRI)的成功问世。CT 和 MRI 等新的成像技术丰富了放射诊断学,使得疾病的形态学诊断达到了前所未有的高度。也就在 20 世纪 70 年代美国的 Phelps、Hoffman 和 Terpogossian 制造出了世界上最早的正电子发射体层显像(positron emission tomography,PET),开启了对疾病功能代谢的评估。为了弥补 PET 对解剖结构分辨上的弱势,90 年代美国的 Townsend 等将 PET 和 CT 两者进行了融合,研制成了 PET/CT 机,从而形成了集形态和功能代谢改变为一体的综合诊断体系——正电子发射体层显像/计算机体层成像(PET/CT),开启了一种全新的复合医学影像模式。

一、CT、MRI 和 PET/CT 的基本原理

1. CT 的成像原理　CT 是用 X 线束围绕身体某一部位作一个断面扫描,扫描过程中由检测器记录下大量 X 线的衰减信息,再由模数转换器将模拟量转换成数字量,然后输入电子计算机,高速计算出该断面上各点的 X 线衰减值(即 CT 值),不同的 CT 值在 CT 片上表现出来的灰度不同,由这些数据组成矩阵图像,经由图像显示器再成像,人体某个横断面上的解剖结构就清晰地显示出来,构成了 CT 的图像。为了便于识别,Hounsfield 博士将水、骨骼、软组织、空气等不同密度的人体组织的 CT 值进行了量化,CT 值的单位为 Hu(Hounsfield unit)。CT 扫描的优点在于:分辨率高,解剖图像清晰;扫描时间短,可以在短时间内全面地做盆腔、腹腔及胸部检查。缺点在于:CT 的软组织分辨率差,平扫能提供的信息量少,常常必须行增强扫描。但肾功能不全及有碘过敏反应史或其他过敏史的患者只能做平扫,检查效果差。就妇科肿瘤而言,在 B 超初筛之后,CT 是检查卵巢恶性肿瘤的首选影像学方法,但在检查子宫病变方面,MRI 的软组织分辨率更高,明显优于 CT 扫描。

2. MRI 成像原理　人体内含有单数质子的原子核,带正电并无秩排列。当人体置身强大的磁场中时,这些原子核的磁化矢量朝向或反向主磁场。此时如用特定频率的射频脉冲(radiofrequency,RF)激励,原子核吸收能量而发生共振现象,停止 RF 后,原子核释放能量,恢复原平衡状态,这一过程称为弛豫,弛豫可分为两个不同方向的矢量:T1 为纵向弛豫时间,T2 为横向弛豫时间。因为人体组织结构的不同,弛豫时间也不相同,所以采用检测器接收不同方向的弛豫矢量后经过计算机处理重组成图像,就可以比较准确地显示机体的组织结构和病理改变。以 T1 弛豫时间为主的图像称为 T1 图像,以 T2 弛豫时间为主的图像称为 T2 图像。一般来说,经典的 MRI 序列是自旋回波序列(SE),它是 MRI 最基本和常用的序列,该序列的优点是对磁场不均匀性不敏感。SE 序列的基本结构包括一个 90°激发射频脉冲(RF)和一个 180°重聚 RF,脉冲作用的同时施加相应强度的选层梯度。SE 序列中,90°RF 与回波最大的时间距离称为回波时间(TE),当次采集和下一次采集的时间间隔称为重复时间(TR)。适当选择 TR、TE 即可获得经典的 T1、T2 加权图像。以组织的纵向弛豫时间(T1)为参考,当 TR 较短,TE 也取最短值时,长 T1 组织在多次采集之间不能充分恢复的程度高,信号强度受到抑制,呈低信号;短 T1 组织不能恢复的程度相对低,呈现亮信号,这样得到的图像称为 T1 加权像(T1WI)。使用长 TR、较长 TE 值采集时,长横向弛豫时间(T2)组织衰减程度小,呈现高信号如胆汁和脑脊液,短 T2 组织衰减程度大呈现低信号,这样得到的图像称为 T2 加权像(T2WI)。由于 MRI 可以分别以冠、矢、轴位成像,而且 MRI 对软组织分辨率高,因此十分适于对子宫、卵巢等妇科肿瘤进行检查,能够准确了解肿瘤的部位、性质和累及范围等。

3. PET/CT 的基本原理　PET 检查采用正电子核素标记化合物作为显像剂,如临床常用的氟代脱氧葡萄糖(简称 FDG),它的分子结构与葡萄糖类似,进入体内后能被细胞通过葡萄糖转运机制摄取,但不会被进一步代谢,也不能透过细胞膜,而是保留在细胞内,所以 PET 检查除了能显示组织器官的形态外,还能够反映组织的糖摄取和利用率。肿瘤组织中细胞增生活跃,细胞膜葡萄糖载体增多和细胞内磷酸化酶活性增高等生物学特征,使得肿瘤细胞内的糖酵解代谢率明显增加。而 FDG 在细胞内的浓聚程度与细胞内葡萄糖的代谢水平高低呈正相关,一般来说,肿瘤恶性程度越高,FDG 摄取越明显。利用肿瘤细胞"捕获"FDG 的能力增高的特点,不仅可早期发现和确定恶性肿瘤原发灶的部位、大小、代谢异常程度,还可以准确测定肿瘤的淋巴结及远处转移。而 PET/CT 则同时具有 PET 和 CT 的功能,其中 PET 显示病灶病理生理特征,更易于早期发现病灶并定性,而 CT 可以精确定位病灶,显示病灶结构变化。因此 PET/CT 检查可以为临床上提供解剖结构基础上的代谢、受体和酶等信息,对于肿瘤鉴别和定位诊断有更加明显的优势。

二、CT、MRI 和 PET/CT 扫描前准备

1. 妇科 CT 扫描前准备　进行 CT 检查前一般需要禁食 4 小时。为了避免盆腔内肠道、膀胱及阴道误与妇科肿瘤混淆,可以采用以下方法加强盆腔内不同组织的对比度:口服对比剂使肠管充盈,有助于鉴别肠管与肿物或淋巴结。应提早、分次服用,以便使全部肠管特别是盆腔内的肠管充盈对比剂。理想的方法是扫描前 4~6 小时、2 小时和 45 分钟分别服用 2% 碘水对比剂 300~450ml 使肠管充盈。上床前服清水 300~450ml 使胃充盈,服清水的目的是减少碘对比剂对肝脏造成的伪影。对疑有直肠或乙状结肠受侵者,必要时自肛门注气 200ml。同时保持膀胱中等度储尿,放置阴道栓。如果平扫难以准确判断盆腔肿瘤的位置和大小,可以进行增强扫描:静脉注射对比剂使血管、输尿管、膀胱、子宫肌强化,显示宫腔及肿物内的低密度区。在开始注射后 50 秒子宫强化效果较好。可采用多层螺旋 CT,其扫描速度快,对卵巢癌患者可以自剑突向足端扫描,肝脏和盆腔内脏均可获得较好的强化。CT 扫描全部完毕后可嘱患者立即拍摄腹部 X 线片,有助于大致观察有无肾盂积水或输尿管梗阻及其梗阻部位。常规采取仰卧位扫描。肿物巨大延伸至盆腔以外者,扫描时应包括全部病变。卵巢癌常发生表面肿瘤细胞脱落,导致腹腔内种植转移,应视为全腹腔的肿瘤,横膈和肝表面是腹膜种植转移的好发部位;此外卵巢癌患者常发生胸腔积液,扫描范围应自膈顶(包括部分肺底、肋膈角)至耻骨联合下缘,以观察腹腔内有无转移瘤灶。

2. 妇科 MRI 扫描前准备　为了防止人体内金属物在磁场中移位造成危险以及随身携带的金属物影响磁场的均匀性,造成图像上的各种伪影干扰诊断,进行 MRI 检查时,

严禁任何金属物进入强磁场。如果患者戴有心脏起搏器、假肢、手术金属钉和金属避孕环,则不宜做 MRI 检查。但非金属避孕环可行 MRI 检查。一般来说,扫描前可以肌内注射解痉剂,以抑制肠道蠕动;已婚女性患者阴道内置以标记性栓子,可以更直观地显示子宫、宫颈和阴道的位置,观察肿瘤向上下的侵犯范围。同时避免膀胱过度充盈,肠道无须特殊准备。在盆腔脏器扫描时,最常用的是轴位和矢状位。前者显示盆腔脏器的比邻关系较好,后者显示上下及前后关系清晰。T2WI 是主要检查序列,它能够清晰显示子宫体、宫颈及阴道各层次、区带的解剖结构。当采用脂肪抑制序列可以提高淋巴结与周围组织的对比度,从而提高盆腔淋巴结的检出率。MRI 造影增强,即从静脉注入能改变组织的磁环境使质子弛豫时间缩短的顺磁性物质作为造影剂,间接增加组织信号的对比度,以行 MRI 造影增强。常用的造影剂为钆-二乙三胺五醋酸(gadolinium-DTPA、Gd-DTRA)。这种造影剂不能通过完整的血脑屏障,不被胃黏膜吸收,完全处于细胞外间隙内以及无特殊靶器官分布,以增强对病变的分辨率,有利于鉴别肿瘤和非肿瘤的病变。

3. 妇科 PET/CT 检查前准备 育龄期女性的卵巢、子宫内膜对 F-FDG 的摄取受月经周期的影响,所以 PET/CT 检查的时间最好于月经一干净后进行,并注意避开排卵期前后。由于常用的如 FDG 等的显像剂在人体内的摄取与血糖水平成反比,因此注射放射性显像剂前患者常规禁食 4 小时以上(可饮白开水),腹部检查前禁服胃肠道高密度造影剂如钡剂,同时患者要尽量避免说话、咀嚼,以免形成咀嚼肌和喉肌的高代谢,造成假阳性。给药前后患者要保持安静、取坐位或仰卧位,保证显像剂不要漏到皮下,否则影响检查。给药后患者要静卧,休息室灯光要暗,以减少不必要的摄取。由于 FDG 经肾脏排泄,尿液中聚积大量的放射性显影剂,导致膀胱会出现放射性浓聚,从而干扰对盆腔组织的观察,所以患者应该充分饮水来加速膀胱内显像剂的代谢与排泄,一方面可以降低体内照射,另一方面也有利于盆腔组织病灶的显示和定位诊断。一般在给药 50 分钟左右嘱患者排空膀胱,然后上检查床开始扫描,必要时还可增加延迟扫描对照。此外,现在也可以应用[11]C-CHO 等不通过泌尿系统排泄的显像剂,可以更清楚地显示盆腔放射性分布情况,便于病灶的发现。[11]C-CHO 生产成本低,放射性半衰期短,便于重复检查,特别是在发现膀胱周围的浸润与复发上有很大的价值。盆腔病变除了受膀胱放射性的干扰外,肠道非特异性摄取和输尿管内残存的含放射性的尿液也会形成干扰。因此显像前肠道准备也十分重要。检查前口服泛影葡胺,有助于区别肠腔和肠壁,从而有助于鉴别生理性浓聚和转移灶,提高检出的灵敏度和准确性。

三、子宫、卵巢的正常 CT、MRI 和 PET/CT 表现

(一) 子宫、卵巢的正常 CT 表现

在 CT 图像上,正常子宫呈边缘光整、密度均匀的纺锤形或三角形软组织影,与阴道及盆壁间有低密度脂肪组织分隔。在增强扫描时,有时可见宫腔内密度更低的含液腔隙,子宫肌层血供丰富会明显强化,密度较盆壁的肌肉为高。子宫颈 CT 扫描相当于股骨头的水平,呈扁平状。因两侧主韧带向外延伸变尖而呈"拿破仑帽"状。正常卵巢和输卵管在 CT 图像上常不能显示,增强扫描也无明显强化。如卵巢内有滤泡形成,或可显示为多个小的囊泡。CT 扫描时阴道内应放置阴道栓使之充气而显示,增强扫描阴道黏膜可明显强化。

(二) 子宫、卵巢的正常 MRI 表现

MRI 的 T2WI 图像质量好且成像速度快,软组织对比度高,是检查女性生殖系统的主要扫描序列。在 T2WI 像上,子宫中央高信号带为子宫腔及内膜,内膜外方为低信号的连接带,是子宫肌层的一部分,再外方为中等信号的子宫肌层,最外层为浆膜,T2WI 像上呈一薄的低信号线状影。子宫颈的结构在 T2WI 像上显示最为清晰。横断面呈圆形或扁椭圆形,分三层结构,中央高信号为含黏液的子宫颈内腔及黏膜皱襞,其外为肌纤维间质层,又分为两层不同信号,内层低信号环代表致密弹力纤维组织,外层为中等信号的平滑肌组织。卵巢位于阔韧带的后下缘,大小、形态因年龄而异。在生育年龄的妇女,卵巢髓质内含有大量富含血管的疏松结缔组织,在 T2WI 像上呈高信号。正常情况下输卵管在 MRI 检查一般不能显示。

(三) 子宫、卵巢的正常 PET/CT 表现

大多数育龄期妇女在下次月经周期前 18～8 天卵巢可呈局限性摄取,可呈球形或盘状,此时正好处于卵泡生成后期及黄体前期,可能与卵泡生成及黄体生成的能量需求有关。若月经刚干净后卵巢 F-FDG 摄取增高应提示为恶性病变的可能。一般在青春期前、绝经后,子宫、附件的放射性摄取与周围软组织水平相当。

四、妇科肿瘤的 CT、MRI、 PET/CT 诊断

(一) 子宫平滑肌瘤

1. CT 诊断 子宫肌瘤的 CT 表现主要取决于其部位、有无退行性变以及退变的类型。一般可见子宫增大,表面凸隆,多发肌瘤可使子宫轮廓呈分叶状变形,宫腔变小或偏移。肌瘤的密度与子宫一致,有囊性变者呈低密度囊状表现,有透明变性者有片状低密度区,少数有钙化者可见瘤内有不规则的粗钙化影。增强后肌瘤强化较明显,密度明显高于盆壁的骨骼肌,并可见瘤体内有漩涡状或分层状结构,瘤周可显示低密度假包膜。

2. MRI 诊断 典型的子宫肌瘤 MRI 表现多为边界清楚、呈类圆形的结节或肿块,在 T1WI 和 T2WI 均为低信号,其边缘有时可见被挤压的周围组织形成的假包膜,在 T2WI 呈一环形的高信号带,系扩张的小淋巴管、静脉和轻微水肿构成。如果肌瘤发生玻璃样变性或黏液样变性使肿瘤内自由水含量增多,瘤内信号不均,在 T1WI 上为低信号,而 T2WI 为高信号。如为肌瘤内出血,信号变化很复杂,亚急性出血在所有序列都是高信号。而长期存在的子宫肌瘤有时可以发生钙化,T1 及 T2 图像上均为无信号病灶。而脂肪样变性则 T1 及 T2 图像上均为高信号。MRI 对子宫肌瘤很敏感,能发现<1.0cm 病灶,且能对肌瘤进行准确的定位。

3. PET/CT 诊断 平扫时肌瘤的密度可等于或略低于

周围正常子宫肌,无异常放射性浓聚,其 FDG 摄取程度与正常子宫接近,增强检查,肌瘤可有不同程度的强化,多略低于正常子宫肌的强化。当肌瘤内有大片出血、坏死和(或)肌瘤形态不规则、边界不清,FDG 代谢明显增高时,要警惕肌瘤恶变的可能。值得注意的是,有时当子宫肌瘤的血供丰富,平滑肌细胞异常增殖等情况时子宫肌瘤也可表现为 FDG 轻中度摄取增高,呈比较明显的高代谢。所以,在鉴别是否存在肌瘤恶变时还需结合临床肌瘤增长的快慢及其他影像学表现,而不能仅通过病灶的代谢程度来判断。

(二) 子宫颈癌

1. CT 诊断　对于怀疑宫颈癌的患者一般必须做 CT 增强扫描,因为单纯 CT 平扫会丢失许多有诊断价值的信息。典型的 CT 征象:可见子宫颈增大,前后径>3.5cm,轮廓对称或不对称。当病灶较大时可显示为宫颈局限性软组织密度影像,增强扫描时肿瘤密度低于正常宫颈组织。如肿瘤中心出现坏死或溃疡则显示为更低密度区。当宫颈前后径>6cm 时经常提示预后不良。当肿瘤已超越宫颈间质,宫颈外侧边缘不规则或模糊,并可表现为向外隆凸的不规则分叶状软组织密度肿块,宫颈周围及所侵犯器官周围的脂肪层消失。如果肿瘤侵犯膀胱或直肠,则会表现为膀胱或直肠壁呈锯齿状增厚。一般淋巴结短径>1cm 可被判为异常,如果肿大淋巴结的边缘不锐利,中央有更低密度区是更能提示为淋巴转移。需要注意的是,镜下微小转移灶或炎性淋巴结肿大可以导致假阴性或假阳性的诊断。对于宫颈癌的复发,CT 扫描能较好地显示病变的大小、范围及转移淋巴结直接侵犯邻近组织的情况,因此可以作为宫颈癌治疗随诊复发的首选。

2. MRI 诊断　由于 MRI 的软组织对比度高,因此 MRI 对宫颈癌的分期准确性优于 CT。子宫颈癌的典型 MRI 表现为 T2WI 上呈中、高信号,较大肿瘤可发生坏死,从而使整个肿瘤呈不均匀混杂信号。而且 MRI 可行多轴面的扫描,尤其是矢状位扫描可清楚地显示子宫、宫颈、阴道及其与膀胱、直肠的关系。宫颈癌在 T2WI 上呈中、高信号宫颈癌组织与低信号的宫颈间质环有清晰的对比,宫颈间质环中断,肿物向宫颈外延伸时,提示宫旁受侵。T2WI 矢状面像上容易显示阴道下部的浸润及受侵而增厚的膀胱、直肠壁均为高信号;盆壁肌肉组织内异常高信号区,亦可考虑为受侵征象。MRI 对鉴别放射治疗后肿瘤复发或纤维化有重要价值:复发肿瘤在 T2WI 上呈中、高信号,增强扫描使肿瘤信号增高而纤维化仍呈低信号。这一点 MRI 明显优于 CT。但是在淋巴结转移的诊断上,MRI 与 CT 相同,都是根据淋巴结的大小作为诊断指标,有相同的局限性,即增大的淋巴结不一定是转移,可为炎性或反应性淋巴结;正常大小的淋巴结内也可包括微小的转移灶,而显假阴性。

3. PET/CT 诊断　PET/CT 检查的价值在于确定宫颈癌的侵犯范围,进行准确的临床分期,通常表现为宫颈增大,明显代谢增高,并见异常高代谢淋巴结转移及其他远隔器官的转移。子宫颈癌早期,仅有宫颈轻度侵犯时,CT 可无异常表现,PET 上可见宫颈局部有放射性浓聚。当肿瘤较大而明显侵犯宫颈基质时,表现为宫颈增大,直径大于3.5cm,增强扫描时肿瘤的强化程度低于残存的宫颈组织,

PET 上局部异常高代谢,如癌灶内有坏死,则表现为坏死区域的放射性稀疏或缺损。PET/CT 显像在原发性宫颈癌的诊断中有较高的敏感度和特异性,可准确判断阴道、子宫内膜、膀胱及直肠等邻近组织器官的受侵程度和范围,病灶侵及部位有代谢增高表现。肿瘤侵犯超出宫颈表现为增大宫颈的边缘不规则或模糊,宫旁脂肪组织密度增高,甚至出现与宫颈相连的高代谢软组织肿块,肿瘤继续向外生长可侵犯闭孔内肌或梨状肌等盆壁结构。当肿瘤侵犯膀胱和直肠时,膀胱或直肠壁不规则增厚或腔内有结节状软组织密度影,并代谢增高;同时可发现盆腔内和腹膜后高代谢淋巴结或其他脏器转移。若宫颈肿瘤较小或宫颈原位癌,PET/CT 显像也可无异常发现。宫颈癌放化疗后的损伤以及手术后的瘢痕组织等用 CT 等传统影像学检查与肿瘤复发往往鉴别困难,而通过探测 FDG 的活性,PET/CT 能够及时准确地检测到放、化疗及手术后残余的活性肿瘤。

(三) 子宫内膜癌

1. CT 诊断　子宫内膜癌的诊断主要是依靠刮宫病理检查,而任何影像学检查的价值不在于诊断,而在于肿瘤分期以决定治疗方案。由于 CT 在子宫内膜癌平扫时肿瘤与子宫肌层呈等密度,会丢失有临床价值的诊断信息,因此在进行可疑子宫内膜癌患者的 CT 检查时必须做增强扫描使正常子宫肌强化,以便与肿瘤或宫腔内积液相区别。子宫内膜癌 CT 增强扫描时表现如下:宫腔扩大,内有软组织密度肿物,其密度低于强化的正常子宫肌;当肿瘤侵犯子宫肌层时强化的正常子宫肌有局限或弥漫性低密度病灶,肌层相应变薄。如果子宫下段或宫颈、阴道出现肿瘤阻塞,子宫腔内可见积液表现。当肿瘤向宫外扩展时,子宫周围脂肪层消失,表现为与子宫相连的软组织密度肿块,密度均匀或不均匀,形态不规则。此外增强 CT 还可以显示盆腹腔腹膜后淋巴结转移(表现为淋巴结肿大,中央可呈低密度)的情况,有无盆腔、腹膜及肝转移(表现为中度强化的肿物,密度常不均匀,形态常不规则,边缘不锐利),从而有利肿瘤的分期,还可以追踪肿瘤的复发。但在检查有无复发时,增强 CT 扫描的范围上缘必须包括膈顶,以免遗漏腹膜及肝脏转移,下端必须包括耻骨联合下缘,以保证充分显示阴道。

2. MRI 诊断　MRI 是目前子宫内膜癌分期最准确的影像学诊断方法,优于 CT 平扫或增强。在 T2WI 上,内膜癌组织呈中高信号,其信号强度介于正常内膜与子宫肌之间,可呈息肉状突入宫腔内,表现为宫腔内壁的高信号,如较大的肿块内出血、坏死可使瘤内出现结节状中、低混杂信号。矢状位对显示子宫内膜及宫颈有无受累途最大,冠状位对于显示肿物与邻近结构关系及盆腔内扩散较好。结合带有无破坏是肿瘤有无侵犯肌层的重要征象,在 T2WI 上围绕肿瘤的等信号结合带完整,说明肿瘤局限于子宫内膜内。造影增强后子宫内膜与肌层之间的增强带断裂或不规则可提示肌层有浸润。由于肿瘤血供低于正常子宫肌,增强扫描可以更好地显示肿瘤与正常子宫肌层的分界,还可以将富含血管的肿瘤与不增强的坏死或积液区分开来。

3. PET/CT 诊断　子宫内膜癌早期,当瘤灶较小而局限于子宫内膜时,可无异常表现;当肿瘤明显侵犯子宫肌

时,子宫常呈对称性或分叶状增大,子宫内膜瘤灶呈明显异常放射性浓聚,增强检查肿瘤强化低于邻近正常子宫肌而表现为较低密度肿块,边界多不清楚。肿瘤侵犯宫颈时,宫颈不规则增大,呈明显代谢增高,较大肿瘤常堵塞宫颈管,致宫腔积水、积血或积脓。肿瘤侵犯宫旁组织时,正常低密度脂肪影消失,代之不规则软组织密度肿块影,呈异常放射性摄取,有时还可见盆腔淋巴结增大。当膀胱或直肠受累时,显示与子宫肿块相连的局部膀胱壁、直肠壁增厚或形成肿块,也可发现肝或上腹部腹膜的远隔性转移。PET/CT诊断时,应充分了解绝经前患者的月经周期,正确评价病灶的放射性摄取情况。避免由于月经期和排卵期子宫内膜FDG生理性摄取造成的误诊和漏诊。子宫内膜癌的诊断主要靠刮宫和细胞学检查。PET/CT检查表现为子宫内膜增厚,呈明显异常FDG摄取增高。对于病灶局限于宫腔黏膜内,未侵及宫体肌层的FDG代谢增高者,要排除子宫生理性摄取。

(四)子宫肉瘤

1. CT诊断 无论是最多见的子宫平滑肌肉瘤,还是相对少见的子宫内膜间质肉瘤、恶性米勒管混合瘤,影像学检查均无特征性,只能根据显微镜作出诊断。一般CT表现为子宫不均质增大,边缘不规则,伴低密度坏死区及钙化灶。如果为子宫肌瘤肉瘤变,临床上常表现为肌瘤的快速生长,尤其是绝经后子宫肌瘤仍在不断增大更应考虑恶变可能,如同时CT显示肌瘤内出现信号流空的血管影像,则更提示需要警惕子宫平滑肌肉瘤变。

2. MRI诊断 子宫肉瘤在T1WI为均一的中等信号强度,T2WI常为均一等低信号,有时信号也呈中等或稍高信号。增强扫描肿瘤明显不均匀强化。肌层内常见肿瘤播散灶。若MRI显示肿瘤内有流空的血管信号,需要警惕肉瘤的可能。

3. PET/CT诊断 子宫肉瘤与子宫肌瘤相比形态不规则、边界不清。如肌瘤出现FDG代谢明显增高时,要警惕肌瘤恶变的可能。日本福井大学的研究人员发现子宫肉瘤细胞的雌激素受体异常,导致细肉瘤胞吸收雌激素的能力降低。据此他们研制了一种名为"FES"的类雌激素显像剂,该显像剂会在子宫肌瘤中浓聚,而子宫肉瘤则不会,进而利用PET/CT成像就可以比较准确地鉴别子宫肌瘤或是肉瘤。

(五)卵巢良性囊性病变

1. CT诊断 卵巢良性囊性病变CT平扫时多为圆形或椭圆形囊性低密度灶,分界清晰,边缘清楚、壁薄而均匀,无实质成分。增强扫描时病灶无强化。如出现有出血或感染时囊肿内密度可升高,但增强后,囊肿边缘强化,内部无增强。只有卵巢的巧克力囊肿常为多囊状和双侧肿块,囊壁厚薄不匀,囊内因新旧血凝块的存在而呈混杂密度。增强后,囊壁呈不规则多环形强化,边缘欠光整。

2. MRI诊断 卵巢良性囊性病变一般MRI表现为圆形或卵圆形、边界锐利、薄壁的囊肿,信号与水相同,在T1WI上为低信号,在T2WI上为高信号。如果囊内液含有蛋白时信号会稍高于水,但无实质成分。少量出血在T2WI液体成分底部可见低信号层。当有大量出血时其信号强度

随出血时间而不同,亚急性期在T1WI及T2WI均呈高信号。复杂的功能性囊肿必须与卵巢肿瘤区分。具有鉴别意义的表现是否存在囊壁有乳头状突起,在卵巢肿瘤经常可见囊壁的乳头状突起,而良性囊肿不存在这一征象。如果发现有可疑的乳头状突起,增强扫描有助于确定乳头的存在并明确卵巢肿瘤的诊断。卵巢巧克力囊肿可表现为单房或多房囊肿,与浆液性囊腺瘤相似,在T1WI上囊内成分显示非常高的信号强度,在T2WI上囊内成分显示低信号。

3. PET/CT诊断 子宫附近或附件区均匀水样密度囊性肿块,呈圆形或椭圆形,边缘光滑,囊壁薄,囊内无分隔。单房者居多,直径多<4cm。少数可为多囊性或多房状,体积较大。PET上表现为放射性缺损。如果囊壁内出血,或囊肿合并感染,则囊肿内密度较高。增强扫描无强化有助于诊断。

(六)卵巢囊腺瘤

1. CT诊断 卵巢囊腺瘤一般体积较大,边缘清晰,可有钙化而无分叶。浆液性囊腺瘤在CT上显示为呈单房或多房,分房的大小不一,囊内壁光滑,有数量、大小、分布不一的乳头状突起,囊内液为水样密度,如有出血时囊内密度增高。黏液性囊腺瘤在CT上呈多房囊性大肿物,因囊内蛋白含量高,所以密度稍高于水,囊壁一般中等厚度。

2. MRI诊断 卵巢囊腺瘤MRI表现为盆腔或附件区较大的囊性肿物,边界清晰锐利、大小不等的肿物,多房较常见。其中浆液性囊腺瘤表现为囊较大,分隔较少,内部信号一致,为均匀的长T1、长T2信号,如有出血时则为短T1、长T2信号。黏液性囊腺瘤分房结构明显,囊壁薄但不均匀,乳头样突起较少,由于黏液性囊腺瘤内的囊液蛋白含量较高,因而T1WI和T2WI上囊液的信号多高于浆液性囊腺瘤的信号,而且各囊之间信号也不一致。如果见到乳头体,应考虑恶性黏液性肿瘤。MRI增强后,卵巢囊腺瘤的囊壁、分隔及壁上乳头结节呈中等度强化,对比更为清晰。

3. PET/CT诊断 浆液性囊腺瘤的典型表现为盆腔内双侧出现较大的多房性囊性肿块,囊壁和分隔多较薄且均匀一致,囊液呈均匀水样密度,少数囊壁有乳头状突起或颗粒状钙化,表现为放射性缺损。单房性囊腺瘤表现为单个大房或附有一些小房的囊性肿物,轮廓光整,其内为近似水样的液体,囊壁及分隔均较薄且规则,表现为放射性缺损,与卵巢单纯囊肿表现相似,影像上很难鉴别。黏液性囊腺瘤表现为多房性较大的肿物,其长径多>10cm,巨大者可占据大部分盆腹腔,轮廓光整,分隔清晰,囊内容物蛋白含量较高,黏稠,其密度高于水的密度,呈放射性缺损。少数患者可因肿瘤巨大,张力高,破裂后囊内容物进入腹腔形成假性黏液瘤。

(七)卵巢畸胎瘤

1. CT诊断 卵巢畸胎瘤CT表现为厚壁囊性肿物,囊内密度不均匀,边缘光整,囊壁厚薄不一,单侧或双侧性发生。典型的畸胎瘤CT征象为肿瘤内含脂肪和(或)发育不全的骨骼及牙齿,也可见自囊壁突起向内突出的实性结节影。如囊内同时含有脂肪和液体,则可见到上脂肪下液体的液-脂界面和漂浮物,能随体位变动。如为皮样囊肿,则可表现为单纯含液囊肿,囊壁可有蛋壳样钙化。畸胎瘤恶

变(或恶性畸胎瘤)较为罕见,常发生于壁结节处,肿瘤体积大且形态不规则,边缘模糊,与周围器官之间的正常脂肪层消失。

2. MRI诊断 在MRI上卵巢畸胎瘤瘤体内液性脂肪部分呈短T1、长T2信号强度,与皮下脂肪相似,是诊断畸胎瘤的主要依据。肿瘤内部可含脂类组织、头发、牙齿、骨骼等成分。脂质在T2WI上信号非常高;头发的信号低于肌组织;骨骼与牙齿无信号。此外MRI还可采用脂肪抑制序列使得有脂肪成分的区域在脂肪抑制像上呈显著低信号,但血液成分不被抑制,此特征可将囊内脂肪与出血性病变鉴别开来。

3. PET/CT诊断 畸胎瘤的典型表现为盆腔内边界清楚的混杂密度囊性肿块,内含脂肪、软组织密度成分和钙化,一般无明显异常放射性摄取。有时,肿块内可见脂肪-液平面,偶可在界面处见漂浮物,代表毛发团。某处囊壁局限性增厚,呈结节突向腔内,称皮样栓。少数囊性畸胎瘤无明确脂肪成分和钙化,仅含蛋白样液体,不具特征性。如卵巢畸胎瘤如肿瘤实性部分出现明显放射性摄取,则考虑肿瘤恶变。

(八)卵巢癌

1. CT诊断 由于卵巢癌发现时多为晚期,常常已经伴有盆腹腔的转移,所以CT扫描的范围必须包括自膈顶到耻骨联合下缘,增强扫描有助于显示肿瘤内部结构,也有助于显示小的腹膜种植。卵巢癌在CT上表现为盆腔内囊性、囊实性或分叶状实性肿块,其中实性成分越多,其恶性的可能性越大。囊壁厚薄不均,或可见有结节或斑块。卵巢癌可侵犯膀胱、子宫及直肠,CT表现为与周边组织分界不清。增强扫描时实性成分可有均匀强化或不均匀强化,有时可见增粗扭曲的血管影。如出现大网膜转移,则CT上常见于横结肠与前腹壁间,密度不均边缘不规则的扁平状软组织肿块。如有腹膜腔播散时表现为胃、脾与肝左叶之间,子宫直肠窝、结肠旁沟、肠系膜根部可以见到小的软组织密度的转移结节。淋巴结转移常表现为位于盆腔或腹主动脉旁>1.0cm的肿大淋巴结。大约30%卵巢癌患者会出现腹水,因此当CT发现老年女性有多发包裹性积液时应首先考虑卵巢癌。

浆液性囊腺癌是最常见的卵巢恶性肿瘤,CT显示肿瘤呈单房或多房,囊实性,囊壁厚薄不一,内有乳头状赘生物或肿块,约半数可见双侧卵巢肿物,大量腹水及腹膜种植病灶也十分常见。卵巢黏液性囊腺癌CT表现多为巨大的多房囊性肿物,囊壁厚薄不均,更有极少数为完全实性。黏液性囊腺瘤破裂,可产生"腹膜假性黏液瘤",表现为腹腔内包裹性成团的低密度软组织肿物,与腹水不同的表现是可以对肝脏右叶外缘造成新月形或梭形的压迹,并有分隔。如为卵巢转移性癌,则典型的CT表现呈双侧实性肿物,明显强化,但有时也可以表现为一侧实性为主,一侧囊性为主。

由于CT的空间分辨率高,目前是卵巢癌随诊的首选,但要做好扫描前的准备工作,如服用对比剂使肠管充分充盈,必须作增强扫描,使血管和转移灶强化,以利鉴别。同时我们也要充分认识到CT的局限性,受分辨率影响很难检出<2cm的转移灶,由于受部分体积效应影响对于阴道

穹隆或膀胱顶、底部的转移病变也常难发现。

2. MRI诊断 卵巢癌在MRI上的表现多种多样,可表现为囊性、囊实性或实性肿物。大部分肿瘤在T1WI呈低到中等信号,在T2WI呈高信号,其中实性部分在T2WI上可呈等信号,其内有坏死时呈T2WI高信号,而囊性部分在T1WI为低信号,在T2WI为高信号。肿瘤壁不规则,壁结节融合成块;瘤内有厚而不规则的分隔。当进行增强扫描时,肿块实性部分不均匀强化,囊性部分壁不规则强化、壁厚薄不一,呈结节状或菜花状突起,坏死区无强化。由于MRI可多轴位扫描,软组织分辨率高,对子宫、乙状结肠、膀胱、横膈、肝表面转移的检出率较高,尤其是阴道穹隆或膀胱的顶底部的转移病变,增强MRI较CT有明显的优势。腹水呈长T1、长T2信号,T2WI呈均匀高信号。如为卵巢转移癌,则常为双侧肿物,常为实性伴有坏死,多见于胃、胰腺、胆囊、乳腺癌及黑色素瘤的患者。

3. PET/CT诊断 肿瘤较大者表现为盆腹腔内囊性、囊实性或实性肿块,其间隔和囊壁厚薄不均,实性成分呈明显F-FDG异常放射性摄取。增强检查,肿瘤的间隔、囊壁和实体部分发生显著强化。肿瘤发生局部延伸时,如输尿管受累,则发生肾积水;侵犯子宫时,造成宫旁脂肪密度增高,子宫增大而形态不规则。若肿瘤病灶较小,可表现卵巢区出现结节样异常发射性浓聚,卵巢可增大或正常大小,此时需注意排除卵巢生理性摄取;少数低度恶性肿瘤,也可无放射性摄取。腹腔内种植转移:多数卵巢癌患者并有大量腹水,腹水可无放射性摄取或部分有放射性摄取。腹膜转移可表现为大网膜、肠系膜的弥漫型增厚、密度不均匀增高,形如饼状,呈不规则不均匀斑片状FDG放射性摄取;腹腔转移也可在腹膜表面、肝、脾及横膈上形成多结节样异常放射性浓聚;黏液性囊腺癌发生种植性转移时,形成腹腔假性黏液瘤,表现为盆腹腔内低密度肿块,当位于肝外缘处时,呈分割状表现,致肝表面形成多个扇形压迹。当出现淋巴结及远隔脏器的转移时,盆腔、腹膜后、腹股沟和锁骨上等淋巴结呈异常放射性浓聚,而远隔脏器转移以肝脏转移最多见,约12.5%的病例可以出现,表现为肝脏内多个结节状异常放射性浓聚。需要注意的是,部分良性卵巢病变也可以摄取FDG,如卵巢-输卵管脓肿、输卵管炎、卵巢结核、良性畸胎瘤、良性腺瘤、出血性滤泡囊肿等,而部分黏液含量高、相对生长缓慢的卵巢癌也可以表现为无FDG高代谢表现。此外,卵巢转移瘤多表现为双侧卵巢实质性或囊实性混合性的肿块,呈FDG异常放射性浓聚,而且PET/CT全身扫描在发现卵巢肿瘤时常可同时发现胃癌、肠癌等原发肿瘤,则可以明确诊断为卵巢转移瘤;或者患者有胃肠癌或其他恶性肿瘤病史,则有助于诊断。

(杨毅 王友芳)

第六节 盆腔淋巴造影术及动脉造影

一、盆腔淋巴造影

淋巴造影是使造影剂进入淋巴系后,在X线下显示淋

巴管及淋巴结功能的一种检查方法。1952 年,英国血管外科医师 Kimmonth 首先将淋巴造影用于人体疾病的诊断,他将造影剂注入下肢淋巴管,用于诊断下肢水肿的原因。开始用水溶性造影剂,但因其扩散快、不清晰、并且范围较局限,1956 年 Bruun 等开始使用油性造影剂,通过下肢注射后可显示腹股沟、盆腔、腹膜后淋巴结和胸导管及锁骨上淋巴结。此后淋巴造影被广泛用于四肢水肿、生殖泌尿系肿瘤、乳腺肿瘤及四肢恶性黑色素瘤淋巴转移的诊断。20 世纪 80 年代,Musumeci 等首先将其用于诊断子宫内膜癌腹膜后淋巴结转移。淋巴转移是妇科恶性肿瘤转移的重要途径,直接关系到临床期别的判定、治疗选择和预后,盆腔淋巴造影对恶性肿瘤患者在确定诊断、分期、定位疗效观察及随访等方面是一种准确率高、并发症少的检查手段。

（一）淋巴造影的适应证和禁忌证

适应证:①诊断疾病的性质,确定病灶部位。可明确淋巴结的病变是良性还是恶性,估计预后,确定分期。②指导穿刺。初步定位后,可指导经腹股沟或腹穿活检淋巴结,以进一步明确诊断。③确定淋巴结有无受累。用于盆腔恶性肿瘤如卵巢癌、子宫颈癌、子宫体癌、外阴及阴道癌,疑腹股沟深淋巴结及盆腔淋巴结转移者。④指导手术。在盆腔淋巴结清扫术,行盆腔淋巴结造影,确定需摘除的病变淋巴结,以提高手术治愈率。⑤指导放疗。对需行放射治疗的患者,根据淋巴造影提示,确定需放射的范围及剂量。⑥辅助治疗。在淋巴管内注入一定量的抗癌药、放射性核素和碘油的复合物,既有诊断作用,又可作为某些恶性肿瘤的姑息治疗或辅助治疗。

禁忌证:①足部软组织炎,尤其是趾间感染未治愈者。②严重的蜂窝织炎和淋巴结炎者。可在炎症控制 2 周后行淋巴结造影术。③合并脑、心、肺、肾、肝功能衰竭者。④对碘剂过敏者。

（二）淋巴造影的方法

1. 静脉内注射淋巴造影 理论上这种方法可以看见全身的淋巴结。通过临床和亚临床研究显示,注射 USPIO（ultra-small, superparamagnetic iron oxideparticles）有比较好的效果。但这种高剂量的铁有很大的副作用,主要是因其在体内不同淋巴结分布不均匀且代谢比较慢,较少用。

2. 直接淋巴管内注射造影（lymphangiography, LG）,这种方法研究应用的比较多,且较多地应用于盆腔肿瘤。尤其是妇癌淋巴转移的诊断该法简便可靠、显影清晰,高位淋巴结亦可显示。由于直接淋巴管造影难度大,技术要求高,临床上一直未能广泛开展应用。然而其在临床上的作用是其他检查方法所无法取代的。直接法的造影技术分两大步骤,即外科技术部分和 X 线检查部分。外科技术部分包括:①注射染料,显示及找出淋巴管;②淋巴管穿刺;③淋巴管造影剂灌注。X 线检查部分包括摄片、读片及分析诊断报告。

3. 间接淋巴造影 又称吸收淋巴造影,即将造影剂直接注入组织或器官内,通过淋巴系统的吸收使其显影。这种方法注入对比剂到显像费时长,而且吸收又不完全,淋巴管和淋巴结仅部分被对比剂充填。故该法实际价值尚小,未能广泛应用。近年有作者认为,传统的直接淋巴造影虽

能较直观地显示淋巴系统内部各种正常及异常的结构,但在诊断胸、腹腔内淋巴系统病变上受到限制,且活体染料及碘油造影剂的使用还会引起一系列的不良反应。而常用于造影前哨淋巴结的放射性核素淋巴闪烁造影术也不能显示淋巴系统的精确结构,这使得间接淋巴造影显示出一定的优势。

本节主要介绍传统的直接淋巴造影方法。

（三）淋巴造影的操作步骤

1. 材料准备

（1）指示剂（indicator dye）:适宜的指示剂染料应具备以下几点:①对局部组织及淋巴系统无刺激和毒性;②被淋巴系统选择性吸收并显现出来,使淋巴管与周围的小静脉易于辨认;③这种染料颜色和周围组织有鲜明的对比;④淋巴管轮廓清晰又不污染周围组织。为此,蓝色染料当推首选。最常用的也是 Kinmonth 首先应用的是 11% patentblue voilet,这种蓝色染料被淋巴吸收,从尿中排泄,注射部位皮肤蓝染可达 2 周。现今常用的染料有:亚甲蓝（1% methylene blue,美蓝）、伊文蓝（0.5% Evans blue）;还有 4% direct sky blue、2% trypan blue、3% niagara sky blue 6B 以及 prontosilrabrum 等。

（2）对比剂或造影剂（contrast media）:淋巴造影使用的造影剂分水溶性及油性两种。水性造影剂包括胆影葡胺、泛影葡胺及非离子型造影剂等,它们具有扩散快,在淋巴系统内停留时间短,不适于较长时间或远部位淋巴造影。油性造影剂包括乙碘油（ethiodized oil）、碘苯酯（myodi, lophendylate）、碘化油（iodized oil）等,其扩散慢,在淋巴系统内不易外溢,且停留时间长,使被检查的淋巴系统显影清晰,并可作随访观察,是一种较理想的造影剂。

（3）穿刺及注射装置:最好有手术显微镜或放大镜头镜,放大 2~4 倍即可,便于寻找和穿刺淋巴管操作。穿刺针可用儿科头皮针,以 27-30 号为宜,接管要长一些。为使注射时间、注射速度和注射压力得到合理的控制,可使用自动注射器,如电动注射器和机械重力的注射器,以前者为佳。

（4）其他物品:眼科手术用的弯钳、解剖镊、直与弯小剪刀、解剖刀、持针器等,相当于切开缝合的手术器械。

2. 术前准备 ①术前行碘过敏试验,方法同子宫输卵管碘油造影术;②术前晚将足部彻底清洗干净;③造影前 3 天停服含重金属类药物;④术日晨清洁灌肠;⑤术前排空膀胱。

3. 具体操作

（1）体位:患者取仰卧位,双腿放平呈放松状态。足背皮肤用碘酒、酒精或 0.5% 聚维酮碘消毒液。术野铺无菌孔巾,1% 利多卡因局部浸润麻醉。

（2）注射染料:在足背第一、二趾间向上 1cm 处皮内注射 1% 亚甲蓝液 0.5ml,使足背淋巴管蓝染。注射后向小腿方向按摩淋巴网络,促使尽快蓝染。

（3）游离淋巴管:局麻后切开皮肤,切口选择在两踝连线下 2cm 处或内踝纵切口,小心分离蓝色淋巴管。一般可以见到 2~3 根较粗、明显的淋巴管。游离淋巴管长度约 1.5~2cm,近心及离心端分别放置 2 根丝线,离心端结扎后

留线牵引。近年国内有学者据下肢集合淋巴管走行的规律对造影时的皮肤切口加以改进,经内踝上集合淋巴管造影,从此处可分离出 2 ~ 3 条直径较粗的淋巴管,其位置较固定,穿刺易成功,注药时间平均为 10 ~ 15 分钟。也有学者把穿刺部位改为胫前切口穿刺,提高了成功率,缩短了手术时间,患者术后康复快,切口愈合可比足背切口提早 5 ~ 7 天。

(4)注入造影剂:将带塑料管的 4 号(或 4.5 号)小儿头皮针头慢慢刺入淋巴管内,朝向近心端,牵引离心端,拉紧以利穿刺成功。将近心端丝线固定针头及淋巴管,以防移动、漏液。缓慢注入造影剂,常用量成人为 0.25 ~ 0.3ml/kg,一般每侧肢体 6 ~ 7ml,注射速度为 0.1 ~ 0.15ml/min,注射时间 1 ~ 1.5 小时,速度是 0.1 ~ 0.15ml/min,安全的速度是 1ml/10min,一般在 1 ~ 1.5 小时灌注完毕,压力为 40.5kPa,压力过高可致淋巴管破裂,造影失败,也可用微量注射泵。灌注期间应保持局部湿润,注意有无造影剂外溢及患者状况。儿童或有肺部疾患者应适当减少注射剂量。如碘油过量时,可经胸导管入血,有形成肺栓子的可能。

(5)缝合切口:推注顺利,无阻力,无漏液及局部水肿,拔出针头,缝合伤口,敷料覆盖,术后抬高双足,7 天拆线。

(6)摄片:术后即刻及 24 小时后摄取骨盆和腹部平片。必要时加摄斜位或侧位片。亦有主张常规照胸片,以期早期发现碘油肺栓塞。

(四)淋巴造影的影像学表现及结果判定

盆腔淋巴结包括左右髂总、髂外、髂内及闭孔淋巴结,但在造影摄片中,较难进一步区别髂内外及闭孔。造影剂可上升到腰 1 ~ 2,故腹主动脉旁(至少在肠系膜下动脉水平)淋巴结一般可得到良好的显示。并不主张造影剂达到更高水平。图 6-6-12、图 6-6-13 显示各组淋巴结,注意正常主动脉淋巴结在第 4 腰椎的 1/2 以上,旁开不超过脊椎横突;髂总淋巴结下界在第 1 ~ 2 骶椎;髂外淋巴结在真骨盆外,下界在髋臼中点水平。

盆腔淋巴系统的显影分为两个阶段:①充盈期或淋巴管期:即造影剂灌注完毕后的摄片,此时盆腔淋巴管基本充

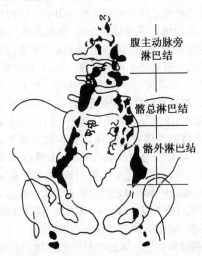

图 6-6-12　盆腔各组淋巴结正面示意图

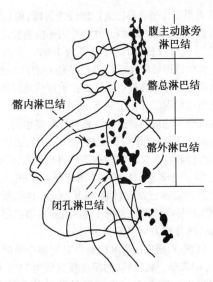

图 6-6-13　盆腔各组淋巴结侧面示意图

盈。正常淋巴管直径为 0.25 ~ 1.0mm;②储藏期或淋巴结期:注射对比剂 24 小时后,一般盆腔淋巴结即显影完全,正常淋巴结呈椭圆形,数量和大小个体差异较大,一般横径<1.5cm。同一患者两侧数目大致相同。淋巴结内的造影剂呈细网状或颗粒状,淋巴结亦常相连成链,因多数淋巴结周围有一层薄壁纤维结缔组织包膜,故每个淋巴结周边界限都较清晰。

一般将下述征象视为异常。充盈期或淋巴管期:①淋巴管扩张:管径增粗,直径>2mm;②淋巴管迂曲:淋巴管仍在相应部位,但扭曲迂折;③淋巴管绕行:淋巴管有反流,侧支循环形成,有时可见造影剂有"逃逸"到远处征象;④造影剂滞留:造影剂于 24 小时后仍存在于淋巴管内或组织中,呈点滴状或不规则分布。储藏期或淋巴结期:①淋巴结增大:横径>1.5cm;②淋巴结出现充盈缺损:边缘性缺损直径>5mm,或缺损占该淋巴结 1/3 以上;③淋巴结破坏:充盈明显不均,性状不规则、破碎或虫蚀状;④相应的淋巴结数量减少或完全消失。充盈缺损可作为直接的 X 线征象,其他为间接征象。根据 X 线征象与术后病理相对照,提出淋巴造影的诊断标准为:凡同时各出现 1 项或 1 项以上淋巴管及淋巴结间接征象,或只有淋巴结充盈缺损者,均认为有转移存在,否则为阴性。

(五)淋巴造影在妇科恶性肿瘤诊断及治疗中的应用

淋巴结转移的诊断:妇科恶性肿瘤多有区域淋巴结转移,除浅腹股沟淋巴结、锁骨上淋巴结及腋窝淋巴结可通过触诊发现外,盆腔淋巴结及腹主动脉旁淋巴结则不能通过一般身体检查得以确定。而有无淋巴结转移对期别的术前评估及治疗方案的制订都有重要意义,淋巴造影提供了这一术前评估的可能性。

(1)外阴及阴道癌:由于外阴有丰富的淋巴管,故外阴癌以淋巴转移为主要转移途径,通常表现为浅腹股沟淋巴结转移,亦可进而向深腹股沟淋巴结及髂淋巴结转移。阴蒂及前庭癌转移早而迅速,有时可不通过腹股沟浅淋巴结直接至深淋巴结入盆腔内。前庭大腺癌发生淋巴转移较迟,外阴后部及阴道下段癌可直接转移至淋巴结。1979 年

Abet 等首先报道外阴癌淋巴造影的临床价值,他总结了 70 例淋巴造影,并对其中 62 例原发性外阴癌的腹股沟区淋巴结转移情况进行分析,阳性准确率为 100%,阴性准确率 80.9%。淋巴造影诊断腹股沟淋巴结转移的准确性较高,但阴性结果不能排除转移可能。如在治疗前通过淋巴造影对各组淋巴结情况预先作出判断,可帮助确定手术范围。

原发性阴道癌的转移途径大致与外阴癌相同。由于阴道的特殊解剖关系,结缔组织疏松、淋巴丰富,阴道癌患者极易发生淋巴转移。文献报道阴道癌淋巴转移率 45.4%,Abet 报道 37 例中 8 例(21.6%)有淋巴转移,其中 4 例在造影图像中看到腰淋巴结有转移。Charite 放射诊断研究所报道的 107 例外阴癌及阴道癌在髂区及腰区淋巴结的阳性及阴性符合率分别为 94.4% 和 98.6%。

(2) 宫颈癌:研究报道淋巴造影对宫颈癌诊断的敏感性为 40%~100%,淋巴转移的阳性预测值为 14%~80%,一般认为淋巴造影对宫颈癌淋巴转移的诊断准确率为 85%。Muylder 等(1984)对 100 例 I b 宫颈癌术前作淋巴造影,显示 5 例阳性,15 例可疑及 80 例阴性。手术及病理结果证明,此 20 例中 5 例淋巴结转移,13 例阴性,2 例未作切除。表明淋巴造影对转移者有 100% 的特异性及准确性。宫颈癌的淋巴造影充盈相可以显示旁系淋巴管(collaterallymph vessele)即淋巴管的侧支循环,是比较可靠的转移征象,实质期(结节期)可以显示小灶性充盈缺损。淋巴造影对腹膜后淋巴结转移的诊断亦有一定价值,在 A. ILMunkarah 等人所做的一个回顾性研究中,选取了 50 个患有早期宫颈癌的患者用来评价淋巴造影对于诊断腹膜后淋巴结的转移价值。结果显示,36 个患者被证明有腹膜后淋巴结转移(占 72%)。对淋巴结转移阳性和阴性的预测值,髂骨旁淋巴结转移分别为:73% 和 76%;主动脉旁淋巴结转移分别为:80% 和 79%。Guermazi 等认为,尽管对于宫颈癌来说,有无淋巴结转移不影响临床分级,但有助于预后的评估及治疗方法的选择。在 1996 年的国际健康组织会议上有关宫颈癌的论述提出:虽然淋巴管造影没有被广泛应用,但它对骨盆和主动脉旁淋巴结的评价明显优于 MRI 和 CT。

(3) 子宫内膜癌:淋巴造影的诊断价值也是毋庸置疑的,对淋巴造影研究造诣很深的意大利妇产科学家 Musumeci 曾对 295 例子宫内膜癌患者进行淋巴造影检查,发现淋巴结转移之阳性率在 I 期为 8.9%、II 期 28.6%、III 期 57.1% 及 IV 期 66.6%,其放射-病理符合率为 86.3%。作者指出,在早期病例,淋巴造影即可较准确的确定淋巴转移;也可诊断复发。淋巴造影阳性者之预后明显劣于阴性者。有的作者的研究还指出,在 I 期子宫内膜癌,如果仅有浅肌层浸润(I b),腹主动脉旁淋巴结转移只有 4.5%,而深肌层浸润(I c),可增加到 45.5%;细胞分化 1 级淋巴结转移 0%,2 级 13.6%,而 3 级者增加到 37.5%。所以,建议对于 I 期子宫内膜癌仅仅作了全子宫切除者,若病理证实细胞分化 3 级、或有深肌层浸润,或未预料的宫颈侵犯者,均应再施行淋巴造影,以提供治疗依据,如加用放射治疗。刘凤华等利用改良淋巴造影术结合 CT 检查诊断妇科恶性肿瘤淋巴转移,发现子宫内膜癌淋巴结阳性率为

13.2%(I 期 11.6%,II 期 23.5%,III 期 27.3%)。淋巴转移以髂外为主,如侵犯主动脉旁淋巴结则 3 年生存率明显降低。淋巴造影对指导放射治疗有意义。

(4) 卵巢癌:淋巴转移是卵巢癌扩散的重要途径,根据腹膜后淋巴切除的病理检查结果,其发生率可高达 50% 以上,卵巢癌先前淋巴造影用于卵巢癌较少,这与对卵巢癌淋巴转移的认识不足有关;也由于对卵巢癌的腹膜后淋巴结清除术未能广泛开展,缺乏病理结果和造影的对照研究。近年,由于施行了系统的盆腔和腹主动脉旁淋巴清除,深入揭示了淋巴转移的规律,术前的淋巴造影的意义日趋明显。北京协和医院报道的一组结果,表明其准确率为 83.3%。有 1 例右髂部 14 个淋巴结中仅有 1 个病理阳性,而在术前淋巴造影中已显示异常。他们通过放射学与病理组织学两项资料的对比,提出了可能的卵巢癌转移淋巴造影诊断标准:已确诊的卵巢癌患者,其淋巴造影出现一项以上淋巴管期异常(包括扩张、迂曲绕行、滞留)和淋巴结期异常(包括增大、充盈缺损、破坏、减少或消失)为阳性,具有淋巴结充盈缺损更为可靠。

(六) 淋巴造影对治疗选择上的作用

1. **协助规划手术范围**　在淋巴造影技术及阅片有一定经验的基础上,可利用术前造影来协助规划手术范围。因为腹膜后淋巴清除毕竟是创伤较大、较为复杂的操作,合理的方案是切除有转移的淋巴,而无转移的则可不作切除。此外,淋巴造影的结果使术者在行淋巴清除时更有主动性,可特别注重于造影阳性的部位,增加清除术的彻底性。设备良好的手术室可装配有放射投照机及录像荧光屏,术者能直接观察淋巴清除是否彻底,并指导切除残留及遗漏的淋巴结。若在造影剂内加入叶绿素(铜代叶绿素),使淋巴结着色,则更有助于术中辨认和清除。实际上,淋巴清除术的彻底性并不容易达到。有的作者报道,对 300 例妇科恶性肿瘤行淋巴造影及清除术,共有 9187 个淋巴结被切除。术后照片表明尚有 659 个淋巴结仍有造影剂,即未被切除;而所谓"满意"的淋巴结切除只有 87 个。说明术前淋巴造影之分析及谨慎手术的重要性。

2. **有效地帮助设计放射治疗**　术后盆腹腔摄片可以发现淋巴结残留的有无和部位,病理阳性病例的残留淋巴结定位,作为补充放疗的标记。有时因手术时的判断和技术等问题,未能施行淋巴清除,如对卵巢恶性生殖细胞肿瘤,只作附件切除,术后可作淋巴造影以估价淋巴转移的情况,若是阴性表现可免于再次剖腹手术;若发现阳性征象,需施行淋巴切除及放射治疗,或者化疗。在子宫颈癌的常规前后 4 野照射及全盆大野照射,包括了髂翼及闭孔区较多的正常组织,而遗漏了晚期患者应包括的腹主动脉旁淋巴结。如能将常规照射野上缘达第 4 腰椎水平旁开 3~4cm,下缘在耻骨联合上缘之下 2cm,侧缘由下垂直向上 10cm,再与上缘两端相连成不规则野,造影片显示这种照射野则不遗漏应照射的淋巴结。若造影报告髂总淋巴结有转移,应将照射野上缘上移 2~4 个椎体。特殊病例可个别设计,再根据治疗情况决定中央是否挡铅。

3. **诊断的准确性**　淋巴造影在妇癌淋巴转移的总准确率为 52%~92%,有一定的假阴性率和假阳性率。国内

研究表明,淋巴造影诊断妇癌腹膜后淋巴转移的准确性、敏感性、特异性分别为81.3%、78.9%、84.6%。影响X线表现的因素也较多,任何能使正常淋巴结组织被替代的因素均可造成淋巴结内出现充盈缺损现象,如炎症引起的淋巴结内纤维组织增生、淋巴结内脂肪组织浸润以及造影技术原因造成的淋巴结内造影剂充盈不全等均可导致假阳性。而假阴性通常是造影剂灌注不足,特别是腹主动脉旁淋巴结易于发生,此外,淋巴结显示范围严格受淋巴引流通路限制,高位腹膜后区淋巴结常显影不充分;转移淋巴结内小于3~5mm的转移灶平片显示困难,全被肿瘤取代的淋巴结亦不能显影,故可出现假阴性。北京协和医院报道的一组造影结果,假阳性率和假阴性率均为16.7%。18例淋巴造影阳性中,3例假阳性,均为髂组淋巴结,腹主动脉区无假阳性。12例淋巴造影阴性中,有2例假阴性,均在腹主动脉区,髂部无假阴性。所以,建议作这样的手术设计:盆腔髂部淋巴造影阳性者,应行淋巴清除,而阴性者可不做。腹主动脉旁淋巴结阳性者,需行淋巴切除,阴性者亦不应轻易免除这一操作,以避免少数(16.7%)有转移的病例"漏掉"。一般来说,盆腔髂部淋巴造影的结果比腹主动脉区的结果更有意义。

(七)盆腔淋巴造影术的应用进展

淋巴造影主要用于恶性肿瘤的转移,以了解盆腔及腹膜后淋巴结累及的情况,随着医学对妇科恶性肿瘤淋巴转移规律认识的深入以及影像技术的不断发展,在传统的淋巴造影术基础上,又出现了核素淋巴造影术(淋巴闪烁成像术)、正电子发射断层摄影术(PET)及PET-CT、CT淋巴造影术、MRI淋巴造影术和前哨淋巴绘图等。

1. CT淋巴造影术(CT lymphography,CTLG)　由于常规CT密度分辨率高,可用于评价淋巴结大小、形状及部位,显示淋巴结在横断面上的最大直径,CT简便易行,能广泛显示腹膜后、盆腹腔淋巴结和内脏器官;正是由于CT等横断面成像技术的临床应用,导致了LG的临床应用逐渐减少。但CT不能显示淋巴结内部结构,增强扫描也仅能显示结节的均匀强化或环行强化。在疾病中晚期,常规CT无疑适于发现不显影的淋巴结块,同时可评价淋巴结节外结构受侵状况,对淋巴结轻微增大之早期转移瘤,LG较常规CT更为敏感。

泌尿生殖系统恶性肿瘤容易出现局部淋巴结早期转移,大多数病例的盆腔及主动脉旁淋巴结是转移的常见部位,常规CT对显示主动脉旁淋巴结病变有较高的漏诊率,不能显示小容积改变,不能区分反应性淋巴结增生或其他原因导致的淋巴结增大;LG可以显示受侵淋巴结的内部结构,充盈相可以观察到旁系淋巴管及造影剂外溢,实质期可以明确鉴别较小的肿瘤转移淋巴结,表现为淋巴结充盈缺损;结合密度分辨率高的多排螺旋CT,可以显示直径5~7mm的淋巴结的充盈缺损,以便于临床医师决定是否选择淋巴结手术摘除术。因此,有学者研究将CT和LG两者联合使用,取长补短,提高诊断符合率。研究表明,将乳腺癌患者在LG基础上进行多层螺旋CT薄层扫描、三维重建,可以较为清晰的显示腋窝淋巴结的强化以及从注射区域到淋巴结的引流途径。

2. 核素淋巴造影术(lymphoscintigraphy,LSG)　即淋巴闪烁成像术。以^{99m}Tc标记的大分子作为示踪剂,500μCi(18.5MBq)的^{99m}Tc稀释成0.05ml,于指/趾蹼皮内注射形成皮丘,1分钟及10~30分钟后,用高分辨率的闪烁扫描摄相机(有着平行孔型准直器)扫描患者即可得到很清晰的核素示踪剂的转运路径。大分子白蛋白首先进入初始的淋巴管,接着是淋巴集合管、局部淋巴结,这些在闪烁扫描图上都有显示。几小时后,肢体远端的核素示踪剂大部分已经清除,注射部位残留的放射性药物以及热结节将在24小时内降至无法检测到的水平。相对于传统的淋巴造影术,LSG可以显示淋巴系统的大量异常,图像质量也较高,并且核素技术相对简单、安全、可靠,可以重复进行。因此可能在一定范围内取代传统的碘油淋巴造影术。核素淋巴造影术的最大优势是可以与分子生物学的进展相结合,分子核医学为其主要发展方向,不足之处是图像空间分辨率不高,而且图像的质量以及哨兵淋巴结的放射活性获得最佳值取决于放射性示踪剂的配制、注射技术、相机的能量设置以及在检测部位的操作方法,还在患者身上作标记或画轮廓图的技术等。

3. PET　几乎是目前最精确的用于探察早期复发的技术。2-[fluorine-18]fluoro-2-deoxy.D.glucose用于PET即FDG-PET。目前已发现,它检测腹部淋巴结区域比CT效果好。研究显示,FDG-r对子宫体癌患者术前行转移淋巴结的探测敏感性是中等,因此,不能取代淋巴结切除术,但对那些还没有施行或者不能施行淋巴结切除术的患者是有帮助的。对于进展期的宫颈癌,CT对其主动脉旁淋巴结转移的敏感性比较低,而PET则有85.7%的敏感性,94.4%的特异性,92%的精确性。当腹部CT发现为阴性时,FDG-PET能精确探测到主动脉旁淋巴结的转移。PET对探测转移淋巴结直径的最小值还不确定,但已有用PET探测到的恶性淋巴结经病理检查证实为小于5mm。PET在区别转移性还是反应性的淋巴结方面有局限,因为反应性结节也和周围正常组织一样表现出了较高的糖代谢。PET/CT融合图像为二者优点的完美结合,能够提供可靠的解剖图像和代谢信息;但PET示踪剂及检查费用昂贵,短期内难以普及。

4. 磁共振淋巴造影(MR lymphography,MRLG)　MR淋巴造影术是区别转移的淋巴结良恶性的很有发展前途的显像模式,它为提供淋巴结形态与功能的信息提供了新的途径。既避免由于微肿瘤侵犯所致的分期不足,也避免因肿瘤周围炎而造成的分期过度。目前其使用的对比剂之一是超微粒超顺磁性三氧化二铁(USPIO)颗粒,它在定性肿瘤患者的淋巴结时具有高度的敏感性和特异性。还有一种对比剂野百合碱三氧化二铁超微粒也是在静脉注射后聚集在巨噬细胞里,因而在T2加权的MRI成像时这些对比剂会使正常淋巴结信号丢失;这种选择性的增强使正常和肿瘤相关的淋巴结有了一定程度的区别,尤其是在盆腔。另外一种选择性更强的对比剂是钆甲基葡胺,是一种细胞外顺磁性试剂,皮下注射后引流到局部淋巴结,此对比剂可作为阳性增强剂用于MR淋巴造影。研究表明,间质的MS-325增强的MR淋巴造影很有发展前途,因为这项技术不仅能显示整个淋巴系统,而且能区别正常淋巴结和被肿瘤浸润的淋巴结,它使得小于 3mm 的转移也能探测到。

由于磁共振扫描有着极高的组织分辨率,特别在增强造影显像方面的独特优势,能直接对病变淋巴结进行多方向、多平面成像。国内学者通过以往的动物实验证实,皮下注射小分子水溶性磁共振对比剂进行间质磁共振淋巴造影可以很好地显示引流区域淋巴结的解剖形态和功能。并在此基础上,对正常人体盆腔淋巴系统进行磁共振淋巴造影研究,通过下肢足背及外阴皮下注射小分子水溶性磁共振对比剂进行间质磁共振淋巴造影可以很好地显示盆腔淋巴结的解剖形态和功能,方法简便易行、安全可靠。尤其他们根据盆腔各组淋巴结收集引流范围,添加了外阴部注射途径,增加了闭孔淋巴结显示概率,而外阴部是闭孔淋巴结的淋巴收集范围,闭孔淋巴结是宫颈癌、前列腺癌等盆腔肿瘤最主要的前哨淋巴结,对其显示有着重要的临床价值。应用磁共振造影剂进行磁共振间质淋巴造影可以提供分辨率高(毫米级)、显示范围广、有解剖背景对照的区域淋巴结、淋巴管三维立体图像,为敏感而特异性的诊断淋巴结病变带来新的希望。

5. 淋巴结构图 高强度的放射性治疗需要对受累淋巴结的体积大小有较准确的测量,文献报道,第一次提出在 LG 辅助下,三维淋巴结构图已用于结节的临床靶体积的指导。这个发现可以辅助放射肿瘤医生正确决定淋巴结的靶体积以选择适当的放射治疗强度。

探测肿瘤转移的淋巴结仍是肿瘤影像学的一个极具挑战性课题,我们需要了解淋巴结的部位、形状、大小、轮廓、内部结构、淋巴管以及代谢情况等。盆腔淋巴造影术对妇科恶性肿瘤淋巴结转移的诊断是有价值的,淋巴造影结果可以作为估计淋巴结转移及制定治疗计划的依据,盆腔淋巴造影术不需要昂贵的大型检查设备,适合基础医院应用。但盆腔淋巴造影术尚有一定的局限性,特别是对妇科恶性肿瘤早期病例,因淋巴结转移处于早期而假阴性较高,阴性结果尚不能完全排除淋巴结转移的可能。由于直接淋巴管造影术操作技术复杂,所注射的 X 线碘油造影剂可能产生肺、脑和肾动脉栓塞及其他并发症,使其临床应用受到很大限制。随着水溶性非离子造影剂的诞生和发展及影像检查技术的不断进步,CT、MRI 等断层影像检查的应用普及,传统淋巴造影术的应用越来越少。

二、盆腔动脉造影

盆腔动脉造影是将血管造影剂注入盆腔动脉后再作 X 线摄片检查,根据血管形态、位置、数目等,观察目标的异常显影,对肿瘤进行定位、测量和良恶性鉴别。根据需要可将导管插入髂内动脉或子宫动脉,如疑有远处转移,亦可同时将导管插入其他脏器的营养血管,如肝动脉及肺动脉等。如发现出血病灶,亦可经导管药物进行介入性治疗如注入栓塞剂以控制肿瘤出血,并可通过将导管保留于病灶营养血管内,局部灌注化疗药物。盆腔动脉造影术是滋养细胞肿瘤诊治中一项十分重要的技术手段,也是其他妇科恶性肿瘤如宫颈癌、子宫内膜癌及卵巢癌的辅助诊断措施,同时对肿瘤破裂出血及动静脉瘘的诊断有特殊价值。

(一)盆腔动脉造影的理论基础

盆腔动脉主要为髂内动脉,骶正中动脉,直肠上动脉和卵巢动脉。其中髂内动脉是盆腔脏器主要供血来源。子宫动脉是其重要分支,由髂内动脉前干发出,迂子宫外侧缘后,于阴道子宫颈部分为上、下两支:上支较粗,沿子宫侧缘迂曲上行,至宫角处又分为子宫底支、输卵管支及卵巢支;下支较细,分布于宫颈及阴道上部,子宫动脉的第二级分支进入宫壁后再分支行于肌层的血管层,后者再发出分支垂直进入子宫内膜并弯曲呈螺旋状称螺旋动脉。肿瘤血管系统包括从宿主血管网吸收的血管和瘤细胞刺激发生而来的新生血管。一般认为肿瘤周边的血管来自以前存在的宿主血管,位于中心的血管为瘤细胞刺激血管发生而来,肿瘤的分隔和乳头状突起的血管代表特殊的肿瘤内分布。Maly报道几乎所有恶性肿瘤均发现血管,良性肿瘤仅 2/3 存在血管。根据肿瘤血管分布的特征应用数字减影血管造影(digital substraction angiography,DSA)技术,可以帮助了解良、恶性肿瘤的供血情况,指导介入治疗。

(二)盆腔动脉造影的方法

目前国内外盆腔血管造影术均采用 Seldinger 经皮穿刺导管法:在局麻下将套管针刺入股动脉,再通过套针置入钢制导丝,再沿导引钢丝拔出套针后置入导管,在 X 线监视造影剂指引下,操纵导管插入所需动脉,进行造影诊断与治疗。

1. 适应证及禁忌证

(1)适应证:①用于明确侵蚀性葡萄胎及绒毛膜癌的病灶;②对子宫肿瘤与附件肿块的鉴别诊断也有一定价值。

(2)禁忌证:①凡有心、肝、肾功能不全,慢性消耗性疾病,盆腔炎急性发作者;②对碘油过敏者;③有凝血功能障碍者、出血性疾病或有出血倾向者,血小板计数 $< 50 \times 10^9/L$;④抗凝治疗中的患者;⑤穿刺处感染或发热者。

2. 材料准备 包括手术器械、造影剂及穿刺设备。

(1)手术器械所用器械要求无菌。专用血管造影包包括小尖刀、注射器若干、消毒巾等经高温高压消毒后备用,导管导丝则浸泡消毒。

(2)造影剂(contrast media):有离子型及非离子型造影剂两大类。离子型造影剂如 76% 的泛影葡胺,非离子型造影剂如碘普罗胺(优维显)等。

3. 穿刺设备 包括穿刺针、导丝及导管。

穿刺针分为带栓及不带栓两种。带栓穿刺针不必穿过血管后壁,避免了局部出血及血肿形成,近年来多采用。导丝的作用是经穿刺针放入血管,从而使导管能沿导丝顺利插入血管。导丝要求柔软光滑,不会造成血管壁损伤或与血液接触形成血栓。导管是选择性盆腔动脉造影术的关键设备。理想的导管应具有摩擦系数小,张力及强度均大,有良好的扭力力,能耐受注射造影剂时较高的速度及压力,血管影像浓密,效果好。

4. 其他物品 肝素、生理盐水、2% 利多卡因、急救药品如抗过敏药,激素类药品,有条件可准备麻醉机及除颤机。

5. 术前准备 ①术前向患者及家属说明检查目的、操作过程,消除恐惧心理。术前停用抗凝剂。②术前一日少渣饮食,晚上肥皂水灌肠。手术当天适当给予镇静剂如哌替啶 50～100mg。术前 6～8 小时禁食固体食物。③造影前应了解患者心血管、血液、肾脏及神经系统状态;查血常规及凝血常规。④询问有无碘过敏史。并作碘过敏试验(口服或皮内注射碘溶液),如有过敏反应则不宜作造影术。

6. 操作步骤　患者取平卧位,以碘酒、酒精或 0.5% 聚维酮碘消毒液消毒股部及下腹部皮肤。选择搏动好的一侧动脉作穿刺,局部皮肤消毒铺巾后,局麻。麻醉好既可镇静,又可防止血管痉挛。股动脉穿刺点多选在腹股沟韧带下两横指处,切开皮肤切口约 2mm,将穿刺针插入股动脉,再插入导丝约 20cm,将导管沿导丝放入并沿导丝向前推进,进入血管,拔出导丝,将导管置至靶血管。整个过程应在电视监视下进行,插管过程中可于导管内注入少量造影剂,使其于透视下易于见到。插管到位后,连接高压注射器,以 10ml/s 的速度注入 20～30ml 造影剂。进行自动快速摄片造影或数字减影血管造影(DSA),以每秒钟 1 张摄片,或每秒钟 2 帧录像,共 5～8 秒钟。造影结束可将导管退出,压迫动脉穿刺处至少 10 分钟,再加压包扎 24 小时解除。术后卧床 12 小时,腿伸直,并注意局部有无异常。如需进行介入性治疗,则于造影后注入药物,或保留导管进行化疗。

7. 结果判定

(1) 正常盆腔动脉造影:正常盆腔动脉造影可见子宫动脉自髂内动脉前干发出后,迂曲走向内下,在骶尾关节外侧,分出较粗的两侧迂曲升支于盆腔中央形成一倒置的"梯形"影。依据造影剂的显影时间分为 3 期:①动脉期:造影剂注入 1～3 秒后。子宫动脉全部显影。②微血管期:2～3 秒后,子宫肌壁弓状动脉显影,3～5 秒时肌壁毛细血管网显影。③静脉期:5～7 秒时造影剂进入静脉,静脉开始显影,大约 7 秒后,造影剂全部从子宫或盆腔消失。一般情况下,3 个时期有规律地出现,如有变化,说明子宫内有异常。

(2) 盆腔肿瘤性病变血管造影特征表现为:①动脉期:出现血管移位、变形、扭曲、扩张及大量异常新生血管团(肿瘤染色)。②微血管期:血管基底膜不完整,外周间隙大,通透性高。③静脉期:出现造影剂潴留及动静脉瘘等异常显像。5 秒钟内即出现静脉显影,若除外外伤、手术,则为肿瘤转移。

(三) 常见并发症及防治

1. 穿刺和插管的并发症　①穿刺局部血肿,发生率为 3.4%～7.5%,小血肿在 1 周后自行消退,透明质酸酶 150～300U 血肿内注射或局部治疗可促进血肿吸收,大血肿发生率约 0.3%,如出现压迫症状可考虑手术治疗。②附壁血栓:表现为患肢发冷、疼痛,检查患肢发白,足背动脉、腘动脉搏动减弱或消失,如血栓脱落可出现下肢栓塞,受累肢体发生缺血,甚至坏死。如疑血栓形成可行血管彩色多普勒超声检查辅助诊断。与滞管时间长短、操作熟练程度、既往有否手术、放疗史及附壁血栓呈正相关。小血栓不必处理,大血栓应积极治疗,一经诊断,即进行溶栓加抗凝治疗。新鲜血栓行药物保守治疗,陈旧血栓应用扩张术

或手术取栓。③血管内膜损伤、剥离、医源性假动脉瘤及感染:均与术者是否按规范操作有关。手术应轻柔,术前、后应用抗生素可减少上述并发症的发生。

2. 发热　动脉插管后常有发热,一般 2～3 天可恢复正常。如体温>38℃且持续时间过长应考虑有继发感染。

3. 疼痛　股动脉穿刺及导管的刺激,可引起动脉痉挛,出现轻微的局部及下肢疼痛,可给予镇痛剂,多可逐渐消失。

4. 造影剂引起的不良反应及并发症　造影剂引起的不良反应主要是过敏反应,目前所用的造影剂均为水溶性有机碘制剂。虽碘过敏试验的假阴性及假阳性率均很高,国外多数学者均不主张做此试验,但由于没有绝对可靠的预防监测试验,至今我国卫生部门仍规定造影检查前常规作此试验。造影室应有急救设备及抢救能力,过敏反应的抢救措施包括以下几点:任何反应出现应及时静脉内注入地塞米松 20mg;喉头水肿及支气管痉挛时采用肾上腺素 1mg 皮下注射,异丙嗪 25mg 肌内注射,氨茶碱 250mg 加入 10% 葡萄糖 20ml 中静脉注射;出现休克时可用去甲肾上腺素 1mg 静脉注射。造影剂有一定的毒性,可损害心、脑、肾等器官且与剂量相关,因此应限制造影剂用量(<3mg/kg)并作水化治疗,尤其对肾功能不全等高危患者更要谨慎。

(四) 妇科肿瘤的盆腔动脉造影诊断

肿瘤的生长和转移依赖持续性的血管生成,这些新生血管引起血容积、灌注量及毛细血管通透性的改变,构成了妇科肿瘤异常成像的基础。目前临床中,多采用增强螺旋 CT 和(或)MRI 灌注成像、超声或造影剂增强超声来反映肿瘤组织的血管灌注情况,其采集往往为某时间段内的静态断层图像。血管介入放射性盆腔动脉造影较少单独用于妇科肿瘤的诊断,它可以持续、动态、全景观察肿瘤血管灌注情况,有助于肿瘤良恶性的诊断,有助于判断病灶大小,甚至临床期别,而且为随后肿瘤栓塞、灌注化疗、手术切除及术后疗效评价等提供客观依据。盆腔动脉造影显示肿瘤血管和肿瘤染色的征象变化是诊断妇科肿瘤、判断疗效和预后最直接和客观的指标。

1. 盆腔动脉造影在诊断恶性滋养细胞肿瘤方面的应用　盆腔动脉造影术(PAG)诊断滋养细胞肿瘤国外始于 50 年代,国内 60 年代已有报道。滋养细胞肿瘤盆腔动脉造影可清楚地了解病灶部位及侵蚀程度,不仅有利于疾病的早期诊断,而且对判断化疗效果及预测病变转归均有十分重要的价值。

葡萄胎的盆腔子宫动脉造影可表现为:①子宫动脉增粗,血运增快。②宫腔内不规则造影剂滞留在血窦或绒毛间隙,可见圆形或类圆形充盈缺损。③静脉期提前显影。④病变不侵及子宫肌层。

侵蚀性葡萄胎与绒毛膜癌的造影则可表现为:①子宫动脉扩张大于 2.5mm,扭曲,子宫肌壁血管丰富,病灶部位出现多血管区。②子宫肌层动静脉瘘出现。③出现"肿瘤湖"征象。④出现肿瘤着色区,造影剂呈头发团样潴留。⑤卵巢静脉扩张。⑥无论是侵蚀性葡萄胎,还是绒毛膜癌患者,如病变向外扩展而形成宫旁转移时,则可见在子宫范围外有多血管区或血窦造成的宫旁转移灶阴影。⑦多血管

区中心出现无血管区。⑧有蜂窝状影出现。

PAG 用于诊断恶性滋养细胞肿瘤的价值曾得到国内外很多学者的认可。随着影像学技术的不断发展,超声已广泛地应用于滋养细胞疾病子宫病灶的诊断,PAG 是一种有创的检查手段,而超声与之相比具有无创,可重复性高等优点,目前临床上对恶性滋养细胞肿瘤的 PAG 检查已基本为超声检查所替代。有学者借助盆腔动脉造影(PAG)对 6 例侵蚀性葡萄胎化疗效果及预后进行判断,造影显示出子宫动脉走行清晰。壁间动脉及血管网均匀,5 例患者未见异常血管团,表明化疗后病情稳定。日后继续随诊观察,其中 2 例无子女渴望保留子宫者均如愿。1 例患者显示肌壁间动脉血管网紊乱,形成小糊状血管团,说明化疗后病情不稳定行子宫切除术,术中见病灶出血坏死。认为盆腔动脉造影对侵蚀性葡萄胎患者化疗后病情预测也有一定的指导意义,是 B 超和 CT 所不能替代的。

2. 子宫肌瘤盆腔动脉造影 子宫肌瘤的血供来源于子宫动脉,并形成不同大小的双重血供网。外层血供造影显示血管较为粗大,交织成网状。内层血供在 DSA 影像学上表现为致密的、细小的血管丛。子宫肌瘤动脉造影显示子宫动脉增粗扭曲,弧形推压移位,肿瘤血管丰富,造影染色浓密,瘤体边界清楚、光整,多呈圆形和类圆形。子宫肌瘤与恶性肉瘤的鉴别主要是肌瘤血管造影形态相对规则,有完整的边界和特定的形态。

近年来子宫肌瘤动脉栓塞术(uterine fibroid emboliza-tion,UFE)治疗子宫肌瘤作为一种可替代手术的微创治疗方法日益受到重视。UFE 对月经过多、肌瘤压迫症状的改善疗效可达 89% 和 96%,1 年后子宫中位体积缩小达 48% ~55%,而 UFE 的术后病率只有 1% ~7%。子宫动脉造影是子宫肌瘤动脉栓塞术的基础,有助于术前评价子宫肌瘤的大小、血管结构、肌瘤供血方式和子宫动脉卵巢支走行,为子宫肌瘤动脉栓塞术的方式和栓塞程度提供依据。

子宫肌瘤盆腔动脉造影术通常采用经皮右侧股动脉穿刺导丝引导插管子宫动脉造影法,为了降低操作难度,减少辐射暴露时间,一些研究报道采用经皮双侧股动脉穿刺的方法行子宫动脉造影和栓塞,取得较好效果。

3. 妇科其他恶性肿瘤 如宫颈癌、子宫内膜癌、卵巢癌是否有宫旁转移可通过盆腔动脉造影,了解宫旁的血管情况,如宫旁有多血管区或成团的阴影,则有助于诊断。如疑肿瘤有远处转移,亦可同时进行其他脏器的供血动脉造影,如肝动脉、肺动脉造影,了解转移灶的情况。刘辉等对 24 例包括宫颈癌、卵巢癌、阴道平滑肌肉瘤在内的妇科恶性肿瘤晚期患者介入治疗前行盆腔动脉造影,均见子宫血管扭曲、增粗,部分病例可见肿瘤血管湖,动静脉交通等影像。邢凤羽等对 10 例妇科晚期恶性肿瘤包括卵巢癌、宫颈癌及子宫内膜癌进行髂内动脉造影,2 例疑肝转移的患者同时进行肝动脉造影。结果显示肿瘤的营养血管增粗、宫旁或肝内出现肿瘤血管染色团,为介入性治疗提供了证据。

4. 卵巢动脉造影在妇科肿瘤诊断中的应用 刘凤永等的研究结果显示卵巢动脉可参与包括妇科肿瘤在内的多种盆腔肿瘤和出血性疾病的供血,出现率达 35.8%。以下情况出现率较高:①髂内动脉造影显示一侧或两侧子宫动

脉缺如、发育不良;②与孕产相关的子宫出血性疾病,如胎盘位置异常、异位妊娠、葡萄胎等;③既往有盆腔或妇产科手术史,特别是做髂内或子宫动脉结扎术后;④子宫动脉栓塞术后;⑤位于子宫底部的子宫肌瘤;⑥来源于盆腔结构的任何肿瘤,尤其是盆腔肿瘤巨大、浸润范围广泛者。异常卵巢动脉的血管造影表现主要有:①参与供血的管径增粗、迂曲,直径>1.2mm(93.7%)。②肿瘤血管和肿瘤染色,出现率为 68.3%,见于子宫肌瘤和盆腔恶性肿瘤。③造影剂外溢,出现率为 19.0%,见于急性活动性出血性病变。

(五) 盆腔动脉造影在妇科肿瘤动脉栓塞治疗中的作用

动脉栓塞技术在妇科恶性肿瘤治疗中主要用于:①控制肿瘤破裂出血;②阻断肿瘤血运,导致肿瘤坏死,体积缩小,利于切净,并可减少术时出血;③栓塞剂含有抗癌物质,起缓释药物的作用;④术前栓塞。回流静脉中若有瘤栓,可避免术中扩散。动脉栓塞技术成功地应用于恶性滋养细胞瘤、子宫穿孔、阴道转移瘤、宫旁转移瘤及肝转移瘤破裂并发腹腔内出血患者并得以控制,达到止血目的,使患者获得进一步化疗的机会,减少因内出血死亡的发生率,改变了绒毛膜癌肝转移破裂致腹腔大出血 100% 死于内出血的局面。

所有的动脉栓塞治疗肿瘤破裂出血或阻断肿瘤血运致肿瘤坏死,动脉灌注化疗治疗各种妇科肿瘤,均先进行盆腔动脉造影,确定出血部位或肿瘤的供血动脉,以进行栓塞或插管至供血动脉进行灌注化疗。目前用于妇产科诊疗的选择性动脉造影包括髂总动脉、髂内动脉、子宫动脉、卵巢动脉、肠系膜下动脉、髂外动脉造影等。杨秀玉等报道 71 例绒毛膜癌耐药患者进行选择性动脉造影,确定病灶部位及供血动脉后,于供血动脉内进行化疗灌注,灌注化疗的动脉有子宫动脉、肺动脉及肝动脉。71 例患者共插管 102 次。用药方法可为单次推,抑或保留导管 2~8 天于子宫动脉内进行不同方案的化疗。治疗后生存率 91.6%,完全缓解率 77.5%,部分缓解率 14.1%。生存时间超过 5 年者 12 例。凌冰等对 38 例宫颈癌合并出血的患者采用选择性动脉灌注抗肿瘤药物,再用明胶海绵栓塞肿瘤供血动脉,观察止血效果。治疗前盆腔动脉造影均能够清楚的显示肿瘤血管及范围,明确出血部位,经化疗栓塞后止血有效率为 95%。刘辉等对 24 例妇科恶性肿瘤晚期患者介入治疗前行盆腔动脉造影,了解肿瘤血供及血管走行,选择性地进行药物灌注和栓塞治疗,不仅遏制了癌肿的进一步发展,减轻症状,还为晚期难以较彻底手术的妇科肿瘤患者提供了手术治疗机会,取得满意效果。

作为一项影像学诊断技术,盆腔动脉造影曾是妇科肿瘤诊断的主要手段之一,由于 B 超、CT、MRI 等无创检查方法的普及,单纯以诊断为目的的盆腔血管造影逐渐减少,但盆腔血管造影对于鉴别病变的性质、观察疗效和了解病变范围仍有帮助。通过血管造影了解肿瘤血供及血管走行,可选择性地进行药物灌注和栓塞治疗,因此盆腔血管造影在妇科肿瘤的诊疗中仍具有重要意义。

(丁晓萍 麻莉)

第七节 妇科肿瘤的分子诊断学

妇科肿瘤的早期诊断、早期治疗对于患者的预后具有重要的影响。分子诊断学以分子生物理论为基础，利用分子生物学的技术和方法为疾病的诊断、预防、预测、治疗及转归提供分析信息及依据。分子诊断学涉及分子生物学、遗传学、基因组学及蛋白质组学等多个学科。目前PCR，分子克隆及DNA序列分析技术构成了分子生物学研究的主要技术，在此基础之上研究妇科肿瘤发生发展的分子机制，通过发现肿瘤分子标志物，对于肿瘤的早期诊断及预测，肿瘤的预防和治疗具有重要的意义。

一、基因组学在妇科肿瘤诊断、治疗中的应用

（一）概述

美国科学家Thomas Roderick首先提出了基因组学（genomics）的概念，是对所有基因进行基因组作图（包括物理图谱、遗传图谱、转录图谱）、核苷酸序列分析、基因定位和基因功能分析的一门科学，包括结构基因组学和功能基因组学。人类基因组包括细胞核基因组（3200Mb）和线粒体基因组（16.6Kb），由30亿个碱基对组成，结构基因为2万～2.5万，编码的蛋白质达到10万个，目前所说的人类基因组是指人类细胞核基因组。1990年美国正式批准了人类基因组计划（human genomic project，HGP）。人类基因组计划的基本任务包括：遗传图谱的绘制、物理图谱的绘制、序列图谱的绘制及基因图谱的绘制。1993年对HGP进行了进一步的修订，2003年4月国际协作组织宣布HGP阶段性顺利完成，标志着基因组研究从结构基因进入了功能基因组学的研究阶段。2005年，美国国立癌症研究院启动了"人类癌症基因组计划"，主要目的是探索解码肿瘤细胞的分子结构所需要的信息和技术工具，增强人类对癌症遗传基础的认识，预计用10年的时间寻找所有癌症相关的遗传突变信息，提高人类对于肿瘤的诊断、治疗及预防能力。

（二）在妇科肿瘤诊断及治疗中的应用

人类基因组的结构特点包括：假基因、甲基化及CpG岛。基因组中某些区域CpG比较密集，如基因的启动子，约占1%基因组；基因组甲基化水平降低可导致染色体不稳定，CpG位点甲基化异常作为肿瘤恶变的生物学指标，通过定量分析肿瘤组织中抑制基因启动子的甲基化状态，可以评估肿瘤发生的风险、肿瘤的早期诊断及进行预后的评估。Ren等研究了151例宫颈癌患者血浆样本及30例宫颈癌患者宫颈组织标本，30.46%的血浆标本和53.33%的宫颈癌组织标本FHIT基因5′-CpG岛甲基化；Wu等研究40例宫颈癌及10例正常宫颈组织，结果宫颈癌标本组织中40%出现FHIT基因5′-CpG岛甲基化，而正常宫颈上皮组织标本中未发现，且FHIT基因5′-CpG岛甲基化与患者临床分期呈正相关；Wiley等的研究表明p16，BRCA1，IGFBP-3，GSTP1，ER-α，hMLH1等多个基因甲基化与卵巢癌的发生、发展有关，同时对于判定卵巢癌患者的预后具有重要的指导意义。应用基因芯片技术检测正常卵巢上皮细胞和卵巢癌细胞中mRNA表达的差异，人卵巢癌相关候选基因-4、人类肿瘤相关黏蛋白-1、表皮生长因子受体家族-3、分泌白细胞肽酶抑制因子、乳腺癌印记基因、G蛋白信号转导调控因子-19等在卵巢癌中基因表达上调，通过基因芯片筛选基因表达产物或将成为卵巢癌早期诊断的标志物。5-氮脱氧胞嘧啶是DNA甲基转移酶抑制剂，可使甲基化抑癌基因重新表达，DNA甲基化抑制剂作为癌变抑制药已试用于临床肿瘤治疗。

（三）后基因组的应用前景

2003年HGP阶段性顺利完成，功能基因组学又被称为后基因组学，是利用结构基因组学提供的生物体的遗传图谱、物理图、转录图谱和序列图谱信息，进行基因克隆、基因功能和基因相互作用的研究，包括：病理基因组学、生殖基因组学、药物基因组学等。人类后基因组研究中遗传差异性研究、HapMap、ENCODE和TCGA癌症基因图谱绘制四个课题与人类疾病相关，目前认为人类基因为3万个，编码10万个左右的蛋白质。进一步了解基因在生理和病理情况下的作用，可以利用基因表达异常进行疾病的诊治。基因芯片技术作为一种高通量分子诊断技术，反映组织细胞基因表达的丰度，今后可通过该技术进行卵巢癌、宫颈癌、子宫内膜癌等妇科恶性肿瘤的易患性评估，对患者耐药基因分析，进行化疗药物反应性评估。

二、蛋白质组学在妇科肿瘤诊断、治疗中的应用

（一）概述

蛋白质组学（proteomics）是对特定的时间和环境下表达的群体蛋白质进行表达模式、作用模式、调节调控、功能机制及蛋白质群体内的相互作用进行研究，从整体的角度分析细胞动态变化的蛋白质组成、表达及修饰，从机体或细胞的蛋白质整体活动来分析生命活动规律，其研究包括两个方面：蛋白质表达模式和蛋白质功能模式。对蛋白质结构和功能的研究对于阐明机体生理或病理的变化机制尤为重要。2001年在美国成立了国际人类蛋白质组研究组织（Human Proteome Organization，HUPO），提出人类蛋白质组计划（human proteome project，HPP），2004年人类蛋白质组计划正式启动。美国国立卫生研究院投资2亿美元资助四个研究中心解析蛋白质结构。2002年美国投入3.5亿美元启动了"从基因组到生命"的五年计划，2006年美国批准了1.19亿美元进行蛋白质特性、分子复合体成像、蛋白质组和系统生物学研究。在恶性肿瘤如：白血病、结肠癌、膀胱癌、肺癌、肾癌等中发现了一些肿瘤相关蛋白，为肿瘤的诊断、靶向治疗、化疗药物选择等方面提供了重要依据。

（二）蛋白质组学在恶性肿瘤中的应用

肿瘤蛋白质组学是对正常组织与疾病组织之间差异表达蛋白质进行鉴定和定量分析，研究肿瘤发生、发展的过程和规律。有四种研究方向：

1. 表达蛋白质组学 分析肿瘤组织或细胞内尽可能多乃至接近所有的蛋白质，建立其蛋白质表达谱及蛋白质数据库。

2. 比较蛋白质组学　比较肿瘤组织或细胞与正常组织或细胞表达数量、水平和修饰状态上的差异，或肿瘤不同阶段组织中蛋白质差异。Lin 等利用蛋白质芯片技术和 SELDI-TOF-MS 技术比较 35 例卵巢癌患者及 30 例对照的血浆蛋白质特征，与对照组相比卵巢癌患者血浆中有 4 个特异性血浆蛋白峰，同时与对照组相比卵巢癌患者血浆中另有两个蛋白质峰，统计分析显示差异蛋白质对于早期卵巢癌诊断的敏感度为 90.0% ~96.3%，特异度为 100%。

3. 血清蛋白质组学主要目的是寻找肿瘤特异的相关抗原。

4. 功能蛋白质组学主要是肿瘤的磷酸化蛋白质组研究，及肿瘤细胞内蛋白质与蛋白质之间相互作用的研究。在肿瘤的发生发展过程中，相关基因会出现高表达或低表达的不同状态，蛋白质表达谱的异常，可准确地反映出这两种类型基因表达的异常。Jennifer 等比较顺铂敏感细胞系 IGOV-1 和耐药细胞系 IGOV-1/CP，结果表明耐药细胞系细胞识别分子、S100 蛋白家族成员、结合黏附分子 Claudin4 等表达增高，敏感细胞系肝细胞生长因子抑制剂和程序化细胞死亡蛋白异常表达增高，为肿瘤的靶向治疗、抗肿瘤新药的开发和利用提供理论依据。蛋白质组技术比较正常及病变标本中蛋白质种类和数量变化，研究控制肿瘤进程的关键分子，为肿瘤的早期诊断、药物研究带来新的途径；同时研究某些化合物对异常基因表达谱的干预作用，为今后开发抗肿瘤的新药提供理论依据。

目前的主流技术是蛋白质芯片与质谱技术结合产生的表面增强激光解析离子化-飞行时间-质谱技术（SELDI-TOF-MS），该技术专利主要由美国 Ciphergen 应用生物系统公司拥有，操作简单、高效、快速、准确；QIAGEN 公司的液相蛋白质芯片系统以 xMAP（flexible multi-analyte profiling）技术为基础，该系统可对微量级的样品同时进行多种检测、操作简便、耗时短、通量大、蛋白质纯化分析一次完成；Biacore 公司开发的 Sensorchip 系统主要用于研究蛋白质的相互作用；我国研究了一种光学蛋白质芯片技术平台，通过芯片载体表面格式化、表面改性和配基固定形成多元生物活性感应表面，借助蛋白质的特异结合和高分辨率的生物光学显微成像技术达到识别和检测的目的。

2002 年 SELDI 技术发明以来发展迅速，能快速进行蛋白质的分析鉴定，在肿瘤标志物分析越来越深入，已经作为癌症的特征蛋白质表达图谱研究与诊断工具，对结直肠癌、乳腺癌、肝癌、卵巢癌、膀胱癌、肾癌、宫颈癌等临床诊断研究取得了可喜的成绩。Petricoin 等运用 SELDI 疏水性蛋白芯片技术对 50 例卵巢癌及 50 例非卵巢癌患者血清进行分析，有五个蛋白峰发生变化，其中四个蛋白峰在卵巢癌患者中的表达高于非卵巢癌患者，用该蛋白质组模型分析 116 例患者进行盲筛，对卵巢癌患者的敏感性 100%、特异性 95%、阳性预测值 94%。Zhang 等对 503 份血清样本进行盲筛和交叉验证，发现 3 种对早期卵巢癌有意义的生物标记物分别为载脂蛋白 A、剪切型甲状腺素转运蛋白、α-胰蛋白酶间抑制物重链 H$_4$ 的一个剪切片段，3 种标记物与 CA125 联合检测敏感性 95%，特异性 97%。宫颈癌的筛查主要依靠阴道镜宫颈细胞学检查和人乳头瘤病毒的分型检测，细胞学诊断假阴性约 13% ~45%。YW LIN 等应用 SELDI 芯片技术对宫颈鳞癌、宫颈原位癌、正常对照组血清进行研究，建立的分类模型对宫颈癌诊断的灵敏度 91.0%、特异性 97.0%。Yang 等用 SELDI 芯片技术在子宫内膜癌患者血清中筛查到多种肿瘤标记物，较为特异的是 chaperonin 10，得到 Western-blot 和免疫组化染色证实，研究表明 chaperonin 10 的过表达对于子宫内膜癌的早期诊断具有重要意义。

三、妇科肿瘤分子诊断技术

（一）聚合酶链式反应

聚合酶链式反应（polpmerasechain reaction，PCR）是选择性体外扩增 DNA 或 RNA 的方法，包括变性、退火和延伸三个步骤，经 25 ~35 轮循环使 DNA 扩增 106 倍，该技术具有高度的灵敏度，但容易外源性污染出现假阳性。Ayhan 等应用"病例-对照"设计，等位基因特异 PCR 技术检测 CYP1A1Exon7 多态性，发现子宫内膜癌组的 He/Val 与对照组相比有显著统计学意义，说明携带有 Val 等位基因的个体是子宫内膜癌的易感人群。PCR 技术能有效的检测基因的突变，准确检测癌基因表达量，可据此进行肿瘤早期诊断、分型和预后判断。

（二）逆转录 PCR

逆转录 PCR（reverse transcriptase-PCR，RT-PCR）是以目的 mRNA 为模板逆转录合成 cDNA，再进行 PCR 扩增，能够从混合大量高丰度 mRNA 的样品中检测到少量低丰度 mRNA 的表达。朱琳等应用 RT-PCR 技术联合流式细胞术，检测人宫颈癌细胞 Hela 表面肿瘤坏死因子相关凋亡诱导配体（TRAIL）受体 DR4、DR5、DcR1、DcR2mRNA 和蛋白的表达，结果 Hela 细胞对 TRAIL 诱导的细胞凋亡反应有较高的敏感性，在较低浓度 TRAIL 作用下，即有接近 50% 的细胞杀伤率。

（三）Southern blot 杂交

通过标记过的互补 DNA 探针与经限制性内切核酸酶消化、凝胶电泳分离和转膜的 DNA 片段杂交，确认特定的 DNA 序列变化，灵敏度比较低，对样品 DNA 的质和量要求较高。王月玲等应用 Southern blot 杂交技术检测 H19 和胰岛素样生长因子Ⅱ在人宫颈癌组织中的表达，结果提示 H19 和 IGF-2 杂合性缺失与宫颈癌的发病呈正相关。

（四）Northern blot 杂交

通过标记过的互补序列 cDNA 或 RNA 探针与琼脂糖凝胶电泳分离后转移至硝酸纤维素膜的待测样品 RNA 杂交，分析 RNA 改变，提供更精确的 RNA 定量信息，但对于样品 RNA 的质和量的要求很高。Oikawa 等利用 Northern blot 杂交技术对人宫颈癌、卵巢癌、肺癌、结肠癌及其正常人组织中半翼基因 mRNA 表达水平进行检测，结果显示人宫颈癌中半翼基因 mRNA 表达较正常对照组明显升高，且具有统计学意义。

（五）荧光原位杂交（fluorescence in situ hybridiztion，FISH）

用荧光标记的 DNA 探针直接在细胞的分裂象染色体和间期细胞核以及组织切片上进行杂交，可以将 DNA 异常原位显示和定量分析,随着共聚焦显微镜和图像分析程序的发展,对石蜡包埋的组织样品增加了该技术在基因诊断中的应用价值。比较基因组杂交技术(CGH)是1992年由Kallioniemin发明,并应用于检测细胞基因组变化的一种分子细胞遗传学方法,是FISH技术的延伸与飞跃。Lambros等应用CGH技术在卵巢癌细胞系中发现,4号染色体或4q以及18q出现缺失,20号或20q出现获得,而4q和18q发生同时缺失可导致卵巢癌发生发展。Lockwood等通过CGH对宫颈癌组织进行研究发现,3q获得与浸润性宫颈癌的发生密切相关。Amant等用FISH技术检测到子宫内膜癌患者内膜组织中出现异常染色体46,XX,t(X;17)(p11:q23)。

(六) 免疫印迹分析

将细胞或组织样品中提取的蛋白质应用聚丙烯酰胺凝胶电泳区分,并转移至固相支持物,通过特异性抗体作为探针,对靶物质进行检测,可检测到低至5ng中等大小的靶蛋白,主要缺点在于需要大量的组织样品。2006年Tringler等用免疫印迹分析不同病理类型的上皮性卵巢细胞表明,人T细胞共刺激分子在卵巢浆液性癌、子宫内膜样癌和透明细胞癌中高表达,正常卵巢细胞中不表达。

(七) 基因芯片技术

将大量寡核苷酸分子固定于支持物上,与标记的样品进行杂交,通过检测杂交信号的强弱判断样品中靶分子的数量,基因芯片具有微型化、集约化和标准化的特点,主要应用在于肿瘤分子诊断方面。Mok等利用基因芯片技术发现与正常对照组相比,Prostasin在卵巢癌组织中的表达增加,与对照组患者血清相比该基因的产物在卵巢癌患者血清中的含量明显升高,且具有统计学意义,进而通过血清中Prostasin和CA125联合测定对卵巢癌诊断的敏感性达到92%,特异性达到94%。在临床上Affymetrix公司开发出*p53*基因芯片,用于恶性肿瘤的早期诊断;Sawiris等根据基因表达系列的分析,建立了的cDNA微阵列研究卵巢癌,具有高度的可重复性和对标本检测的一致性,对区别卵巢癌和直肠癌具有高度敏感性;华盛顿大学研究了卵巢癌中基因表达谱的变化,芯片上5376个基因探针选自卵巢癌、卵巢良性表面上皮细胞及正常卵巢的cDNA文库,证实了基因芯片分析生物体系中分子变化的可行性。Lee等通过cDNA芯片、半定量RT-PCR方法研究认为,在卵巢癌中*COMT*、*NLK*、*HMGI*、*erbB-3*等基因上调,*COUP-TFII*基因下调,卵巢癌中差异表达基因与葡萄糖/胰岛素代谢相关,葡萄糖/胰岛素信号通道参与卵巢癌发生、发展相关。HPV感染与宫颈癌的发生相关性已经得到广泛的共识,建立HPV高危型和低危型检测芯片,通过基因芯片技术进行宫颈癌的普查和随访。Hudelist G等应用芯片技术测定止常宫颈上皮细胞及HPV感染的宫颈癌细胞中基因的表达,提示高危型HPV感染的宫颈癌标本中*ERBB2*、*KIT*、*RAS*、*MET*、*FGFR2*、细胞结构相关基因等的表达上调,TGF受体、整合素、胰岛素样生长因子结合蛋白等家族中部分成员表达下调,提示可通过获取宫颈细胞,分析基因表达特点预测宫颈癌的发生。

(八) 蛋白质芯片(protein array)

类似于基因芯片技术,将蛋白质点到固相物质上,与要检测的组织或细胞等进行抗体与抗原在空间构象上相互识别,再通过自动化仪器分析得出结果,其优点是高通量、高灵敏度、高准确性,但芯片制作成本较高。Petricoin等用蛋白质芯片技术得到了卵巢癌特异性血清图谱并进行盲法检测,结果50例卵巢癌患者均检出,阳性率为100%,其中18例为Ⅰ期患者,蛋白质芯片技术对卵巢癌诊断的敏感度、特异性、阳性预测值分别为100%、95%、94%。

四、妇科肿瘤分子诊断途径

(一) 肿瘤相关基因蛋白的测定

在分子水平上发现基因结构、功能的改变,基因产物的非正常表达均与肿瘤的发生密切相关。由肿瘤细胞分泌或是宿主对体内新生物反应而产生并进入体液或组织中的物质称为肿瘤标志物,如:糖蛋白抗原CA125、甲胎蛋白、癌胚抗原等,血清中肿瘤标记物含量的测定可协助癌症的早期诊断。罗贤波研究与单独检测比较,联合检测卵巢癌患者血清中CA125,CA19.9,CEA,虽然特异性降低,但阳性率从83.9%提高到96.8%,在早期卵巢癌的诊断上提高更为明显,准确性显著提高。卵巢浆液性上皮性癌、卵巢上皮性交界性肿瘤、子宫颈腺癌、子宫内膜癌患者血清中CA125升高,血清中CA125检测用于早期诊断卵巢癌Ⅰ期的敏感性为50%~60%,血清中CA125升高较临床和影像学检查早3~6个月。Moss等研究测定799例患者血清CA125,血清CA125水平异常者中,20%为卵巢癌患者,26%为非妇科恶性肿瘤患者,14%为卵巢良性肿瘤患者,其余为其他妇科良性疾病患者;Beck等对112例子宫内膜癌患者进行CA125测定,不同期别CA125阳性率分别是:Ⅰ期15.2%、Ⅱ期33.3%、Ⅲ期61.5%、Ⅳ期100%,对子宫内膜癌术后随访研究中,50.0%的复发病例CA125升高,无展病例中5.1%的患者CA125升高者。HE4(human epididymis-specific protein E4)是一种分泌型糖蛋白,Moore RG等研究术前联合CA125与HE4测定,患者分为高危型组和低危型组,经过统计学分析,高危组型对卵巢上皮癌预测的特异性93.8%,提示HE4很有可能成为新的卵巢癌肿瘤标志物;Galgano等研究认为,浆液性卵巢癌中HE4的表达明显高于其他恶性肿瘤,且HE4在所有浆液性乳头状卵巢癌和低分化卵巢癌中均表达,卵巢子宫内膜样癌及卵巢肠道转移癌中的表达率为80%,卵巢黏液性癌、卵巢性索间质肿瘤和卵巢生殖细胞肿瘤中不表达;Kobel等回顾性分析了多个血清肿瘤标志物在卵巢癌中的表达,发现HE4在卵巢内膜样癌和卵巢高分化浆液性癌中有较高表达,在透明细胞癌和黏液性卵巢癌中的表达水平较低,认为HE4对不同类型卵巢癌有不同的预测价值。

(二) 肿瘤易感基因的测定

有些肿瘤的发生与患者携带的肿瘤易感基因有关,易感基因的检测对于高危人群的疾病筛查具有重要的临床意义。Kim等研究发现,按年龄分组后,40岁以下年龄组,与同时携带的同条件个体相比,谷胱甘肽S转移酶缺失的个体宫颈癌发生风险增加17.8倍;宋广叶等研究认为宫颈癌患者中,谷胱甘肽 S 转移酶基因纯和缺失增加宫颈癌的易感性。

(三)DNA 甲基化的测定

DNA 甲基化是基因表达重要调控方式,通过对基因的 DNA 甲基化直接干扰特异转录子与它识别的部位结合,参与胚胎发育的调节,调控不同发育阶段的相关基因表达,X 染色体特定基因、病毒 DNA、不利的重复序列、寄生序列的失活,细胞的分化、增殖、衰老调控,肿瘤细胞甲基化类型频繁变化,使肿瘤细胞增殖、浸润。研究认为甲基化与肿瘤的发生相关,抑癌基因的一个拷贝的突变和缺失,另一拷贝的甲基化失活,肿瘤细胞中 5-甲基胞嘧啶突变,癌基因去甲基化表达活跃。Caceres 等研究卵巢癌组织中 RAS 相关领域家族基因 1(RASSF)的 A 转录产物,甲基化发生率为 50%,提示 RASSF-A 启动子区甲基化可作为一种分子生物学指标用于检测肿瘤的发生和发展;马琳等用甲基化特异性聚合酶链反应研究卵巢癌患者组织和血液中 RASSF-A 甲基化的发生率分别为 52.5% 和 43.1%,多发生在临床期别较晚和组织分化差的患者,提示血清 RASSF-A 基因异常甲基化检测可用于卵巢癌早期筛查和预后判断。

(四)端粒酶及其活性测定

研究发现大多数人体细胞中缺乏端粒酶,良性疾病以及癌前病变中一般也缺乏端粒酶,恶性肿瘤周围的组织内也无明显端粒酶活性的表达,85% 的恶性肿瘤组织中可测到端粒酶,端粒的长度与疾病的严重程度呈负相关,且端粒酶活性的高低同患者的预后直接相关。端粒重复扩增方案(telomere repeat amplification protocol,TRAP),测定标本中端粒酶活性具有高度敏感和特异性,局限性在于其活性不稳定易被降解;原位 TRAP 检测避免了 TRAP 方案不能确定端粒酶活性来自肿瘤细胞还是肿瘤标本中其他细胞。测定腹水、胸腔积液、血浆等体液中端粒酶活性与肿瘤分期的关系取得了一定的进展,卵巢癌患者腹水中端粒酶活性阳性率为 88%,高于细胞学测定结果,假阳性率低。Kim 等测定了 100 个永生化细胞系中,94 个肿瘤衍生细胞株中端粒酶表达阳性,22 个正常组织的培养细胞、50 个良性肿瘤组织的培养细胞中端粒酶表达阴性,提示端粒酶活性与恶性肿瘤发展程度呈正相关。

(五)肿瘤基因表达绘图

肿瘤细胞的增殖和分化受基因调控,将基因表达绘图技术应用于肿瘤研究中,有助于揭示肿瘤发生、侵袭、转移的机制,为肿瘤的分类、分期及预后提供基因水平的依据,为肿瘤的治疗寻找新的靶点。如研究发现子宫内膜样子宫内膜癌与微卫星的不稳定、PTEN 基因功能的丧失有关,PTEN 是肿瘤抑制基因,子宫内膜的癌前期 PTEN 丢失更为常见,提示 PTEN 的丢失可能是子宫内膜癌发生的早期标志;基因表达图谱通过对子宫内膜癌组织的基因检测,得到了子宫内膜癌发生、发展是多个基因的共同作用的结果,提示对于子宫内膜癌的应以基因的改变作为治疗靶点。

(郑建华)

第八节　机器人妇科手术

20 世纪 90 年代以来,随着腹腔镜技术在妇科手术中的广泛应用和成熟、经阴道手术技术的发展和适应证拓展、各种新型电外科器械和手术材料的应用等将妇科微创手术(minimally invasive surgery)推进到了一个新的水平。近年来,机器人手术系统开始逐步应用于妇科手术,并迅猛发展。这一崭新的技术融合了远程控制、计算机三维图像处理、仿生学和人体工程学技术等创新科技,使妇科微创手术进入了一个新的发展时代,机器人手术(robotic surgery)将成为新一代的妇科微创手术。

一、机器人手术的发展历史和现状

20 世纪 80 年代,几种机器人开始应用于外科手术,这些机器人只能根据预先设计好的程序完成手术操作,可以称为第一代的手术机器人。1984 年,经过改装的工业机器人 PUMA-560 被用于辅助 CT 引导的立体定位脑组织活检,这是世界上首例机器人用于外科手术的报道。1989 年,英国学者设计了一种名为 PROBOT 的机器人,装有超声刀头,专门用于辅助经尿道前列腺手术。1992 年,另一种 ROBODOC 机器人被应用于骨科的全髋关节置换。

20 世纪 90 年代,名为 AESOP 的机器人开始应用于临床。这是一种由手术医生通过声音或脚踏控制来操作腔镜的机械臂,用以代替手术助手操作腔镜。这一系统是第二代手术机器人。

1998 年,宙斯(Zeus)手术机器人系统将远程控制的概念应用于机器人手术系统的设计,称为第三代手术机器人。采用这一系统进行手术时,医生和患者并无直接接触,保持一定的距离。这个距离可以是在同一手术室内的几米,也可以远隔几千米。这就是远程控制理论的实际应用。2001 年,Marescaux 等采用宙斯机器人手术系统完成了世界上首例跨大西洋远程手术。目前,在临床上广泛应用的机器人手术系统是达芬奇(da Vinci)机器人手术系统。这一系统由宙斯系统发展而来,是目前临床上唯一通过美国食品和药品管理局批准的机器人手术系统。1999 年,Loulmet 等报道了一例采用达芬奇机器人手术系统完成的冠状动脉搭桥手术。这是世界上首例采用达芬奇机器人手术系统完成的手术。目前,达芬奇机器人手术系统已广泛应用于心脏外科、胃肠外科、肝脏外科、胸腔外科、泌尿外科、妇科等领域,成为微创外科手术新的发展热点。截至 2011 年,共有 1933 台达芬奇机器人手术系统在全世界 1560 家医院进入临床应用。机器人手术系统在妇科手术中的应用已经有十余年的历史,近年来发展更为迅猛。目前,达芬奇机器人手术系统已被应用于子宫切除术、子宫肌瘤剔除术、盆底手术、广泛性全子宫切除术和盆腹腔淋巴结清扫术等。根据美国妇科肿瘤学会最近的调查报告,2011 年,美国妇产科杂志发表了美国一家医院在 2006~2009 期间完成的 1000 例机器人妇科手术的临床报道。这是迄今为止,最大的一组妇科机器人手术临床报道。

二、达芬奇机器人手术系统的构成和使用

达芬奇的机器人手术系统由 3 部分组成。第一部分是操作平台(surgeon console)。医生坐在这一平台,通过手柄

(master control)控制机器人腔镜臂和手术器械臂。所采用的电脑控制系统,可以过滤人手的抖动。第二部分是达芬奇手术机械臂系统(patient side cart),由 3~4 个机械臂组成。其中 1 个机械臂安装有三维、高分辨率的立体腔镜。另外 2~3 个机械臂安装 EndoWrist 腔镜手术器械。这一器械模仿人的手腕动作,可以完成 7 个自由度的动作,而普通腔镜器械在手术医生的操作下,只能完成 4 个自由度的动作。第三个部分是 InSite vision 图像处理系统。这一系统通过对 12mm 的腔镜提供的图像进行处理,获得放大 10~15 倍的高分辨率的三维图像。

进行妇科手术时,患者截石位,机械臂系统置于患者两腿间,操作平台和图像处理系统分别置于手术床两侧。术者坐在操作平台。在患者腹部置 5 个套管针。通常在脐上 3cm、中线旁开 3cm 处置 12mm 直径套管针,与腔镜臂连接,安装腔镜。由此向下 15°,距离 8~10cm 处,左右各置 8mm 直径套管针,分别与器械臂连接,左臂安装双极电凝钳,右臂安装单极电剪。缝合时,两个臂均安装针持。另在 12mm 套管针左上 15°,距离 8~10cm,置 5mm 直径套管针。在髂前上嵴旁开 3cm 处置 10mm 直径套管针。5mm 和 10mm 套管针分置入普通腔镜器械,由手术助手操纵,完成暴露视野、吸引等协助动作。还可以采用第三器械臂完成助手的操作。

三、机器人手术系统在妇科良性肿瘤和疾病手术中的应用

1. 子宫切除术 2002 年,Diaz-Arrastia 等首次报道了机器人辅助阴式子宫切除术。2005 年,Beste 等报道了用达芬奇机器人手术系统完成全子宫切除、阴道残端缝合等所有步骤。这是第一个机器人腹腔镜全子宫切除术的临床报道,手术时间为 148~277 分钟,出血量为 25~350ml。作者认为机器人全子宫切除术可以成为一个新的选择。2009 年,Boggess 等报道了 152 例机器人全子宫切除术,与以往的临床资料比较,Boggess 等的手术时间较短,出血量较少,显示手术水平在完成一定量的临床病例后能有较大提高。

目前,机器人全子宫切除术与腹腔镜全子宫切除术的临床疗效的比较成为研究的关注点。Payne 和 Dauterive 回顾性比较分析了 100 例腹腔镜子宫切除术和 100 例机器人腹腔镜子宫切除术。机器人手术平均时间比腹腔镜手术长。但是,腹腔镜手术的平均出血量是机器人手术的两倍。机器人手术平均住院时间较腹腔镜手术短。腹腔镜手术的中转开腹率高于机器人手术。这一比较研究显示机器人术与常规腹腔镜手术比较具有优点。但是,手术费用则机器人手术较高。因此,仍然需要多中心、前瞻性、随机对照和大样本的研究,从而回答机器人子宫切除术与普通腹腔镜手术比较,其真正的优势是什么?

2. 子宫肌瘤剔除术 子宫肌瘤剔除术需要有良好的缝合技术,掌握腹腔镜下的子宫肌瘤剔除术有较长的学习曲线期。机器人手术系统所拥有的特点,使机器人子宫肌瘤剔除术很快应用于临床。2007 年,Bocca 等报道了首例机器人子宫肌瘤剔除术后成功妊娠并足月分娩的病例。

对于一个熟练的腹腔镜医生来说,机器人手术系统并无突出的优势,但是这项新技术仍然提供了新的应用前景。

3. 输卵管再通术 输卵管再通术后的妊娠成功率依赖手术中的良好视野和精细缝合。机器人手术系统的三维、放大的视野及器械的活动度,为这一手术提供了良好的技术平台。2000 年,Falcone 等采用宙斯机器人手术系统为曾行输卵管结扎术的 10 个患者行输卵管再通术。作者将输卵管分两层吻合,每层用 8 个零的合成线缝合 4 针。术中通液,所有输卵管均通畅。术后 6 周行子宫输卵管造影,89%(17/19)输卵管通畅。共有 6 例妊娠。采用达芬奇手术系统完成输卵管再通术,也获得了类似的良好的临床结果。

4. 妇科盆底手术 2006 年,Elliott 等首次报道了机器人骶骨阴道固定术,采用达芬奇机器人手术系统完成了 30 例子宫切除术后阴道穹隆膨出患者的骶骨阴道固定术,所有患者经过平均 24 个月的随访,均达到满意效果。

5. 其他手术 目前,机器人手术系统还被应用于附件切除术、膀胱阴道瘘修补术、子宫颈环扎术以及重度子宫内膜异位症患者的直肠壁病灶结节切除、部分膀胱切除、输尿管膀胱再植等手术。这些临床病例报道显示了机器人手术系统在妇科手术领域的广泛应用和所能达到的水平。

四、机器人手术系统在妇科恶性肿瘤手术中的应用

1. 机器人手术系统在宫颈癌手术中的应用 2006 年,挪威的 Sert 和 Abeler 报道了世界首例机器人广泛性全子宫切除术+盆腔淋巴结清扫术。平均手术时间为 241 分钟,平均出血量 71ml,平均住院天数为 4 天。2009 年,美国 5 个妇科中心联合报道了 42 例宫颈癌的机器人广泛性全子宫切除术+盆腔淋巴结清扫术。平均手术时间为 215 分钟,平均出血量为 50ml,平均清扫盆腔淋巴结数为 25 个。这些病例报道初步显示了机器人手术系统在子宫颈癌手术中的成功应用。

必须进一步了解的是,与开腹手术和腹腔镜手术比较,机器人宫颈癌手术是否有优势。目前,美国妇科腹腔镜医师协会正在进行多中心腹腔镜、机器人、开腹广泛性全子宫切除术治疗早期宫颈癌的三期随机对照临床试验。

机器人手术系统还在宫颈癌的腹主动脉旁淋巴结清扫术、保留生育功能的宫颈广泛切除术、保留神经的广泛性全子宫切除术、阴道残端癌的广泛切除术中也得到了成功应用。

2. 机器人手术系统在子宫内膜癌手术中的应用 机器人手术系统在子宫内膜癌分期手术中也得到了应用,已有多个相关的病例研究发表。多个研究比较了机器人子宫内膜癌分期手术与开腹和腹腔镜手术,结果显示机器人手术的出血量少、淋巴结清扫数目多或相当、并发症少、转开腹率低、住院时间短。机器人手术时间较开腹手术时间长,但短于腹腔镜手术或无差异。

子宫内膜癌患者多合并肥胖,为手术带来困难。机器人手术系统在肥胖患者的子宫内膜癌分期手术中也得到了成功应用。Gehrig 等报道了 49 例患者体质指数超过 30kg/m^2 的机器人子宫内膜癌分期手术,所有病例均顺利完成手

术。Seamon 等将 92 例体质指数超过 40kg/m² 的机器人子宫内膜癌分期手术与 162 例体质指数超过 40kg/m² 开腹子宫内膜癌分期手术进行了比较,发现机器人手术的术中输血比率较低、并发症较少、伤口问题较少、住院时间较短、清扫淋巴结数则无差异。

3. 机器人手术系统在卵巢癌手术中的应用 美国 Mayo 医学中心在 2006 年 1 月~2008 年 2 月完成了 21 例机器人卵巢癌手术。但是,机器人手术在卵巢癌手术中的应用和腹腔镜手术一样,由于手术过程复杂和变化,以及套管部位的肿瘤转移和种植的现象,存在一定的争议。

五、我国机器人妇科手术的初步经验

2008 年 12 月 24 日开展了中国内地地区首例机器人妇科手术。该例手术为机器人辅助阴式全子宫切除术+左附件切除术,患者诊断为子宫肌腺症和左侧卵巢囊肿,子宫如孕 8 周大,采用达芬奇手术系统,在腹腔镜下完成圆韧带、输卵管、卵巢固有韧带切断及左侧附件切除,子宫膀胱反折腹膜切开,膀胱下推分离。然后,经阴道完成骶主韧带切断和阴道残断缝合顺利完成机器人辅助的阴式子宫切除术。

2008 年 12 月 31 日,中国内地地区完成了首例机器人广泛性全子宫切除术+盆腔淋巴结清扫术。患者 35 岁,诊断为子宫颈癌 I b 期。采用达芬奇手术系统,在腹腔镜下完成了双侧髂总、髂内外、腹股沟、闭孔淋巴结清扫,圆韧带、输卵管、卵巢固有韧带切断,子宫动脉高位结扎,输尿管隧道打开,膀胱和直肠分离,骶主韧带切断,阴道旁组织切断。从阴道完成阴道切断和残端缝合。目前,共完成 12 例机器人广泛性全子宫切除术+盆腔淋巴结清扫术,其中 8 例是期别为 I b~II a 期的宫颈癌;4 例为子宫内膜癌。全部顺利完成手术,无中转开腹,无术中或术后并发症出现。其中 5 例完成了腔镜下的阴道切断和残端缝合,即全机器人腹腔镜广泛性全子宫切除术。

六、机器人妇科手术的优势、局限和展望

手术的微创化、个体化,更加重视功能的保存和生活质量的提高是目前手术治疗的发展方向和目标。机器人手术系统的出现和广泛的临床应用为微创手术带来了革命性的变革。其主要的优点首先是外科医生手术视野的极大改进。以往的开腹手术,缺乏视野放大,在完成精细操作时,需要放大镜或显微镜;而腹腔镜虽然能够将术野放大,但只能提供二维图像。达芬奇机器人手术系统提供了高分辨率的三维立体视觉,使外科医生的视野有了深度和距离,提高了辨别能力和精度,使术者具有开腹手术的视野。而放大 10~15 倍的图像,使术者又具有显微手术的视野;其次,机器人手术系统配备的 EndoWrist 腹腔镜器械模仿人手腕动作,具有 7 个自由度的活动范围,超过了人的手腕动作范围,更超过了普通腔镜的 4 个自由度动作,能够精确完成切割、分离、缝合和打结等手术步骤,特别是在深窄的空间中能精确地完成复杂操作;第三,由电脑控制的手术系统可以过滤人手的抖动,控制力超过人手。第四,外科医生坐在控制平台上进行操作,能比较好的节省体力。第五,初步的研究显示,相对于腹腔镜手术,机器人手术的学习曲线相对较短。没有腹腔手术经验的医师,也能够较快掌握机器人手术。上述优点使机器人手术系统同时结合了开腹手术、腹腔镜手术、显微手术的优点,增加了手术精确度,减少了损伤,术后恢复加快。2011 年,Nam 等首次报道 7 例单孔机器人妇科手术,这一方面说明了机器人手术的具有广泛的拓展潜力,又探索了一种新的妇科微创手术模式,其今后的发展值得关注。

机器人手术系统的优势使机器人手术在外科领域迅速而广泛应用。但是我们也必须认识到,机器人手术系统只是外科医生强化手术操作的工具,不可能代替外科医生的人体解剖知识、手术技巧、实践经验。机器人系统本身仍然存在一些局限性。首先,机器人手术系统没有对组织的触觉;第二,相对普通腹腔镜器械所具有的各类电外科和超声器械,机器人手术器械仍然较单一,功能也有待改善;第三,机器人手术系统仍较庞大,需要进一步的小型化;第四,机器人手术系统的费用较开腹手术和腹腔镜手术高。这些局限性使机器人手术系统的进一步推广和应用受到挑战。我们认为,机器人手术在广泛性全子宫切除术、盆腹腔淋巴结清扫术、子宫肌瘤剔除术和输卵管再通术等需要精确分离和缝合技术的手术中已显示出优势。机器人妇科手术将成为新一代的妇科微创手术。

(姚元庆)

参 考 文 献

1. Advincula AP, Xu X, Goudeau S 4th, et al. Robot-assisted laparoscopic myomectomy versus abdominal myomectomy: a comparison of short-termsurgical outcomes and immediate coasts. J Minim Invasive Gynecol, 2007, 14: 698-705

2. Bandera CA, Magrina JF. Robotic surgery in gynecologic oncology. Curr Opin Obstet Gynecol, 2009, 21: 25-30

3. Barmat L, Glaser G, Davis G, et al. Da Vinci-assisted abdominal cerclage. Fertil Steril, 2007, 88: 1437 e1-3

4. Bedient CE, Magrina JF, Noble BN, et al. Comparison of robotic and laparoscopic myomectomy. Am J Obstet Gynecol, 2009, 201: 566. e1-5

5. Bell MC, Torgerson J, Seshadri-Kreaden U, et al. Comparison of outcomes and cost for endometrial cancer staging via traditional laparotomy, standard laparoscopy and robotic techniques. Gynecol Oncol, 2008, 111: 407-411

6. Bocca S, Stadtmauer L, Oehninger S. Uncomplicated full term pregnancy after da Vinci-assisted laparoscopic myomectomy. Reprod Biomed Online, 2007, 14: 246-249

7. Boggess JF, Gehrig PA, Cantrell L, et al. A case-control study of robot-assisted type III radical hysterectomy with pelvic lymph node dissection compared with open radical hysterectomy. Am J Obstet Gynecol, 2008, 199: 357. e1-7

8. Boggess JF, Gehrig PA, Cantrell L, et al. A comparative study of 3 surgical methods for hysterectomy with staging for endometrial cancer: robotic assistance, laparoscopy, laparotomy. Am J Obstet Gynecol, 2008, 199: 360. e1-9

9. Boggess JF, Gehrig PA, Cantrell L, et al. Perioperative outcomes of robotically assisted hysterectomy for benign cases with complex pa-

thology. Obstet Gynecol,2009,114:585-593

10. Bratby MJ,Ramachandran N,Sheppard N,et a1. Prospective study of elective bilateral versus unilateral femoral arterial puncture for uterine artery embolization. Cardiovasc Intervent Radiol,2007,30 (6):1139-1143

11. Cao D,Guo S,Allan RW,et al. SALL4 is a novel sensitive and specific marker of ovarian primitive germ cell tumors and is particularly useful in distinguishing yolk sac tumor from clear cell carcinoma. Am J Surg Pathol,2009,33(6):894-904

12. Chammas MF Jr,Kim FJ,Barbarino A,et al. Asymptomatic rectal and bladder endometriosis:a case for robotic-assisted surgery. Can J Urol,2008,15(3):4097-4100

13. Cho JE,Liu C,Gossner G,et al. Laparoscopy and gynecologic oncology. Clin Obstet Gynecol,2009,52(3):313-326

14. Chuang LT,Lerner DL,Liu CS,et al. Fertility-sparing robotic-assisted radical trachelectomy and bilateral pelvic lymphadenectomy in early-stage cervical cancer. J Minim Invasive Gynecol,2008,15:767-770

15. Daneshgari F,Kefer JC,Moore C,et al. Robotic abdominal sacrocolplpopexy/sacrouteropexy repair of advanced female pelvic organ prolaspe(POP):utilizing POP-quantification-based staging and outcomes. BJU int,2007,100:875-879

16. DeNardis SA,Holloway RW,Bigsby GE 4th,et al. Robotically assisted laparoscopic hysterectomy versus total abdominal hysterectomy and lymphadenectomy for endometrial cancer. Gynecol Oncol,2008,111:412-417

17. Dharia Patel SP,Steinkampf MP,Whitten SJ,et al. Robotic tubal anastomosis:surgical technique and cost effectiveness. Fertil Steril,2008,90:1175-1179

18. Elliott DS,Krambeck AE,Chow GK. Long-term results of robotic assisted laparoscopic sacrocolpopexy for the treatment of high grade vaginal vault prolapse. J Urol,2006,176(2):655-659

19. Estape R,Lambrou N,Diaz R,et al. A case matched analysis of robotic radical hysterectomy with lymphadenectomy compared with laparoscopy and laparotomy. Gynecol Oncol,2009,113:357-361

20. Fanning J,Fenton B,Purohit M. Robotic radical hysterectomy. Am J Obstet Gynecol,2008,198:649

21. Feng FZ,Liu ZF,Sun DW,et al. Role of laparoscopy in the diagnosis and treatment of adnexal masses. Chin Med J(Engl),2006,119 (3):202-206

22. Galgano Mt,Hampton Gm,Frierson Hf Jr. Comperhensive analysis of HE4 expression in normal and malignant human tissues. Mod Pathol,2006,19(6):847-853

23. Gehrig PA,Cantrell LA,Shafer A,et al. What is the optimal minimally invasive surgical procedure for endometrial cancer staging in the obese and morbidly obese woman? Gynecol Oncol,2008,111:41-45

24. Geisler JP,Orr CJ,Manahan KJ. Robotically assisted total laparoscopic radical trachelectomy for fertility sparing in stage I B1 adenosarcoma of the cervix. J Laparoendosc Adv Surg Tech A,2008,18:727-729

25. Geller EJ,Siddiqui NY,Wu JM,et al. Short-term outcomes of robotic sacrocolpopexy compared with abdominal sacrocolpopexy. Obstet Gynecol,2008,112:1201-1206

26. Hellstrom I,Hellstrom KE. SMRP and HE4 as biomarkers for ovarian carcinoma when used alone and in combination with CA125 and/or each other. Adv Exp Med Biol,2008,622:15-21

27. Hemal AK,Kolla SB,Wadhwa P. Robotic reconstruction for recurrent supratrigonal fistulas. J Urol,2008,180:981-985

28. Herron DM,Marohn M,SAGES-MIRA Robotic Surgery Consensus Group. A consensus document on robotic surgery. Surg Endosc,2008,22:313-325

29. Hoekstra AV,Jairam-Thodla A,Rademaker A,et al. The impact of robotics on practice management of endometrial cancer:transitioning from traditional surgery. Int J Med Robot,2009,5:392-397

30. Jennifer JS,James TW,Yan XW,et al. Proteins associated with cisplatin resistance in ovarian cancer cells identified by quantitative proteomics technology and integrated with mRNA expression levels. Mol Cell Proteomics,2006,5(3):433-443

31. Kim YT,Kim SW,Hyung WJ,et al. Robotic radical hysterectomy with pelvic lymphadenectomy for cervical carcinoma:A pilot study. Gynnaecol Oncol,2008,108:312-316

32. Ko EM,Muto MG,Berkowitz RS,et al. Robotic versus open radical hysterectomy:a comparative study at a single institution. Gynecol Oncol,2008,111:425-430

33. Kobel M,Kalloger SE,Boyd N,et al. Ovarian carcinoma subtypes are different disease:implications for biomarker studies. Gynecol Oncol,2008,110(2):196-201

34. Lin YW,Lai HC,Lin CY,et al. Plasma proteomic profiling for detecting and differentiating in situ and invasive carcinomas of the uterine cervix. Int J Gynecol Cancer,2006,16(3):1216-1224

35. Lin YW,Lin CY,Lal HC,et al. Plasma proteomic pattern as biomarkers for ovarian cancer. Int J Gynecol Cancer,2006,16(11):139-146

36. Liu C,Perisic D,Samadi D,Nezhat F Robotic-assisted laparoscopic partial bladder resection for the treatment of infiltrating endometriosis. J Minim Invasive Gynecol. 2008,15(6):745-748

37. Lockwood WW,Coe BP,Williams AC,et al. Whole genome tiling path array CGH analysis of segmental copy number alteration in cervical cancer cell lines. Int J Ccncer,2007,120(2):436-443

38. Lowe MP,Chamberlain DH,Kamelle SA,et al. A multi-institutional experience with robotic-assisted radical hysterectomy for early stage cervical cancer. Gynecol Oncol,2009,113:191-194

39. Lowe MP,Johnson PR,Kamelle SA,et al. multiinstitutional experience with robotic-assisted hysterectomy with staging for endometrial cancer. Obstet Gynecol,2009,114:236-243

40. Lupattelli T,Clerissi J,Basile A,et a1. Treatment of uterine fibromyoma with bilateral uterine artery embolizafion:state of the art. Minerva Ginecul,2007,59(4):427-439

41. Maggioni A,Minig L,Zanagnolo V,et al. Robotic approach for cervical cancer:comparison with laparotomy:a case control study. Gynecol Oncol,2009,115:60-64

42. Magrina JF,Espada M,Munoz R,et al. Robotic adnexectomy compared with laparoscopy for adnexal mass. Obstet Gynecol,2009,114:581-584

43. Magrina JF,Kho R,Magtibay PM. Robotic radical hysterectomy:Technical aspects. Gynecol Oncol,2009,113:28-31

44. Magrina JF,Kho R,Montero RP,et al. Robotic extraperitoneal aortic lymphadenectomy:Development of a technique. Gynecol Oncol,2009,113:32-35

45. Magrina JF, Kho RM, Weaver AL, et al. Robotic radical hysterectomy: comparison with laparoscopy and laparotomy. Gynecol Oncol, 2008, 109(1): 86-91

46. Magrina JF, Pawlina W, Kho RM, et al. Robotic nerve-sparing radical hysterectomy: feasibility and technique. Gynecol Oncol, 2011, 121: 605-609

47. Markman M. The myth of measurable disease in ovarian cancer: revisited. Cancer Invest, 2009, 27(1): 11-12

48. Mendivil A, Holloway RW, Boggess JF. Emergence of robotic assisted surgery in gynecologic oncology: American perspective. Gynecol Oncol, 2009, 114: S24-S31

49. Moore RG, McMeekin DS, Brown AK, et al. A novel multiple marker bioassay utilizing HE4 and CA125 for the prediction of ovarian cancer in patients with a pelvic mass. Gynecol Oncol, 2009, 112(1): 40-46

50. Nam EJ, Kim SW, Lee M, et al. Robotic single-port transumbilical total hysterectomy: a pilot study. J Gynecol Oncol, 2011, 22: 120-126

51. Nezhat C, Lavie O, Hsu S, et al. Robotic-assisted laparoscopic myomectomy compared with standard laparoscopic myomectomy--a retrospective matched control study. Fertil Steril, 2009, 91: 556-559

52. Nezhat F, Yadav J, Rahaman J, et al. Analysis of survival after laparoscopic management of endometrial cancer. J Minim Invasive Gynecol, 2008, 15(2): 181-187

53. Nezhat FR, Datta MS, Liu C, et al. Robotic radical hysterectomy versus total laparoscopic radical hysterectomy with pelvic lymphadenectomy for treatment of early cervical cancer. JSLS, 2008, 12: 227-237

54. Nezhat FR, Ezzati M, Chuang L, et al. Laparoscopic management of early ovarian and fallopian tube cancers: surgical and survival outcome. Am J Obstet Gynecol, 2009, 200(1): 83 e1-6

55. Payne TN, Dauterive FR. A comparison of total laparoscopic hysterectomy to robotically assisted hysterectomy: surgical outcomes in a community practice. J Minim Invasive Gynecol, 2008, 15: 286-291

56. Ramirez PT, Schmeler KM, Wolf JK, et al. Robotic radical parametrectomy and lymphadenectomy in patients with invasive cervical cancer. Gynecol Oncol, 2008, 111: 18-21

57. Ren CC, Miao XH, Yang B, et al. M ethylation status of the fragile histidine triad and E-cadherin genes in plasma of cervical cancer patients. Int J Gynecol Cancer, 2006, 16(5): 1862-1867

58. Risum S, Hogdall C, Loft A, et al. The diagnostic value of PET/CT for primary ovarian cancer-a prospective study. Gynecol Oncol, 2007, 105(1): 145-149

59. Rodgers AK, Goldberg JM, Hammel JP, et al. Total anastomosis by robotic compared with outpatient minilaparotomy. Obstet Gynecol, 2007, 109: 1375-1780

60. Sarlos D, Kots LA. Robotic versus laparoscopic hysterectomy: a review of recent comparative studies. Curr Opin Obstet Gynecol, 2011, 23: 283-288

61. Schimpf MO, Morgenstern JH, Tulikangas PK, et al. Vesicovaginal fistula repair without intentional cystotomy using the laparoscopic robotic approach: a case report. JSLS, 2007, 11: 378-380

62. Seamon LG, Bryant SA, Rheaume PS, et al. Comprehensive surgical staging for endometrial cancer in obese patients: comparing robotics and laparotomy. Obstet Gynecol, 2009, 114: 16-21

63. Seamon LG, Cohn DE, Henretta MS, et al. Minimally invasive comprehensive surgical staging for endometrial cancer: Robotics or laparoscopy? Gynecol Oncol, 2009, 113(1): 36-41

64. Seamon LG, Cohn DE, Richardson DL, et al. Robotic hysterectomy and pelvic-aortic lymphadenectomy for endometrial cancer. Obstet Gynecol, 2008, 112: 1207-1213

65. Seamon LG, Fowler JM, Richardson DL, et al. A detailed analysis of the learning curve: robotic hysterectomy and pelvic-aortic lymphadenectomy for endometrial cancer. Gynecol Oncol, 2009, 114: 162-167

66. Sert B, Abeler V. Robotic radical hysterectomy in early-stage cervical carcinoma patients, comparing results with total laparoscopic radical hysterectomy cases. The future is now? Int J Med Robot, 2007, 3(3): 224-328

67. Sert BM, Abeler VM. Robotic-assisted laparoscopic radical hysterectomy (Piver type III) with nodedissection-case report. Eur J Gynaecol Oncol, 2006, 27: 531-533

68. Tillmanns T, Lowe MP. Safety, feasibility, and costs of outpatient laparoscopic extraperitoneal aortic nodal dissection for locally advanced cervical carcinoma. Gynecol Oncol, 2007, 106(2): 370-374

69. Tringler B, Liu W, Corrral L, et al. B7-H4 overexpression in ovarian tumors. Gynecol Oncol, 2006, 100(1): 44-52

70. Van de Broek B, Devoogdt N, D'Hollander A, et al. Specific cell targeting with nanobody conjugated branched gold nanoparticles for photothermal therapy. ACS nano, 2011, 5(6): 4319-4328.

71. Vergote I, Pouseele B, Van Gorp T, et al. Robotic retroperitoneal lower para-aortic lymphadenectomy in cervical carcinoma: first report on the technique used in 5 patients. Acta Obstet Gynecol Scand, 2008, 67: 783-787

72. Vlahos NF, Bankowski BJ, King JA, et al. Laparoscopic tubal reanastomosis using robotics: experience from a teaching institution. J Laparoendosc Adv Surg Tech A, 2007, 17: 180-185

73. Wallberg H, Orlova A, Altai M, et al. Molecular design and optimization of ^{99m}Tc-labeled recombinant affibody molecules improves their biodistribution and imaging properties. Journal of nuclear medicine: official publication, Society of Nuclear Medicine, 2011, 52(3): 461-9

74. Wexner SD, Bergamaschi R, Lacy A, et al. The current status of robotic pelvic surgery: results of a multinational interdisciplinary consensus conference. Surg Endosc, 2009, 23(2): 438-443

75. Wiley A, Katsaros D, Chen H, et al. Aberrant promoter methylation of multiple genes in malignant ovarian tumors and in ovarian tumors with low malignant potential. Cancer, 2006, 107(2): 299-308

76. Williams SK, Leveillee RJ. Expanding the horizons: robot-assisted reconstructive surgery of the distal ureter. J Endourol, 2009, 23(3): 457-461

77. Wolfe L, DePasquale S, Adair CD, et al. Robotic-assisted laparoscopic placement of transabdominal cerclage during pregnancy. Am J Perinatol, 2008, 25: 653-655

78. Yang J, Chai L, Liu F, et al. Bmi-1 is a target gene for SALL4 in hematopoietic and leukemic cells. Proc Natl Acad Sci U S A, 2007, 104(25): 10494-10499

79. Yim GW, Kim SW, Nam EJ, et al. Role of robot-assisted surgery in cervical cancer. Int J Gynecol Cancer, 2011, 21: 173-181

80. Zakashansky K, Chuang L, Gretz H, et al. A case-controlled study

of total laparoscopic radical hysterectomy with pelvic lymphadenectomy versus radical abdominal hysterectomy in a fellowship training program. Int J Gynecol Cancer,2007,17(5):1075-1082

81. 陈敏,欧阳汉,全冠民,等.体部磁共振诊断学.福州:福建科学技术出版社,2010:391-456

82. 李彩霞,李春海.盆腔动脉造影解剖研究及其临床意义.中国介入影像与治疗学,2006,3(2):104-107

83. 李松年,唐光健.现代全身 CT 诊断学.第 2 版.北京:中国医药科技出版社,2007:1389-1476

84. 李天然,陈自谦,郑春雨.临床 PET/CT 诊断学.北京:人民军医出版社,2008:247-259

85. 凌冰,陈东民,惠本军.中晚期宫颈癌出血介入栓塞治疗的近期疗效分析.中国实用医药,2009,4(27):48-49

86. 刘凤永,王茂强,王志军等.卵巢动脉的血管造影解剖及其临床意义.解剖学杂志,2007,30(6):783-796

87. 吕学诜.分子诊断学-基础与临床.北京:科学出版社,2008:190-196,494-498

88. 罗贤波.CA125、CA199、CEA 联合检测在卵巢癌诊断中的价值.中国医疗前沿,2009,6(04):77-78

89. 马可,仉红刚.SELDI 蛋白质芯片检测技术.中国生物工程杂志,2008,28(8):118-122

90. 宋广叶,邵淑丽,宋志宇.GSTM1 基因多态性与宫颈癌遗传易感性的关系.世界肿瘤杂志,2006,5(3):192-194

91. 王彤,李亚里,张全.高危型人乳头瘤病毒检测在宫颈癌筛查中的应用价值.中国实用妇科与产科杂志,2006,22(6):435-437

92. 王月玲,杨新园,李旭.印记基因 H19 和胰岛素样生长因子 Ⅱ 在人子宫颈癌组织中印记缺失及意义.西安交通大学学报,2006,27(4):372-376

93. 吴湖炳,王全师,王明芳,等.PET/CT 显像在探测卵巢癌术后复发、转移中的应用.中华核医学杂志,2006,26(4):197-200

94. 杨鹏,高楠.妇产科无创微手术与诊治.天津:天津科技翻译出版公司,2006

95. 姚元庆,李秀丽,晏红,等.机器人辅助广泛性全子宫切除术和盆腔淋巴结切除术的初步研究.中华妇产科杂志,2009,44:828-831

96. 于丽娟.PET/CT 诊断学.北京:人民卫生出版社,2009:203-220

97. 俞海平,周正扬,朱斌-磁共振淋巴造影技术方法研究.现代生物医学进展.2009,13(9):2495-2498

第七章

妇科肿瘤临床分期的沿革、发展及其重要意义

一、妇科恶性肿瘤分期的历史

妇科医生有着长久的、令人骄傲的使用女性恶性肿瘤分期系统的传统。女性恶性肿瘤分期最早可以追溯至1920年国家联盟(League of Nations, WHO)发表的宫颈癌的分期系统,当时的本意是对比宫颈癌患者的放射治疗和手术治疗的结局。1928年,日内瓦的国际卫生组织联盟的癌症委员会的放射治疗分会试图统一宫颈癌的治疗结局的报道,鼓励不同的机构应用同样的方式来报道他们的临床资料。第一份年度报告发表于1937年,其后又发表了几份报告。1954年国际妇产科联盟(International Federation of Obstetrics and Gynecology, FIGO)成立,开始承担编写妇科肿瘤治疗效果年度报告的任务,制定各种妇科肿瘤的分期标准并在全世界推行。从1973年开始,年度报告每三年在FIGO大会上发布一次。目前,这些分期系统已被各国妇产科学界广泛采用,并随着医学科学的发展对分期标准不断进行修订。以宫颈癌为例,从1929年第一个分期之后,经历了1937、1950、1961、1971、1985、1994、2009年的7次修改。

2009年,FIGO和国际妇科癌症学会(International Gynecologic Cancer Society)公布了新修订的分期系统。这次修订涉及外阴癌、宫颈癌、子宫内膜癌和子宫肉瘤,并启动了卵巢恶性肿瘤等其他妇科恶性肿瘤分期的修订工作。本次修订确定今后所有妇科恶性肿瘤的FIGO分期中,都删除0期,即原位癌,FIGO认为这一期别的肿瘤是浸润前病变,不具有分期的意义。

二、分期的目的

面对一个已经诊断为癌症的患者,临床医生的首要任务是确定最有效的治疗方法,并且估计预后。肿瘤的扩散范围和生物学特性是选择处理方法的最基本依据,通常以分期来反映肿瘤的扩散范围。一个好的分期系统必须满足如下要求:

(1) 是公认的确定疾病的严重程度的方式之一。

(2) 帮助制定治疗方案。

(3) 预测预后的一个指标。

(4) 利于在不同的治疗中心间交换信息并对比治疗效果。

(5) 用于了解肿瘤的生物学行为并作为未来研究的基础。

FIGO分期系统最初是根据临床检查,主要由肿瘤病灶的解剖范围来确定。近年来,除了宫颈癌及妊娠滋养细胞肿瘤外,其他妇科恶性肿瘤的分期系统都由临床分期转变为手术病理分期。一般情况下,FIGO分期包括4期:

Ⅰ期:指癌灶局限于原发器官部位。

Ⅱ期:一般指病变已从原发部位向邻近器官和组织扩散。

Ⅲ期:表示扩散范围更广,常包括腹腔或淋巴结转移。

Ⅳ期:指肿瘤已有明确的远处或实质器官转移。

除恶性滋养细胞肿瘤肺转移属Ⅲ期外,其他所有妇科恶性肿瘤的肺转移均属Ⅳ期。

以上分期在具体的肿瘤分期中还可再细分为亚分期,亚分期通常与特殊的预后因素有关。

三、分期的原则

任何好的分期系统都必须符合三个特征:准确、可靠和实用。准确意味着分期系统必须允许结果类似的病例归到同一病例组,同时又能反映每类肿瘤可能存在的全部范围。

随着时间的推移,为了保证它的准确性,分期系统必须能够灵活改变以接受临床病例的重要变化。一个可靠的分期系统应确保相同的病例总是分到相同的分期,它应尽可能依靠已被客观评估的可测得的量化指标。分期系统不应该经常变动,直到有足够的数据和资料证明这种变化是必要的。最后,一个实用的分期系统必须适应于日常多变的临床环境的需要,而不是大多数医生不容易掌握、或者需要很高深的专业知识及复杂和昂贵的临床设备才能对某一特殊恶性肿瘤进行分期的诊断程序。

在分期过程中,必须遵循以下原则:

1. 除特殊情况下,如持续滋养细胞疾病,因其很少需要手术治疗而难取得病理标本外,其他肿瘤在分期以前,必须获得并确定肿瘤的组织学类型。

2. 对某一确定部位肿瘤的分期只用于这一部位的原发恶性肿瘤,不包括邻近部位的恶性肿瘤的累及及转移性肿瘤。

3. 根据不同部位的肿瘤,FIGO 分期包括临床分期和手术分期两种方法。

4. 治疗前确定的临床分期和全面的手术分期后确定的手术分期,不能根据放射治疗后或化疗后疾病的好转和治疗期间疾病的进展而改变分期。

5. 当不同的医生在分期过程中对分期的判定不一致时,应采用较早的分期。

6. 对复发肿瘤,应保持原始的分期而不应对患者再重新进行分期。

四、临 床 分 期

临床分期应用于宫颈癌和阴道癌,也用于妊娠滋养细胞肿瘤。临床分期应在正式的治疗前确定,治疗开始后将不能改变,即使有其他的阳性发现提示不同的分期。因此,应进行细致的临床检查,最好由有经验的医生在麻醉下进行。通常采用体检及简易的诊断方法,如膀胱镜、直肠镜、肺及骨骼的 X 线检查以及超声检查来进行分期。淋巴结或肿块的细针穿刺细胞学检查将有助于确定可疑的转移。复杂的影像技术检查的结果,如 X 线断层扫描或 PET 扫描的检查结果对确定治疗方案有价值,但不能作为改变临床分期的依据,否则,分期将不可能用于那些相对比较贫穷的地区。

临床分期的主要不足是不准确。即使是有经验和训练有素的妇科肿瘤医生,也不可避免会在临床分期中出现错误而提倡进一步手术分期。但以宫颈癌为例,其晚期患者通常接受放射治疗,进行手术分期时并发症的危害要大于其提供的额外信息所带来的益处。

临床分期另一个不足之处是遗漏了一个重要的预后因素即淋巴结转移状态。虽然现代影像学技术的发展有可能判断淋巴结转移,但是即使是 PET 扫描也可能会漏掉小的转移灶。MRI 或 CT 显示增大的淋巴结需要区分炎症反应和肿瘤浸润。

虽然临床分期有上述的局限性,但是它仍不失为指导治疗和预测预后的可信赖的指标。

五、手 术 分 期

手术分期应用于子宫内膜癌、卵巢癌、输卵管癌和外阴癌。因为这些恶性肿瘤的主要治疗手段是手术,一般不需要其他额外的程序。对比临床分期,在精确确定疾病严重程度和组织学类型上,手术分期具有一定的优势。然而,一个彻底的手术探查和活检是成功分期的关键。因此,评估疾病的扩散范围不仅仅是切除肿瘤和它的邻近组织或局部淋巴结,也应进行潜在扩散区域的活组织检查,如卵巢癌的大网膜、腹膜、横膈等。所以,采用手术分期的病例,特别是比较早期的病例有可能切除下来的组织多数是阴性的,这就导致了多年了不停地对早期病例全面分期是否有必要的诸多争论。同样的,最终的分期是在最初治疗的时候确定的,并不能因以后的其他阳性发现而有所改变。

手术分期所存在的问题:

1. 在患者不能耐受手术时手术分期是不可行的,在这种情况下,应采用临床分期。

2. 对于广泛淋巴结切除术目前仍存在争议。一方面,由于淋巴结转移直接与预后相关,伴随着手术技术和仪器设备改进,对淋巴结切除的范围愈加扩大。另一方面,随着切除范围的扩大,术中术后并发症也随之增多。再者,近年随着肿瘤免疫学和新的抗癌免疫药物的研究进展,人们对淋巴结切除方面也有了新思考,淋巴结具有潜在的抗癌免疫功能,对无转移的淋巴结是否应该完全切除也存在争议。但是,目前在术前、术中对前哨淋巴结的应用研究的准确性尚未达到临床应用的要求。因此,为了对疾病严重程度精确评估并得出正确结论,在建立有效的治疗前,目前仍积极采用手术分期。如对于子宫内膜癌,1988 年手术分期提出淋巴结切除或取样,目前统一的认识为全面系统的淋巴结切除,并且建议切除范围到达肾血管水平,已不再采用"淋巴结取样"的方法。

六、解剖因素以外的其他影响因素

除了疾病的扩散范围外,许多其他因素都可能影响恶性肿瘤患者的预后,如流行病学因素、遗传学因素、免疫因素、环境和社会因素等。但这些因素,尤其是分子生物学的标记物,需要立足于临床以外的实验,或者只是适用于恶性肿瘤的某种亚型。因此,将这些因素引入分期系统之前,必须要考虑到分期系统广泛应用性这一原则。目前 FIGO 分期系统仍没有考虑把这些因素加入分期系统中。

七、其他分期系统

肿瘤分期可以根据很多系统,例如解剖部位、临床和病理范围。肿瘤的组织学类型和级别以及患者的年龄、症状和体征的持续时间等,均可影响疾病的结果,也被应用于不同的分期系统中。

恶性肿瘤的 TNM 分期系统形成于 1943～1952 年间。在 1950 年,国际抗癌协会(International Union against Cancer,UICC)指定了一个专门从事肿瘤命名和统计的委员会并采用了描述局部恶性肿瘤严重程度的惯常应用的定义。第一版的恶性肿瘤的 TNM 分期产生于 1968 年。第 6 版发布于 2002 年。

TNM 分期系统通过评估三项指标来描述疾病的解剖范围。T 反映原发肿瘤的范围,N 指有或无区域淋巴结转移,M 指有或无远处转移。TNM 系统又进一步分为两组:cTNM 系统基本上是一个治疗前临床分期,主要依靠治疗前从临床检查、影像、活组织检查、内镜,手术探查和其他相关检查所获取的资料来进行分期。pTNM 系统是基于手术后的组织病理学分期。该系统采用了治疗前获得的资料,并用手术和病理检查所得到的资料来补充和修改。在用 TNM 和(或)pT、pN、pM 分类后,这些项目将被纳入分期中。同样要强调的是:一旦建立了肿瘤分期,医学记录就不能随意更改。临床分期对选择和评估治疗方法至关重要,病理学分期则可提供最准确的资料来估计预后。

实际上,FIGO 和 TNM 分期是等同的。TNM 预后因素规划委员会已经接受 FIGO 妇科肿瘤委员会的妇科肿瘤分期系统。在妇科肿瘤中,TNM 分期可作为 FIGO 分期的一部分与之相结合。

有关妊娠滋养细胞肿瘤预后的 WHO 评分系统在 2000 年获得 FIGO 接受,并于 2002 年 9 月正式公布改良 WHO 评分系统结合 FIGO 分期,它是基于疾病的自然进程,预后因素再加上解剖因素,现已成为妊娠滋养细胞肿瘤 FIGO 分期和评分系统的一部分。

八、FIGO 分期的发展

为了适应不断发展的科学研究,肿瘤分期也要保持不断的更新。FIGO 妇科肿瘤委员会根据最新的研究成果,在过去的数十年间,数次对妇科肿瘤分期系统进行了更新,使得 FIGO 分期能够及时反映学科的发展。2009 年发布了第四版 FIGO 分期,以期能体现出最新的研究成果。但是,一个分期系统不可能包含所有的预后相关因素。因此,可能只有在许多大型的研究中确定的有关影响因素才会被吸纳。FIGO 希望能够提供一个精确反映疾病严重程度,并能将临床经验所导致的失误降到最低的分期系统。

从 2006 年开始,FIGO 开始了外阴癌、宫颈癌、子宫内膜癌和子宫肉瘤分期的修订工作,2008 年 5 月初提交到在日内瓦举办的国际抗癌联盟 TNM 分期核心小组会议上,得到国际抗癌联盟和美国癌症联合委员会(American Joint Commission on Cancer,AJCC)的批准。2008 年 9 月初,FIGO 分期执行理事会正式批准了外阴癌、宫颈癌、子宫内膜癌和子宫肉瘤的新分期并于 2009 年 5 月予以公布。FIGO 还计划在未来 3 年内修订卵巢癌分期。

九、妇科恶性肿瘤分期简介

(一)外阴癌

2009 年 FIGO/TNM 分期分类见表 6-7-1。目前临床使用的外阴癌分期是 1988 年制订,并于 1994 年进行修订的。外阴癌分期是 2009 年新分期中变化最多的肿瘤分期。与之前的分期相比,有如下变化:①原来的 I a 期不变,但是原来的 I b 期和 II 期进行了合并,统一为新的 I b 期。②新分期中 III 期不再强调肿瘤是否累及下尿道、阴道或肛门,也

不再强调是单侧还是双侧淋巴结受累,而是将淋巴结转移的数量、受累淋巴结的大小以及是否发生淋巴结包膜外播散作为 III 期的依据。③单侧还是双侧区域淋巴结受累不再作为分期的依据。

表 6-7-1　外阴癌 FIGO/TNM 分期分类

FIGO 分期		TNM 分类
I 期	肿瘤局限于外阴,淋巴结未转移	T1
I a 期	肿瘤局限于外阴或会阴,最大径线≤2cm,间质浸润≤1.0mm*	T1a
I b 期	肿瘤最大径线>2cm 或局限于外阴或会阴,间质浸润>1.0mm*	T1b
II 期	肿瘤侵犯下列任何部位:下 1/3 尿道,下 1/3 阴道、肛门,淋巴结未转移	T2
III 期	肿瘤有或(无)侵犯下列任何部位:下 1/3 尿道、下 1/3 阴道、肛门,有腹股沟-股淋巴结转移	T3
III a 期	(i)1 个淋巴结转移(≥5mm),或(ii)1~2 个淋巴结转移(<5mm)	T3a
III b 期	(i)≥2 个淋巴结转移(≥5mm),或(ii)≥3 个淋巴结转移(<5mm)	T3b
III c 期	阳性淋巴结伴囊外扩散	T3c
IV 期	肿瘤侵犯其他区域(上 2/3 尿道、上 2/3 阴道)或远处转移	
IV a 期	(i)肿瘤侵犯下列任何部位:上尿道和(或)阴道黏膜、膀胱黏膜、直肠黏膜、或固定在骨盆壁,或(ii)腹股沟-股淋巴结出现固定或溃疡形成	T3
IV b 期	任何部位(包括盆腔淋巴结)的远处转移	M1

注:* 浸润深度指肿瘤从接近最表皮乳头上皮-间质连接处至最深浸润点的距离

N	区域淋巴结
NX	区域淋巴结不能评估
N0	无区域淋巴结转移
N1	区域淋巴结转移具有以下属性:
N1a	一个或两个淋巴结,其中每个小于 0.5cm
N1b	淋巴结 0.5cm 或更大
N2	区域淋巴结转移具有以下属性:
N2a	三个或更多的淋巴结转移,其中每个小于 0.5cm
N2b	两个或更多的淋巴结转移,每个 0.5cm 或更大
N2c	淋巴结转移与囊外扩散
N3	固定或破溃区域淋巴结转移
M	远处转移
M0	无远处转移
M1	远处转移(包括盆腔淋巴结转移)

(二)阴道癌

原发性阴道癌的 FIGO 分期见表 6-7-2,分组见表 6-7-3。2009 分期没有修订。

表 6-7-2　阴道癌 FIGO 分期

Ⅰ 期	肿瘤局限于阴道壁
Ⅱ 期	肿瘤累及阴道下组织但未扩散到骨盆壁
Ⅲ 期	肿瘤扩散到骨盆壁
Ⅳ 期	肿瘤扩散范围超出真骨盆或侵犯膀胱或直肠黏膜;泡状水肿不能分为Ⅳ期
Ⅳa 期	肿瘤侵犯膀胱和(或)直肠黏膜和(或)超出真骨盆
Ⅳb 期	扩散到远处器官

(三) 宫颈癌

宫颈癌分期最早始于 1928 年,经过 7 次修订,最近的 2009 年 FIGO 分期及 2010 年 TNM 分类见表6-7-4。新的分期主要有两点修改:①取消 0 期,因原位癌与宫颈上皮内瘤样病变Ⅲ(CINⅢ)的治疗原则和方法相近,故将原位癌归为癌前病变范围(包块 CINⅠ,CINⅡ和 CINⅢ)。②根据肿瘤大小(最大直径 4cm)对Ⅱa 期进行细分类,即Ⅱa1 为肉眼可见病灶最大径线 ≤4cm,累及范围小于阴道上 2/3;Ⅱa2 为肉眼可见病灶最大径线 >4cm,累及范围小于阴道上 2/3。新分期不支持对Ⅱb 再分类。

表 6-7-3　阴道癌分期分组

FIGO 分期	UICC		
	T	N	M
Ⅰ	T1	N0	M0
Ⅱ	T2	N0	M0
Ⅲ	T1	N1	M0
	T2	N1	M0
	T3	N0	M0
	T3	N1	M0
Ⅳa	T4	任何 N	M0
Ⅳb	任何 T	任何 N	M1

表 6-7-4　宫颈癌 FIGO/TNM 分期分类

FIGO 分期		TNM 分类
Ⅰ 期	肿瘤严格局限于宫颈(扩展至宫体将被忽略)	T1
Ⅰa 期	镜下浸润癌。间质浸润 ≤5mm,水平扩散 ≤7mm	T1a
Ⅰa1 期	间质浸润 ≤3mm,水平扩散 ≤7mm	T1a1
Ⅰa2 期	间质浸润 >3mm,且 ≤5mm,水平扩散 ≤7mm	T1a2
Ⅰb 期	肉眼可见病灶局限于宫颈,或临床前病灶 >Ⅰa 期 *	T1b
Ⅰb1 期	肉眼可见病灶最大径线 ≤4cm	T1b1
Ⅰb2 期	肉眼可见病灶最大径线 >4cm	T1b2
Ⅱ 期	肿瘤超过子宫颈,但未达骨盆壁或未达阴道下 1/3	T2
Ⅱa 期	无宫旁浸润	T2a
Ⅱa1 期	肉眼可见病灶最大径线 ≤4cm	T2a1
Ⅱa2 期	肉眼可见病灶最大径线 >4cm	T2a2
Ⅱb 期	有明显宫旁浸润	T2b
Ⅲ 期	肿瘤扩展到骨盆壁和(或)累及阴道下 1/3 和(或)引起肾盂积水或肾无功能者△	T3
Ⅲa 期	肿瘤累及阴道下 1/3,没有扩展到骨盆壁	T3a
Ⅲb 期	肿瘤扩展到骨盆壁和(或)引起肾盂积水或肾无功能	T3b
Ⅳ 期	肿瘤播散超出真骨盆或(活检证实)侵犯膀胱或直肠黏膜。泡状水肿不能分为Ⅳ期	T4
Ⅳa 期	肿瘤播散至邻近器官	T4a
Ⅳb 期	肿瘤播散至远处器官	T4b

注:* 所有肉眼可见病灶甚至于仅仅是浅表浸润也都定为Ⅰb 期。浸润癌局限于可测量的间质浸润,最大深度为 5mm,水平扩散不超过 7mm。无论从腺上皮或者表面上皮起源的病变,从上皮的基底膜量起浸润深度不超过 5mm。浸润深度总是用毫米(mm)来报告,甚至在这些早期(微小)间质浸润(0~1mm)。无论静脉或淋巴等浸润均不改变分期。△直肠检查时肿瘤与盆腔间无肿瘤浸润间隙。任何不能找到其他原因的肾盂积水及肾无功能病例都应包括在内

N	区域淋巴结
NX	区域淋巴结不能评估
N0	无区域淋巴结转移
N1	区域淋巴结转移
M	远处转移
M0	无远处转移
M1	远处转移

（四）子宫内膜癌

目前使用的子宫内膜癌的分期是 1988 年修订的手术分期,2009 年 FIGO 分期及 2010 年 TNM 分类见表 6-7-5。2009 年分期主要有如下改动:①将原来分期的 Ⅰa 期和 Ⅰb 期合并为 Ⅰa 期。②Ⅱ期不再分为 Ⅱa 和 Ⅱb 两个亚类,并且将宫颈腺体受累归为 Ⅰ期。③将原来Ⅲc 期中的盆腔和腹主动脉旁淋巴结受累分开。④腹水细胞学检查阳性不再作为分期的一个依据,但是 FIGO 依然建议手术时留取腹腔冲洗液或腹水作为术后治疗和研究的参数。

表 6-7-5　子宫内膜癌 FIGO 分期

FIGO 分期		TNM 分类
Ⅰ期*	肿瘤局限于子宫体	T1
Ⅰa 期*	肿瘤浸润深度<1/2 肌层	T1a
Ⅰb 期*	肿瘤浸润深度≥1/2 肌层	T1b
Ⅱ期*	肿瘤侵犯宫颈间质,但无宫体外蔓延△	T2
Ⅲ期*	肿瘤局部和(或)区域扩散	T3
Ⅲa 期*	肿瘤累及浆膜层和(或)附件★	T3a
Ⅲb 期*	阴道和(或)宫旁受累★	T3b
Ⅲc 期*	盆腔淋巴结和(或)腹主动脉旁淋巴结转移★	T3c 和(或)N1
Ⅲc1 期*	盆腔淋巴结阳性	T3c1
Ⅲc2 期*	腹主动脉旁淋巴结阳性和(或)盆腔淋巴结阳性	T3c2 和(或)N1
Ⅳ期*	肿瘤侵及膀胱和(或)直肠黏膜,和(或)远处转移	T4
Ⅳa 期*	肿瘤侵及膀胱或直肠黏膜	T4a
Ⅳb 期*	远处转移,包括腹腔内和(或)腹股沟淋巴结转移	T4b

注:* G1,G2,G3 任何一种
△仅有宫颈内膜腺体受累应当认为是 Ⅰ期,而不再认为是 Ⅱ期。
★细胞学检查阳性应单独地报告,并没有改变分期。
N　区域淋巴结
NX　区域淋巴结不能评估
N0　无区域淋巴结转移
N1　区域淋巴结转移
M　远处转移
M0　无远处转移
M1　远处转移(不包括转移到阴道、腹主动脉旁及盆腔淋巴结,包括转移至腹股沟淋巴结和(或)其他腹腔内淋巴结转移

（五）子宫肉瘤

子宫肉瘤(包括子宫平滑肌肉瘤、子宫内膜间质肉瘤、子宫内膜未分化肉瘤、子宫腺肉瘤和子宫癌肉瘤)比较罕见,所以一直没有专门的子宫肉瘤 FIGO 分期。在子宫内膜癌 1988 年手术病理分期建立以后,子宫肉瘤常借用子宫内膜癌的分期体系。但是,随着更多关于子宫肉瘤研究结果的出现,催生了独立的子宫肉瘤分期系统。修订后的 FIGO 分期包括 3 个新的分类,即子宫平滑肌肉瘤分期、子宫内膜间质肉瘤、子宫内膜未分化肉瘤和腺肉瘤分期以及子宫癌肉瘤分期。子宫平滑肌肉瘤、子宫内膜间质肉瘤、子宫内膜未分化肉瘤和腺肉瘤是修订后分期中新的分类,而子宫癌肉瘤依旧使用与子宫内膜癌一样的分期系统。子宫平滑肌肉瘤、子宫内膜间质肉瘤和子宫内膜未分化肉瘤 2009 年 FIGO 分期及 2010TNM 分类见表 6-7-6,腺肉瘤 2009 年 FIGO 分期及 2010TNM 分类见表 6-7-7。

表 6-7-6　子宫平滑肌肉瘤、子宫内膜间质肉瘤和子宫内膜未分化肉瘤 FIGO/TNM 分期分类

FIGO 分期		TNM 分类
Ⅰ期	肿瘤局限在子宫	T1
Ⅰa 期	≤5cm	T1a
Ⅰb 期	>5cm	T1b
Ⅱ期	肿瘤扩散到盆腔	T2
Ⅱa 期	侵犯附件(单侧和(或)双侧)	T2a
Ⅱb 期	侵犯子宫外的盆腔内组织	T2b
Ⅲ期	肿瘤扩散到腹腔	T3
Ⅲa 期	一个病灶	T3a
Ⅲb 期	多个病灶	T3b
Ⅲc 期	侵犯盆腔和(或)主动脉旁淋巴结	T3c
Ⅳ期	肿瘤侵犯膀胱和(或)直肠或有远处转移	T4
Ⅳa 期	肿瘤侵犯膀胱和(或)直肠	T4a
Ⅳb 期	远处转移	M1

N　区域淋巴结
NX　区域淋巴结不能评估
N0　无区域淋巴结转移
N1　区域淋巴结转移
M　远处转移
M0　无远处转移
M1　远处转移(不包括直接侵犯子宫附属物、盆腔及腹腔内的结构)

表 6-7-7　子宫腺肉瘤的 FIGO/TNM 分期分类

FIGO 分期		TNM 分类
Ⅰ期	肿瘤局限于子宫	T1
Ⅰa 期	肿瘤局限于宫体/宫颈内膜(没有累及肌层)	T1a
Ⅰb 期	肿瘤累及<1/2 肌层	T1b
Ⅰc 期	肿瘤累及≥1/2 肌层	T1c
Ⅱ期	肿瘤扩散到盆腔	T2
Ⅱa 期	肿瘤侵犯附件	T2a
Ⅱb 期	肿瘤侵犯子宫外的盆腔内组织	T2b
Ⅲ期	肿瘤扩散到腹腔	T3
Ⅲa 期	一个病灶	T3a
Ⅲb 期	多个病灶	T3b
Ⅲc 期	侵犯盆腔和(或)主动脉旁淋巴结	N1

续表

FIGO 分期		TNM 分类
Ⅳ期	肿瘤侵犯膀胱和（或）直肠或有远处转移	T4
Ⅳa期	肿瘤侵犯膀胱和（或）直肠	T4a
Ⅳb期	远处转移	M1
N	区域淋巴结	
NX	区域淋巴结不能评估	
N0	无区域淋巴结转移	
N1	区域淋巴结转移	
M	远处转移	
M0	无远处转移	
M1	远处转移（不包括直接侵犯子宫附属物、盆腔及腹腔内的结构）	

（六）输卵管癌

原发性输卵管癌的 FIGO 分期分类见表 6-7-8，分组见表 6-7-9。

表 6-7-8 输卵管癌的 FIGO 分期

FIGO 分期		TNM 分类
Ⅰ期	肿瘤局限于输卵管	T1
Ⅰa期	肿瘤局限于一侧输卵管，浆膜表面无穿破，无腹水	T1a
Ⅰb期	肿瘤局限于双侧输卵管，浆膜表面无穿破，无腹水	T1b
Ⅰc期	肿瘤局限于单或双侧输卵管，但已达到或穿破浆膜表面，或腹水中或腹腔冲洗液有恶性细胞	T1c
Ⅱ期	肿瘤累及一侧或双侧输卵管并有盆腔内扩散	T2
Ⅱa期	扩散和（或）转移到子宫和（或）卵巢	T2a
Ⅱb期	扩散到其他盆腔脏器	T2b
Ⅱc期	Ⅱa或Ⅱb，腹水或腹腔冲洗液中有恶性细胞	T2c
Ⅲ期	肿瘤累及一侧或双侧输卵管并有盆腔以外腹膜种植和（或）区域淋巴结阳性	T3 和（或）N1
Ⅲa期	显微镜下见盆腔外腹膜转移	T3a
Ⅲb期	肉眼见盆腔外腹膜转移，转移灶最大径线≤2cm	T3b
Ⅲc期	腹膜转移最大直径 >2cm 和（或）区域淋巴结阳性	T3b 和（或）N1
Ⅳ期	腹腔外远处转移（腹膜转移除外）	M1

表 6-7-9 输卵管癌分期分组

FIGO 分期	UICC		
	T	N	M
Ⅰa	T1a	N0	M0
Ⅰb	T1b	N0	M0
Ⅰc	T1c	N0	M0
Ⅱa	T2a	N0	M0
Ⅱb	T2b	N0	M0
Ⅱc	T2c	N0	M0
Ⅲa	T3a	N0	M0
Ⅲb	T3b	N0	M0
Ⅲc	T3c	N0	M0
	任何 T	N1	M0
Ⅳ	任何 T	任何 N	M1

（七）卵巢恶性肿瘤

目前采用卵巢癌的分期系统是 1998 年制定的 FIGO 分期标准，它主要是根据手术探查而制定。FIGO 分期见表 6-7-10，UICC 的 TNM 分类见表 6-7-11。

表 6-7-10 卵巢癌 FIGO 分期

FIGO 分期		TNM 分类
Ⅰ期	肿瘤局限于卵巢	
Ⅰa期	肿瘤局限于一侧卵巢，包膜完整，表面无肿瘤；腹水或腹腔冲洗液未找到恶性细胞	T1a
Ⅰb期	肿瘤局限于双侧卵巢，包膜完整，表面无肿瘤；腹水或腹腔冲洗液未找到恶性细胞	T1b
Ⅰc期	肿瘤局限于单或双侧卵巢并伴有如下任何一项：包膜破裂；卵巢表面有肿瘤；腹水或腹腔冲洗液有恶性细胞	T1c
Ⅱ期	肿瘤累及一侧或双侧卵巢伴有盆腔转移	T2
Ⅱa期	病变扩散和（或）转移到子宫和（或）输卵管；腹水或腹腔冲洗液无恶性细胞	T2a
Ⅱb期	病变扩散到其他盆腔组织；腹水或腹腔冲洗液无恶性细胞	T2b
Ⅱc期	Ⅱa或Ⅱb病变，腹水或腹腔冲洗液找到恶性细胞	T2c
Ⅲ期	肿瘤侵犯一侧或双侧卵巢，并有显微镜证实的盆腔外腹膜转移和/局部淋巴结转移	T3 和（或）N1
Ⅲa期	显微镜证实腹膜转移超出盆腔外	T3a
Ⅲb期	盆腔外腹膜大块转移灶最大径线≤2cm	T3b
Ⅲc期	盆腔外腹膜转移灶最大径线>2cm，和（或）区域淋巴结转移	T3c 和（或）N1
Ⅳ期	远处转移（腹膜转移除外）	M1

注：肝包膜转移为 T3/Ⅲ期，肝实质转移为 M1/Ⅳ期。胸膜渗出液必须有阳性细胞才能分为 M1/Ⅳ期

表 6-7-11 卵巢癌分期分组

FIGO 分期	UICC		
	T	N	M
I a	T1a	N0	M0
I b	T1b	N0	M0
I c	T1c	N0	M0
II a	T2a	N0	M0
II b	T2b	N0	M0
II c	T2c	N0	M0
III a	T3a	N0	M0
III b	T3b	N0	M0
III c	T3c	N0	M0
	任何 T	N1	M0
IV	任何 T	任何 N	M1

(八) 妊娠滋养细胞肿瘤

妊娠滋养细胞肿瘤 FIGO 分期见表 6-7-12。根据FIGO规定,葡萄胎应作登记,但分期只适用于滋养细胞肿瘤患者。不符合以上分期标准的患者,应单独列为未分期。

表 6-7-12 滋养细胞肿瘤 FIGO 分期

I 期	妊娠滋养细胞肿瘤局限于子宫体
II 期	滋养细胞肿瘤转移至附件或阴道,但仍局限于生殖系统
III 期	病变转移至肺,伴或不伴生殖系统受累
IV 期	病变转移至其他部位

有关滋养细胞肿瘤预后的 WHO 评分系统(表 6-7-13),于 2000 年获得 FIGO 承认。该系统高危因素的分值包括1、2、4分,肝转移为4分。2002 年 7 月 FIGO 批准了低危和高危滋养细胞肿瘤的临界值。≤6 分属低危,单药化疗即可,≥7 分属高危,需联合化疗。取消中危的分组。

表 6-7-13 改良 WHO 评分系统结合 FIGO 分期

FIGO(WHO)高危因素评分及分期	0分	1分	2分	4分
年龄	<40	≥40		
先行妊娠	葡萄胎	流产	足月产	
与前次妊娠间隔(月)	<4	4~6	7~12	>12
治疗前 hCG 水平(mIU/ml)	$<10^3$	$10^3 \sim 10^4$	$>10^3 \sim 10^4$	$>10^5$
最大病灶大小(包括子宫)		3~4cm	≥5cm	
转移部位		脾、肾	胃肠道	脑、肝
转移灶数目		1~4	5~8	>8
以前化疗失败			单药	≥两药

改良 WHO 高危因素评分系统与 FIGO 分期相结合于 2000 年 9 月获得 FIGO 癌症分期和命名委员会的认可,并于 2002 年 7 月获得 FIGO 的批准,成为滋养细胞肿瘤 FIGO 分期和评分系统的一部分。

(林仲秋 王丽娟)

参 考 文 献

1. Creasman W. Revised FIGO staging for carcinoma of the endometrium. Int J Gynaecol Obstet,2009,2:109
2. Hacker NF. Revised FIGO staging for carcinoma of the vulva. Int J Gynaecol Obstet,2009,2:105-106
3. Horn LC,Beckmann MW,Beller A,et al. Changes in the TNM classification of gynecological tumors. Pathologe,2010,5:367-373
4. Horn LC,Schierle K,Schmidit D,et al. Current TNM/FIGO classification for cervical and endometrial cancer as well as malignant mixed Müllerian tumors. Facts and background. Pathologe,2011,3:239-243
5. Part J. FIGO staging for uterine sarcomas. Int J Gynaecol Obstet,2009,3:177-178
6. Pecorelli S. Revised FIGO staging for carcinoma of the vulva,cervix,and endometrium. Int J Gynaecol Obstet,2009,2:103-104
7. Pecorelli S,Zigliani L,Odicino F. Revised FIGO staging for carcinoma of the cervix. Int J Gynaecol Obstet,2009,2:107-108

第八章

妇科肿瘤的治疗

第一节 妇科肿瘤的手术治疗

一、妇科应用解剖学

(一)腹腔解剖

腹腔的一般临床概念包括腹膜及腹腔脏器。腹膜分为壁、脏两层。壁腹膜衬于腹壁和盆壁的内面,脏腹膜覆盖在腹腔脏器的表面,两者在小骨盆上口相互延续。脏、壁两层腹膜间所围成的腔隙,称腹膜腔。其上界为膈下,下界为小骨盆上口,前为腹前壁,后为后腹壁,左右为腹侧壁。

腹腔内包括有横膈膜腹面、肝、肝外胆道、胃、十二指肠、空肠、回肠、盲肠与阑尾、升结肠、横结肠、降结肠、乙状结肠、大网膜、胰和脾等脏器。十二指肠和胰属于腹膜外位器官,其余属于腹膜内位器官,现从上至下,从前至后概括

描述有关脏器的局部解剖(图 6-8-1)。

1.肝 肝位于膈下,大部分在右季肋区,小部分在左季肋区,左右肋弓间的部分与腹前壁相贴。肝右半部的上面与右肋膈隐窝和右肺底相邻;下面与右肾上腺、右肾、十二指肠上部及结肠右曲相邻。左半部的上面与膈、心的下面相邻,后缘近左纵沟处与食管相接触;下面与胃小弯相邻。

肝除裸区有纤维结缔组织与膈相连并有一定的固定作用外,其余被腹膜所覆盖。脏、壁腹膜移行处,形成韧带,使肝连于膈和腹前壁。肝膈面有横向的左右冠状韧带,使之连于膈下。上前方有纵向的镰状韧带。

肝门与肝蒂:肝门有三,第一肝门位于肝脏面凹陷两条纵沟间的横沟处,内有肝管、门静脉和肝动脉的分支、淋巴管及神经等出入。第二肝门在肝胆面腔静脉沟的上端,肝左、中、右静脉注入此处,沿镰状韧带向上后方至腔静脉沟

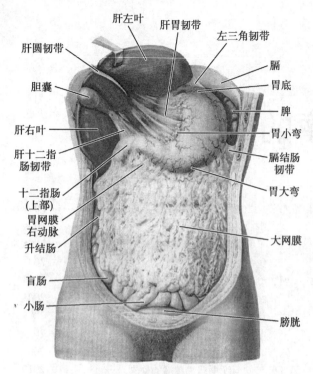

肝左叶　　肝胃韧带
肝圆韧带　　　　　　　　左三角韧带
胆囊　　　　　　　　　　膈
肝右叶　　　　　　　　　胃底
肝十二指　　　　　　　　脾
肠韧带　　　　　　　　　胃小弯
十二指肠　　　　　　　　膈结肠
(上部)　　　　　　　　　韧带
胃网膜　　　　　　　　　胃大弯
右动脉
升结肠　　　　　　　　　大网膜
盲肠
小肠　　　　　　　　　　膀胱

图 6-8-1　网膜及腹腔脏器

的延长线,即可显示第二肝门。第三肝门位于腔静脉沟下端,有来自右半肝脏面的右副肝静脉及尾状叶的一些肝小静脉通过。肝蒂为出入肝门的肝外胆管、肝固有动脉、门静脉、淋巴管和神经等,共同包于肝十二指肠韧带内,总称为肝蒂。一般说来,肝外胆管在前,左右肝管汇合点最高,紧贴肝门横沟;肝固有动脉居中,左右支分叉点最低,常在肝十二指肠韧带内;门静脉居中后,分叉点稍低于肝管汇合处,距肝门横沟稍远。胆总管位于肝十二指肠韧带右缘内,肝固有动脉的右侧,门静脉的右前方,长约 7～8cm,直径0.6～0.8cm,若超过 1cm,应视为病理性增粗。

2. 胃　胃分为贲门、胃底、胃体及幽门四部分。小部分位于左季肋区。胃体的小部分及幽门部大部分位于腹上区。胃前壁右侧半为左半肝所覆盖,左侧半的上部被膈覆盖,胃底后壁对左膈穹,其余部分直接与腹前壁相接触。胃后壁隔网膜囊与胰、左肾上腺、左肾、脾、横结肠及其系膜等相毗邻。

肝胃韧带和肝十二指肠韧带构成小网膜。胃结肠韧带、胃脾韧带、胃膈韧带和横结肠以下游离部分网膜组成大网膜。胃结肠韧带近幽门处,后有结肠系膜中的结肠动脉,注意在断扎大网膜时,切勿伤及。

胃的动脉来自腹腔干的分支,沿胃大、小弯形成两个动脉弓,由弓上发出许多小分支分布胃前后壁,并在胃壁内相互吻合,形成丰富的血管网。静脉常与同名动脉伴行,最后汇入门静脉系统。

3. 十二指肠　十二指肠位于胃与空肠之间,是小肠上段的一部分,长约 20～25cm。十二指肠上段连于幽门,下端到十二指肠空肠曲连于空肠。整个十二指肠形如"C"形,并包绕胰头。在第 1～3 腰椎前方段,紧贴于腹后壁,绝大部分为腹膜外位。

十二指肠分为上部、降部、水平部及外部 4 段。上部的上方有肝方叶及肝十二指肠韧带;下方为胰头,前方为胆囊;后方有胆总管、胃十二指肠动脉和门静脉经过,且与下腔静脉之间仅有一层疏松结缔组织。降部的十二指肠上曲处,位于胆囊颈的下方;十二指肠下曲处,位于腹膜外,前方有横结肠及其系膜跨过,后方为右肾门及右输尿管起始部,内侧为胰头右缘,外侧有升结肠;降部内后壁的纵襞下为肝胰壶腹的开口处。水平部平第 3 腰椎,以水平方向横过右输尿管、下腔静脉、脊椎及腹主动脉,全部位于腹膜外,并在横结肠系膜根的下方,此部上方为胰头、胰体,前方有横结肠及肠系膜上血管。升部位于第 2 腰椎左缘,在十二指肠空肠曲左缘,横结肠系膜根下方的腹膜皱襞悬吊、固定十二指肠,此处称为 Treitz 韧带。

十二指肠动脉来自胰十二指肠上、下动脉,胰十二指肠上动脉为胃十二指肠动脉的分支之一。胰十二指肠下动脉起于肠系膜上动脉,二者彼此分支吻合。此外,尚有十二指肠后动脉及胃网膜右动脉小支供血。静脉多与动脉伴行。

4. 胰　胰位于腹后壁的一个狭长腺体,横过第 1、2 腰椎前方。右侧端被十二指肠环抱。左侧端靠近脾门,前面隔腹膜与胃后壁相贴。后面为腹主动脉、下腔静脉、腹腔神经丛及胸导管起始部。胰腺分头、颈、体和尾 4 部,其分泌液通过胰管及副胰管注入十二指肠腔内。

胰腺的血管供应来自胰十二指肠上、下动脉,胰背动脉,胰横动脉及脾动脉的分支。

5. 脾　脾是一个淋巴器官,色暗红,质柔软,包膜致密。前端略尖,后端稍方,膈面隆起,脏面凹陷。血管、淋巴、神经出入处称脾门,出入处被腹膜包绕称脾蒂。脾位于左季肋区的后外方深部肋弓下。外面与膈和膈结肠韧带相邻;脏面前部分与胃相邻;后上部分与左肾上腺和左肾相邻;脾门与胰尾相邻。此外,脾借胃脾韧带、脾肾韧带、脾膈韧带及脾结肠韧带与毗邻相应脏器、组织相连。有的韧带内尚有血管、神经和淋巴通过。

脾动脉来自腹主动脉,沿胰前缘横行,分 3 支进入脾,脾静脉在脾门处有 2～6 条属支,组成比脾动脉大一倍,在脾动脉下方与脾动脉伴行,最后在胰颈处与肠系膜上静脉汇合成门静脉。腹腔上部器官及其动脉供应如图 6-8-2。

6. 空肠与回肠　空肠与回肠属系膜小肠,占据腹腔大部区域。上起于十二指肠空肠曲,下接续于盲肠,长约 5～6cm。空肠与回肠之间无明显界限,通常近侧 2/5 为空肠,远侧 3/5 为回肠。空肠大部位于左上腹。回肠大部位于右下腹,小部位于盆腔。空肠较粗,壁厚,黏膜皱襞较多,色稍红,壁内有分散淋巴滤泡,系膜内血管弓少,血管周围脂肪少。回肠与其相反,管径较细,肠壁薄,黏膜皱襞较少,色稍白,壁内有集合淋巴滤液,系膜的血管弓较多,血管周围的脂肪也多。

肠系膜由两层腹膜组成,其中含有血管、淋巴和神经。小肠系膜根在后腹壁附着区,长约 15cm,起于第 2 腰椎左侧,斜向右下方,止于右骶髂关节前方,形如扇,小肠缘长约 5～6cm。肠系膜内有来自腹主动脉的肠系膜上动脉,动脉各分支呈放射状分布,最后一级动脉弓发出直动脉分布到相应肠段。静脉与动脉伴行。因此,系膜内血管损伤越近

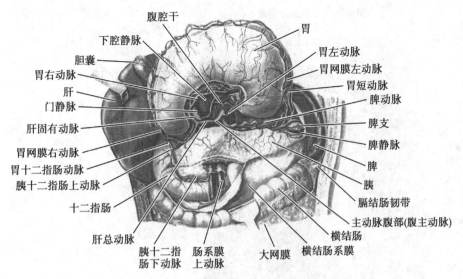

图 6-8-2　腹腔上部器官及其动脉

根部,累及肠管的范围越大。空、回肠仅在系膜缘附着处无腹膜覆盖,称为系膜三角。小肠系膜根将横结肠及其系膜缘以下、升结肠间的间隙分为左右肠系膜窦。右肠系膜窦内为小肠襻占据,且与盆腔相通。左肠系膜窦周围几乎封闭,其中积液不易扩散。

7. 盲肠与阑尾　盲肠为结肠起始部,长 6 ~ 7cm,一般位右髂窝内,内侧接回肠,上续升结肠,后方隔腹膜与腰肌相邻,外侧为右结肠旁沟,前面被大网膜覆盖。盲肠壁上 3 条结肠带在阑尾根部汇聚。回盲肠交界处有回肠环形肌突入肠腔,表面覆盖有黏膜,由上、下两瓣构成回盲瓣。回肠末端、盲肠及阑尾,临床统称为回盲部。阑尾长短不一,可 2 ~ 20cm,直径 0.5 ~ 0.6cm,个别可大于 1cm。成人壁厚。远端成盲端,近端开口于回盲瓣下方 2 ~ 3cm。阑尾位置可有多种,寻找阑尾时应注意此点。

8. 结肠　分为升、横、降及乙状结肠 4 段。升结肠位于腹腔右外侧区,是盲肠的延续,上至肝右叶下方,向左弯成结肠右曲,续接于横结肠。后面为疏松结缔组织与腹后壁相连,位置固定,长约 12 ~ 20cm。结肠右曲位于右肾与肝之间,内上方有十二指肠降部,有肾结肠韧带及膈结肠韧带悬吊固定。升结肠外侧与右腹侧壁间形成一纵行间隙,称右结肠旁沟,上通膈下间隙,下经髂窝转入盆腔。

横结肠起自结肠右曲。横于腹中部。在脾前端处弯曲成锐角,形成结肠左曲,下接降结肠。长约 40 ~ 50cm。系膜附着于腹后壁。上方有胃,下方续大网膜。结肠右曲较左曲为高,相当 10、11 肋水平。侧方有左膈结肠韧带,后方有系膜连于胰尾,前方有胃大弯掩盖。横结肠除左右结肠曲较固定外,中部活动度较大。

降结肠接续结肠左曲,下至左髂嵴水平,续于乙状结肠。长约 25 ~ 30cm。降结肠与左侧腹壁间,形成纵行间隙,称左结肠旁沟。由于沟上方有左膈结肠韧带,沟内液体只能下注入盆腔。

乙状结肠上接降结肠,沿左髂窝在髂腰肌前面跨左髂外血管、性腺血管及左输尿管,后降入盆腔。至第 3 骶椎续直肠。长约 40cm。乙状结肠系膜较长,活动性大,可降入盆腔,也可移至右下腹。

结肠的血供来自肠系膜上、下动脉。回盲部及升结肠下 1/3 为肠系膜上动脉分支的回结肠动脉供给。升结肠上 2/3 及结肠右曲由肠系膜上动脉分支的右结肠动脉和中结肠动脉及回肠动脉吻合支供给。横结肠由中结肠动脉供给。结肠左曲及降结肠由肠系膜下动脉第一分支即左结肠动脉和中结肠动脉与乙状结肠动脉的吻合支供给。乙状结肠由肠系膜下动脉的分支乙状结肠动脉,分成 1 ~ 6 支,呈扇形分布供给。肠系膜上、下动脉分出的各结肠支,通常在结肠内缘相互吻合。从盲肠至乙状结肠末端,形成一完整的动脉弓,又称边缘动脉。该动脉再发出长、短支垂直进入肠壁。肠系膜上、下动脉之间虽有吻合支,但有时吻合不佳或中断,手术中需注意。结肠静脉均与同名动脉伴行,最后汇入门静脉。

空肠、回肠、结肠及其血液供应如图 6-8-3 示。

9. 门静脉　为腹腔中较大静脉,是肝脏血供的主要来源,长 6 ~ 8cm,宽 1 ~ 1.2cm。常由肠系膜上静脉与脾静脉汇合而成;少数胃左静脉或肠系膜下静脉分别或共同汇入门静脉。门静脉多位于胰颈后方,也有在胰颈体交界处,或胰头后方。门静脉左胰腺后方上行,经十二指肠上部深面进入肝十二指肠韧带,然后继续上行达第一肝门,分左右两支入肝,门静脉始末端均为毛细血管,门静脉与属支均为无瓣静脉,一旦发生肝内或肝外门静脉阻塞,均可引起逆流,导致门脉高压。但是,门静脉与下腔静脉间存在广泛吻合支,平时不开放,门脉高压时则可开放,形成侧支循环,以降低门静脉压力。

（二）盆腔解剖

盆腔指从小骨盆上口至盆底的一段腔穴。除盆壁有壁腹膜被于内面外,盆腔内脏器官亦有脏腹膜覆盖。女性盆腔内包含有膀胱、输尿管、卵巢、输尿管、子宫、阴道上段及直肠。图 6-8-4 为子宫及其附件的解剖结构图。图 6-8-5 及 6-8-6 为女性盆腔冠状断面和矢状断面示意图。

1. 子宫

(1) 子宫的形态:子宫的形状呈前后略扁,上宽下窄

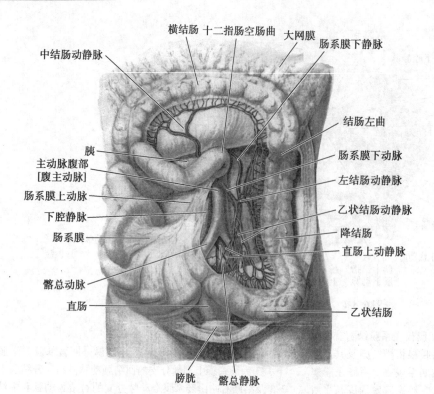

横结肠 十二指肠空肠曲 大网膜
中结肠动静脉
肠系膜下静脉
结肠左曲
胰
主动脉腹部
[腹主动脉]
肠系膜下动脉
肠系膜上动脉
左结肠动静脉
下腔静脉
乙状结肠动静脉
肠系膜
降结肠
直肠上动静脉
髂总动脉
直肠
乙状结肠
膀胱 髂总静脉

图 6-8-3　小肠、大肠及其动脉

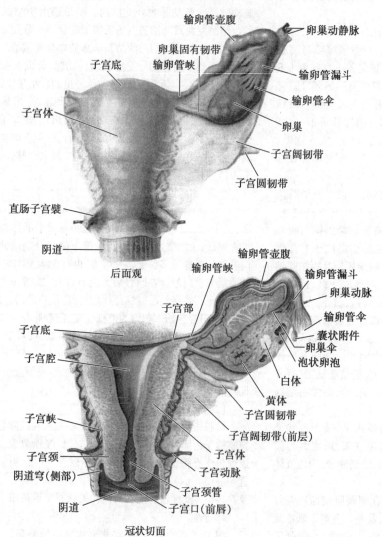

输卵管壶腹
卵巢动静脉
卵巢固有韧带
输卵管峡
输卵管漏斗
子宫底
输卵管伞
子宫体
卵巢
子宫阔韧带
子宫圆韧带
直肠子宫襞
阴道
后面观

输卵管壶腹
输卵管峡
输卵管漏斗
卵巢动脉
子宫部
输卵管伞
子宫底
囊状附件
子宫腔
卵巢伞
泡状卵泡
白体
黄体
子宫峡
子宫圆韧带
子宫颈
子宫阔韧带(前层)
阴道穹(侧部)
子宫体
子宫动脉
阴道
子宫颈管
子宫口(前唇)
冠状切面

图 6-8-4　子宫及其附件

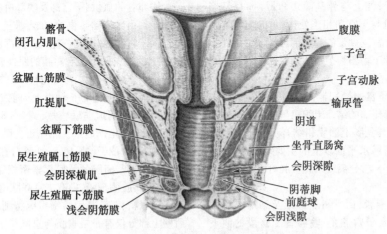

图 6-8-5 女性骨盆冠状切面(示泌尿生殖膈和盆膈)

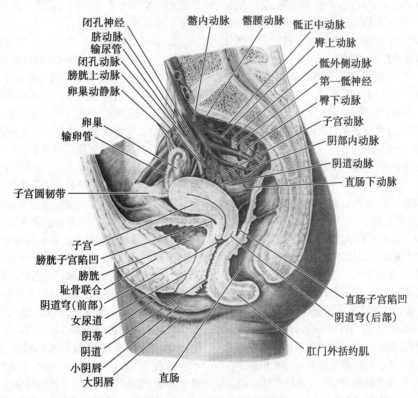

图 6-8-6 女性骨盆正中矢状断面

的倒梨形。分底、体、峡、颈 4 部。上端钝圆隆起,两输卵管子宫口以上部分为底。下端窄细呈圆柱状为颈,颈又分阴道上部及阴道部。颈底之间最大部为体。体颈之间的缩窄部为峡部。

子宫腔又分为体腔、峡管及颈管 3 部分。体腔呈三角形,表面平滑,腔底两侧通向两侧角输卵管的子宫口。腔的下角移行于峡管,形如漏斗状短管,上口为峡管内口或称子宫内口,下口为峡管外口,通向颈管内口。颈管呈梭形,上口经峡管通子宫腔,下口为颈管外口,即子宫口,未产妇子宫口呈圆形,经产妇子宫口呈不规则或横裂状。

成年女性子宫长约 7~8cm,宽 3.5~4.0cm,厚 2~2.5cm,子宫颈长 2.5cm。子宫峡约 0.6~1.0cm。经产妇各部均有增大。子宫保持生理位置主要靠肛提肌及子宫各

韧带、泌尿生殖膈及会阴中心腱等。其位置可随膀胱、直肠充盈状态而改变。子宫正常位置为前倾前屈,子宫体与子宫颈之间前屈约 170°。子宫颈保持在坐骨棘平面以上。

(2)子宫的毗邻:前面为膀胱子宫陷凹,隔此窝与膀胱上部相邻;子宫颈和阴道上部的前方借疏松结缔组织与膀胱底部相邻,后面为直肠子宫陷凹,子宫颈与阴道后穹隆隔此凹与直肠相邻。子宫体两侧为子宫阔韧带附着,内有子宫动脉、静脉。子宫颈两侧穹隆的外上方有子宫主韧带,其中距子宫颈下缘 2cm 是输尿管与子宫动脉的交叉处。

(3)子宫的韧带:子宫阔韧带是由覆盖子宫前后的两层腹膜,从子宫两侧向外移行至盆侧壁而形成,呈四边形。上缘为游离缘,内有输卵管;下缘对盆底,其间有子宫动脉、静脉及输尿管;内侧缘对子宫体的侧缘,其中有子宫动脉迁

曲上行;外侧对盆侧壁;外上与骨盆漏斗韧带(卵巢悬韧带)相续;内上为输卵管与子宫角相连处;宫角的前下方阔韧带前叶腹膜深面为子宫圆韧带的起始部。阔韧带后叶腹膜包绕卵巢。卵巢血管于输卵管下缘从漏斗韧带进入卵巢门,此部分腹膜称卵巢系膜。

子宫主韧带:又称子宫颈横韧带,位于阔韧带基底,由子宫颈两侧和阴道穹隆侧部的结缔组织束呈扇形向外侧伸展达盆壁面形成,下方与盆肠上筋膜相结合。子宫主韧带是保持子宫颈位于坐骨棘水平面以上的主要结构,但主韧带内含有髂内动、静脉分支,分离或结扎松脱可引起猛烈出血。

子宫圆韧带:呈网索状,由平滑肌纤维及结缔组织构成。长12~14cm。起自子宫侧角,输卵管子宫段的前下方,位于阔韧带内,沿盆侧壁斜行并转向前方,越过髂外血管上方,腹壁下动脉的外侧,穿腹股沟管出浅环,其纤维分别止于阴阜和大阴唇的皮下筋膜。它是维持子宫前倾的主要结构。子宫圆韧带与输卵管之间的阔韧带靠近子宫部分内,有子宫动脉与卵巢动脉的吻合支。

子宫骶骨韧带:自子宫颈上部向后绕过直肠侧面,即子宫直肠陷凹两侧,相当阴道后穹隆顶处。深面即子宫骶骨韧带,此韧带后续于直肠侧韧带,并附着于骶骨前面。骶韧带为八字形,垂直片状,与盆关系分为浅、深两部分,其外侧紧贴输尿管和盆腔神经丛。

膀胱宫颈韧带:自膀胱两侧的后方至子宫颈侧面与主韧带浅面融合。

(4)子宫的血管:子宫动脉自髂内动脉发出,沿盆侧壁向前下内行至阔韧带基底部,在距子宫颈侧缘2cm处,横越输尿管的前上方,至子宫侧缘迂曲上行,沿途发出分支进入子宫壁,主干于子宫角处形成终末支,即输卵管支和卵巢支。跨越输尿管后分支至阴道。子宫静脉在子宫旁组成静脉丛,最后与同名动脉伴行,汇入髂内静脉。

2. 卵巢　卵巢位于阔韧带近盆侧壁部分的后面,输卵管壶腹部的后方。卵巢输卵管端与输卵管伞接近,向后上由骨盆漏斗韧带连至盆侧壁。子宫端以卵巢固有韧带与子宫角相连。卵巢门以一横向的卵巢系膜与阔韧带相连。自然状态下,子宫附件(卵巢和输卵管)坠入直肠旁凹。卵巢位于髂内、外动脉分叉处的卵巢窝中,窝的前侧为脐动脉索,后界为髂内动脉与输尿管,凹底的腹膜外有闭孔动静脉及神经。

卵巢动脉在骨盆入口处与输尿管共同跨过髂总血管,向前下循骨盆漏斗韧带进入阔韧带,分支经卵巢系膜入卵巢,左右卵巢动脉各有两条伴行静脉,右侧静脉汇入下腔静脉,左侧注入肾静脉。

3. 输卵管　输卵管位于阔韧带上缘,长8~12cm,起自子宫角,向外侧延伸,沿卵巢门上绕行,至卵巢输卵管端向后弯曲,其漏斗和伞覆于卵巢游离缘。输卵管分为①子宫部:穿行子宫角壁内,开口于子宫腔,该口称输卵管子宫口。②输卵管峡部:此段细直,壁厚,管腔小。③输卵管壶腹部:此段弯曲壁薄,管径大。④输卵管漏斗部:形如漏斗,开口称输卵管腹腔口,漏斗周缘有许多花瓣样突起,称为输卵管伞,其中最长一个突起连至卵巢,称卵巢伞。

输卵管的血供:子宫部及峡部由子宫动脉供给,壶腹部和漏斗部由卵巢动脉供给,二者彼此有吻合支。静脉一部分汇入子宫静脉,一部分注入卵巢静脉。

4. 阴道　阴道是有黏膜的肌性管道,富于伸展性。上段包绕子宫颈阴道部,形如穹隆状,称阴道穹隆。下端开口于阴道前庭。阴道管长轴由上向前下斜倾,与子宫长轴相交成直角,故阴道前壁较短,约6~8cm;后壁较长,约8~10cm;平时阴道前后壁互相贴近。阴道穿过盆膈和泌尿生殖膈,大部分位于盆膈以上,小部分在泌尿生殖膈以下。阴道前壁上部与膀胱颈及底部紧密相邻,其间有盆筋膜的一部分,称膀胱阴道隔,内有丰富静脉丛。阴道前壁中下部与尿道紧密相邻,其间结缔组织特别致密,称尿道阴道隔。后壁上部分仅有一层腹膜与直肠子宫陷凹相邻;中部分与直肠壶腹部前壁相邻;下部分与肛管之间有会阴中心腱。阴道侧穹略外上方相当于主韧带及阔韧带底部,有输尿管及子宫动脉穿行。

5. 膀胱　膀胱位于盆腔前部,耻骨联合及左右耻骨支的后方。容量约300~500ml。空虚时完全位于小骨盆内,充盈时可膨胀上升至耻骨联合上缘以上。膀胱与耻骨联合之间有间隙,内有静脉丛及疏松结缔组织。膀胱下外侧面邻肛提肌、闭孔内肌及筋膜间的疏松结缔组织,称膀胱旁组织,膀胱双侧角部附着于主韧带前沿近宫颈部分,称为膀胱宫颈韧带,其内侧中有输尿管穿行。后方为子宫颈及阴道前壁,其间有阴道膀胱隔,膀胱上面与子宫相邻。膀胱空虚时为腹膜外位器官,充盈时为间位器官。膀胱空虚时,内面布许多皱襞,底部有一三角形平滑区,称膀胱三角,三角两侧为输尿管口,两口之间有输尿管间襞,三角前下有尿道内口。膀胱三角区为膀胱镜检查的重要标志。

膀胱血供:膀胱上动脉发自脐动脉,向内下行,分支至膀胱上、中部。膀胱下动脉起自髂内动脉,行于闭孔动脉之后下方,继续转向内,分支至膀胱及输尿管的盆下段处。膀胱静脉在膀胱颈两侧成丛,汇集入髂内静脉。

膀胱的交感神经自胸11、12节,腰1、2节发出,经盆丛、纤维随血管至膀胱,使膀胱肌松弛,括约肌收缩。副交感神经自骶3、4脊神经前支,其纤维沿直肠旁前下行,随血管至膀胱,主膀胱收缩,尿道括约肌松弛而排尿。

6. 直肠　直肠与肛管同位于骶、尾骨前方,上与乙状结肠相接,起于第3骶椎水平,向下穿盆膈续肛管,开口于肛门。长约9.5~11cm。其下部分管腔显著膨大,称直肠壶腹。直肠矢状切面有两个弯曲,上部弯曲循骶骨前面曲度,称直肠骶曲;下部为壶腹与肛管移行处,绕尾骨尖前方弯曲,称会阴曲。直肠外面为盆腔脏筋膜包裹,形成直肠筋膜,后面为骶前筋膜,尾与骶骨前面之间有骶前静脉丛。直肠筋膜与骶前筋膜之间有一层疏松结缔组织,直肠切除时应分离此层。直肠内面观,有上、中、下3个横襞,上襞位于乙状结肠直肠移行处左侧;中襞在直肠中段右前壁,距肛门11cm;下横襞距肛门8cm,在直肠左右侧。

直肠后面对骶、尾骨前面,其间有盆丛神经、直肠上血管,盆内脏神经等结构。两侧有直肠侧韧带,此韧带的后方有盆丛、髂血管及其分支,直肠下血管及淋巴结。前与子宫、阴道上部相邻,其间隔有直肠子宫陷凹,凹内有腹腔内脏坠入,凹底腹膜下的直肠前面与阴道之间有直肠阴道隔。

直肠血供:直肠上动脉为肠系膜下动脉的末支,行于乙状结肠系膜中,下降至第3骶椎高度分左右支,从直肠两侧进入直肠内壁;直肠下动脉经直肠侧韧带分支至直肠下段;骶正中动脉从直肠后面进入直肠。静脉与同名动脉伴行。

直肠淋巴注入肠系膜下、髂内、髂总淋巴结。自主神经纤维随血管分布至直肠。

(三) 外阴及腹股沟解剖

1. 外阴 女性外阴即女性外生殖器官,包括耻骨联合至会阴及两股内侧面之间的组织。其解剖结构见图6-8-7。

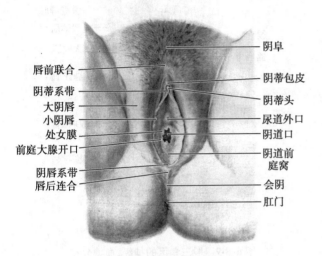

图 6-8-7 女性外生殖器

(1) 阴阜:即耻骨联合前面的脂肪垫。青春期该部皮肤开始生长阴毛,分布呈尖端向下的三角形,其疏密、粗细、色泽可因人或种族而异。阴毛为第二性征之一。

(2) 大阴唇:为靠近两股内侧的一对隆起皮肤皱襞。起自阴阜,止于会阴。两侧大阴唇前端为子宫圆韧带的终点,后端在会阴体前相融合,形成阴唇前、后联合。大阴唇的外侧面与皮肤相同,皮层内有皮脂腺及汗腺,青春期长出阴毛。内侧面皮肤湿润似黏膜。大阴唇有很厚的皮下脂肪层,内含丰富血管、淋巴和神经。绝经后大阴唇呈萎缩、阴毛变稀少。

(3) 小阴唇:位于大阴唇内侧的一对薄皱襞,表面湿润,色褐无毛,有丰富神经末梢。两侧小阴唇前端相互融合

为两叶,包绕阴蒂,前叶形成阴蒂包皮,后叶形成阴蒂系带。小阴唇后端与大阴唇后端会合,在正中线形成一条横皱襞,称阴唇系带。

(4) 阴蒂:位于两侧小阴唇前端之间,并被包绕。为海绵体样的勃起组织。分为三部分,前端为阴蒂头,中为阴蒂体,后部分为两个阴蒂脚,分别附着于两侧耻骨支,仅阴蒂头可显露。阴蒂长约4~6cm,阴蒂头富于神经末梢,极为敏感。

(5) 阴道前庭:为两小阴唇之间的菱形区。前为阴蒂,后为阴唇系带。此区内前方有尿道外口,后方有阴唇系带,与阴道口之间称舟状窝。

前庭区两侧有海绵体勃起组织,称前庭球,前部与阴蒂相接,后部邻前庭大腺,表面为球海绵体肌覆盖(图6-8-8)。前庭大腺位于大阴唇后部,亦为球海绵体肌所覆盖,形如黄豆大小,左右各一,腺管细长,约1~2cm,开口于前庭区后方小阴唇与处女膜沟内。性兴奋时,分泌黄白色黏液。

(6) 尿道及尿道口:尿道位于耻骨联合下方,上接膀胱颈,开口于膀胱,此称尿道内口。尿道下穿过泌尿生殖膈、肛提肌等,向前下达阴道前庭区,开口于前庭区的前部,称尿道外口。女性尿道长约4~5cm。尿道腹侧为阴道前壁。尿道内括约肌为不随意肌,外括约肌为随意肌,且与会阴深横肌密切联合。

(7) 阴道口及处女膜:阴道口位于尿道口后方,前庭区后部,为阴道的开口。口大小、形状不规则。阴道口覆有一层薄层黏膜,称处女膜,膜内外两面为鳞状上皮,其间含结缔组织、血管及神经末梢。处女膜中开口大小,形状不一,初次性交后处女膜可发生破裂,分娩后进一步破裂,残留小的隆起状物,称处女膜痕。

2. 腹股沟 包括腹股沟附近的区域,特别是股三角区及腹股沟韧带深、浅部的解剖。此区浅层有较丰富的脂肪和筋膜,其间有血管及淋巴结。筋膜上续Camper筋膜和Scarpa筋膜,下接阔筋膜。阔筋膜在耻骨结节下外方3cm处较为薄弱,形成一卵圆形缺口,称卵圆窝。窝表面有一层多孔的疏松结缔组织,称筛筋膜。

卵圆窝的外侧缘锐利而明显,称镰缘,其上角附于耻骨结节,下角有大隐静脉跨过。并穿筛筋膜注入股静脉。大隐静脉未注入股静脉前有4~5属支,即①腹壁浅静脉,来

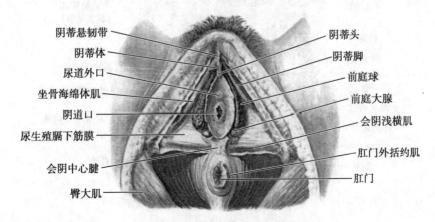

图 6-8-8 阴蒂、前庭球及前庭大腺

自脐以下腹壁浅层。②阴部外静脉,来自外生殖器。③旋髂浅静脉,来自髂前上棘附近。以上有同名动脉伴行。④股内侧浅静脉,来自股内侧部。⑤股外侧浅静脉,来自股外侧部,各分支间有淋巴结属腹股沟浅淋巴群。其属支进入大隐静脉有各种类型。并在各静脉分支间,有腹股沟浅淋巴结数个,与腹股沟韧带浅层淋巴结群相连。

股三角区:位于股前上1/3。上界为腹股沟韧带;外侧界为缝匠肌的内侧缘;内界为长收肌的外侧缘;前壁是阔筋膜,后壁凹陷,自外向内有髂腰肌、耻骨肌及其筋膜。股三角内,从外至内有股神经、股动脉、股静脉及其它们的分支或属支。腹股沟深面有血管腔隙,其内有股动、静脉及股管和股深淋巴结等通过。股血管在腹股沟以续接髂外血管。股三角区的神经、血管分布如图6-8-9。

(四)盆腔及腹腔腹膜后解剖

此部位于腹后壁或盆后壁,介于壁腹膜与腹内筋膜或盆内筋膜之间。上起自膈肌、下至盆底,两侧有腹膜外结缔组织,并经腰肋三角向上与纵隔结缔组织相通连。后隙主要有肾、肾上腺、输尿管、腹主动脉、下腔静脉、髂总动脉、髂总静脉、髂外动静脉和髂内动静脉及其分支、淋巴及神经等重要结构(图6-8-10)。

1. **肾**　肾位于脊柱两侧。上极平第11或12胸椎;下极平第2或第3腰椎。一般左肾高于右肾半个椎体。肾可随呼吸上下移动一个椎体。肾轴上极向内倾,下极向外展。两肾的上方有肾上腺附着,下方有输尿管上端。前方左肾邻胃后壁,左部为结肠左曲,中位有胰腺横过肾门前方;右肾上部邻肝右叶,下部为结肠右曲,内侧有十二指肠降部。后方第12肋以上部分有膈与肋膈隐窝,第12肋以下部分除肋下血管神经外,自内向外有腰大肌、腰方肌;腰方肌前有腹下神经与髂腹股沟神经平行向外下方行走;腰大肌前

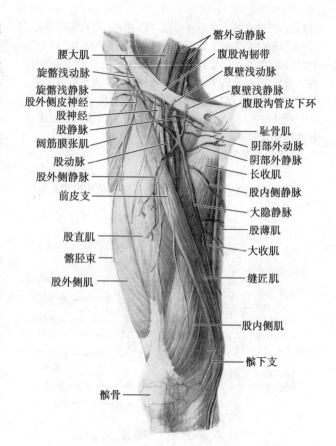

图 6-8-9　股三角区的神经、血管分布

面有生殖股神经。两肾内侧,左肾邻主动脉腹段,其前面有腹主动脉神经丛,后方有腰交感干;右肾邻下腔静脉,其后有右交感干。肾及肾上腺有被膜包绕,外层为纤维囊,中间为脂肪囊,内层为肾筋膜。肾筋膜有纤维组织穿过纤维囊

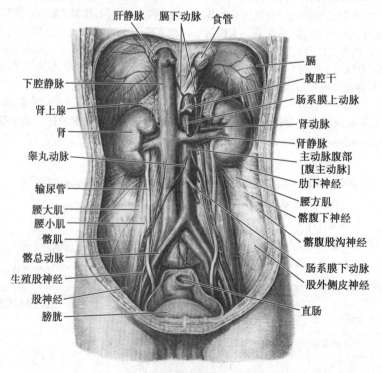

图 6-8-10　腹膜后脏器、血管和神经

在肾外缘融合,并与腹横筋膜连续,部分跨过腹主动脉及腔静脉与对侧筋膜连接,上端与膈下筋膜连接,下部分与腹膜下筋膜连接,后与髂嵴及髂筋膜连接。

肾门及肾蒂:肾门指肾内缘凹陷部,内有动、静脉,肾盂、淋巴和神经出入。出入肾门的所有结构,共同组成肾蒂。肾蒂各结构由前向后依次为肾静脉、肾动脉和肾盂;由上向下依次为肾动脉、肾静脉和肾盂。有的肾动脉平静脉面从腹主动脉发出,经肾静脉右上缘绕至前方入肾门,因此,可影响肾静脉回流。

肾的血供:肾动脉平第2腰椎,以直角从腹主动脉分出。右侧长于左侧,管径较粗,流量大,分前后干进入肾门,然后再分段入肾。肾静脉在肾内各段有相互吻合,汇集成2~3支,在肾门合成粗干,行于肾动脉前方。右肾静脉短,以直角汇入下腔静脉;左肾静脉长,横跨腹主动脉前方至右缘入下腔静脉。左肾静脉还接纳左肾上腺及卵巢静脉。

2. 输尿管 输尿管上端始于肾盂,下端终于膀胱。腹段及盆段全长25~30cm,直径4~7mm。腹段沿腰大肌前面下降,周围有疏松结缔组织包绕,卵巢血管斜跨前方。盆段在盆上口上方,输尿管居卵巢血管内侧,右输尿管跨髂外动脉起始部,左输尿管跨髂总末端。入盆后,沿盆侧壁经髂内血管、腰骶干、骶髂关节的前方,经闭孔神经、血管的内侧,至坐骨棘附近,再向前内行于膀胱组织内,止于膀胱底。在子宫颈侧方,阴道穹隆部外上方,有子宫动脉跨越,两者很近。输尿管至膀胱底外上角,斜向内外穿膀胱全层,开口于膀胱三角,其穿越之宫颈旁之结缔组织与输尿管间有一薄层疏松结缔组织,此段约1.5cm,称为输尿管隧道。

输尿管的血供:从腹段到盆段,沿途分别由肾动脉、腹主动脉、卵巢动脉以及髂总、髂内外动脉等分支供给。

3. 腹主动脉 此动脉位于脊柱的左前方,上方经膈主动脉裂孔续胸主动脉,下方在第4、5腰椎间盘的高度分为左、右髂总动脉。全长为14~15cm,周径为2.9~3.0cm。

腹主动脉的前方有胰腺、十二指肠升部、小肠系膜根,其后方正对第1~4腰椎;右侧为下腔静脉,左侧为腰交感干。

腹主动脉分支有:

(1) 腹腔动脉:短干,长1cm,管径较大,为穿过膈主动脉裂孔后第1分支,约在第12胸椎平面由腹主动脉前壁发出,分为3支,向左分出胃左动脉、脾动脉,向右分出肝总动脉。从腹腔动脉下缘至肠系膜上动脉根部上缘之间距离,约0.7~0.8cm。腹腔动脉无伴行静脉,但神经丛伴行主干及分支周围。

(2) 肠系膜上动脉:为腹主动脉第2脏支,平第1腰椎起于腹主动脉,经胰与十二指肠横部之间,进入小肠系膜根,呈弓状向髂窝下降。其左侧分出12~16支肠动脉,经肠系膜间分布于空肠及回肠。其后侧发出回结肠动脉,右结肠动脉及中结肠动脉,主要分布于右半结肠及阑尾。肠系膜上、下动脉间距离约7.0~7.5cm。

(3) 肠系膜下动脉:为腹主动脉第3脏支。平第3腰椎起于腹主动脉。斜向左下,行于腹膜壁层深面,分出左结肠动脉,乙状结肠动脉和直肠上动脉,主要分布于左半结肠和直肠上部。肠系膜下动脉距腹主动脉分叉处约3~5cm。

(4) 肾上腺中动脉:在肠系膜上动脉稍下方从腹主动脉两侧分出,主要分布至肾上腺中部。

(5) 肾动脉:平第1或1,2腰椎,由腹主动脉两侧发出,横行入肾门。

(6) 卵巢动脉:为一对细长动脉,在肾动脉稍下方,从腹主动脉前外侧壁分出(左侧可来自肾动脉)。在腹膜后,沿腰大肌前行至骨盆腔,跨过输尿管及髂总动脉下段,经骨盆漏斗韧带,向内横行,经卵巢系膜进入卵巢门。

(7) 膈下动脉:在膈肌主动脉裂孔处,从腹主动脉起始部发出,向外上分布于膈肌腰部。

(8) 腰动脉:有4对,分别平1~4腰椎,从腹主动脉后壁两侧分出,然后分支分布于腰大肌、腰方肌、骶棘肌及腰部皮肤等处。

(9) 髂总动脉:在第4、5腰椎平面分为左、右髂总动脉,长约2~3cm,周径1.2~1.5cm,有同名静脉相伴行,但偏向动脉右侧,且静脉较动脉粗大,周径2~2.5cm。有输尿管由外侧跨越髂总血管进入盆内。

(10) 骶中动脉:自腹主动脉分叉部的后壁分出,沿骶前而下,其支分布于直肠。

4. 下腔静脉 此静脉由左、右髂总静脉在第4、5腰椎间汇合而成。沿腹主动脉右侧上行,经肝脏的腔静脉窝,穿过膈肌腔静脉孔进入胸腔,开口于右心房。少数下腔静脉下段为两支。下腔静脉的属支有膈下静脉、右肾上腺静脉、肾静脉、卵巢静脉及腰静脉等。

下腔静脉前面有胰头部、十二指肠下部和小肠系膜根越过。后面为右膈肌脚,第1~4腰椎,并与右腰交感干相邻。

除上之外,腹膜后间隙内还有腰交感神经干、腹腔神经丛、淋巴等。其中腰淋巴结位于腹主动脉及下腔静脉周围,以两侧为主。接纳髂淋巴的回流。

(五) 女性生殖器官的淋巴引流

女性生殖道的淋巴较丰富。分别来自女性生殖器官和盆腔组织,伴行血管,汇入沿髂动脉的各淋巴结内,然后注入主动脉周围的腰淋巴结,最后在第2腰椎处汇入胸导管的乳糜池。图6-8-11所示为女性盆腔及生殖器的淋巴结。

女性生殖器官的淋巴结主要分为:

1. 外生殖器官的淋巴结

(1) 腹股沟浅淋巴结:位于腹股沟韧带下方阔筋膜上面,约12~20个,收纳外生殖器、会阴、肛门、阴道下段及下肢的淋巴。子宫体部分淋巴可沿韧带汇入。其输出管经股部卵圆窝入腹股沟深淋巴结。此外,左右外生殖器官淋巴可互通。以上各部器官发生癌肿时,此组淋巴结可能受累而肿大。

(2) 腹股沟深淋巴结:位于股管内,在髂外静脉外上方,股静脉内侧,上部常深达盆腔,为腹股沟韧带覆盖,形状为扁三角形。单个似拇指甲盖大小。有时与旋髂动、静脉相近,游离时避免伤及。主要收集腹股沟浅层淋巴、部分阴蒂淋巴可汇入,通向盆腔深部如髂外、髂内及闭孔等淋巴结。

2. 内生殖器官淋巴结

(1) 髂淋巴结:沿髂动、静脉排列,可分为髂外、髂内

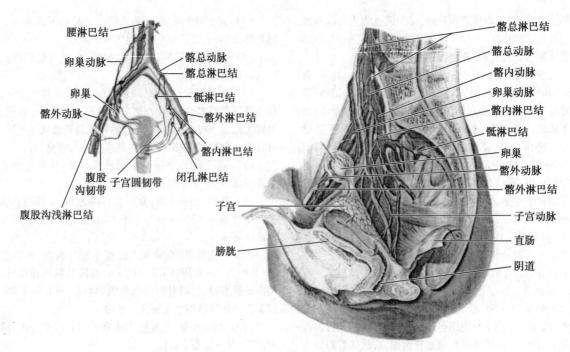

图 6-8-11 女性盆腔及生殖器的淋巴结

和髂总淋巴结,收纳阴道上部、子宫颈及膀胱的淋巴,部分附件区淋巴可汇入髂淋巴。

(2) 闭孔淋巴结:分为浅、深两组。浅组位于闭孔窝,髂外静脉与髂内动脉之锐三角形脂肪垫内,底部可见闭孔神经,该处淋巴结形状为圆形或椭圆形。深组在闭孔周围及从闭孔神经远端到进入闭孔之骨盆壁上,形状为长条形,有时可达(4~5)cm×(0.6~0.8)cm,可有闭孔血管伴行,分离时可结扎血管,但切勿伤及深部之髂内静脉丛,否则将引起难控制的大出血。

(3) 腰淋巴结(腹主动脉旁淋巴结):分布于主动脉下腔静脉周围,收纳卵巢、输卵管、子宫底、子宫体及髂淋巴结而来的淋巴。

(4) 骶淋巴结:位于骶骨和直肠之间,收纳阴道后壁、子宫颈及直肠的淋巴。

(曹泽毅 黎培毅)

二、妇科肿瘤患者的手术选择

在绝大多数妇科肿瘤患者的治疗中,手术治疗是最常采用的也是最重要的治疗方法,当诊断确定之后,就应考虑是否采用手术治疗和哪一种类型的手术方式,甚至有时诊断不能确定时,也有必要及时探查性手术以明确诊断并及时给以处理,因此,明确妇科肿瘤患者的手术适应证才能正确地制定手术治疗方案。

(一) 妇科肿瘤手术适应证

1. 良性肿瘤 除部分子宫肌瘤外,良性肿瘤应及时首选手术治疗,理由是:

(1) 无合并症的良性肿瘤,一般身体健康,只要手术切除了肿瘤,是可以彻底治愈的。

(2) 良性肿瘤对周围组织无浸润性生长,虽有时可有巨大包块、粘连、不活动,也可充塞盆腔,剥离而出血多,手术比较困难,但多数的可以顺利完成。

(3) 多数良性肿瘤不可能自然消失或恢复正常,而且会逐渐增生长大,而且容易发生并发症,如破裂、蒂扭转、粘连、变性等,少数还可发生恶变。这些都将增加以后手术治疗的难度。

(4) 有时临床诊断为良性肿瘤,而实际已经是早期恶性肿瘤,如未及时手术治疗和纠正诊断,可造成严重后果,甚至失去治愈的机会。

因此,妇科良性肿瘤,原则上一经确诊应及时手术,可以获得良好效果,患者能很快康复。

2. 恶性肿瘤

(1) 临床期别:恶性肿瘤首先应明确临床期别,根据不同的临床期别或手术病理分期选择确定不同的手术治疗方案,而且根据不同性质的肿瘤,选择手术治疗有很大的差异性。

子宫颈鳞癌:多年来公认,临床早期是手术适应证,Ⅰa~Ⅰb为主,个别情况下Ⅱa仍可以考虑手术,至于Ⅱb则是极个别特殊的情况下才能考虑手术,多数采取放化疗。但目前在新辅助化疗实施后,特别对中青年尚未绝经的Ⅰb2~Ⅲb患者,均可在新辅助化疗1~2个疗程后,对评估有效者施行广泛子宫切除术。

子宫内膜癌:Ⅰ~Ⅱ期均是手术适应证,个别情况下Ⅲ期仍可考虑手术。

卵巢恶性肿瘤:Ⅰ~Ⅲc期均是手术适应证,并进行手术病理分期,而且临床最多见为Ⅲb及Ⅲc期患者及个别Ⅳ期,均应积极进行手术治疗,然后再辅以化疗。

外阴及阴道癌:Ⅰ~Ⅲ期均应考虑手术治疗,如手术过于广泛,可同时作外阴、阴道成形术。

绒毛膜癌及侵蚀性葡萄胎:Ⅰ~Ⅳ期原则上考虑化疗为主,对有出血,穿破危险,或顽固性耐药局限病灶,也可手术治疗,并在手术前后继续化学治疗。

确定各肿瘤的临床期别的原则相同,唯绒毛膜癌及侵蚀性葡萄胎出现肺转移,仍定为Ⅲ期,这与其他肿瘤不同。因绒毛膜癌及侵蚀性葡萄胎发病早期就极易转移到肺,而肺转移患者并不意味为癌症晚期,而且采用化疗有很高的治愈率,因此Ⅲa及Ⅲb期仍是手术化疗适应证并可能治愈。卵巢恶性肿瘤Ⅲc期仍是手术适应证,因为多数卵巢恶性肿瘤向腹腔扩散是癌细胞的散落种植于腹腔脏器浆膜表面,一般比较表浅,可以手术剔除,起到癌细胞减灭作用,在此基础上,化疗有较好效果的可能性,同时多数卵巢恶性肿瘤对放射治疗不敏感,且腹腔脏器对放射的耐受量较低。因此对多数Ⅲc的卵巢恶性肿瘤不应放弃细胞减灭术的可能性。而子宫颈癌是由宫颈向宫颈旁各组韧带的深部浸润性生长,Ⅱb期侵入宫旁或主韧带,更晚期患者手术时有切入癌组织的危险,极易促成盆底浸润和远处扩散转移的可能。长期以来临床资料显示,子宫颈癌多数是鳞状细胞癌,对放疗敏感,而且盆腔脏器对放疗有较高耐受性,所以Ⅱa期以上子宫颈癌的放射治疗可以取得很好疗效。因此,子宫颈癌的手术治疗限制在早期病例。但近20年来的临床流行病学调查统计发现,宫颈癌患者逐步年轻化,而且鳞状细胞癌发病减少,腺癌上升,患者对治疗后生活质量要求提高迫切,特别是新辅助化疗实施使一些晚期宫颈癌病例在化疗后仍可手术,保留了患者卵巢和阴道功能。因此,宫颈癌的根治性手术治疗已不再限制在Ⅱb之内,已成为共同关注的问题。

(2) 全身情况:一般妇科恶性肿瘤的手术范围较大,手术时间长,麻醉面宽,出血和输血、输液量较大。所以要求患者术前患者全身情况基本正常,如无重度贫血,肝、肾、肺功能正常,估计能承受手术并能在手术后恢复,否则,要在术前纠正和改善以上不良情况后才能手术。

(3) 患者年龄:一般情况下年龄越大,体质越差,且伴发心、脑、血管病较多,手术适应证减少。近20年来,由于麻醉、监护、输血和输液技术的迅速发展,而且高龄妇女越来越多,使手术对象的年龄不再成为主要限制,对70岁以上的肿瘤患者仍可选择手术治疗。而对年轻的肿瘤患者,更是要首先考虑手术治疗,以保留卵巢功能和阴道功能,使其在治愈后恢复正常的健康生活。

(4) 激素受体:除病理诊断外,妇科恶性肿瘤组织应同时送雌、孕激素受体(ER、PR)检测,特别是乳腺癌和子宫内膜癌应作为常规。ER、PR阳性者,手术预后好,复发及转移少。ER、PR阴性者相反。因此,测定激素受体可帮助制定手术方案,并决定是否辅以内分泌治疗。

(5) 患者态度:患者的心理状态和对手术的理解程度对确定手术也十分重要,保证患者和家属的知情权。如果患者对手术十分惧怕,必须给以充分解释,消除恐惧心理,才能进行手术。另外,对手术的理解不正确、不合作,如对术中可能的肠切除、肠造瘘不接受,医师则不可以进行彻底手术,因为在某些复杂的手术情况下,为了彻底切除肿瘤而损伤肠道,膀胱是难以避免的,如果没有充分的理解和合作,医师是不能施行手术的。

(二) 妇科肿瘤手术的禁忌证

1. 临床期别　如果病情已经晚期,出现肺转移(绒毛膜癌及侵蚀性葡萄胎除外)、肝实质转移、脑转移或全身广泛转移时,手术已不能切除瘤块而可能促使扩散或加速病情发展,应改选其他治疗方法。卵巢癌、子宫内膜癌、外阴癌,已达临床Ⅳ期才不宜手术,应选择其他治疗。

2. 肥胖　肥胖患者可以造成手术极其困难,一方面手术野暴露不良,深部操作不易,同时盆腔腹膜也积聚较多脂肪,使手术操作难于顺利施行。且容易发生出血,一旦出血,止血也很困难。术后病率较高,容易发生感染和其他术后并发症。所以,过度肥胖患者曾被认为是手术禁忌证。判定肥胖的标准如下:

(1) 比体重计算法

$$比体重 = \frac{体重(kg)}{身高(cm)}$$

0.25~0.35为正常范围;若超过0.35,手术较困难;0.4以上,预计手术会十分困难。

(2) 肥胖系数计算法

$$肥胖系数 = \frac{体重(kg)+1/2腹围(cm)}{身高(cm)}$$

0.45~0.55为正常范围;若超过0.55,手术较困难;0.6以上,手术将十分困难。

但是,随着近代麻醉学的发展,如果能有较好的麻醉监测,满意的腹壁切口的松弛和特殊的手术器械,手术者良好的手术技巧和丰富的手术经验,有时比体重超过0.4,肥胖系数超过0.65,也可能顺利地完成手术。因此,肥胖因素在当前是相对禁忌证,作为确定手术治疗的参考条件。

3. 全身情况及合并症　如果患者身体衰弱,重度贫血或心、肺、肾、肝等任一脏器功能不足,均需结合所要施行的手术来全面考虑。如手术较大则不能进行手术治疗,如虽有严重合并症,但手术范围不大,仍可考虑手术。如卵巢癌手术则可分二步进行,可先行肿瘤细胞减灭术,待一般情况好转后,行二次探查时再行淋巴清扫术。

如果患者患有乙型肝炎或HIV阳性,仍可按病情施行手术,但需对施术人员有一定保护措施,如术时戴面罩、术前后注射疫苗等。

4. 心理状态不稳定或对施行手术治疗不理解　当患者心理状态不稳定,对施行手术和术中可能发生的意外不理解不接受时,需进一步做好思想工作,充分听取意见并解释说明,如能欣然接受时,方可安排手术。特别对一些可能发生的严重并发症,如术中失血、脏器损伤或可能行肠切除及腹部人工肛门的手术,术前必须由患者本人同意并签字后,方可施行手术。

(三) 妇科肿瘤手术特点

1. 由于某些妇科恶性肿瘤的扩散及浸润波及阴道、盆腔或腹腔,如阴道癌、外阴癌、复发宫颈癌等,则需行盆腹腔或会阴联合手术。卵巢恶性肿瘤手术由于手术范围广泛,手术时间较长,故在麻醉、手术体位,手术人员分组安排上都要有特殊考虑和准备,才能使手术顺利进行。

2. 在多数情况下,腹腔恶性肿瘤扩散或转移即已失去手术机会,但对卵巢恶性肿瘤则是例外,因卵巢恶性肿瘤在腹腔的扩散、种植是表浅的,可以用锐分离法剥除,甚至在肠、肝、腹膜等表面也可局部切除,减少瘤体体积,有利于术后化疗消灭残存瘤灶,常可收到较好临床效果。因此,不可因卵巢恶性肿瘤已属Ⅲ期,腹腔广泛转移或伴有腹水而放弃手术治疗。对有肺、肝转移或在多次化疗后有耐药患者,也可以手术切除局部病灶,术后化疗可以取得很好疗效。

3. 多数妇科恶性肿瘤手术时,除应广泛彻底切除瘤灶外,还要系统地、完整地清扫肿瘤区域淋巴结,一般要清扫腹股沟浅、深淋巴结群,盆内淋巴结群包括髂总、外、内淋巴结和闭孔淋巴。有的手术要清扫腹主动脉旁淋巴,而淋巴引流是沿着血管鞘膜分布于各组淋巴管及淋巴结群的,因此,术者要详细了解盆、腹腔的腹膜后解剖,尤其是盆腔血管及腹主动脉,下腔静脉及其主要分支的解剖关系和从血管壁剥离淋巴组织的手术技巧。

4. 手术者必须熟悉普外、泌尿外科的基本知识和操作技术。术中应准确地判断肠管、输尿管、膀胱的损伤是否可以避免;如必要施行部分肠管、输尿管、膀胱切除时,则应同时行修补、吻合术。

5. 妇科肿瘤手术范围较广泛,剥离面广,失血量较多,而且可能在术后创面继续渗血较多,因此,术中应仔细结扎活动出血点,对弥漫性渗血则用热盐水纱布压迫并同时用凝血药物如立止血、凝血酶等,一般可由静脉推注1~2个剂量后再静脉内滴注,也可局部注射,可以起到有效地止血作用。在关闭盆腹膜前,最好留置1~2条引流管,经阴道或腹壁引出,可以观察术后渗血量以便处理,并减少术后感染。

6. 如术中损伤血管引起猛烈出血,一般是髂静脉或盆底静脉丛出血,应沉着、冷静、准确地用纱布或手指压迫出血点,以无损伤止血钳或无损伤小卵圆钳夹住出血点或血管破口,进行止血。再用4-0无损伤缝合针以"8"字缝合出血点止血。盆底静脉丛出血十分猛烈,不能辨清出血点或有几个出血点,则压迫后,在出血点周围作环形几个8字缝合,才能止血。如仍然不能止血且出血已较多时,不宜继续钳夹出血点,否则可引起血管破口扩大或损伤更多血管,更难止血而造成严重后果,可用纱布压迫延长至30~60分钟后,用上法缝合止血。如仍不能止血时,可在压迫后立即结扎双侧髂内动脉,此时一般后腹膜已经打开,可迅速找到髂内、外动脉分叉处,仔细游离髂内动脉1~2cm,避免损伤下侧方的静脉,然后,以7号粗丝线结扎2次,近心端结稍松,远心端结打紧,可防止动脉瘤发生。有时尚须作腹主动脉阻断10~15分钟,在此期间,出血量可明显减少,有利于准确找到出血点,缝合止血。如以上结扎阻断血管均不能止血时,可用纱布填塞压迫止血,关腹,术后3天取出纱布。

手术中出血较多时应及时补血,避免发生DIC凝血机制紊乱,再补血时已难以挽救。此外手术中血液回收仪的使用,除卵巢癌手术之外,均可使用。

三、妇科良性肿瘤的手术原则

妇科良性肿瘤可以发生在外阴、阴道、子宫颈、子宫、输卵管和卵巢。但最常见的妇科良性肿瘤为子宫肌瘤和卵巢良性肿瘤。

首先应对妇科各部位发生的肿瘤给以准确的诊断,如果确诊为良性肿瘤,再决定治疗方案。多数的妇科良性肿瘤,通过临床检查或实验室检查即可确诊。有的需要B超检查,局部活组织检查确诊。最常见又容易确诊的是子宫肌瘤。而卵巢良性肿瘤则不容易被确诊,常需有经验的医师检查及结合其他检测技术才能确诊,有的病例甚至要经剖腹探查或腹腔镜检查才能确诊。

(一)外阴良性肿瘤

可行局部切除,一般情况下,切口单纯缝合即可。如估计切口较宽、创面较大,缝合有困难时,应在术前设计减张切口以利缝合或同时行皮瓣移植术。

(二)阴道良性肿瘤

阴道良性肿瘤多为阴道壁囊肿,应尽可能切开阴道壁完整剥除,但有时伤及阴道血管而出血较多,而且囊肿位置较高或已达穹隆时,手术剥除时要注意避免输尿管的损伤。一般经阴道手术操作则可,但如囊肿延伸向上则需开腹联合阴道操作,以避免损伤及减少出血量。如估计手术剥除困难或其他原因不宜作如此创伤较大的手术,也可行经阴道囊壁开窗术以减轻症状。

(三)子宫颈良性肿瘤

宫颈良性肿瘤最常见为肌瘤,如可见或查得根蒂,则可经阴道切断根蒂,缝扎断端即可。如为宫颈管肌瘤,也可经阴道钳夹根蒂,取出肌瘤后结扎根蒂断端或保留血管钳24~48小时后撤出,1周后再作刮宫术。所有手术切除或刮宫标本,均应再送病理检查。如子宫颈肌瘤为壁间性,或向宫颈旁膨胀性生长,或同时伴有子宫多发性肌瘤,则应经腹手术。

(四)子宫肌瘤

子宫肌瘤的治疗,可以采用手术治疗或非手术治疗。因为子宫肌瘤是属于内分泌依赖性良性肿瘤,其瘤组织可检测出丰富的雌激素受体(ER)和孕激素受体(PR)。因此,内分泌治疗对多数子宫肌瘤患者有明显效果。特别是已进入更年期的妇女,症状不严重,子宫体壁间或浆膜下肌瘤患者,可以考虑非手术的内分泌治疗或定期观察即可,待其绝经或人工绝经后肌瘤可进一步萎缩,症状好转而达到治疗目的。但以下几种子宫肌瘤应考虑手术治疗:①黏膜下肌瘤;②子宫颈肌瘤;③阔韧带肌瘤;④多发性肌瘤,症状显著;⑤巨大肌瘤(超过孕3个月大小);⑥生长变化迅速的肌瘤。

子宫肌瘤的手术原则为子宫全切除术,同时也可根据患者的年龄及对生育要求的态度等具体情况,行子宫大部分切除或肌瘤剥除术。一般对年龄超过40岁,无生育要求者应行子宫全切或大部分切除术。如果为年龄在40岁以下或要求生育者可行保守性手术,剥除肌瘤,保留子宫。对阔韧带或宫颈肌瘤的手术方式,应先切开肌瘤被膜,分离并挖出肌瘤后再作子宫切除,可以避免损伤输尿管的危险。

保留子宫的肌瘤剔除术,最好是单个肌瘤或少数肌瘤,如剔除较多的肌瘤而保留损伤过多的子宫,特别是已穿通子宫腔的子宫,意义不大,还可能带来如子宫内膜异位症等不良后果。

如需手术切除的子宫没有明显的盆腔炎症粘连,则可经阴道子宫切除术,以减少对患者的损伤,并且可较快恢复。经腹手术者也可作下腹横切口,以利术后恢复。

子宫肌瘤手术时,可以保留卵巢,视患者的年龄或月经情况而定,一般在50岁以前或月经尚正常者,我们主张至少保留一侧卵巢,以维持内分泌需要,延迟因手术而造成更年期的提前到来。

近20年来,不少报道以腹腔镜下切除子宫肌瘤或子宫切除,其优点是创伤小,手术后恢复快。

所有子宫肌瘤的标本均应及时送病理检查,特别对增生较快的肌瘤,要考虑有恶变的可能,必要时在术中切开肌瘤标本剖视,可疑时需立即送病理冷冻切片以明确诊断,对可疑的肌瘤不宜作肌瘤剔除术,因为对子宫肉瘤(恶性)或交界性肌瘤,均应行广泛子宫全切或次广泛子宫切除,同时切除双侧卵巢。

(五) 卵巢良性肿瘤

凡诊断为卵巢肿瘤者,首先应确定是否良性或可疑恶性,只有明确性质后才能确定手术原则。一般情况下,如符合以下几点多为良性肿瘤:①囊性,常为单侧;②边界清楚,活动度好;③生长缓慢,无明显症状。

因卵巢肿瘤在术前不易确诊,即使辅以B超检查,甚至腹腔镜也不能绝对排除有恶性的可能。而且,卵巢肿瘤一旦发生,就不能停止生长或自行萎缩。因为绝大多数卵巢肿瘤,不论良性或恶性,均很少是内分泌依赖性,即不受内分泌变化的影响。不仅如此,即使是良性肿瘤,也很容易发生并发症,如肿瘤蒂扭转、破裂等形成急腹症而就医,造成治疗的被动与困难。因此,我们认为,卵巢良性肿瘤的治疗原则和子宫肌瘤有很大的不同,即卵巢肿瘤经确诊,即使为良性,也应尽可能地安排手术切除,不能观察或考虑其他非手术性保守治疗,因为手术是唯一的治疗选择,手术不仅可切除肿瘤,而且可以最后确诊,以决定是否需要扩大手术范围或辅以其他治疗。任何形式的"观察"、"药物治疗"或其他非手术治疗都可能带来危险和严重后果。而在诊断为良性卵巢肿瘤后,做好各项术前准备,择期进行手术切除,一定会是最安全、效果最好、恢复最快的结果,也就是对卵巢良性肿瘤治疗最好的选择。

卵巢肿瘤的手术切口除非手术前确诊为良性肿瘤,否则不能选择下腹横切口,都选用纵形腹直肌旁切口,以利于探查全腹腔,排除恶性肿瘤。如术中发现可疑或确诊恶性,即应按卵巢恶性肿瘤原则进行手术。

卵巢良性肿瘤的手术方式如下:

1. 如年龄在50岁以下,尽可能保留健侧卵巢。经剖视正常及送活组织检查后,决定保留。

2. 青年患者双侧卵巢肿瘤如成熟性畸胎瘤等,则应仔细将肿瘤完整剥除,将保留之卵巢皮质层缝合形成新的卵巢。既剥除双侧卵巢肿瘤又保留双侧卵巢,这对30岁以下的青年患者特别重要。

3. 如果切除双侧卵巢,则最好行子宫全切术。

4. 也可在腹腔镜下行囊肿切除术,但必须严格注意囊液不能流入腹腔。

5. 不主张经阴道或经腹穿刺囊肿、抽吸囊肿后注入药液或硬化剂治疗良性卵巢肿瘤。因为效果不佳,而且极易引起术后粘连、种植等并发症,造成以后的治疗非常困难。

6. 如果患者已达更年期年龄(50岁以上),可行双侧卵巢及子宫切除术。

7. 术后虽确诊为良性卵巢肿瘤,但患者有癌症家族史,或患者本人曾患乳腺癌、肠癌等,该患者属高危人群,应同时行双侧卵巢及子宫全切术。

所有卵巢肿瘤手术,均需在肿瘤切下后,立即剖视检查,有任何可疑处均需立即送冷冻活组织检查,等待结果明确后再决定手术范围。如术中诊断良性肿瘤,术后病理报告为恶性,则应在得到报告后立即安排进行再次手术,按恶性卵巢肿瘤手术原则处理。

以上卵巢良性肿瘤手术,也可采用腹腔镜手术。

四、妇科恶性肿瘤的手术原则

(一) 手术切除范围的确定

1. **外阴癌** 切除病灶周围皮肤2~3cm,根据前哨淋巴结的情况决定是否清扫腹股沟浅、深淋巴结群,如果腹股沟深淋巴结阳性,则需清扫盆腔淋巴结。

2. **宫颈癌** 需切除子宫、宫颈,各组韧带(骶、主、阔、圆及膀胱宫颈韧带)及部分阴道,并根据年龄保留一侧或双侧卵巢,同时清扫盆腔淋巴结群(髂总、外、内、闭孔及深腹股),如髂总淋巴结阳性,则需清扫腹主动脉旁淋巴结群到肠系膜下动脉水平。

3. **子宫内膜癌** 需切除子宫、宫颈。除早期病例外,切除双侧卵巢及输卵管。清扫盆腔各组淋巴结群及腹主动脉旁淋巴结群至肠系膜下动脉水平。

4. **卵巢恶性肿瘤** 除少数情况外,均需切除子宫及宫颈,双侧卵巢及输卵管,切除膈肌腹膜面转移灶,大网膜及阑尾,切除盆腹腔一切转移、种植病块,必要时部分切除受累的脏器如部分胰腺,肠管,输尿管或膀胱。同时清扫盆腔及腹主动脉旁各组淋巴结群至肠系膜下动脉水平。如果手术范围太广、出血量多,可以考虑淋巴结清扫术在第二次手术时进行。

(二) 手术切口选择

1. 最常采用为旁正中切口,必要时可由下腹延长至上腹剑突下,多用于卵巢恶性肿瘤,这种切口可以充分暴露盆腔和探查上腹部及膈下。

2. 下腹髂耻横弧形切口,可用于盆腔良性肿瘤,如用于宫颈癌时可切断部分腹肌以充分暴露盆腔。怀疑卵巢恶性肿瘤者不可用此切口。

3. 外阴切口用于外阴癌,可有几种不同切口:

(1) 单纯外阴切除用于早期癌。

(2) 外阴广泛切除切口加双侧腹股沟纵形切口,用于外阴癌及腹股沟淋巴结清扫术。

(3) 外阴蝶形切口已不再应用。

4. 经阴道广泛子宫切除术的会阴部辅助切开术

(Schauta 会阴切开)已不再应用。

5. 阴道癌的腹、会阴联合切口。

6. 盆腔肿瘤或后腹膜外肿瘤,有时用骶骨切迹(后)切口。

(三) 患者手术姿势的固定

1. 平卧位,头低足高位。

2. 平卧位,骶部抬高位以暴露深部盆腔手术野。

3. 截石位,挂腿或吊腿固定。

4. 蛙式位,适用于会阴及腹股沟浅淋巴结清扫术或会阴、下腹联合手术。

(四) 几种广泛性手术的概念

1. 外阴广泛手术 切口距癌灶 2~3cm,深度达会阴浅肌层,必要时切除部分尿道。常同时切除腹股沟浅淋巴。

2. 阴道广泛手术 切除全阴道及阴道旁 3~4cm,全子宫切除,根据情况保留一侧或双侧卵巢。如病灶已侵及膀胱则行膀胱部分或全切除,行输尿管移位或代膀胱术。如侵及直肠则行直肠部分切除吻合或腹壁结肠造瘘术。淋巴清扫术同外阴广泛术。

3. 次广泛子宫切除术

(1) 子宫广泛切除术 I 型(筋膜外子宫切除术)

宫颈病变Ⅲ或宫颈早期浸润癌 I a1:按常规切除子宫,处理圆韧带,保留双侧卵巢,不需游离输尿管,距子宫颈1cm 处在输尿管内侧切断子宫动脉,切除骶韧带浅层、主韧带阴道旁各1cm,阴道 1~2cm,不需清扫淋巴。

(2) 子宫广泛切除术 Ⅱ 型(次广泛子宫切除术)

1) 滋养细胞肿瘤(绒毛膜癌、侵蚀性葡萄胎):如卵巢动静脉怒张疑有癌栓者高位游离、结扎、切断,特别是子宫旁的宫旁静脉丛切除,游离输尿管,从子宫动脉交叉向下3~4cm 在输尿管内侧游离并切断子宫动脉。骶浅层韧带、主韧带、阴道旁分别切除2cm,切除阴道2cm。

2) 宫颈早期浸润癌(I a 2 期):按常规切除子宫,处理圆韧带,保留双侧卵巢,切除阔韧带 2~3cm,游离输尿管从子宫动脉交叉向下 3~4cm,在输尿管内侧游离并切断子宫动脉,切除骶韧带浅层、主韧带阴道旁各2cm,阴道2cm。

4. 广泛性宫颈切除术 是近十年来兴起的一种治疗宫颈癌的新的手术方式,它的最大优点是治宫颈癌的同时可以保留患者的生育功能,随着宫颈癌的发病渐趋年轻化,这种手术越来越受到临床的关注,被视为 21 世纪宫颈癌手术的发展标志。广泛性宫颈切除术于 1994 年由法国的 Dargent 首次提出,该手术范围包括腹腔镜下淋巴清扫术及广泛性宫颈切除术(laparoscopic vaginal radical trachelectomy,LVRT)。先在腹腔镜下行淋巴清扫术,切除的淋巴送冷冻病理,如病理阴性则进行广泛性宫颈切除术。手术要切除部分阴道和穹隆、近端部分主韧带及 80% 宫颈,留下的宫颈术中也要进行病理检查,确定已无癌细胞残留。最后对保留的宫颈进行环扎,并将剩下的宫颈和阴道进行缝合衔接。这种手术对技术要求很高,必须由很好掌握了腹腔镜手术技术和妇科肿瘤知识的妇科肿瘤专家来实施。Rodriguez 报道经腹腔宫颈广泛的淋巴清扫术。认为具有经腹广泛子宫切除术经验的医师均可施行,切除范围比腹腔镜更为理想,而且并发症低于腹腔镜手术者,3 例患者中

1 例在术后一年 39 周妊娠分娩。我国和欧美国家已经开展。

5. 广泛性子宫切除术Ⅲ型 即典型、标准的广泛性子宫切除术,使用最多的广泛子宫切除术式,适于子宫颈浸润癌 I b~Ⅱa 期及子宫内膜癌Ⅱ期。包括以下操作:①保留单侧或双侧卵巢,中位切除卵巢动、静脉,子宫内膜癌不保留卵巢。②切开阔韧带,游离输尿管从子宫动脉交叉向上 2cm、向下 4~5cm,输尿管外侧近髂内动脉处分离切断子宫动、静脉。分别切除骶韧带浅层、深层 3cm—盆底,于输尿管外侧近盆壁处切除主韧带 3cm—盆底。切除阴道旁 3~4cm,阴道上 1/3。③同时进行盆腔及(或)腹主动脉旁淋巴清扫。

6. 广泛性子宫切除术Ⅳ型 使用较少,用于宫颈癌Ⅱb 或Ⅲb 化疗后患者,操作同Ⅲ型手术,但骶、主韧带均在盆底、盆壁切除,同时切除腹下动脉,阴道上端 1/2,同时进行盆腔及(或)腹主动脉旁淋巴清扫。

7. 广泛性子宫切除术 V 型(盆腔廓清术) 适于宫颈癌放疗后中心性复发,宫颈癌Ⅳa 期以及某些晚期阴道癌、子宫肉瘤、卵巢恶性肿瘤,病变限于盆腔者。包括以下操作:①探查无盆腔壁浸润受累后,靠盆底和盆壁处行子宫广泛切除,如膀胱受累,同时切除膀胱,作输尿管、回肠或者结肠移植代膀胱术。②如直肠已被侵犯距肛门<4cm,同时切除受累直肠行乙状结肠造瘘术。③如膀胱直肠均已被侵犯,则同时切除受累膀胱及直肠,行输尿管、回肠移植代膀胱及乙状结肠造瘘术。④游离左侧带血管大网膜铺盖盆底。⑤酌情采用双侧大腿内侧带血管股薄肌皮瓣行阴道成形、盆腔充填术。

(五) 淋巴清扫的范围和原则

妇科恶性肿瘤多数易发生淋巴转移,因此,仅施行广泛性切除或肿瘤细胞减灭术是不够的,还应根据情况行相应的淋巴清扫术。

滋养细胞肿瘤(绒毛膜癌、侵蚀性葡萄胎)不管临床期别早晚极少向淋巴转移,故手术时不需作淋巴清扫。

子宫颈癌、子宫内膜癌的早期(I a 1 期),没有侵犯穿破上皮基底膜,或仅在基底膜下 3mm,,因而理论上不应侵犯淋巴管而极少发生淋巴转移,所以上述期别的患者,可以不作淋巴清扫术。

子宫颈癌 I b 以上及子宫内膜癌Ⅱ期,有较大的可能性侵及淋巴管而发生淋巴转移,所以应常规行淋巴清扫术。外阴、阴道因位于血管淋巴管丰富部位,很易发生转移,所以应行淋巴清扫术。近 20 年研究表明,卵巢恶性肿瘤随期别上升,发生淋巴转移明显增加。据吴葆桢确定,卵巢癌淋巴转移有一定规律性,因此,过去认为卵巢恶性肿瘤不经盆腔淋巴转移,或者高位淋巴转移,因而不需淋巴清扫的概念已经改变,现多数学者认为,卵巢恶性肿瘤均应行盆腔及腹主动脉旁淋巴清扫术,是提高生存率和减少复发的重要措施。而且卵巢恶性肿瘤仅管术中探查为单侧、包膜完整,视为 I a1 期,但从手术病理分期要求,仍需作淋巴清扫术,只有全部淋巴病理检查阴性,才能确诊为 I a 期卵巢癌。女性生殖器官各部位发生的肉瘤,虽然为恶性病变,极易发生局部浸润、破坏。虽然多发生血循环转移而较少发生淋巴系

统转移,但除早期病例外,也应作淋巴清扫术。

1. 淋巴清扫的范围 应以癌灶的淋巴引流区域为准,分别叙述如下:

(1) 外阴癌:清除双侧或单侧腹股沟浅淋巴结清扫术,保留大隐静脉。

(2) 阴道癌:下1/3阴道受累者,与外阴癌同。上1/3阴道受累者与宫颈癌同。中1/3受累者可同外阴癌和宫颈癌。

(3) 宫颈癌:清除双侧髂总淋巴结,和髂外、髂内、闭孔、深腹股沟淋巴,部分患者需包括骶前淋巴。如证实髂总淋巴结为阳性,则需作腹主动脉旁淋巴结清除,一般达肠系膜下动脉平面即可。

(4) 子宫内膜癌:清除腹主动脉旁淋巴及双侧髂总淋巴结、髂外、髂内、闭孔、深腹股沟淋巴。

(5) 卵巢恶性肿瘤:清除上述盆腔淋巴和腹主动脉旁淋巴。

(6) 如腹主动脉旁淋巴已证实为癌转移,则所有淋巴清扫手术已失去意义。

2. 淋巴清扫手术的原则

(1) 按癌灶淋巴引流区域分组,成片、完整、系统的切除。

(2) 从最高处(近心端)开始,并仔细切断、结扎或封闭上端淋巴管,整片、完整切除血管周围的脂肪垫,不是单独切除淋巴结。

(3) 切除淋巴常分组进行并分别收集并注明左、右及各部位之淋巴,如髂总组、髂外组、髂内组等送交病理检查。

(4) 切除淋巴常需紧贴血管打开血管鞘膜,仔细剥离血管周围脂肪垫。注意血管,特别是静脉之分支营养血管予以结扎。

盆腔各组正常淋巴结均有独特形状,如髂总呈扁椭圆形,髂外呈扁长形,闭孔浅组呈大小不等圆珠形,闭孔深组呈长条形,深腹股沟呈扁三角形。外形正常的淋巴结不一定无癌转移,肿大的淋巴结也不都是癌转移,因此,不论淋巴结大小、多少,均按各组从上而下(近心端到远心端),系统、完整地从血管壁剥离整个脂肪层。对髂总淋巴结上端、深腹股沟淋巴结下端的淋巴管需要封闭或结扎,其他血管两侧淋巴管不予结扎,最后仔细结扎闭孔深组末端,术后放置引流管。这样,既能完整切除盆腔淋巴,避免术中损伤血管,又能避免术后出现淋巴囊肿。

(5) 切除淋巴的操作一般采用组织剪刀行锐性分离法,电刀分离法,也可用"花生米"棉拭子钝性分离法,还可从上方沿髂血管鞘行撕拉分离法,各种方法均有其优缺点,需视术者的习惯和熟练程度,采用安全、彻底、快速的方法,均可达到同样好的效果。

(6) 绝大多数情况下,清扫淋巴结要避免血管的损伤,在外阴癌清扫腹股沟浅淋巴结群时,在卵圆窝处大隐静脉汇入股静脉前,常有4～5条树枝样分支,而淋巴结则位于这些静脉分支之间。此时去分离、切除淋巴结,而要解剖保留大隐静脉,减少出血并清除残留淋巴结使其切除完整,因此,在大隐静脉各分支外侧结扎、切断,连同淋巴结一起分离至大隐静脉根部,切除这一段带有淋巴结的大隐静脉

分支。这样就能彻底清除腹股沟浅淋巴结群,并避免了出血。

(六) 根治性手术后的器官重建手术

在进行妇科恶性肿瘤手术时,首先要求医师要尽一切努力做到手术的彻底性以达到长期治愈的目的,同时又必须考虑到治愈后患者的生活质量。因此,在手术前,就应该考虑到手术对盆、腹腔器官、阴道或外阴部的损伤的可能性以及如何修复重建等问题,这才能使患者得到完美的治疗,使她们身心健康地回到正常生活中去。

妇科恶性肿瘤的根治性手术,特别是一些较晚期患者的手术,切除的范围较宽,常常因为要达到彻底手术的目的而切除部分受累的肠管、膀胱或其他脏器。尤其是外阴恶性肿瘤,切除外阴皮肤及组织较多,造成局部伤口既深又宽,难以愈合,极易感染,即使经长期换药治愈后,也形成大块瘢痕,造成生理功能上的影响。对子宫颈癌、阴道癌的根治手术后最常见的问题是阴道变短,缩窄。这些因根治性手术而造成的器官损伤,不仅影响到患者的正常生理功能,而且给患者造成精神压力。如有时乙状结肠、直肠因受累而切除范围较广而又不能行吻合术时,必须作腹壁肠造口术,增加患者的腹部瘘口护理的精神思想压力。膀胱修补以及可能的输尿管吻合,移植造成的生理功能性影响也要有充分的估计。如果施行盆腔廓清术时,将要切除整个盆底腹膜、膀胱、尿道及(或)直肠肛门,因此,在术前必须征得患者同意作腹部代膀胱及(或)代直肠。阴道的缩短及外阴的缺损及瘢痕,将会影响正常性生活的恢复,必须在手术中考虑给以修复重建,同时,还应告知患者的丈夫,说明术后恢复性生活的必要性和重要性,并给以指导和解除精神上的疑虑。

妇科恶性肿瘤手术后的一些器官重建需在手术中根据不同情况而确定,并需要征得家属或患者的同意,但有的则需在术前作出精确的设计和选择,否则将不仅影响生理功能恢复,有时还将会造成严重术后并发症,甚至增加术后患者的死亡率,如肠切除吻合或造瘘的决定,盆底腹膜切除后的替代,外阴皮肤和组织的大面积缺损的植皮或各种皮瓣移植的选择等。现介绍几种常见根治性手术后的器官修复与重建。

1. 肠切除 一般小肠和结肠切除后均行端端吻合术。乙状结肠或直肠如切除过多,不能吻合或张力较大或直肠残端在6cm以下,则需用肠吻合器或左侧腹壁造瘘术。

2. 膀胱、输尿管损伤 膀胱损伤或缺损,如不伤及膀胱三角区,均可缝合修补。如输尿管被肿瘤侵及而非切除一段不可时,可游离输尿管后移植于膀胱;如缺损段较长,可利用膀胱壁瓣缝合做成管状与输尿管吻合或将伤侧输尿管与同侧输卵管吻合后再将输尿管移植于膀胱;如缺损位置较高,可同时游离对侧输尿管,经腹膜后端侧吻合。

晚期或复发宫颈癌或其他恶性肿瘤侵及膀胱和(或)直肠时,则需全部切除膀胱和(或)直肠。同时考虑作结肠造口(假肛)和代膀胱手术。

代膀胱手术可作:

(1) 回肠代膀胱:切取一段回肠约10cm,将双侧输尿管移植于该段回肠,近端封闭,远端开口于右下腹壁。

（2）结肠代膀胱：将一段升结肠约10cm，将输尿管移植于该段结肠，近端封闭，远端开口在左侧腹壁，其余部分作升结肠吻合术。在做腹壁造口术时，要考虑造口在腹部的位置，便于术后护理和腰带的穿着。

3. 因盆腔廓清术而将全部盆腹膜切除后的修复重建　由于盆腔腹膜的大面积缺损而造成大量渗出和容易导致感染，并可使小肠粘连坏死而引起严重并发症，因此对盆腔腹膜的修复重建极为重要，也是降低手术后死亡率的重要措施。常采用带血管蒂大网膜铺垫盆底方法，游离右侧大网膜根部沿胃大弯到左侧脾曲，保留左胃网膜动静脉血管，轻巧牵拉向下铺垫于盆底，缝合3～4针固定。

4. 阴道缺损　因宫颈癌根治性手术常需切除部分阴道而致术后阴道短缩而影响性功能。手术时应该考虑阴道的修复重建，常用方法如下：

（1）腹膜延长阴道：在广泛子宫切除术关闭盆腔腹膜时，将膀胱反折腹膜与阴道前壁切口缝合。直肠陷凹处后腹膜与阴道后壁切口缝合，然后再在膀胱与直肠一定高度前后闭合（根据延长阴道长度）形成延长部分阴道。

（2）如因晚期或复发宫颈癌盆腔廓清术行全阴道切除时，可作双侧大腿内侧股薄肌带血管蒂皮瓣人工阴道填入盆腔，此法不但形成人工阴道效果好，而且由于带血管蒂皮瓣形成圆筒形填入盆腔可减少死腔及渗出，促进盆底愈合。

（3）因阴道肿瘤切除部分阴道可用大小阴唇皮瓣或大腿内侧皮瓣转入修复。后壁缺损可用子宫后壁浆肌层修补。

（4）阴道完全或大部分切除，也可用外阴皮肤即大阴唇作鼠袋缝合形成人工阴道。

（5）阴道癌行全子宫，全阴道切除术，可用子宫体前后浆肌层分别与阴道前后壁创面缝合，形成新的阴道。

5. 外阴的修复重建手术　因外阴癌而广泛切除外阴而造成的皮肤缺损，常常是术后恢复的最大难题，因皮肤缺损既宽且无皮下组织，所以缝合后张力大，极易坏死形成伤口长久不愈合，即使愈合后也形成巨大瘢痕，影响生理功能和正常生活。因此，外阴的修复重建手术在妇科肿瘤中有特殊重要意义。

由于外阴修复重建多数需要作皮瓣修复，为增加手术切口成功愈合，要求切口边缘整齐、无张力、血循环良好、无感染为基本要求和条件，常用的方法有减张切口、皮瓣转移和肌皮瓣移植等。

（1）整形减张切口："Z"形减张切口，用于瘢痕狭窄，缝合张力大时，作"Z"形切口后，使有弹性之软组织皮肤放松以替代瘢痕区。

（2）皮瓣转移：选择在缺损区邻近部位的正常健康皮瓣，皮瓣应包括皮肤全层及皮下组织，可作横、侧或旋转移植，一般要求皮瓣底边与长度之比>1∶2。放射治疗后及患有血管性疾病的皮肤不能选作皮瓣，常用的皮瓣转移法如：①中轴皮瓣转移：多用于矩形皮肤缺损区，游离基底宽的皮瓣移植覆盖缺失区，皮瓣之长∶宽应>2∶1。②侧转移皮瓣：常用于女阴圆形皮肤缺损之修复，转移之皮瓣应大于缺损区20%。③旋转皮瓣移植：常用下腹壁皮肤转移至会阴部

位之圆形或三角形缺损区。作半弧形皮瓣，其长度应为缺损区皮肤之3倍，转移后作间断缝合。

（3）肌皮瓣移植：包括皮肤、皮下组织及有血液供应之肌肉。其优点是可增加移植皮瓣之长度。当邻近无健康皮肤时可作岛形肌皮瓣，用于远处移植，也可用于放射治疗后区域，常用于外阴癌根治术后。①股薄肌皮瓣：该肌肉位于缝匠肌和半腱肌之间，其血供来自股动脉中旋支，可根据缺损区作一侧或双侧条形皮瓣移植。②阔筋膜张肌肌皮瓣：该肌肉位于缝匠肌内侧方，下部分形成筋膜，由股动脉侧支供血。皮瓣长度可为25～30cm，宽5～6cm，游离后可用于女阴及腹股沟部位之广泛皮肤缺损。③臀下肌肌皮瓣：该肌肉位于阔筋膜张肌后缘，由腹下动脉分支与臀下动脉供给肌肉及皮下组织血供，可用于会阴后部及肛门等部位的修复术。

6. 腹壁修复重建　因腹部术后巨大瘢痕或肿瘤转移切除后巨大缺损的修复术或因缺损造成腹壁疝而必须行修复术。

（1）"W"整形切口：切除瘢痕后的减张整形切口。

（2）邻近皮肤的皮瓣转移术。腹壁皮肤缺损常伴有腹直肌缺损，修复腹壁时，要加强腹直肌筋膜（前鞘）的修复，方可预防腹壁疝的发生。

（七）卵巢恶性肿瘤的特殊性

一般情况下，若腹腔恶性肿瘤发生广泛转移、种植，即已失去手术机会，但卵巢恶性肿瘤Ⅲ期则是例外，因多数卵巢恶性肿瘤的腹腔内种植和转移是表浅的，甚至在肠、肝、膈下及腹膜表面等。

由于腹腔液的生理循环通路把脱落的恶性细胞运到膈肌下种植，尤其是右膈下，转移癌细胞将淋巴管堵塞而形成大量腹水，尽管如此，这些区域的种植也常常是表浅的。因此，如果能手术切除卵巢肿瘤的原发灶，应尽可能地从各脏器、腹膜将种植的肿瘤结节、斑块、团块仔细地剥离、切除。大网膜需全部切除，尽量减少瘤体，使各种植灶小于1cm³，可望在手术后配合化学治疗，将这些残留灶进一步消灭而获得好的效果。

如果估计首次手术不可能全部剥离、切除种植灶，也可先给予2～3疗程化疗后，应尽可能地缩小瘤体再行手术探查，尽可能彻底切除，如果盆、腹腔种植瘤可以切除，仅某些局部较深病灶浸润肠管、膀胱，则可同时切除部分肠管、膀胱以达彻底切除目的，术后再继续化疗，也可获得较好疗效。

在进行卵巢肿瘤彻底切除时，同时清扫淋巴，以提高治愈率，减少复发。

某些病例因全身情况较差不能胜任如此广泛手术时，可先行化疗（全身加腹腔）1疗程后，如肿瘤缩小、松动，可再行剖腹探查术，也有少数病例，在临床检查时估计极困难，而探查结果为可行手术，这种机会也不应轻易放弃。

以上所述是卵巢恶性肿瘤转移的特点，虽然发生广泛盆、腹腔内的种植和转移，但多数可用锐分离法剥除，或可在减少瘤灶体积后，继续给以化疗，仍可以收到较好效果。即使对较晚期患者，不能彻底切除肿瘤，也应尽可能最大限度地切除瘤块，减少利于肿瘤细胞生长的大量肿瘤抗原和

免疫抑制因子,有利调动机体的免疫功能,使其提高对化疗的敏感性。临床资料的统计证明,无肿瘤残留或残留肿瘤直径小于1cm³,其生存率明显高于残留大于1cm³者。因此,不可因为卵巢恶性肿瘤已有腹腔广泛转移、种植,而放弃手术治疗的机会。

但是,多数Ⅲc期卵巢恶性肿瘤的手术是非常复杂和困难的,要做到准确、恰当的判断和适当的处理,要求术者有丰富的处理妇科肿瘤的临床经验和熟练的手术技巧,还要有较好的手术室设备和各种辅助、配合条件。

如果卵巢恶性肿瘤已直接侵及小肠、输尿管或膀胱、直肠,而剥离瘤块困难,为彻底切除癌灶需要切除肠管、部分输尿管或膀胱时,必须是盆、腹腔其他各处肿瘤均已较完整切除,才可以考虑彻底切除某一局部癌浸润块的同时切除部分肠管、输尿管和膀胱。如果考虑到整体手术已不可能彻底切除时,则尽最大可能行肿瘤细胞减少术,尽可能不损伤肠管、输尿管或膀胱。

在临床诊断恶性卵巢上皮肿瘤中,仅有14%～30%的黏液性或浆液性卵巢瘤为交界性肿瘤,交界性肿瘤的临床表现和一般性肿瘤相似,术前不易鉴别,但其预后都与恶性肿瘤极大不同,有时虽表现临床晚期,但经过积极治疗仍可获得满意效果。卵巢交界肿瘤治疗后也可复发,但复发后多数仍为交界性,故可重复手术切除仍可取得较好的效果。因此,某些上皮性卵巢肿瘤被确诊为交界性瘤时,虽然盆腔广泛种植,但彻底切除后可生存较长时间后才可能复发,复发后再次手术仍可再获较长生存期,个别患者曾作手术6、7次之多,距第1次术后20余年仍然存活,少数生殖细胞恶性肿瘤可经几次手术后细胞分化趋向成熟,而获得较长生存期。

Robinson认为,对任何卵巢恶性肿瘤都应明确诊断,如确诊为卵巢交界性肿瘤时,均应积极进行手术而不可因临床晚期而放弃。

因为卵巢恶性肿瘤多数在确诊时已属晚期,常同时伴有盆、腹腔广泛转移,使手术操作复杂而困难。所以,卵巢恶性肿瘤的手术治疗原则是:首次手术力求彻底,尽量使残留肿瘤<1cm³,术后继续化疗,才有可能取得好的疗效。首次手术方案的确定和实施就特别重要,应该在开腹后详细探查盆腔、腹腔和腹膜后淋巴的情况下,根据术者的经验和手术条件,确定是否可以施行彻底性切除,如决定手术,则按预定计划施行。如估计困难很大而不能手术时,应在探查后取活组织检查关腹,然后尽快转送患者到具有进一步治疗条件的医院治疗。切忌在无把握或预备不充分的情况下勉强施行手术,这样有很大危险,或被迫在不彻底切除的情况下关腹。常常造成失血较多,肿瘤破溃促进扩散,患者的免疫功能进一步下降,造成手术后也不能及时进行化疗,或转院再次探查时增加手术的困难,因此,在卵巢晚期恶性肿瘤治疗中,强调首次手术的重要性,对提高卵巢恶性肿瘤的生存期与治愈率是十分必要的。

(八)妇科恶性肿瘤手术中卵巢和生育功能保留问题

妇科恶性肿瘤可以发生于妇女一生中的各个阶段,多发生在中年或更年期妇女,但也有不少发生在年轻妇女,甚至幼女。而妇科恶性肿瘤的主要治疗方法是手术切除或放射治疗,这些病例即使在治疗后获得痊愈,却因此失去生育能力或卵巢内分泌功能遭到破坏,引起一系列严重副作用,大大降低生活质量。因此,在治疗妇科恶性肿瘤时,既要求达到完全彻底,又要尽最大可能性保留患者的卵巢分泌功能,对某些年轻病例还应尽可能保留生育功能。

对于各种妇科恶性肿瘤,可根据其病理特点、临床期别和年龄大小等综合因素,确定是否保留卵巢和生育功能。

1. 宫颈癌　宫颈癌的转移多为直接浸润宫旁韧带、阴道或通过淋巴道转移,卵巢转移极为罕见。因此,如患者较年轻或绝经前的手术患者,均应考虑保留双侧正常卵巢。如宫颈癌为Ⅰa2～Ⅰb1期,年轻且希望生育的宫颈癌患者,近年来开展子宫颈广泛切除术(radical trachelectomy)取得术后1年30%妊娠分娩的良好效果。

2. 子宫内膜癌　近10年来,国内及国外众多学者报道,子宫内膜癌不仅发病率增加,而明显出现年轻化趋向,绝经前甚至40岁以前的年轻患者已不少见,对于这类年轻的早期宫内膜癌(Ⅰa期),雌、孕激素受体阳性患者,可以采化学治疗加用内分泌治疗(全身及宫腔用药)以保留生育功能。

3. 子宫绒毛膜癌　子宫绒毛膜癌患者,除有穿破出血危险或耐药病灶外,一般均首先考虑化学治疗而不采用手术治疗。对要求保留生育功能者,在手术中也可采用局部病灶挖出、修补的办法,术后继续治疗,从而保留卵巢和生育功能。

4. 卵巢肿瘤　妇科恶性肿瘤中,以卵巢恶性肿瘤的早期诊断最为困难,临床确诊早期卵巢恶性肿瘤很少,因而确诊时多为中、晚期。所以,若干年来治疗效果差,致使临床医师希望对早期卵巢恶性肿瘤采取根治而达到较好效果。过去仅严格限制在Ⅰa期病例可保留对侧正常卵巢。由于近20年来化疗的各种有效新药的广泛应用,使临床医师找到有效的联合化疗方案,同时积累了大量的化疗经验和进行手术的改进,观察到一些恶性程度较高的卵巢生殖细胞肿瘤,如无性细胞瘤、内胚窦瘤和未成熟畸胎瘤,绝大多数为单侧性,对侧的转移很少,盆腔复发相对罕见。有的肿瘤如未成熟畸胎瘤还可发生分化逆转,而且新的化疗方案如VAC和PVB对卵巢生殖细胞肿瘤化疗的重大突破,使过去认为几乎没有治疗希望的肿瘤成为目前疗效最佳的卵巢恶性肿瘤,因此吴葆桢等提出,不但Ⅰa期患者可保留对侧卵巢,在生殖细胞肿瘤的年轻患者中,从Ⅰ～Ⅳ期,均可保留对侧正常卵巢或未受累的子宫,以保留生育功能,并不影响术后生存率。

但上皮性卵巢肿瘤至今仍严格限制Ⅰa期保留对侧卵巢。除非这种上皮性肿瘤的年轻患者确诊为交界性瘤时,也可以采用尽可能保留生育功能的手术治疗方法。

5. 外阴和阴道肿瘤　外阴癌、阴道癌的手术治疗时,因为极少卵巢转移而手术又很少经腹腔,一般不考虑切除卵巢。除此以外,其他绝经后的妇科恶性肿瘤,不分年龄均应在手术治疗中,同时切除双侧输卵管、卵巢和子宫,以期取得手术治疗的良好效果。

(九)妇科恶性肿瘤手术中卵巢移位术

由于越来越多的绝经前或年轻的妇科恶性肿瘤患者需

要接受放射治疗,考虑到既要保留卵巢功能,又要达到彻底地治疗效果,需采用卵巢移植或移位手术。

卵巢移位或移植术可在根治性手术(宫颈癌广泛性切除术)或肿瘤切除术同时进行。过去曾有作者介绍自体卵巢简单移植法,即将自体正常卵巢切下,纵轴剖开后将剖开面缝合在大网膜上部或乳房下部的小切口内。但经观察效果不好,这种移植卵巢在短期内坏死而被吸收,不能发挥卵巢的内分泌功能作用,这种方法已不再采用,目前多采用卵巢移位或移植术。

1. 卵巢移位术 可由腹膜外或经腹手术,首先游离卵巢和卵巢血管,将卵巢固定于结肠旁沟外侧相当于髂前上棘2cm水平的腹腔内壁。

2. 卵巢移植术 仔细游离卵巢及卵巢动、静脉约8~10cm,与胸壁外侧动、静脉端端吻合,也可行肩胛下动、静脉与卵巢动、静脉端端吻合术。然后将移植卵巢固定于左乳房外侧皮下。

两种手术方法均可使70%~100%的患者在腔内及体外的全量放射治疗后,可保留卵巢内分泌功能。但在移位或移植后,经过半年左右的“休眠”期后,卵巢功能逐渐恢复。

卵巢移位或移植,少数可有疼痛症状或卵巢肿大表现,月经期内自行消失,有的需口服雌、孕激素行激素抑制治疗或促性腺激素释放激素拮抗治疗。少数情况需再次手术行囊肿引流或再切除移植卵巢。

3. 也有报道,移位的卵巢容易发生早衰而丧失功能,故欲保留卵巢功能,也可保持卵巢原位不移动,不用放射治疗,仅化疗完成后可恢复卵巢功能。

(陈春玲 曹泽毅)

五、微创手术与妇科肿瘤

(一)腹腔镜与妇科恶性肿瘤

妇科肿瘤的腹腔镜手术是20世纪科学技术的发展与外科手术技术结合的重要进展,它融合了信息科学、生命科学、材料科学和医学工程学等诸多当代技术创新。将光学技术(光导纤维)、电视技术、计算机技术、机械技术、电凝血技术、超声刀等大量现代科学技术和人类智慧整合,使妇科肿瘤外科手术发生革命性变化,彻底改变了传统的手术概念和操作方法。妇科肿瘤腹腔镜技术的发展突出体现了“生物-社会-心理”医学模式的内涵。现代妇科肿瘤外科提倡在治疗疾病的同时尽可能考虑到患者的精神和心理健康和康复,而追求微创伤手术和努力达到切除的彻底性和治疗效果始终是外科的一对矛盾的对立统一。从手术创伤程度分析妇科肿瘤腹腔镜手术并未明显减少组织创伤,但由于其能通过微小切口完成大范围复杂手术操作,出血少、对机体干扰小,可明显减少常规手术的并发症和突出的美容效果等特点,在妇科肿瘤患者术后的精神和心理康复方面具有常规手术难以达到的突出效果。符合黄志强院士提出的:“能得到比现行的标准的外科手术更小的创痛、更佳的内环境稳定状态、更准确的手术结果、更短的住院时日、更好的心理效应的微创外科的概念。这一妇科肿瘤手术技术的进步,可能使妇科医师长期追求的创伤更

小、治疗效果更好、在治愈疾病的同时兼顾患者的美观和心理效应的手术目标得以实现。妇科肿瘤腹腔镜技术属于技术创新,虽然并未改变妇科肿瘤外科学的本质,但已从多方面改变现行妇科肿瘤手术技术的面貌,扩大了妇科肿瘤外科医师的手术治疗效能,更大地改善了手术效果,使患者的收益度提高。经过十余年的探索和发展,妇科恶性肿瘤腹腔镜手术以其特有的临床效果和微创优势,正在改变着妇科肿瘤医师的传统理念,作为妇科肿瘤外科新的、重要的诊治手段,显示出强大的生命力和广泛的应用前景。

1. 腹腔镜在妇科恶性肿瘤诊治中应用的发展历程 自1989年,Querleu开创了腹腔镜下盆腔淋巴结切除术的先例,此后有学者报道腹腔镜下切除盆腔和腹主动脉旁淋巴结。1992年,法国人Dargent报道了腹腔镜盆腔淋巴结切除术和腹腔镜辅助的经阴道广泛子宫切除术,同年美国人Nezhat报道了首列腹腔镜下广泛子宫切除术和盆腔淋巴结切除术治疗子宫颈癌患者。之后该技术逐渐用于临床,并取得了满意的临床效果。同时在1992年Dargent还报道了采用腹腔镜行盆腔淋巴结切除术和经阴道的根治性子宫颈切除术,以治疗年轻的、希望保留生育功能的子宫颈癌患者,并获得成功。随着技术和设备的进步和更新,腹腔镜下手术经验的积累,使一些常规开腹手术也非常困难的手术得以在腹腔镜下完成。包括:子宫颈或阴道残端癌的广泛阴道及宫颈旁切除术、阴道癌的全阴道切除术、卵巢癌的全面分期手术,以及中心复发的宫颈或子宫内膜癌的盆腔廓清术。迄今,绝对多数妇科恶性肿瘤均可以在腹腔镜下完成分期和手术治疗。

国内妇科恶性肿瘤的腹腔镜手术开展较晚,2000年蒋庆春等率先报道了子宫颈癌的盆腔淋巴结切除术,同年梁志清等报道了子宫内膜癌的盆腔淋巴结切除术和广泛子宫切除术,之后相继一些单位也有个案报道。2004年梁志清等报道了腹腔镜辅助的根治性子宫颈切除术治疗有生育要求的早期宫颈癌,至此,奠定了国内妇科恶性肿瘤腹腔镜下分期和手术治疗的基础。

2. 腹腔镜手术治疗妇科恶性肿瘤的原则及关键技术

(1)妇科肿瘤腹腔镜手术的原则:近年来,以腹腔镜手术为代表的微创外科技术得到了长足进步,但是我们应该明确:腹腔镜手术只是手术技术的改进和创新,并未改变妇科肿瘤外科治疗的本质。妇科恶性肿瘤的腹腔镜下手术首先必须遵循传统开腹手术的肿瘤根治术的原则,包括:①强调肿瘤及周围组织的整块切除;②肿瘤操作的无瘤技术;③足够的切缘;④彻底的淋巴清扫。自1992年Dargent开创了腹腔镜辅助的广泛性子宫切除和盆腔淋巴结切除术以来,大量的临床研究表明,腹腔镜手术无论从技术操作还是从肿瘤根治的原则上都适用于妇科恶性肿瘤的治疗,其对早期宫颈癌和子宫内膜癌的治疗效果,与传统的开放手术相比无显著差异。其所具有的创伤小、疼痛轻、肠道功能恢复快、能较早进食和恢复活动、住院时间短、不增加围术期并发症、减少肠粘连等优越性,已经得到了证实,同时其还具有传统开放手术无法比拟的微创、美容效果。

（2）妇科肿瘤腹腔镜下手术的关键技术

1）腹腔镜下广泛子宫切除术：就目前的腹腔镜广泛子宫和盆腔淋巴结切除术仍然采用的是开腹手术的分类标准和评估措施，即采用的是经典的 Piver 五种分型。对于 Ⅰa2～Ⅰb1 期的患者，绝大多数文献报道采用Ⅲ型根治术，而Ⅰb2～Ⅱb 期患者，多采用Ⅳ型根治术。切除的范围是严格按照手术的标准进行，包括切除骶骨韧带 3cm，主韧带的 2/3，或完整切除，阴道切除的长度在 0 号 3cm 以上等。

关键技术之一：膀胱宫颈韧带的切除，打开膀胱腹膜反折后，用超声刀之锐面分离膀胱与阴道间的疏松组织，直达子宫颈外口水平下 3～4cm，用超声刀切断双侧膀胱子宫颈韧带。该韧带位于膀胱支柱的尾侧，是一个三角形的无血管结构。分离膀胱子宫韧带后膀胱阴道间隙和膀胱旁间隙相通，至此膀胱和阴道前壁完全分离。

关键技术之二：子宫动静脉的处理，在子宫动脉从髂内动脉分叉后的 1cm 处用双极电凝使其脱水，然后用超声刀切断。必要时用 4 号缝线双重结扎后，再用超声刀切断。提起子宫动脉断端，游离子宫旁组织，剪开近宫颈的盆段输尿管前的结缔组织，用弯分离钳沿着输尿管内上侧方向游离子宫动脉，注意勿损伤膀胱及输尿管。

关键技术之三：输尿管隧道的处理，提起并上翻子宫动静脉，用弯分离钳轻轻钳夹宫颈输尿管前的系膜（注意夹住的组织要少，避免误伤输尿管营养血管而增加输尿管瘘的危险），用超声刀的锐面剪开输尿管后方的粘连，至此，宫颈的输尿管已完全游离。

关键技术之四：子宫主韧带和骶骨韧带的处理，用超声刀分离直肠侧窝结缔组织，将子宫骶骨韧带与直肠分开，助手可用弯分离钳将输尿管稍向外推开，用超声刀之平面距子宫颈 3cm 处，切断骶骨韧带，也可用 4 号丝线或 0 号 Vicryl 线镜下缝扎后剪断。处理主韧带：膀胱侧窝的前、外侧为盆壁，后方为主韧带，内侧为膀胱。助手将子宫摆向右前方，用弯分离钳将输尿管拨向外侧，用超声刀平面贴近盆壁切断左侧主韧带，最好先用镜下缝扎主韧带后，再切断，这样止血效果更彻底，同法切断右侧主韧带。

2）盆腔及腹主动脉周围淋巴结切除术：淋巴结切除的范围也按照开腹手术的要求，对不同的疾病切除不同范围的淋巴结。特别是对腹主动脉周围和髂血管周围的淋巴结均在血管鞘内切除，闭孔和腹股沟深淋巴结切除务必完整彻底，包括闭孔神经深层的淋巴结切除。

腹腔镜盆腔淋巴结切除术的技术关键与传统开腹淋巴结切除术相同，可用"直视、锐性、间隙、完整"八字形容。所谓"直视"是指手术要有好的暴露，整个手术都在腹腔镜直视下完成；"锐性"是指整个手术用超声刀进行分离；"间隙"是指淋巴结的完整切除需打开血管鞘和血管壁之间的间隙，同时沿腰大肌和闭孔内肌筋膜与腹膜后脂肪淋巴组织之间的间隙分离，再切断各部位淋巴组织；"完整"是指将整个盆腔淋巴结和腹主动脉周围淋巴结完整切除，不论血管表面还是侧方的淋巴结，均须分离其与血管之间的间隙，并彻底切除不能遗漏其系膜的脂肪组织。而采用腹腔镜手术更容易抵达位置相对较深的闭孔及盆底深部并放大局部视野，且对血管鞘和血管壁之间间隙的判断和入路的选择更为准确。

3. 腹腔镜手术的难点及策略

（1）妇科肿瘤腹腔镜手术的难点：腹腔镜手术是术者借助于腹腔镜手术器械，在电视屏幕的二维图像中进行操作，不能进行三维空间观察；同时通过手术器械牵拉、触碰组织，而无直接的触觉功能，故手术有相当的难度。特别是采用腹腔镜对妇科恶性肿瘤进行分期或治疗时，由于涉及更多的大血管和神经解剖，以及输尿管的游离和盆底结缔组织的解剖，因而手术难度更大。所以要施行复杂的妇科肿瘤腹腔镜手术必须具有良好设备，手术者必须具备非常丰富的妇科手术经验和良好的外科手术技巧，方能在治疗疾病的同时减少并发症的发生。

（2）解决问题的策略

1）学习曲线的优化：腹腔镜手术虽然有一定的难度，但是这些困难是可以通过训练而被克服。作为一个妇科肿瘤学医师，无论是行开放手术或腹腔镜手术都经历过对某一类手术从不熟练到熟练的过程。即在达到腹腔镜手术的稳定状态前的最初手术阶段，即为腹腔镜医师的学习阶段，学习曲线是以手术例数来衡量的。

腹腔镜子宫颈癌根治术和盆腔淋巴结切除术要求术者不仅有娴熟的腹腔镜操作技术，且需进行的开放性广泛子宫切除术和盆腔淋巴结切除术的专业训练和丰富的开放手术的经验。作为一个准备开展腹腔镜宫颈癌根治术和盆腔淋巴结切除术的医师，之前应该独立开展至少 50 例开腹手术，以熟悉子宫周围及盆腔的解剖结构和手术中相关问题的认识和处理。这样有利于缩短学习曲线时间，提高手术效果。但是，目前尚有部分手术者缺乏其中之一技能，因此可以先进行良性疾病的腹腔镜下子宫切除术，我们的经验显示，100 例腹腔镜下全子宫切除术是必需的。同时，还必须对恶性肿瘤的学习曲线进行量化，我们的经验表明，开展 30 例手术后，手术时间可以较前明显缩短，出血量也明显减少。随着例数的增加，各组淋巴结清扫数以及其总数逐渐增多。我们的经验表明，在开展了腹腔镜子宫颈癌根治术和盆腔淋巴结切除术 50 例后，其技术熟练程度将有一个飞跃。

2）创新技术和理念的应用：采用腹腔镜对妇科恶性肿瘤进行分期或治疗，特别是保留神经的恶性肿瘤根治术中涉及更多的大血管、神经解剖以及输尿管的解剖、游离，手术难度更大，这就要求术者熟知盆底结缔组织中各种管道结构和功能组织的精确解剖位置及相互之间的毗邻关系。但不幸的是这些信息均是传统解剖学研究中未曾涉及的领域。要想达到良好的手术效果，就需要临床医师采用创新技术和创新理念。

日本学者就在这一领域做了初步尝试，在开放的广泛子宫切除手术中，仔细分离膀胱子宫韧带，描述了膀胱子宫韧带中的精细血管网络：在输尿管上完全分离子宫动脉和子宫上静脉，可以清楚地看到真正的膀胱子宫韧带前叶的结缔组织，分离其中血管束，切断，结扎。膀胱子宫韧带后叶是输尿管下方连接膀胱后壁和宫颈侧方与阴道上段的结缔组织，其内有膀胱中静脉、膀胱下静脉，这两条静脉均汇入子宫深静脉。切断这些静脉可以将膀胱和子宫从宫颈侧方和阴道上段完全分开。这些工作通过解剖知识和精细的解剖技术结合创建了一种安全的广泛性子宫切除手术方法，并且减少了术中出血的发生。而且这些解剖知识必将其他相关手术方式的创建奠定理论基础。

我们通过多年的腹腔镜广泛子宫切除术的经验及临床解剖学的研究提出：采用间隙解剖法进行解剖和切割的理念——在妇科肿瘤腹腔镜手术中均应该尽量试图寻找无血管结构的解剖间隙实施手术，除非你已经详细了解要切断血管的确切位置，并能够确实止血。具体手术操作中表现为：在淋巴结清扫的术中应该在血管鞘和血管壁之间；在分离输尿管隧道的手术步骤中此间隙应在宫颈膀胱血管下方，右侧输尿管的9点钟方向和左侧输尿管的3点钟方向（头侧向尾侧看）。在处理输尿管隧道时，术中在完全分离子宫动脉和子宫上静脉与输尿管之后，可以识别一束特殊的血管：宫颈膀胱血管。由膀胱发出，绕过输尿管，走向宫颈。在解剖分离宫颈膀胱血管之后，前叶内剩余的组织都是无血管的结缔组织，可以安全的切割。所以研究者认为熟悉所切割组织间隙内具体解剖结构后可以做到术中不出血。然而传统手术无论用剪刀或Pean血管钳，均要将器械滑入输尿管隧道，将输尿管推向外侧。如果剪刀插入输尿管和宫颈之间的位置合适，则可以在不出血的情况下分离膀胱子宫韧带前叶，但是传统手术往往都是"盲插"，无法辨认血管束，常会损伤输尿管旁及膀胱宫颈韧带内的血管，这种出血往往很难止血，另外，止血的过程中，医师常常怕损伤输尿管，而会使止血不彻底，导致大量出血。

4. 腹腔镜技术在妇科恶性肿瘤诊治应用中的优势

（1）腹腔镜技术本身的优势：腹腔镜手术的优势体现在以下几个方面：①腹腔镜下手术采用超声刀切割组织，因此不会留下结扎组织所需要的组织间距，所以可以彻底切除需要切除的组织，不会因为顾及要结扎组织而留下一定的组织间距，包括主韧带的完整切除术等。②由于腹腔镜具有"内窥"作用，即通过术野切换能使"内在"解剖得到很好展现，另外，光学视管的可移动性和可变带来的灵活视角，能够显示一些以往很难看到的隐蔽区域，同时其本身就是照明充足的光源，可为操作提供适宜的术野亮度。因此，特别是在处理膀胱宫颈韧带和阴道旁间隙和组织时，操作准确性却可以明显提高，这是开腹手术不具备的优势。

（2）机器人辅助腹腔镜手术的优势：针对于传统腹腔镜器械的局限性，机器人辅助的微创手术凭借器械的灵活性、操作更为直观和3D视频、人类工程学和自主性而发展起来。

机器人辅助的腹腔镜手术依靠高分辨率的全景三维图像处理系统和灵活的机械臂，能在狭小空间内清晰而精确地进行组织定位和器械操作，克服了常规腹腔镜器械甚至人体的生理局限，使腹腔镜广泛子宫切除手术操作的精确性大幅度提高，为跨越腹腔镜广泛子宫切除与开腹广泛子宫切除之间的鸿沟，实现腹腔镜下精细解剖性广泛子宫切除开辟了道路。

虽然机器人辅助手术在妇产科的应用处于初级阶段，

但是达芬奇手术系统迅速成为妇科肿瘤治疗的有效工具。在早期可行性研究中机器人辅助外科手术表现出可以减少传统腹腔镜手术并发症的优势，在2005年后，机器人辅助手术就作为一种妇科肿瘤的有效微手术而投入使用。

（3）内脏神经保留的中的优势：盆腔交感神经（下腹下神经）位于骶韧带外侧，在此处作锐性分离以找到并游离出下腹下神经主干，并沿其走行方向分离宫颈旁组织，直达主韧带表面的盆神经丛，以保护该神经。进入盆腔后，在盆神经丛内侧将该神经丛与骶韧带分离，而使继续下行的膀胱丛的纤维得以保留。同时在处理主韧带时，将主韧带分层解剖、切断，可以辨认和完整保留支配膀胱或阴部的神经纤维。由此可见，在手术中对韧带的锐性分离、对上腹下丛、腹下交感神经以及盆腔神经丛的辨认与解剖，由于腹腔镜本身的放大作用，使神经组织更易辨认，这是腹腔镜子宫颈癌手术神经保护的优势所在。

5. 腹腔镜在妇科恶性肿瘤治疗中的应用

（1）腹腔镜在宫颈癌中的应用：因为在过去几年腹腔镜手术的熟练和技能的改善，使得腹腔镜应用于宫颈癌的分期和手术治疗逐渐成熟。

1）子宫颈癌的腹腔镜手术适应证：腹腔镜手术已用于许多不同的早期和晚期的宫颈癌。在早期子宫颈癌（ⅠA2～ⅡA期），腹腔镜手术已被用来单独实施盆腔和主动脉旁淋巴结清扫及完全腹腔镜广泛子宫切除术或经阴道广泛子宫颈切除术，以及广泛子宫颈切除术以保留生育功能。在晚期，对盆腔和主动脉旁淋巴结清扫进行手术预分期已经成为一种指导治疗的常用方法。腹腔镜手术也适用盆腔脏器切除、卵巢移位、腹腔镜引导下间质性辐射物植入，尽管这些数据在临床实践中尚有限，但提示了腹腔镜技术在宫颈癌应用中的前景。

2）子宫颈癌的腹腔镜下手术方式及技术

Ⅰ．早期宫颈癌：对早期宫颈癌的标准治疗，ⅠA2～ⅡA期行广泛性子宫切除术以及盆腔和主动脉旁淋巴结清扫。传统上采用腹部大切口完成广泛子宫切除术。在最近20～30年以来，在早期宫颈癌患者的手术治疗中融入很多微创技术，从完全腹腔镜广泛子宫切除手术到根治性宫颈切除术。

腹腔镜下广泛子宫切除术：1989年6月Nezhat等人完成完全腹腔镜盆腔及腹主动脉旁淋巴结清扫根治术，并于90年代初发表。此后，许多学者报道了他们腹腔镜广泛子宫切除术的详细经验。Zakashansky等发表了一个有关腹腔镜手术和开腹手术之间的列队研究，有60名妇女被纳入研究，共有30例进行了腹腔镜广泛子宫切除术，30例进行开腹手术；腹腔镜组出血少（200ml vs.520ml），更多盆腔淋巴结清除（31 vs.21.8），以及住院时间短（3.8天 vs.5.6天）。术中和术后并发症及复发率两组相似，并没有统计学意义。这些发现说明，腹腔镜手术比传统的开腹术有更好的结果，在不影响肿瘤治疗结果下，术中失血更少，切口更小和住院时间更短。

最近NCCN有关宫颈癌的指南援引我们的结果指出，宫颈癌采用腹腔镜广泛子宫切除和盆腹腔淋巴结切除，手术出血少、手术时间短、并发症低，且手术后复发率低于开腹手术。

目前有一个由 Obermair 等实施的一个多中心、国际化随机研究,比较腹腔镜和机器人和开腹手术。如果进展顺利,这项研究将是第一个双盲随机临床试验,比较腹腔镜手术和机器人辅助腹腔镜手术及开腹手术。

腹腔镜下广泛子宫颈切除术:腹腔镜技术的进步使一些在过去必须进行广泛子宫切除术的早期宫颈癌妇女获得了新的选择。腹腔镜广泛子宫颈切除术的标准包括:①育龄期想保持生育能力;②合理的受孕能力;③FIGO 分期 ⅠA2～ⅠB1,病变<2cm;④阴道镜检查宫颈管内受累有限;⑤无淋巴结转移;⑥无淋巴及血管间隙侵犯;⑦充分认识和理解手术。

一般采用腹腔镜联合阴式手术的方法。首先,腹腔镜下清扫盆腔及腹主动脉旁淋巴结,送冷冻切片病理分析。如果淋巴结为阴性进行宫颈切除术。然后转移到阴道手术,从阴道路径完成余下的手术操作。已出版的多个病例报道了关于腹腔镜淋巴结切除术加广泛阴式切除术,以及最近的完全腹腔镜淋巴结切除和根治性子宫颈切除术。Milliken 和 Shepherd 最近综述报道了 709 例患者 1994～2008 年进行了经阴道广泛子宫切除术。29 例患者复发(4%)和 16 例(2%)复发死亡。在过去几年中,有完全腹腔镜辅助宫颈切除或机器人辅助宫颈切除的病例报道,但它尚不能作为常规的手术操作。

腹腔镜淋巴结清扫:在子宫颈癌,其中最重要的预后因素之一是淋巴结状态。大约 7%～15% 早期浸润性宫颈癌的患者被发现有淋巴结扩散。切除盆腔和主动脉旁淋巴结是分期程序的重要组成部分,切除了大块的淋巴结,也被证明有相应疗效。淋巴结清扫可以通过经腹膜或腹膜后的途径完成。许多外科医师已经完成了腹腔镜淋巴结切除并且其有可以接受的并发症发生率。

目前淋巴结清扫在子宫颈癌患者作为辅助手术分期,在多个报道中已被证明是安全和准确的步骤。最近由 Tillmanns 和 Lowe 等研究总结的 299 例文献报道中进行腹腔镜腹膜后淋巴结清除,结果发现该手术操作在主动脉旁淋巴结中发现 13% 的隐匿性转移。他们在门诊手术中完成了该手术操作,失血量的中位数为 25ml,平均手术时间为108 分钟。

对于晚期宫颈癌患者是否是应该行腹腔镜淋巴结切除以确定其准确的分期,目前仍存在争议,但应考虑到其低并发症率、快速恢复、并可能获得潜在的实用信息。许多报道显示妇科肿瘤腹腔镜下盆腔及主动脉旁淋巴结切除的安全性,可行性,与剖腹手术相比有可接受的并发症。

腹腔镜前哨淋巴结采样:前哨淋巴结取样是确定和评价癌细胞最可能转移的第一个淋巴结,并根据其状态给患者进一步治疗,可以避免彻底清扫可能出现的并发症。目前,有 2 种正在施行的方法。首先是用对异硫蓝染料来确认淋巴管的引流淋巴结。二是使用放射性示踪剂和手持探测器来确定前哨淋巴结。目前,联合使用两种方法是最好的方式。这种技术最大系列病例是 Plante 等报道的 70 例接受手术的早期宫颈癌。在 42% 的病例中,使用术前淋巴显像和宫颈内注射蓝色染料。其余使用宫颈内注射蓝色染料。总体而言,前哨淋巴结检出率为 87%,79% 是单独蓝色染料和 93% 蓝色染料加淋巴显像。前哨淋巴结检出中 56% 有肉眼可见的淋巴结肿大。

妇科肿瘤学组(SGOG)协议涉及 206 例前哨淋巴结标记和活检,调查预测有宫颈癌淋巴结转移的患者采用腹腔镜或开腹手术的前哨淋巴结的敏感性。这项研究目前正在进行中。

Ⅱ. 晚期宫颈癌:晚期宫颈癌的标准治疗方案包括放疗和化疗,有时在ⅣA 期进行脏器切除术,该种广泛手术具有高并发症率和死亡率。在这种情况下,腹腔镜手术已用于预手术分期处理来优化治疗方法。

对盆腔及腹主动脉旁淋巴结清扫的预手术分期处理:宫颈癌通常是临床分期。不过,临床检查及影像学研究有很高假阴性率,特别是对淋巴结转移状况的评估,手术分期不仅有助于更精确地对腹膜内和腹膜后淋巴结的评估,将还允许去除大块的盆腔和(或)主动脉旁淋巴结,可以改善生存状况。

腹腔镜卵巢移位:对于年轻患者在开始进行放射治疗前行卵巢移位可以使卵巢功能得以保护,以尽量减少放射治疗的副作用。Pahisa 等人报道了最大的一组系列病例,28 例为 45 岁或更年轻的ⅠB1 期宫颈癌患者,没有有关操作的术中或术后并发症和卵巢转移的病案。12 例接受辅助盆腔放疗。平均随访时间为 44 个月。接受放疗者 64% 卵巢功能得以保存,没有接受放疗的为 93%。两名患者良性卵巢囊肿需要手术,但该手术没有其他的长期负面影响。腹腔镜手术已被证明能缩短恢复时间,减少住院时间,所有这些有利于患者接受额外的治疗。

腹腔镜盆腔脏器切除术:盆腔脏器切除术是一类激进的手术操作,主要是在中央性复发、或很少部分的晚期宫颈癌患者中进行,手术治疗的目的是清除任何残留的癌组织。大约 50% 盆腔脏器切除术的患者在接受剖腹探查时发现腹腔或腹膜后转移,并没有其他的选择或不得不被放弃。在开始激进的手术前,腹腔镜手术是一个有用的工具,可以用于检查腹腔及腹膜后,以确保没有腹腔的远处转移。有一系列文献报道在脏器切除术之前需进行腹腔镜检查。

腹腔镜引导下放射性粒子(间质)植入:在特定的患者,尤其是晚期的患者,近距离放射治疗提供了一种替代的腔内治疗。传统上,间质针是在直视下进行盆腔内安置。这种治疗相关并发症发生率高(5%～48%)。腹腔镜可检查和引导针的置入,从而减少有关并发症的发生率。

(2)腹腔镜在子宫内膜癌的应用:子宫内膜癌是发达国家最常见的妇科恶性肿瘤,估计在 2008 年美国就有40 100确诊的病例,我国近年来发生率呈明显增长的趋势。幸运的是,这些病例多数诊断为早期阶段,可以成功治疗,并采用手术治疗而获得治愈。传统上,子宫内膜癌的手术途径是完全经腹子宫切除术—双侧输卵管卵巢切除术—细胞学冲洗—选择性盆腔及腹主动脉旁淋巴结清扫。虽然这种类型的手术并发症发生率不是特别高,但诊断为子宫内膜癌的妇女,也有相当多的合并症如糖尿病,高血压和肥胖等。这些情况增加了手术的风险和具有更高的围术期病率和死亡率。因此,利用微创外科技术来治疗这类患者,并取得最优化的肿瘤学和手术结果是一种有吸引力的选择。腹腔镜手术用于子宫内膜癌有三种情况：①在早期的病例行子宫切除术、双侧输卵管卵巢切除术、淋巴结切除和腹腔冲洗；②已经进行了初期的子宫切除术，而没有进行分期；③评价和管理复发病例。

　　1）腹腔镜手术病理分期：Childers 等率先报道了 59 例 I 期患者进行腹腔镜淋巴结切除和与腹腔镜辅助阴式子宫切除术的结果。并发症发生率为 5%，其中包括切断输尿管、膀胱损伤，在 1 例先天性膈肌缺损的女性发生了气胸。在第一个系列病例报道后，在随后的许多文献中有研究报道腹腔镜手术分期和治疗子宫内膜癌的可行性和安全性。

　　前瞻性比较子宫内膜癌的开腹和腹腔镜手术治疗的随机试验不多，尤其是关于生存结果。Tozzi 等首次报道了 122 名子宫内膜癌患者的前瞻性随机对照临床试验的生存结果，随机将 63 名患者分至腹腔镜组及 59 名患者分至开腹手术组。评估治疗有关的病率，结果显示腹腔镜组较开腹手术组术中并发症如出血量（241.3ml vs. 586.1ml，P = 0.02)，需要输血者（3 vs. 12，P = 0.037）显著减少。同时腹腔镜组较开腹手术组肠道功能恢复的平均时间减少（2 天 vs. 2.3 天，P = 0.02），平均住院时间（7.8 天 vs. 11.4 天，P = 0.001）亦减少。远期的（>7 天）术后并发症，包括伤口感染、裂开、疝气形成，开腹组明显高于腹腔镜手术组（12% vs. 34%，P = 0.02）。中转开腹手术发生率为 1.4%。最重要的是，存活率分析显示随访无病生存率的中位数为 44 个月，在两组之间无显著差异。

　　Nezhat 等最近的另一项研究，比较了子宫内膜癌患者行腹腔镜下全子宫切除术与腹式子宫切除术的结果，分别对临床分期 I 期和 II 期的 127 例子宫内膜癌患者中的 67 例进行了腹腔镜淋巴结切除。腹腔镜组较开腹手术组有术中出血少、术后肠功能恢复时间短和住院期间更短的优势。在盆腔和主动脉旁淋巴结平均清除数两组没有显著性差异。平均随访时间的中位数腹腔镜组 36.3 个月和开腹组 29.6 个月。两组之间的并发症发生率具有可比性。2 年和 5 年的估计复发率和无瘤生存率在腹腔镜手术组和开腹手术组分别为（93% vs. 91.7% 和 88.5% vs. 85%）；总的 2 年和 5 年生存率（100% vs. 99.2% 和 100% vs. 97%）相似。总体而言，在早期子宫内膜患者中，腹腔镜手术有术后恢复时间少、感染率低、且类似开腹手术的生存率。

　　妇科肿瘤协会（SGO）已完成第三阶段的大型随机对照研究中，比较了临床分期 I 或 II 期子宫内膜癌或肉瘤的患者的腹腔镜手术和开腹手术的结果。随机分为开腹手术 920 例和腹腔镜手术 1696 例。腹腔镜手术的中转开腹率为 2.4%，而这些病例多数是由于存在恶劣的风险。腹腔镜与开腹手术患者术中并发症率相似（9.5% vs. 7.6%，P = 0.11），术后的不良反应减少（27.5% vs. 36.9%，P < 0.001），住院时间缩短（中位数为 3 天 vs. 4 天，P<0.001)。而肿瘤学数据分析的结果尚未公布。

　　2）机器人辅助子宫内膜癌手术分期：多项较小前瞻性随机试验研究证实，在相似的生存率情况下，腹腔镜手术较开腹手术有更多的优势。但是有一些因素限制了它在妇科肿瘤方面的广泛应用。其中包括长期生存率，相关的外

科培训和先进的腹腔镜手术经验，以及对熟练操作助手的严重依赖。某些患者相关的因素也可能阻碍腹腔镜手术成功进行，包括肥胖、粘连、子宫大小和患者无法忍受膀胱截石位。

　　Boggess 等人的一个进行全面的子宫内膜癌手术分期的 322 名妇女回顾性队列研究，比较了 3 种不同的手术方法的结果。包括接受开腹手术（经腹子宫切除术）、腹腔镜（传统腹腔镜子宫切除术），或者机器人辅助腹腔镜（机器人辅助子宫切除术）。该机器人队列比其他 2 组有较高的淋巴结清除率，减少失血量，并缩短住院时间。该机器人辅助腹腔镜子宫切除术和传统的手术相比中转开腹率相似（分别为 2.9% 和 4.9%），术后并发症少。

　　由 Simon 等人进行了前瞻性队列研究，包括 181 例临床 I 期或隐匿性 II 期子宫内膜癌患者，比较机器人和腹腔镜子宫切除术及淋巴结切除术。机器人队列比腹腔镜队列出血量减少（100ml vs. 250ml，P < 0.001），输血率（3% vs. 18%，P = 0.002）和中位数住院时间（1 天 vs. 2 天，P < 0.001）。虽然在机器人手术组的患者有较高的平均体质指数（34 vs. 29，P<0.001)，该手术转为开腹手术率较低（12% vs. 26%，P = 0.017），大部分原因是暴露很差。尽管机器人组的准备时间较长，整体住院及手术时间明显减少。值得注意的是，因外科医师先前的经验，在这些研究中存在明显的偏见。在一些调查中，手术者由最初的人执行的常规腹腔镜技术到现在已经学会了机器人辅助技术。随后，他们的结果可能有一定误导，相比最开始即熟悉机器人辅助腹腔镜技术、而先前没有掌握传统的腹腔镜技术医师而言，也许机器人手术具有明显优势。

　　3）腹腔镜全面分期：患者进行了全子宫切除术，发现有子宫内膜癌后，需要有一个全面的分期手术。腹腔镜进行评估是完成手术分期的有效手段。Childers 等报道 13 例患者在不全面分期的子宫内膜癌行腹腔镜再分期，所有患者进行了整个腹腔检查，盆腔冲洗，和（或）盆腔或主动脉旁淋巴结清除术，其中 2 例进行卵巢摘除。从最初手术到腹腔镜分期平均间隔为 47 天。术中没有任何并发症。估计失血量小于 50ml，平均住院 1.5 天。淋巴结清除平均数为 17.5。发现 3 例子宫外疾病，腹腔冲洗 1 例阳性患者为腺癌和 2 例盆腔淋巴结阳性的微浸润。

　　在妇科肿瘤协会 9402 协议研究中，明确了 58 例腹腔镜在不完全分期的子宫、卵巢、输卵管癌的可行性。这些患者均进行了腹腔镜双侧主动脉旁淋巴结清扫。根据初次手术切除的程度，开腹手术用于可切除的情况。最初有 95 例符合条件的患者，其中 9 例（10%）女性不完全分期，17 例（20%）进行了剖腹手术。住院明显缩短（3 天 vs. 6 天，P = 0.4)。腹腔镜组有 6% 的人发生肠道并发症，11% 被发现比最初的预期更晚。这些研究得出结论，在最初手术后需要再分期患者中，腹腔镜手术是一种安全，有效的手术方式，但手术可能会因粘连导致开腹或发现超过预期更晚期的疾病。

　　（3）腹腔镜在卵巢、输卵管及原发性腹膜癌的应用：目前，在美国妇女一生中发生卵巢癌的风险大约 1/70，65% 以上诊断为晚期。输卵管癌是罕见的，每年诊断的妇

女癌症中小于 0.2%。原发性腹膜癌也是相当罕见,报告的发生率为 0.03/10 万人。由于这两种癌症罕见,目前,研究描述这些恶性肿瘤很有限。但是,它们已被证明与卵巢癌有着相似的生物学行为,并以同样的手术和化疗的方法治疗。因此,腹腔镜手术在这些癌症的应用与卵巢癌相似。

1) 低度恶性或卵巢交界性肿瘤:卵巢交界性肿瘤占卵巢癌 10% ~ 20%,通常有很好的预后。交界性肿瘤主要在生育年龄的女性发病,保留生育,选择范围从囊肿切除到单侧附件切除。腹腔镜随着内镜技术和手段的进步在卵巢交界性肿瘤分期中的应用已越来越普遍。在 Reich 和 Nezhat 等报道第一例腹腔镜手术治疗卵巢交界性肿瘤以来,有多个病例研究,进一步评估了卵巢交界性肿瘤的腹腔镜手术治疗的临床结果和可行性。迄今该系列最大的病例是由 Fauvet 等报道,其中 107 例卵巢交界性肿瘤接受了腹腔镜手术治疗。平均随访 27.5 个月,100% 存活,只有 4 例患者复发。因此,迄今为止,关于卵巢交界性肿瘤的研究表明,卵巢交界性肿瘤的腹腔镜治疗是一种可行和安全有效的方法。

2) 早期浸润性卵巢癌:早期浸润性卵巢癌需要行全面手术分期,以获得重要的预后信息,避免分期不足,指导术后管理。传统方式是开腹子宫切除术,双侧输卵管卵巢切除术,大网膜切除术,阑尾切除术,腹膜活检,盆腔和主动脉旁淋巴结清扫术,腹腔冲洗。如果在诊断的初期没有进行全面的分期,通常建议这些患者可通过腹腔镜或开腹完成再分期手术。

Nezhat 等报道了最长随访时间的 36 例系列病例浸润性卵巢癌腹腔镜手术分期/再分期结果。平均持续时间随访为 55.9 个月,有 100% 的总生存率。重要的是,这项研究有最大的初次分期手术。Chi 等在早期卵巢癌进行病例对照研究,20 例患者的腹腔镜手术分期,30 例经开腹手术分期。获得的大网膜标本大小和淋巴结数目没有差异。腹腔镜手术组失血和住院时间较少,但手术时间长。腹腔镜组没有转为开腹手术或其他手术并发症。得出的结论是腹腔镜手术在早期卵巢癌分期是安全、有效的。

由于早期卵巢癌诊断和术前诊断很罕见,随机对照试验并没有可行性。替代评价的准确性可以推断比较腹腔镜与开腹病例分期升高率。腹腔镜手术的全面分期术在不完全分期的卵巢、输卵管、子宫内膜、原发性腹膜癌患者中的可行性由妇科肿瘤学组的两项协议研究证实。比较腹腔镜和剖腹手术患者的术后管理,腹腔镜组表现出明显出血少,住院时间少和 Quetlet 指数也比较合理。

3) 晚期侵袭性卵巢癌:由于腹腔镜在妇科肿瘤使用的增加,晚期卵巢癌的适应证文献报道包括三个方面:手术切除可治愈性的分拣工具、二探评价和初次或再次减瘤术。

可治愈性的分选:目前的文献表明,新辅助化疗加中间性肿瘤细胞减灭术与初次缩瘤术加术后辅助化疗的存活率没有显著区别。这种方法的挑战包括现有工具的限制,如 CA125 和 CT 扫描预测的可信性。腹腔镜手术已被证明比其他工具有较高的灵敏度。Vergote 等报道了 285 例开放性腹腔镜检查以确定患者是否能得到最佳缩瘤术。他们发现了可治愈性 96% 的准确度。Fagotti 等描述的 64 例腹腔镜手术后立即进行剖腹探查术中比较,他们发现,腹腔镜检查后认为剖腹术可以行减瘤手术的人选中,没有患者不能行缩瘤术,阴性预测值 100%。事实上,腹腔镜检查分类评估后 87% 患者进行最佳缩瘤术。

腹腔镜二探术:二次探查过程是在初次全面分期和一线化疗后没有疾病临床证据的患者完成包括一个腹部、盆腔系统病理评估。虽然对卵巢癌二次探查在临床上有争议,这个过程可以提供重要的信息和患者的预后,是评估辅助化疗方案疗效最准确的方法。

Littell 等指导进行的一项研究比较腹腔镜与开腹二次探查手术的评价。这项研究包括 70 例腹腔镜二次探查后立即剖腹手术的计划,如果腹腔镜探查的印象是阴性的,研究人员发现腹腔镜二次探查细胞学阴性进行手术探查证实有 91.5% 的阴性预测。剖腹探查有较高的并发症发生率,包括小肠损伤、肠梗阻、发热、心肌缺血、伤口蜂窝织炎和肺炎等。腹腔镜组唯一的 3 例并发症是术前阴道准备时阴道残端裂开,无其他术中或术后并发症。因此,虽然剖腹手术可以提供少量增加的敏感性和阴性预测值,这项研究得出结论认为,不值得为此增加并发症发生率。

原发性晚期或复发性卵巢癌的肿瘤细胞减灭手术:迄今为止,已经发表了描述晚期卵巢癌腹腔镜减瘤的有限研究。Amara 等首次报道一个小系列病例,其中包括一系列晚期或复发性卵巢癌腹腔镜下处理。在该系列研究病例中,3 例接受初次全面分期或肿瘤细胞减灭术,分期为 I A,II A 以及 I C 恶性肿瘤。4 例中间性肿瘤细胞减灭术后进行腹腔镜二探手术。所有患者中,术后除 1 例因存在复发性疾病外,均减少了进一步的干预。Nezhat 等报道了其腹腔镜初次和再次晚期卵巢癌肿瘤细胞减灭术的经验。这项研究对 32 例经评估后分为 2 组:第 1 组 13 例接受初次腹腔镜肿瘤细胞减灭术,第 2 组的 19 例手术接受第二/第三次腹腔镜肿瘤细胞减灭术。1 组与第 2 组相比,手术时间、平均失血量分别 277 分钟、240ml 和 191 分钟、126ml。无一例患者需要输血或以后发生穿刺孔转移。第 1 组平均随访 13.7 个月,2 例死亡,有 2 例带病存活,9 例无疾病生存。第 2 组,随访 26.9 个月,6 例死亡,3 例带病存活,10 例无病生存。上述结果令人鼓舞,腹腔镜手术在晚期卵巢癌的作用将继续扩大,需要更进一步的研究来充分认识这项技术在晚期卵巢癌分期和肿瘤细胞减灭术中的作用。

腹腔镜初次或再次肿瘤细胞减灭术中引进了手辅助腹腔镜手术(HALS)。这种技术允许在传统腹腔镜基础上手进入腹腔内以保留外科医师的触觉。最初报道的手辅助腹腔镜手术在晚期卵巢癌使用是一个孤立的卵巢癌脾转移患者。手辅助腹腔镜手术与类似的开放手术相比有较短的手术时间,同时腹腔镜治疗的患者保持较低的失血量和住院时间短。

4) 腹腔镜在卵巢癌治疗上的缺陷与争论:限制腹腔镜在卵巢癌治疗上广泛使用存在几个主要问题:潜在的分期不足、囊肿破裂的发生率较高、二氧化碳气腹导致肿瘤细胞腹腔播散和穿刺孔的转移。

分期的不足:分期不足的情况可能会出现在怀疑为恶性肿瘤可能性低而术中没有实行或不正确的冷冻切片评

估，或在妇科肿瘤处理能力有限的机构。但是，在冷冻切片证实肿瘤的情况下，经有经验的妇科肿瘤专家之手可能完成腹腔镜全面分期。

肿瘤破裂：腹腔镜和开腹手术途径肿瘤破裂对肿瘤结局的负面影响是相互矛盾的。目前，Vergote 等报道了规模最大的超过 1500 例的回顾性、多中心研究，以探讨囊肿破裂对肿瘤结局的影响。结果发现，囊肿或大块肿瘤破裂是一个预测无瘤生存的独立因素。不过，该研究因为大多数患者分期不全面而有一定限制，可能影响无病生存率。相反，Sjo 等回顾性分析 394 例患者肿瘤破裂对结局的影响，结果发现在生存率上无差异。另外一个混淆变量是医源性控制术中囊肿减压的使用。囊肿减压是在腹腔镜手术时将囊肿置于标本袋中，控制排水以防止囊液溢出。重要的是，研究比较肿瘤破裂率没有考虑那些受控制下破裂的发生。不管这些研究的有限性如何，我们应该保持肿瘤学的原则，避免大规模卵巢癌细胞的溢出。

穿刺孔的转移：大部分文献病例报道的穿刺孔转移都是交界性或早期侵入性肿瘤。目前关于穿刺孔转移的原因不确定。有几种假说，包括肿瘤细胞受器械的俘获而直接传播、从手术器械在套管处的直接传播以及"烟囱效应"，这提示肿瘤细胞沿着泄漏气体的套管鞘扩散。

在卵巢交界性肿瘤的情况下，只有少数情况出现穿刺孔转移的报道。有一组研究报道，9 例交界性肿瘤行腹腔镜手术切除后，通过 6～72 个月的随访，9 例均无瘤生存，获得了 100% 的整体生存率；而侵入性卵巢癌的穿刺孔转移，病例报道最多达 16%。在一项研究中，穿刺孔转移率最高（5%）的患者是复发性卵巢患者或腹膜恶性肿瘤存在腹腔积液的患者。而总的预后并不受转移灶的影响，因为他们往往对化疗反应敏感而不再复发。事实上，一项研究报道中有穿刺孔转移相比无穿刺孔转移患者，其生存率没有差异。但是，最大限度地减少穿刺孔转移的可能性技术包括完整的取出标本及分层关闭穿刺孔，以及穿刺孔的有效冲洗等。

（4）腹腔镜在其他少见妇科肿瘤中的应用

1）阴道癌的腹腔镜广泛阴道旁组织切除术：原发于阴道的恶性肿瘤非常少见，多数文献报道约占女性生殖系统恶性肿瘤的 1%～2%，约 95% 的原发性阴道恶性肿瘤为鳞癌。国外文献报道原发阴道癌多发于老年。

阴道恶性肿瘤不像其他妇科恶性肿瘤有常规的治疗模式，由于阴道位于膀胱和直肠中间，阴道膀胱间隙及阴道直肠间隔不过 5mm，它的壁很薄，很容易转移至邻近的淋巴和支持组织，使外科手术及放疗均困难。使阴道癌成为难以治愈的恶性肿瘤之一。

对于早期的病例，主张手术治疗：Ⅰ期病变累及阴道上段后壁，如果患者以前没有切除子宫，可考虑行广泛子宫和阴道上段切除术，切缘至少距离病变 1cm，并行盆腔淋巴结清扫术。若子宫已切除，可行阴道上段广泛切除术和盆腔淋巴结清扫术。病变位于阴道下 1/3，可考虑加外阴切除及双侧腹股沟淋巴结清扫术。

迄今，有文献报道了腹腔镜下行广泛阴道旁组织切除术加盆腔淋巴结切除术，以及用乙状结肠代阴道的术式。

取得了满意的临床效果。其手术时间、出血量和术后住院时间，均较开放手术缩短。特别是对于全阴道切除的患者，腹腔镜下手术有更大的优势。

2）外阴癌的腹腔镜腹股沟淋巴结切除术：外阴原发性恶性肿瘤占妇女全身肿瘤的 1%～2%，女性生殖器肿瘤的 4% 左右。外阴恶性肿瘤中以鳞状上皮癌最多见，约占外阴恶性肿瘤的 95%。手术是外阴癌的首选治疗方法，外阴癌较少侵犯深部组织，即使肿瘤较大，仍给治疗性或姑息性手术切除提供了可能性。由于外阴癌的生长特点为局部浸润较广泛而且可多点发生，淋巴结转移的倾向较大，因此，外阴癌的常规性手术应包括外阴切除及双侧腹股沟淋巴结清除术。

广泛外阴切除加腹股沟淋巴结切除是治疗浸润性外阴癌的标准术式，常规手术切除腹股沟区淋巴结时由于皮肤切口大，皮下组织切除彻底，手术后皮肤血供受影响，腹股沟区切口愈合不良是外阴癌手术后最常见的并发症，在临床上处理也较棘手，往往需要换药数月，甚至需要植皮。腹腔镜下切除腹股沟浅淋巴结，尽管皮下组织切除很彻底，影响了皮肤的血供，但由于皮肤无伤口，发生皮肤缺血坏死的可能性很小，因此术后一般不会出现皮肤愈合不良，可明显促进术后患者的恢复，减轻医护人员的负担。但腹腔镜下切除腹股沟浅淋巴结难度较大，主要是手术视野的暴露。

手术前应严格选择病例，对于腹股沟区淋巴结明显增大、质硬、不活动的患者除非腹腔镜技术非常熟练，否则应选择常规手术。

6. 未来妇科肿瘤腔镜外科的发展方向　妇科肿瘤腹腔镜手术技术是从经典的腹腔镜外科发展而来，但目前妇科肿瘤腹腔镜手术尚不能替代大多数常规妇科肿瘤手术。开展妇科肿瘤腹腔镜手术需要一定的条件。除了必要的手术器具以外，开展妇科肿瘤腹腔镜手术者应有熟练的妇科肿瘤外科手术基础，具备常规手术和腹腔镜手术两种手术技巧；同时具备处理各种疑难、复杂和意外情况的经验和能力；开展妇科肿瘤腹腔镜手术的单位，应具有一定的科研能力和保障条件，对将准备开展手术的风险进行充分论证，并经过预实验。

随着相关技术的成熟和发展，妇科肿瘤腹腔镜手术技术的成熟可能标志着妇科肿瘤外科手术治疗一个新的时代的开始。

（梁志清）

（二）免气腹腹腔镜手术

1. 免气腹腹腔镜手术技术　气腹法腹腔镜手术需要借助人工气腹为腹腔内的手术操作提供合适的空间，而免气腹腹腔镜——腹壁悬吊式腹腔镜技术的问世为提供了一个无须持续维持气体的腹腔内工作空间。因此，免气腹腹腔镜技术与气腹法腹腔镜技术的根本区别在于其腹腔内操作空间非人工注气形成，故能避免气腹引起的并发症；又因为腹腔内无气腹产生的压力，麻醉时循环系统和呼吸系统也基本不受影响，因而增加了手术的安全性。另外，放置于腹壁的套管不需阀门防止气体泄漏，故在手术中更换手术器械时无须开启阀门，操作更为简便、实用。免气腹腹腔镜的优点除了无须人工气腹，避免了气腹的并发症外还有：①避免了气腹法盲目腹腔内穿刺的潜在危险性。②能使用传统剖腹手术的器械进行操作,使手术操作容易、简便。如可使用剖腹手术器械进行缝合,用传统的打结方法在腹腔内、外打结等。③手术器械可自由出入,不用担心漏气,保证手术野的稳定。④能够快速地进行腹腔内吸引,保证良好的手术视野。⑤可以不用或较少使用一次性手术器械,故费用降低。

腹腔镜手术属微创手术,微创手术的宗旨是在对患者损伤尽量小的情况下完成手术,包括手术创伤小、出血少及受术者术后恢复迅速等。众所周知相对于剖腹手术,腹腔镜手术有创伤微小的优势,但在手术时间方面并不占优势,另外还存在手术器械和手术费用的问题。而免气腹腹腔镜技术在微创的基础上,在手术时间、器械应用和费用方面接近剖腹手术。

1991年1月日本自治医科大学的永井秀雄医师收治了一个肥胖且合并糖尿病的患胆结石患者,他在为患者进行腹腔镜手术时为减轻腹腔内的压力将腹壁进行悬吊。手术顺利完成,在排出腹腔内 CO_2 后再用腹腔镜观察腹腔时,永井秀雄惊喜地发现腹腔内视野与 CO_2 排出前并无多少差别,因此永井秀雄开始设想能否不用气腹只用腹壁悬吊进行腹腔镜手术。

同年法国的 Mouret 也用腹壁全层悬吊式腹腔镜行首例胆囊切除术,并使用了其专用的"悬吊式"器械。美国的 Gazayerli 也报道了使用 T 形悬吊器进行悬吊式腹腔镜手术。

1991年3月日本永井秀雄在日本第一届内视镜外科手术研讨会上首次介绍了腹壁悬吊式免气腹腹腔镜下胆囊切除术。

1993年日本东京医科大学井坂惠一将免气腹悬吊式腹腔镜技术应用于妇科手术,并进一步改良为单钢针皮下悬吊式腹腔镜技术。1994年在日本妇科内视镜学会上首次报道了腹壁单点悬吊式腹腔镜妇科手术技术。

(1)免气腹腹腔镜手术器械:免气腹腹腔镜手术悬吊腹壁的方法有腹壁全层悬吊及腹壁皮下悬吊两种,后者更为简单实用,但在有些特别肥胖的患者或腹壁特别松弛的患者仍需要进行腹壁全层悬吊,或腹壁全层悬吊加皮下悬吊。腹壁悬吊的器械如下。

1)悬吊棒:是一有关节能够折叠的不锈钢支架棒,打开呈倒 L 型。使用时展开,固定在患者左侧腰部侧方手术

台的固定器件上。水平横杆上有多个挂钩,用于腹壁悬吊钢针抓手链的固定。一般情况下悬吊棒固定后,使水平部分离开腹壁约30~40cm。

2)悬吊附属器械

I.腹壁皮下悬吊器械:包括钢针抓手,皮下穿钢针和卷链器。钢针抓手(图6-8-12)是带有不锈钢链的抓手,有大、中、小及特大号4种,可根据患者下腹部脐耻之间的距离来选择,一般多用中、小号。皮下穿钢针,为直径1~2mm钢针,用于脐腹白线处皮下穿刺。为了避免钢针影响术者的操作及损伤术者的手指,穿刺成功并在抓手上固定后,在钢针两端套上细导尿管,每端留3cm,将多余的部分剪除后向上弯折。卷链器,是固定在悬吊棒的水平杆上用于拉紧钢针抓手上吊链的装置,用于调节腹壁悬吊的高度。术中适当的调节能保证良好的手术视野。

II.腹壁全层悬吊器械:包括:Mizuho 悬吊器、Laparo-lift™ 悬吊器和日大式悬吊器等,皮下悬吊法的器械也可用于腹壁全层悬吊。不管哪种悬吊器,都由腹腔内悬吊部件和腹腔外悬吊部件组成。

3)塑料套管及操作孔保护套:建立在脐下的腹腔镜孔不用穿刺针,该孔是一个很小的腹壁切口,将塑料套管套在悬吊式腹腔镜专用的圆头穿刺棒上(图6-8-13),一起经脐部切口旋入腹腔内,然后取出圆头穿刺棒将塑料套管留在切口内固定即可。塑料套管为桶状,内无阀瓣,外有较粗的螺纹,便于穿刺后旋入腹壁并留置在腹壁孔内用作手术操作通道。塑料套管有11mm和12mm两种。

操作孔可以是一个腹壁小切口,操作孔保护套可以保护操作孔(图6-8-14),并使操作孔易于手术器械进出腹腔。

4)悬吊式腹腔镜专用手术器械:气腹法腹腔镜的手术器械在悬吊式腹腔镜手术中均能使用。但是有如下缺点:①气腹法用的器械因进出腹腔时要求适应套管,头部偏直的较多,即使有弯头曲度也较小。②钳夹力弱。③手术器械长,操作时幅度大,上肢、手指都容易疲劳等。近似开腹手术器械的悬吊式腹腔镜手术器械与之相比则截然不同。

I.多功能电凝钳:电凝钳的支点到顶端长度为8~10cm,是具有电凝止血作用的多功能血管钳。其表面置绝缘套,安全可靠、操作简便。根据头部的长短及弧度分大、中、小3种型号,形状类似于开腹手术器械,对习惯于开

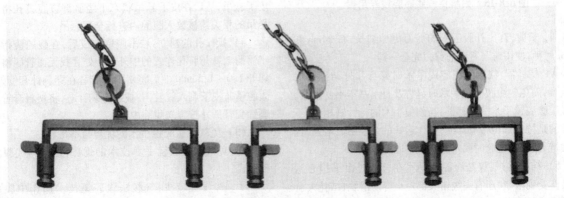

图 6-8-12 钢针抓手(自左至右为大、中、小号)

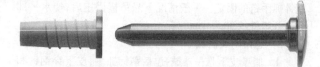

图 6-8-13　免气腹腹腔镜专用的圆头穿刺棒上(右)及塑料套管套(左)

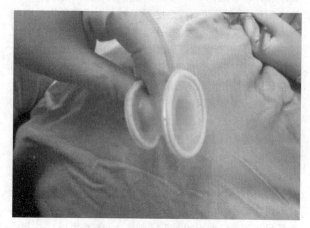

图 6-8-14　操作孔保护套

腹手术操作的医师十分容易掌握其使用方法。

Ⅱ. 妇科悬吊式腹腔镜专用钳(图 6-8-15):细头钳:适合盆腔深部操作,长 27cm。直角钳:用于角度难钳夹的部位,长 27cm。强力钳:适用于致密组织的钳夹,长 27cm。

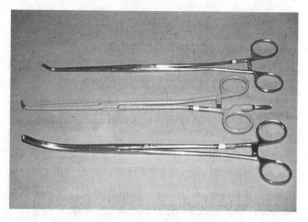

图 6-8-15　妇科免气腹腹腔镜专用钳

Ⅲ. 长剪刀:比开腹手术的剪刀更加细长,有 24cm 和 26cm 两种,使用时与普通的剪刀完全一样。

Ⅳ. 持针器:气腹法腹腔镜手术时缝合和打结操作比较困难,而免气腹腹腔镜手术时缝合及打结基本不受限制。免气腹腹腔镜手术的持针器,与剖腹手术的持针器相似,不一样的是持针部位带有弯度,操作运针的余地明显增大,且钳夹持力强,在缝合时固定缝针较牢固。

5) 结扎器:气腹法腹腔镜手术在打结时由于担心漏气操作受到限制,还有夹线钳头部短小容易滑脱,结扎大血管时也比较困难,尤其对操作不太熟练的手术医师更是如

此。悬吊式腹腔镜手术中使用的结扎器由送线器、取线器、推结器三部分组成。能使用一般的手术线打结,而且可靠、简便、经济。

对于脆弱的血管用该结扎器送线、取线及打结时不易撕裂。推结器有夹线槽,有弹性,打结方便,能防止滑结。图 6-8-16(①~⑤)是打结的操作过程。熟练时与开腹手术时用手直接打结一样容易。

6) 吸引管电刀:免气腹腹腔镜也可使用普通的电刀,能止血也能剥离切断组织,非常方便,但是手术过程中产生的烟雾影响视野。吸引管电刀是带有吸引管的电刀,在电凝、电切的同时吸引腹腔内的烟雾,能保证良好的手术视野。

7) 电凝吸引器:普通吸引器的吸引管装有外套能避免吸入附近的脏器,并能保持通畅地吸引。电凝吸引器由内管和外套管两部分组成,内管通过调节可伸出外套,能边电凝止血边吸引。

8) 腹腔冲洗漏斗:气腹法腹腔镜的腹腔冲洗用细管注水,像加压输液一样冲洗较慢。彻底干净的冲洗腹腔要花很长时间,很不方便。悬吊式腹腔镜所用漏斗的注水管直径 11mm,向腹腔内注 500ml 生理盐水只需要 10 秒钟左右,所以能够迅速、彻底、干净地冲洗腹腔。

(2) 免气腹腹腔镜手术空间的建立:包括:腹腔镜孔的建立、腹壁的悬吊及腹壁操作孔的建立。

1) 腹腔镜孔的建立:切口部位的选择:腹腔镜孔选择在脐下缘脐轮边缘,按脐轮的弧度左右方向横行切开皮肤,切口长约 1.5~2.0cm。皮肤切口与气腹法腹腔镜的切口稍有不同,切口几乎在脐孔外。

钝性分离皮下脂肪暴露出筋膜,切开筋膜和腹膜,放置腹腔镜孔塑料套管。

2) 腹壁皮下单点悬吊术:①悬吊钢丝的刺入及固定:不锈钢穿刺针直径为 1.2mm,钢丝刺入皮下的长短要根据患者脐耻之间的距离及悬吊的位置来确定。在耻骨联合上 4cm 左右处沿腹白线向脐下方向刺入钢针,钢丝经皮下于脐下 2cm 处穿出,穿刺后钢针的两端套入 4 号导尿管,以防止损伤术者的手指和钢丝的滑托。将套有导尿管的钢针固定在钢针抓手上,两端各留下 3cm,其余部用钳子剪除,将两端向上弯曲。②钢针抓手的悬吊:悬吊棒固定在患者腰部的左侧展开,其横杆横跨过腹白线,然后将钢针抓手的吊链挂在悬吊棒横杆的挂钩上将腹壁悬吊起。

3) 腹壁全层悬吊术:安全的腹壁全层悬吊最好先行皮下悬吊,然后在皮下悬吊状态下经脐部腹腔镜孔将全层悬吊的相关器械放入腹腔内进行全层悬吊。

4) 操作孔的建立:悬吊腹壁完成后,在腹腔镜指示下于髂前上棘与脐孔连线的中外 3/1 处寻找无血管区将皮肤切开 1.0~1.5cm。然后将塑料套管套在穿刺针套管外,在腹腔镜监视下刺入腹腔内,拔出穿刺针芯,将塑料套管与穿刺针套管一并拧旋向腹腔内。

(3) 免气腹腹腔镜手术的优势与不足

1) 免气腹腹腔镜手术技术的优势,是指与气腹法比较而言:

Ⅰ. 并发症减少:气腹法腹腔镜技术操作中腹腔内 CO_2 的注入及持续的腹腔内压,对机体所造成的影响有时

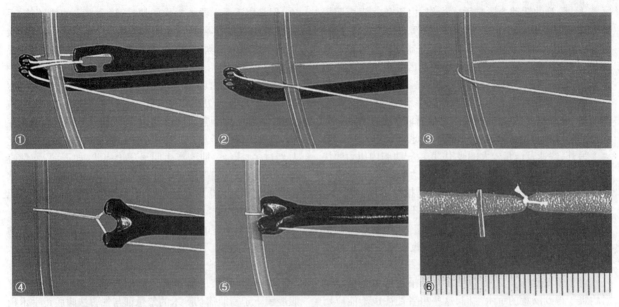

图 6-8-16　勾线器置线过程(①～③)、打结的操作过程(④、⑤)、结扎血管与置夹闭合血管比较(⑥)

难于估计。据文献报道气腹法腹腔镜手术中受术者的精神紧张因子(stress hormone)要比开腹手术更高。气腹对呼吸、循环系统具有一定的影响,但实际上这些影响对于没有心血管疾患、呼吸系统疾患等合并症的患者不会有多大风险,然而对于机体状况差或有上述高危因素的患者容易出现意外。

对于气腹法的某些并发症如血管损伤、肠管穿孔等来说,要是采用与悬吊式腹腔镜同样进腹的开放式腹腔镜方法就能预防。

从上述方面来看,免气腹法要比气腹法腹腔镜更具优势。

Ⅱ.麻醉的安全性:研究表明,气腹法腹腔镜操作时气腹对麻醉的影响比我们想象的要大。研究表明,气腹形成 3 分钟后气道内压力及呼气末 CO_2 值明显升高,而免气腹腹腔镜手术操作时上述两项指标几乎都没有变化。气道内压力升高是诱发气胸的重要因素,呼气末 CO_2 值升高时则可引起心律不齐等。由此可见在麻醉管理方面,免气腹腹腔镜技术比气腹法腹腔镜技术也更具优势。

Ⅲ.操作方面的优势:手术操作中,免气腹法与气腹法腹腔镜技术在临床应用中比较,前者有如下优势:①免气腹腹腔镜手术时能使用开腹手术的器械(如吸引器、血管钳、剪刀等),可在腹腔内外用手打结,操作如同剖腹手术快捷而方便,而气腹法则不能。②用免气腹腹腔镜技术进行较游离的脏器(如附件等)的手术时,更易将脏器取至腹腔外进行手术操作。③同一操作孔内可以同时放入两把器械操作,增加了手术操作的协调性。④腹壁的操作孔可防止腹腔镜切孔保护套,除手术器械进出腹腔方便外,还可用手通过该孔探查腹腔,触摸病灶的质地,探查组织深部肉眼难以看见的病灶(如子宫肌壁间较小的子宫肌瘤等)。⑤气腹法腹腔镜下手术者需要系统和较长时间的培训,尤其要较熟练地掌握某些手术操作的技巧;而免气腹腹腔镜技术仅要求对有一定剖腹手术经验的手术人员的简单指导,即

可开展手术。

Ⅳ.避免了 CO_2 对恶性肿瘤生物学行为的影响:妇科恶性肿瘤的腹腔镜手术产生了许多令临床医师担忧的问题,最使人担忧的腹腔镜手术后肿瘤的转移和复发,尽管目前没有定论,但许多学者对此进行了大量的研究和观察,研究最多的是目前常用的建立手术气腹的气体(CO_2)与肿瘤转移和复发的关系。Volz 等在动物实验中发现,腹腔镜气腹常规使用的 CO_2 气体可促进腹腔内恶性肿瘤的转移,并对肿瘤生长有促进作用,因此影响动物的生存。还有研究认为,CO_2 气腹改变了腹腔内的内环境,影响了腹膜间皮细胞的代谢,抑制了局部的免疫机制,造成了肿瘤细胞的种植。也有研究认为,气腹腹腔镜手术引起的腹腔内肿瘤种植和转移与所使用气体的性质有关,氦气是一种惰性气体,不像 CO_2 气体造成的酸性环境对组织的代谢产生影响,甚至有学者认为氦气具有肿瘤细胞毒性作用,可能降低肿瘤的局部种植和转移。但也有学者发现肿瘤转移仍在氦气气腹的动物中高发,说明气体的性质不是唯一的诱发肿瘤细胞种植和作转移的因素,气腹的压力、维持气腹的进气速度也许是另外一种引起肿瘤种植和复发的因素。总之,绝大多数研究认为气腹的存在对腹腔内肿瘤的种植和复发具有一定的促进作用。有关免气腹腹腔镜手术对肿瘤转移和复发的影响报道较少,Bouvy 等作者研究发现,免气腹腹腔镜手术可降低恶性肿瘤腹壁转移的发生率。

Ⅴ.经济方面:免气腹腹腔镜技术还有如下特点:①不需要注气。②一次性的器械使用少。③腹腔内用普通的丝线也可以结扎,可不用可吸收缝线。④无须配备管理气腹的人员等。

从以上几点看,免气腹腹腔镜较气腹法经济实惠。

2)免气腹腹腔镜手术技术的不足:我们在临床上应用腹腔镜手术技术发现,虽然免气腹腹腔镜与气腹法腹腔镜手术技术相比较具有不少优势,但该技术也有不足之处。有如下几点:

Ⅰ.肠管的活动会影响手术操作:由于免气腹腹腔镜技术造成的手术空间压力与大气压相等,不像气腹腹腔镜腹腔内有正压气腹,可将肠管等游离脏器推向位置较低的部位,并对肠运动有一定的限制作用。因此免气腹腹腔镜手术时,腹腔内肠管的活动较为活跃,尤其在麻醉程度较浅或有肠胀气的情况下更为明显。如果手术前进行充分的肠道准备、麻醉程度适度,并在手术时尽量取角度较大的臀高头低的膀胱截石位,可以弥补该技术的此项不足。

另外,快速及流量较大的吸引时,由于腹腔内压力的快速下降,肠管活动会明显活跃,尤其在边吸引边电凝止血时,要注意肠管的运动,避免引起肠管的损伤。

Ⅱ.腹壁极度松弛、及严重肥胖者不适用于腹壁皮下悬吊:对于腹壁极度松弛的患者,如老年人、产后腹壁松弛等,不适用于腹壁皮下悬吊进行免气腹腹腔镜手术,但可使用腹壁全层悬吊建立手术空间。或用气腹腹腔镜技术。

对于严重肥胖者,不管腹壁皮下悬吊还是腹壁全层悬吊均难于得到满意的手术空间,这些患者往往也不能应用气腹法腹腔镜手术。如果腹腔镜手术能给该类患者带来较大的益处时,可进行腹壁皮下悬吊和气腹同时应用,可以顺利完成手术。

Ⅲ.腹腔内空气残留可引起右肩胛部疼痛:手术结束时如果腹腔内的空气残留加多,则术后患者会出现右肩胛部疼痛。这是因为空气在腹腔内吸收较慢,术后患者平卧时气体积与膈下,刺激膈肌发生右肩胛处的牵涉痛。如果在手术结束时,尽量排除腹腔内的空气,或放入 500ml 左右的生理盐水帮助腹腔内空气的排出,术后可避免疼痛的发生。

腹壁悬吊免气腹腹腔镜技术具有其优势,但对于操作熟练、习惯用气腹法腹腔镜、且有经验的医师而言,用气腹法腹腔镜技术同样能顺利完成手术。习惯气腹法腹腔镜的医师对不太熟悉的免气腹腹腔镜下手术的视野感常到不满意。相反,熟悉免气腹腹腔镜技术的医师在进行气腹法腹腔镜操作时,遇到出血引起手术视野不良、困难部位的缝合等也感到棘手。其实,操作熟练的话两种术式都不错,但是对于有某些合并症的病例很勉强的做气腹法腹腔镜手术,可能就会发生意想不到的并发症。总之为了减少并发症,适当的选择病例,尽量发挥自己的技术特长是非常重要的。另外,掌握各种手术技能,对处理意想不到的各种紧急情况非常必要。

2.盆腔良性肿瘤的免气腹腹腔镜手术　妇科良性肿瘤的免气腹腹腔镜手术基本分为三类:免气腹腹腔镜子宫肌瘤切除术、卵巢肿瘤切除术和子宫切除术,具体个案手术不过是这些手术的操作步骤的增减。

(1)免气腹腹腔镜子宫肌瘤切除术:浆膜下及肌壁间子宫肌瘤均可在腹腔镜下切除,对于气腹法腹腔镜手术来说,浆膜下和明显突向浆膜面的肌壁间肌瘤的切除较为容易,而肌层深部的肌壁间子宫肌瘤的切除较为困难;肌瘤数目较多、肌瘤较大时也尽量避免在腹腔镜下手术;特殊位置的肌瘤如子宫后壁峡部肌瘤、阔韧带肌瘤等也存在着操作的困难和较大的手术风险。

对于免气腹腹腔镜来说,上述手术中的困难也同样存在,但是由于手术器械操作的便易、缝合方法的快捷等,手术的难度明显下降,风险也明显减小。一般来说,免气腹腹腔镜子宫肌瘤切除术适应证范围较气腹法腹腔镜已经明显拓宽。

1)免气腹腹腔镜子宫肌瘤切除手术适应证:免气腹腹腔镜子宫肌瘤切除术与剖腹手术子宫肌瘤切除术的适应证基本相同,即子宫肌瘤较大、生长较快或已经引起临床症状,又要求保留子宫者。具体手术适应证如下:①肌瘤引起月经过多、痛经。肌瘤产生明显压迫症状,如尿频、慢性直肠刺激症状、盆腔疼痛等。②肌瘤引起不孕症或反复自然流产。③子宫>10 周妊娠大小、影像学检查肌瘤>8cm 或肌瘤增长迅速。

另外,不孕症的腹腔镜下检查若发现与不孕症无关的子宫肌瘤,原则上不是适应证,因为术后会因起盆腔粘连,除非具备上述适应证或不会引起粘连。

2)免气腹腹腔镜子宫肌瘤切除手术禁忌证:免气腹腹腔镜下子宫肌瘤切除术的禁忌证与气腹法腹腔镜手术稍有不同,有的作者甚至提出在气腹法腹腔镜下直径>3cm 肌瘤的数目达到或超过 4 个、肌瘤的直径>10cm 是腹腔镜手术的禁忌证。但对于免气腹腹腔镜手术这并不是禁忌证。

除了与剖腹手术相同的禁忌证外,免气腹腹腔镜还有如下禁忌证:①严重的腹腔粘连。②巨大的子宫肌瘤,如肌瘤充满整个盆腔,甚至腹腔。③有些肌瘤估计虽能切除,但耗费时间较剖腹手术明显延长或出血较多时,应放弃腹腔镜手术,改为剖腹手术。

3)子宫肌瘤切除的术前准备

Ⅰ.腹腔镜下子宫肌瘤切除术的特殊检查:腹腔镜下子宫就瘤切除术容易遗漏小的肌瘤,即使免气腹腹腔镜手术时可以用手术触摸寻找子宫肌层内的小肌瘤,但某些特殊部位的肌瘤也难于触摸到,因此手术前除盆腔检查和 B超检查外,为了确定肌瘤的位置、大小及与子宫内膜的距离,MRI 检查很有必要,尤其是 T_2 增强切面图像非常有意义,瘤体与正常肌层的界限在 MRI 的 T_1 图像上显示不清,而在 T_2 图像上清晰可见。在多发性子宫肌瘤,尤其是对肌壁间肌瘤的定位及指导手术时选择子宫切口更具有现实意义。对于向子宫腔方向生长的肌瘤,明确瘤体与子宫内膜之间肌层的厚度,便于在肌瘤剥除时防止穿透肌壁引起内膜破裂,影响以后妊娠的时限。

Ⅱ.术前的药物治疗:文献报道,GnRHa 用于子宫肌瘤的术前治疗,能使肌瘤明显缩小、血流量明显减少。剖腹手术的子宫肌瘤切除前应用 GnRHa 后,术中出血量也明显减少,原因是因为肌瘤缩小、肌瘤的血运减少,还有肌瘤核与正常肌层易于分离,剥除容易。术前应用 GnRHa 后再行腹腔镜下手术也能得到同样的效果,特别是多普勒超声显示血流量丰富的肌瘤,手术效果更好。的确有些子宫肌瘤在手术前要进行药物治疗,其目的是缩小肌瘤减小手术造成的损伤,尤其是对生殖功能的影响。免气腹腹腔镜手术的操作便捷,缝合止血迅速,通常对较大肌瘤(直径≥10cm)也能达到与剖腹手术相同的效果。对于有手术指征的、并同时有下述情况的患者可在术前给予 GnRHa 治疗:严重贫血。肌瘤生长在近输卵管间质部,手术切除时可能引起输卵管损伤。肌瘤生长在血管丰富的部位,或切除困难易引起出血者。同时合并较严重的子宫内膜异位症的不孕症患者。

用药时间因病例的具体情况而定,一般是 2~4 个月。尤其是贫血患者要用药 3 个月以上,用药过程中患者出现闭经,随着肌瘤的缩小患者贫血也得到改善,可使术中出血量减少和有利于患者的恢复。

常用的治疗子宫肌瘤制剂有如下几种:

a. 亮丙瑞林(leuprorelin):剂量:3.75mg/支,肌内注射。

b. 曲普瑞林(triptorelin):剂量:3.75mg/支,肌内注射。

c. 戈舍瑞林(goserelin):剂量:3.6mg/支,皮下注射。

三种药物均间隔 28 天用药一次。

用药期间要注意一些副作用,如雌激素下降引起的类似绝经期的症状,还有对凝血系统、体重和血压的影响等。一般来说,GnRHa 作为手术前准备用药 2~4 个月即可,没有必要长期应用,以免引起不必要的副作用。因为绝大多数患者在用药的头三个月肌瘤缩小最明显,三个月以后肌瘤缩小速度减慢,所以大多数患者用药三个月即可。

Ⅲ. 术前肠道的准备:肠道的准备与剖腹手术一样,十分必要。如果估计合并子宫内膜异位症粘连严重,有可能手术中要分解肠粘连时,手术前要进行相应的肠道清洁准备。

4)免气腹腹腔镜子宫肌瘤切除术要点与技巧:免气腹腹腔镜下子宫肌瘤挖除术操作中,由于所用手术器械与气腹法腹腔镜不同,操作更为简便,尤其是缝合操作几乎接近剖腹手术的操作。

Ⅰ. 带蒂的浆膜下肌瘤切除术:带蒂的子宫肌瘤切除相对比较容易,尤其是蒂比较细时。对于蒂较粗(>2cm)的肌瘤,可先用细导尿管或缝线结扎瘤蒂,然后切断,创面可用电凝等止血,止血困难者可进行缝合止血。

Ⅱ. 肌壁间肌瘤切除术:不少作者均认为纵形切口较为理想,但在免气腹腹腔镜下因缝合打结较为方便,切口的选择应以避开血管、肌瘤剥出方便为原则。

肌瘤表面肌层的切开以超声刀最为理想,因为切口出血少、周围损伤小。但对于免气腹腹腔镜来说,用电钩或电刀以电凝固的方式切开也较为方便,因为产生的烟雾可以迅速地被吸引排出,不影响手术视野。应在肌瘤最为突出的部位切开肌瘤表面的肌层,深度达肌瘤实质,即看到珍珠白色的组织。切口长度应横跨整个肌瘤。

在辨清正常肌纤维与肌瘤组织的界限后,由助手从对侧用双爪钳钳夹肌瘤向外牵拉,或者术者本人钳夹牵拉,术者可用超声刀分离肌瘤,当然也可用血管钳、手指等钝性分离肌瘤。免气腹腹腔镜下分离肌瘤时,由于双爪钳钳夹牢拉力大,分离的器械或手指分离力量大肌瘤会很快被剥离,因此剥离时间短、出血少。分离过程中及时将肌瘤与正常肌层之间的血管用单极电刀、双极电凝或超声刀等切断。分离到肌瘤基底部时,大多数肌瘤的假包膜有血管蒂,此时不要用力牵拉,用双极电凝或超声刀切断,或用血管钳钳夹、切断并结扎。

缝合创面在肌瘤剥离后应立即进行,因为肌瘤剥离后

创面的出血用单极电凝或双极电凝等止血效果并不理想,并且过度的热凝固还可引起组织坏死,术后有可能形成瘘管或切口裂开的并发症。有较大血管出血时往往是肌瘤基底部的血管蒂没有合理处理,要先将血管或出血处用超声刀或缝合结扎止血。免气腹腹腔镜下缝合迅速,快捷,如果肌层缺损较大,应分行两层缝合,如果肌层缺损较少,可行单层缝合。在肌瘤挖出后如果肌层缺损较大,一定要检查是否穿透了子宫壁进入子宫腔,如果进入了子宫腔,一定要避开黏膜 1.5~2.0mm 缝合关闭子宫腔。

Ⅲ. 近宫腔的深部肌壁间肌瘤切除术:肌层深部接近宫腔的肌壁间肌瘤的剥除术有如下困难:①较小的肌瘤定位困难;②出血多;③易穿透肌层进入宫腔。

免气腹腹腔镜行肌瘤切除术时针对上述困难,可采取如下措施:

肌瘤的定位:手术前进行仔细的 B 超检查定位,对于 B 超定位困难者应进行 MRI 检查,尤其是在子宫壁深部的较小的肌瘤,腹腔镜观察看不到子宫表面明显的突起,为手术挖除增加了困难。免气腹腹腔镜手术时,应根据影像学检查的肌瘤定位,术者经操作孔用示指触摸肌瘤部位的子宫壁,凭手指的感觉确定肌瘤的位置,因为按压时肌瘤较正常的肌肉组织有明显的硬结感。

出血的预防和处理:有作者在切开部位的肌层及肌瘤周围注射宫缩素减少术中出血。在开腹手术中为了减少术中出血,常常用压迫子宫动脉、短时间阻断双侧骨盆漏斗韧带、环扎子宫峡部等方法。气腹法腹腔镜下手术上述操作虽然困难,但如环扎子宫峡部预防出血仍能进行,免气腹腹腔镜下进行此项操作较为容易,一般情况下血供较丰富部位的肌壁间肌瘤多采用这种方法,收到良好的效果。

预防手术时穿透子宫壁:如果子宫肌瘤切除术时穿透了子宫壁,则可能发生术后子宫肌腺病,对于不孕症的患者来说,为了保证其术后妊娠的安全性,应在术后 1 年半后方可准备受孕,否则如果过早妊娠则有妊娠期间子宫破裂的危险。术前要根据影像学检查结果计算肌瘤距子宫内膜的距离,估计肌瘤挖除术时穿透子宫壁进入子宫腔的可能性。对于有些明显向子宫腔方向生长的肌瘤,手术时穿透子宫腔在所难免,但对于距离子宫腔尚有一定距离的肌瘤,在手术时尽量注意避免穿透子宫腔。手术时穿透子宫壁主要两个原因:一是子宫操作器穿破,二是肌瘤基底部在剥离时穿入子宫腔。因此在手术时要注意举宫器的顶端要避开肌瘤的位置,在分离靠近子宫内膜的肌瘤的基底部时,尽量紧贴肌瘤锐性分离(如用电刀分离等),甚至可以残留少许薄层瘤体,并避免用力牵拉肌瘤。

Ⅳ. 取出肌瘤:免气腹腹腔镜手术较大肌瘤切除时均将术者一侧的操作孔改为防治保护套的小切口,所以肌瘤挖出后可经过操作孔,像削苹果皮样将肌瘤切成条状取出,操作熟练时比电动肌瘤切碎机还要快速、安全。当然也可用肌瘤切碎机将肌瘤切成条状取出。免气腹腹腔镜手术一般不需要从后穹隆切开取出肌瘤。

Ⅴ. 术后的妊娠的监护:子宫肌瘤切除术后妊娠的分娩方式有自然分娩和剖腹产。以前子宫肌瘤切除术后的分娩问题是针对开腹手术,腹腔镜下手术基本不涉及这个问

题,可是近年来腹腔镜下子宫肌瘤切除术后,妊娠中的子宫破裂也有文献报道,因为免气腹腹腔镜子宫肌瘤切除术切除肌瘤的大小已接近剖腹手术,因此术后妊娠期的管理和分娩的监护也应当像剖腹肌瘤切除术后同样对待。

5)超声检查在子宫肌瘤手术中的应用:免气腹腹腔镜下子宫肌瘤切除时,虽然可用手指触摸探查子宫肌层内较小的肌瘤,但手指的感觉对于肌层深部很小的肌瘤(直径<1cm)仍不够敏感,仍有肌瘤遗漏的可能。虽然在手术前的影像学检查发现了子宫内的肌瘤,但手术中仍有肌瘤寻找困难的情况,因此,手术中的B超检查对较难发现的肌瘤的切除具有较高的价值。据报道,手术前阴道超声检查发现肌瘤的直径约15~28mm,术中超声的直接检查可发现5mm的肌瘤。

6)免气腹与气腹法腹腔镜子宫肌瘤切除术的比较:气腹法腹腔镜下子宫肌瘤切除术,尤其是对于较大的肌壁间肌瘤的切除要求较高,除了要求手术医师操作技术(主要是缝合技术)的娴熟,还要求手术医师与助手间的密切配合,当今某些手术器械的使用(如超声刀等)也使肌瘤的切除更趋方便。然而,免气腹腹腔镜下手术操作的简便,尤其是缝合技术的快捷,即使使用普通的手术器械(如电刀或双极电凝及剖腹手术的缝合器械等)也能顺利完成手术,使肌壁间子宫肌瘤切除术成为免气腹腹腔镜手术的优势之一,如果使用超声刀则免气腹腹腔镜子宫肌瘤的切除术近于完美。

Ⅰ.手术适应证和禁忌证的比较:两者适应证与禁忌证虽无本质上的不同,但却存在着程度及范围上的差别。见表6-8-1。

表6-8-1 免气腹腹腔镜与气腹法腹腔镜子宫肌瘤切除术的适应证

项 目	气腹法	免气腹
气腹的禁忌证	有	无
单个肌瘤大小	平均直径≤10cm	除非充满盆腔
肌瘤直径≥6cm 突向宫腔	突向宫腔<50%*	基本不受影响

* 也有作者认为,适合于气腹法腹腔镜手术的患者选择标准:肌瘤直径≥4cm 但<6cm 者,可允许肌瘤向宫腔突出;肌瘤直径≥6cm,可允许接近宫腔,但未影响子宫腔者。对于较小的肌瘤,如果在肌壁间外观不明显,则可影响手术时的定位。较大和肌层深处的肌瘤挖除后,子宫壁修复操作较为困难

Ⅱ.手术情况的比较:免气腹腹腔镜手术时无须气腹,所以操作时不担心腹腔内气体外漏影响手术视野;又因为免气腹腹腔镜手术使用的手术器械较气腹法腹腔镜手术器械短小、灵便,所以手术操作的难度较小。气腹法腹腔镜对子宫肌瘤切除术这样的手术操作,要达到较为熟练需要较长的时间,即使操作熟练的医师对难度较大的肌瘤切除术也心存顾忌。

两种手术方法的难度相当的子宫肌瘤切除术进行了比较,二者的差别见表6-8-2。

表6-8-2 免气腹与气腹法腹腔镜子宫肌瘤切除术的比较

项 目	气腹法	悬吊式
手术器械	气腹法腹腔镜专用器械,一次性器械使用较多	与剖腹手术基本相同的免气腹腹腔镜器械,或剖腹手术器械,使用一次性器械少
手术操作	要求操作熟练,培训时间长	剖腹手术熟练即可,培训时间短
肌瘤剥除时间	较剖腹手术明显长	较剖腹手术稍长或相当
中转剖腹手术	据报道7.5% 原因:创面缝合止血困难	东京医科大学资料:10年间无中转剖腹手术*
肌瘤取出	应用肌瘤切碎器,或经腹部较大切口取出(LAM)	经操作口切开取出,也可应用肌瘤切碎器

* 东京医科大学十年间免气腹腹腔镜下切除术中无中转剖腹者,只有一例因出血多缝合止血困难,将操作切口延长后(约3.5cm)完成手术

Ⅲ.免气腹腹腔镜子宫肌瘤切除术与气腹法腹腔镜辅助子宫肌瘤切除术:有医师认为免气腹腹腔镜子宫肌瘤切除术就是免气腹腹腔镜辅助子宫肌瘤切除术,因为腹壁操作孔可以是一个小切口。但免气腹腹腔镜手术的特点或者说优势之一就是可将操作孔做成一个微型切口,使腹腔内手术操作更为简便,其从切口的大小到手术的具体操作仍然具有腹腔镜手术微创的特点。而气腹法腹腔镜辅助子宫肌瘤切除术(laparoscopically assisted myomectomy,LAM)术后恢复也较剖腹手术快得多,但其对机体的创伤程度已超出了微创手术的范围。主要用于下述情况下子宫肌瘤的切除:①肌瘤直径>5cm;②多个肌瘤需要多次切除和切碎取出;③子宫肌层深部的肌瘤;④肌瘤挖除后需要多层缝合或缺损修补困难者。

LAM 就是在腹腔镜下观察子宫肌瘤及盆腔情况,引导从耻骨联合上穿刺孔放入肌瘤钻(myoma screw),并将肌瘤钻钻入肌瘤内并向穿刺孔方向牵引,同时将耻骨联合上的穿刺孔改为能将子宫肌瘤牵出腹腔的切口,牵拉出肌瘤后在腹腔外进行肌瘤的剥出和创面的修复。但有些肌瘤则难以应用此种方法切除,如子宫后壁偏下方的肌瘤等,这些肌瘤就要先在腹腔镜下挖除后,再将子宫经耻骨联合上切口牵出腹腔外修复。靠近峡部的肌瘤也不能用这种方法处理。气腹法腹腔镜辅助子宫肌瘤切除术与免气腹腹腔镜下肌瘤切除术的比较见表6-8-3。

表 6-8-3　免气腹腹腔镜肌瘤切除与气腹法腹腔镜辅助肌瘤切除术的比较

项　目	气腹法腹腔镜 LAM	免气腹腹腔镜
手术切口	除腹腔穿刺孔外,还要求一较大切口,以便能从腹腔内取出肌瘤或子宫	一腹腔镜孔,一操作孔和 2cm 的操作切口
创面修复	在腹腔外进行,与剖腹手术相同,快捷	在腹腔内进行,与剖腹手术相似,较快捷
术后肠功能恢复	较快	较快
住院时间	与剖腹手术相同(一般 5~7 天)	一般 3~5 天

由此可见,气腹法腹腔镜辅助子宫肌瘤切除术(LAM)除了术后肠功能恢复较快,其他方面已接近剖腹手术;而免气腹腹腔镜手术后患者恢复等各个方面均达到微创手术要求。

(2) 免气腹腹腔镜卵巢肿瘤切除术:良性卵巢肿瘤多为囊性,应用腹腔镜进行卵巢囊肿切除术要十分谨慎避免囊液的流出,因为术前不能 100% 的排除恶性肿瘤,如果是恶性肿瘤其内容物流出可引起肿瘤转移等。又如畸胎瘤囊内容物流出会引起腹膜炎;有些黏液性囊腺瘤的内容物流出会引起腹膜黏液瘤发生,甚至会引起严重的肠粘连。卵巢实质性肿瘤多为恶性肿瘤,良性较少,手术一般采用全子宫双附件切除术。

卵巢囊肿切除的手术方式有腹腔内剥离法、附件切除术、腹腔外囊肿剥离法。免气腹腹腔镜下腹腔内剥离法、附件切除术与气腹法相同,腹腔外囊肿剥离法则有其优势之处。

对于术前评估初步诊断为良性肿瘤的卵巢囊肿,在进行腹腔镜手术(气腹或免气腹)时可使用囊肿穿刺器进行腹腔内穿刺抽吸囊液后的腹腔外囊肿剥离法,免气腹腹腔镜手术应用囊肿穿刺抽吸器处理卵巢囊肿时则有如下优势:①用囊肿穿刺抽吸器,基本能避免囊肿内容物的外漏。②囊肿内容物抽出后,大部分病例的卵巢囊肿壁可经操作孔提至腹腔外手术。③进行妊娠合并卵巢囊肿的切除术。

1) 卵巢囊肿穿刺抽吸器:免气腹腹腔镜手术使用的卵巢囊肿穿刺抽吸器有两种:囊肿穿刺抽吸器(soft-cup as-pirator)和卵巢囊肿剥离器(SAND balloon catheter)。囊肿穿刺抽吸器械的使用使卵巢囊肿的腹腔镜手术切除简便易行。

囊肿穿刺抽吸器(图 6-8-17)是 1995 年井坂惠一等专门为卵巢良性囊肿手术而设计,其由内外两条金属管构成,外管顶端有一个硅胶帽,管腔近尾部侧方可与负压吸引器相接。使用时将内管穿刺针缩回外管内,将外管顶端的硅胶帽与囊肿壁贴紧,接通负压使硅胶帽与囊肿壁紧密相贴,然后将内管穿刺针刺入囊腔内,用注射器将囊液从尾端抽出。抽吸完毕用血管钳将穿刺部位夹住,可将囊壁取至腹腔外进行操作。

卵巢囊肿剥离器(图 6-8-18)是日本八光公司生产的用于腹腔镜下囊肿手术的穿刺器,其结构是在三腔金属管的一端是穿刺针,针端稍内侧并排两个气囊,使用时先将远离针端的气囊充气,然后将穿刺针刺入囊肿内,再将已进入囊肿内的气囊充气,囊肿壁内外两气囊挤压穿刺孔一方囊液外漏。然后将囊液吸出。

2) 术前卵巢囊肿的评价:卵巢肿瘤的早期诊断主要依靠影像学检查,如 B 超检查(主要是经阴道超声)、MRI、CT 等,确认囊壁内是否有实性部分及乳头状突起是鉴别良恶性肿瘤的关键,超声检查肿瘤的血液供应也有重要的参考价值,对于囊壁内有实质性区域或囊壁有乳头向囊内突起及超声检查血供丰富者,应警惕恶性肿瘤的可能。CA125、CA19.9 等肿瘤标志物升高时有参考价值,然而在正常范围内时也不能排除恶性肿瘤。

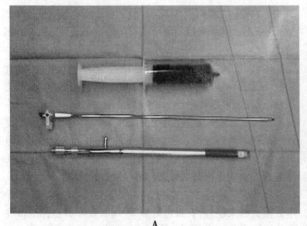
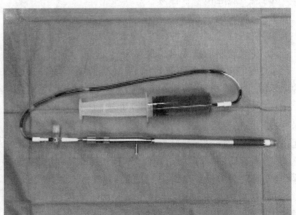

A　　　　　　　　　　　　　　　B

图 6-8-17
A. 囊肿穿刺抽吸器(穿刺针芯和外套管);B. 囊肿穿刺抽吸器(组装后)

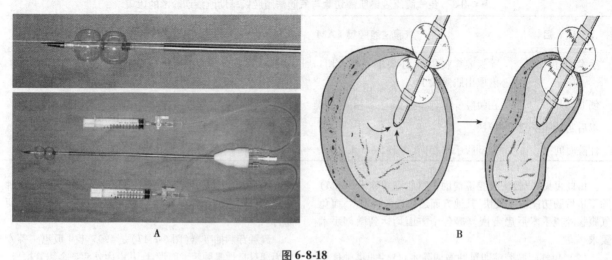

图 6-8-18
A. 卵巢囊肿剥离器；B. 卵巢囊肿囊液抽吸示意图

术前判断卵巢肿瘤是否可以先进行腹腔镜下囊肿穿刺再行切除手术十分重要，日本伊熊健一郎按囊肿的 MRI 检查将卵巢囊肿按照影像学特点分为三类（表6-8-4）。

表 6-8-4　卵巢囊肿术前判定基本标准

判定依据	Ⅰ类	Ⅱ类	Ⅲ类
内容物性质	均质、稀薄	稠厚、液性脂肪巧克力囊肿液性质	囊内容物不均一
囊壁形态	较光滑、边界清晰	乳头、部分厚薄不均	囊壁不均、不规则
是否多房	单房	2~3 房	多房
是否双侧	单侧	双侧	/
囊肿大小	脐耻之间以下	脐水平以下	达脐上

根据上述基本判定标准：

Ⅰ类：腹腔镜手术容易。

Ⅱ类：腹腔镜手术困难。

Ⅲ类：恶性肿瘤可能性很大，建议剖腹手术。

3）免气腹腹腔镜手术注意事项

Ⅰ．腹腔外卵巢囊肿剥除：免气腹腹腔镜下的卵巢囊肿手术除非粘连严重，一般都可行腹腔外囊肿切除，与开腹手术一样进行囊肿壁的剥离、缝合、止血，操作方便。但如果卵巢周围粘连严重，强行剥离和勉强向腹腔外牵拉会引起出血，在这种情况下就行腹腔内法，操作时由于不担心漏气，又能用普通的开腹器械，止血、缝合方便，排烟吸引容易等，与气腹法腹腔镜下操作相比较简单易行。

Ⅱ．腹腔内囊肿剥离：免气腹腹腔镜下腹腔内的卵巢囊肿手术时，对可直接剥离的囊肿在剥离时可经操作孔放一纱布围绕在囊肿根部周围，可减少囊液意外漏出的播散。

4）卵巢囊肿剥除时卵巢功能的保护：腹腔内腹腔镜下囊肿剥离后创面的处理可采用电凝或（和）缝合。电凝止血简单易行，但易损伤卵巢功能，尤其是双侧卵巢囊肿剥除术后甚至有造成卵巢早衰的风险。双极电凝术对电凝部位周围的组织损伤较小，常应用于易受损伤组织创面的止血。气腹腹腔镜下缝合处理囊肿剥离术后的创面，对手术者缝合操作基本功和手术技巧要求较高。有研究报道，若无出血可让卵巢的缺损自行愈合，也可用双极电凝灼烧创面使创面边缘内翻。

尤其是卵巢内异位症囊肿发生率有明显增高趋势，双侧卵巢受累也不少见，腹腔镜手术已成为治疗子宫内膜异位症的首选手术方式。过去对手术后卵巢功能的影响未引起足够重视，随着对该问题认识的加深，卵巢内异位症囊肿术中对卵巢功能的保护已越来越受到关注。保护卵巢功能最重要的是，囊肿剥除后创面的处理要避免损伤卵巢的供血和正常卵巢组织，不少卵巢囊肿剥离后创面出血明显。过度的电凝止血处理，既可影响卵巢的供血，又可造成正常卵巢组织的热损伤。因此，在处理卵巢囊肿剥除后创面出血时尽量减少对卵巢组织及供血损伤影响十分重要。首先囊肿剥离时要层次清楚，尤其在剥离卵巢门部位的囊壁时要十分谨慎，此处血供丰富，容易出血，止血时易影响卵巢的血供；双极电凝对周围组织损伤较小，是较好的止血方法，但在止血时如果控制电凝的时间不合适，仍可造成组织的热损伤。

因此，免气腹腹腔镜下卵巢囊肿剥除术后，创面的缝合修复不管是在体外还是在体内都较为便利，完全可以不使用电凝操作，可以较好地保护卵巢功能。

5）妊娠期卵巢囊肿手术：妊娠期卵巢囊肿手术主要针对妊娠卵巢囊肿的扭转，也就是说妊娠期间如果合并卵巢囊肿，在无并发症发生的情况下，一般不需要处理，如果要进行处理应选择在妊娠12周以后。

随着腹腔镜技术的成熟，气腹腹腔镜下妊娠期进行手术的报道越来越多，有报道妊娠28周并发卵巢囊肿扭转进行气腹法腹腔镜囊肿剥离术。虽然目前尚无充分的循证医学证据表明 CO_2 及气腹对胎儿具有不良影响，但多数学者认为妊娠不再是腹腔镜手术的禁忌证，它带给妊娠妇女的好处几乎和非妊娠妇女相同,一般来说腹腔镜术后母婴预后良好。

气腹时 CO_2 对妊娠妇女是安全的,但对胎儿的影响,尤其是胎儿动脉血气状态、胎儿血流动力学反应等的报道却很少。Uemura 等的研究结果显示,当维持 CO_2 气腹压力为 15mmHg 60 分钟时,胎儿出现了低氧血症、酸中毒和高碳酸血症。因此气腹压力、手术持续时间对胎儿预后产生重要的影响。因此患者的气腹压力应维持在 7 ~ 12mmHg,不能超过 15mmHg,腹腔内压力增至 16mmHg 时则可产生显著影响。Yuen 等报道的行卵巢囊肿手术采用的气腹压力为 12mmHg 同样能达良好效果,顺利完成手术。多数报道麻醉的选择为硬膜外麻醉、静脉麻醉,也可选择全身麻醉,麻醉剂应选用临床研究认为对胎儿安全及无副作用的药物,实验研究未发现丙泊酚、异氟烷等有致畸作用。

但是,气腹对人类胎儿远期影响的随访资料不多,最近的研究却发现气腹对子代的行为发育产生不良影响。免气腹腹腔镜手术无须 CO_2 气腹,不用担心 CO_2 及气腹对胎儿和孕妇的影响,麻醉可选用硬膜外麻醉,因操作方便,手术时间较短,妊娠期各韧带均松弛,更易于进行囊肿的腹腔外处理。东京医科大学十余年临床资料显示,妊娠 12 周之前在硬膜外麻醉下进行的卵巢囊肿剥除或切除手术安全、方便,术后未进行保胎治疗,未发现与手术及麻醉相关的流产发生,认为免气腹腹腔镜手术用于妊娠期卵巢囊肿剥离或切除具有一定的优势。

6)儿童卵巢囊肿手术:儿童的卵巢囊肿因下腹部疼痛在儿科就诊,经超声及 MRI、CT 检查,早期诊断并不困难。天津王晓晔等报道 18 例卵巢囊肿行腹腔镜手术的儿童,年龄(6.14±1.57)岁,与 21 例行传统剖腹手术治疗比较,随诊半年尚未发现并发症。认为腹腔镜卵巢囊肿切除术治疗效果优于传统剖腹手术。近年来较多的报道都认为免气腹腹腔镜儿童卵巢囊肿剥除术安全、方便。

免气腹腹腔镜在国内开展时间相对较短,儿童外科使用更少。东京医科大学曾报道 2 例,所用手术器械为成人手术器械,体内法完成。认为儿童腹壁皮肤弹性好,免气腹腹腔镜操作切口有弹性,腹壁薄更适用免气腹腹腔镜的腹腔外剥离法。但腹腔内手术野不如成人开阔。

7)卵巢囊肿蒂扭转的手术:卵巢囊肿蒂扭转时腹腔镜下观察,如果卵巢已明显坏死,应当立即钳夹囊蒂,切除一侧附件或卵巢;如果肿瘤扭转时间较短,或扭转较轻,即使卵巢外观有轻度充血变色,可复位后观察,行囊肿剥除保留卵巢。发生蒂扭转的卵巢囊肿往往活动度大,尤其适用于体外法囊肿剥除,对此类患者免气腹腹腔镜手术可显示出其明显的优势。

(3)免气腹腹腔镜子宫切除术:子宫切除术是妇科盆腔手术的基本术式,也是妇科良性肿瘤及早期的恶性肿瘤的治疗方法之一。腹腔镜的子宫切除术包括:腹腔镜下全子宫切除术、次全子宫切除术和腹腔镜辅助(或联合)经阴道子宫切除术。从严格意义上讲,腹腔镜下子宫切除术是指在腹腔镜下完成全子宫或次全子宫切除的全部步骤;而腹腔镜辅助(或联合)经阴道子宫切除术是指在腹腔镜下和经阴道先后操作完成子宫切除术。

气腹法腹腔镜进行上述手术已经积累了较丰富的临床经验,虽然操作熟练的有经验的医师完全可以在腹腔镜下完成全子宫切除的全部步骤,但是临床上仍以腹腔镜和经阴道联合操作完成的子宫切除为主要手术方法。不管方法如何,只要符合微创手术的宗旨——创伤小、出血少——就是较为理想的手术操作。尤其是能量器械的使用(如 Ligature、百科钳、超声刀等),减少了缝合等较复杂的操作,各种子宫切除的手术也变得快速、简便。

气腹法腹腔镜下完成子宫切除术这样的手术常需要用到自动缝合器等一次性器械,但免气腹腹腔镜下手术能弥补上述缺点,以普通的手术器械代替自动缝合器等,且操作较为简便。

1)适应证与禁忌证:免气腹腹腔镜下全子宫、次全子宫、或腹腔镜辅助或联合经阴道子宫切除术的手术适应证与剖腹手术基本相同。除了无人工气腹对手术、麻醉的影响之外,其他禁忌证与气腹法腹腔镜手术基本相同。

2)免气腹腹腔镜各种子宫切除方法的特点:子宫较大时左右腹壁操作孔若较靠下,有些操作如结扎和缝合都会受到影响,因此要根据子宫的大小来决定左右腹壁操作孔的位置。

Ⅰ. 免气腹腹腔镜联合经阴道子宫切除术:较大的子宫肌瘤、以往有手术史及腹膜炎等怀疑有粘连者、未生育妇女由于子宫大及活动度差行阴式子宫切除难度大者,更适用于免气腹腹腔镜联合阴道子宫切除术。

免气腹腹腔镜手术时,在处理了圆韧带、宫旁组织血管、部分主韧带之后,可在腹腔镜下直接切开前穹隆和后穹隆的阴道壁,然后在腹腔镜指示下经阴道完成剩余部分主韧带及侧穹隆阴道壁的切断,阴道残端的缝合可经阴道或经腹腔镜下进行。

Ⅱ. 免气腹腹腔镜下全子宫切除术:即使免气腹腹腔镜下进行全子宫切除术相对于气腹法腹腔镜较为方便,但在处理子宫主韧带、子宫骶骨韧带、甚至子宫血管和关闭阴道残端时仍然没有经阴道处理快捷、安全。因此腹腔镜下全子宫切除术作为一种术式有必要进行探讨,但作为一种手术方法其实用性有待于商榷,除非患者因某种原因不能经阴道进行手术。

Ⅲ. 免气腹腹腔镜下次全子宫切除术:在免气腹腹腔镜下进行次全子宫切除术也是较为常用的术式,手术步骤在子宫血管处理(包括子宫血管处理)之前与全子宫切除术相同。至于子宫动脉的处理也有不同的意见,有作者认为要切断子宫动脉,有作者认为切断子宫动脉上行支即可。免气腹腹腔镜手术时处理至子宫动脉。

虽然有作者认为宫颈残端在充分电凝等止血后可以不缝合,而只缝合其表面的腹膜覆盖创面即可,但免气腹腹腔镜卜均进行宫颈残端间断缝合。

3. 免气腹腹腔镜手术在妇科盆腔恶性肿瘤中的应用　随着腹腔镜技术的发展和能量手术器械和设备的开发,腹腔镜手术在妇科恶性肿瘤中的应用已得到充分的接受和认可。腹腔镜手术在宫颈癌根治手术中已显示出其优势,但在卵巢癌的手术中的应用还存在一定的争议。因为卵巢上皮性恶性肿瘤在首次发现时已有 70% 是晚期,目前用腹腔镜完成满意的肿瘤细胞减灭术尚不可能,如大小网膜的切除、横膈面转移灶的切除等,还有腹膜后淋巴结的切除也存在着一定的争议。

免气腹腹腔镜在宫颈癌的手术治疗中有其优势,但在腹膜后淋巴结清扫术中存在较多的不足,目前尚无关于免气腹腹腔镜腹膜后腹主动脉旁淋巴清扫的报道。当然任何技术都不可能十全十美,医疗技术是人类从事医疗活动的工具,其应用的选择仍取决于它的使用者。一个最成功的手术医师除了具有娴熟的技术和丰富的医疗知识,还要有合理掌握手术适应证的能力和水平,有所为有所不为。

(1) 免气腹腹腔镜广泛性全子宫切除术与盆腔淋巴结清扫术:腹腔镜宫颈癌根治术的手术范围已达到比传统开腹手术相当的程度,并且在某些方面更显示出其优势,如能对宫颈癌施行个体化手术等。随着腹腔镜宫颈癌根治术研究的深入,术后膀胱功能、直肠功能紊乱以及性生活失调等越来越引起患者及妇科肿瘤医师的重视。如何利用腹腔镜下手术局部视野放大、微创优势,避免损伤盆腔自主神经,减少术后并发症是腹腔镜手术进一步探讨的问题。

虽然腹腔镜宫颈癌根治术已达到如此程度,但是并非所有腹腔镜医师都可涉及并完成此类手术。要完成此类手术,首先要求腹腔镜医师具有熟练的腹腔镜下操作技术和剖腹肿瘤手术技能,还要求配备较先进的腹腔镜下能量手术设备和器械,以此方能保证手术的充分、彻底和安全。即使如此,腹腔镜宫颈癌根治术(包括盆腔淋巴清扫术)仍存在不少的问题亟待进一步研究探讨。

鉴于气腹或免气腹腹腔镜广泛性全子宫切除术和盆腔淋巴结清扫术技术的成熟,本部分仅介绍免气腹腹腔镜进行该类手术的要点、注意事项和并发症的预防和处理。

1) 术前准备:术前除了进行必要的检查排除手术的禁忌证和手术中可能出现的潜在风险,进行 CT、MRI 检查了解病灶及淋巴结的肿大情况对于手术也有重要的指导意义。大多数转移的直径<10mm 淋巴结 CT、MRI 的敏感性分别为60%~80%、60%左右。另外在手术前还要进行必要的其他准备如下:

肠道准备:不管是气腹法还是免气腹腹腔镜手术时胀气会明显影响手术视野,会增加手术的难度,免气腹腹腔镜手术时由于没有气腹的作用肠管活动较为活跃,如果再有肠道胀气手术则更为困难。充分的肠道准备使肠内容物排空后可明显控制肠胀气,为手术创造良好的视野。手术前2天要控制饮食和服用缓泻剂,并进行必要的灌肠。

术时体位准备:取膀胱截石位,由于手术时间较长,下肢摆放以不影响血液循环、避免腓总神经的受压等为宜。因为免气腹腹腔镜手术时头低位的角度要较气腹腹腔镜更大,以保证盆腔手术空间,所以肩托及上肢要固定合适,以免发生臂丛神经的损伤。

手术器械:切口保护套、单极电钩、双极电凝钳、Ligature(或百科钳)、超声刀等。

2) 免气腹腹腔镜广泛子宫切除的要点

Ⅰ.腹腔镜孔及操作孔的建立:免气腹腹腔镜镜孔建立在脐上缘2cm处。在腹壁悬吊后相当于阑尾点的下腹壁两侧建立操作孔,放置保护套,并可在两侧操作孔上方穿刺放置一5mm套管,辅助手术操作。

Ⅱ.子宫各组韧带的切除、宫旁组织的切除等均按照剖腹手术操作,子宫动脉的结扎是在清扫髂内淋巴时从髂内动脉发出处凝断。近膀胱、直肠处的组织及韧带切断用超声刀为宜,主韧带的处理及盆底部宫颈骶骨韧带的处理用 Ligature 或百科钳为宜。

Ⅲ.宫旁输尿管的分离、输尿管隧道的分离:可先在近盆壁处凝固切断主韧带,从宫旁输尿管外侧分离输尿管,用超声刀切断输尿管周围组织和隧道壁,层次清楚出血少。

Ⅳ.经阴道辅助阴道壁的切除更便捷、安全:可于手术前先经阴道标记要切除的阴道长度,切开阴道壁,做套袖状分离要切除的阴道壁,阴道前壁与膀胱分离,阴道后壁与直肠分离,然后作游离阴道缘的缝合,防止宫颈病变组织脱落入阴道。腹腔镜下其他操作与常规操作相同。

3) 免气腹腹腔镜盆腔淋巴的清扫:盆腔淋巴结清扫术的范围与剖腹盆腔淋巴清扫术相同。分左右两侧进行,每侧上方至髂内外动脉分叉上髂总动脉3cm处,下方至旋髂深静脉,内侧为闭锁脐动脉,外侧为髂腰肌内缘,后方为闭孔神经以上。由于盆腔双侧淋巴分布的差异和无正压气腹的作用,免气腹腹腔镜盆腔淋巴清扫存在一定困难,但也有其优势之所在,表现在如下几个方面。

Ⅰ.髂外淋巴组织的切除:自髂外动脉中断开始,提起并剪开髂外动脉的鞘膜,向腹股沟方向分离并剪开至旋髂深动脉水平,然后分离髂外动脉下段表面的淋巴组织;再从髂外动脉中部向髂总动脉方向分离打开其鞘膜,直到髂内外动脉分叉处。然后分离腰大肌表面及髂外动脉外侧的淋巴脂肪组织,暴露生殖股神经后,避开神经由髂外动脉中部向腹股沟方向分离至旋髂深动脉水平,在该处钳夹电凝、切断,阻断小部分下肢淋巴的回流。再从髂外动脉中部向上游离腰大肌表面及髂外动脉外侧的淋巴组织至髂内外动脉分叉处,切除髂外动脉外侧及腰大肌表面的部分髂外组淋巴组织。髂外静脉淋巴结的切除,用细头钳轻轻提拉静脉表面的淋巴组织,使淋巴组织与血管松解,剪开髂外静脉鞘膜及髂外动静脉隔,将静脉表面的淋巴组织剥离并推向内侧,将闭锁脐动脉外侧及髂外静脉表面剥离的淋巴和脂肪组织在旋髂深静脉水平电凝并切断。至此髂外淋巴全部切除。

不管是气腹还是免气腹腹腔镜下近腹股沟处的髂外淋巴组织暴露都较困难,免气腹腹腔镜下暴露更为困难,但是可用手指探查该部位的淋巴结,甚至可以探查到腹股沟深淋巴的位置,如有可疑的淋巴结,可将该处腹壁牵拉上提,充分暴露后清除淋巴组织。

Ⅱ.闭孔淋巴的切除:可从腰大肌内侧分离髂外动脉、静脉,向下分离暴露闭孔窝的淋巴组织,用吸引器吸取该处的脂肪组织,显露淋巴组织及闭孔神经,将闭孔神经上方的淋巴组织撕脱剥离切除,有时闭孔动脉变异走行在闭孔神经的上方,此时要将该动脉结扎以便充分清除闭孔的淋巴组织。还可以从髂外静脉内侧下方和闭锁脐动脉之间钝性分离暴露闭孔淋巴组织,此时要将髂外动静外推向外侧,用强力钳或大弯血管钳分离淋巴组织,暴露闭孔神经后将其上方淋巴组织游离、凝固、切除。

Ⅲ. 髂内淋巴组织切除：助手用强力钳钳夹髂外静脉与闭锁脐动脉内侧的脂肪淋巴组织断端，向头侧方向牵拉，术者用长剪刀由盆底部向头侧分离髂内动脉表面的淋巴组织，因为髂内动脉无明显可打开的鞘膜，剥离时尽量锐性分离，直到髂内外动脉分叉处，凝固、切断。至此髂内淋巴组织连同部分髂外淋巴组织一同切下。

Ⅳ. 髂总淋巴组织切除：髂总淋巴组织范围不大，但切除较困难，右侧髂总淋巴结主要处于髂总动脉的外侧偏后方，并且与后腹壁结合较紧密，有时含有血管处理时易引起出血。在髂内外动脉分叉处将后腹膜向头侧打开至骶骨岬水平，暴露3cm髂总动脉，再将髂总动脉鞘膜打开，然后将鞘膜推向外侧，分离髂总动脉外侧后方的淋巴组织，开始先分离靠近髂总动脉壁处的淋巴，如果有从髂总动脉上分出的小血管，则应首先凝固切断。用细头钳将该处的淋巴组织分离，与后腹壁连接处需凝固、切断，切除髂外淋巴组织。右髂总动脉外侧后方即为右髂总静脉，切除髂外淋巴结时要注意防止其损伤。

左侧髂总淋巴结的切除较为困难，因为髂总动脉位于乙状结肠后，主要淋巴组织多在左髂总动脉的后外侧，暴露较为困难。手术时可将左侧结肠旁沟的腹膜打开，将结肠推向上方，将左侧髂内外动脉分叉处牵向内侧，暴露左侧髂总动脉及其淋巴组织。

淋巴组织的取出一定要在腹腔内放入收集袋取出腹腔，切勿直接从操作口取出。

因为免气腹腹腔镜盆腔淋巴结清扫所用器械及手术方法与剖腹手术接近，所以与气腹法腹腔镜下手术比较手术难度相对较小，即使如此要彻底清除盆腔淋巴结，也需要经验丰富的医师相互配合才能完成。

4）并发症及预防：不管是免气腹还是气腹法腹腔镜下的盆腔淋巴清扫术，其操作难度均较剖腹手术大得多，但并发症的发生率并不比剖腹手术高，文献报道气腹法腹腔镜并发症发生率很低，小血管出血也很少见，而免气腹腹腔镜尚未见相关报道。该手术的并发症有：

Ⅰ. 血管损伤：除非误伤，否则较大动脉的损伤极少见。

髂外静脉及旋髂深静脉的损伤是最为严重的并发症，因为静脉壁薄多数为撕裂，通常发生于较固定的淋巴结的切除和牵拉静脉时造成静脉壁破裂。牵拉静脉时尤其要注意被牵拉的部位附近有无静脉的属支，静脉属支与大静脉的夹角处是发生撕裂的常见部位，要尤其注意。小的破裂可用无损伤线先缝合止血，止血困难和较大的破裂修补困难时要及时剖腹止血。

Ⅱ. 输尿管损伤：手术时先辨清输尿管的位置和走向是预防输尿管损伤的重要环节，另外输尿管周围有出血时要避免盲目止血，尤其是电凝止血。如果发生输尿管损伤，可在腹腔镜下修补，首先要放置输尿管导管，然后修补输尿管，输尿管导管3个月后取出。输尿管周围组织的处理以用超声刀为宜，双极电凝等辐射损伤较大，应注意手术后远期的输尿管损伤的并发症，如有可疑损伤，可放置输尿管导管，3个月后取出。

Ⅲ. 神经损伤：盆腔淋巴结清扫时极少损伤神经，手术

时遇到的神经主要有生殖股神经和闭孔神经。生殖股神经位置表浅分离髂外淋巴时可清楚地暴露，闭孔神经粗且容易暴露，处理此处的淋巴组织时均用撕脱法，故神经损伤罕见。即使意外切断闭孔神经，可用5/0无损伤缝线修复。

Ⅳ. 其他并发症：包括淋巴囊肿形成、肠管的损伤、腹膜后血肿等。淋巴囊肿的预防要做到对尾端的淋巴组织充分凝固后切断，淋巴引流较多部位进行结扎，术后要放置引流管。

手术后操作孔部位的肿瘤复发也是一严重并发症，但对于盆腔淋巴清扫术只要将清除的淋巴组织放入收集袋中取出，极少会引起操作孔的肿瘤复发。

5）评价与争议：即使免气腹腹腔镜手术操作较为方便容易，但要证实腹腔镜下盆腔淋巴结清扫与剖腹手术的盆腔淋巴结清扫一样彻底，目前还没有具有说服力的对照研究。以前几乎所有的研究均表明腹腔镜下清扫的淋巴结数目少于剖腹手术的淋巴清扫数目，1992年Childers报道18例腹腔镜淋巴结切除后又行剖腹手术"补充"淋巴结切除，发现腹腔镜手术切除了剖腹手术91%的淋巴；1993年Fowler等报道腹腔镜淋巴结切除后再行剖腹手术淋巴结切除，发现腹腔镜切除的淋巴结最高达剖腹手术的85%。虽然已有研究证实腹腔镜盆腔淋巴结切除术不会遗漏或错过病变的淋巴结，但是仍然难以使肿瘤学家相信腹腔镜手术的可靠性。目前多数擅长剖腹手术的肿瘤医师仍认为，腹腔镜下根治行子宫切除可以达到与剖腹手术同样的范围，而淋巴清扫是否能达到剖腹手术的范围仍值得商榷。因为如果腹腔镜淋巴结切除是有价值的，那么其切除的淋巴结数应该与剖腹手术一样甚至更多。

（2）免气腹腹腔镜保留神经的广泛性全子宫切除术及腹膜阴道延长术：关注提高癌症患者手术后的生存质量是肿瘤治疗的趋势，宫颈癌手术后因盆腔自主神经的损伤，可有近期膀胱、直肠功能障碍；因为阴道的部分切除，术后远期性生活受到影响。保留主要盆腔神经的子宫广泛切除术、手术后腹膜阴道延长术都体现了对患者生存质量的人性化关怀。

1）免气腹腹腔镜保留神经的广泛性全子宫切除术

Ⅰ. 盆腔自主神经构成：盆腔自主神经由腹下神经、盆腔内脏神经和下腹下神经丛组成。双侧的腹下神经由上腹下神经丛汇集而成，进入盆腔后紧贴直肠系膜，沿输尿管走向宫颈和膀胱。在阴道旁组织内，腹下神经与来自骶2~4的盆腔内脏神经汇合，形成下腹下神经丛。自此发出子宫支及膀胱支，分别支配子宫和膀胱。术中明确盆腔自主神经的解剖部位和走向，避免手术损伤即能减少并发症的发生。

Ⅱ. 保留神经的手术操作：充分暴露膀胱侧窝、直肠侧窝、冈林间隙（输尿管系膜与宫骶韧带之间的间隙）、第4间隙（输尿管入膀胱前段、膀胱及阴道壁之间疏松无血管区），充分游离宫骶韧带、主韧带、膀胱宫颈韧带、阴道旁组织。

在阔韧带后叶游离输尿管，在直肠阴道韧带水平输尿管系膜下分离出冈林间隙，在接近此间隙底部的输尿管系膜内找到与输尿管平行走向呈灰白色的腹下神经，钝性向

外侧分离腹下神经予以保留。在子宫直肠窝与冈林间隙之间，靠近骶骨处用超声刀切断宫骶韧带及直肠阴道韧带。在直肠侧窝与膀胱侧窝之间的主韧带内，找出髂内静脉的属支——子宫深静脉，其下方含有束状分布的盆腔内脏神经纤维，子宫深静脉丛与其下方的神经束之间有直肠中动脉，用超声刀在近盆壁处将主韧带及直肠中动脉切断，保留其下方的盆腔内脏神经束。下推膀胱在输尿管"隧道"顶部，用超声刀切断浅层膀胱宫颈韧带至输尿管入膀胱处，暴露输尿管下方的深层膀胱宫颈韧带，分离深层膀胱宫颈韧带外侧与内侧组织打开第4间隙。用超声刀切断此间隙内侧的膀胱静脉丛，保留外侧部下腹下神经丛的膀胱支。在暴露的冈林间隙与第4间隙之间切断下腹下神经丛的子宫支，保留外侧下腹下神经丛及其膀胱支。至此，保留神经手术步骤结束。

2）免气腹腹腔镜广泛性全子宫切除术后腹膜阴道延长术：免气腹腹腔镜广泛性全子宫切除术后因为切除了3cm左右的阴道壁，致使阴道明显缩短，会影响术后性生活。手术后的阴道延长术可显著改善患者的术后生活质量。

手术方法：广泛性全子宫切除术切除子宫后，将膀胱上方的腹膜缘与阴道前壁切缘间断对接缝合，将直肠表面腹膜与阴道后壁切缘间断缝合。将左右两侧的膀胱侧方腹膜与左右两侧直肠侧方腹膜分别前后相对缝合，使阴道残端上方腹膜呈筒状，根据阴道切除的长度将阴道残端上方的"腹膜筒"在选定的部位缝合封闭。

术后处理：腹膜引导延长术后，阴道内要放置模具6个月，并定期随访。如果手术后要补充体外照射放疗，阴道模具的放置时间再延长3~6个月。

（刘建华 王萍）

（三）宫腔镜手术在内膜癌及癌前病变的作用

1853年法国医师 Desomeaux 应用早期的内镜观察了"子宫内口"，首次报道了"宫腔检查"，1869年爱尔兰医师 Pantaleoni 提出了宫腔镜（hysteroscopy）或子宫镜（metroscopy或uteroscopy）的概念。应用宫腔镜技术使人们终于看到了这个潜在闭合的腔隙，包括良性疾患，如子宫内膜增生、子宫肌瘤、子宫内膜息肉、子宫腔粘连和中隔子宫等，恶性疾患，如子宫内膜癌一样也因为宫腔镜的问世得以早期诊断，现在已经有宫腔镜下治疗内膜癌的报道。

1. 子宫内膜癌的宫腔镜下表现 主要表现在局部病灶的形态及表面血管异常。总体来讲为乳头状或息肉状突起，与周围正常子宫内膜或萎缩性内膜分界清楚，病灶高低不平，表面灰白无光泽，呈污秽感，并见不规则扩张的血管，有的伴出血和坏死。常见表现：

菜花样新生物：肿物可生长在宫腔的任何部位，但以宫腔前后壁及宫底部最为多见，肿物呈菜花样或细小乳头状，往往合并出血和坏死，致使肿物表面呈褐色或灰褐色。乳头表面有形态异常的血管，血管的形态多种多样，多数呈稀奇古怪状，可见血管成团或螺旋状围绕腺体周围（图6-8-19）。

弥漫型病变：宫腔内病变范围大，表现为内膜弥漫性增厚，表面呈乳头样改变，其内有粗细不等的异常血管（图6-

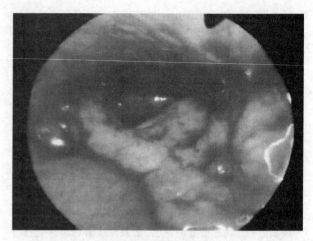

图6-8-19 菜花样新生物

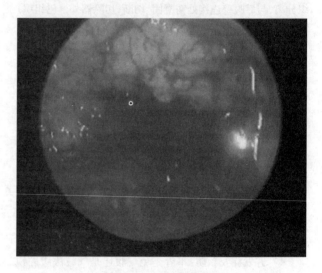

图6-8-20 弥漫性病变

8-20）。

局灶性息肉状物：内膜癌患者宫腔内病变可表现为息肉样新生物，此时肿物表面血管分布明显增多，可有粗细不等的异型血管（图6-8-21）。

2. 客观认识宫腔镜检查对子宫内膜癌的早期诊断的价值 宫腔镜技术使妇科医师可以"眼见为实"，可以最直接、近距离地观察整个子宫腔而无盲区。如果经 US、SIS、CT 或 MRI 检查已高度可疑子宫内膜病变，应首选分段诊

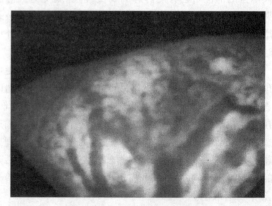

图6-8-21 局灶性息肉状物

刮。对临床症状典型同时具有高危因素,而辅助检查未证实内膜病变者,则应尽快行宫腔镜检查。子宫内膜电切术后残留内膜仍可发生内膜癌,应注意严密随访、及时诊断。

Gimpelson 等报道即使有经验的妇科医师每次刮宫仍会有 10%~35% 的子宫内膜区域刮不到。对于老年妇女由于宫颈萎缩,需扩宫才能完成刮宫,增加了对患者的损伤和痛苦。盲刮对子宫内膜癌的病灶位置及范围难以做出正确判断。Clark 等研究功血患者宫腔镜下诊断子宫内癌和子宫内膜增生的准确性,分析 65 篇文献 26 346 例患者中,3.9% 宫腔镜怀疑癌,其中 71.8% 是癌;而不怀疑癌者,仅有 0.6% 是癌。认为宫腔镜诊断子宫内膜癌准确率高,但仅限于子宫内膜病变。Marchetti 等回顾分析 181 例子宫内膜癌患者,宫腔镜诊断的敏感度为 93.10%,特异性 99.9%,阳性预测值 99.96%,阴性预测值 98.18%。宫腔镜检查结合子宫内膜定位活检,其敏感度和特异性可提高到 96.55% 和 100%。Agostini 等回顾分析宫腔镜电切组织块病理诊断子宫内膜非典型增生 17 例,子宫切除的组织病理学诊断发现 1 例子宫内膜癌,因子宫内膜非典作宫腔镜手术发现子宫内膜腺癌的危险度为 5.9%(1/17)。

3. 与其他辅助检查手段相比较 与盆腔超声比较:超声优点是无创、方便、易行、无痛苦、可提示盆腔包块;超声缺点是对内膜增厚不具特异性、对子宫内膜增生性病变以及早期内膜癌超声检查不能提供特异性鉴别诊断、尤其容易遗漏小于 5mm 的子宫内膜病变。Farquhar 等系统性回顾了 19 项比较 B 超和宫腔镜诊断异常子宫出血准确性的研究,发现 B 超诊断子宫内膜增生或子宫内膜癌的敏感度为 33%~100%,特异度为 79%~99%,宫腔镜诊断子宫内膜增生或子宫内膜癌敏感度为 90%~100%,特异度 97%~100%。Litta 等发现对子宫内膜厚度 ≥4mm 者,超声的敏感性、特异性、阳性预测值、阴性预测值为 55.6%、49.7%、83.3%、98.1%,而宫腔镜的敏感性、特异性、阳性预测值、阴性预测值为 100%、49.6%、81.3%、100%,作者认为当子宫内膜厚度 <4mm 时,超声可能会漏诊恶性变,对于有异常子宫出血的绝经后妇女,宫腔镜下活检是必需的。Vasile 认为宫腔镜较超声检查更为直观,同时能够获取组织标本进行病理学检查,即使是对于绝经后没有临床症状,超声提示为萎缩性子宫内膜的患者也适用。尽管阴道超声测量内膜厚度创伤小,准确性高,可其鉴别子宫内膜病变的低特异性和对子宫内膜癌低阳性预测值,使其不再适合作为激素治疗,尤其服用他莫昔芬患者子宫内膜厚度的可靠监测方法。Mkrtchian 等报道 B 超和宫腔镜对不典型增生和早期子宫内膜癌患者预后评估的失误率分别为 14.3% 和 5.5%,两者有明显的差异。

与诊断性刮宫(D&C)比较:D&C 是评估子宫内膜病变和内膜癌的传统检查方法,但其为盲视手术,完全凭术者的感觉和经验进行,容易遗漏宫腔内微小或局灶样病变。研究表明即使有经验的妇产科医师也只能刮到最多 50%~60% 的内膜。Bedner 等对 442 名异常子宫出血或超声发现子宫内膜病变的围绝经期妇女在 D&C 检查后,又进行宫腔镜直视下活检,发现宫腔镜漏诊了 4 例病变而 D&C 漏诊了 21 例病变,认为宫腔镜直视下活检发现宫腔内病变敏感性

比 D&C 高。Saygili 比较 42 名绝经后出血或子宫内膜增厚患者诊刮和子宫切除术后的病理检查结果,发现诊刮结果为复合性子宫内膜增生者中 50% 术后病理结果为不典型增生,诊刮结果为不典型增生者中 2/3 术后被诊断为子宫内膜癌。作者建议对此类患者,应进行二次 D&C 或宫腔镜检查。Garuti 将 176 名服用 TAM 后子宫内膜厚度到 4mm 的乳腺癌患者分为两组,94 名行宫腔镜下活检术,82 名行诊刮活检术,发现 34.1% 诊刮患者因所取组织量过少未能做出病理诊断。作者认为对服用他莫昔芬的患者诊刮术不能取到足够量标本,同时它不能发现因他莫昔芬引起的子宫内膜病变,如囊性萎缩及合并子宫内膜癌的子宫内膜息肉。在区别正常和异常内膜上,宫腔镜的敏感度、阴性预测值、阳性预测值为 100%、100%、68.9%,而盲目诊刮的敏感度、阳性预测值为 68.9% 和 43.7%。对 TAM 引起的子宫内膜病变的全面了解,宫腔镜活检依从性更好。

与病理诊断比较:Alanis 等对 372 名绝经后妇女行宫腔镜检查发现宫腔镜检查结果和病理结果有很高的一致性。作者认为宫腔镜可以作为宫腔内良恶性病变的首选检查。有关子宫内膜增生的宫腔镜图像与病理组织学的关系,Dotto 等将宫腔镜下的子宫内膜图像分为 5 类:正常、良性病变、低危子宫内膜增生、高危子宫内膜增生和子宫内膜癌。与子宫内膜活检的病理结果对照,图像与病理有高度的一致性。Garuti 等报道宫腔镜对子宫内膜增生诊断的敏感性、特异性、阴性预测值、阳性预测值分别为 63.7%,91.7%,91.3% 和 64.7%。作者认为目前宫腔镜诊断子宫内膜增生准确性不高。对于宫腔镜检查示不规则或增厚的内膜,病理学检查是必需的。Vasile 对 145 名患者宫腔镜检查结果与组织学检查相比,其对子宫内膜增生诊断的敏感性、特异性、阳性预测值、阴性预测值分别为 89.36%,91.96%,82.36%,95.37%,认为宫腔镜是子宫内膜增生的第一诊断方法。Butureanu 等运用新的二分类法,将子宫内膜增生分为内膜增生及内膜瘤变,宫腔镜诊断两者准确率分别为 90.74%,80%,总的准确性为 90.26%。Garuti 等发现宫腔镜预见子宫内膜增生合并浸润癌的敏感性、特异性、阴性预测值、阳性预测值分别为 84.6%,100%,87.5%,100%,认为宫腔镜是诊断子宫内膜增生合并浸润癌的敏感特异的方法。宫腔镜检查结合子宫内膜定位活检,其敏感度和特异度可提高到 96.55% 和 100%。

宫腔镜微创、诊断准确性高,使得宫腔镜成为子宫内膜增生诊断和保守治疗随访的理想工具。现在普遍认为宫腔镜对可疑病变直视下活检是诊断异常子宫出血的金标准,是安全、容易和有效的评价异常子宫出血的方法。

4. 宫腔镜检查能否造成癌细胞播散 90 年代初,有病例报道宫腔镜检查可以造成子宫内膜癌的盆腔转移、子宫血管内瘤栓甚至肺转移。近年来,大部分学者认为宫腔镜检查可以造成腹腔冲洗液细胞学阳性,但不影响预后。Leveque 等报道了 19 例临床 I 期的子宫内膜癌患者在子宫切除前进行了宫腔镜检查,并于开腹手术中常规进行腹腔冲洗液的细胞学检查,7 例发现阳性,但以后的随访未发现腹膜复发。Lo 等研究了 162 例子宫内膜癌患者,在开腹手术前行宫腔镜检查,对其中 120 例患者,应用 CO_2 膨宫 70

例,盐水膨宫 50 例;结果有 8 例患者腹腔冲洗液细胞学检查癌细胞阳性,其中盐水膨宫 7 例,CO_2 膨宫 1 例,两者相比有显著差异。所有腹腔细胞学阳性的患者均未附加另外的治疗,随访无瘤生存 12～34 个月。表明用盐水较用 CO_2 做膨宫介质更易使癌细胞扩散到腹腔,对临床预后的影响还有待于进一步随访观察。Kuzel 等研究 42 名有子宫内膜癌危险的妇女,行液体膨宫的宫腔镜检查,定位活检和刮宫术,并分别于宫腔镜检查前、定位活检后和刮宫后取腹腔冲洗液检查。共有 11 次冲洗液阳性结果,在宫腔镜检查前和定位活检后冲洗液阳性无统计学意义,在定位取材后和刮宫后则分别为 33.3% 和 88.9%,有显著差异。表明刮宫术本身而非宫腔镜下的定位活检促进了瘤细胞进入腹膜腔。Arikan 等研究了 24 个因子宫内膜癌而行全子宫和双侧附件切除术的离体标本,无子宫浆膜面和子宫外病变,内膜癌病变面积大于 $1cm^2$,用 5mm 硬管行宫腔镜检查,最大灌注压力为 100mmHg,流速 150ml/min,灌注 3 分钟,收集经输卵管流出的液体,离心沉淀后,进行细胞学检查和细胞黏附生存能力的实验,结果在 20/24 例(83%)中收集到液体,17/24 例(71%)发现癌细胞,10/24 例(42%)中扩散的癌细胞有再生种植能力。这个实验模型得出结论,宫腔镜检查会造成癌细胞的扩散,而且扩散的癌细胞具有黏附和种植能力。日本曾作过大规模的调查,结论是宫腔镜检查与 5 年存活率无关。Revel 回顾性分析了 1980～2001 年 Medline 上所有有关宫腔镜检查内膜细胞播散的文章,得出结论是:目前尚不能确认腹膜上的内膜细胞是因宫腔镜灌流冲洗、逆流至盆腔;也无前瞻性、随机研究证实宫腔镜检查或手术会造成肿瘤播散。目前尚无研究证实行宫腔镜检查的内膜癌患者预后较其他传统检查的内膜癌患者预后差。尽管如此我们在临床中仍强调行宫腔镜检查时必须尽量降低膨宫压力,而且应尽量避免加压。目前尚无循证医学的资料来证实究竟应用多大的膨宫压力可避免宫内膜细胞播散。

5. 子宫内膜异常增生的治疗 子宫内膜异常增生的传统治疗包括药物和子宫切除,宫腔镜下治疗是对于无生育要求的患者行指子宫内膜剥除术,经宫颈子宫内膜电切术(transcervical resection of endometrium,TCRE)或子宫内膜剥除术(endometrial ablation,EA),尤其是子宫内膜癌前治疗。

MePherson 等对 8900 例因异常子宫出血行 TAH 或 TCRE 的患者进行了 5 年前瞻性随访,发现 TAH 后性欲缺失、性欲低下和阴道干涩等性心理障碍的发生率高于 TCRE,同时行卵巢切除的患者更为明显。

Sui 等对 5 名因不典型增生行 TCRE 的患者(3 名患者不能耐受 TAH,2 名患者不愿切除子宫)进行了 3～4 年的随访,发现 4 名患者闭经,1 名点滴出血,所有患者子宫内膜厚度均不超过 5mm。作者认为对不愿或不能行全子宫切除术的不典型增生患者,TCRE 术具有微创、保留子宫、恢复快的优点。

Vilos 等回顾分析 10 例宫腔镜诊断子宫内膜单纯性、复杂性增生有/无异型的患者,TCRE 术 8 例病理提示非典型增生。随访 1～9 年,7 例无月经,情况良好,1 例无月经,

术后 2 年死于结肠癌,2 例子宫切除,标本中未见残留内膜。作者认为熟练的宫腔镜电切术可能作为有条件随访非典型增生子宫切除的替代方法。

6. 子宫内膜癌的治疗 Vilos 等回顾分析因 AUB 行 TCRE 术,病理检查确定为子宫内膜腺癌 13 例,全部患者 TCRE 术后存活 0.5～9 年,无癌复发迹象。

7. 子宫内膜剥除术后内膜癌的发生 Baggish 报道 1983～1994 年 560 例内膜剥除,8 例二次内膜剥除,平均 45～55 岁,最短随访时间 1 年,仅 1 例术后一年因异常出血,内膜病理提示高分化腺癌,子宫切除仅浅肌层浸润。

子宫内膜剥除术后对于有内膜癌高危因素的患者仍然存在内膜癌倾向;由于术后宫腔粘连,对于粘连上方内膜癌的发生,尤其是双侧输卵管开口区域,可能隐匿癌阴道出血的预报;子宫内膜剥除术后需 HRT 的患者,仍然需要使用孕激素。

(冯力民)

(四)经阴道手术

经阴道手术是比较传统的妇科手术入路。最早的子宫颈癌就是通过阴道手术完成的。经阴道手术治疗妇科肿瘤具备其他入路不具备的优势,即妇科肿瘤多深居盆腔,经腹完成时暴露困难,但经阴道手术操作直接,对腹腔脏器干扰少,更符合微创观念。但经阴道手术也有缺点,暴露困难是其主要特点,而如果为妇科恶性肿瘤需要同时行盆腔及腹主动脉旁淋巴结切除术时,则必须开腹或经腹腔镜完成。

妇科的良性肿瘤主要以子宫肌瘤和卵巢肿瘤多见。

1. 经阴道治疗子宫肌瘤 当患者因子宫肌瘤需切除子宫时,按目前所积累的临床数据分析,经阴道途径是最符合微创观念的手术入路。该入路出血少、手术时间短、术后病率低、术后疼痛轻。整体效果要明显优于开腹或腹腔镜入路切除子宫。

当需要传统方法治疗子宫肌瘤采用开腹途径完成,给患者造成的创伤相对较大,但由于在直视下操作,且可以直接触摸子宫体,所以能尽可能地将子宫肌瘤剔除。随着腹腔镜技术的发展,近些年采用腹腔镜操作剔除子宫肌瘤的病例逐渐增多。腹腔镜手术符合微创观念,但在处理子宫肌瘤过程中,由于无法触摸,故只能将较大的或者镜下可直接发现的子宫肌瘤剔除干净,对于经验不足的术者而言,可能会剔除不完全,而且腹腔镜下缝合也是对术者技术的考验,多需要长期培训才可独立完成腹腔镜下缝合操作。

经阴道途径剔除子宫肌瘤的优点:创伤小,通过阴道前穹隆或后穹隆进入盆腔,直视下操作,可触摸子宫体,所以手术质量相对容易保证;其次,剔除肌瘤后,直接在直视下缝合,所以缝合质量与开腹手术基本相同,缝合难度低于腹腔镜下缝合,且缝合速度明显快于腹腔镜下缝合的速度。

经阴道途径剔除子宫肌瘤的缺点:由于该术式入路靠近子宫颈,所以不适合子宫底部的子宫肌瘤剔除。另外,对于无阴道分娩史的患者而言,阴道条件宽松度有限,故操作空间更狭小,难度增加。

2. 经阴道治疗卵巢良性肿瘤 经阴道治疗卵巢肿瘤时,术前应完善相关评估和检查,尤其对于病史描述中,卵巢肿瘤短时间内明显增大的,卵巢恶性肿瘤相关肿瘤标记

物明显升高的,以及妇科超声检查提示卵巢血流信号丰富者,均为该类手术禁忌证。经阴道剥除卵巢囊肿或切除附件主要通过阴道后穹隆完成。如术前考虑为卵巢子宫内膜异位症囊肿,且囊肿活动度较好,可采用阴道后穹隆入路,将囊肿拉至盆腔口直视下剥离;而大的卵巢囊肿或畸胎瘤可先抽囊液缩小体积,再拉出阴道予以剥除,剥除下的囊肿送术中冷冻切片检查。穿刺前用纱布排垫好,防止囊液流入盆腔。剥除肿瘤后可将卵巢成形。术毕注意彻底清理盆腔残留的异位症病灶以及术中的积血。

多数情况下,卵巢子宫内膜异位症囊肿位于子宫后壁,故多采取后穹隆入路,如后穹隆因子宫内膜异位症粘连严重,无法进入盆腔,不宜再行此术。可改为腹腔镜或开腹完成手术。

部分不能在术前判定附件肿物良恶性时,可经阴道先将附件完整切下后进行快速病理学检查,如为良性肿瘤,可直接缝合阴道穹隆切口,使患者免于腹部开刀;如快速病理学检查结果为恶性,可直接转开腹行肿瘤细胞减灭术,盆腔淋巴结和腹主动脉旁淋巴结清扫。

3. 经阴道治疗子宫颈恶性肿瘤　经阴道治疗子宫颈癌发展速度缓慢,直到20世纪初,由Schauta对子宫颈癌的阴式广泛子宫切除进行了改进,提高了经阴道广泛子宫切除术的安全性,才使得该术式稍有改观,但淋巴结清扫仍无法经阴道完成。这种状况一直到腹腔镜技术广泛应用于妇科临床手术中得以解决。

目前比较广泛采用的是腹腔镜下盆腔淋巴结清扫+经阴道广泛子宫切除术。近十余年,由于个体化治疗观念的发展,对于子宫颈癌患者保留生育功能的手术开展较快,逐渐形成了腹腔镜下盆腔淋巴清扫+经阴道广泛子宫颈切除术。得益于手术入路的优势,和经腹进行的广泛子宫颈切除术相比,经阴道广泛子宫颈切除术操作直接,无须开腹,逐渐成为广泛子宫颈切除术的主流术式。

经阴道广泛子宫颈切除术必须严格掌握手术适应证。其适应证为:①年轻患者强烈要求保留生育功能;②无生育功能受损临床证据;③临床分期(FIGO): I a1 期~ I b1 期;④肿瘤直径≤2cm;⑤组织学类型为鳞癌;⑥无盆腔淋巴结转移证据;⑦未发现宫颈内口上方有肿瘤浸润。

经阴道广泛子宫颈切除术的手术要点:

(1) 宫旁切除范围:广泛子宫或宫颈切除术切除范围为宫旁及阴道壁3cm以上。经阴道次广泛子宫或宫颈切除术,离断子宫,切除范围为宫旁及阴道壁2cm以上。

(2) 术中注意输尿管下段从宫颈旁及阴道旁组织中分离,避免损伤输尿管。

(3) 术后阴道置腹腔引流管。

(4) 经阴道广泛/次广泛子宫颈切除术的优点是可在直视下决定阴道壁切除的范围,术前应检查以排除阴道壁浸润可能;若有阴道壁浸润,切开部位应远离浸润部位约3cm处,同时需切除子宫体。

手术难点:经阴道广泛子宫颈/全子宫切除术的关键步骤和难点是游离输尿管。预防输尿管损伤的方法:术前放置输尿管导管,术中分离膀胱宫颈韧带时,通过手指直接触摸到膀胱宫颈韧带内的输尿管导管,明确输尿管走行及位置,切断膀胱宫颈韧带更加安全,术中可在直视下从底部打开输尿管隧道,将输尿管从膀胱宫颈韧带中推开,减少了盲目分离输尿管导致渗血增多的可能,降低游离输尿管难度的同时保证了手术彻底性,加快了手术速度,增加了手术安全性,减少了输尿管损伤及并发症的发生。

4. 经阴道治疗子宫体恶性肿瘤　子宫体恶性肿瘤以子宫内膜癌为代表,子宫内膜癌的术前检查中,以磁共振最为重要,其结果对于制定手术范围方案有重要意义。考虑为早期的子宫内膜癌可行单纯的子宫切除术。而对于考虑有子宫颈实质受累或子宫深肌层侵犯或宫旁受累的子宫内膜癌病例,则需行腹腔镜下盆腔淋巴结切除、腹主动脉旁淋巴结切除+经阴道广泛子宫切除术。手术要点和难点同子宫颈癌的经阴道手术处理过程。

5. 经阴道手术主要并发症的预防和处理　经阴道手术和其他类型的手术方式一样,都有发生并发症的可能,而经阴道手术的常见并发症具有其特殊性,且处理技巧与其他术式不完全相同。

(1) 膀胱损伤:术中发现的膀胱破损,应立即使用2-0可吸收线连续缝合修补,然后使用2-0或3-0可吸收线进行浆肌层加固缝合;术后留置导尿管一周,持续开放;术后第3天使用1:5000呋喃西林液低压膀胱冲洗,1次/日,直至拔除导尿管为止;合理应用广谱抗生素预防感染,注意会阴部清洁,外阴擦洗1次/日。

1) 经阴道缝合膀胱的要点:缝合膀胱切口时,切忌靠近两侧输尿管开口,避免术后伤口水肿造成输尿管出口梗阻;更不能缝合输尿管开口,必要时可置入输尿管导管。由于膀胱的伤口浸泡于尿液中,所以缝合必须严密,止血充分。

术后发现膀胱损伤,需在二次手术前检查确定瘘口位置。若直视下可找到瘘口,应注意瘘口与周围组织的解剖关系,尤其注意与尿道、输尿管开口的毗邻关系,防治术中副损伤。如直视下不能确诊,可经导尿管注入膀胱100~200ml 0.5%美蓝生理盐水溶液确定是否存在瘘口。瘘口位置较高者,可使用膀胱镜检查明确瘘口与输尿管开口的关系。

2) 膀胱损伤修补术的要点

①术后发现需保守治疗3个月,待瘘口局部炎性反应基本消失后再行修补。

②手术可采用经腹或经阴道途径完成,由于膀胱损伤位于阴道部,经腹途径操作属于深部盆腔操作,且多需要切开膀胱修补瘘口,造成膀胱的二次损伤,无明显优势,故膀胱修补多采用经阴道手术,优点是简单、暴露直接、操作方便。

③术前常规留置导尿管。

④手术方式选择:传统采用的离心分离法成功率较低,采用向心分离法修补瘘口后,手术成功率明显升高。

⑤关键步骤:采用向心分离法修补瘘口,周围组织需游离应充分,充分游离后,瘘口局部可自行靠拢,缝合时无张力;必要时可加固减张缝合阴道壁;缝合可采用2-0可吸收线连续缝合,保证吻合口组织健康血运良好,吻合严密。

(2) 直肠损伤:直肠损伤主要临床表现:①术中发现

粪便样物经阴道后壁流出,直肠指诊发现直肠阴道隔菲薄或已不完整;②术后发生阴道排便和(或)排气,经阴道检查可见直肠阴道瘘口。

1)处理要点:术中发现直肠损伤应立即修补,使用1号丝线间断缝合直肠黏膜下层,注意缝针不能穿过直肠黏膜层。然后使用1号丝线间断褥式缝合浆肌层。最后使用3-0可吸收线间断缝合阴道壁黏膜。

2)术后发现的手术治疗:发现瘘口三个月后再行手术治疗。手术方法可采用:①局部修复:向心分离法修补术、离心分离法修补术;②经腹手术:直肠-结肠吻合;经腹会阴联合直肠切除;腹壁造瘘;③自体或异体组织移植(皮瓣转移):球海绵体肌、臀大肌、股薄肌、缝匠肌或去细胞组织补片等。

3)手术要点:①术前充分肠道准备:无渣饮食7天,使用肠道抗生素3天,术前清洁灌肠;②手术原则:充分游离瘘口周围组织;窦道切除;严密止血;无张力缝合全层;瘘口过大者,可将股薄肌、球海绵体肌覆盖瘘口。

(3)输尿管损伤:输尿管损伤多见于经阴道广泛子宫切除/子宫颈切除术过程,多表现为输尿管切断、撕裂、压挫、缺血坏死、折角、结扎、电烧伤、缝线穿透。妇科手术输尿管损伤发生率为 0.1% ~ 2.5%。输尿管经过子宫血管下方进入主韧带段,紧贴主韧带外侧,钳夹、缝扎或止血时损伤输尿管。骨盆漏斗韧带处:行子宫全切除、子宫次广泛或子宫广泛切除、结扎卵巢血管时:该处输尿管与髂血管有交叉,分离组织不清易误损伤或误扎。

子宫动脉与输尿管交叉处为最易发生部位。另外:输尿管走行的其他部位如存在病变,包括:阔韧带肿瘤、宫颈肌瘤、卵巢粘连、子宫内膜异位症时可改变解剖结构,增加手术难度,同样容易造成输尿管损伤。

1)输尿管损伤的临床表现

①无尿:双侧输尿管被结扎,术后立即无尿,血尿素氮和肌酐上升,出现尿毒症体征,背痛、双侧肋脊角触痛,甚至肾功能衰竭;

②一侧输尿管被结扎,出现患侧背痛及肾区叩痛,其他症状及实验室检查不明显。

③术中发现:输尿管壁锐性破损所致可见手术野流出大量淡红色或基本清亮液体,仔细探查输尿管走行部位可发现无出血的管状断端并有液体溢出。

④术后发现:输尿管壁受损、感染、缺血、继发坏死。输尿管瘘常于术后 9 ~ 11 天发生。临床表现根据瘘口位置决定。

2)输尿管损伤的诊断

①在高度怀疑泌尿系统损伤时,阴道内置入消毒纱布,膀胱内注入 0.5% 亚甲蓝溶液,纱布蓝染,即可诊断膀胱阴道瘘,否则为输尿管瘘。

②静脉肾盂造影:使用 60% 泛影葡胺注射液 20ml 静脉注射后,可观察输尿管损伤位置、损伤侧别及肾功能等。注意观察输尿管有无狭窄、扩张或梗阻存在。

③经尿道逆行膀胱输尿管造影:该方法适用于输尿管走行无明显改变时,当输尿管因损伤走行明显偏位时,可能无法进行该检查。

3)输尿管瘘的症状:主要表现为漏、痛、胀、热、块。

①内漏或外漏:内漏:漏孔与阴道不通,尿液直接漏于盆腔,后果严重;外漏:漏孔与阴道相通,尿液经阴道流出,形成输尿管阴道瘘。

②痛:因黏膜直接受尿液刺激所致。

③胀:尿液刺激肠管后,抑制肠蠕动,出现肠胀气导致腹胀,术后排气后再发生肠胀气应警惕输尿管瘘的发生。

④热:尿液渗入盆腹腔,腹膜刺激或继发感染可出现发热。

⑤块:尿液刺激局部炎性增生,组织包裹、粘连,形成盆腔包块。

4)输尿管损伤的处理

①术中发现应立即修复:如输尿管误扎或误夹,应立即解除,可放置输尿管支架 10 ~ 12 天,无须其他处理。输尿管已结扎切断,切除损伤部位,行输尿管端端吻合或输尿管膀胱吻合术,内置双"J"管支撑,吻合口应大而无张力,断端血供良好,黏膜对黏膜且无扭曲,以防止术后输尿管狭窄。其中输尿管膀胱吻合术成功率高,不易出现术后输尿管吻合口狭窄。

②术后发现者,需根据不同情况分别对待:A. 由于输尿管损伤后果严重,术后一旦发现,必须尽早处理。B. 术前需行膀胱镜检查及逆行造影,明确损伤侧别与漏口位置。C. 经膀胱镜行患侧输尿管插管,放置输尿管支架。3 ~ 6个月取出。若输尿管插管失败,应尽早手术,应行输尿管端端吻合或输尿管膀胱吻合。术中放置双"J"导管,术后 6 个月取出。

(4)血管损伤

1)损伤的主要原因:血管漏缝或血管回缩,缝扎不牢;术中牵拉子宫向下时骨盆漏斗韧带撕裂,损伤血管所致。经阴道手术的血管损伤部位多为子宫动脉和骨盆漏斗韧带中的卵巢动静脉。

2)主要临床表现:血管破损后可见血管断端明显出血,可根据出血量判断是动脉或静脉损伤;术野有鲜红色血液,经仔细探查可找到出血点。

3)处理方法:术中一旦发现血管损伤,应仔细找到出血点,及时结扎出血的血管,注意出血点和输尿管的关系,避免缝扎止血时损伤输尿管。如为骨盆漏斗韧带损伤,因位置较高,止血困难。需立即开腹结扎出血的血管。

(5)渗血及感染:经阴道手术在分离阴道壁与周围组织间隙时,由于组织解剖结构分离不清楚,造成创面过大,渗血明显;患者曾行剖腹产等手术,子宫与周围组织有粘连,阴道断端缝合不严密;特殊患者:如因心脏疾病换瓣者,术后长期服用抗凝药,术前停抗凝药时间短或未停抗凝药,术中易致出血。以上原因造成的渗血如止血不彻底,易导致术后局部血肿形成,继发感染。

渗血及感染的临床主要表现:阴道断端切面、粘连的盆腔脏器表面以及与子宫粘连明显的手术创面出现无明显出血点的渗血面。术后阴道断端持续有少量血性分泌物流出,体温于术后 5 ~ 7 天出现再次升高,部分患者有下腹痛及里急后重感。复查血常规提示存在感染,超声提示阴道断端有包块时支持该诊断。部分患者形成脓肿后,可有阴道脓性分泌物间断排出。

（宋磊 黄柯）

六、妇科肿瘤手术并发症

手术是妇科肿瘤重要的治疗方法。很多妇科肿瘤通过手术可以达到完全缓解甚至治愈。但是手术在治疗肿瘤的同时，也不可避免的会带来一些并发症。如何正确认识和恰当处理这些并发症，以达到治疗肿瘤，延长肿瘤患者生存期、改善生存质量，是妇科肿瘤医师必须面临和去解决的问题。

（一）妇科恶性肿瘤广泛性手术对盆底组织的损伤及重建

妇科恶性肿瘤的根治性/广泛性手术，尤其是全盆腔脏器切除术和全外阴根治术等，常对盆底组织造成严重损伤，加之手术本身并发症较多，术时或术后常需进行器官重建和盆底重建手术。

尽管近年来外阴癌手术方案强调个体化，且手术范围有缩小趋势，但针对高危型外阴恶性肿瘤的全外阴根治术对外阴组织破坏大，加之术后伤口部位皮肤坏死，难以愈合或瘢痕愈合，因此要考虑外阴修复重建。外阴修复重建多数需要作皮瓣修复，要求切口边缘整齐、无张力、无感染、血循环良好。常用方法有"Z"形成张切口、皮瓣转移和肌皮瓣移植等。常用皮瓣转移法包括：中轴皮瓣转移、侧皮瓣转移、旋转皮瓣移植。常用肌皮瓣包括腹直肌肌皮瓣、股薄肌肌皮瓣、阔筋膜张肌肌皮瓣、臀下肌肌皮瓣等，分别适合盆底、外阴和阴道、腹股沟、会阴后部及肛门部位的修复术。

盆腔脏器切除术提出至今50余年，尽管手术死亡率明显下降，但手术对盆底组织的广泛损伤和术后病率仍较突出。如何进行器官重建和盆底重建，是目前仍然关注的焦点。

全盆腔脏器切除术后并发症包括感染、出血、盆腔粘连导致肠梗阻、大面积盆底裸露导致瘘的形成、DIC、器官重建后吻合口瘘等。其中瘘的形成是该手术严重的并发症。1957～1990年Texas大学Anderson癌症中心533人接受盆腔脏器切除术，术后非肿瘤相关的瘘发生率为7.9%，瘘的类型包括小肠盆腔瘘、重建后的阴道瘘、大肠阴道瘘、复合性瘘等。对盆底是否进行重建，瘘的发生率有很大差别，盆腔重建前瘘的发生率为16%，重建后下降至4.5%。术后瘘的形成与术前肠管接受的盆腔放疗剂量、术后感染、吻合口瘘、术后盆底血供减少、营养状况差等因素相关。通过慎重选择病例，术中使用抗生素及治疗术后感染，静脉高营养维持患者良好的营养状态，提高手术操作技巧等可以降低各种瘘的发生，其中盆底重建技术对减少各种术后并发症尤其重要。

20世纪60年代中期时，对于术后裸露的盆腔，使用纤维薄纱填塞（a gauze pack）；后来采用腹膜移植覆盖，或将多余的乙状结肠放置盆腔以形成"盆底的盖（pelvic lid）"。80年代后，采用盆底放置硅橡胶移植物、注盐水的硅树脂弹性体移植物、多聚糖910网（Vicryl）等方法，这些方法简单易行，尤其适合以前接受放疗的患者，及大网膜尺寸不适合拉至盆底的患者，但这些方法易导致感染，瘘的发

生率较高，目前少用。其他方法还包括使用硬脑膜覆盖盆底、应用泌尿系腔道或肠袋覆盖、使用腹膜薄片覆盖等。近年常采用带血管蒂的大网膜J瓣铺垫盆底，该法不但可降低盆腔廓清术后瘘的发生，对预防淋巴囊肿和淋巴水肿同样有效，且对于网膜较小的病例更是好的选择。最近Kujiwara将横结肠以下的网膜纵向分成两半，施行网膜成形术和网膜固定术（omentoplasty and omentopexy），也是一种简单可行、效果较好的盆底重建方法。

随着盆腔廓清术的开展，原发性阴道和盆底重建（primary vaginal and pelvic floor reconstruction）手术显得重要。它不仅可改善术后患者躯体外观，又可提高生活质量，还可减少术后并发症。Jurado等对1986～1998年间60例接受盆腔廓清术者中的16例施行原发性阴道和盆底重建，分别使用腹直肌肌皮瓣（myocutaneous flap with rectus abdominis，RAMRAM）、股薄肌肌皮瓣（myocutaneous flap with gracilis muscle，GMCGMC）和阔筋膜张肌肌皮瓣（fasciocutaneous flap of Singapore），结果显示14例移植物成功黏附，2例外阴、阴道部分裂开；原发性阴道和盆底重建皮瓣坏死率为13%～37%不等，主要因为继发于术后感染，或肌皮瓣张力过高，压力过大等。GMC丢失率更高，皮瓣供应部位脓肿或血肿发生率较高，可达23%，而RAM与GMC比较，优点为：尺寸合适，易于获得，重建效果好，仅需单个肌皮瓣，且缝合开腹切口同时可关闭供皮瓣部位，因此认为RAM是阴道和盆底重建的最佳选择。但RAM术后有6.3%发生肠疝，且因RAM较大，转移时通过耻骨弓下较困难，故也有学者认为阔筋膜张肌肌皮瓣是好的选择。

目前对阴道和盆底重建术后性功能状况的评价数据有限。据报道盆腔廓清术后约23%～47.5%的患者有性活动，主要障碍是担心结肠造口或尿路造口部位被性伴看见，此外，阴道干涩、排液等也是性生活少的原因。Smith认为RAM对患者术后性功能恢复最有利。

膀胱切除术后，以回肠、乙状结肠、横结肠等代膀胱者均有报道，目前一般倾向于乙状结肠或横结肠代膀胱。如果输尿管被肿瘤累及行部分切除，可行输尿管膀胱再植术，患侧输尿管与对侧输尿管经腹膜后行端侧吻合术等。针对肠切除，可考虑行小肠或结肠的端端吻合术，不能吻合者，则需行保护性结肠造瘘及造瘘关闭术。

（二）妇科肿瘤手术治疗对盆底组织的医源性损伤和处理

目前，在妇科肿瘤的手术治疗时，我们常进行一系列广泛性或根治性手术，在这类手术过程中，由于涉及的盆腔解剖的复杂性，妇科肿瘤对盆底结构的侵犯导致正常解剖难以辨认或改变，以及术者技术水平等原因，容易造成对盆底及其毗邻组织的损伤，导致脏器功能障碍，在此着重探讨常见的泌尿道、肠道、神经、血管的损伤和处理。

1. 泌尿道损伤和处理　妇科肿瘤手术时可造成输尿管中下段、膀胱和尿道损伤。损伤的类型包括针刺伤、顿挫伤、钳夹伤、缝扎伤、穿通伤、离断伤、撕裂伤以及由于缺血导致尿瘘形成、梗阻导致肾脏受损乃至无功能肾等。据Dowling等报道：在妇科良性肿瘤和产科手术时，泌尿道总体损伤率小于3%，膀胱受损为输尿管损伤的5倍；而在妇

科恶性肿瘤手术时,泌尿道损伤率可达 1.1% ~ 5.3%,膀胱和输尿管的损伤率几乎相等;在放疗后和晚期恶性肿瘤患者手术时损伤率更高。北京协和医院 1990 ~ 2001 年间妇产科手术泌尿道损伤 42 例,其中膀胱损伤(31 例)约为输尿管损伤(11 例)的 3 倍。据多组资料报道:在根治性子宫切除术和盆腔淋巴结清扫术时,膀胱损伤率 0.3% ~ 3.7%,输尿管损伤率为 0.7% ~ 1.7%,综合 2729 例妇科恶性肿瘤手术分析,膀胱和输尿管损伤率均为 1.1% (30/2729),而尿道损伤更多见于阴式手术,开腹手术时罕见。

妇科肿瘤手术时引起膀胱损伤的常见原因包括:①盆腔手术史导致膀胱粘连,手术操作不慎损伤;②在分离宫颈与膀胱间歇时,使用钝分离或操作粗暴;③肿瘤浸润致膀胱间隙紧密,分离困难;④挫伤见于术中拉钩牵向耻骨方向过猛过久;⑤缝扎伤见于膀胱后壁静脉丛出血缝扎时过深或关闭后腹膜与腹壁腹膜时损伤。而输尿管下段的损伤见于下列情况:①分离子宫动脉和钳夹主韧带和骶韧带时损伤;②单纯子宫切除在阴道侧上方钳夹或缝扎导致输尿管损伤;③打开输尿管隧道入口时,选择输尿管前上方操作;④游离输尿管下段时损伤其鞘膜营养血管发生缺血坏死致瘘形成;⑤输尿管受癌灶浸润影响,牵拉时断裂或辨认不清时误伤;⑥卵巢血管高位结扎和盆腔淋巴结切除时输尿管在骨盆入口处受损。尿道的损伤见于阴式手术时操作手法错误或肿瘤侵犯阴道中下段时。尿瘘也是妇科肿瘤手术对泌尿道的医源性损伤之一,单纯由妇科恶性肿瘤手术损伤引起并不常见,仅占全部尿瘘的 7%;而手术合并放射治疗后,尿瘘发生率大大提高(参见本章相关部分)。早期尿瘘是由于手术中未能发现的直接手术损伤所致;较晚期和晚期尿瘘是由于术后局部血供减少,合并感染、放疗等因素,导致泌尿道器官局部坏死所致。

对于不同部位和不同类型的损伤,处理方法不同。对于膀胱和输尿管的针刺伤,若无出血或漏尿,则无须处理。若为膀胱黏膜外的损伤,用 3-0 可吸收线间断缝合。若为膀胱全层损伤且损伤部位不在膀胱三角区,则用 3-0 可吸收线间断或连续缝合黏膜层,浆肌层再用 3-0 可吸收线间断缝合。对于膀胱三角区损伤,缝合时勿损伤输尿管,术后放置 7 ~ 8F 的输尿管导管,同非三角区损伤一样,术后放置尿管,持续负压引流 7 ~ 10 天。如果膀胱损伤为多发性,首先要辨认清楚输尿管和尿道位置,然后修补损伤,术后尿管通常放置 14 天,确保无漏尿后方可拔除尿管。术后常规应用抗生素。

输尿管下段外鞘膜的完整性对于该段输尿管的血供很重要。小的撕裂伤可用 4-0 或 5-0 可吸收线间断缝合外鞘膜。当输尿管被切开但未完全离断时,插入“Double J”管,5-0 可吸收线间断缝合,术后盆腔放置负压引流。对于输尿管的钳夹、缝合伤,一旦发现,立即解除;等待一段时间后判断该段输尿管血运是否良好,若需要切除一段输尿管,即成为输尿管的完全离断伤。此时根据损伤位置的高低和切除输尿管的长度,施行不同的手术。如果损伤部位距输尿管膀胱接合部不超过 5cm,则行输尿管膀胱再植术。为防止膀胱输尿管反流,常采用黏膜下无反流型输尿管膀胱再植术;为了减少新植入输尿管的张力,可同时施行膀胱

壁瓣延长术,或同时将植入侧膀胱向侧上方提起,用 2-0 可吸收线将其缝合固定于该侧腰大肌筋膜上。同样需放置 7 ~ 8F 的输尿管支架及盆腔负压引流。当损伤部位距离输尿管膀胱接合部超过 5cm 时,此时更安全的措施是行输尿管端端吻合术;为了避免张力过大,需要将该侧的肾拉向下,膀胱上提以减少吻合后的输尿管张力。如果损伤部位距膀胱大于 5cm 且损失了一大段输尿管,则要考虑回肠代膀胱尿流改道术、输尿管端侧吻合术或膀胱壁瓣延长加同侧肾脏下拉移位后行输尿管膀胱再植术等。

2. 肠道的损伤和处理 在妇科肿瘤手术时,由于各种原因可发生肠道的损伤。患者常由于多次手术史、放疗等造成多个肠段与盆腔其他脏器和组织广泛粘连,在再次进行肿瘤手术或分离粘连时引起肠道损伤;卵巢肿瘤进行广泛的细胞减灭术或者为达到满意的肿瘤细胞减灭可造成周围肠段的损伤;广泛性子宫切除时,横切子宫直肠窝腹膜时过深可损伤直肠浆肌层,如果直肠阴道间隙因炎症、癌症影响而变得不疏松,寻找间隙位置不正确而偏离直肠时也可损伤直肠肌层,尤其两侧直肠不能从宫骶韧带内侧彻底分离,则广泛切除宫骶韧带时将损伤侧壁直肠。

对术中肠道损伤的处理依据损伤的部位、损伤的范围、肠道准备情况、患者有无放疗史以及患者的一般情况不同而不同。本节重点讨论大肠损伤的处理。

如果肠管受损伤的仅为浆肌层,可用细丝线或 3-0 可吸收线间断缝合损伤部位。在术前肠道准备充分的情况下,当大肠损伤小于 2cm 且肠内容物未污染邻近组织,不必进行肠切除或结肠造瘘,仅需分两层简单缝合,但也可以选择一层缝合。两层缝合时,内层用可吸收线缝合,外层叠瓦状缝合。使用延迟可吸收缝线,如 Dexon、PDS、Vicryl 和 Maxon 线等,可减少组织的异物反应。小的损伤可以一层缝合,只要缝合口密封良好。当肠管损伤面大于肠段周径的 30% ~ 40%,或多个损伤面比较靠近时,应当选择肠段切除和肠吻合术,否则行简单修补将导致肠腔明显减小,术后出现并发症。当血管损伤导致相应肠段供血不足时也是肠段切除的指征。当损伤肠管曾受放疗照射、腹腔积液、腹腔感染或污染时,要考虑远端结肠造瘘。

结肠造瘘是大肠损伤最安全的方法。传统上右半结肠的损伤常采用原发修补,而左半结肠的损伤则进行造瘘。最近几年的前瞻性和回顾性研究显示:在没有明显腹腔污染的情况下,直接修复左半结肠而不行结肠造瘘也是安全的。然而,在有中重度粪便污染,失血量大于 1000ml、休克、直肠损伤或肠穿孔延迟诊断等情况下,还是应当选择保护性结肠造瘘。

在阴式手术和肿瘤累及子宫直肠陷凹的妇科手术时,直肠的损伤较常见,妇科手术中直肠损伤率报道为1.4% ~ 2.1%。损伤部位分两层进行缝合。如果损伤范围较大且无明显污染,进行损伤部位肠段适当切除端端吻合,使用吻合器进行操作是安全的。当腹腔或盆腔被肠内容物污染时,应进行暂时性的结肠造瘘,但也可以考虑使用结肠内旁通管(intracolonic bypass tube)进行简单的肠吻合。

3. 神经损伤和处理 神经损伤最根本的原因包括压榨、牵拉和离断。根据损伤机制可分成 1 ~ 3 级,即分别为

功能性麻痹(neurapraxia,1级)、轴突断伤(axonotmesis,2级)、神经断伤(neurotmesis,3级)。其中功能性麻痹最常见,主要由于神经持续受压迫导致神经内部微循环和神经纤维结构的变化所致;病灶部位髓鞘脱失导致该部位神经冲动传导阻滞,神经的外观变化并不明显;由于碾压伤或粉碎伤导致轴突的离断,冲动传导立即缺失,这种情况妇科盆腔手术时少见;3级损伤指神经纤维的横断,术中常见。

在较大的妇科肿瘤手术时,常见受损伤的神经包括闭孔神经、髂腹下神经和髂腹股沟神经、生殖股神经、股神经和坐骨神经等。Cardosi RJ等报道妇科肿瘤盆腔大手术时神经损伤率为1.98%(24/1210),其中闭孔神经损伤最常见,占39%,其次为髂腹下神经和髂腹股沟神经、生殖股神经,分别占21.7%和17%;而Goldman JA等报道股神经的损伤最常见,在根治性子宫切除和外阴切除时股神经受损率约为0.7%,其次为闭孔神经,损伤率约为0.5%。

在妇科手术时,神经长时间受挤压、牵拉,可导致神经缺血从而受损,如果解剖辨认不清可造成神经的直接离断。术中预防非常重要。盆腔操作时宜使用较浅的牵拉器,最好是手动拉钩代替自动拉钩,而且在牵拉器和组织之间要放置纱布垫保护。患者的体位对预防神经损伤也非常重要,膀胱截石位时要避免髋关节屈曲、外展和外旋,膝关节的过伸和过屈,要避免手术人员压迫患者下肢。在行盆腔淋巴结切除时,对生殖股神经和闭孔神经要辨认清楚,将淋巴结和闭孔神经分离时要避免过度牵拉和撕扯。遇到较大神经离断,最佳处理办法是使用6-0聚丙烯纤维缝线进行外科修复,遗憾的是神经对合不良可导致轴突再生,从而引起感觉异常或功能丧失。

传统的广泛性子宫切除术(RH,Ⅲ型)对支配盆腔脏器的自主神经的损伤不容忽视,接受该术式后的患者常伴随严重的泌尿道和肛门直肠功能障碍。因为切除宫骶韧带可伤及下腹部神经、骶交感干的前支、盆神经丛及其传出神经纤维的中间束支,宫骶韧带切除愈深、愈接近盆壁,这些神经受损伤机会越大。解决办法是将包含神经部分的骶前内脏盆筋膜的侧部与宫骶韧带的纤维部分开,手术仅切除纤维部,而保留盆筋膜的侧部。子宫体旁的筋膜仅包含少量支配子宫的盆神经丛终末支,切除该部分不会影响膀胱和直肠功能。由于膀胱子宫韧带包含盆神经丛传出纤维前束的一些终末支,在Ⅲ型RH时这些终末支遭横断,可影响膀胱底部功能。而盆丛传出纤维前束支的大部分位于膀胱子宫韧带深层,以子宫静脉深层为重要的上界标志,手术时保留盆丛前束支不仅决定于切除子宫颈旁组织的深度(不要超过子宫静脉深层),而且还与切除宫颈旁组织的宽度相关,为此,Yabuki等提出,在Ⅲ型RH时,将阴道侧壁和输尿管之间的区域称为"盆腔第四间隙",作为阴道切除的外界。若在此界限内切除阴道长度即使超过一半,术后也无明显膀胱功能障碍。但是需要说明的是,为最大限度保留盆底神经丛而采取的某些手术方法,如直肠侧韧带的保留、切除宫骶韧带时骶前内脏盆筋膜侧部的保留,切除阴道时阴道旁组织的保留等是否会增加癌细胞残留的机会,从而影响患者的生存期,还需要更多的临床研究证实。

4. 血管损伤和处理 妇科肿瘤尤其是恶性肿瘤手术过程中,如果由于肿瘤病程晚且累及范围广泛,后腹膜肿瘤、术野广泛粘连等均是导致手术时盆腔血管损伤的因素,当然手术技巧也是引起不同程度出血的重要原因。国内学者总结85 505例妇科肿瘤手术,其中术中出血大于1000ml者占683例,发生率为0.8%(0.07%~6.98%)。其中大出血最多见于卵巢恶性肿瘤手术,占42.31%;次为宫颈癌手术(28.71%)和子宫内膜癌手术(16.11%),而经阴道手术引起大出血仅占0.88%。

根据手术中血管损伤的部位和不同处理方法,盆底血管损伤可分为两种主要类型。其一是较大血管的损伤,包括动脉和静脉的损伤。在施行根治性子宫切除、盆腔淋巴结切除及盆腔廓清术等手术时,髂总动脉、左髂总静脉、髂外动静脉、髂内动静脉、骶前血管分支、卵巢血管、子宫动脉、股动静脉等均可能受损伤。损伤原因除肿瘤侵犯或放疗、多次手术史等导致解剖结构改变难认,分离困难外,术者操作不仔细或手法粗暴常是引起较大血管损伤的重要因素。尤其是强行分离与血管粘连紧密的淋巴结或其他组织时更易导致损伤。此外,腹腔镜下电凝血管不充分即行切断血管,常可导致不可控制的出血,因为此时断端血管回缩导致钳夹出血部位困难,加之担心缝合或套扎引起邻近脏器如输尿管损伤,从而被迫中转开腹手术。目前采用一种新的血管闭合设备LigaSure,可减少妇科肿瘤腹腔镜手术时的血管损伤与出血。对于血管损伤,立即用纱布压住出血部位,吸尽周围出血,看准损伤部位,用血管缝线缝合。但紧压血管可导致血管壁损伤,是造成术后血栓形成的高危因素。对于分离输尿管隧道时引起的子宫血管损伤,强调打隧道时贴近输尿管内侧而非隧道顶部以预防;一旦损伤,先压迫止血,结扎该侧髂内动脉或行主动脉阻断,看清血管后钳夹、结扎或缝扎。也可及时打开隧道,避开输尿管,钳夹缝扎主韧带以止血。

盆底血管损伤的第二种情况是静脉丛的破裂出血和术野创面渗血。闭孔窝是容易出血部位,为防止损伤闭孔窝基底部髂内静脉丛,通常只清扫闭孔神经水平以上的淋巴脂肪组织。膀胱侧窝与直肠侧窝常有纵横交错的盆底静脉丛,分离时手指与静脉丛接触可引起出血,若血管脆性大更易损伤。对于这种类型的损伤常采用压迫止血,要有耐心,必要时可用纱布条压迫,一端引出体外,48~72小时后拔出。有学者研究证实结扎髂内动脉并将手术体位变为头低位可减少盆底静脉丛淤血,从而容易止血。

(三)妇科肿瘤放疗对盆底组织的损伤和处理

放疗在妇科肿瘤领域可作为宫颈癌、子宫内膜癌、阴道癌、外阴癌等肿瘤的主要或辅助治疗手段。由于盆底正常组织和肿瘤组织对放射线的敏感性和耐受剂量不同,因此,在达到肿瘤治疗目的同时,放疗对盆底正常组织的损伤常难以避免。妇科肿瘤放疗常采用腔内照射和体外照射相结合,近年还常采用放疗和手术、放疗和化疗以及放疗合并化学修饰剂和加热治疗相结合的办法。此外,新的放疗技术如立体定向放射治疗、适形调强放射治疗、粒子射线放射治疗和非常规分割放疗等技术亦层出不穷,这使得放疗损伤明显减少。本节重点讨论放疗对盆底组织的损伤和相应处理。

1. **皮肤和软组织的损伤和防护** 体外照射最先影响的就是皮肤和软组织,在常规放疗中,皮肤能承受的最小耐受量 TD5/5 为 5500cGy,最大耐受量 TD50/5 为 7000cGy。由于放射物理条件、照射部位、照射面积、剂量及个体差异不同,皮肤和软组织损伤的程度也不同。在放疗早期,会阴、腹股沟和前腹壁皮肤可发生不同程度的放射损伤,表现为严重的皮炎、皮下水肿。合并化疗用药"吉西他滨(gemcitabine)"可加重放疗对皮肤和皮下组织损伤。出现外阴放射反应后应保持局部清洁干燥、保护创面、促进愈合。皮肤和软组织晚期可表现为坏死纤维化,以致挛缩;由于缺血造成组织坏死而形成溃疡者罕见。如果发生,高压氧是一种安全、有效的治疗手段。

2. **生殖器官的损伤和处理** 女性的内外生殖器官对射线的耐受剂量相差悬殊。当照射剂量达 1000 ~ 2000cGy,卵巢的功能永久丧失,因此目前对于年轻的宫颈癌患者,放疗前开腹或腹腔镜手术将卵巢移位于上腹部腹壁下,可避免放疗造成的卵巢功能丧失。但阴道、子宫颈、子宫体即使承受 7500cGy 的剂量亦不会发生严重损伤。盆腔放疗导致阴道物理性炎症反应,也可以合并感染,表现为阴道黏膜水肿、充血、疼痛及排物增多。在此期间应加强阴道冲洗,保持局部清洁,控制感染,促进上皮愈合,避免阴道粘连。晚期放疗并发症表现为阴道壁弹性消失,阴道变窄,宫颈萎缩;严重者可引起阴道软组织坏死,可同时合并阴道直肠瘘、子宫穿孔等;盆腔纤维化严重者,可引起循环障碍或压迫神经导致下肢水肿或疼痛。对于放疗导致的盆腔软组织损伤如阴道直肠瘘和阴道软组织坏死,高压氧是一种安全、有效的治疗手段,必要时手术修复。

3. **泌尿系的损伤和处理** 盆腔放疗对泌尿系损伤最常见的包括出血性膀胱炎、输尿管狭窄或梗阻、膀胱阴道瘘、输尿管瘘、尿道瘘等。对于出血性膀胱炎,处理只能对症、预防感染、止血、大量补液等,出血严重者可向膀胱内注射福尔马林,或在膀胱镜下电灼止血。对于输尿管狭窄或梗阻、尿瘘等首先要排除肿瘤复发可能,若为放疗损伤,常需要手术治疗。但在接受放疗的区域施行重建手术往往困难,且并发症高,手术常以失败告终。对于小的尿瘘,可望在持续导尿,或放置支架条件下自愈;而对于较大的瘘孔,可考虑包埋缝合法修补、输尿管端端吻合、输尿管膀胱再植术,甚至采用回肠代膀胱、结肠代膀胱行尿流改道手术。

4. **肠道的损伤和处理** 小肠是对放射线耐受量较低的器官之一,小肠毒性是盆腔放疗发病率的主要原因和剂量限制因素,对如何减少和处理肠道放疗损伤的研究报道最多。当盆腔放疗剂量达到 45 ~ 50Gy,约有 3% ~ 9% 的患者将出现严重的小肠毒性。在根治性子宫切除后或因其他原因有盆腔手术史的患者接受放疗时,小肠损伤率可达 5.6% ~ 30% 不等。但是若能将小肠置于盆腔以外,肠道并发症会明显减少。避免小肠损伤的方法早期有缩小照射野,降低照射剂量,膀胱注水法将小肠挡于盆腔外;后来采用网膜法、小肠系膜法,以及自腹膜安置自体移植吊带将小肠挡于盆腔外,或采用小肠之下安放假体等,效果均欠理想,且并发症高。近年来,采用盆腔内填充一种硅树脂塑料装置,该装置内可注入可显影的液体,既可适应大小不同的

骨盆形状,又可在 X 线下可见,将大大减少放疗野小肠暴露容积,从而明显减少放疗导致的肠道损伤。最近有研究者将放疗体位由仰卧位改成俯卧位,同时采用一种腹部挡板装置(bellyboard device),可将放疗野小肠暴露容积由原来的平均 229cm³ 降低至 66cm³,从而使小肠毒性降低。乙状结肠及直肠虽然对放射线的耐受量略高,由于其活动受限制,所以也是易受放射(尤其是腔内照射)损伤的器官,早期常表现放射性直肠反应,可采用药物保留灌肠、5-HT₃ 拮抗剂 TROPISETRON 口服、加强补液支持治疗等。晚期可表现为放射性直肠炎,严重者可发生乙状结肠、直肠穿孔。据 Ramirez RT 报道,1963 ~ 1992 年超过 5000 名的宫颈癌患者放疗后有 35 人发生乙状结肠穿孔,部分因诊断处理不及时导致死亡。对于结肠和直肠的严重损伤,根据不同指征选择损伤缝合术、肠道端端吻合术、结肠造瘘和造瘘关闭术等。

5. **骨骼的影响和防护** 妇科恶性肿瘤兆伏级放疗中,对盆腔骨骼的损伤并不常见。但仍有报道在盆腔外照射和腔内近距离照射后发生放射性骨炎,股骨头和股骨颈坏死,髋臼、耻骨联合、骶骨和股骨颈不全骨折等。在盆腔放疗后若出现骨性疼痛在排除骨转移后,要警惕骨骼损伤。利用受损伤骨的放射性骨摄取增加,结合 CT 等不难诊断。处理上以保守治疗为主,避免承重,使用止痛剂和物理治疗,股骨头和颈的坏死需要人工关节成形术。采用恰当的屏蔽、多野放疗以及注意盆腔骨骼的总耐受剂量可预防盆腔骨骼损伤。

6. **放疗引起盆腔恶性肿瘤** 放射线治疗本身可导致盆腔组织发生癌症。国内报道宫颈癌放疗后恶性肿瘤发生率为 0.52%,与该组织所受放射剂量成正相关。但据另一组报道,盆腔放疗后发生结肠癌、直肠癌的峰值时间为 5 ~ 10 年,平均为 15.2 年;85% 的患者有轻到重度不等的放疗反应,且高放射剂量和严重的放疗损害未必是放射相关直肠癌、结肠癌的必需条件。对于妇科恶性肿瘤接受放疗者,要终生随访,警惕放射癌和原发癌复发。

(四) 妇科肿瘤放疗和广泛性手术联用时对盆底组织的损伤和评价

妇科肿瘤广泛性手术和放疗的联合应用,对盆底组织造成的损伤,与任何一种单一手段相比,发生率更高,损伤更严重,处理更困难,甚至造成更进一步的并发症乃至死亡。二者联用最常见于广泛性手术后有高危复发因素的患者;其次为宫颈癌患者全盆腔放疗后复发,进而行盆腔脏器切除术;小部分肿瘤治疗中心在广泛性子宫切除术前进行放疗。

放疗后宫颈癌复发,从而接受广泛性子宫切除术的情况并不多见。不但手术操作困难,手术范围受限,而且并发症发生率高。根据 54 年的文献报道共收集 203 例这样的患者,手术后尿瘘发生率为 27%,手术死亡率 5%。随访一组病例长达 16 年,21 名患者中泌尿道瘘发生率达 50%,且尿瘘的患者大多合并肠瘘。对于幸存者而言,45% 需行尿流改道术,23% 需行结肠造瘘术,这样就丧失了膀胱和肠道保留的价值,使得广泛性子宫切除术变成盆腔脏器切除术。同样,宫颈癌放疗后复发行超广泛性子宫切除术也不可取,

其总体并发症高达 96.5%，泌尿道损伤率达 38%。因此，放疗后复发的宫颈癌患者，若需要行部分肠段或泌尿道切除，最好考虑行盆腔脏器切除术。

广泛性子宫切除术后附加盆腔放疗，与单一治疗手段（手术或放疗）比较，对膀胱功能的影响并未增加。但是总体的和泌尿道的病率增加，再次手术机会也增大。据多组资料显示，广泛性子宫切除术后附加盆腔放疗，总体并发症 6.7%~30% 不等，泌尿道的并发症 3.2%~12% 不等，胃肠道并发症与泌尿道并发症相似或略高。因此，二者联用仅适合于术后有高危因素复发的患者。

术前腔内放疗加盆腔外照射，6 周后行筋膜外子宫全切，该方法治疗桶状型宫颈癌或子宫内膜癌侵犯宫颈管者，目前部分地区尚在使用。一组含 95 例患者的资料显示，该方法的泌尿道损伤率为 6.3%，与外照射剂量有关。若同时行盆腔淋巴结切除，泌尿道损伤率升高至 8.7%，总体损伤率由 7.4% 上升至 17.5%，但治愈率并未提高，因此，术前全盆腔照射后，手术时不推荐行盆腔淋巴结切除术。广泛性子宫切除合并术前放疗，患者输尿管阻塞发生率为 3.8%，尿瘘发生率为 11.9%，与单纯手术比较，并发症明显增高，但 5 年生存率并未提高，因此，广泛性子宫切除合并术前放疗的方法目前很少采用。

总之，我们在对妇科肿瘤进行治疗时，一定要考虑治疗本身对患者正常结构的损伤和破坏，因此，治疗前进行合理决策，制定能发挥最大治疗效果且将损伤降至最小的方案；一旦出现损伤，要根据不同情况及时恰当处理，以达到治疗肿瘤、延长生命、改善生存质量之目的。

（丁西来 曾定元 沈铿）

七、妇科肿瘤手术后的监测和护理

妇科良性肿瘤的手术治疗一般比较简单，创伤小，危险性不大，术后并发症较少，易于恢复健康，因此，术后一般仅进行常规护理。

妇科恶性肿瘤的治疗依据肿瘤分类选择相应的治疗方案。滋养细胞肿瘤首选化疗，而其余各种妇科恶性肿瘤，手术是首选的治疗方法，而且首次手术的彻底性直接关乎预后。妇科恶性肿瘤手术治疗的特点是手术复杂，创伤面积大，术中易出血、脏器损伤等，术后易出现并发症，并发症严重者危及生命。即使术后无严重并发症，全身状况及某些脏器功能的恢复，也需要一定过程。此外，手术治疗对妇科恶性肿瘤来说，只能是重要手段之一，手术彻底性并不意味着肿瘤已根治，更不意味着术后不复发，因此，妇科恶性肿瘤术后还有许多工作需待医护人员进一步完成，否则，手术将不能达到预期目的。本节重点阐述术后一般监护和术后饮食营养的护理。

（一）术后一般监测与护理

妇科肿瘤患者进行手术后，若条件具备，应立即送入监护室。由于麻醉作用尚未完全消除，患者的意识及保护性反射尚未完全恢复，手术创伤、出血等所造成的病理生理紊乱仍然存在。术后早期患者在恢复过程中可能出现谵妄、躁动、恶心、呕吐、低血压、心律失常、呼吸道障碍、呼吸抑制、水电解质和酸碱平衡失调以及凝血机制障碍等情况。

为了保障患者术后安全和尽早顺利恢复，必须对患者进行严密监护。

一般常规性临床监护，方法简便，特别是有监护仪器设备的情况下，更是易于实施。通过监测，可以及时发现病情变化，以便及早作出恰当的处理，避免严重意外事故的发生。

1. 患者意识状态的监护　患者从手术室返回病房或监护室后，首先应观察其意识是否恢复，恢复的程度如何。

（1）呼唤反应：呼唤患者姓名，观察其能否回答或睁目等。如能正确答话，说明意识已恢复。如只能睁目或点头示意，提示意识尚未完全恢复正常。若对呼唤毫无反应，说明意识根本未恢复，必须进一步监测。

（2）疼痛刺激反射：对呼唤无反应的患者，可用手指压迫患者的眶上神经或刺激皮肤，观察有无疼痛反应。如出现头动、四肢移动或睁目反应，提示意识将恢复。如对疼痛刺激无反应或迟钝，说明仍处于较深麻醉状态或昏迷状态。对这种患者应予以高度重视，严密观察，必要时可使用兴奋剂、催醒药，如氨茶碱 1~2mg 静脉缓慢注射，若在麻醉过程中应用过较大量的哌替啶或芬太尼等麻醉镇痛药物，可用纳洛酮拮抗，常用剂量为纳洛酮 0.1~0.4mg/kg 静脉注射，可迅速发生作用。若用过大量地西泮，可使用拮抗药氟马西尼（flumazenil），它具有特效。若为非麻醉的昏迷状态，应积极寻找原因，及时处理，否则昏迷过久，大脑功能难以恢复。

2. 血压监护　血压是人体重要生命指征之一，为手术后重点监测项目。术后患者返回病床后，应立即测量动脉血压，因为在手术室的搬动及运送过程中，可能由于体位改变而出现低血压，也可由于术中血容量补充不足，或处于麻醉状态，而出现低血压。若血压下降，收缩压低于 12kPa 时，应加快输血、输液，以补充血容量，但应注意心肺功能。在快速补充血容量时，若血压能回升，说明血容量不足，可继续纠正，直至血压恢复正常范围，然后减慢输液速度，维持其血容量。若血压过低，收缩压在 10.7kPa 以下，为快速改善重要生命器官的血液灌注，在补充血容量的同时，可加用少量升压药物，如麻黄素 10~15mg；低血压合并心动过速者，可用甲氧明 5~10mg，缓慢静脉滴注。若经过以上处理，患者仍处于持续低血压状态，除继续快速补充血容量及其他升压药如多巴胺等外，还应积极寻找原因，以便及时进行治疗，特别是术后出血，若不设法止血，其他治疗只能是暂时的，短暂的，甚至是无效的。

术后早期患者，尤其是硬膜外麻醉的患者，如果术中补充血容量过多，术后随着麻醉作用的消失，交感神经功能逐渐恢复，血管收缩，外周阻力上升，使动脉压升高，容量血管收缩，回心血量增多，中心静脉压增高，倘若肺静脉阻力同时增加，左心室功能低下时，可导致肺动脉压及肺毛细血管楔形压力上升，从而可促使发生急性肺水肿。因此，术后血压持续上升，超过术前水平时，应警惕肺水肿的出现，故应严密观察患者有无呼吸困难，肺部有无啰音出现。若一旦出现肺水肿，应立即取半卧位，并进行利尿、强心、降压以及给予扩血管药物等。呼吸困难或出现粉红色泡沫痰者，应面罩给氧，加用肺部消泡剂等。呼吸道分泌物过多或呼吸不畅时,应及时清理分泌物,使呼吸道通畅,必要时气管插管,同时可加压给氧。

此外,血压过高,尤其是术前有高血压或动脉硬化者,更易发生脑血管意外,应将血压控制在一定水平。

对于手术后患者,尤其妇科大手术后患者,术后应定时监测血压。术后第1小时,应15分钟测量1次。1小时后,若血压平稳在正常范围,可延长到30~60分钟测量1次,直至术后24小时。

3. 测定脉搏　脉搏亦为人体重要生命体征之一,它的变化往往先于血压的改变,因此脉搏的监测不能忽视。

脉搏监测可直接通过监护仪监测心率及心电图,特别是对术后危重患者,更具有重要价值。

术后若发生心动过缓,心率慢于60次/分,应查明原因,并可静脉注射阿托品0.25mg,使心率维持在60次/分以上。若心率过快,持续较长时间在120次/分以上时,应观察血容量是否补足,颈外静脉是否怒张,有无心力衰竭、电解质紊乱、缺氧或二氧化碳积蓄等,积极查明原因,及时处理。由于术后患者的心功能往往处于代偿状态,出现心率过快时,一般不宜使用普萘洛尔(心得安)之类的β-受体阻滞剂。

4. 呼吸监测　全麻患者未苏醒前或硬膜外麻醉应用了大量辅助镇痛药后,易于发生呼吸抑制及呼吸道梗阻,因此,这类患者必须对呼吸状态进行严密观察。

(1) 咽喉部梗阻:下颌松弛、舌根下垂可致咽喉部梗阻,患者呼吸时发出响亮的鼾声,若舌根完全堵塞呼吸道,则鼾声消失,患者躁动,出现强烈呼吸动作,但无气体吸入和呼出,表现缺氧和二氧化碳积蓄,严重者可很快发生心搏骤停。

为了防止术后舌根下坠堵塞呼吸道,于患者未苏醒前,应去枕平卧,头偏向一侧并尽量后仰。肥胖患者颈短,易于发生舌根下垂,常常需要将下颌托起,必要时放入导管,以保持呼吸道通畅。

(2) 误吸或分泌物滞留:呕吐、反流物误吸或分泌物滞留,亦可使呼吸道受阻。在患者的保护性咽喉反射未恢复前,如发生呕吐,很易发生误吸,一旦呕吐物误吸入气管内,可引起气管、支气管阻塞。气管分泌物过多,亦可造成气道不通畅。因此,在未苏醒患者的床旁应有吸引设备及开口器等。一旦发生呕吐,立即将头转向一侧,吸出口咽内容物。若已误吸入气道,轻者可通过鼻腔插入吸管至气管内吸引,重者应立即气管插管,或在纤维支气管镜下吸出呕吐物或分泌物。

(3) 支气管痉挛:既往有哮喘史者,术后常可诱发支气管痉挛,亦可因呕吐反流物误入气管,胃酸及胆汁等强烈化学性刺激引起严重支气管痉挛,表现为呼气性呼吸困难,肺部可闻及喘鸣音。一旦出现,可用肾上腺皮质激素,如地塞米松20~25mg,或氢化可的松200~400mg,静脉注射,也可用氨茶碱250~500mg静脉滴注。同时应设法清理呼吸道,使之畅通。

(4) 呼吸频率及通气量的监护:正常人呼吸频率为16~20次/分,潮气量为300~500ml,每分钟通气量为4000~6800ml。在麻醉药及肌松剂作用下,呼吸受抑制,频

率减慢,呼吸幅度变浅,潮气量及分钟通气量减少。硬膜外麻醉平面过高,辅助药物使用过多,术后吗啡类镇痛剂的使用等,均可在手术后发生呼吸抑制,形成慢性缺氧及二氧化碳蓄积,如时间过长不能改善,最终亦可导致心跳停止。

因此,术后患者呼吸频率小于12次/分,呼吸表浅,应测定潮气量及分钟通气量,并抽动脉血作血气分析,同时给氧,间断正压辅助呼吸,使血氧饱和度改善,恢复和保持血氧饱和度在95%以上。

患者清醒后,鼓励其行深呼吸、咳嗽并排出分泌物。腹带不宜扎得过紧,否则影响腹式呼吸,膈肌活动受限,导致肺底扩张不良。

5. 体温监测　术后患者的体温常与气候环境有关。一般由于手术时体表大面积暴露、消毒及术中腹腔长时间暴露使体热丧失过多,输入大量冷液体及冷藏血液,手术室的气温低等因素,均可使患者体温下降。故术后早期,一般体温较低。若体温低于36℃,需注意保温,必要时可加用升温措施,但应注意,在麻醉作用未消失前,患者感觉迟钝,严防发生烫伤。

发热是手术后最常见的症状之一,也是许多术后并发症的最早表现。正常情况下,体温变化幅度在0.5~1.0℃范围内,超过1℃,就应加以重视。若在夏季,室温太高,术中覆盖消毒巾,不易散热,少数可出现发热。若出现高热,术后可物理降温,改善环境温度。若体温仍不能下降至正常,或手术后3天体温仍在38℃以上,应积极寻找发热原因。不少医师把无菌手术后出现的体温升高简单归为吸收热,常常会遇到许多难以解释的发热病例,其实正确诊断和处理术后发热并不简单。非感染性发热包括:①手术反应热:最为常见,多在手术当天或第2天出现,2~4天后恢复正常,体温通常不超过38.5℃。一般来说手术反应热的程度和持续时间与手术大小和损伤的程度有关,其机制是人体遭受严重创伤或手术后诱发一系列复杂的神经内分泌系统反应和代谢改变,出现皮肤的血管收缩和代谢亢进,过度产热和氧消耗增加。此外,损伤区血液成分及其他组织的分解产物吸收亦引起发热,即吸收热。老人反应较迟钝,体温升高不明显,凡老人术后出现体温升高1℃以上或一般术后3~4天仍发热应考虑并发感染的可能,需仔细查明原因并治疗。手术反应热一般无须特殊治疗,可给予支持疗法。②手术后血肿形成:如手术时结扎血管不当、止血不充分,在盆腔内形成血肿,也可出现低热。如血肿较小,可以保守治疗。较大时可能需手术处理。③输血或输液反应热:输液、输血引起的发热并不少见。发热出现在输液、输血过程中(输液反应有时表现为群发性),患者主要表现为突然寒战、高热,体温可达39~40℃,严重者出现休克。输液反应热的机制多是由输入液体质量不合格;液体内加注药物质量不合格或配伍不当;输液器具有质量问题;输液环境或操作不当等原因导致外源性致热源入血激活白细胞释放内源性致热源引起发热。输血热为输血并发症,以非溶血性发热反应最常见,其主要原因有:致热源污染,如蛋白质、细菌代谢产物或死菌等污染保存液或输血用具;免疫反应,患者体内有特异的抗体,如白细胞凝集素、血小板抗体等,对所输入的白细胞和血小板发生作用,引起发热。出现

输液或输血反应后,立即停止输原药液或血液,更换新液体和新输液器,肌内注射异丙嗪,静脉注射地塞米松,如有休克症状应抗休克处理,注意监测体温、血压、呼吸、神志等变化,直到反应缓解。④药物热:以抗生素类最多见。据报道药物热占不明发热的 3% ~ 5%。发热出现在用药 5 ~ 10 天以后,多为高热,达 39℃ 以上,一般情况良好,无明显中毒症状,无感染灶及其他可解释原因,实验室检查 WBC 正常或偏低(头孢类抗生素多有粒细胞减少的副作用),停用抗生素后体温在 48 小时内迅速恢复正常,再次应用又出现高热。药物热的机制一般认为是药物引起的迟发性变态反应,抗原抗体复合物被白细胞吞噬,释放内源性致热源导致体温升高。处理措施为:高热时给予物理降温,并停止应用引起发热的药物。

6. 深静脉血栓形成　深静脉血栓形成(DVT)有时伴有发热症状,约 50% 的 DVT 多发生在术后 24 小时,85% 发生在术后第 1 ~ 4 天内,好发于下肢,左侧明显多于右侧。血栓单纯发生于髂股静脉时,可在患肢肿胀疼痛同时,伴有发热,体温多不超过 38.5℃。若血栓阻塞患肢整个静脉系统,同时引起动脉强烈痉挛者,可有剧烈疼痛,下肢青紫,体温多超过 39℃,往往出现静脉性坏疽。对于可疑感染的应预防性应用抗生素,并进行相应的病原学检查及药物敏感性试验来调整抗生素的应用,如病情危急,也可先行分泌物涂片进行革兰染色来指导临床应用抗生素。

7. 术后体位　一般情况下,术前 6 小时均平卧去枕,若患者未清醒,应头偏向一侧;若已清醒,且血压、脉搏平稳可缩短平卧去枕时间。12 ~ 24 小时后,视病情,可改为头高、臀低卧位或半卧位,这样有利于腹腔内渗出液等的引流,以免渗出物或血液积于上腹部或膈下,妨碍术后早期对内出血的观察。腰麻患者取去枕平卧位 12 小时(以防脑脊液漏至硬脑膜外导致颅内压降低引起的头痛),术后 8 小时可取半卧位(腹部肌肉放松,降低腹部切口的张力;有利于呼吸,增加肺活量;促进腹腔引流)。

8. 引流的监护　妇科恶性肿瘤手术一般创面较大,有时术中止血难以彻底,加以创伤性炎性反应,术后一定时间内将有一定量的血液样渗出物。若术中血管结扎不紧,或逐渐滑脱,术后可发生活动性出血。因此,这类大手术多数需要常规放置引流,可根据引流物多少,判断术后早期有无内出血,以便及时处理。盆腔内根治性手术,术后 24 小时渗出在 100 ~ 200ml 以内,一般不会引起外周血容量的明显变化,导致代偿失调,出现休克。但是,若引流出的血液在术后早期较多,虽然当时血压脉搏正常,仍应密切观察,采取措施,防止进一步出血。若血压不能维持正常,低血压不能纠正,应及时重新手术止血。尿量 <30ml/h,伴血压进行性下降、脉搏细速,患者烦躁不安或诉说腰背疼痛,肛门处下坠感等应考虑有腹腔出血的可能。

引流管放置时间一般为 48 小时内,若引流物不多,即可拔出。如渗血较多,可适当延长时间。腹股沟淋巴清除术后的引流,可保留至 4 ~ 5 天,以后继续包扎 1 ~ 2 天。若因感染而放置的引流,应视引流物多少而决定拔管时间。

9. 保留导尿管的监护　妇科恶性肿瘤手术,绝大多数术后均要保留导尿管。导尿管保留的时间,应视手术大小、部位、麻醉方法等而定。局麻手术或小手术,可不需保留导尿管。一般情况下,子宫切除、卵巢囊肿切除,保留导尿管 24 ~ 48 小时即可。子宫次广泛切除术、卵巢癌切除术、单纯外阴切除等,可保留导尿管 2 ~ 3 天。宫颈癌、外阴癌根治术、盆腔多脏器切除、卵巢癌最大限度减瘤术等,一般可保留 7 天左右不等。若术中有膀胱或输尿管损伤,应放置导尿管 10 ~ 14 天。

导尿管保留期间,应注意观察尿量及色泽等。尿量是反映肾脏灌流量及肾功能的指标之一,术后早期,可间接反映血容量充足与否。正常情况下,每小时尿量不少于 50ml。尿的色泽既可反映入量充足与否,又可反映有无尿路损伤等引起的出血。但是,放置导尿管就意味着泌尿系统有逆行性感染的可能性,尤其保留导尿管更易发生尿路感染。因此,对保留导尿管者,注意不要滑脱,以免反复更换,所接闭式引流瓶应无菌,外阴要保持清洁。此外,还应在保留期间作尿常规检查,必要时作细菌学检查,亦可同时给予药物预防感染。

对于盆腔根治性手术的患者,于手术后第 4 天,可将导尿管从持续开放引流改为间断性开放引流,每 2 ~ 4 小时开放导尿管一次,术后第 7 天拔管。拔管后嘱患者每 2 小时自行小便 1 次,每次尽量排空膀胱,24 小时后测定残余尿,如残余尿超过 100ml,应按尿潴留处理。

10. 手术切口及腹部情况的观察　术后应注意切口有无出血。若切口敷料被血浸透,除需更换敷料外,还应检查有无活动性出血,以便作相应的适当处理。如加压包扎,必要时重新缝合止血等。在正常情况下,术后 3 天可更换切口的敷料,同时观察切口有无感染及愈合情况。术后 7 天,可拆去皮肤缝线,对于外阴切口可适当提前拆线。对于腹股沟切口及体弱的患者,可适当延长至 10 天左右拆线。

妇科恶性肿瘤手术,多数除腹壁切口外,还有阴道及盆腔内的切口,所以术后还应注意有无阴道出血及腹腔内出血的临床表现。若血压低,不能稳定在正常范围,脉搏加快,腹部有激惹征,虽然阴道出血不多或不出血,也应考虑有内出血的可能性,必须积极明确诊断,必要时重新手术止血。

11. 胃肠功能的恢复及饮食　由于麻醉及手术对肠道的干扰,肠道功能需要一定时间才能恢复正常。一般术后 6 ~ 8 小时肠蠕动可恢复,24 ~ 72 小时内即可排气。肠蠕动功能恢复后,可开始进流质饮食,排气后则逐渐恢复正常饮食。若术后 48 ~ 72 小时未排气者,可用新斯的明 0.5mg 肌内注射,或服用中药小承气汤,或小茴香炒后热敷,以促进肠蠕动;亦可用低压灌肠、肛管排气等方法减轻患者腹部不适或膨胀。若手术同时作了肠管切除及吻合者,应待肠道功能完全恢复、肛门排气后方能逐渐进食,否则,既不能进食,也不宜服泻药及灌肠,即使有腹胀,也以放置胃肠减压为宜。

12. 术后输液　术后禁水、禁食期间,由静脉补充体液及营养是必需的。术后当天,体液补充应根据手术失血量及体液消耗量而定;外加麻醉未消失前,外周微血管床开放较多,补液量一般应多于丧失量加生理需要量,以能维持正常血压和脉搏为宜。术后第 1 天或第 1 天以后,成人一般按每日 2500ml 补给;天热、出汗多或伴呕吐者,应根据额外丧失量增加液体量。每日补给葡萄糖 150~200g,生理盐水 500ml。术后第 1、2 天,由于组织细胞破坏分解,加以术中输血,血钾不会低于正常,故钾盐一般不需特别补充。若术后 3 天仍处于禁水、禁食状态,除常规补液外,每日应补充钾 3~4g 生理需要量,开始进食后,可逐渐减少输液,停止给钾。

13. **肠造瘘的监护** 一些晚期妇科肿瘤患者,往往因癌肿侵及直肠或膀胱,需作前盆腔或后盆腔或全盆腔内脏切除术,这必然会作直肠造瘘,少数患者可能为暂时性肠造瘘,无论是哪种原因的肠造瘘,其监护基本相同。术后 1~2 天,外置肠管断端或多或少出现黏膜肿胀;肠蠕动恢复后,随之而来的排便,将使断端在短期内更加充血、水肿,触及黏膜时易于点状出血,一般不需处理。术后若肠管断端血运不良,色紫暗,甚至发黑,则提示肠端将发生坏死,有缩回腹腔,引起严重感染的危险,应立即寻找原因,重新造瘘。

正常情况下,肠蠕动恢复后,造瘘口应罩以假肛套或塑料袋等代用品,以防粪便外溢。瘘口周围皮肤应保持清洁干燥,必要时涂抗生素油膏,以防皮肤组织感染、糜烂。

开始进食后,应吃易于消化、清洁卫生、富于营养的食物,避免腹泻,逐渐养成自然排便的习惯。

14. **泌尿系统改道的监护** 前盆腔清除术后,大多采用直肠输尿管移植术,偶有作结肠或回肠代膀胱的输尿管移植术。对于这类病例,术后主要是防止逆行感染和注意逐渐发生氮质血症的问题。因此,术后应密切监护,一定时间作肾功能检查,平时多饮水,遇有感染征象,应积极治疗感染。

15. **术后抗生素的应用** 因为妇科恶性肿瘤的手术大,手术时间长,加以术后创面易于渗血等因素,术后应用抗生素是合理的。简单的良性肿瘤切除,则不一定需要抗生素,即便要用,采用预防性抗菌药物即可;而妇科恶性肿瘤术后,一般以治疗性给药较为恰当。具体抗生素的选用,应视患者的具体情况而定。

(二) 术后饮食营养护理

恶性肿瘤患者,可能直接或间接地发生营养障碍。术前由于癌细胞生长,消耗人体大量营养物质;同时肿瘤的代谢废物及毒素等直接影响胃肠功能,造成摄入、消化、吸收发生障碍,从而使患者逐渐出现营养不良,特别是到了晚期,长期处于负氮平衡,体质消耗,不能承受手术、化疗及放疗,往往最终形成恶病质、全身衰竭而死亡。有的患者虽然术前未出现恶病质,但术后由于手术创伤、出血以及化疗、放疗的影响,也会增加体质和营养物质的消耗,若不注意术后营养支持治疗,患者将可能逐渐走向衰竭,出现恶病质,失去化疗或放疗等重要辅助治疗的机会,造成手术徒劳,最终不能增加其存活时间。因此,术后饮食营养疗法,实为不可忽视的重要环节。

1. **营养状况的判断** 一般根据病史、体征和化验结果进行综合评定。

(1) 贫血、水肿或消瘦。上臂中段周径小于 18.6cm,或肱三头肌皮肤皱褶厚度小于 1.32cm,均可认为有营养不良。

(2) 血浆蛋白降至 35g/L,提示营养不良;低于 21g/L,为重度营养不良。

(3) 淋巴细胞总数低于 0.9/L 为重度营养不良。

(4) 负氮平衡提示营养不良。

2. **妇科恶性肿瘤患者的营养补充** 如果患者的一般情况尚好,摄入及消化功能正常者,可增加摄入高蛋白、高热量及高维生素饮食即可。术后化疗、放疗时,胃肠反应较重者,或术后摄入较少者,每日可经外周静脉补充一部分葡萄糖溶液,以减少机体内蛋白质的分解和消耗。若手术大,术后化疗、放疗反应严重,出现厌食、腹泻或术前已有严重营养不良存在(如腹腔积液、消瘦、贫血、水肿等),更应加强营养支持,以恢复患者的抵抗力及对各种治疗的耐受力。术后的营养支持主要分为胃肠内和胃肠外两种。常见的有:经口摄入、管饲营养、中心静脉营养、外周静脉营养。选择何种营养方式应根据患者具体情况而定,但总的来说必须遵循以下原则:优先经口摄入,能用胃肠内营养绝不用胃肠外营养,能用外周静脉营养绝不用中心静脉营养,谨慎掌握静脉营养摄入的方式及持续时间。昏迷患者可用鼻饲管法。若不能经胃肠途径者,则可采用胃肠外途径。

(1) 经胃肠营养:胃肠功能正常者,可口服高蛋白、高热量、高维生素、低脂肪饮食。鼻饲者常用牛奶、豆浆、鸡蛋、糖、肉菜汤等,每 2 小时 1 次,量从少渐增,每日可达 2000~3000ml。

要素饮食是一种无渣、化学成分限定,由分子水平的化学物质配成的营养液。可完全不需消化而吸收。可维持生命、正常生殖功能及生长的需要。它含有糖、各种氨基酸、少量脂肪、电解质、维生素及微量元素等。服用方法:可将要素饮食加开水稀释,浓度不超过 25%,一般 1ml 含热量 1kCal(4.184kJ)。开始服用时,浓度应较低(12.5%~15%),加温至 40℃,口服或鼻饲每小时 40~50ml,以后可增到 25% 的浓度,灌入量可至 200ml/h,每日可提供 2500~3000kCal(10 460~12 552kJ)热量。若遇恶心、呕吐,可暂停饮入短暂时间,以后逐渐再给。

(2) 全胃肠外营养(TPN):或称全静脉内营养,途径有周围静脉或中心静脉。对轻、中度营养不良,无高代谢,氮平衡为 0 或低于 2 者,均可用周围静脉 TPN。对重度营养不良、高代谢、严重蛋白缺乏及热量不足者,应选用中心静脉 TPN。

TPN 适应于:①恶性肿瘤化疗期间出现严重胃肠反应,不能进食或有腹泻等。②大手术前后营养支持。③癌肿侵犯肠道,出现肠功能紊乱或肠梗阻。④衰竭患者不能摄取饮食者。

静脉内营养应注意碳水化合物与蛋白质之间的比例,一般每补氮 1g(即蛋白质 6.25g),应同时补葡萄糖 40~50g[供能约 150~200kCal(627.6~836.8kJ)],这样能保证充分的热量及蛋白质的供给,有利于机体的修复,防止糖原异生,并可保护肝脏和有利于脂肪的完全氧化,防止酮体的产生。此外,全静脉营养也应补充适量的脂肪,以提供必需的脂肪酸。

周围静脉 TPN 方法简便、安全。氨基酸葡萄糖基本混合液包括:7% 复方氨基酸 500ml,10% 葡萄糖 500ml,电解质及维生素若干,渗透压约 721mmol/L。混合液中葡萄糖浓度从 5% 开始,逐渐可加到 10%。总热量可逐渐增至 395 ~ 480kCal(1652. 68 ~ 2008. 32kJ/L)。每日输入量,除基本混合液外,可加入一定比例的脂肪乳剂,以供给部分热量,但供热量不超过全天需要量的 60%,其参考比例为,氨基酸葡萄糖基本混合液为 2 ~ 3L 比 10% ~ 20% 脂肪乳剂 0. 5L。应用时还应注意基本混合液与脂肪乳剂要用双腔管,不经过滤器,在进入静脉前混合而入循环。每日输入量一般为 2000 ~ 3000ml 为宜。

中心静脉 TPN 是指经下腔或上腔静脉补充营养,其优点为营养物质经血液稀释快,对血管刺激小,不易形成血栓,但中心静脉穿刺有一定危险。静脉穿刺可经颈内、外静脉或锁骨下静脉、上肢的贵要静脉、下肢的股静脉或大隐静脉,但各有其优、缺点。中心静脉 TPN 以葡萄糖为主要热源,复方氨基酸供给氮。每日供热量 2000 ~ 2500kCal(8368 ~ 10 460kJ),氮与热量比为 1∶150 ~ 200 为宜。电解质、微量元素中,钾与氮比为 5mmol∶1g,镁与氮比为 2mEq∶1g,磷供应量为每千卡给磷 15 ~ 25mEq。长期静脉内高营养还应补充 10% 脂肪乳 500ml,每周 2 次。为了使葡萄糖充分利用,可按比例给予一定量胰岛素。具体配方(1 单位营养液):10% 复方氨基酸液 200ml,25% 葡萄糖液 500ml,5% 葡萄糖液 500ml,胰岛素 1 单位∶糖 4 ~ 40g,钠 30 ~ 40mmol/L(10% NaCl 25 ~ 30ml),钾 15 ~ 20mmol/L(10% KCl 10 ~ 15ml),氯 45 ~ 60mmol/L,总水量 1235 ~ 1245ml,渗透压约 990mOsm/L。每日均匀输入 3 ~ 5 单位营养液,可提供热量 1800 ~ 3000kCal(7531. 2 ~ 12 552kJ)。此外,每日应补维生素 C 2g,复合维生素 B 6ml,每周给 10% 葡萄糖酸钙 10ml 两次,每周给两次 25% 硫酸镁 10ml,还可每周输全血 1 ~ 2 次,补充微量元素。目前市场上有复方氨基酸注射液(vamin N)、多种微量元素注射液(addamel)、水溶性维生素(soluvit)、脂溶性维生素注射液(vatalipid)、英脱利匹特注射液(intralipid)等,为 TPN 提供了极为有利条件。

进行静脉内高营养时易于出现两方面并发症,一方面由于穿刺置管引起,如气胸、血胸或胸腔积液;血管损伤引起局部或纵隔血肿;空气被吸入血管引起气栓,导管折断进入循环到心脏或肺动脉,消毒或操作不严引起的感染等。另一面为代谢性并发症,如高渗性非酮症,这是由于大量高渗葡萄糖进入体内,内源性胰岛素分泌不足所致。此外,或因补充不足或因排泄过多而出现低钠、低钾。总之 TPN 是支持营养的重要方法,但是使用不当,并发症也易于发生,一旦发生有时也是非常严重的,应该清楚地认识到这一点,并防止其发生。

(黎培毅　王世宣)

第二节　妇科肿瘤的化学治疗

一、抗肿瘤药物研究与肿瘤化学治疗

目前世界各国已批准上市的抗肿瘤药物大约有 130 ~ 150 种。用这些药物配制成的各种抗肿瘤药物制剂大约有 1300 ~ 1500 种。此外全球正在研究之中但尚未获得批准上市的抗癌新药约有 800 多种,其中属于小分子的化学抗癌药物约 400 种。这些抗癌新药将是人类未来 20 ~ 50 年内与肿瘤抗争的武器。恶性肿瘤治疗中,有效抗肿瘤药物的使用,可使患者获得更长的生存时间。因此,化疗已成为重要的辅助治疗方法。目前最为常见的抗癌药物包括化疗药物、中药、生物制药、靶向药物等。其中化疗药物抗肿瘤机制为抑制细胞分裂、造成细胞死亡。目前根据药物作用机制分为:①作用 DNA 化学结构的药物(如烷化剂、蒽环类和铂类)。②影响核酸合成药物,(主要是代谢类)。③影响蛋白质合成药物(主要是长春新碱、三尖杉酯碱、门冬酰胺酶等)。④改变机体激素平衡发挥抗肿瘤作用药物(雌激素、雄激素,孕激素等)。另外,根据抗肿瘤药物来源、化学结构和作用机制分为烷化剂、抗代谢类,抗生素类,植物类、激素类和杂类七类,但未能包括生物调节剂和基因治疗等。由于药物发展快,以上分类已不能概括所有药物及新研发的药物。2004 年中国专家参考 DeVita 的专著 *Cancer, Principle Prictice and Oncology*,进行讨论并达成共识。此分类根据药理作用,便于临床医师应用,另外同类药物具有可比性,且可相互替代,适应临床发展特点。因此,《国家基本医疗保险药物目录》的抗肿瘤药物也参考其制定,分为细胞毒性类、激素类、生物反应调节类、单克隆抗体类、其他种类、中医类和化疗辅助用药类。

世界卫生组织(WHO)1998 年据肿瘤化疗的治疗效果,分为四级:①可治愈的肿瘤,如生殖细胞肿瘤、滋养细胞肿瘤、急性淋巴细胞白血病等;②辅助化疗可提高治愈率的肿瘤,包括:卵巢癌、大肠癌、乳腺癌、骨肉瘤等;③对转移性肿瘤有姑息疗效,包括子宫内膜癌、小细胞肺癌、非小细胞肺癌、胃癌等;④化疗无效的肿瘤,如肝癌、肾癌等 9 种。

临床上不同妇科肿瘤,据治疗目的也可将化疗分为:

1. 根治性化疗(radical chemotherapy)　如滋养细胞肿瘤,治疗目标是取得完全缓解。

2. 辅助性化疗(adjuvant chemotherapy)　对卵巢上皮癌,生殖细胞肿瘤等,采取有效的局部治疗(手术或放疗)后,再进行化疗,主要目的旨在消除可能存在的微转移病灶(亚临床病灶),以减少和防止癌症的复发转移。原发肿瘤切除后,近期残留肿瘤生长加速,生长比率增高,对药物的敏感性增加,且肿瘤此时体积较小,更容易杀灭,及时和足量的药物治疗,可改善患者总生存及无瘤生存。

3. 新辅助化疗(neo-adjuvant chemotherapy)　对局部晚期宫颈癌、晚期卵巢恶性肿瘤,在手术或放疗前先进行化疗,旨在通过药物使局部肿瘤缩小,难以切除的肿瘤也可能手术切除,提高手术切除率,减少组织损伤。另外,化疗可清除或抑制可能存在的微小转移灶,从而提高疗效。

4. 姑息性化疗(palliative chemotherapy)　对临床已失去手术治疗或复发耐药的晚期妇科恶性肿瘤患者,适量化疗可起到减轻患者痛苦,提高其生活质量,延长患者生存。

近年来随着研究进展,新化疗药物和技术的开展,化疗模式也在不断发展,如新化疗的药物临床试验、同步放化疗(concomitant chemo-radiothrapy)、生物治疗或免疫化学治疗(bio-chemotherapy)和基因化学治疗等。

化疗药物使用途径有多种,除常用静脉化疗外,其他还包括动脉介入化疗、腔内化疗、局部间质化疗和鞘内化疗等。随着新的药物的不断研发,如分子靶向化疗及生物治疗等不断开展。临床医师应根据肿瘤类型、肿瘤部位、期别和患者状况,治疗所要达到的目的,制定相应的个体化疗策略和化疗方案,以提高疗效,减少毒副作用。妇科恶性肿瘤的发病率呈逐年增长和年轻化的趋势,且随着不断涌现的新抗肿瘤药物临床使用,癌症化疗已经从姑息性治疗目的,逐渐转向长时间控制肿瘤,甚至治愈目标。显示化疗在妇科肿瘤治疗中起着越来越重要的作用,已成为妇科恶性肿瘤综合治疗的重要措施之一。

二、细胞动力学

(一)基本概念

细胞动力学是研究生物系统或人工系统中细胞群体的来源、变化、分布和运动规律,及研究各种条件对这些过程如何影响的一门科学。细胞动力学是比较复杂,无论正常细胞还是肿瘤细胞,细胞周期都是一个高度有序的过程。

细胞周期分为细胞分裂期(S、G_2 和 M 期)和分裂间期(G_0 和 G_1 期)。实体肿瘤的多数细胞停留在 G_0 期,这是一个静息或睡眠期。细胞进行分裂时,从 G_0 期或 G_1 期进入 S 期、G_2 期和 M 期。在 G_1 和 G_2 期间,进行 RNA 和蛋白质的合成,DNA 含量保持不变。DNA 的合成/复制在 S 期进行。DNA 的复制链在 M 期分离,两个亚单位进入 G_1 期或 G_0 期。G_1 期(G 代表间隔)包含各种细胞功能,如蛋白合成,RNA 合成和 DNA 修复。当该期延长时,通常认为细胞进入 G_0 期或者静止期。G_1 期细胞最终既可停止不同阶段,进入 G_0 期,也可经过一段时间的静止期重新进入细胞周期。DNA 合成发生在 S 期。G_2 期(分裂前期)特征是细胞中 DNA 含量为正常 2 倍,以备进行细胞分裂。M 期发生有丝分裂和染色体分离。细胞分裂周期模式图见图 6-8-22。细胞周期调控与肿瘤发生关系密切,研究表明细胞的增殖、分化、衰老和凋亡均是细胞周期依赖性。几乎所有的

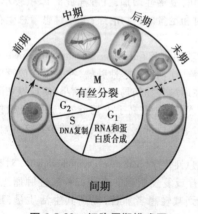

图 6-8-22 细胞周期模式图

肿瘤细胞都有细胞周期调控的破坏导致细胞生长失控、分化受阻、凋亡异常的特征。

肿瘤细胞群体都由三种细胞组成,一种是处在不断增殖状态的细胞,它决定了肿瘤的增长;二是暂时不进入增殖状态的静止细胞,也叫 G_0 期细胞,是肿瘤复发的基础;三是非增殖细胞群的存在:非增殖细胞群可分为两类细胞,即 G_0 细胞群和无增殖能力细胞群。G_0 期细胞群,在一定条件下可恢复繁殖能力,进入增殖周期。无增殖能力细胞群,不具备繁殖能力,可能进一步分化具有一定的类似某些正常组织的功能。因此,肿瘤细胞具有异质性。

肿瘤细胞的生长特征表现为倍增的生长方式。肿瘤体积倍增时间随着肿块体积的增大逐渐延长。当肿瘤仅显微镜下可见和不能触及时,通常以指数方式生长。但随着肿瘤体积的增大,处于复制过程的细胞就会减少,生长速度减慢即原有对数性生长变为抛物线生长即遵循冈伯茨生长曲线(Gompertzian 生长曲线)。肿瘤体积倍增时间随着肿块体积的增大逐渐延长,最终趋于停滞。进入停滞期的大肿瘤,由于细胞动力学的不利作用,药物敏感性降低。肿瘤生长依赖多种因素,包括:①某个特定肿瘤群落的总细胞数;②细胞周期时间;③生长分数;④肿瘤细胞的内源性细胞死亡速率。这四个因素不仅影响肿瘤的生长,也影响其化疗敏感性和耐药性。因此,当肿瘤处于 Gompertzian 生长的指数增殖期,大量细胞处于细胞周期的活跃期,对化疗通常很敏感。因此,转移性肿瘤通常比原发肿瘤的化疗敏感性更高。因此,利用这种指数生长优势,晚期卵巢癌多进行肿瘤细胞减灭术联合辅助化疗的治疗方案。此外,当肿瘤对治疗发生反应体积缩小时,会有更多细胞进入细胞周期活跃期以加速肿瘤生长,这部分处于复制期的细胞也能增加肿瘤对化疗的敏感性。

(二)抗肿瘤药物对细胞周期的作用和疗效关系

根据细胞周期的特点,将目前化疗药物分为细胞周期特异药物和细胞周期非特异药物,其中细胞周期特异性抗肿瘤药物作用特点:对增殖周期中的某一时性期有较强作用多抑制 DNA 的合成或影响微小管蛋白质的装配此类药当剂量达一定大小,其剂量-杀伤效应曲线由上升转为平台,作用呈时间依赖性特点。因此,临床强调用药时间,如 5-Fu。而细胞非周期特异性抗肿瘤药物的作用特点:作用于细胞增殖周期各时相细胞,多通过与 DNA 发生共价与非共价结合,直接破坏细胞内 DNA。对细胞杀伤力与药物剂量相关曲线呈指数性,所以疗效与药物的浓度比作用时间更为重要,长间歇大剂量冲击疗法比短间歇小剂量的疗效好。如铂类药物。鉴于细胞生长周期的特点,联合细胞周期特异药物和细胞周期非特异药物是肿瘤治疗的基础。

生长缓慢的肿瘤此类肿瘤倍增时间长,提示仅有少量细胞增殖长,应首先选用细胞周期非特异性药物(CCNSA),短疗大剂量,可大量破坏各周期癌细胞,使肿瘤缩小,并使 G_0 期细胞迅速进入增殖周期。此时再用细胞周期特异性药物(如氟尿嘧啶、放线菌素 D 等)来杀灭之。此种联合用药,便能获得较好的效果。对生长快的肿瘤,此类肿瘤 Tc 或 TD(倍增时间)短,例如绒毛膜癌等。多首选细胞周期特异

性药物(CCSA),如长春新碱、氟尿嘧啶等,以尽量杀灭周期中的肿瘤细胞而减少对正常细胞的毒性。然后改用大剂量细胞周期非特异药物(CCNSA)来杀伤从 G₀ 期进入增殖周期的细胞。一般认为一个打击的总剂量应该接近"饱和值",持续时间应相当于癌细胞 1~2 个增殖周期,如绒毛膜癌 10~12 天为一疗程较为合理。

对晚期肿瘤患者,尽管生长速度已减慢,增殖细胞也少,但考虑到机体的耐受性,可先采用适量 CCSA 消灭大量肿瘤细胞,有效后再配合 CCNSA 慢慢进行诱杀。必须间歇、反复多个疗程,以控制病情,使其不再恶化。一般说来,由于肿瘤体积增大,增殖比率大幅度减少,G₀ 期细胞增多,对药物不敏感。

(三)细胞增殖动力学和联合化疗

细胞动力学是研究细胞增殖时间、空间、形态结构和功能等方面。近年来,对肿瘤的生长规律和生物特性有了进一步认识,尤其对肿瘤干细胞研究,对肿瘤化疗提供用药的理论依据。

联合用药:是选择不同机制不同的细胞周期特异性与非特异性药物联合用药,可使处于细胞周期中不同阶段的肿瘤细胞同时受到杀伤,通过联合应用作用于不同周期时相的药物,以提高肿瘤细胞杀伤力。除极少数情况,单一化疗药物在临床可耐受剂量时,通常难以治愈肿瘤。因此,原则上联合化疗应在不良反应最小或可耐受情况下发挥最大的肿瘤细胞杀伤力。联合化疗药物的选择应基于以下原则:单药应用时有效,不同作用机制联合时叠加毒性最小。

肿瘤细胞群存在异质性,肿瘤生长处于不同细胞周期,肿瘤化疗期间易对各种药物产生耐药,且耐药机制不尽相同。因此,不同作用机制的多种化疗药物联合应用有利于减少肿瘤耐药性。通常情况下,联合化疗要求所应用的药物,临床均应有资料证实其具有协同作用或至少是相加作用。联合化疗中各药物应以其最佳剂量及给药时间应用。仅增加药物种类而减少药物剂量的方法不可取。在选择联合化疗药物时,理想情况下,不仅包括杀死或控制增殖细胞的药物,还应包括用于静止细胞群的药物,从而加速细胞死亡。

肿瘤的生长呈一级动力学指数,根据化疗药物呈对数细胞杀灭模式,即特定剂量的化疗药物会杀灭恒定百分比而不是恒定数量的肿瘤细胞。因此,化疗在肿瘤小而尚未产生耐药细胞之前,效果最好。如某个剂量的细胞毒性药物可以杀灭几个对数的细胞(10^2~10^4),但并不能治愈肿瘤,因为肿瘤负荷通常为 10^{12} 或更多个细胞。因此,要达到根治肿瘤的效力,通常需要一种以上的化疗药物联合,进行间断的多疗程治疗。

此外,一级反应动力学为手术联合术后辅助化疗的治疗方案提供了理论依据,通过手术可切除大部分肿瘤,术后辅助化疗可以进一步杀灭约 10~10^4 个细胞的小瘤灶。总之,一种肿瘤治愈的可能性与初始化疗时的肿瘤细胞数量呈反比。但注意化疗可以杀灭化疗敏感的细胞,也可以诱发突变,而突变的耐药细胞会存活下来继续生长。很多化疗药物会导致突变,在化疗过程中可能产生更多的耐药细胞。

联合化疗用药注意事项:①联合用药应考虑药物毒性,应使用副作用无重叠或很少重叠的药物,以免加重副作用。②药理学相互作用及即刻顺序:在设计联合化疗方案时,为取得最好的疗效,不同药物的给药顺序在某些情况下也非常关键。这里所指的顺序是指同一化疗方案或疗程中两种或多种药物给药之间的即刻的时间顺序关系。如紫杉醇与顺铂的联合化疗方案。先给予紫杉醇而后给予顺铂治疗方案,效果是最好的。③细胞耐药性与序贯给药顺序:每一种活性药物以全量有效的序贯给药,可能发展为所谓的"剂量密度"疗法,以试图减少单独全量给予每种活性药物后肿瘤复发并发生耐药性的可能性,如泰素化疗后序贯多柔比星联合环磷酰胺为乳腺癌一线标准化疗,但目前妇科恶性肿瘤序贯化疗研究较少。

三、药代动力学基本概念

(一)房室模型

房室模型(compartment model)是药动学研究中按药物在体内转运速率的差异,以实验与理论相结合设置的数学模型是一种抽象地假设机体、一个不分具体器官或组织、只按药物转运速率划分为不同房室的系统。

(二)药物代谢动力学参数的生理意义及临床意义

1. 时量关系和时效关系 时量关系是指血浆药物浓度随时间的推移而发生变化的规律。以时间为横坐标、血药浓度为纵坐标,得到反映血浆中药物浓度动态变化的曲线,为血药浓度-时间曲线,即时量曲线(如图 6-8-23)。

时量曲线分为三期:潜伏期、有效期和残留期。

(1)潜伏期:是指给药后到开始出现疗效的时间,主要反映药物的吸收与分布,但也与药物的消除有关。

(2)有效期:是指药物维持在最低有效浓度之上的时间,其长短取决于药物的吸收和消除速率。

(3)残留期:是指血药浓度已降到最低有效浓度以下,直至完全从体内消除的时间。

2. 半衰期($t_{1/2}$)

(1)定义:药物的血浆浓度下降一半所需的时间,包

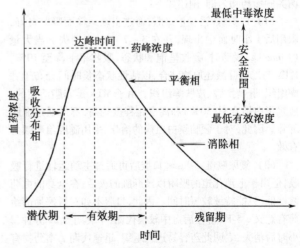

图 6-8-23 时量关系和时效关系曲线

括 $t_{1/2}\alpha$ 和 $t_{1/2}\beta$。消除半衰期是指消除相时药物的血浆浓度下降一半所需的时间。

（2）意义：单次给药后，经过 5~6 个 $t_{1/2}\beta$，体内药物基本消除干净（消除 96.9%）。定时定量多次给药经 5 个 $t_{1/2}\beta$ 到达稳态血药浓度。

3. 清除率　清除率（Cl）是指在单位时间内机体能将多少容积体液中的药物清除，清除率是反映药物自体内消除的一个重要参数。

4. 生物利用度（F）　是指药物经血管外给药后，药物被吸收进入血液循环的速度和程度的一种量度，是用来评价制剂吸收程度的指标。分为绝对生物利用度和相对生物利用度。

生物利用度指吸收进入体循环的药量与给药量的分数，主要采用非血管途径给药的 AUC 与其静脉注射的 AUC 比较（AUC，曲线下面积）。

$$F = \frac{AUC_{血管外给药}}{AUC_{静脉给药}} \times 100\%$$

相对生物利用度是指一种受试制剂与已知对比制剂的吸收分数的比较，主要用于比较同种药物的两种制剂的吸收情况，用下式表示：

$$F = \frac{AUC_{受试制剂}}{AUC_{标准制剂}} \times 100\%$$

5. 表观分布容积（Vd）　是指药物在体内达到动态平衡时，体内药量与血药浓度的比值，其本身不代表真正的容积，只反映药物分布的广泛程度或药物与组织结合的程度，无直接的生理学意义。

6. 稳态血药浓度（坪浓度）　按一级过程处置的药物经连续多次给药后，血药浓度呈现出规律的波动。如果给药间隔短于药物完全清除的时间，药物就可在体内累积，随着给药次数的增加，血药浓度不断递增，但递增的速度逐渐减慢，直至达到稳态血药浓度。一般药物要经 5 个半衰期达到稳态血药浓度。

（三）药物代谢动力学分析及抗癌药物的药代动力学特征

不同抗肿瘤药物的具有不同药代动力学特征。以抗代谢类肿瘤药物为例，阐述如下：

（1）甲氨蝶呤：少量口服，通过主动运输而吸收良好，服用后 1 小时血中出现，并在 3~7 小时内消失。当大量（10mg/kg）投药时，吸收呈饱和状态，吸收率下降至 10%，MTX 与二氢叶酸还原酶结合，以活性状态长时间分布于肿瘤组织、肝、肾、脾、皮肤等组织。由子 MTX 是非脂溶性的，血浆蛋白结合率（50%）和离子化程度均高，不易通过血脑屏障。因此，对于硬脑膜白血病的治疗，采用髓腔给药颇为有效。

（2）氟尿嘧啶：5-Fu 经口服后可通过主动运输进行吸收，但由于上消化道的吸附以及肝脏的灭活，在全身的血药浓度低，只能持续较短时间。因此，口服不如对胃癌局部给药有意义。5-Fu 静注后血中较快代谢，半衰期为 21 分钟，2 小时后消失，表明此药容易进入组织，迅速代谢。本药物有时间限制，应进行缓慢的持续注射。又因为它易向局部移

动，目前多采用持续的动脉注射法。

妇科主要抗肿瘤药物的药代动力学特征见表 6-8-5。

表 6-8-5　妇科主要抗肿瘤药物的血浆终末半衰期和药代动力学特征

药物	$t_{1/2}$（单位：h）	特征
环磷酰胺	4~6.5	肾功能不全患者半衰期延长
异环磷酰胺	7~15	肾功能不全患者半衰期延长
六甲蜜胺	5~13	在小转移瘤内浓度高
多柔比星	30~50	聚乙二醇化多柔比星脂质体半衰期延长
放线菌素 D	36	快速分布，血浆终末半衰期延长
丝裂霉素	0.4~1.5	如肝、肾功能受损，不受影响
博来霉素	2~4	腔内注射有效
顺铂	24	在 24h AUC 与血浆浓度几乎相等
卡铂	22~40	AUC=剂量/（肌酐清除率+25）
甲氨蝶呤	8~10	大剂量治疗需要监测血浆浓度
氟尿嘧啶	2~5	剂量增加，清除率下降
卡西他滨	1.4	不与蛋白结合，快速分布到组织
长春新碱	23~85	清除率小于 VBL 和 VRL
长春碱	20~64	清除率大于 VBL 和 VRL
长春瑞滨	18~49	组织分布比 VBL 和 VRL 多
紫杉醇	11~19	非线性药代动力学
多西他赛	11~14	药代动力学与紫杉醇相似
拓扑替康	2.6（内酯），3.3（整体）	AUC 与血小板计数有关
伊立替康	7.0（内酯），10.5（整体）	与拓扑替康相比，半衰期延长，血浆浓度较高
依托泊苷	6~8	与给药时间相关

（卢雪　李小平）

四、常用（妇科）肿瘤化疗药物

传统上，根据药物的化学结构、来源及作用原理可将抗肿瘤药物分为 6 大类。近年来，随着分子生物学技术的提

高,在分子水平对肿瘤发病机制有了比较深入地认识,开始了针对细胞受体、关键基因和调控分子为靶点的治疗,使靶向药物在恶性肿瘤的药物治疗中占有了一席之地,并在不到十年内有了长足的进步。

(一)烷化剂

是一类数量很大的抗肿瘤药物,此类药物最早问世用于临床。烷化剂的烷化基团能与细胞的重要生物学成分发生烷化作用,使这些细胞成分不能在细胞代谢中起作用,影响细胞的分裂,并引起细胞的死亡。DNA 链的鸟嘌呤的第 7 位氮原子是烷化作用最重要的部位,腺嘌呤的第 3 位氮原子,其他碱环上的氮原子或 DNA 的磷酸基也发生烷化作用,导致 DNA 发生脱嘌呤,使鸟嘌呤缺失,脱氧核糖核酸酶水解,DNA 链断裂。

烷化剂是细胞周期非特异性药物,G_0 期细胞也敏感。DNA 的烷化在细胞周期的任何阶段都可以发生,但只当进入 S 期细胞毒作用才表现出来,从而阻止细胞进入 G_2 期。

1. 氮芥类　临床上常用的有环磷酰胺、异环磷酰胺、左旋苯丙氨酸氮芥、苯丁酸氮芥等。

(1) 环磷酰胺(cyclophosphamide,CTX):体外无抗肿瘤活性,进入人体后被肝脏或肿瘤组织内存在的过量的磷酰胺酶或磷酸酶水解,变成活化作用型,释放出氮芥基团,从而发挥细胞毒作用。抗癌谱广,对白血病及许多实体瘤有效,妇科主要用于卵巢癌的化疗,对宫颈癌及子宫内膜癌也有一定疗效。可供口服、静脉注射、肌内注射、动脉内灌注及鞘内注射,但局部用药效果不佳。

不良反应主要为骨髓抑制,以白细胞下降为最常见,在用药后 8~14 日可达到最低点,一般用药后 18~25 日即可恢复。泌尿道毒性主要表现为急性无菌性出血性膀胱炎,多于大剂量使用时出现,表现为膀胱刺激症状、少尿、血尿、蛋白尿等,用药期间给予足够的液体或 2-巯基乙磺酸钠,可防止环磷酰胺的泌尿道毒性作用。胃肠道不良反应主要表现为食欲减退、恶心及呕吐,大剂量口服时较常见。约 28% 的患者出现脱发,停药后可恢复。

(2) 异环磷酰胺(ifosfamide,IFO):系环磷酰胺的衍生物,与环磷酰胺的区别只在其中一个氯乙基移植环上的 N 处。其作用机制及抗癌谱同环磷酰胺,但抗肿瘤效应高于环磷酰胺,它与环磷酰胺一样在体外无活性,进入人体后经肝脏酶类活化后发挥疗效,在体内经药物代谢酶活化,产生多种代谢产物。其中代谢产物 M1 抗肿瘤活性最强。抗肿瘤效应高于环磷酰胺,可杀伤 G_0 期细胞,用量可比环磷酰胺增大,对环磷酰胺抗药者仍可有效。对晚期卵巢上皮癌、宫颈癌均有较好疗效。骨髓抑制作用比环磷酰胺弱,但可引起出血性膀胱炎,故常联用美司钠以预防。

(3) 左旋苯丙氨酸氮芥(melphalan,马法兰):治疗睾丸精原细胞瘤、多发性骨髓瘤疗效显著。对肢体恶性黑色素瘤、软组织肉瘤及骨肉瘤疗效较好。治疗乳腺癌有一定疗效。对卵巢癌尤其是腹腔内注射治疗卵巢癌腹腔积液有一定疗效。

副作用和毒性可出现剂量限制性的骨髓抑制,主要表现为白细胞减少、血小板减少及贫血。大剂量一次用药可

出现恶心、呕吐,而在小剂量持续给药时不常见。长期用药有引起白血病的报道。

(4) 苯丁酸氮芥(chlorambucil,瘤可宁):治疗慢性淋巴细胞性白血病、霍奇金病疗效较好。对非霍奇金淋巴瘤、多发性骨髓瘤、网状细胞肉瘤有一定疗效。也可用于乳腺癌、胃癌、头颈癌及多种肉瘤。在妇科肿瘤方面对卵巢癌的疗效较好,对绒毛膜上皮癌有一定疗效,也可用于宫颈癌的治疗。

口服吸收良好,生物利用度大于 70%。骨髓抑制轻,淋巴细胞、白细胞及血小板可减少。大剂量或长期连续用药时可出现全血象下降,恢复缓慢,严重时偶尔可见不可逆的骨髓损害。消化道不良反应可见恶心、呕吐,偶见肝功能损害。对中枢神经系统的毒性也有报道,但少见。

(5) 达卡巴嗪(dacarbazine,DTIC):进入人体后经代谢活化,产生甲基化物,产生抗癌效力。主要抑制嘌呤、RNA 及蛋白质的合成,也与 DNA 结合,影响 DNA 复制,作用于细胞周期的 G_2 期,为细胞周期特异性药物。主要用于子宫肉瘤及黑色素瘤的治疗。不良反应:胃肠道反应、骨髓抑制、流感病候群、高热、局部刺激、肝肾功能损害。注意避光。

2. 乙烯亚胺　类塞替派是这类化合物的典型代表。仅能静脉内给药,能透过血脑屏障。作为直接接触肿瘤的药物,膀胱癌经膀胱内灌注可得到控制,可治疗恶性黑色素瘤、甲状腺癌、食管癌及结直肠癌等有一定疗效。妇科肿瘤方面对卵巢癌疗效较好,对宫颈癌也有一定疗效。主要不良反应为骨髓抑制,是限制剂量的毒性。表现为白细胞减少,血小板减少,出血和发烧。可引起恶心、呕吐。

3. 亚硝脲类　包括卡莫司汀(carmustine,BCNU),洛莫司汀(lomustin,CCNU)和司莫司汀(semustine,Me-CCNU)。这类化合物不溶于水,脂溶性强,静脉注射时需要乙醇助溶。它们与其他烷化剂不会发生交叉耐药。

由于这类药物高度脂溶性,容易通过血脑屏障,故对脑瘤有效。治疗淋巴瘤类、骨髓瘤等疗效好。对乳腺癌、黑色素瘤等有一定的疗效。

这些药物易积存于骨髓脂肪组织中,对骨髓有延迟的毒性,也是限制剂量的毒性,恶心、呕吐也较常见。

4. 六甲蜜胺(hexamethylmelamine,HMM)　化学结构与烷化剂相似,但作用方式不同,类似于嘧啶类抗代谢药物,抑制二氢叶酸还原酶,抑制胸腺嘧啶和尿嘧啶掺入 DNA 和 RNA。为 S 期周期特异性药物,与烷化剂及顺铂均无交叉耐药。口服吸收良好,常用于难治性卵巢癌的治疗,对宫颈癌有一定疗效。不良反应为胃肠道反应(恶心、呕吐一般不严重),骨髓抑制主要是白细胞下降,偶有血小板下降。长期服用对中枢及周围神经系统有一定影响,如手足麻木、睡眠障碍、帕金森样症状等。

(二)抗代谢药物

抗代谢药物的化学结构与核酸代谢的某些天然代谢物相似,但不具有它们的功能,从而干扰核酸代谢,导致肿瘤细胞死亡。按其化学结构,常用的抗代谢药物有以下几类:

①抗叶酸类,如甲氨蝶呤等;②抗嘌呤类,如6-巯基嘌呤;③抗嘧啶类,如阿糖胞苷等。

抗代谢药物主要抑制DNA合成,属细胞周期特异性抗肿瘤药。对S期最敏感,对G_1期和G_2期也有作用。对RNA与蛋白质合成也有一定的抑制作用,如作用时间延长,其生物学作用减弱,故称为自限性S期特异性药物。

1. 甲氨蝶呤(methotrexate,MTX) 为抗叶酸类抗肿瘤药。MTX以竞争方式强力抑制二氢叶酸还原酶,使二氢叶酸不能变成四氢叶酸。使脱氧尿苷酸生成脱氧胸苷酸的过程受阻,而致DNA合成阻碍。

MTX口服吸收良好,但不能通过血脑屏障,鞘内注射后可从脑膜吸收入血。用于治疗各型急性白血病,儿童患者尤佳。治疗成骨肉瘤疗效显著。其他如治疗头颈部肿瘤、消化道癌症、肺癌及乳腺癌有效。妇科肿瘤中对滋养细胞肿瘤疗效较好,对卵巢癌和宫颈癌也有效。

MTX可引起严重的黏膜炎症,如口腔炎、溃疡性胃炎、出血性膀胱炎,有时甚至出现肠穿孔致死。还有骨髓抑制的作用,如粒细胞减少、血小板减少、贫血,重者全血象下降。长期用药可引起肝硬化。大剂量MTX可致肾脏毒性。

2. 氟尿嘧啶(5-fluorouracil,5-Fu) 为嘧啶拮抗剂。5-Fu在细胞内转变为氟尿嘧啶脱氧核苷酸(5-dUMP)才发挥作用。可抑制脱氧胸苷酸合成酶,阻止脱氧尿苷酸(dUMP)甲基化转变为脱氧胸苷酸(dTMP),从而影响DNA的生物合成。大剂量四氢叶酸与5-Fu合用可提高5-Fu疗效。

口服吸收不规则,一般静脉给药。5-Fu治疗消化道肿瘤(胃癌、结肠癌、肝癌、胰腺癌、食管癌等)和乳腺癌疗效较好,对膀胱癌有效,其他也用于治疗肺癌、皮肤癌及头颈部癌。妇科肿瘤中对卵巢癌、子宫颈癌、滋养细胞肿瘤有效。

不良反应中食欲不振和恶心最早出现,随之为胃炎和腹泻。严重者肠黏膜脱落,血性腹泻或便血,有致命危险。骨髓抑制为其主要毒性,表现为白细胞减少,单剂注射后9~14天降至最低,亦有血小板减少和贫血。大剂量注射时,骨髓抑制是5-Fu的剂量限制性毒性,而连续静脉滴注96小时以上黏膜炎则成为其主要毒性反应。

3. 阿糖胞苷(cytosine arabinoside,Ara-C) 为抗嘧啶类抗代谢药。Ara-C在体内需经过三个步骤转化为阿糖胞三磷(Ara-CTP),进而抑制DNA多聚酶活性,影响DNA合成。也可掺入DNA中,干扰DNA复制,使细胞死亡。为S期特异性药物。对蛋白质和RNA的合成无影响,故用药时间应至少持续一个细胞周期,静脉滴注Ara-C血浆半衰期短,一般应持续8~12小时;但Ara-C腹腔排泄慢,腹腔中浓度明显高于静脉,适合腹腔化疗。主要用于卵巢上皮癌的化疗。此外,鞘内注射疗效较好,可用于治疗某些肿瘤的脑转移。

一般剂量的Ara-C可引起骨髓抑制,轻度恶心、呕吐、脱发、黏膜炎、腹泻等不良反应。高剂量时毒性较大,可出现严重的骨髓抑制,明显恶心、呕吐、严重腹泻等症。

4. 6-巯基嘌呤(6-mercaptopurin,6-MP) 6-MP是腺嘌呤第6位上的NH2被-SH所取代的衍生物。为抗嘌呤抗代谢药物。其结构与黄嘌呤相似,在体内被次黄嘌呤-鸟甘酸转移酶(HGPRT)代谢为相应的伪核苷酸-6-硫肌苷酸,后者阻止肌苷酸转变为腺苷酸如鸟苷酸,结果抑制DNA和RNA的合成。

6-MP治疗急性白血病效果较好,对慢性粒细胞性白血病也有效。大剂量6-MP用于治疗滋养细胞肿瘤、恶性淋巴瘤、多发性骨髓瘤等。

不良反应主要为骨髓抑制,血小板减少、粒细胞减少或贫血,一般出现在用药数周后,停药后很快恢复。还可出现肝功能异常,25%成年人用6-MP后可出现食欲不佳、恶心、呕吐等。

5. 替加氟(ftorafur) 在体内转化为5-Fu,作用与5-Fu相同。动物实验表明其毒性只有氟尿嘧啶的1/4~1/7;化疗指数为5-Fu的2倍。因毒性较低,常被用来替代5-Fu。不良反应:外周水肿和呼吸困难较常见;另有肝功异常,有致命的急性重型肝炎的报道。

6. 吉西他滨(gemcitabine) 为胞嘧啶核苷衍生物,属嘧啶类抗肿瘤药物。进入人体后由脱氧胞嘧啶激酶活化,由胞嘧啶核苷脱氨酶代谢。作用机制和阿糖胞苷相同,其主要代谢产物在细胞内掺入DNA,主要作用于G_1/S期。但不同的是双氟脱氧胞苷除了掺入DNA以外,还能抑制核苷酸还原酶,导致细胞内脱氧核苷三磷酸酯减少;和阿糖胞苷另一不同点是它能抑制脱氧胞嘧啶脱氨酶,减少细胞内代谢的降解,具有自我增效作用。在临床上吉西他滨与阿糖胞苷的抗癌谱不同,对多种实体肿瘤有效。妇科肿瘤中主要用于卵巢癌的二线治疗(联合用药或单药);还可与顺铂联合用于复发和转移宫颈癌的化疗;近年来,吉西他滨单药或与紫杉醇联合治疗子宫肉瘤取得了较好的疗效。

不良反应:剂量限制性毒性是骨髓抑制,中性粒细胞和血小板的减少均较常见;该药常引起轻到中度的消化系统不良反应,如便秘、腹泻、口腔炎等。此外,还可引起发热、皮疹和流感样症状。

7. 培美曲塞(pemetrexed) 为一种多靶点抗叶酸代谢的抗肿瘤药物,它通过干扰细胞复制过程中叶酸依赖性代谢过程而发挥作用。可用于卵巢癌的二线治疗,对铂类耐药的复发性卵巢癌有效率为21%,对于在宫颈癌中的二线治疗还存有较大争议。

不良反应:主要为骨髓抑制,表现为中性粒细胞、血小板减少症和贫血。还有发热、感染、口腔炎、皮疹等。

(三)抗肿瘤抗生素

抗肿瘤抗生素是由微生物产生的具有抗肿瘤活性的化学物质,多数由放线菌产生。这些物质往往兼有抗菌作用,其结构多种多样。大致可分为醌类、亚硝脲类、糖肽类、色肽类和糖苷类等。从结构类型看,有抗癌活性的物质大部分具有醌式的平面芳香结构,如柔红霉素和阿霉素等。一般而言,抗癌抗生素属于细胞周期非特异性药物。临床上有重要作用的抗癌抗生素多数通过嵌入DNA而干扰mRNA的形成而发挥作用。

1. 蒽环类抗生素

(1) 阿霉素(adriamycin,ADM):可抑制RNA和DNA,

尤其是 RNA 的合成,为细胞周期非特异性药物,但对 S 期、M 期作用较明显。阿霉素除可与 DNA、金属离子及细胞膜结合外,还可产生自由基,抗肿瘤作用较强。该药为广谱抗肿瘤抗生素,对急性白血病、淋巴瘤及多种实体瘤有效,妇科肿瘤主要用于卵巢上皮癌、子宫内膜癌、子宫平滑肌肉瘤的治疗。口服不吸收,因能引起组织坏死不宜肌肉和皮下注射。静脉注射后可被全身组织迅速摄取,但不进入脑脊液中。

不良反应:骨髓抑制、心脏毒性、消化道反应、脱发、肝功能损害、药物渗漏可引起局部坏死。其心脏毒性主要表现为室上性心动过速、室性期前收缩及 ST-T 改变及心肌病变,最大累积限量为 $450mg/m^2$,超过此限量心脏毒性的发生率明显增加。制定化疗方案前应明确患者阿霉素的累积量,化疗前应常规查心电图,如有异常进一步做超声心动图等检查。

脂质体阿霉素(doxorubicin hydrochloride liposome injection)是阿霉素的一种聚乙醇化脂质体新剂型。它与游离阿霉素相比分布容积更低,血管内循环时间更长,血清除率更低,具有肿瘤的靶向性,并改善了药物的毒性。单独应用脂质体阿霉素治疗铂类药物难以控制的卵巢癌和转移期乳腺癌有效。它可作为治疗晚期卡帕肉瘤的一线药物。对少量的多发性骨髓瘤和非霍奇金淋巴瘤患者的研究表明,在联合化疗方案中,用脂质体阿霉素替代传统的阿霉素安全有效。

(2)表阿霉素(epirubin):是阿霉素的一个同分异构体。与阿霉素的区别只是在氨基糖部分的 4 位的羟基由顺式变成反式。这种立体结构的细微变化导致其心脏毒性及骨髓毒性明显降低。表阿霉素的抗瘤谱与阿霉素相近。疗效与 ADM 相等或略高。

(3)吡喃阿霉素(pirarubicin):为半合成蒽环类抗癌药,化学结构、作用机制、抗瘤谱、毒性等均与 ADM 类似,疗效略优于 ADM。同时干扰 DNA、mRNA 合成,在细胞增殖期中阻断细胞进入 G_1 期而干扰瘤细胞分裂,抑制肿瘤生长。妇科肿瘤主要用于卵巢癌、宫颈癌。不良反应基本同 ADM,心脏毒性、消化道反应和脱发较 ADM 轻。

(4)丝裂霉素 C(mitomycin C):通过烷化双股 DNA 引起股间交叉联结而抑制 DNA 合成。静脉注射时应注意切勿漏到血管外。其抗瘤谱较广,作用迅速,但化疗指数不高,毒性较大。常用于胃癌、胰腺癌、结肠癌、乳腺癌和宫颈癌的姑息治疗,有一定疗效。也用于绒毛膜癌和卵巢上皮癌的治疗。可腔内注射用于控制癌性胸、腹腔积液。主要毒性是长期骨髓抑制,表现为白细胞和血小板数目的严重减少。2% 的患者可出现肾毒性,病理表现为肾小球硬化。此外尚有胃肠道反应、局部刺激、肝肾功能损害等。

2. 糖肽类抗生素　博来霉素(bleomycin)结合于 DNA,这种结合一部分系通过嵌合机制,但并不影响核酸的二级结构。药物可使 DNA 分子发生单股或双股断裂。口服吸收不良,需通过胃肠道外途径给药。博来霉素对鳞状上皮癌(口腔、头颈部、皮肤、外阴、阴茎等)疗效较好,对食管、肺的鳞癌亦有效。这与其较多分布于皮肤、肝脏和鳞癌细胞内有关。博来霉素在治疗剂量下通常不抑制造血和免疫功能,可用于经过放疗或化疗抑制骨髓或免疫功能损伤的患者。在妇科肿瘤,主要用于卵巢生殖细胞瘤、宫颈鳞状细胞癌的化疗。

不良反应:剂量限制性毒性是可引起肺炎样病变和肺纤维化,表现为呼吸困难、咳嗽、啰音、间质水肿等。其他常见不良反应包括:恶心、呕吐、口腔炎、食欲减退、药物热、皮肤反应、脱发、色素沉着等。

国产平阳霉素(pingyangmycin)与 BLM 作用相近,疗效、抗癌谱、毒性相仿,而肺毒性相对较低。

3. 放线菌素 D 类抗生素　放线菌素 D 可与 DNA 结合,抑制以 DNA 为模板的 RNA 多聚酶,从而抑制 RNA 链的延伸,作用于 mRNA 干扰细胞的转录过程。其抗瘤谱较窄,只对肾母细胞瘤、横纹肌肉瘤、神经母细胞瘤、滋养细胞肿瘤和恶性淋巴瘤有效。

不良反应主要为胃肠道反应和骨髓抑制,少数患者可出现脱发、皮疹及肝功能损伤等。

（四）抗肿瘤植物药

常用的植物来源的抗肿瘤药主要有长春碱类、表鬼臼毒类、紫杉类和喜树碱类药物等。

1. 长春碱类　长春碱类包括从长春花中提取出来的生物碱长春碱、长春新碱和新的半合成衍生物长春地辛及长春瑞滨。长春碱类抗肿瘤作用的靶点是微管,通过抑制细胞中微管蛋白的聚合而抑制有丝分裂,最终导致细胞死亡。长春碱类属细胞周期特异性药物,可使细胞增殖停止在 M 期,并可防止 G_0 期细胞重新进入周期。

(1)长春碱(vinblastine,VLB):主要用于治疗霍奇金病,也可用于其他恶性淋巴瘤。治疗绒毛膜上皮癌及睾丸肿瘤有效,也可用于肺癌、乳腺癌、卵巢癌及单核细胞性白血病的治疗。不良反应包括骨髓抑制,表现为白细胞下降、血小板减少等,多不严重,停药后可恢复。胃肠道不良反应包括恶心、呕吐、腹泻、便秘等。神经系统的毒性可表现为周围神经炎,也可发生精神抑郁。

(2)长春新碱(vincristine,VCR):主要用于急性及慢性白血病、恶性淋巴瘤、小细胞肺癌及乳腺癌。在妇科肿瘤主要用于卵巢上皮癌、卵巢生殖细胞瘤、绒毛膜癌、平滑肌肉瘤和宫颈癌的治疗。VCR 单一药物化疗疗效低,常用于联合化疗。不良反应:胃肠道反应和骨髓抑制较长春碱轻;周围神经炎毒性较大,主要为指和(或)趾端麻木、四肢疼痛、肌肉震颤、腱反射消失等;此外有局部刺激、脱发、体位性低血压等。使用时注意静脉穿刺部位药物不可外溢,否则会引起局部坏死。神经毒性为剂量限制性。

(3)长春地辛(vindesine,VDS):主要用于治疗恶性淋巴瘤、肺癌、乳腺癌、食管癌及恶性黑色素瘤等。其他对白血病、头颈部肿瘤及卵巢生殖细胞瘤有一定疗效。不良反应:毒性介于长春碱和长春新碱之间,神经毒性较长春新碱小,骨髓抑制较长春新碱强。主要不良反应有胃肠道症状、神经系统毒性及白细胞减少等骨髓抑制。

(4)长春瑞滨(vinorelbine)主要用于非小细胞肺癌、乳腺癌、恶性淋巴瘤的治疗,对卵巢癌也有相当疗效。不良反应:骨髓抑制较明显,主要是白细胞减少,多在7天内恢复。神经毒性主要表现为腱反射减低及便秘,个别患者可有肠麻痹,多为卵巢癌患者既往做过手术者。

2. 表鬼白毒类药物 鬼白乙叉苷(etoposide,VP-16)和鬼白噻吩苷(teniposide,VM-26)是鬼白毒素的半合成衍生物,但VP-16和VM-26的作用机制与鬼白毒素完全不同,不影响微管蛋白的聚合,不引起细胞分裂的中期停止。其作用靶点是干扰DNA拓扑异构酶Ⅱ的链断裂重新连接反应,从而导致DNA链断裂,使细胞分裂停止于晚S期或早G$_2$期,为细胞周期特异性药物,其细胞毒作用强弱与用药方式间有依赖关系,低剂量、长时间使用可增加疗效、减轻毒性。VP-16与常用抗肿瘤药物间无明显交叉耐药,由于其独特的抗肿瘤机制,因此与顺铂、环磷酰胺、阿糖胞苷、卡莫司汀等均有协同作用,联合用药可增加疗效,是联合用药理想的选择。

VP-16对肺癌、睾丸癌、恶性淋巴瘤、急性白血病和神经母细胞瘤等有较好的疗效,对小细胞肺癌疗效尤为突出,有效率达40%。对乳腺癌、肝癌及软组织肉瘤等亦有效。妇科肿瘤中常用于卵巢上皮癌、卵巢生殖细胞瘤、宫颈癌及滋养细胞肿瘤的治疗。VM-26对肺癌、恶性淋巴瘤、急性白血病、神经母细胞瘤、乳腺癌、卵巢癌等有较好的疗效。

VP-16和VM-26的不良反应基本相同,骨髓抑制是剂量限制性毒性,主要为白细胞减少,血小板减少较少见,半数患者出现贫血,停药后可恢复。胃肠道反应较常见。约有10%～20%病例产生轻度神经炎。

3. 紫杉类

(1) 紫杉醇(paclitaxel):是一种具有复杂的二萜类化学结构的抗肿瘤药物。最初从美国西部红豆杉的树皮获得。紫杉醇是有丝分裂抑制剂,但它与长春碱类化合物不同,不抑制微管蛋白的聚合,反而促进微管的聚合,也是一个有丝分裂的纺锤体毒性药物,使细胞停止于G$_2$期和M期。研究发现紫杉醇可诱导肿瘤细胞凋亡、抑制血管形成,抗肿瘤机制独特,与其他药物间无交叉耐药。

紫杉醇治疗卵巢癌、乳腺癌、非小细胞肺癌有较好的疗效;对食管癌、头颈部癌、胃癌、膀胱癌、恶性黑色素瘤、恶性淋巴瘤等有效。是治疗晚期卵巢癌有明显疗效的抗癌药物,可作为卵巢癌的一线化疗及卵巢转移性癌的治疗。近年来也用于子宫内膜癌和宫颈癌的治疗。

不良反应:超敏反应:主要表现为支气管痉挛性呼吸困难、低血压、血管神经性水肿、全身荨麻疹。常发生在用药最初的10分钟内,与用药剂量的大小不相关。该反应并非紫杉醇本身所引起,而是配制药物的溶剂所致。用药期间需严密监测血压、脉搏、呼吸等生命体征变化。骨髓抑制:白细胞和血小板减少。周围神经毒性表现为指(趾)末端麻木及感觉异常。骨关节和肌肉疼痛。心血管毒性表现为低血压、心动过缓及心电图异常。胃肠道反应:恶心、呕吐、腹泻和黏膜炎。其他尚有肝脏毒性、脱发、一过性皮疹。

(2) 多西他赛(docetaxel):是以紫杉树中的化学物质为基础而合成出来的一种药物。药物作用机制与紫杉醇相似,研究表明该药抗瘤谱较紫杉醇广,二者之间具有不完全交叉耐药。主要用于治疗晚期或转移性乳腺癌及非小细胞

性肺癌,对卵巢癌也有较好的疗效。对头颈部癌、胰腺癌、小细胞肺癌、胃癌、黑色素瘤、软组织肉瘤等也有一定的疗效。

主要的不良反应为中性白细胞下降和体液潴留、水肿,过敏反应发生率明显低于紫杉醇。

4. 喜树碱类

(1) 拓扑替康(topotecan):是半合成喜树碱水溶性衍生物,属周期特异性抗癌药,是一种具有抑制拓扑异构酶Ⅰ活性作用的抗肿瘤药。干扰拓扑异构酶对断裂DNA链的重新连接反应,阻止细胞有丝分裂。干扰DNA复制而促进细胞凋亡。拓扑喜树碱与常用的化疗药物间无交叉耐药现象,是较理想的二线化疗药物,可用于对紫杉醇耐药的患者。主要用于晚期及复发卵巢癌的治疗。其疗效呈明显的时间依赖性。

不良反应主要是骨髓抑制、恶心、呕吐、脱发等,其中骨髓抑制为剂量限制性毒性,与其他药物所致的骨髓抑制有骨髓重叠毒性。

(2) 伊立替康(irinotecan):为半合成水溶性喜树碱类衍生物。其代谢产物为DNA拓扑异构酶Ⅰ抑制剂,引起DNA单链断裂,阻止DNA复制及抑制RNA合成,为细胞周期S期特异性。临床前研究对体外多株肿瘤细胞系及体内多种肿瘤实验模型有广谱抗肿瘤活性。妇科肿瘤主要对耐药的卵巢透明细胞癌有一定疗效。

不良反应:主要剂量限制性毒性为延迟性腹泻和中性粒细胞减少。其他包括乙酰胆碱综合征、肝功能异常等。

(五)铂类化合物

自20世纪70年代铂类化合物用于恶性肿瘤的化学治疗以来,肿瘤化疗疗效已得到明显提高,铂类抗肿瘤药物的发现被视为肿瘤化学治疗史上的里程碑。

1. 顺铂(cisplatin) 是第一代铂类抗肿瘤药物。为目前常用的金属铂类络合物。顺铂对生物大分子的作用与双功能基烷化剂相似,选择地攻击DNA碱基的氮原子,特别是鸟嘌呤的第7位的氮原子,它也可与胞嘧啶的第3位氮原子结合。顺铂可与DNA形成链内交联,也可形成链间交联或DNA-蛋白质间的交叉联结,使DNA的模板作用失活,从而抑制DNA的合成。是一种细胞周期非特异性药物。顺铂的另一特点是对乏氧细胞也有作用。本药对多种实体瘤有效,已广泛应用于妇科恶性肿瘤的治疗,对卵巢上皮癌、卵巢生殖细胞瘤、宫颈癌、子宫内膜癌、子宫平滑肌肉瘤等均有一定疗效。由于顺铂与紫杉醇、环磷酰胺、达卡巴嗪、阿糖胞苷、氟尿嘧啶、博来霉素、阿霉素、长春新碱及依托泊苷间均具有不同程度的协同作用,故顺铂常用于联合化疗,是组成联合化疗的主要药物之一。

不良反应:肾脏及听力的损害是顺铂的主要副作用。肾脏损害主要表现为不可逆的肾小管坏死;胃肠反应是剂量相关的毒性,恶心及呕吐几乎发生在所有用药的患者,症状较重且持续时间长者,必须停药;小剂量应用顺铂时,骨髓抑制通常不严重,大剂量时可有1/4～1/3的患者出现骨髓抑制。此外,还可能出现听神经毒性及周围神经毒性。限制其剂量的主要因素为铂类所引起的肾脏毒性及神经毒性。

2. 卡铂(carboplatin)　是第二代铂类抗肿瘤药。其生化特征与顺铂相似,但肾毒性、消化道反应及耳毒性均较低,是近年来受到广泛重视的药物。其抗瘤谱与顺铂相似,与顺铂间部分交叉耐药,主要是引起细胞内 DNA 的链间及链内交联,破坏 DNA 而抑制肿瘤的生长。卡铂是广谱抗肿瘤药,妇科肿瘤中主要用于卵巢癌的一、二线治疗,也可用于宫颈癌和子宫内膜癌。

不良反应主要为骨髓抑制,白细胞、血小板均可下降,其最低值分别出现于给药后的第 14~28 天和 14~21 天,自行恢复较慢,分别为 30~42 天和 30~35 天,且与剂量有关。对肾及神经系统的毒性比顺铂小,因此,使用此药时不必水化。用药前应查血肌酐及尿肌酐清除率,异常时用量应减少。应根据患者的肌酐清除率计算卡铂的用量。

3. 奥沙利铂(oxaliplatin)　为第三代铂类抗癌药,与其他铂类药作用相同,即均以 DNA 为靶作用部位,铂原子与 DNA 形成交叉联结,拮抗其复制和转录。体外和体内研究均表明该药与顺铂之间无交叉耐药性。对大肠癌、卵巢癌有较好疗效。用于经氟尿嘧啶治疗失败后的结直肠癌转移的患者,可单独或联合氟尿嘧啶使用;亦可单药或联合治疗晚期卵巢癌。对其他铂类耐药者仍有效。

不良反应主要为外周神经毒性,是剂量限制性毒性,有蓄积性和可逆性,表现为感觉迟钝、感觉异常,遇冷加重,偶可见急性喉咙感觉异常;骨髓抑制,表现为贫血、粒细胞减少、血小板减少,一般为轻、中度,严重者少见;其他较常见的不良反应包括恶心、呕吐、腹泻及局部静脉炎等。

4. 奈达铂(nedaplatin)　是一种疗效好、毒副作用少的新一代的铂类广谱抗癌药。以与顺铂相同的方式与 DNA 结合,并抑制 DNA 复制,从而产生抗肿瘤活性。而且奈达铂与顺铂、卡铂无完全交叉耐药。主要用于头颈部癌、小细胞肺癌、非小细胞肺癌、食管癌、膀胱癌、睾丸癌、卵巢癌、子宫颈癌等实体瘤。

不良反应主要为骨髓抑制,表现为白细胞、血小板、血红蛋白减少;其他较常见的不良反应包括恶心、呕吐、食欲不振等消化道症状以及肝肾功能异常、耳神经毒性、脱发等。

5. 洛铂(lobaplatin)　是最新的第三代铂类抗癌药,对多种动物和人肿瘤细胞株有明确的细胞毒作用,与顺铂的抑瘤作用相似,对耐顺铂的细胞株,仍有一定的细胞素作用。其毒性与卡铂相似,主要毒性为骨髓造血抑制。主要用于治疗不能手术的转移性乳腺癌、转移性小细胞肺癌及慢性粒细胞性白血病。

不良反应有骨髓抑制,为剂量限制性毒性,主要为白细胞、血小板减少,其中血小板减少最为强烈。胃肠道反应包括恶心、呕吐、腹泻等。

(六) 激素或抗激素类药

激素及抗激素类药在治疗妇科肿瘤及前列腺癌方面占重要地位。某些肿瘤与人体激素水平有关,这类药物的作用机制主要有两个方面,一是利用其特殊的化学结构与其一激素受体竞争性结合,从而阻断激素作用;另一途径是抑制激素合成。

1. 抗雌激素类　他莫昔芬(三苯氧胺,tamoxifen,TAM)是雌激素部分激动剂,进入机体可竞争雌激素受体(ER),形成 TAM-ER 复合物,TAM-ER 复合物可干扰蛋白质的转变,影响 DNA 的合成及核分裂,从而抑制肿瘤细胞生长;它可抑制雌激素与肿瘤组织结合,阻断肿瘤组织中的雌激素受体,从而阻断雌激素的作用;TAM 还可抑制新的胞浆雌激素受体的合成;并抑制卵巢合成雌二醇,血中雌二醇下降造成化学性去卵巢,从而抑制肿瘤的生长。他莫昔芬的抗肿瘤作用与肿瘤组织雌激素受体(ER)水平有关。他莫昔芬常用于晚期卵巢上皮癌、子宫内膜癌的治疗。

不良反应:可产生面部潮红、胃肠道反应、暂时性白细胞及血小板减少,大剂量长期服用可引起视网膜疾患、视力下降;有报道保留子宫的患者长期服用 TAM 可能引起子宫内膜增生甚至癌变。

2. 孕激素类　大剂量长期服用孕激素可抑制子宫内膜的发育,抑制其过度增生,但机制不明。孕激素可抑制腺垂体促黄体素的分泌,从而抑制排卵过程;在雌激素作用基础上,孕激素可使乳腺腺泡发育。孕激素对子宫内膜的抑制作用的强弱取决于患者子宫内膜孕激素受体(PR)水平的高低,PR 水平高者孕激素作用强。临床常用的孕激素类药物有:黄体酮(progesterone),甲地孕酮(megestrol),甲羟孕酮(medroxyprogesterone),己酸羟孕酮(hydroxyprogesterone)。主要用于子宫内膜癌的辅助治疗及晚期患者的姑息性治疗,对子宫内膜癌肺转移也有效。

甲地孕酮(megestrol)及甲羟孕酮(安宫黄体酮,medroxyprogesterone)是 17-羟甲羟孕酮的两个衍生物。它们治疗子宫内膜癌有一定疗效,总客观有效率为 30%~35%;对肺转移与骨转移的疗效较其他内脏转移者为好。对乳腺癌也有一定疗效,主要用于绝经后不久,或切除卵巢或使用雌激素无效并有软组织转移的病例。对肾癌除改善主观症状外,还使少数病例的肿瘤缩小或转移灶消退。副作用较小,可长期应用。有时可引起恶心、呕吐、头晕、头疼,水钠潴留副作用不明显。

3. 芳香化酶抑制剂　这类药物抑制循环中的雄激素转变成雌激素的最后一步,即芳香化。雄激素(androatenedione)在肾上腺及绝经后的卵巢中合成,芳香化主要在机体的周围组织肝及乳腺组织中进行。

(1) 氨鲁米特(aminoglutethimide):是芳香化酶的经典抑制物。它只阻断绝经后(或卵巢切除后)妇女的雌激素产生。对绝经后妇女,它抑制周围组织中 90% 以上的雄激素转变为雌激素。但仍能维持绝经前的妇女卵巢中雌激素的合成。氨鲁米特适用于治疗绝经后或卵巢切除后晚期乳腺癌患者,约 30% 患者可获一定疗效,可使骨转移缓解,骨痛减轻,皮肤转移灶消失。毒副作用可见暂时性尿中 17-酮类固醇及 17-羟类固醇降低,雌激素分泌减少;偶见永久性肾上腺皮质功能减退,亦可出现嗜睡、轻度昏迷等中枢神经毒性。

(2) 来曲唑(letrozole):通过抑制芳香化酶使雌激素水平下降,从而消除雌激素对肿瘤生长的刺激作用,体内外研究表明其能有效抑制雄激素向雌激素转化,而绝经后妇女的雌激素主要来源于雄激素前体物质在外周组织的芳香化,故特别适用于绝经后乳腺癌患者。主要应用于雌、孕激素受体阳性的晚期乳腺癌。近年来有研究用来曲唑治疗卵巢癌,认为部分 EOC 复发患者可以从来曲唑治疗中获得益处,可用于复发性卵巢癌及卵巢恶性性索间质细胞瘤的治疗。此药在子宫内膜癌的新辅助治疗也有一定疗效,但尚需进一步的临床实验研究。该药口服吸收好、耐受性好。

主要不良反应为恶心、头痛、骨痛、潮热和体重增加,其他少见的不良反应有便秘、腹泻、瘙痒、皮疹、关节痛、胸痛、腹痛、疲倦、失眠、头晕、水肿、高血压、心律失常、血栓形成、呼吸困难及阴道流血等。

(3)阿那曲唑(Anastrozole):为一种强效、选择性非甾体类芳香化酶抑制剂。可抑制绝经后患者肾上腺中生成的雄烯二酮转化为雌酮,从而降低血浆雌激素水平而抑制雌激素依赖肿瘤的生长。主要用于雌激素受体阳性的绝经后妇女的晚期乳腺癌,雌激素受体阴性但他莫昔芬有效的乳腺癌也可选用,也可用于绝经后乳腺癌的辅助治疗。有研究表明其联合孕激素治疗绝经前妇女高分化子宫内膜癌具有一定疗效。也可用于复发卵巢癌及卵巢恶性性索间质细胞瘤的治疗。

主要不良反应为皮肤潮红、阴道干涩、头发油脂过度分泌、胃肠功能紊乱、乏力、忧郁、头痛或皮疹等。

(七)肿瘤靶向药物

靶向治疗是利用具有一定特异性的载体,将药物或其他杀伤肿瘤细胞的活性物质选择性地运送到肿瘤部位,把治疗作用或药物效应尽量限定在特定的靶细胞、组织或器官内,而不影响正常细胞、组织或器官的功能,从而提高疗效、减少毒副作用的一种方法。靶向治疗的目的是提高对肿瘤细胞的杀伤力,减少对正常组织器官的不良作用。分子靶向治疗是指在肿瘤分子细胞生物学的基础上,利用肿瘤组织或细胞所具有的特异性(或相对特异的)结构分子作为靶点,使用某些能与这些靶分子特异结合的抗体、配体及小分子药物等达到直接治疗或导向治疗目的的一类疗法。分子靶向是靶向治疗中特异性的最高层次,它是针对肿瘤细胞里面的某一个蛋白质的分子、一个核苷酸的片段、或者一个基因产物进行治疗。这类药物的共同特点是:①具有非细胞毒性和靶向性;②起调节作用和细胞稳定性作用;③临床研究中不一定非达到剂量限制性毒性和最大耐受剂量;④毒性的作用谱及不良反应的范围和临床表现与细胞毒性化疗药物有很大区别;⑤与常规治疗(化疗、放疗)合用有更好的效果。

这类药物包括:针对某些特定细胞标志物的单克隆抗体;具有靶向性的表皮生长因子受体(epidermal growth factor receptor,EGFR)拮抗剂;针对某些癌基因和癌的遗传学标志的药物;抗肿瘤血管生成的药物,抗肿瘤疫苗;基因治疗药物等。分子靶向药物目前尚无统一的分类方法,随着针对实体肿瘤治疗的分子靶点研究的深入,目前常见的分类为:①单克隆抗体等大分子物质(相对分子质量为 150 000),主要作用于胞外途径的靶点,与其结合后,阻断胞外信号分子与靶点的结合;②小分子抑制物(相对分子质量通常为 500)直接进入细胞内封闭受体,干扰细胞内信号的传递。③其他如抗肿瘤疫苗、基因治疗药物等。

1. 单克隆抗体

(1)贝伐株单抗(bevacizumab):为重组的人源化 IgG1 单克隆抗体,可与血管内皮生长因子(VEGF)结合,阻碍 VEGF 与其受体在内皮细胞表面相互作用,从而抑制内皮细胞增殖和新的血管生成。贝伐株单抗可用于结直肠癌的一、二线治疗,晚期非小细胞肺癌及进展或转移性肾细胞癌。已有研究初步证实了贝伐株单抗对难治性复发性卵巢癌治疗的有效性和可耐受性。基于其对复发性卵巢癌的治疗效果,目前有两组(GOG218 和 ICON7)随机、前瞻性、多中心Ⅲ期临床试验正在进行,拟评估贝伐株单抗联合泰素/卡铂在晚期卵巢癌一线治疗中的作用及其维持治疗的效果,虽然尚未得出最终的实验结果,阶段性的结果已表明其可能有效。NCCN 临床指南虽然未推荐贝伐株单抗作为联合化疗中的一线用药或维持治疗用药,但推荐作为二、三线用药,只要循证医学的证据确凿,也可能推荐为一线用药。无论是卵巢癌的初始治疗还是复发者的治疗,患者都被鼓励参与临床试验。此外,贝伐株单抗还可用于宫颈癌的二线治疗。GOG-179 研究已证实,应用拓扑替康+顺铂+BEV 治疗复发性或持续性宫颈癌有效。主要的不良反应有:高血压、出血、胃肠道穿孔、充血性心力衰竭、肾病综合征等。

(2)Oregovomab(MAb B43113):是一种鼠源的 CA125 单克隆抗体(未上市),可通过与循环中的 CA125 形成免疫复合物,激活患者的细胞免疫和体液免疫,引起针对 CA125 的独特性免疫应答,从而发挥抗肿瘤作用。其治疗复发卵巢癌的Ⅱ、Ⅲ期临床试验正在进行中。

(3)西妥昔单抗(cetuximab):作用靶点为 EGFR,作用机制为抑制信号转导系统。2004 年 FDA 批准上市治疗结肠癌。在妇科肿瘤中已完成的Ⅱ期临床试验表明西妥昔单抗单药治疗持续性或复发性上皮性卵巢癌或原发性腹膜癌作用有限;联合 TC 方案作为卵巢癌的初始治疗是可耐受的,但与既往病例比较不能证明延长 PFS;联合卡铂治疗铂类敏感的复发卵巢癌疗效一般。

(4)曲妥珠单抗(trastuzumab):1998 年被美国 FDA 批准上市,主要用于治疗 HER2 过度表达的转移性乳腺癌。卵巢癌方面,因复发和耐药性卵巢癌或原发性腹膜癌中 HER2 过表达率低,且过表达者中对曲妥珠单抗反应率也较低,曲妥珠单抗单药临床价值有限。

(5)帕妥珠单抗(pertuzumab):是一种 HER2 的重组的人源化单克隆抗体。作用机制为与 Her-2 受体胞外结构域Ⅱ区结合,抑制二聚体的形成,抑制受体介导的信号转导通路。临床前研究显示其与曲妥珠单抗联合使用时有协同作用。目前正在进行帕妥珠单抗治疗 Her-2 低表达晚期乳腺癌的Ⅱ期临床研究。帕妥珠单抗可以延长复发卵巢癌妇女的生存期,Ⅱ期临床试验研究资料显示可以增加 3 期卵巢癌患者的生存周数。

2. 小分子靶向药物

(1)吉非替尼(gefitinib)和埃罗替尼(erlotinib):两者的作用靶点均为 EGFR 酪氨酸激酶抑制剂,目前主要应用于已接受过化疗或不适于化疗的局部晚期或转移性 NSCLC。吉非替尼是一种口服表皮生长因子受体-酪氨酸激酶(EGFR-TK)拮抗剂,耐受性很好但对未经筛选的复发性卵巢癌和原发腹膜癌患者的活性极小。预先筛选出EGFR激活突变的患者可能会提高对吉非替尼的反应率。埃罗替尼治疗晚期卵巢癌,紫杉/铂类化疗失败者,效果一般,耐受性好,对以前接受过治疗者效果更好;其对持续性或复发性宫颈癌的治疗的临床Ⅱ期试验正在进行中;埃罗替尼治疗复发或转移的子宫内膜癌的Ⅱ期临床试验结果示其耐受性好,严重的毒副作用少见,但效果一般。

(2)索拉非尼(sorafenib):其作用靶点为酪氨酸激酶,主要用于晚期肾细胞癌及晚期或转移原发肝细胞癌。有研究用其联合吉西他滨治疗转移性或难治性卵巢癌患者(均为二线化疗失败者),疗效良好,并且耐受性好,但病例数较少,需进一步扩大病例数进行研究。

(3)舒尼替尼(sunitinib):其作用靶点为酪氨酸激酶受体,主要用于胃肠道间质瘤及晚期肾细胞癌。舒尼替尼是一类能够选择性地靶向多种受体酪氨酸激酶的新型药物中的第一个药物。抑制受体酪氨酸激酶被认为可经阻断肿瘤生长所需的血液和营养物质供给而"饿死"肿瘤并具同时杀死肿瘤细胞活性,即舒尼替尼结合了中止向肿瘤细胞供应血液的抗血管形成和直接攻击肿瘤细胞的抗肿瘤这两种作用机制。舒尼替尼治疗耐药、转移复发的上皮性卵巢癌及治疗效果不佳的卵巢恶性生殖细胞肿瘤、复发转移的子宫内膜癌、局部晚期或转移宫颈癌的2期临床试验正在进行中。

(4)帕唑帕尼(pazopanib):为血管生成抑制剂,主要作用靶点为VEGF-2、血小板衍化生长因子受体(PDGFR)和干细胞因子受体(c-kit),主要用于晚期肾细胞癌。卵巢癌开放Ⅱ期临床试验表明对化疗后CA125水平升高的患者有抗癌活性,患者耐受性良好。目前正在计划开展Ⅲ期研究,以进一步明确在卵巢癌治疗中的作用。

3.抗肿瘤疫苗 目前肿瘤疫苗的研究多停留在实验室或Ⅰ/Ⅱ期临床研究阶段,少有实际应用者。现阶段研究较多的肿瘤疫苗有肿瘤细胞疫苗、肿瘤抗原疫苗、以树突状细胞(DC)为基础的疫苗以及核酸疫苗等。

(1)HPV疫苗:目前全球有两种人乳头瘤病毒(HPV)疫苗上市,分别是默沙东(Merck)药厂研制的针对HPV16、18、6、11型的四价疫苗Gardasil,以及葛兰素史克的针对16和18型的二价疫苗Cervarex。这两种疫苗均为预防性疫苗,且不能抵抗所有型别的HPV感染。另外,现在还没有证据表明一旦宫颈癌病变发生,疫苗可以逆转子宫颈癌的形成,并且也不能确定疫苗是否终生有效。对于已经感染了HPV的妇女,目前开发成功的预防性疫苗收效甚微。

(2)阿巴伏(abagovomab):是抗独特型抗体疫苗。1997年,Wagner等开发了模仿CA125单克隆的抗独特型抗体ACA125,这种抗独特型抗体模仿了内在的肿瘤相关抗原CA125的影像,可诱导出抗原特异的细胞免疫和体液免疫反应。并于2004年对该药进行了Ⅰ/Ⅱ期临床试验,结果提示ACA125免疫后患者产生特异性抗一抗独特型抗体Ab3的反应与其生存期有着明显的相关性。2006年有一项Ⅰ/Ⅱ期临床试验,使用阿巴伏单抗治疗36例复发性卵巢癌患者,所有患者均未出现治疗限制性的毒性反应,长

疗程的治疗方案能更好地诱导体液免疫和细胞免疫。研究表明,抗独特型抗体ACA125是一种较为安全的药物,具有良好的应用前景,目前正在进行三期临床研究,期临床疗效还有待评估。

(3)P53疫苗:由于50%卵巢癌患者存在p53基因突变导致异常蛋白过表达,因此P53蛋白及其肽段是卵巢癌治疗的靶点之一。P53疫苗为目前研究较多的肽疫苗,曾有人报道了P53疫苗的Ⅱ期临床试验。

总的说来,宫颈癌预防性疫苗已在临床广泛应用,治疗性疫苗尚在开发中;针对卵巢癌的疫苗仍处于研究阶段,其治疗效果仍有待于进一步提高。

(八)基因治疗

肿瘤基因治疗仍存在很多障碍,主要原因是载体存在以下问题:①不能特异性靶向肿瘤细胞;②治疗基因在肿瘤细胞中高效表达低,不足以杀灭肿瘤。临床Ⅲ期试验腺病毒载体p53基因治疗卵巢癌在中期分析时因未显示疗效而终止。

(九)其他

聚腺苷二磷酸核糖聚合酶(PARP)抑制剂(AZD2281)有研究显示突变的BRCA1基因能够通过干扰卵巢细胞间传递的生化信号间接导致卵巢癌,功能异常的BRCA基因是卵巢癌靶向治疗的有效靶目标之一。BRCA1/2缺陷的细胞不能通过同源重组进行内源性的DNA损伤修复,只能依靠切补修复(BER)。AZD2281是一种口服有效的新型PARP抑制剂,可诱导肿瘤在受损细胞进行同源重组修复过程中发生特殊的致死性合成。在2008年ASCO年会上有研究者报道了该药人体Ⅰ期临床试验的最新结果,Fong等认为,AZD2281对BRCA缺陷卵巢癌患者有明确的疗效,且耐受性良好。以后的研究显示对AZD2281治疗的反应为:46%显著有效,13%实现疾病控制,总有效率为59%。在2011年ASCO年会上报告了用PARP抑制剂治疗卵巢癌多中心研究结果提示:对于卵巢癌患者,特别是伴有BRCA突变者,PARP抑制剂具有抗肿瘤活性。

目前还没有以妇科肿瘤为适应证的靶向药物上市,多个靶向药物在妇科肿瘤中的临床试验正在进行中或评价中,有些试验已取得令人鼓舞的结果,我们期待靶向药物能够为控制难治的或耐药的肿瘤生长、延长生存期、提高生存质量带来曙光。

(曲芃芃 徐娟)

五、化疗药物的不良反应及防治

化疗在妇科恶性肿瘤的治疗中占有举足轻重的地位。化疗不仅是重要的辅助治疗手段,而且在一些恶性肿瘤中是主要治疗方法,这些疾病通过适当的化疗可以得到治愈,比如绒毛膜细胞癌。临床医师在关注化疗效果的同时,还应对化疗不良反应予以足够的关注,尤其是需要熟悉一些药物的特殊不良反应,给予患者适当的预防措施并有的放矢地加强监测,减少严重不良反应的发生,减少患者的痛苦。这样不仅可以帮助患者坚持完成化疗,也可以确保其在治疗期间有较好的生活质量。

化疗是一种全身性治疗,化疗药物对肿瘤细胞没有绝

对的靶向性,因此对全身正常细胞也会产生毒性,造成化疗不良反应的出现。本章节将介绍常见的化疗不良反应,以及预防、评价、减轻这些不良反应的措施。

(一) 化疗不良反应的评价

目前最常用的化疗不良反应的评价标准是美国国家癌症研究所(National Cancer Institute,NCI)制定的常见不良事件评价标准第四版(Common Terminology Criteria for Adverse Events verson 4.0,CTCAE v 4.0)。统一不良反应的命名和评价等级非常有利于对化疗不良反应的规范化处理。CTCAE v 4.0 中对不良反应的评价共 5 个等级。一、二和三级分别指轻度、中度和重度不良反应,四级为威胁生命的不良反应,而五级为导致死亡的不良反应。

(二) 常见的化疗不良反应及处理

1. 血液及淋巴系统异常

(1) 贫血

1) 临床表现:贫血通常是综合因素导致的,比如失血、营养物质摄入减少、骨髓被肿瘤浸润和化疗药物的直接毒副作用等。轻度-中度贫血会影响患者情绪和身体功能。重度贫血则会导致更为严重的功能障碍和身体不适,如头晕、头痛、呼吸困难和心悸等。

2) 处理:①输血:一般用于急性血液丢失或症状严重需立即改善者。②促红细胞生成素(epoetin alfa):多项研究显示促红细胞生成素可以提高血红蛋白、减少包括疲乏和心悸等不适、减少输血并改善患者功能状态和生活质量。通常应用于血红蛋白少于 10g/dl 的患者。然而,并不是所有患者在接受治疗后都能受益,因此建议在用药 4 周后复查血常规,若血红蛋白上升少于 0.5 ~ 1g/dl 则考虑治疗效果不佳,建议停止治疗。③若考虑贫血的原因为铁、维生素 B_{12} 或叶酸缺乏,应予以相应的治疗。

(2) 中性粒细胞减少

1) 诊断:中性粒细胞减少指中性粒细胞绝对值<0.5×10^9/L。如果中性粒细胞减少持续时间超过 1 周或中性粒细胞减少至<0.1×10^9/L,患者发生严重感染的几率将明显增加。

2) 处理:化疗药物会导致不同程度的中性粒细胞数目减少,其发生与药物种类、剂量和给药方式密切相关。化疗后要定期监测血常规,一旦出现中性粒细胞减少,应及时予粒细胞集落刺激因子(granulocyte-colony stimulating factors,G-CSFs)治疗。如果是伴发热出现,还应同时予广谱抗生素治疗,并按急诊进行及时处理。这些患者除了体温升高之外,有一半以上没有感染的症状或体征。在对患者进行病史的询问、系统的全身检查、血尿常规和血培养等检查后,应将患者安置在隔离的房间,减少患者与有可疑传染性疾病者接触,并且室内不要放置鲜花、植物和加湿器。医师在接触中性粒细胞减少的患者前应认真洗手,使用干净的一次性手套和专用听诊器。目前欧洲癌症研究与治疗组织(European Organisation for Research and Treatment of Cancer,EORTC)的推荐是如果使用的化疗方案导致发热性中性粒细胞减少的几率大于 20%,则建议化疗前预防性使用 G-CSFs。如果使用的化疗方案导致发热性中性粒细胞减少的几率为 10% ~ 20%,但患者的某些个体因素增加了

发热性中性粒细胞减少发生率,例如年龄大于等于 65 岁、曾发生过化疗引起的发热性中性粒细胞减少和癌症晚期患者等,也建议在下一次化疗前预防性使用 G-CSFs。

(3) 血小板减少

1) 临床表现:血小板减少指血小板计数<100×10^9/L。血小板减少会导致出血的风险增加。如果血小板计数<50×10^9/L,将有中度的出血风险,但若血小板计数减少到<10×10^9/L,出血风险将显著增加。临床表现包括:皮肤的瘀斑和紫癜,牙龈出血和月经量过多等,严重时可以出现脑出血。常见引起血小板减少的药物有卡铂、5-Fu、丝裂霉素和塞替派等。丝裂霉素和塞替派引起的血小板减少可能延迟发生并且与累积剂量有关。

2) 处理:对于有中度以上出血风险的患者,应减少活动,避免外伤,尽量减少肌内注射和静脉输液。目前,对于需要输注血小板的患者的血小板界值并无定论。多数研究中输注血小板的界值定在(0.5 ~ 20)×10^9/L 之间。然而,是否需要输注血小板不能仅仅以血小板计数为指标,患者是否有出血表现或高热,血小板的下降速度和是否有凝血功能障碍等都是决定是否输血小板的因素。虽然输注血小板可以明显减少高危患者因严重出血并发症而导致的死亡,但也有一些副作用,比如过敏和同种异体免疫反应。因此,在决定输注血小板之前应谨慎评估。

2. 胃肠道不良反应

(1) 化疗相关性恶心呕吐

1) 分类:按照恶心呕吐发生的时间分为急性、迟发性和预期性。

Ⅰ. 急性:恶心呕吐发生在治疗开始 24 小时内。多数的化疗药物都会出现不同程度的急性恶心呕吐。美国国家癌症综合网络(National Comprehensive Cancer Network,NCCN)依据致吐强度将常用抗肿瘤药物分为高度、中度、低度、极低度致吐药物(表 6-8-6)。

表 6-8-6　妇科常用化疗药物导致急性呕吐的发生率

高度致吐 (>90%)	中度致吐 (31% ~ 90%)	低度致吐 (10% ~ 30%)	极低度致吐 (<10%)
顺铂	卡铂	紫杉醇	博来霉素
环磷酰胺 (>1.5g/m²)	环磷酰胺 (≤1.5g/m²)	多西他赛	长春新碱
达卡巴嗪	异环磷酰胺	拓扑替康	长春碱
	阿霉素	吉西他滨	长春瑞滨
	表阿霉素	5-Fu	
	奥沙利铂	丝裂霉素	
	伊立替康	甲氨蝶呤	
		依托泊苷	
		培美曲塞	

Ⅱ. 迟发性:症状开始于治疗开始 24 小时后,并且可以持续一周左右。可以引起迟发性呕吐的化疗药物主要包括:顺铂、卡铂、环磷酰胺、蒽环类等。此类反应发生晚、持续时间较长、症状相对较轻,因此在临床上易被忽视,但是

却对患者的后续化疗、营养状况及生活质量影响较大。

Ⅲ. 预期性：恶心呕吐出现在接受化疗前，是在环境刺激下产生的对以前化疗的反应。研究表明24%～65%的患者会出现预期性恶心，而9%～18%的患者会出现预期性呕吐。产生预期性恶心呕吐的影响因素包括前次化疗后引起的中～重度的恶心呕吐、焦虑、化疗疗程多和年龄较小等。而导致预期性恶心呕吐的刺激因素包括与实施化疗相关的气味儿（如消毒液）和颜色（如类似药物的颜色）等。一旦发生预期性恶心呕吐，现有止吐药物治疗基本无效，可采取镇静、行为调节、系统脱敏等治疗手段缓解症状。

2）处理：止吐药的使用应根据化疗药物的致吐风险、既往使用止吐药的经验以及患者因素等决定。多药方案化疗诱发的恶心呕吐，其治疗方案要基于致吐风险最高的药物制订。除了化疗药物可以导致恶心呕吐，其他潜在的致吐因素还有完全性或不全性肠梗阻、前庭功能障碍、脑转移、电解质紊乱（高钙血症、高血糖、低钠血症）、尿毒症、阿片类麻醉药物的使用，以及胃部疾病，精神心理因素等。因此，应全面分析恶心呕吐的原因后再给予适当的处理。

Ⅰ. 常用止吐药物：①5-羟色胺3型（5-HT$_3$）受体拮抗剂：昂丹司琼；格拉司琼等。②Neurokinin-1（NK-1）受体拮抗剂：阿瑞吡坦（aprepitant）；福沙吡坦。③激素：地塞米松、甲泼尼龙。④多巴胺受体拮抗剂：甲氧氯普胺（胃复安）。⑤镇静类药物：苯二氮䓬类。

Ⅱ止吐药物的选择：应用高度和中度致吐风险药物静脉化疗前推荐NK-1受体拮抗剂、地塞米松、5-HT$_3$受体拮抗剂联合进行预防性止吐治疗（表6-8-7）。此外，还需使用适当的止吐药物控制迟发性恶心呕吐。建议使用NK-1受体拮抗剂联合地塞米松或选用地塞米松联合5-HT$_3$受体拮抗剂至化疗后3～4天。

表6-8-7　急性恶心呕吐的预防性治疗

	5-HT$_3$受体拮抗剂	NK-1受体拮抗剂	激素类	多巴胺受体拮抗剂	镇静剂
高/中度致吐药物	+	+	+	±	±
低度致吐药物	-	-	-	±	±
极低度致吐药物	-	-	-	-	-

+ 建议使用；- 不建议使用；±根据情况可联合使用

暴发性呕吐是指给予了预防急性及迟发性恶心呕吐的药物治疗后，仍发生的严重恶心呕吐。治疗暴发性呕吐的一般原则是联合应用不同作用机制的其他有止吐作用的药物，包括氯丙嗪、异丙嗪、甲氧氯普胺、劳拉西泮（氯羟安定）、昂丹司琼、格拉司琼、屈大麻酚、大麻隆、地塞米松、奥氮平等。治疗前应注意除外各种可能导致呕吐症状的非化疗因素，诸如脑转移、电解质紊乱、肠道肿瘤浸润或其他胃肠道异常等。

（2）黏膜炎

1）临床表现：化疗药物的应用会导致消化道上皮细胞的更新受到抑制，造成从口腔到肛门的整个消化道黏膜变薄，易于受损和继发感染。在常规剂量化疗的患者中，口腔黏膜炎的发生率约40%。黏膜炎发生在胃肠道则可以引起内脏痛、消化道溃疡与出血等。黏膜炎的发生与口腔卫生、全身营养状态、吸烟和饮酒以及化疗药物种类等有关。易导致黏膜炎的化疗药物包括：5-Fu、紫杉醇、多西他赛、阿霉素、甲氨蝶呤、伊立替康、脂质体阿霉素和大剂量VP-16。

2）处理：化疗前应进行口腔卫生检查，治疗龋齿和牙周病。餐后和睡前坚持刷牙，保持口腔卫生。发生口腔黏膜炎后应使用复方氯己定含漱液等进行持续而彻底的口腔护理。出现黏膜真菌感染应予制霉菌素和氟康唑局部治疗。为了缓解疼痛可以局部使用抗组胺药物或表面麻醉剂以维持正常进食。溃疡严重不能进食时应及时给予静脉营养支持治疗。

（3）腹泻与便秘

1）临床表现：腹泻的发生与化疗药物对消化道黏膜产生损伤有关。常见的易引起腹泻的化疗药物包括5-Fu和伊立替康。大约80%的患者在接受含有5-Fu或伊立替康的化疗方案后会发生腹泻。便秘的发生除了与应用化疗药物，尤其是长春碱类药物有关，还与使用阿片类止痛药物、高龄、进食及活动减少，低钾低镁血症有关。

2）处理：腹泻可以应用盐酸洛哌丁胺（易蒙停）等止泻剂对症治疗，并且需要补充液体和电解质，维持水电解质平衡。同时饮食上注意进低纤维素、高热量及高蛋白饮食，避免对胃肠道有刺激的食物或饮料摄入。对于使用止泻剂无效的顽固腹泻，可考虑使用生长抑素治疗，同时要注意检查血常规、便常规以及便培养等，除外合并感染性腹泻，如艰难梭状芽胞杆菌肠炎等。对于腹泻合并中性粒细胞减少的患者建议同时使用抗生素治疗。便秘的预防非常重要。对于使用阿片类止痛药物的患者可以预防性口服缓泻剂以防治便秘。便秘的治疗还可以采取给予乳果糖、中药制剂及甘油灌肠剂等方法。同时在饮食上也要注意增加纤维素的摄入和多饮水。增加活动促进胃肠蠕动。

3. 皮肤毒性

（1）脱发：化疗药物导致的明显的头发脱落或完全脱落会影响患者外貌和形象，造成对患者心理状态的不良影响。对脱发做好充分准备，包括心理准备和提前购买合适的假发或帽子都可以减少患者脱发后的不良情绪。同时医护人员和家人的充分支持和鼓励也非常重要。化疗药物导致的脱发是可逆的。易造成脱发的化疗药物主要包括：环磷酰胺、阿霉素、紫杉醇、异环磷酰胺等。造成脱发几率比较低或脱发程度较轻的化疗药物有5-Fu、博来霉素、甲氨蝶呤、丝裂霉素、长春瑞滨、脂质体阿霉素和顺铂等。

（2）药物的静脉刺激性和药物外渗

1）临床表现：化疗药物对静脉及局部皮肤具有不同程度刺激性。患者可以在用药后立即出现沿静脉走行的疼痛和烧灼感，局部皮肤可能伴有红斑和瘙痒。数周后还可能出现静脉血栓，持续静脉炎和色素沉着。不到20%患者输注意蒽环类的药物时会出现上述反应，稀释药物后减速滴注可以减少静脉刺激的出现。长春瑞滨是另一个容易出现静脉刺激的药物。约1/3的患者使用长春瑞滨后会出现沿静脉走行的红斑和疼痛。6~10分钟的快速药物输注与持续20~30分钟的输注相比可以减少输液部位的疼痛和红斑，并且完成输液后快速输入生理盐水75~125ml也可以减少静脉炎的发生。化疗药物的外渗是指药物从血管直接渗出或外漏到周围组织中。药物外渗不仅可造成局部疼痛、红斑和水肿，还可以造成局部组织硬化、溃疡和坏死。

2）处理：正确地选择静脉穿刺部位可以保护肌腱和神经免受药物外渗的影响。一般来说要避免选择最近输注过化疗药物的静脉以及出现淋巴水肿的部位穿刺。由于手背、肘窝和近关节处神经肌腱和血管丰富且软组织少，出现药物渗漏后会造成严重的功能影响，因此不适宜作为穿刺部位。前臂上段软组织丰富是较为适宜的静脉穿刺点。另一个重要的减少药物外渗的方法就是中心静脉穿刺置管。可以根据患者的情况选择颈内静脉或锁骨下静脉穿刺置管，也可以选择肘正中或贵要静脉作为穿刺部位的经外周静脉的中心静脉置管。

在输液期间要随时观察有无药物外渗的迹象，及早发现并处理，避免严重的皮肤组织损伤。一旦怀疑化疗药物外渗，应立即停止药物输注。在24~48小时内进行局部冷敷。需要注意的是，长春碱类的药物外渗不宜冷敷，需立即进行热敷。严密随访患者局部皮肤组织的愈合情况，若久治不愈应考虑外科治疗。

（3）全身的皮肤不良反应：很多化疗药物可以引起输注部位之外的全身皮肤改变，包括皮疹、红斑、皮肤色素沉着、指甲改变和手足综合征等。这些皮肤改变通常是暂时的，停止化疗后会逐渐消失。指甲改变包括指甲颜色变深，脆弱易断甚至脱落以及生长缓慢等。容易造成指甲改变的化疗药物主要包括博来霉素、5-Fu、紫杉醇和阿霉素等。手足综合征指发生在手掌和足底的皮肤红斑、脱皮伴疼痛。常发生在使用5-Fu、卡培他滨和脂质体阿霉素的患者中。为了减少手足综合征的发生，应避免手和足的摩擦和受压，避免激烈的运动和体力劳动。在化疗期间给予静脉或口服维生素 B_6，并且使用护肤霜等保持手足皮肤湿润。发生手足综合征后应注意预防皮肤感染和缓解疼痛。

4. 神经毒性　化疗药物引起的神经毒性包括中枢神经系统和周围神经系统毒性。神经毒性的发生与药物类型、药物剂量、给药途径和患者年龄等因素有关。5-Fu 和阿糖胞苷等药物可以引起中枢神经病变包括脑病和小脑综合征等。周围神经系统毒性较为常见，常发生在使用顺铂、奥沙利铂、紫杉醇、多西他赛和长春新碱的患者中。表现为指（趾）端麻木和（或）疼痛、感觉共济失调和感觉异常等。目前，治疗神经毒性作用唯一有效的方法就是停止化疗，然而即使停止治疗上述症状可能仍会延续数月甚至数年不能

缓解。

5. 肾脏和膀胱毒性

（1）临床表现：血尿、蛋白尿、血清肌酐升高，严重时可出现少尿、急性肾功能衰竭、尿毒症甚至死亡。容易导致肾毒性的药物包括顺铂，大剂量甲氨蝶呤和异环磷酰胺等。异环磷酰胺和大剂量环磷酰胺因其代谢产物丙烯醛对尿道上皮的损伤会引起出血性膀胱炎。主要临床表现为血尿、尿频尿急和排尿困难。

（2）处理：在使用化疗药物前，尤其是易导致肾毒性的药物前应对患者的肾功能充分评估，用药期间给予充分水化并且严密监测肾功能。应用顺铂时还需给予甘露醇和呋塞米利尿。应用异环磷酰胺和大剂量环磷酰胺时除了应适当水化，还应给予尿道保护剂美司钠（巯乙硫酸钠）。美司钠在体内转化为含游离巯基的化合物与丙烯醛结合形成无毒物从体内排出，从而减少出血性膀胱炎的发生。

6. 心脏毒性

（1）临床表现：化疗药物导致的心脏毒性通常表现为心肌炎、心包炎、心律失常、充血性心力衰竭等。利用超声心动监测左室射血分数降低超过10%，数值小于50%或左室射血分数降低超过20%也提示药物导致的心脏毒性。导致心脏毒性的药物主要是蒽环类，以阿霉素为代表。阿霉素导致的心脏毒性与药物积累剂量相关。当阿霉素的积累计量小于 $400mg/m^2$，充血性心力衰竭的发生率仅为 0.14%，然而当累积剂量超过 $550mg/m^2$，充血性心力衰竭的发生率为7%左右，当积累剂量超过 $700mg/m^2$，约18%的患者会发生充血性心力衰竭。患者为儿童或高龄、纵隔放疗史和已有心脏病和心功能降低是发生药物导致心脏毒性的高危因素。由于个体因素不同，阿霉素导致的心脏毒性可以发生在各种剂量水平，比如低于 $300mg/m^2$，而有些患者使用的累积剂量超过 $1000mg/m^2$，仍耐受良好。化疗药物造成的心脏毒性可以表现为用药后即出现的急性不良反应和远期不良反应。急性不良反应在用药后数小时内即出现，多为暂时性，与药物的剂量和给药方式等关系不大，通常表现为心包炎、心肌炎、急性左心功能不全和心律失常，停药后对症处理短期内可以恢复。亚急性心脏毒性作用出现在治疗后数周或数月，通常在治疗后一年以内出现。而远期心脏毒性可以发生在化疗一年以后。其表现主要为心律失常和充血性心力衰竭等。亚急性与远期心脏毒性作用的发生与药物的积累剂量和纵隔放疗史关系密切。

（2）处理：化疗前充分评估患者的心脏功能情况，判断有无发生心脏毒性的高危因素，从而选择适当的药物。对阿霉素的应用总量应进行监测和控制。对于没有高危因素的患者，通常不建议使用超过 $500~550mg/m^2$ 的累积剂量。由于心脏毒性作用可以出现在停止治疗后的一段时间，甚至1年以后，因此应对患者的心脏功能情况进行长期随访。心电图和超声心动是常用的无创检查手段，此外，在临床工作中还可以尽量选择心脏毒性相对小的同类药物替代阿霉素，比如表阿霉素和脂质体阿霉素。

7. 肺毒性

临床表现：化疗药物所致的肺毒性作用主要表现为：急性肺炎、肺纤维化、过敏性肺炎和非心源性肺水肿。患者可

出现呼吸困难、干咳、乏力等。查体可发现发热、呼吸加速、肺部干湿啰音和胸腔积液等。容易导致肺毒性的药物包括博来霉素、吉西他滨、丝裂霉素、甲氨蝶呤、紫杉醇、拓扑替康、奥沙利铂、环磷酰胺和长春碱类药物。

处理：首先应除外因感染等原因导致的肺炎、吸入性肺炎和心源性肺水肿等。治疗包括停止可能引起肺毒性作用的化疗药物并使用类固醇治疗。通常经过治疗均能缓解，但是也有因呼吸衰竭而死亡的报道。由于使用博来霉素出现的肺毒性作用与药物的累积剂量有关，因此应控制药物总量在 300~400mg。应用可能造成肺损伤的药物期间应严密监测患者呼吸道症状，并定期进行胸部 X 线检查，必要时进行肺功能检查，发现异常及时停止用药。

8. 药物速发型过敏反应

（1）临床表现：部分化疗药物可以引起严重的速发型过敏反应，表现为胸闷、憋气、皮肤青紫、血压脉搏下降、休克，抢救不及时可致死。这些药物包括紫杉醇、脂质体阿霉素和铂类药物等。紫杉醇和脂质体阿霉素的速发型过敏反应通常出现在首次用药时。与紫杉醇和脂质体阿霉素不同的是，铂类药物的过敏通常发生在使用数个周期后，尤其是停止使用一段时间后再次使用时，而且停止使用的时间越长，发生此类过敏的几率越大。因此，在复发的患者中再次使用铂类药物时要警惕严重速发型过敏反应的发生。

（2）处理：在初次使用紫杉醇和脂质体阿霉素时，除了给予地塞米松、苯海拉明和西咪替丁等预处理，还应做好针对过敏性休克的抢救准备，严密监测患者的生命体征。在再次使用铂类药物时，要对可能发生的严重过敏反应的抢救做好充分地准备，包括药物、人员和设备，并事先就可能出现过敏反应及相关症状与患者和家属进行充分沟通。

9. 性腺毒性　对于可以保留卵巢的绝经前患者，辅助化疗药物对卵巢功能的影响表现为暂时停经，月经不规律甚至提前绝经，而对于保留了生育功能的患者来说则还可以表现为不孕。相关的研究多来自对乳腺癌患者的随访。如果化疗后停经 1 年以上，卵巢功能恢复的几率只有 11%~15%。化疗是否会对卵巢功能造成影响，主要受到患者年龄、化疗药物种类和累积剂量以及化疗前卵巢功能的影响，同时对于生殖系统恶性肿瘤患者来说盆腔手术操作以及全子宫切除也会对卵巢功能造成不可忽视的影响。有研究表明，青春期前的卵巢对于化疗药物的耐受性似乎更好，而使用同样的化疗药物，大于 40 岁的患者发生永久性绝经的比例明显高于小于 40 岁的年轻患者。烷化剂是细胞周期非特异性化疗药物，可以破坏大量的原始卵泡，因此烷化剂对卵巢功能影响最为显著，例如环磷酰胺。而 5-Fu 和甲氨蝶呤则对卵巢功能影响较小。有关铂类、蒽环类和长春碱类药物对卵巢功能影响的研究结果仍存在争议，而日前仍缺乏足够的数据来说明紫杉醇的卵巢毒性。避免化疗后生育功能受损的方法有几种选择，但都处于研究阶段并存在争议，包括 GnRHa 的应用，卵子和卵巢组织的体外冷冻保存等。

10. 化疗药物的致畸性　几乎所有化疗药物对妊娠 14 周以前的胎儿都会产生严重不良反应，导致胎儿畸形、死亡或流产。在妊娠中晚期可影响胎儿的生长和各器官的发育。胎儿畸形的发生与孕妇的孕期、化疗药物剂量、给药次数和治疗时间密切相关。因此，孕期应慎用化疗药，并寻求最佳治疗方案和治疗时间。早孕者宜先行治疗性流产，晚孕期选对胎儿近期或远期影响最小的化疗药物，并适量减少剂量或延长化疗间歇时间。

（郑虹　王文　王波　高雨农）

第三节　妇科肿瘤的放射治疗

一、概　述

（一）妇科肿瘤的放射治疗发展简介

1898 年 Curie 发现镭。20 世纪初已用于子宫颈癌的治疗，取得很好的疗效，并且发展很快，在 20 世纪 30 年代末，在欧洲已形成斯德哥尔摩（1914）、巴黎（1919）及曼彻斯特（1938）三大学派。每一学派都有自己独特的治疗容器、治疗方案。斯德哥尔摩法曾被称为"大剂量"短时间分次治疗；巴黎法曾被称为"低剂量""长时间"连续治疗；曼彻斯特法则是在巴黎法的基础上改良，并提出"A"点、"B"点作为宫颈癌治疗的参照点，把当时伦琴的概念引用到腔内镭疗中来，使得腔内镭疗有了剂量学的基础。三个方法尽管剂量有所差别，但治疗效果近似，生物效应相近。20 世纪 20 年代后，体外照射与腔内镭疗结合作为宫颈癌放疗的常规方法，提高了宫旁及盆腔淋巴结的剂量，使疗效进一步提高。此时 Wertheim 手术由于外科麻醉、输血及抗生素所限，致手术死亡率、并发症均高，而生存率不高，使手术停滞了近 30 年，妇科手术医师也把宫颈癌治疗转向放射治疗。直至 40 年代后期由于外科、麻醉、输血及抗生素等的发展及 Meig 等人的努力，使手术复兴，并发展了 Wertheim 术，50 年代后子宫颈癌手术称之为 Wertheim-Meigs 术。

镭疗取得了很大的成功，但放射引起的职业性损伤长期以来未获得解决，在高能 γ 线（钴-60），及加速器早期即曾有以体外照射取代腔内镭疗的工作，但结果不理想，达不到镭疗与体外照射的效果。第二次世界大战后由于原子弹爆炸，氢弹试验，反应堆事故的后果受到关注，加之原子能、自动化及电子工业的发展，后装放射源（简称"后装"）技术得到发展，解决了工作人员的职业受量问题。后装治疗经历了手工后装→机械后装→由电脑控制的带有计划系统后装阶段，后装治疗有高、中、低剂量率之分。此时，镭也逐渐被其他放射性核素，如钴-60、铯-137、铱-192 取代。中子源锎-252 虽然在 20 世纪 70 年代已在少数单位使用，但未被推广。21 世纪初，由于影像学技术的发展，以影像学为基础的妇科近距离放疗也在妇科使用。体外放疗技术的发展，如三维适形照射，调强技术在妇科放疗也受到重视，可提高局部剂量，但也被公认取代不了腔内治疗。

我国妇科镭疗据调研，起始于 20 世纪 20 年代中期北京协和医院，治疗容器采用的是巴黎的 Colpostat，方法基本是曼彻斯特方法，妇科肿瘤的治疗由妇科医师实施。新中国成立前，我国除上海镭锭医院外，镭疗基本上在妇科内。50 年代，腔内放疗也曾使用过来自于前苏联的钴-60 管。1958 年中国医学科学院肿瘤医院建院，北京协和医院镭设备移至肿瘤医院。在肿瘤医院院长吴桓兴的主导下开始了北京型容器的研制和临床使用,逐步形成了腔内放疗的北京体系、疗效有了大幅的提高。70年代中国医学科学院肿瘤医院以铯-137取代镭。70年代后期我国开始了后装机的研制、引进和临床使用。北京妇产医院首先引进了加拿大的Brachytron。80年代后,Buchler、Ralstron、Selectron等多种后装机用于临床,陆续发表治疗结果和开始进行国际交流。90年代初伴随着新一代由电脑控制的带有计划系统的单一高强度铱-192后装机的换代和国产化的同时,以我国当时的条件,在北京型容器剂量学和前一段后装治疗经验的基础上,设计妇科后装放疗的标准程序,方便了治疗,简化了治疗过程,易于普及,在国内得到广泛的使用。

在20世纪末在我国又有锎-252后装治疗机用于临床,21世纪初又有SL(n)标准程序。我国宫颈癌放疗成效是显著的。以中国医学科学院肿瘤医院为例,由20世纪60年代后近50年的子宫颈癌放疗结果无论是传统治疗或后装放疗一直在国际领先,并且疗效稳定。其确立的原则见下述的妇科放疗的特点中。

(二) 放射治疗在妇科肿瘤治疗中的地位

放射治疗目前仍是治疗恶性肿瘤基本方法之一。妇科肿瘤也是这样,尽管治疗的格局有一定变化,但放疗仍是基本手段。其中包括单纯放射根治性治疗,放疗为综合治疗的一部分以及姑息治疗。根据国内外有关资料,近年来,子宫颈癌患者的治疗与放射有关者占70%～80%,子宫内膜癌占60%～80%,阴道癌68%～80%,外阴癌37%～60%。唯有卵巢癌当今放疗地位不重要,只占卵巢癌1.4%～7%,而且不作为单纯治疗方法及常规术前、术后治疗的考虑,多为对个别病例的局部治疗方法。由于个别治疗单位性质及条件不同,放射治疗的使用也会有区别。如中国医学科学院肿瘤医院95%宫颈癌及阴道癌接受放射治疗,80%子宫内膜癌,60%外阴癌治疗与放疗有关。

(三) 妇科肿瘤的放射治疗的特点

1. 近距离放疗与远距离放疗的合理配合。妇科放射治疗应包括肿瘤原发灶、邻近的浸润区及区域性淋巴结。以宫颈癌为例,原发灶在宫颈。而且往往体积较大,近距离做放疗最为恰当,局部得以受到高剂量的照射。但近距离照射由于剂量梯度下降很快,对宫旁及盆腔淋巴区剂量不足,远距离体外照射予以弥补,使盆腔肿瘤组织得到理想的照射,就目前治疗技术而言,尚无能取代近距离放疗与远距离放疗的合理配合的其他技术。

2. 与其他部位肿瘤是基于影像学表现来设计治疗计划和随诊有区别。妇科的盆腔检查仍是基础,这是因为:①当代影像学技术不能很好显示盆腔内妇科肿瘤病变(包括PET-CT);②靶区在盆腔,GTV(肿瘤区)、CTV(临床靶区)、PTV(计划靶区)不能区分;③影像学表现至今未被承认作为分期依据。妇科检查是从事妇科肿瘤放疗医师的基本功。

3. 在治疗中特别强调剂量与临床相结合的原则。不应把剂量作为一成不变的治疗教条。要清晰认识,剂量学是治疗的重要依据,但不是唯一的依据。很多生物学的问题,就目前剂量而言,不能反映,目前的剂量学只是物理量,它所不能反映的问题,要靠临床观察、经验来解决。这是我

们保持长期稳定较好治疗效果的重要因素。

4. 个别对待。肿瘤有不同病理类型、分化程度,有不同的体积及敏感度。患者也有不同的体质和耐受能力,不能用同一的模式,同一剂量来治疗患者,要强调个体化治疗。这与剂量与临床相结合的原则有一定相似之处,同样是治疗成败的重要因素。

5. 重视女性生理功能。近20～30年来肿瘤治疗特别关注疗后的生活质量。肿瘤患者的年轻化、生存率的提高对女性患者疗后生理功能的缺失颇为重视,一些保持女性生理功能的方法如年轻女性的卵巢移位,激素补充等已在临床观察多年。都存有缺点,前者有卵巢早衰问题,后者有不利肿瘤的负面影响,大家在寻找其他的方法。一种非激素类的植物药黑升麻提取物(莉芙敏)对卵巢功能缺失的绝经症状有很好的效果,引起大家的重视。

6. 强调知识、经验和技能。做一个好的从事妇科放疗的医师,并非易事,他要有多学科的知识,放疗的反应,肿瘤未控往往不是很快出现和易于判断的,医师的经验颇为重要。腔内放疗操作也需技术熟练,讲究无菌术和无瘤术。

(四) 妇科肿瘤的放射治疗的优缺点

妇科肿瘤的放射治疗与手术比较见表6-8-8、表6-8-9。

表6-8-8　妇科肿瘤的放射治疗与手术比较

放　　疗	手　　术
适应证广泛	有一定的范围
病例选择少(禁忌证见下文)	病例有选择
疗效满意	早期有手术指征者同放疗
不需麻醉(国内)	麻醉
操作简单	难度较大
患者性功能受影响	性功能受影响较少
知识面要求高	操作技术要求高

表6-8-9　Ⅰb～Ⅱa期子宫颈癌比较

	手　　术	放　　疗
生存率	85%	85%
严重并发症		
尿瘘	1%～2%	肠道及尿路狭窄和瘘1.4%～5.3%
阴道	缩短,手术中可以延长到正常	纤维化,特别对绝经后妇女可能狭窄
卵巢	可以保留正常功能	破坏
慢性影响	膀胱张力降低	肠道及膀胱纤维化6%～8%
对象	最好<65岁。体重<200磅,身体好	年龄不限无特别选择
死亡率	1%	<1%(在腔内治疗时肺栓塞)

特别强调：表 6-8-9 系指单纯手术与单纯放疗比较。若加术后放疗则手术后生活质量的优点丧失。

如：根治术后阴道缩短，但有弹性，术后放疗纤维化又使缩短的阴道狭窄，弹性丧失。使性生活更为困难，并有疼痛及触血。

妇科放疗的禁忌证：

1. 骨髓抑制。

2. 急性及亚急性盆腔炎发作期（控制后可治疗）。

3. 肿瘤泛化、恶病质、尿毒症。

4. 精神病发作期，急性肝炎，严重心血管疾病未获控制者。

（孙建衡）

二、放射物理学的基本概念及放射技术

（一）放射治疗常用的放射源

放射治疗使用的放射源主要有三类：①放射性核素释放的 α、β、γ 射线；②电子加速器产生的不同能量的 X 射线和电子束；③放射治疗装置产生的质子束、中子束、负 π 介子束，以及其他重粒子束等。

临床上利用上述放射源以三种基本照射方式实施放射治疗：①体外远距离照射：简称外照射（external irradiation），放射源位于体外一定距离，集中照射身体某一部位；②近距离照射（brachytherapy）：包括腔内照射、组织间插植及膜照射，将放射源密封后直接放入被治疗的组织内，或放入人体的天然腔道内，如舌、鼻、咽、食管、子宫腔内等部位进行照射；③内照射（internal irradiation）：是用液态放射性核素经口服或静脉注射入患者体内，这些核素被某些病变组织选择性吸收，对特定组织进行照射，如用 ^{131}I 治疗甲状腺癌、^{32}P 治疗癌性胸腔积液等。

1. X 射线　由德国物理学家 Wilhelm Conrad Röntgen 于 1895 年发现，故又称伦琴射线。

（1）X 射线的性质

1）物理效应

穿透作用：穿透作用是指 X 射线通过物质时不被吸收的能力。

电离作用：物质受 X 射线照射时，使核外电子脱离原子轨道，这种作用叫电离作用。

荧光作用：X 射线使物质发生荧光的作用叫荧光作用。荧光强弱与 X 射线量成正比。

热作用：物质所吸收的 X 射线能，大部分被转变成热能，使物体温度升高，这就是热作用。

2）化学效应

感光作用：同可见光一样，X 射线能使胶片感光。

着色作用：某些物质如铂氰化钡、铅玻璃、水晶等，经 X 射线长期照射后，其结晶体脱水而改变颜色，这就叫做着色作用。

3）生物效应：当 X 射线照射到生物机体时，生物细胞受到抑制、破坏甚至坏死，致使机体发生不同程度的生理、病理和生化等方面的改变，称为 X 射线的生物效应。不同的生物细胞，对 X 射线有不同的敏感度。

（2）X 射线在医学中的应用

1）X 射线诊断：X 射线应用于医学诊断，主要依据 X 射线的穿透作用、差别吸收、感光作用和荧光作用。

2）X 射线治疗：X 射线应用于治疗肿瘤，主要依据其生物学效应，应用不同能量的 X 射线对人体不同部位的肿瘤进行照射，即可使被照射的肿瘤组织受到破坏或抑制，从而达到治疗的目的。

1896 年，即 X 射线被发现的第二年，X 射线即被用于治疗乳腺癌，到目前 X 线已成为放射治疗各种恶性肿瘤的主要工具。临床治疗用的 X 线机根据能量高低可分为：浅层 X 线机（60～160kV）、深部 X 线机（180～400kV）、高压 X 线机（400～1MV）及高能 X 线机（2～50MV），后者主要由各类加速器产生，在临床上应用最为广泛。

加速器是用人工的方法使带点粒子在电磁场作用下得以加速的装置。医疗上常用的医用电子加速器有三种，即医用电子感应加速器、医用电子直线加速器和医用电子回旋加速器，其中后两者最为常用。加速器既可产生高能 X 线，又能产生高能电子线，其能量范围在 4～50MeV 之间。电子直线加速器是利用微波电场把电子加速到高能的装置，电子回旋加速器是电子在交变的超高频电场中作圆周运动不断得到加速。

电子直线加速器的优点是：能输出足够高能量的 X 线和电子线，既可以治疗深部肿瘤，也可以治疗表浅肿瘤，照射野可以做得足够大，在源皮距 100cm 处可达 40cm×40cm，目前在国内外临床应用最普遍，已成为放射治疗的常规设备。

3）X 射线防护：在利用 X 射线的同时，人们发现了导致患者脱发、皮肤烧伤、工作人员视力障碍、白血病等射线伤害的问题，所以为防止 X 射线对人体的损害，必须采取相应的防护措施。

2. γ 射线　是波长短于 0.2 埃（1 埃=10^{-10} 米）的电磁波。放射性原子核在发生 α 衰变、β 衰变后产生的新核往往处于高能量级，要向低能级跃迁，辐射出 γ 光子。首先由法国科学家 P. V. 维拉德发现，是继 α、β 射线后发现的第三种原子核射线。原子核衰变和核反应均可产生 γ 射线。γ 射线的波长比 X 射线要短，所以 γ 射线具有比 X 射线还要强的穿透能力。

γ 射线通过物质并与原子相互作用时会产生光电效应、康普顿效应和正负电子对三种效应。原子核释放出的 γ 光子与核外电子相碰时，会把全部能量交给电子，使电子电离成为光电子，此即光电效应。由于核外电子壳层出现空位，将产生内层电子的跃迁并发射 X 射线标识谱。高能 γ 光子（>2 兆电子伏特）的光电效应较弱。γ 光子的能量较高时，除上述光电效应外，还可能与核外电子发生弹性碰撞，γ 光子的能量和运动方向均有改变，从而产生康普顿效应。当 γ 光子的能量大于电子静质量的两倍时，由于受原子核的作用而转变成正负电子对，此效应随 γ 光子能量的增高而增强。γ 光子不带电，故不能用磁偏转法测出其能量，通常利用 γ 光子造成的上述次级效应间接求出，例如通过测量光电子或正负电子对的能量推算出来。

放射治疗用的 γ 射线主要由放射性核素产生，目前远距离体外照射应用的放射源主要是 ^{60}Co，近距离腔内照射

使用的放射源主要是 ^{192}Ir。

3. β 射线 主要包括放射性放射性核素(如 ^{32}P、^{35}S 等)衰变时释放出来电子线和由加速器产生的高能电子束。产生高能电子束的加速器有静电加速器、感应加速器和电子直线加速器。

放射性核素(如 ^{32}P、^{35}S 等)衰变时可释放出带负电荷的粒子。其在空气中射程短,穿透力弱,但在生物体内的电离作用较 γ 射线、X 射线强,主要用于内照射。

4. 高 LET 射线和重粒子 高 LET 射线即高线性能量传递(high linear energy transfer,LET)射线,系指快中子、质子、π 负介子以及氢、碳、氮、氧、氖等重粒子。除快中子不带电外,其他粒子都带电,在组织中有一定射程,具有电离吸收峰型剂量曲线,采用单一射野就可以得到较理想的剂量分布,简化了射野设计程序,提高了肿瘤治疗的准确性。高 LET 射线对细胞中含氧程度依赖性较小,且细胞周期 G_0 期细胞对高 LET 射线抗拒性小,所以高 LET 射线是克服放疗过程中乏氧细胞和 G_0 期细胞对普通射线不敏感的一个重要途径。

(二) 近距离治疗常用的放射源

放射性核素释放 α、β、γ 三种射线,放射治疗主要使用其中的 β、γ 两种射线,尤以 γ 射线为多。下面介绍几种常用的放射性核素。

1. 铯-137 源 铯(Cs)-137 是从原子反应堆的副产物经化学提纯加工而得到的一种人工放射性核素,其 γ 射线是单能,为 0.662MeV,半衰期 33 年,平均每年衰变 2%。目前,由于化学提纯的铯-137 放射性比度不可能做得太高,所以只能加工成柱状或球形放射源,用于中、低剂量率腔内照射放射源。

2. 钴-60 源 为人工放射性核素,系钴-59 在反应堆中经中子轰击而成。半衰期为 5.3 年,衰变过程中释放 1.33MeV 和 1.17MeV 两种用于治疗的 γ 线,平均能量为 1.25MeV,半价层为 12mm 铅。

3. 铱-192 源 目前在国内现役的后装机中,大多数使用的是高剂量率铱源。

天然铱元素铱-191(丰度 37%)和铱-193(丰度 63%)在反应堆中受中子束照射生成铱-192 和铱-194。铱-192 以 74.2 天的半衰期发射 β 线(最大能量 0.67MeV)而蜕变,铱-194 的半衰期仅为 19 个小时,所以商品铱-192 源在封装以前的处理过程需 1~2 周,目的是耗竭铱-194。

铱-192 衰变发射 γ 线的能谱比较复杂,不同封装结构的滤过效果也不尽相同,故不同生产厂家的铱源的电离常数是有差别的。裸铱源的电离常数为 4.8R·cm^2/(mCi·h)。

铱-192 源的 γ 线平均能量为 380KeV,半价层为 2.4mm 铅,易于防护,半衰期仅 74.2 天,衰变频度高,可制成微型源,荷兰核通公司生产的铱源活性尺寸为 0.5mm×3.5mm,活度达到 10~12Ci。

铱-192 源的使用形式有籽粒(seeds)、发针(hairpin)、铱丝(wire),以及将籽粒等间距封存在塑管内的串源(ribbon)。商品铱-192 籽粒内核大多用铂铱合金制作,以加强金属延展韧性、减低脆度,外包金属铂壳、钛壳或不锈钢壳

(0.1~0.2mm 厚),可将衰变 β 线全部吸收。现代后装机将微型铱源焊接在细钢丝的一端,另一端连至步进马达,按计算机程序控制其运行,各潴留点的停留时间可随意设置,从而产生千变万化的剂量分布曲线,目前已成为后装治疗机的主要放射源,在临床上经常用于腔内治疗、组织间插植等近距离照射。

4. 碘-125 源 碘-125 是一种用于组织间永久植入的放射源,半衰期 60.2 天,γ 辐射线能量低(25.5KeV),易于防护,通常把碘-125 制成粒状源用于治疗颅内恶性肿瘤、前列腺癌等。

5. 锎-252 源 在衰变中产生平均能量 2.35MeV 的中子和能量较低的 γ 线,半衰期为 2.66 年,为腔内治疗的中子源,在我国已有多家医疗机构用于后装治疗。

(三) 常用辐射量和单位及其物理意义

1. 放射性强度和贝克勒尔 放射性强度定义为放射性核素每秒衰变速度为 3.7×10^{10},国际单位为贝克勒尔(Bq),量纲是[秒$^{-1}$],$1Bq = 1s^{-1}$,与原单位居里(Ci)的关系是:

$$1Ci = 3.7 \times 10^{10} Bq$$
$$1Bq = 2.7 \times 10^{-11} Ci$$

2. 曝射量 伦琴(R)是曝射量的传统单位,定义为射线通过 1cm^3 标准空气时,产生 1 静电单位的正、负电荷时的)曝射量。在国际单位制中已不再采用,但在放射治疗历史上具有独特的地位,至今仍作为吸收剂量单位的过度换算量。

3. 吸收剂量和单位戈瑞(Gy) 吸收剂量(absorbed dose)是指组织所吸收的能量,吸收剂量 D = De/dm,即电离辐射给予质量为 dm 的介质的平均能量 De。

国际单位为戈瑞(Gray),即 Gy,它适用于任何电离辐射,如带电的质子、正负电子或不带电的中子和光子等;也适用于任何介质,如组织、空气、水、骨等任何吸收物质。

$$1Gy = 100cGy$$

曝射量和吸收剂量可以换算,换算因子取决于射线质和介质的性质,^{192}Ir 在空气中的换算因子为 0.961。

(四) X(γ)射线临床剂量学的几个概念

远距离照射的深度剂量属于一维剂量计算,根据照射测量技术、介质和应用条件的不同,可将深度剂量计算分别用百分深度剂量(PDD)、组织空气比(TAR)、组织最大比(TMR)等参量来表示。

1. 百分深度剂量(PDD) 指照射野中心轴某一深处的吸收剂量与参照点深度处剂量的百分比。中心轴某一深处的剂量,即临床所指的肿瘤量(D_T),参照点剂量通常用 D_0 表示,则百分深度剂量 $P = D_T/D_0 \times 100\%$。PDD 随深度 d 增大而减小,随能量、射野面积和源皮距 f 的增加而增大。

2. 组织空气比(TAR) 是指空间同一点,当其处于组织中和空气中时的吸收剂量之比,即 TAR = Dt/Dta。因组织空气比主要适用于能量低于 ^{60}Co 射线机的较低能 X 射线,如深、中、浅层 X 射线治疗机等,而这些治疗机已逐步被加速器的高能电子线和 X 线所代替,所以目前 TAR 的应

用已较少,也逐步被 TMR 和 PDD 代替。

3. 组织最大比(TMR) 是指空间同一点,当其处于体模中射野中心轴上任一点时,与它处于中心轴大最大剂量深度时,同一射野吸收剂量之比,即 $TMR = Dt/Dm$。现代放疗设备的光子能量绝大多数都采用不低于 ^{60}Co 射线的高能量,加之适形调强照射、旋转照射、共面或非共面多野照射等源瘤距等中心照射技术日益推广,所以 TMR 的应用日渐增多。

(五)放射治疗特殊技术

1. 等中心照射技术 即固定源轴距(source to axis distance,SAD)照射,此技术是利用组织最大比(TAR)或者组织空气比(TMR)原则,使照射时肿瘤中心与放疗设备的旋转中心重合。与固定源皮距(SSD)照射方式相比,最主要的优点是变换照射野时不需要改变患者的体位,而只需转动治疗机的机架或治疗床的角度(即改变射线入射方向),这样一旦等中心被精确地定位于患者的某一特定位置(一般是病变的中心),即可减少改变射野时的摆位误差和改变患者体位可能引起其体内器官相对位置的移动。

2. X(γ)刀 X(γ)刀名为“刀”,但事实上并非真正的手术刀。

γ 刀(伽玛刀):γ 刀是一个布满准直器的半球形头盔,头盔内能射出多条 ^{60}Co 高剂量的 γ 射线,每条 γ 射线剂量梯度极大,对周围正常组织几乎没有损伤,具有无创伤、不需要全麻、不开刀、不出血等优点,其功能犹如一把手术刀,故而得名。γ 刀治疗对定位的要求极高,需经过 CT 或 MRI 等影像技术精确定位肿瘤靶区。

X 刀:是继 γ 刀之后发展起来的另一种立体定向放射治疗技术。系统由高精度 TPS 系统、直线加速器、准直器、CT 或 MRI 组成,通过采用高精度立体定位,三维治疗计划和在直线加速器上进行非共面多轨迹等中心旋转照射等技术相结合,实现多野、多集束集中照射肿瘤靶区,给予肿瘤病灶致死性高剂量照射,而周围正常组织受量非常小,从而获得彻底消除肿瘤病灶又不伤及相邻正常组织的效果。

目前国内外学者一致认为 X 刀手术的适应证是:①颅内小于 3.0cm 的病灶;②病变位于重要功能区或位置较深无法手术根除者;③直接手术切除可能会造成严重功能障碍者;④经手术后残留或复发者;⑤患者一般情况较好或没有症状,病变较小者;⑥患者年老体弱、不能耐受手术切除创伤者。

3. 调强适形放射治疗 适形放射治疗是在立体定向照射技术的基础上,采用某种技术,通过对照射野的控制,使其照射野的形状在三维方向上与被照病变的形状吻合,故又称之为三维适形放射治疗(3-dimensional conformal radiation therapy,3DCRT)。如果既在照射方向上射野的形状与靶区的投影形状一致,又能调整射野内诸点的输出剂量率,使靶区内及表面的剂量按要求的方式进行调整,这种满足形状适形和剂量适形两种要求的 3DCRT 称之为调强适形放射治疗(intensity modulated radiation therapy,IMRT)。

(1)放射治疗设备:治疗机是实现精确治疗的关键设备。目前实现适形放射治疗的设备主要有高能重粒子适形放射治疗装置和医用电子加速器装置。

(2)影像设备:目前现代化的螺旋 CT 和三维重建技术及配有立体定位框架的螺旋 CT 是实施三维适形放射治疗的最佳工具。

(3)体部定位装置:普通放疗发展到高精度的三维适形放疗,需要采用立体高精度的定位系统,附加限束装置,使靶区边缘缘剂量陡降。实施的方法有创伤性和非创伤性人体体位固定装置。通常采用非创伤性体位定位装置。

(4)治疗计划系统:应具有接受 CT、MRI 等患者影像输出图像、病变(靶区)、重要器官和组织轮廓的勾画及重建,制订优化的治疗方案,输出治疗方案的细节,以及为实施该治疗方案所需要的治疗工具(如挡块、组织补偿等)制作的细节。具有较为精确的正向计算法和逆向自动设计系统(inverse planning),可自行产生理想的治疗参数,并自动优化。

(5)实现调强适形放疗技术的方式:有固定野物理方式调强、螺旋 CT 式调强或治疗床步进式调强、多叶准直器(MLC)叶片运动式调强、束流调制方式调强。

(6)适形放射治疗应用的临床意义:从临床上讲,靶区剂量的提高,必然导致肿瘤局部控制率的提高,也会减少肿瘤的远地转移,从而提高患者的生存率。因此,适形放疗对因局部控制失败占主要的或对因局控失败可能导致肿瘤转移的患者的治疗更有意义。也就是说,具有上述特征的肿瘤患者,通过适形放疗,可以提高肿瘤的局部控制率,进而提高其生存率,同时可减少放射引起的副作用和改善患者的生存质量。因此国内外放射治疗专家将 IMRT 评价为放射肿瘤学史上的一次革命,该技术将是新世纪初放射治疗的主流,它标志着肿瘤放射治疗进入了“精确定位、精确计划设计、精确治疗”为特征的新时代。

三、放射生物学几个基本概念

放射生物学主要研究放射线对生物体的作用,观察不同质的放射线照射后的各种生物效应以及不同内、外因素对生物效应的影响。范围涉及放射线对生物体作用的原初反应及其以后一系列的物理、化学和生物学方面的改变,临床放射生物学或肿瘤放射生物学是放射生物学的一个分支,是放射肿瘤学的四大支柱(肿瘤学、放射物理学、放射生物学和放射治疗学)之一。放射治疗是妇科肿瘤的重要组成部分,大约 2/3 的妇科恶性肿瘤需要进行放疗,因此作为一个合格的妇科肿瘤医师,必须对放射治疗中所涉及的放射生物有关内容有一定的了解。

临床放射生物学是在辐射生物学基本理论的基础上,结合对临床放射治疗时肿瘤及正常组织的放射生物特性以及对治疗中和治疗后诸因素发生变化的认识从分子、细胞、组织直至整体水平进行一系列的实验研究,探讨不断提高放疗疗效的办法或手段,以达到不断提高肿瘤治疗效果和患者生存质量的目的。

(一)放射效应

放射效应即放射线作用于机体后引起的一系列的生物学效应。放射线通过直接和间接效应对生物体发生作用,使细胞受损或死亡。实验证明染色体 DNA 是射线杀灭细胞的主要靶点,由于射线对 DNA 造成损害,而使细胞分裂受到阻碍,导致细胞分裂失败或细胞损伤。

(二) 亚致死效应

亚致死效应即亚致死损伤(sublethal damage,SLD):指肿瘤组织受照射后,在一定时间内能完全修复的损伤。亚致死损伤修复(sublethal damage repair,SLDR)通常进行得很快,放射修复时间的长短因细胞类型而不同。亚致死损伤的修复和很多影响因素有关,如射线性质、细胞的氧合状态以及细胞所处的增殖周期时相等。实验证明低 LET 射线照射有 SLD,因此也有 SLDR。高 LET 射线照射离体细胞一般没有 SLD,因此也不会有 SLDR。处于慢性乏氧环境的细胞与氧合好的细胞相比,SLDR 减慢。细胞修复亚致死损伤的能力和细胞群的增殖状态密切相关,不进行增殖的细胞几乎没有 SLDR。

(三) 相对生物效应

相对生物效应(relative biological effect,RBE)是指要达到同样生物效应时所需某种射线的剂量和标准射线(250kV X 线或 γ 线)剂量的比值。

影响 RBE 的因素很多,包括组织类型、射线能量、分次剂量大小等。高 LET 射线如快中子的 RBE 值较高,在 1.4~5 之间,高 LET 射线导致的亚致死损伤和潜在致死性损伤几乎没有或较少被修复,细胞存活曲线肩区较小或不存在,因而对肿瘤组织杀伤力强。RBE 与分次剂量大小有关,分次剂量增大,RBE 减小,分次剂量低时,RBE 增大。

(四) 氧效应

氧效应(oxygen effect,ORE)是氧在射线和生物体的作用中所起影响的统称,表现为由于组织内含氧量增加,使放射生物效应增强。

1. 氧效应的性质　在有氧及无氧情况下达到同样的生物效应所需要的照射剂量之比称为氧增强比(oxygen enhancement ratio,OER)。在稀疏电离辐射的照射下,如 X 或 γ 射线,OER 一般为 2.5~3.0,随着 LET 的增高,OER 开始缓慢下降,而到 LET 超过约 60keV/μm 以后 OER 迅速下降,在 LET 达到约 200keV/μm 时 OER 接近 1。

2. 氧效应的作用机制和作用时间　氧必须在组织细胞受照射时存在才能有氧效应,即在照射时或照射前或照射后极短的时间内(照射后的 5 毫秒内)加入氧才能起作用。氧效应的机制目前尚未完全明了,公认的观点是氧在自由基的水平起作用。物质对射线的吸收产生快带电粒子,当带电粒子通过生物组织时由于电离作用产生自由基,这些自由基可破坏化学键,启动一系列生物学变化最终表现为细胞的损伤。如有氧存在,则与自由基 R·起作用产生有机过氧基 RO_2,RO_2 是靶物质不可逆的形式。但如无氧存在则 RO_2 就不可能产生,而那些被电离的靶分子就能及时被修复并恢复其正常的功能,因而可认为氧对照射所致损伤起到了"固定"作用。

3. 氧浓度对氧效应的影响　实验显示,如无氧情况下生物体的相对敏感性是 1,随着氧浓度的增加敏感性也逐渐提高,可达到无氧的 3 倍。当氧分压从零上升到 4kPa 时,放射敏感性出现很快的改变,在此基础上进一步增加氧张力直至纯氧也不能再加强效应。氧浓度在 0.5%(0.4kPa)时,其放射敏感性在典型的乏氧和完全富氧的中间。因此,只需要少量氧就可以使受 X 或 γ 线照射后的生物体产生显著的氧效应。大部分正常组织的氧张力和静脉血或淋巴液相似,其氧分压在 2.67~5.33kPa 的范围,从放射生物学的角度看,已可认为是氧合好的组织。但在肿瘤组织内,由于有乏氧细胞的存在,其放射敏感性明显低于正常组织,从而成为影响肿瘤放射治疗疗效的一大障碍。

(五) 时间-剂量因子

大量临床和实验室的资料表明,早反应组织和晚反应组织在分次照射效应上有很大的差别。早反应组织的 α/β 值一般都较高,而晚反应组织的 α/β 值都较低。晚反应组织对分次剂量的变化比早反应组织敏感。缩短总治疗时间能增加对肿瘤的杀灭。

1. 早反应组织、晚反应组织与总治疗时间的关系　早反应组织和晚反应组织对总的治疗时间的敏感性不同,总治疗时间的延长,虽然可以减轻急性放射反应,但对减轻晚期损伤无意义,相反易导致肿瘤局部控制率的下降。缩短总治疗时间可增加对肿瘤的杀灭,同时不会加重晚反应组织的损伤。

2. 早反应组织、晚反应组织与分次照射剂量的关系　对分次照射剂量的变化晚反应组织比早反应组织更敏感,因此在临床治疗过程中调整分次照射剂量时,为减少晚反应组织损伤,应充分考虑晚反应组织的耐受量,以用多分次的小剂量分次照为好,减少每次照射剂量、增加照射次数能显著减少晚反应组织的放射损伤。

因此,在临床放疗计划的实施过程中,通过时间-剂量-分次因子的优化组合,可以最大限度地提高杀灭肿瘤组织的效应,同时有效地保护好正常组织。

(六) 剂量率效应

剂量率是指放射源在单位时间内的辐射剂量,经典的剂量率效应表现为延长照射时间,照射过程中发生亚致死损伤(SLD)的修复,从而需要增加照射剂量。剂量率是决定一个特定的吸收剂量的生物学效应的主要因素之一。高剂量率照射时,达到相同生物效应所需的剂量较低剂量率治疗所需的剂量要小。高剂量率照射对生长快的肿瘤及晚反应组织的作用都很强,单次剂量过大及分次数较少时,可能引起较严重的晚期并发症(放射性直肠炎、放射性膀胱炎等)。

(七) 放射敏感性

放射敏感性指肿瘤或肿瘤细胞在受到射线照射后的反应程度。对于细胞就是在受同样剂量照射后出现增殖性死亡比例的大小,比例大的敏感性高,比例小的敏感性低。对肿瘤而言则是受照射后肿瘤缩小的程度及速度,表达对射线照射的反应性。肿瘤的放射敏感性受多种因素的影响,包含肿瘤细胞内在的因素、肿瘤内的因素(细胞类型、增殖动力情况、血供情况等)、肿瘤局部外周情况以及宿主的情况。

(八) 放射增敏作用

放射增敏作用指的是某些化学物质能增强射线对肿瘤内乏氧细胞的杀灭作用而对有氧的正常组织一般损伤较小。这些化学物质均称为放射增敏剂。放射增敏作用贯穿于放射生物效应的各个阶段,主要有电子转移中的放射增敏作用、DNA 分子水平的放射增敏作用、细胞水平的放射增敏作用等。

（盛修贵）

四、近距离与远距离治疗

妇科肿瘤放射治疗主要包括近距离照射与远距离照射二大类。近距离照射指放射源置于肿瘤附近或肿瘤组织中进行治疗。远距离放疗系指放射线需经过一定空间距离，而且均通过皮肤和其下方的组织方能达到肿瘤部位（在妇科肿瘤中，外阴癌除外）进行治疗。妇科肿瘤的放疗常需近距离照射与远距离照射的合理配合才能达到理想的治疗效果。

（一）近距离治疗（brachytherapy）

妇科近距离放疗可归纳为腔内放疗（intracavitary irradiation）、管内放疗（interluminal irradiation）和组织间放疗（interstitial irradiation）三大范畴。妇科肿瘤管内放疗较少使用。除组织间放疗外，其他妇科肿瘤的近距离治疗均可归为腔内放疗范畴内。

妇科肿瘤的近距离治疗，起始于镭疗。传统的治疗，系无防护或防护极差的手工方式，后经过手工后装到目前由后装机完成治疗的方式。

1. 近距离放疗剂量分布特点及参照点 近距离照射时，随着离放射源距离增加，组织受量按反平方规律迅速下降。从临床治疗角度而言，这一特点，有其可利用的一面，如对巨大菜花型宫颈癌，可以使用近距离照射方法（腔内放疗或组织间放疗），使局部得到高剂量照射，巨大肿瘤原发灶得以消除；而远处正常组织剂量会很快下降，对保护正常组织很有帮助。

妇科恶性肿瘤的腔内放疗，适应于器官的解剖形状及具有特有的剂量分布，这种特有的剂量分布又与肿瘤的发生、发展有关。如子宫颈癌发生于宫颈部位，随着宫颈病变增大，向宫颈主韧带浸润，腔内的剂量分布应呈梨形；而子宫内膜癌，癌发生于子宫底部及两侧部位为多，肿瘤可向宫腔内生长又可向宫壁浸润，此时剂量分布的要求正好与宫颈癌相反，多呈倒梨状。妇科肿瘤的腔内放疗，多系宫腔内放疗与阴道内放疗配合。配合方式、剂量比例，有一定区别，而且也与体外照射的方式有关。阴道内放疗，也属于腔内放疗，其中包括各种形状的沿袭宫颈癌传统腔内放疗的各种容器，阴道塞子以及放射源置于塞子外周或适于阴道病变形状的模型的所谓贴敷治疗等。

近距离治疗的剂量计算：近距离治疗时剂量计算无法参照体外照射方法来进行，解决的方法就是寻找并制定剂量参照点。现今临床常用的参照点有 A 点、B 点、F 点。A 点位于宫颈外口水平上 2cm，中线旁开 2cm 之交点处，相当于宫旁三角区的位置。B 点位于 A 点外 3cm，相当于闭孔的位置。F 点位于宫腔源顶端旁开 2cm，相当于子宫角。A 点常用于宫颈癌腔内治疗的参照点，而 A 点和 F 点联用则用于子宫内膜癌腔内放疗时。除这些常用的参照点以外，其他还可依肿瘤具体情况及部位决定，如选择肿瘤表面、中心、基底、周围正常组织黏膜面、黏膜下等，一般均离源 2cm 以内。离源超过 2cm 的点，对近距离照射来说，意义减少；离源小于 0.5cm，则无论计算还是测量均不够确切。

2. 后装机 妇科肿瘤的近距离放疗始于子宫颈癌的腔内镭疗，虽然疗效显著，但长期以来工作人员的放射受量未获得解决。第二次世界大战后，对放射防护越来越重视。后装放射源（简称后装）治疗开始应用于临床。后装放疗即先把不带放射源的容器置于治疗部位，然后再将放射源送入容器内进行治疗。最初是手工后装的出现，如美国 M.D Aderson 医院，Fletcher 后装系统。到 1960 年初 Henschke 及 Walstam 开始用远距离机械后装装置治疗子宫颈癌。与之同时，镭被钴、铯等放射性源取代，民用原子能工业生产高强度、微型源，以及计算机在放射治疗的运用，治疗过程的控制，剂量的运算得到了保证，使妇科肿瘤的腔内放疗在技术上产生巨大的变革。

用于妇科肿瘤的后装机，按源到位的方式可分为：手控式、电机机械控制式及电脑控制式；按放射源可分为钴-60 源后装机，铯-137 源后装机，铱-192 源后装机，锎-252 中子源后装机；按剂量率可分为高剂量率后装机，中剂量率后装机及低剂量率后装机；按源运动方式有固定源，振荡（摆动）源，步进源，按需要即时排列组合源；按源数量可分为单源及多源后装机等。

当代出现的多功能性后装机，具有共同的下述特点：

（1）单一微型高强度铱-192 源，源强度达 10Ci，源运动由电脑控制的步进机执行，虽为一个源，但源可进入10～18 个通道，完成所需的治疗。单一微型源可保证各种功能的执行，易于防护，剂量计算更为准确。

（2）电脑化，此类后装机均具有由电脑控制的治疗计划系统和治疗控制系统，计划系统包括放射源在空间坐标（治疗时的位置）重建，优化处理等内容，保证了治疗方案的个体化。控制系统保证了放射源贮留位置和储存时间的准确，并使放射源按计划进入不同的治疗管道，可记录治疗过程，储存资料，显示及笔绘治疗时的剂量分布。

多功能，此类后装机为铱-192 高剂量率机型，此机型既可行腔内放疗、管道内放疗及组织间放疗，也可行术中照射及术中置管术后放疗。

（3）安全性高，采用单一微型铱-192 源，加之先进的材料制作工艺，此类后装机防护良好，而且机器有各种内锁、自检、模拟源、报警，紧急退源等，使机器安全性得到保证。

3. 后装治疗计划的设计 实施后装治疗时，应首先设计治疗计划。后装治疗计划的设计，大致分以下步骤：

（1）拍摄定位片：将治疗容器放置于治疗部位，然后将定位用的金属标志串送入治疗容器内。金属标志间距 10mm，在模拟机或 X 线机下拍摄 2 张不同角度的 X 光片。摄片时应确定中心点，其中心轴通过此点，此点可作为三维坐标重建的原点，中心点可为肿瘤中心，亦可为其他解剖上或临床治疗上有意义的点。

（2）放射源空间位置重建：找出计算机计划系统内"菜单"，重建项目中有关子项（如正交法、等中心法等），按屏幕中的内容逐项回答，并输入计算机内。

（3）治疗计划及优化处理：放射源空间位置重建完成后，即进入设计具体治疗计划阶段。为此，首先需确定参照点的位置。参照点输入后,再将确定的参照点剂量输入计算机,然后进行优化处理。

(4) 剂量分布:优化处理完成后,可从菜单的剂量分布项中,找出不同平面的剂量分布图,若剂量分布欠满意,可进行调整,如将某贮留点的贮留时间予以增减,或重新优化、或重作治疗计划,直至满意之后,通过计算机控制笔绘仪将剂量分布绘制保存或储存于计算机内储存。

治疗计划完成之后,可存入磁卡中,然后将磁卡送于治疗系统进行治疗。

治疗计划系统使治疗的个体化有了保证。但从上述设计过程可见,过程相当繁琐。往往为设计一个常规治疗的计划费时 1~2 小时,而治疗过程不过以分计;而且由于肿瘤类型、性质、解剖情况的相似,所设计治疗计划是相似的。在妇科恶性肿瘤的近距离治疗中,如子宫癌,往往需要特殊的剂量分布,如子宫颈癌腔内放疗需梨形剂量分布,而子宫内膜癌则相反,需要倒梨形剂量分布,这样分布在设计治疗计划时有一定特殊性,对临床工作有一定困难,特别对一些基层工作者更是如此。若有经验的单位及医师将以往治疗经验编制成标准程序,存入计算机内,若有相同情况,将标准程序调出使用,则简化了治疗过程,且省时、省力、经济、方便患者,也易于使治疗普及和规范化。

中国医学科学院肿瘤医院妇瘤科在使用 WD-HDR18 后装机后,根据以往北京镭(铯)容器的腔内放疗程序所得的剂量分布,结合近 10 年腔内后装的经验和 WD-HDR18 治疗机的特点,设计了系列妇科肿瘤近距离治疗程序(S 系列),已在临床使用 10 余年,其特点是:

(1) 用于单一微型铱-192 源的电脑控制的后装机。

(2) 明确基本参照点的位置(如 A 点、F 点)。

(3) 减少膀胱、直肠受量。

(4) 适应于子宫、阴道的解剖位置及改进后的治疗方案。

(5) 灵活性及多样性,特别是宫腔治疗的选择及变异方面。

还应强调,要使治疗合理,选择标准程序要考虑临床具体情况,如宫颈癌治疗选择梨形剂量分布的 S-系列程序,应知道此程序对子宫中、上段剂量不足,若要增加此处剂量应结合 S-系列的柱型或梭性剂量分布的程序。

(二) 远距离照射(teletherapy)

体外远距离照射(teletherapy,体外照射) 放射源位于体外一定距离,集中照射机体的某一部位。妇科肿瘤体外照射技术有全盆照射、盆腔四野垂直照射、腹主动脉旁延伸野、腹股沟照射野、全腹照射、锁骨上野照射、等中心技术以及近来兴起的立体定向放射技术、适形放疗等。如盆腔照射野体外照射方案的设计:范围包括盆腔器官及淋巴引流区域。全盆腔野位置:上界平第 5 腰椎下缘,下界平闭孔下缘;前后野两侧界达股骨头内 1/2;中央挡铅野(盆腔四小野):在全盆野基础上,中央挡铅,以遮挡膀胱、直肠;这样盆腔前后二野即改为盆腔四小野。目前国内深部肿瘤体外照射,多采用加速器治疗,也有一些单位在使用钴-60 治疗机。

1. 体外照射的剂量计算 射线进入照射野后逐渐减弱,能量被组织吸收。射线减弱程度受射线能量、组织深度、射野大小、源皮距离等影响,这些影响反映在计算处方剂量(即皮肤吸收量 DM)所需的百分深度量的大小。

百分深度量指照射野中心轴某一深处的吸收剂量与参照点深度处剂量的百分比。中心轴某一深度处的剂量,即临床所指瘤量,若以 DT 表示,参照点剂量以 D_0 表示,则百分深度量:$P = DT/D_0 \times 100$。

在治疗具体患者时,根据病情和治疗目的,确定相应肿瘤吸收剂量(DT),然后应用百分深度量的概念来计算实际给予的剂量,即皮肤吸收量(DM)。计算时根据测得患者体厚(于野中心处测量,单位 cm),查相应机器的百分深度量表(一般先前已测量计算并绘出),得出相应照射野 1/2 体厚处百分深度量(Dd%),计算 DM。

计算公式:$DT \div Dd\% = DM$。

2. 体外照射技术和照射野 下面介绍一些与妇科肿瘤体外照射有关的照射技术。

(1) 盆腔前后对野垂直照射(全盆照射)及盆腔前后四野垂直照射:此为妇科肿瘤盆腔体外放疗的基本方式。照射范围上界可以在 4~5 腰椎水平,下界为耻骨联合上缘下 4~5cm,外界不超过股骨头中线。前后对野照射时,野宽 15~18cm,野长 13~15cm。盆腔四野照射时,野内界距中线 1.5~2.0cm,野宽 7~8cm,野长 13~15cm,亦可在前述盆腔前后对野中央,铅挡(3~4)cm×(13~15)cm,形成四野。上述野范围可包括部分髂总、髂内外、闭孔、骶前淋巴结及宫旁组织。

(2) 延伸野(extended field):为在上述盆腔前后二野基础上,沿腹主动脉向上延伸,野基本形态呈凸形,可依病变所需照射范围对野形状及大小作适当调整,此野照射盆腔及主动脉旁淋巴引流区,上界可达膈下(T_{10}~T_{12}),设计计划前应作肾扫描,标出肾脏在皮肤透影,若野包括肾脏较多及剂量较大应考虑挡肾。

(3) 旋转照射与钟摆照射(rotation and arc technique):在常规 X 线治疗时期,由于皮肤反应较高,对一些深部肿瘤曾采用此技术,以提高肿瘤量,20 世纪 60 年代由于高能治疗机用于临床(如钴-60),曾考虑到由于宫颈放疗基本上为全盆照射性质,出现了用旋转照射或双轴钟摆照射盆腔,并探索有无可能以体外照射取代腔内镭疗。由于效果不理想,目前已很少使用。

(4) 等中心技术:利用肿瘤空气比(TAR)或肿瘤最大剂量比(TMR)原则的等中心技术可以对某些深部肿瘤进行一定角度照射,避免了固定的源皮距离照射产生的某些缺点。通过模拟机定位后可避免或减少某些正常组织受量过高,而且对临床治疗提供一定方便,如摆时,只需升床,转动机头,多个野照射不改变患者的体位,使照射更为准确。该技术靶区范围缩小,靶区剂量均匀。

(5) 腹股沟照射野:此野主要用于腹股沟淋巴区的照射,多用于外阴癌。此区照射,有腹股沟及腹股沟阴阜野两种形式。腹股沟野中轴相当于腹股沟韧带,上下界平行于该韧带,野面积(10~12cm)×(12~14cm)。对于病变较晚或阴阜部位皮下切除不足时,可采用腹股沟阴阜野。该区可耐受 γ 线或高能 X 线 60Gy/6 周。用加速器高能 X 线时,常与电子线合用,如 X 线 DM40Gy,电子线 20Gy。

（6）全腹照射:照射范围较大,包括盆腹腔,上界至横膈(T_{10}下缘),下界达盆底,以往多用于卵巢恶性肿瘤的治疗,特别是某些放射敏感性生殖细胞瘤的治疗。近 30 年来由于大剂量联合化疗在治疗卵巢癌方面的进展,一些生殖细胞肿瘤亦被认作是化疗可以取得根治性效果的方法,加以全腹照射反应大,特别是对术后全腹照射肠道并发症的顾虑,目前已很少采用。

全腹移动条形野技术是另一个全腹照射方式。该技术是将全腹分成 2.5cm 宽的多数条形野,由盆底至横膈。照射时由盆底第一条形开始,每日照射前后二野,每二日向上移动一条,即第 1、2 日照射前、后最下方照射野,第 3、4 日照射前后下方的两个条形野,至第 7、8 日照射下方四个条形野(10cm 宽),此后,每二日向上移动一个条形野,下方丢掉一个条形野,最后二日照射最上方后一个条形野。肿瘤量可达 26 ~ 30Gy。总疗程需 40 ~ 50 天。

（7）盆腔四野"盒式"(Box)照射技术:盆腔外照射方式主要有盆腔前后对野照射和多野等中心照射。目前常用的多野等中心照射主要为盆腔四野"盒式"照射。此种设野可减少腹壁和小肠的放射受量,减轻放射副作用。但是由于此技术较复杂,而且其侧野比较小,设野不当则可能遗漏原发灶或边界不当。因此,对采用高能射线放疗的单位,如果患者体厚不大,宜选用盆腔前后对野照射,而采用较低能量射线放疗的单位,或患者腹壁过度肥胖,则可选用盆腔四野"盒式"照射。

（8）锁骨上野:锁骨上淋巴结常为晚期妇科恶性肿瘤淋巴转移部位,可作姑息性放疗。照射野上界于甲状软骨切迹水平,下界于锁骨下缘,外界于肱骨头内侧,内界沿气管缘。该区照射可达60Gy。亦可用钴-60 或高能 X 线照射40Gy后,改为电子线 20Gy。

（9）立体定向放射技术:即 X 刀、γ 刀技术。一些体积小、边界清楚,而周围组织需较少受量的肿瘤,可以采用此方法。X 刀、γ 刀并不像手术刀那样将肿瘤切除,而是将剂量集中于小的肿瘤病灶,以放射线将肿瘤细胞杀死。

此技术并不适用于妇科肿瘤的常规治疗。如宫颈癌早期,近距离治疗是方便、有效方法。中、晚期患者治疗靶区较大,立体定位技术不合适。但对某些情况如疗后小的复发灶是否有利,目前经验不多。

（10）适形治疗(Conformation therapy):又称三维治疗(3-D therapy),即适用于肿瘤形状的照射,由于肿瘤周围正常组织受量较小,可以提高肿瘤的剂量,从而有可能提高生存率及减少并发症。要达到此目的,治疗必需是三维的。它可以照射较大体积、形状不规则肿瘤。设计治疗计划与定向照射相似,需影像学协作,电脑计算。治疗采用多次分割照射。此种方法适应证较 X 刀、γ 刀广,从理论而言,某些妇科肿瘤情况可以考虑此方法,但经验不多。近年来,对宫颈癌、子宫内膜癌术后的辅助体外照射特别是有淋巴结转移者,此种放疗方法得到推崇。

（孔为民　孙建衡）

五、放射反应及并发症

放射反应指在放疗过程中或放疗结束后的近期出现的不适。通常看不到组织、器官的明显持续的病理改变。当出现放疗后组织器官病理改变,并产生相应的症状时,则为放疗后并发症。并发症的出现可在治疗结束后相当长的时间内出现。

（一）放疗反应

一般反应比较轻微,不需特别处理或经减少放疗剂量、相应对症处理即可恢复,不致影响放疗进程,反应明显者,可减少每日照射剂量或暂停放疗。

1. 周身反应　表现疲劳乏力、周身不适、困倦、纳差、头晕、头痛、恶心等,特别在放疗开始之初,易于出现,随着放疗进程可缓解或消失。可给予维生素类、促消化类及开胃药等对症处理,恶心明显及出现呕吐者,可予解痉、止吐药。

2. 皮肤反应　有干性反应(干性皮炎)及湿性反应(湿性皮炎)之分。

（1）干性反应:表现皮痒、脱屑,继之可有色素沉着,毛囊扩张等表现,特别以腹股沟部、外阴部较明显。一般不需特别处理,照射期间应保持皮肤干燥,皮痒可予薄荷淀粉皮肤局部用。

（2）湿性反应:早期可出现红斑,继之皮肤水肿,出现水疱,潮湿,有渗出,皮肤表面可糜烂等。在常规 X 线体外照射时期,皮肤湿性反应常见,当今高能 X 线及 ^{60}Coγ 线照射,一般不出现湿性反应。出现湿性反应,可暂停放疗,局部以 2% 甲紫涂于患处。

在照射期间,应保持照射野皮肤干燥,勿以温热刺激皮肤,并避免皮肤损伤,减少皮肤反应程度,以便放疗顺利进行。

3. 胃肠反应　可表现恶心、呕吐、肠鸣、腹内不适或腹痛,大便次数增多,稀便等。轻度胃肠反应可不予处理,亦可用复方维生素 B_1、B_6、甲氧氯普胺、颠茄类解痉剂服用。反应严重则可减少放疗剂量或暂停放疗及注意水、电解质和营养的补充。

4. 直肠反应　大便次数增多、里急后重、腹痛、黏液便,甚至黏液血便。多于腔内放疗数次后出现。肛诊时有触痛,直肠黏膜水肿,指套可带血。此时可予消炎,如口服盐酸小檗碱、磺胺类药物等;解痉,如颠茄类,复方樟脑酊、鸦片酊;严重直肠反应可暂停放疗,研究治疗方案是否需调整,腔内治疗时应考虑减少直肠受量的措施。

5. 膀胱反应　轻微反应可仅表现为尿频,明显反应则可出现尿急、尿痛。类似急性膀胱炎表现。疗中膀胱反应,肉眼血尿少见,但镜下可见红细胞。反应明显者可按膀胱炎处理,并可减少放疗剂量或暂停放疗。在施行腔内放疗时应注意减少膀胱受量。

6. 黏膜反应:照射早期,黏膜反应不明显,达到一定剂量后,黏膜可充血、水肿,外阴、尿道口上皮反应明显时,可有疼痛出现,黏膜表面可有白膜形成,系由坏死上皮细胞、淋巴、白细胞及渗出的纤维素所致。子宫颈癌放疗时,阴道上段、宫颈表面受量较高,一般均有明显放疗反应,除可致阴道排液增多外,无疼痛等不适,治疗过程需注意阴道冲洗。尿道口、外阴出现水肿、疼痛时可暂停放疗,局部予氢的油涂用。

7. 血细胞反应 放疗开始后,血象即可改变。首先是淋巴细胞及中性粒白细胞下降,但降至 $3×10^9/L$ 以下者不多。血小板下降出现较晚。红细胞最不敏感,当红细胞降低时,往往全血均低下,是骨髓受抑制表现。当白细胞<$3×10^9/L$,血小板降低达 $75×10^9/L$ 时,应暂停放疗。血象降低可予盐酸小檗胺(升白安)等口服,必要时应用粒细胞集落刺激因子。如出现严重贫血,可输成分血。此外,中药中亦有不少利于增加血象药物,如阿胶、龟板、黄精、鸡血藤、党参、太子参、丹参、黄芪、补骨脂、枸杞子、当归等。

在放射治疗过程中,注意营养、维生素的摄取,以及良好的心理状态,均有利减少放射反应。

8. 宫腔积液 特别在腔内治疗过程中及结束后由于颈管组织充血、水肿、渗出及颈管粘连、狭窄、萎缩,出现宫腔积液。在此基础上并发感染,出现宫腔积脓。宫腔积液不难发现,当检查发现子宫增大、变软,再经盆腔B超即可确诊。处理主要是保持颈管通畅,扩宫引流,必要时宫腔引流。当患者出现腹痛、发热,宫腔液体为脓性,白细胞升高,则可诊断为宫腔积脓,应予抗生素治疗,并依脓液培养及敏感度选择抗生素治疗。宫腔积脓时则不易进行宫内放疗。

9. 子宫穿孔 放射治疗中,子宫可充血、水肿,在行腔内操作时,可致子宫穿孔。特别有明显前、后倾位置的子宫,或颈管受肿瘤阻塞,以及有宫腔长期避孕环的患者,取环时,腔内操作有一定困难,加之用力不慎或经验不足,易于造成子宫穿孔。子宫穿孔不难发现,宫腔操作,如探宫腔深度,发现探针深度与临床子宫大小明显不符,探针深入有无底感觉,或放置宫腔容器,其深度与探针所示明显不符,此时即可明确子宫穿孔。穿孔当时患者可以无腹痛出现。发现穿孔应停止宫腔操作及腔内放疗。应密切观察患者,并取半坐位,必要时可予抗生素预防感染。子宫为肌性器官,一般由于上述操作所致穿孔,可自行闭合。

（二）放疗后的远期并发症

放疗所致的并发症常具有长期性、反复性的特点,影响患者的生活质量,甚至危及患者生命。并发症的发生及其严重程度受很多因素影响,如放射线的性质、剂量、分割、照射野的大小、受照射器官及个体差异等。

1. 妇科恶性肿瘤放疗后远期并发症评估原则 放疗后并发症虽然早已被大家认识,但是评估的标准不统一。有的学者将近、远期放射反应统归为一个标准。近些年来,综合治疗发展,有将放疗、化疗及手术治疗统一标准的趋向,但颇为复杂。通常妇科远期并发症一般分为三类,即轻(G_1)、中(G_2)、重(G_3)。其标准如下:

轻度(G_1):症状轻,可能会有某些功能轻度损伤。

中度(G_2):有明显症状及体征,可造成间歇性或持续性正常组织功能损伤。

重度(G_3):严重并发症,症状及体征危及患者生命或持久的、严重的组织器官损伤。

2. 妇科恶性肿瘤放疗后的主要并发症及处理

（1）放射性直肠炎

1）轻度(G_1):以少量便血为主要症状,直肠黏膜可充血或毛细血管扩张。轻度放射直肠炎,可不予处理,或给予维生素K及维生素服用。但应避免劳累及食用辛辣食物,保持大便通畅。

2）中度(G_2):有明显症状,大便次数增多,里急后重,血便或黏液血便,反复发作或持续时间较长,肠壁充血、水肿增厚,甚至有白膜可见,可有浅溃疡,肛指见触痛明显,指套触血。中度放射性直肠炎应积极处理。①止血:可口服止血剂,如维生素K,卡巴克络、酚磺乙胺、云南白药等。严重时可静脉用立止血、人纤维蛋白原;②止泻:可服用蒙脱石散、颠茄片、颠茄合剂、复方樟脑酊、鸦片酊等;③消炎:可选用肠道抗菌药,如左氧氟沙星、庆大霉素、甲硝唑等;④保留灌肠:氢氧化铝凝胶内可加入复方樟脑酊或鸦片酊保留灌肠,每日灌入 60ml;蒙脱石散 6g 加入 60ml 热水或米汤中;其他,如可用白芨粉、止血粉、橡皮粉等配伍做成灌肠液,其内可依患者具体情况加入肾上腺素,庆大霉素,泼尼松及止泻药,每次 60ml;⑤中药:常用以下药物辨证配伍,如白头翁、槐角、地榆炭、败酱草、仙鹤草、苡仁、当归、陈皮、尾莲、阿胶、双花、赤白芍等;⑥休息及少渣饮食。

3）重度(G_3):直肠阴道瘘、狭窄、梗阻。此时已无法保守治疗,需外科造瘘术。造瘘术应以横结肠永久性造瘘,乙状结肠由于在治疗野内,不宜做乙状结肠造瘘。还需注意,直肠阴道瘘的出现,可由于外科医师不了解妇科肿瘤放疗后直肠改变,而行不适当的活检,伤口不愈发展而成。

（2）放射性膀胱炎

1）轻度(G_1):常表现为突发性血尿,亦可伴有尿频、尿急,膀胱镜下可见黏膜苍白、变薄,膀胱容积缩小,小血管变脆,有时可见破裂的小血管出血。发生血尿时往往有诱因,如劳累、憋尿。可以不治自愈,亦可用止血剂,血尿量多时,可膀胱镜下电灼,激光止血。

2）中度(G_2):反复发作或持续性顽固性血尿,并伴有尿急、尿频、尿痛。反复出血,膀胱内凝血块可致尿潴留或压迫阻塞输尿管口引起输尿管梗阻。膀胱镜检查见膀胱容积小,膀胱挛缩,膀胱壁弹性消失,充血、水肿、糜烂、溃疡、坏死、血管扩张及出血等。此种情况应予积极处理,原则有:①保留尿管长期开放,维持膀胱空虚状态;②膀胱灌洗,避免膀胱内存有血块;③止血,可口服或注射止血剂(见直肠炎),并可在膀胱镜下电灼或激光止血;④消炎:使用尿路抗菌剂,如诺氟沙星、左氧氟沙星等;⑤中药:下述中药可辨证配伍使用,如甘草梢、仙鹤叶、木通、车前子、赤小豆、黄柏、白茅根、大小蓟、六一散、栀子等;⑥休息,多饮水。

3）重度(G_3):膀胱阴道瘘,往往在上述膀胱病变的基础上产生。无特殊有效的处理方法。膀胱造瘘解决漏尿问题并不理想,其他代膀胱手术对患者利弊难以估计。但经验表明,若漏尿问题即使不能解决,若自身护理得当,亦能获得长期生存。

（3）其他:下述一些并发症,虽亦较为常见,但无论从主观症状还是从客观指标,分度均较困难,本书不再行分度。

1）小肠:可表现为大便次数增多,肠鸣、腹泻、腹痛、易激惹、便血,肠黏膜充血。严重者可出现肠粘连、溃疡、狭窄、穿孔。体外照射剂量高,照射野面积大,以及术后照射易于出现小肠并发症。上述症状可予解痉药,如口服颠茄剂,肌注阿托品等。溃疡、狭窄、梗阻、穿孔则需外科手术处理。

2）阴道：可狭窄、缩短、黏膜变薄、苍白，黏膜下小血管扩张，性交困难及触血。少数患者阴道可闭锁。应注意疗后阴道冲洗，局部伤口愈合后，尽早行性生活；近年来，亦重视卵巢移位及疗后激素补充疗法的使用，使上述症状得以改善。

3）盆腔纤维化：目前无有效治疗方法。

4）下肢回流障碍：可由放疗后造成盆腔纤维化、血栓性静脉炎及淋巴管阻塞造成，表现为下肢不同程度的水肿。处理颇为困难，可卧床休息、抬高患肢、口服利尿药。近年来对血栓性静脉炎可用溶栓治疗，淋巴水肿亦有行淋巴管侧支吻合。中药有木瓜、牛膝、丝瓜络、鸡血藤、路路通、络石藤、苡米、泽泻、茯苓、赤芍、桃仁、当归、山甲珠等辨证配伍。

（孔为民　孙建衡）

六、综 合 治 疗

（一）概念

手术、放疗、化疗是妇科肿瘤治疗的基本方法，单一的治疗方法对一些妇科肿瘤虽然取得不错的效果，如子宫颈癌放疗各期总的 5 年生存率达到 40% ~ 60%，子宫颈癌 Ⅰ ~ ⅡA 期手术的 5 年生存率达到 80% ~ 90%；恶性滋养叶细胞化疗死亡率已由 90% 以上降低至 10%。但综合治疗被认为是肿瘤临床治疗的发展方向。如中国医学科学院肿瘤医院报告，子宫内膜癌 Ⅰ、Ⅱ 期单纯手术 5 年生存率分别为 83.1% 及 82.0%；单纯放疗为 62.5% 及 62.7%，而腔内全量放疗+子宫切除±体外照射为 96.5% 及 90.9%。而且阴道残端复发率及并发症均较低。1999 年后期美国曾连续发表了 5 篇有关子宫颈癌同期放化疗的报告，各期死亡风险降低了 30% ~ 50%，5 年生存率提高了 9% ~ 18%。综合治疗是当前肿瘤治疗的热点，运用颇为广泛。

综合治疗不是将所有的治疗方法相叠加。是指以患者的具体状况，肿瘤的病理类型，侵犯范围和发展趋势，有计划、合理地应用现有的治疗手段，以期较大幅度地提高治愈率，改善患者的生存质量。其核心意义有以下三点：

1. 综合治疗目的明确：即提高生存率，改善患者的生活质量。

2. 要有根据：即要以患者和肿瘤的具体情况作依据。

3. 方法要得当：要有计划性和合理性，应当有适应证。

（二）综合治疗的方式

1. 手术前的放疗

（1）术前腔内放疗：子宫颈癌术前放疗以腔内为主，目的在于缩小肿瘤体积，利于子宫旁及阴道旁的切除，获得切除满意的无瘤边缘，同时降低肿瘤细胞活性及减少术中播散，减少局部复发，提高生存率。术前腔内放疗多采用阴道容器，亦可应用组织间插植，给予肿瘤的消除剂量，一般肿瘤边缘或穹隆黏膜给予总量 20 ~ 30Gy，分 2 ~ 3 次完成，休息 2 周待肿瘤缩小后进行手术。章文华等报道 111 例 Ⅰ B 期和 Ⅱ A 期宫颈癌，术前辅助腔内放疗 74 例（66.7%），Ⅰ B2 期 40 例中 23 例源旁 1cm 剂量 ≥12Gy，其中 10 例（31.3%）剂量为 22 ~ 30Gy，2 周后行广泛子宫切除+盆腔

淋巴结清扫术，Ⅰ B2 期 5 年存活率为 90.7% 与 Ⅰ B1 期 89.1% 相近，认为术前辅助腔内放疗有助于存活率的提高。

国外有学者研究术前给予全量腔内放疗，达到较高的病理完全缓解率，从而获得较高的治愈率。Beskow 等报道 185 例宫颈癌（Ⅰ B 期 129 例和 Ⅱ A 期 56 例）术前腔内放疗，放疗后手术病理诊断无残存肿瘤率为 79%，其 5 年存活率为 95%，而有残存肿瘤的 5 年存活率仅为 46%。另外，通过术前全量局部（腔内）放疗可减小手术范围，Resbeut 等报道大部分患者仅需要做 Piver Ⅰ 类手术+淋巴结切除，即可达到满意疗效，且并发症发生率低。

（2）术前体外放疗：单纯腔内放疗对宫颈肿瘤体积过大者，消瘤时间过长，有延误病情之虑，可给予一定体外照射。周业琴等报道 38 例 Ⅰ B ~ Ⅱ B 期宫颈癌术前盆腔体外放疗 30 ~ 40Gy，加腔内放疗 12 ~ 18Gy，3 ~ 4 周后手术，3 年存活率 88.6%，较单纯手术及手术+术后放疗（73.3% 和 81.3%）有明显提高，且术前放疗组手术并发症无增加。

另外，淋巴结转移是宫颈癌重要预后因素，早期宫颈癌无淋巴结转移 5 年存活率 90%，有淋巴结转移下降至 50% 左右，通过手术前放疗可以减少淋巴结转移率。Morton 等报道 70 例 Ⅰ 期宫颈癌，手术组淋巴结转移率 23.7%，术前放疗+手术淋巴结转移率为 12.5%。同样，Parker 等观察 111 例 Ⅰ、Ⅱ 期宫颈癌，手术组淋巴结转移率分别为 16%、44%，144 例术前放疗+手术淋巴结转移率为 8%、28%。

2. 术中放疗（intraoperative radiation therapy, IORT） 术中放疗始于 20 世纪 60 年代，70 年代后多用加速器产生的 β 射线行术中照射。在术中将特制的限光筒置于手术野中，并推移或防护好正常组织，对所需照射部位（一般为切不净的肿瘤组织）进行一次性的直接照射。由于不同于常规照射，有关剂量，生物效应，并发症，疗效评价均存在问题。

3. 术后放疗 有助于清除手术可能残留病灶及有明显预后不良因素者术后盆腔照射，有利疗效的改善。对有明显的肿瘤残存病灶。利用适形调强技术，局部已能达到 60Gy 的剂量，减少了由于手术后的粘连、致严重并发症之虑。

（1）术后放疗指征：术后辅助放疗主要用于：

1）术后病理有高危因素者。NCCN 及 FIGO 指南均指出：淋巴结转移、宫旁浸润、切缘阳性是术后辅助放疗的指征，这些是被普遍认可的。局部肿瘤直径>4cm，浸润深度>15mm，脉管间隙受侵（lymph vascular space1 involvement, LVSI）作为中度危险因素，前二者行术后照射也是有理由的，但脉管间隙受侵存在争议。GOG 报道一项前瞻性研究结果，有中危因素的 Ⅰ b 期患者术后接受盆腔照射，其复发率为 15% 比术后不做任何治疗的 28% 有所降低（P = 0.008）。Samlal 等报道早期宫颈癌有中危因素者的 5 年无瘤生存率、无复发生存率均低于（无中危因素）肿瘤局限于宫颈者，分别为 89% 和 97%（P<0.05），86% 和 95%（P< 0.05）。Creasman 分析了 25 项关于脉管间隙受侵与宫颈癌预后的研究，仅有 3 项研究（12%）认为是宫颈癌预后相关的独立因素。因此，具有 LVSI 而考虑术后放疗受到质疑。

2）对术前未能估计到的情况,如以子宫肌瘤或宫颈CIN Ⅲ行子宫全切除术,术后病理发现为宫颈浸润癌,手术范围不够,术后应予补充放疗。又如手术发现有未切尽的肿瘤,如肿瘤与大血管粘连、中断手术或术后标本发现宫旁有肿瘤者,术后应予补充放疗。

3）其他情况,如切缘虽无肿瘤,但离肿瘤太近;也应考虑术后放疗。

上述1、2点如淋巴清扫或仅有一个淋巴结转移、单纯子宫切除后为ⅠA1患者,特别是年轻患者可不行术后照射。

(2) 术后放疗方法

1）近距离照射:适应于阴道残端有肿瘤或边缘离肿瘤太近。主要用腔内后装放疗(^{192}Ir、^{252}Cf)。阴道表面或离阴道容器内放射源10mm处的剂量,^{192}Ir 20~24Gy,^{252}Cf 20~24Gy。术后腔内放疗不能以A点作剂量参照点。

2）远距离照射:主要用^{60}Co及加速器高能X线完成,常规盆腔照射40~50Gy。有髂总淋巴结转移者放射野向上延伸,包括腹主动脉旁淋巴结区,采用延伸凸形野或多边形野,总剂量35~45Gy,若有未能切除的转移淋巴结适宜选择适形或调强放疗,这样可提高肿瘤剂量至60~70Gy。

3）近距离照射+远距离照射。术后照射依患者具体情况选用。若仅系探查手术,则按根治性放疗进行。

手术记录要求详细;手术中对可疑部位应留有标志;手术病理检查要全面、详细;要明确阳性病变的部位。如血管瘤栓是子宫壁内血管还是宫旁血管,淋巴结转移部位,数目等,均对手术后放疗的决策、方案的决定有重要意义。

(3) 术后照射的优缺点

1）优点:可根据手术情况,有的放矢进行治疗,弥补手术的不足,多数学者认为有助于疗效。

2）缺点:可使手术治疗的优点丧失,如加重阴道狭窄、缩短、性交困难,卵巢功能丧失等。

根治术后补加放疗并发症增加,特别是严重肠道并发症,如肠坏死、粘连、穿孔、梗阻、肠瘘增加,应引起大家重视;有时还可发生严重的膀胱出血、溃疡、瘘;输尿管狭窄、肾盂积水;盆腔纤维化;下肢水肿等,应治疗前向病人交代。

影响并发症的因素有:手术范围、照射野的面积及部位、剂量、照射方式、以往手术史、年龄、肥胖等。

预防严重并发症方法:①严把手术指征,尽量避免广泛手术后照射;②手术范围、照射范围及剂量大小与并发症直接有关。要减少术后并发症要么减少手术范围,要么减少照射范围或剂量。一般术后盆腔照射Dt 40~45Gy不致出现明显并发症。子宫广泛切除+盆腔淋巴清扫术后,剂量45Gy时的并发症发生率约25%,50Gy时则上升到40.5%。Piver对有主动脉旁淋巴结转移者行术后盆腔和主动脉旁区照射,60Gy/8周,肠道的并发症有61.9%,44~50Gy/5周为10%,有16.1%死于并发症而非癌复发。③为提高治疗效果需增加剂量时可缩野,或进行3-DCRT、IMRT。

手术后解剖发生了改变、瘢痕形成、局部血供改变,这些都降低了放射敏感性。

不少报道,当不适当的手术想以术后放疗来弥补时是不能够改善患者生存的。中国医学科学院报道的一组术后照射的病例(其中96.6%来之外院手术),3年生存率仅34.29%,5年生存率不过22.86%。而该院Ⅲ期宫颈癌的5年生存率已达56.5%。所以我们反复强调手术前的正确诊断、严格掌握手术指征,不要把由于手术不当而把改善预后的希望寄托于术后照射。

4. 放疗前化疗 亦属新辅助化疗,是手术前或放疗前应用全身静脉或经动脉化疗,也叫先期化疗。一般应用1~3个疗程,目的是减少肿瘤负荷和消灭微小转移灶。20世纪80年代中期首次报道了术前新辅助化疗治疗局部晚期宫颈癌,局部晚期宫颈癌指Ⅰ~Ⅱ期宫颈肿瘤直径≥4cm。

Sardi等对新辅助化疗的102例Ⅰb期宫颈癌进行7~9年随访,并取同期Ⅰb期宫颈癌作为对照,发现新辅助化疗对Ⅰb1期患者生存无明显影响,而Ⅰb2期患者经新辅助化疗能明显提高手术切除率,降低病理高危因素(宫旁侵犯、脉管间隙受侵及区域淋巴转移)发生率,从而提高生存率,降低局部复发率。

新辅助化疗常采用的方案有:PVB(顺铂、长春新碱、博来霉素),IP(异环磷酰胺、顺铂),近年来TP(紫杉醇、顺铂)应用较多,临床观察发现肿瘤消退明显,一个疗程大多数患者即可达到宫颈肿瘤缩小一半,2个疗程后有些患者无肉眼肿瘤可见。新辅助化疗总反应率60%~80%,甚至手术病理为阴性,肿瘤经化疗后完全消失。但是,新辅助化疗能否提高5年生存率还没有一致的意见。

5. 同步放化疗 同步放化疗主要是协同二者抗癌作用,同时提高放射治疗的敏感性。同步放化疗是近年来宫颈癌治疗的热点,多数报道提高了疗效(包括术后同步放化疗)。

由于采用单一放射治疗难以进一步提高子宫颈癌的疗效,因此,同步进行放疗和化疗的研究是近年来热门课题。1999~2000年美国新英格兰医学杂志、美国临床肿瘤杂志连续发表5篇由GOG、RTOG、SWOG主持的大型前瞻性随机对照的同步放化疗治疗子宫颈癌的临床研究,这5篇研究虽然在不同研究单位,采用不同放疗技术、剂量,但得出相同结果,即同步放化疗使宫颈癌的死亡风险下降30%~50%,总生存率提高9%~18%(表6-8-10)。基于这5项临床研究结果,NCI建议凡需要放射治疗的宫颈癌患者均应同步进行含有DDP的化疗。

表6-8-10 5篇前瞻性随机分组同步放化疗治疗子宫颈癌的报道

作者	中位随访(月)	无进展生存率%		总生存率%	
		对照组	研究组	对照组	研究组
Keys	36	63	79*	74	85*
Whitney	104	47	57*	43	55*
Rose	35	47	67* 64*	50	66* 67*
Morris	43	40	67*	58	73*
Peters	42	63	80*	71	81*

1981～2000 年所有发表的同步放化疗随机对照研究进行荟萃分析，病例数达到 4580 例，其中 2865～3611 例可评价下列指标，同步放化疗明显提高总生存率（风险比 0.71，$P<0.0001$）和肿瘤无进展生存率（风险比 0.61，$P<0.0001$），显著降低局部（风险比为 0.61，$P<0.0001$）和远处复发率（风险比为 0.57，$P<0.0001$）。

同步放化疗毒副作用：Kirwah 19 组资料荟萃分析 1766 例同步放化疗与单纯放疗比较：Ⅲ、Ⅳ级 WBC 下降增加 2 倍（OR 2.15，$P<0.001$），Ⅲ、Ⅳ级 PLT 下降增加 3 倍（OR 3.14，$P\approx0.005$），胃肠道反应增加 2 倍（OR 1.92，$P<0.001$），多数研究认为同步放化疗提高局部控制率，减少死亡危险，提高无瘤生存率及总生存率，但是近期毒副反应增加，治疗费用增加。

同步放化疗的化疗方案有：

1. 单药顺铂　30～50mg/m²/周×6 周。

2. 氟尿嘧啶+顺铂　5FU 600mg/m²，d1～4，DDP60～70mg/m²，d1，28 天重复，2～3 疗程。

3. 紫杉醇+顺铂周疗　紫杉醇 40～60mg/m²/周，顺铂 30～40mg/m²/周，共 6 周，此方案骨髓抑制比较严重，常常患者 3 周后需要应用粒细胞集落刺激因子支持，目前，紫杉醇用于宫颈癌的研究越来越多，体外实验证实紫杉醇具有明显的放射增敏作用，可使细胞中止于对放射敏感的 G_2/M 期。

（白　萍）

七、生活质量

目前，肿瘤治疗后的生活质量问题已提到与疗效同等的地位。对一种治疗方法的评价应包括治愈率和并发症情况，如果一种治疗方法的并发症十分严重，给患者带来新的痛苦甚至威胁生命，那么这种治疗方式则是不成功的。下面我们就对放疗对妇科恶性肿瘤患者生存质量的影响展开叙述。

（一）放疗对妇科恶性肿瘤患者生存质量的影响

1. 心理影响　这包括对放疗的片面认识和对放疗的恐惧心理。一些患者认为，肿瘤不能手术切除，才采用放疗，它不是第一线的、根治性的治疗。因此，患者都愿意手术切除病灶，以便完全清除癌的阴影。放疗的时间因素也可对患者产生影响。放疗需 2 个月左右的时间，而且不能在短时间就显示出治疗获得成功的结果；而手术仅需数小时，患者被告知肿瘤已经切除后可立即获得解脱。一些患者则将放疗叫做"烤电"，害怕人体组织被放疗"烤伤"。特别的是放疗产生的并发症如膀胱和直肠反应，加重了患者的恐惧心理。此外照射野内皮肤色素沉着等可使患者觉得自己失去了吸引力。这些心理问题严重影响了患者对放疗的依从性。

2. 放疗操作对患者的影响　体外远距离照射一般不会对患者产生影响，而腔内照射可引起患者较大的痛苦，尤其是患者局部肿瘤较大、患者年龄较大阴道、宫颈萎缩时，或者应用组织间插植时。

3. 放疗的并发症对患者生存质量的影响　放疗的一般并发症，包括消化道反应、骨髓抑制、放射性皮炎、放射性膀胱炎、宫腔积脓、放射性直肠炎、放射性小肠炎及盆腔纤维化等（参见相关章节），这些并发症导致患者不适，可严重影响患者生活质量。

放疗对患者卵巢功能和生育能力会产生影响。一般认为，卵巢接受 1000～2000cGy 的照射剂量即导致卵巢不可逆的损伤。常规照射剂量使得卵巢的功能完全丧失，并引起子宫的广泛纤维化。这种损害使得即使卵巢移位、卵巢功能正常时子宫也不能妊娠。因此，现有的包括盆腔外照射的放疗方法除了使卵巢功能丧失外，也使得患者终身丧失生育能力。

此外，放疗对患者性生活可产生影响。已经证明性功能损伤是妇科恶性肿瘤患者生命质量下降的主要因素。放疗后阴道的解剖及功能性改变如阴道黏膜变薄，阴道干燥、炎症、溃疡形成、纤维化使阴道壁失去弹性和阴道缩短甚至闭塞，可使患者性交时疼痛、性交出血、无性高潮等而不愿意进行性交；放疗后阴道出血和分泌物增多可持续数年甚至终身，这些会影响阴道性交。放疗所导致的呕吐、乏力、腹泻等副作用使性欲减低；放疗对卵巢的损害是永久和不可逆的。这些因素极大地影响了患者的性功能恢复，文献报道性生活障碍发生率达 66%～78%。

（二）对策

由于放疗对生命质量的影响主要由并发症引起，因此我们在进行日常的放疗工作时，对照射野的设计和每次的照射、施源器的放置和核对、照射剂量的计算等一定要细心、认真。此外，近年来人们在充分考虑到放疗原则（在靶区给予致死量的同时，尽量减少正常组织受量，从而减少并发症）的基础上对放疗方法和放疗方法进行了改进。这些措施有：不断完善传统的放疗方法，包括：强调近距离和远距离照射相结合的原则，使剂量分配更为合理；计算机控制的三维空间剂量学系统使腔内治疗更为精确；个体化治疗原则使并发症明显下降；对最适时间-剂量分割的探索，高线性能量传递射线的应用，适形调强放疗技术的广泛应用等。另外，不少学者强烈反对根治性手术与根治性放疗的叠加，认为并不提高生存率，但却使严重并发症的发病率增加。

放疗对妇科恶性肿瘤患者生存质量影响的具体对策措施有：

1. 心理疏导和治疗　医师应向患者及亲属解释治疗方式选择的依据及理由，告诉患者放疗的地位，尤其在宫颈癌中放疗的地位，使患者对治疗充满信心。告知患者单独放疗可以使不少宫颈癌患者和子宫内膜癌患者获得根治，放疗在各期宫颈癌治疗中的效果都不比手术差等常识。告诉患者放疗的原理，是通过放射线进行治疗，而不是热烤，治疗过程中患者不会产生"烤"的感觉。告知患者放疗的整个过程，让患者对其治疗心中有数。

2. 放疗操作过程中的注意事项　如上所述，放疗前应告知患者放疗的整个过程，让患者对其治疗心中有数。通过对患者的心理辅导，可减轻患者对放疗的恐惧心理。在近距离治疗时，操作要轻柔，在腔内治疗和组织间插植导致患者疼痛时，应考虑加用麻醉。

3. 积极处理放疗的一般并发症（参见相关章节）。

4. 放疗对患者卵巢功能和生育能力影响的处理对策

关于年轻患者保留卵巢功能的问题:卵巢功能状况是影响女性患者生活质量的重要因素之一。卵巢功能被破坏,可使患者的绝经时间提前,更年期症状表现突出;患者因雌激素水平的降低或消失,导致尿道、阴道干燥,阴道萎缩,影响其性生活,导致情绪变化;同时,还可导致骨质疏松、心脑血管疾病的发病率增高。保留卵巢功能可采取如下措施:在治疗癌症的过程中尽可能保留患者的卵巢及其功能。对于不能保留卵巢的患者,可采用激素补充治疗。研究发现,激素补充可治疗或改善患者的绝经期症状,减轻阴道黏膜的干燥、萎缩,提高患者的性生活质量。HRT 用于宫颈鳞癌患者的补充治疗目前没有争议,但某些激素依赖性肿瘤如子宫内膜腺癌、乳腺腺癌等应用时应慎重。

5. 提高妇科恶性肿瘤放疗患者性生活质量的途径

应针对影响妇科恶性肿瘤放疗患者性生活质量的因素分别进行处理:

(1)宫颈癌患者的性生活障碍,心理因素占很大原因,主要是对癌症的恐慌,使精神负担过重,难以产生性兴趣,因此对这些患者应进行心理疏导和心理治疗。黄秀凤等对宫颈癌术后患者进行个体化健康教育后,消除了患者的不良心理,生命质量和婚姻质量明显提高。

(2)药物和器具的应用:手术和放疗时注意尽量保留卵巢功能,卵巢功能已丧失的患者可能情况下予 HRT,特别是阴道局部给药,可改善阴道上皮的弹性。阴道干燥者叫使用润滑剂。应该鼓励患者阴道性交,这对防止放疗后阴道粘连闭锁有好处,必要时可使用阴道扩张器,但不主张以扩张器代替阴道内性交。Bergmark 认为向患者提供有关宫颈癌的相关知识,雌激素和阴道扩张器的应用,能减轻可能长期存在的性生活改变。Juraskova 建议增加、提供有关宫颈癌的性生活相关知识,支持和完善康复器具,并加强医护人员、患者及其配偶间的沟通。

总之,肿瘤患者的生活质量应成为广大妇科放疗工作者的一个理念。日常工作中对患者充分告知,进行心理疏导和治疗。放疗时细心治疗,严格执行操作常规。放疗过程中和放疗结束后注意观察和处理治疗的并发症,对患者的卵巢功能、生育功能、性生活质量予以关注。特别是,在制定综合治疗计划时,要尽量避免根治性治疗的叠加应用,避免过度治疗。此外,对现有放疗方法还需要不断研究改进,以达到最佳的治疗效果、最低的治疗并发症。

(孔为民)

第四节 妇科肿瘤的
其他治疗方法

众所周知,现代肿瘤的治疗主要是放射、手术和化学治疗三大治疗手段,近 50 年来,放射治疗在科技飞速发展时代有了巨大进展,手术技术也因先进的器械层出不穷,麻醉技术和手术前后处理的改进,使过去一些不能进行的手术成为可能。由于更有效的新化疗药物的出现,以及消除严重副作用的药物的效果,使化学治疗也更加完善,广泛地应用于几乎所有肿瘤的治疗。尽管如此,这些方法并没有完全解决肿瘤的治疗问题,还有不少的肿瘤我们无能为力,不能阻止复发和转移,特别是一些比较晚期的肿瘤,治疗效果也极差。所以,医学界不得不寻求、发展另一些治疗方法,如干细胞、免疫治疗、基因治疗、内分泌治疗、中医传统医学治疗、物理治疗如冷冻、激光、热疗以及电化学治疗肿瘤。尽管这些治疗方法还不够成熟,有些还在实验研究阶段,也还没有广泛应用于临床,但从一些临床病例的效果来看,这些治疗已显示出有希望的应用前景,相信经过进一步的研究和总结,可能会成为 21 世纪的重要肿瘤治疗方法。

这些方法在妇科肿瘤方面的应用有些已经比较普遍,有些方法还不成熟,还需要广泛地应用和积累更多的病例才能进一步说明治疗效果。因此,现重点仅就中西医结合、免疫、激光、冷冻、热疗和电化学治疗等作简单介绍。

一、中西医结合治疗

目前治疗恶性肿瘤的各种方法均有其适应证及限制性,正如郁仁存指出中医药与现代医学的治疗方法亦各具优缺点。中医药的优势正是现代医学的不足之处,现代医学的优点也是中医药治疗的薄弱环节。因此,中西医结合治疗,取长补短、提高疗效,是今后发展的必然趋势。由于中医强调辨病治疗与辨证治疗相结合,扶正治疗与抗癌祛邪治疗相结合,局部治疗与整体治疗相结合以及综合治疗与护理调养相结合,而且可与手术、放射、化疗和免疫治疗相配合治疗。这就全面地把恶性肿瘤患者看做一个整体来进行治疗,其结果在对肿瘤的控制、症状缓解和提高患者生活质量方面都有明显的效果。

就多数病例而言,中药治疗在明确诊断并确定临床期别之后进行,作为综合治疗的一部分,配合手术、放疗或化疗。其处方以扶正、理气、软坚、消导为主,血象降低时以补血、益气、温补肾阳为主,使其减轻治疗中的不良反应,顺利完成治疗和康复,以达到提高远期疗效的目的。对晚期病例则是控制癌瘤发展、改善症状和提高生活质量。

在江西宫颈癌高发区靖安县,杨学志报道,用中药锥切疗法治疗早期宫颈癌取得良好远期疗效,如能广泛应用则能有效地减少和控制晚期宫颈癌的发生,从而起到对宫颈癌一、二、三级预防和阻断的作用。

杨学志等以中药白砒、明矾、雄黄、没药制成的"三品"杆、饼贴于宫颈或插入颈管内,让药物均匀渗入宫颈组织,致使局部凝固、坏死、自溶而脱落而形成药物性圆锥,以后创面修复形成小而光滑的新宫颈,达到根治早期宫颈癌的目的。这是中药局部治疗早期妇科癌症成功的很好典范。

二、干细胞移植治疗

干细胞是指存在于个体发育过程中,具有长期(或无限)自我更新、并能分化产生某种(或多种)特殊细胞的生物学特性的原始细胞。

干细胞是个体的生长发育、组织器官的结构和功能的动态平衡以及损伤后的再生修复等生命现象发生的细胞学基础。

存在于生物体的不同发育阶段的干细胞,其自我更新和分化潜能有明显差异。

（1）全能干细胞（totipotent stem cell）：可以发育成完整的个体。

（2）多能干细胞（pluripotent stem cell）：具有产生个体中任何一种组织细胞的潜能，但不能发育成个体。

（3）专能干细胞（multipotent stem cell）或组织特异性干细胞：只能分化成某一种类型的细胞。

1. 干细胞的分类

（1）根据干细胞所处的发育阶段分为：胚胎干细胞（embryonic stem cell）、成体干细胞（adult stem cell）。

（2）根据干细胞的发育潜能分为：全能干细胞（totipotent stem cell）、多能干细胞（pluripotent stem cell）、专能干细胞（multipotent stem cell）、癌干细胞（cancer stem cell）。

2. 干细胞的形态学和生物化学特性

（1）形态学特征：细胞的体积较小，核/质比相对较大，细胞质中各种细胞器不够发达。

（2）生物化学特性：与其所存在的组织类型密切相关；与其分化程度有关。

（3）干细胞的增殖特征：

1）增殖的缓慢性：利于对特定的外界信号做出反应；减少基因发生突变的危险。

2）增殖系统的自稳定性：对称分裂（symmetry division）；不对称分裂（asymmetry division）。

3）干细胞的分化潜能：处于不同发育阶段的干细胞的分化潜能也不相同（图6-8-24）。

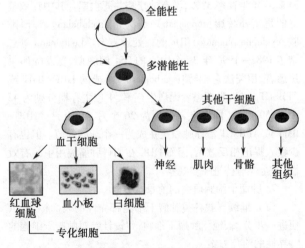

图 6-8-24　干细胞的分化潜能

分离自成体的干细胞仍有相当的可塑性，在适当的条件下可以表现出更广泛的分化能力，甚至实现跨胚层的分化（表6-8-11）。

3. 干细胞增殖与分化的调控

（1）外源性因素：分泌因子；膜整合蛋白介导的细胞间相互作用；整合素与细胞外基质。

（2）内源性因素：转录因子：如 Oct-4 和 Nanog；细胞内蛋白：如 Insc 蛋白；"时钟"因子。

4. 癌干细胞（cancer stem cell）　在白血病以及一些实体肿瘤中，只有一小部分肿瘤细胞具有无限的增殖能力，并

表 6-8-11　干细胞来源与分化

干细胞	来源	分化
胚胎干细胞	内细胞团或原始生殖细胞	各种类型细胞
造血干细胞	骨髓	血细胞、神经细胞
神经干细胞	脑	神经细胞、血细胞
间质干细胞	骨髓	肌肉、骨髓、脂肪
上皮干细胞	上皮	上皮组织

能够形成新的肿瘤。这些具有肿瘤形成能力的细胞被称为癌干细胞。

（1）癌干细胞的特性：具有肿瘤形成能力是癌干细胞的本质特征。

鉴定癌干细胞的方法：首先通过分子标志将肿瘤细胞悬液用流式细胞仪分选为若干亚群，然后移植到裸鼠体内观察其成瘤性，癌干细胞就存在于具有成瘤性的细胞亚群中。

白血病干细胞的分子标志：$CD34^+$、$CD38^-$、Thy^-。

乳腺癌干细胞的分子标志：LIN^-、ESA^+、$B38.1^+$、$CD44^+$、$CD24^{-/LOW}$。

（2）癌干细胞的起源：癌干细胞很可能由正常干细胞转化而来。

（3）癌干细胞研究对肿瘤治疗的启示：癌干细胞对传统的肿瘤治疗方法可能不敏感，可使癌症复发。癌干细胞是导致肿瘤耐药性的细胞。

（4）干细胞治疗：是将正常的干细胞或由其分化产生的功能细胞植入病变部位代偿病变细胞丧失的功能。干细胞提供了可用于移植的细胞。

HSC 移植治疗血液系统恶性疾病、先天性遗传病以及多发性和转移性恶性肿瘤疾病。

NSC 移植治疗帕金森症、小儿麻痹阿尔茨海默症、卒中、癫痫、脑外伤等。

肿瘤-较均质的细胞群体，20 世纪 50 年代提出-异质性-肿瘤干细胞，目前已证实有：白血病干细胞，乳腺癌干细胞，脑癌干细胞。

（5）干细胞的分裂特性：它们分裂时，一个子细胞分化成特定类型的细胞并最终停止分裂，而另一个仍保持干细胞的特性，以相同的途径再次分裂的能力。

（6）肿瘤的细胞来源：成熟分化的细胞去分化（de-differentiation）；机体或组织内本已存在的干细胞在特定的分化水平停止分化或分化失常（dys-differentiation）。

肿瘤的起源——肿瘤干细胞。肿瘤是在具有无限增殖和自我更新潜能的很少一部分细胞的驱动下发生的，这一部分恶性转化的靶细胞即是肿瘤干细胞（cancer stem cell）。

5. 肿瘤干细胞理论提出的意义　为肿瘤的治疗和发病机制的研究提供了新的视野，正常干细胞和其他细胞突变后成为肿瘤干细胞-导致肿瘤的发生。根治肿瘤——既要靶向性清除肿瘤干细胞，又不影响正常干细胞的存活。

干细胞修复组织和器官时警惕干细胞突变。

（1）肿瘤干细胞的特点

1）极强的自我复制更新能力，能够产生与上一代完全相同的子代细胞。

2）不断的分化能力，能够产生不同表型肿瘤细胞，并在体内形成新的肿瘤。

3）具有与非致瘤细胞不同的表面标志。

4）在肿瘤中的所占的比例较少。

（2）肿瘤干细胞分裂方式

1）不对称分裂，即一个肿瘤干细胞分裂产生的两个子代细胞中，一个总是进一步分化成肿瘤细胞群，另一个总是肿瘤干细胞，以维持干细胞的数量不变。

2）对称分裂，即一个肿瘤干细胞分裂成两个相同的子代细胞，然后随机决定其中一个仍为肿瘤干细胞，而另一个继续分化成为肿瘤细胞群。

肿瘤发生的干细胞学说：干细胞是一类具有自我更新能力和多向分化潜能的原始细胞。

恶性肿瘤进行性生长、转移和复发的特点与干细胞的基本特性十分相似。

推测肿瘤是干细胞分化增殖失调而产生的异常组织。

肿瘤干细胞的定义：是存在于肿瘤组织中的一小部分具有干细胞性质的细胞群体，它具有自我更新的能力，是形成不同分化程度肿瘤细胞和肿瘤不断扩大的源泉。

干细胞存在的证据：1967年——人白血病细胞——动物体内1%~4%的细胞形成脾集落-白血病干细胞（leukemia stem cell，LSC）——在体内不能评估这群细胞形成肿瘤的能力，研究停滞——20世纪90年代用小鼠（SCID）证实了这一假设。

（3）支持肿瘤干细胞理论

1）干细胞及肿瘤细胞均有连续不断的增殖。干细胞已具备自我更新的能力；而成熟细胞要转变为肿瘤细胞必须重新获得这一能力，相对不易。

2）肿瘤生成是一个长期的过程，不可能在短寿的细胞内发生。一个正常细胞转变为转化细胞至少要发生4~7次突变，这需要几年或是几十年的时间。

干细胞不断分裂的特征也增加了获得增殖错误的机会。

肿瘤细胞具有异质化的特性，即由一个克隆来源的肿瘤细胞在生长过程中，形成在侵袭能力，生长速度，分化程度，对抗癌药物的敏感性等方面有所不同的亚克隆。

（4）肿瘤干细胞的起源

1）起源于正常干细胞：干细胞已经具有自我更新能力，它的突变可以直接导致肿瘤的发生，而相对成熟的细胞必须重新获得自我更新能力才能形成肿瘤；其次干细胞可长期存活，而成熟细胞特别是有些器官（如皮肤和大肠）的成熟细胞不断的死亡和脱落，这就意味着只有干细胞在体内有足够的时间积累突变，诱发肿瘤。

2）起源于过渡细胞群：过渡细胞群细胞也有可能成为肿瘤突变的靶细胞，过渡细胞的突变可使其重新获得自我更新能力并诱导干细胞表面标记的表达，从而成为肿瘤干细胞。

肿瘤干细胞可逃避放疗和化疗药物的作用，是肿瘤耐药和复发的根源。

传统治疗的对象是肿瘤的整体，目前的治疗并未有效地攻击这些细胞。

许多化疗药物靶向正在分裂的细胞。但干细胞大多处于休眠状态，即处于有丝分裂的静止期，偶尔进行分裂。

肿瘤干细胞与其他肿瘤细胞对化疗药物的敏感性上存在着差异。

肿瘤治疗的新方向——靶向性清除肿瘤干细胞。

将治疗的重心转向肿瘤干细胞，在信号途径的研究中寻找新的诊治靶点是方向之一。

诱导分化亦是思路之一。设法改变微环境，诱导肿瘤细胞向正常细胞分化可以达到治疗的目的。

肿瘤干细胞与免疫：肿瘤的免疫逃避机制和肿瘤的免疫治疗一直是大家关注的一个热点，目前在白血病干细胞上已有一些报道。Costello RT等发现白血病干细胞（CD34$^+$CD38$^-$的AML细胞）上主要的免疫应答分子HLA-DR、LFA-3、CD80和CD86较CD34$^+$CD38$^+$白血病细胞表达降低，并且激发的异基因免疫应答更弱。

6. 干细胞治疗在妇科肿瘤的应用　大剂量化疗（HDC）和骨髓移植（BMT）或自体外周血干细胞移植（APBSCT）具有造血重建和免疫重建功能，提高了卵巢癌治疗缓解率，延长了生存期。

Donato等报道了用大剂量化疗、自体干细胞移植支持治疗96例中晚期卵巢癌患者，完全缓解43%，部分缓解34%，6年生存率38%，没有治疗相关死亡率。其中疗效最好的是拓扑替康（topotecan）、美法仑（melphalan）、环磷酰胺（cyclophosphamide）组成的预处理方案。Ledermann等总结了1982~1996年39个中心的254例晚期、复发的卵巢癌患者，用美法仑、卡铂（carboplatin）组成的HDC+BMT或APBSCT治疗，Ⅲ期患者无病生存率、中位生存期分别为42个月、59个月，Ⅳ期患者分别为26个月、40个月。HDC+BMT或APBSCT治疗肿瘤正在成为一个新的领域。但也有少数人提出相反意见，因而HDC在妇科肿瘤应用中的有效性，安全性有待进一步观察。

7. 肿瘤干细胞研究的前景及方向

（1）继续寻找各类肿瘤干细胞特异性的表面标记，以便进一步分离、纯化肿瘤干细胞，并设计针对肿瘤干细胞的特异性的治疗方案。

（2）进一步阐明正常干细胞生理和肿瘤干细胞病理生理功能的分子调控途径以及导致成肿瘤干细胞生成的分子机制，以便找到新的治疗靶点。

（3）进一步研究肿瘤细胞群体的异质性并设计综合性的治疗方案。

（4）肿瘤干细胞是否在各种组织中均存在，其基因表达上的差异如何。

（5）肿瘤干细胞是否是肿瘤发生的普遍机制。

（6）寻找机体微环境内诱导肿瘤干细胞分化的物质是亟待解决的问题。而诱导干细胞分化的化学药物的毒副作用、药物耐受等亦有待于研究。

三、免疫治疗与基因治疗

（一）免疫治疗

17 世纪,我国医学家创造性地发明了人痘苗,100 年之后,英国医师 Jenner 发明了牛痘苗,广泛应用于人类。19 世纪末,法国 Pasteur 发明了减毒细菌疫苗,奠定了现代免疫疫苗的基础。近年来,肿瘤免疫学者应用分子生物学,细胞生物学,肿瘤免疫学及遗传工程学等的理论和技术的发展,在肿瘤免疫治疗方面取得新进展。肿瘤免疫治疗主要分为二大类,即特异性免疫治疗(表 6-8-12)及非特异性免疫治疗(表 6-8-13)。非特异性免疫治疗制剂又分为 2 类,一类能刺激或改善机体肿瘤免疫防御系统的化学分子及生物活性分子,属于免疫调变剂,能提高造血细胞功能、激活和增强机体抗肿瘤生长或转移的免疫反应,如 BCG,香菇多糖,胸腺肽,转移因子等。另一类为具有直接杀伤肿瘤细胞的免疫活性细胞如杀伤细胞(LAK 细胞)和 CD3 杀伤细胞(CD3AK 细胞)。

表 6-8-12 肿瘤特异性免疫治疗

肿瘤特异性免疫治疗主动免疫法
1. 活癌细胞
2. 灭活癌细胞(经放射线,冻结溶解处理)
3. 抗原修饰癌细胞(化学修饰,病毒感染,融合细胞等)
4. 癌细胞提取物、肿瘤细胞抗原,致癌基因等
5. 加免疫佐剂

细胞工程强化主动免疫
1. 细胞因子(淋巴因子,单核细胞因子)
2. 抗 T 细胞亚群单克隆抗体

被动免疫法
1. 抗癌细胞抗体(异种、同种、免疫血清)
2. 抗癌单克隆抗体

淋巴细胞
1. 同种癌患者获得的淋巴细胞,癌细胞免疫的同种淋巴细胞
2. 特异性杀伤细胞克隆
3. 特异性致敏的淋巴细胞提取物

表 6-8-13 肿瘤非特异性免疫治疗

免疫刺激剂
1. 细菌菌体成分(BCG OK432 等)
2. 植物多形体(PSK SPG 等)
3. 合成物质
4. 胸腺因子、胸腺提取物

细胞因子(淋巴因子、单核细胞因子等)

效应细胞
1. PHA 活化的自身淋巴细胞
2. NK 细胞(克隆或 MLC)
3. LAK 细胞(淋巴因子激活的杀伤细胞)
4. CD3AK 细胞(CD3 单抗激活的杀伤细胞)

20 世纪 60 年代,提出肿瘤抗原概念,为人肿瘤疫苗的研究开辟了新思路,不仅利用肿瘤特异抗原,也可利用肿瘤相关抗原(TAA)及肿瘤相关分化抗原(TADA)制成肿瘤疫苗,而且可以产生交叉免疫力。Ioannides 制备了病毒性肿瘤溶解产物(viral oncolysat)作为卵巢癌疫苗,免疫患者后可以诱发 T 细胞抗肿瘤反应明显增强,Mobus 用细胞疫苗进行卵巢免疫治疗,取得 48.7% 完全缓解效果。

北京医科大学人民医院妇科肿瘤中心钱和年用自制卵巢浆液性乳头腺癌单抗 COC183B2 以 ^{131}I 标记后对卵巢癌患者进行放射免疫显像,显像组生存率明显高于未显像组,可能与抗体诱导产生独特型抗体有关。该中心还成功地制备了人卵巢癌抗独特型抗体。并证明该抗体能诱导抗卵巢癌体液免疫和细胞反应,为卵巢癌今后应用免疫诊断及治疗提供了广阔应用前景。

过继细胞免疫治疗和 LAK/IL2 治疗近年有很好的发展,Rosenberg 在放疗和化疗无效的晚期患者中使用有效率为 50% 以上。在卵巢癌晚期患者可经腹注射 LAK/IL2,效果明显。宫颈癌细胞对 LAK 细胞也很敏感。另外,肿瘤浸润淋巴细胞 TIL 对卵巢上皮癌手术后化疗不敏感患者治疗也有较好临床疗效。

（二）基因治疗

关于基因治疗,即是把一个有正常功能的基因导入患者的细胞、以取代突变基因或通过基因调控方法,有目的地抑制异常基因表达或重新开启已关闭的基因,用于纠正遗传缺陷或使细胞获得某种新的特性,从而达到治疗疾病的目的。要做到准确的基因替代,必须首先分离鉴定与疾病有关的基因,然后把目的基因导入靶细胞。肿瘤的基因治疗原则上要做到以下几点:

(1) 使正常免疫功能增强。
(2) 特异性导向杀伤。
(3) 抑制癌基因或病毒基因的表达。
(4) 导入抑癌基因,抑制肿瘤的恶性表型。
(5) 保护正常组织不受化疗药物的毒性损害。
(6) 导入一个标志基因用以研究肿瘤的生物学特性。

近年来少数病例在临床上的基因治疗取得了令人鼓舞的成功,但还有很多问题需要进一步解决,否则还不能进一步用于临床。目前肿瘤基因治疗面临的问题主要是在于基因转移的技术手段还不够理想,如要求将基因能准确地高效率地转移到靶细胞,不仅要转移到特定细胞内,准确地说应该将遗传物质转移到细胞核、甚至要求到达 DNA 上的某一特定位点,而目前临床使用的 3 种载体即:逆转录病毒载体、腺病毒和脂病毒载体都还不可能达到这一点。而转移的不准确,不但不能抑癌,还有激活癌基因的危险。另外,基因治疗还有关医学伦理学问题,反对基因治疗主要对性细胞而言,对肿瘤治疗已被接受,但治疗对象均为晚期其他治疗方法无效的病例,用这样的治疗对象来评价基因治疗是否科学? 能否选择一些早期病例如同选择手术、放疗来同样进行基因治疗,是否能更好评价基因治疗效果,从而促进基因治疗的开展,这是否也合乎医学伦理问题? 还需进一步讨论。

四、冷冻治疗

冷冻治疗肿瘤应用已久，但直至1961年Cooper以液氮作为制冷源和可控制液氮冷冻机后，低温治疗肿瘤才得以迅速发展。冷冻引起细胞死亡的机制可能是：①细胞内冰晶形成；②细胞脱水皱缩；③细胞电解质毒性浓缩和pH改变；④细胞膜脂蛋白变性；⑤血流淤积和血栓形成。特别是反复地快速冷冻、缓慢自然溶解，可使冷冻区产生最大限度的凝固性坏死。

冷冻较广泛地用于表浅或易于直接接触部位的肿瘤。也可在手术中进行冷冻治疗。妇科肿瘤应用较多的是治疗子宫颈病变，子宫颈非典型增生、原位癌和Ⅰa期宫颈癌等，可取得满意效果。对Ⅰb期以上宫颈癌不宜选用。对晚期宫颈癌则仅作为姑息治疗。也可用于外阴癌的治疗。

冷冻治疗比较安全，简便而无痛，禁忌证少。对复发肿瘤可作为综合治疗方法之一。但冷冻治疗仅为局部，是否可改进为插入或多冷冻头对肿瘤局部更快速降温和扩大冷冻范围？是否在术前能测知肿瘤对冷冻的敏感性或在冷冻治疗后是否提高对化疗或放疗的敏感性？可否用于晚期肿瘤局部止痛或在B超引导下穿刺进入腹、盆腔内冷冻治疗肿瘤？这些问题都有待于进一步探讨研究，使冷冻技术在肿瘤治疗中发挥更大的作用。

五、激光治疗

1960年，Maiman制成世界上第一台激光机后，首先应用激光的领域之一就是医学，到20世纪80年代激光技术和医学相结合，形成了激光医学（laser medicine）。应用激光技术研究、诊断和治疗肿瘤，是激光医学的进一步发展，并逐渐形成激光学和肿瘤学相结合的一门分支科学——激光肿瘤学（laser oncology）。

激光对肿瘤的治疗，迄今已用了红宝石（ruby）激光、钕玻璃激光（Nd∶glass）和掺钕铝石榴石（Nd∶YAG）激光等固体激光，二氧化碳（CO_2）激光、氩离子（Ar^+）激光、氪离子（Kr^+）激光、氮（N_2）激光、氦镉（He-Cd）激光和氦氖（He-Ne）激光等气体激光等多种医用激光，经历了从脉冲激光到连续激光，从治疗体表肿瘤到内镜治疗内腔肿瘤，从用激光热效应治疗到用其光化效应治疗的历程。

激光治疗肿瘤的基本原理，是以激光的特性和生物组织在吸收激光能量后所发生的一些生物效应，其主要为光致发热效应，光致压强效应，光致发光效应，光的电场效应和光致刺激效应。治疗肿瘤以发热和化学效应是激光治疗肿瘤的生物物理学基础和依据。

光致发热效应（photoheat effect）系指生物组织吸收外界光能以后，也以光能形式向外释放能量的过程。即以吸收光能而转变为热能的过程，生物组织既是换能器，又是受热器。其转换生热能力的大小，与激光波长、功率密度有关，又与组织本身含水量、血流量有关。当致热温度达55～60℃时，在10秒钟内凝固坏死，造成不可逆转损伤。当热致组织温度超过100℃时，含水分的组织液沸腾，水蒸气冲破细胞跑出即"汽化"当温度至300～400℃时，立刻发生该组织的干性坏死，呈棕黑色称为炭化；当温度超过530℃

时发生燃烧，临床上可见白色烟雾，故称气化治疗。

首先应用治癌的是脉冲式红宝石激光器，Goldman用于治疗人黑色素瘤。Mc Guff以激光治疗加用X线后提高治疗率。Helsper用激光治疗加^{60}Co治疗乳腺癌皮肤转移效果比单用激光或^{60}Co都更好。Minton用红宝石激光加环磷酰胺联合治疗肿瘤比单独化疗好。但Riggle认为激光治疗可因癌细胞受强激光压而进入血管或淋巴管，可能引起术中转移，此后对激光治疗癌症处于低潮。但在Patel发明CO_2激光器并于20世纪70年代初应用于肿瘤临床后，激光治疗肿瘤又开始活跃起来。Stellar首次用CO_2激光做脑瘤手术，以后孙振权、上海华山医院用CO_2激光作体表和脑肿瘤均获得成功，励世晟总结全国13单位CO_2激光治肿瘤已常规用于临床体表、浅腔和脑部肿瘤，由于连续激光避免了强脉冲激光的缺点，从此激光治疗癌症被广泛接受。

虽然Geusic等于1964年就研制成功Nd∶YAG激光，但效果不如CO_2激光，直至20世纪70年代初，Nath研制成功可进入内腔镜的光导纤维后，Nd∶YAG激光腔内治疗癌症才得到广泛应用。

以上均为热效应的治疗作用，而由光敏剂和分子氧参与下由光引起的化学反应导致肿瘤细胞的破坏称为光动力学治疗（photodynamic therapy，PDT）。20世纪80年代采用结晶血卟啉衍生物（hematoporphyrin derivative，HPD）作光敏剂，再用氩离子激光经光导纤维进入腔内治疗肿瘤，包括阴道原发癌、宫颈原位癌取得良好效果，并发现PDT与阿霉素有很好的协同增效作用。

激光治疗妇科肿瘤多用于外阴、尿道及阴道，对宫颈上皮内肿瘤及早期癌（0～Ⅰa）行激光锥切效果良好。并可在开腹手术或宫腔镜手术中以CO_2或Nd∶YAG激光治疗子宫肌瘤、息肉或行其他宫腔手术。对外阴、阴道复发癌可用激光配合化疗或放疗起到良好的姑息作用。Chevinsky报道用CO_2激光在切割或气化腹腔内复发癌症，且治疗深度可以控制，出血少，时间短，可以起到缓解症状、延长生存期的良好姑息作用。

最后，激光虽然已经成为治疗癌症的一种手段，但也有其局限性。因此采用综合治疗。发挥各种治疗技术的长处，以弥补单一方法的不足。如：CO_2激光+Nd∶YAG激光用于内脏实质性肿瘤；氩离子（Ar^+）激光+PDT治疗腔内清除残余癌灶较好；PDT+化疗是高效的局部治疗联合全身治疗，可以减少复发率。PDT+放疗可减少残存癌细胞。PDT+单克隆抗体导向治疗是今后光动力学治疗的方向。由于激光肿瘤学作为一门新的分支科学为时尚短，还有许多方面需要研究探索，但它具有一些独特的优点，随着医学科技的飞速发展，可望在不久将来在肿瘤治疗上将会有更广泛的应用前景。

六、热　疗

肿瘤热疗（hyperthermia）或称加温治疗、温热治癌或高温治癌，是以加热方法治疗肿瘤。Busch首先报道因感染丹毒高热40℃以上，数日后面部肿瘤消退的病例。于是Coley用反复接种链球菌、丹毒等细菌毒素诱发患者高热38～42℃，治疗癌症患者取得惊人效果。直到20世纪60

年代,Lahman 和 Guy 对电磁波热疗加热技术进行了系统研究,70 年代由于多学科介入,发展了各种有效的加热手段,取得明显治疗效果,逐渐形成了现代肿瘤热疗学。我国目前 300 多大、中型医院开展了肿瘤热疗工作,全国肿瘤热疗学术会议已召开了六次,并组织召开了 2 次国际肿瘤热疗会议。我国在膀胱癌、食管癌、宫颈癌和肝癌以及腔内加温、测温技术等方面已达到国际先进水平。

（一）热疗治癌的机制

热疗治癌的分子效应是引起细胞大分子变化,诱发蛋白结构的改变,细胞膜的流动性和通透性发生改变,癌细胞线粒体及膜上酶复合体破坏,失去功能,瘤细胞死亡。高温还使 RNA、DNA 和蛋白质合成受阻,细胞丧失增殖能力,瘤细胞内 pH 降低。促进肿瘤细胞死亡和自我消化。高温可使肿瘤内淤血、缺氧和内呼吸抑制,使瘤细胞加速死亡。高温条件下的病理变化可见细胞溶酶体大量增加,线粒体破坏,多聚核蛋白体解聚,数小时内细胞出现空泡,膜破坏,1~2 天后发生变性、坏死。

为什么肿瘤组织细胞加热后比正常组织细胞更加容易受到伤害?因为正常组织受热后血管扩张而散热,而肿瘤内新生血管对热不起反应,血流变化小(即关闭血流),成为一个储热器,使肿瘤内温度升高,造成损害直至死亡。

肿瘤热疗的加温方法与技术,其目的是利用各种物理能量,使人体组织温度上升至有效治疗温度区域(41℃以上)并维持一定时间,达到既杀死癌细胞又不致损伤正常组织。加温的方法有以下几种:①微波加温;②射频加温;③超声波加温;④腔内热疗。微波、射频或超声,利用腔内加热辐射器送入体腔或直接插入,定位于肿瘤区域进行加热。还可用于射频、微波、热籽、热水进行组织间加热技术。

测温技术可采用侵入式(测温探头)。无损测温则应用 CT、MRT、微波影像辐射计法。

（二）宫颈癌的加温治疗

多用微波经阴道加温,采用不同形状、大小的外型辐射器,最好与放疗或化疗联合应用,其疗效优于单纯放疗或化疗。李瑞英报道腔内高温合并外照射治疗 40 例,3 年生存率高于单纯放疗组,而且放疗反应明显减少,且无严重放疗并发症,尤以Ⅲ期病例更明显。郝德治报道加热后放疗 68 例宫颈癌,可提高疗效,减少放射量 1/3,提高生存质量和提高手术切除率。Shimm 报道对宫颈癌放疗加热疗时,温度<42.5℃,CR 为 28%;≥45℃,CR 为 69%,但同时并发症也增加。

因此,可以看出加温放射治疗明显优于单纯放疗,这是因为抗放射细胞对高温敏感,肿瘤内环境(血运差,pH 低等)使癌细胞更易受热损伤。而高温对细胞膜影响更大,放射线主要作用于细胞核,因此起到取长补短的互补作用。

20 年来,肿瘤热疗的基础研究和临床应用已取得很大成绩,但要稳定提高疗效,还有一些问题需进一步研究解决,即如何迅速、准确、均匀提高治疗部位温度,而且保持恒定一段时间;如何测定该部位一定范围已达到并恒定在这一温度范围;对各种肿瘤的最佳致死温度及与放疗、化疗配合应用方案。我们期望新的加热、测温技术的发展,以及更多的热疗与化疗、热疗与放疗、热疗与放疗加化疗或手术

等临床经验总结,我们相信,肿瘤热疗将会成为肿瘤治疗中的一种重要治疗手段。

七、电化学治疗

电化学治疗恶性肿瘤已有 45 年历史,Nordenstrom 认为,人体中一种特异性连接血流和间质组织液的"电路",称为血管-间质闭合电路(VICC),可利用单相直流电使 VICC 系统成为非生理性激活,使局部组织结构发生特殊化学反应,造成肿瘤生存的不利条件,使肿瘤细胞发生核固缩、细胞膜崩溃、线粒体消失、核蛋白凝固、坏死,从而导致整个细胞死亡。这就是电化学治疗恶性肿瘤的基础。他根据该理论用电化学治疗肺癌取得良好效果,由于电化学治疗技术易于掌握,安全有效,所以 10 余年来在各地很快开展电化学治疗恶性肿瘤。

北京中日友好医院引用电化学治疗恶性肿瘤 11 年,治疗各类肿瘤患者 200 余人,并为推广此方法,培训医师 500 多名。已有 2000 余名肿瘤患者接受了电化学治疗,取得可喜效果。

电化学治疗的适应证选择体表肿瘤或内脏肿瘤均可,也可通过内镜进行,具体操作采用直流电治疗仪及电极针插入肿瘤或在 B 超引导下插入。根据肿瘤大小决定中心(阳极)及周边(阴极)的插针数,通常使用电压为 6~8~10mV,电流 30~100mA,治疗时间 2~3 小时,总电量 300~1000C 左右。应用时可给局部麻醉,最好配合局部或全身注射治疗药物效果更好。

电化学治疗在妇科肿瘤中的应用如下:

(1) 中晚期子宫颈癌(包括残端癌):根据局部肿瘤大小插入 1 根阳极针,2~3 根阴极针,给以每 1cm³ 瘤体 100C 电量,电压 6~10mV,电流量 30~100mA,2~4 小时,约 20~30 分钟/100C。治疗后 3 天坏死组织脱落,2 周后脱落干净。逐渐愈合。

广西医科大学唐步坚报道电化学加放疗或手术治疗 66 例Ⅱb~Ⅳa 宫颈癌总有效率为 92.4%,明显优于单纯放疗组。同样方法治疗外阴癌或阴道癌,在硬膜外麻醉下施行。取得很好疗效。

(2) 如晚期卵巢癌或子宫内膜癌已无法切除或肿大淋巴结不能切除时也可在开腹后采用此法,按以上原则布针,尽量将阴、阳电极置于同一平面,即电场完全覆盖肿瘤区域。使电极平行排列效果更好。

电化学治疗是局部治疗,治疗时必须在肿瘤部位布针,电场范围达到才能有效。如有远处转移、肿瘤过大或广泛浸润的肿瘤效果较差。因此,晚期患者最好配合放疗或化疗或中医中药及免疫治疗。今后通过更大范围的病例治疗观察,将会总结更多临床应用经验,使电化学治疗恶性肿瘤更加成熟、完善,成为肿瘤治疗的另一有效方法。

八、高强度聚焦超声治疗

高强度聚焦超声可将低能量的超声波准确聚焦于靶组织,其产生的热效应、空化效应、机械效应和超声生化等效应,使肿瘤组织凝固性坏死,瞬态失去增殖、浸润和转移的能力,最终使病变组织变性、促进组织重建和微循环改善而

达到治疗目的。高强度聚焦超声目前已被应用于子宫肌瘤及外阴白斑病等的治疗。射频消融治疗被应用于卵巢癌肝转移的治疗。

（曹泽毅 霍苓 郑文）

第五节 妇科晚期恶性肿瘤的处理

对晚期癌症患者，医务工作者要尽最大努力减轻其痛苦，提高生活质量。有关各种癌症的诊断、治疗等，皆在有关章节叙述，本节仅介绍晚期妇科恶性肿瘤大出血、疼痛的治疗及动脉化疗栓塞术。

一、妇科晚期恶性肿瘤大出血

大出血为晚期妇科恶性肿瘤的严重并发症之一，大出血出自肿瘤本身者多系瘤组织破溃，如子宫颈癌破溃，或恶性滋养细胞肿瘤或其转移灶破溃。处理妇科恶性肿瘤大出血的原则是：迅速止血和输血。常用的止血方法有外科止血和介入止血术。

（一）填塞压迫止血

宫颈癌、绒癌、阴道癌，加用止血剂。

（二）介入止血术

肿瘤所致出血，是由于肿瘤侵蚀周围脏器血管导致出血，大多数是动脉性出血，但有时如果肿瘤侵蚀了周围的大静脉，也可以出现静脉大出血。因此治疗前首先要明确出血的血管，最好的方法是血管造影，既可以诊断同时可以介入止血治疗。当出血量大，动脉造影没有发现明确的出血灶时，应该行髂静脉造影，除外静脉出血。

介入止血，多数情况下可以作为主要止血手段，具有微创、高效、安全等优点，有时也可作为外科止血的辅助手段，比如用球囊导管暂时阻断腹主动脉，为外科止血争取宝贵时间。当无法用介入方法直接进行止血时，也可采用这种方法。

介入止血术主要有两种：血管栓塞术和自膨式血管覆膜支架成形术。由于动脉压力高，肿瘤侵蚀小动脉临床上即可出现大出血，侵蚀小静脉一般不会引起大出血。小动脉出血多用动脉栓塞术，大动脉、大静脉出血多用血管覆膜支架成形术。

1. 动脉栓塞术（transcatheter arterial embolization，TAE）动脉栓塞术在妇科恶性肿瘤治疗中主要用于：①阻断肿瘤血供，导致肿瘤坏死；②控制肿瘤破裂出血；③妇科肿瘤术前栓塞，减少术中出血；④如果栓塞剂中混有化疗药物——即动脉化疗栓塞术（transcatheter arterial chemoembolization，TACE）还有缓释药物作用，增加肿瘤细胞暴露于高浓度化疗药物的时间。动脉栓塞术也可以用于妇科良性疾病，如子宫肌瘤，异位妊娠大出血等。

动脉栓塞止血术操作方法：患者平卧位，右侧腹股沟常规消毒、铺巾，局麻后，采用 Seldinger 技术行股动脉穿刺，置入 4F 或 5F 导管，在 X 线透视下，用导丝导引将导管置于靶血管进行造影。血管造影如果看到血管某处造影剂渗漏，便可明确出血部位。此时选择合适的栓塞剂封堵出血血管，达到止血目的。

栓塞剂分类及选择：从性状分为液体栓塞剂（无水酒精，碘油等）和固体栓塞剂［明胶海绵，NBCA 组织胶，聚乙烯醇颗粒（PVA 颗粒），弹簧圈等］；从栓塞效果分为中短效栓塞剂（明胶海绵）和长效栓塞剂（PVA 颗粒，弹簧圈等）。栓塞剂的选择主要根据治疗目的、靶血管供血范围、侧支循环、血管粗细等因素综合而定。盆腔小动脉出血多采用明胶海绵，NBCA 组织胶或微弹簧圈进行栓塞。

盆腔动脉栓塞注意事项：①由于盆腔存在非常丰富的血管网，出血部位栓塞时要注意有无侧支血供问题，不仅要行双侧髂内外动脉造影，有时还要行肠系膜下动脉、骶正中动脉、肾动脉、腰动脉造影。比如子宫出血，常常需要双侧子宫动脉栓塞。②微弹簧圈栓塞时，务必超超选择至出血动脉的出血部位进行栓塞；如能超选到出血部位远端，最好栓塞出血部位远端和近端，以免只栓塞近端，远端血逆流再次出血，达不到止血目的。

盆腔动脉栓塞术的并发症：包括介入操作技术并发症及血管栓塞后并发症。

（1）介入操作技术引起的并发症

1）穿刺部位血肿或出血：为血管介入治疗较常见的并发症，小血肿表现为穿刺部位的皮下肿胀、胀痛不适，可自行吸收；较大血肿可压迫附近动静脉，引起髂静脉、膀胱或股神经的压迫症状，并有继发血栓形成的可能。出血多时甚至引起休克而危及生命。

2）血管痉挛：导丝、导管反复刺激血管或在血管内停留时间过长，以及多次穿刺、导管过粗、血管本身病变都可能引起血管痉挛，导致远端组织缺血，而内膜本身也会因缺血发生变性，从而继发血管内血栓形成。

3）血管损伤：多发生于暴力操作、技术不熟练，或穿刺部位动脉壁炎症、动脉硬化等，可造成内膜损伤引起血管狭窄和闭塞，使插管失败，或动脉壁撕裂形成假性动脉瘤。对进行性加重的假性动脉瘤，可在彩超定位下，穿刺血肿腔，向血肿腔内注入稀释的凝血酶（凝血酶 100～200U/ml），可使血肿腔内血液迅速凝固，阻止血肿腔进一步扩大，同时血肿部位加压包扎。

4）器械意外：主要由于导管打结、导管及导丝断裂。

（2）盆腔血管栓塞后并发症

1）栓塞后综合征：疼痛，发热，恶心、呕吐，乏力、疲倦、厌食等。

2）阴道不规则出血、阴道分泌物增多、宫腔感染等。

3）短暂性停经或永久性闭经：由于子宫内膜的损伤导致子宫性闭经和由于卵巢的损伤导致卵巢性闭经。多发生在子宫肌瘤和腺肌病患者。根据文献报道栓塞后出现永久性闭经的发生率为 1%～2%，>45 岁的患者发生率会更高，因此，对于有生育要求的患者，应谨慎选择栓塞治疗。子宫内膜性闭经主要有宫腔粘连和子宫内膜萎缩，可能与栓塞过度或术后感染有关，此类患者卵巢功能正常。其中永久性子宫内膜萎缩是子宫动脉栓塞严重的并发症，这对于育龄妇女意味着生育能力的永久性丧失。卵巢性闭经是指在栓塞时导致卵巢的血管床被完全栓塞而致卵巢全部或大部分坏死，而子宫内膜正常，应用补充疗法可以有规律的月经来潮。实际上多数患者出现的月经过少及闭经是暂时的、可逆的,可给予中药调经,必要时予以激素治疗。术后4~6个月多能恢复。

4）神经损害:多见于髂内动脉栓塞时,闭孔神经、坐骨神经的血供受到影响,出现缺血表现,如下肢麻木、乏力、疼痛、感觉过敏等。轻度的损伤术后给予营养神经及物理治疗,3~6天天可恢复,而重度的损伤则是不可恢复的。

5）皮肤损伤:多见于髂内动脉栓塞时,髂内动脉的后支同时被栓塞,臀部的肌肉及皮肤血供受阻,出现局部的红肿、硬结,尤其在骶尾关节处最易出现,大小多为2~4cm,有压痛,3~7天消失。子宫动脉栓塞少见,但存在反流时也可出现。在动脉灌注化疗术时化疗药物外渗也会引起局部皮肤红肿、溃烂,可给予局部封闭,后用50%硫酸镁湿敷,2次/天。

6）异位栓塞:轻度异位栓塞可引起栓塞部位的疼痛、肿胀,严重者引起周围脏器功能障碍、坏死,比如膀胱、输尿管、直肠损伤;有的甚至危及生命,比如肺栓塞,可出现呼吸困难、呼吸衰竭;局部脑栓塞,可引起肢体功能障碍,严重广泛脑栓塞可引起植物人状态等。

预防盆腔动脉栓塞术并发症的措施:主要是:①透视下精细操作。②提高技术熟练程度。③熟悉血管解剖。④选择合适的栓塞剂以及栓塞的用量。(微)弹簧圈可栓塞1~10mm的动脉,极少引起异位栓塞,是理想的栓塞剂;NBCA组织胶也比较适合于微动脉出血的栓塞;明胶海绵是中短效类栓塞剂,栓塞动脉多在7~14天后重新开放,适合术前栓塞,或找不到明确部位的出血;但多数出血,用明胶海绵栓塞后再次出血者不多。⑤栓塞时注意栓塞剂的推注压力,避免推注压过高,引起栓塞剂反流,造成异位栓塞。⑥血管造影明确出血部位后,尽可能采用超选择性栓塞术,避免盲目扩大栓塞范围。

2. 血管覆膜支架成形术(vascular coated stent angioplasty) 肿瘤所致大动脉或大静脉破裂出血的特点是:①没有血管蒂,破裂口在血管壁;②出血量大,患者病情凶险。大血管出血大多无法用栓塞法止血,否则造成血运障碍,脏器坏死,只能用血管覆膜支架封堵血管瘘口止血或行外科止血。对于出血凶险,加压输血输液无法维持生命体征,甚至出现昏迷的患者,立即股动脉穿刺,剪开血袋,将血倒入无菌碗中,用50ml注射器抽取血液通过动脉鞘直接注入股动脉,直至患者血压上升、生命体征稍微平稳后,置入球囊直径20~25mm的球囊导管暂时阻断腹主动脉,再行血管造影查找出血部位以及放置血管覆膜支架,或转至外科手术室行外科止血治疗。

血管覆膜支架成形术原则:放置血管覆膜支架的原则是血管支架直径大于血管直径约2~3mm,覆膜支架应全程覆盖血管瘘口。髂外动脉血管瘘口如果离髂内动脉开口较近,覆膜支架无法避开髂内动脉开口时,血管覆膜支架可以封堵髂内动脉开口,由于对侧髂内动脉存在,封堵一侧髂内动脉开口不会出现脏器坏死并发症。

血管覆膜支架成形术并发症及预防:①再出血:通常是由于支架移位、支架引起血管破裂或支架贴壁不良引起,应选用与血管直径相匹配的支架;②血管损伤:透视下精细操

作,避免暴力操作;③支架内急性血栓形成或远端血管栓塞:术后3个月内监测凝血试验,必要时予以低分子肝素皮下注射、华法林或阿司匹林口服;④分支血管阻塞:尽管盆腔侧支循环丰富,但原则上还是尽量避免封堵非出血的分支血管。

盆腔动脉栓塞后,可以迅速制止妇科恶性肿瘤及其盆腔、阴道、外阴转移灶出血。止血后,再根据情况进行手术治疗或化疗。Pisco等报道108例盆腔肿瘤大出血者,经髂内动脉栓塞止血,其中膀胱肿瘤16例,前列腺肿瘤3例。虽然不完全属妇科肿瘤,但盆腔肿瘤血液供应均来自髂内动脉,因此栓塞止血均能产生很好的结果。他们还将此栓塞法用于治疗盆腔手术前,以减少术中出血。

3. 栓塞并发症的处理

(1) 栓塞后综合征:对不可避免的栓塞后综合征采取对症治疗的措施。

1）疼痛:止痛宜给予较强的镇痛剂,有条件者最好给予PCA(患者自控镇痛),患者可舒适地度过该阶段,镇痛时间最好在12~24小时内,时间过短,覆盖不了第一阶段的疼痛时间,时间太长,影响患者翻身和下床活动,同时也增加了麻醉药的副作用。较轻者的疼痛,一般给予口服的消炎镇痛类药即可,在手术后3天内,建议在PCA停止前开始定时定量给予,不要在患者有疼痛时按需给药,后2天定时给药或按需给药,个别口服效果不佳时可予肌注哌替啶等止痛剂。微波或频谱等物理治疗有助于减轻疼痛,嘱患者侧身或俯卧可减轻肛门不适。同时注意向患者做好解释工作,解除患者的心理负担。一般的疼痛不须给药。

2）发热:消炎镇痛类药通常有一定的退热作用,如未能奏效,可予物理降温和其他的退热药物治疗,治疗当天即给予大量的补液(3000ml左右),补充维生素,广谱抗生素预防感染,连用3天以上,如已合并感染,应立即使用大剂量的作用较强的广谱抗生素,用药时间要足够长,务求彻底有效迅速控制感染。使用平阳霉素类化疗药引起的发热可在化疗前后用吲哚美辛对症治疗。

3）恶心、呕吐:对症给予维生素B_6、甲硝唑、5-HT_3受体阻断剂等止吐药物,对化疗引起的较为剧烈的呕吐可在化疗前后予较强的止吐药物预防呕吐的发生,注意水电解质平衡情况。

4）阴道流血:可以根据出血量的情况给予一般的口服止血药即可,注意抗感染。

5）月经过少和闭经:益母草胶囊、中草药等调经,必要时予激素治疗。

6）阴道分泌物增多:加强抗感染治疗,必要时静脉用广谱抗生素。根据具体情况给予阴道冲洗或抹洗,阴道置药(如:甲硝唑等)等预防感染药物,检查如发现有较大量的脓性分泌物从宫腔中流出,可考虑予宫腔内灌洗和置药,但须注意灌洗的压力不能太大,慎防坏死物回流至腹腔引起腹腔感染,必要时可宫腔内放置引流条引流。经以上处理仍无明显改善者,考虑坏死组织滞留宫腔内,可予刮宫取出坏死物,同时清洗宫腔和置药,可收到很好的疗效。有坏死肿物脱出时可在常规消毒阴道后钳夹出坏死物,黏膜下肌瘤体积大和蒂宽深者一次取出有困难时可分次取出,

注意不能使用暴力拉出肿物,防止子宫外翻和子宫壁撕裂穿孔。也可考虑在宫腔镜下直视操作切除和清理坏死肿物,冲洗宫腔。

7）疲倦、厌食:除补充维生素和大量喝水、注意饮食和休息外可通过服用中药调理。建议患者治疗后一周左右开始服去热解毒的中药方剂治疗,坚持 1~3 个月,并大量喝水,稀释和促进毒素的排泄。

（2）腰骶部和臀部皮肤红肿、硬结:介入治疗后平卧 6 小时内可平行移动身体、陪护人员或患者本人在治疗后 4 个小时后可间歇地用手按摩患者腰骶部和臀部,6 小时后即翻身并继续用轻手法按摩腰骶部和臀部,活动下肢,可配合予微波或频谱仪照射的物理疗法,严重者予 95% 的乙醇按摩和 50% 的热硫酸镁湿敷患部。

（3）腰骶部和臀部皮肤、肌肉坏死溃疡:同皮肤硬结的处理。给予压疮护理,加强全身抗感染和局部清洗抗感染,采用去腐生肌的外用药治疗。

（4）膀胱坏死:有可疑膀胱损伤者予大量补液,留置尿管的时间适当延长,追踪观察尿常规情况,轻度可不必处理,中、重度视具体情况停留尿管、冲洗膀胱、膀胱镜下检和治疗,必要时开腹切除坏死部分膀胱。应注意膀胱镜下的电灼等治疗要仔细和小心,有可能导致膀胱穿孔和损伤肠管,甚至膀胱瘘、肠瘘、膀胱阴道瘘。

（5）输尿管坏死:一旦出现经常规治疗不愈的尿路刺激症状,应考虑予膀胱镜检查,取出堵塞尿道的坏死组织,并视具体情况予膀胱镜下放置支架或开腹切除坏死输尿管行输尿管吻合或输尿管移植术。

（6）直肠损伤:轻微的损伤一般不需特殊处理,如果出现肠瘘则需外科处理。

（7）卵巢早衰:无有效治疗方法,可根据患者情况和要求予补充疗法,也可考虑卵巢移植。

（8）神经损伤:尽早活动和按摩受损部位,如疼痛剧烈考虑神经水肿期,则应减少活动,予物理疗法和加强抗感染和予营养神经药物治疗。

（9）被栓塞的畸形血管破裂:保持镇定,迅速判断破裂出血的位置,立即在破裂处用明胶海绵栓塞或钢圈进行栓塞至出血停止。栓塞后查血常规,监测血压、脉搏等一般情况,注意抗感染。

（10）栓塞后感染:早期使用强效足量的广谱抗生素,用药时间要足够长,最好做血培养+药敏试验以指导用药,局部感染同阴道分泌物增多宫腔内感染治疗。

（11）肺栓塞:①慎用液体性栓塞剂;②造影和栓塞时注意注射压力不能过大;③造影后注意有否较大和明显的动、静脉瘘,在有动静脉瘘(如滋养细胞肿瘤)的情况下,视具体部位应先用较大的明胶海绵条堵塞接近通向动、静脉瘘的动脉,造影栓塞完全后再用明胶海绵颗粒栓塞其他的血管,并在栓塞过程中注意压力。

（三）输血

在大出血情况下,采取止血措施的同时,应尽快进行输血,可行静脉切开、经锁骨下静脉或颈静脉穿刺插管置管,保证血管通畅。

及时补血和止血对失血性休克患者无疑是挽救生命的重要手段,同时也可避免全身和局部并发症如 DIC、感染、代谢障碍、脏器功能损害等的发生。

（四）止血剂的应用

全身、局部。

二、疼　痛

疼痛为癌症患者的重要症状之一。晚期癌症患者有疼痛症状者占 50%~95%。据世界卫生组织报道,全世界每天约有 350 万~400 万癌症患者受疼痛折磨,半数以上属于中度或重度,使患者产生痛苦、忧虑、焦急、抑郁、甚至存有绝望无可奈何的情绪,以致想结束自己生命。美国曾有报道癌症患者自杀率高达 8.6%,家人也必然担忧。所以控制或减少疼痛是晚期癌症的重要治疗内容。

（一）癌症疼痛的原因和机制

疼痛是由于癌本身和与癌有关的其他因素所导致疼痛,即除了癌肿本身所引起的疼痛外,还包括癌转移治疗所致的副作用、合并的疾病和癌症患者的精神、心理、社会、经济等因素,最终形成一种多因素的、复杂的、甚至是严重的顽固性疼痛。癌症患者常存在多元性、多部位及多种性质的疼痛。癌症疼痛的分类和处理见表 6-8-14。

表 6-8-14　癌症疼痛的分类和处理

分类的范例	所占比例	主要处理
1. 肿瘤直接引起 肿瘤侵犯骨髓 侵犯或压迫神经组织 空腔器官梗阻或实体器官管道梗阻 血管阻塞或受侵 黏膜溃疡或受侵	70%~80%	抗肿瘤、手术引流、止痛
2. 与肿瘤相关的综合征 肿瘤副综合征 由活动障碍引起的疼痛(压疮,便秘,大肠或膀胱痉挛) 其他(如治疗后的幻肢痛)	小于 10%	抗肿瘤、对症处理、止痛
3. 由治疗或诊断步骤引起 骨髓穿刺,活检,腰椎穿刺手术后疼痛放疗或化疗引起的疼痛(如黏膜炎,周围神经损伤,无感染性坏死)	10%~20%	止痛、对症处理
4. 与肿瘤或治疗无关的疼痛 关节炎、风湿、痛风等	小于 10%	止痛

癌症患者精神压力很大,不少患者当得知为癌症后精神可以立即崩溃,病情可急转直下,疼痛阈值下降。

（二）病史和检查

晚期癌症患者一般都经过较长时间的治疗。因此在制定治疗方案前,尤其是转诊的患者,应详细了解患者发病开始情况,诊断,特别是有无病理依据,各种特殊检查,治疗经过及结果,目前健康情况,以及病变范围等。然后考虑检查和治疗方法。

（三）疼痛的评估

由于疼痛缺乏客观指标，难以制定一个统一的标准，目前临床常用的疼痛评估方法如下：

1. 疼痛强度描述量表（verbal rating scale，VRS） 通过患者口述描绘评分，让患者根据自身的疼痛强度选择相应关键词。

2. 视觉模拟量表（visual analogue scale，VAS） 在白纸上画一条10cm的粗直线，一端为无疼痛，另一端为难以忍受的剧烈疼痛。患者根据自己感受到的疼痛程度，在某一点上表达出来，然后使用直尺测量从起点到患者确定点的直线距离。用测量到的数字表达疼痛的强度。

VAS方法也可以用于评价疼痛缓解的情况，在线的一端上"疼痛无缓解"，另一端上"疼痛完全缓解"。疼痛的缓解评分是初次疼痛评分减去治疗后的评分。此方法称为疼痛缓解的视觉模拟评分法。

3. 0~10数字疼痛强度量表（numerical rating scale，NRS） NRS方法更为直观，患者易于理解和表达，明显减轻了医务人员的负担。

WHO提出的疼痛划分标准比较实用，见表6-8-15。

表6-8-15 WHO关于疼痛划分标准

0度	不痛
I度	轻痛，为间歇痛，可不用药
II度	中度痛，为持续痛，影响休息，需用止痛药
III度	重度痛，为持续剧痛，不用药不能缓解痛
IV度	严重痛，为持续剧痛伴血压、脉搏等植物神经系统的变化

（四）疼痛的综合治疗

疼痛治疗应将原发病的治疗与镇痛药、麻醉、神经外科手术、康复、心理治疗（如认知行为）及精神病学方法结合起来。治疗范围包括：

1. 抗肿瘤治疗 ①手术；②放疗及核医学治疗；③化疗。

2. 抗感染治疗

3. 药物治疗

4. 神经阻滞或化学毁损治疗

（五）镇痛措施

1. 口服和注射药物镇痛 癌症所产生疼痛使身心都受到很大痛苦。痛觉为持续性，逐渐加重，影响休息、睡眠、食欲、行动，使原已变弱体质进一步下降。镇痛以药物为主。镇痛药物分为非麻醉性与麻醉性两大类。WHO于1982年提出三阶梯止痛方法，我国1990年开始在国内推广这一方法。三阶梯药物疗法见表6-8-16。

非麻醉性镇痛药主要为解热消炎镇痛药，如吲哚美辛、对乙酰氨基酚、布洛芬。代表药为阿司匹林，0.5~1.0/次，每日3~4次。弱麻醉性镇痛药为可待因，0.03~0.13g/次，每日3~4次。代替药为右旋丙氧吩（dextropropoxyphene）。强麻醉药为哌替啶、吗啡，对一般体重者开始可用

表6-8-16 三阶梯药物止痛疗法

阶梯	治疗药物
轻度疼痛	非阿片类止痛药±辅助药物
中度疼痛	弱阿片类±非阿片类止痛药±辅助药物
重度疼痛	强阿片类±非阿片类止痛药±辅助药物

5~10mg/次，3~4次/天。对年老或体弱者用3~5mg/次。需要增加剂量时，应逐渐增加，一般不超过50mg。口服片剂比较方便。如不能生效时可改为局部用药。皮下注射用药应为口服用药量的1/3或1/2。静脉注射吗啡，理论上合理，确实有效，但可能产生急性耐药而影响以后用药。局部阻滞疗法详见后述。

代替药有美沙酮（methadone）、氧化吗啡（oxydimorphine）、氢化吗啡（hydromorphine）、二乙酸吗啡（diamorphine）。辅助药为苯巴比妥、地西泮、氯丙嗪、异丙嗪等。

目前临床上大都采用WHO推荐的三阶梯药物疗法。用药前应了解疼痛从何时开始，疼痛部位、性质、程度、原因，对所采用的暗示疗法缓解的程度。首先用非麻醉性镇痛药。随时间推移及病变加重，可增加镇静安眠药。上述药物不能收到止痛效果时，可改用曲马多、氨酚待因等。这些药物的镇痛效果可与麻醉性镇痛药媲美，而又无成瘾副作用。吴冠青等报告应用曲马多（tramadol，HCL）100mg对51例中、重度癌症疼痛患者制止疼痛，并与布桂嗪（60mg/片）或氨酚待因（每片含可待因8.4mg、对乙酰氨基酚500mg）做了自身镇痛效果对比研究，结果曲马多对中、重度癌症疼痛有良好疗效，均数缓解时间为7.4小时，对照组为3.2小时，有明显差异。曲马多胶囊100mg/次，每日3~4次，镇痛效果确切，使用方便，安全性大，且为非麻醉性口服镇痛药，在治疗中、重度癌痛具有较好的临床价值。不良反应为轻度胃肠道反应，多能耐受。

第一阶梯非麻醉药无效后，进入第二阶梯弱麻醉药和辅助药，最后进入第三阶梯强麻醉性镇痛药。所以用药是循序渐进的，使达到VAS<50%。根据药物的半衰期按时用药，3~5种药物的交替应用，以避免产生抗药性，又可产生药物的协同作用，以最小剂量获得最大效果。口服药为主，尽量避免硬膜外、蛛网膜下腔用药以及其他外科手术。

WHO的三阶梯药物抗癌痛疗法旨在最大限度地控制癌痛。据Ventafridda等应用此法2年的报告，疼痛减少至原来的1/3。平均应用非吗啡类药物时间为19.2日，停用原因52%系因止痛效果不足，42%系因副作用之故。弱麻醉类药平均应用时间为28日。转用强麻醉类药，92%系因弱麻醉药效果不足，8%系因药物副作用所致。平均应用强麻醉性药物时间为46.6日。三阶段用药法有效率达71%，29%患者需实行神经阻滞术。

2. 神经阻滞术 局部镇痛方法。常用的方法为持续硬膜外腔注入阿片类药物、麻醉药或冷冻高渗盐水。硬膜外腔阿片类给药的机制为少量阿片类药透过硬脊膜作用于脊髓神经后角阿片受体，出现节段性镇痛区域，也有部分药

物随脑脊液或经血管吸收作用于脑阿片受体起镇痛作用。根据疼痛部位选择硬脊膜外穿刺点,在硬膜外腔留置管3~4cm,药分次推注或采用输液泵持续给药,每注药1次可维持2~8小时,每次吗啡剂量为2~4mg,哌替啶为20~30mg或芬太尼0.05mg溶于5~10ml生理盐水内。阿片类药物可抑制呼吸,出现在用药后30~45分钟,吗啡还可在4~12小时后出现迟发呼吸抑制,表现为呼吸减慢,潮气量减少,缺氧发绀,继发心搏骤停。产生尿潴留,一般在24小时左右恢复。还可发生皮肤瘙痒、头昏、头痛、疲乏、嗜睡、血压下降等反应。所以用药期间应注意一般表现,如呼吸、脉搏、血压。发现问题及时处理,特别应备有吸氧、辅助呼吸等设备。长期使用也会出现耐药和成瘾。留置管每3天换药1次,每月更换导管1次,可保留长达2个月之久。

高秀成对32例晚期癌在持续硬膜外注射吗啡4mg、乙酰丙嗪(plegicil)30mg溶于葡萄糖盐水8ml作为1次量注入,两种药物联合加强了镇痛效果,对抗了单一吗啡的副作用。

相建平等对12例晚期癌恶痛患者实行硬膜外注射吗啡3mg和可乐定150μg,镇痛效果也明显强于单用任何一种药物,并减少各自的不良反应。

局部麻醉药持续性硬膜外给药镇痛,布比卡因每次用药量应为3mg/kg,利多卡因应≤7mg/kg。

3. 破坏神经根　胸腰部蛛网膜下(T_2~T_5)阻滞可破坏神经根止痛。在癌症不治患者,各种止痛方法皆无效后,可考虑神经根破坏疗法,即蛛网膜下腔注射神经破坏物,如99.5%乙醇或5%~10%苯酚甘油。如注入苯酚甘油,则患者取患侧在下,侧卧,后倾斜45°,因苯酚比重为1.25。以疼痛最明显所支配的脊神经相应的脊突间隙为穿刺点,以22号8cm长穿刺针,针斜面向下刺入蛛网膜下腔,待脑脊液流出后缓慢注入5%~10%苯酚甘油0.2~0.3ml。注入苯酚甘油后患者感到局部发热,疼痛消失,但触觉和运动正常。保持体位30~60分钟,术后卧床24小时。效果不佳则更换穿刺点,对高位腰神经阻滞,可在腰2~3或腰3~4穿刺,取头低注药。如注射乙醇,患者取患侧在上,侧卧位,前斜卧位45°,脑脊液流出后,注入无水乙醇0.5ml。之所以患侧向上系因乙醇的比重为0.72~0.79,较脑脊液轻(脑脊液比重为1.006)。每0.5ml无水乙醇可阻滞2个脊神经节。如拟阻滞4个神经节,应分别在1~2和3~4节间进行。注入速度为0.1ml/30~60s。

以上两种药物注射过程严防外漏。注药时或注药后常有阻滞部位温热或烧灼感,甚至该区域内有一过性疼痛加重的改变。阻滞效果常在注药后24小时完善。

疼痛在盆腔,则经骶蛛网膜下阻滞。外阴、肛门部疼痛,行骶尾阻滞,有可能造成大小便失禁,故事先应向患者及家属说明。操作必须严格,按操作规程实行,切忌在坐位实行。行双侧阻滞时,应隔3周后再做对侧。

-10℃ 10%盐水5~10ml硬脊膜外推注,氯离子可使脊神经脱鞘,阻滞传导,产生止痛效果。

4. 经皮刺激止痛　藤玉兰等报道采用50%冰片醇溶液局部外用治疗晚期癌患者疼痛。方法为将冰片50g加入75%乙醇100ml中,配成50%冰片醇溶液。使用时用棉球蘸冰片醇液从疼痛部位中点,螺旋式向外涂擦至距离疼痛部边缘0.5cm处为止。用药前患者疼痛部位往往有灼热感,涂擦冰片醇后感到凉爽,使疼痛减轻。冰片醇无毒,可随时使用,不会损伤皮肤。

5. 精神心理疗法　癌痛者具有4种心理活动,即恐惧、孤独、焦虑、忧郁,此外还有对家庭、事业等的关怀。负责的医护人员应深刻体贴患者的痛苦和心理活动。医护人员的热心、体贴、耐心、细致、周到定会减轻患者的心理压力。设法减轻疼痛,保证一定的睡眠,尽量满足患者饮食。心理适应能力的重建很重要,心理因素有一种巨大力量。精神创伤被认为是致癌的重要因素之一。积极心理因素则可增强癌症的免疫力,延长其生命,减轻疼痛,使在精神上持乐观态度,理解人的死是必然规律,这样不但不会精神崩溃,反而会勇敢面对事实,不仅可以减轻癌症所给予的各种痛苦,也可改变亲属的悲观情绪。以乐观的态度迎接客观事实,树立继续生活下去的信念,积极配合医务人员治疗,这对家属也是莫大安慰。不少时候患者并不知患有癌症,一旦得知,可陷于绝望之中,机体的免疫能力潜在力很大,倘若一下失去,病情会急转直下。这种实例并非个别例案。对任何并发症尽量处理,就是不能够治愈者,带癌生存者为数也不少。国内气功、国外的放松训练意向法都属于放松医疗,这一类心理治疗的形式尽管多种多样,但都包含着"松"和"静"两个核心要旨。松就是全身和局部肌肉放松,同时清除精神紧张情绪;静则是摒除杂念,意志专一,达到意境恬淡,宁静,使大脑皮质对全身各系统的调节正常。再加对症治疗,便在身心方面都减少痛苦。

另一方面,随着病情加重,容易在心理上日益不平衡,存在矛盾心理。一方面希望仍有方法治疗,一方面感到失望,不如早了结此生。因此,医务人员态度更要亲切、关心,设法开导及积极寻找治疗途径和减轻痛苦的措施,施之以同情心、爱心,使患者从消极转向积极态度,从悲观转为乐观。虽然这是不易的,但经努力可获得不同程度的效果。

医务人员也应对患者经济负担认真考虑。对检查,尤其是特殊检查,一定本着需要进行。对了解病情发展决定治疗意义不大的或可由用费低的检查能说明的,则不做。用药方面也需慎重。价格昂贵,对改善情况作用不大的,则不用。

6. 患者自控镇痛　患者自动控制(patient controlled analgesia,PCA)系20世纪70年代初Shechgar根据按需镇痛提出的。90年代随着电子技术的发展,微电脑控制的PCA得到迅速发展,可维持血药浓度持续接近最低有效镇痛浓度(MEAC)。PCA主要装置由三部分组成:①注药泵;②自动控制装置;③输注管道。1990年微电脑PCA治疗机问世,可通过数据输入随时按需修正注射速度、注药量和锁定时间。PCA泵用按钮开关启动,在锁定时间内仅一次有效,达到安全用药。PCA可用于硬膜外(PCEA)、静脉(PCIA)、外周神经阻滞(PCNA)。

PCA宜由急性疼痛服务机构(acute pain service,APS)进行全面管理,APS成员由麻醉科经过专门培训的高年医师组成。术前由患者或家属办理申请手续,APS医师根据患者情况选择药物,由专职培训的护理师进行药液配制,安装 PCA 泵系统,参数按协定处方标定。值班医师由 APS 统一安排专人 24 小时负责制。这一新的用药方式必定为晚期癌症带来减少疼痛的新举措,希望在不久的将来能逐步推广使用。

三、妇科肿瘤晚期并发症的处理

(一) 肠道并发症

1. 肠梗阻　晚期妇科肿瘤患者,尤其是晚期卵巢癌患者,肠梗阻可发生在任何部位,还可在多处发生。一般可进行胃肠减压、补液及调整电解质紊乱。同时应用肾上腺皮质激素数日,如合并糖尿病、消化道溃疡、结核病、近期有感染者慎用。也可通过手术切除受肿瘤侵犯的梗阻肠段,并做肠造瘘,有条件者应尽量吻合肠管,保持肠道连续性,提高患者生活质量。氢溴酸东莨菪碱(hyocinebromide)0.1 ~ 0.2mg/6h,可抑制呕吐中枢,使肠道松弛,减少呕吐。如系肠绞痛可试用吗啡和氢溴酸东莨菪碱。呕吐次数不多,但能进少量液体,加上补液及电解质调整以维持及改善其最后生命。

在诊断为绞窄性肠梗阻,虽为晚期癌患者,身体状况允许,本人及家属皆同意,也可考虑剖腹探查,根据情况,予以最少操作使梗阻缓解,以减轻患者痛苦。

2. 腹泻、腹水　在晚期妇科癌症患者有可能是癌转移至肠管壁的表现。短期服用肾上腺皮质激素或可制止腹泻。如腹泻伴有直肠阴道瘘,只能常规清洗外阴、阴道,保持清洁舒适,也可口服甲硝唑。腹水所致腹胀使患者深感不适,间隔放腹水是不得已的办法,使患者暂时缓解。如情况允许,在放腹水后,给予腹腔化疗,以减慢腹水生长。化疗应能使患者承受。

(二) 其他并发症

1. 呼吸困难　常见。原因多为:①胸膜广泛转移,胸腔积液使气管受压,纵隔转移。②大量腹水使横膈上升,活动受限。需针对病因进行治疗,如胸腹腔引流。

2. 输尿管阻塞　造成输尿管及肾盂积水,可考虑肾盏引流或经皮肾穿输尿管支架成形术。

3. 水肿　下肢水肿多由于静脉、淋巴回流受阻,可抬高患肢,穿合适的弹力裤,以利静脉回流。

4. 恶病质　消瘦、贫血、无力是晚期癌症必然结果,给予静脉营养支持、纠正水电解质紊乱等治疗。

四、动脉化疗在晚期妇科肿瘤中的应用

妇科肿瘤以手术、放疗和化疗综合治疗为主。近年来妇科恶性肿瘤和其他恶性肿瘤一样,经动脉栓塞化疗取得较好结果,不失为晚期妇科肿瘤的一种积极治疗。

(一) 髂内动脉化疗

经皮股动脉穿刺髂内动脉化疗(superselective internal iliac artery catheterization chemotherapy,SIAC)可用于晚期卵巢癌手术探查前和探查时能手术者(化疗后有可能手术切除)、手术切除不完全者、手术或放射治疗复发者、全身静脉化疗无效又无手术条件者、子宫颈癌根治手术前。本方法还可制止晚期肿瘤大出血。

妇科恶性肿瘤的血液供给多来自髂内动脉。经髂内动脉化疗药物灌注的区域集中于子宫、附件、阴道及其邻近组织,有利于提高疗效,减轻药物对全身的毒性反应。SIAC前,需检查出凝血时间及肝、肾功能,结果正常始能实行。

1. 抗癌药物动脉化疗的选择及用量　根据肿瘤类型选择有效、安全的化疗方案,具体方案相见相关章节。动脉化疗抗癌药物选择的原则是:①选择肿瘤细胞敏感药物。②选择对肿瘤细胞有直接杀伤作用的药物。环磷酰胺(CTX)和异环磷酰胺(IFO)需经过肝脏代谢后转化为有抗肿瘤活性的代谢产物才有抗肿瘤作用,因此环磷酰胺、异环磷酰胺不宜经动脉给药。③选择对血管刺激小的化疗药物。某些抗肿瘤药,如长春瑞滨(NVB),即便较低的药物浓度血管刺激性也非常大,动脉给药可以引起给药区域的剧烈疼痛,或引起给药区域皮肤、脏器坏死,动脉给药需非常慎重。如:对恶性滋养细胞肿瘤患者选用 5-Fu 1000 ~ 1250mg。其他肿瘤有 AP 方案,即阿霉素(ADM)及顺铂(DDP)各 50mg。戴钟英等报道对卵巢癌顺铂用量为80 ~ 120mg,方案为 DDP 80 ~ 120mg、ADM 30 ~ 40mg、5-Fu 1000 ~ 1500mg。

栓塞剂为明胶海绵颗粒,其性质柔软,摩擦系数小,吸收缓慢(7 ~ 10 天内吸收),容易经导管注入。可与抗癌药物溶于生理盐水中经导管注入,也可将抗癌药物和明胶海绵溶解于60% ~76%泛影葡胺水溶液中经导管注入,可看到营养肿瘤的终末小动脉闭塞,肿瘤染色区消失。顺铂微球(DDP-MS),为含顺铂80 ~ 120mg 的乙基纤维素微球,直径为 80 ~ 150μm。可配合阿霉素 30 ~ 40mg 及 5-Fu 1000 ~ 1500mg。如应用 DDP-MS,则经导管先注入 ADM 和 5-Fu,再注射 DDP-MS。疗程间隔为 3 ~ 4 周。在治疗妇癌 SIAC 有多达 5 次者。

2. SIAC 的不良反应及并发症　SIAC 的不良反应分为:非特异性和特异性不良反应。非特异性不良反应主要为化疗后不良反应,包括恶心、呕吐、发热、疼痛、骨髓抑制、肝肾功损伤等,与应用的化疗药物及剂量有关。特异性不良反应包括局部疼痛、酸胀、穿刺部位的出血、血肿,给药区域皮肤局部红肿、坏死,血栓,感染,给药区域脏器损伤等。只要术中精细操作,遵循介入治疗原则,大多患者耐受良好,不会引起临床严重并发症。

1995 年戴钟英等报道 16 例晚期卵巢癌 SIAC 疗效是肯定的。SIAC 中 9 例在第一次探查时卵巢癌呈冰冻样而实行腹腔顺铂化疗 1 ~ 3 次,每周 1 次,每次 60 ~ 80mg,继以 SIAC,第二次探查时,腹水明显减少,肿瘤明显缩小,与周围组织界限比较清楚,均实行了子宫及两侧附件、大网膜及阑尾切除,8 例有残存瘤灶,1 例的手术标本及腹腔内多处活检无癌灶可见。1 例存活 24 个月后死亡,8 例平均存活已达 15.5 个月。1992 年成文彩等报告晚期妇科恶性肿瘤 17 例,其中卵巢癌 10 例,绒癌 3 例,恶性葡萄胎 2 例,子宫内膜癌和输卵管癌各 1 例。17 例首次手术不彻底,有残余瘤灶者 5 例,动脉栓塞化疗 8 例次;复发或恶化、全身化疗无效,又无条件手术者 6 例,动脉栓塞化疗 13 例次;瘤灶穿破出血的应急处理及手术前加强疗法 6 例,栓塞化疗 6 例次。本组卵巢癌患者 10 例,占 58.8%,栓塞化疗 18 例

次,占66.7%。卵巢癌18例次治疗中,完全缓解10例次,部分缓解4例次,无效4例次。

5例恶性滋养细胞肿瘤5例次治疗,均达到完全缓解,还达到立即止血,且将高浓度有效抗癌药物直接输送到肿瘤部位,达到治疗和防止癌扩散的机会;6例中2例恶性滋养细胞肿瘤立即手术,术中出血仅300~400ml,保证了手术的安全性。成文彩等还在停药后2周随机抽样测定外周血、腹腔和盆腔肿瘤内铂的含量,栓塞后癌灶铂浓度为全身用药的8.9倍,为腹腔用药的8.6倍。同期栓塞法外周血药浓度为全身用药的0.009倍,腹腔用药的0.27倍。这也是临床所希望的。Hariman 1989年报道髂内动脉栓塞化疗24例复发妇科癌及10例已接受过放疗的晚期妇科癌。结果完全缓解的6例,部分缓解的12例,轻度缓解的3例,完全无效的13例。完全和部分缓解的共18例(52.9%)。平均生存期为299天。1年累积生存率为32.5%。患者原健康状况好,无远处转移,残余灶<5cm,经动脉栓塞化疗效果好。

(二) 单侧或双侧球囊阻断髂内动脉下动脉化疗术

选用球囊直径5~10mm的球囊导管阻断单侧或双侧髂内动脉后,髂内动脉灌注化疗可提高肿瘤部位的药物浓度,同时适当延长给药时间,可大大提高肿瘤细胞摄取化疗药物剂量。肿瘤细胞摄取的药物剂量主要与两个因素有关:①细胞膜两侧的药物浓度差;②细胞与药物接触的时间。

目前妇科恶性肿瘤的动脉化疗国际上尚无统一的动脉化疗方案。除了上述的动脉化疗抗癌药物选择的原则之外,大多数静脉化疗应用的抗癌药物,动脉化疗也可以应用。与静脉化疗相比较,动脉化疗改变了给药途径,使肿瘤药物直接进入肿瘤区域,减少了化疗药物与蛋白的结合,显著提高了药物利用度,对于控制局部的肿瘤病灶有很大优越性。动脉化疗栓塞的方式,要根据患者的病情灵活掌握。对于增殖周期短的妇瘤,可以采用细胞周期特异性药物为主、较小剂量、短间隔化疗周期;对于增殖周期长的妇瘤,可以采用细胞周期非特异性药物为主、较大剂量、长间隔化疗周期;富血供肿瘤以栓塞为主,乏血供肿瘤以化疗为主。另外,适当拉长给药时间、缩短化疗周期可以显著提高化疗疗效。

综上所述,动脉栓塞化疗在晚期妇科癌肿瘤中,操作不难,较全身化疗不良反应小,疗程短,疗效较高,还能控制急性大出血,值得进一步研究。

(陈辉 苏应宽 宋磊)

第六节 妇科肿瘤的支持治疗

妇科肿瘤主要是妇科恶性肿瘤的支持治疗内容基本上是根据美国国家综合癌症网络(National Comprehensive Cancer Network, NCCN)(2011)关于恶性肿瘤的支持治疗指南中有关问题进行探讨,包括晚期肿瘤引起的疼痛,放疗或化疗引起的恶心呕吐、骨髓抑制,以及与癌症相关的感染、深静脉栓塞/肺栓塞的防治等问题。其中,晚期癌症疼痛的诊治已在前一章节中叙述,此处略去不予重复。

此外,妇科恶性肿瘤无论是手术或辅助治疗时,患者的液体、电解质失衡或营养不良皆需积极纠正,而且必须首先予以处理,故将围术期的液体治疗和营养支持治疗也列入本节范围。

一、围术期的液体治疗

(一) 妇科肿瘤患者的液体和电解质平衡问题

成人平均体液总量约占体重的60%,包括细胞内液40%、组织间液15%和血管内液5%。当体液丢失10%时为重度脱水,体液丢失20%时即有生命危险。

简单卵巢囊肿和子宫肌瘤等手术由于患者术前病情较轻,且多为择期手术,手术范围局限,禁食时间短,故不需要专题阐述液体治疗。这些患者在术中仍普遍给予输液,主要为保持一静脉通道,以备麻醉意外抢救用;术后需待胃肠蠕动恢复后才开始进食,故也有补充液体和电解质必要。这些无并发症的妇科中小手术病例实际上很少因围术期液体治疗而出现问题,主要是手术创伤小,生命器官功能多在正常范围。即使围术期液体治疗有缺点和不足,机体储备良好的功能也足以调节补偿。临床医师一般多能根据正常人体所需液体量和排出量来估算输液量。实际上即使详细记录患者出入水量,对尿、粪、出汗、引流液、出血量、非显性失水量和内生氧化水等都加以计算,也属一般规律的评估,与机体实际情况仍有一定距离,尚有赖于机体的自我调节和生命器官的代偿能力来维持内环境的稳定。

在危重病例或重要器官功能不全、或已存在体液和电解质明显失衡时,若仍按一般经验和常规给予液体治疗,则施行大手术时循环系统并发症多,不少患者由于术前历经结肠准备、药物性呕吐、利尿剂、导泻药的应用,又未被医师重视对液体和电解质失衡的纠正,以致细胞外液不足,在手术台上麻醉一开始就出现低血容量症,甚至不能按计划进行手术或仓促结束手术。此种情况多见于妇科恶性肿瘤晚期患者,长期不能正常进食,每天补液量不足,尤其应用高渗葡萄糖液且补钾不足者,日久导致低钾血症;或患者出现大量胸、腹水;或老年病例心、肾、肺功能衰退;或伴随病如糖尿病、慢性阻塞性肺病等。因此,临床医师必须熟知正常人体的总体水、细胞外液和细胞内液、非显性失水和显性失水、尿量和尿毫渗量关系,体液中电解质的调节与酸碱平衡的变化、血气分析及血细胞比容等数据。

(二) 液体和电解质失衡的判断

1. 病史 是判断液体和电解质失衡的最重要和最迅速依据。例如一位晚期卵巢癌患者,伴有腹水,长期不能正常进食,基层医院每天输液成分主要是葡萄糖和氯化钠液,而常不给钾盐或用量不足,只要详细询问病史,就能对液体和电解质失衡作出初步判断。

2. 尿量 尿量是判断失水的重要信号。尿量可因输注高渗葡萄糖而增加,且比重也增高,易误认为正常,因而测定尿比重、尿肌酐、尿钠浓度显得十分重要。除一些药物、造影剂、高渗葡萄糖影响外,尿比重与尿毫渗量具有良好相关性。尿比重1.008时,尿毫渗量为300mOsm/L,与血清为等渗;比重1.010时为400mOsm/L;比重1.025时为800mOsm/L。正常人每日从尿排出固体物质如肌酐、尿素达40g,每克最少以15ml水将其溶解排出。如果每24小时尿量为600ml,此时尿毫渗量将高达1400mOsm/L,比重达1.035,因此,每24小时尿量<600ml称为少尿,持续少尿可发生尿毒症。即使每日排尿1500ml,若比重固定在1.010,则日久后仍因不能完全排出含氮代谢产物而发生尿毒症。

肾是维持液体平衡的最重要脏器,尿量不足时应检查肾功能。通常测定血清尿素氮、肌酐值,但肌酐值受很多因素影响,如老年、慢性病、营养不良、肌肉瘦弱可使肌酐值下降,以致误认为肾功能良好。根据血清肌酐值按肾病膳食改良试验求得的肾小球滤过率(glomerular filtration rate,GFR)往往高估GFR值。目前,测定血清胱抑素-C(cystatin-C)能直接代表GFR,因它是人体有核细胞产生的半胱氨酸蛋白酶抑制剂,能被肾小球完全滤过,正常健康成人血清胱抑素-C值为0.53~0.95mg/L,当达到2.0mg/L时,提示严重肾功能不全,因为此时GFR已≤30ml/min。测定尿胱抑素-C值则是判断肾小管功能的良好指标,因胱抑素-C在近端肾小管基本上完全分解,正常尿胱抑素-C值为(0.096±0.044)mg/L,肾小管损害时,尿胱抑素-C浓度可上升数十倍,达(4.31±3.85)mg/L。

3. 液体排出量的估算　显性失水中呕吐物、尿量、各种体腔引流液量可正确记录,而出汗量则较难估算。明显大汗时,失水量可达1000ml,含钠量3~50mmol/L,故为低渗。非显性失水为纯水丧失,体温正常者,在室温条件下,皮肤、呼吸道蒸发量为500ml/(m²·24h);腹部大手术时,腹腔和暴露肠曲蒸发量一般为200ml/h左右;气管切开时,若不用呼吸机,任其自主通气,则蒸发丧失纯水达1000~1500ml/24h,此种失水常被医护人员忽视,若患者神志清醒,尚有渴感要求饮水解渴,而昏迷无力表达的危重病例则易发生过度非显性失水后的高渗失水,表现血钠上升可供诊断;发热病例体温每升高1℃可增加非显性失水12%。

4. 液体治疗中的正负平衡　当患者发生低血流灌注、缺氧,或腹腔严重感染,或手术广泛剥离、施行根治术时,皆可引发一系列炎性介质(inflammatory mediator)释放,其反复激活的后果使内皮细胞受损,不但局部出现炎性渗出反应,且重症时全身血管毛细血管床都有渗出反应,称全身性炎性反应综合征(systemic inflammatory response syndrome,SIRS)。结果是毛细血管内液渗出,血管内体液转移至组织间隙,导致血液浓缩,回心血量不足,此种情况唯有快速输入足量平衡液以补充回心血量和纠正血液浓缩。但由于SIRS的存在,使输入液体持续自血管内移到组织间隙,同时由于缺氧而造成的ATP泵功能不全,也使部分水和钠进入细胞内,故此时必然出现液体正平衡,即输入液量大于排出量。临床表现全身水肿,甚至眼睑和球结膜水肿,体重明显上升,以至临床医师认为"输液太多过头",此时判断回心血量不足和血液浓缩是否已被纠正是决定继续输液的关键。如果创伤和感染被控制,则有望48小时后SIRS得以消退,则液体治疗中的正平衡可转为负平衡,即每日输入量远远低于排出量,标志着病情逆转,肾排泄和肺泡弥散通气功能正常维持,患者可迅速度过危重手术关。因此,临床医师对于危重病例在围术期表现液体正负平衡现象的理解和判断极为重要。

5. 血清钠浓度异常　低钠血症多由于细胞外液相对增加引起稀释性低血钠所造成,围术期液体治疗中出现低钠血症多因无钠液体补充过多,由于其总体钠并不减少且多半是增多,显然不应补钠,围术期低钠血症急性出现时可用呋塞米利尿。

高钠血症是对非显性失水和大量出汗估计不足所致。高钠血症时多有高渗失水,患者诉说重度口渴是诊断高渗失水的最好信号,此时细胞外液缺失已使尿量下降,绝不能用渗透性利尿剂加重之,而宜将等渗葡萄糖液和平衡液等量混合后输给,使血钠下降,但下降幅度24小时内不超过12mmol/L。

6. 血清钾浓度异常　低钾血症总是由于摄入量不足、应用无钾输液所致。临床医师应熟知正常人排钾量,每千克体重需1mmol钾,每克氯化钾提供钾量13.5mmol,应激状态下排钾量增多,呕吐和腹泻时增加排钾量,过度通气引起呼吸性碱中毒可加重低钾血症,那么就不难明白为什么晚期卵巢癌病例大多伴发低钾血症。因为正常肾脏具有强大的排钾能力,尿量足够时每日可排出700mmol钾,约相当于51.47g氯化钾中的钾量。低钾血症时只有补充钾才能逆转,纠正低钾所需时间与病史中缺钾时间长短和缺钾程度相关,因细胞外液中钾仅占总体钾的2%,故需每日给氯化钾6~8g数天以上时间才能逐步纠正重度低钾血症。

危重病例并发酸中毒时,大都伴有血钾浓度上升,而碱中毒大都伴有血钾下降。老年妇科癌肿患者易并发肾功能不全,则钾离子、氢离子和水皆难以排出,急诊血液透析治疗的目的是排出水、钾离子和氢离子,否则任一物质潴留皆可危及生命。

(三) 围术期的液体治疗

围术期液体治疗的原则是补充足够的细胞外液,保持每小时尿量≥50ml,稳定Hct于0.30,以避免低血流灌注,维持良好的肾小球滤过率。

1. 术前液体治疗　择期大手术前需行结肠准备,要求流质饮食,甘露醇和生理盐水顺行性灌肠或作清洁灌肠。肠道准备和限制饮食常引起不同程度的失水,致细胞外液量不足,若未纠正则在麻醉或手术开始之际即出现低血压、心率快和少尿。若术前日补充细胞外液,在导泻结束后均匀缓慢输入平衡液2000~3000ml即可避免发生。术前日只能纠正细胞外液不足,而低钾血症、低蛋白血症和营养不良皆需数天至数周以上时间才能改善。

2. 术中液体治疗　手术日禁食,输入液量皆可记录,而丢失体液不易准确计量,只能估算,例如手术失血量,切除组织湿重,其他显性失水为尿液、引流液。非显性失水除皮肤、呼吸、手术野创面或腹膜表面蒸发量外,影响回心血流量的还包括局部或全身炎性反应引起渗液,导致局部组织水肿和液体转移至组织间隙。这部分体液在手术应激期移出血管外,部分进入细胞内,必须待度过应激期,毛细管通透功能恢复,才又返回进入血管内,肾功能正常即可排出,表现为多尿,加上其他排出液量则明显超过当日输入液量,即为液体负平衡。

术中输液量根据维持每小时尿量≥50ml要求补给。术中输液种类以平衡液为主,不宜用葡萄糖液。因为在手术应激情况下，即使患者并无糖尿病或糖不耐受，也可出现血糖异常升高。输葡萄糖后引起高渗利尿，大量尿液使医师误认输液足够，从而掩盖了血容量和细胞外液量不足的实质。因此，即使是需补充 5% 葡萄糖液，仍宜用平衡液稀释 1 倍后输入。

术中输血应根据失血量和血细胞比容（Hct）决定。有经验医师估计术中失血量往往距实际相差不超过 200ml，根据出多少补多少的原则来指导补血量。女性全身血量约占体重的 8%，术中急性失血可用平衡液 3 倍量快速补入，不可坐待配血后再输血，也不用血管收缩药提升血压，否则有害无益。补血量最好根据 Hct 决定，Hct 0.30 时不需输血，因此时微循环中营养毛细管皆开放，组织供氧为最佳峰值；Hct 0.25 时考虑输血，Hct 0.20 时必须输血。Hct 超过术前水平时往往提示为血液浓缩，大多出现在手术结束之际，主要由于 SIRS 出现使体液转移至组织间隙，而输入平衡液量不足所致。

3. 术后液体治疗 广泛性子宫切除大手术后第一日，液体治疗仍为正平衡，扣押液体量在 1000ml 左右；术后 48 小时后转为负平衡，血糖也开始回落。一般全子宫切除等手术并无上述现象，故只需按出量计算入量。无论如何，术后应记录尿量 3 天，输液量应根据尿量调整，尿量<1500ml/d 时，提示输液量不足，审查原因后增加补液量。此外，术后连续测定 Hct 可提示是否存在血液浓缩而上升或血液稀释而下降，从而指导液体治疗。

术后第一日除有酸中毒、休克、肾功能不全外；补钾量为氯化钾 4~5g。

静脉内营养支持必须待术后 48 小时液体负平衡出现，血糖已降为正常时进行，否则还应延迟。

二、围术期的营养支持

妇科肿瘤病例中，营养支持是治疗中的重要一环。肿瘤负荷往往引起营养不良，晚期卵巢癌有 75% 患者食欲下降，常出现恶病质，征象包括体重迅速下降和器官功能不全。手术、化疗或放疗皆增加患者生理学负担。因此，肿瘤患者蛋白质和热量摄入不足，分解代谢增高是造成营养不良的根本原因，其后果是机体免疫功能下降，引起术后一系列并发症，致使预后恶化，死亡率增加。围术期和术后的肠内和肠外营养可能并不延长生存时间，但可改善患者的营养状态，提高生命质量。

（一）营养不良评估

评估恶性肿瘤患者营养不良可用实际体重与理想体重之比来判断。理想体重根据 1999 年中国标准出版社《中国成年人体质测定标准指南》，即可查得相应年龄、身高患者的健康时理想体重，此值与从病史询问所得的平时健康时体重相比较，差别无显著性，呈良好一致性。指南包括18~60 岁男性和 18~55 岁女性的体重上限、下限和平均值。

妇科肿瘤专家通过病史及检查，即能提供快速和可信的营养状况初步评估。病史中近 3~6 个月内体重下降 10% 或 5 日以上呈饥饿状态，即可认为有营养不良风险；持续半月或以上时间的高分解代谢状态而进食量少病例也应认为有营养不良存在。癌症患者术后，尤其进行化疗或放

疗病例，每日摄入量应与建议每日摄取量（recommendatory daily intake，RDI）相比较而了解其差额。检查血清蛋白、前白蛋白和转铁蛋白有助于诊断。血清蛋白降低是营养不良标志，但不够敏感，因白蛋白的半寿期长达 17~20 日，只有营养不良持续时间较长者才显著下降。白蛋白<35g/L 已有营养不良；≤28g/L 为中度营养不良；<20g/L 为重度营养不良。前白蛋白和转铁蛋白半寿期短，故较白蛋白浓度变化敏感，但机体缺铁时转铁蛋白值下降应考虑在内。转铁蛋白≤1.5g/L 为中度营养不良；<1.0g/L 为重度营养不良。

关于恶性肿瘤所致蛋白质-能量营养不良程度的测定则需采用患者总体主观评分法（the scored patient-generated subjective global assessment，PG-SGA）。PG-SGA 的总体评定内容包括：①体重：无丢失，为营养良好；1 个月内减低 5% 或 6 个月内减低 10%，为中度营养不良；1 个月内减低>5% 或 6 个月内减低>10%，为重度营养不良。②进食状况：无改变；减少；严重减少。③营养不良症状：无症状；纳差、恶心、饱胀、便秘；无食欲、呕吐、腹痛、腹泻。④活动功能：正常不受限制；活动能力减半；很少离床活动。⑤理学检查：应检查脂肪储量、肌肉状态和体液状态（水肿、腹水），分别给以评级。根据上述不同程度变化，PG-SGA 总体评定分为 3 级，A 级提示营养良好；B 级为中度营养不良；C 级为重度营养不良（可参考后列相关文献）。

（二）营养需要估算

营养支持的目的是提供必要的营养底物以维持细胞、组织和器官的代谢与功能。因此，必须考虑每日摄入能量、蛋白质、电解质、微量元素及液体的需要量。

1. 能量 可简单地用体重估算或用 Harris-Benedict（H-B）公式计算能量需要。

（1）体重估算法。每日每千克体重需提供 104.6~146.4kJ，适用于非危重病例或短期施行营养支持者。

（2）H-B 公式。先按公式算出基础能量消耗（basal energy expenditure，BEE），再乘以校正系数，即为实际能量消耗，也即每日营养液应提供的热量。H-B 公式为：

$$BEE（女性）= 65.6+9.6W+1.7H-4.7A$$

其中，W 指体重（kg），H 指身高（cm），A 指年龄（岁）。常用的校正系数有：中等手术的校正系数为 1.10；大手术为 1.10~1.20；体温>37℃ 时每升高 1℃，校正系数增加 0.12；脓毒症时为 1.2~1.3。

能量需要可用葡萄糖和脂肪乳提供，所用脂肪乳应包括人体必需脂肪酸，即软脂油酸、油酸、亚油酸和亚麻油酸，最重要的是亚油酸，肠外营养应用的 10%~20% 或 30% 脂肪乳有市售。单纯葡萄糖作为能量来源，极易引起高糖血症。此因糖代谢过程受胰岛素的控制，一般糖的利用率为 5mg/（kg·min），高渗糖的输入常超过这一限度，遂即引起高血糖和糖尿。糖与脂质平衡的肠外营养是指所用脂肪乳提供 40%~50% 热量，其优点是能防止必需脂肪酸缺乏和高血糖症的发生。

2. 蛋白质 营养良好的个体必须保证足够的能量和蛋白质饮食。对于营养不良病例，氮平衡的维持主要由蛋

白质提供。正常人每日每千克体重需氮量为 0.16 ~ 0.24g。供应的蛋白质应保证含有 8 种必需氨基酸，即赖氨酸、色氨酸、苯丙氨酸、蛋氨酸、苏氨酸、亮氨酸、异亮氨酸及缬氨酸。所需总量为每日每千克体重 1g 氨基酸。

3. 维生素和微量元素 人体必需微量元素有 13 种，最主要是铁、锌、铜、铬、硒、碘、钴等。肠外营养时多种维生素量常高于肠内营养用量，因其不直接通过肝脏而迅速被肾排出。

4. 水和电解质 全肠外营养时应特别注意补钾。此因分解代谢时，K^+ 从细胞内转移至细胞外液，经尿丢失多；于合成代谢阶段，K^+ 又转移至细胞内，对钾的需求也大。一般要求每日补充 4184kJ（1000kCal）时，需补钾 1mmol/（kg·d）。还应注意补磷，因合成代谢时磷需要量增加，每日补充甘油磷酸钠 10 ~ 20ml。血磷正常值为 0.9 ~ 1.5mmol/L。液体量的补充应个体化，正常人每日需要 40ml/kg。

（三）手术前后营养支持

妇科恶性肿瘤病例大手术前后，化疗或放疗病例胃肠道反应重、进食少，或全身衰竭病例，应考虑营养支持。

1. 术前营养支持 其目的是改善机体营养不良，使免疫功能能有所恢复，从而手术后并发症率下降或易于控制。但恶性肿瘤患者术前往往不可能得到理想和足够的营养支持，因其是一种限时手术。一般采用术前 7 ~ 10 日的短期肠外营养支持，若能允许 2 ~ 3 周的营养支持，则有可能恢复正氮平衡（nitrogen positive balance）。术前输注白蛋白当做营养支持是不正确的，实施肠外营养时应该采用大塑料输液袋将脂肪乳剂、葡萄糖和氨基酸混合后经周围静脉给予，则使葡萄糖浓度不超过 4%，避免高血糖带来的利尿作用；脂肪乳剂与葡萄糖共同构成双重能源系统，所提供的热量称非蛋白热量，两者组成不同的比值。因饥饿状态机体对葡萄糖利用率高，而应激状态机体对输注葡萄糖负荷能力差，双重能源营养可使不良反应减少。营养支持前应计算热量和补氮量。

2. 术后营养支持 肠外营养应在术后 36 ~ 48 小时开始，此时手术和麻醉应激反应已回落，液体和电解质失衡已纠正，循环和血容量也已稳定。术后严重腹腔感染或并发肠梗阻不能进食时，必须用全静脉营养维持营养状况。

（四）营养支持的临床应用

临床营养支持包括肠外营养（parenteral nutrition，PN）和肠内营养（enteral nutrition，EN）。

肠内营养通过口服、管饲给予，优点是实施简便，费用低，并发症少，但当患者出现肠梗阻或腹膜炎时，则必须肠外营养。肠外营养支持短于 2 周者用周围静脉输注；如果长于 30 天，则通过锁骨下静脉插管行中心静脉输注。

1. 肠内营养

（1）适应证：适用于围术期的营养补充。肿瘤化疗或放疗的支持以及胃肠道疾病时，目的是提高患者营养状况，减少患病率。

（2）禁忌证：肠梗阻或严重腹腔内感染。

（3）方案及配制：肠内营养混悬乳化液有市售，肠内营养由先行分解的氨基酸、单糖、必需脂肪酸、水、电解质、微量元素、维生素及适量纤维素组成。其特点是低渣，易成为流质，含所有必需营养素，患者仅需有最小消化能力。

市售肠内营养液为高渗溶液，一次性推注可引起胃内潴留、恶心、呕吐和腹泻，用输液泵均匀给予即可避免。

（4）输入途径：肠内供给途径包括鼻胃管、鼻十二指肠管或鼻空肠置管。现鼻胃管不常用，因易胃食管反流引起误吸而导致肺炎之虞。常用的鼻十二指肠管和鼻空肠管是一种专用导管，送入胃腔后，拔去支撑钢丝，则导管末端卷曲成螺旋状，随胃壁蠕动自然通过幽门进入十二指肠，一般 3 天后达空肠。

长期营养病例，也可在手术时置管，在 Treitz 韧带处针刺肠壁，经肌层一段距离入肠腔，然后将导管置入肠腔内 30cm，用可吸收线固定于此韧带上，然后至左腹壁引出体外。

（5）EN 注意要点：EN 患者取半卧位（30°）可减少误吸。

必须用泵定量 24 小时恒速输注，开始时用 4.2kJ/ml 浓度，以 20ml/h 输入，此后每日增加 10ml/h，可递增至 40 ~ 70ml/h。若胃肠功能丧失时间较长，则将营养液稀释至 2.1kJ/ml 或采用低热量方案，然后根据需要增加。当用较高浓度或高渗营养液方案时，则需补充液体防止失水。

营养液要求保持无菌，室温下易污染，要求家属用空针抽取注入是典型的不规范操作。肠内营养只能灌注营养液，不能灌注其他食物，否则易发生阻塞，每日用生理盐水泵入清洗。肠内营养需给药时，将药物研制成溶液，待肠内营养液停止 15 分钟后输入，给药前后均用清水 30ml 冲洗导管。

（6）并发症：最常见的并发症是导管阻塞，故应定期用温水冲洗。最危险的并发症是误吸，多由于胃排空障碍引起，故应监测胃潴留量。

胃肠道不耐受可引起腹泻，原因常是胃肠道黏膜萎缩或为高渗液方案，或没有均匀定量泵入（≥22h/d 输注）或营养液污染。应针对原因预防。长期肠内营养也可发生便秘。恶心、呕吐是由于用鼻胃管肠内营养液异味引起，现多用鼻空肠置管营养无此弊端。

2. 肠外营养 指从静脉给予葡萄糖、复合氨基酸和脂肪乳剂。

（1）适应证：持续性无胃肠道功能造成营养不良可能时即为指征。

（2）禁忌证：黄疸病例不用脂肪乳剂。

（3）方案及配制：肠外营养时最佳氮的来源是 L-氨基酸。人体蛋白质由 20 种不同的氨基酸组成，其中 12 种可由人体合成，为非必需氨基酸；8 种必须经外界提供，为必需氨基酸。对肾衰竭患者，组氨酸不能有效合成；肝衰竭和新生儿则酪氨酸和半胱氨酸合成减少，故称为半必需氨基酸。支链氨基酸（branch chain aminoacid，BCAA）是指异亮氨酸、亮氨酸和缬氨酸，被认为具有特殊蛋白质效应，在肝病时能改善脑症状。

肠外营养时最佳的非蛋白能量来源是糖和脂肪组成的双能源，除能提供平衡热量输入外，尚能减少单一输注葡萄糖产生的危险性。当葡萄糖供应达到人体三羧酸循环所能氧化的最大量时,过多的葡萄糖就被转化为脂肪酸,一部分贮存在脂肪组织中,一部分沉积于肝内导致肝脏的脂肪浸润。糖氧化产生的 CO_2 量多于脂肪酸所产生的 CO_2,同时,耗氧量也增加。此外,过多的葡萄糖易发生高血糖症。

肠外营养尤其全静脉营养(total parenteral nutrition, TPN),除给予氨基酸、脂肪酸和葡萄糖外,尚需补充维生素和矿物质,以维护机体的正常生理功能。已知维生素 A、B、C、D、E、K 必不可少,例如缺乏维生素 E 可致红细胞损伤或脑软化;缺乏维生素 K 则致凝血酶原活性降低、有出血倾向。

(4)输注途径及营养配方

1)周围静脉输注:适用于短期营养支持。

目前配方皆为等渗液,市售的配制成品为三升袋包装,使用时撕开中隔,即将所有营养液以"全合一"方式混合在 3L 输液袋内,提供氮 0.08g/(kg·d),非蛋白热量5857.6～7531.2kJ,约 125.5kJ/(kg·d),热量中葡萄糖提供的约占 60%,脂肪乳剂约占 40%。液体 2500～3000ml。采用等渗的脂肪乳剂为主要营养液。

2)中心静脉输注:适用于长期营养支持,可用高渗营养液。

监测内容:正确记录液体平衡,每周测体重。TPR 每 4 小时 1 次,直至病情稳定。测血糖每 6 小时 1 次,共 2 天,病情稳定后改为每日 2 次,然后每周 2 次。肾功能及电解质测定每日 1 次,稳定后每周 1～3 次。肝功能每周 1～2 次。需要时测定尿氨和尿素排出量。全血象检查每日 1 次,稳定后每周 2 次。

(5)并发症

1)导管相关并发症:肠外营养主要问题之一也是感染,中心静脉导管是主要感染源,严格无菌操作可预防发生。

2)糖代谢并发症:由于营养液输注过快,或患者在应激状态下出现胰岛素阻抗,可引起血糖升高。肠外营养时用脂肪乳剂和葡萄糖双能源即可减少葡萄糖用量,如果发生高糖血症,可用胰岛素静脉持续微泵输注。

(6)PN 注意点

1)脂肪乳剂导致肝功能损害的预防:市售脂肪乳剂由大豆为原料制成,每毫升提供 3kCal 热量,为等渗水溶液,供周围静脉输注。应用超过 10 日,可能发生肝功能损害,表现为肝大、黄疸,原因是脂肪乳剂中植物固醇不能为人体利用,沉积于肝内,引起肝小叶中心胆汁淤积所致,此时即应停用。

成人用量为 30% Intralipid 每千克体重不超过 8ml,首次用量不超过 300ml。输入时必须按 Intralipid 30% 1ml 加氨基酸/葡萄糖 0.5ml,即成为 20% 脂肪乳剂浓度输入。

2)谷氨酰胺的补充:市售的氨基酸制剂中不含谷氨酰胺(glutamine),因其不易保存,但它又是肠道上皮、免疫系统等迅速分裂细胞的能量来源。人体虽能合成谷氨酰胺,但当患者处于分解代谢状态下,尤其大手术后应用 TPN 病例,血谷氨酰胺水平下降明显,可导致免疫功能不良、肠道黏膜萎缩和屏障受损,并发生细菌移位和感染。因此,应用 TPN 10 日以上患者应输注谷氨酰胺 0.2g/(kg·d)。临床应用的 Ala-Glu 双肽溶液,静脉输注后在体内即分解为丙氨酸和谷氨酰胺。

3)再营养综合征(refeeding syndrome):定义是饥饿或严重营养不良者,当给予营养支持时出现的代谢障碍,尤其是液体和电解质失衡。这是因为长期禁食后,机体利用脂肪分解获取能量,产生酮体;同时细胞内磷酸盐、钾、镁缺失而血清值仍可正常;胰岛素分泌受限制而胰高糖素分泌增加。当营养支持时,由于血糖增加,胰岛素分泌恢复,促使糖原、脂肪和蛋白质合成,此过程又需要磷酸盐、镁和钾;红细胞内 2,3-磷酸甘油酸的不足,引起血红蛋白的氧释放功能不全。而且,营养支持后,基础代谢率增加,电解质向细胞内转移,致血清磷酸、钾、镁水平也下降。一般在营养支持 4 天内出现心律失常,是再营养综合征最常见的致死原因,其他症状有心力衰竭、意识模糊、抽搐和昏迷,故应严密监测有关生化指标,预防可口服或输入钾 2～4mmol/(kg·d)、镁 0.2mmol/(kg·d)和磷酸盐 0.3～0.6mmol/(kg·d)。营养支持开始时糖和脂肪仅给半量,需 3～5 天调整达正常需要能量。

三、放化疗期间骨髓抑制的支持治疗

化疗药物除对癌细胞有杀伤作用外,对体内正常细胞也有一定毒性,尤其是生长迅速的造血细胞、毛发滤泡、口腔和胃肠道黏膜,由于其 S 期细胞较多,对化疗药物敏感,易产生毒副反应。放疗时如果剂量较大,或照射组织范围较广,波及骨髓,也会出现骨髓抑制。因此,化、放疗期间最常见和严重的毒副反应是骨髓抑制,可引起各类血细胞不同程度的减少,延误放化疗的进行。

目前已经证实血细胞生长因子能促进各类血细胞的生成。临床应用的一些生血因子多为重组人体血细胞生长因子(recombinant human hematopoietic growth factors, rh-HGF),其结构和组成与人体内源性生血因子相似,并具有相似的物理学和生物学特性。其中尤以粒细胞刺激因子效果最好,能有效预防和治疗白细胞下降;成分输血也能迅速纠正贫血;但对血小板下降至今仍不能满意解决。

(一)癌症和化疗导致的贫血

妇科癌症诊断时已有 49% 患者表现贫血,而贫血原因是多因素的,如失血、溶血、营养缺乏、肾功能不全、遗传性疾病、慢性病贫血等。

癌细胞侵犯骨髓可直接抑制血细胞生成(hematopoiesis);也可由于肿瘤产生炎性细胞活素(inflammatory cytokine)上调铁调素(hepcidin,肝产生的肽类激素,是人体主要调节铁平衡激素),阻断单核-巨噬细胞系统中铁的释放,导致铁的扣押(sequestration),此时患者血清铁呈低水平,但骨髓中铁充盈,说明体内铁不能被利用,于是红细胞产生减少,甚至红细胞寿命缩短。癌症患者免疫介导抗体引起的溶血或凝血功能改变也可间接导致贫血。

妇科恶性肿瘤患者常用以铂为基础的化疗方案,其具有骨髓和肾毒性易致贫血,此因药物直接损害骨髓组织的红细胞生成,包括红细胞前体的合成,并使肾脏产生红细胞生成素减少所致。据粗略估计,血红蛋白降至最低点多在化疗后 2 周,贫血发生率和贫血程度则随化疗疗程而增加,欧洲癌症贫血调查(ECAS)报告,贫血率由化疗第一疗程的19.5%增至第五疗程的46.7%。

适当干预癌症患者的贫血十分重要,其目的是防治血液中携氧能力缺失,改善机体组织氧的释放,以维护器官的正常功能,并提高放化疗效果。具体措施应纠正贫血的潜在病因,输注浓缩红细胞(packed red blood cells,PRBC)或注射红细胞生成刺激因子(erythropoiesis-stimulating agents,ESAS)进行支持治疗。

1. 浓缩红细胞(PRBC) 将采集全血通过离心除去血浆进行浓缩,然后抗凝处理,进一步去除白细胞、照射、冰冻和洗涤。因浓缩红细胞尚含白细胞、血小板和少量血浆,用离心洗涤重复3次,即能除去绝大部分白细胞和血小板,称洗涤浓缩红细胞,可避免非溶血性输血发热反应。每单位PRBC(300ml)的血细胞比容(Hct)为50%~80%,含血红蛋白(Hb)42.5~80g(铁147~278mg),纯红细胞128~240ml。

(1) 浓缩红细胞输注的适应证和基本原则:创伤或手术病例可输注浓缩红细胞代替全血,失血量600~1000ml者输红细胞;失血量>1200ml者宜将红细胞与全血并用。为降低红细胞黏度,一般加生理盐水稀释。

浓缩红细胞输注适用于血容量正常的慢性贫血患者,原则上当Hb>100g/L不需输注。临床上并不严格根据血红蛋白水平作为输注浓缩红细胞的阈值,而是结合贫血发生的急缓、严重度和期限、组织需氧要求和患者耐受程度作出个体化决定。为此,NCCN专家组制订以下3类情况:①无症状性贫血、无显著伴存病:可观察或定期评估;②无症状性贫血、但有伴存病或高危因素:考虑输注;③有症状性贫血:应予输注浓缩红细胞。

(2) 浓缩红细胞输注的获益:主要益处是输注后可迅速纠正贫血,输注1单位浓缩红细胞(300ml)后平均增加Hb 10g/L,增加Hct 3%。一些研究提示,危重病例输注后可提高生存率,但也有不同报道。

(3) 浓缩红细胞输注的风险:包括输血相关反应、充血性心力衰竭、细菌污染、病毒感染和铁的超负荷。自1984年起,输血-传播性感染已戏剧性减少。因贫血输注浓缩红细胞若能限于化疗期间通常短于1年,而非经常输注且历时数年,也不易发生铁的超负荷。不过,Khorana等分析美国60个医学中心1995~2003年癌症患者出院小结,发现输注浓缩红细胞后发生静脉血栓栓塞(OR=1.60)、动脉血栓栓塞(OR=1.53)和死亡率(OR=1.34)均增加。

2. 红细胞生成刺激因子 正常情况下,红细胞的产生受红细胞生成素(erythropoietin,EPO)的调控。EPO基因位于染色体7q11-12,主要由肾脏内肾小管旁间质细胞产生的一种细胞活素,与位于靶细胞上的受体结合,促进红系祖细胞增殖、分化与成熟。人体血浆EPO水平稳定于4~30U/L正常值。贫血(Hct<35%)或组织低氧状态能调节EPO表达,EPO水平即可上升100~1000倍。

有学者研究癌性贫血和缺铁性贫血患者血清EPO水平,发现前者明显低于后者,此结果为临床应用EPO治疗癌性贫血奠定了理论依据。另一方面,癌性贫血患者骨髓对EPO的反应降低,提示机体内可能存在一些抑制骨髓对EPO反应的物质。这些因子包括肿瘤坏死因子(TNF)水平上升,干扰素-γ(IFN-γ)活性增强。

1989年首次合成基因重组人体EPO,它与浓缩红细胞能立即升高Hb水平不同,启动Hb反应需数周时间,但重复注射可维持Hb水平。rhEPO在2003~2004年风行一时,近年因其不良反应使用率显著下降。

(1) 红细胞生成素的治疗方法和剂量调节:初始剂量:市售为rhEPO,最常应用的是Epoetin-α和Darbepoetin-α。Epoetin-α150U/kg,皮下注射,每周3次,或40 000U,皮下注射,每周1次,同时补充铁剂和叶酸。约20%病例效果差,仍需输注浓缩红细胞。

Darbepoetin-α是一种新的红细胞生成蛋白,半寿期长。剂量为2.25μg/kg,皮下注射,每周1次,或固定用量500μg,皮下注射,每3周1次。

有效指标:指Hb增加10~20g/L或Hct上升6%。

剂量调节:癌症贫血患者EPO水平与贫血程度不相称,且对rhEPO治疗反应下降。大剂量rh-EPO给药可以克服这些细胞因子对红细胞生成的抑制作用。Epoetin-α治疗4周后无效或Darbepoetin-α 6周后无效,则增加剂量,用Epoetin-α 20 000U,皮下注射,每周3次,或Darbepoetin-α 4.5μg/kg,皮下注射,每周1次。如果有效,不论Epoetin-α和Darbepoetin-α,用药2周后Hb上升>10g/L,则减少原剂量25%。

(2) 红细胞生成素治疗的获益:主要获益是癌症化疗患者应用EPO可减少浓缩红细胞输注。Littlewood等进行随机对照试验,应用Epoetin-α组需要输血率(24.7%)比安慰剂组(39.5%)显著降低(P=0.0057),Hb水平增加(22g/L)与安慰剂组(5g/L)比较,差异有极显著意义(P<0.001)。

(3) 红细胞生成素治疗的风险

1) 肿瘤进展和死亡率增加:FDA在2007年根据8份随机研究结果,在晚期乳癌、宫颈癌等患者应用rhEPO后总生存率下降和(或)局部病灶控制能力减低,从而修正rhEPO说明书内容。此后文献报告结论分歧。最近认为,用与不用rhEPO的化疗患者总生存情况无差异,无瘤生存率有降低倾向,但无统计学意义。

2) 血栓栓塞风险:癌症患者用rhEPO治疗发生血栓栓塞风险增加,荟萃分析结果RR为1.57~1.69。

3) 高血压/癫痫风险:有报告慢性肾衰竭患者接受rhEPO治疗90天内行肾透析,并发癫痫的发生率为2.5%。

4) 纯红细胞成形不全:是贫血罕见综合征,特征是网织红细胞低下,骨髓幼红细胞缺失,中和抗体对抗红细胞生成素,对EPO治疗耐药。

NCCN建议,rhEPO只用于化疗导致的贫血,一旦化疗完成,即应停用。如果患者未接受骨髓抑制性化疗药物,则不在此例。由于癌症终末期约1/3患者肾功能受损,此时rhEPO治疗应十分谨慎地权衡利弊,需个体化用药。

(二) 放疗和化疗引起的白细胞减少

化疗和放疗最常见的毒性是中性粒细胞减少(neutropenia),如果中性粒细胞计数<1000/μl,且预计48小时内可能进一步降至<500/μl,则会引起发热,指口腔体温≥38.3℃或≥38.0℃超过1小时,为发热性中性粒细胞减

少(febrile neutropenia,FN),提示为严重感染并发症,需延迟化疗并积极救治,使治疗费用剧增,死亡率约10%。

预防性应用集落刺激因子(colony-stimulating factors,CSFs)可降低FN发生率和发生的严重程度、持续时间,从而减低全身性感染发生和其相关死亡率。Lyman综合分析25项RCT研究,包括12 000例化疗时用或不用粒细胞集落刺激因子,平均随访5年,结果用药组减少相对死亡危险0.897,绝对死亡危险减少3.4%。

1. 常用的CSFs

(1)粒细胞集落刺激因子(granulocyte-colony stimulating factor,G-CSF):G-CSF基因位于染色体17q11-21。G-CSF水平与周围血中性粒细胞数成反比,正常值为20~100pg/ml。它是一种由体内单核细胞、成纤维细胞和内皮细胞产生的细胞因子,选择性作用于骨髓中粒系造血祖细胞,促使其向中性粒细胞分化和增殖,并促使成熟的粒细胞释放到外周循环。

临床应用:重组人体G-CSF包括非格司亭(filgrastim)和聚乙二醇非格司亭(pegfilgrastim),用于恶性实体瘤化疗患者,预防或治疗白细胞减少和FN,为循证医学Ⅰ级建议。非格司亭初始用药剂量为5μg/kg,皮下注射,每日1次。在化疗结束后24~72小时开始给药,以达到粒细胞恢复最好效果。粒细胞适当恢复后即可停药。聚乙二醇非格司亭系长效制剂,剂量为6mg,每3周1次,化疗结束后24小时用药。

(2)粒细胞/巨噬细胞集落刺激因子(granulocyte and macrophage-colony stimulating factor,GM-CSF):GM-CSF的基因位于染色体5q31,主要由活化T细胞产生,其作用除刺激中性粒细胞外,尚刺激嗜伊红细胞和巨噬细胞。它对红细胞无作用。目前认为,它对血小板也无作用。

市售的GM-CSF为沙莫司亭(Sargramostim),剂量为250μg/m²,皮下注射,每日1次。主要用于急性髓性白血病诱导化疗后干细胞移植。

CSFs的不良反应:轻至中度的全身骨痛、关节痛和肌肉疼痛,一般数天内消退。少数病例对G-CSF过敏。脾破裂罕见。

2. 预防性应用CSF

(1)化疗导致FN的危险评估

1)肿瘤类型:妇科恶性肿瘤为非免疫性疾病,早期病变局限于盆腔,患者对化疗和放疗有较好的疗效和耐受性。

2)化疗方案:FN常发生于剂量限制性细胞毒化疗药物,此种危险直接与化疗方案的强度相关,如大剂量、用药间隔过密。

3)患者危险因素:年龄>65岁是化疗引发严重中性粒细胞减少的最重要危险因素,其他危险因素包括已经化疗或放疗,肿瘤累及骨髓,全身情况差,肾或肝功能不良,原已存在的中性粒细胞减少和(或)感染。

4)化疗目的:治愈性/辅助性化疗或仅以延长生存期或症状处理为目的。

目前,关于化疗导致FN的危险程度评定标准尚无统一认识,NCCN根据上述因素提出概略性意见指导评估。首先,在单纯化疗患者临床试验中,如果化疗方案导致FN

的发生率>20%,定为FN高危,10%~20%为中危,<10%为低危,然后结合其他危险因素考虑是否预防性应用CSF。

(2)不同危险程度的FN预防性应用CSF

1)FN高危病例:美国国家综合癌症网络(NCCN)、美国临床肿瘤学会(ASCO)和欧洲癌肿研究和治疗机构(EORTC)的指南中一致推荐,FN高危病例应常规用CSF预防。

Vogel等对928例乳癌行双盲、随机、安慰剂对照的多中心研究,所用化疗方案先前预测其FN发生率为20%,用多西他赛(docetaxel 100mg/m² iv q3w),其中463例用预防性Pegfilgrastim支持,465例用安慰剂对照,以FN发生为主要终点,结果预防用药组FN发生率为1%,安慰剂组为17%。证明FN高危病例应用CSF的重要性。

2)FN中危病例:中危病例不论化疗目的为治愈性、延长生存或症状治疗,均应个体化考虑是否预防性应用CSF,根据中性粒细胞减少的后果和化疗剂量减少的影响来权衡风险-获益以作出决定。

对于化疗目的仅为延长生存期和症状处理时,如果FN风险由于患者本身的危险因素决定,应给予CSF;如果由于化疗方案引起,则应另行选择抑制骨髓较轻的化疗药物或减少剂量。

3)FN低危病例:不常规应用CSF,但当患者接受治愈性或辅助性化疗,且有发生FN显著危险,甚至可能死亡时,仍应给予CSF预防。

3. 治疗性应用CSF Clark等汇总Cochrane 13项试验包括1518例FN用CSF辅助抗生素治疗,荟萃分析结果使患者住院时间缩短(HR=0.63,P<0.0006),中性粒细胞恢复时间加快(HR=0.32,P<0.00001),但总生存期无改善。

如果预防性应用CSF后仍发生FN,则应继续用filgrastim或sargramostim治疗,但目前尚无pegfilgrastim用于治疗FN证据。

如果FN患者未接受预防性CSF,则建议检查与感染有关的并发症或不良临床结局的相关因素,它包括年龄>65岁、脓毒综合征、中性粒细胞绝对值(absolute neutrophil counts,ANC)<100/μl、白细胞减少持续>10天、肺炎、侵入性真菌感染以及原有FN发作史。若存在上述危险因素,则必须考虑用CSF。

(三)放疗和化疗引起的血小板减少

化疗引起的血小板减少一般发生于停药后6~10天,并持续多日。血小板计数下降50%即应考虑血小板减少的发生,检查皮肤、黏膜有无轻微挫伤引起的紫斑或红点,并要鉴别是化疗所致抑或其他原因引起。血小板减少使患者处于出血危险,若血小板<50×10⁹/L,手术后有渗血可能;若血小板<30×10⁹/L,往往出现自发性出血,从而使手术和放化疗不能顺利进行,影响医疗质量,增加医疗费用。

化疗所致血小板减少迄今仍是医学上处理的难题,虽然输注浓集血小板可暂时缓解,但只能短期纠正血小板减少,并不解决血小板减少的原因。重组人白介素-11是美国FDA唯一批准用于化疗导致血小板减少的药物,可直接刺激造血干细胞和巨核细胞增殖,诱导巨核细胞成熟分化,增加体内血小板的生成。此药缺点是治疗指数(therapeutic index)狭窄。治疗指数是指药物毒性剂量与有效剂量之比率，即 LD50/ED50，LD50 为致死剂量的 50%，指动物实验时所用，在人体则用毒性剂量的 50%，故用 TD50 表示；ED50 则指最小有效剂量的 50%。

1. 浓集血小板　一般用离心法或单采法制备。单采法时供血员需全身抗凝，然后用血细胞分离器采集；离心法一次采血 250ml 只能获得 25ml 浓缩血小板(5.3×10⁸/ml)，故一次输注需采 10 个以上献血员。

临床用于术前血小板减少致使出血时间延长病例，或化疗引起血小板减少有出血倾向者，或大量输血、血液稀释、DIC 导致的血小板下降病例。输注血小板 24~72 小时后止血效应良好，但若反复输注可发生同种免疫反应，使输入的血小板寿命缩短。因此，血小板成分输注应有严格适应证。

2. 白介素-11(interleukin-11，IL-11)　IL-11 由多种组织产生，主要作用机制是刺激巨核细胞生成(megakaryocytopoiesis)和血小板生成(thrombopoiesis)。由大肠埃希菌生物合成的重组人白介素-11(rhIL-11)，已为 FDA 批准，唯一用于非髓性恶性肿瘤患者化疗时预防严重血小板减少，或先前化疗已并发严重血小板减少用以预防再次发生。FDA 证明 rhIL-11 可有效减轻化疗引起的血小板减少，并可显著减少血小板输注。

临床应用：无严重肾功能损害时，剂量为 50μg/kg，皮下注射，每日 1 次；肾功能不全时，剂量减为 25μg/kg，皮下注射，每日 1 次。首剂在化疗结束后 6~24 小时开始，直至血小板计数至少达 50×10⁹/L，下次化疗前 2 天应停药，每一疗程通常用药 10~21 天。

副作用：①过敏反应：表现为潮红、发热、皮疹、荨麻疹。有时十分严重，面部及咽喉水肿、呼吸短促、胸痛、低血压、意识丧失，可在首次或以后用药时发生，应永久禁用。②液体潴留：常见，约 40% 病例表现为周围性水肿，一般在停药数日后好转，有时需用保钾利尿剂。少数并发肺水肿和心力衰竭。10%~15% 患者导致稀释性贫血，并引起低钾血症。③视乳头水肿(2%)：可能引起短暂失明。④个别报告发生严重心律失常或卒中。⑤胎儿死亡或畸形。

3. 重组人血小板生成素(recombinant human thrombopoietin，rhTPO)　目前，国内外文献均有关于 rhTPO 用于临床的报道。LuS 报道 24 例晚期非小细胞性肺癌化疗导致的重度血小板减少用 rhTPO 300U/(kg·d)sc D2、4、6、9 行前瞻性自身对照临床试验，结果化疗后血小板平均最低点高于对照周期[(56±16)×10⁹/L vs.(28±13)×10⁹/L，P<0.001]，血小板减少平均持续时间则短于对照周期[(8±2)天 vs.(12±3)天，P<0.001]，认为 rhTPO 预防化疗导致的血小板减少疗效显著。

国内市售的 rhTPO，是用基因重组由中国仓鼠卵巢细胞表达，经细胞培养、分离和高度纯化后制成。rhTPO 对巨核细胞生成的各个阶段均有刺激作用，包括前体细胞的增殖，从而升高血小板数值。

临床应用：适用于实体瘤化疗所致的血小板<50×10⁹/L 者。患有严重心、脑血管疾病、血液高凝状态、近期发生血栓、合并严重感染或对本药过敏者均为禁忌。首剂在化疗结束后 6~24 小时开始，剂量为 300U/(kg·d)，皮下注射，每日 1 次，待血小板计数恢复至 100×10⁹/L 即停用。血小板恢复至≥75×10⁹/L 的中位数时间为 11 天。在给药 14 天内，药物无蓄积作用。

副作用：偶有发热、头晕、头痛、寒战、乏力、肌肉关节痛、血压升高等轻度反应，多可自行恢复。

注意事项：①过量应用或常规用于特异体质者可使血小板过度升高。②有并发血栓栓塞风险。③定期检查血常规包括血小板计数和外周血涂片，直至停药后 2 周；血小板计数达所需指标时，应及时停药。

四、化疗期间抗呕吐药的应用

化疗引起的各种副作用中，主观症状以恶心、频繁呕吐最为困扰，客观上胃肠反应引起营养不足、体液和电解质失衡，积极防治极为重要，否则可能导致患者中断或放弃治疗。

(一) 化疗药物致吐分型

1. 急性恶心呕吐(acute-onset nausea and/or vomiting)　指药后数分钟至数小时发生恶心和(或)呕吐，症状高峰期为用药后 5~6 小时，一般在 24 小时内好转。最明显的是联合应用顺铂和环磷酰胺。

2. 延迟性恶心呕吐(delayed-onset nausea and/or vomiting)　指用药 24 小时后出现恶心和(或)呕吐，或急性呕吐 1 天后持续呕吐达 1 周之久。例如顺铂所致呕吐最严重时段为用药后 48~72 小时，可持续 6~7 天。

3. 预感性恶心呕吐(anticipatory nausea and/or vomiting)　指患者进入医院环境，或看到药物、输液管，甚至想到化疗时情景即发生恶心和(或)呕吐，显然这是条件反射性呕吐。预感性呕吐的发生率为 18%~57%，恶心较呕吐更常见。

4. 突破性呕吐(breakthrough emesis)　指即使应用预防性和(或)救治性抗呕吐药，患者化疗时仍发生呕吐。

5. 顽固性呕吐(refractory emesis)　在后继化疗中，虽然应用预防性和(或)救治性抗呕吐药，仍然失效。

(二) 化疗药物致吐程度分类

根据秘鲁会议(2009)关于预防化疗和放疗引起的恶心呕吐，由癌症支持治疗多国协会(MASCC)和欧洲肿瘤协会(ESMO)形成共识并制定指南并公布。会议中按化疗药物引发恶心呕吐的发生率分为高危(≥90%)、中危(30%~90%)、低危(10%~30%)和轻微危险(<10%)(表6-8-17、表6-8-18)。

此外，不同化疗药物剂量与方案与致吐严重度有关，剂量大则呕吐程度加剧，持续时间延长。联合用药也使呕吐加重。对化疗药物致吐的易感性也有个体差异，女性比男性易发生呕吐，中青年用药量大较老年人易致呕吐，嗜酒者相对不易致吐，有化疗致吐病史或有晕动史者皆为呕吐易感者。

(三) 抗呕吐药物的作用和类别

恶心、呕吐的生理学复杂。延髓网状组织中有呕吐中枢，其输入刺激来自：①迷走神经传导的前庭-小脑、脊髓-内脏传入信号；②大脑皮质信号；③化学受体激发区信号。

表 6-8-17 静脉注射抗肿瘤药致吐率

发生率	药 物
高危≥90%	顺铂(cisplatin)、环磷酰胺(cyclophosphamide)≥1500mg/m^2,氮芥(mechlorethamine)、链唑霉素(streptozocin)、卡莫司汀(carmustin)、达巴卡嗪(dacarbazine)
中危30%~90%	奥沙利铂(oxaliplatin)、阿糖胞苷(cytarabine)>1gm/m^2、卡铂(carboplatin)、异环磷酰胺(ifosfamide)、环磷酰胺<1500mg/m^2、阿霉素(doxorubicin)、柔红霉素(daunorubicin)、表阿霉素(epirubicin)、伊达比星(idarubicin)、伊立替康(irinotecan)、阿扎胞苷(azacitidine)、苯达莫司汀(bendamustin)、克罗拉滨(clofarabine)、阿仑单抗(alemtuzumab)
低危10%~30%	紫杉醇(paclitaxel)、多西他赛(docetaxel)、米托蒽醌(mitoxantrone)、阿霉素脂质体注射剂(adriamycin liposome injection)、伊沙匹隆(ixabepilone)、拓扑替康(topotecan)、依托泊苷(etoposide)、培美曲塞(pemetrexed)、甲氨蝶呤(methotrexate)、丝裂霉素(mitomycin)、吉西他滨(gemcitabine)、阿糖胞苷≤1000mg/m^2、氟尿嘧啶(5-Fluoro-uracil)、西罗莫司酯化物(temsirolimus)、波替单抗(bortezumab)、西妥昔单抗(cetuximab)、曲妥珠单抗(trastuzumab)、帕尼单抗(panitumumab)、catumaxumab
轻微<10%	博来霉素(Bleomycin)、白消安(busulfan)、克拉屈滨(2-Chlorodeoxyadenosine. Cladribine)、氟达拉滨(fludarabine)、长春碱(vinblastine)、长春新碱(vincristine)、长春瑞滨(vinorelbine)、贝伐单抗(bevacizumab)

表 6-8-18 口服抗肿瘤药致吐率

发生率	药 物
高危≥90%	六甲嘧胺(hexamethylmelamine)、丙卡巴肼(procarbazine)
中危30%~90%	环磷酰胺、替莫唑胺(temozolomide)、长春瑞滨(vinorelbine)、伊马替尼(imatinib)
低危10%~30%	卡培他滨(capecitabine)、替加氟尿嘧啶(tegafur uracil)、氟拉达滨(fludarabine)、依托泊苷(etoposide)、苏尼替尼(sunitinib)、依维莫司(everolimus)、拉帕替尼(lapatinib)、来那度胺(lenalidomide)、沙利度胺(thalidomide)
轻微<10%	苯丁酸氮芥(chlorambucil)、羟基脲(hydroxyurea)、苯丙氨酸氮芥(L-phenylalanine mustard)、硫鸟嘌呤(6-thioguanine)、甲氨蝶呤(methotrexate)、吉非替尼(gefinitib)、厄洛替尼(erlotinib)、索拉非尼(sorafenib)

注:口服抗肿瘤药物的致吐发生率是按治疗全疗程后结果,不是以单次口服药为准

1. 5-HT$_3$ 受体拮抗剂 化疗药物致吐是由于小肠黏膜嗜铬细胞受刺激释放 5-羟色胺(5-hydroxy tryptamine,5-HT),刺激经迷走神经传入信号,此外,大脑中枢的 5-HT 受体也直接受到刺激。因此,急性呕吐时用 5-HT$_3$ 受体拮抗剂可以阻断。

5-HT$_3$ 受体拮抗剂常用的有昂丹司琼(ondansetron)、格拉司琼(granisetron)或托烷司琼(tropisetron)三种,在化疗前半小时选用任何一种,用 8mg、1mg 或 5mg 从墨菲管滴入,三种药物虽剂量不同,但抗呕吐效果无差别。现有一种新药帕洛司琼(palonosetron)面世,它和 5-HT$_3$ 受体结合亲和力较上述药物强 100 倍,且半寿期延长至 40 小时。常规剂量为 0.25mg,静脉注射。

2. 多巴胺受体拮抗剂 以甲氧氯普胺(metoclopramide)为代表,其抗呕吐作用是对中枢和周围多巴胺受体的拮抗作用。多巴胺产生恶心呕吐是由于刺激延髓化学受体拨机带(trigger zone),甲氧氯普胺能阻断此受体拨机带的刺激。吩噻嗪(phenothiazine)同样属于多巴胺受体拮抗

剂,因而也有止吐作用。因甲氧氯普胺等均属多巴胺受体拮抗剂,故有引起锥体外系统反应的副作用,但仅为一时性的。此外,甲氧氯普胺可诱导催乳素释放,并使醛固酮水平暂时上升,后者可能引起暂时性液体潴留。

3. 地塞米松 是常用有效的止吐药,主要作为急性和延迟性呕吐的联合用药,但其止吐机制不明。在非铂类药所致延迟性呕吐时,地塞米松止吐效果可能比 5-HT$_3$ 受体拮抗剂昂丹司琼为优;在铂类药所致的延迟性呕吐时,可联合应用地塞米松和 5-HT$_3$ 受体拮抗剂,也能使延迟性呕吐发生率下降,并呕吐程度减轻。

根据药物致吐严重度、呕吐类型以及是否联合用药分别调整地塞米松口服剂量以合理用药(表6-8-19)。

4. 神经激肽-1 受体拮抗剂 即 NK-1 受体拮抗剂(neurokinin-1-receptor antagonist),是一种高效新型抗呕吐药,作用机制显然不同,它选择性阻断 P 物质(substance P)结合至中枢神经系统的神经激肽-1 受体。预防急性呕吐时,于化疗当日口服阿瑞吡坦(aprepitant)125mg,或静脉注

射福沙吡坦(fosaprepitant)115mg;预防延迟性呕吐则在化疗开始第2日口服阿瑞吡坦80mg qd,止吐后停药。

表6-8-19　地塞米松预防用药剂量

	急性呕吐	延迟呕吐
高危	单剂 20mg	单剂 8mg bid×3~4d
	联合 12mg	联合 8mg qd
中危	单剂 8mg	单剂 8mg qd×2~3d
低危	单剂 4~8mg	

阿瑞吡坦常与地塞米松联合应用,以进一步增强疗效,且地塞米松剂量可减半,因为联用时可增加地塞米松血浓度近2倍。

(四)化疗药物致吐的预防

急性呕吐防治最重要,且效果最明显。急性呕吐时,以5-HT$_3$受体拮抗剂为首选,一般70%病例可达止吐效果,其余病例呕吐程度也大为减轻。对于高危恶心呕吐患者,5-HT$_3$受体拮抗剂联合地塞米松、阿瑞吡坦已成为预防用药的最佳组合。

延迟性呕吐治疗效果比急性呕吐明显为差,幸其剧烈程度比急性呕吐为轻,应重在预防,高危患者联合应用地塞米松和阿瑞吡坦。

预感性呕吐治疗较困难,关键在于预防。在化疗前联合应用抗呕吐药,对急性呕吐起良好控制,同时预防性口服安定,也能增加效果。

对于化疗药物致吐的预防用药建议按下表6-8-20。

表6-8-20　预防化疗致吐的常规用药方案

	急性呕吐	延迟呕吐
高危	5-HT$_3$受体拮抗剂	地塞米松
	加地塞米松	加阿瑞吡坦
	加阿瑞吡坦	
中危	帕洛司琼	地塞米松
	加地塞米松	
低危	地塞米松	
	或5-HT$_3$受体拮抗剂	不常规用药
	或甲氧氯普胺	
轻微	不常规用药	不常规用药

五、预防和治疗与癌症相关的感染

感染是癌症患者手术和放、化疗后常见并发症和造成死亡的重要原因。化疗引起白细胞减少导致感染已为人熟知,当中性粒细胞计数<100/ml时,约10%~20%或更多患者可发生血液感染,而感染的原发灶常是口腔、咽部、食道、肠道、鼻腔、肺、盆腹腔和皮肤。除白细胞减少易致感染外,免疫功能受损也有同样危险,此时虽无白细胞减少,但易招致一般细菌、病毒和条件致病菌的感染。

(一)癌症患者并发感染的宿主易感因素

1. 原发性恶性肿瘤伴免疫缺陷　一些恶性肿瘤常与免疫缺陷伴存,例如慢性淋巴细胞性白血病患者由于低γ球蛋白血症(IgG<400mg/dl)易致肺部感染和败血症。实体瘤患者手术后并发感染多由于肿瘤负荷大、手术广泛、术前准备不足、有放疗、化疗史致免疫功能低下引起,晚期或难治性肿瘤发生感染的危险性更大。

2. 中性粒细胞减少　当中性粒细胞<500/μl时,感染的易感性增加;当中性粒细胞<100/μl时,则重症感染和血液感染最易罹患。中性粒细胞计数下降速度和持续时间也是发生感染的重要因素,因为它代表骨髓的储备能力,此与感染的严重程度和患者的预后是高度相关的。在白细胞减少患者伴有黏膜屏障损害和菌群转移时,最易发生感染,而且感染的症状和体征常不明显,但是发热仍是早期的体征,约60%此种患者如有发热都能找到感染来源和感染部位。

最初感染的致病菌多是凝固酶阴性葡萄球菌、绿色链球菌和肠球菌,也常检出革兰阳性金黄色葡萄球菌,而大肠埃希菌、克雷伯杆菌和铜绿假单胞菌为最常见的革兰阴性致病菌;单纯疱疹病毒、呼吸道合胞病毒、流感病毒甲型/乙型则是最初检出的致病病毒。如果感染持续则难以及时检出病原体,且大多数患者对治疗药物耐药,使患病率和死亡率升高。由于最初发生感染的细菌使患者致死少见,因为感染死亡都发生于耐药致病菌引起的初始感染后的持续二重感染病例,而致死的病原体往往是曲霉属(aspergillus)真菌和其他丝状真菌。

3. 黏膜屏障破损　胃肠道、鼻旁窦、肺、泌尿生殖道黏膜是宿主抵御各种致病原侵入的第一道防线。化疗和放疗不同程度的损害黏膜的免疫性,当黏膜的保护屏障受损,局部菌群就可入侵。大剂量化疗和造血干细胞移植时,口腔和胃肠黏膜炎发生率达100%。由于胃肠道黏膜细胞分裂生长更迅速,故更易受细胞毒化疗药物损伤,化疗首日即可见细胞凋亡增加,有丝分裂减少,绒毛和黏膜变薄。白细胞减少和黏膜屏障丧失可引起白细胞减少性肠炎,继而易致血液感染,病原体多为绿色链球菌、革兰阴性杆菌、念珠菌属。

4. 皮质类固醇的应用　感染的危险程度与应用皮质类固醇的剂量和持续时间相关,也与同时存在的免疫缺陷,例如中性粒细胞减少或其他免疫抑制剂的应用,以及恶性肿瘤的病情相关。皮质类固醇应用后发生的感染,发热和感染征象不典型,例如腹膜炎患者局部体征变为模糊。

(二)发热和中性粒细胞减少

发热是指单次口腔体温≥38.3℃,或≥38℃超过1小时而无其他原因可寻。偶尔患者有中性粒细胞减少并没有发热,但有感染的体征如腹痛、重症口腔黏膜炎、直肠周围疼痛等,仍应认为是有活动性感染;若患者同时应用皮质类固醇,也可以使发热反应隐蔽。中性粒细胞减少的定义是中性粒细胞绝对值<500/ml;或<1000/ml,预计在此后48小时内降至500/ml或更低。

1. 初始检查　目的是确定发生感染的部位和致病原。病史和体检应首先详尽完成。初始实验室和影像学检查包括全血象、尿常规、肝肾功能、氧饱和度、盆腔超声和胸片。

初始检查后应立即收集标本作培养。血培养最少采取血样20ml,血培养阳性结果的检出与所采集标本量相关。并应采集2份血,1份取自周围血,1份取自中心静脉导管。腹泻患者应作粪检艰难梭状芽胞杆菌(clostridium difficile)培养;有泌尿道症状时应作尿培养;血管留置导管处出现炎症时应取材培养;黏膜或皮肤出现溃疡、水疱应作病毒培养,鉴定单纯疱疹病毒(herpes simplex virus,HSV)感染;有呼吸道症状者,应在鼻咽部取材作病毒培养和快速病毒抗原实验。

2. 危险性评分 目的是预测患者在发热和中性粒细胞减少时可能出现的严重并发症。评分应在出现发热和中性粒细胞减少时12小时内做出,并开始经验性抗生素治疗。

多国癌症支持治疗协会(the Multinational Association for Supportive Care in Cancer,MASCC)提出一种国际通用评分系统,可前瞻性测定危险程度。低危病例指发热缓解无严重并发症。此评分系统根据15个国家共20家医院参加的1139例次化疗引起发热和中性粒细胞减少做出前瞻性研究。由此得到低危病例模型,其因素及评分见表6-8-21。

表6-8-21　MASCC危险性评分

项　　目	评分
症状无或轻	5
症状中度	3
无低血压	5
无慢性阻塞性肺病	4
实体瘤或过去无真菌感染	4
无失水	3
门诊患者	3
年龄<60岁	2

注:症状有二项,只记一项,故理论评分最大为26分,评分≤21分预计并发症/死亡率有较高危险性

3. 初始经验性抗生素治疗 发热和中性粒细胞减少患者的最初处理是经验性应用抗生素。因为目前采用的致病菌检出手段不够迅速,也不够敏感,不能立即确定或排除发热是感染或非感染性原因。必须注意的是,所有白细胞减少患者,当发热作为感染的第一个体征出现时,应立即用经验性广谱抗生素,以避免由于延迟治疗而死亡的严重感染。

(1)选择初始经验性抗生素治疗时应考虑的问题:①患者感染危险性评估;②局部检出的致病菌对抗生素的敏感性;③最常见的潜在性感染病原体,包括对抗生素耐药的致病菌,例如产生β-内酰胺酶(β-lactamase)的革兰阴性杆菌、对万古霉素耐药的肠球菌、耐甲氧西林金黄色葡萄球菌(methicillin resistant staphylococcus aureus,MRSA);④感染潜在部位;⑤广谱杀菌性抗生素方案包括假单胞菌属的

重要性;⑥临床情况不稳定如低血压、器官功能不全;⑦药物过敏;⑧近期应用抗生素,包括预防性用药。

(2)推荐用药方法:根据大宗随机对照临床试验结果,发热和中性粒细胞减少患者的初始经验性抗生素治疗,NCCN推荐三种方法:

1)抗生素单药治疗:亚胺培南西司他汀(imipenem-cilastatin),静脉滴注(C1),或广谱抗假单胞头孢菌素,如头孢吡肟(cefepime),头孢他啶(ceftazidime)(C2B)。

2)抗生素联合治疗:静脉滴注一种氨基苷类加一种抗假单孢的青霉素伴或不伴β-内酰胺酶抑制剂(C1);也可选用一种喹诺酮类加抗假单孢青霉素(C1);或用氨基苷类加广谱抗假单孢头孢类(头孢他啶或头孢吡肟)。注意氨基苷类具有肾毒性和耳毒性,必须经常监测和评估,每日一次氨基苷类静脉滴注,可减少肾毒性。

患者感染假单孢菌为高危,初始即应联合应用最强的抗假单孢类药物。

3)口服抗生素联合治疗用于低危病例:建议用环丙沙星加阿莫西林/克拉维酸(C1),青霉素过敏者改用克林霉素。

(3)经验性加用万古霉素:万古霉素(vancomycin)一般在患者对β-内酰胺耐药的革兰阳性致病菌机会增加时施用,如金黄色葡萄球菌、凝固酶阴性葡萄球菌、绿色链球菌、肠球菌和棒状杆菌,以获疗效。应用万古霉素的问题是容易出现耐药菌株,尤其是肠球菌,随后其他如金黄色葡萄球菌等耐药菌株也相继出现。

发热和中性粒细胞减少患者用经验性万古霉素是有争议的。赞成应用的是因为有一部分革兰阳性菌的感染临床上呈暴发性,如无及时的针对性治疗则患者迅速死亡;另一方面,欧洲癌症研究和治疗组织(European Organization for Research and Treatment of Cancer,EORTC)报告根据前瞻性随机大宗病例试验未能证明经验性万古霉素在成人病例中有上述优点。虽然经验性万古霉素应用使患者发热天数减少,但未提高生存率,且肾毒性和肝毒性发生率增加。

疾病控制中心(CDC)考虑到如果不加限制地应用万古霉素,易致耐药,且使耐药菌种扩大,因此,经验性万古霉素不能常规用于发热和白细胞减少患者的初始治疗,而仅限用于高危重症革兰阳性菌的感染。下列情况为万古霉素初始经验性治疗的适应证:①临床明显是严重静脉导管相关感染,因多数是凝固酶阴性葡萄球菌所致,且通常是β-内酰胺(β-Lactam)类抗生素耐药菌和MRSA。②血培养初步报告为革兰阳性球菌,但尚无最终确定性和敏感试验报告。③已知是对青霉素/头孢菌素耐药的肺炎球菌或MRSA。④临床出现低血压或休克,而培养结果未来。⑤软组织感染,尤其常见为MRSA引起者。⑥绿色链球菌菌血症危险因素存在;严重黏膜炎。

上述情况可用万古霉素,用药2~3天后应及时评估疗效,若不能确定是耐药的革兰阳性菌感染,则应停用万古霉素。

(4)临床不稳定性脓毒症的初始经验性抗生素治疗:发热和白细胞减少患者出现低血压、呼吸急促、心动过速、神志改变、尿少、器官功能不全征象时,初始经验治疗应选

择覆盖脓毒症致病菌的β内酰胺类广谱抗生素,如亚胺培南/西司他汀或美罗培南或哌拉西林-他唑巴坦,加氨基苷和万古霉素,增加氟康唑预防真菌感染。

关于抗生素治疗持续时间,建议在发热病因不明者用药至中性粒细胞绝对值≥500/μl;对严重腹腔内感染则要用至白细胞减少恢复,感染体征消失。

(5)持续发热和白细胞减少的经验性抗真菌治疗:持续发热和白细胞减少应用广谱抗生素4~7日无反应病例,应启用经验性抗真菌治疗。常用药物为氟康唑,新药有脂质体两性霉素 B(liposomal amphotericin B,L-AMB),卡泊芬净(caspofungin)等。

卡泊芬净属棘白霉素类,为广谱抗菌药。随机双盲研究对1095例持续发热和白细胞减少病例行经验性治疗真菌感染,与 L-AMB 对照比较,结果卡泊芬净组有效率和死亡率均优于 L-AMB 组,分别为52% vs. 26%和11% vs. 44%,药物相关毒性、因不良反应停药也低于 L-AMB 组。

(三)特殊部位感染

1. 口腔和食管　发热和中性粒细胞减少患者口腔和食管是感染的常见部位。

(1)口腔黏膜炎:化疗药物使口腔黏膜受损,黏膜细胞凋亡和坏死速度超过黏膜上皮增生,结果发生黏膜炎,出现疼痛、红斑、溃疡,甚至不能进食,它与病毒或真菌引发的黏膜炎的鉴别可作微生物学培养。WHO 和 NCI 根据黏膜受损程度作出分级(表6-8-22)。

表 6-8-22　WHO 口腔黏膜毒性分级

	G0	G1	G2	G3	G4	G5
WHO 口腔黏膜炎	无	口腔痛、红斑	红斑、溃疡、能进固体食物	溃疡,仅流质饮食	不能口服进食	死亡
NCI 口腔咽喉黏膜炎	无	红斑、溃疡、无或轻度疼痛	疼痛、红斑、水肿或溃疡,但能进食和吞咽	疼痛、红斑、水肿或溃疡,需静脉补液	严重溃疡需 PN 或 EN 支持	由于毒性引起死亡

经验性抗生素治疗时应考虑到内源性厌氧菌群以及重症病例用抗生素治疗下可使口腔菌群发生变化,也可并发病毒或真菌的感染。近年来已证实免疫抑制病例 HSV 感染的重要性,HSV 的再活化可达50%~75%病例,但用抗病毒药预防,可使 HSV 感染下降几乎为零。HSV 感染黏膜炎范围广泛,继发细菌感染后使病程明显延长,用抗病毒治疗可使发热天数明显缩短。

(2)食管黏膜炎:因化疗引起的呕吐和胃酸反流使症状加重,继发感染也更严重。典型的食管炎症状为胸骨后烧灼痛和吞咽困难,但慢性恶心是非感染性和感染性食管炎的最常见症状。临床诊断为食管炎时即给予抗酸和(或)抗真菌或抗病毒经验性治疗。抑酸药物可改善症状,但也增加胃和食管下段厌氧菌和真菌的克隆化。

2. 鼻窦和鼻腔　化疗细胞毒药物破坏鼻通道中自然清洁机制。原先有慢性感染病灶,在中性粒细胞减少时病原体可以再活化。鼻窦炎初期症状轻微,可行鼻窦 CT 检查,CT 显像骨质侵蚀,则提示侵入性真菌感染。由于影像学检查不能确认病原,故耳鼻喉检查、培养或活检应在初期进行。先用经验性抗葡萄球菌抗生素治疗,如无效则抗真菌治疗。

3. 盆腹部　这些部位的感染都有临床症状、体征和生化检查异常而得发现,其诊治有赖外科、妇科、影像学和胃肠道各科及时会诊。这些部位的感染常为多种致病菌,包括内源性厌氧菌群。

妇科恶性肿瘤大手术后,由于创面广泛,淋巴引流淤滞,尤其血肿形成病例,化疗所致的中性粒细胞减少,可使其并发盆腹腔脓肿。除应用广谱抗生素外,应及时抽吸脓液或剖腹探查,切开引流。作者曾先后诊治12例,皆救治获愈。

艰难梭状芽胞杆菌结肠炎:中性粒细胞减少约7%患者可并发此病,死亡率高。甲硝唑治疗50%~90%可治愈,复发很少。最近,美国 FDA 批准非达霉素(fidaxomycin)治疗艰难梭状芽胞杆菌引起的腹泻。它属大环内酯类抗生素,口服吸收极少,治疗时不影响正常菌群,故已替代万古霉素。非达霉素剂量为200mg 口服,每日2次,共10日。

肠结肠炎:中性粒细胞减少性结肠肠炎是一种危险且可致命的并发症,其特点是发热、腹泻和腹痛,它应与艰难梭状芽胞杆菌结肠炎、巨细胞病毒性肠炎鉴别。肠结肠炎可以发生血液感染和脓毒症,并有肠出血和穿孔危险。应完全禁食使肠道休息,并应用广谱抗生素。若临床症状和体征不能缓解,应及时用全胃肠外营养。肠道感染中肠球菌的重要性应予重视。头孢类和亚胺培南西司他丁对此无活性,抗假单孢菌青霉素与甲硝唑联合用药对肠球菌有效。此外,应注意肠道内肠球菌克隆化和肠球菌移位所引起感染是完全不同的。肠球菌克隆化是指应用某些广谱抗生素后引起的肠球菌过多繁殖;肠球菌移位则指肠道黏膜屏障损害,细菌通过黏膜进入淋巴和血流,引发全身感染,后果更为严重。经验性用万古霉素应加限制。

经验性抗生素治疗后,肠道也是真菌感染的常见部位,因为正常人结肠菌群中真菌占30%~60%,细胞毒药物使黏膜损害,用广谱抗生素后又使真菌繁殖至发病程度。

4. 血管内导管感染　导管相关感染可分为进入皮肤处感染、隧道感染和血液感染,2/3 感染的致病菌是革兰阳性菌,而以凝固酶阴性葡萄球菌最为常见。

如果局部感染征象不明显,早期确定导管引起血液感染有一定困难,根据 MDAnderson 癌症中心报告,利用血培养阳性的时间差别(differential time to positivity,DTP)是检出血管内导管感染的有用方法,即中心静脉导管血培养阳性与周围静脉采血培养阳性相同的病原体之间的时间,如果中心静脉血阳性早于周围静脉血≥120分,则诊断导管相关菌血症有特异性意义,且高度敏感。DTP目的是避免危重患者不必要的去除导管。

大多数导管相关的血液感染患者单用抗生素有效,不一定需拔除导管,但真菌或非结核性分枝杆菌引起的血液感染应立即拔除导管,有些杆菌、金黄色葡萄球菌、绿色假单孢菌引起者也应去除导管,单用抗生素效果不佳。此外,凡用抗生素治疗血液感染48小时后无效,且无其他处感染时应立即去除导管,取导管尖端作培养。

为预防感染,导管内壁含洗必泰(chlorhexidine)和磺胺嘧啶银(silver sulfadiazine)可显著减少导管内细菌克隆和导管相关血液感染的发生率,但长时间留置导管(>20天)则也无效。

5. 肺部感染　是患病率和死亡率最高的部位,肺感染病情复杂应及早专科会诊。

中性粒细胞减少合并急性细菌性肺炎患者,即应开始经验性抗生素治疗,并严密观察反应。治疗方案的制订应考虑:社区获得性肺炎用大环内酯或氟喹诺酮类,加抗假单孢菌 β-内酰胺类;医院内感染肺炎则用抗假单孢菌 β-内酰胺类,加氨基苷类或喹诺酮类。若细菌为MRSA,或医院内MRSA常见,则应用万古霉素。必要时用利奈唑胺(linezolid),以治疗革兰阳性球菌对多种抗生素耐药者。

肺部非典型肺炎致病菌为军团菌、衣原体和支原体,也表现为局限性肺病灶,应该用左氧氟沙星和红霉素类药物;如为弥漫性间质性肺炎病变则更可能是病毒感染或卡氏肺孢子病。病毒性肺炎若为巨细胞病毒则用更昔洛韦(Ganciclovir),而卡氏肺孢子病则应用甲氧苄啶(trimethoprim)/磺胺甲噁唑(sulfamethoxazole),即TMP/SMX。

中性粒细胞减少持续时间长(>10天),接受广谱抗生素,肺部浸润性病灶扩大或出现新病灶,应考虑真菌感染,如曲霉菌,可加用脂质体两性霉素 B。

(四)治疗效应及对策

有经验医务人员每日检查患者全身情况和感染特殊部位,并及时请专家会诊。要判断抗生素治疗方案是否有效,最少要4天才能确定。EORTC报告在应用合适抗生素条件下,发热下降需2~7天(中位数5天)时间。

低危感染病例在无发热4天后可改用口服抗生素,在中性粒细胞减少期间应持续给予抗生素。皮肤和消化道黏膜损害一般用药1周,血液感染为2周,真菌血液感染需更长时间用药。

经验性抗生素治疗超过4天仍持续发热且又未能确定感染部位病例,可能为非细菌性感染或对治疗药物耐药,或又出现另一种继发感染,或可能为导管相关性感染,或抗生素剂量不足,或少数为药物热。此种病例十分复杂,需有计划地做出抗生素方案变更,如加用抗革兰阴性杆菌药物或经验性万古霉素用药。持续发热和中性粒细胞减少治疗无效超过7天时,应考虑应用经验性抗真菌治疗。

在无发热时预防用药是有争议的,虽然用口服氟喹诺酮类能减少革兰阴性杆菌的感染,但不能提高患者生存率

和减少发热的发生率。

单纯疱疹病毒也是发热和中性粒细胞减少重要的致病原,用阿昔洛韦、万乃洛韦或法昔洛韦三者之一皆同样有效。

总之,发热和中性粒细胞减少的癌症病例初始时用经验性抗微生物药物治疗,但不应忽视感染部位和致病菌的检查。基本的控制感染方法如医务人员消毒隔离仍为根本措施。

(五)白细胞减少并发感染性疾病的预防

1. 预防性应用抗细菌药　癌症患者化疗导致的白细胞减少有发生严重细菌感染危险,故预防性应用抗生素是有适应证的,最常用的是氟喹诺酮类,可显著减少发热和菌血症的发生,降低死亡率,但是白细胞减少患者如果用了预防性抗生素后仍然发热,则提示其对所有预防性药物已产生耐药。NCCN建议中性粒细胞绝对值<1000/μl且超过7天,可用氟喹诺酮类预防;白细胞减少预期持续时间短于7天,且未接受免疫抑制方案,不用抗生素预防,也可口服氟喹诺酮类预防在门诊观察。除非在大剂量化疗导致的中性粒细胞减少,应常规预防性用抗生素,此时用药的优点大于发生耐药的缺点。

2. 预防性应用抗真菌药　中性粒细胞减少患者,抗真菌药预防感染不能作为常规。在高危病例,尤其中性粒细胞持续较长者,用抗真菌药预防真菌感染是合理的。

氟康唑(fluconazole)是最常用的抗真菌药,自20世纪90年代以来沿用至今,预防性应用可减少真菌克隆化和侵入性感染,降低与真菌相关的死亡率,但也有因出现耐药菌株而引起念珠菌血症。脂质体两性霉素 B(liposomal amphotericin B,L-AMB)已被证明与两性霉素 B相比用作经验性抗真菌治疗同样有效而更安全,因其抗菌谱包括曲霉菌(aspergillus),但没有两性霉素 B的肾毒性。因此,建议对持续或再发的发热和白细胞减少原因不明病例,可用L-AMB作为经验性抗真菌预防或治疗(C2B)。棘白霉素类(echinocandins)对念珠菌和曲霉菌皆有效,其中以卡泊芬净(caspofungin)研究最成熟,可静脉注射,首剂70mg iv;以后50mg/d iv,肝功能受损者减量。其有效性和安全性均优于脂质体两性霉素 B。约70%病例对其他耐药或不耐受者用卡泊芬净有效。

3. 预防性应用抗病毒药　白细胞减少和黏膜炎时单纯疱疹病毒(herpes simplex virus,HSV)是重要的致病原,在化疗所致白细胞减少期间,若血清学HSV阳性应予抗病毒药,如阿昔洛韦(acyclovir)、万乃洛韦(valacyclovir)或法昔洛韦(famciclovir)。

六、评估和预防妇科肿瘤患者的 静脉血栓栓塞

静脉血栓栓塞(venous thromboembolism,VTE),从广义角度包括深静脉血栓(deep venous thrombosis,DVT)、肺栓塞(pulmonary embolism,PE)、浅静脉血栓(superficial vein thrombosis,SVT)以及其他血管部位血栓如门静脉、肠系膜静脉、下腔或上腔静脉、盆腔静脉等。

在癌症患者中,VTE是一种常见和威胁生命的疾病。

妇科手术并发急性静脉血栓栓塞中最常见的是深静脉血栓（DVT）和肺栓塞（PE），而肺栓塞的发生常来自下肢的深静脉血栓。妇科手术的肺栓塞发生率位居第三（除矫形外科和胃肠道手术外）。日本 Kobayashi 等报道妇科围术期肺栓塞发生率占其总手术数的 0.08%（178/221 505）；一旦发生肺栓塞，死亡率达 13.5%（24/178），大多数在发作 30 分钟内死亡。美国每年发生深静脉血栓为 200 万例，约 1/3 深静脉血栓发生肺栓塞，造成每年 6 万例死亡。

为此，NCCN 2011 年临床实践指南对恶性肿瘤患者预防和治疗 VTE 特别提出纲领性策略，并作为癌症患者支持治疗中的一项内容。

（一）VTE 危险因素

早在 1865 年 Trousseau 报道静脉血栓栓塞与恶性肿瘤的相关性，近代多项研究也予以支持。癌症患者 VTE 的病因学根据病理生理假说为：①血液高凝：由于癌细胞产生前凝血质（pro-coagulant）引起；癌症手术作为一种应激，也能诱发高凝状态。②血管损伤：癌细胞浸润和手术创伤，必然刺激血管释放血管内皮因子，促使血小板凝集，形成血栓。③血流淤滞：多为肿瘤直接压迫所致。

临床上将癌症患者发生 VTE 的危险因素归为 3 类：

1. 与患者个体相关的危险因素　已被证实癌症患者年老、肥胖、内科伴随病尤其是感染，与 VTE 发生相关。有血栓形成病史是继发 VTE 的独立危险因素，其危险性增加 6 ～ 7 倍。最近证明，患者接受化疗前，血小板增多、白细胞增多、血红蛋白水平低，可预测 VTE 的发生，虽然与贫血相关的 VTE 可能为应用红细胞生成刺激因子（erythropoietic stimulating agents）所致。

2. 与肿瘤相关的危险因素　通过病例对照研究证明，由于癌的存在使 VTE 危险增加 4 ～ 7 倍。VTE 危险还与临床分期、原发癌部位、组织学类型以及初始诊断时间有关。

根据社区调查，癌症作为 VTE 的病因约占 20%，肿瘤晚期和远处转移均增加 VTE 危险。Blom 等报道，实体瘤伴远处转移与无转移者比较，其发生 VTE 危险的校正比数比（adjusted odds ratio）是 19.8%。再者，癌症患者的复发性 VTE 更常见，进行抗凝治疗时，其 12 个月累积发生率为 20.7%，非癌者则为 6.8%。

原发癌位于胃、肾、肺、子宫、卵巢、膀胱或睾丸者，发生 VTE 的危险增加，尤其胰腺癌、脑瘤为 VTE 高危病例，恶性血液病也是发生 VTE 的高危因素。相反，乳癌为 VTE 低风险。由于乳癌属于相对高发病率的肿瘤，因此，乳癌患者发生 VTE 并非不常见。

从组织类型来讲，腺癌发生 VTE 的危险似高于鳞癌。卵巢癌绝大多数为腺癌，宫颈癌 80% 以上为鳞癌，而乳癌很少为鳞癌。

另外，初始诊断的头 3 ～ 6 个月，发生 VTE 的危险性最高。

3. 与治疗相关的危险因素　手术、药物（细胞毒化疗药、抗血管生成药、内分泌药物、红细胞生成刺激剂）、输血、静脉内留置导管等均为 VTE 危险因素。

施行根治性盆腔手术的患者，术后并发下肢深静脉血栓的危险高于其他妇科手术 16 倍，且可延伸至术后 7 周。

全身性化疗发生 VTE 危险比一般人群增加 2 ～ 6 倍。一项病例对照研究发现，癌症患者与非恶性肿瘤患者比较，接受化疗组的 OR 为 6.5，未接受化疗组则为 4.1，说明细胞毒性化疗药与发生 VTE 相关。

外源性雌激素药物用于预防和治疗某些雌激素受体阳性的癌症患者，例如他莫昔芬（tamoxifen）、拉洛昔芬（raloxifen）等选择性雌激素受体调节剂（selective estrogen receptor modulators，SERM）可增加 VTE 危险。激素补充治疗时应用雌激素或口服避孕药也增加 VTE 发生的危险。曾有报道用己烯雌酚（diethylstilbestrol）联合阿霉素（doxorubicin）治疗激素难治性前列腺癌，与单用阿霉素相比，VTE 危险增加。

抗血管生成药物可增加 VTE 发生，一项随机临床试验（randomized clinical trials，RCT）的荟萃分析证明，化疗患者用抗血管内皮细胞生长因子的贝伐单抗（bevacizumab），与不用者相比，VTE 危险显著增加。

其他药物：癌症贫血患者支持治疗时应用红细胞生成素（erythropoietin）也与 VTE 发生相关。

（二）VTE 危险评估

由于深静脉血栓与肺栓塞发生有高度相关性，死于肺栓塞的病例 50% 以上为深静脉血栓引起，通过 ^{125}I 标记纤维蛋白原扫描，发现 3% ～ 5% 的隐匿性下肢血栓性静脉炎患者将发生肺栓塞，而静止型可无临床症状表现。因此，临床预测其发生规律至为重要，使能及早预防。

临床预测 VTE 采用 Wells 评分联合 D-二聚体（D-dimer）测定，已被证明与习用的放射影像学结果相当。

1. 深静脉血栓预测（表 6-8-23）

表 6-8-23　Wells 评分预测深静脉血栓

临床特点	评分
活动性癌（正在治疗或发病在 6 个月内或姑息治疗）	1
瘫痪或下肢石膏固定	1
最近卧床 > 3 天或 12 周内大手术行全麻或区域麻醉	1
下肢深静脉系统分布区有局限性压痛	1
全下肢肿胀	1
小腿肿比无症状侧增大 3cm（胫骨粗隆下 10cm 处测量周径）	1
症状侧下肢指压性水肿	1
非静曲张的表浅静脉侧支形成	1
其他疾病引起的拟似 DVT 临床特点	−2

注：低危 ≤0 分；中危 1、2 分，高危 ≥3 分。两下肢均有时，以症状重者为准

评分提示深静脉血栓者应作 D-二聚体（D-dimer）测定。D-二聚体含有 2 个交联的纤维蛋白原片段，是血液中纤维蛋白降解物，系血凝块被纤维蛋白溶酶溶解降解而成。血中 D-二聚体浓度升高时（>500μg/L）对诊断血栓形成有重要意义，其敏感性为 93% ～ 95%，特异性为 50%。假阳

性结果可由于肝病、类风湿因子升高、炎性反应、创伤、近期手术、癌症、妊娠或老年等因素引起;假阴性则由于血栓形成时抽取血样太早或过迟所致。D-二聚体阴性结果基本上排除了血栓形成;若D-二聚体浓度升高,应进一步行超声检查下肢深静脉,必要时行多排CT肺动脉造影,以确定血栓部位,然后根据临床情况考虑抗凝治疗。

2. 肺栓塞预测(表6-8-24)

表6-8-24 Wells评分预测肺栓塞

临床特点	评分
肺栓塞或深静脉血栓史	+1.5
心率>100次/分钟	+1.5
最近手术或肢体固定	+1.5
临床深静脉血栓体征	+3
其他诊断可能为肺栓塞	+3
咯血	+1
癌	+1

注:低危0~1分;中危2~6分;高危≥7分

评分提示肺栓塞者应检测D-二聚体。D-二聚体的阴性预测值很高,阴性结果提示静脉血栓栓塞可能性小,但老年患者有伴随病则不能排除。中、高度怀疑肺栓塞时应作通气-灌注(V/Q)扫描、多排CT肺动脉造影。

关于癌症患者应用Wells评分来评估VTE危险,也有学者提出质疑,是否安全有效必须待更多资料进一步证明,此因这些研究对象中癌症患者仅占部分病例。此外,癌症患者的D-二聚体假阳性数比非癌患者高3倍,因此,不单独推荐癌症患者仅用D-二聚体诊断VTE。

目前主张加用生物标记物预测癌相关的血栓形成。广泛应用者有血小板计数、白细胞计数、血红蛋白和D-二聚体。未广泛应用者有组织因子、P-选择素、Ⅷ因子、凝血酶原片段等。癌症患者发生VTE危险评分模型包括临床方面(肿瘤部位、体质指数)和实验室参数(血小板和白细胞计数、血红蛋白水平)。见表6-8-25。

表6-8-25 评估化疗相关VTE模型(2008)

评 估 内 容	评分
肿瘤部位	
很高危:胃、胰腺	2
高危:肺、淋巴瘤、子宫、卵巢、膀胱、睾丸	1
化疗前血常规	
血小板计数≥350×10⁹/L	1
白细胞计数>11.00×10⁹/L	1
血红蛋白<100g/L或用红细胞生成素	1
体质指数(BMI)	
≥35kg/m²	1

注:高危≥3分;中危1~2分;低危0分

Ay等对819例新发癌或肿瘤缓解后又有进展患者行前瞻性和观察性列队研究,先用上述模型评分,再增加2项生物参数评分,即增加D-二聚体和P-选择素(P-selectin)。P-selectin是一种活化内皮细胞表面细胞黏合分子,在血管内壁和活化血小板黏合一起,正常值(121±84)ng/ml。结果:819例中61例(7.4%)在中位随访时间656天中发生VTE。按上述模型评分,观察6个月内VTE累积发生率,≥3分组为17.7%,2分组为9.6%,1分组为3.8%,0分组为1.5%。用扩大VTE危险评分模型,增加2项生物参数评分则6个月VTE累积发生率,最高分组(≥5分)为35.0%,中度评分组(3分)为10.3%,最低评分组(0分)为1%,最高评分与最低评分比较,其损害比率(hazard ratio)是25.9(8.0~84.6)。由此说明扩大VTE风险模型更能预测癌症患者发生VTE危险程度。

(三)VTE危险预防

1. 间歇性气压装置 围术期预防深静脉血栓安全、有效而又简便的措施是双下肢安放间歇性气压装置(intermittent pneumatic compression,IPC),自术前开始至术后5天,持续顺序运作小腿和大腿气压。Clark-Pearson等报告,妇科恶性肿瘤患者应用IPC装置术后深静脉血栓和肺栓塞发生率自34.6%降至12.7%,已被循证医学列为A级水平。DVT中危、高危的妇科肿瘤患者联合应用IPC和低分子肝素预防十分有效。要注意的是,IPC不能用于急性深静脉血栓、下肢开放创口或动脉供血不足者。

2. 胃肠道外抗凝药物 主要为未分离肝素和低分子肝素。

(1)未分离肝素(unfractionated heparin,UFH):即普通肝素。肝素使抗凝血酶Ⅲ活力提高,其抗凝作用在注射后10~15分钟出现,半衰期2小时。肝素每支100mg,相等于12 500U,肝素应加入生理盐水内,不能用葡萄糖液稀释。首剂125U/kg快速滴入,维持量15U/(kg·h)。标准监测方法为激活的部分凝血活酶时间(activated partial thromboplastin time,APTT),APTT正常值为31~43秒,抗凝后维持1.5~2倍,即60~90秒,如APTT超过正常值2倍,提示肝素过量。临床上也可用试管监测凝血时间,以维持20~30秒为宜。肝素静脉点滴约用10~14天停止。

肝素的主要副作用是出血,约占5%,其他并发症为血小板减少、骨质疏松和脂肪坏死。鱼精蛋白可拮抗肝素,1mg鱼精蛋白对1mg肝素,将迅速缩短APTT,注意不能过多给予鱼精蛋白,否则也能引起出血。

(2)低分子肝素(low-molecular-weight heparin,LMWH):近来多用LMWH替代传统的肝素预防和治疗静脉血栓形成。RCT荟萃(meta)分析表明LMWH比肝素出血并发率低,死亡率更低;而效果两者相同。

癌症患者都是高危VTE,围术期都应预防性抗凝,术前24小时和术后每日注射一次,直至出院。术前不能用低分子肝素者,首剂可在术后24小时应用,若有急性出血禁用。具体用药剂量如下:

依诺肝素钠(enoxparin,Lovenox):用于中危20mg(sc,qd);高危40mg(sc,qd)。

达肝素钠(dalteparin,Fragmin):中危2500~5000U(sc,

qd);高危 5000U(sc,qd 或 bid)。

磺达肝癸钠(fondaparinux,Arixtra):一律 2.5mg(sc,qd)。

LMWH 的优点是不需常规监测凝血指标,仅在超高体重、肾功能不全或合并妊娠患者应监测抗-X 因子活力(anti-Xa)峰值水平,即注射后 3 小时达到 0.5~1.2U/ml。有严重肾衰竭当肾小球滤过率<30ml/min 时,建议用 UFH 替代 LMWH,也可将 LMWH 剂量减半。

(3) 口服抗凝药:即华法林(warfarin),为维生素 K 拮抗剂,其作用为抑制凝血因子Ⅻ、Ⅸ、Ⅹ以及凝血酶原。

肝素停用改为华法林时,两药应重叠 2~3 天,因华法林起效较慢。华法林开始剂量为 5~10mg/d,1~2 天后应监测国际标准化比率(international normalized ratio,INR),以调整剂量,使 INR 达 2.0~3.0,即凝血酶原时间达正常值的 2~3 倍时,可停用 UFH 或 LMWH。华法林剂量稳定后,INR 监测逐步减为每 4 周一次。

对于老年人、营养不良、充血性心力衰竭、肝病、近期大手术者,华法林开始剂量应<5mg,此后根据 INR 调整。

华法林用药期间,若 INR 上升,可停药 1~2 剂观察或口服维生素 K_4 2~4mg,若有出血,即静脉缓慢注射维生素 K_1 10mg,必要时用新鲜冰冻血浆。华法林治疗窗窄,要注意其他药物对其的影响:胺碘酮、氟尿嘧啶、甲氧苄啶、环丙沙星、甲硝唑、氟康唑等加强华法林作用,而利福平、双氯西林起拮抗作用。

(4) 预防性抗凝治疗

1) 适应证:妇科中小手术或腹腔镜手术患者,术后能早期起床活动,不需抗凝药物预防血栓形成;若有 VTE 危险因素存在,则要用抗凝药物预防。所有妇科大手术,尤其是恶性肿瘤,围手术期应常规用 LMWH 和 IPC,抗凝药物直至术后 28 天。

2) 禁忌证:临床显著急性或慢性出血、近期中枢神经系统出血、颅内或脊椎疾病伴出血高风险、近期手术伴出血高风险、脊柱麻醉或腰椎穿刺、头部损伤或摔跌高风险、血小板减少或功能不全、全身性凝血病如 PT 或 APTT 延长等。

3. 抗凝药桥接(bridging anticoagulation) 凡用华法林患者,应在术前 5 天停药,使 INR 有足够时间正常化。若停药后 INR 仍≥1.5,则口服 Vit K 1~2mg 促使 INR 正常。高危 VTE 或心脏机械瓣或心房颤动患者,则停华法林后用 UFH 或 LMWH 桥接。UFH 桥接者在术前 4 小时停药;LMWH桥接者则于术前 24 小时停用,且最后一剂药量减半。

术后抗凝药桥接时间应按个体化决定,一般小手术后 24 小时启用 LMWH,大手术或术后出血高风险病例则于术后 48~72 小时,保证止血后才用。

4. 抗凝药的风险 肝素有引起血小板减少的危险,癌症患者由于肿瘤侵犯血管更易导致出血。一项前瞻性随访研究,癌症或非癌患者因 VTE 抗凝治疗,结果 12 个月大出血累积发生率分别为 12.4% 和 4.9%,其中 1/3 病例发生于初始肝素化 5~10 天。目前认为,使用肝素 5~14 天,如果血小板计数下降≥50%,应考虑肝素引起的血小板减少

(heparin-induced thrombocytopenia,HIT)。因此,开始用 UFH 之前,应查血小板计数作为基础值,然后每 3 天监测一次。LMWH 因并发 HIT 危险甚小,尤其磺达肝素抗凝,其作用为抗 Xa 因子,不需监测血小板计数。一旦 HIF 发生,不论有无血栓形成,需即换用 LMWH 或华法林。

总之,癌症患者尤其住院手术病例,并发 VTE 比率增加,用 LMWH 或华法林能安全有效防止。

(顾美皎)

参 考 文 献

1. Aapro MS,Bohlius J,Cameron DA,et al. 2010 update of EORTC guidelines for the use of granulocyte-colony stimulating factor to reduce the incidence of chemotherapy-induced febrile neutropenia in adult patients with lymphoproliferative disorders and solid tumours. Eur J Cancer,2010,47:8-32

2. Alvarez RD,Mannel R,García AA,et al. Fixed-dose rate gemcitabine plus carboplatin in relapsed,platinum-sensitive ovarian cancer patients:results of a three-arm Phase Ⅰ study. Gynecol Oncol,2009,115(3):389-395

3. Angeles AS,John AB,Deborah K. Phase Ⅱ trial of cetuximab and carboplatin in relapsed platinum-sensitive ovarian cancer and evaluation of epidermal growth factor receptor expression:A Gynecologic Oncology Group study. Gynecologic Oncology,2008(3):493-499

4. Ay C,Dunkler D,Marosi C,et al. Prediction of venous thromboembolism in cancer patients. Blood,2010,116(24):5377-5382

5. Ay C,Simanek R,Vormittag R,et al. High Plasma levels of soluble P-selectin are predictive of VTE in cancer patients:Result from the Vienna Cancer and Thrombosis Study(CATS). Blood,2008,112(7):2703-2708

6. Balleyguier C,Sala E,Da Cunha T,et al. Staging of uterine cervical cancer with MRI:guidelines of the European Society of Urogenital Radiology. Eur Radiol,2011,21:1102

7. Balogun N,Forbes A,Wideschwendter M,et al. Noninvasive nutritional management of ovarian cancer patients:beyond intestinal obstruction. Int J Gynecol Cancer,2012,22:1089-1095

8. Bedner R. Hysteroscopy with directed biopsy versus dilatation and curettage for the diagnosis of endometrial hyperplasia and cancer in perimenopausal women. Eur J Gynaecol Oncol,2007,28(5):400-402

9. Bennett AV,Jensen RE,Basch E. Electronic patient-reported outcome systems in oncology clinical practice. CA Cancer J Clin,2012,62(5):337-347

10. Berek JS,Taylor P,McGuire W,et al. Oregovomab maintenance monoimmunotherapy does not improve outcomes in advanced ovarian cancer. J Clin Oncol,2009,27(3):418-425

11. Bhosale P,Peungjesada S,Devine C,et al. Role of magnetic resonance imaging as an adjunct to clinical staging in cervical carcinoma. J Comput Assist Tomogr,2010,34:855

12. Bisseling KC,Bekkers RL,Rome RM,et al. Treatment of microinvasive adenocarcinoma of the uterine cervix:a retrospective study and review of the literature. Gynecol Oncol,2007,107:424

13. Burger RA,Sill MW,Monk BJ,et al. Phase Ⅱ trial of bevacizumab in persistent or recurrent epithelial ovarian cancer or primary peritoneal cancer:a Gynecologic Oncology Group Study. J Clin Oncol,

2007,25(33):5165-5171

14. Cannistra SA,Matulonis UA,Penson RT,et al. Phase Ⅱ study of bevacizumab in patients with platinum-resistant ovarian cancer or peritoneal serous cancer. J Clin Oncol,2007,25(33):5180-5186

15. Cetina L,Garcia-Arias A,Uribe Mde J,et al. Concurrent chemoradiation with carboplatin for elderly,diabetic and hypertensive patients with locally advanced cervical cancer. Eur J Gynaecol Oncol,2008; 29(6):608-12

16. Cohen JG,Kapp DS,Shin JY,et al. Small cell carcinoma of the cervix:treatment and survival outcomes of 188 patients. Am J Obstet Gynecol,2010,203:347. e1

17. Costa S,Marra E,Martinelli GN,et al. Outcome of conservatively treated microinvasive squamous cell carcinoma of the uterine cervix during a 10-year follow-up. Int J Gynecol Cancer,2009,19:33

18. Edge SB,Byrd DR,Compton CC,et al. American Joint Committee on Cancer Staging Manual. 7th ed. New York:Springer,2010:395

19. Elit L,Fyles AW,Devries MC,et al. Follow-up for women after treatment for cervical cancer:a systematic review. Gynecol Oncol, 2009,114:528

20. Esthappan J,Chaudhari S,Santanam L,et al. Prospective clinical trial of positron emission tomography/computed tomography image-guided intensity-modulated radiation therapy for cervical carcinoma with positive para-aortic lymph nodes. Int J Radiat Oncol Biol Phys,2008,72:1134

21. Fenech M,El-Sohemy A,Cahill L,et al. Nutrigenetics and nutrigenomics:viewpoints on the current status and applications in nutrition research and practice. J Nutrigenet Nutrigenomics,2011,4:69-89

22. Fong PC,Yap TA,Boss DS,et al. Poly(ADP)-Ribose Polymerase Inhibition:Frequent Durable Responses in BRCA Carrier Ovarian Cancer Correlating With Platinum-Free Interval. American Society of Clinical Oncology,2010,28(15):2512-2519

23. Franckena M,Lutgens LC,Koper PC,et al. Radiotherapy and hyperthermia for treatment of primary locally advanced cervix cancer: results in 378 patients. Int J Radiat Oncol Biol Phys,2009,73:242-50

24. Galic V,Herzog TJ,Lewin SN,et al. Prognostic significance of adenocarcinoma histology in women with cervical cancer. Gynecol Oncol,2012,125:287

25. Garuti G. Hysteroscopic view in atypical endometrial hyperplasias:A correlation with pathologic findings on hysterectomy specimens. J Minim Invasive Gynecol,2006,13(4):325-330

26. Gien LT,Beauchemin MC,Thomas G. Adenocarcinoma:a unique cervical cancer. Gynecol Oncol,2010,116:140

27. Greer BE,Koh WJ,Abu-Rustum NR,et al. Cervical cancer. J Natl Compr Canc Netw,2010,8:1388

28. Hancke K,Heilmann V,Straka P,et al. Pretreatment staging of cervical cancer:is imaging better than palpation? Role of CT and MRI in preoperative staging of cervical cancer:single institution results for 255 patients. Ann Surg Oncol,2008,15:2856

29. Hensley ML,Blessing JA,Mannel R,et al Fixed-dose rate gemcitabine plus docetaxel as first-line therapy for metastatic uterine leiomyosarcoma:a Gynecologic Oncology Group phase Ⅱ trial. Gynecol Oncol,2008,109(3):329-334

30. Hou J,Goldberg GL,Qualls CR,et al. Risk factors for poor progno-

sis in microinvasive adenocarcinoma of the uterine cervix（Ⅰ A1 and ⅠA2):a pooled analysis. Gynecol Oncol,2011,121:135

31. Huang YT,Wang CC,Tsai CS,et al. Long-term outcome and prognostic factors for adenocarcinoma/adenosquamous carcinoma of cervix after definitive radiotherapy. Int J Radiat Oncol Biol Phys, 2011,80:429

32. Jason Konner,Russell JS,Felicia AD. A phase Ⅱ study of cetuximab/paclitaxel/carboplatin for the initial treatment of advanced-stage ovarian,primary peritoneal,or fallopian tube cancer. Gynecologic Oncology,2008,110(2):140-145

33. Jemal A,Bray F,Center MM,et al. Global cancer statistics. CA Cancer J Clin,2011,61:69

34. Katanyoo K,Sanguanrungsirikul S,Manusirivithaya S. Comparison of treatment outcomes between squamous cell carcinoma and adenocarcinoma in locally advanced cervical cancer. Gynecol Oncol, 2012,125:292

35. Khorana AA,Kuderer NM,Culakova E,et al. Development and validation of a predictive model for chemotherapy-associated thrombosis. Blood,2008,111:3786-4907

36. Khorana AA. Risk assessment and prophylaxis for VTE in cancer patients. J Natl Compr Canc Netw,2011,9:789-797

37. Kobayashi T,Nakabayashi M,Ishikawa M,et al. Pulmonary thromboembolism in Obstetrics and Gynecology by 6. 5-fold over the past decade in Japan. Circ J,2008,72(5):753-756

38. Lochs H,Pichard C,Allison SP. Steering Committee for the ESPEN Guidelines on EN. Evidence supports nutritional support. Clin Nutr,2006,25:117-119

39. Mahdi H,Thrall M,Agoff N,et al. Pagetoid adenocarcinoma in situ of the cervix with pagetoid spread into the vagina. Obstet Gynecol, 2011,118:461

40. Mayr NA,Wang JZ,Zhang D,et al. Synergistic effects of hemoglobin and tumor perfusion on tumor control and survival in cervical cancer. Int J Radiat Oncol Biol Phys,2009,74:1513

41. McCluggage WG,Kennedy K,Busam KJ. An immunohistochemical study of cervical neuroendocrine carcinomas:Neoplasms that are commonly TTF1 positive and which may express CK20 and P63. Am J Surg Pathol,2010,34:525

42. Miller DS,Blessing JA,Bodurka DC,et al. Evaluation of pemetrexed (Alimta,LY231514) as second line chemotherapy in persistent or recurrent carcinoma of the cervix:a phase Ⅱ study of the Gynecologic Oncology Group. Gynecol Oncol,2008,110(1):65-70

43. Miller DS,Blessing JA,Krasner CN,et al. Phase Ⅱ evaluation of pemetrexed in the treatment of recurrent or persistent platinum-resistant ovarian or primary peritoneal carcinoma:a study of the Gynecologic Oncology Group. J Clin Oncol,2009,27(16):2686-2691

44. Mitchell DG,Snyder B,Coakley F,et al. Early invasive cervical cancer:tumor delineation by magnetic resonance imaging,computed tomography,and clinical examination,verified by pathologic results, in the ACRIN 6651/GOG 183 Intergroup Study. J Clin Oncol, 2006,24:5687

45. Mitchell J,Jatoi A. Parenteral nutrition in patients with advanced cancer:merging perspectives from the patient and healthcare provider. Semin oncol,2011,38:439-442

46. Mkrtchian BB. Transvaginal ultra sonography in atypical hyperplasia and early cancer of endometrium(diagnostic significance and prog-

nostic evaluation）. Georgian Med News,2007,145:12-16

47. Monk BJ,Sill MW,Burger RA,et al. Phase Ⅱ trial of bevacizumab in the treatment of persistent or recurrent squamous cell carcinoma of the cervix:a gynecologic oncology group study. J Clin Oncol, 2009,27(7):1069-1074

48. Nugent EK,Case AS,Hoff JT,et al. Chemoradiation in locally advanced cervical carcinoma:an analysis of cisplatin dosing and other clinical prognostic factors. Gynecol Oncol,2010,116(3):438-41

49. Oza AM,Eisenhauer EA,Elit L,et al. Phase Ⅱ Study of Erlotinib in Recurrent or Metastatic Endometrial Cancer:NCIC IND-148. Journal of Clinical Oncology,2008,26(26):4319-4325

50. Pecorelli S,Zigliani L,Odicino F. Revised FIGO staging for carcinoma of the cervix. Int J Gynaecol Obstet,2009,105:107

51. Pettersson BF,Andersson S,Hellman K,Hellström AC. Invasive carcinoma of the uterine cervix associated with pregnancy:90 years of experience. Cancer,2010,116:2343

52. Pfisterer J,du Bois A,Sehouli J,et al. The anti-idiotypic antibody abagovomab in patients with recurrent ovarian cancer. A phase I trial of the AGO-OVAR. Ann Oncol,2006,17(10):1568-1577

53. Posadas EM,Liel MS,Kwitkowski V,et al. A phase Ⅱ and pharmaco-dynamic study of gefitinib in patients with refractory or recurrent epithelial ovarian cancer. Cancer,2007,109(7):1323-1330

54. Rajs V. Management of chemotherapy induced thrombocytopenia: Current status of thrombopoietic agents. Semin Hematol,2009,46 (1,suppl 2):526-532

55. Ramirez PT,Schmeler KM,Milam MR et al. Efficacy of letrozole in the treatment of recurrent platinum and taxane-resistant high-grade cancer of the ovary or peritoneum. Gynecol Oncol,2008,110(1): 56-59

56. Reynolds EA,Tierney K,Keeney GL,et al. Analysis of outcomes of microinvasive adenocarcinoma of the uterine cervix by treatment type. Obstet Gynecol,2010,116:1150

57. Rizzo JD,Somerfield MR,Hagerty KL,et al. Use of epoetin and darbepoetin in patients with cancer:2007 American Society of Clinical Oncology/American Society of Hematology clinical practice guideline update. J Clin Oncol,2008,26:132

58. Roila F,Herrstedt J,Aapro M,et al. Guideline update for MASCC and ESMO in the prevention of chemotherapy and radiotherapy-induced nausea and vomiting:Results of the Perugia consensus conference. Ann Oncol,2010,21(suppl 5):V232-V243

59. Saygili H. Histopathologic correlation of dilatation and currettage and hysterectomy specimens in patients with postmenopausal bleeding. Eur J Gynaecol Oncol,2006,27(2):182-184

60. Selman TJ,Mann C,Zamora J,et al. Diagnostic accuracy of tests for lymph node status in primary cervical cancer:a systematic review and meta-analysis. CMAJ,2008,178:855

61. Showalter TN,Miller TR,Huettner P,et al. 18 F-fluorodeoxyglucose-positron emission tomography and pathologic tumor size in early-stage invasive cervical cancer. Int J Gynecol Cancer,2009,19:1412

62. Siegel R,Ward E,Brawley O,et al. Cancer statistics,2011:the impact of eliminating socioeconomic and racial disparities on premature cancer deaths. CA Cancer J Clin,2011,61:212

63. Smith LA,Cornelius VR,Plummer CJ,et al. Cardiotoxicity of anthracycline agents for the treatment of cancer:systematic review and meta-analysis of randomised controlled trials. BMC Cancer,2010, 10:337

64. Stensheim H,Møller B,van Dijk T,et al. Cause-specific survival for women diagnosed with cancer during pregnancy or lactation:a registry-based cohort study. J Clin Oncol,2009,27:45

65. Stout NK,Goldhaber-Fiebert JD,Ortendahl JD,et al. Trade-offs in cervical cancer prevention:balancing benefits and risks. Arch Intern Med,2008,168:1881

66. Sui L. Management of abnormal uterine hemorrhage with atypical endometrial hyperplasia by transcervical resection of endometrium. Int J Gynecol Cancer,2006,16(3):1482-1486

67. Terada T. Simultaneous squamous cell carcinoma in situ and adenocarcinoma in situ of the uterine cervix in a 36-year-old Japanese woman. Arch Gynecol Obstet,2010,281:527

68. Thomas G,Ali S,Hoebers FJ,et al. Phase Ⅲ trial to evaluate the efficacy of maintaining hemoglobin levels above 12.0g/dL with erythropoietin vs above 10.0g/dL without erythropoietin in anemic patients receiving concurrent radiation and cisplatin for cervical cancer. Gynecol Oncol,2008,108:317

69. Welch SA,Hirte HW,Elit L,et al. Sorafenib in combination with gemcitabine in recurrent epithelial ovarian cancer:a study of the Princess Margaret Hospital Phase Ⅱ Consortium. Int J Gynecol Cancer,2010,20(5):787-793

70. Yahata T,Numata M,Kashima K,et al. Conservative treatment of stage Ⅰ A1 adenocarcinoma of the cervix during pregnancy. Gynecol Oncol,2008,109:49

71. Zivanovic O,Leitao MM Jr,Park KJ,et al. Small cell neuroendocrine carcinoma of the cervix:Analysis of outcome,recurrence pattern and the impact of platinum-based combination chemotherapy. Gynecol Oncol,2009,112:590

72. 蔡树模. 妇科恶性肿瘤的综合治疗//孙建衡. 妇科恶性肿瘤继续教育教程. 北京:中国协和医科大学出版社,2007:40-47

73. 陈新谦. 新编药物学. 第17版. 北京:人民卫生出版社,2011

74. 顾美皎,戴钟英,魏丽惠. 临床妇产科学. 第2版. 北京:人民卫生出版社,2011:872-874

75. 国家药典委员会. 抗肿瘤药物//国家药典委员会. 中华人民共和国药典·临床用药须知·化学药和生物制品卷. 2010年版. 北京:中国医药科技出版社,2011:872-965

76. 黄秀凤,林凤若,白满,等. 健康教育对宫颈癌术后患者生命质量和婚姻质量的影响. 国际护理学杂志,2006,25(3):173-145

77. 李榕,韩宝惠. 肿瘤患者营养不良筛查评估及意义. 中华肿瘤防治杂志,2007,14(16):1269-1271

78. 刘萍,陈春林. 子宫腺肌病的血管性介入治疗. 实用妇产科杂志,2006,22(1):12

79. 孙建衡,蔡树模,高永良,等. 妇科肿瘤学. 北京:北京大学医学出版社,2011:200-237,537-557

第九章

妇科肿瘤患者的心理精神咨询和康复

　　癌症不但对患者生命造成很大威胁，而且在患者得知自己患癌症之后，即对患者自身及其家庭产生了心理和精神上的巨大冲击和压抑。特别是对妇科肿瘤患者的危害尤为严重。尽管少数患者可以在短期内克服困难，适应疾病带来的变化，但更多的患者则不能控制自己，使自己的精神负担日益加重，自己的家人也陷入极大的痛苦之中。多年来，不少学者注意到癌症患者的情绪与治疗效果的关系，认为患者对癌症产生的各种不良心理活动严重地影响着治疗效果。这些影响的产生除与生理、精神因素有关外，还由于生殖系统癌症关系到女性特征、母性天性、性问题等一系列家庭和社会问题，使女性患者在心理、精神方面的变化更具有特殊性。所以，作为临床医师不只是治疗癌症，而且还要十分重视患者在心理、精神方面所需要的帮助和治疗，这不但有益于患者的治疗效果，而且将大大提高治疗后生存患者的生活质量。

　　另外，作为一名妇科肿瘤医师，除对病情的详细了解外，还要特别注意关心她们的心理状况，才能知道她们最需要医师们对她们有哪些帮助。毫无疑问，癌症的确诊会给患者巨大的打击和心理压力。她们会想到此时美好的生活即将结束，死亡的阴影时刻笼罩着她们。因此患者的亲人、同事们首先反应就是对病情的隐瞒"千万别告诉她，她现在还不知道是癌症"。事实上，对患者隐瞒病情多数是不可能的，特别是女性患者的敏感性。她们从亲人的过度关心，偶尔流露出的忧郁的眼神和表情，很快就会知道自己患的是癌症。这样反而使患者感到自己的病情严重而增加思想负担。因此隐瞒病情不仅对患者不利反而有害。

　　那么应不应该告诉患者？我们认为应该告诉患者。但根据不同患者的性格、职业、年龄、阅历、文化程度和精神类型的不同而采取不同的方式。或直接清楚地告诉她或逐步地避重就轻地告诉她。一般说来，患者对深知自己患癌症的思想承受力比我们想象的要强得多。即使如此，医师在告诉病情的时候，要从对病情的分析指出若干可选择的治疗方法和对治疗效果的乐观态度，并告诉患者如果积极主动地配合治疗将会取得良好的效果。还可以举出若干实例和医学统计数字来说明，达到鼓舞患者并增加治疗的信心和决心。

　　妇科肿瘤医师应该掌握与患者和家属沟通的技巧。重视谈话的艺术。在对癌症的治疗过程中让患者有长期治疗和克服治疗中各种不适症状的思想准备，从而树立信心，为取得良好的治疗效果奠定基础。所以妇科肿瘤医师通过和患者和家属的交流和沟通。以真诚的关爱、鼓励和理解，让患者和家属充分、正确地了解病情和治疗方法的必要性以及可能出现的副作用等，要让患者相信，医师们是在用最科学的、最新的技术对患者进行治疗，这才是对患者最大的帮助。那种好意的隐瞒病情是不必要的，完全没有好处的。

　　随着医学科学的发展和重视对恶性瘤的早期诊断、积极治疗、加强随访及复发患者的再治疗，使很多的妇科癌症患者生存期得到延长，其中不少患者长期存活。即使对少数晚期妇科癌症患者，如果应用先进的手术、放疗技术及各种化疗联合治疗，也能不同程度地提高生存率。Sarah 指出，由于越来越多的妇科恶性肿瘤患者治疗后获得治愈或延长了生存期，所以对这部分患者的随访就不只是对肿瘤是否复发的观察，而且有很多关于患者的社会、家庭、心理精神方面的情况要列入医师的随访内容，给以指导和帮助，才能使患者能完全康复。

　　经过治疗后的患者首先要担心的是会不会因患癌症而过早死亡，然后而来的是一系列的改变如何适应，如提前绝经，不能生育，身体和内分泌的变化，性生活的变化和丈夫的态度，家庭和亲友的关系等。这些在生理和情感上都可能会给她带来压力和负担，她需要从医师那里得到热情帮助、咨询和指导。Miller 的调查显示，多数妇科恶性肿瘤患者术后出现紧张、焦虑、恐惧和情绪失控等问题，多数患者认为医师应该在肿瘤诊断后尽快主动采取措施帮助她们解决心理问题，包括提供精神方面的帮助，与患者家属进行死亡率、求生欲等方面的深入探讨。廖秦平指出，相当数量的妇科恶性肿瘤妇女有长期精神压抑历史，其中以卵巢癌和子宫内膜癌更为突出，医师应重视日常生活中心情因素对肿瘤的影响，术前使患者对疾病有一定认识，术后关心患者的生活细节，包括性生活。Schulta 强调指出，重视癌症患者的心理、精神治疗，具有特殊的重要性。同时需要指出的是，我们很多妇科肿瘤医师过去没有充分重视这一方面的内容，而且也没有受到对这些问题正确指导的训练，甚至医师本身对这些问题可能存在一些不正确的看法。所以，对妇科肿瘤医师在心理精神和社会医学学科方面的培训是非常必要的。

心理咨询是给来咨询者以心理上的指导和帮助的过程。通过心理咨询能够帮助来咨询者解决其心理上的疑难问题，解脱心理上的苦恼，促进其身心健康的发展。心理治疗是应用心理学的原则和技巧，通过施治者的言语、表情、手势、态度和其他手段来改善患者的认知活动、情绪障碍和异常行为。这两种方法没有本质上的区别，均可以用于妇科恶性肿瘤患者。

Thompson 认为，妇科癌症患者从出现首发症状、确诊到治疗的过程中，心理和精神的适应也是一个不断变化的过程。Mullen 认为，癌症患者的生存期应从确诊时算起，因为那时起患者不得不面对死亡的威胁，即使治愈也可能从此永远改变自己的生活。王浩认为，根据这些观点，患者所经历的阶段可分为紧急生存期、延长生存期和永久生存期三个阶段，并以此三个不同阶段对妇科癌症患者的心理变化过程进行分析。

第一节　使患者对疾病有正确的了解

Barbara 认为，患者在确知自己患恶性肿瘤时起，常表现出休克、悲哀、抑郁、恐惧、焦虑、内疚、丧失信心、气愤、迷茫和感到无助。即患者在这一期内常因对所患癌症不能正确认识而产生种种心理、精神的压抑，称为紧急生存期。此期间，医师对患者这些表现的了解对开始治疗是很重要的。多数患者错误地认为癌症一经确诊就不可能治疗，只有面对死亡，或由于正常的生活遭到突然的破坏，而对今后的生活失去信心而产生压抑，因此，抑郁是最常见的表现。Evans 报道，约半数的患者表现为抑郁，其次为焦虑。Derogatis 估计，约有 85% 患者有抑郁症状，癌症复发患者有更严重的抑郁表现。廖秦平报道妇科恶性肿瘤患者的心理状况以焦虑为主，而以术后半年内最重，且术后半年内还常伴有抑郁状态。Hughes 认为，25% 的患者有严重的焦虑反应，主要是对医疗检查、如何治疗和有何效果的恐惧而产生的焦虑。Silberfarb 认为，无助感也是重要表现之一，由于患者不能了解发生在自己身上的许多事情，就更多地依靠医师和护士，并寄希望于医师、护士对自己的治疗，此特别最多见于卵巢恶性肿瘤的患者。因此，需详细向患者说明。

Shell 认为，多数肿瘤患者的焦虑状态属于调节障碍伴焦虑情绪（伴或不伴抑郁），通常指诊断癌症或治疗期间由于正常或可以预期的恐惧引起的反应性焦虑，表现为精神紧张不安，沮丧，入睡困难等。这种急性焦虑可以出现在疾病的各个环节中，如等待化验结果或诊断；期待进行手术、化疗、放疗等主要治疗；治疗完成后发现复发又期待进一步的诊断或其他相关治疗。急性焦虑也可以与疼痛、不能控制的恶心呕吐等症状有关。通常急性焦虑不会造成严重后果。如果是慢性焦虑，可能发展为焦虑症，削弱患者的免疫力，加重患者的躯体症状，失去自控能力，对患者危险较大。因此，医师应了解患者的心理，对治疗过程给予必要的讲解，解除患者焦虑。

Ekwall 认为对妇科肿瘤患者的健康支持应包括理性化和人性化两方面，患者在患病后需要得到有效及时的治疗，同时还需要个体化的信息和关怀以满足不同患者的独特需求并帮助她们重建自身形象。在这一过程中应帮助她们尽可能保持信心和维持重塑对自身形象积极的心态，提供足够的信息和与患者经常性的交谈具有重要意义。性方面的内容是全面保健的重要组成部分。因此，医护人员应即时适当地与患者沟通，提供她们所需的知识。

所患癌症种类、接受的治疗方法、患者的个人情况，这些方面的差异可能影响患者对癌症的心理反应。Miller 的调查显示患卵巢癌、长期治疗、教育程度较低，社会家庭支持较少的患者在诊断癌症后生活质量明显低于其他患者，更需要医师给予更多的帮助和支持。接受放疗或多种形式联合治疗的患者也常表现出较差的生活状况。Leake 研究发现，年轻患者比老年患者更担心疾病复发，接受放疗患者生活质量较差。Chan 指出为改善肿瘤患者的生活质量，有效的心理干涉及应包括所有患者，同时应注意个体化，目标是解决不同患者各自的问题。

在医学发展的今天，总的来说，癌症已不再是不治之症了。现代手术治疗的发展，已使很多过去不能手术或不能根治的肿瘤得到根治成为可能。麻醉学的发展与手术器械的改进和创新，使手术进行到更完美的地步；输血、输液的速度也使一些大型手术能安全顺利地进行；新型抗生素和胃肠道外、内高营养的应用，使过去一些严重的手术后并发症很少发生或得到控制，术后的恢复时间大大缩短，从这些方面，总的来说提高了手术治疗恶性肿瘤的治愈率、存活率。放射治疗更是有巨大的发展。目前，各种高能量的放射治疗，不但能精确地破坏癌细胞，而且能最大限度地保护正常组织细胞和功能，不但提高了治愈率，而且提高了治愈患者的生活质量。化学治疗在近年内有了很大的发展，对一些恶性程度很高的肿瘤，如绒毛膜癌已经可达到单纯化疗根除性治愈的程度，一些不能手术或不能手术切尽的肿瘤，可用化疗进一步控制，使之能够手术或残存肿瘤完全消除而达到痊愈。过去，最为棘手的严重化疗反应，如严重的消化道反应，血细胞（白细胞、红细胞、血小板等）抑制，常常使化疗不能进行而被迫中断，致使化疗不能达到好的效果，甚或因为化疗的严重副作用而造成患者的死亡。现在，已有多种消除这些副作用的药物和方法，能够在使用大剂量化疗药物治疗的同时使患者安全、顺利地完成治疗。因此,化疗的效果也大大提高,此外,增强免疫力的药物和新的免疫治疗方法也使一些患者获得良好的治疗效果。随着对疾病认识的深入和医疗技术的发展,目前随妇科恶性肿瘤的治疗也越来越重视保留患者的内分泌功能、性功能甚至生育功能,充分重视提高患者生活质量。如在保持疗效的前提下,减少和恢复切除阴道的长度;根据患者的情况手术保留卵巢甚至子宫。这些治疗进展有利于提高患者作为女性对自身的评价。总之,目前对恶性肿瘤的治疗手段和药物都有很大进展,让患者了解这些基本情况,可以增强她们的自信心,争取达到好的治疗效果。

妇科肿瘤还有其特点,除绒毛膜癌、卵巢恶性肿瘤外,多数妇科肿瘤甚至在中、晚期病仍局限在盆腔内,故治疗效果好,即使一些晚期患者如卵巢恶性肿瘤腹腔转移或绒毛膜癌灶的肺或全身转移,应用联合化疗也可以取得很好疗效。因此,妇科肿瘤患者如接受了正确及时的治疗,就会比其他肿瘤患者有更多的机会和更大的可能获得较好的治疗效果或治愈。事实上,确有不少癌症患者包括部分晚期患者生存5年或10年,甚至长期治愈重返工作岗位。

第二节 增强患者的信心,主动配合治疗

诊断一经确立,应立即安排治疗计划。虽然这也属于紧急生存期的范围,但患者的心理、精神变化已进入到与确诊时不同的第二阶段。除仍表现也抑郁外,此时的焦虑、恐惧,主要是由于对治疗方法和治疗效果的不了解,甚至是错误的理解。首先,认为癌症是治不好的,不管怎么治,只能存活短期而终将死亡。应该告诉患者,目前对癌症的治疗手段很多,手术、放疗和化疗的发展,已使妇科常见癌症的预后大大改善,如1950~1980年子宫癌的年龄相关死亡率下降了63%。每个患者可选择的治疗方法也很多,及时进行正确的治疗,即使是中、晚期癌症治愈的可能性也是有的。有些患者目睹或耳闻过原以为无救的中、晚期患者,经本人主动配合,医师正确治疗后获得治愈,从而树立信心,积极配合治疗,也取得了好的效果。有些最终难免死亡的患者,其生存时间也大大超出一般预料。所以,应该使患者了解,充满希望和信心的良好情绪,可以改善机体的免疫功能,提高抗病能力,这些有利于获得最佳疗效。同时,取得好的治疗效果又可增强患者的抗病信心,如此形成良性循环,最后控制肿瘤而达到痊愈。

Holland报道,机体的免疫功能与情绪、精神状态有着密切的关系,情绪忧伤、精神压抑、能抑制自身免疫系统的正常功能,降低机体对癌症的抗病能力,使肿瘤迅速发展,严重的可加速患者死亡。每个患者情绪变化的程度不同,其治疗效果和结局也可能大不相同。因此,在治疗恶性肿瘤的同时,要帮助患者了解病情、树立信心、并主动配合治疗,这是非常重要的。悲伤、抑郁、消极被动,只能进一步损伤自身已不健全的免疫系统,而且常常是造成病情恶化的原因。一个开朗、乐观、充满信心的患者,会对各种治疗(手术、放疗、化疗)的副作用表现轻、恢复快,从而较好地恢复、增强自身的免疫功能,利于治疗作用的发挥,最后达

到延长生存期或治愈的良好效果。

(一)手术治疗患者的心理问题

治疗中,患者对手术治疗的考虑最多。一方面,希望通过手术将癌瘤全部割去,以达到根治的目的。如不手术治疗而采用放疗或化疗,则认为治疗效果一定很差而坚决要求手术。应该向患者解释,手术治疗是有一定指征的,一般地说,子宫癌的早、中期以选择手术治疗为主,卵巢恶性肿瘤的早、中、晚期均应选择手术治疗,而绒毛膜癌则早、中、晚期均不主张选择手术治疗为主。所以并不是选择手术治疗的效果都好,非手术治疗的效果都不好。另一方面,对手术治疗又感到恐惧,主要是由于手术和麻醉带来的痛楚和不适造成,同时担心手术能否将肿瘤彻底切净,一些绝经前患者害怕手术切除子宫和卵巢后出现性征改变或变成男性等。针对这些焦虑和恐惧,医师和护士应给以详细的术前解答,耐心地告诉患者现代先进的麻醉技术可使患者在完全没有痛苦的情况下经历任何大型手术,并介绍手术将如何进行,以及切除的范围。有时还必须使患者有必要的思想准备,为了切除癌瘤必须切除一段肠管和接受假肛手术。医师在给患者讲解时,应持亲切、关心的态度,而且充满信心,说明所做的一切都是为了切净肿瘤而力争取得良好效果,使患者感到医师所做的一切都是必要的,对患者有利的,从而对医师更加信任并主动配合。

(二)放射治疗患者的心理问题

患者常常对放射治疗有较多的疑虑。比如,认为放疗不是根治方法,复发较多,不如手术治疗,即认为放疗是一种姑息治疗。这是一种严重的误解,因为各期别患者都可选择放疗,所以有一些晚期患者治疗后效果不好并不是放疗的原因,而是其他所有治疗方法效果都不好的缘故。而放疗对早期病例的效果等同于手术或优于手术效果,特别是对宫颈鳞状细胞肿瘤疗效显著。一些早期患者因年龄较大、严重合并症、过度肥胖等原因,不能行手术治疗而改采用放疗,也可达到同样效果。至于在放疗期间(一般4~6周)所出现的种种放疗反应或副作用,更是常常加重患者的疑虑,更需对患者作详细的解释、说明,使其消除顾虑,主动配合治疗。

Thompson等观察到,妇科癌症患者有放疗中常见的问题如下:

1. 患者在放疗中常见的错误认识

(1)长期接受放疗后和治疗期间,患者身体有放射性。

(2)放射线只对恶性细胞有作用,而对其他细胞、组织或结构没有影响。

(3)放疗只适用于预后不良或临终前的患者。

2. 与体外放射治疗有关的问题

(1)许多患者接受为期4~6周,每天1次的治疗,表现出明显的病态和痛苦,对等候室中病情稍好或非卧床的患者产生消沉和焦虑的影响。

(2)为治疗需要脱衣服和暴露臀部与生殖器而感到难堪。

(3)身体上标记区域和印记成为疾病在身体上的可见标志。

（4）一旦出现疲劳、食欲不振和肠道刺激等表现，患者继续接受治疗则会更加衰弱。

（5）大范围放疗，患者会有难以忍受，甚至是控制不住的恶心、呕吐、厌恶食物和厌恶进食等表现。

（6）当副作用较明显时，患者会认为自己病情更严重了，并且时刻感到癌症威胁着她的生命。

（7）多数患者知道放射治疗后身体恢复缓慢，特别是体力恢复需要数月时间。

（8）治疗后的随访会使患者回想起所患癌症，好像重新面临诊断和治疗时所遇到的困难，并产生对担心发现复发的恐惧。

3. 与体内放射治疗有关的问题

（1）治疗物在体内放置期间有放射性，是一个现实的、使人害怕的环境。

（2）治疗造成不适和疼痛感，如阴道内放置治疗物导致疼痛和胀感，常见小腹痛、盆腔痛、胃痛、背痛等。

（3）撤除放置体内的治疗物和设备的时间很短，但患者却感到极度痛苦。

（4）有的患者还担心腔内钴-60治疗会造成局部操作的痛苦，恐惧因阴道内操作引起大出血等而拒绝腔内治疗。

（5）医务人员认为第二次治疗应更容易些，但从患者角度考虑，第二次治疗会使患者更糟。原因是通常在第二次治疗之前患者更虚弱，对焦虑和痛苦的忍受力较低。

因此，医务人员在此阶段更应耐心解释，使她（们）知道这是治疗癌症的一种重要而常用方法，对患者身体不会有大的影响，并让她（们）知道这种治疗方法对疾病的治愈是必要的，是最有效的方法。

另外，还可以就一小组放疗患者发挥群体气氛，即对这些患者引起焦虑的原因，进行针对性的回答、解释。也让一些先接受腔内治疗的患者谈谈自身体会，使其有思想准备，解除紧张恐惧心理情绪，精神放松，配合治疗。

（三）化学治疗患者的心理问题

对化学治疗，特别是化疗产生的白细胞下降、贫血、疲劳、恶心、呕吐等副作用，患者会产生恐惧和紧张。医师应该告诉患者化疗的必要性，解释手术虽然彻底，但散落的瘤细胞只有用辅助的化疗或放疗才能杀死，从而减少复发的可能性。并且说明，化疗或放疗的副作用是可以通过药物来减轻、控制的，而某些副作用如脱发等在化疗停止后可自行恢复。鼓励患者坚持治疗并按时完成各个疗程，并告之中断治疗则前功尽弃及将产生的严重后果，坚持治疗可使一些不能切尽的肿瘤消除而达到痊愈。

Schultz对61例接受化疗的妇科癌症患者的研究发现，模糊的、全身性的不良反应（如疲劳、疼痛）比特异性症状（如恶心、呕吐）造成的紧张、焦虑的程度更重。例如，患者认为疲劳可能是疾病进展或复发的明显标志，进而导致更加严重的恐惧和紧张。因此，患者在治疗期间应详细介绍自己的情况，以使医师更准确地解释症状。如果可能，医师还可用反映治疗效果的客观体征，如可触及的结节缩小或腹水减少，来减轻某些因正常的结果导致的紧张。

Lutgendorf追踪调查了化疗1年的妇科癌症患者的生活质量和情绪状况，发现虽然大多数患者认为化疗是有价值的，但化疗降低了患者的生活质量。采取回避态度的患者表现出严重抑郁、疲劳和情绪紊乱，而态度积极的患者少有重度抑郁。因此医师应帮助患者积极面对治疗。

此外，患者还要面对一些由化疗引起的其他紧张性不良反应，如食欲不振、体重减轻、脱发、皮肤改变，这些将影响患者的身体形象、性特征和自尊。医师应该能够提供一些实用的解决办法，如对严重的白细胞下降、恶心、呕吐，目前已有非常有效的药物防止或减轻这些副反应，使化疗能足量地按计划进行；脱发和皮肤改变也可使用假发和通过医学美容来解决。在了解了在紧急生存期应如何适应后，有一个重要问题，即为什么一些患者比另一些患者能够更有效地应付这段危险时期？心理稳定水平、处理问题的方式、有他人帮助和治疗本身，都是了解这个问题的重要因素。一种假设认为，心理、精神障碍，使得患者更加难以适应。但没有证据表明，癌症会造成新的或更严重的精神问题。Shell认为虽然肿瘤患者经历了与疾病相关的情绪异常，但绝大多数患者精神方面健康。

第三节　患者家属、亲友的鼓励和帮助

延长生存期开始于患者早期治疗的进行，试图恢复以前的活动，重新发挥其社会作用及建立新的社会关系。患者将努力恢复正常生活，并面对重新回到家庭、工作单位和其他环境中所遇到的挑战。20世纪50~80年代的研究显示，癌症患者的心理变化很难适应身体出现的问题、死亡的威胁及通常生活的破坏等。这些问题，并不是医师和护士能够解决的，而需要患者的家属、亲友、工作单位的领导和朋友们的关心、帮助和支持。当然，此时患者的亲友也同样陷入痛苦之中，承受着很大的精神压力。多数亲属都试图努力隐藏自己的内心忧伤，对患者百般照顾，无微不至，甚至为了怕伤害患者，凡有关癌症问题都避而不谈。而患者也同样害怕伤害亲人，面对疾病心照不宣。其实，患者最关心的是自己的病情和治疗效果，许多抑郁和焦虑都与此相关。如果不与患者深入交谈，患者仍会感到孤独无助、抑郁、焦虑、内心更加沉重和痛苦。亲属不了解患者的真实思想，就不能真正帮助患者克服心理障碍，不良情绪也无从扭转。Lutgendorf研究比较发现疾病初期和患病一年后患者的心理状况发现，努力寻求社会支持的患者，患病一年后心理状况和生活质量都有改善且医患关系良好，而不与他人联系的患者生活质量差，抑郁明显。因此，真正关心和帮助患者使其在这段时期顺利地恢复，应该既不增加患者的思想负担，又使其能感到家庭和亲人的温暖与强大的支持。因此，要耐心地了解患者的真实思想顾虑，加以开导，鼓励患者面对现实，引导患者表述自己的痛苦，主动寻求他人的支持，用关怀、体贴的态度去帮助患者克服治疗生活中的困难。如果在患病的妻子期望谈论她如何面对癌症时，而她的丈夫却劝妻子"忘掉自己的疾病"，那么更会使患者的情绪处于高度危险之中。

如果家庭中的一个成员罹患癌症，家庭感情的平衡，经济、责任分工，配偶及家庭其他成员的社会活动均将发生改变。面对威胁患者及其家庭组织交流的方式经常可以预见患者康复的能力。一个由患者家庭、朋友、领导、同事组成的支持网络可以加速患者恢复的过程。这其中患者的配偶起着重要作用。Shell认为配偶可以通过倾听患者的感受；给予富感情色彩的回应；躯体上的亲密接触；最终患者依然要控制自己生活的愿望，这些方式帮助自己患病的妻子。

这一阶段的患者，最大的顾虑和担忧是治疗失败，害怕癌症复发。因此，在帮助这一阶段的患者时要掌握这一较普通的心理状态。一方面关心和帮助患者按时治疗、定期检查，另一方面鼓励患者逐步回到正常生活中甚至工作中去。这对患者的恢复是极其重要的，不要让她认为自己始终是一个癌症患者，只能过另外一种生活，这是十分有害的，Andersen的研究认为，这些患者不愿为自己退休投资，也不愿为自己的个人生活或职业做长远考虑，因为她们不知道自己的将来，亦即对未来的生活没有信心，对自己所患癌症的治愈没有信心，这始终是家属和亲友们关心、帮助、鼓励患者的主要环节，只有扭转患者的这种情绪，增强信心，使其积极配合治疗和随访，才是唯一有效的办法。

第四节　已治疗的同类患者的指导和帮助

在经过治疗的同类癌症患者中，不少患者经过对癌症的治疗，特别是经过手术或放疗或长时间的化疗之后，克服了诊断开始时产生的种种心理障碍和身体的痛苦。取得完全治愈或还在继续治疗的患者，由于肿瘤得到控制，精神和体力逐步恢复，表现出精神饱满、情绪乐观。组织这样的新、老患者进行座谈，交朋友，交流克服心理障碍，主动参与治疗和康复活动的体验，对刚开始治疗的患者是最有说服力的，常常会使刚开始治疗的患者信心倍增，心地豁然开朗，因为她们看到了希望。同时，更要告诉她们，在癌症治疗中应树立坚定的信心，情绪乐观，主动配合治疗，这样才能取得最好的治疗效果。

在加拿大的多伦多市玛丽医院中，有一所特别为妇科肿瘤患者设立的美容院，他们专为放疗和化疗的患者服务，"Look Good-Feel Better"中心，即免费服务的"打扮更漂亮、让生活更美好"中心，这里有专业的美容师，专门为治疗后的患者做皮肤保养，化妆美容，选配假发、各种帽子、头巾、发饰等。更主要的是每周两次的活动。有很多已经治愈的患者作为自愿者来这里服务，她们交谈自己在治疗中的感受、经验和体会，并鼓励那些正在接受治疗中的病友。一个忧心忡忡的患者来到这里，经过2~3小时的交流和美容处理之后，当她离开的时候，不但容光焕发，更加丝毫看不出是一个正在治疗的癌症患者的形象，端庄漂亮，更重要的是她充满自信心，专家认为，这种特别的组织、交流，不但丰富了患者的生活内容，促使患者建立自信心，而且确实能提高患者的免疫力，使其能减轻治疗中的副作用，并取得更好的治疗效果。

第五节　治疗后性生活的指导和恢复

当患者在治疗后取得良好效果，疾病已被控制或治愈，即进入长期生存期。此期中，疾病复发的可能性大大减少，患者对癌症的抑郁、焦虑情绪减少，但对如何回到正常的生活的心理、精神疑虑日渐增加，最先接触到的是治愈后能不能和怎样去恢复正常的性生活。这也许是困扰患者和亲属的最常见问题。陈振东认为性欲低下和无性欲是肿瘤患者中常见的性功能障碍，常见的原因有：对肿瘤的恐惧使精神压力过重，难以产生性兴趣；夫妇双方或一方认为肿瘤具有传染性；担心性交会伤"元气"对康复不利；害怕性交会引起出血、疼痛并影响治疗；切除卵巢、子宫等有一种被阉割的感觉，认为自己不再具有性能力等。而这些原因中，有许多是因为患者对疾病及手术所造成的影响认识不清、心理负担过重，需要妇科医师在手术前、手术后，特别是患者术后进入了相对稳定的生存期时，医师适时地给予有关性方面的正确指导。Leenhouts研究早期妇科恶性肿瘤患者治疗后如何恢复性功能，提示改善患者的管理，加强患者性知识教育，有利于改善患者性满意度。

Anderson BL报道，78%在根治术后，44%~79%在放射治疗后的患者明显减少性活动，而多数专家认为放射治疗比手术更明显地影响治疗后的性功能。但有时由于治疗中的神经损伤或结构变化，可使患者不能感到性唤起和性兴奋。如性交疼痛是放疗后的常见问题，特别是腔内放疗后，直接使阴道上皮受损而使上皮血管不能充盈、肿胀而减少阴道漏出液，因此，阴道干燥、性交困难、疼痛。阴道变短、狭窄也是造成性交困难的原因，这样情况下的性交，不容易达到性兴奋，更不可能获得性高潮了。这种情况就需要医疗处理的帮助和指导。

Stead的研究指出从诊断出癌症到治疗后长期的随访过程中，性功能减退是导致女性生殖道和乳腺恶性肿瘤患者抑郁的重要原因。年轻患者比老年患者面临更多的性生活问题和丧失生育能力引发的问题。同时年轻患者放疗后阴道硬度增加比老年患者更明显。除放疗外，化疗也对性功能有短期影响。Molassiotis研究香港的病情稳定的妇科恶性肿瘤患者发现，所有患者在性生活方面均存在问题，对性功能存在误解，同时她们关注自己的性欲及女性特征的变化。因此需要医务人员给予这些患者长期的心理辅导，帮助她们适应肿瘤后的生活，特别是性心理和性生活的恢复。

刘朝晖调查妇科恶性肿瘤妇女术后性生活的情况，结果60.17%表现为性欲下降。卵巢癌、子宫内膜癌、宫颈癌三组妇女在性生活恢复时间、性生活频度以及性生活满意度等方面并无显著性差异。只有18.15%的患者咨询过医师性方面问题，而87.17%患者希望医师在性问题上给予帮助，并表示希望开设此类门诊。认为手术范围不是决定术后性功能状态的唯一因素，心理上的压抑与恐惧常常是导致术后性功能异常的重要方面。因此，重视妇科恶性肿瘤患者的心理状态，将对改善这些妇女术后的性功能有重要帮助。

癌症患者在治愈后或病情基本控制、健康恢复以后，能不能恢复正常的性生活，这一问题在一些专著中很少提及。患者及其丈夫也难以启齿询问。实际上，这已成为患者及亲属的另一心理、精神负担，对患者的恢复是不利的。众所周知，正常和谐的夫妻生活，是调节、维持机体正常内分泌功能的重要因素，而正常的内分泌功能对机体免疫功能的发挥是十分必要的。因此，妇科癌症患者在治愈后恢复正常的性生活，不仅对保持家庭、夫妻关系是必要的，而且对患者自身的长远康复和健康都是十分重要的。

Barbara 指出在多数患者中，提出性生活的愿望，在各期中都是最少的，只是理性上认为应该有性愿望，但实际上如果男性激素是引起女性性要求的内分泌基础，那么放射或手术治疗切除卵巢造成的更年期提前到来，并不影响性生活的继续，所以关键在于患者对性生活的态度，只要患者有这种愿望，就同样可以达到性兴奋，甚至性高潮。

但是对这个问题，比较多的患者亲属不了解其重要性和必要性，有的还有一些严重错误的理解，造成新的精神压抑和负担，甚至不良后果。王浩的研究表明，相当多的妇科癌症患者不了解女性生殖器官的结构，缺乏性知识。有的患者认为子宫切除就失去了女性特征，性生活会造成癌症的复发，疑心生殖系癌症会传染、会因性交而传染给丈夫；有的丈夫对妻子接受生殖器官切除手术心情沉闷，对以后的性生活感到忧虑或自责，这些思想负担都可使性欲降低，性感缺乏，甚至终止性生活。

另外，妇科癌症本身病变的结果如贫血、腹胀、食欲不振及机体尚未恢复等，均无引起明显的性功能障碍。一些治疗的副作用，如脱发、恶心、呕吐等常常使患者对性生活感到厌恶。手术或放疗本身也可致阴道缩短、狭窄、瘢痕或炎症等，造成性交困难、疼痛。切除双侧卵巢的患者还会产生绝经后症状，但并不引起性欲的明显变化。美国妇科肿瘤杂志编辑部文章指出，过去回顾性 50 年研究和近 10 年来前瞻性研究妇科恶性肿瘤患者治疗后存活者的生活质量，都说明性功能障碍是这些患者主要关心的问题。

Thranov 等报道，妇科治愈患者中，35% 有性交困难，15% 完全丧失性生活，40% 明显减少性生活频度。25% ~ 50% 缺乏性激情，难于达到性兴奋并缺失性高潮。Molassiotis 调查香港妇科癌症患者报道，性关系受到一定影响，表现为性欲和性行为减低。

但尽管如此 Schultz 等的研究表明，多数妇科癌症患者并要求恢复生理性功能，并认为这才是真正的健康恢复。Jankins 等发现，75% 的妇科癌症患者在术前、术中及术后没有得到有关性功能变化的信息，而 80% 的患者需要获得这方面的信息，并且不希望由自己提出，而希望由医师提出。最近的一项研究调查了 1700 多名妇科癌症患者，仅有 23% 的患者得到有关手术可能使她们性功能产生某些后果的信息，而在得到信息者中只有 55% 认为这些信息是足够的。Maughan 发现得到性心理专家指导的患者及伴侣性能明显改善。因此，医师应在各个不同治疗阶段给患者以充分的解释和指导，帮助患者进行性康复。

Schultz 等提出的癌症患者治疗后性功能改变的综合模式如下：

（1）性反应机制改变：性反应机制受到手术、放疗、化疗的影响，或受切除双侧卵巢内分泌功能下降的间接影响，导致了阴道缩短、狭窄、萎缩和黏膜激惹、分泌不足产生的性交疼痛，阴道深度、宽度的改变产生的性交困难，这些可导致大脑皮质性感区的输入也发生变化。

（2）精神、心理反应改变：精神、心理反应导致对性功能的威胁。如对治疗后性变化的恐惧、焦虑、压抑，害怕变成男性、身体形象的变化，影响自尊和性功能；担心生殖器官已被破坏或切除，不能进行性活动，因而影响了和丈夫的亲昵方式、和谐关系，以至丧失性乐趣；甚至误认为性活动可增加自己的危险和将癌症传染给丈夫。另外，年轻患者因不能生育或虽保留生育功能，但担心在孩子成年前死亡，而不愿意有性活动等。

以上一切，使得患者得到更少欢乐和力量，增加更多的恐惧、焦虑、悲伤、压抑、混乱、疲乏和其他感情障碍，增强了对疾病的注意力，导致可能停止所有性活动的结果，这对患者是十分有害的。妇科癌症患者尚不了解，失去部分性器官和抗癌治疗所引起的性功能改变与精神压力造成的性功能改变是不同的，医师应明确给予解释，并用不同的方式解决。为此，建议对妇科癌症患者进行性康复的咨询与指导。

1. 首先了解患者患病前的性生活史，向患者讲解女性生殖器官的解剖结构，女性内分泌功能以及正确的性生活知识。

为了估计手术后可能发生性生活的困难，有必要在治疗前取得性活动历史，才可能对治疗后做出正确的判断指导，医师必须了解：

（1）性活动是妇科肿瘤患者治疗中、后需要考虑的重要问题。

（2）了解基本情况，才能估计治疗后发生的各种变化可能对性生活的影响。

（3）通过了解，做出对今后性问题的正确处理。

这些问题不限患者的年龄，关键是这个妇女对性活动的兴趣，反映她是健康的生理和心理，这对一个癌症患者的治疗后恢复来说，是十分重要的。

2. 根据不同患者及其丈夫的文化、受教育程度、健康水平、对性生活的态度，在所有治疗过程中对涉及的问题及时给予明确的解释和说明，并指出破坏（切除）累的生殖器官并不影响性功能，更不意味着降低了性敏感或丧失了女性特征。刘朝晖调查发现子宫在妇女心中占重要地位，子宫切除术前许多女性对手术呈焦虑心态，而最担心今后的性生活，医师对此解释不够。子宫切除术对性生活本身无明显影响，但许多妇女在术后有各种性问题，其中近一半为心理因素，几乎所有妇女渴望与医师进行性方面的交流。提示目前我国医师在此方面的解释工作远远未能满足患者需要。

对癌症治疗后性功能恢复很多是心理的障碍，就像一些正常未经治疗的妇女也可能有类似的性功能障碍一样。Cerny JA 认为在缺乏引起性高潮方面，可能用手淫的方法来训练她们重新获得性高潮而建立信心,目前还有很多妇产科的技术和器材可以帮助患者更好地来解决这一困难的问题。因此 Schover 指出,所有治疗的副作用都是可以预防和治疗的,从而可使性生活正常进行。

3. 作患者丈夫的工作这一点十分重要。一方面,鼓励患者和丈夫进行坦率、明确地讨论,交流性活动的有关问题。Wiel van de 等报道,70% 盆腔扩清术的患者术后停止性活动;但那些对性活动态度正确、且愿意进行性调节的妇女,如果术前决定手术重整阴部、重建阴道,就有可能达到术后和谐的性生活。另一方面,同时对其丈夫教育、说明,使丈夫接受并对这种做法感兴趣,是促使患者完全恢复性功能的最重要因素。所以,夫妇双方对术后性器官变化的认识和态度,其中丈夫的态度,是决定术后性生活是否美满的关键因素。还要强调丈夫在双方心理适应和性适应过程中的重要地位。如有的患者认为自己失去对丈夫的吸引力,表现没有自信心也是性生活失败的原因。单纯强调在性交中的性高潮或双方同时达到性高潮,都是不合适的,即使健康人也不一定都能达到。性活动包括拥抱、接吻、抚摸、互相亲昵的动作,这对于不能进行满意性生活的夫妇来说,也是十分重要的。

4. 医师应明确无误地告诉患者和丈夫,避免含糊不清。对患者夫妇作出具体的回答和指导,如何时性交为好,性交前必要的准备,治疗后初期性交的方式、方法等,这样可以避免误解和产生不良后果。

5. 对某些广泛性手术的患者,医师应考虑到术后性功能的恢复而采取同期或二期手术,以重建外阴或阴道,并于术后告诉患者早期使用阴道模具。Anderaen 报道,对放疗后阴道上皮变薄、萎缩、缩窄、阴道变短的患者应鼓励尽早性交,性交困难者可局部应用雌激素类药物霜剂、乳剂,以利正常性生活,GOG protocol 137 已决定采用,雌激素补充治疗用于治愈后的子宫内膜癌和卵巢癌。盆腔扩清术后腹部留有结肠造口,也可在医师指导下避开造口发挥功能的时间进行正常的性交活动。

6. 医师和护士应尽力避免使患者和其丈夫改变他们的性关系,并只能促使他们调整他们以适应治疗后的性生活关系。这就要做到:①准确地了解患者和其丈夫的态度。②引导他们用一定的时间明确这是正常而重要的过程。③要耐心而有针对性地解决他们提出的一切问题,不仅是只讲理论。④要不断地了解患者和其丈夫在治疗的不同阶段所需的特定信息,并把他们所需要的一切告诉他们,把最后决定权留给患者和其丈夫。

7. 医师和护士要认真检查自己对性的态度和感觉,如果自己都有不正确的看法,或感到谈这方面的问题不自在时,就应将患者及时地介绍、推荐到另外能够解决患者性问题的地方去。

8. 有时,不管医护人员如何努力,也不是所有的患者夫妇都能够或愿意接受帮助。因此,我们一方面要尽到应尽的责任,另一方面也相信患者夫妇会以他们自己的方式表达他们对性无力的感觉,会主动积极地承担自己的责任和更恰当地表达自己存在的问题。

第六节 治愈后回到正常人群和重新工作

延长生存期的第二个重要问题,就是如何帮助患者回到正常的社会生活和工作中去。旧的观念认为,癌症意味着病痛、丧失工作能力、终身休养、与社会生活隔离,直至死亡。现代的观念是,不但能够将癌瘤彻底根治,而且使患者在心理和精神方面都恢复正常,最后和正常人一样恢复家庭生活、社会生活和回到工作岗位上去,才是真正的彻底治愈。

过去,亲人、朋友和单位领导对癌症患者主要是照顾和同情,有些早、中期患者经过治疗已经治愈或控制了疾病,但仍然被照顾在家休养,未能恢复工作或参加社交活动。事实上,这样的"关心照顾"对患者并无益处,而是使其始终认为自己还是患者,继续存在心理和精神上的负担、压力和内疚感。这样的"治愈"效果,对家庭、社会也只会是一种负担,而没有积极的作用。正确的做法,应是随着患者的病情稳定、控制或治愈,考虑让患者逐步恢复正常的社会活动和生活,由部分时间工作最后恢复全时间工作。青年患者尽早恢复上学,并安排其进行一些力所能及的家庭或社会劳动,像乔布斯在身患癌症后还对人类的生活做出了重大贡献。要使患者感到自己确实已经治愈,完全恢复正常,这对心理和精神状况是极其重要的,对患者的长期生存和避免复发也有重要的意义。这需要家庭、社会和工作部门的共同配合、支持和关心。由于治疗癌症的方法日益进步,能够彻底治愈或长期生存的患者越来越多,所以更多治愈的患者会在身患癌症后更加热爱生命,更积极地对待生活,反映了一种价值观的转变,对事物的重新认识,以及对人类、自然及其关系的理解。癌症不会毁灭或者永远削弱所有的人,当患癌病的妇女开始探求疾病对她们意味着什么的时候,她们应该找到对生活有积极作用的方面。从好的方面看待,对癌症来说即是一种对策,会得到积极的结果。这样,我们就能更有效地实现 Magnes 提出的治疗癌症的目标,即"最大限度地缩短癌症患病时间,最大限度增加患者的信心、有用感、满意感和自尊心"。

(曹泽毅 廖秦平 刘朝晖)

参 考 文 献

1. 廖秦平,何健,刘朝晖.妇科恶性肿瘤患者术前后的生活状况.中国肿瘤临床与康复,2000,7(2):73-74

2. 刘朝晖,张丽君,廖秦平.子宫全切术对妇女性生活影响的分析.中国实用妇科与产科杂志,2000,16(9):550-551

3. Ekwall E,Ternestedt BM,Sorbe B. Important aspects of health care for women with gynecologic cancer. Oncol-Nurs-Forum,2003,30:313-319

4. Miller BE,Pittman B,Strong C. Gynecologic cancer patients' psychosocial needs and their views on the physician's role in meeting those needs. Int J Gynecol Cancer,2003,13:111-119

5. Molassiotis A,Chan CW,Yam BM,et al. Life after cancer:adaptation issues faced by Chinese gynaecological cancer survivors in Hong Kong. Psychooncology,2002,11(2):114-123

第十章

妇科恶性肿瘤的预防和筛查

第一节 妇科恶性肿瘤预防的意义

一、妇科恶性肿瘤的病因预防

科技进步和研究表明,癌症是人体在内因和外因的综合作用下,导致机体免疫监视和(或)反应低下引起细胞恶变并不断增殖的结果,这些因素包括遗传因素、内分泌因素、精神心理状态、化学物理生物因素、环境及不良生活习惯和方式等。随着人类对癌症认识的不断深化,已经认识到攻克癌症,预防、早期诊断和筛查是最有效的武器。国际抗癌联盟已明确指出,1/3 的癌症可以预防,1/3 的癌症如能及早诊断可以治愈,还有 1/3 的癌症通过合理有效的姑息治疗可以提高患者的生存质量。在过去的几十年里,我们一直在和包括妇科恶性肿瘤在内的恶性肿瘤作不懈的斗争,并针对体内外各种促癌、致癌因素采取预防干预措施。近年来,由于环境污染、感染及不健康生活方式等因素的增加,我国癌症发病率有增高趋势,妇科恶性肿瘤的患者也在不断攀升,其中子宫颈癌、子宫内膜癌和卵巢癌已成为女性的三大杀手,严重危害妇女的身心健康,如何有效的预防就显得尤为重要。

多年来临床实践与研究表明,降低癌症发病率的最有效办法是病因预防,即一级预防,换句话说确定影响癌症发生的危险因素,寻找易感人群是肿瘤防治的关键。但在妇科恶性肿瘤中,除子宫颈癌外其他多数肿瘤的确切病因目前尚未完全清楚,因此从病因入手进行一级预防是比较困难的。非特异性的妇科肿瘤预防是综合性的,包括改善妇女意识,加强普查,强化优生优育,远离不良因素;加强体育锻炼,增强体质;戒除不良生活习惯,保持良好的个人卫生及饮食习惯,减少致癌因素的影响。事实上这些预防措施

难以完全做到,即使做到,由于癌症发病还与遗传易感性等相关,故通过"三早"将癌症消灭在萌芽状态就显得特别重要,早期癌症的疗效比晚期的好,以子宫颈癌为例,子宫颈癌前期病变和ⅠA期,正确处理,及时治疗,可以达到 100% 的治愈,但中晚期子宫颈癌 5 年生存率仅在 50% ~ 60%,而且治疗费用后者远远高于前者。

随着 HPV 感染是子宫颈癌发病因素的明确,HPV 疫苗的出现使子宫颈癌由"早诊早治"的预防阶段发展为病因学的预防阶段已成为可能,随着 HPV 疫苗制备的逐步完善与应用,疫苗接种将成为使妇女远离子宫颈癌危险的有效方式,在不远的将来子宫颈癌将成为第一个能够全面预防和控制的恶性肿瘤,子宫颈癌也成为妇科恶性肿瘤迄今能够进行一级预防的肿瘤。

目前子宫内膜癌的确切病因尚未明确,病因学的预防研究正在起步。长期以来,肥胖、高血压和糖尿病一直被认为是子宫内膜癌发生的高危因素,被称为子宫内膜癌"三联症"。早期的研究结果显示,肥胖与糖尿病引起的胰岛素抵抗及高胰岛素血症,可引起血液及子宫局部组织中胰岛素样生长因子-1(IGF-1)的增加,同时可使血中雄激素水平升高,雄激素通过外周转化,进而引起雌激素水平升高。近年来还发现,胰岛素还可通过促进子宫内膜雌激素受体(estrogen receptor,ER)的表达来增强雌激素的作用,从而增加子宫内膜癌的患病风险率。若胰岛素抵抗作为子宫内膜癌的病因得到证实,则子宫内膜癌的预防也可走向理论上的"病因预防"。凡具有"三联症"的高危人群应密切关注自己血胰岛素水平等生化指标,定期做好妇科检查和内膜受体检测,同时发现和治疗子宫内膜癌前期病变,将子宫内膜癌的患病危险度降低至零。

而卵巢癌的发病机制也尚未明确,相关高危因素包括内分泌紊乱、*BRCA1* 或(和)*BRCA2* 基因突变及遗传因素等,其病因学的研究仅在探索阶段,早诊早治,定期妇科检

查,阴道彩色超声联合血 CA125、CA19-9、HE-4 的联合检测被认为是目前主要的有效预防手段。

二、妇科恶性肿瘤"三早"的意义

所谓"三早"就是通过对人群的普查和对高危人群的监测筛检、诊断出癌前病变和(或)早期可治愈癌瘤,并对其进行有效的治疗,控制初发疾病的进展,实现对恶性肿瘤的"早期发现、早期诊断、早期治疗",即癌症的二级预防。目前妇科恶性肿瘤除子宫颈癌外均缺乏有效的病因预防措施,故"三早"即二级预防仍然是妇科肿瘤主要的预防和提高疗效的手段。大部分恶性肿瘤的发生发展是由量变到质变,渐变到突变的过程,会经历一段较长的癌前病变时期,如从高危型 HPV 持续感染到发生宫颈上皮内瘤变(CIN)再进展到宫颈癌大约是 10 年甚至更长,从子宫内膜不典型增生到子宫内膜癌一般也有较长时间,因此子宫颈癌和子宫内膜癌有相当长的时间进行干预或加以阻断,可以阻止或减缓相关癌症的发展,为恶性肿瘤及其癌前病变的筛查提供有利时机。

根据我国目前的医疗现状,如果能在癌症的早期阶段发现并予以阻止,花费较少就能治愈癌症;如果到中晚期才发现,患者经历手术、化疗、放疗等多种综合治疗手段,花费大而收益小,造成社会资源的大量消耗,因此从卫生经济学的角度来说"三早"措施亟待加强。实践证明"早期发现、早期诊断、早期治疗"是降低妇科恶性肿瘤死亡率,提高患者生存率及生存质量、减轻社会经济负担的最有效策略。但"三早"需要政府重视和有效组织方能得以实施。

(周琦 李蓉)

第二节 妇科恶性肿瘤的预防

一、病因预防及高危因素干预

(一) 子宫颈癌的预防

1. 子宫颈癌的病因及高危因素 有关子宫颈癌的病因及高危因素应该包括两方面:一方面是生物学因素,它包括细菌、病毒和衣原体等各种微生物的感染;另一方面是行为危险因素,如性生活过早、多个性伴侣、性生活混乱、性卫生不良、多孕多产、社会经济地位地下、营养不良等。这些高危因素除了带来宫颈的直接损伤与炎症反应外,被认为主要是通过诱导病毒的致癌因子整合至宫颈上皮细胞,导致宫颈细胞遗传信息改变,导致子宫颈癌变,如人乳头瘤病毒(human papillomavirus,HPV)、单纯疱疹病毒Ⅱ(herpes simplex virus,HSVⅡ)、人类免疫缺陷病毒(human immunodeficiency virus,HIV)、人巨细胞病毒(human cytomegalovirus,HCMV)等都是通过这一原理致癌。各种致病因素既可单独作用,也可相互协同。

自 Zur Hausen 提出 HPV 与子宫颈癌发病可能有关的假设后,国内外学者进行了大量的研究,HPV 感染与子宫颈癌及其癌前病变的病因关系已得到全世界大量流行病学、分子生物学及临床研究资料的证实,已知的生殖道致病的 HPV 型别有 40 多种,根据其与子宫颈癌发生的危险关系进一步分为高危型 HPV,如 16,18,31,33,35,39,45,51,52,56,58,59,68,73,82,可能致癌基因型 HPV,如 26,53,66 和低危型 HPV,如 6,11,40,42,43,44,54,61,70,72,81,89。几乎所有的子宫颈癌组织中都能检测出 HPV,提示有 HPV 感染,其中 70% 以上是高危型 HPV 16、18 型的感染。因此 1995 年国际癌症研究中心(IARC)专题讨论会明确提出 HPV 感染是造成子宫颈癌最重要的危险因素。HPV 致癌的原因,主要是 HPV 的基因产物 E6 与 E7 蛋白。E6 蛋白会和肿瘤抑制基因 $p53$ 结合,导致子宫颈上皮细胞病变及无法控制的增生,E7 蛋白则会和另外的肿瘤抑制基因 PRb 结合,导致 PRb 和细胞内转录因子 E2F-1 的结合受阻,使细胞不断增生,引发癌前病变。在我国,城乡妇女高危型 HPV 的感染率均较高,约 15% 左右,并在 20~24 岁和 40~44 岁两个年龄段呈现感染高峰,目前的研究表明 HPV16 型和 18 型是导致我国妇女子宫颈癌的主要型别。

2. 子宫颈癌的一级预防 一级预防包括安全性生活、应用屏障法预防病毒传染以及病毒疫苗的运用。而安全性生活的健康教育应和其他重要的全国健康活动(如控制性传播疾病、艾滋病及人口控制)结合起来。

从根本上预防子宫颈癌的方法是采用疫苗作为病因的预防,子宫颈癌疫苗包括预防性和治疗性疫苗。HPV 疫苗能激发机体的细胞和体液免疫应答,有效地预防和控制 HPV 感染,在预防和治疗宫颈癌上发挥重要作用。预防性疫苗主要是通过分子生物学方法获得病毒衣壳蛋白 L1 和 L2 的重组病毒颗粒,并将其作为靶疫苗刺激机体产生保护性中和抗体,阻断 HPV 感染。目前已有两种 HPV 预防性疫苗上市,分别是 Merck 公司的四价疫苗(6、11、16、18 型)"Gardasil"和 GSK 公司的二价疫苗(16、18 型)"Cervarix",现已在全球 100 多个国家批准应用,我国也完成了预防性疫苗的Ⅲ期临床研究。部分国家根据免疫学桥接试验结果,已批准疫苗用于青春期女孩、年轻女性(9~26 岁)和青春期男孩(9~15 岁),甚至可用于中年女性(45 岁以下),并有近 30 个国家的公共财政将对 HPV 疫苗进行支持,推广全民接种。美国及世界卫生组织(WHO)认为能获得 HPV 疫苗保护的人群年龄为 9~26 岁,而最适宜接种年龄为 11~12 岁。接种步骤:以接种四价疫苗为例,应于 6 个月内分 3 次注射。第一剂:自行选择日期;第二剂:第一剂后 2 个月;第三剂:第一剂后 6 个月。两种疫苗的多项临床试验结果显示:对尚未感染 HPV 的妇女而言,两种疫苗在预防子宫颈癌癌前病变和子宫颈癌方面均显示出长期高度的有效性(>95%),四价疫苗对相关 HPV 引起的生殖器病变也有很好的预防效果(100%),对于已经感染目标类型的 HPV 的妇女,疫苗即可显著减少异常细胞学的发生率。对两种疫苗接种的后续分析结果均显示注射部位可出现轻度或一过性的局部红肿痛,但目前尚无接种 HPV 疫苗后出现相关死亡病例的报告。虽然目前尚未观察到孕妇不慎接种任何一种 HPV 疫苗后出现严重后果,并已证实四价 HPV 疫苗可在哺乳期女性中接种,但鉴于数据的局限性,仍然不推荐在妊娠女性、HIV 阳性儿童和患有其他急性疾病的人群中接种 HPV 疫苗。此外,由于监测到接种后晕厥和静脉血栓事件发生率稍高,建议青春期女性在接种疫苗后观察 15 分钟。因此,世界卫生组织(WHO)、疾病控制中心(CDC)、欧洲医学机构(EMEA)等多个部门均认为 HPV 疫苗是安全有效的,应积极促进其在全球发达或发展中国家进行接种。

治疗性疫苗主要是针对感染相关病变细胞中高水平蛋白且呈构成性表达的 E6 及 E7 蛋白而进行的,通过选用病毒的蛋白作为靶疫苗,诱导机体产生有效针对病毒抗原的细胞毒性 T 细胞。由于肿瘤免疫治疗的复杂性;目前尚无有效的 HPV 治疗性疫苗问世。

已上市的两种 HPV 预防性疫苗仅涵盖 HPV16、18 两种高危型 HPV,只对这两种型别感染阴性的人群有预防相应型别 HPV 感染相关肿瘤的作用,所以接种子宫颈癌疫苗不能完全代替子宫颈癌的筛查。目前即使是接种了子宫颈癌疫苗仍然需要进行子宫颈癌筛查,因此子宫颈癌疫苗虽然有效,但筛查仍然是预防子宫颈癌的有效手段。

3. 子宫颈癌的二级预防 随着子宫颈癌病因的明确,采用 HPV 疫苗进行子宫颈癌的病因预防是最为理想且最根本的方法,但在 HPV 疫苗尚未在人群中广泛应用之前,筛查仍然是预防和控制子宫颈癌的主要手段,筛查的目的是及早发现子宫颈癌前病变和早期子宫颈癌。目前有多种成熟的子宫颈癌筛查方法适用于不同经济发展的地区。对筛查结果异常的妇女进一步行阴道镜检查和病理组织学检查,以明确诊断并给予积极治疗,把病变阻断在癌前期或癌早期。用于子宫颈癌二级预防即子宫颈癌筛查的方法主要有:

(1)细胞学检查:包括传统的巴氏涂片法和液基薄层细胞学方法。半个多世纪以来,全世界一直应用巴氏涂片进行子宫颈癌的筛查,通过组织以人群为基础的高质量的巴氏涂片法筛查可使子宫颈癌的发病率和死亡率下降 80%。但研究发现巴氏涂片的取材方法会使 80%的细胞丢失,加之常混有血细胞和黏液等杂质,涂片背景不清晰等因素,从而影响诊断结果。而液基薄层细胞学针对巴氏涂片的缺点进行了制片和阅片方法的改进。但也有不同的看法,NICE 的一项回顾性报告指出虽然液基细胞学能减少不满意的样本量,认为巴氏涂片和液基细胞学方法的灵敏度和特异度是一样的,两种方法诊断 CIN2 以上病变的灵敏度分别为 69.1%和 60.3%,特异度分别为 94.5%和 94.1%,没有统计学意义。目前液基细胞学有 Thin Prep 法和 Auto-Cyte Prep 法 2 种。

无论传统的巴氏涂片还是液基薄层细胞学检查,均按 2001 年版 TBS 分类系统(the Bethesda System,TBS)作出描述性诊断报告。子宫颈/阴道细胞学诊断的 TBS 系统于 1988 年 12 月问世,并于 1991 年 4 月和 2001 年 5 月先后两次进行修改和补充,报告方式根据鳞状上皮细胞的改变程

度总体分类为:未见上皮内病变细胞或恶性细胞和上皮细胞异常。上皮细胞的异常包括鳞状细胞异常和腺细胞异常。鳞状细胞异常:①非典型鳞状细胞(atypical squamous cells,ASC),表示上皮细胞异常提示鳞状上皮内病变,但在数量或质量上不足以确定诊断;无明确诊断意义的非典型鳞状细胞(atypical squamous cells of undertermined signification,ASC-US)和非典型鳞状细胞不除外高度鳞状上皮内病变(atypical squamous cells cannot exclude high grade squamous intraepithelial lesion,ASC-H);②鳞状上皮内低度病变(low grade squamous intraepithelial lesion,LSIL),包括核周挖空细胞和轻度非典型增生或 CIN-1;③鳞状上皮高度病变(high grade squamous intraepithelial lesion,HSIL),包括中、重度非典型增生(CIN2 和 CIN3);④鳞状细胞癌(squamous cell carcinoma,SCC)。腺细胞异常:①非典型腺细胞(atypical glandular cells,AGC):非典型颈管腺细胞和非典型宫内膜腺细胞;②非典型颈管腺细胞倾向瘤变;③颈管原位腺癌;④腺癌(颈管、宫内膜或不能明确来源)。

(2)HPV DNA 检测:由于确立了高危型 HPV 持续感染是子宫颈癌及其癌前病变发生的必要条件,因此 HPV 检测技术的发展极大推动了子宫颈癌筛查的进展。HPV 检测方法多,常用于临床和研究的有细胞学法、半点印迹法、原位杂交法多聚酶链反应法和杂交捕获法等。在 HPV DNA 检测方法中,目前采用的第二代杂交捕获(hybrid capture II,hc2)检测技术,显著提高了识别宫颈高级别病变的灵敏度和特异度,一次可以同时检测 13 种高危型别的 HPV(16,18,31,33,35,39,45,51,52,56,58,59 和 66)。研究表明,HPV-hC2 对 CIN3 检出的敏感度达到 96.1%,而细胞学仅为 55%;对 CIN2 检出的敏感度为 96.1%,而细胞学仅为 53%。研究还表明,细胞学与 HPV DNA 检测相结合,可以明显提高宫颈病变的检出率,降低漏诊率。薄层液基细胞学检查联合 HPV DNA 检测的阴性预测值可以达到 99%,也就是说,如被检者细胞学与 HPV DNA 检测均为阴性,可确定 99%的被检者 3~5 年甚至更长时间内没有宫颈癌发生的可能。因此中国癌症基金会子宫颈癌筛检及早诊早治技术指南提出这类人群 3~5 年不用再筛查。一种价格低廉的 HPV 快速检测筛查技术(Care HPV)已经问世,该技术采用与 HC2 高危 HPV DNA 检测同样的基本技术,能够更加快速而准确地捕捉到 HPV,一般在 2.5 小时左右即可快速筛查出结果。

(3)肉眼筛查(visual inspection):肉眼筛查是指用醋酸/碘液(VIA/VILI)涂抹宫颈使其染色后,通过肉眼直接观察宫颈上皮对醋酸和碘染色的反应来诊断宫颈的病变。该技术被 WHO 推荐为在发展中国家使用的子宫颈癌的初筛方法。但是,其缺点是无法留取组织进行病理检查,并可能存在过度治疗问题。

(4)阴道镜检查(colposcopy):阴道镜检查,是一种临床诊断性检查方法,通常只用于初筛细胞学或 HPV-hc2 检测异常之后的诊断。是利用放大镜,发现肉眼不能识别的宫颈病变,指导活检,提高宫颈 CIN 及早期宫颈癌的检出

率,因此阴道镜检在子宫颈癌筛查、早诊早治中具有举足轻重的作用,其缺点是对宫颈管病变和鳞柱交界内移如绝经后妇女观察时往往不全面,容易漏诊。凡子宫颈癌筛查异常者或临床可疑者均需转至阴道镜检查,以进一步评价,确定是否有病变及病变程度,该方法是提高宫颈癌筛查灵敏度和特异度的有效方法。在一项双盲大样本人群的横断面研究中,阴道镜作为筛查方法诊断≥CIN2 宫颈病变的灵敏度和特异度分别达到81.4% 和76.5%,诊断如在阴道镜下不能见到全部鳞柱交界的转化区,或交界部位位于宫颈管内,应用颈管搔刮取材,或宫颈椎切、电圈环切术(LEEP)取材,送病理学检查,以免漏诊。

2006 年开始的中国癌症基金会牵头的中央财政转移支付项目试点从全国6 个点到2008 年的全国43 个点的子宫颈癌人群筛查工作为探索我国子宫颈癌农村筛查模式做了有益的探索。

(周　琦)

(二) 子宫内膜癌的预防

子宫内膜癌的预防主要是监控高危人群,预防引起子宫内膜癌的高危疾病。

1. 子宫内膜癌的高危人群　年龄 40 岁以上、乳癌术后口服他莫昔芬、不孕、不育、初潮早、晚绝经、多囊卵巢综合征(PCOS)、肥胖、高血压、糖尿病、外源性雌激素刺激、肿瘤家族史,尤其是乳腺癌和结直肠癌家族史,乳腺癌、结直肠癌病史,盆腔放疗史,子宫内膜增生等。

2. 子宫内膜癌发病与年龄密切相关　子宫内膜癌90% 以上发生于45 岁以上人群,95% 以上发生于40 岁以上人群,70% 以上发生于绝经后人群。英国 Iram S 等回顾分析了自1998 年1 月 ~ 2007 年12 月间3006 例30 ~ 50 岁阴道出血的病例,将这些病例分为3 组:30 ~ 40 岁($n=862$)、40 ~ 45 岁($n=1035$)和45 ~ 50 岁($n=1109$),采用 logistic 回归统计,结果显示年龄45 ~ 50 岁患者非典型增生(OR:3.85;95% CI:1.75,8.49;$P=0.01$)和癌的发生率(OR:4.03;95% CI:1.54,10.5;$P=0.04$)较年轻患者显著增加,而单纯性增生和复杂性增生的发生率不同年龄患者没有区别。北京大学第一医院妇产科资料表明,子宫内膜癌患者的年龄中位数为55.5 岁,子宫内膜非典型增生患者的年龄中位数是45 岁,多因素分析表明,绝经状态是患子宫内膜癌的独立危险因素。因此,对于45 岁以上患者,尤其是绝经后患者,应该监测子宫内膜状况,及时发现子宫内膜增生性病变。

3. 肥胖和糖尿病增加子宫内膜癌发病风险　多项研究表明,糖尿病患者发生子宫内膜癌的风险是非糖尿病患者的3 倍。挪威3 万余人15 年随访的结果表明,体重指数与子宫内膜癌的发病风险呈线性正相关,即体重指数越高,患子宫内膜癌的风险越高。因此,适当控制体重,及早发现和治疗糖尿病可能有助于减少子宫内膜癌的发病。值得注意的是,仅仅检查空腹血糖对亚洲人群可以漏诊80% 的糖尿病。因此,需要进行 OGTT 试验及糖化血红蛋白来确诊或除外糖尿病。糖尿病和胰岛素抵抗还与 PCOS 具有一定的相关性,

PCOS 可导致不孕,月经稀发,从而增加子宫内膜癌的风险。对年轻患者子宫内膜癌的分析表明,其最大的高危因素是不孕。如广东省人民医院妇产科黄志宏等报道了53 例年龄小于45 岁的子宫内膜癌,结果发现年龄≤40 岁患者57.1% 合并有不育,而40 ~ 45 岁患者多合并有肥胖、高血压、糖尿病等高危因素;上海王玲等报道了13 例年龄小于45 岁的子宫内膜癌,其中年龄最小者仅30 岁,平均年龄40 岁,病史特点为:初潮延迟,接近16 岁或更迟;有不同程度的月经失调史;不孕症发病率高,13 例中原发不孕8 例,继发不孕1 例。因此,对年轻的 PCOS 患者,应重视内膜监测,可采用超声联合细胞学方法监测子宫内膜,对此类月经稀发但暂无生育要求的患者,及时使用孕激素撤退出血,或使用妈富隆、达因-35 等避孕药治疗,并且积极鼓励生育,必要时接受辅助生殖技术,以减少内膜病变发生。

4. 子宫内膜癌与遗传性因素　子宫内膜癌是遗传性非息肉性结直肠癌(HNPCC)最常见的肠道外肿瘤,这些患者一生患子宫内膜癌的风险是40% ~ 60%,推荐对这些患者自30 ~ 35 岁开始,每年采用经阴道超声和子宫内膜活检进行子宫内膜癌的筛查。但我国尚未开始 HNPCC 的筛查工作,而难以确定 HNPCC 患者,因此对于有结直肠癌家族史或本人为结直肠癌患者时,应加强内膜监测,及时发现子宫内膜病变。

5. 子宫内膜增生与子宫内膜癌　单纯性增生和复杂性增生的患者,是子宫内膜癌的高危人群,目前对这些患者常采用孕激素治疗,但缺乏规范的随访和监控。对子宫内膜增生的患者,应重视孕激素治疗后疗效的判定,加强随访和子宫内膜监测,对年轻子宫内膜增生患者应鼓励生育。

6. 子宫内膜癌与药物　已知乳腺癌患者长期口服他莫昔芬增加子宫内膜癌发生的风险,建议每6 ~ 12 个月评价子宫内膜状况,他莫昔芬可导致内膜息肉等子宫内膜良性病变发生的概率升高,此外他莫昔芬可致绝经后子宫内膜水肿增厚,已有多项研究表明,单独采用经阴道超声监测口服他莫昔芬后的子宫内膜其假阳性率较高,而将经阴道超声联合子宫内膜细胞学应用可达到较好的效果。Mathelin 联合应用经阴道超声与子宫内膜细胞学对687 例乳癌术后患者进行筛查,超声发现子宫内膜增厚>8mm 者共189 例行子宫内膜细胞学及宫腔镜检查+分段诊刮术,术后病理证实4 例子宫内膜癌及141 例良性病变,子宫内膜细胞学诊断敏感性为100%,阴性的患者随访5 年均未发现子宫内膜癌。Buccoliero AM 应用宫腔细胞学方法监测168 例乳癌术后口服他莫昔芬患者的子宫内膜,细胞学与组织病理学的符合率为100%。

(廖秦平)

(三) 卵巢癌的预防

1. 卵巢癌高危因素　卵巢癌的发病原因尚未明确,通过流行病学调查发现了几种相关的高危因素:如持续性排卵可导致卵巢上皮损伤,诱导上皮细胞恶性转化。基于此理论,未产妇、初潮过早、绝经延迟的女性在其一生中由于排卵次数过多,卵巢癌风险增加。相反,妊娠与哺乳期卵巢长期无排卵,为卵巢癌的保护性因素;环境因素中滑石粉是

卵巢癌的潜在危险因素;饮食因素中高脂肪饮食以及肥胖为卵巢癌高危因素,多进食蔬菜以及水果等素食的人群卵巢癌风险降低。发达国家饮食结构中肉食较多,其卵巢癌发病率较发展中国家高。

我国学者的研究结果表明:初潮年龄早、行经期及月经周期短者发生卵巢癌的危险性大;而共妊娠数、自然流产、人工流产等是卵巢癌的保护因素。患卵巢癌的危险性分别为:共妊娠数 2 是共妊娠数<2 的 0.432 倍、人工流产次数 1 是无人工流产的 0.456 倍、初潮年龄 13 岁是初潮年龄>13 岁的 3.039 倍、行经期 4 天是行经期>4 天的 2.363 倍、月经周期 30 天是月经周期>30 天的 2.849 倍。另一病例对照研究表明:月经周期延长、孕次多、多食蔬菜水果和性格温和是卵巢癌发病的保护因素,而使用 IUD 时间长、多食肉类和精神创伤是卵巢癌发病的危险因素。冯丹等人的研究共纳入 9 个病例对照试验,包括 3169 例患者,其中病例组 1320 例,对照组 1849 例。Meta 分析结果显示,初潮年龄、初产年龄、痛经史、不孕史、恶性肿瘤家族史、大便不规律史及负性生活事件是卵巢癌发病的危险因素;足月妊娠史、多孕史、多产史、哺乳史、多次流产史、多次结婚史、避孕药服用史及宫内节育史是卵巢癌发病的保护性因素。由此可见,卵巢癌的发病并非由单一因素所致,而是多因素参与卵巢癌的发生发展过程。

2. 卵巢癌的遗传因素　遗传因素与卵巢上皮性癌的风险较为确切,普通人群女性一生中罹患卵巢癌的风险为 1.4%,而如其一级亲属中 1 人曾患卵巢癌,其罹患卵巢癌风险增加为 5%,如一级亲属中 2~3 人曾患卵巢癌,其风险增加为 7.2%。卵巢上皮性癌患者约 5%~10% 具有遗传性,其中,约 80%~90% 伴有易感基因 *BRCA1/2* 的突变,为常染色体显性遗传,与遗传性卵巢癌综合征(HOCS)密切相关。遗传性卵巢癌综合征家族成员发生卵巢癌的危险概率增至 20%~59%。卵巢癌的发生还与遗传性非息肉性结直肠癌综合征(HNPCC)有关,卵巢癌和子宫内膜癌都是此综合征的肠外表现,此家族成员其卵巢癌风险较普通人群增加 3.5~8 倍,占所有家族性卵巢癌患者的 2%,其发生主要与 *MSH 2* 基因突变有关。

3. 预防与干预措施　针对以上已知的高危因素,目前可采取的预防措施如下:

(1) 预防性手术:鉴于遗传性卵巢癌综合征家族成员的卵巢癌高风险,对其进行评估、筛选,通过检测明确有 *BRCA1*、2 基因突变的家族成员,目前认为预防性卵巢切除术(PBSO)是最有效的降低卵巢癌风险的措施。对于诊断为 BRCA1、2 阳性的人群,在其生育后适时行预防性双侧卵巢切除术,可显著降低卵巢癌风险(85%~100%)和乳腺癌风险(46%~68%),且有报道其可降低总死亡率。目前数据显示 40 岁前行 PBSO 癌症风险降低最显著,因此建议 35 岁以上高危女性生育后即可行 PBSO。术后可短期使用 HRT,治疗雌激素缺乏引起的相关症状。但单纯行双侧卵巢切除,残留输卵管仍可发生癌症,且有研究认为卵巢癌及腹膜癌可原发于输卵管组织,因此推荐行预防性输卵管卵巢切除术。即便如此,行输卵管卵巢切除术后仍有 3%~4% 女性发生原发性腹膜癌。此外,BRCA1、2 基因突变者

其他部位恶性肿瘤如直肠癌、胰腺癌、食管癌以及胃癌等发病风险均显著高于普通人群。因此,PBSO 后患者仍需密切监测。对于同时患有生殖系统良性肿瘤而卵巢癌仅为一般风险者,特别是对于绝经前女性,不提倡子宫切除的同时行 PBSO,绝经后女性因良性病变切除子宫时是否行 PBSO,要个体化,并要充分告知。输卵管结扎术:近期一项 Meta 分析表明输卵管结扎术可降低 34% 上皮性卵巢癌的风险,在术后 10~14 年仍有保护作用,这一作用主要针对卵巢浆液性癌和子宫内膜样癌,黏液性癌不包括在内。其可能的机制有:①术中对输卵管的检查作用;②卵巢发生变化,如血运改变;③致癌因素上行的屏障;④防止子宫内膜细胞和近端输卵管细胞进入腹腔。上述机制还需进一步证实。

(2) 预防性用药:口服避孕药(oral contraceptives,OCs)可抑制排卵,其对卵巢癌的保护作用已被大量研究所证实。几乎所有病例对照研究和前瞻性研究结果均支持 OCs 可降低女性卵巢癌患病风险。OCs 预防卵巢癌的作用机制一般认为有以下两个方面:①关于卵巢癌发病的"持续排卵"学说认为,妇女排卵量增加,会不断损伤卵巢上皮,增加卵巢癌的发病,而 OC 可以抑制排卵;②另一"垂体产生过多促性腺激素"学说认为,血浆促性腺激素水平升高,刺激卵巢上皮过度增生,从而导致卵巢癌发生。因此使用口服避孕药妇女血浆中促性腺激素水平降低,可减少刺激卵巢细胞生长的作用。OCs 对卵巢癌的保护作用仅限于浆液性癌,对其他类型如黏液性癌并无保护作用。一般而言,使用 OCs 时间越长,其卵巢癌保护作用亦越强。在停用 OCs 后其保护作用仍持续存在,20 项研究结果表明,用过口服避孕药妇女的卵巢癌发病率降低 36%,每年下降 10%~12%,5 年下降 50%,停药后其预期的保护性效应仍可至少维持 15 年。"卵巢癌流行病学研究协作组"对 45 项流行病学调查结果进行分析,结果认为 OCs 可显著降低卵巢癌发病风险,其应用预防了卵巢癌发生,避免了患者死亡,预计未来其每年可预防 3 万例卵巢癌新发病例。该研究结论发表于 *Lancet* 杂志。

(3) 饮食调整:提倡减少高脂肪饮食,多进食蔬菜以及水果等素食以降低卵巢癌风险。澳洲学者的研究表明:食用肉类较多增加卵巢癌的风险,食用鱼类和禽类可降低患卵巢癌的风险,建议女性在饮食中增加鱼类和禽类的摄入,减少肉类摄入。

(曲芃芃)

(四) 外阴阴道恶性肿瘤的预防

1. 外阴癌发病的相关因素　外阴癌较为少见,占女性生殖道恶性肿瘤的 5%。据美国癌症协会(American Cancer Society,ACS)估计,2008 年新发的外阴癌有 3460 例,主要发生在绝经后的妇女,平均发病年龄为 65 岁,其中 80%~90% 为鳞状细胞癌。外阴的上皮内瘤变(vulvar intraepithelial neoplasia,VIN)是外阴癌的癌前病变,发病高峰在 40 岁左右,该病变与子宫颈的癌前病变 CIN 相似,具有上皮细胞形态学的改变,且有 20%~30% 的 VIN 患者将发展为外阴浸润癌。近年来,VIN 发病年龄在 20~40 岁的女性中有所增加,这种增加与子宫颈病变的年轻化趋势是平行的,其主要原因与 HPV 感染特别是高危 HPV 感染

明显相关。

在外阴癌的发病因素中,与HPV感染相关的VIN引起的外阴癌已得到证实,大约80% VIN中存在HPV感染。一项包括全球93项研究的meta分析指出,在VIN1、VIN2/3和外阴癌中,HPV感染率分别为67.8%、85.3%和40.4%。在另一项以人群为基础的病例对照研究中,50%的外阴癌患者HPV阳性,HPV16、33、6、18、31型是外阴癌中最常见的5种HPV类型,与子宫颈癌比较,其中HPV16型更为常见,约占感染病例的75%以上;而HPV18型仅占10%。HPV感染与外阴癌的组织学类型也有关,在疣样癌中69.4%的病例合并HPV感染;而在角化癌中仅13.2%的病例合并HPV感染。其他与这组人群发病相关的危险因素还包括其他病毒的感染如:HSVⅡ病毒、HIV病毒、多个性伴侣、自身免疫障碍及吸烟长期饮酒等因素。这些因素的存在均容易引起HPV感染的风险,也许它们引起外阴癌也是通过HPV感染来实现的。其中,HPV16感染和吸烟是两个最重要的危险因素。

在外阴癌中HPV感染会随着年龄的增长而有所下降。Monk等研究报道,年龄<45岁,HPV的感染率为100%;年龄45~69岁,HPV的感染率为71%;年龄≥70岁,HPV的感染率为47%。也就是说,在老年妇女中发生的外阴癌很少与HPV感染和性行为等危险因素相关。这种情况多见于年龄大于50岁的妇女,外阴长期存在慢性感染或硬化性苔藓等改变,这种病损不会引起瘤样的上皮异常,也与宫颈瘤样变或湿疣等病变无关。

2. 阴道癌发病的相关因素 阴道癌也很罕见,据估计全球阴道癌的发病率低于1/100 000。阴道的上皮内瘤变(vaginal intraepithelial neoplasia, VAIN)是阴道癌的癌前病变,与CIN和VIN相比,虽然VAIN在女性下生殖道上皮内瘤变中最为少见,但VAINⅢ已被肯定具有恶变潜能,其恶变率为2%~9%。研究已明确,高危型HPV持续感染是VAIN和阴道癌的主要病因。HPV感染在VAINⅠ、VAINⅡ/Ⅲ和阴道癌中分别为100%、90.1%和69.9%,89%阴道癌患者高危HPV阳性,其中HPV16仍是阴道鳞癌中最常见的类型(没有腺癌的数据),占63.2%。与外阴癌相似,HPV感染更趋向于年轻的妇女,VAIN或VIN的病灶与CIN或宫颈癌的病灶可来自同一个克隆来源。而为数不多的阴道腺癌的发生与母亲曾有己烯雌酚暴露史有关。另有报道认为,CIN和子宫颈癌的妇女是VAIN的高危人群,大部分的VAIN病灶位于阴道上部,推论VAIN病灶可能是CIN病灶的延伸,也可能是与宫颈病变共同存在的卫星病灶。

阴道癌发生的其他的危险因素还包括吸烟、多个性伴侣、子宫内膜异位、全子宫切除史(因良性病变进行的手术)、放疗史、免疫抑制(器官移植或HIV感染),以及同期或曾患CIN、VIN及子宫颈癌病史等。且患者年龄越大,VAIN分级越高。

3. 外阴阴道癌的预防 专门进行外阴癌和阴道癌的筛查并没有被推荐,筛查常常是不经意的,专家指出可在进行盆腔和常规宫颈细胞学检查的同时进行。由于VIN或VAIN常与CIN同时存在,尤其在CIN时VAIN中更为明显,因此在阴道镜检查过程中,如果发现了任何级别的子宫颈病变,都应该注意仔细检查外阴及阴道黏膜,尤其是阴道上段黏膜,以免遗漏伴随存在的外阴和阴道病变,常规阴道脱落细胞学的检查是早期诊断VAIN的必要手段。另外由于部分VAIN及阴道癌的病例发生在宫颈病变治疗后(包括宫颈癌放疗后),发现有28%~41%的阴道癌发生于因良性疾病切除子宫后的女性中,发现因CIN切除子宫后阴道细胞学涂片异常的发生率在术后两年最高,发现子宫全切除术后至发生VAIN的平均时间为41个月,因此这些妇女仍然需要定期进行妇科检查,特别是当CIN或早期宫颈癌手术治疗后,要特别注意阴道残端及阴道壁的检查,做阴道细胞学涂片检查是必要的。研究人员还指出,部分妇女在外阴癌的进展过程中会存在较长时间的症状,如瘙痒、灼热、疼痛或红斑水肿等,因此强调通过对症状的重视进行外阴病变的早期诊断比通过对常规人群进行筛查的策略更好。对于外阴阴道癌的预防,还要注意外阴阴道的清洁卫生,避免不洁性生活,防止各种慢性刺激与感染,重视局部的症状改变。

近年来,随着HPV疫苗的出现,疫苗在防治HPV引起的外阴阴道病变的研究也与日俱增,研究报道,在HPV阴性的妇女,疫苗对VINⅡ/Ⅲ和VAINⅡ/Ⅲ的保护效力为100%;在曾经暴露过HPV感染的妇女,疫苗可减少71% VIN2/3和VAIN2/3的发生。或许,预防性疫苗将成为防治外阴癌和阴道癌最有效的工具。

(周 琦)

(五)滋养细胞肿瘤的预防

滋养细胞肿瘤包括侵蚀性葡萄胎、绒毛膜癌及胎盘部位滋养细胞肿瘤,绝大多数继发于葡萄胎之后,病因尚不明确,现有营养不良、病毒感染、卵巢功能失调、免疫机制失调、孕卵缺陷及染色体异常等学说。良性葡萄胎为何会恶变为侵蚀性葡萄胎和绒毛膜癌原因不明。据美国、英国滋养细胞疾病中心及北京协和医院的经验表明,葡萄胎易恶变的高危因素有:年龄超过40岁;子宫在短期内迅速增大;尿或血hCG滴度高(血清β-hCG≥100万U/L);清理出的组织以小葡萄状为主。对于具有高危因素的患者实施预防性化疗可降低侵蚀性葡萄胎的发生率。预防性化疗以单药方案为宜,用药剂量和方法与正规化疗相同。如1个疗程后hCG未恢复正常,应给予多疗程化疗,直至hCG正常为止。

葡萄胎清宫术后应做好随访,以期能够早期发现恶变的病例,做到早期诊断和早期治疗。清宫后血清β-hCG下降的速率对预测恶变倾向有意义:清宫后血清β-hCG降到<50U/L者恶变率为1.1%,清宫后第4周血清β-hCG<200U/L或清宫后第6周血清β-hCG<100U/L者恶变率为9%,而清宫后第6周血清β-hCG>2000U/L者恶变率达52%。韩国学者应用葡萄胎排出后第二周时血清hCG下降率(hCG/初始hCG)评估葡萄胎进展为滋养细胞肿瘤的风险,hCG下降率在自然消退组为0.36%,进展为滋养细胞肿瘤组0.45%,以0.716%为cut-off值,预测值的敏感性为48.0%,特异性为89.5%,作者认为此方法可以早期预测葡萄胎进展为滋养细胞肿瘤的可能性,但此研究病例数较少,还需要大样本的前瞻性对照研究证实。近年来,侵蚀性滋养细胞抗原(invasive trophoblast antigen,ITA)的出现对于区分侵蚀性和非侵蚀性滋养细胞疾病具有重要意义,这种抗原实质上是由具有侵蚀性的细胞滋养细胞产生的超糖基化hCG,而非由合体滋养细胞产生的普通hCG,对于这种抗原能否用于临床判定葡萄胎患者是否需要化疗还需要循证医学的证据。

滋养细胞肿瘤是与妊娠相关的疾病,采取有效的避孕措施避免计划外的妊娠,对于减少其发生有着积极的意义。

(曲芃芃)

二、癌前病变的治疗

(一)子宫颈癌前病变的处理

子宫颈癌前病变是指与浸润性子宫颈癌密切相关的一组宫颈上皮内瘤样病变CIN的统称。根据细胞异常的程度及累积上皮的范围将CIN分为三级,即CINⅠ,CINⅡ和CINⅢ,各级CIN从Ⅰ～Ⅲ为渐进的过程。由于CIN发展到子宫颈浸润癌的病程较长,因此通过筛查对CIN患者进行早期诊断并给予积极有效的治疗,是有效降低子宫颈癌发病率的关键。宫颈癌前病变的诊断强调三阶梯诊断步骤即:细胞学→阴道镜检→组织学诊断,组织病理学结果是金标准。对CIN患者采取何种治疗方式取决于对以下情况的综合考虑,包括CIN级别、病变的部位与范围、高危HPV DNA检测结果、先前细胞学结果及治疗史、患者年龄、对生育生理的要求及随访的技术条件等,使患者得到合理的个体化治疗。

1. CINⅠ的处理　文献报道,超过60%的CINⅠ病变在2年内可自然消退,只有少部分病变表现为高危型HPV感染的持续存在,导致病变持续存在或进展为高级别的CIN,CINⅠ在2年内进展为CINⅢ及以上病变的几率不足9%。因此大多数的CINⅠ不需临床干预,以随访观察为主。以往推荐对所有存在CINⅠ的病变均采用表面破坏和病变切除的处理方式经过大量的循证医学证实,是一种过度治疗现象。

鉴于对CIN大样本的荟萃分析和前瞻性研究,遵从循证医学的原则,美国阴道镜和宫颈病理学会(ASCCP)于2006年在Bethesda会议上达成了共识,对CINⅠ病变放宽了随访观察的范围,指出无论不典型鳞状细胞/低度鳞状上皮内病变(ASCUS/LSIL)患者的阴道镜检查是否满意,定期随访细胞学是唯一的治疗方案。ASCCP还推荐了多种随访方式,包括细胞学、阴道镜,以及两种方式的结合,还有HPV DNA检测。那么究竟什么样的CINⅠ需要临床处理呢?ASCC共识:包括①持续2年的CINⅠ,满意的阴道镜检查,可以采用LEEP或物理治疗(包括冷冻治疗、激光治疗及电凝治疗等);②持续2年的CINⅠ,不满意的阴道镜检查,可以采用LEEP但不建议物理治疗;③CINⅠ患者细胞学反复提示高度鳞状上皮内病变(HSIL)或腺细胞异常(AGC),应做LEEP。

2. CINⅡ的处理　由于子宫颈CINⅡ病变大部分是持续或进展的,因此对于CINⅡ一般需及时治疗。目前一般认为,对阴道镜满意的CINⅡ病变,破坏性或切除性治疗的疗效比较无显著性差异。但是Noehr等指出,冷刀锥切术

或LEEP术可增加患者早产及低体质量儿出生的危险,而激光气化治疗无上述危险,故未生育者应推荐后者;已生育者推荐选择任何方式的子宫颈锥切除术。对阴道镜检查不满意的CINⅡ病变,最好采用子宫颈切除手术,由于患者子宫颈管内情况在治疗前常不明确,一般要求锥切至颈管内2cm以上。有数据显示,约7%患者切除术后标本显示浸润癌,所以建议对这类患者在选择做子宫颈锥切术时常规行术中ECC,如ECC阳性者需要密切随访,以排除颈管内浸润癌。

3. CINⅢ的处理　CINⅢ包括重度非典型增生和原位癌。近年认为,子宫切除不应作为CINⅢ的首选治疗手段。子宫颈锥切术是较为合理的治疗选择。研究表明,CINⅢ行LEEP术与行子宫全切术比较,CIN复发或阴道上皮内瘤样病变的发生率并无显著差异,因此认为,子宫切除术属于过度治疗。但宫颈原位癌常为多点发生,有术后升级为Ⅰa或Ⅰb期宫颈浸润癌的可能性,因此子宫颈原位癌手术方式一直是近年临床研究的热点问题。目前主张对子宫颈原位癌亦实施个体化治疗。对年轻有生育要求的原位癌并有随访条件者,采用宫颈锥切术、LEEP术等保守治疗。对年龄40岁以上、无生育要求、不能定期随访者,可行筋膜外子宫全切。在CIN治疗中,子宫切除术仅适用于:①已无生育要求的中老年CINⅢ患者;②已无生育要求的CINⅢ患者同时合并有子宫肌瘤、子宫脱垂等良性疾病;③宫颈原位腺癌;④已完成生育的CINⅢ患者,宫颈锥切的标本中切缘未尽者。对治疗后采用HPV DNA检测方式随访的系统性回顾表明HPV DNA检测这种方式优于细胞学的随访。

(二)子宫内膜癌前病变的治疗

通常,子宫内膜不典型增生作为子宫内膜癌前期病变,治疗可以分为病因治疗和病变处理。

1. 病因治疗　对子宫内膜癌前期病变是否有多囊卵巢、卵巢功能性肿瘤、垂体瘤或其他内分泌紊乱应该给予相应治疗。

2. 子宫内膜癌前病变的治疗　具体治疗应根据患者年龄、生育要求、绝经与否等综合考虑。

(1)药物治疗:适用于年龄小于40岁、有生育要求者,对于合并高血压、糖尿病、肥胖或年老对手术耐受力差者,也可在严密随诊监测下先试用药物治疗。

1)孕激素类药物:孕激素可抑制因雌激素引起的子宫内膜增生,抑制子宫内膜DNA合成,增加雌激素向雌酮转化。轻度不典型增生可于月经周期第18日或20日开始用药,持续5～7日,使内膜转化为分泌期。中度、重度不典型增生者,宜连续应用孕激素,3个月为一疗程,每疗程结束后应行刮宫检查观察子宫内膜反应。如子宫内膜腺体出现分泌反应或萎缩,无增生现象,说明子宫内膜转化好,可停药观察;对治疗后子宫内膜增生好转,但未完全恢复正常者,应继续用药;而对药物治疗后病变无好转及停药后复发者,应警惕癌变的可能,宜改为手术治疗。

轻度不典型增生一般对药物反应好而快,如周期性给以高效孕激素(例如甲羟孕酮10m～30mg/d)或促排卵药物即可收到较好效果,3～6个月病变消退,妊娠率亦较高。而中度或重度,特别是重度不典型增生,对药物反应较差、较慢,常需较大剂量的高效孕激素(例如甲羟孕酮40m～

100mg/d),6 个月后病变才好转或消退,停药后还有可能复发,而需再治疗,妊娠率亦较低治疗期间应定期作内膜活检,以检测治疗效果及可能的癌变。治疗反应的差异,与内膜孕酮(PR)受体含量有关,因此内膜活检的同时,最好检测 PR 的含量。PR 阴性者最好加用药物提高 PR 含量以提高效果,如加用他莫昔芬(TMX)。

左炔诺孕酮宫内缓释系统(levonorgestrel-releasing intrauterine system,LNG-IUS)于 1987 年被 PEFINO 首次作为局部用药治疗子宫内膜增生。WILDEMEERSCH 等应用释放 14μg/24h 的 LNG-IUS 治疗 12 例子宫内膜增生症患者(含不典型增生),随访 4 年,治愈率为 100%。

2)促排卵药物:一般用于子宫内膜轻度不典型增生者。可用氯米芬 50~100mg,每日 1 次,于月经周期第 5~9 日服用,必要时可延长 2~3 日。

3)其他药物:他莫昔芬、棉酚及促性腺激素释放素激动药,均可通过不同机制对子宫内膜起抗增殖作用。丹那唑为乙炔睾酮衍生物,对子宫内膜有较强的抗增殖作用,每天 250mg 共 3 个月,对子宫内膜有明显效果。GnRHa 使垂体功能减退而造成垂体脱敏,引起垂体和卵巢功能减退,使雌二醇降至绝经水平,使内膜腺体萎缩。

(2)手术治疗:手术治疗主要针对年龄大于 40 岁,特别是对围绝经期或绝经妇女,无生育要求者,药物治疗无效或停药后复发者,与子宫内膜癌鉴别困难者。手术治疗包括子宫内膜切除术和子宫切除术。

1)子宫内膜切除术:适用于子宫内膜癌前期病变能够坚持随访的患者,排除子宫内膜恶性病变,子宫小于孕 12 周、宫腔小于 14cm 患者,予切除或破坏子宫内膜全层甚至其下方部分的浅肌层组织,防止子宫内膜再生。子宫内膜切除术至今已发展至第 2 代。第 1 代子宫内膜切除术包括激光气化子宫内膜切除术、经宫颈子宫内膜切除术、滚球子宫内膜切除术、电外科气化子宫内膜切除术;第 2 代子宫内膜切除术如冷冻、射频、循环热水、激光、微波、热球系统子宫内膜去除术、光动力学治疗等。其中经宫颈子宫内膜电切术及热球系统子宫内膜去除术最常用。经宫颈子宫内膜电切术以高频电作为能源的电切环,既可切除内膜组织(且切下组织可供活检),又可电凝止血。热球系统子宫内膜去除术是将特制的乳胶球放置于宫腔内,通过加温以热效应破坏足够深度的子宫内膜,甚至子宫浅肌层,术式简单,导杆的插入简单、快捷,可在局部麻醉或全身麻醉下进行,无须如单极电切等难度较大的宫腔镜技术,也不需要液体膨宫,避免了低钠血症和水中毒的发生,另外较大限度地降低了子宫穿孔的风险,缺点是无法取病理组织送活检。

2)子宫切除术:对阴道出血不能控制、经药物治疗无效或复发者,未能排除恶变,不能坚持随访者,均可考虑行子宫切除术。因不典型增生的恶变率高,子宫及双附件切除术对绝经者无疑是最好的治疗方案。

3. 子宫内膜癌前期病变的转归　子宫内膜单纯或复合增生随访 10 年以上约分别有 1% 或 3% 发展为子宫内膜癌,而 80% 可自然消退。若应用孕激素治疗则绝大多数可逆转。而子宫内膜不典型增生即子宫内膜癌前病变,根据其分级不同,其癌变率也不同,随分级的递增癌变率增高,Ⅰ、Ⅱ 和 Ⅲ 级其癌变率分别为 15%、24% 和 45%;且也与年龄密切有关,绝经前子宫内膜癌前期病变癌变率为 3%,而绝经后子宫内膜癌前期病变癌变率可达到 25%。子宫内膜癌前期病变经保守治疗后内膜可以转化,甚至妊娠,但仍有复发可能。而经促排卵或孕激素治疗后,大多预后好,严密随访中如有少数疗效不好者应及时作子宫切除术,可避免发展为子宫内膜癌。

(三)外阴阴道癌前病变的治疗

对外阴阴道癌前病变的治疗,目前较难提出标准的治疗方案。但我们可借助 CIN 的治疗经验,结合 VIN 及 VAIN 本身的特殊性考虑对它们的处理。外阴及阴道癌前病变的治疗目的在于消除病灶,缓解临床症状,预防癌前病变向恶性转化。VIN Ⅰ 或 VAIN Ⅰ 常常可自行消退,因此对于 VIN Ⅰ 及 VAIN Ⅰ 病变原则上不予特殊处理,仅定期随诊,但是应全面检查除外高级别病变甚至浸润癌存在的可能。对于 VIN Ⅱ/Ⅲ 和 VAIN Ⅱ/Ⅲ 的治疗,目前没有特效的方法,常用的包括药物、物理和手术等治疗方式。近年来,由于 VIN/VAIN 发病年龄的年轻化趋势,在手术治疗同时注意保护外阴阴道的形态已变得更为必要,因此对 VIN/VAIN 的治疗应在达到满意治疗效果的同时,注意尽量保留外阴阴道正常的组织结构功能和外观。如果是多灶性的病灶可使用 5-Fu、三氯醋酸、咪喹莫特软膏等进行保守治疗;VAIN Ⅱ/Ⅲ 的治疗还可以采取阴道顶端切除、超声抽吸术等,其治疗的选择要综合考虑诸如病灶的范围、患者年龄、有无 CIN 治疗史、有无子宫切除史、有无放疗史及患者意愿等多种因素,作出个体化治疗决策。

(周琦　廖秦平)

第三节　妇科恶性肿瘤的普查与筛查

一、子宫颈癌的普查

(一)筛查模式

目前国内外已将子宫颈癌的普查作为子宫颈癌二级预防的主要措施,通过对子宫颈癌高发地区和高危人群进行筛查是子宫颈癌普查的重点。由于女性生殖道的生理解剖位置的特点及各种检测技术的广泛应用,有利于子宫颈癌及其癌前病变的早期发现、早期诊断和早期治疗,从而降低子宫颈癌的发病率和死亡率。发达国家的防治经验已证实,通过组织高质量人群为基础的子宫颈癌的筛查,可减少 80% 子宫颈癌的发病率。但在我国,由于地区经济和卫生资源的限制,至今尚没有一个系统的子宫颈癌防治计划,特别是在经济欠发达的农村地区尚缺乏理想的针对大样本人群的防治经验和技术,致使子宫颈癌前病变的检出率无太大提高,子宫颈癌的发病率仍无明显下降。因此自 2004 年起,中国子宫颈癌协作组成立,在山西襄垣、广东深圳分别建立了子宫颈癌防治的农村和城市示范基地,以探索适合我国国情的子宫颈癌防治经验和模式。子宫颈癌的防治工作也受到了政府的高度重视,2006 年原卫生部颁布《中国癌症预防与控制规划纲要》(2004~2010)的工作目标,安排专项经费扩大示范基地,从 2006~2009 年在全国 43 个县的农村地区开展子宫颈癌的早诊早治项目,向基层医疗机构推广肉眼醋酸/肉眼碘筛查技术与阴道镜相结合的方法对 20 余万名 35~55 岁农村妇女进行普查,为基层培训了肉眼筛查和阴道镜诊断人员,及时发现和治疗早期病变,收到了明显的社会效益。子宫颈癌的预防也已从医师行为转向政府或社会与医师的共同行为。2009 年 7 月全国妇联及原卫生部又共同启动了全国农村妇女"两癌"筛查项目,并将该项目列入医改重大专项,由财政部拨出专项资金,采取宣传、健康教育和检查等方式,旨在从 2009 年起的三年内,对全国 221 个县 1120 万 18 ~ 65 岁的农村妇女实施"子宫颈癌和乳腺癌"免费筛查。虽然"两癌筛查"项目的人数距离覆盖我国所有农村妇女的目标有极大差距,但已经表明我国已经迈开逐渐解决农村妇女子宫颈癌筛查的第一步。在大部分城市地区子宫颈癌的筛查主要还是通过对来医院就诊的人群采取机会性筛查来实现的。随着我国经济发展及民众健康意识的提高,子宫颈癌筛查已在发达地区得以小范围开展,液基细胞学、HPV DNA 检测和阴道镜的联合应用,可使早期子宫颈癌的检出率明显提高。

如何在我国人口流动性较大、经济发展多样化的城乡地区开展子宫颈癌筛查至今还没有成熟的相关模式。在

我国短期内进行大规模大范围有组织的人群筛查也是不切实际的,此外,子宫颈癌的早诊早治计划最终只有与医疗保障制度相结合,才能发挥最大的效益。因此探索经济有效的筛查运行模式,降低子宫颈癌的发病率已成为近年来政府相关部门、临床医师、妇女保健工作者追求的目标。

(二) 筛查方案

子宫颈癌筛查方案的确定,要符合经济、敏感、简单易行、安全方便和能被受检对象所接受的原则。根据我国不同资源条件及不同风险人群,专家推荐了三种初筛方案:①最佳筛查方案,为 HPV 检测和液基细胞学组合,该方案筛查技术先进,漏诊率较低,但成本较高,适宜于我国经济发达地区;②一般筛查方案,为传统巴氏涂片和 HPV 检测组合,这一方案适宜我国中等发达地区;③初级筛查方案,仅用肉眼观察来筛查,亦即用一定浓度的醋酸或碘涂抹子宫颈使其染色后进行观察,成本低廉,易于推广,适于不发达地区。筛查方案见图 6-10-1 ~ 图 6-10-3。

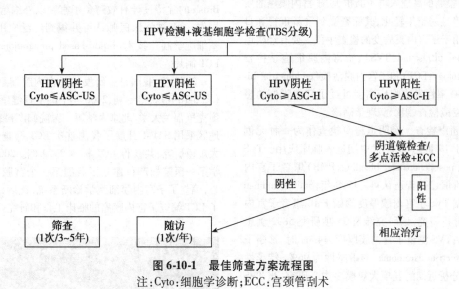

图 6-10-1　最佳筛查方案流程图
注:Cyto:细胞学诊断;ECC:宫颈管刮术

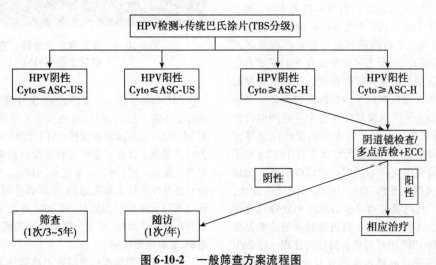

图 6-10-2　一般筛查方案流程图
注:Cyto:细胞学诊断;ECC:宫颈管刮术

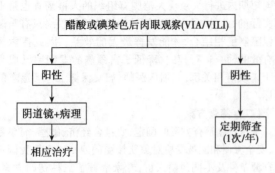

图 6-10-3 初级筛查方案流程图

（周 琦）

二、子宫内膜癌的筛查

近年来随着经济的迅猛发展,人们的行为方式、饮食结构和价值观的变化。高血压、糖尿病和肥胖的发病率逐年上升,使子宫内膜癌的高危人群不断扩大,子宫内膜癌的发病率呈上升趋势且趋于年轻化,其筛查受到重新审视和日益重视。目前用于子宫内膜病变的检查手段主要有经阴道超声(transvaginal ultrasound,TVS)、子宫内膜细胞学检查(endometrial cytology,ECT)和子宫内膜活检(endometrial biopsy,EMB),筛查阳性者或临床高度可疑子宫内膜癌的患者进一步行宫腔镜检查、组织病理学确诊。

1. 经阴道超声检查 经阴道超声检查作为一种无创性影像学检查于 19 世纪 80 年代中期进入临床应用。TVS 对绝经后出血(postmenopausal bleeding,PMB)患者子宫内膜病变的诊断价值已被普遍认可。1998 年,Smith-Bindman 发表了一项根据 TVS 子宫内膜厚度诊断 PMB 患者子宫内膜病变的荟萃分析研究,该研究涉及 35 项研究 5892 例患者,其结果显示:TVS 测量子宫内膜厚度≥4mm 时,诊断子宫内膜癌(endometrial carcinoma)的敏感性为 96%,特异性为 61%。综合分析近期的五项大规模多中心研究:当 TVS 测量子宫内膜厚度≤4mm 作为除外子宫内膜癌的标准时,2752 例 PMB 患者中漏诊子宫内膜癌仅为 3 例。鉴于 EMB 在子宫内膜厚度≤5mm 时的取材满意率仅为 82%,提示 EMB 不适宜应用于 TVS 示内膜厚度≤4mm 的 PMB 患者。

然而,将 TVS 用于子宫内膜癌的筛查却存在诸多问题:①当子宫内膜不均质、形态欠规则或存在局限的占位性病变时很难准确测量子宫内膜的厚度。②目前尚没有关于绝经前 TVS 对子宫内膜病变诊断价值的大样本多中心前瞻性研究。由于子宫内膜厚度在整个月经周期内发生大幅度变化,难以确定诊断子宫内膜病变的内膜厚度界值。③目前尚缺乏关于绝经后无症状人群中 TVS 对子宫内膜病变诊断价值的大样本多中心前瞻性研究。无症状性子宫内膜息肉存在于约 10%~17% 的绝经后女性,而对绝经后无症状性内膜息肉癌变的风险和处理尚待探索。④TVS 对绝经后 PMB 患者子宫内膜病变的诊断界值是否适用于绝经后 HRT 治疗的患者尚缺乏证据。⑤TAM 可导致内膜息肉等子宫内膜良性病变发生的几率升高,此外 TAM 可致绝经后子宫内膜水肿增厚,有研究显示 TVS 并不适用于对乳腺癌术后 TAM 治疗的患者的随访和筛查。

2. 子宫内膜细胞学检查

(1) 子宫内膜细胞采集器研制:用于 ECT 的子宫内膜细胞采集器出现于 1955 年,对 ECT 评价子宫内膜状态及诊断子宫内膜病变的研究已长达 50 余年。20 世纪 80 年代,多种子宫内膜细胞采集器曾应用于临床,如 Endocyte、Endo-Pap、Mi-Mark Helix、Isaacs' Endometrial Cell Sampler 和 Gravlee Jet Washer,其取材满意率和诊断准确性存在较大差异。早期的 ECT 并未获得妇科肿瘤医师和病理科医师的广泛认可,主要由于两方面原因:其一,取材器操作困难且无法避免宫颈和阴道细胞的污染;其二,早期的 ECT 多采用传统的直接涂片法(conventional cytological preparations,CCP),由于标本保存和制片技术的限制,细胞学诊断重复性差。1993 年,美国印第安纳大学医学中心研发的 Tao Brush 被美国食品与药品监督管理局正式批准应用于临床,并同时被认可应用于欧洲的 11 个国家。由于 Tao Brush 的独特设计有效避免了宫腔以外细胞的污染并易于操作,逐渐被临床医师认可并得到广泛应用。1997 年,液基细胞学制片技术(liquid-based preparations,LBP)应用于 ECT 制片。

2003 年,我国自主研发的子宫内膜细胞采集器 SAP-1(图 6-10-4)获得专利,2006 年中国生育健康研究所联合美国克里福兰大学、北京大学第一医院妇产科在江苏、浙江等地区采用 SAP-1 开展了我国首次 ECT 筛查子宫内膜癌的大规模研究,共获得 ECT 标本 2979 例。2006 年在北京大学第一医院妇产科建立了我国第一个宫腔细胞学检测中心,确立了子宫内膜细胞学诊断系统,此后,我国逐步开展了 ECT 筛查子宫内膜癌的临床工作和研究。

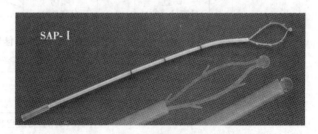

图 6-10-4 我国自主研发的子宫内膜细胞采集器 SAP-1

SAP-1 取材器的主要特点是:①外套管外径≤2.8mm,操作中不需扩张宫颈口,可直接进入宫腔,因而患者疼痛轻、出血少,无须麻醉或镇痛,在门诊诊室中即可进行,容易为医师和患者接受。②外套管表面自前端 4cm、7cm、10cm 处有三条刻度线,为宫腔深度指示标志。③外套管形态弯曲符合女性生殖道解剖结构,取样操作简单易行。④采集环态型与子宫腔形态适型,可 360°覆盖子宫内膜,采集环上有 6 个齿状刮片,可充分采集子宫内膜黏膜层和基底层组织,取材满意度高。

(2) 子宫内膜细胞学检查的准确性与取材满意率:多项研究重新评估了 ECT 在子宫内膜病变诊断中的意义,特别是 ECT 对子宫内膜癌诊断的准确性,敏感性为 78% ~ 100%,特异性为 66% ~ 100%,与子宫内膜活检术相比无明显差异(表 6-10-1)。已有多项研究证实,ECT 的取材满意率高于子宫内膜活检术。英国国家医疗保健服务(National Health Service of the United Kingdom,NHS)的一项

医疗保健技术评估报告中指出,采用 Tao Brush 行 ECT 与采用 Pipelle 行子宫内膜活检术在绝经前女性中取材满意率无差异(77% vs.79%),而在绝经期女性中 Tao Brush 满意率高于 Pipelle(72% vs.49%)。此外,ECT 的性价比和患者耐受性均高于子宫内膜活检术。

表 6-10-1 2000~2010 年评价 ECT 诊断子宫内膜癌准确性的主要研究

年	作者	取材装置	制片方法	例	灵敏度(%)	特异度(%)	满意率(%)
2000	Wu	Tao Brush	CCP	200	100	100	95.5
2000	徐小红	内膜吸管	CCP	232	86.4	97.7	-
2001	Sheng	Ori Sampler	CCP	143	97.5	96.3	73.6
2001	Del Priore	Tao Brush	CCP	101	95.5	100	-
2003	Wu	Tao Brush	CCP	633	100	96	90
2003	Garcia	EndoBrush	LBP	103	78	96	85
2003	Buccoliero	Endoflower	LBP	162	100	-	82
2005	Papaefthimious	Endogyn	LBP	491	98.1	100	-
2007	Buccoliero	Endoflower	LBP	917	100	98	98
2007	赵欣	SAP-1	CCP	419	87.5	100	82.8
2008	Kipp	Tao Brush	LBP	139	95	66	99
2008	Kondo	Uterobrush	CCP	117	88		100
2008	宋芳	SAP-1	CCP	50	81.8	97.2	94

北京大学第一医院妇产科 2009 年采用 SAP-1 取材器获得 ECT 标本 1946 例,643 例在 1 个月内接受了分段诊刮或宫腔镜下分段诊刮(dilatation and curettage,D&C)组织病理学确诊。结果显示 ECT 的取材满意度优于诊刮(94.7% vs.88.96%),尤其在绝经后人群中(绝经后取材满意度 95.2% vs.70.8%),ECT 筛查子宫内膜癌/癌前病变的准确性可达 87.2%,敏感性是 90.7%,特异性是 86.8%,阳性预测值为 49.6%,阴性预测值为 98.4%。说明 ECT 方法是筛查子宫内膜癌/癌前病变的适宜方法,尤其是绝经后人群。

(3)子宫内膜细胞学的制片方法:ECT 的制片方法主要有两种:传统巴氏涂片和液基制片,其中液基制片又分细胞离心制片法和液基薄层制片法。鉴于子宫颈防癌检查的普及,细胞学制片方法对细胞学诊断的影响在宫颈细胞学筛查中得到了广泛而深入的研究。Norimatsu 比较了传统涂片与液基制片在子宫内膜良性病变和子宫内膜癌中制片质量的差异:在对子宫内膜良性病变的研究中,各期子宫内膜液基制片的细胞团数量/单位面积、透明背景的百分比和具有诊断价值细胞量均高于传统涂片;在对子宫内膜癌的研究中,具有恶性特征的细胞团比例在两种制片方法中没有显著差异,细胞核的比例在子宫内膜癌、分泌期、增殖期和萎缩期中均依次下降,细胞核重叠的比率在子宫内膜癌、增殖期、分泌期和萎缩期中均依次下降。Papaefthimiou 证实了在液基制片中根据细胞形态学特征诊断子宫内膜病变的诊断一致性和可重复性良好。可见,不同制片方法的细胞特征没有差异,普片的 ECT 诊断标准可能适用于液基;液基的制片质量优于普片,但两者子宫内膜病变诊断的准

确性是否存在差异尚待进一步研究。

3. 子宫内膜细胞学的诊断标准 目前 ECT 尚无统一的诊断体系。ECT 的诊断主要基于细胞团的三维立体形态和细胞核的特征,由于子宫内膜具有与激素水平相关的形态变化,使得 ECT 的诊断较为困难。1992 年出版的子宫内膜细胞病理学(Cytopathology of the Endometrium)一书中提出了瑞士 St. Gallen 州细胞病理诊断和癌症研究室在 ECT 诊断报告中所采取的分类和诊断术语,将 ECT 诊断分为 5 类。由 Tao 在 1993 年提出的 ECT 诊断标准得到了较为广泛的认可和应用,Ishii 和 Norimatsu 完善了癌前病变和子宫内膜癌诊断,Maksem 在 2007 年系统总结 ECT 的形态学特征和分类诊断,包括正常子宫内膜、子宫内膜良性病变、癌前病变和子宫内膜癌四大类。2009 年,Yanoh 基于 Norimatsu 前期的研究提出了新的 ECT 诊断体系和报告。主要根据异常细胞团的比例、细胞非典型性和背景做出诊断。诊断报告系统包括标本满意度评价和分级诊断两部分,ECT 诊断分为四级:阴性;不能明确意义的非典型内膜细胞(包括可疑良性内膜病变和子宫内膜单纯增生);可疑癌前病变或癌的非典型内膜细胞(包括可疑复杂增生、非典型增生和 EIN);阳性。目前我国 ECT 诊断主要根据赵健在 2006 年提出的子宫内膜细胞学诊断系统,ECT 诊断分为四类:未见异常细胞和上皮内病变;良性增生性改变(包括单纯性增生、复杂性增生、不规则增殖和子宫内膜息肉);子宫内膜非典型增生(子宫内膜非典型增生和 EIN);子宫内膜癌。

子宫内膜细胞学的应用:虽然子宫内膜癌筛查的必要性和目标人群尚存争议,但已有研究将 ECT 用于绝经后无

症状人群和子宫内膜癌高危人群的筛查,并初步证实了ECT作为子宫内膜癌筛查工具的可行性。

1)无症状人群的筛查:子宫内膜癌的筛查在日本推广较为普及,1987年子宫内膜癌的筛查正式纳入了日本老年人保健法(Health and Medical Service Law for the Aged in Japan),在日本已有超过21万女性接受了ECT筛查。2002年,Nakagawa-Okamura回顾性分析了1989～1997年日本22家医院子宫内膜癌患者的资料1195例,其中经ECT筛查发现者126例,普通门诊就诊者1069例。筛查组确诊时为Ⅰ期子宫内膜癌的比例显著高于门诊组(74.7% vs.61.0%),筛查组的5年生存率也显著高于门诊组(94.0% vs.84.3%)。研究表明在绝经后的无症状人群中行子宫内膜癌筛查有助于早期发现子宫内膜癌并延长生存期。2005年,Minagawa在普通人群中对联合应用TVS与ECT对子宫内膜癌的诊断价值进行了评价,对入组的552例研究对象行TVS,其中有不规则出血症状或TVS发现异常者行ECT,阳性者行宫腔镜+子宫内膜活检术,TVS或ECT阴性者门诊TVS随访至12个月。TVS联合ECT检出子宫内膜癌13例、非典型增生1例,敏感性100%、特异性99.1%。

2)TAM治疗患者的监测:乳腺癌术后TAM治疗是子宫内膜癌的高危因素之一,Mathelin联合应用TVS与ECT对687例患者进行筛查,TVS发现子宫内膜增厚>8mm者189例行ECT及宫腔镜+D&C,术后病理证实4例子宫内膜癌及141例良性病变,ECT诊断敏感性为100%,阴性的患者随访5年均未发现子宫内膜癌。Bucooliero对320例绝经后无症状但存在内膜增厚>5mm或TAM/HRT治疗等高危因素的患者行ECT及活检术,发现子宫内膜癌6例和非典型增生1例,ECT诊断的敏感性为94%,特异性为95%。

3)绝经后TVS异常无症状人群的随访:Bucooliero对670例绝经后TVS发现子宫内膜厚度>4mm的670例患者行ECT及子宫内膜活检术,ECT诊断子宫内膜病变的敏感性为95%,特异性为98%,与子宫内膜活检术无显著性差异,但ECT取材满意率显著高于子宫内膜活检术(72% vs.57%),适宜作为绝经后女性子宫内膜癌的筛查工具。目前对绝经后女性偶然发现的无症状子宫内膜息肉的处理仍存在争议,Fambrini对359例绝经后无症状子宫内膜息肉行宫腔镜手术治疗的患者进行研究,术前行ECT和子宫内膜活检术,ECT取材满意率显著高于活检术(98.5% vs.48.4%),术后病理证实子宫内膜癌为8例,ECT和活检术的诊断敏感性分别为87.5%和62%,提示ECT可作为绝经后无症状内膜息肉的监测工具。

4.子宫内膜活检　20世纪70年代,得益于负压吸引内膜采集装置的问世,可在门诊无麻醉状态下进行的子宫内膜活检术开始应用于临床。当时普遍应用的Vabra抽吸器(Vabra aspirator)诊断子宫内膜癌的总符合度为86%。1984年,Cornier报道了Pipelle内膜采集器在子宫内膜活检术中的应用。Pipelle内膜采集器是一种内置活塞的负压吸引装置。Pipelle内膜采集器与Vabra抽吸器相比,对子宫内膜病变的诊断能力相似,但成本低且操作过程中痛苦小易于患者接受。子宫内膜活检术与D&C相比更为安全、操作简便、成本低且无须麻醉可在门诊进行。一项对39项研究涉及7914例阴道不规则出血患者的荟萃分析显示,Pipelle诊断子宫内膜癌的敏感性在绝经前女性中为91%,绝经后女性中为99.6%。20世纪90年代,子宫内膜活检术作为诊断子宫内膜病变的一线检查方法普遍得到临床医师的认可。随着内置活塞的负压吸引内膜采集装置在临床的广泛应用,Pipelle成为了抽吸式子宫内膜活检术的代名词。Clark对11项(1013例)因绝经后出血行子宫内膜活检术的研究进行分析,诊断子宫内膜癌的阳性预测值为81.7%(95% CI,59.7%～92.9%),但阴性预测值仅为0.9%(95% CI,0.4%～2.4%),提示对于反复绝经后出血但子宫内膜活检为阴性的患者应行进一步检查,此外诊断的敏感性和特异性在各研究中差异较大。

负压吸引内膜采集装置在取材代表性和取材满意率方面的局限性使子宫内膜活检术对内膜病变的诊断存在一定缺陷。Rodriguez对25例宫腔镜的内膜组织学标本进行研究,Pipelle和Vabra抽吸器对内膜标本的取材仅占宫腔面积的4%和41%。Guido对65例经宫腔镜确诊为子宫内膜癌的患者应用Pipelle行子宫内膜活检,取材满意率为97%,假阴性率为17%。11例漏诊的子宫内膜癌患者中,3例病变占宫腔面积≤5%;4例病变占宫腔面积≤6%～25%;4例病变占宫腔面积≤26%～50%;当病变占宫腔面积>50%时,子宫内膜癌无一漏诊。子宫内膜活检术更适用于弥漫性内膜病变的诊断,而对局限性病灶的诊断价值十分有限。Elsandabesee对97例绝经后出血患者行子宫内膜活检术,当TVS测量子宫内膜厚度<5mm时,Pipelle取材成功率为82%,其中仅27%足以作出病理学诊断。一项对39项研究包括7914例子宫内膜活检术的荟萃分析显示,不同负压吸引内膜采集器的取材失败率为0～54%。子宫内膜厚度也是限制子宫内膜活检诊断准确性的重要因素。

由于子宫内膜活检术安全易行,患者耐受性好且具有较高的准确性,多项研究将其作为子宫内膜癌高危人群的内膜病变的评价工具。Archer对800例选择HRT的病例治疗前行子宫内膜活检术评价子宫内膜状态,检出子宫内膜癌1例,子宫内膜非典型增生4例。Gronroos在600名糖尿病和高血压患者中采用Vabra抽吸器筛查子宫内膜癌,内膜病变检出率分别为6.3%和1.3%。Berliere对264例绝经后应用TAM治疗的患者进行了3年的随访,子宫内膜活检术检出子宫内膜非典型增生4例。对遗传性非息肉性结直肠癌(HNCCP)患者的随访中,应用子宫内膜活检术进行子宫内膜癌筛查比应用TVS准确性高。

5.分段诊断性刮宫　分段诊断性刮宫自1843年应用于临床以来,始终是全世界最为常见的妇科手术。在宫腔镜出现以前,D&C是绝经后阴道不规则出血的首选检查方法,也是诊断子宫内膜癌的金标准。然而,由于D&C是一种非直视下的盲操作,60%经D&C所获取的内膜标本不超过整个宫腔的50%。早期一项针对D&C诊断准确性的大样本研究显示,6907例D&C中漏诊内膜病变10%,其中80%为内膜息肉。D&C对局限性病灶的诊断能力有限,可能漏诊58%的内膜息肉和60%的EIN。一项对于反复性PMB的前瞻性研究显示,对D&C或子宫内膜活检阴性的患者进行随访,20%的患者在5年内诊断为子宫内膜癌或子宫内膜复杂性增生。近二十年来,D&C已不再作为PMB的首选检查方法推荐使用,宫腔镜+子宫内膜活检术已经代替D&C成为子宫内膜癌诊断的金标准。但由于经济水平和医疗服务水平所限,在不发达国家和地区,D&C仍然是PMB的一线检查方法。

综上所述,由于我国子宫内膜癌发病率逐年上升,有必要在经济发达地区进行子宫内膜癌筛查试点研究,分段诊刮和子宫内膜活检术由于对局限性病灶的诊断能力有限,不适用于子宫内膜癌的筛查,TVS的假阳性率高,常造成不必要可的诊刮,不宜单独用于子宫内膜癌的筛查,子宫内膜细胞学方法具有取材满意、易于操作、疼痛轻、出血少、安全、并且准确度高的优势,推荐采用子宫内膜细胞学单独或联合经阴道超声进行子宫内膜癌的筛查。

(廖秦平)

三、卵巢癌的筛查

适合应用筛查的疾病应符合下列条件:流行较普遍、发病率高或危害较大;病因明确,自然病史清楚,有癌前病变和进展过程;检出的早期病例能够治愈或早期与晚期的预后明显不同;筛查方法简单、经济、特异性和敏感性均较强、可接受、没有危险且易达目标。虽然卵巢癌发病率不高,死亡率却名列前茅;早期无症状,发现时往往已到晚期,治疗效果不佳,预后很差;如能早期发现卵巢癌可明显改善预后;由于卵巢癌病因不明,进展过程不清,缺乏敏感的早期诊断手段,很难早期发现。由此看来,对卵巢癌进行筛查不能采取一般的策略和模式。目前,无论对卵巢癌高危人群还是一般人群,应用血清标记物、超声检查及盆腔检查进行常规筛查均未能证明能有效地降低死亡率。尽管如此,一些有关的研究项目还在进行中,力求寻找合适的筛查模式。

1. 筛查方法的选择　一项敏感性或特异性差的筛查方法将导致假阳性或假阴性的结果。对卵巢癌来说,这会带来不必要的手术或者误诊。有效的筛查手段须满足敏感性>75%,特异性>99.6%,才能达到阳性预测值大于10%。阳性预测值可能受疾病患病率的影响。总人群中卵巢癌的发生率为17/100 000,因此,绝大部分妇女并不患有卵巢癌,试验阳性很可能只是个假阳性结果。对于低发生率的疾病来说,如何提高筛查试验的准确性以提供令人满意的阳性预测值及阴性预测值是当前面临的挑战。

(1)盆腔检查:不太可能区分正常卵巢和早期肿瘤,发现盆腔包块的敏感性为45%,特异性为90%。故不能单独作为筛查手段。

(2)肿瘤标志物:血清CA125在90%的晚期卵巢癌患者和50%的早期卵巢癌患者中其水平会升高。但任何破坏腹膜上皮的过程均可能升高CA125水平,很多良性状况包括妊娠、子宫肌瘤、卵巢囊肿、子宫内膜异位、阑尾炎等也有CA125水平的上升,其他部位的恶性肿瘤如子宫、结肠、肺、胰腺的恶性肿瘤其值也升高,因此对卵巢癌的早期筛查来说,它不具备足够的敏感性或特异性。单独应用CA125进行筛查可能提高评估盆腔肿物的怀疑指数,却并不能提供足够的敏感性或特异性。Skates检测CA125水平的变化

后应用线性回归,得出了卵巢癌风险度计算公式,此方法敏感性达到99.7%,阳性预测值为16%。虽然该研究有样本量少和回顾性设计的局限,但是却推动了卵巢癌风险计算后来应用于前瞻性试验。

(3)经阴道超声:经阴道超声利用肿物囊壁结构、分隔、回声、体积等形态学特征区分附件肿物的良恶性,其灵敏性为82%~91%,特异性为68%~81%。多普勒成像应用于区分附件肿物的良恶性时的灵敏性和特异性分别为72%~88%和73%~90%。但是尚无一种特征能提供足以使超声成为可靠筛查方法的灵敏性或特异性。且超声技术高度依赖操作者的主观解释、医师的技术及其所接受的培训,就像CA125一样,阴道超声可能提高与盆腔肿物相关的怀疑指数,但却不足以用作筛查。

(4)血清CA125结合阴道超声:Kentucky卵巢癌筛查项目对无症状妇女先进行超声检查,如有异常发现即行多次超声检查,如持续异常则行CA125检查。遵循这种模式,2000年研究者报道的敏感性为81%,特异性为98.9%,阳性预测值为9.4%,阴性预测值为99.97%。2007年发布的有关这项研究的最新资料显示筛查对象扩展到25 327名,敏感性达到85%,特异性为98.7%,阳性预测值14.01%,阴性预测值为99.9%。到2011年,该研究已经持续了24年,研究者最新公布的结果表明,37 293名妇女接受筛查,发现卵巢浸润癌47例,其中Ⅰ期22例(47%);Ⅱ期11例(23%);Ⅲ期14例(30%),总的5年生存率参与筛查的卵巢癌患者为74.8%±6.6%,同一机构未参加筛查的卵巢癌患者为53.7%±2.3%($P<0.001$),这些患者所接受的外科治疗和化疗方案均相同。作者认为每年应用超声对无症状的妇女进行筛查可增加早期卵巢癌病例的检出,提高5年生存率。

英国的卵巢癌筛查合作计划(UKCTOCS),根据卵巢癌风险度不同,对202 638名50~75岁的绝经后妇女,分别设计多种模式的筛查,并进行对照,单独应用超声的敏感性为75%,特异性为98.2%,阳性预测值为2.8%。若将CA125作为初筛手段,运用ROCA计算出卵巢癌风险度后,高风险者以超声作为二线筛查,敏感性、特异性、阳性预测值将分别达到89.5%、99.8%、35.1%。

美国正在进行的前列腺癌、肺癌、结肠癌和卵巢癌试验性筛查研究计划(Prostate, Lung, Colon and Ovary Screening Trial, PLCO),对39 115名妇女随机进行卵巢癌筛查,初步结果显示阳性预测值CA125为3.7%,超声为1.0%,二者联合为23.5%。但60%的卵巢癌漏诊。总共随访时间共13年,现在尚未得出该筛查能降低死亡率的结果。

2. 筛查人群的确定　高危人群:10%的卵巢癌源于遗传综合征。*BRCA1*基因突变者发生卵巢癌的危险性为39%~46%,*BRCA2*基因突变者的危险性为10%~20%,遗传性非息肉性结直肠癌综合征患者危险性为9%~12%。尽管这些人群中的卵巢癌发病率较高,却仍然没有可用的有效筛查方法。在荷兰进行的"高危人群筛查项目"对*BRCA1*及*BRCA2*突变者每半年行一次筛查,其他高危人群则一年行一次筛查,联合CA125和经阴道超声检查的敏感性为40%,特异性为99%,阳性预测值为40%。然而,80%

行预防性输卵管卵巢切除时被诊断为卵巢癌的患者,在手术之前筛查均为阴性。此外,通过筛查发现的卵巢癌患者中有 3/4 已为晚期,不太可能影响总体死亡率。虽然迄今为止尚无确定的面向高危人群的卵巢癌筛查方法,美国国家综合癌症网(NCCN)还是建议临床医师考虑对高危患者每半年监测一次 CA125 水平、经阴道超声及盆腔检查,监测应从 35 岁或家族最早疾病诊断年龄之前的 5～10 年开始。但同时也承认该策略的有效性尚不确定,CA125 和超声能否降低高危人群卵巢癌相关的死亡率目前尚待证实。

一般人群:迄今为止,还没有一个有效的卵巢癌筛查方法。除临床试验以外,现在并不推荐对一般人群进行卵巢癌筛查。

3. 标记物的开发与新技术的应用 联合血清标记物:或许经过适当的组合,标记物能为有效的筛查提供足够的敏感性、特异性及阳性预测值,但这只是一种理想状况。联合应用标记物能提高敏感性,但会有降低特异性的可能。合理的组合正在研究中,常用的及新开发的卵巢癌标记物包括:CA199、CA724、人附睾蛋白-4(HE4)、单克隆抗体OVX1、溶血磷脂酸、前列腺蛋白、骨桥蛋白、抑制素、血管内皮生长因子等。美国一篇报道在分析了 96 种血清标记物后发现 CA125、HE4、CEA、VCAM-1 进行联合检测,当特异性为 98% 时,诊断早期卵巢癌的敏感性可达 86%,可以作为卵巢癌筛查的一种策略。

新兴的蛋白质组学和基因组学研究通过高通量的芯片技术带来大量数据信息,生物信息学分析受目前的统计学方法的限制,尚无法进行充分的、有效的且能够重复的评估。但是,随着新技术的发展及对卵巢癌病因和发病机制研究的深入,这些新的高科技方法可能成为将来进行筛查以及个体化诊断、治疗的工具。

(曲芃芃)

四、其他妇科恶性肿瘤的筛查

目前除子宫颈癌、子宫内膜癌、卵巢癌以外的其他妇科恶性肿瘤的筛查方法还不完全成熟,尚待深入研究和实践。随着影像学诊断技术水平的提高,肿瘤标志物检测技术的发展以及人类基因组学的应用,人们希望能以多种模式相结合,在人群中进行妇科恶性肿瘤的筛查,以期早发现恶性肿瘤、早期诊断、早治疗,减少对妇女生命的威胁。

实践证明,对具有高危因素的高危人群采用先进的基因诊断技术进行预测妇科恶性肿瘤的发病风险,定期有针对性防癌体检,治疗癌前期病变均是切实可行的方法。

(周 琦)

参考文献

1. 崔恒. 卵巢癌的早期诊断. 中国妇产科临床杂志,2010,11(6):403-405

2. 冯丹,刘佳丽,许崇安. 卵巢癌危险因素的 Meta 分析. 中华肿瘤防治杂志,2010,17(22):1805-1807

3. Li LY,Qiao ZQ,Zhang MF,et al. Study on the value assessment of various screening programs regarding cervical cancer screening strategy in the rural areas of China. [Article in Chinese] Zhonghua Liu Xing Bing Xue Za Zhi,2007;28:964-967

4. 孔北华,宋坤. 卵巢上皮性癌的易患风险因素及预防. 中国实用妇科与产科杂志,2010,26(9):660-663

5. 苗青,孔北华. 山东省上皮性卵巢癌发病因素分析——病例配对研究. 癌症,2006,25(7):871-875

6. 唐志坚,昌晓红,崔恒. 卵巢癌的早期筛查. 中国实用妇科与产科杂志,2010,26(9):664-666

7. 夏玲芳,吴小华. 阴道上皮内瘤变的诊断与治疗. 中华妇产科杂志,2011,46(1):73-75

8. 向阳,赵峻. 葡萄胎//曹泽毅. 中国妇科肿瘤学(下册). 北京:人民军医出版社,2011:1416-1426

9. 吴伟,何苗,王瑾婷. 卵巢癌危险因素的病例对照研究. 疾病控制杂志,2006,10(2):129-132

10. 张庆霞,朱兰,郎景和. 阴道上皮内瘤变的研究进展. 中华医学杂志,2008,88(3):209-211

11. Badgwell D,Robert C,Bast Jr. Early detection of ovarian cancer. Disease Markers,2007,23:397-410

12. Berek JS,Chalas E,Edelson M,et al. Society of Gynecologic Oncologists Clinical Practice Committee. Prophylactic and risk-reducing bilateral salpingo-oophorectomy:recommendations based on risk of ovarian cancer. Obstet Gynecol,2010,116(3):733-743

13. Buccoliero AM,Fambrini M,Gheri CF,et al. Surveillance for endometrial cancer in women on tamoxifen:the role of liquid-based endometrial cytology-cytohistological correlation in a population of 168 women. Gynecol Obstet Invest,2008,65(4):240-246

14. Campion MJ. Preinvasive disease//Berek JS,Hacker NF. Berek and Hacker's Gynecologic Oncology. 5th ed. Philadelphia:Lippineott Williams & Wilkins,2010:268-340

15. Cibula D,Widshwendter M,Májek O,et al. Tubal ligation and the risk of ovarian cancer:review and meta-analysis. Hum Reprod Update,2011,17(1):55-67

16. Cibula D, Widschwendter M, Zikan M, et al. Underlying mechanisms of ovarian cancer risk reduction after tubal ligation. Acta Obstet Gynecol Scand,2011,90(6):559-563

17. Collaborative Group on Epidemiological Studies of Ovarian Cancer. Ovarian cancer and oral contraceptives:collaborative reanalysis of data from 45 epidemiological studies including 23257 women with ovarian cancer and 87303 controls. Lancet,2008,371(9609):303-314

18. Cragun JM. Screening for Ovarian Cancer. Cancer Control,2011,18(1):16-21

19. Curado MP,Edwards B,Shin HR,et al. Cancer incidence in five continents,vol. 9. Lyon:International Agency for Research on Cancer,2007

20. Cuzick J,Clavel C,Petry KU,et al. Overview of the European and North American studies on HPV testing in primary cervical cancer screening. Int J Cancer,2006,119:1095-1101

21. Daly MB,Axilbund JE,Buys S,et al. Genetic/familial high-risk assessment:breast and ovarian. J Natl Compr Canc Netw,2010,8(5):562-594

22. Domchek SM,Friebel TM,Neuhausen SL,et al. Mortality after bilateral salpingo-oophorectomy in BRCA1 and BRCA2 mutation carriers:a prospective cohort study. Lancet Oncol,2006,7:223-229

23. Finch A,Beiner M,Lubinski J,et al. Salpingo-oophorectomy and the risk of ovarian,fallopian tube,and peritoneal cancers in women

with a BRCA1 or BRCA2 mutation. JAMA,2006,296:185-192

24. Goldstein SR. The role of transvaginal ultrasound or endometrial biopsy in the evaluation of the menopausal endometrium. Am J Obstet Gynecol,2009,201(1):5-11

25. Insinga RP,Liaw KL,Johnson LG,et al. A systematic review of the prevalence and attribution of Human Papillomavirus types among cervical,vaginal,and vulvar precancers and cancers in the United States. Cancer Epidemiol Biomarkers Prev,2008,17:1611-1622

26. Iram S,Musonda P,Ewies AA. Premenopausal bleeding:When should the endometrium be investigated? —A retrospective non-comparative study of 3006 women. Eur J Obstet Gynecol Reprod Biol,2010,148(1):86-89

27. Jelovac D,Armstrong DK. Recent Progress in the Diagnosis and Treatment of Ovarian Cancer. Cancer J Clin,2011,61:183-203

28. Jemal A,Siegel R,Ward E,et al. Cancer statistics,2009. CA Cancer J Clin,2009,9(4):225-249

29. Kim BW,Cho H,Kim H,et al. Human chorionic gonadotrophin regression rate a predictive factor of postmolar gestational trophoblastic neoplasm in high-risk hydatidiform mole:a case-control study. Eur J Obstet Gynecol Reprod Biol,2012,160(1):100-105

30. Kolahdooz F,van der Pols JC,Bain CJ,et al. Meat,fish,and ovarian cancer risk:Results from 2 Australian case-control studies, a systematic review,and meta-analysis. Am J Clin Nutr,2010,91(6):1752-1763

31. lores R,Papenfuss M,Klimecki WT,et al. Cross-sectional analysis of oneogenic HPV viral load and cervical intraepithelial carcinoma in situ. Int J Cancer,2006,118(5):1187-1193

32. Lindemann K,Vatten LJ,Ellstrøm-Engh M,et al. Body mass,diabetes and smoking,and endometrial cancer risk:a follow-up study. Br J Cancer,2008,98(9):1582-1585

33. Mathelin C,Youssef C,Annane K,et al. Endometrial brush cytology in the surveillance of post-menopausal patients under tamoxifen:a prospective longitudinal study. Eur J Obstet Gynecol Reprod Biol,2007,132(1):126-128

34. McLaughlin JR,Risch HA,Lubinski J,et al. Reproductive risk factors for ovarian cancer in carriers of BRCA1 or BRCA2 mutations: acase-controlstudy. Lancet Oncol,2007,8:26-34

35. Menon U,Gentry-Maharaj A,Hallett R,et al. Sensitivity and specificity of multimodal and ultrasound screening for ovarian cancer, and stage distribution of detected cancers:results of the prevalence screen of the UK Collaborative Trial of Ovarian Cancer Screening (UKCTOCS). Lancet Oncol,2009,10(4):327-340

36. Noehr B,Jensen A,Frederiksen K,et al. Depth of cervical cone removed by loop eleetrosurgical excision procedure and subsequent risk of spontaneous preterrm delivery. Obstet Gyneeol,2009,114(6):1232-1238

37. Olivier RI,Lubsen-Brandsma MA,Verhoef S,et al. CA125 and transvaginal ultrasound monitoring in high-risk women cannot prevent the diagnosis of advanced ovarian cancer. Gynecol Oncol,2006,100(1):20-26

38. Osorio-Costa F,Rocha GZ,Dias MM,et al. Epidemiological and molecular mechanisms aspects linking obesity and cancer. Arq Bras Endocrinol Metabol,2009,53:213-226

39. Pearson JM,Feltman RS,Twiggs LB. Association of human papillomavirus with vulvar and vaginal intraepithelial disease:opportunities for prevention. Women's Health,2008,4(2):143-150

40. Qureshi S,Das V,Zahra F. Evaluation of visual inspection with acetic acid and Lugol's iodine as cervical cancer screening tools in a low-resource setting. Tropical Doctor,2010,40:9-12

41. Ronco G,Segnan N,Giorgi-Rossi P,et al,New Technologies for Cervical Cancer Working Group. Human papillomavirus testing and liquid-based cytology:results at recruitment from the new technologies for cervical cancer randomized controlled trial. J Natl Cancer Inst,2006,98:765-774

42. Roukos DH,Briasoulis E. Individualized preventive and therapeutic management of here ditary breast ovarian cancer syndrome. Nature Clinical Practice Oncology,2007,4(10):600-607

43. Rouzier R. Management of CINI. J Gynecol Obstet Biol Reprod (Paris),2008,37(1):114-120

44. Schorge JO,Modesitt SC,Coleman RL,et al. SGO White Paper on ovarian cancer:etiology, screening and surveillance. Gynecol Oncol,2010,119(1):7-17

45. Taylor S,Kuhn L,Dupree W,et al. Direct comparison of liquid-based and conventional cytology in a South African screening trial. Int J Cancer,2006,118:957-962

46. Wright TC Jr. 2006 consensus guidelines for the management of women with abnormal cervical acreemng tests. J Low Genit Tract Dis,2007,11(4):201-222

47. van Nagell JR Jr,DePriest PD,Ueland FR,et al. Ovarian cancer screening with annual transvaginal sonography:findings of 25 000 women screened. Cancer,2007,109(9):1887-1896

48. van Nagell JR Jr,Miller RW,Desimone CP,et al. Long-term survival of women with epithelial ovarian cancer detected by ultrasonographic screening. Obstet Gynecol,2011,118(6):1212-1221

49. Yurkovetsky Z,Skates S,Lomakin. A development of a multimarker assay for early detection of ovarian cancer. J Clin Oncol,2010,28:2159-2166

第十一章

妇科肿瘤治疗后随访

在临床医疗工作中,随访是一个重要的部分,即医务人员不仅为患者治疗疾病,在治疗以后,医务人员以通讯或其他的方式与患者取得联系,以了解患者经过治疗后的情况、效果、健康的恢复、有无并发症等,以便及时发现及时处理,提高治疗效果。同时随访的目的也是希望积累临床资料、研究分析、总结经验、不断提高医疗质量,有助于医学科学的发展。

第一节 妇科肿瘤随访的重要性

妇科肿瘤是妇科的常见病,可发生在女性生殖器的任何部位,而青春期、育龄期、绝经期具有不同的疾病特征。妇科肿瘤治疗后随访的意义很重要,特别是妇科恶性肿瘤。因为定期随访可以尽早发现复发,及时进行治疗。另外,对手术后恢复过程中出现的异常情况及时处理。

1. 妇科恶性肿瘤 妇科常见病之一。最常见的妇科恶性肿瘤有 3 大类,即子宫颈癌、子宫内膜癌及卵巢恶性肿瘤。妇科恶性肿瘤的治疗是早期以手术为主,手术后根据病情需要而加用放疗、化疗、生物学治疗、抗血管生成治疗等综合治疗。虽然治疗的方法很多,大大延长了患者的生存期限,但是恶性肿瘤仍会复发、转移,甚至死亡。所以妇科恶性肿瘤治疗后必须密切随访,以便尽早发现复发、转移,及时给予再次治疗,仍可控制病情,甚至仍有治愈的可能,如不能治愈,可能改善患者的生存质量并尽量延长生命。

2. 妇科良性肿瘤 最常见的妇科良性肿瘤是子宫肌瘤、卵巢良性肿瘤、子宫腺肌瘤等。这些良性肿瘤切除后,子宫肌瘤、子宫腺肌瘤手术作局部切除后可以再生长或再复发。一侧卵巢良性肿瘤切除后,对侧或同侧卵巢都可以再复发。因此良性肿瘤切除后仍需要随访,以便早日发现复发或再生长,尽早给予治疗。尤其年轻需要生育的妇女患良性肿瘤可以恶变,如子宫肌瘤的肉瘤变,卵巢囊腺瘤恶变而发生卵巢囊腺癌,这些都必须定期随访,早日发现恶变的可能而及时予以适当的治疗。

3. 妇科上皮内瘤变 外阴癌、阴道癌、宫颈癌、子宫内膜癌都已发现有癌前病变,如外阴上皮内瘤变(vulval intraepithelial neoplasia,VIN)、阴道上皮内瘤变(vaginal intraepithelial neoplasia,VAIN)、宫颈上皮内瘤变(cervical intraepithelial neoplasia,CIN)以及子宫内膜上皮内瘤变(endometrial intraepithelial neoplasia,EIN)等,如不及时发现,将来有可能转变为癌。所有这些癌前病变都必须定期随访或予以治疗减少癌的发生。所以各部位的上皮内瘤变必须早期发现、明确诊断,估计其转归为癌变的应给予适当的治疗,对上皮内瘤变的随访尤为重要。

4. 判断治疗的质量 妇科恶性肿瘤的治疗方法主要是手术及其他有关辅助治疗,如放疗、化疗、生物学治疗、抗血管生成治疗等的综合治疗,这些综合治疗的效果必须通过长期随访才能做出正确的判断和结论。为掌握疾病的发展规律、判断治疗方法的优劣、疾病的预后,必须收集患者的病史、治疗方法、治疗后生存的时间,有无复发、转移;复发的时间、部位、影响复发的因素如宿主的因素、癌细胞分化等;复发和转移后的治疗,效果,生存期的延长与否,生活质量,生命延长的时间,生存率等。这些都是在长期随访中必须建立的资料档案,这对提高医疗质量,开展科学研究十分重要,所以正规的随访是决不可缺少的。

(郑建华 蔡丽瑛)

第二节 肿瘤登记工作

1. 开展肿瘤登记的意义 肿瘤登记是国际公认的有关肿瘤信息的收集方法,是一项复杂的系统工程。肿瘤登记是肿瘤各学科研究的基础,可用于肿瘤诊治水平评价,合理配置卫生资源,病因研究,防治项目效果评价并在肿瘤控制规划中作为最基本的数据。以人群为基础的区域性或国家水平肿瘤登记详细记录覆盖地区人口中肿瘤新发病例,死亡病例和随访情况,为癌症防治策略的制定提供真实可靠的信息。肿瘤登记的意义如下:

(1)肿瘤登记提供的癌症流行特征和流行趋势数据是肿瘤各学科研究的基础。

（2）其数据可用于癌症诊治水平评估的相关重要统计指标，也是以证据为基础的癌症控制规划中的最基本信息和依据。同时，将极大地提高我国和人类肿瘤病因研究的效率，促进我国肿瘤控制规划不断修订与有效率地实施，有助于我国肿瘤治疗方案的评估与改进。且肿瘤登记数据是最直接反映我国生态环境与癌症相互联系监测中的唯一可靠数据。通过肿瘤登记可及时发现区域性环境重污染区，以采取综合治理措施。

（3）为卫生经济学、医疗卫生体制改革、卫生事业管理与卫生资源配置提供重要数据。

（4）是癌症群体预防与干预项目效果评价时不可替代的评价手段。

（5）我国肿瘤登记系统与国际接轨，是我国肿瘤预防与控制工作走出国门，走向世界的重要组成部分，将极大地提升我国在肿瘤预防与控制方面的国际话语权，并进一步强化我国在国际上的交流与合作。

2. 我国肿瘤登记工作的发展和现状　我国肿瘤登记工作有近50年的历史，在20世纪60年代，我国仅有上海和林县开展了人群的登记工作。在其后的10年里，我国肿瘤登记的发展比较缓慢。1982年全国肿瘤防治研究办公室根据国际经验和我国的实际情况，组织编写了《肿瘤登记报告手册》。1988年对手册重新修订，出版了《中国恶性肿瘤登记试行规范》。1990年成立了中国肿瘤登记协作组。2002年成立了全国肿瘤登记中心，把加强肿瘤登记作为我国肿瘤防治的重要工作内容。

我国肿瘤登记处的发展见图6-11-1。

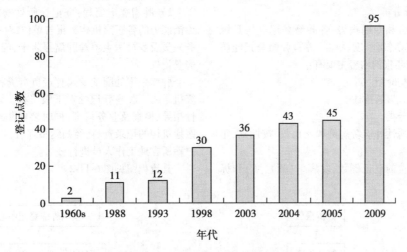

图6-11-1　我国肿瘤登记处的发展

3. 肿瘤登记工作的内容　肿瘤登记包括肿瘤资料的收集、整理、统计分析及其应用（如论文、报告、科研等）等过程，其中最关键、最重要和最基本的一环就是资料的收集，没有完整、准确和及时的肿瘤资料，就不能正确地揭示肿瘤流行规律和特征，更不能有效地进行肿瘤防治，因而要提高肿瘤登记的水平，最关键、最重要和最基本的就是如何完整、准确和及时地收集资料，提高肿瘤资料的完整性、可比性和有效性。

（1）资料收集

1）人口资料：人口资料的收集是肿瘤登记的基本内容之一。人口资料的来源主要是两个渠道：一是利用人口普查资料，推荐使用我国五次人口普查的人口资料；二是由公安、统计部门逐年提供相应的人口资料。

人口资料应包括居民人口总数及其性别、年龄构成。每年的居民人口总数通常采用年平均人口数。

2）新发病例资料：肿瘤新病例的报告范围是全部恶性肿瘤（ICD-10C00.0-C97）和中枢神经系统良性肿瘤（D32.0-D33.9）。肿瘤监测登记点定期收集辖区上报的肿瘤登记报告卡，经审核后进行报告卡录入，并定期上报到上级肿瘤登记处。

报告卡填写的质量直接影响到登记资料的质量，以下项目信息填写的正确、完整可以极大提高登记报告卡的质量，也便于日后的剔除重复病例工作。

基本项目：包括姓名、性别、年龄、出生日期、居住地址、肿瘤名称、肿瘤部位（亚部位）、诊断日期、诊断单位、诊断依据、死亡日期；如有条件时还要求填报组织（细胞）学类型、诊断时分期等。

发病率信息：包括第一次诊断日期、肿瘤原发部位、解剖学编码、组织形态学编码、诊断依据等。

3）死亡资料：肿瘤登记点定期获得在肿瘤登记报告范围内的居民最终死亡原因的死亡医学证明书，与肿瘤发病数据库进行核对、查实、剔除重复、死亡补充发病，以确保肿瘤发病登记报告数据的完整性和有效性。

（2）资料整理

1）报告卡验收、审核：各肿瘤登记点工作人员收到各报告单位上报的肿瘤报告卡后，应剔除非恶性肿瘤和非本地区常住户口的病例，审核检查卡面书写情况，发现漏填、项目不完整或内容可疑，应退回报告单位重新填写。验收合格后分档存放，以备编码录入。

2）报告卡编码、录入：各肿瘤登记点负责对乡镇卫生院、社区卫生服务站上报的肿瘤报告卡进行编码，县级以上医疗机构进行肿瘤部位编码，上报辖区肿瘤登记点。各肿瘤登记点应用计算机建立辖区肿瘤病例数据库，对已编码的报告卡进行编码录入，录入成功的在报告卡上做记号，按报告单位、报告时间进行分类存放。肿瘤登记点采用WHO编制的国际疾病分类第10版（ICD-10）中肿瘤部分或国际疾病分类肿瘤学分册(ICD-O-3)系统编码。

3)死亡补充发病:各肿瘤登记点应将每月收集的肿瘤死亡资料与肿瘤报告资料进行核对,对只有死亡卡而没有病例报告卡(即发病漏报)的病例应进行追溯调查,获得相关诊断信息(肿瘤的部位、病理学类型诊断日期等),补充填写肿瘤发病卡。

4)剔除重复卡:各肿瘤登记点定期对辖区上报的肿瘤报告卡进行重复卡剔除,可利用计算机将可能的重复卡选出,然后人工核对后剔除。

5)报告卡的存放:各肿瘤登记点应根据相应规定,建立专档管理制度,妥善保存原始报告卡。报告卡经编码、剔重并完成年度统计后,按照监测单位、报告时间分类归档存放,存放顺序按照辖区医疗机构编码顺序进行存放,存放期限为5年,以备核查。

(3)资料的统计分析

1)常规分析报告和专题报告:各肿瘤登记点按月统计、导出工作报表,定期(每季度、年度)编写肿瘤登记随访分析报告。肿瘤登记年报的内容主要有:

Ⅰ.肿瘤登记机构介绍。

Ⅱ.登记地区及人口的描述。

Ⅲ.登记的肿瘤分类。

Ⅳ.年内登记的恶性肿瘤新病例和死亡数,按性别、年龄、部位分组。

Ⅴ.常见肿瘤部位的登记例数、发病率(死亡率)和标化发病率(死亡率)。

2)登记资料质量的评价:评价肿瘤登记新病例资料的质量包括两个方面:资料的可靠性和登记的完整性。评价登记报告质量的主要指标有:

Ⅰ.各类诊断依据所占百分比,包括组织学诊断的比例(MV%或HV%)。

Ⅱ.根据死亡报告补登记的发病病例数占登记病例数的比例(DCN和DCO%)。

Ⅲ.同期登记的肿瘤死亡例数与新病例数之比(M:I%)。

Ⅳ.未指明部位的肿瘤新病例所占百分比(O&U%)。

Ⅴ.常见恶性肿瘤的逐年发病率是否基本稳定。

Ⅵ.人口资料评价指标:性别年龄构成,性别比。

(4)肿瘤登记流程及资料审核流程

1)肿瘤登记流程:登记处所处辖区内所有具有肿瘤诊治能力的各医疗机构为报告单位,对诊治肿瘤病例,有医务人员及乡村医生填写肿瘤报告卡,经汇总后统一报送肿瘤登记处。

肿瘤登记处配备专人直接负责资料的收集、整理及计算机录入。肿瘤登记处对下级机构(乡镇)人员进行经常性指导、检查及业务培训;同时要收集或摘录县(市)各级医疗机构的记录资料,经归纳整理后,及时反馈给肿瘤病例户籍所在地工作人员进行核对。

其流程图见图6-11-2。

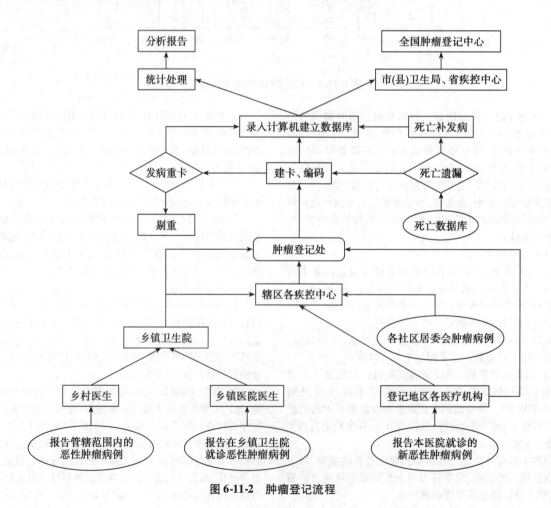

图6-11-2 肿瘤登记流程

2）资料审核流程：各登记处上报资料到全国肿瘤登记中心后，经使用数据库软件对登记数据的完整性和可靠性作出评估，并将结果反馈到各登记处。据反馈结果，各登记处对所登的资料进行核实、补充及修改后，再次上报到全国肿瘤登记中心。经汇总分析，产生年度报告。

其流程图见图 6-11-3。

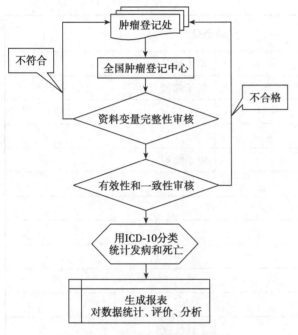

图 6-11-3 肿瘤登记资料审核流程

（5）肿瘤登记常用统计指标

1）发病（死亡）率：又称为粗发病（死亡）率。是指某年该地登记的每 10 万人口恶性肿瘤的新病例（死亡）数，是反映人口发病（死亡）情况最基本的指标。

发病（死亡）率＝某年该地恶性肿瘤病例（死亡）数/（某年该地平均人口数）$\times 10^5$（1/10 万）

2）分类构成：恶性肿瘤发病（死亡）分类构成可以反映各类恶性肿瘤对人民健康危害的情况。其计算公式如下：

某恶性肿瘤构成＝某恶性肿瘤（死亡）人数/［总发病（死亡）人数］$\times 100\%$

3）年龄组发病（死亡）率：是表现人口发病（死亡）随年龄增长的变动过程。同时该率，也是计算寿命表及计算标化率所必需的数据。

某年龄组发病（死亡）率＝某年龄组发病（死亡）人数/（同年龄组人口数）$\times 10^5$（1/10 万）

4）累计率：是指某一年龄阶段内的累积发病（死亡）率。恶性肿瘤一般计算 0 ~ 64 岁或 0 ~ 74 岁的累积发病（死亡）率。

累计率＝［$\sum$（年龄组发病（死亡）率×年龄组距）］$\times 100\%$

（商 莉）

第三节 建立随访制度

恶性肿瘤不同于其他疾病，医师和患者均迫切希望了解治疗后疾病的转归，是未控、复发、转移还是治愈。为此建立随访制度，利于了解病情，检验医疗质量，观察疗效，及时从心理到诊疗给予指导，体现人性化。随访工作较繁琐，必须由专人负责管理。我国从 50 年代有些省市就建立了肿瘤患者的随访制度，各地报道方法大致相同。

（一）成立随访小组

做好随访工作必须要有一个机构，成立随访办公室。由医师、护士、电脑操作员共同组成的随访小组。

（二）资料登记

患者术后出院时由随访小组建立电子表格（随访表），包括姓名、性别、年龄、住院号、住院卡号、入院诊断、手术名称、病理报告、家庭地址、电话、家人联系电话家庭住址、发放健康咨询卡。据张惜阴教授报道上海市门诊就诊诊断为妇科恶性肿瘤的患者，在门诊病历封面上加盖"肿瘤已登记"图章，然后填写肿瘤报告单，寄上海市肿瘤防治办公室流行病学组，存根留本院以备查找。每年终将存根病理切片进行核对。李可平报道中山医科大学肿瘤医院随诊室行政归属门诊部领导，随诊卡具有记录资料和通信随访作用。每个住院及门诊放化疗患者均设一张"随访资料卡"。卡的正面概括扼要记录该患者诊断及治疗情况；卡的背面收集患者本人信息、资料，结束后此卡由随诊室统一管理。多发癌患者每种肿瘤均有一张随访卡，但只用首次住院的随访卡进行随访发信。现在已进入电脑时代，通信发达，要采用电子化管理。在北京大多数医院，恶性肿瘤患者手术后由主管医师在门诊进行随访，指导诊治。

（三）病历保管

将门诊及病房出院的病历统一编号保存在妇科肿瘤门诊部，编发统一的就诊卡。

（四）随访时间

出院或放化疗后第 1、3、6、12 个月进行随访，其后每半年随访一次至 5 年，每年随诊一次直至死亡，发现复发及时治疗。

（五）电子化管理

开发出专门的肿瘤患者病案随访管理的网络化软件，主要功能包括：

1. 对现有病案资料的电子化处理。

2. 实现病案文档的网络化查询。

3. 实现任意条件的统计功能。

（六）随访内容

胸片、盆腹腔超声、CT（每年一次），必要时行 PET-CT 及复发、转移部位的检查。

1. 宫颈癌 SCC、TCT、HPV-DNA。

2. 子宫内膜癌 CA125。

3. 卵巢癌 肿瘤标记物。

（七）随访方法

1. 门诊随访 患者治疗结束出院时，由病房负责医师告知患者下次来院复诊时间，患者应如约来诊，复诊后医师再次预约下次复诊日期,周而复始。

2. 电话随访　若患者未如约返诊,由随访小组通过电话进行随访。

3. 邮件/信件随访　若患者未门诊或电话随访,由随访小组通过邮件或信件进行随访。

4. 家庭随访　若以上随访方法均失败,患者居住在相对较近的区域内,随访小组可以考虑进行家庭随访。但现在人口流动性相对较大,此种随访方式多不易进行。

（八）随访卡内容

随访卡设计如表6-11-1所示。

表6-11-1　肿瘤随访卡

肿瘤随访卡　　　　　　　　　　　卡号

患者姓名		病历号	
家庭住址	工作单位		出生年月
家庭电话	手机号码		电子邮箱
家属姓名	关系		
家庭住址	工作单位		
家庭电话	手机号码		电子邮箱
诊治情况			
最终诊断	手术日期		
手术范围			
术后病理			
术后辅助治疗情况			
放疗			
腔内、腔外、联合	总剂量		不良反应
化疗			
时间	方案+剂量	肿瘤标记物	不良反应
随诊情况			
随诊时间	肿瘤标记物		其他辅助检查

（林华　李琳）

第四节　随访的效果和展望

恶性肿瘤登记、随访系统是疾病监测的重要组成部分,肿瘤登记是最重要的肿瘤控制和病因工作进一步发展的先决条件。通过建立肿瘤登记、随访系统可以连续地长期地按照一定的规范收集各种癌症信息,分析癌症在人群、地理和时间上的分布。肿瘤登记的规范化使在不同时间和地理范围收集的信息得以进行比较,癌症监测可提供制定卫生规划,肿瘤防治计划的基础资料,是制定和评价预防措施的重要根据。

美国和加拿大在20世纪30年代就开始了恶性肿瘤的登记和管理,我国肿瘤专科医院和综合医院中已开展了一定的随访工作。完善的随访管理系统需要设立独立的随访室及专职随访员,建立可行的随访制度及计算机随访软件系统。随访工作不是一件简单的事情,因为病人的数量不断增加,资料愈积愈多,要定时随访是一件繁琐的工作,而且要花费不少的人力、物力,即便如此,效果还不一定很满意。随访内容要完整、真实,并能为肿瘤患者的进一步治疗和医院研究提供有效而可靠的数据。其内容包括:患者的一般资料(如姓名、性别、年龄、入院日期、出院日期、诊断、治疗方案等)和随访日期、死亡日期、死亡原因、随诊简记以及距离出院年限等项目。此外,为了更加详细、准确、认真地记录随访过程,在随访卡后可设计附着"随访记录单",为临床医护提供完整的病例记录资料,可及时总结治疗效果、失败原因,为医疗和科研提供可靠依据。随着计算机网络化软件的开发及应用在信息现代化,电子病历为中心的医院信息系统在各级医院的普及运用,在随访工作中应用计算机网络化对随访资料进行电子化处理,患者随访系统全面与医院信息系统做好接口,运用简便、实用、快捷、功能强大的随访管理的网络化软件,来实现随访资料的网络化查询、任意条件统计的功能,做到网络信息共享。通过随访管理系统,定期进行检索,将每个病人的具体随访日期显示出来并打印,保证了随访数据的准确和完整。此外,通过系统可调阅病人的治疗信息和随访历史,更能详细了解情况,有利于与病人的沟通和进一步治疗。随着以使系统可调阅病案资料跟踪随访,除了做好肿瘤登记随访工作外,还必须完善肿瘤防治办公室的组织。在北京设有全国的肿瘤防治办公室,其余的各省、市、区都设有该地区的肿瘤防治办公室。各地区的肿瘤办公室应保存该地区的肿瘤病例的部分资料,这些资料应包括姓名、年龄、地址、电话号码、邮编、疾病诊断、治疗、随访的情况。如果南京的病员在上海治疗,治疗后回南京修养,这位病员在上海治疗的医院及上海是和南京市肿瘤防治办公室应分别由资料保存,在治疗医院的资料是最完整的;在上海和南京肿瘤防治办公室的资料则稍为简单些,其目的是便于治疗医院随访病员能够很方便地找到病员。若各地的肿瘤随访办公室能够组成

联网,随时可以了解到病员的情况,必要时还可以通过远程会诊网络看到病员,让医务人员通过视频看到病员的情况,以明确病情。这样不仅方便了病员,也能够帮助医务人员了解治疗效果,积累资料,提高医疗质量。

(张 岩)

参 考 文 献

1. 陈万青,赵平,饶克勤,等.健全我国肿瘤登记系统.中华预防医学杂志,2010,44(5):374-375
2. 梁智恒,刘静,魏矿荣.对肿瘤登记工作的一些看法.中国肿瘤,2010,19(12):779-781
3. 李伟栋,张晋昕.肿瘤登记报告卡的质量控制.中国肿瘤,2010,19(12):782-785
4. 赵平,陈万青.2008年中国肿瘤登记年报(中国肿瘤登记流程及资料审核流程,常用统计指标).北京:军事医学科学出版社,2009:1-11
5. 邱淑萍,刘英.肿瘤患者术后随访制度的建立和管理,现代医药卫生,2006,22(13):2058-2059

第十二章

妇科肿瘤医师的培训

早在 79 年前,Meig 即利用他所在医院的材料和经验,写成了第一部妇科肿瘤学的经典著作,即《女性盆腔器官肿瘤》(*Tumors of the Female Organs*,1934)。这以后有关妇科肿瘤各学科发展很快,直到 20 世纪 70 年代末,才正式形成妇产科学和肿瘤学中一门新兴的专业学科——妇科肿瘤学。

1969 年,美国妇产科委员会(American board of obstetrics & gynecology,ABOG)召开会议,确定了妇科肿瘤学、母婴医学和生殖内分泌学 3 个专业学组,并授权这 3 个学组制定 3 个专业的专科医师培训方法和授予证书过程。在这以后,经过严格的培训,培养了 400 余名妇科肿瘤专家。又于 1987 年,在荷兰 Amsterdam 成立了国际妇科肿瘤学会(international gynecologic cancer society,IGCS),有会员 1000 余名。

我国的妇科肿瘤学组织成立较晚,但作为一个专业,开展工作已有 40 余年历史。1958 年,全国 20 个大城市,60 个地区和单位对 110 余万名适龄妇女进行了以子宫颈癌为主的肿瘤普查。随后全国各地成立了一些妇科肿瘤专题研究协作组。这实际是我国早期妇科肿瘤专业的开始。同时,从 20 世纪 50 年代开始,在各大、中城市开展以子宫颈癌广泛性切除术为主的各种妇科癌症治疗,形成初步的一批妇科癌症治疗中心。直至 80 年代初期,不少学者酝酿成立妇科肿瘤学组,并在各地分工协作开展进行研究。1986 年,在成都召开了第一届全国妇科肿瘤学术会议,并宣布妇科肿瘤学组正式成立。随后又召开了 8 次妇科肿瘤会议,总结了我国妇科肿瘤工作者几十年来的临床经验,科研成就和发展。最后于 2004 年 4 月正式成立中华妇科肿瘤学分会,标志着我国妇科肿瘤学已经历了建立、成长和发展的阶段。

在我国妇科肿瘤学组织发展阶段,一批妇科肿瘤学专科医师也逐步成长。多数的妇科肿瘤专科医师是在医科大学的附属医院培训的,因为附属医院肿瘤患者比较集中,能够综合利用外科、内科(化疗)、放疗等有利条件形成妇科癌症治疗中心。但是,各医院的培训方式并不统一,侧重点不同,方法也不能够规范。因此,很难评价各地妇科肿瘤医师的标准。特别近 20 年来,越来越多的中年医师参加到妇科肿瘤的队伍中来,就更有必要制定一个统一的、规范的培养妇科肿瘤医师的要求,以便使今后的妇科肿瘤医师培养工作有一个统一的标准。

正如 J. Lewis 提出,在美国最初确定妇科肿瘤医师的培养目标,应该是以基础盆腔外科为重点,或是应该具有广泛知识和技能的妇科肿瘤医师。我们认为,尽管各个国家的具体情况不同,要求也不一样,不可能采取与其他国家同样的模式。但是,培养妇科肿瘤医师的基本原则是一样的。因此,我们同意 Lewis 的看法,认为一名妇科肿瘤医师应该是一名临床医师,具备足够的妇科临床知识和技能,能够运用治疗妇科恶性肿瘤的各种有效方式。所接受培训必须具备的技能和知识包括:基础盆、腹腔外科、泌尿外科、放射治疗、化学治疗和病理学,以及处理伴有多种问题的妇科恶性肿瘤患者所需要的一般医学知识。并且应该在临床机构中,有组织地从事医疗活动,合理利用各种治疗妇科恶性肿瘤的有效方法。

中华妇科肿瘤学会的建立,其目的是要提高我国妇科肿瘤的诊治水平和服务质量,必将成为得到国内、国际认可的专科学会。妇科肿瘤学会还要组织我国专家建立妇科肿瘤培训基地和培训规范,提高妇科肿瘤的研究水平和建立健全有关妇科肿瘤学的专业化继续教育,最后对培训者组织评价和考核,配合有关部门作出决定授予妇科肿瘤专科医师资格。在我国,应该在完成妇产科住院医师、住院总医师轮转结束并取得合格资格再完成 1~2 年主治医师的培训后,再经过 3 年的妇科肿瘤医师系统培训,受培训者达到应该掌握的技术技能、基本理论、实验研究和一篇以临床应用为主的论文,经过妇科肿瘤学会(学组)组织的妇科肿瘤专科医师评审委员会考核通过,配合有关部门作出决定,授予妇科肿瘤专科医师证书,成为妇科肿瘤医师。

妇科肿瘤专科医师评审委员会在中华医学会、中华妇科肿瘤学分会和有关部门领导下进行工作。一般由 5~15 人组成,委员均为妇科肿瘤医师,委员会主席经选举产生,每 3 年一届任期。各妇科肿瘤专科医师评审委员会委员是由妇科肿瘤学会推荐的国内各地区、中心城市、医学院校中的知名妇科肿瘤学家组成。这个委员会,负责制定妇科肿瘤医师的培训计划,统一组织实施并负责对培训后的妇科肿瘤医师申请者的评审和考核。为每一位进入妇科肿瘤学专业的人提出一个合适的培训方案是困难的,因为受培训者以前的经历、外科技术才能、性格和所有其他特点都不同,这些都会影响他们掌握和使用有关知识和技能的速度。

因此,这里强调的是培训方案中的必需内容和重要的原则要求,这是每一位受培训者所必须达到的。

妇科肿瘤医师(gynecologic oncologist)培训的目标:受培训医师完成培训后,必须掌握妇科肿瘤足够的知识和技能。必须能够处理妇科恶性肿瘤患者的临床问题并做好临床服务。并能进行妇科肿瘤的科研工作,指导研究生教育,同时能和其他妇产科医师就一些问题进行共同探讨。在和妇科肿瘤患者接触过程中必须具有良好的沟通技巧,减少对患者的不利影响。了解患者的思想精神方面存在的问题,必要时进行心理干预和治疗。

直到今天,还有人问为什么要专门培养妇科肿瘤医师?现在的很多妇科医师没有经过专门培训不也正在做着妇科肿瘤医师的工作吗?妇科肿瘤临床中涉及的外科、泌尿科问题不是可以请他们来协助处理吗?是的。我们过去、现在有很多医院还一直是这样处理的。但是,从大量的临床实践中已经看到,由普通妇科医师和外科医师在治疗妇科肿瘤、特别是手术治疗的妇科肿瘤患者,如卵巢癌、宫颈癌患者,对比由经过培训的妇科肿瘤医师的治疗效果、手术彻底性、规范化和生存率都有明显提高,而术中、术后并发症、未控率和复发率明显降低。这是因为受过培训的妇科肿瘤医师在所有治疗过程中,他都清楚地了解而且有能力知道应该怎样做能取得最好效果而避免发生严重的并发症,而不是等到发生困难再去请其他医师协助。有很多情况是需要立即判断处理的,而且,有些情况如像晚期卵巢癌,外科医师往往主张放弃治疗,而经过有经验的妇科肿瘤医师治疗,可以做到彻底的切除癌灶,有很大的可能性延长生命或可获得长期存活。这些问题,在国际上妇科肿瘤医师多年的临床和研究实践中,已经得到广泛的认同。国际妇科肿瘤学会 IGCS 每两年召开世界大会,我国的妇科肿瘤医师已经得到认可和受到重视,我们应该尽快培养一批和国际妇科肿瘤学界接轨的高水平的中青年妇科肿瘤医师队伍,冲出亚洲,走向世界。

(一) 妇科肿瘤医师的思想品德和责任感

1. 必须对工作一丝不苟认真负责。因为对恶性肿瘤的任何误诊和漏诊,都会产生严重的后果。对待患者应该具有高度的同情心,尽自己的一切条件和能力,为患者解决困难,尽最大努力去救治患者和解除患者的痛苦。

2. 在施行手术中,一切从患者出发,把对患者的安全性和治疗彻底性完美地结合起来,勇于负责任,当机立断。

3. 手术后要密切观察和随访,有可能时应终身随访,并且给以术后指导,使之回到正常的工作岗位和正常生活。

4. 对待中、晚期癌症患者特别要仔细慎重,不能轻易放弃对患者的治疗,结合患者具体情况解除痛苦提高生活质量和延长患者生命是重要目标。

5. 要有健康、强壮的体魄,才能完成艰难复杂的治疗任务,有时需要连续工作十几个小时,因此身体素质是培训妇科肿瘤医师的重要条件。

有关妇科肿瘤的知识和技能:

1. 应当充分了解肿瘤的病因学、临床流行病学、如何筛查和预防妇科肿瘤的基础知识。

2. 应当熟悉和正确解释各项诊断技术　如:血液学检查、生化试验、肿瘤标记物、放射免疫分析、细胞学、超声学、CT、MRI、PET-CT、淋巴造影、放射性核素扫描和其他影像技术的结果及其局限性。

3. 临床诊断和估计妇科肿瘤患者的状况　包括临床和手术病理分期,正确选择最佳处理方式和对治疗结果的评估。

4. 胃肠道外营养和 ICU 的了解。

5. 晚期肿瘤患者疼痛的处理和临终关怀照顾。

6. 妇科肿瘤临床服务的组织和检查。

7. 妇科肿瘤的临床科学研究方法。

(二) 妇产科学基础

1. 应该熟练地掌握妇女盆、腹腔解剖学和生理学,这是手术治疗的必要基础。

2. 应该熟练掌握妇科内分泌学。因为当代很多妇科肿瘤的诊断和治疗技术都与内分泌密切相关。一些妇科肿瘤的发生、发展和转归也都与内分泌功能密切相关。

3. 应该有对常见妇科疾病处理的经验和技能,这对于诊断和处理妇科肿瘤是十分重要的基础。

4. 应该具备有较丰富的盆腹腔一般手术和阴道手术的经验和技能。这对于学习和掌握妇科肿瘤的手术处理和广泛性切除术、淋巴清扫术等都是十分重要的基础。没有这些基础训练,进一步学习掌握复杂的盆、腹腔广泛手术是不可能的。如生殖道恶性肿瘤的根治术和淋巴清扫术,在处理妇科恶性肿瘤中需要对肠道、泌尿道的手术和组织器官重建术。

5. 应该具备初步的妇科肿瘤学基础知识和技能,如对良性肿瘤的诊断和鉴别、肿瘤学的基础如临床分期、转移和复发、治疗的方向和原则等。

(三) 普通外科学基础

1. 应该熟练掌握外科的手术技巧,如深部打结、缝合解剖层次。

2. 熟练掌握对盆、腹腔的腹膜后解剖,只有了解盆腔、腹膜后间隙的血管、淋巴管走向、相互关系及特点,才能熟练进行腹膜外操作。

3. 熟悉掌握从腹主动脉、下腔静脉、直到肾血管水平的解剖以及和淋巴结、淋巴管网之间的密切关系,这是淋巴清扫术十分重要的基础。

4. 对上腹腔的大网膜,肝、脾区和膈下的解剖熟悉了解,在施行大网膜切除、清除上腹腔癌灶时是十分重要的。

5. 应熟悉与妇科癌症有关的血管、肠管的手术,可以自己施行大、小肠切除吻合术,结肠造口术,熟悉这些手术的指征、手术操作和术后处理。

6. 熟练掌握盆腔深部或任何部位大血管出血的处理,如血管修补术等。这种出血如不能及时处理,会产生严重后果。所以常常是需要及时、准确、果断地处理。

7. 熟悉手术前后的水、电解质及胃肠道内及静脉高营养治疗技术,这对保证手术顺利进行和术后尽快恢复有重要意义。

8. 应该了解直肠、结肠镜的使用指征及检查判断,对妇科肿瘤的诊断和治疗有重要的辅助作用。

9. 应该了解、掌握腹腔镜的应用和操作。用于诊断和取活检,或用于治疗性目的如二次探查术或淋巴清扫术。近年来更有尝试腹腔镜下广泛性子宫切除的经验。

（四）泌尿科学基础

1. 应该熟练掌握膀胱镜检查的操作、判断和输尿管插管术。

2. 熟悉和掌握输尿管吻合、移植术和回肠代膀胱、结肠代膀胱术。这在做盆腔廓清扫术时是必要的。

3. 熟悉和掌握膀胱切除、修补手术。

4. 熟悉对膀胱功能的测定和判断。

（五）麻醉学基础

1. 了解休克、外科代谢以及心血管、肝、肾和呼吸系统生理学和病理生理学等学科。妇科肿瘤医师必须清楚自己面对的是一个"虚弱的患者",需要与麻醉科医师共同配合,才能安全完成手术。

2. 了解各种麻醉选择的特点。一些广泛性手术由上腹到盆腔深部,最好采用气管插管全麻。但一般的盆腔广泛手术则硬膜外麻醉已能完成。一个肥胖的患者必须和麻醉师协商来选定麻醉方式。

3. 必须了解麻醉的并发症和处理办法,以及术后ICU的必要性。

（六）临床病理学基础

1. 必须有一定的病理学基础,要能正确认识新鲜标本,能进行光镜的镜下观察,正确判断生殖系统新生物,并能通过病理提出合适的治疗方案和判断预后。

2. 应该掌握细胞学和组织学的详细知识,准确地、正确地切取活检。能在光镜下诊断或准确理解上皮不典型增生、原位癌、早期浸润癌或微小癌、浸润癌等病变和组织学分级的重要意义。

3. 虽然不要求妇科肿瘤医师都接受病理学的全面培养并成为病理医师,但妇科肿瘤医师必须依靠富有经验的病理医师作出最后的病理诊断,并对手术切下的标本作出初步判断,决定手术范围和估计预后,或是否需其他辅助治疗。

4. 手术中,妇科肿瘤医师必须判断发现肿瘤的性质和组织来源,如为恶性则要估计其恶性程度,是否需冷冻切片以确定手术范围,必要时要和病理医师共同观察术中情况以作出判断。

5. 熟悉和了解有些肿瘤必须在术中切取组织作激素受体测定,可以帮助确定术后是否选用内分泌治疗。

我们同意J. Lewis的观点,如果没有熟悉妇科组织病理学及富有经验的病理学医师的帮助,妇科肿瘤医师的临床工作不能达到最高水平。也可以说,没有病理学医师,受培训者也不能受到完整的妇科肿瘤学培训。因此,妇科病理学的培训在妇科肿瘤医师的培训中,是一个十分重要的,不可缺少的部分。

（七）放射学基础

1. 应该熟悉、了解规范的放射治疗方法和技术,包括局部（近距离放射疗法）、外部放疗和放射性核素疗法。必须学习掌握放射生物学和放射物理学原理。学习过程中应该参加一治疗小组,通过参加制定放射治疗计划,使用放射活性物质,决定治疗过程等活动掌握制定放射治疗方法的

能力。

2. 妇科肿瘤医师应该比一些专业从事放射治疗医师在识别晚期盆腔癌患者方面有更多的经验和技术。在间隙中进行放射治疗,如对一个不能切除的盆腔侧壁肿块进行植入治疗时,妇科肿瘤医师的外科技术和解剖知识会起到关键作用。

3. 妇科肿瘤医师和放射科医师的密切合作是非常重要的。为使接受放射治疗的患者得到最好的治疗效果,合作是必需的。

4. 妇科肿瘤医师应该熟悉不同临床期别,不同组织学类型的癌患者所采用放射治疗的选择、剂量分配、手术前后放射治疗的时间以及对放射治疗的副作用的预防和处理。

5. 妇科肿瘤医师应该参与处理由放射引起的并发症和放射性肠瘘等。同样,评价远期放疗效果,妇科肿瘤医师也是必须掌握的,因为在经过放射治疗后的患者,诊断复发有时是相当困难的。

（八）化学治疗基础

1. 应该掌握用于癌症化学治疗的临床药理基本知识。熟悉如何根据不同情况选配合适的化学抗癌药物,合理的给药途径和全身给药或动脉插管技术等。

2. 熟悉和掌握对化疗药物的正确应用,包括联合用药、药物剂量计算、疗程长短、疗程间隙期等。

3. 熟悉并掌握化学治疗过程中的毒副作用,必须具备管理治疗过程和处理治疗副作用的经验和责任。要使妇科肿瘤医师具备足够的信心和技术来使用这些药物,并能及时准确地使用解除或预防这些严重毒副作用发生的药物和措施。这就要求妇科肿瘤医师对各种药物的作用机制、毒性反应、协同作用以及解除毒副作用的药物特性有充分的理解和临床经验。

4. 应该熟悉化学治疗与手术治疗、放射治疗的配合关系,根据不同情况,确定在手术前后、放疗前后给予化学治疗;了解对特殊的妇科恶性肿瘤如绒毛膜癌,仅用化学治疗即可以达到最为理想的治愈效果。

通过以上培训,还应该要求受培训者学会治疗后的评价。受培训者应该检查足够数量、接受过各种治疗方法的患者,具备判断治疗效果的能力,处理治疗并发症的知识并组织对治疗后患者的随访。积累足够的患者数和随访管理系统,使受培训者获得处理此阶段患者的经验。

（九）实验室研究

1. 应该具备一定的实验室条件、实验设备和技术人员,以帮助受培训者获得实验研究经验。如果能安排一定时间在实验室中亲自参加实际研究,是最理想的作法。

2. 应该向受培训者提供充分的研究技术的信息和训练,使他们具有从事临床研究的理解力和实际工作能力。

3. 应该培训生物统计学方面的课程,要求达到大学毕业水平。

4. 要求每一位受培训者都要学习制订一项研究计划,并完成这项研究和解释研究结果。同时,每位受培训者还要制定和执行一项调查项目,内容包括设计、施行、评估和准备报告。这两项结果应写成论文进行答辩,并应在杂志或学报上发表。

（十）心理学、社会医学和精神病学基础

Sarahs 指出，由于妇科肿瘤患者在治疗过程中，特别在治疗后恢复期以及越来越多的治愈患者中，都存在明显的心理、精神压力和社会问题，徐斌等称之为心身医学应该研究的内容。这些特殊问题，需要医师的指导和帮助。这也是妇科肿瘤医师随访患者时所接触到的最普遍的问题。如果妇科肿瘤医师只是精通妇科肿瘤的诊断和治疗，而忽略心理、精神方面的咨询和指导，那将是极大的缺陷。因为一个治愈的患者必须是生理和心理都健康的人，并能在治愈后返回到她的家庭生活和社会生活中去，才能称为被治愈的患者。而且，有的患者在治疗中存在的心理、精神问题得不到正确的指导、帮助和治疗，即使采取了正确的医疗方案和先进的设备条件，也不能达到良好的治疗效果。因此，妇科肿瘤医师应该掌握以下内容：

1. 心理学　①癌症发生和发展中的心理社会因素；②癌症患者确诊前后的心理状态；③癌症治疗过程中的心理问题；④癌症康复与防复发过程中的心理社会因素。

2. 社会医学　①社区医疗；②家庭在医疗中的地位和影响；③社会因素对疾病发生的影响；④社会因素对疾病康复的作用；⑤医疗保障制度；⑥医疗性教育。

3. 精神病学　①癌症患者的抑郁症状；②癌症患者与精神抑郁症；③心理、精神因素性性功能障碍；④性功能障碍的治疗。

（十一）循证医学的基础

循证医学（evidence based medicine，EBM）的经典定义是"慎重、准确和明智地应用当前最好研究证据，结合医师个人的专业技能和临床经验，同时考虑患者的情况，将最佳证据、医师、患者三者完美结合后制定出最佳的治疗方案"。它是一种遵循科学依据的医学，可以使患者获得最好的临床结果、生存质量和最佳成效。循证医学从 20 世纪 80 年代由 Dr. Sackett 等一批临床医师和流行病学家首次提出并不断倡导推广下，在 20 多年间，已风靡全球，其科学、人性的理念深入到医学的各个学科，为医学临床、科研和政府决策带来了一场新的革命。循证医学以其严谨的理念和方法，解决了医师们对堆积成山、甚至是自相矛盾的信息的困惑，使医学界在理性中不断思索，从而实现了以人为本、以证据为前提的新的医疗模式。在妇科肿瘤的诊治中，循证医学越来越发挥了其独到的优势，可以让我们对妇科肿瘤患者的治疗更加的科学化和人性化。所以作为妇科肿瘤医师应该做到：

1. 学习并接受循证医学，透彻地了解循证医学的概念和实践方法。

2. 将循证医学的理念应用到临床实践中去，首先要提出临床问题，查证好的证据，应用他人按循证医学的模式总结出的先进经验，同时结合患者的具体情况，为患者解决临床问题，使其得到最好的诊治，提高医疗水平。

3. 学习用循证医学的方法开展有关妇科肿瘤诊治方面的临床科研，尤其是多中心随机临床对照实验（multiple center randomized clinical trial），提高我们的临床科研水平。

（十二）培训单位的条件

1. 培训单位应该是医科大学的附属医院，省、市、自治区级的中心医院。根据医院的规模和任务，决定接受培训者人数。

2. 培训人员至少有 2 名是由妇科肿瘤学会确认的妇科肿瘤教授负责（培训主任），他要负责保证受培训人员具备必需的能力和素质，并应向受培训者提供培训方案所要求的全面教育和临床经验。

3. 除了妇科肿瘤医师以外，培训人员还必须包括放射治疗、肿瘤化疗和病理科的专家，他们应是热心于妇科肿瘤学并具备妇科肿瘤学丰富知识，愿意从事妇科肿瘤学的培训的专家。除此以外，还应该有妇科肿瘤护士。临床心理学家和社会工作者以及基础科学家和其他学科的临床医师参加对妇科肿瘤专科医师的临床指导和教学。

4. 为了满足妇科肿瘤专科医师培训的所有需要和为妇科癌症患者提供最好的治疗，培养单位必须具备普外科、放射治疗、现代化疗和病理学的现代化设备条件。同时包括上述各类专业的专科医师，才能满足受培训者的全部实践需要。

5. 妇科肿瘤医师的培养单位，必须有足够数量和种类的妇科恶性肿瘤患者，包括未转移、已有转移和复发的恶性肿瘤，至少每年 300 例浸润癌。每一临床分类患者的总数和这些患者中可以为培养专科医师所用的比例是两个最重要的方面，而后者更为重要。培训主任还应对每位受培训者的提高程度经常评价，并及时判断某一受培训者对某一手术或技术从担任助手提高到能在指导下完成，并预计很快再提高到能独立完成的时间。我们同意 Retledge 的意见，即一个合格的妇科肿瘤培训单位，对每位受培训者每年要有一定数量的患者数。在我国，我们认为每年的新入院患者不应少于 100 例/每个受培训者。而判断一个培养单位在某一时期能接受多少培训者，最重要的手术是子宫切除术、外阴切除术、广泛性切除及淋巴清扫术、细胞减灭术、尿路改道、肠切除或造口术等。每年应有广泛手术+淋巴清扫 40 例，卵巢癌 40 例，淋巴清扫 40 例。受培训者在培养单位中所参加治疗的患者、疾病种类、治疗方法和承担的工作是临床实践的主要依据。

培训单位还应有其他功能：①肿瘤登记和资料收集；②常规肿瘤工作会议；③各种治疗方案的及时更新；④进行临床试验研究；⑤与其他学科合作的教育项目。

（十三）授予证书和考核

在完成专科培训之后，这位"妇科肿瘤医师"也可回原单位从事临床工作 1~2 年，继续积累经验，完成论文，再向妇科肿瘤医师评审委员会提出申请考核。考核包括口试，向申请者提出妇科肿瘤临床问题，检查在培训后工作中治疗过的病历和临床经验，还要求分析组织病理学切片和论文答辩。最后由妇科肿瘤医师评审委员会发给妇科肿瘤专科医师证书。考核和答辩可由全国妇科肿瘤医师评审委员会进行，也可由各地区分委员会进行。

由于对妇科肿瘤患者的早期发现、早期诊断水平不断提高，各医院妇科住院患者中妇科肿瘤患者日益增多，越来越多的妇科医师都在进行对妇科肿瘤患者的诊治工作。同时，由于近 20 年妇科肿瘤学的发展十分迅速，对妇科肿瘤患者的各种治疗要求也越来越高，过去一般妇科医师处理妇科肿瘤患者的知识、经验和技能已远远不能适应当前的需要。因此，客观的实际迫切要求在我国有一批受过专门训练的，合格的，可以和国际妇科肿瘤界进行交流的妇科肿瘤医师。

我们同意 J. Lewis 对美国妇科肿瘤培训的标准，即要求有高质量的培训人员、设备和足够的培训经验，才可能培养出具有临床能力的妇科肿瘤医师。但是，这一切都要结合我国的特点来进行。例如，我们需要花很大的精力去培训那些已经在从事妇科肿瘤工作，但又缺乏完整、严格训练的妇科医师成为真正合格的妇科肿瘤医师。这就是说，可能对不同的对象应该有不同的培训重点，最后要求达到统一的标准。另外，也要对青年医师从规范化住院医师培训开始，然后进入到规范的妇科肿瘤专科医师培训。上面提出的培训计划和要求，是根据我们从事妇科肿瘤工作多年的经验和体会，再结合国外培训妇科肿瘤医师的方法而提出来的。

另外，由于妇科肿瘤学及其相关学科的发展，对过去确定无疑的一些临床诊断和处理原则，也需要重新认识和改变我们的传统作法，这些都要纳入我们今后的培训计划中去。例如：

1. 更多地根据妇科恶性肿瘤组织病理学特点及其对预后的影响决定选择治疗方案，是目前的发展方向。

2. 对于宫颈早期浸润癌、早期外阴癌和Ⅰa期卵巢癌都主张用较为保守的外科治疗，并尽可能地考虑保留年轻妇女的生育功能。采用新辅助化疗后对部分中晚期宫颈癌也可手术以保留卵巢和阴道功能。

3. 对一些不需要保留生育功能的中、青年妇女，在治疗时也要尽可能地考虑到保留卵巢内分泌功能和阴道功能，以提高在癌症治愈后的生活质量。

4. 确定高危人群，以便在外科治疗后考虑及时配合放疗和化疗，以提高疗效和生存率。

5. 一些手术的适应证也发生变化，如高能量放疗的发展使需要进行盆腔廓清术的病例已经减少，但却增加了为了准确了解盆腔肿瘤情况而施行的开腹探查术病例，并且使淋巴清扫的必要性也提出不同的看法。

6. 对于卵巢恶性肿瘤，则主张更加彻底的外科手术，包括肠切除、部分肝切除、脾切除和肠面转移灶切除，以及腹主动脉旁淋巴清扫，然后再给以强化化疗，可以提高生存率。

因此，对一位妇科肿瘤医师的评价，不但要了解、考虑他的基础知识和临床能力，而且还要考核他在处理以上这些特殊问题时的经验和能力，并了解他对妇科肿瘤学发展状况的评价和他的看法。他应该是具有施行各种复杂手术（包括细胞减灭术、广泛性手术、膀胱和泌尿道手术的主刀或第一助手）的能力。同时，他应该是既能准确地规范施行那些高难度的大手术，同时又能掌握哪些情况应该缩小手术范围，又有更好地治愈患者的经验和技能。这样，他将是一个合格的妇科肿瘤医师。

最后，我们需要培养多少妇科肿瘤医师？Herbest 估计，在美国 1990 年约有 350 人具备妇科肿瘤医师能力。在我国的每个具备有规范化妇产科住院医师培训单位中，应该至少有 1 名上述高级妇科肿瘤医师；而在妇科肿瘤专科医师培训单位中，则应有 5 名或更多的上述高级妇科肿瘤医师。如果按全国各市、地区三级医院有 1284 所（2010年），妇产科床位共 286 583 张（2010 年），逐步达到市级以上医院妇产科均有 1 名上述高级妇科肿瘤医师计算，则共需 1300 名，而目前估计不足 300 名。因此，到公元 2020 年时，我们当需培训每年 150 名上述高级妇科肿瘤医师，这还需要我们做很大的努力。

（曹泽毅　陈春玲）

参考文献

1. Averette HE, Wrennick A, Angioli R. History of gynecologic oncology subspecialty. Surg Clin North Am,2001,81:747-751
2. Barber HR. The making of a gynecologic oncologist. Eur J Gynaecol Oncol,2000,21:546-549

第十三章

外 阴 肿 瘤

第一节 外阴良性肿瘤

外阴良性肿瘤较少见。根据肿块的性质和临床表现可将其划分为两大类：囊性肿瘤、实性肿瘤。根据肿块的来源将其划分为五大类：上皮来源的肿瘤、上皮附件来源的肿瘤、中胚叶来源的肿瘤、神经源性肿瘤、瘤样病变等。

上皮来源的肿瘤包括外阴乳头状瘤（papilloma）、软垂疣（acrochordon）、痣（nevi）等，多为实性肿物；上皮附件来源的肿瘤包括实性的汗腺瘤（hidradenoma）和囊性的皮脂腺腺瘤（sebaceous cyst）等；中胚叶来源的肿瘤包括实性的纤维瘤（fibroma）、脂肪瘤（lipoma）、平滑肌瘤（leiomyoma）、粒细胞成肌细胞瘤（granular cell myoblastoma）等；神经源性肿瘤包括实性的神经鞘瘤（neurilemmoma）、神经纤维瘤（neurofibroma）等；瘤样病变包括实性的疣（wart）和囊性的巴氏腺囊肿（Bartholin cyst）、血管瘤（hemangiomas）、中肾管囊肿（mesonephric duct cyst）、外阴子宫内膜异位症（vulvar endometriosis）等。

一、上皮来源的肿瘤

（一）痣（nevi）

可见于各种年龄女性，一般无症状，多在妇科检查时偶然发现，临床表现为淡褐色到黑色的实性结节，一般较小，直径几毫米，可平坦，也可隆起，有时表面可见毛发。病理表现为痣细胞增生，呈黑色，细胞膜清晰，胞质内为黑棕色细颗粒。病理上按痣细胞生长部位分为三种类型：皮内痣是指痣细胞脱离上皮基底层完全进入真皮层内；交界痣是指痣细胞团位于表皮基底层和真皮乳头层交界处；混合痣是两种成分均有。临床上，皮内痣一般界线清楚，病变稍隆起，颜色均匀，有些表面有毛发，一般不发生癌变；交界痣和混合痣一般表面平坦，可边界不清或颜色不均匀，但外观上与皮内痣实难区分，这些痣细胞生长活跃，受刺激后易发生恶变，尤其是生长于外阴受刺激部位。治疗上以手术切除为主，切除后必须送病理检查。

痣恶变是恶性黑色素瘤的常见病因，根据国内外的报道，约超过50%的恶性黑色素瘤是痣恶变所致。痣恶变常常是隐匿的，出现溃疡、出血等临床表现时有时已是晚期，对于"高危痣"必须及时处理，痣的高危因素一般包括：亲属有恶性黑色素瘤病史者；着色性干皮病患者；青少年期有曝晒史；痣边界不清；痣色素不均匀；不对称痣；直径≥7mm或增长迅速；痣周围出现卫星灶；毛脱落等。另外有一种无色素沉着的恶性黑色素瘤需要小心，对于久治不愈的溃疡或性质不明的赘生物，即使没有色素表现，也要考虑到恶性黑色素瘤的可能，要及时活检明确诊断。

不良刺激是痣恶变的重要诱因，不能用锐器挑痣或用腐蚀剂点痣，也要注意孕期由于激素改变，有增加痣恶变的可能，有些学者建议孕前预防性痣切除。

（二）软垂疣（acrochordon）

也称纤维上皮性息肉（fibroepithelial polyp），俗称皮垂。可见于各种年龄女性，肿物呈球形或舌样，多见于大阴唇，直径为1~2cm，表面有皱襞，质地柔软，多有蒂。病理表现为肿瘤由纤维结缔组织构成，表面覆盖较薄的鳞形上皮层，一般无增生。治疗上一般无须处理，如出现破溃、出血等症状，或患者过于担心，或肿瘤增长较快较大，则应予以切除，

（三）外阴乳头状瘤（vulvar papilloma）

比较少见，是局部炎症慢性刺激外阴皮肤或黏膜，逐渐形成的表面向外生长的乳头状突起，是以上皮增生为主的病变。多见于中老年妇女，发病年龄大多在 40 ~ 70 岁，病变呈乳头样，多发生在大阴唇，也可见于阴阜、阴蒂和肛门周围。可单发或多发，病变一般不大，直径在数毫米至数厘米，实性，质硬。病理表现为复层鳞形上皮中的棘细胞层增生肥厚，上皮向表面突出形成乳头状结构，上皮脚变粗向真皮层伸展，上皮细胞排列整齐，无组织异型性及细胞异型性。诊断上需要与尖锐湿疣鉴别，后者外观特异、质地软、触之易出血、有接触传播史、病变发展快。还需要与寻常疣、扁平疣、传染性软疣等疣状病变鉴别，这些疾病均有相应的特异皮肤表现。如果表面出现破溃、出血等，需要活检与外阴癌鉴别。治疗上以局部切除为主，范围在病灶外 0.5 ~ 1cm，切除物必须送病理检查。

二、上皮附件来源的肿瘤

（一）汗腺瘤（hydradenoma）

少见，为汗腺上皮增生而形成的肿瘤，多表现为大阴唇的实性小结节，直径一般小于 1cm，一般无症状，有时可继发感染等。病理表现为分泌型柱状细胞下衬一层肌上皮细胞，以及纷乱的腺瘤样结构，需要与恶性肿瘤鉴别。汗腺瘤一般为良性，极少数为恶性。由于大汗腺在性发育成熟后才有功能，因此这种汗腺瘤发生于成年之后。治疗上一般以手术切除为主，切除物需病理检查。

（二）皮脂腺腺瘤（sebaceous adenoma）

少见，为一圆形或卵圆形的肿块，直径 1 ~ 3cm，黄豆大小，单发或多发，稍隆起于皮肤，一般无症状。病理表现为皮脂腺腺瘤细胞增生成结节。切除病理检查可以确诊。

三、中胚叶来源的肿瘤

（一）脂肪瘤（lipoma）

多表现为阴阜或大阴唇的实性肿物，质软，直径大小不等，可以米粒大小，也可以十余厘米，边界清楚，活动好。病理表现为成熟的脂肪细胞间有纤维组织混杂。治疗上一般无须手术，如果较大或部位特殊影响生活，可以切除。

（二）纤维瘤（fibroma）

少见，多表现为生长于大阴唇外侧的实性质硬肿物，多有蒂，一般无症状。病理表现为成纤维细胞增生，无异型性。治疗上以手术切除为主。

（三）平滑肌瘤（leiomyoma）

少见，可发生于外阴的平滑肌、毛囊的立毛肌或血管的平滑肌组织。与子宫平滑肌瘤相比，发生在外阴部的平滑肌瘤是相当罕见的。多发生于大阴唇，边界清楚的实性肿物，质地略硬，活动好，体积小时一般没有症状。病理表现为平滑肌细胞束状或漩涡状排列增生。治疗上以手术切除为主，切除物需病理检查以明确诊断。

（四）粒细胞成肌细胞瘤（granular cell myoblastoma）

非常少见，多发于大阴唇组织深部，较小，直径数毫米到数厘米，实性，质地中等，多无症状。此肿瘤常常伴发其他部位的同类肿瘤，如伴发呼吸道粒细胞成肌细胞瘤。病理表现较特异，有时与恶性肿瘤不易区分。镜下瘤细胞集合成粗条索状或巢状，为细纤维分隔，特点是细胞大，胞质丰富，含有显著的细伊红色颗粒，另外，细胞质颗粒特殊染色提示非黏液，非糖原，苏丹黑 B 阳性，PAS 染色经酶消化后仍为阳性。治疗上以手术切除为主，因肿瘤没有明显包膜，边界不清，手术后有复发可能。手术切除标本的边缘应作仔细地检查，如切缘有病变存在，一般需要再次手术。一般预后良好。

四、神经源性肿瘤

（一）神经鞘瘤（neurilemmoma）

少见，常表现为圆形、中等大小的皮下结节，实性，一般无症状。病理表现为肿瘤组织主要由神经鞘细胞组成，此种细胞呈细长的梭形或星形，胞浆嗜酸，胞核常深染，大小一致，疏松排列成束状、螺旋状或漩涡状结构，S-100 阳性，部分 NSE、MBP 阳性。治疗上以手术切除为主，切除物送病理检查。

（二）神经纤维瘤（neurofibroma）

少见，临床表现与神经鞘瘤没有显著差异。病理表现为瘤组织由鞘细胞和神经纤维细胞组成，瘤细胞间充满大量胶原纤维及黏液或黏液样物质，有时在瘤内可以见到轴突。治疗上以手术切除为主，切除物送病理检查。

五、瘤样病变

（一）疣（wart）

主要是尖锐湿疣（condyloma acuminatum），为人乳头瘤病毒（HPV）感染形成的局部疣状增生性病变，好发于外阴、肛周、阴道、宫颈等部位，外观为单发或多发小丘疹状、乳头状、菜花状或鸡冠花状赘生物，表面多毛刺，根部有蒂或融合成片，柔软，易出血。尖锐湿疣的治疗主要为激光等物理烧灼，也可以选择三氯醋酸烧灼或干扰素等药物治疗，复发率较高。

尖锐湿疣需要与假性湿疣、寻常疣、扁平湿疣等鉴别。假性湿疣（pseudocondyloma of vulvar）由慢性炎症刺激而致，HPV 阴性、一般没有不洁性接触史、局部瘙痒明显、病变位于双侧小阴唇内侧、病变对称且均匀分布、为粟粒样大小的淡红色丘疹，与尖锐湿疣外观上有明显不同。寻常疣（common wart）由 HPV 的其他亚型引起，好发于手背、指背、足缘及甲周等部位，其病变为皮肤上有针尖大小到豆粒大小圆形或多角形肉样小结节，表面有许多肉刺样丝状突起，干燥而粗糙，摸时较硬，多 2 年内自行消退。扁平湿疣（condyloma flant）是二期梅毒的一种特征性损害，不是一种独立疾病，皮肤外表呈弥漫性浸润并可互相融合，迅速增大，形成扁平隆起、疣状隆起或乳头状隆起，由于浸润迅速，其外表往往破溃，而形成溃疡，溃疡外表常覆盖一层苔藓样被膜，具有恶臭味，梅毒相关检测阳性。

（二）巴氏腺囊肿（Bartholin cyst）

是外阴较常见的病变，多为巴氏腺导管阻塞、腺体分泌物聚集形成，表现为大阴唇下 1/3 的囊性肿物，边界清楚，活动好，可继发感染形成脓肿。需要与中肾管囊肿鉴别。

治疗上现在多采用造口术。

（三）血管瘤（hemangiomas）

少见，为血管结构异常形成，由无数毛细血管或海绵状血管所构成的良性肿瘤。外阴血管瘤好发于婴幼儿，多在生后 2~3 个月时出现，在婴儿期生长迅速，可造成显著的婴儿外阴变形，但是，除非大出血，此时一般不需要治疗，因为绝大部分可以逐渐消退。临床上可以表现为两种类型：毛细血管瘤，外观似草莓样，凸起、红色、质地软，肿瘤直径从几毫米到几厘米不等；海绵状血管瘤，海绵样，形状不规则，深紫色，界线分明，按之退色，放松后即恢复，面积大小不一，其大小可以从几平方毫米到几平方厘米面积，甚至可延伸至阴道，膨出于阴道黏膜下。一般不需要治疗，如果观察数年仍不消退，可以采取硬化剂、糖皮质类固醇激素、手术切除、放射治疗等。成人几乎没有新发的外阴血管瘤，多是小的外阴静脉曲张（varicosities），一般也不需要处理。

（四）中肾管囊肿（mesonephric duct cyst）

中肾管囊肿是中肾管残留来源的囊肿，多见于中肾管途经之地，如输卵管系膜、子宫旁、阴道旁等，因为中肾管遗迹的末端部分只到达处女膜和阴道口，因此这种囊肿只发生于外阴的处女膜、阴蒂或尿道周围，外阴更表浅的地方罕见此类肿瘤。发生于尿道口下方的又称为加氏囊肿。发生于阴道侧壁近处女膜的囊肿有时向外突出，需要与巴氏腺囊肿鉴别。这类囊肿一般中等大小，也有的可以较大，直径达十余厘米，肿物壁薄柔软，波动感较强，一般无症状。无症状的一般不需要治疗，有症状者可以手术切除。需要注意的是，这类囊肿有时一直向上延伸到子宫旁，给手术带来很大麻烦。

（五）外阴子宫内膜异位症（vulvar endometriosis）

少见，有时巴氏腺囊肿造口处或分娩侧切伤口，甚至外阴活检伤口处，可继发此类疾病，表现为周期性痛性结节。小的、症状轻的可以观察；大的、症状重者往往需要手术切除；治疗子宫内膜异位症的各种药物也有一定效果。

（赵晓东）

第二节　外阴恶性肿瘤

外阴恶性肿瘤是指来源于外阴部位的皮肤黏膜及其附属器的上皮性肿瘤、来源于平滑肌等组织的间叶性肿瘤以及由原发于其他部位的肿瘤转移到外阴的转移性肿瘤。上皮性肿瘤包括外阴鳞状细胞癌、腺癌、汗腺癌、基底细胞癌、前庭大腺癌、恶性黑色素瘤和佩吉特（派杰）病（Paget disease）等；间叶性肿瘤包括平滑肌肉瘤、血管性肉瘤和淋巴管肉瘤以及脂肪肉瘤等；外阴转移性肿瘤包括宫颈癌的外阴转移、肛门直肠癌的外阴会阴转移以及远处原发灶的外阴转移等。其中外阴鳞状细胞癌是最常见的外阴恶性肿瘤。

一、外阴上皮内瘤变

外阴上皮内瘤变（vulvar epithelial neoplasia，VIN）是指发生于外阴皮肤黏膜上皮内的肿瘤性病变，病变局限于上皮层内，没有穿破基底膜。根据肿瘤细胞在上皮内所占比例，外阴上皮内瘤变可分为 3 级。

【病理】　外阴上皮内瘤变的病理组织学改变为表面角化及上皮层增厚，颗粒层明显，基底至棘细胞层出现异型细胞，细胞形态大小不等，胞核大，染色质增多、粗糙深染，核膜尚清晰。核分裂象增多，有异形性。外阴上皮内瘤变分为三级，病变细胞占据上皮层下 1/3 的为 VIN I 级、占据 1/3~2/3 的为 VIN II 级，占据 2/3 及以上的为 VIN III 级（包括原位癌）。

VIN 在组织病理学上可分为普通型（usual VIN，uVIN）和分化型（differentiated VIN，dVIN）两型：

uVIN 病理学上可见表皮失去正常的成熟分化，被不成熟和非典型的细胞取代，可以与尖锐湿疣并存。免疫组化表现为 p16 弥漫表达、p53 阴性或局灶表达、MIB1 全层表达。病灶中多能够检测出高危型 HPV（HPV16，18）。其恶性潜能低于 dVIN。

dVIN 病理学上表现为表皮增厚、上皮角化不全，常有上皮角延长和网状分支，出现增生活跃。dVIN 存在于 70%~80% 的鳞癌旁组织中。免疫组化表现为 p16 阴性、p53 主要在下 1/3 层表达、MIB1 染色局限于基底层。dVIN 发展为鳞癌的几率显著高于 uVIN。

【临床表现】　外阴上皮内瘤变一般表现为外阴部微隆起的斑片状、丘疹状等病变。可比正常皮肤黏膜的皮色深或浅或同色，也可表现为白色、浅红色、深红色等异常皮色。此种病变多出现在两侧大小阴唇处，在阴唇内侧的尿道口和阴道口黏膜、在阴唇外的阴阜部也可出现。患者在发病前大多已有数月至数年的外阴瘙痒史。VIN 按照不同的分型具有不同的表现（图 6-13-1）：

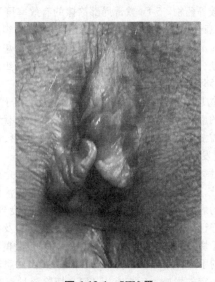

图 6-13-1　VIN III

uVIN 多为年轻女性，有吸烟、生殖道疱疹等病毒感染史，发病率约为 5/10 万。其发病上升趋势与 HPV 的感染上升趋势相吻合。60% 有外阴瘙痒、20% 无症状，其他可能有外阴疼痛、外阴溃疡、排尿困难等，多中心性病变较多见，可累及宫颈、阴道和肛门（25%~66%）。局部病变多为小阴唇、大阴唇或后联合等处的白色或红色斑块，有隆起，与周围组织分界清晰。治疗可采用手术切除（冷刀或 leep）、激光烧灼或药物治疗。

dVIN 的概念于 1977 年被引入，占 VIN 的 2% ~ 10%，发病率为 0.013 ~ 0.121/10 万。多为绝经后女性，平均年龄约为 67 岁，有长期的外阴瘙痒病史，多合并有外阴硬化性苔藓，可表现为外阴结节、斑块、溃疡等，可伴有色素脱失。治疗多采用根治性切除术。

近年来 u 和 d 型 VIN 的发病率均有所增加，但其发展为鳞癌的几率不同，d 型 VIN 和 u 型 VIN 相比有患外阴鳞癌的高风险。u 型 VIN 有约 5.7% 进展为鳞癌，d 型则有 32.8% 进展为鳞癌。在另一项 802 例患者的研究中，其 1309 个外阴活检标本中有 580 例查出有癌前病变，在病史及随访中发现其与外阴鳞癌相关的比例分别为 u 型 VIN 为 25.7%、d 型 VIN 为 85.7%、硬化萎缩性苔藓为 27.7%、外阴增生为 31.7%。

【诊断与鉴别诊断】 依据外阴部长期瘙痒以及外阴部检查发现的皮肤黏膜病变可做出初步诊断，确诊外阴上皮内瘤变需要对病变处组织的活检，对于病变范围较大的或病变较为严重的区域应行多点活检，必要时在术中行快速病理检查以确定有否浸润及切缘情况。

VIN 存在多灶性病变，外阴活检有一定的误诊率。Polterauer 等在 1996 ~ 2008 年间 186 例 VIN2 和 VIN3 的研究中，VIN2、3 在术前外阴活检中得到正确诊断的分别为 55.8% 和 88.1%，在单因素和多因素分析中多灶性病变是与不完全切除相关的仅有的因素。

【治疗】 外阴上皮内瘤变的治疗包括手术切除、物理治疗以及药物治疗等。

1. 药物治疗 可以采用氟尿嘧啶、咪喹莫特、5-氨基乙酰丙酸等药物。5-Fu 软膏局部涂擦的有效率可达 50% 左右。以咪喹莫特治疗 VIN 亦有一定的效果，一组治疗对比研究显示，在 20 周时，与安慰剂组相比，81% 的患者的病灶大小减少了 25% 以上，在组织学上表现为病变组织的明显退缩，58% 的患者的 HPV 可被清除。

2. 物理治疗 可在局麻下应用激光治疗，用于病变面积较小的患者，对于面积较大的可以分次使用，其优势为治疗后不需植皮，愈合后可以保留外阴的原有外形，但有约 1/3 的复发率。

3. 手术治疗 对外阴上皮内瘤变的手术治疗原则是切除病灶，可以直接切除或用于药物治疗或物理治疗无效或复发的病例，要求切口在病灶边缘外 1cm，深度到皮下。术中最好行快速病理检查，以确定切缘是否切净及有无浸润。对于切除面积较大的要进行植皮或转移皮瓣覆盖。较大范围的手术切除可以造成外阴形状的改变，对患者的性心理有一定的影响。近来有以 LEEP 切除该种病变的报道，也取得了较好的效果。

二、外阴鳞状上皮癌

外阴鳞状细胞癌是最常见的外阴癌，占外阴癌的 80% ~ 90%。起源于外阴部皮肤黏膜的鳞状上皮，在致病因子的作用下，基底细胞发生异型增生形成外阴上皮内瘤变，在癌细胞进一步穿透上皮基底膜之后形成外阴浸润癌。

【病因】 目前认为高危型人乳头瘤病毒的感染是外阴癌发病的重要因素之一，已有针对高危型病毒实施疫苗预防试验有效的报道。病毒通过外阴部的皮肤黏膜的破裂口首先侵入上皮的基底细胞及细胞核，致其遗传物质 DNA 发生异常转变，导致外阴部的皮肤黏膜异常增生并向周围侵犯和远处转移。其中与高危型 HPV 感染相关的外阴癌多发生于 50 岁以下的妇女，其病灶中多能够检测出相关的高危病毒 DNA。而在 50 岁以上的外阴癌病灶中高危型 HPV-DNA 的检出率显著少于 50 岁以下的妇女。其他致病因素尚可能包括长期吸烟、外阴慢性炎症、外阴硬化性苔藓等。

【发病情况】 近年来外阴癌的发病率有所增加，2000 年澳大利亚研究报告显示年轻女性的外阴高度上皮内瘤变和外阴癌的发病率均上升，年轻女性浸润癌患者占总例数的比例亦有所上升，1985 ~ 1988 年间占 5%，10 年后的 1994 ~ 1997 年间增加了 2 倍，达到了 16%。在 2008 年美国 CDC 发布的 1999 ~ 2004 年期间与 HPV 感染相关疾病的发病情况报告中显示外阴癌的发病率为 1.7/100 000，其中白人妇女的发病率高于其他种族。

在 1988 ~ 2005 年间的美国流行病学及最后结果监视计划对浸润性外阴鳞癌的研究报告中显示，在 6965 例患者中，<50 岁的占到 19.3%，≥50 岁者占到 80.7%，年轻患者的 5 年生存率为 87.5%，年老患者的 5 年生存率为 52.5%（$P<0.001$）。

【病理】

1. 大体观 外阴鳞状细胞癌在起病初期可以表现为外阴局部的皮肤结节，单发或多发，以后可以向外生长形成外生型、向皮下生长形成内生型，此两种肿块表面溃烂可形成溃疡型。若合并感染则瘤体表面可覆有脓痂、周围组织可有充血。外阴癌病灶周围多伴有外阴营养不良等病变。

2. 镜下观 外阴癌在镜下可以分为高分化、中分化和低分化，大多数的外阴癌为高分化和中分化。高分化癌以癌灶中出现大量的大小不等的鳞状细胞巢为特点，细胞巢中心常有角化珠；中分化的细胞巢的角化较少，细胞分化不成熟；低分化肿瘤的细胞呈现小的癌巢或实性条索状分布，细胞异型性明显，多无明显的角化。

【临床表现】 外阴癌的临床表现主要包括外阴瘙痒和外阴肿块以及腹股沟肿块等。

1. 症状 外阴瘙痒是外阴癌的主要前期症状，在出现明显的肿块前，外阴瘙痒一般多持续存在 5 年以上。表现为白天轻晚上重，对外阴部病变注意力集中时瘙痒较重。外阴瘙痒部位多伴有外阴营养不良等良性病变的长期存在。大的肿块有下坠感及行动坐立不便，在肿块破溃及合并感染时有疼痛及发热等表现。在侵犯尿道及肛门直肠时可以出现排尿不畅和血尿及排便不畅和血便等改变。

2. 体征 主要表现为外阴部肿块和腹股沟区肿块。

（1）外阴部肿块：典型的外阴癌的体征是外阴部的肿块，70% 位于两侧的大小阴唇部，其他可出现于阴蒂部、阴唇后联合部及会阴部等（图 6-13-2 ~ 图 6-13-6）。常合并存在外阴营养不良等病变。位于阴蒂和后联合等处的外阴癌称之为中线癌，位于两侧阴唇等处的称之为边线癌。大部分病灶为单发灶，也有多发灶同时或先后出现，在阴唇的左右两侧同时出现的病灶，称之为"对吻癌"。

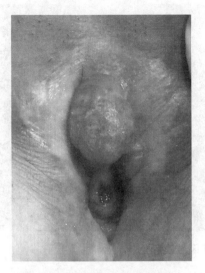

图 6-13-2　外阴鳞癌(阴蒂癌)

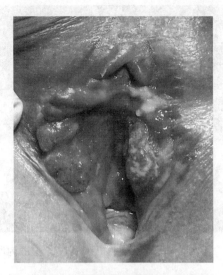

图 6-13-5　外阴鳞癌(双侧性,"对吻癌")

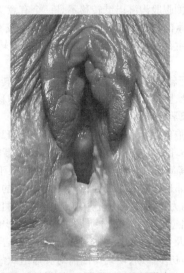

图 6-13-3　外阴鳞癌(阴唇后联合)

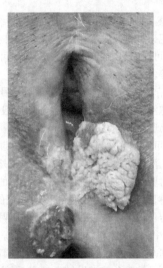

图 6-13-6　外阴鳞癌(复发癌)

外阴癌早期表现为外阴局部的皮肤丘疹结节等,局部增厚,表皮可粗糙。随着肿块的逐渐长大肿块可以呈现圆形、长方形或不整型,肿块质硬,有些患者的肿块质地坚硬。肿块向内生长可侵犯盆底组织及耻骨等处使肿块固定。肿块外观可呈现与周围皮肤颜色相同的同色,也可呈紫红色、灰白色等改变。肿瘤表面可以破溃形成溃疡,若合并感染则有炎性表现,局部有充血红肿、表面可有脓性分泌物,可有发热、白细胞升高等全身性表现。

(2) 腹股沟肿块:为外阴癌腹股沟淋巴结转移的表现(图 6-13-7)。腹股沟淋巴结是外阴癌淋巴结转移的第一站,出现腹股沟淋巴结转移时表现为腹股沟区的肿块,早期为可触及的活动的皮下结节,以后出现多发结节并逐渐增大,晚期可以相互融合,表面可破溃形成溃疡,若合并有感染则表面形成脓痂并有恶臭。早期癌可在病灶的同侧腹股沟区发生淋巴结转移,因存在左右两侧腹股沟淋巴结之间的淋巴交通网,所以晚期单侧癌也可以转移到对侧形成双侧腹股沟淋巴结转移。阴蒂癌等中线癌也可以在发病时即表现为双侧腹股沟淋巴结肿大。

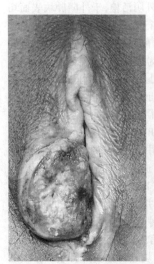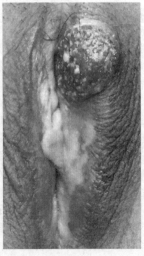

图 6-13-4　外阴鳞癌(左右阴唇部位)

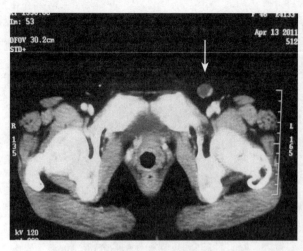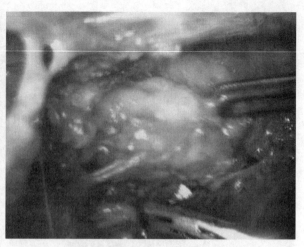

图 6-13-7　腹股沟淋巴结转移（术前 CT 及腔镜下显露）

【转移途径】　外阴癌可以发生局部蔓延、淋巴转移和血行转移。

1. 局部蔓延　外阴癌可以向周围的组织器官侵犯。向内可以侵犯尿道口及尿道、阴道口及阴道，向后可以侵犯肛门及直肠，可影响患者的大小便。向深部可以侵犯盆底组织和耻骨等。

2. 淋巴结转移　淋巴结转移是外阴癌最常见的转移途径。癌细胞沿淋巴管首先到达患侧的腹股沟浅组淋巴结，其次可以到达深部的股淋巴结和（或）对侧的腹股沟淋巴结，进一步可以到达盆腔淋巴结及以上的腹主动脉旁和纵隔及锁骨上淋巴结。部分阴蒂癌等中线型外阴癌也可以直接转移到盆腔淋巴结。外阴癌淋巴结转移的首站淋巴结称之为前哨淋巴结，可以用染色和核素标记的方法定位。染色和核素定位多于术前进行，可首先在外阴癌病灶处注射染料（如亚甲蓝液等）和（或）核素（如锝等），两者合用的阳性率为 98%，单用染料为 94%。注射染料的方法可于术中通过辨别已被染色的淋巴结来确定，而核素标记的方法则需于术中应用特殊的放射线探测器检测和定位。

在腹股沟淋巴结切除术中可首先清除前哨淋巴结并送术中快速病理检查，若为阴性则其余淋巴结可不予切除，若为阳性则切除剩余的淋巴脂肪组织。如果阳性前哨淋巴结较大，亦应考虑切除其他淋巴结，因其他淋巴结的阳性率随着前哨淋巴结的增大其阳性率也是增加的：在一项 403 例外阴癌患者的多中心研究中，有 33% 的患者存在 1 个或 1 个以上的前哨淋巴结转移，其中 85% 的患者实施了腹股沟淋巴结切除术，对其中 260 例患者的 723 个前哨淋巴结进行回顾性分析显示随着前哨淋巴结的增大，非前哨淋巴结转移的几率逐渐增加，19 例前哨淋巴结病灶 ≤2mm 的有 2 例存在非前哨淋巴结转移，而 21 例 >5mm 的有 10 例存在非前哨淋巴结转移。其同时认为前哨淋巴结转移灶 >2mm 的患者预后差。

Brunner AH 等在对腹股沟前哨淋巴结术中冷冻切片的准确性研究中认为腹股沟前哨淋巴结术中冷冻切片的敏感性、特异性、阳性和阴性预测值分别为 88.5%、100%、100% 和 93.2%，在淋巴结存在微转移时可出现淋巴结的假阴性报告，没有假阳性报告。

淋巴结的转移情况严重影响患者的预后，在 1982~2004 年间的 134 例 Ⅲ/ⅣA 期的外阴癌淋巴结转移的研究中发现，双侧腹股沟淋巴结转移不是一个有意义的预后因素，在多因素的分析中，淋巴结的囊外播散是仅有的预后因素，其 5 年生存率为 31%，显著低于仅有囊内转移的 80% 的生存率。

3. 血行转移　外阴癌在晚期多出现血行转移，可转移到肺、肝、骨、脑等处。对于临床怀疑有远处转移的应进行相应的影像学检查和活组织检查。

【外阴癌的手术病理分期】　在 2009 年，FIGO 对外阴癌的手术病理分期进行了重新讨论并制订了新的分期（表 6-13-1）。其基本的手术病理分期为病灶局限于外阴的为Ⅰ期，侵犯邻近器官的为Ⅱ期，有淋巴结转移的为Ⅲ期，有远处转移的为Ⅳ期。在新分期中着重强调了淋巴结转移的意义。外阴癌的手术病理分期是重要的预后影响因素。

【诊断及鉴别诊断】　根据外阴部的瘙痒、出现肿块等表现可做出初步诊断，明确诊断需对肿瘤组织的活组织检查。需注意与外阴部的尖锐湿疣、外阴结核等外阴良性病变相鉴别。

1. 外阴活组织检查　即外阴活检，于外阴肿块表面切取或钳取小部分肿瘤组织进行病理检查以确定肿瘤的性质，应于外阴癌根治性切除术前完成。活检时应注意避开肿瘤表面的感染坏死组织。为提高准确率，对于较大的或弥漫性病变应多处活检。于外阴癌手术中可进行快速病理检查以确定肿瘤基底部以及切缘是否切净。

2. 细胞学检查　因为外阴癌和宫颈癌等都是与 HPV 感染有关的肿瘤，所以对于 HPV 感染所导致的细胞学病变应予重视。患有外阴癌及外阴癌前病变的患者的宫颈病变的发生率较高。应对外阴、阴道和宫颈等处的怀疑为癌前病变或癌性病变的部位，刷取其表面的部分脱落细胞进行细胞学检查，也可能查出其合并存在的宫颈等处的病变。

对于腹股沟转移淋巴结肿块固定无法切除，但表皮完整无法活检或因全身其他器官的因素不能进行腹股沟淋巴结切除的病例，可对腹股沟肿块进行穿刺并行组织学或细胞学检查，有利于对腹股沟肿块进行定性，并有利于制定后续的包括放疗在内的治疗方案。

表 6-13-1　外阴癌的手术病理分期(FIGO,2009)

FIGO 分期		临床病理表现
Ⅰ 期		肿瘤局限于外阴,无淋巴结转移
	Ⅰ A	肿瘤局限于外阴或会阴,最大径线≤2cm,间质浸润≤1mm*
	Ⅰ B	肿瘤局限于外阴或会阴,最大径线>2cm,或带有间质浸润>1mm
Ⅱ 期		任何大小的肿瘤侵犯了下 1/3 尿道、下 1/3 阴道、肛门,无淋巴结转移
Ⅲ 期		任何大小的肿瘤有腹股沟-股淋巴结转移,不论是否侵犯了下 1/3 尿道、下 1/3 阴道、肛门
	Ⅲ A	(ⅰ)1 个淋巴结转移(≥5mm)或(ⅱ)1~2 个淋巴结转移(<5mm)
	Ⅲ B	(ⅰ)2 个或以上的淋巴结转移(≥5mm)或(ⅱ)3 个或以上的淋巴结转移(<5mm)
	Ⅲ C	阳性淋巴结伴有囊外扩散
Ⅳ 期		肿瘤侵犯了上 2/3 尿道、上 2/3 阴道,或远处转移
	Ⅳ A	肿瘤侵犯了下列任何部位:(ⅰ)上尿道和(或)阴道黏膜、膀胱黏膜、直肠黏膜或固定于盆骨;或(ⅱ)腹股沟-股淋巴结出现固定或溃疡形成
	Ⅳ B	任何远处转移,包括盆腔淋巴结

注:* 间质浸润深度指肿瘤从接近最表层乳头上皮-间质连接处至最深浸润点之间的距离

【HPV 检查】　在外阴癌及外阴癌前病变中 HPV 的检出率有所不同,在一项有关 HPV 与外阴、阴道和肛门的上皮内瘤变和癌的 meta 分析中,HPV 与 VIN1、VIN2/3 和外阴癌相关性分别为 67.8%、85.3% 和 40.4%。HPV16 是最常见的检测出的类型。在相关的外阴癌中,疣样和基底细胞样癌占到 69.4%,角化型癌占到 13.2%。60 岁及以下的患者与 HPV 的相关性高于 60 岁以上的患者。其认为 40% 的外阴癌、60% 的阴道癌和 80% 的肛门癌能够以 HPV16/18 型疫苗加以预防。

【影像学检查】　为了了解外阴癌对周围组织器官的侵犯以及盆腔和远处转移情况,协助确定外阴癌的分期和制定治疗方法,必须进行包括腹股沟和盆腔在内的全腹 CT 检查或 MRI 检查或全身性的 ECT 或 PET-CT 等影像学检查。增强型检查有助于提高影像学检查的阳性率。

【治疗】　外阴癌的治疗包括手术切除、放射治疗和化学治疗、免疫治疗等。

手术治疗是外阴癌的主要治疗手段,外阴癌的手术治疗方法包括外阴部原发灶的根治性切除术以及可能转移部位腹股沟淋巴结的清扫术。

1. 外阴癌的外阴根治性切除术　传统的外阴癌根治性切除术包括肿瘤边缘外 2cm 以内的所有组织在内的全外阴切除术,深至筋膜。若肿瘤较大则手术创面大,对外阴部的毁损巨大,部分患者需植皮或转移皮瓣覆盖,若合并感染则愈合困难,并形成较多较大的瘢痕,影响患者的坐姿和性心理过程。对于病灶较小、浸润较浅者目前多采用改良的外阴癌局部广泛性切除,即切除肿瘤边缘外 1~2cm 以内的组织,对于没有病变的其他外阴组织不予切除,术中对切除组织的基底和边缘应行快速病理检查,避免肿瘤残留。

对于肿瘤切缘的研究显示,与术后常规病理检查相比,术中快速冷冻切片检查的准确率是很高的:在一项五年 840 例外阴癌术中冷冻切片的分析中,对切缘状态的冷冻切片的准确率为 98.6%,对阳性淋巴结的准确率为 100%。有研究显示,为了减少术后的局部复发,切除肿瘤的组织病理切缘在经过福尔马林固定后最少应在≥8mm,其切缘在≥8mm 的 30 例患者无局部复发,而 53 例切缘距离<8mm 的患者中有 12 例(23%)出现局部复发。术中肉眼观察外阴癌的肿瘤边缘经常是不准确的,LVSI 是主要的影响因素,在病理检查中手术切缘<8mm 将影响预后,建议对于存在 LVSI 者的肿瘤切缘应>1cm。但亦有研究显示肿瘤切缘≥8mm 和<8mm 的患者的局部复发率无显著性差异。

对于有尿道和肛门直肠侵犯的应予以手术切除,现在亦有先给予化疗使肿瘤退缩后,再予以根治性切除,可以保留部分尿道和直肠功能。

在决定手术范围前应结合外阴癌灶的部位、大小以及与邻近器官组织的关系,肿瘤的组织分化程度、有无淋巴脉管间隙侵犯以及肿瘤浸润的深度,腹股沟淋巴结有无转移等因素并充分考虑患者的其他器官的功能状态和要求。但对于有明显高危因素的患者应适当扩大手术范围,必要时加用术后放化疗(详见外阴癌的放化疗节)。

外阴癌术后的外阴局部复发是外阴癌的主要的复发部位。Cheng X 等对上海复旦大学肿瘤医院 1980~2002 年间的 100 例外阴鳞癌进行了复发及预后的分析,其中局部复发为 58.8%,腹股沟复发为 5.9%,局部和腹股沟复发为 2.9%,远处转移为 14.7%,局部复发和远处转移为 14.7%,患者的总体复发率是 34%。其 5 年和 10 年 DFS 分别为 66.5% 和 45.2%。单因素分析中,年龄、FIGO 分期、淋巴脉管间隙侵犯、淋巴结状态是重要的预后因素;在多因素分析中,年龄和淋巴结状态是最重要的预后因素。年龄大和淋巴结转移是预后差的独立预后因素。

2. 外阴癌的腹股沟淋巴结清扫术　包括大切口的开放性切除术和微创性腔镜下切除术。

腹股沟淋巴结位于股三角内,股三角的上界为腹股沟韧带,外侧为缝匠肌,内侧为内收长肌。其中可以触及搏动的是股动脉,在其内侧为股静脉,股静脉的属支大隐静脉于卵圆窝处注入股静脉。此为重要的股三角组织结构分布。

腹股沟浅组淋巴结的切除范围包括腹股沟区脂肪层内

的沿腹股沟韧带下方横行排列的淋巴结和沿股血管表面纵行排列的浅层淋巴结以及股三角脂肪层内的其他淋巴结。腹股沟浅组淋巴结的数目 4 ~ 25 个,平均 8 个。腹股沟深层淋巴结的切除是指股管淋巴结的切除,其位于大隐静脉入股静脉处的股静脉的内侧部位,股管淋巴结数目 1 ~ 4 个。

直接的开放性腹股沟淋巴结切除术的手术切口可为沿股动脉方向的纵切口或沿腹股沟韧带下方的横切口。清除的腹股沟区脂肪和淋巴结的范围为上至腹股沟韧带上方 2 ~ 3cm、下至腹股沟韧带下方 7 ~ 8cm、外至髂前上棘内侧 1 ~ 2cm、内至耻骨结节内侧,深至筋膜层。

腹股沟淋巴结清扫术后对于腹股沟区局部的处理方式影响局部的愈合过程。开放性手术后,仅间断对合缝合腹股沟切口的皮缘即可,皮下放置多孔的负压吸引管,术后以盐水软袋压迫腹股沟区,患者大都可以一期愈合,且愈合的创面平整。

腔镜下的腹股沟淋巴结切除术是指在腔镜下完成对腹股沟区淋巴结的切除,可以利用溶脂的方法先将腹股沟区的脂肪组织完全溶解(溶脂液:灭菌蒸馏水 250ml+注射用生理盐水 250ml+2% 利多卡因 20ml+0.1% 肾上腺素 1ml),15 ~ 20 分钟后再以负压吸引管吸除已经溶解的脂肪组织,此时插入腔镜并充入 CO_2 气体(气压设置为 8mmHg),可以清楚地看到小血管和淋巴管网如同蜘蛛网样,可以看到较大的腹股沟淋巴结和悬挂于淋巴管之间的各个孤立的大小不等的淋巴结,可以用超声刀或电刀等予以切断和切除,目前单侧腹股沟区切除的淋巴结数在 4 ~ 8 个。对于最小直径>1cm 的不宜在腔镜下完整取出的淋巴结,可于手术近结束时,扩大腔镜的小切口后在直视下完整取出。在术后的近期观察中发现,患者下肢淋巴水肿情况较常规手术为好,远期疗效有待继续随访。对于腔镜下淋巴结切除术是否促进肿瘤转移问题,有研究显示腔镜下淋巴结切除术与常规切除术相比,并不增加肿瘤转移的危险性。

腔镜下的腹股沟淋巴结切除术尚有从脐下小切口直接插入至腹股沟皮下充气使腹股沟区形成气腔,再以超声刀等切除腹股沟区淋巴脂肪组织,其切除的范围与常规剖视手术无异,取得了较好的疗效。

对于腹股沟淋巴结阳性或盆腔淋巴结明显肿大的患者应于术后加用放疗或放化疗等后续治疗。

三、外阴佩吉特(派杰)病

外阴佩吉特(派杰)病(Paget disease)是指发生于外阴和会阴及肛周的 Paget 病变,是乳腺外 Paget 病的一种,亦可发生于腋窝等处。瘤细胞来源于皮肤胚胎生发层的多能基底细胞。外阴佩吉特病具有一定的复发率,是一个具有低死亡率的常见的老年慢性病。

【病理】　大体　病变外观为暗红色湿疹样,边界较为清楚,表面可有抓痕、渗血和痂皮等。病灶多位于大阴唇,可蔓延至阴阜、小阴唇和会阴等处。

镜下表现为上皮的棘层肥厚,在表皮细胞中出现 Paget 细胞:细胞大而圆,多在钉脚处出现,核大深染,可在细胞的一侧,核膜清楚,可见核分裂象,核多为 1 个,可有多核现

象;细胞浆淡染而丰富,富含黏多糖,PAS 染色阳性。

【临床表现】　最常见的症状是外阴瘙痒,可有外阴烧灼感及疼痛。在一项较大的病例报告中,56 例患者在诊断前症状的持续时间约 20 个月。绝经后的女性占到发患者数的 93%,平均发病年龄为 69 岁。检查可在外阴部查见境界清楚的红色斑片或红白相间斑块,表面可有抓痕及渗出、结痂和角化形成。有 20% 的为 2 处或多处病灶,病灶的最大径平均为 5.6cm(1 ~ 20cm)。46% 的为双侧性病变,多发生于有大汗腺分布的区域,大阴唇为好发部位(68%),其他为小阴唇(57%)、阴蒂(20%)、会阴(18%)和肛周皮肤(18%),同时合并的会阴部的病变可增加手术的难度,并可能导致复发率的增加。部分患者可合并有乳腺癌、宫颈癌、皮肤癌等其他恶性肿瘤(图 6-13-8)。

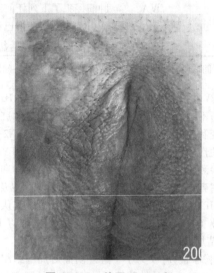

图 6-13-8　外阴 Paget 病

【诊断】　外阴 Paget 病的诊断主要依据外阴病灶的活检。应注意对较厚处病灶的活检以检查有无浸润。应注意与外阴湿疹、Bowen's 病等的鉴别诊断。

【治疗】　外阴佩吉特病的治疗以手术切除为主,亦有以氟尿嘧啶软膏和咪喹莫特软膏局部应用治疗的报道。

手术治疗是切除局部病灶,切缘一般在肉眼可见病灶边缘外 1 ~ 2cm,切除皮肤及部分皮下脂肪层。对于外阴单发病灶可行病灶扩大切除,外阴多发病灶则应行外阴单纯切除术。术中可行快速冷冻切片检查以排除肿瘤的浸润。若缺损面过大则根据具体情况由阴阜部、大腿内侧或会阴后外侧转移皮瓣修补。

外阴 Paget 病外科手术后的复发率是 32%,术中给予冷冻切片检查不能降低复发率,患者的复发与切缘阳性之间的关系多不明确,多无显著的统计学意义。复发者的复发时间为 13 个月 ~ 11 年。此病复发是常见的,但罕见导致死亡,应长期随访,复发灶可以再次手术切除。

Sendagorta 等以咪喹莫特治疗外阴佩吉特病有效,3 例患者的局部病灶均得到缓解,主要的副作用是局部的刺激。咪喹莫特亦可用于治疗复发性外阴佩吉特病。

外阴佩吉特病多为外阴上皮内癌,但对于有浸润可能的病灶可于术中行快速病理检查,若有皮下浸润则应按照

外阴浸润癌处理。

四、外阴基底细胞癌

外阴基底细胞癌（basal cell carcinoma of the vulva）罕见，其病因不明。外阴基底细胞癌仅占到全身全部基底细胞癌的1%。人体其他皮肤部位发生的基底细胞癌多出现在受到阳光照射的颜面部等处，可能和紫外线的照射有关。另外与基底细胞癌可能相关的致病因素包括砷剂等化学刺激、放射线的照射等。

【病理】 大体观肿瘤多表现为外阴部的结节或肿块，若肿块较大则在其中心可有溃疡形成。镜下观瘤细胞巢边缘细胞的排列呈栅栏状，在瘤细胞呈现鳞状分化时称为鳞状基底细胞癌，出现腺样结构称之为腺样基底细胞癌，若含有大量色素则称之为色素样基底细胞癌。

【诊断】 外阴瘙痒是外阴基底细胞癌的主要症状，其他可有不适、疼痛和出血等。平均发病年龄为68岁，从出现症状到诊断明确大约持续5~6年。外阴局部早期表现为外阴部的结节，以后可以发展为肿块，若表面破溃则可以形成溃疡，若合并感染则出现红肿压痛。依据对肿瘤的活组织检查以确诊。肿瘤以局部蔓延为主，很少发生转移。患者可以合并有外阴癌、宫颈癌、乳腺癌等。需注意与外阴部的其他病变和肿瘤如Bowen病、Paget病和黑色素瘤等相鉴别。

【治疗】
1. 手术切除术 是外阴基底细胞癌的主要治疗方法。可行局部病灶根治性切除术，切缘应在肿瘤边缘外1~2cm，术中应送检快速病理检查，以了解手术切缘和基底有否切净。手术切除的治愈率较高，但仍然有20%的复发率，应注意术后随访。

2. 放射治疗 基底细胞癌对放射线治疗较敏感，治疗效果较好。但对于外阴部的放疗由于外阴部的潮湿以及对放射线的耐受性等因素的影响，治疗多不能够达到根治量，目前仅用于部分早期患者。

3. 药物治疗 局部可以应用氟尿嘧啶治疗。对于复发或有远处转移的患者则可以给予全身化疗，可选择铂类、氟尿嘧啶等。

（吴 强）

五、外 阴 腺 癌

外阴腺癌（adenocarcinoma of the vulva）较鳞状细胞癌少见，主要来自外阴的腺体组织，包括前庭大腺、尿道旁腺和汗腺，以前庭大腺发生的腺癌较易见到。

前庭大腺所发生的癌瘤较少见，约占外阴恶性肿瘤的5%。前庭大腺的原发癌（batholin's gland carcinoma）50%以上为腺癌，鳞状细胞癌约占30%左右。发病年龄通常比外阴鳞癌年轻10岁，50~60岁为发病高峰年龄。

尿道旁腺癌（carcinoma of the paraurethral gland）非常罕见，发生于外阴前庭的尿道开口周围的尿道旁腺（Skene gland）。

外阴汗腺癌（sweat gland carcinoma of thevulve）也十分罕见，仅占外阴恶性肿瘤的0.5%。发病年龄30~67岁。

【病因】 外阴腺癌的真正病因不明。前庭大腺癌患者常有该腺体炎症病史。

【病理】
1. 大体 前庭大腺癌通常是局限性的，切面苍白、分叶状。晚期出现溃疡，常常合并感染，分叶中有黏液和脓液。

2. 镜下 前庭大腺癌镜下见腺管或腺腔呈筛状扩张及周围神经浸润是巴氏腺癌主要的病理特征。

尿道旁腺癌主要为腺癌结构，有透亮细胞型和乳头状型。尿道口可有鳞癌出现，尿道可有移性细胞癌出现。

外阴汗腺癌多来自大汗腺，也可来自小汗腺。其组织形态极像正常汗腺。癌灶侵入表皮并与旁边的大汗腺有形态学上的过度，也可向深部浸润，有时会浸入神经鞘。癌细胞浆丰富、嗜酸性，可产生黏液。癌细胞分化程度90%为1级。

【临床表现】 前庭大腺癌最常见症状为阴道疼痛和肿胀。中晚期患者，前庭大腺肿物溃破，出现溃疡，合并感染可出现渗液或流血。癌灶周围浸润累及阴道直肠隔或会阴，可有阴道或会阴的疼痛和肿胀。前庭大腺腺癌比外阴鳞癌更易出现腹股沟和盆腔淋巴结转移，而导致预后不良。

体检时，于阴唇下1/3可见肿胀，能触及深部硬实、呈结节状的肿块，表面皮肤完整。随着肿瘤发展，肿物溃破感染，浸润阴道或会阴，腹股沟淋巴结由于癌的转移而肿大。同时出现双侧原发性前庭大腺癌者极为罕见。

尿道旁腺癌早期症候为排尿困难、尿道出血和尿道口结节状或红色的出血性肿物。当瘤灶增大时，可阻塞尿道或外阴前庭、阴道口扩展，出现明显的溃疡、出血性肿块，伴有疼痛和可能出现腹股沟、盆腔淋巴结的转移。

外阴汗腺癌常见外阴局部瘙痒，也可无症状。肿块表面出现溃疡后合并感染，则可产生渗液及脓性分泌物。

体检可见肿瘤常位于大阴唇，直接通常小于1cm，偶可达5cm，表面皮肤完整，也可出现表浅溃疡或湿疹样改变。病灶常为单发，偶见多发，多数为实性。汗腺癌恶性程度低，进展缓慢，晚期病灶可浸润肌层，或累及阴道及出现腹股沟淋巴结转移和肺转移。

【诊断】 原发性前庭大腺癌的诊断：肿瘤位于阴唇深部的前庭大腺位置，覆盖肿瘤的皮肤可完整，也可有溃疡，周围组织有浸润时，应高度怀疑本癌肿。

前庭大腺癌可发生淋巴转移，其途径与阴道下1/3的癌相同，除腹股沟淋巴结转移外，也可直接到达盆腔淋巴结，出现闭孔淋巴结转移。因此，原发性前庭大腺癌应作盆腔淋巴的CT/MRI扫描或淋巴结造影检查，以了解有无淋巴结转移。

尿道旁腺根据临床表现的症状和体征，可初步做出诊断，经行尿道口肿物活检为腺癌时，可确诊。

外阴汗腺癌罕见，一般需进行活检才能确诊。

【鉴别诊断】 前庭大腺癌应与以下两种情况鉴别：
1. 子宫内膜癌的阴道转移灶：通常前庭大腺癌位于大阴唇深面，而子宫内膜癌的阴道转移灶，通常出现于阴道口，且病灶较浅，子宫内膜活检阳性。

2. 前庭大腺囊肿：为常见的良性囊性病变。囊肿边界清楚,多年不变,并发感染时,局灶出现红肿热痛,或排出脓液,抗菌治疗有效。前庭大腺慢性炎症则周围组织增厚,局部较为韧实。诊断有困难时,常需作病检确诊。

早期尿道旁腺癌应与尿道肉阜区别,对有怀疑恶变的肉阜,均应做活检以明确诊断。中、晚期的尿道旁腺癌应排除原发病灶来自前庭,但前者为腺癌,后者为鳞状细胞癌。

外阴汗腺癌依据病理组织学才能进行最后确诊。

【治疗】

1. 前庭大腺　以手术治疗为主,对中晚期病例应综合应用化疗和放射治疗。

(1) 手术治疗:术式应作根治性外阴切除和腹股沟淋巴结清扫术。根治性外阴切除包括外阴广泛切除和部分肛提肌、坐骨直肠窝脂肪和受累部分的阴道壁广泛切除。因前庭大腺癌可不经腹股沟淋巴结而转移到盆腔深部淋巴结,因此可考虑常规作同侧腹股沟、盆腔淋巴结清扫术。

前庭大腺的腺样癌恶性程度稍低,早期患者可考虑仅作广泛性外阴切除术。

(2) 抗癌化疗:有效药物为顺铂(DDP)、卡铂(CBP)和环磷酰胺(CTX)。凡对其他部位的黏液腺癌有效的药物,对前庭大腺也有效。凡对外阴鳞癌有效的药物,对前庭大腺起源的和转移的鳞癌也有效。

(3) 放射治疗:对于具有高危因素如切缘阳性或局部浸润深以及侵犯周围神经的患者术后可辅助放疗;复发病例无法手术切除时亦可选择放疗。

2. 尿道旁腺癌　尿道旁腺癌通常采用以下 2 类方式治疗:

(1) 放射治疗:尿道旁腺癌与尿道癌的治疗方法相同。由于尿道组织能耐受较高剂量(通常耐受剂量可达每 5 周 150～180Gy),使该处的癌灶可达到足够的治疗剂量(一般癌灶剂量为每 5 周 70～80Gy)。因此,尿道旁腺与其他外阴癌不同,可采用放射治疗。

早期的尿道旁腺癌采用组织内插植放疗可获得好的效果。稍晚期的病灶,除组织内插植放疗外,还需补充尿道区的体外放疗。

(2) 手术治疗:早期尿道旁腺癌可采用外阴广泛切除及部分前尿道切除术,如有淋巴结转移应作相应的腹股沟和(或)盆腔淋巴结清除术。中、晚期病例,视病灶侵犯的范围而定术式。详见外阴浸润性鳞状细胞癌的处理。

3. 外阴汗腺癌

(1) 手术治疗:早期病灶可行病灶部的广泛切除术,只要完整地切除了肿瘤则可治愈。中晚期病灶应行外阴广泛切除,腹股沟淋巴结肿大者,需行腹股沟淋巴结清扫。

(2) 化疗:中晚期外阴汗腺癌手术加抗癌化疗可能会改善预后,药物的选择与外阴前庭大腺癌同。

【预后】　前庭大腺癌总的生存率与病期有关,Ⅰ 期病例生存率达 80%。切除不彻底的前庭大腺癌常会局部复发。由于前庭大腺癌位置较深在,且易出现淋巴结转移,因此在诊断时常比其他外阴部位的表皮癌较为晚期,预后也比外阴鳞状细胞癌差。

尿道旁腺癌极为罕见,一般与尿道癌一起报道。尿道癌放射治疗的总的 5 年生存率为 30%,早期可达 60%。手术治疗效果与放射治疗效果差不多。

外阴汗腺癌早期病例,手术切除后可治愈。晚期的病例出现淋巴结转移或肺转移,预后恶劣。

六、外阴肉瘤

外阴肉瘤(sarcoma of the vulva)很罕见,约占外阴恶性肿瘤的 1.1%～2%,包括平滑肌肉瘤、脂肪肉瘤、淋巴肉瘤、横纹肌肉瘤、纤维肉瘤、恶性神经鞘瘤、血管肉瘤和表皮样肉瘤等一大组恶性肿瘤。此外,尚有罕见的隆突性皮肤纤维肉瘤、恶性纤维黄色瘤、恶性纤维组织细胞瘤、滑膜肉瘤等。此类癌瘤年龄分布较广,平均年龄 45 岁,较外阴鳞状细胞癌年轻。好发部位为大阴唇、阴蒂和尿道周围。

【病因】　外阴肉瘤的病因不明。

【病理】

1. 大体　外阴肉瘤为实性肿块。切面可呈鱼肉样,淡红色、灰白色或暗黄色,质脆或软,但有些纤维较多的病症则质地较韧实。较大的病灶可伴有出血和坏死。

2. 镜下　依病变的组织学来源不同而有不同的表现。

平滑肌肉瘤的瘤细胞细长,胞浆嗜伊红,染色质增多,胞核增大,核分裂象多于 10 个/10 个 HPF。肿瘤细胞呈栅栏状或漩涡状排列。肿瘤边缘不规则地浸润周围组织。

脂肪肉瘤的瘤细胞呈梭形、星形或圆形。胞浆中可见脂滴或空泡。瘤细胞间可有淡蓝色黏液和脂肪滴。

恶性淋巴瘤的瘤细胞,包括淋巴细胞、淋巴母细胞、网织细胞等,多有不同程度的间变。瘤细胞呈散在或密集分布,并有核分裂象。肿瘤与周围组织分界不清。

横纹肌肉瘤的瘤细胞,随分化程度的不同,而具有不同数量的核分裂象。在细胞浆中可用磷钨酸苏木素染色,找到清晰的横纹。

纤维肉瘤的瘤细胞呈梭形,有异常核分裂,呈不规则的栅栏状排列,并有数量不等的胶原。

隆突性皮肤纤维肉瘤主要位于真皮层内,由弥漫浸润性生长的单一短梭形细胞组成。在肿瘤的中心区域,肿瘤细胞丰富,常呈特征性的席纹状或车辐状排列。肿瘤细胞核的异型性并不明显,核分裂象不等,通常 0～10/10 个 HPF,并常浸润至皮下脂肪组织,偶有侵及骨骼肌的报道。肿瘤细胞弥漫,强阳性表达 CD34、ApoD 脂蛋白、p75 和 tenascin。

【临床表现】

1. 症状　初起时肿块较小,位于皮下,可无任何症状。以后肿块逐渐增大,侵犯皮肤形成溃疡,合并感染时可出现疼痛和出血。患者往往因肿块、出血和疼痛而就诊。有些病例肿块可在若干年内无变化,而后迅速增大。

2. 体征　外阴肿块(图 6-13-9)常位于大阴唇,其他部位较少见。肿块大小 1～5cm,圆形或者椭圆形,孤立或多发。早期患者肿块表明皮肤完好,随着肿瘤发展,皮肤受累后出现充血、溃疡、感染和出血。晚期肿瘤可能侵犯深部组织,而固定于耻、坐骨上,或出现远处转移。

【诊断】　凡外阴皮下肿块逐渐增大,尤其短期内迅速增大者,应怀疑为软组织恶性肿瘤。诊断依据病理组织检查。对浸润皮肤或皮肤已溃烂的,可钳取活组织检查,对皮肤完好者,可作针吸活检或穿刺活检,也可做切取活检或切

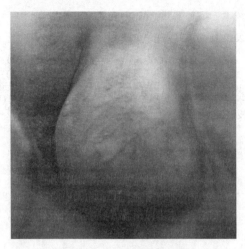

图 6-13-9　外阴平滑肌肉瘤

除活检。

【鉴别诊断】　外阴软组织良性肿瘤,一般发展缓慢,恶性肿瘤发展较快。外阴的肿块,尤其位于皮下、质地较实者,通常都要做病检才能做出最后的诊断。

【治疗】　外阴肉瘤以手术治疗为主,辅以化疗或放射治疗可望提高疗效。

1. 手术治疗　采用根治性外阴切除和腹股沟淋巴清扫术。原发的切除范围必须足够,切除不够则常会局部复发。腹股沟淋巴结阳性则行髂盆区淋巴清扫术。采用肿瘤挖出术或保守性手术,80% 局部出现复发。

2. 化疗　病期稍晚、组织上核分裂活跃的肉瘤,根治术前后结合化疗可改善预后。目前常用的治疗软组织肉瘤的抗癌化疗方案有:

(1) VAC 方案:长春新碱(vincristine)1.5mg/m²,静注,第1,8天;放线菌素 D(Dactinomycin)400～600μg/m²,静注,第1～4天;环磷酰胺(cyclophosphamide)300mg/m²,静注,第1,4,8天。3～4周重复使用,但要视骨髓功能恢复情况而定。有报道用此方案治疗盆腔肉瘤可延长生存期4～5倍。

(2) ADIC 方案:阿霉素(adriamycin)60mg/m²,静滴,第1天;达卡巴嗪(氮烯咪胺)(DTIC)250mg/m²,静滴,第1～5天。有效率42%。

(3) CYVADIC 方案:环磷酰胺500mg/m²,静滴,第2天,长春新碱1.5mg/m²,静注,第1,8天;达卡巴嗪250mg/m²,静滴,第2天。疗程间隔4周。有效率47%。

恶性淋巴瘤病灶局限者,先行手术切除,术后化疗,常用方案有:

(1) COP 方案:环磷酰胺800mg/m²,静注,第1天及第15天,长春新碱1.4mg/m²,静注,第1天,泼尼松(prednison)100mg,口服,第1～5天。3周重复1疗程。有效率80%以上。

(2) CHOP 方案:环磷酰胺750mg/m²,静滴,第1天;阿霉素50mg/m²,静滴,第1天;长春新碱1.4mg/m²,静注,第1天;泼尼松100mg,口服,第1～5天。3周重复1疗程,

有效率达90%以上。

3. 放射治疗　过去认为外阴肉瘤放射治疗无效。然而软组织肉瘤于根治性手术后补充放射治疗是有益的,可减少术后局部复发率,与化疗综合应用也可达到近期治愈。

【预后】　外阴肉瘤少见。根据大宗资料的生存数据分析,5 年生存约25%左右。治疗后多在 1～2 年内出现局部复发,复发者80%以上最终会出现肺转移。

与外阴软组织肉瘤预后的相关因素有:

1. 与手术方式有关　单纯肿瘤挖出术局部复发率可达80%,而根治性外阴切除术仅30%。

2. 肿瘤大小及组织分化程度　肿瘤直径>5cm,边缘呈浸润性而非膨胀性生存,核分裂象>10/10 个 HPF,则是预后不良的最危险因素。

(赵西侠)

第三节　外阴恶性黑色素瘤

恶性黑色素瘤(malignant melanoma)为生长在皮肤和黏膜,来源于神经外胚层组织的一类肿瘤,可产生黑色素,另有小部分不产生黑色素者称为非色素性黑色素瘤。近年来世界范围内皮肤恶性黑色素瘤的发病率呈上升趋势。全身黑色素瘤中,头颈、躯干及四肢的皮肤黑色素瘤各占20%～30%,而女性生殖道的恶性黑色素瘤少见,约占1%～5%。其中,外阴恶性黑色素瘤占皮肤黑色素瘤的1.5%～2%,是女性生殖道中最常见的恶性黑色素瘤。作为发病率排名第二的外阴恶性肿瘤,外阴恶性黑色素瘤属于较罕见的疾病,在妇女人群中发病率为 0.1～0.15/10⁵。大部分患者起病时便为恶性黑色素瘤,也有部分为之前存在的交界性黑色素痣发展而来。好发于白人和绝经后的妇女,好发部位为小阴唇和阴蒂。

1. 病因及危险因素　紫外线是诱发皮肤黑色素瘤的首要环境因素,但外阴解剖位置隐蔽,目前尚无研究可以确定外阴恶性黑色素瘤与紫外线暴露之间的相关性,反而有资料显示,日晒为外阴恶性黑色素瘤的保护因素。外阴恶性黑色素瘤发病可能与其组织特异性及其他环境因素如毒素、药物或病毒有关。而产次及激素水平被证明与该病的发病无关。白人女性发病率明显高于有色人种。HPV 感染可直接或间接地在黑色素瘤发生发展中起作用,Rohwedder 等报道在黑色素瘤细胞中可检测到 HPV 16 型,且诱导 HPV 16 E1、E2 表达可使黑色素细胞永生化。

具有以下至少一个高危因素的为发生外阴恶性黑色素瘤的高危人群:有血缘关系的亲属中有黑色素瘤的家族史;不容易晒黑,常在青少年时期有晒伤史;具有以下特征的不典型黑色素痣:较大(如比 1 元硬币大)的痣;颜色暗沉(蓝黑色),呈斑点状或污点状着色,边缘模糊或呈锯齿状;近期突然出现痣的大小、形状、颜色改变。

2. 临床表现　外阴恶性黑色素瘤极少发生于青春前期,文献报道中最小发病年龄为 7 岁,随着年龄增长,发病

率亦上升,60～70 岁为发病高峰,所报道年龄最大者90 岁。

大部分患者就诊时的主诉为发现逐渐增大的色素沉着病灶,突出于皮肤表面,可出现溃疡,而不伴其他症状;无色素性恶性黑色素瘤的病例则表现为类似于鳞状上皮原位癌的稍隆起于皮面的斑片状病灶。部分患者有外阴瘙痒、出血或排尿困难等症状,少数患者发现腹股沟区肿块。20%的病例有皮肤卫星结节。外阴恶性黑色素瘤可发生于外阴的任何部位,好发部位为光滑皮肤如大阴唇内侧、小阴唇、阴蒂、阴道口,其次为光滑皮肤和毛发区的交界处如大阴唇,最少见的是毛发区,如阴阜。其中46% 发生在无毛发区,12% 出现在毛发区,而 35% 的病例在两个区域均有病灶(图 6-13-10、图 6-13-11)。

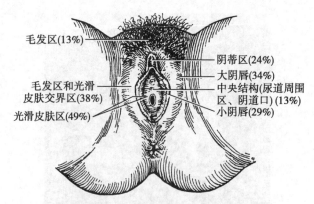

图 6-13-10 外阴恶性黑色素瘤好发部位

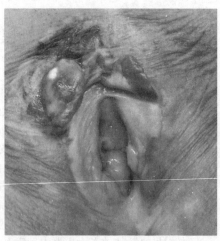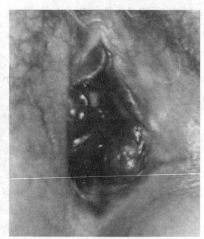

图 6-13-11 外阴恶性黑色素瘤(左)及外阴和阴道恶性黑色素瘤(右)

3. 诊断与鉴别诊断 外阴恶性黑色素瘤的诊断为组织病理学诊断。除了多年前已存在且病灶无大小、性质等方面变化的病灶外,任何外阴色素沉着均应予切除或活检。

对晚期患者为了解是否存在远处转移,治疗前应行血清乳酸脱氢酶(LDH)水平,头部、胸部、腹部及盆腔 CT、MRI 或 PET/CT 等检查。

(1)病理诊断

1)大体:外阴恶性黑色素瘤一般为富于色素的病变,但文献报道有 1.8%～27% 为无色素性。黑色素瘤可发生在原有的良性或非典型性黑色素性病变的基础上。大部分为结节状或息肉样,约5% 伴有溃疡。

2)镜下:黑色素瘤细胞可呈上皮样、梭形、树枝状、痣样,或多种类型细胞混合构成,可以某种细胞类型为主。上皮样细胞有丰富的嗜酸性胞质,核大,核仁明显。树枝状细胞两端细,类似神经细胞,细胞核中度多形性。梭形细胞有较小椭圆形核,可成片或束状排列。细胞中黑色素含量差别较大,也可不含色素。

外阴恶性黑色素瘤有三种大体类型:①浅表蔓延型黑色素瘤,少见,约占4%,该类型在疾病发展的早期局限于表浅组织,在浸润部位有恶性黑色素细胞,细胞大,核相对一致,核仁明显;②黏膜/肢端斑块型黑色素瘤,为最常见的类型,约占 52%,病灶常呈扁平雀斑状,累及范围可能较广,但肿瘤常仅有表浅浸润,在真皮与表皮交界处有梭形肿瘤性黑色素细胞,细胞形态相对一致,细胞核无明显多形性,肿瘤间质常有明显结缔组织增生反应;③结节型黑色素瘤,占 20%,病灶高出皮面,肿瘤常侵犯深部组织且易出现广泛转移,肿瘤细胞为上皮样或梭形,可在肿瘤浸润灶附近含有小团表皮内肿瘤成分。

3)免疫表型:对黑色素瘤组织进行免疫组化染色,一般 S-100、HMB45 和 Melan A 呈阳性表达,AE1/3、CK7、CK20、EMA、CEA 和 GCDFP-15 阴性。

(2)分期:过去外阴恶性黑色素瘤一直沿用外阴癌的FIGO 分期。然而,恶性黑色素瘤的病灶一般较小,其预后与浸润深度关系密切。因此,用于外阴鳞癌的 FIGO 分期系统并不适用于黑色素瘤。由于皮肤的形态类型不同,由Clark 提出的皮肤恶性黑色素瘤分层(level)分期系统似乎也不太适合外阴恶性黑色素瘤。Chung 等在 Clark 基础上提出了改良的分期系统,该系统保留了 Clark 系统的 levelⅠ、level Ⅴ,但对 level Ⅱ、Ⅲ、Ⅳ 则精确到毫米级分期。Breslow 分期系统则根据测量肿瘤最厚点从完整的表皮表面至肿瘤侵犯最深点的距离实施分期。各个分期系统的比较见表6-13-2。

表 6-13-2　外阴恶性黑色素瘤的镜下分期

分期	Clark 分层（level）分期	Chung 分期	Breslow 分期
Ⅰ	局限于表皮内	局限于表皮内	<0.76mm
Ⅱ	侵犯真皮乳头	距颗粒层≤1mm	0.76~1.50mm
Ⅲ	充满真皮乳头	距颗粒层1.1~2mm	1.51~2.25mm
Ⅳ	侵犯真皮网状组织	距颗粒层>2mm	2.26~3.0mm
Ⅴ	侵犯皮下脂肪	侵犯皮下脂肪	>3mm

2002 年，美国癌症联盟（American Joint Committee on cancer，AJCC）恶性黑色素瘤分期系统开始应用，该系统对已经发现的重要的预后相关因素，包括原发肿瘤厚度（取代受侵的层次）、溃疡、转移淋巴结的数目、前哨淋巴结活检或选择性淋巴结切除发现的微转移灶、远处转移灶及血清乳酸脱氢酶（LDH）水平等均有所体现（表 6-13-3）。随着对皮肤恶性黑色素瘤研究的深入，2009 年，依据研究的预后数据资料，对这个应用多年的分期系统进行了一些修订，使其更适用于皮肤恶性黑色素瘤。GOG 唯一的一项对外阴恶性黑色素瘤进行的前瞻性研究，结果提示在所有分期系统中 AJCC 分期对外阴恶性黑色素瘤最具有预后预测意义。

（3）鉴别诊断：外阴恶性黑色素瘤临床表现与以下疾病相似，主要通过组织病理学检测进行鉴别：外阴原位癌、乳头状瘤、尿道肉阜、外阴炎性结节、外阴色痣、血管瘤、Paget 病。

4. 治疗

（1）手术治疗：外阴恶性黑色素瘤的传统手术方式沿袭了外阴癌的术式，为根治性外阴切除术及患侧或双侧腹股沟淋巴结切除术。但近年来，许多学者对外阴恶性黑色素瘤的临床资料作回顾性分析，发现镜下分期为重要的预后相关因素。依据肿瘤侵犯深度及扩散范围选择手术方式，行个体化手术治疗日趋重要。如果肿瘤侵犯深度不大于1mm，可仅行根治性局部切除术，而对于肿瘤侵犯深度>1mm 的患者需行根治性全外阴切除术及腹股沟淋巴结切除术。

外阴切除方式：从 20 世纪 80 年代开始，皮肤恶性黑色素瘤的手术方式日趋保守，尽管外阴恶性黑色素瘤的生物学行为与皮肤恶性黑色素瘤不同（好发年龄较皮肤恶性黑色素瘤长，受累范围常较皮肤恶性黑色素瘤大），且预后明显较皮肤恶性黑色素瘤差，外阴恶性黑色素瘤的手术方式也随着皮肤恶性黑色素瘤趋于保守。回顾性研究的资料提示，根治性外阴切除并没有改善患者的生存。Irvin 等报道了 32 例外阴恶性黑色素瘤，其中 14 例行了局部切除术，7 例行了单纯性外阴切除术，11 例行了根治性切除术。该研究 32 例患者的 5 年生存率仅 25%，接受不同手术的 3 组患者的生存无明显差别。Rose 等报道的 26 例患者中有 12 例接受了局部切除术，14 例接受了根治性外阴切除，两组患者的生存没有显著差异。Trimble 等的研究中共入组了 80 例患者，其中 59 例行了根治性外阴切除，10 例行了部分外阴切除，9 例为局部扩大切除术，结果提示根治性切除组

表 6-13-3　恶性黑色素瘤 AJCC 分期（2009）

临床分期			
0 期	Tis	N0	M0
Ⅰ A 期	T1a	N0	M0
Ⅰ B 期	T1b	N0	M0
	T2a	N0	M0
Ⅱ A 期	T2b	N0	M0
	T3a	N0	M0
Ⅱ B 期	T3b	N0	M0
	T4a	N0	M0
Ⅱ C 期	T4b	N0	M0
Ⅲ 期	任何 T	N1	M0
	任何 T	N2	M0
	任何 T	N3	M0
Ⅳ 期	任何 T	任何 N	M1
病理分期			
0 期	Tis	N0	M0
Ⅰ A 期	T1a	N0	M0
Ⅰ B 期	T1b	N0	M0
	T2a	N0	M0
Ⅱ A 期	T2b	N0	M0
	T3a	N0	M0
Ⅱ B 期	T3b	N0	M0
	T4a	N0	M0
Ⅱ C 期	T4b	N0	M0
Ⅲ A 期	T1-4a	N1a	M0
	T1-4a	N2a	M0
Ⅲ B 期	T1-4b	N1a	M0
	T1-4b	N2a	M0
	T1-4a	N1b	M0
	T1-4a	N2b	M0
	T1-4a/b	N2c	M0
Ⅲ C 期	T1-4b	N1b	M0
	T1-4b	N2b	M0
	任何 T	N3	M0
Ⅳ 期	任何 T	任何 N	M1

续表

原发肿瘤 T

Tx　原发肿瘤无法评价(如做过刮除活检,或退行性黑色素瘤)

T0　无原发肿瘤证据

Tis　原位恶性黑色素瘤

T1　厚度≤1.0mm,伴或不伴溃疡

T1a　厚度≤1.0mm,核分裂少于$1/mm^2$,无溃疡

T1b　厚度≤1.0mm,至少1处核分裂$/mm^2$或有溃疡,如无法辨认核分裂且无溃疡,则Clark分层Ⅳ~Ⅴ级

T2　厚度1.01~2.0mm,伴或不伴溃疡

T2a　厚度1.01~2.0mm,无溃疡

T2b　厚度1.01~2.0mm,有溃疡

T3　厚度2.01~4.0mm,伴或不伴溃疡

T3a　厚度2.01~4.0mm,无溃疡

T3b　厚度2.01~4.0mm,有溃疡

T4　厚度>4.0mm,伴或不伴溃疡

T4a　厚度>4.0mm,无溃疡

T4b　厚度>4.0mm,有溃疡

区域淋巴结 N

Nx　区域淋巴结无法评价

N0　无区域淋巴结转移

N1　单个淋巴结有转移

N1a　临床隐性转移(镜下转移,包括免疫组化证实)

N1b　临床显性转移(肉眼转移)

N2　2~3个区域淋巴结有转移或虽然无区域淋巴结转移但有淋巴系统内转移

N2a　临床隐性转移

N2b　临床显性转移

N2c　无区域淋巴结转移但有卫星灶,或有原发肿瘤与淋巴结之间的途中转移

N3　4个或淋巴结出现转移,或融合的淋巴结转移,或局部淋巴结转移伴有卫星灶或伴有肿瘤与淋巴结间途中转移

远处转移 M

MX　远处转移无法评价

M0　无远处转移

M1　有远处转移

M1a　远处转移到皮、皮下组织,或远处淋巴结

M1b　远处转移到肺

M1c　远处转移到其他内脏,或者远处转移至任何部位,同时伴血清LDH水平升高

患者并无生存优势。英国学者Bradgate及德国学者Tasseron亦报道了类似研究结果。1994年,GOG报道了唯一针对外阴恶性黑色素瘤治疗方式的前瞻性临床研究,该研究共入组了71例在1983~1990年诊断为外阴恶性黑色素瘤的患者,均有可评价的肿瘤病灶。所有患者均接受了手术治疗,手术范围至少为改良根治性半外阴切除术,其中接受了根治性全外阴切除术的37例患者中有7例(19%)出现局部复发,而34例接受外阴半切术的患者中仅3例(9%)出现局部复发。总结上述临床资料,笔者推荐的术式为根治性局部切除术。

手术切缘:有学者针对皮肤恶性黑色素瘤局部切除术切缘与病灶边缘的距离进行研究,结果提示切缘距病灶1~2cm与3~4cm者并无生存差异。然而,外阴恶性黑色素瘤常累及阴蒂和小阴唇,导致靠中线的内切缘距离肿瘤较近,使得阴蒂、尿道切缘成为复发的好发部位。因此,在原发病灶切除的时候要注意留出足够的内切缘以预防这种情况出现。在Podratz等的研究中,侧位病灶的外阴恶性黑色素瘤10年生存率为61%,而病灶靠中线者则仅为37%(P<0.027)。

腹股沟淋巴结切除:对于腹股沟淋巴结是否切除的问题目前尚存争议。

一项大型的单中心回顾性研究对911例接受了选择性区域淋巴结切除的皮肤恶性黑色素瘤患者进行了分析,研究结果提示淋巴结转移率与病灶厚度相关:0.76mm,0%;0.76~1.5mm,5%;1.5~2.5mm,16%;2.5~4.0mm,24%;4mm,36%。多数对皮肤恶性黑色素瘤的研究提示淋巴结切除能提高患者的生存,黑色素瘤外科治疗组针对中等厚度(1~4mm)的皮肤恶性黑色素瘤患者是否行选择性淋巴结切除,开展了一项前瞻性多中心随机试验。该研究共入组了740名患者,研究结果显示,对于522例年龄在60岁或以下的患者(88% vs. 81%;P<0.04)、355例肿瘤厚度1~2mm的患者(96% vs. 86%;P<0.04)、403例病灶无溃疡的患者(95% vs. 84%;P<0.01)、284例肿瘤厚度1~2mm且没有溃疡的患者(9% vs. 87%;P<0.005),选择性淋巴结切除能带来较高的5年生存率。但GOG的前瞻性研究结果并未提示淋巴结切除能改善外阴恶性黑色素瘤患者的生存。

"前哨淋巴结"是指病灶淋巴引流的第一站淋巴结。前哨淋巴结检查概念的提出是假设淋巴引流的第一站淋巴结无肿瘤转移,其他淋巴也不会出现肿瘤转移。如果前哨淋巴结检查的预测价值高,那么许多患者将可免于接受系统淋巴结清扫。

Gershenwald报道的344例皮肤恶性黑色素瘤中,共有243例患者的前哨淋巴结经病理学证实阴性,其中27例(11%)在中位随访时间35个月后出现局部和区域淋巴结复发,和(或)远处转移,10例(4%)患者在之前的前哨淋巴结活检处出现淋巴结复发,但病理连续切片检查提示,这10例病例之前活检的前哨淋巴结中有80%存在隐匿性微转移。Cady、Levenback、Paganelli、Terada、De Hulla等学者均报道过外阴恶性肿瘤的前哨淋巴结检查,并认为该技术可成熟应用,对淋巴结转移具有较高的预测性。De Hulla等的研究中,9例外阴黑色素瘤的患者进行了前哨淋巴结检查,其中2例(22%)前哨淋巴结阴性的患者出现腹股沟区复发,而按传统方式治疗的24例患者中无1例复发(P=0.06),作者提出的假设为:腹股沟区复发的原因为跳跃转移。

对外阴恶性黑色素瘤采用前哨淋巴结检查也是非常规手术。但在患者充分知情同意的情况下,由经验丰富的手术者配合超分期病理检查技术进一步排查阴性淋巴结,对浸润深度大于1mm的患者行前哨淋巴结定位和切除,与不行淋巴结切除相比是有益的。

腹股沟淋巴结未发现转移的病例一般不会出现盆腔淋巴结转移。而且,盆腔淋巴结转移一旦出现,患者的预后将

会很差。因此,有作者认为,对盆腔淋巴结转移的患者没有必要进行盆腔淋巴结清扫。

总之,推荐的手术方式是对原发病灶进行根治性局部切除术,切缘距病灶边缘 1~2cm,如果发现间质浸润超过 1mm 则至少行患侧腹股沟、股淋巴结清扫。前哨淋巴结探查活检术目前仅在充分知情同意的情况下,用于对淋巴结清扫术后发生淋巴水肿很介意的患者。

(2)辅助治疗

1)化学治疗:对黑色素瘤有效的化疗药物包括:达卡巴嗪(DTIC)、氯乙环己亚硝脲(CCNU)、双氯乙基亚硝脲(BCNU)、铂类(顺铂/卡铂)、长春碱类、紫杉类、替莫唑胺(TMZ)及沙利度胺(thalidomide)。但由于化疗药物对恶性黑色素瘤的作用有限,仅推荐用于晚期或复发性恶性黑色素瘤。

2)免疫治疗:ECOG 的临床试验中,干扰素-α-2b 被发现对恶性黑色素瘤的辅助治疗有重要价值。在 ECOG 的一项Ⅲ期临床试验中对原发病灶浸润较深(>4mm)或有区域淋巴结转移的恶性黑色素瘤患者术后辅助使用大剂量干扰素-α-2b,共入组病例 287 例,中位随访时间 6.9 年,干扰素治疗组在无复发间期和总生存期方面均显示出显著的优势,用干扰素治疗也使保持无病生存的病例由 26% 提高至 37%。这个结果在一宗大型的临床试验中得到进一步证实,该临床试验共入组了 880 例患者,随机分组后分别使用大剂量干扰素-α-2b 和结合钥孔血蓝蛋白的 GM2 疫苗治疗 1 年,比较两组的治疗效果,中期分析提示大剂量干扰素-α-2b 显著优于疫苗组,该试验提前结束。

大剂量干扰素治疗的副作用很大,但仍被建议作为能耐受干扰素治疗、有高危因素的黑色素瘤患者的标准治疗。

也有研究推荐大剂量白介素-2(IL-2)用于转移性恶性黑色素的全身治疗。

黑色素瘤的免疫治疗还包括使用肿瘤细胞、多肽、细胞因子介导的树突状细胞、DNA 和 RNA、抗体等各种类型的疫苗,尽管初期临床试验结果认为有发展前景,但这些方法仍在试验阶段。

5. 预后 外阴恶性黑色素瘤的生物学行为较难预测,资料显示该病的预后很差。局部复发率为 30%~50%,复发距离初次治疗的平均时间为 1 年。已有文献报道外阴恶性黑色素瘤的 5 年生存率为 8%~54%。病灶侵犯深度不超过 1mm 的患者预后相当好,随着浸润深度的增加预后逐渐变差。Chung 等报道,在 Clark 分层分期为 level Ⅱ 的患者中,校正 5 年生存率为 100%,在 level Ⅲ 和Ⅳ的患者为 40%,level V 为 20%。且肿瘤的体积与预后相关,肿瘤体积小于 100mm³ 的患者预后很好。DNA 倍数和血管侵犯均为无病生存期相关的独立预后因子。亦有文献报道淋巴结状态及阳性淋巴结个数为影响生存的独立预后因素。

(黄绮丹 刘继红)

第四节 外阴肿瘤合并妊娠

外阴肿瘤合并妊娠非常罕见,到目前为止仅有少量的

个案报道探讨了这一问题,因此在治疗方面的争议还没有足够的证据以达成共识,这里只是在经验医学层面讨论一下。

外阴与其他生殖器官不同,对妊娠和生育的影响较子宫、宫颈、卵巢,甚至阴道,都要小一些,因此,外阴肿瘤合并妊娠的处理要相对容易一些,也要相对积极一些。

对于外阴肿瘤合并妊娠,首先要明确诊断,对于可疑病变,及时活检是必要的。良性肿瘤可以观察,当然,对于痣,有研究者建议孕前要预防性切除,但尚未达成共识;对于尖锐湿疣,及时治疗防止播散是必要的,而且要尽量告知患者经阴道分娩可能的母婴传播问题。

对于恶性肿瘤,目前的资料提示手术是首选治疗方法,手术范围同非孕期。手术时机与其他肿瘤不同,不用考虑孕周,可以立即手术或最晚推迟到中孕早期,不宜再推迟。有报道,9 例孕期手术者随访多年无复发,而 5 例推迟到妊娠结束手术者全部复发并死亡。对于分娩方式,有学者建议,只要伤口愈合良好,不是阴道分娩的禁忌。对于周围型的小病灶、预计淋巴转移可能小的,也有学者认为,可以分期手术,先做外阴手术,待终止妊娠后再做淋巴结切除,尽量在不影响肿瘤发展的情况下,保护妊娠质量。

外阴癌治疗后对妊娠的影响,也有少量的个案报道。一般认为,外阴癌治疗对再次妊娠没有影响,妊娠不会增加外阴癌复发。当然,外阴癌手术会增加剖宫产的可能,新型手术较传统广泛手术对其影响要小一些。

(赵晓东)

第五节 外阴癌的放疗和化疗

一、外阴癌的放疗

外阴癌的放射治疗,特别是单纯放射治疗一般并不作为其首选治疗方式,这主要是因为外阴皮肤、肛门及尿道正常组织不能耐受射线(当外阴皮肤受量超过 30~40Gy/3~4 周后即会出现放射反应),往往迫使治疗停止,不易达到根治剂量(一般 60~65Gy/5~6 周)。但近年随着放射治疗技术的快速发展,如放化疗同步等方法的开展,外阴癌的放射治疗已经有了重大的改善。

(一)外阴癌放射治疗的适应证

1. 心、肝、肾功能不全,不宜行根治性手术者。

2. 癌灶广泛,特别是年轻患者,原发病灶位于阴蒂或阴蒂周围,患者欲保留功能者。

3. 晚期外阴癌患者的术前放疗,以缩小肿瘤,提高切净率,同时保留肛门及尿道等器官,减少盆腔脏器的切除。

4. 术后放疗主要用于预防和补充治疗,特别是手术不彻底或标本切缘有癌,淋巴管有癌栓,深肌层浸润者以及腹股沟深浅淋巴结和盆腔淋巴结转移阳性者。

5. 外阴癌手术后复发病灶。

6. 晚期不能手术患者的姑息性放疗。

7. 患者拒绝手术者。

另外也有学者报道对不能耐受较长时间手术及早期患

者可行术后放疗代替腹股沟淋巴结清扫术,并有大宗临床病例观察证实局部病灶切除加区域淋巴结放疗治疗外阴癌的效果与采用广泛根治性手术的结果差异无显著性。但仍有相当多学者认为腹股沟深浅淋巴结切除术仍然是无手术禁忌证患者的标准治疗。

(二)放射治疗方法

1. 单纯放射治疗

(1)外阴癌灶的放疗:目前多采用 9~18MeV 的电子线外阴部垂直、切线、或以病灶为中心的四野交叉照射,其范围应超过癌灶外2cm以上,一般给予矩形野。同时设野时要注意在外阴与腹股沟无缝隙遗漏并尽可能避开肛门直肠。放射能量应根据肿瘤大小和浸润深度选择,总剂量为60Gy左右。每日照射150cGy,每周5次,或每日300cGy,每周3次。于照射 30~40Gy 时,若有明显的皮肤反应,可停止放疗,休息2周左右后继续至达总剂量。放疗时应尽量保持局部皮肤干燥,对癌灶较大且外突明显者可采用切线照射。放疗摆位时要求患者膀胱截石位仰卧于治疗床上,两下肢外展,充分暴露外阴区,旋转治疗床使之与加速器长轴垂直,旋转调整机架角,使射线与外阴平面垂直,并应将肿瘤基底部切入并尽可能少的包括正常的外阴组织。

(2)区域淋巴结的放疗:对于未行腹股沟区深浅淋巴结清扫但活检阳性的患者或临床高度怀疑有局部淋巴结转移者,可给予淋巴结引流区域照射。采用左右两个腹股沟区野垂直照射,其野中轴相当于腹股沟韧带,上下界平行于该韧带,内侧达耻骨结节,外界位于髂前上棘内侧1cm处。两野每日照射,每次 150~200cGy,每周5次,其总剂量为4~5周给予50Gy左右,可采用⁶⁰Co或直线加速器合并电子束照射。

可疑盆腔淋巴结转移者,在完成腹股沟照射后利用盆腔四矩形野追加盆腔剂量 10~20Gy/2 周。其照射野上界为第5腰椎上缘,下界为闭孔窝下缘,外界为股骨头中线,内界为脐耻连线外2cm。每次 180~200cGy,每周5次。

(3)局部肿块组织间的插植放疗:主要用于晚期或复发且病灶较大的患者并在体外照射结束后施行。已有临床报告证实组织间的插植治疗可使晚期或复发患者获得较好的局部控制,局控率可达60%左右。采用放射源针直接插入癌灶组织中进行放疗,插植时放射源间距相同,立体插植时中心面源排列成等边三角形或正方形,插植深度视肿瘤大小而定,一般约为 25~35mm,在局麻下操作。达其治疗剂量应视治疗方案为姑息性还是根治性而定。

(4)复发灶的放疗:对于复发病灶的放射治疗以局部照射为主,设野大小应视肿瘤大小而定,放射剂量通常为5~6周给予60cGy,若局部皮肤反应,可停止放疗,休息2周左右后继续。

(5)三维适形和调强适形放疗:近年来,已有学者将三维适形(3DCRT)和调强适形(IMRT)运用于外阴癌的放射治疗。3DCRT能做到照射的高剂量区分布的形状在三维方向上与病变(靶区)的形状相一致,并最大限度地将放射线集中到靶区内杀灭肿瘤细胞,而同时又使病变周围的正常组织少受或免受不必要的照射,在一定的程度上提高了放射治疗的增益比。而调强适形放疗则适用于肿瘤形状

不规则、并与周围正常关键性脏器相互交错的情况,尤其是靶区的形态中有着向内凹陷的保护区的病例,它除了照射野形状与靶区在该射线束方向上的投影形状相同外,射野内各处束流强度还能按所需方式进行调整。

2. 手术前后的放疗　目前已作为外阴癌综合治疗的一部分。术前放疗常用于局部癌灶>4cm、肿瘤浸润深、固定,合并感染并累及邻近器官。术前放疗可使肿块缩小,缩小手术范围,提高手术的切净率,有利于改善术后生活质量,减少复发,提高存活率。术前放疗多采用⁶⁰Co或直线加速器垂直照射病灶,而对病灶大而外突者则可采用切线照射。放疗设野主要根据病灶大小而定,其治疗剂量为 2~3 周给予 30Gy 左右,放疗结束后 2~3 周行手术治疗。术后放射治疗主要用于患者手术切缘距肿瘤边缘<8mm、血管、淋巴管受累,肿瘤浸润深度>5mm,腹股沟淋巴结术后病理证实阳性者(2个以上微转移,1个大转移或淋巴结包膜外转移)替代淋巴结引流区域清扫的放疗。放疗设野主要针对病变部位和淋巴结引流区,并在术后 2 周左右,手术切口愈合后进行照射。病变部位和行淋巴结引流区域清扫术后的治疗剂量一般为 3~4 周给予 40~50Gy 左右。而替代淋巴结引流区域清扫的放疗则见前述。已有的临床观察结果显示,术前外阴放射量 Dm>40Gy,局控率可达75%,术后外阴放射量 Dm>40Gy,5年存活率为 66.7%。对于T1~T2的患者采用局部病灶切除加术后辅助放疗或单纯放疗,是降低术后病率的合理治疗且疗效与传统的根治性手术相比,差异无显著性。

3. 同步放化疗　目前放化疗同步综合治疗已成为中晚期外阴癌治疗的基本模式。晚期外阴癌患者采用放化疗同步治疗,即在第一周和最后一周给 5-Fu+CDDP 化疗,在化疗间歇期间给予每日直线加速器照射,外阴和淋巴结引流区域照射野的治疗剂量分别均达到 40~45Gy,放化疗结束后 4~6 周行局部病灶切除+腹股沟淋巴结清扫。

(三)影响外阴癌放射治疗疗效的临床病理因素

影响外阴癌放射治疗疗效的主要临床病理因素有临床期别、腹股沟淋巴结转移、肿瘤大小及浸润深度、淋巴管血管间隙瘤细胞弥散,同时也与是否结合化疗和放射剂量相关。期别早,肿瘤灶直径<2cm,浸润深度<5mm,无腹股沟淋巴结转移,结合化疗且肿瘤照射剂量达 40~50Gy 其疗效相对较好。

二、外阴癌的化疗

外阴癌化疗的临床经验非常少,这是由于外阴癌手术治疗率较高,且患者多为年迈者、对治疗的要求不高等原因所致。因此化疗在外阴癌治疗中处于辅助地位。

但是,对于晚期患者,即使是超广泛的根治性手术也很难将周边的肿瘤切净,同时过于广泛的手术切除往往带来邻近器官的功能障碍,如大小便失禁、人工肛门、人工膀胱等,降低术后的生活质量。同时单纯放疗由于外阴皮肤、肛门直肠和尿道等对射线的耐受问题,难以达到病灶的根治性剂量而影响疗效。近年来对这类患者实施的放化疗同步综合治疗已取得较好的疗效。

大多数Ⅲ、Ⅳ期外阴癌需要进行术前放射治疗+化疗。

肿瘤体积大,切除范围不够大,应进行术后放疗+化疗。不能手术的Ⅲ、Ⅳ期外阴癌患者,根治性放射治疗与化疗同时进行,其完全缓解率可达53%～89%,中位生存时间37个月,无瘤生存率47%～84%。

化疗仅作为外阴晚期癌或复发性外阴癌姑息性综合治疗的一部分。化疗方案包括NF(HN2+5-Fu)、PAB(DDP+ADM+BLM)。有报道采用博来霉素、甲氨蝶呤和洛莫司汀(CCNU)(BMC方案)应用于不适合手术的晚期外阴鳞癌或术后复发患者25例进行Ⅱ期临床试验。采用6周循环治疗,缓解率为56%,平均存活期7.8个月。推荐作为晚期患者的姑息治疗方案。

外阴癌的化疗尚需要摸索更多的临床治疗经验。

第六节　外阴恶性肿瘤的预后及随访

(一)　影响预后的因素

影响外阴恶性肿瘤预后的因素比较复杂,据临床的统计资料,与下列因素有关:

1. 组织类型　外阴恶性肿瘤的恶性程度以恶性黑色素瘤和肉瘤较高,腺癌及鳞癌次之,基底细胞癌最低。鳞癌约占外阴癌的90%,鳞癌组5年生存率为80%,非鳞癌组5年生存率为56%,外阴鳞癌患者预后优于非鳞癌患者。

2. 临床分期　外阴癌与其他恶性肿瘤一样,早期治愈率高,预后好;晚期生存率明显下降,预后差。总的5年生存率68%,其中Ⅰ期为90%,Ⅱ期为80%,Ⅲ期为50%,Ⅳ期15%。

3. 腹股沟淋巴结的情况　外阴鳞状细胞癌腹股沟淋巴结有无转移与预后的关系极为重要。五年生存率在腹股沟淋巴结阴性病例中,Ⅰ、Ⅱ期为97.8%,Ⅲ期为69.6%。而在淋巴结阳性病例中,Ⅰ、Ⅱ期为43.7%,Ⅲ期为26.5%。

外阴鳞癌腹股沟淋巴结转移的数量与预后的关系也极大,腹股沟淋巴结阳性≤2个者,5年生存率在70%以上;而腹股沟淋巴结阳性数≥3个者,5年生存率为25%。双侧腹股沟淋巴结阳性者,其预后也较差。

4. 癌灶大小　外阴鳞癌的病灶大小与腹股沟淋巴结的转移率成正比的关系。病灶为Ⅰ期(<2cm)腹股沟淋巴结的转移率为9.9%,而超过Ⅰ期(>2cm)的转移率为34.4%。

5. 淋巴管和血管的浸润　外阴鳞癌侵犯了其周围的淋巴管或血管,腹股沟淋巴结的转移率较无侵犯者高。凡淋巴管或血管受犯者腹股沟淋巴结转移率可高达75%,而对照组仅22%。

6. 癌灶部位　位于阴蒂部得外阴鳞癌较其他部位癌灶腹股沟淋巴结转移率高,各为41%和26%。阴蒂部癌有腹股沟淋巴结转移者,其盆腔淋巴结的转移率也高。

7. 癌灶生长方式　外阴鳞癌灶呈浸润性或融合性生长的,其腹股沟淋巴结的转移率高。

8 组织分化程度　外阴鳞癌组织分化程度越差者,其腹股沟淋巴结的转移率越高。据统计,腹股沟淋巴结的转移率在$G_1$15%、G_2为35%、G_3为55%。

9. 盆腔淋巴结情况　外阴癌发生盆腔淋巴结转移时,其预后极差。盆腔淋巴结的阳性率与癌灶的组织分化程度有关,组织分化差者盆腔淋巴结转移率高;腹股沟淋巴结数量有关,腹股沟阳性淋巴结超过3个,盆腔淋巴结转移的危险性大。

总之,外阴恶性肿瘤的预后除组织类型外,还与临床分期、病灶的大小和淋巴结的阳性数量互为相关。

(二)　随访

凡经计划性治疗后的外阴恶性肿瘤,均需长期随访。外阴癌复发时间多在治疗后2年内,提示外阴癌患者术后2年内应密切随诊,以便及时发现及时治疗,提高生存率。

随访时间:

第1～2年:每2～3个月随访1次。

第3～4年:每半年随访1次。

第5年以后:每年随访1次。

(赵西侠)

参 考 文 献

1. Aerts L, Enzlin P, Verhaeghe J, et al. Sexual and psychological functioning in women after pelvic surgery for gynaecological cancer. Eur J Gynaecol Oncol, 2009, 30(6):652-656

2. Agarwala SS, Keilholz U, Hogg D, et al. Randomized phase Ⅲ study of paclitaxel plus carboplatin with or without sorafenib as secondl line treatment in patients with advanced melanoma. J Clin Oncol (Meeting Abstracts), 2007, 25(18_suppl):8510

3. Amant F, Brepoels L, Halaska MJ, et al. Gynaecologic cancer complicating pregnancy: an overview. Best Pract Res Clin Obstet Gynaecol, 2010, 24(1):61-79

4. Aydin Y, Atis A, Polat N. Bilateral endometrioma of Bartholin glands accompanying ovarian endometrioma. J Obstet Gynaecol, 2011, 31(2):187-189

5. Balega J, Butler J, Jeyarajah A, et al. Vulval cancer: what is an adequate surgical margin? Eur J Gynaecol Oncol, 2008, 29(5):455-458

6. Berek JS, Hacker NF. Berek & Hacker's gynecologic oncology. 5th ed, Hagerstown: Lippincott Williams & Wilkins, 2010

7. Beriwal S, Heron DE, Kim H, et al. Intensity modulated radiotherapy for the treatment of vulvar carcinoma: a comparative dosimetric study with early clinical outcome. Int J Radiat Oncol Biol Phys, 2006, 64(5):1395-1400

8. Black D, Tornos C, Soslow RA, et al. The outcomes of patients with positive margins after excision for intraepithelial Paget's disease of the vulva. Gynecol Oncol, 2007, 104(3):547-550

9. Brenn T. Atypical genital nevus. Arch Pathol Lab Med, 2011, 135(3):317-320

10. Brunner AH, Polterauer S, Tempfer C, et al. The accuracy of intraoperative frozen section of the inguinal sentinel lymph node in vulvar cancer. Anticancer Res, 2008, 28(6B):4091-4014

11. Chan JK, Sugiyama V, Pham H, et al. Margin distance and other clinico-pathologic prognostic factors in vulvar carcinoma: a multivariate analysis. Gynecol Oncol, 2007, 104:636Y641

12. Cheng X, Zang R, Wu X, et al. Recurrence patterns and prognostic factors in Chinese patients with squamous cell carcinoma of the

vulva treated with primary surgery. Int J Gynecol Cancer,2009,19 (1):158-162

13. Cutlan JE,Saunders N,Olsen SH,et al. White sponge nevus presenting as genital lesions in a 28-year-old female. J Cutan Pathol, 2010,37(3):386-389

14. de Bie RP,van de Nieuwenhof HP,Bekkers RL,et al. Patients with usual vulvar intraepithelial neoplasia-related vulvar cancer have an increased risk of cervical abnormalities. Br J Cancer,2009,101 (1):27-31

15. De Vuyst H,Clifford GM,Nascimento MC,et al. Prevalence and type distribution of human papillomavirus in carcinoma and intraepithelial neoplasia of the vulva,vagina and anus:a meta-analysis. Int J Cancer,2009,124(7):1626-1636

16. DeAmbrosis K,Nicklin J,Yong-Gee S. Basal cell carcinoma of the vulva:a report of four cases. Australas J Dermatol,2008,49(4): 213-215

17. Eva LJ,Ganesan R,Chan KK,et al. Differentiated-type vulval intraepithelial neoplasia has a high-risk association with vulval squamous cell carcinoma. Int J Gynecol Cancer,2009,19(4):741-744

18. Eyvazzadeh AD,Smith YR,Lieberman R,et al. A rare case of vulvar endometriosis in an adolescent girl. Fertil Steril,2009,91 (3):929

19. Fons G,Hyde SE,Buist MR,et al. Prognostic value of bilateral positive nodes in squamous cell cancer of the vulva. Int J Gynecol Cancer,2009,19(7):1276-1280

20. Francesco R,Francesco H,Antonino D,et al. Clinical and pathological prognostic factors in squamous cell carcinoma of the vulva. Gynecologic Oncology,2006,102(2):333-337

21. Groenen SM,Timmers PJ,Burger CW. Recurrence rate in vulvar carcinoma in relation to pathological margin distance. Int J Gynecol Cancer,2010,20(5):869-873

22. Horn LC,Wagner S. Frozen section analysis of vulvectomy specimens:results of a 5-year study period. Int J Gynecol Pathol,2010, 29(2):165-172

23. Hou JL,Wu LY,Zhang HT,et al. Clinic opathological characteristics of six patients with adenoidcystic carcinoma of the Bartholin gland. Zhonghua Zhong Liu Za Zh,2010,32(4): 290-293

24. Johan Moan,Alina C. Porojnicu,Arne Dahlback,et al. Where the sun does not shine:Is sunshine protective against melanoma of the vulva? Journal of Photochemistry and Photobiology B:Biology, 2010,101:179-183

25. Kataoka MY,Sala E,Baldwin P,et al. The accuracy of magnetic resonance imaging in staging of vulvar cancer:a retrospective multicentre study. Gynecol Oncol,2010,117(1):82-87

26. Khanna G,A zad K. Bartholin gland carcinoma. Indian J Pathol Microbil,2010,53(1):171-172

27. Korkontzel os I,Fragkou lidis M,Stavroulis A,et al. Adenoid cystic carcinoma of the Bartholin's glan in a young patient:eight-year follow-up. Eur J Gynaecol Oncol,2009,30(6):686-688

28. Kumar S,Shah JP,Bryant CS,et al. A comparison of younger vs. older women with vulvar cancer in the United States. Am J Obstet Gynecol,2009,200(5):e52-e55

29. Lemm D,Mügge LO,Mentzel T,et al. Current treatment options in dermatofibrosarcoma protuberans. J Cancer Res Clin Oncol,2009,

135(5):653-665

30. Lindell G,Jonsson C,Ehrsson RJ,et al. Evaluation of preoperative lymphoscintigraphy and sentinel node procedure in vulvar cancer. Eur J Obstet Gynecol Reprod Biol,2010,152(1):91-95

31. McArthur G. Dermatofibrosarcoma protuberans:recent clinical progress. Ann Surg Oncol,2007,14(10):2876-2886

32. Oonk MH,van Hemel BM,Hollema H,et al. Size of sentinel-node metastasis and chances of non-sentinel-node involvement and survival in early stage vulvar cancer:results from GROINSS-V,a multicentre observational study. Lancet Oncol,2010,11(7): 646-652

33. Palmer JE,Tidy JA. Pregnancy following vulvar squamous cell carcinoma:a report of two cases. J Gynecol Oncol,2009,20(4): 254-256

34. Pecorelli S. Revised FIGO staging for carcinoma of the vulva,cervix,and endometrium. Int J Gynecol Obstet,2009,105(2): 103-104

35. Petković S,Jeremić K,Vidakovic S,et al. Paget's disease of the vulva—a review of our experience. Eur J Gynaecol Oncol,2006,27 (6):611-612

36. Polterauer S,Catharina Dressler A,Grimm C,et al. Accuracy of preoperative vulva biopsy and the outcome of surgery in vulvar intraepithelial neoplasia 2 and 3. Int J Gynecol Pathol,2009,28(6): 559-562

37. Rao RD,Holtan SG,Ingle JN,et al. Combination of paclitaxel and carboplatin as second-line therapy for patients with metastatic melanoma. Cancer,2006,6(2):375-382

38. Roh HJ,Kim DY,Kim JH,et al. Paget's disease of the vulva:evaluation of recurrence relative to symptom duration,volumetric excision of lesion,and surgical margin status. Acta Obstet Gynecol Scand,2010,89(7):962-965

39. Rouzier R,Preti M,Sideri M,et al. A suggested modification to FIGO stageⅢ vulvar cancer. Gynecol Oncol,2008,110(1):83-86

40. Sendagorta E,Herranz P,Feito M,et al. Successful treatment of three cases of primary extramammary Paget's disease of the vulva with Imiquimod—proposal of a therapeutic schedule. J Eur Acad Dermatol Venereol,2010,24(4):490-492

41. Shaco-Levy R,Bean SM,Vollmer RT,et al. Paget disease of the vulva:a study of 56 cases. Eur J Obstet Gynecol Reprod Biol, 2010,149(1):86-91

42. Stroup AM,Harlan LC,Trimble EL. Demographic,clinical,and treatment trends among women diagnosed with vulvar cancer in the US. Gynecol Oncol,2008,108(3):577-583

43. Terzakis E,Androutsopoulos G,Derdelis G,et al. Loop electrosurgical excision procedure in Greek patients with vulvar intraepithelial neoplasia. Eur J Gynaecol Oncol,2010,31(2):191-193

44. Tjin Asjoe FM,van Bekkum E,Ewing P,et al. Sentinel node procedure invulvar squamous cellcarcinoma:a histomorphologic review of 32 cases. The signif icance of anucleate structures on immunohistor chemistry. Int J Gynecol Cancer,2008,18(5):1032-1036

45. van de Nieuwenhof HP,Massuger LF,van der Avoort IA,et al. Vulvar squamous cell carcinoma development after diagnosis of VIN increases with age. Eur J Cancer,2009,45(5):851-856

46. van Seters M,van Beurden M,ten Kate FJ,et al. Treatment of vulvar intraepithelial neoplasia with topical imiquimod. N Engl J

Med,2008,358(14):1465-1473

47. Watson M, Saraiya M, Wu X. Update of HPV-associated female genital cancers in the United States,1999-2004. J Womens Health (Larchmt),2009,18(11):1731-1738

48. Woelber L,Mahner S,Voelker K,et al. Clinicopathological prognostic factors and patterns of recurrence in vulvar cancer. Anticancer Res, 2009,29(2):545-552

49. Woida FM,Ribeiro-Silva A. Adenoid cystic carcinoma of the Bartholin gland:an overview. Arch Pathol Lab Med,2007,131(5): 796-798

50. 曹泽毅.中国妇科肿瘤学.北京:人民军医出版社,2011

51. 程玺,王坚,沈旭霞,等.外阴隆突性皮纤维肉瘤 3 例报道并文献复习.中国癌症杂志,2010,20(9):718-720

52. 范林军,姜军.全腔镜乳腺癌改良根治手术技术.中华乳腺病杂志,2010,4(1):17-26

53. 郭美琴,姜军,杨新华,等.吸脂法腔镜腋窝淋巴结清除术野脱落细胞学研究.中华肿瘤防治杂志,2009,16(9):710-712

54. 李斌,吴令英,刘琳,等.前哨淋巴结活检术应用于外阴癌的初步研究.中华妇产科杂志,2009,44(5):364-368

55. 李力.外阴癌的放射治疗.中国实用妇科与产科杂志,2006,22 (8):571-573

56. 连丽娟.林巧稚妇科肿瘤学.第 4 版.北京:人民卫生出版社,2006

57. 刘新民,万小平,邹淑花,等.妇产科手术难点与技巧图解.北京:人民卫生出版社,2010

58. 吴强,吴裕中,孙志华,等.腔镜下外阴癌腹股沟淋巴结切除术的临床观察.临床肿瘤学杂志,2011,16(10):909-911

59. 徐惠成,王延洲,李宇迪,等.腹腔镜下腹股沟淋巴清扫术在外阴癌中的应用技巧及可行性.中国实用妇科与产科杂志,2011, 27(4):283-285

60. 张毅,赵晓东.经阴道手术系列手术.北京:人民军医出版社,2010

61. 张志毅.妇科肿瘤手术学.上海:上海科技出版社,2009

62. 赵晓东,张毅.妇科肿瘤循证治疗学.北京:人民军医出版社,2008

第十四章

阴道肿瘤

第一节　阴道良性肿瘤

　　阴道良性肿瘤可以分为囊性肿瘤和实性肿瘤,前者主要有中肾管囊肿、副中肾管囊肿和包涵囊肿,后者常见有阴道尖锐湿疣、乳头状瘤、阴道纤维瘤、平滑肌瘤、神经纤维瘤,以及阴道腺病、阴道血管瘤等,阴道良性肿瘤发生较外阴、宫颈肿瘤少见。

一、囊性肿瘤

　　1. 中肾管囊肿　女性胚胎发育过程中,中肾管不完全退化,残存部分,管腔上皮细胞有分泌活动,形成囊肿。多位于阴道的前壁和侧壁,囊肿一般 2cm 直径左右,可单发或多发,囊壁内被覆单层立方上皮或低柱状上皮,无纤毛,囊腔内含褐色或透明液体。小的囊肿无症状,不需要治疗。

　　2. 副中肾管囊肿　又称米勒管残余囊肿,约占阴道壁囊肿的一半,在胚胎早期阴道索的演变过程中,有些副中肾管腺上皮小岛残存于阴道壁内,发展为囊肿,即付中肾管囊肿,囊壁为单层有分泌黏液功能的高柱状上皮形成。囊肿直径 2~5cm,囊内充满黏液。临床症状:阴道出血,阴道分泌物增多,下坠感,性交困难等。诊断时须与阴道腺病鉴别。囊肿较大且有症状时可予以手术切除。

　　3. 包涵囊肿　分娩或阴道手术时黏膜损伤,黏膜上皮被包埋入阴道壁内,形成囊肿。常位于阴道下端,囊壁薄,被覆复层鳞状上皮,囊内有黄色皮质样物,妇科检查可发现,囊肿较大有症状时可手术治疗。

二、实性肿瘤

　　1. 阴道纤维瘤、平滑肌瘤、神经纤维瘤　并不常见,在成年妇女中任何年龄均可发生,肿瘤大小不等,平均直径3cm,通常阴道前壁较常见,肿瘤较小时无临床症状,随着肿瘤逐渐长大,出现阴道白带增多,下坠感,发现阴道肿块,出现膀胱、直肠压迫症状,如尿频、尿急、大小便困难或性交困难。当肿瘤有溃疡、坏死,可出现白带增多、阴道出血。临床检查发现阴道壁有实性、质硬、边界清楚的肿块,并可向阴道内突出或突出于外阴,肿瘤常为单个,可推动,诊断上应注意与膀胱、直肠膨出、阴道壁囊肿相鉴别,当肿瘤表面有溃疡、坏死、出血时应与肉瘤鉴别。治疗采用手术切除。

　　2. 阴道乳头状瘤　可发生于任何年龄,以年轻妇女多见,发生于阴道各壁,瘤体积较小,直径 1~2cm,质地软、脆、基底宽,呈菜花状。组织学上见肿瘤表面有乳头状突起,覆盖薄层鳞状上皮,每个乳头中心为血管-纤维结缔组织。治疗为手术切除。

　　3. 阴道尖锐湿疣

　　【病因】　阴道尖锐湿疣由人乳头瘤病毒(HPV)感染引起。目前发现人乳头瘤病毒有近 200 种亚型,其中与阴道尖锐湿疣有关的是 HPV6、11、16、18、24、33、35、39 型等,主要经性传播。

　　【临床表现】　患者开始感觉奇痒,皮损初为小而稍硬的灰色或淡红色丘疹,散在,以后逐渐增生,呈乳头状、菜花状,甚至融合成鸡冠花状,大小不等,根部有蒂。临床症状有阴道白带增多,有味、瘙痒、疼痛。

　　【治疗】

　　(1) 局部用药:0.5% 足叶草酯、30%~50% 三氯醋酸、1%~5% 氟尿嘧啶软膏、3%~5% 酞丁胺软膏等。

　　(2) 物理疗法:CO_2 激光照射、液氮冷冻、电灼等。

　　(3) 免疫治疗:干扰素疣体注射或皮下注射。干扰素霜具有抗病毒作用、抗增殖作用及免疫调节作用,对防止复发起一定作用。白介素-2 是活化的淋巴细胞产生的糖蛋白,对减少复发有一定辅助疗效。新型外用免疫调节剂咪喹莫特霜,是非核苷类异环胺类药,有抗病毒作用。通过诱导抗体产生 IFN-α、IFN-β、IFN-γ、IL-8、IL-12、IL-α 等细胞因子而发挥作用,调节皮肤局部的炎症反应而发挥治疗效应。5% 咪喹莫特霜治疗尖锐湿疣的治愈率为 37% ~52%,有效率 76% ~93%。咪喹莫特霜治愈尖锐湿疣的平均时间为 7~10 周,疗程最短为 4 周。

(4) 手术治疗:对瘤体较大可行手术切除。

4. 阴道腺病 阴道腺病(vaginal adenosis)是指阴道壁的表面或黏膜下结缔组织内出现副中肾管系统的腺体组织或腺囊肿。

【病因】 阴道腺病是妇科少见病,自 20 世纪 50 年代非固醇类合成激素包括己烯雌酚等的广泛应用,一些在母体内受到此类药物影响者,阴道腺病患病率显著增加,而我国报道的病例多无母亲雌激素应用史。发病原因可能与获得性阴道腺病、性激素刺激、阴道上皮化生、基底层细胞分化等相关。

【病理】 正常阴道壁为鳞状上皮,无腺体结构,多数作者认为阴道上皮下的腺体是副中肾管上皮的残余,或鳞状上皮的基底细胞化生而来。镜下检查 腺体可分泌黏液,类似宫颈内膜腺体(常见)或被覆一层类似输卵管或子宫内膜的黏膜。或低柱状上皮伴有鳞状上皮化生,有的还有不同程度的不典型增生。

【临床表现】 发病年龄 22~65 岁,临床症状主要有白带增多、性交痛、血性分泌物、阴道灼热感,一部分患者无任何症状。临床表现以阴道壁散在性小结节最多见,为许多细沙粒、米粒大小的结节,或表现为红色颗粒状斑点或斑块,鸡冠状突起、阴道样改变。个别呈糜烂状,甚至形成溃疡,有的呈息肉状,或形成黏膜横嵴、囊肿。碘染色(-)。

【诊断】 诊断可通过碘染色实验、阴道细胞学检查、阴道镜检查。阴道镜下所见与宫颈转化区相似,可见腺体开口、腺囊肿和柱状上皮岛。组织活检是确诊阴道腺病的依据,同时可排除恶变和不典型腺病。可以选择碘不着色区或阴道镜下异常表现部位取多点活检,病理检查见到阴道黏膜有腺体即可诊断。

Sandberg 根据大体和镜下的表现将阴道腺病分成 4 种类型:①隐匿型(occult):阴道黏膜表面无异常表现,仅活检时发现黏膜内有静止的腺体组织;②囊肿型(cystic):黏膜内有一个或多个大小不等的囊肿结构,囊内含黏液,囊壁内被覆类似宫颈腺上皮;③腺瘤型(adenomatous):腺上皮增生显著,突向阴道,有时呈息肉状;④斑点型(effluent):阴道部分鳞状上皮由腺上皮替代,腺腔与阴道相通,病变处呈红色斑点或糜烂状。

【治疗】 无症状患者组织学无不典型增生可不作治疗。小病灶可做局部切除,也可应用电灼、冷冻、激光等治疗。药物治疗的适应证同物理治疗,可以局部涂 3% 冰醋酸 3 次/天,或 10% ~20% 硝酸银溶液。也可局部涂重铬酸钾溶液,使黏膜坏死,但是,当病变范围较广时,有可能引起阴道粘连或狭窄应慎用。还可局部涂 0.01% 己二烯雌酚软膏,或用甾体类激素栓剂 20mg,每周 2 次,连续 3 个月,有 DES 暴露史的患者尤其有效。对病变广泛合并不典型增生可行部分阴道切除。阴道腺病有发展为阴道透明细胞癌及鳞癌的可能,癌变率低于 0.4%。

5. 阴道血管瘤 是一少见病,国内外文献中可见到个案报道,一般分为单纯性血管瘤和海绵状血管瘤。前者一般表浅,多发生于皮肤或黏膜。

【病理】 呈点状或片状,特点是在真皮内有成熟的内皮细胞组织型的毛细血管。海绵状血管瘤可位于表浅或深部,局限或与周围组织无明显边界,有一条或数条供应静脉。

【临床表现】 阴道出血,当血管瘤破裂可突然大出血,甚至休克。海绵状血管瘤患者有阴道下坠感,站立时明显。

【诊断】 妇科检查病变表现为单个暗紫色结节,略突出于阴道黏膜或形成结节状,或为弥漫性改变,病变触之软,按压后变小。动脉造影可明确诊断,但应有连续快速摄片条件。应与阴道黑色素瘤、子宫内膜异位症鉴别。

【治疗】 单纯血管瘤病灶小,可激光、电灼。病灶界限清楚的可局部手术切除,术中为防止出血,可在病灶周围先缝合,阻断血液供应后再切除。硬化疗法主要是将硬化剂直接注入瘤腔内,引起血栓形成,从而达到使瘤腔闭塞的目的。适用于瘤体较小且表浅的血管瘤。海绵状血管瘤病变广泛,边界不清,手术容易出血,且手术不易切除干净,可采用局部放射治疗,文献报道有良好的疗效。血管造影及栓塞疗法,手术时间短,创伤少,可有效治疗血管瘤所引起的阴道大出血。

第二节 阴道恶性肿瘤

阴道恶性肿瘤分为原发性和继发性两类,以继发性阴道癌多见,其可由邻近器官直接蔓延或经血行、淋巴途径转移而来。原发性阴道恶性肿瘤少见,约占女性生殖系统恶性肿瘤 1%~2%,中山大学肿瘤防治中心资料显示,从 1964~1999 年门诊登记,妇科恶性肿瘤 16 540 例中,阴道原发性恶性肿瘤 325 例,占妇科癌瘤的 1.96%。组织病理学上,85%~95% 的原发性阴道癌为鳞状细胞癌,腺癌次之,约占 4%~5%,少见的阴道癌有黑色素瘤、肉瘤、内胚窦瘤等。不同组织类型的阴道恶性肿瘤,其年龄分布不同。内胚窦瘤、葡萄状肉瘤好发于婴幼儿;青春期好发腺癌和葡萄状肉瘤;生育年龄妇女平滑肌肉瘤发生率高;鳞状上皮癌、恶性黑色素瘤在年老的妇女常见。

一、阴道上皮内瘤变

阴道上皮内瘤变(vaginal intraepithelial neoplasia,VAIN)是指局限于阴道上皮层内的不典型增生和原位癌的一组病变,是阴道上皮癌的癌前病变,约 5% 的 VAIN 最终发展为浸润癌,VAIN 多见 60 岁以上妇女,VAIN Ⅲ 患者的平均年龄为 53 岁,多数 VAIN 患者有宫颈上皮肉瘤变史,约 1%~3% 的 VAIN 可与宫颈上皮内瘤变同时存在,提示

VAIN 可能是由 CIN 发展而来。

【病理】

1. 大体　阴道病灶黏膜可呈正常、糜烂或稍为隆起增厚的白斑。阴道镜下观察，病灶扁平或稍隆起，可伴有点状或镶嵌状改变。碘试验阳性。

2. 镜下　阴道上皮内瘤变多发生于阴道顶部，很少见于阴道中 1/3 部位。VAIN 约 50% 以上病灶呈多灶性或弥漫性分布，VAIN 的分级按表层内异形细胞分布范围分为：Ⅰ级，典型增生细胞局限于上皮的下 1/3，核分裂数目少见；Ⅱ级，中度不典型增生细胞，局限于上皮的下 2/3，可见异常核型分裂数目；Ⅲ级，重度不典型增生细胞，超过上皮全层的 2/3，异常核分裂数目常见，如异型细胞达上皮全层时则为原位癌。

【病因】　病因至今不明，阴道上皮与外阴、宫颈上皮共同起源于泌尿生殖窦，对致癌源的敏感性大致相同，人乳头瘤病毒（HPV）感染可能是诱发 VAIN 的主要病因，在 VAIN 组织中可检测到 HPV DNA，此外长期接受免疫抑制剂或放射治疗可能为诱发 VAIN 的高危因素。

【临床表现】　阴道上皮内肿瘤可无症状或仅有阴道分泌物增多和（或）接触性阴道出血，体征上阴道黏膜可无异常，或仅轻度糜烂，门诊难以发现异常。

【诊断】　阴道上皮内瘤变无特殊的症状和体征，确诊需依据病理学检查。

1. 阴道细胞学检查　阴道脱落细胞涂片检查是阴道上皮内肿瘤初步筛选的有效方法。凡是阴道细胞学涂片异常，应明确该异常细胞是否来自宫颈或外阴。

2. 阴道镜检查　当阴道细胞学出现异常时，需行此项检查。阴道镜下黏膜涂抹 3% 醋酸可发现阴道上皮病灶出现白色镶嵌状、点滴状和微粒状的表现。范围广泛的病灶需作多点活检，应注意阴道穹隆部，约 28% 的 VAIN 在该处发现隐匿病灶。

3. 病理检查　凡阴道黏膜上有明显的病灶，可直接行活检送病理检查。如阴道黏膜无明显异常，可在阴道镜或碘液涂抹阳性处行活检送病理检查。

【鉴别诊断】　阴道上皮内瘤变应与如下疾患鉴别。但由于下述疾病均可有轻度不典型增生，它们与肿瘤性的非典型增生之间在细胞学和病理上均难以区分，故鉴别诊断的关键在于定期行阴道细胞学检查或病检查，以其发展趋势来判定。

1. 阴道炎或阴道上皮萎缩　症状与体征往往与阴道上皮内肿瘤雷同。主要靠病理检查鉴别。病检表现为：炎症可见细胞增生，同时由于细胞浆内糖原减少，核浆比例增大，细胞极性保持，核分裂少，且多在深层。

2. 人乳头状瘤病毒感染　此类感染的症状和体征与阴道上皮内肿瘤常无区别。其病理表现为细胞不典型增生，位于中、浅层，并出现挖空细胞。

【治疗】　VAIN 治疗强调个体化，综合考虑病灶情况（范围、部位、级别、数量），患者情况（年龄、生育要求），治疗方法（疗效、功能、结构影响）。VAIN Ⅰ，病灶常为多发与活跃的 HPV 感染有关，VAIN Ⅰ经阴道镜活检排除高级病变后，可密切随访。VAIN Ⅱ/Ⅲ，应尽早诊断及时治疗，以

降低发展为浸润癌风险，可采用非手术治疗和手术治疗。

1. 非手术治疗

（1）局部治疗：将 5% 的氟尿嘧啶软膏置阴道内，每次量相当于氟尿嘧啶 1.5 ~ 2.0g。连续 5 次每 2 周重复 1 个疗程。可多疗程应用。每次阴道置药后，需于阴道口和外阴涂抹凡士林软膏或锌氧膏以保护外阴部皮肤。有效率可达 85%。

（2）物理治疗：凡阴道上皮内肿瘤因上皮角化过度，局部化疗不敏感或化疗失败的病例，均可采用二氧化碳激光治疗。激光治疗时，应先用醋酸清洗阴道黏液，继用碘液将病灶的轮廓显示出来，再采用低能量的激光治疗。激光治疗阴道上皮内肿瘤时，为了不损伤邻近器官，可在病灶基底注入生理盐水或利多卡因，使上皮层与皮下层分层，激光破坏组织的深度不超过 1mm。治疗后应停止性生活，直至阴道上皮愈合。激光治疗阴道上皮内肿瘤成功率在 80% 左右。

（3）放射治疗：适用于年老，病变范围广泛或其他治疗无效时。

2. 手术治疗　多用于 50 岁以上的患者，尤其是 VAIN Ⅲ或宫颈癌切除子宫后的阴道残端 VAIN 者。阴道上皮内肿瘤的手术方式包括：阴道病灶切除、阴道顶端或全阴道切除术。对单灶性的病灶可采用局部或部分阴道切除术。

【预防】　VAIN 的发病率为 10% ~ 42%，且随时间延长复发率增加。多发性病灶可单用 5-Fu 治疗，HPV 感染及免疫抑制等为 VAIN 复发的危险因素，持续性 VAIN 可能进展为阴道浸润癌，故 VAIN 治疗后需长期随访，定期行阴道细胞学检查，必要时行阴道镜检查。

二、阴道鳞状上皮癌

阴道鳞状上皮癌（squamous carcinoma of the vagilna）是最常见的阴道恶性肿瘤的类型。好发于高年组的妇女，发病年龄高峰在 50 ~ 70 岁，60 岁以上者占半数。阴道鳞状上皮癌可能均由阴道上皮内肿瘤（VAIN）期，经微小浸润癌发展为浸润癌的全过程。

【病因】　阴道鳞状上皮癌的病因至今仍不明了。流行病学资料研究认为与如下的因素有关。

1. 阴道黏膜长期刺激与损伤　慢性刺激所致原发性阴道鳞癌常发生于后穹隆，可能与子宫脱垂患者使用子宫托长期刺激慢性损伤阴道黏膜可能会导致阴道癌。

2. 盆腔放射治疗　Pride 报道约有 20% 的患者曾经有盆腔放射治疗史。Boice 报道宫颈癌经放射治疗后，约有 0.18% ~ 1.55% 发生原发性阴道癌。Choo 认为宫颈癌放射治疗后 10 ~ 40 年可发生阴道细胞结构不良或阴道癌。40 岁以下盆腔放射治疗的妇女，阴道癌的发生率较高。

3. 病毒感染　由于人类乳头状瘤病毒（HPV）在宫颈癌的发病中可能起着重要作用，Hellman 等认为年轻阴道癌患者主要病因与宫颈癌一样为 HPV 感染。约有 1% ~ 3% 的宫颈癌患者可同时或迟发阴道癌，因此乳头状瘤病毒，尤其是 HPV16 和 18 型被认为是这些癌的启动因子。阴道癌与宫颈癌的基因表达有相关的同源性。

4. 免疫抑制　凡先天性或后天性获得性和人工性的

免疫抑制患者,癌的发生率较高。阴道癌亦不能例外,其发生率在免疫抑制患者较高。

5. 雌激素缺乏 阴道鳞癌好发于绝经后的妇女,可能与绝经后雌激素水平低下,导致阴道黏膜上皮萎缩,为致癌因子创造了有利的条件有关。

【病理】 原发性阴道鳞状上皮癌随病灶的发展可分为:早期浸润癌和浸润癌。

1. 阴道微小浸润癌 阴道微小浸润癌临床上罕见,为上皮层的癌细胞突破基底膜,再向下的间质内浸润,浸润深度<3mm,间质内血管和淋巴管未受侵犯。肉眼观察病灶的表现与上皮内肿瘤的表现相同。

2. 阴道浸润性鳞状上皮癌

(1) 阴道常见部位为阴道上1/3的后壁和下1/3的前壁,病灶大体早期可以是黏膜潮红,粗糙易触或血结节状、扁平状或浅表溃疡状肿块,随之可出现乳头状、菜花状等病灶。

(2) 镜下:原发性阴道癌组织学90%以上为鳞癌,多为中度分化。可有角化珠、细胞角化不良和存在细胞间桥。

【临床表现】

1. 症状 阴道微小浸润或早期癌可无明显的症状,或仅有阴道分泌物增多和接触性出血。随着病程的发展,阴道癌灶的增大、坏死,可出现阴道排恶臭液、无痛性阴道出血。当肿瘤向周围器官和组织扩展,累及尿道或膀胱可出现尿频、尿急、血尿和排尿困难;累及直肠可出现排便困难或里急后重;阴道旁、主韧带、宫骶韧带受侵犯时,则出现腰骶部的疼痛等。

2. 体征 阴道鳞状上皮癌好发于阴道上1/3的后壁和下1/3的前壁阴道。原位癌或早期浸润癌病灶可仅为糜烂状。一般浸润癌病灶多为外生型,以乳头状或菜花型为常见,也可以溃疡型、扁平状黏膜下型或阴道旁的浸润型的形式出现。早期阴道病灶较局限,较晚可出现全阴道、阴道旁、主韧带和宫骶韧带的浸润,膀胱或尿道的阴道瘘或直肠阴道瘘,以及腹股沟、盆腔、锁骨上淋巴结的转移,甚至远处转移。

【诊断】 阴道鳞状上皮癌位于体表阴道腔内,诊断不困难只需用简单的器械,就可窥视全貌,对可疑部位活检。但阴道早期浸润癌,癌灶不明显和曾行全宫切除术后,在阴道残端两角发生的癌,诊断上较为困难,必须仔细检查,才能发现。阴道早期浸润癌诊断时,往往需借助于阴道镜或用碘液涂抹阴道壁后观察阴道,于可疑处取活检送病理定性。较明显的浸润癌,只需在癌灶处取活检得以确诊。

在诊断原发性阴道癌时,应仔细检查邻近器官——宫颈、子宫内膜和外阴有无原发癌,原发性阴道癌诊断原则:①肿瘤原发部位位于阴道;②肿瘤侵犯到宫颈阴道部并达宫颈外口区域应诊断宫颈癌;③肿瘤限于尿道者应诊断尿道癌。

根据FIGO原发性阴道癌的分期,在治疗前需准确估计阴道癌灶的范围。除了对病史和体征作全面了解和检查外,还需按如下步骤进行辅助检查。

1. 组织活检和阴道细胞学的检查 凡阴道壁上有可疑组织均需行活检以定性。对无明显病灶的患者,可行

阴道细胞学检查,阳性率较低。

2. 诊断性刮宫 了解宫颈管内膜、宫内膜有无癌灶的存在。

3. 内窥镜检查 凡病期较晚者,均需行尿道-膀胱镜、直肠-乙状结肠镜检查,以排除癌灶侵犯这些器官。

4. 影像学检查 包括B超、CT、MRI、静脉肾盂造影和胸片检查。

5. 血清免疫学检查 术前行CEA、SCC和CA125检查,有利于对治疗后的预后评估和随诊监测。

【鉴别诊断】

1. 阴道上皮萎缩 绝经前后妇女雌激素缺乏所致的上皮萎缩,阴道细胞学检查被怀疑为癌;组织学检查因整个上皮可由基底细胞或亚基底细胞构成和上皮顶层细胞缺乏糖原,碘试验阳性,而与阴道上皮内肿瘤相似。但整个上皮层较正常上皮或不典型增生的上皮层薄,细胞间的连接和本身的结构正常,细胞核为单核,无核分裂。此类患者可在阴道内使用雌激素软膏持续2周后,再行阴道细胞学的检查或组织学的检查,可恢复为正常的阴道上皮。

2. 阴道尖锐湿疣 肉眼观察此类病灶难以与阴道鳞状上皮癌鉴别,均需依靠组织学的检查。组织学显示尖锐湿疣或扁平湿疣可有轻度到中度不典型的增生,但它们均有过度角化或亚角化,棒状棘皮网脚与管状基质乳头分离,胞浆内空泡变性伴胞膜增厚广泛存在,胞核深染。电镜下可能见到HPV颗粒。

3. 阴道炎症 与早期阴道癌在肉眼上难以分辨,尤其是癌灶为多中心或弥漫性生长时,需借助组织学的检查。炎症不典型增生的特点是上皮内的基底细胞或亚基底细胞层呈反应性增厚,细胞核和核仁明显,偶尔可出现核分裂细胞,但仅局限于上皮的下1/3,而其余2/3的细胞结构、细胞间连接均正常。

【临床分期】 原发性阴道癌的临床分期主要是采用国际妇产科联盟(FIGO)的分期标准(表6-14-1):

表6-14-1 原发性阴道癌分期

0期	肿瘤局限于上皮层(上皮内癌)
Ⅰ期	癌灶局限于阴道壁
Ⅱ期	癌灶向阴道下组织扩展,但未达盆壁
Ⅲ期	癌灶扩展至盆壁
Ⅳ期	癌的范围超出真骨盆腔或侵犯膀胱或直肠黏膜,但膀胱黏膜水肿不属Ⅳ期
	Ⅳa期:癌侵犯邻近器官,或转移蔓延至真骨盆外
	Ⅳb期:癌扩散到远处器官

【转移途径】 阴道黏膜的淋巴管和血管均极为丰富,黏膜下结缔组织疏松,此结构导致阴道癌的转移方式主要是淋巴转移和直接浸润邻近器官和组织。

1. 淋巴转移 依解剖部位阴道上1/3和中1/3的淋巴引流入盆腔淋巴结,下1/3引流入腹股沟淋巴结。因此,随阴道癌灶的位置不同,其淋巴转移有所不同。

2. 直接浸润 阴道前壁病灶可累及尿道和膀胱;后壁病灶可累及直肠或直肠旁组织;侧壁病灶常向阴道旁浸润,

上 1/3 和下 1/3 病灶可分别累及宫颈和外阴。

3. 血行转移　常发生于晚期病例。

【治疗】　阴道鳞状上皮癌的治疗应依据临床分期、病灶大小和位置、以往治疗史——有无放射治疗和全子宫切除以及治疗医院的条件而定。阴道上段癌可参照宫颈癌治疗原则,阴道下段癌可参照外阴癌治疗原则。

1. 手术治疗　由于阴道鳞状上皮浸润癌与周围器官的间隙小,如需要保留其周围的器官(膀胱、尿道和直肠),切除肿瘤周围组织的安全带很窄,难以达到根治目的。因此,阴道浸润癌的手术治疗是选择性的,手术对象应是:年龄较大,无生育要求者,以前有盆腔放射治疗史者和晚期累及直肠和膀胱者。其术式选择原则如下:

(1) 癌灶位于阴道上段,Ⅰ期患者可行根治性全子宫和阴道上段切除术及盆腔淋巴结清扫术,阴道切缘距病灶 1～2cm。

(2) 癌灶位于阴道下 1/3,Ⅰ期患者行阴道大部分切除术及双侧腹股沟淋巴结清扫术,必要时切除部分外阴和尿道,并行阴道下段成形术。

(3) 凡癌灶位于阴道中段或多中心患者,行全宫、全阴道切除及腹股沟、髂盆腔淋巴结清扫术。但手术创伤大并发症高,临床多选用放射治疗。

(4) 凡癌灶侵及尿道、膀胱或直肠形成瘘,可行前盆或后盆器官切除术和盆腔或加腹股沟淋巴清扫术。但此类手术需行人工尿道、人工膀胱或人工肛门重建术。

中山医科大学肿瘤医院对阴道癌Ⅰ～Ⅲ期病例行广泛性手术治疗,5 年生存率达 60%。

2. 放射治疗　是阴道鳞状上皮癌的最常用的治疗手段。对浸润性阴道癌,除早期微小浸润癌可考虑仅行原发肿瘤灶的治疗外,均需对可能转移的途径区域进行治疗。放射治疗技术包括阴道腔内放射治疗、阴道病灶及其周围的组织内插植放射治疗和体外放射治疗。腔内和组织内插植放射治疗是对原发灶的治疗,放射治疗剂量应达 70～80Gy 左右。体外放射治疗是对可能转移的继发灶的治疗。凡阴道癌灶位于中上段者,应作髂、盆腔区淋巴结的体外放疗;凡癌灶位于阴道下段者,除髂、盆腔区的体外放疗外,还应该包括腹股沟区淋巴结的体外放疗。盆腔和腹股沟区淋巴结的总剂量应达 50～60Gy 左右。阴道鳞状上皮癌放射治疗总的 5 年生存率为 69%,其中 0～Ⅰ期为 90%,Ⅱ期为 50%,Ⅲ期为 40%,Ⅳ期为 0。中山医科大学肿瘤医院采用放射治疗手段治疗阴道癌总五年生存率为 30%,其中腔内镭疗加体外^{60}Co 放疗的 5 年生存率为 42.3%,单纯腔内治疗为 33.3%,单纯体外^{60}Co 放疗为 0%。

阴道癌的放射治疗可合并:阴道狭窄(25%～32%)、阴道黏膜溃疡、膀胱阴道瘘、直肠阴道瘘和小肠粘连或小肠瘘等并发症。

3. 化疗　抗癌药物对阴道鳞状上皮癌治疗处于辅助地位,目前认为有效的药物:顺铂、卡铂、博来霉素、长春新碱和丝裂霉素等。

【预后】　阴道鳞状上皮癌的预后较差,影响预后因素:

1. 上皮内瘤变　VAIN 经治疗,仍有 2%～12% 发展为浸润癌,故治疗后需长期随访。

2. 临床分期　阴道鳞状上皮癌总的 5 年治愈率 36.8%～62.3%。Moek 综述报告阴道癌 5 年生存率Ⅰ期 44%～77%,Ⅱ期 34%～48%,Ⅲ期 14%～42%,Ⅳ期 0%～18%,Anderson 肿瘤中心报告,50 例Ⅰ期 5 年生存率为 85%,97 例Ⅱ期 5 年生存率为 78%,46 例Ⅲ～Ⅳ期 5 年生存率为 58%。

3. 肿瘤类型与分级　多数学者认为鳞癌比腺癌好,腺癌局部复发与转移。Otton 等报道,Ⅰ、Ⅱ期阴道鳞癌 5 年生存率 87%,而腺癌 22%。Chyle 报道,腺癌比鳞癌差。李孟运等报道阴道鳞癌细胞分化差通常 75% 以上为 G_3 恶性程度高。如 Fin 等报道,125 例原发性阴道鳞癌病理分级 G_1、G_2、G_3 5 年生存率分别为 60.9%、53.5%、18.4%。Kucer 报道 110 例原发性阴道癌,阴道上 1/3 生存率 60%,中 1/3 及下 1/3,为 37.5%。阴道 5 年生存率 20.8%。Chyle 等报道阴道恶性肿瘤 <5cm 复发风险低于 >5cm 者,前者复发率 20%,后者 40%。

4. 病灶部位及大小　李孟达报道阴道癌灶位于阴道上 1/3 预后较好,而位于中下 2/3 预后差。其原因是阴道上段和中下段的淋巴引流不同。阴道上段的淋巴引流至盆腔淋巴结,治疗较易成功。而中、下段可引流至腹股沟和盆腔淋巴结区,处理较困难。同时中下段阴道癌与膀胱、直肠间的间隔组织极薄,易累及这些器官,预后差。

5. 不同治疗方法　阴道癌的治疗方式方法应个体化,才能获得较满意的疗效。Tjalma 等报道,原发性阴道癌Ⅰ、Ⅱ期手术疗效优于放疗,5 年生存率高,晚期阴道癌无论是腔内还是腔外与体外放疗结合均提高生存率及局部控制率。Perzer 等认为Ⅰ期手术与放射疗效无差别,但Ⅱ期手术则明显优于放疗,中晚期应首选放疗。对较晚期的病例应采用综合疗法——包括放疗、手术和盆腔动脉灌注抗癌药,可望能提高疗效。

6. 放射剂量及疗程　Fine 等报道阴道癌放射剂量 >75Gy 很少局部复发,但有较高的并发症,80Gy 严重并发症为 9%,而 >80Gy 则为 25%。Stock 等认为放疗剂量与 5 年生存率无关,总剂量 ≤75Gy,5 年生存率 27%,>75Gy 则为 25%。Lee 等报告阴道癌放射治疗疗程 9 周者盆腔肿瘤控制率 97%,而疗程超过 9 周,控制率降至 54%。

7. 妇科手术史　阴道癌中有近 2/3 病例因某些妇科疾病曾行子宫切除术,病灶位于阴道上 1/3,早期被发现,治疗预后好于未行任何治疗过的病例。

三、阴道腺癌

阴道腺癌(adenocarcinoma of the vagina)少见,约占阴道癌的 4%～5%,发生于女性不同年龄段。阴道腺癌可在任何年龄出现。中肾管残留的阴道腺癌见于年轻女性。阴道透明细胞腺癌可在儿童期、青春期,极少发生于 30 岁以上人群。年龄范围 7～34 岁,中位年龄 19 岁。

【病因】　阴道腺癌的病因尚未明了。阴道本身无腺体,阴道腺癌可来自残留的中肾管;副中肾管和异位的子宫内膜组织。阴道腺病与阴道腺癌有一定关系。

有学者认为阴道透明细胞腺癌与母亲孕期服用己烯雌

酚(DES)有关。国外报道青春期和年轻妇女及个别儿童中,阴道和宫颈的透明细胞腺癌发病率较以往同年龄组显著升高。其母亲在怀孕18周前为治疗流产,长期应用了雌激素制剂。子宫内接触 DES 发展为透明细胞癌危险性为1/1000,这可能是雌激素在胚胎发育时期,DES 干扰了米勒上皮分化与退化过程,或者抑制了由鳞状上皮替代柱状上皮的过程,米勒细胞残留可导致阴道腺病和透明细胞腺癌。

【病理】 此种肿瘤好发儿童、青少年或年轻女性,病灶多位于阴道上部前壁或侧壁。

1. 大体 阴道腺癌病灶多数为外生型,呈息肉状或结节状,也可呈斑块状,表面有溃疡、黏液。病灶大小可由 3 ~ 10cm 不等。少数为黏膜下小结节型。

2. 镜下 成人型阴道腺癌组织学上有宫内膜样型、腺样囊腺型、腺鳞癌和中肾管癌。中肾管癌可有 3 型:①腺癌,癌细胞呈柱状,边界不清,胞浆浅染,胞核有程度不等的间变,癌细胞形成小腺管。②"中肾瘤"型的腺癌。③透明细胞癌,胞浆含有较多糖原而透亮,核分裂数目不等。

阴道透明细胞腺癌可分为管囊状、乳头状和实性 3 型。

【临床表现】

1. 症状 20% 早期癌可无症状,随病程发展,可出现阴道排液,阴道出血。某些阴道腺癌可产生黏液,使阴道分泌物较黏稠。癌侵犯膀胱时出现尿频、尿急、尿血或排尿困难;侵犯直肠时出现里急后重、排便困难;侵犯阴道旁、主韧带、宫骶韧带,可有盆腔两侧或腰骶疼痛。

2. 体征 病灶可始发于经阴道任何部位,多数位于阴道上 1/3,阴道病灶多数呈息肉状或结节状,也可呈扁平斑块状或溃疡状,质地较硬,生长位置较浅,可在阴道表面蔓延以至累及大部分阴道。转移途径与临床分期与原发性阴道癌相同。

【诊断】 凡是阴道肿物或较明显的糜烂灶均应行阴道细胞学检查和活检以确诊。病灶较局限、表浅、细小者,可在阴道镜下进行观察和活检,或用碘液局部涂抹,在不着色(缺乏糖原)处作活检确诊。

【鉴别诊断】 阴道腺癌少见,因此发现阴道腺癌时,应首先排除阴道外的原发癌灶累及阴道,常见的为子宫内膜腺癌、尿道旁腺癌和前庭大腺癌。

1. 子宫内膜腺癌阴道转移 部位多在阴道下段左右两侧或尿道下方,孤立结节,位于黏膜或黏膜下,肿瘤结节可破溃形成溃疡、出血和感染。可伴有子宫增大,子宫腔诊刮阳性。

2. 尿道旁腺癌 多累及阴道前庭,可有尿频、尿痛或排尿障碍。

3. 前庭大腺腺癌多累及阴道下段侧壁,肿块位置较为深在。

4. 阴道的子宫内膜异位 罕见,常好发于穹隆部。病灶可随月经周期性的增大,周围呈炎症性浸润状,往往合并盆腔子宫内膜异位症。伴有痛经或性交痛。阴道的子宫内膜异位发生癌变时,在组织学上必须看到正常的子宫内膜和子宫内膜腺癌之间的过渡形态。

5. 阴道腺病 通常分布在阴道上段的前后壁和两侧穹隆,可蔓延到宫颈,很少累及阴道下 1/3 段,只有在上中

1/3 段受累时才在下 1/3 段出现。

6. 恶性滋养细胞肿瘤的阴道转移 往往于黏膜下呈紫蓝色结节,溃破时可导致大出血。有流产、正常产或葡萄胎历史,子宫通常增大,或有卵巢黄素囊肿,尿妊娠试验阳性或血 β-hCG 异常升高。

【治疗】 视其部位和临床期别决定治疗方案,主要采用手术、放射治疗或综合治疗。

1. 手术治疗 阴道透明细胞腺癌者多数为幼、少女,病灶趋向浅表生长,因此其治疗要考虑保留生育功能,保留卵巢内分泌功能和一定长度的阴道,以利以后身体第二性征的发育和提高生活质量。

1)早期阴道浅表病灶均作局部切除加局部放疗,可保留生育功能和阴道功能,但复发风险较大。

2)病灶侵犯阴道上 1/3,选择根治性全子宫切除+盆腔淋巴结切除+阴道上段切除。

3)病灶累及阴道下 2/3,选择根治性全子宫切除+盆腔淋巴结切除+全阴道切除,全阴道切除应考虑行皮瓣移植重建阴道,全子宫切除应保留卵巢。

4)晚期或中心型复发可选择盆腔脏器切除术,可能保留卵巢功能及适度阴道长度,提高生存质量。

2. 放射治疗 阴道透明细胞腺癌也可用放射治疗。Ⅰ期患者作组织内插植放疗或阴道内照射。Ⅱ期患者除作以上处理外,加全盆外照射,使肿瘤剂量达 50 ~ 60Gy。常见并发症为阴道狭窄和丧失卵巢功能等。晚期和复发的阴道腺癌常采用放射治疗。

(1)Ⅰ期:病灶局部切除,局部腔内照射或组织内插植照射。

(2)Ⅱ期以上:选择全盆腔照射(剂量 40 ~ 45Gy)+腔内照射(剂量 50 ~ 70Gy)。

放射治疗常见并发症多为阴道狭窄、卵巢早衰甚至丧失卵巢功能。

3. 化学治疗 有一定疗效,常用药物有阿霉素(ADM),放线菌素 D,环磷酰胺(CTX),顺铂(DDP),联合化疗,对有肺转移而无盆腔复发者有效,氟尿嘧啶(5-Fu),长春新碱(VCR),对复发病例有一定疗效。

老年妇女确诊为原发阴道腺癌之前应作宫颈管和宫内膜活检。确诊后通常按阴道癌治疗。

【预后】 影响预后的重要因素是:①临床期别;②区域淋巴结转移;③核分裂活跃的程度。Ⅰ期盆腔淋巴结转移率 10% ~ 12.5%,Ⅱ期 50%。阴道透明细胞腺癌早期病例作根治性手术治疗,总 5 年生存率Ⅰ期 76%,Ⅲ期 37%,Ⅳ期 0%。

放射治疗有一定疗效。Fletcher 治疗 34 例,18 例生存,但有阴道狭窄的并发症。

阴道透明细胞腺癌预后与是否接触雌激素史有关。有接触史者较少出现远处转移,远期生存率较高。报道的318 例阴道透明细胞腺癌中,有雌激素接触史者盆腔淋巴结转移 18.6(9/6),主动脉旁淋巴结转移 1.2%,5 年生存率 84%,10 年生存率 78%,肿瘤转移部位为肺 9.0%、锁骨上淋巴结为 1.6%;而无雌激素接触史者盆腔淋巴结转移 17.1%,主动脉旁淋巴结转移 8.6%,5 年生存率 69%,10

年生存率60%,肿瘤转移部位为肺24%、锁骨上淋巴结8.0%。

阴道透明细胞腺癌的预后尚与病理类型与分级有关,5年生存率管囊型为88%,乳头状型、实性型或混合型为73%。管囊型的患者年龄常常大于19岁。对于年轻患者,在做阴道切除后用皮瓣重建阴道,已有成功妊娠的报道。

阴道透明细胞腺癌治疗后可有远期复发,甚至长达10多年才复发,因此需注意远期随访。

四、阴道肉瘤

阴道肉瘤(sarcoma of the vagina)少见。占阴道恶性肿瘤的1%。最常见为平滑肌肉瘤,少见的有胚胎性横纹肌肉瘤(葡萄状肉瘤)和阴道内胚窦瘤。

(一)阴道平滑肌肉瘤

阴道平滑肌肉瘤(vaginal leiomyosarcoma)来源于中胚叶的平滑肌,少见,可见于中老年的妇女。病灶多位于阴道中上段。其发病原因尚不明。

【病理检查】

1. 大体　阴道平滑肌肉瘤可位于阴道前后壁黏膜下间质中,病灶呈实性结节样,溃疡状,切面灰黄或浅红,中心区域有坏死出血,无包膜,呈浸润性生长,大小由1~10cm不等。此瘤以局部扩展为主,也偶有远处转移。

2. 镜下　阴道平滑肌肉瘤细胞呈编织状排列,细胞呈圆形或梭形,核大,染色质多而深染,偶见瘤巨细胞。每10个高倍视野(HPF)有5个以上核分裂。核分裂少于5个/10HPF,称为富细胞性平滑肌瘤(cellular leiomv-oma)。由于辨别阴道平滑肌肿瘤良、恶性是依据形态学来判断,必须仔细估价肿瘤的核分裂数和细胞异型性,最少从不同平面作10~15个切片,并且在核分裂最活跃处取50个高倍视野观察,取其平均数计算。

【临床表现】

1. 症状　阴道平滑肌肉瘤早期病例无症状,病变进展到一定阶段时,出现阴道肿块。最常见症状为阴道直肠疼痛,约半数病例有此症状。肿块破溃后阴道流液(呈血性或脓性)和阴道流血。此外可有尿频或排尿中断,偶有下腹疼痛。部分患者症状不明显,而因自己摸及肿瘤而就诊。

2. 体征肿瘤常见部位为阴道后壁上段,次为后壁下段,其他各壁也可出现。肿块较硬实,常呈局部性生长,可有假包膜,晚期会出现淋巴和血道行移。

【诊断】　根据临床表现和病理组织学检查。如肿瘤侵犯阴道黏膜或已向阴道内生长,可取组织作病理检查。如阴道黏膜表面尚光滑,可作穿刺活检或切取活检,以确定诊断。临床上将其误诊为阴道脓肿、囊肿或纤维瘤,误诊时间有长达16个月的报道。

【鉴别诊断】

1. 阴道癌　多由阴道黏膜始生,主要病灶在阴道黏膜面,可呈糜烂、结节、乳头状、菜花状等形态,组织较脆,同时伴有感染出血。此与阴道平滑肌肉瘤起自阴道黏膜下组织,黏膜完好,肿物呈实性有所不同。

2. 前庭大腺恶性肿瘤　发生在接近阴道口侧壁的阴道平滑肌肉瘤,与前庭大腺实性恶性肿瘤有时难以区别。

可依据病理组织学作鉴别诊断。用特殊的组织学染色区别组织学来源,例如Masson三色染色剂(结缔组织的三色染色剂)确定平滑肌肉瘤,Laidlaw网蛋白染色确定米勒间质细胞肉瘤和淋巴肉瘤。电镜检查寻找某些超微结构以帮助诊断,如平滑肌肉瘤具有平滑肌的肌丝,横纹肌肉瘤具有横纹肌型的肌丝、微丝、微绒毛凸起,而缺乏基底膜。

【治疗】　手术治疗是主要的治疗手段,辅助化疗和放射治疗可提高疗效。

1. 手术治疗　切除范围依据肿瘤生长速度、部位、范围、期别而定。

(1)肿瘤位于阴道下1/2:肿瘤局部广泛切除,术后辅加放疗可提高生存率。

(2)肿瘤位于阴道上1/3:根治性子宫切除+阴道肿瘤切除。

(3)肿瘤盆腔扩散:前盆或后盆脏器切除+盆腔淋巴结清扫术,手术范围大,术中术后并发症多,生存质量下降。

2. 放射治疗　单纯手术局部治疗复发率高,术后辅加全盆腔外照射或腔内放疗,可以减少局部复发,但不提高生存率。

3. 化学治疗　为常选择的辅助治疗,可巩固和提高手术治疗效果,减少远处转移,但无高效低毒的化疗方案,常用的化疗药物和方案有:

(1)吉西他滨+多西他赛,有效率53%。

(2)脂质阿霉素(ADM)+异环磷酰胺(IFO),有效率30%。

(3)脂质阿霉素(ADM)+达卡巴嗪(DIFC)+顺铂(DDP)+异环磷酰胺(IFO),有效率54%。

4. 预后　阴道平滑肌肉瘤恶性程度高,易血行转移,手术,放化疗治疗效果有限,预后差,但早期阴道平滑肌肉瘤的治疗中采用区域动脉灌注化疗,局部控制率可达80%。用阿霉素动脉灌注化疗,全身毒性小,50%肿瘤出现坏死,化疗后加用X线放射35Gy,肿瘤坏死增加到85%。

盆腔动脉灌注化疗是一种较好的治疗阴道平滑肌肉瘤的化疗方法,可以提高局部组织的药物浓度和提高疗效,且全身毒性较低。

阴道后壁平滑肌肉瘤局部发展较晚期时,在行后盆腔内脏切除后,盆底区域加用体外放射,亦取得较好近期疗效。

【预后】　早期病例广泛切除术后也有长期生存的希望。病理组织学检查如见核分裂活跃,每10高倍视野多于50个核分裂象,则复发率高,并且预后恶劣。阴道平滑肌肉瘤根治性治疗后生存时间为10~59个月,平均24.9个月,带瘤或无瘤生存8年之久。

(二)阴道胚胎性横纹肌肉瘤(葡萄状肉瘤)

阴道胚胎性横纹肌肉瘤(embryonal rhabdomyosarcoma of the vagina;sarcoma botryoides of the vagina)(葡萄状肉瘤)为中胚叶起源的恶性肿瘤,少见。通常发生于婴幼儿,可在6个月到16岁儿童出现,90%发生于5岁以下儿童,偶尔见于出生后数天者。成人的阴道胚胎性横纹肌肉瘤极为罕见。发病因素尚不明了。

【病理检查】

1. 大体　肿瘤由多个质软的息肉状聚集而成似葡萄样的结构,有时可充满整个阴道。主要病变部位在阴道前壁,也可由宫颈向阴道生长,或由宫体向阴道生长,但很少见。当肿物充满阴道,或阴道各壁受累后,很难确定其原发部位。葡萄状肿物可有细蒂或无蒂,质软,含有较丰富的液体成分,切开后流出澄明液体。

2. 镜下　肿瘤由胚胎性横纹肌母细胞组成,胞浆稀少的小圆形或梭形细胞,位于黏液性间质中,易误认为息肉。间质中有成群深染的梭形或星形的未分化细胞。典型者,这些细胞位于上皮以下的一个区域中,或在间质中,细胞呈带状或蝌蚪状,胞浆红染,具有明显的嗜酸颗粒,有用磷钨酸-苏木素染色显示横纹。在血管周围肿瘤细胞密集,在鳞状上皮下形成一个致密层具有诊断意义,葡萄状横纹肌肉瘤可能是胚胎性横纹肌肉瘤的一种变型,生长方式为直接扩散而非远处转移。

【临床表现】　2/3 以上发生在 5 岁以下女婴,阴道胚胎性横纹肌肉瘤的病变起源于阴道上皮前壁上皮下层,多中心生长并在阴道内扩展。开始时为小的、宽底的息肉状肿块,日渐增大,成为血管性或出血性息肉状肿块,且很快充满阴道突出于外阴前庭。

1. 症状　此瘤初起时可无症状,随着肿瘤的发展,常见症状为血性阴道分泌物或阴道出血。肿瘤伸出阴道口时,可见透亮水肿的葡萄状或息肉状组织块。成年妇女月经不规则或绝经后流血。

晚期可侵犯膀胱、直肠,引起相应受累器官的症状,也可发生区域淋巴结及肺转移。

2. 体征　检查可见阴道内有新生肿物,有时可充满整个阴道,也可伸出阴道口外。肿物水肿透亮,呈葡萄状或息肉状。

【诊断】　婴幼儿和少女,如有阴道出血或阴道口出现从阴道内伸出的息肉样肿物,应用儿科窥器或尿道镜检查,可作出初步阴道胚胎性横纹肌肉瘤的诊断,但需作活检以确诊。

【鉴别诊断】

1. 阴道息肉　以单发多见,基底有蒂,质地较韧,不易出血。镜下见间质水肿,散在奇异形、巨大多核组织细胞,但缺乏上皮层的新生细胞层。奇异细胞的胞浆物质不含有条纹,并且这些细胞不侵入上皮层。

2. 表浅的间质反应(superficial stromal Reaction)可在阴道、宫颈出现,肿物苍白水肿、息肉状,大小不等。发展缓慢,多数在妊娠时出现,切除后绝少复发。镜下可见病灶有 0.2~0.5mm 厚的上皮下黏液样的间质区域带,内有大量的星形细胞,具有相似于放射治疗后的成纤维细胞的奇异核。细胞无横纹,也无核分裂。

3. 良性横纹肌瘤(benign rhabdomyoma)十分罕见。主要在成年妇女出现,肿瘤硬实结节状,边界清楚,发展缓慢。镜下见大量的梭形或带状胎儿型横纹肌母细胞,呈定向的束状排列。细胞分化好,无核分裂,胞浆有条纹。

【治疗】　阴道胚胎性横纹肌肉瘤以手术治疗为主,辅以放射治疗和抗癌化疗。手术范围不统一,应根据肿瘤大小,部位,年龄来决定根治性的术式。

1. 手术治疗　根治术式:全子宫、部分阴道、全阴道、部分外阴切除、必要时盆腔淋巴结切除。晚期或复发病例做盆腔前盆、后盆或全脏器切除术。

2. 放射治疗　肿瘤对放疗敏感但单纯放疗效果欠佳。

(1) 术前放疗:可提高手术切除率。

(2) 术后放疗:适用于手术标本切缘阳性,盆腔淋巴结阳性,亚临床病灶转移者,剂量 40~60Gy。

(3) 化学治疗:可增加放射治疗的敏感性,常用的化疗方案 VAC(长春新碱+放线菌素 D+环磷酰胺)和 VA(长春新碱+放线菌素 D),另外 PA(顺铂+阿霉素)或 DD(顺铂+达卡巴嗪)。

阴道胚胎性横纹肌肉瘤患者一般年龄很小,需要考虑其在治愈后的正常发育,尤其是内分泌和女性性征的发育问题。采用术前、后化疗缩小了手术切除范围,保留了卵巢,或在手术时将卵巢移植到放射治疗区域外,而保留了正常的性发育。凡卵巢全切除者,也可用激素补充治疗维持正常的女性性征。

【预后】　阴道胚胎性横纹肌肉瘤预后差。随着手术、化疗和放射的综合应用,尤其是化疗效果的提高,预后已有所改善。5 年生存率 10%~30%,也有高达 50% 的报道。一般认为肿瘤扩展超出阴道外的组织,则治愈的机会少。

通常根治性切除的生存率优于局部性切除。有人报告 29 例阴道胚胎性横纹肌肉瘤作局部切除加或不加放射治疗,3 年生存 14%,根治性手术切除 20 例,3 年生存 40%。术后加用化疗可以提高疗效。

(三) 阴道内胚窦瘤

阴道内胚窦瘤(endodermal sinus tumor of the vagina)十分罕见,多在 3 岁以下的幼儿出现,也可在青春期出现,最大年龄 20 岁。国外 1996 年报告 62 例,国内 1997 年为止报告 8 例。

【发病因素】　真正病因不明。据推测此瘤可能是在生殖细胞迁移的决定期缺乏胚胎的组织导体,结果导致生殖细胞错位进入阴道上段所致。

【病理检查】

1. 大体肿瘤呈息肉状或质脆的脑髓样或葡萄状肿物。肿瘤切口柔软,易碎,伴有出血和坏死区。

2. 镜下　与卵巢的内胚窦瘤同。形态具多样性,基本特征有:①典型的 Schiller Duval(S-D)小体,即类似于"肾小球血管祥"样的结构,或啮齿类动物的内胚窦结构。②网状结构。③透明球。④抗淀粉酶 PAS 阳性及具嗜酸性基底膜样结构,此瘤能分泌甲胎蛋白(AFP)。需与透明细胞癌相鉴别,免疫组化染色内胚窦瘤 AFP 阳性,透明细胞癌 Leu-ml 阳性。

【临床表现】

1. 症状　早期病例可无症状。随着肿瘤的发展,可出现阴道流液,血性分泌物或出血。

2. 体征　肿瘤呈息肉状、大小不等,质脆,直径最小 2cm,最大 10cm,好发于阴道上段。恶性度高,易出现淋巴转移和肺转移。

【诊断】　幼儿出现以上症状,检查阴道内见息肉状质脆新生物,基底多在上段阴道壁。约有 10%~15% 来自宫颈,当病变在阴道内累及较广时,则不能确定始发部位。对阴道内新生组织,尤其在婴幼儿期出现者,应做活检确诊。血清甲胎蛋白测定阳性。盆腔 B 超或 CT 检查对诊断原发癌有帮助。

【鉴别诊断】　应与阴道胚胎性横纹肌肉瘤(葡萄状肉瘤)和透明细胞腺癌鉴别。可以通过病理检查确诊。临床上作血清甲胎蛋白(AFP)检测,可与其他阴道肿瘤区别。

【治疗】　治疗以手术为主,辅助放疗,化疗。

1. 手术治疗　局部病灶切除、部分阴道切除、前盆腔脏器切除、后盆腔脏器切除,手术并发症严重,可导致生育功能、性功能丢失,影响生存质量。近年来,以化疗为主的治疗模式取得了很好疗效,不但可以治疗肿瘤,改善预后,而且还有并发症少等优点,更重要的是可以保留患者的生育功能。

2. 化疗　化疗使得阴道内胚窦瘤的治疗和预后大为改观。化疗配合手术治疗可以根治肿瘤,改善预后,保留了年轻患者的生理功能,常用的化疗方案:BVP、BEP 和 VAC

【预后】　阴道内胚窦瘤恶性程度高,预后恶劣。由于此瘤甚少,故尚无大宗 5 年生存资料,中数生存期 11 个月,2 年内死亡约 10% ~ 15%,复发者多在 12 个月内出现。50 例的报道中有 3 例存活超过 5 年,最长者为 23 年。近年报道 5 年生存率达 18%。由于此瘤可分泌甲胎蛋白(AFP),故检测血清甲胎蛋白的数值作为监测治疗效果和肿瘤复发的指标。

(四) 其他阴道肉瘤

其他极少见的阴道肉瘤有纤维肉瘤、混合性中胚叶肉瘤、淋巴肉瘤、血管肉瘤、腺肉瘤、梭形细胞肉瘤、未分化肉瘤、间质肉瘤、米勒间质细胞肉瘤(Müllerian stromal cell sarcoma)、恶性施万细胞瘤(malignant Schwannoma),恶性纤维组织细胞瘤(malignant fibrous histiocytoma),以及类似滑膜肉瘤的恶性肿瘤。这些罕见肉瘤可见于中老年患者,也可见于年轻人。

【发病因素】　发病因素尚不了解。近年认为某些淋巴瘤,如 Burkitt 淋巴瘤可能与病毒(epstein barr)感染有关。

【病理检查】

1. 大体病变位于阴道黏膜或黏膜下的组织中,通常形成肿块。

2. 镜下依不同的肿瘤类型而有不同的组织学图像。淋巴瘤可分为霍奇金病和非霍奇金淋巴瘤,而两者又分为不同的亚型,均有相应的组织学表现。阴道腺泡状软组织肉瘤在过碘酸置换染色(periodic acid schiff stain)后,见瘤细胞中有阳性抗淀粉酶晶体,电镜下也可见此种结晶体。

【临床表现】

1. 症状　可表现为月经增多,白带过多,阴道少量出血或大出血。也可有阴道疼痛。

2. 体征　均可查到阴道壁的肿块,局限在黏膜或向阴道黏膜下浸润生长。

【诊断】　依据临床表现可初诊为阴道实质性肿瘤,但需作病理组织学检查才能作出最后诊断。

【鉴别诊断】　腹膜后的软组织肉瘤可以扩展到阴道壁,需注意检查。淋巴类肉瘤常为全身性病变,必须作全面

检查。

【治疗】　根据肿瘤组织类型,病变范围(病期)以选择治疗方式。通常采用手术切除(手术方式同阴道平滑肌肉瘤),术后依具体情况可补充化疗或(和)放射治疗。

为提高疗效,减少盆腔复发,化疗可采用动脉灌注给药(经股动脉或腹壁下动脉插管介入化疗)。淋巴肉瘤常用的化疗方案有:

1. CVP 方案　环磷酰胺(cyclophosphamide)800mg/m^2 静注,第 1、15 天用;长春新碱(vincristine)1.5mg/m^2。静注,第 1 天;泼尼松(prednisone)100mg 口服,第 1 ~ 5 天。

2. CHOP 方案　环磷酰胺(cyclophosphamide)750mg/m^2 静注,第 1 天;阿霉素(adriamycin)50mg/m^2 静注,第 1 天;长春新碱(vincristine)1.5mg/m^2。静注,第 1 天;泼尼松(prednisone)100mg 口服,第 1 ~ 5 天。

【预后】　阴道纤维肉瘤、淋巴肉瘤、混合性中胚叶肉瘤等极少见,尚无大宗的生存资料。所报告的资料中可见到,病期早者预后好,采用综合治疗者预后较好,治疗失败者以盆腔复发为常见。

五、阴道恶性黑色素瘤

阴道恶性黑色素瘤(malignant melanoma of the vagina)是一种恶性程度高,预后极差,特殊类型的阴道恶性肿瘤,发病年龄跨度大 22 ~ 78 岁,多见于绝经后的女性,中位年龄 62 岁,5 年生存率仅为 5% ~ 21%。

【病因】　发病原因不明,可能与下列因素相关:

1. 正常皮肤在某些致癌因素作用下的恶变。

2. 交界性黑痣的恶变。

3. 恶性前期病变雀斑恶变来源有关,另外过度光照,种族易感染,家族遗传,个体免疫功能低下或免疫缺陷都与发病相关。

【病理】　阴道黑色素瘤多数发生在绝经后女性的阴道远端的前壁,多为深部浸润,晚期发生远处转移。

1. 大体　常表现为黏膜溃疡性蓝色或黑色的息肉样赘生物或结节。

2. 镜下　细胞间变程度和多形性较皮肤黑色素瘤更为显著。组织学又分为上皮样细胞型和梭形细胞,以上皮性细胞多见,肿瘤细胞内或多数见色素也可无色素,免疫组化分子病理 S-100 阳性,NSE 阳性,HMB-45 阳性,可辅助诊断。

【临床表现】

1. 症状　阴道黑色素瘤早期无症状,主要表现为绝经后阴道不规则流血,妇科检查发现阴道肿块或肿块溃烂排柏油样液。

2. 体征　阴道病灶表面黑色或黑灰色,肿块多发生于阴道前壁下 1/3 处,单发或多灶性,体积大小不等,晚期出现疼痛,并外阴或患侧下肢水肿。

【诊断】　如检查发现阴道内结节或赘生物,特别是含色素病变,均应进行组织学诊断,应将色素病灶区,包括病变边缘 1 ~ 2mm 切除,如病灶较大亦可先活检标本送病理检查,如病灶为少色或无色易误诊,需借助组织化学或免疫组织化学方法 S-100 蛋白,抗黑色素瘤特异性抗体 HMB-45

联合检测,以提高恶性黑色素瘤诊断的准确率。

【治疗】

1. 手术治疗 手术切除病灶是阴道恶性黑色素瘤首选治疗,根据病灶的部位,侵犯深度决定手术范围和是否清扫淋巴结,但无论是根治性切除还是局部广泛切除,手术范围与总体生存率无关。

(1) 根治性手术:根据病灶部位分为:①病灶位于阴道下段者可选局部病灶广泛切除腹股沟淋巴结切除;②病灶位于阴道上段者可选根治性全阴道切除+子宫及盆腔淋巴结切除;③病灶位于阴道中段者可选根治性全阴道切除+盆腔淋巴结,腹股沟淋巴结切除。

(2) 肿瘤局部广泛切除,病变深度 1~4mm 者,切除肿瘤及边缘 1~2cm 正常组织或行区域淋巴切除。

(3) 姑息性手术,病变深度>4mm,中晚期恶性黑色素瘤可选择姑息性病灶切除,可不作区域性淋巴结切除,局部或区域淋巴结复发可再行姑息性切除术。

2. 化疗治疗 恶性黑色素瘤对化疗不敏感,治疗作用非常有限,化疗药物达卡巴嗪(DTIC)有效率约 21%,常用联合化疗方案有:①DTIC+卡莫司汀(BCNU);②DTIC+BCNU+VCR(长春新碱);③苯丙氨酸氮芥(MEL)+顺铂(DDP);④MEL+DTIC;⑤DDP+DTIC。但各种联合方案均未能明显延长晚期恶性黑色素瘤的生存期。

3. 放射治疗 放疗对某些病例有效,只作为辅助或姑息性治疗手段。有报道,高危恶性黑色素瘤患者复发率可高达 30%~50%,如行根治性切除术后局部辅加外照射30~36Gy,可提高局部复发控制率并延长生存期,亦有认为,局部广泛切除术后给予盆腔外照射是阴道恶性黑色素瘤较合适的治疗方式。

4. 免疫治疗 免疫治疗是手术治疗后辅助治疗的首选。①大剂量干扰素治疗有助于改善预后,ASCO 推荐术后使用 α-干扰素,2000 万 U/(m² · d)皮下注射,每周 3 次,共 48 周。②卡芥苗(BCG)注射在黑色素瘤病灶内或周围,通过刺激患者产生免疫反应,使淋巴细胞聚集肿瘤病灶中使之消退。

【预后】 阴道恶性黑色素瘤预后极差,具有很高的局部的复发与转移率,总 5 年生存率为 20%,复发后生存期平均 8.5 个月。北京协和医院报道的 10 例阴道恶性黑色素瘤中,随访到 5 例患者,其中 3 例分别于术后 6 个月、7 个月和 21 个月死亡;2 例尚在随访中。

第三节 阴道肿瘤合并妊娠

一、阴道肿瘤与妊娠的相互影响

全身各系统的肿瘤均可能在妊娠期发生或发展。虽然阴道肿瘤较少见,妊娠是妇女特殊的生理过程,当妊娠与瘤合并存在时,由于两者之间的相互影响,会令一些情况复杂化,造成临床诊断和处理上的困难。当遇到此类病例时,应特别注意回答以下问题:阴道肿瘤及其治疗是否会对胎儿及子代产生不利影响? 妊娠是否加剧对阴道肿瘤的进展? 妊娠是否会影响阴道肿瘤的治疗? 阴道肿瘤是否允许妊娠的继续?

二、妊娠对肿瘤的影响

关于妊娠是否影响肿瘤的生长和扩散问题,目前尚存在争议。有人认为妊娠会促进恶性肿瘤的生长和扩散,其理由是妊娠期间雌激素水平增高,新陈代谢旺盛,盆腔器官及阴道血液循环丰富,淋巴循环增加,特别是经阴道分娩时,胎儿对产道的挤压可促进肿瘤的生长,加速其扩散和转移。反对者则认为妊娠本身并不会加速肿瘤的生长和扩散,反而抑制其生长,妊娠时黄体素能抑制雌激素,或妊娠时有一种内分泌因素能阻止恶性肿瘤的生长。动物实验表明,恶性肿瘤在妊娠后半期的抑制率甚低,哺乳期的移植癌发育更迟缓。

肿瘤对妊娠的影响:阴道肿瘤对妊娠的直接影响不大,一般不会对胎儿的生长有显著不利影响。对于渴望保留胎儿的患者,其放射治疗和化疗均将对胎儿产生不良影响;另外,由于外阴皮肤、阴道、肛门及尿道正常组织往往难以耐受肿瘤细胞致死剂量的放射剂量。因此,妊娠合并阴道癌的治疗,应根据妊娠的早、中、晚期,以及肿瘤的大小、部位、期别、淋巴结有无转移而个别对待。放疗对胎儿的影响与患者接受治疗时的孕期及所接受的放射剂量有关。胚胎期着床期施行放疗,可能导致其死亡。相对地妊娠中期的胎儿对放射线敏感性较低,受一般照射后影响较轻微,预后较好,但大剂量射线,仍会导致胎儿产生脑、肝、脾等脏器的异常。放射剂量不同亦会对胎儿产生不同影响,胎儿暴露在低于 0.05Gy 放射量时,一般并不增加致畸发生的危险性,但如果照射剂量达 0.1Gy 时,新生儿出生后 10 年内,有可能发生恶性肿瘤,其中以白血病发生率最高。当放射计量达 1Gy,可引起流产、功能障碍、神经损伤,主要是对大脑的损害。化疗对妊娠及胎儿的主要不良反应包括近期作用和远期作用,近期作用包括流产、致畸、早产、低体重、胎儿生长受限及器官损害等。远期作用包括对子代淋巴细胞致突变的致癌作用,染色体突变引起下一代畸形、不育等。在阴道癌合并妊娠的情况下,阴道血液循环丰富,内分泌及免疫功能的改变,易引起剖宫产术中出血及术后感染。化疗药物对胎儿的不利影响与孕周、用药量、种类、疗程、单一用药还是联合用药有关。化疗对胎儿的副作用大小与孕期有密切关系,多数化疗药物对孕早期的胎儿易有损害,因为此时胎儿正处于器官发生的时期。虽然已知的多数化疗药物对中、晚期妊娠的近期影响不大,但对药物的远期作用尚缺乏全面的评估。

(一) 阴道良性肿瘤合并妊娠

阴道良性肿瘤合并妊娠非常罕见,文献上极少大宗报道,其原因是阴道良性肿瘤较少见所致。良性阴道肿瘤包括:乳头状瘤、平滑肌瘤、纤维瘤、神经纤维瘤、血管瘤和脂肪瘤等,此外,一些类似肿瘤的病灶,如上皮包含囊肿、胚胎遗留性囊肿(中肾管囊肿)、子宫内膜异位症、阴道腺病等也包括在阴道肿瘤之内,这些良性阴道肿瘤一般不影响妊娠继续。

【诊断】 阴道良性肿瘤合并妊娠的症状与体征与非

妊娠相同。由于良性阴道肿瘤体积小,临床上没有症状,所以大部分的孕妇是在进行产前检查时才被发现有阴道肿瘤的。阴道肿瘤经常较小而无临床意义,但偶尔可生长很大,而引起性生活困难或性交疼痛,甚至阻碍分娩,有时压迫膀胱三角区,引起小便次数增加。另外,由阴道内肿瘤所致的下坠感和压迫邻近器官——膀胱、尿道和直肠所出现的症状,由于妊娠期,常被误认为是妊娠子宫所致,而被忽略。妇科检查,可发现阴道内肿瘤。正确的诊断有赖于肿物活检或切除后病理检查。

【治疗】 妊娠期患有良性阴道肿瘤,因阴道肿瘤对妊娠分娩没有多大影响而一般采取保守治疗法的方法。但是不是所有的良性阴道肿瘤对妊娠都无任何影响,还要依肿瘤的具体情况而定。阴道良性肿瘤合并妊娠的治疗,主要依据阴道肿瘤的大小、孕周和患者对胎儿的要求来决定。如果妊娠前发现良性阴道肿瘤应及时治疗,以免影响怀孕。

妊娠早、中期:阴道肿瘤较大,有压迫周围器官的症状出现,对胎儿的要求不高,则可先行引产,再行阴道肿瘤切除术。阴道肿瘤较小,珍贵胎儿,可在严密观察下继续妊娠至临产。

妊娠晚期:阴道肿瘤较小,可行经阴道生产;阴道肿瘤较大,有碍胎儿经产道时,应先行剖腹产,后再行阴道肿瘤切除。

1. 如果是良性囊肿,体积小,无症状,不影响妊娠进展者,可自然分娩,囊肿暂不予处理,分娩时,会阴侧切口的选择应尽量避开瘤体部位。

2. 如在妊娠晚期或分娩时发现阴道肿瘤阻碍先露部进展者,可以将囊肿液体抽吸出,待产后再做摘除术。

3. 如在妊娠晚期或分娩时发现阴道壁小型纤维瘤,蒂细者可以摘除,不易切除或实质性肿瘤阻塞产道者可考虑进行剖腹产,阴道肿瘤待产后再做切除。

4. 如果是阴道壁血管瘤,瘤体表浅,面积较大者,应考虑到先露部下降时对阴道壁的挤压、摩擦可能会造成阴道肿瘤的瘤体破裂而导致大出血危及生命,故应以剖腹产为妥。

【预后】 阴道良性肿瘤在妊娠期,由于盆腔血供丰富,可能有增大较快的现象。虽偶有平滑肌瘤术后复发者,但罕见恶变,一般预后好。

(二) 阴道恶性肿瘤合并妊娠

阴道恶性肿瘤合并妊娠极为罕见,约占阴道癌的2%。Fujita等2005年统计了英文文献中仅有16例有关阴道癌合并妊娠的报道。病理类型以鳞状细胞癌和透明细胞癌最为常见,但前者好发于更年期,而后者发病高峰在少女或青春期女性,生育年龄的妇女,患病较少。

【诊断】 阴道恶性肿瘤合并妊娠的症状、体征与非妊娠者相同。阴道癌晚期症状以阴道出血和排液为主,极易与先兆流产相混淆,所以在确定阴道癌合并妊娠时,要仔细鉴别,但早期可无症状。妇科检查时,可发现或扪及阴道壁上或黏膜下的病灶。由于其病变位于体表,依症状和体征,除极早期者外,临床得出初步诊断并不困难。对无明显病灶的早期病例,阴道细胞学涂片可为辅助性检查方法。涂片发现异常细胞,可在阴道镜下,选择可疑部位进行活检,

可提高阳性率。对有明显阴道病灶者,可直接活检,送病理检查。

【治疗】 由于妊娠合并阴道癌的病例少见,治疗上尚缺少成熟的经验,治疗原则可参考非妊娠阴道癌的治疗。与非妊娠者一样,对于阴道恶性肿瘤合并妊娠的基本处理方法,也包括单纯放射治疗、手术或手术加放疗,放疗加化疗综合治疗等,但是应该考虑到阴道肿瘤合并妊娠的特点而择用。阴道恶性肿瘤合并妊娠的治疗方案,应依据临床分期、肿瘤部位及大小、妊娠的周数和患者的年龄以及对孩子的渴望程度来考虑。

对于妊娠合并阴道上皮内瘤样病变或阴道原位癌的病例,妊娠早期可以用激光治疗或微波固化治疗、LEEP刀以及5-Fu局部使用,对妊娠处于中晚期以上者也可以随诊观察至妊娠期结束后再行治疗。

妊娠早、中期,胎儿常不能存活。对早期小病灶者,可行局部广泛切除或阴道腔内放射治疗。对有明显病灶的I期和II期患者,按其发生部位的不同,采用不同的术式或放射治疗。凡病灶位于阴道上、中1/3者,无论手术(多采用根治性全子宫和阴道切除及盆腔淋巴结切除)还是放疗(单纯腔内或体外加腔内照射)均要影响胎儿的生存,故应首先终止妊娠。若仅行单纯放射治疗,则可先行体外放疗,待胎儿自然流产后再行腔内放疗;若胎儿较大,且期别较晚,估计手术难以切净病灶的患者,可行剖宫取胎,然后给予常规体外及腔内放疗。可直接行广泛全子宫切除、部分或全阴道切除和盆腔淋巴结切除术。若行手术治疗,对年轻患者应考虑保留卵巢和阴道重建术。妊娠期,各组织间层次较宽,只要按解剖层次进行分离,手术并不困难。凡病灶位于阴道下1/3者,可先行引产或阴道腔内放射治疗,待自然流产后,再行外阴、阴道下端切除和腹股沟、盆腔淋巴结清扫术。凡IIb、III、IV期或有手术禁忌者可行根治性放疗,其包括:体外盆腔野和阴道腔内的放疗。对于早期(I、IIa期)阴道癌患者若病灶位于阴道下1/3段,且渴望生育者,可考虑局部病灶扩大的切除或加腹股沟淋巴结切除后,继续妊娠至分娩。

妊娠晚期估计胎儿能存活,对于晚期妊娠的患者(36周以上,胎儿可成活),则无论期别早晚或病灶部位不同,均可先行剖腹产,术后即可按非妊娠期阴道癌治疗,依据肿瘤的部位采用上述各种不同术式或(和)放射治疗。依报道IIb、III、IVa期的阴道鳞状细胞癌和透明细胞腺癌,经根治性手术后,再行体外盆腔野放疗,可提高生存率。

考虑到阴道癌以放射治疗为主,且需采用腔内放射治疗,对胎儿发育和生存影响较大,因此,多数情况下需先终止妊娠,然后再接受放疗或放化疗同步治疗。

有报道一33岁妇女,孕23周合并非角化性的阴道鳞状细胞癌,分期归为I期。在孕23周给予局部广泛切除,于孕33周时行剖宫产,并行淋巴结切除术,随后给予腔内辅助放疗。自其第一次手术时间,其存活了36个月。因此对于早期阴道癌合并妊娠者应采取个体化治疗。

【预后】 阴道恶性肿瘤合并妊娠发生率低,至今仍无大量病例的报道,其准确预后仍未明。但一般认为阴道恶性肿瘤合并妊娠的预后与非妊娠者无明显差异。其预后取

决于临床分型、肿瘤的组织类型和分化情况。

第四节　阴道恶性肿瘤的预后和随访

一、影响预后的因素

阴道恶性肿瘤是女性生殖器官中较难治疗的癌瘤。其原因是由阴道的解剖学特点——复杂的淋巴引流和与周围器官的密切性所决定,阴道癌预后差,与分期、病理类型组织分级、病灶部位和治疗方法相关。治疗强调个体化,阴道上段癌可参照宫颈癌的治疗,阴道下段癌与外阴癌相似。

术前的新辅助治疗可改善部分病例近期疗效,影响阴道恶性肿瘤的预后因素有:

1. 病理类型　阴道恶性肿瘤以腺癌和鳞癌预后较好。总的 5 年生存率前者为 84%,后者为 36.8%~62.3%。阴道肉瘤内胚窦瘤和阴道恶性黑色素瘤预后差,治疗后 5 年生存率和中数生存期各为 20% 和 11 个月。

2. 临床分期　阴道恶性肿瘤,早期预后好,期别越晚预后越差。阴道鳞状细胞癌 5 年生存率 Ⅰ 期 73%、Ⅱ 期 48%、Ⅲ 期 28%、Ⅳ 期 11%。腺癌 Ⅰ 期 87%、Ⅱ 期 76%、Ⅲ 期 48%、Ⅳ 期 0%。

3. 其他　阴道恶性肿瘤,还可与其他恶性肿瘤一样,其预后可能与肿瘤组织的分化程度,生长部位和治疗方法均有关。

二、随　访

阴道恶性肿瘤经治疗后,近、中期复发多在 2 年内。但亦有在 5 年后才复发。其随访时间如下:

第 1 年:上半年,每月 1 次;下半年,每 2 个月 1 次。
第 2 年:每 2 个月 1 次。
第 3 年:每 3 个月 1 次。
第 4 年:每半年 1 次。
第 5 年以后:每年 1 次。

(辛晓燕　白萍　康山　李孟达)

参 考 文 献

1. 陈惠祯. 现代妇科肿瘤学. 武汉:湖北科学技术出版社,2006:352-357
2. 贺豪杰,潘凌亚,黄惠芳,等. 原发性女性生殖道恶性黑色素瘤 21 例临床分析. 生殖医学杂志,2007,16:250-252
3. 卢勇田. 尖锐湿疣国内外诊断治疗的现状和进展. 中国医学文摘-皮肤科学,2007,24:273-276
4. 沈铿,郎景和. 妇科肿瘤临床决策. 北京:人民卫生出版社,2007:74-76
5. 吴令英,刘炽明. 女心生殖道黑色素瘤//连立娟. 林巧稚妇女肿瘤学. 第 4 版. 北京:人民卫生出版社,2006:810-822
6. 赵晓东,张毅. 妇科肿瘤循证治疗学. 北京:人民军医出版社,2008:250-252
7. 任常,朱兰. 阴道腺病. 现代妇产科进展. 2009,18:56-59
8. Cormier JN,Xing Y,Ding M,et al. Ethnic difference among patients with cutaneous melanoma. Arch Intern Med, 2006, 166(17):1907-1914
9. Ling B,Gao Z,Sun F,et al. Laparoscopic radical hysterectomy with vaginectomy and reconstruction of vagina in patients with stage Ⅰ of primary vagina carcinoma. Gynelcol Oncol,2008,109(1):92-96
10. Tran PT,Su Z,Lee P,et al. Prognostic factors for outcomes and complications for primary squamous cell carcinoma of the vagina treated with radiation. Gyncol Oncol,2007,105(3):641-649

第十五章

宫颈癌前期病变和早期浸润癌

第一节　概　　述

一、我国宫颈癌的流行及防治状况

对大多数发展中国家和地区而言,宫颈癌仍是威胁女性健康和生命的主要疾病之一,其中重要的原因是缺乏对宫颈癌癌前病变和早期癌的筛查制度,或因财力不足难以使广大适龄妇女享有规范的筛查服务,且筛查质量欠佳。我国由于人口基数大,估计每年宫颈癌新发病例数约在 13 万以上,每年至少有 3 万妇女死于宫颈癌,发病形势不容乐观。据 2004~2005 年全国第 3 次死因回顾抽样调查结果,与 20 世纪 90 年代调查相比,30~44 岁年龄组宫颈癌死亡率不但没有降低反而升高;而上海、深圳等地的流行病学资料亦显示,宫颈癌的发病率有上升趋势,其中 35 岁以下组上升趋势明显,反映了宫颈癌对我国女性的危害有年轻化的趋势。

宫颈癌的发生发展是一个缓慢渐进的过程,其间有明确的癌前病变期,在此期间如能给予有效的干预,治愈率可达 100%。即使是早期浸润癌(Ⅰa 期),其淋巴结转移及

治疗后复发的风险也很低,5 年存活率在 95% 以上。而Ⅰb2~Ⅱ期 5 年存活率则降至 60%~70%,Ⅲ期者不足40%,如出现远处转移,即Ⅳ期患者的 5 年生存率则在10% 以下。在缺乏完善筛查体系的地区,有 1/5 以上的患者在诊断时已达Ⅲ期,给患者、家庭及社会都将带来极大的痛苦和沉重的经济负担。因此,应当重视对宫颈癌前病变及早期癌的认识,规范诊治流程,早期发现、早期诊断及早期干预癌前病变及早期癌可以有效降低宫颈癌的发病率和死亡率。

二、宫颈病变和早期浸润癌的定义

宫颈病变狭义上主要是指宫颈的癌前期病变,包括经组织学确诊的宫颈鳞状上皮内病变(cervical intraepithelial neoplasia, CIN)和腺上皮内病变(cervical glandular intraepithelial neoplasia, CGIN),是浸润性宫颈癌的前驱病变。

组织学上,CIN 的诊断标准较为统一,根据不典型细胞累及上皮的程度分为三级,CIN1 相当于轻度不典型增生,CIN2 相当于中度不典型增生,CIN3 相当于重度不典型增生和原位癌。随着现代医学对于 CIN 流行病学及生物学研究的深入,有学者提出了两级分类命名系统:即低度鳞状

上皮内病变（low-grade squamous intraepithelial lesion, LSIL），包括由 HPV 引起的疣状病变及 CIN1；和高度鳞状上皮内病变（high-grade squamous intraepithelial lesion, HSIL），包括 CIN2、3。其中，LSIL 多与低危型 HPV 感染有关，多数可自行消退，或需较长的时间方发展为高级别的病变。HSIL 则多与高危型 HPV 感染相关，病变多持续存在，有进展为浸润癌的潜能。DNA 倍体分析发现 LSIL 的 DNA 倍体多为二倍体或多倍体，而无或很少有非整倍体；HSIL 则以非整倍体为主。因此，应用两级分类系统一方面有助于提高诊断的准确性及一致性，另一方面更能反映 CIN 病变的生物学转归，指导临床根据患癌风险的不同给予相应的处理。

对于宫颈腺上皮癌前病变的认识和命名尚存在争议，有学者根据腺体的异常、腺上皮细胞核的大小、染色程度、有丝分裂象及黏蛋白的数量，将宫颈腺上皮内瘤样病变分为三级，即 CGIN1、CGIN2、CGIN3。亦有参照鳞状上皮的两级分类原则，分为低度宫颈腺上皮内瘤变（L-CGIN）和高度宫颈腺上皮内瘤变（H-CGIN）。原位腺癌（adenocarcinoma in situ, AIS）对应于 CGIN3 或 H-CGIN，是浸润性腺癌的癌前病变，临床上较原位鳞癌少见，可能与病变位置多位于宫颈管内难以被细胞学或阴道镜检查发现有关。多数的宫颈原位腺癌是在因良性病变切除的子宫或因 CIN 宫颈活检及锥切标本中检查所得，约 50% 以上的宫颈原位腺癌与 CIN 并存。近年来，宫颈腺癌的发病率有上升趋势，临床上应重视对 AIS 的识别与管理。

宫颈微小浸润癌（为 FIGO Ⅰa 期），又称早期浸润癌，是指只能在显微镜下诊断而临床难以发现的浸润癌。FIGO 关于微小浸润癌的定义是：Ⅰa1 和 Ⅰa2 期的诊断应基于取出组织的显微镜检查，最好是宫颈锥切或全子宫切除的组织标本，切除的组织必须包含全部病变，不论原发病灶是鳞状上皮还是腺上皮，浸润深度不超过上皮基底膜下 5mm，水平扩散不超过 7mm。静脉和淋巴管等脉管区域受累不能改变分期，但必须特别注明，因为会影响治疗决策。超出上述范围的病变即归为Ⅰ B 期。

三、HPV 与宫颈病变

1. 宫颈癌的病因学研究　宫颈癌的病因研究历经 100 多年，早在 19 世纪人们就发现宫颈癌在修女中极少发生，研究认为宫颈癌的发生与婚产因素和性行为紊乱等行为危险因素有关。20 世纪 60、70 年代，人们将焦点转向某些微生物感染因素如单纯疱疹病毒Ⅱ型（herpes simplex virus 2, HSV-2）和人类巨细胞病毒（human cytomegalovirus, HCMV），但随后的流行病学调查及分子学研究并不支持 HSV-2 或 HCMV 在宫颈癌发生过程中起主导作用。1974 年德国杰出的病毒学家 Zur Hausen 首次提出人乳头状瘤病毒（HPV）与宫颈肿瘤有密切相关。至 1983 年，Durst 和 Zur Hausen 发现了 HPV16。同年，Cuzick、Campion 及 Singer 一起对 100 名宫颈涂片结果为低度病变的妇女进行了 HPV 检测，结果发现 HPV16 感染比 HPV6 具有更强的促使宫颈病变进展的潜能。随后，George Terry 等建立了聚合酶链反应（polymerase chain reaction, PCR）方法，使 HPV 检测的临

床意义逐渐被重视。目前，众多国内外学者及研究机构就 HPV 感染与子宫颈癌的关系进行了大量的研究，人们对 HPV 感染与宫颈病变之间关系的认识日渐统一。2004 年，IARC 发布了一致性声明：HPV 感染是宫颈上皮内瘤变及宫颈癌发生的必要因素，可以认为，没有 HPV 持续性感染的妇女几乎没有患宫颈癌的危险。流行病学资料结合实验室的证据都强有力地证实了这一观点。

HPV 是一群微小的、无包膜的双链 DNA 病毒，目前发现的基因型别已经超过了 200 种。根据其致瘤能力的高低，可以分为高危型、潜在高危型和低危型 3 类。高危型 HPV 通过其癌蛋白 E7 降解抑癌基因 *pRB* 的产物，使细胞跨越细胞周期 G_1/S 检查点，进入增殖周期；通过其 E6 癌蛋白降解抑癌基因 *p53* 的产物，使细胞抵抗凋亡，异常生长；E6 癌蛋白还能激活人端粒酶催化亚单位 hTERT，导致细胞永生化；此外，高危型 HPV 的癌蛋白还能引起细胞有丝分裂异常，造成染色体不稳定，促使受感染的细胞发生恶性转化。

2. HPV 感染的自然史　肛门、生殖器的 HPV 感染与年龄及性行为习惯相关。性活跃的年轻妇女感染率最高，感染的高峰年龄为 15 ~ 25 岁。文献报道生育年龄（包括宫颈细胞学检查无异常发现）的正常妇女，其宫颈 HPV 感染率在 5% ~ 50%。国外对女大学生的研究发现，约 1/3 有性行为的女大学生的正常宫颈 HPV DNA 阳性。据报道在世界范围内，半数以上的性活跃的成年人在他们的一生中至少被一种生殖道 HPV 感染过。HPV 感染的高危因素主要为性行为紊乱，如过早开始性生活、多个性伴侣、与高危人群的性接触等。女性性工作者及 HIV 患者中 HPV 感染率较高。男性的包皮环切术及正确使用避孕套在一定程度上可减少妇女感染 HPV。

虽然年轻女性的 HPV 感染及其引起的宫颈低度病变的频率很高，并可反复感染或同时感染多种型别的 HPV，但绝大多数都会在短期内自动消失。大于 30 岁的妇女宫颈 HPV 新发感染率明显下降，约为 5% ~ 10%。但相对于年轻女性，大年龄段的妇女更容易发生 HPV 的持续感染，这可能与免疫功能随着年龄的增长而下降，从而降低了人体对病毒的新发和既往感染的清除能力有关。亦有研究报道妇女 HPV 感染的第二个高峰年龄段在女性的围绝经期（45 ~ 50 岁），其原因多数学者认为是妇女或其配偶与新的性伴侣接触而发生的感染，也可能与病毒的潜伏感染再度激活有关。

大多数 HPV 感染是一过性的，免疫功能正常的妇女，90% 的 HPV DNA 可在 2 年后转阴，这是 HPV 感染最常见的结局。即使在 CIN 的患者中，如果随诊足够长的时间，HPV 感染也有较高的自然转归率。因此，HPV 感染不能机械地等同于肿瘤进展。非致瘤性（低危型）HPV 感染的自然消退率较高，平均感染时间是 7 ~ 8 个月，致瘤性（高危型）HPV 的平均感染时间则长达 10 ~ 13 个月。HPV 感染后，主要诱发机体的细胞免疫将病毒清除，一旦机体免疫力消除了某一型 HPV，一般不易再感染同一型别的 HPV，但并不意味着对其他型别的 HPV 也产生了交叉免疫。

不到 10% 的 HPV 感染会持续存在，但只有少部分高危

型 HPV 持续感染可能引发宫颈病变或宫颈癌。而且研究显示,同一高危型 HPV 的持续感染,患 CIN2、3 的风险比高达813,较不同高危型别的 HPV 反复感染者明显升高,后者患 CIN2、3 的风险比为192。另一项研究也观察到,连续3次同型别的高危型 HPV 持续感染对于持续鳞状上皮内病变的风险远远大于持续的高危型 HPV 感染但型别不同的情况。相邻两次均检测到高危型 HPV 而型别不同时,持续鳞状上皮内病变的发生概率甚至低于相同型别的低危型 HPV 持续感染。

3. 宫颈病变中的 HPV 检出率及型别分布 HPV DNA 的检出率随宫颈病变的进展而上升。在宫颈上皮内瘤变(CIN1-3)中,HPV 阳性率约为35% ~ 100%,在宫颈浸润癌中可达93% ~ 100%。在型别分布上,世界各国的研究报道在宫颈癌中均以 HPV16 和 18 型为主要类型。最新的 Meta 分析显示,在全球 14 595 例宫颈癌中,HPV16 和 18 型仍为最主要类型,存在于约70%的宫颈癌中。其次,较常见的还有 HPV 45(4.6%)、31(3.8%)、33(3.7%)、52(2.9%)、58(2.8%)、35(1.5%)型。在宫颈高度上皮内病变(HSIL)中感染率最高的仍是 HPV16。亚洲宫颈癌前十位 HPV 型别分别是 HPV16、18、58、33、52、45、31、35、59和51。

国内也有学者进行了以人群为基础的 HPV 流行病学研究。一项关于中国妇女子宫颈人乳头瘤病毒型别分布的 Meta 分析结果显示,在宫颈癌、高度上皮内病变、低度上皮内病变和正常宫颈中,总 HPV 调整感染率分别为82.7%、88.5%、69.3%、13.1%;所有宫颈状态中,HPV16 型为最常见的 HPV 型别,在宫颈癌中,占第2、3位的依次为 HPV18和58型;HPV16/18型在宫颈癌、HSIL、LSIL 和正常宫颈中的感染率分别为69.6%、59.1%、32.3%、4.4%,该结果与世界范围内 HPV16/18 型在宫颈癌中70%的感染率非常接近。

4. HPV 型别与致癌风险 HPV16、18 是子宫颈癌及癌前病变中最常见的 HPV 型别。多项研究表明,相对于其他型别的高危型 HPV,HPV16 感染更容易持续存在,平均感染时间为 16 ~ 18 个月,并且进展为 CIN3 及浸润癌的风险明显高于其他高危型 HPV。子宫颈细胞学正常的妇女,如果 HPV18 阳性,其进展为 CIN3、特别是腺癌和相关癌前病变的风险也较高。一项入组了 20 810 名妇女、随访长达 10 年的前瞻性研究发现,研究开始时 HPV 16 阳性的妇女 10 年内进展为 CIN3 和浸润癌的比率为17.2%,HPV18 阳性者为13.6%,而其他高危型 HPV 阳性者进展为 CIN3 和浸润癌的比率仅为3.0%。细胞学检查阴性而 HPV16 或 18 阳性的妇女进展为 CIN3 以上病变的风险比细胞学检查为 LSIL 的患者还高。Molano 等对 227 例细胞学正常而 HPV 阳性的妇女进行了为期 5 年的随访,发现 HPV 16 较低危型感染的清除率明显降低,HPV31、33、35、52 及 58 型的清除率居中,其他高危亚型与低危型相比未显示出清除率降低,单一感染与多型别感染的清除率相当。Insinga 等对 HPV16、18、6、11 型感染及相关宫颈病变的自然史进行了回顾性分析,结果显示,随访 2 年或 3 年时,HPV16/18 型别相关的 CIN2/3 发生的累积风险为 11.5%、27.2%;HPV16/

18 型别相关的 CIN1、CIN2、CIN3 在 12 个月内的阴转概率分别为32.9%、21%、11%。由于 HPV 具体亚型致病力的不同,HPV 分型检测在子宫颈癌筛查及宫颈病变治疗后随访中的作用日益凸显。

除了上述年龄、性行为习惯、HPV 型别与 HPV 持续感染相关外,可能还有其他内源性或外源性因素协同参与作用,影响了 HPV 的清除,并促进了宫颈病变的进展。这些协同因素包括:①环境或外在因素,如吸烟、长期口服避孕药、多产、其他性传播疾病的协同感染等;②病毒因素,如高病毒载量、多种型别 HPV 联合感染、病毒基因整合入宿主染色体;③宿主因素,如遗传易感性、HIV 感染、免疫抑制治疗等。HPV 感染的自然史尚有很多方面还不甚明确,HPV 自我清除、持续感染、潜伏感染的状态如何准确界定及其转归或进展的规律,有待更深入的研究。另外,除高危型 HPV 持续感染这一重要的致病因素外,子宫颈癌的发生、发展是多因素、多步骤作用的结果,上述内源性及外源性危险因素在 HPV 致病过程中是如何发挥作用的,同样需要更多临床及实验室的研究来证实。

5. HPV 预防性疫苗 目前,Merck 公司和 GlaxoSmith-Kline 公司已分别利用酵母和昆虫细胞表达体系开发出以病毒样颗粒为基础的 HPV 基因工程疫苗。前者是四价疫苗使用的是铝佐剂,后者是二价疫苗使用的是 ASO4(一种包含铝和脱酰单磷酰脂)佐剂。两种疫苗都含有针对 HPV 16 和 18 的型别,这两个基因型导致全球大约70%的子宫颈癌病例。包括美国在内的多项全球多中心随机对照研究评估了这两种疫苗对 9 ~ 45 岁妇女的安全性和有效性,结果显示,对于注射前从未感染过疫苗涵盖的 HPV 基因型的妇女,两种 HPV 预防性疫苗在预防 HPV 持续感染和相关子宫颈病变方面都显示出非常好的效果,同时具有良好的耐受性。常见的不良事件为注射部位的疼痛、红肿、瘙痒及发热、头晕等全身反应。在注射三剂疫苗后的 1 个月,血清抗 HPV 抗体阳转率可达 96.4% ~ 99.9%;在接种后 5 年内,抗体滴度仍维持较高的水平,与自然感染相比有显著差异。目前,大规模 HPV 疫苗试验及 6 ~ 8 年的随访结果是,HPV 疫苗几乎可以 100%的预防由相关基因型导致的子宫颈癌前病变、阴道和外阴癌前病变及生殖器疣。尽管研究开展的时间长度不足以使病变发展为子宫颈癌,但世界卫生组织的专家组已认同对这些子宫颈癌前病变的预防最终能避免癌症的发生。

2006 年,美国食品药品监督管理局批准了 Gardasil 四价疫苗上市。2007 年,澳大利亚也批准了 Cervarix 二价疫苗的上市。目前这两种疫苗已在全球 100 多个国家和地区上市,其中包括中国香港、澳门和台湾,主要用于青春期前和青少年女性的预防接种。中国内地正在进行上述两种疫苗上市前的多中心临床试验,以评估其在中国妇女中的安全性及有效性。研究结果将为 HPV 预防性疫苗在中国正式上市及推广应用提供理论依据,也将使中国的宫颈癌防治工作迈入崭新的时代。

四、宫颈筛查与"三阶梯"诊疗程序的规范应用

HPV 预防性疫苗研制成功,使宫颈癌的一级预防成为

可能。然而,在现阶段我国广大妇女还难以从 HPV 预防性疫苗中获益。因此,宫颈癌前病变及早期癌的筛查及正确处理,即宫颈癌的二级预防,仍是目前宫颈癌预防工作的主要策略。"三阶梯"诊断步骤,即宫颈筛查-阴道镜检-组织病理学检查,是广泛使用的诊断规范流程。宫颈筛查结果异常,意味着从正常人群中筛出可能发生癌前病变或宫颈癌的高危人群,但临床医师不能仅凭筛查结果就为患者制定治疗方案。须进一步经阴道镜检查评估和检出宫颈病变是否存在,并在其指引下取宫颈活检确诊。组织病理学结果(点活检或锥切活检)是确诊的金标准,也是临床治疗的依据。应当注意的是,当三阶梯诊断结果不一致时,需重新核对原始资料,包括重新检查原始细胞学涂片与病理切片是否符合诊断标准,重新评估阴道镜检查是否遗漏病变。及时修正诊断及密切随访是准确评估宫颈病变的可靠途径。

1. 筛查方法　宫颈癌前病变及早期癌通常无明显症状,临床上常规的妇科检查也难以发现病变,因此需要特定的检查或检测技术才能早期发现、及时诊断。目前常用的筛查方法主要有:宫颈细胞学检查、高危型 HPV 检测及肉眼观察法等。传统的巴氏涂片检查在过去的半个多世纪中,为全球的宫颈癌发病率和死亡率的下降作出了突出贡献,新发展的液基细胞学方法减少了不满意涂片的数量,在一定程度上改善了传统巴氏涂片的敏感性。而宫颈细胞学诊断标准近年来也在不断进展,1988 年美国国立癌症研究所(NCI)提出 Bethesda(the Bethesda system,TBS)系统,在涂片质量评价、描述细胞形态和诊断建议三方面作了较大的改良,方便了临床医师与细胞病理学家的交流,也有利于对细胞学结果异常的妇女进行规范的管理,目前已在世界范围内广泛应用。另外,众多分子标记物的研究是目前辅助细胞学或组织病理学进一步筛选高危病变的热点领域。研究结果显示,P16INK4A 及 Ki-67 的免疫化学染色有助于辨别不同级别的 CIN,减少假阴性和假阳性活检,从而有效的早期发现和诊断 HSIL 及宫颈癌,是预测宫颈癌前病变及早期癌较有前景的筛查和诊断指标。

HPV 检测技术是筛查方法的又一次突破。与细胞学相比,HPV 检测提高了识别宫颈高度病变的灵敏度,且结果客观,可重复性好,阴性预测值可达 99%。欧美等发达国家的宫颈癌筛查指南推荐,对 30 岁以上妇女可联合应用 HPV 检测及细胞学检查。而对 HPV 检测单独用于宫颈癌初筛的评价正在多个国家进行前瞻性的随机对照研究。杂交捕获二代法(HC-Ⅱ)是目前应用最广泛的临床 HPV 诊断方法,但因为价格昂贵,在发展中国家难以推广应用于宫颈癌筛查。快速 HPV(care HPV)检查方法的问世,有望成为发展中国家宫颈癌筛查的有效手段。该技术识别宫颈病变的敏感性和特异性接近 HC-Ⅱ技术,但只需 2.5 小时就能得出结果,实验设施简单,可以在没有水电的情况下操作,费用也只有 HC-Ⅱ技术的 1/10。

肉眼观察技术即醋酸肉眼观察(VIA)及碘试验(VILI)是一种相对简单,较少依赖操作设施的方法,易于掌握与培训,无须特殊的仪器设备,价格低廉,可在欠发达地区作为初筛手段推广,使更多的贫困地区的妇女及时得到宫颈癌

的早诊早治。这种筛查方法已在非洲、印度、中国西部地区等发展中国家和地区进行了评价,VIA 对宫颈癌前病变和浸润癌的敏感性为 77%(56% ~ 94%),特异性为 86%(74% ~ 94%)。但要认识到,该技术无法对宫颈管内的病变进行评价,对绝经后的妇女很少有效,且因无资料保存,难以复查及质控。

2. 筛查策略　在发达国家,对适龄妇女进行有组织、系统性的筛查,随着筛查覆盖率的扩大及筛查质量的改善,宫颈癌的发病率和死亡率得到了有效的控制。相比之下,在无法开展系统性筛查的发展中国家和地区,宫颈癌的发病率仍居高不下。目前,我国宫颈癌的防控工作也处于缺少有组织、以人口为基础的系统性筛查阶段,筛查覆盖率低,宫颈癌及癌前病变的早期发现、早期诊断主要依靠妇女的机会性筛查。可喜的是,我国宫颈癌的防治工作正逐渐受到政府和大众的重视,从 2005 年原卫生部和癌症基金会建立宫颈癌早诊早治示范基地,到 2006 年中央财政地方转移支付癌症早诊早治项目,再到 2009 年农村妇女的两癌检查,越来越多的机构和医务工作者参与到宫颈癌的预防工作中,为我国宫颈癌的预防提供了前所未有的契机。另一方面,研究显示,机会性筛查是目前发展中国家提高宫颈癌筛查效率及覆盖率的一种切实可行的方法,可节约医疗资源,患者顺应性好,早期病变检出率可达 86%。因此,现阶段我国宫颈筛查工作应当重视增强医护人员的宫颈癌筛查意识,因地制宜选取筛查方法,将有组织筛查与机会性筛查相结合,努力提高我国宫颈癌筛查及早诊早治的覆盖率,同时加强筛查质量的控制,规范诊治流程。

根据疾病的负担、卫生资源、经济发展水平的不同,各国的筛查方案亦有差异。在《中国癌症筛查及早诊早治指南(试行)》中,我国子宫颈癌防治协作组的专家结合我国国情,针对不同资源条件和人群风险度等因素,提出了三种筛查方案可供选择:①最佳方案:医师取材 HPV 检测和液基细胞学组合,适宜于经济发达地区或经济条件较好的妇女;②一般方案:医师取材 HPV 检测和传统巴氏涂片组合,适宜于中等发达地区的筛查;③基本方案:仅用肉眼观察法(VIA/VILI),适用于贫穷落后、卫生资源缺乏的地区。经济发达地区,筛查起始年龄可考虑为 25 ~ 30 岁;经济欠发达地区,起始年龄为 35 ~ 40 岁。

2012 年初,美国癌症协会、美国临床病理协会及美国阴道镜和宫颈病理协会共同推出了修订版的宫颈癌筛查指南,值得我们借鉴。该指南综合评估了近 10 年来对宫颈癌和 HPV 感染相关性研究的证据,针对不同年龄段 HPV 感染流行病学特点和宫颈癌发病风险的不同,并充分权衡了筛查可能带来的益处及潜在危害,对既往指南进行了更新。指南的主要内容包括下列以年龄分组的筛查建议:

1. 无论有无性行为,小于 21 岁的女性都不应该进行常规筛查。因为在青春期及年轻女性中 HPV 感染和 LSIL 相对多见,大多数可自行逆转,而宫颈癌的发病率很低。常规筛查对该年龄段女性宫颈癌的检出和预防效果甚微,相反会导致不必要的创伤及过度治疗。专家指出,HPV 预防性疫苗的接种是该年龄段女性安全、有效的宫颈癌预防策略。

2. 21~29 岁的女性推荐每 3 年接受一次细胞学筛查，由于 30 岁以下的女性 HPV 感染率较高，故 HPV 检测不应常规用于该组人群。

3. 30~65 岁的女性推荐每 5 年接受一次细胞学+HPV 检测的联合筛查，每 3 年一次的细胞学筛查是可替代的方案。若联合筛查结果显示 HPV 阳性而细胞学检查正常，可有两种选择：①12 个月后复查细胞学及 HPV 检测；②立即进行 HPV16 或 HPV16/18 分型检测。当 HPV 持续阳性或分型检测阳性时，应立即转诊阴道镜。若联合筛查结果显示 HPV 阴性而细胞学检查为 ASCUS 时，常规筛查即可。

4. 大于 65 岁的女性如既往 20 年内无 CIN2 以上病史，且既往 10 年内连续 3 次细胞学筛查结果阴性或连续 2 次联合筛查结果阴性（最近一次的阴性结果在过去 5 年内进行），可退出常规筛查。

5. 因良性疾病行全子宫切除的女性，如无 CIN2 以上病史，无须常规筛查。

6. 曾接种 HPV 预防性疫苗的女性，筛查程序与未接种人群相同。

五、宫颈病变和早期浸润癌的治疗策略

1. 宫颈癌前病变的处理　美国 90 年代中期的调查结果显示，每年约有 100 万的妇女诊断为 CIN1，约 50 万诊断为 CIN2、3。近年来，估计 CIN1 的年发病率为 1.2/1000，CIN2、3 为 1.5/1000。对宫颈癌前病变进行恰当的干预与随访，是宫颈癌防治体系中关键的组成部分。不规范的诊治程序不仅会造成漏诊、漏治，增加了宫颈癌发病的风险，而且还可能造成过度治疗，导致不必要的并发症和医疗资源的浪费。鉴于目前我国宫颈病变诊治方面存在的诸多问题，中国子宫颈病变和阴道镜协作组参考美国阴道镜和子宫颈病理协会、欧洲及亚太地区生殖道感染和肿瘤研究组织的研究结果及诊治规范，并结合我国国情，制定了《中国宫颈病变诊断和与治疗指南》，正在推行，以期规范临床操作。

治疗宫颈癌前病变的方法主要有两大类：一是破坏宫颈表面组织的物理治疗方法，包括冷冻治疗、激光消融、电灼和冷凝等；二是切除宫颈组织的切除方法，包括冷刀锥切、LEEP、激光锥切和电针锥切等。切除的方法不但可以去除病变，而且可以提供组织标本用于病理检查。尽管比较不同治疗方法的随机试验数量有限，以上列出的物理和切除治疗在消除宫颈癌前病变和减少宫颈癌发病风险方面的有效性是相同的。过去认为，冷刀锥切会增加妇女将来早产、低出生体重儿和剖宫产的风险。但近来，一些大型的回顾性研究报道，进行 LEEP 或激光锥切的女性也会增加将来早产、低出生体重儿及胎膜早破的发生。尽管大多数物理治疗的研究没有显示出对妊娠结果相关的不利影响，但对于妊娠结果较小的影响很难测量，因此物理治疗也可能存在对未来妊娠的潜在不利影响。对于宫颈癌前病变，目前还没有可接受的非外科治疗方法。治疗方法的选择应根据病变的分级、之前的细胞学结果、转化区类型、患者的年龄、生育需求、随诊条件和医疗资源而定，个体化及人性

化是治疗的目标。

（1）CIN1 的处理方案：

1）细胞学报告为 ASCUS、ASC-H 或 LSIL 的 CIN1：推荐随诊观察，可 12 个月时检测 HPV，或 6 个月、12 个月时重复宫颈细胞学检查。如 HPV 阳性或重复细胞学 ≥ ASCUS，推荐阴道镜检查。如 HPV 阴性或连续两次的细胞学检查正常，可返回常规的宫颈筛查。

对于持续性 CIN1（持续时间超过 2 年），可以继续观察，也可给予治疗。如果给予治疗，应参考阴道镜检查是否满意来选择治疗措施。对于阴道镜检查满意者，物理治疗或宫颈锥切均可。对于阴道镜检查不满意、ECC 提示 CIN、或因宫颈病变接受过治疗的患者，推荐宫颈锥切。

2）细胞学报告为 HSIL 或 AGC 的 CIN1：对于阴道镜检查满意且 ECC 阴性者，有三种可接受的处理方案：①每 6 个月进行 1 次细胞学和阴道镜检查，随访 1 年。如果第 6 个月或第 12 个月随诊时仍为 HSIL 或 AGC，推荐宫颈诊断性锥切；如果连续两次的细胞学检查正常，可回归到常规筛查。②诊断性锥切。③复核细胞学、组织学和阴道镜检查的结果，如果复核的结果有更改，应根据更改后的结果按相应的指南进行处理。对于阴道镜检查不满意者，除特殊人群外，推荐宫颈诊断性锥切。

3）特殊人群的 CIN1

Ⅰ. 对于青春期女性（<21 岁）的 CIN1，推荐每年进行 1 次宫颈细胞学随访。如果第 12 个月时细胞学 ≥ HSIL 或第 24 个月时细胞学 ≥ ASCUS，则需要行阴道镜检查。

Ⅱ. 妊娠期妇女的 CIN1 可暂不处理。

（2）CIN2、3 的处理方案

1）普通人群的 CIN2、3：对于组织学诊断的 CIN2、3，推荐给予治疗，而不仅仅是随诊观察（特殊人群除外）。如果阴道镜检查满意，完全除外浸润癌者物理治疗和宫颈锥切均可。如果阴道镜检查不满意，不能完全除外浸润癌者不可行物理治疗，应行宫颈锥切。全子宫切除不可作为 CIN2、3 患者的首选治疗方法。

对于 CIN2、3 治疗后的随诊，可以 6~12 个月间检测 1 次 HPV，也可每 6 个月进行 1 次细胞学或者细胞学联合阴道镜检查。如果随诊发现 HPV 阳性，或者细胞学 ≥ ASCUS，推荐阴道镜检查加宫颈管采样。对于 HPV 阴性，或者连续两次的细胞学检查正常的患者，进入常规筛查，持续至少 20 年。

对于宫颈锥切组织切缘阳性或术后立即进行的 ECC 发现有 CIN2、3 的患者，可于术后 4~6 个月时行细胞学检查同时进行 ECC，重复诊断性宫颈切除也是可接受的程序。如果重复诊断性宫颈切除不可行，子宫切除是可接受的。

对于复发或持续的 CIN2、3，可再次锥切，如果无法再次锥切，可行全子宫切除。

仅根据 HPV 检测阳性，进行重复治疗或行子宫切除是不可接受的。

2）特殊人群的 CIN2、3

Ⅰ. 对于青春期女性的 CIN2、3 且未加特殊说明时，如果阴道镜检查满意，可以治疗，也可进行为期两年的密切观察，每 6 个月进行 1 次细胞学和阴道镜检查。如果随诊期

间疾病进展(细胞学发现 HSIL 或阴道镜提示高级别病变),则需要重复活检。

组织学明确诊断为 CIN2 时,首选随诊观察,但也可给予治疗。对于明确诊断为 CIN3 或阴道镜不满意时,应给予治疗。

如果患者连续两次的细胞学和阴道镜检查正常,则可回归到常规的宫颈细胞学筛查。

如果在随诊中发现 CIN3 或 CIN2、3 持续时间超过 24 个月,则推荐给予治疗。

Ⅱ.对于阴道镜活检组织学诊断为 CIN2、3 的妊娠期妇女,除外浸润性病变,可采用不超过 12 周为间隔的细胞学和阴道镜检查。如果随诊中病变进展或细胞学提示浸润癌时,推荐重复活检。除非确诊为浸润癌,否则治疗是不可接受的。应在产后 6 周重新对宫颈进行细胞学和阴道镜检查。

(3) 宫颈原位腺癌的处理:对于完成生育,且经诊断性锥切的组织学确诊为 AIS 的女性,可选择全子宫切除。如需保留生育功能,可行冷刀锥切。对锥切后边缘阳性或宫颈管取样仍有 CIN 或 AIS 的患者,有以下两种方案可选择:再次宫颈锥切以增加病灶完全切除的可能性;6 个月时联合使用细胞学、HPV 检测、阴道镜及 ECC 重新评估。

对未行子宫切除的患者,均应长期随诊。

2. 宫颈早期浸润癌的处理(参考 FIGO 指南)

(1) Ⅰa1 期(间质浸润深度不超过 3mm,水平扩散 ≤ 7mm)推荐行经腹或经阴道全子宫切除术,如同时存在阴道上皮内瘤变,应切除相应的阴道段。有生育要求者,可行宫颈冷刀锥切。

(2) Ⅰa2 期(间质浸润深度 3 ~ 5mm,水平扩散 ≤ 7mm)推荐行Ⅱ型子宫切除术+盆腔淋巴结清扫术。有生育要求者,可选择:①大范围的宫颈锥切,加腹膜外或腹腔镜下淋巴结清扫术;②根治性宫颈切除术,加盆腔淋巴结清扫术。

(刘继红　李玉洁)

第二节　宫颈细胞学

一、宫颈细胞学的发展史及进展

1. 宫颈细胞学的发展史　19 世纪中期,欧洲有许多学者开始对脱落细胞的形态和应用进行研究,1860 年开始探索应用痰、尿、腹水、胸腔积液涂片诊断肿瘤。由于当时的染色技术所限,诊断的准确性受到质疑。Papanicolaou 改良了脱落细胞的固定与染色技术,于 1941 年确定了阴道脱落细胞的诊断价值。从此,细胞学诊断的方法逐渐被广泛地用于宫颈癌普查和早诊早治中。20 世纪 50 年代杨大望教授将宫颈细胞学引入我国,逐渐广泛的应用于宫颈癌普查和妇科临床中。早期诊断与治疗是肿瘤预后的关键因素,当患者有症状去找医师或医师发现患者有可疑的病灶取活检时,病情大多已经发展到无可挽救的程度。癌组织的代谢比正常组织高,细胞脱屑也比正常细胞快,癌细胞彼此之

间的凝集力较正常细胞低 10 倍,面积很小的癌灶脱屑的细胞数目可以很多。因此,临床上无症状、肉眼无法识别的早期宫颈癌和癌前病变,通过宫颈细胞涂片检查可以早期检出病变。宫颈脱落细胞还可以获得远处的标本,如子宫、输卵管、甚至腹腔转移癌等。

2. 宫颈细胞学诊断技术的进展　细胞学检查存在假阴性率,传统涂片人工光镜检测检出 CIN 的假阴性率,综合文献报道达 2% ~ 50%。造成常规涂片假阴性的主要原因是涂片中没有能诊断的细胞:①病变细胞没有被取到;②取材器上的病变细胞没有被转移到载玻片上,研究发现常规涂片只有 20% 的细胞被从刮板上转移到玻片上,其余 80% 的细胞则随取材器被丢弃;③涂片质量差,不均匀、过厚,过多的黏液、血液或炎细胞遮盖了不正常细胞。其次,细胞病理学医师阅片中没有发现异常细胞:①人工检查从每张涂片上存在的上万个细胞中挑出几个以至几十个异常细胞费时费力,肉眼疲劳及注意力分散可产生漏诊;②细胞学医师的经验不足,对细胞涂片解释错误。因此,需要新的自动化装置提高细胞病理学检查的准确性,采用人工智能高科技进行自动读片、初筛,再由细胞病理学专家做最后诊断,可以有效避免因视觉疲劳造成注意力分散所致的漏诊,从而提高细胞学诊断的准确性。1989 年美国电脑及细胞学家合作研制了计算机辅助细胞学检测系统(computer assisted cytologic test,CCT),于 1992 年初步用于临床,1995 年正式用于临床。计算机从每张涂片中选出 128 幅含有可能异常的细胞的图像供细胞学医师辨认,遇有可疑细胞可以经显微镜下核实进行最后诊断,实现了计算机与人脑智慧的组合,为宫颈细胞学检查提供了一种快速准确的新方法。虽然 CCT 与传统巴氏涂片相比,筛查宫颈癌前病变及宫颈癌的敏感性和特异性有所提高,但是 CCT 并没有提高涂片质量,仍然存在涂片不均匀,黏液、血液或炎细胞遮盖异常细胞,及宫颈涂片可能因固定不及时造成细胞过度干燥等不足。1996 年超薄液基细胞检测(liquid-based/thin-layer preparation)开始应用于临床,改变了常规涂片的操作方法,采用取样器全面收集宫颈转化区和颈管的脱落细胞,标本取出后立即洗入细胞保存液中,几乎保留了取样器上所得到的全部标本,也避免了常规涂片过程中所引起的细胞过度干燥所造成的假象。保存液中的细胞经程序化处理后(将标本中的黏液、血液和炎细胞与上皮细胞分离,经高精密度滤器过滤或离心后转移到静电处理过的载玻片上),制成均匀的薄层涂片,使不正常细胞容易被观察,并且湿固定的细胞核结构清晰,易于鉴别。剩余在保存液小瓶中的标本可用于第二代杂交捕获(hybrid capture Ⅱ-based human papillomavirus detection,HCⅡ)试验,进行 13 种(16、18、31、33、35、39、45、51、52、56、58、59 和 68)HPV 检测。有资料显示,超薄液基细胞检测检出 100%(12/12 例)的宫颈鳞状细胞癌,96.8%(30/31 例)的 CIN 3 级,90.7%(39/43 例)的 CIN 2 级,72.4%(92/127 例)的 CIN 1 级。用液基标本只需一次取材,可同时做薄片细胞学检查和 HPV 检测,两者结合,可提高 HSIL 的检出率。

3. 宫颈细胞学诊断报告方式的变革

巴氏分级法:1943 年 Papanicolous 提出了宫颈细胞涂片诊断的分级标准(表6-15-1)。

表 6-15-1 宫颈细胞学巴氏分类法

巴氏 I 级	未见非典型或异常细胞
巴氏 II 级	发现非典型但无恶性特征细胞
巴氏 III 级	发现可疑恶性细胞
巴氏 IV 级	发现高度可疑癌细胞
巴氏 V 级	发现癌细胞,形态典型

我国于 1978 年召开全国宫颈癌研究协作会,由杨大望教授主持制定了宫颈细胞学诊断标准,以巴氏五级分类法为基础提出了改良的宫颈细胞学诊断标准(表6-15-2)。

表 6-15-2 改良的宫颈细胞学诊断标准

I 级	未见异常细胞,基本正常
II 级	见有异常细胞,但均为良性
	轻度(炎症)核异质细胞、变形细胞等
	重度(癌前病变)核异质细胞,属良性,需要定期复查
III 级	见可疑恶性细胞
	性质不明的细胞
	细胞形态明显异常,难于肯定良或恶性,需近期复查核实
	未分化的或退化的可疑恶性与恶性裸核
IV 级	见有待证实的可疑恶性细胞(有高度可疑的恶性细胞)
	细胞有恶性特征,但不够典型且数量少,需要核实
	如高度可疑的未分化的癌细胞,或少数未分化的癌细胞
V 级	见有癌细胞,细胞有明显恶性特征,或低分化的癌细胞

巴氏分级法有明显的不足:①巴氏 II、III、IV 级之间的区别没有一个严格的客观标准,主观因素较多;②该系统对癌前病变也无明确规定,可疑癌是指可疑浸润癌还是上皮内瘤变不明确;③该系统没有明确规定非癌的诊断;④它不能反映当今对女性生殖道肿瘤的理解和认识,不能与组织病理学相对应。巴氏分级已经不能适应现代细胞学诊断的要求。为克服巴氏分类法的不足,1988 年美国癌症协会在马利兰州的 Bethesda 举行会议,提出了 TBS 分类法。它包括:①将标本质量作为细胞病理学诊断报告的一部分。②引用了鳞状上皮内病变(squamous intraepithelial lesion,SIL)的概念。③病变诊断的分类包括:感染,反应性和修复性变化,上皮细胞异常,其他恶性肿瘤。④提出治疗建议。美国癌症协会 1991 年和 2001 年再次开会评价了 TBS 在实际应用中的价值,并作了修正,进一步完善了 Bethesda 系统的诊断标准及标本质量描述法。TBS (The Bethesda System)分类法见表6-15-3。

表 6-15-3 子宫颈癌 Bethesda(TBS)分类法

标本类型
标本质量
 满意
 不满意(描述其原因)
总分类
 未见上皮内病变或恶性细胞(negative for intraepithelial lesion or malignancy,NILM)
 其他(如:宫内膜细胞出现在 40 岁以后妇女涂片中)
 上皮细胞不正常(见描述性诊断)
描述性诊断
 未见上皮内病变或恶性细胞
  病原体
   滴虫
   形态符合白念珠菌
   阴道菌群变异提示细菌性阴道病
   细菌形态学符合放线菌属
   细胞形态改变符合单纯疱疹病毒感染
 其他非肿瘤性发现
  反应性改变
   炎症
   放射治疗
   宫内节育器
  萎缩
  子宫切除后的腺细胞
其他:子宫内膜细胞(≥40 岁,如未见鳞状上皮内病变需说明)
上皮细胞不正常
 鳞状上皮细胞不正常
  非典型鳞状上皮细胞(atypical squamous cells,ASC)
   无明确诊断意义的 ASC(ASC of undetermined significance,ASC-US)
   不除外上皮内高度病变的 ASC(ASC,cannot exclude HSIL,ASC-H)
  鳞状上皮内病变(squamous intraepithelial lesion)
低度鳞状上皮内病变(low grade lesion,LSIL),包括:人乳头瘤病毒(HPV)感染、轻度非典型增生和 CIN I
  高度鳞状上皮内病变(high grade squamous intraepithelial lesion,HSIL),包括:中度及重度非典型增生、原位癌、CIN II 和 CIN III
  鳞状细胞癌
 腺上皮细胞异常
  非典型腺上皮细胞(atypical glandular cells,AGC)
   宫颈管细胞[不作特殊说明(NOS)或在注解中说明]
   子宫内膜细胞[不作特殊说明(NOS)或在注解中说明]
   腺细胞[不作特殊说明(NOS)或在注解中说明]
   非典型腺上皮细胞(atypical glandular cells,AGC),宫颈管细胞、倾向瘤变(AGC favor neoplastic)
   腺细胞、倾向瘤变(AGC favor neoplastic)
   宫颈原位腺癌(endocervical adenocarcinoma in situ,AIS)
  腺癌(adenocarcinoma)
   宫颈腺癌
   子宫内膜腺癌
   子宫外腺癌
   不明来源的(或不能分类的)
 其他恶性肿瘤(详细说明)
建议(任选)

二、宫颈细胞学的临床应用及其优缺点

1. 宫颈癌筛查　宫颈癌是妇女最常见的恶性肿瘤之一,在全世界范围内其发病率在女性恶性肿瘤中居第二位,乳腺癌居第一位。在发展中国家宫颈癌发病在女性恶性肿瘤中居第一位。全世界每年新发生的宫颈癌患者 46 万多例,其中我国每年新发病例 13. 15 万,约占总数的 1/3。近年来宫颈癌的发病又有上升和年轻化的趋势。澳大利亚 Queensland 年轻宫颈癌的发病率在 1960 ~ 1964 年为 6. 5/10 万,1982 ~ 1986 年则有显著上升,达 15/10 万。中国医科院肿瘤医院妇瘤科统计 90 年代初的年轻宫颈癌占同期宫颈癌总数的比例为 70 年代的 4 倍之多。子宫颈癌发生的特点是由癌前病变即宫颈上皮内瘤变(CIN)逐步发展形成,其发生发展过程经历 CIN 1、CIN 2、CIN 3、早期浸润癌和浸润癌五个阶段,CIN 有 3 种转归:①消退或逆转;②持续不变;③进展或癌变。CIN 级别越高,发展到浸润癌的可能性越大,反之级别越低的 CIN 逆转的机会越多。CIN 1 级及 CIN 2 级进展到 CIN 3 级约需 3 ~ 8 年时间,CIN 1 级转癌率为 0. 69% ~ 6. 2%,CIN 2 级转癌率为 4. 3% ~ 13. 3%,CIN 3 级的转癌率为 12% ~65%。约 26% 的原位癌平均在 5 年内发展至浸润癌。绝大多数 CIN 病灶局限,局部治疗效果好,宫颈癌应是一种可预防、可治愈的疾病。因此早期发现 CIN 是降低宫颈癌发生率和死亡率的关键。系统有效的筛查能够显著降低子宫颈癌的发病率和死亡率,世界卫生组织(WHO)推荐,在世界范围内,包括发展中国家,均应开展子宫颈癌的筛查和早诊早治。由于防癌普查宫颈细胞涂片在世界各国的广泛应用、大面积普查的不断开展,宫颈癌的发病率及死亡率明显下降,世界范围内,宫颈癌发病已普遍下降了 30%。我国于 1960 年在 13 省(市)400 万人群肿瘤普查中检查了 58 万妇女,发现宫颈癌 1049 例(180/10 万);1972 ~ 1979 年北京市肿瘤普查人群 125 万人,25 万名妇女检查,宫颈癌患病率下降到 90. 5/10 万人。上海纺织系统 18 万女工坚持 20 年逐年进行宫颈癌普查普治,宫颈癌患病率从 1958 年开始普查时的 136/万,降至 1977 年的子宫颈浸润癌为 0,原位癌为 9. 5/10 万。实践证明宫颈细胞涂片是宫颈癌筛查的最有效的方法。60 多年的实践证明细胞学检出宫颈癌前病变和早期宫颈癌的价值肯定无疑,已成为防癌普查首选的初筛工具。

已经有性行为的妇女,或年满 21 岁的妇女均应每 3 年进行一次宫颈细胞涂片检查,如果连续 3 年或 3 年以上宫颈细胞涂片检查满意且正常,并且无高危因素,可减少宫颈细胞涂片的频率。有高危因素的妇女,均应由医师制定个体化的宫颈癌防癌检查方案。研究发现宫颈癌的发病率与末次宫颈细胞涂片阴性的时间有关。在美国每年发现约 13 000 例宫颈癌,约 50% 从未行宫颈细胞涂片检查,另有 10% 5 年内未涂片,因此应定期筛查。发生宫颈上皮内瘤变及宫颈癌的危险因素包括:①有多个性伴侣的妇女,或其男性性伴侣有多个性伙伴;②初次性交年龄低(<16 岁)的妇女;③其男性性伴侣有患宫颈癌的性伴;④现在或既往有 HPV 感染(包括尖锐湿疣)的妇女;⑤现在或既往有单纯疱疹病毒感染的妇女;⑥感染 HIV(human immunodeficiency virus)的妇女;⑦患有其他性传播疾病的妇女;⑧有免疫抑制的妇女(如已接受肾移植的妇女);⑨吸烟及滥用酒精等物质者;⑩有 CIN 史、子宫内膜癌、阴道癌或外阴癌的妇女;⑪经济状况低下的妇女。

在宫颈涂片的临床应用中应该注意,脱落细胞的特征与活体细胞的特征不完全相同,且无组织结构,故脱落细胞涂片检查只能作为初筛,不能作为最后诊断的依据,确诊需依靠阴道镜下宫颈活检病理诊断。

2. 宫颈细胞学的优缺点　宫颈细胞涂片检查具有简便易行、无创、经济有效且可多次重复的优点。宫颈细胞涂片对子宫颈癌检出的准确率,与肿瘤的性质、部位和病情发展的程度有直接关系。宫颈鳞癌的细胞学诊断准确率可在 90% 以上。宫颈鳞癌细胞脱屑较多,与外界接近,标本容易获得,准确率比腺癌高。宫颈细胞涂片诊断对腺癌准确率较差,平均约 60% ~70%,主要因为腺癌细胞不易脱落,标本不易获得,腺癌细胞容易被破坏等因素。宫颈细胞涂片检查对早期癌比对晚期癌检出的准确性高。因为,晚期癌表面多有出血坏死,不易获得良好标本。宫颈细胞涂片检查对晚期肿瘤检出的重要性不大,主要发现早期宫颈癌及癌前病变。

宫颈细胞涂片的准确性受许多因素的影响,如取材方法、固定、涂片制作、染色技巧、阅片水平等,不可避免地会有假阴性的出现,假阴性率约为 15% ~40%。标本采集不足是导致假阴性的最主要的因素,约占假阴性的结果的 2/3,没有足够的可供诊断的细胞是不能做出与临床相符合的正确诊断的。原始鳞柱状上皮交界和新鳞柱状上皮交界之间的区域为转化区(transformation zone,TZ),该区域为癌瘤好发区域,取材时应注意在该处取材。涂片质量的好坏直接影响到诊断的敏感性。涂片中炎症、血液的干扰也影响细胞学诊断的准确性。宫颈细胞涂片中血涂片是难以避免的,多因涂片用力过猛、病变本身易出血(宫颈柱状上皮异位、息肉、炎症、癌等),有血涂片的不典型细胞的诊断明显多于无血涂片,上皮病变的检出率低于无血涂片,因此涂片要尽量避免血液、黏液的干扰,取材前应注意告知患者相关的注意事项:月经正常妇女,在月经来潮后 10 ~18 天为最佳的检查时间;检查前 24 小时内不要做阴道冲洗,不要行性生活和阴道检查;近期内禁止阴道上药。宫颈细胞涂片的取材方法是经窥器暴露宫颈,用木制刮板的顶端或毛刷的尖端放入宫颈口,围绕宫颈由下唇至上唇旋转一周,重点在宫颈癌好发部位即转化区取材,力量不要过重,防止出血。之后立即转移到干净的玻片上,95% 乙醇固定不少于 15 分钟,巴氏染色,由细胞学家在显微镜下对细胞进行评价。巴氏染色是目前主要的染色方法。

三、正常和异常宫颈脱落细胞形态

(一) 正常宫颈脱落细胞形态

1. 鳞状上皮细胞　分为三层。

(1) 底层细胞:又分为内底层细胞和外底层细胞。

内底层细胞:细胞成圆形或卵圆形,大小约为中性白细

胞的 4～5 倍,核浆比为 1∶1,核圆形,巴氏染色胞浆呈深蓝色。

外底层细胞:细胞大于内底层细胞,大小约为中性白细胞的 8～10 倍,核浆比为 1∶2～3,核圆形,胞浆染色同上。

(2) 中层细胞:细胞比底层细胞大,成船型或多角型,核居中,染色质细颗粒状,核浆比 1∶3～5,巴氏染色胞浆成淡蓝色。

(3) 表层细胞:扁平多边形,核居中,小、圆、致密。巴氏染色胞浆一般红染,或蓝染。

在卵巢激素的影响下,鳞状上皮细胞由底层发展至表层,其形态学的变化规律是细胞体积由小变大,细胞形态由圆形逐渐变为多边形,细胞浆由少至多。胞浆染色由蓝变红,细胞核由大变小,由疏松变致密。

2. 柱状上皮细胞

(1) 子宫颈内膜细胞:柱状,可分为二型:

纤毛型子宫颈内膜细胞:较少见,细胞可呈矮柱状,核位基底部,呈圆形或卵圆形,在细胞的另一端有纤毛,因细胞退化时纤毛首先消失,故一般见不到。

分泌型子宫颈内膜细胞:常见,细胞可呈高柱状,核圆形或卵圆形,位于细胞基底部,染色质细颗粒状,胞浆内有黏液空泡,可排列成栏栅状,或蜂窝状。

(2) 子宫内膜细胞:也分为分泌型和纤毛型,但在涂片中二者很难区别。细胞小于宫颈内膜细胞,约为中性多核白细胞的 1～3 倍,核圆形或卵圆形,其特点是成群出现,胞浆量少,容易退变,细胞界限多不清楚,常留下一片裸核。

(二) 异常宫颈脱落细胞形态

1. 鳞状细胞异常

(1) 非典型鳞状细胞:非典型鳞状细胞是指提示鳞状上皮内病变的细胞改变,但从质量和数量上又不足以做出明确诊断的细胞。当判读为非典型鳞状细胞时,细胞应是鳞状分化、核浆比例增大并深染。

无明确诊断意义的非典型鳞状细胞(ASC-US):细胞常为表层或中层鳞状细胞。核增大,面积是正常中层细胞核的 2.5～3 倍大小。核浆比轻度增大。染色质增多,常呈细颗粒状。核膜可有轻微不规则。

不除外上皮内高度病变的非典型鳞状细胞(ASC-H):细胞常单个出现,或小片出现。细胞大小与化生细胞接近,核浆比例与 HSIL 的接近,染色质增多。ASC-H 的细胞数量通常较少,从异常细胞的数量和核异型性的程度上不足以判断为 HSIL。

(2) 鳞状上皮内病变:鳞状上皮内病变分为低度(LSIL)和高度(HSIL)。

LSIL:细胞单个或成片排列,不正常改变一般限于中、表层鳞状细胞,有丰富成熟的胞浆,细胞边界清楚。核增大,至少是正常中层细胞核的 3 倍大小,可有双核或多核。染色质增多,常呈粗颗粒状。一般无核仁,如果有也不明显。核膜常有轻微不规则。挖空细胞(koilocytes):多见于鳞状上皮细胞的中、表层细胞,核有轻度异形性,增大深染,边缘不整,常见双核,有轻度异形性,核周有大空泡。

HSIL:细胞单个散在或成片或合体状排列,不正常的细胞较 LSIL 的小,不成熟。细胞大小不同,胞浆面积

下降,核浆比例显著上升。核染色质明显增多,可呈细颗粒或粗颗粒。核膜不规则,呈锯齿状或有核沟。一般无核仁,当高度病变累及颈管腺体时可见核仁。

(3) 鳞状细胞癌:向鳞状细胞分化的恶性侵袭性肿瘤。细胞大小不等,形态各异,胞浆量少,染色不定。细胞核增大,大小不等,形态异常,核浆比失调,核膜厚边缘不整齐,染色质增多,粗颗粒或团块状,分布不均,可见双核、多核。因细胞退变可见核碎裂、核溶解、裸核。细胞间关系改变,细胞排列紊乱,可单独或成群出现。背景多不洁,常见大量的中性多核白细胞、组织细胞、坏死细胞碎屑和红细胞等。

2. 腺细胞异常

(1) 非典型腺上皮细胞(AGC):非典型子宫颈管细胞:细胞呈片状或带状排列,细胞轻度拥挤,核重叠,细胞界限清晰。核增大,为正常子宫颈管细胞核的 3～5 倍,细胞核形态轻度不一致,轻度深染,可见核仁。

非典型子宫内膜细胞:细胞团小,每团常有 5～10 个细胞,细胞境界不清。核轻度增大,稍深染。可见小核仁,胞浆少。

(2) 原位腺癌(AIS):细胞排列呈片状、簇状、带状、菊形团状或剑羽状,一些细胞显示明确的柱状形态,细胞团可有呈栅栏状排列的细胞核。核增大,大小不一,拥挤、重叠,可有复层化。染色深,有均匀分布的颗粒状染色质。核仁小或不明显。可见核分裂和凋亡小体。胞浆量及黏液减少,核浆比升高。无肿瘤素质。

(3) 子宫颈腺癌:大量异常细胞,典型的细胞呈柱状。细胞可单个散在、二维片状、或三维团簇状结构,可见合体聚集现象。核增大,多形性,染色质分布不均,核膜不规则,染色质旁区空亮。可见巨大核仁。胞浆通常有细小空泡。可见肿瘤素质,在液基涂片中肿瘤素质不明显,为黏附于异常细胞团外围的细胞碎片或是凝固性坏死碎屑。也可同时出现异常鳞状细胞,表明腺癌部分鳞化或同时存在鳞状上皮病变。

(耿 力)

第三节 HPV 的检测、临床应用及处理

德国科学家哈拉尔德·楚尔·豪森(Zur Hausen)因提出人乳头瘤病毒(human papillomavirus,HPV)感染与宫颈癌发病的相关性学说而获得 2008 年的诺贝尔生理和医学奖。使得宫颈癌发病的传统肿瘤研究模式转化为以 HPV 感染为中心的新病因学的研究模式。持续性高危型 HPV 感染导致宫颈病变和宫颈癌发生的学说的确立,使得对于 HPV 在宫颈癌及癌前病变中的早期检测、早期处理及随访中的作用具有了更重要的意义。

一、HPV 的检测方法

人类乳头状瘤病毒(human papillomavirus,HPV)是一种嗜上皮性病毒,有高度的特异性,属双链闭环的小 DNA 病毒,包含约 8000 个左右的碱基对。其中包括 8 个早期开

放读码框架、2 个晚期读码框架和 1 个非编码长控区。位于早期开放读码框架中的 E6 和 E7 基因对细胞生长刺激最为重要,所编码的 E6、E7 蛋白可以引起宫颈上皮细胞永生化。而晚期读码框 L1 和 L2 基因分别编码 HPV 的主要和次要衣壳蛋白,形成 HPV 的衣壳。自 1976 年德国科学家 zur Hansen 提出 HPV 可能是导致宫颈癌的假说以来,HPV 感染与宫颈癌关系的研究成为肿瘤病毒病因研究的热门课题。Hansen 也因此获得 2008 年度医学与生理学诺贝尔奖。迄今为止,已发现的 HPV 有 100 多个型别,各型别与体内特定感染部位和病变有关,其中 40 多个型别与人类生殖道疾病有关;而高危型 HPV 感染是子宫颈癌及癌前病变发病的必要条件,99.8% 的子宫颈癌患者存在高危型 HPV 感染。在临床上,根据 HPV 亚型致病力大小或致癌危险性大小不同,可将 HPV 分为低危型、高危型两大类。低危型主要导致尖锐湿疣和低度宫颈上皮内瘤变 CIN 1。如:HPV6、11、30、39、42、43、44 亚型。高危型除可引起生殖器疣病外,更重要的是引起外生殖器癌、子宫颈癌和高度宫颈上皮内瘤变 CIN 2、CIN 3,如:HPV16、18、31、33、35、45、51、52、53、56、58、66 等。

随着分子生物学等技术的进展,对核酸的检测手段也日益多元化。目前 HPV 核酸检测技术主要包括 DNA 印迹杂交、原位杂交、聚合酶链反应(PCR)、杂交捕获试验(HC)、低密度基因芯片导流杂交技术、Invader technology 等。

1. DNA 印迹杂交(Southern blotting)　印迹杂交是利用碱基互补的原理,利用放射性核素标记的核酸探针检测 HPV 的核酸,并对病毒 DNA 进行分型;早期的 HPV 检测研究中运用比较多,但该方法敏感性低、耗时,对样本要求高,因此不适用于临床 HPV 分型的检测应用。

2. 原位杂交技术((In Situ Hybridization,ISH)　ISH 检测技术开发的成功,其主要目的是应用于染色体基因的定位。原理是应用带有放射性核素标记已知碱基序列 DNA,与待测核酸进行杂交,然后用反射显影等方法显示,显微镜下就可观测待测 RNA 或 DNA 的存在与定位。原位杂交用于研究宫颈组织细胞内是否含有 HPV 的 DNA,不需要从组织细胞中提取核酸,能在成分复杂的组织中进行单一细胞的研究而不受组织中细胞内其他成分的影响,并可完整地保持组织和细胞的形态。但该法有灵敏度较低、实验周期长、操作复杂、实验过程易受到多方面条件限制、无法同时检测多份标本等缺点。还有一种是利用荧光原位杂交法(FISH)检测高度鳞状上皮病变标本中 HPV E6、E7 mRNA,结果显示其灵敏度为 83.3%,特异度为 91.3%。

3. 聚合酶链反应(PCR)　PCR 技术采用 DNA 聚合酶催化特异性引物来选择性扩增 HPV 的 DNA,然后进行检测。迄今已发现 HPV 有 120 多种分型,如针对不同分型 HPV 特异序列,合成特异性引物进行 PCR 反应,则工作量大,消耗多。为避免此弊端,可依据 HPV 各型具有高度保守的 L1 序列合成通用引物,包括 MY09/11、PGMY09/11、GP5+/6+和 SPF1/2。通用引物 PCR 具有广谱优势,阳性率高于特异引物 PCR,能检测到 40 多种不同类型 HPV,是使用最广泛的实验程序,便于临床大规模筛查和流行病调查。

此外,该法既可检出 HPV 已知序列,又可检出未知序列,结合直接测序法不仅能对 HPV DNA 分型,还可发现 HPV 少见和变异类型。PCR 扩增产物检测通常用琼脂糖凝胶电泳,该方法灵敏度较差且结果不易保存。实时荧光定量 PCR 与 PCR 不同之处在于 PCR 反应体系中除了有针对 HPV 型特异性引物之外,还加入一个带有荧光标记的荧光探针,利用扩增过程中荧光信号积累实时监测 PCR 进程,最后通过标准曲线对未知模板进行定量分析。在常规 PCR 基础上把基因扩增、分子杂交和光化学融为一体,使 PCR 扩增和产物分析的全过程在单管封闭条件下进行,实现了实时动态检测和结果自动分析,从根本上解决了扩增产物污染和不能定量的问题。此法通过探针杂交进一步提高了 HPV DNA 检测的特异性,具有快速、简便、灵敏度高、特异性强等优点,适用于临床工作和大规模筛查。但该技术主要针对 HPV6、11、16 和 18 感染,易漏诊其他 HPV 亚型。而分析 HPV 型别时则需应用多通道实时荧光定量 PCR 技术,其检测 HPV 的 DNA 是通过使用多种具有不同激发/发射波长的荧光物质标记不同或通用特异性探针进行示踪,从而实现在同一反应管内对不同基因型别进行检测。该方法特异性和灵敏度均高,分型的同时还可以准确定量,但分型检测时工作量大,仪器较贵,限制了其广泛应用,所以目前市场上还没可以分型的荧光 PCR 产品出现。

4. 杂交捕获试验(HC-Ⅱ)　HC-Ⅱ 是利用化学发光对抗体捕获的信号加以放大的方法,可检测 13 种高危型 HPV。采用 RNA 探针与对应基因进行杂交,形成 RNA-DNA 混合物被标记有特异性单克隆抗体的微孔板捕获,通过加入底物进行化学发光比色,光的强弱对应于标记物碱性磷酸酶含量的高低,从而确定待测的 HPV DNA 的含量。该技术使用两种特异性探针:高危型探针检测 HPV16、18、31、33、35、39、45、51、52、56、59 和 68 型,低危型探针检测 HPV6、11、42、43、44 型,方法标准化,检测效率高。德国学者 Petry 等对 8466 例 HPV 患者进行 HC-Ⅱ 检测,发现对宫颈上皮内瘤变Ⅱ级(CIN-2)HC-Ⅱ 检测的敏感性远较常规细胞学的高,前者是 97.8% 而后者是 43.5%,而且 HC-Ⅱ 检测对其的特异性、阳性预测值和阴性预测值分别为 95.3%、10.9% 和 100%,与细胞学检测基本吻合。另有报道 HC-Ⅱ 对于检测 CIN 2、3 和浸润癌中的 HPV,其敏感度为 66% ~ 100%,特异度为 61% ~96%。此法的缺点是不能对 HPV 分型,当任何一种型别的 HPV DNA 超过阈值,其检测结果均为阳性。此外,高危型探针还可与其他型别 HPV 交叉反应,例如 53、66、67 和 73,产生假阳性结果,降低试验特异性。

5. 低密度基因芯片导流杂交技术　导流杂交法是 Hybribio 的核心技术(美国专利号:5,741,647;6,020,187)。其原理是主动将目标分子导向固定在基因芯片上特别设计的探针,跟捕捉到的分子进行杂交而产生复合物,同时不受限制的分子则穿过芯片被清除。导流杂交法提高了分子之间的相互作用,将传统杂交法的二维平面作用提升至三维空间的相互作用,提升了 DNA 分析的特异性,达到临床快速检测的要求。不仅省时,而且耗用的样本和试剂量少,大大减低检验成本,提高检测效率,且操作方便,从而避免了传统杂交方法冗长的操作过程。利用该技术可以一次检测出包括 13 种 HPV 高危型(HPV-HR:HPV 16,18,31,33,35,39,45,51,52,56,58,59 和 68)、5 种 HPV 低危型(HPV-LR:HPV 6,11,42,43 和 44)和中国人群常见 HPV 病毒类型(HPV-53,66,CP8304)共 21 种 HPV 亚型,并能够检测出混合型感染,最终给出 HPV 病毒感染分型结果。研究结果表明,该检测技术平台对 HPV 检测的灵敏度和特异性均在 95%以上。阴性预测值和阳性预测值分别为 94.80%和 98.27%。另外,同传统的使用杂交炉或杂交箱方法相比,该技术平台最大的优点就是时间短,背景干净,且不会发生常见的交叉污染现象。

6. Invader 技术　该技术主要原理为:反应体系包含两个同步进行的等温反应。特异性的 HPV 探针(primary probe)和 Invader Oligo 片段存在于反应体系中。如果提取的样本含有高危 HPV 病毒,则 HPV 探针和 Invader Oligo 片段同时与病毒模板结合,形成侵润结构该结构能被裂解酶识别,进行切割反应,释放出 5'端部分(flap),该 flap 能够同体系中另外一个 FRET 探针结合,释放出荧光基团 F1,形成荧光信号(fluorescence signal)。病毒模板越多,释放出的 F1 越多,荧光信号就越强。最后通过荧光阅读系统(fluorescence plate reader)判断阴性或者阳性。该技术平台一次可以检测出 16,18,31,33,35,39,45,51,52,56,58,59,66,68 十四个高危亚型 HPV 病毒。该技术的优点是不经过 PCR 扩增,减少了产生污染的环节。但缺点是不能够进行分型。

随着预防医学和临床检验学的发展,HPV 核酸检测技术,尤其是 HPV 分型技术的出现,将会对有关 HPV 和宫颈癌关系的临床和医学基础研究提供强有力的工具。

二、HPV 分型检测在临床工作中的重要意义

高危型 HPV 的检测用于宫颈癌及其癌前病变的筛查世界卫生组织和国际癌症研究所(WHO/IARC)早已明确 HPV 持续感染是宫颈癌的主要病因。专家的大量研究表明:对于两次以上检测 HPV 阳性,只有检测出属于同一基因型才能确认是 HPV 持续感染。不同高危型的反复感染患 CIN2、3 的风险比为 192,而相同高危型的持续感染,患 CIN2、3 的风险比显著升高达 813。尽管细胞学作为宫颈癌筛查方法取得了成功,细胞学还是存在一些明显的局限性。这些局限性导致细胞学联合 HPV 检测来进行宫颈癌的筛查产生相当好的效果。十余年回顾性追踪研究证明,细胞学和高危 HPV 双项检测阴性的女性,只有不足千分之一的危险患 CIN2 或更严重的病变,且发展成 CIN 3 的危险性极小。30 岁以下的女性因为她们发生一过性 HPV 感染比例很高,所以 WHO 建议 HPV-DNA 检测与宫颈液基细胞学联合用于年龄在 30 岁以上妇女的宫颈癌筛查中,两项检测联合应用对于 CIN2、3 和宫颈癌检测的敏感性达到 96%~100%。我们的资料显示:HPV 检测发现的敏感度为 95.49%,特异度为 34.85%,阳性预测值 37.13%,阴性预测值 95.04%。美国阴道镜及宫颈病理协会(the American Society for Colposcopy and Cervical Pathology,ASCCP)认为,如果没有足够的对患者的心理辅导,HPV 检测会增加女性的焦虑,这样会使这类女性接受阴道镜检查,和其他不必

要 LEEP 治疗,换言之,这些筛查与获益相比将会带来更大的伤害。因此,对于 HPV 知识的普及是非常重要的工作。

ASC-US 患者的分层管理:对 ASC 人群的管理需要考虑多种因素。因素之一是,ASC 细胞学结果是所有分类中重复性最差的。另一个因素是,ASC 人群的浸润癌患病率很低(大约 0.1%~0.2%)。来源于在 ASCUS/LSIL 治疗的类选法(The ASCUS/LSIL Triage Study for Cervical Cancer,ALTS)和其他研究的临床数据表明,6 个月间隔 2 次重复细胞学检查、检测 HPV 和单独使用阴道镜检查都是管理 ASC-US 人群的安全有效方法。鉴于 HPV 是宫颈癌及其癌前病变的主要病因,在美国和英国首选高危型 HPV 检测已被广泛用于细胞检查结果为 ASC-US 的女性,这样做对 AS-CUS 进行了分层管理,以减少不必要的检查和过度治疗。我们对 184 例宫颈细胞学诊断为 ASCUS 的患者,分别进行高危型 HPV 检测和阴道镜下宫颈组织活检,高危型 HPV 阳性组 CIN 以上病变检出率明显高于高危型 HPV 阴性组(P<0.003)。由此可见,高危型 HPV 检测能够显著降低 ASCUS 患者中进行进一步阴道镜检查的几率,减轻患者的焦虑和经济负担。

在 ASCUS 分层处理中,无须特别强调分型检测,这是基于以下的事实:仅仅大约 50% 的 CIN2、3 与 HPV16 或者 HPV18 感染有关。在 ALTS 研究中,对于 HPV 阳性的 21 岁以上的 ASCUS 妇女,累积 2 年的 CIN2、3 的发生率为 25%,通过 HPV 基因型分层研究,发现 HPV16 或者 18 阳性的 ASCUS 妇女,其 CIN2、3 的累积发生率为 40%,而其他高危型 HPV 阳性的 ASCUS 妇女其 CIN2、3 的累积发生率为 20%,在 21~29 岁以及 30 岁以上的妇女中也观察到相似的情形,所以除 HPV16 和 18 以外的其他的高危型阳性的 ASCUS 妇女,其发生 CIN2、3 宫颈上皮内高等级病变的风险高,也足以进行阴道镜检查,因此,在 2006 年 ASCCP 共识的指南中,对 ASCUS 患者仅仅检测是否有高危型 HPV 感染即可,不建议再进一步行 HPV 分型处理。

阴道镜检查的适应证:波兰的学者们,对 20 810 位细胞学阴性的 30 岁以上妇女进行长达十年的追踪后发现,在 HPV16 和 18 型感染者中,发展为 CINⅢ的患者中分别为 21% 和 18%,而其他高危亚型仅占 1.5%。宫颈癌及其癌前病变的发生主要与某些特殊高危亚型的感染有关,如 HPV16、18 型等。我们的研究发现,在 CIN 3 中 HR-HPV 的感染高达 98.1%,其中 HPV16 在 CIN 3 中占了大多数,高达 75.5%。应用 Logistic 回归分析,HPV16 是发生 HSIL 风险性最高的亚型,其次是 HPV33 和 31 型。鉴于我们的资料,我们认为 HPV31,33 型者也建议行阴道镜检查。由此可见,HPV 分型检测在决定患者是否需进一步进行阴道镜检查是很重要的。2009 年 ASCCP 发布了 HPV 基因分型检测指南,明确指出:对于那些宫颈细胞学无异常而 HPV 阳性的 30 岁以上的妇女,如其为 HPV16、18 亚型感染者,应立即进行阴道镜检查,如其为其他高危型 HPV 阳性,则 12 个月后重复细胞学和高危型 HPV 检测。因此,HPV 分型检测相对于单纯的高危型 HPV 检测更有临床指导意义。

CIN 治疗后残留或复发病变的预测及随访:消融或切除治疗 CIN 失败的比率在 1%~25% 之间。系统性的综述表明,不同方法的整体失败率为 5%~15%,不同方法间无

显著差异。大多数失败发生在治疗 2 年后。此外,关于复发/持续 CIN 的发展,CIN2、3 治疗后的女性在拖延一段时间后会增加浸润癌的风险。一个最近的系统性综述报道,在治疗后 20 年内女性浸润癌的罹患率约 56/10 万,高于美国普通人群(5.6/10 万人年)。因此,随访是必须的。

治疗后随访中应用 HPV DNA 检测的系统性综述表明,其性能优于细胞学随访方法。总体来看,治疗后 6 个月 HPV 检测鉴别复发/持续性 CIN 的敏感性达 90%,而且保持这种水平到 24 个月。与此相比,细胞学的敏感性大约为 70%。另外,CIN 治疗失败或术后复发的主要危险因素是,同一亚型高危型 HPV 的持续感染。如果 HPV 分型结果是阳性,则需要判别患者现在感染的 HPV 亚型与术前感染是否相同,如果相同则说明手术存在着有残留的风险;如果感染的是不同亚型,则说明患者又有新的感染。对 HPV16、18 型感染的患者其随访强度大于其他类型感染者。因此,HPV 分型检测在追访中有助于判断高危亚型的持续感染还是新亚型的新型感染;是多型混合感染还是单独亚型病毒感染。应重视 CIN 及宫颈癌手术治疗前、后应用 HPV DNA 分型检测进行病变的随访。

指导 HPV 疫苗的研究与使用:在"诺贝尔奖"评审委员会发布的新闻公告中这样写道,"拉尔德·楚尔·豪森敢于摒弃教条,他所做出的探索性工作,让人类了解了 HPV 与宫颈癌的关系,促进了针对 HPV 疫苗的开发"。宫颈癌也由此可能成为人类通过注射疫苗、筛查和早诊早治来预防,并被消除的第一个恶性肿瘤。我们应该免疫和筛查哪种类型的 HPV?需要通过 HPV 基因分型检测来完成。IARC 从 25 个国家募集的 3607 名子宫颈癌妇女的一些研究显示,96% 的标本中检测到了 HPV DNA,最常见的 15 种 HPV 基因型别是(按频率的降序排列)16、18、45、31、33、52、58、35、59、56、39、51、73、68 和 66。在北非 16 型分布比平均比例高,南非是 18 型,亚撒哈非洲是 45 型,美洲中部和南部是 31 型。含有 HPV16 和 18 型的疫苗能潜在预防世界范围内 87% 的子宫颈癌。我们对 3086 名有性生活史妇女 HPV 感染分型检测。结果 21 种 HPV 亚型均被检出,3086 名妇女中 HPV 阳性率为 63.1%,检出率在 5.0% 以上的有 5 种高危型,依次为 HPV16、58、52、33 以及 53。因此,必须通过 HPV 分型检测来分析不同地区 HPV 感染的流行状况,才能据此开发出有针对性的 HPV 病毒基因预防性疫苗。在欧洲现有两种正规的 HPV 预防疫苗,即 Gardasil 针对 HPV 6,11,16,18(+31)和 Cervarix 针对 HPV 16,18(+31,33,45)。疫苗是模拟 HPV16/18 的 L1 蛋白衣壳(一种病毒样颗粒-病毒脂蛋白),两种疫苗都无感染性。研发的机制是使机体产生抗-HPV L1 抗体,在尽可能用最少量的抗原下,加用不同的辅助剂延长免疫反应。通过 HPV 分型检测证实 HPV 阴性的女性接种这两种疫苗后,有 90% 以上的人不会产生由 HPV16/18 型引起的癌前病变。到目前为止,这种高浓度,长效抗 HPV 持续感染的预防疫苗才开展了 6 年,如果接受预防者在接种时已经 HPV16/18 阳性,是否有治疗作用尚未明了。如果接种了 HPV16 和 18 型疫苗,也还有感染其他高危型 HPV 的可能,仍需要采用 HPV 分型检测进行监测。

HPV 基因分型检测的意义在于:宫颈病变及宫颈癌的筛查,不同亚型致癌能力不同,通过分型检测,对患者进行个体化评估,预测宫颈病变发生的风险度,如 HPV16 亚型主要引起鳞癌,HPV18 亚型主要引起腺癌;未明确诊断意义的非典型鳞状细胞和腺细胞(AS-CUS/AGUS)和宫颈上皮内低度病变(LSIL)的分流,HPV 基因分型检测可排除可疑或低度病变,提高诊断的可信度,降低漏诊风险;宫颈病变治疗后的追踪和随访,通过分型检测,预测病变进程及复发的风险,有效指导术后追踪及随访。治疗前后感染亚型是否相同可作为手术成功与否的一个重要标志;HPV 流行病调查研究和疫苗研制的重要依据,因为不同国家地区引起宫颈疾病的 HPV 亚型分布有差异,据此结果可指导疫苗研制及应用。

三、HPV 感染的处理

1. 对因处理 大量的临床研究和实验室资料表明,HPV 宿主的免疫反应,对控制其 HPV 感染及相关病变具有十分重要的作用。大多数 HPV 感染者都可以自发清除其感染的 HPV,而不会出现任何继发病症,只有持续性 HPV 感染才与宫颈病变密切相关对已感染了 HPV 病毒并已引起相应疾病的个体,细胞免疫比体液免疫更为重要。同时有研究发现,感染了 HPV 的 CIN 和宫颈癌患者体内,普遍存在对 HPV 的低免疫状态。因此,有可能使用疫苗,特别是联合免疫疫苗来刺激患者的机体产生强有力的免疫反应。这种联合免疫能诱发机体产生针对 HPV 早期蛋白(E6 和 E7 转化蛋白)的细胞毒性淋巴细胞反应,从而将含有整合 DNA 的细胞或癌细胞杀伤,同时控制早期 HPV 感染的病毒增殖。它还能诱发机体产生中和抗体,以中和病毒,减少病毒感染细胞数,并帮助 CTL(肿瘤特异性杀伤 T 淋巴细胞)更好地清除病毒感染。这种中和抗体主要由具有天然空间结构的病毒壳蛋白(HPV 晚期蛋白)诱发。上述两类免疫反应建立后,就能有效地清除已有的 HPV 感染和手术后残余的癌细胞,以及预防 HPV 的再次感染,达到预防和治疗宫颈癌的目的。

由于 HPV 在体外难以培养和具有致癌性,因此不大可能将完整的 HPV 的病毒颗粒制成疫苗,只能研制基因工程疫苗。近十几年来,HPV 疫苗研究可以分为两类,即预防性疫苗研究和治疗性疫苗研究。预防性疫苗一般以 HPV16 主要衣壳蛋白 L1 和次要衣壳蛋白 L2 为靶抗原,其作用在于诱发机体产生特异性的中和抗体和有效的局部免疫反应,以阻止 HPV 的长期感染和再感染。HPV 的衣壳蛋白在真核以及原核表达系统中表达时,能自我装配或形成病毒样颗粒(VLP),其结构和抗原表位与天然的病毒颗粒十分相似。VLP 能与细胞受体结合并进入细胞,这样有利于抗原的加工呈递以及诱发较强的细胞免疫。治疗性疫苗通常是以经修饰后去除其转化活性,但仍保留其抗原性的 HPV16 早期蛋白作为靶抗原,它可诱导特异性的细胞免疫反应,被用于控制或消除感染 HPV 的良性和恶性病灶,并可作为这类疾病的手术后的辅助治疗。在大多数与 HPV16 相关的宫颈癌及其癌前病变中,HPV16 的 E6 和 E7 蛋白持续表达,而这种持续表达是肿瘤细胞转化和维持恶性特征所必需的。并且,正常组织中不存在这两种蛋白。因此,E6 和 E7 蛋白就成为 HPV16 相关宫颈癌及癌前病变治疗性疫苗的理想靶抗原。对中晚期宫颈癌患者手术后残留的肿瘤细胞,可应用这种治疗性疫苗——通过激发患者的细胞免疫来杀伤、清除这些肿瘤细胞和已感染的上皮细胞,从而防止或限制肿瘤的复发和扩散。预防性和治疗性 HPV 疫苗的作用也有交叉,如在良性疣和轻度 CIN 病变中存在 HPV 晚期蛋白的表达,预防性疫苗对这些疾病也有一定治疗作用。近年研制的一些疫苗,如嵌合性疫苗、HPV 假病毒疫苗等,同时具备预防和治疗双重作用。

2006 年,宫颈癌的预防性疫苗,在经历长达十多年的临床研究后,终获美国 FDA 批准上市。宫颈癌也由此可能成为人类通过注射疫苗、筛查和早诊早治来预防,并被消除的第一个恶性肿瘤。它包括已净化并且未激活的来自 4 种最常见的 HPV 类型的蛋白质:低危型 HPV6、11 型和高危型 HPV16、18 型。预防性四联 HPV 疫苗(GAR-DASIL)为灭菌悬液注射剂,其抗原是 HPV 主要衣壳蛋白的 L1 片段。通过重组 DNA 技术,L1 蛋白在酵母中表达,并自我组装到构象完整且无感染性的病毒样颗粒(vLPs)中。美国妇产科学会(ACOG)鼓励 9~26 岁女性全部注射疫苗。2006 年两家公司虽均已向中国食品药品管理局提出了注册申请,目前仍在审批之中;HPV 疫苗目前只在中国香港和台湾地区上市。

疫苗的成分为每剂 0.5ml 包含 20μg HPV6 L1 蛋白,40μg HPV11 L1 蛋白,40μg HPV 16 L1 蛋白和 20μg HPV18 L1 蛋白。每剂 0.5ml 还包含 225μg 无定形硫酸羟基磷酸铝。其他成分还有氯化钠、L-组氨酸、聚山梨醇酯 80、硼酸钠和注射用水,未加入抗生素。应用时分 3 针肌内注射,每针 0.5ml。第 2 针应在首次接种后的第 2 个月进行,第 3 针接种的时间为首次接种后第 6 个月。四联 HPV 疫苗要求在 2~8℃条件下保存,禁止冷冻。四联 HPV 疫苗对于预防 HPV6、11、16 和 18 相关的持续性感染、CIN 2/3 和外生殖器病变(生殖器疣、VIN 和 VAIN)。

然而,疫苗注射是对免疫系统的刺激,虽然可以产生抗病的免疫,也可能产生不良反应。目前的 HPV 疫苗需要肌内注射,容易引起不良反应,而且其长期效果并不清楚,是否能降低子宫颈癌的发病率值得观察,多长时间需要复种才能有效,目前都不知道,需要继续关注。

在宫颈癌筛查做得很好的国家,预防接种并不能进一步降低宫颈癌的发生率,预防接种三年内,可以降低20%~25%的诊断性阴道镜检查量,Cervarix 疫苗降低宫颈活检量 69% 与 Gardasil 疫苗降低宫颈活检量 42%。免疫接种后必须继续进行宫颈细胞学筛查,否则十年后宫颈癌会增加到现有的两倍;在宫颈癌筛查做得不好的国家,如果疫苗可以持续作用长达 15 年,宫颈癌发病率会明显降低,但也只是宫颈细胞学检查的两倍(从 50/100.000 到 5/100.000),如果疫苗的作用小于 15 年,宫颈癌仅仅会推迟而不会被预防。HPV 疫苗是提高控制宫颈癌发病的一种新的补充工具,但是并不能够因为它而消减宫颈的筛查计划。有关机构除了应当引进预防接种外,还要继续努力去广泛的提高宫颈筛查工作的质量。目前,不论接受疫苗注射与否,宫颈

检查的三阶梯计划未改变。

2. 对症处理　经宫颈病变规范化诊断无 CIN 后,患者宫颈存在高危型 HPV 感染的 30 岁以上的妇女,我们建议采取三个措施。

(1)调动全身免疫功能:滤过性病毒能够引起疾病的原因是,病毒能够利用患者身体中的基因复制系统来复制自身。如果病毒大量复制,则身体自身的细胞就不能正常工作。于是,身体中的免疫细胞就会清除这些感染病毒。然而,这些病毒能够产生某种化学物质而导致正常的免疫细胞死亡。除此以外,病毒变异不易被我们的身体识别。这样,在免疫系统和病毒之间就会展开一场长时间的斗争。实际上,病毒并不能杀死一个健康人身体中的所有免疫细胞。人身体的免疫功能越强,此人受病毒侵害的几率就越小。所以,在感染病毒后的病情严重情况和康复的几率基本上感染者的免疫功能有多强。你无法避免被感染,除非你不去接触被感染者和被感染地区。但是,你可以尽你所能调动你的免疫系统,确保你处于“非常健康”的状态,至少在这段非常时期。如果你的免疫系统够强,就算你非常不幸地被感染上病毒,也会将病毒的侵害降到最低限度。所以一定要保证自身免疫力强大,归纳有以下几点:

1)全面均衡适量营养:维生素 A 能促进糖蛋白的合成,细胞膜表面的蛋白主要是糖蛋白,免疫球蛋白也是糖蛋白。维生素 C 缺乏时,白细胞内维生素 C 含量减少,白细胞的战斗力减弱,人体易患病。除此之外,微量元素锌、硒、维生素 B_1、B_2 等多种元素都与人体非特异性免疫功能有关。所以,除了做到一日三餐全面均衡适量外,还可以补充维生素等。

2)适度劳逸:适度劳逸是健康之母,人体生物钟正常运转是健康保证,而生物钟“错点”便是亚健康的开始。

3)经常锻炼:加强自我运动可以提高人体对疾病的抵抗能力。

4)培养多种兴趣,保持精力旺盛:广泛的兴趣爱好,会使人受益无穷,不仅可以修身养性,而且能够辅助治疗一些心理疾病。

5)戒烟限酒:医学证明,吸烟时人体血管容易发生痉挛,局部器官血液供应减少,营养素和氧气供给减少,抗病能力也就随之下降。

6)心理健康:善待压力,把压力看做是生活不可分割的一部分,学会适度减压,以保证健康、良好的心境。向患者宣讲 HPV 知识,解除患者对“HPV 是性病,也就是癌症”的思想压力,保持好的身体状态,及早将 HPV 病毒消除。

(2)可以对患者宫颈局部的免疫功能进行改善,选择一些能刺激宫颈局部免疫细胞,例如单核细胞,NK 细胞或者巨噬细胞等免疫细胞的药物,抑制病毒的合成,达到消除的目的。干扰素生物效应的发挥,首先与细胞表面的受体相结合,通过一系列信号传导分子,而发挥其抗病毒和免疫调节作用。在抗病毒作用中,干扰素与受体结合后可诱导蛋白激酶、2',5'寡核腺苷合成酶具有降解病毒核酸和抑制病毒复制等分子的表达,从而抑制细胞内病毒的复制。由于干扰素诱导的抗病病毒蛋白对病毒复制的抑制多发生在胞浆,而对细胞核内复制机制的病毒难于发挥直接的抗

病毒效应，因此对 HPV 的治疗效果需要继续观察。

（3）积极建议患者采取避孕套性交。HPV 感染者体内抗体出现高峰的时间，一般是在感染后 6～12 个月，病毒可通过摩擦与接触传播。因为 HPV 病毒有传染性，是一种传染性疾病。它的主要传播途径就是男女之间的性接触，因此也是性传播疾病。在女性第一次性交后的第一年，感染率约为 30%；40 岁的妇女，累积感染率约为 70%～80%。绝大部分的性传染病，是性伴侣越多，发生率也越大；但宫颈癌不同，即使只有单一性伴侣，第一次性行为，只要有性器官接触，不论男女，也存在被感染的机会。因此，积极建议患者采取避孕套性交，减少宫颈 HPV 的再感染以及其他炎性有害物质对宫颈的伤害。

（赵　健）

第四节　阴道镜检查
一、概　述

阴道镜检查是针对子宫颈筛查结果阳性妇女的专项检查，该检查的重要特征是将子宫颈视觉化（图像化），检查目的是尽快为受检者确诊有无宫颈浸润癌或癌前期病变［即≥CIN2 和（或）AIS］。

宫颈浸润癌（ICC）起源于子宫颈的鳞状上皮或腺上皮。其自然史的早期阶段为高危型 HPV 的持续感染，导致宫颈移行区上皮的成熟分化过程被缓慢地破坏，这一早期阶段即为宫颈癌前期病变。子宫颈的鳞状上皮与腺上皮均可发生癌前期病变，前者是指 CIN2 和 CIN3，不包括 CIN1（现已公认不属于癌前期病变），后者特指宫颈腺原位癌（adenocarcinoma in situ，AIS），又称高级别腺上皮内肿瘤形成（cervical glandular intraepithelial neoplasia，CGIN），目前将 AIS（又称高级别 CGIN）归类为宫颈浸润性腺癌的前期病变。

阴道镜检查可将物体立体放大 5～40 倍，用数字化图像，检查记录子宫颈和阴道被覆上皮有无癌或癌前期病变，检查应指出病变部位、预测病变性质，对可疑为癌前期病变或浸润癌的部位取活检确诊。必要时阴道镜检查也包括外阴或肛周部位。一个经验丰富的阴道镜医生可以相当准确地预测组织学诊断。

由于历史的原因，国内相当多的妇产科医生对阴道镜检查及其内涵了解有限，普遍地将阴道镜作为光源和放大镜使用，用一张模糊的阴道镜照片，将子宫颈简单地划分为轻、中、重度糜烂，就是所谓的阴道镜检查了，这种检查其实与妇科裸眼检查无异。相当常见的问题是，阴道镜检查没有指征限制，对子宫颈被覆上皮有无病变，也不作任何评价，常规取宫颈外口 3、6、9、12 四点活检，用活检病理取代阴道镜拟诊。其实，这种宫颈外口的四点活检常常会漏掉严重的病变，如位于宫颈管内、转化区远端或转化区间质内隐窝处的 CIN3、AIS 或早期浸润癌等。另外，让多数没有宫颈病变的受检者遭受不应有的宫颈活检创伤，也是不应该的。

阴道镜检查是一项主观性检查，对宫颈病变检查评估的准确性，很大程度上依赖于检查者的经验与技术水平。另外，还与仪器设备的精良、受检者的年龄、病变的严重程度、病变的解剖学位置以及宫颈转化区的类型有关。受检者即使宫颈筛查结果阳性，其子宫颈也未必存在病变。一个训练有素、经验丰富、对受检者有同情心的阴道镜医生，不仅能高效地检出高级别癌前期病变，还能对无病妇女尽量减少侵入性的临床处理。

二、阴道镜发展简史
（一）阴道镜（colposcope）的发明

1921 年德国医生 Dr. Hans Hinselmann 被上级医生指派研究宫颈黏膜白斑病。他为研究专门设计了一台仪器：为一台低倍显微镜配置了移动式轨道和台式辅助光源，将子宫颈放大 3.5～30 倍进行观察，这就是世界上第一台阴道镜的发明。1925 年，他发表了关于阴道镜检查与宫颈黏膜白斑病的博士论文，他的研究结果是：宫颈黏膜白斑病通常是宫颈浸润癌或癌前期病变的信号。他在后来多年的工作中，用阴道镜检查帮助确诊早期宫颈浸润癌和癌前期病变，他还用阴道镜图像描述记录了子宫颈良性和恶性病灶的形态学特征，并且将这些阴道镜图像与组织病理学诊断进行了对比，这种特殊的工作方法就是阴道镜学（the colposcopy）的起源。他的工作成绩与研究成果在他有生之年并未得到认可，直到 20 世纪 40～50 年代，他的研究成果才被不同国家的医生与研究者认同。

阴道镜设备从 1921～2011 年经历了近一个世纪的变化：阴道镜检查从仅供一人使用的双目显微镜，到子宫颈照相术，到可供多人同时观察评估、实时动态、影像化的阴道镜检查，再到今天已广泛普及的计算机化、信息化、网络化的阴道镜工作站，其功能的延伸与仪器设备的更新都发生了巨大的变化。新型的阴道镜设备使我们的工作更加方便快捷，更有利于临床医疗与教学科研的总结评估。

我们今天对阴道镜设备的基本要求是：可提供最佳图像的光学系统；舒适、明亮、连续可调节的照明系统；物镜与焦距的合理空间，便于在阴道镜下行各种操作；阴道镜软件工作程序应设计合理、操作简捷、省时省力。阴道镜供应商应能提供良好的售后服务。

（二）阴道镜专业的三个基本内涵

阴道镜作为专门研究宫颈癌及癌前期病变的妇科亚专业，最初仅仅以组织病理学为基础，通过明亮的照明与低倍放大技术，观察记录宫颈/阴道被覆上皮有无可疑病变，并在其指引下取活检确诊。到了 20 世纪 50 年代，阴道镜设备（colposcope）、阴道镜检查术（colposcopy）和阴道镜学（the colposcopy）构成了阴道镜专业的三个基本内涵。

1954 年德国医生 Mestwerdt 出版了第一本阴道镜图谱。同年英国牛津大学建立了阴道镜学系，在以下三位英国著名的妇产科学与阴道镜学教授：Anderson、Jordan 和 Singer 的努力与推动下，阴道镜学在英语国家得以繁荣壮大。20 世纪 50 年代，阴道镜学在日本、法国、英格兰被广泛接受并组建了阴道镜学专业团体。

（三）美国阴道镜与子宫颈病理学会（ASCCP）

1945～1954 年，美国的子宫颈癌筛查只接受巴氏涂片法，对阴道镜检查持强烈抵制态度，这反映在 1952 年 Novak 的妇产科学教科书中：认为阴道镜检查及其术语没有任何益处（scarcely be profitable）。到了 20 世纪 60 年代，人们更加深入地了解到子宫颈癌及其癌前期病变发生发展的机制,通过阴道镜图像,可以清晰生动地观察到宫颈/阴道被覆上皮在不同级别癌前期病变或早期浸润癌方面的形态学特征,并彰显出宫颈细胞学、阴道镜学与组织病理学(即三阶梯技术)在筛查、确诊宫颈癌及其癌前期病变方面的相关性与互补性。一批移民到美国的阴道镜专家,如:Adolph Stafl 和 Malcolm Coppleson 等,先后在美国建立了阴道镜诊所,培训了一批核心阴道镜专家。他们将呆板僵硬的德文版阴道镜术语,转变为更具描述性、交流性的英文版阴道镜术语,从此,美国人对阴道镜的偏见逐渐消失。

1964 年,美国阴道镜与子宫颈病理学协会(the American Society for Colposcopy and Cervical Pathology,ASCCP)成立,其使命是:通过对女性下生殖道疾病的研究、预防、诊断和治疗,提升女性的健康水平。ASCCP 大约有3700 名会员,其中妇产科医生占85%、家庭医生占10%、护士占5%。ASCCP 的会员,同时也是国际子宫颈病理与阴道镜大联盟(the International Federation for Cervical Pathology and Colposcopy,IFCPC)的会员。

从 20 世纪 70 年代末开始,ASCCP 将阴道镜检查定位于:用三阶梯技术作为筛查、确诊 CIN 与宫颈浸润癌的必要的中间环节,强调阴道镜检查不能用于宫颈筛查,对细胞学筛查结果阳性的妇女则必须转诊阴道镜检查。

ASCCP 自成立以来,致力于为美国的阴道镜专业医生提供一个定期接受继续教育和学术交流的平台。培训内容涉及如何使用阴道镜设备、如何提高阴道镜检查的技术水平以及与下生殖道疾病相关联的病理生理学、细胞学、细胞遗传学、预防医学、基础研究、分子生物学、妇科肿瘤学和妇科内分泌学等相关学科知识。

ASCCP 每年在美国的不同城市,定期举办阴道镜与子宫颈病理学的继续教育学习班。每两年举行一次双年会,一些重大的学科进展或相关循证医学指南,多在双年会上公布。2001 年,ASCCP 首次公布了针对子宫颈筛查结果阳性妇女的循证医学管理共识指南(2001 Consensus Guidelines),到 2012 年,该指南已修订了三次。ASCCP 及其循证医学共识指南,在世界许多国家和地区有着很高的影响力。

三、对阴道镜专业医生的培训内容

无论哪一个国家,从事阴道镜专业的医生,其日常工作都与所在国防治子宫颈癌及其癌前期病变这一重要工作密切相关。熟悉本国政府对子宫颈癌的防治策略和专业指南,是每一位从事阴道镜专业医生的必修课。多数国家的阴道镜医生是受过专业培训的妇科医生,他们不仅要接受阴道镜专业培训,还需达到相应的水准(资质认证)。他们总是要定期接受继续教育与专业培训,使之在阴道镜专业素质方面不断提高。

很遗憾,目前我国在阴道镜专业医生的培训与资质认证方面,尚属空白。表 6-15-4 是笔者为北京市卫生局撰写的北京地区 2011 年宫颈癌筛查初级阴道镜教程培训大纲。这是北京地区首次对承担宫颈癌及其癌前期病变确诊医疗单位的阴道镜医生的专业培训。表 6-15-5 是美国 ASCCP 2004 年版的《当代阴道镜学教科书与图谱》一书的目录,该书是美国阴道镜医生必读的教科书。通过浏览该书目录不难看出,美国的阴道镜医生,需学习掌握的阴道镜学的知识是相当全面的,这对于我们尤其具有借鉴意义。

表 6-15-4 北京市 2011 年宫颈癌筛查初级阴道镜教程培训大纲*

培训目的:
 1. 应使受训者获得核心知识、基本操作技能和良好的执业素质
 2. 应能促进受训者成为终身的学习者和富有同情心的阴道镜医师
核心知识与基本能力
 1. 学习理解宫颈癌前期病变与宫颈浸润癌的发生机制
 2. 熟悉北京市子宫颈癌筛查技术与管理工作的相关规定
 3. 能获得患者信任、具备收集记录相关病史与建立追踪病例的能力
 4. 能正确地摆放患者体位、插入窥器、暴露子宫颈
 5. 能正确地行宫颈细胞学、HPV 标本和各种宫颈/阴道拭子的取材
 6. 进行阴道镜检查时应能保证患者的安全(安全操作与保护隐私)
进行阴道镜检查操作的基本能力
 7. 正确使用和调整阴道镜仪器及其相关设备
 8. 正确判断宫颈转化区(TZ)的类型、判断阴道镜检查是否满意
 9. 在生理盐水和滤光镜的条件下检查 TZ
 10. 应用醋酸染色检查 TZ 和阴道被覆上皮
 11. 能动态描述醋酸染色变化
 12. 能使用棉棒或宫颈管扩张器暴露宫颈管下段
 13. 识别异常血管类型
 14. 应用复方碘染色检查宫颈和阴道穹隆的被覆上皮
正常阴道镜检查所见
 15. 识别原始鳞状上皮
 16. 识别柱状上皮
 17. 识别化生上皮
 18. 识别先天性大转化区(CTZ)
 19. 识别妊娠对子宫颈的影响
 20. 识别绝经期后正常子宫颈的特点
异常阴道镜检查所见
 21. 识别子宫颈低级别病变(LSIL)
 22. 识别子宫颈高级别病变(HSIL)
 23. 识别子宫颈浸润癌的警示征
 24. 识别阴道上皮内瘤变(VaIN)
 25. 识别外阴上皮内瘤变(VIN)
 26. 能够判断下生殖道异常上皮的区域、范围、程度
 27. 识别急性宫颈炎症的改变
 28. 识别 HPV 感染
 29. 识别生殖道尖锐湿疣
 30. 识别扁平湿疣
 31. 识别子宫颈相关治疗后的改变
基本操作能力
 32. 识别良性宫颈息肉
 33. 完成局部镇痛
 34. 决定在何处行活检术
 35. 完成一个子宫颈活检
 36. 完成一个阴道壁活检
 37. 完成一个外阴或肛周部位的活检
 38. 能对活检部位进行有效地止血
管理与交流的能力
 39. 将检查结果编辑成一份合格的阴道镜图文报告
 40. 依据相关指南为受检者制定适宜的治疗与随访计划
 41. 恰当的解答有关宫颈细胞学结果与治疗随访方面的问题
 42. 检查前与受检者进行简短的交流,说明阴道镜检查的原因
 43. 必要时,指导受检者签署知情同意书后方能进行阴道镜检查
 44. 完成阴道镜检查后应与受检者交流检查结果
 45. 学会如何将坏消息告诉受检者
 46. 与其他医生的良好交流

*本大纲参考 2004 年英国与欧洲阴道镜联盟初级阴道镜培训教程

表 6-15-5　ASCCP 2004 年版《当代阴道镜学——
教科书与图谱》目录*

四、子宫颈的解剖学特征与宫颈转化区

(一) 子宫颈的大体解剖

子宫颈位于子宫体的下端,由宫颈管与宫颈阴道部两部分组成。

1. 子宫颈　连接宫腔与阴道。成年女性的子宫颈呈圆柱形,平均长 3~4cm,直径约 2.5~3cm。宫颈管内腔呈梭形,宽度约 3~7mm。宫颈管的长度、直径、大小与解剖学外观存在个人差异。宫颈管内口与肌肉雄厚的子宫体相连,连接处括约肌相对薄弱,可因先天性或创伤性的原因致宫颈功能不全,引起流产或早产,如:有些先天性宫颈管短小(目前尚无定义标准)的妇女,其长度仅 2cm 左右(图 6-15-1)。宫颈外口与阴道相连,阴道黏膜反折环绕子宫颈前、后及侧面,形成阴道穹隆。

2. 宫颈管内腺上皮　沿其长轴形成很多皱褶,呈乳头状,突向宫颈管内,突向间质的腺体又称隐窝,一般深度不超过 3mm,偶尔可达 10mm。这种由皱褶、隐窝形成的复杂结构,对子宫颈癌前期病变、特别是腺上皮的病变(AIS)和早期宫颈浸润癌的诊断有警示意义,常为临床漏诊漏治的陷阱之一(图 6-15-2)。

3. 子宫颈的血管与淋巴管　供应子宫和子宫颈的动脉来自髂内动脉和子宫、子宫颈及阴道动脉的分支。子宫颈支在 3 点和 9 点位置沿着动脉下行,行宫颈局部麻醉时,牢记这点很重要,应避免药物直接注入血管。宫颈静脉回流与动脉平行,盆腔器官的淋巴结和淋巴回流沿邻近血管走向,是宫颈癌转移的途径。

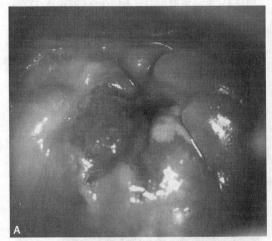
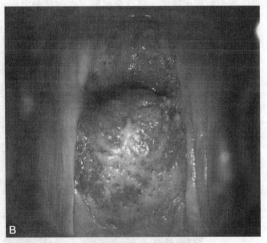

图 6-15-1　先天性宫颈管短小

A 图:患者 B 超测量宫颈管长 2.4cm。阴道镜检查:宫颈上唇短小与前穹隆接近持平、宫颈唇呈花瓣状外翻,6~11 点见活检创伤,左下象限局灶性致密醋酸白上皮,提示 HSIL(39 岁,G1P0,TCT:HSIL,HC2+,宫颈活检 CIN3)。B 图:患者 B 超测量宫颈管长 1.9cm。阴道镜检查:宫颈上唇与阴道前穹隆持平,转化区延伸至阴道前、后穹隆(先天性大转化区)(30 岁,一年前孕 35 周早产史,TCT 正常,HC2+,宫颈活检 CIN3)

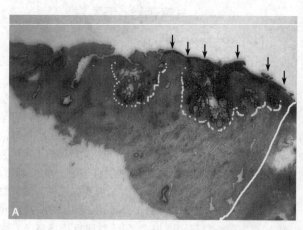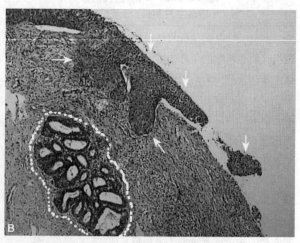

图 6-15-2 宫颈锥切病理切片

A 图中白线左侧部分为转化区。虚线标出的区域为宫颈腺体隐窝部分,AIS 位于隐窝内(切净)。箭头所指为鳞状
上皮内病变 CIN3。B 图为 A 图局部放大像:虚线标出的区域为 AIS,箭头所指区域为 CIN3

4. 子宫颈的神经 子宫颈阴道部的下段,没有痛觉神经末梢分布,因此,在该部位的手术操作,在没有麻醉的情况下可以很好地耐受。子宫颈阴道部的上段则完全不同,分布着敏感的神经末梢网,从子宫颈上段一直延伸到子宫体,对疼痛、损伤和牵拉刺激都很敏感。在实施子宫颈环形电切术(LEEP)时,可以在宫颈外口远端与阴道组织之间,给予多点注射麻醉剂,称为宫旁阻滞。由于交感神经与副交感神经的存在,经宫颈管上行的操作,有时会引起迷走神经反射(出汗、心率减慢和晕厥)。

(二)呈动态变化的宫颈被覆上皮

1. 宫颈被覆上皮的起源 子宫颈来源于旁中肾管,其上皮可能来源于泌尿生殖窦。子宫颈被覆上皮在胚胎发生

期有两种:原始鳞状上皮和柱状上皮。妊娠 4~7 周:尚未成形的子宫颈与阴道内腔可见柱状上皮。妊娠 16 周:子宫颈初步成型。妊娠 16~21 周:假复层柱状上皮转换成复层鳞状上皮,形成原始鳞-柱交界。妊娠 22 周~分娩:鳞-柱交界位于宫颈外口,形成先天性外翻。

2. DES 与先天性大转化区 原始鳞-柱交界的位置在胚胎期受母体血液循环中甾体激素水平的影响。研究证明,雌激素水平增高可使原始鳞-柱交界向宫颈管的外侧移动,反之则向宫颈管的内侧移动。外源性人工合成雌激素(diethylstilbestrol,DES),对原始鳞-柱交界位置的影响最为明显,DES 暴露的妇女,其转化区十分宽大,可延伸至阴道穹隆处,形成所谓先天性大转化区(图 6-15-3)

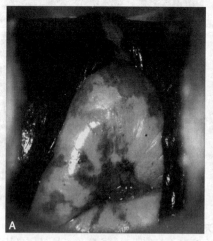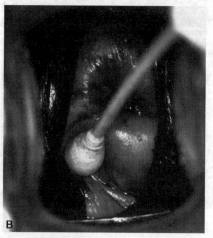

图 6-15-3 先天性大转化区

宽大的转化区延伸至阴道前、后穹隆(32 岁,G3P1,曾因宫颈重度糜烂多次取宫颈活
检:慢性宫颈炎伴鳞化,TCT+HC2 为双阴性)

3. 原始鳞状上皮 多数情况下,原始鳞状上皮位于宫颈管外口远端。该上皮由 15~20 层非角化型扁平细胞构成,由底层至表层依次为:位于基底膜上方的基底细胞层、

副基底细胞层、中层与表层细胞层。原始鳞状上皮在可见光的照射下,呈现均匀一致的粉红色。

4. 柱状上皮 与复层鳞状上皮不同,柱状上皮又称腺

上皮,为单层、高柱状、分泌黏液、在基底膜上方呈栅栏状排列。该上皮的细胞壁薄,细胞核偏心、深染、沉底(靠近基底膜上方),细胞浆内无糖原,复方碘染色为阴性。位于基底膜下方的营养血管,透过薄薄的单层柱状上皮,呈现出血液的

颜色,裸眼观察,可在宫颈管外口处看到"面积大小不一、充血、发红、颗粒状外观",这一现象,国内外的妇产科学教科书曾将其称为"子宫颈糜烂"达百余年,现已被纠正为"宫颈柱状上皮外翻或移位(cervical ectopy)"(图 6-15-4A)。

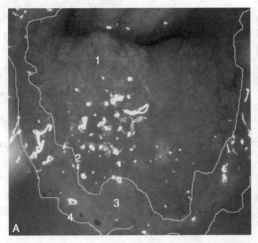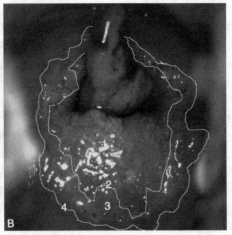

图 6-15-4　宫颈柱状上皮外翻或移位

A. 宫颈下唇移行区:1. 柱状上皮(旧称宫颈糜烂,现称宫颈柱状上皮外翻或移位);2. 新鳞-柱交界;3. 转化区(又称移行区或移行带)内可见腺体开口与那氏囊肿;4. 原始鳞-柱交界。B. Ⅰ型转化区(TZ-Ⅰ型):1. 柱状上皮;2. 新鳞-柱交界;3. 转化区;4. 原始鳞-柱交界;5. 宫颈息肉

(1)"子宫颈糜烂(cervical erosion)"的历史之源:该术语于1850年首先由Bennett在文献中使用,其后历经百年,被许多妇产科学家和病理学家用来描述慢性宫颈炎。历史上对术语"子宫颈糜烂"的定义是:"宫颈糜烂的形成与宫颈管内膜炎相关,宫颈柱状上皮向外伸展到阴道部,使鳞状上皮脱落形成糜烂"。值得注意的是,在那个年代,因子宫颈癌的病因不明,曾将慢性宫颈炎(特别是子宫颈糜烂)视作宫颈癌的高危因素之一。1956年,美国著名妇产科与病理学家Novak将这一术语写入其著名的妇产科病理学教科书中,"子宫颈糜烂"作为一种病理类型描述慢性宫颈炎。19世纪80年代,该术语从美国妇产科学专著和教科书中删除,改称"宫颈柱状上皮外翻或移位(cervical ectopy)",并将其列为子宫颈的生理变化之一。我国也在近年修订出版的妇产科学教科书中将其摒弃。

(2)宫颈柱状上皮外翻或移位:青春期前,原始鳞-柱交界位于宫颈管内、外或阴道穹隆处。青春期后,在雌激素的作用下,子宫颈的体积迅速增大且明显超过子宫体,进而发生子宫颈外翻。肉眼观察子宫颈外翻多为红色粗糙状,这是为什么?红色:源于宫颈柱状上皮细胞呈单层排列,其下方的营养血管,在可见光的照射下,易显现出血液的颜色。粗糙:是因为宫颈柱状上皮受到雌激素和阴道内酸性环境的影响,发生了鳞状上皮化生,化生的早期阶段是柱状上皮细胞间的相互融合,这种融合肉眼观察呈绒毛或颗粒状。该现象是青春期或育龄期妇女最常见的生理现象。

(3)柱状上皮外翻之阴道镜所见:在阴道镜下,宫颈柱状上皮外翻只不过是宫颈转化区的一种表现类型,多见于Ⅰ型转化区(图6-15-4B)。该转化区的特征是:宫颈管外口的近端为柱状上皮、中间为化生上皮、远端为原始鳞状

上皮。这种外翻多见于女性青春期、妊娠期、口服避孕药时期及绝经期前。150年前"子宫颈糜烂"被视作宫颈鳞状上皮脱落,近现代观认为:宫颈柱状上皮在雌激素的作用下,从宫颈管内-移动至宫颈管外口处。移动促进了柱状上皮向鳞状上皮方向的转化,移动也改变了宫颈的解剖学外观与转化区的类型,这种生理性移动将伴随女性一生,期间并无宫颈被覆上皮的脱落。这种生理现象也与宫颈癌的发生无关,因此不应对其行物理治疗。

(4)"子宫颈糜烂"的组织病理学定义:该术语在组织病理学中,特指子宫颈被覆上皮剥脱、基质裸露的区域。这种现象可能与子宫颈的损伤、炎症、癌前期病变或浸润癌有关。

(5)宫颈息肉:为宫颈管组织局部过度性增长所致,形成的息肉突向宫颈管内或宫颈管外口(见图6-15-4B)。宫颈息肉通常起源于一个柱状上皮乳头的局部增大,其核心是宫颈间质内的隐窝组织。有时宫颈息肉也可以仅由几个充满黏液的囊肿构成,表面被覆化生上皮。偶尔息肉表面的被覆上皮也可以检出CIN,这常常是移行区其他部位的CIN累及到息肉。

5. 宫颈转化区(也称宫颈移行区或移行带)　由原始鳞-柱交界与新鳞-柱交界所环绕的、活跃的化生上皮所构成(见图6-15-4A和图6-15-4B)。

(1)原始鳞-柱交界:原始鳞状上皮细胞与柱状上皮细胞的结合部称为原始鳞-柱交界(original squamocolumnar junction,OSCJ)(见图6-15-4A)。某些先天性大转化区的妇女,其OSCJ可位于阴道穹隆处(见图6-15-1B、图6-15-3A、图6-15-3B),形成的机制与其在胚胎期受到母体高水平雌激素的激惹有关,属先天性变异,不是疾病。

（2）鳞状上皮化生和新鳞-柱交界：鳞状上皮化生是一个生理性过程。生育年龄妇女，当其柱状上皮暴露于阴道酸性环境中，柱状上皮受到阴道酸性环境的刺激而遭破坏，引起位于柱状上皮下方的储备细胞暴露、增生、分化，进而形成薄而多层的假复层，这个假复层即化生上皮。化生上皮与宫颈柱状上皮相连接，形成新鳞-柱交界（图6-15-5）。研究显示，育龄期妇女的转化区相对宽大，位于转化区内的化生上皮、特别是新鳞-柱交界，对致癌型HPV特别地易感（原因不明），因此，绝大多数宫颈癌或癌前期病变位于转化区内。绝经期后妇女的转化区相对狭小，鳞状上皮化生不活跃，对HPV不具亲和力。绝大多数的宫颈癌源自年轻时获得的HPV的持续性感染。

鳞状上皮化生的过程是动态变化的：阴道镜下可观察到大片成熟分化（鳞化）的化生上皮和（或）孤立的、小片状的、未成熟分化（鳞状）的化生上皮。未成熟分化（鳞化）的化生上皮浆内缺乏糖原，因此，复方碘染色为阴性。鳞状上皮化生常常是从宫颈外口远端OSCJ处开始，由外向内推进（图6-15-6）。

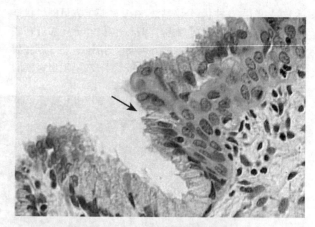

图6-15-5 新鳞-柱交界的组织学所见
图中箭头所指为组织学的新鳞-柱交界。箭头左下方为柱状上皮，呈单层细胞排列，细胞核位于细胞底部。箭头右侧为化生上皮，其细胞核排列呈假复层，表层可见具纤毛特征的柱状上皮细胞，说明化生上皮来源于柱状上皮

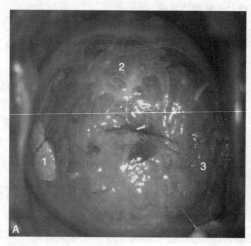
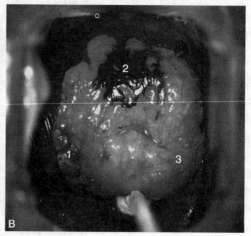

图6-15-6 检查满意的阴道镜所见
A图：TZ-Ⅰ型：图中1为宫颈扁平湿疣，醋酸染色呈阳性。图中2为化生上皮，醋酸染色呈短暂阳性。图中3为柱状上皮；B图：1为宫颈扁平湿疣，碘染大部分着色，说明该处鳞状上皮化生趋于成熟。图中2为化生上皮，碘染全部为阳性，说明该处化生上皮已达糖原化（成熟鳞化）。3为柱状上皮

女性一生中有三次重要的生理性鳞状上皮化生：新生儿期、青春期和妊娠期。柱状上皮经鳞状上皮化生机制转变为成熟的鳞状上皮，这一生理过程十分短暂，从上皮的底层到表层的成熟分化，仅用数天或数周即可完成。

6. 三种宫颈转化区的类型 转化区的位置在女性一生中呈动态变化，根据转化区与宫颈管外口的位置关系，可以将其分为三种类型。分型的目的是为了表明：新鳞-柱交界或病变区域，位于宫颈何处？如：位于宫颈管内、外，或二者兼有。这对下一步的临床处理很有意义。

（1）Ⅰ型转化区-满意的阴道镜检查：转化区和病变区域的全部边界，均位于宫颈管外口处（见图6-15-6、图6-15-7）。

（2）Ⅱ型转化区-阴道镜检查不满意：转化区部分位于宫颈管外/部分位于宫颈管内，阴道镜下仅能看到部分转化区和部分病变区域的边界（图6-15-8）。

（3）Ⅲ型转化区-阴道镜检查不满意：转化区的全部或绝大部分（允许见到少部分原始鳞-柱交界）以及宫颈病变的全部边界，均位于宫颈管内不可见（图6-15-9）。

7. 识别三种转化区的临床意义 位于Ⅰ型转化区内的病变，因病变位于宫颈管外口，阴道镜检查判断相对容易，而部分或全部位于宫颈管内的病变，即：Ⅱ型或Ⅲ型转化区，如果仅凭宫颈外口处的活检评估宫颈病变，则会丢失宫颈管内的病变，特别是腺上皮的病变。

女性一生中，大约60%的宫颈柱状上皮经鳞状上皮化生机制转换为成熟分化的鳞状上皮。活跃的化生多位于宫颈管外口的近端或宫颈管的下1/3段，化生不仅发生于宫颈表面的被覆上皮，也包括位于宫颈间质内的腺体（隐窝）部分（见图6-15-2A）。这些活跃化生的区域是宫颈癌前期病变[≥CIN2和（或）AIS]和浸润癌的好发部位（见图6-15-2B）。

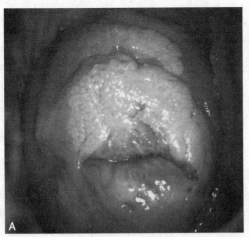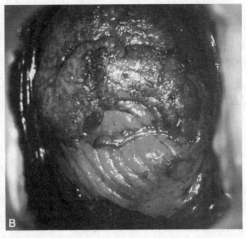

图 6-15-7　阴道镜所见典型的 LSIL

A 图:宫颈扁平湿疣醋酸染色阳性;B 图:宫颈扁平湿疣碘染呈龟背样、斑点状(说明有糖原化
上皮、分化正常)

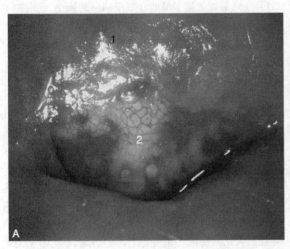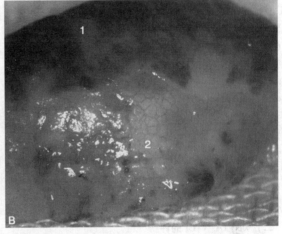

图 6-15-8　Ⅱ型转化区阴道镜下所见

A 图:Ⅱ型转化区(TZ-Ⅱ型):图中 1 是位于转化区最远端的一个腺体囊肿(原始鳞-柱交界的标志),图中 2 的区
域显示为致密的醋酸白上皮伴镶嵌与点状血管,提示病变 HSIL 累及腺体,病变向宫颈管内延伸;B 图:LEEP 标本
清楚地显示:宫颈病变 HSIL 从宫颈管外口进入宫颈管内约 1cm

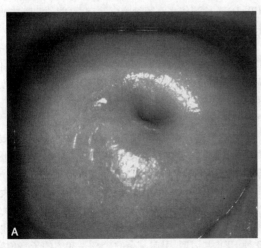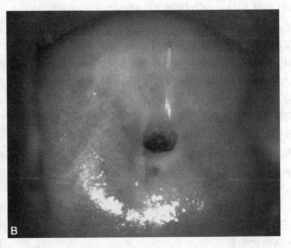

图 6-15-9　Ⅲ型转化区(TZ-Ⅲ型)阴道镜下所见

A 图:宫颈外口均为原始鳞状上皮,原始鳞-柱交界与新鳞-柱交界均不可见;B 图:宫颈外口几乎全部为原始鳞状
上皮,仅在宫颈外口上唇处,隐约见到很少部分的原始鳞-柱交界(患者 36 岁,G0P0,TCT:HSIL,ECC:阴性,LEEP:
宫颈管内 3~8 点 CIN3 伴早期浸润)

五、阴道镜检查的指征

从事阴道镜专业的医生,不仅应熟知阴道镜检查指征,还应与时俱进地学习了解本国政府或辖区管理者最新颁布的宫颈癌筛查指南。

阴道镜检查的经典指征为两大类:其一是对宫颈筛查结果阳性妇女的检查评估,目标是尽快为受检者确诊有无≥CIN2 和(或)AIS。其二是对子宫颈及下生殖道癌前期病变与浸润癌治疗后的随访,目标是确诊先前的病变有无残留或复发。

(一) 以下宫颈筛查结果阳性者均须转诊阴道镜

1. 宫颈细胞学结果正常、HPV16 阳性或 16/18 阳性。
2. 不典型鳞状上皮细胞(ASC-US)、高危型 HPV 阳性(分流试验阳性)。
3. 绝经期后妇女　低度鳞状上皮内病变(LSIL)、高危型 HPV 阳性(分流试验阳性)。
4. 不典型鳞状上皮细胞-不除外高度鳞状上皮内病变(ASC-H)。
5. 低度鳞状上皮内病变(LSIL)。
6. 高度鳞状上皮内病变(HSIL)。
7. 鳞状细胞癌(SCC)。
8. 不典型腺上皮细胞(AGC)。
9. 腺原位癌(AIS)。
10. 腺癌。
11. 巴氏分级标准中≥巴氏ⅡB 级以上的结果。
12. VIA/VILI 试验结果阳性(解释见后面相关部分)。
13. 妇科检查高度可疑宫颈浸润癌。
14. 因≥CIN2 行全子宫切除术后阴道残端 Pap 涂片结果阳性的妇女。

(二) 对 VIA/VILI 的评价

裸眼醋酸染色试验(visual inspection with acetic acid, VIA)与裸眼碘染色试验(visual inspection with Lugol's iodine, VILI)简称 VIA/VILI,是一种简单粗糙的宫颈癌筛查方法,试验结果阳性者需转诊阴道镜。

VIA 结果阳性是指:宫颈经 5% 醋酸染色 1 分钟后,在宫颈鳞-柱交界(SCJ)附近、或宫颈外口、或宫颈/阴道部以及宫颈新生物的表面,出现一个界限清晰的醋酸白区域。

VILI 结果阳性是指:宫颈经 Lugol's 液(复方碘溶液)染色后,在鳞-柱交界或宫颈外口、或宫颈/阴道部以及宫颈新生物的表面,出现一个界限清晰的芥末黄区域。

VIA/VILI 法的优点是:检测成本低、技术要求低、对位于宫颈管外口大面积的 CIN 或浸润癌的病例,当场就能做出诊断。缺点是:假阳性率高、无质量控制、增加阴道镜的转诊率、对宫颈管内的病变、特别是绝经期后妇女的宫颈病变难以判别。在我国,VIA/VILI 仅适用于医疗资源匮乏的地区。

(三) 2012 美国 ACS、ASCCP、ASCP 对宫颈癌筛查与早诊指南的摘要

2012 年 3 月,美国癌症学会(American Cancer Society, ACS)、美国阴道镜与子宫颈病理学会(ASCCP)和美国临床病理学会(American Society for Clinical Pathology, ASCP)联合在线发表了:2012 子宫颈癌筛查与早诊指南(Screening Guidelines for the Prevention and Early Detection of Cervical Cancer),以下简称:2012 联合指南。该指南对不同年龄妇女的子宫颈筛查与筛查结果阳性的临床管理,进行了修改与更新。更新的基础是:一次系统的证据回顾、六个工作组的成果以及一个由 ACS、ASCCP 和 ASCP 共同举办的座谈会内容汇总(有 25 个组织参加会议)。

阴道镜医生应学习了解 2012 联合指南,并用于指导我们的临床工作。

1. 2012 联合指南对用宫颈细胞学(Pap 检测)筛查子宫颈癌的效果做出了新评价　高质量的宫颈细胞学筛查,已经明显地降低了美国宫颈鳞状细胞癌的死亡率。美国自 19 世纪中期使用宫颈细胞学筛查技术以来,子宫颈癌,这一曾经位居女性因癌致死的首位疾病,现排在癌症死亡的第 14 位。

2. 通过宫颈癌筛查降低宫颈癌的死亡率是因为

(1) 筛查增加了早期宫颈浸润癌的检出,此时的五年生存率大约为 92%。

(2) 宫颈癌前期病变的检出与有效治疗,降低了宫颈浸润癌的总发生率。

(3) 2012 年,估计美国将检出宫颈浸润癌 12 170 例,4220 例妇女将面临死亡。

(4) 每年检出宫颈浸润癌的 60%,是那些从来不作或者近 5 年未作过宫颈筛查的妇女。

(5) 每年检出宫颈浸润癌的 30%,是因宫颈 Pap 涂片结果假阴性所导致的。

3. 2012 联合指南的新共识是

(1) 子宫颈癌筛查的最佳策略应该是:不仅能将宫颈高级别癌前病变尽可能多地筛检出来(即:将宫颈筛查的好处最大化),还应尽量避免对那些暂时性的 HPV 感染或非肿瘤性(良性)病变做不必要的检查和治疗(即:将宫颈筛查所带来的潜在伤害最小化)。

(2) HPV 分子生物学检测与宫颈细胞学相比:虽然降低了宫颈癌筛查的特异性,但提高了筛查的敏感性,高危型 HPV DNA 检测较之宫颈细胞学筛查,更能预测哪些妇女在未来 5~15 年,可能发展为 CIN3+。

(3) 宫颈细胞学和高危型 HPV DNA 的联合筛查:既可以提高子宫颈疾病的检出,又延长了子宫颈筛查的间隔,从而减少了对受检者的伤害,包括:筛查结果阳性对女性心理的不良影响、额外的阴道镜检查与处置以及对那些可以自然消退病变的过度治疗等。

(4) 子宫颈高危型 HPV 的持续感染:是发生发展子宫颈癌及其癌前期病变的必要条件,流行病学证据表明:几乎 100% 的宫颈癌病例高危型 HPV 检测结果阳性。

(5) HPV16 型是最强的致癌型 HPV 基因型:大约占全部宫颈癌的 55%~60%。HPV18 型是位居第二的致癌型 HPV 基因型,大约占宫颈癌的 10%~15%。其他大约 10 种 HPV 基因型,引起其余的 25%~30% 的子宫颈癌。

(6) 将青春期少女定义为<21 岁:公认她们与成年妇女相比较,有着不同的宫颈细胞学结果异常的自然史。确定她们是一个需要干预的特殊人群。不支持对其进行子宫

颈癌的筛查,因其子宫颈癌的发生率极低。对于这一特殊人群,预防宫颈癌应着力于推广 HPV 疫苗接种、预防 HPV 感染。除此之外,还应特别注意教育帮助这一特殊人群,预防其他经性传播的感染及其严重的并发症。

(7) 将高危型 HPV DNA 检测纳入宫颈癌的筛查: 2002 年美国癌症学会(ACS)首次将 HPV DNA 检测纳入宫颈癌的早期筛查,从那时起已经发表了大量的研究结果,支持 2012 联合指南所推荐的、与年龄相对应、子宫颈筛查计划和对筛查结果阳性妇女的管理。

4. 2012 联合指南建议　应对不同年龄妇女的子宫颈筛查作相应的调整,包括:宫颈细胞学和高危型 HPV DNA 联合筛查、筛查后的随访(即对筛查结果阳性妇女的管理和对筛查结果阴性妇女的筛查间隔的管理)、退出筛查的年龄、将 HPV DNA 检测作为初级子宫颈筛查方法的考虑以及对接种过 HPV16/18 型疫苗的妇女的筛查策略。

5. 2012 联合指南特别指出　不应以任何方法、对任何年龄的妇女,做每年一次的子宫颈筛查。

2012 联合指南对子宫颈癌的筛查与早诊指南的建议概要,见表 6-15-6。

表 6-15-6　ACS、ASCCP、ASCP 2012 年对子宫颈癌筛查与早诊指南的建议概要

人群	建议的筛查方法*	筛查结果的管理	注　释
<21 岁	无须宫颈筛查		禁用 HPV 检测行宫颈筛查、对 ASC-US 不做分流试验
21~29 岁	每 3 年一次宫颈细胞学筛查	➢ ASC-US 并高危型 HPV 阳性或细胞学≥LSIL:参考 ASCCP 指南 ➢ 细胞学阴性或高危型 HPV 阴性的 ASC-US:3 年内重复宫颈细胞学筛查	不应使用 HPV 检测进行宫颈筛查
30~65 岁	每 5 年高危型 HPV 和宫颈细胞学联合筛查(首选)	➢ 高危型 HPV 阳性的 ASC-US 或细胞学≥LSIL:查阅 ASCCP 指南	在大多数临床情况下,不推荐单独用 HPV 检测做宫颈筛查
		➢ 高危型 HPV 阳性、细胞学阴性: 选项 1——12 个月重复联合筛查 选项 2——HPV16 或 HPV16/18 基因分型检测 如果 HPV16 或 HPV16/18 阳性——转诊阴道镜 如果 HPV16 或 HPV16/18 阴性——12 个月重复联合筛查	
	每 3 年单独宫颈细胞学筛查(可接受)	➢ 联合筛查双阴性或高危型 HPV 阴性的 ASC-US:5 年重复联合筛查	
		➢ 高危型 HPV 阳性的 ASC-US 或细胞学≥LSIL:参考 ASCCP 指南	
		➢ 细胞学阴性或高危型 HPV 阴性的 ASC-US:3 年重复细胞学筛查	
>65 岁	先前宫颈筛查充分阴性则不再做筛查		有≥CIN2 或宫颈癌治疗史的妇女应继续常规筛查至少 20 年
子宫切除术后	无须继续筛查		适用于没有子宫颈的妇女,以及过去 20 年没有≥CIN2 或宫颈癌治疗史的妇女
已接种 HPV 疫苗	依据年龄划分的建议进行宫颈筛查(与未接种疫苗妇女相同)		

*不应以任何方法对任何年龄的妇女做每年一次的宫颈筛查

六、对宫颈筛查阳性妇女的临床处理流程(ASCCP 循证医学共识指南)

2001 年 ASCCP 首次公布了针对子宫颈筛查结果阳性妇女的循证医学管理共识指南,到 2012 年该指南已修订了三次。本节内容以 ASCCP 2006 循证医学管理共识指南为基础,参考 2012 ACS、ASCCP、ASCP 联合指南的更新内容,特别针对子宫颈筛查结果阳性妇女的阴道镜转诊与随访管理,作了与时俱进的修改。

目前在我国的多数城镇地区,子宫颈癌的筛查方法仍是传统的细胞学,只有少数发达地区采用双筛查(即:TCT+HC2)。子宫颈筛查所面对的人群绝大多数为健康妇女,即使宫颈筛查结果阳性,其最终的临床确诊或者无病,或者与宫颈筛查结果不一致,因此,不能将宫颈筛查结果解读为临床诊断。

(一)划分女性人群

根据 ASCCP 循证管理共识指南给出的证据,相同的宫颈细胞学筛查结果,在不同的女性人群中检出 CIN2,3 的风险可以不同。因此,应划分出以下不同的女性人群,给予不同的临床处理。这些女性人群包括普通人群和特殊人群。特殊人群包括:青春期女性(<21 岁)、妊娠期、绝经后以及免疫功能低下的妇女。

1. 青春期女性(<21 岁)　这是一组特殊人群。文献显示,细胞学 ASC-US 或 LSIL 的青春期少女,其高危型 HPV 阳性的检出比例最高,而宫颈癌的检出比例最低。SEER 统计学显示,1998~2006 年,15~19 岁女孩每年平均发生 14 例宫颈癌,发生率为 0.1/100 000。这个比例自 1973~1977 年提出后就没有变化,另一组数据表明,2002 年美国 10~19 岁女性中仅有 12 例宫颈浸润癌;20~24 岁妇女中宫颈浸润癌的发病率仅为 1.5/100 000;30~34 岁妇女发病率为 11.4/100 000。形成明显对比的是,15~19 岁女性的细胞学轻微异常(ASC-US 和 LSIL)比年长妇女更为普遍,这是因 HPV 感染在青春期女性中高度流行,但绝大多数的 HPV 感染在 3 年内自发地清除,很少具有长期的临床意义。因此,对青春期女性的细胞学异常(ASC-US 和 LSIL)不主张行阴道镜检查,因为这会检出相当多的低级别病变,并可能因不必要的治疗而导致伤害。

2. 妊娠期妇女　也是一组特殊人群。对妊娠期妇女行宫颈筛查,是为了及时检出高级别 CIN 或早期浸润癌并给予适宜的处理。帮助妊娠期妇女获得成活的胎儿是我们妇产科医生的职责。妊娠期的子宫颈,在持续增长的胎盘激素的刺激下,其解剖学外观出现了一些特征性的变化:仅就宫颈的直径而言,到分娩期可扩展达 10 倍以上;妊娠期的子宫颈可出现不同程度的外翻与活跃的鳞状上皮化生;转化区内静脉血管网扩张与增生;阴道壁组织增厚并轻微脱垂。妊娠期的生理变化导致宫颈暴露困难、转化区正常与异常之间复杂难辨,这些都增加了阴道镜检查的难度。在对妊娠期妇女行阴道镜检查时,有些医生常因担心活检创面出血而不取宫颈活检。已有的系列观察证明,宫颈活检与严重的出血或妊娠失败无关。

妊娠期不取活检或活检位点失误,可导致宫颈浸润癌的漏诊。建议将妊娠期妇女的阴道镜检查转诊给临床经验丰富的资深医生。

3. 绝经期后的妇女　这也是一组特殊人群。女性绝经期后,因生殖器萎缩致宫颈暴露困难,转化区上移至宫颈管内,增加了阴道镜检查不满意的比例。有观察发现:在 50 岁以上的妇女中,阴道镜检查不满意的发生率至少在 40%,相对应的,在 20 多岁的年轻女性中,这个比例仅为 3%。另外,绝经期后女性体内雌激素水平下降,宫颈阴道被覆上皮变得萎缩、菲薄,上皮下的毛细血管网明显可见,鳞状上皮细胞内缺乏糖原,复方碘染色呈淡黄色。这些生理性变化增加了阴道镜识别病变的难度,一些缺乏经验的医生,常常将正常的宫颈阴道被覆上皮错误地判断为癌症。因此,对绝经期后妇女的阴道镜检查,也应转诊给临床经验丰富的资深医生。

4. 免疫功能低下的妇女　这也是一组特殊人群。多项研究已经证明,男女两性的免疫抑制状态都增加了发生肛门与下生殖道感染及癌前期病变的风险。免疫抑制妇女包括:HIV 感染者、因患病或器官移植需长期服用免疫抑制剂以及先天性免疫功能低下者。已有的研究数据显示,免疫抑制妇女其下生殖道 HPV 感染更易持续存在,宫颈细胞学异常的发生率与经活检确诊为高级别 SIL 的发生率明显增加,患各种癌症的风险均有增加。对该组妇女宫颈浸润癌发病率的研究仍缺少对照研究。鉴于对免疫抑制妇女进行宫颈筛查、确诊以及处理相关并发症的复杂性,建议将这些合并宫颈细胞学结果异常的妇女的阴道镜检查,转诊给有足够经验的医院及专家处理。在临床处理的过程中,必须兼顾患者在多重疾病的压力下所能承受的心理与生理的创伤及经济的重负。

(二)对未明确意义不典型鳞状上皮细胞(ASC-US)的临床处理流程

对该组人群临床处理流程的修改,充分体现了美国 ACS、ASCCP 与 ASCP 对 HPV 感染的流行病学、自然史、及其宫颈癌发生发展机制的共识,即:没有 HPV 感染就没有宫颈癌,因此对宫颈细胞学 ASC-US 并 HC2 分流试验阴性的妇女,就可以推迟到 3~5 年重复联合筛查,而不是先前所建议的 6~12 个月的随访。

1. 对青春期女性(<21 岁)ASC-US 的管理　不做任何处理(见表 6-15-6)。

2. 对普通人群、绝经期后和免疫功能低下妇女 ASC-US 的管理　首选分流试验(见表 6-15-6)。对分流试验阳性的 ASC-US 转诊阴道镜。对分流试验阴性 ASC-US 的处理:

(1)21~29 岁妇女:(仅建议)3 年重复宫颈细胞学筛查。

(2)30~65 岁妇女:(首选)5 年重复联合筛查(TCT+HC2)。

(3)30~65 岁妇女:(也可以选择)3 年重复宫颈细胞学筛查。

3. 对妊娠期妇女 ASC-US 的管理　首选将阴道镜检查推迟至产后 6 周进行。

（三）对不典型鳞状上皮细胞-不除外高度病变的临床处理流程（ASC-H）

1. 无论哪组人群均需转诊阴道镜检查。

2. 经阴道镜检查未发现 CIN2,3 的妇女　可选择 12 个月的高危型 HPV 检测，或一年内每 6 个月一次的宫颈细胞学随访，随访中高危型 HPV 检测阳性、或重复细胞学结果≥ASC-US,转诊阴道镜检查。

3. 以下情况推荐返回常规宫颈筛查　随访高危型 HPV 阴性、或 2 个间隔 6 个月的重复的细胞学检查结果为"正常",详见流程（图 6-15-10）。

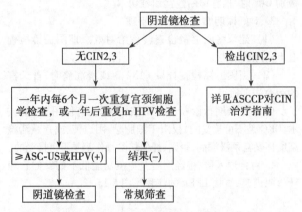

图 6-15-10　对不典型鳞状上皮细胞-不除外高度病变的临床处理流程（ASC-H）

（四）对低度鳞状上皮内病变（LSIL）的临床处理流程

宫颈细胞学 LSIL 高度预兆宫颈的 HPV 感染。一项最近的 meta-analysis 报告:高危型 HPV 阳性的汇总率为 76.6%,CIN2,3 及癌的检出率大约为 12% ～17%。

1. 对绝经期后妇女 LSIL 的管理　首选分流试验,该法比阴道镜检查更能准确地分流无患者群（见表 6-15-6）。

2. 对普通人群与免疫功能低下妇女 LSIL 的管理　转诊阴道镜检查（图 6-15-11）。

3. 对妊娠期妇女 LSIL 的管理（图 6-15-12）　对年龄超过 21 岁的妊娠期妇女,可以转诊阴道镜检查,也可以将阴道镜检查推迟至产后 6 周。ECC 对妊娠期妇女是不可接受的检查。对于既无宫颈细胞学检查,也无组织学检查,仅凭一次阴道镜检查怀疑 CIN2,3 或宫颈浸润癌的妊娠期妇女,推荐至产后随访。对于这些妇女,在妊娠期间增加阴道镜与细胞学的检查频率是不可接受的。

（五）对高度鳞状上皮内病变（HSIL）的临床处理流程

1. 概述　宫颈细胞学筛查结果 HSIL 意味着有发生 CIN2,3 的高风险,大约有 2% 的妇女存在宫颈浸润癌。无论何人均需转诊阴道镜检查。

对细胞学结果 HSIL 妇女的临床处理流程必须熟知以下几个要点:

（1）用高危型 HPV 检测对 HSIL 进行再分检是不适当的:高危型 HPV 在 CIN2,3 及宫颈浸润癌中有很高的检出率,用高危型 HPV 检测对 HSIL 进行再分检是不适当的,即使高危型 HPV 检查结果为阴性,也必须转诊阴道镜检查。

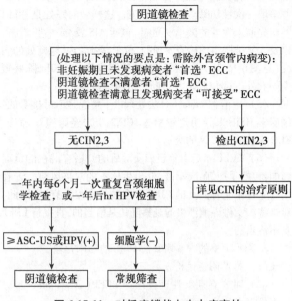

图 6-15-11　对低度鳞状上皮内病变的临床处理流程*（LSIL）
* 妊娠期、绝经期后妇女的管理选项可改变（见相关流程图）

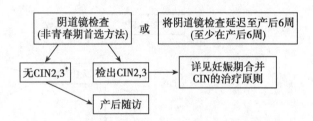

图 6-15-12　妊娠期妇女合并低度鳞状上皮内病变的临床处理流程（LSIL）
* 细胞学、组织学和（或）阴道镜检查未提示 CIN2,3 或癌

（2）通过一次阴道镜检查对检出 CIN2,3 的敏感性是有限的:新近的研究发现,用一次阴道镜检查,检出 CIN2,3 的敏感性是有限的,低于先前对阴道镜的评价。有研究结果证实:在细胞学结果 HSIL 妇女中,仅凭一次阴道镜检查,只能发现 53% ～66% 的 CIN2,3 或癌。如果用 LEEP 切除宫颈转化区的标本评估,可以检出 84% ～97% 的 CIN2,3 或癌。两者相差约 30%。

（3）阴道镜检查的局限性是不能发现位于宫颈管内的病变:当宫颈转化区部分或全部位于宫颈管内时,仅凭一次阴道镜检查及宫颈外口的点活检,未能从细胞学 HSIL 妇女中检出 CIN2,3（包括原位癌）,并不意味着没有病变。即使常规作了 ECC 检查（其阳性预测值低于 40%）,也可能丢失宫颈管内隐匿的病变。临床研究发现,许多 HSIL 的漏诊,或因丢失了宫颈管内的病变（特别是腺上皮的病变）,或因医生经验不足,判断失误,取活检时丢失了最严重的病变。

（4）有鉴于此直接选择 LEEP:经验丰富的阴道镜专家,在首次评估宫颈细胞学 HSIL 时,更愿意直接选择 LEEP

切除全部转化区与部分宫颈管,以准确评估细胞学 HSIL,并争取一次性切除全部宫颈病变。这样做的好处是:可以检出先前未发现的微小浸润癌(包括 AIS 及/或早期腺癌)以及未能被阴道镜检查发现的、位于宫颈管内、隐窝处的病变(见图 6-15-2B)。对阴道镜检查不满意的 HSIL,除妊娠期妇女外,首选 LEEP 行诊断性宫颈锥切术。

(5) 用消融(ablation)法处理以下情况是不可接受的:细胞学 HSIL 未经阴道镜检查、CIN2,3 未经组织学确诊、ECC 未能确定 CIN 的级别。

(6) LEEP 术后对年轻妇女随后的妊娠有潜在的负面影响:包括早产、胎膜早破、低出生体重的双倍风险。青春期与年轻未生育妇女的 CIN2,3 多数可自发性衰退,因此,对这些妇女做谨慎严格的观察随访是恰当的,直接行 LEEP 是不恰当的。

2. 对<21 岁的青春期女性 HSIL 的临床管理

(1) 推荐阴道镜检查。

(2) 对青春期女性直接选择 LEEP(即 see-and-treat)是不可接受的。

(3) 当组织学检查未能确定 CIN2,3、阴道镜检查满意且 ECC 结果为阴性时,首选阴道镜和细胞学、每间隔 6 个月一次、为期 2 年的保守观察。

(4) 在例外的情况下行诊断性宫颈锥切术是可接受的。

(5) 如果随访中经阴道镜检查发现了高级别 CIN,或细胞学 HSIL 持续 1 年,首先推荐活检。如果经组织学活检确诊为 CIN2,3,下一步处理为诊断性宫颈锥切术。

(6) 如果细胞学 HSIL 持续 24 个月,未能确诊为 CIN2,3,推荐诊断性宫颈锥切术。

(7) 连续两次细胞学结果正常,同时阴道镜检查无 HSIL,可以回到常规细胞学筛查。

(8) 细胞学 HSIL、阴道镜检查不满意、ECC 检出任何级别 CIN 时,推荐诊断性宫颈锥切术。

3. 对妊娠期妇女 HSIL 的管理

(1) 建议将阴道镜检查转诊给对妊娠期阴道镜检查有丰富经验的专家。

(2) 当阴道镜检查怀疑 CIN2,3 或浸润癌时,首选宫颈活检病理检查。

(3) 妊娠期行诊断性宫颈锥切术(允许使用 LEEP 技术,CKC 是不可接受的)仅限于细胞学、阴道镜、或宫颈活检高度怀疑宫颈浸润癌,否则,任何切除操作都是不可接受的。

4. 对普通人群、绝经期后及免疫功能低下妇女的管理转诊阴道镜、直接 LEEP 的流程见图 6-15-13。

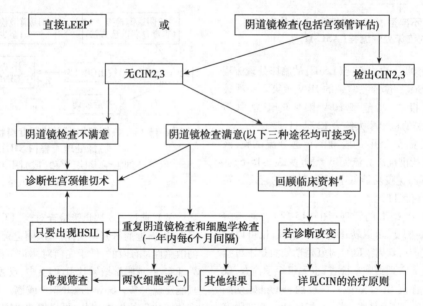

+ 妊娠期或青春期妇女不允许直接LEEP
# 回顾临床资料包括:细胞学检查、阴道镜检查和全部活检标本
* 妊娠期、绝经期后或青春期妇女,其管理选项可以改变

图 6-15-13 对高度鳞状上皮内病变的临床处理流程*(HSIL)

(六) 对不典型腺上皮细胞(AGC)的临床处理流程

宫颈细胞学筛查结果中 AGC 相对少见。与 ASC、LSIL 和 HSIL 相比,AGC 在≥40 岁的妇女中更为普遍。相对而言,临床评估 AGC 因缺少临床经验与积累,容易犯错误和漏诊。特别需指出的,对 AGC 的评估是综合性的,不能仅凭一次阴道镜检查完成对 AGC 的评估。

1. 对非妊娠期妇女细胞学结果 AGC 的临床管理要点

(1) AGC 妇女合并不同级别 CIN 相当常见:研究发现,9% ~38% 的 AGC 妇女被检出 CIN2,3、AIS 或癌,3% ~17% 被检出浸润癌。

(2) AGC 常常与子宫内膜病变有关:建议妇科内分泌医生参与管理 AGC。

(3) 高危型 HPV 检测对鉴别 CIN2,3 和 AIS 妇女相当敏感:但是,高危型 HPV 检测与重复性的细胞学检查,都不能单独用于对 AGC 妇女的首次分检。

(4) AGC 也常常与宫颈反应性变化或宫颈息肉有关。

2. 对非妊娠期妇女细胞学结果 AGC 的首次综合性评价(流程见图 6-15-14)

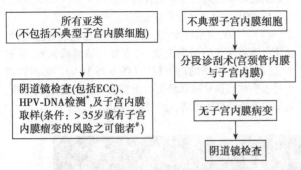

图 6-15-14　初检为不典型腺上皮细胞的临床处理框架(AGC)

* 该检测仅针对高危型(致癌性)HPV
# 包括难以解释的阴道出血或提示长期无排卵者

(1) HC-2 法检测高危型 HPV:首选在阴道镜检查前行高危型 HPV 检测。

(2) 阴道镜检查:推荐的阴道镜检查包括宫颈管内膜取样在内。

(3) ECC。

(4) 子宫内膜取样:≥35 岁的妇女推荐子宫内膜取样与阴道镜检查及 ECC 相结合。

(5) 诊断性宫颈锥切术:由于癌前期病变的高发率和所有评估模式敏感性的不足,对于 AGC"倾向瘤变"、AIS 或重复的细胞学结果 AGC 的妇女,不管首次评估结果为何,一个诊断性宫颈锥切术可能是最好的选择。

3. 对 AGC 首次评估后的管理(图 6-15-15)

(1) 对于宫颈管细胞 AGC、子宫内膜细胞 AGC 或 AGC(NOS)的管理:不管 HPV 检测结果为何,经组织学确诊无 CIN2,3 或腺上皮瘤变,推荐:

1) 阴道镜检查后的管理:为每 6 个月重复一次的细胞学检查,获得 4 个连续的"上皮内病变或恶性阴性"的结果后,可返回到常规细胞学筛查。

2) 推荐联合筛查:如果高危型 HPV 阳性,6 个月后重复联合筛查。如果 HPV 阴性,12 个月后重复联合筛查。

3) 随访:检出高危型 HPV 阳性,或者重复细胞学检查发现≥ASC-US,转诊阴道镜。如果联合筛查结果为双阴性,可返回到常规宫颈筛查。

4) 如果在首诊中经组织学确定有 CIN/无腺上皮瘤变:处理见 ASCCP 对 CIN 的指南。

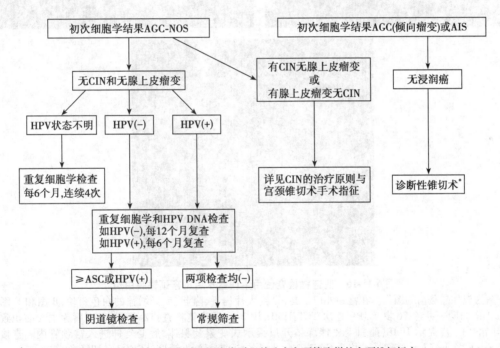

*:应提供一份可解释边缘的、完整的宫颈锥切标本。首选有宫颈管取样的宫颈锥切标本

图 6-15-15　对不典型腺上皮细胞的临床处理流程(AGC)

(2) 对宫颈管细胞 AGC/或 AGC"倾向瘤变"或宫颈管原位腺癌(AIS)的管理:

1) 如果首次阴道镜检查未发现宫颈浸润癌:建议行诊断性宫颈锥切术。

2) 宫颈锥切标本必须满足以下条件:提供可解释切除边缘的完整样本,并能满足对宫颈管内膜取样的需求。

4. 对妊娠妇女 AGC 的管理　基本内容与非妊娠妇女相同。ECC 和子宫内膜活检为绝对禁忌证。

七、阴道镜检查及其诊断流程

阴道镜检查的重点是尽快为受检者确诊有无≥CIN2 和(或)AIS。

(一) 阴道镜检查的时间

阴道镜检查的最佳时间是在月经干净后的 7～10 天

内。如果必要,阴道镜检查也可以在月经期的任何时间进行,但不应在月经的最大出血期进行。阴道镜检查前,受检者24小时内禁止阴道性交、冲洗和上药。没有阴道镜检查的绝对禁忌证。急性下生殖道感染或出血影响阴道镜检查的准确性,因此,应在治疗炎症后再行阴道镜检查。

(二) 阴道镜检查的标准化操作流程

标准化的阴道镜检查应依次使用三种化学试剂,即:生理盐水、5%醋酸溶液和复方碘溶液,按照前后顺序进行阴

道镜检查(见表6-15-4)。但在临床实际工作中,生理盐水的使用并非常规或必需,而是在以下两种情况下使用:描述宫颈阴道黏膜白斑或异常血管的图像。

1. 使用生理盐水目的与原理

(1) 目的:观察宫颈/阴道有无黏膜白斑或异型血管。黏膜白斑不同于醋酸白上皮,可在施加醋酸前见到,呈扁平、隆起、反光增强的白色斑块(图6-15-16A)。黏膜白斑有时也会在施加醋酸后消失。见到黏膜白斑必须取活检,其组织学诊断多为湿疣,也可能是CIN2,3。

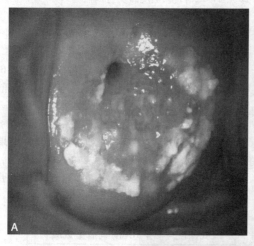
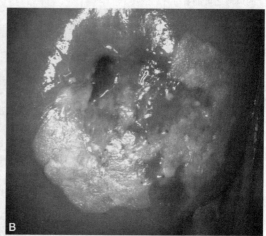
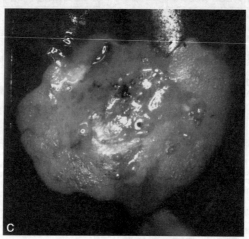

图6-15-16 阴道镜检查使用生理盐水后见宫颈黏膜白斑

A图为施加醋酸前的图像。在宫颈外口下唇,见到大片扁平、隆起、反光增强的白色斑块;B图和C图与A图为同一患者:36岁,G3P1,首次TCT:HSIL,HC2+。阴道镜检查:TZ-Ⅱ型、以下唇为主大面积致密醋酸白上皮提示HSIL、醋白上皮伴腺体开口提示病变累及腺体、病变延伸进入宫颈管内。直接LEEP:宫颈4~11点(顺时针)均为CIN3,6点见<1mm早期浸润性鳞癌(SCCIa1),切缘净

(2) 原理:生理盐水是一种良好的介质,血管经生理盐水作用后更易于显现。增强血管结构的绿色滤光片能吸收红光,使血管呈黑色,黑色血管在绿色背景之上更显清晰(图6-15-17和图6-15-18)。

(3) 异型血管的外观:正常鳞状上皮毛细血管的特点是排列规则且致密。而高级别CIN与宫颈浸润癌的异形血管,常常是粗大且空间分布极不规则、末梢毛细血管间距增宽、血管网杂乱分叉、形态多变(图6-15-18~图6-15-20)。异型血管的出现,警示宫颈存在严重的病变、尤其警

示宫颈浸润癌。

2. 应用5%醋酸溶液目的与原理 显现宫颈转化区与病变部位。CIN与宫颈早期浸润癌均可在病变区域出现醋酸白上皮(见图6-15-8A、图6-15-16B、图6-15-20、图6-15-21A、图6-15-22A和图6-15-23)。对醋酸白染色上皮的解释尚存争议。多数人认为:醋酸可迅速透过表层组织作用于细胞核,核蛋白发生可逆性沉淀反应,引起组织反光增强,呈现醋酸白染色阳性。高级别SIL,因其组织学改变超越上皮的2/3层面,醋酸可即刻起反应,导致上皮变白。低

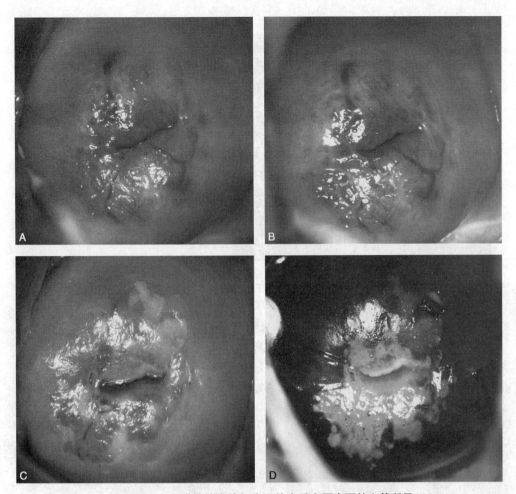

图 6-15-17　阴道镜检查施加生理盐水后宫颈表面的血管所见

A 图:宫颈表面的粗大血管易于显现;B 图:绿色滤光镜下观察血管更为清晰;C 图:转化区内病变处醋酸染色阳性、血管收缩;D 图:醋酸白区域碘染色阴性,提示 HSIL?（同一患者,22 岁,G0P0,多性伴生活史 6 年。首次 TCT:LSIL,HC2+,活检:宫颈湿疣 CIN1～2。保守观察 2 年 TCT 持续 LSIL。阴道镜随访:TZ-Ⅱ型,拟诊 HSIL。LEEP 切除全部转化区,病理诊断:宫颈 2 点、10 点 CIN3、11～12 点 CIN2,切缘净。其余各点 CIN1）

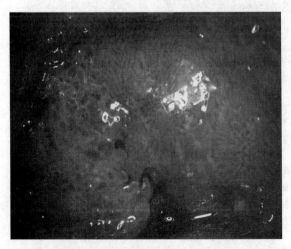

图 6-15-18　宫颈浸润癌血管图像（20～25 倍）

图片几乎清晰地展现了所有异形血管的类型,包括:粗点状、襻状、环状、发夹状血管。血管排列紊乱、形态多变,血管间隙宽窄不一（患者 45 岁,性交出血半年,经阴道镜+活检确诊:宫颈鳞癌Ⅱ期）

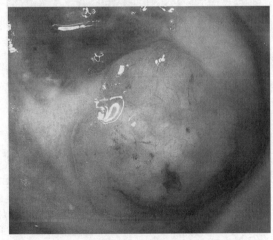

图 6-15-19　宫颈浸润癌血管图像

宫颈左下象限新生物直径约 1.5cm,表面轮廓高低不平,毛细血管网在滤光镜下非常清晰,血管排列不规则,空间结构紊乱,末梢血管间距增宽（患者 21 岁,14 岁被强奸、18 岁多性伴生活史,IUD1 年。宫颈活检 CIN3、可疑浸润癌?宫颈锥切病理:SC-CIb1、HPV16/18+）

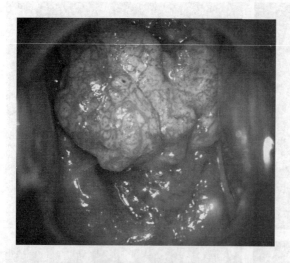

图 6-15-20 宫颈浸润癌血管图像
宫颈上唇肿块为浸润性鳞癌,肿物表面异形血管为粗点状、粗镶嵌、环状、裙状等(患者 39 岁,G4P2,妊娠 16 周,首次 TCT:HSIL,阴道镜拟诊:宫颈浸润癌 SCCIb1,宫颈活检:CIN3 及早期浸润)

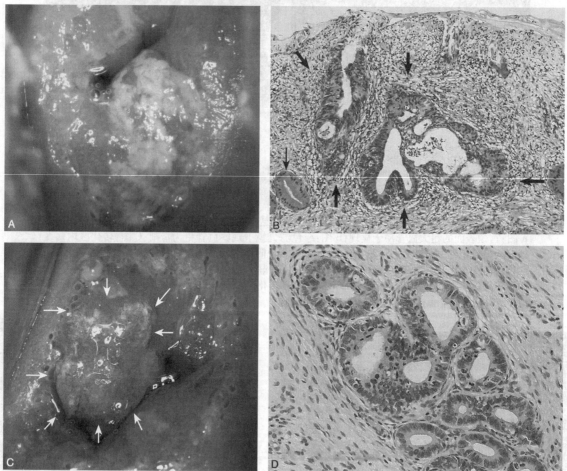

图 6-15-21 阴道镜下醋酸液处理后所见与病理
A 图见下唇转化区内大片致密粗糙的醋白上皮,5~6 点远端见粗大的腺体开口(31 岁,G2P0,首次 TCT:HSIL,HC2+。阴道镜:TZ-Ⅱ型、宫颈下唇大面积 HSIL 累腺、因腺体开口异常粗大、怀疑腺上皮病变 AIS? 直接 LEEP:CIN3 并 AIS 切净、HPV16/18+);B 图为该患者 LEEP 的组织病理图像;AIS 位于宫颈间质隐窝内,粗箭头所指为区域为 AIS、细箭头所指为正常宫颈腺体(细胞呈单层排列);C、D 为另一患者:41 岁,G1P0,TCT:ASC-H,HC2+。C 图阴道镜:TZ-Ⅱ型、右上象限间质增生、表面隆起、醋酸染色阳性、表面可见不典型异形血管、可疑浸润癌或 AIS?LEEP 切除全部转化区,病理诊断:8~1 点(顺时针)均为 AIS、切净,其他部位 CIN1;D 图为该患者 LEEP 病理:AIS 之腺上皮细胞呈假复层排列、细胞核增大深染、形态不规则、见病理核分裂象与凋亡小体(B、D 图由首都医科大学附属北京朝阳医院病理科金木兰主任赠送并同意发表)

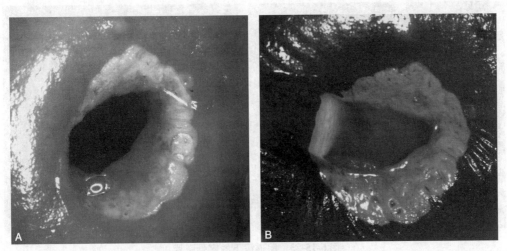

图 6-15-22 阴道镜下典型的 HSIL
A 图:致密的醋酸白上皮环绕宫颈外口一圈;B 图:碘染呈灰暗/肮脏的芥末黄

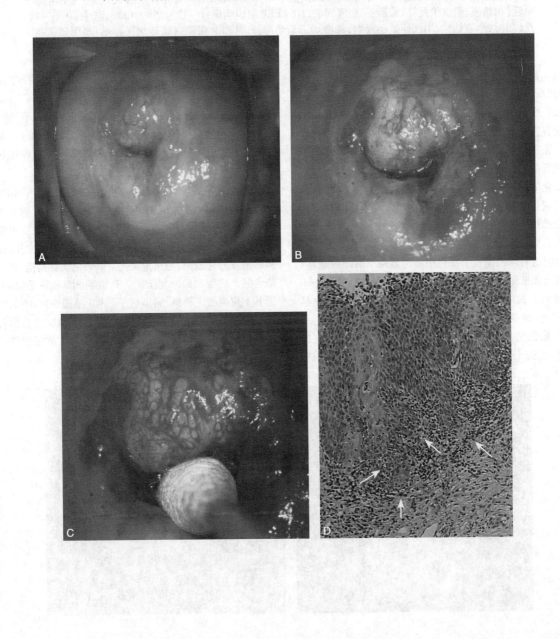

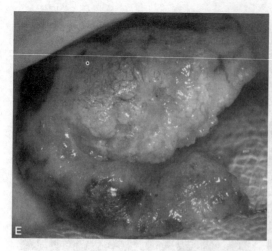

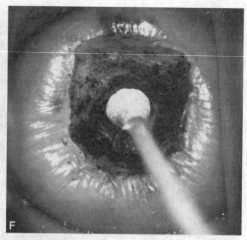

图 6-15-23　阴道镜下的宫颈图片

A. 38 岁 G3P0 首次 TCT:ASC-H,生理盐水清洁宫颈后,见上唇轻微隆起、隐约可见异形血管;B. 上唇呈浓染醋酸白上皮、病变边界锐利、表面轮廓高低不平,提示 HSIL;C. 滤光镜下放大观察:见到异形血管(粗镶嵌、粗点状血管)警示:早期浸润癌?;D. LEEP 组织病理:1～12 点均有 CIN3,其中 10 点～1点(顺时针)有灶性、泪滴样微小浸润,深度<1mm,切净;E. LEEP 切除宫颈转化区标本:经阴道镜指引宫颈病变被完整切除;F. LEEP 术后之宫颈

级别 SIL,醋酸必须穿透上皮达到底层,才能发生醋酸反应,因此反应延迟。在阴道镜下动态观察宫颈转化区对醋酸染色反应的全过程(从染色出现到消失),对评估宫颈病变有提示价值。并非所有的醋酸白上皮都是癌前期病变。正常柱状上皮与未成熟鳞状化生上皮,对醋酸染色呈短暂的阳性反应,大约 1 分钟后消退,而周围正常的成熟分化的鳞状上皮则保持原来的粉红色,对醋酸染色不起反应。醋酸使用太少或等待时间不够,可使有意义的病变逃过检查。施加醋酸时,应避免旋转式的擦拭动作导致出血。

对阴道穹隆的被覆上皮也应做阴道镜下的细致观察,以识别有无阴道癌前期病变(vaginal intraepithelial neoplasia,VaIN)。高级别 VaIN 的特征是:病变部位醋酸染色呈阳性反应,病变愈重醋酸白上皮愈厚,异形血管少见。VaIN 碘染色呈阴性反应,病变边界在周围糖原化上皮的映衬下,显得十分清晰(图 6-15-24A、图 6-15-24B)。如有

必要,对外阴/肛周部位的可疑病变,可用醋酸棉球湿敷 3分钟后观察变化,高级别外阴上皮内瘤变(vulva intraepithelial neoplasia,VIN)的特征是:病变部位呈扁平、隆起、苔藓化的色素性斑块(图 6-15-24C、图 6-15-24D)。对有经验的医生而言,外阴大面积的 VIN3 级病变用裸眼也可发现。

3. 应用复方碘(Lugol 碘)溶液目的与原理　识别糖原化与非糖原化上皮。碘染色阳性是基于:正常鳞状上皮的中/表层细胞浆内富含糖原,糖原吸收碘,鳞状上皮可被碘染成深棕色或黑色,碘染色阳性的上皮为糖原化上皮,提示鳞状上皮分化成熟,为正常上皮。碘染色阴性是指:未被碘染色的上皮为非糖原化上皮。高级别 SIL 和宫颈浸润癌,因其上皮内缺乏糖原,碘染色呈阴性(见图 6-15-16C、图6-15-17D、图 6-15-22B、图 6-15-24B)。以下情况也会出现碘染色阴性:宫颈柱状上皮、未成熟化生上皮、雌激素缺乏或绝经期后妇女的宫颈阴道被覆上皮。

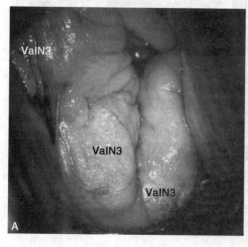

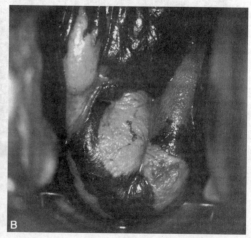

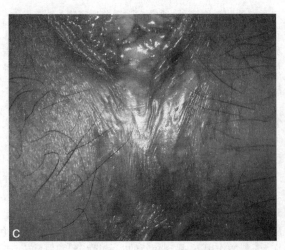
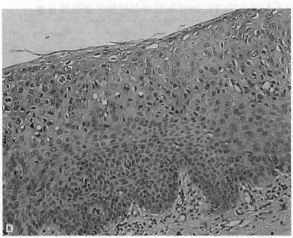

图 6-15-24　阴道镜下高级别 VaIN 与 VIN 所见

A 图:阴道壁 VaIN3 病变区域呈致密醋酸白上皮伴点状血管;B 图:阴道壁 VaIN3 病变区域碘染阴性;C. VIN3 呈苔藓样病变伴色素沉着;D. 外阴活检病理 VIN2 ~ 3 级:上皮内瘤变累及鳞状上皮全层,表层见挖空细胞提示 HPV 感染(图 14-4-14A ~ D 为同一患者:45 岁,持续 TCT:LSIL 两年,阴道镜检查先后检出 CIN3、VaIN3、VIN3,其多部位病变长达 5 年)

不同级别的 SIL 对碘试验呈现出有规律的染色变化:典型的 HSIL 可被复方碘溶液染成灰暗/肮脏的芥末黄(见图 6-15-16C、图 6-15-22B)。LSIL 则为明亮的橘黄色(bright orange-yellow),或呈龟背样、斑点状的碘染特征(见图 6-15-7B、图 6-15-16B)。有些宫颈阴道的病变,对醋酸染色的反应不明显,而使用了复方碘溶液后,才凸显出病变的边界轮廓。

宫颈/阴道的急性炎症也可以影响碘染色反应。滴虫性阴道炎可在富含糖原的鳞状上皮区出现密集的、小而弥散的斑点(浅表的、点片状上皮脱落),这些斑点对碘试验呈阴性反应,形成"草莓状宫颈"的染色特征(图 6-15-25)。

(三)阴道镜检查的诊断标准

1. 国际子宫颈病理学与阴道镜学大联盟 2002 年版新阴道镜术语及其分类(表 6-15-7)　2002 年 6 月第 11 届国际子宫颈病理学与阴道镜学联盟大会(the International Federation for Cervical Pathology and Colposcopy,IFCPC),在西班牙巴塞罗那召开。

会议有三个重要内容:

(1)更新修订统一的阴道镜检查与诊断术语。

(2)推荐使用术语 LSIL 与 HSIL 作为标准的阴道镜诊断术语。

(3)强调阴道镜检查必须客观记录三种不同类型的转化区(TZ),以规范后续的临床处理。该术语及其分类标准迄今仍在使用,未作修改。

2. 使用 IFCPC 2002 年版新阴道镜术语的好处

(1)阴道镜医生使用统一的专业术语描述阴道镜所见,有利于相互间的交流与合作。

(2)新术语既能指导初学者依据标准化流程进行阴道镜检查,也能使熟练的阴道镜医生在诊断的过程中得到帮助。

(3)新术语的实用性很强:对三种宫颈转化区的描述,既有利于对异常转化区的分类处理,也有利于针对不同的宫颈筛查结果与不同的转化区类型,选择适宜的治疗方法与临床处理流程。

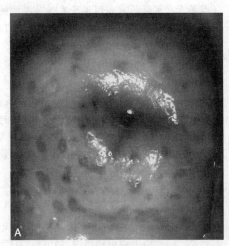
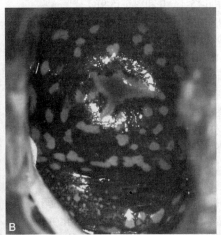

图 6-15-25　阴道镜下典型的草莓状宫颈阴道所见

A 图:醋酸染色后;B 图:醋酸染色后呈豹皮样外观(碘染后)

表 6-15-7 IFCPC 2002 年版新阴道镜术语及其分类

I	正常阴道镜所见
	原始鳞状上皮
	柱状上皮
	移行带
II	异常阴道镜所见
	浅淡的醋酸白上皮
	致密浓染的醋酸白上皮
	细镶嵌
	粗镶嵌
	细点状血管
	粗点状血管
	部分碘染阳性及部分碘染阴性
	异型血管
III	提示浸润癌的阴道镜所见
IV	不满意的阴道镜检查
	鳞柱交界部不可见
	重度炎症,重度萎缩。损伤
	宫颈不可见
V	其他所见
	湿疣
	黏膜白斑
	溃疡
	炎症
	萎缩
	蜕膜样变
	息肉

3. IFCPC 2002 年版阴道镜检查的诊断标准

(1) 正常阴道镜检查所见

1) 原始鳞状上皮:多位于宫颈外口的远端,呈光滑的淡粉色,其表面无腺体开口、无纳氏囊肿。醋酸染色阴性、碘试验阳性(见图 6-15-4A、B 和图 6-15-9B)。

2) 柱状上皮:通常位于宫颈管内,也可位于宫颈外口的近端或远端,少数位于阴道穹隆处(先天性大转化区,见图 6-15-3A、图 6-15-3B)。施加生理盐水后观察,在柱状上皮形成的绒毛表面可见细小的毛细血管网,涂抹醋酸后可看到柱状上皮呈苍白、水肿、"葡萄串"状结构,复方碘染色呈阴性反应(见图 6-15-4B、图 6-15-6)。

3) 移行带又称转化区(TZ):位于原始鳞-柱交界与新鳞-柱交界所环绕的区域内,这一区域呈不规则的条带状。宫颈柱状上皮通过鳞状化生机制,年复一年、日积月累地在转化区内缓慢地变化(化生、移行与成熟分化),最终不可逆性地转换成鳞状上皮。原始鳞-柱交界(OSCJ)位于移行带的最远端,经醋酸作用后,在原始鳞状上皮与化生上皮之间,形成一条或清晰或不清晰的白线,在这条白线的内侧,如见到宫颈腺体的开口,则为 OSCJ 的显著标志(见图 6-15-4)。某些先天性大转化区的妇女,其 OSCJ 可位于宫颈外

口远端达阴道穹隆处,通常在阴道前后穹隆处,显示出一个舌形或三角形的碘染色阴性区(见图 6-15-3)。新鳞-柱交界(NSCJ)位于移形带的近端,经醋酸后在鳞状化生上皮与柱状上皮之间,形成一条或清晰或不清晰的白线(见图 6-15-4)。

4) 正常转化区:依次应用生理盐水、5% 醋酸溶液与复方碘溶液,反复验证转化区的正确位置;识别原始鳞状上皮与柱状上皮、原始鳞-柱交界与新鳞-柱交界。正常转化区由柱状上皮与化生上皮所构成,在此区域内,如果见到裸露的柱状上皮岛,或纳氏囊肿,则是找到转化区的重要标志之一。柱状上皮在生理盐水的作用下呈现血管的颜色,在 5% 醋酸作用下呈现短暂的苍白水肿,对复方碘溶液不起反应。未成熟鳞状化生上皮在生理盐水作用下呈现深红色,在 5% 醋酸作用下,呈现短暂的"一过性"醋酸白反应,碘试验部分呈阳性、部分呈阴性反应。成熟鳞状化生上皮在生理盐水的作用下呈现淡粉色,对 5% 醋酸溶液不起反应,可被复方碘溶液染成深褐色或黑色。

(2) 异常阴道镜检查所见

1) 醋酸白上皮:施加醋酸后,在细胞核密度增高区可出现醋酸白上皮,白色上皮愈厚、持续时间愈长、提示病变愈严重(见图 6-15-8A、图 6-15-16B、图 6-15-22A、图 6-15-23B、图 6-15-24A)。柱状上皮表面出现浓染的醋酸白上皮,并伴有粗大的腺体开口或异型血管,提示可能有腺上皮病变(见图 6-15-21)。应当注意:未成熟鳞状化生上皮与下生殖道的急性炎症,均可出现醋酸白上皮,但通常消退得快。

2) 点状血管:特指毛细血管的点状图像。细点状血管多提示 LSIL 或不成熟化生。粗大的点状血管图像,提示 HSIL 或浸润癌(见图 6-15-8A、图 6-15-18、图 6-15-20)。

3) 镶嵌:镶嵌是由新生血管构成的图像,因新生血管成角,故而形成"瓦块状/马赛克"状图像。细小的镶嵌多提示 LSIL 或不成熟化生,粗大而不规则的镶嵌则提示 HSIL 或浸润癌(见图 6-15-20 和图 6-15-23C)。

4) 碘试验阴性(碘不着色区):不被复方碘染色的区域可见于柱状上皮、不成熟化生上皮、萎缩退变的鳞状上皮(雌激素水平低落),也可见于 CIN 或浸润癌。醋酸白上皮被碘染成斑点状多提示为不成熟化生或 LSIL。致密浓染的醋酸白上皮被碘染成肮脏的"芥末黄"时,多提示为 HSIL。成熟富含糖原的鳞状上皮,可被复方碘染成深褐色,为碘试验阳性。

5) 异型血管:特指形态与分布极不规则的异常血管,如:粗大僵硬的、走行突然中断的、逗号状的、螺旋状的、意大利面条状的,等各种异常外观的血管(见图 6-15-18、图 6-15-19、图 6-15-20 和图 6-15-23C)。异型血管可作为宫颈浸润癌的警示征。

(3) 低度鳞状上皮内病变(LSIL)的阴道镜所见(见图 6-15-6 和图 6-15-7):

1) 病变上皮表面光滑、边界模糊、不规则。

2) 醋酸白上皮出现得慢,消失得快(动态观察)。

3) 醋酸白上皮经碘染大部分着色/小部分不着色,因此呈斑点状。

4）醋酸白上皮表面可见细点状血管和细而规则的镶嵌。

（4）高度鳞状上皮内病变（HSIL）的阴道镜所见（见图6-15-8、图6-15-16B～C、图6-15-17A～D、图6-15-21A～D）：

1）病变表面光滑、边界清晰、轮廓分明。

2）醋酸白上皮可迅速出现，呈致密厚重的牡蛎壳外观，消失迟缓（动态观察）。

3）醋酸白上皮碘试染阴性、呈典型"芥末黄"、可有粗点状血管和（或）粗镶嵌。

4）柱状上皮表面出现浓染的醋酸白上皮，提示可能有腺上皮病变或病变累及腺体。

（5）阴道镜检查评估宫颈腺上皮病变：宫颈腺原位癌（AIS/又称高级别CGIN）比CIN2,3罕见。在1991～1995年中，美国白人妇女CIN3的总发病率为41.4/100 000，AIS的发病率仅为1.25/100 000。尽管AIS的总发病率很低，但是从70～90年代，AIS在美国的发病率上升了大约6倍。

宫颈腺原位癌（adenocarcinoma in situ，AIS）于1953年首先由Friedell和McKay描述。直至20世纪80年代，有更多的证据表明AIS是癌前期病变。AIS的临床确诊相对困难，主因细胞学与阴道镜检查均不敏感。组织病理学检查对AIS的诊断至关重要，然而对于国内大多数病理科医生而言，对AIS/又称高级别CGIN却"从未见过"。显然，对AIS的诊断关键在于提高病理科医生的诊断能力。

细胞学筛查宫颈腺上皮病变的敏感性很低，与以下因素有关：宫颈管腺上皮细胞取材不足或细胞学医生读片时易忽略腺上皮细胞的异常。

阴道镜检查对诊断AIS同样存在困难。AIS通常位于宫颈管内、间质内、腺体的隐窝处（见图6-15-2、图6-15-21），对于这些隐秘之处的病变，阴道镜检查无法提供视觉化（形态学）证据。对那些位于宫颈外口、转化区内、腺上皮的典型病变，有经验的阴道镜医生仅能提供有限的证据（见图6-15-21A、图6-15-21C）。迄今，尚无阴道镜检查评估AIS的诊断标准。IFCPC 2002对阴道镜诊断宫颈腺上皮病变提出以下建议：柱状上皮表面出现浓染的醋酸白上皮，提示可能存在腺上皮病变或病变累及腺体。值得注意的是，AIS常常与高级别CIN合并存在，这一现象的平均发生率超过50%。

新英格兰医学杂志2009年第3期刊登了一篇来自美国麻省总医院的病例报告：一名23岁的哈佛医学院女生，口服避孕药及多性伴生活史2年。宫颈筛查TCT：HSIL。转诊阴道镜，检查发现Ⅰ型转化区、宫颈外口右上象限醋酸白上皮伴点状血管，经宫颈活检、ECC、诊断性宫颈锥切术（LEEP），最终确诊为CIN3和AIS。这位女生经过两次宫颈锥切术（LEEP），最终清除了全部病变。未来的定期随访，建议她至少坚持20年。报告还指出，CIN3与AIS主要与HPV16型和18型感染有关。HPV16型感染可使某些易感妇女迅速地向宫颈癌前期病变进展。口服避孕药可增加宫颈腺癌与AIS的发病风险。

近10年来，由于加深了对宫颈腺上皮癌前期病变自然病程的认识，对其临床处理方法从根治性手术转变为更加保守的治疗，如宫颈锥切术。强调应提供足够大的宫颈锥切范围，包括切除全部转化区、锥高应>2cm、病变切缘是否切净为其保守处理的关键因素。

ASCCP循证医学共识指南指出：对AIS妇女的管理既有挑战性又富有争议性。

1）与AIS相关联的阴道镜下的变化可能是最小的，因此，经阴道镜检查确定AIS切除范围，常常是困难的。

2）AIS经腺体隐窝延伸很长距离进入宫颈间质，这一特征导致切除全部病变的困难。

3）AIS常常是多病灶的，并且常常有"跳跃式的病灶"，因此，诊断性宫颈锥切标本的阴性边缘，并非意味着病灶被完整切除。

4）宫颈锥切术后的失败率（即，复发/持续AIS或浸润腺癌）约为0～9%。

5）宫颈锥切标本的边缘状况是病变残留最有用的指标之一。

6）宫颈管取样（ECC）阳性也可预示病变残留。

7）临床医生应牢记：宫颈锥切标本的边缘状况和对边缘的理解，对下一步选择治疗方案和随后的管理都是至关重要的。

8）要特别强调：宫颈细胞学筛查结果为AIS、或经宫颈点活检（punch biopsy）、ECC诊断为AIS的妇女，必须行诊断性宫颈锥切术，方可进入下一步的临床处理。

9）已完成生育任务的妇女，对其AIS的治疗，首选子宫切除术。

10）AIS经常发生在希望保留生育能力的妇女中。已有的许多研究已经清楚地表明：宫颈锥切术对大多数AIS的治疗是有效的。如果希望保留生育能力，一个边缘切净的宫颈锥切术是可接受的治疗方案。如果边缘未切净，包括锥顶残留CIN或AIS，可以选择再次切除，以提高切除全部病变的可能性。

11）随访：宫颈细胞学+高危型HPV检测（联合筛查）及能够在阴道镜检查时提供宫颈管取样的综合性阴道镜检查。频率：在病变切净的第一年，每6个月一次随访。第二年，每12个月一次随访。至少坚持20年或终身随访。

（四）经阴道镜指引下的宫颈活检术

1. 阴道镜指引下取宫颈活检的适应证 要点：只要怀疑为宫颈浸润癌或HSIL必须取宫颈活检。

（1）对阴道镜检查结果满意且怀疑为CIN2,3或宫颈浸润癌者：宜在病变最严重的部位多点取材。如果阴道镜检查者经验不足，宜选择转化区内、新鳞柱交界3、6、9、12四点处取材。

（2）对阴道镜检查结果不满意且怀疑为CIN2,3或宫颈浸润癌者：除需在宫颈管外口病变最严重的部位取多点活检外，还应行宫颈管内膜刮取术（ECC）。无宫颈锥切术禁忌证时，可直接选择LEEP行诊断性宫颈锥切术。

（3）宫颈细胞学结果为ASC-H、HSIL、AGC，即使阴道镜检查未发现异常，也必须取宫颈活检，这包括以下两种情况：

1）阴道镜检查结果满意：选择转化区内、新鳞柱交界

3、6、9、12四点处取材。

2) 阴道镜检查结果不满意:无宫颈锥切术禁忌证时,可直接选择LEEP行诊断性宫颈锥切术。也可以行ECC。

(4) 对绝经期后的妇女:绝经期后女性体内雌激素水平下降,宫颈鳞柱交界多上移至宫颈管内,阴道镜检查结果多数为不满意。对其阴道镜检查与宫颈活检,宜转诊给临床经验丰富的医生处理。为准确评估宫颈管内的病变,可以适度放宽诊断性宫颈锥切术的指征。

2. 宫颈活检术　宫颈活检应选择移形带内病变最重的区域。活检钳应直接放在欲取活检的病灶位置上,通常是先取宫颈后唇,后取前唇,以免前唇活检创面流出的血液遮蔽后唇。在靠近鳞柱交界(SCJ)的区域取宫颈活检,较少失误,因为这常常是病变最严重的区域。取活检的数量取决于病变的大小、严重程度和数量,所谓多点活检,通常需要取2~4个活检标本。

CIN的活检没有必要获取毗邻的正常上皮。但如果欲取溃疡的活检,则必须包括毗邻溃疡周边的异常上皮,因为坏死、非诊断性的材料往往占据溃疡的中心。多数情况下宫颈活检仅需2~3mm深,约绿豆大小,当怀疑浸润癌时,活检应略深些。

3. 阴道镜检查后可以不取宫颈活检的建议　基于目前国内几乎所有的阴道镜检查均取宫颈活检的现状,本文特作如下说明:宫颈活检属于侵入性诊断,临床应用需掌握指征。用宫颈活检诊断宫颈病变有它的局限性,主要在两个方面:首先与检查者对图像的辨识能力、阴道镜受训练的程度、临床经验、动手能力及科学思维的养成密切相关。另外,病理科医生对活检标本的处理、读片水平及依据规范出具病理报告的能力均为影响因素。

(1) 细胞学结果为ASC-US:阴道镜检查结果为满意(或)不满意、阴道镜检查所见为正常者,可以不取宫颈活检,允许6~12个月后重复宫颈细胞学检查。有条件者可行分流试验。

(2) 细胞学结果为LSIL:对年轻未生育者,阴道镜检查满意/镜下所见为正常或小灶性LSIL者,可以不取宫颈活检,允许6个月后重复宫颈细胞学检查。对绝经后妇女,首选分流试验。

(3) 对妊娠期妇女:细胞学结果为ASC-US、LSIL可以将阴道镜检查推迟至产后6周。对细胞学结果≥HSIL或AGC者,应转诊给有经验的专家行阴道镜检查并对宫颈细胞学结果及相关临床资料进行审核,对宫颈活检的取舍取决于对患者妊娠安全的均衡把握。

4. 宫颈管内膜刮取术(ECC)符合以下条件者,宜行ECC检查

(1) 细胞学结果异常、阴道镜检查不满意(Ⅱ型或Ⅲ型转化区)。

(2) 细胞学结果为宫颈管内膜AGC或宫颈管内膜AIS。

(3) 临床怀疑宫颈管内病变。

(4) 细胞学结果LSIL、ASC-H、HSIL、宫颈活检为CIN1、拟行宫颈物理治疗前。

有研究证明,ECC评估宫颈管内病变的敏感性为56%,假阴性率为44%,阴性预测值仅为27%。因此,即使ECC结果为阴性,也不能避免漏诊高级别CIN与宫颈浸润癌。

5. 宫颈锥切术　是用切除的方法将宫颈移行带与部分宫颈管组织一并切除的一种式样,因切除的宫颈标本呈圆锥形而得名。宫颈锥切术的临床价值为诊断、治疗双重目的。目前国内外较多采用LEEP与CKC两种方法。

(1) LEEP:宫颈环状电切术(loop electrosurgical excision procedure)。工作原理:将一台高频电流发生器与操作手柄的环形金属丝相连,利用高频电极所产生的电弧对组织进行切割;高频电流对组织产生干燥脱水与喷射凝结,同步完成止血效应。LEEP通过人工操作金属圈的直线移动,完成对宫颈组织的环形切除(loop diathermy excision),这种可在门诊完成、较为简单易行的宫颈锥切术,目前在国内外广泛用于对细胞学结果HSIL的临床评估(见图6-15-23)。LEEP的长处是:患者一次就诊,可同步完成诊治宫颈病变的双重功效。LEEP的并发症相对少见,但要特别引起注意的是:LEEP对年轻妇女的未来妊娠,有早产或胎膜早破的潜在风险。

进行LEEP操作,术前须满足三个条件:

首先,操作前应由经验丰富的阴道镜医生进行全面细致的阴道镜检查,以明确病变的解剖学位置、面积大小、病变级别、是否累及腺体等。

其次,应切除全部转化区,应保证切除的病变组织周围有足够多的正常组织。

第三,尽量减少对宫颈锥切标本的人为损害。

(2) CKC:是一种传统的手术方法,需住院及全身麻醉。CKC手术的并发症主要为术中出血和宫颈机能不全,后者对年轻患者未来妊娠的负面影响较为明显,因此,CKC的使用在世界范围内已逐渐被LEEP所取代。对可疑宫颈管较高处的病变宜选择CKC。

(3) 符合以下条件者,宜行诊断性子宫颈锥切术:

1) 符合ECC指征者。

2) 重复的细胞学结果≥LSIL持续一年以上(青春期、妊娠期妇女除外)。

3) 细胞学结果持续异常>一年、阴道镜与组织学活检均无CIN。

4) 细胞学结果HSIL(青春期、妊娠期妇女除外)。

5) 宫颈活检可疑宫颈浸润癌(包括妊娠期妇女)。

6) ECC提示可疑宫颈管内病变。

7) 宫颈锥切术切缘阳性(CIN2,3未切净)或CIN2,3持续存在6个月以上。

(五) 经组织学确诊为CIN的治疗原则

参考ASCCP循证医学共识指南,应结合患者年龄、CIN的分级、对生育的需求、随诊条件和医疗资源而定。在为患病妇女制定个性化治疗方案时,应充分尊重临床医生的检查所见及患者本人的医疗需求。

1. 对普通人群、绝经期后、免疫功能低下妇女CIN的治疗原则

(1) 细胞学结果≤LSIL、阴道镜检查满意的CIN1:可以不作治疗,保守观察,12个月后重复联合筛查。

（2）细胞学结果≤LSIL、阴道镜检查不满意的 CIN1：应明确宫颈管内有无 CIN2,3 或浸润癌后,再决定后续处理（参见 ECC 与宫颈锥切术部分）。

（3）CIN 病灶面积较小、ECC 结果为阴性、阴道镜检查满意者：可以选择物理治疗。

（4）细胞学结果≥HSIL、经活检确诊为 CIN2,3 的处理：无论阴道镜检查结果满意/或不满意,原则上均应行诊断性宫颈锥切术,以免遗漏宫颈管内的病变,特别是宫颈浸润癌。宫颈锥切术前宜行阴道镜检查,以明确 CIN 的解剖学位置及其分布特征。对 CIN2,3 的有效治疗是切除全部宫颈转化区,而非选择性地切除阴道镜下可见的病变。

（5）宫颈鳞癌 I a1 期要求保留生育功能者：该手术必须由经验丰富的专科医生实施。

2. 对妊娠期妇女 CIN 的治疗原则

（1）细胞学结果≤LSIL、阴道镜检查满意或不满意、活检为 CIN1：无须治疗,推迟至产后 6 周,细胞学+阴道镜检查评估。

（2）细胞学结果≥HSIL、活检确诊为 CIN2,3 的处理：在有经验的医生排除了宫颈浸润癌后,原则上将治疗推迟至产后 6 周。在妊娠期,可以每 3 个月重复一次宫颈细胞学+阴道镜检查。

3. 对青春期妇女/或年轻未生育妇女 CIN 的治疗原则

（1）对 CIN1 的处理：不做治疗,仅限于保守观察。

（2）对 CIN2 的处理：在有经验的阴道镜专家检查评估后,没有发现更严重的病变,可以在一年内,每 6 个月一次,重复宫颈细胞学+阴道镜检查。

（3）对 CIN3 的处理：由临床经验丰富的专科医生为患者实施宫颈锥切术,应在切除全部宫颈病变的同时,尽量保护患者的宫颈,免遭过多的组织切除。应慎重地为受术者考虑其未来妊娠期可能发生的早产或胎膜早破的风险,履行告知义务。

（六）CIN 治疗后的疗效判断、并发症与随访

1. 疗效判断与早期浸润癌的漏诊　对高级别 CIN 切除后,判断是否治愈及随访,必须考虑以下几个独立危险因素：病灶是否切净？微小浸润癌是否被漏诊？以及患者的年龄。

（1）病灶是否切净？ CIN 及或 AIS 绝大部分位于转化区内或宫颈管的下段,一个锥顶达 2cm 的宫颈锥切术,通常可以满足对高级别癌前期病变病灶的完整切除（见图 6-15-23）,但是,位于宫颈管较高处、或隐窝处的病变、跳跃式的病变、位于移行带头端的病变,即使锥顶切除高度≥2.5cm,仍可能遗漏病灶。柱状上皮不同于鳞状上皮,它不形成扁平的表面,而是沿着宫颈管的长轴形成很多皱褶。这些皱褶可呈乳头状,突向宫颈管内。突向宫颈间质的腺上皮,称为宫颈腺体,又称腺体隐窝。隐窝的深度一般不超过 3mm,偶尔可达 10mm。这种由皱褶、隐窝形成的复杂结构,对子宫颈癌及其癌前期病变的诊断具有警示意义,常常是导致临床漏诊漏治的陷阱之一。临床医生应基于对患者病变的解剖学位置、手术切除的范围与高度等问题,经常与病理科医生进行讨论沟通,以期达到对诊断与病变是否全部切除的共识。

观察性研究证明,宫颈转化区的大环切除术（LEETZ）,对 CIN 的完整清除与有效治疗是可信的。Flannelly 等对 1000 例患者的研究中,随访>4 年的 317 例在最初 12 个月出现细胞学核异质的发生率仅为 4.4%。在其后续的研究中,346 例 LLETZ 术后的平均随访时间为 35 个月,417 例中有 12.2% 在随访期间发现细胞学异常。

（2）患者年龄：理论上,切除的组织越多,病变清除的越彻底,但并发症也就越多。组织学诊断的"切缘未净"并不等同于病灶残留,因为在随后的细胞学与阴道镜的随访中,多数患者可以转为正常。Flannelly 等根据复发风险对研究对象进行分类比较,结果：年龄<50 岁/切缘净者,92% 随访结果 Pap 正常；年龄<50 岁/切缘未净者,86% 随访结果 Pap 正常；年龄≥50 岁/切缘未净者,57% 随访结果 Pap 正常。因此,年龄和病灶残留是复发的独立危险因素。

（3）微小浸润癌的漏诊：与切缘未净相伴随的是微小浸润癌的漏诊风险。表 6-15-8 显示,每项研究的切缘未净病例中意外发现微小浸润癌的比例均较高（接近 10%）。迄今,对 CIN 的切除治疗优于物理治疗的争论仍存。大多数漏诊的微小浸润癌都是非常早期的间质浸润,且多见于行局部物理治疗和切除的患者。大多数接受物理治疗的患者在不知情的情况下,因接受治疗而获痊愈,而接受 LLETZ 手术的患者中,有 1%~5% 发现了非预期的浸润癌（Prendiville,2003c）。

表 6-15-8　未预期的微浸或浸润性病变

研究项目	未预期的浸润性病变	细胞学或点活检结果（已知的）
Prendiville 等	1/102（1%）	CIN3
Bigrigg 等	5/1000（0.5%）	CIN1~2,CIN2~3
Gunaskera 等	1/91（1%）	CIN3
Luesley 等	4/616（0.6%）	—
Whiteley 和 Olah	0/9（0%）	—
Murdoch 等	11/1143（1%）	—
Hallam 等	8/1000（0.8%）	—
Wright 等	1/157（9.6%）	CIN2

2. 与 CIN 治疗相关的并发症　每种治疗方法都存在近期与远期并发症。

（1）较常见的并发症包括：术后短期不适（因宫颈创面水肿、渗出,体液丢失导致的轻微低血钾症状：下腹胀、疲劳、乏力、下肢无力等）、宫颈创面出血、继发性宫颈管狭窄、粘连或闭锁（后者导致闭经）。

（2）宫颈锥切术后发生产科并发症的风险增加：这已是多年形成的定论。研究发现,锥高>2cm 可能合并低出生体重、中期妊娠流产。近年对 CKC 术后的早产与孕期并发症进行了重新评估,认为 CKC 与早产、胎膜早破、低出生体重及宫颈撕裂的危险性增加相关。另有研究认为,孕 24~30 周经超声诊断为宫颈管缩短的孕妇,早产风险更高,相关比值（OR 值）为 3.45（95% 可信区间为 1.28~10.0）。

在近期的一项 Meta 分析发现:CKC 与发生早产的相对风险值(RR)为 2.59(1.00,5.36);低出生体重(<2500g)RR 值为 2.53(1.19,5.36);剖宫产 RR 值为 3.17(1.07,9.40);作为围产期死亡率的高危因素,RR 值为 1.89(0.77,4.65)。CO_2 激光锥切的结果与 CKC 相类似。

最常用的 LEETZ 手术的结果较之 CKC 要好一些,但未更好:早产的 RR 值为 1.70(1.24,2.35);低出生体重的 RR 值为 1.82(1.09,3.06);胎膜早破的 RR 值为 2.769(1.62,4.46);意外的剖宫产 RR 值<1。早产、围产儿死亡率和新生儿住院率的 RR 值均>1。以上数据清楚地显示出,只要是切除治疗,无论是 CKC 还是 LEEP/LEETZ,均对孕妇与胎婴儿产生不良影响。因此,必须对 CIN 的治疗指征严格把握,并且应对手术操作者给予定期培训、考核与资质认证。

3. 随访

(1) 经组织学确诊为 LSIL(CIN1,HPV,CIN1+HPV),返回到常规筛查。

(2) 经组织学确诊为≥CIN2 及/或 AIS 者,治疗后的第一年,每 6 个月一次宫颈双筛查。如随访结果正常,以后每年 1 次重复双筛查。随访应至少坚持 20 年,建议随访终身。

(3) 经组织学证明为宫颈早期浸润性鳞癌Ⅰa1 期,边缘切净、有生育需求的年轻妇女,应在其后的 2 年内密切随访,建议每 4~6 个月一次,双筛查+阴道镜检查。用 HC-2 法检测高危型 HPV,结果阴性可视作病变彻底清除、无病变残留的有力证据。研究证明,用 HPV DNA 检测,对发现残留病灶的敏感性,优于宫颈细胞学或组织学对宫颈锥切切缘状况的评价。

(宋学红)

第五节 宫颈微小浸润性癌
一、定 义

宫颈微小浸润性癌(microinvasive cervical carcinoma,MIC)是指临床上肉眼不能发现的、需要镜下才能发现的早期宫颈癌。Mestwerdt 于 1947 年提出,诊断标准是浸润深度≤5mm,因为当时发现浸润深度在 5mm 以内的患者预后明显好于其他浸润癌患者。此后关于如何定义并处理一直存在争议。国际妇产科联盟于 1961 年开始定义宫颈微小浸润性癌,但是如何区分ⅠA1 期和ⅠA2 期并没有明确的界限。其后 FIGO 数次修改定义,直到 1995 年重新修订分期才有了现在的分期标准,明确浸润深度≤3mm 为ⅠA1 期,浸润深度在 3~5mm 时为ⅠA2 期,两者浸润宽度不大于 7mm,淋巴脉管浸润需要标注但不影响分期。宫颈微小浸润性癌中鳞癌占据了 80% 以上,腺癌仅 15% 左右,当初的定义也仅限于鳞癌,2009 年,FIGO 修订宫颈癌分期时才将腺癌与鳞癌使用相同的病理标准定义。

二、诊 断

宫颈微小浸润性癌的诊断需要明确浸润的深度和宽度,如何获取足够的标本并精确测量是诊断的关键。浸润深度测量方法是从基底膜开始测量到癌浸润的最深处。这在鳞癌是可以测量的,但是在腺癌,因肿瘤的隐蔽性和颈管结构的影响,使得测量深度和宽度同样变得困难。有研究发现 4.8% 的高级别 SIL 有早期间质浸润,而另一项研究显示初次诊断 SIL 的病例有 4.7% 证实有浸润。

间质浸润最多发生在转化区(90%)。也有一篇报道有 50% 的浸润起源于表面上皮,还有 50% 起源于 SIL 累及的颈管腺体。浸润的深度是从浸润起源的上皮间质连接处测量至浸润的最深处。如果肿瘤起源于表面,则从浸润灶上面的表层上皮基底膜开始测量。如果浸润起源于颈管腺体,就从腺体的基底膜测量至最深处。如果浸润灶与它起源的上皮或腺体不连续,因此起源点不明确,浸润深度就要从上皮基底膜垂直测量到浸润的最深处。如果表面溃烂,就从浸润灶的表面上皮测量至浸润的最深处,这种情况下,浸润的深度就相当于肿瘤的厚度。

从浸润灶的一侧至另一侧的空间距离就是宽度。如果只有一个浸润灶,则直接测量就可以得到浸润宽度。但有 12% 宫颈微小浸润性癌的病灶是多中心性的,这就使得准确测量宽度变得复杂起来。因此,必须有足够超薄的连续切片(100μm)以及专业的病理科医师来诊断。Reich 和 Picke 建议如果每个浸润灶与它起源的上皮均连续,则测量每个浸润灶的宽度,然后相加得到总的浸润宽度。另一方面,如果某些浸润中心完全在基质中,不能确定每个浸润灶的起源位置,病理医师应该测量两个相互分开最远的浸润灶之间的宽度,尽管在整个宽度中并不全是浸润病灶。

美国妇科肿瘤协作组研究发现,ⅠA 期宫颈浸润癌淋巴结转移和复发率均低,且与淋巴脉管浸润无关。因此,1994 年 FIGO 分期标准未将淋巴血管浸润引入分期,但要求记载。病理医师有时会用上皮标记的免疫组化方法来确定一个含有肿瘤细胞的管腔是否是淋巴管。免疫组化的方法并不值得提倡,因为通常会延迟诊断,费用较高,而且也经常会有失败。

尽管宫颈活检标本可以观察间质浸润情况,阴道镜也可以指导活检,提高病变检出率,但是诊断微小浸润癌的敏感性并不高。Yara Furtado 等评价了阴道镜在检测宫颈微小浸润性癌方面的作用,发现敏感性仅 23%。宫颈微小浸润性癌的确诊需要完整的锥切或全子宫切除标本才能诊断。

锥切标本要求保证一定的深度和宽度,而且还要明确各个切缘的状态。如果切缘阳性,则需要再次锥切明确浸润的情况。只有当整个肿瘤可以估量时诊断微小浸润癌才是合适的。因此,微小浸润癌不能由一个活检标本或一个切缘阳性的 LEEP 或锥切标本来诊断。研究其后治疗切除的标本可能在其邻近组织中发现更深的浸润病灶。确切诊断一个微小浸润癌,确定标本的切缘状态对病理医师是非常重要的。需要测量肿瘤至锥切切缘的距离。这个信息有助于外科医师决定锥切是否足够、是否需要重复锥切或者子宫切除。如果切缘信息不明确,则增加复发或转移的危险。

三、淋巴结转移和宫旁转移

淋巴结转移和宫旁浸润与浸润深度有关。Bellino 报道,如果浸润深度<1mm,淋巴结转移率基本为0;浸润深度在1~3mm时,淋巴结转移率小于1%;浸润深度>3mm,则淋巴结转移在7.8%左右。宫旁转移率低于淋巴结转移,如果淋巴结阴性,则很少发生宫旁转移。

Karin荟萃分析了超过1500例的微小浸润性腺癌,814例进行淋巴结切除的患者中有12例(1.5%)转移;记录浸润深度的文献中,浸润<3mm的261例中有3例转移(1.1%),浸润深度是3~5mm的264例中,有2例淋巴结转移(0.8%),与淋巴结转移相关的因素是浸润深度而不是脉管情况。未发现宫旁累及。

有对比微小浸润性腺癌和鳞癌淋巴结转移的差异,研究1448例切除淋巴结的微小浸润癌,913例鳞癌,535例腺癌。发现ⅠA1期鳞癌淋巴结转移率是3.8%,腺癌是0.7%(0~2.6%);ⅠA2期微小浸润鳞癌淋巴结转移率3.0%,腺癌是0.8%。但是该项研究不能提供浸润深度的具体数据。另有一项综述回顾性分析了800多例宫颈微小浸润性腺癌,ⅠA1淋巴结转移率在1.3%,ⅠA2期淋巴结转移率3.5%,这些患者中仅一例发现有宫旁转移。Smith等同样发现微小浸润性腺癌ⅠA1期和ⅠA2期在淋巴结转移和死亡率之间并没有差别。造成这样的结果可能是难以判断腺癌浸润深度,也有可能是把一些仅仅是腺体累及作为腺癌来统计。微小浸润性腺癌需要更准确地判断和测量。

Argenta等报道了一例22岁的HPV阴性的ⅠA1期鳞癌患者,锥切标本显示中分化鳞癌,浸润深度仅1mm,内外切缘均阴性,应患者要求切除子宫,术后子宫标本仍有单一的浸润病灶,深度仍小于1mm,同时病理证实广泛的双侧盆腔和腹主动脉旁淋巴结转移。作者建议,鉴于仍然有一些早期患者出现淋巴结转移,给予患者治疗选择时应全面评估疾病情况并充分告知风险。但是Arnim A. Bader认为这位患者临床分期应该是ⅠA2期甚至ⅠB1期,因为Argenta报道的锥切标本是切取12点进行检测,而宫颈锥切标本应该连续切片,厚度在200~300μm之间甚至100μm,才可以判断病灶是多中心病灶还是单中心起源。

四、治 疗

宫颈微小浸润性癌的预后明显好于临床可见浸润癌,其治疗也倾向于保守性治疗方式,以减少治疗副作用。尽管研究发现微小浸润性腺癌与鳞癌宫旁浸润和淋巴结转移率是相似的,人们治疗微小浸润性腺癌时还是倾向于使用根治性手术。近来越来越多的研究证实宫颈微小浸润性腺癌同样可以行保守性手术保留患者生育功能。

传统的宫颈微小浸润性癌治疗方式是手术切除子宫,鉴于手术的副作用如膀胱功能等与根治的范围直接相关,关于宫旁切除的宽度颇有争论。即便是Ⅰb1期的患者,真正术后发现宫旁累及的也仅仅只有30%左右,而且,如果淋巴结阴性,则宫旁累及的可能性大大下降,可能仅2%左右。大量的前哨淋巴结研究表明,髂外、闭孔以及髂内淋巴结是宫颈癌淋巴结转移的最先部位,因此,有研究者认为可以术中行前哨淋巴结冷冻切片检查,如果阴性行次广泛子宫切除术,如果阳性则行广泛子宫切除手术。术中冷冻切

片的特异性可以达到100%,但是敏感性则为90%左右,很大程度上取决于转移灶的大小,如果病灶小于4mm,则冷冻切片很容易漏诊。鉴于ⅠA1期的患者淋巴结转移率很低,因此,可以采取次广泛子宫切除术甚至全子宫切除或者锥切,ⅠA2期的患者可以采取广泛子宫切除术加淋巴结清扫或前哨淋巴结活检术。

自1994年Dargent'首次报道了保留子宫的广泛子宫颈切除术以来,很多学者报道了运用该术式对一些早期年轻患者手术。尽管复发率没有增加(2%~4%),给大部分的患者在不影响根治的前提下保留了生育功能。手术方式有经腹或经阴道切除宫颈加部分阴道及部分宫旁组织,淋巴结清扫可以腹腔镜辅助。但是这项手术同样因为切除宫旁组织引起的膀胱直肠功能障碍、子宫峡部与阴道缝合以后影响了子宫的整体性、早期或中期妊娠流产率高等,目前主要应用在ⅠB1期局部肿瘤<2cm的患者。George Koliopoulos于2003年分析了8篇报道阴式广泛子宫颈切除加腹腔镜辅助盆腔淋巴结清扫术的研究结果,发现术后复发率在0~8%之间,与传统的广泛子宫切除术差不多,但是确实有一些患者保留了生育功能且有足月分娩,主要的不足在于广泛宫颈切除术以后带来的宫颈功能不全和流产。为了降低宫颈功能不全和流产的发生,一些妇科肿瘤医师趋向寻求更保守的手术治疗方式,力图既保留了患者的生育生理功能,又不影响生育率和治疗效果。

意大利学者Anna Fagotti等17例宫颈微小浸润性癌ⅠA2~ⅠB1期的需要保留生育功能的患者,予以冷刀锥切加腹腔镜辅助盆腔淋巴结清扫术。其中有2例患者切缘阳性且有淋巴结转移行广泛子宫切除术,其他经锥切保留子宫的患者平均随访16个月无一例复发。有报道50例行锥切的ⅠA1期微小浸润性腺癌患者,随访80个月无一例复发。

Kim等报道了108例ⅠA1宫颈癌先行冷刀锥切电凝止血或者锥切术后行子宫切除。40例锥切后行子宫切除,27例切缘阳性者中14例有残余肿瘤,无一例复发。另外68例仅行锥切,其中40例切缘阴性的患者没有复发;28例切缘阳性,外切缘阳性11例中1例复发,17例内切缘阳性患者中有6例复发。因此,ⅠA1期行冷刀锥切,如果外切缘为CIN3可以密切随访,如果内切缘阳性,则建议再次锥切或行子宫切除。

Herman Haller等研究276例FIGO ⅠA1期宫颈鳞癌患者,其中152例行宫颈锥切,72例行子宫切除,40例行子宫切除加淋巴结清扫,还有12例行广泛子宫切除加淋巴结清扫术。五年无复发率分别是98.7%、98.6%、100%和100%;12例(4.3%)复发都与浸润深度有关。11例(4.0%)有脉管浸润,52例行淋巴结清扫的患者(包括有脉管浸润的患者)没有发现淋巴结转移,49例患者锥切术后补充行子宫切除,其中有18例仍然有残留CIN病变,尽管3例锥切术后病理显示切缘阴性。锥切组患者的复发与颈管内外切缘相关。

Lori Spoozak等于2011年SGO会议报道了一项大样本研究,比较了2999例微小浸润性鳞癌和988例微小浸润性腺癌,发现尽管微小浸润腺癌的患者普遍年轻,但是生存方面两者无明显差别;ⅠA1期鳞癌无论是锥切还是子宫切

除,患者生存无明显差别,但是ⅠA2期鳞癌患者锥切术后5年生存率在90%左右,子宫切除的患者5年生存率可以达到96%以上。对于微小浸润性腺癌则不同,ⅠA1期和ⅠA2期基本有相同的生存,且无论是采用锥切术还是子宫切除术,患者的生存都没有差别,但是必须强调锥切切缘阴性和颈管搔刮阴性,并且有更严密的随访。

显然,对于有生育要求的患者,锥切作为一种保守性手术治疗是安全并且合理的选择方法。对于一些需要保留生育功能的患者,如果术前检查发现有高危因素,也有研究者给予新辅助化疗后再行宫颈锥切加或不加淋巴结清扫术,术后再根据病理情况决定是否再补充化疗。Fabio Landoni报道了一组11例患者,其中8例ⅠB1期,3例ⅠA2期,术后一例给予了辅助化疗,随访20个月,无复发,并有3人次妊娠。

关于切缘情况,也有不同看法。Mina Itsukaichi等研究了27例ⅠA1期宫颈鳞癌患者行激光汽化锥切后,7例内切缘有CIN3累及,无脉管浸润,所有患者随访4年无复发。因此,作者认为只要脉管无浸润,即使内切缘有CIN3累及,单纯激光汽化锥切治疗ⅠA1期宫颈鳞癌也是安全的。一项研究报道在有随访的1223例患者中,29例复发(2.4%),其中明确浸润深度<3mm的383例中有6例复发(1.6%),明确浸润深度在3~5mm的336例中有5例复发。其中,59例ⅠA1期仅行锥切的患者没有出现复发。

五、预　　后

在微小浸润癌患者的生存明显好于浸润性癌,影响预后的主要因素是淋巴结转移和患者年龄。腺癌和鳞癌没有差别。ⅠA1期5年生存率均可以达到99%以上,ⅠA2期患者5年生存率也有可以达到98%。William等分析了25篇早期宫颈癌手术的研究,大部分文献发现淋巴结转移和肿瘤大小/浸润深度是显著影响预后的因素,仅3篇认为LVSI是独立的预后因子。浸润深度<3mm复发的可能性仅0.5%,既往的研究报道在1%~2%左右,主要与是否有脉管浸润和锥切切缘有关,特别是切缘的顶端;浸润深度在3~5mm时,复发率在3.3%左右。还有研究利用锥切治疗520例ⅠA1、ⅠA2期的患者,452例ⅠA1期,58例ⅠA2期,随访了25年,疾病复发率0.35%,淋巴结转移率0.35%,因肿瘤死亡率0.17%。

June Hou分析了宫颈微小浸润性腺癌的复发危险因素,尽管ⅠA1期的生存率在99%,ⅠA2期的生存率在98%左右,宫颈微小浸润性腺癌的主要与病理类型有关,内膜样腺癌复发率6/34,生存要明显低于腺癌和黏液性腺癌患者(复发率14/478)。

六、随　　访

宫颈微小浸润性癌治疗后同样需要定期随访,对于行保守性治疗方式保留患者生育功能时,更需要密切随访。随访内容包括阴道脱落细胞、HPV感染情况,根据TCT及HPV结果判断是否需要再次行阴道镜下活检,以免疾病持续存在或进一步发展。

（李子庭）

参 考 文 献

1. Ault KA. Effect of prophylactic human papillomavirus L1 virus-like-particle vaccine on risk of cervical intraepithelial neoplasia grade 2, grade 3, and adenocarcinoma in situ: a combined analysis of four randomised clinical trials. Lancet, 2007, 369(9576): 1861-1868

2. Bae JH, Kim CJ, Park TC, et al. Persistence of human papillomavirus as a predictor for treatment failure after loop electrosurgical excision procedure. Int J Gynecol Cancer, 2007, 17: 1271-1277

3. Beglin MM, Melar-New, Laimins L. Human papillomaviruses and the interferon response. J Interferon Cytokine Res, 2009, 29(9): 629-365

4. Crum CP, Lee KR. 妇产科诊断病理学. 回允中, 译. 北京: 北京大学医学出版社, 2007

5. Frazer I. Correlating immunity with protection for HPV infection. Int J Infect Dis, 2007, Suppl 2: S10-S16

6. Goldstein MA, Goodman A, del Carmen MG, et al. Case records of the Massachusetts General Hospital. Case 10-2009. A 23-year-old woman with an abnormal Papanicolaou smear. N Engl J Med, 2009, 360(13): 1337-1344

7. Insinga RP, Dasbach EJ, Elbasha EH. Epidemiologic natural history and clinical management of Human Papillomavirus(HPV) Disease: a critical and systematic review of the literature in the development of an HPV dynamic transmission model. BMC Infect Dis, 2009, 9: 119

8. Israeli E, et al. Adjuvants and autoimmunity. Lupus, 2009, 18(13): 1217-1225

9. Joseph A. Jordan, Albert Singer. The Cervix. 2nd ed. Oxford: Blackwell Publishing, 2006

10. Kreuter A, Hochdorfer B, Brockmeyer NH, et al. A human papillomavirus-associated disease with disseminated warts, depressed cell-mediated immunity, primary lymphedema, and anogenital dysplasia: WILD syndrome. Arch Dermatol, 2008, 144(3): 366-372

11. Lee DW, Anderson ME, Wu S, Lee JH, et al. Development of an adenoviral vaccine against E6 and E7 oncoproteins to prevent growth of human papillomavirus-positive cancer. Arch Otolaryngol Head Neck Surg, 2008, 134(12): 1316-1323

12. Letourneau M, Wells G, Walop W, et al. Improving global monitoring of vaccine safety: a quantitative analysis of adverse event reports in the WHO Adverse Reactions Database. Vaccine, 2008, 26(9): 1185-1194

13. Li MC, W Liu, W. R. Shao, [Progress of study on anti-human cervical papilloma virus infection with Chinese and Western medicine]. Zhongguo Zhong Xi Yi Jie He Za Zhi, 2007, 27(6): 573-575

14. Lin CT, et al. A DNA vaccine encoding a codon-optimized human papillomavirus type 16 E6 gene enhances CTL response and antitumor activity. J Biomed Sci, 2006, 13(4): 481-488

15. Meier CJ, Snijders PJ, Castle PE. Clinical utility of HPV genotyping. Gynecol Oncol, 2006, 103(1): 12-17

16. Muñoz N, Manalastas R Jr, Pitisuttithum P et al. Safety, immunogenicity, and efficacy of quadrivalent human papillomavirus(types 6, 11, 16, 18) recombinant vaccine in women aged 24-45 years: a randomised, double-blind trial. Lancet, 2009, 373(9679): 1949-1957

17. Polakova I, et al. DNA vaccine against human papillomavirus type 16: Modifications of the E6 oncogene. Vaccine, 2009, 11: 069

18. Romanowski B, de Borba PC, Naud PS, et al. Sustained efficacy and immunogenicity of the human papillomavirus (HPV)-16/18 AS04-adjuvanted vaccine: analysis of a randomised placebo-controlled trial up to 6.4 years. Lancet, 2009, 374 (9706): 1975-1985

19. Saslow D, Solomon D, Lawson HW, et al. American Cancer Society, American Society for Colposcopy and Cervical Pathology, and American Society for Clinical Pathology screening guidelines for the prevention and early detection of cervical cancer. Am J Clin Pathol, 2012, 137 (4): 516-542

20. Smith JS, Lindsay L, Hoots B, et al. HPV type distribution in invasive cervical cancer and high-grade cervical lesions: a meta-analysis update. Int J Cancer, 2007, 121 (3): 621-632

21. Stanley, M. Human papillomavirus vaccines versus cervical cancer screening. Clin Oncol(R Coll Radiol), 2008, 20 (6): 388-394

22. Stanley, M. Immune responses to human papillomavirus. Vaccine, 2006, 24 (Suppl 1): S16-S22

23. Stillman MJ, Day SP, Schutzbank TE. A comparative review of laboratory-developed tests utilizing Invader HPV analyte-specific reagents for the detection of high-risk human papillomavirus. J Clin Virol, 2009, 45 Suppl 1: S73-S77

24. Tarkkanen J, Auvinen E, Nieminen P, et al. HPV DNA testing as an adjunet in the management of patients with low grade cytological lesions in Finland. Acta Obstet Gynecol Scand, 2007, 86 (3): 367-372

25. Trimble CL, Peng S, Kos F, Gravitt P, et al. A phase I trial of a human papillomavirus DNA vaccine for HPV16+ cervical intraepithelial neoplasia 2/3. Clin Cancer Res, 2009, 15 (1): 361-367

26. Villa LL, et al. Overview of the clinical development and results of a quadrivalent HPV(types 6,11,16,18)vaccine. Int J Infect Dis, 2007, 11 Suppl 2: S17-S25

27. Wang SS, Bratti MC, Rodríguez AC, et al. Common variants in immune and DNA repair genes and risk for human papillomavirus persistence and progression to cervical cancer. J Infect Dis, 2009, 199 (1): 20-30

28. Welters MJ, Kenter GG, Piersma SJ, et al. Induction of tumor-specific CD4+ and CD8+ T-cell immunity in cervical cancer patients by a human papillomavirus type 16 E6 and E7 long peptides vaccine. Clin Cancer Res, 2008, 14 (1): 178-187

29. Wilson DP, Interpreting sexually transmissible infection prevention trials by adjusting for the magnitude of exposure. Clin Trials, 2010, 7 (1): 36-43.

30. Wright TC Jr, Massad LS, Dunton CJ, et al. 2006 Consensus guidelines for the management of women with abnormal cervical cancer screening tests. Am J Obeste Gynecol, 2007, 197 (4): 346-355

31. Yan J, Reichenbach DK, Corbitt N, et al. Induction of antitumor immunity in vivo following delivery of a novel HPV-16 DNA vaccine encoding an E6/E7 fusion antigen. Vaccine, 2009, 27 (3): 431-440

32. Yan Q, Cheung YK, Cheng SC, et al. A DNA vaccine constructed with human papillomavirus type 16(HPV16)E7 and E6 genes induced specific immune responses. Gynecol Oncol, 2007, 104 (1): 199-206

33. Mark Schiffman, Philip E Castle, et al. Human papillomavirus and cervical cancer. www.thelancet.com. Vol 370 September 8, 2007

34. Ferris DG, Thomas J Cox, et al. Modern Colposcopy. Textbook and Atlas. 2004ASCCP. Kendal/hunt. Second edition, 2004

35. 鲍彦平,李霓,王鹤,等.中国妇女子宫颈人乳头瘤病毒型别分布的 Meta 分析.中华流行病学杂志,2007,28(10):941-946

36. 陈春玲,译.威廉姆斯妇科学.北京:科学出版社,2010

37. 郎景和,译.子宫颈学.济南:山东科学技术出版社,2009

38. 宋学红.北京市宫颈癌筛查技术与管理指导手册.北京:人民卫生出版社,2010

39. 宋学红.阴道镜检查//曹泽毅.中国妇科肿瘤学.北京:人民军医出版社,2011

40. 屠铮,徐爱娣,卞美璐,等.2005 年中国 12 家医院宫颈癌机会性筛查资料分析.实用妇产科杂志,2009,25(5):278-281

41. 杨英捷,赵健,李雪倩,等.人乳头状瘤病毒不同亚型感染与宫颈病变的相关性.中国妇产科临床杂志,2006,7(4):253-256

42. 赵健,杨英捷,廖秦平.导流杂交基因芯片技术在人乳头状瘤病毒感染分型检测中的临床应用.中华检验医学杂志,2006,29(12):1148-1151

43. 赵健,周金年,杨英捷,等.人乳头状瘤病毒分型在宫颈细胞学诊断为 ASCUS 分层处理中的意义.中华实验和临床病毒学杂志,2008,22(4):299-301

第十六章

子宫颈浸润癌

第一节　子宫颈癌诊断

【诊断】　根据患者提供的病史(症状)、临床表现,配合辅助检查HPV检测、细胞学和阴道镜下活组织病理检查可确诊。确诊为子宫颈癌后,根据具体情况作X线胸片、盆腹腔MRI检查,静脉肾盂造影,膀胱镜及直肠镜检查等。

【临床诊断步骤】　可供参考的标准:

1. 阴道分泌物增多,从浆液、黏液性,中晚期多呈淘米水样或脓血样,具有特殊臭味。

2. 接触性出血或阴道不规则出血,尤其是绝经后阴道点滴或不规则出血。

3. 细胞学检查　HPV检测、宫颈细胞刮片或液基细胞学检查,采用TBS分类。

4. 阴道镜下的活检,最好是在该诊治医院活检的结果,最好是有6个点的活检。

5. 宫颈癌灶大小、宫旁、盆腔及远处转移灶。

6. CT扫描或MRI可显示病变的大小、外侵范围及程度。

【病理诊断】

1. 按组织学来源分为　①鳞状上皮癌;②腺癌;③混合癌:此型有两种情况,一型是鳞腺癌,一型是腺棘皮癌;④毛玻璃细胞癌。

2. 按组织分化的程度分为3级　Ⅰ级(高分化鳞癌):指癌细胞达到宫颈表层细胞的最高成熟程度;Ⅱ级(中分化鳞癌):指癌细胞达到宫颈上皮中层细胞的成熟程度;Ⅲ级(低分化鳞癌):指癌细胞处于宫颈上皮基层细胞的不成熟程度。

【相关检查】

1. 阴道细胞学检查　作为宫颈癌普查筛选的首要方法。

阴道细胞学检查(巴氏涂片,1943年由G. N. Papanicolaou提出)是宫颈癌早期诊断很有价值的方法。在宫颈移行带区取材,行染色和镜检。由于癌细胞代谢快,凝聚力差,容易脱屑,取材及检查方法简便,准确率高,初筛普查诊断的正确率达到84%~93%。为了克服细胞学的假阴性,提倡采用重复多次涂片,双份涂片法。在制片及读片中加强质量控制。以专用"小脚板"等工具,刮取宫颈表面及子宫颈管的细胞并涂片,经细胞学医师诊断,此法简便易行,诊断正确率高。巴氏五级分类法是并被广泛认可,作为宫颈细胞学的常规检查方法,沿用至今,是一种分级诊断的报告方式。

随着阴道细胞学的发展,认为巴氏涂片细胞堆积,影响检查的结果,2000年以后,随着液基细胞学的引入,被列为宫颈癌检查的突破进展,2001年the Bethesda System(TBS)系统分类的描述性细胞病理学诊断的报告方式,TBS分类中有上皮细胞异常时,均应重复刮片检查并行阴道镜下宫颈活组织检查(详细见前述)。

2. 碘着色肉眼观察(visual inspection with Lugol's io-dine,VILI)　是将2%碘溶液涂在子宫颈和阴道黏膜上,观察其染色变化的情况,正常子宫颈上皮吸碘后呈棕褐色,未着色区呈芥末黄为病变区,在染不上色的部位采取多点活体组织检查,以提高诊断的准确性,适合于边远地区和条件简陋地区的可疑癌,而又无阴道镜设备时。文献报道,在碘不染区多点活检的癌漏诊率约为4.3%。

3. 醋酸着色肉眼观察(visual inspection with acetic acid,VIA)　也是基层医院运用的方法之一,以5%醋酸染色后直接肉眼观察宫颈的反应情况,如果出现醋白上皮边界清晰、质厚、致密、表面不平为阳性,正常宫颈涂抹醋酸后无明显白色改变,低度宫颈上皮内瘤样病变(cervical intra-epithelial neoplasia,CINⅠ)为淡而浅的白色改变,鳞柱上皮交界区或交界外,白色病变消失较快。高度宫颈上皮内瘤样病变(cervical intraepithelial neoplasia,CINⅡ~Ⅲ)为厚的白色上皮,边界明显,肉眼可见其中一侧总在鳞柱上皮交界上;癌症时白色病变表面不规则,出现厚而脆的肿块。在印度、南美洲和我国山西进行的研究中,VIA的结果判定只分为阴性、阳性和癌。以操作者未观察到白色病变判定为阴性。

4. 阴道镜检查　阴道镜可放大10~60倍,观察子宫颈上皮及血管的细微形态变化,发现宫颈局部的组织异常,提示可疑病变的部位,提高活体组织检查的检出率。在宫颈刮片细胞学检查巴氏Ⅲ级以上、TBS法鳞状上皮内病变者,均应在阴道镜下观察宫颈表面病变状况,选择可疑癌变的区域行活组织检查,提高诊断准确率。阴道镜下取活检的癌漏诊率为5.5%。

5. 宫颈管内膜刮取术　为明确宫颈管内有无癌灶,刮取宫颈管内膜并送病理学检查,可以及早发现细胞学检查发现癌细胞或可疑,但阴道镜检查没有发现病变部位者。碘不染色区域多点活检加宫颈管内膜刮取活检的漏诊率为3.1%。

6. 宫颈锥切术　当细胞学检查结果与阴道镜下活体组织检查结果,或宫颈管内膜刮取术病理检查的结果不一致时;要明确原位癌有无早期浸润及病变的范围,患者年轻,有生育要求,可以做宫颈锥切术,既可作为诊断,也可以作为部分宫颈上皮内瘤变和原位癌的治疗。宫颈锥切术的癌漏诊率为1.8%。近来也有人以阴道镜下活体组织检查加宫颈管刮取代替宫颈锥切术,作为诊断,病理结果与宫颈锥切术标本检查结果一致。

【鉴别诊断】

1. 子宫颈外翻　子宫颈外翻的黏膜过度增生,肉眼也可见子宫颈表面呈现高低不平,较易出血。但外翻的宫颈黏膜弹性好,边缘较整齐,宫颈细胞学检查或活检有助鉴别。

2. 子宫颈糜烂　认为系宫颈柱状上皮外移和裸露的结果,部分患者出现月经间期出血,或在妇科检查和性生活时有接触性出血,阴道分泌物增多。妇科检查时,宫颈外口周围有草莓状鲜红色小颗粒,棉签拭擦后也可以出血,有时难以与早期宫颈癌鉴别。通过宫颈细胞学检查或活体组织检查以帮助诊断。

3. 子宫颈息肉 可有月经期出血,或接触性出血,或白带带血。但宫颈息肉一般表面光滑,弹性好,多呈孤立状,病理可明确诊断。

4. 宫颈湿疣 可有阴道不规则出血,接触性出血,检查见宫颈赘生物,在宫颈表面堆积,表面多凹凸不平,有时融合成菜花状,可进行活检以鉴别。

5. 其他子宫、宫颈的良性病变 子宫黏膜下肌瘤、子宫颈结核、阿米巴性宫颈炎等,多可有类似子宫颈癌的临床表现,可借助活检与宫颈癌鉴别。

6. 子宫内膜癌 表现为阴道不规则出血,阴道分泌物增多,累及宫颈,检查时颈管内可见到有癌组织堵塞,确诊须作分段诊断性刮宫送病理检查。

(李 力)

第二节 宫颈癌的分期

肿瘤分期的目的是对不同医院、不同方法治疗的结果有一个统一的评定标准,以使统计资料有可比性,从而让相同分期的患者采用相同的、规范的、标准的治疗方法。宫颈癌目前采用的是临床分期,为什么 FIGO 对宫颈癌至今仍然采用临床分期而不采用更为准确的手术病理分期是有一定理由的。

一、宫颈癌的 FIGO 分期的历史

国际妇产科联盟(FIGO)肿瘤分期是妇科恶性肿瘤应用最广泛的分期系统。妇科恶性肿瘤 FIGO 分期的历史要追溯到 20 世纪 20 年代的欧洲,那时候放疗医生希望能够对放疗和手术治疗的宫颈癌患者的预后进行比较,提出恶性肿瘤分期的设想。于是,日内瓦的国际健康组织癌症委员会下属的放疗分会在 1928 年开始对宫颈癌治疗结果的数据进行统计并鼓励各种机构用相同的方式来报告自己的数据。这样做的最初目的是想用一个统一的方法来评价肿瘤的范围以利于对治疗结果进行比较。从那时起,肿瘤委员会开始定期更新和修订各种妇科肿瘤的分期。国际联盟的第一份报告于 1929 年发布,并只包括几个中心,1934 年在健康组织的会议上,开始有宫颈癌放射治疗的年度报告的提议,第一份报告发布于 1937 年,其后几份报告陆续不规律发表。从 1937 年始,年度报告每 3 年在 FIGO 会议上发表一次,1950 年把 1937 年的分类和分期系统进行修订,FIGO 的宫颈癌分期系统开始首次应用。1950 年,FIGO 的年度报告编委会于国际妇科大会期间在纽约举行会议,决定在国际上采用一个统一的分期系统即"宫颈癌国际分期"。1958 年 FIGO 成为年度报告的正式发布者,随着进展,分期逐渐包括其他的恶性癌症包括宫体癌、卵巢癌、外阴癌、阴道癌、输卵管癌和滋养细胞疾病。从那时起到现在,FIGO 宫颈癌分期经历了 8 次修订,最近的一次是在 2009 年。第 18 届 FIGO 和 12 届 IGCS 会议再次确定的。

1. 子宫颈癌 FIGO 临床分期(2009 年修订) 取消了 0 期即原位癌或 CIN Ⅲ级,新的临床分期只包括浸润癌(表 6-16-1)。

表 6-16-1 子宫颈癌 FIGO 临床分期(2009 年修订)

Ⅰ期:癌灶局限于子宫颈(宫体是否受累不予考虑)	Ⅱb:宫旁浸润但未达盆壁
Ⅰa:早期浸润癌,微癌,镜下诊断癌	Ⅲ期:宫旁浸润达盆壁或阴道浸润达下 1/3,一侧输尿管梗阻或无功能肾
Ⅰa1:浸润深度距基底膜向下 ≤3mm,宽度 ≤7mm	Ⅲa:病变未达盆壁但阴道浸润已达下 1/3
Ⅰa2:浸润深度 >3mm,≤5mm,宽度 ≤7mm 血管、淋巴管侵犯不改变期别	Ⅲb:宫旁浸润达盆壁,增厚为结节状,三合诊与盆壁间无间隙
Ⅰb:凡超过 Ⅰa2 范围或肉眼可见癌灶者,均为 Ⅰb 期	即使检查为 Ⅰ 或 Ⅱ 期但无其他原因的肾盂积水或无功能肾或癌性输尿管狭窄而产生肾盂积水或无功能肾时也应为 Ⅲb 期
Ⅰb1:癌灶直径 ≤4cm	Ⅳ期:盆腔器官浸润或远处转移
Ⅰb2:癌灶直径 >4cm	Ⅳa:膀胱、直肠浸润达黏膜层,膀胱泡样水肿不是 Ⅳ 期应做膀胱镜活检,病理证实才能定为 Ⅳ 期
Ⅱ期:癌灶超出宫颈,但阴道浸润未达下 1/3,宫旁浸润未达盆壁	Ⅳb:肺、肝、骨、肠等远处转
Ⅱa:仅阴道浸润未达下 1/3	
Ⅱa1:阴道浸润 ≤4cm	
Ⅱa2:阴道浸润 >4cm	

2. UICC(国际抗癌联盟)分期 UICC(国际抗癌联盟)分期系统是以 TNM 分期系统为基础建立的另外一个最常用的分期系统,广泛应用在除妇科肿瘤以外的几乎其他的所有恶性肿瘤。UICC 分期系统也是建立在 20 世纪 50 年代,一直以来,它都把多数妇科肿瘤的 FIGO 分期纳入到自己的系统中。但是因为 FIGO 分期是一个临床分期,所以宫颈癌的 FIGO 分期通常不包括淋巴结状态,而 UICC 分期时,如果淋巴结的状态已知,它会把它纳入到自己的分期中去。所以,淋巴结阳性的病例,UICC 会把它归到 Ⅲb 期。

FIGO 宫颈癌分期与 TNM 分期对照表见表 6-16-2。

表 6-16-2　宫颈癌分期对照（2009）

FIGO 分期		TNM 分期		
Ⅰ期	宫颈癌局限在子宫（是否扩展至宫体不计入）	T_1	N	M
ⅠA	镜下浸润癌。所有肉眼可见的病灶，包括表浅浸润，均为ⅠB	T_{1a}	N_0	M_0
ⅠA1	间质浸润深度<3mm，水平扩散≤7mm	T_{1a1}	N_0	M_0
ⅠA2	间质浸润深度3~5mm，水平扩散≤7mm	T_{1a2}	N_0	M_0
ⅠB	肉眼可见癌灶局限于宫颈，或者镜下病灶>ⅠA2	T_{1b}	N_0	M_0
ⅠB1	肉眼可见癌灶最大径线≤4cm	T_{1b1}	N_0	M_0
ⅠB2	肉眼可见癌灶最大径线>4cm	T_{1b2}	N_0	M_0
Ⅱ期	肿瘤超越子宫颈，但未达骨盆壁或未达阴道下1/3	T_2	N_0	M_0
ⅡA	无宫旁浸润	T_{2a}	N_0	M_0
ⅡA1	肉眼可见癌灶最大径线≤4cm	T_{2a1}	N_0	M_0
ⅡA2	肉眼可见癌灶最大径线>4cm	T_{2a2}	N_0	M_0
ⅡB	有宫旁浸润	T_{2b}	N_0	M_0
Ⅲ期	肿瘤扩展到骨盆壁和（或）累及阴道下1/3和（或）引起肾盂积水或肾无功能	T_3	任何 N	M_0
ⅢA	肿瘤累及阴道下1/3，没有扩展到骨盆壁	T_{3a}	任何 N	M_0
ⅢB	肿瘤扩展到骨盆壁和（或）引起肾盂积水或肾无功能	T_{3b}	任何 N	M_0
ⅣA	肿瘤侵犯膀胱黏膜或直肠黏膜和（或）超出真骨盆	T_4	任何 N	M_0
ⅣB	远处转移	M_1	任何 N	M_1

二、肿瘤分期的目的和原则

1. 分期的目的　用以评定肿瘤的严重程度，统一认识，可对比治疗结果和肿瘤进展，判断预后和指导制定治疗方案。

2. 分期应考虑的问题　应考虑分期简明与精确性及可重复性，进行分期的风险和花费与受益的比较，实践性和完美结合，可接受性和专业性，不同期别要明显影响生存率。

3. 分期的原则　根据该肿瘤的患病人数的多数适用而决定，并有共同理解的基础，而且能够比较结果和发展过程，并判断预后，能指导治疗，应该是简单、准确而有效，并且经济实用，安全性好，完美可行，虽然特殊但能接受，有助于提高生存率，最后是不能经常改变。

临床分期应根据仔细地临床检查，由有经验的医师于治疗前确定，盆腔检查、三合诊检查具特殊重要性。分期之前必须具备病理确诊。

分期必须指的是原发位置和组织学类型，除非特殊情况下，如滋养细胞疾病很少进行手术治疗。可以不需要组织病理学诊断，不是继发部位。

FIGO 的临床和手术分期均取决于肿瘤的位置和扩散的程度。

一旦分期在治疗前（手术中）确定，不能因放疗或化疗效果（肿瘤缩小或增大恶化）而改变。

当无法确定具体分期或对分期有争议时，应将分期定为低一级的分期或较早的期别。可疑直肠、膀胱受累者，要有病理学检查证实。

其他检查如：膀胱镜、直肠镜、静脉肾盂造影、肺及骨的X线检查，血管造影、淋巴造影等，对确定治疗方案有帮助，但对所发现的问题不作为确定分期的依据。

复发病例仍诊断保持原分期，不得再分期。

三、FIGO 妇科肿瘤委员会对宫颈癌临床分期的规定

2012 年 FIGO 临床分期委员会再次强调：

1. 子宫颈癌的临床分期一经确定就不能改变，以治疗前的盆腔检查为准。即使手术后发现与术前不一致，也以术前检查为准，不能改变原定分期。

2. 分期根据盆腔检查确定，淋巴受累不影响分期，术后病理结果不能改变原分期，可另作报告。

3. 分期应由两位有经验医师同时检查后作出，必要时在麻醉下作盆腔检查。

4. 子宫颈癌临床分期中几个特殊问题

1) ⅠA 期诊断的准确性。虽然宫颈癌是临床分期，但ⅠA 期的诊断是在显微镜下做出的，并且需要有经验的妇科肿瘤临床病理医师做出诊断。

2) ⅡB 期的确诊：盆腔三合诊检查有宫旁增厚、但有弹性、光滑、无结节感多为炎症，如宫旁增厚、无弹性、结节感多为癌浸润，必要时作阴道 B 超及 MRI 或盆腔穿刺活检确诊。

3) 输尿管梗阻及无功能肾未发现其他原因者为Ⅲb 期。

四、宫颈癌临床分期与手术病理分期的优缺点比较

宫颈癌临床分期与手术病理分期的优缺点比较包括：

手术分期与临床分期的争论;淋巴结受侵犯的状况;相关检查的意义;ⅠA分期实际上是病理分期(由病理学家确定而不是由临床医师确定)。ⅡA亚分期;ⅡB和ⅢB亚分期问题。

1. 临床分期:检查局部病变:

ⅠA期需要低风险的简单操作来进行病理分期,一般易接受,经济可承受。

ⅠB期用三合诊简单的盆腔检查,确定宫颈大小、阴道和宫旁是否受浸润及其程度。

但宫颈癌临床分期的不精确性,相比有许多手术分期确定为更高级如:ⅠB期(24%),Ⅱ期(49%~55%),Ⅲ期(44%~50%),Ⅳ期(67%)临床分期最大缺点是不能检查淋巴累的情况,而淋巴受累和分期的关系密切(表6-16-3)。

表6-16-3　不同分期的宫颈癌发生盆腔淋巴结转移的几率

分期	盆腔淋巴结转移
ⅠB	12%~17%
ⅡA	12%~27%
ⅡB	25%~39%

临床分期评估淋巴结播散除了腹股沟和锁骨上淋巴结外,其他淋巴结很难临床检查,而且简单的辅助检查没有用处,但淋巴结转移在宫颈癌预后中有重要影响,特别是早期宫颈癌伴淋巴结转移预后较差。

淋巴结在其他妇科肿瘤中的评估,如子宫体癌、卵巢癌和外阴癌都用手术病理分期。

虽然新的影像技术使淋巴结的评估得到提高,如对比各种检查方法的敏感性:CT 25%~67%;MRI 86%;淋巴造影22%~79%;超声80%;PET 82%~91%;细针穿刺的细胞学病理确诊还有争议。

2. 手术分期　早期患者、手术治疗可以很好地评估宫颈肿瘤大小,阴道和宫旁有没有累及,在不能手术的晚期患者评估宫颈肿瘤大小和宫旁很困难,但可以评估盆腔播散。

宫颈癌手术分期的优点:对确定淋巴结转移敏感并特异;可切除大的淋巴结;评价疾病真正的严重程度;确定影响预后的因素,但是否提高生存率还不能肯定,而且在不能手术的晚期患者是否应进行手术淋巴评估更没有取得同意。

宫颈癌在开腹手术做手术分期时的并发症见表6-16-4:

表6-16-4　宫颈癌在开腹手术做手术分期时的并发症

	腹膜外	经腹
肺栓塞	0%~2%	5%
静动脉损伤	0%~12%	3%~9%
肠道	7%~18%	6%~19%
死亡	0%~1%	0~2%

3. 宫颈癌手术分期的局限性　只能对有限的患者可受益,提高生存率;与手术有关的并发症增加并增加放疗的危险性;延误化疗和放射治疗时间。

虽然目前的临床分期方法所定的不同期别有明显不同,但近80%的宫颈癌发生在发展中国家,并且大多数是晚期,不适宜采用手术分期。由妇科肿瘤委员会提议,手术分期在大多数宫颈癌中并不方便、不实用、并不优越,因此不被推荐,所以FIGO决定宫颈癌继续采用临床分期(表6-16-5)。

表6-16-5　两种分期的比较

临床分期	手术分期
简单	精确
低危,费用低	并发症,费用高
实用性	病理评估
可接受性	特殊的治疗中心并训练
分期与生存率相关	在选择组边缘累计的生存率

4. 不同意对一个患者有临床和病理的双重分期,强调宫颈癌的必要检查:组织细胞学分级;临床方法:触诊和简单的检查;血常规、肝肾功能;静脉肾盂造影或超声波肾脏检查;胸部X线检查对宫颈癌患者可选择性进行的检查:膀胱镜;钡剂灌肠透视;乙状结肠镜;淋巴管造影;计算机X线分层扫描(CT);磁共振(MRI);正电子发射断层扫描(PET)等。

FIGO的建议可选择代替以往推荐的检查:麻醉下检查:在精神较紧张患者盆腔检查中可能会遗漏宫旁浸润,可在全麻彻底放松情况下做盆腔检查,可得到满意的效果。

必要情况下可以做膀胱镜检查,乙状结肠镜检查。

考虑在需要时患者可做MRI,在英国MRI是作为常规检查,优点是可以较好地检测软组织病变,便于测量肿瘤的大小,但对于检测有无宫旁组织浸润价值不大。不作为常规检查。

FIGO建议:可以用MRI来评估肿瘤的大小,但并不改变临床分期,也可以用来计划治疗和预测预后,但这样做需要大量资源,因此不可作强制性作为必需的评估,而应该习惯用治疗指南中的常规盆腔检查代替不断变化的分期。

5. 宫颈癌ⅠA分期　间质浸润深度不大于5.0mm,宽度不大于7.0mm。间质浸润深度不大于5.0mm是从上皮的基底层起,即从表皮或腺体开始测量。脉管浸润即静脉管或淋巴管受侵犯不改变分期。ⅠA1期间质浸润深度不大于3.0mm,宽度不大于7.0mm。ⅠA2期间质浸润深度>3.0mm但不大于5.0mm,宽度不大于7.0mm。

微浸润癌ⅠA分期中的问题:怎样划分多病灶浸润,而每个病灶均小于5mm×7mm。是否应该将所有的微浸润点加起来判定浸润的程度?如果>7mm则作为ⅠB期治疗,困难在于选定多少个浸润点,而且是否所有的浸润点在诊断时都被切除,对于怎样相加所测不同的浸润点,也很难达成共识,仍被病理学家们所争论。

脉管浸润有着较差的预后,并且与淋巴结的浸润有关,困难在于判断有主观性,可能通过对血管壁特殊的免疫组化染色会有所帮助,侵及不同的脉管有着不同的意义,怎样确定其意义和怎样完全找到它?

病理学家大部分不支持将所有的微浸润点加起来判定浸润的程度,脉管浸润的判定更有难度。

五、宫颈癌 FIGO 分期的争议

1. **手术分期和临床分期、淋巴结的状态** FIGO 分期的依据是肿瘤解剖学的扩散范围,即局部的、淋巴结和血液的扩散范围。恶性肿瘤 FIGO 分期的基本原则是 I 期代表肿瘤局限在原发器官内,II 期代表肿瘤扩散到相邻的组织或器官,III 期代表肿瘤扩散到区域淋巴结或者超出相邻的组织或器官,IV 期表示存在远处转移。宫颈癌的 FIGO 分期,I 期代表癌灶局限在宫颈,II 期代表癌灶侵及上 2/3 阴道或侵及宫旁组织,III 期代表癌灶侵及下 1/3 阴道或者侵及盆壁,IV 期代表癌灶侵及膀胱或直肠,或者存在远处转移。与其他的妇科恶性肿瘤不同,宫颈癌采用的仍旧是临床分期(I A 期除外)。

临床分期的主要不足是它的不准确性,特别是当有微小宫旁浸润存在时常导致 I B 期患者分期升高或者 II 或 III 期患者分期降低。因为存在这个限制,目前 FIGO 分期的四期患者的生存率差异曲线并不令人满意。但是,患者的治疗方案是否已经根据预后因素进行了调整应该是主要的影响因素,需要进一步研究。

另一个不足是遗漏了一个重要的预后因素即淋巴结转移,目前的 FIGO 分期不包含这项内容。这引起了对于要求用手术分期来代替临床分期的质疑和争论。在发达国家这种要求更为强烈,因为大多数早期宫颈癌都是在发达国家发现的。实际上盆腔淋巴结状态对患者预后的影响很大。在 I 期患者中,盆腔淋巴结阳性的患者的生存率下降接近一半。虽然腹腔镜或腹膜外途径的手术分期可能会在并发症更少的情况下对晚期宫颈癌患者的淋巴结状态有一个更好的评价,但它是否能够对宫旁浸润进行准确评估以帮助区分 II B 和 III B,目前尚不明确,因为 II B 或 III B 期的患者通常会接受放射治疗。腹腔镜或开腹手术时切除宫旁组织行活检是否能够有效提高分期的准确性,目前尚不确定。而且,对转移淋巴结没有很有效的治疗手段。对于晚期患者,手术分期时并发症的危害要大于其提供的额外信息带来的益处。由于影像技术的发展,有人提出了不通过手术而把淋巴结状态纳入分期的观点。但是,即使是 PET 扫描,也可能会漏掉小的转移灶。众所周知,MRI 或者 CT 扫描时显示增大的淋巴结不一定代表有转移,还需要用有一定风险和并发症的细针穿刺细胞学检查来进一步确诊。综合考虑,特别是考虑到实际临床中对所有患者行手术分期的可行性较小以及手术分期本身的准确性也有限,大家一致同意对宫颈癌仍然实行临床分期,而继续采取不把淋巴结是否转移包括在分期之内的做法。因为我们必须认识到目前超过 3/4 的宫颈癌发生在发展中国家而且大多数是晚期。

需要接受 FIGO 分期不能够容纳所有预后因素的事实,在给患者制定初次和后续的治疗方案及预测患者预后时,应该需要考虑不包含在分期之中的其他影响预后的因素。

2. **微小浸润** 另一个存在很多争议的地方是关于微小浸润的定义。多年来,FIGO 微小浸润的标准不断变化,从 1mm 到 2mm,又到 3mm,最后将浸润深度≤3mm 定义为 I A1,≤5mm 定义为 I A2。浸润深度超过 7mm 时被定义为播散性传播。这引起了临床医生对于多个病灶累积深度超过 7mm 的微小浸润的危险性的关心。医生可能会倾向

于把这类宫颈癌当做 I B 期来处理。因此有要求把这一类宫颈癌也进行分期。病理学家们经过争论后认为对其分期没有实际意义,因为微浸润灶的数目和宽度乃至深度都与标本的准备和切割情况相关。所以,需要医生结合自己的临床判断和对每一个病例组织切片的具体分析来制定这种类型的宫颈癌的最佳治疗方案。另外,切割的方式的选择可能会有助于发现更多的间质浸润<1mm 的 I A1 期患者。经过争论后大家认为目前分期中的关于微浸润的定义不需要改变,但是临床医生应该依据患者的临床特点和组织学的评价情况对其治疗制定个性化的方案。

3. **淋巴血管浸润** 又一个争论是关于是否将淋巴血管浸润(LVP)纳入分期系统。目前的数据表明存在 LVP 的宫颈癌患者的预后更差。病理学家关心的是 LVP 的准确性和再现性有多少。LVP 常常是一个十分主观的诊断。虽然必要时你可以用专门针对血管或淋巴管内皮的免疫组织化学染色来进一步确定自己的评估和确保更好的计数,但是对 LVP 的诊断进行标准化仍然比较困难。同时,如果在组织病理学评估时还需要做特定的免疫组织化学染色,这就需要一笔额外的费用。因此,大家普遍同意不把 LVP 纳入分期系统。但是,FIGO 鼓励把 LVP 的相关数据提交给年度报告编委会办公室以利于以后进行数据分析。

4. **宫旁组织受侵** 宫旁组织双侧受侵的 II B 和 III B 期宫颈癌患者预后要比单侧受侵的患者差,基于这个发现,有人要求把宫旁组织受侵情况也纳入宫颈癌分期系统。这个发现虽然是事实,但是有关临床上对宫旁受累的判断到底准确性有多高的争论引起了对其可行性的关注。众所周知,临床分期时对于宫旁组织受侵的判断非常不准确。炎症反应导致的宫旁组织增厚或者缩短常会造成宫旁浸润的假阳性而导致过度分期。另一个考虑是不管单侧还是双侧宫旁组织受侵,II B 和 III B 期的患者大多都是行放射治疗,因此区分单侧还是双侧受侵不会对治疗方法造成影响。为了保持分期系统的简单和实用,决定不把这个因素纳入。

六、目前宫颈癌的 FIGO 分期

像所有的癌症患者一样,在进行分期之前患者必须要经组织病理学确诊患宫颈恶性肿瘤。分期一旦确定,就不能再更改。如果进行临床分期时有不确定的地方,那么应该选择低的分期。分期的方法和过程必须标准化。

宫颈癌分期在 2009 年再次进行了修订。删掉了 0 期即原位癌,因为做为一个癌症分期只应该包括癌症而不应该包括癌前病变。I A 期没有改动。II A 期被进一步分成 II A1(肿瘤的直径≤4cm)和 II A2(肿瘤的直径>4cm)。III 期和 IV 期没有改动。

补充资料建议宫颈腺癌的分期方法应该与宫颈鳞状细胞癌相似。

总结 FIGO 的建议:从 1950 年宫颈癌的分期重新修订了几次,目前最新的版本是 2012 年,虽然很多国家提出了不少的修改补充意见,如:II b1(III b1)为单侧、II b2(III b2)为双侧,用 CT、MRI、PET-CT 检测淋巴受累的情况等,最后都没有得到通过。再次明确目前的宫颈癌临床分期是:已删除 0 期,微浸润癌 I A1(3mm 浸润)和 I A2(3~5mm 深和 7mm 宽浸润)。瘤体直径 4cm 用来分界 I B1 和 I B2,II A1 和 II A2,II b、III 期的亚分期的建议没有通过(图 6-16-1、图 6-16-2)。

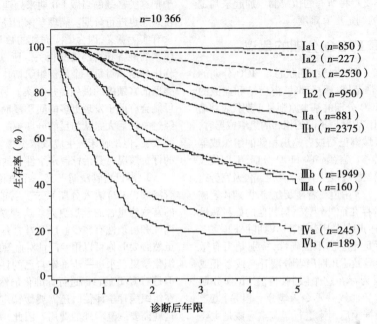

图 6-16-1 根据 FIGO 分期报告的宫颈癌生存率(2006)

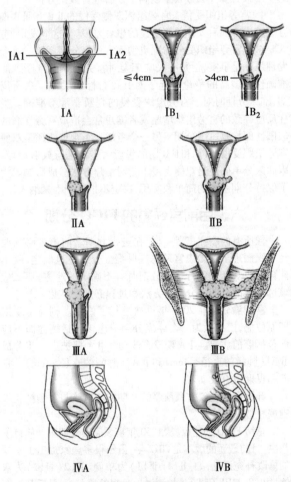

图 6-16-2 子宫颈癌国际分期

ⅠA 期-没变化;ⅠB 期-没变化;ⅡA 期-亚分期;Ⅱ
B 期-没变化;ⅢA 期-没变化;ⅢB 期-没变化;ⅣA/
B-没变化

宫颈癌分期时,除临床检查外,还应该进行一些简单的检查如胸部 X 片,肾的 USS。是否需要行麻醉下检查取决于检查的难易程度和病变的范围。当怀疑肿瘤不是常规浸润时,应该考虑行膀胱镜检查和乙状结肠镜检查。基于上述原因,在 2012 年的补充资料中这些检查被作为可选检查而不是必需的。在目前先进的影像技术中,MRI 对软组织的分辨能力要强于 CT,能够更好的评估肿瘤的大小,从而指导治疗措施的选择。如果条件具备,MRI 会是判断肿瘤面积的一个可靠的方法。但是在进行宫颈癌分期时不是必须要行 MRI 检查。如果行了 MRI 或者 CT 检查,应该把这些数据一并递交给 FIGO 年度报告委员会办公室,这将会有助于将来的数据分析和这项研究价值的确定。

在最近的修订中,仍旧声明在完全切除 5 年后出现的阴道肿瘤,应该看作是原发性的阴道肿瘤而不是宫颈癌的复发。

七、对宫颈癌分期的可能解决办法

如果选用放疗或化疗,可用影像和细针穿刺细胞病理检查确定浸润范围和淋巴转移。

如果选择手术治疗,需要外科病理确诊。

两种方法均可考虑,对疾病范围提供更好的估计,从而对制定治疗方案有很大帮助。

可以预见,把更多与预后相关的因素纳入到分期体系中去的要求将会不断增加。实际上,国际抗癌联盟正在寻找一种新的评价预后的方法以代替传统的解剖和组织病理学方法。医生在临床上广泛应用一种可能与预后相关的指标之前,特别需要对其分子生物学评估方法的标准化进行更多的研究。但目前仍决定采用临床分期,并对临床分期和手术病理分期还需积累更多经验,今后再研究决定。

(曹泽毅 颜婉嫦)

参考文献

1. Balleyguier C,Sala E,Da Cunha T,et al. Staging of uterine cervical cancer with MRI:guidelines of the European Society of Urogenital Radiology. Eur Radiol,2011,21:1102

2. Franckena M,Stalpers LJ,Koper PC,et al. Long-term improvement in treatment outcome after radiotherapy and hyperthermia in locoregionally advanced cervix cancer:an update of the Dutch Deep Hyperthermia Trial. Int J Radiat Oncol Biol Phys,2008,70:1176

3. Hancke K,Heilmann V,Straka P,et al. Pretreatment staging of cervical cancer:is imaging better than palpation? Role of CT and MRI in preoperative staging of cervical cancer:single institution results for 255 patients. Ann Surg Oncol,2008,15:2856

4. Pecorelli S,Zigliani L,Odicino F. Revised FIGO staging for carcinoma of the cervix. Int J Gynaecol Obstet,2009,105:107

第三节 宫颈癌的放射治疗

一、治疗原则的选择

宫颈癌的主要治疗是放射治疗、手术及综合治疗。各种治疗方法,虽然有各自的适应范围,但根据肿瘤情况、一般状态、设备条件和技术力量的不同,适应范围亦略有差异。治疗方案的选择应根据下列两方面来全面考虑:①肿瘤的情况如临床分期、肿瘤范围、病理类型。早期患者(Ⅰ~ⅡA期)以手术治疗为主。中晚期则以同步放化疗为主,对不宜手术的早期患者亦可采用放射治疗。化疗则适用于晚期及复发患者的综合治疗或姑息治疗。②患者的年龄、全身状况、重要器官功能以及对拟采用的治疗方法的承受能力。总之对每一位患者均应根据其具体情况及治疗设备采用个体化的治疗原则。

二、放射治疗原则

放射治疗可用于子宫颈癌各期的治疗,但主要用于中、晚期子宫颈癌的治疗。

(一)早期宫颈癌

指Ⅰ~ⅡA期,单纯根治性手术与单纯根治性放疗两者治疗效果相当,五年生存率、死亡率、并发症几率是相似的。

1. 术前放疗 对于巨块型宫颈癌直接进行手术或放疗或手术后辅助放疗其远期疗效都不理想,Lehman等及Peters等报道约35%患者治疗后出现复发,有些学者对于局部肿瘤巨大的早期宫颈癌患者行术前放疗,其目的是通过术前放射治疗,降低癌细胞活力或减少种植和扩散的几率;缩小肿瘤范围,提高于术切除率;杀伤亚临床病灶,降低局部复发率。术前放疗可选择体外放疗、腔内放疗或体外联合腔内放疗。目前大多数学者认为术前体外联合腔内近根治量或近2/3根治量放疗增加术后并发症,Paley等及Morice等报道各种瘘的发生率较高,因此多采用腔内放疗。腔内放疗可缩小局部病灶,提高手术切除率,但对盆腔淋巴转移无显著改善,剂量一般为全程腔内放疗剂量的1/3~

1/2,约20~30Gy。还有一些学者给予全量腔内放疗和(或)体外放疗剂量的1/2(30Gy左右),通常都低于根治量。姚洪文等2009年分析了中国医学科学院肿瘤医院收治的77例ⅠB2~ⅡA期(局部肿瘤>4cm)巨块型宫颈癌患者术前腔内放疗联合手术的疗效,术前给予阴道施源器阴道内腔内放疗,阴道黏膜下0.5cm的剂量12~30Gy(10~12Gy/次×1~3次/1~3周),放疗结束后10~14天评价疗效并行广泛性子宫切除+盆腔淋巴结清扫±腹动脉旁淋巴结清扫术,结果显示术前放疗后宫颈肿块均有不同程度的缩小,完全缓解4例,部分缓解28例,全组仅5例放疗后出现1、2级血液及胃肠道不良反应,全组5年生存率为83%,盆腔复发率为12%,作者认为术前腔内后装放疗联合手术治疗ⅠB2~ⅡA期(局部肿瘤>4cm)巨块型宫颈癌生存率较高而且并未增加术后并发症发生率。

总之,术前放疗主要采用腔内放疗,适用于:①宫颈较大外生型肿瘤;②ⅡA期阴道侵犯较多。一般剂量给予全量腔内放疗1/3~1/2。对于术前放疗的方式、剂量以及对生存率的影响均有待进一步研究。

2. 术后辅助放疗/同步放化疗 早期宫颈癌术后具有不良预后因素的患者预后仍较差,五年生存率可下降至50%,甚或更低。目前公认的影响早期宫颈癌术后预后因素是宫旁浸润、切缘阳性、淋巴结转移、宫颈局部肿瘤体积巨大(≥4mm)、淋巴脉管间隙受侵、宫颈间质浸润深度≥外1/3等。FIGO及NCCN临床诊治指南中自2005年明确提出了宫颈癌术后病理发现淋巴转移、切缘阳性或宫旁受侵者需术后辅助同步放化疗;宫颈局部肿瘤体积巨大(≥4mm)、淋巴脉管间隙受侵、宫颈间质深度浸润术后辅助放疗±以顺铂为基础的同步化疗。GOG 92比较了ⅠB期宫颈癌患者在根治性子宫切除和盆腔淋巴结清扫术后辅助放疗和无治疗的生存率,患者入组条件是至少具备下列高危因素中的2种:①间质浸润大于1/3;②血管或淋巴间隙受累;③宫颈肿瘤>4cm。结果术后放疗者的复发率明显低于术后无治疗者(15% vs 28%),2年无复发生存率分别为88%和79%。术后放疗可降低局部复发风险,但是预防或推迟远处转移的作用甚微。

(二)中晚期宫颈癌

指ⅡB、Ⅲ、Ⅳ期,在过去传统治疗中公认的首选方法是放射治疗。近年来,随着国内外大量的有关宫颈癌同步放化疗与单纯放疗的随机分组临床研究的开展,结果表明以顺铂为基础的同步放化疗较单纯放疗提高了生存率、降低了死亡风险,同步放化疗已成为中晚期宫颈癌治疗的新模式(详见下文体外放射治疗、腔内放射治疗、综合治疗)。

三、体外放射治疗

放射治疗是宫颈癌的主要治疗手段,适应范围广,各期均可应用,疗效好。

宫颈癌规范的根治性放射治疗是体外放射治疗联合腔内放射治疗。腔内放射治疗主要照射宫颈癌的原发区域,体外放射治疗主要照射宫颈癌的盆腔蔓延和转移区域。2006年国际妇产科联盟(FIGO)对分期为ⅡB~ⅣA的宫颈癌提出临床治疗指南(表6-16-6)。

表 6-16-6　2006 年 FIGO 宫颈癌ⅡB～ⅣA 期临床治疗指南

放射技术	A 第一照射区	肿瘤+子宫
	B 第二照射区	盆腔淋巴结+髂总淋巴结
	范围	4 个区域
外照射的范围界线	A	由触诊和 CT 扫描确定的肿瘤边界+2cm 边缘
	B(A-P)	侧界:真骨盆边界外 2cm
		上界:位于 L_5 和 S_1 之间
		下界:位于闭孔下 2cm 或低于临床肿瘤边缘 2cm
	C(BOX)	前后界:由肿瘤个体化决定
剂量	第一照射区	外照射:50Gy/5～6 周+低剂量率腔内照射
	第二照射区	腔内照射:A 点　30～45Gy
		外照射:50Gy/5 周

总治疗时间:6～7 周;同期化疗:顺铂 40mg/m²,外照射期间每周一次

1. 放射野的确定

(1) 盆腔矩形野界限:上界:L_5 上缘水平;下界:闭孔下缘(ⅢA 期患者除外);外界:在真骨盆最宽处外 1.5～2.0cm。

(2) 四野箱式界限:2006 年 FIGO 推荐前后界根据不同患者具体肿瘤情况而定。

上下界:与盆腔矩形野相同。前界:根据不同患者具体肿瘤情况而定。后界:根据不同患者具体肿瘤情况而定。

(3) 盆腔六边形野界限或延伸野:上界:L_3～L_4 之间水平。下界:闭孔下缘(Ⅲa 期患者除外)。外界:在真骨盆最宽处外 1.5～2.0cm。

有文献报道:盆腔野上界在 L_5～S_1,38.7% 髂总分叉淋巴结和 98.9% 腹主动脉旁淋巴结漏照。如放射野上界在 L_3～L_4,包括全部髂总分叉淋巴结和部分腹主动脉旁淋巴结。

2006 年 FIGO 推荐:放射野范围由触诊和 CT 扫描确定的肿瘤边界+2cm 边缘。

2. 常规分割　每日 1 次,每次 DT 1.8～2.0Gy,每周 5 次,每周剂量 DT 9～10Gy。

3. 射线能量选择　采用前后对穿照射应采用高能 X 射线(要求防护高),四野箱式照射或多野等中心照射,可以采用低能 X 射线如 6MV-X 射线。

4. 放疗技术　放疗技术随着计算机技术和医学影像技术的发展,从最初手工划线的源皮距照射,发展到目前的精确放射治疗,经历了等中心照射、适形照射(3DCRT)、调强照射(IMRT)和图像引导调强照射(IGRT)等精确放疗的历程。适形放射治疗(conformal radiation therapy)是使高剂量区分布的形状在三维方向上与病变(靶区)的形状一致。为达到剂量分布的三维适形,必须满足下述的必要条件:①在照射方向上,照射野的形状必须与病变(靶区)的形状一致;②要使靶区内及表面的剂量处处相等,必须要求每一个射野内诸点的输出剂量率能按要求的方式进行调整。满足上述两个必要条件的第一个条件的三维适形治疗(3DCRT)称之为经典(或狭义)适形治疗(classical conformal radiation therapy,CCRT);同时满足上述两个必要条件的三维适形治疗(3DCRT),称之为调强(或广义)适形

放射治疗(intensity modulated radiation therapy,IMRT)。

在运用这些精确放疗时,临床医师必须了解一些概念,GTV(gross tumor volume)——密集肿瘤区,通过临床或影像检查可发现的肿瘤范围,包括转移的淋巴结和其他转移的病变。CTV(clinical target volume)——临床靶区,指按一定的时间剂量模式给予一定剂量的肿瘤的临床灶(肿瘤区)、亚临床灶以及肿瘤可能侵犯的范围;PTV(planning target volume)——计划靶区,为了在治疗过程中满足器官生理位移、患者移动、疗程中肿瘤的缩小、射野及摆位误差的需求而提出的一个静态的几何概念。

宫颈癌的 GTV 应包括受侵的阴道、宫颈、子宫体、宫旁组织和转移淋巴结,因此,实施放疗计划时除必须认真进行妇科检查外,还需做 CT、MR 或 PET-CT 等相关影像学检查。对于宫颈、宫体和宫旁组织 GTV 的确定 MRI 较临床检查、CT 或超声检查更为准确,用于放疗计划的 CT 不能显示子宫体和宫颈的内部结构,对淋巴结转移的准确性 MRI 与 CT 相当,阴道侵犯情况 MRI 不如临床检查准确,需参考妇科检查情况。

宫颈癌的 CTV 包括 GTV、宫旁、子宫体和阴道,对于阴道病变的勾画根据妇科检查,如阴道无肉眼可见病变,一般在宫颈下 2cm(阴道上 1/3),如阴道上 1/3 可见病变,下界应至阴道 1/2、如阴道下 1/3 以下可见病变,全阴道均在照射范围内。对于淋巴引流区的勾画,目前尚无统一的标准,Taylor 等 2005 年利用 MRI 分析了宫颈癌与子宫内膜癌患者的淋巴结分布情况,入组 20 名患者,全部接受普通 MRI 扫描及注射超微氧化铁粒子(ultrasmall particles of iron oxide,USPIO)后 MRI 扫描,作者沿盆腔血管外扩 3mm、5mm、7mm、10mm 和 15mm,分析所得出的淋巴引流区对淋巴结的覆盖情况,分析结果显示除了最难覆盖的髂外外侧组和骶前组,盆腔血管外扩 10mm 可以覆盖 100% 的淋巴结,外扩 7mm 也可以覆盖超过 95% 的淋巴结,因此作者建议:盆腔血管外扩 7mm,髂外血管对应外侧界向后与盆壁平行延伸至与髂内血管对应的外侧界,以覆盖闭孔组淋巴结,髂外动脉对应的边界沿髂腰肌向外扩 10mm,以覆盖髂外外侧组淋巴结,骶骨向前外扩 10mm,以覆盖骶前淋巴结。

宫颈癌的 PTV 是为保证 CTV 得到足量照射而设定的，因要考虑患者的生理位移、治疗中患者移动、疗程中肿瘤缩小、射野及摆位误差等因素，目前也没统一标准，Ahmed 等2004 年报道了他们的研究结果，作者将 CTV 分为原发肿瘤 CTV 和淋巴结区 CTV，原发肿瘤 CTV 包括原发肿瘤 GTV、子宫、子宫旁组织和阴道上 1/3，淋巴结区 CTV 包括淋巴结 GTV 和非区域淋巴结，原发肿瘤 CTV 周围外放 15mm 边界，淋巴结区 CTV 周围外放 10mm 扩建 PTV，对周围重要器官产生更全面的保护作用。Ahamad 等 2005 年对 10 例全子宫切除术后患者进行分析 CTV 包括阴道 CTV 和区域淋巴结 CTV，以外放 5 ~ 10mm 形成 PTVA、PTVB、PTVC，处方剂量给予 97% PTV45Gy，通过 DVH 图比较 IMRT 与两野、四野适形放疗对受照器官的保护，结果显示 IMRT 较两野、四野适形放疗小肠、直肠和膀胱受量均减少，边缘越大，正常组织受照体积减少的越少。黄曼妮等 2008 年对 PTV 外放距离进行比较，他们对 10 例常规体外和腔内放射治疗的 Ⅱb ~ Ⅲb 宫颈癌患者，放疗前行 CT 扫描并勾画靶区，临床靶区（CTV）包括子宫、宫颈、阴道等原发肿瘤区域及髂总、髂外、髂内、闭孔、骶前淋巴结等区域和其周围组织（距血管约 7mm），计划靶区（PTV）以 CTV 为基础向外放不同距离形成 PTVA、PTVB、PTVC 和 PTVD，通过 DVH 图与传统前后两野等中心照射技术对比，了解随着计划靶区的变化，危险器官受照容积的变化，结果显示膀胱和小肠接受30Gy、40Gy、45Gy 剂量的体积采用 IMRT 技术均小于前后两野照射技术，随着靶区的扩大，受照体积随之增加（P = 0.000）。但是，与前后两野对比，IMRT 计划并非均能很好地保护直肠，靶区向后扩展≤10mm，直肠受照体积的变化才具有统计学差异（P = 0.001），靶区扩展至 15mm 时，直肠受照体积无论是低剂量或是高剂量 IMRT 计划均大于前后两野照射。作者认为采用 IMRT 技术代替常规体外放疗能减少膀胱、小肠和直肠受照体积，其优势随着计划靶区的扩大而减少，靶区的精确勾画和定位的高度重复性，以及对内在器官运动的了解，是 IMRT 的基础。

5. 治疗时间　Girinsky（1993）报道：治疗总时间超过 52 天，局部控制率和生存率每日减少 1%；Petereit（1995）报道：治疗总时间 <55 天的局部控制率为 87%，≥55 天为 72%（P = 0.006），5 年生存率分别为 65% 和 54%（P = 0.03）。

2006 年 FIGO 推荐：总治疗时间：6 ~ 7 周。

6. 总量　DT 45 ~ 50Gy（30Gy 后分野照射）；每次量：DT：1.8 ~ 2.0Gy；每周 5 次，腔内治疗当日一般不给体外照射。

2006 年 FIGO 推荐：体外加腔内照射放射生物剂量：A 点：85Gy ~ 90Gy，B 点：55 ~ 60Gy。

7. 体外照射剂量参考点　多年来均以"A"点为宫颈癌腔内照射量的计算点。"B"点为宫颈癌体外照射量的计算点。

A 点：放射源末端上 2cm，外 2cm。B 点：放射源末端上 2cm，外 5cm（相当于 A 点外 3cm）。

Fletcher 提出了淋巴区梯形定位法：从耻骨联合上缘中点至骶骨 1 ~ 2 之间中点连线，在此线中点与第 4 腰椎前中点

连成一线，在此线中点平行向两侧延伸 6cm，此点为髂外淋巴区域。在第 4 腰椎前中点平行向两侧延伸 2cm，此点为腹主动脉旁淋巴区域。髂外区与腹主动脉旁区联线的中点为髂总淋巴区。

Chassagne 等提出：以髋臼上缘最高点作一平行线与髋臼外缘的垂直线交叉为盆壁参考点，代表宫旁组织盆壁端及闭孔淋巴结的区域。

四、腔内放射治疗

（一）近距离照射与体外照射的区别

近距离照射与体外照射有三个基本区别（表 6-16-7）。

表 6-16-7　近距离照相与体外照相的区别

	近距离照射	体外照射
放射源强度	弱	强
照射距离	近	远
照射体积	小	大
剂量均匀度	不均匀	相对均匀
正常组织损伤	辐射损伤很少	在照射范围内的组织和器官都有损伤

（二）近距离照射

将密封的放射源直接放入人体的天然管腔内（如子宫腔、阴道等）为腔内照射。放射源直接放入肿瘤组织间进行照射为组织间照射，二者统称为近距离照射。宫颈癌的腔内放疗有其自然的有利条件，宫颈、宫体及阴道对放射线耐量高、放射源距肿瘤最近、以小的放射体积量可取得最大的放疗效果。腔内放射治疗采用的是后装技术。

1. 后装腔内治疗机的分类　后装腔内治疗机根据其对"A"点放射剂量率的高低可分为三类：

（1）低剂量率后装腔内治疗机"A"点剂量率在 0.667 ~ 3.33cGy/min。

（2）中剂量率后装腔内治疗机"A"点剂量率在 3.33 ~ 20cGy/min。

（3）高剂量率后装腔内治疗机"A"点剂量率在 20cGy/min 以上者属高剂量率后装腔内治疗机。目前腔内放疗应用最广泛。

2. 腔内放疗剂量的计算及参考点　传统的腔内放疗的剂量是以毫克·小时表示，毫克是重量单位，小时是时间单位，两者都不是放射剂量单位，所以毫克·小时只是经验剂量，它不能确切反映肿瘤剂量。后装腔内放疗剂量是以"A"点为参考点计算的。"A"点作为参考点只用于宫颈癌的腔内放疗，对宫体癌及阴道癌则不适用。

A 点——放射源末端上 2cm，外 2cm。

B 点——放射源末端上 2cm，外 5cm（相当于 A 点外 3cm）。

宫颈口参考点放射源末端。

宫底参考点放射源顶端延长线外1cm。

膀胱参考点:侧位片为通过球心的垂直线与充盈球后壁的交点,正位片为球心。

直肠参考点:宫腔源末端垂直线与阴道壁的交界处下方0.5cm。参考体积(ICRU38#报告规定):A 点等剂量面包绕的体积(容器,放射源配置不同,参考体积的形状,大小不同),用长、宽、高三个径线描述。

3. 三维腔内放疗概念　由于每次治疗时放射源的位置不可能完全相同,肿瘤体积亦经常变化。理论上的"A"点剂量与实际剂量相差甚远。肿瘤是立体的,只用一点的剂量来表示也同样不能反映出肿瘤的真正受量,因此,2004 年 GEC-ESTRO 成立了工作组,专门研究以 3D 影像为基础的宫颈癌近距离治疗计划设计问题,目的是提出可供交流比较的 3D 近距离治疗的基本概念和术语。在研究时考虑了近距离治疗主要作为宫颈癌治疗的一部分,靶区在诊断时、近距离治疗开始时和治疗期间的变化,按照肿瘤负荷和复发的危险程度,分为三个CTV:高危 CTV(high risk CTV,HR CTV)、中危 CTV(intermediate risk CTV,IR CTV)和低危 CTV(low risk CTV,LR CTV)。需要在诊断和每次近距离治疗时系统描述 GTV 和 CTV。其提出的 GTV 和 CTV 的概念与体外照射的概念不同。GTV 在三维近距离治疗计划中可分为诊断时的 GTV(GTV_D)和近距离治疗时的 GTV(GTV_B)。当患者只进行近距离治疗时,GTV_B 等于 GTV_D。

GTV_D 指在治疗前诊断时由临床检查和影像学资料,特别是 MRI 和(或)PET-CT 所见到的肿瘤范围。

GTV_B 指在每次近距离治疗前检查所见的 GTV,表示为 GTV_{B1},GTV_{B2},……

HR CTV 指每次近距离治疗时表示高肿瘤负荷区,为肉眼可见肿瘤区,包括全部宫颈和近距离治疗前认定的肿瘤扩展区。其剂量按肿瘤体积、分期和治疗方式确定。

IR CTV 指每次近距离治疗时明显的显微镜下肿瘤区,是包绕 HR CTV 的 5～10mm 的安全边缘区。此安全边缘的确定需要参考原肿瘤大小、位置、有可能的肿瘤扩展区和肿瘤治疗后的缩小情况以及治疗方式。

LR CTV 指可能的显微镜下肿瘤播散区,可用手术或外照射处理,在近距离治疗时不具体描述。

2006 年该工作组提出了在三维近距离治疗中使用剂量体积直方图(dose volume histograms,DVH)来评估各治疗靶区的累积受量。对于 GTV、HR CTV、IR CTV 的评估采用 D_{90} 和 D_{100},即分别为覆盖90%和100%靶区的最小剂量,用 V_{150} 和 V_{200} 来评价高剂量体积,即分别为受量为150%和200%处方剂量的覆盖体积,对危及器官的评估,因为空腔脏器直结肠、膀胱受照射的组织壁体积的最高剂量与远期反应密切相关,故评估最接近施源器的受照射的 0.1cm³、1cm³、2cm³ 体积或 5cm³、10cm³ 体积的最小剂量。此报告对即将广泛应用的宫颈癌三维计划近距离技术起很重要的作用,将从根本上改变过去妇科近距离后装治疗的剂量学观念。

依靠影像学资料设计近距离治疗计划是目前近距离放射治疗领域最热门的研究之一,宫颈癌的研究主要是将传统的技术结合了新的影像技术。放射治疗的成功与失败在很大程度上决定于靶区照射剂量的准确性,改变放射剂量、时间等因素也成为提高放射治疗疗效的一条重要途径。三维近距离放射治疗更有利于确定靶区剂量的精确性,使研究宫颈癌腔内后装治疗中靶区和正常组织相互关系以及剂量分布变得精确和直观,实现了后装治疗的三维剂量优化、个体化和可视化。由于宫颈癌腔内后装治疗的主要并发症有放射性直肠炎和放射性膀胱炎,采用三维后装治疗计划系统就能明显减少直肠、膀胱并发症。Viswanathan 等报道10 例患者应用 CT 和 MRI/兼容性施源器置入后,进行断层影像扫描,在三维影像上勾画 CTV 和 OAR,CTV 包括肿瘤、高风险(HR)和中级风险(m)区域;处方剂量包括90%和100%体积(D_{90} 和 D_{100})的最小剂量;用 DVH 分析判断,肿瘤体积在高度和厚度 CT1 轮廓(CTStd)与 MRI/轮廓相比无显著差异,宽度在 HR CTV(CTStd)存在统计学差异;证实了 CT 和 MRI 均可以用于近距离放射治疗的计划设计。Lin 等对15 例宫颈癌应用 PET 影像进行近距离治疗计划的设计,在植入施源器后进行 PET 扫描,用 CMS Focus 治疗计划设计,随访24 个月,发现 PET 显示病灶体积较大者(大于187mm³)和100%覆盖肿瘤的等剂量曲线剂量小者复发率较高。

4. 腔内治疗操作注意事项

(1) 严格无菌操作。

(2) 宫腔管要求放置至宫底。

(3) 根据肿瘤具体情况、仪器设备选择适宜的阴道容器与宫腔管。

(4) 认真填塞纱布,将膀胱和直肠推开,使之远离放射源。

(5) 阴道源与宫腔源的布源要合理:照顾阴道、宫颈、宫底肿瘤,尽量减少膀胱和直肠受量。

五、综 合 治 疗

由于放射治疗技术及化疗药物的迅速发展,手术治疗走向个别化或缩小手术范围配合以放射治疗和(或)化疗,并已取得良好的效果。

术前辅助近距离腔内放疗,达到减少肿瘤负荷,创造手术条件,但远期生存率未见提高。对于具有高危因素的早期宫颈癌患者术后辅助放化疗仍被大多数人所采用。

1999 年先后报道了由 GOG、SWOG、RTOG 进行的 5组以顺铂为基础的同步放化疗大样本前瞻性随机对照临床研究结果,尽管各研究组内临床期别、放射剂量、放射方法及含顺铂的化疗方案不尽相同,但结果都证明同步放化疗能明显改善生存率,使死亡危险下降30%～50%,因而奠定了同步放化疗在宫颈癌综合治疗中的地位,被美国 NCI 推荐为宫颈癌治疗的新标准(表6-16-8、表6-16-9)。

表 6-16-8　美国 5 组宫颈癌同步放化疗前瞻性随机研究

研究组	分期	患者例数	药物	生存率		P 值
				CT+RT	RT	
放化疗与放疗						
RTOG 9001	*ⅠB2～ⅣA	388	CF	73	58	0.004
GOG 123	*ⅠB2	369	C	83	74	0.008
SWOG 8797	*ⅠA2～ⅡA	243	CF	80	63	0.01
化疗方案比较						
GOG 85	ⅡB～ⅣA	368	CF vs H	55 CF	43H	0.018
GOG 120	ⅡB～ⅣA	526	C vs H	66.4 C	49.7H	0.004
GOG 120			CFH vs H	67.0 CFH	49.7H	0.002

C：cisplatin；F：5-Fu；H：hydroxyurea

* 具有高危因素

表 6-16-9　以顺铂为基础的同步放化疗方案

研究组	方案	药物	剂量	用　　法
SWOG8797	CF	DDP	70mg/m²	放疗第 1、22、43 和 64 天
		5-Fu	4g/m²	96 小时持续静脉滴入，放疗第 1、22、43 和 64 天
GOG 85	CF	DDP	50mg/m²	放疗第 1 和 29 天
		5-Fu	4g/m²	96 小时持续静脉滴入，放疗第 1 和 29 天
RTOG 9001	CF	DDP	75mg/m²	放疗第 1 和 29 天
		5-Fu	4g/m²	96 小时持续静脉滴入，放疗第 1 和 29 天
GOG 120	C	DDP	40mg/m²	放疗第 1、8、15、22、29 和 35 天
	或 CFH	DDP	50mg/m²	放疗第 1 和 29 天
		5-Fu	4g/m²	96 小时持续静脉滴入，放疗第 1 和 29 天
		Hydroxyurea	2g/m²	口服，每周 2 次，共 6 周
GOG 123	C	DDP	40mg/m²	放疗第 1、8、15、22、29 和 35 天
NCIC	C	DDP	40mg/m²	放疗第 1、8、15、22 和 29 天

国外文献报道增敏化疗方案：

1. DDP　50～70mg/m² + 5FU 4g/m²（96 小时持续静脉滴入），放疗第 1 和 29 天。

2. DDP 周疗　DDP40mg/m²，放疗第 1、8、15、22、29 和 36 天。

放化疗同步进行必将增加治疗并发症的风险，如出现Ⅰ～Ⅱ度并发症，给予积极的对症处理；如出现Ⅲ度以上并发症，首先考虑化疗减量（一般减 25%），必要时停化疗，甚至放化疗均停止治疗，同时给予积极的对症处理。

六、治疗中及治疗后处理

放射治疗的反应主要是在造血系统、消化系统和泌尿系统。造血系统的反应主要表现为白细胞减少、血小板减少等，消化系统反应多表现为食欲不振、恶心、呕吐、腹泻等，泌尿系统反应多表现为尿频、尿急、尿痛等。对这些患者应积极对症处理，一般都能够使患者在最大限度地保持在良好状态下，按计划完成放射治疗。治疗过程中应定期做化验检查及查体，一般情况下每周查白细胞一次。疗程中、治疗结束及随诊时均应做全面查体、血、尿常规和胸部透视检查，其他检查根据需要进行。发现并发症应及时处理，以免影响疗效。自治疗开始起即应坚持阴道冲洗，每日或隔日一次，直至治疗结束后半年以上，无特殊情况可改为每周冲洗 1～2 次，坚持 2 年以上为好，以减少感染、促进上皮愈合、避免阴道粘连。按计划完成治疗后，如检查局部肿瘤消失、宫颈原形恢复、质地均匀、硬度正常、宫旁组织硬结消失、质地变软、弹性好转，则可认为治疗结果满意，可以结束治疗。治疗后恢复期，亦应保证营养和休息。治疗后 2～3 周行第一次随诊检查，6～8 周行第二次随诊检查，并决定是否需要补充治疗。以后根据检查情况 3～6 个月随诊一次。治疗后 2 年以上者，6 个月～1 年随诊一次。如有可疑情况，可提前随诊。

七、放射治疗结果

1. 生存率　综合国内外报道的材料，各期宫颈癌放射治疗的五年生存率（表 6-16-10）：

表 6-16-10　各期宫颈癌放疗的五年生存率(%)

	期别	Ⅰ	Ⅱ	Ⅲ	Ⅳ	合计
综合国外资料	例数	35 480	45 844	36 286	6195	123 805
	五年生存率(%)	79.2	58.1	32.5	8.2	54.1
综合国内资料(13 单位)	例数	616	5005	3767	82	9470
	五年生存率(%)	86.2	66.6	48.7	19.5	60.1
中国医学科学院肿瘤医院	例数	320	2028	5509	199	8056
	五年生存率(%)	93.4	82.7	63.6	26.6	68.7

2. 放射治疗并发症

(1) 早期并发症:包括治疗中及治疗后不久发生的并发症。

1) 感染:感染对放射治疗效果有明显的影响,应积极处理。

2) 骨髓抑制:同期化疗将加重骨髓抑制,最常见是白细胞下降,应给予注射重组人粒细胞集落刺激因子,必要时调整放射治疗计划。

3) 胃肠反应:多发生在体外照射时,轻者对症处理,重者调整放射治疗计划。

4) 直肠反应:是腔内照射较常见的早期并发症。直肠反应的主要表现为:里急后重、大便疼痛、甚至有黏液便等;有直肠反应者,应减少对直肠的刺激、避免便秘、保证供应充足的营养和水分、预防感染。直肠反应在治疗期间很少出现,如出现则应暂缓放射治疗,积极处理,待症状好转后再恢复照射,必要时修改照射计划。

5) 机械损伤:主要发生在腔内照射的操作过程中,最多见的是子宫穿孔及阴道撕裂。在宫腔操作时发现患者突然下腹痛或探宫腔已超过正常深度而无宫底感时,应考虑为子宫穿孔。这时应立即停止操作、严密观察、预防感染、严禁反复试探宫腔。如有内出血,应及时手术处理。行阴道腔内照射时,阴道狭窄或阴道弹性不佳者,由于阴道容器过大、操作粗暴,均可造成阴道裂伤。操作过程中如发现有突然出血或剧痛,应检查有无阴道损伤,如有裂伤应立即终止治疗,充分冲洗阴道、局部用抗生素、避免感染、促进愈合;如裂伤较深或有活动性出血,应及时缝合。

(2) 晚期并发症

1) 皮肤及皮下组织的改变。

2) 生殖器官的改变:体外照射和腔内照射对生殖器官都有影响。放射治疗后可引起照射范围内组织纤维化表现为:阴道壁弹性消失、阴道变窄;宫颈及宫体萎缩变小;宫颈管引流不畅引起宫腔积液,合并感染可造成宫腔积脓;卵巢功能消失而出现绝经期症状;纤维化严重者,可引起循环障碍或压迫神经导致下肢水肿或疼痛。

3) 消化道的改变:受影响最多的肠道是小肠(主要是回肠)、乙状结肠及直肠。可引起肠粘连、狭窄、梗阻、溃疡甚至瘘,临床表现为腹痛、腹泻、里急后重感、肛门下坠疼痛、黏液便甚至血便等。常表现为直肠镜检可见肠黏膜水肿、充血、溃疡甚至成瘘,尤以直肠为多见。放射性直肠炎

80% 在完成放射治疗后 6 月至 2 年间出现,大部分在 3 年内可望恢复。肠道的放射损伤很难治疗,主要是对症处理,重要的是预防。

4) 泌尿系统的改变:最多见的是放射性膀胱炎,但发生率低于放射性直肠炎。出现时间大约在放疗后 1~6 年出现,大部分在 4 年内恢复。主要表现为尿频、尿急、血尿甚至排尿困难。膀胱镜检查可见:膀胱黏膜充血、水肿、弹性减弱或消失、毛细血管扩张、甚至出现溃疡。处理只能对症、预防感染、止血、大量补充液体等,出血严重者需在膀胱镜下电灼止血。需手术止血者罕见。放疗对宫旁组织及输尿管的影响均可导致输尿管不同程度的梗阻,进而出现不同程度的肾盂积水及输尿管积水。肾盂积水患者主诉常为腰痛,检查为患侧肾区叩痛,通过 B 超、放射性核素肾图或肾盂造影即可确诊。

5) 对骨骼的影响:盆腔体外照射可以影响骨盆及股骨上段。

6) 放射致癌:宫颈癌放射治疗后发生恶性肿瘤的发生率为 0.52%,发生部位最多的是子宫体,其次是直肠、膀胱、卵巢软组织及骨骼等。放射癌的诊断原则是:①有放射治疗史;②在原放射区域内发生的恶性肿瘤,并能排除原肿瘤的复发、转移;③组织学证实与原发癌不同;④有相当长的潜伏期。

3. 影响预后的因素　除临床分期对疗效有明显的影响以外,还有一些因素也不同程度地影响宫颈癌放射治疗的预后。

1) 贫血:宫颈癌的长期慢性失血或急性大出血,均可导致贫血。血红蛋白的高低与放射治疗疗效直接有关。中国医学科学院肿瘤医院对宫颈癌Ⅱ、Ⅲ期患者分析显示:放射治疗前血红蛋白在 80g/L 以下者比 120g/L 以上者 5 年生存率低 30% 左右。

2) 宫腔积脓:宫颈癌合并宫腔积脓的 5 年生存率比无宫腔积脓者低 10% 左右。

3) 盆腔感染:包括附件炎、宫旁组织炎、盆腔腹膜炎及盆腔脓肿等。Ⅲ、Ⅳ期宫颈癌合并盆腔感染者比无盆腔感染的放疗 5 年生存率低 18%。

4) 输尿管梗阻:宫颈癌向宫旁扩展,可压迫输尿管造成输尿管梗阻,继而发生输尿管或肾盂积水。宫颈癌合并轻度肾盂积水者和肾盂积水治疗后好转者,其预后与无肾盂积水无差异,而重度肾盂积水者、治疗后肾盂积水加重者

或治疗后出现肾盂积水者预后不佳,其五年生存率比无肾盂积水者低13%。

5)组织类别:一般认为腺癌对放射线的敏感性低于鳞状细胞癌。

6)剂量和疗程:适当的剂量和疗程可以提高"治疗比例",使放射线给肿瘤以最大的破坏,使正常组织的损伤减少到最低限度,因而放射治疗的剂量与疗程都可以影响疗效。剂量过小或疗程过长,达不到对肿瘤的最大破坏作用,当然影响疗效。剂量过大或疗程过短,可破坏肿瘤周围的屏障和局部组织的修复能力,也会降低治愈率。

(吴令英　黄曼妮)

参考文献

1. 黄曼妮,徐英杰,吴令英,等.宫颈癌调强放射治疗靶区设计的临床研究.癌症进展,2008,5

2. 姚洪文,吴令英,李晓光,等.77例ⅠB2~ⅡA期巨块型宫颈癌术前放疗联合手术疗效分析.中华放射肿瘤学杂志,2009,3

3. Beriwal S,Gan GN,Heron D,et al. Early clinical outcome with concurrent chemotherapy and extended-field,intensity-modulated radiotherapy for cervical cancer. Int J Radiat Oncol Biol Phys,2007,68:166-171

4. Bunt L,Heide UA,Ketelaars M,et al. Conventional,conformal,and intensity modulated radiation therapy treatment planning of external beam radiotherapy for cervical cancer:the impact of tumor regression. Int J Radiat Oncol Biol Phys,2006,64:189-196

5. Drabik DM,Mackenzie MA,Fallone GB. Quantifying appropriate PTV setup margins:analysis of patient setup fidelity and intrafraction motion using post-treatment megavoltage computed tomography scans. Int J Radiat Oncol Biol Phys,2007,68:1222-1228

6. Lakshmi S,Esthappan J,Mutic S,et al. Estimation of setup uncertainty using planar and MVCT imaging for gynecologic malignancies. Int J Radiat Oncol Biol Phys,2008,71:1511-1517

7. Park TK,Kim SN,Kwon JY,et al. Postoperative adjuvant therapy in early invasive cervical cancer patients with histopathologic high-risk factors. J Gynecol Cancer,2001,11(6):475-482

8. Salama J,Mundt AJ,Roeske J,et al. Preliminary outcome and toxicity report of extended-field,intensity-modulated radiation therapy for gynecologic malignancies. Int J Radiat Oncol Biol Phys,2006,65:1170-1176

第四节　子宫颈癌的手术治疗

一、子宫颈癌手术治疗发展的历史回顾

子宫颈癌广泛子宫切除术已有115年的历史,从Werthiem到Meigs至现代手术治疗,也就是不断改进、发展、完善的过程。

1. 开创期　1878年Freund行经腹广泛子宫切除术治疗宫颈癌,手术死亡率50%。1879年Czerny行经阴道广泛子宫切除术,死亡率70%。1893年Schuchardt改进经阴道广泛子宫切除术,死亡率仍60%~70%。

1895~1897年Ries、Clark、Rumpf改进经腹广泛子切除术,死亡率仍50%。以上时期,因为诊断、无菌、消毒和麻醉等学科未发展,所以有如此高的手术死亡率。

2. Werthiem期　1898年11月6日Wertheim在进一步改良Rumpf手术式的基础上,在维也纳医学会演示经腹广泛子宫切除术并首次清扫盆腔淋巴成功,成为经典的子宫颈癌广泛子宫切除术。至今,广泛子宫切除术也称为Werthiem手术以作纪念。但当时手术死亡率仍为25.2%,手术范围也不够广泛。

1901年7月1日Schauta在进一步改良Schuchardt手术式的基础上,进行了经典的经阴道广泛子切除术,后称为Schauta手术。当时手术死亡率仍为19%,5年治愈率达41%。以后Amreich(1921)、Stoeckel(1928)、Navratil继续改进,但因盆腔淋巴结切除不便,疗效较经腹手术差,开展缓慢。1940~1950年对盆腔淋巴清扫与广泛子宫切除如何配合,谁先谁后及两者间隔时间观点不一。1949年Navratil首次行腹膜外淋巴结清扫,然后经阴道广泛切除子宫。张其本改良腹膜后淋巴清扫后经阴道子宫广泛切除报道290例,Ⅰ期5年存活率93.3%,Ⅱ期92.5%。

Wertheim手术经过改良后,由其学生Werner以及Latzko、Schiffmanm等提出了重要的改变,即扩大了手术范围。于1911年报道500例子宫广泛切除术及选择性盆腔淋巴结清扫术,手术死亡率为10%。

3. 发展期　1911年Bonny改进经腹广泛子宫切除术,死亡率降低到11%~20%。1921年Okabayashi提出更为广泛的子宫切除术。但在20世纪早期,子宫广泛切除术的死亡率仍高。1898年居里夫人发现了镭,1907年Kleim用镭治疗宫颈癌。由于放疗后死亡率低、存活率高,各种方式的镭疗,得到广泛应用,包括Paris、Stockholm、Manchester三种腔内放射治疗的应用等方式加上盆腔外照射,其5年治愈率达40%;在第一次世界大战后,随着输血技术的发展,抗生素的出现等有力地推动了宫颈癌手术治疗的进一步发展。1930年Meigs改良了Wertheim手术,增加了更广的盆腔淋巴结清扫术,治愈率增加了30%。Parsons、Ufelder、Green、Brunschwig、Barber、Morton、Pratt、Symmonds、Rutledge、Marlex、Nelson、Averette、Shingleton等各自进行了改进,减少了泌尿系统及其他并发症,并保持了广泛的切除宫旁组织以及完全的盆腔淋巴结清扫术,提高了生存率。1941年冈林改进经腹广泛子宫切除术,死亡率>10%。1944年Meigs进一步改进经腹广泛子宫切除术,将Wertheim手术与Taussig经腹盆淋巴系统切除结合为Wertheim-Meigs式手术,手术死亡率0%。

4. 近代期　1950年Brunschwig提出盆腔廓清手术,1951年Meigs报道改良Werthiem手术500例的经验,使经腹广泛子宫切除术更广泛,更安全,5年成活率Ⅰ期81.8%,Ⅱ期61.8%。1950~1970年Ogino、Okabayashi、Sakamoto等对手术步骤的先后顺序与根治手术的彻底性进行修改,采取保护输尿管措施等称为东京大学术式。

5. 我国大陆开展子宫颈癌手术治疗的历史　子宫颈癌广泛切除手术于20世纪40年代末引进我国,20世纪50年代初,北京康映蕖、天津柯应夔、上海林元英、安徽张其

本、山东苏应宽、江森、江西杨学志、重庆司徒亮、广东林剑鹏、成都乐以成等进一步改良国外术式，率先在国内各地开展子宫颈癌广泛切除手术，手术方式以 Werthem 手术为基础，以后又吸取冈林、Meigs 等手术方式的优点而进行改良。形成我国早期的子宫广泛切除术及盆腔淋巴结清扫术式，尤其是柯应夔、林元英 1962 年所著《宫颈癌子宫广泛切除术图谱》一书对培训当时青年医师学习掌握子宫颈癌广泛子宫切除术起到重要作用。并推动了全国子宫颈癌手术治疗的开展。

1957～1960 年北京、天津、上海、安徽、山东、江西、成都、广州、武汉等全国各地先后开展了大规模的子宫颈癌普查普治工作，进一步促进了子宫颈癌手术治疗的开展，各大医院相继开展经腹广泛子宫切除术。惟安徽坚持经阴道广泛子宫切除术。

6. 台湾地区的子宫颈癌手术治疗历史　在台湾地区，随着经验的累积和相关技术的进步，对子宫广泛切除手术做了无数次的技术修改。20 世纪 70 年代，美国的 Piver、Rutledge、Smith 等人更将子宫广泛切除手术分成五级，台湾也在 80 年代初开始执行。

仔细看起来，五级手术的每一级的切除范围都有不同。其实，关键还是在于输尿管周围子宫膀胱韧带的剥离程度，和与它相关子宫颈和阴道旁组织的切除范围。第 3 级以上尤其是第 4 级和第 5 级子宫根除的技术训练愈来愈有深度，愈来愈需要团队的默契。

现今，子宫广泛切除手术一般都包括切除子宫两旁的子宫旁组织、子宫骶韧带、子宫膀胱韧带的一部分、阴道上 1/4～1/3 或离开阴道病灶 1～2cm 以上，以及整个子宫的切除，同时还包括两侧最少四部分骨盆腔淋巴的摘除：髂总、髂内外、闭孔淋巴。很显然，手术本身很复杂，切除范围因为前接膀胱、后邻直肠、两侧是输尿管，都很容易受损，产生并发症，大小的动静脉血管尤其多，更容易出血。一旦出血，增加了操作时间，容易产生手术后胀气，甚至肠梗阻。因此，需要充分了解骨盆解剖的妇科医师或妇科肿瘤医师、经常做子宫广泛手术的医师才能进行这个手术，更需要好的团队，包括好的助手、好的刷手护士、好的麻醉师的配合。故此，目前在台湾都是在癌症医学中心至少是设备很好的医院才能够做。

台湾的子宫广泛切除术是指将主韧带在盆壁及肛提肌处切除，宫骶韧带在靠近其下外侧附着处切除，也有专家提出保留 1cm 的主韧带及宫骶韧带，以利排尿功能的迅速恢复。在切除主韧带时，免不了将输尿管从其通路进入主韧带到达输尿管阴道交叉点的附着物分离出来，这样会使某些输尿管节段因为危及血管而不能存活，结果子宫广泛切除术后可能导致难以恢复的输尿管瘘（约占 2%）。阴道必须切除上段的 1/3～1/2。宫旁组织应根据病灶范围切除 4cm 以上，必要时可达盆壁，并且需同时做盆腔淋巴结清扫术。本手术适用于 ⅠB～ⅡA 期宫颈癌患者。

3 种不同的宫颈癌切除子宫的手术，其特点见表 6-16-11。

表 6-16-11　宫颈癌不同手术方式的特点

解剖特点	筋膜外全子宫切除	次广泛子宫切除术	子宫广泛切除术
直肠旁和膀胱旁间隙	不需分离	需分离	需分离
主韧带	在宫颈外侧分离	在宫颈外侧分离至少全长的 1/3～1/2	在宫颈外侧分离至少全长的 1/3 以上，必要时达盆壁
宫骶韧带	在宫颈处分离	在宫颈及直肠之间分离 1/2	分离至直肠
阴道	全部宫颈切除并有一圈小的阴道袖口	切除 2cm 以上的阴道	切除阴道上 1/3～1/2
输尿管	辨认和探查	游离输尿管的内侧及上方的宫旁附着处	游离输尿管的外侧，从宫旁组织全部游离出来
卵巢及盆腔淋巴结	需要切除	根据临床需要切除或盆腔淋巴结清扫术	盆腔淋巴结清扫术

二、宫颈癌手术治疗的指针

1. 已有病理学检查确诊为宫颈浸润性鳞癌或腺癌。

2. 临床期别　长期以来，均以 ⅠB1～ⅡA 为主，近 20 年来，由于患者年轻化考虑治疗后生活质量和新辅助化疗的应用，对于 ⅡB～ⅢB 的中青年患者，可考虑先给予新辅助化疗后，经过严格评估达到 CR 或 PR 者选择广泛子宫切除术。

3. 全身情况无严重心、肝、肾、肺或其他影响手术疾病均可手术。

4. 年龄已不是限制条件，70 岁以上也可手术，但老年患者一般预后较差。

5. 肥胖患者根据手术医师的经验也不受限制。

6. 手术也适用于合并妊娠的患者，以往曾认为妊娠者不宜作子宫广泛切除术，但通过实践国内外学者都认为妊娠不是禁忌证，在妊娠早期、中期的患者，行子宫广泛切除术并不会增加手术的并发症。

7. 宫颈残端癌、阴道狭窄的宫颈癌患者及不宜用放疗的宫颈癌患者。

8. 45 岁以前首先考虑手术治疗，以保留卵巢和阴道功能。

9. 部分经放化疗后中心性复发或晚期病例也可再次选择手术治疗。

三、子宫颈癌广泛子宫切除术的各种手术方式和类型

（一）子宫颈癌手术的方式

1. 典型术式为经腹广泛子宫切除术Ⅲ+盆腔淋巴清扫术（abdominal radical hysterectomy Ⅲ+pelvic lymphadenectomy）。目前仍以此术式为主要和基本术式。

2. 经阴道广泛子宫切除术（Schauta radical hysterectomy）+腹腔镜盆腔淋巴清扫（laparoscopic pelvic lymphadenectomy）较少施行，需有经腹和经阴道手术的熟练基础。

3. 腹腔镜子宫广泛切除术+盆腔淋巴清扫术（laparoscopic radical hysterectomy+pelvic lymphadenectomy）近10年来增加，需有经腹广泛手术基础和熟练的腹腔镜技术。

4. 子宫颈广泛切除术+盆腔淋巴清扫术（radical trachelectomy+pelvic lymphadenectomy）　对少数青年需保留生育功能患者应用可经腹、经阴道或腹腔镜手术，严格选择适应证及患者。

不管是哪一种术式，都应该根据临床期别、手术指针等，按照广泛子宫切除术Ⅰ，Ⅱ，Ⅲ，Ⅳ各分级的标准，达到手术应该切除的范围和要求。

（二）子宫颈癌的广泛子宫切除术的分级类型标准

Wertheim进行了第一例经腹子宫广泛切除术及部分盆腔淋巴结清扫术。经过110多年的发展和改进，随着经验的累积和相关技术的进步，做了无数次的技术修改。结果却很难比较。20世纪30年代Piver、Rutledge、Smith等人将广泛子宫切除术分成五级，并于20世纪50年代在美国德州安德森医院（MD Anderson Hospital）开始执行。

1. 广泛子宫切除术（Ⅰ级）　即筋膜外子宫切除术，在输尿管的内侧接近宫颈分离侧面但不包括宫颈间质，在宫颈附着处切断宫骶韧带，切除的阴道壁为1cm左右。沿子宫将子宫颈旁组织切除，是扩大筋膜外全子宫切除，不包括盆腔淋巴清扫术。适合于宫颈原位癌以及ⅠA1或ⅠA2以及颈管型宫颈癌放疗后的手术治疗。

2. 广泛子宫切除术（Ⅱ级）　Wertheim手术，又称次广泛子宫切除术，切除范围包括主韧带、子宫骶韧带的一半即骶韧带浅层，保留了膀胱神经，术后不需要长期留置导尿管，然后切除在子宫颈及盆壁之间子宫颈外侧约2～3cm的距离处分离及切除主韧带。具体操作是在输尿管内侧及在附着处的前方游离输尿管，但外侧仍附着于主韧带，这样保存了输尿管的血供，大大减少了输尿管瘘的可能性。最后切除2cm的阴道和整个子宫，将输尿管推向外侧，在输尿管内侧切除主韧带。不需分离子宫膀胱韧带。子宫动脉也在输尿管内侧结扎。通常需要行盆腔淋巴清扫术。适合ⅠA2以及放疗后仅有子宫颈部分残留或复发的患者。

3. 广泛子宫切除术（Ⅲ级）　标准的、典型的广泛子宫切除术，切除子宫和全部靠盆壁切除主韧带、骶韧带、宫旁以及阴道旁组织和阴道上1/3。子宫动脉在髂内动脉根部

结扎。打开输尿管隧道后，再分离切断膀胱宫颈韧带，再切除阴道旁组织。常规盆腔淋巴清扫，适合ⅠB～ⅡA患者，是最常用的手术。

4. 广泛子宫切除术（Ⅳ级）　如髂总淋巴可疑（+）则需清扫腹主动脉旁淋巴，比Ⅲ级更为广泛的术式。包括输尿管周围组织、结扎膀胱上动脉以及阴道上半部3/4切除，切除广泛的宫颈旁和阴道旁组织及盆腔淋巴结清扫或腹主动脉淋巴清扫。适合于盆腔中心复发并可保留膀胱的患者。

广泛子宫切除术不包括输卵管、卵巢。因此以上术式均可根据患者年龄、绝经与否而保留双侧卵巢输卵管，如考虑术后可能放疗则将卵巢血管游离，将卵巢固定于双侧结肠旁高位。

5. 广泛子宫切除术（Ⅴ级）　即盆腔廓清术（exenteration）手术，除上述广泛子宫切除术外，还包括切除部分输尿管和部分或全部膀胱或直肠。因此，需要行输尿管再植入膀胱或做结肠/回肠代膀胱和结肠造瘘/人工肛门的手术。

四、子宫颈癌手术治疗的选择

1. 早期病例

ⅠA1期：子宫广泛切除术Ⅰ，不需盆腔淋巴清扫。

ⅠA2期：子宫广泛切除术Ⅱ+盆腔淋巴清扫术。

ⅠB1期：子宫广泛性切除术Ⅲ+盆腔淋巴清扫术。

以上情况如患者要求保留生育功能，可选择子宫颈广泛切除术。

2. 局部晚期病例

ⅠB2期：术前放疗或化疗2～3疗程化疗后评估可行手术者，子宫广泛性切除术Ⅳ+盆腔淋巴清扫术，腹主动脉旁淋巴清扫术。

ⅡA1期：术前放疗或2～3疗程化疗后，子宫广泛性切除术Ⅲ+盆腔淋巴清扫术。

ⅡA2期同ⅠB2处理。

ⅡB～ⅢB期：术前2～3疗程化疗后评估可行手术者，子宫广泛性切除术Ⅲ+盆腔淋巴清扫术，腹主动脉旁淋巴清扫术。

ⅠB2以上的病例，术前仅新辅助化疗或同时给放疗？以患者年龄和是否保护卵巢和阴道功能考虑，年轻患者术前新化疗即可。以上手术类型可根据医师的经验、习惯和条件，选择经腹、经阴道或腹腔镜手术。

3. 2012年FIGO癌症委员会指南推荐宫颈癌的处理（表6-16-12）

4. 宫颈癌治疗后中心性复发　放疗后复发可选择盆腔廓清术（exenteration）（前盆、后盆、全盆廓清术）。如宫颈癌治疗后复发已达盆壁或盆底：可考虑选择LEER手术（laterally extended endopelvic resection）或CORT手术（combined operative and radiotherapeutic treatment），此两种手术创伤特别巨大需严格术前评估并组织外科、泌尿、麻醉科医师共同制定手术计划实施。

表 6-16-12　宫颈癌的处理（FIGO，2012）

分期	术　式	
ⅠA1	简单子宫切除术	特殊情况可做大锥切保证切缘（−）
ⅠA2	简单子宫切除术	
	或Ⅱ级子宫广泛切除术	特殊情况可做大锥切
	加盆腔淋巴清扫术	或宫颈广泛切除术及盆腔淋巴清扫
ⅠB1	Ⅲ级子宫广泛切除术加盆腔淋巴清扫术或放疗	特殊情况小病灶可行宫颈广泛切除术加盆腔淋巴清扫术
ⅠB2	放化疗或Ⅲ级子宫泛切除加盆腔清扫术或新辅助化疗、放化疗	特殊情况先新辅助化疗后选择患者作广泛子宫切除术Ⅲ
ⅡA1 或 2	放化疗或放化疗后选择Ⅳ级广泛子宫切除术	特殊情况先行新辅助化疗后选择广泛子宫切除术Ⅲ加盆腔淋巴清扫
ⅡB	放化疗或Ⅳ级广泛子宫切除术加盆腔淋巴清扫术	特殊情况先行新辅助化疗后选择患者作广泛子宫切除术Ⅳ或放化疗后选择患者作广泛子宫切除术Ⅲ
ⅢA	放化疗或放疗	
ⅢB	放化疗或放疗	
ⅣA	放化疗或放疗	
ⅣB	放化疗或放疗	盆腔廓清术或临终关怀特别足量吗啡止痛

五、子宫颈癌手术治疗的优点

1. 准确的病理检查以指导随后治疗。

2. 切除原发癌灶和大的转移淋巴改善预后。

3. 淋巴血管间隙浸润影响预后而不是肿瘤大小。手术后病理明确病变很重要。

4. 治疗时间短，而避免晚期放疗并发症，也避免放疗后是否还有残存肿瘤的困难。

5. 可保留卵巢和避免阴道狭窄，可保留内分泌和性功能。

6. 盆腔慢性炎症仍可施行手术。

7. 盆腔包块或解剖不正常致使放疗难于施行或患者对放疗依从性差者最好选择手术治疗。

8. 首选化疗后广泛手术已成为中、青年宫颈癌患者治疗方案的发展趋势，选择以手术治疗为主。肥胖患者根据医师经验和手术器械决定。

9. 其他 如：Ⅱ期内膜癌、上段阴道癌、宫颈肉瘤等恶性肿瘤。

10. 也可用于放疗后小的中心复发或小的中心未控病灶，可作为补救措施而不用廓清术，卵巢已不需保留，淋巴则由医师探查决定是否清扫，但并发症尿瘘、肠梗阻比未放疗者明显升高。

11. 细胞分化、血管淋巴管间隙扩散到宫腔都不影响手术选择。

12. 肿瘤灶大小可影响选择，但不是独立影响因素和决定因素，大肿瘤（4cm³）淋巴（+）较多，最好化疗后手术而不宜直接手术，但巨大的外生性肿瘤阴道完整仍可手术，而内生性侵及阴道则类似ⅡB，应放化疗。

六、宫颈癌手术前、后的辅助治疗

1. 凡具有下述高危因素的患者，手术前、后均应给予辅助治疗

（1）临床期别ⅠB2、ⅡB 以上，治疗失败者绝大多数为ⅡB 及Ⅲ期。

（2）组织形态和病理分级，腺癌的危险是鳞癌的2倍。另外病理分级越高（分化差）复发率及死亡率上升。

（3）宫颈间质浸润深度，与宫旁浸润和淋巴结转移有关，其5年生存率（−）88%，（+）55%，但单纯宫颈间质浸润深度不说明问题，要与临床期别结合才有意义。

（4）淋巴结转移：一些学者报道，宫颈癌患者一旦发生淋巴转移，预后很差。但更多的报道宫颈癌ⅠB～ⅡA术后发现盆腔淋巴转移而给予放疗或放化疗，仍可取得很好疗效。这里要明确的是盆腔淋巴还是腹主动脉旁淋巴结转移？如果是腹主动脉旁淋巴结转移，即使给予放化疗，其生存率极低。可以认为盆腔淋巴结转移是局部问题，可以针对盆腔局部给予治疗，而腹主动脉旁淋巴结转移则是全身性转移，放化疗效果均很差，预后恶劣。因此，盆腔淋巴结发现癌浸润称为受累，而腹主动脉旁淋巴结发现癌浸润才称为转移，而腹主动脉旁淋巴转移的结果极坏。

ⅠA2、ⅠB1 淋巴（+）2%～8% 腹主动脉很少，如髂总淋巴（+）则需作腹主动脉淋巴。

ⅠB2～ⅡA 淋巴（+）五年生存率64%～74%，（−）88%～96%。

大量临床资料表明，淋巴结转移是早期宫颈癌的重要预后因素。淋巴转移的发生率：ⅠB:0～17%；ⅡA:12%～

27%；ⅡB：25%～39%。淋巴结（+）的个数更加重要，淋巴转移的五年率：1个62%；2个36%；3个20%；4个0%。1～2个单侧淋巴（+）可与淋巴（-）同样治疗，如单侧3个或双侧（+）可行放化疗。

（5）手术标本切缘（+）。

（6）肿瘤体积大小：Burghardt等报道肿瘤体积>1000mm³（1cm³）宫旁浸润和淋巴转移者较<1000mm³（1cm³）明显增加，生存期明显下降。因临床测量肿瘤体积不能做到，因此以肿瘤直径大小衡量，以>4cm³为ⅠB2的标准。

2. 手术前后辅助治疗的选择

（1）一般选用放疗最好在术前6～8周结束，术后则在4周膀胱直肠功能恢复后开始。

（2）如需要保留卵巢和功能者，仅用化疗即可，不用放疗。

（3）选用放疗时，最好是同期放、化疗，但手术+放化疗的副作用>单纯放化疗。

七、关于宫颈癌盆腔淋巴清扫术

1. 盆腔淋巴清扫手术范围　双侧髂总淋巴结，髂外、髂内淋巴结，深腹股沟淋巴结，闭孔深、浅组淋巴结，如髂总淋巴结可疑，冷冻阳性，再探查腹主动脉旁淋巴结，如腹主动脉旁淋巴结阳性则停止淋巴清扫手术，阴性则行腹主动脉旁淋巴结清扫手术，从肠系膜下动脉平面开始向下，如髂总淋巴结阴性，则行盆腔淋巴清扫手术即可。

盆腔淋巴结清扫术有两种手术方法：

（1）切开腹壁进入腹腔：剪开盆腔腹膜暴露腹膜后区域，然后采用逆行切除方法，即从宫颈外围开始打开骨盆漏斗韧带，从上向下依次暴露髂总、髂内、髂外血管和输尿管等，并剥离其周围脂肪及淋巴组织，自外周向内整块切除以上各组淋巴。

（2）腹膜外盆腔淋巴结清扫术由上向下：同样切开腹壁，暴露腹膜，但不切开腹膜，而是将腹直肌筋膜与腹膜分开，然后将腹膜用手掌轻轻向中央推开，在膀胱侧方间隙显露出腹膜外盆腔，找到该侧圆韧带腹膜外部分，钳夹、切断、贯穿缝扎，暴露髂血管，用手指将腹膜向内侧分离。于是与经腹腔内盆腔淋巴结清扫手术同样操作，以清除各组淋巴结。腹膜外盆腔淋巴结清扫手术的优点是手术时未切开腹膜，干扰腹腔内脏器较少、时间较短，手术后恢复快，其缺点是手术野的暴露不如腹膜内行手术方便。

2. 对淋巴清扫的不同观点　很多年来，对宫颈癌手术时是否需要作盆腔淋巴结清扫术存在争议。不赞成作盆腔淋巴结清扫术的理由有：①赞成作阴道子宫广泛切除术者认为不需作盆腔淋巴结清扫术，治愈率与经腹子宫广泛切除术及盆腔淋巴结清扫术者相同。②认为盆腔淋巴结清扫术也是不完全的手术，要切除所有盆腔淋巴结在技术上是不可能的。③在盆腔淋巴结癌转移病例中，也有很多病例腹主脉旁淋巴结已有癌转移，而高位腹主动脉旁淋巴结是不可能完全清除的。④80%～90%的患者不需清扫盆腔淋巴结。

赞成宫颈癌手术时需要清扫淋巴结的理由是：①盆腔淋巴结清扫术有助于进行足够的围绕宫颈癌的中心性解剖。②盆腔淋巴结清扫术有助于估计预后，并且可以确定患者术后是否需要加用放疗。③手术时如发现盆腔淋巴结有转移，就应进一步作腹主动脉旁淋巴结清扫。但不需作常规腹主动脉旁淋巴结清扫。约有15%～20%的病例盆腔淋巴结为阳性，术后选择性加放化疗，其效果较不作盆腔淋巴结清扫而仅于术后加用放化疗为好。报道宫颈癌患者作子宫广泛切除术及盆腔淋巴结清扫术，明显降低了治疗后的死亡率和复发率。盆腔淋巴结有转移及（或）腹主动脉旁淋巴结（+）者，作淋巴结清扫术后再加放化疗，其5年生存率明显提高。Meigs的报告手术后的患者、盆腔淋巴有侵犯的患者。5年存活率为42%；Kastner、Mitra等的报道，盆腔淋巴结没有侵犯的患者，5年存活率高达90%以上。

淋巴结的不同检查方法的比较：CT：5%～67%；MRI：86%；淋巴造影：22%～79%；B超：80%；PET-CT82%～91%。

因此宫颈癌盆腔淋巴清扫不是一个完美理想的方法，但在目前没有更好的方法之前仍归需要淋巴清扫术。

Hockel 2013认为，一个有经验的妇科肿瘤医师，可以进行彻底的淋巴清扫，即动、静脉前后左右的脂肪、淋巴和结蹄组织完全彻底地清除掉，即可到达彻底的淋巴清扫，如果这样，即使清除的淋巴结病检阳性，也可不再做补充放、化疗，疗效和补充放、化疗一样。

八、关于前哨淋巴问题

前哨淋巴结SLN（sentinel lymph node mapping）的概念最早于1977年被提出，当时Cabanas在阴茎背侧进行淋巴造影时发现一种"特殊"的淋巴结，该淋巴结最先接受肿瘤部位的淋巴引流，为发生肿瘤转移的"第一站"淋巴结。Cabanas将此种淋巴结命名为"前哨"淋巴结，并提出术中如能以可靠方法识别SLN，便可以通过SLN活检较少手术带来的损伤。1992年Morton等将此概念引入黑色素瘤的处理中。

近年来宫颈癌SLN活检于各国先后开展，SLN的主要识别方法可归纳为以下3种：①生物活性染料示踪法：以亚甲蓝、专利蓝等生物活性染料为标记物。②放射性核素示踪法：以放射性核素锝-99为标记物。③生物活性染料-放射性核素联合示踪法。Dargent等尝试运用腹腔镜对35例早期宫颈癌患者进行SLN活检，采用宫颈局部注射新型染料——专利蓝V使SLN染色，再行腹腔镜检查并取SLN活检。结果显示，SLN识别率为100%。Kamprath等采用核素的方法进行腹腔镜下的SLN识别，宫颈部位注射硫化锝胶体后，术者在特制的腹腔镜γ探头探测下，精确地识别SLN，识别率达93%。此后的几项研究结果提示，腹腔镜下亦可同时运用染料-核素联合示踪法进行SLN识别，识别率为92%～100%。

在国内外多项研究中，SLN主要分布在髂内、外及闭孔区，而很少分布在宫旁淋巴结。分析原因，Levenback认为宫旁淋巴结体积较小，且解剖位置靠近宫颈，应用染料方法进行识别时，宫旁淋巴结与宫颈同时染色，无法区分；应用核素方法进行识别时，宫旁淋巴结受宫颈药物注射部位高放射性的干扰往往无法识别。根据 Benedetti-Panici 等统计大部分宫颈癌淋巴结转移发生在髂血管周围及闭孔区,而宫旁淋巴结转移仅占29%,与目前研究得出的 SLN 分布情况相符,宫旁 SLN 识别的实际意义有待进一步探讨。另外一些作者报道,部分 SLN 分布于髂总部位以及腹主动脉旁,但所占比例甚少。宫颈淋巴引流可否不经盆腔而直接进入髂总、腹主动脉旁淋巴结,目前尚存在争议。

Oboyle 等发现在肿瘤≤4cm 时有73%能找到 SLN,而在肿瘤>4cm 时仅20%能找到 SLN,可见 SLN 活检适于早期患者,Lantzsch 和 Malur 的研究也证实了这一点。可能的原因是其淋巴结转移灶大妨碍了淋巴引流。在体内识别 SLN 的研究中,假阴性结果占一定比率。假阴性结果可导致对病情错误的估计和不正确的治疗。有些作者认为造成假阴性的原因是由于常规病理检查遗漏了 SLN 内微小转移灶,采用超薄序列切片结合免疫组化可提高准确性。另有研究发现,癌栓阻塞淋巴管,示踪剂无法进入 SLN,却流向其他淋巴结,可导致假阴性结果。对于有明显淋巴转移者,是否适合 SLN 活检有待进一步探讨。

因此为提高 SLN 检出率,要注意早期病例的选择,术前发现有转移的淋巴结最好直接行淋巴结清扫术,并可联合运用多种示踪剂。由于淋巴回流速度存在个体差异,还可适当延长注射示踪剂到手术的间隔时间。因此建议在宫颈癌手术时,首先做前哨淋巴结检测后,再确定是否清扫淋巴或清扫范围,术中发现前哨淋巴阴性,则不需做淋巴清扫手术,前哨淋巴阳性而髂总淋巴结阴性则进行盆腔淋巴清扫手术,是当前国际上一些专家意见。但前哨淋巴结测定的临床操作复杂,且不够准确,测定能确定的前哨淋巴结仅76%。因此,目前尚未广泛应用。

九、关于保留膀胱自主神经的广泛子宫切除术

1. 目前常规宫颈癌手术现状 100 多年前 Wertheim 开展了经腹广泛性子宫切除术及盆腔淋巴结清扫术,从此奠定了宫颈癌根治术的基础,成为宫颈癌手术治疗的经典。一个多世纪以来,宫颈癌的手术发生了一系列的重大变化。包括手术途径的改变:从最初的开腹及经阴道手术扩展为可以经腹腔镜手术;手术范围的改变:扩展到从 Ⅰ 型到 Ⅴ 型的五型手术(筋膜外、次广泛、广泛、扩大广泛盆腔廓清术);保留功能手术理念的改变:保留神经的广泛手术(nerve-sparing)、保留生育功能的宫颈广泛手术(trachelectomy);对于晚期及复发的部分宫颈癌患者更加扩大手术也开始推广,包括盆腔廓清术(经腹及经腹腔镜)、全宫旁切除术(total parametrial dissection)、侧盆壁扩大的全骨盆内切除术(laterally extended endopelvic resection,LEER)等。广泛性子宫切除术使得 FIGO Ⅰ B ~ Ⅱ A 宫颈癌患者的总生存率已经达到80% ~ 90%。随着宫颈癌患者的年轻化趋势及治疗技术的提高,很多宫颈癌的长期存活者在接受了宫颈癌广泛手术后,由于传统的子宫广泛切除术后通常发生膀胱功能异常,这是与盆腔自主神经的损伤密切相关,如:膀胱感觉异常,对膨胀不敏感、排尿困难,收缩力弱、不能排尽尿液。由于手术对神经的损伤,术后常出现下尿道和膀胱功能障碍、肛门和直肠功能障碍、外阴和阴道功能障碍等并发症,严重影响了患者术后的生活质量。原因主要是术中损伤了盆腔自主神经(pelvic autonomic nerve,PAN)。因此手术中强调保留神经的要求日益突出,提出对宫颈癌治疗的更高要求。

2. 保留自主神经手术的历史 由 Okabayashi 开始,以后 Sakamoto、Fuji Shingo、Yabuki 等不断改进。因此在术中如何避免和减少对分布到膀胱、直肠及阴部神经的损伤,是防止并发症发生的关键。

在术中识别和保护 PAN 的手术理念是由日本的妇科专家提出的。在20世纪60年代,小林隆提出在行宫颈癌根治术时要保留支配膀胱的副交感神经,发表了关于 Ok-abayashi 式式的改良术式,其关键是在切除 CL 时如何识别并推开 PSN。此后松泽、佐佐木、Forney 等均提出宫颈癌根治术保护盆丛(pelvic plexus,PP)的有关手术步骤。20世纪80年代 Sakamoto 等将 PANP 技术进行了英文报道,将该术式介绍给世界,描述了术中 PAN 的保留问题,即"东京术式"。Sakamoto 在行 RH 时注意到,CL 内包括血管和神经束,血管位于 CL 的上部较为松软的组织内(血管部),而神经位于 CL 的下部较为坚韧的结缔组织内(索状部),通过触诊即可识别血管及神经。西方国家首次报道保留神经技术的是 Yabuki 等德国学者,他们利用超声波原理设计出一种无痛性的吸引器吸除主韧带内所有淋巴脂肪组织,暴露子宫的支持结构,识别出主韧带内的盆腔内脏神经丛和盆腔丛。他们报道的7例患者,术后平均12天拔除尿管,残余尿小于50ml。

2005年 Sakuragi 等报道了新改良的 NSRH 术式。即在切除宫骶韧带及直肠子宫韧带后,识别腹下神经和靠近韧带的盆丛神经并游离;在处理主韧带时保留从骶孔发出的盆腔内脏神经和盆丛神经。Fujii 等首次报道了通过保留膀胱下静脉以识别并保留盆腔内脏神经的膀胱分支,通过此方法,24例患者中有11例在术后14天内残余尿小于50ml,其余13例于术后21天内达到该水平。

作者认为在 CL 的这两部分之间用止血钳钳夹并切断上面的血管部,就能完整保留 PAN。PAN 未被保留的患者中,63%术后1个月后无残余尿量,而保留了一侧或双侧 PAN 的患者,90%术后1个月无残余尿量。Katahira 等强调在真骨盆中输尿管与神经走行的密切关系,认为保留神经最困难的部分不是 CL 的解剖而是膀胱宫颈阴道韧带(VCVL)的解剖。作者从子宫韧带的解剖学研究角度描述了保留神经的技术,根据宫旁支持结构理论指导手术步骤,在手术操作过程中首先切除筋膜,用超声吸引手术刀(CU-SA)解剖宫旁组织,小心解剖 VCVL 的深层,并切断上面的膀胱静脉以保护膀胱神经支。除日本之外,NSRH(never sparing radical hysterectomy)是德国的 Hockel 等描述的行Ⅲ型子宫切除术时利用吸脂术保护 PP,并研究盆腔神经的局部解剖。作者描述根据 HN 在骶骨岬处沿着直肠系膜至盆腔的走行来保护 HN,利用吸脂术暴露宫旁组织的支持结构,识别 CL 中的 PSN 和 PP。日本 Kuwabara 等在解剖 VCVL 深层的手术步骤中通过电刺激的方法寻找 PP 膀胱支。此外,有很多妇科肿瘤专家对该术式进行了改进,其共

同点是在传统根治术的基础上,在处理子宫韧带时"化粗为细",尽可能保留盆腔自主神经。

盆腔自主神经系统,又称内脏神经或自主神经系统,包括交感和副交感神经,主要分布于盆腔内脏(膀胱、直肠、输尿管、子宫和阴道)以及相关腺体,建立相关神经反射,调节排尿、排便和性兴奋等生理功能。腹主动脉丛向下延续至 L_5 椎体,形成上腹下丛,跨过髂总动脉,形成下腹下丛即盆丛,经由直肠两侧,接受骶交感干各神经节的节后纤维和 $S_2 \sim S_4$ 骶神经的副交感节前纤维,形成直肠丛、膀胱丛和子宫阴道丛等,分布于相应器官。

保留腹下神经[hypogastric(sympathetic)nerves]和盆腔内脏神经[pelvic splanchnic(parasympathetic)nerves]功能,简称保留盆腔(自主)神经(丛)或 PANS(pelvic autonomic nerve sparing)的外科技术最早用于直肠癌根治和前列腺癌根治手术,目的是保留性功能和膀胱功能,后来用于子宫颈癌子宫主韧带切除时提早恢复膀胱排尿功能。盆腔神经丛与性功能和膀胱排尿功能关系的解剖学研究开始于 20 世纪 70 年代;临床手术应用研究始于 20 世纪 80 年代初期的日本和欧洲。其目的是在不影响根治性子宫切除术彻底性的前提下,通过合适的手术途径切除子宫的支持韧带,最小程度地减少损伤盆腔自主神经功能,特别是保留支配膀胱的神经纤维,减少手术所致并发症,并取得了良好的效果。Charoenkwan 等在手术过程中着重于宫骶韧带中自主神经的保护,保留腹下神经和腹下神经下丛,从而维持术后膀胱的功能,在他们的观察中发现,实施该手术的宫颈癌患者,术后 100% 的尿潴留在 28 天内恢复正常(残余尿<100ml)。而在接受传统的Ⅲ型宫颈癌根治术后,只有 2/3 的患者会有如此的效果。

为什么要做保留神经的宫颈癌手术　盆腔自主神经和功能:

(1) 盆腔自主神经:①腹下神经;②盆内脏神经;③下腹下丛(盆丛);④上述三种成分的周围支。

(2) 交感神经:来自 $T_{11} \sim L_2$ 腹下神经,腹下神经丛(上、下)主要负责:①膀胱的感觉;②尿道的缩力;③直肠的缩力;④阴道润滑。

(3) 副交感神经:来自骶神经根 $S_2 \sim S_4$,腹下神经丛(下)主要负责:①直肠的功能;②阴道的润滑;③生殖道的充胀等。

(4) 腹下神经丛的下行支和盆腔内脏神经融合成为盆腔神经丛再分布到阴道和膀胱、宫旁、直肠。

宫颈癌广泛手术对盆底神经的损伤:分离切断子宫骶骨韧带时损伤腹下神经,分离主韧带子宫深静脉时损伤盆腔神经丛,结扎切断阴道旁时损伤膀胱支。

(5) 保留腹下神经:因此,在手术中应-如何保留腹下神经:在输尿管下方疏松组织结构内辨认出进入腹下神经丛的腹下神经,锐性分离该神经纤维和宫骶韧带间的组织游离出该侧神经纤维或在分离、切除骶韧带时,注意骶韧带-内侧和外侧腹下神经的保留。

3. 保留盆内脏神经丛　自第 2 ~ 4 骶神经根发出的盆内脏神经走行至直肠周围间隙时可被辨认出来。其中一部分神经纤维走行于子宫主韧带的下方部分,另一部分神经纤维从直肠周围间隙底部向上走行并通过该间隙。宫颈两侧的宫旁组织包括主韧带和外侧韧带。这些束样结构将子宫和直肠的两侧壁与盆壁内侧面紧密连接起来。接近盆壁切断并缝扎主韧带。暴露出进入下腹下丛的盆内脏神经和腹下神经,并保留这些神经。

4. 保留膀胱神经支　Höckel 等发现:大部分下腹下丛发出的远端神经分支位于膀胱下动静脉水平。辨别并保留膀胱下动静脉。膀胱下动脉作为辨识并保留膀胱神经支的标记。走行至子宫和阴道的内侧神经支将被切断。

膀胱子宫韧带的后叶切开后暴露和分离神经平面,从阴道穹隆旁和直肠阴道韧带分离子宫神经支和膀胱神经支。

经典的广泛性子宫切除术要切除>3cm 的宫旁组织和部分阴道,在切除宫旁组织、主骶韧带及阴道旁时,多数支配膀胱的神经都一起被切除。因此术后并发下尿道和膀胱功能障碍,如:感觉丧失、尿潴留及排尿功能失调、尿失禁、膀胱内压力不稳定等;肛门、直肠功能障碍包括:便秘/腹泻、排便习惯改变;外阴、阴道功能障碍包括:性欲低落、性唤起障碍、性高潮障碍和性交疼痛等。术后约 20% 的患者可存在远期上述并发症,严重影响患者的生活质量。Ralphl 等报道,术后 12 个月内各种膀胱功能障碍发病率为:63% 感觉缺失;55% 压力性尿失禁;85% 需借助腹压排尿;63% 出现膀胱顺应性异常。约有 24% 的宫颈癌患者术后出现性交困难。但是,如果缩小手术即由普通的Ⅲ型广泛变成Ⅱ型次广泛,则多数患者可以保留神经,问题是这样的结果则增加了手术后的复发率及丧失了手术的规范性。所以,近 40 年来大量的研究集中于:①对支配膀胱的神经的解剖和功能认识;②探索如何做到既能达到广泛的手术切除又可以完整的保留膀胱的神经功能。

因此,对宫颈癌手术要求做到:

1) 保留膀胱功能。

2) 保留盆腔自主神经(PANP)术式的历史背景及研究进展认识到 RH 术后膀胱功能障碍的发生主要是由于术中损伤了支配膀胱的盆腔内脏神经(PSN),这与术中切除宫骶韧带(USL)和子宫主韧带(CL)的范围有关。更进一步的研究表明术中损伤腹下神经(HN)主干也会导致上述并发症的发生。

为最大限度地减少术后并发症,有学者建议适当缩小手术切除范围,但更多的学者建议在术中对 PAN 进行保留,不能缩小手术范围,因为 FIGO Ⅰ B ~ Ⅱ A 期的宫颈癌中临床检查无宫旁浸润,但病理组织学证明宫旁浸润。Ⅰ B 期中约 7% ~ 14%,Ⅱ A 期中约 25%。Landoni FIGO Ⅰ B ~ Ⅱ A 期有 26%,并可向各个方向浸润的可能(两侧宫旁、膀胱宫颈韧带、子宫骶韧带)。在手术治疗局部晚期宫颈癌时要求妇科肿瘤医师行子宫广泛切除术,不仅要切除宫颈两侧,还要切除宫颈腹侧和背侧以确保所有手术切缘干净,要求做到既要切除癌灶又能保留神经。

保留神经的宫颈癌广泛子宫切除术的临床研究,结论是可以提高宫颈癌患者治疗后的生活质量。而且不仅保留了膀胱功能,还保留了直肠功能,更重要的是还可以保留患者的性功能。

5. NSRH 术式的主要步骤 虽然 NSRH 手术开展的时间较长,但由于推广的时间短,病例数不多,尚未找到一个标准的手术方式。综合各文献报道,NSRH 手术主要步骤如下:①完成盆腔淋巴结清扫术后在子宫动脉(uterine artery,UA)发出的根部解剖出 UA,结扎并切断。②切除 USL 及直肠阴道韧带时识别 HN 和 PP 近心端部分并将其向外侧方推移。打开直肠阴道陷凹处腹膜,分离阴道直肠间隙及直肠侧间隙,暴露直肠阴道韧带。将 HN 和 PP 近心端推向外侧方后,选择性切除暴露出的 USL 和直肠阴道韧带。③在 CL 血管部寻找子宫深静脉,将子宫向对侧宫体牵拉,紧贴侧面盆壁在髂内静脉分支处离断子宫深静脉,将子宫深静脉子宫侧断端向内上方提起,继续分离切除 CL 血管部。④在 CL 索状部寻找 PSN。⑤解剖 VCVL 浅层,打开输尿管隧道,将输尿管游离。⑥上提子宫及子宫深静脉近子宫侧,解剖 VCVL 深层(阴道旁组织),寻找 PP 及其膀胱支,在其上方分离、切断膀胱上、中、下静脉,并切断 PP 子宫体支。⑦将 PP 膀胱支向外侧游离,切除 VCVL 深层(阴道旁组织)。⑧横断阴道,切除阴道长 3cm。

6. NSRH 术式的改良 由于传统的 NSRH 术式较为复杂,尤其是在解剖 PSN、PP 及其分支时较为困难,难学且不易推广,部分学者对该手术的关键点即如何寻找 PSN 和 PP 膀胱支进行了改良。

7. NSRH 术式术中易损伤神经的步骤及预防

(1) Buchsbaum 等根据 PAN 大体分布情况,提出了术中易损伤 PAN 的操作:①切除 USL 时;②切除 CL 时;③切除 VCVL 深层(阴道旁组织)时。根据临床解剖研究,结合多年临床经验,提出在 4 个部位保留 PAN 及其分支的方法:①在处理 USL 时,将外侧的 HN 向外加以分离;②游离输尿管隧道时,沿其前上方分离,以保留其外侧的 PP 神经纤维;③切除 CL 时,尽量将 CL 内侧及下方的 PSN 及 PP 神经纤维推向盆壁,特别注意保留 CL 下方的神经纤维;④切除 VCVL 深层时,勿过于靠近盆壁,以单侧切除距阴道侧缘1.5cm 为宜,以保留进入输尿管内口、膀胱颈部的神经纤维。

(2) Fuji Shingo 提出广泛子宫切除中容易以切断神经的三个步骤:

1) 腹下神经分离和保留:切断骶韧带时输尿管的下外侧。

2) 盆内脏神经分离和保留切断主韧带时注意子宫深静脉的识别、切断,保留其下盆内脏神经。

3) 膀胱支的分离和保留:依次分离切断子宫深静脉、膀胱中静脉、膀胱下静脉。

保留神经的广泛手术步骤:

1) 切断圆韧带、分开阔韧带。

2) 分离侧窝、淋巴结清扫。

3) 骶韧带分为内外两侧——分出一个直肠中窝内侧可以按广泛切除;外侧在输尿管下寻找确定腹下神经。

4) 主韧带内血管的处理依次辨识、切除子宫动脉、子宫深静脉。

5) 膀胱宫颈韧带后叶神经的保留——分离切断膀胱上静脉(其下膀胱支的保留)。

6) 分离膀胱静脉和膀胱支明确子宫深静脉与膀胱静脉的关系,主韧带内(盆内脏神经),阴道旁(膀胱支)的保留。

7) 切断阴道旁、注意阴道旁神经的保留广泛的阴道切除并不能造成膀胱神经的损伤。游离膀胱、打开输尿管隧道(膀胱宫颈韧带前叶,膀胱上静脉)分离切断膀胱宫颈韧带后叶(包括膀胱中、下动静脉,保留其下的膀胱神经分支。

8. Höckel 等发现大部分下腹下丛发出的远端神经分支位于膀胱下动静脉水平。辨别并保留膀胱下动静脉。膀胱下动脉作为辨识并保留膀胱神经支的标记。走行至子宫和阴道的内侧神经支将被切断。也有认为保留神经对切除范围会有影响,即常规传统的广泛子宫切除术。

游离输尿管,会将膀胱及输尿管上段的神经部分去除,或将进、出膀胱及尿道的副交感及交感神经随宫旁组织主韧带及盆腔淋巴结一并切除,所以患者可有不同程度的膀胱功能障碍,其发生率可高达 50%。组织分离愈多,影响膀胱功能的程度愈大。

9. Mundy 及 Sasaki 提出主韧带的后部神经部分含有主要的供应膀胱及尿道的副交感和交感神经,如将其切除则可导致手术后膀胱功能障碍。若仅将主韧带的前部(血管部分)切除而保留后部,则可以减少术后膀胱功能障碍。Asmussen 等建议手术时保留膀胱及尿道的神经供应,并不影响必要的广泛分离以及切除中心病灶周围的组织,因此使很多患者不致丧失尿道及膀胱功能。但 Asmussen 等的建议很多妇科医师不能接受,因为在同一个主韧带上也有引流宫颈的淋巴管,要做到完全中心性分离,这些组织都必须切除,因此他们认为有些神经性膀胱功能障碍是不可能避免的,尤其在较晚期的患者,需要切除足够的中心性病灶并要完全地清扫淋巴结是很重要的。

10. 霍汝娟等认为根据盆丛分布特点,手术切除应靠近脏器侧进行,以保留较多的 PP。USL 主要与 PP 根部关系密切,USL 切除多少,尤其至骶凹的距离和切除深浅至关重要,如果 USL 切除范围不大,距离骶凹不过深,可保留部分 PSN,术后排尿功能恢复较快。而阴道旁组织切除多少与残余尿量正常间差异无统计学意义(P>0.05)。也有研究认为对ⅠB～Ⅱa 期患者适当缩小手术范围尤其是减少 USL 深层切除范围,有利于保护 PAN。Leiden 大学医学中心的 Kuwabara 等及 Sakamoto 等形成了一套自己的 NSRH 术式,从 USL 分离 HN,保留 CL 下和 VCVL 深层的 PP。在直肠前间隙和直肠侧间隙之间的组织由两部分组成:USL 的中间部分和包括 HN 和近心端的 PP 的侧面部分。为避免 PP 损伤,从侧腹面到背中部位置解剖时需成弓形。为保留 PP 的远侧部分,解剖 VCVL 深层时要注意,用手触诊区别外侧神经和 VCVL 深层的血管部。

保留神经手术的要点 骶韧带分左右两部分,中间部分和外侧部分。外侧部分下方有腹下神经和副交感神经。主韧带:分上下两层,血管层和神经层(副交感神经),强调分离膀胱子宫韧带的重要性,具有支配膀胱分支的副交感神经。

复旦大学肿瘤医院介绍将宫骶韧带分成内、外两部分，内侧部分为淋巴脂肪结缔组织，予以切断；宫骶韧带的外侧部分有腹下神经纤维（交感神经）经过，锐性分离并予以保留。将主韧带分上、下两部分，上部为子宫动脉和疏松结缔组织，予以切断后游离输尿管；分离切断子宫深静脉后，分离并保留其下的盆腔内脏神经（副交感神经）；继续沿盆腔内脏神经向宫颈方向寻找，于宫颈外口下方，在此处其与来自宫骶韧带外侧的腹下神经汇合形成盆丛，切断盆丛内侧近宫骶韧带的部分宫颈支和直肠支，保留向下行走的阴道膀胱支。如需切除更多阴道（>3cm）时，应将阴道前壁外筋膜保留，连同膀胱一起向下推移，确保膀胱支不受破坏。有时一侧肿瘤较大，盆丛神经难以保留，但应确保另一侧盆丛神经的保留。

强调NSRH的手术技巧应该根据盆腔自主神经的局部解剖来进行。盆腔自主神经的走向与盆腔间隙、子宫的主韧带、宫骶韧带和膀胱宫颈韧带这三大韧带密切相关，而RH中主要是在处理三大韧带时损伤自主神经的，因此，施行保留神经手术的技术关键在于切除三大韧带时能够辨认自主神经并保留。

打开膀胱侧窝和直肠侧窝后确定子宫韧带的界线和神经在其中的分布，切除宫骶韧带时注意保留其外侧的腹下神经，切除主韧带时注意保留其下方的盆丛分支，尽管膀胱宫颈韧带中的部分神经不可避免被损伤，仍然可以成功保护患者的膀胱和直肠功能。

无须保留神经一侧的广泛手术 沿覆盖在盆侧壁筋膜的表面和肛提肌、梨状肌的表面进行切除。Tamakawa等发现肛提肌表面有一条静脉，这根静脉可以用来作为两侧宫旁组织背侧边缘的标记。当切断整个主韧带和外侧韧带时，从阴部动脉的根部结扎并切断直肠中动脉。锐性分离直肠两侧的下腹下丛。无须保留神经侧切除的标本包括下腹下丛末端及其走行于阴道两侧的神经支。

子宫系膜切除术（TMMR） Höckel等提出假说：宫颈癌沿胚胎发生发育时就已确定的位置信息局部扩散并局限于米勒（Müllerian）管发生发育层，直至肿瘤晚期。提倡整个子宫系膜的切除（TMMR）。沿胚胎发育切除彻底减少了局部复发率。TMMR方法不同于宫旁组织的切除。广泛性子宫切除术手术标本切除的宫旁组织包括膀胱系膜后面部分和直肠系膜前面部分，保证了该米勒管发生发育层完整的切除。相反，TMMR方法要求辨别并游离下腹下丛，盆腔淋巴结转移时必须进行腹主动脉旁淋巴结切除。

保留神经术后的辅助治疗 拒绝放射治疗的局部晚期宫颈癌对以顺铂为主的化疗反应良好。广泛手术后的放射治疗可以显著地加重膀胱功能障碍。为了避免放射治疗对保留神经手术的负面效应，可选择化疗作为根治术后第一位的辅助性治疗手段。

11. 盆腔自主神经损伤的预防 宫颈癌广泛手术切除子宫和阴道韧带与损伤神经的关系见表6-16-13：

表6-16-13 宫颈癌广泛手术切除子宫和阴道韧带与损伤神经的关系

	子宫骶骨韧带		主韧带		膀胱子宫韧带		宫颈旁	
	Ⅰ~Ⅱ	Ⅲ~Ⅳ	Ⅰ~Ⅱ	Ⅲ~Ⅳ	Ⅰ~Ⅱ	Ⅲ~Ⅳ	Ⅰ~Ⅱ	Ⅲ~Ⅳ
腹下神经	+	+++	-	-	-	-	-	-
膀胱支	+	+	+++	+++			++	+++
子宫支	+	+			+++	+++		
直肠支	+	+	+++	+++				

12. 手术后膀胱功能恢复的注意事项 禁止过度腹压用力排尿，避免膀胱过度充盈，可以应用尿动力学检测，在膀胱恢复前采用自我导尿方法。

13. 保留神经手术的改进 保留神经手术的改进——我们的经验：

保留神经的手术可以在Ⅲ型~Ⅳ型的宫颈癌手术中应用，不受期别的限制。

没有经验的医师可以先从Ⅱ型入手，熟悉解剖中的血管和神经。

将子宫骶骨韧带分为内侧和外侧两个部分，于外侧输尿管下分离腹下神经并保留。再按传统手术做广泛；将主韧带分层切断，注意子宫深静脉，切断后，保护下面的盆内脏神经丛，将输尿管后叶膀胱子宫韧带单独分开，切开膀胱静脉后，注意保护下面的膀胱神经支。

14. 我们的经验：传统手术与保留神经手术的比较，我们既往手术子宫骶骨韧带分内外侧膀胱宫颈韧带Ⅱ~Ⅳ型：10~14天。日本：保留尿管时间6~8天，出血160g。意大利：ⅠB1以下，有些术中放疗过去手术过广泛，30%~40%膀胱功能问题，重视保留神经问题。上海：12例次广

泛3~4天，广泛8~14天。保留神经的手术可以在Ⅲ型~Ⅳ型的宫颈癌手术中同样可以应用，不受期别的限制。可以做到Ⅲ~Ⅳ型，将子宫骶骨韧带分为内侧和外侧两个部分，于外侧输尿管下分离腹下神经并保留。再按传统手术做广泛；将主韧带分层切断，注意子宫深静脉，切断后，保护下面的腹下神经丛，将输尿管后叶膀胱子宫韧带单独分开，切断膀胱静脉后，注意保护下面的膀胱神经支。

保留神经与不保留神经的比较，过去：子宫骶骨韧带分内外侧切除、分离切除膀胱，宫颈韧带Ⅱ型7~10天，Ⅲ型14~90天回复排尿功能。目前保留神经手术Ⅱ型5~7天，Ⅲ型10~14天，日本6~8天。保留神经的宫颈广泛手术，能短期内恢复膀胱功能、直肠功能和保持正常性功能。

与NSRH术式相关的基础研究：NSRH手术的关键是保留PAN，而PAN由HN和PSN组成，包埋在盆腔脏器两侧的结缔组织内，具体地讲位于直肠前外侧、USL外侧、髂血管分支内侧、CL索状部的下方。PP发出分支，支配子宫、阴道、阴蒂、膀胱、直肠等盆腔脏器，其中膀胱、阴道及阴蒂分支位于VCVL深层。因此关于NSRH的基础研究主要围绕这方面开展。Butler2Manuel等报道利用免疫组化染色

方法对 RH 切除标本进行研究,发现 USL 内的神经密度比 CL 更大。他们强调在 NSRH 中要注意 USL 侧面的切除范围,目的是避免 HN 的损伤。日本妇科专家认为 CL 分为血管部及神经部,且神经部分包含有 PSN。而 Kato 等通过对新鲜尸体标本的解剖研究,证明 CL 的神经部分不包含 PSN,通过 S2100 蛋白正染色标记证实由胶原结缔组织组成,PSN 在直肠侧间隙底部走行于 CL 神经部的背侧。Katahira 等最新报道,通过组织切片发现 VCVL 深层中包含丰富的自主神经节细胞,其组织学分布情况与保留神经的 RH 切除范围有关,神经节细胞平均有 48.0% 位于子宫深静脉的属支膀胱静脉的内侧或阴道侧,19.2% 位于静脉中间,13.1% 位于静脉的外侧,而有 19.8% 则位于静脉的背侧。神经节细胞分布的个体差异在膀胱静脉背侧最明显(从 11～202 个不等)。结论是术中切开 VCVL 深层时,为最大限度地保留神经节细胞,在分离 VCVL 内侧及膀胱侧时须特别小心。

15. 对 NSRH 术式的展望　NSRH 术式起源于 40 多年前,尤其在近十余年有了深入研究。关于 NSRH 术式,目前存在两种不同的意见:部分学者主张在保证根治性切除的同时保留 PAN,部分学者认为保留神经术式是可行的,但要以限制性根治术为前提。子宫颈癌年轻患者比例显著上升,在保证治疗效果前提下提高生存质量是今后肿瘤治疗的趋势。为提高患者生活质量,术中保护 PAN 已越来越引起临床医师的广泛重视。但术中对 PAN 的识别是 NSRH 手术的关键,也是难点,如能找到一种在术中显示神经的标示物,将大大地降低手术难度,且利于 NSRH 的推广。关于 NSRH 是否会影响宫颈癌的远期疗效,尚需在今后研究中进行前瞻性、多中心的临床随机试验。

保留神经广泛全子宫切除术,仍有许多问题待解决。各研究的观念、技术缺乏统一性,相互间的可比度小,随机对照研究困难。有关盆腔泌尿生殖系统神经解剖学知识,仍基于尸体剖析或个人经验,仅少数经验丰富的术者才具备有保留神经的能力。术中使用的各种设备,包括超声刀、腹腔镜、吸脂器、神经定位仪等,技术操作不一致。因此,是保留神经广泛全子宫切除术,在发展中国家普及还有一定困难。但保留神经广泛全子宫切除术依然是一项重要而引人注目的研究。随着评估方法标准化,对盆腔神经解剖知识体系认识的深入,切除术可能成为宫颈癌患者改善疗效与提高生活质量的理想治疗之一。

NSRH 手术步骤没有统一的标准,不同的术者在熟悉了解盆腔解剖的基础上,对保留盆腔自主神经又有各自的理解,但主要的要点包括:①于腹主动脉分叉水平、腹主动脉和下腔静脉外侧,分别找到上腹下丛(分别由左、右髂总血管上方进入盆腔,位于直肠两侧),牵拉神经纤维确定其走向;②钝性分离膀胱侧窝和直肠侧窝,明确主韧带、宫骶韧带、膀胱宫颈韧带的界线;③近髂内动脉和盆壁处,切断主韧带上部(子宫动脉和疏松组织),游离输尿管;④将宫骶韧带分成内、外两部分,外侧部分盆丛神经纤维予以保留,并观察其进入主韧带下部;⑤主韧带下部含有盆丛神经纤维,以及脂肪、淋巴、血管和致密的结缔组织,采用下列不同的方法将盆丛神经纤维显露并保留;⑥于阴道穹隆水平盆丛神经进入膀胱三角区,切除阴道控制在 2cm,或分离阴道外筋膜连同神经纤维,将膀胱向下分离到所需位置。

Trimbos 等研究发现,NARH 技术在西方患者受到肥胖及肿瘤大小的影响,BMI>30 的患者由于神经纤维周围脂肪组织的堆积,使得手术过程中精确的游离有一定的困难,另外,肿瘤大小也会影响手术的效果,建议对于局部肿块型的宫颈癌患者可考虑先给予术前的新辅助化疗后,再行 NSRH 治疗。

随着微创观念及微创手术的不断深入,腹腔镜广泛性子宫切除术(laparoscopic radical hysterectomy, LRH)加盆腔淋巴结清扫术已成为治疗早期宫颈癌的新术式之一,因此,腹腔镜保留盆腔自主神经的广泛性子宫切除术(laparoscopic nerve sparing radical hysterectomy, LNSRH)正逐渐成为目前临床研究热点。腹腔镜的优势:视野广,组织结构与解剖关系清晰,30°腹腔镜的使用,打破了腹腔镜的盲点,可更好地暴露术野。LNSRH 的优点在于:术中失血少,术后疼痛轻,膀胱、肠道功能恢复较快,住院时间短。国内外多项研究表明,相比 LRH,LNSRH 术后留置尿管时间及膀胱功能恢复时间均有明显优势。

根据对女泌尿生殖系统神经解剖的当前的认识,保留神经功能的根治性子宫切除术(NSRH)已经在许多妇科肿瘤中心中被发展、应用。NSRH 手术的关键是在传统手术过程,严密地解剖、游离并保留宫骶韧带周围的自主神经,2008 年 Querleu 和 Morrow 将 NSRH 纳入宫颈癌根治手术范围。尽管如此,在近年的手术发展历程中,事实上该手术没有能够引起广泛的接受,也没有能够适时进行技术推广,主要原因是:①手术技术上要求较高,腹下神经和盆腔内脏神经的解剖费时、直视困难、保留膀胱支有难度。②盆腔自主神经和血管同是主韧带的组成部分,解剖关系密切,保留神经对保证切除足够长度的韧带有一定的限制。③手术缺乏简化措施,不易推广。

(陈春玲　孟元光)

第五节　经腹子宫颈癌广泛子宫切除术手术技巧的改进

目前全国各地的宫颈癌手术治疗方式仍以经腹子宫广泛切除为主,各地均有大量病例经验,手术的基本原则相同,但在手术方法和技巧上各有特点。现介绍台湾地区术式、广州术式和四川(北京)术式以供读者参考。

一、台湾的子宫广泛切除术

台湾的子宫广泛切除术是指全子宫切除,将主韧带在盆壁及肛提肌处切除,宫骶韧带在靠近其下外侧附着处切除,也有专家提出保留 1cm 的主韧带及宫骶韧带,以利排尿功能的迅速恢复。在切除主韧带时,免不了将输尿管从其通路进入主韧带到达输尿管阴道交叉点的附着物分离出来,这样会使某些输尿管节段因为危及血管而不能存活,结果子宫广泛切除术后可能导致难以恢复的输尿管瘘(约占 2%)。阴道必须切除上段的 1/3～1/2。宫旁组织应根据病灶范围切除 4cm 以上,必要时可达盆壁,并且需同时做盆腔淋巴结清扫术。本手术适用于Ⅰb～Ⅱa 期宫颈癌患者。

3 种不同的宫颈癌切除子宫的手术,其特点参见表 6-16-11。

盆腔淋巴结清扫术：盆腔淋巴结清扫术是指将盆腔各组淋巴结整块清除，清除的淋巴结有髂总、髂外、髂内及闭孔淋巴结。盆腔淋巴结清扫术有腹腔内及腹膜外两种手术方法如前述。

台北荣总医院在子宫广泛手术的技术上，最少历经三次修改。

在1972年之前，我们一共有270位患者，先摘除盆腔淋巴，再切除子宫以及部分阴道。输尿管也往外推开，沿着输尿管内侧切除子宫颈和阴道旁组织。此外，也切除部分主韧带和宫骶韧带。很类似Piver等人分级的第二级，并接近第三级。在这个阶段，手术时的出血特别多，手术后的胀气和漏尿也不少。出血和瘘管的发生率分别是21.9%（59/270）和5.6%（15/270）。出血是指手术时和手术后出血量超过2000ml。这种手术的模式，一直延续到1978年。

台湾术式的手术并发症：在1973年之后，虽然这种很接近Piver分类的第二、三级的子宫根除手术一直在沿袭着，毕竟是经验的累积，出血和瘘管的手术后并发症已略有改善。到了1978年后，手术的步骤作了大幅的改善。我们发现先结扎两侧子宫动脉可以减少出血。其次再切除子宫，最终才做盆腔淋巴摘除。这样做空间较大，淋巴的摘除已经水到渠成，操作因此减少，手术后并发症减少了不少。这种仍属于第二、三级的子宫根除手术，一直延续到1982年。这个阶段，我们的手术并发症，最常见的出血和瘘管发生率分别是3.4%（27/804）和4.7%（37/804）。出血发生率与上期比较有所减少（$P<0.002$，chi-square test），瘘管虽有减少并不明显（$P>0.05$）。

在1983年后，鉴于瘘管和出血等并发症虽有降低但仍未臻理想，经长期追踪的结果复发率也不理想，尤其是中央复发居高不下，因此手术又做了大幅的修改。修改的重点在于将子宫膀胱韧带与输尿管分开，子宫膀胱韧带整个暴露之后不但切断，而且是紧贴着膀胱切除，以增加子宫旁包括子宫颈旁组织和阴道旁组织的切除范围。目的在于减少复发率。事实上，子宫颈病灶体积≥4cm的Ⅰb2以及Ⅱb以上的晚期子宫颈癌，最适合用这个方法。在没有淋巴转移的患者，用这种方法的根除术效果尤其好。进一步说明，以前认为增加子宫两旁切除范围不会改善复发率的理念，其实有重新评估的余地。这个方法除了结扎子宫动脉之外，并不结扎膀胱上动脉。此技术接近Piver分级的第四级，但是也有不同的地方。因为这个步骤，关键点是为了要达到子宫旁两侧广泛切除，我们利用素描将手术时分离子宫膀胱韧带的重点步骤说明一下，才能在不损伤又不增加出血的情况下，将子宫膀胱韧带切断并将标本呈现出来（图6-16-3、图6-10-4）。用这个方法提供给膀胱的血液，并未明显减少，同时瘘管的发生率也有减少现象。因此，我们认为瘘管的形成，在解剖上的认知最为重要。有了这个认知之后，输尿管周围组织其实是微细血管存在的地方，就得保留。但太靠近输尿管和膀胱的切除一定要保留一点空间，不要因为结扎而扭曲输尿管引起缺血，便容易产生瘘管。其次，手术时间不能太长，减少环绕输尿管和膀胱组织的充血，这也是引起缺血造成瘘管的原因，应该尽量避免。由于技术和切除范围不完全相同，因此与类似Piver二级、三级的子宫广泛术不能比较，与四级的子宫广泛术也不尽

相同。在这个时期，我们的出血和瘘管发生率分别是1.7%（35/2106）和2.6%（54/2106）。和上期比较，都有明显的进步（$P<0.006$及$P<0.002$）（表6-16-14）。

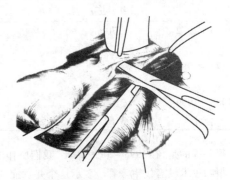

A. 分开覆盖在输尿管上的组织

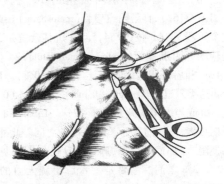

B. 结扎阴道动脉，才能进一步剥离输尿管

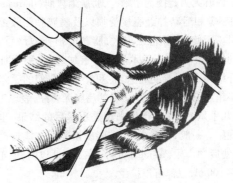

C. 子宫膀胱韧带

图6-16-3　子宫根除术的步骤

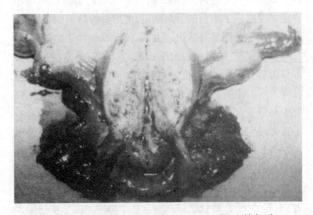

图6-16-4　子宫广泛切除处（FIGO Ⅱb）的标本

表 6-16-14　台北荣总医院子宫根除手术的出血和瘘管发生率

	病人数	出血				瘘管		
	Ⅰb ~ Ⅱb	n	%	P		n	%	P
1963 ~ 1972	270	59	21.9			15	5.6	
				<0.002				>0.05
1973 ~ 1982	804	27	3.4			38	4.7	
				<0.006				<0.002
1983 ~ 1999	2106	35	1.7			54	2.6	
合计	3167	121	3.8			107	3.4	

值得一提的是,在 1998 ~ 1999 两年,我们所作的 245 例子宫根除手术没有发生瘘管。表示这个并发症往后将会更少。分析这三个时期所发生的 107 例瘘管中(3.4%,107/3167),直肠阴道瘘管(rectovaginal fistula)在最后这个阶段只有 3 位(3/54,5.5%),其余也是最多的分别是输尿管阴道瘘管(ureterovaginal fistula)24 位(24/54,44.4%)和膀胱阴道瘘管 27 位(7/54,50%)。Hoskins 等人分析这类阴道瘘管(vaginal fistula),为 4.8%(0.9% ~ 11%)。Allen 等人报告则是 5% ~ 7%。DiSaia 和 Lee 等人在近期报告,瘘管的发生率在 0 ~ 3% 之间。此外,手术后的肠梗阻、深部静脉栓塞、肺栓塞等已经不多见,一般都在 1% ~ 3% 之间。主要是手术后膀胱无力的问题,DiSaia 等人报告 Piver 第二及三级手术的发生率只有 30%。膀胱无力是因为手术时,膀胱逼尿肌(detrusor muscle)的感觉和运动神经直接受损以及膀胱肿胀收缩无力的结果。因此,切除范围愈大,膀胱的损伤愈严重,膀胱无力的发生率愈高。手术后若再追加放疗,则会加强膀胱的纤维化,情况会更持久,也更严重。我们的手术切除范围略超过 Piver 第三级,患者的膀胱无力症,表现为不能小便,几乎是 100%。严格来说是手术后的结果,也是必然的现象。一般 3 ~ 6 个月,在膀胱恢复后方能自己排小便,小便后的余尿(residual urine)在 150ml 以内,比正常人多 50 ~ 100ml,也都可以接受。

我们这种子宫广泛手术很显然是针对局部子宫颈癌,只要没有散开转移出去,而且能够切除干净,从Ⅰb ~ Ⅲb 都可以用。只不过两侧的切除范围、阴道的切除长短则不一定。应当视手术前的分期决定,更重要的是,手术时的发现才是切除范围多寡的决定因素。譬如,一个Ⅰb1 手术时没有其他发现,淋巴也没有被侵犯,主韧带、子宫膀胱韧带都只做部分切除,阴道也只切除 1/4 ~ 1/3 便够了,其余则没有改变。主要的原因是,我们发现,没有淋巴侵犯的,仍有少部分子宫颈旁侵犯;有淋巴侵犯的,一半以上的患者有子宫旁侵犯,其中,有子宫旁侵犯的患者中,超过一半有子宫颈旁和阴道旁侵犯。因此,部分子宫膀胱韧带切除,还是有需要的。这类患者手术后膀胱无力,而需要引流的时间比较短,一般 6 周就可以了。相反,一个Ⅱb 及以上的患者,主韧带、子宫膀胱韧带几乎会整个切除。由于主韧带太靠近骨盆壁,容易发生髂内静脉出血,结扎韧带时应该分几

次,最少是两次结扎以防止撕裂引起出血。阴道也应多切一些。离开阴道病灶最少 1cm 以上便可以了。

(吴香达　颜明贤)

二、广州中山医院术式

(一)广泛性子宫切除术的定义

广泛子宫切除术(radical hysterectomy,即 Meigs 手术,Piver Rutledge Ⅲ型),也称根治性子宫切除术。是指全子宫切除,将主韧带在接近盆壁处切除,宫骶韧带在靠近骶骨处切除,也有专家建议保留 1cm 的主韧带和宫骶韧带,以利于排尿功能的迅速恢复。切除阴道上段的 1/3 ~ 1/2,需同时做盆腔淋巴结切除术。适用于宫颈癌Ⅰb ~ Ⅱa 患者。

(二)广泛性子宫切除术的适应证

手术与放射治疗为早期宫颈浸润癌的主要治疗手段,两者治疗效果相当,其 5 年生存率、死亡率与并发症大致相等。但对Ⅰ期及一些Ⅱa 期患者,广泛子宫切除术和盆腔淋巴结切除术比放疗有明显的优越性,如:①腹腔探查与切取活体组织检查可明确有无远处转移;提供了病理分期的机会,有利于制定术后辅助治疗方案。②手术切除的全子宫、附件及盆腔淋巴结标本可供全面的组织病理学检查,或可包括癌灶内微血管状态,可较准确评定子宫颈癌扩展程度,提示预后。③对尚未绝经的年轻患者,手术时可保留卵巢,以维持其内分泌功能。④避免了放疗引起的阴道瘢痕狭窄等并发症。

对于宫颈浸润癌患者,术前应做全面的评估,包括:①病理确诊为宫颈浸润性癌;②全身情况能否耐受手术,特别注意有无严重的内、外科合并症。如合并严重内外科疾病不宜手术者,应改用其他方法治疗;年龄超过 70 岁不是手术禁忌证,但须根据患者全身情况而定;③手术原则上适用于宫颈浸润癌Ⅰa ~ Ⅱa 期,但有学者提出部分Ⅱb 期可以手术治疗;④手术也适用于合并妊娠的患者,以往认为妊娠期手术会增加手术的并发症,但通过实践,现认为妊娠不是手术禁忌证;⑤放疗后复发者。

(三)手术范围

手术范围主要根据 FIGO 的临床分期,目前主要参照 FIGO 指南和 NCCN 指南推荐的手术范围,两个指南有一些差异,表 6-16-15 列出了这两个指南根据 FIGO 临床分期推荐的相对应的各型 Piver Rutledge 子宫切除术的手术类型。

表 6-16-15　早期宫颈癌的推荐手术范围

临床分期	2009 年 FIGO 指南	2012 年 NCCN 指南
Ⅰa1 无 LVSI	Ⅰ型	Ⅰ型
Ⅰa1 有 LVSI	Ⅰ型	Ⅱ型
Ⅰa2 无 LVSI	Ⅱ或Ⅰ型	Ⅲ型
Ⅰa2 有 LVSI	Ⅱ型	Ⅲ型
Ⅰb1，Ⅱa<4cm	Ⅱ型或Ⅲ型	Ⅲ型
Ⅰb2，Ⅱa>4cm	Ⅲ型	Ⅲ型

①LVSI：指淋巴血管腔隙浸润。

②指 Piver Rutledge 子宫切除术分型

（四）广泛子宫切除术要点与手术技巧

"先骶后主，及时转向，平行盆底，留足断端"是我们总结的经腹广泛子宫切除术的经验。即先切断宫骶韧带，后再切除主韧带。先切断宫骶韧带的目的是使子宫可以提得更高，有利于充分分离膀胱宫颈间隙和膀胱阴道间隙，进而利于分离输尿管隧道，把输尿管和主韧带分离后再切断主韧带。在切断宫骶韧带深层和主韧带、宫旁、阴道旁组织时，钳夹、切除组织的方向始终要及时转向，平行盆底，并留足断端，避免断端回缩难以止血。手术顺序和方法如下：

（1）打开直肠侧窝：做完盆腔淋巴结切除术后，用电刀或剪刀在输尿管的上方紧贴直肠侧腹膜向下分离，打开直肠侧窝，暴露直肠侧窝底部的腹下神经丛，用压肠板将这些神经往外侧剥离，将其保留，对术后膀胱功能的恢复有一定的帮助。相应的口诀是：紧贴腹膜，保留神经。

（2）打开直肠阴道间隙：打开直肠侧窝后，在直肠前壁与宫颈下方阴道后壁之间相连的地方找到直肠窝反折腹膜，用电刀或剪刀锐性打开，再用手指进行钝性分离。这样做的目的是减少出血。相应的口诀是：找对间隙，锐钝结合。

（3）切断骶韧带：骶韧带分为深浅两层，浅层骶韧带可以直接用电刀或剪刀切开，深层骶韧带则要求钳夹、切断后缝扎止血。相应口诀是：切开侧膜，浅深分层。

（4）分离膀胱宫颈、阴道间隙：打开膀胱腹膜反折后分离膀胱宫颈、阴道间隙时，宜采用剪刀或者电刀沿着膀胱与宫颈和阴道之间的间隙中的疏松结缔组织切开或剪开，以减少出血。这些疏松组织外观呈白色。使用电刀的好处还可以及时对一些小的出血点或小血管电凝止血。相应的口诀是：剪刀电刀，找白分离。

（5）打开输尿管隧道：分离好膀胱宫颈、阴道间隙之后，下一步就是要打开输尿管隧道。先在子宫旁血管的内侧、膀胱的上方找到输尿管隧道的出口，然后用直角钳紧贴输尿管的上方从入口往出口分离，最后使入口和出口两侧贯穿，然后一次钳夹，切断缝扎。相应口诀是：先出后入，两侧贯通。

（6）切断主韧带：打开输尿管隧道以后，用电刀将主韧带周围的疏松结缔组织切除，目的是使主韧带可以一次钳夹切断。沿主韧带前方分离出膀胱侧窝，然后用直角钳在膀胱侧窝和直肠侧窝之间靠近盆壁处钳夹主韧带、切断

后缝扎。相应的口诀是：两窝之间、一次钳夹。

（7）切断阴道旁组织：继续先下推开输尿管，必要时先打开膀胱宫颈韧带前后页，用直角钳沿着与耻骨联合平行的方向钳夹，钳夹后缝扎，靠外侧的缝合尽量与主韧带的断端缝线线结相连。相应的口诀是：直角转向、端端相接。

（8）切断及缝合阴道顶端：断离完主韧带及阴道旁组织之后，整个子宫就呈游离状态，接下来用两把大血管钳从两侧向中间对接钳夹阴道，闭合式切断阴道。一般切除阴道上段 3～4cm 左右，阴道断端常用连续锁边缝合。我们一般采用 0/2 可吸收缝线 U 字型缝合，缝合注意不要留下空腔。U 字型缝合方法操作比较简单，止血也比较确切。相应的口诀是：U 形缝合，不留空腔。

（五）手术并发症及其处理原则

广泛子宫切除术的手术范围广，创伤大，故易发生并发症，包括了术时并发症及术后并发症。

1. 术时并发症　主要包括术中脏器损伤和术中出血两类。

（1）术中脏器损伤：子宫位于盆腔中央，前有膀胱，后有直肠，其周围有许多盆腔大血管，所以无论是哪一种广泛子宫切除术均可能损伤子宫周围脏器，最常见的是损伤肠管或膀胱。若手术操作仔细，技术熟练，解剖熟悉，一般都可以避免，除非误选晚期病例，癌灶已浸润膀胱或肠管，在推移或剥离时发生了损伤。一旦发生损伤，可根据损伤的部位、范围等而行修补术。若损伤部位已有癌灶浸润，则应根据病情考虑作膀胱部分切除、缝合或切除部分肠段再吻合等修补手术。其次是输尿管损伤，发生率约为 0.6%～1.7%，发生原因可以是误扎，误夹或误切。一旦发生输尿管损伤，应根据损伤的部位、大小而采用不同的修复手术，并在修复后放置输尿管导管做支架，以利于愈合。神经损伤并不常见，发生率约为 1%，最重要的是损伤股、闭孔、腓、骶、腹股沟及女阴神经等。手术中要小心仔细，注意神经的解剖。绝大多数神经损伤不致发生永久性伤残。较常见的神经损伤是手术切断或部分切除了闭孔神经，发生后应立即缝合修补，手术后功能也可以恢复正常。

（2）术中出血：对术中的出血和止血要以预防为主。首先要熟悉解剖、不碰地雷；其次要操作细致、准确耐心。再者就是处变不惊、适用技巧。术中出血可以分为两方面，一是在切除淋巴结时，由于在盆腔大血管周围操作，稍有不慎即可直接损伤动静脉；二是在分离主韧带或游离输尿管隧道时，导致盆底静脉丛出血，此时出血点难以辨认。手术一旦发生出血，若系直接损伤大血管如髂动脉或髂静脉，则可在看清出血点后缝扎或结扎止血。若损伤盆底静脉丛，不易迅速夹住出血点以止血时，最简单最有效的方法是压迫止血。可用手指或纱布垫压迫止血，至少压迫 30 分钟或局部注射止血剂，然后缝扎止血。即使如此，有的严重出血还需在盆腔内留置纱布条或纱布垫，紧压出血部位，术后 3～5 日分几次逐渐抽出纱条。此外还可以用高位血管暂时阻断法，如腹主动脉暂时性阻断法控制局部出血量，寻找出血点，准确钳夹、缝扎或结扎止血。

2. 术后并发症

（1）术后出血：术后出血比较少见，因为术后盆腔所

有的血供都已硬化,再次出血的机会比较少。有时术后出血多见于手术时出血点漏扎或止血不善,若出血发生在阴道残端,血液往往经阴道排出,如在阴道断端内可见出血点,则可通过阴道钳夹出血点,结扎或缝扎止血。若出血位置较高或位于盆腔或腹腔内,则应立即剖腹探查,寻找出血点,结扎和缝扎之。如在手术后多天才发生的出血,则多由于继发性感染所致,应先控制感染,根据出血的多少决定是否需经阴道或剖腹止血,若行剖腹止血则需放引流,手术后积极控制感染。

(2)泌尿系并发症:根治性子宫切除术中如果伤及盆腔血运及自主神经纤维,术后可出现不同程度的膀胱逼尿肌功能性障碍,以致排尿困难,形成尿潴留,继发感染,甚至肾盂肾炎,以及输尿管梗阻和输尿管瘘。由交感神经与副交感神经形成的盆腔神经丛,通过其走行于主韧带后叶下方的主要分支支配着膀胱、输尿管及尿道。如果在手术切断主韧带即宫骶韧带时创伤或切断了神经纤维,可导致术后的尿潴留及输尿管梗阻和瘘等。此外,手术后膀胱处于高张状态,输尿管下段呈一过性扩张,管壁变薄,蠕动失常,则可出现梗阻,也可以导致尿瘘。手术中血运受损,缺血性坏死亦可导致输尿管瘘。虽然许多学者探讨并报道了纠正方法,但一致认为应强调手术中尽力保护血运,操作轻细,避免损伤。膀胱功能障碍发生率约为70%以上,最近有些单位开展了保留神经的广泛子宫切除术,留置导尿管的时间可缩短。对我科通过长期的手术观察发现在术中打开直肠侧窝后,用压肠板紧贴直肠侧腹膜将直肠侧窝内的腹下神经丛往外侧剥离,将其保留的简单方法,对术后膀胱功能的恢复有一定的作用。处理术后膀胱功能障碍的方法虽然有不同,但争议也很多。适当的处理是在手术后前数周要避免膀胱过度膨胀,一般可持续留置尿管7~10天。经尿道或耻骨联合上放置。手术范围较小留置尿管的时间可短些,手术范围广的留置尿管的时间就要长些,以后间歇钳夹及放松导尿管即膀胱操练数天,手术后第10天最好做一次静脉肾盂造影,如果仅有轻度输尿管扩张,可以拔除尿管,试令患者自然排尿,并告之患者不要让膀胱过度充盈。如果膀胱过度膨胀可使逼尿肌伸展及丧失代偿功能,导致膀胱迟缓,将延长膀胱功能障碍,残余尿增多易导致感染。残余尿量可帮助推测膀胱恢复的情况。一般认为残余尿量不应超过50~75ml,也有学者认为应<100ml。如若残余尿仍多于100ml,可采用间断导尿的方法解决。输尿管阴道瘘及膀胱阴道瘘多发生于术后7~10天左右,在19世纪报道发生率为15%~20%,后来由于手术技术等方面的改进,其发生率不断下降,20世纪下半世纪,各文献报道其发生率在1%左右。经膀胱内注入亚甲蓝液可以鉴别膀胱阴道瘘或输尿管阴道瘘。诊断明确后应做修补准备:留置尿管,积极抗炎等待局部组织从炎症、坏死及水肿中恢复,一般最短需要3个月,最长者可6个月。然后根据瘘发生的部位考虑行经腹手术修补或者经阴道手术修补。

(3)静脉栓塞:手术时间长,下肢静脉长时间阻滞,手术中静脉壁创伤、凝血机制加速等导致下肢静脉血栓的形成。据统计,手术中形成的下肢静脉血栓占静脉栓塞症的50%。Magrina等报道根治性子宫切除及盆腔淋巴结切除术后静脉血栓发生率为0.3%。减少静脉血栓形成的方法是给预防性低剂量肝素,但是围术期使用肝素有增加手术中出血的风险,并容易发生术后出血,所以有学者认为不应在围术期应用肝素,而是在手术后尽早的下床活动,定时、间断压迫患者下肢来预防静脉栓塞。

(4)术后性功能障碍:根治性子宫切除术切除了1/3的阴道和子宫,某些患者切除了双侧卵巢以及破坏了盆腔某些支配性感觉的神经,可影响患者的性功能和性生活的质量。Jensen等的回顾性研究报道,173例因早期宫颈癌行根治性子宫切除术的患者,术后出现了性高潮障碍、性交疼痛、性满意程度下降等问题。虽然以上某些症状能都通过时间缓解,但是性欲减低即阴道干涩问题在术后两年仍是十分常见的。Flory等研究报道,卵巢切除术后的患者术后,由于体内低雌激素水平,术后性欲减退、性唤起障碍、高潮缺失以及抑郁症发生率均增高。有趣的是,Kuscu等发现卵巢切除术后予以激素补充治疗,并不能改善性功能障碍。随着宫颈癌发病的年轻化和人们生活水平的提高,患者迫切需要在手术切除宫颈癌的同时,尽量减少对手术后性生活的影响。有效的解决方法是在手术过程中根据适应证行阴道延长术和卵巢移位术。临床资料显示卵巢内分泌的性激素与宫颈癌的发生无明确关系,早期宫颈癌的卵巢转移率很低,Ⅰa~Ⅲb期宫颈鳞癌的卵巢转移率为0~2.5%。腺癌则为1.7%~28.6%。故除宫颈腺癌外,早期宫颈癌45岁以下者只要卵巢外观正常,可保留1侧或2侧卵巢。Ⅱb期以上采用放疗者,如患者年轻,放疗前可先用腹腔镜进行卵巢移位后再放疗。保留之卵巢需移至结肠旁沟中部并标记。对宫颈腺癌患者行卵巢移位术应持慎重态度。另外,进行Ⅲ型及Ⅲ型以上子宫切除术者,术后阴道较短,将对性生活造成一定的影响。对年轻患者可在手术的同时进行阴道延长术,可采用腹膜反折阴道延长术或乙状结肠阴道延长术,前者较简单,后者效果较好。

(林仲秋 王丽娟)

三、华西医科大学第二医院和
北京大学第一医院的术式

这两个医院的术式,即是北医康映蕖的基本术式改进而来的,其主要改进经验如下。

(一)手术过程

1. 淋巴清扫 过去从髂总淋巴向下依次切除结扎,现仅对髂总淋巴群近心端切断后电灼,远端腹股沟深淋巴管电灼封闭即可,闭孔淋巴除闭孔窝神经周围浅淋巴群外,还清除盆侧壁闭孔周围的闭孔深组淋巴并以电灼封闭淋巴管。由上而下,由外向内,清扫较彻底,快速而无损伤和出血危险(图6-16-5~图6-16-10)。

待双侧盆腔淋巴清扫结束后,开始分离5个窝,即阴道直肠窝、直肠侧窝(双侧)和膀胱侧窝(双侧),以显露宫骶韧带和主韧带,手术先切断缝扎骶韧带浅组后再断双侧主韧带后再切除骶韧带深组,这样便于操作出血少。

2. 阴道直肠窝 为切除足够韧带和阴道,需要充分显露骶韧带,首先钝性分离子宫阴道直肠窝,特别注意直肠两侧与骶韧带内侧的分离(图6-16-11~图6-16-13)。

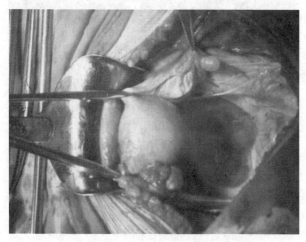

图 6-16-5　由右侧髂总血管开始扫描淋巴

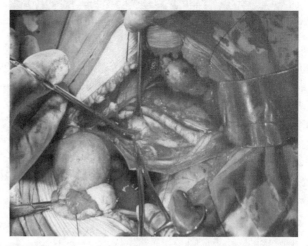

图 6-16-8　暴露右侧闭孔窝、髂内外血管及输尿管

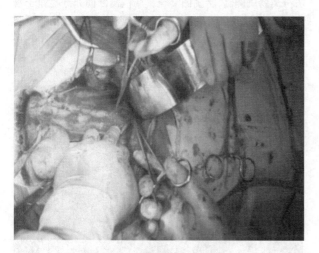

图 6-16-6　暴露盆腔及盆腔壁

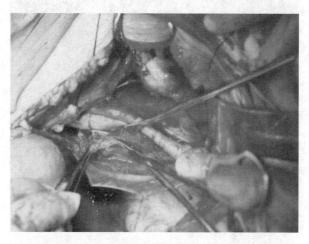

图 6-16-9　牵开髂外静脉显露闭孔窝闭孔神经

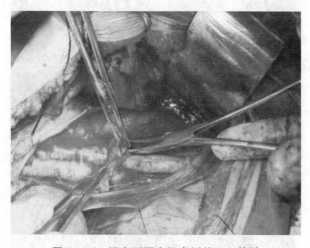

图 6-16-7　沿右侧腰大肌内侧剪开血管鞘

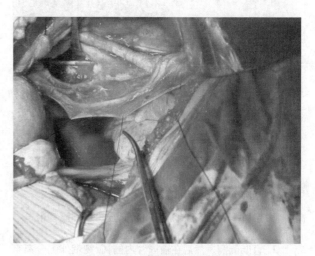

图 6-16-10　清除闭孔淋巴浅组

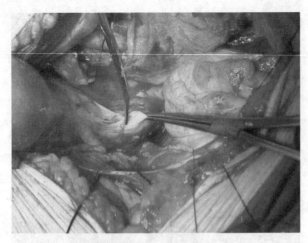

图 6-16-11 切开子宫直肠陷凹

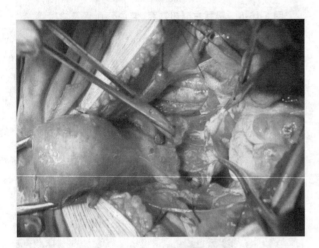

图 6-16-12 钝性分离直肠窝

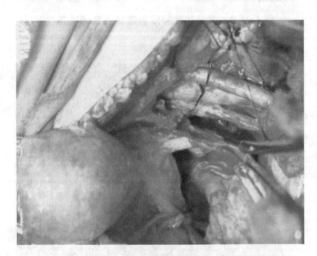

图 6-16-13 分离右侧直肠侧窝,显露右侧骶韧带

3. 直肠侧窝 然后在输尿管内侧,骶韧带外侧分离直肠侧窝,子宫阴道直肠窝与直肠侧窝之间充分显露骶韧带,手术分两次切除骶浅组,深组韧带,保留神经的宫颈癌广泛子宫切除手术:在分离、切断骶韧带时,注意保留骶韧带内侧和外侧及盆底盆腔腹下神经丛不被损伤(图 6-16-14)。

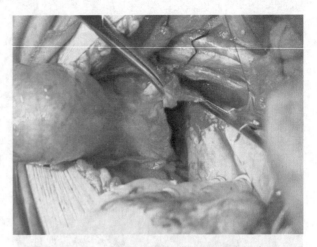

图 6-16-14 切断右侧骶韧带浅组(垂直钳夹)

4. 膀胱侧窝 在髂内动脉内侧,输尿管外侧膀胱内下方分离膀胱侧窝,膀胱侧窝与直肠侧窝之间充分显露子宫主韧带,一次切断,结扎。在保留神经手术时,并注意下腹下丛的盆内脏神经和腹下神经并保留这些神经(图 6-16-15、图 6-16-16)。

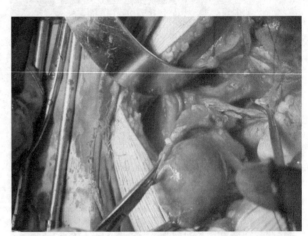

图 6-16-15 分离右侧膀胱侧窝显露主韧带

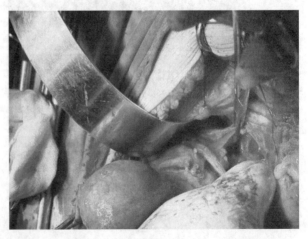

图 6-16-16 于盆壁处钳夹切断右侧主韧带

分离以上侧窝可用手指寻找疏松结缔组织间隙行钝性分离,分离中注意避免损伤盆底静脉丛,否则将可能引起严重性出血。在切断双侧骶、主韧带后,提起子宫进行输尿管隧道的锐性解剖分离。

5. 输尿管隧道　直接用解剖剪分离输尿管周围薄层疏松结缔组织,并剪开隧道顶部至输尿管进入膀胱三角区部,分离输尿管,不用缝扎,个别出血点可电灼(图6-16-17、图6-16-18)。

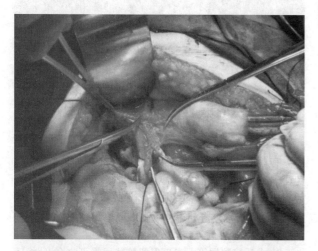

图6-16-17　直接用组织剪剪开左侧输尿管隧道前叶

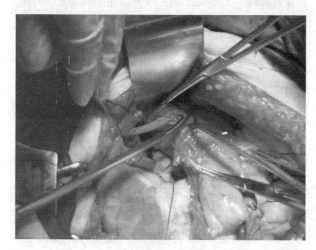

图6-16-18　剪开输尿管隧道近膀胱三角处及
膀胱隧道后叶

6. 膀胱宫颈韧带　牵引子宫侧主韧带断端,于输尿管外侧膀胱角与主韧带交界处,在膀胱宫颈韧带后叶分离显露神经,并与直肠阴道韧带分开,保留膀胱分支。然后切断、缝扎膀胱宫颈韧带,自此,膀胱、输尿管可任意推下(图6-16-19 ~ 图6-16-21)。

7. 延长阴道　当阴道切除3cm以上时,应该做阴道延长手术。

手术中延长阴道的做法,既保证切除了足够长度的阴道,避免残端复发,又能在手术后恢复正常的性生活,使其恢复正常的性生活,可将膀胱腹膜缝合于阴道前壁,直肠浆膜沿缝合于阴道后壁,然后选择4~5高度将顶端缝合关闭

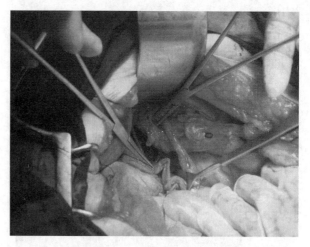

图6-16-19　分离右侧膀胱宫颈韧带

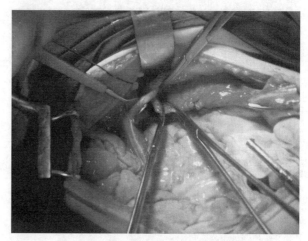

图6-16-20　钳夹切断左侧膀胱宫颈韧带

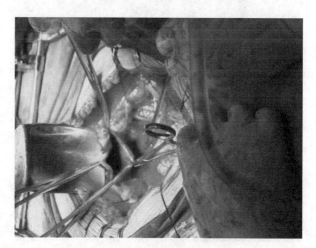

图6-16-21　切断子宫及部分阴道

形成新的延长阴道(图6-16-22 ~ 图6-16-24)。

8. 保留卵巢功能移位或移植　重视保留卵巢功能,考虑到年轻患者治疗后可能需要放疗,同时对其内分泌功能的保留广泛应用,在手术中行卵巢移位或移植术卵巢移位手术。移位是游离卵巢血管至根部后,将卵巢移位到双侧髂凹外侧固定,保持卵巢血管在腹膜后、而卵巢在腹腔内。

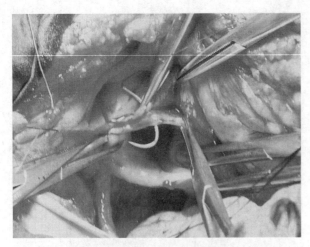

图 6-16-22　将膀胱腹膜连续缝合于阴道前壁

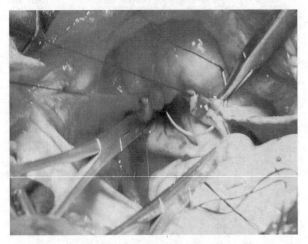

图 6-16-23　将直肠浆膜连续缝合于阴道后壁

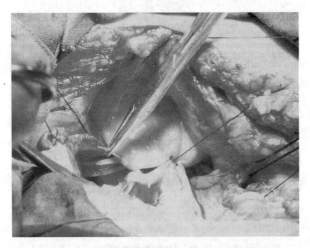

图 6-16-24　放置经阴道或经腹引流管后,选择一定长度将膀胱壁与直肠连续缝合形成延长后的阴道

并以银夹作指示,以避免手术后放疗的影响。现多用此种术式。移植则需将卵巢血管吻合于其他相似管径的血管,少用此种术式,另外尚可考虑将卵巢冷冻保存(图6-16-25)。

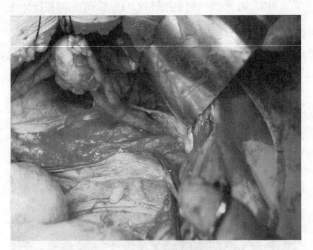

图 6-16-25　游离卵巢血管至根部,将卵巢移位于结肠旁沟

有学者认为,即使卵巢移位,手术后放疗卵巢也难以避免受损。而且,卵巢血管游离过长,移位的卵巢血管很容易因扭曲、角度而影响卵巢的血循环导致卵巢早衰。因此,要保留卵巢功能最好将卵巢保留在盆腔原位,并且不宜再做任何放疗。

9. 术后膀胱尿管　术后保留膀胱尿管可完全开放,不用定时夹闭,一般需安放 10～14 天,如估计需要更长时间,建议做耻骨上膀胱造瘘术,既便于护理,又方便测定残余尿利于早期恢复膀胱功能。

10. 放置引流　术后引流十分重要,可经阴道引流,或经腹膜外闭式负压引流 3～5 天,阴道断端可电灼出血点后放置引流,不用缝合阴道。也可关闭缝合阴道后行腹膜外闭式引流,将盆腹膜覆盖创面,可不缝合。彻底引流可避免感染及淋巴囊肿,鼓励术后 72 小时后早期离床活动。

(二) 手术并发症及其处理原则

由于子宫广泛切除术的手术范围广、创伤大,故手术时可能发生并发症。常见的并发症有:

1. 手术损伤脏器　子宫前有膀胱,后有直肠,其周围有许多盆腔大血管,所以无论哪一种途径,第Ⅲ型的广泛切除手术,均有可能损伤子宫周围脏器或血管,最常见的是损伤肠管或膀胱。若手术操作仔细、技术熟练、解剖熟悉,一般都可以避免,但如癌灶已浸润膀胱肌壁或直肠前壁,或术前经过放化疗或由于炎症结果造成的粘连,在推移或剥离时易发生损伤。一旦发生损伤,可根据损伤的部位、范围等而行修补术。若损伤部位已有癌灶浸润,则应根据病情考虑作膀胱或直肠部分切除、缝合或切除部分肠段再吻合等修补手术。其次是损伤输尿管,发生的原因可以是误扎、误夹或误切,一旦发生损伤,应根据损伤的部位、大小而采用不同的修复手术,并在修复后需放置输尿管导管作为支架,以利于愈合。

神经损伤并不常见,最重要的是损伤股、闭孔、腓、骶、腹股沟及女阴神经等。手术中小心仔细,注意神经的解剖,小心轻放自动拉钩,注意患者的体位,可以避免损伤神经。绝大多数神经损伤不致发生永久性伤残。但如手术切断或部分切断闭孔神经,则应立刻缝合修补,手术后也可恢复正常。

2. 术时出血 子宫广泛切除术时的出血可发生在清扫淋巴结时,由于在盆腔大血管周围操作,稍一不慎即可直接损伤动脉或静脉,有时静脉分支营养支断裂也可引起较多出血;其次是在分离主韧带或游离输尿管隧道时,导致盆底静脉丛出血,此时出血点难以辨认。尽管医生技术熟练、经验丰富,但分离隧道、盆腔侧壁、骶骨前时,都可以发生出血的可能。一旦发生出血,若系直接损伤大血管如髂动脉或髂静脉,则可在看清出血点后缝合修补,以无损伤血管钳夹往上下端看清破口用0/5可吸收线无损伤缝合针间断缝合止血。若系损伤盆底静脉丛、不易迅速夹住出血点以止血时,最简单和最有效的方法是压迫止血,可用手指或纱布垫压迫止血,至少压迫30分钟或局部注射止血剂,在出血点四周做3~4个8字缝合。缝扎止血。即使如此,有的严重出血还需在盆腔内留置纱布条或纱布垫,紧压出血部位,但要注意填塞纱布压迫时,不能慌乱要均匀填压,并一定要避免压住肠管和输尿管、膀胱。以免术后发生肠瘘和尿瘘,术后3~5日分几次逐渐抽出纱布条。此外还可用高位血管暂时阻断法,如腹主动脉暂时阻断法控制局部出血量,寻找出血点,准确钳夹、缝扎或结扎止血。腹膜外髂内动脉结扎是可以用来减少术中出血的方法。也可用于估计病灶较大、盆腔有炎症、易出血病例的预防术中出血的措施,均有一定效果。

3. 术后并发症

(1) 术后出血:若出血发生在阴道残端,可在直视下结扎或缝扎止血。如在手术后数日才发生出血,则多由于继发感染引起,应同时控制感染,根据出血量决定是否需在麻醉下经阴道缝合止血。多数情况出血不多,但要仔细看清出血点。如阴道顶端感染出血可用碘伏局部清洁,再用止血药物、海绵等轻轻填压,切不可加压填塞,否则加重感染与出血。

(2) 泌尿道并发症

1) 膀胱并发症:瘘管形成:即膀胱阴道瘘,如果患者手术前未接受过放疗,因膀胱缺血,形成膀胱阴道瘘者并不常见。为预防膀胱阴道瘘的形成,可将膀胱反折腹膜缝于切除的阴道残端前壁边缘,以保护膀胱及输尿管末端不致因继发感染而导致瘘管形成。这个方法将有效地降低膀胱阴道瘘及输尿管阴道瘘的发生。如果发生膀胱阴道瘘。多数情况,可在手术后3个月后经阴道修补。

研究证明病变开始时患者膀胱张力过强、膀胱容量减少,静止压增加,残余尿量增加。患者开始主诉排尿困难,随后对膀胱充盈的感觉降低。应用敏感的尿动力测定仪可以测出各种不同的异常包括阻塞性排空型、即时及迟发的顺应性丧失、感觉丧失及真性张力性尿失禁等。有些患者在排尿时,膀胱收缩功能完全丧失。手术后加以放疗的患者,较单纯手术者多见神经性膀胱功能障碍。

处理手术后膀胱的方法虽有不同,但争议也很多。适当的处理是在术后前数周要避免膀胱过度膨胀,一般可持续留置导尿管7~10天。经尿道或耻骨上放置。手术范围较小留置导尿管的时间短些,手术范围很广的留置时间长

些,手术后第10天最好作一次静脉肾盂造影,如果仅有轻度输尿管扩张,则可以取去导尿管,试令患者自然排尿,并告知患者不要让膀胱过度膨胀。如果膀胱过度膨胀可能使逼尿肌伸展及丧失代偿功能,导致膀胱弛缓,将延长膀胱功能障碍,剩余尿增多易致膀胱感染。故应令患者定时排尿,在必要时学会排尿后自己导尿测剩余尿。当膀胱感觉恢复、剩余尿<50ml时,即可不再导尿,但必须注意有无膀胱不完全排空。如果患者不能和不愿刻苦锻炼,最好再较长期(数周)地放置导尿管。如果再发生膀胱过度膨胀,则必须再延长放置导尿管的时间,有时需放置数周,以期避免膀胱功能永久受损。膀胱功能障碍时常会合并尿路感染,应该定期检查尿液及尿培养,并给适当的抗生素,同时应鼓励患者每日排尿量超过2000ml,以预防感染。

在有些病例,排尿功能的恢复需要数月。然后尿动力测定可有少许或持续存在的慢性膀胱功能障碍的证据,Fraser提出20%的患者在手术后会有膀胱感觉的变化,持续存在达5~15年。也有少数病例其膀胱终身不能完全恢复正常。然而大多数病例在手术后小心护理膀胱,使其复原需要1年的时间。

2) 输尿管并发症:输尿管损伤是最严重的并发症,游离输尿管时易损伤其管壁或影响其局部血运,加之术后继发感染、排尿不畅等,可使输尿管局部损伤处或因血供障碍发生坏死、脱落,而形成输尿管阴道瘘、腹膜外渗尿等。文献报道,手术后泌尿道瘘的发生率高达10%。为了预防泌尿道瘘的发生,手术操作有了不断改进。Mattingly将子宫膀胱腹膜反折缝于阴道断端前壁,延长留置保留导尿管的时间为4~6周,使膀胱及输尿管末端得到充分休息,术后给予抗生素预防感染。Mattingly将输尿管悬吊于腹下动脉的闭塞部分,并延长保留导尿管的时间。上述改进的技术措施可能降低输尿管瘘的发生率,但最重要的问题是手术细致,缩短手术时间,尽量避免了损伤,手术后充分引流,预防感染、避免排尿不畅等。近年来我国子宫广泛切除术后泌尿道瘘的发生率已日趋下降,在正常未经放疗的输尿管损伤其瘘管及永久性狭窄的发生率均在1%以下。如果由有经验的医师进行手术,可预防输尿管鞘膜的损伤及输尿管肌层的损伤,并在手术后持续负压吸引腹腔后间隙的液体,更可以减少输尿管瘘的发生。

子宫广泛切除术后引起暂时性输尿管功能改变几乎是不可避免的,利用静止的荧光静脉肾盂电影照相术(cine-fluoroscopic intravenous pyelogram technique)检测,发现87%的患者在手术后第1周有输尿管扩张,手术后6周输尿管扩张逐渐恢复,静脉肾盂造影恢复正常。在手术第一周可见输尿管末端的蠕动有所改变,表现为僵硬的管道,一个月后输尿管蠕动恢复正常。这些变化可以解释子宫广泛切除术后泌尿道感染会增加。如果患者加用放疗,再加上严重感染或淋巴囊肿的形成,有可能导致永久性输尿管梗阻。以上发生输尿管漏或梗阻时,可先行膀胱镜输尿管插管保守治疗。多数插管成功者可以好转,插管失败者可在广泛手术后3个月行输尿管膀胱镜移植术。

3) 盆腔淋巴囊肿:盆腔淋巴结清扫术后腹膜后留有死腔,回流的淋巴液滞留在腹膜后形成囊肿,即称盆腔淋巴

囊肿。在完全彻底的淋巴结清扫术后后腹膜间隙内有液体积聚,这些液体的组成成分与Ⅲ度烧伤表面的渗出液相同,内含血液、淋巴液及组织液,其中含有高浓度的蛋白。在子宫广泛切除术后,需在后腹膜间隙放置负压引流管抽吸液体,目的是清除积聚的大量液体。手术后放置的引流管应保持通畅。吸出的液体量各人不同,可能每天数十毫升,持续1周后逐渐减少,有时吸出的液体量可达数百毫升。当24小时吸出量<5ml时,继续放置引流管2天,然后取出。

较长一段时间吸引后腹膜间隙的液体,可能是降低输尿管阴道瘘发生率的合理措施。这样使已游离的下段输尿管不经常浸泡在液体内,可能会较快愈合。但是,利用引流来减少淋巴囊肿的形成仅占5%以下。应该手术中行淋巴结清扫时,仔细结扎髂总淋巴近端和深腹股沟淋巴远端的淋巴管和闭孔(髂内、外血管分叉处)近端、远端的淋巴管,可以很好地预防术后淋巴囊肿的发生。

有时在子宫广泛切除术及盆腔淋巴结清扫数月后,淋巴囊肿的症状、体征才明显出现。淋巴囊肿可能小而无症状。当淋巴囊肿较大时,患者主诉下腹不适位于囊肿的同侧,放射至同侧背部、臀部和(或)腿部。同侧下肢可能有些水肿。静脉肾盂造影时可能看到输尿管梗阻的证据。

小的无症状淋巴囊肿不致引起输尿管梗阻,可以随访观察;大的有症状淋巴囊肿可能导致输尿管梗阻,应在B超引导下局麻下进行穿刺抽液,抽出的液体应作细胞学检查。一般不需切开引流。

4)感染:随着抗生素的迅速发展,并且在广泛切除手术前或术时及术后给以足够的广谱抗生素,作为预防及治疗用。手术后患者发生严重感染或严重盆腔结缔组织炎者已明显减少,约在5%以下。再加上手术部位的充分引流,故广泛手术后感染一般都能迅速控制。如果使用预防性抗生素后仍发生继发感染,应作阴道顶及腹腔吸引管内液体等的培养,如发现有病原体,则应根据药物敏感试验选用抗生素。

5)静脉血栓及肺栓塞:行子宫广泛切除术的患者可能发生下肢静脉血栓,其发生的原因有:①手术后血液凝固发生变化;②静脉壁受损;③静脉血淤积。在时间过长的手术时下肢长期固定,手术中静脉血淤积容易形成血栓。现在已有足够的证据证实患者发生手术后下肢静脉血栓,约有50%以上的病例在手术过程中有上述并发症。减少血栓形成并发症的方法是给预防性低剂量肝素,但是围术期使用肝素对我国患者(黄种人)有增加手术中出血的趋向,并发生手术后出血,所以我国学者认为不应围手术时给肝素治疗,而是在手术后回病室后提早下床活动,定时、间断压迫患者的下肢,有良好效果。

近来应用^{125}I标记扫描检测纤维蛋白原,发现约3%~5%的患者下肢隐性静脉血栓可能发生肺栓塞。这类并发症虽很少见,但血栓栓塞的凶险结果在这种高危病例必须认真估价。

(陈春玲 曹泽毅)

参 考 文 献

1. 曹泽毅. 中国妇科肿瘤学. 北京:人民军医出版社,2011:885-908

2. Boughanim M,Leboulleux S,Rey A,et al. Histologic results of para-aortic lymphadenectomy in patients treated for stage IB2/ Ⅱ cervical cancer with negative [18F] fluorodeoxyglucose positron emission tomography scans in the para-aortic area. J Clin Oncol, 2008, 26:2558

3. Brooks RA,Wright JD,Powell MA,et al. Long-term assessment of bladder and bowel dysfunction after radical hysterectomy. Gynecol Oncol,2009,14:75-79

4. Chen Y,Xu H,Li Y,et al. The outcome of laparoscopic radical hysterectomy and lymphadenectomy for cervical cancer:a prospective analysis of 295 patients. Ann Surg Oncol,2008,15:2847

5. Cormier B,Diaz JP,Shih K,et al. Establishing a sentinel lymph node mapping algorithm for the treatment of early cervical cancer. Gynecol Oncol,2011,122:275

6. Fanning J,Fenton B,Purohit M. Robotic radical hysterectomy. Am J Obstet Gynecol,2008,198:649

7. Frumovitz,M,Ramirez,PT. Total laparoscopic radical hysterectomy:Surgical technique and instrumentation. Gynecol Oncol,2007,104:13

8. Frumovitz M,Ramirez PT,Levenback CF. Lymphatic mapping and sentinel lymph node detection in women with cervical cancer. Gynecol Oncol,2008,110:S17

9. Franckena M,Stalpers LJ,Koper PC,et al. Long-term improvement in treatment outcome after radiotherapy and hyperthermia in locoregionally advanced cervix cancer:an update of the Dutch Deep Hyperthermia Trial. Int J Radiat Oncol Biol Phys,2008,70:1176

10. Gold MA,Tian C,Whitney CW,et al. Surgical versus radiographic determination of para-aortic lymph node metastases before chemoradiation for locally advanced cervical carcinoma:a Gynecologic Oncology Group Study. Cancer,2008,112:1954

11. Leblanc E,Gauthier H,Querleu D,et al. Accuracy of 18-fluoro-2-deoxy-D-glucose positron emission tomography in the pretherapeutic detection of occult para-aortic node involvement in patients with a locally advanced cervical carcinoma. Ann Surg Oncol, 2011, 18:2302

12. Li G,Yan X,Shang H,et al. A comparison of laparoscopic radical hysterectomy and pelvic lymphadenectomy and laparotomy in the treatment of Ⅰb-Ⅱa cervical cancer. Gynecol Oncol,2007,105:176

13. Magrina,JF,Kho,RM,Weaver,AL,et al. Robotic radical hysterectomy:comparison with laparoscopy and laparotomy. Gynecol Oncol, 2008,109:86

14. Nezhat FR,Datta MS,Liu C,et al. Robotic radical hysterectomy versus total laparoscopic radical hysterectomy with pelvic lymphadenectomy for treatment of early cervical cancer. JSLS,2008,12:227

15. Papp Z,Csapo Z,Hupuczi P,et al. Nerve-sparing radical hysterectomy for stage Ⅰ A2-ⅡB cervical cancer:5-year survival of 501 consecutive cases. Eur J Gynaecol Oncol,2006,27:553-560

16. Pareja R,Ramirez PT. Robotic radical hysterectomy in the management of gynecologic malignancies. J Minim Invasive Gynecol, 2008,15(6):673-676

17. Pellegrino A,Vizza E,Fruscio R,et al. Total laparoscopic radical hysterectomy and pelvic lymphadenectomy in patients with Ib1 stage cervical cancer:analysis of surgical and oncological outcome. Eur J Surg Oncol,2009,35:98

18. Ramirez PT,Jhingran A,Macapinlac HA,et al. Laparoscopic extraperitoneal para-aortic lymphadenectomy in locally advanced cervical

cancer：a prospective correlation of surgical findings with positron emission tomography/computed tomography findings. Cancer,2011,117:1928

19. Richard SD,Krivak TC,Castleberry A,et al. Survival for stage IB cervical cancer with positive lymph node involvement:a comparison of completedvs. abandoned radical hysterectomy. Gynecol Oncol, 2008,109:43-48

20. Robison K,Holman LL,Moore RG. Update on sentinel lymph node evaluation in gynecologic malignancies. Curr Opin Obstet Gynecol, 2011,23:8

21. Salonia A,Briganti A,Deho F,et al. Women's sexual dysfunction: a review of the "surgical landscape". Eur Urol,2006,50:44-52

22. Selman TJ,Mann C,Zamora J,et al. Diagnostic accuracy of tests for lymph node status in primary cervical cancer:a systematic review and meta-analysis. CMAJ,2008,178:855

23. Uzan C,Souadka A,Gouy S,et al. Analysis of morbidity and clinical implications of laparoscopic para-aortic lymphadenectomy in a continuous series of 98 patients with advanced-stage cervical cancer and negative PET-CT imaging in the para-aortic area. On-cologist,2011,16:1021

24. Zand B,Euscher ED,Soliman PT,et al. Rate of para-aortic lymph node micrometastasis in patients with locally advanced cervical cancer. Gynecol Oncol,2010,119:422

第六节　经阴道广泛子宫切除术

一、概　　述

经阴道广泛性子宫切除术治疗子宫颈癌有着悠久的历史；手术微创化概念的引入及经阴道手术的复兴，使国内外众多学者开始对子宫恶性肿瘤实施经阴道广泛性子宫切除术，经阴道广泛子宫切除术在治疗子宫恶性肿瘤方面取得了新进展，受到了越来越多的重视。腹腔镜盆腔淋巴结切除术联合经阴道广泛性子宫切除术治疗子宫颈癌在临床较多应用起来。

Steed 等人比较了经腹与经阴道手术方式在失血量和住院时间有显著性差异，经阴道手术更有其优越性，患者更易接受，且更符合微创理念。Querleu-Dargent 于 2003 年总结报道通过放置胶管识别输尿管以防止输尿管的损伤；Raspagliesi 及 Sakuragi 等也报道了保留盆腔自主神经的不同手术方式。2007 年德国 Agnieszka 等应用达芬奇机器人系统先行腹腔镜下盆腔淋巴结切除术，再行经阴道机器人广泛性子宫切除术治疗子宫颈癌。笔者 2004 年开始行腹腔镜下淋巴结切除术联合经阴道广泛性子宫切除术治疗子宫恶性肿瘤；最大限度地降低了输尿管损伤，减少了手术的并发症；降低了手术难度。

二、适　应　证

宫颈癌 Ⅰa2～Ⅱa 期的患者排除其他禁忌证外，均适宜阴式广泛子宫切除术。

经阴道广泛子宫切除术，尤其适应以下几种患者：①肥胖患者，经腹手术较困难。经阴道手术时，切除阴道旁组织、宫颈旁组织、子宫旁组织等容易掌握，而且切除阴道的长度更易准确掌握。②患者合并心脏病、肾脏病、高血压和重度肺部病等严重内科疾患，不能耐受腹部手术时有时可耐受经阴道手术。因经阴道手术创伤小，出血少，时间短。③体弱消瘦的患者，抵抗力差，也可选择经阴道手术。年龄大阴道萎缩狭窄者，不适宜经阴道手术。

三、经阴道广泛子宫切除术的思考

（一）经阴道广泛子宫切除术适应证的选择

经阴道手术可在直视下准确地确定切除阴道壁的长度，特别是对于肥胖者实施本手术更为合适。经阴道广泛子宫切除术较腹式子宫癌根治术危险性小，术后反应轻，患者容易耐受。接受手术者年龄不受限制，可高达 70～80 余岁。据文献报道，经阴道广泛子宫切除术的适应证包括宫颈癌 Ⅰa2～Ⅱa 期和子宫内膜癌 Ⅰb～Ⅱ 期以内的患者。本院 82 例患者中，Ⅱa 期宫颈癌 5 例，骶、主韧带切除的长度达 3cm 以上，阴道壁切除达到 3～4cm 的长度，切缘均未见癌组织，完全达到广泛切除的标准。故认为对 Ⅰa2～Ⅱa 期的宫颈癌和 Ⅰb～Ⅱ 期子宫内膜癌患者，可选择经阴道行广泛或次广泛子宫切除术。

（二）经阴道广泛子宫切除联合腹腔镜盆腔淋巴清扫术手术成功的关键及对传统 Schauta 术式的改进

经阴道广泛子宫切除联合腹腔镜淋巴清扫术均有一定的难度和风险。术者必须熟悉盆腔解剖、具有扎实的腹式广泛子宫切除及盆腔淋巴结切除的手术基础、具备熟练的阴式手术和腹腔镜手术的技巧，再经过严格的培训，同时应有配合默契的助手，良好的麻醉效果，才能顺利、安全、符合要求地完成手术。手术成功的关键是：经阴道途径如何把输尿管从膀胱宫颈韧带中解剖、游离出来，避免输尿管损伤。位于膀胱宫颈间隙和膀胱侧间隙之间的矢状位的条索状组织就是膀胱宫颈韧带。小心地将膀胱宫颈韧带内、外侧叶分开、离断，就能找到输尿管膝部，由此顺着输尿管向上打开隧道，就能充分游离输尿管。应用输尿管导管，术中寻找、分离输尿管时可引导术者很便易地经阴道寻找、分离出输尿管，有效地避免副损伤。避开输尿管尽量靠近盆壁钳夹和切断宫旁组织、骶主韧带，达到广泛或次广泛子宫切除的要求。

传统的经阴道广泛子宫切除术（Schauta-Amreich 手术）需行较大的会阴侧切，对患者的损伤仍较大。笔者认为，大多数经阴道广泛子宫切除术不必行会阴侧切，也可以顺利完成手术。

（三）经阴道广泛子宫切除联合腹腔镜盆腔淋巴清扫术的优点

传统的开腹广泛子宫切除术和盆腔淋巴清扫术创伤大，还常因肥胖、盆腔深、术野暴露不好等使部分患者的手术彻底性受到影响。而腹腔镜下淋巴结清扫与开腹手术无明显差异，出血量与副损伤较开腹手术更有优越性。经阴道处理阴道旁组织和切除阴道壁较开腹手术容易得多，特别是阴道壁切除的长度可轻松的按要求在直视下确定。经阴道广泛或次广泛子宫切除联合腹腔镜盆腔淋巴清扫可以达到开腹手术同样的效果。

（谢庆煌　柳晓春）

参考文献

1. 谢庆煌,柳晓春.经阴道子宫系列手术图谱.第2版.北京:人民军医出版社,2012:115-129

2. 谢庆煌,王玉玲,柳晓春,等.发光输尿管导管引导下经阴道广泛性子宫切除联合腹腔镜下淋巴结切除术治疗子宫恶性肿瘤.中华妇产科杂志,2011,46(3):214-215

3. 周科辰,姚德生.经阴道根治性子宫切除术新进展.肿瘤预防与治疗,2010,23(5):437-440

4. Lee EJ,Kang H,Kim DH. A comparative study of laparoscopic radical hysterectomy with radical abdominal hysterectomy for early-stage cervical cancer:a long-term follow-up study. Eur J Obstet Gynecol Reprod Biol,2011,156(1):83-86

5. Oleszczuk A,Köhler C,Paulick J,et al. Vaginal robot-assisted radical hysterectomy(VRARH) after laparoscopic staging:feasibility and operative results. Int J Med Robot,2009,5(1):38-44

6. Pahisa J,Martínez-Román S,Torné A,et al. Comparative study of laparoscopically assisted radical vaginal hysterectomy and open Wertheim-Meigs in patients with early-stage cervical cancer:eleven years of experience. Int J Gynecol Cancer,2010,20(1):173-178

第七节　子宫颈癌的腹腔镜广泛子宫切除术和淋巴结切除术

自1989年Querleu开创了腹腔镜下盆腔淋巴结切除术的先例,此后有学者报道腹腔镜下切除盆腔和腹主动脉旁淋巴结。1992年,法国人Dargent报道了腹腔镜盆腔淋巴结切除术和腹腔镜辅助的经阴道广泛子宫切除术,同年美国人Nezhat报道了首列腹腔镜下广泛子宫切除术和盆腔淋巴结切除术治疗子宫颈癌。之后该技术逐渐用于临床。同时在1992年Dargent还报道了采用腹腔镜行盆腔淋巴结切除术和经阴道的广泛性子宫颈切除术,以治疗年轻的、希望保留生育功能的子宫颈癌患者,并获得成功。随着技术和设备的进步和更新,特别是最近机器人手术系统的应用,腹腔镜下手术经验的积累,使一些困难开腹手术也可以在腹腔镜下完成。

2000年国内蒋庆春等率先报告了腹腔镜子宫颈癌的盆腔淋巴结切除术,梁志清报道了腹腔镜子宫内膜癌的盆腔淋巴结切除术和广泛子宫切除术。2004年报道了腹腔镜辅助的广泛性子宫颈切除术治疗有生育要求的早期子宫颈癌患者。

【适应证】　临床分期Ⅰa2～ⅡA期以内的子宫颈癌。

【禁忌证】

1. 绝对禁忌证　患者全身情况危重、休克、脱水、失血严重或合并有其他重要脏器障碍;宫颈、盆腔局部或全身合并严重急性期感染;曾有盆腹腔结核、脓肿等病史致严重粘连手术无法暴露者;其他内外科合并症有手术禁忌者;临床分期ⅡB期及以上者。

2. 相对禁忌证　对于Ⅱb期患者经术前辅助放疗和

(或)化疗后临床分期降低,且一般情况较好者。

【手术条件及手术器械】　腹腔镜下广泛子宫切除加盆腔淋巴结清除术,必须具备以下的条件:

1. 必须对该手术的步骤、方法及相关的解剖结构了解清楚。应有扎实经腹广泛子宫切除及盆腹腔淋巴结清除术的基本功和经验。

2. 术者应有扎实的基本功和良好的手术技巧,熟练掌握镜下的各种操作技术,需要有完成腹腔镜下50例全子宫切除术的经验,包括各种止血方法的应用。缝合时要判断缝针与血管、输尿管等的真正距离,才不至于误伤。此外,超声刀各种功能面的灵活运用,各种电凝的止血功能,以及钳、剪、拨、抓等亦要熟练掌握。只有将腹腔镜下的各种操作真正掌握,灵活运用,手术时,才能得心应手,减少并发症,尤其是血管损伤等严重并发症。

【手术中要点及注意事项】　手术中特别需要注意输尿管的游离和子宫韧带的处理。要防止对周围及邻近器官的损伤,如遇较大血管的出血应该用双极电凝进行止血,切开输尿管隧道时最好采用超声刀,以免对输尿管的损伤;而在处理子宫韧带时先用双极电凝使局部组织脱水后再用超声刀切断,尤其是要将其内的血管游离并单独处理,否则容易导致手术中难以控制的出血,在分离阴道与膀胱间隙时要注意阴道静脉丛的止血,这类血管较粗大,一般用双极电凝止血具有很好的效果,必要时加用缝合止血。

手术中特别需要注意的是腹主动脉周围淋巴结的切除、盆腔淋巴结切除时防止血管的损伤,同时要防止对周围及邻近器官的损伤。在遇血管的分支时,需要预先脱水凝固处理,不可牵拉过度,否则容易导致血管撕裂而致手术中出血。一旦发生血管损伤,切不可盲目钳夹而导致更严重的损伤,需要冷静根据情况进行腹腔镜下或开腹手术处理。

在切除闭孔淋巴结时,需要注意防止闭孔神经的损伤,因此,要先辨认清楚闭孔神经的走行,再完整切除闭孔淋巴结。

【并发症的防治】

1. 手术中并发症及处理

(1) 髂静脉:清除盆腔淋巴结手术操作时都打开髂血管鞘膜暴露血管,然后切除血管周围脂肪组织。静脉壁较薄,易损伤管壁破裂出血,尤其分离右侧髂总淋巴结易损伤右髂总静脉。因为右髂总静脉斜行于右髂总动脉的外下方,而右髂总淋巴结则躺在右髂总静脉的表面,分离时宜在淋巴结与髂静脉之间的间隙中进行,此间隙组织疏松,很易分离和暴露髂总静脉。反之,若在髂总淋巴、脂肪组织中分离,反易引起出血并可能误伤髂总静脉。

(2) 膀胱:腹腔镜广泛子宫切除术时,最容易损伤的部位是锐位性分离膀胱子宫颈及阴道间隙及切断膀胱子宫颈韧,一般情况下采用锐性分离,可用电剪刀或超声刀贴近子宫颈前面及阴道前方将粘连组织剪断,游离膀胱于子宫颈外口下约3cm～4cm。游离膀胱时,必须找准膀胱子宫颈之间的间隙,如分离不在此间隙则容易导致膀胱的损伤,特别有剖宫产史的患者,更易发生膀胱损伤。还要分清膀胱后壁的解剖,切断膀胱子宫颈及膀胱阴道之间的组织时,遇到有粘连较紧时,不得强行剥离,否则将撕破膀胱。对于不慎撕破或切开膀胱者,可以行腹腔镜下修补术,一般用 3/0 的 Vicryl 线分两层缝合,手术后留置尿管不应低于 5 天。

(3)输尿管:分离输尿管是腹腔镜广泛子宫切除术中操作比较困难的一环,因为只有充分游离输尿管后才能足够切除子宫主、骶韧带。分离输尿管方法,必须打开输尿管鞘膜,在鞘膜内进行分离输尿管,在术者直视下操作,可以避免损伤输尿管,又可避免引起出血。尤在分离隧道和输尿管盆段的前、中两部分,该处为坚韧、致密韧带而富有血管,输尿管的营养血管都环绕着输尿管筋膜层。但须慎防损伤输尿管筋膜而导致术后并发输尿管瘘。

(4)直肠:切除阴道和子宫骶骨韧带慎防损伤直肠,在打开直肠侧窝和分离阴道与直肠前壁时须注意、切除较长阴道必须充分分离阴道直肠间隙,一般采用钝性分离,间隙都比较疏松易分离。至阴道中 1/3 处与直肠前壁比较贴近,如果伴有慢性炎性粘连,很难推离直肠前壁。因此,术者必须谨慎,分离时示指掌面宜紧贴阴道后壁,推力方向是向前、向下;粘连紧密难推时,则在直视下作锐性分离。切除更多子宫骶骨韧带,除充分暴露直肠侧窝外,应先钝性分离直肠阴道间隙,然后锐性分离骶韧带直肠间隙,使直肠侧壁与骶韧带内侧分离,充分暴露骶韧带内侧直达骶骨。反之欲切除较多骶韧带,极易损伤直肠。

(5)术中控制出血和分离粘连

1)控制出血:术时往往因患者的盆腔慢性炎症、放射治疗后等情况引起出血;或因手术操作粗暴、较多小血管被撕裂,尤以静脉为多;广泛子宫切除术创面大、渗血多,所以术者应按解剖层次循序渐进,发现小血管明显出血或渗血时,均应立即予以止血。如分离切断子宫主韧带、阴道旁组织,可发生不易控制的出血,此时采用双极电凝有效止血,必要时缝合止血。

2)慢性粘连:腹腔镜广泛子宫切除术经常遇到各种不同程度的盆腔炎和慢性粘连,这些粘连临床检查时可以毫无发现,粘连可以是局限性或比较广泛,但是慢性盆腔炎不是腹腔镜广泛子宫切除术的禁忌证。遇到比较困难的粘连,如输尿管、髂血管,特别是髂静脉紧密黏着,甚者输尿管和静脉与其鞘膜之间的间隙亦已消失。要求术者具有技术熟练、耐心、细致和丰富的临床经验,以及熟悉各器官之间的解剖关系,寻觅器官之间的自然界限,层次必须清晰,采用锐性分离术,一般不致损伤重要器官。因为慢性粘连都已纤维化,粘连虽然紧密,但血供极少,因此,锐性分离时出血或渗血较少,如果术者善于掌握解剖层次,富有临床经验,往往经过比较艰难的一段分离过程,都能完成手术。

2. 手术后并发症及处理

(1)术后泌尿系统并发症

1)尿潴留:广泛性子宫手术切除子宫主、骶韧带范围距宫颈旁 3cm 以上,因此在术后最初几日膀胱排空困难和肠道不通是不可避免的,故术后至少 1 周应予耻骨上或尿道置管排尿。如行膀胱测量,则发现两种异常现象:尿道压力增高的高张力膀胱最常见,而低张力膀胱少见得多。高张力膀胱型患者有正常的充盈感而觉得不适,这是自限性现象,一般术后 3 周内恢复正常;而低张力膀胱患者则预示

不良后果,甚至其中某些患者需要终身自我导尿。

由于手术损伤副交感神经而引起暂时性膀胱麻痹难于避免,所以绝大多数患者术后最初数周内不能自解小便。所以术后保留导尿使膀胱有一个适当的时间休息,以求恢复功能是完全必要的。一般术后 2 周拔除导尿管,随后超声波测试残留尿,如果残留尿>100ml 则继续予保留导尿 1 周,在保留导尿期间加强护理,每日清洁、擦洗外阴,使膀胱在排空情况下及早恢复功能,一般术后 2~4 周恢复功能,少数病例延至 4~6 周,如伴有继发感染者,则加用抗生治疗。我们 451 例中发生尿潴留共 58 例,占 12.9%,其中 14 例伴有继发感染,经以上处理后均恢复功能。如果手术范围扩大,沿盆壁切除子宫主、骶韧带,通常尿潴留可延续 4~6 周或更长时间才能恢复膀胱功能。所以更需要采取抗炎、导尿、清洁等措施,控制下尿路的继发感染。

2)肾盂肾炎:膀胱炎上行性感染和腹膜后感染未能及时处理和控制,是导致肾盂肾炎的主要原因之一。临床症状:高热、寒战、肾区明显叩击痛和尿常规找到大量脓细胞。肾盂肾炎为泌尿系感染进入严重阶段,可危及患者生命,一旦被发现后应及时使用大量抗生素控制感染,同时注意尿路通畅,排除膀胱内异物和上行感染源,增加水分摄入和营养等。

3)肾功能受损:宫颈癌术后并发肾盂积水或一侧肾功能丧失者频有发生。我们 451 例术后并发肾功能受损者 3 例,1 例为一侧肾功能丧失,2 例各为一侧肾盂积水。术后肾功能受损的主要原因,往往因术时游离输尿管过长扭曲,或近输尿管处大块结扎导致输尿管扭转或受压。术时止血不彻底,如处理输尿管营养血管形成术后血肿压迫输尿管,或术时损伤输尿管,经修补缝合或吻合术后引起输尿管吻合口狭窄等。为防止术后并发肾功能的损害,术者必须操作细致,避免以上情况的发生,同时在手术结束时还需检查两侧输尿管的蠕动和周围组织的关系,缝合后腹膜时,更需注意不使游离过长的输尿管扭曲,必要时予游离过长的输尿管与闭锁脐动脉间断缝几针以纠正扭曲。

腹腔镜广泛子宫切除术后,随访复查肾脏功能,一般术后半年作静脉肾盂造影,以了解术后肾功能和输尿管有无异常,或者在术后 3 个月作肾脏超声或核素扫描检查,发现肾盂积水等异常情况后,再进一步作静脉肾盂造影等。

4)输尿管瘘:腹腔镜广泛子宫切除术后发生输尿管瘘,一般发生率为 0~3%。输尿管瘘的发生,主要在于手术时不同程度的损伤输尿管,局部发生组织坏死、穿孔,结果形成瘘管。一般输尿管瘘发生在术后 3~14 天之间,偶有 30 天后发生。最早的症状之一是突然体温上升,个别患者主诉下腹部区域性胀痛,然后阴道或腹壁有尿液流出。诊断方法除以上症状体征外,可以口服或膀胱注入亚甲蓝,膀胱镜检查和肾盂造影等确定诊断输尿管瘘的位置。如瘘口不大,经输尿管插管一般可以自行愈合,或需输尿管膀胱吻合术、回肠代输尿管术等,这类手术一般须术后 3 个月以后进行。

广泛子宫切除术时避免和减少输尿管损伤和术后输尿管瘘的发生并不是不可能的,首先要求术者操作熟练,解剖清晰,方法合理。如分离输尿管盆段前部和中部,膀胱子宫

颈韧带和子宫主韧带时,该处除组织坚韧外并富于血管,如果术者不慎,很易损伤输尿管。此外输尿管越过髂内外动脉和子宫血管交叉处也须重视。我们体会分离游离输尿管时,均需打开输尿管鞘膜,因为输尿管鞘膜并无血管,打开鞘膜,操作在鞘膜内进行,这样输尿管在术者直视下进行分离可以避免输尿管的损伤,更不致发生切断等严重后果。避免过度牵拉,撕脱营养血管导致损伤输尿管,酿成术后输尿管瘘的发生。451 例采用以上操作方法,除术时输尿管游离时误钳致伤 1 例外,无术后发生输尿管瘘。

(2)术后胃肠道并发症

1)腹胀:麻醉、手术干扰、术后伤口疼痛等均可使腹壁运动和胃肠蠕动受到抑制,导致腹胀。腹胀不但增加患者痛苦,重者可引起肠麻痹。

预防腹胀可于术前 2 天进食无渣及不易产气的食物,并可口服缓泻药。手术前夕行清洁灌肠。术时尽量避免过度干扰肠段。术后鼓励患者早期翻身活动。腹胀时宜先用增强胃肠道蠕动的药物,必要时应予胃肠减压。胃肠减压者应注意水和电解质的平衡,特别是钾的补充。

2)肠梗阻:肠梗阻可能为麻痹性或机械性,也可能先为机械性后转为麻痹性。触诊时满腹压痛。听诊麻痹性肠梗阻无肠鸣音和击水声;机械性则肠鸣音亢进而有击水声等。X 线腹部摄片示肠段明显液平出现。

治疗原则以控制炎症和恢复肠功能为主。麻痹性肠梗阻一般腹部用湿热敷,同时行胃肠减压,吸出胃肠道内容物,以解除气胀并逐渐恢复肠蠕动。机械性肠梗阻在应用补液和胃肠减压等保守疗法无效时,才需手术治疗解除机械梗阻的原因。

(3)术后肺部感染:由于抗生素的普遍应用和全身麻醉的显著减少,术后肺部并发症亦明显减少。但在个别患者中仍有肺不张等并发症的发生。

肺不张:多发生于术后 36~48 小时。早期症状是体温增高、咳嗽有痰。叩诊:早期可无明显改变,后期呈现浊音以及心和纵隔移向患侧。听诊:早期呼吸音低或消失,后期可有啰音。X 线检查:早期肺部阴影增加不明显,后期才出现典型肺不张阴影。

肺不张的预防很重要。术前气管内必须无异常分泌物。手术时保持呼吸通畅,个别全身麻醉的患者,应及时吸出呼吸道的分泌物。术后第二天置半卧位。鼓励翻身和主动咳出呼吸道的分泌物。此外应用抗生素预防肺部感染也是非常必要的。

(4)术后盆腔淋巴囊肿:腹腔镜广泛子宫切除术后并发盆腔淋巴囊肿的发生率一般为 0.5%~4%,但其发生率随盆腔淋巴结选择性和 En Bloc 清除术而异。腹腔镜广泛子宫切除术后往往因盆腔创面渗液和淋巴液的回流汇集形成假性囊肿,451 例患者中术后发生盆腔囊肿 57 例,占 12.6%,其中 5 例伴有继发感染。

淋巴囊肿的发生一般在术后 2~7 日最为多见,患者最初症状为下腹部有疼痛,一侧或双侧可扪及椭圆形肿块,大多有边界、压痛,伴有感染时可发热,局部疼痛加剧。术后盆腔放疗增加了淋巴囊肿的危险性。

淋巴囊肿的治疗,一般预防性抗炎治疗。如果已有感染时则加强抗生素的应用,囊肿较大并贴近髂外部者可在严格消毒下予以穿刺吸取。

预防淋巴囊肿的发生方法有:①手术清除髂总和闭孔区淋巴时必须——结扎腹股沟上部髂外区和闭孔神经出闭孔上缘的脂肪、淋巴组织,以上两区为下肢淋巴回流的主干。②术时盆腔放置硅胶管,留待术后持续负压吸引。③术时不关闭盆腔腹膜,渗出的淋巴液可以通过腹膜孔吸收。

(5)性功能障碍:术后阴道的缩短、瘢痕的刺激等,均可使性生活受到不同程度的影响,致使患者精神上遭受痛苦,甚至影响夫妻感情,因此应当引起重视。阴道顶端缝合应注意切缘要整齐,断端缝合用可吸收肠线,缝合时针距不应过宽,拉线松紧适宜,以免切缘在一起使瘢痕过厚。同样阴道手术时,缝合缘亦应将组织展平,缝线不可过紧,手术中注意,止血彻底,减少感染。

【手术指征及术式评价】 腹腔镜手术经过 20 余年的探索和发展,作为治疗妇科恶性肿瘤的一种手术方式,已经显示出其良好的应用前景。腹腔镜手术虽然只是手术技术的改进和创新,并未改变妇科肿瘤外科治疗的本质,但它代表了妇科恶性肿瘤微创治疗的发展趋势。虽然尚有许多技术问题有待解决和完善,在理论上亦存在诸多需要研究和探索的问题,但以其特有的优势和治疗效果,在诸多方面已经和正在改变妇科肿瘤医师部分传统治疗方法和理念。

另外,为了减少宫颈癌广泛性子宫切除术后排尿功能障碍的发生,近 20 年来,很多研究者提出了多种新的手术方式和策略,包括全系膜切除术、宫颈周围精细解剖法等。但是对于开腹手术而言,最大的障碍在于支配膀胱的神经辨认困难,因此,常规开腹手术保留神经往往达不到临床要求,并一直受到质疑。而腹腔镜技术的引入腹腔镜具有 10 倍左右的放大作用,且腹腔镜下视野较开腹手术更清晰,因此,保留神经的广泛子宫切除术近年来得到了越来越多的关注。有望为保留神经的广泛性子宫切除术提供新的策略和途径。

(梁志清)

第八节 宫颈癌保留功能手术

一、保留卵巢功能的治疗

近年来发病年轻化十分明显,2000 年的资料表明,诊断为浸润性宫颈癌的患者中 27.9% 不到 40 岁;随着宫颈癌筛查的开展和普及,更多的早期患者能被及时发现,同时随着手术技术和放疗技术改善如各种手术方式和三维适形强调技术的应用、同步放、化疗技术的开展,许多年轻的中晚期患者获得了长期生存。这部分患者对治疗后的生活质量有进一步的要求,期望保留卵巢功能。这就对目前宫颈癌的治疗提出了更高的要求:如何做到在提高疗效、减少复发的同时,又能保护年轻患者的卵巢功能,已成为年轻宫颈癌患者治疗中必须关注的方面。目前临床上主要通过自体卵巢保留达到保留卵巢功能的目的。

(一)宫颈癌患者保留卵巢的必要性
卵巢作为女性性腺器官,具有性激素分泌和代谢功能。

手术切除、放疗、化疗等治疗方法均可造成患者直接或间接卵巢功能丧失。对于年轻的患者，卵巢功能的过早丧失对女性身体健康和生活质量有明显的负面影响：骨质疏松和心血管疾病发生率的增加、血管运动性潮红、泌尿生殖系功能障碍、性生活困难以及情绪不稳、心理障碍等。激素补充疗法可为部分切除卵巢造成功能低落的患者解除或改善上述症状，但需要患者有较好的依从性并需克服长期服药的不良反应，并且激素补充不能改善患者切除卵巢后的心理障碍等。保留卵巢更符合现代生物-心理-社会医学模式。

（二）宫颈癌患者保留卵巢的可行性

1. 宫颈癌的转移途径较少发生卵巢转移　宫颈癌转移途径主要为直接蔓延至阴道、宫旁和宫体为主，宫颈癌一般累及宫体后才出现卵巢转移。宫颈的淋巴引流方向主要是宫颈旁淋巴结和髂淋巴结，淋巴转移与卵巢转移是独立存在的，卵巢转移与血管侵犯关系密切，但宫颈癌血行转移很少见，早、中期宫颈癌转移至卵巢的发生率很低。文献报道宫颈鳞癌的卵巢转移率为 0.19% ~ 1.3%，腺癌为 1.4% ~ 8.2%。

2. 宫颈癌卵巢转移的高危因素　发生卵巢转移的高危因素有组织学类型（腺癌常见）、宫体浸润、血管侵犯、深间质浸润、肿瘤大小和淋巴结转移等。早期宫颈癌发生卵巢转移的可能性极低，Ⅱb 期以上的卵巢转移率逐渐增高。鳞癌较腺癌卵巢转移风险明显较低。认为Ⅰ ~ Ⅱ期高、中分化宫颈鳞癌术中保留卵巢较可靠。

3. 保留卵巢与宫颈癌复发关系　临床及实验研究证明，卵巢分泌的性激素与宫颈癌的发生无明确关系，卵巢的存在不是宫颈癌的发病原因及癌生长及复发的因素，且宫颈癌卵巢移位亦没有发现增加原发卵巢肿瘤的风险。文献报道宫颈癌广泛术中卵巢移位后卵巢转移的发生率约为 0.5% ~ 2.0%，较为少见。

（三）影响保留卵巢的因素

宫颈癌组织学类型为腺癌、临床分期超过Ⅱb 期、癌组织有深肌层、宫体、宫旁组织浸润、淋巴管或血管浸润、盆腔淋巴结转移及局部肿瘤较大，卵巢转移的风险率较高，保留卵巢要慎重。其中组织学类型和脉管浸润是卵巢转移重要的独立的危险因素。单因素而言，超过Ⅱb 期的临床期别是鳞癌卵巢转移的重要因素，局部肿瘤大小超过 3cm 是宫颈腺癌卵巢转移的重要因素。国内研究表明脉管内有癌栓可能是卵巢移位后复发的重要影响因素。另外家族既往有乳腺癌、卵巢癌病史保留卵巢都要慎重。

（四）保留卵巢的适应证

目前保留卵巢的适应证尚无定论。综合多数学者研究意见认为年轻早期经手术治疗的宫颈癌患者保留卵巢的适应证为：年龄<40 岁，术前月经周期正常，无围绝经期综合征症状；术中卵巢外观无异常；FIGO 临床分期Ⅰ ~ Ⅱ期高、中分化宫颈鳞癌；肿瘤局限于宫颈，局部肿瘤直径<4cm，无盆腔内转移；术后可能需辅助放疗，应行卵巢异位保留术；无乳腺癌家族史，无家族卵巢高风险；患者有强烈保留卵巢功能的意愿，并签署知情同意书。

对于实施放疗的患者行卵巢移位术，Ⅱb 期以早宫颈鳞癌患者值得尝试。而对于晚期、非鳞癌患者需综合评估

慎重进行。

（五）保留卵巢手术操作技术

1958 年，McCall 首次报道宫颈癌广泛术中通过卵巢移位保留卵巢功能，此后卵巢移位被广泛应用于子宫颈癌广泛术中。近年来，随着外科技术的提高和卵巢移位技术的改进，卵巢功能保留率有所提高。目前年轻宫颈癌患者卵巢保留主要包括卵巢在体保留和体外保留两种形式。在体保留是目前临床应用主要手段，体外保留处于研究阶段，主要方式为卵巢体外冷冻/卵巢移植，临床应用方面尚极少有报道。

在体保留卵巢的方法分为原位保留和异位保留。原位保留卵巢主要适用于估计术后不需要辅助放疗的患者。其优点是操作简单，术后对卵巢功能影响小，患者不适少，卵巢以后如果发生病变，在妇检时易被发现。异位保留卵巢适用于估计术后可能需行放疗者，术中将卵巢移出放射野，其目的是防止放疗对卵巢的损害。异位保留根据卵巢组织、血管处理方法不同可分为卵巢移位和卵巢移植两种，根据卵巢保留的部位不同可分为腹腔内和腹腔外两种。

目前异位保留年轻早期宫颈癌患者卵巢多在开腹行宫颈癌广泛手术时，采用带血管蒂卵巢保留方法将卵巢移出盆腔。中、晚期放疗为主非手术患者，采用腹腔镜进行放疗前保留卵巢更具有优越性。具体方法有：

1. 结肠旁沟外侧移位术　是目前临床最常用来保留卵巢的一种腹腔内卵巢移位方法。将带血管蒂卵巢移位于结肠旁沟外侧，这种方法保留了卵巢移位前的生理环境，避免了卵巢周期性变化引起的下腹不适感，且手术操作简单，损伤小，并发症少，技术要求不高，不需特殊器械。该术式不离断卵巢血管，避免了卵巢重建期间出现的卵泡损伤，因而术后卵巢存活率高、功能恢复较快。

2. 大网膜移植术　不带血管蒂的腹腔内卵巢移植，将卵巢组织制成 1.0cm×1.0cm 的组织片，缝合至大网膜下缘血管丰富部位。移植后处于暂时的缺血期，一旦血管丰富的大网膜与移植的卵巢组织间形成新生血管，卵巢组织复苏，原始卵泡仍能生长、发育，释放激素。由于大网膜周围不易产生致密的纤维结缔组织包裹，激素易释放到血液中去。但是这种方法实际效果很差。卵巢新生血管不容易建立，所以临床已少应用。

3. 腹膜外带血管蒂游离卵巢器官移植术　将卵巢及其一定长度的血管游离后移植于放射野之外的部位，如前臂、腋窝、乳房和腹股沟等部位。这些部位血管较稳定，直径与卵巢血管相近，适宜卵巢移植，而且使卵巢完全脱离盆腔淋巴系统，避免恶性细胞的转移，术后盆腔放疗不会影响卵巢功能。移植后的卵巢约有半年的"休眠期"，此后可逐渐恢复功能。该法可使卵巢远离放疗部位，卵巢功能保留较好，但操作上较繁琐，且需要具备显微外科条件和技术，临床上很少采用。

4. 卵巢皮质移植术　术中将卵巢切除，剥离其正常皮质，形成多个约 50mm×5cm×1cm ~ 50mm×5cm×3cm 的皮条，缝合于前臂或其他部位肌肉内。可新鲜移植，也可低温冰冻保存，在需要时再移植。移植后的卵巢皮质仍具有排卵及内分泌功能。由于该术式属新的保留卵巢功能的方

法,国内实施该手术尚不多见,有待于临床研究并观察。

5. 腹腔镜下卵巢移位术　适用于早期经腹腔镜行广泛术以及中晚期放疗前卵巢移位患者。腹腔镜具有创伤小、恢复快、较少发生肠粘连或梗阻的特点,而不延误治疗时机,且可减少及避免一些开腹手术的不利因素,多移位于结肠旁沟。

(六)保留卵巢功能方式结果评价与影响结果因素

目前临床对保留卵巢功能方式结果评价的研究多为小样本、回顾性研究,得出结果不一致。但总的认为实施卵巢功能保留手术结果对患者卵巢功能都有一定程度的保留。大量研究表明移位后的卵巢功能与患者年龄、手术操作技巧、移植地点以及放射治疗、化疗等因素有关。年龄轻,原位保留,术后未进行放疗者对卵巢功能的保留较肯定。

1. 年龄　研究表明患者年龄可能是保留卵巢功能术后影响卵巢功能的独立因素。年龄较大的患者术后易出现卵巢功能的衰竭。研究表明年龄≤40岁宫颈癌患者进行卵巢移位后,卵巢功能得以保留,术前术后血清激素水平无明显差异。而年龄>40岁患者易出现卵巢功能衰退,认为在选择卵巢移位时的病例时应选择年龄≤40岁患者。

2. 手术操作技巧以及移植部位　结肠旁沟外侧移位术操作过程中应注意游离的卵巢血管长度要充足,并注意保护覆盖血管的腹膜组织,保持游离的卵巢血管自然伸展,避免因张力大、血管扭曲压迫影响卵巢血液供应,增加卵巢功能衰竭的机会。对于术后辅助放疗的患者卵巢移位的位置,即卵巢与盆腔放射野的距离,是保留移位卵巢功能的决定性因素。由于放疗的散射作用,约总剂量的5%可存在于放射野外4cm范围内,从而影响卵巢功能,尤其移位卵巢位置较低如果卵巢位于髂嵴之下,50%～100%的移位卵巢功能将丧失。移位卵巢位于髂嵴之上,则90%以上的移位卵巢能保留正常的内分泌功能。国内学者建议至少将卵巢移位于髂前上棘上3.5cm为避开盆腔放疗的安全区。但卵巢移植位置过高,易造成卵巢血运障碍,反而易造成卵巢功能衰竭。

3. 放射治疗　放疗对于卵巢功能的影响取决于患者的年龄、放疗总剂量和放疗的次数。例如,4Gy的剂量导致年轻女性不育的发生率为30%,而年龄大于40岁则全部发生不育。放疗剂量超过3～5Gy,卵巢功能丧失的可能性极大,放疗剂量达到6Gy就可导致卵巢功能不可逆性衰竭。进行盆腔外照射和后装放疗时,宫颈癌患者的正常位置卵巢的受量远远超过该剂量。大量研究表明,卵巢移位术对保留需行盆腔放疗的宫颈癌患者的功能有肯定的疗效,但放疗过程中可能因为照射方法、靶区剂量分布不均匀等因素使卵巢受照射剂量不能控制在限定剂量范围内,从而造成移位后卵巢功能下降。另外也有部分学者认为,因卵巢移位手术创伤使其血供受损,功能衰退也较原位保留卵巢显著增加,若再接受放疗,可导致血供进一步受损,2年内50%发生卵巢功能衰退,5年内高达83%,卵巢移位并不能达到完全避免放疗损害的效果。

4. 术前、后化疗　随着新辅助化疗以及同步放化疗在宫颈癌治疗中的应用,宫颈癌的治疗效果有了一定的提高,同时化疗在治疗中对卵巢功能的影响也逐渐被关注。化疗导致卵巢功能的损伤表现为卵母细胞凋亡,卵巢包膜增厚,间质纤维化。化疗药物对卵巢功能的影响与患者的年龄、用药方式、药物种类及用药时间有较密切的关系。>36岁患者化疗相关性闭经的比例高于<36岁者,可达90%～100%。化疗相关性卵巢功能早衰的比率由<5%上升到>40%,其中烷化剂对卵巢功能影响较大。目前应用于宫颈癌化疗的细胞毒药物主要为顺铂、长春碱类和博来霉素,引起卵巢功能损伤多是可逆的。对术后提示有高危因素的患者行术后同步放化疗,研究认为放化疗同时进行可能一定程度上放大了化疗药物对生殖系器官的损害作用,从而造成治疗后卵巢功能一定程度的衰退。但近期有学者认为新辅助化疗能缩小肿瘤体积和范围,降低肿瘤分期,为不能手术的患者创造机会提高手术质量,使部分中、晚期患者保留卵巢成为可能。

(七)保留卵巢后的并发症

保留卵巢后的常见并发症为侧腹和盆腔痛,卵巢功能衰退,症状性卵巢囊肿形成,腹壁皮下或乳腺内移植术后周期性肿痛及包块。症状性卵巢囊肿形成主要的远期并发症。文献报道,移位卵巢有症状的卵巢囊肿发生率明显高于未移位卵巢,但移位卵巢术后发生卵巢良性疾病需要再次手术的发生率并不高,仅为1%～4%。

(八)目前存在问题和展望

年龄≤40岁,肿瘤直径<3cm,手术中未发现高危因素的早期宫颈鳞癌以及估计术后需要辅助放疗的患者实施保留卵巢功能的手术是非常安全和有必要的。临床较广泛应用的保留卵巢的手术主要为腹膜内的结肠旁沟外侧移植术。该术式操作简单,损伤小,术后卵巢功能恢复较快。但由于移植后卵巢功能影响因素较多,报道的卵巢功能保留程度不一致。部分问题还有待解决:

1. 中、晚期宫颈癌能否保留卵巢　部分研究表明中、晚期宫颈癌存在一定的卵巢转移率,但总的转移率较低,特别是对于ⅡB期宫颈鳞癌患者,卵巢转移率几乎与早期宫颈癌相近,而目前该类患者在接受放疗时很少考虑保留其卵巢功能。绝经前ⅡB期宫颈鳞癌患者放疗前值得尝试行腹腔镜下卵巢移位术,以提高其放疗后的生活质量,尚需前瞻性、大样本和远期的研究。而对于非鳞癌及其他更晚期的绝经前宫颈癌患者放疗前行卵巢移位术需进行综合评估,慎重而行。

2. 宫颈腺癌能否保留卵巢　由于腺癌卵巢转移率高于鳞癌,对于年轻的宫颈腺癌患者是否可以保留卵巢,尚无统一定论。目前部分研究认为术中应同时切除双侧卵巢。但有学者认为,应更多从癌灶大小与组织分化程度考虑,对于癌灶体积不大、分化好的早期腺癌可保留卵巢;对体积大、组织分化差、已有淋巴结转移及(或)已有宫旁浸润的腺癌则宜考虑卵巢转移的可能,切除双侧卵巢。部分研究显示在早期宫颈腺癌患者中保留卵巢随访1～2年并未发现转移情况,需进一步随访观察。

3. 如何确定保留的卵巢未发生转移或不增加日后复发率　发生卵巢转移的宫颈癌患者一般预后较差,大多数患者在5年以内死亡。如何确定保留的卵巢没有发生转移或日后复发率低,值得临床医生进一步思考。采取术中卵巢活检、术中快速病理,能否利于患者的选择? 术中如果保留了卵巢,术后病理如发现有深肌层、宫体、宫旁组织受侵、淋巴管或血管浸润、盆腔淋巴结转移及局部肿瘤较大等卵巢转移高危因素,如何进一步进行处理,是否进行二次手术切除卵巢都有待于进一步研究。

综上应注意到,卵巢是非生命重要器官,如何保留卵巢功能应在综合考虑患者年龄、病理类型、转移卵巢的可能性、治疗方法等情况下选择适合患者个人病情的方式。

(李庭芳　李莉)

二、保留阴道功能的治疗

目前,宫颈癌的治疗仍以手术和放疗为主,尤其是年轻早期患者大多采取手术治疗,既往宫颈癌根治手术时要切除阴道上段3cm左右,有的还会切除更多,这就势必造成阴道缩短从而影响术后的性生活,降低了患者术后的生活质量。因此手术中延长阴道保留阴道的功能在年轻宫颈癌患者中十分有必要。

目前,常用的阴道延长术有两种手术方式,一是腹膜代阴道延长术,另一种是肠管代阴道延长术。此外,还有少见的生物网片代阴道延长术,大网膜代阴道延长术,移植皮瓣代阴道延长术等。腹膜代阴道延长术应用的比较多,其中也有腹腔镜手术及开腹手术不同方式之分,但大体手术步骤相当:广泛子宫切除及盆腔淋巴结清扫术完成后,用1-0或2-0可吸收线将阴道断端前壁黏膜与子宫膀胱反折腹膜切缘连续缝合,将阴道断端后壁黏膜与子宫直肠反折腹膜切缘连续缝合,阴道侧壁黏膜与同侧的膀胱、直肠缝合,最后在阴道断端上方约3~4cm处,用2-0或3-0可吸收线将膀胱与直肠腹膜及浆肌层间断缝合形成阴道顶部,用4号丝线加固间断缝合一层。术中需要注意几点:缝合阴道黏膜与反折腹膜时应采取内翻缝合,使阴道黏膜面保持光滑;阴道顶端的缝合要有合适的针距,一般以0.3cm为宜,而且不宜太深,以避免穿透膀胱或直肠黏膜;术后最好阴道内填塞碘附或凡士林砂条,48小时取出,以后酌情放置阴道模具。另外,病例的选择也要严格掌握,一般情况下年龄过大(>45岁)、腺癌、低分化、有放疗史或术后需要补充放疗者不再选择行阴道延长术。

腹膜代阴道延长术的治疗效果基本上是可靠的。刘海虹等报道45例宫颈癌患者术后的性生活质量,其中12例在行宫颈癌广泛术同时行阴道延长术,测量术前、放疗后、术后6个月、术后1年、术后2年阴道的长度,随访术后2年性生活质量均满意。而未行阴道延长术的33例患者随访至术后2年,性生活欠满意27例,性生活困难6例。刘凯等以行癌根治术的26例患者为对照组,行宫颈癌广泛术联合阴道延长术并给予特殊护理干预的24例患者为治疗组,通过性功能状况问卷调查,比较两组患者的术后性功能状况,结果在恢复性生活、性欲、性生活次数、性生活满意度及是否性交不适、需要寻求医疗帮助方面差异均有统计学意义,行阴道延长术者可获得更佳生活质量。现今采用腹膜阴道延长术的研究日益见多,多数专家认为腹膜阴道延长术既不增加手术难度,又能延长阴道长度,可有效改善患者术后生存质量。

肠管代阴道延长术也可用于宫颈癌术后的阴道延长。一般选取乙状结肠或回肠肠段作阴道替代材料,手术时视具体情况切取一定长度的肠管(5~10cm左右,保证良好的血供和足够的活动度),经1%新霉素溶液灌洗清洁,恢复原肠管连续性后,将切下的肠段远侧端与阴道断端用2-0可吸收线行端端吻合术,肠段近端用同型线间断缝合封闭形成新的阴道顶端。术毕放置腹腔引流管及阴道碘仿纱条。方柔吟等曾用乙状结肠代阴道延长法对15例宫颈癌患者进行了阴道延长术,取得较好治疗效果。但该手术对患者相对损伤较大,有发生肠道吻合并发症的风险,应慎重选择。

(王沂峰　崔增营)

三、保留生育功能的治疗

近年来宫颈癌的患者群渐趋年轻化,2000年(SEER)资料表明,在诊断为浸润性宫颈癌的患者中,有27.9%小于40岁,38.6%的Ⅰ期宫颈癌患者小于40岁。因此,宫颈癌保留生育功能的治疗,越来越受到临床医生和患者的关注。

目前治疗早期宫颈癌保留患者生育功能的常用手术方法是宫颈锥切术和广泛性宫颈切除术(radical trachelectomy,RT)。

(一)宫颈锥切术

宫颈锥切术包括冷刀锥切术、电环锥切术和激光锥切术;主要用于宫颈癌前病变和原位癌的治疗,目前也有用于宫颈早期浸润癌的报道,其主要理论依据是早期宫颈癌发生宫旁转移的几率较低。对于早期浸润癌可以行宫颈锥切术加腹式或腹腔镜下盆腔淋巴结切除术。

不论用何种方法行锥切术,最重要的是要保证足够的切除范围。锥切的手术切除范围包括:病变要距切缘至少3~5mm,锥高应达到2.0~2.5cm。锥切术后的并发症主要包括:出血、宫颈管狭窄粘连、病灶残留需要二次手术等。

锥切术后对妊娠结局可能有影响,主要是基于以下原因:①宫颈锥切术可能切除了部分结缔组织而使宫颈弹性不足,影响宫颈的伸展功能;②切除了部分可分泌黏液的组织,造成黏液分泌减少,可能使病原微生物容易侵入而导致炎症等,常引起胎膜早破。Mathevet等在2003年进行了一项随机对照研究,对86例CINⅡ~Ⅲ级患者分别行冷刀锥切术(28例)、激光锥切术(29例)、宫颈环形电切术(29例)治疗,并进行了3年随访,3者的流产率分别为8%、16%、8%。宫颈锥切术后的患者妊娠后怎样处理,Leiman等的回顾性研究中,将锥切高度≤2cm或体积<4cm³的称为"小锥切",而锥切高度>2cm或体积>4cm³的称为"大锥切"。大锥切患者妊娠中期流产率高于小锥切,因此建议大锥切患者妊娠后须行预防性宫颈环扎术。

(二)广泛性宫颈切除术

广泛性宫颈切除术(radical trachelectomy,RT)是指对于浸润性宫颈癌,在不降低治愈率的前提下,广泛切除病变的宫颈和宫旁组织,保留子宫体和附件,从而保留患者的生育功能。Dargent在Schauta-Stockel经阴道根治性子宫切术的基础上,创建了RVT,并于1994年首次报道了经阴道广泛性宫颈切除术(radical vaginal trachelectomy,RVT)的手术经验,该手术治愈了浸润性宫颈癌并使患者成功足月妊娠。RVT手术先在腹腔镜辅助下完成盆腔淋巴结切除术,然后经阴道行广泛性宫颈切除术。经腹广泛性宫颈切除术(radical abdominal trachelectomy,RAT)于1932年由Eurgen Alburel提出,但是他手术后的患者无一妊娠。Ungar和Smith于1997年发表他们关于RAT的手术经验。RAT切除范围几近于经典的广泛性子宫切除术,保留宫体,将子宫峡部与阴道上端吻合。随着外科技术的发展,目前也有采用全腹腔镜或者机器人腔镜手术操作的病例报道。三种术式各有利弊,可依病灶大小、医生的技术特长选择合适的术式。

1. RT手术的适应证和禁忌证

(1)适应证:子宫颈癌的临床病理学研究及自然生物学特性表明,其具有几个重要特点:①在生长转移方式中,肿瘤首先侵犯周围组织,累及宫体者少见;②向输卵管、卵巢转移极少,不超过1%～2%;③播散可以是连续的也可以是跳跃的;④直接浸润主要为宫旁浸润,转移主要为淋巴转移,血行转移较少见;⑤在淋巴转移中基本是沿淋巴管循序向上转移,少有逾越式转移。子宫颈癌的这些生长转移特点,为早期子宫颈癌患者实施保留生育功能的手术提供了充分的理论依据。

1)子宫颈微浸润癌(Ⅰa2期) 子宫颈原位鳞状上皮细胞癌,如果手术切缘无肿瘤,一般认为锥型切除可以达到彻底治疗的目的。如果在手术切缘出现严重的上皮病变(高度鳞状上皮内病变/子宫颈中重度非典型增生),提示有复发的危险性,可进行再次锥型切除以排除浸润性疾病,并采用薄层细胞学及阴道镜检进行随访。子宫颈原位腺癌通常无症状,且没有明确的阴道镜表现,病变常常位于宫颈管内。Widrich等报道子宫颈原位腺癌行冷刀锥型切除术后,随访81个月有6%的患者复发,而以激光锥切或以Leep切除移行带,分别随访观察52个月及18个月,复发率达到30%。因此,子宫颈原位腺癌的患者需要严格的随访,并进行宫颈管内取样。

对于FIGO Ⅰa1期患者,无论是鳞状细胞癌或腺癌,只要无血管或淋巴管浸润,锥切边缘阴性,子宫颈管诊刮为阴性,则子宫颈锥切术是一种安全的治疗。在这些病例,淋巴结转移的几率<1%,疾病复发的几率较小。对于Ⅰa2期患者,淋巴转移率可达到5%,建议的治疗方案为广泛的子宫切除术及淋巴清扫术。但是,如果患者期望保留生育功能,可行子宫颈锥切术或单纯的子宫颈切除术,如边缘阴性,无血管及淋巴管浸润,且宫颈管诊刮阴性,则可严密随访。由于淋巴结转移的可能性增加,也可行子宫颈广泛切除术和盆腔淋巴结切除术。

2)子宫颈浸润性癌(Ⅰb1期) 传统意义上的浸润性子宫颈癌应行广泛性子宫切除术或放射治疗,这两种方法均可导致患者丧失生育能力。为保留生育能力,Dargent等率先进行广泛性宫颈切除术(RT)及腹腔镜盆腔淋巴结切除术来治疗Ⅰb1期(<2cm)子宫颈癌。由于可以保留子宫体,进而可以保留生育功能,这一技术可以被看做治疗年轻的早期子宫颈癌患者的真正意义上的突破。

根据Dargent等提出的标准,采用广泛性宫颈切除术来保留子宫颈癌患者生育功能的条件如下:①渴望生育的年轻患者;②患者不存在不育的因素;③病灶≤2cm;④FIGO分期为Ⅰa2～Ⅰb1期;⑤组织学类型为鳞癌或腺癌;⑥阴道镜检查未发现宫颈内口上方有肿瘤浸润;⑦未发现区域淋巴结有转移。随着新辅助化疗的开展,有学者提出,对于大于2cm的Ⅰb1或Ⅰb2,甚至Ⅱa的患者,经术前化疗后也能行广泛子宫颈切除术,也能获得良好的临床效果。

(2)禁忌证:Ⅰb2期以上的进展期子宫颈癌,无生育要求者。

术前应该对所有的患者进行仔细的临床检查,由有经验的医生在麻醉下检查是最好的选择。应用视诊、触诊、阴道镜、宫颈内膜诊刮、CT、MRI等检查进行准确的临床分期。除了严格掌握手术适应证以外,还需同时满足以下条件者方可进行RT:①要求保留生育能力;②无不育临床证据,年龄<40岁;③一般认为适应证为Ⅰa1并有淋巴脉管间隙浸润,Ⅰa2～Ⅰb1期,肿瘤直径<2cm;2009年NCCN宫颈癌治疗指南曾把适应证扩大到所有的Ⅰb1期;但2011年又把指征改为限于Ⅰb1期中肿瘤直径<2cm者;④无宫颈管内膜侵犯;⑤CT、MRI检查无淋巴结转移的证据;⑥向患者充分解释手术方式及预后,签署知情同意书。其中,无不育临床证据,年龄<40岁是一个相对禁忌证,如果术后能行辅助生育技术,也是手术的适应证。宫颈广泛性切除术后可能出现一些并发症,如不孕、宫腔粘连、宫腔积血导致周期性下腹痛、流产或早产;如果20周后出现死胎,需剖宫取胎等许多问题,这些问题需要和家属充分沟通,同意承担风险。RT用于腺癌资料有限,但并非禁忌证。无生育及保留子宫要求,肿瘤直径超过2cm、Ⅱ期及以上分期的宫颈癌,肝、肾、凝血功能障碍者均为手术禁忌证。

2. 手术条件及手术器械 腹腔镜下或经阴道广泛子宫颈切除加盆腔淋巴结清除术,其难度较腹式手术要高得多,因此,要想该手术获得成功,必须具备一定的条件。

(1)熟悉子宫颈周围及盆腔脏器解剖:首先必须对该手术的步骤、方法及相关的解剖结构了解清楚。因此,手术者必须对子宫颈周围解剖、盆腔及盆底的结构有充分的掌握,同时还要有扎实腹式及阴式广泛子宫颈切除及开腹盆腔淋巴结清除术的基本功和经验。

(2)娴熟的腹腔镜操作技巧:要完成腹腔镜下广泛子宫颈切除术,术者应有扎实的基本功和良好的腹腔镜手术技巧,熟练掌握镜下的各种操作技术,一般需要有完成腹腔镜辅助的经阴道全子宫切除术的经验,而且要有配合默契的手术组。

3. RT的手术方法及手术步骤 广泛性宫颈切除术可以经阴道或经腹部进行。经阴道术者中先用腹腔镜行盆腔淋巴结切除术,然后经阴道行广泛宫颈切除术。经腹部者则开腹后先行盆腔淋巴结切除术,再实施经腹部广泛宫颈切除术。用腹腔镜者,可以在镜下完成全部手术步骤。术中保留子宫体,广泛切除子宫颈及子宫颈旁组织及上1/3阴道,游离输尿管,结扎子宫动脉的宫颈下行支和阴道支,切除80%宫颈,保留20%宫颈管,环扎宫颈内口,吻合残余宫颈间质与阴道黏膜边缘。

（1）手术范围和手术方式:广泛性宫颈切除术的类型根据子宫颈癌的临床及生物学特点,1987年Dargent首先设计并实施了腹腔镜阴式广泛性宫颈切除术(laparoscopic vaginal radical trachelectomy,LVRT),1994年报道后被全球学者接受并进行改进,按照手术入路的不同形成了目前的4种术式:

1）腹腔镜辅助阴式广泛性宫颈切除术(LVRT):包括腹腔镜下淋巴结切除术(LPL)和阴式广泛性宫颈切除术(VRT)。主要特点:腹腔镜下切除盆腔淋巴结,经阴道切除80%宫颈和上1/3阴道,腹腔创伤小,但比开腹手术术中损伤和出血发生率更高,因不打开输尿管隧道而致宫旁组织切除不足。

2）改良腹腔镜辅助下经阴道广泛性宫颈切除术(laparoscopic radical trachelectomy,LRT):用腹腔镜完成Dargent术式中VRT操作的80%,包括腹腔镜下盆腔淋巴结切除术,腹腔镜下游离输尿管和子宫动脉,切除主韧带和宫骶韧带,下推膀胱后打开阴道前壁和后壁,其余操作经阴道完成。结合Lee的技术和我们的经验,通过腹腔镜辅助,可以更清楚的辨别子宫动脉上行支及输尿管,以免损伤。而且可以较容易地切除部分宫颈旁组织,有利于完成经阴道手术部分。主要特点:盆腔淋巴结切除术100%和广泛性宫颈切除术的80%在腹腔镜下完成,创伤更小,更符合微创的原则,但手术难度大,切除范围较广,术后并发症与广泛子宫切除术相当。

3）完全腹腔镜下广泛性宫颈切除术(total laparoscopic radical trachelectomy):由Cibula等于2005年首次报道,包括腹腔镜下广泛性宫颈切除和盆腔淋巴结切除术,以及子宫颈功能重建和子宫颈及阴道吻合术,所有操作均在腹腔镜下完全。技术要求高,手术难度更大,切除范围足够,手术并发症较多,但腹壁切口及创伤小。近年来有学者还利用机器人系统完成了该类手术,并取得了满意的临床结果。

4）保留自主神经的腹腔镜广泛性子宫颈切除术(laparoscopic nerve-sparing radical trachelectomy,LNSRT):由于腹腔镜下行根治性子宫颈切除术,切除子宫颈周围组织的范围宽,因此术后患者出现排尿功能障碍的比例与广泛子宫切除术后的比例相当,因此,有学者提出了保留神经的广泛子宫颈切除术,首先由韩国学者Park等先描述,其主要步骤是在切断膀胱子宫颈韧带时,辨认神经病给予保留,而子宫主骶韧带的切除范围适当缩减。但该术式的操作难度大,一般妇科肿瘤医师不易掌握。

以上四种术式各有其优点和缺点,可根据实施手术医院的技术条件和患者的个体情况进行选择。

应强调个体化治疗:手术范围不要过大或过小,如果是Ⅰa1期,无脉管浸润,可以行宫颈锥切术,不需要行宫颈广泛切除。对于肉眼可见较大的病灶,若为外生型,宫颈广泛切除术的指征可适当放宽到小于4cm。若肿瘤直径<2cm,可以将广泛性子宫颈切除术手术范围按Piver Rutledge Ⅱ型子宫切除术的范围,手术术式选择可经阴道加腹腔镜下淋巴结切除或经腹。但若把适应证扩大到所有Ⅰb1期,将肿瘤直径从2cm扩展到4cm,这就需要切除更广泛的宫旁范围,更接近骨盆壁切除宫旁韧带和组织。宫颈广泛切除的。

建议经腹手术,因经腹手术宫旁的切除范围可以更宽,手术也较安全、术后并发率降低。

（2）手术要点及注意事项:①与广泛性子宫切除术一样,行广泛性宫颈切除术时也要充分切除主韧带,骶韧带及阴道组织。②双侧子宫动脉一般只需结扎下行支,保留子宫动脉输尿管营养支及其上行支。③宫颈不应切除过多,以防止术后患者由于宫颈过短而造成反复流产。一般在子宫峡部下方5~10mm处离断。④为减少术后复发应至少留有5~8mm的安全切缘。

在为早期子宫颈癌患者选择保留生育功能的手术时,应权衡利弊,严格掌握手术指征,既要避免过度治疗,又要达到最佳的治疗效果。对于年轻早期子宫颈癌患者手术后生育能力的保存与生存率同样重要。

（3）手术步骤:行RT者,术中需要两次冷冻病理切片来决定下一步手术方式。首先经腹部或者在腹腔镜下行盆腔淋巴结切除术,切除的淋巴结送冷冻切片,如淋巴结为阳性,则行传统的广泛性子宫切除术或者Schauta式经阴道子宫切除术(schauta vaginal hysterectomy),如果淋巴结阴性,则行RT;经腹或改良Schauta-Stockel术式行经阴道广泛性宫颈切除术;广泛切除宫颈后将切除之宫颈标本再次送冷冻切片,切缘距肿瘤边缘小于5mm者改行根治性子宫切除术;大于5mm者,则予以环扎宫颈峡部,并防止新的宫颈外口粘连形成,将阴道黏膜缝合于宫颈。

1）阴式广泛性宫颈切除术的手术步骤:患者取膀胱截石位,钳夹宫颈,于宫颈外口上2cm环切阴道穹隆,充分分离膀胱-阴道间隙,膀胱-宫颈间隙,在宫颈外2cm切断宫骶韧带。分离游离主韧带上的子宫动脉和输尿管交叉。上推输尿管,结扎子宫动脉的宫颈支和阴道支,于宫颈外2cm切断主韧带。在宫颈峡部或稍下方,切除宫颈,保留约20%宫颈,也即0.8~1.0cm左右,并将上1/3阴道组织一并切除,McDonald法或者Shirodkhar法缝合宫颈,吻合峡部内膜和阴道内膜。此种术式要求术者准确分离输尿管,结扎子宫动脉分支,只有对经阴道手术非常熟悉者才可得心应手。

2）腹式广泛性宫颈切除术的手术步骤:手术步骤与经腹广泛性子宫切除术类似。直视下分离子宫动脉与输尿管交叉,推开输尿管,结扎子宫动脉的宫颈支和阴道支,充分分离阴道后壁与直肠前壁间隙、直肠侧窝、膀胱侧窝,子宫外2cm或近骨盆壁处切除宫骶韧带及主韧带,上于宫颈峡部切断宫颈,下于宫颈外口水平下3cm切除阴道壁,吻合峡部和阴道黏膜。ART施行时因为保留了卵巢血管、宫体各韧带、子宫体动脉而导致宫颈部分手术操作不便。有的学者主张为了操作方便,先切断子宫动脉,术后再吻合。Smith JR在施术时先行子宫动脉离断,当宫颈残余部分与阴道吻合后,再作子宫动脉吻合术。也有学者采用在输尿管下方打隧道,保留子宫动脉上行支,不需离断后重新吻合。为了操作方便,可先切断圆韧带,术毕再吻合。

（4）本术式特点:保留子宫颈癌患者的生育能力,其中盆腔淋巴结切除术在腹腔镜下完成,可以保证淋巴结切除的完整彻底性,对淋巴结转移的评估比较精确,如有淋巴结阳性,则需行广泛子宫切除术。而子宫颈的切除则采用经阴道完成,可以显著降低对患者的创伤,有利于患者的恢复和减轻痛苦。采用子宫颈环扎术再造子宫颈内口或峡部,可以使子宫颈具有一定的抗张力作用。手术本身并不难,但在切除子宫颈时不能将病灶留下,一定要切除彻底,才能避免复发。

(5)术后处理:手术后子宫颈残端放置碘仿纱布填塞创面,兼具止血和防子宫颈粘连作用,一般于手术后72小时内拔除。1周后开始行全身静脉化疗,一般5个疗程,具体的化疗方案,根据肿瘤的病理组织类型和分化程度而定,3个月或6个月后复查阴道镜,严密监测子宫颈残端创面情况。

(6)常见手术失误:出血和邻近器官的损伤是最大的失误,病灶切除不彻底是另一种失误,要求切下的组织送冷冻切片,了解残端切缘有否癌细胞,才能确定彻底切除了病变,达到根治目的。

(7)常见并发症及处理:并发症包括邻近器官损伤、血管损伤出血、尿潴留和淋巴囊肿形成,处理详见腹腔镜盆腹腔淋巴结切除术章节。

(8)手术指征及术式评价:到目前为止,全球约有150余例早期子宫颈癌患者接受了此手术治疗,其治愈率与标准手术相当。该式的特点是保留子宫动脉的上行支,因此子宫体的血供不受影响。并在子宫峡部以下切除子宫颈,再行子宫颈环扎和子宫颈阴道吻合术。这样保留了子宫体,使患者具有生育能力。我们的45例患者均在腹腔镜下完成盆腔淋巴结切除和活检术,无1例中转开腹,因此腹腔镜给我们提供了淋巴结切除的新途径。

而经阴道截断子宫颈,切除子宫颈的范围要足够,尽量完整切除子宫颈和子宫颈旁组织,以免留下微小浸润病灶,子宫体下端的环扎采用不可吸收缝线,缝线的抗张力强度以能维持足月妊娠为好,我们选择的是1号聚丙烯不可吸收缝合线,效果较好。原始术式要求切断子宫动脉的阴道支,我们的所有患者均单独游离和处理子宫动脉下行支,子宫体的创面出血量偏多,但子宫颈重建后均能有效止血,说明子宫动脉的下行支的处理可以不必单独进行,或不必处理。手术中注意切除的子宫颈要行冷冻病理切片,检查残端有无残留病灶或细胞。

本组15例患者经3~48个月的随访,无1例复发,也无其他并发症,且有2例患者妊娠,1例分娩,说明该采用手术治疗早期子宫颈癌是可行的,既可以保留患者的部分生育功能,又能彻底治疗子宫颈癌。对于临床和病理风险较大的患者,尤其是Ⅰb期或有脉管浸润的患者加用全身静脉化疗至少3个疗程以上,可以减少复发的机会,本组有8例患者采用了全身化疗,停药后3月左右恢复正常月经周期。对于妊娠后流产的风险,一般认为采用宫颈环扎术是妊娠成功的关键。

4.RT手术涉及的几个重要问题

(1)术中病理评价的准确性:广泛性宫颈切除术中需要进行两次冷冻病理检查对淋巴结和切除的宫颈及宫旁情况进行判断,根据2次病理情况术者决定最终的手术方式。因此术中病理评价的准确性对于术式的决定起着至关重要的作用。对于切除的淋巴结,大部分术者会将高度可疑的

淋巴结送检看是否有癌灶的微转移,这种做法可以提高术中冷冻病理的诊断速度和对所送检淋巴结诊断的准确性,但是存在漏检的风险。Du等对广泛性宫颈切除术中前哨淋巴结进行研究,发现术前注射^{99m}Tc-植酸盐,术中有94.1%(64/68)的患者找到前哨淋巴结,切除送冷冻病理检查发现8名(11.8%)患者有微转移灶,所有结果与术后石蜡切片结果均一致。敏感性、准确性及假阴性率分别为100%,100%和0%。这一研究为广泛性宫颈切除术中前哨淋巴结的应用展示了光明的前景。术中冷冻病理评价切除的宫颈切缘情况是另一个挑战,Ismiil等对进行广泛性宫颈切除术的123宫颈癌患者的手术切缘情况进行回顾性分析,其中包括63例腺癌、59例鳞癌、7例腺鳞癌、3例其他类型宫颈恶性肿瘤,结果显示同一组病理医生根据冷冻病理切片的规范化操作流程进行操作术中诊断切缘情况的准确性为98.5%,假阴性率为0%,没有一例患者因为诊断的问题而导致治疗不足。术中对于腺癌患者的切缘评价较鳞癌困难,还有学者推荐用客观的评分系统,如Ioffe评分系统,认为可以提高诊断的准确性,与最后的石蜡切片结果一致性较高。

(2)保留子宫体血供:按照广泛性子宫切除术的一般做法,切除宫颈时子宫动脉无论是在输尿管隧道上方切断或者在髂内动脉起始部切断子宫动脉,子宫体的血供都会受到影响。推测因为血供的减少,可能会影响到子宫肌层、子宫内膜和妊娠,所以手术应尽量保留子宫动脉的上行支以保留子宫体的血供。子宫动脉不要在主干切断,只切断宫颈支和阴道支,保留了上行支。保留子宫动脉上行支不仅保留了子宫的血管,也保证了和卵巢的血管沟通不受影响。有学者为了操作方便,先切断子宫动脉,术后再吻合。也有学者采用完整保留子宫动脉上行支,不需离断后重新吻合这项复杂的操作。Umemura等对实施广泛根治性宫颈切除术后妊娠并成功分娩患者的子宫胎盘血供进行3-D CT成像及胎儿生长发育情况进行研究,发现虽然广泛性宫颈切除术切除了部分子宫动脉血供,但是术后有新的动脉侧枝形成来供应子宫体及残余的子宫颈,对胎儿生长、胎盘血供及胎盘组织病理情况无影响。所以,目前对保留子宫动脉上行支和切断子宫动脉主干问题意见尚不一致,两种做法均有人采用。

(3)关于妊娠及流产有关问题:Covens等报道术后总体妊娠率为40%。由于宫颈功能不全而致早期流产、晚期流产、胎膜早破、早产、绒毛膜炎等均有报道。Mathevet等报道95例LRVT中42例计划妊娠,33例成功怀孕56次,晚期流产率19%,34例活产新生儿。2008年Shepherd等综述了906例保留生育能力的广泛宫颈切除术,其中790例阴式手术,116经腹手术,共有300例妊娠并得到195次活产;早产率为10%。在中国内地,我们率先报道12例腹腔镜辅助阴式广泛宫颈切除术后的有3例成功妊娠。

由于有的患者在手术后主动要求采取避孕措施,真正的术后孕率较难评估。广泛子宫颈切除术后患者所面临的实际问题是受孕后自然流产率和早产率较高。正常子宫有长3~4cm的颈管组织,且宫颈管内黏液栓形成,使宫腔与外周环境隔绝,防止细菌进入。RT手术后,子宫失去保

护机制,妊娠时胎膜早破和宫内感染几率增加,因此,流产率和早产率升高。所以在行 RT 时,不要刻意地追求切净颈管组织,而应在子宫峡部下方留下 5～10mm 的颈管组织,并用不可吸收线做永久性宫颈环扎。患者在准备妊娠前可行超声或磁共振检查,以评估宫颈管和环扎线状况是否适合妊娠。妊娠期要在有经验的产科医师处随访,并且增加随访次数:18～28 周每 2 周 1 次,28 周以后每周 1 次。已行永久性宫颈环扎术的患者,分娩时须行剖宫产手术。

(4)减少对生育能力的影响:广泛性宫颈切除术在全世界实施已经 17 年,理论上由于存在宫颈黏液减少、峡部狭窄、宫颈功能不全,术前明显存在的或者亚临床型输卵管炎,因此存在潜在的不孕、晚期流产和胎膜早破的可能性。据报道,RT 术后的总妊娠率约 85%,实际上不孕率可能会增加,术后妊娠率可能并没有这么高。术后 28～35 周易流产,主要就是由于以上提到的原因,使潜在晚期流产和胎膜早破成为可能。4. RT 手术的安全性及并发症 Xu 等对前瞻性临床对照研究中的 587 例早期宫颈癌患者进行 Meta 分析,比较广泛性子宫切除术和广泛性宫颈切除术的复发率、5 年无瘤生存率、5 年生存率、术后病率、术中及术后的并发症情况。结果显示,两组手术的患者在复发率、5 年无瘤生存率、5 年生存率、5 年病率、术中和术后并发症、输血率以及术中所切除的淋巴结数目之间均无明显差异。与广泛性子宫切除术组相比,广泛性宫颈切除术组的患者失血量少、术后尿管拔出快,并且住院时间短。因此,可以认为,对于早期宫颈癌患者而言,广泛性宫颈切除术与广泛性子宫切除术有效性和安全性相当。

ART 手术的并发症与 AH 的相同。LVRT 手术并发症包括腹腔镜手术的并发症和经阴道手术的并发症。其中常见的并发症包括:血管损伤、膀胱损伤、肠损伤、盆腔血肿、盆腔脓肿等,但 RT 这些并发症的发生率远比 RH 低,暂时性膀胱神经损伤也不需长期插尿管。Schlaerth 等回顾性分析了 1995 年 1 月 1 日～1999 年 12 月 31 日的 12 例 I 期宫颈癌患者行盆腔淋巴结切除术及 RT,住院日 2～8 天(平均 3.2 天),失血量 203ml(50～600ml),2 例术中膀胱损伤,1 例盆腔血肿。远期并发症如淋巴囊肿、宫颈管狭窄、粘连、松弛;宫颈黏液栓缺乏、亚临床感染;受孕困难、流产、早产、绒毛膜羊膜炎,子宫动脉吻合后妊娠期供血不足可能影响生育;盆底损伤等。

5. RT 术后的生育能力 由于影响生育的因素多样,且部分行 RT 的患者暂时无生育要求,因此报道的术后妊娠率和生育率不一。Plante 等对 125 例行 VRT 的患者术后追踪 4～225 个月,58 例尝试自然妊娠的患者共妊娠 106 次,早期和中期流产率分别为 20% 和 3%,至晚期妊娠阶段的占 77%,其中 58 孕次达到足月妊娠。另外有 15 例患者不易受孕,12 例患者不能受孕,这些患者最终求助于辅助生育技术希望能够妊娠。Boss 等对 16 个研究中的 355 例接受广泛性宫颈切除术的患者妊娠情况进行总结,在随访 1～144 个月的时间里,有 153 例(占 43%)患者尝试妊娠,其中 70% 的患者成功妊娠一次或多次,累及妊娠次数为 161 次,最后有 49% 的妊娠达到足月分娩。Wong 等对 RT 术后进行辅助生育技术的 7 例患者进行分析,结果显示辅助生育技术对于这类患者而言妊娠率较高,7 例患者累计妊娠 9 次,但是有 75% 的孕次为早产(<37 周),且在辅助生育中最长遇到的问题就是宫颈管狭窄。因此 RT 术后的患者进行辅助生育应该对患者进行精心的评估和准备,这些准备包括评价宫颈是否需要进行扩张、由有经验的操作者进行胚胎移植,并避免多胎妊娠。

6. RT 的预后影响因素和随访 肿瘤体积是影响预后的主要危险因素,肿瘤直径大于 2cm 是复发的高危因素。其他影响预后的因素包括低分化和脉管浸润。手术切缘距癌灶的距离,对于鳞癌来讲 5mm 的正常组织切缘也许足够了,但是 5mm 对于腺癌可能不够,10mm 相对更安全。

广泛性宫颈切除术后随诊方法主要是定期进行峡部-阴道细胞学检查。Feratovic 等对随访的 44 例患者所获得的 223 份细胞学结果进行分析,了解所获得的细胞中良性颈管细胞、子宫下段腺细胞、子宫内膜间质细胞和子宫内膜细胞的分布情况。在 59%(131/223)的细胞涂片中包含子宫内膜细胞成分,选取其中 20 例及另外 5 例细胞学检查结果正常者进行活组织检查。结果发现 4 例异常,包括 3 例低度鳞状上皮内病变和 1 例腺鳞癌。所有被诊断为不典型腺细胞的患者最后证实为管状化生、子宫下段腺细胞或者子宫内膜间质细胞。这一研究提示对于广泛性切除术后的患者进行细胞学涂片随访时,要注意其多样化的细胞来源容易被误诊为不典型腺细胞,细胞的管状化生也是一个潜在的陷阱。对于术前诊断为腺癌的患者,在术后的细胞学检查中需注意区分良性反应性腺细胞和肿瘤复发。另外,在随访时有必要进行高危型 HPV 的检测。

7. 宫颈癌保留生育功能手术的其他研究情况 对极少数在中期妊娠发现患有浸润性宫颈癌,有强烈要求保留胎儿的意愿的患者,妇科肿瘤医生尝试对这些患者进行孕期的腹式盆腔淋巴结切除术加经阴道根治性宫颈切除术,待分娩结束后再切除子宫体。有报道,对于有保留生育功能要求的高危型 Ib～IIa1 期患者,如病灶直径>2cm 甚至>4cm、脉管浸润、侵犯外 1/2 肌层者,采用新辅助化疗后再行根治性宫颈切除术的处理方案。另外,腹腔镜下完成所有的手术步骤,甚至完全的机器人手术在保留生育功能的广泛性宫颈切除术及盆腔淋巴结切除术方面,也具有可行性及独特的优势。

关于早期宫颈癌的宫旁切除情况,目前尚存在争议。研究发现对于临床病理特征情况好的患者,如肿瘤病灶直径<2cm、无淋巴脉管浸润等,发生宫旁侵犯的几率<1%,发生宫旁淋巴结转移的几率为 0.9%。因此,对于这些患者进行评估之后,无须广泛切除宫旁组织。有一些学者对一些经过选择的早期宫颈癌患者进行宫颈锥切术加腹腔镜下盆腔淋巴结切除术,术后发现妊娠情况及预后均较好。

但这些研究目前进行的例数尚少,随访时间也较短,其长期疗效尚需进一步进行评价。

8. "中二术式"的特点 我科从 2004 年开始对根据前人经验及文献报道对术式进行了一些改良,采用经腹手术,对所有患者均在术中即时进行了功能重建,取得了较好的效果。本术式的主要特点如下:

（1）术中完整保留双侧子宫动脉上行支,切断子宫动脉宫颈支和阴道支,保证了子宫体和卵巢的血液供应。

（2）宫颈外口放置硅胶管支架预防宫颈外口粘连或狭窄。

（3）宫颈内口环扎聚丙烯网片,预防宫颈功能不全。

（4）用聚丙烯网片形成人工主韧带和骶韧带,维持术后子宫正常位置。

迄今为止,该术式已施行20多例手术,已有5例妊娠至足月妊娠并行宫下段剖宫产分娩出活婴。1例因术前已有双侧输卵管间质部妊娠,术后行IVF-ET术,一次成功,剖宫产分娩。所有患者随访至今未发现复发。

9. 关于复发率问题　除了妊娠方面的相关问题外,有关早期子宫颈癌行广泛子宫颈切除术后复发率问题也是临床关注的焦点,目前的文献报道手术后复发率为4.2%~5.3%,而死亡率在2.5%~3.2%。与早期子宫颈癌行改良的广泛子宫切除术后的情况相当。说明了其具有满意的肿瘤安全性。

在所有的相关因素分析中,其复发与死亡率与肿瘤的大小及其是否有子宫颈周围脉管侵犯相关,但也有少部分患者与上述因素无关,可能是由其自身的生物学行为决定。

10. 现存的争议问题

（1）对存在淋巴血管间隙浸润的患者而言,存在较高的复发风险,但淋巴血管间隙浸润本身不是手术禁忌。有人建议常规进行宫颈锥切术,以检查肿瘤体积的大小和是否有淋巴血管间隙浸润存在。

（2）距肿瘤病灶之外的安全切缘距离具体是多少,目前仍没有达成共识。至少5mm似乎是一个现实的安全线。

（3）术中进行宫颈环扎重建子宫颈内口能有效地防止早期流产,但存在明显的负面影响。有些作者不建议将其作为常规的做法。

（4）对于较大的肿瘤,一些专家提倡进行新辅助化疗以减少肿瘤的大小,以便于进行手术,甚至进行非广泛的宫颈手术如宫颈切除术。但需要进行进一步的前瞻性研究。

（林仲秋　梁志清　王丽娟）

参 考 文 献

1. Bedaiwy MA, Shahin AY, Falcone T. Reproductive organ transplantation: advances and controversies. Fertil Steril, 2008, 90 (6): 2031-2055

2. Charoenkwan K, Srisomboon J, Suprasert P, et al. Nerve-sparing class Ⅲ radical hysterectomy: a modified technique to spare the pelvic autonomic nerves without compromising radicality. Int J Gynecol Cancer, 2006, 16(4): 1705-1712

3. Du XL, Sheng XG, Jiang T, et al. Sentinel lymph node biopsy as guidance for radical trachelectomy in young patients with early stage cervical cancer. BMC Cancer, 2011, 11: 157

4. Duffy C, Allen S. Medical and psychosocial aspects of fertility after cancer. Cancer J, 2009, 15(1): 27-33

5. Fagotti A, Gagliardi ML, Moruzzi C, et al. Excisional cone as fertility-sapring treatment in early-stage cervical cancer. Fertil Steril, 2011, 95: 1109-1112

6. Feratovic R, Lewin SN, Sonoda Y, et al. Cytologic findings after fer-

tility-sparing radical trachelectomy. Cancer, 2008, 114: 1-6

7. Fujii S, Takakura K, Matsumura N, et al. Anatomic identification and functional outcomes of the nerve sparing Okabayashi radical hysterectomy. Gynecol Oncol, 2007, 107(1): 4-13

8. Hong DG, Lee YS, Park NY, et al. Robotic uterine artery preservation and nerve-sparing radical trachelectomy with bilateral pelvic lymphadenectomy in early-stage cervical cancer. Int J Gynecol Cancer, 2011, 21: 391-396

9. Ismiil N, Ghorab Z, Covens A, et al. Intraoperative margin assessment of the radical trachelectomy specimen. Gynecol Oncol, 2009, 113: 42-46

10. Kavallaris A, Hornemann A, Chalvatzas N, et al. Laparoscopic nerve-sparing radical hysterectomy: description of the technique and patients' outcome. Gynecol Oncol, 2010, 119(2): 198-201

11. Landoni F, Zanagnolo V, Lovato-Diaz L, et al. Ovarian metastases in early-stage cervical cancer (ⅠA2-ⅡA): a multicenter retrospective study of 1965 patients (a Cooperative Task Force study). Int J Gynecol Cancer, 2007, 17: 623-638

12. Lanowska M, Morawietz L, Sikora A, et al. Prevalence of lymph nodes in the parametrium of radical vaginal trachelectomy (RVT) specimen. Gynecol Oncol, 2011, 121: 298-302

13. Marchiole P, Benchaib M, Buenerd A, et al. Oncological safety of laparoscopic-assisted vaginal radical trachelectomy (LARVT or Dargent's operation): a comparative study with laparoscopic-assisted vaginal radical hysterectomy (LARVH). Gynecol Oncol, 2007, 106: 132-141

14. Marchiole P, Tigaud JD, Costantini S, et al. Neoadjuvant chemotherapy and vaginal radical trachelectomy for fertility-sapring treatment in women affected by cervical cancer (FIGO stage ⅠB-ⅡA1). Gynecol Oncol, 2011, 122: 484-490

15. Markham E, Cohen I. Fertility preservation options for women with malignancies. Obstet Gynecol Surv, 2007, 62(1): 58-72

16. NCCN Clinical Practice Guidelines in Oncology (NCCN GuidelinesTM). Cervical Cancer. Version 1. 2009. NCCN. org

17. Pahisa J, Alonso I, Torne A. Vaginal approach to fertility-sparing surgery in invasive cervical cancer. Gynecol Oncol, 2008, 110: S29-S32

18. Pahisa J, Martínez-Román S, Martínez-Zamora MA, et al. Laparoscopic ovarian transposition in patients with early cervical cancer. Int J Gynecol Cancer, 2008, 18(3): 584-589

19. Park KJ, Soslow RA, Sonoda Y, et al. Frozen-section evaluation of cervical adenocarcinoma at time of radical trachelectomy: pathologic pitfalls and the application of an objective scoring system. Gynecol Oncol, 2008, 110: 316-323

20. Plante M, Gregoire J, Renaud MC, et al. The vaginal radical trachelectomy: an update of a series of 125 cases and 106 pregnancies. Gynecol Oncol, 2011, 121: 290-297

21. Puntambekar SP, Patil A, Joshi SN, et al. Preservation of autonomic nerves in laparoscopic total radical hysterectomy. J Laparoendosc Adv Surg Tech A, 2010, 20(10): 813-819

22. Sanjuán A, Martínez Román S, Martínez-Zamora MA, et al. Bilateral ovarian metastasis on transposed ovaries from cervical carcinoma. Inter Gynecol Obstet, 2007, 99: 64-65

23. Sauder K, Wilbur DC, Duska L, et al. An approach to post-radical trachelectomy vaginal-isthmus cytology. Diagn Cytopathol, 2009,

37:437-442

24. Schmeler KM, Frumovitz M, Ramirez PT. Conservative management of early stage cervical cancer: is there a role for less radical surgery? Gynecol Oncol,2011,120:321-325

25. Umemura K, Ishioka S, Endo T, et al. Changes of uterine blood flow after vaginal radical trachelectomy (VRT) in patients with early-stage uterine invasive cervical cancer. Int J Med Sci, 2010, 7: 260-266

26. Van de Nieuwenhof HP, van Ham MA, Lotgering FK, et al. First case of vaginal radical trachelectomy in a pregnant patient. Int J Gynecol Cancer,2008,18:1381-1385

27. Wong I, Justin W, Gangooly S, et al. Assisted conception following radical trachelectomy. Hum Reprod,2009,24:876-879

28. Xu L, Sun FQ, Wang ZH. Radical trachelectomy versus radical hysterectomy for the treatment of early cervical cancer: a systematic review. Acta Obstet Gynecol Scand,2011,90(11):1200-1209

29. Yao T, Mo S, Lin Z. The functional reconstruction of fertility-sparing radical abdominal trachelectomy for early stage cervical carcinoma. Eur J Obstet Gynecol Reprod Biol,2010,151:77-81

30. 方柔吟,林晓军,黄纯玉,等.乙状结肠代阴道延长术在子宫颈癌行广泛性子宫切除术中的应用.中国癌症防治杂志,2010,2(2):127-128

31. 凌艳,李世彤,宋娟.宫颈癌广泛术中卵巢移位后卵巢功能的临床研究.现代妇产科进展,2009,18:541-542

32. 刘海虹,刘晨,张恩娣,等.宫颈癌患者卵巢移位术及阴道延长术后生理功能随访分析.实用妇产科杂志,2008,24(8):487-489

33. 刘凯,史红梅,刘蓓,等.宫颈鳞状细胞癌广泛术中以腹膜替代阴道延长术的临床效果分析.苏州大学学报(医学版),2009,29(5):997-999

34. 田艳红,吴绪峰.年轻宫颈癌患者保留卵巢功能的临床研究进展.肿瘤防治研究,2008,35:59-63

35. 王建六,张晓红.子宫颈癌患者卵巢腹腔内移位术后卵巢功能的评价.中华妇产科杂志,2006,41(4):605-607

36. 杨萍,王英红.年轻宫颈鳞癌患者腹腔镜手术保留卵巢功能的临床研究.中国妇幼保健,2009,24(6):753-755

37. 尹秀菊,魏丽惠,赵超,等.宫颈癌卵巢移位后复发危险因素分析.中国妇产科临床杂志,2010,11(3):191-194

38. 张云山.癌症患者的卵巢移植.国际生殖健康/计划生育杂志,2010,29(4):247-250

39. 赵婷,叶大风.宫颈癌患者生活质量研究现状.国外医学:妇产科学分册,2007,34(4):241-243

第九节　宫颈癌的新辅助化疗

一、有关新辅助化疗

在宫颈癌进行手术或放疗前给予的系统化疗,称为新辅助化疗(neoadjuvant chemotherapy, NACT),有关宫颈癌的NACT已经研究了二十年多的时间。之前,宫颈癌被认为是一种对化疗药物治疗不敏感的肿瘤,化学药物是否可以治疗宫颈癌与否基本是未知状态,当然当晚期宫颈癌或难治性宫颈癌治疗时,使用化学药物仅作为一种姑息的治疗手段。

1983年,Friedlander等首次报道了33例可评价的晚期宫颈癌患者中有22例对顺铂+长春新碱+博来霉素(PVB)方案有反应,其中6例(18%)达完全缓解,中位缓解时间为24(8~104)周,由此提出以顺铂为基础的联合化疗对宫颈癌治疗有效。Friedlander的这一报道打破了宫颈癌对化疗耐受的传统观念。随后,Friedlander等又于1984年报道了30例局部晚期宫颈癌患者先予PVB方案化疗3个疗程后再行放疗或手术治疗,化疗后肿瘤总体缓解率高达67%。

此后许多关于宫颈癌新辅助化疗的研究报道陆续出现。研究主要分为两个部分,一方面是围绕宫颈癌广泛术前行新辅助化疗的研究,主要研究热点是新辅助化疗能否改善患者的生存;另一方面则围绕放疗前行新辅助化疗的研究,目前的研究结果一致认为同步放化疗的效果优于单独放疗及放疗前行新辅助化疗。

在术前新辅助化疗研究方面,1987~1993年期间,主要是回顾性的小样本的Ⅱ期临床研究,其中宫颈癌的期别较混乱,包括Ⅰb~Ⅲ期,而且采用的新辅助化疗方案并不一致,虽然不能得出切实可靠的结论,但是仍为新辅助化疗在宫颈癌中的应用带来了希望。这些研究一致认为以顺铂为主的化疗方案在术前应用于宫颈癌的治疗是有效的,临床缓解率及病理缓解率均较高,新辅助化疗通过减小肿瘤体积,祛除微转移灶等可以显著提高手术的切除率,不影响手术的具体实施,并且不会产生严重的手术并发症,同时化疗不良反应可以被患者接受,提出新辅助化疗有可能改善患者的预后。但是,亦有研究认为即使术前新辅助化疗有上述诸多优点,但是并不能改善患者的长期存活率。

1993年,Sardi等首次对Ⅰb期巨块型宫颈鳞癌患者进行了前瞻性随机对照研究,对照组75人先实施广泛性手术,再行术后辅助性放疗,研究组76人先使用PVB方案新辅助化疗(10天1次,共3个疗程),然后再行广泛性手术,术后辅助性放疗。结果发现研究组生存率及疾病无进展间期有明显改善;研究组的盆腔复发率为7.6%,而对照组为24.3%,但是由于研究设计中综合了手术、化疗及放疗,使得新辅助化疗的作用有可能被混淆。1997年,Sardi等再次总结,报道了对205例Ⅰb期(肿瘤直径>2cm)宫颈鳞癌患者行新辅助化疗的前瞻性随机分组研究,患者被随机分为新辅助化疗组及不加化疗的对照组。结果,在Ⅰb1期患者中,新辅助化疗并不能提高病灶切除率或总生存率。在Ⅰb2期患者中,新辅助化疗后疾病缓解率(CR+PR)为83.6%(51/61),随诊9年的生存率为80%,而对照组为61%($P<0.01$)。新辅助化疗组病灶切除率为100%,对照组为85%。再对手术切除标本中病理预后因素的评价中,无化疗者及化疗无效者手术标本中脉管癌栓发生率为60%,而化疗反应者仅10%($P<0.009$);未化疗组宫旁受侵率为34%,化疗无效者为30%,对化疗有反应者仅2%($P<0.0001$);三者淋巴结阳性率分别为41%、40%和6%($P<0.001$)。在Ⅰb2期患者中化疗组的局部控制率高于对照组(23% vs.6%),但远处控制率相似。化疗反应者的总生存率为88%,化疗无效者仅23%。采用新辅助化疗的Ⅰb1与Ⅰb2期患者生存率相似(82% vs.80%),对照组分别为77%和61%。这一研究进一步证实新辅助化疗可以提高

Ⅰb2期宫颈癌患者的手术切除率,降低病理高危因素,从而提高患者的生存率,但是仍然不能排除术后辅助放疗对于疗效的整体影响。此后的临床研究一直围绕新辅助化疗能否改善宫颈癌患者的生存进行,意见并不统一。2000年,Chang等首先报道了关于早期巨块型宫颈癌新辅助化疗的Ⅲ期随机临床实验,研究中包括124例Ⅰb～Ⅱa期巨块型宫颈癌患者,68例新辅助化疗后行广泛性手术治疗,52例直接放疗,结果两组患者的局部复发率及远处复发率相似,2年生存率分别为81%和84%,5年生存率分别为70%和61%,新辅助化疗并未给患者带来生存优势。2001年,Hwang等报道了一项对80例Ⅰb～Ⅱb期宫颈癌行新辅助化疗后行广泛性手术的10年以上随访结果。患者的5年及10年的无病生存分别为82.0%和79.4%,提示新辅助化疗可能通过降低淋巴结转移而对生存有益。2002年,Duenas-Gonzalez等通过总结既往关于宫颈癌新辅助化疗的Ⅱ期临床研究后发现,对82例Ⅰb2～Ⅲb宫颈癌,新辅助化疗后行手术或同步放化疗与传统的以顺铂为基础的同步放化疗至少在肿瘤缓解率(97% vs.87%)及总生存率上可以获得相同的治疗效果。同年,Benedetti-Panici等的一项Ⅲ期临床实验发现,441例Ⅰb2～Ⅲ期宫颈鳞癌患者被随机纳入新辅助化疗后行广泛性手术组及放疗组,在新辅助化疗与手术组中,Ⅰb2～Ⅱb期患者(159例)的生存期及无病生存分别为64.7%和59.7%,在放疗组中(163例)分别为46.4%和46.7%(P<0.05),两组中,Ⅲ期患者的生存期及无病生存分别为41.6%、41.9%和36.7%、36.4%(P>0.05),认为采用新辅助化疗后广泛性手术治疗的方法可以明显改善Ⅰb2～Ⅱb期宫颈鳞癌患者的预后。而2002年Chen等对58例早期巨块型宫颈癌的研究发现,是否行术前新辅助化疗以及肿瘤对新辅助化疗的反应均不是生存期及无病生存的独立预后因素,新辅助化疗并不能改善患者的生存期及无病生存,建议临床医师谨慎选择使用新辅助化疗。随之,在2003年Tierney等对21个关于局部晚期宫颈癌行新辅助化疗的随机临床试验进行了系统分析,结果显示新辅助化疗后手术治疗可以提高患者的5年生存率。2005年Buda等及2006年Candelaria等的研究均提示局部晚期宫颈癌行新辅助化疗,达到满意的病理缓解(optimal pathologic response,残余病灶间质浸润<3mm)或病理完全缓解(complete pathological response)的患者可能会有助于改善生存。2007年,GOG-141号前瞻性随机对照研究专门评价了新辅助化疗对Ⅰb2期宫颈癌患者的价值,288例Ⅰb2期宫颈癌患者随机分为新辅助化疗及广泛性子宫切除+盆腔和腹主动脉旁淋巴结清扫术组(145例)及广泛性子宫切除+盆腔和腹主动脉旁淋巴结清扫术组(143例)。新辅助化疗组术前予DDP+VCR(每10天一次,共3个疗程)后行广泛性子宫切除+盆腔和腹主动脉旁淋巴结清扫术,对照组则单纯行广泛性子宫切除+盆腔和腹主动脉旁淋巴结清扫术,术后病理显示淋巴结阳性或宫旁浸润者补充放疗,该研究由于试验组获益较少等原因提前终止。结果显示:新辅助化疗的反应率52%,临床完全缓解率15%,临床部分缓解37%,病理完全缓解5%。尽管反应率较高,试验组和对照组在手术切除率(78% vs.79%)、术后

病理检查情况、术后辅助放疗(45% vs.52%)、疾病无进展生存率和总体生存率方面差异无统计学意义。虽然该项研究并不能对新辅助化疗的价值定论,但是GOG却因此反对把广泛性子宫切除+盆腔和腹主动脉旁淋巴结清扫术前的新辅助化疗用于Ⅰb2期宫颈癌患者的随机对照研究中。但是由于此研究可能存在新辅助化疗方案设计方面的缺陷、病理类型中包括了对化疗不敏感的腺癌及腺鳞癌以及未行手术治疗的原因描述不清等而受到质疑。

(高雨农　燕鑫)

二、目前新辅助化疗的状况

(一)新辅助化疗与手术

宫颈癌术前新辅助化疗的作用已经得到了初步肯定。术前应用新辅助化疗的目的在于:①在手术之前,肿瘤局部的血管床完好,化疗药物容易进入瘤体,生物利用度高;②可以缩小肿瘤体积,改善肿瘤局部情况,提高手术质量,理论上还可能减少手术中肿瘤播散的机会;③可能有助于消灭亚临床病灶,减少复发或转移的机会;④判断肿瘤对化疗的反应,指导术后治疗。但是,宫颈癌多被认为是化疗不敏感性肿瘤,不恰当的新辅助化疗可能会导致肿瘤进展,延误手术治疗时机。Finan等认为只有新辅助化疗达到了较好的治疗效果并且随后能够进行手术治疗的患者才可从新辅助化疗中受益;而新辅助化疗无效的患者则可能由于延误了手术时机而导致肿瘤进展。

新辅助化疗的目的在于缩小肿瘤负荷从而使手术治疗成为可能,而宫颈癌Ⅰb1期患者由于本身肿瘤负荷较小,因此很少应用新辅助化疗。而Ⅰb2期患者可能因存在无法切除的肿大淋巴结等原因无法进行手术切除,Sardi J等的研究显示新辅助化疗后83.6%的患者达到了CR和PR。新辅助化疗组的全部患者(61/61)进行了手术治疗,而未行新辅助化疗的ⅠB2期患者只有85%可以进行手术治疗(48/56,P<0.01)。在Edelmann DZ的一项研究中73%(97/132)的ⅠB～ⅡB期巨块型宫颈癌成功进行了手术治疗。在Panici PB的研究中75例ⅠB～Ⅲ期宫颈癌患者进行了3个疗程PBM新辅助化疗。对于化疗后肿瘤小于4cm,且影像学检查提示阴道及宫旁病变可切除的患者进行了Ⅲ～Ⅳ型宫颈癌广泛手术及盆腔淋巴结清扫,通过新辅助化疗有62例患者达到了手术治疗的标准(83%)。

近年来,由于一些研究将ⅢB期患者也纳入新辅助化疗后手术治疗的范畴中,而手术后行化疗的患者比例较前略有降低。

目前关于新辅助化疗后手术时间的选择尚无明确定义,多数研究中手术时机选择在新辅助化疗结束后的1～4周(尤以2～3周为多),此时患者已度过化疗后骨髓抑制较重的时期,可以耐受手术又不至于延误手术治疗时机。

新辅助化疗的应用给局部晚期宫颈癌的治疗带来了新的局面,Scambia G等通过对103例应用了新辅助化疗的局部晚期宫颈癌(其中88例新辅助化疗有效,82例进行了手术治疗)及29例早期宫颈癌患者的手术病理分析后认为,同早期宫颈癌一样,局部晚期宫颈癌在新辅助化疗后如果术中低位盆腔淋巴结无转移情况也可以不进行更广泛的高

位盆腔淋巴结的清扫手术,在82例进行了手术治疗的局部晚期宫颈癌患者中仅有1例低位盆腔淋巴结阴性,通过术中探查及冷冻病理发现了高位淋巴结的转移。

新辅助化疗对于手术时间、出血量及手术并发症等没有明显影响。Lopez-Graniel C等对23例ⅠB2~ⅢB期的局部晚期宫颈癌患者实施了Ⅲ型广泛术,平均手术时间为3.8小时(范围2.3~5.2小时);术中中位出血量为670ml(范围150~1500ml,1例出血量达1500ml的患者是由于行盆腔淋巴结清扫时出现静脉损伤);中位住院天数为5.2天(范围4~8天)。这些数据与Averette HE等在1993年的报道未行新辅助化疗而首次手术治疗的数据没有统计学差异。

同样,Benedetti-Panici P等在1996年给予42例Ⅲ期的宫颈癌患者进行新辅助化疗,化疗后37例患者进行了Ⅲ~Ⅳ型广泛性手术,5例患者进行了前盆除脏术,所有患者均进行了盆腔及腹主动脉旁淋巴结清扫术。手术中位时间为390分钟,中位出血量为800ml;在研究的最后一组患者中,手术中位时间已减少到320分钟,出血量也减少至600ml。手术的主要并发症有:2例严重的术中出血,4例肺栓塞,膀胱及肠道损伤各3例。清扫淋巴结的数目在30~117枚之间,中位数为56枚;切除阴道及宫旁长度分别为5.5cm和4.8cm。这与Solorza LG等在1998年报道的未行新辅助化疗的早期宫颈癌Ⅲ型广泛术没有统计学差异。因此作者认为对于Ⅲ期的宫颈癌患者选择新辅助化疗后进行Ⅲ~Ⅳ型广泛性手术的治疗模式是合理的。但是,文章数据也显示尽管经过了新辅助化疗,术后病理检查仍有36%的淋巴结转移,38%的宫旁受侵和45%的阴道累及;术后需进行辅助放疗的患者比例仍较高。

Chen H等选择了从1999~2004年的184例ⅠB2~ⅡB期宫颈癌进行了快速、高剂量的新辅助化疗后1周进行手术治疗,并发症主要有:尿潴留(7.7%)、切口感染(4.9%)、淋巴囊肿(3.5%)、泌尿系感染(2.8%)、肠梗阻(2.8%)、输尿管瘘(1.4%)、尿管狭窄(0.7%)。而新辅助化疗组和直接手术两组间的手术并发症并没有统计学差异(新辅助化疗组22.2%,16/72;直接手术组25.7%,18/70;$P=0.626$)。新辅助化疗不仅减小了肿瘤负荷,提高了手术可行性;而且对于术后病理结果也产生了一定影响。一些研究显示新辅助化疗后的局部晚期宫颈癌(ⅠB~ⅡB期)的盆腔淋巴结转移率在22%~25%之间,此数据低于相同期别未行新辅助化疗患者的盆腔淋巴结转移率。

(二)新辅助化疗与放疗

20世纪70年代末期,蒽环类及铂类药物开始应用于实体瘤的治疗取得了良好的效果,后来肿瘤学家们发现铂类为主的化疗方案在某些化疗不敏感的头颈部肿瘤及宫颈肿瘤中也可以取得较好的治疗效果。因此,铂类为主化疗方案作为宫颈癌的新辅助化疗逐渐应用开来,其目的在于使肿瘤对化疗产生反应,减少肿瘤负荷,消灭肿瘤微小转移灶。而且化疗药物和放射线作用于肿瘤不同的细胞亚群,化疗后可以使肿瘤细胞同步化,以期达到更好的反射治疗效果。

虽然放疗前进行新辅助化疗在理论上有其合理性,而且大多数研究认为与传统单纯放疗相比新辅助化疗后放疗

并没有增加治疗毒性;但同样大多数研究结果也显示接受了新辅助化疗的患者并未能获得生存受益。然而,目前对于放疗前的新辅助化疗的作用仍存有争议。Hwang和Sardi J的研究显示新辅助化疗患者组在生存上优于未行新辅助化疗患者组;而Tattersall MH则认为新辅助化疗不仅没有带来生存益处,反而给接受新辅助化疗的患者带来不利影响。其认为新辅助化疗的弊端在于可能延误治疗时机,导致放疗抵抗以及化疗后产生放疗交叉耐受。

(高雨农　高维娇)

三、新辅助化疗常用方案

宫颈癌的新辅助化疗开始被研究和应用以来,出现了多种不同的化疗方案,包括不同的药物,不同的药物剂量和使用间隔。

常见的化疗方案均为以顺铂为基础的单药和联合化疗。常见的与顺铂联合应用的化疗药物有博来霉素,长春碱类,甲氨蝶呤,异环磷酰胺等。比较常用的联合化疗方案包括,顺铂+博来霉素+长春碱类(VBP),顺铂+5-Fu(UP),顺铂+博来霉素+异环磷酰胺(BIP)等。在不同的临床研究中,化疗方案,包括化疗药物的剂量与给药间隔均不尽相同,比如顺铂的剂量在50-100mg/m²,给药间隔从每10天到每28天不等。在现有的宫颈癌新辅助化疗的回顾性或Ⅱ期临床研究中,参加研究患者的FIGO分期,从Ⅰb到Ⅳa期,研究样本量有限,多为20~50例。治疗有效率多数在60%~90%之间。

近年来,通过对晚期和复发宫颈癌化疗方案的研究,紫杉醇与顺铂的联合方案逐渐被应用于宫颈癌的新辅助治疗中。在Park等的研究中,给予43例FIGO分期ⅠB2~ⅡB的患者紫杉醇+顺铂的新辅助化疗,其中紫杉醇60mg/m²,顺铂60mg/m²,每10天一疗程,共三疗程。化疗后有效率达到90.7%(39/43),其中39.5%的患者获得完全缓解。无3级或4级的血液学不良反应出现。患者之后行手术治疗,11.6%的患者获得病理学诊断的完全缓解。不含铂类的联合化疗方案也被应用于宫颈癌的新辅助化疗中。Kokawa等的研究显示,应用CPT-11(100mg/m²,d1,8和15)+丝裂霉素(10mg/m²,d1)方案后,35名FIGO分期ⅠB2~ⅢB的患者中,86%的患者出现疾病缓解,而50%的患者出现了3或4级的中性粒细胞减少。2003年一项Meta分析综合了21项对比新辅助化疗后手术或放疗与单纯放疗治疗效果的Ⅲ期临床研究。在这项研究中,作者进行了两组比较。一组是比较新辅助化疗后放疗与单纯放疗患者复发与生存期的差异。另一组则是比较新辅助化疗后手术与单纯放疗患者预后的差异。在前一组比较中,18项随机对照的临床研究包括了2074名患者被纳入了分析。新辅助化疗的方案除了一项研究应用了顺铂单药,其余均为以顺铂为基础的2~4种药物的联合化疗。联合应用的药物种类,剂量和给药间隔在各项临床研究中有很大不同。常见的联合化疗药物包括博来霉素,长春碱类,甲氨蝶呤,异环磷酰胺等。给药的间隔在10~28天不等。在所有临床研究中都被应用的顺铂的剂量和给药间隔也有不同。研究者以顺铂的每周剂量25mg/m²为界线,发现每周剂量≥

25mg/m^{2}有利于延长5年生存率;相反每周剂量<25mg/m^{2}与单纯放疗相比降低了5年生存率。顺铂的总剂量对生存期无显著影响。同时,化疗周期即给药间隔的长短也对生存率造成影响。化疗周期≤14天可以改善5年生存率,而>14天则降低5年生存率。虽然在这项Meta分析中,各个随机对照临床试验中的入组患者的临床特征,应用的化疗方案不尽相同,并对综合分析造成一定的影响,但是综合分析的结果提示顺铂的剂量和给药间隔可能会对预后产生重要影响。

在另一组比较中,5项随机对照的临床研究包括了872名患者被纳入了分析。顺铂仍为主要的化疗药物,总剂量在100~300mg/m^{2}之间,给药间隔为7~21天。其中三项研究应用顺铂(50mg/m^2)+长春新碱(1mg/m^2)+博来霉素(25mg/m^2)方案,化疗周期为10天。结果显示新辅助化疗后手术组与单纯放疗组相比,患者复发,疾病进展和死亡风险均显著降低,5年生存率提高14%。

目前,还没有充分的证据证实某种化疗方案作为宫颈癌的新辅助化疗方案优于其他方案。Buda等对比了异环磷酰胺(5g/m^2)+顺铂(75mg/m^2)两药联合与异环磷酰胺(5g/m^2)+顺铂(75mg/m^2)+紫杉醇(175mg/m^2)三药联合作为宫颈癌新辅助化疗的病理学诊断有效率,以及有效率与预后的关系。两种化疗方案均为每三周一疗程,共三个疗程。三药联合方案的病理学诊断有效率明显高于两药联合方案,然而其导致的3或4级的血液学毒性反应的发生率却高于两药联合。采用三药联合方案的患者的死亡风险似乎要低于两药联合方案,但两者之间的差异未达到统计学意义。

目前比较异环磷酰胺+顺铂+紫杉醇与顺铂+紫杉醇两种新辅助化疗方案的临床研究正在进行中。

总之,宫颈的新辅助化疗是综合治疗宗旨下的产物,由于新辅助化疗的应用,使手术治疗的范围加宽,疗效更优。但是,新辅助化疗的真实地位还需要在以后的临床实践中,通过循证医学的研究去证实。

(高雨农　郑虹)

参 考 文 献

1. Candelaria M, Chanona-Vilchis J, Cetina L, et al. Prognostic significance of pathological response after neoadjuvant chemotherapy or chemoradiation for locally advanced cervical carcinoma. Int Semin Surg Oncol, 2006, 3:3

2. Chen H, Liang C, Zhang L, et al. Clinical efficacy of modified preoperative neoadjuvant chemotherapy in the treatment of locally advanced (stage ⅠB2 to ⅡB) cervical cancer: randomized study. Gynecol Oncol, 2008, 110(3):308-315

3. Kokawa K, Nishimura R, Fujii T, et al. Neoadjuvant chemotherapy with irinotecan and mitomycin-C for locally advanced squamous cell carcinoma of the uterine cervix. Anticancer Res, 2007, 27(4C): 2721-2727

第十节　宫颈癌的其他治疗

一、中医治疗

西医对于子宫颈癌的病因尚未明了,目前一般认为其发病与早婚、早育、多产、宫颈糜烂、宫颈裂伤、性交过频、HPV病毒感染等因素有关。而中医认为本病属"崩漏"、"五色带下"、"癥瘕"的范畴,主要由于多产、房劳、情志不舒或饮食失衡导致湿热瘀毒之邪内袭,或产后经行不慎,风寒湿热之邪内侵,或七情饮食内伤,导致脏腑功能失常,气血失调,冲任损伤,瘀血、痰饮、湿毒等有形之邪相继内生,留滞小腹、胞中、冲任,积结不解日久而成。随病程进展继而损伤冲任,带脉失约,湿浊下注,故见崩中漏红,带下赤白青黑。《医宗必读》云:"积之成,正气不足,而后邪气踞之。"《华佗中藏经》曰:"皆五脏六腑真气失而邪气并,遂万病生焉。"说明是由于人体正气内虚,机体免疫力低下,才使外邪长驱直入,客于体内,变生恶疾。

近年来,较多临床与实验研究表明,中医药在防治宫颈癌上显示出一定的作用。中医认为宫颈癌的形成是由于正虚邪实。癌为实证,是因湿热瘀毒外袭内蕴所致,当以攻邪为治;但癌症又有内虚的一面,"邪之所凑,其气必虚"。综观癌症的发生发展其实是一个正虚邪实的过程。中医抗癌治疗一般是扶正与祛邪并重。目前多数宫颈癌患者都经手术、化疗、放疗等,正气进一步受损,据此抗癌治疗中应扶正与祛邪并重,通过扶正来改善机体免疫状态,调节人体阴阳气血平衡,增强对外界恶性刺激的抵抗力;通过祛邪来抑制癌细胞生长,促进癌细胞凋亡,从而达到抗癌抑癌、巩固和加强宫颈癌的治疗效果。对早期宫颈癌,以中药局部外用为主和辨证施治内服中药为辅进行治疗,即使是晚期亦可应用中医中药辨证论治进行治疗,采取扶正与祛邪、攻与补、治标与治本相结合等措施,使宫颈癌患者的癌灶得到控制、癌肿缩小、症状减轻、生存期延长、治愈率提高乃至广泛康复。近年来一些研究发现,一些中药成分可促进宫颈癌细胞凋亡,可增加宫颈癌的放疗敏感性,减轻放化疗的毒副反应,且可对放化疗起增敏作用从而顺利完成治疗,提高治愈率和生存率,对宫颈癌有明显的治疗作用。

本病的中医治疗遵循辨证施治的原则遣方用药,多采用内服或外用局部给药或内服与外治相结合的方法进行。中药外治即根据患者的病情状况、体质情况等将配制好的中药制剂直接塞、敷、涂、搽于病灶局部,使药物直达患处,具有起效快速、简便易行、毒副作用少的特点,尤其适合癌症晚期,脾胃吸收功能下降的患者,是中医治疗本病的一大特色,可用于保守治疗和改善放疗患者临床症状,减轻其痛苦,同时也可用于宫颈癌的术前准备用药。中药内治根据中医辨证论治的原则处方用药,煎汤或制成丸、散、胶囊等内服,是中医药治疗宫颈癌的重要方法。临床上常分肝郁气滞、湿热瘀毒、肝肾阴虚、脾肾阳虚四型施治。肝郁气滞型证见胸胁胀满,心烦易怒,少腹胀痛,口苦咽干,白带微黄或夹血性,阴道流血夹有瘀块,舌质暗红,苔薄白或微黄,脉弦。治以疏肝理气,解毒散结。药用逍遥散加味蚤休、半支莲、败酱草、白花蛇舌草、茯苓、当归、柴胡、白芍、白术、郁金、川楝子、青陈皮等。湿热瘀毒型证见带下赤白,少腹胀痛,纳呆脘闷,便秘溲黄,苔黄腻,脉弦数。治以清热利湿,化瘀解毒。药用四妙丸加味生薏仁、半支莲、蒲公英、败酱草、八月札、蚤休、土茯苓、猪苓、莪术、苍术、怀牛膝、黄柏等。肝肾阴虚型证见眩晕耳鸣,腰膝酸痛,手足心热,心烦失眠,阴道不规则流血,白带色黄夹血,舌质红,苔少,——脉弦细。治以滋补肝肾,解毒散结。脾肾阳虚型证见神疲乏力,腰膝酸冷,纳少便溏,阴道流血量多如崩或淋漓不净,舌质淡胖,苔白润,脉细弱。治以健脾温肾,补中益气。药用黄芪、生龙牡、党参、桑寄生、白术、茯苓、淮山药、补骨脂、吴茱萸、升麻、附子等。在临证时要根据患者的临床症状辨证施治,区别邪正孰盛孰衰,然后定出先攻邪后扶正,或先扶正后攻邪,亦或攻补兼施之法,达到祛邪不伤正,扶正助祛邪,扶正与祛邪相结合的良好的治疗效果。

总之,中医中药治疗宫颈癌迄今为止,尚不能替代疗效肯定的西医放化疗及手术治疗,但在辨证施治的原则基础上遣方用药,结合中药内服与外治两大疗法来治疗宫颈癌是目前中医药界普遍关注和推崇的一种结合疗法。对个别患者,因全身情况不能接受放疗,或手术已失去时机,或偏僻地区放疗未能普及,可单独使用中药治疗,特别是晚期患者,有一定姑息疗效。但由于多数中草药的抗癌作用机制不清,是当前影响中药走向世界的一个重要因素,研究中药及其有效成分对人类靶基因的调节作用是阐明中药作用机制的有效途径,值得进一步深入研究。

二、热 疗

热疗(hyperthermia)是用人工加热的方法治疗恶性肿瘤,利用各种物理能量在人体组织中所产生的热效应使肿瘤细胞升温到一定程度,并维持一定时间,达到杀灭癌细胞避免正常细胞遭受损伤的目的。热疗兴起于 20 世纪 60 年代初期,目前已成为继手术、放疗、化疗及免疫疗法后的又一种全新的治疗肿瘤的方法。热疗作为宫颈癌的一种辅助治疗手段目前已广泛用于临床,大量临床资料及实验证实,热疗对晚期及复发的宫颈癌治疗有一定疗效。

通过研究表明,热疗在体内及体外均可对肿瘤组织具有选择性毒性作用。体外研究表明,热疗当温度超过 40℃ 对于多种肿瘤细胞具有直接的细胞毒性作用。此外,热疗还可使肿瘤细胞对放化疗的细胞毒性作用增敏,其原理可能是通过增加了细胞膜通透性,提高了细胞内化疗药物浓度并抑制 DNA 修复。在实验模型中已证实热疗可与多种化疗药物起协同作用,如左旋苯丙氨酸氮芥(美法仑)、放线菌素 D、顺铂及博来霉素等。近期研究显示,热疗可促进抗血管生成蛋白的产生,或提高肿瘤组织的宿主免疫防疫。此外,正常组织的微循环与肿瘤组织的微循环对热疗的反应是不同的。研究表明,在温度升高时正常组织的脉管系统可比肿瘤组织更有效地调节血管容积和血流情况,使热量消散。正常组织可在较高的温度范围内有效地代偿,而当肿瘤组织在温度 43～45℃ 时会发生血管阻滞和血管内凝结。

1. 热疗与放疗联合 热疗除直接杀伤癌细胞外,还能增强放疗敏感性,产生协同作用。两者间的作用并非简单相加,其协同作用可能是由于热辐射诱导的组织细胞对放射线的敏感性增强,使二者的治疗作用具有互补性。研究表明,S 期(DNA 合成期)的肿瘤细胞对放射线耐受,不易被射线杀灭,而高温对 S 期细胞的杀灭作用特别明显,从而使热疗和放疗效果得到很好的补充。其次,乏氧细胞不易被射线杀灭但对热疗却敏感。

多项临床研究表明,热疗联合放疗可显著提高治疗有效性。荷兰热疗组研究发现,晚期盆腔肿瘤的患者接受放疗加热疗的联合治疗,有效率及总体生存率显著高于只接受放疗的患者。van de Zee 等的一项前瞻性研究显示,热疗联合放疗能提高宫颈癌盆腔病灶的控制率及患者的总生存率,同时不增加放射线的不良反应。Hehr 等总结的 11 个随机Ⅲ期临床实验的 1000 例患者的资料,验证放疗联合热疗(40～42℃,至少 1 小时)在局部晚期宫颈癌(Ⅱb～Ⅳa期)患者中的 3 年生存率为 27%～51%。国内王义才等观察放疗热疗同步治疗Ⅱb～Ⅲb 期宫颈癌的近期疗效及急性毒副反应。放疗采用加速器体外照射+¹⁹²Ir 腔内后装治疗,体外剂量 50Gy/25f/5W(30Gy 时中央挡铅),腔内照射 A 点总剂量 42Gy/6f。射频热疗方案:热疗机频率 40 168MHz,入射功率 700～950W,反射功率 7～30W,时间 60～70 分/次,每周 2 次,共 6～10 次。结果显示 CR 为 70%,PR 为 23%,总有效率 93%。不良反应为轻度的骨髓抑制和胃肠道反应,以及皮下脂肪硬结。结果提示放疗热疗联合应用,能提高晚期宫颈癌局部控制率,同时可减轻放疗的急性反应,患者耐受性好。李玉民等对 36 例Ⅲa～Ⅲb 期宫颈癌患者进行热放疗,结果提示热放疗组与对照资料比较分别为 CR:78% 和 50%,PR:14% 和 25%,NC:8% 和 25%,毒性反应无明显区别,提出热放疗作为中晚期宫颈癌的治疗模式疗效确定。

Lutgens 等最近对热疗联合放疗治疗局部晚期宫颈癌与单纯放疗的效果比较进行了一项系统评价。通过回顾分析 1987～2010 年 6 项前瞻性随机对照实验,Lutgens 发现,放疗与热疗联合治疗的效果显著好于单纯放疗,数据分析显著完全有效率显著升高(RR 0.56,95% CI 0.39～0.79,P<0.001),局部复发率显著降低(HR 0.48,95% CI 0.37～0.63,P<0.001),总体生存率显著提高(HR 0.67,95% CI 0.45～0.99,P=0.05)。两组间治疗后的近期(RR 0.99,95% CI 0.30～3.31,P=0.99)及远期 3～4 级毒性反应(RR 1.01,95% CI 0.44～2.30,P=0.96)无显著性差异。由此认为,局部晚期宫颈癌患者热疗辅助放疗可提高局部肿瘤的控制率及总体生存率,而不会增加 3～4 级近期及远期毒性反应。但由于该研究纳入的病例数有限,且 FIGO 分期ⅢB 期肿瘤比例过高,因此无法对热疗联合放疗的有效性得出确切的结论。

Franckena 等回顾文献发现,放疗联合热疗可代替放化疗作为局部晚期宫颈癌的替代治疗方案,对于无法耐受化疗的患者更应该作为首选治疗方案。几项随机研究表明,热疗联合放疗的作用与化疗联合放疗的作用类似,同时热疗并不增加毒性反应。一项研究表明,经 12 年的随访热疗的效果依然稳定。但对于其他宫颈癌患者,热疗与放疗的联合治疗是否是最合适的治疗选择尚需要进一步研究。由于目前大多数热放疗实验纳入样本数太少或随访期太短,对热疗联合放疗的效果仍待证实。

2. 热疗与化疗联合 热疗辅助放疗一直为临床关注的焦点,且热疗对化疗的增效作用也已被临床证实。热疗本身对细胞产生直接的细胞毒效应,43℃ 以上的高温对细胞有显著的杀伤作用。Mohamed 等的动物实验证实,热疗与化疗联合应用往往可以起到协同的作用,热疗可促进一些化疗药物如多西他赛、吉西他滨、奥沙利铂等的细胞毒作用,发挥增效作用,并提高肿瘤内部化疗药物的浓度,有助于逆转或推迟某些化疗药物的耐受性。亦有研究证实,化疗对热疗有增强作用。热化疗联合治疗也开始用于宫颈癌的综合治疗。

热疗可增强以顺铂为主的治疗宫颈癌的化疗效果。热疗联合应用可使顺铂的细胞毒作用随温度升高而增高,但其机制尚不清楚。推测热疗与化疗的协同作用可能与热疗增加肿瘤血流及氧供,增加细胞内顺铂吸收,增加 DNA 损伤及影响 DNA 双链修复等。但是,既往研究表明,热疗可诱导产生 HSPs,后者对肿瘤细胞具有保护和抗凋亡作为,从而减弱热疗化疗联合作用的效果。因此,阻滞 HSP 表达可增强肿瘤细胞对热疗联合化疗的敏感性。

荷兰热疗组于 1990～1996 年进行了一项前瞻性多中心随机性研究,共纳入 358 例局部晚期盆腔肿瘤患者,其中宫颈癌 114 例(Ⅱb～Ⅳa),随机分为单放疗组和热疗加放疗组,两组 3 年局部病灶控制率分别为(41%,46%),3 年生存率分别为(27%,51%)。经过 12 年的随访,单放疗组与联合治疗组的局控率分别是(37%,56%),生存率分别是(20%,37%),3 级以上的放射远期毒性反应两组相近。该研究指出热疗联合放疗治疗局部晚期宫颈癌,可长期改善局控率和生存率而并未增加晚期毒性反应,尤其适用于不适合化疗的宫颈癌患者。在亚洲公布的 5 项热疗联合放疗治疗宫颈癌的随机对照实验显示,其中 3 项实验显示出更好的完全缓解率、局部控制率及无病生存率,1 项实验显示了更好的局部控制率趋势,1 项未显示出任何优势。因此研究认为,热疗联合标准放疗,对局部晚期宫颈癌可获得好的疗效及可接受的毒性。

3. 热疗、放疗、化疗三者联合　热、放、化三联疗法治疗宫颈癌的报道不多也逐渐为临床所重视,三者联合可以增强疗效,降低单用剂量,兼顾全身与局部,在增强局部治疗的同时,消灭远处微小的转移灶。Ⅰ/Ⅱ期临床研究显示出热、放、化三联治疗不同位置不同类型的肿瘤,是有效的可行的并且毒性反应在允许范围内。动物实验研究显示,三联治疗的效果较单一模式或双重模式治疗疗效更好。

Tsuda 等对 15 例局部复发的宫颈癌患者实施“三联疗法”,首先用卡铂进行动脉化疗,然后进行盆腔外照射(1.8Gy/d),共 28 次,待放射剂量达 20Gy 后,加用射频加热治疗,每周 1 次共 4 次,其中卡铂的最大耐受剂量为 25mg/m²。实验结果提示,总反应率达 93.3%(95% CI 59.4～100),71.4% 的患者中发现了肿瘤缩小。3～4 级白细胞减少发生率为 60%,腹泻发生率为 20%,因此认为三联疗法对于局部复发的宫颈癌是一种安全有效的治疗方法。Jones 等的一项临床实验亦用顺铂周疗联合局部热疗及放疗治疗局部晚期宫颈癌和局部复发宫颈癌 12 例,其中 10 例临床缓解和局部病灶的控制。该研究显示,采用热疗联合放化疗的三联疗法对宫颈癌治疗具有良好的临床反应率及耐受性。Sreenivasa 等研究术前热疗联合放化疗治疗进展(PD)期宫颈癌,得出 3 种模式联合所介导的高反应

率,能够使宫颈癌患者治愈性手术率提高。因此热疗联合标准的放化疗和/无手术治疗,可能提高肿瘤治疗的疗效同时降低并发症发生率。Westermann 等进行了一项纳入了 68 例美国、挪威和荷兰的晚期宫颈癌患者的多中心研究,采用内外照射,至少 4 周的顺铂周疗(40mg/m²)以及 4 疗程的每周局部热疗。结果显示,三联治疗的毒性反应与单用放化疗的相当,平均总治疗时间为 45 天。其中 90% 的患者达到完全缓解,总生存率为 84%。平均随访 538 天,74% 的患者存活且无复发征象。该研究提示,热疗与全剂量放疗、化疗联合使用是晚期宫颈癌治疗的可行且有效的方法。目前正在开展一项Ⅲ期临床研究,以进一步证实接受三联疗法患者的总体生存率是否至少高于传统放化疗 15%。

4. 热疗联合生物治疗　热休克蛋白(heat shock proteins,HSP)是机体对热压力的一种系统性反应,热诱导的细胞保护作用可提高带热休克启动子的基因表达,使组织产生耐热性和耐药性而妨碍热化疗的效果。

Li 等研究热激活基因放疗,通过腺病毒介导的热激活反义 Ku70 基因表达可放射增敏肿瘤细胞。并通过微正电子发射型电子计算机断层扫描(positron emission tomography,PET)影像监测病毒载体的分布及弥散,并观察到温和热疗可明显改善病毒载体的分布及弥散。Marchal 等使用温度敏感性脂质体,靶向运输化疗药物及基因治疗药物到肿瘤,通过热疗提高肿瘤内药物浓度及治疗疗效。最近 Takeda 等报道采用树突状细胞(dendriticcell,DC)联合热疗治疗 41 例癌症患者,其中 1 例宫颈癌患者伴颈部及腹主动脉旁淋巴结转移,通过瘤内注射 DC 细胞联合颈部热疗,患者获得完全缓解,颈部及腹主动脉旁肿大淋巴结均消失。热疗联合生物治疗宫颈癌取得了初步进展,但具体治疗方法及临床疗效需要进一步研究。

热疗诱导具有细胞保护及抗凋亡作用的热休克蛋白(HSP)的表达是热疗的重要并发症,可导致热疗和化疗耐药,从而影响联合治疗效果。热休克转录因子 1(heat shock transcription factor 1,HSF1)是调节 HSP 表达的重要调控因子。Rossi 等首次通过小干扰 RNA(siRNA)作用于宫颈癌 Hela 细胞系,沉默 HSF1 的表达,以验证 HSF1 对宫颈癌热疗及化疗的作用。结果显示,失去 HSF1 功能可引起热疗联合化疗的敏感性显著增高,导致肿瘤细胞显著凋亡(>95%),提示破坏 HSP1 诱导的细胞保护作用可显著提高治疗有效性,针对热诱导的 HSF1 的治疗有望成为宫颈癌的靶向治疗。

热疗在宫颈癌治疗方面的作用,在临床上虽然取得一定疗效,但加热治癌的分子机制还不清楚。由热疗引起的局部正常组织烧伤、纤维化,皮下脂肪坏死,热疗次数合理安排以及热疗间隔的最佳时间等问题,仍需要热生物、热工程学家及妇科肿瘤学家进一步探索。随着科技进步和疾病治疗模式转变,肿瘤治疗亦向多学科、多手段的治疗方向发展。从事妇科肿瘤研究和临床工作的学者,应改变传统观念,扩充自己的知识,扩大眼界,结合当前其他领域的成就,探索治疗妇科肿瘤的新方法、新途径,改善患者的生存率及生存质量,并为制定个体化的肿瘤综合治疗方案提供新的

选择。

（郄明蓉　杨小芸　曹泽毅）

参 考 文 献

1. 关素洁.宫颈癌的发病机制及中医药治疗研究进展.中医药导报,2007,13:95-97
2. 李萍,曹保利.中药治疗宫颈癌机制的研究进展.天津药学,2009,21:66-68
3. 李佃芹.中医药治疗子宫颈癌的研究进展.中国城乡企业卫生,2007,120(6):87-90
4. 乔乃安.马蔺子素合并应用放射治疗晚期子宫颈癌的近期疗效观察.现代妇产科进展,2006,7:83
5. 李佃芹.中医药治疗子宫颈癌的研究进展.中国城乡企业卫生,2007,122:87-90
6. 吴晓春.芪术芍药汤治疗宫颈癌放疗后并发直肠炎45例的临床观察.浙江临床医学,2006,2:486
7. 王义才.放疗同时射频热疗治疗晚期宫颈癌的临床观察.内蒙古医学杂志,2007,39:441-442
8. 沈湘,余忠华,梁荣,等.放射治疗结合热疗治疗宫颈癌的疗效观察.四川肿瘤防治,2006,19:92-94
9. 殷卓敏,俞华.宫颈癌热疗新进展.国际妇产科学杂志,2008,35:332-335
10. 石峥,曲芃芃.热疗在宫颈癌中的研究进展.国外医学妇产科学分册,2007,34:131-134
11. 李玉民,孙玲,王晓岩,等.中晚期宫颈癌热放疗的近期疗效观察.医疗装备,2006,19:46-47
12. Rossi A, Ciafrè S, Balsamo M, et al. Targeting the Heat Shock Factor 1 by RNA interference：a potent tool to enhance hyperthermochemotherapy efficacy in cervical cancer. Cancer Res,2006,66:7678-7685
13. Lutgens L, van der Zee J, Pijls-Johannesma M, et al. Combined use of hyperthermia and radiation therapy for treating locally advanced cervix carcinoma. Cochrane Database Syst Rev, 2010, 17:2210-2213
14. Wootton JH, Hsu IC, Diederich CJ. Endocervical ultrasound applicator for integrated hyperthermia and HDR brachytherapy in the treatment of locally advanced cervical carcinoma. Med Phys,2011,38:598-611
15. Franckena M, van der Zee J. Use of combined radiation and hyperthermia for gynecological cancer. Curr Opin Obstet Gynecol,2010,22:9-14
16. van der Zee J, van Rhoon GC. Cervical cancer: radiotherapy and hyperthermia. Int J Hyperthermia,2006,22:229-234

第十一节　子宫颈腺癌

一、简　介

子宫颈癌是台湾地区妇科癌症的第一位。根据2006年台湾地区的统计数据显示,台湾地区子宫颈癌的盛行率为16.2/10万,子宫颈癌依照病理学上的分类与排名显示,目前最多的还是鳞状上皮细胞癌(squamous cell carcinoma),约占所有子宫颈癌的80%。排名第二位的是由子宫颈内颈部位所长出之子宫颈腺癌(adenocarcinoma)和鳞状腺癌(adenosquamous cell carcinoma),约占所有子宫颈癌的10%~15%,本文所要讨论的即是这种常发生在较年轻女性、预后略差、常有淋巴结侵犯、不易经由子宫颈抹片检查发现,以至于发生率逐年上升的特别子宫颈癌症。

二、子宫颈腺癌的发生率

子宫颈腺癌(adenocarcinoma)和鳞状腺癌(adenosquamous cell carcinoma),约占所有种类子宫颈癌的10%~15%。最近许多大规模的公共卫生与流行病学研究的结果发现,子宫颈腺癌的发生率有逐年上升的趋势,尤其在年轻女性的身上更容易发现这个趋势。在一个大规模的系列研究(Cohort study)中,统计从1962~1991年的60个癌症登录系统数据并加以分析后发现,在总数达到175 110个子宫颈癌的患者资料中,约有19 960个子宫颈腺癌和鳞状腺癌的个案,约占总体个案数的11.4%(根据地区性与国家的因素,其子宫颈腺癌和鳞状腺癌比率约有从4.2%~21.7%的差别,发生率是随着地区的不同而有所差别)。这个世代研究报告出来的发生率是每年、每十万个妇女中<2个。然而子宫颈腺癌和鳞状腺癌近年来比较特别的是,在发达国家的年轻妇女中,即使这些国家已经有完整的子宫颈抹片检查或公共卫生筛检政策之下,发生率上还是观察到有上升的现象。

三、子宫颈腺癌筛检的方法

传统的抹片检查(papanicoleau smear)仍然是目前在筛检子宫颈癌及子宫颈、阴道上皮病变(癌前病变,cervical intraepithelial neoplasm;CIN)最被重视的方法。传统的细胞学上,用以判断子宫颈腺状细胞病变的特征如下:

1. 子宫颈原位腺癌(endocervical adenocarcinoma in situ,AIS)的细胞学特征,包括柱状上皮细胞、细胞中的细胞核增大、细胞核内深度浓染(hyperchromasia)、具有分裂的特性(mitotic activity),然而却不具备有侵犯的细胞学特征。

2. 对照起真正的子宫颈腺癌细胞学特征,虽然和子宫颈原位腺癌的细胞学发现上有相重叠的部分,然而却特别具备有侵犯的特征,例如二维或三维的细胞重叠丛聚、肿瘤细胞坏死的特异现象(two-three dimensional clusters or necrotic tumor diasthesis)。

3. 使用传统的子宫颈抹片和新柏式子宫颈液态薄层抹片(Thin-prep TM),在观察子宫内颈腺癌的细胞形态学上,其实并无差别。然而,事实上有专家认为,与其使用传统的抹片检查方法来检查难以正确判读的子宫颈腺癌,倒不如直接使用细胞散布较均匀的新柏式液态薄层抹片来做筛检子宫颈腺癌,姑且不论患者的年纪为何,一旦腺癌的细胞学特征可以在液态薄层抹片上观察到时,就可以直接确定诊断为腺癌。

4. 然而目前的困难是,子宫颈细胞学抹片纯粹用以筛检鳞状上皮癌及子宫颈上皮病变的确是存在不错的敏感度与特异度。但是一旦用在子宫内颈腺状上皮病变的检出率、敏感度时,不管在采样的准确度、或细胞学家的判读上,仍存在着困难。事实上,针对子宫内颈体细胞异常部分,抹片检查的敏感度的确不如子宫外颈的鳞状上皮异常。以抹片检查当初的目的,本就是为了要能发现子宫颈外颈鳞状上皮的异常,采样的细胞中,可能因为采样的方式或子宫颈细胞移行区(transformation zone)位置的不良,玻片上缺乏子宫颈内颈的细胞、或是细胞检验师、细胞病理学家缺乏对子宫颈内颈腺状细胞在判读上的准确度。在一个临床报告中,细胞病理学家在判读子宫颈内颈腺状细胞的准确度上,仅有45%~76%。除此之外,人为判读的伪阴性率(false negative rate)竟然可以达到40%~50%。在一个回溯性的研究中发现,约只有1/3在阴道镜下具有子宫颈内颈病变的患者,亦可以在抹片检查上出现疑似腺状上皮细胞异常的检查结果。

四、人类乳头状瘤病毒和子宫颈腺癌之相关性

目前的流行病学研究已经发现人类乳头状瘤病毒和子宫颈腺癌之间有着非常密切的相关性。而人类乳头状瘤病毒的存在早已被证明是子宫颈腺癌的必备致病因子。整体说来,90%以上的子宫颈侵袭性腺癌为人类乳头状瘤病毒阳性,子宫颈原位腺癌的人类乳头状瘤病毒阳性率甚至接近100%。在最近的一篇研究中已证实患者罹患子宫颈腺癌,查体检出人类乳头状瘤病毒存在的几率高达97.5%。因为人类乳头状瘤病毒和子宫颈腺癌之间存在高敏感度,我们可以用来排除来自于其他、或是转移到子宫颈上的腺癌,例如转移到子宫颈上的子宫内膜腺癌、胃肠道腺癌等。子宫颈腺癌的查体,若是人类乳头状瘤病毒测试呈阴性,有学者认为这些腺癌并不是原发于子宫颈的腺癌,或许一开始可能就是诊断上的错误所造成。虽然这些腺癌以往常被认为是原发于子宫颈的腺癌,而事实上,或许这些腺癌根本就是来自子宫内膜、大肠(结肠)或是原发于腹膜之上的腺癌。

人类乳头状瘤病毒第16型和第18型在子宫颈原位腺癌中的发现率可以达到93.5%,子宫颈腺癌中发现率更高达94.8%。根据对于特定型别的高危险群人类乳头状瘤病毒研究其子宫颈感染后发展成子宫颈腺癌的研究结果而言,第十八型病毒存在时,患者罹患此疾病的危险倍数(relative risk ratio)上升为410倍、第16型为164倍、第59型为163倍、第33型为117倍。除此之外,研究上亦与子宫颈腺癌密切相关的人类乳头状瘤病毒还有第35型、第45型、第51型和第58型。

子宫颈腺癌和高危险群的人类乳突病毒感染间的关联,经过近来的公共卫生研究后,依据子宫颈腺癌和子宫颈腺状鳞状细胞癌的不同,和高危险群人类乳突病毒间的相对危险倍数,经过重新调整后的结果如下:第16为149(95% CI=65~346)和177(95% CI=49~644)。第18型为334(95% CI=129~867)和585(95% CI=145~无穷大)。第35型为28(95% CI=3~279)和52(95% CI=4~669)。第45型为76(95% CI=20~293)和34(95% CI=3~380)。而和子宫颈腺癌完全无关的人类乳突病毒族群为:第39、52、56、68、73和82型。仅有一例患者是因为第31型人类乳头状瘤病毒感染所造成。

综合以上的数据,第18型的人类乳头状瘤病毒在造成

子宫颈腺癌、亦或是鳞状腺癌上,有着密切与牢不可分的关系,这正是目前的人类乳突病毒疫苗所强调并且保护的部分,希望在疫苗普遍使用之后,可以降低因感染第18型病毒所引发的子宫颈腺癌与鳞状腺癌。

五、子宫颈腺癌在病理学上的分类

子宫颈腺癌是子宫颈上皮性肿瘤的其中一种,原发性子宫颈腺癌是从子宫颈内颈的上皮所长出。其病理上的次分类尚可包括:子宫内颈型黏液性癌、类子宫内膜型癌、透明细胞癌、浆液乳突型癌、间肾皮质癌、微移性腺癌及绒毛腺管状腺癌等。

1. 子宫颈内颈黏液性癌(mucinous adenocarcinoma)这是最常见的子宫颈腺癌种类,约占整体子宫颈腺癌的80%。所具备的病理学特征和胃肠道所长出之腺癌极为相似,几乎在显微镜底下无法区分,且存在有杯状细胞。有时会因为这个特征,而无法区别是由肠胃道转移而来。

2. 类子宫内膜型癌(endometriod carcinoma)显微镜之下和子宫内膜癌里的类子宫内膜型癌相同特征。有时这型的肿瘤被认为是由子宫颈上的内膜异位组织所长出、甚至有人认为此种类型的子宫颈腺癌根本就是子宫内膜癌转移到子宫颈形成。目前可以考虑使用人类乳头状瘤病毒的脱氧核糖核酸(HPV DNA)检测来区分这种难以界定的子宫颈癌,子宫颈癌一般 HPV DNA 呈现阳性,而子宫内膜癌一般呈现阴性。

3. 透明细胞癌(clear cell adenocarcinoma)这是和卵巢清亮癌、子宫内膜清亮细胞癌及阴道清亮细胞癌具备有相同细胞类型的子宫颈癌。病理学上的特征有:嗜伊红性的细胞质(eosinophilic cytoplasm)、腺体状的构造(glandular structure)和图钉状(hobnail)的细胞都呈现出传统清亮细胞癌的诊断特征。

4. 乳突浆液性癌(papillary serous carcinoma)这是一种和子宫内膜浆液乳头突状癌(uterine papillary serous carcinoma)或卵巢浆液性低度恶性瘤具有相同病理学特征的子宫颈癌。一般而言,浆液乳突性细胞癌不论出现在子宫内膜癌、或出现在卵巢上,都是比较恶性度高的肿瘤。原发性的浆液乳突性子宫颈癌会出现不正常的 P53 蛋白增加的现象,因此比起传统的子宫颈癌,一般仍认为是恶性度较高的癌症。

5. 间皮肾细胞癌(mesophric adenocarcinoma)这是非常少见的一种细胞型,此种肿瘤细胞是由子宫颈上残余退化不全的中肾管上皮长出。目前世界上仅有约40个案例。关于这种肿瘤的预后因子、最适当的治疗方式目前因案例太少,暂无法有详尽的认识。目前有些专家认为此种肿瘤的恶性度并不高、肿瘤较不活化,然而,还是曾有人观察到此种细胞型的子宫颈癌合并多发的远处转移复发、疾病快速恶化的案例。统计上而言,复发时间是在治疗后的2.1年(中位数)及3.6年(平均数),且绝大多数的患者一旦复发,不论如何治疗,均会在一年内死亡。

6. 微移性腺癌(minimal deviation adenocarcinoma, MDA;adenoma maliganum)这是一种高度分化且极罕见的子宫颈腺癌(占所有子宫颈腺癌1%以下),一般而言,患

者通常会分泌大量的子宫颈黏液,然而却合并正常的阴道镜检查结果。病理学上可以发现在子宫颈腺体的底层藏有黏液分泌细胞,并常有子宫颈基质被侵犯的现象。由于不易于抹片中及内诊之下发现,一般在发现之时,通常是患者接受子宫颈圆锥状切除或子宫切除之后才偶然被发现。临床上,此种肿瘤归于恶性度较高的肿瘤。

7. 绒毛腺体型腺癌(villoglandular adenocarcinoma) 这是一种分化良好的子宫颈腺癌,预后极佳。世界各地的报告均呈现极低的复发率与极高的治愈率。

六、子宫颈腺癌的治疗

子宫颈腺癌占子宫颈癌的比率仅有 1/5 左右,为数较少的子宫颈腺癌和数目较多的子宫颈鳞状上皮癌之间,虽然有许多不尽相同之处,然而,为了真正了解这类患者的危险因子、有效的治疗方式、转移的可能及预后,大规模研究常常必须包括子宫颈腺癌与鳞状腺癌的患者,而使得纯粹子宫颈腺癌的分析统计受到限制。也因为案例数量的不足,统计与预后因子的探究十分困难。在 2010 年最新的子宫颈腺癌的治疗回顾文献上,目前已有最新的整理结果可供治疗上参考。

目前子宫颈腺癌的标准治疗和子宫颈鳞状上皮癌的治疗准则是完全相同的。早期的子宫颈腺癌患者(FIGO 分期ⅠA1~ⅠB1,ⅡA1),倾向于手术切除治疗。而早期巨大肿瘤(early bulky tumor,FIGO 分期ⅠB2 或ⅡA2)或是局部晚期肿瘤(locally advanced tumor,FIGO 分期ⅡB~ⅣA)放射线照射协同化学治疗(concurrent chemo-radiation therapy,CCRT)仍为首选的治疗。远处转移的子宫颈癌(FIGO 分期ⅣB)则必须接受化学治疗。针对分期的不同,详细说明如下:

1. 早期的子宫颈腺癌患者(FIGO 分期ⅠA1~ⅠB1,ⅡA1) ⅠA1 期的腺癌或原位腺癌患者、经过特别挑选下,可以选择生育保留的手术方式(例如子宫颈切除手术)。可是这类的患者若是已经不再需要生育,仍然建议单纯性的子宫切除手术。治疗ⅠA2 期以上患者的共识是:患者如果经由仔细筛选之后,根除性子宫切除手术仍然是第一选择。而如果手术之前已经经由影像学检查确认(或怀疑)有淋巴结转移的可能时,化学治疗协同放射线治疗无可避免的就一定成为首选治疗方式。化学治疗协同放射线治疗可以用于不适合接受手术的患者的首选治疗。至于早期子宫颈腺癌患者在接受手术后,再给予放射线照射来预防疾病的复发,是否可行? 根据 2010 年实证医学数据库(Cochrane database systemic review)对于早期子宫颈腺癌的治疗方式所做的系统性回顾,曾提及一个随机性病例研究上有大多数接受手术治疗的患者在术后接受了纯粹的放射线治疗(非放射线照射协同化学治疗),然而却得到了极多的并发症。目前的研究,普遍认为放射治疗协同化学治疗的疾病局部控制率较传统纯粹的放射治疗为佳。依照目前情况,因为影像诊断技术日新月异,例如使用磁共振摄影,或正电子计算机断层照影,往往都有助于找出及选择出没有

淋巴结转移的早期腺癌患者来接受手术治疗,以此避免因为手术加上术后放射治疗对患者造成的双重伤害。

2. 早期巨大肿瘤(early bulky tumor,FIGO 分期ⅠB2 或ⅡA2) 使用每周注射卡铂(cisplatin)的化学治疗协同放射治疗依然是最佳的选择,这些患者若选择根除性子宫切除手术,不可避免的,约 20% 的患者会因为病理上存在危险因子而需要术后的放射治疗。如上所述,双重治疗所造成的并发症一向较多。然而临床上常认为这种巨大的腺癌有放射线抵抗性(relative radiation resistance),放射治疗的肿瘤反应一向较差,此部分仍待临床统计的证据证明。

3. 局部晚期型(locally advanced stage)或晚期的子宫颈腺癌 治疗方式将比照一般的子宫颈鳞状上皮癌,每周注射卡铂的化学治疗协同放射治疗为最佳的治疗方式。

4. 远处转移的子宫颈癌(FIGO 分期ⅣB) 此种患者则必须接受化学治疗。目前,因为化学治疗在子宫颈癌上扮演的角色并不显著,鼓励这类患者加入临床化学治疗药物研究、针对其症状给予缓和治疗、或处理其疾病所造成的并发症,提升患者生活质量,才是重点。

5. 复发的子宫颈腺癌 一般而言这类的患者存活率极差,治疗的方式应该要个别化,并依照复发的部位不同、或视之前的治疗不同而不同。

七、子宫颈腺癌的预后

绝大多数的临床统计研究都发现,子宫颈腺癌和子宫颈鳞状上皮癌之间的预后并没有太大的差别。然而一些比较小型的研究指出,腺癌的预后比其同分期的其他上皮性子宫颈癌来得差一些,例如 5 年存活率来说,Ⅰ期、Ⅱ期、Ⅲ期的 5 年存活率约为 84%、50%、9%。依照期数与期数相对的比较上,子宫颈腺癌的预后明显较鳞状上皮癌的患者差。

某些文献统计子宫颈癌 5 年的存活率,子宫颈腺癌的预后感觉上较鳞状上皮癌差 10%~20%。然而更进一步分析后发现,真正影响疾病预后的因素,还是应该和疾病本身的临床期别及淋巴结的转移有关。据统计的结果,愈大的局部肿瘤体积,也会使治疗的结果变差,可能的因素有:

1. 较大的肿瘤通常有比较多的淋巴结转移几率,淋巴结转移,一般在子宫颈癌的预后上,算是一个最重要的危险因子。手术中一旦发现有淋巴结转移,在手术后患者都必须接受放射治疗来控制淋巴结转移。然而,腺癌的患者出现淋巴结转移时,是一个会大大降低预后的重要因子,也就是有淋巴结转移的子宫颈腺癌,其预后变得相当差,主动脉旁淋巴结转移、远程转移(例如肺部的转移)的几率大幅增加,也间接大幅下降了子宫颈腺癌患者的存活率。临床上观察,可以发现子宫颈腺癌有较多的子宫体下段肌肉层侵犯、卵巢转移的情形,也因此,腺癌常有跳跃病灶(skip lesion)发生,且一旦有子宫肌肉层的侵犯、或是子宫旁附属器的转移,也会大幅上升主动脉旁淋巴结转移的几率、甚至肺部、锁骨下淋巴结的远距离转移,对预后是相当不利的因素。早期的子宫颈腺癌,似乎有发生较多的远程转移情况,所以在安排腺癌患者的治疗时,全身性的筛检肿瘤可能的

转移,将是非常重要的。

2. 在放射治疗中,较大的子宫颈腺癌一般为内缩性、桶状、或向子宫体部内侧侵犯的形式出现,对放射线的照射上,近接治疗(brachytherapy)穿透肿瘤的深度有限、肿瘤中较多的缺氧细胞也造成了子宫颈腺癌的临床放射线抵抗性(relative radiation resistance)。相较之下,子宫颈鳞状上皮癌一般是向外长出(exophytic)的形式,较容易接受到近接治疗的照射而治愈。对于放射治疗,同时治疗 FIGO 分期 ⅠB2 和 ⅡA2 的患者,也就是肿瘤大小>4cm 的子宫颈腺癌和鳞状上皮癌,可以发现虽然两者的局部疾病控制率相差无几,可是腺癌患者的死亡率明显较高,追根究底,或许和腺癌细胞的淋巴结转移率较高有关。

3. 腺癌预后较差的因素或许是统计的问题 有一部分的统计研究将鳞状腺癌(adenosquamous carcinoma)纳入子宫颈腺癌的族群中加以统计,发现腺癌这组的预后比起鳞状上皮癌差。可是,或许因为鳞状腺癌的预后比较鳞状上皮癌和非鳞状腺癌的一般腺癌来的差,因此才有这种统计的差异存在。若是腺癌剔除鳞状腺癌这组后,其实一般腺癌与鳞状上皮癌的预后,在没有淋巴结转移的基础之上,是相差不多的。

八、结 论

子宫颈腺癌是一种特别的子宫颈癌,不但没有因为公共卫生政策的普及、抹片筛检的增加而减少,近年来反而有患者人数逐渐上升与患病年龄年轻化的趋势。也因为预后较一般鳞状上皮癌略差,因此,积极的预防和治疗非常重要。除了一般常知的安全性行为外,人类乳头状瘤病毒疫苗的出现,将对于预防这种因为高危险群人类乳头状病毒(第16、18型)所引起的疾病,将有莫大的帮助。

(王功亮)

参 考 文 献

1. Baalbergen A, Veenstra Y, Stalpers LL, et al. Primary surgery versus primary radiation therapy with or without chemotherapy for early adenocarcinoma of the uterine cervix. Cochrane Database Syst Rev, 2010,20:CD006248

2. Castellsagué X, Díaz M, de Sanjosé S, et al. Worldwide human papillomavirus etiology of cervical adenocarcinoma and its cofactors: implications for screening and prevention. International Agency for Research on Cancer Multicenter Cervical Cancer Study Group. J Natl Cancer Inst,2006,98:303-315

3. Gien LT, Beauchemin MC, Thomas G. Adenocarcinoma: a unique cervical cancer. Gynecol Oncol,2010,116:140-146

4. Power DG, McVey GP, Delaney DW, et al. Papillary serous carcinomas of the uterine cervix and paraneoplastic cerebellar degeneration: a report of two cases. Acta Oncol,2008,47:1590-1593

5. Quint KD, de Koning MN, Geraets DT, et al. Comprehensive analysis of Human Papillomavirus and Chlamydia trachomatis in in-situ and invasive cervical adenocarcinoma. Gynecol Oncol, 2009, 114: 390-394

6. Wagner DG, Weisensel J, Mentrikoski MJ, et al. ThinPrep Pap test of endocervical adenocarcinoma with lymph node metastasis: report of a case in a 17-year-old woman. Diagn Cytopathol, 2009, 108(9): 633-638

第十二节 宫颈癌几种特殊情况

一、意外发现的宫颈浸润癌

意外发现的宫颈浸润癌是指行子宫切除术后发现的宫颈癌。子宫切除术后发现的宫颈癌,因失去天然宫腔结构,不能行腔内放疗,如果直接行外照射,效果低于同期别可以行后装的患者;如果补充手术,则手术困难和风险相对增加。因此,意外发现的宫颈癌的临床处理颇为棘手。而且,有关意外发现的宫颈癌的报道并不多,病例数相对较少,也不可能进行前瞻性临床研究。

(一)漏诊原因及处理对策

1. 缺乏筛查 自从宫颈涂片用于宫颈癌筛查以来,大部分的宫颈癌患者得以筛查出来,但是仍然有一部分医患人员对宫颈癌的病理状况认识不足,或者由于急诊手术等未能在子宫切除前行宫颈涂片检查,使得一部分患者漏诊。

2. 宫颈细胞学检查漏诊 宫颈刮片巴氏检查法可以筛查出70%的宫颈癌,但是仍然有30%的宫颈癌不能发现,漏诊的主要原因可能贯穿在整个取材、制片和读片过程中。因此,因良性疾病切除子宫时,即使常规行宫颈涂片检查,我们也可能从切除的标本中发现宫颈癌。通常我们在处理良性子宫疾病需要切除子宫前,常规地行宫颈涂片,如果涂片结果阴性,则考虑行简单的全子宫切除。但是,宫颈巴氏涂片结果并不可靠。漏诊存在于各个环节。液基细胞学检查改进了取材方法,并用计算机分析,大大提高了检查的敏感性和准确性。随着 HPV DNA 检测用于临床,应用液基细胞学检查联合 HPV DNA 检查可以显著提高筛查的敏感性和特异性。

3. 对异常细胞学结果缺乏认识,处理不当 临床可疑细胞学检查结果,特别是肉眼可疑时,应该行阴道镜活检进一步确诊,用碘和醋酸可以有助于识别病变区域,提高准确性。

4. 特殊类型的宫颈癌 阴道镜对于识别内生性宫颈癌、非鳞状细胞癌等存在一定的不足。研究报道,即使是阴道镜下活检,也有15%左右的宫颈浸润癌患者漏诊,尤其是内生性或者腺癌等情况时更多见。因此,对于阴道镜检查不满意或者可疑内生性肿瘤时,建议行冷刀锥切或者宫颈环形电切排除。

(二)治疗

子宫切除术后发现的宫颈浸润癌,治疗应该根据患者的基本状况、宫颈病灶的具体病理报告中危险因素的状况而定。

1. 补充放化疗 早期的研究中,子宫切除术后补充手术难度大大增加,大部分的研究者采取放化疗,但是患者的预后普遍不如同期别有完整子宫而行广泛性放疗的患者。随着手术技巧的提高,目前一致认为直接采取放化疗的标准是:如果患者有多个危险因素,如有残留病灶、肿瘤大、脉管阳性、深肌层浸润、切缘阳性或淋巴结阳性等,可直接采用放化疗。

2. 补充广泛性手术 大约有2/3的患者可以进行补充手术。补充手术是1961年Daniel等首先提出,在他们报道的9例患者中有5例术后5年仍然存活。如果子宫切除术后病理报告没有显著的高危因素或者患者比较年轻需保留卵巢功能,可以考虑行补充手术。补充手术范围应该包括阴道上段、阴道旁组织及盆腔淋巴结。手术的难度在于子宫已经切除,盆腔粘连,膀胱输尿管与阴道残端和阴道旁组织的分离困难,术中损伤输尿管膀胱、出血以及肠管损伤等,术后可能出现尿潴留、膀胱阴道瘘、输尿管阴道瘘或者输尿管瘘以及感染等并发症。手术难度远远超过常规的宫颈癌手术,风险也相应增加,因此,一般的医疗机构不愿意进行补充手术。随着手术技巧的提高,越来越多的机构开始给予这类患者补充手术治疗,且惊喜的发现,补充手术的患者预后与相应期别的常规宫颈癌治疗效果类似。当然,术前如果先行膀胱镜下输尿管支架放置可以有效防止损伤输尿管和膀胱。术后再根据病理情况决定是否采用辅助放化疗。

3. 补充保留生理功能的手术 一般而言,子宫切除术后发现的宫颈癌大部分均为早期,在切除范围上可以不用如局部肉眼下有病灶的患者。就有研究者研究保留神经的宫旁组织加阴道旁组织切除,加阴道上段切除及盆腔淋巴结清扫。梁志清等报道了28例患者补充进行了腹腔镜下保留神经的根治性手术,既完成了补充根治手术,又保护了患者的自主神经功能,减少术后尿潴留的发生。且在手术时间、术中术后的并发症方面并没有增加。

4. 观察随访 如果是早期浸润癌,行全子宫切除是否安全呢?有研究者根据初次手术后的标本情况如肿瘤浸润深度、浸润宽度、肿瘤大小、脉管情况、切缘情况以及淋巴结情况进行综合评分,定义1~3分为低危患者,4~5中危,大于6分为高危。如果为低危患者,不需要行补充治疗,如果是中高危患者,则需要行补充这里,而这些观察随访的患者与辅助治疗的患者生存结果类似。另外,如果是FIGO分期ⅠA1的患者,行全子宫切除,切缘阴性也是可行的选择。因此,全子宫切除术后发现是ⅠA1的患者,不一定需要补充手术,也可以观察随访。

（三）预后

早期的研究报道,子宫切除后发现的宫颈浸润癌,采取补充放疗的患者5年生存率在30%~93%,而采取补充手术的5年生存率在32%~89%。影响预后的主要因素是残留病灶、切缘状况和淋巴结转移,其中残留病灶是影响手术患者生存的最主要因素,如果补充手术后无残留病灶,5年生存率100%,如果有残留病灶,则5年生存率80%左右。近期的大部分报道显示补充手术的患者预后要好于补充放疗的患者,前者为5年无病生存率80%~100%,而有关后者的报道中约有50%~70%的患者复发。这可能跟病例选择有关,因为,选择补充手术的患者临床期别相对要早。

二、子宫颈残端癌

（一）概念

宫颈残端癌（stump carcinoma of the cervix）的概念是：子宫次全切除术后所残留的宫颈部分发生癌变。根据子宫次全切除术至发现宫颈残端癌的时间间隔,可分为两类：①假性残端癌或残留癌（pseudo stump carcinoma）,指在子宫次全切除术后2年内发现者,不能排除在切除子宫体时宫颈癌已经存在,属于漏诊；②真性残端癌（genuine stump carcinoma）,指在子宫次全切除术2年以后发现的癌症,占宫颈残端癌的95.5%。宫颈残端癌可在子宫次全切除术后2年后也可在数年或更长的时间发病。因此,术后2年内发现宫颈残端癌变时不能诊断为宫颈残端癌,而切除子宫2年后发现病变才能诊断为宫颈残端癌。

宫颈癌的高发年龄为40~50岁。子宫颈残端癌的发病年龄比一般宫颈癌大,相差8.5~10年,中位年龄为58~64岁,平均在60岁以上。

（二）发病率

子宫颈残端癌在临床上较少见,为宫颈癌的一个特殊类型。其发生率的高低与施行子宫次全切除术的病例多少有关。宫颈残端癌的发生占同期宫颈癌的比例,国外文献报道较高,为1.2%~10.7%,国内报告为0.44%~0.7%,而由于宫颈腺癌容易漏诊,故假性宫颈残端腺癌较高。中国医学科学院肿瘤医院1996年报道子宫颈残端癌占0.5%。现有研究资料报道宫颈残端癌占所有宫颈恶性肿瘤的3%~9%。由于次全子宫切除术开展越来越少,使宫颈残端癌的发生率呈明显下降趋势。

病理类型：以鳞状细胞癌为主,占87.6%~96%,腺癌占4%~12.4%；而其他类型如腺鳞癌、小细胞癌、未分化癌共占约1.5%。中国医学科学院肿瘤医院报告宫颈残端腺癌占10.98%,鳞癌占87.8%。

扩散方式：宫颈残端癌的扩散方式和一般宫颈癌一样。以局部蔓延及淋巴转移为主,其次为血道转移。Barillot报道淋巴阳性率Ⅰ期为2.5%,Ⅱ期为19.5%,Ⅲ期、Ⅳ期43%,总的淋巴阳性率为23%。

临床表现：子宫颈残端癌的临床表现同于一般宫颈癌。早期可无症状,多在体检时发现。随病变进展可出现阴道分泌物增多和阴道不规则流血,晚期可发生腰酸、下腹不适、尿频、尿痛、尿血、下坠和便血等症状。妇科检查可见宫颈局部变化如糜烂、菜花、结节和溃疡等。

（三）宫颈残端癌的诊断

1. 诊断和临床分期 根据患者有次全子宫切除的病史,临床症状及体征及病理结果等进行诊断包括：宫颈细胞学检查、阴道镜检查、活体组织检查和宫颈管搔刮术等。对可疑或难以确诊的病例,如高分化腺癌,可进行多次宫颈活检、宫颈管搔刮或宫颈锥切术,以免误诊和漏诊。其他的辅助检查与一般的宫颈癌相同。

子宫颈残端癌的临床分期原则按照国际妇产科联盟宫颈癌的分期标准,各期所占比例报道不一,基本上和一般宫颈癌相近。Nekayama K等报道的宫颈残端癌各期所占比例分别为：Ⅰ期22.6%~29.9%,Ⅱ期40.8%~42.5%,Ⅲ期21.8%~22.1%,Ⅳ期2.2%~3.0%,与一般宫颈癌相似。

2. 临床诊断 与一般宫颈癌一样,早期发现和早期诊断非常重要。目前临床上常用的检查方法有以下几种：

（1）阴道脱落细胞学涂片检查。

（2）阴道镜检查。

（3）活体组织检查。

（4）颈管搔刮术。

（5）盆腔三合诊检查。

（四）宫颈残端癌的治疗

治疗选择：子宫颈残端癌治疗的原则和一般宫颈癌相同，早期以手术为主，晚期患者则采取放疗、手术和化疗的综合治疗。治疗效果与疗前临床分期、组织病理形态、肿瘤生长方式及患者的全身状况有关。

由于子宫体已切除，膀胱、直肠和宫颈残端粘连，加之周围形成的粘连灶和瘢痕，都给治疗带来了困难。且盆腔组织放射耐受量下降；同时由于子宫体的缺如，腔内放射治疗的剂量减少，体外或阴道剂量会补偿性地增加，导致放疗并发症尤其放疗后晚期并发症明显高于一般宫颈癌。这些都会给手术和放射治疗带来不同程度的困难。

因此，治疗残端宫颈癌必须强调个体化原则，要充分考虑年龄、肿瘤分期、瘤体大小、病理类型、解剖改变、残存颈管长短、患者全身状况和医疗技术水平等对治疗效果的影响。

1. 放疗 放疗是子宫颈残端癌的主要治疗手段。宫颈残端癌在子宫次全切除术后残端瘢痕形成，多数Ⅱ、Ⅲ期的病例不适宜手术治疗。放疗适用于宫颈残端癌的各个期别，其总体原则与一般宫颈癌相同。宫颈残端癌因具特殊性，其放疗方法又不同于一般宫颈癌：①由于既往子宫次全切除术的影响，腔内放疗受到限制，使靶区剂量难以通过后装治疗来提高，放疗总剂量普遍比一般宫颈癌为低；②残留宫颈管的腔内布源困难，使得盆腔中央病灶和盆壁的放射剂量受到影响，常低于一般宫颈癌；③腔内剂量不足，体外或阴道剂量会相应提高，使放疗并发症（30%～48%）尤其是晚期并发症发生率明显增加，高于一般宫颈癌；④术后粘连、盆腔纤维化、血运障碍、对放射的耐受量降低等因素增加了并发症的概率。

宫颈残端癌放疗的难点在于缺少子宫体及宫颈管短小，约1/3病例因此无法进行腔内放疗，只能通过增加全盆腔照射量来提高靶区剂量。建议行单纯放疗者均先行全盆腔照射，中平面剂量25～30Gy，之后根据颈管长度决定下一步治疗。如果子宫颈管腔内不能置入放射源，则可选用继续体外放射治疗，但应将放射野缩小或采用阴道穹隆处放入卵圆球施源器的腔内放射治疗为主，使中平面剂量达40～50Gy，休息2周后行阴道容器放疗，予黏膜下（1cm）剂量16～24Gy；若能采用放射源排列合理，剂量分布较均匀的阴道腔内照射，管腔内照射剂量尽量达到一般宫颈癌宫腔量的1/2～1/3，体外照射在适当缩小照射野的情况下可将B点剂量提高5～10Gy，则存活率同一般宫颈癌，且无严重放射性膀胱炎、直肠炎的发生。

与一般宫颈癌相同，子宫颈残端癌单纯体外放疗预后较差，腔内放疗起重要作用。但是，由于首次手术的影响，腔内照射达不到总剂量，故增加了局部复发的可能性。提高腔内放射剂量可使子宫颈残端癌的存活率达到一般宫颈癌水平，但直肠炎、膀胱炎的发生率明显增高。体外照射和

腔内治疗如何搭配是临床医师面临的难题。孙建衡总结了中国医学科学院肿瘤医院子宫颈癌后装治疗的经验，注重体外照射的作用，全盆照射剂量在30～50Gy之间选择，同时腔内行后装治疗，可采用组织内插植和阴道容器消除宫颈的大体积肿瘤，如果宫颈管长度为2.5～3cm，可置入放射源者作腔内放射治疗，则增加腔内治疗剂量，有利于局部肿瘤的控制，但要减少体外全盆照射剂量。体外照射剂量可根据腔内治疗的情况增加或减少，但总的A点剂量可在60～70Gy之间调整。

章文华认为体外放疗可采用全盆放射剂量30Gy，后改为盆腔中央挡铅体外照射15～20Gy，总剂量为45～50Gy，每周5次，每日1次，每次1.8～2.0Gy。腔内放疗则根据残留宫颈长度、肿瘤大小、阴道弹性及体外照射剂量进行：①宫颈肿瘤巨大者，先给消除量（即置阴道容器或组织间插植），后置宫腔管；②残留宫颈管较长（2.5cm以上）者，可置宫腔管放疗；③如无法置宫腔管，则仅能采用阴道容器，或增加体外照射剂量。腔内剂量视体外剂量和局部肿瘤具体情况而定。体外加腔内给予盆腔中平面剂量60～70Gy。放射技术可采用：①延伸野照射技术，应注意并发症；②适形调强放疗，目前主要用于宫颈癌治疗后复发或淋巴结转移的患者，最近不少关于宫颈癌术后和中、晚期宫颈癌采用适形调强的报道，其优点是提高肿瘤靶区的剂量，减少周围器官的照射剂量，降低放疗并发症发生，提高治疗效果，宫颈残端癌是否可采用适形调强放疗值得研究。

肿瘤侵犯阴道中、下1/3者，要追加剂量，予黏膜下（0.5cm）剂量20～30Gy；Ⅳ期则行姑息性治疗，予全盆腔外照射，中平面剂量50Gy，辅以阴道容器的放疗；宫旁及阴道壁上边缘明确、孤立的残余病灶，可行组织间植入治疗，提高局部控制率。参照一般宫颈癌，髂总或主动脉旁淋巴结阳性者，应扩大放疗范围。

2. 手术 一般宫颈癌的手术治疗指征为Ⅰ期～Ⅱa期，少数Ⅱb期早期也可选择手术治疗。但对于同期别的子宫颈残端癌来说，因为膀胱和直肠与子宫颈残端粘着形成瘢痕，手术难度较大，故手术治疗限制在比较早期的病例。多数学者认为手术治疗的范围应局限于Ⅰa～Ⅰb期患者，但也有学者认为手术适应证可以包括Ⅱa期患者。Ⅰa～Ⅰb期需行切除残留宫颈和宫旁广泛切除和阴道上段切除及盆腔淋巴结切除术。手术所占比例文献报道不一，国内陈洁和中国医学科学院肿瘤医院报道的为25.3%和2.4%，国外Barillot等和Miller等报道的为23.5%和1.9%。由于第一次手术的影响，再次手术时分离膀胱、游离输尿管下段及上提宫颈较困难，因而，明显增加了手术并发症的危险，易损伤输尿管、膀胱和直肠。该手术要达到理想的宫旁及韧带切除很困难，术者需要有熟练的盆腔手术技巧及对宫颈残端癌手术的充分认识。

Barillot等和Porpora等报道的213例和59例子宫颈残端癌，手术治疗者仅为CIN3和Ⅰa期患者。宫颈残端癌若为局部晚期病灶，或已至Ⅱa～Ⅱb期，则残端宫颈的周围组织、瘢痕多受癌肿不同程度的浸润，对这类患者进行手术操作常可导致癌肿播散，应选择新辅助化疗后手术或放射治疗为宜。早期子宫颈残端癌的手术治疗尚须重视的问题

有:①少数腺癌病例发生于宫颈管,虽然宫颈外观正常,但癌肿已向颈管浸润。②宫颈结节浸润型肿瘤,宫颈外形尚属早期,但其侵犯宫颈深肌层已属较晚的Ⅰb期病例。对残端癌而言,这两种特殊类型一般不适宜进行手术治疗,须由妇科肿瘤医师作详细检查后,慎重选择治疗方式。

3. 化疗 近20年来,一般宫颈癌综合治疗的研究主要集中在新辅助化疗和同步放化疗上。子宫颈残端癌的化疗也可以此为借鉴。

总的来说,对于拟行手术治疗的早期残端癌患者,伴局部肿瘤>4cm时(局部晚期宫颈癌),目前主张术前新辅助治疗,包括术前放疗、化疗或同步放化疗;而对中、晚期残端癌,则推荐同步放化疗的综合治疗方法。

4. 并发症

(1)手术并发症:如前所述,手术易损伤输尿管下段、膀胱及直肠,导致各种瘘的发生,症状多出现在术后7~14天。通过提高术者手术技巧及术中及时发现并处理损伤可以减少术后并发症的发生。放疗加手术的并发症明显高于单纯放疗者,并且多为严重并发症,如小肠瘘、阴道直肠瘘。其他手术并发症如尿潴留、淋巴囊肿等和一般宫颈癌相似。

(2)放疗并发症:近期并发症包括放疗中出现的胃肠道反应,如恶心、呕吐、腹痛、腹泻,部分患者有尿频、尿痛等泌尿系症状,此外,还有贫血、白细胞下降等骨髓抑制的表现。近期并发症多数能自行恢复。晚期并发症有放射性直肠炎、放射性膀胱炎、阴道直肠瘘、膀胱直肠瘘及阴道、直肠、膀胱纤维化,很难治愈。子宫颈残端癌的晚期并发症发生率明显高于一般宫颈癌。原因一是子宫次全切除术后血供差,导致盆腔放疗耐受性下降;二是膀胱和直肠可能粘着于宫颈残端上,缺少子宫体的屏蔽,导致直肠和乙状结肠的受量增加;而泌尿道和肠道并发症增加的原因除了以上两种外,可能还与残端癌的治疗强调体外放疗有关。Petersen等报道46例残端癌放射治疗后发生并发症22例,严重膀胱坏死或膀胱阴道瘘7%,严重直肠炎或直肠阴道瘘31%,穹隆坏死8%。Barillot和Miller报道有30%并发症的发生率,Miller报道了263例残端宫颈癌,有3%~3.7%放疗并发症所致的死亡率。所以,目前更倾向于行广泛性宫颈切除术,较少选择放疗,尽管手术难度较大,但并发症较少,且生存率与放疗相似。

为避免和减少子宫颈残端癌放射治疗引起的晚期并发症,临床医师必须合理控制放疗的剂量。如发生直肠阴道瘘和膀胱阴道瘘发生后,将给患者带来极大的痛苦和极差的生活质量,而且极易引起感染和出血,患者可在短期内死亡,此时可以考虑盆腔廓清术。

(五)宫颈残端癌的预后和随访

依据病变扩散的范围和临床分期,宫颈残端癌的预后与普通宫颈癌基本相同。

生存率:文献报道宫颈癌的5年生存率见表6-16-16。

表 6-16-16　宫颈残端癌的5年生存率

作者	年代	宫颈癌总例数	残端癌总例数	5年生存率(%) 0	I	II	III	IV	总5年生存率(%)
Prempree,等	1979		100	–	83.3	75.0(Ⅱa) 62.5(Ⅱb)	50.0(Ⅲa) 48.0(Ⅲb)	20.0	63.0
Igboelip,等	1983	947	89	–	83.8	77.6	51.0	37.0	–
Miller,等	1984	6306	263	100	91.0	77.0	46.0	38.0	67.0
Barillot,等	1993	3873	213	–	82.0(Ⅰb)	80.0(Ⅱa) 76.0(Ⅱb)	51.9(Ⅲa) 38.0(Ⅲb)	–	–
陈洁,等	1997	10 590	83	100	87.5	64.4	30.0		61.4
Vahrson HW,等	1997		518	–	86.0	72.0	47.0	26.0	68.5
Jean-Michel,等	1997	1171	77	–	71.0	70.0	41.0		66.4
张蓉,等	2002	16 422	82	–	90.0	66.7	48.5	0	59.8

影响预后的因素:子宫颈残端癌的预后因素同一般宫颈癌,临床期别是影响预后的主要因素。其他因素有病理类型及淋巴结转移情况。Kovalic认为肿瘤组织分化是影响预后的另一重要因素。张蓉等认为治疗方法也明显影响预后,体外加腔内后装放疗者较单纯体外放疗或残端宫颈切除术后单纯体外放疗者预后为好。隐性宫颈残端癌的预后比真性宫颈残端癌为差,隐性癌淋巴转移更多见且较广泛,可能原因是由于手术操作,使子宫颈周围组织包括淋巴系统遭受破坏,术后建立起广泛淋巴侧循环网,因而增强了淋巴转移的可能性。

有报道认为子宫颈残端癌的预后与一般宫颈癌无明显差异,5年生存率为60%~66.7%。子宫颈残端腺癌比一般宫颈腺癌预后差,且疗效低于宫颈残端鳞癌。中国医学科学院肿瘤医院报道,早期宫颈残端癌的预后与一般宫颈癌无明显差异,晚期(Ⅲ、Ⅳ期)宫颈残端癌的预后明显低于一般宫颈癌。

治疗后复发和转移:因为腔内放射剂量普遍低于一般宫颈癌,子宫颈残端癌患者的局部复发率高。治疗失败仍以盆腔复发,尤其是中心性复发为主。

【随诊】 宫颈残端癌治疗后严密的定期随诊,对了解病情的变化、给予进一步处理及判断预后非常重要。

1. 随诊时间 一般情况下结束治疗1个月后返院复

查。若病情稳定,第一年之内每2~3个月检查一次;第二年3~4个月检查一次;两年之后半年检查一次;以后至少1年检查一次。

2. 随诊内容　①全身检查:有无浅表淋巴结肿大、腹部情况、下肢是否水肿等。②术后随诊:主要观察患者一般状况恢复的情况、伤口是否完全愈合以及有无淋巴囊肿形成等。每次都做细胞学和HPV检查和盆腔检查,建议半年后做腹部CT检查,若有可疑而盆腔检查阴性时,更可考虑做正电子发射断层摄影(PET-CT)。

3. 康复指导　康复治疗包括心理治疗和躯体治疗,要帮助患者建立信心,以积极乐观的态度正确对待疾病,进行适当的体育锻炼、营养以及必要的自我护理如:保持卫生及放疗后阴道冲洗等。对治疗后的性生活恢复给予正确指导,并取得家属的理解和配合。为了提高生活质量,对治疗后丧失卵巢功能、提早进入更年期的患者要解除顾虑,给予对症治疗,必要时在医师指导及观察下进行激素补充治疗。

(六)子宫颈残端癌的预防

因子宫次全切除术操作简单,副损伤及并发症少,在20世纪60年代以前被广泛应用,其中子宫肌瘤为子宫次全切除最主要的原因,占80.1%。但残留宫颈一旦发生癌变,则因正常解剖结构被破坏,治疗困难。因此,1957年Decker提出减少次全子宫切除术,以降低残端癌的发生率。此观点得到很多学者的认同,但一直存有争论,因对年轻的患者,为维持正常的解剖和生理功能,保留正常的宫颈是可行的,故术前可征求患者的意见,给患者选择的权利。

现在,多数学者认为减少次全子宫切除病例数并非控制残端癌发生的关键因素。对可能保留宫颈或切除宫颈有困难者,最关键的是再次全子宫切除前常规做防癌检查,内容包括病史、妇科检查、宫颈细胞学等,如临床可疑或细胞学异常,转行阴道镜检查,在阴道镜指导下活检,必要时进行颈管搔刮或分段诊刮术来获取内膜标本,明确宫颈有无病变;加上术后的定期随访,才是预防子宫颈残端癌的关键措施。对诊断为早期宫颈癌或漏诊宫颈癌而准备行单纯子宫切除者,开腹后一旦发现肿瘤超出手术范围,无法行规范的广泛子宫切除术时应立即停止手术,保留完整宫体以利于放射治疗的操作。在宫颈癌和癌前病变年轻化趋势的今天,更应该强调宫颈癌筛查的意义,子宫颈残端癌的早期发现、早期诊断、早期治疗也同样重要,因此,强调次全子宫切除术后的长期随访,特别当术后发生阴道不规则出血,性交

后阴道出血及血性白带时,更应提高警惕,以便及时发现异常,及时处理。

(林仲秋　梁金晓　李爱玲　吴爱如　吴香达)

三、妊娠合并宫颈癌

宫颈癌是妊娠期最常见的妇科恶性肿瘤。随着宫颈癌筛查技术的普及,浸润性宫颈癌有逐年下降的趋势,但年轻宫颈癌患者有增加的趋势,使得妊娠合并宫颈癌成为需要特别关注的问题。妊娠期宫颈癌患者的临床特征、围产儿结局及合理的处理引起众多国内外学者的关注,是妇科肿瘤医师、产科医师及儿科医师所要共同面对的问题。

(一)妊娠合并宫颈癌的临床特征

1. 妊娠合并宫颈癌的临床特征　大多数(60%)妊娠合并宫颈癌患者在产前检查中常规宫颈细胞学检查中筛查发现的,约20%的患者以接触性阴道出血就诊,晚期或转移癌出现各种症状如盆腔痛、贫血、肠梗阻、呼吸困难等少见。

妊娠期盆腔充血、子宫体积增大变软,均可妨碍妇科双合诊检查和三合诊检查的可靠性,因此妇科双合诊及三合诊检查所进行的临床分期的可靠性得到质疑。因此有学者建议,组织学诊断宫颈浸润癌后,肿瘤的临床分期应该结合妇科检查、盆腔MRI,综合判断做出临床分期。

2. 妊娠合并宫颈癌患者的临床分期的分布特征　妊娠合并宫颈癌患者临床分期的分布同非孕宫颈癌不同。统计表明,妊娠期宫颈癌中Ⅰ期癌的比率是非孕宫颈癌的3.1倍,76%的妊娠期宫颈癌为ⅠB以内的早期癌。综合文献发现与非孕宫颈癌比较,妊娠期宫颈癌患者中早期癌的比例增大,晚期癌的比例下降。这同围产医学监护完善有关,由于妊娠的原因,给患者及医师均提供更多的机会,及早发现已经存在的宫颈癌。但由于妊娠期盆腔充血、软化,对临床分期的准确性产生影响。由于存在妊娠,异常阴道出血更多的考虑为妊娠因素,而忽视宫颈病变的存在,导致延误诊断。

对妊娠期及产后6个月内确诊宫颈癌的临床分期与诊断时妊娠期的相关分析发现:确诊宫颈癌的妊娠期与宫颈癌的临床分期有关,确诊时孕期越晚,晚期宫颈癌的比例越高,孕晚期及产后确诊的晚期宫颈癌的比例明显高于早、中孕确诊者(表6-16-17)。表6-16-18总结了1022例确定宫颈浸润癌的诊断时妊娠时期的分布情况,可见半数以上患者宫颈癌的诊断在产后6个月内。

表6-16-17　宫颈癌的临床分期与妊娠时期的分布情况

妊娠时期	Ⅰb期		Ⅱ期		Ⅲ/Ⅳ期		总计	
	例数	%	例数	%	例数	%	例数	%
早孕期	92	62.4	40	28.0	11	7.7	143	100
中孕期	63	60.6	32	30.8	9	8.6	104	100
晚孕期	58	50.0	24	20.7	34	29.3	116	100
产后6月	141	46.5	89	29.4	73	24.1	303	100

表 6-16-18 宫颈浸润癌合并妊娠不同妊娠时期的分布

妊娠期	例数	百分率（%）
早孕期	197	19.3
中孕期	145	14.2
晚孕期	152	14.9
产后 6 个月内	528	51.6
总计	1022	100

3. 妊娠合并宫颈癌的病理特征 与非孕宫颈癌比较，妊娠合并宫颈癌患者的病理类型同非孕期宫颈癌，临床诊断早期癌患者淋巴转移率达 20% 左右，高于非孕宫颈癌，可能同孕期子宫增大、盆腔充血，影响临床分期的判断，其中可能包括一部分晚期癌。Lee 等人对 40 例妊娠合并宫颈癌与非孕宫颈癌的病例对照研究发现非孕宫颈癌宫颈肌层浸润深度与淋巴脉管受侵有关、与淋巴转移有关，但妊娠合并宫颈癌肌层受侵深度与淋巴脉管受侵及淋巴转移无关。

4. 妊娠合并宫颈癌患者的预后 资料显示，妊娠对于宫颈癌病变的发展、临床特征及生存情况无明显影响。妊娠合并宫颈癌患者的 5 年生存率及 I 期癌的 5 年生存率同非孕期宫颈癌无显著性差异，但晚期宫颈癌的 5 年生存率较非孕期低（表 6-16-19）。妊娠期总的 5 年生存率同非孕期无显著性差异同妊娠合并宫颈癌中早期癌比例高有关。由于妊娠子宫增大，宫腔容积扩大，子宫及宫腔的几何结构改变，影响腔内治疗中剂量的合理分布，导致晚期宫颈癌生存率降低，也同妊娠妇女生殖道反复感染需中断治疗有关。中国医学科学院肿瘤医院 1958～1978 年 216 例宫颈癌合并妊娠患者与同期 10 641 例非孕期宫颈癌的比较发现各期妊娠合并宫颈癌的 5 年生存率均明显低于非孕组（表 6-16-20），同国外资料结果不同（表 6-16-19）。

表 6-16-19 国外宫颈癌合并妊娠患者的 5 年生存率

临床分期	治疗例数	5 年生存率数	百分率	国际年报 1954～1963（%）*
I B	474	348	74.5	76.5
II	449	214	47.8	55.0
III～IV	326	53	16.2	27.9
总数	1249	615	49.2	51.0

表 6-16-20 中国医学科学院肿瘤医院宫颈癌合并妊娠的 5 年生存率

临床分期	治疗例数	5 年生存率数	百分率	同期非孕宫颈癌 5 年生存率（%）
I	13	11	84.6	94.1
II	71	54	76.1	82.1
III～IV	132	48	36.36	62.02
总数	216	113	52.3	69.40

对宫颈癌合并妊娠患者 5 年生存率同确诊宫颈癌时的妊娠期的分析发现：产前诊断者的 5 年生存率明显高于产后诊断者，随着孕龄的增加，5 年生存率逐渐下降（表 6-16-21）。产后 6 个月内诊断的宫颈癌的 5 年生存率显著低于产前诊断者。不同孕期生存率的不同，同不同孕期宫颈癌临床分期的分布不同有关。

表 6-16-21 不同孕期诊断宫颈癌的 5 年生存率

妊娠期	治疗例数	5 年存活数	百分率
早孕期	137	94	68.6
中孕期	51	32	62.7
晚孕期	87	45	51.7
产后	621	289	46.3
总数	896	460	51.3

对回顾性资料的单因素分析发现宫颈癌合并妊娠患者阴道分娩与剖宫产两种分娩方式的疗后 5 年生存率无显著性差异。但是这一结论忽略了分娩时肿瘤病灶的大小、临床分期等因素。宫颈病变小、分期早的患者多选择阴道分娩；而大块型病变及晚期宫颈癌多选择剖宫产，这一单因素分析的结果缺乏可靠性。从理论上讲，妊娠合并宫颈癌由于宫颈病变的存在，阴道分娩过程中可能发生不能控制的阴道出血，尤其是大宫颈型病变，在分娩过程中由于挤压造成肿瘤的脉管扩散转移、淋巴转移及外阴伤口的种植转移、感染并发症等。Rose 的结果发现剖宫产组生存率明显高于阴道分娩组。Sood 等人的资料显示，妊娠合并宫颈癌患者阴道分娩后肿瘤复发率明显高于剖宫产组。提示分娩方式同预后有关，对于妊娠合并宫颈癌，大部分学者主张行剖宫产结束分娩，但对于早期病变、宫颈锥切术后无残留病灶者可选择阴道分娩。

（二）妊娠合并宫颈癌的处理

妊娠合并宫颈癌患者，由于妊娠因素的存在，机体内部发生变化,使宫颈癌的治疗策略及预后因素都发生改变,对宫颈癌的这一特殊状态的监测及处理,既要考虑宫颈癌的临床分期、肿瘤分级、患者年龄及一般状态,还要考虑妊娠因素,如孕龄、胎儿存活能力、家庭对妊娠的渴望程度等,强调个别对待。对其治疗需要多学科的共同参与,包括妇科肿瘤医师、母儿医学、儿科,孕妇担心疾病对胎儿影响、担心疾病对于其健康的影响,因此孕妇需要心理医师的帮助。

妊娠合并宫颈癌的治疗原则同非孕期宫颈癌,早期癌首选手术治疗,≥Ⅱb患者放射治疗为主,晚期癌、远处转移者放化疗。与非孕期不同,在选择治疗时要考虑胎儿的存活状态,依据肿瘤临床分期、孕龄、胎儿状态,综合评估孕妇和胎儿双方的危险和收益,经多学科讨论治疗时间及治疗方式。等待胎儿成熟、延期宫颈癌的治疗必须在严密监护宫颈病变的情况下实施,有报道显示宫颈癌合并妊娠患者在严密监测宫颈病变的情况下适当延长孕周、延期宫颈癌的治疗对于孕妇是安全的。延期治疗期间的监护主张采用肉眼观察、阴道镜检查及妇科检查,但由于妊娠子宫增大,妇科检查的准确性降低,因此建议延期治疗期间结合盆腔 MRI 监测宫颈病灶体积和盆腔淋巴结,决定延期时间。Favero 等对妊娠合并早期宫颈癌患者确诊后行腹腔镜下盆腔淋巴结清扫术,术后依据盆腔淋巴结转移情况,决定是否延期治疗,存在盆腔淋巴结转移者,立即开始肿瘤的治疗,对于盆腔淋巴结阴性病例,可以综合分析决定是否延期治疗。文献报道,宫颈浸润癌的早期病变、宫颈直径<3.5cm的患者,适当的延期宫颈癌的治疗,延长孕周,等待胎儿成熟或近成熟,延期过程中严密监测宫颈病变,大部分病变无进展,对这一部分患者的随访发现,疗后生存率及复发率与对照组比较,均无显著性差异。目前尚未发现延期治疗对胎儿的影响。延期过程中,如发现有病变进展的迹象时,应停止延期,立即终止妊娠,开始宫颈癌的治疗。

1. 妊娠合并早期浸润宫颈癌 ACOG 建议对于妊娠合并宫颈癌Ⅰa1 期患者不论孕龄如何,均可考虑继续妊娠,保留胎儿和子宫。对于渴望胎儿的早孕期患者,继续妊娠至胎儿肺成熟后终止妊娠。胎儿娩出后完成宫颈早期浸润癌的治疗。资料显示早期浸润癌孕期病变进展缓慢,适当延期治疗对肿瘤预后无不良影响。对于无妊娠计划的孕妇建议行子宫全切除术,对于早孕期可行胎儿在体的子宫切除术。

2. 妊娠合并宫颈癌Ⅰa2、Ⅰb1 期患者的处理 文献报道妊娠合并宫颈鳞状细胞Ⅰa2、Ⅰb1 期患者,孕期行子宫广泛切除术+盆腔淋巴结清扫术的手术时间、术中输血量率、并发症及死亡率、住院时间、入住 ICU 率、术后发热率、淋巴囊肿发生率、深部血栓及生殖道瘘的发生均同非孕期宫颈癌;术后膀胱恢复时间、平均住院日、伤口感染率、盆腔脓肿发生率同非孕组无显著性差异;但术中的平均出血量较非孕妇明显增高。因此在备好血源的情况下,行妊娠期子宫广泛切除术+盆腔淋巴结清扫在技术是可行的。

对于妊娠合并宫颈鳞状细胞Ⅰa2、Ⅰb1 期患者依据其对胎儿的渴望程度选择不同的治疗。家庭对胎儿渴望程度高的患者依据孕期宫颈病变的监测,无明显进展患者可以延期宫颈癌的治疗至孕 32~33 周促胎肺成熟后行剖宫产+

子宫广泛切除术+盆腔淋巴结清扫术,术后依据淋巴结转移与否、是否有其他预后不良因素,如淋巴脉管受侵、深肌层受侵、非鳞癌宫颈癌,决定术后放化疗。

早孕期患者无妊娠计划者选择胎儿在体的子宫广泛切除术+盆腔淋巴结清扫术,术后依据病理所见、临床特征决定术后治疗,治疗依据与非孕期相同。

3. 妊娠合并晚期宫颈癌的处理 对于妊娠合并宫颈癌Ⅰb2~Ⅳa 期的患者依据胎儿的生存情况决定治疗方案,对于孕龄小的无生机儿不主张延期治疗,确诊后应接受全量放射治疗;对于有生机儿可适当延期治疗、促胎肺成熟后剖宫产术,延期治疗期间可予以新辅助化疗,剖宫产术后开始宫颈癌的放射治疗或同步放化疗。

宫颈癌放射治疗的适应证广泛,无绝对禁忌证,是晚期宫颈癌首选治疗。但妊娠期盆腔组织血液供应丰富,组织供氧增多,组织对射线的敏感性增加,从理论上讲,与非孕期比较,放射治疗更易造成正常组织的放射性损伤。综合文献早孕合并宫颈浸润癌,体外照射过程中全部发生自然流产,流产的时间发生在体外治疗开始 27~50 天,平均 33 天。多数学者主张对于早孕合并宫颈浸润癌患者可先行全盆体外照射,使肿瘤体积缩小,降低自然流产及腔内治疗过程中肿瘤栓塞的发生率。流产后继续完成体外照射及腔内治疗。局部肿瘤较大,可先给予消除量。中期妊娠的胎儿对放射线的敏感性降低,体外照射后发生自然流产所需的时间长,发生在体外治疗开始的 33~66 天,平均 43.9 天。自然流产率 70% 左右。中孕早期患者先行体外照射,等待自然流产后,继续完成体外照射与腔内治疗。中孕晚期患者可先行剖宫取胎术+盆腔淋巴结活检术,术后 7 天开始全盆照射及腔内治疗。晚孕患者:先行古典式剖宫产术+盆腔淋巴结活检术,术前给予糖皮质激素促胎儿肺成熟。术后 7 天开始全盆照射,相继完成盆腔四野照射,治疗剂量同非孕宫颈癌。

Ⅳ期宫颈癌患者有强烈的保留胎儿的意愿时,可以予以全身化疗的同时,延长孕龄。有学者对妊娠合并宫颈癌行孕期新辅助化疗,化疗方案以铂类为主的联合化疗,观察发现肿瘤控制满意,随访发现胎儿畸形发生率同一般孕妇无差异,但是远期影响尚不明。化疗可以在控制肿瘤细胞生长的同时,给胎儿生长提供时间,等待胎儿成熟。

总之,妊娠合并宫颈癌的治疗需要多学科参与、平衡母儿利益与危险的辩证中、动态监测宫颈病变进展中制定,新生儿重症监护医学、母胎医学的发展,为妊娠合并宫颈癌的治疗提供更为便利的条件。随着相关学科的发展,妊娠合并宫颈癌的治疗策略将逐渐变化,更能贴近母儿双方的利益。

(王淑珍)

参 考 文 献

1. Favero G, Chiantera V, Oleszczuk A, et al. Invasive cervical cancer during pregnancy: laparoscopic nodal evaluation before oncologic treatment delay. Gynecol Oncol, 2010, 118(2):123-127

2. Favero G, Lanowska M, Schneider A, et al. Laparoscopic pelvic lymphadenectomy in a patient with cervical cancer stage Ⅰb1 com-

plicated by a twin pregnancy. J Minim Invasive Gynecol,2010,17 (1):118-120

3. 陈惠祯.现代妇科肿瘤学.湖北:湖北科学技术出版社,2006: 547-551

4. 乐杰,谢幸,林仲秋等.妇产科学.第 7 版.北京:人民卫生出版社,2008:263-268

5. 章文华.宫颈残端癌的诊治.肿瘤学杂志,2006,12(5):382-384

第十三节　宫颈其他少见恶性肿瘤

一、宫颈恶性黑色素瘤

宫颈恶性黑色素瘤是一种非常罕见的恶性肿瘤,分原发性和转移性两种,本文在此讨论的是原发性宫颈恶性黑色素瘤(primary cervical malignant melanoma)。本病极罕见,国外至 2011 年共报道 78 例,国内至 2012 年报道大约 80 余例。

（一）流行病学

宫颈恶性黑色素瘤隶属于黏膜恶性黑色素瘤,文献报道在女性黏膜恶性黑色素瘤发病率为 2.8/100 万,宫颈恶性黑色素瘤仅占女性生殖道恶性黑色素瘤的 3%～9%,占全身恶性黑色素瘤的 3%,发病率极低。宫颈恶性黑色素瘤多发生于绝经后妇女,Pusceddu 等总结国外报道 65.7% 的患者超过 50 岁,中位年龄是 59.0 岁。亚裔人群发病率较高。

（二）病因和发病因素

宫颈恶性黑色素瘤极为罕见,病因和发病因素不明确。恶性黑色素瘤中超过 50% 表达雌激素受体,孕期瘤体黑色素表达增加,文献报道 2 例孕期发生宫颈恶性黑色素瘤患者,推测高雌激素可能是宫颈恶性黑色素瘤的致病因素,Rohwedder 等报道 2 例患者 HPV16 阳性,推测 HPV 感染可能也是宫颈恶性黑色素瘤的致病因素之一。宫颈的恶性黑色素瘤细胞可能来源于神经嵴的黑色素前体细胞,并通过某种不明机制恶性变而来。

（三）临床表现

宫颈恶性黑色素瘤临床表现与宫颈癌相似,表现为异常阴道出血和阴道排液,下腹胀痛,妇科检查发现宫颈肿块或糜烂,典型患者可见病灶表达色素而呈现棕黑色或黄色。疾病进展侵犯直肠或膀胱可出现便血或血尿,伴压迫症状。晚期患者有转移症状及恶病质。与皮肤恶性黑色素瘤不同,宫颈恶性黑色素瘤经血或淋巴途径全身转移一般较晚,倾向于局部侵袭。

（四）诊断和鉴别诊断

原发性宫颈恶性黑色素瘤诊断首先需排除全身其他部位恶性黑色素瘤宫颈转移,CT、MRI、PET-CT 等影像学检查有助于除外其他部位恶性黑色素瘤。

宫颈恶性黑色素瘤典型患者表现为息肉样病变,伴黑色素沉积,可通过视诊做出初步诊断。诊断确诊需依靠病理学检查。镜下恶性黑色素瘤细胞形态多样,典型者为纺锤状、上皮样,偶为圆形细胞或透亮细胞,可见胞浆表达黑色素,细胞核大,染色质粗块状,核仁明显,核分裂象多见,可侵犯黏膜层伴间质结缔组织增生。有 45% 的病例恶黑病灶不表达黑色素,此时诊断较困难,用免疫组化法检测 S100 蛋白(较敏感)和 HMB45(特异性好)有助于与其他类型宫颈病变相鉴别。

原发性宫颈恶性黑色素瘤需与转移性宫颈恶性黑色素瘤、宫颈蓝痣、宫颈黑变病、宫颈子宫内膜异位症、宫颈鳞状细胞癌等相鉴别。

宫颈恶性黑色素瘤分期参照宫颈癌分期。

（五）治疗

尽管关于宫颈恶性黑色素瘤治疗方案没有统一意见,手术仍是多位学者的首选治疗方案,手术方案多为全子宫切除术,可同时行双附件切除、盆腔淋巴结切除或部分阴道壁切除。由于该病转移早、复发率高、生存率低,扩大手术范围对预后没有明显改善,不建议做广泛全子宫切除术。

黑色素瘤对放疗不敏感,一般不建议放疗。

由于病例少,化疗都是基于经验治疗,疗效均较差。参照皮肤恶黑的化疗方案,达卡莱嗪单药化疗有效率约 15%～20%,合用顺铂、长春新碱或博来霉素未能提高患者的生存率。

（六）预后

宫颈恶性黑色素瘤确诊时一般都是进展期,而且没有确切有效的治疗方案,该病预后很差。五年生存率仅有 10.7%,87.5% 的患者 3 年内死亡;Ⅰ期患者中位生存时间为(31.5±20)个月,Ⅱ期为(22.8±10.5)个月,Ⅲ期为(14.5±11)个月,Ⅳ期为(5.75±5)个月。

总之,原发性宫颈恶性黑色素瘤是临床上一种极罕见的疾病,诊断相对容易,治疗以手术治疗为主,化疗疗效欠佳,预后差,死亡率高,而发病率低进一步限制了该病进行以提高疗效为目的的病例对照研究。完善术后随访、多中心合作临床研究、深入实验室研究可能有助于提高该病的预后。

（徐丛剑　吴志勇）

二、宫颈肉瘤

原发性宫颈肉瘤罕见,文献报道占宫颈恶性肿瘤的 0.05%～0.5% 左右。肿瘤组织可来自宫颈肌层、宫颈管内膜间质、结缔组织上皮或血管,也可为上述多种成分的混合性肿瘤,临床上常见的类型有平滑肌肉瘤、子宫内膜间质肉瘤、恶性米勒管混合瘤、横纹肌肉瘤等。

本病无特异性临床表现,可有不规则阴道流血,阴道分泌物增多,腹痛以及肿块局部压迫所导致的膀胱及直肠压迫症状。妇科检查可见肿瘤有外生型、息肉样、菜花状或结节状以及宫颈异常增大等表现。

诊断在上述病史及检查结果的基础上,主要依靠局部组织的病理学检查。需要与宫颈癌、宫颈息肉、宫颈黑色素瘤等相鉴别。

宫颈肉瘤的治疗主要借鉴子宫肉瘤,应采用手术、化疗、放疗相结合的综合治疗手段,对于肿瘤局限于宫颈的恶性中胚叶混合瘤、平滑肌肉瘤者,可行广泛子宫+双附件切除,因淋巴结转移少见,淋巴切除的意义仍然有争论,术后给予化疗和（或）放疗。对晚期、复发等不能手术的宫颈肉瘤患者，可考虑姑息化疗，化疗方案可参照子宫肉瘤。

宫颈肉瘤总体上预后较差，影响预后的主要因素包括：临床分期组织病理学类型、组织学分级等。据文献报道在各类型宫颈肉瘤中，除低度恶性内膜间质肉瘤预后较好外，恶性米勒管混合瘤、横纹肌肉瘤预后很差，平滑肌肉瘤因诊断标准不一致所报道的生存率相差较大。

（徐丛剑 姜伟）

三、宫颈小细胞癌

宫颈的神经内分泌癌有四种亚型：小细胞型、大细胞型、类癌、不典型类癌。其中小细胞型为主要类型，约占77.4%。宫颈小细胞癌的人群年发病率在 0.02~0.12/10 万人左右，占宫颈癌的 0.5%~5%。

宫颈小细胞癌排列呈弥漫片状或巢团状，癌细胞较小，形态大小均一，呈圆形或卵圆形，核质比较大，部分癌细胞呈嗜银性，电镜下能在胞质内观察到圆形神经内分泌颗粒。宫颈小细胞癌可同时伴有鳞癌或腺癌成分。

宫颈小细胞癌常表现不规则阴道流血或接触性出血。宫颈可见赘生物或糜烂。部分患者因癌组织异位合成抗利尿激素、糖皮质激素等，而表现出相应症状。宫颈小细胞癌进展快，诊断时多已有远处播散。肺、肝、骨髓、脑是最常见的转移部位。因此除了传统的宫颈癌分期检查外，患者还应接受骨骼、肝脏、脑和肺部检查。宫颈小细胞癌早期即会出现淋巴转移，Ⅰ期患者淋巴结阳性率可达27.5%。

宫颈小细胞癌的治疗通常包括手术、化疗和放疗。单纯的广泛子宫切除很难达到治愈宫颈小细胞癌的目的。联合术后化疗能够明显改善患者的预后，但术前化疗反而会降低患者的五年生存率。最重要的化疗药物是依托泊苷。联合化疗方案有 VAC 方案（长春新碱、阿霉素和环磷酰胺）、EP 方案（VP-16 和顺铂）。因小细胞癌易发生远处转移，故应严密随访。

目前宫颈小细胞癌的 5 年生存率在 35.7% 左右，其预后与分期、淋巴结转移明显相关。

（徐丛剑 王宜生）

参 考 文 献

1. Bajetta E, Del Vecchio M, Nova P, et al. Multicenter phase Ⅲ randomized trial of polychemotherapy (CVD regimen) versus the same chemotherapy (CT) plus subcutaneous interleukin-2 and interferon-alpha2b in metastatic melanoma. Ann Oncol, 2006, 17 (4): 571-577

2. Chen J, Macdonald OK, Gaffney DK. Incidence, mortality, and prognostic factors of small cell carcinoma of the cervix. Obstet Gynecol, 2008, 111 (6): 1394-1402

3. Chiang YC, Chen CH. Cervical granulocytic sarcoma: report of one case and review of the literature. Eur J Gynaecol Oncol, 2010, 31 (6): 697-700

4. Kuwatani M, Kawakami H, Asaka M, et al. Pancreatic metastasis from small cell carcinoma of the uterine cervix demonstrated by endoscopic ultrasonography-guided fine needle aspiration. Diagn Cytopathol, 2008, 36 (11): 840-842

5. Lee JM, Lee KB, Nam JH, et al. Prognostic factors in FIGO stage ⅠB-ⅡA small cell neuroendocrine carcinoma of the uterine cervix treated surgically: results of a multi-center retrospective Korean study. Ann Oncol, 2008, 19 (2): 321-326

6. Lee SW, Nam JH, Kim DY, et al. Unfavorable prognosis of small cell neuroendocrine carcinoma of the uterine cervix: a retrospective matched case-control study. Int J Gynecol Cancer, 2010, 20 (3): 411-416

7. Ota T, Kitano T, Miyai K, et al. Small cell carcinoma of the uterine cervix metastasizing to the bone marrow: a case report. J Obstet Gynaecol Res, 2008, 34 (4 Pt 2): 692-695

8. Puscedduu S, Bajetta E, Carcangiu ML, et al. A literature overview of primary cervical malignant melanoma: an exceedingly rare cancer. Crit Rev Oncol Hematol, 2012, 81 (2): 185-195

9. Rosenberg P, Carinelli S, Peiretti M, et al. Cervical sarcoma botryoides and ovarian Sertoli-Leydig cell tumor: a case report and review of literature. Arch Gynecol Obstet, 2012, 285 (3): 845-848

10. Shiels MS. Errors in a study of proportions of Kaposi sarcoma, selected non-Hodgkin lymphomas, and cervical cancer in the United States occurring in persons with AIDS, 1980-2007. JAMA, 2011, 306 (14): 1548Sugiyama VE, Chan JK, Kapp DS. Management of melanomas of the female genital tract. Curr Opin Oncol, 2008, 20 (5): 565-569

11. Yamaguchi K, Shijubo N, Kodama T, et al. Clinical implication of the antidiuretic hormone (ADH) receptor antagonist mozavaptan hydrochloride in patients with ectopic ADH syndrome. Jpn J Clin Oncol, 2011, 41 (1): 148-152

12. Yücesoy G, Kus E, Cakiroglu Y, et al. Primary malignant melanoma of the cervix: report of a case. Arch Gynecol Obstet, 2009, 279 (4): 573-575

13. Zivanovic O, Leitao MM, Jr, et al. Small cell neuroendocrine carcinoma of the cervix: Analysis of outcome, recurrence pattern and the impact of platinum-based combination chemotherapy. Gynecol Oncol, 2009, 112 (3): 590-593

14. 方三高, 石群立, 肖华亮, 等. 宫颈原发性恶性黑色素瘤 6 例临床病理分析. 现代妇产科进展, 2012, 21 (1): 27-30

第十四节 宫颈癌治疗后未控和复发的早期诊断

宫颈复发癌大多发生于晚期宫颈癌（包括局部晚期）治疗后，浸润性宫颈癌治疗后约有 30% 复发。复发性宫颈癌的治疗困难，预后差，是宫颈癌死亡最重要的原因。

宫颈复发癌是指宫颈癌经广泛性治疗治愈后肿瘤再现，因不同的治疗手段、治疗后治愈情况及临床表现差异而有不同的定义。如 Manetta 等提出复发与未控的定义：

1. 放疗后复发是指宫颈癌经放射治疗后局部肿瘤消失（包括宫颈原发肿瘤及阴道、宫旁部位浸润灶），经一段时间（放疗结束后至少 3 个月）宫颈创面完全愈合后，于盆腔内或远处又发现肿瘤，则称复发，三个月之内发生的病灶称为未控，也有考虑到足量放射后子宫颈局部伤口愈合较慢，将半年内仍可见病灶称为未控。按部位复发又分为三类：①中心性复发（包括宫颈、阴道或宫体）；②宫旁复发（包括盆壁）；③远处复发（或转移），即盆腔外全身不同部位的肿瘤转移。

2. 手术后复发指宫颈癌经广泛性手术彻底切除,且手术标本切缘无肿瘤,术后又出现肿瘤,则称术后复发。

患者接受了手术,如果病灶切除干净,但是在手术6个月后,发现有重新长出来的癌,而新发癌与原癌细胞一致,称之为复发癌(recurrent carcinoma of the cervix)。如果是在手术6个月之内就发现的同样细胞的癌,则为未控癌(persistent carcinoma)。因此患者手术6个月以后,在手术局部发生肿瘤,为复发。据统计,不管包括手术、放疗,复发率或未控癌大约为35%。而且95%以上是在治疗后两年之内发生的。

3. 复发与淋巴受侵犯的关系　有淋巴侵犯的复发率是63.8%(184/288),没有淋巴侵犯的复发率是11.0%(32/288)。有淋巴侵犯的患者中淋巴侵犯数目在≤2的复发率是26.6%;而数目在≥3的复发率是50.8%,因此凡有1个以上淋巴浸润均应该考虑辅助性治疗。

4. 复发与期别的关系　见表6-16-22。

表6-16-22　宫颈癌期别与复发关系

放疗后复发	Ⅰb	Ⅱa	Ⅱb	Ⅲ	ⅣA
远处转移	10	17	23	42	74%
	16	31	26	39	75%

宫颈癌远处转移的部位所占比率:肺21%　骨16%　腹主11%　腹腔8%　锁骨上7%

多数复发发生在初治两年内,复发的预后取决于复发的部位和可能治疗的方法。

5. 复发与未控、新发的区别

(1) 治疗后肿瘤未控制(简称未控)与肿瘤复发,实际上二者在部分病例中很难截然区分,故有作者将"未控"纳入复发癌中讨论。

关于放射治疗后未控与复发的判断,主要根据创面组织曾否愈合而定,有些病例需结合临床动态观察。目前对宫颈组织愈合的时间标准计算有二种:①以放疗结束后3个月为界(Manetta等,1992);②从放疗开始计算6个月为界(中国医学科学院肿瘤医院)。因此,放疗后未控是指放疗结束后3个月内、也有指6个月内,宫颈原发肿瘤或(和)宫旁浸润持续存在,或盆腔内出现新的病灶。

手术后未控是指广泛性手术后手术野内病灶继续存在(包括手术中肿瘤未能切除或切缘有肿瘤),或首次手术后半年内局部又有肿瘤生长者。而放疗后肿瘤已经消除,未查出任何肿瘤,3~6个月后、首次手术半年后子宫颈原发局部位置或盆腔内出现新的病灶则为复发。

(2) 宫颈晚期复发癌:是指初次治疗5年后宫颈再现肿瘤,然而究竟是真的复发癌还是新发生的癌有待鉴别和讨论,实质上对二者的临床诊治分析并无影响,但10年后发生的肿瘤应该是新发生的肿瘤。

6. 复发的早期诊断

1) 治疗后定期复查第一年每3个月一次,第二年每4个月查一次,治疗后第一年和第二年最重要。

2) 常规检查盆腔、阴道细胞学,但无症状者均为盆腔检查出来的,无一例是细胞检查出来的。

3) 阴道细胞学HPV。

4) 随复发部位及病变程度不同出现相应的临床症状和体征,早期可无症状。

5) 中心性复发最常见的症状有阴道不规则出血和(或)白带增多。

6) 宫旁(或盆壁)复发早期可有下腹不适感,随病变发展可出现患侧下肢疼痛、水肿、骶髂部(或髋部)疼痛、腰痛、下腹痛、排尿排便困难,有时可发现下腹或盆腔包块。

7) 远处复发转移如肺转移时有咳嗽、胸痛和(或)背痛、咳痰、痰中带血或咯血等。骨转移时常有固定的局灶性疼痛。肝转移时常有肝区不适或疼痛、肝大等。锁骨上淋巴结肿大。恶病质晚期患者可出现全身消耗综合征,诸如食欲减退,短期内体重急骤下降或消瘦,甚至呈恶病质状态等。

7. 宫颈癌治疗结束一段时间后出现上述症状及体征应警惕复发的可能,最后确诊仍需根据病理组织学检查。中心性复发经临床、细胞学和组织学检查常可诊断,而宫旁及远处转移的诊断主要依靠病史、盆腔检查及辅助检查。一般认为放疗后盆腔内复发的早期诊断较为困难,其原因可能有:①复发的某些症状类似放疗后不良反应;②宫旁(或盆壁)复发常缺乏明确的客观指标;③放疗后宫颈萎缩、宫旁纤维化等影响检查和取材;④放疗后脱落细胞的放射反应性改变常被误认为肿瘤未控或复发,故细胞学检查发现癌细胞时难以评估其实际的临床意义。

1) 全身检查注意全身器官有无可疑病灶、浅表淋巴结有无肿大,尤其是左锁骨上淋巴结及下肢浮肿等体征。

2) 盆腔检查多数复发病灶是在治疗后随诊时发现的。手术后窥视阴道残端可见出血的癌灶或阴道黏膜下增厚僵硬的浸润灶(尤其是腺癌者),或盆腔扪及包块可诊断术后复发,但注意与淋巴囊肿的鉴别。

8. 放疗后复发的诊断

1) 放疗后已愈的宫颈或阴道、外阴又出现充血、糜烂或类似肉芽状病灶时不应忽视,须进一步检查。章文华报道中心性复发中85.7%都有此症状。

2) 放疗后宫颈萎缩或组织愈合后又出现宫颈增大、结节、不平甚至溃疡坏死。此时应高度怀疑复发,但需与放射性坏死鉴别,后者的宫颈质地均匀一致,应取活检或经阴道冲洗局部消炎等短期处理后会渐趋好转并取活检证实。

3) 放疗后子宫增大应与宫腔积液、积脓及其他宫体恶性肿瘤区别,分段取子宫内膜作病检以明确诊断,B超、CT或MRI等辅助检查亦可协助诊断。

4) 宫旁增厚要注意是均匀的片状增厚或是结节性增厚,结合临床动态观察,以区别复发还是放射性纤维化。

9. 细胞学及阴道镜检查　二者对手术后阴道残端、阴道下段及外阴部可疑病灶的诊断均有帮助,由于放疗后宫颈局部变化及细胞的放射反应影响这二者的检查及各自的可靠性,需有一定经验者才能诊断,如能将其作为宫颈癌治疗后随诊的常规检查,相信对中心性复发的早期诊断率会有所提高,章文华等(1990)运用阴道镜检查宫颈癌放疗后复发的病例,与细胞学合用诊断准确率由4.7%增加至86.7%。阴道细胞学再查HPV对早期发现复发更有帮助。

1)病理检查中心:诊断复发必须要有活检来证明,可疑部位多点活检或阴道镜指示下活检、颈管内膜刮取术及分段取宫内膜,必要时穿刺活检以明确诊断。并要评价复发病灶的大小和是否有远处转移,通过检查或者是影像来确定,通常用CT检查腹部、骨盆或者胸部,必要时也可用PET-CT。

2)其他辅助检查随着影像学及放射性核素诊断技术的进展和应用:对盆腔内复发、腹膜后淋巴结转移及盆腔外器官转移提供较为准确的诊断依据,除X线检查、静脉肾盂造影、放射性核素肾图外,盆、腹腔B超、CT、MRI、骨扫描及PET-CT均有重要的参考价值。

3)关于早期诊断宫颈癌复发PET的作用:目前应用PET-CT做术前检查有所增加,对复发患者很有价值。相对CT检查,它能够很好地发现盆腔外是否转移,而且能够评价盆腔和腹主动脉旁淋巴的情况,PET-CT的敏感性和特异性超过85%。在患者被怀疑有宫颈复发癌的时候,PET-CT的敏感性和特异性,明显高于常规的放射影像学检查。

一个回顾性报告说,对于14个怀疑有宫颈癌复发患者所作的常规的CT影像诊断,有11个复发,但是PET-CT检查的32个怀疑有宫颈癌复发患者中只有1个是假阳性,其他都是正确的。46个患者中间有22个患者因为PET检查改变了治疗计划。

Manetta等报道80%~90%的输尿管梗阻为肿瘤压迫所致,术后或放疗后出现输尿管梗阻或肾盂积水时应予高度重视,多数为盆腔复发所致。

4)肿瘤标记物:鳞状上皮癌抗原(SCC),肿瘤出现复发或进展时92%的患者SCC上升。

宫颈复发癌的诊断必须结合临床、盆腔检查及多种辅助检查,综合评估分析以及时发现早期诊断。

10. 复发部位及时间

(1)复发部位以盆腔为主,占60%以上。

1)宫颈癌术后复发:以阴道上段及原宫颈部位最常见,占1/4。李孟达报道局部复发59.8%。

2)放疗后复发:盆腔内复发较盆外转移为多。中国医学科学院肿瘤医院报道,在宫颈癌传统放疗后复发的病例中,盆腔内复发占70%,远处转移占30%。20世纪80年代后随放疗设备及技术的迅速发展,Manetta等认为中心性复发已降低,孙建衡报道腔内后装放疗后盆腔内复发降至41%,远处转移则占59%。张晓春等报道盆腔复发率仅19.7%,其中盆壁复发为53.3%,中心性复发占46.7%。

(2)复发时间:60%以上发生在2年内。据中国医学科学院肿瘤医院统计,在宫颈癌放疗后复发的95例中,发生在第一年内占42.1%,2年内占60%,5年后占10.5%,10年后仍有6.3%。

(陈春玲　曹泽毅)

第十五节　宫颈癌治疗后复发的治疗

一、宫颈癌复发的处理原则

宫颈复发癌的治疗极为困难,其原因主要有:①术后或放疗后由于解剖变异、组织粘连、纤维化或已致的放射损伤等,不仅给再治疗增加难度,且易发生更严重的并发症;②广泛性放疗后复发(或未控)的再放疗,无论腔内还是体外照射,盆腔组织对放疗的耐受量明显降低,合理适中的放射剂量难以掌握,因此大多皆为姑息性治疗;③评估既往所致的放射损伤、周围正常组织的耐受程度及预测放射敏感性等,目前尚无有效办法;④手术瘢痕、放疗纤维化及机体免疫功能低下,影响瘤床的化疗药物浓度、机体对化疗的耐受程度及化疗效果均较差。

复发癌的治疗有上述特殊性及复杂性,因此,高度个别对待及综合治疗是十分重要的,应根据复发部位和时间、肿瘤范围及程度、初治方法、首次放疗剂量及全身状况等因素选择不同的治疗方案。尽管如此,复发转移癌的治疗仍是临床面临的一大难题。综合国内外治疗经验原则为:

1. 凡术后盆腔复发者首选同期放化疗,应争取再次手术的机会,若有手术切除可能时可行剖腹探查。

对较大的复发灶可采用化疗与放疗综合。

(1)术后阴道残端复发:可手术切除、体外照射与腔内放疗结合化疗的治疗方法。

(2)阴道中下1/3复发:如只是阴道复发可再手术,不宜手术者给以腔内放疗,辅以化疗和体外照射。

(3)术后盆腔复发:手术后复发癌的患者,由于大多数子宫颈癌复发癌以盆腔内局限性居多,因此能够手术再次切除者以此法为上策。切除后视病理组织学检查结果,再考虑同期放疗、化疗。

2. 放疗后中心性复发者以盆腔廓清手术治疗为主,不宜手术者可再考虑同期放化疗,但必须告诉患者并发症比较严重,如果患者是没有做过放疗的中心性的复发,此类患者手术后生存率可以达到50%,单纯的、孤立的腹主动脉旁淋巴的复发)可用放化疗,可以取得好的疗效或手术切除也可以达到很好的效果。

放疗(放化疗)后复发限于宫颈、病灶小且静脉肾盂造影(IVP)正常的中心性复发者,适用于Ⅱ型广泛性子宫切除术。可免行盆腔脏器切除而受益,但尿瘘的发生率仍很高。

Rubin等、Coleman等报道5年生存率为62%和72%,直肠或膀胱阴道瘘发生率47.6%和28%。手术死亡率9.5%,术后并发症率为42%。

3. 放疗后盆腔复发达盆壁或盆底者,宜行以化疗为主、辅以姑息性放疗的综合治疗。有条件的可选择LEER或CORT手术治疗。

4. 远处转移多需综合治疗,可采取相应部位的放疗、手术或以化疗为主的综合治疗。

复发癌治疗前强调对既往治疗史、现病史作详细询问，评估以前所致的损伤及了解肿瘤与周围器官的关系，因此需全面检查，除有关的辅助检查外，还应作钡灌肠、全消化道造影、膀胱镜、乙状结肠镜、CT、MRI 或 PET-CT 等，重视这些检查的结果，以考虑再治疗方案的可行性。

二、宫颈癌复发的盆腔廓清术治疗

原则上盆腔中心性复发宜手术者尽可能行盆腔廓清术切除，但在放疗区域内手术，难度较大，并发症较多，故须严格选择患者。

凡无手术禁忌证的中心性复发者，皆适于手术治疗。但也有相当一部分病例不宜手术，如：①中心性复发伴临床难以判断的宫旁复发已达盆腔或盆底；②术中探查发现盆腔外转移或固定于盆壁的肿块；③肥胖、老年患者；④单侧下肢水肿、坐骨神经痛和输尿管梗阻，提示已达盆壁，压迫症状明显。

晚期中央复发癌侵犯膀胱多于侵犯直肠。由于病灶仍局限在骨盆腔中央，如果没有远处或淋巴转移，可以考虑将复发病灶邻近器官如膀胱或直肠切除，并做腹壁结肠造瘘和代膀胱，即盆腔脏器廓清术（pelvic exenteration）。目前手术的死亡率为 0%～1%，5 年存活率可达 40%～60%。

如果是手术后孤立的复发或中心性复发，可以再做手术治疗或放化疗，而不是单独放疗。手术切除包括肺的转移是一个对姑息性治疗的转变，需要非常慎重选择这种病例一定是孤立性的肺转移而无其他任何转移灶患者，可以做局部切除。

如果对宫颈癌复发者准备进行手术治疗时，一定要有复发局部活检的证实，而且必须通过检查或者是 CT、PET-CT 证明患者是盆腔局部复发而绝对没有远处的转移。如果患者之前做过放疗，且是复发病灶小于 2cm 孤立中心性复发，那么单纯广泛手术即可，如果是比较大或更广泛的中心性复发，而患者曾经做过广泛手术，或者也接受过治疗剂量的放疗，患者全身情况和其他条件允许，那么盆腔廓清术就是一个可选择的机会。

盆腔脏器廓清术是一个超广泛的外科手术，包括：完整切除所有女性生殖器官、膀胱或部分直肠和乙状结肠。尽管只有少数患者可能接受这种手术，但却给那些宫颈癌复发，不能用一般广泛手术切除，而又不能再做放疗的已经完全面临死亡的患者提供了一个 5 年生存率约 40%～60% 的治愈和生存的唯一最后可以治愈的希望。如果癌变确实是局限在盆腔，这种手术可治愈的机会大约 50%。

自 Brunschwig 首先用于宫颈复发癌的治疗以来，60 多年的经验累积和相关学科的发展，至今已成为少数晚期及放疗后中心性复发（或未控）宫颈癌的一种可行的挽救性治疗方法。20 世纪末 M. Hockel 报道甚至对复发到盆壁、底侵犯的病例用 LEER（laterally extended endopelvic resection 和 CORT（combined operative and radiotherapeutic treatment）超级盆腔廓清术同样可以达到 5 年生存率 50%。

1. 盆腔廓清术的种类　盆腔廓清术按照手术的前后范围可以分为全盆、前盆和后盆三种。全盆廓清术指的是切除子宫、输卵管、卵巢、全宫旁、膀胱、直肠或部分直肠、阴道、尿道和部分肛提肌，有时还包括会阴部的切除（肛门、尿道和部分外阴切除）。前盆廓清术不包括直肠的切除，后盆廓清术不包括膀胱和尿道的切除。按照手术切除的上下结构又可以分为三型（表6-16-23），Ⅰ型：肛提肌上切除；Ⅱ型：肛提肌下不包括外阴切除；Ⅲ型：肛提肌下同时切除外阴。因为手术的复杂性，没有常规的手术方式，手术范围的选择都应该根据癌灶的部位、范围、以往治疗方法和患者对于手术目标及期望等综合制定。

表 6-16-23　盆腔廓清术分型及切除范围

盆腔廓清术的Ⅰ～Ⅲ型		
切除范围		
盆腔结构	Ⅰ型	Ⅱ型	Ⅲ型
肛提肌水平	肛提肌上	肛提肌下	肛提肌下
肛提肌切除	不切除	部分切除	全部切除
泌尿生殖膈	不切除	部分切除	全部切除
外阴会阴组织	不切除	不切除	全部切除

2. 盆腔廓清术适应证　主要用于宫颈癌经过手术或放化疗后局部复发，癌灶累及膀胱或直肠但尚未达盆壁的中心性复发者。手术指征为中心性复发的患者指若能完全切除肿瘤，手术切缘阴性，则可能达到治愈，因此如果病变已经侵犯达到盆壁或盆底，这就很少有治愈的机会。这种手术仅仅用于那些治疗失败、或者是晚期的病例。

凡未经放射治疗的晚期复发患者均应首先给以放化疗。如晚期、复发患者已因肿瘤侵犯形成膀胱阴道瘘或直肠阴道瘘或膀胱直肠瘘者，无论是否放疗过均应直接选择盆腔廓清术。盆腔廓清术最终的目标是治愈患者，即要求癌灶的完整切除和充足的无瘤边缘。

（1）宫颈癌的盆腔廓清术：对妇科恶性肿瘤，21 项系统的盆腔廓清术的研究发现，有 1/3～1/2 的患者已经不可能手术切除，能手术者 75%～97% 手术切缘无瘤，手术的死亡率 0%～1%，根据这种标准能手术者 50% 治愈，其余的仍然死于复发，虽然治愈的是少数，但是对那些面临必然死亡的患者也是一个再生存的机会。由于手术太大和各种手术并发症的诸多危险，这种手术不能作为姑息性治疗。

对这些复发患者仔细评估后只有约 1/4 患者属于中心性复发，其余的患者已有远处转移或已达盆壁不再适合做盆腔廓清术。只有那些成功进行了盆腔廓清术的患者（阴性手术切缘和无远处转移病灶的）有大约 50% 治愈的可能，其余的另一半还是会死于手术的并发症或癌症复发，但这仍是患者面临死亡唯一可能生存的机会（图6-16-26）。

（2）盆腔廓清术同样可用于卵巢癌、外阴癌、阴道癌、横纹肌肉瘤及其他一些罕见的肿瘤患者放化疗后的盆腔内中心性复发。

（3）姑息治疗：一般不可作为姑息治疗的方法，只有对放疗后出现盆腔器官坏死或形成瘘道患者可采取的一种

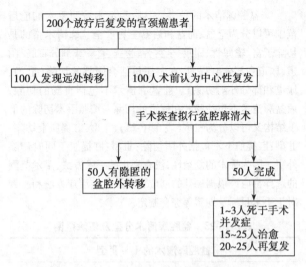

图 6-16-26　放疗后复发宫颈癌的结局

姑息治疗方法,有助改善患者生活质量但不能延长生存时间,因此很少施行。

3. 禁忌证

(1) 绝对禁忌证:①存在盆腔以外转移病灶,如盆腔外的淋巴结转移、腹腔脏器转移及肺或骨等远处转移;②严重的内科合并症不适合手术者。

(2) 相对禁忌证:①侵犯盆底肌肉或有盆侧壁转移者;②患者的年龄、全身情况和精神状况考虑如:超过 60 岁、全身体质差、贫血体弱、不愿意接受假肛和代膀胱的患者。

盆腔廓清术的选择:我国在 20 世纪 70 年代开始,病例不多。选择宫颈癌(放射)治疗后中心性复发。没有盆腔外扩散的患者。复发癌累及膀胱和(或)直肠时,如果要准备实行盆腔廓清术,需要十分慎重的对患者的年龄、全身情况、思想、精神因素的考虑。最好年龄在 50 岁以下,全身状况良好,能接受腹部假肛门和尿道造口术,而且有一定的经济能力。

4. 术前准备

(1) 患者的心理准备:精神因素:首先患者要接受身体在手术后巨大的变化,还要有家庭的理解和支持,患者的精神应该是正常的,另外患者和曾经做过这种廓清术的患者交谈也很有帮助,护士对患者谈话时应有充分的信心和真诚,互相理解的态度,并对可能发生的并发症,必须给以详细的说明。患者还必须了解她需要经历 10 个小时左右的手术,手术有 0% ~1% 的死亡率,而且要在 ICU(重危病房)待上好几天,住院的时间可能长达好几周,也要了解可能开腹探查以后,发现不适合手术而中途停止手术的这种可能性。

另外手术后性功能可能发生改变,还要面对在腹壁有一个到两个的造口手术她需要熟练的护理 1~2 个造瘘口,接受性功能的改变。也要告诉她们这种巨大的手术只是治愈的一个机会及大约 50% 还会再次复发的可能,她必须认真的、仔细的、透彻的考虑是否接受。医师与患者的交谈,关于手术方面应由有经验的医师来进行,要诚实的回答患者提出的所有问题,要告诉患者最后的结果是手术后才能知道,她必须要了解和接受即使这样,只可能做到 50% 治愈。

(2) 医学的评估:患者一般情况应该能耐受 8~10 小时手术,同时能接受大量的输液、输血和营养支持,也可能手术中发现严重的其他情况而停止手术,年龄大于 65 岁者会增加手术的死亡率。但是生理年龄要比实际年龄更重要。手术医师必须要仔细了解患者的全部情况,包括病史、身体检查、实验室检查和影像检查发现是否有不能手术的证据,否则不能手术。例如,单腿肿胀、单侧或者双侧的坐骨神经痛,这些都反映了可能是转移到盆腔侧壁或者后壁,不能够进行手术,但应该在手术探查后确定。体检主要是看全身情况,锁骨上淋巴或者是腹股沟淋巴结是否肿大,肝脏或者腹内有没有包块,可以扪及的浅表淋巴结。应该做活检以帮助确诊。

盆腔检查是不准确的,用来估计能否手术是不够的,因为不能判断是否放疗后的纤维化,或者是癌症引起的炎症固定在盆壁,所以应开腹探查后确定。

(3) 实验室的检查和影像检查:慢性肝炎或者是 HIV(+),绝对不能手术。转氨酶升高要排除是否有肝转移。血液、血小板、血糖、电解质、尿常规、尿培养、肾功能检查都是必需的。患者贫血必须在手术前纠正,任何感染必须控制。PET-CT 在手术前检查的敏感度 100% ,特异度 73%,对盆壁的转移准确性很高,多数医师把 PET-CT 腹腔、盆腔和胸片都作为术前确定是否有转移的方法,如果肝脏或腹膜后有可疑的病灶,可以用穿刺针抽取活检,阳性则排除手术,超过盆腔上缘的病灶也不能手术,任何腹腔液体都需要做细胞学检查,对于是否采用腹腔镜常规做淋巴结活检、腹腔细胞学并不推荐,但是对选择某些患者是否手术会有一定帮助。

CT 或者是 MRI 都不能确定阴道旁或肛提肌的受侵犯,因为放射治疗后的纤维化、慢性炎症、异物反应都和癌症的复发难以区别。输尿管的梗阻在膀胱输尿管的交界处是可以切除的,但是一个大的或者是盆腔的淋巴结能不能切除? 同样输尿管的梗阻并不影响手术抉择,关键是梗阻的原因必须清楚,是否要做骨扫描,根据患者是否有骨痛的症状来决定。

膀胱镜或者结肠镜的检查并不常规需要,除非我们手术准备要保留膀胱或者直肠,如果准备保留必须检查,没有任何转移和侵犯才能保留,经过放射治疗的患者,膀胱通常都是要被切除的,因为留下膀胱可能增加复发和输尿管梗阻或者是输尿管漏的危险。

(4) 手术前的准备:患者一般情况应该良好,如果有营养不良,应该在术前给予补充纠正,预防性的抗生素使用应该在手术前半小时开始。如果要做造口,需要在手术前确定它的位置,要避免皮肤的皱褶、瘢痕,避开腰带的位置,要至少准备六个单位的血细胞,手术前纠正贫血给以铁剂,必要时用促红细胞生成素提高血红蛋白,达到 11g/L 以上才能手术。

肠道准备和静脉输液同时进行避免脱水。如果患者存在严重的营养不良,全胃肠外营养在术前就可以开始。术前监测肺功能,预防性应用广谱抗生素。术前尽量纠正贫血,如口服铁剂、静脉补铁或用促红细胞生成素使血红蛋白升到 11g/dl。手术当天准备至少六个单位的压缩红细胞,适当的血浆、纤维蛋白甚至血小板。在手术当天早晨标定造口位置,并在患者坐、站和躺下的时候分别检查。应小心避免皮肤皱襞、瘢痕,并且避免位置选在患者平时系腰带的地方。准备放置中心静脉管或 PICC 管。

5. 手术的技术　一般采用开腹手术,是否腹腔镜或机器人做这种手术还需要观察。

麻醉采用全身麻醉,正中的切口便于探查横膈膜、肝脏、胆囊、胃、脾和大网膜所有的肠管,同时也探查盆腔、腹膜检查有没有转移病灶或者继发病灶。盆腔检查用肉眼来检查和触摸发现是否有转移灶,腹膜后和腹主动脉旁的区域应该仔细检查,任何可疑发现都要做活检和冷冻检查,决定是否可进行手术。如果术前淋巴结没有切除,应做冷冻活检,结果阴性可以手术,尽管只有盆腔阳性,其治愈率就只能够是 10% ~ 15%。

术中发现有小肠粘连,必须把它分开,有时一段小肠粘连的非常紧密,而且这种粘连跟子宫不易分开,就需要把这一段肠管切除掉,做吻合,出现这种情况,生存率会下降,如果在分离肠管的时候破裂,粪便溢出,必须很好地冲洗腹腔,用革兰阴性的抗生素。

如果对盆腔淋巴结有怀疑,可以做淋巴结活检,但是不需要做淋巴清扫,有些医师发现淋巴结阳性就终止手术不恰当。如只是限制在盆腔淋巴结阳性,手术还是可以进行,如果术前没有做过放射治疗,淋巴清扫是合适的。

如果术前发现有肾盂积水,说明输尿管有梗阻,应该在梗阻部位取活检。即使梗阻是由于转移,也不是手术的禁忌证,可以继续手术,松解输尿管。然后把输尿管和肠管吻合,输尿管必须有相当的松解长度,必须距离癌症有一个清楚的边缘,重要的是要仔细地检查在放射治疗以后的病例,这种癌症是否侵犯了盆壁、直肠侧窝,应该很清楚地分离一直到直肠的侧面和后面,应该指出的是直肠的前面是由肛提肌支撑,直肠侧窝和直肠一直要下到骶骨凹,这里通常都不需要做血管的分离,肿瘤的两侧通常都有癌侵犯到宫旁组织,应该一直分离到侧壁,注意分离髂内、外动静脉,还要分离子宫动脉、膀胱动脉和闭孔血管,保留腹下动脉让它完整,因为它要负责臀上和臀下血管的供应,并且对膀胱和低位直肠的血循环是很重要的,如果需要做直肠吻合,闭孔动脉也需要尽可能保留,因为它对壁部的肌肉和用皮瓣形成新的阴道都很重要。

主韧带分离到侧壁它有一个很宽的辅佐点,从直肠到底部都需要分离,阴道的顶端也附着于这个部位,它引导的动静脉在主韧带的两侧边缘,现在所有的部分都已经游离,就可以彻底分离直肠和阴道,从尾骨、髂骨、肌肉向下分离,一个联合腹部和盆腔的检查就可以进行,任何边缘有癌症的怀疑都需要做活检。

(1) 术中活检:任何盆腔外可疑部位的活检是决定是否手术的关键。而在廓清术进行中对所切除组织的活检是确定切除边缘是否干净,所以应该从要保留侧的组织取,以确保切缘阴性。在活检前的对所切除组织界限的彻底分离。在前外侧和后外侧区域,肿瘤可以通过筋膜或肛提肌的肌纤维扩散到盆壁,往往取活检很困难,可以用活检钳,如果活检证明盆壁已有转移灶,一般来说则应该终止手术。如果所有的活检是阴性,盆腔廓清术可以继续进行。

当取活检来决定是否可以手术,取活检的部位应该在手术范围之内,如果活检不能够切除,这个手术就应该停止进行,在前面和后面的区域肿瘤也可能到侧壁,沿着肛提肌的间隙,取活检特别困难,而且有时候会遇到出血,可用压迫或者是缝合止血,如果活检是阳性手术就停止,这时必须和患者家属谈,告诉手术不能进行。如果所有的活检阴性,手术就继续进行。输尿管游离而且切断,所以麻醉师要注意此时测验尿液就不准确而且会有血液。

(2) 前盆腔廓清术:前盆腔廓清术适合于病变局限在宫颈和阴道的前上部分,目的是切除膀胱、尿道和前面阴道,但是保留阴道后部分和直肠,在做三合诊检查时,能够明确感觉到是否可以做前盆腔清扫,如果子宫颈后面没有肿瘤,从直肠窝分离,从阴道的上段切开,至少距离肿瘤离开 4cm 的边缘,保留直肠和阴道后壁,并要取冷冻活检,了解是否有肿瘤的存在,会阴的切口包括尿道和尿道周围组织,但是可以保留阴蒂和阴唇。

最后用两把钳子从耻骨弓下面分离阴道,在三点和九点的部位把整个的阴道旁组织钳夹切断,用大的缝合来止血。阴道后面从直肠上分开,整个标本就从会阴切口拿走,然后用温热的湿纱布垫通过腹腔来压迫创面,通常用电凝或者是缝合止血,标本要用缝线来做标记,让病理科专家能够识别标本的位置,很多的手术医师都希望和病理科医师一块检查手术标本,如果任何时候廓清术的进行遇到困难,在直肠或者阴道后壁遇到困难,必要时候切掉一部分直肠,保证边沿是合适的。阴道的再建如果没有需要那就不做,如果需要阴道重建。可以把大网膜从肝脏区域游离,留下 3 ~ 4cm 的血管根蒂后拉下来,形成新的阴道同时把盆腔的创面覆盖。会阴的切口很快的缝合关闭,如果不需要再造阴道,手术 72 小时后就开始冲洗会阴创面,同时就做尿道分流手术。

(3) 尿路分流:标准的尿路分流是把输尿管吻合在未经放射的回肠上,放在右侧下腹部的造口。目前大家同意尿分流术(图 6-16-27)。用远侧的回肠或者是升结肠,甚至部分的横结肠。回肠分离 10 ~ 12cm,距离回盲瓣有 10 ~ 12cm,横结肠就分离到骶中动脉的远端,这个肠管折叠成一个"U"字形,把边缘关闭,这种方法能够更好地控制尿路的高压,克服不能自动排尿的困难。把输尿管吻合到肠管,将 14 号的导管一端放在回肠,另一端放在双侧输尿管然后把肠管的末端带出来做一个造口,在手术两周以后去掉导管,这个结果非常鼓舞多数的妇女,可以很好的控制排尿,而且可以自己用导尿管通过这个瘘口几个小时一次放尿。

手术后的并发症,包括狭窄尿瘘感染,这些问题都可能高达 50%,特别是放疗以后的患者,但是多数的并发症,都能够很容易处理,而且不需要再次手术。已经放射的病例最好采用乙状结肠段代膀胱,从而避免小肠吻合口瘘的严重合并症。

(4) 后盆壁的盆腔廓清术是很少做的,除非原来就是 IVA 期的患者侵犯了直肠,在手术之前计划后盆腔廓清术的时候,应该要很好地考虑放射治疗,如果一个妇女在放疗后复发,那么全盆腔的廓清术和低位直肠吻合是首选,但是在放疗以后的宫颈癌复发,而且癌灶局限在阴道后壁和直肠,就应该选择后盆腔廓清术。

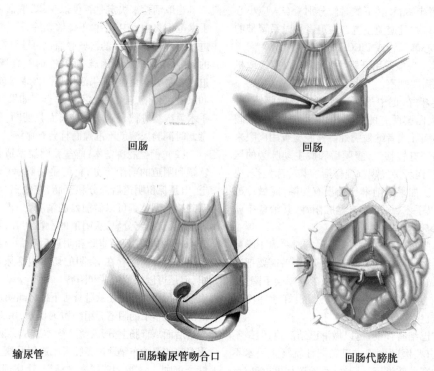

回肠 回肠

输尿管 回肠输尿管吻合口 回肠代膀胱

图6-16-27 尿流改道

与前面的手术区别的是,后盆腔廓清术要保留膀胱、阴道前壁和输尿管。后盆腔廓清术的患者会有明显的膀胱功能障碍,主要是因为广泛地切除了腹下神经丛,膀胱的支配神经受到影响,造成患者可能长期使用导尿管或者自行导尿。

后盆腔廓清术也不同于低位前壁切除直肠、乙状结肠,因为没有切除子宫和主韧带,因此输尿管和膀胱没有受到影响。因为输尿管和膀胱没有受到影响。所以,在分离圆韧带和膀胱直肠侧窝之后,就像一般的广泛手术一样,在膀胱和子宫间的腹膜,输尿管应该被分离、解剖一直到疏松的组织附着处。子宫动脉从起点处被分离,尽可能地保留髂内动脉的分支,主韧带从侧壁分开,输尿管一直分离到膀胱和阴道前壁,乙状结肠和直肠在后面被游离,宫旁组织从中间分离,而且一直下到肛提肌。

(5)全盆腔廓清术(Ⅲ型肛提肌下):如果准备进行全盆腔廓清术,那么乙状结肠和降结肠都要游离,把乙状结肠在盆腔上口边缘的部位切掉,然后把断端作为造瘘口。会阴的伤口足够可以把肛道、整个阴道包括肛门用电刀全部切除,为了直肠周围皮下组织要切开,同时尿道和阴道前壁也要包括在内,就像前盆腔切除手术一样。另外,在耻骨、髂骨、肌肉附着的地方,把髂尾肌韧带切断然后缝合,标本从会阴部切除,然后用缝合或者是电刀止血,留下的一个巨大的盆腔缺损,最好是用带血管的肌肉来充填,或者是一个大网膜的皮瓣。来盖住整个盆腔,作为一个新的盆底,然后再继续做结肠造瘘和膀胱造瘘。

肛提肌上的全盆廓清术,同时做低位的直肠吻合,对那些宫颈癌扩散到阴道、会阴或者是直肠壁患者适合。在膀胱输尿管和阴道前壁都充分游离之后,像前面所说的,在阴道后壁也要在肿瘤下4cm处做一个切口,然后把阴道后壁

游离。最后留下肛门和一个直肠的残端,这个残端的长度应该距离肛门括约肌远端6cm或者更多一点,这样才能够保证吻合成功和保持功能,在充分游离乙状结肠距肿瘤3cm断离的低位标本之后乙状结肠然后就做成假肛,如果在手术中发现乙状结肠的血液循环不好,必须放松直到看见有血液流出才能够继续进行,可以用吻合器来吻合直肠,在吻合之后用大网膜来覆盖整个的盆腔缺损。

是否需要做一个新的阴道,取决于手术剩下的需要充填的空间和妇女的解剖情况。

(6)新阴道:根据患者要求可做阴道成型。阴道类型的选择依据需要被填充的空间的大小和患者的解剖决定。可以用股薄肌、腹直肌或者用大网膜,把网膜卷成一个模子下方缝到外阴的皮肤上,上方关闭(图6-16-28)。

6.廓清术成功要点 严格手术指针,充分术前准备,一组配合良好的高水平手术队伍,熟悉盆、腹腔解剖,精细、熟练的手术技巧、高水平的术后处理和护理。

7.手术后的护理 多数患者需要进入手术后的加护病房,因为患者有巨大的盆腔缺损,它可以不断的漏出血浆,就像烧伤患者一样,由于渗血和液量补充不足是主要的问题,需要高度重视。要重视血液的丢失,注意手术后平均有30%可能出血,为了避免血栓形成,最好应用新鲜的冻干血浆和维生素K,要监测患者的血液化验检查及血红蛋白,直到患者血凝标准稳定至正常。

总的护理:患者在48个小时之后应该离床,起床活动,当然是在控制疼痛的基础之上。

(1)一般护理:术后48小时内主要监测血压、脉搏及各项生命体征。需放置中心静脉管,加强对输血、输液和电解质平衡的管理。观察各种引流和体液渗出,重视隐匿性出血和液体补充不足,维持稳定的血细胞比容,使用新鲜冻

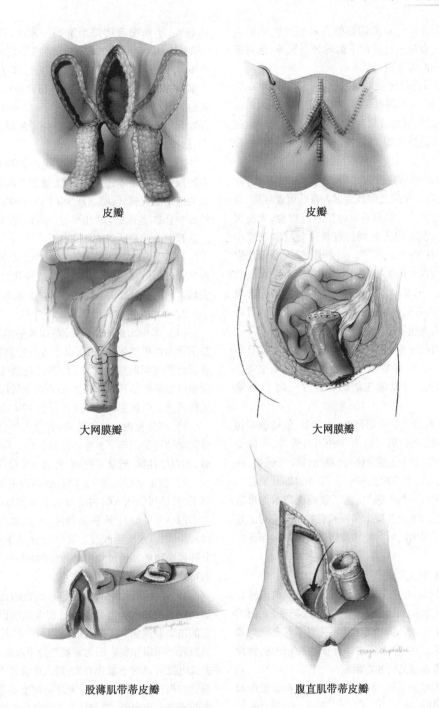

皮瓣　　　　　　　　　　皮瓣

大网膜瓣　　　　　　　　大网膜瓣

股薄肌带蒂皮瓣　　　　腹直肌带蒂皮瓣

图 6-16-28　阴道重建图

血浆、维生素 K,保持凝血酶原和部分促凝血酶原时间的正常,监测血清蛋白、血细胞计数及电解质,及时纠正和补充。由于创伤大,注重控制疼痛,尽早帮助活动肢体,防止血栓形成和预防褥疮。

(2) 呼吸护理:保证氧气的吸入和饱和度,连续监测氧饱和度正常时最好马上拔管。保证正常的肺功能,手术后胸部拍片是需要的,可以了解两个肺的扩张情况。用刺激性肺活量测定法和调整患者体位在内的强有力的呼吸道清洁是术后护理的一个重要部分。如果发生急性呼吸窘迫时,需要考虑是否发生了肺栓塞、心肌梗死或充血性心力衰竭。所以,需要 24 小时后重复拍片。手术后如果发生呼吸

急促,则可能是肺栓塞,或者是心肌梗死,或者是心脏衰竭,这些要一直观察到患者稳定。

(3) 发热:如可能尽快确定导致发热的病原体,选择合适的抗生素。在发热原因不明以前,要排除是否存在输尿管梗阻、吻合口瘘、盆腔缺损处脓肿。

(4) 营养:营养支持可以在盆腔廓清术前就开始,术后患者可能 2 周或更长的时间里不能通过消化道获得营养,所以术后先要行全胃肠外营养,直到医师确定肠道已经通畅并完全愈合才可改为经口进食。

(5) 引流:引流的作用是很重要的,是否放置负压引流和拔出引流的时间要根据病情而定。通常包括:盆腔最

低点的引流(肠吻合后);双侧输尿管内和新膀胱内的引流;腹腔内的引流;有时还包括皮下的各种引流等,保持所有引流管的通畅和准确记录引流量。

(6)填塞:如果进行过盆腔填塞,48~72小时可以拔出一半,剩下的再过24小时再拔出。用温的盐水一天两次冲洗盆腔缺陷,注意彻底地清除冲洗的液体,所以每一次在冲洗之后患者最好是站立,以清除整个盆腔的残留液体,帮助恢复盆腔的愈合。

(7)肠道造口的问题:造口也需要每天冲洗几次,冲洗一直要到六周,要在出院之前教会患者自己放置导管,最后交给家庭照顾的护士。如果有低位的直肠吻合,大便次数很多可能是正常的。因为直肠的容量受到限制就变小了,患者可能每天有3~6次大便。六个月之后,慢慢地恢复正常,如果吻合在六个月之内,大便困难或者经常次数多,是常见的问题。患者和曾经做过廓清术者交谈会有帮助,专门造口的治疗专家和家庭护理护士也会很好地帮助患者在手术后解决这些问题。

回肠代膀胱的贮尿池,每天要多次冲洗以除去粘液和凝块,时间要超过6周。肠造瘘口也要注意护理,观察吻合处的颜色,预防感染,可以涂抹烧伤软膏,7~14天拆除缝线。

(8)伤口护理:由于手术切口大,切口多、包括腹部切口、造瘘口(肠、膀胱)、会阴切口和各种引流管等,一定要注意伤口的清洁,要及时合理的换药,避免污染和感染,同时为了保持会阴清洁,会阴冲洗在术后72小时即开始。

(9)精神护理:经常和成功实施了盆腔廓清术的患者进行交流能使刚手术的患者振奋精神和更加积极应对。造口指导和医师术后和出院后的随访及沟通对患者的帮助也是非常重要的。

8.手术并发症种类及预防

(1)并发症种类:在一个大宗病例研究中报道的并发症包括:感染病率(86%)、肠梗阻(33%)、瘘(23%)。围术期死亡的发生率小于5%,其中超过65岁的患者有很高的危险性。脓毒血症、急性呼吸窘迫综合征、心力衰竭、肺栓塞和多脏器衰竭等是常见的死亡因素。

(2)术中并发症及预防:术中的并发症主要是出血与盆腔重建所引起的。

1)术中出血:平均出血>1200ml。预防出血可以结扎双侧髂内动脉和必要时阻断腹主动脉(肠系膜上动脉以下),最长可达两个小时,开放15分钟后可以再次阻断。在腹主动脉断流过程中预防血栓的形成,阻断前给予全身抗凝处理;注意手术技巧,减少大血管损伤出血;适当的采用电凝止血和血管闭合器械,减少手术野的渗血,合理使用具有止血效果的凝血物质。术中及时监测凝血状况及血红蛋白量,及时补充血细胞及凝血因子等。迟发性出血主要发生在有盆腔创面感染的患者,预防和控制感染及充分引流是很重要的防范手段。

2)胃肠道并发症:发生胃肠道并发症主要是由于患者大多接受过放疗,放疗后的肠吻合往往容易出现吻合口

的肠瘘,小肠吻合瘘是严重的并发症,死亡率达20%~50%,其中放疗后的回肠-回肠患者肠瘘的发生在10%~32%,横结肠代膀胱和盆底重建可以减少小肠瘘的风险。在前盆腔廓清术中,为了保留直肠而进行的困难的延长剥离经常会引发肠瘘,在这种情况下,首选全盆廓清或低位直肠吻合术。或通过结肠造瘘避免了放射治疗后的肠道吻合,从而减少了吻合口瘘。

3)泌尿道并发症:过去常见的回肠末端代膀胱是标准的尿道改道手术,但是由于大量的并发症的出现,现在多改为横结肠代膀胱,明显减少了肠吻合瘘的发生,而输尿管结肠吻合口瘘的发生也很罕见。可以通过放置输尿管支架及静脉营养起到预防的作用。

4)迟发的并发症:包括肠梗阻、肠或输尿管瘘,由于输尿管梗阻、造口狭窄、肾盂肾炎等导致的肾脏功能减退或衰竭。同时一定要时常考虑癌症复发的问题。

9.手术并发症的处理

(1)术中出血的预防处理:如果手术前探查决定手术并估计出血可能较多时,可以手术开始则结扎双侧髂内动脉及必要时阻断腹主动脉(肠系膜上动脉以下)。因为双侧髂内动脉的结扎可以减弱85%的血管压力,减少50%以上的出血。而腹主动脉阻断可减少70%出血。

1)双侧髂内动脉结扎术:在髂内外分叉处,用直角钳分离动脉避免损伤下方髂外静脉。用7号丝线双重结扎动脉,远端结扎紧,近端可稍松,可避免动脉瘤形成。

2)腹主动脉阻断:在结扎髂内动脉近端作一小切口将12号导尿管插入髂内动脉向上至髂总动脉分叉以上腹主动脉3~4cm处肠系膜动脉处,用加压推入生理盐水15~20ml,以水囊阻断腹主动脉血流可持续2小时放松15分钟再次阻断。经过腹主动脉阻断和髂内动脉结扎盆腔出血可以减少80%。

3)术中快速止血:快速辨认出血的血管和止血,辨识解剖位置及输尿管等避免盲目在血池中钳夹,会造成更严重的出血和损伤。多数盆腔血管可以结扎;只有髂外和髂总血管不可以钳夹。因为需要维持下肢的血供。尽管血管夹或电凝可以对小血管有效,对大血管却不行,反而会扩大血管的损伤,放很多的血管夹还会使出血部位的辨别困难。遇到紧急大出血时,特别是盆底静脉出血很难止血,除非非常明确是哪根血管出血并能很容易的应用电凝或血管钳夹止血,其他情况下最快捷的做法是:①立即用一个手指压迫止血;②然后调整手术灯光,并通知麻醉师遇到出血,通知护士准备止血的器械和缝合针线,拉钩暴露手术野在出血点周围作3~4个"8"字缝合,再稍加压迫即可止血。③有时候为了止血方便甚至需要先分离输尿管或肠管或分开髂外动脉,使出血部位容易暴露和止血。

4)盆腔填塞:有时即使压迫止血30分钟后移动纱布再次出血,即保留所压长纱条(2m长)持续压迫,压迫时一定要尽可能地防止输尿管或膀胱肠管受压。如同时结扎髂内和腹主动脉阻断出血即可控制,留置纱布可由腹部伤口或阴道引出,然后快速连续缝合,关腹。此时要注意患者的

输液、输血、抗感染、紧密监测水电解质、心、肺、肾功能,并在 ICU 监护 48～72 小时平稳后再到手术室谨慎、有序的抽取出填塞物,术中观察无出血后关腹。要动作轻柔,避免再次大出血的发生。有时候,腹腔内的填塞可以经阴道取出或者从腹壁小切口局麻下取出。

(2)胃肠道并发症:发生肠瘘后,要禁食和持续全胃肠外营养,对于排出物少、远端没有梗阻的小肠瘘偶尔可能愈合。如果出现肠梗阻,可以行胃肠减压、禁食、补液等保守处理。再次探查和外科修补有很高的并发症和死亡率,因此需要非常慎重。

(3)泌尿道并发症:输尿管吻合口瘘发生时,要注意保持引流通畅和输尿管支架的正常位置,同时给予积极的预防感染和静脉高营养。严重时,经皮肾造瘘比试图再次手术重建更可取。

(4)迟发的并发症:对于肠梗阻、肠或输尿管瘘等,尝试保守治疗而不是手术探查永远是明智的选择。如果再次癌症复发,要考虑对症处理和临终关怀问题。

总结和建议:

(1)廓清术是一个超级外科手术,将妇女的生殖器官全部切除,包括部分泌尿系统和一部分直肠、乙状结肠。

(2)这手术是对复发的、晚期的妇科肿瘤的中央性盆腔复发的患者,而且是不能够再做一般手术的或者不可能再做放疗的患者的一种治疗机会。

(3)准备手术的妇女必须认真的考虑这种手术的风险和长期的变化,她必须要很好地估计手术的必要性,才能成为盆腔廓清术候选人。大约 50% 的患者可能在手术后发生重要的并发症,对于需要做这种抢救、挽救治疗的盆腔癌症患者来说,有 50% 的治愈希望。但这对患者和医师都是极大的挑战。

三、其他类型手术治疗

手术后或放、化疗后盆腔复发已达盆壁或盆底者,而不能行盆腔廓清术,但是仍然可严格选择患者条件,考虑做 LEER 或 CORT 手术并辅以放、化疗等综合治疗。

1. 扩大的盆腔廓清术(laterally extended endopelvic resection,LEER) 1999 从德国 M. Hockel 报道 56 例,2 例手术死亡(3%),5 年存活率 50%。

(1)LEER/CORT 手术指征:宫颈癌复发已到盆壁,病灶<5cm。其余同盆腔廓清术。

(2)LEER 手术

1)手术除包括膀胱或直肠肛门切除外,还将已侵犯到盆壁的闭孔内肌、耻尾肌/髂尾肌/肛提肌等盆壁和盆底的肌肉切除,保证切缘阴性。

2)手术步骤:剖腹探查,解剖,游离,切断,结扎:髂内动、静脉、闭孔动、静脉,解剖、游离、切断受累的闭孔内肌、耻尾肌、髂尾肌、肛提肌,完整切除复发肿瘤和受累盆腔器官。

3)其余同盆腔廓清术。

2. CORT(combined operative and radiotherapeutic treat-ment)

(1)CORT 手术步骤:剖腹探查,切除受累器官和盆腔肌肉组织。在盆腔受累部位切除后安放后装金属导管支架和导管固定。术后 10～14 天开始给予后装放疗,6Gy 每周两次,总量 30～48Gy,完成后立即撤除后装装置。

(2)LEER,CORT 手术后:同盆腔廓清术,更长时间恢复和护理。

3. 放疗后盆腔复发 盆腔内动脉灌注化疗药物和(或)姑息性放疗对不宜手术的中心性复发是否予以再放疗,需根据复发时间、初次放疗的具体情况等决定再放疗的方式、剂量及分割,再次放疗的并发症会明显增加。多数对再放疗持否定态度,80 年代后虽有作者报道再放疗后的局部控制率达 62%～64%,但并发症仍达 15%～50%(Puthanala,1982)。

4. 远处复发的治疗 以化疗为主的综合治疗。常有全身广泛扩散或合并盆腔内复发,故宜予以化疗为主的综合治疗。少数病例如肺、肝的单发转移灶可行手术切除,术后也需配合区域性化疗。锁骨上淋巴结转移及骨转移一般采用局部放疗和辅以化疗。宫颈复发癌的治疗还包括近年开展的免疫治疗干细胞治疗等均有待深入研究。

今后期望:规范化治疗各期子宫致癌,减少治疗后复发并严格复查争取早期发现复发。如果确定复发病例,应将病例转珍到有治疗经验和条件的医疗中心会诊治疗全国组织专题组织晚期和复发性宫颈癌诊断和治疗的研讨会,互相交流,提高诊治水平。

四、宫颈癌复发的预后

宫颈复发癌的预后差,Manetta 等(1992)报道如复发后未经治疗或姑息治疗 1 年存活率为 10%～15%,5 年存活率<5%。影响复发癌预后的主要因素有:复发部位、病灶大小、复发间隔时间、初治方法及再治疗方案等。

1. 复发部位及病灶大小二者均明显影响预后,中心性复发较宫旁及盆腔外复发预后好,有远处转移者预后更差,如骨转移。锁骨上淋巴结转移者平均生存均不到 10 个月。Coleman 等(1994)报道局限于宫颈、小于 2cm 的复发病灶、静脉肾盂造影(IVP)正常者与病灶大于 2cm 者比较,采用广泛性子宫切除术后其 5 年生存率有显著差异,分别为 90% 和 64%,10 年生存率为 80% 和 48%,中位生存 148 个月和 87 个月。

2. 复发间隔时间越长,组织对再放疗的耐受相对增加,并由于血管修复和侧支再建,达到局部病灶的化疗药物浓度增加,因此有利于改善复发再治疗的效果,张晓春等(1995)报道 2 年后复发的预后明显好于 2 年内复发者,中位生存分别为 18 个月和 10 个月。

3. 初始方法有放疗史者预后差,Verma 等(1994)报道盆腔放疗区域内复发灶对化疗的反应率仅 15%～20%,盆腔外转移的化疗反应率为 50%。张晓春等(1995)报道术后复发的预后明显好于手术加放疗及单纯放疗后复发,中位生存分别为 24 个月、12 个月和 10 个月。Long 等(1995)

应用联合化疗治疗晚期复发癌,结果提示有无放疗史的反应率明显不同(61% vs.83%)。

4. 再治疗方法与预后密切相关,经手术治疗的复发癌5年生存率高于其他手段治疗后的病例。刘炽明(1994)综合文献报道盆腔廓清术后的5年存活率为22%~58%。张晓春等(1995)总结术后复发经放射治疗后中位生存24个月,而放疗后复发经再放疗和(或)化疗者预后差,中位生存仅10~12个月。

综上所述,宫颈复发癌的预后虽差,但经再治疗后仍有不少患者能获得治愈机会,故不应轻易放弃。

五、影响子宫颈癌的预后因素

1. 诊断不准确 未明确病理分华、组织形态及临床分期。

2. 全身状况 具备良好的身体素质,营养充足、无贫血征、免疫功能正常,保持良好的心理状态。

3. 临床分期 Ⅰ期宫颈癌5年存活率81.6%,Ⅱ期61.3%,Ⅲ期36.7%,Ⅳ期12.1%。

4. 组织形态 腺癌的治疗效果不如鳞癌。腺癌的RR是鳞癌的2倍。

5. 病理分级 组织形态相同而病理分级不同生存率也不同,病理级别越高5年存活率越低,Ⅰ期腺癌Ⅰ~Ⅱ级5年存活率85%,Ⅲ级67%,高级别容易发生扩散和转移。

6. 肿瘤体积 肿瘤直径为≤3cm 5年生存率69.9%,>3cm者38.4%,增大至6cm以上时,生存率下降至30%左右。肿瘤体积增大容易侵入深层间质,放疗难以控制,放疗后残存肿瘤可高达40%~55%,因而极易复发。

7. 淋巴系统转移 宫颈癌Ⅰb期中有淋巴结转移的5年生存率为59.0%,而无淋巴结转移的5年生存率为89.5%。Ⅱa期中有淋巴结转移的5年生存率为48.9%,无淋巴结转移的5年生存率则为84.6%。淋巴结转移<3个者5年生存率67.2%,>3个者急骤下降至39.4%,宫颈癌最重要的预后因素之一是较多部位的淋巴结转移。

8. 治疗方法 放射或手术治疗选择不当,治疗不规范,治疗剂量不足或手术不彻底是重要原因如宫颈癌的手术指征均认为应是Ⅱa期以前的病例,手术切除不彻底是失败的主要原因,主要表现为:①手术操作不规范;②术者技术不熟练;③手术标本切缘不净;④术中未能切除已有转移的淋巴结等,均可极大影响手术的效果。术后有淋巴结转移的者需行放、化疗。

9. 手术切缘(+)容易复发。

10. 其他有关因素

(1) 年龄因素:年龄在20~39岁及70岁以上者,5年生存率为50.3%,而40~69岁者则为61.9%。

(2) 宫颈癌伴妊娠:容易淋巴转移。

(3) 宫颈残端癌:治疗困难,并发症多。

(4) 肿瘤间质反应:浆细胞:好;伊红细胞:差。

(5) 贫血:差。

(6) 吸烟:差。

(7) 肿瘤组织低氧合度、放化疗效果差。

肿瘤患者的心理治疗:了解患者及家庭心理和精神上的巨大压抑,特别对患者危害更为严重,涉及女性征、生育和性生活等家庭和社会问题,使患者对疾病正确理解,增强信心,使其主动配合治疗,亲属、朋友的鼓励和帮助,治疗后性生活的指导和恢复,治愈后尽可能让患者能够回到正常人群中生活和正常工作。

(陈春玲 曹泽毅)

参 考 文 献

1. Choi CH,Kim TJ,Lee SJ,et al. Salvage chemotherapy with a combination of paclitaxel,ifosfamide,and cisplatin for the patients with recurrent carcinoma of the uterine cervix. Int J Gynecol Cancer,2006, 16:1157

2. Goldberg GL,Sukumvanich P,Einstein MH,et al. Total pelvic exenteration:The Albert Einstein College of Medicine/Montefiore Medical Center Experience(1987 to 2003). Gynecol Oncol,2006,101:261

3. Haasbeek CJ,Uitterhoeve AL,van der Velden J,et al. Long-term results of salvage radiotherapy for the treatment of recurrent cervical carcinoma after prior surgery. Radiother Oncol,2008,89:197

4. Hockel,M,Dornhofer,N. Pelvic exenteration for gynaecological tumours:achievements and unanswered questions. Lancet Oncol, 2006,7:837

5. Husain,A,Akhurst,T,Larson,S,et al. A prospective study of the accuracy of 18Fluorodeoxyglucose positron emission tomography (18FDG PET)in identifying sites of metastasis prior to pelvic exenteration. Gynecol Oncol,2007,106:177

6. Kosmas C,Mylonakis N,Tsakonas G,et al. Evaluation of the paclitaxel-ifosfamide-cisplatin(TIP) combination in relapsed and/or metastatic cervical cancer. Br J Cancer,2009,101:1059

7. Mabuchi S,Morishige K,Fujita M,et al. The activity of carboplatin and paclitaxel for recurrent cervical cancer after definitive radiotherapy. Gynecol Oncol,2009,113:200

8. McQuellon RP,Thaler HT,Cella D,et al. Quality of life(QOL) outcomes from a randomized trial of cisplatin versus cisplatin plus paclitaxel in advanced cervical cancer:a Gynecologic Oncology Group study. Gynecol Oncol,2006,101:296

9. Monk BJ,Sill MW,McMeekin DS,et al. Phase Ⅲ trial of four cisplatin-containing doublet combinations in stage ⅣB,recurrent,or persistent cervical carcinoma:a Gynecologic Oncology Group study. J Clin Oncol,2009,27:4649

10. Moore KN,Herzog TJ,Lewin S,et al. A comparison of cisplatin/paclitaxel and carboplatin/paclitaxel in stage ⅣB,recurrent or persistent cervical cancer. Gynecol Oncol,2007,105:299

11. Niibe Y,Kenjo M,Kazumoto T,et al. Multi-institutional study of radiation therapy for isolated para-aortic lymph node recurrence in uterine cervical carcinoma:84 subjects of a population of more than 5,000. Int J Radiat Oncol Biol Phys,2006,66:1366

12. Park JY,Choi HJ,Jeong SY,et al. The role of pelvic exenteration and reconstruction for treatment of advanced or recurrent gynecologic malignancies:analysis of risk factors predicting recurrence and survival. J Surg Oncol,2007,96:560

13. Pectasides D,Fountzilas G,Papaxoinis G,et al. Carboplatin and paclitaxel in metastatic or recurrent cervical cancer. Int J Gynecol

Cancer,2009,19:777

14. Tran PT,Su Z,Hara W,et al. Long-term survivors using intraoperative radiotherapy for recurrent gynecologic malignancies. Int J Radiat Oncol Biol Phys,2007,69:504

15. Beadle BM,Jhingran A,Yom SS,et al. Patterns of regional recurrence after definitive radiotherapy for cervical cancer. Int J Radiat Oncol Biol Phys,2010,76:1396

16. Brooks RA,Rader JS,Dehdashti F,et al. Surveillance FDG-PET detection of asymptomatic recurrences in patients with cervical cancer. Gynecol Oncol,2009,112:104

17. Davis MA,Adams S,Eun D,et al. Robotic-assisted laparoscopic exenteration in recurrent cervical cancer Robotics improved the surgical experience for 2 women with recurrent cervical cancer. Am J Obstet Gynecol,2010,202:663

18. Haasbeek CJ,Uitterhoeve AL,van der Velden J,et al. Long-term results of salvage radiotherapy for the treatment of recurrent cervical carcinoma after prior surgery. Radiother Oncol,2008,89:197

19. Lim PC. Robotic assisted total pelvic exenteration:a case report. Gynecol Oncol,2009,115:310

20. Mabuchi S,Morishige K,Fujita M,et al. The activity of carboplatin and paclitaxel for recurrent cervical cancer after definitive radiotherapy. Gynecol Oncol,2009,113:200

21. Martínez A,Filleron T,Vitse L,et al. Laparoscopic pelvic exenteration for gynaecological malignancy:is there any advantage? Gynecol Oncol,2011,120:374

22. Miller DS,Blessing JA,Bodurka DC,et al. Evaluation of pemetrexed(Alimta,LY231514)as second line chemotherapy in persistent or recurrent carcinoma of the cervix:a phase II study of the Gynecologic Oncology Group. Gynecol Oncol,2008,110:65

23. Monk BJ,Mas Lopez L,Zarba JJ,et al. Phase Ⅱ,open-label study of pazopanib or lapatinib monotherapy compared with pazopanib plus lapatinib combination therapy in patients with advanced and recurrent cervical cancer. J Clin Oncol,2010,28:3562

24. Monk BJ,Sill MW,Burger RA,et al. Phase Ⅱ trial of bevacizumab in the treatment of persistent or recurrent squamous cell carcinoma of the cervix:a gynecologic oncology group study. J Clin Oncol,2009,27:1069

25. Monk BJ,Sill MW,McMeekin DS,et al. Phase Ⅲ trial of four cisplatin-containing doublet combinations in stage Ⅳ B,recurrent,or persistent cervical carcinoma:a Gynecologic Oncology Group study. J Clin Oncol,2009,27:4649

26. Monk BJ,Willmott LJ,Sumner DA. Anti-angiogenesis agents in metastatic or recurrent cervical cancer. Gynecol Oncol,2010,116:181

27. Pallardy A,Bodet-Milin C,Oudoux A,et al. Clinical and survival impact of FDG PET in patients with suspicion of recurrent cervical carcinoma. Eur J Nucl Med Mol Imaging,2010,37:1270

28. Pectasides D,Fountzilas G,Papaxinis G,et al. Carboplatin and paclitaxel in metastatic or recurrent cervical cancer. Int J Gynecol Cancer,2009,19:777

29. Salani R,Backes FJ,Fung MF,et al. Posttreatment surveillance and diagnosis of recurrence in women with gynecologic malignancies:Society of Gynecologic Oncologists recommendations. Am J Obstet Gynecol,2011,204:466

30. Schneider A,Köhler C,Erdemoglu E. Current developments for pelvic exenteration in gynecologic oncology. Curr Opin Obstet Gynecol,2009,21:4

31. Ungar L,Palfalvi L,Novak Z. Primary pelvic exenteration in cervical cancer patients. Gynecol Oncol,2008,111:S9

32. van der Veldt AA,Buist MR,van Baal MW,et al. Clarifying the diagnosis of clinically suspected recurrence of cervical cancer:impact of 18F-FDG PET. J Nucl Med,2008,49:1936

第十六节　宫颈癌手术治疗的存活率

20 年来宫颈癌的 5 年生存率无明显提高,影响因素很多。单因素分析显示肿瘤临床分期、分化程度、转移复发、盆腔淋巴结阳性、术后放疗、术后化疗是影响宫颈癌手术治疗疗效、决定存活率的临床病理因素;多因素 COX 模型分析显示肿瘤临床分期、分化程度、转移复发、盆腔淋巴结阳性、术后放疗是决定预后及存活率的独立因素。盆腔淋巴阳性患者,5 年存活率为 42%;淋巴阴性患者,5 年存活率高达 90% 以上。

宫颈癌各分期存活率,见表 6-16-24。

表 6-16-24　FIGO 1999～2001 统计宫颈癌 1、2、5 年生存率

期别	病例数	1 年	2 年	5 年
ⅠA1	829	99.8	99.5	97.5
ⅠA2	275	98.5	96.9	94.8
ⅠB1	3020	98.2	95	89.1
ⅠB2	1090	95.8	88.3	75.7
ⅡA	1007	96.1	88.3	73.4
ⅡB	2510	91.7	79.8	65.8
ⅢA	211	76.7	59.8	39.7
ⅢB	2028	77.9	59.5	46.5
ⅣA	326	51.9	35.1	22
ⅣB	343	42.2	22.7	9.3

(一)临床分期与存活率

FIGO 对不同时期、不同期别及不同国家的宫颈癌生存率做了统计,见表 6-16-25～表 6-16-27。

表 6-16-25　FIGO 年报 1982～1986 年宫颈癌不同期别 5 年存活率

分期	治疗例数	存活例数	存活率(%)
Ⅰ	12 143	4441	81.6
Ⅱ	10 285	2752	61.3
Ⅲ	8206	1267	36.7
Ⅳ	1378	70	12.1
未分期	40	8	52.3
总计	32 052	8538	59.8

表 6-16-26 FIGO 年报 1982~1986 年宫颈浸润癌 6 国各期收治比及 5 年存活率

| 国家 | 单位数 | 总例数 | Ⅰ(%) | | Ⅱ(%) | | Ⅲ(%) | | Ⅳ(%) | | Ⅰ~Ⅳ(%) |
			收治	存活	收治	存活	收治	存活	收治	存活	存活
中国	5	1054	5.9	91.9	42.2	82.7	50.0	67.9	1.9	45	75.1
瑞典	4	1153	45.0	82.7	31.1	52.1	18.6	26.0	5.2	6.7	58.6
英国	8	1791	51.0	78.0	27.5	58.6	14.4	29.9	5.4	5.2	61.0
美国	15	1868	60.3	74.7	23.21	52.1	11.3	28.9	5.3	10.0	60.9
日本	5	1211	44.6	92.4	33.0	78.3	17.2	53.4	5.2	15.9	77.0
加拿大	10	1731	9.5	84.9	29.5	61.1	21.1	30.9	4.6	6.3	62.8

表 6-16-27 FIGO 1999~2001 年宫颈癌 1、3、5 年存活率

期别	治疗例数	1 年	3 年	5 年
Ⅰ A1	829	99.8	99.5	97.5
Ⅰ A2	275	98.5	96.9	94.8
Ⅰ B1	3020	98.2	95.0	89.1
Ⅰ B2	1090	95.8	88.3	75.7
Ⅱ A	1007	96.1	88.3	73.4
Ⅱ B	2510	91.7	79.8	65.8
Ⅲ A	211	76.7	59.8	39.7
Ⅲ B	2028	77.9	59.5	46.5
Ⅳ A	326	51.9	35.1	22
Ⅳ B	343	42.2	22.7	9.3

国际妇产科杂志对不同期别的宫颈癌患者 5 年生存率进行了统计,见表 6-16-28。

表 6-16-28 宫颈癌 5 年存活率

期别	5 年
Ⅰ A1	>95%
Ⅰ B1	89%
Ⅰ B2	75%
Ⅱ A	75%
Ⅱ B	66%
Ⅲ	40%
Ⅳ	10%~20%

1. 华西医科大学第二附属医院、北京大学妇儿医院、曹泽毅等(1968~2001 年)1342 例手术患者的存活率结果如下。

第一阶段(1968~1978 年)399 例患者,Ⅰ期存活率 92.4%,Ⅱ期 69.7%,ⅢA 期 31%。

第二阶段(1979~1988 年)271 例患者,Ⅰ期存活率 94.8%,Ⅱ期 72.5%,ⅢA 期 41%。

第三阶段(1989~2001 年)672 例患者,Ⅰ期存活率 96.6%,Ⅱ期 76.5%,ⅢA 期 53%。

上海张惜阴等 1320 例患者,ⅠA 期存活率 100%。安徽张其本等对 195 例经阴道广泛切除术,ⅠA 期存活率 97.4%,ⅠB 期存活率 84.2%。

医科院肿瘤医院Ⅰ期存活率 90.37%;Ⅱ期存活率 73.34%;Ⅲ期存活率 52.13%;Ⅳ期存活率 14%。

(陈春玲 曹泽毅)

2. 台湾地区宫颈癌手术存活率 1963~1995 中国台北荣总医院报道ⅠB1~ⅠB2 期存活率 86.3%~98.3%;其中 85% 以上都是ⅠB1 患者。而且越是在后阶段手术改进后的患者,结果愈好;ⅡA 期存活率 78.9;ⅡB 期存活率 68.2%;ⅢA 期存活率 38.58%;ⅢB~ⅣA 期存活率 31.9。不同的医学中心报告的差异很多,手术 5 年存活率,在第一期是 69%~90%,与放疗的 60%~93% 几乎一样。但考虑到个别因素,不同医院有不尽相同的患者和危险因素,因此也可能有差别,更重要的是医师的偏爱、患者的信赖、治疗的并发症以及生活的品质,这些才是真正选择治疗方法的依据。

Zander 报道ⅠB~Ⅱ期的患者 1092 位中 50.6% 的患者做了手术(Meigs type),手术患者的 5 年存活率在ⅠB 期是 84.5%,Ⅱ期是 71.1%,但其中大多数是ⅡA 期的患者。

Currie 的 552 位做手术患者的 5 年存活率则是:Ⅰ期 86.3%(189 人);ⅡA 期 75%(103 人);ⅡB 期 58.9%(78 人);以及其他,34.1%(41 人)。

Orlandi 报道了接受手术治疗的 264 例患者,ⅠB~ⅢA 期 SCC 患者的 5 年存活率是 65%~76%。这个差异,主要是受了淋巴转移和年龄的影响。年龄 35 岁以下的比 35 岁以上的患者差,有淋巴转移的患者存活率最差(46% vs. 24%)。

Tinga 的患者 5 年存活率,ⅠB~ⅡA 期是 72%~88%(46 人),其中腺癌患者与鳞状上皮癌患者比较,预后较差(P<0.01);ⅡB~Ⅳ期分别是 40% 和 30%(18 人),腺癌和鳞状上皮癌没有分别。

此外,手术后的患者、Meigs 报告盆腔淋巴阳性,5 年存活率为 42%;Kastner、Mitra 等的报道,盆腔淋巴阴性,5 年存活率高达 90% 以上(表 6-16-29)。

表 6-16-29 台北荣民总医院子宫
广泛术病人的 5 年存活率

FIGO 期别	病人数	5 年存活率	
		病人数	（%）
Ⅰb₁,₂	1785	1329	（86.3～98.3）*
Ⅱa	738	582	（78.9）
Ⅱb	164	112	（68.2）
Ⅲa	13	5	（38.5）
Ⅲb～Ⅳa	47	15	（31.9）

*,85% 是 Ⅰb₁ 病人

（吴香达　颜上惠）

3. 广西医科大学附属肿瘤医院及桂林医学院附属医院的 424 例手术患者,其中 224 例为 ⅠB 期以下,中位生存期 204.5 个月;200 例为 ⅠB～ⅡA 期中生存期为 80.2 个月,其术后 1、3、5 年生存率见表 6-16-30。

表 6-16-30　424 例不同临床分期宫颈癌 1 年、
3 年、5 年存活率

临床分期	术后生存率（%）		
	1 年	3 年	5 年
ⅠB 期以下	98.0	89.0	80.0
ⅠB 期～ⅡA 期	95.0	79.0	57.0

（二）肿瘤分化程度、病理类型与存活率

低分化宫颈癌患者术后中位生存期为 86.1 个月,而中、高分化的患者术后中位生存期可达 212.3 个月,其术后 1、3、5 年生存率见表 6-16-31。

表 6-16-31　424 例不同分化程度宫颈癌存活率

分化程度	术后生存率（%）		
	1 年	3 年	5 年
低分化	95.0	81.0	57.0
中、高分化	98.0	89.0	81.0

Eifel 等对 1960～1989 年间治疗的 1538 例子宫颈鳞癌及 229 例子宫颈腺癌资料分析,5 年生存率比较有意义（P< 0.010）,可见肿瘤不同病理是影响宫颈癌术后存活率的又一独立因素（表 6-16-32）。

表 6-16-32　1538 例不同病理类型宫颈癌 5 年存活率

	例数	5 年生存率（%）
宫颈鳞癌	1538	81
宫颈腺癌	229	72

对同一临床期别的患者,鳞癌和腺癌之间是否存在差异,各家报道不一。多数认为无明显差别,也有报道鳞癌的存活率高于腺癌,见表 6-16-33。可能与腺癌可以侵犯子宫

肌层、卵巢以及跳跃式病灶的存在有关。

表 6-16-33　宫颈癌 ⅠB 期 9123 例 5 年存活率（%）

	单纯放疗	单纯手术	手术+放疗	放疗+手术
宫颈鳞癌	68.0	98.1	76.9	82.5
宫颈腺癌	58.6	89.0	69.8	79.9

阮佳英等对低分化宫颈鳞癌脉管转移在单因素和多因素分析显示,对预后具有显著意义,脉管转移越多,肿瘤内血管生成也就越多,肿瘤细胞的活力越强,转移、浸润发生的几率也就相应的增加,从而导致预后存活率差。

（三）淋巴结转移与存活率

1. 转移淋巴结的大小和数目与存活率　在众多的危险因素中,淋巴结转移被认为是影响预后的主要危险因素,宫颈癌患者出现盆腔淋巴结转移,存活率明显下降。范红燕等报道,早期宫颈癌盆腔淋巴结总转移率为 23.25%,盆腔淋巴结转移与宫颈肌层癌浸润深度和预后密切相关。

程玺等研究结果显示,无、1 枚和 ≥2 枚淋巴结转移的患者 5 年存活率分别为 79.33%,37.50% 和 31.96%（P< 0.01）。

叶元等研究宫颈癌术后淋巴结阳性的中位生存期 77.2 个月,淋巴结阴性的中位生存期 194.2 个月。术后 1, 3,5 年存活率见表 6-16-34。

表 6-16-34　宫颈鳞癌淋巴结转移与存活率

淋巴结转移	术后存活率（%）		
	1 年	3 年	5 年
术后淋巴结阳性	93.0	77.0	55.0
术后淋巴结阴性	98.0	96.0	93.0

Girardi 等总结 420 例宫颈癌 ⅠB～ⅡB 期患者经广泛性子宫切除及盆腔淋巴结切除术治疗,淋巴结大小和转移数目与存活率情况（表 6-16-35）。转移淋巴结为 2cm 以下者 5 年存活率为 70%,而大于 2cm 者降至 39%。也有报道,淋巴结<1.5cm 和 ≥1.5cm 者的 5 年生存率分别是 84.62% 和 47.36%。

表 6-16-35　420 例 ⅠB～ⅡB 期宫颈癌术后淋
巴结转移数目与存活率

	淋巴结阴性	1 枚淋巴结转移	4 枚以上淋巴结转移
5 年存活率（%）	89.3	69.8	37.3

Panek 等 1997 年回顾分析 180 例 ⅠB～ⅡA 期宫颈鳞癌患者手术治疗的预后,无转移者 5 年存活率为 91%,2 个以下淋巴结转移者为 57%,多于 3 枚淋巴结转移存活率仅为 36%。

2. 转移淋巴结的部位与存活率　不同部位淋巴结转移也影响手术后的存活率。有研究显示,髂总及腹主动脉

旁淋巴结转移患者的 3 年无瘤生存率(15.1%)显著低于盆腔淋巴结转移者(55.8%)。腹主淋巴结阴性和阳性患者的 5 年生存率分别为 70.8% 和 47.4%，单、双侧淋巴结转移者 5 年生存率分别是 79% 和 50%。

专门有研究关注髂总淋巴结转移与术后存活率的关系，中山大学肿瘤医院总结了 960 例 ⅠB ~ ⅡB 期宫颈癌患者经广泛性手术治疗后，髂总淋巴结转移特征、相关危险因素、治疗及预后，结果显示 288 例患者有盆腔淋巴结转移，转移率为 30.0%，其中 45 例有髂总淋巴结转移，转移率为 4.7%，合并有髂总淋巴结转移的宫颈癌患者 5 年总存活率为 46.1%，而合并其他盆腔淋巴结转移患者的 5 年总生存率为 67.5%。

Naoki Takeda 研究显示，单一位置淋巴结转移以闭孔淋巴结转移多见，其生存率与淋巴结阴性者一致，估计与肿瘤细胞被局限在前哨淋巴结未扩散有关。约 60.0% 患者存在多组淋巴结转移，其中不少出现跳跃性转移，因此应行盆腔系统淋巴结清扫，以提高术后存活率。

（四）肿瘤大小与存活率

日本 Aichi 癌症中心 566 例 ⅠB 期宫颈癌患者进行分析，发现肿瘤大小是影响预后的独立因素。通常肿瘤直径 4cm 可做为不良预后的界限，但建议以 5cm 定义为宫颈大块型肿瘤的界限则更具有预后意义。Werner-Wasik 等报道宫颈癌>5cm 者和宫颈肿瘤<5cm 相比，其 5 年存活率及无瘤生存率，分别为 53% vs. 83% 及 44% vs. 78%。

但国内较多此方面研究报道结果显示，单因素分析肿瘤大小并不是影响术后存活率的因素。此方面还需临床大量研究进一步支持。

（五）术前辅助治疗与存活率

1. 术前放疗与存活率 术前放疗能有效地消灭肿瘤细胞，使宫颈局部肿瘤缩小或消失，增加手术切除的彻底性，提高了手术的切除率，同时可以减低肿瘤细胞的活力，以免手术中造成肿瘤细胞的扩散，减少肿瘤的复发和转移。ⅡB 期患者可以做术前放疗，多采用全程放疗剂量的 1/3 ~ 1/2。中国医学科学院对 2009 年 76 例 ⅠB ~ ⅡA 期患者行放疗 2 周后手术，其 5 年存活率为 83%，周业琴等研究 ⅡB 宫颈癌患者在经适量的术前放疗后进行广泛全子宫切除加盆腔淋巴结清扫术，其 3 年生存率明显高于其他治疗方式，如表 6-16-36。

表 6-16-36 116 例宫颈癌患者不同治疗方法的 3 年生存率比较(%)

临床分期	单纯手术组	手术+术前放疗组	手术+术后放疗组	放疗+化疗组
Ⅰb	8(87.5)	8(87.5)	4(100)	—
Ⅱa	5(60.0)	14(85.7)	4(75.0)	—
Ⅱb	2(50.0)	22(81.8)	8(75.0)	—
Ⅲ	—	—	—	38(52.6)
Ⅳ	—	—	—	3(0)
合计	15(73.3)	44(88.6)	16(81.3)	41(48.8)

2. 新辅助化疗与存活率 新辅助化疗的出现为宫颈癌的治疗提供了一种选择，主要目的在于缩小肿瘤体积，提高可手术性；增强肿瘤组织对放疗的敏感性，减少乏氧细胞的比例；降低病理危险因素，控制微转移。由于新辅助化疗进一步加强消灭肿瘤组织，能提高手术完整切除率，并获得切缘最宽的无瘤带，对患者的预后及生存率有良好意义。但目前对新辅助化疗是否能改善患者的存活率，研究结果存在分歧。过去 20 年的经验证实了新辅助化疗加手术这一治疗方式对早期巨块型宫颈癌患者局部病灶的有效控制，余江涛等报道了术前动脉介入新辅助化疗治疗 60 例巨块型宫颈癌，有效率 83.3%，其中完全缓解率(CR)20.0%。与单纯手术组相比，3 年和 5 年生存率均有显著改善(P<0.05)。

然而，对于早期巨块型宫颈癌(FIGO 分期 ⅠB2 ~ ⅡA 期)，是否进行新辅助化疗尚无统一意见。李蕊等针对 165 例早期巨块型宫颈癌患者后手术与直接手术进行了比较，结果显示，新辅助化疗组较直接手术组 5 年生存率及总体生存率均有所提高，但差别无显著意义，这与 EGOG 研究结果、Rydzewska 等关于新辅助化疗的综述结论以及叶元等的结果一致。至少说明新辅助化疗没有延误患者的治疗时机，不过仍然需要大样本量的随访研究加以证实。

部分临床研究甚至否定了新辅助化疗对提高患者复发和长期生存的影响。有人提出一种假说：由于新辅助化疗使得转移的病灶缩小后变得更加隐匿，在病理检查的时候不易检出；这些被漏检的转移淋巴结或其他微小转移病灶就可能使高危患者逃逸本应补充的辅助治疗，导致复发，降低了无瘤生存率或总生存率，这样可能反而会对新辅助化疗的意义产生负面影响。如果这个假说成立，在术后的病理检查时就要求更高的检测手段，比如通过联合 HE 染色、连续切片、免疫组织化学染色检测微小转移灶的超分期技术，以及肿瘤微转移分子生物学检测技术的建立等，对评价新辅助化疗的作用具有重要意义。

总之，新辅助化疗可以缩小病灶体积，降低淋巴结转移率，但能否改善生存情况还需要更多、更大型的前瞻性研究来证实。

（六）术后放疗与存活率

术后放疗的目的是补充手术的不足，提高局部控制率，减少复发转移。考虑到放疗本身的并发症，并不是所有的患者手术后都需要作放疗。在众多危险因素中，淋巴结转移被公认是影响宫颈癌预后的主要危险因素之一，其次是手术后宫旁或阴道切缘有病灶残留。因此，存在上述三种情况之一，都要进行手术后放疗。叶元等比较术后放疗与否的宫颈癌患者存活率发现见表 6-16-37,并得出术后放疗组的中位生存期为(87.7 个月),明显高于术后无放疗组(54.2 个月)。周业琴等研究也显示术后放疗的患者 1、2、3 年生存率明显优于单一手术。Kukura 等对 72 例宫颈癌 I B 期患者的治疗进行统计学分析后认为,宫颈癌 I B 期无不利预后因素的患者行全盆放疗的价值也是很重要的。stock 等总结了 143 例有淋巴结转移的 I ~ II 期宫颈癌患者的临床资料,结果显示术后放疗的无瘤生存期,盆腔控制率及 5 年生存率均明显高于未放疗组。可见,术后放疗有助于提高淋巴结转移者的预后和降低复发,当出现盆腔淋巴结转移时,术后放疗能提高存活率,对宫颈癌的预后是有益的。

表 6-16-37　宫颈癌术后放疗与否的存活率比较

术后治疗	术后生存率(%)		
	1 年	3 年	5 年
放疗(179 例)	94.0	80.0	60.0
无放疗(77 例)	95.0	59.0	37.0

但也有学者持否定观点。冯淑瑜等研究提示,宫颈癌淋巴结转移者术后行补充放疗,5 年生存率虽然有所提高,复发率下降,但与未行放疗的患者比较,差别并无显著意义。

(七)术后化疗与存活率

近年来,由美国妇科肿瘤协作组(Gynecologic Oncology Group,GOG)、肿瘤放射治疗协作组(Radiation Therapy Oncology Group,RTOG)、西南肿瘤协作组(South West Oncology Group,SWOG)报道的临床随机对照研究表明,同期放化疗较单纯放疗能明显提高晚期宫颈癌患者(I B2 ~ IV A 期)的无瘤生存率和总体生存率,降低复发和死亡风险;其中以铂类为基础的同期放化疗较单纯放疗可减少死亡风险 30% ~ 50%。

1. 术后单纯化疗的生存率　叶元等研究宫颈癌术后化疗与否的生存率比较,术后化疗 5 年存活率明显提高(见表 6-16-36),中位生存期(158.3 个月)明显高于术后未接受化疗的(59.4 个月)(表 6-16-38)。

表 6-16-38　宫颈癌术后化疗与否的生存率比较

术后治疗	术后存活率(%)		
	1 年	3 年	5 年
术后化疗(182 例)	96.0	85.0	76.0
术后无化疗(64 例)	95.0	66.0	46.0

2. 术后化疗与放疗对术后复发率的影响比较　Iwasaka 等报道行子宫广泛性切除后,发现有淋巴结转移、宫颈间质深部受浸(大于厚度的 3/4)、宫旁浸润者,分别给予化疗和放疗。化疗组盆腔内外复发率分别为 85% 和 23%,而放疗组复发率分别为 38% 和 71%(P<0.01)。因此认为:辅助化疗的应用,显著减少了盆腔外的复发。从而增加了术后存活率,提高了生活质量。而冯淑瑜等的研究

的预后分析结果显示,对于淋巴结转移的宫颈癌患者,辅助化疗既未能降低宫颈癌淋巴结转移率,也无助于预后改善。有学者认为经静脉全身化疗到达腹膜后淋巴结的药物浓度很低,所以全身化疗对妇科恶性肿瘤腹膜后淋巴结转移灶起不到治疗作用。这方面尚待进一步大规模前瞻性随机对照试验来评价。

3. 术后化、放疗与放疗+化疗的存活率比较　多数认为联合放化疗优于单纯化疗或放疗,但尚未取得一致结论。程玺等报道,复旦大学附属肿瘤医院接受手术治疗的 I B1 ~ II B 期淋巴结转移的宫颈癌患者 215 例。术后不同治疗方式存活率的比较见表 6-16-39。可见,放疗加化疗组患者的 3 年无瘤生存率最高,而单纯化疗组、放疗组的 3 年无瘤生存率与无辅助治疗组比较,并无差别(图 6-16-29)。Liu 等分析了 140 例行广泛性子宫切除术的 I B ~ II A 患者,术后给予盆腔放疗,有或没有术后化疗,经过统计后认为辅助性化疗+放疗对 5 年生存率有意义,是改善预后的有利因素。

表 6-16-39　215 例宫颈癌术后治疗 3 年存活率(%)

	放疗+化疗	化疗	放疗	无辅助治疗
3 年无瘤生存率	60.7	53.5	47.4	36.0

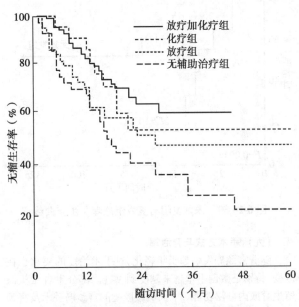

图 6-16-29　4 组患者的无瘤生存曲线

Peters 等报道了 127 例 I A2 ~ II A 期广泛术后证实有盆腔淋巴结转移、手术切缘阳性和(或)宫旁浸润的宫颈癌患者,接受了放、化疗,结果显示,放疗加化疗组 4 年无进展生存率和总体生存率均明显高于放疗组。Grigsby 等也认为,术后化疗+放疗较术后单纯放疗可提高患者无瘤生存率。

Curtin 等的 III 期临床研究中,89 例 I B ~ II A 期术后有高危因素的宫颈癌患者被随机分为化疗组和放疗加化疗组,在 72 例可评价疗效的患者中,两组无瘤生存率无显著性差异。

（八）复发和转移与存活率

肿瘤复发和转移是导致存活率下降的主要原因，单一广泛性手术后肿瘤局部复发率高达30%以上。叶元等研究宫颈癌术后有无复发或转移与存活率的比较如表6-16-40,401例术后无复发或转移的宫颈癌患者中位生存期（138个月）明显高于23例术后复发或转移的宫颈癌患者中位生存期（46.4个月）。

表6-16-40 宫颈癌术后有无复发或转移与生存率

术后情况	术后生存率（%）		
	1年	3年	5年
术后复发或转移（23例）	82.0	47.0	28.0
术后无复发或转移（401例）	97.0	86.0	70.0

黄龙等研究对比了288例有盆腔淋巴结转移的宫颈癌患者,术后复发组的存活率明显低于术后无复发组（图6-16-30）。

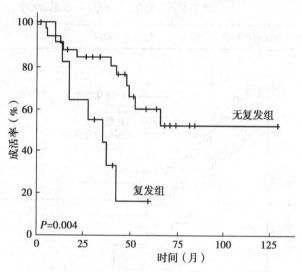

图6-16-30 未复发组与复发组患者总生存曲线

（九）手术方式与存活率

随着宫颈癌发病趋于年轻化，对手术治疗的要求也在改变，特别是微创手术越来越受到重视。部分患者希望保留生育或内分泌功能。下面就腹腔镜的宫颈癌手术及宫颈癌新术式在术后存活率方面进行分析及比较。

1. 腹腔镜手术与存活率 腹腔镜可行盆腔淋巴结清扫、腹主动脉旁淋巴结切除或取样，ⅠA～ⅡA期宫颈癌可采用腹腔镜下广泛子宫切除术联合盆腔和（或）腹主动脉旁清扫术。有文献报道ⅠA～ⅡB期宫颈癌经腹腔镜治疗后,1年、3年、5年存活率分别为95.6%、86.9%、80.4%,通过分层分析，Ⅰ期、ⅡA期和ⅡB期的5年生存率分别为95.3%、84.5%、79.4%,与开腹手术后追踪5年以上（1963～1995年）的存活率ⅠB期为86.3%～98.3%,ⅡA期为78.9%,ⅡB期为68.2%,Ⅲ期为53%的结果相似。Chen等报道中国重庆295例宫颈癌患者在腹腔镜下行广泛性子宫切除，及盆腔淋巴结切除术，平均随访45个月，其中48例出现复发或转移。不同临床分期的无瘤生存率见表6-16-41:

表6-16-41 295例宫颈癌腹腔镜术后无瘤生存率

临床分期	无瘤生存率（%）
ⅠA	95.2
ⅠB	84.5
ⅡA	79.4
ⅡB	66.7

腹腔镜手术具有创伤小及视野开阔、清晰的特点，既可同时进行腹膜后淋巴结切除，又可避免开腹手术创口大而造成的盆、腹腔粘连等优点。但是术中宫颈支持韧带切除有限，其适应证和远期疗效尚需要大量病例进行总结。

2. 广泛性宫颈切除术与存活率 随着宫颈癌诊断技术的提高及发病的年轻化，30～40岁育龄期妇女发病率明显上升，早期宫颈癌患者的比例不断增加，广泛性宫颈切除术（radical trachelectomy, RT）可做为早期宫颈癌患者保留生育功能的一种选择，适合FIGO分期ⅠA2～ⅠB1期，区域淋巴结无转移者。手术切除了宫颈组织以及宫旁主韧带，保留子宫体，使患者术后保留生育功能。并结合经腹或腹腔镜下盆腔淋巴结清扫术，提示无淋巴结转移后再行该术，能达到与传统的广泛性子宫切除术同样彻底的效果。Chen等在2000～2004年对16例要求保留生育功能的ⅠA2～ⅠB期宫颈癌患者施行此手术，无一例复发。Diaz等对施行RT的40例宫颈癌患者与对照的110例行广泛性子宫切除术者比较，5年生存率分别为96%及86%,且二组患者术后并发症和复发率无明显差异。手术的长期疗效及术后存活率还需要大样本量的临床研究进一步证实。

3. 系统性保留自主神经的广泛性子宫切除术（nerve sparing radical hysterectomy, NSRH）与存活率 广泛性子宫切除的手术广，可以引起膀胱功能障碍、性功能障碍、结直肠功能障碍等，从而严重影响了患者的生活质量。手术造成的神经损伤是引起上述术后并发症的主要原因。NSRH指在保证肿瘤治疗效果的同时可以减少膀胱功能损伤，改善宫颈癌患者生活质量和长期预后。Raspagliesi等行腹式广泛性子宫切除术保留盆腔神经，术后第7天91%（21/23）患者膀胱残余尿量<100ml,膀胱功能恢复明显优于传统手术。NSRH目前主要集中在保留盆腔自主神经的相对完整性，可能会减少子宫支持韧带的切除程度，但是否会降低肿瘤切除的彻底性，以及对患者复发率与生存率等方面的影响尚无定论。

4. 保留卵巢与存活率 因宫颈的淋巴引流方向主要是髂淋巴结和宫旁淋巴结，所以早期宫颈癌很少转移到卵巢。美国妇科肿瘤组（GOG）认为保留的卵巢是否发生宫颈癌的转移，主要在于病期的早晚。研究发现，保留卵巢与否对宫颈低分化鳞癌的生存率无显著影响。但是保留卵巢对于改善患者的生活质量却有积极的意义。

（罗新 王晓玉 孙见微）

参 考 文 献

1. Bader AA, Winter R, Haas J, et al. Where to look for the sentinel lymph node in cervical cancer. Am J Obstet Gynecol, 2007, 197:678

2. Charoenkwan K, Srisomboon J, Suprasert P, et al. Nerve-sparing class Ⅲ radical hysterectomy: a modified technique to spare the pelvic autonomic nerveswithout comp romising radicality. Int J Gynecol Cancer, 2006, 16(4):1705-1712

3. Jemal A, Siegel R, Ward E, et al. Cancer statistics, 2009. CA Cancer J Clin, 2009, 59:225

4. Jongp ipan J, Charoenkwan K. Sexual function after radical hysterectomy for early2stage cervical cancer. J SexMed, 2007, 4 (6): 1659-1665

5. Katahira A, NⅡkura H, Ito K, et al. Vesicouterine ligament contains abundant autonomic nerve ganglion cells:the distribution in histology concerning nerve2sparing radical hysterectomy. Int J Gynecol Cancer, 2008, 18(1):193-198

第十七节　宫颈癌的随访

宫颈癌手术治疗后有复发的可能,复发癌的预后差。定期随访和检查的目的是希望早期发现复发病灶,及时处理,以期好的治疗效果。

(一)随访时间

第一年每3个月复查1次,第二年每4个月复查1次,第3年每6个月1次,以后每年复查。

(二)随访内容

每次复查内容为全身体格检查(着重腹部检查,腹股沟和锁骨上淋巴结检查),盆腔检查、三合诊,阴道脱落细胞学检查和HPV检测,肿瘤标志物SCC检测。每年一次X线胸片检查,必要时行B超、CT或MRI、泌尿系统、消化道检查,疑早期复发时,行PET/CT检查。

宫颈癌复发和转移的早期症状较为隐匿,约1/3的患者治疗后2年内出现复发或转移,预后较差。早期检出复发灶有利于改善预后。HPV的分型检测在随诊中有积极作用,通常HPV高危型阴性者复发率低。18型阳性者复发和死亡率明显增高,其次为16,31,52型。PET/CT可观察肿瘤的代谢活性,有报道监测早期复发的宫颈癌,其敏感度为90.3%,特异度为76.1%。盆腔淋巴结转移是影响宫颈癌患者预后的重要因素,PET/CT在诊断转移性淋巴结方面独具优势。Tran等利用PET/CT检查,发现隐性锁骨上淋巴结转移的总发生率为8%,阳性预测值为100%。Sironi等以淋巴结短径>0.5cm作为判断标准,并结合18F-FDG代谢活性,发现PET/CT检出淋巴结转移的敏感度、特异度、阳性预测值、阴性预测值和准确度分别为100%、99.6%、81.0%、100%及99.6%。因此对SCC增高,细胞学检查异常,怀疑复发时可以选用。

(三)几种新的检查与随访方法

1. 初善仪(TruScreen)　是澳大利亚Polartechnics有限公司研制出来的子宫颈癌筛查系统,是继宫颈细胞学巴氏涂片技术、薄层液基细胞学技术之后的一种检测宫颈疾病的新技术。此系统通过手持的棒状探测器轻轻地触碰子宫颈表面并发出低强度的光电信号来检查宫颈的细胞组织。其不仅能检测宫颈上皮层的表面,特殊频率的光还能传输到宫颈组织中进行检测,同时通过微型电子脉冲测量宫颈组织电容的衰减曲线,以检测基底层和副基底层的变化。包括检测出伴随癌前病变出现的血液循环加快,血管异常增生等。初善仪的主机内含有计算上述细胞组织差别的微型计算机。所得出的结果将会与数据库2000名以上的来自不同地区和背景、并有不同组织病理学诊断结果的妇女的宫颈组织特性相比较,并能区别正常与异常组织,发现明显异常的细胞分化,异常的核分裂象等。

初善仪在筛查宫颈疾病中已显示出较好的敏感性,Abdul等对176位妇女进行检查,结果显示初善仪对CINⅡ/Ⅲ的敏感度为74%,特异性为53%。此外,与TCT检查比较也显示了初善仪的优势,吕斯迹等对487例妇女进行TruScreen及TCT检查,TruScreen敏感度为73.3%(22/30),特异度为54.7%(250/457),假阴性率为26.7%,TCT敏感度为46.7%(14/30),特异度为93.9%(429/457),假阴性率为53.3%。范雪梅等对38例ASCUS及以上的患者行初善仪及阴道镜下活检,比较初善仪与病理结果的符合程度,结果初善仪的敏感度、特异度及假阴性率分别为73.33%、78.26%和26.67%,初善仪与病理诊断有较好的一致性。同时还有报道单用初善仪、TCT,及初善仪联用TCT,三种方法与组织活检比较,显示初善仪联合TCT检查诊断宫颈疾病的敏感度明显优于任一单项检查,其漏诊率显著下降。

可见,初善仪用于宫颈疾病筛查不仅灵敏度和特异度高,同时与病理检查有较好的符合性,再加上其具有检测无创无痛、需时短,方法简便,可以用于宫颈癌术后随访,联合细胞学检查提高阴道残端早期复发的检出率。

2. 荧光原位杂交(fluorescence in situ hybridization, FISH)技术　是20世纪80年代末在放射性原位杂交技术的基础上发展起来的一项非放射性分子细胞遗传学技术。其原理是基于碱基互补原则,采用荧光素标记的探针与被检样本中的DNA或RNA杂交后,在荧光显微镜下检测荧光信号来显示特定核苷酸序列的存在、定位及数目,可用于组织切片、细胞涂片及染色体制片等组织标本。目前已成功应用于乳腺癌、膀胱癌和卵巢癌的检测,对肿瘤的诊断具有重要的应用价值。最近,美国国立卫生研究院针对子宫颈癌的研究认为FISH技术同样可以应用于子宫颈癌的检测。

宫颈癌术后需要严密随访。三阶梯的诊断方案对于治疗后的筛查具有一定的局限性。由于术后宫颈的解剖形态已被破坏,部分患者经过化学治疗或放射治疗后,卵巢功能下降,阴道及宫颈上皮菲薄,上皮细胞数量不足以判断结果,宫颈经过相关治疗后可导致HPV-DNA检测的灵敏度下降等原因,FISH技术凸显出其优越性:FISH技术检测的对象是细胞中的DNA,不易受环境条件影响,空间定位精确,灵敏度和特异性高。在细胞病理学技术薄弱或资源相对匮乏,不能进行HPV检测的地区,可利用FISH技术检查宫颈脱落细胞中的hTERC基因扩增情况,这在预测宫颈病变治疗后的残留或复发,评估预后中具有较大优势。

3. DNA 异倍体定量分析 肿瘤的发生多由于 DNA 分子突变引起的,而基因突变引起染色体的数目改变,出现非整倍体细胞。因此,DNA 异倍体的定量分析可作为评估肿瘤预后及随访的指标。

DNA 定量细胞学主要通过对细胞核内 DNA 含量或倍体的测定来判断细胞的生理和病理状态改变。其原理同流式细胞仪,基本步骤为:检测细胞核内的相对 DNA 含量,通过福尔根染色使 DNA 特异性着色,测量光密度并计算积分光密度值,用同一标本的正常细胞作为标准对照,用 DNA 直方图,散点图显示标本恶性度。出现 DNA 指数大于 2.5(5C)的异倍体细胞为阳性细胞。

DNA 异倍体应用于宫颈癌及癌前病变的诊断已有不少报道。孙小蓉及其团队对武汉市汉南区 16 660 名妇女进行 10 年(2001～2010 年)宫颈癌筛查追踪,发现传统 TBS 分级检测出 398 例 ASCUS 以上级别患者,DNA 定量分析技术检测出可见异倍体细胞患者 552 例,检测出阳性比例明显增多,坚持 10 年宫颈癌筛查,近 4 年,汉南区未发现一例妇女死于宫颈癌。见表 6-16-42。

表 6-16-42 汉南区妇女十年宫颈癌普查结果

| 年限 | 普查总数 | TBS 分级 | | DNA 定量分析 | | | 活检人数 | 活检率 | ≥CIN2 |
		炎症反应	ASCUS 以上级别	未见	增生	可见异倍体细胞			
2001	316	295	21	280	6	30	18	5.70%	
2002	502	443	59	455	26	21	33	6.57%	
2003	2598	2453	145	2393	170	35	95	3.66%	
2004	1442	1401	41	1264	126	52	53	3.68%	
2005	2246	2190	56	1177	11	58	62	2.76%	
2006	4012	3981	31	3829	5	178	183	4.56%	
2007	1762	1746	16	1688	5	69	74	4.20%	
2008	1227	1215	12	1206	4	17	21	1.71%	
2009	1063	1049	13	1043	0	20	17	1.60%	
2010	1492	1487	4	1412	3	72	17	1.14%	
总数	16 660	16 260	398	14 747	356	552	573	3.44%	31

孙小蓉等对 18 097 名妇女进行了宫颈癌筛查,常规细胞学检查发现 16 424(90.75%)例正常,1673(9.25%)例异常,异常中包括 1011(5.59%)例 ASCUS,580(3.21%)例 LSIL,74(0.41%)例 HSIL,8(0.04%)例宫颈癌。同样的标本中,经 AcCell 系统做 DNA 定量分析筛查发现 17 289(95.54%)例为阴性(未见 DNA 指数大于 2.5 的细胞),808(4.46%)例为阳性(DNA 指数大于 2.5 的细胞)。经 1016 例病理诊断结果证实,30 例宫颈癌中,常规细胞学诊断为高级别以上的宫颈病变为 16 例,而细胞 DNA 异倍体诊断的阳性细胞例数为 28 例。在 43 例 CIN Ⅲ/CIS 的病例中,常规细胞学诊断为高级别以上宫颈病变的仅有 10 例,而细胞 DNA 诊断阳性有 32 例。可见,DNA 定量细胞学方法较常规细胞学更敏感。见表 6-16-43。

孙小蓉等将 496 例 CIN 及宫颈癌病例用 DNA 倍体分析与常规细胞学比较,结果 DNA 倍体分析的敏感性明显高于常规细胞学检测(表 6-16-44)。

表 6-16-43 常规细胞学及细胞 DNA 定量分析结果

| 病理诊断 | 常规细胞学 | | | | DNA 定量细胞学 | | | |
	正常	ASCUS	LSIL	HSIL	癌	0	1～2	≥3
宫颈炎(n=502)	347	128	24	3		362	92	48
CIN Ⅰ(n=342)	182	128	29	3		258	39	44
CIN Ⅱ(n=99)	68	9	21	1		45	9	46
CIN Ⅲ/CIS(n=43)	21	3	10	10		11	7	25
癌(n=30)	9	2	3		8	2	1	27

表 6-16-44 CIN2+CIN3+宫颈癌(496 例活检)

	常规细胞(LSIL)	DNA 倍体分析(≥3 个5C)
敏感性(%)	39	69
特异性(%)	91	84

由于 DNA 定量分析方法的敏感性较高,特异性较低,其结果可以使更多的宫颈病变患者被发现,这也为宫颈癌术后患者的随访提供了一个很好的筛查手段。

4. 子宫颈癌治疗后激素补充问题 宫颈癌治疗后常有卵巢功能下降或缺失,导致更年期症状或阴道干涩,可用 HRT,但必须在医生指导下应用,而且如果仍有子宫,必须加用孕酮以预防子宫内膜癌。宫颈癌如为年轻、中年患者，经双侧卵巢切除或放射治疗后，更应考虑激素补充治疗，以提高治疗后的生活质量。

（罗新　王晓玉　孙见微）

参 考 文 献

1. 符淳,周灿权,李光仪.早期宫颈癌腹腔镜手术对肿瘤种植和转移能力相关分子表达的影响.中国内镜杂志,2008,14（5）:457-459

2. 黄龙,郑敏,刘继红,等.ⅠB～ⅡB期宫颈癌髂总淋巴结转移高危因素及对预后的影响.癌症,2010,29（4）:475-480

3. 罗新,陈舒,陈芳,等.FISH技术检测宫颈hTERC基因的表达及其临床意义.中国妇产科临床杂志,2010,11（2）:88-91

4. 杨纪实,周留林.腹腔镜手术治疗早期宫颈癌18例分析.实用临床医药杂志,2010,14（1）:52-53

5. 张小鹏,陈芳,王晓玉,等.初善仪联合TCT检查在宫颈疾病中的应用研究.肿瘤学杂志,2011,17（2）:101-103

6. Colombo N,Peiretti M. Critical review of neoadjuvant chemotherapy followed by surgery for locally advanced cervical cancer. Int J Gynecol Cancer,2010,20（11 Suppl 2）:S47-S48

7. Eddy GL,Bundy BN,Creasman WT,et al. Treatment of（"bulky"）stage Ⅰ B cervical cancer with or without neoadjuvant vincristine and cisplatin prior to radical hysterectomy and pelvic /para-aortic lymphadenectomy:a phase Ⅲ trial of the gynecologic oncology group. Gynecol Oncol,2007,106（2）:362-369

8. Fujii S,Takakura K,Matsumura N,et al. Anatomic identification and functional outcomes of the nerve sparing Okabayashi radical hysterectomy. Gynecol Oncol,2007,107:4-13

9. Jackson KS,Naik R. Pelvic floor dysfunction and radical hysterectomy. Int J Gynecol Cancer,2006,16:354-363

10. Kato K, Suzuka K, Osaki T, et al. Unilateral or bilateral nervesparing radical hysterectomy:a surgical technique to preserve the pelvic autonomic nerves while increasing radicality. Int J Gynecol Cancer,2007,17:1172-1178

11. Kim K,Kim MJ,Chung HH,et al. Inadvertent potential risk of neoadjuvant chemotherapy in cervical cancer. Med Hypotheses,2009,73（6）:1005-1007

12. Minelli L,Stracci F,Cassetti T,et al. Epidemiological overview on the effectiveness of mass screening for female cancer in Umbria,Italy. Eur J Gynecol Oncol,2007,28:297-301

13. Newby JA,Busby CC,Howard CV,et al. The cancer incidence temporality index:an index To show temporal changes in the age of onset of overall and specific cancer（England and Wales,1971-1999）. Biomed Pharmacother,2007,61:623-630

14. Rotman M,Sedlis A,Piedmonte MR,et al. A phase Ⅲ randomized trial of postoperative pelvic irradiation in Stage Ⅰ B cervical carcinoma with poor prognostic features:follow-up of a gynecologic oncology group study. Int J Radiat Oncol Biol Phys,2006,65（1）:169-176

15. Schiffman M,Castle PE,Jeronimo J,et al. Human papillomavirus and cervical cancer. Lancet,2007,370:890-907

第十八节　宫颈癌的预防

（一）子宫颈癌的预防

1. 30岁以上妇女定期检查,在性生活开始之前不检查盆腔,对13～15岁年轻女子要估计性生活能力,并要了解性生活史,最好开始性生活3年后筛查,如果确未性交,普查可推迟,但最高年龄不应超过21岁,高危人群更要注意,一般要求每年一次查TCT、HPV、如两次（-）,则间隔一年查一次,二次仍（-）,则改为间隔三年查一次,两次（-）后可以停止筛查。无高危因素妇女65岁以上可停止筛查。CINⅡ～Ⅲ作子宫全切除术后如3次（-）可停止筛查。

2. 发现宫颈疾病,及时治疗。

3. 保持外阴清洁,避免感染。

4. 健康、和谐的性生活、避免多性伴,丈夫有同样责任。

5. 保持开朗、乐观的心态,良好的生活习惯,有利于保持免疫力,预防癌症和疾病。

（二）HPV疫苗接种

研究表明抗体与病毒结合防止宿主细胞感染HPV,从而避免发生宫颈CIN。HPV感染后机体产生的自然抗体反应是否有预防作用?研究发现50%妇女在HPV感染后可产生一些很微量不可测出的抗体反应,即使可以测出抗体,水平也很低,低水平的HPV抗体不可能保护再感染或起反应作用,但通过HPV接种在宫颈的抗体能起到保护作用（图6-16-31）。

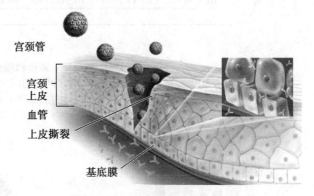

图6-16-31　疫苗抗体对病毒的防御

HPV接种产生中和抗体可防止感染,由接种诱导产生血浆抗体,通过输送、渗出到HPV感染部位并形成高浓度的抗体,接种后的抗体高峰可能会维持很长时间,接种产生的免疫反应增强,抗体中和病毒并防止病毒进入细胞（图6-16-32）。

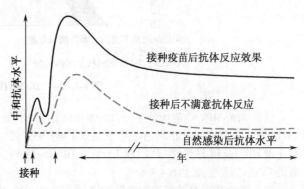

图6-16-32　接种后抗体反应水平

1. 疫苗接种的发展 HPV 接种发展集中于产生高浓度并能维持高水平的血浆中和抗体以防止病毒感染,血液中的高浓度抗体也就是在感染部位的高浓度抗体,两价 HPV 是由 HPV 16 和 HPV 18 接种抗原构成,佐剂用 AS04 [比 Al(OH)好],四价 HPV 疫苗是由 HPV 16,18,6 和 11 接种抗原构成,佐剂 AAHS。AS04 和 AAHS 两种佐剂很好的耐受性且无毒性(图 6-16-33)。

2. 疫苗接种效果(图 6-16-34)

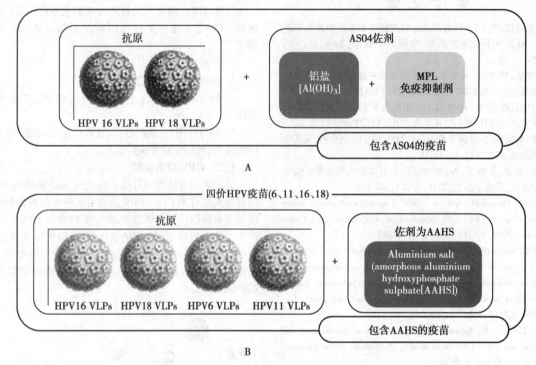

图 6-16-33 两价和四价 HPV 疫苗的构成图
A. 两价 HPV 疫苗(HPV16、HPV18 型),两价 HPV 疫苗接种,HPV 16 和 18 中和抗体反应可达 7.3 年;
B. 四价 HPV 疫苗(HPV6、HPV11、HPV16、HPV18 型)

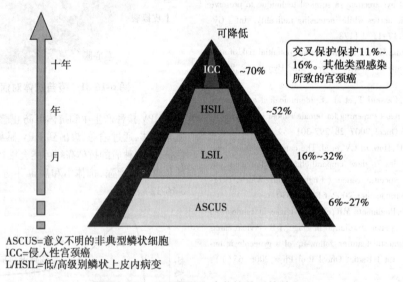

ASCUS=意义不明的非典型鳞状细胞
ICC=侵入性宫颈癌
L/HSIL=低/高级别鳞状上皮内病变

图 6-16-34 16/18HPV 疫苗接种后的效果

(1) 两价 HPV 疫苗接种显示:100% 可防止由 HPV 16/18 导致的 CIN1+和 CIN2+的发生,长达 6.4 年。98% 可防止由 HPV16/18 导致的 CIN2+和 100% 由 HPV16/18 导致的 CIN3+的发生,长达 6.4 年。

(2) 四价 HPV 疫苗接种的效果:96% 可防止由 HPV 6/11/16/18 引起的 CIN 长达 3.7 年;98% 可防止由 HPV16/18 引起的 CIN2/3;91% 防止 HPV 感染(≥6 个月)并防止由 HPV 16/18/6/11 感染引起的病变,老年妇女可达 24～45 年。

3. 疫苗接种的安全性 两价和四价 HPV 疫苗接种和

其他疫苗接种同样的耐受和可接受的安全标准。

4. 交叉保护作用

（1）两价 HPV 疫苗的交叉保护作用：高效率防止未接种 HPV 型别的交叉保护如：对 HPV 31,33,45 引起的病变，100% 交叉保护对于由 HPV31/45 引起的 CIN2+能防止对那些未接种 HPV 型别所引起的 CIN2+和 CIN3+。

（2）四价 HPV 疫苗接种的交叉保护作用：交叉保护防止 CIN 或原位腺癌。26.0% 交叉保护防止 HPV 31;28.1% 交叉保护防止 HPV58;37.6% 交叉保护防止 HPV59;可达 14 种高危型 HPV 交叉保护防止 CIN2+或原位癌。

总的可防止 42.7% 未包括的 HPV 类型所导致的 CIN2+和 82.8% 的生殖道疣。

女性开始性生活与 HPV 接触 3~5 年后可发生宫颈病变,HPV 可由同性性接触和未插入阴道的接触也可传染,所以任何性接触后 3 年均应普查。在 HPV 疫苗接种之前宫颈筛查是主要预防宫颈癌的方法,尽管筛查但宫颈癌死亡仍经常发生,预防性 HPV 接种已发展到可诱导产生 HPV 特异性免疫抗体防止 HPV 感染,由于 HPV 疫苗可产生抑制 HPV 16 和 18 型高水平、持续性的血浆抗体,这些抗体要比自然抗体高好多倍,而且可持续直到 10 年以上,而且 HPV 疫苗还可提供交叉保护免疫抑制由 HPV 31 和 45 型引起的 CIN2+HPV 接种很好耐受,无副作用,因此 HPV 疫苗接种是一种新的从根本上预防宫颈癌的方法。

结　语

- 子宫颈癌是可以预防的。
- 宫颈癌是可以早期发现、早期确诊、早期治疗的。
- 宫颈癌的治疗手段是多样的,效果是良好的。
- 多数子宫颈癌是可以治愈的。
- 子宫颈癌是可以被消灭的。

（陈春玲　曹泽毅）

中文索引

英文索引

carrier screening 80

case-control study 1173

CCAM 812

CCMD-3 899

CEA 1885

cellular angiofibroma 1754

cellular leiomyoma 1774

cellulitis 449

central placenta previa 522

central precoious puberty,CPP 890

cephalhematoma 351

cephalic presentation 245

cervical glandular intraepithelial neoplasia, CGIN 1761,2098

cervical incompetence 466

cervical intraepithelial neoplasia,CIN 1759,2098

cervical laceration 291

cervicitis 1210

chancroid 1224,1249

child autism syndrome 903

childhood autism rating scale,CARS 904

Chinese Biomedical Literature Database,CBM 1184

chlamydia trachomatis,CT 1234

chorionic villus sampling,CVS 787

chronic hypertension 504

ciliated cell adenocarcinoma 1766

CIN I 2139

CIN II ~ III 2139

clear cell adenocarcinoma 1766

clear cell hidradenoma 1753

clear cell smooth muscle tumor 2248

cleavage 214

climacteric 997

climacteric syndrome 997

clitoris 15,64

clitoromegaly 1599

clomiphene citrate,CC 2656,2804

Cloquet's node 23

clue cell 94

cluster sampling 1174

CMCF 2869

COC 1004

codon 75

cohort study 1173

coital age 225

common iliac artery 20

common iliac lymph nodes 21

common iliac vein 20

community 1134

community health diagnosis 1135

community participation 1134

compareative genomic hybridization,CGH 790

complete abortion 463

complete breech presentation 246

complete or total placenta previa 522

complete precocious puberty 890

complicated gonococcal infections 1241

compound presentation 247

computer-assisted cytologic test,CCT 95

concealed abruption 527

concealed type 527

condyloma acuminata,CA 888

congenital absence of uterus 2586

congenital adrenal cortical hyperplasia,CAH 2700

congenital deficiency of the androgen receptor 66

congenital hypothyroidism,CH 333

congenital ovarian dysgenesis 2589

congenital syphilis 891

conjugated equine estrogen 1012

constitutional delay of growth and puberty 885

constriction ring 409

contraceptive prevalence rate 1177

contraction stimulate test,CST 499

contraction stress test,CST 370

controlled ovarian hyperstimulation,COH 2803

controlled ovarian stimulation,COS 2803

COPD 708

cord entanglement 416

coregulator 36

coronary suture 278

cortical cord 59

cotyledonoid dissecting leiomyoma 1778

COX-2 1885

CR 2335

crowning of head 284

CTGF 2228

CTV 2146

cul-de-sac of Douglas 13